CB018565

Patologia
do
Trabalho

3ª edição

Medicina do Trabalho Saúde Ocupacional

Outros livros de interesse

A Ciência e a Arte de Ler Artigos Científicos – **Braulio Luna Filho**
A Didática Humanista de um Professor de Medicina – **Decourt**
A Questão Ética e a Saúde Humana – **Segre**
A Saúde Brasileira Pode Dar Certo – **Lottenberg**
A Vida por um Fio e por Inteiro – Elias **Knobel**
Artigo Científico – do Desafio à Conquista – Enfoque em Testes e Outros Trabalhos Acadêmicos – **Victoria Secaf**
As Lembranças que não se Apagam – Wilson Luiz **Sanvito**
Coluna: Ponto e Vírgula 7ª ed. – **Goldenberg**
Como Ter Sucesso na Profissão Médica – Manual de Sobrevivência 4ª ed. – Mario Emmanuel **Novais**
Cuidados Paliativos – Diretrizes, Humanização e Alívio de Sintomas – **Franklin Santana**
Dicionário de Ciências Biológicas e Biomédicas – **Vilela Ferraz**
Dicionário Médico Ilustrado Inglês-Português – **Alves**
Epidemiologia 2ª ed. – **Medronho**
Gestão Estratégica de Clínicas e Hospitais – **Adriana Maria** André
Guia de Consultório – Atendimento e Administração – **Carvalho Argolo**

Internet – Guia para Profissionais da Saúde 2ª ed. – **Vincent**
Medicina: Olhando para o Futuro – **Protásio** Lemos **da Luz**
Medicina, Saúde e Sociedade – **Jatene**
Nem Só de Ciência se Faz a Cura 2ª ed. – **Protásio da Luz**
O Que Você Precisa Saber sobre o Sistema Único de Saúde – **APM-SUS**
Patologia do Trabalho (2 vols.) 2ª ed. – **René Mendes**
Politica Públicas de Saúde Interação dos Atores Sociais – **Lopes**
Psiquiatria Ocupacional – Duílio Antero de **Camargo** e Dorgival **Caetano**
Saúde Ocupacional: Autoavaliação e Revisão – **Gurgel**
Sono – Aspectos Profissionais e Suas Interfaces na Saúde – **Mello**
Trabalho em Turnos e Noturno na Sociedade 24 Horas – **Rotemberg e Frida**
Tratado de Medicina de Urgência – **Lopes** e **Penna Guimarães**
Um Guia para o Leitor de Artigos Científicos na Área da Saúde – **Marcopito Santos**
Vias Urinárias – Controvérsias em Exames Laboratoriais de Rotina 2ª ed. – **Paulo** Antonio Rodrigues **Terra**

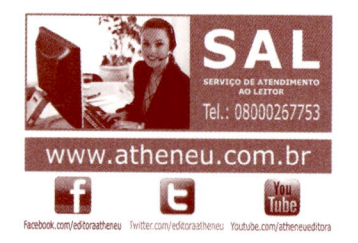

Patologia do Trabalho

3ª edição

René Mendes (Organizador)

Médico especialista em Saúde Pública e em Medicina do Trabalho. Mestre, Doutor e Livre-docente em Saúde Pública pela Universidade de São Paulo. Professor Titular do Departamento de Medicina Preventiva e Social da Faculdade de Medicina da Universidade Federal de Minas Gerais – UFMG (aposentado). Foi Presidente da Associação Nacional de Medicina do Trabalho – ANAMT, 2001-2004, 2004-2007. Membro Honorário da Comissão Internacional de Saúde Ocupacional (ICOH). Consultor.

2

Atheneu

EDITORA ATHENEU

São Paulo	*Rua Jesuíno Pascoal, 30* *Tel.: (11) 2858-8750* *Fax: (11) 2858-8766* *E-mail: atheneu@atheneu.com.br*
Rio de Janeiro	*Rua Bambina, 74* *Tel.: (21) 3094-1295* *Fax: (21) 3094-1284* *E-mail: atheneu@atheneu.com.br*
Belo Horizonte	*Rua Domingos Vieira, 319, conj. 1.104*

PRODUÇÃO EDITORIAL: Sandra Regina Santana

Dados Internacionais de Catalogação na Publicação (CIP)
(Câmara Brasileira do Livro, SP, Brasil)

Patologia do trabalho/René Mendes, (organizador). – 3. ed. – São Paulo: Editora Atheneu, 2013.

Bibliografia
Vários colaboradores.
ISBN 978-85-388-0375-1

1. Doenças profissionais 2. Medicina do trabalho 3. Saúde pública 4. Serviços de saúde ocupacional 5. Trabalho e classes trabalhadoras – Doenças 6. Trabalho e classes trabalhadoras – Cuidados médicos I. Mendes, René, 1945-.

13-04386

CDD-616.9803
NLM-WA 400

Índices para catálogo sistemático:

1. Patologia do trabalho : Medicina 616.9803

2. Trabalho : Patologia : Medicina 616.9803

©*Direitos reservados à Editora ATHENEU — São Paulo, Rio de Janeiro, Belo Horizonte, 2013*

Colaboradores

Adebal de Andrade Filho
Médico pela Universidade Federal de Minas Gerais – UFMG. Especialista em Clínica Médica pelo Hospital João XXIII, da Fundação Hospitalar do Estado de Minas Gerais – FHEMIG. Plantonista do Hospital João XXIII – FHEMIG, Belo Horizonte, Minas Gerais.

Alexandre Coimbra
Médico pela Faculdade de Medicina de Ribeirão Preto da Universidade de São Paulo – FMRPUSP. Especialista em Ortopedia e Traumatologia pela Sociedade Brasileira de Ortopedia e Traumatologia – SBOT. Curso de Especialização em Medicina do Trabalho pela Fundação Centro Nacional de Segurança, Higiene e Medicina do Trabalho – Fundacentro. Especialista em Ortopedia e Traumatologia pela Deutsche Gesellschaft für Orthopädie und Traumatologie, Oskar-Helene-Heim – Universidade Livre de Berlim, Alemanha. Mestre em Engenharia Mecânica pela Faculdade de Engenharia de Guaratinguetá, Universidade Estadual Paulista – Unesp. Mestre em Dirección y Gestión de Los Sistemas de Seguridad Social pela Organização Iberoamericana de Seguridade Social, Universidade de Alcalá, Espanha. Foi Chefe do Serviço de Ortopedia e Traumatologia do Hospital e Maternidade Frei Galvão, Guaratinguetá/SP; Diretor Clínico do mesmo Hospital; Representante do Instituto Nacional do Seguro Social – INSS, na Comissão Consultiva FAP/NTEP; Chefe da Divisão de Perícias Ocupacionais, na Coordenação Geral de Benefícios por Incapacidade, INSS, Brasília, DF; Coordenador-Geral de Perícias Médicas, na Diretoria de Saúde do Trabalhador, INSS, Brasília, DF.

Alfredo Jorge Cherem
Médico Fisiatra e Médico do Trabalho. Doutor pela Universidade Federal de Santa Catarina – UFSC. Foi Presidente da Associação Catarinense de Medicina do Trabalho – ACAMT e Representante Técnico da Superintendência Regional Sul (RET) da Reabilitação Profissional do Instituto Nacional do Seguro Social – INSS. Atualmente, é Perito Médico do INSS e Professor de pós-graduação em cursos de Medicina do Trabalho e Engenharia de Segurança do Trabalho. Florianópolis – SC.

Ana Cláudia Camargo Gonçalves Germani
Médica pela Faculdade de Medicina do ABC. Especialista em Medicina do Trabalho, Mestre e Doutora pela Faculdade de Medicina da Universidade de São Paulo – FMUSP. Foi colaboradora do Centro de Promoção da Saúde do Hospital das Clínicas da Faculdade de Medicina da Universidade de São Paulo – CPS-HCFMUSP, por dez anos. Atualmente é Professora Doutora do Departamento de Medicina Preventiva da FMUSP e Presidente da Associação Brasileira de Promoção da Saúde – ABPS. São Paulo – SP.

Ana Paula Scalia Carneiro
Médica e Doutora em Saúde Pública pela Faculdade de Medicina da Universidade Federal de Minas Gerais – UFMG. Pneumologista do Serviço Especializado em Saúde do Trabalhador do Hospital das Clínicas da UFMG. Intensivista do Hospital do Instituto de Previdência dos Servidores do Estado de Minas Gerais – IPSEMG. Leitora "B" de Pneumoconioses do National Institute for Occupational Safety and Health – NIOSH. Belo Horizonte – MG.

Andréa Maria Silveira
Médica pela Faculdade de Medicina da Universidade Federal de Minas Gerais – UFMG. Mestre em Sociologia Industrial e Urbana e Doutora em Ciências Humanas pela UFMG. Diretora de Ensino, Pesquisa e Extensão do Hospital das Clínicas da UFMG. Belo Horizonte – MG.

Angelo Raimundo de Souza Filho
Médico pela Universidade do Estado do Rio de Janeiro – UERJ. Especialização em Medicina do Trabalho pela UERJ. Oficial Médico R1 do Exército Brasileiro. Especialista em Defesa Química Biológica e Nuclear pela Escola de Instrução Especializada. Foi Inspetor de Armas Nucleares, Biológicas e Químicas (*NBC Inspector*) junto à Organização das Nações Unidas. Membro da Diretoria da Sociedade Brasileira de Atendimento Integral ao Trauma – SBAIT e da Comissão de Organização do Congresso Mundial de Trauma da SBAIT, em 2012. Rio de Janeiro – RJ.

Arlindo Gomes
Médico pela Faculdade de Medicina da Universidade Federal do Rio de Janeiro – UFRJ. Mestre em Saúde Coletiva pelo Instituto de Estudos em Saúde Coletiva – IESC/UFRJ. Foi Assessor de Saúde Ocupacional da Petrobras. Presidente da Associação Brasileira de Medicina do Trabalho – ABMT e Diretor Científico da Associação Nacional de Medicina do Trabalho – ANAMT. Atualmente é Médico do Trabalho da Petrobras e Médico Regulador da Central de Regulação da Região Metropolitana II – Rio de Janeiro.

Armando Augusto Martins Campos
Engenheiro Mecânico pela Universidade Federal do Pará – UFPA. Engenheiro de Segurança do Trabalho, com especialização em *Seguridad* Integral pela Fundación Mapfre da Espanha. Mestre em Sistemas de Gestão pela Universidade Federal Fluminense. Doutorando em Engenharia Civil pela Universidade Federal Fluminense. É Diretor da ADMC Serviços de Consultoria e Docente de Cursos de Engenharia de Segurança. Mentor do curso a distância "Introdução a Sistemas Integrados de Gestão" do Senac/SP. Articulista da *Revista Proteção*, na qual subscreve a coluna sobre CIPA. Representante da Força Sindical no Grupo de Trabalho Tripartite (GTT) responsável pela elaboração do texto da Norma Regulamentadora 33 sobre "Segurança e Saúde no Trabalho em Espaços Confinados". Autor dos livros *CIPA – Uma Nova Abordagem* (20ª. edição – 2012); e *Prevenção e Controle de Risco* (6ª. edição – 2012) pela Editora SENAC/SP e da publicação *Guia para Trabalhos em Espaço Confinado* (2ª. edição – 2009). São Paulo – SP.

Berenice Isabel Ferrari Goelzer
Engenheira Civil pela Universidade Federal do Rio Grande do Sul – UFRGS e Higienista Ocupacional. *Master* em Saúde Pública e em Higiene Industrial pela Universidade de Michigan (Ann Arbor, EUA). Atuou por 25 anos como cientista, responsável por Higiene Ocupacional, em nível internacional, na Organização Mundial da Saúde (OMS), Genebra, Suíça. Pesquisadora na Universidade de North Carolina (Chapel Hill, EUA). Primeira Chefe de Higiene Ocupacional na Fundacentro – São Paulo, Brasil. Professora convidada da Faculdade de Saúde Pública da USP. Responsável por Higiene Ocupacional no SESI – Porto Alegre. Professora de Higiene do Trabalho na Escola de Engenharia da UFRGS. Até meados de 2012, foi editora da *Newsletter* da IOHA – International Occupational Hygiene Association (Associação Internacional de Higiene Ocupacional). Certificada como CIH (Comprehensive Industrial Hygiene Practice) durante 35 anos (até 2010) pelo American Board of Industrial Hygiene, EUA. Certificada em Higiene Ocupacional pela ABHO (Associação Brasileira de Higienistas Ocupacionais). Agraciada com os prêmios internacionais: "William P. Yant *Award*" (da AIHA), recebido em Washington, DC, EUA, 1996 e "*Life Achievement Award*" da Associação Internacional de Higiene Ocupacional (IOHA), recebido em Bergen, Noruega, 2002. Proferiu a Jeffrey S. Lee *Lectureship* 2004 (AIHCE 2004, em Atlanta, EUA). Membro das seguintes associações profissionais: ABHO (Brasil), American Conference of Governmental Industrial Hygienists (ACGIH, EUA), British Occupational Hygiene Society (BOHS, Inglaterra). Conselheira Especial, por seis anos, e *Board Member*, por três anos, da International Occupational Hygiene Association (IOHA). Durante 40 anos, Membro da American Industrial Hygiene Association (AIHA) e durante mais de 20 anos, da Societé Suisse d' Hygiène au Travail (da qual foi membro-fundadora). Autora de inúmeras publicações, incluindo capítulos de obras coletivas, como a Enciclopédia de Saúde e Segurança Ocupacional da OIT, livros, publicações da OMS, artigos em revistas e *Newsletters*. Atualmente é Consultora em Higiene Ocupacional e docente em vários cursos. Porto Alegre – RS.

Carlos Roberto de Medeiros
Médico pela Faculdade de Medicina da Universidade de São Paulo – FMUSP. Especialista em Imunologia Clínica e Alergia pela Associação Brasileira de Alergia e Imunopatologia – ASBAI/AMB. Especialização em Medicina do Trabalho pela FMUSP. Doutor em Ciências, Área de Concentração Imunologia Clínica e Alergia, pela FMUSP. Atualmente, é Diretor Técnico do Hospital Vital Brazil, Instituto Butantan. São Paulo – SP.

Casimiro Pereira Júnior
Médico pela Faculdade de Ciências Médicas da Pontifícia Universidade Católica do Paraná – PUC-PR. Especialização em Medicina do Trabalho pela Faculdade de Saúde Pública da Universidade de São Paulo – FSP/USP. Título de Especialista em Medicina do Trabalho pela Associação Médica Brasileira e Conselho Federal de Medicina. Mestre em Engenharia de Produção – Área de Ergonomia, pela Universidade Federal de Santa Catarina – UFSC. Ex-Presidente da Associação Nacional de Medicina do Trabalho – ANAMT. Florianópolis – SC.

Ceila Maria Sant'Anna Málaque
Médica pela Universidade Estadual de Londrina. Mestrado e Doutorado pela Faculdade de Medicina da Universidade de São Paulo. Médica no Hospital Vital Brazil do Instituto Butantan e no Instituto de Infectologia Emílio Ribas. São Paulo – SP.

Christina Terra Gallafrio Novaes
Médica pela Faculdade de Medicina da Universidade de São Paulo – FMUSP. Residência Médica em Moléstias Infecciosas e Parasitárias, pelo Hospital das Clínicas da FMUSP – HCFMUSP. Médica do Hospital Vital Brazil/Instituto Butantan. São Paulo – SP.

Cid Alves
Médico pela Universidade Federal Fluminense – UFF. Pós-graduado em Engenharia Biomédica pelo Instituto Alberto Luiz Coimbra de Pós-graduação e Pesquisa em Engenharia – COPPE/UFRJ. Especialização em Medicina do Trabalho pela Universidade do Estado do Rio de Janeiro – UERJ. Especialista em Medicina Hiperbárica pela Marinha do Brasil. Ex-Pesquisador da Fundacentro/RJ. Atuou como Médico na Petrobras. Atualmente é Perito Legista da Secretaria de Segurança do Estado do Rio de Janeiro. Rio de Janeiro – RJ.

Claudia Roberta de Castro Moreno
Bióloga pela Universidade Mackenzie. Mestre e Doutora em Saúde Pública pela Faculdade de Saúde Pública da Universidade de São Paulo – FSP/USP. Pós-doutora pela USP e pela Universidade Federal de São Paulo – Unifesp. Livre-docente pela USP. Ex-Coordenadora do Programa de Pós-graduação em Saúde Pública da Faculdade de Saúde Pública da USP. Presidente da Comissão de Relações Internacionais da FSP/USP. Professora-associada na FSP/USP. São Paulo – SP.

Cristian Kotinda Junior
Médico pela Faculdade de Medicina da Universidade de Santo Amaro. Residência Médica em Medicina do Trabalho pela Faculdade de Medicina da Universidade de São Paulo – FMUSP. Médico do Trabalho do Banco Santander Brasil S/A. São Paulo – SP.

Cristiane Rapparini
Médica pela Faculdade de Medicina da Universidade Federal do Rio de Janeiro – UFRJ. Graduada em Prevenção de Acidentes com Perfurocortantes (*Sharps Injury Prevention*) pela Faculdade de Ciências da Saúde da Touro University International. Doutora em Infectologia pela Universidade Federal do Rio de Janeiro. Foi Médica Infectologista da Gerência de DST/AIDS da Secretaria Municipal de Saúde do Rio de Janeiro; Médica Infectologista do Serviço de Doenças Infecciosas e Parasitárias do Hospital Universitário Clementino Fraga Filho – UFRJ. Atualmente é Diretora do Projeto Riscobiologico.org, desde a sua fundação, em agosto de 2000. Rio de Janeiro – RJ.

Dante José Pirath Lago

Médico do Trabalho pela Universidade Federal de Santa Catarina – UFSC. Especialista em Medicina do Trabalho pela ANAMT/AMB. Especialista em Saúde Coletiva pela antiga Escola de Saúde Pública do Governo do Estado do Paraná. Especialista em Dependências Químicas pela Pontifícia Universidade Católica do Paraná – PUC Paraná. Ex-Presidente da Associação Paranaense de Medicina do Trabalho – APAMT. Ex-Vice-presidente da Associação Nacional de Medicina do Trabalho – ANAMT – Região Sul. Atualmente é Gerente de Saúde, Segurança e Meio Ambiente da Volvo do Brasil. Presidente do Conselho Executivo da Fundação Solidariedade, entidade que abriga crianças e adolescentes em situação de vulnerabilidade. Curitiba – PR.

Davi Ventura Barnabé

Médico pela Faculdade de Ciências Médicas de Minas Gerais – FCMMG. Especialização em Medicina do Trabalho. Cirurgião Vascular pela Sociedade Brasileira de Angiologia e Cirurgia Vascular. Belo Horizonte – MG.

Deilson Elgui de Oliveira

Biomédico pelo Instituto de Biociências de Botucatu da Universidade Estadual de São Paulo – Unesp. Doutor em Patologia pela Faculdade de Medicina de Botucatu, Unesp. Pós-doutorado em Carcinogênese Viral pela Weill Medical College, Cornell University, New York, EUA. Ex-Coordenador do *Genepath Laboratory*. Professor-assistente de Patologia e Pesquisador do Departamento de Patologia da Faculdade de Medicina de Botucatu – Unesp, onde lidera o Grupo de Pesquisa em Carcinogênese Viral e Biologia do Câncer. Autor de inúmeras publicações sobre temas de Carcinogênese Viral, Biologia do Câncer e Patologia Molecular. Membro da United States and Canadian Academy of Pathology (USCAP) e da American Association for Cancer Research (AACR). Botucatu – SP.

Délio Campolina

Médico pela Faculdade de Ciências Médicas de Minas Gerais. Especialista em Clínica Médica e Patologia Clínica. Farmacêutico-bioquímico pela Faculdade de Farmácia da Universidade Federal de Minas Gerais – UFMG. Mestre em Infectologia e Medicina Tropical pela Faculdade de Medicina da UFMG – FM/UFMG. Professor convidado da disciplina Estágios em Toxicologia Clínica da FM/UFMG. Coordenador do Serviço de Toxicologia do Hospital João XXIII. Belo Horizonte – MG.

Dvora Joveleviths

Médica pela Universidade Federal de Ciências da Saúde de Porto Alegre – UFCSPA. Mestre em Gastroenterologia pela Universidade Federal do Rio Grande do Sul – UFRGS. Doutora em Hepatologia e Patologia pela UFCSPA. Diretora de Exercício Profissional da Sociedade Gaúcha de Medicina do Trabalho – SOGAMT. Presidente da Sociedade Gaúcha de Gastroenterologia – SGG. Coordenadora da Residência Médica em Medicina do Trabalho do Hospital de Clínicas de Porto Alegre. Regente da disciplina de Saúde do Trabalhador da UFRGS. Professora Adjunta da UFRGS. Porto Alegre – RS.

Éber Assis dos Santos Júnior

Médico pela Faculdade de Medicina da Universidade Federal de Minas Gerais – UFMG. Especialização em Medicina do Trabalho pela Faculdade de Ciências Médicas de Minas Gerais. Mestre em Saúde Pública (Área de Concentração Saúde e Trabalho) pela Faculdade de Medicina da UFMG. Perito Médico Previdenciário da Gerência Executiva do INSS em Belo Horizonte. Foi Responsável Técnico da Reabilitação Profissional e é atual Chefe Substituto do Serviço de Saúde do Trabalhador. Médico Clínico da Prefeitura de Belo Horizonte (Plantonista da Unidade de Pronto-atendimento Norte). Belo Horizonte – MG.

Edith Seligmann-Silva

Médica psiquiatra pela Universidade Federal do Pará – UFPA. Doutora pela Faculdade de Medicina da Universidade de São Paulo – FMUSP. Especialista em Saúde Pública pela Faculdade de Saúde Pública da USP – FSP/USP. Foi Supervisora de Saúde Mental junto à Secretaria de Estado de Saúde de São Paulo. Foi responsável pela disciplina de pós-graduação Saúde Mental e Trabalho na Faculdade de Medicina da Universidade de São Paulo. Foi Professora-Adjunta na Escola de Administração de Empresas de São Paulo da Fundação Getúlio Vargas (EAESP-FGV). Pesquisadora na área de Saúde Mental Relacionada ao Trabalho (SMRT) de 1980 até o presente. Consultora em pesquisas voltadas a temas de Saúde Mental Relacionada ao Trabalho e ao Desemprego. São Paulo – SP.

Edmar Villar de Queiroz Neto
Médico pela Universidade Federal do Rio de Janeiro – UniRio. Especialização em Medicina do Trabalho pela Universidade do Estado do Rio de Janeiro – UERJ. MBA em Gestão de Saúde pelo Instituto Coppead de Administração – Coppead-UFRJ. Coronel Médico reformado do Corpo de Bombeiros Militar do Estado do Rio de Janeiro – CBMERJ. Médico do Trabalho Sênior da Petrobras, responsável pela Contingência de Saúde Corporativa. Rio de Janeiro – RJ.

Eduardo Algranti
Médico pela Faculdade de Medicina da Santa Casa de São Paulo. Mestre em Pneumologia pela Universidade do País de Gales, Grã-Bretanha. Doutor em Saúde Pública pela Faculdade de Saúde Pública da Universidade de São Paulo. Foi Chefe do Serviço de Medicina da Fundacentro/CTN. Leitor B pelo National Institute for Occupational Safety and Health – NIOSH. Diretor do Centro Colaborador Fundacentro em Saúde Ocupacional da Organização Mundial da Saúde – OMS. Membro do Comitê Assessor em Saúde Ocupacional da OMS. São Paulo – SP.

Eduardo Ferreira Arantes
Médico com Especialização em Medicina do Trabalho pela Universidade São Francisco de São Paulo. Especialista em Ergonomia pela Faculdade de Ciências Médicas de Minas Gerais e em Gestão de Saúde pela Fundação Getúlio Vargas – FGV. Foi Coordenador de Higiene e Saúde Ocupacional da Braskem S.A. Conselheiro Estadual de Saúde nos biênios 2007/2008 e 2009/2010. Membro da CIST (Comissão Intersetorial de Saúde do Trabalhador) no Conselho Estadual de Saúde. Representante da ABIQUIM (Associação Brasileira das Indústrias Químicas) na Comissão Nacional Permanente do Benzeno; Representante do FIEB (Federação das Indústrias da Bahia) na Comissão Regional Permanente do Benzeno. Coordenador da Comissão de Saúde do Trabalhador no COFIC (Comitê de Fomento Industrial de Camaçari – BA). Professor convidado da Escola Politécnica da UFBA (Universidade Federal da Bahia). Professor convidado do curso de Engenharia de Segurança do Trabalho da Unicastelo-SP. Professor convidado do curso de Odontologia do Trabalho do CENO-BA (Centro de Estudos Odontológicos). Atualmente é Gerente de Planejamento e Desenvolvimento da Unidade de Qualidade de Vida do Departamento Nacional do SESI em Brasília. Autor de vários livros sobre promoção da saúde e qualidade de vida. Membro do Conselho Nacional de Saúde. Brasília – DF.

Eduardo Mello De Capitani
Médico pela Universidade Estadual de Campinas – Unicamp. Mestre em Medicina e Doutor em Saúde Coletiva pela Unicamp. Especialista em Medicina do Trabalho pela ANAMT. Especialista em Saúde Pública pela Unicamp. Livre Docente pela Faculdade de Ciências Médicas da Unicamp. Professor Associado da Disciplina de Pneumologia do Departamento de Clínica Médica da FCM-Unicamp. Coordenador do Centro de Controle de Intoxicações da FCM-HC-Unicamp. Campinas – SP.

Elizabete Medina Coeli Mendonça
Médica pela Universidade Federal de São Paulo – Unifesp. Residência Médica em Pneumologia no Instituto de Assistência Médica ao Servidor Público Estadual – IAMSPE. Tecnologista da Fundacentro. São Paulo – SP.

Elizabeth Costa Dias
Médica graduada pela Faculdade de Medicina da Universidade Federal de Minas Gerais – UFMG. Especialista em Medicina do Trabalho pela UFMG, em Saúde Pública, pela Escola Nacional de Saúde Pública da Fiocruz. Mestre em Medicina Tropical, pela UFMG. Doutorado em Saúde Coletiva pela Unicamp e Pós-doutorado na Division of Occupational and Environmental Health/Department of Environmental Health – School of Hygiene and Public Health – Johns Hopkins University, Baltimore, Maryland, EUA e CEPAL/ILPES/Banco Mundial/PNUD, Santiago, Chile. Professora aposentada do Departamento de Medicina Preventiva e Social, da Faculdade de Medicina da UFMG, onde mantém atividades de ensino e orientação de alunos da Graduação Médica, Residência em Medicina do Trabalho e Pós-graduação em Promoção da Saúde, e linha de investigação e produção técnico-científica no tema "Formulação de políticas e organização da atenção à saúde dos trabalhadores". Pesquisadora convidada do Centro de Estudos em Saúde do Trabalhador e Ecologia Humana da Fundação Oswaldo Cruz – Fiocruz, Rio de Janeiro. Belo Horizonte – MG.

Elizabeth de Souza Nascimento

Farmacêutica pela Faculdade de Ciências Farmacêuticas da Universidade de São Paulo – USP, Departamento de Análises Clínicas e Toxicológicas. São Paulo – SP. Doutora em Ciência dos Alimentos pela Universidade de São Paulo. Atualmente é Professora Doutora da USP, Consultora do Instituto Nacional de Metrologia Normalização e Qualidade Industrial, Consultora – International Life Sciences Institute. Atua na área de Toxicologia, com ênfase em Toxicologia de Alimentos e Ocupacional. São Paulo – SP.

Ênio Roberto Pietra Pedroso

Médico pela Faculdade de Medicina da Universidade Federal de Minas Gerais – UFMG. Mestre em Medicina Tropical pela Faculdade de Medicina da UFMG. Doutor em Medicina Tropical pela Faculdade de Medicina da UFMG. Foi Vice-diretor e Diretor da Faculdade de Medicina da UFMG. Vice-Diretor do HC/UFMG. Docente do Curso de Pós-graduação em Ciências da Saúde: Infectologia e Medicina Tropical, do Departamento de Clínica Médica da Faculdade de Medicina da UFMG. Belo Horizonte – MG.

Érika Vieira Abritta

Médica pela Faculdade de Medicina da Universidade Federal de Minas Gerais – UFMG. Residência em Medicina do Trabalho no Hospital das Clínicas da UFMG. Pós-graduanda em Perícia Médica na Fundação Unimed, com conclusão em Outubro de 2013. Médica do Trabalho Coordenadora Nacional do PCMSO da Telefônica-Vivo. Colaboradora da equipe de consultores da René Mendes Consultoria. São Paulo – SP.

Everardo Andrade da Costa

Médico Otorrinolaringologista pela Faculdade de Medicina da Universidade Federal de Minas Gerais – UFMG. Mestre em Distúrbios da Comunicação pela Pontifícia Universidade Católica de São Paulo – PUC-SP. Doutor em Saúde Coletiva pela Universidade Estadual de Campinas – Unicamp. Professor Colaborador da Disciplina de Otorrinolaringologia, Cabeça e Pescoço, da Faculdade de Ciências Médicas da Unicamp. Professor Colaborador do Programa de Pós-graduação em Saúde Coletiva da FCM/Unicamp. Consultor de empresas na área de Doenças Otorrinolaringológicas Relacionadas com o Trabalho. Campinas – SP.

Fábio Fernandes Dantas Filho

Médico pela Universidade Federal do Ceará. Residência em Medicina do Trabalho pelo Hospital de Clínicas de Porto Alegre – UFRGS. Médico do Trabalho do Serviço de Medicina Ocupacional e do Ambulatório de Doenças do Trabalho do Hospital de Clínicas de Porto Alegre. Porto Alegre – RS.

Fan Hui Wen

Médica pela Faculdade de Medicina da Universidade de São Paulo – USP. Mestre em Epidemiologia pela Escola Paulista de Medicina, Universidade Federal de São Paulo – Unifesp. Doutora em Saúde Coletiva, pela Faculdade de Ciências Médicas da Universidade Estadual de Campinas – Unicamp. Foi Diretora do Hospital Vital Brazil, Instituto Butantan. Responsável Técnica pelo Programa Nacional de Vigilância dos Acidentes por Animais Peçonhentos, da Secretaria de Vigilância em Saúde, Ministério da Saúde. Diretora do Centro de Desenvolvimento Cultural do Instituto Butantan. Atualmente é Coordenadora de Projetos da Diretoria Técnica do Instituto Butantan.

Fausto Leopoldo Mascia

Engenheiro Mecânico pela Universidade Federal de Uberlândia – MG. Mestre em Engenharia de Produção pela Universidade Federal de Santa Catarina – UFSC. Doutor em Ergonomia pela École Pratique des Hautes Études. Docente no Departamento de Engenharia de Produção da Escola Politécnica USP. São Paulo – SP.

Francisco Oscar de Siqueira França

Médico pela Faculdade de Medicina da Universidade de São Paulo -- FMUSP. Doutor em Doenças Infecciosas e Parasitárias pela FMUSP. Livre-docente na mesma área e instituição. Foi Médico do Hospital Vital Brazil, do Instituto Butantan da Secretaria de Estado da Saúde de São Paulo, tendo exercido cargos de chefia e vice-chefia naquele Hospital. Atualmente, é Professor-associado da Faculdade de Medicina da Universidade de São Paulo no Departamento de Moléstias Infecciosas e Parasitárias. É Chefe de Grupo da Enfermaria da Divisão de Clínica de Doenças Infecciosas e Parasitárias do Hospital das Clínicas da Faculdade de Medicina da USP (HC-FMUSP). Área de *expertise*: Clínica de Doenças Infecciosas e Parasitárias, com ênfase em Medicina Tropical e na área de Epidemiologia, Clínica e Tratamento de Acidentes por Animais Peçonhentos. São Paulo – SP.

Francisco J.R. Paumgartten

Médico pela Faculdade Nacional de Medicina da Universidade Federal do Rio de Janeiro – UFRJ. Especialista em Psiquiatria pela UFRJ. Doutor em Ciências pela Escola Paulista de Medicina, Universidade Federal de São Paulo – Unifesp. Pós-doutorado no Instituto de Embriofarmacologia e Toxicologia – Freie Universiataet Berlin, Berlim, Alemanha. Foi Professor Adjunto de Farmacologia da Universidade Federal Fluminense. Atualmente é Professor e Pesquisador Titular da Escola Nacional de Saúde Pública – Fundação Oswaldo Cruz – Fiocruz, Ministério da Saúde. Chefe do Laboratório de Toxicologia Ambiental – ENSP-Fiocruz. Pesquisador Nível 1 – CNPq. Membro da Câmara Técnica de Medicamentos da Anvisa-MS. Rio de Janeiro – RJ.

Frederico Bruzzi de Carvalho

Médico pela Universidade Federal de Minas Gerais – UFMG. Especialista em Medicina Intensiva. Gerente do CTI do Hospital Eduardo de Menezes da Fundação Hospitalar do Estado de Minas Gerais – FHEMIG. Rotina do CTI e Supervisor da Residência em Medicina Intensiva do Hospital Odilon Behrens. Belo Horizonte – MG.

Frida Marina Fischer

Graduada em Ciências Biológicas pelo Instituto de Biociências da Universidade de São Paulo. Especialização em Saúde Pública e Ergonomia. Mestrado, Doutorado e Livre-docência na área de Saúde Ambiental, com ênfase em Saúde do Trabalhador, pela Faculdade de Saúde Pública da USP. Pós-doutorado pelo *Institute of Occupational Health*, Dortmund, Alemanha. Professora Titular do Departamento de Saúde Ambiental, Faculdade de Saúde Pública da Universidade de São Paulo. Atual presidente da *Working Time Society* e *Chair* do Subcomitê *Shiftwork and Working Time* da *International Commission on Occupational Health* (ICOH). Editora Associada da *Revista de Saúde Pública*. Colaboradora *ad hoc* de agências de fomento e de periódicos nacionais e internacionais na área de saúde do trabalhador, ergonomia, cronobiologia humana e social. Pesquisador 1B do CNPq. Temas de pesquisa de maior interesse: organização do trabalho em turnos e noturno, sono, sonolência e fadiga, envelhecimento funcional precoce e trabalho de jovens aprendizes e estagiários. São Paulo – SP.

Graziela Rodrigues Loureiro de Oliveira

Médica pela Universidade Federal do Espírito Santo – UFES. Médica do Trabalho, Hospital de Clínicas de Porto Alegre (HCPA). Pós-graduação em Medicina do Trabalho pela Universidade Federal do Rio Grande do Sul (UFRGS). Porto Alegre – RS.

Guilherme Augusto Carvalho Salgado

Médico pela Faculdade de Medicina da Universidade Federal de Minas Gerais – FM-UFMG. Residência Médica em Medicina do Trabalho no Hospital das Clínicas da Universidade Federal de Minas Gerais. Pós-graduação em Perícias Médicas pela Fundação Unimed. MBA em Gestão Executiva pelo Insper. Atualmente é Sócio Diretor da René Mendes Consultoria. São Paulo – SP.

Heloisa Brunow Ventura Di Nubila

Médica pela Universidade Federal do Paraná – UFPR. Pediatra pela UFPR e Neurologista pela Faculdade de Medicina da Universidade de São Paulo – FMUSP. Mestre em Neurologia pela FMUSP e Doutora em Saúde Pública pela Faculdade de Saúde Pública da USP. Foi Assessora Técnica da Coordenação da área Temática de Saúde da Pessoa com Deficiência no Município de São Paulo. Especialista de nível superior na área de Classificações no Centro Colaborador da OMS para a Família de Classificações Internacionais em Português, no Departamento de Epidemiologia da Faculdade de Saúde Pública da USP. Membro do FDRG (*Functioning and Disability Reference Group*) e do ICF-URC (*Up-date and Revision Committee for ICF*) da *WHOFIC CC Network* (*World Health Organization Family of International Classifications Collaborating Centers Network*). Integrante do GT sobre a CIF do Conselho Nacional de Saúde. Integrante do Grupo de Trabalho Interministerial, instituído pelo Decreto sem número, de 26/9/2007, para avaliar o modelo de classificação e valoração das deficiências utilizado no Brasil e definir a elaboração e adoção de um modelo único para todo o país. São Paulo – SP.

Henrique Olival Costa

Médico Otorrinolaringologista e Cirurgião de Cabeça e Pescoço. Doutor pela Faculdade de Medicina da Universidade de São Paulo – FMUSP. Ex-editor da *Revista Brasileira de Otorrinolaringologia*. Diretor científico e de publicações da Associação Brasileira de Otorrinolaringologia. Professor Titular da Faculdade de Ciências Médicas da Santa Casa de Misericórdia de São Paulo. Atualmente é Vice-coordenador do Instituto Nacional de Ciência e Tecnologia para estudo do HPV. São Paulo – SP.

Herling Gregorio Aguilar Alonzo
Médico pela Universidad Nacional Autónoma de Honduras. Mestre e Doutor em Saúde Coletiva pela Universidade Estadual de Campinas – Unicamp. Foi Consultor Técnico (Unesco e OPAS) na Coordenação Geral de Vigilância em Saúde Ambiental da Secretaria de Vigilância em Saúde do Ministério da Saúde. É Professor-doutor do Departamento de Saúde Coletiva da Faculdade de Ciências Médicas da Unicamp. Campinas – SP.

Hudson de Araújo Couto
Médico pela Faculdade de Ciências Médicas de Minas Gerais. Doutor em Administração pela Universidade Federal de Minas Gerais. Ex-Gerente de Recursos Humanos e Coordenador de Medicina e Segurança do Trabalho. Atualmente é Professor de Fisiologia do Curso de Graduação e Coordenador da Pós-graduação em Medicina do Trabalho da Faculdade de Ciências Médicas de Minas Gerais. Autor de diversos livros na área de Ergonomia. Belo Horizonte – MG.

Ilce Ferreira da Silva
Graduada em Enfermagem e Obstetrícia pela Universidade Federal do Espírito Santo – UFES. Mestre em Epidemiologia e Doutora em Saúde Pública pela Escola Nacional de Saúde Pública da Fundação Oswaldo Cruz – Fiocruz. Foi Coordenadora do Núcleo de Estudos e Pesquisas do Hospital do Câncer II/Instituto Nacional do Câncer e Professora Adjunta do Departamento de Epidemiologia e Bioestatística da Universidade Federal Fluminense – UFF. Atualmente é Pesquisadora em Saúde Pública no Instituto Fernandes Figueira da Fiocruz. Rio de Janeiro – RJ.

Ildeberto Muniz de Almeida
Médico. Mestre e Doutor em Saúde Pública pela Faculdade de Saúde Pública da Universidade de São Paulo – FSP/USP. Professor-assistente Doutor do Departamento de Saúde Pública da Faculdade de Medicina de Botucatu – Unesp. Foi um dos organizadores do Fórum: "Acidentes de trabalho: análise, prevenção e aspectos associados", disponível em http://www.moodle.fmb.unesp.br/course/view.php?id=52 – iniciativa de educação permanente para a vigilância em saúde dos trabalhadores com ênfase nos acidentes de trabalho. Botucatu – SP.

Isabella Ballalai
Médica pela Faculdade de Medicina de Petrópolis. Diretora Médica da Rede Vacinni de clínicas de vacinação. Diretora Médica do Centro de Medicina do Viajante – CBMEVi. Presidente da Sociedade Brasileira de Imunizações – Rio de Janeiro. Diretora da Sociedade Brasileira de Imunizações – Brasil. Membro do Departamento de Imunizações da Sociedade Brasileira de Infectologia. Membro do Comitê Técnico Assessor em Imunizações do Estado do Rio de Janeiro. Rio de Janeiro – RJ.

Jefferson Benedito Pires de Freitas
Médico pela Faculdade de Medicina de Petrópolis. Mestre em Saúde Pública pela Faculdade de Saúde Pública da Universidade de São Paulo. Atualmente, atua como Professor Instrutor do Departamento de Medicina Social da Faculdade de Ciências Médicas da Santa Casa de São Paulo. Médico Pneumologista do Centro de Referência em Saúde do Trabalhador da Freguesia do Ó da Secretaria Municipal de Saúde de São Paulo e Médico do Trabalho do Sindicato dos Trabalhadores das Indústrias Químicas, Plásticas, Farmacêuticas e Similares de São Paulo. São Paulo – SP.

Jessé Reis Alves
Médico pela Universidade Federal do Espírito Santo. Mestre em Doenças Infecciosas e Doutor em Medicina pela Universidade Federal de São Paulo – Unifesp. Responsável pelo Serviço de Vacinação e *Check-up* do Viajante da Fleury S/A. e atual responsável pelo Núcleo de Medicina do Viajante do Instituto de Infectologia Emílio Ribas. Certificado pela International Society of Travel Medicine e atual Vice-presidente da Sociedade Latino-americana de Medicina do Viajante e Sociedade Brasileira de Medicina de Viagem. São Paulo – SP.

Joel Edmur Boteon
Médico pela Faculdade de Ciências Médicas da Santa Casa de São Paulo. Especialização em Oftalmologia pela Faculdade de Ciências Médicas da Santa Casa de São Paulo. Especialização em Oftalmologia pela Universidade Federal de Minas Gerais – UFMG. Doutor em Oftalmologia pela UFMG. Pós-doutorado na Université de Paris IV (Paris-Sorbonne). Atualmente é Professor-associado IV da Universidade Federal de Minas Gerais. Área de atuação: Oftalmologia, com ênfase em Córnea e Moléstias Externas, em especial: Transplantes de Córnea e Resposta Epitelial e Endotelial da Córnea às Substâncias Biológicas. Belo Horizonte – MG.

José Tarcísio Buschinelli

Farmacêutico pela Faculdade de Ciências Farmacêuticas da Universidade de São Paulo – USP. Médico pela Faculdade de Ciências Médicas da Santa Casa de Misericórdia de São Paulo. Médico do Trabalho pela Santa Casa de Misericórdia de São Paulo. Mestre em Saúde Pública pela Faculdade de Saúde Pública da USP. Doutor em Toxicologia pela USP. Professor-assistente de Medicina do Trabalho na Santa Casa de São Paulo. Pesquisador da Fundacentro. São Paulo – SP.

Josebel Rubin

Engenheiro mecânico pela Universidade Estadual Paulista – Unesp, Campus Guaratinguetá – FEG. Especialista em Proteção ao Trabalho em Máquinas e Equipamentos. Foi Coordenador do Projeto Máquina Risco Zero (Parceria Fundacentro/Sindicato dos Metalúrgicos de São Paulo). Membro do Comitê Inmetro para Avaliação de conformidade dos Componentes de Segurança do Trabalho em máquinas – criado em 2009 e em desenvolvimento. Presidente do INPAME – Instituto Nacional de Prevenção aos Acidentes com Máquinas e Equipamentos – e Membro Fundador. Professor de Segurança do Trabalho em Máquinas no Curso de Especialização em Engenharia de Segurança do Trabalho da Universidade Paulista – UNIP. Auditor e Professor do INPAME. Membro de Comissões de Segurança do Trabalho do CB-04 (ABNT). São Paulo – SP.

Júlia Issy Abrahão

Psicóloga pela Universidade de Brasília – UnB. Mestre pela Université Paris V – Paris. Doutora pelo Conservatoire National des Arts et Métiers – Paris. Pós-doutorado na École Pratique des Hautes Études en Sciences Sociales – Paris. Pós-doutorado na Université Paris V – Paris. Professora Visitante na Universidade de São Paulo, Escola Politécnica, Departamento de Engenharia de Produção. Pesquisadora Associada na Faculdade de Arquitetura e Urbanismo da Universidade de Brasília/ UnB. Chefe do Departamento de Psicologia Social e do Trabalho da UnB. Diretora-Presidente da Fundação de Empreendimentos Científicos e Tecnológicos – Finatec/Brasília. Brasília – DF.

Julizar Dantas

Médico pela Universidade Federal de Minas Gerais – UFMG. Especialização em Medicina do Trabalho pela UFMG e Especialista em Cardiologia pela Faculdade de Ciências Médicas de Minas Gerais – FCMMG. Mestre em Saúde Pública, Área de Concentração em Saúde e Trabalho pela UFMG. Professor convidado do Curso de Especialização em Medicina do Trabalho da Fundação Educacional Lucas Machado (FELUMA/FCMMG). Foi Médico do Trabalho Sênior da Petrobras. Professor convidado da Fundação Unimed. Membro da Diretoria de Promoção da Saúde da União Brasileira de Qualidade – UBQ. Diretor de Educação continuada da Associação Mineira de Medicina do Trabalho – AMIMT (2009-2011). Cap PM QOR da Polícia Militar do Estado de Minas Gerais (PMMG). Belo Horizonte – MG.

Laerte Idal Sznelwar

Médico pela Universidade Estadual de Campinas – Unicamp. Doutor em Ergonomia pelo *Conservatoire National des Arts et Métiers, Laboratoire d'Ergonomie et Neurophysiologie du Travail*, Paris, França. Pós-doutor em Psicodinâmica do Trabalho, pelo *Conservatoire National des Arts et Métiers, Laboratoire de Psyhcologie du Travail et de l'Action/ Psychanalyse Santé et Travail*, Paris, França. Foi pesquisador do Departamento Intersindical de Estudos e Pesquisas de Saúde e dos Ambientes de Trabalho – DIESAT. Coordenador do Serviço de Medicina do Trabalho da antiga Companhia Municipal de Transportes Coletivos – CMTC. Pesquisador da Fundacentro, Coordenador do Serviço Especializado de Segurança e Medicina do Trabalho – SESMT do Hospital Albert Einstein. É Professor do Departamento de Engenharia de Produção da Escola Politécnica da Universidade de São Paulo. São Paulo – SP.

Leila de Souza da Rocha Brickus

Graduada em Química pela Universidade Federal Fluminense, IQ/UFF, Niterói, Rio de Janeiro. Mestre e Doutora em Química Orgânica pela Universidade Federal do Rio de Janeiro, IQ/UFRJ. Pós-doutorado pela Universidade da Califórnia – Riverside, Califórnia, EUA. Foi Assistente de Pesquisa no Laboratório de Salinidade do Departamento de Agricultura dos Estados Unidos (U.S.D.A – *U.S.Salinity Laboratory*, Riverside – Califórnia, EUA). Professora-associada do Programa de Toxicologia Ambiental, Escola Nacional de Saúde Pública, Fundação Oswaldo Cruz, Rio de Janeiro, RJ; Membro do comitê técnico e editorial da OMS para a elaboração de recomendações sobre exposições a agentes biológicos em meio ambientes internos. Atualmente é Pesquisadora Associada do Centro de Estudos da Saúde do Trabalhador e Ecologia Humana – CESTEH, ENSP, Fundação Oswaldo Cruz, Rio de Janeiro – RJ, e Consultora Sênior em qualidade do ar de interiores. Rio de Janeiro – RJ.

Leonilde 'Lô' Mendes Ribeiro Galasso (Assistente Editorial da 3ª edição)

Graduada em Ciências Sociais pela Pontifícia Universidade Católica de São Paulo – PUC/SP. Especializada em Saúde Pública pela Faculdade de Saúde Pública da Universidade de São Paulo – FSP/USP. Doutora em Saúde Pública, Área de Saúde do Trabalhador, pela FSP/USP. Foi colaboradora da Fundacentro e do CLASET – Centro Latino-americano de Segurança e Saúde no Trabalho da OIT. Foi docente do SENAC no Curso de Pós-graduação em Ergonomia. Professora convidada do Curso de Especialização em Medicina do Trabalho da Facudade de Medicina da USP – FMUSP e do Curso de Capacitação para Gestão Avançada de Qualidade de Vida no Trabalho da Fundação Instituto de Administração – FIA. Autora de textos técnicos e de obras literárias. Área de atuação: Fatores Psicossociais e Estresse no Trabalho. São Paulo – SP.

Lúcia Rotenberg

Bióloga. Doutora em Psicologia pelo Instituto de Psicologia da Universidade de São Paulo – IP/USP. Pesquisadora em Saúde Pública, Vice-chefe do Laboratório de Educação em Ambiente e Saúde do Instituto Oswaldo Cruz, Fiocruz, Rio de Janeiro – RJ.

Luciana Maria Martins Menegazzo

Médica pela Faculdade de Medicina da Universidade Federal de Pernambuco – UFPE. Especialista em Clínica Médica pela Faculdade de Ciências Médicas da Santa Casa de São Paulo – FCMSCSP. Especialista em Nefrologia pela Faculdade de Medicina da Universidade de São Paulo – FMUSP. Extensão Universitária em Medicina Hiperbárica pelo CIAAMA da Marinha do Rio de Janeiro. Extensão Universitária em Medicina Hiperbárica pela USP. Curso de Especialização em Medicina do Trabalho pela FCMSCSP. Título de Especialista em Medicina do Trabalho pela AMB/CFM/ANAMT. Atividade como Médica Hiperbarista no Grupo Oxigênio Hiperbárico de São Paulo, operando câmaras hiperbáricas *monoplace* e *multiplace* desde 1992. Atividade como Médica do Trabalho efetiva da Prefeitura de São Paulo, desde 2005. São Paulo – SP.

Luiz Augusto Cassanha Galvão

Médico pela Faculdade de Medicina do ABC. Mestre em Saúde Pública pela Escola Nacional de Saúde Pública da Fundação Oswaldo Cruz – ENSP-Fiocruz. Professor licenciado e ex-Coordenador do Centro de Estudos de Saúde do Trabalhador e Ecologia Humana (CESTEH-ENSP/Fiocruz). Ex-Coordenador do Centro Antiveneno da Bahia – CIAVE. Foi Coordenador do Programa de Qualidade Ambiental, Divisão de Saúde e Ambiente, Organização Pan-americana da Saúde (OPS/OMS) e, atualmente, é Gerente de Desenvolvimento Sustentável e Saúde Ambiental da OPAS/OMS. Washington – DC, EUA.

Luiz Carlos Morrone

Médico pela Faculdade de Ciências Médicas da Santa Casa de São Paulo – FCMSCSP. Mestre e Doutor em Saúde Pública pela Faculdade de Saúde Pública da Universidade de São Paulo – USP. Foi Encarregado do Setor de Medicina do Trabalho, Diretor do Serviço de Medicina Social e Assistente da Diretoria do Hospital do Servidor Público Estadual (HSPE-FMO). Assistente da Superintendência do Instituto de Assistência Médica ao Servidor Público Estadual (IAMSPE). Médico do Serviço de Medicina Industrial do SESI, Médico do Trabalho da SABESP. Diretor da Secretaria de Relações do Trabalho. Médico do Trabalho da Varig. Gerente de Saúde da COSIPA. Coordenador do Programa de Saúde do Trabalhador (PST) da Secretaria de Estado da Saúde de São Paulo – SES-SP e da Prefeitura Municipal de São Paulo. Professor Instrutor, Assistente e, atualmente, Professor Adjunto do Departamento de Medicina Social da FCMSCSP. São Paulo – SP.

Luiz Eugênio Nigro Mazzili

Cirurgião-dentista pela Faculdade de Odontologia da Universidade de São Paulo. Mestre e Doutor em Ciências Odontológicas – Odontologia Social, pela Faculdade de Odontologia da Universidade de São Paulo. Especialista em Odontologia Legal e em Odontologia do Trabalho. Atuou como Cirurgião-dentista na Prefeitura Municipal de São Paulo. Atuou em perícia ocupacional. Foi Encarregado do Setor Odontológico do Departamento Médico da Secretaria Municipal da Administração de São Paulo; Cirurgião-dentista da Atenção Básica (Secretaria Municipal da Saúde) e Cirurgião-dentista do Departamento de Saúde do Servidor da Prefeitura de São Paulo (DESS – SEMPLA). É Professor Doutor junto ao Departamento de Odontologia Social da Faculdade de Odontologia da Universidade de São Paulo – Área de Odontologia Forense e Ética aplicada. Docente de diversos cursos de pós-graduação no Brasil, como professor convidado, nas áreas de Odontologia Social e Coletiva, Ética Profissional, Odontologia Legal e do Trabalho. Autor de diversas publicações sobre temas de Odontologia do Trabalho. São Paulo – SP.

Luiz Felipe Silva
Engenheiro Mecânico. Mestre e Doutor em Saúde Pública pela Faculdade de Saúde Pública da Universidade de São Paulo – FSP/USP. Coordenou a vigilância em saúde do trabalhador no Centro de Referência em Saúde do Trabalhador do Estado de São Paulo – CEREST-SP. Atualmente é Professor no Instituto de Recursos Naturais da Universidade Federal de Itajubá – UNIFEI. Itajubá – MG.

Marcelo Ribeiro Duarte
Biólogo pela Faculdade de Ciências Médicas e Biológicas de Botucatu da Universidade Estadual de São Paulo – Unesp. Mestre em Ciências Biológicas (Zoologia) pelo Instituto de Biociências da Unesp, Campus de Botucatu. É Assistente Técnico de Pesquisa Científica VI do Laboratório de Coleções Zoológicas do Instituto Butantan, São Paulo – SP.

Márcia Bandini
Médica Especialista em Medicina do Trabalho pela Associação Médica Brasileira. Doutora pela Universidade de São Paulo. Atuou como Consultora e Gestora de Saúde e Higiene Ocupacional em várias empresas. Atualmente, é Gerente Regional de Saúde e Segurança para a Alcoa América Latina & Caribe. Diretora da Associação Nacional de Medicina do Trabalho – ANAMT. Professora Convidada em cursos de pós-graduação da Universidade de São Paulo. São Paulo – SP.

Margarida Maria Silveira Barreto
Médica pela Escola Baiana de Medicina e Saúde Pública. Especialização em Medicina do Trabalho pela Faculdade de Ciências Médicas da Santa Casa de São Paulo. Especialista em Higiene Industrial pela Faculdade SENAC de Educação em Saúde. Mestre e Doutora em Psicologia Social pela Pontifícia Universidade de São Paulo – PUC/SP. Foi Assessora Técnica do Sindicato dos Trabalhadores nas Indústrias Químicas, Farmacêuticas, Cosméticos e Plásticos de São Paulo. Atualmente é Professora convidada do Curso de Especialização em Medicina do Trabalho – Departamento de Medicina Social – da Faculdade de Ciências Médicas da Santa Casa de São Paulo. Vice-coordenadora no Núcleo de Estudos Psicossociais da Dialética Exclusão/Inclusão Social – NEXIN/PUC. Coordenadora-geral da Rede Nacional de Combate ao Assédio Laboral e outras manifestações de Violência no Trabalho. São Paulo – SP.

Maria Cecília Pereira Binder
Médica pela Faculdade de Medicina de Ribeirão Preto da Universidade de São Paulo. Doutora em Medicina pela Faculdade de Ciências Médicas da Universidade Estadual de Campinas. Pós-doutorado no Departamento de Acidentologia do Institut National de Recherche et de Sécurité (INRS), Nancy, França. Professora-assistente Doutora do Departamento de Saúde Pública da Faculdade de Medicina da Universidade Estadual Paulista – Unesp, Campus de Botucatu – SP.

Maria Cecília Verçoza Viana
Médica, Especialista em Medicina do Trabalho pela Associação Médica Brasileira – AMB. Médica do Trabalho do Hospital Nossa Senhora da Conceição – Porto Alegre. Chefe da Unidade SESMT do Hospital de Clínicas de Porto Alegre. Porto Alegre – RS.

Mário Ferreira Júnior
Médico pela Faculdade de Medicina da Universidade de São Paulo – FMUSP. Mestre em Saúde Ocupacional pela Université Catholique de Louvain, Bélgica. Doutor em Patologia do Trabalho pela FMUSP. Auditor Fiscal Médico do Trabalho do Ministério do Trabalho e Emprego – MTE em São Paulo. Coordenador do Centro de Promoção da Saúde – Serviço de Clínica Geral – HC-FMUSP. São Paulo – SP.

Marisa Moura
Médica pela Universidade do Estado do Rio de Janeiro – UERJ. Especialista em Toxicologia Clínica pelo Hospital Fernand Widal (Paris VI). Mestre em Saúde Pública pela Escola Nacional de Saúde Pública da Fundação Oswaldo Cruz – Fiocruz. Doutora em Saúde Coletiva pelo Instituto de Medicina Social da UERJ. Trabalha no Centro de Estudos da Saúde do Trabalhador e Ecologia Humana da Fiocruz. Rio de Janeiro – RJ.

Miguel Abud Marcelino

Médico pela Universidade Federal do Rio de Janeiro – UFRJ. Mestre em Saúde Pública e Meio Ambiente pela Fundação Oswaldo Cruz. Especialista em Infectologia pela Sociedade Brasileira de Infectologia (SBI-Cremerj) e em Medicina do Trabalho (FCC/UniRio-Cremerj). Professor-assistente de Saúde Coletiva na Faculdade de Medicina de Petrópolis/RJ – FMP/FASE. Perito Médico Previdenciário na Gerência Executiva do INSS em Petrópolis/RJ. Integrante do Grupo de Trabalho Interministerial responsável pela proposição de novos parâmetros e procedimentos de avaliação das pessoas com deficiência para acesso ao Benefício de Prestação Continuada (BPC), conforme Portaria Interministerial MDS/MPS nº 1, de 15/6/2005. Integrante do Grupo de Trabalho Interministerial, instituído pelo Decreto sem número, de 26/9/2007, para avaliar o modelo de classificação e valoração das deficiências utilizado no Brasil e definir a elaboração e adoção de um modelo único para todo o país. Integrante do Grupo de Trabalho Interministerial responsável pelo monitoramento do modelo de avaliação de pessoas com deficiência para acesso ao BPC, conforme Portarias Interministeriais MDS/MPS/INSS nº 2, de 20/12/10 e nº 1, de 5/1/2012. Rio de Janeiro – RJ.

Nelson José de Lima Valverde

Médico com especialização em Medicina do Trabalho pela Faculdade de Ciências Médicas da Universidade do Estado do Rio de Janeiro – UERJ. *Fellow* em Radiopatologia da Agência Internacional de Energia Atômica no *Radiation Emergency Assistance Center/Training Site* – REAC/TS – Oak Ridge Associated Universities, Oak Ridge, Tennessee, EUA. Ex-Chefe do Departamento de Saúde de Furnas Centrais Elétricas S/A. Atuou, pelo Ministério da Saúde, junto ao Laboratório de Ciências Radiológicas da Universidade do Estado do Rio de Janeiro. Colaborador em Radiopatologia da Agência Internacional de Energia Atômica – AIEA, da Organização Pan-americana da Saúde – OPAS e da Organização Mundial da Saúde – OMS, em várias missões de treinamento e avaliação de acidentes radiológicos em diferentes países. Perito-colaborador em Emergências Radiológicas da OMS. Consultor da Fundação Eletronuclear de Assistência Médica – FEAM e das Indústrias Nucleares do Brasil – INB. Colaborador da Comissão Nacional de Energia Nuclear – CNEN. Autor de inúmeros artigos publicados em revistas como *British Journal of Radiology, Health Physics, Health Physics News, Prehospital and Disaster Medicine, Revista da Associação Médica Brasileira* etc. Colaborador de várias publicações da AIEA. Autor, com a Dra. Teresa Leite e o Dr. Alexandre Maurmo, do Manual de Ações Médicas em Emergências Radiológicas (Editora Capax Dei, 2010). Revisor Técnico e docente do curso *Training course on medical response to malicious events with involvement of radioactive materials*, da Associação Internacional de Energia Atômica – AIEA. Agraciado com vários prêmios e menções honrosas por sua atuação em situações de emergência radiológica, formação de pessoal e desenvolvimento de aplicações pacíficas da energia nuclear. Rio de Janeiro – RJ.

Newton Miguel Moraes Richa

Médico com especialização em Medicina do Trabalho pela Universidade Federal do Rio de Janeiro – UFRJ. Especialista em Organização e Administração Hospitalar pela Universidade Estadual do Rio de Janeiro – UERJ. Mestre em Sistemas de Gestão pela Universidade Federal Fluminense – UFF. Foi Médico do Trabalho do Centro de Pesquisas e Desenvolvimento Leopoldo Américo Miguez de Mello – CENPES da Petrobras. Coordenador e Professor dos Cursos de Especialização em Medicina do Trabalho e em Engenharia de Segurança do Trabalho da UERJ. Chefe da Assessoria de Saúde Ocupacional da Petrobras; Assessor da Diretoria do Inmetro para assuntos de Saúde, Meio Ambiente e Segurança; Pesquisador Sênior responsável pela área de Saúde (subáreas: Promoção da Saúde e Saúde Ocupacional) do Projeto Monitoramento de Informação para a Gerência Corporativa de Segurança, Meio Ambiente e Saúde da Petrobras; Coordenador do Programa de Controle Médico e Saúde Ocupacional (PCMSO) da Sinopec International Petroleum Service do Brasil na obra do Duto Cabiúnas-Vitória. Atualmente é Consultor de Saúde, Meio Ambiente e Segurança (SMS) do Instituto Brasileiro de Petróleo, Gás e Biocombustíveis e Professor do Curso de Especialização em Engenharia de Segurança do Trabalho da UFRJ. Rio de Janeiro – RJ.

Osvaldo Flávio de Melo Couto

Médico pela Faculdade de Medicina da Universidade Federal de Minas Gerais – UFMG. Mestre em Ciências da Saúde pela mesma Faculdade. Especialista em Gastroenterologia pela Federação Brasileira de Gastroenterologia. Especialista em Hepatologia pela Universidade de Pittsburgh, EUA. Membro Titular da Sociedade Brasileira de Hepatologia. Membro do Grupo de Fígado, Vias biliares, Pâncreas e Baço do Instituto Alfa de Gastroenterologia do Hospital das Clínicas da UFMG. Belo Horizonte – MG.

Pasesa Pascuala Quispe Torrez
Médica pela Universidade de San Andrés da Cidade de La Paz, Bolívia. Médica Infectologista pelo Hospital das Clínicas da Faculdade de Medicina da Universidade de São Paulo – HCFMUSP. Médica infectologista do Núcleo de Extensão em Medicina Tropical (NUMETROP) – Convênio do Departamento de Moléstias Infecciosas e Parasitárias, entre a FMUSP e o Município de Santarém, Pará. Mestranda do Curso de Doenças Infecciosas e Parasitárias da FMUSP. São Paulo – SP.

Paulo Augusto de Lima Pontes
Médico Especialista em Otorrinolaringologia e Cirurgia de Cabeça e Pescoço, pela Escola Paulista de Medicina. Doutor pela mesma faculdade. Atualmente é Professor Titular e Diretor do Campus São Paulo – Vila Clementino da Universidade Federal de São Paulo – Unifesp. Autor de inúmeros livros, capítulos de livros e artigos. Foi palestrante no exterior e no Brasil. Foi agraciado com 15 prêmios e/ou homenagens. Foi presidente da Sociedade Brasileira de Otorrinolaringologia. Foi presidente do XIX Congresso Mundial de Otorrinolaringologia, realizado em 2009 em São Paulo. Atualmente é presidente da Federação Internacional das Sociedades de Otorrinolaringologia. São Paulo – SP.

Paulo Henrique Ferreira Bertolucci
Médico pela Universidade Federal do Rio Grande do Sul – UFRGS. Mestre e Doutor pela Escola Paulista de Medicina, Universidade Federal de São Paulo – Unifesp. Pós-doutorado pela University of London, Inglaterra. Livre Docente pela Escola Paulista de Medicina – Unifesp. É Professor-associado Livre-docente da Disciplina de Neurologia da Escola Paulista de Medicina – Unifesp. São Paulo – SP.

Paulo Hilário Nascimento Saldiva
Médico pela Faculdade de Medicina da Universidade de São Paulo – FMUSP. Professor Titular do Departamento de Patologia da FMUSP. Chefe do Departamento de Patologia e Presidente da Comissão de Pesquisa da FMUSP; Presidente do Conselho de Integração da Pesquisa do Sistema FMUSP-HC. Membro do Comitê Científico da Harvard School of Public Health na área de poluição. Membro do Comitê da OMS para a classificação das neoplasias pulmonares e também para a definição dos padrões globais de poluição atmosférica. Concentra suas atividades de pesquisa nas áreas de Anatomia Patológica, Fisiopatologia Pulmonar, Doenças Respiratórias e Saúde Ambiental e Ecologia Aplicada. São Paulo – SP.

Paulo Mattos
Médico pela Universidade do Estado do Rio de Janeiro – UERJ. Mestre e Doutor em Psiquiatria pela Universidade Federal do Rio de Janeiro – UFRJ. Pós-doutorado em Bioquímica, também pela UFRJ. Atualmente é Professor-associado do Instituto de Psiquiatria da UFRJ e Pesquisador do Instituto D´Or de Pesquisa e Ensino. Rio de Janeiro – RJ.

Paulo Roberto de Veloso Reis
Médico com especialização em Medicina do Trabalho pela Escola Bahiana de Medicina e Saúde Pública da Universidade Católica de Salvador – EBMSP/UCSAL. Mestre Acadêmico em Ciência da Informação pelo Instituto de Ciência da Informação da Universidade Federal da Bahia – ICI/UFBA. Pós-graduado em Perícia Médica pela Fundação Unimed. Professor dos Cursos de Pós-graduação em Engenharia de Segurança e Higiene Ocupacional da UFBA. Consultor e Assessor do Grupo Tripartite de Saúde e Segurança do Trabalho (GT-SST) da Confederação Nacional da Indústria – CNI. Representante Técnico da Bancada Patronal na Comissão Consultiva sobre Nexo Técnico Epidemiológico Previdenciário – NTEP. Consultor médico-legal em questões previdenciárias e judiciais de diversas empresas. Coordenador de Informação de Saúde da SIS – Sistemas de Informação de Saúde. Salvador – BA.

Paulo Soares de Azevedo
Médico pela Universidade Federal de Pernambuco – UFPE. Especialista em Medicina do Trabalho pela Associação Nacional de Medicina do Trabalho – ANAMT/AMB. Especialista em Cardiologia. Foi Professor de Cardiologia na Universidade Estácio, Chefe de Serviços Médicos da Light Serviços Eletricidade S/A e Médico do Trabalho Perito no Tribunal Regional do Trabalho 1ª Região. É Membro da Câmara Técnica de Medicina do Trabalho do Conselho Regional de Medicina do Estado do Rio de Janeiro. Rio de Janeiro – RJ.

Ricardo de Castro Cintra Sesso
Médico pela Escola Paulista de Medicina, Universidade Federal de São Paulo – EPM/Unifesp. Mestre e Doutor em Medicina/Nefrologia pela EPM/Unifesp. Mestre em Epidemiologia Clínica pela University of Pennsylvania, EUA. Pós-doutorado em Epidemiologia Clínica pela Johns Hopkins University, EUA. Professor-associado do Departamento de Medicina, Disciplina de Nefrologia, EPM/Unifesp. São Paulo – SP.

Ricardo Luiz Lorenzi
Graduado pela Faculdade de Odontologia da Universidade de São Paulo – USP. Mestre em Saúde Pública, Área de Epidemiologia, pela Faculdade de Saúde Pública da Universidade de São Paulo – FS/USP. Doutor em Saúde Pública, Área de Epidemiologia, pela mesma Faculdade. Foi Assistente de Planejamento da Secretaria de Estado da Saúde; Membro de equipe técnica de Vigilância em Saúde do Trabalhador e autoridade sanitária, na Coordenação de Vigilância em Saúde da Prefeitura Municipal de São Paulo – COVISA/SMS-SP. Membro de equipe técnica de Vigilância em Saúde do Trabalhador e autoridade sanitária, no Centro de Vigilância Sanitária do Estado de São Paulo – CVS/SES-SP. Tecnologista atuante na área de Epidemiologia da Fundação Jorge Duprat Figueiredo de Segurança e Medicina do Trabalho – Fundacentro. São Paulo – SP.

Roberto Heloani
Graduado em Direito pela Faculdade de Direito da Universidade de São Paulo e em Psicologia pela Pontifícia Universidade Católica de São Paulo – PUC/SP. Mestre em Administração de Empresas pela Fundação Getúlio Vargas (FGV/SP). Doutor em Psicologia pela PUC/SP. Pós-doutorado em Comunicação na Escola de Comunicação e Artes da USP – ECA/USP. Livre-docente pela Unicamp. Foi Professor e Pesquisador na FGV/SP durante 22 anos. Professor no Curso de Especialização em Medicina do Trabalho durante 15 anos. Professor Titular na Unicamp – linha de pesquisa: Trabalho, Saúde e Subjetividade. É Professor conveniado junto à Université de Paris X – Nanterre. Membro efetivo da Comissão Geral de Ética, lotada na Faculdade de Ciências Médicas da Unicamp. Membro da equipe do site: www.assediomoral.com.br. São Paulo – SP.

Rosalina Jorge Koifman
Médica pela Faculdade de Ciências Médicas da Universidade do Estado do Rio de Janeiro – UERJ. Mestre em Medicina Social pela Universidad Autonoma Metropolitana Xochimilco, México. Doutora em Saúde Pública pela Escola Nacional de Saúde Pública da Fundação Oswaldo Cruz – ENSP/Fiocruz. Foi Coordenadora do Departamento de Vigilância Epidemiológica da Secretaria Municipal de Saúde do Rio de Janeiro. Atualmente é Pesquisadora Titular na Escola Nacional de Saúde Pública – ENSP/Fiocruz. Bolsista de Produtividade Nível 2 do Conselho Nacional de Desenvolvimento Científico e Tecnológico – CNPq. Membro do Conselho Consultivo do Instituto Nacional do Câncer (CONSINCA), na qualidade de Representante da Associação Brasileira de Saúde Coletiva (Abrasco). Coordenadora da Área de Concentração Epidemiologia Ambiental, Programa de Pós-graduação em Saúde Pública e Meio Ambiente (ENSP/Fiocruz). Rio de Janeiro – RJ.

Sabrina da Silva Santos
Bióloga pela Faculdade de Ciências Biológicas da Universidade do Estado do Rio de Janeiro – UERJ. Mestre em Ciências pela Escola Nacional de Saúde Pública da Fundação Oswaldo Cruz – ENSP/Fiocruz, onde atualmente é doutoranda do Programa de Saúde Pública e Meio Ambiente. Rio de Janeiro – RJ.

Salim Amed Ali
Médico Especialista em Medicina do Trabalho pela Associação Nacional de Medicina do Trabalho – ANAMT/AMB. *Fellow* na Johns Hopkins University (EUA) e na University of San Francisco (EUA) em Dermatologia Ocupacional. Autor do livro *Dermatoses Ocupacionais*. São Paulo: Fundacentro/Ministério do Trabalho e Emprego, 2010 e do *Atlas de Dermatoses Ocupacionais*. São Paulo: Fundacentro/Ministério do Trabalho e Emprego, 2009. Professor na área de Dermatologia Ocupacional. São Paulo – SP.

Sandra Irene Cubas de Almeida

Médica pela Faculdade de Medicina da Universidade de São Paulo – FMUSP. Mestre em Otorrinolaringologia pela Escola Paulista de Medicina-Unifesp. Doutora em Medicina pela Escola Paulista de Medicina – Unifesp. Especialização em Medicina do Trabalho pela Faculdade de Ciências Médicas da Santa Casa de Misericórdia de São Paulo. Membro Titular da Associação Brasileira de Otorrinolaringologia. Coordenadora do Departamento de Foniatria da Associação Brasileira de Otorrinolaringologia e Cirurgia Cérvico-Facial – ABORL-CCF. Membro da Sociedade Alemã de Otorrinolaringologia e Cirurgia Cérvico-Facial. Otorrinolaringologista-Foniatra da Disciplina de Otorrinolaringologia do Hospital das Clínicas da Faculdade de Medicina da USP – HC-FMUSP. São Paulo – SP.

Satoshi Kitamura

Médico com especialização em Medicina do Trabalho pela Escola Paulista de Medicina. Mestre em Saúde Pública pela School of Public Health, University of Michigan, EUA. Doutor em Ciências Médicas pela Faculdade de Ciências Médicas da Universidade Estadual de Campinas – Unicamp. Foi Médico estagiário e Chefe da Divisão de Medicina da Fundacentro, Coordenador de Medicina do Trabalho da General Motors do Brasil, Chefe dos Serviços Médicos da Rhodia S.A. e Shell Brasil S.A., Assessor de Medicina e Higiene Ocupacional da Rhodia S.A., Brasil e América Latina. Atualmente é Professor Assistente Doutor da Área de Saúde do Trabalhador da Faculdade de Ciências Médicas da Unicamp. Áreas de atuação: Medicina do Trabalho – Clínica e Gestão; Higiene e Toxicologia Ocupacional, Educação Médica e Educação a distância. Campinas – SP.

Seiji Ushida

Psicólogo pelo Instituto de Psicologia da Universidade de São Paulo – IP-USP. Mestre e Doutor em Psicologia Social pelo IP-USP. Pós-doutorado no Conservatoire National des Arts et Métiers – CNAM – Paris, França. Atualmente é Professor da Escola de Administração de Empresas da Fundação Getúlio Vargas – EAESP-FGV, nos cursos de graduação e pós-graduação. Pesquisador acadêmico, consultor organizacional e clínico de consultório. São Paulo – SP.

Selma Lancman

Terapeuta Ocupacional pela Faculdade de Medicina da Universidade de São Paulo – FMUSP. Mestre em Saúde Coletiva pela Universidade Federal da Bahia. Doutorado em Saúde Mental pela Universidade Estadual de Campinas – Unicamp. Pós-doutorado em Psicodinâmica do Trabalho pelo Conservatoire National des Arts et Métiers – CNAM. Pós-doutorado em Terapia Ocupacional pela Université de Montreal, Canadá. Atualmente é Professora Titular do Departamento de Fisioterapia, Fonoaudiologia e Terapia Ocupacional da FMUSP e Secretária-geral da Association Internationale de Specialistes en Psychodynamique du Travail (AISPDT). São Paulo – SP.

Sérgio Koifman

Médico pela Universidade do Estado do Rio de Janeiro (1974). Mestrado em Medicina Social, área de Epidemiologia, pela Universidad Nacional Autonoma de Mexico – Xochimilco. Doutorado em Medicina Preventiva pela Universidade de São Paulo e pós-doutorado na School of Ocupational Health, McGill University, Montreal, Canadá. Pesquisador titular da Fundação Oswaldo Cruz, onde coordena o Programa de Pós-graduação em Saúde Pública e Meio Ambiente da Escola Nacional de Saúde Pública/ Fiocruz, sendo docente permanente no mesmo programa e no Mestrado em Saúde Coletiva da Universidade Federal do Acre (Associação Temporária UFAC – Fiocruz pela CAPES). É pesquisador 1A do CNPq desde 1997 e atua como consultor *ad-hoc* do CNPq, FAPESP, FAPERJ, CAPES e Ministério da Saúde. Tem experiência acadêmica na área de Saúde Coletiva, com ênfase em Epidemiologia Ambiental e Epidemiologia do Câncer. Rio de Janeiro – RJ.

Sergio Roberto de Lucca

Médico pela Faculdade de Ciências Médicas da Universidade Estadual de Campinas – FCM-Unicamp. Doutor em Saúde Coletiva pela FCM-Unicamp. Foi Gerente de Saúde, Segurança e Meio Ambiente de empresas. Ex-Diretor de Patrimônio da Associação Nacional de Medicina do Trabalho – ANAMT. É Membro do Comitê de Título de Especialista da ANAMT desde 2003. Atualmente é Coordenador da Área de Saúde do Trabalhador do Departamento de Saúde Coletiva da FCM-Unicamp. Campinas – SP.

Thaís Catalani Morata

Fonoaudióloga pela Pontifícia Universidade Católica de São Paulo – PUC-SP. Mestre em Distúrbios da Comunicação pela PUC-SP. Doutora em Distúrbios da Comunicação pela University of Cincinnati, EUA. Pós-doutorado pelo National Research Council, EUA. Foi Pesquisadora visitante do National Institute for Working Life, na Suécia. Atualmente é Coodenadora de Pesquisa na Indústria de Manufatura do National Institute for Occupational Safety and Health, EUA. Diretora do Safe-in-Sound Excellence in Hearing Loss Prevention Awards™, membro do corpo editorial do Cochrane Occupational Safety and Health Review Group e do International Journal of Audiology. Tem experiência nas áreas de Fonoaudiologia e Saúde Pública, com ênfase em Saúde do Trabalhador, atuando principalmente nos seguintes temas: prevenção, intervenção, revisões sistemáticas. Cincinnati – OH, EUA.

Therezinha Verrastro

Médica pela Faculdade de Medicina da Universidade de São Paulo – FMUSP. Mestre e Doutora em Medicina e Hematologia e Livre-docente em Hematologia pela FMUSP. Chefe do Serviço de Hematologia de Hospital Brigadeiro da Previdência Social, do Ministério da Saúde. Organizadora, editora e autora de livros e capítulos de livros de Hematologia. São Paulo – SP.

Tiago Severo Peixe

Farmacêutico-Bioquímico pela Universidade Estadual de Ponta Grossa – UEPG/PR. Especialista em Saúde e Segurança do Trabalho pela Organização Internacional do Trabalho – OIT/Organização das Nações Unidas –ONU. Mestre e Doutor em Toxicologia e Análises Toxicológicas pela Faculdade de Ciências Farmacêuticas da Universidade de São Paulo – FCF/USP. Professor de Toxicologia da Universidade Estadual de Londrina – UEL/PR. Londrina – PR.

Uiara Bandineli Montedo

Engenheira, Mestre em Engenharia de Produção pela Universidade Federal de Santa Catarina – UFSC. Doutora em Engenharia de Produção pela UFSC. Fez Doutorado Sanduíche na França, com bolsa concedida pela CAPES, tendo sido recebida na Université Bordeaux 2, na École Pratique des Hautes Études – EPHE – e na Agence Nationale pour l'Amélioration des Conditions de Travail – ANACT. Tem experiência na área de Engenharia de Produção, com ênfase em Ergonomia. Integrante do Grupo de Pesquisas do TTO – Trabalho, Tecnologia e Organização do Trabalho – e do Grupo de Pesquisa em *Design*, ambos do Departamento de Engenharia de Produção da Escola Politécnica da Universidade de São Paulo e do Grupo de Estudos sobre o Trabalho Agrícola – GETA – da Faculdade de Engenharia Agrícola – FEAGRI – da Universidade Estadual de Campinas – Unicamp. É professora dos cursos de Engenharia da Escola Politécnica/USP e do Curso de *Design* da FAU/USP, além do Curso de Especialização em Ergonomia em Sistemas de Produção da USP. Secretária e fundadora do Grupo de Trabalho em Ergonomia Agrícola e Florestal da Associação Brasileira de Ergonomia – ABERGO – desde agosto de 2010. Membro do grupo de pesquisa em Ergonomia e Usabilidade do Departamento de Engenharia de Produção da Escola Politécnica da USP. Membro do Laboratório de Análise, Desenvolvimento e Operação de Sistemas – LADOS – e do Laboratório de Engenharia e Projeto do Trabalho – LEPT, ambos do Departamento de Engenharia de Produção da Escola Politécnica da USP. Participa da Comissão de Estudo Especial de Ergonomia da Interação Humano – Sistema ABNT/CEE-126. Professora doutora RDIDP – Dedicação Exclusiva à Docência e à Pesquisa – do Departamento de Engenharia de Produção da Escola Politécnica (Poli) da USP. São Paulo – SP.

Victor Wünsch Filho

Professor Titular de Epidemiologia da Faculdade de Saúde Pública da Universidade de São Paulo – USP. Concluiu seu doutorado em Saúde Pública pela Faculdade de Saúde Pública da USP em 1992 e obteve o título de Livre-docente em Epidemiologia pela mesma instituição em 2000. Atua nas áreas de Epidemiologia do Câncer e Epidemiologia dos Agravos à Saúde Relacionados ao Trabalho. Os termos mais frequentes na contextualização de sua produção científica são: câncer, câncer ocupacional, tumores de cabeça e pescoço, estudos caso-controle, epidemiologia e saúde do trabalhador. É orientador nos cursos de mestrado e doutorado do Programa de Pós-graduação de Saúde Pública da FSP/USP. É membro da Coordenação de Saúde da FAPESP desde 2004. São Paulo – SP.

Volney de Magalhães Câmara

Médico pela Universidade Federal do Rio de Janeiro – UFRJ. Mestre em Medicina Ocupacional pela Universidade de Londres, Inglaterra. Doutor em Saúde Pública pela Escola Nacional de Saúde Pública da Fundação Oswaldo Cruz – ENSP/Fiocruz. Professor Titular. Foi Chefe de Departamento e Coordenador do Curso de Pós-graduação. Atualmente é Professor Titular e Vice-Diretor do Instituto de Estudos em Saúde Coletiva da Universidade Federal do Rio de Janeiro – IESC/UFRJ. Editor Associado da *Revista de Saúde Pública* (São Paulo). Editor Territorial Ibero-América da *Revista de Salud Ambiental* (Madri, Espanha) e dos *Cadernos de Saúde Coletiva* (UFRJ). Consultor da Organização Pan-Americana da Saúde em Washington. Rio de Janeiro – RJ.

William Waissmann

Médico pela Universidade do Estado do Rio de Janeiro. Especialista em Nutrologia pela Universidade Federal do Estado do Rio de Janeiro – UFRJ. Especialista em Saúde do Trabalhador e Ecologia Humana pela Escola Nacional de Saúde Pública/Fundação Oswaldo Cruz. Especialista em Medicina do Trabalho pela Fundação Técnico-educacional Souza Marques. Mestre e Doutor em Saúde Pública pela Escola Nacional de Saúde Pública/Fundação Oswaldo Cruz. *Fellow* na Johns Hopkins School of Public Health. Ex-Diretor de Fiscalização Sanitária do Estado do Rio de Janeiro. Ex-diretor da Sociedade Brasileira de Toxicologia; ex-Diretor da Sociedade Brasileira de Nutrologia. Pesquisador Titular da Fundação Oswaldo Cruz. Médico da Agência Nacional de Vigilância Sanitária – Anvisa. Membro da Comissão de Estudo Especial de Nanotecnologia da Associação Brasileira de Normas Técnicas (ABNT/CEE 89) e membro do Grupo de Desenvolvimento de "Diretrizes sobre Proteção de Trabalhadores contra Riscos Potenciais de Nanomateriais Manufaturados" (*Guidelines on Protecting Workers from Potential Risks of Manufactured Nanomaterials*) da Organização Mundial de Saúde – OMS. Rio de Janeiro – RJ.

Prefácio da 3ª Edição – 2013

Antes de iniciar a redação deste prefácio, fui rever no mestre Houaiss se haveria outra palavra equivalente a *prefácio*, para tentar sair do lugar-comum. Deparei-me com seus sinônimos: *anteâmbulo, antelóquio, exórdio, prolegômenos, prefação, proêmio, proginasma, prolusão*, entre outros. Fiquei na dúvida se seriam doenças novas e raras, não cobertas por este livro de Patologia do Trabalho, e acabei preferindo escrever apenas um *prefácio* – ainda que não seja fácil – mas, dos males, o menor. E será pequeno mesmo, posto que, grande, é o livro... E agora, ainda maior e melhor do que seus antecessores: *Medicina do Trabalho – Doenças Profissionais*, 1980 e *Patologia do Trabalho*, 1ª edição de 1995, e 2ª edição, atualizada e ampliada, de 2002, e subsequentes reimpressões.

Seguindo a lógica geral de organização do livro, já adotada na 2ª edição, mantivemos, nesta 3ª edição, os quatro grandes blocos: (a) bases históricas e conceituais; ferramentas de abordagem e de análise; (b) principais perigos e riscos do(no) trabalho; (c) estudo da patologia do trabalho, sistematizado segundo os grupos da CID – 10, e (d) a promoção da saúde e a prevenção do adoecimento relacionado com o trabalho.

Mantida esta lógica, todos os blocos foram revistos, atualizados e ampliados, na tentativa de acompanhar a evolução em todas as frentes: novas e mais refinadas ferramentas de trabalho e de análise; a introdução de perigos e riscos, se não rigorosamente novos, apenas mais recentemente admitidos e reconhecidos como tal; doenças e outros agravos à saúde não necessariamente novos na sua existência, mas reconhecidos na categoria de "relacionados com o trabalho" há relativamente pouco tempo e, por último, o resgate, a valorização e a visibilidade dadas a abordagens e estratégias mais ampliadas e diversificadas, destinadas a promover a saúde e, principalmente, a prevenir, controlar e, na medida do possível, eliminar a Patologia do Trabalho.

O primeiro segredo dessa riqueza continua o mesmo: identificar as pessoas certas para os temas certos; convidá-las para serem parceiras em uma obra coletiva, neste projeto coletivo, longo e penoso, mas, por certo, recompensador nos resultados, como mais uma vez se pode ver e ler, já com o livro na mão. Mais de uma centena de amigos e colegas ilustres se dispuseram a essa empreitada, e a todos expressamos nossa gratidão imensurável.

Não se trata tão somente de concretizar a edição de um grande livro, ou de um livro grande (e até uma "obra de peso", literalmente). Trata-se, sim – e este é o segundo segredo – de capitalizar ao máximo a vivência e experiência nacionais dos problemas do mundo real, nas condições brasileiras atuais. Aqui e agora. Muito mais, portanto, do que traduções e adaptações de textos gerados em outras realidades, que, contudo, devem ser conhecidos, sobretudo num mundo globalizado. Mas eles foram abundantemente citados e referidos ao longo dos 58 capítulos e do Posfácio, que compõem esta 3ª edição.

Assim como fiz nos prefácios anteriores, citarei aqui, também, o poeta mineiro Carlos Drummond de Andrade (1902 – 1987), ampliando o trecho transcrito do poema *Mãos Dadas* (em *Sentimento do Mundo*, 1940), do qual se extraiu um curto período, em edição anterior:

> Não serei o poeta de um mundo caduco.
> Também não cantarei o mundo futuro.
> Estou preso à vida e olho meus companheiros.
> Estão taciturnos, mas nutrem grandes esperanças.
> Entre eles, considero a enorme realidade.
> O presente é tão grande, não nos afastemos.
> Não nos afastemos muito, vamos de mãos dadas.

Finalizando, devo agradecer a muitos que, ao longo desses dez anos de percurso entre a 2ª e a 3ª edição, ajudaram-me a não desistir dessa intenção e fortaleceram-me para tornar mais leve esta complexa empresa ("empreendimento para a realização de um objetivo": Houaiss). Entre eles, à Profa. Elizabeth Costa Dias, que, por sua competência profissional e companheirismo, muito me incentivou e ajudou para o sucesso desta "empresa"; à Giselle Ribeiro, que, no seu devido tempo, ajudou-nos a revisar os textos e a organizar o que seria uma obra virtual, uma "Wikipedia", como, por um bom tempo, tentamos fazer; à Dra. Leonilde Mendes Ribeiro Galasso, amiga de longa data e, sobretudo, extremamente competente "assistente editorial" (título que utilizo por me faltarem palavras para traduzir melhor o papel que desempenhou, sobretudo de janeiro de 2012 em diante), e uma palavra muito especial aos 101 amigos e colegas ilustres sem os quais quase nada do que foi feito se faria...

São Paulo, maio de 2013.

René Mendes

Prefácio da 2ª Edição, Atualizada e Ampliada

Sete anos se passaram desde o lançamento da 1ª edição deste tratado de Patologia do Trabalho, e 22 anos desde o lançamento de seu precursor *Medicina do Trabalho – Doenças Profissionais*. O livro de 1980 foi adquirido, nos anos que seguiram seu lançamento, por mais de seis mil profissionais, e foi considerado um *best seller*, na época. O livro de 1995 foi adquirido por mais de 12 mil pessoas, número que, para um livro técnico rotulado como "livro de Medicina", também configura uma procura extraordinária, conforme atestado pela Editora Atheneu e pela rede de distribuidores e livreiros que atuam nesta área profissional. Mais do que sucessos editoriais, estes números nos mostram que a área de Saúde e Trabalho, no Brasil, cresce e se desenvolve fortemente, posto que são cada vez mais numerosos e exigentes os profissionais desta área – médicos do trabalho, médicos sanitaristas, especialistas em Saúde do Trabalhador, enfermeiros do trabalho, toxicologistas ocupacionais, epidemiologistas, ergonomistas, higienistas ocupacionais, engenheiros de segurança, psicólogos, advogados, sociólogos e outras profissões afins – que procuram textos idôneos e atualizados, que, como este, combinam um embasamento conceitual e doutrinário rigoroso e sólido, com a provisão de ferramentas-de-trabalho extremamente úteis para as distintas práticas profissionais. Em ambos os casos, são o resultado da amalgamação perfeita entre a extração acadêmica de ensino e pesquisa – a mais sólida e reconhecida em nosso meio – e a partilha generosa de reconhecida experiência prática e militância profissional, cuja combinação assegura o respeito e a autoridade – as marcas mais fortes deste tratado de Patologia do Trabalho. Agregue-se a lembrança de um *plus* extremamente diferenciador desta obra: trata-se de doutrina e prática nas condições reais, brasileiras, originadas muito perto de onde os 76 autores ou colaboradores vivem e trabalham. Refletem – com certeza – o permanente desiderato de pensar globalmente, agir localmente.

Pois bem, é com imensa alegria, emoção e alívio, que temos o prazer de apresentar esta 2ª. edição, atualizada e largamente ampliada, que somente se tornou possível graças ao sinergismo e à potencialização – para utilizar termos da Toxicologia – dos esforços, de uma imensa boa vontade e dedicação, e da capacidade de dizerem no papel o que pensam e o que fazem estes 76 colegas e amigos, chamados no jargão bibliográfico de colaboradores ou coautores. Pela titulação e experiência desses colaboradores e coautores – adiante sumariadas – é claramente perceptível o imenso valor desta obra, posto que ela reune o que há de melhor em nosso país, ainda que não tenha se esgotado o celeiro de valores que, certamente, irão se juntar a este empreendimento coletivo, nas próximas edições deste tratado.

Na dimensão quantitativa, a diferença básica entre esta 2ª. edição e a 1ª. é facilmente perceptível, posto que o número de capítulos mais do que duplicou (de 24 passou a 53), e o número de páginas mais que triplicou, obrigando a Editora a organizar o texto em dois volumes.

Na dimensão qualitativa ou de conteúdo, algumas diferenças, entre esta 2ª. e a 1ª. edição, foram introduzidas e merecem ser destacadas neste Prefácio. O capítulo de História da Patologia do Trabalho (1) recebeu importante ampliação, pelas contribuições inéditas introduzidas pelo Dr. William Waissmann; criou-se um belíssimo e grande capítulo de introdução ao Estudo dos Mecanismos de Patogênese do Trabalho (3), que consumiu nosso esforço pessoal de muitos meses; a Epidemiologia agora está a cargo de epidemiologistas, com produção própria em Epidemiologia Ocupacional; criou-se a grande Seção II, que, ao longo de 14 capítulos novos, analisa a Patologia do Trabalho a partir dos "agentes" ou "fatores de risco" ou "*hazards*" – o que muitos haviam solicitado; na Seção III, introduziram-se muitos grupos novos de doenças relacionadas ao trabalho, empurrando para diante a fronteira da Patologia do Trabalho, bem além do habitualmente tratado em outros textos e, em alguns casos, além da já abrangente Lista de Doenças Relacionadas ao Trabalho, em boa hora adotada em nosso país; e, finalmente, criou-se a Seção IV, onde se discutem as bases para redução e eliminação da nocividade do trabalho, num espectro muito amplo de enfoques e ferramentas.

Aliás, o livro todo, mas principalmente esta Seção IV, revelam nossa preocupação em trazer diferentes olhares e distintas escolas de pensamento e posicionamento ideológico, desde que comprometidas com a saúde dos trabalhadores. E esta é a grande riqueza desta obra, pois ela está explicitamente posicionada em favor da defesa da saúde dos trabalhadores e da mudança das relações entre Trabalho e Saúde, atualmente marcadas por grande assimetria de forças, e por perversa inequidade (quando não, também, iniquidade) das políticas, dos programas e das ações para reduzir e eliminar a nocividade do trabalho.

Nesse sentido, portanto, além de se constituir em preciosa fonte de informações e farta demonstração de erudição bibliográfica, capazes de multiplicar ao infinito a utilidade do que consta em seu texto, o tratado de Patologia do Trabalho constitui uma referência nacional e até internacional, de como uma sociedade (ou parte dela), num dado momento histórico, se posiciona a respeito da doença relacionada com o trabalho. Estuda-a, investiga-a, mas, sobretudo, não a aceita como "inerente" ao trabalho, ou como um "infortúnio" do trabalho. Esta sociedade – constituída não somente pelos autores desta obra e pelas instituições que representam, mas, também, pelos milhares de leitores e estudiosos que leem, estudam, discutem e divulgam esta obra, bem como por tantos outros batalhadores de mesma estirpe – quer dizer ao mundo que acredita na utopia do trabalho sem doença, melhor dito, do trabalho com saúde. Por conseguinte, a leitura deste tratado não será um passatempo para ocupar a ociosidade de curiosos e desocupados, nem um exercício de diletantismo e erudição, mas sim, antes de tudo, uma expressão do compromisso, do engajamento, do inconformismo, e da disposição de luta pela mudança, no contrafluxo de uma cultura fortemente permissiva e tolerante em relação à violência do trabalho e no trabalho. Como dissemos no prefácio da 1ª. edição, uma ferramenta do trabalho, prática, para o aqui e o agora, nas palavras de nosso poeta maior – Drummond – "*...o tempo é a minha matéria, o tempo presente, os homens presentes, a vida presente*" (em *Mãos Dadas*).

Outras coisas que queríamos dizer ficam para o prefácio da 3a. edição...

Resta dizer que uma obra desta envergadura não é feita sem o concurso harmônico e coordenado de muitos. Os principais são, sem dúvida, os 76 colaboradores ou coautores, a quem agradecemos uma vez mais. Agradeço, também, a todas as pessoas que, mais de perto, nos ajudaram nesta longa e complexa tarefa, entre os quais destacamos a Profa. Elizabeth Costa Dias, o Dr. Éber Assis dos Santos Júnior, o Dr. Osvaldo Flavio de Melo Couto, o Augusto Campos, a Renata Rocha, a Zaida Nunes, a Lúcia, e o grande companheiro de trabalho e amigo Cristiano.

Belo Horizonte, abril de 2002.

René Mendes

Prefácio da 1ª Edição

Quinze anos se passaram entre o lançamento do meu livro anterior, *Medicina do Trabalho – Doenças Profissionais*, e o lançamento deste tratado de Patologia do Trabalho. Na verdade, o sucesso editorial do livro de 1980 fez com que rapidamente ele se esgotasse, e há quase dez anos sou perguntado sobre uma segunda edição do *Medicina do Trabalho – Doenças Profissionais*.

Creio que aquele livro cumpriu um importante papel. Ocupou um espaço. Tornou-se referência obrigatória de norte a sul do Brasil. Apreciamos este sucesso, e os frutos diretos ou indiretos ainda continuam a aparecer hoje.

No entanto, quinze anos, nos tempos como os de hoje e em uma área como a das inter-relações entre o Trabalho e Saúde, é tempo demasiadamente longo para ser atendido por segundas ou terceiras edições e, pior, por reimpressões.

Foi assim que buscamos avançar na direção da superação e de uma atualização também conceitual. A mudança do título revela, em parte, nossa crença de que a Medicina do Trabalho não é a única forma de se trabalhar com a atenção à saúde dos trabalhadores. Assim, também, as Doenças Profissionais não são, necessariamente, a única ou a melhor (pior?) expressão do impacto do trabalho sobre a saúde dos trabalhadores.

Assim, *Patologia do Trabalho* se, por um lado, reduz sua presença na área de planejamento e organização dos serviços de atenção à saúde dos trabalhadores, abrindo espaço para outras contribuições tão necessárias nessa área temática, por outro amplia muito o estudo do impacto do trabalho sobre a saúde.

Amplia conceitualmente, na medida em que tenta superar o estreito território das "doenças profissionais", avançando na direção das "outras doenças relacionadas com o trabalho". Daí sua lógica de organização: inicialmente por órgãos, aparelhos ou sistemas atingidos pelos efeitos do trabalho, e depois, segundo grandes categorias de problemas ou tipos de trabalho que, potencialmente, atingem a economia da saúde.

Avança conceitualmente, na medida em que tenta trazer para a região mais iluminada do palco problemas da fronteira do conhecimento, tais como a questão do câncer, dos efeitos neurocomportamentais, dos efeitos sobre a reprodução, apenas para mencionar três exemplos de problemas enfocados neste livro.

Quando leio, no Monumento às Bandeiras, em São Paulo, esculpido em pedra por Brecheret, que os bandeirantes

"...brandiram achas, empurraram quilhas,

vergando a vertical de Tordesilhas",

quero crer, emocionado e confiante, que o nosso *Patologia do Trabalho*, de certo modo, irá ajudar a fazer o mesmo: vergar a vertical de Tordesilhas, para além das fronteiras demarcadas. Fronteiras dos conceitos obsoletizados pelo tempo. Fronteiras dos preconceitos cultivados. Fronteiras cristalizadas que, muitas vezes, convêm à manutenção do *status quo*, especialmente quando o sofrimento é dos outros – dos trabalhadores – e não nosso, dos cientistas, intelectuais, pesquisadores, técnicos.

Por isso, este livro incomodará a muitos, na medida em que subverte a "ordem estabelecida". Estabelecida pela tradição, pela burocracia, pelo comodismo, para não dizer, pela ignorância.

Ao avançar doutrinariamente, ele não deixa de ser, também, uma ferramenta do trabalho, prática, para o aqui e o agora. Nas palavras de nosso poeta maior – Drummond – "...*o tempo é a minha matéria, o tempo presente, os homens presentes, a vida presente*" (em *Mãos Dadas*).

A garantia de sua utilidade e abrangência quase enciclopédica está visível não somente por seu tamanho, mas por um passeio que eu convido o leitor a fazer pelo Índice Remissivo, a partir da página 631. Ouso dizer que é o capítulo mais importante deste livro. Ali se faz não somente a integração das várias partes, mas também um exercício taxonômico interessante. Ali é um dos lugares em que aparece a "lógica" do organizador e sua contribuição para o conhecimento.

No Índice Remissivo buscou o organizador, também, se colocar na posição de usuário, de leitor, de consulente, enfim, da pessoa mais importante que existe, sem a qual não faria sentido escrever um livro tão trabalhoso. Por onde ela gostaria ou necessita entrar?

Após a visão de conjunto obtido pelo passeio ao Índice Remissivo, o leitor tem à sua disposição 24 capítulos. Registro aqui agradecimento aos muitos colaboradores deste livro, que o enriqueceram com sua experiência e conhecimento.

O agradecimento deveria se estender a muitos, entre os quais destaco os amigos da Editora Atheneu, os colegas e amigos da Faculdade de Medicina da Universidade Federal de Minas Gerais, da Universidade Johns Hopkins e, ainda, a alguns companheiros da Universidade Estadual de Campinas, onde vivi parte da minha carreira.

Fecho o prefácio com a crença de que este livro ajudará a mudar o futuro. Cito Drummond – outra vez – para com ele recitar sua utopia: "Ó vida futura! nós te criaremos" (em *Elegia 1938*).

Belo Horizonte, abril de 1995.

René Mendes

Sumário

VOLUME 1

PARTE A

Bases Históricas e Conceituais. Ferramentas de Abordagem e de Análise

1. **Bases Históricas da Patologia do Trabalho, 3**
   René Mendes
   William Waissmann

2. **Patogênese do Adoecimento Relacionado com o Trabalho, 49**
   René Mendes
   Deilson Elgui de Oliveira

3. **Princípios da Toxicocinética e da Toxicodinâmica, 121**
   Elizabeth de Souza Nascimento
   Tiago Severo Peixe

4. **Conceito de Adoecimento Relacionado ao Trabalho e sua Taxonomia, 137**
   René Mendes

5. **Estabelecimento de Nexo Causal entre Adoecimento e Trabalho: a Perspectiva Clínica e Individual, 185**
   Andréa Maria Silveira
   Sérgio Roberto de Lucca

6. **A Contribuição da Epidemiologia para o Estabelecimento das Relações Causais entre Trabalho e Condições de Saúde dos Trabalhadores e Outros Usos, 211**
   René Mendes
   Victor Wünsch Filho

7. **Estabelecimento de Nexo Causal entre Adoecimento e Trabalho: a Perspectiva Médico-Legal e Judicial, 237**
   Casimiro Pereira Júnior

8. **Estabelecimento de Nexo Causal entre Adoecimento e Trabalho: a Perspectiva da Perícia Médica Previdenciária, 249**
   Éber Assis dos Santos Júnior
   Alfredo Jorge Cherem

9. **A Classificação Internacional de Funcionalidade, Incapacidade e Saúde (CIF) e Potenciais Aplicações em Saúde do Trabalhador, 293**
   Miguel Abud Marcelino
   Heloisa Brunow Ventura Di Nubila

PARTE B
Principais Perigos e Riscos do (no) Trabalho

10. Busca de Informações sobre Produtos Químicos na Internet, 327
Paulo Roberto de Veloso Reis

11. Ruído, Ultrassom e Infrassom, 351
Luiz Felipe Silva

12. Vibrações de Corpo Inteiro e Vibrações Localizadas, 381
Luiz Felipe Silva

13. Radiações Ionizantes, 423
Nelson José de Lima Valverde

14. Campos Elétricos, Magnéticos e Eletromagnéticos: Campos Estáticos, Frequências Extremamente Baixas (ELF), Radiofrequências e Micro-ondas, 463
René Mendes

15. Radiações Eletromagnéticas não Ionizantes no Espectro da Radiação Óptica: Infravermelho, Luz Visível, Ultravioleta e *Lasers*, 499
René Mendes

16. Tensões por Trocas Térmicas: Calor, 531
Cristian Kotinda Júnior
Guilherme Augusto Carvalho Salgado

17. Tensões por Trocas Térmicas: Frio, 541
René Mendes
Érika Vieira Abritta

18. Pressões Atmosféricas Anormais, 553
Cid Alves
Luciana Maria Martins Menegazzo

19. Condições de Risco de Natureza Mecânica, 577
Luiz Felipe Silva
Josebel Rubin

20. Acidentes do Trabalho com Material Biológico (Objetos Perfurocortantes), 613
Cristiane Rapparini
Arlindo Gomes

21. Acidentes Provocados por Animais Peçonhentos, 631
Fan Hui Wen
Ceila Maria Sant'Anna Málaque
Carlos Roberto de Medeiros
Marcelo Ribeiro Duarte
Pasesa Pascuala Quispe Torrez
Christina Terra Gallafrio Novaes
Francisco Oscar de Siqueira França

22. Assédio Moral e Insegurança no Emprego: seus Impactos sobre a Saúde dos Trabalhadores, 661
Margarida Maria Silveira Barreto
Roberto Heloani

23. Violência e Trabalho, 677
Andréa Maria Silveira

24. **Acidentes do Trabalho: Descompasso entre o Avanço dos Conhecimentos e a Prevenção, 701**
Maria Cecília Pereira Binder
Ildeberto Muniz de Almeida

25. **Trabalho em Turnos e Noturno: Impactos sobre o Bem-Estar e Saúde dos Trabalhadores. Possíveis Intervenções, 753**
Frida Marina Fischer
Claudia Roberta de Castro Moreno
Lúcia Rotenberg

26. **A Qualidade do Ar dos Ambientes de Interiores, 783**
Leila de Souza da Rocha Brickus
William Waissmann
Marisa Moura

27. **Impactos das Nanotecnologias sobre a Saúde e a Segurança dos Trabalhadores, 809**
William Waissmann
Marisa Moura
Leila de Souza da Rocha Brickus

VOLUME 2

PARTE C
Estudo da Patologia do Trabalho, Sistematizado segundo os Grupos da CID-10

28. **Doenças Infecciosas e Parasitárias Relacionadas com o Trabalho, 833**
Ênio Roberto Pietra Pedroso
Osvaldo Flávio de Melo Couto

29. **Tumores Malignos Relacionados com o Trabalho, 917**
Sérgio Koifman
Victor Wünsch Filho
Rosalina Jorge Koifman
Ricardo Luiz Lorenzi
Ilce Ferreira da Silva
Sabrina da Silva Santos

30. **Hematopatologia Relacionada com o Trabalho, 989**
Therezinha Verrastro

31. **Doenças Endócrinas Relacionadas ao Trabalho, 1015**
William Waissmann

32. **Psicopatologia e Saúde Mental no Trabalho, 1053**
Edith Seligmann-Silva

33. **Doenças do Sistema Nervoso Relacionadas com o Trabalho e Avaliação Neuropsicológica na Patologia do Trabalho, 1097**
Paulo Mattos
Paulo Henrique Ferreira Bertolucci

34. **Doenças do Olho Relacionadas com o Trabalho, 1115**
Joel Edmur Boteon

35. **Doenças do Ouvido Relacionadas com o Trabalho, 1137**
    Everardo Andrade da Costa
    Thaís Catalani Morata
    Satoshi Kitamura

36. **Distúrbios da Voz Relacionados com o Trabalho, 1167**
    Henrique Olival Costa
    Paulo Augusto de Lima Pontes
    Sandra Irene Cubas de Almeida

37. **Doenças Cardiovasculares Relacionadas ao Trabalho, 1177**
    Julizar Dantas
    Davi Ventura Barnabé

38. **Doenças Respiratórias Relacionadas com o Trabalho, 1229**
    Eduardo Algranti
    Eduardo Mello De Capitani
    Ana Paula Scalia Carneiro
    Paulo Hilário Nascimento Saldiva
    Elizabete Medina Coeli Mendonça

39. **Doenças da Cavidade Oral Relacionadas com o Trabalho (Odontopatologia Ocupacional), 1291**
    Luiz Eugênio Nigro Mazzili

40. **Doença Hepática Ocupacional e Ambiental (DHOA), 1315**
    Dvora Joveleviths
    Maria Cecília Verçoza Viana
    Graziela Rodrigues Loureiro de Oliveira
    Fábio Fernandes Dantas Filho

41. **Dermatoses Relacionadas com o Trabalho, 1341**
    Salim Amed Ali

42. **Doenças Osteomusculares Relacionadas com o Trabalho: Membro Superior e Pescoço, 1391**
    Alfredo Jorge Cherem
    Alexandre Coimbra

43. **Doenças Osteomusculares Relacionadas com o Trabalho: Coluna Vertebral, 1423**
    Hudson de Araújo Couto

44. **Nefropatias Relacionadas com o Trabalho, 1459**
    Ricardo de Castro Cintra Sesso

45. **Doenças da Reprodução e Malformações Congênitas Relacionadas com o Trabalho, 1479**
    Francisco J. R. Paumgartten

46. **Intoxicações Agudas Relacionadas com o Trabalho, 1505**
    Adebal de Andrade Filho
    Délio Campolina
    Frederico Bruzzi de Carvalho

47. **A Patologia do Trabalho numa Perspectiva da Saúde Ambiental, 1543**
    Volney de Magalhães Câmara
    Luiz Augusto Cassanha Galvão
    Herling Gregorio Aguilar Alonzo

48. **Casuística Ilustrativa da Patologia do Trabalho, 1569**
Luiz Carlos Morrone
José Tarcísio Buschinelli
Jefferson Benedito Pires de Freitas

PARTE D
A Promoção da Saúde e a Prevenção do Adoecimento Relacionado com o Trabalho

49. **Princípios e Práticas de Promoção da Saúde no Trabalho, 1613**
Guilherme Augusto Carvalho Salgado
Ana Cláudia Camargo Gonçalves Germani
Mário Ferreira Júnior

50. **Contribuição da Psicodinâmica do Trabalho para a Transformação e Melhoria da Organização e do Conteúdo do Trabalho, 1627**
Seiji Uchida
Selma Lancman
Laerte Idal Sznelwar

51. **Contribuição da Ergonomia para a Transformação e Melhoria da Organização e do Conteúdo do Trabalho, 1639**
Júlia Issy Abrahão
Fausto Leopoldo Mascia
Uiara Bandineli Montedo
Laerte Idal Sznelwar

52. **A Importância da Higiene Ocupacional para a Melhoria das Condições e Ambientes de Trabalho, 1655**
Berenice Isabel Ferrari Goelzer

53. **Contribuição da Segurança do Trabalho para a Melhoria das Condições e Ambientes de Trabalho, 1687**
Armando Augusto Martins Campos

54. **Contribuição da Gestão da Informação em Saúde para a Promoção da Saúde e Prevenção das Doenças, 1725**
Paulo Roberto de Veloso Reis
Eduardo Ferreira Arantes

55. **Imunização e Vacinação na Prevenção das Doenças Infecciosas: Perspectiva da Medicina do Trabalho, 1779**
Arlindo Gomes
Paulo Soares de Azevedo
Isabella Ballalai

56. **A Promoção da Saúde e a Prevenção de Doenças Focadas nos Trabalhadores Viajantes e Expatriados, 1811**
Márcia Bandini
Jessé Reis Alves

57. **A Prevenção e o Manejo do Problema de Álcool e outras Drogas em Trabalhadores, 1837**
Dante José Pirath Lago

58. Contribuições da Medicina do Trabalho no Planejamento e Gestão das Atividades de Preparação para Situações de Emergência e Catástrofes, 1853
Angelo Raimundo de Souza Filho
Edmar Villar de Queiroz Neto
Newton Miguel Moraes Richa

Pósfacio – A Utopia do Trabalho que Também Produz Saúde: as Pedras no Caminho e o Caminho das Pedras , 1881
Elizabeth Costa Dias

Índice Remissivo

PARTE C

**Estudo da Patologia do Trabalho,
Sistematizado segundo os Grupos da CID-10**

28 Doenças Infecciosas e Parasitárias Relacionadas com o Trabalho

Ênio Roberto Pietra Pedroso
Osvaldo Flávio de Melo Couto

▶ **Introdução**
Princípios gerais de microbiologia e doenças infecciosas
Etiologia das doenças
Transmissibilidade das doenças
Infectividade
Patogenicidade
Virulência
Dose infectante e poder invasivo

▶ **Relação entre as doenças infecciosas e o trabalho**
Quando suspeitar de doença relacionada ao trabalho de origem biológica
Avaliação da suspeita de doença relacionada ao trabalho
Prevenção de doenças infecciosas no trabalho

▶ **Lista de doenças infecciosas e parasitárias relacionadas com o trabalho segundo a Portaria No. 1339 do Ministério da Saúde, de 18/11/1999**
Tuberculose relacionada com o trabalho (CID-10: A-15–19)
Carbúnculo (Antraz) relacionado com o trabalho (CID-10: A-22)
Brucelose relacionada com o trabalho (CID-10: A-23)
Leptospirose relacionada com o trabalho (CID-10: A-27)
Tétano relacionado com o trabalho (CID 10: A-35)
Psitacose, ornitose, doença dos tratadores de aves relacionadas com o trabalho (CID-10: A-70)
Dengue [Dengue Clássico], relacionado com o trabalho (CID-10: A-90)
Febre amarela relacionada com o trabalho (CID-10:A-95)
Hepatites virais relacionadas com o trabalho (CID-10: B-15, B-19)
Doença pelo vírus da imunodeficiência humana (HIV), relacionada com o trabalho (CID-10: B-20, B-24)
Dermatofitose e outras micoses superficiais, relacionadas com o trabalho (CID-10: B-35, B-36)
Candidíase relacionada com o trabalho (CID-10: B-37)
Paracoccidioidomicose relacionada com o trabalho (blastomicose sul-americana, blastomicose brasileira, doença de Lutz) (CID-10: B-41)
Malária relacionada com o trabalho (CID-10: B-50, B-54)
Leishmaniose cutânea ou leishmaniose cutaneomucosa relacionada com o trabalho (CID-10: B-55.1, B-55.2)

▶ **Outras doenças infecciosas relacionadas com o trabalho**
▶ **Referências**

Introdução

Os agentes biológicos relacionados aos riscos para a saúde humana incluem os microrganismos, alérgenos de origem biológica e os produtos derivados do metabolismo microbiano (endotoxinas e micotoxinas). Neste capítulo serão enfatizados os bioagentes patogênicos, divididos e classificados em: Vírus, Ricketsias, Micoplasmas, Clamídias, Bactérias, Fungos e Protozoários e Helmintos. Estes agentes provocam desequilíbrios orgânicos com manifestações clínicas variáveis, desde discretas até capazes de provocarem a morte.

As relações entre as doenças infecciosas e os ambientes e postos de trabalho possuem extrema relevância, por constituírem-se entre as que mais provocam absenteísmo, e pelo risco de levarem ao óbito ou deixarem sequelas que restringem a capacidade laborativa. Por serem passíveis de prevenção, exigem rápido reconhecimento e ação adequada para seu controle.

Princípios gerais de microbiologia e doenças infecciosas

A sobrevivência de todos os seres vivos depende da obtenção de energia para as suas necessidades endotérmicas; todos compõem a cadeia alimentar como requerente ou fonte energética, incluindo o ser humano.

Os microrganismos possuem ampla distribuição na natureza e relação variada com o ser humano desde mutualística, comensal, simbiótica, parasitária. Podem, portanto, proteger, como ocorre com a flora normal; ou provocar doenças de gravidade variável.

O ser humano está constantemente exposto, por diversas maneiras, aos riscos biológicos. Pode também constituir-se em fonte de infecção para seu semelhante, devido aos vários microrganismos presentes em sua pele, mucosas, orifícios e fluidos corporais. Muitos desses microrganismossão saprófitas, e constituem a flora natural; outros possuem enorme impacto sobre o ser humano, inclusive, foram capazes de desencadear pandemias devastadoras, como os agentes do Sarampo, Febre Amarela, Varíola, Peste, Tuberculose, Hanseníase, Malária, Síndrome da Imunodeficiência Adquirida, Influenza e outros. Deve-se estar atento ao potencial de emergência ou reemergência de doenças infecciosas, como o Dengue, Hantavirose, Influenza Pandêmica (H1N1)2009, que podem significar risco ocupacional importante.

O conhecimento dos riscos biológicos, nos ambientes de trabalho, é crucial para a prevenção das doenças ocupacionais. A displicência e a complacência podem resultar em consequências graves e ameaçadoras. Os microrganismos encontrados nos ambientes de trabalho variam de vírus e bactérias unicelulares, até fungos e parasitas multicelulares. Para entender como estes seres provocam doença, é necessário saber como eles vivem, como são transmitidos e como interagem com o ser humano para provocarem doença.

Etiologia das doenças

Robert Koch (1843-1910), quando descobriu, em 1876, o agente etiológico do Antraz, formulou critérios para estabelecer se um microrganismo era causador de determinada síndrome clínica. Estes critérios, conhecidos como "Postulados de Koch", estipulam que: 1. O organismo especificado deve ser encontrado em animais doentes e não em animais sadios; 2. O organismo especificado deve ser isolado do animal doente e crescer em meio de cultura puro; 3. Uma doença idêntica deve ser produzida ao se inocular o organismo crescido no meio de cultura em animais sadios suscetíveis; e 4. O mesmo organismo deve ser isolado do animal infectado experimentalmente.

Estas ideias propiciaram que vários estudos científicos pudessem correlacionar microrganismos com doenças específicas nos seres humanos.

Os **Vírus** representam os menores agentes etiológicos de doenças humanas, medindo 20 a 300nm. São responsáveis pela maioria das infecções, sendo transmitidos principalmente através da inalação. A classificação dos vírus depende: 1. Da morfologia; 2. Do envelope que envolve o capsídeo viral; 3. Do material genético (DNA – ácido desoxirribonucleico, ou RNA – ácido ribonucleico); 4. Dos órgãos e tecidos preferencialmente infectáveis; e 5. Da natureza da doença causada. Todos os vírus são parasitas intracelulares obrigatórios, não se multiplicando fora da célula hospedeira. Sua sobrevida no meio ambiente, fora da célula, é limitada, variando de minutos a poucas semanas. Os vírus infectamsomente as células que possuem receptor que permite a sua penetração. A seguir eles utilizam da estrutura metabólica da célula para obterem a sua replicação.

Os vírus podem conter como material genético os ácidos desoxirribonucleico (DNA) ou ribonucleico (RNA). O DNA viral constitui-se em substrato para a enzima DNA-polimerase da célula hospedeira, que o traduz em RNA-mensageiro (RNAm), que por sua vez é transcrito em proteínas virais, pelo ribossoma da célula hospedeira. Nos vírus RNA, o ácido nucleico não é reconhecido pelo ribossoma da célula hospedeira. Os vírus retrovírus possuem a enzima transcriptase reversa, que proporciona a transcrição do RNA viral infectante em DNA nas células infectadas. Este DNA permite que a replicação do vírus seja realizada à semelhança dos vírus DNA. O processo de replicação resulta na produção de várias cópias do vírus infectante, que são liberadas para infectar outras células. Os vírus, ao atingirem as células e nelas penetrarem, podem produzir: 1. Infecção abortiva, em que o agente não consegue se replicar nem causar lesão grave, mas pode se integrar ao genoma celular e provocar, tardiamente, transformação maligna; 2. Infecção persistente, com síntese contínua e potencial eliminação do vírus, produzindo infecção lenta ou arrastada, com lesões celulares cumulativas que demoram a ter expressão clínica (viroses lentas); 4. Infecção latente, em que o vírus se incorpora ao genoma do hospedeiro e permanece quiescente até ser estimulado a entrar em atividade.

Não causa lesão celular imediata, mas pode levar, posteriormente, à transformação celular; 4. Infecção lítica, na qual o vírus prolifera e produz lise da célula hospedeira. Os vírus produzem, além do efeito citopático, lesões por mecanismos indiretos, entre os quais os autoimunes e autoinflamatórios são os mais importantes.

As **Ricketsias** são parasitas intracelulares mais complexos que os vírus. Possuem morfologia cocobacilar, contêm DNA e RNA, e assemelham-se às bactérias Gram-negativas. Multiplicam-sepor intermédio do processo de divisão binária, quando se encontram no interior das células hospedeiras. São completamente independentes da atividade metabólica da célula hospedeira. A maioria dos agentes ricketsiais é transmitida por vetores artrópodes. As infecções clínicas por Ricketsias podem ser classificadas em cinco grupos: 1. Febre maculosa: transmitida por carrapatos e ácaros; 2. Tifo: transmitido por pulgas e piolhos; 3. Tifo rural: transmitido por ácaros (micuim); 4. Ehrlichioses; e 5. Febre Q. Os ambientes abertos representam grande risco de infecção para os trabalhadores, principalmente na agricultura, reservas florestais e grandes obras de engenharia.

Os **Micoplasmas** são os menores microrganismos de vida livre, encontrados comumente em plantas, animais e seres humanos. A célula varia de 100 a 300nm de diâmetro. Muitas das suas propriedades biológicas, incluindo resistência aos antibióticos beta-lactâmicos e acentuado pleomorfismo celular, resultam da ausência de parede celular. O tamanho extremamente pequeno do seu genoma limita sobremaneira a capacidade de biossíntese do microrganismo, ajuda a explicar as complexas necessidades nutricionais para sua cultura e exige a sua existência parasitária ou saprofítica. Os micoplasmas colonizam mais comumente as superfícies mucosas e usualmente provocam doenças inflamatórias crônicas dos tratos respiratório e urogenital, e das articulações, em ampla variedade de espécies animais. São conhecidas 14 espécies de *Mycoplasma* capazes de infectarem os seres humanos, algumas só ocorrem raramente. O *Mycoplasma pneumoniae* constitui causa comum de pneumonia em todos os grupos etários, especialmente, na juventude. O *Ureaplasma urealyticum* e o *Mycoplasma hominis* colonizam com frequência o trato geniturinário de pessoas assintomáticas normais, mas constituem importantes patógenos oportunistas em adultos e recém-nascidos.

As **Clamídias** são classificadas, em geral, como bactérias pertencentes à sua própria ordem *(Chlamydiales)*, entretanto, podem ser consideradas em separado e, como os vírus, são parasitas intracelulares obrigatórios, deles se diferenciando pela sensibilidade que possuem aos antibióticos. São constituídas por DNA e RNA, parede celular e ribossomos, semelhantes aos das bactérias Gram-negativas. Estão presentes em aves e vários mamíferos. São agentes etiológicos de doenças sexualmente transmissíveis, de infecções oculares que podem levar à perda da visão e, como exemplo de doença relacionada ao trabalho, destaca-se a psitacose, causada pela *Chlamydia psittaci*.

As **Bactérias** são organismos unicelulares que possuem uma parede celular e um núcleo contendo DNA. Reproduzem-se por intermédio de divisão binária, estão compreendidas em milhares de espécies, que se agrupam em inúmeros gêneros, e classificadas de diversas maneiras. São diferenciadas com base em vários parâmetros como: o aspecto de cocos, bacilos e formas espiraladas; a forma tintorial, corado ou não pelo Gram; as suas características bioquímicas. Algumas exibem padrões de fermentação e formação de produtos especiais, enquanto outras requerem substratos ou nutrientes específicos para crescer. Os bacilos Gram-negativos são constituídos em sua parede celular por lipopolissacarídeos com propriedade tóxica, denominada de endotoxina. A sua ação (potência) tóxica é variável, e atua também como pirógeno exógeno. As bactérias, além de atuarem através de toxinas, quase sempre induzem reação inflamatória, da qual decorrem outras lesões teciduais. As bactérias estimulam o inicio da reação inflamatória pela capacidade que possuem de eliminar ou estimular a produção de substâncias leucotáticas por varias células (monócitos, fibroblastos e células endoteliais), de ativar os sistemas do complemento, da coagulação sanguínea, e de gerar a produção de cininas. Os lipopolissacárides e também os proteoglicanos da parede bacteriana são ótimos indutores da síntese de interleucina-l, fator de necrose tumoral, e outras proteínas inflamatórias. As bactérias, além de modularem a reação inflamatória, e a resposta imunitária aos seus constituintes (antígenos bacterianos), podem também ser responsáveis pelo aparecimento de lesões em órgãos distantes da infecção. Os imunocomplexos formados com antígenos bacterianos podem circular e depositar-se em diversos tecidos, onde provocam lesões (por ex.: glomerulonefrites). Por outro lado, as bactérias podem ter antígenos com epítopos semelhantes aos de componentes teciduais, o que pode induzir uma agressão autoimunitária. É o que se encontra na doença reumática, na qual alguns tipos de estreptococos beta-hemolíticos possuem glicoproteínas na parede celular que induzem a formação de anticorpos que reagem de forma cruzada com componentes do interstício e do coração, iniciando reação inflamatória seguida de fibrose acentuada. As bactérias podem, ainda, penetrar na circulação e induzir síndromes sépticas graves em decorrência da ativação simultânea de múltiplos mecanismos de defesa.

Os **Fungos** podem ter o aspecto microscópico de formas arredondadas em brotamento (microrganismos leveduriformes) ou de hifas (bolores). Os que crescem como leveduras incluem espécies de *Candida* e *Cryptococcus*, e os como bolores incluem espécies de *Aspergillus*, *Rhizopus* e dermatófitos (tinhas). Os fungos que causam histoplasmose, coccidioidomicose, esporotricose e paracoccidioidomicose são denominados dimórficos ("apresentam duas formas"), pois são arredondados nos tecidos, mas crescem como bolores ao serem cultivados à temperatura ambiente. Apesar de milhares de espécies de fungos serem encontradas na natureza, menos de cem são responsáveis por todas as doenças, e menos de 12 pela maioria das infecções micóticas humanas, localizadas ou sistêmicas. As micoses ocupacionais transmitidas pelo trato respiratório incluem a paracoccidioidomicose, aspergilose, criptococose, histoplasmose e coccidioidomicose. Alguns fungos são causadores de rinite alérgica, pneumonite por hipersensibilidade ou asma. As manifestações alérgicas não constituem infecção *per se*, pois fungos vivos não estão necessariamente presentes. Alguns fragmentos miceliais ou esporos mortos podem induzir o processo. As manifestações cutâneas são também importantes no contexto ocupacional das doenças fúngicas.

Os **Parasitas** são classificados em Protozoários e Helmintos. São seres mais desenvolvidos que vírus e bactérias, e possuem ciclos de vida mais complexos, representando grande risco ocupacional, principalmente para trabalhadores de áreas endêmicas e que lidam com água contaminada.

Nas agressões causadas por fungos, protozoários e muitos helmintos, os mecanismos de produção das lesões são semelhantes aos já descritos para os vírus e bactérias: ação direta do parasita sobre os tecidos, ou indireta através da resposta imunitária.

Transmissibilidade das doenças

As vias reconhecidas de penetração dos agentes etiológicos das doenças incluem:

Ingestão

A água, os alimentos em geral, mãos e objetos, quando levados à boca, constituem as principais maneiras pelas quais a maioria dos agentes infectantes por via oral é transportada e introduzida no organismo: ovos de helmintos *(Ascaris lumbricoides, Enterobius vermicularis, Trichuris trichiura),* cistos de protozoários *(Entamoeba histolytica, Giardia lamblia),* bactérias entéricas *(Salmonella* sp., *Shigella* sp., *Escherichia coli* enteropatogênica) e enterovírus (vírus da poliomielite, rotavírus, e outros).

Inalação por vias respiratórias superiores

Muitos biopatógenos podem estar presentes, em suspensão, no ar inalado e contaminar as pessoas por intermédio de gotículas expelidas pela boca e pelo nariz contendo vírus diversos (gripe, sarampo etc.); *Mycobacterium tuberculosis* no escarro em dessecação, associada a micropartículas de poeira; esporos de fungos das espécies *Histoplasma capsulatum* e *Paracoccidioides braziliensis,* responsáveis, respectivamente, pela histoplasmose e pela paracoccidioidomicose; frações de muco nasal contendo *Mycobacterium leprae,* agente da hanseníase, e diversos outros exemplos.

Penetração através das mucosas

De forma geral, as mucosas expostas aos fatores ambientais – vagina, uretra, olhos, nariz, seios da face, boca – dispõem de condições biofísico-químicas favoráveis à instalação de germes e consequente desenvolvimento de infecções específicas – o material chegado à mucosa sadia originar-se do contato direto com outra mucosa doente, ou ser transportado por algum veículo ou vetor. A *Neisseria gonorrhoeae,* responsável pela blenorragia e pela oftalmia *neonatorum,* e as clamídeas, responsáveis por alguns tipos de uretrites e pelo tracoma, são exemplos de microrganismos que penetram pelas mucosas, aí permanecendo e desenvolvendo estado patológico. O *Trypanosoma cruzi,* agente da doença de Chagas, pode penetrar pela mucosa ocular ou orofaringeana e daí invadir a corrente sanguínea e outros tecidos. O *Schistosoma mansoni* pode também penetrar no hospedeiro pelas mucosas.

Penetração através de solução de continuidade

A porta de entrada para os agentes infecciosos pode ser constituída por feridas cirúrgicas, ferimentos acidentais, tecidos necrosados, queimaduras, escarificações e, de forma geral, por intermédio de toda descontinuidade da pele. Os agentes infecciosos podem ser depositados também sobre a pele, antes ou após a ocorrência de alguma lesão que a descontinue e, ao encontrarem facilidade, penetrar no organismo, espontaneamente, ou conduzidos por vetores ou outros veículos. Assim ocorre o tétano por contaminação do coto umbilical pela deposição intencional de excremento animal, usado como curativo. A penetração do *Clostridium tetani* não se dá, entretanto, de forma tão inusitada na maioria dos casos, sendo a penetração mais simples. Os esporos são veiculados por poeira e terra contaminadas com fezes humanas ou de animais. O ferimento de acesso ao esporo é, em alguns casos, tão insignificante que é despercebido. O *Trypanosoma cruzi* pode ser levado à circulação com o rompimento da pele por ação da unha no ato de coçar locais onde o barbeiro defecou ao sugar sangue.

Deposição sobre a pele seguida de propagação localizada

Os agentes etiológicos das dermatofitoses (fungos dos gêneros *Microsporum* e *Trichophyton)* podem ter acesso ao couro cabeludo, às unhas e à pele, por contato direto ou indireto com pessoas, animais e vegetais infectados, ou objetos, pisos úmidos, instrumentos de barbearia e manicure, respectivamente.

Introdução no organismo com auxílio de objetos e instrumentos

O acesso pode ocorrer por intermédio de orifícios naturais, perfurações cirúrgicas ou acidentais. A transmissão por transfusão de sangue pode, também, da mesma forma, ocorrer, considerando que a penetração do bioagente se dá por intrusão no corpo, com auxílio de objeto mecânico. A maioria das infecções hospitalares relaciona-se a este mecanismo.

Introdução em tecido muscular ou na corrente sanguínea, por picada ou mordedura de inseto ou outros animais, respectivamente

Várias espécies de insetos podem injetar, por intermédio de sua probóscida, agentes infectantes no ser humano e em outros animais, constituindo zoonoses e antropozoonoses, que mantêm ciclos de infecções por vários parasitas. Assim é o que ocorre com o anofelino (fêmea) e os plasmódios sob a forma de esporozoítas (malária); o gênero *Culex* e larvas infectantes de *Wuchereria bancrofti* (filariose); o flebótomo (fêmea) e a leishmânia (leishmaniose visceral ou calazar), e a leishmaniose tegumentar (úlcera de Bauru). O vírus rábico é introduzido no organismo do ser humano por mordedura lacerante de cães e gatos (morcegos) infectados e, em bovinos, por mordedura de morcego.

Penetração ativa direta do bioagente patogênico

A transmissão da sarna ocorre quando pessoas infectadas com *Sarcoptes scabiei* entram em contato com outras suscetíveis. As fêmeas recém-fecundadas do agente infeccioso abandonam o seu hospedeiro atual e penetram ativamente o novo hospedeiro. As cercárias de *Schistosoma mansoni*, após deixarem o seu hospedeiro intermediário (molusco do gênero *Biomphalaria*), passam a viver em coleções de água doce, e penetram ativamente pela pele e mucosas de pessoas suscetíveis que estejam imersas na água durante o trabalho ou recreação. As larvas infectantes de *Strongyloides stercoralis*; e de *Ancylostoma caninum* e de *Ancylostoma braziliensis*; agentes da estrongiloidíase e da dermatite serpiginosa (larva migrans), respectivamente, podem penetrar ativamente na pele de pessoas que caminham com os pés descalços, a partir do solo contaminado.

É também de grande relevância a transmissão vertical, da mãe para o feto, por via transplacentária, e da nutriz para o recém-nascido, por intermédio do leite, como pode ocorrer, especialmente, para o *Trypanossoma cruzi*, e os vírus da imunodeficiência humana e linfocitotrópico de linfócitos T humanos.

Infectividade

O desenvolvimento da infecção, após a exposição a um agente etiológico, depende de inúmeros fatores, como: resistência ou suscetibilidade do hospedeiro; capacidade infectiva, patogênica e de virulência (gradação de patogenicidade) do patógeno específico, via de exposição e magnitude do inóculo infectante.

Alguns fatores da suscetibilidade do hospedeiro, apesar de documentação difícil, são reconhecidamente importantes, como: idade, raça, estado de saúde prévio, situação nutricional, gênero, estado vacinal e presença de alguma imunossupressão.

O processo infeccioso pode desencadear uma síndrome clínica, subclínica ou assintomática, que ocorre após determinado período de incubação.

A infectividade é a capacidade que os organismos têm de penetrar e desenvolver ou de multiplicar no hospedeiro, ocasionando infecção. O agente etiológico é também chamado de agente infeccioso. A infectividade e a patogenicidade nem sempre são diretamente relacionadas. Existem agentes altamente infectivos (muito transmissíveis) e com baixa patogenicidade, como é o vírus Influenza, mas que podem se tornar altamente patogênicos; assim como agentes altamente patogênicos e de baixa infectividade, como é o vírus rábico. Os fungos, na maior parte dos casos, caracterizam-se por baixa infectividade, muitas vezes requerem permissividade do hospedeiro (imunossupressão, manipulação intervencionista) para que se instalem no hospedeiro e provoquem doença. Embora estejam muito difundidos no ambiente, dificilmente se instalam e se multiplicam no organismo humano, produzindo infecção.

Patogenicidade

É a capacidade do agente infeccioso de produzir doença, em maior ou menor proporção, entre os hospedeiros infectados. O vírus do sarampo é dotado de alta patogenicidade. Todas as pessoas infectadas, praticamente, desenvolverão manifestações específicas da doença. O vírus da poliomielite, entretanto, é de baixa patogenicidade: dentre os infectados, menos de 1% desenvolverão paralisia muscular.

Virulência

É a capacidade do microrganismo em produzir casos graves ou fatais. A alta virulência significa grande proporção de casos graves ou fatais. Na raiva, por exemplo, todo caso é considerado fatal. O vírus do sarampo, apesar das altas infectividade e patogenicidade, é de baixa virulência. Os casos de óbito que decorrem do sarampo estão mais ligados a fatores próprios do paciente, como desnutrição, que eleva taxas de mortalidade em regiões de baixo nível socioeconômico.

A virulência está associada às propriedades bioquímicas do agente, relacionadas à produção de toxinas, e à sua capacidade de multiplicação no organismo parasitado. Ela pode ser avaliada através dos coeficientes de letalidade e gravidade. O coeficiente de letalidade indica a percentagem de casos fatais da doença, e o coeficiente de gravidade, a percentagem dos casos considerados graves segundo critérios pré-estabelecidos.

Dose infectante e poder invasivo

Dose infectante é a quantidade do agente etiológico necessária para iniciar uma infecção. A dose infectante será menor quanto maior a virulência do organismo e menor a resistência do hospedeiro. A dose infectante, para produzir doença, varia significativamente para diferentes moléstias, de simples célula a milhões de organismos. A dose pode variar de acordo com a via de penetração, isto é, quanto maior o número de parasitas inoculados, maior a probabilidade de infecção.

O poder invasivo é a capacidade que tem o parasita de se difundir através de tecidos, órgãos e sistemas anatomofisiológicos do hospedeiro. Existem parasitas capazes de se multiplicar em tecidos superficiais, como o *Microsporum canis*, agente da *Tinea corporis*. Há os que se multiplicam nos vasos linfáticos e tecidos adjacentes, formando os bubões, como a *Yersinia pestis*. Outros se instalam em órgãos, como o *Mycobacterium tuberculosis*. Há ainda os que invadem a corrente sanguínea, produzindo septicemia, como o estafilococo.

▶ Relação entre as doenças infecciosas e o trabalho

As doenças infecciosas e parasitárias relacionadas ao trabalho apresentam algumas características que as distinguem dos demais grupos: os agentes etiológicos não são de natureza ocupacional, e sim, *as condições ou circunstâncias em que o trabalho é executado é que são favorecedoras do contato, contágio ou transmissão*. São causadas por agentes que estão disseminados no meio ambiente, dependentes de condições ambientais e de saneamento, e da prevalência dos agravos na população geral; vulneráveis às políticas gerais de vigilância e da qualidade dos serviços de saúde coletiva e individual; e das políticas de educação, incluindo para a saúde. A delimitação ambiente de trabalho/ambiente externo é frequentemente pouco precisa.

As consequências, para a saúde, da exposição a fatores de risco biológico presentes em situações de trabalho, além das manifestações de infecção aguda e crônica, incluem as reações alérgicas e tóxicas. Os trabalhadores entram também em contato direto, por intermédio de picadas, mordeduras e amplo espectro de plantas e animais; ou indireto, com poeiras contendo pelos, pólen, esporos de fungos, que produzem substâncias alergênicas, irritativas e tóxicas.

Quando suspeitar de doença relacionada ao trabalho de origem biológica

A maioria das infecções resulta de exposição não ocupacional. Alguns ambientes ou doenças específicas sugerem, entretanto, que sua origem resultou da exposição ocupacional. Os trabalhadores da área de saúde, em seus vários ambientes de trabalho, seja em centros de saúde, hospitais, laboratórios, necrotérios, ou que realizam investigações de campo – vigilância da saúde, controle de vetores, cuidado com animais, mantêm contato direto com pacientes ou vetores transmissores de moléstias infecciosas. O risco de contrair doença é muito maior para o trabalhador da área de saúde, do que para a população geral, diante de organismos cuja transmissão se faz por intermédio de aerossóis. O risco é também grande quanto à manipulação de material perfurocortante e no ato de procedimentos invasivos, quando é importante redobrar a atenção em relação às precauções universais, imunizações, manipulação de material contaminado e perfurocortante, e ao hábito de lavar as mãos antes e após cada exame (ver prevenção adiante).

Os trabalhadores que mantêm contato ou manipulam animais também possuem risco aumentado para contrair algumas infecções, principalmente os trabalhadores na agricultura, em *habitat* silvestre (silvicultura), em piscicultura, na produção e manipulação de produtos animais (abatedouros, curtumes, frigoríficos, indústria alimentícia, de carnes, pescados, zoológicos e clínicas veterinárias), além dos que lidam com pesquisas científicas em espécies animais.

É importante destacar que, além das infecções propriamente ditas, algumas proteínas liberadas através da urina, pele e outros tecidos animais, podem ser carreadas como aerossóis, causando erupções, manifestações alérgicas, ou até asma ocupacional.

Os trabalhadores que lidam com dejetos de esgoto ou lixo, principalmente sem condições adequadas de sanitarismo e proteção, estão também expostos a vários riscos biológicos.

É difícil estabelecer a relação de vários agentes infecciosos e das doenças infecciosas com o trabalho, particularmente devido à amplitude das situações de exposição e ao caráter endêmico de muitas destas doenças (Tabelas 28.1 e 28.2).

Avaliação da suspeita de doença relacionada ao trabalho

A suspeita clínica de possível doença relacionada ao trabalho deve ser valorizada sempre que o paciente pertencer ao grupo onde está aumentado o risco de exposição aos patógenos biológicos. A avaliação específica depende da apresentação clínica e dos diagnósticos diferenciais. A suspeita de origem ocupacional requer avaliar com particularidade a história da moléstia atual, para elucidar precisamente como a exposição ocorreu. É mandatória a avaliação do local de trabalho por intermédio da visita/inspeção ao espaço físico, para que se compreenda o ambiente, as funções e as atividades cotidianas, pormenorizando e compreendendo os riscos aos quais os trabalhadores estão expostos. A constituição de uma equipe composta por médico e enfermeiro do trabalho, engenheiro e higienista industrial, e até um especialista em biossegurança, dependendo das circunstâncias e dos recursos disponíveis, deverá determinar a necessidade de desencadear várias ações individuais e coletivas. A lembrança quanto à notificação compulsória para a vigilância sanitária local deve ser sempre feita diante de determinadas doenças infecciosas.

Tabela 28.1. Alguns agentes infecciosos que podem ter relação com o trabalho

Vírus	Bactérias	Outros
Adenovírus Caxumba Citomegalovírus Ebola Hepatite B Hepatite C Herpes simplex HIV Influenza Parainfluenza Parvovírus B19 Poliovírus Rotavírus Rubéola Sarampo Varicela-Zoster Vírus respiratório sincicial	*Bordetella* *Campylobacter* *Corynebacterium diphteriae* *Mycobacterium tuberculosis* *Neisseria meningitidis* *Salmonella* *Shigella* *Yersinia pestis*	*Chlamydia psittaci* *Coxiella burnetti* *Cryptosporidium* *Mycoplasmapneumonie* *Sarcoptes scabiei*

Tabela 28.2. Exemplos de doenças infecciosas selecionadas por ocupação

Ocupação	Principais doenças ou agentes selecionados
Açougueiro	Antraz, tularemia, erisipeloide
Explorador de cavernas	*Bartonella henselae*, celulite por *pasteurella*, raiva, histoplasmose
Construção civil em grandes áreas	Paracoccidioidomicose, histoplasmose, leishmaniose, malária
Processamento de alimentos	Tularemia, salmonelose, triquinose
Engenho de algodão	Paracoccidioidomicose
Trabalho com gado leiteiro	Brucelose, febre Q, *Tinea barbae*
Trabalho em creches	Hepatite A, rubéola, citomegalovírus e outras doenças da infância
Dentistas	Hepatites B e C, AIDS
Cavador de fossas	Larva *migrans* cutânea, ascaridíase, ancilostomíase
Mergulhador	*Mycobacterium marinum*
Operador de escavadora	Paracoccidioidomicose, histoplasmose
Trabalho em lavoura	Raiva, antraz, brucelose, tétano, leptospirose, tularemia, paracoccidioidomicose, histoplasmose, ascaridíase, esporotricose, ancilostomíase, esquistossomose
Pescador/comerciante de peixes	Erisipelóide (*Erysipelothrix insidiosa*), esquistossomose, *Mycobacterium marinum*
Jardineiro/florista	Esporotricose, larva migrans cutânea
Trabalho com pele de animais	Tularemia
Trabalho em armazéns de grãos	Tifo
Trabalho com lã e pele de carneiro	Antraz, febre Q, dermatofitoses
Trabalho em abatedouro	Brucelose, leptospirose, febre Q, salmonelose, estafilococcias
Médico/enfermeiro	Hepatites B e C, AIDS, tuberculose etc.
Veterinário/comércio de animais	Antraz, brucelose, psitacose, dermatofitoses, erisipeloide, raiva, tularemia, salmonelose
Criador de pássaros	Psitacose
Trabalho em limpeza urbana	Leptospirose, ascaridíase, ancilostomíase
Lavadeira	Dermatofitoses

Não há um parâmetro limítrofe bem estabelecido de quando deve ser iniciada a investigação para explicar o surgimento simultâneo de alguns problemas médicos, em uma comunidade de trabalhadores, mesmo para doenças comuns na sociedade. A natureza da doença, sua prevalência na população de trabalhadores sob risco, e o padrão de desenvolvimento de surto, são critérios importantes para avaliar tais situações.

Em síntese, a relação com o trabalho pode ser estabelecida através de:
- Coleta criteriosa de história ocupacional completa;
- Comparação com dados e estudos epidemiológicos e de literatura científica;
- Solicitação de perfil profissiográfico do trabalhador à empresa;
- Solicitação de dados e avaliações ambientais à empresa;
- Inspeção na própria empresa/local de trabalho.

Prevenção de doenças infecciosas no trabalho

A prevenção de doenças infecciosas e parasitárias relacionadas com o trabalho inclui medidas de educação e informação sobre os efeitos e riscos à saúde, sobre os modos de transmissão e controle, pelo reconhecimento prévio das atividades e locais de trabalho onde existam agentes biológicos, e uma série de medidas características da vigilância epidemiológica de agravos e da vigilância sanitária de ambientes de trabalho, para as quais concorrem conhecimentos médico-clínicos, epidemiológicos, de higiene ocupacional, entre outros, bem como a aplicabilidade de normas técnicas e regulamentos já existentes. Inclui também o controle da ocorrência desses agravos na população em geral. Parte do risco ocupacional decorre da prevalência do agravo na população geral.

É possível desenvolver um plano efetivo de prevenção de doenças ocupacionais, em determinado ambiente de trabalho, a partir da obtenção da informação dos possíveis riscos biológicos. A prevenção de doenças advindas dos microrganismos patogênicos inclui a combinação de três classes de estratégias – prevenção primária, secundária e terciária.

Prevenção primária

Objetiva prevenir a instalação do processo de doença. Esta estratégia inclui vacinação e medidas para limitar a exposição aos agentes potencialmente perigosos. É estabelecida por intermédio do controle de engenharia/ergonomia, práticas corretas e estudadas para a rotina cotidiana, e uso de equipamentos de proteção individual (luvas, uniformes, aventais, óculos de proteção etc.). A monitorização ambiental pode ser útil para determinar se o controle está sendo efetivo, no sentido de reduzir o potencial de exposição.

Prevenção secundária

Objetiva a instituição de medidas quando são reconhecidas alterações fisiológicas que precedem a doença, ou quando a doença ainda se encontra em estado subclínico. É mais efetiva quando o sistema de vigilância procura e detecta esses eventos de maneira sistemática. A atenção, nessa situação, deve voltar-se para o indivíduo e para o grupo (avaliação epidemiológica).

Prevenção terciária

Objetiva limitar as consequências da doença clínica já instalada. Inclui o tratamento médico; as restrições às atividades no trabalho, ou a remoção do trabalhador de seu posto, evitando nova exposição. As demais medidas variam de acordo com o ambiente e o grau do risco ao qual o trabalhador está exposto.

As medidas preventivas específicas variam com a doença. O crescimento da incidência de algumas doenças, como Tuberculose, Hepatite B, e a infecção por HIV em trabalhadores de saúde tem aumentado a consciência da necessidade da prevenção.

Outras questões devem ser ressaltadas, como:

✓ *Controle de Engenharia*

São medidas preventivas muito eficazes para ambientes onde há exposição prolongada ou potencialmente grave. O controle do ambiente visa conter os riscos biológicos em sua fonte, reduzir a concentração de aerossóis e limitar seu movimento pela atmosfera do trabalho. Devem ser adequadamente projetados e periodicamente vistoriados os sistemas de ventilação, ar condicionado e aquecimento, para prevenir a contaminação por fungos ou bactérias. A ventilação deve ser projetada para ambientes fechados, como hospitais e laboratórios de pesquisa, de modo a proporcionar fluxo unidirecional e dirigido. O ar proveniente de áreas com alto risco de contaminação por agentes infecciosos, como enfermarias de pacientes isolados, pode ser descontaminado através de filtração. Estão sendo aprimorados os métodos que usam raios ultravioletas para tratamento de sistemas de ar contaminados. Em laboratórios de pesquisa e de diagnóstico, a prevenção do contágio por inalação pode ser realizada lidando-se com agentes infecciosos em cabines de segurança. A escolha do tipo de cabine deve ser também adequada. As cabines dividem-se em Classe I, II e III, de acordo com o potencial de vedação e menor mistura com o ar ambiente. As de Classe I são recomendadas para o trabalho com agentes infecciosos de risco leve a moderado. As de Classe III são totalmente vedadas, e utilizadas em laboratórios que lidam com agentes altamente infecciosos através da via respiratória. É também medida de controle de engenharia a disposição de recipientes especiais para a deposição de dejetos de origem biológica e material perfurocortante.

✓ *Controle administrativo*

Objetiva manter bons hábitos de trabalho através da orientação e acesso à informação aos trabalhadores. A difusão de ideias simples pode, muitas vezes, diminuir a taxa de infecção: as mãos devem ser lavadas frequentemente, as superfícies de trabalho devem ser propriamente descontaminadas e, sob nenhuma circunstância, deve-se permitir que alimentos, bebidas ou cigarros sejam armazenados ou consumidos na mesma área de trabalho onde exista risco de exposição a agentes biológicos. O acesso às áreas de exposição deve ser restrito aos trabalhadores, que devem receber treinamento específico de segurança. Em laboratórios, a pipetagem com a boca é terminantemente proibida.

✓ *Equipamento de Proteção Individual (EPI)*

O uso de Equipamentos de Proteção Individual está indicado toda vez que os riscos não forem totalmente eliminados através das medidas anteriores. Deve-se sempre calçar luvas quando em contato com secreções biológicas de qualquer tipo. O uso de aventais ou capotes, gorros, óculos especiais de proteção, devem sempre fazer parte dos cuidados dos que lidam com materiais, animais ou indivíduos potencialmente infectados. Deve-se salientar que máscaras cirúrgicas comuns somente protegem o paciente, o animal ou o produto, da exposição de organismos exalados pelo trabalhador. Para que o trabalhador seja protegido de patógenos provenientes do ambiente é necessário que ele utilize máscaras especiais, ou até respiradores específicos;

✓ *Contato com sangue e secreções*

Para exposição a agentes patógenos de transmissão sanguínea, está prescrita uma série de normas conhecidas como "Normas de Biossegurança ou Prescrições Universais" (Tabela 28.3);

✓ *Dejetos*

A manipulação, descontaminação, ou armazenamento apropriado dos dejetos biológicos consituem-se em importantes medidas de controle de infecção, em qualquer ambiente de trabalho. Em hospitais e laboratórios, os dejetos potencialmente infectados devem ser inicialmente segregados dos outros dejetos e adequadamente identificados em embalagens próprias para resíduos biológicos. Todas as lâminas e agulhas devem ser colocadas em containeres seguros e à prova de furos. As agulhas nunca devem ser reencapadas ou cortadas antes de serem desprezadas. A descontaminação pode ser alcançada através da esterilização, desinfecção ou antissepsia. A esterilização significa a erradicação de todos os microrganismos vivos e esporos. A desinfecção significa a eliminação da maioria dos organismos biológicos, podendo permanecer alguns organismos mais resistentes e alguns esporos. A antissepsia significa a redução do número de bactérias através da aplicação de compostos à pele ou outros tecidos corporais. A esterilização pode ser feita através de diversas técnicas. A autoclave a vapor é método muito utilizado para esterilizar culturas de microrganismos, aparelhos e instrumentos contaminados. O calor seco (160°C durante 1 a 2 horas) pode ser utilizado para esterilizar cristais e instrumentos metálicos, tentando-se evitar os efeitos corrosivos do vapor em lâminas e aparelhos cortantes. A penetração e o efeito final do calor seco, entretanto, são menores do que o da autoclave e da esterilização a gás. O óxido de etileno é gás esterilizante de alta potência, utilizado na maioria das unidades de processamento comerciais e hospitalares. Deve-se atentar sempre para a possível fonte de exposição química aos trabalhadores desses setores. A radiação ionizante vem sendo aceita, recentemente, como procedimento de esterilização economicamente viável. As suas vantagens são a grande eficácia e o pequeno nível de resíduos tóxicos deixados.

✓ *Vacinação*

A vacinação, nos ambientes de trabalho, é realizada de acordo com indicações específicas. Existem algumas indicações gerais: 1) os trabalhadores podem ser vacinados visando à proteção frente a organismos infecciosos, tais como agentes do tétano e hepatite B; 2) os profissionais de saúde podem ser vacinados, por exemplo, contra Influenza, para evitar que contaminem inadvertidamente algum paciente; 3) algumas vacinas, como a da febre amarela, são recomendadas para trabalhadores em viagens a áreas endêmicas. As indicações de vacinação para grupos específicos de trabalhadores podem ser encontradas na seção que detalhará cada doença separadamente.

✓ *Vigilância*

A vigilância para os organismos infecciosos tem se tornado prática comum em hospitais, desde que Semmelweis e outros iniciaram a promoção da lavagem das mãos e técnicas cirúrgicas assépticas, no século 19. Os programas de controle de infecções hospitalares tiveram início na década de 1950, em resposta à primeira epidemia de infecção por estafilococos multirresistentes em pacientes hospitalizados. O entusiasmo inicial, que levou à realização de culturas em série para isolar esses agentes, foi aos poucos substituído por programas mais metódicos de monitorização, que estabeleciam taxas de infecções nosocomiais nos pacientes, os agentes etiológicos específicos e as possíveis medidas de prevenção.

Os alvos de estudo mais comuns são as infecções em feridas cirúrgicas, infecções dos tratos urinário e respiratório, e as infecções em catéteres intravenosos. A taxa de pessoas infectadas pelo *Mycobacterium tuberculosis* vem aumentando progressivamente, e alguns hospitais têm tentado determinar se a tuberculose nosocomial vem ocorrendo, especialmente, entre pacientes infectados com o HIV. Os hospitais que possuem taxas de infecção hospitalar consideradas elevadas devem rever as suas práticas de cuidados com os pacientes, no intuito de corrigir deficiências na utilização e manipulação de sondas urinárias, dispositivos intravenosos, terapia respiratória, cuidados cirúrgicos, isolamento de pacientes e lavagem das mãos.

A presença de animais infectados nas atividades agrícolas, de criação animal, e de práticas veterinárias deve ser rapidamente diagnosticada, sendo imediatamente segregados. A prevenção de zoonoses entre os trabalhadores requer que os animais sejam tratados ou sacrificados, e manipulados com o cuidado adequado.

Em síntese, a vigilância epidemiológica do agravo se inicia pela confirmação do diagnóstico clínico, seguida pela confirmação da relação das manifestações clínicas com o trabalho. A partir daí, os seguintes passos constituem parte do processo de vigilância:

1. Identificar o agente (biológico) que determina o agravo e promover a investigação epidemiológica respectiva;
2. Identificar os demais fatores de risco ambientais que contribuem para a determinação do agravo, como: temperatura, umidade, condições de ventilação, presença de outros poluentes – poeiras, óleos, graxas, fatores relacionados à organização do trabalho etc;
3. Notificar o agravo ao sistema de informação de morbidade vigente (SINAN ou outro similar);
4. Solicitar emissão de Comunicação de Acidente de Trabalho – CAT à empresa, com preenchimento do Laudo de Exame Médico – LEM da CAT e encaminhar ao INSS se o trabalhador for empregado, segurado da Previdência Social, além da notificar ao SINAN (ou similar);
5. Avaliar a necessidade de afastamento (temporário ou permanente) do trabalhador da exposição, do setor de trabalho ou do trabalho como um todo;
6. Acompanhar a evolução do caso, registrar pioras e agravamento da situação clínica e sua relação com o retorno ao trabalho;
7. Promover a busca ativa de outros casos na mesma empresa ou ambiente de trabalho, ou em outras empresas do mesmo ramo de atividade na área geográfica;
8. Inspeccionar a mesma empresa ou ambiente de trabalho, e outras empresas do mesmo ramo de atividade na área geográfica, para identificar os fatores relativos às exposições ao agente específico e a outros agentes, com o objetivo de avaliar: as condições do ambiente de trabalho (temperatura, umidade, ventilação, contaminantes atmosféricos), as formas de realização das atividades/tarefas, a tecnologia empregada, os instrumentos e a maquinaria utilizados, as formas de organização do trabalho, os equipamentos e as medidas de proteção coletiva utilizadas, os equi-

Tabela 28.3. Precauções universais

1. Evitar contato direto com fluidos orgânicos: sangue, líquido cerebroespinhal, sêmen, secreções vaginais, leite materno. Os demais, como saliva, lágrima, suor, urina e líquido amniótico não são considerados meios de transmissão:
- Colocar luva na presença de qualquer desses fluidos. A utilização de luvas é obrigatória para a execução de punções venosas, em razão do extravasamento de sangue ser muito grande
- Lavar e fazer bochechos com água oxigenada a 3% se houver contato da boca com esses fluidos
- Remover os fluidos cuidadosamente, lavar com água e sabão degermante; não usar escovinhas devido à escarificação da pele, a fim de evitar porta de entrada, se houver contato com a pele. A pele deve estar íntegra, sem abrasão ou cortes.
- Usar máscaras durante os procedimentos em que exista a possibilidade de sangue e outros fluidos corpóreos atingirem as mucosas da boca e nariz
- Usar óculos durante os procedimentos em que houver a possibilidade de que sangue e fluidos corpóreos atinjam os olhos, principalmente em procedimentos cirúrgicos, endoscópicos e em hemodiálise
- Usar aventais protetores durante procedimentos em que exista a possibilidade de contaminação das roupas dos trabalhadores de saúde com sangue ou fluidos corpóreos

2. Proteger, com curativo impermeável, a pele do profissional que estiver com alguma lesão, antes de fazer qualquer procedimento

3. Evitar picada de agulhas e lesões que provoquem solução de continuidade:
- Não reencapar as agulhas, por constituir-se em procedimento de risco
- Recolher as agulhas em local apropriado com solução de Hipoclorito de Sódio a 0,5%, e só depois colocá-las no lixo
- Pressionar imediatamente, espremendo de dentro para fora o orifício para expelir o sangue, em caso de picada de agulhas, lavar a seguir com água e sabão degermante e fazer curativo oclusivo
- Usar sempre as luvas para procedimentos invasivos, como: injeção (endovenosa, intramuscular, subcutânea, intradérmica, coleta de sangue), introdução de sonda (vesical, nasogástrica), e realização e troca de traqueostomia

4. Lavar sempre as mãos com água e sabão e secá-las antes e após atendimentos de cada paciente, inclusive ao se administrarem cuidados no leito

5. Cuidar do lixo e de seu destino:
- Coletar o lixo hospitalar em saco plástico, amarrado e acondicionado em novo saco mais resistente, amarrado e encaminhado para incineração
- Coletar o lixo com todo o paramento necessário, incluindo: luvas, avental, botas, protetor ocular

6. Cuidar na limpeza da unidade, utensílios e roupas de cama:
- Jogar Hipoclorito de sódio a 1% por 30 minutos, no local e quem houve a presença de fluido corpóreo no chão, bancada, mesa
- Manipular as roupas sem agitação. Recolher as roupas e rotular como "contaminado"
- Lavar as roupas com fluidos contaminantes, por intermédio de: detergente mais água a 71ºC por 25 minutos; e se a temperatura for inferior: deixar de molho em Hipoclorito de Sódio a 0,5% por 30 minutos

pamentos e as medidas de proteção individual utilizadas;
9. Identificar e priorizar as medidas de proteção e recomendações a serem adotadas;
10. Informar ao trabalhador, aos trabalhadores e às empresas a respeito dos riscos e das medidas a serem adotadas.

Lista de doenças infecciosas e parasitárias relacionadas com o trabalho, segundo a Portaria nº 1339 do Ministério da Saúde, de 18/11/1999

- Tuberculose relacionada com o trabalho (A-15-19)
- Carbúnculo relacionado com o trabalho (A-22)
- Brucelose relacionada com o trabalho (A-23)
- Leptospirose relacionada com o trabalho (A-27)
- Tétano relacionado com o trabalho (A-35)
- Psitacose, Ornitose, Doença dos Tratadores de Aves (A-70)
- Dengue [Dengue Clássico] relacionado com o trabalho (A-90)
- Febre Amarela relacionada com o trabalho (A-95)
- Hepatites Virais relacionadas com o trabalho (B-15 – B19)
- Doença pelo Vírus da Imunodeficiência Humana relacionada com o trabalho (HIV) (B-20-B24)
- Dermatofitose (B-35) e Outras Micoses Superficiais relacionadas com o trabalho (B-36)
- Candidíase relacionada com o trabalho (B-37)
- Paracoccidioidomicose relacionada com o trabalho (Blastomicose Sul Americana, Blastomicose Brasileira, Doença de Lutz) (B-41)
- Malária relacionada com o trabalho (B-50 – B-54) Leishmaniose Cutânea (B-5 – 5.1) ou Leishmaniose Cutaneomucosa relacionadas com o trabalho (B-55.2)

Tuberculose relacionada com o trabalho (CID-10: A-15 – 19)

A tuberculose (tísica, consumpção) é a doença mais comum da humanidade, causada pelo *Mycobacterium tubercuosis*, constituindo-se na principal doença infecciosa, importante problema de saúde pública mundial, responsável por 25% das mortes evitáveis nos países em desenvolvimento, em especial, de jovens e adultos. A Organização Mundial de Saúde estima que um terço da população planetária (1,7 bilhões de pessoas) está infectado pelo *M. tuberculosis*, responsável por oito milhões de casos novos (139 casos por 100.000 habitantes) e três milhões de mortes anuais. A taxa de soroprevalência ao vírus da imunodeficiência humana (VIH) entre os pacientes com tuberculose é de 17%. A Organização das Nações Unidas estipulou metas que visam reduzir as taxas de incidência e de mortalidade em 50% até 2015. O Brasil, apesar de ser dos 22 países responsáveis por 90% dos casos de tuberculose no mundo, até 2007, registrou queda de 26% na incidência da doença e de 32% na mortalidade por ela provocada.

A tuberculose parece ter acometido outros animais antes de alcançar o homem, provavelmente por uma variante que antecedeu o *Mycobacterium bovis*. Os primeiros humanos possivelmente se infectaram por ingestão de carne ou leite contaminados, ou por via aerógena. Aos poucos, bacilos mutantes de localização pulmonar e com virulência atenuada conseguiram se firmar como parasitas da espécie humana, devido à grande facilidade de transmissão de suas partículas pelo ar, o que favorece sua disseminação.

A tuberculose foi descrita no antigo Egito, e era conhecida na antiguidade pelos gregos, árabes e povos do Oriente. Teve grande importância na Europa no século passado, quando foi batizada como "a grande peste branca". No Brasil, acredita-se que não havia tuberculose entre os nativos antes da chegada dos portugueses, e que teria sido introduzida pelos colonizadores europeus. O estudo da prevalência da prova tuberculínica revela-se negativo entre grupos indígenas mais isolados, e torna-se positivo na medida em que são estudados grupos com contato intermitente e permanente com o homem branco.

A sua disseminação foi gradativa, com a taxa de mortalidade atingindo 700 por 100.000 habitantes na segunda metade do século passado, reduzida para 250/100.000 na década de 1940, e 85/100.000 na década de 1950. A sua acentuada redução foi observada após a introdução da quimioterapia específica, chegando a 3,6/100.000 na década de 1980.

Etiologia e transmissão

O *Mycobacterium tuberculosis*, descoberto por Robert Koch em 1882, é microrganismo aeróbico estrito, que infecta e, preferencialmente, localiza-se nos pulmões. A presença de oxigênio e a ligação direta do pulmão com o meio externo facilita a multiplicação desse microrganismo e favorece a sua posterior transmissão para outros hospedeiros. O *M. tuberculosis* desenvolve-se devido à permissividade inicial do hospedeiro, sem nenhum obstáculo, durante algum tempo.

Os doentes com a forma pulmonar bacilífera, especialmente as cavitárias, constituem a fonte principal de disseminação da tuberculose. A transmissão é aerógena, através da eliminação de partículas com bacilos em suspensão por perdigotos favorecidos pela tosse, fala ou espirro. As partículas maiores tendem a se depositar no chão e a se misturar com a poeira, enquanto que as menores, a levitar no ar. As partículas contagiantes são as que ressecam, atingem o tamanho entre 2 a 10μm e flutuam. Estas partículas, com um a dois bacilos viáveis, conseguem chegar aos alvéolos, onde estes microrganismos se implantam. A formação de partículas contagiantes correlaciona-se com as características físico-químicas do escarro e ao vigor da tosse. Os escarros espessos e aderentes produzem menor quantidade de partículas infectantes, ao contrário dos mais fluidos. Os bacilos podem ser aspirados e alojar-se no alvéolo pulmonar, sofrendo ação dos macrófagos alveolares, que os fagocitam. São destruídos em grande parte, mas alguns permanecem vivos e se multiplicam dentro dos fagossomos onde estão contidos. O macrófago é destruído, com liberação de lisossomas, extravasamento de enzimas líticas, o que promove a destruição tecidual, acúmulo de polomorfonucleares, e início de reação inflamatória inespecífica, que se organiza em granuloma, o que se constitui na lesão inicial da tuberculose, em resposta aos mecanismos de defesa do hospedeiro e à presença e multiplicação dos bacilos.

A quantidade de bacilos é geralmente pequena. A doença não se desenvolve na maioria das pessoas, porque se instalam em tempo hábil as defesas imunitárias específicas. Os bacilos permanecem em estado de latência durante anos ou décadas, o que explica o aparecimento da tuberculose pulmonar ou extrapulmonar, quase sempre, como reativação de foco primário contido em seu início. A transmissão do M. tuberculosis ocorre principalmente entre os contactantes domiciliares ou grupos de pessoas próximas a um caso de tuberculose pulmonar bacilífera. Estima-se que entre estes contactos a infectividade situe-se entre 25 a 50%.

A tuberculose-doença ocorre quando:

- na infecção primária, devido a número excessivo de bacilos ou à diminuição da capacidade de resposta imune do hospedeiro, há desequilíbrio imunológico desfavorável ao hospedeiro; e
- há recrudescência, o que ocorre em 10 a 15% dos infectados, em metade deles nos primeiros dois anos após a infecção inicial. Em geral, deve-se à redução da capacidade de resistência do hospedeiro e, secundariamente, à nova carga de infecção por reativação endógena. Em ambiente com alta prevalência do agente, novas cargas infectantes exógenas podem desempenhar papel importante na tuberculose secundária. A infecção pode também ser determinada por cepas mutantes de bacilos mais virulentos, com maior capacidade multiplicativa, ou multidrogas resistentes, associado ou não a imunodeficiência (uso de corticosteroides, antiblásticos, e radioterapia; doenças de imunodeficiência como a síndrome de imunodeficiência adquirida e autoimune). Os bacilos, uma vez localizados nos pulmões, podem seguir um dos seguintes caminhos: destruição antes da infecção; infecção seguida de rápida multiplicação do bacilo com desenvolvimento de tuberculose primária; infecção seguida de latência do bacilo, reconhecida clinicamente apenas pela positividade do teste tuberculínico; e, infecção com latência, que evolui após anos para doença clínica (reinfecção endógena).

A tuberculose pode acometer sítios extrapulmonares, como: serosas, úvea, meninges, encéfalo, linfonodo, fígado, intestino, rim, suprarrenal, osso, articulação, coluna vertebral, e se disseminar (miliar). O período de incubação é de quatro a 12 semanas após o contato infectivo, com desenvolvimento de reação tuberculínica positiva. A maioria dos novos casos de doença ocorre em torno de seis a 12 semanas após o período de incubação. A transmissão da doença se dá enquanto o doente estiver eliminando bacilos. Os bacilos tornam-se não infectivos duas semanas após o início da terapêutica específica.

A tuberculose pode resultar também da infecção pelo *Mycobacterium bovis*, veiculada, geralmente, por ingestão de material infectante (leite cru).

Epidemiologia da tuberculose no Brasil

São notificados 96 mil casos novos e de mortes (15 doentes por dia) anuais no Brasil, respectivamente, 60 casos por 100.000 habitantes. O Brasil, segundo a Organização Mundial de Saúde, ocupa o sexto lugar no mundo em número de casos (atrás de Índia, Indonésia, China, Filipinas e Paquistão). A doença acomete principalmente pessoas nas faixas etárias correspondentes à plenitude da sua capacidade produtiva, e alcança os setores de mais baixa renda da população. A crise econômica e social que assolou o país durante décadas, assim como a epidemia da infecção pelo HIV, contribuíram decisivamente para a alta prevalência da tuberculose no Brasil.

A tuberculose distribui-se sob as formas pulmonares e extrapulmonares, respectivamente, com 85,6 e 14,4%. As formas extrapulmonares mais comuns são as pleurais e as ganglionares, seguidas pelas geniturinárias, ósseas e oculares. A meningoencefalite e a miliar são encontradas em 5 e 6%, respectivamente. A notificação dos casos de tuberculose no Brasil é obrigatória, entretanto, é provável que haja deficiência nas atividades de busca de casos e tratamento. O Ministério da Saúde informa que houve diminuição de 31% na taxa de mortalidade por 100.000 habitantes de 1990 para 2006. A taxa de incidência da tuberculose por regiões variou de aproximadamente 30 casos/100.000 habitantes nas regiões sul e Centro-Oeste, para aproximadamente 50 casos/100.000 habitantes nas regiões norte, nordeste e sudeste.

Observa-se declínio na incidência em todas as faixas etárias, sendo maior na faixa etária entre 0-4 anos, provavelmente relacionada à boa cobertura vacinal com BCG, e às ações de diagnóstico e tratamento.

Tuberculose como risco de natureza ocupacional

O conceito que dominou a medicina até o início do século 20 foi o de ausência de risco de infecção para profissionais de saúde e para outras pessoas em contato com pacientes tuberculosos. A partir da década de 1920, vários estudos demonstraram maior incidência de tuberculose entre enfermeiras, médicos e estudantes de medicina. Aos poucos, foram surgindo relatos de tuberculose em outros membros da equipe de saúde, como técnicos de laboratório e de anatomia patológica, mostrando que o risco de infecção é diretamente proporcional ao contato do profissional com o paciente.

A tuberculose pode ser considerada, em determinados trabalhadores, "doença relacionada com o trabalho", do Grupo II da Classificação de Schilling, já que as condições de trabalho podem favorecer a exposição ao M. tuberculosis ou ao M. bovis, como ocorre em trabalhadores em laboratórios de biologia, e em atividades que propiciam contato direto com produtos contaminados ou com doentes bacilíferos.

Em trabalhadores expostos a poeiras de sílica ou portadores de silicose, a tuberculose e a sílico-tuberculose devem ser consideradas como "doenças relacionadas com o trabalho", do Grupo III da Classificação de Schilling, uma vez que a exposição à sílica pode favorecer a reativação da infecção tuberculosa latente (cristais de sílica no interior dos macrófagos alveolares deprimem sua função fagocitária e aumentam sua destruição), como tem sido clínica e epidemiologicamente demonstrado no mundo inteiro, inclusive no Brasil.

No Brasil, os relatos do risco aumentado para tuberculose em profissionais de saúde são relativamente antigos. Entre 1976 e 1977, Bedrikow et al. descreveram prevalência de 70% de reatividade ao teste tuberculínico (aplicando o PPD) entre profissionais de saúde, valor quatro vezes maior do que o da população geral da mesma região. Em 1995, Fiúza de Melo e Afiune observaram 46% de reatividade ao teste tuberculínico entre funcionários do Instituto Clemente Ferreira com menos de um ano de serviço, contra 100% entre os funcionários com mais de cinco anos de serviço. O risco de tuberculose infecção está mais associado ao grupo de funcionários em contato frequente com os pacientes e correlaciona-se com tempo de serviço superior a 10 anos (Costa e Silva, Ferreira, Gontijo Filho, 1998). Em Londrina, a incidência de tuberculose foi igual a 113,1 casos/100.000 pessoas, em torno de 3,6 vezes maior que a incidência geral neste município (Baley et al., 1990). Estudos semelhantes desenvolvidos no Rio de Janeiro e Campinas demonstraram a mesma tendência. A incidência de tuberculose observada em quatro hospitais do Rio de Janeiro entre 1988 e 1990 foi de 1,1 a 1,4 vezes a da população geral. A doença foi mais frequente entre auxiliares de enfermagem (27%), auxiliares de serviços diversos (18,7%) e enfermeiras (12%) (Kritski et al., 1992).

Nos EUA, o risco de tuberculose em profissionais da saúde é significativo. Foram acompanhados surtos hospitalares, inclusive com bacilos multirresistentes, com taxa de conversão do teste tuberculínico (pelo PPD) entre 30-50% nos trabalhadores em contato com pacientes. Os estudos de prevalência mais recentes demonstram que alguns grupos de profissionais que lidam rotineiramente com tuberculosos têm apresentado taxa de conversão do teste tuberculínico entre 5-10%. Estas taxas são mais elevadas do que as de 1-3% observadas nos estudos realizados na década de 1970 (Tabela 28.4).

Estudo conduzido no Japão avaliou o risco de se contrair tuberculose, de acordo com a atividade ocupacional desempenhada durante sete anos, em 1120 casos da doença na cidade de Nagoya. As taxas mais elevadas de infecção foram observadas em enfermeiras, técnicos de laboratório e trabalhadores da economia informal (Usui et al., 1995).

A incidência de casos de tuberculose na Finlândia, em análise retrospectiva de 30 anos (1966-1995), incluindo pessoas na faixa etária produtiva, apontou 658 indivíduos com tuberculose de origem ocupacional e 56.146 casos-controle. A incidência de tuberculose entre trabalhadores de saúde caiu de 57,9 para 6,1 por 100.000 e os controles caíram de 156,8 para 9,1 por 100.000, mostrando que o risco para os trabalhadores da área de saúde, no período estudado, foi menor do que para a população geral. As explicações para o resultado foram relacionadas com a realização de programa de prevenção à tuberculose ocupacional bem estruturado, o baixo impacto de fatores como imigração, infecção pelo HIV, resistência a drogas e extensa cobertura vacinal com BCG (Raitio, Tala, 2000).

A tuberculose representa também risco ocupacional para trabalhadores em laboratórios e salas de necrópsia. Os riscos para pessoal de laboratório incluem a manipulação de recipientes contaminados, escarros mal fixados, geração de aerossol durante a realização de exames. Para os trabalhadores em sala de necrópsia, o exame em cadáveres de pacientes com tuberculose não diagnosticada em vida constitui o principal risco. Na Inglaterra o risco estimado de adquirir tuberculose por esses profissionais foi de 100 a 200 vezes maior do que o da população geral (Collins, Grange, 1999).

O risco de dentistas contraírem tuberculose de seus pacientes é relativo ao ambiente de trabalho, e mais diretamente relacionado ao perfil socioeconômico dos seus pacientes. Este risco pode ser reduzido através de vigilância, educação e atenção ao perfil do paciente atendido (Anders et al., 1998).

A vacina reduz significativamente o risco de tuberculose em 51%, de meningite tuberculosa em 64% e de mortes por tuberculose em 71%. O risco de desenvolvimento de tuberculose é maior entre membros da equipe de saúde que apresentam viragem tuberculínica. Os que se tornam reatores ao teste tuberculínico, após contato com caso-índice, têm mais chance de desenvolver tuberculose do que os que já possuem reação antiga (19% x 2,4%) (Stead, 1995). O Ministério da Saúde recomenda a aplicação da vacina BCG em todos os trabalhadores não reatores ao teste tuberculínico, e com risco de exposição. Nos EUA, o Centro para Controle de Doenças preconiza a realização do teste tuberculínico periódico para os trabalhadores suscetíveis. A identificação de viragem requer a administração de Isoniazida durante seis meses. A vacinação com BCG resulta em menor morbidade e mortalidade para a tuberculose, quando comparada à aplicação do derivado proteico purificado (PPD) anual para trabalhadores da área de saúde, em ambientes de risco aumentado para a infecção tuberculosa (Marcus et al., 1997).

Tabela 28.4. Estudos de prevalência de tuberculose ocupacional nos EUA

Autor	Local	Período	População	Taxa de conversão ao PPD
Barrett-Connor (1979)	Faculdades de medicina da Califórnia	Décadas de 1960 e 1970	Estudantes de medicina	1-2%/ano
Atuk, Hunt (1971)	Hospital universitário	1968-1969	Trabalhadores do hospital (n = 1.253)	Geral: 1,9%/ano Em trabalhadores em contato direto com pacientes: 6,6%/ano
Gregg, Gibson (1975)	Hospital de referência para tuberculose	1969-1973	Trabalhadores do hospital (n = 449)	Geral: 16,2%/5 anos Em trabalhadores em contato direto com pacientes: 25%/5 anos
Berman (1981)	Hospital comunitário em Baltimore	1971-1976	Trabalhadores do hospital (n = 1.900)	1,4%/ano
Craven (1975)	Hospital Universitário, Virgínia	1972-1973	Trabalhadores do hospital (n = 2.500)	Em trabalhadores em contato com pacientes não suspeitos: 1,7%/ 15 meses Em trabalhadores sem contato com os pacientes anteriores: 0,25%/15 meses
Vogeler, Burke (1978)	Hospital Universitário, Salt Lake	1972-1976	Trabalhadores do hospital (n = 6.335)	Geral: 0,1%/ 5 anos Em trabalhadores em contato com tuberculose: 1 %/5 anos
Ruben (1977)	Hospital Universitário Pittsburgh	1973-1975	Trabalhadores do hospital (n = 626)	Geral: 7,7%/ 2,5 anos Em trabalhadores em contato direto com pacientes -não aumentada
Dandoy, Hanson (1975)	Hospitais no Arizona	1973-1975	Trabalhadores do hospital (n = 8.066)	Geral: 3,3% (período não especificado)
Bryan, McVicker (1977)	Hospital comunitário, Colúmbia	1976	Trabalhadores do hospital (n = não especificado)	Geral: 4,5%/6 meses
Chan, Tabak (1985)	Hospital público, Miami	1977-1981	Médicos do Hospital (n = 221)	Geral: 4%/ano, com aumento no tempo de trabalho
Capewell (1988)	Serviço Nacional de Saúde dos Trabalhadores, Escócia	1978-1984	Trabalhadores da saúde (n = 22.000) 15 casos de TBC ativa (só técnicos de patologia apresentaram incidência aumentada)	Geral: 1,14%/ano
Price (1987)	156 hospitais, Carolina do Norte	1980-1984	Trabalhadores dos hospitais (n= 71.253)	Casos de tuberculose: 9/100.000 em trabalhadores 13/100.000 na população geral
Aiken (1987)	64 hospitais, Washington	1982-1984	Trabalhadores dos hospitais (n = 51.000)	Geral: 0,1%/3 anos
Raad (1989)	Hospital Universitário X Hospital psiquiátrico, Flórida	1984-1987 1985-1987	(n= 3.100) (n= 3.100)	Geral: 0,13%/ano Geral: 0,42%/ano
Malasky (1990)	14 hospitais urbanos nos EUA	anos 1980 (3 anos)	Médicos estagiando em pneumologia e DIP (n=104)	Geral: 11 %/3 anos – médicos na pneumologia x 2,4%/ 3 anos – médicos na DIP
Calder (1989)	Clínica de atenção primária, Flórida	1987-1988	Trabalhadores da clínica	24% de conversão em 18 meses 13 trabalhadores c/ PPD + Troca de ar inadequada Ausência de filtros HEPA
Edlin (1992)	Hospital em NY TBC MDR em 118 pacientes HIV +	1989	Trabalhadores do hospital	Geral: 18%/16 meses 1 caso de TBC MDR ocupacional
Doodley (1992)	Hospital em Porto Rico (TBC em HIV+)	1989-1990	Trabalhadores do hospital (n= 908)	50% das enfermeiras expostas tinham PPD+ x 19% nos trabalhadores não expostos.
Fargan, Poland (1994)	101 faculdades de medicina, EUA	Início da década de 1990	Estudantes de medicina	Geral estimada: 1,8%/ano 20% das faculdades relataram taxa de conversão ≥ 4%
Boudreau (NIOSH) (1992-1994)	Hospital público, Miami	1989-1992	Trabalhadores do hospital (n= 607)	Geral: 6%/ano em expostos x 0,6%/ano em não expostos

Fonte: Markowitz, 1994.

Os principais fatores envolvidos com a transmissão nosocomial da tuberculose são o atraso no diagnóstico, tratamento incorreto e resistência aos medicamentos. Outros fatores facilitadores da transmissão nosocomial são: ventilação inadequada nas enfermarias, recirculação de ar ineficiente e não utilização das medidas de isolamento recomendadas.

O aumento do número de casos de tuberculose, principalmente pela coinfecção com o HIV, associa-se com manifestações clínicas atípicas, e retardo do diagnóstico, o que propicia mais exposição dos profissionais de saúde. Essas formas clínicas são graves, o que exige a internação do paciente até a identificação do diagnóstico, o que também aumenta a exposição. Aliados a esses fatores, os baixos e altos índices de cura e de abandono do tratamento, respectivamente, propiciam o aparecimento de surtos nosocomiais de tuberculose multirresistente a drogas, com alta mortalidade, inclusive entre profissionais de saúde. Observa-se nos Estados Unidos, nos últimos anos, diminuição geral na taxa de conversão do teste tuberculínico ao PPD entre os trabalhadores da área de saúde. A taxa é mais elevada em hospitais especializados no cuidado de pacientes tuberculosos e infectados com o HIV. Em alguns destes hospitais, a taxa de conversão do teste tuberculínico aumentou na última década, provocando enorme preocupação quanto ao risco de transmissão ocupacional (Manangan et al., 2000).

Alguns autores americanos consideram que um caso de tuberculose deve ser relacionado ao trabalho sempre que não for possível determinar a fonte de infecção na comunidade (inclusive para recebimento de compensações e benefícios) (Evenson, 1999).

Quadro clínico e diagnóstico

A tuberculose apresenta-se com grande variabilidade clínica, desde casos assintomáticos, insidiosos, a oligossintomáticos, em que o paciente não sabe determinar com precisão o início de sua sintomatologia, até repercussões importantes, agudas, subagudas ou crônicas. A sintomatologia caracteriza-se por tosse, inicialmente pouco produtiva, com expectoração progressivamente mais intensa e amarelada, com hemoptoicos ou hemoptise (pouco frequente), dispneia, dor torácica, perda ponderal, febre e sudorese (geralmente vespertina ou noturna). A dor pleurítica pode resultar da infecção da pleura parietal associada, frequentemente com derrame pleural (Tabela 28.5).

A avaliação diagnóstica baseia-se em:
- Clínica sugestiva;
- Telerradiografia de tórax: com acometimento predominante dos segmentos superiores e posteriores dos pulmões (3 à direita e 1-3 à esquerda), caracterizados por infiltrados reticulonodulares, adenopatias mediastinais, cavitações de paredes espessas, lesões acinares, miliares, pleurais, ativas e sequelas, inclusive com retração do parênquima, perda de estrutura e encarceiramento pulmonares;
- Tomografia computadorizada: pode revelar lesões não perceptíveis à telerradiografia de tórax, inclusive presença de lesões suspeitas de neoplasia localizadas em áreas de neoformação conjuntiva e fibrose;
- Teste tuberculínico: maior ou igual a 10mm (reator forte). O teste tuberculínico é indicado como método auxiliar no diagnóstico da tuberculose em pessoas não vacinadas com BCG. O teste positivo, isoladamente, indica apenas infecção, e não necessariamente doença tuberculose;
- Bacteriologia e estudo anatomopatológico de secreções pulmonares (no escarro, em pelo menos três amostras), outros fluidos orgânicos (aspirado traqueo-brônquico, lavados broncoalveolar e gástrico), material de biópsia, em exame direto, cultura ou injetado em animal de experimentação, permitem o diagnóstico definitivo pelo encontro do agente, ou por intermédio da técnica de reação em cadeia da polimerase (PCR) ou da amplificação de cadeia do ácido nucleico; e
- Determinação da Adenosinadeaminase (ADA): enzima liberada pelo linfócito ativado, e em menor quantidade pelo macrófago, contribui especialmente para o diagnóstico nos líquidos cefalorraquidiano e pleural, com perspectivas para sua dosagem no aspirado brônquico.

O *Western Blot* como marcador biológico parece mais sensível para detectar o *Mycobacterium tuberculosis* de maneira precoce em infecções, quando comparado ao teste tuberculínico.

Os critérios diagnósticos para tuberculose extrapulmonar são específicos para cada localização por intermédio da identificação do agente em exame anatomopatológico (histológico e citológico).

Tabela 28.5. Prevalência de sintomas em pacientes com tuberculose pulmonar sem tratamento anterior

Sintomatologia	Número	%
Tosse seca	43	27,2
Tosse produtiva	115	72,8
Dor torácica	37	23,4
Escarros hemoptoicos	26	16,4
Dispneia	25	15,8
Hemoptise	17	10,7
Emagrecimento	109	69
Febre	83	52,5
Sudorese noturna	82	51,9
Total	146	100

Fonte: Macedo, Afiune, Fiúza de Meio, 1992.

Os critérios para definição de caso são:

- *Suspeito:* apresentação de sintomatologia clínica sugestiva, como: tosse com expectoração por quatro ou mais semanas, febre, perda de peso e apetite, ou com imagem suspeita no exame radiológico;
- *Confirmado:* 1. Tuberculose pulmonar: escarro – duas baciloscopias diretas positivas; ou uma baciloscopia direta positiva e cultura positiva; ou uma baciloscopia direta positiva e imagem radiológica sugestiva de tuberculose; ou, duas ou mais baciloscopias negativas e cultura positiva; duas baciloscopias negativas, com imagem radiológica suspeita e com achados clínicos ou outros exames complementares que permitam ao médico efetuar um diagnóstico de tuberculose pulmonar; 2. Tuberculose extrapulmonar: paciente com evidências clínicas, achados laboratoriais, inclusive histopatológicos compatíveis com tuberculose extrapulmonar ativa, em que o médico toma a decisão de tratar com esquema específico; ou paciente com, pelo menos, uma cultura positiva para *M. tuberculosis,* de material proveniente de uma localização extrapulmonar (pleura, linfonodo, osteoarticular, geniturinária, meningoencefálica e outras).

O diagnóstico diferencial deve ser feito com o abscesso pulmonar por aspiração, pneumonias, micoses pulmonares (paracoccidioidomicose, histoplasmose), sarcoidose e carcinoma brônquico, dentre outras. A adenomegalia mediastinal possui como diagnósticos diferenciais principais: linfoma, paracoccidioidomicose, sarcoidose, carcinoma broncopulmonar.

Tratamento

O tratamento deve perdurar por seis meses, tendo-se introduzido, a partir de 2009, um quarto fármaco nos dois meses iniciais, estabelecendo-se, portanto: dois meses de doses diárias de rifampicina, isoniazida, pirazinamida e etambutol; seguido de quatro meses de dose diária de rifampicina e isoniazida. A baciloscopia deve ser realizada mensalmente após o início do tratamento. Nos pacientes com lesões pulmonares inicialmente positivos, a alta por cura comprovada será dada quando, ao completar o tratamento, o paciente apresentar duas baciloscopias negativas. A alta por cura não comprovada ocorrerá se, ao completar o tratamento, o paciente não tiver realizado as baciloscopias para encerramento do caso. Nos pacientes com lesões pulmonares inicialmente negativos ou extrapulmonares, a alta por cura será dada quando for completado o tratamento e com base em critérios clínico-radiológicos.

A falência do tratamento ocorre quando houver persistência da positividade do escarro ao final do tratamento correto, ou quando os doentes fortemente positivos (escarro: ++ ou +++) se mantêm assim até o quarto mês, ou com positividade inicial seguida de negativação e nova positividade por dois meses consecutivos, a partir do quarto mês de tratamento. O aparecimento de poucos bacilos (+) no exame direto de escarro, na altura do quinto ou sexto mês, isoladamente, não significa, necessariamente, falência de esquema e o paciente deverá ser acompanhado com exames bacteriológicos para melhor definição.

Poderão ser observadas sequelas da doença ou do tratamento e disfunções progressivas nos portadores de imunodepressão grave ou de risco permanente, como em portadores de: síndrome de imunodeficiência adquirida, neoplasias, insuficiência renal crônica, silicose, paracoccidiodomicose, tuberculose crônica multirresistente; ou sob corticoterapia prolongada.

Os portadores de doenças que interferem no sistema imunológico constituem o segundo grupo de pacientes com mais elevada probabilidade de sequelas ou disfunções prolongadas, como: diabéticos, gastrectomizados, etilistas, dependentes de drogas; ou, os que apresentaram: evolução arrastada, com demora de negativação do escarro, abandonaram ou tomaram drogas de maneira irregular.

Os efeitos adversos provocados pelas drogas usadas contra a tuberculose são de frequência variável. As reações mais graves, com sintomatologia intensa e que exigem interrupção e troca de droga são pouco usuais e constituem-se em: intolerância digestiva, reações cutâneas (farmacodermias), hepatotoxicidade, artralgias, reações neurológicas, hematológicas, renais e outras. Atenção deve ser dada para as interações com outras drogas.

Prevenção: controle médico e vigilância

A tuberculose é doença de notificação compulsória e investigação obrigatória. As principais estratégias de controle da tuberculose são o diagnóstico e tratamento precoces. Elas diminuem o período de infectividade do paciente, além de evitarem, em muitos casos, a internação hospitalar, diminuindo o risco de transmissão nosocomial. As medidas específicas de controle baseiam-se, principalmente, em:

a) *Controle de comunicantes:* indicado, prioritariamente, para as pessoas que convivem com doentes bacilíferos e adultos que coabitam com doentes de até cinco anos de idade, para identificação da possível fonte de infecção;

b) *Vacinação pelo BCG:* em crianças na faixa etária de 0 a 4 anos. Vacinar os trabalhadores de saúde, não reatores à prova tuberculínica;

c) *Inquéritos tuberculínicos:* vários autores sugerem a realização do teste tuberculínico em todos os profissionais da área de saúde, a cada seis a doze meses, na tentativa de identificar os trabalhadores suscetíveis (não reatores) à infecção pelo *M. tuberculosis.* O trabalhador deve ser submetido à quimioprofilaxia com isoniazida por seis meses caso ocorra viragem tuberculínica. Em análise de seis surtos de tuberculose em pacientes hospitalizados, observou-se que 29% (98) de 336 trabalhadores não reatores ao teste tuberculínico apresentaram viragem tuberculínica, e 5 (19%) desenvolveram tuberculose antes que a quimioprofilaxia pudesse ser iniciada. Nenhum caso foi observado entre os 238 trabalhadores não reatores ao teste tuberculínico e entre os 76 previamente reatores que não realizaram a profilaxia (Stead, 1995);

d) *Utilização de máscaras:* a eficiência desta medida requer que impeçam a passagem de partículas entre 1 e 5 micra, o que não acontece com as máscaras cirúrgicas, normalmente disponíveis nos hospitais. Os novos modelos de máscaras desenvolvidos são desconfortáveis e pouco práticos, com baixa aceitação entre os profissionais de saúde, além de caros. O uso de filtros não é realidade em nosso meio;

e) *Quimioprofilaxia:* reduz entre 40 e 80% o risco de os indivíduos infectados com o *M. tuberculosis* e tuberculino-positivos desenvolverem a doença. A isoniazida é a droga de eleição, na dosagem de 10mg/kg de peso, com total máximo de 300mg diariamente, durante seis meses. É indicada nos seguintes casos:
  - Indivíduos com viragem tuberculínica recente (até doze meses), isto é, que tiveram um aumento na resposta tuberculínica de, no mínimo, 10mm;
  - População indígena: a quimioprofilaxia está indicada em todo o contato com tuberculoso bacilífero, reator forte ao teste tuberculínico, independentemente da idade e do estado vacinal, após avaliação clínica e afastada a possibilidade de tuberculose-doença, através de baciloscopia e do exame radiológico;
  - Imunodeprimidos por uso de drogas ou por doenças imunodepressoras e contatos intradomiciliares de tuberculosos, sob criteriosa decisão médica;
  - Reatores fortes à tuberculina, sem sinais de tuberculose ativa, mas com condições clínicas associadas ao alto risco de desenvolvê-la, como ocorre em pacientes que apresentam: alcoolismo; *diabetes mellitus* tipo 1, silicose, nefropatias graves, sarcoidose, linfomas, corticoterapia prolongada em dose de imunodepressão, quimioterapia antineoplásica, tratamento com imunodepressores, imagens radiográficas compatíveis com tuberculose inativa sem história de quimioterapia prévia; e
  - Coinfectados por HIV e *M. tuberculosis:* este grupo deve ser submetido ao teste tuberculínico, sendo de 5, em vez de 10mm, o limite da reação ao teste tuberculínico, para considerar-se uma pessoa infectada pelo *M. tuberculosis.*

f) *Pesquisa de sintomas para detecção precoce "sintomático respiratório":* enfatizar o exame clínico nos exames periódicos realizados pelos serviços de saúde das empresas, especialmente naquelas onde ocorre exposição a poeiras. Proceder à pesquisa de bacilo álcool-ácido-resistente em escarro e realização de teste tuberculínico, caso seja necessário;

g) *Controle ambiental:* a instalação de sistemas de filtração de ar e de ventilação por pressão negativa dos ambientes hospitalares é eficiente, mas de custo extremamente elevado, tanto para adaptação dos ambientes, como para manutenção do sistema. O *M. tuberculosis* é sensível à radiação ultravioleta, sendo possível esterilizar o ambiente com seu uso. A instalação de dispositivos de radiação no teto de salas de fibrobroncoscopia e de indução de escarro pode diminuir a transmissão do bacilo. Os riscos de lesões cutâneas ou oculares devido à exposição à radiação ultravioleta são baixos na faixa necessária para esterilização; e

h) *Educação em saúde:* esclarecimento quanto aos aspectos importantes da doença, sua transmissão, prevenção e tratamento.

Devem ser seguidos os passos indicados na introdução deste capítulo para a vigilância dos casos relacionados ao trabalho. Devem ser investigadas as condições gerais dos ambientes de trabalho, como ventilação, temperatura, umidade, poeiras (sílica e outras) e substâncias químicas, especialmente aquelas que têm ação irritante das mucosas e das vias aéreas respiratórias. Deve ser recomendada a adoção, por parte das empresas, de medidas de controle dos riscos ambientais, especialmente em atividades de mineração e serviços de saúde. As ações de educação em saúde, difusão de informações e comunicação são fundamentais.

Em áreas rurais, deve ser feito controle sanitário dos rebanhos: vacinação em animais; se necessário, eliminação de gado contaminado e tuberculino-positivo. Deve ser feita fiscalização sanitária de produtos derivados, especialmente do leite, garantindo sua pasteurização adequada.

A cura da tuberculose decorrente de sua terapêutica atual criou problemas novos, relacionados ao afastamento e readmissão ao trabalho. A invalidez, outrora situação de regra, passou a ser exceção, a não ser em casos muito graves, com extensas mutilações pulmonares e insuficiência respiratória permanente. Os critérios de avaliação da incapacidade laborativa do tuberculoso devem ser julgados inicialmente em função da extensão das lesões, da atividade lesional e do tempo de duração da doença (Andrade, Paula, 1985).

Carbúnculo (antraz) relacionado com o trabalho (CID-10: A22)

O carbúnculo é uma zoonose causada pelo *Bacillus anthracis,* microrganismo Gram-positivo, que determina no ser humano três formas clínicas distintas: 1. cutânea; 2. pulmonar; 3. gastrintestinal. A meningite e a síndrome septicêmico-hemorrágica podem ser complicações de todas estas formas.

O ser humano é mais resistente ao antraz do que os herbívoros, ocorrendo o relato de acometimento de 20 a 100 mil pessoas por ano em todo o mundo. Em 2001, houve um surto de antraz nos Estados Unidos da América, decorrente de ação bioterrorista, em que a contaminação teve como fonte de infecção peças de correspondência, tornando o antraz, desde então, uma possibilidade a ser considerada de guerra biológica.

Antraz como doença relacionada com o trabalho

A doença possui distribuição mundial, sendo mais prevalente entre os herbíveros domésicos (gado, ovelhas, cavalos, cabras) e os silvestres. Ocorre em casos isolados no decorrer do ano, ocasionalmente na forma de epidemias. Decorre da exposição humana ao bacilo, em atividades industriais, artesanais, na agricultura ou em laboratórios, associada, especialmente, ao trabalho que proporciona contato direto das pessoas com pelos de carneiro, lã, couro, pele, ossos, em especial de animais originários da África e Ásia. Nas atividades agrícolas, ocorre no contato do homem com gato, porco ou cavalo doentes, ou com partes, derivados e produtos de animais contaminados.

O reservatório do *B. anthracis* é a terra, onde permanece sob a forma de esporos, que podem passar à forma vegetativa em condições adequadas de calor e umidade, na presença de húmus, voltando a esporular em presença de oxigênio. A porta de entrada principal da infecção nos animais é a via digestiva, quando pastam nas áreas contaminadas. A contaminação do homem, quase sempre pela via cutânea, ocorre a partir dos animais doentes, do manuseio de produtos contamindos de origem animal (couro, lã, necrópsias de cadáveres sem os cuidados adequados), inalação de esporos em aerossóis, ou pelos em suspensão no ar, picadas de insetos hematófagos na vigência de surtos, consumo de carne de animais doentes em populações de hábitos primitivos.

Os principais grupos profissionais de risco são os tratadores de animais, pecuaristas, trabalhadores em matadouros, curtumes, moagem de ossos, tosa de ovinos, manipuladores de lã crua, veterinários e seus auxiliares.

Deve ser considerada, devido à sua raridade e quase especificidade, em alguns trabalhadores, como "doença profissional", ou "doença relacionada com o trabalho", do Grupo I da Classificação de Schilling.

Quadro clínico e diagnóstico

No homem, a porta de entrada, em 90% das vezes, é a cutânea, com formação de pústula necrótica escura, que pode evoluir para a cura, ou para septicemia, através da via linfática, e levar à morte. A forma respiratória, ou doença dos cortadores de lã, associa-se à aspiração de material contaminado pelo *B. anthracis*, que desencadeia pneumonia extensa, que evolui para septicemia e morte. Inicia-se com mal-estar, astenia, mialgia, temperatura corporal moderadamente elevada, tosse não produtiva e, raramente, sensação de opressão precordial. A contaminação por ingestão provoca a forma gastrintestinal, que se manifesta por náuseas, vômitos, anorexia, febre, seguidas de dor abdominal, hematêmese e, algumas vezes, disenteria. Pode progredir para toxemia, choque e morte. A ingestão de alimentos contaminados tem sido associada, também, com o antraz orofaríngeo e faríngeo. A meningite pelo antraz pode complicar os quadros cutâneos, pulmonares ou gastrintestinais, em menos de 5% dos pacientes. O início da sintomatologia meníngea coincide ou logo sucedea ocorrência da lesão primária. A sintomatologia principal é caracterizada por meningite hemorrágica, seguindo-se, em um a seis dias após o seu início, de morte. Pode associar-se também com encefalomielite e hemorragia cortical. A forma meningoencefálica, muito rara, evolui principalmente para o óbito.

O diagnóstico pode ser confirmado pelo encontro do *B. anthracis* à bacterioscopia e cultura em ágar-sangue para o material coletado nas lesões cutâneas (vesículas, raspados das úlceras), do líquido pleural, ou do líquor. O diagnóstico sorológico é dado pela realização de exames com técnica ELISA e *Western blot*.

Tratamento

Nas formas cutâneas, a droga de escolha é a penicilina. Nas formas leves, pode-se utilizar: Ciprofloxacino (500 mg, VO, de 12/12 horas/7 a 10 dias); ou, Penicilina V (30mg/kg/dia, VO, 6/6horas/7 a 10 dias); ou, Doxiciclina (100 mg, VO, de 12/12 horas/7 a 10 dias); ou, Amoxicilina (500 mg, VO, de 8/8 horas/7 a 10 dias). No antraz cutâneo grave, de inalação, e nas outras formas graves (gastrintestinal e meníngea), usar: Penicilina G cristalina (4.000.000 U, IV, de 4/4 horas) e Ciprofloxacino (400 mg, IV, de 12/12 horas) como medida inicial (devido ao frequente rápido desenvolvimento de complicações meníngeas). A melhor opção terapêutica é constituída pela Penicilina ou Doxicilina, desde que os resultados laboratoriais indiquem que a cepa do bacilo é suscetível. A terapia pela VO pode substituir a via IV assim que as manifestações clínicas indicarem melhora, já que a duração da terapêutica deverá ser de 60 dias, o que poderá ser feito em cuidado domiciliar mais facilmente pela administração oral da medicação. Quando da contração da doença por mecanismo do bioterrorismo, o tratamento deve ser continuado por 60 dias. A excisão das lesões cutâneas não está indicada. O tratamento de apoio deve ser realizado de acordo com a necessidade (infusão de volume, drogas vasopressoras, oxigenoterapia etc.). O edema cervical pode requerer a realização de traqueostomia. Os pacientes hospitalizados devem permanecer em isolamento restrito.

Prevenção: controle médico e vigilância

A profilaxia da infecção humana baseia-se no controle rigoroso das condições de higiene no trabalho.

A conscientização dos trabalhadores quanto ao perigo do manuseio de materiais potencialmente contaminados e os cuidados a serem tomados, é a principal forma de prevenção do antraz. A limpeza regular e efetiva de equipamentos e áreas de trabalho é fundamental, além da descontaminação de materiais crus potencialmente contaminados.

Deve ser feita desinfecção de produtos animais com hipoclorito ou formaldeído. Existe disponível uma vacina para uso humano, a ser aplicada em trabalhadores de indústrias com alto risco de contaminação pelo antraz. Todos os casos confirmados de antraz devem ser imediatamente comunicados às autoridades de saúde. As pessoas expostas ao *B. anthracis* devem ser mantidas sob vigilância por sete dias, período máximo de incubação do antraz. A quimioprofilaxia está indicada após exposição a aerossóis de *B. anthracis* e deve consistir do mesmo esquema usado para tratamento da inalação.

A profilaxia antibacteriana está também indicada após ingestão de alimentos contaminados ou injeção de bacilos virulentos através da pele. No primeiro caso, está recomendado uso da Ciprofloxacina (500 mg, VO, de 12/12 horas); ou Doxiciclina (100 mg, VO, de 12/12 horas); ou Amoxicilina (500 mg, VO, de 8/8 horas) por 60 dias, devido à prolongada latência dos esporos. Em todas as situações, os pacientes devem ser mantidos sob vigilância clínica durante 10 dias, para avaliação da possibilidade de evoluírem de forma grave, quando devem ser tratados conforme esquemas já descritos. O antraz da agricultura deve ser controlado através da vacinação dos animais, em áreas endêmicas e manipulação adequada de suas carcaças.

Alimentos e fertilizantes contaminados não devem ser utilizados. O diagnóstico deve ser realizado em todos os animais suspeitos de terem falecido em decorrência de antraz. Animais contaminados e mortos devem ser destruídos rapidamente; preferencialmente por incineração.

Estão disponíveis vacinas contra o *B. anthracis* não vivas e vivas. As primeiras são constituídas de componentes extracelulares não encapsulados do bacilo e precipitados por alumínio. São usadas nos Estados Unidos da América para a proteção de pessoal das Forças Armadas, de trabalhadores agrícolas, de veterinários, e de outras pessoas com risco de exposição ao agente do antraz. As doses necessárias devem ser administradas na sequência: zero, duas e quatro semanas; seis, 12 e 18 meses; e a seguir, em reforços anuais. A vacina viva atenuada contém esporos do *B. anthracis* e é usada para imunizar herbívoros domésticos, eseres humanos, na Rússia.

Para a vigilância dos casos relacionados ao trabalho, devem ser seguidos todos os passos indicados na Introdução deste Capítulo. Devem ser investigadas as condições gerais dos ambientes de trabalho, como ventilação, temperatura, umidade, limpeza do ambiente, organização do trabalho, existência de facilidades para a higiene pessoal (chuveiros, lavatórios) e disponibilidade de equipamentos de proteção individual adequados – vestuário limpo, luvas, botas de borracha, óculos protetores, máscaras para a prevenção de inalação de esporos etc. Deve ser recomendada a adoção, por parte dos produtores rurais, de medidas de controle dos riscos ambientais que forem identificados, inclusive a disposição adequada de dejetos e restos animais e o controle de insetos nas áreas de surtos. As ações de educação em saúde, difusão de informações e comunicação são fundamentais.

Brucelose relacionada com o trabalho (CID-10:A-23)

A brucelose é uma zoonose, primariamente, de animais domésticos e selvagens. É provocada pelas bactérias *Brucella melitensis*, *B. abortus*, *B. suis* e *B. canis*. A sua primeira descrição foi feita por Martson. O seu agente etiológico, entretanto, permaneceu desconhecido até 1886, quando David Bruce, médico escocês, isolou algumas espécies de bactérias que relacionou a esta doença, identificando-as, inicialmente, como *Micrococcus melitensis*, em memória às vítimas da febre de Malta.

O homem contrai a doença pelo contato com animais doentes, sua carcaça, sangue, urina, secreções vaginais, fetos abortados, placenta, ou pela ingestão de leite ou derivados lácteos provenientes de animais infectados. Também pode ocorrer contaminação através de acidente em laboratório. A transmissão de pessoa a pessoa tem sido suspeitada em algumas situações especiais, mas parece ser extremamente rara.

O período de incubação varia entre cinco dias até meses. O início das manifestações clínicas ocorre, em geral, de duas a três semanas após a exposição ao agente.

A brucelose continua sendo problema mundial de expressão em saúde pública, com cerca de 500 mil casos de infecção por ano em 100 países, com letalidade entre 1 a 6% dos casos não tratados.

A fonte de infecção humana pode ocorrer a partir de inúmeras espécies animais, entretanto, os bovinos e suínos são as mais importantes no Brasil, seguidos pelas cabras, ovelhas, equinos e cães.

Brucelose como doença relacionada com o trabalho

Todas as infecções ocorrem direta e indiretamente devido à exposição a: bovinos, caprinos, ovinos, suínos e cães. A contaminação pode ocorrer pela exposição ocupacional ao agente etiológico em abatedouros, frigoríficos, durante a manipulação de carne ou de produtos derivados, ordenha e fabricação de laticínios e atividades assemelhadas; por ingestão de produtos infectados ou contato com secreções de animais doentes, por intermédio de cortes ou lesões da pele. O material biológico proveniente do aborto de animais infectados é fonte importante de contaminação. As brucelas não penetram na pele íntegra, mas pequenas lesões facilitam o contágio, tornando maior o risco daqueles que trabalham com ferramentas afiadas.

O inquérito epidemiológico realizado em 256 trabalhadores de um frigorífico argentino revelou 11,4% das amostras sorológicas positivas para *Brucella*. A taxa mais alta (44,2%) correspondeu aos trabalhadores que tiveram contato com sangue ou vísceras animais (Martinez et al., 1986). Foi detectada, em trabalho semelhante, a presença de 52% de positividade nos trabalhadores que exercem atividade de limpeza das vísceras (Gonzalez, Navarro, 1980).

No Brasil, um estudo com 383 amostras de soros de diferentes grupos populacionais da cidade de Belém (Pará) revelou proporção de positividade mais elevada nos trabalhadores de um matadouro (28,7%), e nos médicos veterinários (13%) (Fonseca et al., 1999).

A brucelose é infecção que pode ser facilmente contraída em laboratórios, tendo como mecanismos mais comuns de transmissão os aerossóis e as inoculações acidentais. A OMS classifica a brucelose no Grupo de Risco IV (risco elevado para os trabalhadores de laboratório, porém escasso para a comunidade). A doença pode afetar trabalhadores em outras áreas do hospital, se houver compartilhamento da ventilação com o laboratório. A infecção por inoculação acidental pode ocorrer também durante a vacinação de animais.

Por sua raridade, e pela especificidade que apresenta em determinados tipos de atividades laborais, a brucelose pode ser considerada como "doença profissional", ou "doença relacionada com o trabalho", do Grupo I da Classificação de Schilling.

Quadro clínico e diagnóstico

A brucelose pode se apresentar como infecção ou doença. A infecção brucélica, observada com grande frequência em indivíduos que se expõem por sua profissão, caracteriza-se pela presença de anticorpos séricos *antibrucella*, na ausência de sintomatologia atual ou pregressa (Figueiredo, 1984).

As manifestações clínicas da *brucelose-doença* são inespecíficas, com: febre (acima de 39,5ºC), fraqueza, mal-estar, anorexia, cefaleia. O seu início pode ser agudo ou insidioso, em geral, entre duas a quatro semanas após a inoculação do agente. Pode se manifestar como síndrome febril aguda, subaguda ou crônica. A evolução crônica por longo período pode conferir à síndrome febril a característica de ondulante, à semelhança da febre de Pel Ebstein, da doença de Hodgkin. A síndrome febril pode ser acompanhada de sintomatologia variada, como: mal-estar, fadiga fácil, artralgia, mialgia, dores lombar e nas panturrilhas, cefaleia, desatenção, depressão, sudorese com odor de "palha azeda". A linfadenomegalia e a hepatesplenomegalia ocorrem em até 20 e 30% dos casos, respectivamente. A duração da doença na forma aguda é de até dois meses; na subaguda, entre dois meses e um ano e, na crônica, ultrapassa este limite. As manifestações clínicas podem ser limitadas a um órgão e sistema, como: ossos e articulações (sacroileíte, osteomielite, abscessos paravertebrais), fígado e vesícula biliar (hepatite, colecistite), tubo digestivo (ileíte aguda, colite), aparelhos urinário (pielonefrite, glomerulonefrite difusa, abscesso renal) e respiratório (pneumonite, pleurite, lesões pulmonares solitárias), coração e vasos da base (endocardite, pericardite), sistema nervoso (astenia, depressão, meningite, encefalite, radiculoneurite, mielite, neuropatia periférica, aneurisma micótico cerebral), pele e tecidos moles (erupções, úlceras, vasculites).

A recorrência da brucelose associa-se com a localização intracelular da *Brucella*, que a protege da ação dos antibióticos e dos mecanismos de defesa. Ocorre, em geral, após meses do tratamento inicial, podendo atingir o extremo de reativação após dois anos de sua aparente cura.

A doença crônica decorre, em geral, de tratamento inadequado ou da localização do microrganismo em osso, fígado, ou baço. A sua manifestação principal expressa-se por fadiga e depressão persistentes. Assemelha-se à síndrome de fadiga crônica.

O diagnóstico laboratorial é realizado por intermédio de:
- Isolamento da *Brucella* em cultura de sangue, medula óssea, outras secreções ou de fragmento de tecido;
- Soroaglutinação lenta (IgG e IgM) em tubos, sendo positivo para a brucelose os títulos maiores ou iguais a 1/160, ou aumento de quatro vezes dos títulos em exames seriados, duas a três semanas de intervalo entre eles (de sete a 10 dias após a infecção podem ser detectadas IgM específicas para a *Brucella*). Podem ser observados títulos de 1/80 em pessoas que vivem em áreas endêmicas, sem que desenvolvam manifestações atribuíveis à brucelose ativa. Estão disponíveis outros testes imunológicos como radioimunoensaio (RIE), ELISA, e fixação em superfície de Castañeda;
- Exame do líquor: na neurobrucelose, o líquor apresenta-se com glicorraquia diminuída; proteína, IgG e gamaglobulinas elevadas; e pleocitose linfocítica;
- Exames radiológicos: podem ser necessários para determinar se houve comprometimento esquelético.

O diagnóstico diferencial deve ser feito com as doenças que se comportam como febre de origem indeterminada (tuberculose, linfoma, abscessos, toxoplasmose, mononucleose infecciosa, artrite reumatoide, entre outras), endocardite bacteriana, febre tifoide.

Tratamento

O tratamento é feito com Doxiciclina ou Minociclina, 100 mg/12-12 horas/45 dias, VO, associada com Rifampicina, 15mg/kg, VO uma vez por dia, por 45 dias. Constituem alternativas disponíveis: 1. Doxiciclina ou Minociclina na dose acima referida, associada com estreptomicina, 1 g/dia, IM, duas semanas (ou gentamicina 5 mg/kg/dia, IM, dose dividida igualmente para 8/8 horas); 2. Sulfametoxazol (800)/Trimetoprim (160), 12/12 horas, VO, por seis semanas. As recidivas devem ser tratadas com o mesmo esquema antibiótico. As recidivas, em geral, não se devem à resistência aos antibióticos, mas a sequestro dos agentes por algum órgão que impede a efetiva ação da droga. Não usar a Doxiciclina em crianças que possuem idade inferior a sete anos ou em grávidas após o sexto mês de gestação.

Prevenção: controle médico e vigilância

A vigilância epidemiológica visa reduzir a morbimortalidade através da articulação com os órgãos responsáveis pelo controle dos rebanhos, alertando a vigilância sanitária para impedir a distribuição e consumo de produtos infectados.

A Brucelose não é doença de notificação obrigatória no território nacional, podendo ser, entretanto, em alguns estados ou municípios. Na vigência de surtos, deve ser notificada para que se adotem as medidas de controle indicadas.

Medidas de controle:

- Educação para a saúde: informar a população sobre os benefícios de se consumir leite e seus derivados devidamente pasteurizados; educar os trabalhadores que cuidam de animais sobre os riscos da doença e os cuidados para evitar contato com animais doentes, ou potencialmente, contaminados;
- Controle animal: realizar provas sorológicas e eliminar os animais infectados;
- Controle de produtos: os derivados de fonte animal exigem vigilância sanitária adequada para o leite e seus derivados; cuidado no manejo de placentas, secreções e fetos dos animais. Deve-se proceder à desinfecção das áreas contaminadas; e
- Manejo do paciente: precauções com o material de drenagem e secreções. Deve ser realizada a desinfecção concorrente das secreções purulentas, a investigação de contatos para tratamento e controle, e a adoção de medidas de prevenção. Em situações de epidemia, devem ser investigadas as fontes de contaminação comum que, em geral, são o leite e derivados não pasteurizados. Os alimentos suspeitos devem ser confiscados até que sejam instituídas as medidas definitivas de prevenção. As medidas de biossegurança devem ser obervadas em laboratórios.

Para a vigilância dos casos relacionados ao trabalho, devem ser seguidos todos os passos indicados na Introdução deste Capítulo. Devem ser investigadas as condições gerais dos ambientes de trabalho, como ventilação, temperatura, umidade, limpeza do ambiente, organização do trabalho, existência de facilidades para a higiene pessoal (chuveiros, lavatórios) e disponibilidade de equipamentos de proteção individual adequados – vestuário limpo, luvas, botas, proteção para a cabeça etc. Deve ser recomendada a adoção, por parte das empresas, de medidas de controle dos riscos ambientais que forem identificados. As ações de educação em saúde, difusão de informações e comunicação são fundamentais.

Em alguns casos, pode ser necessário o controle da infecção em animais domésticos (cães, rebanho), que pode ser feito através de vacinas; provas sorológicas para diagnóstico precoce; quimioterapia e, se necessário, sacrifício do animal infectado.

Leptospirose relacionada com o trabalho (CID-10:A-27)

A leptospirose foi primeiramente descrita em 1880, no Cairo, por Larry, e depois minuciosamente, em 1886, por Weil, em pacientes que apresentavam icterícia, nefrite e fenômenos hemorrágicos (Weil, 1886). Em 1907, o microrganismo foi visualizado em corte de tecido renal de paciente falecido durante um surto de febre amarela, tendo sido cultivado, pela primeira vez, em 1915, e denominado *Spirocheta icterohaemorrhagiae* (Stimsom, 1907; Inada *et al.*, 1916).

É considerada, atualmente, como zoonose muito comum no Brasil, causada por uma espiroqueta patogênica da família *Leptospiracea,* gênero *Leptospira.* Apresenta-se com amplo espectro clínico, de caráter séptico, endêmica, desde formas assintomáticas ou leves até graves, que se manifestam com icterícia, hemorragias, palidez cutâneo-mucosa, insuficiência hepática e renal, e meningite. Possui distribuição mundial, com incidência influenciada pela exposição da pessoa a águas contaminadas. A recuperação é, geralmente, total, em três a seis semanas. A gravidade da infecção depende da dose infectante, da variedade sorológica da *Leptospira* e das condições do paciente.

Os roedores são os principais reservatórios da doença, principalmente os domésticos. Atuam como portadores os bovinos, equinos, ovinos, caprinos e animais silvestres. O rato é capaz de permanecer eliminando o microrganismo pela urina por toda sua vida, constituindo-se em portador sadio universal. A transmissão é realizada frequentemente pelo contato com água ou solo contaminado pela urina dos animais portadores e, raramente, com sangue, tecido, órgão, e urina destes animais. A transmissão inter-humana pode ocorrer pela via intrauterina. Os seres humanos podem se infectar quando expostos, pelo trabalho, acidente ou recreação, a águas de rio, enchentes, pântano (em natação, barco, pesca, caça, plantação de arroz, manobras militares). A leptospirose é endêmica, com surtos epidêmicos, na maioria dos Estados brasileiros.

As leptospiras penetram no hospedeiro por meio de abrasões na pele, ou através de mucosas íntegras, em especial as conjuntivas e o revestimento da orofaringe e da nasofaringe. É observada, em seguida, a leptospiremia, com a subsequente disseminação do microrganismo para todos os órgãos. A multiplicação das leptospiras acontece no sangue e nos tecidos, podendo ser isoladas a partir do sangue e do líquor durante os primeiros quatro a 10 dias da doença.

A lesão do endotélio capilar infligida pela leptospira resulta em vasculite, a qual é responsável pelas manifestações mais importantes da doença. As leptospiras infectam principalmente os rins e o fígado, entretanto, qualquer órgão pode ser afetado. No rim, as leptospiras migram para o interstício, para os túbulos renais e para a luz tubular, provocando nefrite intersticial e necrose tubular, que resultam em insuficiência renal. No fígado, pode ocorrer necrose centrilobular com proliferação das células de Kupffer. A necrose hepatocelular grave não constitui aspecto da leptospirose. O acometimento pulmonar é consequência da hemorragia, não da inflamação. A invasão do músculo esquelético pelas leptospiras resulta em edema, vacuolização das miofibrilas e necrose focal. Na leptospirose grave, a vasculite pode comprometer a microcirculação e aumentar a permeabilidade capilar, resultando no extravasamento de líquido e na hipovolemia.

As leptospiras são eliminadas de todos os locais, no hospedeiro, quando os anticorpos são formados, exceto no olho, túbulos renais proximais e, talvez, no cérebro, onde podem persistir por semanas ou meses.

Leptospirose como doença relacionada com o trabalho

A *leptospirose relacionada com o trabalho* tem sido descrita em trabalhadores que exercem atividades em contato direto com águas contaminadas, ou em locais com dejetos de animais portadores de germes. Estão mais expostos ao contágio os trabalhadores de abatedouros, estivadores, peixeiros, lavradores, criadores de animais, veterinários, mineiros de ouro e carvão, militares durante campanha em regiões inundadas ou pantanosas, escavadores de túneis, trabalhadores da construção civil, lixeiros e trabalhadores da rede de esgoto. A transmissão acidental em laboratórios pode também ocorrer. Foi registrado um surto de leptospirose entre técnicos manipuladores de animais experimentais no Campus da Universidade de São Paulo em Ribeirão Preto. Dos 66 técnicos expostos ao risco de infecção investigados, seis apresentaram suspeita de leptospirose, com dois casos confirmados (Pontes et al., 1988).

Inquérito realizado em 200 trabalhadores da rede de esgoto da cidade de São Paulo revelou 28,5% de soros positivos (Veronesi, 1972). Estudo semelhante na cidade de Pelotas-RS revelou 10,4% de reagentes positivos para aglutininas antileptospira nos trabalhadores dos serviços de águas, bueiros e galerias, esgotos, coleta de lixo e limpeza pública (Almeida et al., 1994). Os fatores de risco ocupacionais associados foram: local geográfico de trabalho e presença de esgoto a céu aberto (Almeida, Martins, Brod, 1999). Em Londrina, 46,7% dos trabalhadores da limpeza pública apresentaram soro positivo pela reação de soroaglutinação microscópica (Vasconcelos et al., 1992).

Macedo investigou a provável associação entre a infecção humana por diferentes tipos de *Leptospira interrogans* e a exposição ao agente em diferentes grupos ocupacionais, entre trabalhadores urbanos e rurais do Estado do Piauí. As atividades de mais elevado risco identificadas foram: bovinocultura (de corte e de leite), equideocultura, suinocultura, abate animal e agricultura (Macedo, 1997).

Observa-se, em vários estudos, a evidência sorológica de leptospirose em colhedores de arroz no Chile, na Itália e Espanha, onde 10 a 20% destes trabalhadores podem ser acometidos por ano (Babudieri, 1953; Zamora, Riedemann, Helmuth, 1988; Zamora et al., 1990).

Em determinados trabalhadores, a leptospirose pode ser considerada como "doença relacionada com o trabalho", do Grupo II da Classificação de Schilling, posto que as circunstâncias ocupacionais da exposição à *Leptospira* podem ser consideradas como *fatores de risco,* no conjunto de fatores de risco associados com a etiologia desta doença infecciosa.

Quadro clínico e diagnóstico

As manifestações clínicas da leptospirose apresentam espectro variável: desde formas assintomáticas a oligossintomáticas (anictéricas) simulando "síndrome gripal" até formas ictéricas graves com acometimento hepatorrenal e insuficiência renal aguda. O período de estado da doença surge após período de incubação de sete a 10 dias (variando entre dois dias até mais de um mês).

✓ *Forma anictérica*

Acomete 60 a 70% dos casos e apresenta-se caracteristicamente com: febre, calafrios, cefaleia intensa, náuseas, vômitos e mialgias, principalmentenas panturrilhas, dorso e abdômen. Os aspectos menos comuns da leptospirose incluem: odinofagia, erupção cutânea com exantema macular, maculopapular, urticariforme ou petequial.

As características principais do exame físico, e as menos comuns são, respectivamente, febre e sufusão conjuntival; mialgia, linfadenopatia, congestão faríngea, erupção cutânea, hepatomegalia, e esplenomegalia.

A maioria dos pacientes torna-se assintomática em uma semana. A doença recidiva, após intervalo de um a três dias, em inúmeros casos. O início desta segunda fase (imune) coincide com o desenvolvimento de anticorpos. A febre e a mialgia são menos pronunciadas. O desenvolvimento de meningite asséptica é importante evento durante a fase imune.

✓ *Forma ictérica (síndrome de Weil)*

Caracteriza-se por icterícia, disfunção renal, diátese hemorrágica e alta taxa de letalidade (5 a 20%). O início não difere daquele da leptospirose menos grave; entretanto, depois de quatro a nove dias, surge icterícia com disfunções renal e vascular. A icterícia não está associada à necrose hepática grave. É comum a presença de hepatomegalia e dor no hipocôndrio direito. A esplenomegalia ocorre em 20% dos casos.

A insuficiência renal desenvolve-se, geralmente, durante a segunda semana da doença. A hipovolemia e a perfusão renal diminuída contribuem para o desenvolvimento da necrose tubulointersticial aguda, com oligúria ou anúria. Pode haver necessidade de diálise, entretanto, a função renal pode ser completamente recuperada.

Os exames laboratoriais para diagnóstico são a cultura de sangue ou líquor (primeira semana e início da segunda semana da doença), ou urocultura (após a segunda semana), e as reações sorológicas: reação de soroaglutinação macro e microscópica, reação de fixação do complemento, reação de hemaglutinação, ELISA, e outras.

Considera-se como caso confirmado de leptospirose aquele que preencher qualquer um dos seguintes critérios:

- isolamento de *Leptospira* de qualquer espécime clínico;
- sintomatologia clínica sugestiva associada à conversão sorológica, isto é, aumento de quatro vezes ou mais no título obtido pela reação de soroaglutinação microscópica entre a fase aguda e a de convalescença; e
- detecção de IgM específica pela reação ELISA.

O diagnóstico diferencial deve ser feito com:

- forma anictérica: gripe, febre tifoide, septicemia por germes Gram-negativos, dengue, apendicite aguda, colecistite aguda, malária, pielonefrite aguda, toxoplasmose, e a doença por hantavírus ou febre hemorrágica com síndrome renal, e;
- forma ictérica: formas ictéricas da febre tifoide, sepse por germes Gram-negativos, febre amarela, hepatites, febre da Lábrea, malária por *P jalciparum*, entre outras.

Tratamento

As medidas gerais são constituídas por: 1. Dieta: com restrição de proteínas nos urêmicos; 2. Hidratação: instituída por via venosa com NaCl 0,9% e glicose isotônica (1:1, 1:2, 1:4) ou Ringer; 3. Oxigenação: a PCO_2 deve ser mantida normal ou acima de 80 mHg por intermédio de cateter ou máscara, ou, se necessário, pela ventilação mecânica; 3. Diuréticos: em caso de insuficiência renal com oligúria, anúria ou anúria total ou diálise. O paciente, nesse caso, deve ser tratado em Centro de Tratamento Intensivo; 4. Administração de potássio: em caso de hipopotassemia. Avaliar a presença de alguma contraindicação; 5. Monitorização da pressão venosa central: para os casos graves; 6. Nutrição enteral ou parenteral; transfusões de plaquetas, hemácias e crioprecipitado; uso de antiácidos e de bloqueadores de H2: recomendados em cada situação.

A terapêutica farmacológica é constituída por: Penicilina G cristalina: 6 a 12 milhões de unidades ao dia, em quatro doses, por 10 dias (eficaz se iniciada até o quarto dia de período de estado); ou Tetraciclina: 2g ao dia por 10 dias, ou Doxiciclina: 100 mg, de 12/12 horas, 7 dias, para adultos, devem ser dadas até antes do quinto dia de doença, pois, depois, não alteram o curso clínico. Os alérgicos às penicilinas podem usar a Tetraciclina ou Ceftriaxona.

Em pacientes que desenvolvem insuficiência renal, indica-se a instalação de diálise peritoneal precoce (aos primeiros sinais de oligúria), o que diminui as taxas de letalidade da doença.

Prevenção: controle médico e vigilância

A vigilância epidemiológica é fundamental para orientar as medidas de prevenção da doença, particularmente antes do período de grandes chuvas, em áreas de ocorrência cíclica, e o tratamento adequado e precoce dos pacientes graves, visando diminuir a letalidade da doença. Os trabalhadores que têm suas atividades em áreas alagadas, esgotos, rios, lagoas, silos, armazéns, devem utilizar proteção adequada para evitar a doença.

A leptospirose não é doença de notificação compulsória nacional; no entanto, poderá ser em alguns estados e municípios. Na vigência de surtos, deve ser notificada para que se adotem as medidas de controle indicadas.

As medidas de controle englobam a antirratização e desratização, a melhoria das condições higiênico-sanitárias da população, a proteção dos alimentos; a disposição adequada de restos de alimentos e do lixo em geral, o controle ecológico, educação para a saúde, uso de roupas de proteção no trabalho ou em práticas esportivas na água. A população deve ser alertada nos períodos que antecedem a chuva, para os riscos da leptospirose e os cuidados para não contraí-la, bem como evitar entrar em áreas alagadas sem as medidas de proteção individual.

Para a vigilância dos casos relacionados ao trabalho, devem ser seguidos todos os passos indicados na Introdução deste Capítulo. Devem ser investigadas as condições gerais dos ambientes de trabalho, como ventilação, temperatura, umidade, limpeza do ambiente, organização do trabalho, existência de facilidades para a higiene pessoal (chuveiros, lavatórios) e disponibilidade adequada de equipamentos de proteção individual – vestuário limpo, luvas, botas à prova d'água, proteção para a cabeça etc. Deve ser recomendada a adoção, por parte das empresas, de medidas de controle dos riscos ambientais que forem identificados. Devem ser drenados os terrenos baixos; e prover construções à prova de roedores, quando possível e pertinente. As ações de educação em saúde, difusão de informações e comunicação são fundamentais.

Em alguns casos, pode ser necessário o controle da infecção em animais domésticos (cães, rebanho), que pode ser feito através de vacinas; provas sorológicas para diagnóstico precoce; quimioterapia e, se necessário, sacrifício do animal infectado.

O uso de vacinas contendo sorotipos de leptospiras inativas apresenta grande capacidade imunogênica, entretanto, elas não estão disponíveis no Brasil. São capazes de evitar a doença, entretanto, não impedem a infecção nem a sua transmissão para o homem, pela urina.

A quimioprofilaxia está indicada em situações de risco, quando ocorrem: pessoas de mesma família expostas à leptospiras em situação de epidemia, em que haja confirmação de caso de leptospirose; exposição acidental à leptospira; riscos ocupacionais conhecidos.

A mortalidade entre pacientes com leptospirose é elevada entre os que desenvolveram oligúria e icterícia. A morte é, usualmente, decorrente de insuficiência renal ou de hemorragia. A maioria dos sobreviventes retorna à função renal normal em dois meses, entretanto, alguns podem manter defeito de concetração da urina.

Tétano relacionado com o trabalho (CID-10: A-35)

O tétano (grego: contratura) constitui-se em doença aguda produzida pela ação de um dos componentes (tetanospasmina) da poderosa exotoxina do *Clostridium tetani*. A toxina tetânica impede a inibição do arco reflexo da medula espinhal, promovendo reflexos excitatórios tônicos típicos para múltiplas regiões do organismo.

O *Clostridium tetani* é um bacilo Gram-positivo, anaeróbio estrito, encontrado na natureza em ampla distribuição geográfica, sob a forma de esporos, no solo (principalmente quando tratado com adubo animal); em espinhos de arbustos e pequenos galhos de árvores; em águas putrefatas; em pregos enferrujados sujos; em instrumentos de trabalho ou latas contaminadas com poeira da rua ou terra; em fezes de animais ou humanas; em fios de categute e agulhas de injeção não convenientemente esterilizadas etc.

É disseminado pelas fezes de equinos e outros animais e infecta o homem quando seus esporos penetram através de lesões contaminadas, em geral de tipo perfurante, mas também de lacerações, queimaduras, coto umbilical não tratado convenientemente etc. A presença de tecido necrosado, pus ou corpos estranhos facilita a reprodução local do bacilo, que não é invasivo e age à distância por sua toxina.

Tétano como doença relacionada com o trabalho

A exposição ocupacional em trabalhadores é relativamente comum e dá-se, principalmente, em acidentes do trabalho na agricultura, construção civil, mineração, trabalhadores em saneamento e coletores de lixo, ou em acidentes de trajeto.

Estudo de vigilância epidemiológica do tétano no Rio Grande do Sul analisou 2.346 casos de tétano entre 1975 e 1984. A análise da distribuição dos casos revelou alta incidência em trabalhadores rurais, em que 61% dos pacientes contraíram a doença no curso de suas atividades laborais, principalmente devido à falta de equipamentos de proteção individual apropriados (Meneghel, 1988). Os "lavradores" também foram apontados como grupo ocupacional sob risco, em trabalho que avaliou os aspectos epidemiológicos do tétano no Estado de São Paulo (Litvoc, Leite, Katz, 1991).

Estudo sobre a contaminação da pele de pessoas sadias pelo *Clostridium tetani* revelou positividade particularmente elevada em coletores de limpeza pública (53,3%) e trabalhadores de uma pedreira (20%). Estas taxas de contaminação, associadas ao risco de acidentes com ferimentos, tornam estas categorias ocupacionais de grande risco e ressalta a necessidade da vacinação sistemática da população contra o tétano.

O tétano, devido ao acidente do trabalho, pode ser considerado como "doença relacionada com o trabalho", do Grupo I da Classificação de Schilling.

Quadro clínico e diagnóstico

Hipócrates (460-375 a.C.) já descrevia o tétano em suas duas formas, generalizada e localizada, sendo o autor do aforismo: "Tetânico que passar do quarto dia estará salvo".

As manifestações clínicas iniciam-se por sintomatologia localizada, com discretos espasmos na região do ferimento, e apresentam sequência de acometimento caracterizada por sintomatologia premonitória, como irritabilidade, fisgadas, dores nas costas e nos ombros, e contratura permanente (rigidez muscular), que pode acometer grupos musculares localizados, ou apresentar hipertonia generalizada (mais comum) e espasmos paroxísticos ou contraturas.

O tétano generalizado, a forma da doença mais comum, caracteriza-se por aumento do tônus muscular e espasmos generalizados. O tempo mediano de início após a lesão é de sete dias; 15% ocorrem em três dias, e 10% após 14 dias. A doença progride mais rapidamente e apresenta maior gravidade quanto menor o tempo de incubação.

É típico o paciente notar primeiro o tônus acentuado nos músculos masseteres (trismo). Surgem, ao mesmo tempo, ou logo em seguida: disfagia, rigidez ou dor nos músculos do pescoço, dos ombros ou das costas. O comprometimento subsequente de outros músculos acarreta rigidez dos músculos abdominais e proximais dos membros; as mãos e os pés são relativamente poupados. A contração mantida dos músculos faciais resulta em mímica ou sorriso de desdém (riso sardônico) e a contração dos músculos dorsais faz com que a pessoa arqueie o dorso (opistótono). Alguns pacientes desenvolvem espasmos musculares paroxísticos, violentos, dolorosos e generalizados, que podem causar cianose e pôr em risco a ventilação. Esses espasmos são repetitivos, podendo ser espontâneos ou provocados até pela estimulação mais insignificante. A apresentação pode ser discreta (rigidez muscular e poucos ou nenhum espasmo), moderada (trismo, disfagia, rigidez e espasmos) ou grave (paroxismos explosivos frequentes). Não há alteração do estado mental.

A disfunção autônoma comumente complica casos graves e se caracteriza por hipertensão lábil ou mantida, taquicardia, arritmia, hiperpirexia, sudorese profusa, vasoconstrição periférica e aumento dos níveis plasmáticos e urinários de catecolaminas.

O tétano localizado é incomum, suas manifestações se restringem aos músculos próximos do ferimento. O prognóstico, neste caso, é excelente.

O diagnóstico é eminentemente clínico. O diagnóstico laboratorial é feito pela pesquisa do bacilo no foco suspeito, através de esfregaços diretos, cultivo em meio anaeróbico ou inoculação do material do foco em cobaia e observação por oito dias. Em geral apresentam resultados insatisfatórios.

O diagnóstico diferencial deve ser feito com outras causas de trismo e tetania (hipocalcemia); raiva; histeria; intoxicação por estricnina, por metoclopramida e neurolépticos; meningite e síndrome de rigidez como síndrome de Parkinson; processos inflamatórios da boca e da faringe que podem se acompanhar de trismo (abscesso dentário, amigdaliano, faríngeo ou retrofaríngeo; periodontite alvéolo-dentária; erupção viciosa de dente siso; fratura ou osteomielite da mandíbula).

Tratamento

O paciente com tétano requer atenção médica e de enfermagem até que esteja sem riscos, o que inclui a necessidade de vigilância sob regime de internação hospitalar.

As seguintes medidas devem ser providenciadas:
- Internação em quarto silencioso, em penumbra, com redução máxima dos estímulos auditivos, visuais, táteis e outros;
- Sedativos (benzodiazepínicos), miorrelaxantes, analgésicos algumas vezes potentes;
- Soro Antitetânico, após teste de sensibilidade, na dose: 20.000 UI em 100mL de NaCl 0,9% e infundidos IV, por 1 hora, ou Gamaglobulina: 3.000 a 6.000UI, distribuídas em uma ou duas massas musculares;
- Antibioticoterapia: Penicilina: 200.000UIkg/dia divididos de 4/4 horas durante 10 dias. Nos alérgicos à penicilina pode-se usar Tetraciclina: 30 mg/kg/ dia, IV, divididos de 6/6 horas ou Cloranfenicol 100mg/ Kg/dia, IV de 6/6 horas;
- Anti-helmíntico: Ivermectina, Albendazole em paciente de área rural para tratamento (mesmo que não seja possível a sua confirmação) de ascaridíase, estrongiloidíase, necatoríase;
- Desbridamento e limpeza dos focos suspeitos; cuidado para a manutenção da via ventilatória livre e completo suporte clínico.

No momento da alta hospitalar, deve ser aplicada a vacina toxoide tetânica em massa muscular diferente do SAT. O paciente tetânico, particularmente nas formas mais graves, deve ser tratado em unidade de terapia intensiva, sendo tomadas medidas terapêuticas que impeçam ou controlem as complicações (respiratórias, infecciosas, circulatórias, metabólicas), que podem levar o paciente ao óbito.

No que se refere à *disfunção* ou *deficiência*, superado o quadro agudo, sempre grave, poderão ocorrer sequelas permanentes, particularmente neurológicas, que deverão ser avaliadas em função de sua natureza e localização e o comprometimento da vida social e a atividade laborativa.

Prevenção: controle médico e vigilância

O tétano é doença de notificação compulsória e investigação obrigatória no território nacional.

As medidas de prevenção e controle são:
- Vacinação: a manutenção de níveis adequados de cobertura vacinal da população e, especificamente, crianças e adultos da terceira idade ou pessoas portadoras de úlceras de pernas crônicas, mal perfurante plantar decorrente de hanseníase e os trabalhadores inseridos em atividades de mais elevado risco, tais como agricultores e trabalhadores da construção civil, trabalhadores em saneamento e coleta de lixo e mineração; e
- Profilaxia: em relação à necessidade de imunização ativa e passiva em pacientes com ferimentos suspeitos, deve-se avaliar a história de imunização prévia e o tipo de ferimento. São focos, em potencial, de contaminação pelo bacilo: ferimentos de qualquer natureza contaminados por poeira, terra, fezes de animais ou humanas; fraturas expostas, com tecidos dilacerados e corpos estranhos; queimaduras; mordeduras de animais peçonhentos, de cães e animais silvestres, arranhaduras de gato. Todo ferimento suspeito deve ser limpo com água e sabão, além de ser desbridado amplamente. Após a remoção de tecido necrosado e de corpos estranhos, deve-se fazer limpeza com água oxigenada ou solução de permanganato de potássio a 1:5.000. Deve ser ressaltado que o uso de Penicilina Benzatina, na profilaxia do tétano acidental, não é eficaz.

Para a vigilância dos casos relacionados ao trabalho, devem ser seguidos todos os passos indicados na Introdução deste Capítulo. Devem ser investigadas as condições gerais dos ambientes de trabalho, como ventilação, temperatura, umidade, limpeza do ambiente, organização do trabalho, existência de facilidades para a higiene pessoal (chuveiros, lavatórios) e disponibilidade de equipamentos de proteção individual adequados– vestuário limpo, luvas, botas, proteção para a cabeça etc. Deve ser recomendada a adoção, por parte das empresas, de medidas de controle dos riscos ambientais que forem identificados e vacinação para os grupos de risco, como parte dos exames admissionais. As ações de educação em saúde, difusão de informações e comunicação são fundamentais.

Psitacose, ornitose, doença dos tratadores de aves relacionada com o trabalho (CID-10:A-70)

A Psitacose ou Ornitose é doença infecciosa aguda produzida por clamídias (*Chlamydia psittaci, Chlamydia pneumoniae*). A enfermidade, em geral, é leve ou moderada, podendo ser grave em idosos, sem tratamento adequado.

É uma zoonose, quase sempre transmitida aos seres humanos por via respiratória (aerossóis). Pode ser contraída, raramente, por intermédio da bicada de um pássaro. Os pássaros psitacídeos (papagaios, periquitos) são mais frequentemente implicados como fontes de contato, embora alguns casos humanos tenham sido relacionados a contatos com canários, pombos, patos, perus, galinhas e outras aves. O contato prolongado não é essencial para a transmissão da doença. A infecção humana pode ocorrer após alguns minutos passados no ambiente previamente ocupado por ave infectada. A psitacose nas aves é doença de leve intensidade, manifestada por eriçamento das penas e anorexia. Os pássaros que se recuperam e os que apresentam infecção assintomática podem eliminar as clamídeas durante meses. É provável que o inóculo infeccioso seja muito pequeno, e o contato breve com ambiente contaminado seja suficiente para a transmissão da doença. A transmissão interpessoal é rara.

O período de incubação varia de uma a quatro semanas, e a transmissibilidade dura semanas ou meses.

O agente penetra no corpo humano por intermédio das vias aéreas superiores e propaga-se através da corrente sanguínea, localizando-se nos alvéolos pulmonares e nas células reticuloendoteliais do baço e do fígado. A invasão dos pulmões ocorre, predominantemente, pela via hematogênica, do que pela extensão direta das vias respiratórias superiores. Verifica-se resposta inflamatória linfocítica na superfície dos alvéolos e nos espaços perivasculares. As paredes alveolares e os tecidos intersticiais do pulmão sofrem espessamento, tornam-se edematosos, necróticos e, em certas ocasiões, hemorrágicos.

Psitacose como doença relacionada com o trabalho

A fonte de infecção da *Chlamydia psittaci* é por intermédio das fezes das aves, dissecadas e disseminadas com a poeira, que são aspiradas pelo ser humano. É rara a transmissão interpessoal pela via respiratória na fase aguda da doença. Acomete trabalhadores de criadouros de aves, de clínicas veterinárias, zoológicos, e de laboratórios biológicos etc. Nos últimos 20 anos, foi constatado aumento de sua incidência, verificando-se casos e epidemias principalmente entre empregados de fábricas de processamento de aves domésticas. De 1988 a 1998, 813 casos de psitacose foram reportados ao Centro de Controle de Doenças (CDC) dos Estados Unidos da América. Suspeita-se que muitos casos não sejam diagnosticados nem notificados (CDC, 2000).

A possibilidade de ocorrência de surtos hospitalares tem sido investigada. Foi relatada em sete pessoas do serviço de enfermagem de um hospital norteamericano, que a contraíram após contato com um trabalhador de aviário internado para tratamento de psitacose (Hughes *et al.*, 1997).

A *Chlamydia pneumoniae* infecta somente seres humanos, com transmissão pessoa a pessoa.

Por sua raridade e relativa especificidade, a psitacose/ornitose poderá ser considerada como "doença profissional" ou "doença relacionada com o trabalho", do Grupo I da Classificação de Schilling, nos trabalhadores de granjas e criadores de aves (patos, gansos, periquitos, pombos etc.), empregados de casas de comércio desses animais, veterinários, guardas florestais e outros em que se confirmem as circunstâncias de exposição ocupacional.

Quadro clínico e diagnóstico

Ambas as clamídeas podem provocar evoluções clínicas semelhantes. A infecção pode ser subclínica, com episódios autolimitados similares à influenza, com cefaleia, síndrome febril, prostração, calafrios, mialgias, distensão abdominal, obstipação ou diarreia, até evolução clínica caracterizada por pneumonia aguda, frequentemente com manifestações extrapulmonares, com delírio, lesões cutâneas roseoliformes similares às da febre tifoide, epistaxe, esplenomegalia, e acometimento das vias aéreas superiores ou inferiores (pneumonia, bronquite, faringite, otite média e sinusite). É rara a observação de complicações tipo pericardite, miocardite, endocardite, tromboflebite superficial, hepatite, encefalopatia. As manifestações clínicas das vias aéreas são próprias de pneumonia atípica.

O exame radiológico é inespecífico e pode revelar lesões pneumônicas que geralmente possuem aparência focal, mas que podem ser difusas, monogêneas, lobares, atelectásicas, em forma de cunha, nodulares ou miliares. Às vezes ocorre quadro pneumônico extenso, enquanto a sintomatologia pulmonar pode ser muito pobre, com pouca tosse ou escarro mucopurulento. O pulso é lento e sua elevação progressiva, com taquipneia, é de mau prognóstico. A evolução pode ser favorável (com convalescença prolongada) ou grave, com letalidade que chega a 30%.

O diagnóstico laboratorial se baseia no aumento em quatro vezes nos títulos da reação de fixação do complemento entre as fases aguda e a convalescença, obtidos com intervalo de duas a três semanas entra cada coleta. Na presença de quadro clínico sugestivo, títulos de 1:32 podem ser considerados como evidência de infecção. O isolamento do agente no sangue ou em secreções, além da cultura de tecidos, apesar de possível, é de difícil execução, requerendo laboratórios especializados para sua realização.

O diagnóstico diferencial deve ser feito com pneumonia viral aguda, causada por rickettsia ou mycoplasma, endocardite com cultura negativa. Havendo alterações cutâneas, deverá ser feito diagnóstico diferencial com febre tifoide.

Tratamento

Ambas as clamídeas são suscetíveis às tetraciclinas e aos macrolídeos, e resistentes às sulfonamidas. A terapêutica antimicrobiana para a infecção pela *C. pneumoniae* pode ser difícil, e a resposta clínica pouco notável, entretanto, para a *C. psitassi* observa-se recuperação rápida com defeverscência clínica em 24 a 48 horas. Em adultos, usar: tetraciclina, 30 mg/kg/dia, VO, de 6/6 horas, durante 14 a 21 dias. Em crianças com idade inferior a sete anos, deve ser usada eritromicina, 30-40mg/kg/dia, VO, de 6/6 horas. A melhora ocorre em 48 a 72 horas após o início da terapêutica, embora possa ser um pouco mais lenta. Podem ocorrer recaídas, que devem ser tratadas da mesma forma da infecção primária.

Prevenção: controle médico e vigilância

Não existe vacina disponível e nem são desenvolvidas ações específicas de vigilância epidemiológica.

Os casos clínicos devem ser diagnosticados e tratados precocemente, para evitar complicações e transmissão da doença. A notificação da doença é compulsória em alguns estados ou municípios.

A ocorrência de surtos deve ser investigada, devendo ser seguidos todos os passos indicados na Introdução deste Capítulo. Devem ser investigadas as condições gerais dos ambientes de trabalho, como ventilação, temperatura, umidade, limpeza do ambiente, organização do trabalho, existência de facilidades para a higiene pessoal (chuveiros, lavatórios) e disponibilidade de equipamentos de proteção individual adequados – vestuário limpo, luvas, botas, proteção para a cabeça etc. Deve ser recomendada a adoção, por parte das empresas, de medidas de controle dos riscos ambientais que forem identificados. As ações de educação em saúde, difusão de informações e comunicação são fundamentais.

As medidas de controle são:

✓ *Gerais*

Educação em saúde para alertar a população sobre os riscos de exposição dos reservatórios, regulamentação da importação, criação e transporte de aves, utilização de antibioticoterapia ou quarentena desses animais, quando indicado. Vigilância dos locais de venda de animais, aviários, granjas. As aves suspeitas de fonte de infecção para o homem devem ser avaliadas por veterinário e eliminadas em caso de infecção.

✓ *Específicas*

Desinfecção concorrente de todas as secreções.
Limpeza terminal.

✓ *Eliminação das fontes de infecção*

Nos locais com aves domésticas infectadas, pode-se eliminá-las ou tratá-las e fazer a desinfecção local.

✓ *Investigação dos contatos*

Identificação da procedência das aves infectadas.

O corpo do animal acometido deve ser submetido à desinfecção antes de eliminado. Pessoas expostas à infecção devem ser observadas quanto ao desenvolvimento de febre ou outros sintomas.

Dengue [Dengue Clássico], relacionado com o trabalho (CID-10:A-90)

O dengue constitui-se em doença aguda febril, endemo-epidêmica, quase sempre benigna, causada por vírus RNA, do gênero *Flavivirus* (família *Flaviviridae)*, com quatro tipos sorológicos conhecidos (1, 2, 3 e 4), e transmitida por intermédio da picada de vetores, os mosquitos do gênero *Aedes* (*Aedes aegypti, Aedes albopictus)*. A gravidade do dengue relaciona-se com o desenvolvimento potencial da forma hemorrágica e a da síndrome de choque. O mosquito torna-se apto a transmitir o vírus de oito a 12 dias de incubação extrínseca, que se segue ao repasto de sangue infectado. A transmissão mecânica também é possível, quando o repasto é interrompido e o mosquito, imediatamente, se alimenta em hospedeiro próximo e suscetível. Não há transmissão por contato direto entre pessoas, nem com as secreções infectadas de uma pessoa para outra sadia, nem por fontes de água ou alimento.

É a arbovirose de maior importância humana, em termos de morbidade e mortalidade. Acredita-se que, anualmente, mais de 100 milhões de pessoas, habitantes de 61 países tropicais de todo o mundo, se infectem com o vírus do dengue. A Organização Panamericana de Saúde desenvolveu, nas décadas de 50 e 60, campanhas para a erradicação do *A. aegypti*, entretanto, nos anos 70 houve descontinuidade destes programas, o que determinou a situação de gravidade epidemiológica vista na atualidade. A reemergência do dengue e o aparecimento da síndrome da febre hemorrágica e do choque representam problemas de saúde publica da maior importância para as Américas. A reemergência do dengue pode também ser creditada, além da descontinuidade do controle vetorial, à priorização de programas de controle da forma adulta do vetor, a ausência de saneamento básico, o deslocamento cada vez maior de pessoas de uma região para outra, e a possível circulação mais rápida dos vírus. O Brasil é responsável por 80% dos casos de dengue registrados nas Américas. O primeiro surto de dengue com evolução hemorrágica e de choque ocorreu, nas Américas, em Cuba, em 1981, em decorrência, provavelmente, da introdução de nova cepa (tipo 2) do vírus de origem asiática. A mesma cepa se espalhou por outros países, inclusive o Brasil, associada com casos graves.

Durante o repasto sanguíneo o mosquito transmissor inocula o vírus do dengue, que se multiplicará nos linfonodos adjacentes, em seguida, nas células musculares (lisas e estriadas) e nos fibroblastos. O vírus, a seguir, dissemina-se pelo plasma ou pelos macrófagos. A infecção primária estimula a produção de IgM, atingindo níveis detectáveis a partir do quarto dia do início das manifestações clínicas, elevando-se do sétimo ao oitavo, declinando, desde então, em alguns meses.

As imunoglobulinas IgG surgem a partir do quarto dia de sintomatologia e atingem o máximo nas duas semanas seguintes, sendo detectáveis por vários anos, conferindo imunidade contra o sorotipo infectante, provavelmente por toda a vida. O surgimento de dengue hemorrágico parece relacionar-se com o surgimento de cepas com maior virulência, com infecções sequenciais por diferentes sorotipos em período de três meses a cinco anos, e com multicausalidade (idade abaixo de 15 anos, sexo feminino, etnia branca, bom estado nutricional, várias doenças como *diabetes mellitus*, asma brônquica, anemia falciforme, preexistência de anticorpos e intensidade de resposta imune, vírus tipo 2, existênca de população suscetível, presença de vetor eficiente, alta densidade vetorial).

Na forma hemorrágica do dengue ocorrem as seguintes alterações fisiopatológicas: permeabilidade vascular aumentada, que determina a perda de plasma do compartimento vascular, com hemoconcentração consequente, diminuição da pressão de pulso e outros sinais de baixa perfusão periférica; e a alteração da homeostase, que envolve: mudanças vasculares, trombocitopenia e coagulopatia.

O período de incubação da doença é de três a 15 dias, em média cinco a seis dias. O período de transmissibilidade ocorre durante o período de viremia, que começa um dia antes da febre até o sexto dia de período de estado da doença.

O nome completo da doença, quando o agente etiológico for conhecido, será dengue por vírus tipo 1, 2, 3 ou 4.

Dengue como doença relacionada com o trabalho

O *dengue relacionado com o trabalho* tem sido descrito em trabalhadores que exercem atividades em zonas endêmicas, em trabalhos de saúde pública e em laboratórios de pesquisa, entre outras atividades em que a exposição ocupacional pode ser identificada.

O dengue pode ser considerado como "doença relacionada com o trabalho", do Grupo II da Classificação de Schilling, uma vez que as circunstâncias ocupacionais da exposição aos mosquitos vetores *(Aedes)* ou aos agentes infecciosos *(Flavivírus)* podem ser consideradas como *fatores de risco*, no conjunto de fatores associados com a etiologia desta doença infecciosa.

Quadro clínico e diagnóstico

As manifestações clínicas do dengue podem ser agrupadas em três grupos pricipais: forma indiferenciada, febre do dengue clássico, e febre hemorrágica do dengue/síndrome do choque. A forma indiferenciada assemelha-se à síndrome gripal. O dengue clássico manifesta-se por início abrupto de febre (39-40°C), cefaleia intensa, dor retrocular, mialgias, artralgias, e queixas gastrintestinais (vômitos, anorexia). Pode surgir exantema morbiliforme centrífugo no terceiro ou quarto dias de doença e, às vezes, fenômenos hemorrágicos discretos (epistaxes, gengivorragia, hematúria, hemorragia gastrintestinal, metrorragia, petéquias). Pode haver micropoliadenopatia e hepatomegalia. A febre costuma ceder em até seis dias, persistindo apenas fadiga e depressão, que podem permanecer por semanas. São raras as manifestações neurológicas e psiquiátricas, como: depressão, coma, delírio, surdez, sonolência, tremores, convulsões, e irritação meníngea (Tabela 28.6). O dengue hemorrágico apresenta-se, em seu início, à semelhança da forma clássica do dengue, com evolução rápida para manifestações hemorrágicas ou de derrame seroso, instabilidade hemodinâmica e choque. A temperatura corpórea eleva-se subitamente, e surgem náuseas, vômitos, mialgia e artralgia. Pode ocorrer faringite. São observadas petéquias no segundo ou terceiro dia, especialmente, na face, palato, axilas, extremidades. A prova do laço positiva é comumente observada. Observa-se que, nas formasleves ou moderadas, há rápida defervescência da temperatura, entretanto, nos casos graves, em três a sete dias, ocorre deterioração do estado geral, surgindo choque. O paciente torna-se agitado, com dor abdominal, evoluindo com letargia, afebril e com sinais de insuficiência circulatória (pele fria, lívida, sudorética, congesta; taquisfigmia; cianose perioral). A pressão arterial sistêmica torna-se convergente, surge hipotensão arterial sistêmica, acidose metabólica, coagulação intravascular disseminada, bradicardia e arritmia sinusal. A forma hemorrágica pode ser classificada em: Grau 1: febre e sintomatologia inespecífica, prova do laço positiva, plaquetopenia (inferior a 100.000/mm^3), hemoconcentração, ausência de sangramento espontâneo; Grau 2: plaquetopenia, hemoconcentração, presença sangramento espontâneo; Grau 3: plaquetopenia, hemoconcentração, insuficiência circulatória com pulso fino e taquisfigmia, redução de 20 mmHg da pressão arterial sistêmica, pele pegajosa e fria, agitação (hipotensão e hipovolemia); Grau 4: plaquetopenia, hemoconcentração, choque com ausência de pulsatilidade e de pressão arterial sistêmica. As formas clínicas menos frequentes caracterizam-se pelo acometimento do sistema nervoso, com encefalite, polineuropatia (síndrome de Reye, de Guillain-Barré), que podem surgir durante o período de estado da doença ou na sua convalescença. Pode ser observada também hepatite, com icterícia e elevação das aminotransferases (transaminases). Podem ser encontradas em regiões endêmicas formas assintomáticas do dengue, diagnosticadas em inquéritos epidemiológicos.

Os exames laboratoriais podem mostrar:

- Hemograma: leucopenia, às vezes leucocitose; linfocitopenia ou linfocitose com atipia linfocitária; hemoconcetração (aumento do hematócrito em 20% do valor basal ou valores superiores a 40% em mulheres e a 45% em homens);
- Plaquetas: normais ou discretamente reduzidas;
- Coagulograma: aumento no RNI e no tempo de tromboplastina parcial ativado, diminuição do fibrinogênio;
- Métodos virológicos (até o sexto dia): culturas, testes imunoenzimáticos, radioimunoensaios ou PCR;

- Métodos sorológicos: o MAC-ELISA (captura de IgM) necessita de uma amostra e é o melhor exame para a vigilância epidemiológica;
- Ultrassonografia: objetiva identificar a presença de líquido na cavidades serosas, o que ajuda a definir critério para diagnóstico de síndrome hemorrágica

As *deficiências* ou *disfunções* serão avaliadas em função da natureza da complicação ou sequela, não sendo específicas para o dengue.

O diagnóstico diferencial deve ser feito com gripe, rubéola, sarampo, febre amarela, leptospirose, malária, hepatites infecciosas, e outras febres hemorrágicas.

Tratamento

O tratamento das formas benignas indiferenciadas e clássicas é ambulatorial, sintomático, e consiste em repouso, observação clínica, e uso de sintomáticos (ibuprofeno e dipirona), e de reposição hídrica. Não usar ácido-acetilsalicílico e evitar paracetamol devido ao risco de hepatopatia.

As manifestações graves de hemorragia e choque devem ser tratadas em centros de tratamento intensivo, e requerem reposição volêmica e abordagem da síndrome de coagulação intravascular disseminada. O período crítico se dá após o terceiro dia de doença. Estão indicados o uso de expansores plasmáticos em casos não responsivos às medidas de hidratação iniciais, podendo ser úteis a administração de albumina humana, plasma ou poligelina. Evitar o uso de dextran, devido ao seu risco potencial de agravar as manifestações hemorrágicas. A administração de concentrado de hemácias pode ser feita diante de grandes sangramentos. A transfusão de plaquetas é raramente necessária.

Não é necessária a confirmação etiológica do diagnóstico de dengue para iniciar a terapêutica. Em casos de acidose metabólica e coagulação intravascular disseminada o óbito pode evoluir em 24 horas, caso não seja estabelecido um programa terapêutico.

Os sinais de alerta do dengue hemorrágico são: dor abdominal intensa e contínua, agitação ou letargia, vômitos persistentes, pulso rápido e fino, hepatomegalia dolorosa, extremidades frias, derrames serosos, cianose, sangramentos espontâneos ou prova do laço positiva, lipotímia, hipotensão arterial sistêmica, sudorese profusa, aumento súbito do hematócrito, diminuição da diurese, melhora súbita da curva térmica até o quinto dia de período de estado, taquicardia.

A mortalidade associada ao dengue é inferior a 1%, sendo mais grave em idosos, ou em pessoas com doenças alérgicas, com doença pulmonar obstrutiva generalizada crônica, ou com cardiopatias.

Prevenção: controle médico e vigilância

A vigilância busca o controle da ocorrência da doença priorizando o combate ao mosquito transmissor, através de ações de saneamento ambiental, orientação da população para diminuir os criadouros das larvas do *Aedes aegypti* (vasos de plantas, poças de água, vasilhas, pneus etc.) e o combate químico, utilizando-se inseticidas (inseticida *Abate*) nas áreas infestadas. O tratamento de focos e áreas perifocais requer ciclos de borrifação e verificações trimestrais. O tratamento com nebulização com ultrabaixo volume (UBV) é feito em ciclos semanais, com verificação mensal por amostragem de domicílios. Estes tratamentos devem ser mantidos até que os índices de infestação predial sejam inferiores a 3%. Outras medidas eficazes são constituídas por saneamento básico e a participação solidária da comunidade em busca de erradicação de focos dos mosquitos vetores.

O dengue é doença de notificação compulsória e investigação obrigatória, principalmente quando se trata dos primeiros casos de dengue clássico diagnosticados em uma área, ou quando se suspeita de dengue hemorrágico.

Para a vigilância dos casos relacionados ao trabalho, devem ser seguidos todos os passos indicados na Introdução deste Capítulo. Devem ser investigadas as condições gerais dos ambientes de trabalho, como ventilação, temperatura, umidade, limpeza do ambiente, organização do trabalho, existência de facilidades para a higiene pessoal (chuveiros, lavatórios) e disponibilidade de equipamentos de proteção individual adequados – vestuário limpo, luvas, botas, proteção para a cabeça etc. Deve ser recomendada a adoção, por parte das empresas, de medidas de controle dos riscos ambientais que forem identificados, especialmente a eliminação de criadouros das larvas. As ações de educação em saúde, difusão de informações e comunicação são fundamentais.

Tabela 28.6. Principais sinais e sintomas observados em 505 pacientes com dengue

Sinais e sintomas	Número (%)
Febre	501 (99,2)
Cefaleia	470 (93,1)
Artralgia	405 (80,2)
Mialgia	338 (66,9)
Anorexia	338 (66,9)
Astenia	338 (66,9)
Dor retrocular	323 (63,9)
Vômitos	282 (55,8)
Exantema	185 (36,6)
Prurido	130 (25,7)
Náuseas	104 (20,5)
Diarreia	65 (12,8)
Fotofobia	46 (10,3)
Tontura	25 (4,9)
Sangramento nasal	14 (2,7)
Gosto amargo na boca	14 (2,7)
Linfadenomegalia	10 (1,9)
Parestesias em membros inferiores	1 (0,2)
Tosse	1 (0,2)

Ministério da Saúde, 1994.

Febre amarela relacionada com o trabalho (CID-10: A-95)

A Febre Amarela é doença infecciosa aguda que ocorre, na maioria das vezes, de forma subclínica ou leve, constituindo-se em importante problema de saúde pública no país, causando dezenas de casos de óbitos anualmente. Comporta-se epidemiologicamente de duas formas distintas, o tipo urbano e o silvestre. A febre amarela urbana é considerada erradicada no Brasil desde a década de 40.

O agente etiológico é um vírus RNA, da família *Flaviviridae*, grupo *Flavivirus*, com transmissão por intermédio da picada do mosquito infectado *Aedes aegypti*. Os mosquitos desenvolvem-se em depósitos de água da copa de árvores, e infectam o homem que penetra em seu *habitat*, em geral, pessoas do sexo masculino, adultos, pertencentes a áreas não endêmicas e que vão trabalhar em construção de estradas, desmatamentos e projetos agropecuários. Os macacos da região são os hospedeiros naturais dos vírus e o homem o é acidentalmente. As regiões onde predominam a forma silvestre são o norte do Pará e o Centro-Oeste (Goiás, Mato Grosso, Mato Grosso do Sul). O vírus da febre amarela circula em áreas de mata nas regiões Norte (Acre, Amapá, Amazonas, Pará, Rondônia, Roraima, Tocantins), Centro-Oeste (Distrito Federal, Goiás, Mato Grosso, Mato Grosso do Sul), e Nordeste (Bahia, Piauí, Maranhão). Há registros de surtos em algumas regiões de São Paulo, Paraná, Santa Catarina, Minas Gerais e Rio Grande do Sul.

A contaminação do vetor ocorre durante o período de viremia do paciente, que corresponde a três a cinco dias a partir do início da doença. O período de incubação é de três a seis dias após a picada do mosquito e o período de transmissibilidade é de 24 a 48 horas antes do aparecimento dos sintomas, até três a cinco dias após.

Febre amarela como doença relacionada com o trabalho

A febre amarela persiste na América do Sul apenas como enzootia de macacos, tendo por transmissores mosquitos dos gêneros *Haemagogus* e *Aedes*. Os casos humanos, pouco numerosos, incidem, agora, entre as pessoas que trabalham ou mantêm contato com as florestas. A febre amarela urbana tem o homem como único reservatório e, como transmissor, na América do Sul, o *Aedes aegypti*.

Outros trabalhadores eventualmente expostos, por acidente, incluem os que exercem atividades de Saúde Pública, os que trabalham em laboratórios de pesquisa, os agricultores e trabalhadores florestais de maneira geral, principalmente em extração de madeira em áreas e regiões afetadas.

Por sua raridade e relativa especificidade, a febre amarela, em determinados trabalhadores, poderá ser considerada como "doença profissional" ou "doença relacionada com o trabalho", do Grupo I da Classificação de Schilling.

Quadro clínico e diagnóstico

As manifestações clínicas variam desde benignas, inespecíficas, até graves e fulminantes, caracterizadas por disfunção de múltiplos órgãos, em particular por hemorragias. A forma grave ocorre em 20% dos casos, e inicia-se abruptamente, com o chamado "período de infecção", que se caracteriza por febre, calafrios, cefaleia intensa, dor lombossacral, mialgia generalizada, anorexia, náuseas, vômitos, hemorragias gengivais de pequena intensidade, conjuntivais ou epistaxe. A sua duração é de três dias, e melhora por 24 horas, com aparência de cura, entretanto, segue-se ao "período de remissão" com o reaparecimento de hematêmese, dor abdominal alta, diarreia intensa, icterícia, equimoses, petéquias, sangramentos em punções venosas periféricas, epistaxes, gengivorragias, melena, metrorragia, caracterizando o "período de intoxicação" (mais grave). Pode haver lesão renal com elevação dos níveis de ureia e creatinina. Pode haver insuficiência hepática, diminuição do nível de consciência e até coma. O óbito decorre de falência múltipla de órgãos. É frequente a observação de infecção bacteriana secundária, com desenvolvimento de septicemia e peritonite associada com diálise peritoneal.

O diagnóstico é sugerido pela história de viagem à área endêmica, que coincide com o período de incubação, que em média varia entre seis a 10 dias.

Os exames laboratoriais mostram:

- Hemograma: leucopenia, trombocitopenia, hemoconcentração;
- Provas hepáticas e testes de coagulação alterados (RNI, tempo de tromboplastina parcial ativado);
- ECG com alterações no segmento ST-T;
- Testes virológicos: o vírus é mais facilmente isolado do soro obtido durante os primeiros quatro dias de doença, existindo, porém, relatos de isolamento viral do soro após períodos tão tardios quanto 14 dias. As técnicas de isolamento viral mais utilizadas, a partir de material clínico, são as técnicas de inoculação intracerebral em camundongos, inoculação intratorácica em mosquitos ou inoculação em culturas de células de mosquito; e
- Testes sorológicos: são métodos imunoenzimáticos de detecção para anticorpos IgM (fixação do complemento, inibição de hemaglutinação, neutralização, imunofluorescência indireta, MAC-ELISA), na primeira semana de doença. A fixação do complemento pode detectar a IgM mais tardiamente. A distinção entre anticorpos produzidos pela vacina de febre amarela ou por infecções causadas por outros flavivírus e a infecção por vírus selvagem da febre amarela é problema prático que ainda não foi resolvido no diagnóstico sorológico.

O diagnóstico diferencial das formas leves e moderadas inclui todas as doenças febris, enquanto as formas graves clássicas ou fulminantes devem ser diferenciadas da síndrome gripal, hepatites graves fulminantes, leptospirose, septicemias, malária por *P. falciparum*, e dengue hemorrágico.

Tratamento

Os quadros clássicos ou fulminantes exigem internação para adoção de tratamento sintomático de suporte, de acordo com as manifestações e evolução da doença.

Prevenção: controle médico e vigilância

A vigilância visa impedir a reurbanização da doença e manter a Febre Amarela Silvestre sob controle. É doença de notificação compulsória internacional (deve ser comunicada imediatamente, pela via mais rápida, às autoridades sanitárias) e que impõe investigação epidemiológica de todos os casos.

A principal medida de controle é a vacinação, que confere proteção próxima a 100%. É administrada em dose única, com reforço a cada 10 anos, a partir dos seis meses de idade, nas áreas endêmicas e para todas as pessoas que se deslocam para estas áreas. Com a infestação do *Aedes aegypti* em grande parte dos municípios brasileiros, foi ampliada a área em que a vacina antiamarílica está sendo administrada, na rotina do Programa Nacional de Imunização (todos os municípios que pertencem às áreas enzoóticas e epizoóticas da infecção). O combate ao *Aedes aegypti*, através de ações educativas para redução dos criadouros dos mosquitos dispostos no meio ambiente (vasos, pneus, vasilhas descartáveis etc.) constitui medida eficiente na redução do risco de urbanização do vírus.

Para a vigilância dos casos relacionados ao trabalho, devem ser seguidos todos os passos indicados na Introdução deste capítulo. Devem ser investigadas as condições gerais dos ambientes de trabalho, como ventilação, temperatura, umidade, limpeza do ambiente, organização do trabalho, existência de facilidades para a higiene pessoal (chuveiros, lavatórios) e disponibilidade de equipamentos de proteção individual adequados – vestuário limpo, luvas, botas, proteção para a cabeça etc. Em laboratórios, devem ser adotadas normas de biossegurança. Em áreas externas, como florestas, durante a extração de madeira, deve-se atentar para a presença do vetor. Deve ser recomendada a adoção, por parte das empresas, de medidas de controle dos riscos ambientais que forem identificados, incluindo a vacinação dos trabalhadores em áreas de risco. As ações de educação em saúde, difusão de informações e comunicação são fundamentais.

Hepatites virais relacionadas com o trabalho (CID-10: B-15– B-19)

A hepatite é conhecida desde a mais remota antiguidade, porém sua história moderna se inicia em 1947, quando McCallum sugere a possibilidade de existência de dois tipos de hepatite (A e B), com epidemiologias diferentes. No princípio dos anos 60, o geneticista Blumberg descobre o antígeno Austrália, que Prince associa com a hepatite B. A partir deste momento, várias descobertas surgem em sequência (identificação dos vírus, composição antigênica e caracterização genética), permitindo o início de classificação sistemática, melhor entendimento das manifestações clínicas e laboratoriais, obtenção da imunoglobulina hiperimune e vacinas que ajudam a prevenir grande parte dos casos.

Hepatite é termo genérico que traduz inflamação do fígado. Designa, convencionalmente, alterações degenerativas ou necróticas dos hepatócitos. Pode ser aguda ou crônica, e ter como causa vários agentes infecciosos ou de outra natureza. O processo inflamatório do fígado é caracterizado pela *necrose hepatocelular difusa* ou irregular, afetando todos os ácinos.

Estão implicados como responsáveis pelas hepatites virais pelo menos sete vírus, cinco deles bem estabelecidos, sendo indicados como: vírus da hepatite A (VHA), vírus da hepatite B (VHB), vírus da hepatite C (VHC), vírus da hepatite D (VHD), e vírus da hepatite E (VHE); e, recentemente, os vírus G/GB-C e TT, ainda por ser estabelecida a sua importância clínica e epidemiológica.

A hepatite aguda viral apresenta, em geral, semelhança clínica, independentemente do vírus por ela responsável, e caracterizada pelos períodos de: incubação, prodrômico, estado, e convalescença. O período de incubação possui duração de duas a 24 semanas. É sucedido pelo prodrômico, caracterizado pela presença de síndrome febril, astenia, mialgias, cefaleia, náuseas, vômitos, artralgias, que perduram por poucos dias. Essa sintomatologia, apesar de inespecífica, pode sugerir a presença de hepatite. O período de estado segue ao pródromo, sendo caracterizado, tipicamente, por colúria, icterícia, e hipocolia fecal, com ou se prurido cutâneo. Pode haver hepatoesplenomegalia. Pode haver evolução aguda com insuficiência hepática aguda e grave (atrofia amarela aguda) com encefalopatia, hemorragias, coma, e morte. A maioria das hepatites agudas virais, entretanto, é anictérica, o que torna o seu diagnóstico pouco provável na fase aguda. O período de convalescência sucede ao período de estado, sendo caracterizado nos casos que evoluem para a cura, pela regressão da sintomatologia. O diagnóstico da hepatite pelos VHB e VHC, em muitas situações, só é realizado na fase crônica, ou durante exames admissionais ou de doações de sangue. As manifestações clínicas são pouco sintomatológicas quando a hepatite evolui para a cronificação, e a doença só passa a ser reconhecida quando surgem complicações da progressão para cirrose ou hepatocarcinoma. Os pacientes com a forma crônica podem apresentar manifestações inespecíficas como: fadiga, mal-estar, artralgias, anorexia, emagrecimento. As hepatites B e C podem evoluir com manifestações extra-hepáticas em que predominam, respectivamente, edema angioneurótico, poliartrite nodosa, glomerulonefrite; e, crioaglutiinemia mista, glomerulonefrite, linfomas, tireoidite. A hepatite crônica avançada, independentemente do agente, pode apresentar sinais de insuficiência hepática, como: aranhas vasculares, telangiectasias, angiomas, eritema palmar, icterícia, anasarca, ascite, giencomastia, queda dos cabelos.

Hepatite A

É determinada por um pequeno enterovírus sem envelope, da família *Picornaviridae*, gênero *Hepatovírus*, constituído por uma hélice simples de ácido ribonucleico (RNA). Predomina em crianças, especialmente, em países em desenvolvimento ou nas famílias de baixa renda, situações em que predominam as péssimas condições higiênico-sanitárias, que proporcionam a sua transmissão pela via fecal-oral. A inativação do VHA pode ser conseguida pela fervura por um minuto, pelo contato com formaldeído e cloro, ou pela irradiação ultravioleta. A hepatite A tem período de incubação de aproximadamente quatro semanas. O vírus é encontrado no fígado, bile, fezes e no sangue durante o final do período de incubação e na fase pré-ictérica aguda da doença. Apesar da persistência do vírus no fígado, a disseminação viral nas fezes, a viremia e a infectividade diminuem rapidamente, logo que se evidencia a icterícia.

O VHA apresenta distribuição mundial. A principal via de contágio é fecal-oral, por contato inter-humano ou através de água e alimentos contaminados. Contribuem para a transmissão a sua estabilidade no meio ambiente e a grande quantidade de vírus presente nas fezes dos indivíduos infectados. Não existem portadores assintomáticos. Os chimpanzés e saguis podem se infectar naturalmente, mas só constituem fonte importante de contágio para profissionais que mantêm contato com estes animais. A disseminação está relacionada com o nível socioeconômico da população. Existem poucos dados recentes sobre a soroprevalência na população de nosso meio, uma vez que não é doença de notificação compulsória.

Hepatite B

O VHB pertence ao grupo de vírus Hepadna-vírus. É constituído, microscopicamente, de três tipos de partículas: um envoltório lipídico que contém o antígeno de superfície (HBsAg) e recobre as partículas de Dane, que são esféricas e constituem o vírion completo. Estas partículas são compostas por um núcleo central denso (*core*) que possui uma proteína (HBcAg). Esta proteína interna do *core* induz a formação de anticorpos específicos (Anti-HBc) pelos indivíduos infectados. O antígeno *core* não é secretado, por isso é muito difícil sua detecção no sangue circulante, diferentemente do que ocorre no fígado doente, onde é muito abundante. Na zona central da partícula de Dane observa-se, ainda, a presença do ácido nucleico viral (DNA-VHB), e outro antígeno denominado antígeno "e" (HBeAg). Este antígeno é secretado e facilmente detectado no sangue. Ele induz a formação de anticorpos específicos (Anti-HBe), que normalmente se relacionam com a parada da replicação viral.

A Organização Mundial de Saúde calcula que cerca de 300 milhões de pessoas estão cronicamente infectadas pelo VHB no mundo. Nos Estados Unidos da América ocorrem anualmente aproximadamente 200.000 casos novos, sendo de 33 a 50% os casos sintomáticos, e de 18.000 a 30.000 novas infecções crônicas. Esses grupos são mais suscetíveis a complicações, e constituem fonte de infecção para outras pessoas.

Na América do Sul a prevalência do HBsAg aumenta no sentido Sul-Norte, sendo de 0,5 a 1,0% no Chile, Argentina, Uruguai e sul do Brasil. A prevalência do HbsAg em diversas regiões brasileiras é variável, sendo moderada (1,5 a 3,0%) no Nordeste e Centro-Oeste, elevada (5 a 15%) na região Amazônica, intermediária (1 a 3%) no Sudeste entre doadores de sangue. Observa-se que a prevalência do HbsAg é de 1,5% em Campinas, 1,7% em Londrina, 1 a 2% em São Paulo e 2% no Rio de Janeiro.

A transmissão do VHB ocorre por intermédio de: fluidos corpóreos, sangue e derivados, exposições perinatais, relações sexuais, transplante de órgãos, seringas compartilhadas por usuários de drogas injetáveis, lesões de pele, e picadas acidentais de agulhas. Em 30% das vezes a transmissão da infecção pelo VHB não é possível ser identificada, o que dificulta a elaboração de estratégias eficientes para a prevenção vacinal da hepatite B.

Acredita-se que o VHB não exerça efeito citopático direto sobre os hepatócitos, existindo evidências de que a hepatite B se inicie por resposta imune-celular dirigida contra antígenos virais específicos que levarão ao dano hepático.

As manifestações clínicas da hepatite B variam desde uma doença aguda autolimitada, até apresentar curso crônico com evolução para cirrose hepática, ou, como acontece com os portadores sadios, como agressão baixíssima ou nula ao hepatócito.

A hepatite aguda geralmente dura menos de seis meses, e produz degenerações hepatocelulares (necrose focal, corpos acidófilos e apoptose celular), inflamações difusas (ativações de células sinusoidais e células de Kupffer, inflamação das células mononucleares lobulares e portais e endoflebites das vênulas centrais), e regenerações hepatocelulares (mitoses e hepatócitos multinucleados). A hepatite B crônica é definida anatomopatologicamente como doença hepática necroinflamatória difusa e fibrosante, com duração maior que seis meses. O hepatocarcinoma é uma evolução temível da infecção crônica e parece ocorrer após a integração do DNA do VHB ao genoma do hospedeiro (Fig. 28.1).

A manifestação clínica clássica da hepatite pelo VHB consiste em período de incubação que varia de 50 a 180 dias (média de 75 dias), seguido de período prodrômico (pré-ictérico), em que se observa fraqueza, anorexia, febre, mialgia, hepatomegalia e sintomas associados. A presença de ictérico está presente em 20% dos casos, e coincide com a regressão das manifestações clínicas gerais. Neste período ocorre aumento das transaminases e da bilirrubina direta, durante aproximadamente 20 dias. O período de convalescença caracteriza-se pela redução da hepatomegalia e da icterícia.

Hepatite C

A hepatite C é causada por um vírus pequeno (30 a 60 nm de diâmetro), contendo uma molécula de RNA de ca-

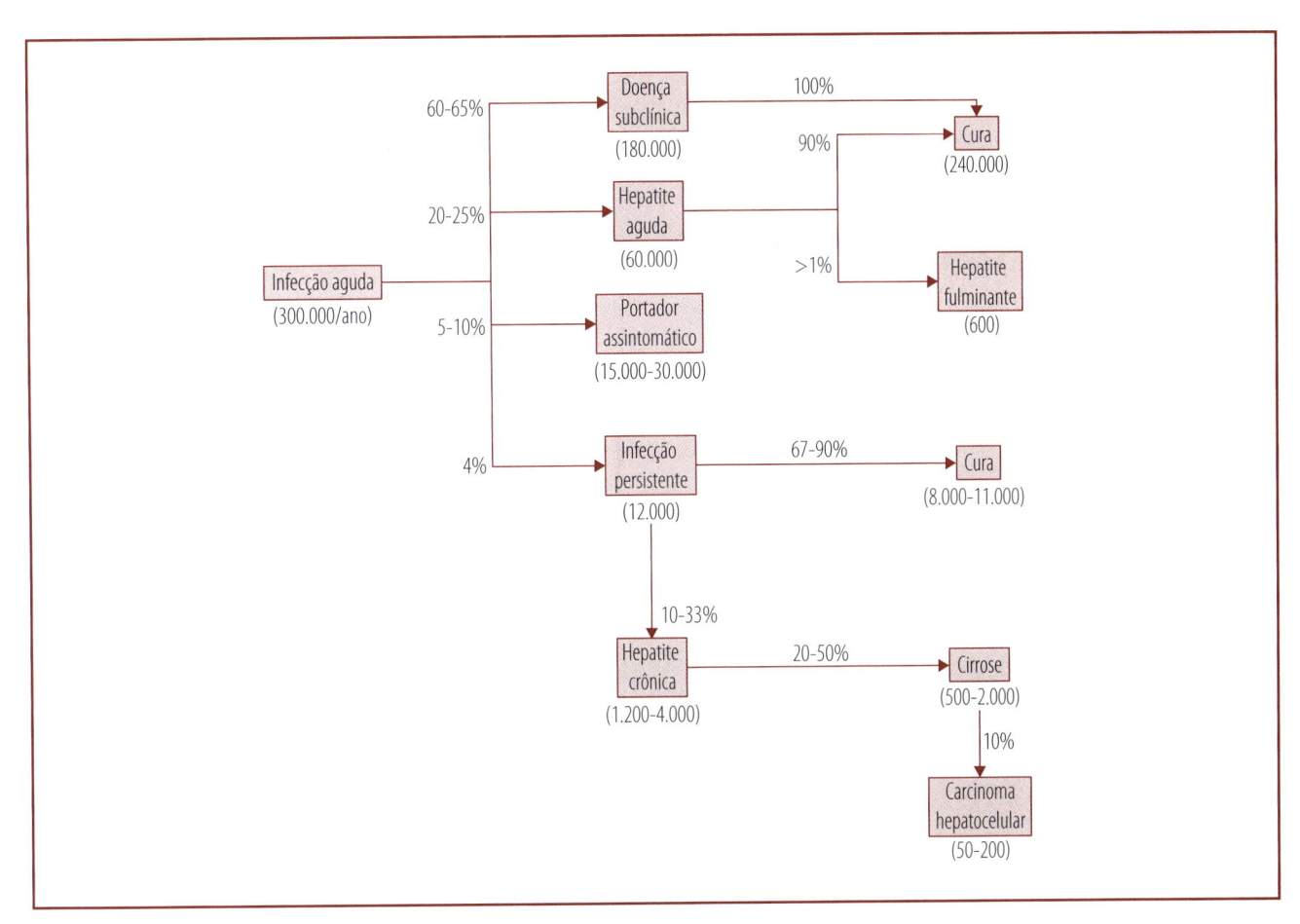

Fig. 28.1. Fluxograma representando as potenciais evoluções para a infecção pelo vírus B.

deia simples no seu núcleo, e um envoltório lipídico. O vírus pertence à família *Flaviridae*, e possui cerca de 30 subtipos, especialmente importantes, os seguintes: 1, 2 e 3 (em todo o mundo); 4 (predominantemente no norte da África e Oriente Médio); 5 (sul da África); e 6 (Vietnã e Hong Kong). O genótipo 1 (sutipo 1b) tem sido considerado como fator preditivo de má resposta ao tratamento com interferon. Os pacientes com esse genótipo tendem a apresentar carga viral mais elevada, o que pode relacionar-se a pior resposta terapêutica. A sua prevalência é universal, sendo de 1 a 5% no Brasil e na Europa oriental; e de aproximadamente 3% na França, da população geral. Em pacientes que contrairam a infecção recentemente, calcula-se que um terço tenha se contaminado no ambiente hospitalar, através de procedimentos invasivos. Nos EUA, a incidência chega a 1,4% em algumas regiões. Cerca de 150.000 novos casos são diagnosticados a cada ano. Estima-se que três a cada 500.000 cidadãos norte-americanos estejam infectados pelo VHC cronicamente, resultando em 8.000 a 10.000 mortes e cerca de 1.000 transplantes de fígado por ano. É observada em todo o mundo, com a estimativa de que em torno de 500 milhões de pessoas estão ou já estiveram infectadas pelo VHC, e que 100 milhões são portadores crônicos. Em países desenvolvidos, a cirrose pelo vírus C é a causa mais comum de indicação de transplante hepático.

A hepatite C constitui-se em um dos mais importantes problemas de saúde pública da atualidade, devido à sua alta prevalência entre doadores de sangue (0,5 a 15%), elevada proporção de evolução crônica, chegando a 80% dos casos. A prevalência de infecção pelo VHC em profissionais da saúde parece semelhante à da população geral, embora exista o risco de contaminação com material perfurocortante.

A alta persistência da infecção reflete a inabilidade do sistema imunológico em produzir resposta antiviral efetiva, e tem sido explicada por dois mecanismos: (1) presença de partículas virais defectivas, e (2) escape imune devido à hipervariabilidade do envelope, que permite a multiplicação viral extra-hepática. Este comportamento é explicável pela infecção pelo VHC tratar-se, possivelmente, de acometimento do sistema linfoide, em que as células CD4 não conseguiriam eliminar as células infectadas pelo processo direto de lise celular, ou pela produção de citoquinas líticas. A teoria do "escape imune" explica o alto grau de sequência variável do envelope e a infecção naturalmente persistente do VHC por mudanças genéticas, com as alterações na antigenicidade do vírus permitindo o escape por parte dos anticorpos neutralizantes.

A via de transmissão mais importante do VHC é a parenteral. A hepatite C é a principal responsável pelas hepatites pós-transfusionais (90% dos casos), que aparecem em 5 a 15% das pessoas politransfundidas. A transmissão sexual e a vertical são também possíveis, porém, menos importantes. Cerca de 40% dos pacientes infectados desconhecem o fator de risco para o VHC (infecção esporádica). A transmissão por ocasião do parto em mãe virêmica é de 4 a 7%, entetanto, se houver coinfecção com HIV, torna-se de 20%. O aleitamento materno não tem sido considerado como fator de risco para a transmissão do VHC.

Os grupos de mais elevado risco são os usuários de drogas ilícitas endovenosas, pacientes em terapêutica dialítica, pessoas em contato domiciliar ou sexual com portadores do vírus, profissionais da área de saúde e indivíduos com condições de higiene precárias. O risco de coinfecção parece ser influenciado por alguns fatores como: sexo feminino, pessoas jovens, etnia negra, grande inóculo intravenoso, nefropatia crônica, agamaglobulinemia, abuso de álcool e coinfecção com outros vírus (VHB e HIV).

A hepatite C aguda apresenta sintomatologia em somente 5 a 10% dos casos. O período médio de incubação é de seis a oito semanas (duas a 26 semanas), dependendo da carga viral adquirida. A fase aguda apresenta icterícia (15 a 20% dos casos), colúria, acolia fecal, hipopirexia, astenia e febre. Existem descrições de casos graves, especialmente quando há associação com o consumo exagerado de álcool ou coinfecção com o VHB ou o HIV. Os índices de aminotransferases e bilirrubinas são menos proeminentes em comparação às hepatites por VHA e VHB. A fase aguda é sucedida, em 55 a 85% das vezes, pela cronificação. Os casos de hepatite sintomática com icterícia evoluem menos para a cronicidade. Na fase crônica, o cansaço fácil e a adinamia constituem-se na sintomatologia mais encontrada. As aminotransferases mostram-se oscilantes ou pouco elevadas, intercalando períodos de normalidade. Os sinais e sintomas específicos relacionados à disfunção hepática, como icterícia, ascite, varizes de esôfago e sangramento digestivo alto, somente aparecem em sua fase avançada. As medidas de albumina sérica e da atividade de protrombina são mais adequadas do que a dosagem de aminotransferases como parâmetro evolutivo da doença, indicando alterações de síntese hepática. A biópsia hepática é o melhor exame para avaliar a extensão e a atividade da doença no portador crônico do VHC. O tempo médio entre a contaminação pelo VHC e o desenvolvimento de cirrose parece ser de 20 anos, sendo mais rápida em pacientes transplantados e coinfectados pelo HIV. O risco de evolução de cirrose nos pacientes com coinfecção crônica pelo HIV é inferior a 4% nas crianças e adolescentes e e até 30% nos que receberam o vírus por transfusão sanguínea em idades mais avançadas. O desenvolvimento de cirrose parece mais acelerado diante de: consumo de álcool, sobrecarga de ferro, coinfecção pelo *Schsitosoma mansoni*, uso de drogas hepatotóxicas.

Os pacientes com hepatite C podem apresentar manifestações extra-hepáticas, tais como crioglobulinemia mista (tipos I, II e III), disfunções tireoidianas, porfiria cutânea tardia, líquen plano, sialadenite linfocitária (Síndrome de Sjogren), dentre outras.

O VHC é o principal agente responsável pelo carcinoma hepatocelular. Pacientes portadores de cirrose hepática pela infecção por vírus C possuem risco anual para hepatocarcinoma de aproximadamente 3%.

Algumas associações podem afetar adversamente o fígado, modificando a apresentação clínica, o curso natural e a resposta terapêutica ao interferon. As principais são a coinfecção pelo VHB ou pelo HIV, e a relação álcool-VHC.

A Fig. 28.2 apresenta as evoluções potenciais para a infecção aguda pelo VHC.

Hepatite D

O VHD (ou Delta) possui RNA circular, com características biológicas peculiares, sendo considerado como um vírus satélite do VHB, isto é, necessita, para a realização de seu ciclo viral completo, do DNA desse vírus. Expressa-se somente em pessoas infectadas pelo VHB. A infecção pelo VHD possui distribuição geográfica heterogênea, estimando-se que existam aproximadamente 20 milhões de pessoas por ele infectadas, entre os 400 milhões de portadores do VHB no mundo. O estado de portador crônico de VHB constitui-se, provavelmente, no principal fator epidemiológico para a disseminação do VHD em áreas de alta endemicidade de infecção pelo VHB, como a Amazônia brasileira, ou em grupos de alto risco, como os toxicômanos, hemodialisados e politransfundidos.

Os mecanismos de transmissão do VHD são idênticos aos do VHB, sendo que o principal está associado à via parenteral.

O período de incubação médio é em torno de 35 dias.

Em razão de sua provável ação citopática direta, que é diferente da ação imunogênica do VHB, o VHD geralmente torna-se patogênico à célula hepática, com efeito citotóxico, provocando morte celular.

As manifestações clínicas da hepatite D assemelham-se, habitualmente, às da hepatite B, mas usualmente a hepatite D é aguda e autolimitada. A coinfecção tem evolução benigna, com a depuração dos dois vírus, entretanto, a superinfecção agrava o prognóstico do portador do VHB. Nas formas crônicas, a ocorrência de esplenomegalia é altíssima, geralmente sem sinais de hipertensão porta.

São descritos três mecanismos de infecção pelo VHD: (1) coinfecção do VHD com o VHB, em pessoas normais; (2) superinfecção pelo VHD em portadores HBsAg; e, (3) infecção latente pelo VHD, sem a aparente assistência do VHB, observada em pacientes transplantados.

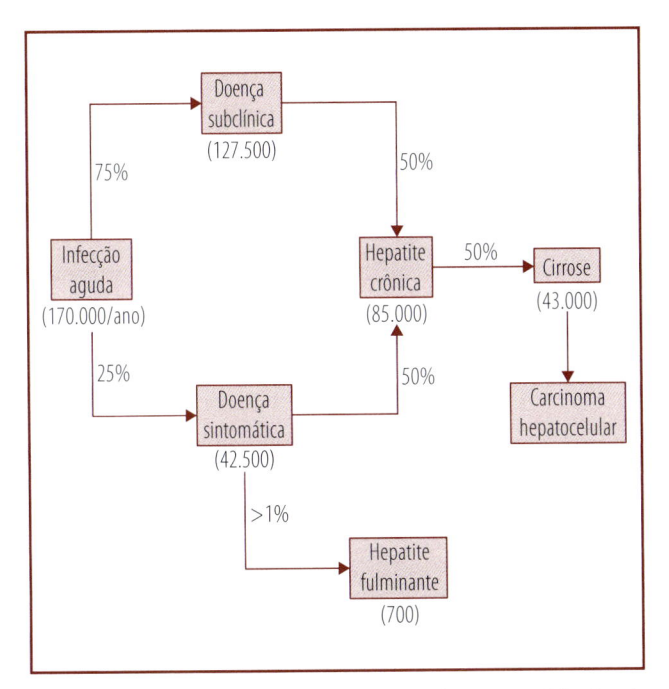

Fig. 28.2. Fluxograma representando as potenciais evoluções para a infecção pelo vírus C.

Na superinfecção pelo VHD em portadores do HBsAg sintomáticos ou assintomáticos, o prognóstico é mais grave do que na coinfecção, já que o VHD encontra nos hepatócitos uma antigenemia preexistente do VHB, condição esta ideal para que o VHD inicie uma multiplicação de maneira explosiva e, em consequência, produza dano hepático grave.

Hepatite E

A hepatite pelo VHE ocorre em epidemias, principalmente após desastres naturais, por contaminação de alimentos ou de reservatórios de água. Parece existir estrita correlação entre as condições higiênico-sanitárias e a infecção pelo VHE. Como a hepatite A, a infecção pelo VHE não evolui para a cronificação. Apresenta, na maioria das vezes, curso benigno, apesar de serem descritos casos de evolução fulminante. A porcentagem de evolução para a forma fulminante ou com insuficiência hepática aguda grave induzida pelo VHE é a mais alta observada em relação aos vírus hepatotrópicos. Estas cifras chegam a 20%, inexplicavelmente, quando a hepatite ocorre por volta do segundo ou terceiro trimestre de gestação.

No Brasil ainda não foi documentada epidemia pelo VHE, entretanto, alguns estudos encontraram prevalências relativamente altas em São Paulo (5,3% em pacientes em hemodiálise e 4,4% em funcionários hospitalares) de anticorpos anti-VHE em adultos jovens, sugerindo que a infecção ocorra de forma endêmica.

O VHE é do tipo RNA, e inicialmente foi classificado como Picornavírus. Atualmente suspeita-se que o VHE seja vírus único, compondo novo gênero dos calicivírus, ou mesmo, nova família de vírus RNA.

Em áreas não endêmicas, a suspeita diagnóstica de hepatite pelo VHE deve estar respaldada na exclusão dos agentes das hepatites A, B e C, além do vírus Epstein-Barr e do Citomegalovírus. A história de procedência ou de viagem a regiões endêmicas deve ser interpretada como forte indício de infecção pelo VHE.

A infecção pelo VHE acomete, principalmente, adultos jovens entre 15 e 40 anos de idade, diferentemente da hepatite pelo VHA, que ocorre mais entre as crianças e os adolescentes.

Entre as mulheres que se encontram no segundo ou terceiro trimestre de gestação pode haver evolução fulminante em 20% dos casos. Na maioria das vezes, entretanto, a evolução é benigna, caracterizada por curso autolimitado, podendo-se observar ou não a expressão clínica da doença. As suas manifestações clínicas são indistinguíveis das outras hepatites virais, caracterizadas pelas quatro fases ou períodos: incubação, prodrômico, ictérico e convalescença, sendo mais frequente apresentar-se com icterícia, e maior gravidade em grávidas.

Hepatite G

Há 20 anos foram isolados dois vírus hepatotróficos identificados como pertencentes à família *Flaviridae*, os vírus da hepatite G (VHG) e da hepatite GB, atualmente considerados como únicos e nomeados como G/VHG-C ou vírus da hepatite G (VHG). Possui distribuição universal, estando mais associado ao VHC, provavelmente, por terem mecanismos comuns de transmissão.

É transmitido pelo sangue contamindo, sendo mais frequente em populações expostas a sangue e hemoderivados, como hemofílicos, usuários de drogas injetáveis e talassêmicos.

É identificado por intermédio de técnicas de biologia molecular.

A sua importância clínica ainda está por ser determinada.

Hepatites virais como risco de natureza ocupacional

Na **Hepatite Viral A,** a fonte de infecção é o próprio homem (raramente macacos), e a transmissão é direta, através das mãos (circuito fecal-oral), da água (hepatite dos "trabalhadores em águas usadas") ou dos alimentos contaminados. Vários surtos têm sido descritos em creches, escolas, enfermarias, e unidades de Pediatria e Neonatologia, com taxas de transmissão que giram em torno de 20% em trabalhadores suscetíveis. Nos EUA, a prevalência em trabalhadores da saúde varia de 35% a 54% (comparado com 38% da população geral).

A maioria dos dados estatísticos que se referem à hepatite A em trabalhadores da saúde aponta os enfermeiros, auxiliares e técnicos de enfermagem como principal grupo acometido ou em risco. Dentre os médicos e dentistas, aqueles que lidam com crianças estão mais expostos.

Estudo realizado em 10 hospitais em Paris reporta alta soroprevalência de IgG anti-HAV em trabalhadores médicos, funcionários administrativos, cozinheiros e empregados de cozinha em geral, além de discutir a necessidade de vacinação para alguns grupos (Domart et al., 1999).

Os trabalhadores do setor de lavanderia hospitalar, especialmente os manipuladores de tecidos antes de serem lavados, apresentam taxa elevada de anticorpos IgG para o VHA (Borg, Portelli, 1999).

Os trabalhadores responsáveis pela coleta de lixo estão entre os grupos ocupacionais de risco, na dependência direta de suas condições de trabalho.

Na **Hepatite Viral B,** o vírus é encontrado em todas as secreções e excreções do corpo, mas, aparentemente, apenas o sangue, o esperma e a saliva são capazes de transmiti-lo. A infecção é adquirida, em geral, por ocasião de transfusões, injeções percutâneas com derivados de sangue, uso de agulhas e seringas contaminadas, ou ainda, por relações sexuais, envovelndo heterossexuais ou homossexuais masculinos.

O risco de infecção ocupacional pelo VHB depende da frequência de exposição percutânea ou mucosa ao sangue, fluidos ou secreções corporais contaminadas. Pelo fato do VHB ser muito estável, a transmissão através de outras superfícies biológicas que mantêm contato com membranas mucosas ou solução de continuidade da pele pode ser esperada.

Os trabalhadores da área de saúde em contato frequente com sangue e hemoderivados constituem grupo ao qual a Organização Mundial de Saúde classifica como de risco intermediário de contrair hepatite B, sendo esta a sua doença profissional por excelência.

No Brasil, em 1976, Szpeiter pesquisou o HBs-Ag e o anti-HBs no soro de 750 funcionários do setor de Ciências da Saúde e do Hospital de Clínicas da Universidade Federal do Paraná (médicos, dentistas, técnicos de laboratório e funcionários da enfermagem e de serviços auxiliares), e comparou com 750 indivíduos de população não hospitalar. O autor demonstrou a infecção pelo VHB em 32,7% do primeiro grupo, e 20,1% do segundo grupo, sendo mais altas as taxas encontradas entre os funcionários da enfermagem e de serviços auxiliares (39,6% e 38%, respectivamente) (Szpeiter, 1976).

Santos descreve, em sua dissertação, os riscos de infecção pelo vírus da hepatite B em unidades de hemodiálise (Santos, 1985).

No Hospital das Clínicas de São Paulo, 495 funcionários expostos ao risco de infecção foram testados para pesquisa do HBsAg, anti-HBs e anti-HBc. Foram encontradas amostras soropositivas para, pelo menos, um dos marcadores,em 25,7% dos trabalhadores, sendo mais importante no grupo de auxiliares de enfermagem (35,1%). No grupo controle, constituído por funcionários do hospital cuja atividade profissional não os expunha ao risco de infecção, 8,8% tinham no soro, pelo menos, um dos marcadores estudados (Focaccia, 1986).

A prevalência de marcadores para a hepatite B entre os profissionais de saúde também foi mais elevada, quando comparada aos funcionários administrativos do Hospital Clementino Fraga Filho. Os grupos compostos por cirurgiões e aqueles que lidavam com pacientes em hemodiálise apresentavam índices significativamente superiores (40,0% e 36,4%, respectivamente). Estes mesmos grupos de profissionais relataram taxas de ferimentos durante o trabalho de 93,3% e 77,3%, respectivamente (Coelho et al., 1990).

Foi realizado rastreamento sorológico para os marcadores da hepatite B em profissionais da saúde em Goiânia. A prevalência da infecção foi de 23,4%. O setor de hemodiálise mostrou-se como o de maior risco, com percentual de 77% (Azevedo et al., 1994).

Foi observado resultado semelhante em estudo da prevalência de marcadores sorológicos do VHB, realizado recentemente em trabalhadores hospitalares. Constatou-se que 20,5% dos profissionais que trabalhavam no hospital investigado apresentavam positividade para, pelo menos, um dos três marcadores virais pesquisados (anti-HBc: 8,1%; anti-HBS: 5,2%; HBsAg: 2,9%; anti-HBc e anti-HBs: 4,3%). O grupo-controle apresentou 6,6% de positividade. Os índices mais elevados foram observados em: trabalhadores do laboratório: 24%; pessoal de enfermagem: 23,6%; médicos: 20,8%, e em pessoal do serviço de limpeza: 18,2% (Fernandes et al., 1999).

A prevenção e a profilaxia constituem condições fundamentais para evitar a contaminação ocupacional pelo VHB.

A alta prevalência de marcadores do VHB em profissionais da área de saúde que trabalham em hospitaisparece relacionar-se ao fato de os doentes internados serem portadores crônicos deste vírus,com frequência superior à da população geral, por serem habitualmente mais expostos aos riscos de adquirir a doença (transfusões, diálises, cirurgias etc.). Estima-se que 1,0 a 1,5% de todos os pacientes internados possuem o marcador HBsAg, e, destes, 80 a 90% não serão identificados em nenhum momento durante sua estada no hospital.

A prevalência dos marcadores da hepatite B nos trabalhadores da saúde varia de um país para outro e, no mesmo país, em cada hospital. Possui, entretanto, prevalência significativamente mais elevada do que na população geral. A análise comparativa da prevalência de marcadores entre os trabalhadores hospitalares e doadores voluntários de sangue mostra que o risco de infecção dos trabalhadores é de duas a cinco vezes o da população geral. A incidência de hepatite aguda é também maior nos trabalhadores da saúde, o que constitui argumento definitivo de maior exposição ao risco.

O perigo de infecção é diferente para cada categoria e setor de serviço, sendo maior nas pessoas que possuem contato frequente com sangue e derivados. A máxima prevalência de marcadores sorológicos é observada nas unidades de hemodiálise, bancos de sangue, laboratórios, serviços cirúrgicos e de urgência. O risco é superior para o pessoal de enfermagem e técnicos de laboratório, em comparação com os médicos. Os trabalhadores do setor de limpeza também apresentam risco elevado, devido à frequência de acidentes com material contaminado (este aspecto muitas vezes não é documentado), e ao mais baixo nível socioeconômico, também associado com maior prevalência da hepatite B. A infecção é adquirida, habitualmente, nos primeiros anos de trabalho no hospital. À medida que transcorrem os anos, pelo contato progressivo com pacientes infectados, a prevalência de anticorpos nos trabalhadores segue uma curva ascendente em relação à idade.

Os dentistas também constituem grupo de elevado risco para a hepatite B, tendo sido observada a presença de marcadores em 6,7% de dentistas, comparando-se com 2,4% em advogados. As causas são as frequentes lesões cutâneas, contato com sangue, e exposição aos aerossóis de água e saliva, provenientes do paciente no ato do atendimento. Estudo realizado em Medelín, Colômbia, explicita o grande risco representado pela hepatite B aos cirurgiões-dentistas (Jaramillo, De Plaza, Giraldo, 1984). Em tese apresentada à Universidade Federal de Minas Gerais, Baldy estudou a prevalência, medidas preventivas adotadas e a resposta imune vacinal à hepatite B em 250 dentistas (não vacinados) do norte do Paraná. Constatou que 1,6 e 24,4% tinham infecção crônica pelo VHB (presença do HBsAg), e eram imunes à hepatite B (presença do anti-HBsAg e do Anti-HBc), respectivamente. Portanto, 26% dos dentistas já tinham sido infectados pelo VHB, taxa maior do que a observada nos dois grupos-controle (18,2 e 12,8%). O autor chama a atenção para a realização sistemática e obrigatória da pesquisa do anti-HBsAg no soro, um mês após completado o esquema de vacinação, pois, dos 135 dentistas vacinados, houve soroconversão em 81,5% (53,3% apresentaram boa resposta e 28,2% má resposta), e 18,5% não responderam à vacina (Baldy, 1995).

Outros grupos ocupacionais também têm sido apontados, recentemente, como de elevado risco para a exposição e a infecção pelo VHB. Observou-se, na Grécia, alta prevalência de hepatite B em trabalhadores da coleta de lixo urbano, indicando este grupo como candidato à vacinação contra hepatite B (Arvanitidou, 1998). Em Jerusalém, parece que o risco de hepatite pelo vírus B é importante em trabalhadores de abatedouros e de casas de carne, principalmente nos locais onde já existe um trabalhador HBsAg positivo. Acredita-se que o vírus seja transmitido através de focos contaminados pelo sangue, na ocasião de ferimentos (Mevorach, 1999).

O Centro de Controle de Doenças de Atlanta, EUA, em 1986, revelou que cerca de 300.000 casos de hepatite B ocorrem anualmente, 12.000 (4%) em profissionais de saúde, em consequência de exposição ocupacional ao vírus B. Considerando-se a história natural da doença e sua provável evolução, supõe-se que, de 12.000 profissionais de saúde infectados anualmente pelo VHB, 15 morrerão de hepatite fulminante, 1.000 se tornarão infectados cronicamente, pelomenos 200 morrerão de cirrose e 40 por hepatocarcinoma (Hadler, 1990).

Os trabalhadores da área de saúde apresentam chance três vezes maior de contrair **Hepatite Viral C** quando comparados à população geral. O risco depende do tipo de vírus, da carga viral inoculada e do estado de saúde do trabalhador acidentado (Sodeyama et al., 1993).

Mais de 170 milhões de pessoas estão infectadas pelo VHC no mundo. Em 646 trabalhadores da área da saúde que entraram em contato com sangue ou secreções de pacientes com hepatite C, na Itália, observou-se que 4 (1,2%) contraíram a doença. Destes acidentes, 331 foram causados por agulhas ocas, 63 por agulhas de sutura, 42 por objetos cortantes, 85 por contato de superfície mucosa e 125 por contato com a pele. Todos os trabalhadores que se infectaram apresentaram acidentes por agulhas ocas, possivelmente pela maior quantidade de sangue inoculado. O risco de a pessoa se infectar pelo VHC após um acidente com material perfurocortante pode variar de 1,2 a 10%, enquanto que, pelo VIH, é de 0,3% (Piero, Petrosillo e Ippolito, 1995).

A prevalência do VHC em profissionais da área de saúde, por exposições ocupacionais, é variada, chegando até 10%, sua aquisição sendo relacionada a fatores como o tempo de serviço, procedimentos invasivos, acidentes percutâneos e viremia presente no momento do acidente. Esta variação dos índices de contágio pode ser relacionada ao método empregado para diagnóstico, sendo de 6 a 7% e de 10%, respectivamente, quando usadas, em acidentes percutâneos, as técnicas de ELISA II e a reação em cadeia da polimerase (PCR).

Foram analisados, na França, os fatores de risco e as probabilidades de um cirurgião infectar-se pelo VHC durante um ato cirúrgico, tendo sido identificado que 21 cirurgiões se contaminaram a cada 20.000 procedimentos cirúrgicos (Yazdanpanah et al., 1999).

Entre 6.444 dentistas canadenses, em 1998, 67% relataram exposição ocupacional a algum patógeno, sendo que 62% e 29% relataram lesões percutâneas e exposição mucosa, respectivamente. Os fatores de risco relacionados foram: não utilização de um protocolo de proteção, indisponibilidade de recipientes próprios para objetos perfurocortantes e taxa de atendimento superior a 20 pacientes por dia (McCarthy, Koval, MacDonald, 1999).

Outros grupos ocupacionais têm sido investigados como potencialmente expostos ao risco de infecção pelo VHC. Em trabalho realizado pela Universidade da Califórnia-EUA, relatam-se casos de hepatite C contraídos por trabalhadores da rede de esgoto, com fortes indícios de contaminação ocupacional (Brautbar, 1999).

A **Hepatite Viral D** ocorre mais frequentemente em usuários de drogas injetáveis e em hemofílicos. A transmissão nosocomial por este vírus tem sido relatada em pacientes que se submetem à hemodiálise, e existe o risco potencial de infecção em trabalhadores da área de saúde.

Alguns estudos recentes em relação à **Hepatite por vírus** têm demonstrado risco aumentado para a infecção entre profissionais da área de saúde, principalmente em setores de hemodiálise e pós-transplantados renais, sugerindo outros meios de transmissão além da via parenteral (Gartner *et al.*, 1999).

Portanto, em determinados trabalhadores, as Hepatites Virais podem ser consideradas como "doenças relacionadas com o trabalho", do Grupo II da Classificação de Schilling, posto que as circunstâncias ocupacionais da exposição aos vírus podem ser consideradas como *fatores de risco*, no conjunto de fatores de risco associados com a etiologia desta doença infecciosa.

Quadro clínico e diagnóstico

O curso clínico clássico das hepatites virais, como já citado, divide-se em quatro períodos, a seguir: (1) incubação, (2) prodrômico, (3) ictérico e (4) convalescença. A fase prodrômica pode ser assintomática ou apresentar início súbito de febrícula, anorexia, náuseas e, às vezes, vômitos e diarreia, que persistem por poucos dias e, ocasionalmente, indicam a suspeita de hepatite viral. Pode haver cefaleia, mal-estar, mialgias, artralgias, astenia e fadiga, com dor em peso no hipocôndrio direito. Em seguida inicia-se o período de estado, em que se observa diminuição das queixas anteriores, e aparecimento de icterícia com hepatomegalia discreta, pouco dolorosa e esplenomegalia discreta em 20% dos pacientes, colúria e acolia fecal. A maioria das hepatites agudas é anictérica, independentemente da etiologia, tornando o diagnóstico difícil na fase aguda da infecção. Na fase convalescente desaparece a icterícia, com recuperação completa após algumas semanas. A Hepatite B pode evoluir de forma aguda fulminante, principalmente na presença de coinfecção ou superinfecção pelo vírus da Hepatite D. As Hepatites B e C podem evoluir para cronicidade, com ou sem complicações. As manifestações clínicas, nos casos de evolução para as formas crônicas, são pouco evidentes, e a doença só é identificada quando ocorrem complicações da progressão para a cirrose.

Os exames laboratoriais mostram:

- elevação de, pelo menos, 10 vezes o valor normal das aminotransferases (ALT ou TGP e AST ou TGO), predominando a elevação da ALT sobre a AST. A diminuição súbita dos níveis da aminotransferases ocorre na insuficiência hepática aguda grave, com simultaneidade de aumento dos valores das bilirrubinas (necrose maciça dos hepatócitos). A aferição dos valores do RNI pode ajudar, nesse caso, a inferir sobre o prognóstico, uma vez que a vida média dos fatores da coagulação permite antecipar de algumas poucas horas (5 a 7 horas) o risco de insuficiência hepática grave. Os valores das aminotransferases flutuam, durante a evolução das hepatites crônicas, desde discretas até quatro vezes os valores normais, eventualmente muito elevados nos surtos da agudização. À medida que há progressão para a cirrose, os níveis da AST tendem a se tornar mais elevados do que os da ALT, observando-se ainda redução da albuminemia e aumento do RNI;
- elevação das bilirrubinas. As bilirrubinas, mesmo nos pacientes que desenvolvem icterícia, estão pouco elevadas e raramente ultrapassam 10 mg/dL. Nas hepatites colestáticas, as bilirrubinas estão mais elevadas e a medição de fosfatase alcalina e gama-glutamil-transpeptidase podem ajudar a estabelecer o diagnóstico, inclusive avaliar a possibilidade de obstrução das vias biliares por cálculos ou neoplasias. A elevação intensa de gama-glutamil-transpeptidase pode associar-se com intoxicação por álcool ou outra droga;
- antígenos e anticorpos específicos revelados pela sorologia; e
- alterações anatomopatológicas próprias, observadas em tecido hepático retirado por biópsia, quando necessário.
- A fase prodrômica ou pré-ictérica dura, geralmente, de três a 10 dias. A fase ictérica pode durar desde poucos dias até algumas semanas, ainda que as transaminases possam permanecer elevadas por períodos prolongados de um até dois anos, sem indicar, necessariamente, que a infecção tenha se cronificado.

A evolução clínica de cada tipo de hepatite viral apresenta caráter diferente, dependente da virulência da cepa viral e da resposta imunitária de cada pessoa. Nas hepatites agudas benignas, a evolução é para a cura. A cronicidade, com ou sem complicações, não ocorre na HVA nem na HVE. O diagnóstico de cronicidade é essencialmente histopatológico. Não se pode defini-lo só pelas manifestações clínicas, ou pelo tempo decorrido de doença. As evoluções polifásicas (recrudescências) são comuns na HVA, enquanto as formas agudas prolongadas são encontradas com alta e alguma frequência na HVC e na HVA, respectivamente, ambas com bom prognóstico. A alta clínica é dada em função da remissão completa da sintomatologia, exceção feita à persistência de queixa digestiva vaga e à adinamia; ao desaparecimento total ou quase total da icterícia; à normalização das bilirrubinas, das provas de síntese hepática (tempo de protrombina e eletroforese de proteínas); e dos níveis de transaminases.

Diagnóstico sorológico das hepatites virais

✓ *Hepatite A*

O diagnóstico é feito, rotineiramente, pela detecção de anticorpos específicos. A identificação de antígenos ou do RNA do vírus está restrita a laboratórios de pesquisa. A presença de anti-HVA IgM (Anticorpos IgM contra o Vírus A) indica infecção aguda. É detectável logo no aparecimento da sintomatologia, persistindo, em geral, por dois a seis meses, raramente por mais de 12 meses. A detecção de anti-HVA IgG ou Total (Anticorpos Totais contra o Vírus A, comumente referidos como IgG) indica infecção prévia (quando anti-HVA IgM é negativo) ou em curso. Os anticorpos da classe IgG aparecem logo após os da classe IgM, e, com a resolução da doença, os substituem, persistindo por toda a vida. O anti-HVA total não é útil para o diagnóstico de infecção aguda, sendo reservado para a avaliação de imunidade e estudos epidemiológicos (Fig. 28.3).

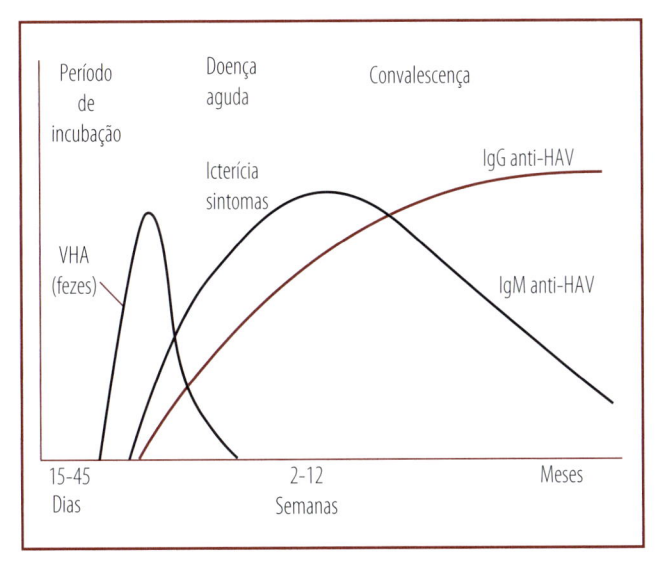

Fig. 28.3. Sequência dos marcadores sorológicos do VHA.

✓ *Hepatite B*

Estão disponíveis diversos marcadores sorológicos para uso rotineiro, permitindo o diagnósico e o acompanhamento da evolução da hepatite B (Fig. 28.4).

A presença de HBsAg (Antígeno de superfície do Vírus B) indica infecção em curso. É positivo nas infecções aguda e crônica. O HBsAg pode ser detectado após uma a duas semanas da exposição ao vírus, estando presente, na maioria das vezes, quando há aparecimento da sintomatologia. Na infecção aguda autolimitada, desaparece, na fase de convalescença, dois a quatro meses após o seu aparecimento. A sua detecção pode não ocorrer durante a fase aguda da hepatite, como na hepatite aguda fulminante, ou estar presente em concentrações tão baixas a ponto de não ser detectado. A persistência do HBsAg por mais de seis meses caracteriza a infecção crônica. O HBsAg não é adequado para avaliar infectividade e replicação viral, e seus níveis não podem ser correlacionados com atividade da doença em nível hepático. A presença do HBeAg (Antígeno "e" do Vírus B) indica replicação viral intensa e alta infectividade, correlacionando-se, na maioria das vezes, com doença ativa hepática. O HbeAg é detectável uma semana após o surgimento do HBsAg, desaparecendo em torno de duas a seis semanas depois. A sua persistência após dez semanas sugere fortemente a possibilidade de evolução para a forma crônica. Considera-se que o HBeAg só é detectável na presença do HBsAg. A ausência de detecção do HBeAg era, até há alguns anos, correlacionada com a ausência de doença ativa, isto é, permitia a separação de pacientes com infecção crônica em dois grupos: com e sem doença ativa (os chamados "portadores sadios"), entretanto, alguns pacientes fogem a esta regra. Alguns pacientes HBeAg nega-

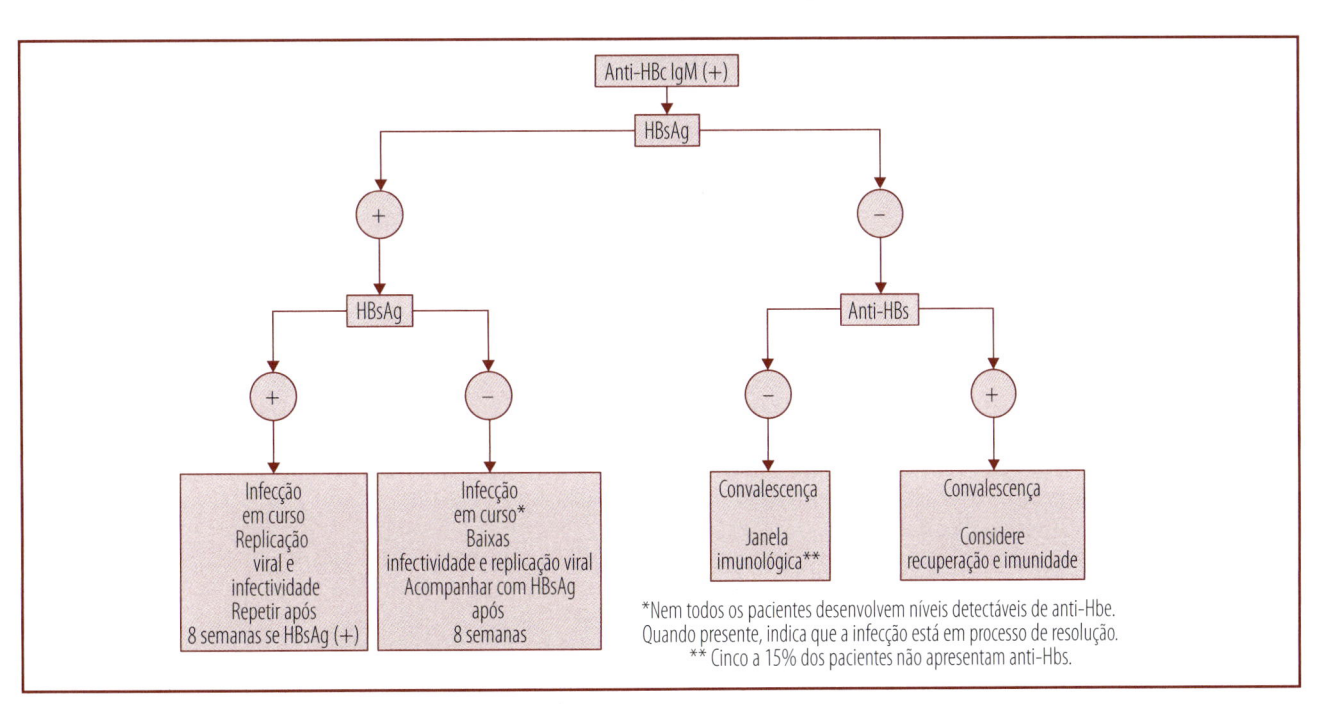

Fig. 28.4. Algoritmo para avaliação dos pacientes com infecção aguda pelo VHB.

tivos apresentam doença hepática ativa e intensa replicação viral, o que pode, na maioria dos casos, ser demonstrada pela presença de VHB DNA (pesquisado por hibridização molecular) e, em geral, apresentam evolução desfavorável e menor resposta à terapia com interferon. Este fenômeno decorre de uma mutação que impede a produção do HBeAg. O HBeAg, na prática rotineira, é o marcador mais amplamente disponível para indicar replicação viral e elevada infectividade. Nos pacientes com infecção crônica HBeAg negativos, com quadro sugestivo de doença ativa, deve-se estar atento para a possibilidade dessa mutação. A detecção de VHB DNA (DNA do vírus B) pode ser feita utilizando-se a hibridização molecular (poder de detecção: 10^5-10^6 partículas/mL) ou a PCR (reação em cadeia da polimerase), que amplifica o DNA presente no soro (poder de detecção: 10 partículas/mL). O significado de seu achado vai depender da técnica utilizada, pois apresentam poder de detecção muito diferente.

A detecção direta do VHB DNA por hibridização molecular é um marcador de replicação viral e de infectividade, tanto na infecção aguda quanto crônica. A sua contribuição ao diagnóstico é semelhante ao do HBeAg não mutante, entretanto, possui grande valor para estabelecer a atividade e a infectividade em infectados pelo vírus mutante que não são capazes de produzir HBeAg. Este método não está disponível rotineiramente.

A utilização do PCR para a amplificação do VHB DNA possui, a princípio, o mesmo significado clínico do HBsAg. É possível detectar o VHB DNA em pacientes com doença crônica que eliminam o HBsAg, e até entre os que já apresentam o Anti-HBs, e em pacientes com hepatocarcinoma soronegativos ou que apresentam anti-HBs e/ou anti-HBc. A detecção do VHB DNA por PCR tem sido utilizada para monitoração de reinfecção pelo vírus B após transplante hepático, para verificar resposta ao tratamento (considerando-se que o objetivo é a eliminação viral) e para avaliação de pacientes com hepatite crônica soronegativos ou de pacientes HBsAg positivos e/ou anti-HBe positivos e/ou anti-HBs positivos que não apresentam VHB DNA detectável ou hibridização molecular e não têm evidência de outra condição superposta, como infecção pelo vírus D ou C.

A presença de Anti-HBc IgM (Anticorpo IgM contra o antígeno *core* do Vírus B) indica infecção aguda. É o primeiro anticorpo detectável que surge junto ou pouco antes da elevação das aminotransferases, e persiste por cerca de seis a 12 meses, se ocorre recuperação total da doença. Pode ser o único marcador detectável no intervalo entre o desaparecimento do HBsAg e o aparecimento do anti-HBs, a chamada *janela imunológica*, e nos pacientes com hepatite aguda fulminante. O anti-HBc IgM pode persistir detectável em baixos títulos em pacientes que evoluem para a infecção crônica, e não detectável pelos métodos rotineiramente utilizados. Nesses pacientes, sua presença se correlaciona com replicação viral ativa. O anti-HBc IgM é o único marcador de infecção aguda disponível no momento, e a maioria dos trabalhos tem demonstrado sua utilidade nesse aspecto.

O Anti-HBc IgG ou Total (Anticorpos Totais contra o antígeno *core* do Vírus B, comumente referido como IgG) está presente na infecção aguda e na crônica, e em pacientes que se recuperam completamente da doença. A ocorrência de infecção pelo vírus B sem desenvolvimento de antiHBc, entretanto, é raramente descrita. O anti-HBc é o melhor marcador de exposição ao vírus B, de escolha para estudos epidemiológicos.

O Anti-HBe (Anticorpo contra o Antígeno "e" do vírus B) é, geralmente, detectável após o desaparecimento do HBeAg. Nos pacientes com infecção aguda, o aparecimento do anti-HBe é evento favorável, indicando que a doença entrou em fase de resolução. Nos pacientes com hepatite crônica a presença do anti-HBe é, geralmente, associada ao chamado "estado de portador sadio", em que há discreta ou nenhuma atividade de doença hepática, baixa infectividade e não há replicação viral.

A presença de Anti-HBs (Anticorpo contra o Antígeno de superfície do Vírus B), na maioria dos casos, indica recuperação da infecção e da imunidade. É anticorpo protetor, neutralizante, o último a ser detectável, em semanas ou meses após o desaparecimento do HBsAg. É o anticorpo presente após a vacinação. O anti-HBs não é detectável em 5 a 15% dos pacientes que se recuperaram clínica e laboratorialmente da hepatite pelo vírus B. Os pacientes que apresentam doença crônica e eliminam o HBsAg devem ser avaliados com cautela, tendo-se em vista a possibilidade de persistência do VHB DNA em alguns deles (Fig. 28.5, Tabela 28.7).

✓ **Hepatite C**

O diagnóstico de infecção pelo vírus C pode ser feito pela detecção de anticorpos (anti-HCV) ou de seu RNA (HCV RNA). A identificação do Anti-VHC IgG ou Total (Anticorpos Totais contra o Vírus C, comumente referidos como

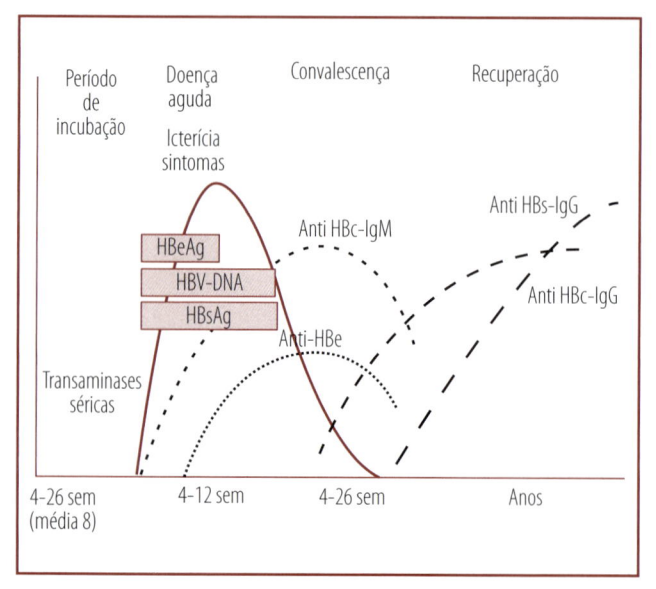

Fig. 28.5. Sequência dos marcadores sorológicos da infecção aguda pelo VHB.

Tabela 28.7. Padrões sorológicos do VHB e suas interpretações							
HbsAg	HBeAg	Anti-HBc	Anti-HBc	Anti-HBe	Anti-HBs	Interpretação	
(+)	(+)	(+)	(+)	H	H	Hepatite B aguda (fase inicial)	
(+)	H	(+)	(+)	(+)	H	Hepatite B aguda (fase tardia)	
(+)	(+)	H	(+)	H	H	Hepatite crônica pelo VHB	
H	H	H	(+)	(+)/H	H	Janela Imunológica	
H	H	(+)	(+)	(+)/(-)	H	Hepatite B aguda	
H	H	H	(+)	(+)/H	(+)	Hepatite B pregressa, imune	
H	H	H	H	H	(+)	Vacinação prévia	

IgG) pode dever-se à infecção em curso, aguda ou crônica, ou a infecção pregressa, o que pode ser distinguido através da detecção do HCV RNA por PCR. Nas infecções agudas, autolimitadas, o anti-HCV pode ser detectado logo após o aparecimento da sintomatologia (média de zero a sete semanas), e tende a permanecer positivo por período variável, após a resolução da doença. Persiste nos casos que evoluem para hepatite crônica. A presença de VHC RNA (RNA do Vírus C) indica infecção em curso, aguda ou crônica, correlacionando-se com infectividade, replicação viral e doença hepática. Pode ser detectado por PCR desde uma a três semanas após o início da infecção pelo vírus C. Na doença aguda autolimitada, sua presença é transitória, em geral menos de quatro meses, permanecendo positivo se há evolução para a forma crônica (Fig. 28.6).

✓ **Hepatite D**

O diagnóstico de infecção pelo vírus D é muitas vezes difícil e pode ser feito utilizando-se a detecção de anticorpos ou de seu RNA. Estes marcadores não estão rotineiramente disponíveis na maioria dos laboratórios brasileiros, tendo em vista a baixa incidência, em nosso meio, desse tipo de hepatite (com exceção da região Amazônica). O Anti-VHD IgM (Anticorpos IgM contra o vírus D) pode ser detectável duas a três semanas após o aparecimento da sintomatologia, raramente persistindo por mais de dois a três meses, nas infecções autolimitadas. Sua persistência alerta para possível evolução para a forma crônica. O diagnóstico da coinfecção é feito pelo achado de anti-HDV IgM na presença de anti-HBc IgM em altos títulos, e HDV RNA positivo. A superinfecção caracteriza-se pelo desenvolvimento precoce de anti-HDV IgM e IgG em títulos sustentados. Há evolução, usualmente, para a infecção crônica, com persistência de ambos os marcadores. O VHDAg (Antígeno do Vírus D) aparece no período tardio de incubação, desaparecendo logo após início da sintomatologia, nos pacientes com infecção aguda, autolimitada. O VHDAg está presente transitoriamente na infecção aguda, persistindo nas infecções crônicas, e sua presença se correlaciona com replicação viral e doença hepática ativa. O VHD RNA (RNA do Vírus D) é detectável antes do aparecimento dos anticorpos e está presente transitoriamente na hepatite aguda autolimitada. Na hepatite crônica persiste detectável, e sua presença se correlaciona com replicação viral e doença hepática ativa. A sua utilização está restrita a laboratórios de pesquisa.

✓ **Hepatite E**

O diagnóstico da hepatite aguda pelo VHE é possível por intermédio de exames imunoenzimáticos, com a detecção de anticorpos séricos das classes IgM e IgG, com curva sorológica semelhante à do VHA. O Anti-VHE IgM (Anticorpo IgM contra o vírus E) constitui-se no marcador da hepatite aguda, permanecendo positivo por curto período de tempo. O significado do Anti-VHE IgG ou Total (Anticorpo Total contra o vírus E, comumente referido como IgG) não está ainda determinado, seja como fator de proteção ou não, e como marcador de infecção pregressa. Após o período de convalescença, continua sendo positivo, apesar da variação observada em vários estudos quanto ao tempo de sua persistência após a infecção aguda. O VHE pode também ser detectado por intermédio do VHE-RNA.

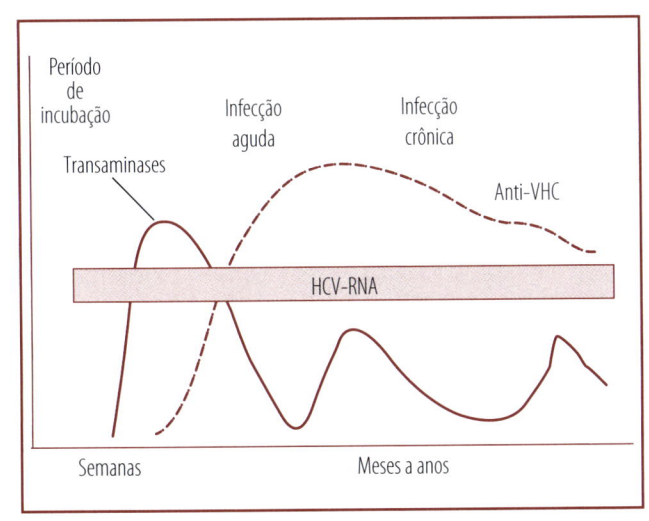

Fig. 28.6. Sequência dos marcadores sorológicos da infecção aguda pelo VHC com progressão para infecção crônica.

Tratamento

No caso de infecção aguda, o tratamento é apenas sintomático. O repouso e a dieta são determinados pelo próprio paciente, em função de seu desejo e sintomatologia. Podem ser necessários, na dependência da necessidade, do uso de antieméticos, antitérmicos, e até de hidratação parenteral.

Podem ser indicados, em casos específicos, antivirais nas hepatites agudas pelos vírus B e C, com o objetivo de impedir a evolução para a cronicidade. O interferon-alfa deve ser administrado na infecção pelos vírus B, quando as aminotransferases persistem elevadas e com sinais de replicação viral após o quarto mês das manifestações da hepatite aguda. O tratamento antiviral deve ser realizado, na hepatite aguda pelo VHC, a partir de dois a quatro meses de evolução clínica da forma aguda, com interferon convencional (5 a 10 milhões de unidades/dia, por via subcutânea, por oito a 12 semanas, seguido por 5 milhões de unidades/dia, três vezes por semana, por via subcutânea, por 24 a 48 semanas), devido ao risco elevado de evolução para a cirrose.

A hepatite crônica pelo VHB que evolui com aminotransferases elevadas (em geral duas vezes o valor normal), HBeAg presente, e VHB-RNA e HBsAg positivos, deve ser tratada com interferon alfa-2 B (5 milhões de unidades, administrada de segunda à sexta-feira, ou 10 milhões três vezes por semana, via subcutânea, por 16 a 24 semanas), ou a forma peguilada, ou a lamivudina (100 mg/dia, via oral, por 12 meses). Como alternativa, para os casos que não respondem ao tratamento ou desenvolvem mutação, tem sido proposto o uso de fanciclovir. Outras drogas em experimentação são: adefovir-dipivoxil, entecavir, entricitabina, clevudina, e timosina. O tratamento da hepatite C crônica requer uso da associação de interferon peguilado uma vez por semana, via subcutânea, associado com a ribavarina (1000 mg/dia, via oral) durante 48 semanas, se na vigésima quarta semana a pesquisa de HVC-RNA for negativa. O tratamento deve ser interrompido se na vigésima quarta semana continuar positiva a presença de HCV-RNA por reação em cadeia de polimerase. O tratamento para os genótipos 2 e 3 requer a administração de interferon convencional (3 milhões de unidades, três vezes por semana, por via subcutânea) ou de interferon-peguilado com ribavarina (1000 mg/dia, por via oral) durante 24 semanas. Constituem fatores preditivos de boa resposta ao tratamento a carga viral inferior a 2 milhões de cópias, o menor grau de fibrose observada à biópsia hepática, a diminuição precoce da carga viral ou a negativação do HCV-RNA nos primeiros meses; e de pior prognóstico o sexo masculino, a idade acima de 45 anos e a obesidade. O retratamento deve ser realizado principalmente para os casos de fibrose avançada (estágios 3 e 4). O entendimento precário da fisiopatologia das hepatites crônicas ainda determina a dificuldade de obtenção de tratamento ideal.

Prevenção: controle médico e vigilância

As medidas de controle para o VHA e o VHE, constituem-se em saneamento básico, principalmente controle adequado da qualidade da água para consumo humano e do sistema de coleta de dejetos, juntamente com ações educativas quanto às informações básicas sobre higiene e formas de transmissão da doença, que evitem novos casos. Os adultos e crianças com hepatite A devem se afastar do trabalho ou da escola por período de uma semana após o início da doença. Deve-se proceder à adoção de medidas de isolamento entérico do paciente em domicílio, visando à proteção dos familiares. Após investigação epidemiológica e identificação da fonte de contaminação, adotar as medidas de prevenção, como cloração da água, proteção dos alimentos, entre outras. Os profissionais de saúde devem evitar a contaminação, através da obediência às normas de biossegurança. Está indicado o isolamento do doente hospitalizado, observando-se as precauções de contato para as crianças em uso de fraldas ou com incontinência fecal. Existe vacina segura e adequada para o vírus A, mas não para o vírus E. Nos países desenvolvidos, a vacina contra hepatite A está indicada para os indivíduos que viajam para áreas endêmicas, pessoal das forças armadas, diplomatas, crianças de creches ou de instituições para deficientes mentais, homossexuais masculinos (ativos) e bissexuais, usuários de drogas endovenosas, hemofílicos e profissionais da área de esgoto. A vacina ainda não está indicada de rotina para os profissionais de saúde, apesar de estudos recentes apontarem profissionais de saúde como grupo em risco de adquirir a infecção pelo vírus A. A Organização Mundial de Saúde recomenda que o uso da vacina de hepatite A deva adaptar-se às circunstâncias epidemiológicas específicas de cada região geográfica, levando-se em consideração o custo-benefício do programa de imunização. A vacina para o vírus A ainda não está disponível nos postos de saúde. A imunoglobulina Antivírus da hepatite A é indicada para os contatos de pessoas com infecção aguda ou indivíduos acidentados com material biológico, sabidamente contaminado com o vírus, no prazo de até duas semanas após a exposição.

A hepatite B é doença de notificação obrigatória no território nacional. As medidas de controle para o VHB e o VHD constituem-se em:

1. **Medidas educativas** para profissionais em risco e população em geral: 78,1% dos acidentes, segundo trabalho realizado com funcionários do serviço de enfermagem de um hospital geral de São Paulo, poderiam ter sido evitados com medidas educativas, sendo que 57% apenas com o uso das Precauções Universais (Souza, Vianna, 1993);

2. **Cuidados com o material médico e odontológico:** a maior parte do material cirúrgico ou invasivo deverá ser descartável e de uso individual, entretanto, quando isto não for possível, deverão ser respeitados os princípios básicos de limpeza e esterilização, lembrando-se que o vírus da hepatite B tem grande

capacidade de sobrevivência e é um microrganismo muito resistente às medidas comuns de desinfecção. As pessoas envolvidas na limpeza do material, além de estarem devidamente vacinadas, devem respeitar normas de segurança para prevenção de acidentes e contaminação. Não podem fazer a remoção de agulhas ou lâminas diretamente com as mãos; não podem tentar encurvar ou quebrar agulhas; devem descartar todo material possível em recipientes apropriados; evitar contato direto com sangue, hemoderivados ou secreções de pacientes. Por isso, esses profissionais devem usar protetores de barreira: luvas de látex, máscara, gorros, capotes e protetores oculares.

3. **Imunização ativa:** a vacinação deve ser disponibilizada para todos os indivíduos suscetíveis, independentemente da idade, principalmente para aqueles que residem ou se deslocam para áreas hiperendêmicas. O estabelecimento recente de programa nacional de vacinação para a HVB na República Tcheca determinou redução importante no número de casos de hepatite B de transmissão ocupacional. Em 1982 (antes do início do programa) e em 1995 (13 anos após o início do programa), foram relatados 177 e 17 casos por 100.000 trabalhadores, respectivamente. A redução foi mais expressiva – de 587 para 23 casos por 100.000/trabalhadores –, entre os citados no grupo de maior risco de contaminação (Helch et al., 2000). A proteção completa, apesar da implementação de programas de vacinação contra hepatite B, é impedida por dois problemas: 1) grande parte dos trabalhadores da área de saúde, vacinada, não desenvolve anticorpos, 2) vários profissionais ainda se recusam a tomar a vacina (Louther et al., 1998). Os candidatos a receber a vacinação rotineira contra hepatite B, segundo o Comitê de Doenças Infecciosas da Academia Americana de Pediatria, estão contidos na Tabela 28.8. O esquema básico de vacinação é de 1mL e de 0,5 mL em adultos e crianças com idade inferior a 11 anos, respectivamente, constituída por três doses : a) a primeira; b) a segunda, trinta dias após; e, c) a terceira, seis meses após a primeira.

4. **Imunização passiva**: a Imunoglobulina Humana Antivírus da Hepatite tipo B, na dose 0,06mL/kg de peso, é indicada nos casos expostos na Tabela 28.9. Em todas essas situações, o esquema de vacinação é completado ou iniciado imediatamente.

Para o controle da hepatite C, os profissionais de saúde devem seguir as normas de biossegurança. Os portadores e doentes devem ser orientados para evitar a disseminação do vírus, adotando medidas simples, tais como: uso de preservativos nas relações sexuais, proibição da doação de sangue, uso de seringas descartáveis, evitando seu compartilhamento. A lista das medidas recomendadas está contida na Tabela 28.10. Os serviços de hemoterapia (hemocentros e bancos de sangue), de doenças sexualmente transmissíveis e de saúde do trabalhador devem notificar os portadores por eles diagnosticados e encaminhá-los ao serviço de Vigilância Epidemiológica municipal ou estadual, para completar a investigação e receber assistência médica. A inexistência de uma vacina coloca a educação como a única possibilidade preventiva disponível.

As autoridades de saúde do governo da Inglaterra recomendam as seguintes atitudes, apropriadas frente ao caso de exposição ocupacional ao VHC: o trabalhador exposto a uma fonte sabidamente infectada deve ser examinado dentro de 6, 12 e 24 semanas após a exposição. O sangue coletado dentro de 6 e 12 semanas deverá ser testado para hepatite C (VHC RNA). O sangue coletado dentro de 12 e 24 semanas, deve ser testado para anti-VHC. O trabalhador exposto a uma fonte que se acredita não ser infectada, não necessita de acompanhamento, a não ser que surjam sinais e sintomas de doença hepática.

Tabela 28.8. Grupos indicados para vacinação contra Hepatite B

- Todos os recém-nascidos ou lactentes
- Crianças maiores com risco para infecção horizontal
- Todos os adolescentes
- Usuários de drogas injetáveis
- Heterossexuais com mais de um(a) parceiro(a) em um período de seis meses
- Homossexuais ou bissexuais masculinos com atividade sexual
- Trabalhadores da área de saúde com risco de exposição a material contaminado ou sangue
- Internos e trabalhadores em instituições para deficientes mentais
- Pacientes que estão sendo admitidos em hemodiálise
- Pacientes com distúrbios de coagulação, ou anemia crônica hemolítica, sujeitos a várias transfusões sanguíneas
- Contatos ou parceiros sexuais de portadores do VHB
- Membros de família que adotaram portador do VHB
- Pessoas que vão viajar para áreas endêmicas
- Internos que estão sendo admitidos em penitenciárias

Tabela 28.9. Grupos indicados para recebimento de imunização passiva contra Hepatite B

- Exposição perinatal de criança nascida de mãe HBsAg positivo (0,5mL de IgM dentro das primeiras 12 horas de vida – não mais que 7 dias de vida)
- Exposição acidental em mucosas de indivíduos não imunizados ou com esquema vacinal incompleto, com sangue ou secreções contaminadas;
- Perfuração cutânea em indivíduos não imunizados ou com esquema de vacinação incompleto, com material ou objetos contaminados
- Pessoa não imunizada ou com esquema de vacinação incompleto que manteve relação sexual recente (menos de 14 dias) com um(a) portador(a) do VHB (não inclui casal com vida sexual regular), e após relação sexual com paciente com a forma aguda de HVB
- Crianças, com menos de 12 meses de idade e esquema de vacinação incompleto ou ausente, que tiveram contato (receberam cuidados) com pessoas com HVB aguda. Os indivíduos não imunizados de outra faixa etária somente deverão receber a imunoglobulina se houver identificação de exposição ao sangue do paciente

Tabela 28.10. Medidas indicadas para controle da Hepatite C

- Exclusão dos doadores de sangue remunerados
- Triagem para infecção pelo VHC nos doadores de sangue, *através* do anti-VHC e da atividade de alanina aminotransferase
- Tratamento viricida dos derivados de sangue por calor e inativação solvente/detergente
- Campanhas educativas acerca do uso de drogas ilícitas e sobre a prevenção de AIDS entre os usuários de droga
- Uso de preservativos durante a relação sexual com paciente VHC RNA positivo, sobretudo quando o infectado se trata de mulher no período menstrual. Embora os dados sejam ainda insuficientes para estender essa recomendação para os casais com vida sexual estável, é prudente informar sobre o risco potencial de transmissão, quando se encontra envolvido na relação sexual um indivíduo infectado pelo VHC
- Triagem para anti-VHC nos parceiros dos indivíduos infectados pelo VHC
- Precauções relativas às atividades que envolvem o contato com sangue proveniente de lâminas de barbear e de escovas de dente, bem como as exposições percutâneas ao sangue ou aos objetos contaminados por sangue
- Precauções entre usuários de drogasendovenosas para não reutilizarem uma mesma seringa
- Impedimento da doação de sangue, órgãos, tecidos e sêmen procedentes de indivíduos infectados pelo VHC. A doação de órgãos ou tecidos de indivíduos positivos, para pacientes sem infecção pelo VHC, pode ser considerada nassituações de emergência, desde que revelado ao receptor e após a obtenção de consentimento informado
- Os produtos de imunoglobulinas comercialmente disponíveis nos Estados Unidos devem ser submetidos a procedimentos de inativação ou mostrarem-se VHC RNA negativos antes da liberação para o mercado
- Não há evidências para que se recomende evitar a gravidez e a amamentação nas mulheres com infecção pelo VHC. Contudo, há recomendação recente no sentido de se evitar o risco de transmissão através da amamentação, nos casos de mulheres nutrizes com doença hepática sintomática pelo VHC, sobretudo quando a mãe abriga uma carga viral alta. A decisão sobre a amamentação deve ser individualizada e baseada em discussão informativa entre o profissional de saúde e a mãe em seu contexto familiar
- Medidas universais de proteção para os profissionais de saúde e pacientes
- Limpeza mecânica rigorosa dos endoscópios, com detergentes enzimáticos não abrasivos, para a remoção do material orgânico, que inativa alguns desinfetantes, seguida de desinfecção de alto nível das superfícies internas e externas, com glutaraldeído alcalino a 2% durante 20 minutos. As escovas de citologia, agulhas de escleroterapia, sondas de eletrocautério e fórceps de biópsia devem ser esterilizados ou descartados a cada uso
- Recomendação de cobertura de feridas abertas dos pacientes infectados pelo VHC
- Divulgação de informações aos médicos e pacientes acerca da história natural, formas de prevenção, conduta e tratamento da HVC

Para a vigilância dos casos de hepatites virais relacionados ao trabalho, devem ser seguidos todos os passos indicados na Introdução deste Capítulo. Devem ser investigadas as condições gerais dos ambientes de trabalho, como ventilação, temperatura, umidade, limpeza do ambiente, organização do trabalho, existência de facilidades para a higiene pessoal (chuveiros, lavatórios) e disponibilidade de equipamentos de proteção individual adequados – vestuário limpo, luvas, botas, proteção para a cabeça etc. Deve ser recomendada a adoção, por parte das empresas, de medidas de controle dos riscos ambientais que forem identificados; deve-se atentar para as condições sanitárias, de fornecimento de refeições e alimentação e provimento de água potável.

Doença pelo vírus da imunodeficiência humana (HIV), relacionada com o trabalho (CID-10: B20 – B24)

O vírus da imunodeficiência humana (VIH) da subfamília *Lentivirinae* (Família *Retroviridae*) é um retrovírus antropozoonótico, com variantes – em especial, a 1 (predominante, com os subtipos B, C, F e G); e, 2 (menor patogenicidade, restrita à África) –, que provoca depleção e desorganização do sistema imunológico e conduz à imunodeficiência, reconhecida como síndrome de imunodeficiência adquirida (SIDA). Caracteriza-se por doença progressivamente fatal, infecções oportunistas, neoplasias, autoimunidade e distúrbios metabólicos. O tratamento antiretroviral determinou extraodinária mudança em relação ao seu prognóstico.

A SIDA foi reconhecida pela primeira vez nos EUA em 1981, quando foi descrita a ocorrência inexplicável de pneumonias causadas pelo *Pneumocystis*e do sarcoma de Kaposi em cinco e 26 homossexuais masculinos até então sadios, respectivamente, em Nova York e Los Angeles. Foi descrita, alguns meses depois, em usuários de drogas injetáveis de ambos os sexos e, pouco tempo depois, em receptores de transfusões de sangue e em hemofílicos (Montagnier et al., 1983). O risco de pessoas infectadas e não tratadas de desenvolverem SIDA é de 1 a 2%/ano nos primeiros anos após a infecção, e de 5% nos anos seguintes. O tempo médio para o desenvolvimento da SIDA em infectados não tratados é de dez anos. A SIDA é a mais grave manifestação associada ao VIH.

O VIH é um vírus RNA que possui enzima transcriptase reversa, que permite a transcrição do RNA viral em DNA, e que pode se integrar ao genoma da célula do hospedeiro, que passa a ser chamada de provírus. O DNA viral é copiado em RNA mensageiro, que é transcrito em proteínas virais. Ocorre, então, a montagem e replicação sucessiva do VIH. O VIH infecta, principalmente, células que apresentam a molécula CD4 em sua superfície, predominantemente, linfócitos CD4+ (linfócitos T4 ou auxiliares) e macrófagos. A molécula CD4 age como receptor do vírus, mediando a invasão celular. Após a infecção pelo VIH, ocorre diminuição progressiva do número e da atividade dos linfócitos CD4+, com comprometimento principalmente da imunidade celular, sendo a SIDA manifestação tardia e avançada deste processo.

Epidemiologia

O VIH infecta cerca de 90 milhões de pessoas em todo o mundo, a metade residente na África, proporcionando uma epidemia incontrolável na maioria dos países, com 16.000 novas infecções por dia (5.000.000/ano), 90% delas em países subdesenvolvidos, e 3 milhões de mortes por ano. No Brasil existem 600.000 pessoas infectadas, com predomínio na região sudeste.

O crescimento global da epidemia de SIDA foi muito maior do que o estimado há uma década. Em todas as partes do mundo, exceto na África Subsaariana, existem mais homens infectados pelo VIH e morrendo de SIDA do que mulheres. O comportamento masculino – frequentemente influenciado de forma prejudicial por questões culturais acerca da masculinidade – faz com que os homens sejam as principais vítimas da epidemia. Estima-se que 2,5 milhões de homens, entre 15 e 49 anos de idade, tenham se infectado pelo VIH em 2000. O número de homens vivendo com VIH ou SIDA neste período atingiu a 18,2 milhões.

A transmissão viral ocorre pela via sexual (vaginal, anal, oral) e vertical (durante o parto, o período perinatal, ou pela lactação), pela contaminação sanguínea (acidentes, drogas, transfusão de sangue e derivados) e láctea (lactação), ou pelo transplante de órgãos e inseminação artificial (sêmem infectado), e acidente profissional. Não existem evidências de que o VIH seja transmissível pelo contato casual, ou que seja disseminado por picadas de insetos. Alguns casos, entretanto, permanecem sem ter sua fonte de infecção explicada por qualquer um dos meios descritos.

A disseminação do VIH no Brasil tende a ocorrer, principalmente, por meio de relações sexuais sem preservativos e com várias parcerias, sem relação com a opção da sexualidade, em pessoas de situação econômica e instrucional (analfabetos) precárias, em jovens, frequência cada vez mais igual entre homens e mulheres (feminilização), e com a interiorização pelo país.

A relação da SIDA entre homem/mulher situa-se em 1,7/1. O risco de transmissão de uma relação sexual sem proteção é de 0,01%. A transmissão viral do homem para a mulher é mais efetiva do que o oposto, sendo aumentada pela relação anal, pela presença de doença sexualmente transmissível ou de lesões anogenitais ulceradas ou inflamatórias (balanite, cancroide, doença inflamatória pélvica, ectopia cervical, fase avançada da SIDA, herpes simples, sífilis, trauma genital), de menstruação e da ausência de circuncisão no homem. O risco de transmissão viral por hemoderivado contaminado é de 95%, sendo, em sangue controlado, de 1:1.000.000 unidades transfundidas. Pode ocorrer desde dias a semanas, quando o doador se infectou antes da doação, e sua sorologia é negativa por não ter desenvolvido ainda anticorpos (janela imunológica). O risco de adquirir o VIH de uma agulha infectada por sangue é de 1:300 (0,3%), sendo aumentado com a maior profundidade de penetração corpórea da agulha, pela presença de orifício (agulha ôca) ou sangue visível na agulha (agulha ôca), com o estágio avançado do paciente-fonte. A contaminação mucocutânea (borrifo de sangue) é de 0,09%. A aquisição do VIH em usuários de drogas venosas contaminadas é de 1:150 (0,7%).

A infecção vertical ou perinatal representa 89,6% dos casos em menores de 13 anos de idade. Na ausência de profilaxia perinatal, o seu risco é de 13 a 40%, maior com o parto vaginal do que cesariano, e entre mães com carga viral elevada e em nutrizes.

O VIH é encontrado na urina, saliva e lágrima, sem evidências de que essas soluções sejam contagiosas. Não é transmitido por perdigotos, nem por mosquitos ou por contato casual não sexual (beijo, abraço), saliva, vacina contra hepatite, imunoglobulinas.

Há crescimento significativo da SIDA no Leste Europeu, onde o uso de drogas injetáveis aparece como a principal forma de transmissão. Na América Latina há 1,4 milhão de adultos e crianças infectados pelo VIH. As principais formas de contágio são as relações sexuais hetero e homossexuais, e uso de drogas injetáveis.

A OMS e a UNAIDS (órgão da OMS que cuida da infecção pelo VIH) estimam que, somente no ano 2000, 150 mil adultos e crianças latinas tenham se contaminado com o VIH. Em muitos países, graças à terapia antirretroviral (TAR), as pessoas soropositivas têm sobrevivido mais tempo e com relativa qualidade de vida. Foram relatados ao Centro de Controle de Doenças (CDC) dos EUA, 753.900 casos de infecção pelo VIH até o fim do ano 2000, 745.100 em adolescentes e adultos (620.189 em homens e 124.911 em mulheres), com o óbito atingindo mais de 430.000 pessoas (CDC, 2001).

A SIDA foi identificada pela primeira vez no Brasil, em 1980. Na primeira metade da década de 1980, a epidemia manteve-se restrita a São Paulo e Rio de Janeiro, as maiores regiões metropolitanas do País. A partir do final daquela década, observou-se a disseminação da doença para as diversas regiões do Brasil. A epidemia de SIDA, apesar do registro de casos em todos os Estados, não se distribui de forma homogênea, observando-se maior concentração nas regiões Sudeste e Sul, as mais desenvolvidas do Brasil. As taxas de incidência em 1991 e em 1998 evoluíram de 8,0 para 13,7 por 100.000 habitantes, respectivamente, com grande variação ao longo do território brasileiro. Foram notificados desde 1980 até meados de 2000, 190.949 casos de SIDA na Coordenação Nacional de DST e AIDS, 6.750 em crianças, e 139.502 e 44697 em adultos masculinos e femininos, respectivamente. A partir de estudos de prevalência do VIH em gestantes, nos três cortes realizados nos anos de 1997 e 1998, estimou-se, para 1998, que cerca de 530 mil pessoas na faixa etária de 15 a 49 anos estariam infectadas pelo VIH, explicitando a questão da subnotificação. Desde o início da epidemia, o grupo etário mais atingido, em ambos os sexos, tem sido o de 20 a 39 anos, perfazendo 70% do total de casos de SIDA notificados até junho de 2000. Apesar dos progressos alcançados na redução da mortalidade, o impacto da doença ainda é muito grande em adultos na idade produtiva, sendo a quarta causa de óbito no grupo de 20 a 49 anos, no ano de 1996.

Infecção pelo VIH como doença relacionada com o trabalho

Os profissionais de saúde constituem grupo com características especiais de exposição ao VIH, devido às suas possibilidades de infectar-se durante as atividades do trabalho cotidiano. É muito grande o número de situações de contato com sangue, secreções e fluidos orgânicos no trabalho, na área de saúde. A possibilidade de contaminação dos profissionais de saúde motivou, desde o início da epidemia pelo VIH, investigações dirigidas à quantificação desse risco, e despertou os órgãos oficiais para a necessidade de medidas voltadas para a sua redução.

Em 1982, o CDC de Atlanta (EUA) iniciou a publicação de várias recomendações para o trabalho clínico e laboratorial com a SIDA, embora ainda não estivessem bem determinadas as suas vias de transmissão.

Em agosto de 1983, o CDC realizou estudo com 361 trabalhadores da saúde que relatavam exposição parenteral ou da mucosa com fluidos corporais de pacientes suspeitos ou confirmados de terem SIDA. Nenhum deles apresentou soroconversão para o vírus ou qualquer sintoma da doença (CDC, 1985).

A taxa de infecção ocupacional pelo VIH têm sido da ordem de 0,2% a 0,5%, bem inferior às do VHB, que chega a 50% (Garner, Simmons, 1983; Lifson, 1988). Isso pode ser explicado pelo menor poder invasor do VIH e à necessidade de concentrações mais elevadas para produzir infecção (Lifson, 1988; Pizzarolo et al., 1988).

O primeiro caso confirmado de contaminação ocupacional pelo vírus VIH ocorreu em 1984, na Inglaterra. Ocorreu em uma enfermeira que sofreu acidente perfurocortante por agulha contendo sangue de paciente portadora do VIH contraído por relação sexual com seu marido, e que se encontrava internada com pneumonia. A enfermeira apresentou, duas semanas após o acidente, as manifestações clínicas da infecção aguda pelo VIH (febre, cefaleia, mialgia etc.). No segundo mês após a contaminação, o seu soro revelava positividade para o VIH. Houve confirmação da transmissão ocupacional do VIH da paciente para a enfermeira (Anonymous, 1984).

Em 14 estudos prospectivos envolvendo 2.042 exposições parenterais para sangue e fluidos corporais de pacientes infectados pelo VIH, em 1.948 trabalhadores da saúde, o risco de transmissão da infecção variou de 0 a 1,82% (média: 0,29%). Foi também avaliada em 12 desses estudos a exposição às mucosas e nenhuma soroconversão foi relatada de 1.051 exposições em 668 trabalhadores. Não foi observada nenhuma soroconversão em 2.712 avaliações prospectivas (Renderson et al., 1990) após exposição cutânea em pele intacta. A Tabela 28.11 mostra uma relação dos estudos prospectivos publicados nos EUA.

Os dados fornecidos por vários estudos de grande porte, considerados em conjunto, sugerem que o risco de adquirir a infecção depois de uma lesão percutânea por agulha ôca contaminada com VIH (ao contrário de uma agulha sólida, ou seja, agulha de sutura) é de 0,3%. Inquérito sobre soropre-

Tabela 28.11. Alguns estudos prospectivos do risco de transmissão do VIH a trabalhadores da saúde							
Pesquisadores	Ano	Total de exposições	Exposição percutânea		Exposição da mucosa		
			Nº de pessoas expostas	Soroconversão (%)	Total de exposições	Nº de pessoas expostas	Soroconversão
Marcus R	1988	703	703	3 (0,43)	27	27	0
Gerberding et al.	1987	243	168	(0,41)	401	168	0
Henderson et al.	1986	179	159	(0,56)	346	243	0
Elmslieand, O'Shaughnessy	1987	165	165	0	28	28	0
Kuhls et al.	1987	55	48	0	81	34	0
Mc Evoy et al.	1987	76	76	0	24	24	0
Ramsey et al.	1987	55	53	0	27	27	0
Wormser et al.	1988	48	48	0	3	3	0
Rastreli et al.	1988	97	97	1 (1,82)	7	7	0
Jorbeck et al.	1989	40	40	0	15	15	0
Ippolito et al.	1989	183	183	0	72	72	0
Francavilla et al.	1989	63	63	0	20	20	0
Hernandez et al.	1989/1988		58	58	0		
Pizzocolo et al.	1988	77	77	0			
Total		2042	1948	6 (0,29)	1051	668	0

valência entre 3.420 cirurgiões ortopédicos – dos quais 75% praticavam numa área com prevalência relativamente alta de infecção por VIH, e 39% relataram exposição percutânea ao sangue dos pacientes (em geral durante um acidente envolvendo agulha de sutura) –, não revelou caso de infecção ocupacional provável, sugerindo que o risco de infecção por agulha de sutura possa ser consideravelmente menor do que o associado à agulha para aspiração de sangue.

De todos os casos de infecção relatados nos EUA, mais de 20.000 acometem trabalhadores da área de saúde. Isso representa 5% do total de casos relatados. Ao todo, 74% dos trabalhadores da saúde que desenvolveram SIDA faleceram (3.619 enfermeiras, 1.418 médicos, 374 dentistas, 304 paramédicos). O número de casos relativos a cada profissão pode ser encontrado na Tabela 28.12.

Tabela 28.12. Profissionais de saúde infectados pelo VIH (EUA, dezembro de 1999).	
Ocupação	Nº de Casos
Enfermeiras	4.856
Auxiliares	4.859
Técnicos de laboratório	2.933
Médicos	1.805
Fisioterapeutas	1.010
Dentistas	467
Paramédicos	424
Outros (administração/sem informação)	5.864
Total	22.218

Até o final do ano 2000, havia 56 casos de infecção ocupacional comprovadas, ou seja, que foram documentadas como soroconversão após exposição por acidente ocupacional. Essas infecções foram atribuídas em 48, 5, e 2 casos, às exposições percutâneas (lesão por punção ou corte), mucocutâneas (mucosa ou pele), percutâneas e mucocutâneas, e mecanismo desconhecido, respectivamente. Esses acidentes associaram-se em 49, 1, 1, 3 casos, respectivamente, a sangue, líquido pleural sanguinolento, líquido não especificado, e estoques de vírus concentrados em laboratórios. A distribuição dos casos por ocupação pode ser verificada na Tabela 28.13.

Foram descritos outros 136 profissionais de saúde VIH positivos sem qualquer fator de risco detectável para a infecção, a não ser a exposição ocupacional a sangue, fluidos ou material de laboratório infectado por este vírus. A soroconversão destes profissionais não foi documentada. Portanto, considera-se que mais 136 casos são de provável relação com o trabalho (CDC, 2000).

Foram investigados, no Brasil, 35 casos de acidentes com material potencialmente contaminado pelo VIH, ocorridos em funcionários do Hospital das Clínicas em Ribeirão Preto-SP (Universidade de São Paulo), com a finalidade de estabelecer o risco ocupacional. Em 47% houve exposição parenteral a sangue (acidentes com agulha). As mãos e os dedos foram as áreas do corpo mais atingidas. Foram realizados testes imunoenzimáticos (ELISA) para detecção dos anticorpos anti-VIH logo após o acidente e após um, dois, seis e doze meses. Não foi registrada nenhuma soroconversão. A educação continuada constitui-se em medida de realce para a prevenção (Machado et al., 1992).

Tabela 28.13 Profissionais de saúde com infecção ocupacional (EUA, dezembro/1999)	
Ocupação	Nº de casos
Enfermeiras	23
Técnicos de laboratório	19
Médicos	6
Assistente cirúrgico	2
Técnico de diálise	1
Terapeuta respiratório	1
Atendente/Ajudante de saúde	1
Técnico de necrópsia	1
Pessoal de limpeza/manutenção	2
Total	56

No Instituto de Infectologia Emílio Ribas-SP não foi evidenciado caso de infecção ocupacional pelo VIH em seguimento de acidentes profissionais envolvendo sangue contaminado (Cavalcante et al., 1991).

Vários trabalhos têm sido dirigidos aos riscos de infecção em trabalhadores de várias especialidades, como: otorrinolaringologistas, anestesistas e intensivistas, ginecologistas, ortopedistas, neurocirurgiões, cirurgiões cardíacos e dentistas (Chofi et al., 1994; Ciricillo, Rosenblum, 1994; Ferreira, Ferreira, 1994; Reld Filho, Alcântara, 1996; Avidan, Jones, Pozniak, 2000; Frater, 2000).

Os fatores de risco para transmissão da SIDA ocupacional estão relacionados ao paciente, ao trabalhador acidentado e à fonte contaminadora.

Os fatores relacionados ao paciente são: estágio da doença, grau de viremia e/ou antigenemia, número e concentração de células circulantes infectadas e o fato de estar ou não recebendo imunomoduladores ou terapia antiviral.

Os fatores relacionados ao trabalhador acidentado apresentam correspondência no nível de risco de transmissão, incluindo práticas higiênicas, procedimentos de primeiros socorros, integridade da pele (cortes ou dermatites), estado imunológico e células receptoras de CD4 no sítio da exposição.

Outros fatores de risco são constituídos por: o tipo de fluido envolvido (sangue ou fluidos corporais), a concentração de VIH no fluido, a gravidade da exposição (profundidade, extensão e tecido envolvido), os fatores físicos (temperatura, pH e umidade), e o tempo entre a exposição e a retirada do espécime clínico do paciente. A maioria dos casos de transmissão ocupacional de SIDA ocorreu após exposição a amostras de sangue fresco (Marcus, 1988).

Em determinados trabalhadores, a doença pelo VIH pode ser considerada como "doença relacionada com o trabalho", do Grupo I da Classificação de Schilling, posto que as circunstâncias ocupacionais da exposição ao vírus são acidentais ou ocorrem em condições específicas de trabalho, se bem documentadas, e excluídos os outros fatores de risco.

A transmissão da infecção dos profissionais soropositivos aos seus pacientes constitui uma das questões mais delicadas que se interpõem entre os profissionais de saúde e seus pacientes. Essa questão tornou-se polêmica, a partir de 1992, com a publicação, pelo CDC, de possíveis contaminações pelo VIH de pacientes tratados por profissionais da saúde portadores deste vírus (CDC, 1992; Chamberland, Bello, 1992). A investigação, feita em 1100 pacientes de um dentista da Flórida portador do VIH, identificou a transmissão para cinco deles (0,5%), nos quais realizara procedimentos dentários invasivos. Os mecanismos da transmissão jamais foram totalmente esclarecidos, embora se tenha suposto que as infecções teriam sido transmitidas pelos instrumentos contaminados por VIH. O referido dentista usou os mesmos instrumentos, supostamente, em si próprio e em seus pacientes, e a suspeita, jamais comprovada, foi de falha dos seus procedimentos de esterilização. Foram realizados, posteriormente, vários estudos epidemiológicos abrangendo milhares de pacientes de dentistas, clínicos, cirurgiões, obstetras e ginecologistas soropositivos, sem detecção de qualquer caso de infecção por VIH relacionado aos profissionais de saúde. Não há motivo, portanto, para impedimento compulsório do trabalho dos trabalhadores da saúde portadores do VIH. É de extrema necessidade, entretanto, o comportamento responsável por parte dos infectados, que devem se abster de participar de procedimentos propensos à exposição (Campos, 1999).

Quadro clínico e diagnóstico

A sintomatologia da infecção pelo VIH é complexa, e caracterizada em quatro grupos:

- Grupo 1 – Infecção aguda (síndrome de soroconversão): aparece em duas a seis semanas após a exposição ao VIH, e manifesta-se por: síndrome mononucleósica-símile (febre, linfadenomegalia, faringite, astenia, mialgia, artralgias, exantema maculopapular eritematoso, vesicular, pustular), urticária, diarreia, ulcerações aftosas, esofagite, cefaleia, alterações neurológicas (fotofobia, menigoencefalite, neuropatia periférica, paralisia facial, síndrome de Guillain-Barré, neurite braquial, radiculopatia, alterações da cognição), ou outras manifestações clínicas inespecíficas. Perduram por duas a três semanas e regridem espontaneamente;
- Grupo 2 – Infecção assintomática: com duração variável, em média 10 anos, sem manifestações clínicas, diagnosticada pelo exame sorológico realizado por vários motivos;
- Grupo 3 – Linfadenopatia generalizada e persistente: linfadenomegalia em dois ou mais sítios extrainguinais, que persiste por mais de três meses sem outra explicação;
- Grupo 4 – fase sintomática: em que surgem várias manifestações clínicas, como: a) sintomatologia diversa (febre ou diarreia por um mês, emagrecimento em mais de 10%, miocardiopatia, pneumonite intersticial progressiva, púrpura trombocitopênica idiopática, anemia, leucoplasia pilosa oral); b) manifestações neurológicas (meningite asséptica, leucoencefalopatia multifocal progresiva, neuropatia periférica, demência, polirradiculopatia progressiva, mielopatia vacuolar); c) doenças infecciosas oportunistas (candidíase, pneumonia pneumocóccica, tuberculose, herpes-zoster e varicela, criptosporidiose, herpes simples, toxoplasmose, criptococose, histoplasmose, criptosporidiose, microsporidiose, ciclosporidiose, citomegalovirose); d) neoplasias (linfoma imunoblástico, linfoma do sistema nervoso central, linfoma de Hodgkin, linfoma de células B, câncer cervical, neoplasia intraepitelial, sarcoma de Kaposi); e) outras doenças.

Os principais métodos de investigação laboratorial são:

- Detecção de anticorpos pelos métodos: imunoenzimático (ELISA), imunofluorescência (IMF) ou Western Blot. Os anticorpos anti-VIH surgem até seis a 12 semanas após a exposição ao VIH. O diagnóstico de certeza da infecção pelo VIH é feito pela identificação da presença de anticorpos contra este vírus por intermédio de dois exames ELISA de geração e marcas diferentes, em amostras de sangue diferentes, e um exame confirmatório com outra metodologia (IMF ou Western-Blot). O exame rápido de detecção de anticorpos anti-VIH (ELISA rápido) no paciente-fonte está indicado, nas exposições ocupacionais, para definição de profilaxia medicamentosa do profissional exposto, e para a profilaxia perinatal no momento do parto. É realizado em menos de 10 minutos, e possui 99,9 a 100% e 99,6% de sensibilidade e de especificidade, respectivamente. É necessário confirmação pelos exames sorológicos convencionais;
- Detecção do antígeno viral através da reação em cadeia da polimerase (PCR);
- Isolamento viral em culturas (restrita a protocolos de pesquisa).

Tratamento

Os avanços no conhecimento da patogênese da infecção pelo VIH, com o desenvolvimento de várias drogas antirretrovirais que se mostram eficazes para o controle da replicação viral, têm diminuído a progressão da doença e reduzido a incidência das complicações oportunísticas, levando a maior sobrevida e significativa melhora na qualidade de vida dos indivíduos. Em 1994, foi comprovado que o uso da Zidovudina (AZT) pela gestante infectada, desde a décima quarta semana de gestação, bem como pelo recém nascido, durante as seis primeiras semanas de vida, resultou em redução de 32 para 5% no risco de transmissão vertical do VIH (da mãe para o filho). A partir de 1995, o tratamento com monoterapia foi abandonado, passando a ser utilizada a terapia combinada com duas ou mais drogas antirretrovirais para o controle da infecção crônica pelo VIH. São numerosas as possibilidades de esquemas terapêuticos indicados pela Coordenação Nacional de DST/AIDS, que variam, em adultos e crianças, com o curso ou não de germes oportunistas, com tamanho da carga viral e dosagem de CD4$^+$. Recomenda-se a leitura do "Guia de Tratamento Clínico da Infecção pelo HIV em Adultos e Adolescentes" e do "Guia de Tratamento Clínico da Infecção pelo HIV em Crianças", ambos distribuídos pelo Ministério da Saúde e Secretarias Estaduais de Saúde para instituições que manejam esses pacientes.

É importante enfatizar que o Brasil é dos poucos países que financia integralmente a assistência ao paciente com SIDA, com estimativa de gastos, só em medicamentos, em torno de 600 milhões de reais por ano.

Capacidade laborativa

A avaliação das *disfunções ou incapacidade para o trabalho* decorrentes da Doença pelo Vírus da Imunodeficiência Humana guarda uma correlação com o estagiamento da história natural da doença que, na classificação do CDC, pode ser dividida em categorias A, B e C.

A **Categoria A** corresponde à *síndrome retroviral aguda* e soroconversão (ocorre em 30 a 70% dos pacientes, duas a quatro semanas após o momento da exposição, e depois desaparece) e *período de latência clínica* com ou sem linfadenopatia persistente, que pode durar até 10 anos (infecção assintomática, adenopatia generalizada persistente, síndrome retroviral aguda). Exceto a deficiência imunológica crescente, não existem, em geral, outras disfunções impeditivas de vida praticamente normal.

A **Categoria B** inclui condições não incluídas na Categoria C, porém atribuídas à infecção pelo VIH ou indicativas de deficiência imune celular, ou consideradas como tendo curso clínico ou tratamento complicado pela infecção pelo VIH, como segue:

- Angiomatose bacilar;
- Candidíase oral ou vaginal recorrente, persistente ou com baixa resposta terapêutica;
- Displasia cervical ou carcinoma *in situ*;
- Sintomatologia constitucional (febre ou diarreia por mais de um mês);
- Leucoplasia pilosa oral;
- Herpes zoster em mais de um dermátomo ou mais de um episódio;
- Púrpura trombocitopênica idiopática;
- Listeriose;
- Doença inflamatória pélvica;
- Neuropatia periférica.

As *disfunções* ou *deficiências* serão correspondentes à natureza e à localização da doença verificada, e à sua repercussão sobre o indivíduo, como um todo.

Na **Categoria C** da Classificação do CDC estão incluídas as condições definidoras da *Síndrome de Imunodeficiência Adquirida* (SIDA), propriamente dita, a saber:

- Contagem de CD4 abaixo de 200/mm^3;
- Candidíase esofágica, traqueal, brônquica;
- Câncer cervical invasivo;
- Coccidiodomicose extrapulmonar;
- Criptococose extrapulmonar;
- Criptosporidiose com diarreia por mais de um mês;
- Citomegalovirose em qualquer órgão, exceto fígado, baço ou linfonodos;
- Herpes simples com ulceração por mais de um mês, bronquite, pneumonite ou esofagite;
- Histoplasmose extrapulmonar;
- Demência associada ao VIH;
- Caquexia associada ao VIH: perda de peso involuntária maior do que 10% do peso corpóreo normal e diarreia crônica (mais de duas vezes fezes amolecidas por período superior a 30 dias) ou fraqueza crônica associada com febre de origem obscura por mais de um mês;
- Sarcoma de Kaposi em paciente com menos de 60 anos;
- Linfoma cerebral em paciente com menos de 60 anos;
- Linfoma não Hodgkin ou de células B ou de fenótipo desconhecido;
- Micobactérias do complexo *Avium* ou *Mycobacterium kansasii*, disseminada;
- Infecção pelo *Mycobacterium tuberculosis*;
- Nocardiose;
- Pneumonia por *P. girovesi*;
- Pneumonia bacteriana recorrente;
- Leucoencefalopatia multifocal progressiva;
- Septicemia por *Salmonella* recorrente (*não* tifoide);
- Estrongiloidíase extraintestinal;
- Toxoplasmose de órgãos internos;
- Leishmaniose recidivante;

- Doença de Chagas aguda.

As doenças oportunísticas mais comuns em brasileiros portadores da SIDA são a candidíase, a doença micobacteriana (principalmente tuberculose), e a pneumocistose pulmonar. As *disfunções* serão múltiplas e crescentes, levando ao óbito. A sobrevida média dos pacientes brasileiros, após diagnóstico definidor de SIDA, sem tratamento específico, é de cerca de cinco anos.

De acordo com a Lei nº 7.670, de 8 de setembro de 1988, o diagnóstico da SIDA justifica *"a concessão de:*
   a) *licença para tratamento de saúde prevista nos artigos 104 e 105 da Lei nº 1.711, de 28 de outubro de 1952;*
   b) *aposentadoria, nos termos no artigo 178, inciso I, alínea b, da Lei nº 1.711, de 28 de outubro de 1952;*
   c) *reforma militar, na forma do disposto no artigo 108, Inciso V. da Lei nº 6.880, de 9 de dezembro de 1980;*
   d) *pensão especial nos termos do artigo III., da Lei nº 3.738, de 4 de abril de 1960;*
   e) *auxílio-doença ou aposentadoria, independentemente do período de carência, para o segurado que, após filiação à Previdência Social, vier a manifestá-la, bem como a pensão por morte aos seus dependentes.*

Parágrafo único. O exame pericial para fins deste artigo será realizado no local em que se encontre a pessoa, desde que impossibilitada de se locomover (Diário Oficial da União, 1988).

Prevenção: controle médico e vigilância

A SIDA é de notificação compulsória e investigação obrigatória no território nacional.

Para a vigilância dos casos relacionados ao trabalho devem ser seguidos todos os passos indicados na introdução deste Capítulo. Devem ser investigadas as condições gerais dos ambientes de trabalho, como ventilação, temperatura, umidade, limpeza do ambiente, organização do trabalho, existência de facilidades para a higiene pessoal (chuveiros, lavatórios) e disponibilidade de equipamentos de proteção individual adequados – vestuário limpo, jalecos, luvas, botas, máscaras, proteção para olhos etc. Deve ser recomendada a adoção, por parte das empresas/instituições de saúde, de medidas de controle dos riscos ambientais que forem identificados.

Prevenção da transmissão sexual

Baseia-se na informação e educação visando à prática do sexo seguro, através da redução do número de parceiros e do uso de preservativos.

Prevenção da transmissão sanguínea

   a) *transfusão de sangue:* todo sangue, para ser transfundido, deve ser obrigatoriamente testado para detecção de anticorpos anti-VIH. A exclusão de doadores em situação de risco aumenta a segurança da transfusão, principalmente por causa da "janela imunológica";
   b) *hemoderivados:* os produtos derivados de sangue, que podem transmitir o VIH, devem passar por processo de tratamento que inative o vírus;
   c) *injeções e instrumentos perfurocortantes:* quando não forem descartáveis, devem ser meticulosamente limpos, para depois serem desinfetados e esterilizados. Os materiais descartáveis, após utilizados, devem ser acondicionados em caixas apropriadas, com paredes duras, para evitar acidentes. O VIH é muito sensível aos métodos padronizados de esterilização e desinfecção (de alta eficácia). O VIH é inativado através de produtos químicos específicos e do calor, mas não é inativado por irradiação ou raios gama;
   d) *doação de sêmen e órgãos:* rigorosa triagem dos doadores;
   e) *transmissão perinatal:* O uso de zidovudina no curso da gestação de mulheres infectadas pelo VIH, de acordo com esquema padronizado pelo Ministério da Saúde, associado à realização do parto cesáreo, oferece menor risco de transmissão perinatal do vírus. No entanto, a prevenção da infecção na mulher é ainda a melhor abordagem para se evitar a transmissão da mãe para o filho.

A maioria dos casos de soroconversão entre profissionais de saúde resulta de lesões por picadas de agulhas; quando se consideram as circunstâncias que resultaram nesses acidentes, fica bem nítido que o cumprimento das recomendações padronizadas, ao lidar com objetos pontiagudos, poderia reduzir sobremodo o risco desse tipo de lesão. Cerca de 27% das lesões por picadas de agulha resultam do seu descarte inadequado (mais da metade atribuída ao recapeamento das agulhas); 23% ocorrem durante as tentativas de instalar um acesso intravenoso; 22% ocorrem durante a colheita de sangue; 16% associam-se às injeções intramusculares ou subcutâneas, e 12% relacionam-se à administração de infusão intravenosa.

É recomendável que os serviços de saúde instituam programas de vigilância específicos sobre os acidentes com risco de contaminação biológica, especialmente os acidentes perfurocortantes – acidentes com agulhas, bisturis etc. É importante a notificação dos acidentes, a investigação das circunstâncias de ocorrência e atividades de risco, a quimioprofilaxia dos acidentados e o acompanhamento da soroconversão. O treinamento dos trabalhadores na aplicação das normas de biossegurança, e as ações de educação em saúde, difusão de informações e comunicação, são fundamentais.

Exposição acidental a material biológico

Em casos de exposição e acidentes com material biológico, recomendam-se as seguintes precauções imediatas e de seguimento:

- Lavar exaustivamente a área atingida com água e sabão. Comunicar imediatamente ao serviço médico da instituição;
- O Serviço Médico deve registrar o acidente de trabalho e emitir imediatamente a Comunicação de Acidente do Trabalho (CAT), geralmente não necessitando afastar o funcionário;
- Orientar adequadamente sobre os riscos do acidente, assim como sobre as medidas preventivas a serem adotadas até a complementação do seguimento pelo período de seis meses;
- Solicitar ao acidentado concordância por escrito para a dosagem dos seguintes exames: Anti-HIV, HBsAg, Anti-HBc-IgM, Anti-HBs, Anti-HCV;
- Solicitar os mesmos exames para o paciente-origem do acidente, não esquecendo de elaborar um Termo de Consentimento informado, visando alertar o paciente da importância desses exames e receber sua concordância. Se houver a possibilidade, solicitar o teste rápido anti-HIV.

Nesta situação, o uso de testes rápidos no paciente-fonte do material biológico ao qual o profissional de saúde foi exposto, justifica-se pelo fato de haver curto período de tempo para se iniciar a terapêutica profilática com antirretroviral no acidentado, a qual reduz o risco de infecção em pelo menos 80%. Nesses casos, a terapia antirretroviral deve ser iniciada, preferencialmente, entre uma e duas horas após a exposição de risco, e mantida por quatro semanas. A solicitação do exame para identificação do VIH no paciente-fonte deve ser feita, sempre que possível, com seu consentimento, informando-o sobre a natureza do teste, o significado dos seus resultados e as implicações para o profissional de saúde envolvido no acidente. O achado de um resultado *não reagente* evita o início ou a manutenção desnecessária da quimioprofilaxia antirretroviral para o profissional de saúde acidentado. Considera-se que a possibilidade do paciente-fonte estar em um estágio muito recente da infecção ("janela imunológica") é rara. Porém, a ocorrência de resultados falso-negativos por esse, e mesmo por outros motivos, deve ser sempre levada em conta na avaliação de qualquer teste anti-VIH, em função dos dados clínicos e epidemiológicos do paciente. Portanto, em casos de alta suspeição, recomenda-se investigação laboratorial mais detalhada. Deve-se ressaltar, entretanto, que os testes rápidos, que nessa situação estão sendo indicados para se decidir pelo uso da quimioprofilaxia de emergência no acidentado, não são considerados testes definitivos para o diagnóstico da infecção no paciente-fonte, o qual somente deverá receber o resultado final de sua sorologia anti-VIH após a realização de testes anti-VIH. A seguir, encontra-se um algoritmo que resume as ações recomendadas para o uso do teste rápido nestas situações (Ministério da Saúde, 1999). A Fig. 28.7 apresenta um algoritmo para a solicitação do teste rápido em situações de acidente profissional.

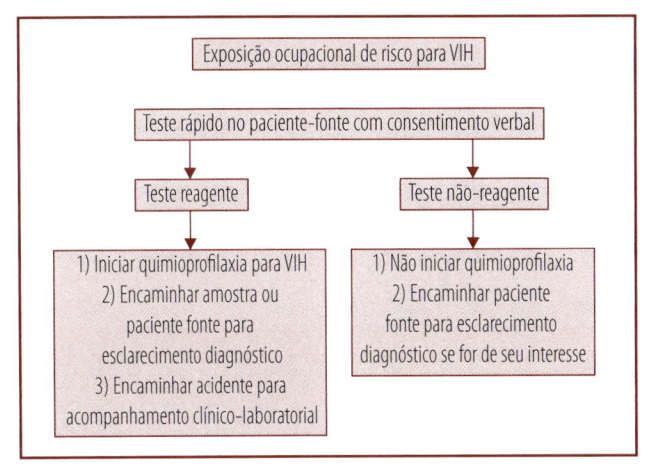

Fig. 28.7. Fluxograma para uso de teste rápido para HIV em situações de exposição ocupacional.

- Informar ao acidentado da necessidade de iniciar imediatamente o uso de quimioprofilaxia, preferencialmente até duas horas após o acidente;
- Suspender o tratamento quimioprofilático caso os exames realizados sejam negativos;
- Realizar o acompanhamento médico e laboratorial por meio da realização do anti-VIH em seis semanas, 12 semanas e seis meses;

Rotina do uso de Medicação Quimioprofilática nos Acidentes com Material Biológico de Paciente VIH-Reagente ou Desconhecido

a) Orientar o trabalhador acidentado quanto à quimioprofilaxia, informando-o sobre seus riscos. Iniciar imediatamente a profilaxia, preferencialmente até 2 horas após o acidente, ou até 36 horas após, porém, neste caso, com menor proteção;

b) O tratamento proposto será com três drogas, nos casos de alto risco, e com duas, nos casos de médio risco. Nas situações de pequeno risco, deve ser feita análise cuidadosa para avaliar a indicação de quimioprofilaxia;

c) Para gestantes, recomenda-se a monoquimioterapia com AZT;

d) Realizar o acompanhamento clínico e laboratorial, além da orientação e esclarecimentos sobre os efeitos colaterais, toxicidade das drogas, cuidados em relação à sua vida sexual e atividade profissional. Os exames indicados são os seguintes: hemograma, plaquetas, transaminases, bilirrubinas, fosfatase alcalina e creatinina;

e) As drogas recomendadas pelo CDC são: Zidovudina (AZT): 200mg três vezes ao dia; Lamivudina (3TC): 150mg duas vezes ao dia e Indinavir (IDV): 800mg três vezes ao dia. Na falta de IDV pode-se utilizar o Saquinavir 600mg, três vezes ao dia. Se o esquema escolhido for o de duas drogas, indica-se a associação AZT/3TC; no caso de esquema tríplice acrescentar o IDV (Tabelas 28.14, 28.15 e 28.16);

f) A duração da quimioprofilaxia é de quatro semanas;
g) É frequente o aparecimento de efeitos colaterais sendo, então, recomendada a suspensão do tratamento;
h) A utilização da quimioprofilaxia deve obedecer a critérios técnicos e ser prescrita por profissional treinado e com experiência na área.

Tabela 28.14. Quimioprofilaxia pós-exposição ocupacional ao VIH		
Exposição	Fonte do Paciente	Profilaxia
Percutânea	Sangue	
	* Alto risco ** Risco aumentado *** Risco médio Fluidos corporais (exceto urina)	ZDV + 3TC + IDV ZDV + 3TC + IDV ZDV + 3TC ZDV + 3 TC
Mucosa	Sangue Fluidos corporais (exceto urina)	ZDV + 3TC + IDV ZDV + 3TC
Pele não íntegra (Risco aumentado) (exceto urina)	Sangue ****Fluídos corporais	ZDV + 3TC + IDV ZDV + 3TC

*Alto risco: exposição a grande volume de sangue com alto título de HIV.
**Risco aumentado: exposição a grande volume de sangue ou sangue com alto título de HIV.
Grande volume de sangue: penetração profunda de agulha que estava dentro de uma artéria ou veia do paciente.
***Risco médio: volume pequeno ou moderado de sangue que não contenha alto título de HIV.
****Fluídos corporais: sêmen, secreção vaginal, líquor, líquido sinovial / pleural/peritoneal.

Tabela 28.15. Doses dos antirretrovirais	
ZDV (zidovudina):	200 mg de 8/8 horas
3TC (lamivudina):	150 mg de 12/12 horas
IDV (indinavir):	800 mg de 8/8 horas

Tabela 28.16. Quimioprofilaxia para caso de paciente HIV positivo em uso de AZT por mais de seis meses
AZT + DOI / 3 TC, sendo que a dosagem do DOI é: 200 mg de 12/12 horas por 4 semanas

Vacinas

A melhor esperança de evitar a disseminação da infecção pelo VIH baseia-se no desenvolvimento de vacina segura e eficaz. Essa tarefa é extremamente problemática por vários motivos, incluindo a grande capacidade de mutação do vírus, o fato de que a infecção pode ser transmitida pelo vírus livre ou ligado às células, e a necessidade provável de desenvolver imunidade eficaz no nível das mucosas. As experiências clínicas das vacinas experimentais começaram nos seres humanos, embora sejam aguardados os resultados conclusivos dos estudos pré-clínicos com animais. As proteínas recombinantes do envoltório e os vírus recombinantes que expressam algumas proteínas do VIH foram considerados seguros e imunogênicos em voluntários sadios *não* infectados. Algumas dessas vacinas também estão sendo testadas como forma de imunoterapia ativa para pacientes que já foram infectados. As estratégias diversas no desenvolvimento das vacinas resultam em respostas imunes diferentes. As vacinas de vírus vivos e as vacinas de DNA são estratégias nas quais os antígenos viróticos são sintetizados dentro das células humanas. Esses tipos de vacina tendem a promover as respostas citotóxicas das células T. As vacinas de proteínas recombinantes ou vírus mortos tendem a estimular a produção de anticorpos. Uma combinação dessas duas estratégias poderia promover as duas respostas. Pode-se afirmar, atualmente, com alguma certeza, que os seres humanos podem ser imunizados seguramente contra vários antígenos do VIH. Serão necessários vários anos de pesquisas clínicas até estabelecer a eficácia ou inutilidade de uma vacina experimental contra o VIH.

Dermatofitose e outras micoses superficiais, relacionadas com o trabalho (CID-10:B35 – B36)

A dermatofitose é infecção micótica crônica das camadas mais superficiais da pele, dos cabelos ou das unhas. É causada por espécies dos gêneros *Epidermophyton, Microsporum* e *Trichophyton,* que crescem em estruturas queratinizadas do corpo, e permanecem ali encerrados. As espécies de dermatófitos são denominadas antropofílicas, zoofílicas ou geofílicas, dependendo de seu reservatório habitual na natureza: seres humanos, animais ou solo, respectivamente. A aquisição de uma dermatofitose parece ser favorecida por pequenos traumatismos, maceração e má higiene da pele. A invasão do estrato córneo pode causar inflamação branda ou intensa, especialmente com fungos zoofílicos. A descamação do estrato córneo é aumentada pela inflamação. Os medicamentos antifúngicos interferem na capacidade do crescimento do fungo para acompanhar a descamação.

As principais dermatofitoses estão relacionadas na Tabela 28.17.

Dermatofitose como doença relacionada com o trabalho

A *dermatofitose relacionada com o trabalho* tem sido descrita em trabalhadores que exercem atividades em condições de temperatura elevada e umidade (cozinhas, ginásios, piscinas, agricultura etc.) e outras situações específicas.

O impacto da infecção fúngica cutânea em trabalhadores rurais é maior do que o estimado. Poucos dados estatísticos são conhecidos a este respeito. Estudo epidemiológico realizado na Polônia sugere que as dermatofitoses são as principais doenças cutâneas dos trabalhadores na agricultura, com frequência de até 20% nestes indivíduos. As condições de trabalho são propícias, devido à umidade e ao uso de botas durante longos períodos (Spiewak, 1998).

Tabela 28.17. Principais tipos de dermatofitoses que acometem o ser humano e suas características principais

Tipos	Características principais
Tinea barbae (sicose)	Foliculite superficial ou profunda
Tinea capitis (tinha tonsurante)	Alopécia ou área de tonsura circular onde os cabelos estão fraturados
Tinea cruris	Região inguinal, púbica, perineal e dobras glúteas
Tinea corporis	Acomete tronco e membros, excluindo regiões palmoplantares, inguinais e interdigitais. Lesão circinada de crescimento centrífugo. Únicas ou múltiplas
Tinea favosa (favo)	Lesões impetigoides perifoliculares
Tinea imbricata (tinha escamosa)	Lesão circinada de cor acastanhada, borda elevada e destacável. Pode ocupar extensas áreas da pele glabra e da face
Tinea manuum/pedis	Tipos escamoso, intertriginoso ou vesicobolhoso
Tinea unguium	Espessamento e manchas esbranquiçadas nas unhas

As dermatofitoses são também observadas, endemicamente, em trabalhadores em minas de carvão (Ray et al., 1983). Os trabalhadores da construção civil constituem outro grupo de risco, pelo risco de exposição a substâncias abrasivas que causam dermatite de contato, com irritação e pequenos ferimentos na pele. Esse acometimento da pele pode facilitar a concomitância de infecções fúngicas (Skogstad e Levy, 1994). A transmissão nosocomial de dermatófitos também tem sido documentada, por intermédio do relato de pequenos surtos em trabalhadores da enfermagem que contraíram a infecção de pacientes hospitalizados (Hajjeh et al., 1997; Amow, Houchins e Pugliese, 1991).

A dermatofitose e outras micoses superficiais, em determinados trabalhadores, podem ser consideradas, portanto, como "doenças relacionadas com o trabalho", do Grupo II da Classificação de Schilling, posto que as circunstâncias ocupacionais da exposição aos fungos dermatófitos podem ser consideradas como *fatores de risco*, no conjunto de fatores de risco associados com a etiologia desta doença infecciosa.

Quadro clínico e diagnóstico

As dermatofitoses podem ser diagnosticadas clinicamente pela presença de lesões típicas, que variam segundo a área corporal acometida (pele dos troncos e membros, região inguinal, couro cabeludo, barba, face, pés, mãos ou unhas).

O diagnóstico laboratorial é feito por intermédio da:
1. Raspagem das escamas da pele, unha ou fragmentos de pelos e imersos em solução de KOH a 10 ou 20%, lactofenol azul-de-algodão ou azul-de-metileno, para visualização do dermatófito ao exame microscópico;
2. Cultura de material biológico: feitas em placas ou tubos de ensaio contendo meio de Saubouraud com ou sem antibiótico, *Dermatophytes médium* (DTM), ou *Brain heart infusion* (BHI) e incubadas em temperatura ambiente e em estufa a 37ºC por cinco a 15 dias para isolamento e identificação do fungo mediante estudos de macro e micromorfologia e de outros testes se necessários.

Tratamento

As lesões não inflamatórias do tronco, virilhas, mãos e pés, em geral respondem a aplicações de Clotrimazol, Miconazol, Cetoconazol, Econazol, Naftifina, Terbinafina ou creme de Ciclopirox Olamina de 12/12 horas. As lesões hiperceratóticas das palmas das mãos e sola dos pés respondem lentamente a esses agentes e podem beneficiar-se inicialmente de pomadas próprias para reduzir a espessura da queratina.

A dermatofitose moderadamente grave e que não responde à terapia tópica ou comprometa o couro cabeludo, unhas ou a região da barba deve ser tratada sistemicamente, por intermédio de: Cetoconazol, 200mg/dia; Itraconazol, 100 mg/ dia e Fluconazol, 150 mg/semana. A Griseofulvina tem sido substituída pelos Miconazóis, devido à intensidade de seus efeitos colaterais.

O tratamento deve ser mantido até que toda a queratina infectada desapareça. O corte dos pelos infectados e a limpeza da região interdigital podem acelerar a cura.

As infecções bacterianas secundárias do pé podem exigir o uso de agentes antibacterianos.

A probabilidade de recaída nas infecções do pé por dermatófitos pode diminuir quando se mantêm os pés limpos e secos.

As onicomicoses, em geral devidas a *Trichophyton rubrum*, devem ser tratadas por via sistêmica até que todas as porções infectadas das unhas tenham desaparecido ou tenham sido cortadas. As unhas deformadas podem crescer mais lentamente do que o normal. O tratamento deve ser mantido durante pelo menos três meses. As culturas e esfregaços podem ajudar a definir o momento adequado para suspender a terapia. As recaídas são comuns.

Prevenção: controle médico e vigilância

As dermatofitoses não são doenças de notificação compulsória, porém fazem parte do controle periódico de saúde dos trabalhadores envolvidos com manipulação de alimentos, por norma específica da Vigilância Sanitária.

Não existem barreiras para prevenir o livre acesso dos patógenos à pele, pois os dermatófitos se desenvolvem no estrato córneo. Não há imunidade após a infecção. Daí as recorrências se seguirem à exposição aos fungos. A recorrência da infecção pela *Malassezia* é comum porque ela é parte da flora normal da pele. Pode ser benéfico o uso de luvas apropriadas e botas para evitar contato com água e umidade.

A colonização e infecção são o resultado de exposição a patógenos combinados com abrasão da superfície da pele, favorecidas por meio úmido. A prevenção é pouco capaz de evitar a infecção, porque não é possível cobrir toda a pele com substâncias inibitórias, não tóxicas, antifúngicas. A forma mais adequada de prevenir a transmissão zoofílica é evitar o contato com animais infectados. As roupas de proteção são úteis apenas para impedir o contato com agentes geofílicos e antropofílicos. A imunoterapia é de pouco significado na prevenção das dermatofitoses humanas. Existe vacina contra as dermatofitoses, disponível na Europa, para a aplicação em gado. É possível que no futuro seja possível a sua aplicação no ser humano.

Para a vigilância dos casos relacionados ao trabalho, devem ser seguidos todos os passos indicados na Introdução deste Capítulo. Devem ser investigadas as condições gerais dos ambientes de trabalho, como ventilação, temperatura, umidade, limpeza do ambiente, organização do trabalho, existência de facilidades para a higiene pessoal (chuveiros, lavatórios) e disponibilidade de equipamentos de proteção individual adequados – vestuário limpo, luvas, botas, proteção para a cabeça etc. Deve ser recomendada a adoção, por parte das empresas, de medidas de controle dos riscos ambientais que forem identificados. As ações de educação em saúde, difusão de informações e comunicação são fundamentais.

Candidíase (Candidose, Moniliase) relacionada com o trabalho (CID-10: B37)

É infecção provocada por fungo da classe *Saccharomycetes leveduriformes* do gênero *Candida,* sobretudo pela *Candida albicans*. Outras espécies de *Candida* têm se tornado cada vez mais frequentes, como: *C. tropicalis, C. parapsilosis, C. zaulanoides, C. norvegensis,* e *C. lusitanae*. A transmissão é feita através de contato com secreções originadas da boca, pele, vagina e dejetos de portadores ou doentes pela *Candida*. A transmissão vertical (mãe para o recém-nascido) ocorre durante o parto. Pode haver disseminação endógena. O período de transmissibilidade dura enquanto houver lesões. É a mais frequente infecção fúngica oportunística humana, associando-se com manifestações clínicas variadas, desde a colonização de mucosas até septicemia e acometimento de estruturas e órgãos fundamentais, na dependência de estado imunológico do paciente.

Os fungos já existem no organismo humano e, em algumas situações especiais, eles são favorecidos em sua replicação e capacidade invasiva, e até de disseminação hematogênica, como: antibioticoterapia, quimioterapia, corticoterapia, profilaxia antifúngica, uso de bloqueadores H2, nutrição parenteral, hemodiálise, diálise peritoneal, transplante de órgãos, neoplasias (adenocarcinomas, linfoma, leucemia), *diabetes mellitus*, imunodepressão por vários motivos, prematuridade, choque, cateterismo urinário ou venoso de demora.

Candidíase como doença relacionada ao trabalho

Os trabalhadores de limpeza, lavadeiras, cozinheiras e outros profissionais que exercem atividades que requerem contato constante e prolongado com água, estão mais expostos ao risco de adquirirem candidíase.

O exame dermatológico realizado em trabalhadores de uma empresa de fabricação de produtos biológicos revelou incidência aumentada de dermatite alérgica, candidíase cutânea e epidermites. A incidência foi mais elevada quanto maior o tempo de trabalho e o grau de contato com substâncias biologicamente ativas (Kurmaeva, 1991). Foi descrita, em um trabalhador de fábrica de detergente, na Itália, a presença de candidíase cutânea causada pela abrasão de enzimas proteolíticas (Magnavia, 1993). A candidíase oral foi também considerada como doença adquirida por intermédio do trabalho, em estudo conduzido em trabalhadores da indústria do algodão (Rabinovich, Alimskü, Toidzhanova, 1998). Observa-se também que os trabalhadores rurais, principalmente lavradores e ordenhadores manuais de leite de vacas, possuem maior risco de desenvolver candidíase cutânea (Riboldi, Ghislanzoni, Hofmanrt, 1972; Nowicki, 1998). A infecção superficial por *Candida* pode ser identificada em mineradores, metalúrgicos e trabalhadores em fábricas de borracha (Schwarz, 1967; Sheklakov *et al.*, 1975; Kovaklenko, Mikhasik, Fedotov, 1988).

A *candidíase relacionada com o trabalho* poderá ser verificada, portanto, em trabalhadores que exercem atividades que requerem longas imersões das mãos em água ou submetidos à irritação mecânica das mãos ou pés, de origem física, química ou biológica, com *exposição ocupacional nitidamente caracterizada* através de história laborativa e inspeção em ambiente de trabalho. Nestes casos, a candidíase poderá ser considerada como "doença relacionada com o trabalho", do Grupo II da Classificação de Schilling.

Quadro clínico e diagnóstico

Em trabalhadores, a candidíase caracteriza-se principalmente por lesões nas mãos e nos pés. As lesões nas mãos se localizam, normalmente, entre o terceiro e quarto dedos. Nos pés, são mais comuns na prega interdigital, entre o quinto e quarto dedos. Apresentam-se inicialmente como área ovalada de pele macerada branca. Ao progredir, destaca-se a pele macerada, deixando área eritêmato-exsudativa desnuda, circundada de restos de epiderme. Há prurido e dor. Pode acometer as unhas, manifestando-se inicialmente por paroníquia – tumefação eritematosa e dolorida dos tecidos periungueais e, por expressão, deixam fluir gotículas de pus. A evolução seguinte é para oníquia – erosão da borda ungueal que, gradualmente, estende-se transversalmente pela lâmina ungueal, que se torna espessa, erodida e escurecida.

A infecção mucocutânea crônica pode estar associada com *diabetes mellitus*, SIDA, ou uso de antibiótico de amplo espectro. A candidíase pode se disseminar, o que ocorre especialmente em recém-nascidos de baixo peso e nos imunossuprimidos, podendo atingir qualquer órgão e provocar a morte do paciente.

O diagnóstico laboratorial é feito por intermédio da:

1. Raspagem das escamas da pele, unha ou fragmentos de pelos e imersos em solução de KOH a 10 ou 20%, lactofenol azul-de-algodão ou azul-de-metileno, para visualização do dermatófito ao exame microscópico;
2. Cultura de material biológico: feitas em placas ou tubos de ensaio contendo meio de Saubouraud com ou sem antibiótico, *Dermatophytes médium* (DTM), ou *Brain heart infusion* (BHI) e incubadas em temperatura ambiente e em estufa a 37ºC por cinco a 15 dias para isolamento e identificação do fungo mediante estudos de macro e micromorfologia e de outros testes se necessários.

Tratamento

1. Candidíase oral: Nistatina suspensão, uso tópico, 500 mil a 1 milhão UI, três a cinco vezes ao dia durante 14 dias, para bochechar e depois engolir. O tratamento de segunda escolha ou em imunocomprometidos é realizado com Cetoconazol; para adultos: 200 a 400mg, VO, uma vez ao dia/10dias; para crianças: 4-7 mg/kg/dia, VO, uma vez ao dia, durante sete a 14 dias. Outra opção é o Fluconazol, 50-100mg, VO, uma vez ao dia, devendo ser evitado seu uso em crianças;
2. Vulvovaginal: Isoconazol tópico, creme vaginal, uma aplicação por dia durante sete dias ou óvulo vaginal em única aplicação local. A segunda alternativa será realizada com Tioconazol pomada ou óvulo vaginal em aplicação única. Outras substâncias eficazes incluem: Clotrimazol, Miconazol, Terconazol, Nistatina;
3. Candidíase mucocutânea crônica: Cetoconazol ou Fluconazol, como primeira escolha, e Anfotericina B para os casos mais graves;
4. Ceratomicose: lavagem da córnea com Anfotericina B, 1 mg/mL;
5. Candidíase sistêmica: a droga de escolha é a Anfotericina B. Nos casos sem resposta à Anfotericina B pode-se utilizar o Fluconazol.

Prevenção: controle médico e vigilância

A vigilância clinico-epidemiológica busca diagnosticar e tratar precocemente os casos, para evitar complicações, e nas gestantes, reduzir o risco de transmissão perinatal. A candidíase não é doença de notificação compulsória, porém, faz parte do controle periódico de saúde dos trabalhadores envolvidos com manipulação de alimentos, por norma específica da Vigilância Sanitária.

As medidas de controle incluem o tratamento precoce dos indivíduos atingidos. Deve ser feita a desinfecção concorrente das secreções e artigos contaminados. Deverá ser evitada, sempre que possível, a antibioticoterapia prolongada de amplo espectro. Devem ser tomados cuidados específicos com o uso de cateter venoso, troca de curativos a cada 48 horas, e limpeza com solução à base de iodo e povidine. É recomendável o uso de luvas apropriadas (com forro de algodão) e botas para evitar contato com água e umidade.

Para a vigilância dos casos relacionados ao trabalho, devem ser seguidos todos os passos indicados na Introdução deste Capítulo. Devem ser investigadas as condições gerais dos ambientes de trabalho, como ventilação, temperatura, umidade, limpeza do ambiente, organização do trabalho, existência de facilidades para a higiene pessoal (chuveiros, lavatórios) e disponibilidade de equipamentos de proteção individual adequados – vestuário limpo, luvas, botas, proteção para a cabeça etc. Deve ser recomendada a adoção, por parte das empresas, de medidas de controle dos riscos ambientais que forem identificados. As ações de educação em saúde, difusão de informações e comunicação são fundamentais.

Paracoccidioidomicose relacionada com o trabalho (Blastomicose Sul-Americana, Blastomicose Brasileira, Doença de Lutz) (CID-10: B41)

A paracoccidioidomicose (PCM) é a infecção fúngica sistêmica de mais elevada prevalência na América Latina. Estima-se a incidência de um a três por 100.000 habitantes de áreas endêmicas da América Latina. No Brasil, ocorrem centenas de casos por ano, apenas na Região Sudeste. É causada pelo fungo *Paracoccidiodes brasiliensis*. A infecção dá-se por inalação de conídios presentes em poeiras, geralmente em ambientes quentes e úmidos, com formação de foco primário pulmonar (assintomático) e posterior disseminação. Em pacientes com grande resistência imunológica, as formas são localizadas, com reação granulomatosa e poucos parasitos. Nos demais, os parasitos são abundantes, os processos são predominantemente exsudativos e as formas disseminadas prevalecem, com variados graus clínicos.

A PCM tem sido observada em todas as faixas etárias, a partir dos três anos de vida, com acentuada predominância entre os 30 e os 50 anos de idade. A sua incidência, até a puberdade, é igual para ambos os sexos, entretanto, na idade adulta, mais de 80% dos pacientes são masculinos. A possível explicação para a diferença de acometimento entre os sexos parece relacionar-se com a proteção dada pelos estrógenos à mulher adulta, e a sua menor exposição ao microambiente do *P brasiliensis*.

Paracoccidioidomicose como doença relacionada com o trabalho

O trabalho com o solo e vegetais em área rural, a exemplo dos lavradores e operadores de máquinas agrícolas, é fator predisponente importante da PCM. A doença também afeta pedreiros e outros trabalhadores urbanos, parte dos quais relata atividade agrícola no passado. Cerca de 34,6% dos doentes são lavradores e 9,1% pedreiros (Marques *et al.*, 1983; Martin, Martins, Kenniou, 1987; Stella, 1989; Aguiar *et al.*, 1993; Magalhães *et al.*, 1995).

Inquérito epidemiológico realizado em 417 trabalhadores da mina Morro Velho, em Nova Lima-MG, detectou 13,4% de positividade em teste cutâneo para PCM, entretanto, não se conseguiu isolar o *Paracoccidioidis brasiliensis* das amostras de solo coletadas na mina (Rodrigues, Resende, 1996).

Em determinados trabalhadores, portanto, a PCM pode ser considerada como "doença relacionada com o trabalho", do Grupo II da Classificação de Schilling, posto que as circunstâncias ocupacionais da exposição ao fungo podem ser consideradas como *fatores de risco*, no conjunto de fatores de risco associados com a etiologia desta grave doença infecciosa.

Quadro clínico e diagnóstico

As manifestações clínicas da PCM decorrem de duas formas principais: aguda-subaguda, mais observada em crianças e jovens e com tendência à disseminação pelo sistema linfático e outros tecidos; e a forma crônica, que ocorre em adultos, é mais localizada e acomete o pulmão e, mais comumente, as vias respiratórias e digestivas altas.

A doença pode comprometer qualquer órgão e revela tendência à disseminação, fazendo com que sejam muito variadas as manifestações clínicas, acometendo, predominantemente, os pulmões, linfonodos e mucosas das vias aerodigestivas superiores.

A forma cutânea localiza-se especialmente na face, sobretudo nas junções mucocutâneas nasal e oral, onde se formam úlceras de expansão lenta, com fundo granuloso e pontos ricos em fungos, acompanhadas de adenite regional com necrose e eventual fistulização. As formas pulmonares predominam em adultos depois da terceira década e se revestem de especial importância por sua frequência e pelas sequelas fibróticas e bolhosas que determina. As formas digestivas acometem pessoas jovens, com invasão e ulceração das placas de Peyer ou formação de massas, produzindo diarreias ou constipação, dor contínua ou em cólicas e, até mesmo, abdômen agudo obstrutivo. A forma linfática manifesta-se por aumento indolor dos linfonodos cervicais, supraclaviculares ou axilares. As formas viscerais atingem o fígado e as vias biliares, o baço e os linfonodos abdominais, as suprarrenais ou o esqueleto (lesões osteolíticas). Podem ocorrer, também, formas mistas.

O diagnóstico é feito a partir da história clínica e do exame físico, com a demonstração microscópica do *Paracocci-diodes brasiliensis* nas lesões, secreções ou biópsias (células leveduriformes, birrefringentes ou de duplo contorno com brotamento simples ou múltiplo); por cultura (meios de Sabouraud com antibiótico), imunodiagnóstico, ou exames histopatológicos (coloração Gomori-Grocot, hematoxilina-eosina). A radiografia pulmonar pode revelar a intensidade das alterações.

O diagnóstico diferencial deve ser feito com: tuberculose, esporotricose, leishmaniose tegumentar americana, cromomicose, histoplasmose, sarcoidose, hanseníase, calazar, doenças linfoproliferativas, e sífilis. Nas formas linfáticas, deve-se diferenciar do linfoma de Hodgkin e de outras neoplasias.

Tratamento

A terapêutica deve ser realizada com:
- Sulfadiazina: 1g, a cada 4 ou 6 horas;
- Sulfametoxazol/Trimetoprim, 800/160mg, VO, 12/12 horas, por 30 dias, 400/80mg de 12/12 horas, até um ano após sorologia negativa;
- Cetoconazol, 400mg/dia, VO, por 45 dias, depois 200mg/dia até completar 12 meses;
- Fluconazol, 400mg/dia, VO, por um mês, depois 200mg/dia durante 6 meses, é a melhor opção para o tratamento da neuroparacoccidioidomicose;
- Anfotericina B, 1mg/kg/dia, IV, diluído em 50mL de soro glicosado a 5%, com a dose máxima chegando a 5g. Nas formas graves, usar Anfotericina B associada com as sulfas.

Prevenção: controle médico e vigilância

A PCM não se constitui em objeto de vigilância epidemiológica, pela indisponibilidade de instrumento de prevenção. São registrados, no Brasil, mais de 50 casos de PCM associados à SIDA, entretanto, não está determinado se sua evolução clínica é alterada pela presença desta imunodeficiência. Os surtos de PCM devem ser investigados. Não há descrição de transmissão interpessoal do *P. brasiliensis*. É doença de notificação compulsória, desde 2008, apenas em Minas Gerais.

Não há medida de controle disponível. Os pacientes com PCM devem ser tratados com precocidade e corretamente, visando impedir a evolução da doença e suas complicações. Indica-se desinfecção concorrente dos exsudatos, artigos contaminados e limpeza terminal.

Para a vigilância dos casos relacionados ao trabalho devem ser seguidos todos os passos indicados na Introdução deste Capítulo. Devem ser investigadas as condições gerais dos ambientes de trabalho, como ventilação, temperatura, umidade, limpeza do ambiente, organização do trabalho, existência de facilidades para a higiene pessoal (chuveiros, lavatórios) e disponibilidade de equipamentos de proteção individual adequados – vestuário limpo, luvas, botas, proteção para a cabeça, máscaras etc. Deve ser recomendada a adoção, por parte das empresas, de medidas de controle dos riscos ambientais que forem identificados. As ações de educação em saúde, difusão de informações e comunicação são fundamentais.

Malária relacionada com o trabalho (CID-10: B50-B54)

Malária é doença infecciosa febril aguda, causada por parasitas do gênero *Plasmodium (P. vivax, P. malariae, P. falciparum, P. ovale)*, transmitida pela picada de mosquitos infectados do gênero *Anopheles*. É a doença parasitária mais importante em seres humanos, acometendo mais de 500 milhões de pessoas e causando de 1 a 3 milhões de mortes a cada ano. Já foi erradicada da América do Norte e em alguns países da Europa, mas ressurgiu em muitas partes dos trópicos, apesar do imenso esforço para controlá-la. Somam-se a esse ressurgimento os crescentes problemas de resistência do parasito e dos vetores aos medicamentos e inseticidas, respectivamente. A malária continua a ser hoje, como foi durante séculos, ameaça grave às populações de comunidades tropicais endêmicas e para os que viajam para estas regiões.

A malária, no Brasil, incide fundamentalmente na região da bacia amazônica, incluindo os estados do Acre, Amazonas, Roraima, Amapá, Rondônia, Pará, Mato Grosso, Tocantins e a região ocidental do Maranhão. Em 2006, segundo dados do Ministério da Saúde, foram registrados 540.182 casos da doença no país, sendo mais de 99% naquela região. A distribuição não é homogênea e estados como Pará, Rondônia, Mato Grosso e Amazonas concentram 70,5% dos casos da região. Em 2007 foram registrados 383.654 casos na Amazônia Legal, com redução de 39,2% em relação ao ano anterior.

A transmissão da doença é realizada por intermédio dos esporozoítas, formas infectantes do parasito, inoculados no homem pela saliva da fêmea anofelina infectante. Esses mosquitos, ao se alimentarem em indivíduos infectados, ingerem as formas sexuadas do parasito – gametócitos – que se reproduzem no interior do hospedeiro invertebrado, durante oito a 35 dias, eliminando esporozoítas durante a picada. A transmissão também ocorre através de transfusões sanguíneas, compartilhamento de seringas, contaminação de soluções de continuidade da pele e, mais raramente, por via congênita. A transmissibilidade da infecção ocorre do homem para o mosquito enquanto houver gametócitos em seu sangue. O homem, quando não tratado, poderá ser fonte de infecção durante mais de três anos, na malária por *P malariae*; de um a três anos, na malária por *P. vivax*, e até um ano, na malária por *P. falciparum*.

O período de incubação é, em média, de sete a 14 dias para o *P. jalciparum*, de oito a 14 dias para o *P. vivax*, e de sete a 30 dias para o *P. malariae*.

Malária como doença relacionada com o trabalho

A *malária relacionada com o trabalho* tem sido descrita em garimpeiros, agricultores, lenhadores, motoristas de caminhão, em trabalhadores que exercem atividades em mineração, construção de barragens ou rodovias, extração de petróleo, e em outras atividades que obrigam a presença em zonas endêmicas.

A malária é considerada, em alguns países europeus, como doença relacionada com o trabalho, quando contraída durante serviços prestados em outros países. Foram relatados 95 casos de malária em trabalhadores poloneses, atribuídos a tarefas realizadas em zonas rurais, em portos marítimos de países tropicais e em soldados do exército que exercem atividades em regiões de conflito (Jaremin, 1996).

Os trabalhadores em garimpos possuem condições de vida precária, e estão expostos a vários riscos à saúde. Investigação sobre o estado de saúde geral e a presença de malária em 233 garimpeiros na região do rio Tapajós (Pará), revelou a presença de *Plasmodium* no sangue de 35% (65) desses trabalhadores, sendo que 52,3% (34) deles eram sintomáticos (Santos *et al.*, 1992). A malária é o principal problema de saúde referido pelos garimpeiros (Couto, 1991).

O risco de transmissão do *Plasmodium* foi realçado pelo dado obtido durante pesquisa entomológica realizada em foco de malária, em área de mata Atlântica, no estado de São Paulo. Os três capturadores da equipe de campo foram infectados, mesmo com tempo de exposição sendo considerado reduzido, de três horas em um dos casos (Carréri *et al.*, 1995).

São raros os casos de malária contraídos durante acidente com material perfurocortante, entretanto, esta possibilidade existe e há vários casos, descritos na literatura, em que médicos e enfermeiras contraíram a doença após inoculação acidental de sangue proveniente de pacientes contaminados, especificamente após a realização de procedimentos de punção (Bouree, Fouquet, 1978; Freedman, 1987; Kociecka *et al.*, 1990; Raffenot *et al.*, 1999).

A Malária pode ser considerada como "doença relacionada com o trabalho", do Grupo II da Classificação de Schilling, posto que as circunstâncias ocupacionais da exposição aos anofelíneos transmissores podem ser consideradas como *fatores de risco*, no conjunto de fatores de risco associados com a etiologia da doença.

Quadro clínico e diagnóstico

As manifestações clínicas e a gravidade da infecção variam com as espécies de plasmódio, e também, com o estado imunológico do paciente. O mecanismo patogênico é complexo e marcado pela repetida destruição de grande número de hemácias, no fim de cada ciclo esquizogônico eritrocítico, que se traduz clinicamente por acessos maláricos e de hemólise.

As infecções por *P. vivax* causam a Febre Terçã Benigna, em que o acesso malárico inicia-se com calafrios de curta duração, e a febre, subsequentemente, eleva-se rapidamente e dura de quatro a oito horas, com períodos de apirexia de

48 horas. O período posterior de sudorese prolonga-se por várias horas e o paciente pode apresentar cefaleia, náuseas, vômitos e mialgias, além de palidez cutaneomucosa e hepatesplenomegalia. As infecções por P. *falciparum* causam a Febre Terçã Maligna, que cursa com maior gravidade, podendo provocar a malária cerebral, insuficiência renal aguda, malária álgida, malária pulmonar, e outras. As infecções por P. *malariae* causam a Febre Quartã, que se assemelha à Terçã Benigna, porém os acessos febris ocorrem a cada 72 horas.

O diagnóstico laboratorial baseia-se no encontro de plasmódios no sangue periférico, em esfregaços comuns ou em gota espessa. São usados inúmeros testes sorológicos, em estudos epidemiológicos, como a determinação da endemicidade de determinada área ou a identificação de provável foco da doença. De todas as técnicas, a imunofluorescência indireta parece ser a mais sensível delas, e, atualmente, tem sido a mais utilizada nos estudos de campo. Alguns exames complementares devem ser solicitados, no intuito de se obter avaliação clínica global do paciente. Os mais importantes são: hemograma, dosagens de bilirrubina, aminotransferases, ureia, creatinina e provas de coagulação.

O diagnóstico diferencial deve ser feito com: febre tifoide, febre amarela, dengue, hepatites virais, calazar, esquistossomose mansoni, salmonelose septicêmica prolongada, tuberculose miliar, leptospirose, pneumonia bacteriana, septicemias, febres hemorrágicas, infecções meningocóccicas.

Tratamento

A infecção por P. *vivax* deve ser tratada com Cloroquina base 25mg/kg (dose máxima total 1.500 mg), administrada durante três dias: quatro comprimidos de 150mg no primeiro dia e três comprimidos no segundo e terceiro dias. Acrescentar também Primaquina, 0,25mg/kg, durante 14 dias.

A infecção por P. *malariae* requer o mesmo esquema anterior, sem primaquina.

A infecção por P. *falciparum* de evolução não grave pode ser tratada com Sulfato de Quinino, 30mg/kg/dia durante três dias; e Tetraciclina, 1,5g/dia durante sete dias, ambos em três tomadas diárias. Outro esquema eficaz é constituído pela Mefloquina, 15 a 20mg/kg em uma ou duas tomadas.

A infecção por P. *falciparum* multirresistente, confirmada, requer um dos seguintes esquemas:

a) Sulfato de Quinina, 30mg/kg/dia, IV, durante três dias, associado à Doxiciclina: 4mg/kg/dia, VO, durante cinco dias, divididas em duas doses de 12/12 horas, mais Primaquina, 0,75mg/kg em dose única, no sexto dia do início da terapêutica. A Doxiciclina não deve ser administrada a pacientes com menos de oito anos, gestantes e aos alérgicos à tetraciclina. A Primaquina está contraindicada em gestantes;

b) Sulfato de Quinina, 30mg/kg/dia, IV, durante sete dias, associado, no oitavo dia de início de tratamento, à Primaquina, 0,75mg/kg, em dose única, VO;

c) Mefloquina, 15mg/kg/dose única, VO, particularmente indicada para pacientes que não melhoraram com os esquemas anteriores, podendo ser empregada em pacientes com *P jalciparum* que habitam fora da área endêmica.

Prevenção: controle médico e vigilância

A malária é doença de notificação compulsória em todo o país, exceto na região amazônica, devido ao elevado número de casos. Na área extra-amazônica, além de ser de notificação compulsória, é de investigação obrigatória.

As medidas de controle são baseadas no diagnóstico imediato e tratamento oportuno dos casos, aplicação de medidas antivetoriais seletivas, pronta detecção de epidemias, para contê-las, e reavaliação periódica da situação epidemiológica da malária no país. As atividades antimaláricas devem estar adaptadas às condições epidemiológicas locais, e seus objetivos devem ser tecnicamente viáveis e financeiramente sustentáveis.

✓ *Proteção pessoal contra malária*

É fundamental a implementação de medidas simples, em áreas malarígenas, para reduzir a frequência das picadas de mosquito e, em consequência, impedir a transmissão da malária. Essas medidas incluem evitar se expor ao mosquito nos horários em que ele costuma alimentar-se (em geral ao anoitecer e ao alvorecer), e o uso de repelentes de insetos, roupas adequadas e mosquiteiros impregnados com inseticida. O uso disseminado de mosquiteiros, em especial aqueles tratados com inseticidas, costuma reduzir a incidência de malária. No Brasil, foi demonstrada redução de casos de malária nos meses consecutivos à instalação de cortinas impregnadas com Deltametrina em moradias de garimpeiros na região do Amapá (Xavier, Lima, 1986).

✓ *Combate ao vetor*

As medidas antivetoriais disponíveis compreendem os inseticidas químicos, os agentes biológicos e o manejo do meio ambiente. O uso de inseticidas, aplicados nas paredes internas dos domicílios, tem por finalidade reduzir a densidade de anofelinos infectados. Estas medidas exigem pessoal treinado para sua aplicação e representam gasto elevado, além da necessidade de uso por tempo prolongado (normalmente muitos anos). O seu objetivo é o de reduzir a densidade de anofelinos em torno das moradias temporárias e precárias de agrupamentos humanos. A utilização de inseticidas é assunto complexo, que requer a consideração das condições ambientais e sociais, e a possibilidade de sustentar os custos crescentes e os resultados conseguidos. Em condições apropriadas, pode ser muito eficaz. A aplicação intradomiciliar de inseticidas tem sua efetividade comprometida em áreas onde predominam habitações precárias, com ausência parcial ou total de paredes, ou com paredes que dificultam a aderência do inseticida (plástico, por exemplo). A análise das condições locais é que deve indicar ou não seu uso.

O manejo adequado do meio ambiente pode reduzir a densidade dos insetos, através do controle de criadouros, drenagem ou limpeza da vegetação, principalmente na periferia das cidades. Em outras situações, quando não é possível a eliminação das coleções de água, podem ser utilizadas substâncias larvicidas de natureza química, física ou biológica.

É importante lembrar que, no combate ao vetor, o programa de malária utiliza diferentes produtos químicos, como os organofosforados, que podem ser causa de problemas ambientais e para a saúde dos trabalhadores que os utilizam.

✓ *Malária e as viagens*

A malária pode ser evitada, durante viagens, pelo uso de: repelentes à base de N,N-dietilmetatoluamida (DEET), nas concentrações de 25 a 30%, nas partes expostas do corpo, a cada 3 a 4 horas; roupas claras, com mangas, e calças compridas; proteção dos locais de dormir com telas; inseticidas à base de Permetrina, Deltametrina, ou outros piretroides na forma de *sprays* ou pastilhas; mosquiteiros borrifados com inseticidas com piretroides 2 horas antes de dormir. Deve-se evitar permanecer fora das moradias ao alvorecer e anoitecer.

A decisão sobre a instituição ou não de profilaxia para a malária depende do destino do trabalhador. Os efeitos colaterais da medicação e o risco de contrair malária devem ser ajuizados para que a quimioprofilaxia seja estabelecida. A droga de escolha é a Cloroquina (5 mg base/kg/semana até 300 mg, desde uma semana antes, durante e 4 semanas após a exposição), especialmente, para a América Central, República Dominicana, Iraque, Turquia, Egito, norte da Argentina e Paraguai. A Mefloquina (5 mg/kg/semana, até 250 mg, desde uma semana antes, durante e 4 semanas após a exosição), *é a droga para uso para os que vão para áreas Cloroquinaresistentes, como:* América do Sul (exceto norte da Argentina e Paraguai), *Ásia, África e Oceania.* A Doxiciclina é a alternativa para quem não pode usar Mefloquina e para as viagens para áreas com resistência à Mefloquina (Tailândia, Mianmar, fronteira com o Camboja). Pode ser recomendada a profilaxia para as viagens que duram mais de 14 dias, em áreas de transmissão do *P. falciparum* sem acesso ao diagnóstico e tratamento da malária.

✓ *Manutenção das Áreas já Livres da Transmissão*

Natural

Nas áreas onde a transmissão há algum tempo foi interrompida, mas onde continuam existindo os mosquitos vetores, a entrada de pessoas infectadas procedentes de áreas endêmicas pode reintroduzir a transmissão de forma epidêmica. O conhecimento das áreas vulneráveis a epidemias pode ser obtido por meio da estratificação epidemiológica, considerando-se a fauna anofélica, as condições climáticas, sociais e econômicas, os movimentos migratórios, entre outros fatores. A prevenção destes surtos consiste na capacidade dos serviços básicos de saúde de diagnosticar e tratar precocemente os portadores de parasita procedentes de área endêmica. A sua detecção precoce é fundamental, quando não for possível prevenir a reinstalação da transmissão, para reduzir as dimensões da epidemia. Na região amazônica, as ações são voltadas para o acompanhamento dos dados dos exames laboratoriais de rotina e tratamento precoce dos casos.

Os serviços básicos de saúde desempenham papel muito importante neste aspecto, e precisam estar preparados para suspeitar de malária, quando houver aumento inusitado do número de pessoas febris. A vigilância epidemiológica é o meio disponível de detecção precoce de epidemias. As medidas de controle consistem no diagnóstico e tratamento oportuno e correto do maior número possível de portadores de parasitas da malária, com a finalidade de reduzir a fonte de infecção para os mosquitos, e na aplicação de medidas antivetoriais adequadas.

A vigilância dos casos relacionados ao trabalho deve seguir todos os passos indicados na Introdução deste Capítulo. Devem ser investigadas as condições gerais dos ambientes de trabalho, como ventilação, temperatura, umidade, limpeza do ambiente, organização do trabalho, existência de facilidades para a higiene pessoal (chuveiros, lavatórios) e disponibilidade de equipamentos de proteção individual adequados – vestuário limpo, luvas, botas, proteção para a cabeça etc. Deve ser recomendada a adoção, por parte das empresas, de medidas de controle dos riscos ambientais que forem identificados. As ações de educação em saúde, difusão de informações e comunicação são fundamentais.

Leishmaniose cutânea ou leishmaniose cutaneomucosa relacionada com o trabalho (CID-10: B55.1 – B55.2)

A leishmaniose tegumentar americana é uma zoonose autóctone do continente americano, que pode provocar, sobre o ser humano, doença de evolução crônica, que acomete, isoladamente ou em associação, a pele e as mucosas do nariz, boca, faringe e laringe. Os agentes etiológicos são protozoários do gênero *Leishmania*, divididos nos subgêneros *Viannia* e *Leishmania*. No Brasil, as espécies mais importantes são *Leishmania Viannia braziliensis, Leishmania Viannia amazonensis* e *Leishmania Viannia guyanensis.* A doença é adquirida através da picada de insetos flebotomíneos fêmeas do gênero *Lutzomya.*

A *Leishmania* é mantida na natureza pelos animais silvestres, com a participação secundária de animais domésticos. A ação do homem sobre o meio ambiente alterou profundamente as características epidemiológicas da doença, que vem sendo registrada em áreas próximas de grandes centros urbanos. Em Minas Gerais, existem importantes áreas endêmicas no Vale do Rio Doce, além de focos na periferia de Belo

Horizonte (Passos *et al.*, 1993). Em vários outros estados, a leishmaniose assumiu características de transmissão domiciliar. Das regiões norte e nordeste procedem cerca de 75% dos casos registrados no país.

Não existem, nas Américas, dados seguros para se avaliar o número de pessoas atingidas pela doença. No Brasil, as estatísticas oficiais têm registrado anualmente cerca de 25 mil casos novos, valores que provavelmente estão aquém do verdadeiro número de casos, devido às deficiências no sistema de notificação.

Leishmaniose como doença relacionada com o trabalho

A leishmaniose comporta-se geralmente como doença profissional, ocorrendo em áreas onde se processam desmatamentos para a colonização de novas terras, construção de estradas e instalação de frentes de trabalho para garimpo, mineração, extração de madeira e carvão vegetal. Também estão expostos os profissionais que trabalham sob as matas nas plantações de cacau, extração do látex da seringueira e coleta de *chicle,* daí o nome regional de úlcera dos *chicleiros,* no México. Outras atividades de risco são o treinamento militar nas selvas, as expedições científicas e incursões de caçadores em áreas florestais.

Em determinados trabalhadores, a Leishmaniose Cutânea ou a Cutaneomucosa pode ser considerada como "doença relacionada com o trabalho", do Grupo II da Classificação de Schilling, posto que as circunstâncias ocupacionais da exposição ao mosquito transmissor podem ser consideradas como *fatores de risco,* no conjunto de fatores de risco associados com a etiologia desta grave doença infecciosa.

Quadro clínico e diagnóstico

As suas manifestações iniciais localizam-se na pele, onde as formas promastigotas foram inoculadas pela picada do flebotomíneo. O parasita pode, a partir do foco primário, originar novas lesões na pele ou nas mucosas. De acordo com a localização das lesões, distinguem-se três formas clínicas da doença: cutânea, mucosa e cutaneomucosa.

Na pele, a manifestação mais comum é a úlcera, observada em 85% dos pacientes. Em alguns casos observam-se lesões verrucosas, vegetantes, papulares, nodulares, tuberosas ou em placas infiltradas. A úlcera característica apresenta contorno circular, com borda elevada e cianótica (azulada), pouco exsudativa, com fundo granuloso. As lesões tendem à cura espontânea no período de seis meses a três anos, de acordo com a resposta do indivíduo acometido.

Na forma mucosa, as lesões instalam-se de preferência nas vias aéreas superiores, acometendo as estruturas mais resfriadas pela passagem do ar inspirado, especialmente o septo nasal. Há ulceração no septo anterior, hiperemia ou rugosidades na mucosa, caracterizando o início de processo infiltrativo que, aos poucos, se estende ao vestíbulo das fossas nasais. As lesões apresentam caráter progressivo, sendo muito rara a cura espontânea. Na boca, orofaringe e laringe, as lesões geralmente assumem caráter proliferativo. O comprometimento da faringe e da laringe pode ser intenso, a ponto de causar distúrbios na deglutição, dificuldade respiratória, rouquidão ou mesmo afonia. A maioria das lesões na mucosa surge no decorrer dos cinco primeiros anos que sucedem o aparecimento da lesão na pele. O risco é maior nos indivíduos que permitiram a cura espontânea da doença na pele. Estima-se que 3 a 5% destes pacientes venham a apresentar a forma mucosa.

A forma cutaneomucosa caracteriza-se pela presença de lesões múltiplas da pele, em diferentes estágios de evolução, sugerindo disseminação do parasita por via sanguínea. Na maioria dos casos há concomitância de lesões nasais, associadas ou não com outras localizações.

Pode haver forma de apresentação denominada difusa ou hansenoide, caracterizada pela presença de nódulos isolados ou agrupados, máculas, pápulas e placas infiltradas. Para estes casos não existe tratamento eficaz, admitindo-se que ocorram em função de deficiência no sistema imunitário do hospedeiro.

Pacientes com a SIDA podem desenvolver formas graves da doença, inclusive com comprometimento visceral.

O estabelecimento do diagnóstico da leishmaniose tegumentar requer o teste intradérmico de Montenegro e a pesquisa direta do parasita nas lesões.

O teste de Montenegro serve para avaliar o grau de sensibilização do hospedeiro contra o parasita. A positividade do teste indica que o indivíduo já foi sensibilizado, mas não necessariamente que seja portador da doença. O teste pode ser positivo em até 25% das pessoas sadias, que moram em áreas endêmicas, e possuem ou não cicatrizes antigas de leishmaniose. Os portadores de leishmanose, por outro lado, às vezes não reagem ao teste de Montenegro, especialmente na fase inicial da doença ou nas formas disseminadas.

O exame direto deve ser realizado antes do início do tratamento, pois os parasitas desaparecem das lesões logo após instituída a terapêutica. Devem ser preparadas lâminas de material biópsiado da borda da lesão. A pesquisa direta do parasita apresenta índice em torno de 80% de positividade.

A demonstração do parasita nas lesões pode ser feita, ainda, através de isolamento em meios de cultura e inoculação em hamsters, a partir de material obtido por biópsia ou punção aspirativa na borda da lesão. São métodos usados principalmente para fins de pesquisa, assim como o método de reação em cadeia da polimerase (peR).

Tratamento

A ordem de prioridade terapêutica é a seguinte:
Forma Cutânea
1. Antimonial de N-metil-glucamina, IV, 20mg/Sb/kg/dia, por 20 dias;
2. Pentamidina, 4 mg/kg, IM, a cada dois dias, até completar no máximo 2g de dose total;

3. Anfotericina B (deoxicolato), 0,5-1mg/kg, IV, em dias alternados (máximo de 50 mg/dia), até atingir dose total de 1 a 1,5g. Iniciar por doses testes de 1mg primeiro dia, 5mg no segundo dia, 20mg no terceiro dia, 50mg no quarto dia;

Forma Mucosa

1. Antimonial de N-metil-glucamina, 20mg/Sb/kg/dia, por 30 dias consecutivos;
2. Pentamidina, no mesmo esquema para a forma cutânea, até atingir dose total de 2g;
3. Anfotericina B, conforme esquema para forma cutânea, até completar 2g de dose total.

Na leishmaniose cutânea e/ou cutaneomucosa, relacionada ou não com o trabalho, a *deficiência* ou *disfunção*, se houver, poderá ser *funcional*, propriamente dita, e/ou *estética*. Na primeira, dependendo do grau de comprometimento da lesão e de sua localização, poderá haver prejuízo de movimentos e de outras funções relacionadas com as atividades diárias. Pode ser importante o desencadeamento de dor e prurido. Após o tratamento cirúrgico, quando indicado, poderão permanecer sequelas de desfiguramento do paciente e cicatrizes. O *dano estético*, embora importante nesta doença, costuma não ser considerado incapacitante, muito menos incapacitante para o trabalho, tanto pela falta de critérios objetivos e pelo caráter relativamente endêmico desta doença, como pelo estrato social mais acometido no Brasil.

Prevenção: controle médico e vigilância

As ações de vigilância visam investigar e controlar os focos, para a redução do número de casos, e o diagnóstico e tratamento precoces dos doentes, para evitar a evolução e complicações da doença.

A leishmaniose cutânea ou mucosa não é doença de notificação compulsória nacional, entretanto, pode ser, em alguns estados e municípios. Os surtos devem ser investigados.

As medidas de controle são:

- Na cadeia de transmissão: diagnóstico precoce e tratamento adequado dos casos humanos e redução do contato homem-vetor;
- Investigação epidemiológica em situações específicas, visando determinar se a área é endêmica ou se é novo foco, se o caso é autóctone ou importado, assim como as características do caso (forma clínica, idade, sexo e ocupação). Identificar se há indicação de desencadear as medidas de controle: orientação quanto às medidas de proteção individual, e mecânicas, como o uso de roupas apropriadas, repelentes, e mosquiteiros;
- Controle de reservatórios;
- Pesquisa e eliminação dos animais afetados, nas áreas de transmissão domiciliar;
- Medidas educativas;
- Em áreas de risco para assentamento de populações humanas, sugere-se uma faixa de 200 a 300 metros entre as residências e a floresta, com o cuidado de se evitar o desequilíbrio ambiental;
- A imunização preventiva, através de vacina, vem sendo pesquisada com relativo sucesso, reduzindo a incidência entre os vacinados. Apesar dos resultados promissores, a imunidade parece ser transitória (Mayrink *et al.*, 1991).

Para a vigilância dos casos relacionados ao trabalho devem ser seguidos todos os passos indicados na Introdução deste Capítulo. Devem ser investigadas as condições gerais dos ambientes de trabalho, como ventilação, temperatura, umidade, limpeza do ambiente, organização do trabalho, existência de facilidades para a higiene pessoal (chuveiros, lavatórios) e disponibilidade de equipamentos de proteção individual adequados – vestuário limpo, luvas, botas, proteção para a cabeça, etc. Deve ser recomendada a adoção, por parte das empresas, de medidas de controle dos riscos ambientais que forem identificados. As ações de educação em saúde, difusão de informações e comunicação são fundamentais.

▶ Outras doenças infecciosas relacionadas com o trabalho

Todas as doenças infectoparasitárias podem, em situações específicas, apresentar-se como doenças ocupacionais. Os trabalhadores da área de saúde, principalmente os que lidam com determinadas situações em enfermarias, salas de emergência, unidades de terapia intensiva e laboratórios, são os mais expostos.

Algumas doenças infecciosas, não incluídas na lista das que são consideradas como ocupacionais pelo Ministério da Saúde, e que podem ter relação com o trabalho, são assinaladas a seguir:

Sarampo, rubéola e caxumba

Os trabalhadores da área da saúde, principalmente aqueles dos setores pediátricos e os profissionais de creches e escolas infantis, possuem risco aumentado de exposição aos vírus do sarampo, rubéola e caxumba.

O sarampo é doença infectocontagiosa aguda, de origem viral, caracterizada por erupção cutaneomucosa, morbiliforme e enantema típico, com distribuição universal, responsável por 900 mil morte anuais. Foi descrito o último caso autóctone, no Brasil, em 2000. Provoca depressão imunológica, com capacidade potencial de predispor a infecções bacterianas após o seu período exantemático, especialmente, otite, mastoidite, e sinusite. O seu período de incubação dura de três a quatro dias, e pode ser tão curto ou longo quanto um ou oito dias, respectivamente. A transmissibilidade viral vai de quatro a seis dias antes, até após o aparecimento do exantema. É seguido pelo período de incubação ou prodrômico, em que pode ser observada irritabilidade, rinorreia, olhos vermelhos com lacrimejamento, fotofobia, tosse seca e febre elevada, que atinge até mais de 40ºC. O surgimento de exantema associa-se, em geral, com a instalação do período de estado e a interrupção dos pródromos, exceto a tosse. A erupção cutânea é maculopapularavermelhada, arredondada; e inicia-se na face, nas regiões retroauriculares e cervical, e se dissemina craniocaudralmente, pelo pescoço, tronco e membros, até os dedos. No terceiro dia de sua evolução, torna-se confluente em face e tronco. A sua duração média é de seis dias e desaparece no sentido craniocaudal. Ao mesmo tempo, podem surgir adenomegalias, estomatite, laringite, diarreia e, raramente, esplenomegalia. É também frequente o surgimento, na mucosa oral, de enantema, como mácula acinzentada, cercada por halo vermelho, adjacente aos molares superiores. Constitui-se na mancha de Koplik, considerada patognomônico de sarampo. A pele, ao término da erupção, pode se apresentar de coloração acastanhada, e áspera, retornando à coloração normal após fina descamação. A febre desaparece em lise, no segundo ao terceiro dia da erupção. O sarampo é doença de notificação compulsória.

A rubéola é doença infectocontagiosa aguda, de origem viral, caracterizada por exantema maculopapular róseo, em geral, coalescente na face. O período prodrômico é mínimo ou ausente. Segue-se pelo surgimento de exantema que perdura, em geral, três dias, iniciando-se na face, com distribuição craniocaudal e resolução espontânea. Pode apresentar-se de forma adquirida ou pós-natal, e congênita ou pré-natal. O seu período de infectividade estende-se desde o final do período de incubação até o quinto ou sétimo dias após o início do exantema.

A caxumba (parotidite epidêmica) é doença infectocontagiosa aguda viral, em geral benigna, endêmica em todo o mundo, com tendência a se manifestar de forma epidêmica, em comunidades fechadas (creches, escolas, prisões). A sua transmissão ocorre por contato direto, por intermédio de gotículas de saliva, desde 48 horas antes, até nove dias após o desenvolvimento da parotidite. Exige contato por tempo prolongado para a sua transmissão.

Alguns países exigem certificado de vacinação contra sarampo-rubéola-caxumba para as crianças se matricularem em creches e para admitirem empregados em função de risco. A vacina é amplamente disponível, porém não exclui a possibilidade de contrair essas doenças. As mulheres em idade fértil devem ter especial atenção, para evitar a infecção pelo vírus da rubéola.

O trabalhador com menos de trinta anos, e que não tenha qualquer comprovante de imunização contra o sarampo após o primeiro ano de vida, ou que não tenha história comprovada com evidência clínica ou laboratorial de sarampo, deve, na idade adulta, receber pelo menos uma dose de vacina. Também tem sido recomendada a aplicação da vacina para aqueles que receberam a vacinação antes do primeiro ano de vida.

O objetivo da prevenção, para a rubéola, é a de evitar a transmissão ao feto, o que inclui a vacinação antirrubéola.

Os trabalhadores de hospitais e ambulatórios, que frequentemente entram em contato com doentes ou mulheres grávidas, independentemente do sexo a que pertencem, devem ser vacinados.

Pelo fato de muitos adultos não terem informações detalhadas sobre as imunizações ou doenças típicas na infância, comumente se tem aplicado dose única da vacina MMR.

Gripe e resfriado comum

O vírus influenza humano é capaz de provocar epidemias recorrentes, identificadas há 400 anos, de doença respiratória febril, a cada 1 a 3 anos. Pode evoluir com pandemias, devido à emergência de novo vírus ao qual a população, em geral, não é imune. Foram identificadas, desde o século 16, três pandemias por século, com intervalos de 10 a 50 anos. O século 20 apresentou a Gripe Espanhola ou Pneumônica (1918-1919); a Gripe de Nova Jérsei (1976); e a Gripe Russa (1977-1978). No início do século 21, surgiu o vírus influenza pandêmico (H1N1)2009, que promoveu, inicialmente, o temor de repetir a gravidade do que foi observado com a gripe espanhola, o que, felizmente, não ocorreu. A gripe designa a infecção das vias aéreas pelo vírus influenza humano, que se apresenta com evolução clínica, em geral, aguda e febril, em surtos anuais, preferencialmente no inverno, de grande contagiosidade, e gravidade variável. A sua manifestação clínica varia desde resfriado comum, faringite, traqueobronquite e pneumonia, além de diversas complicações, sendo capaz de favorecer a infecção humana por outros microrganismos.

O resfriado comum, coriza aguda ou síndrome gripal, designa a mais comum das doenças humanas, sendo a expressão da infecção das vias aéreas superiores por algum vírus. Possui evolução aguda e autolimitada, sendo, em geral, afebril e caracterizada clinicamente pelo predomínio de rinorreia, obstrução nasal, e, algumas vezes, por dor e prurido orofaríngeo e/ou tosse. A sua etiologia se deve aos vírus rino (50%), corona (10-15%), e outros (adeno, influenza, ECHO, coxsackie, parainfluenza, respiratório sincicial).

A infecção pelo vírus *influenza* e outros vírus que acometem as vias aéreas é responsável por grande parte da taxa de absenteísmo ao trabalho, devido à sua considerável morbidade. Os surtos de resfriado ocorrem constantemente em hospitais e empresas, principalmente durante os meses de inverno, e existem poucos programas de imunização estabelecidos para os trabalhadores.

Vigilância epidemiológica

Os surtos de síndrome gripal, em ambientes fechados, devem ser notificados de forma agregada no módulo de surto no SINAN, assinalando-se, no campo "Código do Agravo/Doença", o CID J06. A coleta de amostras de espécimes clínicos humanos (três amostras) para diagnóstico só deve ser realizada para a síndrome respiratória aguda grave (SRAG), com internação hospitalar e em casos de surtos em ambientes restritos.

Quadro clínico e diagnóstico

As manifestações clínicas promovidas pelo vírus influenza pandêmico (H1N1)2009 e pelo vírus influenza sazonal humano são, em 99,6% das vezes, de leves a moderadas. Deve ser considerada a possibilidade de evolução com gravidade e letalidade em algumas faixas etárias e situações clínicas especiais, como: criança com menos de dois anos de idade, adultos jovens, gravidez, associação com algumas comorbidades, como pneumopatia crônica (incluindo asma brônquica), imunossupressão (incluindo doenças hematológicas; uso de imunomoduladores, de quimioterapia, de corticoterapia em altas doses; síndrome de imunodeficiência adquirida; e neoplasias); cardiovasculopatia (excluindo hipertensão arterial sistêmica); *diabetes mellitus*; obesidade grau III; nefropatia; hepatopatia; doenças neuromusculares.

A definição de caso de influenza requer a presença de febre e tosse (ou piora clínica, em pacientes com pneumopatia crônica) de início agudo diante de epidemia de influenza.

Síndrome gripal

Decorre de processo inflamatório, agudo e febril das vias aéreas, altamente contagioso, com duração máxima de sete dias, caracterizado, em 90% das vezes, pelo desenvolvimento súbito de: calafrios; febre alta, em geral entre 37,9 a 39,6ºC; mal estar; cefaleia, seguida de mialgia, dor de garganta, artralgias, prostração, rinorreia, e tosse seca. Podem estar presentes diarreia, vômitos e fadiga. A febre é o sinal mais frequente e dura em torno de três dias. Com a sua progressão, as queixas respiratórias tornam-se mais evidentes e mantêm-se em geral por três a quatro dias após o desaparecimento da febre. Pode surgir, às vezes, rouquidão, vermelhidão da conjuntiva palpebral, tosse e fraqueza persistentes. O aumento da temperatura corpórea, a linfadenopatia cervical e a rouquidão são, em geral, mais acentuadas em crianças do que em adultos. A fadiga pode persistir por várias semanas em idosos.

A evolução usual da gripe é para a sua resolução completa em sete dias, embora tosse, mal-estar e lassidão possam permanecer por algumas semanas.

O aumento da temperatura corpórea por mais de três a cinco dias sugere o desenvolvimento de alguma complicação, sendo a mais comum, a pneumonite primária pelo vírus influenza, ou secundária à infecção bacteriana, como a observada com a presença de condensação pneumônica bilateral. Pode associar-se também com: miosite, aumento sérico da desidrogenase lática e da creatinina quinase sérica (62%); linfocitopenia (61%); exacerbação de doença pulmonar obstrutiva crônica; síndrome de Reye; e, raramente, miocardite, pericardite, mielite transversa e encefalite. O paciente deve ser afastado temporariamente de suas atividades de rotina (trabalho, escola), de acordo com o período de transmissão da doença (em torno de 10 a 14 dias), e orientado a ficar atento a todas as manifestações clínicas de agravamento e, se persistirem ou agravarem-se algumas das queixas, nas 24 a 48 horas após o exame clínico, deve retornar imediatamente ao serviço de saúde.

As características clínico-epidemiológicas do acometimento pelo vírus influenza pandêmico (H1N1)2009 podem identificar os casos clínicos como: Caso Suspeito, Caso Confirmado, Caso Descartado, Caso Contato Próximo de Caso Suspeito ou Confirmado. O Caso Suspeito consiste na presença concomitante de: aumento súbito da temperatura axilar acima de 37,5ºC, tosse ou dor de garganta, e pelo menos uma das seguintes queixas: cefaleia, mialgia, artralgia, dispneia, até 10 dias após o paciente deixar local ou contatar (isto é, cuidou, conviveu, tocou em secreção respiratória ou fluido corporal) alguma pessoa considerada Caso Suspeito. O Caso Confirmado consiste na infecção, pelo vírus influenza pandêmico (H1N1)2009, confirmada pela reação em cadeia de polimerase em tempo real pelo laboratório de referência; ou; Caso Suspeito com amostra clínica impossível de coletar, ou inviável para diagnóstico laboratorial, e que seja Contato Próximo de Caso Confirmado laboratorialmente. O Caso Descartado consiste no Caso Suspeito sem confirmação laboratorial da presença do vírus influenza pandêmico (H1N1)2009 em amostra clínica, ou diagnosticada influenza sazonal ou outra doença; ou ainda, quando a coleta da amostra clínica for impossível ou inviável, em que o único relato epidemiológico do paciente é o de ser Contato Próximo de paciente laboratorialmente descartado. O Contato Próximo de Caso Suspeito ou Confirmado consiste no caso Contato desde um dia antes até sete (com adulto) a 14 dias (com criança) após o início da queixa com alguém que esteve em local endêmico ou cuidou, conviveu, encostou em secreção respiratória ou fluido corporal de Caso Confirmado ou de Caso Suspeito.

A consulta médica pode ser suficiente para definir a sistuação clínica em um único atendimento, entretanto, o acompanhamento evolutivo deve ser feito diante da ausência de melhora. O paciente que compõe o grupo de risco requer atenção para a possibilidade de evolução conturbada.

Surto de síndrome Gripal

É definido pela ocorrência de pelo menos três casos de síndrome gripal em ambientes fechados/restritos, com intervalo de até cinco dias entre as datas de início de sintomas. Os ambientes fechados/restritos são exemplificados como: asilos e clínicas de repouso, creches, unidades prisionais ou correcionais, população albergada, dormitórios coletivos, bases militares, uma mesma unidade de produção de empresas ou indústrias, o mesmo setor de hospitais, entre outros. O surto de síndrome gripal em ambiente hospitalar deve ser considerado quando há a ocorrência de, pelo menos, três casos de síndrome gripal no mesmo setor, vinculados epidemiologicamente, e que ocorreram, no mínimo, 72 horas após a data de admissão hospitalar.

O surto de síndrome gripal pelo vírus influenza é confirmado pela positividade em, pelo menos, uma das três amostras coletadas para investigação deste vírus. Nesta situação, todos os demais casos suspeitos relacionados ao surto (integrantes da mesma cadeia de transmissão) deverão ser confirmados por vínculo (critério clínico-epidemiológico). O critério de descarte de surto de síndrome gripal por influenza é definido pelo resultado negativo, para este vírus, nas amostras coletadas, conservadas e transportadas de modo adequado ao laboratório de referência. Devem ser descartados todos os demais casos de síndrome gripal relacionados ao surto chamado de influenza (integrantes da mesma cadeia de transmissão).

Complicações Associadas com a Infecção pelo Vírus Influenza

A infecção pelo vírus influenza associa-se com várias complicações clínicas, que requerem vigilância em sua busca e que podem ser suficientemente graves, provocando, potencialmente, sequelas e morte. Em crianças, as principais complicações consistem em: otite média, bronquiolite, pneumonia viral primária, pneumonia bacteriana secundária, síndrome crupal; alterações do sistema nervoso central (convulsão febril, encefalopatia, encefalite, síndrome de Guillain-Barré), miosite, miocardite, e pericardite. A influenza abrange as seguintes infecções respiratórias agudas, com seus respectivos CID 10: Nasofaringite aguda (resfriado comum) – J00, Faringite aguda não especificada – J02.9, Amigdalite aguda não especificada – J03.9, Laringite aguda – J04.0, Traqueíte aguda – J04.1, Laringotraqueíte aguda – J04.2, Infecção aguda das vias aéreas superiores de localizações múltiplas e não especificadas – J06.

Síndrome respiratória aguda grave (SRAG)

A síndrome gripal pode evoluir, potencialmente, em pessoa de qualquer idade, para insuficiência respiratória por distúrbio de ventilação-perfusão, caracterizando a SRAG e definida por doença respiratória aguda com temperatura axilar superior a 38ºC, tosse e dispneia, acompanhada ou não de dor de garganta ou manifestações gastrointestinais.

Devem ser observados, como alerta de agravamento da SRAG, a presença de, pelo menos, um dos critérios a seguir:
- Agravamento da sintomatologia inicial (febre, mialgia, tosse, dispneia);
- Alteração do estado de consciência, sonolência, confusão mental;
- Desidratação;
- Convulsão(ões);
- Taquipneia (crianças: até 2 meses: FR > 60 irpm; > 2 meses e < 12 meses: > 50 irpm; 1 a 4 anos > 40 irpm; > 4 anos, FR > 30 irpm; adultos: FR > 25 irpm);
- Batimento de asa de nariz; tiragem intercostal, cornagem, sinais de toxemia;
- Alteração dos sinais vitais: hipotensão arterial – Pressão Arterial Diastólica (PAD) < 60 mmHg ou Pressão Arterial Sistólica (PAS) < 90 mmHg; FC elevada (> 120 bpm);
- Febre (Temperatura axilar > 38ºC) persistente por 3 a 5 dias;
- Leucocitose, leucopenia ou neutrofilia;
- Oximetria de pulso: saturação de O_2 < 94%;
- Radiografia de tórax: infiltrado intersticial localizado ou difuso ou presença de área de condensação;
- Crianças com: cianose; desidratação, vômitos, inapetência, letargia; incapacidade de ingerir líquidos e de mamar; família que tenha dificuldade em medicá-la e observá-la cuidadosamente.

Grupos, ou fatores de risco: gestantes, puérperas, nutrizes; crianças com menos de dois anos de idade; pessoas com menos de 18 anos de idade medicadas há longo período com ácido acetilsalicílico; populações indígenas aldeadas; adultos jovens; presença de comorbidades, especialmente de: pneumopatias (incluindo asma), cardiovasculopatias (incluindo hipertensão arterial sistêmica), nefropatias, hepatopatias, doenças hematológicas (incluindo anemia falciforme), distúrbios metabólicos (incluindo *diabetes mellitus*, obesidade grau III), disfunção cognitiva, lesões medulares, epilepsia, doenças neuromusculares com risco de insuficiência ventilatória, imunossupressão (neoplasia, quimioterapia e outras drogas, síndrome de imunodeficiência adquirida, síndrome de imunodeficiência primária).

O diagnóstico laboratorial é realizado por intermédio da reação em cadeia de polimerase em tempo real. A coleta de amostras de material humano deve ser realizada rigorosamente dentro das normas de biossegurança. Os Laboratórios Centrais de Saúde Pública – LACEN – poderão processar amostras clínicas de qualquer natureza, para subsidiar o diagnóstico diferencial, conforme as hipóteses diagnósticas definidas, desde que façam parte da lista de exames próprios dessa rede de laboratórios, adotando-se as medidas de biossegurança preconizadas para cada situação.

Diagnóstico diferencial

O diagnóstico diferencial da síndrome gripal inclui: nasofaringite (resfriado comum), faringite não especificada, amigdalite não especificada, laringite, traqueíte, laringotraqueíte, infecção das vias aéreas superiores de localizações múltiplas e não especificadas.

Tratamento

Os casos de surtos de síndrome gripal em comunidades fechadas (creches, asilos) deverão ser imediatamente notificados à Vigilância Epidemiológica do município, que orientará a conduta e o rastreamento de acordo com as recomendações do Estado e do Município.

O atendimento do paciente com síndrome gripal e SRAG pelo vírus influenza pandêmico (H1N1)2009 requer que os dados coletados sejam de rápido conhecimento, por isto, devem ser feitos:

- Preenchimento de ficha de investigação dos casos de SRAG a ser digitada no SINAN em até 24 horas;
- Registro das principais informações adicionais de modo objetivo, no campo "Observações Adicionais". Todos os hospitais públicos, de acordo com os preceitos do SUS e as instituições privadas, devem estar preparados para atender pacientes sob suspeita de SRAG pelo vírus influenza pandêmico (H1N1)2009. O paciente deve ser encaminhado para hospital de referência, se a instituição não tiver estrutura para o seu atendimento.

As medidas terapêuticas consistem em:

- Cuidados gerais, que visam abordar a higiene pessoal e impedir a transmissão viral para evitar a contaminação de outras pessoas. Devem ser realçados os cuidados para eliminar os riscos de contaminação por intermédio de aerossóis, da tosse e espirro, e o contacto com as mãos, utensílios e roupas contaminadas;
- Repouso: deve ser relativo, e determinado pela astenia associada;
- Dieta: hipercalórica, normoproteica, para impedir a desnutrição, com ingestão aumentada de líquidos (pelo menos 2 L além do habitual) para promover boa hidratação das vias aéreas;
- Vaporização e nebulização: pelo menos três vezes ao dia, para a hidratação das vias aéreas superiores (seios da face) e inferiores. A vaporização pode ser feita sem equipamentos específicos, pela aspiração do vapor de água provocado pela ebulição da água de qualquer vasilha ou de chuveiro, com o cuidado de não se queimar. A nebulização em domicílio pode também ser feita, entretanto, nem sempre está disponível;
- Banhos de imersão quentes ou aplicação de bolsas de água quente localizadas: para aliviar a mialgia;
- Administração de antitérmicos: para impedir o aumento da temperatura corpórea acima de 39ºC, ou de qualquer valor, para as pessoas com mais, ou menos de sete anos de idade, respectivamente. Não usar ácido acetilsalicílico em pacientes até os 18 anos de idade;
- Administração de analgésicos: para controle da dor, quando necessário. Não usar ácido acetilsalicílico em menores de 18 anos;
- Avaliação precoce das complicações clínicas: o acompanhamento clínico é fundamental para surpreender instabilidades decorrentes de insuficiência respiratória, metabólica e hemodinâmica, que requeiram abordagem hospitalar. O tratamento domiciliar das crianças pode ser feito na presença de tosse e aumento leve da temperatura corpórea, com antipiréticos e hidratação. Não usar ácido acetilsalicílico em pacientes com menos de 18 anos;
- Administração de antivirais: podem reduzir a duração e a gravidade da infecção, e o risco das complicações associadas ao vírus influenza pandêmico (H1N1)2009, inclusive a morte associada à SRAG. O tratamento está recomendado diante de casos: 1. Confirmados; 2. Suspeitos, de forma empírica, com evidência de alterações nas vias aéreas inferiores; de deterioração clínica; de grande risco de complicações, como ocorre em: crianças com menos de dois anos de idade, adultos jovens; grávidas e puérperas até duas semanas após o parto (incluindo as que tiveram aborto ou perda fetal); pessoas com comorbidades, como: pneumopatias (incluindo asma); cardiovasculopatias (incluindo hipertensão arterial sistêmica); nefropatias; hepatopatias; doenças hematológicas (incluindo anemia falciforme); distúrbios metabólicos (incluindo *diabetes mellitus*, obesidade grau III); transtornos que podem comprometer a função respiratória, a manipulação das secreções respiratórias, ou aumentar o risco de aspiração (disfunção cognitiva, lesões medulares, epilepsia ou outras doenças neuromusculares); imunossupressão, inclusive, medicamentosa ou pelo vírus da imunodeficiência humana; pessoas com menos de 18 anos de idade medicadas há longo período com ácido acetilsalicílico. O tratamento não deve estar condicionado à confirmação laboratorial da infecção pelo vírus influenza pandêmico (H1N1)2009. A maior frequência de hospitalização e de atendimento de urgência, e o de maior risco, ocorre nas faixas etárias entre dois a quatro anos, e menos de dois anos de idade, respectivamente. O início do tratamento deve ser o mais precoce possível, entretanto, os seus benefícios ocorrem mesmo se iniciado 48 horas após o estabelecimento das manifestações clínicas. O vírus influenza pandêmico (H1N1)2009 é suscetível aos antivirais Inibidores da Neuraminidase (Oseltamivir e Zanamivir), e resistente ao Adamantano (Amantadina e Rimantadina). Este padrão de sensibilidade foi observado, nos últimos anos, para o vírus influenza sazonal A(H3N2) e para o vírus influenza B. A administração de antiviral durante a gravidez só deve ser feita se o seu benefício justificar o risco potencial para o feto.

Os principais grupos de risco para o desenvolvimento de complicações da influenza são os já assinalados para a SRAG.

Quimioprofilaxia

A quimioprofilaxia para a infecção pelo vírus influenza pandêmico (H1N1)2009 deve ser medida a ser considerada como estratégia para evitar em muitas circunstâncias o estabelecimento da infecção. Está indicada apenas com a administração de Oseltamivir e indicada para:

- Profissionais da área da saúde que manipularam amostras clínicas com o vírus ou secreções de caso suspeito ou confirmado, sem ou com o uso inadequado de Equipamento de Proteção Individual (EPI); ou que realizaram procedimentos invasivos geradores de aerossóis;
- Pacientes que apresentam alguma das seguintes condições clínicas: debilidade da defesa corpórea; imunossupressão (de qualquer causa, incluindo uso de drogas imunossupressoras); neutropenia; leucemia em atividade; doença de enxerto contra hospedeiro; doença reumatológica em atividade; corticoterapia sob a forma de pulsoterapia nos últimos 30 dias, ou em dose acima de 1mg/kg/dia por pelo menos 15 dias; quimio ou radioterapia para tratamento de neoplasia nos últimos três meses; neoplasia em evolução, ou com complicações de lise tumoral; transplante (de órgãos sólidos humanos nos últimos 6 meses, em tratamento de rejeição, de pulmão); síndrome de imunodeficiência adquirida, nefropatia crônica; sob hemodiálise, cirrose, uso de anticorpos monoclonais, após intensa exposição à fonte suspeita, ou confirmada do vírus;
- Para controle dos surtos de gripe em locais fechados ou semifechados (asilos, creches, prisões, escolas, acampamentos).

A quimioprofilaxia pode ser realizada com Oseltamivir. A quimioprofilaxia pós-exposição não reduz, nem elimina, o risco da gripe, e a proteção é interrompida quando a administração do antiviral é suspensa. Pode ser administrada dose adicional do antiviral para os pacientes que vomitam até uma hora após a ingestão do medicamento. A exclusão do diagnóstico de infecção por qualquer vírus influenza indica a suspensão imediata da administração do Oseltamivir.

As pessoas sob quimioprofilaxia devem procurar avaliação médica assim que venham a desenvolver alguma manifestação respiratória febril que pode indicar tratar-se de síndrome gripal.

As pessoas com fatores de risco para complicações da gripe, e os trabalhadores da área da saúde com risco ocupacional, devem ser orientados sobre os seus primeiros sinais e sintomas, e a contatar imediatamente médico para avaliação, quando indicada, de início precoce de tratamento. O reconhecimento precoce da doença e o seu tratamento são preferíveis à quimioprofilaxia para as pessoas saudáveis vacinadas, incluindo os trabalhadores da área da saúde, após exposição a pacientes suspeitos.

As pessoas em risco permanente de exposição ocupacional, como os profissionais da saúde, devem fazer uso adequado de EPI, e manter as medidas gerais de precaução, além da vigilância epidemiológica domiciliar, a triagem para identificação dos pacientes potencialmente infectantes, o controle da tosse e a higiene das mãos e, quando possível, a vacinação.

Grupos ou fatores de risco

A infecção pelo vírus influenza pandêmico (H1N1)2009 pode ser mais grave em alguns grupos ou diante de alguns fatores de risco, que merecem especial atenção, com acompanhamento vigilante. Estes grupos ou fatores de risco são constituídos, principalmente, por:

- Gestantes, puérperas e nutrizes;
- Crianças com menos de dois anos de idade;
- Pessoas com menos de 18 anos de idade medicadas há longo período com ácido acetilsalicílico;
- Populações indígenas aldeadas;
- Adultos jovens;
- Presença de comorbidades, especialmente, de: pneumopatias (incluindo asma), cardiovasculopatias (incluindo hipertensão arterial sistêmica), nefropatias (insuficiência renal crônica), hepatopatias crônicas, doenças hematológicas (incluindo anemia falciforme), distúrbios metabólicos (incluindo *diabetes mellitus*, obesidade grau III), disfunção cognitiva, lesões medulares, epilepsia, doenças neuromusculares com risco de insuficiência ventilatória, imunossupressão (neoplasias ou quimioterapia nos últimos três meses, transplante de órgãos sólidos ou de medula óssea, infecção pelo vírus da imunodeficiência humana e síndrome de imunodeficiência adquirida, síndrome de imunodeficiência primária).

Os trabalhadores da saúde devem ser também considerados como grupo especial, devido aos riscos potenciais de contaminação em sua atividade.

Trabalhadores da saúde

Todos os profissionais que atuam na assistência, em qualquer nível da atenção à saúde, possuem aumento do risco de contágio com agentes infecciosos, seja pelo contato direto com a pessoa potencialmente infectada, ou com algum material biológico dela procedente; e, indiretamente, pela contaminação natural do meio onde trabalha. Estes riscos devem ser minimizados ao máximo.

As medidas de prevenção e profilaxia são fundamentais e começam pelo conhecimento destes riscos e de como se prevenir e se comportar profissionalmente, com equipamentos adequados de proteção individual.

É fundamental que todo profissional da saúde tenha conhecimentos sólidos e fundamentados para se proteger adequadamente, e para exercer papel de educador e de líder psicopedagógico para toda a comunidade, auxiliando todos a compreenderem os riscos de adoecimento e a se posicionarem sem medo, nem pânico. É necessário conhecer para cuidar, a fim de que todos sejam adequadamente protegidos.

Prevenção

As evidências sugerem que o vírus influenza pandêmico (H1N1)2009 apresenta dinâmica de transmissão semelhante à do vírus influenza sazonal. Devem ser instituídas medidas de precaução para gotícula e para procedimentos com risco de geração de aerossóis.

As seguintes medidas devem ser instituídas para toda a população, para impedir a propagação da infecção:
- Lavar (higienizar) com frequência as mãos;
- Usar lenço descartável para higiene nasal;
- Encobrir o nariz e a boca quando espirrar ou tossir;
- Evitar tocar mucosas de olhos, nariz e boca;
- Higienizar (lavar) as mãos após tossir ou espirrar;
- Evitar tocar superfícies com luvas, outro EPI, ou com mãos contaminadas. As superfícies são as que se situam próximas ao paciente (mobiliário e equipamentos para a saúde), e longe do paciente, porém relacionadas ao cuidado empreendido com ele como: maçaneta, interruptor de luz, chave, caneta, entre outros;
- Permanecer sem circular dentro do hospital usando os EPI, que devem ser imediatamente removidos após a saída do quarto, enfermaria ou área de isolamento;
- Restringir a atuação de profissionais de saúde com doença respiratória aguda na assistência ao paciente;
- Evitar aglomerações em locais fechados.

A intervenção em alguma atividade social deverá ser tomada, diante de cada caso, após avaliação da Vigilância Epidemiológica. Estas medidas devem ser seguidas rigorosamente:
- Pelos profissionais de saúde que prestam assistência direta ao paciente (médicos, enfermeiros, técnicos e auxiliares de enfermagem, fisioterapeutas, equipe de radiologia);
- Por toda a equipe de suporte, que penetre no quarto, enfermaria ou área de isolamento, incluindo pessoal de limpeza, nutrição e responsáveis pela retirada de produtos e roupas sujas da unidade de isolamento. Recomenda-se que o mínimo de pessoas entre no isolamento;
- Por todos os profissionais de laboratório, durante coleta, transporte e manipulação de amostras de pacientes com infecção pelo vírus influenza pandêmico (H1N1)2009;
- Pelos profissionais de saúde que executam o procedimento de verificação de óbito;
- Por outros profissionais que entram em contato com pacientes com infecção pelo vírus influenza pandêmico (H1N1)2009;
- Pelos familiares e visitas que tenham contatado pacientes com infecção pelo vírus influenza pandêmico (H1N1)2009.

Equipamentos de proteção individual

Deve ser ressaltada a necessidade do uso racional de EPI nos serviços de saúde, constituídos por:
- Máscara cirúrgica: deve ser usada para evitar a contaminação do profissional por gotículas respiratórias, quando o mesmo atuar a uma distância inferior a 1 metro do paciente suspeito ou confirmado de infecção pelo vírus da influenza;
- Máscara de proteção respiratória (Respirador Particulado): para ser usada quando o profissional de saúde atuar em procedimentos com risco de geração de aerossol nos pacientes com infecção por influenza; impede a passagem de 95% de partículas de até 0,3 μ (tipo N95, N99, N100, PFF2 ou PFF3). Constituem exemplos de procedimentos com risco de geração de aerossóis a: intubação traqueal, aspiração nasofaríngea e nasotraqueal, broncoscopia, autópsia envolvendo tecido pulmonar e a coleta de espécime clínico para diagnóstico etiológico da influenza, dentre outros. A máscara de proteção respiratória deverá estar apropriadamente ajustada à face. A forma de uso, manipulação e armazenamento deve seguir as recomendações do fabricante. Deve ser descartada após o uso;
- Luvas: as luvas de procedimentos não cirúrgicos devem ser utilizadas quando houver risco de contato das mãos do profissional com sangue, fluidos corporais, secreções, excreções, mucosas, pele não íntegra e artigos ou equipamentos contaminados, de forma a reduzir a possibilidade de transmissão do vírus influenza para o profissional, assim como, de paciente para paciente, por meio das mãos do profissional. Deve ser usada luva estéril (de procedimento cirúrgico) quando o procedimento a ser realizado no paciente exigir técnica asséptica. As recomendações para o uso de luvas por profissionais de saúde são:
  – Trocar as luvas sempre que entrar em contato com outro paciente;
  – Trocar, também, durante o contato com o paciente, se for mudar de um sítio corporal contaminado para outro, limpo, ou quando esta estiver danificada;
  – Não tocar desnecessariamente superfícies e materiais (telefones, maçanetas, portas) quando estiver com luvas, para evitar a transferência do vírus para outros pacientes ou ambientes;
  – Não lavar ou usar novamente o mesmo par de luvas (as luvas não devem ser reutilizadas);
  – Não substituir a higienização das mãos pelo uso de luvas;

- Proceder à higienização das mãos imediatamente após a retirada das luvas, para evitar a transferência do vírus para outros pacientes ou ambientes;
- Observar a técnica correta de remoção de luvas, para evitar a contaminação das mãos, usando as seguintes medidas: retirar as luvas puxando a primeira pelo lado externo do punho, com os dedos da mão oposta; a seguir, segurar a luva removida com a outra mão enluvada; tocar a parte interna do punho da mão enluvada com o dedo indicador oposto (sem luvas) e retirar a outra luva;
- Protetor ocular ou protetor de face: os óculos de proteção (ou protetor de face) devem ser usados quando houver risco de exposição do profissional a respingo de sangue, secreções corporais e excreções. Os óculos devem ser exclusivos de cada profissional responsável pela assistência, devendo, após o uso, sofrer processo de limpeza com água e sabão/detergente e desinfecção. A desinfecção deve ser pelo álcool a 70%, hipoclorito de sódio a 1%, ou outro desinfetante recomendado;
- Gorro descartável: deve ser usado pelo profissional de saúde apenas em situações de risco de geração de aerossol em pacientes com infecção pelo vírus influenza pandêmico (H1N1)2009;
- Capote/avental: o capote, ou avental, deve ser usado durante procedimentos onde há risco de respingos de sangue, fluidos corpóreos, secreções e excreções, a fim de evitar a contaminação da pele e roupa do profissional. O capote ou avental deve ser de mangas longas, punho de malha ou elástico e abertura posterior. Deve ser confeccionado de material de boa qualidade, não alergênico e resistente; proporcionar barreira antimicrobiana efetiva; permitir a execução de atividades com conforto e estar disponível em vários tamanhos. O capote ou avental sujo deve ser removido após a realização do procedimento. Após a remoção do capote, deve-se proceder à higienização das mãos para evitar transferência do vírus influenza pandêmico (H1N1)2009 para o profissional, pacientes e ambientes.

Higienização das mãos

As mãos dos profissionais que atuam em serviços de saúde podem ser higienizadas usando: água e sabonete, preparação alcoólica e antisséptica degermante. Os profissionais de saúde, pacientes e visitantes devem ser devidamente instruídos e monitorados quanto à importância da higienização das mãos antes e após o contacto com o paciente.

Cuidados no domicílio

As seguintes recomendações devem ser seguidas:

- Não compartilhar alimentos, copos, toalhas e objetos de uso pessoal;
- Evitar tocar olhos, nariz ou boca;
- Lavar as mãos frequentemente, com sabonete e água, especialmente depois de tossir ou espirrar;
- Manter o ambiente ventilado;
- Evitar contato próximo com pessoas;
- Evitar exposição e mudança brusca de temperatura e contaminantes ambientais (pó, fumaça);
- Não fumar em lugares fechados, próximo de crianças e idosos enfermos;
- Manter distância de, pelo menos, três metros de pessoas com infecção aérea;
- Não saudar pessoas com beijos, aperto de mão;
- Procurar médico diante de: febre alta repentina, tosse, cefaleia, mialgia, artralgia;
- Permanecer em casa, e evitar: trabalho, escola, teatro, cinema, bar, ônibus, metrô e eventos em locais fechados;
- Evitar contato com pó, fumaça, substâncias que afetam a respiração.

Cuidados em creches

As seguintes recomendações devem ser seguidas:
- Estimular os cuidadores e as crianças a lavarem as mãos e os brinquedos com água e sabonete, quando estiverem visivelmente sujos;
- Estimular os cuidadores a lavarem as mãos após contato com secreções nasais e orais das crianças, principalmente quando a criança está com suspeita de síndrome gripal;
- Orientar os cuidadores a observarem se há crianças com tosse, febre e dor de garganta, principalmente quando há conhecimento de casos de síndrome gripal na cidade;
- Orientar os cuidadores a comunicarem os pais quando a criança apresentar os sintomas citados acima;
- Evitar o contato da criança doente com as demais. Recomenda-se que a criança doente fique em casa, a fim de evitar a transmissão da doença;
- Orientar os cuidadores e responsáveis pela creche a notificarem a secretaria de saúde municipal, caso observem aumento do número de crianças doentes com síndrome gripal ou com absenteísmo pela mesma causa.

Processamento de produtos para a saúde, roupas, limpeza e desinfecção de superfícies e tratamento de resíduos

Não existe orientação especial para o processamento de produtos para a saúde, seja de equipamentos, produtos para saúde ou artigos utilizados na assistência a pacientes com infecção por influenza, sendo realizado de acordo com as características e finalidade de uso e orientação dos fabricantes e dos métodos escolhidos.

Os equipamentos, produtos para saúde ou artigos para saúde utilizados em qualquer paciente devem ser recolhidos e transportados de forma a prevenir a possibilidade de contaminação de pele, mucosas e roupas, ou a transferência de microrganismos para outros pacientes ou ambientes. É importante a adoção das medidas de precaução na manipulação dos mesmos. O serviço de saúde deve estabelecer fluxos, rotinas de retirada e de todas as etapas do processamento dos equipamentos, produtos para saúde ou artigos utilizados na assistência.

Os procedimentos de limpeza e desinfecção de superfícies em contato com pacientes com infecção por vírus influenza pandêmica (H1N1)2009 são os mesmos utilizados para outros tipos de doença respiratória.

Recomenda-se que a limpeza das áreas de isolamento para influenza seja concorrente; imediata; ou terminal, isto é, respectivamente: diariamente; em qualquer momento – quando ocorrem sujidades ou contaminação do ambiente e equipamentos com matéria orgânica, mesmo após ter sido realizada a limpeza concorrente; e após a alta, óbito ou transferência do paciente.

A desinfecção de superfícies das unidades de isolamento deve ser realizada após a sua limpeza. Os desinfetantes com potencial para desinfecção de superfícies incluem aqueles à base de cloro, alcoóis, alguns fenóis e alguns iodóforos e o quaternário de amônio. O vírus da influenza sazonal é inativado pelo álcool a 70% e pelo cloro, portanto, preconiza-se a limpeza das superfícies do isolamento com detergente neutro, seguida da desinfecção com uma destas soluções desinfetantes. No caso de a superfície apresentar matéria orgânica visível, deve-se inicialmente proceder à retirada do excesso com papel/tecido absorvente e, posteriormente, realizar a limpeza e desinfecção desta. Ressalta-se a necessidade da adoção das medidas de precaução.

O processamento de roupas não requer um ciclo de lavagem especial, podendo ser seguido o mesmo processo estabelecido para as roupas provenientes de outros pacientes em geral. Ressaltam-se as seguintes orientações:

Na retirada da roupa suja, deve haver o mínimo de agitação e manuseio, observando-se as medidas de precaução descritas anteriormente; roupas provenientes do isolamento não devem ser transportadas através de tubos de queda;

Devido ao risco de promover partículas em suspensão e contaminação do trabalhador, não é recomendada a manipulação, separação ou classificação de roupas sujas provenientes do isolamento. As mesmas devem ser colocadas diretamente na lavadora.

O tratamento de resíduos depende do enquadramento do vírus da Influenza Sazonal como agente biológico classe 2 e do risco baixo de sua transmissão a partir dos resíduos. Os resíduos provenientes da atenção a pacientes suspeitos ou confirmados de infecção pelo vírus (H1N1)2009, portanto, devem ser enquadrados na categoria A4, conforme Resolução RDC/ANVISA nº 306, de 7 de dezembro de 2004 (disponível em http://e-legis.bvs.br/leisref/public/home.php). Devem ser acondicionados em saco branco leitoso, que deve ser substituído quando atingir dois terços de sua capacidade, ou, pelo menos, uma vez a cada 24 horas, e identificados pelo símbolo de substância infectante, com rótulos de fundo branco, desenho e contornos pretos. Os sacos devem estar contidos em recipientes de material lavável, resistente à punctura, ruptura e vazamento, com tampa provida de sistema de abertura sem contato manual, com cantos arredondados e resistentes ao tombamento. Estes resíduos podem ser dispostos, sem tratamento prévio, em local devidamente licenciado para disposição final de resíduos sólidos de serviços de saúde. Ressalta-se que, conforme a RDC/ANVISA nº 306/04, os serviços de saúde devem elaborar um plano de gerenciamento de resíduos.

Vacinação

A vacina contra o vírus influenza pandêmico (H1N1)2009 é preparada com a mesma tecnologia empregada para a obtenção da vacina contra o vírus influenza sazonal.

O Ministério da Saúde (MS) implantou, em 2000, o Sistema de Vigilância Sentinela da Síndrome Gripal (Sivep_gripe), constituído por 62 Unidades de Saúde distribuídas em todas as unidades da federação, com três Unidades dispostas, estrategicamente, em áreas de fronteiras. O seu objetivo é o de monitorar a demanda por atendimento de síndrome gripal, a identificação e o movimento dos vírus que circulam na comunidade. A identificação de novas cepas do vírus Influenza contribui para a adequação imunogênica da vacina contra a influenza utilizada anualmente no Brasil. Nessas unidades, são feitas as coletas de espécimes clínicos das vias aéreas altas, para identificação epidemiológica agregada por semana epidemiológica.

A vacina não confere imunidade plena. As vacinas contra o vírus influenza suíno e contra o vírus influenza sazonal não conferem imunidade à infecção pelo vírus influenza pandêmico (H1N1)2009, nem o oposto é verdadeiro. A vacina usada no Brasil é a mesma administrada no resto do mundo.

O tratamento antiviral precoce, de forma empírica, deve ser iniciado para as pessoas imunizadas com suspeita de infecção por influenza, quando indicado, como exemplo, para as pessoas que necessitam de internação, com infecção grave, ou em maior risco de complicações relacionadas com a gripe.

A imunização deve ser evitada em pessoas hipersensíveis a ovo, pena ou galinha, porque é produzida a partir de embriões de pinto. A vacinação não será feita em toda a população, porque não há disponibilidade da vacina em escala mundial para atendimento da demanda.

A pessoa que foi infectada pelo vírus influenza pandêmico (H1N1)2009 possui imunidade contra o subtipo específico de vírus. A duração da imunidade pode variar entre as pessoas, entretanto, em caso de mutação do vírus, um novo contágio poderá ocorrer.

As crianças com menos de seis meses de idade não devem ser vacinadas, devido à ausência de estudos que comprovem boa resposta imunológica neste grupo etário.

A vacinação contra o vírus influenza sazonal deve continuar a ser feita nas pessoas com pelo menos 60 anos de idade.

A vacina contra o vírus influenza pandêmico (H1N1)2009 é segura, monovalente, e deve ser armazenada e acondicionada entre +2° e +8° C, desde a Central Nacional de Armazenamento até o nível local, ou seja, utilizando os mesmos equipamentos para as demais vacinas.

As grávidas devem receber a vacina sem adjuvante contra o vírus influenza pandêmico (H1N1)2009, devido ao maior risco que possuem de evolução para formas graves, e à segurança da vacina para este grupo de risco, revelada pelos dados até agora disponíveis. Os padrões de segurança da OMS e dos laboratórios produtores indicam que a vacina contra o vírus influenza pandêmico (H1N1)2009 não apresenta riscos para o feto. Não existem relatos que denunciem algum caso de aborto provocado pela vacina.

Os principais efeitos adversos decorrentes da vacina são: 1. Muito comum: cefaleia, artralgia, mialgia, dor no local da aplicação da vacina e fadiga; 2. Comum: náusea, diarreia, sudorese, hiperemia e edema no local da aplicação da vacina, e tremores; 4. Raros: linfadenopatia, insônia, tontura, parestesia, vertigem, dispneia, vômitos, prurido, dispepsia, desconforto gástrico, erupção cutânea, dor (abdominal, dorsal, cervical, nas extremidades e no tórax), rigidez musculoesquelética, espasmos musculares, reações no local de injeção (hematoma, edema, prurido, aumento da temperatura corpórea), astenia, mal estar, e a síndrome de Guillain-Barré (SGB). O risco de ter a SGB é menor do que o de contrair a infecção pelo vírus influenza pandêmico (H1N1)2009.

Agência Nacional de Vigilância Sanitária (ANVISA)

A ANVISA atua para impedir a disseminação do vírus influenza pandêmico (H1N1)2009 por intermédio das seguintes ações:

- Intensificação da vigilância de casos suspeitos em meios de transportes internacionais – informe sonoro em todos os voos internacionais e domésticos realizados pelas empresas aéreas;
- Veiculação, pela Infraero, de informes sonoros nos aeroportos do país; monitoramento das aeronaves, embarcações e veículos terrestres de transporte coletivo de passageiros; monitoramento de todas as aeronaves procedentes do exterior – 164 voos/dia, com movimento semanal de 1325 voos internacionais regulares e 260 mil viajantes internacionais;
- Inspeção, para emissão de Livre Prática, a bordo das embarcações procedentes de outros países com movimento semanal de 423 embarcações internacionais;
- Abordagem dos veículos terrestres de transporte coletivo de passageiros nas fronteiras e maior movimentação com movimento semanal de 260 ônibus internacionais nas fronteiras: Foz do Iguaçu, Ponta Porã e Guaíra, no Estado do Paraná; Uruguaiana, Santana do Livramento, Aceguá, Jaguarão e Chuí, no Estado do Rio Grande do Sul; Corumbá, no Estado de Mato Grosso do Sul; Pacaraima, no Estado de Roraima, e Dionísio Cerqueira, no Estado de Santa Catarina;
- Retenção das Declarações de Bagagem Acompanhadas (DBA) e Declarações de Saúde do Viajante (DSV), preenchidas pelos passageiros de meios de transporte internacionais, como fonte de informações para eventual busca de contatos;
- Emissão do Termo de Controle Sanitário de Viajantes (TCSV), diante da identificação de casos suspeitos ou casos para monitoramento;
- Encaminhamento dos casos suspeitos identificados nos aeroportos, portos e fronteiras para os hospitais de referência e notificação à SVS/MS; atualização das orientações aos viajantes no sítio www.anvisa.gov.br/viajante;
- Publicação de Notas Técnicas atualizando as Orientações de Serviços para Portos, Aeroportos e Fronteiras sobre a Emergência de Saúde Pública de Importância Internacional para o evento do vírus influenza pandêmico (H1N1)2009;
- Publicação do Protocolo para Enfrentamento da Influenza Pandêmica em Portos, Aeroportos e Fronteira; Divulgação de informações e orientações (panfleto e *banner*) para os viajantes, acompanhantes e trabalhadores que transitam pelos pontos de entrada;
- Reuniões com Agência Nacional de Aviação Civil (ANAC), Agência Nacional de Transportes Aquaviários (ANTAQ), Agência Nacional de Transportes Terrestres (ANTT), Secretaria Especial de Portos e outros órgãos de governos e representantes do setor regulado que operam em território nacional, para esclarecimentos e padronização das medidas a serem adotadas em portos, aeroportos e fronteiras;
- Recomendação, em parceria com a Secretaria Especial de Portos da Presidência da República, de medidas específicas para vigilância e controle nos portos brasileiros;
- Videoconferência com Receita, Vigiagro, Infraero e Polícia Federal, para padronização e procedimentos nos pontos de entrada;
- Participação, em reuniões no âmbito do Mercosul, para discussão sobre a situação da infecção pelo vírus influenza pandêmico (H1N1)2009 e lições aprendidas com esse evento;

- Atualização e publicação, nos sítios da ANVISA e do MS, das "recomendações para Hospitais de Referência para o Atendimento de Pacientes com Suspeita de Infecção por Nova Cepa de Influenza";
- Publicação de orientações para serviços e profissionais de saúde sobre organização e controle de infecção em serviços de saúde;
- Reforço das ações de vigilância em saúde nos municípios de fronteira, com ênfase no Rio Grande do Sul, através da composição de equipes com militares do Exército Brasileiro, servidores da Secretaria Estadual e Municipal de Saúde.

Herpes simples

O vírus *Herpes hominis* é um vírus cosmopolita, sendo o ser humano seu único reservatório. Apresenta dois sorotipos, 1 e 2, capazes de promover doença infectocontagiosa crônica, algumas vezes recorrentes, das superfícies cutaneomucosas, do sistema nervoso central e de algumas vísceras. As suas manifestações clínicas principais são caracterizadas pelo acometimento, predominantemente, extravaginal e perigenital, respectivamente, associadas, preferencialmente, aos tipos 1 e 2. Estima-se que ocorram mundialmente até 20 milhões de casos novos anualmente.

Os trabalhadores da área da saúde, particularmente os dentistas, o pessoal de enfermagem e os fisioterapeutas respiratórios apresentam risco de infecção aumentado para o Herpes Simples tipo 1. A transmissão de pacientes a trabalhadores é bem documentada e parece ser mais comum do que a transmissão de profissionais aos pacientes (Perl *et al.*, 1992; Adams *et al.*, 1981).

Citomegalovirose

O vírus citomegálico é um vírus herpes humano (tipo 5) espécie-específico, de distribuição mundial, e que causa infecções em pessoas de todas as faixas etárias. Pode ser encontrado no leite materno, na saliva, em secreções cervicovaginais, na urina e nas fezes, sendo transmitido, em geral, pelo contato com estas secreções.

Os trabalhadores em creches possuem risco aumentado de contrair a doença, devido à alta prevalência do Citomegalovírus em crianças. A soroconversão varia de 8% a 20% ao ano em trabalhadores suscetíveis, comparada com 2% para mulheres da mesma faixa etária na população geral (Reves, Pickering, 1992). Apesar do risco potencial dos trabalhadores da área da saúde de contraírem infecção ocupacional, diversos trabalhos mostram que o risco é semelhante ao da população geral.

Varicela-Zoster

A varicela-zoster é doença infectocontagiosa, exantemática, provocada pelo vírus varicela-zoster, tipo 3 do vírus herpes humano. A varicela e o zoster são a expressão clínica, respectivamente, da primoinfecção e da reativação do vírus, em estado latente, em gânglios dos nervos espinhais ou cranianos.

A varicela é doença endêmica, universal, acometendo, em mais de 90% das vezes, menores de 15 anos de idade, sendo os adultos afetados, especialmente, nas regiões tropicais. É muito contagiosa e atinge 90% dos contatantes suscetíveis. A suscetibilidade das pessoas com mais de 15 anos de idade ao vírus varicela-zoster atinge 10%. A transmissão do vírus ocorre principalmente por gotículas respiratórias e contato com as lesões cutâneas. O período de contágio varia de dois dias antes do início do exantema até a transformação de todas as vesículas em crostas, o que demora, em geral, de quatro a cinco dias de doença. O período de incubação da varicela está em torno de 14 a 16 dias. As manifestações clínicas prodrômicas, como febre baixa, cefaleia, anorexia, podem ocorrer dois dias antes do surgimento do exantema, principalmente em crianças, adolescentes e adultos. As lesões exantemáticas são caracteristicamente constituídas por máculas, pápulas, vesículas, pústulas e crostas, podendo ser encontradas todas estas características ao mesmo tempo, o que a diferencia da varíola. As crianças imunocompetentes apresentam, em geral, doença leve, enquanto adultos tendem a desenvolver mal-estar, mialgias, cefaleia e artralgias. O período de estado inicia, em geral, com febre e exantema macular na cabeça, face e tronco, que se difunde pelos membros com rápida progressão de mácula para pápula, para vesícula e crosta.

A infecção pelo vírus varicela-zoster é muito comum em crianças, o que expõe ao risco os trabalhadores da saúde de setores pediátricos e os que lidam com crianças em escolas e creches. A infecção em um trabalhador da saúde pode gerar surto hospitalar de varicela. A maioria dos casos de varicela ocorre em crianças, sendo de somente 2% os casos observados em adultos. As complicações mais importantes, entretanto, com quase 50% dos casos fatais, são descritas em adultos.

Alguns pacientes podem apresentar, após anos decorridos desde a manifestação da varicela, reativação do vírus varicela-zoster presente, de forma latente, nos nervos espinhais ou cranianos, o que desencadeia o herpes zoster. A sua manifestação clínica mais destacada é o desenvolvimento súbito ou insidioso de dor na área, com intensidade variável, desde leve a terebrante, correspondente ao trajeto do nervo afetado. Podem advir, simultaneamente, adenomegalia satélite, astenia, anorexia, mal-estar, cefaleia e febrícula. Surgem, a seguir, lesões cutâneas eritematopapulosas, que evoluem para papulovesiculares, papulopustulosas e crostosas, em geral, acompanhando um dermátomo. As lesões apresentam-se com simultaneidade de características anatômicas variadas, não coetâneas, à diferença da varíola. As regiões mais acometidas são: tórax (55%), pescoço (25%), trigêmio (15%), e lombossacra (10%).

Os trabalhadores suscetíveis devem ser imunizados, com especial ênfase aos profissionais da saúde, pessoas que convivem com indivíduos com imunossupressão, pessoal com alto risco no ambiente de trabalho, como os centros médicos, escolas de ensino básico, mulheres não grávidas em idade fértil, indivíduos pertencentes a comunidades fechadas, como prisioneiros ou militares aquartelados, viajantes internacionais, em particular para os países onde a varicela ocorre com muita frequência.

É recomendável a aplicação de duas doses da vacina, com intervalo de um a dois meses entre cada aplicação. A vacina é muito imunogênica, e 99% das pessoas vacinadas com duas doses obtêm a soroconversão. A duração da imunidade é desconhecida, mas é, provavelmente, de dez anos.

A profilaxia com imunoglobulina hiperimune antivaricela-zoster é recomendada para: recém-nascidos cujas mães tiveram varicela desde cinco dias antes até dois dias após o parto; gestantes com história prévia de varicela, preferencialmente entre 48 a 96 horas após o contágio; pessoas imunocomprometidas sem história de varicela no passado, não vacinados e expostos, por mais de uma hora, a paciente com varicela.

Coqueluche

A coqueluche é doença infectocontagiosa aguda das vias aéreas, provocada pela *Bordetella pertussis*, bactéria Gram-negativa aeróbica, facilmente disseminável, que acomete, geralmente, crianças, e caracteriza-se por acessos de tosse seca, seguidos, ou não, de vômitos. A transmissão da coqueluche é feita, principalmente, pelo contato direto com o doente, por intermédio de gotículas de secreção nasofaríngea. A probabilidade de contaminação relaciona-se com o contato mais próximo e de maior duração. O seu período de maior transmissão ocorre na fase catarral, com incubação de uma a duas semanas. O período de estado é caracterizado por três fases: catarral (febrícula, mal-estar, rinorreia, tosse discreta); paroxística (paroxismos de tosse seca, com cinco ou mais inspirações curtas e rápidas, em que a inspiração fica difícil, forçada, acompanhada de ruído próprio de um guincho, e com vômitos ao final, protrusão da língua, congestão facial, ocasionalmente cianose e sensação de asfixia, com duração de duas a seis semanas); e convalescença (os paroxismos cedem e tornam-se episódios de tosse comum, com duração de três a quatro semanas). O surgimento de outras infecções respiratórias pode fazer ressurgirem os paroxismos.

Os profissionais da área de saúde e os que trabalham em creches e escolas infantis, principalmente em regiões onde a cobertura vacinal é precária, estão sob risco aumentado. A imunidade vacinal é diminuída com o transcorrer dos anos, e os adultos vacinados quando crianças podem estar suscetíveis à infecção. A doença é mais grave em crianças, e nos adultos geralmente causa apenas sintomas leves, podendo ser confundida com resfriado ou bronquite. Entretanto, adultos infectados e que apresentam sintomas leves podem transmitir a doença a recém-nascidos e crianças.

A profilaxia deve ser feita por intermédio do isolamento e imunização. O isolamento reduz o risco de transmissão para pessoas suscetíveis. Deve perdurar desde após o início da fase paroxística, durante três semanas, ou após iniciada a antibioticoterapia, por uma semana. É recomendada a administração de Eritromicina: 40 mg/kg/dia, dose máxima de 2 g de 6/6 horas por 10 dias, sendo a alternativa o Sulfametoxazol-Trimetoprim: 40/8 mg/kg/dia de 12/12 horas por 14 dias. Deve ser feito também, quando necessário, o reforço da vacina DPT ou DPaT nas pessoas com menos de sete anos, e da DPaT nos com mais de sete anos. O uso de imunoglobulina antipertussis não proporciona benefício.

Histoplasmose

É uma micose profunda oportunística comum e autolimitada, com acometimento pulmonar, reconhecidamente relacionada ao trabalho. O agente etiológico é o *Histoplasma capsulatum*, que é encontrado em alguns tipos de solos ricos em substâncias orgânicas, com pH ácido e, especialmente, onde há dejeções de aves, morcegos ou pássaros agregados. O *H. capsulatum* causa infecções naturais em várias espécies animais, mais frequente nos cães e morcegos, que podem desenvolver lesões intestinais, com excreção fecal destes fungos e, por terem hábito de agregação, transmitem a infecção à sua colônia. O risco aumentado de exposição é observado em pessoas que exercem algum tipo de atividade em cavernas (seguranças, guias turísticos, exploradores etc.), os veterinários e os criadores de aves ou os limpadores de locais sujos de fezes de pássaros ou morcegos. Há relatos de casos adquiridos após inoculação acidental em laboratórios e salas de necrópsia. Não se constitui em doença contagiosa, nem transmissível inter-humana, nem de animal para o ser humano. Pode determinar, diante de deficiência imunológica, doenças metabólicas e anatômicas do hospedeiro, acometimento grave, em geral disseminado e, com frequência, do aparelho respiratório.

▶ Bibliografia e Referências

Textos Gerais

Brasileiro Filho, G. Bogliolo – Patologia. 6a.ed. Rio de Janeiro: Guanabara-Koogan, 2000.

Dutkiewicz J, Jabionski L, Olenchock SA. Occupational biohazards: a review. American Journal of Industrial Medicine, 14: 605-23, 1988.

Fakhri Z. Workplace biohazards. In: ILO – Encyclopaedia of Occupational Health and Safety. Geneva: International Labour Organization, 1998, p.38-238.

Gestal Otero JJ. Riesgos del trabajo del personal sanitario. 2ª. ed. Madrid: McGraw-Hill, 1996.

Harrison. Medicina Interna. 14ª. ed. Rio de Janeiro: McGrawHill, 1998.

Hinrichsen SL. Doenças Infecciosas e Parasitárias. Rio de Janeiro: Editora Guanabara Koogan S.A., 2005.

Levy BS, Wegman DH. Occupational health: recognizing and preventing work-related disease and injury. 4th. ed. Philadelphia: Lippincot Williams &Wilkins, 2000.

Mandell GL, Douglas RG, Bennett JE. Principles and practice of infectious diseases.5th.ed. New York: Churchill Livingstone, 2000.

Markowitz SB. Tuberculosis in the workplace. Occupational Medicine: State of the Art Reviews, 9(4): 589-608, 1994McCunney RJ, Barnabel CS. Medical center occupational health and safety. Philadelphia: Lippincott Williams &Wilkins, 1999.

McDiarmid MA, Kessler ER. The health care worker. Occupational Medicine: State of the Art Reviews, 12(4): 609-774, 1997.

Mendes R. Teses e dissertações de pós-graduação relacionadas com Saúde & Trabalho, Brasil, 1950-1999: referências bibliográficas. Ministério da Saúde: Brasília, 2000.

Ministério da Saúde. Fundação Nacional de Saúde. Centro Nacional de Epidemiologia. Doenças infecciosas e parasitárias – guia de bolso. Brasília: Ministério da Saúde, 1999.

Organización Panamericana de la Salud. Zoonosis y enfermedades transmisibles comunes al hombre y a los animales. 2ª. ed. Washington – DC: Organização Panamericana de Saúde/Organização Mundial de Saúde, 1986. [Publicación Científica Nº 503].

Ramazzini B. As doenças dos trabalhadores. São Paulo: Fundacentro, 2000. [Tradução de Raimundo Estrela].

Rocha MOC, Pedroso ERP. Fundamentos em infectologia. Rubio: Rio de Janeiro, 2009.

Rouquayrol MZ, Almeida Filho N. Epidemiologia &Saúde. 5ª.ed. Rio de Janeiro: Medsi, 1999.

Teixeira P, Valle S (Orgs.). Biossegurança: uma abordagem multidisciplinar. Rio de Janeiro: Fiocruz, 1996.

Veronesi R, Focaccia R. Tratado de infectologia. Rio de Janeiro: Atheneu, 1996.

Wald PH, Stave GM. Physical and biological hazards of the workplace. New York: Van Nostrand Reinhold, 1994.

Wenzel RP. Prevention and control ofnosocomial infections. 3rd ed. Philadelphia: Williams &Wilkins, 1997.

Tuberculose

Anders PL, Drinnan AJ, Thines TJ. Infectious diseases and the dental office. New York State Dental Journal, 64(4): 29-34, 1998.

American College of Occupational and Environmental Medicine. ACOEM guidelines for protecting health care workers against tuberculosis. Journal of Occupational and Environmental Medicine 40(9): 765-7, 1998.

Andrade E, Paul a AV. Tuberculose pulmonar do adulto e incapacidade laborativa na perícia médica previdenciária. Medicina HUPE-UERJ, 4(2): 156-62, 1985.

Andrade E, Verbicário LPS. Aspectos médico-periciais da tuberculose pulmonar do adulto. Arquivos Brasileiros de Medicina, 67(2): 99-100, 1993.

Anselm E. Tuberculosis in office settings: the anxiety and the reality. Occupational Medicine, 9(4): 741-7, 1994.

Araújo RO et al. Teste PPD entre profissionais de saúde em atividade no Hospital Universitário Clementino Fraga Filho da UFRJ – referência para AIDS. IX Congresso Brasileiro de Infectologia. Anais. Rio de Janeiro, 1996, p.179.

Baley JLS et al. Incidência de tuberculose em funcionários do Hospital Universitário Regional do Norte do Paraná, no período de 1983 a 1986. Anais. II Congresso Brasileiro de Infecções Hospitalares, 1990.

Bedrikow B et al. Frequência da tuberculose entre funcionários de uma instituição de assistência médica e os resultados parciais de um programa de controle. Revista Brasileira de Saúde Ocupacional, 5: 30-3, 1977.

Behrman AJ. The mask. TB-preventive masks compared. Journal of Emergency Medical Services, 24(7): 12-3, 1999.

Brewer TF, Colditz GA. Bacille Calmette-Guérin vaccination for the prevention of tuberculosis in health care workers. Clinical Infectious Diseases, 20(1): 136-42, 1995.

Carmon M. Legal challenges of tuberculosis in the workplace. American Association of Occupational Health Nurses Journal, 41(2): 96-100, 1993.

Colditz GA et al. Efficacy of BCG vaccine in the prevention of tuberculosis. Meta-analisys of the published literature. Journal of American Medical Association, 271: 698-702, 1994.

Collins CH, Grange JM. Tuberculosis acquired in laboratories and necropsy rooms. Communicable Diseases and Public Health, 2(3): 161-7, 1999.

Costa e Silva RD, Ferreira MS, Gontijo Filho PP. Fatores de risco para um teste cutâneo tuberculínico positivo entre funcionários de um hospital universitário brasileiro. Jornal de Pneumologia, 24(6): 353-6, 1998.

Dornelles Schneider LO. La tuberculosis profesional en los trabajadores de la salud. Salud Ocupacional, 14(64): 4-13, 1996.

Doyle AJ. Tuberculosis: preventing occupational transmission to health care workers. American Association of Occupational Health Nurses Journal, 43(9): 475-81, 1995.

Evenson W. Occupational exposure to Mycobacterium tuberculosis. Legal issues in worker's conpensation. American Association of Occupational Health Nurses Journal, 47(8): 373-80, 1999.

Fennelly KP, Nardell EA. The relative efficacy of respirators and room ventilation in preventing occupational tuberculosis. Infection Control and Hospital Epidemiology, 19(10): 754-9, 1998.

Fiuza de Melo LA. Tuberculose. In: Veronesi R, Focaccia R. (Eds.). Tratado de infectologia. Rio de Janeiro: Atheneu, 1996, p.914-59.

Fiuza de Melo LA, Afiune JB. Tuberculose, uma doença ocupacional. Infecção, adoecimento e proteção dos profissionais de saúde em serviços de atenção à tuberculose. Boletim de Pneumologia Sanitária, 1: 56-68, 1995.

Fiuza de Melo LA, Kritski, AL. Infecção, adoecimento e proteção dos profissionais de saúde na tuberculose. In: Veronesi R, Focaccia R (Eds.). Tratado de infectologia. Rio de Janeiro: Atheneu, 1996, p.957-9.

Franchi A et al. Evaluation of a *westem blot test* as a potential screening tool for occupational exposure to Mycobacterium tuberculosis in health care workers. Journal of Occupational Environmental Medicine, 42(1): 64-8, 2000.

Klitzman S, Kellner P. Control of tuberculosis in the workplace: toward an integration of occupational health and public health. Occupational Medicine, 9(4): 723-34, 1994.

Krishnan U, Janicak CA. Compliance with OSHA's respiratory protection standard in hospitais. American Industrial Hygiene Association Journal, 60(2): 228-36, 1999.

Kritski A et al. Tuberculosis among health care workers in 4 hospitals in Rio de Janeiro, Brasil, 1988-1990. American Review of Respiratory Disease, 143: 103, 1992.

Kritski A et al. Tuberculose entre profissionais de saúde. Risco ocupacional? Jornal de Pneumologia, 19: 113-21, 1993.

Marcowitz SB. Epidemiology oftuberculosis among health care workers. Occupational Medicine, 9(4): 589-608, 1994.

McCullough NV, Brosseau LM. Selecting respirators for control of worker exposure to infectious aerosols. Infection Control and Hospital Epidemiology, 20(2): 136-44, 1999.

Manangan LP et al. Nosocomial tuberculosis prevention measures among two groups of US hospital, 1992 to 1996. Chest, 117(2): 380-4, 2000.

Marcus AM et al. BCG vaccination to prevent tuberculosis in health care workers: a decision analisys. Preventive Medicine, 26(2): 201-7, 1997.

Menzies D et al. Tuberculosis among health care workers. New England Journal of Medicine, 332(2): 92-8, 1995.

Menzies D et al. Tuberculosis in health care workers: a multicentre Canadian prevalence survey: preliminary results. International Journal of Tuberculosis and Lung Disease, 2(9 Suppl 1): 98-102, 1998.

Ministério da Saúde. Fundação Nacional de Saúde. Centro Nacional de Epidemiologia. Coordenação Nacional de Pneumologia Sanitária e Sociedade Brasileira de Pneumologia e Tisiologia. I Consenso Brasileiro de Tuberculose – 1997. Jornal de Pneumologia, 23(6): 279-342, 1997.

Murphy DC, Younai FS. Challenges associated with assessment ofrisk for tuberculosis in a dental school setting. American Journal of Infection Control, 24(4): 254-61, 1996.

Murphy DC, Younai FS. Risk of tuberculosis transmission in dentistry. Results of a retrospective chart review. American Association of Occupational Health Nurses Journal, 45(8): 377-85, 1997.

Nagin D et al. Control of tuberculosis in the workplace: engineering controls. Occupational Medicine, 9(4): 609-30, 1994.

Nicas M. Assessing the relative importance of the components of an occupational tuberculosis control program. Journal of Occupational and Environmental Medicine, 40(7): 648-54, 1998.

Occupational Safety and Health Administration. Department of Labor. Occupational exposure to tuberculosis: proposed rule. Federal Register 54160-308, 1997. [29CFR Part 1910].

Organización Panamericana de Ia Salud. Protección anti-tuberculosa para el personal de salud. Revista Panamericana de Salud Pública, 3(3): 202-5, 1998.

Rached JC et al. Teste tuberculínico e vacinação BCG intradérmica em servidores de uma empresa pública. Revista Brasileira de Saúde Ocupacional, 11(41): 43-7, 1983.

Raitio M, Tala E. Tuberculosis among health care workers during three recent decades. European Respiratory Journal, 15(2): 304-7, 2000.

Rey de Castro J, Carcelén A. Infección y enfermedad tuberculosa en trabajadores de un centro de salud. Revista Médica Herediana, 3(1): 19-21, 1992.

Schaefer JA. Respiratory protection in the health care setting. Occupational Medicine, 12(4): 641-54, 1997.

Sewell DL. Laboratory-associated infections and biosafety. Clinical Microbiology Reviews, 8(3): 389-405, 1995.

Silva VM et al. Medical students at risk of nosocomial transmission of Mycobacterium tuberculosis. International Journal of Tuberculosis and Lung Disease, 4(5): 420-6, 2000.

Stead W. Management of health care workers after inadvertent exposure to tuberculosis: a guide for use of preventive therapy. Annals of International Medicine, 122: 906-12, 1995.

Toledo Jr., ACC. Risco ocupacional de tuberculose entre profissionais de saúde. Revista Médica de Minas Gerais, 8(3): 102-7, 1998.

Usui T et al. Elevated risk of tuberculosis by occupation with special reference to health care workes. Nagoya City Nakamura Health Center, 1995.

Bock N. Tuberculosis infection control in the era of expanding HIV care and treatment addendum to WHO Guidelines for the prevention of tuberculosis in health care facilities in resource-limited settings. Washington: United States Department of Health and Human Services, 2007.

Franco C, Zanetta DM. Assessing occupational exposure as risk for tuberculosis infection at a teaching hospital in São Paulo, Brazil. International Journal of Tuberculosis and Lung Disease, 10(4): 384-9, 2006.

Maciel EL, Meireles W, Silva AP, Fiorotti K, Dietze R. Nosocomial Mycobacterium tuberculosis transmission among healthcare students in a high incidence region, in Vitória, State of Espírito Santo. Revista da Sociedade Brasileira de Medicina Tropical, 40(4): 397-9, 2007.

Pazin-Filho A, Soares CS, Ferrais Ada S, Oliveira e Castro P T, Bellissimo-Rodrigues F, Nogueira JA, et al. Tuberculosis among health care workers in a Brazilian tertiary hospital emergency unit. American Journal of Emergency Medicine, 26(7): 796-8, 2008.

Prado TN, Galavote HS, Brioshi AP, Lacerda T, Fregona G, Detoni VV, et al. Epidemiological profile of tuberculosis cases reported among health care workers at the University Hospital in Vitoria, Brazil. Jornal Brasileiro de Pneumologia, 34(8): 607-13, 2008.

Joshi R, Reingold AL, Menzies D, Pai M. Tuberculosis among health-care workers in low- and middle-income countries: a systematic review. PLOS Medicine, 3(12): 494, 2006.

Lopes LK, Teles SA, Souza AC, Rabahi MF, Tipple AF. Tuberculosis risk among nursing professionals from central Brazil. American Journal of Infection Control, 36(2): 148-51, 2008.

Maciel EL, Prado TN, Fávero JL, Moreira TR, Dietze R. Tuberculosis in health professionals: a new perspective on an old problem. Jornal Brasileiro de Pneumologia, 35(1): 83-90, 2009.

III Diretrizes para Tuberculose da Sociedade Brasileira de Pneumologia e Tisiologia. Jornal Brasileiro de Pneumologia, 35(10): 1018-48, 2009.

Carbúnculo

Abramova FA et al. Pathology of inhalation anthrax in 42 cases from the Sverdlovsk outbreak in 1979. Proceedings of the National Academy of Sciences, 90(6): 2291-4, 1993.

Albrink WS et al. Human inhalation anthrax: a report of three fatal cases. American Journal of Pathology, 36: 457-71, 1960.

Brachman PS, Fekety FR. Industrial anthrax. Annals of the New York Academy of Sciences, 70: 574-84, 1958.

Brachman PS. Inhalation anthrax. Annals of the New York Academy of Sciences, 353: 83-93, 1980.

Brachman PS. Anthrax. In: Evans AS, Brachman PS. Bacterial infections of humans: epidemiology and control, 2.ed. New York: Plenum, 1991, p.75-86.

Gumbel P. The anthrax mystery. Wall Street Journal, 21: 22, 1991.

Turnbull PCB. Proceedings of the International Workshop on Anthrax. Salisbury Medical Bulletin, 68: 1-105, 1990.

Brucelose

Aguero R et al. Riesgo profesional de contraer brucelosis en el personal del matadero municipal de Carora. Revista de la Facultad de Medicina (Caracas), 20(1): 46-9, 1997.

Figueiredo BL. Brucelose como doença ocupacional. Aglutininas anti-Brucella sp em grupos ocupacionais dos frigoríficos da Grande Belo Horizonte-MG – Brasil. [Dissertação de Mestrado]. Belo Horizonte: Escola de Veterinária da UFMG, 1984.

Figueiredo BL. Brucelose ocupacional. In: 1º Seminário Nacional de Zoonoses. Belo Horizonte. Anais. Ministério da Saúde – Organização Pan-Americana da Saúde. Secretaria da Saúde de Minas Gerais, 1985, p.43-5.

Fonseca LS et al. Prevalência de brucelose em diferentes grupos populacionais da cidade de Belém – PA. Revista Paraense de Medicina, 13(2): 23-8, 1999.

Gonzalez IA, Navarro MA. Prevalencia de brucelosis en el personal de los mataderos en el Departamento de Caldas. Revista de Medicina de Caldas, 2(4): 34-40, 1980.

Martinez de Cortínez Y et al. Encuesta serológica de brucelosis en personal de un frigorífico de San Luis, Argentina. Revista Argentina de Microbiología, 18(2): 63-7, 1986.

Mendes RP, Machado JM. Brucelose. In: Veronesi R, Focaccia R. (Eds.). Tratado de infectologia. Rio de Janeiro: Atheneu, 1996, p.575-82.

Organização Pan-Americana de Saúde. Working group on the prevention, control and erradication of brucellosis in Latin America and the Caribbean. Washington DC, Apr. 1995.

Sosa G. Brucelosis antropozoonosis ocupacional de las granjas porcinas en el Estado Aragua 1992-1994. [Dissertação de Mestrado]. Maracay: Facultad de Ciências de la Salud de la Universidad de Carabobo, 1995.

Leptospirose

Almeida LP et al. Levantamento soroepidemiológico de leptospirose em trabalhadores do serviço de saneamento ambiental em localidade urbana da região sul do Brasil. Revista de Saúde Pública, 28(1): 76-81, 1994.

Almeida LP, Martins LFS, Brod CS. Fatores de risco associados à presença de anticorpos antileptospira em trabalhadores do serviço de saneamento ambiental. Ciência Rural, 29(3): 511-6, 1999.

Andrade J, Brandão AP. Contribuição do conhecimento da epidemiologia da leptospirose humana, com especial referência ao Grande Rio, Brasil, no período de 1970 a 1982. Memórias do Instituto Oswaldo Cruz, 82(1): 91-100, 1987.

Babudieri B. Epidemiology of leptospirosis in Italian rice fields. Advances in the Control of Zoonoses, World Health Organization Monograph Series, 19: 117-26, 1953.

Capuano DA et al. Prevalência de infecção leptospirótica em funcionários do biotério geral do campus de Ribeirão Preto da USP. Medicina (Ribeirão Preto), 19(3/4): 103-10, 1986.

Costa EA. Investigação e epidemiologia de leptospiroses em trabalhadores do Departamento Municipal de Água e Esgotos (DMAE) de Porto Alegre. [Tese de Doutorado]. Porto Alegre: Faculdade Católica de Medicina de Porto Alegre, 1966.

Duarte Filho J. Leptospirose: inquérito soroepidemiológico entre limpadores de canais urbanos, lavradores de arroz e trabalhadores na cana de açúcar, em Sergipe. [Tese de Doutorado]. São Paulo: Escola Paulista de Medicina, 1991.

Inada R et al. The etiology, mode of infection and specific therapy of Weil's disease (Spirochaetosis icterohaemorragica). Journal of Experimental Medicine, 23: 377, 1916.

Lomar AV et al. Leptospiroses. In: Veronesi R, Focaccia R (Eds.). Tratado de infectologia. Rio de Janeiro: Atheneu, 1996, p.987-1003.

Macedo NA. Aglutininas anti-leptospira em soros humanos do Estado do Piauí, com particular referência aos aspectos ocupacionais, 1994 a 1996. [Tese de Doutorado]. São Paulo: Faculdade de Saúde Pública da Universidade de São Paulo, 1997.

Pontes RJS et al. Surto de leptospirose entre técnicos de laboratório do campus da Universidade de São Paulo de Ribeirão Preto – 1988. Medicina (Ribeirão Preto), 23(3): 169-78, 1990.

Rosseti Neto C et al. Manual de vigilância epidemiológica: leptospirose – normas e instruções. Secretaria da Saúde: São Paulo, 1994.

Stimsom AM. Note on organism joundin yellow-fever tissue. Public Health Reports, 22: 541, 1907.

Vasconcelos LM et al. Pesquisa de aglutininas antileptospira em diferentes grupos profissionais na cidade de Londrina, Paraná. Revista da Sociedade Brasileira de Medicina Tropical, 25(4): 251-5, 1992.

Ministério da Saúde. Divisão Nacional de Zoonoses. Manual de controle da leptospirose. Brasília: Ministério da Saúde, 1989.

Zamora J, Riedemann S, Helmuth J. Evidencia serológica de leptospirosis en labradores de arrozales. Revista Médica de Chile, 116(8): 723-8, 1988.

Zamora J et al. Encuesta serológica de leptspiroses humana en ocupaciones de alto riesgo en Chile. Revista Médica de Chile, 118(3): 247-52, 1990.

Weil A. Veber eine eigenthumliche, mitmilztumor, icterus und nephritis einhergehende, acute infectionskrankheit. Deutsches Archiv Für Klinische Medizin, 39: 209, 1886.

Tétano

Barravieira B. Estudo clínico do tétano: revisão. Arquivos Brasileiros de Medicina, 68(3): 145-59, 1994.

Femandes RT. Profilaxia do tétano: feridas provocadas por acidentes do trabalho. Revista Brasileira de Saúde Ocupacional, 12(45): 81, 1984.

Lima VMSF et al. Tétano acidental: análise do perfil clínico e epidemiológico de casos internados em hospital universitário. Revista de Saúde Pública, 32(2): 166-71, 1998.

Litvoc J, Leite RM, Katz G. Aspectos epidemiológicos do tétano no Estado de São Paulo (Brasil). Revista do Instituto de Medicina Tropical, 33(6): 477-84, 1991.

Meneghel SN. Vigilância epidemiológica do tétano no Rio Grande do Sul, Brasil. Boletin de la Oficina Sanitária Panamericana, 105(2): 139-50, 1988.

Tavares W. Contaminação da pele de seres humanos pelo Clostridium tetani. Brasília Médica, 30(3/4): 13-8, 1993.

Psitacose

Barboni de Stella AM et al. ELISA and the diagnosis of psittacosis-ornithosis. Revista Argentina de Microbiología, 31(1): 33-4, 1999.

Centers for Disease Control and Prevention. Compendium of measures to control Chlamydia psittaci infection among humans (psittacosis) and pet birds (avian chlamydiosis), 2000. Morbidity and Mortality Weekly Report, 49(RR-8): 3-17, 2000.

Gregory DW, Schaffner W. Psittacosis. Seminars in Respiratory Infections, 12(1): 7-11, 1997.

Hughes C et al. Possible nosocomial transmission of psittacosis. Infection Control and Hospital Epidemiology, 18(3): 165-8, 1997.

Kirchner JT. Is contact with birds causing your patient's pneumonia? Postgraduate Medicine, 102(2): 181-94, 1997.

Dengue

Ministério da Saúde. Situação do dengue no Brasil desde 1982. Brasília: Ministério da Saúde, 1994.

Febre Amarela

Minas Gerais. Secretaria de Estado da Saúde. Fundação Nacional de Saúde. Manual de Febre Amarela. Belo Horizonte: SES-MG, 1994.

Siqueira-Batista R et al. Febre Amarela. Revista Brasileira de Medicina, 56(4): 230-8, 1999.

Hepatites Virais

Aliaga PFM. Exposición ocupacional al virus de la hepatitis B del personal hospitalario del centro médico naval Cirujano Mayor Santiago Tavara. [Tese de Livre Docência]. Lima: Universidad Peruana Cayetano Heredia, 1992.

Alvarado SGH et al. Hepatitis B y C en un Hospital General del Destrito Federal. Enfermedades Infecciosas y Microbiología, 7(3): 75-8, 1997.

American College of Surgeons. Statement on the surgeon and hepatitis B infection. Bulletin of the American College of Surgeons, 80(5): 33-5, 1995.

Arceo CV, Garibay JCT, Benavides SA. Prevalencia de marcadores de virus de hepatitis B y C en personal médico de un hospital de tecer nível. Revista de Gastroenterología de México, 62(2): 108-12, 1997.

Arvanitidou M et al. Occupational hepatitis B virus infection in sewage workers. Medicina del Lavoro, 89(5): 437-44, 1998.

Azevedo MSP et al. Rastreamento sorológico para hepatite B em profissionais de saúde na cidade de Goiânia – Goiás. Revista da Sociedade Brasileira de Medicina Tropical, 27(3): 157-62, 1994.

Baldy, JLS. Hepatite B em 250 dentistas do Norte do Paraná: prevalência da infecção, medidas preventivas adotadas e resposta imune. [Tese de Doutorado] Belo Horizonte: Faculdade de Medicina da UFMG, 1995.

Borg MA, Portelli A. Hospital laundry workers – an at risk group for hepatitis A? Occupational Medicine, 49(7): 448-50, 1999.

Brautbar N, Navizadeh N. Sewer workers: occupational risk for hepatitis C – report of two cases and review of literature. Archives of Environmental Health, 54(5): 328-30, 1999.

Brugha R et al. Risk of hepatitis A infection in sewage workers. Occupational and Environmental Medicine, 55(8): 567-9, 1998.

Cleveland JL et al. Risk and prevention of hepatitis C virus infection. Implications for dentistry. Journal of the American Dental Association, 130(5): 641-7, 1999.

Cockroft A. Surgeons who test positive for hepatitis C should not be transferred to low risk duties. Reviews in Medical Virology, 10(2): 79-82, 2000.

Coellho HSM et al. Prevalência da infecção pelo vírus B na comunidade hospitalar. Revista da Sociedade Brasileira de Medicina Tropical, 23(2): 71-6, 1990.

Consolaro A etal. A hepatite B e a clínica ortodôntica. Ortodontia, 24(2): 53-8, 1991.

Dillman CM. Hepatitis C: a danger to healthcare workers. Nursing Forum, 34(2): 23-8, 1999.

Domart M et al. Hepatitis A among health workers in Paris hospitals. Journal of Medical Virology, 58(4): 321-4, 1999.

Fernandes JV et al. Prevalência de marcadores sorológicos do vírus da hepatite B em trabalhadores do serviço hospitalar. Revista de Saúde Pública, 33(2): 122-8, 1999.

Figueroa JP, Carpenter H, Hospedales CJ. A survey of hepatitis B among health workers in Jamaica. West Indian Medical Journal, 43(1): 2-5, 1994.

Flores CJ et al. Prevalencia de marcadores serológicos para el virus de Ia hepatitis B en el hospital pediátrico. Boletín Médico del Hospital Infantil de México, 52(2): 99-104, 1994.

Focaccia R. Hepatites virais. In: Veronesi R, Focaccia R (Eds.). Tratado de infectologia. Rio de Janeiro: Atheneu, 1996, p.286-384.

Fry DE. The ABCs of hepatitis. Advances in Surgery, 33: 413-37, 1999.

Fry DE. Hepatitis: risk for the surgeon. American Surgeon, 66(2): 178-83, 2000.

Gartner BC et al. High prevalence of hepatitis G virus (HGV) infections in dialysis staff. Nephrology Dialysis Transplantantion, 14(2): 406-8, 1999.

Gomes ELC. Diagnóstico sorológico das hepatites virais. In: Paula-Castro L et al. Tópicos em gastroenterologia. 9a. ed. Belo Horizonte: Medsi, 1999, p.1-18.

Hadler SC. Hepatitis B virus infection and health care workers. Vaccine, 8: 24-8, 1990.

Helcl J et al. Control of occupational hepatitis B among healthcare workers in the Czech Republic. Infection Control and Hospital Epidemiology, 21(5): 343-6, 2000.

Huertas M et al. Accidentes laborales e incidencia de infección por VIH y hepatitis B y C en una institución mexicana. Revista de Investigación Clínica, 47(3): 181-7,1995.

Jacobs RJ et al. Cost effectiveness of vaccinating food service workers against hepatitis A infection. Journal of Food Protection, 63(6): 768-74, 2000.

Jaramillo CT, De Plaza M, Giraldo T. Hepatitis viral B, un riesgo en Ia profesión odontológica: estudio en grupo de odontólogos de Medellin, Colombia, 1984. Acta Clínica Odontológica, 7(13/14): 34-8, 1984.

Lerman Y et al. Occupations at increased risk of hepatitis A. American Journal of Epidemiology, 150(3): 312-20, 1999.

Lodi G et al. Hepatitis G virus: relevance to oral health care. Oral Surgery, 88(5): 568-72, 1999.

Martins RMB et al. Prevalence of hepatitis C antibodies among health care workers at high risk for blood exposure. Revista do Instituto de Medicina Tropical de São Paulo, 38(4): 309-10, 1996.

McCarthy GM, Koval JJ, MacDonald JK. Occupational injuries and exposures among Canadian dentists: the results of a national survey. Infection Control and Hospital Epidemiology, 20(5): 331-6, 1999.

Mevorach D et al. Increased risk of exposure to hepatitis B infection among butchers sharing knives. American Journal of Medicine, 106(4): 479-80, 1999.

Murphy E. Hepatitis B, vaccination and healthcare workers. Occupational Medicine, 50(6): 383-6, 2000.

Pastemak J et al. Imunoprofilaxia da hepatite B: vacinação em um hospital geral de São Paulo com adequação da metodologia utilizada à nossa realidade sócio-econômica. Revista do Hospital das Clínicas da Faculdade de Medicina da USP, 46(1): 38-40, 1991.

Piero V, Petrosillo N, Ipolito G. Risk of hepatitis C seroconversion after occupational exposures in health care workers. Italian study group on occupational risk of HIV and other bloodborne infections. American Journal of Infections Control, 23(5): 273-7, 1995.

Ramsay ME. Guidance on the investigation and management of occupational exposure to hepatitis C. Communicable Disease and Public Health, 2(4): 258-62, 1999.

Ricardo AJT et al. Pesquisa do risco de hepatite a vírus em profissionais da saúde do Hospital Municipal de Santo André. Arquivos Médicos do ABC, 11(112): 29-38, 1988.

Roquetem IV, Ottoni CMC. Profilaxia e prevenção das hepatites virais. In: Paula-Castro L et al. Tópicos em gastroenterologia 9ª. ed. Belo Horizonte: Medsi, 1999, p.19-28.

Santos CN, Haddad Jr. J, Santos WAG. Análise da incidência de hepatite entre cirurgiões-dentistas, acadêmicos de odontologia e seus familiares. Revista Odontológica do Brasil-Central, 5(16): 18-23, 1995.

Santos R. Vírus B da hepatite em unidades de hemodiálise em Salvador – Bahia. [Dissertação de Mestrado). Salvador: Universidade Federal da Bahia, 1985.

Schneider LOD. Vacinação contra a hepatite B no Grupo Hospitalar Conceição. Momento & Perspectivas em Saúde, 4(1/2): 85-90, 1990.

Sodeyama T et al. Detection of hepatitis C virus markers and hepatitis C virus genomic-RNA after needlestick accidents. Archives of Internal Medicine, 153(13): 1565-72, 1993.

Souza M, Vianna LAC. Incidência de acidentes de trabalho relacionada com a não utilização das precauções universais. Revista Brasileira de Enfermagem, 46(3/4): 234-44, 1993.

Stevens AB, Coyle pv. Hepatitis C virus: an important occupational hazard? Occupational Medicine, 50(6): 377-82, 2000.

Sturm JA et al. Marcadores virais (vírus B e vírus C) em uma unidade de transplante renal. Revista Brasileira de Patologia Clínica, 26(4): 128-35, 1990.

Trout D et al. Evalutation of occupational transmission of hepatitis A virus among wastewater workers. Journal of Occupational and Environmental Medicine, 42(1): 83-7, 2000.

Yazdanpanah Y et al. Risk of hepatitis C virus transmission to surgeons and nurses from infected patients: model-based estimates in France. Journal of Hepatology, 30(5): 765-9, 1999.

Yoshida CFT et al. Antibody response to heat-inactivated hepatits B vaccinc in hemodialysis patients and occupational risk personnel: an one year follow-up. Revista do Instituto de Medicina Tropical de São Paulo, 30(1): 11-6, 1988.

Doença pelo Vírus da Imunodeficiência Humana (HIV)

Adler SK. HIV/AIDS in the workplace. Occupational Health Safety, 64(5): 79-80, 1995.

Anonymous. Needlestick transmission of HTLV-1II from a patient infected in África. Lancet, 2: 1376-7, 1984.

Avidan MS, Jones N, Pozniak AL. The implications of HIV for the anaesthesist and the intensivist. Anaesthesia, 55(4): 344-54, 2000.

Bell DM. Occupational risk of human immunodeficiency virus infection in healthcare worker: an overview. American Journal of Medicine, 102(5B): 9-15, 1997.

Beltrami EM et al. Risk and management of blood-bome infections in health care workers. Clinical Microbiology Reviews, 13(3): 385-407, 2000.

Brasil. Lei N°. 7.670 de 8 de setembro de 1988. Estende aos portadores da Síndrome da Imunodeficiência Adquirida – SIDA/AIDS os benefícios que especifica e dá outras providências. Brasília: Diário Oficial da União, 9 de setembro de 1988.

Campos MA. O trabalhador da saúde portador do HIV: lições para biossegurança e ética. Revista da Associação Médica Brasileira, 45(2): 163-8, 1999.

Caporossi C, Aguilar-Nascimento JE, Gogolevsky W. Contaminação intra-operatória da região ocular pela equipe cirúrgica: importância do uso de protetor ocular na prevenção e acometimento conjuntival. Revista do Colégio Brasileiro de Cirurgiões, 22(2): 99-101, 1995.

Cardo DM, Bell DM. Postexposure management. In: DeVita VT Jr, Hellman S, Rosenberg SA (Eds.). AIDS: biology, diagnosis, treatment and prevention. 4th ed. Philadelphia: Lippincott-Raven Publishers, 1997, p. 701-8.

Cavalcante NJF et al. Risk of health care professionals acquiring HIV infection in Latin America. Aids Care, 3(3): 311-6, 1991.

Centers for Disease Control and Prevention (CDC). Update prospective evaluation of health-care workers exposed via the parenteral or mucous-membrane route to blood or fluids from patients with acquired immunodeficiency syndrome. United States. Morbidity and Mortality Weekly Report, 34: 101-3, 1985.

Centers for Disease Control and Prevention (CDC). Update: human immunodeficiency virus infections in health-care workers exposed to blood of infected patients. Morbidity and Mortality Weekly Report, 36: 285-9, 1987.

Centers for Disease Control and Prevention (CDC). Update: investigations of patients who have been treated by HIV-infected health-care workers. Morbidity and Mortality Weekly Report, 41: 344-6, 1992.

Centers for Disease Control and Prevention (CDC). PHS Guidelines for management of health care worker exposures to HIV In: http://www.cdc.gov/MMWR/preview. Centers for Disease Control and Prevention (CDC). Surveillance of health care workers with HIV/AIDS. In: http://www.cdc.gov/hiv.

Chamberland ME, Bello DM. HIV transmission from health-care worker to patient. What is the risk! Annals of Internal Medicine, 116: 871-3, 1992.

Chohfi M et al. O risco de contaminação pelo vírus HIV na cirurgia ortopédica. Revista Brasileira de Ortopedia, 29(9): 670-6, 1994.

Ciecielski C et al. Transmission of human immunodeficiency virus in a dental practice. Annals of Internal Medicine, 116(10): 798-805, 1992.

Ciricillo SF, Rosenblumm I. AIDS and the neurosurgeon – an update. Advances and Technical Standards in Neurosurgery, 21: 155-82, 1994.

David K, Henderson MD. Postexposure chemoprophylaxis for occupational exposures to the Human Immunodeficiency Virus. Journal of the American Medical Association, 281(10): 931-6, 1999.

Fauci AS. An HIV vaccine: Breaking the paradigms. Proceedings of the Association of American Physicians, 108: 6, 1996.

Ferreira NG, Ferreira AG. O otorrinolaringologista e o vírus da AIDS: risco ocupacional. Folha Médica, 109(5/6): 197-9, 1994.

Figueiredo RM. Opinião dos servidores de um hospital-escola a respeito de acidentes com material perfurocortante na cidade de Campinas – SP. Revista Brasileira de Saúde Ocupacional, 20(76): 26-33, 1992.

Frater RW. Cardiac surgery and the human immune-deficiency virus. Seminars in Thoracic and Cardiovascular Surgery, 12(2): 145-7, 2000.

Gamer JS, Simmons BP. Guidelines for isolation precautions in hospitais. Infection Control, 4: 245-325, 1983.

Gerbase AC. AIDS e o trabalho médico. Revista da Associação Médica do Rio Grande do Sul, 33(2): 85-6, 1989.

Gerberding JL. Management of occupational exposures to blood-bome viruses. New England Journal of Medicine, 332: 444, 1995.

Gerberding JL, Katz MH. Post-exposure prophylaxis for HIV. Advances in Experimental Medicine and Biology, 458: 213-22, 1999.

Henderson DK et al. Risk for occupational transmission of human immunodeficiency virus type 1 (HIV-1) associated with clinical exposures. Annals of Internal Medicine, 113(10): 740-6, 1990.

Huertas M. et al. Accidentes laborales e incidencia de infección por VIH y hepatitis B y C en una institución mexicana. Revista de Investigación Clínica, 47(3): 181-7, 1995.

Ippolito G, Puro V, De Carli G. The Italian study group on occupational risk of HIV infection. The risk of occupational human immunodeficiency virus infection in health care worker. Archives of Internal Medicine, 153: 1451-8, 1993.

Kahn JO. Post-exposure prevention of HIV-1 infection. Antiviral Therapy, 3(4): 45-7, 1998.

Kennedy I, Williams S. Occupational exposure to HIV and post-exposure prophylaxis in health care workers. Occupational Medicine, 50(6): 387-91, 2000.

Landesman SH. The HIV-positive health professional: policy options for individuais, institutions, and states. Archives of Internal Medicine, 151(4): 655-7, 1991.

Lifson AR. Do alternate modes of transmission of human immunodeficiency virus exist? A review. Journal of American Medicine, 259: 1353-6, 1988.

Machado AM et al. Risco de infecção pelo vírus da imunodeficiência humana (HIV) em profissionais de saúde. Revista de Saúde Pública, 26(1): 54-6, 1992.

Marcus R. CDC Cooperative Needlestick Surveillance Group. Surveillance of health care workers exposed to blood from patients infected with the human immunodeficiency virus. New England Journal of Medicine, 319: 1118-23, 1988.

Marcus R, Bell DM. Occupational risk of human immunodeficiency virus infection in health care workers. In: DeVita VT Jr, Hellman S, Rosenberg SA (Eds.). AIDS: biology, diagnosis, treatment and prevention. 4th.d. Philadelphia: Lippincott-Raven Publishers, 1997, p.645-54.

Mileno MD. Occupational HIV exposure. Medicine & Health Rhode Island, 83(7): 207-10, 2000.

Ministério da Saúde. Divisão de controle de doenças sexualmente transmissíveis. AIDS e o Trabalho. Brasília: Ministério da Saúde, 1987.

Ministério da Saúde. Portaria Interministerial N° 869, de 11 de agosto de 1992. Dispõe sobre a proibição, no âmbito do Serviço Público Federal, da exigência de teste para detecção do vírus. Brasília: Diário Oficial da União de 12 de agosto de 1992, p.10958-9.

Ministério da Saúde. Fórum Nacional- Prevenção e controle da AIDS no local de trabalho: anais. Brasília: Ministério da Saúde, 1996.

Ministério da Saúde. Programa Nacional de Doenças Sexualmente Transmissíveis/AIDS. Plano estratégico: prevenção, controle e assistência às DST/AIDS no local de trabalho, 1996-1998. Brasília: Ministério da Saúde, 1996.

Ministério da Saúde. Coordenação Nacional de DST e AIDS. Catálogo de ações, produtos e serviços em DST/AIDS no local de trabalho. Brasília: Ministério da Saúde, 1997.

Ministério da Saúde. Coordenação Nacional de DST e AIDS. Manual de Diretrizes Técnicas para Elaboração e Implantação de Programa de Prevenção e Assistência das DST/AIDS no local de trabalho. Brasília: Ministério da Saúde, 1998.

Ministério da Saúde. Uso de teste rápido em situações de exposição ocupacional ao HIV. In: Boletim Epidemiológico – Aids XII. Brasília: Ministério da Saúde, 1999.

Ministério do Trabalho e da Previdência Social. AIDS: normas técnicas para avaliação da incapacidade. Brasília: Ministério do Trabalho e Previdência Social, 1991.

Montagnier A et al. Isolation of a Iynphotropic tetrovirus from a patient at risk for acquired immune deficiency syndrome (AIDS). Science, 220: 868-70, 1983.

Panlilio AL. Current issues and update on human immunodeficiency virus infection in the orthopaedic setting. Instructional Course Lectures, 49: 621-5, 2000.

Payton C. Biological hazards: an overview. Occupational Medicine, 50(6): 375-6, 2000.

Pizzacolo et al. Risk of HIV and HBV infection after accidental needlestick. Stockholm: IV International Conference on AIDS, 1988.

Price DM. What should we do about HIV-positive health professional? Archives of Internal Medicine, 151(4): 658-9, 1991.

Robert LM e col. Investigations of patients of health care workers infected with HIV. Annals Internal Medicine, 122(9): 653-7, 1995.

Robins WA. Postexposure prophylaxis for HIV exposed health care workers. American Association of Occupational Health Nurses Journal, 48(3): 148-51, 2000.

Roy E, Robillard P. Effectiveness of and compliance to preventive measures against the occupational transmission of human immunodeficiency virus. Scandinavian Journal of Work, Environment & Health, 20(6): 393-400, 1994.

Suljak Jp, Leake JL, Haas DA. The occupational risk to dental anesthesiologist of acquiring 3 bloodbome pathogens. Anesthesia Progress, 46(2): 63-70, 1999.

Szwarcwald CL. A disseminação da epidemia de AIDS no Brasil no período de 1987-1996. In: Ministério da Saúde. Uma análise espacial sobre a epidemia da AIDS no Brasil: distintas abordagens. Brasília: Ministério da Saúde, 1999, p.5560.

Szwarcwald CL, Castilho EA. Estimativa do número de pessoas de 15 a 49 anos infectadas pelo HIV, Brasil, 1998: uma nota técnica. In: Ministério da Saúde. Boletim Epidemiológico – AIDS XII. Brasília, Ministério da Saúde, 1998.

Szwarcwald CL et al. O mapa ecológico do Brasil, 1982-1994. In: Ministério da Saúde. A epidemia da AIDS no Brasil: situação e tendências. Brasília: Ministério da Saúde, 1997, p.27-44.

Vitry-Henry L et al. Relationships between work and HIV/AIDS status. Occupational Medicine, 49(2): 115-6, 1999.

World Health Organization. International Labour Organization. EL SIDA y el lugar de trabajo. Boletín de la Oficina Sanitaria Panamericana, 105(5/6): 724-8, 1988.

Zavariz C. A síndrome da imunodeficiência adquirida – AIDS – e os programas educativos nos locais de trabalho. Revista Brasileira de Saúde Ocupacional, 19(73): 43-8, 1991.

Dermatofitose

Arnow PM, Houchins SG, Pugliese G. An outbreak of tinea corporis in hospital personnel caused by a patient with Trichophyton tonsurans infection. Pediatric Infectious Diseases Journal, 10(5): 355-9, 1991.

Elewsky BE. Cutaneous fungal infections. New York: Igaku-Shoin, 1992, p.12-123.

Elewsky BE, Hazen PG. The superficial mycosis and the dermatophytes. Journal of the American Academy of Dermatology, 51: 655-71, 1993.

Elewsky EE, Nagashima-Whalen L. Superficial fungal infections of the skin. In: Hoeprich PD, Jordan MC, Ronald AR. Infectious diseases. A treatise of infectious processes. Philadelphia: JB Lippincott Co, 1994, p.1029-49.

Hajjeh A et al. Outbreak of sporotrichosis among three nursery workers. Journal of Infectious Disease, 176(2): 499-504, 1997.

Hay RJ et al. A comparative study of dermatophytosis in coal miners and dermatological outpatients. British Journal of Industrial Medicine, 40(3): 353-5, 1983.

Hayashi M et al. Dermatoses among poultry slaughterhouse workers. American Journal of Industrial Medicine, 15(5): 601-5, 1989.

Kauffman CA, Hajjeh R, Chapman Sw. Practice guidelines for the management of patients with sporo-trichosis. For the Mycoses Study Group. Infectious Diseases Society of America. Clinical lnfectious Disease, 30(4): 684-7, 2000.

Korting HC, Zienicke H. Dermatophytoses as occupational dermatoses in industrialized countries. Report on two cases from Munich. Mycoses, 33(2): 86-9, 1990.

Kwon-Chung KJ, Bennett JE. Medical Mycology. Philadelphia: Lea &Febiger, 1992, p.105-197.

Leads from the MMWR. Multistate outbreak of sporo-trichosis in seedling handlers, 1998. Journal of the American Medical Association, 260(19): 2806-11, 1998.

Peachey RD Skin hazards in farming. British Journal of Dermatology, 105(21): 45-50, 1981.

Shi ZC, Lei PC. Occupational mycoses. British Journal of Industrial Medicine, 43(7): 500-1, 1986.

Skogstad M, Levy F. Occupational irritant contact dermatitis and fungal infection in construction workers. Contact Dermatitis, 31(1): 28-30, 1994.

Smith HR et al. Association between tinea manuum and male manual workers. Contact Dermatitis, 42(1): 45, 2000.

Spiewak R. Zoophilic and geophilic fungi as a cause of skin disease in farmers. Annals of Agricultural and Environmental Medicine, 5(2): 97-102, 1998.

Williamson DM. Skin hazards in mining. British Journal of Dermatology, 105(21): 41-4, 1981.

Candidíase

Hunter PR, Harrison GA, Fraser CA. Cross-infection and diversity of Candida albicans strain carriage in patients and nursing staff on an intensive care unit. Journal of Medical and Veterinary Mycology, 28(4): 317-25, 1990.

Kovalenko IUB, Mikhasik SV, Fedotov VP Epidemiology and the characteristics of foot mycoses in metallurgy workers. Vestnik Dermatologii I Venerologii, (7): 53-7, 1988.

Krstic A, Stefanovic M, Ilic-Krstic B. Problem of dermatomycoses in automobile drivers. Mykosen, 17(12): 363-5, 1974.

Kurmaeva AA. Skin pathology in industrial microbiology workers. Gigienda Truda I Professionalnye Zabolevaniia, (3): 37-8, 1991.

Magnavita N. Mucocutaneous candidiasis in exposure to biological agents: a clinical case. Medicina del Lavoro, 84(3): 243-8, 1993.

Maleszka R, Maleszka A. New possibilities of prevention of occupational Candida albicans infection. Przegląd Dermatologiczny, 75(6): 425-30, 1988.

Nowicki R. Fungal diseases ofthe feet in farmers. Przegląd Dermatologiczny, 75(5): 372-5, 1998.

Rabinovich IM, Alimskii AV, Toidzhanova DD. The prevalence of diseases of the oral mucosa in workers in the cotton processing industry. Stomatologia (Mosk), 77(4): 61-2, 1998.

Riboldi A, Ghislanzoni G, Hofmann MF. Occupational diseases of the milker's hand. Berufsdermatosen, 20(4): 166-73, 1972.

Richard JL. Fungi as industrial hazards. Occupational Health and Safety, 48(5): 43-8, 1979.

Schwarz HG. Fungus diseases in mining and their prevention. Mykosen, 10(9): 417-24, 1967.

Sheklakov ND et al. Mycoses of the feet and occupational dermatoses in workers of rubber industry. Vestnik Dermatologii I Venerologii, (10): 30-5, 1975.

Zienicke H, Korting HC. Dermatomycoses as occupational diseases. The causative agents, sources of infection and the involved occupations. Dermatologie in Beruf und Umwelt, 38(2): 42-9, 1990.

Paracoccidioidomicose

Andrade E, Paula AV. Aspectos médico-periciais nas pneumopatias. Jornal Brasileiro de Medicina, 53(3): 24-6, 1987.

Aguiar JI et al. Paracoccidioidomicose – aspectos epidemiológicos dados preliminares. Revista de Patologia Troprical, 22(2): 239-43, 1993.

DiSalvo AF. Occupational mycoses. Philadelphia: Lea & Febiger, 1983.

Franco M et aI. Paracoccidioidomycosis: a recently proposed classification of its clinical forms. Revista da Sociedade Brasileira de Medicina Tropical, 20(2): 129-32, 1987.

Londero AT. Paracoccidioidomicose. Patogenia, formas clínicas, manifestações pulmonares, diagnóstico. Jornal de Pneumologia, 12: 41-57, 1986.

Magalhães OMC et al. Pulmonary paracoccidioidomycosis in the pneumology unit of a general hospital in Recife (Brasil). Boletín Micológico, 10(112): 63-6, 1995.

Marques SA et al. Aspectos epidemiológicos da paracoccidioidomicose na área endêmica de Botucatu (São Paulo – Brasil). Revista do Instituto de Medicina Tropical de São Pulo, 25(2): 87-92,1983.

Martins M, Kenniou G. Infección por Paracoccidioides brasiliensis en Ia población panameña. Revista Médica de Panamá, 12(1): 47-51, 1987.

Oliveira PT et al. Estudo de 54 casos de paracoccidioidomicose diagnosticados no serviço de estomatologia do Hospital São Lucas – PUCRS. Revista de Medicina da PUCRS, 7(4): 161-6, 1997.

Restrepo A. Actualización sobre Ia paracoccidioidomicosis y su agente etiologico, 1986-1989. Interciencia, 15: 193-9, 1990.

Rodrigues MT, de Resende MA. Epidemiologic skin test survey of sensitivity to paracoccidioidin, histoplasmin and sporotrichin among gold mine workers of Morro Velho Mining, Brazil. Mycopathologia, 135(2): 89-98, 1996.

Stella M. Paracoccidioidomicosis: informe de 138 casos diagnosticados en Santander. Revista de la Universidad Industrial de Santander – Salud 17(1): 51-61, 1989.

Malária

Bouree P, Fouquet E. Malaria caused by accidental inoculation: one case. Bulletin de la Societe de Pathologie Exotique et de ses Filiales, 71 (3): 297-301, 1978.

Bretas GS. Determinação da malária no processo de ocupação da fronteira agrícola. [Dissertação de Mestrado]. Rio de Janeiro: Escola Nacional de Saúde Pública, Fiocruz, 1990.

Carréri B et al. Malária adquirida durante atividade entomológica na Serra do Mar, região Sudeste do Brasil. Revsta de Saúde Pública, 29(2): 142-3, 1995.

Couto RCS. Buscando ouro, perdendo saúde: um estudo sobre as condições de saúde no garimpo do Cumaru – Pará. [Dissertação de Mestrado]. Rio de Janeiro: Escola Nacional de Saúde Pública, Fiocruz, 1991.

Freedman AM. Unusual forms of malaria transmission. A report of 2 cases. South African Medical Journal, 71(3): 183-4, 1987.

Jaremin B et al. Malaria as an occupational disease in Polish citizens. Journal of Travel Medicine, 3(1): 22-6, 1996.

Kociecka W, Skoryna B, Jackowska D. A case of Plasmodium falciparum malaria in a nurse. Polski Tygodnik Lekarski, 45(3637): 755-6, 1990.

Marques AC, Cárdenas H. Combate à malária no Brasil: evolução, situação atual e perspectivas. Revista da Sociedade Brasileira de Medicina Tropical, 27(3): 91-108, 1994.

Motta SHA. Estudo do perfil epidemiológico dos pequenos produtores agrícolas assentados em Guarantã do Norte, Mato Grosso. [Dissertação de Mestrado). Salvador: Faculdade de Medicina da UFBA, 1990.

Pereira C. Aproximación al abordaje del estudio de la malaria como problema de salud ocupacional. Salud de los Trabajadores (Maracay), 1(2): 135-7, 1993.

Raffenot D et al. Plasmodium falciparum malaria acquired by accidental inoculation. European Journal of Clinical Microbiology & Infectious Diseases, 18(9): 680-1, 1999.

Santos EO et al. Diagnóstico das condições de saúde de uma comunidade garimpeira na região do Rio Tapajós, Itaituba, Pará, Brasil, 1992. Cadernos de Saúde Pública, 11(2): 212-25, 1995.

Silva CJM, Souza PEF. Operação impacto contra a malária no estado do Pará. Revista Brasileira de Malariologia e Doenças Tropicais, 38: 111-27, 1986.

Silva FCL, Carrno RA, Bastos SMM. Estudo retrospectivo de 49 casos de malária internados no Hospital das Clínicas – UFMG, de 1981 a 1992. Revista Médica de Minas Gerais, 5(4): 230-5, 1995.

Xavier PA, Lima JENS O uso de cortinas impregnadas com detrametrina no controle da malária em garimpos no território Federal do Amapá: nota prévia-1986 Revista Brasileira de Malariologia e Doenças Tropicais, 38: 137-9, 1986.

Leishmaniose cutânea ou leishmaniose cutaneomucosa

Dourado MIC et al. Epidemiologia da leishmaniose tegumentar americana e suas relações com a lavoura e o garimpo, em localidades da Bahia (Brasil). Revista de Saúde Pública, 23(1): 2-8, 1989.

Herwaldt BL. Leishmaniasis. Lancet, 354: 1191-9,1999.

Machado MI et al. Leishmaniose tegumentar americana no triângulo mineiro de alto Paranaíba, Minas Gerais, Brasil: aspecto clínico-laboratoriais e epidemiológicos de uma micro-epidemia. Revista do Centro de Ciências Biomédicas da Universidade Federal de Uberlândia, 8(1): 17-28, 1992.

Mayrink W et al. An experimental vaccine against American dermal leishmaniasis: experience in the state of Espirito Santo. Annals of Tropical Medicine and Parasitology, 79(3): 259-69, 1985.

Mayrink W et al. Tratamento da leishmaniose tegumentar americana utilizando vacina. Anais Brasileiros de Dermatologia, 66(2): 55-9, 1991.

Noronha CV et al. Leishmaniose tegumentar e trabalho agrícola na região cacaueira da Bahia. Revista Baiana de Saúde Pública, 16(1/4): 30-45, 1989.

Passos VMA et al. Epidemiological aspects of American cutaneous leishmaniasis in a periurban area of the metropolitan region of Belo Horizonte, Minas Gerais, Brazil. Memórias do Instituto Oswaldo Cruz, 88(1): 103-10, 1993.

Outras doenças infecciosas relacionadas com o trabalho

Adams G et al. Nosocomial herpetic infections in a pediatric intensive care unit. American Journal of Epidemiology, 113: 126-32, 1981.

Addis DG et al. A pertussis outbreak in a Wisconsin nursing home. Journal of Infectious Disease, 164: 704-10, 1991.

Anonymous. Case records of the Massachusetts General Hospital. New England Journal of Medicine, 325: 949-56, 1991.

Centers for Disease Control. National Institutes of Health. Biosafety in microbiological and biomedical laboratories. 3rd ed. Washington DC: US Government Printing Office, 1993.

Davis R et al. Transmission of measles in medical settings: 1980-4. Journal of the American Medical Association, 255: 1295-8, 1986.

Gerberding J. Risks to health care workers from occupational exposure to hepatitis B virus, HIV and CMY. Infectious Disease Clinics of North America, 3: 735-45, 1989.

Nelson K, Sullivan-Bolyai J. Preventing viral infections in hospital employees: the cases of rubella, CMV and varicella zoster virus. Occupational Medicine: State of the Art Reviews, 2: 471-96, 1987.

Perl T et al. Transmission of herpes simplex virus type I infection in an intensive care unit. Annals of Internal Medicine, 117(7): 584-6, 1992.

Reves R, Pickering L. Impact of child day care on infectious diseases in adults. Infectious Disease Clinics of North American, 6: 239-50, 1992.

Sienko DG et al. A measles outbreak at universty medical settings involving healthcare providers. American Journal of Public Health, 77: 1223, 1987.

Weber DJ, Rutala WA, Orenstein WA. Prevention of MMR among hospital personnel. Journal of Pediatrics, 119: 332-5, 1991.

Wharton M et al. Mumps transmission in hospitals. Archives of Internal Medicine, 150: 47-9, 1990.

Gripe e resfriado comum

Infection prevention and control of epidemic- and pandemic-prone acute respiratory diseases in health care. World Health Organization, 2007.

Infection control strategies for specific procedures in health-care facilities. World Health Organization, 2007.

Brasil. Ministério da Saúde. Secretaria de Vigilância em Saúde. Plano Brasileiro de Preparação para Pandemia de Influenza: 2006. 3ª. versão, 241p.

Brasil. Ministério da Saúde. Doenças infecciosas e parasitárias: guia de bolso. Brasília, DF, 2010. Diponível em: http://bvsms.saude.gov.br/bvs/publicacoes/doencas_infecciosas_parasitaria_guia_bolso.pdf

Plano Estadual de Enfrentamento da Ameaça da Influenza A (H1n1) (Gripe Suína) – Secretaria do Estado da Saúde de Minas Gerais, 2009.

Informações para os profissionais de saúde sobre os cuidados com o paciente suspeito ou confirmado de influenza suína, Secretaria Municipal de Saúde de Belo Horizonte, Minas Gerais, abril, 2009.

Resolução da Diretoria Colegiada – RDC Nº 306, de 7 de Dezembro de 2004 – Regulamento técnico para gerenciamento de resíduos – serviços de saúde.

World Health Organization. WHO Suine Influenza A (H1N1) case summary form for case-based data collection. 2009. Disponível em: www.who.int/entity/csr/resources/publications/swineflu/WHOcasebasedsummaryformc.pdf;

Brasil. Ministério da Saúde. Ficha de investigação influenza humana por novo subtipo (Pandêmico). Disponível em: http://dtr2004.saude.gov.br/sinanweb/novo/Documentos/SinanNet/fichas/Influenza.pdf

Linha Guia para o manejo clínico do paciente com influenza por cepa emergente potencialmente pandêmica. Magalhães ACM, Lucchesi A, Lopes J M, Carvalhais L. In: Cadernos de Protocolos Clínicos – Fhemig, 2008. Souza FC, Garcia FG, Mendonça VMF.

Greco DB, Tupinámbas U, Fonseca M. Influenza A (H1N1): histórico, estado atual no Brasil e no mundo, perspectivas. Revista Médica de Minas Gerais, 19(2): 132-39, 2009.

Pedroso ERP, Rocha MOC. Infecções emergentes e reemergentes. Revista Médica de Minas Gerais, 19(2): 140-50, 2009.

Senna MC, Cruz VD, Pereira ACG, Maciel RL, Borges A, Melo C, Pedroso ERP. Emergência do vírus influenza A-H1N1 no Brasil: a propósito do primeiro caso humano em Minas Gerais. Revista Médica de Minas Gerais, 19(2): 173-76, 2009.

Cruz VD, Paiva MBS, Brandão KMA, Senna MC, Pereira ACG, Maciel RL, Borges A, Melo C, Carvalho A, faria AC, Scalabrini AO, Barbosa E, Souza ME, Magalhães RA, Pereira RM, Lara RG, Rosa SMS, Tostes VTV, Tupinámbas U, Fonseca M, Nobre Jr VA, Pedroso ERP. Emergência do vírus influenza A-H1N1 2009 no Brasil: a propósito do primeiro caso humano de doença respiratória aguda grave em Minas Gerais. Revista Médica de Minas Gerais, 19(2): 343-9, 2009.

Algumas teses e dissertações brasileiras de pós-graduação que abordam as doenças infectoparasitárias relacionadas com o trabalho [1]

Baldy JL. Hepatite B em 250 dentistas do Norte do Paraná: prevalência da infecção, medidas preventivas adotadas e resposta imune, 135 suscetíveis à vacina recombinante belga administrada em esquema de três pequenas doses (2mcg) por via intradérmica. [Tese de Doutorado]. Belo Horizonte: Faculdade de Medicina da Universidade Federal de Minas Gerais, 1995.

Barbosa A. Riscos ocupacionais em hospitais: um desafio aos profissionais da área de Saúde Ocupacional. [Dissertação de Mestrado]. Florianópolis: Universidade Federal de Santa Catarina, 1989.

Benatti MC. Acidente de trabalho em hospital universitário: um estudo sobre a ocorrência e os fatores de risco entre trabalhadores de enfermagem. [Tese de Doutorado]. São Paulo: Escola de Enfermagem da USP, 1997.

Bottiglieri CAM. Gerenciamento de resíduos dos serviços de saúde: riscos de acidentes de trabalho e doenças profissionais. [Dissertação de Mestrado]. São Paulo: Faculdade de Saúde Pública da USP, 1997.

Bretas GS. Determinação social da malária na fronteira agrícola – Rondônia. [Dissertação de Mestrado]. Rio de Janeiro: Escola Nacional de Saúde Pública da FIOCRUZ, 1990.

Caldas Jr. AL. Epidemiologia e controle da doença de Chagas: relação com a estrutura agrária na Região de Sorocaba, SP. [Dissertação de Mestrado]. São Paulo: Faculdade de Medicina da USP, 1980.

Campos O. Contribuição ao estudo infortunístico da tuberculose pulmonar e da bronquite crônica. [Tese de Livre Docência]. São José dos Campos: Faculdade de Direito do Vale do Paraíba, 1966.

Costa EA. Investigação e epidemiologia de leptospirose em trabalhadores do Departamento Municipal de Água e Esgoto (DMAE) de Porto Alegre. [Tese de Doutorado]. Porto Alegre: Faculdade Católica de Medicina de Porto Alegre, 1966.

Couto RCS. Buscando ouro, perdendo saúde: um estudo sobre as condições de saúde no garimpo do Cumaru, Pará. [Dissertação de Mestrado]. Rio de Janeiro: Escola Nacional de Saúde Pública, Fiocruz, 1991.

Faria CAF. Condições de saúde e doença de trabalhadores rurais no Município de Luz, MG com especial atenção à prevalência e morbidade da moléstia de Chagas. [Tese de Doutorado] Belo Horizonte: Faculdade de Medicina da Universidade Federal de Minas Gerais, 1978.

Goldbaum M. Saúde e trabalho: a doença de Chagas no setor industrial. [Tese de Doutorado]. São Paulo: Faculdade de Medicina da USP, 1981.

Gomes MCO. Contribuição para a epidemiologia da toxoplasmose: investigação em profissões no Distrito-Sede de Sorocaba. [Tese de Doutorado] Sorocaba: Faculdade de Medicina da PUC, 1969.

Jansem AC. Um novo olhar para acidentes de trabalho na enfermagem: a questão do ensino. [Dissertação de Mestrado]. Ribeirão Preto: Escola de Enfennagem da USP, 1997.

Loureiro RY. Higiene e segurança em estações de tratamento de esgotos. [Tese de Doutorado]. São Paulo: Faculdade de Saúde Pública da USP, 1982.

Macedo NA. Aglutininas anti-leptospira em soros humanos do Estado do Piauí, com particular referência aos aspectos ocupacionais, 1994 a 1996. [Tese de Doutorado]. São Paulo: Faculdade de Saúde Pública da USP, 1997.

Magaldi C. Contribuição à epidemiologia das leptospiroses. Investigação em trabalhadores da rede de esgotos da cidade de São Paulo. [Tese de Doutorado]. São Paulo: Faculdade de Medicina da USP, 1962.

Mendes MD. Realidade ocupacional de trabalhadores de galerias de águas pluviais: educação conscientizadora para prevenção

---

[1] Produzidas no período de 1960 a 2000. Esta lista carece de atualização.

de doenças e acidentes do trabalho. [Dissertação de Mestrado]. Ribeirão Preto: Escola de Enfermagem da USP, 1975.

Napoleão AA. Causas de subnotificação de acidentes de trabalho: visão dos trabalhadores de enfermagem de um hospital do interior paulista. [Dissertação de Mestrado]. Ribeirão Preto: Escola de Enfermagem da USP, 1999.

Pinheiro SA. Surto de sarampo em trabalhadores rurais. Pontal, São Paulo, 1984. [Dissertação de Mestrado]. Ribeirão Preto: Faculdade de Medicina da USP, 1987.

Robazzi MLCC. Estudo das condições de vida, trabalho e riscos ocupacionais a que estão sujeitos os coletores de lixo da cidade de Ribeirão Preto, Estado de São Paulo. [Dissertação de Mestrado]. Ribeirão Preto: Escola de Enfermagem da USP, 1984.

Robazzi MLCC. Contribuição ao estudo sobre coletores de lixo: acidentes de trabalho ocorridos em Ribeirão Preto, Estado de São Paulo, no período de 1986 a 1988. [Tese de Doutorado]. Ribeirão Preto: Escola de Enfermagem da USP, 1991.

Silva EP. Condições de saúde ocupacional dos lixeiros de São Paulo. [Dissertação de Mestrado]. São Paulo: Faculdade de Saúde Pública da USP, 1973.

Silva VEF. Estudo sobre acidentes de trabalho ocorridos com trabalhadores de enfermagem de um Hospital de Ensino. [Dissertação de Mestrado]. São Paulo: Escola de Enfermagem da USP, 1988.

Suazo SVV. Contribuição ao estudo sobre acidentes de trabalho que acometem as trabalhadoras de enfermagem em hospitais chilenos. [Tese de Doutorado]. Ribeirão Preto: Escola de Enfermagem da USP, 1999.

Vicentin G. Saúde e mineração na Amazônia: o caso da Mineração Rio-Norte. [Dissertação de Mestrado]. Rio de Janeiro: Escola Nacional de Saúde Pública da Fiocruz, 1991.

Tumores Malignos Relacionados com o Trabalho

29

Sergio Koifman
Victor Wünsch Filho
Rosalina Jorge Koifman
Ricardo Luiz Lorenzi
Ilce Ferreira da Silva
Sabrina da Silva Santos

- **Introdução**
- **Mecanismos biológicos da carcinogênese**
- **Epidemiologia das neoplasias relacionadas com o trabalho**
- **Carcinógenos de origem ocupacional**
- **Estudo das neoplasias com maior significado epidemiológico na sua relação com o trabalho**
  Boca, septo nasal e seios paranasais
  Laringe
  Pulmão e pleura
  Pele
  Bexiga
  Linfomas
  Leucemias
  Sistema Nervoso Central
- **Exposição ocupacional dos pais e câncer na infância**
- **Prevenção e controle do câncer de origem ocupacional**
- **Trabalho e câncer na Previdência Social no Brasil**
- **Vigilância de substâncias químicas no ambiente de trabalho**
- **Saúde e Trabalho no Brasil: perspectivas**
- **Referências**

Introdução

Os termos câncer, neoplasias malignas ou tumores malignos são sinônimos e caracterizam um grupo de doenças que se constitui em importante causa de óbito entre indivíduos em idade produtiva. O longo período de latência da doença permite supor que muitos tumores malignos, diagnosticados em pessoas com idades mais avançadas e já aposentadas, tenham sua origem no período de vida produtiva, sendo o processo patológico possivelmente desencadeado, pelo menos em parte dos casos, pela exposição a substâncias cancerígenas ocorrida no ambiente de trabalho, ou pela interação destas substâncias com outros fatores de risco.

A primeira evidência consistente da causalidade no câncer teve origem na observação clínica em seres humanos, relacionando um determinado tipo de neoplasia a um carcinógeno ocupacional. Em 1775, Percival Pott descreveu, em Londres, a ocorrência de um tipo de câncer na bolsa escrotal observado entre seus pacientes, que tinham em comum a história de terem sido empregados como limpadores de chaminés quando muito jovens (Androutsos, 2006). Com base nesta observação, concluiu que a ocupação destes homens, quando crianças ou adolescentes, os havia submetido à exposição à fuligem, fator que estaria relacionado com a neoplasia que apresentavam. Na Inglaterra, a legislação sobre o trabalho infantil não ocorreu antes de 1840, mas o relato de Pott parece ter influenciado a decisão da Liga dos Limpadores de Chaminés da Dinamarca, que passou a recomendar o banho após o trabalho, aos seus membros. No final do século XVIII, Butlin referiu a relativa raridade do câncer de pele da bolsa escrotal, nos limpadores de chaminés do continente europeu, em comparação com os trabalhadores nesta atividade na Inglaterra. Sugeriu que esta menor incidência da doença, no continente, poderia ser o resultado do uso de roupas protetoras e de banhos rotineiros após o trabalho (Simonato e Saracci, 1983; Pitot, 1996; Pearce et al. 1998).

Decorridos 140 anos da observação epidemiológica original de Pott, um modelo experimental de carcinogênese da fuligem foi relatado, em 1915, por Yamagiwa e Ichikawa, que descreveram a indução de tumores de pele, em animais, pelo alcatrão. No começo da década de 1930, vários hidrocarbonetos policíclicos aromáticos foram isolados de frações ativas do alcatrão do carvão. Finalmente, na década de 1940, foi isolado e sintetizado o benzopireno, identificado como o cancerígeno responsável pelos tumores descritos por Pott (Simonato e Saracci, 1983; Pitot, 1996; Pearce et al. 1998).

Durante o século XX, inúmeras substâncias cancerígenas presentes no ambiente de trabalho foram identificadas, incluindo arsênio, asbesto, benzeno, cádmio, cromo, níquel e cloreto de vinila. Do ponto de vista da Saúde Pública, é relevante considerar que os determinantes ocupacionais de câncer, uma vez identificados, podem ser mais facilmente removidos ou controlados, por meio da legislação e de avaliação constante da exposição nos ambientes de trabalho, do que os fatores de risco relacionados com hábitos pessoais sob influências culturais, como tabagismo, alimentação e consumo de bebidas alcoólicas (Simonato e Saracci, 1983; Pearce e Matos, 1994).

Mecanismos biológicos da carcinogênese

O processo de carcinogênese inclui a contribuição conjunta de fatores externos de exposição e características individuais. Os fatores externos referem-se às exposições ambientais, enquanto os internos são, na maioria das vezes, geneticamente determinados e estão relacionados à capacidade individual de responder às agressões externas. Esses fatores causais podem interagir de várias formas, aumentando a probabilidade de ocorrência de transformações malignas nas células normais.

Do ponto de vista estrito da biologia molecular, o câncer resulta de uma série de alterações no ácido desoxirribonucleico (DNA) existente em uma única célula, levando a modificações estruturais e perda de suas funções normais, crescimento aberrante ou descontrolado, e com frequência, à formação de tecidos tumorais à distância, denominados como metástases. Vários genes, frequentemente mutados ou perdidos, têm sido identificados, e entre eles encontram-se alguns proto-oncogenes e genes supressores de tumor, cujas funções incluem, respectivamente, a indução da proliferação celular em situações específicas e a interrupção da proliferação em células danificadas (Brennan, 2002).

Denominam-se como proto-oncogenes determinados genes nos quais tem sido observada uma maior frequência de ocorrência de mutações (por exemplo, gene *ras*, gene *myc* e outros), tranformando-se em oncogenes. A partir de tais mutações desencadeia-se o processo de divisão celular descontrolado, o qual pode levar à formação de neoplasias. Um segundo mecanismo observado é aquele relacionado a alguns genes que refreiam o processo da divisão celular, sendo chamados de genes supressores tumorais (gene do retinoblastoma *Rb*, gene *TP53*, entre outros). Quando estes são inativados, o processo de divisão celular deixa de ser regulado pelos mecanismos de homeostase, tornando-se independente e podendo, igualmente, levar à formação de tumores. Para que um proto-oncogene se tranforme em oncogene, a presença de uma mutação pode ser suficiente, enquanto que a inativação dos genes supressores tumorais necessita da inativação de dois alelos, fenômeno denominado de perda da heterozigose. Em seres humanos, o desenvolvimento de câncer subsequente ao fenômeno da inibição de genes supressores tumorais é mais frequentemente observado do que a ativação de proto-oncogenes em oncogenes (Alberts et al. 2004).

Além destas, outras mutações podem ocorrer, em genes envolvidos no reparo de DNA, no controle do ciclo celular, na angiogênese e na produção da telomerase (Brennan, 2002). O padrão de perdas ou mutações é complexo, mas, na maioria dos tumores, esse evento ocorre em pelo menos um proto-oncogene e um ou mais genes supressores de tumor na célula em questão, resultando em uma proliferação celular descontrolada (Vogelstein e Kinzler, 1998). Essas mutações podem ser induzidas por certos compostos químicos, radiações ionizantes, radiação ultravioleta e por determinados vírus (Pitot, 1996).

Muitos compostos químicos são capazes de causar mutações, devido às suas propriedades eletrofílicas, que fazem com que estes compostos tenham afinidade pelo núcleo de carga negativa do DNA. Essas mutações, por sua vez, aparentemente iniciam uma cadeia de eventos que pode conduzir à carcinogênese. Para que uma célula cancerosa se produza, é necessária uma longa série de eventos capazes de agredir continuamente o DNA celular (Alberts et al. 2004). No entanto, muitas substâncias potencialmente cancerígenas requerem ativação metabólica, no organismo hospedeiro, antes de se tornarem efetivamente cancerígenas. Portanto, a suscetibilidade individual ao câncer parece depender da capacidade, geneticamente determinada, de metabolizar e eliminar estas substâncias do organismo de forma eficiente (d'Errico et al. 1999; Taningher et al. 1999).

Uma vez que é necessária uma longa série de eventos capazes de agredir continuamente o DNA celular para que se produza uma célula cancerosa, os estudos sobre a carcinogênese de cunho ocupacional são difíceis de ser conduzidos, sendo difícil estabelecer relações de causa e efeito a partir de seus resultados. Assim, para dado nível de exposição a um carcinógeno, somente uma parcela dos indivíduos expostos desenvolverá câncer. Por outro lado, o tempo entre a exposição ocupacional e a indução do câncer pode ser tão longo quanto 20 ou 30 anos, e talvez muitos anos adicionais sejam necessários antes de o tumor tornar-se clinicamente detectável, ou seja, para que seu período de latência seja contemplado (Pearce et al. 1998).

Como os tumores malignos são doenças com longos períodos de latência e etiologia multifatorial, diferentes modelos teóricos foram propostos para explicar o processo de carcinogênese, os quais envolvem relações probabilísticas entre o risco da doença e os componentes ambientais, constitucionais e temporais (Kaldor e Day, 1996). No final da década de 1970, as informações sobre o efeito de carcinógenos obtidas por meio de estudos epidemiológicos e de sistemas experimentais com animais, permitiram estabelecer alguns princípios de comportamento destes efeitos no tempo e delinear curvas de dose-resposta. A *teoria de multiestágios* da carcinogênese é a mais consistente com o conhecimento biológico corrente, e considera que o desenvolvimento de câncer é um processo que encerra vários eventos celulares (estágios). A partir desta teoria, um modelo matemático compreendendo dois estágios da cinética celular foi proposto. Por esta abordagem, a carcinogênese envolveria, pelo menos, dois processos: transformação e crescimento. O processo da carcinogênese era descrito, até pouco tempo, como uma progressão ordenada da célula através de três estágios específicos: a iniciação pela exposição a agentes genotóxicos; a promoção tumoral, causada pelos agentes que estimulam a célula a se proliferar e se expandir de forma clonal, produzindo um tumor benigno; e a progressão, na qual o acúmulo de danos genéticos adicionais na população, em expansão, de células iniciadas do tumor benigno, torna-o maligno (Franks e Teich, 1987). Este modelo simplificado tem sido alterado pelas novas descobertas de que o câncer resulta de uma sucessão de eventos genéticos (ocorrendo através de modificações na estrutura do DNA) e epigenéticos (sem alterações estruturais no DNA), cuja ordem de ocorrência pode variar (Weinstein et al. 1995; Perera, 1996). O modelo atualizado pressupõe que o câncer resulte do acúmulo de alterações na estrutura ou expressão de certos genes vitais, por meio de mecanismos variados, como: mutação pontual induzida por moléculas de substâncias exógenas ligadas à hélice de DNA e chamadas de aductos (por exemplo, aducto de benzopireno, substância cancerígena formada pela combustão do cigarro, entre outros); amplificação gênica, através da ampliação do número de cópias inalteradas de um gene; translocação, resultante da troca das extremidades das cromátides, ocorrendo na etapa de duplicação cromossômica, chamada *crossing-over*, durante a meiose nas células germinativas; perda cromossômica; recombinação somática; e conversão gênica ou metilação do DNA (Perera, 1996; Feinberg e Tycko, 2004). No centro deste modelo estariam os proto-oncogenes e os genes supressores de tumor, que codificam proteínas importantes para a regulação e controle do ciclo celular. As mutações nestes genes podem resultar na ausência da proteína, na formação de produtos proteicos alterados, ou quantidades anormais da proteína normal desregulando o crescimento e a diferenciação celular. Além disso, o processo da carcinogênese também pode ser influenciado por muitos outros fatores de suscetibilidade, como os genes de alta e baixa capacidade de expressão fenotípica *(penetrância)*, etnia, idade, sexo, condições de saúde e nutrição, entre outros (Perera, 1996).

As substâncias *iniciadoras* seriam aquelas que, por suas características, podem causar mutações no DNA. Portanto, a exposição a doses elevadas ou repetidas de uma substância iniciadora pode levar à formação de tumores (Yuspa e Harris, 1982). Os agentes *promotores* seriam substâncias que, mesmo sem alterar o DNA, estimulam a multiplicação celular, aumentando a probabilidade de mutações e, portanto, de iniciação do câncer. Poucos compostos cancerígenos têm um efeito puramente iniciador ou promotor (Yuspa e Harris, 1982), mas grande parte dos cancerígenos detectados até o momento, em diferentes processos de trabalho, mostrou-se mutagênica, atuando, portanto, como iniciadores (Pearce et al. 1998).

Buscar compreender os mecanismos da carcinogênese é cientificamente relevante, pois permite avaliar, de forma mais adequada, as estratégias de prevenção de risco de exposição a carcinógenos. Os modelos biomatemáticos de multiestágios da carcinogênese fazem inferências sobre a predição do feito de um determinado agente cancerígeno, dependendo se este atua em estágios precoces, tardios, ou em ambos, da carcinogênese. Tais modelos incluem, como variáveis preditoras, a idade da primeira exposição, o intervalo de tempo desde a primeira exposição (latência), o tempo desde a última exposição, e a ocorrência de efeito dose-resposta, ou seja, avaliam se a variação da exposição é acompanhada da modificação de seus efeitos. Estes modelos permitem examinar a interação entre dois carcinógenos; assim, se dois agentes atuam apenas em um determinado estágio da carcinogênese, o efeito observado será aditivo (equivalente a adição dos efeitos isolados de cada um dos fatores de risco). Entretanto, se um agente atua em estágios iniciais e outro em fases tardias da carcinogênese, o efeito sobre o excesso de risco de câncer será multiplicativo, ou seja, equivalente ao produto dos efeitos isolados de cada um dos fatores de risco (Kaldor e Day, 1996). Tais abordagens teóricas indicaram que a interrupção da exposição ocupacional ao níquel conduz a uma diminuição do risco de câncer de pulmão, pois este agente atuaria, principalmente, no estágio de promoção. Ao contrário, em relação ao asbesto, há um aumento constante do risco de mesoteliomas de pleura desde o início da exposição, indicando que este agente, neste tipo de tumor, atua como um iniciador (Kaldor e Day, 1996; Pitot, 1996).

A maioria dos tipos de câncer revela apenas um grau limitado de predisposição hereditária, não superior a 5%, o qual não se manifesta segundo um padrão de herança genética do tipo mendeliana (Perera, 1996). De fato, o acaso parece ter um papel importante na distribuição aleatória de mutações do DNA. Um melhor entendimento destes fatores genéticos tem sido obtido como resultado do desenvolvimento das técnicas laboratoriais de Biologia Molecular e Genética, nas últimas décadas. Provavelmente, o conhecimento sobre a contribuição dos fatores genéticos no processo de carcinogênese seguirá crescendo nos próximos anos, ampliando a compreensão sobre o efeito destas características, quando em combinação com a exposição a agentes cancerígenos. Este fato permitirá aprimorar o diagnóstico precoce das neoplasias e poderá contribuir para o estabelecimento de recomendações específicas para sua prevenção primária.

Biomarcadores moleculares em câncer

Os *biomarcadores moleculares* sinalizam a ocorrência de eventos genéticos e têm potencial para ajudar a esclarecer o processo de formação de câncer, detectando-o em fase precoce ou indicando o maior risco de uma pessoa vir a desenvolvê-lo (Collins, 1998).

Qualquer tentativa de sistematizar uma classificação de biomarcadores moleculares apresenta dificuldades em retratar a complexidade de seus mecanismos de atuação, podendo apreender, de forma parcial, o verdadeiro papel que cada alteração molecular exerce na carcinogênese. De modo genérico, os biomarcadores podem ser categorizados em três tipos principais: biomarcadores de exposição, de suscetibilidade, e de resposta. Os biomarcadores de *exposição* correspondem à expressão de um agente ambiental ou de seus metabólitos no meio interno dos indivíduos (presença de metabólitos de agentes prejudiciais ao DNA, medições de danos ao DNA, como quebras, bases alteradas, aductos e alteração dos padrões epigenéticos). Os de *suscetibilidade* caracterizam variantes (polimorfismos) ou alterações (mutações) genéticas que identificam os indivíduos que os carreiam como apresentando maior ou menor propensão de virem a desenvolver câncer, quando expostos a substâncias cancerígenas. Os biomarcadores de *efeito* ou de *resposta* indicam alterações presentes em tumores, são tardios e permitem avaliar o prognóstico da doença (mutações em sequências de DNA específicos e perfil de expressão gênica dos tumores).

Biomarcadores de exposição

Várias substâncias químicas exógenas (xenobióticos), tais como as utilizadas no ambiente de trabalho (solventes, pesticidas, entre outros), são produtos altamente lipofílicos, facilmente absorvidos pelo organismo, mas metabolizados lentamente, e tendendo a se concentrar nos tecidos gordurosos (Kutz *et al.* 1991). Durante o processo da biotransformação destas substâncias, essa propriedade lipofílica dos xenobióticos é modificada para hidrofílica, facilitando, assim, a sua excreção pela urina ou pela bile (Parkinson, 1996). A habilidade de se proteger das exposições aos carcinógenos requer um sistema de biotransformação eficiente para a eliminação destes compostos.

Existe um grande número de enzimas que metabolizam xenobióticos (Fig. 29.1), sendo classificadas como enzimas de fase I (enzimas da família citocromo P-450 ou CYPs, epóxido hidrolases, flavina monooxigenases etc.) ou de fase II (enzimas de conjugação, incluindo muitas transferases), (Zhang *et al.* 2006).

Em geral, os xenobióticos são oxidados pelas enzimas de fase I, tais como aquelas pertencentes à família dos citocromos P450 (CYPs), originando a formação de substâncias intermediárias reativas. Já as enzimas de fase II, glutationa S-transferase (GSTs), N-acetiltransferases (NATs) e sulfotransferases, por exemplo, realizam a conjugação de moléculas hidrofílicas a estes compostos, o que os torna mais solúveis em água e, inúmeras vezes, inofensivos ao organismo (Miller *et al.* 2001). Alguns produtos químicos são tóxicos *per se*, mas a maioria, entretanto, requer ativação metabólica antes de interagir com as macromoléculas celulares, sendo, por essa razão, chamados de procarcinógenos (Raunio *et al.* 1995). Os metabólitos reativos que não são adequadamente desintoxicados podem se ligar às hélices de DNA através de ligações covalentes, formando os chamados aductos de DNA, o que, hipoteticamente, aumentaria a probabilidade de erros durante a sua duplicação (Greenblatt *et al.* 1994). De todas as substâncias químicas classificadas como carcinogênicas em humanos, pela Agência Internacional para a Pesquisa do Câncer (IARC), 90% exercem o seu efeito biológico

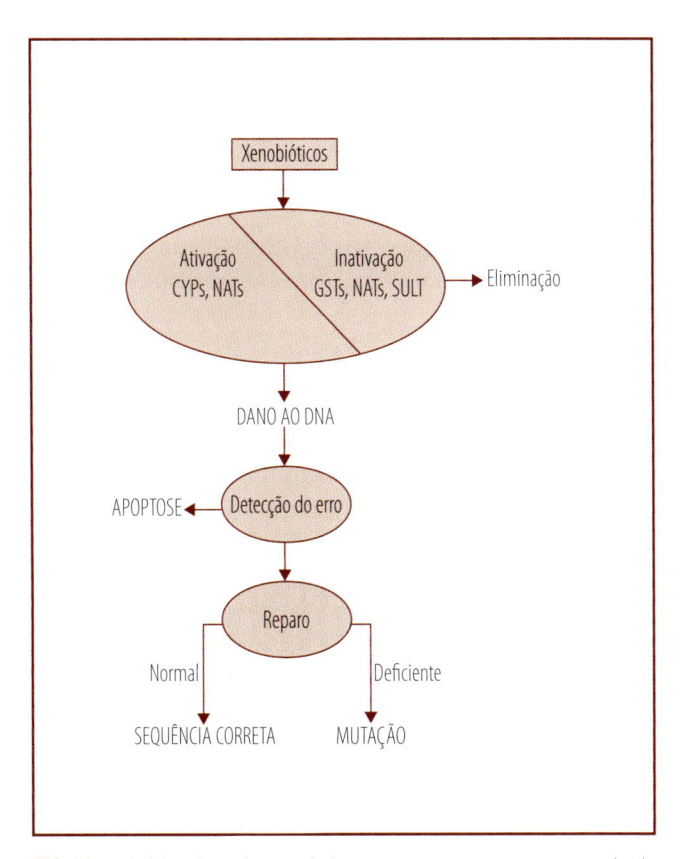

FIG. 29.1. Modelo pelo qual os xenobióticos interagem com o organismo podendo gerar mutações.
Modificado de Miller *et al.*, 2001.

através da formação de aductos de DNA. Como consequência, os aductos de DNA são considerados como diretamente relacionados à formação de neoplasias (Arlt *et al.*, 2007).

A formação de aductos de DNA constitui, entretanto, apenas um primeiro passo no processo de carcinogênese. O número de aductos formados por um carcinógeno é variável, e cada substância causa um dano específico ao DNA. Um único aducto pode causar uma mutação, pela troca de um nucleotídeo, mudança na fase de leitura, ou pequenas deleções (perdas de nucleotídeos na estrutura do DNA), ou inserções (acréscimos de nucleotídeos na estrutura do DNA). Entretanto, a existência de muitos aductos pode causar a quebra da molécula de DNA, gerando a perda de material genético. O reparo dos aductos é realizado por diversas enzimas, podendo ser feito através de excisão de bases, excisão de nucleotídeos, reparo por recombinação, ou *"mismatch repair"*, MMR (Oliveira *et al.* 2007). O acúmulo de danos no DNA, acrescido dos erros espontâneos na sua replicação, não corrigidos pelos sistemas de reparo, pode conduzir ao desenvolvimento e/ou a progressão de um câncer (Raunio *et al.* 1995; Mitrunen *et al.* 2001).

Diferentes tipos de aductos têm sido caracterizados, incluindo aqueles formados pelos hidrocarbonetos policíclicos aromáticos (HPA), as aminas aromáticas e os compostos nitrosos. Os aductos HPA-DNA têm sido os mais estudados e, com base nos respectivos anticorpos encontrados no soro humano, constituem-se em marcadores úteis da dose biologicamente efetiva da exposição a esta substância, nos locais de trabalho, a exemplo das siderúrgicas, ou no ambiente poluído das cidades, ou ao tabagismo (Perera *et al.* 1988, Philips *et al.* 1988, Perera *et al.* 1982). O benzopireno é um HPA encontrado na fumaça do cigarro, na fumaça dos automóveis e em carnes grelhadas sobre carvão (churrasco), estando associado ao desenvolvimento do câncer de pulmão. A distribuição dos aductos de DNA formados pelo benzopireno corresponde aos locais do gene supressor de tumor *TP53*, e apresenta uma maior frequência de mutações no tecido pulmonar tumoral de fumantes, mas não no de não fumantes. Além disso, em pacientes com câncer de pulmão, foi observada a ocorrência de efeito dose-resposta entre a exposição ao fumo e a ocorrência de mutações do gene *TP53*. Estes resultados sugerem que os aductos de DNA formados pelo benzopireno possam estar envolvidos na indução das mutações do gene *TP53* e na causalidade do câncer de pulmão (Alexandrov *et al.* 2002). Contudo, o nível de aductos no DNA reflete a exposição recente, e não a mais remota (Montesano, 1990). Este fato representa um obstáculo para a descrição dos mecanismos da carcinogênese química, mas indivíduos expostos, de maneira crônica, a uma substância cancerígena, poderiam apresentar uma maior probabilidade de estar sujeitos à ocorrência de falhas nos mecanismos de reparo do DNA (McMichael, 1994).

Efeitos da exposição ambiental nos eventos epigenéticos

Com os avanços tecnológicos e a disponibilidade de diferentes técnicas para a investigação dos processos biológicos, foi possível estabelecer que, além da sequência de DNA, outras estruturas e eventos são importantes para a expressão e regulação gênica. O conjunto de processos denominados epigenéticos é necessário para a manutenção do funcionamento e equilíbrio biológico das células (Silva *et al.* 2008). Os fenômenos epigenéticos são mecanismos que mantêm padrões herdáveis de expressão e função gênica, sem que haja alteração na sequência de nucleotídeos do DNA (Fig. 29.2), ou seja, por modificações na cromatina e pela metilação (adição de um grupo metila [-CH3]) à molécula de DNA (Holliday, 1987). Este conjunto de mecanismos epigenéticos, que estabelece e mantém a expressão gênica tecido-específica das células, tem auxiliado a esclarecer como o mesmo genótipo pode ser traduzido em diferentes fenótipos (Esteller, 2006).

A regulação epigenética apresenta uma grande complexidade, porém, pode ser resumida em dois principais processos: a modificação de histonas e a metilação do DNA, ambas podendo interferir na remodelação da cromatina e, com isso, atuar no controle da regulação da transcrição. Desta forma, a metilação do DNA é essencial para o desenvolvimento normal, participando no controle da expressão gênica, na integridade cromossômica e nos eventos de recombinação (Silva *et al.* 2008).

A metilação é um dos mecanismos pelos quais as células podem controlar a expressão dos genes, sem que haja ocorrido mudanças na estrutura dos mesmos, ou seja, mediante sua modificação funcional. Várias proteínas, incluindo a proteína MeCP2, ligam-se a DNA metilado, facilitando o remodelamento da cromatina por interagirem com complexos enzimáticos que condensam o DNA, reprimindo, assim, a transcrição. A metilação das citosinas e as modificações das histonas são responsáveis pelo *imprinting* genômico (ou *imprinting* parental), que é o fenômeno genético no qual certos genes são expressos somente por um alelo (Fig. 29.3), enquanto o outro é metilado (inativado). Para a grande maioria dos genes autossômicos, a expressão ocorre simultaneamente a partir de dois alelos. Entretanto, uma pequena proporção (menos que 1%) dos genes é expressa unilateralmente ou "*imprintada*" *(imprinted)*, ou seja, sua expressão ocorre a partir de somente um alelo. O alelo expresso pode ser tanto o materno como o paterno, dependendo do gene. Deste modo, o encontro dos dois alelos parentais, um metilado e outro não metilado, na fertilização, vai permitir um desenvolvimento embrionário normal (Esteller, 2006).

A metilação aberrante é uma forma de desregulação que consiste na modificação epigenética mais estudada atualmente, sendo apresentada em duas principais situações: hipometilação de genes individuais ou global, e hipermetilação de genes específicos, acarretando, respectivamente, aumento da expressão, diminuição e até silenciamento de determinados genes, modificação da cromatina, ou ainda, alteração do *imprinting* genômico (Esteller, 2000). Estes processos são geralmente encontrados nas células cancerosas. A hipometilação na região promotora do gene, por exemplo, pode aumentar a expressão gênica e ter um importante papel na transformação de uma célula normal em uma célula cancerosa (Goodman e Watson, 2002).

A noção emergente da natureza dinâmica do epigenoma sugere que ele é potencialmente vulnerável aos efeitos dos xenobióticos durante toda a vida (Szyf, 2007). A Toxicologia revela que muitos agentes químicos não são mutagênicos ou genotóxicos em baixos níveis de exposição, mas podem atuar de várias formas, como ativar ("ligar") e desativar ("desligar") genes específicos envolvidos na progressão do câncer (Marsit *et al.* 2006). Os estudos em ratos mostram evidências similares àquelas observadas no câncer de próstata em humanos, em que exposições *in utero* a baixas doses de Bisfenol-A (principal ingrediente na produção de plástico policarbonato e usado na preparação de resina epóxi, apresentando atividade estrogênica), alteram o comportamento do gene que conduz ao câncer de próstata em etapas tardias na vida (Ho *et al.* 2006; Prins *et al.* 2008). Novas linhas de pesquisa de estudos em animais também revelam que essas mudanças não somente afetam os indivíduos com exposição intrautero, mas também seus descendentes, nas gerações subsequentes. Os experimentos em animais realizados com outras substâncias com potencial de interferir no sistema endócrino (também chamadas de desreguladores, interferentes ou disruptores endócrinos) e radiação, mostram alterações epigenéticas transgeracionais, as quais resultam no desenvolvimento dos tumores e outras doenças, na idade adulta, *não somente na primeira geração, mas em todas as gerações subsequentes examinadas* (Anway *et al.* 2006).

Muitas evidências sugerem que o acúmulo de danos epigenéticos induzidos pelos carcinógenos ocupacionais e/ou pelo tabagismo, no epitélio respiratório, seja um dos principais mecanismos responsáveis pelo desenvolvimento do câncer de pulmão. Os danos epigenéticos, consistindo principalmente dos promotores da hipermetilação, provocariam o silenciamento ou desregulação na expressão dos genes supressores de tumor, conduzindo a uma proliferação celular descontrolada.

Um dos maiores desafios atuais na investigação das causas de câncer consiste, assim, na identificação de genes suscetíveis de virem a sofrer o efeito dos danos estruturais ou modificações funcionais (epigenéticas) durante o desenvolvimento neoplásico. Existe um número elevado de genes candidatos a supressores de tumor que são inativados por promotores da hipermetilação em vários tipos de câncer. Nas neoplasias em seres humanos, os promotores da hipermetilação parecem estar envolvidos, frequentemente, como pontos de mutações na desregulação dos genes supressores de tumor (Jones *et al.* 2002). A hipermetilação na região promotora de genes supressores de tumor, tais como *p16*, proteína-quinase associada à morte (*DAPK*), *FHIT*, e *RAS* homólogo-efetor (*RASSF1A*), pode estar envolvida em eventos precoces na carcinogênese respiratória associada ao tabaco (Paz *et al.* 2003). Por exemplo, os estudos em câncer de pulmão encontraram que a prevalência de hipermetilação na região promotora do gene *p16INK4A* é maior em indivíduos que sempre foram tabagistas, e aumenta acompanhando a ampliação do tempo de tabagismo (Toyooka *et al.* 2003). Além disso, dois outros estudos encontraram que o silenciamento do gene *RASSF1A* em câncer de pulmão estava associado com o início do hábito de fumar em idade precoce (Marsit *et al.* 2005a; Kim *et al.* 2003). Por outro lado, em estudos similares de metilação da região promotora de outros genes, como *PRSS3* (trypsinogen IV), altamente prevalente em câncer de pulmão, não foi observada uma associação com o tabagismo (Marsit *et al.* 2005b).

Várias alterações somáticas têm sido descritas em câncer de bexiga, mais notadamente as mutações ou inativações funcionais do gene supressor de tumor *TP53* (Sidransky *et al.* 1991; Kelsey *et al.* 2004). Outros genes supressores tumorais, associados ao câncer de bexiga, estão sujeitos ao silenciamento através da hipermetilação na região promotora de genes, como o *p16INK4A* e *RASSF1A* (Chan *et al.* 2003; Maruyama *et al.* 2001). Este último tem sido associado ao câncer de bexiga invasivo, que é a forma mais grave da doença (Maruyama *et al.* 2001). Esta observação sugere que a identificação de alterações no gene *RASSF1A* seria uma abordagem promissora na detecção clínica e classificação prognóstica do câncer de bexiga (Friedrich *et al.* 2004; Chan *et al.* 2002).

Embora essas alterações ocorram frequentemente e sejam consideradas críticas na gênese do câncer de bexiga, pouco se sabe sobre o mecanismo de seleção desses clones. Adicionalmente, ainda não está clara a maneira pela qual a exposição a carcinógenos pode atuar, contribuindo para a gênese desses eventos. Em função disso, foi realizado, nos EUA, em 2006, um estudo de série de casos incidentes de base populacional, buscando avaliar a relação de alterações epigenéticas em três genes específicos (*p16INK4A, RASSF1A e PRSS3*), com exposições a arsênio e tabaco, em pacientes com câncer de bexiga. Este estudo sugeriu que alterações grosseiras no padrão de metilação do DNA, relacionadas à exposição ao arsênio, podem produzir, ou selecionar para a hipermetilação, genes específicos observados em tumores sólidos. Os autores sugerem, ainda, que o arsênio possa ter múltiplos papéis na alteração do ambiente epigenético da célula, podendo modificar os níveis fixos de S-adenosil metionina (SAM, doador universal de metila), contribuindo para a hipometilação genômica. Posteriormente, ele pode gerar um ambiente para a seleção de células com silenciamento epigenético de genes específicos, como *RASSF1A e PRSS3*. Por fim, os autores sugerem que a atividade carcinogênica do arsênio pode estar ligada mais à epigenética, do que à toxicidade genética (Marsit *et al.* 2006).

A exposição ao benzeno tem sido consistentemente associada à Leucemia Mieloide Aguda (LMA), mas ainda não está claro qual seria o mecanismo pelo qual o benzeno aumentaria o risco desta neoplasia. Uma das possíveis hipóteses seria o *imprinting* genômico, que é o mecanismo de regulação da expressão gênica, o qual permite apenas a expressão de um dos alelos parentais.

A perda do *imprinting* genético (LOI, *loss of imprinting*) representa um evento epigenético precoce, na leucemogênese, que foi encontrado em sangue de casos com LMA e síndrome mielodisplásica, mas não foram encontradas em sangue ou em células hematopoiéticas progenitoras de indivíduos normais (Zumkeller, 2002). O padrão aberrante de metilação do DNA, incluindo hipometilação global, hipo ou hipermetilação gene-específica, e perda do *imprinting* genético (LOI), são comuns em LMA e câncer de outros tecidos. Como mostrado para outras neoplasias, os níveis globais de metilação do DNA genômico tendem a cair a cada passo de progressão de uma célula normal até a LMA (Lubbert *et al.* 1992). Nesta neoplasia, a hipermetilação gene-específica mostra um padrão característico, incluindo metilação frequente e inativação do gene supressor de tumor *p15* (Galm *et al.* 2006).

Bollati *et al.* (2007) investigaram o efeito da exposição a baixas doses de benzeno na metilação do DNA, usando o DNA de sangue periférico de indivíduos com exposições bem caracterizadas ao benzeno. Três grupos de indivíduos, com diferentes níveis de exposição, foram avaliados: trabalhadores de escritório (57), trabalhadores do tráfego urbano (77) e frentistas de postos de gasolina (78), sendo os grupos pareados por sexo, idade e tabagismo. Os níveis de exposição ao benzeno variaram de <6-13,6 μg/m^3 no primeiro grupo (não expostos), de 19-31 μg/m^3 no segundo (baixa exposição), e 40-132 μg/m^3 no terceiro (alta exposição). Foi observado que os níveis de metilação do DNA em indivíduos expostos a baixos níveis de benzeno foram qualitativamente comparáveis àqueles observados em LMA e outras neoplasias. A detecção do promotor de metilação *p15* em indivíduos expostos foi quase duas vezes maior nos sujeitos não expostos. O promotor *p15* mostra pouca ou nenhuma metilação em células normais e é hipermetilado à medida que a célula progride no processo carcinogênico, conduzindo ao desenvolvimento do fenótipo maligno completo. A LMA é uma das poucas neoplasias que apresenta a hipermetilação da *p15*, contribuindo, igualmente, para a proliferação celular desregulada. Assim, pela primeira vez, os autores mostraram que exposições a baixas doses de benzeno estariam associadas, em indivíduos normais, às mudanças no padrão de metilação do DNA, que reproduzem o padrão aberrante encontrado em células malignas.

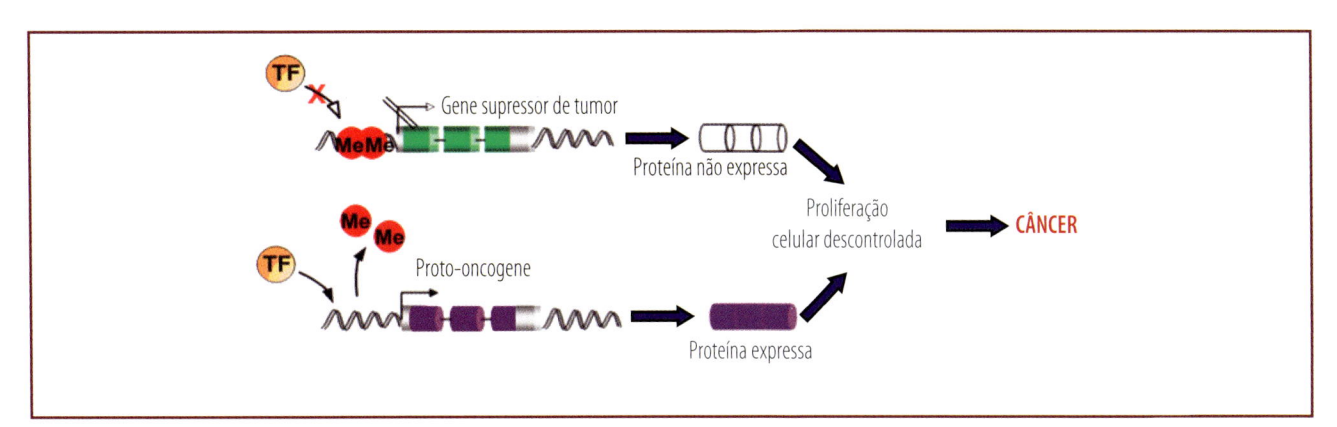

Fig. 29.2. Mecanismos pelos quais a modificação do padrão de metilação pode levar ao câncer. A metilação de um gene supressor de tumor, como a p53, impede a ligação de fatores de transcrição (TF) à região promotora. Com isso, o gene não é expresso e células danificadas podem proliferar e tornar-se cancerosas. Um proto-oncogene ao ser desmetilado permite a ligação de TF para iniciar a transcrição e expressão da proteína, o que mais uma vez pode levar a uma proliferação celular descontrolada e consequentemente ao câncer (Modificado de Nature Education, 2008).

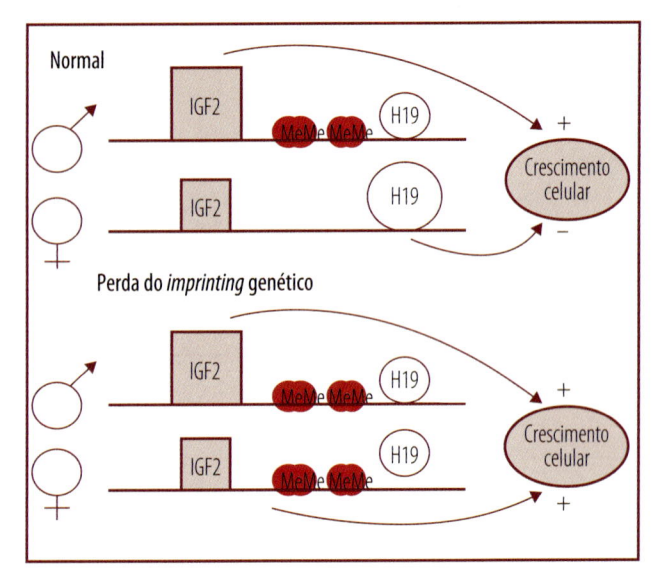

Fig. 29.3. Modelo de perda do *Imprinting* genético (LOI, *loss of imprinting*) de IGF2, H19 e metilação do promotor de H19 em tumores de Wilms.

O gene IGF2 (gene que codifica do fator de crescimento semelhante à insulina II) e o gene H19 (gene que expressa um RNA não codificante de função desconhecida, mas que aparentemente possui propriedades de inibir o crescimento celular) são "imprintados" em células normais, com a expressão apenas do alelo paterno de IGF2 e materno de H19 (mostrado grande). Vários sítios do promotor de H19 são metilados no alelo paterno e não metilados no alelo materno. Nos tumores com LOI, o promotor de H19 no cromossomo materno é metilado, desligando H19 e ligando IGF2, o que causa um crescimento celular aumentado.
Adaptado de Steenman *et al.*, 1994.

Biomarcadores de Suscetibilidade

Os estudos epidemiológicos mostram que mais de 80% das neoplasias são atribuídas a fatores ambientais interagindo com características genéticas e adquiridas (Doll e Peto, 1981; Perera, 1996). Com exceção dos cânceres familiais raros (por exemplo, na agregação familiar de câncer de mama e ovário), os quais são primariamente causados pela herança de uma mutação específica na linhagem germinativa (espermatozoides e óvulos), o câncer esporádico (sem antecedentes de agregação familiar de câncer) pode apresentar mutações somáticas derivadas de exposições genotóxicas endógenas e/ou exógenas. Como visto anteriormente, a probabilidade de ocorrência de mutações e a persistência dos clones subsequentes não dependem apenas do potencial genotóxico dos agentes ambientais, mas, também, da capacidade individual de metabolizar e excretar substâncias potencialmente tóxicas e de sua eficiência no reparo dos erros ocorridos no DNA. Por este motivo, as diferenças interindividuais em genes envolvidos no metabolismo de xenobióticos e reparo do DNA têm atraído grande interesse científico; têm sido consideradas como tendo papel relevante na suscetibilidade para o câncer e para outras doenças influenciadas pelo ambiente.

Essas diferenças se devem, principalmente, à existência de polimorfismos nestes genes. Denomina-se polimorfismo genético a ocorrência simultânea, em uma mesma população, de duas ou mais formas distintas de um mesmo gene, devido a variações nas sequências de nucleotídeos, tais como substituições, deleções, inserções, e duplicação de genes, sendo que, por definição, o alelo menos frequente ocorre na população com uma frequência de, pelo menos, 1% (Miller *et al.* 2001). Estas variações podem ou não causar alterações na função da proteína expressa pelo gene em questão e, portanto, no fenótipo. A identificação dos indivíduos portadores de polimorfismos genéticos é possível através de técnicas de biologia molecular, como a de PCR (*polymerase chain reaction*) em tempo real ou alelo-específico, SSCP (*single stranded conformational polymorphism*) ou RFLP (*restriction fragment length polymorphism*).

Os polimorfismos nos genes codificadores das enzimas do metabolismo de xenobióticos são responsáveis por diferenças interindividuais e interétnicas marcantes e têm sido associados à maior ou menor suscetibilidade ao câncer (Wormhoudt *et al.* 1999). Quando o polimorfismo de um ou mais genes que codificam estas enzimas leva ao aumento da ativação de carcinógenos, ou diminui a capacidade de inativá-los, ou ambas as situações, é provável que os indivíduos portadores destes polimorfismos tenham risco aumentado de câncer, quando expostos a cancerígenos (Fig. 29.4). Por outro lado, polimorfismos que promovam uma maior atividade das enzimas desintoxicadoras protegeriam os indivíduos portadores dos efeitos genotóxicos (Watson *et al.* 1998).

Os polimorfismos genéticos envolvidos no metabolismo de xenobióticos, que têm sido associados, de forma consistente, com o aumento do risco de câncer, incluem aqueles referentes ao gene do citocromo P450 (Alexandrie *et al.* 1994; Kato *et al.* 1994), ao gene da glutationa-S-transferase e ao gene da N-acetil-transferase (Seidegard *et al.* 1990; Hirnoven *et al.* 1993; Alexandrie *et al.* 1994; Antilla *et al.* 1995). Por exemplo, o gene *CYP1A1* é de crítica importância para o metabolismo do benzopireno, um hidrocarboneto policíclico aromático presente no tabaco e em diversas atividades ocupacionais. Os polimorfismos deste gene têm sido associados, em alguns estudos, com tumores de pulmão, esôfago, cabeça e pescoço (Kawajiri, 1999; Bartsch *et al.* 2000).

Uma possível interação entre o polimorfismo Ile105Val do gene da GSTP1 e a exposição a hidrocarbonetos aromáticos policíclicos (PAHs) foi investigada em um estudo caso-controle (Rybicki *et al.* 2006). Seus resultados sugerem que homens que possuem a variante Val105 do gene GSTP1 e estão ocupacionalmente expostos a PAHs, possuem um maior risco de câncer de próstata, e este risco é maior em homens com menos de 60 anos (*odds ratio* de interação, OR_{int} 4,52, intervalo com 95% de confiança (IC95%) 1,96-10,41.

Outra fonte potencialmente importante, na variabilidade interindividual em relação à suscetibilidade no desenvolvimento de câncer esporádico – ou seja, sem antecedentes de agregação familiar da doença, e assim, mais diretamente influenciado pelas exposições ambientais – é a capacidade de reparar o DNA. Neste aspecto, existe uma variação substancial entre os indivíduos quanto a esta capacidade, sendo

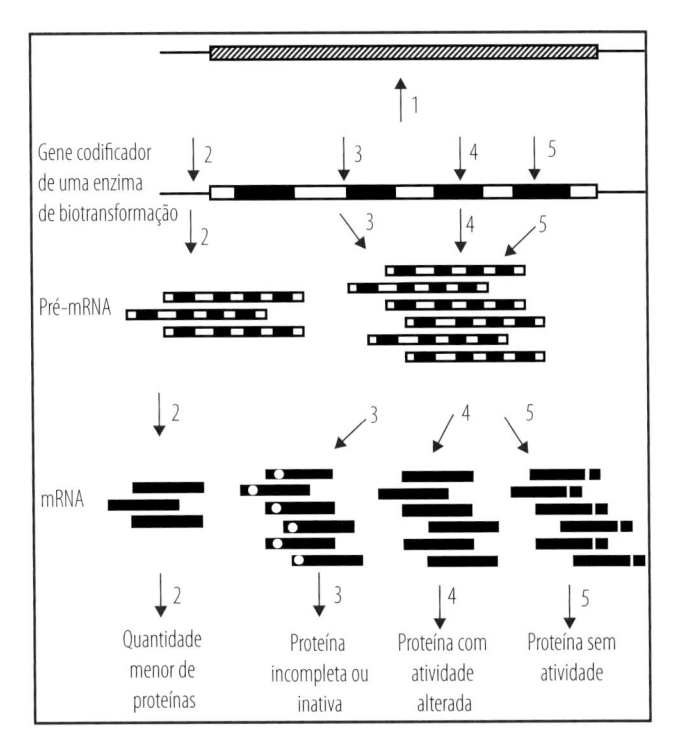

Fig. 29.4. Representação esquemática de diferentes mecanismos moleculares dos polimorfismos das enzimas de biotransformação. O gene codificador de uma enzima de biotransformação pode estar completamente deletado (1), determinando a ausência total da proteína. Uma mutação na região reguladora do gene pode resultar em formação de uma quantidade menor do mRNA e da proteína (2). A mutação pode ainda estar presente no limite de um íntron com um éxon, gerando um "splicing" incorreto do pré-mRNA e a formação de proteínas incompletas ou inativas (3). Uma mutação presente em um éxon, causando uma mudança de aminoácido na proteína, pode não alterar a atividade enzimática, mas, em alguns casos, pode gerar proteínas com uma atividade alterada (4), ou sem atividade (5).

No esquema, as regiões codificadoras e não codificadoras estão representadas, respectivamente, por retângulos pretos e brancos. As regiões reguladoras estão representadas por linhas que flanqueiam o gene. O gene deletado está representado por um retângulo hachurado.

menor entre gêmeos idênticos, indicando que esteja sob controle genético (Cloos et al. 1999). Adicionalmente, os genes envolvidos no controle do ciclo celular e na regulação e desenvolvimento do sistema imune também podem ter um papel importante na carcinogênese. A variação funcional destes genes, provavelmente tem um efeito sutil sobre o risco individual de câncer, mas poderia apresentar um impacto razoável nas populações, pois polimorfismos relevantes podem ser altamente prevalentes (Perera, 1997; Brennan, 2002).

O reparo por excisão de bases é um dos mecanismos mais importantes de reparo de DNA, estando envolvido no reparo de danos a uma única base, quebras de fita-simples e aductos. O gene XRCC1 ("X-ray cross-complementing 1") codifica uma proteína nuclear que faz parte de um complexo de ligação ao DNA. Embora esta proteína não tenha nenhuma atividade enzimática, ela interage com importantes enzimas do reparo por excisão de bases, participando da resposta a exposições exógenas, incluindo a fumaça do cigarro. Consequentemente, os polimorfismos que causam substituições de aminoácidos podem dificultar a interação de XRCC1 com determinadas enzimas, alterando o reparo por excisão de bases.

Um estudo caso-controle na Carolina do Norte, EUA, encontrou uma associação positiva entre câncer de mama e tabagismo em mulheres com polimorfismos no gene XRCC1 códon 194 Arg/Arg (p=0,046), códon 399 Arg/Arg (p=0,012), e códon 280 His/His ou His/Arg (p=0,047), (Pachkowski et al. 2006). Outros trabalhos também estudaram o polimorfismo do códon 399 (Arg399Gln) do gene XRCC1, mas não encontraram, entretanto, a presença de interação genético-ambiental em pacientes fumantes com câncer de bexiga (Kelsey et al. 2004; Huang et al. 2007).

Biomarcadores de efeito

Na maioria dos cânceres têm sido identificadas mutações em sequências de DNA em *loci* cromossômicos específicos. As classes de lesões do DNA incluem, basicamente, as perdas ou deleções, substituição de pares de bases, inserções, amplificações, duplicações, inversões e translocações (Greenblat et al. 1994). Não está claro se tais alterações são causa ou consequência do câncer. De fato, a história natural da doença parece envolver não uma, mas várias mutações genéticas.

Um exemplo de tais biomarcadores é o gene *TP53*, localizado no braço curto do cromossomo 17 e com importante função reguladora do ciclo celular. Sua atividade está relacionada às etapas finais do processo de checagem da divisão celular, sendo capaz de promover sua interrupção na presença de alterações daquele processo. A inativação do gene *TP53* parece abrir caminho para a continuidade da divisão celular não controlada, sem interrupções.

As mutações no *TP53* são eventos genéticos frequentemente observados em vários tipos de câncer em humanos e relacionados com o agente ambiental envolvido (Greenblat et al. 1994). A análise do espectro e mutações no *TP53*, em relação com determinada exposição ambiental, pode ser útil para identificar fatores envolvidos na etiopatogênese do câncer. Mutações do *TP53* no câncer de pulmão foram relacionadas a exposições ocupacionais na indústria petroquímica e metalúrgica e com a exposição ao níquel (Harty et al. 1996). A prevalência de mutações do gene *TP53* nos tecidos neoplásicos é variável, de acordo com o sítio anatômico do tumor, variando de ausente, em tumores de testículos e da hipófise, a mais de 50% nos tumores de pulmão e cólon (Greenblat et al. 1994). A presença de mutações no gene *TP53* é indicativa de pior prognóstico da doença (Perera, 1996).

O comportamento de um câncer é determinado não só pelas mutações que ele apresenta, mas também pelo conjunto de genes que ele expressa. A determinação do perfil de expressão gênica em tumores permite a identificação de diferentes subtipos de câncer, o que, por sua vez, pode auxiliar no diagnóstico e na determinação de fatores prognósticos, como velocidade de crescimento, surgimento de metástase, resistência a quimioterapia e potencial de recorrência (Cooper *et al.* 2007).

A conclusão do projeto genoma humano e os conhecimentos tecnológicos atuais permitem aos cientistas a análise da expressão de todos ou da maioria dos genes no genoma humano ao mesmo tempo, em um único experimento. Isso é possível através da técnica de microarranjo de DNA ("*microarray*"). Um microarranjo de DNA consiste de milhares de fragmentos de DNA fita-simples ordenados em um suporte sólido. O RNA mensageiro de células ou tecidos tumorais pode ser analisado por meio da conversão deste RNA isolado a DNA complementar (cDNA) e marcação destes com fluorocromos. Posteriormente, as amostras de cDNA são hibridizadas sobre os microarranjos, sob condições em que cada gene isolado das células somente pode se ligar a sua sequência complementar e onde o grau de hibridização é proporcional ao nível de expressão de cada gene. A ligação de um cDNA ao microarranjo emite a fluorescência que é detectada por *scanner* automatizado (Cooper *et al.* 2007). Duas amostras de cDNA podem ser comparadas através da marcação de cada uma delas com diferentes fluorocromos e então hibridizadas na mesma lâmina (Fig. 29.5).

Um exemplo da utilização da técnica de microarranjo foi a identificação de um gene que distingue categorias individuais de câncer de próstata. A comparação da expressão gênica de amostras de câncer de próstata com e sem metástase identificou que o gene EZH2 tem expressão aumentada em amostras com metástase, sugerindo que a expressão desregulada deste gene pode estar envolvida na progressão do câncer de próstata. Adicionalmente, esta pode ser utilizada como um marcador que distingue entre o câncer de próstata não metastático e o câncer de pessoas em risco de progressão letal (Varambally *et al.* 2002).

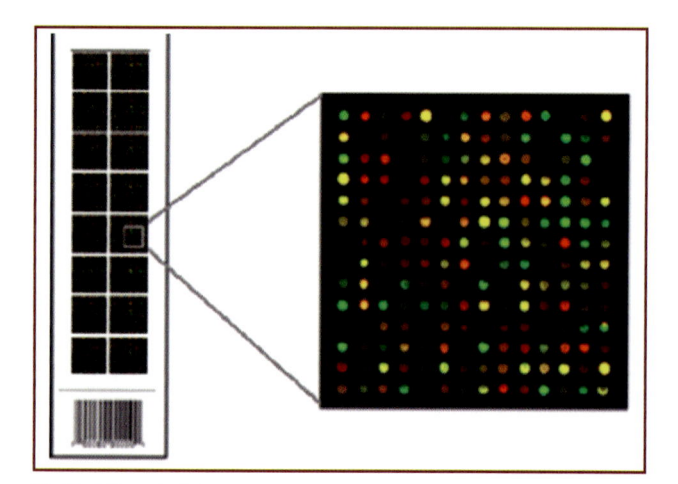

Fig 29.5. Exemplo de hibridização de duas amostras de cDNAs em um microarranjo. Uma amostra de cDNAs marcados com fluoróforo vermelho e uma de cDNAs marcados com fluoróforo verde. Hibridização seletiva de apenas uma das amostras de cDNA produz um sinal vermelho ou verde, hibridação de cDNA das duas amostras produz o sinal amarelo.

Em resumo, na prática clínica, a utilização da tecnologia de microarranjo apresenta novas perspectivas de diagnósticos precoces, tratamentos individuais e prevenção mais eficaz.

Apesar dos grandes avanços feitos na compreensão dos mecanismos da carcinogênese, e dos esforços em pesquisa com o objetivo de definir o efeito de cada alteração molecular na origem do câncer, nas duas últimas décadas do século XX, as evidências do papel de diferentes biomarcadores moleculares neste processo podem, no atual estágio das pesquisas, ser aceitas apenas como sugestivas de sua implicação, mas não como determinantes na carcinogênese.

▶ Epidemiologia das neoplasias malignas relacionadas com o trabalho

Nos últimos 30 anos, o impacto do câncer ampliou-se no mundo (IARC, 2008), sendo que a importância global da doença tenderá a aumentar nos próximos anos. O envelhecimento da população, verificado nos países desenvolvidos, projeta um aumento substancial da carga da doença no curso das próximas três décadas, com grandes repercussões sobre os sistemas de saúde (Yancik e Ries, 2004; Yancik, 2005). Contudo, o impacto maior está reservado aos países em desenvolvimento, onde o ônus crescente da doença sobre suas populações, cada vez mais idosas, tornou-a um problema maior de saúde pública em anos recentes (Piñeros *et al.* 2004; Ministério da Saúde, 2009). A Agência Internacional de Pesquisas sobre Câncer da Organização Mundial da Saúde (*International Agency for Research on Cancer* – IARC) estima que metade dos casos novos, e cerca de dois terços dos óbitos por câncer, no mundo, em 2008, teriam ocorrido nesses países, ou seja, algo em torno de 6 milhões de casos novos de neoplasias malignas e mais de 4 milhões e quinhentos mil óbitos devidos a essas patologias (IARC, 2008). Um quadro sumário dessas estimativas é apresentado na Tabela 29.1.

O constante declínio da mortalidade por doenças cardiovasculares, observado em alguns países desenvolvidos desde os anos 1960, tornou o câncer a principal causa de morte nestas populações (Australian Bureau of Statistics, 1999), e o Brasil deverá seguir esta tendência, tardiamente. A queda da mortalidade por doenças cardiovasculares tem sido relatada no país, mas esta tendência ainda se encontra=restrita às regiões Sul e Sudeste (Lotufo e Lolio, 1995; Souza *et al.* 2000). Um estudo sobre a mortalidade por câncer em geral, realizado em capitais brasileiras entre 1980-2004, mostrou tendência ao declínio em ambos sexos (Fonseca *et al.*, 2010). Variações regionais marcantes são muito frequentes na epidemiologia do câncer, segundo a localização tumoral, seja em relação a sua incidência, mortalidade ou sobrevida. Disparidades importantes na razão mortalidade / incidência foram observadas entre as diferentes regiões do globo, quando comparados coeficientes de populações de países afluentes com de países pouco desenvolvidos, o que se atribui a aspectos ligados à qualidade da prevenção primária e secundária (Kamangar *et al.* 2006).

Tabela 29.1. Distribuição absoluta de casos novos e óbitos por câncer (em milhões) segundo região mundial, todas as localizações tumorais, ambos os sexos, 2008 (estimada) e 2030 (projetada)

Região	2008		2030 [a]		2030 [b]	
	Casos	Óbitos	Casos	Óbitos	Casos	Óbitos
Mundo	12,4	7,6	20,0	12,9	26,4	17,0
África	0,7	0,5	1,2	0,9	1,6	1,3
Europa	3,4	1,8	4,1	2,6	5,5	3,4
Mediterrâneo oriental	0,5	0,3	0,9	0,6	1,2	0,9
Américas	2,6	1,3	4,8	2,3	6,4	3,1
Sudeste Asiático	1,6	1,1	2,8	1,9	3,7	2,6
Pacífico Ocidental	3,7	2,6	6,1	4,4	8,1	5,9

[b] com 1% de incremento anual nos coeficientes

Fonte: IARC, 2008

Tomando-se, isoladamente, a dimensão da incidência da epidemiologia descritiva do câncer, variações regionais podem ser destacadas de modo ilustrativo. Segundo as mais recentes estimativas ajustadas dos registros de câncer de base populacional, a incidência dos neoplasmas de pele não melanoma, em homens, variou cerca de 2.000 vezes entre o maior coeficiente, registrado em Goiânia, Brasil (198,1 por 100.000 habitantes) e o menor, no Estado de Nova Gales do Sul, na Austrália (0,1 por 100.000 habitantes) (IARC, 2007). De modo análogo, ainda que menos marcante, a incidência de mesoteliomas em homens indicou uma expressiva amplitude entre o maior coeficiente registrado, de 5,8 por 100.000 habitantes, em Gênova, Itália e coeficientes menores ou iguais a 0,1 por 100.000 habitantes em diversas localidades da Índia – Nova Déli, Bombaim, Trivandum e Madras (IARC, 2007).

Estas amplas variações de incidência indicam que a maioria dos tumores malignos associa-se à exposição a fatores ambientais. Assume-se que a taxa mais reduzida de incidência de câncer observada em qualquer população é indicativa da ocorrência mínima, frente à ausência de fatores causais ambientais. Apesar da possível contribuição dos fatores genéticos na etiologia do câncer, as diferenças de patrimônio genético entre populações não parecem ser suficientes para explicar variações nas taxas de ocorrência da doença com amplitudes tão expressivas quanto 50, 80 ou 100% mais elevadas em algumas populações. Portanto, a diferença entre a taxa de câncer observada em uma região e a taxa mínima constatada em uma determinada população seria uma estimativa da taxa de câncer atribuível a fatores ambientais. Com base nestas suposições, estima-se que cerca de 80% a 90% de todos os cânceres humanos têm determinantes ambientais (Armstrong e Boffetta, 1998). Outro fato que sustenta este raciocínio é a constatação de que mais de 80% dos cânceres humanos acometem tecidos superficiais (epiteliais). Infere-se, assim, que a grande maioria dos casos de câncer associa-se a fatores presentes no meio ambiente, poeiras e fumos respirados, alimentos ou poluentes ingeridos, substâncias químicas e radiações que atingem o corpo (Pezerat, 1985).

As estimativas, com base em estudos epidemiológicos, sobre a *fração atribuível* às exposições nos ambientes de trabalho sobre o total da incidência e mortalidade por tumores malignos, são controversas, e revelam uma marcante variabilidade de menos de 1%, a mais de 40% (Simonato e Saracci, 1983; Pearce et al. 1998). Esta discrepância pode resultar de critérios e suposições aplicados para considerar determinados cânceres como de origem ocupacional, a partir dos dados utilizados, e, ainda, dos períodos históricos examinados, das características sociais e culturais das populações estudadas e dos tipos de câncer considerados.

Três décadas após sua publicação, as estimativas de Doll e Peto (1981) do efeito da ocupação sobre a experiência de câncer, na população dos Estados Unidos, ainda continuam dentre as mais aceitas pela comunidade científica internacional. Os autores tomaram como base todos os tipos de câncer e concluíram que 4% da incidência teria como origem as exposições ocupacionais, com uma variação entre 2% e 8%. Como estas estimativas são proporções, elas dependem de como as demais causas não ocupacionais contribuem para a ocorrência de câncer. Obviamente, estas estimativas não se aplicam uniformemente para ambos os sexos ou diferentes classes sociais e países, ou qualquer tipo de câncer (Pearce et al. 1998). Doll e Peto (1981) estimaram que, para a neoplasia de pulmão, a fração atribuível aos fatores ocupacionais seria da ordem de 15%. Para determinadas populações de trabalhadores, com exposições potenciais a cancerígenos, a proporção da incidência de tumores será sempre mais elevada. Vineis e Simonato (1991) estimaram o número de casos de câncer de pulmão e de bexiga atribuíveis à ocupação, com base na revisão de estudos caso-controle realizados em diferentes populações de países desenvolvidos. Estes autores constataram que, para populações específicas localizadas em regiões industrializadas, a proporção de cânceres de pulmão e de bexiga decorrentes de exposições ocupacionais pode ser tão elevada quanto 40%. No Canadá, em um estudo caso-controle de grande tamanho amostral, foram investigadas nove localizações topográficas de câncer, sendo observadas diferenças expressivas do risco atribuível populacional, segundo a abordagem estatística utilizada (Siemiatycki, 1995).

Ainda que bastante aceitas, as estimativas de Doll e Peto são, atualmente, tomadas com reserva, por terem restringido a faixa etária alvo de suas estatísticas a menores de 65 anos. Adicionalmente, elas excluíram algumas localizações neoplásicas que possuem inequívoca associação com exposições ambientais ocupacionais, como pele e lábio, além de outras cujas evidências, à época, eram fracas ou inconclusivas, como ovário: (Australian Safety & Compensation Council, 2005).

Na última década, outros estudos foram produzidos, em países desenvolvidos, para verificar a contribuição de fatores ocupacionais sobre a mortalidade por câncer. Dentre eles, destacam-se os trabalhos de Nurminen e Karjalainen (2001), na Finlândia, que estimaram em 8% a fração de mortalidade por câncer atribuível a exposições ocupacionais (ambos os sexos), tendo como base o ano de 1996, e o de Steenland *et al.* (2003), nos EUA, que estimaram em 2,4 a 4,8% essa mesma proporção. Outras investigações aplicaram as frações atribuíveis obtidas nesses dois estudos para estimar a carga da doença em outros países (Mannetje e Pearce, 2005).

Estimativas na Grã-Bretanha, construídas sobre bases de dados censitária, laboral e de exposição (CAREX – *CARcinogen EXposure*) apontam para uma fração dos óbitos por câncer atribuível às exposições ocupacionais, correspondendo a cerca de 5% (8% em homens e 1,5% em mulheres), consideradas as localizações cancerosas principais (Rushton *et al.* 2008). Essas estimativas, mesmo tidas como conservadoras, pelos autores, superaram as que vinham sendo utilizadas no planejamento de saúde do país, projetando uma carga futura de doença superior à esperada (Rushton *et al.* 2008).

É preciso considerar, sobretudo, que o câncer ocupacional tende a se concentrar em grupos populacionais relativamente reduzidos, nos quais o risco de desenvolver a doença pode ser muito elevado, e que tais riscos podem geralmente ser reduzidos, ou até eliminados, após terem sido identificados. Neste sentido, permanece extremamente atual a afirmação de Doll e Peto (1981) segundo a qual a detecção dos agentes de exposição cancerígenos merece atenção maior do que sua importância proporcional – em termos populacionais – possa sugerir.

O estudo sistemático das causas ocupacionais no câncer é preocupação há algumas décadas nos países desenvolvidos, porém, há pouco tempo este tema tem chamado a atenção dos epidemiologistas de países em desenvolvimento. Nos países desenvolvidos criou-se, a partir dos anos 1970, uma legislação estrita para a exposição a carcinógenos conhecidos, decorrência das reivindicações e exigências da população e dos trabalhadores, de medidas para o controle da poluição e de ações para proteção ambiental. Este fato teve repercussões positivas sobre a saúde dos trabalhadores e consumidores. Tais demandas foram mantidas durante as décadas de 1980 e 1990, influenciando a política das corporações multinacionais, de transferir partes das linhas de produção para países onde não havia pressões intensas e imediatas de proteção dos trabalhadores e comunidades (Castleman e Navarro, 1987). Nos países em desenvolvimento, não estão disponíveis estimativas confiáveis sobre o impacto das exposições ocupacionais sobre o câncer, e tampouco há um dimensionamento adequado da extensão da exposição a cancerígenos nos locais de trabalho e do número de trabalhadores envolvidos. Especula-se que os efeitos da ocupação sobre o câncer, nestas regiões subdesenvolvidas industrializadas, sejam muito mais amplos, pois o controle sobre os ambientes de trabalho é pouco eficaz, os trabalhadores destes países apresentariam pior estado nutricional, e estariam submetidos a doses mais intensas de cancerígenos e por períodos diários mais longos.

Mais recentemente, exposições mais intensas a agentes nocivos nos ambientes de trabalho foram relatadas nos países em desenvolvimento (Christiani e Wang, 2003). Essa situação, conforme mencionado, é atribuída à transferência seletiva de indústrias e processos produtivos que utilizam tecnologias nocivas, dos países industrializados centrais para outros menos desenvolvidos, em contextos de baixo nível de informação dos riscos inerentes a essas atividades e/ou tímida regulação estatal nestes últimos (Jeyaratnam, 1994). Como exemplo resultante desta transferência, os riscos cancerígenos da produção de aço foram largamente exportados dos EUA para países onde o seu custo é mais reduzido (Colditz *et al.* 2006). O fenômeno global da transferência foi alvo de disposições normativas no início desta década, pela Organização Internacional do Trabalho (ILO, 2001) e pela Organização para a Cooperação e Desenvolvimento Econômico (OECD, 2003), mas não há evidências de que a tendência observada tenha sido revertida.

Em síntese, a prevalência de exposições a cancerígenos ocupacionais varia significativamente entre países. Mesmo dentro do território de um país, de acordo com as características socioeconômicas das populações de regiões distintas, as diferenças podem ser importantes. Embora as mortes por câncer devidas à exposição ocupacional possam representar apenas uma pequena proporção de todas as mortes por câncer, nos países em desenvolvimento, essa proporção poderá aumentar devido ao rápido processo de industrialização em curso em muitos destes países, à falta de controle na transferência de tecnologia, e devido à regulamentação deficiente ou ausente para controlar exposições a substâncias nocivas.

Dimensão das neoplasias malignas relacionadas com o trabalho no Brasil

Os dados de incidência de câncer são gerados a partir dos Registros de Câncer de Base Populacional (RCBP) existentes nos diferentes países, sendo os mesmos periodicamente publicados pela IARC/WHO. A qualidade das informações geradas pelos RCBP é avaliada segundo critérios estabelecidos pela IARC/WHO, entre os quais, o percentual de casos diagnosticados com laudo histopatológico, o percentual de casos descobertos apenas com o óbito (*death certificate only*, DCO), a razão mortalidade/ incidência de câncer na localidade coberta, entre outros. Embora estejam em operação cerca de duas dezenas de registros com essa característica no Brasil, apenas quatro RCBPs (São Paulo, Goiânia, Brasília e Cuiabá) tiveram seus respectivos dados incluídos no último volume da publicação da IARC/WHO, *Cancer in Five Continents, vol. IX* (Curado et al. 2007).

Até o ano de 1978, as informações da mortalidade no Brasil eram publicadas periodicamente, nos Anuários Estatísticos, pelo Instituto Brasileiro de Geografia e Estatística (IBGE). A partir de 1979, as informações sobre mortalidade começaram a ser compiladas de forma sistemática e disponibilizadas publicamente em CD-ROM (Ministério da Saúde, 1997), ou no *site* do Ministério da Saúde. De acordo com estimativas do Ministério da Saúde, ocorreram cerca de 172.255 óbitos por câncer no Brasil, em 2009. Assumindo-se as estimativas mais conservadoras de que cerca de 4% dos cânceres têm origem ocupacional (Doll e Peto, 1981), conclui-se que, das mortes por câncer ocorridas naquele ano, pelo menos 6.890 deviam ser decorrentes de exposições a cancerígenos nos ambientes de trabalho, e como tal, evitáveis. Deve-se notar, entretanto, que este percentual de câncer, atribuído aos fatores ocupacionais, foi estimado com base na realidade de países desenvolvidos. No Brasil, onde ainda é relevante a presença do trabalho informal, foi observada uma chance três vezes maior de relatos de antecedentes de câncer, por trabalhadores informais em tempo parcial, comparativamente com trabalhadores formais, nas regiões metropolitanas (Giatti et al. 2008), sugerindo, assim, ser o trabalho informal um importante fator para a carga de doença do câncer ocupacional (Santana e Ribeiro, 2011).

A incidência e a mortalidade por neoplasias malignas são fortemente afetadas pela idade da população (Pisani, 1994). Assim, uma vez que a incidência de câncer é dependente da idade, as comparações entre taxas de incidência de câncer por regiões, e ao longo do tempo, devem ter em conta os fatores relacionados à estrutura de idade e à expectativa de vida das populações. Outras características específicas das populações, a exemplo das relacionadas à dieta e nutrição, padrões de ingestão de álcool, prevalência de tabagismo e de viroses, estão também diretamente relacionadas à incidência e à mortalidade por câncer. Mas a distribuição das exposições ocupacionais pode influenciar de forma expressiva a ocorrência de câncer em determinada população. Os riscos de exposição a cancerígenos, no Brasil, variam de região para região, de acordo com os percentuais da população com vínculos com a agricultura, indústria e serviços. Também deve ser considerado que, assim como em outros países em desenvolvimento, parte considerável da produção industrial brasileira é gerada em pequenas empresas, em geral com não mais de 10 empregados e operando tecnologias obsoletas, em ambientes de trabalho pouco seguros, com falta de proteção coletiva e individual, deficiência de treinamento dos trabalhadores e empregadores sem capital para investir na qualidade de vida no trabalho (Vainio et al. 1994). A ampla disseminação destas pequenas empresas nos espaços urbanos e sua curta sobrevida, fechando e reabrindo com razões sociais distintas, dificultam ações de controle, tornando ineficazes muitas das intervenções das agências responsáveis.

Os estudos epidemiológicos realizados com o objetivo principal de examinar a associação dos fatores de risco ocupacionais e câncer ainda são escassos no Brasil, tendo se iniciado na década de 1980 (Koifman et al. 1983; Mendes, 1988) e ampliado as investigações, nas décadas seguintes, sob distintas abordagens (Schnitman, 1990; Wünsch Filho et al. 1995; Mattos e Koifman, 1996; Rêgo, 1998; Mendonça et al. 1999; Silva, Santana e Loomis, 2000; Rego et al. 2002; Leal e Wünsch Filho, 2002; Mattos, Sauaia e Menezes 2002; Meyer et al. 2003; Bahia, Mattos e Koifman, 2005; Andreotti et al. 2006; Neves et al. 2006; Sartor et al. 2007; Chrisman et al. 2009; Meyer et al. 2011). Alguns outros estudos, embora não tivessem o foco de interesse voltado para o estudo dos fatores ocupacionais, também fizeram referência a seus efeitos (Kirchhoff et al. 1980; Franco et al. 1989; Suzuki et al. 1994; Antunes et al. 2004; de Brito Sa Stoppelli e Crestana, 2005; Veiga et al. 2006). De todo modo, um espectro ainda restrito de localizações neoplásicas foi alvo de estudos com análise de fatores de risco ocupacionais e, portanto, novas investigações, bem como aprimoramentos metodológicos, ainda são requeridas para uma visão mais ampla dessa associação na população brasileira. Um indicador da lacuna existente na produção científica nesta área é que a produção de dissertações e teses de pós-graduação sobre câncer ocupacional no Brasil, no período 1970-2004, foi de apenas seis trabalhos acadêmicos, representando 0,6% do conjunto da produção acadêmica em Saúde do Trabalhador no Brasil (1.025 documentos) no mesmo período (Santana, 2006).

Carcinógenos de origem ocupacional

Entre os inúmeros fatores de risco para câncer, argumenta-se que os de origem ocupacional sejam aqueles com mais elevado potencial de controle (Simonato e Saracci, 1983; Gustavsson, 1998). Porém, a tarefa de rastrear os agentes cancerígenos nos locais de trabalho não é simples. Em meados da década de 1990, cerca de quatro milhões de substâncias químicas estavam registradas no sistema computadorizado do *Chemical Abstracts Service* (CAS) da Sociedade Americana de Química. A estrutura química para 3.400.000 daquelas substâncias estava definida. Naquela época, o número de substâncias químicas, no registro, aumentava a uma taxa de 6.000 novas substâncias por semana. Porém, apenas uma pequena parte destas substâncias químicas é usada amplamente. O CAS estimava, para aquele período, que cerca de 63.000 substâncias estavam em uso (Tomatis, Kaldor e Bartsch, 1996). Embora estes números possam não ser precisos e, desde então, possam ter mudado de forma significativa, permitem avaliar a dimensão do problema. De acordo com Landrigan (1992), apenas para 20% das substâncias químicas em uso há informações toxicológicas. Deve-se considerar que o esforço de avaliação sistemática dos efeitos tóxicos destas substâncias, e em particular os efeitos cancerígenos, iniciou-se há poucas décadas. Assim, muitas das substâncias às quais os trabalhadores estão expostos, atualmente, poderão vir a ser futuramente consideradas como cancerígenas. Admite-se que menos de 2% das substâncias químicas comercializadas foram adequadamente testadas para carcinogenicidade, o que justifica o aperfeiçoamento de metodologias que permitam diferentes estratégias de avaliações, inclusive de múltiplos agentes simultâneos, misturas de agentes e de suas circunstâncias de exposição nos ambientes de trabalho (Ward *et al.* 2003).

Identificação de carcinógenos nos ambientes de trabalho

Em alguns países existem programas específicos para o controle da exposição a substâncias cancerígenas e, como consequência, múltiplos sistemas de classificação destas substâncias foram desenvolvidos. Os critérios considerados em cada uma destas classificações não são consistentes entre si e, portanto, algumas substâncias estão incluídas em algumas listas e não em outras. As classificações de substâncias cancerígenas mais conhecidas e seus critérios, com base em evidências disponíveis a partir da análise de grupos de especialistas, estão dispostos na Tabela 29.2.

A classificação da IARC é, sem dúvida, a principal referência internacional e a mais utilizada no meio científico. Os critérios definidos pela IARC foram estabelecidos dentro do seu programa de monografias, que representa o mais amplo e abrangente esforço de revisão sistemática dos dados de substâncias cancerígenas (Boffetta *et al.* 1998). O processo de análise da IARC sobre os efeitos carcinogênicos de determinada substância finaliza-se com uma reunião de sete a oito dias envolvendo especialistas. Membros da IARC selecionam os trabalhos científicos que serão enviados a cada um dos especialistas seis meses antes da reunião. Não há nenhum critério explícito para a seleção de trabalhos, porém, apenas aqueles com informações consideradas substanciais são incluídos na avaliação. Para substâncias químicas e misturas complexas, informações sobre produção e comércio são obtidas de publicações governamentais e, em alguns casos, de contatos diretos com as empresas produtoras (IARC, 1999). A evidência epidemiológica da associação entre o fator de risco e câncer é então classificada de acordo com categorias discretas (suficiente, limitada, inadequada, sem evidência). As distinções entre as categorias têm como base: a reprodutibilidade da evidência, a validade (ausência de vieses) e a influência da aleatoriedade (Vineis, 2000). Os critérios utilizados nas monografias da IARC para definir as substâncias como cancerígenas estão descritos na Tabela 29.3.

Tabela 29.2. Sistemas Internacionais de classificação de substâncias cancerígenas

Internacional Agency for Research on Cancer (IARC)/Organização Mundial da Saúde
1 O agente (mistura) é carcinogênico para seres humanos. Apresenta evidências epidemiológicas suficientes para carcinogenicidade em seres humanos
2A O agente (mistura) é provavelmente carcinogênico para seres humanos. Apresenta evidência limitada em seres humanos e evidência suficiente em animais
2B O agente (mistura) é possivelmente carcinogênico para seres humanos. Apresenta evidência suficiente em animais, porém inadequada em seres humanos, ou evidência limitada nestes, com evidência suficiente em animais
3 O agente (mistura ou circunstância de exposição) não é classificável em relação à sua carcinogenicidade para seres humanos
4 O agente (mistura ou circunstância de exposição) provavelmente não é carcinogênico para os seres humanos

Environmental Protection Agency (EPA)/Estados Unidos
A Evidência suficiente de estudos epidemiológicos apoiando uma associação etiológica
B1 Evidência limitada em seres humanos, segundo estudos epidemiológicos
B2 Evidência suficiente em animais, porém inadequada em seres humanos
C Evidência limitada em animais
D Evidência inadequada em animais
E Nenhuma evidência em animais ou seres humanos

American Conference of Governmental Industrial Hygienists (ACGIH)/Estados Unidos
A1 Carcinogênico humano confirmado
A2 Carcinogênico humano suspeito, segundo evidência humana limitada ou animal suficiente

National Toxicology Progiam (NTP)/Estados Unidos
A Carcinogenicidade reconhecida em seres humanos
B Evidência limitada em seres humanos ou evidência suficiente em animais

De acordo com os critérios da IARC, atualmente, 22 agentes, grupos químicos ou misturas (exceto pesticidas), cujas exposições são principalmente ocupacionais, estão bem estabelecidos como cancerígenos para os seres humanos (Grupo 1). Outros 20 agentes são classificados como provavelmente carcinogênicos para humanos (Grupo 2A). Finalmente, 91 agentes são classificados pela IARC como possivelmente carcinogênicos para humanos (Grupo 2B), pois a maioria das evidências de carcinogenicidade provém apenas de estudos em animais utilizados em experimentos. Além destas substâncias específicas, há consideráveis evidências de aumento do risco de câncer associado ao trabalho em determinados ramos de atividade e ocupações, embora nenhum agente específico possa ser apontado como fator etiológico. Na Tabela 29.4 são apresentados os agentes carcinogênicos do Grupo 1 e 2A da classificação da IARC, enquanto que as evidências atualizadas quanto à carcinogenicidade em seres humanos e a genotoxicidade como principal mecanismo das substâncias carcinogênicas do Grupo 1 (Baan *et al.*, 2009) são apresentadas na Tabela 29.5.

Tabela 29.3. Critérios para a avaliação de evidências de carcinogenicidade pela IARC

1. São consideradas as evidências de uma substância induzir câncer em humanos com base em três tipos de estudos epidemiológicos: estudos de coorte, estudos caso-controle e estudos de correlação (ecológicos). Relatos de casos de câncer em seres humanos expostos a determinada substância podem também ser revisados. Uma evidência relevante de carcinogenicidade de estudos em seres humanos é classificada em uma das seguintes categorias:
   - *Evidências suficientes de carcinogenicidade.* Uma relação causal está estabelecida entre a exposição ao agente, mistura ou circunstância de exposição, e câncer em humanos. Isto é, uma relação positiva foi observada entre a exposição e câncer em estudos no qual o acaso, viés ou confusão puderam ser afastados com razoável certeza
   - *Evidências limitadas de carcinogenicidade.* Uma associação positiva tem sido observada entre exposição ao agente, mistura ou circunstância de exposição e câncer para o qual uma interpretação causal é considerada como crível, porém, o acaso, vieses ou confusão não podem ser afastados com razoável certeza
   - *Evidências inadequadas de carcinogenicidade.* Os estudos disponíveis são de qualidade insuficiente, e não apresentam consistência ou poder estatístico para permitir uma conclusão com relação à presença ou ausência de uma associação causal, ou ausência de dados sobre câncer em humanos disponíveis
   - *Evidências sugerindo ausência de efeito carcinogênico.* Vários estudos adequadamente realizados, cobrindo uma ampla gama de níveis de exposição a que os seres humanos podem estar submetidos, foram consistentes em não apontar uma associação positiva entre exposição ao agente e o câncer estudado, em qualquer nível de exposição

2. Revisão de estudos em que animais (geralmente roedores) foram expostos, cronicamente, a carcinógenos potenciais e examinados quanto à ocorrência de câncer. O grau de evidência de carcinogenicidade é classificado em categorias similares àquelas usadas para os dados em seres humanos.

3. Revisão de dados sobre os efeitos biológicos relevantes em humanos e animais de experimento. Esses dados podem incluir considerações toxicológicas, cinética química e aspectos metabólicos, evidências de ligações com o DNA, persistência de lesões no DNA ou dano genético em seres humanos. Informações toxicológicas, tais como aquelas de citotoxidade e regeneração, e efeitos hormonais e imunológicos, e dados sobre as relações de estrutura-atividade são usados, quando considerados relevantes para os mecanismos possíveis da ação de carcinogenicidade do agente

4. A gama de evidências é considerada como um todo, de forma a atingir uma avaliação completa da carcinogenicidade para humanos de um agente, mistura ou circunstância de exposição

Na Tabela 29.6 estão discriminados os ramos de atividades considerados cancerígenos. Nestas atividades, um excesso de risco de câncer tem sido descrito; entretanto, muitas vezes torna-se difícil distinguir, no conjunto do processo produtivo, um agente carcinogênico. Nestas situações, geralmente, o que ocorre é que o trabalhador está exposto a misturas complexas de substâncias químicas. Uma publicação da IARC, de 1990, tratou especificamente deste tema (Vainio, Sorsa e McMichael, 1990).

A indústria da borracha é um bom exemplo deste padrão de exposição complexa a misturas químicas. O trabalho na indústria da borracha é considerado pela IARC uma atividade com excesso de risco para leucemias e cânceres de pulmão, bexiga e laringe (Kogevinas *et al.* 1998). Algumas substâncias cancerígenas foram identificadas na indústria da borracha, como as aminas aromáticas (b-naftalamina e benzidina) e o benzeno. Todavia, a ausência de dados detalhados sobre exposições específicas, nos estudos epidemiológicos neste ramo de atividade, dificulta estabelecer a associação entre outras substâncias químicas utilizadas no processo produtivo da borracha e localizações específicas de câncer. A razão fundamental desta deficiência é a considerável quantidade de aditivos químicos (várias centenas) utilizados na indústria da borracha. Além disso, a necessidade de altas pressões e temperaturas no processo de vulcanização gera muitas outras substâncias químicas desconhecidas, que são continuamente liberadas no ambiente. Esta condição de exposição complexa apresenta diferenças entre fábricas, tipo de produção, controle tecnológico e variação nos processos de trabalho.

Estudos epidemiológicos com desenho de estudos de coortes e caso-controle têm sido conduzidos com populações de trabalhadores na indústria da borracha de países desenvolvidos. A pesquisa pioneira sobre o risco de câncer neste ramo de atividade data do período imediato após a Segunda Guerra Mundial, na Inglaterra (Case *et al.* 1954). Nas décadas seguintes, outros estudos foram realizados, confirmando e ampliando os achados originais de Case *et al.* (Fox, Lindars e Owen, 1974; McMichael *et al.* 1976; Monson e Nakano, 1976; Monson e Nakano, 1978; Parkes *et al.* 1982). Durante os anos 1970 e 1980, alguns estudos exploraram a exposição à matéria particulada no ar e aos solventes nos ambientes destas indústrias nos Estados Unidos e Inglaterra (van Ert *et al.* 1980; Williams *et al.* 1980; IARC, 1982). Mais tarde, estudos específicos foram conduzidos sobre a exposição a nitrosaminas e vários hidrocarbonetos policíclicos aromáticos (Oury, Limasset e Protois, 1997; Fracasso *et al.* 1999). Embora estes estudos tenham constatado uma ampla variação média dos níveis de exposição, alguns padrões gerais de exposição foram identificados. A exposição à matéria particulada no ar ocorre, principalmente, no início do processo de produção, durante a manipulação da matéria-prima, pesagem e mistura, decrescendo nas demais fases. Os solventes são utilizados, principalmente, durante a mistura de produtos, sendo borrifados sobre os produtos da borracha antes da vulcanização. A própria vulcanização gera fumos e gases contendo benzeno, hidrocarbonetos policíclicos aromáticos e nitrosaminas. Durante a inspeção, finalização e estocagem de produtos da borracha, substâncias contaminantes, a exemplo de nitrosaminas, podem ser encontradas na atmosfera ambiental (Kromhout, 1994; Kromhout, Swuste e Boleij, 1994; Kromhout, e Heederik, 1995; Vermeulen, 2001; Vermeulen, Bos e Kromhout, 2001).

Tabela 29.4. Substâncias químicas usadas em processos produtivos com evidências epidemiológicas de potencial cancerígeno para os seres humanos, grupos 1 e 2A da IARC

Substâncias	Principais órgãos atingidos	Utilização e/ou aplicação
Grupo 1		
Alcatrão de carvão	Pele, pulmão	Combustível
4-aminobifenila	Bexiga	Indústria da borracha
Asbesto (amianto)	Pulmão, pleura, peritônio, laringe	Isolante, filtros, têxteis
Arsênio e compostos	Pulmão, pele	Indústria de vidro, metais e inseticidas e agrotóxicos
Benzeno	Leucemias	Solventes, combustível indústria química
Benzidina	Bexiga	Indústria de pigmentos/tintas
Berílio e compostos	Pulmão	Indústria aeroespacial/metais
Betume, hulha de carvão	Pele, pulmão, bexiga	Material de construção, eletrodos
Bis-clorometil-éter (BMCE)	Pulmão	Intermediário químico
Cádmio e compostos	Pulmão	Indústria de pigmentos/tintas
Cloreto de vinila	Fígado, pulmão, vasos sanguíneos	Indústria de plásticos, monômeros
Cloro-metil-metil-éter (CMME)	Pulmão	Intermediário químico
Níquel e compostos	Cavidade nasal, pulmão	Metalurgia, ligas metálicas, soldas, galvanoplastias
Cromo e compostos	Cavidade nasal, pulmão	Indústria de pigmentos/tintas, galvanoplastias
Fuligem	Pele, pulmão	Pigmentos
Gás mostarda (praticamente expostos na atualidade)	Faringe, pulmão	Gás de guerra
2-naftilamina	Bexiga	Indústria de pigmentos/tintas
Óleos minerais (alguns)	Pele	Lubrificantes
Óleos xistosos	Pele	Indústria metalúrgica
Óxido de etileno	Leucemias	Lubrificantes, óleos
Poeira de madeira	Cavidade nasal	Esterilizante
Talco contendo fibras asbestiformes	Pulmão	Indústria de madeira
		Papel, pinturas
Grupo 2A		
Acrilonitrila	Pulmão, próstata, linfomas	Plásticos, borracha, monômeros
Bifenilas policloradas	Fígado, leucemias, linfomas	Componentes elétricos
Brometo de vinila	Leucemia, linfomas	Plásticos, têxteis, monômeros
1,3-Butadieno	Bexiga	Plásticos, borracha, monômeros
p-Cloro-o-toluidina	Pele	Tintas e pigmentos, têxteis
Creosoto	Pulmão	Preservação de madeira
Dietilsulfato		Intermediário químico
Dimetilcarbamil cloreto		Intermediário químico
Dimetilsulfato	Pulmão	Intermediário químico
Epicloridrina		Plásticos, resinas, monômeros
Etileno dibromida		
Fluoreto de vinila		Fumigantes, combustíveis
Formaldeído	Nasofaringe	Intermediário químico
4,4'-metileno-bis-2-cloroanilina (MOCA)	Bexiga	Plásticos, têxteis
		Indústria de borracha
Óxido de estireno	Pulmão	Plásticos, intermediário químico
Sílica cristalina	Esôfago, linfoma	Pedreiras, minas, vidros, papel
Tetracloroetileno	Fígado, linfoma	Solventes, tinturarias
Tricloroetileno		Solventes, tinturarias, metal

No Brasil, observou-se aumento do risco de tumores de estômago e do trato aerodigestivo superior em trabalhadores de empresas de pequeno porte da indústria da borracha, quando comparados aos trabalhadores das grandes empresas (Neves et al. 2006). Estes resultados poderiam estar relacionados a diferentes níveis de controle da qualidade ambiental e gestão do risco à saúde, nas empresas de grande porte deste ramo industrial.

No início dos anos 1980, Falck et al. (1980) e Kilpikari (1981) sugeriram que a absorção dérmica de compostos químicos poderia ter um importante papel na intoxicação de trabalhadores na indústria da borracha. Foram detectadas evidências diretas da relevância desta via, na Holanda, em um estudo de grande escala na década de 1990, indicando que a absorção de compostos solúveis de ciclohexano, pelas mãos e punhos, era potencialmente maior do que a quantidade inalada. As mensurações obtidas demonstraram que, dependendo da situação específica de um trabalhador no processo produtivo e do uso ou não de protetores de contaminação dérmica, a quantidade absorvida através da pele poderia ser até 10 vezes maior do que a quantidade inalada (Kromhout, Swuste e Boleij, 1994; Vermeulen, Bos e Kromhout, 2001).

Tabela 29.5. Evidências de carcinogenicidade em seres humanos e de genotoxicidade enquanto principal mecanismo de ação de substâncias químicas carcinogênicas do Grupo-1.

Substância química	Tumores com evidências suficientes em humanos	Tumores com evidências limitadas em humanos	Evidência de genotoxicidade como o principal mecanismo
Aminas Aromáticas			
4-Aminobifenil	Bexiga	-	Suficiente
Benzidina	Bexiga	-	Suficiente
Corantes metabolizados em benzidina	-	-	Suficiente[1]
4,4'-metileno bis(2-cloroanilina)	-	-	Suficiente[1]
2-naftilamina	Bexiga	-	Suficiente
Orto-toluidina	Bexiga	-	Moderada
Produção de auramina	Bexiga	-	Débil /falta de dados[2]
Produção de magenta	Bexiga	-	Débil /falta de dados[2]
Exposições relacionadas aos hidrocarbonetos policíclicos aromáticos (PAH)			
Benzo[a]pireno	-	-	Suficiente[1]
Fuligem (limpeza de chaminés)	Pele, pulmão	Bexiga	Moderada
Gaseificação de carvão	Pulmão	-	Suficiente
Destilação de alcatrão de carvão	Pele	-	Suficiente
Produção de cocaína	Pulmão	-	Suficiente
Alcatrão de carvão (pavimentação, coberturas)	Pulmão	Bexiga	Suficiente
Produção de alumínio	Pulmão, Bexiga	-	Débil /moderada[2,3]
Outras substâncias químicas			
Aflatoxinas	Hepatocelular	-	Suficiente
Benzeno	Leucemia não linfocítica aguda	Leucemia linfoide aguda[7], leucemia linfocítica crônica[7], mieloma múltiplo[7], linfoma não Hodgkin[7]	Suficiente
Bis(clorometil)éter/clorometil metil éter	Pulmão	-	Moderada/suficiente
1,3-butadieno	Órgãos hemolinfáticos	-	Suficiente
Dioxina (2,3,7,8-TCDD)	Todos os cânceres combinados[7]	Pulmão, sarcoma de tecidos moles, linfoma não Hodgkin	Legenda[4]
2,3,4,7,8-pentaclorodibenzofuran	-	-	Legenda[1,4]
3,3',4,4',5-pentaclorobifenil (PCB-126)	-	-	Legenda[1,4]
Óxido de etileno	-	Tumores linfoides (linfoma não Hodgkin, mieloma múltiplo, leucemia linfocítica crônica), mama	Suficiente[1]
Formaldeído	Nasofaringe	Câncer nasossinusal	Suficiente
	Leucemia[5,7]		Moderada
Mostarda de enxofre (gás mostarda)	Pulmão	Laringe	Suficiente
Cloreto de vinila	Angiosarcoma hepático, carcinoma hepatocelular	-	Suficiente

Continua

Outras exposições complexas			
Ferro e aço fundidos	Pulmão	-	Débil /moderada
Fabricação de álcool isopropil utilizando ácidos fortes	Cavidade nasal	-	Débil /falta de dados
Óleos minerais	Pele	-	Débil /falta de dados
Exposição ocupacional como pintor	Pulmão, bexiga, mesotelioma pleural	Leucemia infantil[6]	Suficiente[3]
Indústria de fabricação de borracha	Leucemia, limfoma[7], bexiga, pulmão[7], estômago[7]	Próstata, laringe, esôfago	Suficiente[3]
Óleos para a pele de argila xistosa	Pele	-	Débil /falta de dados
Névoas de ácidos inorgânicos fortes	Laringe	Pulmão	Débil/falta de dados

[1] Agente classificado no Grupo 1 com base em informações do seu mecanismo de ação.
[2] Evidências débeis em trabalhadores, mas evidências suficientes para alguns produtos químicos desta indústria.
[3] Devido à diversidade e complexidade destas exposições, outros mecanismos também podem ser relevantes.
[4] Evidências suficientes de um mecanismo mediado por receptores de hidrocarboneto aromático (AhR).
[5] Particularmente leucemia mieloide.
[6] Após a exposição materna (antes, durante a gravidez, ou ambos).
[7] Novos achados epidemiológicos.

Fonte: Baan *et al.* (2009)

Tabela 29.6. Atividades e processos industriais com evidências epidemiológicas de potenciais cancerígenos para os seres humanos, de acordo com as monografias da IARC

Ramo de atividade	Ocupação/processo	Tipo de câncer	Agente conhecido/suspeito
Agricultura e pesca	• Agricultores aplicadores de inseticidas arsenicais • Pescadores	• Pulmão, pele • Pele, lábio	• Compostos arsenicais • Radiação ultravioleta
Mineração	• Mineração de arsênio • Mineração de hematita (ferro) • Mineração de asbesto • Mineração de urânio • Mineração de talco	• Pulmão, pele • Pulmão • Pulmão, pleura, peritônio, mesotelioma • Pulmão • Pulmão	• Compostos do arsênio • Radônio • Asbesto • Radônio • Talco com fibras asbetiformes
Indústria química	• Trabalhadores da produção e usuários de bis-clorometil-éter (BMCE) e clorometil-metil-éter (CMME) • Produção de cloreto de vinila • Fabricação de ácido isopropílico • Produção de pigmento de cromo • Fabricação de tintas consumidores • Fabricação de auramina • Produção de p-cloroo-toluidina	• Pulmão (oat cell) • Fígado (angiossarcoma) • Sinonasal • Pulmão, sinusal • Bexiga • Bexiga • Bexiga	• BMCE e CMME • Monômero de cloreto de vinila • Compostos do cromo • Benzidina • 2-naftalamina • 4-aminobifenila • Auramina e outras aminas aromáticas usadas no processo • p-cloro-o-toluidina e seus sais ácidos fortes
Indústria do couro	• Fabricação de sapatos	• Sinusal, leucemia	• Poeira de couro, benzeno
Processamento da madeira e indústria madeira	• Carpinteiros; trabalhadores em indústrias de móveis	• Sinusal	• Poeira de madeira
Fabricação de agrotóxicos e inseticidas	• Produção e estocagem de inseticidas • Arsenicais	• Pulmão	• Compostos arsenicais
Indústria da borracha	• Fabricação de Borracha	• Leucemia • Bexiga • Laringe • Pulmão	• Benzeno • Aminas aromáticas

Avaliação da exposição a misturas químicas complexas e seus componentes

Na avaliação da exposição a misturas complexas de substâncias químicas potencialmente carcinogênicas, várias abordagens podem ser utilizadas. Se a composição química de uma mistura complexa é bem caracterizada e detalhada do ponto de vista toxicológico e epidemiológico, então indicadores de exposição específicos das doses externa, interna e biologicamente efetiva podem ser obtidos. Os biomarcadores moleculares têm potencial para caracterizar exposições específicas, mas a seleção de um biomarcador apropriado como um índice de exposição a determinado cancerígeno é muito difícil, pois as misturas complexas frequentemente contêm mais de um carcinógeno, e suas concentrações nas misturas variam nos ambientes de trabalho e ao longo do tempo. Na maioria das circunstâncias, a exata composição da mistura complexa é desconhecida. Para identificar as frações atribuíveis a componentes específicos na mistura, tem sido proposta a estratégia de avaliações por etapas (Perera *et al.* 1990; Vermeulen, Bos e Kromhout, 2001). Na Fig. 29.6 são apresentados estes planos de avaliação. Inicialmente, a exposição ambiental é caracterizada da forma mais completa possível. Isto provê uma estimativa do nível e do padrão de exposição para a mistura química e, se possível, para seus constituintes individuais. A próxima etapa é analisar a relação entre exposição ambiental e biomarcadores de relevância. A identificação e a quantificação de efeitos genotóxicos precoces desdobram-se de biomarcadores inespecíficos (aberrações cromossômicas, trocas de cromátides-irmãs, mutações de genes, ativação de oncogenes) a biomarcadores específicos (por exemplo, aductos no DNA), podendo resultar na identificação de constituintes químicos específicos responsáveis por um determinado câncer.

Avaliação de riscos ocupacionais para câncer nos seres humanos

Os resultados de estudos epidemiológicos representam as principais evidências de carcinogenicidade em seres humanos, e apenas quando estas evidências tornam-se consistentes é que o agente é incluído no grupo I da IARC, uma vez atendidos os critérios descritos na Tabela 29.2 (IARC, 1999a).

O processo de investigação epidemiológica requer a definição de medidas quantitativas de exposição, bem como da doença estudada, e o uso de algum método de associação para relacionar estas duas variáveis (Breslow e Day, 1980). As relações entre exposição ocupacional e câncer, em Epidemiologia, são principalmente exploradas por meio de três tipos de investigações com desenhos distintos: estudos de correlação (ecológicos), estudos caso-controle e estudos de coortes (Checkoway, Pearce e Kriebel, 2004). Raramente, os resultados de ensaios clínicos aleatorizados estão disponíveis. Os relatos clínicos de caso ou de uma série de casos geram hipóteses sobre os possíveis efeitos cancerígenos de uma substância, mas tais hipóteses devem ser posteriormente exploradas por meio de desenhos de estudos epidemiológicos analíticos (IARC, 1999a).

Os *estudos de coorte* podem variar com relação a certos aspectos metodológicos, no tocante à temporalidade do seguimento dos grupos de estudo (coortes históricas ou não concomitantes, com início do seguimento no passado, e coortes concomitantes, com seguimento a partir do momento atual), mas em geral é a experiência ocupacional o que caracteriza os membros da coorte. Alguns estudos tiveram a história completa de trabalhadores à disposição, com base em fichários das empresas; outros, utilizaram histórias de trabalho restritas, a partir de dados organizados nos sindicatos de trabalhadores; alguns outros obtiveram informações apenas sobre o emprego exercido pelo trabalhador no momento de sua inclusão na coorte; outros, ainda, conseguiram obter somente a informação da ocupação habitual do trabalhador. Com frequência, as coortes ocupacionais são do tipo histórico, ou seja, o grupo de indivíduos expostos é identificado, no passado, em uma indústria ou grupo de indústrias.

Os *estudos caso-controle* são conduzidos, na grande maioria das situações, na população geral. A história de trabalho da pessoa envolvida no estudo é reconstruída por meio de questionário. Quando os resultados destes estudos não mostram associação entre o trabalho em algum processo produ-

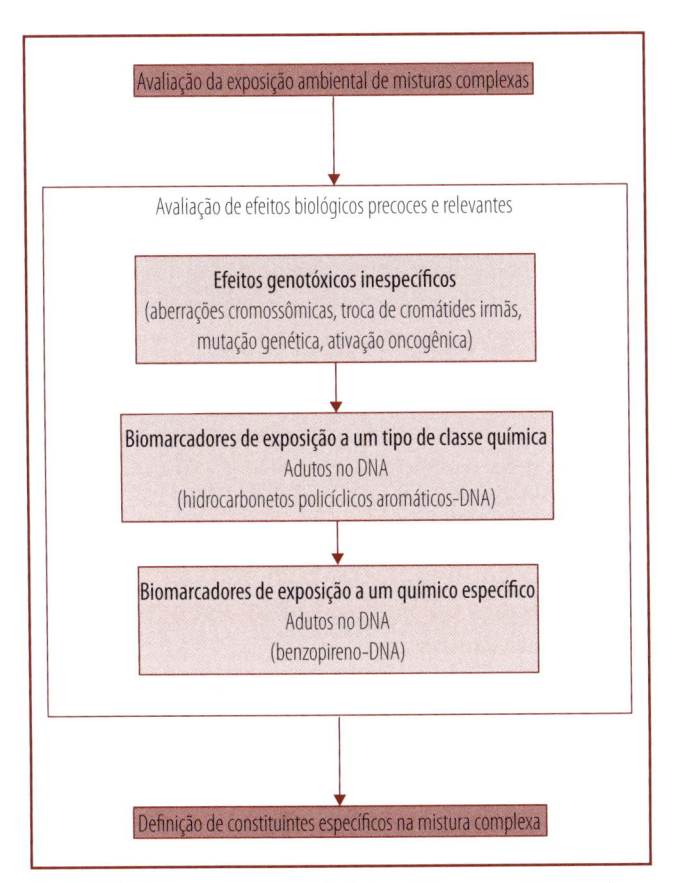

Fig. 29.6. Abordagem por etapas para avaliação de carcinógenos em misturas complexas.
Adaptado de Vermeulen, 2001.

tivo e um câncer específico, de fato a associação positiva pode ter permanecido oculta pela inadequada coleta do início da exposição. Por outro lado, os estudos caso-controle podem ter sido conduzidos em áreas geográficas onde a prevalência de um determinado tipo de atividade é muito reduzida, e assim, poucos ou nenhum participante (caso ou controle) podem ser encontrados como tendo trabalhado na atividade de interesse, inviabilizando a identificação de uma possível associação. Nestas situações, a ausência de associação deve ser avaliada como apresentando baixo grau de evidência.

Nos *estudos ecológicos*, as unidades de investigação são geralmente o conjunto da população de uma determinada área geográfica em um período de tempo específico. A frequência de câncer é relacionada à mensuração sumária da exposição a um agente, mistura ou circunstância de exposição sob estudo. Entretanto, como nestes estudos a exposição individual não é documentada, a relação causal inferida dos estudos de correlação é aceita com mais restrições do que as obtidas por meio dos estudos de coortes e estudos caso-controle, uma vez que estudos de correlação podem conduzir à obtenção de associações espúrias no nível individual (falácia ecológica).

Os estudos de coortes e caso-controle relacionam a exposição sob estudo à ocorrência de câncer nos indivíduos. Os estudos de coortes possibilitam a determinação de razão de riscos e de razão de taxas, enquanto que, nos estudos caso-controle, é obtida a razão de chances (*odds ratio*) como estimativa da razão de riscos (razão de incidência ou de mortalidade nos expostos, relativamente à incidência ou mortalidade observada em não expostos) como a principal medida de associação.

Nos estudos de coorte ocupacional, as razões de mortalidade padronizadas por idade (SMR – do original em inglês *standardized mortality ratio*) são as medidas de associação frequentemente utilizadas. A SMR é obtida por meio da razão tendo como numerador o número de óbitos observados em um determinado grupo ocupacional (por exemplo, eletricitários, metalúrgicos, trabalhadores da indústria petroquímica, ou outro), e como denominador, o quantitativo de óbitos esperados para aquela mesma categoria de trabalhadores caso seus membros tivessem experimentado a mesma magnitude da mortalidade, segundo sexo e idade, observada em um grupo eleito como padrão de referência, sendo o quociente resultante multiplicado por 100. O número de mortes esperadas, em geral com base na experiência de mortalidade da população geral, é habitualmente padronizado por idade e ano calendário (Silva, 1999; Pereira, 2000a). Uma forma alternativa de apresentar a informação incorporada pelo SMR é o relato da distribuição de óbitos observados e esperados. Nas análises nas quais as taxas de câncer são computadas, internamente, para dois subgrupos da população em estudo (expostos e não expostos), a razão entre as duas taxas é referida como risco relativo ou razão de riscos (RR).

De forma similar à determinação da SMR, pode-se também determinar a razão de incidência de câncer ajustada por idade (de *standardized incidence ratio*, SIR), comparando-se a razão entre a incidência de câncer num grupo ocupacional determinado e aquela esperada caso este experimentasse a magnitude de incidência existente em um grupo tomado como referência (Checkoway, Pearce e Kriebel, 2004).

Em alguns estudos, o grupo de referência adotado para a determinação da SMR ou da SIR tem sido a população geral. Nestas situações, é preciso considerar que a população geral contempla também indivíduos que, por diferentes razões (invalidez, enfermidade, entre outras), encontram-se em piores condições de saúde que o grupo ocupacional que está sendo estudado. Esta observação decorre do simples fato de que, estando os trabalhadores em atividade durante o período da investigação, eles apresentam melhores condições de saúde que a população geral. Este fenômeno é denominado de Efeito do Trabalhador Sadio, graças ao qual não é rara a observação de que, nas comparações quanto à ocorrência de câncer, e também de outros problemas de saúde entre trabalhadores e a população geral, os primeiros possam apresentar uma redução das estimativas da SMR ou da SIR.

Nos estudos caso-controle, as taxas de incidência da doença não são determinadas, pois o tamanho da população que deu origem aos casos é desconhecido. Então, o RR é calculado com base na razão entre a chance de exposição na atividade ocupacional considerada em casos de câncer (por exemplo, a chance de exposição ao benzeno em casos de leucemia), e a chance de exposição ao benzeno entre controles. Por esta razão, a medida de associação dos estudos caso-controle é denominada de razão de chances (RC) ou *odds ratio* (OR), em inglês (Pereira, 2000a).

Do ponto de vista prático, para a determinação da magnitude de associação ou de sua estimativa realizadas entre ocupações específicas com determinadas neoplasias via SMR, RR ou OR, estas medidas de associação podem ser tomadas como equivalentes. Existem, entretanto, diversas questões metodológicas (escolha dos grupos de comparação, modalidades empregadas para a obtenção de informações, padronização dos entrevistadores, entre outras), que podem comprometer a validade dos resultados observados (Checkoway, Pearce e Kriebel, 2004).

▶ Estudo das neoplasias com mais elevado significado epidemiológico na sua relação com o trabalho

Virtualmente, todos os tipos de tumores malignos já foram explorados quanto a uma possível etiologia relacionada ao trabalho. Todavia, em muitas situações as associações encontradas não são aceitas como válidas, pois, como decorrência das limitações dos estudos, estas associações podem ter ocorrido apenas ao acaso. Muitos outros achados, embora obtidos a partir de estudos bem planejados, necessitam confirmação por novas pesquisas. A seguir serão descritos os tumores de algumas regiões anatômicas onde as evidências epidemiológicas dos efeitos da ocupação são mais consistentes.

Boca, septo nasal e seios paranasais

Nos cânceres de cabeça e pescoço, diferenças etiológicas fundamentais dependem da ocorrência do tumor em localizações distantes apenas por alguns milímetros. Possíveis erros de classificação, particularmente na cavidade nasal, podem afetar a incidência observada de determinado tumor em uma população e, também, associações etiológicas (Roush, 1996; Wünsch Filho e Camargo, 2001). A observação de tendências das taxas de incidência e mortalidade por um câncer específico pode também ficar prejudicada pelas dificuldades de sua distinção nas diferentes versões do sistema internacional de classificação de doenças (OMS, 1985; OMS, 1995). Os tumores nasais, por exemplo, estão incluídos no grupo das neoplasias malignas de nasofaringe que, em geral, são consideradas como grupo único nas publicações internacionais e regionais (Parkin *et al.* 1997; Mirra, 1998). Porém, distinções etiológicas de grande relevância com respeito à ocupação devem ser consideradas entre os tumores dos seios nasais e paranasais e aqueles da nasofaringe.

Para o câncer de seios da face, estimou-se, na Grã-Bretanha, que a fração etiológica ou atribuível (proporção de casos, na população, atribuível a determinada exposição) à exposição a agentes no ambiente de trabalho seja da ordem de 43% em homens e 19,8% em mulheres. Para as neoplasias de nasofaringe, as frações atribuíveis seriam 10,8% e 2,4%, respectivamente (Rushton *et al.* 2012).

Câncer de boca

As neoplasias da cavidade bucal representam um sério desafio para a Saúde Pública em várias regiões do mundo, com dois em cada três casos em homens e três em quatro casos entre mulheres ocorrendo nos países em desenvolvimento (Parkin, Pisani e Ferlay, 1999; de Camargo Cancela *et al.* 2010). A maioria dos tumores malignos da cavidade oral é composta de carcinomas epidermoides; cerca de 75% dos casos no mundo ocorrem em homens, e sua distribuição geográfica apresenta grande variação. A incidência é rara antes dos 40 anos de idade, aumentando gradativamente a partir desta faixa etária.

A comparação da incidência e da mortalidade por câncer de cavidade bucal entre países, regiões e períodos de tempo pode apresentar distorções. Em muitas estimativas, todos os cânceres da boca e faringe são considerados dentro do mesmo grupo, incluindo cânceres de lábio, glândulas salivares e nasofaringe, embora os fatores de risco para estes sítios anatômicos sejam particulares e distintos daqueles de outras localizações na cavidade bucal (Staszewski, 1987; Chen *et al.* 1992; Moreno e Esparza, 1998; Izarzugaza *et al.*, 2001; Mccartan, 2001).

✓ *Padrões de Incidência*

Em países como Bangladesh, Índia, Paquistão e Sri Lanka, a boca é a localização mais comum de câncer. Algumas regiões da França apresentam as maiores incidências mundiais de câncer da cavidade oral em homens (taxas de incidência anual próximas a 40 por 100.000) e países asiáticos, como Paquistão, Índia, Malásia e China, revelam as maiores taxas entre as mulheres (taxas de incidência anual maiores de 10 por 100.000). No final do século XX, a América Latina e o Caribe registraram taxas intermediárias de incidência de câncer da boca e faringe, quando comparados a outras regiões do mundo, mas este padrão não é homogêneo e a variação observada da razão entre as taxas mais reduzidas e mais elevadas na região é maior do que sete entre homens e maior de 10 entre as mulheres (Wünsch Filho e Camargo, 2001). Dados mais recentes confirmam a situação de alta incidência desses tumores, podendo-se afirmar, de modo geral, que a população masculina brasileira está entre as que registraram as mais altas taxas mundiais de incidência de câncer de boca, ao lado das populações da França e Índia e Paquistão (Curado e Hashibe, 2009; de Camargo Cancela *et al.* 2010).

Entre 11 registros de base populacional na América Latina e Caribe, incluídos na publicação da IARC *Cancer in Five Continents*, vol XI (Curado *et al.* 2007), as maiores incidências de câncer de boca têm origem em cidades brasileiras, tanto em homens (São Paulo, taxa de 6,7 por 100.000), quanto entre as mulheres (Cuiabá e São Paulo, taxa de 1,9 por 100.000). A informação sobre a tendência de incidência de câncer da cavidade oral é disponível, no Brasil, apenas para o município de São Paulo. Os dados gerados pelo Registro de Câncer de São Paulo mostram que, entre 1969 e 1993, a taxa de incidência por este câncer aumentou nos homens, mas particularmente expressivo foi o aumento da incidência observado nas mulheres que, naquele período, dobrou, variando e 2,5 para 5,0 por 100.000 (Mirra, 1998). A incidência de câncer de faringe na América Latina vem apresentando tendência crescente, nas últimas décadas, para homens e mulheres (Curado e Hashibe, 2009). A distribuição da incidência do câncer de boca na América Latina é apresentada na Tabela 29.7.

✓ *Padrões de mortalidade*

A mortalidade por câncer de boca tem aumentado em vários países. Macfarlane *et al.* (1994a) examinaram os dados nacionais de 24 países e mostraram que 19 apresentaram aumento da tendência de mortalidade entre homens, nos períodos de 1950-1954 e 1980-1985. Entretanto, esta tendência da mortalidade por câncer de boca não foi constatada entre as mulheres (Macfarlane *et al.* 1994b). A sobrevida relativa de cinco anos – sobrevida corrigida pelas demais causas de morte, segundo faixa etária, observadas numa dada população – estimada para as neoplasias da cavidade oral e orofa-

Tabela 29.7. Incidência* de câncer de boca segundo sexo, populações da América Latina, 1998-2002			
País	Local	Taxa de incidência	
		Homens	Mulheres
Argentina	Bahia Blanca	2,2	2,1
Brasil	Brasília	5,5	1,8
	Cuiabá	4,9	1,9
	Goiânia	3,8	1,2
	São Paulo	6,7	1,9
Colômbia	Cali	0,8	1,1
Costa Rica	Todo o país	1,1	0,5
Peru	Trujillo	1,3	0,7
Equador	Quito	0,4	0,3
Chile	Valdivia	0,2	-

*Taxas por cem mil habitantes ajustadas por idade.
Fonte: Curado et al. 2007

ringe em ambos os sexos nos Estados Unidos em 2004 foi de 64,8% (SEER, 2012).

A mortalidade por câncer da cavidade bucal no Brasil é menor do que a esperada, considerando-se os níveis de incidência no país e a expectativa de sobrevida de indivíduos com diagnóstico da doença. Na cidade de São Paulo, que registra as mais altas taxas de incidência entre homens na América Latina, constataram-se taxas de mortalidade, padronizadas por idade, variando entre 5,7 e 7,1 por 100.000, entre 1980 e 1995 (Wünsch Filho e Moncau, 2001). Em Rio Branco, Estado do Acre, foi também observada uma discreta tendência à elevação das taxas de mortalidade, padronizadas por idade, de câncer de cabeça e pescoço, no período 1998-2006 (Carvalho et al. 2010).

✓ *Fatores de risco*

O tabagismo e o consumo de bebidas alcoólicas constituem os principais fatores de risco mundialmente reconhecidos e aceitos para as neoplasias da cavidade oral (Lubin et al. 2009; Hashibe et al., 2009; Szymanska et al. 2011). A interação destes fatores com outras variáveis, como dieta, higiene oral precária, vírus e exposições ocupacionais, caracteriza padrões particulares de incidência observados em diferentes regiões geográficas (Blot et al. 1996; Guha et al. 2007; Heck et al. 2010; Lubin et al. 2011).

✓ *Fatores de risco ocupacionais*

As implicações de fatores de risco ocupacionais na ocorrência de cânceres da boca e faringe foram exploradas em vários estudos. Na Itália, um estudo caso-controle (Merletti et al. 1991) detectou riscos elevados de câncer da cavidade oral e faringe em operadores de máquinas, encanadores e em trabalhadores da construção civil, da indústria têxtil e da produção de eletricidade. Nos Estados Unidos, outro estudo caso-controle (Huebner et al. 1992) identificou um risco elevado (RR 7,7; IC95% 2,4-24,9) de cânceres da boca e faringe entre instaladores de carpetes e risco também aumentado para maquinistas, trabalhadores da indústria metalúrgica e da indústria de petróleo, pintores, trabalhadores da indústria de móveis, operadores de serras de madeiras e, ainda, entre os trabalhadores expostos à combustão de combustíveis fósseis.

Um estudo de coorte de base populacional, na Suécia, utilizando bases de dados de Registros de Câncer de Base Populacional, bem como dados censitários, identificou riscos aumentados de câncer do trato aerodigestivo entre indivíduos segundo classes de ocupação definidas de forma padronizada (Ji e Hemminki, 2005). Diversas atividades ocupacionais apresentaram razões de incidência padronizadas (SIR) com aumento estatisticamente significativo: cabeleireiros de ambos os sexos (câncer de língua e laringe no masculino; faringe no feminino), trabalhadores de lavanderias e limpeza a seco, de ambos os sexos (câncer de faringe no masculino e lábio no feminino). A IARC classifica a ocupação de cabeleireiro como de provável exposição carcinogênica, baseada no risco para câncer de bexiga, o que confere consistência ao achado. Contudo, a hipótese postulada de que exposições a aerossóis de tinturas estejam envolvidas neste efeito é limitada por possível efeito de confundimento pelo consumo de tabaco e álcool. Os resultados em outras ocupações apresentando elevação de riscos de incidência foram cozinheiros (câncer de boca) e homens marinheiros (câncer de lábio), e são concordantes com estudos prévios (Chen e Krutchkoff, 1992).

Um estudo de coortes na Finlândia utilizando matriz de exposição ocupacional (FINJEM) encontrou riscos aumentados para câncer de lábio e exposição ocupacional cumulativa a fungos (RR 2,38; IC95% 1,16-5,13) e bactérias (RR 1,59; IC95% 1,15-2,20), mas a associação se enfraqueceu após ajuste para exposição solar cumulativa. Os riscos para tumores de cavidade oral e faringe mostraram-se ligeiramente aumentados, em ambos os sexos, o que levou à hipótese de que micotoxinas e exotoxinas desempenhem papel nessa oncogênese (Laakkonen et al. 2008). Hipótese semelhante foi levantada por estudo em Porto Rico, o qual mostrou risco de câncer de boca entre trabalhadores da cana-de-açúcar (OR 4,4; IC95% 1,4-13,6) e onde se sugeriu a ação de actinomicetos presentes no bagaço da planta (Coble et al. 2003).

Na América Latina, os resultados de dois estudos caso-controle foram contraditórios. Oreggia et al. (1989) encontraram, no Uruguai, riscos elevados de câncer de boca e faringe entre açougueiros, ferreiros, pedreiros, motoristas, eletricistas e trabalhadores de estradas de ferro. Em estudo realizado no Brasil e publicado no mesmo ano (Franco et al. 1989), não foi encontrada qualquer associação entre câncer de boca e empregos em diferentes ambientes ocupacionais, identificando-se, entretanto, um risco elevado para pessoas expostas à fumaça de fogões a lenha, ainda frequentemente usados para o cozimento de alimentos nas áreas rurais brasileiras.

Um estudo caso-controle conduzido na Sérvia / Montenegro revelou risco aumentado de câncer da orofaringe associado à exposição a poeiras de madeira (OR 4,16, IC95% 1.45–11.91), após ajustamento para consumo de tabaco e álcool (Vlajinac et al. 2006). Um estudo exploratório de incidência de diversas localizações de câncer em madeireiros do Estado do Pará encontrou uma elevação, superior a duas vezes, na estimativa de risco (SIR 2,44, IC95% 1,44-3,85) para tumores de cavidade oral e faringe, adotando-se como população de referência o risco observado na população de Goiânia, GO (Bahia, Mattos e Koifman, 2005).

Um estudo caso-controle realizado na cidade de São Paulo encontrou associação entre câncer de boca e orofaringe na atividade de oficina mecânica, ajustado para idade, tabagismo e consumo de álcool (OR 2,45; IC95% 1,14 – 5,27) e para a ocupação mecânico (OR 2,10 IC95% 0,78 – 5,68) (Andreotti et al. 2006). Para os trabalhadores empregados por 10 ou mais anos, a associação mostrou magnitude elevada, tanto na atividade em oficina mecânica (OR 7,9, IC95% 2,03 – 30,7), quanto para a ocupação de mecânico (OR 24,46, IC95% 2,10 – 284,6). Embora o estudo não tenha investigado as exposições pregressas, há relato de baixa proteção ao trabalhador deste ramo de atividade em relação a exposições químicas, como relatado em inquérito conduzido em Botucatu, SP (Binder et al. 2001). Estas poderiam estar associadas a um possível efeito genotóxico, ou mesmo, carcinogênico nestes trabalhadores, conforme aludido em ensaio de genotoxicidade conduzido em Pelotas, RS (Martino-Roth et al. 2002).

Na Tabela 29.8 estão apresentados alguns fatores de risco ocupacionais para câncer da cavidade oral, detectados em estudos realizados com a participação de populações latino-americanas. Embora tais estudos não tenham sido desenhados para avaliar especificamente a associação entre fatores ocupacionais e câncer de boca, incluíram o levantamento de dados sobre exposições ocupacionais e ambientais selecionadas.

Tumores da cavidade nasal e seios paranasais

As neoplasias da cavidade nasal e seios paranasais, embora com baixa prevalência na população geral, apresentam estimativas de risco elevadas em populações expostas a substâncias químicas específicas existentes em determinados ambientes de trabalho (Bimbi et al. 1988; Olsen, 1988; Roush, 1996). Como, geralmente, estes tumores são classificados em conjunto com os cânceres de nasofaringe, é difícil o estabelecimento de padrões e tendências na população mundial, e na brasileira em particular (Parkin et al. 1997; Mirra, 1998; Parkin, Pisani e Ferlay, 1999).

Tabela 29.8. Estudos caso-controle conduzidos na América Latina sobre fatores de risco ocupacionais e ambientais no câncer da cavidade oral				
Referência, países	Fatores de risco	Fatores ambientais e Ocupacionais examinados	Associação*	
			A	N
Franco et al. 1989 (Brasil)	Exposições ocupacionais	Produção têxtil, madeira, papel, couro, metal e borracha. Minas e produção de açúcar/álcool		X
	Exposições ambientais	Fogão a lenha	X	
		Agrotóxico, amianto		X
Oreggia et al. 1989 (Uruguai)	Exposições ocupacionais	Açougueiros, ferreiros, pedreiros, motoristas, eletricistas, trabalhadores de estradas de ferro	X	
Franco et al. 1991 (Brasil)	Exposições ocupacionais	Processamento de metais	X	
Andreotti et al. 2006 (Brasil)	Exposições ocupacionais	Manutenção e reparo de veículos	X	
Guha et al. 2007 (Brasil, Argentina, Cuba e outros países)	Hábitos pessoais	Higiene oral	X	
Lubin et al. 2009 (Brasil, Argentina, Cuba e outros países)	Hábitos pessoais	Fumo e álcool	X	
Hashibe et al. 2009 (Brasil, Argentina, Cuba e outros países)	Hábitos pessoais	Fumo e álcool	X	
Heck et al. 2010 (Brasil, Argentina, Cuba e outros países)	Hábitos pessoais	Atividade sexual	X	
Lubin et al. 2010 (Brasil, Argentina, Cuba e outros países)	Hábitos pessoais	Massa corporal	X	
Szymanska et al. 2011 (Brasil, Cuba e Argentina)	Hábitos pessoais	Fumo e álcool	X	

*A: aumentada (qualquer nível de significância); N: nenhuma.

As exposições ocupacionais são os mais importantes fatores de risco associados à ocorrência do câncer de seios nasais e paranasais. Os riscos mais elevados são relatados em trabalhadores expostos ao cromo hexavalente, no processo de refinação do níquel (Roush, 1996), e naqueles empregados nas indústrias de móveis (IARC, 1995).

O adenocarcinoma de seios paranasais foi associado com a exposição à poeira de madeira por meio de diferentes estudos em distintos países. Os estudos também têm revelado uma maior incidência desta doença entre trabalhadores da indústria de móveis (IARC, 1995; Roush, 1996). A poeira gerada no processamento da madeira é uma substância complexa, e sua composição varia consideravelmente de acordo com a espécie de árvore. A exposição à poeira de madeira de consistência dura parece ser mais relevante, no risco de adenocarcinoma, do que aquela resultante de madeira macia (Roush, 1996). Na indústria de móveis, os trabalhadores apresentam um padrão de exposição distinto dos carpinteiros, e estão expostos não apenas à poeira de madeira, mas também a solventes e formaldeídos de colas, preservativos aplicados nas madeiras e esporos de fungos (IARC, 1995). A grande variação observada nos riscos ocupacionais de adenocarcinoma verificada entre a Europa e os EUA foi reputada a medidas de segurança implementadas há mais tempo neste último país, além de diferenças do tipo da madeira empregada (Jayaprakash *et al.* 2008).

Também foi observada associação entre exposição ocupacional à poeira de madeira e carcinoma epidermoide. Em um estudo realizado em Buffalo, EUA, sendo comparados indivíduos regularmente expostos e não expostos a poeira da madeira, os autores observaram que o risco de tumores de cavidade nasal, naso e hipofaringe foi duas vezes mais elevado entre os primeiros, estando presente efeito dose-resposta após ajustamento para idade, escolaridade, tabagismo e ano de admissão no emprego (Jayaprakash *et al.* 2008).

Muitas das evidências de exposições ocupacionais associadas à ocorrência de câncer sinonasal vêm sendo construídas a partir de consórcios de estudos conduzidos em vários países, como forma de ampliar a amostra de análise. Uma análise combinada de 12 estudos caso-controle em sete países revelou riscos aumentados de adenocarcinoma em mulheres alguma vez empregadas na indústria têxtil (OR 2,60, IC95% 1,03-6,55). Entre homens, foi observado risco de carcinoma epidermoide em preparadores de fibras têxteis (OR 5,09, IC95% 1,34-19,2), mas a amostra explorada limitou sua análise a indivíduos com menor tempo de exercício laboral (Leclerc *et al.* 1997).

Uma investigação similar revelou a presença de associação entre esses tumores e a exposição às poeiras de couro, formaldeído e poeiras de madeira, tanto em homens como mulheres (Mannetje *et al.* 1999). Foi estimado um risco atribuível ao fator ocupacional da ordem de 33% (IC95% 12-89%); em ambos os sexos, chegando a 77% (IC95% 60-100%) quando considerados apenas os adenocarcinomas (Mannetje *et al.* 1999). A exposição ao formaldeído foi associada a ambas as formas histológicas dessa neoplasia, em outra análise de estudos caso-controle combinados, reproduzindo achados anteriores (Luce *et al.* 2002).

Em estudo realizado na Dinamarca, França e Finlândia, a associação da exposição a poeiras de madeira com a ocorrência de adenocarcinomas sinonasais foi oito vezes mais elevada que aquela verificada com carcinoma epidermoide (Holmila *et al.* 2010). No mesmo trabalho, observou-se, após estratificação por tipo histológico, que 95% dos casos de adenocarcinoma, nos indivíduos com longa duração de exposição a poeiras de madeira, portavam mutações no gene p53 significativamente maior que os 82% nos não expostos. Esta diferença, contudo, não se reproduziu na comparação entre casos de carcinoma epidermoide (Holmila *et al.* 2010).

A exposição ao formaldeído mostrou-se consistentemente associada ao câncer de nasofaringe em diversos estudos, incluindo meta-análises (Yu e Yuan, 2002). Um estudo caso-controle aninhado na coorte em Wallingford (Connectitut, EUA), revelou excesso de mortalidade em trabalhadores metalúrgicos expostos àquele agente (Marsh *et al.* 2007).

Laringe

Cerca de 95% dos cânceres de laringe são do tipo histológico epidermoide, referindo-se o restante a outras neoplasias primárias, como sarcomas, adenocarcinomas, linfomas ou histiocitomas. O câncer de laringe responde por cerca de 3% dos casos novos de câncer em homens no mundo, com uma estimativa de 135.000 casos novos por ano. Nas mulheres é um câncer raro, e a razão de incidência entre os sexos é de 7:1 (Parkin, Pisani e Ferlay, 1999). O prognóstico da doença é relativamente favorável, com taxas de sobrevida em torno de 60% a 70% em cinco anos (Austin *et al.* 1996).

Padrões de incidência

Os dados do Registro de Câncer de São Paulo, referentes à série temporal de 1969 a 1993, revelaram discreto aumento de incidência da doença observada entre 1969 e 1993. As taxas de incidência em homens foram de, respectivamente, 14,1 a 17,6 por 100.000 (1,2 a 1,9 por 100.000 em mulheres) (Mirra e Franco, 1995; Mirra, 1998).

Entre os homens, as mais elevadas taxas de incidência registradas no mundo são provenientes do País Basco, na Espanha (16,1 por 100.000), e nas Províncias de Brescia (13,7 por 100.000) e Siracusa (13,3 por cem mil) na Itália (Curado *et al.* 2007). Outras regiões identificadas como de alta incidência entre homens são o norte da França, norte da Itália, Espanha, várias áreas da Europa Central, sul do Brasil e Uruguai. As taxas de incidência mais baixas têm sido registradas em populações asiáticas dos EUA (japoneses, chineses e filipinos: 1,1 a 1,5 por 100.00, no Chile (1,2 por 100.000), em indígenas norte-americanos (Curado *et al.* 2007). Na América Latina, as mais altas incidências ocorrem no Brasil e nos países do Cone Sul, sendo as mais baixas observadas nos países andinos (Tabela 29.9) (Curado et al. 2007). Embora, como um todo, a América Latina tenha apresentado ligeira tendência de declínio de câncer de laringe em ambos os sexos, em anos recentes, São Paulo manteve-se com alta incidência entre homens, tendo apresentado a maior taxa fora da Europa (12,8 por 100.000), no período 1998-2002 (Curado et al. 2007; Curado e Hashibe, 2009). As cidades de Brasília, Cuiabá e Bahia Blanca (Argentina) apresentaram as maiores taxas entre os registros latino-americanos, em torno de 9,0 por 100.000 (Curado et al. 2007).

As mulheres negras americanas registram as mais altas incidências de câncer de laringe entre mulheres no mundo. Detroit e Pensilvânia, por exemplo, apresentaram taxas próximas a 3,0 por 100.000 nas últimas edições do *Cancer in Five Continents* da IARC (Parkin et al. 1997; Curado et al. 2007). Outras populações femininas com alta incidência, além de negras norte-americanas, incluem as mulheres de Brasília (2,1 por 100.000), as dos territórios do noroeste do Canadá e as do Paquistão. As menores taxas de incidência de câncer de laringe são observadas no Chile, nas populações de etnia asiática dos EUA e no Japão (Curado et al. 2007). Nas populações da América Latina, as taxas de incidência de câncer de laringe mais elevadas, no período 1998-2002, foram observadas no sexo masculino, em São Paulo, sendo da ordem de 12,8/100.000 homens (Tabela 29.9).

Padrões de mortalidade

Considerando-se a população mundial, a mortalidade pelo câncer de laringe em períodos recentes tem sido estimada em 4,2 por 100.000, no sexo masculino, e 0,3 por 100.000, no feminino (Ferlay et al. 2010). Em 1995, as taxas de mortalidade por neoplasia da laringe nos homens brasileiros revelavam-se modestas, porém mais expressivas nas regiões Sul e Sudeste (3,0 por 100.000) do que no restante do país (Wünsch Filho e Moncau, 2001). A sobrevida relativa de cinco anos estimada para ambos os sexos nos Estados Unidos, em 2004, para o câncer de laringe, foi de 62,2% (SEER, 2012).

Fatores de risco

O tabaco e o álcool são fatores de risco bem estabelecidos para o câncer de laringe (Austin et al. 1996). Vários estudos evidenciaram uma forte relação dose-resposta de cada um destes fatores, isoladamente, com o câncer de laringe, e um efeito sinérgico quando em combinação. Na América Latina, estudos conduzidos no Uruguai analisaram detalhadamente o papel destes fatores (De Stefani et al. 1987; De Stefani et al. 1992). As tendências temporais das taxas de incidência, e também de mortalidade, por câncer de laringe são, em geral, consistentes com as tendências de outros cânceres associados com tabaco e álcool. Entretanto, no Brasil, esta correspondência não é observada. Porto Alegre, por exemplo, apresen-

Tabela 29.9. Incidência* de câncer de laringe segundo sexo, populações da América Latina, 1998-2002

País	Local	Taxa de incidência	
		Homens	Mulheres
Argentina	Bahia Blanca	8,8	0,6
Brasil	Brasília	9,2	2,1
	Cuiabá	8,9	1,4
	Goiânia	7,8	0,9
	São Paulo	12,8	1,8
Chile	Valdivia	1,2	0,1
Colômbia	Cali	5,4	1,1
Costa Rica	Todo país	3,3	0,2
Equador	Quito	1,5	0,2
Peru	Trujillo	2,0	0,6

* Taxas por cem mil habitantes ajustadas por idade
Fonte: Curado et al. 2007

ta a mais alta taxa de incidência de câncer de pulmão em homens no Brasil (67,5 por 100.000), e a incidência de câncer de laringe é de 10,5 por 100.000. Em São Paulo, a incidência por câncer de pulmão é mais baixa (44,7 por 100.000), porém a taxa de incidência por câncer de laringe é bem mais expressiva que em Porto Alegre (17,6 por 100.000). Outros fatores têm sido considerados na causalidade dos tumores de laringe, como dieta, viroses e ocupação.

Fatores de risco ocupacionais

A fração atribuível às exposições ocupacionais para o câncer de laringe na Grã-Bretanha foi estimada em 2,9% em homens e 1,6% em mulheres (Rushton e col., 2012). A exposição ao amianto e a misturas de ácidos inorgânicos fortes, como o ácido sulfúrico, encontram-se bem estabelecidas como cancerígenas para a laringe (IARC, 1992, Cogliano et al., 2011). Outros agentes, incluindo níquel e cromo, fibras minerais produzidas industrialmente, óleos de corte, hidrocarbonetos policíclicos aromáticos e poeira de madeira, têm sido sugeridos como de risco, nos resultados de vários estudos, porém, outras pesquisas não confirmaram estas observações (Austin et al. 1996). Um estudo no Uruguai revelou estimativa de risco aumentada entre açougueiros (OR 2,8; IC95% 1,1-7,2) e também em vinhateiros, padeiros e mecânicos, bem como entre trabalhadores expostos ao amianto e a misturas de ácidos orgânicos fortes (OR 1,8; IC95% 1,1-2,9) e pesticidas (De Stefani et al. 1987). Na Turquia, observou-se risco aumentado entre trabalhadores expostos à sílica e a poeiras de algodão, após ajustamento por idade, consumo de álcool e tabaco (Elci, Dosemeci e Blair, 2001; Elci et al. 2002). Uma análise subsequente, realizada na mesma amostra, empregando uma matriz de exposição ocupacional, revelou riscos para emissões de motores a diesel (OR 1,6 IC95% 1,3-2,0) e HPA (OR 1,3 IC95% 1,1-1,6), após ajustamento de variáveis selecionadas (Elci, Akpinar-Elci e Blair, 2003).

Na Alemanha, riscos elevados foram encontrados entre trabalhadores de atividades de envio, embalagem e armazenamento (OR 3,9, IC95% 1,30-11,59) e administração pública (OR 2,8, IC95% 1,24-6,50), e em ocupações têxteis e de couro (OR 8,19, IC95% 1,49-45,03), após ajustamento por idade, consumo de álcool e tabaco (Ahrens *et al.* 1991). Outro estudo, na Alemanha, relatou estimativas de riscos aumentadas em trabalhadores de construção de estradas (OR 5,5; IC95% 1,3-22,4), após ajustamento por idade, consumo de álcool e tabaco, e atribuídos principalmente às exposições por HPA do alcatrão – betume (Becher *et al.* 2005). Também na Alemanha, outra investigação identificou uma estimativa de risco aumentada entre trabalhadores da construção civil com exposição elevada ao cimento (OR 2.42, IC95% 1,14-5,15), após ajuste para consumo de tabaco, álcool e condição socioeconômica (Dietz *et al.* 2004).

Uma investigação na Finlândia, utilizando matriz de exposição ocupacional (*FINJEM*) e dados censitários, revelou risco aumentado, estatisticamente não significativo, para exposição a poeiras têxteis no estrato de maior exposição cumulativa (Laakkonen *et al.* 2006).

Uma investigação epidemiológica conduzida nas regiões Sul e Sudeste identificou estimativas de risco de câncer de laringe entre indivíduos expostos à fumaça de fogões a lenha (OR 2,34; IC95% 1,2 – 4,7) (Pintos *et al.* 1998). Este resultado tem como fundamento a exposição a cancerígenos encontrada nas residências brasileiras que usam fogão a lenha. Um estudo realizado nas residências destas regiões, encontrou altas concentrações de hidrocarbonetos policíclicos aromáticos e de material particulado em suspensão (Hamada *et al.* 1992). Estas são as regiões com invernos mais intensos no país, e a exposição domiciliar a estas substâncias pode ser elevada durante esta estação. Expressivas parcelas da economia informal têm sua produção realizada no interior das casas, utilizando o trabalho familiar. Nestas circunstâncias, a exposição a cancerígenos nos domicílios configura-se como ocupacional, embora isto possa ser de difícil caracterização. A hipótese de que as exposições ambientais domésticas possam estar implicadas na gênese desses tumores foi corroborada por estudo conduzido na Alemanha (Dietz, Senneweld e Maier, 1995).

Um estudo caso-controle realizado na cidade de São Paulo, com 122 casos de câncer de laringe e 187 controles pareados por sexo e frequência de idade, encontrou associação entre câncer de laringe e exposições ocupacionais (Sartor *et al.* 2007). Um excesso estatisticamente significativo nas estimativas de risco ajustadas foi observado para a sílica cristalina livre respirável (OR 1,83; IC95% 1,00-3,36), para a fuligem de carvão mineral, coque, madeira, óleo combustível (OR 1,78; IC95% 1,03-3,03), para fumaças em geral (OR 2,55; IC95% 1,14-5,67), e para a exposição ocupacional a animais vivos (OR 1,80; IC95% 1,02-3,19). A associação observada no trabalho com animais vivos foi hipoteticamente relacionada à exposição a microrganismos (especialmente vírus) e endotoxinas presentes nos ambientes de criação de animais (Sartor *et al.* 2007).

Pulmão e Pleura[1]

O câncer de pulmão, uma doença rara no início no século XX, é, na atualidade, uma das neoplasias mais incidentes no mundo. No Brasil, as neoplasias do pulmão representam a principal causa de morte por câncer entre os homens, sendo a segunda causa de morte por câncer em mulheres, após a mama. Há mais de 60 anos, o papel do tabagismo como o principal fator de risco para a doença foi estabelecido em bases epidemiológicas (Doll, 1994). Desde então, outros fatores têm sido identificados como associados com o câncer de pulmão. As exposições ocupacionais conhecidas incluem o arsênio, amianto, radônio, sílica, clorometil éteres, cromo, níquel e compostos, hidrocarbonetos policíclicos aromáticos e cloreto de vinila. Outras substâncias presentes nos ambientes de trabalho também têm sido consideradas como prováveis cancerígenos para o pulmão, embora com evidências menos consistentes: acrilonitrila, berílio, cádmio e formaldeído (Coultas, 1994). Na Grã-Bretanha, estima-se que a fração atribuível a exposições ocupacionais para o câncer de pulmão seja da ordem de 21,1% para homens e 5,3% em mulheres (Rushton *et al.* 2012), representando, assim, em conjunto, uma proporção superior a ¼ da totalidade dos casos de câncer de pulmão.

Ainda no contexto das exposições ambientais, o ar poluído das cidades, tanto pelas emissões de indústrias quanto pela combustão de combustíveis pelos veículos motorizados, tem sido sugerido como um potencial fator de risco para o pulmão em alguns estudos (Demetriou *et al.* 2012). Entretanto, estes resultados podem estar prejudicados por erros de classificação da exposição e, também, ser afetados pelo confundimento introduzido por fatores ocupacionais e pelo tabagismo (Speizer e Samet, 1994).

O câncer de pleura é raro, embora haja indicações de uma tendência de crescimento da ocorrência no Brasil entre aqueles que tiveram exposição ocupacional ou ambiental ao amianto, causa específica desta doença (Pedra *et al.* 2008). Tais projeções consideram que, a partir de agora, se cumpre o prazo de latência médio necessário para a ocorrência da doença (Mendes, 2001; Freitas, 2001).

Câncer de Pulmão

Parcela significativa dos tumores malignos do pulmão tem sido relacionada à exposição a cancerígenos nos locais de trabalho. Um estudo realizado em São Paulo, no início dos anos 1990, envolvendo 316 casos de tumores malignos de pulmão (Wünsch Filho *et al.* 1998), mostrou a seguinte distribuição histológica: carcinomas epidermoides (42,7%), adenocarcinomas (25,0%), tumores de pequenas células (15,5%) e grandes células (4,8%), indiferenciados (12,0%). Este padrão de distribuição histológica, registrado no Brasil, é semelhante ao relatado em estudos internacionais, com a

---

[1] Ver Capítulo 38 deste livro.

diferença de que, nos países desenvolvidos, a proporção de tumores classificados como indiferenciados é menor. A classificação por tipo histológico é importante, não apenas do ponto de vista do prognóstico, mas também pela relação com determinados fatores de risco. Os tumores epidermoides estão mais associados com o tabaco que os adenocarcinomas (Blot e Fraumeni, 1996). O câncer de pulmão é a principal causa de morte por câncer em muitos países. No Brasil, a doença foi responsável, em 1995, por 22,7% de todas as mortes por câncer (Wünsch Filho e Moncau, 2001). Segundo dados do DATASUS (www.datasus.gov.br), um importante declínio da participação do câncer de pulmão no conjunto das neoplasias vem sendo desde então observado no país, situando-se em 12,2% (14,2% em homens e 9,9% em mulheres) em 2010.

É uma doença grave e a sobrevida relativa de cinco anos para ambos os sexos, nos Estados Unidos, em 2004, foi estimada como sendo de 16,8% (SEER, 2012). As taxas de incidência de câncer de pulmão aumentam progressivamente com a idade e a razão de incidência entre homens e mulheres é de 3 para 1 (Wünsch Filho *et al.* 1995). Esta diferença entre os gêneros tem sido explicada pela menor prevalência de tabagismo entre as mulheres.

✓ *Padrões de incidência*

As mais baixas taxas de incidência por câncer de pulmão em homens no período 1998-2002 foram registradas em Uganda (4,8/100.000 homens), e as mais elevadas, observadas na população urbana negra de New Orleans, Lousiana, nos EUA (96,6/ 100.000) (Curado *et al.* 2007). Na Tabela 29.10 estão relacionadas as taxas de incidências de câncer de pulmão nas populações masculina e feminina de algumas cidades latino-americanas. As mais elevadas incidências, em ambos os sexos, são observadas em Bahia Blanca (Argentina) e São Paulo. O Brasil vinha apresentando elevação na incidência de câncer de pulmão até o final da década de 1990 (Algranti *et al.* 2001), havendo, desde então, indícios de declínio de sua mortalidade, a qual é relativamente similar à incidência. Na cidade de São Paulo, nas décadas de 1970 e 1980, a tendência da incidência foi ascendente entre homens (1969: 25,0 por 100.000; 1993: 44,1 por 100.000) e mulheres (1969: 5,1 por 100.000; 1993: 11,8 por 100.000), observando-se uma redução em 1998-2002 no sexo masculino (33,5/100.000), mas não no feminino. Na América Latina, as taxas de incidência de câncer de pulmão mais elevadas no período 1998-2002 (Tabela 29.10) foram observadas em homens na cidade de Bahia Blanca, na Argentina (45,0/100.000).

✓ *Padrões de mortalidade*

As curvas de mortalidade por câncer de pulmão começam a declinar, em vários países desenvolvidos. Na Inglaterra, Escócia e Finlândia, as taxas de mortalidade por câncer de pulmão apresentam-se declinantes há cerca de 30 anos. Nos Estados Unidos, nas décadas de 1970 e 1980, a mortalidade por câncer de pulmão declinou cerca de 30%, nos homens com menos de 45 anos de idade. A tendência será de que estas taxas apresentem decréscimo sucessivo, nas faixas etárias mais avançadas, e isto terá um impacto nas taxas gerais ajustadas por idade, implicando a queda da mortalidade por câncer de pulmão nos homens americanos (Blot e Fraumeni, 1996). No Brasil, entre 1980 e 1995, as taxas de mortalidade por câncer de pulmão aumentaram em todas as regiões, tanto nos homens quanto nas mulheres, com a única exceção da população masculina do Sudeste, cuja tendência de mortalidade mostrou uma discreta queda de 0,8%. Considerando-se a população do país como um todo, a mortalidade por câncer de pulmão aumentou, no período estudado (10,5% entre os homens e 26,7% entre as mulheres); porém, no período mais recente, de 1991 a 1995, a mortalidade declinou 1,7% entre os homens e aumentou 1,6% entre as mulheres (Wünsch Filho e Moncau, 2001). No Estado do Rio Grande do Sul, o qual apresenta as maiores taxas de mortalidade por câncer de pulmão no Brasil, a mortalidade por esta neoplasia, em homens, apresentou declínio da ordem de 20% entre 1994-1996 (taxa de mortalidade ajustada por idade pela população mundial de 41,2 por 100.000 homens) e 2008-2010 (taxa de mortalidade de 32,9 por 100.000 homens). Esta mesma heterogeneidade nos padrões de distribuição da mortalidade por câncer de pulmão segundo sexo (diminuição da mortalidade no sexo masculino e elevação no sexo feminino) foi igualmente observada em Rio Branco, Acre, durante o período 1980-2004 (Nakashima *et al.* 2011). Este fato reflete os efeitos do aumento do tabagismo entre as mulheres, ocorrido no país em décadas recentes. De fato, Rio Branco foi a cidade apontada como aquela apresentando a maior prevalência de mulheres fumantes (17,5%), entre as capitais brasileiras, em 2008 (Ministério da Saúde/ VIGITEL, 2008), proporção esta similar àquela descrita no sexo masculino no mesmo ano (19%).

Tabela 29.10. Incidência* de câncer de pulmão segundo sexo, populações da América Latina, 1998-2002

País	Local	Taxa de incidência	
		Homens	Mulheres
Argentina	Bahia Blanca	45,5	11,0
Brasil	São Paulo	33,5	11,7
	Cuiabá	26,3	10,4
	Brasília	26,8	10,4
	Goiânia	21,0	10,0
Colômbia	Cali	21,5	9,4
Costa Rica	Todo o país	11,1	4,5
Peru	Trujillo	5,9	4,8
Equador	Quito	7,9	4,1
Chile	Valdivia	11,2	4,6

* Taxas por cem mil habitantes ajustadas por idade
Fonte: Curado *et al.* 2007

Fatores de risco

Desde os clássicos estudos caso-controle realizados na Europa e nos Estados Unidos, nas décadas de 1930, 1940 e 1950, o tabaco é considerado o principal fator de risco para o câncer de pulmão (Doll, 1994). Muito das tendências observadas nas curvas de incidência e mortalidade em vários países deve-se a mudanças da prevalência de tabagismo na população. O conhecimento sobre a prevalência de tabagismo no Brasil do século XX é limitado, com poucos estudos em populações restritas, a exemplo do estudo realizado em São Paulo no final da década de 1980, entre pessoas de 15 a 74 anos de idade, que mostrou uma prevalência de 54,8% nos homens e 20,9% nas mulheres (Rego et al. 1990). Estudos mais recentes revelam que a prevalência de fumantes em maiores de 18 anos variou de 9,8% em Maceió a 21% em São Paulo (Ministério da Saúde/ VIGITEL, 2008). No sexo masculino, as maiores prevalências foram observadas em São Paulo (27,7%) e Macapá (24,7%), enquanto que, no sexo feminino, estas foram verificadas em Porto Alegre e Rio Branco (17,5% em ambas). Embora as evidências do papel do tabagismo na causalidade de câncer de pulmão sejam inquestionáveis, existem ainda muitas lacunas no conhecimento sobre as mudanças de risco após as alterações no hábito de fumar e a extensão com que o tabagismo interage com outros fatores ambientais, bem como sobre os efeitos do tabagismo passivo (Blot e Fraumeni, 1996). Outros fatores de risco importantes para câncer de pulmão são associados às exposições a determinados agentes presentes no ambiente de trabalho. No Brasil, os principais fatores de risco ocupacionais para o câncer de pulmão são as poeiras minerais, sílica e amianto (Algranti et al. 2001).

✓ *Fatores de risco ocupacionais*

Há riscos elevados de neoplasia pulmonar nos indivíduos que exercem ocupações com potencial de exposição ao arsênio, asbesto, níquel, cádmio, cromo, hidrocarbonetos policíclicos aromáticos, sílica, radônio, óleos minerais, radiação ionizante, tricloroetileno, monômero de cloreto de vinila, tabagismo passivo e ao trabalho em fundição de aço, soldagem e minas de estanho (Burns e Swanson, 1991; Jöckel et al. 1992; Morabia et al. 1992; Yamaguchi et al. 1992; Notani et al. 1993; Wu-Williams et al. 1993, Rushton et al. 2012).

Para os trabalhadores agrícolas com exposição a pesticidas, emissões de óleo diesel e, em alguns países, à fuligem, foram encontrados riscos aumentados de câncer de pulmão nos estudos de Siemiatycki et al. (1988), Burns e Swanson (1991), Moncau (1999), Chrisman et al. (2009). Estes resultados, entretanto, não puderam ser confirmados em alguns estudos (de Stefani et al. 1996; Wünsch Filho et al. 1998).

Vários estudos identificaram riscos elevados de câncer de pulmão nos trabalhadores da construção civil (Siemiatycki et al. 1986; Siemiatycki et al. 1987; Jöckel et al. 1992; Morabia et al. 1992; Yamaguchi et al. 1992; Bovenzi et al. 1993; Browson, Alavanja e Chang, 1993; Keller e Howe, 1993; Muscat, Stellman e Wynder, 1995; Filkelstein, 1995), embora estes achados não tenham sido confirmados por outras pesquisas (Notani et al. 1993; Wu-Williams et al. 1993; Wünsch Filho et al. 1998). O aumento do risco de câncer de pulmão na construção civil tem sido atribuído à exposição ao asbesto, hidrocarbonetos policíclicos aromáticos, níquel, cromo e sílica, todos agentes classificados no grupo 1 da IARC (1987). Siemiatycki et al. (1986) atribuíram o risco elevado à poeira de madeira, e Morabia et al. (1992) à combustão e escapamento de óleo diesel. A emissão de descargas decorrentes da queima de diesel é classificada, pela IARC, como provavelmente carcinogênica (Grupo 2A). A poeira de madeira é considerada fator de risco para tumores da cavidade nasal e seios paranasais, mas uma publicação da IARC (1995), que avaliou especificamente os riscos de câncer pela exposição à poeira de madeira, em diferentes áreas do mundo, concluiu que as evidências ligando esta substância com o câncer de pulmão eram, até aquele momento, inconsistentes. Atualmente, também não há novas evidências da associação da poeira de madeira com câncer de pulmão (Cogliano et al. 2011). Entre os pintores da construção civil, atividade que envolve a exposição a pigmentos, chumbo e cádmio, os estudos em geral mostraram riscos elevados, embora, às vezes, não estatisticamente significativos. No estudo de Burns e Swanson (1991), o risco foi observado para pintores de máquinas operando em plantas industriais, mas não em pintores da construção civil.

Vários ramos industriais foram identificados como apresentando riscos elevados para câncer de pulmão em diferentes estudos. Entre estes, podem ser citados: indústria química e da borracha (Jöckel et al. 1992; Browson, Alavanja e Chang, 1993; Wu-Williams et al. 1993); indústria de máquinas (Siemiatycki et al. 1987; Bums e Swanson, 1991; Wu-Williams et al. 1993; Filkelstein, 1995; Muscat, Stellman e Wynder, 1995; Wünsch Filho et al. 1998); indústria metalúrgica (Bums e Swanson, 1991; Morabia et al. 1992; Yamaguchi et al. 1992; Wu-Williams et al. 1993; Filkelstein, 1995; Muscat, Stellman e Wynder, 1995); operações de caldeiras, fornos e siderurgia (Bums e Swanson, 1991; Jöckel et al. 1992; Morabia et al. 1992; Bovenzi et al. 1993; Browson, Alavanja e Chang, 1993; Wu-Williams et al. 1993); e indústria têxtil (Notani et al. 1993; De Stefani et al. 1996; Wünsch Filho et al. 1998). Os riscos identificados nestes ramos de atividade têm sido atribuídos à exposição a várias substâncias, como solventes, óleos de corte, nitrosaminas, poeiras e particulados de metais, amianto, sílica, hidrocarbonetos policíclicos aromáticos, fumos de metal, fumos de solda, arsênio inorgânico, cromo, fumos de cromo, níquel, combustão de óleo diesel, vapores orgânicos e aerossóis metálicos. Mas nem todas estas exposições são classificadas como carcinogênicas para câncer de pulmão pela IARC e, embora excesso de risco tenha sido reportado em alguns ramos industriais onde estes agentes estão presentes, a avaliação de risco carcinogênico nestes ambientes não é definitiva.

O exercício de algumas ocupações também se mostrou de risco para câncer de pulmão, em alguns estudos, como em soldadores (Keller e Howe, 1993; Muscat, Stellman e Wynder, 1995; De Stefani et al. 1996); motoristas (Siemiatycki et al. 1987; Burns e Swanson, 1991; Notani et al. 1993; Filkelstein, 1995; De Stefani et al. 1996; Wünsch Filho et al. 1998); sapateiros (Browson, Alavanja e Chang, 1993; De Stefani et al. 1996); mineiros e pedreiros (Siemiatycki et al. 1988; Burns e Swanson, 1991; Filkelstein, 1995); mecânicos de veículos a motor (Siemiatycki et al. 1988; Burns e Swanson, 1991); eletricistas (Morabia et al. 1992; Bovenzi et al. 1993; Wu-Williams et al. 1993; Filkelstein, 1995); cozinheiros (Notani et al. 1993); gráficos (Morabia et al. 1992); tintureiros (Browson et al. 1993) e costureiros (Wu-Williams et al. 1993). As evidências de suporte para tais resultados são, em geral, tênues. É importante notar que, paradoxalmente, certas estimativas não são confiáveis, exatamente por indicarem riscos muito aumentados, da ordem de 9, 14 ou 22 vezes, em algumas ocupações (Morabia et al. 1992; Yamaguchi et al. 1992; Bovenzi et al. 1993; Wünsch Filho et al. 1998). Alguns estudos têm identificado efeito protetor para ocupações envolvendo exposições a agentes reconhecidos como cancerígenos (Siemiatycki et al.1988; Notani et al. 1993; De Stefani et al. 1996; Wünsch Filho et al. 1998). Estes resultados inesperados são, provavelmente, decorrência do pequeno número de observações, erros de amostragem e métodos inadequados de classificação de exposição.

Na Tabela 29.11 estão listadas as principais substâncias reconhecidas como cancerígenas para o pulmão, e os respectivos ambientes de trabalho onde são encontradas. No Brasil, são escassas as informações sobre o efeito da ocupação e dos processos industriais sobre o câncer de pulmão. O primeiro estudo publicado com dados de população brasileira, que examinou fatores de risco para câncer de pulmão em um estudo caso-controle, conduzido no Rio de Janeiro, não identificou qualquer efeito dos fatores ocupacionais sobre o câncer de pulmão, mas saliente-se que este não era o objetivo principal do estudo (Suzuki et al. 1994). Mais recentemente, o papel das exposições ocupacionais no desenvolvimento do câncer de pulmão no Brasil foi explorado por Terra Nova e Kitamura (2006), que analisaram a contribuição de agentes químicos e físicos no ambiente industrial para o desenvolvimento desta neoplasia.

A exposição ocupacional ao radônio, gás formado no interior de minas, apresenta um risco ocupacional reconhecido, na literatura, como associado ao desenvolvimento do câncer de pulmão. No Estado do Paraná, uma investigação de mortalidade realizada em cerca de 2.900 trabalhadores de uma mina de carvão em atividade desde 1942 no município de Figueira, descreveu um excesso de 73% no risco de mortalidade por câncer de pulmão (SMR 173, IC95% 126-730) em mineiros, comparativamente com os trabalhadores de superfície na empresa, sendo esta elevação proporcional ao tempo de trabalho (Veiga et al. 2006).

Tabela 29.11. Principais agentes cancerígenos para o pulmão, encontrados em ambientes de trabalho identificados em estudos epidemiológicos

Substância	Exposição ocupacional
Arsênio	• Minas e fundições de arsênico • Produção de pesticidas • Produção de pigmentos de tintas • Curtumes
Asbesto (amianto)	• Minas de asbesto • Construção civil • Estaleiros • Fabricação e uso de lonas de freios
Berílio	• Indústria eletrônica e aeroespacial • Fabricação de reatores nucleares
Clorometil-éteres	• Manufatura de resinas de trocas iônicas • Laboratórios químicos • Anestésicos
Cromo	• Galvanoplastias • Fabricação de cromatos e pigmentos • Curtumes
Hidrocarbonetos policíclicos aromáticos	• Refinarias de petróleo • Coquerias (carvão/siderúrgicas)
Níquel	• Refinarias de níquel • Galvanoplastias
Radiações ionizantes (Radônio)	• Minas de urânio e outras minas
Sílica	• Indústria cerâmica • Construção civil

Fonte: IARC (1987); ILO (1988); Samet (1994); IARC (1999a, 1999, 1999c).

Na Tabela 29.11 são apresentados os dados provenientes de duas análises, com abordagens distintas, dos efeitos da ocupação sobre o câncer de pulmão, do estudo conduzido especificamente com este objetivo, no início da década de 1990, na Região Metropolitana de São Paulo. Na primeira aproximação analítica (Wünsch Filho et al. 1998), utilizaram-se os métodos estatísticos clássicos da análise multivariada. Construiu-se, também, uma matriz de exposição ocupacional, com base nas informações de ramo de atividade e ocupação, para avaliar o efeito de substâncias cancerígenas conhecidas para o pulmão: amianto, hidrocarbonetos policíclicos aromáticos, arsênio, poeiras (sílica), níquel e cromo. Foram encontrados riscos muito altos e com intervalos com 95% de confiança muito amplos, para homens, nas indústrias têxtil e cerâmica. Posteriormente, os dados foram reanalisados por Moncau (1999), que os submeteu a uma análise semibayesiana e modelos hierárquicos. Esta abordagem permitiu controlar os possíveis artefatos decorrentes do uso do modelo frequentista no exame de múltiplas comparações e foram identificados riscos aumentados para o câncer de pulmão entre ceramistas e indivíduos que exerceram atividades na agricultura após os anos 1960, ou seja, a partir do uso mais intensivo de agrotóxicos na agricultura brasileira.

Câncer de pleura

Os mesoteliomas de pleura e peritônio foram primeiramente descritos por Wagner *et al.* (1960), que relataram uma série de 33 casos de mesotelioma maligno entre mineiros de amianto crocidolita na África do Sul, e entre residentes da vizinhança da mina. Desde então, o mesotelioma de pleura tem sido identificado, especificamente, com a exposição ocupacional e ambiental ao asbesto (Magnani *et al.* 1995; Camus *et al.* 1998; Mendes, 2001).

✓ *Padrões de incidência e mortalidade*

As estatísticas de incidência e mortalidade por mesoteliomas não são confiáveis, como decorrência dos problemas de diagnóstico e classificação deste tumor raro. Desta maneira, as consideráveis variações internacionais observadas entre as taxas de incidência descritas podem estar refletindo a heterogeneidade existente quanto ao diagnóstico da doença (Blot e Fraumeni, 1996). Entretanto, bolsões de incidência desta neoplasia vêm sendo identificados na literatura. Na Inglaterra, taxas elevadas de incidência de mesotelioma em homens foram detectadas nos centros que concentram a indústria naval naquele país, enquanto a mais alta mortalidade em mulheres ocorreu em áreas onde se fabricavam máscaras para gás contendo filtros de amianto. No Japão, a doença é rara, porém, taxas expressivas de incidência foram constatadas nas regiões de construção naval. Na África do Sul, o excesso no diagnóstico de mesoteliomas foi descrito como estando claramente concentrado nos distritos mineiros (Blot e Fraumeni, 1996).

No Brasil, as taxas de incidência de mesotelioma são baixíssimas, fato resultante de sua subnotificação. A divulgação e dados dos registros de câncer referentes ao início da década de 1990 revelava a aparente raridade da doença: em Porto Alegre, nenhum caso entre homens ou mulheres; em Goiânia, um caso registrado em homem, nenhum entre mulheres; em Belém, nenhum caso registrado entre homens, um caso registrado entre as mulheres (Parkin *et al.* 1997). O Registro de Câncer de São Paulo, em 1993, teve notificados quatro casos em homens e dois casos em mulheres (Mirra, 1998). Duas revisões, no início da década de 2000 (Mendes, 2001; Freitas, 2001), referem um único estudo brasileiro com uma série de três casos de mesotelioma maligno na cidade de Campinas (De Capitani *et al.* 1997).

A partir da análise dos registros do Sistema Nacional de Mortalidade, foi observado que a mortalidade por mesotelioma no Brasil aumentou de 0,56 para 1,01 por milhão de habitantes entre 1980-2003, sendo mais elevada no sexo masculino e pessoas com idade superior a 65 anos, e contribuindo com cerca de 2.414 óbitos, 58% dos quais na Região Sudeste (Pedra *et al.* 2008). A sobrevida relativa de cinco anos estimada para o mesotelioma em ambos sexos nos Estados Unidos em 2004 foi de 5,4% (Seer, 2012).

Tabela 29.12. Resultados de diferentes análises dos dados do estudo realizado na região metropolitana de São Paulo, no início da década de 1990, para avaliar o efeito da ocupação e de processos industriais no câncer de pulmão

Autores, metodologia de análise e gênero dos trabalhadores	Atividade/ocupação	RR (IC95%)[1]
Wünsch Filho *et al.* 1998 (análise multivariada)		
Ramo de atividade		
Homens	Têxtil	21,93 (1,96-245,0)
	Cerâmica	14,13 (1,54-129,97)
	Couro	3,31 (0,24-45,2)
	Móveis	1,68 (0,28-10,2)
	Minerais não metálicos	2,85 (0,34-23,8)
	Metais	2,02 (0,67-6,11)
	Máquinas	1,73 (0,74-4,04)
	Energia	1,96 (0,61-6,33)
	Restaurantes e hotéis	7,08 (0,52-94,3)
Mulheres	Couro	2,93 (0,74-11,56)
Ocupação		
Homens	Tecelões	6,76 (0,32-141,6)
	Alfaiates	2,00 (0,17-24,1)
Mulheres	Cabeleireiras	4,26 (0,66-27,21)
Moncau, 1999 (análise semibayesiana e com níveis hierárquicos)		
Homens e mulheres	Lavadores de automóveis	1,80 (0,66-4,89)
	Agricultores após 1960	1,65 (1,03-2,65)
	Ceramistas	2,18 (1,20-3,98)

[1] RR = risco relativo ajustado por idade, tabagismo, câncer na família, história migratória e *status* socioeconômico; IC95% = intervalo com 95% de confiança foram relacionados apenas RR acima de 1,5.

✓ *Fatores de risco*

A fração atribuível às exposições ocupacionais para o mesotelioma foi estimada, na Grã-Bretanha, como sendo de 97% em homens e 82,5% em mulheres (Rushton *et al.* 2012).

A relação implícita do mesotelioma com a exposição ao asbesto não decorre apenas da exposição ocupacional, mas também da exposição ambiental, atingindo moradores próximos a indústrias que utilizam asbesto, e mulheres e filhos de trabalhadores expostos à substância (Magnani *et al.* 1995; Camus *et al.* 1998; Mendes, 2001). Como salientaram Freitas (2001) e Mendes (2001), o longo período de latência desta doença, de cerca de 30 anos, de acordo com a literatura científica, começa a se completar no Brasil, pois foi a partir dos anos 1960 que o uso do amianto se tornou mais intenso no país, principalmente pelo amplo uso na indústria de cimento-amianto. Portanto, embora a produção e a industrialização de produtos com as fibras de asbesto venha a ser interrompida no país, como já ocorre nos Estados de Mato Grosso do Sul, São Paulo e Rio Grande do Sul, entre outros, por força de lei, os profissionais de saúde deverão se manter alertas para a ocorrência de novos casos de mesotelioma. O banimento completo da extração de asbestos ainda existente em Minaçu, GO, e a produção de amianto consiste, assim, na única alternativa de intervenção que poderá assegurar o controle do mesotelioma no país (Mendes, 2007).

Pele[2]

Os cânceres de pele não melanocíticos são as neoplasias mais comuns nos seres humanos e referem-se, basicamente, ao carcinoma basocelular e ao carcinoma espinocelular. Decorrência do bom prognóstico, o estudo epidemiológico destes tumores tem sido muito limitado, pelo fato de que a maioria dos pacientes é usualmente tratada em ambiente ambulatorial e não em hospitais. Como a principal fonte primária dos dados dos registros de câncer provém de pacientes internados em hospitais, as informações sobre os cânceres de pele não melanocíticos são incompletas, não comparáveis com os demais tipos de câncer, e não são incluídas nos dados internacionais de incidência de câncer (Tomatis, Kaldor e Bartsch, 1996; Parkin et al. 1997). Os melanomas de pele são bem menos comuns do que os carcinomas basocelulares e espinocelulares, mas têm importância pela sua capacidade em desenvolver rapidamente metástases e grave prognóstico.

Cânceres de pele não melanoma

A exposição solar é o fator de risco mais importante para os tumores de pele não melanoma (Tomatis, 1990). Os trabalhadores que desenvolvem atividades que exigem longa exposição ao sol, a exemplo de pescadores e agricultores, constituem os grupos com o mais elevado risco de desenvolver a doença. Nos ambientes industriais, os principais fatores de risco incluem as radiações ionizante e ultravioleta, os hidrocarbonetos policíclicos aromáticos e o arsênio (Emmett, 1987; Scotto et al. 1996).

A fração atribuível às exposições ocupacionais para as neoplasias de pele não melanoma, na Grã-Bretanha, foi estimada como sendo de 6,9% em homens e 1,1% em mulheres (Rushton et al. 2012). A incidência destas neoplasias ajustada por idade em Goiânia (198/100.000 em homens e 177/100.000 em mulheres) é a maior observada nas populações latino-americanas, sendo duas vezes mais elevada que em São Paulo, e dez vezes maior que em Bahia Blanca na Argentina (Tabela 29.13).

Em um estudo caso-controle de base hospitalar, com 132 casos e igual número de controles, realizado em Taubaté, SP, em 2005-2006, a exposição ocupacional aos raios solares esteve associada a um excesso de risco para ocorrência de neoplasias de pele não melanoma, OR 1,76; IC95% 1,04-2,99. Em relação à exposição a raios solares de ordem não ocupacional, a estimativa ajustada de risco foi semelhante, OR 1,80; IC95% 0,98- 3,29 (Ferreira et al. 2010).

[2] Ver Capítulo 41 deste livro.

Tabela 29.13. Incidência* de câncer de pele não melanoma segundo sexo, populações da América Latina, 1998-2002

País	Local	Taxa de incidência	
		Homens	Mulheres
Argentina	Bahia Blanca	18,9	12,4
Brasil	Brasília	120,1	97,0
	Cuiabá	69,9	51,7
	Goiânia	198,1	177,1
	São Paulo	94,8	72,9
Chile	Valdivia	15,6	15,8
Colômbia	Cali	0,7	0,6
Costa Rica	Todo o país	42,5	37,5
Equador	Quito	29,1	27,6
Peru	Trujillo	21,9	19,2

* Taxas por cem mil habitantes ajustadas por idade.
Fonte: Curado et al. 2007.

A radiação ionizante é reconhecida como potencialmente cancerígena para muitos tecidos, mas os carcinomas de pele foram os primeiros relacionados à exposição. Em 1902, pouco depois da descoberta dos raios X, a associação entre radiação ionizante e câncer de pele foi sugerida entre os indivíduos que operavam estes equipamentos. Um excesso de câncer de pele entre radiologistas foi descrito no período de 1920-1940, tendo sido também identificados riscos em excesso entre mineiros de urânio. O período de latência para o câncer de pele induzido pela radiação varia inversamente com a dose, com variações descritas entre sete semanas a 56 anos (média de 25 a 30 anos). Embora os estudos epidemiológicos não tenham estabelecido claramente uma relação dose-resposta, o risco de câncer de pele decorrente de exposições abaixo de 1.000 REMs parece ser reduzido, enquanto que doses equivalentes ou superiores a 3.000 REMs apresentam riscos expressivos. Entre as fontes industriais de radiação, incluem-se as operações com solda, produção de germicidas e processos da indústria gráfica. Atualmente, devido ao controle mais rígido da exposição ocupacional à radiação ionizante, este agente tem sido menos responsabilizado na ocorrência de casos de câncer de pele (Emmett, 1987; Scotto et al. 1996).

Embora o fenômeno da carcinogênese na pele, decorrente de substâncias químicas, não seja tão comum quanto aquela relativa à exposição a radiações ultravioleta, a descrição por Percival Pott, em 1775, da ocorrência de câncer de pele da bolsa escrotal em indivíduos que haviam trabalhado na limpeza de chaminés quando adolescentes, foi o primeiro relato de um câncer induzido pelo exercício de uma determinada ocupação, e também, uma das primeiras e mais diretas percepções da longa latência no processo da carcinogênese (Pitot, 1996). Os hidrocarbonetos policíclicos aromáticos (sigla PAH no idioma ingles) são os constituintes cancerígenos da fuligem e podem provocar câncer em animais de laboratório.

São também encontrados no carvão, piche, asfalto, creosoto, ceras de parafina e óleos lubrificantes. As exposições a óleos minerais têm sido relacionadas com câncer de pele entre trabalhadores que manipulam óleos xistosos, processadores de juta, metalúrgicos e operadores de máquinas. Os períodos de latência entre a exposição aos PAHs e câncer de pele podem variar de 20 anos (PAHs presentes no alcatrão do carvão) a 50 anos ou mais (PHAs derivados dos óleos minerais) (Emmett, 1987; Scotto et al. 1996).

Os tumores de pele associados ao arsênio parecem ocorrer após a ingestão ou inalação, mais do que pela absorção advinda do contato com a pele. A exposição ao arsênio inorgânico pode ser encontrada nas fundições de cobre e chumbo, na indústria metalúrgica e na produção e manipulação de agrotóxicos. Todavia, os tumores de pele atribuídos à exposição ocupacional ao arsênio não são comuns. Nos agricultores, a ocorrência de câncer de pele pode, em princípio, estar relacionada ao uso de agrotóxicos e, por conseguinte, à exposição ao arsênio, porém é sempre difícil delimitar a influência de um outro fator causal nestas neoplasias, em decorrência da importante influência da radiação ultravioleta existente na luz solar.

Melanoma

✓ *Padrões de incidência e mortalidade*

O melanoma é um câncer relativamente raro, mas nos últimos 30 anos observa-se um aumento da incidência e da mortalidade em várias regiões do mundo (Boyle, Maisonneuve e Dore, 1995). Na cidade de São Paulo, onde cerca de 50% da população tem ascendência europeia, os melanomas tiveram sua incidência duplicada entre 1969 e 1993, tanto nos homens (de 2,2 para 4,5 por 100.000) quanto nas mulheres (de 1,9 para 3,7) (Mirra, 1998). No Brasil, as mortes por melanomas aumentaram, entre 1980 e 1995, tanto nos homens (25%) quanto nas mulheres (33%), porém nas regiões Norte e Nordeste a mortalidade manteve-se estável (Wünsch Filho e Moncau, 2001). A mortalidade por melanoma é mais elevada na Região Sul, onde foi sete vezes maior que aquela observada na Região Norte em 2005, e nos maiores de 70 anos (Mendes et al. 2010), mas inexistem estimativas razoavelmente precisas do quantitativo de indivíduos expostos, na indústria, aos fatores de risco para o câncer de pele.

Uma análise da mortalidade por esta neoplasia no Brasil durante o período 1980-2005 observou um percentual anual médio de mudança (*annual average percent change*, AAPC), com aumento da mortalidade por melanoma da ordem de 1,1%, sendo o APCC mais elevado nos maiores de 70 anos (2,8%) e nas mulheres (2,3%), (Mendes et al. 2010). Entre as populações latino-americanas (Tabela 29.14), São Paulo apresentou as taxas de incidência, ajustadas por idade, mais elevadas de melanoma para ambos sexos no período 1998-2002, da ordem de 6,5/100.000 homens e 5,7/100.000 mulheres,

Tabela 29.14. Incidência* de melanoma segundo sexo, populações da América Latina, 1998-2002

País	Local	Taxa de incidência	
		Homens	Mulheres
Argentina	Bahia Blanca	3,3	2,9
Brasil	Brasília	4,2	4,2
	Cuiabá	2,7	2,0
	Goiânia	4,4	4,5
	São Paulo	6,5	5,7
Chile	Valdivia	1,8	3,5
Colômbia	Cali	3,5	2,9
Costa Rica	Todo o país	2,4	2,1
Equador	Quito	2,5	2,8
Peru	Trujillo	1,8	2,1

* Taxas por cem mil habitantes ajustadas por idade.
Fonte: Curado et al. 2007.

✓ *Fatores de risco*

Alguns estudos revelaram uma correlação inversa entre as taxas de incidência de melanoma e latitude (Elwood et al. 1974; Bulliard, Cox e Elwood, 1994). Este padrão de aumento da incidência entre populações residindo em regiões mais próximas da Linha do Equador não é, entretanto, constante. No Brasil, as taxas de incidência (Parkin et al. 1997) e de mortalidade (Wünsch Filho e Moncau, 2001) mostram uma correlação positiva com a latitude. Este fato sugere que os melanomas, da mesma forma que os outras neoplasias de pele, relacionam-se inversamente com o grau de pigmentação da pele por melanina, e que esta variável possa ser mais importante que o gradiente de latitude na ocorrência do melanoma. As regiões Sul e Sudeste, embora com menor exposição aos raios solares, têm maiores proporções de descendentes europeus e, consequentemente, estas parcelas da população estão biologicamente menos protegidas dos raios ultravioleta. No Norte e Nordeste do país, a incidência de exposição às radiações solares é mais intensa, mas a população, como um todo, apresenta melhor proteção aos raios solares, pois conta com maiores proporções de descendentes de populações indígenas e africanas. O grande aumento do SMR por melanoma no Centro-oeste, entre 1980 e 1995, pode ser imputado ao importante fluxo migratório de populações do sul do país para esta região, durante os anos 1970 e 1980 do século passado (Wünsch Filho e Moncau, 2001). Em apoio a esta hipótese explicativa para as diferenças regionais descritas para a mortalidade por melanoma, esta era, em 2005, cerca de sete vezes mais elevada na região Sul que aquela verificada na Região Norte (Mendes et al., 2010).

A sobrevida relativa de cinco anos, estimada para o mesotelioma em ambos sexos, nos Estados Unidos, em 2004, foi de 93,2% (SEER, 2012).

✓ *Fatores de risco ocupacional*

A fração atribuível às exposições ocupacionais para o melanoma foi estimada, na Grã-Bretanha, como sendo de 2,9% em homens e 0,4% em mulheres (Rushton *et al.* 2012). Afora as profissões que exigem longas exposições aos raios solares, o aumento do risco de melanoma tem sido observado em trabalhadores das indústrias química, petroquímica, gráfica, da borracha, têxtil, eletrônica e de telecomunicação, e ainda, entre bombeiros e trabalhadores expostos à radiação ionizante e ao cloreto de vinila (Armstrong e English, 1996). Entretanto, muitos dos estudos que apontaram estes excessos de risco tiveram como base um pequeno número de observações e, possivelmente, muitas das associações são pouco consistentes, podendo, em sua maioria, ser possivelmente devida a fatores de confusão, como a exposição ao sol, inadequadamente controlados (Armstrong e English, 1996).

Bexiga

No período 2000-2005, o câncer de bexiga foi a sétima localização neoplásica mais incidente no sexo masculino em Porto Alegre (15,6/100.000 homens), São Paulo (13,3/100.000 homens), e a oitava em Belo Horizonte (10,9/100.000 homens). Proporcionalmente a outras neoplasias, sua incidência é menos importante nas demais regiões.

Padrões de incidência

Num plano geral, o câncer de bexiga é mais comum em áreas socialmente desenvolvidas, com a exceção do Japão. Entretanto, no norte da África e no oeste asiático também são observadas taxas de incidência relativamente altas. Internacionalmente, as taxas de incidência de câncer de bexiga podem variar quase 10 vezes e apresentam-se com maior frequência em homens do que em mulheres (razão de incidência 3,4:1) (Parkin *et al.* 1997; Parkin *et al.* 1999). As taxas de incidência na população masculina do Sudeste e Sul do Brasil são da ordem de 18,5 por 100.000, o que configura níveis intermediários, abaixo apenas das taxas observadas na Europa e Estados Unidos, que se situam em torno de 30 por 100.000 (Mirra, 1998; Parkin *et al.* 1999). As incidências mais baixas em homens, no país, são reportadas na região Norte (Belém: 3,0 por 100.000). O Registro de Câncer de Base Populacional de São Paulo detectou, entre 1969 e 1993, um aumento da ordem de 50% na incidência por câncer de bexiga nos homens (de 12,3 para 18,5 por 100.000). Nas mulheres, o incremento da incidência foi ainda maior, de 85% (de 2,1 para 3,9 por 100.000) (Mirra, 1998). No período 1998-2002, as taxas de incidência de câncer de bexiga, ajustadas por idade, mais elevadas na America Latina, foram observadas em São Paulo (16,8/100.000 no sexo masculino e 4,5/100.000 no sexo feminino) e em Bahia Blanca, Argentina (15,1/100.00 e 2,6/100.000 respectivamente) (Tabela 29.15). A presença de taxas de incidência elevadas foi também ob-

Tabela 29.15. Incidência* de câncer de bexiga segundo sexo, populações da América Latina, 1998-2002

País	Local	Taxa de incidência	
		Homens	Mulheres
Argentina	Bahia Blanca	15,1	2,6
Brasil	Brasília	12,8	4,2
	Cuiabá	7,0	2,5
	Goiânia	12,8	3,3
	São Paulo	16,8	4,5
Chile	Valdivia	3,8	1,7
Colômbia	Cali	8,8	2,4
Costa Rica	Todo o país	5,8	1,7
Equador	Quito	5,2	1,7
Peru	Trujillo	3,8	1,3

* Taxas por cem mil habitantes ajustadas por idade.
Fonte: Curado *et al.* 2007

servada pelos Registros de Câncer de Base Populacional de Brasília (12,8/100.000 e 4,2/100.000 respectivamente) e Goiânia (12,8/100.000 e 3,3/100.000, respectivamente).

Padrões de mortalidade

Nos países desenvolvidos, a sobrevida relativa de cinco anos, nos indivíduos com diagnóstico de câncer de bexiga, aumentou mais de 50% desde o início dos anos 1960 (Silverman *et al.* 1996, Karim-Kos *et al.* 2012), e nos Estados Unidos, esta era de 80,4% para ambos sexos em 2004 (SEER, 2012). No Brasil, entre 1980 e 1995, as taxas de mortalidade mostraram tendência à estabilização entre homens (de 1,5 a 1,3 por 100.000) e mulheres (de 0,6 a 0,5 por 100.000) (Wünsch Filho e Moncau, 2001). Tomando-se os dados de incidência de câncer de bexiga em São Paulo – singulares, no Brasil, com respeito à disponibilidade de uma série temporal –, como tendência para o país e contrastando-os com os dados de mortalidade, pode-se observar indícios de que, também aqui, a sobrevida esteja aumentando, provavelmente como decorrência da melhora do diagnóstico de câncer de bexiga, realizado em fases em que o tumor ainda se apresenta limitado anatomicamente e, assim, por extensão, os tratamentos tornam-se mais efetivos.

Nos Estados Unidos, a sobrevida relativa para cinco anos na década de 1990-99 foi de 82% (Gloeckler Ries *et al.* 2003), variando entre mais de 90%, para os casos diagnosticados com a doença localizada, a menos de 10% naqueles em que, no momento do diagnóstico, detectaram-se metástases (Silverman *et al.* 1996). A sobrevida relativa de cinco anos estimada para o câncer de bexiga em ambos sexos, nos Estados Unidos, em 2004, foi de 80,4% (SEER, 2012).

Fatores de risco

São bem conhecidas as relações entre tabagismo e câncer de bexiga. Nos Estados Unidos, estima-se que o tabaco seja responsável por 48% dos cânceres de bexiga diagnosticados em homens e 32% nas mulheres (Silverman *et al.* 1996). Na Itália, o risco atribuível ao tabaco, no câncer de bexiga, em homens, foi de 56%, e nas mulheres de 17% (D'Avanzo *et al.* 1995). Outros fatores de risco estão relacionados à dieta, ao consumo de álcool e algumas drogas, à infecção pelo parasita *Schistosoma haematobium* e às radiações ionizantes. Mas, ao lado do tabaco, e assim como no câncer de pulmão, os fatores ocupacionais representam expressivos riscos para a ocorrência de câncer de bexiga. Nos Estados Unidos, estima-se que as exposições ocupacionais sejam responsáveis por cerca de um quarto dos cânceres de bexiga em homens e 11% nas mulheres (Silverman *et al.* 1996). A exposição a algumas aminas aromáticas é reconhecida como apresentando evidências fortes (2-naftilamina, 4-aminofenil, benzidina) ou moderada (orto-toluidina) de genotoxicidade como o principal mecanismo de carcinogênese da bexiga (Baan *et al.*, 2009). A fração atribuível às exposições ocupacionais para o câncer de bexiga foi estimada, na Grã-Bretanha, como sendo de 7,1% em homens e 1,9% em mulheres (Rushton *et al.* 2012).

Fatores de risco ocupacionais

A partir de hipóteses geradas por observações clínicas e estudos de mortalidade, a associação do câncer de bexiga com fatores ocupacionais foi elucidada em estudo realizado na Inglaterra, que identificou um excesso de risco de câncer de bexiga em trabalhadores da borracha expostos a anilinas e benzidina (Case *et al.* 1954; Case e Hosker, 1954). Nas décadas seguintes, muitos outros estudos foram conduzidos em diferentes grupos populacionais, porém, em geral, os riscos relativos detectados eram menores que dois e com base em pequeno número de observações. De fato, o excesso de risco é aparentemente consistente para um número restrito de grupos ocupacionais (Silverman *et al.* 1996). Muitas das estimativas de excesso de risco obtidas em alguns estudos são pouco persuasivas, pois podem estar distorcidas em pelo menos 10%, pela falta de ajuste pela exposição ao tabaco (Mannetje *et al.* 1999). Mas tendo em conta tais cuidados, o excesso de risco de câncer de bexiga é bem estabelecido para algumas ocupações.

O excesso de risco de câncer de bexiga entre trabalhadores que operam com pigmentos e corantes na indústria química é conhecido desde os estudos de Case *et al.* (1954). As pesquisas conduzidas entre pintores de quimonos, no Japão, e em tintureiros, no Canadá e na Inglaterra, revelaram riscos relativos acima de 3,0 (Silverman *et al.* 1996). Com o banimento da benzidina e da b-naftilamina, nas décadas de 1950 e 1960, o risco de câncer de bexiga diminuiu entre estes trabalhadores (IARC, 1993).

Na indústria química, trabalhadores que manipulam aminas aromáticas têm apresentado, de forma consistente, riscos aumentados de câncer de bexiga (Silverman *et al.* 1996). Determinadas atividades na indústria da borracha também representam riscos de câncer de bexiga (Kogevinas *et al.* 1998). Pelo menos dez estudos, nos Estados Unidos e Europa, observaram um excesso de risco entre trabalhadores da indústria de couro (Silverman *et al.* 1996). Numerosos estudos, realizados desde os anos 1930, têm apontado um excesso de risco de câncer de bexiga entre pintores, porém algumas poucas pesquisas não confirmaram a presença desta associação. A publicação dos resultados da investigação com a maior coorte de pintores já realizada para o estudo do efeito câncer, envolvendo 57.000 trabalhadores, mostrou apenas um pequeno risco para câncer de bexiga e pulmão (Steenland e Palu, 1999). A IARC classifica a atividade profissional de pintor como definitivamente associada com câncer.

São inúmeras as outras atividades que têm sido sugeridas como de risco para câncer de bexiga, entre as quais a de motoristas de caminhões e de outros veículos a motor e trabalhadores na indústria do refino de alumínio. As atividades ocupacionais com exposição a HPAS como presentes na fuligem durante a limpeza de chaminés, ou ao alcatrão do carvão, nas atividades de pavimentação com asfalto, são também reconhecidas como associadas ao câncer de bexiga. A produção de alumínio apresenta também evidências limitadas para a carcinogênese da bexiga (Baan *et al.*, 2009).

Os estudos examinando a relação entre ocupação e câncer de bexiga são raros na América Latina. Os poucos que fazem referência ao câncer de bexiga estão relacionados na Tabela 29.16. Rigorosamente, apenas um estudo conduzido na região teve como foco o câncer de bexiga na sua relação com fatores ocupacionais. Trata-se de estudo realizado na Argentina nos anos 1980, que detectou riscos aumentados entre motoristas de caminhões, maquinistas e trabalhadores de refinarias de petróleo (Iscovich *et al.* 1987).

No Brasil, alguns estudos exploraram os fatores de risco ocupacionais para câncer e fizeram referência ao de bexiga. Um estudo caso-controle de mortalidade, realizado na Bahia (Schnitman, 1990), relatou uma OR de 6,7 (IC95%. 1,5-30,6) de câncer de bexiga entre trabalhadores expostos a derivados de petróleo. A principal limitação deste estudo, entretanto, é que a exposição foi assumida com base na declaração da ocupação presente no atestado de óbito.

No Estado de São Paulo, foi conduzido um estudo transversal que relatou um excesso de mortalidade por meio da razão de mortalidade proporcional por câncer para neoplasias de bexiga, da ordem de 7,53 (95 IC95% 1,75-6,28), entre trabalhadores de companhia geradora de eletricidade. Os resultados deste estudo apresentam limitações relacionadas à relação temporal entre exposição e efeito, próprio dos estudos transversais (Mattos e Koifman, 1996). Um estudo ecológico realizado em São Paulo (Pereira, 2000b) encontrou uma relação entre níveis de poluentes no ar e densidade industrial, em alguns distritos do município de São Paulo, com a ocorrência de alguns cânceres, entre os quais o de bexiga.

Tabela 29.16. Estudos epidemiológicos sobre exposições ocupacionais e câncer de bexiga na América Latina

Autores e país	Desenho do estudo	Ocupações com excesso de risco para câncer de bexiga	Comentários
Iscovich et al., 1987, Argentina.	Caso-controle (base hospitalar)	Motoristas de caminhão Maquinistas Trabalhadores de refinarias de petróleo	Pequeno número de observações (117 casos, 117 controles) impediu examinar efeito de outras ocupações
Schnitman, 1990, Brasil	Caso-controle (mortalidade)	Trabalhadores expostos a derivados do petróleo	Informação sobre exposição sujeita a falhas, pois com base no registro da ocupação no atestado de óbito
Mattos e Koifman, 1996, Brasil	Transversal	Trabalhadores de companhia geradora de eletricidade	Relação temporal de exposição e efeito pouco clara e exposições específicas não assinaladas
Pereira, 2000b, Brasil	Ecológico	Níveis de poluentes em ambiente urbano e densidade industrial	Falácia ecológica: o resultado encontrado pode ser decorrência do estilo de vida, por exemplo, tabagismo

Estas conclusões são pouco convincentes, em decorrência dos grandes limites impostos aos métodos dos estudos epidemiológicos de correlação geográfica (Checkoway, Perace e Kriebel, 2004).

Linfomas[3]

Subsequentemente às leucemias, os linfomas constituem-se nas neoplasias hematológicas mais frequentes, e a elevação de sua incidência, observada há algumas décadas em diferentes países, vem chamando a atenção dos pesquisadores. Embora a epidemia de AIDS tenha contribuído neste processo, o aumento na distribuição dos linfomas antecede a difusão do HIV nos diversos países, tal como observado nos Estados Unidos (Devesa e Fears, 1992; Haartge e Devesa, 1992).

Estas neoplasias do sistema imune têm sido historicamente classificadas em dois grupos: o linfoma (ou doença) de Hodgkin, que, por suas características clínicas e biológicas, sugere ser decorrência de processo infeccioso crônico, e os linfomas não Hodgkin (LNH), nome genérico que agrega entidades nosológicas distintas (linfossarcoma, reticulossarcoma, linfoma nodular, micose fungoide e outros linfomas não especificados). A doença de Hodgkin caracteriza-se pela presença de uma infecção granulomatosa crônica acompanhada de neoplasia linfoide (Kaplan, 1981), onde se pode observar a presença das células de Reed-Sternberg, características da doença e ausentes nos LNHs. Ainda hoje persiste o debate sobre a relação causal entre a infecção pelo vírus Epstein-Barr, associado com o desenvolvimento da mononucleose infecciosa, e o posterior desenvolvimento da doença de Hodgkin.

Do ponto de vista epidemiológico, também são marcantes as diferenças entre os padrões de distribuição destes grupos de linfomas. Enquanto a doença de Hodgkin apresenta curva bimodal de incidência, segundo idade, com pico inicial ao redor dos 20 anos, seguido de declínio e posterior elevação crescente a partir dos 50 anos, os LNHs apresentam aumento exponencial da incidência em ambos os sexos desde a infância (Milller et al. 1993).

Padrões de incidência

Anteriormente os linfomas eram classificados num simples grupo, porém, atualmente, as estatísticas internacionais apresentam estes tumores subdivididos. Os LNHs são mais comuns (cerca de 355.000 casos novos no mundo em 2008) do que a doença de Hodgkin (cerca de 67.000 casos novos anualmente) (Ferlay et al. 2010). Ambos os grupos de linfomas são mais incidentes nos países desenvolvidos, porém incidências elevadas também são observadas em áreas da África (Parkin, Pisani e Ferlay, 1999). Na cidade de São Paulo, a incidência da doença de Hodgkin mostrou-se, entre 1969 e 1993, oscilante em homens e mulheres, porém todos os outros linfomas apresentaram nítida tendência ascendente naquele período (Mirra, 1998). Na América Latina, as taxas de incidência mais elevadas são descritas no sexo masculino em Brasília, São Paulo, Trujillo, Cali e Quito (Tabela 29.17).

Padrões de mortalidade

A doença de Hodgkin e os LNHs apresentam padrões de sobrevida distintos nos países desenvolvidos e subdesenvolvidos (Ferlay et al. 2010). Nos Estados Unidos, a sobrevida relativa de cinco anos para a Doença de Hodgkin, em ambos os sexos, em 2004, era de 85,7%, enquanto a dos LNHs, de 70,0% (SEER, 2012). No Brasil, a mortalidade pela doença de Hodgkin aumentou apenas na região Nordeste, entre 1980 e 1995, e os LNHs tiveram aumento da mortalidade em todas

---

[3] Ver o Capítulo 30 deste livro.

Tabela 29.17. Incidência* de linfoma não Hodgkin segundo sexo, populações da América Latina, 1998-2002

País	Local	Taxa de incidência	
		Homens	Mulheres
Argentina	Bahia Blanca	6,4	6,8
Brasil	Brasília	11,9	6,8
	Cuiabá	4,3	2,9
	Goiânia	8,0	6,3
	São Paulo	11,4	8,2
Chile	Valdivia	5,3	4,3
Colômbia	Cali	9,8	8,2
Costa Rica	Todo o país	5,9	4,8
Equador	Quito	9,2	7,8
Peru	Trujillo	10,1	7,3

* Taxas por cem mil habitantes ajustadas por idade.
Fonte: Curado et al. 2007.

as regiões do país em ambos os sexos (Wünsch Filho e Moncau, 2001).

Doença de Hodgkin

Além de vírus, alguns estudos analisaram a associação dos linfomas de Hodgkin com exposições ocupacionais, sobretudo aquelas relacionadas à indústria da madeira e a outras substâncias químicas. A associação da doença de Hodgkin com a exposição a agentes químicos, observados na indústria da madeira, começou a ser mencionada na literatura a partir da década de 1960, sendo considerada por McCunney (1999) o fator de risco ocupacional mais consistente para doença de Hodgkin. Milham e Hesser (1967), em estudo caso-controle realizado nos Estados Unidos, analisando 1.549 óbitos por doença de Hodgkin em homens e 1.549 controles sem a doença, relataram OR 2,3 (p<0,001) para a exposição ocupacional na indústria da madeira. Milham (1974), estudando a ocorrência da doença em afiliados ao sindicato de carpinteiros nos Estados Unidos, observou uma OR 1,8 (IC95% 1,2-2,6) em homens maiores de 60 anos. Outro estudo caso-controle, conduzido por Petersen e Milham (1974), observou OR 1,8 (p < 0,005). Na Itália, Fonte et al. (1982), estudando 387 casos e 771 controles hospitalares, observaram uma OR 7,2 (IC95% 2,3-22,2). No Brasil, Kirchhoff et al. (1980), estudando 70 casos de doença de Hodgkin, 70 controles pareados por sexo e idade e 128 controles familiares, observaram OR 2,9 (IC95% 0,7-12,0) para antecedentes de exposição ocupacional na indústria da madeira. Entretanto, alguns estudos com resultados negativos, ou pouco expressivos, foram também publicados (Grufferman et al. 1976; Greene et al. 1978; Bernard et al. 1987; La Vecchia et al. 1989).

Olsson e Brandt (1988) relataram riscos elevados de doença de Hodgkin nos trabalhadores expostos a solventes orgânicos. Hardell e Bengtsson (1983) observaram associações relevantes decorrentes da exposição aos ácidos peróxidos (OR 5,0; IC95% 2,4-10,2), à exposição intensa a clorofenóis (OR 6,5; IC95% 2,2-19,0) e a solventes orgânicos (OR 3,0; IC95% 1,4-6,1). Associações da mesma natureza foram também observadas em outros países. No Reino Unido, Bernard et al. (1987) relataram associação do trabalho na indústria da borracha com a doença de Hodgkin em um estudo caso-controle. Na Itália, La Vecchia et al. (1989) encontraram OR 4,3 (IC95% 1,4-10,2) para antecedentes de trabalho na indústria química. No mesmo país, Franceschi et al. (1991) também relataram associação da doença de Hodgkin com a exposição a pesticidas e herbicidas por mais de dez anos (OR =3,2; IC95% 1,6-6,5). Achados negativos entre a exposição a agentes químicos e doença de Hodgkin foram, entretanto, relatados por diversos autores (Benn et al. 1979; Fonte et al. 1982; Hoar et al. 1986; Fingerhut et al. 1991; Saracci et al. 1991). Resultados igualmente negativos foram observados em relação à exposição existente nas indústrias da borracha, gráfica, energia nuclear, pintura, tintura, couro, carvão e gás (La Vecchia et al. 1989). A procura de uma associação entre a exposição a fatores de risco ambiental durante a infância e a ocorrência de doença de Hodgkin também conduziu a resultados negativos (Sleckman et al. 1998).

Linfomas não Hodgkin

A fração atribuível às exposições ocupacionais para os linfomas não Hodgkin (LNH) foi estimada, na Grã-Bretanha, como sendo de 2,1% em homens e 1,1% em mulheres (Rushton et al. 2012).

A associação entre as exposições ocupacionais e o desenvolvimento dos LNH foi inicialmente analisada por meio de estudos descritivos, baseados na revisão de atestados de óbito de pacientes falecidos por estas neoplasias, e estudos caso-controle (Tabela 29.18). Apesar de resultados às vezes discordantes, tem sido observada uma aparente associação entre o desenvolvimento de LNH e ocupações relacionadas às atividades agrícolas, bem como com exposições a produtos químicos (Pasqualetti et al. 1991; Eriksson et al. 1992; Blair et al. 1993; Amadori et al. 1995; Lynge, Anttila e Hemminki, 1997; Zahm, 1997; Ma et al. 1998; Burnett et al. 1999; Miligi et al. 1999; Simpson et al. 1999).

Na Suécia, Hardell et al. (1981) relataram risco aumentado de LNH em trabalhadores expostos a ácidos fenóxi e clorofenóis, ambos amplamente empregados como pesticidas e herbicidas. Hoar et al. (1986) referem risco elevado em trabalhadores com histórico de exposição a herbicidas, durante mais de 20 dias ao ano, e nas atividades relacionadas à mistura e aplicação de herbicidas. Zahm et al. (1990) relatam risco nos trabalhadores que manuseiam ácido 2,4-diclorofenoxiacético, por mais de 20 dias ao ano, e inseticidas organofosforados. Entretanto, outros estudos revelaram resultados de menor magnitude da associação entre agrotóxicos e

Tabela 29.18. Linfomas não Hodgktn (LNH) e exposições ocupacionais		
Autores	Ocupação	Risco IC95%[1]
Harrington e Shannon, 1975	Patologistas	3,5 (1,3-7,7)
Milham, 1976	Correio Professores	2,96 (1,09-6,42) 3,9 (1,6-8,0)
Goldsmith e Guidotti, 1975	Engenheiro civil Entregador de alimentos	2,62 (1,05-5,40) 3,65 (1,34-7,96)
Williams et al. 1977	Trabalhadores no transporte	6,5 (2,6-13,5)
Dolan et al. 1983	Encanadores	4,6 (1,7-10,1)
Schumacher e Delzell, 1988	Têxteis Comércio de máquinas	2,7 (1,0-7,3) 3,6 (1,3-10,0)
Linos et al. 1990	Embalsamadores Trabalhadores de funerária	3,2 (0,8-13,4)
Sama et al. 1990	Bombeiros	3,2 (1,2-9,0)[2] 1,6 (0,9-2,8)[3]
Benson e Teta, 1993	Exposição à cloridrina	3,0 (0,9-7,2)
Cantor et al. 1992	Agricultores com uso de pesticidas	1,2 (1,0-1,5)
Constantini et al. 1998	Soldadores Cabeleireiros	1,7 (0,9-3,0) 1,8 (0,7-4,3)
Ma et al. 1998	Bombeiros	1,4 (1,1-1,7)
Fontana et al. 1998	Lavoura de arroz	1,9 (0,6-6,0)

[1] Estimativa de risco e intervalo com 95% de confiança.
[2] Controles policiais aposentados.
[3] Controles populacionais.

LNH (Bond et al. 1988; Wigle et al. 1990; Coggon, Pannett e Winter, 1991; Scherr, Hutchison e Neiman, 1992) e, mesmo, negativos (Pearce et al. 1986; Wiklund, Dich e Holm, 1987; Woods et al. 1987; Wiklund, Linderfors e Holm, 1988; Fingerhut et al. 1991; Saracci et al. 1991). No caso da associação da exposição a ácidos fenóxi e clorofenóis com LNH, foi sugerida a contaminação por dioxina (2,3,7,8-tetra-cloro-dibenzo-p-dioxina). Em termos da plausibilidade biológica desta associação, uma contribuição importante foi o estudo caso-controle revelando uma associação de casos de linfoma em cães cujos donos haviam feito uso de ácido 2,4-diclorofenoxiacético nos gramados de suas respectivas residências (Hayes et al. 1991). Neste mesmo sentido, foi observada elevação de aberrações cromossômicas em células T, em amostra de trabalhadores da agricultura com exposição sazonal a tais substâncias químicas (Lipkowitz et al. 1992).

Vianna e Polan (1979) observaram um aumento dos riscos de linfossarcoma e reticulossarcoma decorrentes da exposição ao benzeno, porém tal associação não foi confirmada por outros estudos (Enterline, 1979; Smith e Licksiss, 1980; Wong, 1987).

No Brasil, Rêgo (1998) desenvolveu estudo caso-controle em Salvador, Bahia e regiões adjacentes para avaliar a associação entre a exposição a solventes orgânicos e a ocorrência de LNH. Foram estudados 109 casos do sexo masculino e 276 controles, sendo observada OR 1,6 (IC95% 0,97-2,87) para a exposição a solventes orgânicos, particularmente em menores de 65 anos (OR 1,91; IC95% 0,99-3,67). Foi também descrita uma OR 2,2 (IC95% 1,01-3,97) para o uso de inseticidas domésticos, sendo estas observações fortalecidas pela constatação de efeito dose-resposta e de latência.

A associação de riscos elevados de LNH decorrente da exposição a estireno-butadieno, na indústria da borracha, também foi mencionada por alguns autores. No estudo caso-controle realizado por Hardell et al. (1981), foi encontrada OR 4,6 (IC95% 1,9-11,4) em trabalhadores expostos a estireno/benzeno e tricloroetileno, e OR 2,8 (IC95% 1,6-4,8) quando presente a exposição a outros solventes. Em outro estudo caso-controle com trabalhadores da borracha, Wilcosky et al. (1984) identificaram riscos elevados para a exposição a tetracloreto de carbono, xileno, dissulfeto de carbono e hexano. Bisanti et al. (1993) encontraram OR 6,8 (IC95% 1,8-17,5) para a mortalidade por LNH em trabalhadores expostos ao óxido de etileno.

Além das atividades ocupacionais já referidas, outras têm sido mencionadas como associadas ao desenvolvimento dos LNHs. Entre elas, destacam-se sapateiro, trabalhadores em porcelana, instalações de alta tensão elétrica, trabalho com madeira e trabalho em indústria petroquímica (Linet et al. 1993, Fritschi e Siemiatycki, 1993), trabalhadores esteticistas (Constantini et al. 1998; Lamba et al. 2001), mecânicos de automóveis e trabalhadores expostos a solventes orgânicos (Hunting et al. 1995; Mao et al. 2000), trabalhadores florestais (Alavanja et al. 1989), profissionais de saúde e operadores de máquinas (Figgs et al. 1995), indústria têxtil (Lineti et al. 1994), vaqueiros e trabalhadores eletroquímicos (Skov e Lynge, 1991), e as profissões técnicas em atividades científicas (Burnett et al. 1999).

Embora com evidências menos consistentes, a hipótese de associação causal entre exposição à radiação ultravioleta e o desenvolvimento dos LNHs tem sido investigada por alguns autores, com resultados controversos (Nordstrom et al. 1997; Adami et al. 1999). Um estudo analisando a exposição à radiofrequência e o desenvolvimento de LNH revelou resultados sugestivos de ausência de associação (Morgan et al. 2000).

Em resumo, uma ampla gama de exposições, sobretudo a substâncias químicas, mas também a fatores físicos e biológicos, parece estar associada à elevação observada internacionalmente na incidência dos diferentes tipos de linfomas, e mesmo outras neoplasias hematológicas (leucemias e mieloma múltiplo). Embora este fenômeno pareça configurar uma determinação de natureza ocupacional, outros grupos populacionais, não diretamente expostos, na ocupação, a estes fatores, mas sim do ponto de vista ambiental, parecem ser igualmente afetados.

Leucemias[4]

As leucemias constituem um conjunto de doenças com subtipos distintos, do ponto de vista biológico e clínico, e que caracterizam padrões particulares de incidência por idade e regiões. Apesar da existência de um sistema classificatório extremamente detalhado, a doença pode ser dividida em quatro grandes grupos, de acordo com o tipo celular: leucemias linfoides aguda (LLA) e crônica (LLC), e leucemias mieloides aguda (LMA) e crônica (LMC). Vários subgrupos celulares são incluídos nestas quatro categorias maiores, apresentando relevância clínica e etiológica particular (OMS, 1995; Linet e Cartwrigth, 1996). Tal variabilidade de categorias morfológicas, imunofenotípicas e citogenéticas representa uma dificuldade concreta para a epidemiologia. Os estudos epidemiológicos, idealmente, deveriam definir e restringir a investigação a grupos específicos, a fim de testar associações com fatores de risco, pois um tipo particular de leucemia parece representar um evento distinto quanto à etiologia.

Como para a maioria das neoplasias, nenhum fator isolado pode ser considerado como responsável pelas leucemias. Grande parte dos casos parece resultar da interação entre fatores relacionados com a suscetibilidade individual (características genéticas e mecanismos imunológicos) e lesões cromossômicas induzidas por exposições ambientais (radiação, substâncias químicas e agentes infecciosos).

O termo leucemia crônica é aplicado nas situações em que a célula leucêmica predominante encontra-se bem diferenciada, e a classificação pode prontamente ser feita pelo tipo celular. Entre os dois tipos principais – linfoides e mieloides – há variações menos comuns, como as eosinofílicas e as mielomonocíticas. A leucemia mieloide crônica tem sido referida como uma doença com vínculos estreitos com a ocupação, particularmente o trabalho industrial. A maioria dos pacientes com leucemia mieloide crônica está na faixa etária de 25 a 60 anos, com uma média de idade de 45 anos (Linet e Cartwrigth, 1996).

Padrões de incidência

Internacionalmente, as leucemias linfoide e mieloide, agudas ou crônicas, contribuem cada uma com cerca de 44% de todos os casos de leucemia; os demais subtipos e as inespecíficas correspondem aos restantes 12% (Parkin *et al.* 1997). Embora com pequenas variações geográficas, a leucemia é uma doença relativamente frequente nos países industrializados desenvolvidos, com incidências maiores do que 6 por 100.000, observada entre homens, na América do Norte, Leste Europeu, Austrália e Nova Zelândia (Parkin *et al.* 1999). Em São Paulo, as leucemias linfoides corresponderam, em 1993, a 34,3% do total das leucemias, nos homens, e a 37,5% nas mulheres; as mieloides, a 40,0% e 45,3%, respectivamente, em homens e mulheres (Mirra, 1998). Entre 1969 e 1993, a incidência das leucemias mieloides praticamente dobrou, em homens e mulheres, na cidade de São Paulo. Neste mesmo período, as leucemias linfoides aumentaram mais de quatro vezes na população masculina e mais de duas vezes na feminina. No período 1998-2002, as maiores taxas de incidência de leucemia ajustadas por idade, na América Latina, foram observadas em Bahia Blanca na Argentina (13,7/100.00 homens e 8,3 / 100.000 mulheres). As populações de São Paulo, Quito e Cali também apresentaram taxas igualmente elevadas (Tabela 29.19).

Padrões de mortalidade

A variação geográfica da mortalidade por leucemia em diferentes regiões do mundo é da ordem de 1,1 a 6,6 por 100.000 nos homens, e entre 0,9 e 4,5 nas mulheres. Cerca de 60% das mortes ocorrem nos países em desenvolvimento (Parkin *et al.* 1997). Nas regiões Sul e Sudeste do Brasil, as taxas de mortalidade por leucemias durante a década de 1990 situavam-se em torno de 3,0 por 100.000 para os homens, e 2,5 por 100.000 para as mulheres. Nas demais regiões, estas taxas eram menores: 2,0 nos homens e 1,5 nas mulheres. Entre 1980 e 1995, as taxas de mortalidade por leucemia no Brasil mostraram-se estabilizadas, porém nas regiões Sul e Sudeste decresceram acima de 10% no período (Wünsch Filho e Moncau, 2001). No Brasil, as taxas mais elevadas de mortalidade por leucemias ajustadas por idade, em homens, no período 2008-2010, foram observadas em Teresina (6,43/100.000) e Goiânia (5,66/100.000) (www.inca.gov.br).

A sobrevida relativa de cinco anos, estimada para as leucemias em ambos os sexos, nos Estados Unidos, em 2004, foi de 38,0% (SEER, 2012).

Fatores de risco

A leucemia é uma das neoplasias mais estudadas quanto à sua etiologia. São vários os fatores que têm sido relaciona-

Tabela 29.19. Incidência* de leucemias segundo sexo, populações da América Latina, 1998-2002

País	Local	Taxa de incidência	
		Homens	Mulheres
Argentina	Bahia Blanca	13,7	8,3
Brasil	Brasília	5,9	3,4
	Cuiabá	7,4	5,7
	Goiânia	7,0	5,7
	São Paulo	9,1	6,4
Chile	Valdivia	6,9	4,3
Colômbia	Cali	7,8	6,2
Costa Rica	Todo o país	6,2	4,8
Equador	Quito	8,2	6,5
Peru	Trujillo	6,2	5,8

* Taxas por cem mil habitantes ajustadas por idade.
Fonte: Curado *et al.* 2007.

---

[4] Ver Capítulo 30 deste livro.

dos à doença: vírus, fatores iatrogênicos, dieta, tabaco, álcool, radiações ionizantes e campos eletromagnéticos. Muitas das conclusões a partir de estudos epidemiológicos ainda necessitam confirmação para se tornarem convincentes (Linet e Cartwrigth, 1996). Os fatores de risco ocupacionais são aqueles que apresentam as relações mais consistentes com leucemia em diversos estudos.

Fatores de risco ocupacionais

O período de latência para o início da leucemia, após exposições ocupacionais, parece ser menor do que o observado nos tumores sólidos (Forni et al. 1983; Austin et al. 1988; Linet e Cartwrigth, 1996). Duas exposições ocupacionais – benzeno e radiações ionizantes – têm sido implicadas na etiologia da leucemia há mais de 50 anos (Linet e Cartwrigth, 1996). A radiação ionizante mantém-se como o fator de risco mais conclusivo para as leucemias. As primeiras evidências foram constatadas logo após a descoberta dos raios X, utilizados principalmente em ambientes hospitalares. Durante o período de 1930-1950, vários estudos relatam um excesso de risco entre radiologistas. Com critérios de proteção mais rigorosos estabelecidos desde então, o risco de leucemia entre profissionais de saúde decresceu (Landringan, 1987). O benzeno é reconhecido como uma substância tóxica para a medula óssea, levando às anemias aplásica e hipoplásica. Desde a década de 1920, muitas evidências têm sido acumuladas, indicando que o benzeno produz não apenas anemia aplásica, mas também leucemias e que, entre trabalhadores com exposição ao benzeno, no passado, casos fatais de leucemia apresentam-se em maior número do que aqueles de anemia aplásica (Landringan, 1987). O benzeno tem sido utilizado – na atualidade, menos frequentemente – em inúmeros processos industriais: na manufatura de calçados, de artefatos de borracha e plásticos; na fabricação de explosivos, de estireno e fenóis; e na fabricação de produtos farmacêuticos, de cosméticos, perfumes e tintas. O benzeno foi utilizado em larga escala na indústria da borracha, embora tenha sido substituído por outras substâncias químicas em anos mais recentes, algumas das quais contaminadas com pequenas quantidades de benzeno (Linet e Cartwrigth, 1996). Grandes coortes de trabalhadores na indústria da borracha, no Reino Unido (Fox e Collier, 1976; Parkes et al. 1982) e nos Estados Unidos (Monson e Nakano, 1976; Delzell e Monson, 1981), identificaram excesso do risco de leucemia neste ramo industrial. Todavia, estudo mais recente, uma coorte conduzida na Inglaterra (Sorahan et al. 1989), não evidenciou riscos para leucemia na indústria da borracha, talvez já detectando as mudanças promovidas nos processos produtivos, com menor uso de benzeno. Mais recentemente, um estudo caso-controle aninhado em coorte de trabalhadores de empresas petrolíferas na Austrália evidenciou forte associação entre exposições cumulativas ao benzeno (maior que 16 ppm-anos) e leucemia (Glass et al. 2005).

Virtualmente, todo o conhecimento sobre os efeitos da ocupação na ocorrência de leucemias teve como base os estudos desenvolvidos em países industrializados desenvolvidos. As bases de dados da bibliografia científica latino-americana (LILACS) não indicam estudos que explorem esta linha de pesquisa nas populações da região. Apenas um estudo epidemiológico com desenho ecológico foi realizado para examinar a correlação entre níveis de industrialização, nas regiões do Estado de São Paulo, e mortalidade por leucemias, porém, a hipótese não foi confirmada (Leal, 2000; Leal e Wünsch Filho, 2002). No Brasil, há ausência de pesquisas sobre exposição ocupacional e leucemogênese. Um estudo descritivo realizado com prontuários de pacientes leucêmicos de serviço de referência em Pernambuco indicou alto subregistro de informações sobre ocupação atual dos indivíduos e quase inexistência de registros de antecedentes ocupacionais (Cazarin et al. 2007), indicando, assim, a necessidade de ações de educação permanente visando à coleta dessas informações pelos profissionais de saúde.

Vários estudos têm apontado, sistematicamente, um excesso de risco de leucemias entre algumas ocupações industriais, como: trabalhadores de processos de polimerização (provavelmente por exposição ao estireno e butadieno), trabalhadores de garagens e transporte, pintores, trabalhadores de refinarias de petróleo e de indústrias nucleares e expostos a campos eletromagnéticos não ionizantes. Um excesso de risco de leucemia tem sido, também, apontado entre trabalhadores rurais, porém muitos dos relatos de incidência de leucemia nestas populações são contraditórios (Linet e Cartwrigth, 1996).

Trabalhadores expostos a estireno e butadieno

A produção global de estireno, no início da década de 1990, estava estimada em 14.282 toneladas por ano, parte da qual produzida por quatro empresas no Brasil (IARC, 1994). O estireno é um dos mais importantes monômeros utilizados no mundo moderno e seus polímeros aplicam-se a uma ampla gama de situações, como na produção de plásticos, tintas látex, borracha sintética e poliésteres. Num espectro mais amplo, o uso do estireno inclui aplicações na construção civil, na fabricação de invólucros de plástico, artefatos de borracha e de plástico para a indústria automobilística e de utensílios domésticos e brinquedos. Uma grande variedade de resinas especiais beneficia-se da funcionalidade do estireno. A borracha de estireno-butadieno é usada em pneus e em outras aplicações de elastômeros, compondo o maior volume de borracha sintética produzida nos Estados Unidos (IARC, 1994). No início dos anos 1980, inquérito com a população americana indicou que, potencialmente, cerca de 1.200.000 trabalhadores estavam expostos ao estireno naquele país (IARC, 1994). Já a produção mundial de butadieno, no início da década de 1990, estava estimada em 6.620 toneladas por ano, e a América Latina produzia não mais de 4% deste total. O butadieno não ocorre como um produto natural. De acordo com os sistemas de vigilância de exposição a cancerígenos na Europa (CAREX), com base em informações de 15 países, e dos Estados Unidos (NOES), no início da década de 1990, aproximadamente 30.000 trabalhadores estavam potencialmente expostos a esta substância na Europa, e 50.000 nos Estados Unidos (IARC, 1999ª; Kaupinen et al. 2000). No Brasil, inexistem estimativas de expostos ao estireno e butadieno.

O 1,3-butadieno é um monômero utilizado, em grandes quantidades, na produção de diversos polímeros, incluindo a borracha de estireno-butadieno, polibutadieno, borracha-nitrílica, resinas de acrilonitrila-butadieno-estireno e látex estireno-butadieno. É também utilizado como substância intermediária na produção de várias outras. A exposição ocupacional ocorre na produção do próprio monômero e de polímeros e produtos derivados de 1,3-butadieno. Os trabalhadores destes processos produtivos estão, em média, expostos a níveis abaixo de 10ppm (22mg/m^3), embora, em algumas situações de produção, estes níveis possam ser mais altos. Na produção de borracha e produtos plásticos finais, o 1,3-butadieno não é geralmente detectável nos ambientes de trabalho. A população geral também pode estar exposta, embora a níveis muito baixos de 1,3-butadieno, decorrente da exaustão de combustíveis derivados do petróleo, e do tabagismo (IARC, 1999a).

Os estudos epidemiológicos de coortes de trabalhadores expostos em operações de produção de monômeros e polímeros de estireno-butadieno e em operações de reforço de plásticos e compostos expostos, principalmente a estireno, têm mostrado resultados conflitantes com relação à observação de excesso de risco de leucemias e linfomas (McMichael et al. 1976; Monson e Nakano, 1976; Ott et al. 1980; Hodgson e Johns, 1985; Downs et al. 1987; Matanoski et al. 1990; Wong, 1990; Santos-Burgoa et al. 1992; Cowles et al. 1994; Ward et al. 1995; Delzell et al. 1996; Divine e Hartman, 1996; Macaluso et al. 1996).

McMichael, Andjelkovic e Tyroler (1976) identificaram uma intensa associação (RR 6,2; IC 99,9% 4,1-13,0) entre neoplasias linfáticas e hematopoéticas e trabalho de produção de borracha estireno-butadieno, em uma indústria de borracha. Um estudo de metanálise sugeriu pequena evidência de excesso de risco de leucemias nas indústrias que utilizam estireno e butadieno (Cole et al. 1992).

Os efeitos tóxicos da combinação de butadieno com outros agentes (estireno, cloropreno e acrilonitrila) manifestam-se por irritação na pele, olhos, nariz e garganta (IARC, 1999a). Por outro lado, sistemas experimentais com animais revelaram interações no metabolismo do butadieno, estireno e benzeno (IARC, 1999a). Em revisões destas substâncias realizadas pela IARC, foi considerado que havia evidências suficientes sobre carcinogenicidade do butadieno, em modelos experimentais com animais, porém, nos estudos em humanos as evidências foram consideradas limitadas. O butadieno foi classificado no Grupo 1 pela IARC (Baan et al., 2009) sendo o estireno incluído no Grupo 2B, portanto, possivelmente carcinogênico (IARC, 1994; IARC, 1999a).

Exposição a óxido de etileno e outras substâncias químicas relacionadas

Com base nos resultados de estudos conduzidos na Suécia, nos anos 1970 e 1980 (Hogstedt et al. 1979; Hogstedt, Malinqvist e Walman, 1979; Hogstedt, Arringuer e Gustavsson, 1986), e que apontaram um excesso de leucemias e linfomas, o óxido de etileno foi considerado pela IARC como um provável carcinógeno para o ser humano (IARC, 1987). Desde então, acumularam-se evidências de riscos de leucemia e linfomas, associados à exposição a esta substância (Greenberg et al. 1990, Benson e Teta, 1993; Steyner et al. 1993), e, na revisão de 1994, foi feita a reclassificação do óxido de etileno para o Grupo 1A (IARC, 1994). No início da década de 1990, cerca de 5.500 toneladas-ano eram produzidas globalmente. No Brasil, duas empresas eram identificadas como produzindo esta substância química (IARC, 1994). O óxido de etileno é uma importante matéria-prima, utilizada para um sem-número de bens comuns no dia a dia da vida moderna, em praticamente todos os países do mundo. Na sua forma gasosa, é utilizado como desinfetante, esterilizante, fumigante e inseticida. Especificamente, tem sido utilizado em fumigações para o controle de microrganismos em temperos, drogas, peles e couros, vestuário e roupas de cama, móveis, tabaco, livros e papéis, e como esterilizante em gêneros alimentícios, frutas, vegetais desidratados, dentifrícios, cosméticos e instrumentos médicos e científicos. Além disso, muito do óxido de etileno é convertido em outros produtos químicos, para inúmeras outras aplicações (IARC, 1994). A maioria dos dados relativos à exposição ao óxido de etileno é relacionada à produção da substância e seu uso na esterilização, na indústria, e de instrumentos médico-científicos em hospitais.

Motoristas e mecânicos de manutenção de transportes rodoviários e ferroviários

Um excesso de leucemias tem sido identificado em diferentes estudos, em trabalhadores de manutenção de garagens de ônibus (Rushton et al. 1983), trabalhadores de transporte ferroviário (Schenker et al. 1984), trabalhadores de manutenção de estradas de rodagem (Bender et al. 1989) e motoristas profissionais, com potencial exposição à exaustão de combustíveis derivados do petróleo (Lindqvist et al. 1991). Os principais cancerígenos presentes nestas ocupações seriam o benzeno, a queima de óleo diesel, hidrocarbonetos policíclicos aromáticos e outros compostos heterocíclicos carcinogênicos (Boffetta et al. 1988).

Agricultores

Os quatro principais tipos de leucemias (LLA, LLC, LMA e LMC) têm sido relacionados com a atividade na agricultura, em diferentes estudos (Donham et al. 1980; Blair e White, 1981; Blair e White, 1985; Pearce et al. 1986b; Brown et al. 1990). Os riscos relativos encontrados nestes estudos, entretanto, são tênues, em geral em torno de 1,5. Alguns estudos não detectaram associação entre esta atividade e leucemias (Linos *et al.* 1980; Denzell e Grufferman, 1985; Wiklund e Holm, 1986). O problema das múltiplas exposições de trabalhadores rurais foi revisado por Pearce e Reif (1990). Vários agrotóxicos, incluindo inseticidas, herbicidas e fertilizantes, utilizados tanto nas monoculturas, como também no tratamento de pragas que acometem rebanhos, têm sido apontados como relacionados ao excesso de risco de leucemia entre trabalhadores rurais. Além da exposição a agentes químicos, há também a exposição potencial a vírus oncogênicos de animais, potencialmente carcinogênicos para humanos. Netto (1998) realizou uma revisão destes riscos em trabalhadores rurais e ressaltou a necessidade de avaliação desta situação nos países em desenvolvimento, chamando particularmente a atenção para o fato de que o exercício da atividade rural submete os trabalhadores à potencial exposição a vírus oncogênicos de aves.

No Brasil, alguns estudos realizados sobre a distribuição de câncer em trabalhadores rurais apoiam as evidências de uma associação entre este tipo de atividade ocupacional e o desenvolvimento, não apenas de leucemias, mas também de outras neoplasias, sobretudo próstata, tecido mole e cartilagens, lábio, pâncreas e esôfago (Meyer *et al.* 2003, Chrisman *et al.* 2009; Meyer *et al.* 2011).

Vários estudos revelaram associação entre diferentes tipos de leucemia e a ocupação em diversos ramos de atividade: trabalho em matadouros, enfermeiras que manipulam drogas antineoplásicas, soldadores, metalurgia, siderurgia, barbeiros e cabeleireiros, tintureiros, manufatura de carpetes, indústria da madeira, bombeiros e trabalhadores expostos ao amianto (Linet e Cartwrigth, 1996).

Sistema Nervoso Central

Mais de 95% dos tumores do sistema nervoso central (SNC) incluem os tumores de cérebro, meninges e nervos cranianos. As neoplasias do cérebro desenvolvem-se a partir das células do tecido conjuntivo de sustentação (glia) e originam os gliomas, com particularidades histopatológicas específicas: astrocitoma, glioblastoma multiforme, ependimoma, oligodendroglioma, tumor neuroectodérmico primitivo (PNET) e outros. Uma das principais características do cérebro é a de que aí também se alojam, além dos tumores primários mencionados, tumores metastáticos, ou seja, aqueles cuja localização primária encontra-se em outros órgãos, e que evoluem, com crescimento à distância.

Padrões de incidência

Embora os tumores primários do SNC representem somente 2% dos novos casos estimados de câncer em adultos, estas neoplasias estão entre aquelas apresentando maiores dificuldades na abordagem terapêutica, além de apresentarem maior letalidade. Cerca de 127.000 novos casos de tumores do SNC em homens e 110.000 em mulheres foram estimados para o ano de 2008 (Ferlay *et al.* 2010). As taxas mais elevadas são observadas nos países desenvolvidos da Oceania, América do Norte e Europa, e as mais reduzidas, na África e Ilhas do Pacífico. Considera-se que a disponibilidade e as facilidades de acesso para o diagnóstico podem ser um importante fator na determinação, pelo menos em parte, dos padrões geográficos de ocorrência dos tumores do SNC, e assim, é provável que a incidência destes tumores nos países subdesenvolvidos esteja subestimada. No período de 1969 a 1993, os dados do Registro de Câncer da cidade de São Paulo revelaram incidência ascendente das neoplasias do SNC em ambos sexos. A taxa de incidência para todos os tumores do SNC em 1993, ajustada por idade, foi de 5,4 por 100.000 mulheres, e 6,7 por 100.000 homens (Mirra, 1998).

Segundo os dados dos Registros de Câncer de Base Populacional, as taxas de incidência de neoplasias de cérebro e do sistema nervoso mais elevadas, na América Latina, no período 1998-2002 (Tabela 29.20) foram observadas em São Paulo (8,0/100.000 homens e 6,3/100.000 mulheres), Brasília (7,8/100.000 homens e 5,9/100.000 mulheres) e Cuiabá (7,0/100.000 homens e 5,9/100.000 mulheres).

Padrões de mortalidade

Após o diagnóstico de glioblastoma, a expectativa de sobrevida é usualmente menor de seis meses. A sobrevida relativa de cinco anos estimada para as neoplasias do Sistema Nervoso Central em ambos os sexos, nos Estados Unidos, em 2004, foi de 34,7% (SEER, 2012). As maiores taxas de mortalidade são encontradas na Europa, América do Norte e Austrália, provavelmente como consequência do melhor diagnóstico e da qualidade da informação da causa de morte nos atestados de óbito, particularmente de pessoas mais idosas (Pisani *et al.* 1999). No Brasil, as taxas de mortalidade

Tabela 29.20. Incidência* de neoplasias do cérebro e sistema nervoso segundo sexo, populações da América Latina, 1998-2002

País	Local	Taxa de incidência	
		Homens	Mulheres
Argentina	Bahia Blanca	4,2	4,3
Brasil	Brasília	7,8	5,9
	Cuiabá	7,0	5,9
	Goiânia	5,4	4,8
	São Paulo	8,0	6,3
Chile	Valdivia	3,8	2,8
Colômbia	Cali	5,5	4,1
Costa Rica	Todo o país	3,7	3,4
Equador	Quito	4,3	3,0
Peru	Trujillo	4,3	2,7

* Taxas por cem mil habitantes ajustadas por idade.
Fonte: Curado *et al.* 2007

por câncer do SNC, ajustadas por idade, aumentaram de 2,24/100.000 em 1980 para 3,35/100.000 em 1998, representando uma elevação da ordem de 50%. Na faixa etária de 70 anos ou mais, o aumento médio no período foi de 6% ao ano (Monteiro e Koifman, 2003).

Fatores de risco ocupacionais

A possível associação entre câncer do SNC e exposições ocupacionais específicas, sobretudo por substâncias químicas e agentes físicos, vem sendo documentada há pelo menos quatro décadas. O grande número de estudos descritivos e observacionais realizados permitiu o acúmulo de importante acervo de resultados que, embora contraditórios, no caso de certas exposições, permite delimitar um espectro de exposições potencialmente associadas ao desenvolvimento de câncer do SNC.

Trabalhadores na indústria da borracha

O primeiro estudo que analisou a associação de câncer do SNC neste grupo ocupacional foi realizado por Mancuso (1963), que acompanhou uma coorte de trabalhadores da indústria pneumática, entre 1925 e 1955, nos Estados Unidos. Desde então, mais de uma dezena de investigações foram realizadas, conduzindo a resultados discordantes. Riscos elevados foram observados por Mancuso, Ciocco e El-Attar (1968), com RR 5,6, com base em oito casos de trabalhadores da indústria pneumática, e por Andjelkovic et al. (1976), SMR 323 entre trabalhadores aposentados da indústria da borracha. Burch et al. (1987) observaram uma estimativa de risco (OR 9,0) estatisticamente significante em trabalhadores da indústria da borracha; Monson e Fine (1978) identificaram SMR 400 na montagem de pneus; Preston-Martin (1989) descreveu OR 6,0 (pares discordantes 6/1) para gliomas em trabalhadores da indústria da borracha, e OR 9,0 (pares discordantes 9/1) na indústria de plásticos; Solionova e Smulevich (1993) identificaram riscos destas neoplasias em trabalhadores com tempo mínimo de dez anos neste ramo de atividade. Diversos outros estudos, entretanto, relataram riscos moderados ou mesmo menores que o esperado (Fox et al. 1974; McMichael et al. 1974; Monson e Nakano, 1976; McLaughlin et al. 1987a; McLaughlin et al. 1987b; Sorahan et al. 1989).

Trabalhadores na agricultura

Na Nova Zelândia, Reif et al. (1989) observaram riscos elevados de câncer do SNC em trabalhadores da pecuária, mas não naqueles envolvidos nos ramos de lacticínios, pomares e vinhedos, trabalhadores não especializados e trabalhadores de colheita. Naquele mesmo país, riscos elevados de câncer de cérebro foram observados por Preston-Martin et al. (1993) em trabalhadores de lacticínios (OR 3,4; IC95% 1,9-6,0), pastoreio (OR 2,7; IC95% 1,4-5,3), pecuária (OR 3,8; IC95% 1,7-8,4) e administradores de fazendas (OR 3,2; IC95% 1,4-7,2), acompanhados entre 1948 e 1988. Nos Estados Unidos, Demers et al. (1991) observaram importante elevação dos riscos para todos os tipos de tumores de cérebro e astrocitomas em trabalhadores florestais. Na Irlanda, Daly et al. (1994) encontraram uma SMR 469 (quatro casos) em trabalhadores de um instituto de pesquisa agrícola, no período das décadas de 1960 a 1980. Na Itália, Musicco et al. (1982) identificaram riscos elevados de câncer de cérebro entre fazendeiros da área de Milão no período 1979-80. Posteriormente, Musicco et al. (1988) relataram riscos elevados para esta neoplasia, em trabalhadores que empregaram produtos químicos na agricultura, uso de herbicidas e uso de inseticidas e fungicidas. Ainda na Itália, Alberghini et al. (1991) constataram SMR de 169 (11 casos) em fazendeiros licenciados para o uso de pesticidas. Entretanto, alguns estudos não comprovaram riscos elevados de câncer de cérebro em trabalhadores agrícolas (Thomas et al. 1986; McLaughlin et al. 1987a; McLaughlin et al. 1987b; Browson et al. 1990; Stark et al. 1990; Demers et al. 1991).

O *Agricultural Health Study* talvez seja o maior estudo já realizado para avaliar os efeitos das exposições ocupacionais na agricultura (http://aghealth.nci.nih.gov). Trata-se de uma coorte de 89.000 trabalhadores agrícolas, nos Estados Unidos, que vêm sendo acompanhados desde 1993 para determinarem-se os padrões de mortalidade e morbidade nos diferentes segmentos destes trabalhadores e seus familiares. As análises iniciais desta coorte apontam para evidências sugestivas de um excesso de câncer em localizações específicas nestes trabalhadores expostos a doze pesticidas atualmente comercializados (alachlor, aldicarb, carbaryl, chlorpyrifos, diazinon, dicamba, S-ethyl-N, N-dipropylthiocarbamate, imazethapyr, metolachlor, pendimethalin, permethrin, trifluralin), ainda que os resultados preliminares necessitem ser ainda mais explorados (Weichenthal et al. 2010). Segundo estes autores, os dados de toxicidade animal apoiam a plausibilidade biológica observada em relação à carcinogenicidade dos pesticidas alachlor, carbaryl, metolachlor, pendimethalin, permethrin, e trifluralin.

Em uma revisão de estudos epidemiológicos de câncer em populações trabalhando na agricultura, Blair e Freeman (2009) relatam que metanálises de estudos de mortalidade apontam um excesso de riscos de neoplasias do tecido conjuntivo, pele, estômago, cérebro, NHL, doença de Hodgkin e mieloma múltiplo nestes trabalhadores. Os autores ressaltaram que o padrão de distribuição de câncer nos trabalhadores da agricultura, comparado com aquele nos trabalhadores de outros ramos de atividade, mas com exposição a pesticidas, é marcadamente distinto, embora com certas semelhanças. Assim, concluíram que a exposição aos pesticidas não seria a única explicação para o padrão na distribuição de câncer observado nos trabalhadores agrícolas, sendo necessário buscar outros fatores de risco associados.

Trabalhadores petroquímicos

A primeira referência a riscos de câncer de cérebro em trabalhadores de refino de petróleo foi feita por Thériault e Goulet (1979), no Canadá, que relataram SMR 652 (três casos de câncer) numa coorte de trabalhadores acompanhados entre 1928 e 1976. No Texas, Estados Unidos, Waxweller et al. (1983) relataram SMR 198 (19 casos). Austin et al. (1993) referiram SMR 200 (10 casos) em trabalhadores acompanhados no mesmo período (1941-1977) e localidade.

Outros estudos também apontaram riscos elevados de câncer do SNC, na indústria do petróleo: nos Estados Unidos (Thomas et al. 1980; Thomas et al. 1982; Preston e Martin, 1989; Preston-Martin et al. 1989; Teta, Ott e Schnatter, 1991; Demmers et al. 1991); na Inglaterra (Magnani et al. 1987); e na Suécia (McLaughlin et al. 1987a). Porém, alguns estudos revelaram riscos moderados ou ausentes neste grupo de trabalhadores (Rushton e Aldeson, 1981; Hanis et al. 1982; Wen et al. 1983; Wong et al. 1986; Marsh et al. 1991).

Trabalhadores da saúde

Em algumas atividades exercidas na área da saúde, como dentistas e médicos patologistas, há relatos assinalando a ocorrência de riscos elevados de câncer de cérebro: veterinários (Blair e Hayes, 1980); médicos patologistas (Harrington e Oakes, 1984; Hall et al. 1991); dentistas e auxiliares (Ahlbon et al. 1986); profissionais de setores de diagnóstico clínico (Thomas et al. 1986); mulheres médicas (McLaughlin et al. 1987a); e enfermeiras e profissionais de saúde em geral (McLaughlin et al. 1987a; Preston-Martin, 1989).

Trabalhadores expostos a campos eletromagnéticos (CEM) de baixa tensão*

Desde o primeiro estudo assinalando um excesso de tumores de diferentes tipos, em crianças vivendo nas proximidades de fontes de CEM de baixa tensão (Wertheimer e Leeper, 1979), muitas investigações foram conduzidas para estudar tal associação. As abordagens epidemiológicas para avaliar os efeitos desta exposição têm sido feitas tanto no plano ambiental, alcançando a população em seu conjunto, como no nível ocupacional individual, com grupos específicos de trabalhadores. Milham (1985), cotejando as diferentes causas de morte, com ocupações, nos Estados Unidos, entre 1950 e 1982, chamou a atenção para os efeitos desta radiação não ionizante.

Nos Estados Unidos, Speers et al. (1988) também relataram risco de tumores do SNC em trabalhadores de companhias geradoras de eletricidade do Texas. Mack et al. (1991) observaram um excesso de risco de astrocitomas em ocupações com possível exposição aos CEM, em trabalhadores de Los Angeles. Schlehofer et al. (1990) relataram um excesso de risco de tumores do SNC em mulheres trabalhando como eletricistas há mais de cinco anos na Alemanha, mas não nos homens com o mesmo padrão de exposição. Na Suécia, Törnqvist et al. (1991) relataram riscos de tumores de cérebro em montadores e pessoal de conserto de rádio e TV.

Na Nova Zelândia, Reif et al. (1989) mencionaram risco de tumores de cérebro em engenheiros eletricistas, e Preston-Martin et al. (1993) também observaram excesso de risco de câncer de cérebro em engenheiros eletrônicos e eletricistas, acompanhados entre 1948 e 1988.

Associações com menor magnitude de risco foram, ainda, relatadas por diversos outros pesquisadores (Preston-Martin, 1982; Lin et al. 1985; Thomas et al. 1987; Loomis e Savitz, 1990; Thériault et al. 1994; Savitz e Loomis, 1995; Rodvall et al. 1996; Loomis et al. 1997; Cerhan et al. 1998; Cocco et al. 1998; Cocco et al. 1999). Por outro lado, várias pesquisas não puderam constatar um excesso de risco em trabalhadores expostos aos CEM (Tynes et al. 1992; Sahl et al. 1993; Guenel et al. 1993; Floderus et al. 1994).

Mais recentemente, um painel com 30 especialistas de 14 países reunidos pela IARC em 2011, incluiu os campos eletromagnéticos de radiofrequência como um possível agente carcinogênico (grupo 2B) em decorrência da associação entre os CEM gerados pela telefonia celular e o desenvolvimento de gliomas (Baan et al., 2011). Estima-se que estes representaram cerca de 2/3 dos tumores de cérebro diagnosticados mundialmente em 2008 (Ferlay et al. 2010).

Outras exposições ocupacionais

Entre as exposições a agentes possivelmente associados ao desenvolvimento de câncer de cérebro, destaca-se o cloreto de vinila. Inicialmente apontado como cancerígeno em estudos experimentais, o cloreto de vinila passou a ser analisado em estudos epidemiológicos, observando-se um aumento da mortalidade por câncer em trabalhadores expostos (Monson et al. 1974; Waxweller et al. 1976; Cooper, 1981; Wong et al. 1991). O significado destes resultados tem sido motivo de controvérsia, uma vez que riscos elevados para câncer de cérebro não foram encontrados em outros estudos (Jones et al. 1988; Wu et al. 1989; Hagmar et al. 1990; Simonato et al. 1991).

Inskip et al. (1995) assinalaram outras atividades ocupacionais como associadas a um maior risco de câncer de cérebro, entre as quais se destacam: trabalhadores das indústrias de cosméticos, farmacêutica, de aviação, do aço e do vidro, cozinheiros, anatomistas, embalsamadores, pedreiros, assentadores de telhados, operadores de máquinas industriais, mecânicos industriais, pintores, encanadores, soldadores, bombeiros e trabalhadores que manuseiam ferrocromo. Segundo estes autores, as possíveis explicações para tais associações seriam as exposições a solventes orgânicos, comuns a muitas daquelas ocupações; o contato com os derivados da ureia e ácido carbônico, presentes em pesticidas e herbicidas, precursores dos compostos N-nitroso e, posteriormen-

---

* Ver Capítulo 14 deste livro.

te, das nitrosaminas, poderosos cancerígenos, existentes em conservantes e cosméticos (Lijinsky, 1992); a exposição ao mercúrio pelos dentistas; e a exposição aos hidrocarbonetos policíclicos aromáticos, comum em operadores de veículos, bombeiros, mecânicos e trabalhadores na indústria do aço.

Em síntese, a associação entre a exposição ocupacional a diversos agentes químicos e aos CEM e tumores do SNC tem sido apontada por diversos estudos, em que pese a observação de resultados discordantes. Sua plausibilidade biológica poderia derivar da ação de iniciação e/ou promoção no processo de carcinogênese, no caso das substâncias químicas e, possivelmente, da promoção tumoral, na exposição aos CEM (Koifman, 1993).

▶ Exposição ocupacional dos pais e câncer na infância

Desde a década de 1980, alguns estudos vêm documentando a possível ocorrência de câncer na infância – principalmente leucemia, câncer do SNC, rim (tumor de Wilms), neuroblastoma, sarcoma osteogênico e de tecidos moles – subsequente à exposição ocupacional dos pais a agentes carcinogênicos. Embora controversos, dada a não repetibilidade das observações, os trabalhos publicados abordando esta possível associação ampliam-se em volume crescente. Apesar disto, a maioria dos produtos químicos utilizados no local de trabalho não foi avaliada para toxicidade reprodutiva, e muitos produtos químicos sabidamente capazes de provocar efeitos reprodutivos e alterações no desenvolvimento, ainda se encontram em uso regular nestes ambientes. Exemplos destes incluem metais pesados (chumbo, cádmio), solventes orgânicos (éteres de glicol, percloroetileno), pesticidas e herbicidas (dibrometo de etileno) e esterilizantes, gases anestésicos e drogas antineoplasicas empregadas no setor saúde (McDiarmid e Gehle, 2006).

As primeiras tentativas de se associar o desenvolvimento de câncer na infância à exposição ocupacional dos pais foram realizadas através do estudo de determinadas profissões. Desta maneira, foram descritos excesso de câncer em filhos de cabeleireiras (Olsen et al. 1991), trabalhadores da indústria de petróleo e derivados (van Steensel-Mol et al. 1985; Infante-Rivard et al. 1991); profissionais da área da saúde, sobretudo médicos, enfermeiras e dentistas (Shu et al. 1988; Olsen et al. 1991; Cordier et al. 1997); trabalhadores da indústria de papel (Johnson et al. 1987; Nasca et al. 1988; Kuijten et al. 1992); e trabalhadores em atividades de processamento da madeira e na indústria de alimentos (McKinney et al. 1991).

Em estudo caso-controle de base populacional, com 540 casos e 801 controles, realizado na Califórnia e no Estado de Washington, foi descrito um aumento no risco de câncer de cérebro em crianças cujos pais (OR 2,1; IC95% 1,1-3,9) e mães (OR 3,3; IC95% 1,4-7,7) haviam trabalhado na indústria química (McKean-Cowdin et al. 1998). Kuijten et al. (1992), por sua vez, analisaram a associação entre exposição ocupacional dos pais e o risco de astrocitoma, em estudo caso-controle, com 163 pacientes menores de 15 anos de idade, na Pensilvânia, Estados Unidos. Os autores observaram um excesso de risco em crianças cujos pais eram eletricitários, bem como em filhos de enfermeiras. Riscos mais elevados foram, também, identificados em crianças cujas mães trabalharam como cabeleireiras, e os pais em atividades de pintura, e na indústria de papel, após o nascimento.

Após estes primeiros estudos, iniciou-se uma tentativa de se estudar a associação entre o desenvolvimento de câncer na infância e a exposição ocupacional dos pais a uma substância química específica.

A ocorrência de leucemias em crianças tem sido relacionada a ocupações nas quais os pais estão envolvidos: trabalhadores da indústria química (Vianna et al. 1984; Shu et al. 1988); indústria de borracha e de pneus (Magnani et al. 1990; Olsen, 1988); agricultores (Magnani et al. 1990); metalúrgicos (Shu et al. 1988; Buckley et al. 1989); exposição a solventes e produtos derivados do petróleo (Buckley et al. 1989); exposição à poeira de madeira (McKinney et al. 1991); e exposição a radiações ionizantes e não ionizantes (McKinney et al. 1991). Apesar da importância destes achados, deve-se considerar que muitos destes resultados não são consistentes entre si (Linet e Cartwrigth, 1996). Tais conflitos somente poderão ser resolvidos com o desenvolvimento de novos estudos, com métodos adequados, para que se possa dispor de informações mais precisas e que possam subsidiar ações de intervenção mais eficazes.

Em um estudo de coorte com 235.635 crianças, Feychting et al. (2001) relataram um maior risco de leucemia em filhos de homens ocupacionalmente expostos à poeira de madeira (RR 2,18; IC95% 1,26-3,78). Já Schüz et al. (2000) associaram a exposição materna a tintas e lacas a um aumento do risco de leucemia linfocítica aguda (ALL) na infância, com uma OR de 1,6 (IC95% 1,1-2,4), caso a exposição ocorresse no período pré-concepcional, e uma OR de 2,0 (IC95% 1,2-3,3) se durante a gravidez.

A incidência de leucemia na infância também foi explorada em uma coorte retrospectiva (40.647 mães), descrevendo-se uma razão de riscos, RR 3,83 (IC95% 1,17-12,55) para os filhos de mulheres expostas a solventes orgânicos durante a gravidez (Sung et al. 2008). A associação entre leucemia na infância e exposição dos pais a solventes e tintas foi corroborada por Colt e Blair (1998) ao revisarem diferentes estudos. Estes autores também destacaram a existência de fortes evidências da associação entre câncer de cérebro e exposição paterna a tintas, sendo este dado posteriormente evidenciado pelo estudo de coorte de Feychting et al. (2001).

O desenvolvimento de câncer de cérebro na infância também foi investigado em um estudo caso-controle de base populacional (251 casos e 601 controles) em três cidades europeias – Milão, Paris e Valência (Cordier et al. 1997). Para os tumores neuroectodérmicos primitivos (PNET), a exposição dos pais aos HPAs, gerou um risco na ordem de 2,0

(IC95% 1,0-4,0), embora não relacionado à dose de exposição. No caso de exposição materna, observou-se associação tanto com os tumores da astroglia (OR 2,3; IC95% 0,9-5,8) como com os PNET (OR 3,2; IC95% 1,0-10,3). Um estudo caso-controle realizado por De Roos et al. (2001) observou um maior risco de neuroblastoma em filhos de homens expostos a terebintina ou ao solvente diluidor da tinta laca.

Os pesticidas são os produtos contendo compostos químicos atualmente mais estudados em relação a sua capacidade de aumentar o risco de desenvolvimento de câncer pelos filhos de pais expostos. Os primeiros estudos deste tema relatam um excesso na incidência de câncer em crianças cujos pais desenvolveram diferentes atividades na agricultura no período pré-concepcional (Wilkins e Koutras, 1988; WIlkins e Sinks, 1990), ou no período pós-natal (Buckley et al. 1989).

Monge et al. (2007), em estudo caso-controle realizado na Costa Rica, detectaram excesso de risco de leucemia em filhos de mães expostas a qualquer pesticida durante a gravidez (OR 2,2; IC95% 1,0-4,8), sendo o risco mais elevado se a exposição tivesse ocorrido durante o segundo trimestre de gravidez (OR 4,5; IC95% 1,4-14,7). Uma estimativa de risco de menor magnitude foi associada à exposição paterna a qualquer pesticida durante o segundo trimestre de gravidez (OR 1,5; IC95% 1,0-2,3). Corroborando este achado, estudo de metanálise incluindo 16 investigações, constatou OR 2,09; IC95% 1,51-2,88) associada à exposição pré-natal materna a pesticidas (Wigle et al. 2009).

Em relação aos tumores do SNC, um estudo caso-controle observou uma OR 2,7 (IC95% 1,1-6,6) quando os pais estiveram empregados na agricultura (Cordier et al. 1997), enquanto, num estudo de coorte, foi observado RR 2,36 (IC95% 1,27-4,39) relacionada à exposição ocupacional paterna a pesticidas (Feychting et al. 2001).

Valery et al. (2005) fizeram uma análise conjunta de três estudos caso-controle que investigaram a associação entre exposição pré-natal e gestacional dos pais a pesticidas e o desenvolvimento de sarcoma de Ewing nos filhos. Este estudo relatou OR 2,3 (IC95% 1,3-4,1) para exposição paterna a pesticidas, e OR 3,9 (IC95% 1,6-9,9) para a exposição materna.

As evidências da contribuição das exposições ocupacionais no desenvolvimento de câncer em filhos de trabalhadores não se restringem apenas às substâncias químicas. Vários estudos vêm investigando a associação de neoplasias na infância e a exposição dos pais a radiações ionizantes e a campos eletromagnéticos de baixa frequência, sendo os achados, entretanto, mais inconsistentes que aqueles observados nos estudos com substâncias químicas.

O risco de câncer na infância em indivíduos com pais expostos a radiações ionizantes foi investigado em uma coorte de 105.950 indivíduos nascidos entre 1921–1984 nos Estados Unidos (Johnson et al. 2008). A exposição dos pais a doses ≥82 mGy (n=6 casos) foi associada a um risco não estatisticamente significativo de desenvolvimento de câncer na infância (RR 1,8; IC95% 0,7-4,6). Entretanto, este achado não foi corroborado por dois outros estudos caso-controle, um estudando a exposição materna (Bunch et al. 2009) e outro, a exposição paterna à radiação ionizante (McKinney et al. 2003).

Um discreto excesso de risco de câncer (12 a 31%) em filhos de pais com atividade ocupacional, no ano prévio ao nascimento, potencialmente associada à exposição moderada e elevada aos campos eletromagnéticos de baixa frequência (50-60 Hz), foi relatado (WiIkins e Sinks, 1990). Entretanto, resultados negativos de tal associação vêm sendo publicados. No Reino Unido, o estudo de Sorahan et al. (1999), por exemplo, investigou a associação entre a ocorrência de câncer na infância e exposição materna a campos eletromagnéticos de baixa frequência antes, durante e após a gestação, por meio da exploração de 15.041 óbitos por câncer entre 1953 e 1981. Após ajustamento por idade da mãe, classe social e ordem de nascimento, os autores não confirmaram a hipótese analisada.

Um excesso de casos de câncer do sistema nervoso central (SNC) em filhos de eletricistas e trabalhadores da indústria eletrônica foi documentado (Spitz e Johnson, 1985; Wilkins e Koutras, 1988; Johnson e Spitz, 1989; Kuijten et al. 1992). Li et al. (2009), em um estudo caso-controle, encontraram um excesso de risco para tumores da astroglia (OR 1,6; IC95% 1,1-2,5), bem como para todos os tumores de cérebro na infância (OR 1,5; IC95% 1,1-2,2), em filhos de mães expostas a campos eletromagnéticos de baixa frequência durante a gravidez.

A exposição materna a campos eletromagnéticos de baixa frequência durante a gravidez também foi associada à leucemia na infância, em um estudo caso-controle realizado na Província de Quebec, Canadá, com 491 casos e 491 controles. Para níveis de exposição materna iguais ou maiores que 0,4 microtesla, foi observada uma OR 2,5; IC95% 1,2-5,0 (Infante-Rivard e Deadman, 2003). Outro estudo caso-controle de leucemia na infância, realizado com 4.723 casos e 9.446 controles na Inglaterra (Pearce et al. 2007), relatou um excesso de risco em filhos de homens que trabalhavam em atividades associadas à exposição a campos eletromagnéticos. Foi observada uma OR 1,31; IC95% 1,02-1,69 para leucemia nos filhos destes trabalhadores, sendo descrita uma OR 1,81; IC95% 1,19-2,75) para meninos menores de 6 anos, mas sem estimativas de risco estatisticamente significativas para meninas. Este estudo também encontrou um excesso de risco para condrossarcoma (OR 8,7; IC95% 1,55-49,4) e para carcinoma renal (OR 6,75; IC95% 1,73-26,0).

Em conjunto, os resultados destas investigações são sugestivos de que as exposições ocupacionais dos pais possam estar associadas ao desenvolvimento de neoplasias na prole dos trabalhadores. No sentido de prover evidências da real transferência dos efeitos das exposições no ambiente de trabalho para o ambiente da criança, Colt e Blair (1998) apontaram a necessidade de uma maior atenção às exposições ocupacionais maternas, o emprego de técnicas mais sofisticadas de determinação da exposição, o cuidado na determinação das relações de temporalidade e definição de vias de exposição dos diferentes agentes e a avaliação das exposições pós-natais. Portanto, conclui-se que a ampliação do conhecimento e compreensão dos mecanismos envolvidos na determinação da associação entre a exposição ocupacional dos pais e o desenvolvimento de câncer nos filhos necessita superar alguns obstáculos. Entre estes, pode ser destacada como fundamental, a determinação do período de exposição de relevância, se pré-concepcional (possivelmente afetando o genoma), se durante a gestação (quando as alterações genéticas adquiridas poderiam formar células na etapa de iniciação tumoral), ou se no período pós-natal (afetando a iniciação ou a promoção tumoral). A identificação de mutações germinativas e marcadores de exposição, em crianças afetadas, poderão vir a contribuir, no futuro, para a ampliação do conhecimento dos mecanismos envolvidos em tais associações (Chow et al. 1996).

▶ Prevenção e controle do câncer de origem ocupacional

Apesar dos expressivos avanços terapêuticos, ainda são poucas as neoplasias em que o tratamento mostra-se resolutivo. Por outro lado, apenas para um grupo restrito de cânceres – colo de útero, mama e colorretal – há evidências de benefícios de programas de rastreamento (Eluf Neto e Wünsch Filho, 2000). Também para as neoplasias de origem ocupacional não existe recomendação para rastreamento com base no conhecimento atual (Gustavsson, 1998). As ações individualizadas, como exames médicos periódicos e dosagens de metabólitos nos trabalhadores, são medidas de pouco impacto para o controle do câncer. O foco principal de programas de controle de câncer deve estar voltado para a prevenção primária.

A principal estratégia para minimizar os riscos ocupacionais para o câncer é a *redução* ou a *eliminação da exposição* a agentes classificados como cancerígenos. Entretanto, deve-se considerar que as relações entre exposição ocupacional e câncer são dinâmicas. Ao banimento de determinados agentes carcinogênicos dos ambientes de trabalho em alguns países, a exemplo da benzidina, da b-naftilamina, do benzeno e do amianto, contrapõe-se a incorporação de novas substâncias químicas. As modificações constantes nas características de diversas ocupações e a extinção de algumas destas ocupações cedem lugar à emergência de outras, gerando mudanças no grupo de ocupações de alto risco para câncer. Os estudos realizados nos países desenvolvidos mostraram que o risco de câncer diminuiu em trabalhadores da indústria da borracha e de couro, porém, outras ocupações começaram a mostrar risco mais alto de desencadear câncer, como por exemplo, a de motorista de caminhões. Como se depreendeu da discussão nos tópicos anteriores, a exposição ocupacional a cancerígenos está continuamente modificando-se e representa uma questão aberta e permanente para a Saúde Pública, com riscos mudando ao longo do tempo, e de população para população.

A maior dificuldade para estabelecer propostas de prevenção em câncer decorre do longo tempo de latência da doença, em geral não menor que 15 anos. Assim, a implementação de medidas de intervenção e mensuração dos resultados não se ajusta aos modelos de vigilância habituais. Desde o começo do século, estudos de carcinogenicidade em modelos animais têm sido propostos para superar esta dificuldade, e como uma alternativa para a obtenção de resultados mais rápidos sobre o potencial carcinogênico de determinadas substâncias. Porém, a principal limitação desta estratégia é a reduzida possibilidade de extrapolação dos resultados advindos de estudos em animais para os humanos (Gustavsson, 1998).

A avaliação de risco de carcinogenicidade nos anos 1970 evoluiu com o objetivo de tentar separar as substâncias químicas ambientais com risco para o ser humano daquelas inócuas, pela eliminação de substâncias com testes positivos em experimentos animais. Desenvolveram-se os testes de mutagenicidade de curto tempo *(Teste de Ames)* que poderiam, potencialmente, proporcionar respostas mais rápidas sobre o potencial de carcinogenicidade de determinada substância química, com base no exame de sua mutagenicidade e outros efeitos genotóxicos (Whittemore, 1996). Este teste usa bactérias como Salmonella para mensurar a atividade mutagênica de uma substância, ou seja, sua capacidade de promover danos irreversíveis no material genético celular. O Teste de Ames tem sido utilizado como uma primeira etapa para determinar o potencial mutagênico de novas drogas e substâncias químicas, consistindo em um dos critérios utilizados pelas agências reguladoras para a liberação da comercialização de novas substâncias químicas (Mortelmans e Zeiger, 2000). O achado de que uma substância seja mutagênica para bactérias é geralmente tomado como uma indicação do potencial risco de câncer para os seres humanos. Idealmente, este modelo substituiria os complexos e caros estudos em humanos (Whittemore, 1996). O principal problema na interpretação dos resultados de testes bacterianos é que nem todas as substâncias carcinogênicas são mutagênicas, e nem todas as substâncias mutagênicas para bactérias podem ser consideradas com potencial carcinogênico para humanos (Gustavsson, 1998).

A tentativa de identificar novos agentes cancerígenos, por meio de procedimentos mais rápidos, é um papel de instituições de pesquisa, públicas e privadas. Este é um trabalho constante e interminável, pois novas substâncias estão sempre sendo desenvolvidas e colocadas no mercado, ampliando o potencial de exposição a múltiplas substâncias químicas, em grupos populacionais amplos. Então, o primeiro ponto a ser destacado é a necessidade de acompanhar os novos desdobramentos tecnológicos na área da química, e manter sistemas de controle de novas substâncias incorporadas em processos produtivos. É um processo que exige recursos, organização e domínio de tecnologias. Há, porém, ações mais imediatas, simples e baratas que podem ser colocadas em prática para a proteção dos trabalhadores às exposições a substâncias cancerígenas já reconhecidas, sendo este um papel principal a ser desempenhado pelo Estado, e particularmente pelos órgãos de Saúde Pública.

Trabalho e câncer na Previdência Social no Brasil

O impacto das neoplasias nos trabalhadores brasileiros, em decorrência de sua atividade ocupacional, consiste em um tema pouco explorado na literatura científica. Uma fonte importante para sua análise reside nos arquivos de benefícios da Seguridade Social no país. Neste sentido, a casuística de câncer em trabalhadores brasileiros, durante o ano de 2006, foi analisada com a revisão de todos os registros de auxílio-doença por câncer na Previdência Social naquele ano (Abud Marcelino, 2008).

O estudo teve como objetivo analisar a distribuição de neoplasias malignas em beneficiários da Previdência Social, comparando a distribuição de frequências das diferentes localizações neoplásicas entre as concessões de benefícios previdenciários e acidentários, sobretudo auxílio-doença, com aquela referida na literatura. Cerca de 64,8% da população conta com a cobertura de algum sistema previdenciário, totalizando cerca de 46,7 milhões de trabalhadores (pessoas físicas), dos quais, dois terços são do sexo masculino.

Em 2006 foram concedidos 4,28 milhões de benefícios para todas as espécies, tendo sido avaliadas, nesta investigação, as concessões de benefícios efetuadas, incluindo auxílios-doença, aposentadorias por invalidez, pensões por morte e auxílios por acidente. Deste total, 1,9% das concessões de benefícios foram devidas à ocorrência de neoplasias malignas. Em conjunto, estes benefícios por câncer refletem o efeito cumulativo a diversas exposições ambientais no processo de trabalho ao longo da vida, e sua interação com as características genéticas de cada trabalhador, bem como com outros fatores de risco. Por outro lado, é preciso considerar que o critério para a concessão do auxílio-doença reside na presença de incapacidade, e não na existência da doença, o que pode se traduzir na obtenção de estimativas conservadoras da distribuição das taxas de incidência de neoplasias determinadas pela análise deste banco de dados.

Neste estudo foi observado que o câncer feminino de mama contribuiu com a maior proporção de concessões de auxílio-doença previdenciário (22,7%) e de aposentadoria por invalidez (20,1%) em mulheres, no país, em 2006. No sexo masculino, estas foram para o câncer de próstata, sendo da ordem de 6,6 e 8,0 %, respectivamente (Tabela 29.21).

Em relação à totalidade de auxílios-doença concedidos pela Previdência Social em 2006 (45.781 auxílios-doença), as localizações mais prevalentes foram mama (22,7%), próstata (6,6%), colo de útero (6,3%), tireoide e cólon (4,5% cada). Em relação às aposentadorias por invalidez (9.693 aposentadorias), as cinco localizações mais frequentes foram mama feminina (20,1%), próstata (8,0%), pulmão e brônquios (6,4%) e estômago (5,8%). Desta maneira, as duas principais localizações neoplásicas combinadas, mama e próstata, contribuíram para com cerca de 29,3% das concessões de auxílio-doença e 28,1% das aposentadorias por invalidez (Tabela 29.21).

Foram também obtidas taxas de incidência de câncer segundo localização, segundo sexo (Tabela 29.22), sendo as mais elevadas próstata (22,7/100.000) e mama feminina (61,9/100.000). É oportuno ressaltar que o câncer de

Tabela 29.21. Distribuição de frequências de auxílios-doença e aposentadorias por invalidez por neoplasias segundo localização tumoral, Brasil, 2006

Auxílio-doença previdenciário		Aposentadoria por invalidez	
Sítio	N (%)	Sítio	N (%)
1º. Mama feminina	10.379 (22,7)	1º. Mama feminina	1.946 (20,1)
2º. Próstata	3.027 (6,6)	2º. Próstata	771 (8,0)
3º. Colo uterino	2.875 (6,3)	3º. Pulmão	616 (6,4)
4º. Estômago	2.046 (4,5)	4º. Estômago	566 (5,8)
5º. Cólon	2.081 (4,5)	5º. Cólon	515 (5,3)
6º. Pulmão	1.802 (3,9)	6º. Reto	381 (3,9)
7º. Tireoide	1.551 (3,4)	7º. Laringe	333 (3,4)
8º. Pele não melanoma	1.118 (2,4)	8º. Colo uterino	329 (3,4)
9º. Reto	1.229 (2,2)	9º. Esôfago	309 (3,2)
10º. Esôfago	931 (2,0)	10º. Encéfalo	256 (2,6)
11º. Laringe	897 (2,0)	11º. Ovário	162 (1,7)
12º. Ovário	871 (1,9)	12º. Mieloma	158 (1,6)
13º. Encéfalo	858 (1,9)	13º. Rim	156 (1,6)
14º. Melanoma	817 (1,8)	14º. Bexiga	154 (1,6)
15º. Leucemia mieloide	813 (1,8)	15º. Fígado/V. biliares	153 (1,6)
Demais localizações	14.486 (31,6)	Demais localizações	2.888 (29,8)
Total	45.781 (100,0)	Total	9.693 (100,0)

Fonte: modificado de Abud Marcelino (2008)

tireoide constituiu a terceira causa mais frequente de concessão de auxílio-doença por neoplasias em mulheres, com uma taxa ajustada de 9,6 casos por cem mil contribuintes daquele sexo.

A distribuição regional das taxas de incidência de câncer nos contribuintes da Previdência Social, ajustadas segundo idade, encontra-se apresentada na Tabela 29.23. Esta revela um gradiente decrescente em sua magnitude, no país, com as seguintes localizações: mama feminina, próstata, colo uterino, cólon, estômago, pulmão, ovário, endométrio, reto, tireoide, pele não melanoma, laringe, esôfago, cérebro e leucemia mieloide.

É possível observar, entretanto, que as magnitudes das taxas analisadas apresentam ampla variação regional em algumas localizações, como a mama feminina, colo uterino, tireoide e pele não melanoma. Adicionalmente, a distribuição observada das taxas de incidência de câncer entre beneficiários da Previdência Social retrata o processo de transição epidemiológica em curso, já descrito, no país, com a superposição de taxas elevadas ou moderadas de localizações tumorais que retratam as condições de pobreza (câncer de colo uterino, estômago, esôfago, laringe) e aquelas observadas em condições de riqueza e afluência social (câncer de mama, próstata, cólon e reto) (Koifman e Koifman, 2003).

A análise da distribuição de benefícios da Previdência Social para trabalhadores com câncer, no Brasil, segundo ramo de atividade, revelou o predomínio observado em comerciários, com cerca de 81,2% dos auxílios, seguindo-se as atividades no meio rural, com 15,6% das concessões no país. Apesar da primazia do ramo comerciário no país em relação à oferta de benefícios para neoplasias, os trabalhadores rurais alcançaram o principal *ranking* de frequência na Região Nordeste (cerca de 38,7% do total de concessões de auxílio-doença), e 21,2% daquelas na Região Sul. Nos trabalhadores do campo, as neoplasias mais frequentemente observadas nas concessões de benefícios foram o carcinoma *in situ* de pele, os tumores de pele não melanoma, endométrio e esôfago.

Em relação à distribuição dos auxílios doença por câncer segundo idade, cerca de 47% dos auxílios-doença por câncer ocorreram em trabalhadores com 50 anos de idade ou mais. Este cenário foi similar nas diferentes regiões do país, sendo da ordem de 29% para as demais causas para concessão de benefícios na mesma faixa etária.

Quanto à distribuição dos auxílios-doença por câncer segundo faixa salarial, ao redor de 40% destes no país ocorreram na faixa menor que um salário mínimo, variando esta proporção de 35% na Região Sudeste a 60% na Região Nordeste. Nesta faixa salarial, as localizações tumorais mais frequentes para a concessão de auxílio foram carcinoma *in situ* de pele, outras neoplasias malignas de pele, colo de útero e corpo do útero. Os benefícios concedidos para trabalhadores com neoplasias, na faixa de menos de quatro salários-mínimo, alcançaram cerca de 80% das concessões em 2006, com um padrão relativamente similar nas diferentes regiões do país.

Em resumo, pode-se afirmar que ainda há grande desconhecimento no país quanto à magnitude do câncer de origem ocupacional ou relacionado ao trabalho. Parte dessa lacuna deve-se à baixa confiabilidade das estatísticas previdenciárias oficiais, que cobrem apenas parcialmente a força de trabalho atuante no país. Na Bahia, inquérito transversal sobre trabalhadores cobertos pelo regime geral da previdência relatou apenas um caso reconhecido como câncer de origem ocupacional, entre quase 30.000 benefícios concedidos no período, estimando-se um subregistro de cerca de 97% frente à casuística esperada (Souza *et al.* 2008).

A outra face desta problemática decorre da natureza multifatorial da cadeia de determinação causal desse grupo de doenças, o que gera dificuldade em se estabelecerem procedimentos uniformes de vigilância epidemiológica "convencional". Embora o câncer ocupacional esteja atualmente designado como agravo de notificação compulsória no SINAN – Sistema Nacional de Agravos de Notificação, o estabelecimento de nexos com a atividade ocupacional pode ser tarefa bastante complexa. Devido aos longos períodos de latência, o paciente pode já estar aposentado quando do diagnóstico, o que dificulta a atribuição de exposições ocupacionais ocorridas durante sua fase produtiva mediante critérios genéricos de levantamento de dados. Adicionalmente, o câncer de origem ocupacional não é distinguível morfológica e histologicamente do não ocupacional, o que demanda metodologia de análise apropriada para cada neoplasia. Não obstante, medidas efetivas podem ser adotadas pelos serviços de vigilância epidemiológica. Entre elas, podem ser mencionadas: a definição de um evento-sentinela (por exemplo, a ocorrência de uma neoplasia em particular, como mesotelioma enquanto marcador da exposição ao amianto, ou angiossarcoma em relação ao cloreto de vinila), com seguimento da correspondente série histórica; a atenção prioritária a populações de

Tabela 29.22 – Taxas de incidência de neoplasias com concessão de auxílio-doença ajustadas por idade segundo sexo, Brasil, 2006

Sexo masculino		Sexo feminino	
Sítio	Taxa*	Sítio	Taxa*
1º. Próstata	22,7	1º. Mama	61,9
2º. Estômago	7,5	2º. Colo uterino	15,4
3º. Pulmão	6,4	3º. Tireoide	9,6
4º. Cólon	6,0	4º. Cólon	7,1
5º. Esôfago	4,4	5º. Ovário	5,6
6º. Laringe	4,2	6º. Endométrio	4,7
7º. Pele não melanoma	3,9	7º. Estômago	4,6
8º. Reto	3,7	8º. Pulmão	4,4
9º. Leucemia mieloide	2,6	9º. Reto	4,0
10º. Encéfalo	2,4	10º. Pele não melanoma	2,8
11º. Tireoide	1,5	11º. Leucemia mieloide	2,4

*Taxas por cem mil contribuintes ajustadas pela população mundial.
Fonte: modificado de Abud Marcelino (2008).

29 | Tumores Malignos Relacionados com o Trabalho

Tabela 29.23. Taxas de incidência de neoplasias com concessão de auxílio-doença ajustadas por idade segundo regiões geográficas, ambos os sexos, Brasil, 2006

Sítio	Brasil	Distribuição nas regiões	Taxas elevadas	Taxas reduzidas
1º. Mama	1,9	S: 79,2; NE: 67,0; CO: 59,6 SE: 57,0; N: 32,7	RS: 87,5; SC:84,0;	AM:24,3; PA:28,4
2º. Próstata	22,7	CO: 30,7; NE: 29,9; SE: 21,7 S: 29,9; N: 16,8	MS: 45,8; PI:45,1 RN: 42,4	AP 9,6; AC:10,6 SC:12,9; PA:13,0
3. Colo do útero	15,5	N: 32,0; NE: 24,9; S: 19,1 CO: 17,6; SE: 10,9	AC: 92,6; MA:90,6	RJ: 11,5; DF: 11,0
4º. Cólon	6,2	CO: 7,7; S: 7,1; SE: 6,2 NE: 5,0; N: 3,5	PI: 10,5; MS: 9,2; DF: 8,7	MA: 1,6; AL: 1,8
5º. Estômago	6,1	S: 7,9; NE: 7,1; N: 6,9 CO: 5,8; SE: 5,3	RN: 10.5; PI:10,4; CE: 10,1	SE: 2,2; AL: 2,3
6º. Pulmão	6,0	S: 8,4; CO: 7,2; NE: 6,4 SEW: 5,2; N: 3,9	MS: 14,0; RS: 11,4	AP: 0,9; AM: 2,8
7º. Ovário	5,6	CO: 7,1; NE: 6,4; S: 5,7 N: 5,3; SE: 5,2	TO: 14,4; PE: 12,1	AM: 1,6; SE: 1,9
8. Endométrio	4,7	NE: 6,4; S: 5,2; SE: 4,3 CO: 4,3; N: 3,1	RN: 11,1; CE: 10,6 MA: 10,1	SE: 0,9; AC: 2,1; DF: 2,5
9º. Reto	3,8	S: 5,8; NE: 3,2; SE: 3,4 CO: 3,1; N: 3,0	AC: 7,9; SC: 6,6 RS: 6,5	MA: 1,6; MT: 1,8
10º. Tireoide	3,3	NE: 7,0; CO: 5,0; S: 3,7; SE: 2,4; N: 1,4	MA: 15,5; CE: 11,4	AM: 0,6; MT: 0,7 PA: 1,3
11ª. Pele não melanoma	3,2	NE: 5,9; N: 5,5; S: 5,3 CO: 3,9; SE: 1,7	RN: 19,8; AC: 18,1 RO: 17,4	DF: 0,6; RJ: 0,8
12ª. Laringe	2,9	NE: 3,6; CO: 3,6; S: 3,3 SE: 2,7; N: 1,5	CE: 5,3; RN: 5,1 MS: 5,5; RS: 4,8	AM: 0,5; RO: 1,4 PA: 1,5
13ª. Esôfago	2,8	S: 4,8; SE: 2,5; CO: 2,4 NE: 2,3; N: 1,0	PR: 4,7; SC: 4,6 PI: 26,2; MA: 18,6;	AM: 0,2; DF: 0,6 MA: 0,7
14º. Encéfalo	2,5	NE: 6,9; CO: 2,9; N: 2,8 S: 2,3; SE: 1,9	PB: 12,7 MA: 7,0; PB: 11,9	AM: 0,5; RJ: 0.8 AL: 0,9; DF: 0,9
15. Leucemia mieloide	2,4	NE: 4,4; N: 3,2; S: 3,0; CO: 2,2; SE: 2,0	CE: 11,9	RO: 0,6; AL: 0,9 MS: 1,2; ES: 1,2

Taxas por cem mil contribuintes, ajustadas pela população mundial.
S: Região Sul; N: Região Norte; SE: Região Sudeste; NE: Região Nordeste; CO: Região Centro-Oeste.
Fonte: modificado de Abud Marcelino (2008).

expostos em atividades/ocupações pré-definidas; e a realização de inquéritos eventuais com pesquisa de alterações citogenéticas em grupos selecionados com base nas evidências científicas correntes.

◗ Vigilância de substâncias cancerígenas no ambiente de trabalho

Muitos países desenvolvidos, como os da União Europeia, os Estados Unidos e, mais recentemente, o Canadá, desenvolveram sistemas regionais e nacionais para vigilância da exposição ocupacional a cancerígenos em seus territórios (Alho *et al.* 1988; Pedersen e Sieber, 1990; Heikkilä e Kauppinen, 1992; Greife *et al.* 1995; Kauppinen *et al.* 2000; Hystad *et al.* 2008 Gan *et al.* 2009). No Brasil, a situação de exposição ocupacional a substâncias cancerígenas e processos de trabalho com potencial cancerígeno, nas diferentes atividades, é desconhecida no seu conjunto. Embora sejam poucos os estudos nacionais que exploraram as relações entre trabalho e câncer, é possível observar uma mudança neste padrão, ao longo dos anos, na literatura. Alguns estudos brasileiros, com diferentes delineamentos, vêm trazendo resultados interessantes para a prevenção e controle das neoplasias no contexto ocupacional de países em desenvolvimento, contribuindo tanto para o levantamento de hipóteses, quanto para a investigação de fatores de risco (Silva *et al.*, 2000; Mattos *et al.*, 2002; Meyer *et al.*, 2003; Bahia *et al.*, 2005; Andreotti *et al.* 2006; Neves *et al.* 2006; Sartor *et al.* 2007). As peculiaridades de certos processos produtivos pouco usuais em países industrializados avançados, bem como circunstâncias singulares de exposição, são argumentos razoáveis no sentido de se conduzirem tais pesquisas em nosso meio, de forma a reconhecer seu papel na oncogênese de populações específicas, e subsidiar os esforços de vigilância para as mesmas.

Circunstâncias peculiares de exposição a agentes cancerígenos

Um exemplo de particular interesse é o da exposição dos trabalhadores da cana-de-açúcar aos produtos da combustão durante queimadas da colheita, que ocorre frequentemente neste processo de trabalho em países em desenvolvimento. Existem evidências de que a sílica biogênica, liberada após a queima das folhas, teria um papel na carcinogênese pulmonar (Newman, 1986). Um estudo caso-controle conduzido na Índia relatou risco de câncer de pulmão neste grupo de trabalhadores, independente do consumo de tabaco (Amre et al. 1999). Sugere-se que a exposição intensiva e continuada aos HPA pela queima da biomassa possa levar a uma condição propícia ao desenvolvimento desta neoplasia no Brasil, onde o processo da queima da cana-de-açúcar ainda é adotado (Ribeiro, 2008). Embora os investimentos na mecanização da lavoura possam modificar esse processo, a prática da queimada é de baixo custo e socialmente aceita há séculos, o que dificulta seu abandono. Desta forma, grande parcela destes trabalhadores ainda estão expostos à inalação de altos níveis de carcinógenos ambientais em função da sua ocupação. No Estado de São Paulo, o setor sucroalcooleiro vem apresentando expansão em anos recentes. No entanto, desde 2011 vem sendo implantado um plano restritivo para a queima da palha da cana de açúcar em 124 municípios daquele Estado, havendo um plano de abolição futura desta prática, em função de maiores preocupações com relação aos seus efeitos ambientais e sanitários (Ferreira, 2007; Sanchez et al. 2009). Um estudo que avaliou marcadores de suscetibilidade em trabalhadores deste setor no Estado de São Paulo, revelou níveis significativamente mais elevados de 1-hidroxipireno urinário entre trabalhadores atuando na queima de colheita de cana de açúcar, comparados àqueles que não participaram da colheita (não expostos), sendo o excesso de risco associado à presença do polimorfismo genético CYP1A1*4 (do Vale Bosso et al. 2006). Embora o efeito carcinogênico desse tipo de exposição seja plausível, há necessidade de estudos epidemiológicos prospectivos exploratórios que possam efetivamente contribuir com práticas sanitárias, no país, dirigidas ao grupo de canavieiros, que são reconhecidamente vulneráveis (Dias et al. 2009; Sanchez et al. 2009).

Um estudo de prevalência de morbidade referida em agricultores da fruticultura irrigada do Vale do Rio São Francisco também descreveu exposição massiva a agentes cancerígenos em populações socialmente vulneráveis (Bedor et al. 2009). Os autores observaram associação entre intoxicação por agrotóxicos e baixo nível de escolaridade, estimando-se em 7% a prevalência de, pelo menos, um episódio de intoxicação por agrotóxicos no decorrer da vida dos agricultores. O estudo também apontou baixa cobertura assistencial toxicológica, subnotificação previdenciária e epidemiológica e falta de fiscalização adequada dos agrotóxicos em uso na região, elementos que tornam verossímeis exposições cumulativas nestes trabalhadores. Muitos dos agentes químicos utilizados na lavoura faziam parte da categoria de produtos com potencial cancerígeno, o que reforça a necessidade de melhor controle da venda, de abordagens integradas de educação e vigilância sanitárias, além de estudos toxicológicos e epidemiológicos que permitam investigações mais detalhadas dos riscos à saúde (Bedor, 2008).

Experiências de intervenções

Para além da dimensão da pesquisa acadêmica e de um ponto de vista mais voltado às intervenções, há experiências isoladas realizadas com o objetivo de implantar o controle de substâncias cancerígenas específicas, cujos modelos são exemplos de como deveriam ser conduzidas abordagens sobre as exposições a cancerígenos no país.

Benzeno

A produção de benzeno no Brasil é relatada somente a partir do final dos anos 1950, com o aumento da produção comercial de petróleo e o estabelecimento da indústria de aço no país (Arcuri et al. 1999). No período 2004-2008, a produção brasileira média de benzeno (petroquímico e carboquímico) situou-se em torno de 930.000 toneladas (Abiquim, 2009). Apenas quatro plantas petroquímicas produzem benzeno, no país, e são responsáveis por quase 99% da produção nacional, mas aguarda-se uma mudança neste perfil nos próximos anos. Uma grande ampliação da capacidade instalada no país está prevista, com a entrada em funcionamento do Complexo Petroquímico do Rio de Janeiro (Comperj), no município de Itaboraí, RJ. A indústria petroquímica de transformação secundária é a principal consumidora de benzeno. No final do século passado, uma pequena parte, não mais de 5% da produção total, era destinada à produção de álcool-anidro para mistura com gasolina, procedimento que se encontra proibido no país desde então.

No início dos anos 1990, estimava-se que cerca de 36.000 trabalhadores estavam expostos ao benzeno, e no ano de 1993, ocorreram 3.300 notificações de trabalhadores com leucopenia, tida, na época, como decorrente de intoxicação pelo benzeno (Carvalho et al. 1995). No decorrer daquela década, a prevenção da exposição ao benzeno foi assumida como uma prioridade, e muito esforço foi dirigido no sentido de estabelecer um controle sobre a produção e o uso do benzeno (Arcuri et al. 1999). Como corolário desta mobilização, um acordo foi assinado entre o Governo Federal, as centrais sindicais dos trabalhadores e as federações das indústrias, no final de 1995. Por meio deste acordo, foi criada a Comissão Nacional Permanente do Benzeno, com o objetivo de estabelecer, gerenciar e monitorar as regras para sua utilização no país (Fundacentro, 1996). A partir de então, ampliou-se a vigilância da exposição ao benzeno, mediante restrições legais, as quais conduziram a mudanças significativas no padrão de exposição observado no país (Costa, 2009). O novo contexto normativo incluiu o estabelecimento pactuado de valores de referência tecnológica (VRT), diferenciados por ramo de atividade produtiva, a serem progressivamente atingidos segundo atividade, bem como a adoção de indicadores biológicos de exposição dos trabalhadores.

A edição da Norma de Vigilância da Saúde dos trabalhadores expostos ao benzeno (Ministério da Saúde, 2003), a formulação de protocolo de diagnóstico e de investigação de casos suspeitos (Ministério da Saúde, 2006a; 2006b) e a consolidação das experiências de vigilância tecnológica, epidemiológica e ambiental no que concerne ao benzenismo, representaram avanços em direção à prevenção desse agravo, no país, em anos recentes. O desafio de desenvolver essas ações em contextos diversos e com múltiplos atores sociais tem colocado em evidência propostas de modelos de vigilância que integrem serviços de referência e vigilância no âmbito do SUS (Machado et al. 2003; Cazarin et al. 2007).

Níquel e cromo

Outro exemplo emblemático de possíveis estratégias de controle de agentes cancerígenos é aquele referente ao processo de adoção de critérios relativos à exposição ao Níquel e Cromo ocorrido no Estado de São Paulo. Os compostos destes metais pesados têm inúmeras aplicações em galvanoplastia, solda e cunhagem de moedas. O níquel e seus compostos são também amplamente utilizados na indústria de alimentos, fábricas de baterias, indústria cerâmica e de vidros. Os principais efeitos sobre a saúde da exposição ocupacional ao níquel são alergias, sinusites, ulceração do septo nasal e câncer da cavidade nasal, pulmão e outros órgãos (IARC, 1990). O cromo hexavalente, um poderoso oxidante, é um agente agressivo para a saúde dos trabalhadores e causa dermatites, úlceras e perfuração do septo nasal, sendo também considerado um carcinógeno (IARC, 1990).

Em 1991, o Brasil produziu 1.435.521 toneladas de níquel bruto e 867.598 toneladas de níquel processado. O número de trabalhadores expostos no país a este metal é desconhecido, mas estimativas pouco precisas indicam que cerca de 1.700 trabalhadores estão expostos, em cinco minas. Os compostos de cromo não são produzidos no país, existindo cerca de 600 indústrias galvânicas de diferentes tamanhos na Região Metropolitana de São Paulo, as quais incorporam diferentes graus de tecnologia e empregam cerca de 8.000 trabalhadores potencialmente expostos, simultaneamente, ao níquel e cromo.

Em pesquisa conduzida na Região Metropolitana de São Paulo na década de 1990, Silva (1997) avaliou 122 indústrias galvânicas. Em 65 destas empresas, os efeitos de processos de produção usando sulfato e cloreto de níquel e ácido crômico (cromo hexavalente) foram observados. Os níveis de cromo encontrados no ar, com uma única exceção, estavam abaixo dos limites de segurança estabelecidos pela Legislação Brasileira ($40mg/m^3$) e os níveis de níquel estavam situados dez vezes abaixo do valor de $100mg/m^3$ recomendado pela *American Conference of Governmental Industrial Hygienists* (ACGIH, 2010).

Porém, apesar de estes ambientes estarem dentro das normas de segurança estabelecidas pela legislação, 41% dos trabalhadores examinados apresentavam lesões de septo nasal classificadas como de moderada a grave. Estes resultados permitem concluir que, de fato, a definição de limites de tolerância para a exposição a substâncias tóxicas não representa, isoladamente, medida de segurança adequada para a saúde dos trabalhadores.

O debate sobre os limites de segurança para exposição a substâncias cancerígenas é antigo. A ideia básica é que, abaixo de um determinado nível, nenhum risco estaria presente. Mas há autores que consideram que o risco deveria ser extrapolado linearmente, ou seja, risco zero (inexistente) equivalendo à exposição zero (igualmente inexistente). Neste sentido, o argumento a ser considerado é o de que não existe um limite de exposição a cancerígenos, independentemente de quão reduzido seja o nível definido, que possa ser considerado completamente seguro (Gustavsson, 1998).

Os resultados da pesquisa sobre a exposição a metais pesados, em São Paulo, levaram a um acordo tripartite para o controle da exposição ocupacional ao níquel e ao cromo no Estado, com compromissos por parte do governo, das indústrias e dos trabalhadores em relação ao estabelecimento de mudanças nos ambientes de trabalho das indústrias galvânicas em São Paulo, tais como medidas de controle e a instalação de sistemas de ventilação nos tanques de banhos com estes metais pesados (Arcuri et al. 1999). Este exemplo revela a necessidade da geração de conhecimentos baseados na análise local de dados, permitindo o diagnóstico epidemiológico adequado e o desencadeamento de ações de vigilância eficazes.

Amianto/asbesto

O amianto/asbesto é uma substância cuja exposição é fator de risco para o mesotelioma de pleura e peritônio, bem como para o câncer de pulmão, atingindo não apenas os trabalhadores expostos, mas também seus familiares. Este fato tem sido evidenciado por estudos epidemiológicos desde a década de 1930. Até o final da década de 1990, o banimento do amianto já ocorrera na Alemanha, Arábia Saudita, Áustria, Bélgica, Dinamarca, Finlândia, Holanda, Inglaterra,

Itália, França, Noruega, Nova Zelândia, Polônia, República Tcheca, Suécia e Suíça (Mendes, 2001).

Assim, as medidas de controle por meio de legislação, e que foram tomadas apenas a partir do último quarto do século passado em alguns países desenvolvidos, sensibilizam agora o Brasil. Este tipo de organização dirigida a um objetivo específico, envolvendo técnicos na área de segurança e higiene do trabalho, em conjunto com os sindicatos de trabalhadores, constitui uma das estratégias para o controle sobre a exposição a substâncias cancerígenas. Na última década, a constituição de redes sociais em torno da causa do banimento do amianto vem sendo apontada como instrumento de mobilização atuante em escala mundial. Essas redes propugnam o direito dos trabalhadores à plena informação e escolha (*right-to-know & right-to-act*), e se contrapõem à ideia do "uso controlado do amianto" defendida pela indústria (Castro *et al.* 2003; D'Acrim *et al.* 2009).

Contrariando a tendência internacional, a opinião pública e a moção pelo banimento pelo Conselho Nacional de Saúde, a produção de amianto no Brasil continua, encontrando-se entre os cinco maiores produtores, consumidores e exportadores mundiais de amianto crisotila – amianto "branco". A maior mina em exploração no país situa-se no município de Minaçu, no Estado de Goiás. Esta situação ensejou nota técnica conjunta do Ministério da Saúde e da Escola Nacional de Saúde Pública/FIOCRUZ pela adoção de medidas visando a substituição do amianto (Ministério da Saúde, 2001). Contudo, não há término previsto para o banimento do amianto no Brasil, objetivo que vem mobilizando profissionais de saúde e a sociedade civil contra os *lobbies* industriais pró-utilização do mesmo (Mendes, 2007).

Os Estados de Pernambuco, Rio de Janeiro, Rio Grande do Sul e São Paulo estabeleceram legislação para descontinuar o uso do amianto em seus territórios. Porém, após a interrupção da produção e processamento do amianto no plano nacional, permanecerá, para os profissionais de saúde, o desafio da vigilância dos efeitos da exposição ao amianto, devido ao longo período de latência (25 a 35 anos) associado à sua carcinogenicidade. Muitos casos de mesotelioma continuarão a ser diagnosticados e o monitoramento desta incidência deverá persistir nas próximas décadas (Freitas, 2001; Mendes, 2001).

Sílica e pesticidas

A IARC compila, avalia e atualiza, sistematicamente, os dados experimentais e epidemiológicos sobre substâncias suspeitas de serem cancerígenas (Tabelas 29.4 e 29.5). Um sistema de vigilância sobre a exposição ocupacional a substâncias cancerígenas no país deveria ser iniciado, para buscar conhecer o número de trabalhadores expostos a substâncias assim definidas no Grupo 1 da IARC. Analisar a distribuição destes trabalhadores potencialmente expostos, por ramos de atividades, e construir acordos que permitam eliminar tais exposições é uma tarefa que se impõe.

Experiências exitosas na estimação de exposições cancerígenas foram conduzidas, em países desenvolvidos, com vistas ao seu controle, sendo, contudo ainda incipientes na América Latina. No Brasil, Ribeiro *et al.* (2005) construíram uma matriz de exposição ocupacional (MEO) à sílica que permite estimar, em base populacional e a partir de dados secundários (Relação Anual de Informações Sociais – RAIS), a exposição a este agente cancerígeno, segundo ramo de atividade econômica e ocupação. Analogamente ao *CAREX* – sistema de exposição a cancerígenos (Kauppinen *et al.* 2000), implantado, com o mesmo objetivo, nos Estados-membros da Comunidade Europeia, e às experiências do *National Occupational Exposure Survey* estadunidense (NOES, 1997), a MEO brasileira para a sílica pode orientar a aplicação racional de medidas de controle dessa exposição no país. Com base na MEO, estima-se que seis milhões de trabalhadores estiveram expostos a poeiras contendo sílica, no Brasil, em 2007, sendo que mais da metade destes em frequência superior a 30% da jornada semanal de trabalho. Entre os setores de atividade econômica que mostram maior prevalência de exposição estão os da construção civil (65% dos trabalhadores ocupados), seguidos de produção de cerâmica e vidro (56%) e extração mineral (52%) (Ribeiro, 2010).

Na Costa Rica, sistema congênere ao *CAREX* foi criado para estimar as prevalências de exposição a vários agentes carcinógenos, incluindo sete grupos de pesticidas considerados de interesse para o país. Abrangendo 55 ramos de atividades econômicas, o sistema (denominado *TICAREX*) permite que se estabeleçam prioridades de intervenção sobre os principais grupos de expostos na população de trabalhadores, sendo a mais abrangente experiência do gênero de que se tem notícia em países latino-americanos (Partanen *et al.* 2003; Chaves *et al.* 2005).

Tabagismo passivo

A vigilância da exposição ao fumo no local de trabalho (tabagismo passivo) também vem sendo aplicada, na última década, em várias partes do mundo. Dados do CAREX de 1998 estimavam o tabagismo ambiental como a segunda mais prevalente exposição carcinogênica em países da Europa, só superada pela radiação solar, e alcançando 7,5 milhões de trabalhadores expostos em pelo menos 75% do seu tempo de trabalho (Kauppinen *et al.* 1998). Após ampla divulgação do relatório europeu e de inquérito conduzido pela Organização Internacional do Trabalho para avaliar a situação em nível mundial, vários países promulgaram regulamentação mais restritiva ao tabaco nos ambientes laborais, dando início à implantação de programas de controle (ILO, 2004). Na América Latina, há escassez de informações confiáveis sobre exposições laborais, exceto para a Costa Rica, onde o *TICAREX* estimou que 5,4% da força de trabalho do país estava exposta ao fumo, em ambiente de trabalho, no início deste século (Partanen *et al.* 2003), com altas prevalências na indústria de equipamento de transporte, além dos ramos de serviços de transporte, de educação e de serviços domésticos. Estudo conduzido em sete países da América Latina, entre 2002 e 2003, apontou altos níveis de exposição ambiental ao fumo em restaurantes, sendo o Brasil detentor da maior média observada entre os países participantes (Navas-Ancien *et al.* 2004). Estes dados, em seu conjunto, têm subsidiado estratégias de controle que combinam abordagem regulatório-disciplinar (legislação antitabágica e sanções econômicas), campanhas dissuasivas antitabagismo e apoio terapêutico ao dependente. Contudo, a proporção destes componentes em programas nacionais ou regionais, por sua vez, é fortemente influenciada por fatores econômicos e culturais (ILO, 2004).

▶ Saúde e Trabalho no Brasil: perspectivas

Se, por um lado, a tarefa imposta aos epidemiologistas, de identificar a origem ocupacional do câncer, é incessante, dada a reavaliação constante de agentes e processos produtivos provavelmente ou certamente cancerígenos, o monitoramento das exposições implica a necessidade de avaliações confiáveis destas e de sistemas de informação capazes de identificar, mensurar e acompanhar situações de risco para os trabalhadores (Ribeiro e Wünsch Filho, 2004). Trata-se, evidentemente, de um árduo esforço coletivo, que envolve os setores da Saúde, do Trabalho e da Previdência e cujo cenário, no Brasil, apenas começa a se esboçar (Dias *et al.* 2009).

Logo, não menos árdua é a perspectiva de trabalho que se coloca a seguir, na implantação de um sistema de vigilância da exposição às substâncias cancerígenas no país, a qual deverá incluir complexas negociações com as federações de indústrias e centrais sindicais, sendo, a participação de ambas, indispensável para o êxito deste processo.

Neste capítulo, buscou-se apresentar uma panorâmica das estatísticas nacionais dos Registros de Câncer de Base Populacional, bem como de outras regiões da América Latina, disponibilizadas pela IARC, sendo as mais recentes aquelas relativas ao período 1998-2002 e publicadas em 2008 (Ferlay *et al.* 2010). Considerando-se o longo período de latência entre as exposições ambientais em geral, e aquelas de natureza ocupacional em particular, geralmente não inferiores a uma década de duração e frequentemente mais prolongadas, as taxas de incidência e mortalidade de câncer aqui apresentadas são decorrência de exposições a agentes químicos, físicos e biológicos ocorridas no período inicial, ou mesmo prévio à participação do Brasil no processo de globalização da economia. Desde então, têm-se verificado, no país, o acesso dos trabalhadores a novos processos de produção, a exposição a novos produtos químicos e modificações nas relações de trabalho, entre outros.

A intensidade da crise econômica internacional estabelecida na América do Norte e na Europa, a partir de meados da década de 2000, tem gerado mudanças importantes nas relações de trabalho nos países mais diretamente afetados, acarretando sua precarização, o desemprego, a imigração de trabalhadores, e a transferência de empresas para os países com potencial elevado de crescimento da economia capitalista, como aqueles denominados pela sigla BRICS (Brasil, Rússia, Índia, China e África do Sul). Nesta conjuntura, os efeitos decorrentes deste novo perfil de exposições ocupacionais sobre a saúde, e sobretudo o câncer, somente se tornará mais evidente para ser avaliado nas próximas décadas.

No caso do Brasil, as transformações demográficas e econômicas vividas pela sociedade brasileira apresentam um pano de fundo que necessitará ser acompanhado detalhadamente, para se avaliarem os efeitos na distribuição do câncer associado ao trabalho. Entre as primeiras, podem mencionar-se as modificações importantes na estrutura familiar existente no país, com diminuição do número de famílias com filhos, ampliação da proporção de famílias geridas por mulheres sem cônjuges, e do percentual de famílias com mulheres atuando como referência familiar (http://www.ibge.gov.br/ibgeteen/pesquisas/familia.html). Neste contexto, é possível prever a participação crescente do sexo feminino na formação de uma classe trabalhadora com novas características, com ampla probabilidade de exposição precoce, e por longos períodos, a diversas substâncias cancerígenas inerentes às atividades do processos produtivo. Num contexto de envelhecimento populacional como aquele que ocorre atualmente na população brasileira, este cenário poderá acarretar repercussões importantes para a mulher trabalhadora. Entre estas, cabe citar não apenas as possíveis mudanças na distribuição de câncer ocupacional, mas também diversos desfechos de saúde para sua prole, considerando-se a relevância de muitas destas exposições durante a gravidez, sobretudo aquelas de natureza química. Nestas condições, da mesma forma poderá verificar-se, futuramente, nos filhos expostos a estas substâncias no perído fetal, o desenvolvimento de diversas doenças crônicas, incluindo câncer, diabetes, doenças cardiovasculares, síndrome metabólica, doenças neurológicas, entre outras. Cabe ressaltar que muitas destas substâncias químicas são igualmente danosas ao sistema reprodutivo masculino, existindo evidências de que possam, eventualmente, afetar o processo de espermatogênese, o que igualmente poderá implicar riscos diversos de adoecimento para seus filhos.

Em relação às mudanças em curso na economia, a expansão da atividade do agronegócio, com as queimadas sazonais de biomassa acarretando elevada dispersão de poluentes de ar, nas regiões de cultivo da cana-de-açúcar e na ampla faixa territorial denominada de Arco do Desmatamento (Estados do Acre, Rondônia, Mato Grosso, Tocantins, Pará, Maranhão e Piauí), a utilização, também crescente, de pesticidas nas áreas agrícolas, a exploração de minérios e das reservas de petróleo e gás nos depósitos do pré-sal, a construção de barragens, entre outras atividades com grande peso econômico na atualidade, serão potencialmente geradoras de condições de exposição a substâncias cancerígenas para os trabalhadores que delas participem, para seus familiares, e também para a população geral afetada pelas exposições ambientais geradas por estas modalidades do processo produtivo.

A necessidade da descrição e monitoramento dos efeitos destas modificações sobre o perfil de câncer ocupacional na população brasileira torna-se, assim, uma realidade imediata e imperiosa. Para enfrentá-la, será necessário reverter a imensa lacuna atualmente existente no país em relação à documentação dos efeitos decorrentes das relações entre trabalho e câncer. As investigações desta natureza, segundo a base de dados Scielo, respondiam, em setembro de 2012, por apenas 16,5% de todas as pesquisas sobre câncer realizadas no Brasil, e apenas a 1,1% daquelas sobre as questões de saúde no país. Caberá aos pesquisadores e profissionais de saúde estimularem a curiosidade e o compromisso das novas gerações para que se debrucem sobre estas questões e passem, assim, a documentá-las e interpretá-las, como a principal alternativa para seu controle e para a elevação das condições de vida e de saúde dos trabalhadores, e da população brasileira em seu conjunto.

▶ Referências

ABHO – Associação Brasileira de Higienistas Ocupacionais/ACGIH. American Conference of Governmental Industrial Hygienists. TLV's® e BEI's® [Traduzido para o português pela ABHO do original: ACGIH TLVs and BEIs. Threshold Limit Values for Chemical Substances and Physical Agents; Biological Exposure Indices]. São Paulo, 2010.

ABIQUIM – Associação Brasileira da Indústria Química e Produtos Derivados. Anuário da Indústria Química Brasileira. São Paulo: ABIQUIM, 1997, 2009.

Abud Marcelino M. Neoplasias malignas entre beneficiários da Previdência Social, com ênfase no auxílio-doença, Brasil, 2006. Rio de Janeiro, 2008. [Dissertação de Mestrado, Programa de Pós-graduação Saúde Pública e Meio Ambiente, Escola Nacional de Saúde Pública, Fiocruz].

Adami J, Gridley G, Nyrén O, Dosemeci M, Linet M, Glimelius B, Ekbom A, Zahm SH. Sunlight and non-Hodgkin's lymphoma: a population-based cohort study in Sweden. International Journal of Cancer, 80(5): 641-5, 1999.

Ahlbom A, Norell S, Rodvall Y. Dentists, dental nurses and brain tumors. British Medical Journal, 292: 662, 1986.

Ahrens W, Jöckel K, Patzak W, Elsner G. Alcohol, smoking, and occupational factors in the cancer of the larynx: a case-control study. American Journal of Industrial Medicine, 20: 477-93, 1991.

Alavanja MC, Blair A, Merkle S, Teske J, Eaton B, Reed B. Mortality among forest and soil conservationists. Archives of Environmental Health, 44: 94-101, 1989.

Alberghini V, Luberto F, Gobba F, Morelli C, Gori E, Tomesani N. Mortality among male farmers licensed to use pesticides. La Medicina del lavoro, 82: 18-24, 1991.

Alberts B, Johnson A, Lewis J, Raff M, Roberts K, Walter P. Biologia molecular da célula. 4a ed. Porto Alegre: Editora Artes Médicas, 2004.

Alexandrie AK, Sundberg MI, Seidegård J, Tornling G, Rannug A. Genetic susceptibility to lung cancer with special emphasis on CYP1Al and GSTMl: a study on host factors in relation to age at onset, gender and histological cancer types. Carcinogenesis, 15: 1785-90, 1994.

Alexandrov K, Cascorbi I, Rojas M, Bouvier G, Kriek E, Bartsch H. CYP1A1 and GSTM1 genotypes affect benzo[a]pyrene DNA adducts in smokers' lung: comparison with aromatic/hydrophobic adduct formation. Carcinogenesis, 23(12): 1969-77, 2002.

Algranti E, Menezes AM, Achutti AC. Lung cancer in Brazil. Seminars in Oncology, 28(2): 143-52, 2001.

Alho J, Kauppinen T, Sundquist E. Use of exposure registration in the prevention of occupational cancer in Finland. American Journal of Industrial Medicine, 13: 581-92, 1988.

Amadori D, Nanni O, Falcini F, Saragoni A, Tison V, Callea A, Scarpi E, Ricci M, Riva N, Buiatti E. Chronic lymphocytic leukaemias and non-Hodgkin's lymphoma by histological type in farming-animal breeding workers: a population case-control study based on job titles. Occupational and Environmental Medicine, 52: 374-9, 1995.

Amre DK, Infante-Rivard C, Dufresne A Durgawale PM Ernst P. Case-control study of lung cancer among sugar cane farmers in India. Occupational and Environmental Medicine, 56: 548–52, 1999.

Andjelkovic D, Taulbee J, Symons M. Mortality experience of a cohort of rubber workers, 1964-1973. Journal of Occupational Medicine, 18: 387-94, 1976.

Andreotti M, Rodrigues NA, Cardoso LMN, Figueiredo RAO, Eluf-Neto J, Wünsch Filho V. Ocupação e câncer da cavidade oral e orofaringe. Cadernos de Saúde Pública, 22(3): 543-52, 2006.

Androutsos G. The outstanding British surgeon Percivall Pott (1714-1789) and the first description of an occupational cancer. Journal of Balkan Union of Oncology, 11(4): 533-9, 2006.

Anttila S, Luostarinen L, Hirvonen A, Elovaara E, Karjalainen A, Nurminen T, Hayes JD, Vainio H, Ketterer B. Pulmonary expression of glutathione S-transferase M3 in lung cancer patients: association with GSTMl polymorphism, smoking and asbestos exposure. Cancer Research, 55: 3305-9, 1995.

Antunes JL, Macedo MM, de Araujo ME. Análise comparativa da proporção de óbitos segundo causas, de dentistas na cidade de São Paulo. Cadernos de Saúde Pública, 20(1): 241-8, 2004.

Anway MD, Leathers C, Skinner MK. Endocrine disruptor vinclozolin induced epigenetic transgenerational adult-onset disease. Endocrinology, 147(12): 5515–23, 2006.

Arcuri AA, SiIva CS, Wünsch FIIho V. Occupational carcinogens exposures in Brazil. Challenge ESO Newsletter, 2: 12-6, 1999.

Arlt VM, Frei E, Schmeiser HH. ECNIS-sponsored workshop on biomarkers of exposure and cancer risk: DNA damage and DNA adduct detection and 6th GUM-32P-postlabelling workshop, German Cancer Research Center, Heidelberg, Germany, 29-30 September 2006. Mutagenesis, 22(1): 83-8, 2007.

Armstrong BK, Boffetta P. Cancer. Environmental cancer. In: Stellman JM (Ed.). Encyclopaedia of Occupational Health and Safety. Geneva: International Labour Office, 1998, p.2.8-2.14.

Armstrong BK, English DR. Cutaneous malignant melanoma. II: Schottenfeld D, Fraumeni Jr JF. (eds.). Cancer epidemiology and prevention. New York: Oxford University Press, 1996. p.1282-312.

Austin DF, Reynolds P. Laryngeal cancer. II: Schottenfeld D, Fraumeni Jr JF (eds.). Cancer epidemiology and prevention. New York: Oxford University Press, 1996. p.619-36.

Austin H, Delzell E, Cole P. Benzene and leukemia: a review of the literature and a risk assessment. American Journal of Epidemiology, 127: 419-39, 1988.

Austin SG, Schnatter AR. A case-control study of chemical exposures and brain tumors in petrochemical workers. Journal of Occupational Medicine, 25: 304-12, 1983.

Australia. Australian Safety and Compensation Council. Occupational cancer in Australia – April 2006. Disponível em: http://safeworkaustralia.gov.au/AboutSafeWorkAustralia/WhatWeDo/Publications/Documents/411/Occupational_Cancer_Australia_April_2006.pdf. ISBN 0 642 32689 4

Australian Bureau of Statistics. Causes of Death, Australia, 1997. ABS Catalogue No. 3303.0. Belconnen: Australian Bureau of Statistics, 1999.

Baan R, Grosse Y, Straif K, Secretan B, El Ghissassi F, Bouvard V, Benbrahim-Tallaa L, Guha N, Freeman C, Galichet L, Cogliano V. WHO International Agency for Research on Cancer Monograph Working Group. A review of human carcinogens-Part F: chemical agents and related occupations. The Lancet Oncology, 10(12): 1143-4, 2009.

Baan R, Grosse Y, Lauby-Secretan B, El Ghissassi F, Bouvard V, Benbrahim-Tallaa L, Guha N, Islami F, Galichet L, Straif K; WHO International Agency for Research on Cancer Monograph Working Group. Carcinogenicity of radiofrequency electromagnetic fields. The Lancet Oncology, 12(7): 624-6, 2011.

Bahia SHA, Mattos IC, Koifman S. Cancer and wood-related occupational exposure in the Amazon region of Brazil. Environmental Research, 99: 132-40, 2005.

Bartsch H, Nair U, Risch A, Rojas M, Wikman H, Alexandrov K. Genetic polymorphism of CYP genes, alone or in combination, as a risk modifier of tobacco-related cancers. Cancer Epidemiology, Biomarkers and Prevention, 9(1): 3-28, 2000.

Becher H, Ramroth H, Ahrens W, Risch A, Schmezer P, Dietz A. Occupation, exposure to polycyclic aromatic compounds and laryngeal cancer risk. International Journal of Cancer. Journal International du Cancer, 116: 451-7, 2005.

Bedor CNG. Estudo do potencial carcinogênico dos agrotóxicos empregados na fruticultura e sua implicação para a vigilância da saúde. Recife, 2008. [Tese de Doutorado, Fiocruz].

Bedor CNG, Ramos LO, Pereira PJ, Rego MAV, Pavão AC, Augusto LGS. Vulnerabilidades e situações de riscos relacionados ao uso de agrotóxicos na fruticultura irrigada. Brazilian Journal of Epidemiology, 12(1): 39-49, 2009.

Bender AP, Parker DL, Johnson RA, Scharber WK, Williams AN, Marbury MC, Mandel JS. Minnesota Highway Maintenance Worker Study: cancer mortality. American Journal of Industrial Medicine, 15(5): 545-56, 1989.

Benn RT, Mangood A, Smith A. Hodgkin's disease and occupational exposure to chemicals. British Medical Journal, 2(6198): 1143, 1979.

Benson LO, Teta MJ. Mortality due to pancreatic and lymphopoietic cancers in chlorohydrin production workers. British Journal of Industrial Medicine, 50: 710-6, 1993.

Bernard SM, Cartwright RA, Darwin CM, Richards ID, Roberts B, O'Brien C, Bird CC. Hodgkin's disease: case control epidemiological study in Yorkshire. British Empire Cancer Campaign, 55(1): 85-90, 1987.

Bimbi G, Battista G, Belli S, Berrino F, Comba P. A case-control study of nasal tumors and occupational exposure. La Medicina del Lavoro, 79: 280-7, 1988.

Binder MCP, Wernick R, Penaloza ER, Almeida IM. Condições de trabalho em oficinas de reparação de veículos automotores de Botucatu (São Paulo): nota prévia. Informe Epidemiológico do SUS, 10(2): 67-79, 2001.

Bisanti L, Maggini M, Raschetti R, Alegiani SS, Ippolito FM, Caffari B, Segnan N, Ponti A. Cancer mortality in ethylene oxide workers. British Journal of Industrial Medicine, 50: 317-24, 1993.

Blair A, Hayes HM Ir. Cancer and other causes of death among US veterinarians, 1966-1977. Journal International du Cancer, 25: 181-5, 1980.

Blair A, White DW. Death certificate study of leukemia among farmers from Wisconsin. Journal of the National Cancer Institute, 66: 1027-30, 1981.

Blair A, White DW. Leukemia cell types and agricultural practices in Nebraska. Archives of Environmental Health, 40: 211-4, 1985.

Blair A, Linos A, Stewart PA, Burmeister LF, Gibson R, Everett G, Schuman L, Cantor KP. Evaluation of risks for non-Hodgkin's lymphoma by occupation and industry exposures from a case-control study. American Journal of Industrial Medicine, 23(2): 301-12, 1993.

Blair A, Freeman LB. Epidemiologic studies in agricultural populations: observations and future directions. Journal of Agromedicine, 14(2): 125-31, 2009.

Blot WJ, Mclauglin JK, Devessa SS, Fraumeni Jr JF Jr. Cancers of the oral cavity and pharynx. In: Schottenfeld D, Fraumeni Jr JF. (eds.). Cancer epidemiology and prevention. New York: Oxford University Press, 1996. p.666-80.

Blot WJ, Fraumeni JF Jr. Cancers of lung and pleura. II: Schottenfeld D, Fraumeni Ir JF. (eds.). Cancer epidemiology and prevention. New York: Oxford University Press, 1996, p.637--65.

Boffetta P, Stellman S, Garfinkel L. Diesel exhaust exposure and mortality among males in the American Cancer Society prospective study. American Journal of Industrial Medicine, 14: 403-15, 1988.

Boffetta P, Saracci R, Kogevinas M, Wilbourn J, Vainio H. Cancer. Occupational carcinogens. In: Encyclopaedia of Occupational Health and Safety. 4 ed. vol. 1. Geneva: International Labour Office, 1998.

Bollati V, Baccarelli A, Hou L, Bonzini M, Fustinoni S, Cavallo D, Byun HM, Jiang, Marinelli B, Pesatori AC, Bertazzi PA, Yang AS. Changes in DNA Methylation Patterns in Subjects Exposed to Low-Dose Benzene. Cancer Research, 67(3): 876-80, 2007.

Bond GG, Wetterstroem NH, Roush GJ, McLaren EA, Lipps TE, Cook RR. Cause specific mortality among employees engaged in the manufacture, formulation, or packaging of 2,4-dichlorophenoxyacetic acid and related salts. British Journal of Industrial Medicine, 45(2): 98-105, 1988.

Bovenzi M, Stanta G, Antiga G, Peruzzo P, Cavallieri F. Occupational exposure and lung cancer risk in a coastal area of northeastern Italy. International Archives of Occupational and Environmental Health, 65(1): 35-41, 1993.

Boyle P, Malsonneuve P, Dore JF. Epidemiology of malignant melanoma. British Medical Bulletin, 51: 523-47, 1995.

Brasil. Ministério da Saúde. Sistema de Informação sobre Mortalidade. Dados de Declaração de Óbito 1979-1996. Brasília: Ministério da Saúde, 1997. [CD-rom].

Brasil. Ministério da Saúde. Secretaria de Políticas de Saúde – Área Técnica de Saúde do Trabalhador. Nota Técnica. Brasília (DF): 2001. Disponível em: http://www.opas.org.br/saudedotrabalhador/arquivos/Sala183.pdf

Brasil. Ministério da Saúde. Norma de Vigilância da Saúde dos trabalhadores expostos ao benzeno. 2003.

Brasil. Ministério da Saúde. Secretaria de Atenção à Saúde. Departamento de Ações Programáticas Estratégicas. Risco químico: atenção à saúde dos trabalhadores expostos ao benzeno. ISBN 85-334-1146-4. Brasília (DF), 2006a.

Brasil. Ministério da Saúde. Secretaria de Atenção à Saúde. Departamento de Ações Programáticas Estratégicas. Câncer relacionado ao trabalho: leucemia mieloide aguda / síndrome mielodisplásica decorrente da exposição ao benzeno. Protocolos de Alta Complexidade Série A. Normas e Manuais Técnicos. Brasília: (DF), Ministério da Saúde, 2006b.

Brasil. Ministério da Saúde, VIGITEL, Brasil, 2008. Saúde Suplementar. Vigilância de fatores de risco e proteção para doenças crônicas por inquérito telefônico. http://portal.saude.gov.br/portal/arquivos/pdf/vigitel_saude_suplementar_2008.pdf

Brasil. Ministério da Saúde. Instituto Nacional de Câncer. Estimativa 2010: incidência de câncer no Brasil. Rio de Janeiro: INCA, 2009.

Brennan P. Gene-environment interaction and aetiology of cancer: what does it mean and how can we measure it? Carcinogenesis, 23(3): 381-7, 2002.

Breslow NE, Day NE. Statistical methods in cancer research. Volume I – The analysis of case-control studies. IARC Scientific Publications, 32: 5-338, 1980.

Brown LM, Blair A, Gibson R, Everett GD, Cantor KP, Schuman LM, Burmeister LF, Van Lier SF, Dick F. Pesticide exposures and other agricultural risk factors for leukemia among men in Iowa and Minnesota. Cancer Research, 50: 6585-91, 1990.

Brownson RC, Reif JS, Chang JC, Davis JR. An analysis of occupational risks for brain cancer. American Journal of Public Health, 80(2): 169-72, 1990.

Browson RC, Alavanja MCR, Chang IC. Occupational risk factors for lung cancer among nonsmoking women: a case-control study in Missouri (United States). Cancer Causes Control, 4: 449-54, 1993.

Buckley JD, Robison LL, Swotinsky R, Garabrant DH, LeBeau M, Manchester P, Nesbit ME, Odom L, Peters JM, Woods WG, Hammond GD. Occupational exposures of parents of children with acute nonlymphocytic leukemia: a report from the Children's Cancer Study Group. Cancer Research, 49: 4030-7, 1989.

Bulliard II, Cox B, Elwood JM. Latitude gradients in melanoma incidence and mortality in the non-Maori population of New Zealand. Cancer Causes Control, 5: 234-40, 1994.

Burns PB, Swanson GM. The Occupational Cancer Incidence Surveillance Study (OCISS): risk of lung cancer by usual occupation and industry in the Detroit metropolitan area. American Journal of Industrial Medicine, 19(5): 655-71, 1991.

Burch JD, Craib KJ, Choi BC, Miller AB, Risch HA, Howe GR. An exploratory case-control study of brain tumors in adults. Journal of the National Cancer Institute, 78(4): 601-9, 1987.

Bunch KJ, Muirhead CR, Draper GJ, Hunter N, Kendall GM, O'Hagan JA, Phillipson MA, Vincent TJ, Zhang W. Cancer in the offspring of female radiation workers: a record linkage study. British Empire Cancer Campaign, 100(1): 213-8, 2009.

Burnett C, Robinson C, Walker J. Cancer mortality in health and science technicians. American Journal of Industrial Medicine, 36(1): 155-8, 1999.

Burns PB, Swanson GM. The Occupational Cancer incidence Surveillance Study (OCISS): risk of lung cancer by usual occupation and industry in the Detroit Metropolitan Area. American Journal of Industrial Medicine, 19: 655-71, 1991.

Camargo Cancela M, Voti L, Guerra-Yi M, Chapuis F, Mazuir M, Curado MP. Oral cavity cancer in developed and in developing countries: population-based incidence. Head and Neck, 32(3): 357-67, 2010.

Camus M, Siemiatycki J, Meek B. Nonoccupational exposure to chrysotile asbestos and the risk of lung cancer. The New England Journal of Medicine, 338(22): 1565-71, 1998.

Cantor KP, Blair A, Everett G, Gibson R, Burmeister LF, Brown LM, Schuman L, Dick FR. Pesticides and other agricultural risk factors for non-Hodgkin's lymphoma among men in Iowa and Minnesota. Cancer Research, 52(9): 2447-55, 1992.

Carvalho AB, Arcuri ASA, Bedrikow B, Augusto LGS, Oliveira LCC, Bonciani M, Kato M, Gramacho MIP, Freitas NBB, Novaes TCP. Benzeno: Subsídios Técnicos à Secretaria de Segurança e Saúde no Trabalho (SSST/MTb); 2. ed. São Paulo: Fundacentro, 1995.

Carvalho AC, Koifman RJ, Koifman S. Mortalidade por neoplasias de cabeça e pescoço no Estado do Acre e incidência estimada no Município de Rio Branco, 2007-2009. Revista Brasileira de Cirurgia de Cabeça e Pescoço, 39(4): 248-54, 2010.

Case RA, Hosker ME, McDonald DB, Pearson JT. Tumours of the urinary bladder in workmen engaged in the manufacture and use of certain dyestuff intermediates in the British chemical industry. I. The role of aniline, benzidine, alpha-naphthylamine, and beta-naphthylamine. British Journal of Industrial Medicine, 11(2): 75-104, 1954.

Case RAM, Hosker ME. Tumour of the urinary bladder as an occupational disease in the rubber industry in England and Wales. British Journal of Preventive and Social Medicine, 8: 39-50, 1954.

Castleman BI, Navarro V. International mobility of hazardous products, industries and wastes. Annual Review of Public Health, 8: 1-19, 1987.

Castro H, Giannasi F, Novello C. A luta pelo banimento do amianto nas Américas: uma questão de saúde pública. Ciência e Saúde Coletiva, 8(4): 903-11, 2003.

Cazarin G, Augusto LGS, Melo RAM. Doenças hematológicas e situações de risco ambiental: a importância do registro para a vigilância epidemiológica. Brazilian Journal of Epidemiology, 10(3): 380-90, 2007.

Cerhan JR, Cantor KP, Williamson K, Lynch CF, Torner JC, Burmeister LF. Cancer mortality among Iowa farmers: recent results, time trends, and lifestyle factors (United States). Cancer Causes and Control, 9(3): 311-9, 1998.

Chan MW, Chan LW, Tang NL, Tong JH, Lo KW, Lee TL, Cheung HY, Wong WS, Chan PS, Lai FM, To KF. Hypermethylation of multiple genes in tumor tissues and voided urine in urinary bladder cancer patients. Clinical Cancer Research: an official journal of the American Association for Cancer Research, 8(2): 464-70, 2002.

Chan MW, Chan LW, Tang NL, Lo KW, Tong JH, Chan AW, Cheung HY, Wong WS, Chan PS, Lai FM, To KF. Frequent hypermethylation of promoter region of RASSF1A in tumor tissues and voided urine of urinary bladder cancer patients. Journal International du Cancer, 104(5): 611-6, 2003.

Chaves J, Partanen T, Wessling C, Chaverri F, Monge P, Ruepert C, Aragón A, Kogevinas M, Hogstedt C, Kauppinen T. TICAREX: Exposiciones laborales a agentes cancerígenos y plaguicidas en Costa Rica. Archivos de Prevención de Riesgos Laborales, 8(1): 30-7, 2005.

Checkoway H, Pearce NE, Kriebel D. Research methods in occupational epidemiology. 2nd edition. New York: Oxford University Press, 2004.

Chen J, Katz RV, Krutchkoff DJ, Eisenberg E. Lip cancer: incidence trends in Connecticut, 1935-1985. Cancer, 15(70): 2025-30, 1992.

Chen J, Krutchkoff D. Lip cancer. Cancer, 70(8): 2025-30, 1992.

Chow SN, Yang JH, Lin YH, Chen YP, Lai JI, Chen RJ, Chen CD. Malignant ovarian germ cell tumors. International Journal of Gynecology and Obstetrics, 53(2): 151-8, 1996.

Chrisman J de R, Koifman S, de Novaes Sarcinelli P, Moreira JC, Koifman RJ, Meyer A. Pesticide sales and adult male cancer mortality in Brazil. International Journal of Hygiene and Environmental Health, 212(3): 310-21, 2009.

Christiani DC, Wang XR. Impact of chemical and physical exposures on workers' health – occupational cancer. In: Heymann J. (ed.). Global inequalities at work. New York: Oxford, 2003. p.22-3.

Cloos J, Nieuwenhuis EJ, Boomsma DI, Kuik DJ, van der Sterre ML, Arwert F, Snow GB, Braakhuis BJ. Inherited susceptibility to bleomycin-induced chromatid breaks in cultured peripheral blood lymphocytes. Journal of the National Cancer Institute, 91(13): 1125-30, 1999.

Coble JB, Brown LM, Hayes RB, Huang WY, Winn DM, Gridley G, et al. Sugarcane Farming, occupational solvent exposures, and the risk of oral cancer in Puerto Rico. Journal of Occupational and Environmental Medicine/American College of Occupational and Environmental Medicine, 45(8): 869-74, 2003.

Cocco P, Dosemeci M, Heineman EF. Brain cancer and occupational exposure to lead. Journal of Occupational and Environmental Medicine, 40: 937-42, 1998.

Cocco P, Heineman EF, Dosemeci M. Occupational risk factors for cancer of the central nervous system among US women. American Journal of Industrial Medicine, 36: 70-4, 1999.

Coggon D, Pannett B, Winter P. Mortality and incidence of cancer at four factories making phenoxy herbicides. British Journal of Industrial Medicine, 48: 173-8, 1991.

Cogliano VJ, Baan R, Straif K, Grosse Y, Lauby-Secretan B, El Ghissassi F, Bouvard V, Benbrahim-Tallaa L, Guha N, Freeman C, Galichet L, Wild CP. Preventable exposures associated with human cancers. Journal of the National Cancer Institute, 103: 1827-39, 2011

Colditz GA, Sellers TA, Trapido E. Epidemiology – identifying the causes and preventability of cancer? Cancer, 6: 75-83, 2006.

Cole P, Delzell E, Acquavella J. Exposure to butadiene and lymphatic and hematopoietic cancer. Epidemiology, 4: 96-103, 1993.

Collins AR. Molecular epidemiology in cancer esearch. Molecular aspects of Medicine, 19(6): 359-432, 1998.

Colt JS, Blair A. Parental occupational exposures and risk of childhood cancer. Environmental Health Perspectives, 106(3): 909-25, 1998.

Constantini AS, Miligi L, Vineis P. An Italian multicenter case-control study on malignant neoplasms hematolymphopoietic system. Hypothesis and preliminary results on work-related risks. WIIL (Working Group on Hematolymphopoietic Malignancies in Italy). La Medicina del Lavoro, 89: 164-76, 1998.

Cooper CS, Campbell C, Jhavar S. Mechanisms of Disease: biomarkers and molecular targets from microarray gene expression studies in prostate cancer. Nature Clinical Practice. Urology, 4(12): 677-87, 2007.

Cooper WC. Epidemiologic study of vinyl chloride workers: mortality through december 31, 1972. Environmental Health Perspectives, 41: 101-6, 1981.

Cordier S, Lefeuvre B, Filippini G, Peris-Bonet R, Farinotti M, Lovicu G, Mandereau L. Parental occupation, occupational exposure to solvents and polycyclic aromatic hydrocarbons and risk of childhood brain tumors (Italy, France, Spain). Cancer Causes and Control, 8(5): 688-97, 1997.

Costa, DF. Prevenção da exposição ao benzeno no Brasil. São Paulo, 2009. [Tese de Doutorado, Faculdade de Medicina da USP]. Disponível em: http://www.teses.usp.br/teses/disponiveis/5/5144/tde-25092009-135349/

Coultas DB. Other occupational carcinogens. In: Samet JM. (ed.). Epidemiology of lung cancer. New York: Marcel Dekker Inc., 1994. p. 299-333.

Cowles SR, Tsai SP, Snyder PJ, Ross CE. Mortality, morbidity, and haematological results from a cohort of long-term workers involved in 1,3-butadiene monomer production. Occupational and Environmental Medicine, 51(5): 323-9, 1994.

Curado MP, Edwards B, Shin HR, Storm H, Ferlay J, Heanue M, Boyle P (eds.). Cancer incidence in five continents, Vol. IX. Lyon: IARC, 2007. [IARC Scientific Publications No. 160].

Curado MP, Hashibe M. Recent changes in the epidemiology of head and neck cancer. Current Opinion in Oncology, 21: 194-200, 2009.

D'Avanzo B, La Vecchia C, Negri E, Decarli A, Benichou J. Attributable risks for bladder cancer in northern Italy. Annals of Epidemiology, 5(6): 427-31, 1995.

D'Acrim V, Souza KR, Santos MBM, Castro HA. Formação de trabalhadores e pesquisa na construção do movimento de ação solidária de luta pela saúde: o caso da Associação Brasileira de Expostos ao Amianto do Rio de Janeiro (ABREA/RJ). Saúde e Sociedade, 18(1): 154-63, 2009.

d'Errico A, Malats N, Vineis P, Boffetta P. Review of studies of selected metabolic polymorphisms and cancer. In: Vineis P, et al. (eds.). Metabolic polymorphisms and susceptibility to cancer. Lyon: IARC Scientific Publications N° 148, 1999. p. 323-94.

Daly L, Herity B, Bourke GJ. An investigation of brain tumours and other malignancies in an agricultural research institute. Occupational and Environmental Medicine, 51: 295-8, 1994.

de Brito Sá Stoppelli IM, Crestana S. Pesticide exposure and cancer among rural workers from Bariri, São Paulo State, Brazil. Environment International, 31(5): 731-8, 2005.

De Capitani EM, Metze K, Frazato Júnior C, Altemani AM, Zambom L, Toro IF, Bagatin E. Mesotelioma maligno de pleura com associação ao asbesto: a propósito de 3 casos clínicos. Revista da Associação Médica Brasileira, 43(3): 265-72, 1997.

de Roos AJ, Olshan AF, Teschke K, Poole C, Savitz DA, Blatt J, Bondy ML, Pollock BH. Parental occupational exposures to chemicals and incidence of neuroblastoma in offspring. American Journal of Epidemiology, 154(2): 106-14, 2001.

de Stefani E, Oreggia F, Rivero S, Fierro L. Hand-rolled cigarette smoking and risk of cancer of the mouth, pharynx, and larynx. Cancer, 70: 679-82, 1992.

de Stefani E, Kogevinas M, Boffetta P, Ronco A, Mendilaharsu M. Occupation and the risk of lung cancer in Uruguay. Scandinavian Journal of Work, Environment and Health, 22: 346-52, 1996.

de Stefani E, Correa P, Oreggia F, Leiva J, Rivero S, Fernandez G, Deneo-Pellegrini H, Zavala D, Fontham E. Risk factors for laryngeal cancer. Cancer, 60: 3087-91, 1987.

Delzell E, Sathiakumar N, Hovinga M, Macaluso M, Julian J, Larson R, Cole P, Muir DC. A follow-up study of synthetic rubber workers. Toxicology, 113: 182-9, 1996.

Delzell E, Grufferman S. Mortality among white and non-white farmers in North Carolina, 1976-1978. American Journal of Epidemiology, 121: 391-402, 1985.

Delzell E, Monson RR. Mortality among rubber workers II. Cause-specific mortality, 1940-1978. Journal of Occupational Medicine, 23: 677-84, 1981.

Demers PA, Vaughan TL, Schommer RR. Occupation, socioeconomic status, and brain tumor mortality: a death certificate-based case-control study. Journal of Occupational Medicine, 33(9): 1001-6, 1991.

Demetriou CA, Raaschou-Nielsen O, Loft S, Møller P, Vermeulen R, Palli D, Chadeau-Hyam M, Xun WW, Vineis P. Biomarkers of ambient air pollution and lung cancer: a systematic review. Occupational and Environmental Medicine, 69(9): 619-27, 2012.

Devesa SS, Fears T. Non-Hodgkin's lymphoma time trends: United States and international data. Cancer Research, 52(19): 5432s-40s, 1992.

Dias EC, Rigotto RM, Augusto LGS, Cancio J, Hoefel MGL. Saúde ambiental e saúde do trabalhador na atenção primária à saúde, no SUS: oportunidades e desafios. Ciência & Saúde Coletiva, 14 (6): 2061-70, 2009.

Dietz A, Ramroth H, Urban T, Ahrens W, Becher H. Exposure to cement dust, related occupational groups and laryngeal cancer risk: results of a population based case-control study. Journal International du Cancer, 108: 907-11, 2004.

Dietz A, Senneweld E, Maier H. Indoor air pollution by emissions of fossil fuel single stoves: possibly a hitherto underrated risk factor in the development of carcinomas in the head and neck. Otolaryngology – Head & Neck Surgery, 112(2): 308-15, 1995.

Divine BJ, Hartman CM. Mortality update of butadiene production workers. Toxicology, 113: 169-81, 1996.

do Vale Bosso RM, Amorim LM, Andrade SJ, Rossini A, de Marchi MR, de Leon AP, Carareto CM, Conforti-Froes ND. Effects of genetic polymorphisms CYP1A1, GSTM1, GSTT1 and GSTP1 on urinary 1-hydroxypyrene levels in sugarcane workers. The Science of the Total Environment, 370(2-3): 382-90, 2006.

Dolan BP, Levine AM, Dolan De. Small cleaved follicular center cell lymphoma: seven cases in California plumbers. Journal of Occupational Medicine, 25: 613-5, 1983.

Doll R, Peto R. The causes of cancer: quantitative estimates of avoidable risks of cancer in the United States today. New York: Oxford University Press, 1981.

Doll R. Introduction and overview. In: Samet JM. (ed.). Epidemiology of lung cancer. New York: Marcel Dekker Inc., 1994. p.1-14.

Donham KJ, Berg JW, Sawin RS. Epidemiologic relationships of the bovine population and human leukemia in Iowa. American Journal of Epidemiology, 112: 80-92, 1980.

Downs TD, Crane MM, Kim KW. Mortality among workers at a butadiene facility. American Journal of Industrial Medicine, 12: 311-29, 1987.

Elci OC, Akpinar-Elci M, Blair A, Dosemeci M. Occupational dust exposure and the risk of laryngeal cancer in Turkey. Scandinavian Journal of Work, Environment and Health, 28(4): 278-84, 2002.

Elci OC, Akpinar-Elci M, Blair A, Dosemeci M. Risk of laryngeal cancer by occupational chemical exposure in Turkey. Journal of Occupational and Environmental Medicine / American College of Occupational and Environmental Medicine, 45(10): 1100-6, 2003.

Elci OC, Dosemeci M, Blair A. Occupation and the risk of laryngeal cancer in Turkey. Scandinavian Journal of Work, Environment and Health, 27(4): 233-9, 2001.

Eluf Neto J, Wünsch Filho V. Screening faz bem à saúde? Revista da Associação Médica Brasileira, 46: 310-1, 2000.

Elwood JM, Lee JA, Walter SD, Mo T, Green AE. Relationship of melanoma and other skin cancer mortality to latitude and ultraviolet radiation in the United States and Canada. International Journal of Epidemiology, 3(4): 325-32, 1974.

Emmett EA. Occupational skin cancers. Occupational Medicine, 2(1): 165-77, 1987.

Enterline PE. Lymphoma and benzene. Lancet, 2(8150): 1021, 1979.

Eriksson M, Hardell L, Malker H, Weiner J. Malignant lymphoproliferative diseases in occupations with potential exposure to phenoxyacetic acids or dioxins: a register-based study. American Journal of Industrial Medicine, 22(3): 305-12, 1992.

Esteller M. Epigenetic lesions causing genetic lesions in human cancer: promoter hypermethylation of DNA repair genes. European Journal of Cancer, 36(18): 2294-300, 2000.

Esteller M. Epigenetics provides a new generation of oncogenes and tumour-supressor genes. British Journal of Cancer, 94(2): 179-83, 2006.

Falck K, Sorsa M, Vainio H, Kilpikari I. Mutagenicity in urine of workers in rubber industry. Mutation Research, 79(1): 45-2, 1980.

Feinberg AP, Tycko B. The history of cancer epigenetics. Nature Reviews – Cancer, 4(2): 143-53, 2004.

Ferlay J, Shin HR, Bray F, Forman D, Mathers C and Parkin DM. GLOBOCAN 2008 v1.2, Cancer Incidence and Mortality Worldwide: IARC Cancer Base No. 10 [Internet]. Lyon, France: International Agency for Research on Cancer, 2010.

Ferreira, MET. Cana-de-açúcar: queimada e impacto socioambiental. Revista Cidadania & Meio Ambiente, 17: 4-10, 2007.

Feychting M, Plato N, Nise G, Ahlbom A. Paternal occupational exposures and childhood cancer. Environmental Health Perspectives, 109(2): 193-6, 2001.

Figgs LW, Dosemeci M, Blalr A. United States non-Hodgkin's lymphoma surveillance by occupation 1984-1989: a twenty-four state death certificate study. American Journal of Industrial Medicine, 27: 817-35, 1995.

Finlkelstein MM. Occupational associations with lung cancer in two Ontario cities. American Journal of Industrial Medicine, 27: 127-36, 1995.

Fingerhut MA, Halperin WE, Marlow DA, Piacitelli LA, Honchar PA, Sweeney MH, Greife AL, Dill PA, Steenland K, Suruda AJ. Cancer mortality in workers exposed to 2,3,7,8-tetrachlorodibenzo-p-dioxin. The New England Journal of Medicine, 324(4): 212-8, 1991.

Floderus B, Tornquist S, Stenlund C. Incidence of selected cancers in Swedish railway workers, 1961-79. Cancer Causes and Control, 5: 189-94, 1994.

Fonseca LA, Eluf-Neto J, Wunsch Filho V. Cancer mortality trends in Brazilian state capitals, 1980-2004. Revista da Associação Médica Brasileira, 56(3): 309-12, 2010.

Fontana A, Picoco C, Masala G, Prastaro C, Vineis P. Incidence rates of lymphomas and environmental measurements of phenoxy herbicides: ecological analysis and case-control study. Archives of Environmental Health, 53: 384-7, 1998.

Fonte R, Grigis L, Grigis P, Franco G. Chemicals and Hodgkin's disease. Lancet, 2(8288): 50, 1982.

Forni A, Vigliani EC, Truhaut R. Benzene. II: Encyclopaedia of Occupational Health and Safety. 3ed v I Geneva: International Labour Office, 1983, p. 257-61.

Fox AJ, Collier PF. A survey of occupational cancer in the rubber and cable-making industries: analysis of deaths occurring in 1972-74. British Journal of Industrial Medicine, 33: 249-64, 1976.

Fox AJ, Lindars DC, Owen R. A survey of occupational cancer in the rubber and cablemaking industries: results of five-year analysis, 1967-71. British Journal of Industrial Medicine, 31: 140-51, 1974.

Fracasso ME, Franceschetti P, Mossini E, Tieghi S, Perbellini L, Romeo L. Exposure to mutagenic airborne particulate in a rubber manufacturing plant. Mutation Research, 441(1): 43-51, 1999.

Franceschi S, Serraino D, La Vecchia C, Bidoli E, Tirelli U. Occupation and risk of Hodgkin's disease in north-east Italy. Journal International du Cancer, 48(6): 831-5, 1991.

Franco EL, Kowalski LP, Oliveira BV, Curado MP, Pereira RN, Silva ME, Fava AS, Torloni H. Risk factors for oral cancer in Brazil: a case-control study. International Journal of Cancer. Journal International du Cancer, 43: 992-1000, 1989.

Franco EL, Kowalski LP, Kanda JL. Risk factors for second cancers of the upper respiratory and digestive systems: a case-control study. Journal of Clinical Epidemiology, 44: 615-25, 1991.

Franks LM, Teich NM. Introduction to the cellular and molecular biology of cancer. London: Oxford University Press, 1987.

Freitas JBP. Doença pleural em trabalhadores da indústria do cimento-amianto. São Paulo, 2001. [Dissertação de Mestrado, Faculdade de Saúde Pública da USP].

Friedrich MG, Weisenberger DJ, Cheng JC, Chandrasoma S, Siegmund KD, Gonzalgo ML, Toma MI, Huland H, Yoo C, Tsai YC, Nichols PW, Bochner BH, Jones PA, Liang G. Detection of methylated apoptosis-associated genes in urine sediments of bladder cancer patients. Clinical Cancer Research, 10(22): 7457-65, 2004.

Fritschi L, Siemiatycki J. Lymphoma, myeloma and occupation: results of a case-control study. Journal International du Cancer, 67: 498-503, 1996.

Fundacentro. Acordo e Legislação Sobre Benzeno. São Paulo: Fundacentro, 1996.

Galm O, Herman JG, Baylin SB. The fundamental role of epigenetics in hematopoietic malignancies. Blood Reviews, 20(1): 1-13, 2006.

Gan WQ, Demers PA, McLeod CB, Koehoorn M. Population-based asbestosis surveillance in British Columbia. Occupational and Environmental Medicine, 66: 766-71, 2009.

Giatti L, Barreto SM, César CC. Informal work, unemployment and health in Brazilian metropolitan areas, 1998 and 2003. Cadernos de Saúde Pública, 24(10): 2396-406, 2008.

Glass DC, Gray CN, Jolley DJ, Gibbons C, Sim MR. Health Watch exposure estimates: Do they underestimate benzene exposure? Chemico-Biological Interactions, 153: 23-32, 2005.

Gloeckler Ries LA, Reichman ME, Lewis DR, Hankey BF, Edwards BK. Cancer survival and incidence from the Surveillance, Epidemiology, and End Results(SEER) program. Oncologist, 8(6): 541-52, 2003.

Goldsmith JR, Guidotti TL. Environmental factors in the epidemiology of lymphosarcoma. Pathology Annual, 12: 411-25, 1975.

Goodman JI, Watson RE. Altered DNA methylation: a secondary mechanism involved in carcinogenesis. Annual Review of Pharmacology and Toxicology, 42: 501-25, 2002.

Greenberg HL, Ott MG, Shore RE. Men assigned to ethylene oxide or other ethylene oxide related chemical manufacturing: a mortality study. British Journal of Industrial Medicine, 47: 221-30, 1990.

Greenblatt MS, Bennett WP, Hollstein M, Harris CC. Mutations in the p53 tumor suppressor gene: clues to cancer etiology and molecular pathogenesis. Cancer Research, 54(18): 4855-78, 1994.

Greene MH, Brinton LA, Fraumeni JF, D'Amico R. Familial and sporadic Hodgkin's disease associated with occupational wood exposure. Lancet, 2(8090): 626-7, 1978.

Greife A, Young R, Carroll M, Sieber WK, Pedersen D, Sundin D, Seta J. National Institute for Occupational Safety and Health general industry occupational exposure databases: their structure, capabilities, and limitations. Applied Occupational and Environmental Hygiene, 10(4): 264-9, 1995.

Grufferman S, Duong T, Cole P. Occupation and Hodgkin's disease. Journal of the National Cancer Institute, 57: 1193-5, 1976.

Guénel P, Raskmark P, Andersen JB, Lynge E. Incidence of cancer in persons with occupational exposure to electromagnetic fields in Denmark. British Journal of Industrial Medicine, 50(8): 758-64, 1993.

Guha N, Boffetta P, Wünsch Filho V, Eluf Neto J, Shangina O, Zaridze D, Curado MP, Koifman S, Matos E, Menezes A, Szeszenia-Dabrowska N, Fernandez L, Mates D, Daudt AW, Lissowska J, Dikshit R, Brennan P. Oral health and risk of squamous cell carcinoma of the head and neck and esophagus: results of two multicentric case-control studies. American Journal of Epidemiology, 166(10): 1159-73, 2007.

Gustavsson P. Cancer prevention. II: Encyclopaedia of Occupational Health and Safety 4ed v I Geneva: International Labour Office, 1998.

Hagmar L, Akesson B, Nielsen J, Andersson C, Lindén K, Attewell R, Möller T. Mortality and cancer morbidity in workers exposed to low levels of vinyl chloride monomer at a polyvinyl chloride processing plant. American Journal of Industrial Medicine, 17(5): 553-65, 1990.

Hall A, Harrington JM, Aw TC. Mortality study of British pathologists. American Journal of Industrial Medicine, 20: 83-9, 1991.

Hamada GS, Kowalski LP, Murata Y, Matsushita H, Matsuki H. Wood stove effects on indoor air quality in Brazilian homes: carcinogens, suspended particulate matter, and nitrogen dioxide analysis. The Tokai Journal of Experimental and Clinical Medicine, 17(3-4): 145-53, 1992.

Hanis NM, Holmes TM, Shallenberger G, Jones KE. Epidemiologic study of refinery and chemical plant workers. Journal of Occupational Medicine, 24(3): 203-12, 1982.

Hardell L, Eriksson M, Lenner P, Lundgren E. Malignant lymphoma and exposure to chemicals, especially organic solvents, chlorophenols and phenoxy acids: a case-control study. British Empire Cancer Campaign, 43(2): 169-76, 1981.

Hardell L, Bengtsson NO. Epidemiologic study of socioeconomic factors and clinical finding in Hodgkin's disease, and reanalysis of previous data regarding chemical exposure. British Empire Cancer Campaign, 48: 217-25, 1983.

Harrington JM, Oakes D. Mortality study of British pathologists 1974-80. British Journal of Industrial Medicine, 41: 188-91, 1984.

Harrington JM, Shannon HS. Mortality study of pathologists and medical laboratory technicians. British Medical Journal, 4: 329-32, 1975.

Harty LC, Guinee DG Jr, Travis WD, Bennett WP, Jett J, Colby TV, Tazelaar H, Trastek V, Pairolero P, Liotta LA, Harris CC, Caporaso NE. p53 mutations and occupational exposures in a surgical series of lung cancers. Cancer Epidemiology, Biomarkers and Prevention, 5(12): 997-1003, 1996.

Hashibe M, Brennan P, Chuang SC, Boccia S, Castellsague X, Chen C, Curado MP, Dal Maso L, Daudt AW, Fabianova E, Fernandez L, Wünsch-Filho V, Franceschi S, Hayes RB, Herrero R, Kelsey K, Koifman S, La Vecchia C, Lazarus P, Levi F, Lence JJ, Mates D, Matos E, Menezes A, McClean MD, Muscat J, Eluf-Neto J, Olshan AF, Purdue M, Rudnai P, Schwartz SM, Smith E, Sturgis EM, Szeszenia-Dabrowska N, Talamini R, Wei Q, Winn DM, Shangina O, Pilarska A, Zhang ZF, Ferro G, Berthiller J, Boffetta P. Interaction between tobacco and alcohol use and the risk of head and neck cancer: pooled analysis in the International Head and Neck Cancer Epidemiology Consortium. Cancer Epidemiology, Biomarkers and Prevention, 18(2): 541-50, 2009.

Hayes HM, Tarone RE, Cantor KP, Jessen CR, McCurnin DM, Richardson RC. Case-control study of canine malignant lymphoma: positive association with dog owner's use of 2,4-dichlorophenoxyacetic acid herbicides. Journal of the National Cancer Institute, 83(17): 1226-31, 1991.

Heck JE, Berthiller J, Vaccarella S, Winn DM, Smith EM, Shan'gina O, Schwartz SM, Purdue MP, Pilarska A, Eluf-Neto J, Menezes A, McClean MD, Matos E, Koifman S, Kelsey KT, Herrero R, Hayes RB, Franceschi S, Wünsch-Filho V, Fernández L, Daudt AW, Curado MP, Chen C, Castellsagué X, Ferro G, Brennan P, Boffetta P, Hashibe M. Sexual behaviours and the risk of head and neck cancers: a pooled analysis in the International Head and Neck Cancer Epidemiology (INHANCE) Consortium. International Journal of Epidemiology, 39(1): 166-81, 2010.

Heikkilä P, Kauppinen T. Occupational exposure to carcinogens in Finland. American Journal of Industrial Medicine, 21: 467-80, 1992.

Hirvonen A, Husgafvel-Pursiainen K, Anttila S, Vainio H. The GSTM1 null genotype as a potential risk modifier for squamous cell carcinoma of the lung. Carcinogenesis, 14(7): 1479-81, 1993.

Ho SM, Tang WY, Belmonte de Frausto J, Prins GS. Developmental exposure to estradiol and bisphenol A increases susceptibility to prostate carcinogenesis and epigenetically regulates phosphodiesterase type 4 variant 4. Cancer Research, 66(11): 5624-32, 2006.

Hoar SK, Blair A, Holmes FF, Boysen CD, Robel RJ, Hoover R, Fraumeni JF Jr. Agricultural herbicide use and risk of lymphoma and soft-tissue sarcoma. JAMA, 256(24): 1141-7, 1986.

Hodgson JT, Jones RD. Mortality of styrene production, polymerization and processing workers at a site in Northwest England. Scandinavian Journal of work, Environment and Health, 11: 347-52, 1985.

Hogstedt C, Rohlén O, Berndtsson BS, Axelson O, Ehrenberg L. A cohort study of mortality and cancer incidence in ethylene oxide production workers. British Journal of Industrial Medicine, 36(4): 276-80, 1979.

Hogstedt C, Aringer L, Gustavsson A. Epidemiologic support for ethylene oxide as a cancer-causing agent. JAMA, 255(12): 1575-8, 1986.

Hogstedt C, Malinqvist N, Wadman B. Leukemia in workers exposed to ethyleneoxide. JAMA, 241: 1132-3, 1979.

Holliday, R. DNA methylation and epigenetics defects. Mutation Research, 181(2): 215-7, 1987.

Holmila R, Bornholdt J, Heikkilä P, Suitiala T, Févotte J, Cyr D, Hansen J, Snellman SM, Dictor M, Steiniche T, Schlünssen V, Schneider T, Pukkala E, Savolainen K, Wolff H, Wallin H, Luce D, Husgafvel-Pursiainen K. Mutations in TP53 tumor suppressor gene in wood dust-related sinonasal cancer. International Journal of Cancer. Journal International du Cancer, 127: 578-88, 2010.

Huang M, Dinney CP, Lin X, Lin J, Grossman HB, Wu X. High-order interactions among genetic variants in DNA base excision repair pathway genes and smoking in bladder cancer susceptibility. Cancer Epidemiology, Biomarkers and Prevention, 16(1): 84-91, 2007.

Huebner WW, Schoenberg JB, Kelsey JL, Wilcox HB, McLaughlin JK, Greenberg RS, Preston-Martin S, Austin DF, Stemhagen A, Blot WJ, et al. Oral and pharyngeal cancer and occupation: a case-control study. Epidemiology, 3(4): 300-9, 1992.

Hunting KL, Longbottom H, Kalavar SS, Stern F, Schwartz E, Welch LS. Haematopoietic cancer mortality among vehicle mechanics. Occupational and Environmental Medicine, 52: 673-8, 1995.

Hystad P, Demers P, Setton E, Peters CA. methodological framework for environmental carcinogen exposure surveillance in Canada. Epidemiology, 19(6): S371-2, 2008.

IARC – International Agency for Research on Cancer. The rubber industry. IARC Monographs on the evaluation of the carcinogenic risks to humans, Vol. 28 Lyon: IARC, 1982.

IARC – International Agency for Research on Cancer. Overall evaluations of carcinogenicity: an updating of IARC Monographs Volumes I to 42. IARC Monographs on the evaluation of the carcinogenic risks to humans. Supplement 7. Lyon: IARC, 1987.

IARC – International Agency for Research on Cancer. Chromium, nickel and welding. IARC Monographs on the evaluation of the carcinogenic risks to humans, Vol 49 Lyon: IARC, 1990.

IARC – International Agency for Research on Cancer. Occupational exposures to mists and vapours from strong inorganic acids and other industrial chemicals. IARC Monographs on the evaluation of the carcinogenic risks to humans, Vol 54 Lyon: IARC, 1992.

IARC – International Agency for Research on Cancer. Occupational exposures of hairdressers and barbers and personal use of hair colourants; some hair dyes; cosmetic colourants, industrial dyestuffs and aromatic amines. IARC Monographs on the evaluation of the carcinogenic risks to humans, Vol 57 Lyon: IARC, 1993.

IARC – International Agency for Research on Cancer. Some industrial chemicals. IARC Monographs on the evaluation of the carcinogenic risks to humans, Vol 60. Lyon: IARC, 1994.

IARC – International Agency for Research on Cancer. Wood dust and formaldehyde. IARC Monographs on the evaluation of the carcinogenic risks to humans, Vol. 62. Lyon: IARC. 1995.

IARC – International Agency for Research on Cancer. Re-evaluation of some organic chemicals, hydrazine and hydrogen peroxide (Part One). IARC Monographs on the evaluation of the carcinogenic risks to humans, Vol. 71. Lyon: IARC. 1999a.

IARC – International Agency for Research on Cancer. Re-evaluation of some organic chemicals, hydrazine and hydrogen peroxide (Part Two). IARC Monographs on the evaluation of the carcinogenic risks to humans, Vol. 71. Lyon: IARC. 1999b.

IARC – International Agency for Research on Cancer. Re-evaluation of some organic chemicals, hydrazine and hydrogen peroxide (Part Three). IARC Monographs on the evaluation of the carcinogenic risks to humans, Vol. 71. Lyon: IARC. 1999c.

IARC – International Agency for Cancer Research. Cancer incidence in five continents vol. IX. IARC Scientific publications nº 160. Curado MP, Edwards B, Shin HR, Storm H, Ferlay J, Heanue M, Boyle P. (eds.). Lyon (France): IARC, 2007. p. 518-21.

IARC – International Agency for Research on Cancer – IARC. World cancer report. Boyle P, Levin B (eds.). Lyon: IARC, 2008. p. 42.

ILO – International Labour Office. Occupational cancer: prevention and control. 2nd ed. (Revised). Occupational Safety and Health Series, Nll 39. Geneva, International Labour Office, 1988.

ILO – International Labour Office. Tripartite declaration of principles concerning multinational enterprises and social policy. 3rd ed. Geneva, 2001. p.7-8;11.

ILO – International Labour Office (ILO). Workplace smoking (working paper): a review of national and local practical and regulatory measures. In: Hakanska C. (ed.). Geneva, 2004.

INCA – Instituto Nacional do Câncer. Prevenção e detecção: amianto. Ministério da Saúde. Rio de Janeiro, 2010.

Infante-Rivard C, Mur P, Armstrong B, Alvarez-Dardet C, Bolumar F. Acute lymphoblastic leukaemia among Spanish children and mothers' occupation: a case-control study. Journal of Epidemiology and Community Health, 45(1): 11-5, 1991.

Infante-Rivard C, Deadman JE. Maternal occupational exposure to extremely low frequency magnetic fields during pregnancy and childhood leukemia. Epidemiology, 14(4): 437-41, 2003.

Inskip PD, Linet MS, Heineman EF. Etiology of brain tumors in adults. Epidemiologic Reviews, 17: 382-414, 1995.

Iscovich J, Castelletto R, Estève J, Muñoz N, Colanzi R, Coronel A, Deamezola I, Tassi V, Arslan A. Tobacco smoking, occupational exposure and bladder cancer in Argentina. Journal International du Cancer, 40(6): 734-40, 1987.

Izarzugaza MI, Esparza H, Aguirre JM. Epidemiological aspects of oral and pharyngeal cancer in the Basque Country. Journal of Oral Pathology and Medicine, 30: 521-6, 2001.

Jayaprakash V, Natarajan KK, Moysich KB, Rigual NR, Ramnath N, Natarajan N, Reid ME. Wood dust exposure and the risk of upper aero-digestive and respiratory cancers in males. Occupational and Environmental Medicine, 65: 647-54, 2008.

Jeyaratnam J. Tranfer of Hazardous industries. In: Pearce N, Matos E, Vainio H, Boffetta P, Kogevinas M. (eds.). Occupational cancer in developing countries. IARC Scientific Publications, 129. Lyon: IARC, 1994. p.23-9.

Ji J, Hemminki K. Occupation and upper aerodigestive tract cancers: a follow-up study in Sweden. Journal of Occupational and Environmental Medicine / American College of 48ccupational and Environmental Medicine, 47(8): 785-95, 2005.

Jöckel KH, Ahrens W, Wichmann HE, Becher H, Bolm-Audorff U, Jahn I, Molik B, Greiser E, Timm J. Occupational and environmental hazards associated with lung cancer. International Journal of Epidemiology, 21(2): 202-13, 1992.

Johnson CC, Annegers JF, Frankowski RF. Childhood nervous system tumors – an evaluation of the association with paternal occupational exposure to hydrocarbons. American Journal of Epidemiology, 126: 605-13, 1987.

Johnson CC, Spitz MR. Childhood nervous system tumors: an assessment of risk associated with paternal occupations involving use, repair or manufacture of electrical and electronic equipment. International Journal of Epidemiology, 18: 756-62, 1989.

Johnson KJ, Alexander BH, Doody MM, Sigurdson AJ, Linet MS, Spector LG, Hoffbeck W, Simon SL, Weinstock RM, Ross JA. Childhood cancer in the offspring born in 1921-1984 to US radiologic technologists. British Empire Cancer Campaign, 99(3): 545-50, 2008.

Jones PA and Baylin SB. The fundamental role of epigenetic events in cancer. Nature Reviews – Genetics, 3: 415-28, 2002.

Jones RD, Smith DM, Thomas PG. A mortality study of vinyl-chloride monomer workers employed in the United Kingdom in 1940-1974. Scandinavian Journal of Work, Environment and Health, 14: 153-60, 1988.

Kaldor JM, Day N. Mathematical models in cancer epidemiology. In: Schottenfeld D, Fraumeni Jr. JF (eds.). 2 ed. Cancer epidemiology and prevention. New York: Oxford University Press, 1996. p.127-37.

Kamangar F, Dores GM, Anderson WF. Patterns of cancer incidence, mortality, and prevalence across five continents: defining priorities to reduce cancer disparities in different geographic regions of the world. Journal of Clinical Oncology, 24(14): 2137-50, 2006.

Kaplan HS. Hodgkin's disease. Biology, treatment, prognosis. Blood, 57: 813-22, 1981.

Karim-Kos HE, Kiemeney LA, Louwman MW, Coebergh JW, de Vries E. Progress against cancer in the Netherlands since the late 1980s: an epidemiological evaluation. Journal International du Cancer, 130(12): 2981-9, 2012.

Kato S, Shields PG, Caporaso NE, Sugimura H, Trivers GE, Tucker MA, Trump BF, Weston A, Harris CC. Analysis of cytochrome P450 2E1 genetic polymorphisms in relation to human lung cancer. Cancer Epidemiology, Biomarkers and Prevention, 3(6): 515-8, 1994.

Kauppinen T, Toikkanen J, Pedersen D, Kogevinas M, Young R, Ahrens W. CAREX/Finnish Institute of Occupational Health: Occupational exposure to carcinogens in the European Union in 1990-93. Helsinki: Finnish Institute of Occupational Health, 1998.

Kauppinen T, Toikkanen J, Pedersen D, Young R, Ahrens W, Boffetta P, Hansen J, Kromhout H, Maqueda Blasco J, Mirabelli D, de la Orden-Rivera V, Pannett B, Plato N, Savela A, Vincent R, Kogevinas M. Occupational exposure to carcinogens in the European Union. Occupational and Environmental Medicine, 57: 10-8, 2000.

Kawajiri K. CYP1A1. In: Vineis P et al. (Eds) Metabolic polymorphisms and susceptibiiity to cancer. Lyon: IARC Scientific Publications No 148, 1999. p.159-71.

Keller JE, Howe HL. Cancer in Illinois construction workers: a study. American Journal of Industrial Medicine, 24: 223-30, 1993.

Kelsey KT, Hirao T, Schned A, Hirao S, Devi-Ashok T, Nelson HH, Andrew A, Karagas MR. A population-based study of immunohistochemical detection of p53 alteration in bladder cancer. British Journal of Cancer, 90: 1572-6, 2004.

Kilpikari I. Correlation of urinary thioethers with chemical exposure in a rubber plant. British Journal of Industrial Medicine, 38: 98-100, 1981.

Kim DH, Kim, JS, Ji YI, Shim YM, Kim H, Han J, Park J. Hypermethylation of RASSF1A promoter is associated with the age at starting smoking and a poor prognosis in primary non-small cell lung cancer. Cancer Research, 63: 3743-6, 2003.

Kirchhoff LV, Evans AS, McClelland KE, Carvalho RP, Pannuti CS. A case-control study of Hodgkin's disease in Brazil. I. Epidemiologic aspects. American Journal of Epidemiology, 112: 595-608, 1980.

Kogevinas M, Sala M, Boffetta P, Kazerouni N, Kromhout H, Hoar-Zahm S. Cancer risk in the rubber industry: a review of the recent epidemiological evidence. Occupational and Environmental Medicine, 55: 1-12, 1998.

Koifman S, Blank VL, de Moraes Souza JA. Mortalidade e acidentes ocupacionais na indústria elétrica. Revista de Saúde Pública, 17(2): 83-93, 1983.

Koifman S. Electromagnetic fields: a cancer promoter? Medical Hypothesis, 41(1): 23-7, 1993.

Koifman S, Koifman RJ. Environment and cancer in Brazil: an overview from a public health perspective. Mutation Research, 544(2-3): 305-11, 2003.

Kromhout H, Swuste P, Boleij JS. Empirical modeling of chemical exposure in the rubber-manufacturing industry. Annals of Occupational Hygiene, 38: 3-22, 1994.

Kromhout H. From eyeballing to statistical modelling: methods for assessment of occupational exposure. [Doctoral Thesis]. Wageningen: Wageningen University, 1994.

Kromhout H, Heederik D. Occupational epidemiology in the rubber industry: implications of exposure variability. American Journal of Industrial Medicine, 27: 171-85, 1995.

Kuijten RR, Bunin GR, Nass CC, Meadows AT. Parental occupation and childhood astrocytoma: results of a case-control study. Cancer Research, 52(4): 782-6, 1992.

Kutz FW, Wood PH, Bottimore DP. Organochlorine pesticides and polychlorinated biphenyls in human adipose tissue. Reviews of Environmental Contamination and Toxicology, 120: 1-82, 1991.

La Vecchia C, Negri E, D'Avanzo B, Franceschi S. Occupation and lymphoid neoplasms. British Empire Cancer Campaign, 60: 385-8, 1989.

Laakkonen A, Kyyronen P, Kauppinen T, Pukkala E. Occupational exposure to eight organic dusts and respiratory cancer among Finns. Occupational and Environmental Medicine, 63: 723-33, 2006.

Laakkonen A, Verkasalo PK, Nevalainen A, Kauppinen T, Kyyronen P, Pukkala EI. Moulds, bacteria and cancer among Finns: an occupational cohort study. Occupational and Environmental Medicine, 65: 489-93, 2008.

Lamba AB, Ward MH, Weeks JL, Dosemeci M. Cancer mortality patterns among hairdressers and barbers in 24 US states, 1984 to 1995. Journal of Occupational and Environmental Medicine / American College of Occupational and Environmental Medicine, 43(3): 250-8, 2001.

Landrigan PJ. Commentary: environmental disease – a preventable epidemic. American Journal of Public Health, 82: 941-3, 1992.

Leal CHS. Industrialização e mortalidade por leucemia no Estado de São Paulo. São Paulo, 2000. [Dissertação de Mestrado, Faculdade de Saúde Pública da USP].

Leal CHS, Wünsch Filho V. Mortalidade por leucemias relacionada à industrialização. Revista de Saúde Pública, 36(4): 400-8, 2002.

Leclerc A, Luce D, Demers PA, Boffetta P, Kogevinas M, Belli S, Bolm-Audorff U, Brinton LA, Colin D, Comba P, Gérin M, Hardell L, Hayes RB, Magnani C, Merler E, Morcet JF, Preston-Martin S, Vaughan TL, Zheng W. Sinonasal cancer and occupation. Results from the reanalysis of twelve case-control studies. American Journal of Industrial Medicine, 31: 153-65, 1997.

Li P, McLaughlin J, Infante-Rivard C. Maternal occupational exposure to extremely low frequency magnetic fields and the risk of brain cancer in the offspring. Cancer Causes and Control, 20(6): 945-55, 2009.

Lijinsky W. Chemistry and biology of N-Nitroso compounds. Cambridge: Cambridge University Press, 1992.

Lin RS, Dischinger PC, Conde J, Farrell KP. Occupational exposure to electromagnetic fields and the occurrence of brain tumors: an analysis of possible associations. Journal of Occupational Medicine, 27: 413-9, 1985.

Lindquist R, Nilsson B, Eklund G, Gahrton G. Acute leukemia in professional drivers exposed to gasoline and diesel. European Journal of Haematology, 47: 98-103, 1991.

Linet MS, Malker HS, McLaughlin JK, Weiner JA, Blot WJ, Ericsson JL, Fraumeni JF Jr. Non-Hodgkin's lymphoma and occupation in Sweden: a registry based analysis. British Journal of Industrial Medicine, 50: 79-84, 1993.

Linet MS, McLaughlin JK, Malker HS, Chow WH, Weiner JA, Stone BJ, Ericsson JL, Fraumeni JF Jr. Occupation and hematopoietic and lymphoproliferative malignancies among women: a linked registry study. Journal of Occupational Medicine, 36(11): 1187-98, 1994.

Linet MS, Cartwright RA. The leukemias. In: Schottenfeld D, Fraumeni Jr. JF. (eds.) Cancer epidemiology and prevention. New York: Oxford University Press, 1996. p.841-92.

Linos A, Kyle RA, O'Fallon WM, Kurland LT. A case-control study of occupational exposures and leukaemia. International Journal of Epidemiology, 9: 131-5, 1980.

Linos A, Blair A, Cantor KP, Burmeister L, van Lier S, Gibson RW, Schuman L, Everett G. Leukemia and non-Hodgkin's lymphoma among embalmers and funeral directors. Journal of the National Cancer Institute, 82(1): 66, 1990.

Lipkowitz S, Garry VF, Kirsch IR. Interlocus V-J recombination measures genomic instability in agriculture workers at risk for lymphoid malignancies. Proceedings of the National Academy of Sciences of the United States of America, 89(12): 5301-5, 1992.

Loomis DP, Savitz DA. Mortality from brain cancer and leukaemia among electrical workers. British Journal of Industrial Medicine, 47: 633-8, 1990.

Loomis D, Browning SR, Schenck AP, Gregory E, Savitz DA. Cancer mortality among electric utility workers exposed to polychlorinated biphenyls. Occupational and Environmental Medicine, 54: 720-8, 1997.

Lotuffo PA, Lolio CA. Tendências de evolução da mortalidade por doenças cardiovasculares: o caso do Estado de São Paulo. In: Monteiro CA (org.). Velhos e novos males da saúde no Brasil: a evolução do país e de suas doenças. São Paulo: Hucitec/Nupens/USP, 1995.

Lubbert M, Oster W, Ludwig WD, Ganser A, Mertelsmann R, Herrmann F. A switch toward demethylation is associated with the expression of myeloperoxidase in acute myeloblastic and promyelocytic leukemias. Blood, 80: 2066–73, 1992.

Lubin JH, Purdue M, Kelsey K, Zhang ZF, Winn D, Wei Q, Talamini R, Szeszenia-Dabrowska N, Sturgis EM, Smith E, Shangina O, Schwartz SM, Rudnai P, Neto JE, Muscat J, Morgenstern H, Menezes A, Matos E, Mates IN, Lissowska J, Levi F, Lazarus P, La Vecchia C, Koifman S, Herrero R, Franceschi S, Wünsch-Filho V,Fernandez L, Fabianova E, Daudt AW, Maso LD, Curado MP, Chen C, Castellsague X, Brennan P, Boffetta P, Hashibe M, Hayes RB. Total exposure and exposure rate effects for alcohol and smoking and risk of head and neck cancer: a pooled analysis of case-control studies. American Journal of Epidemiology, 170(8): 937-47, 2009.

Lubin JH, Gaudet MM, Olshan AF, Kelsey K, Boffetta P, Brennan P, Castellsague X, Chen C, Curado MP, Dal Maso L, Daudt AW, Fabianova E, Fernandez L, Wünsch-Filho V, Franceschi S, Herrero R, Koifman S, La Vecchia C, Lazarus P, Levi F, Lissowska J, Mates IN, Matos E, McClean M, Menezes A, Morgenstern H, Muscat J,Eluf Neto J, Purdue MP, Rudnai P, Schwartz SM, Shangina O, Sturgis EM, Szeszenia-Dabrowska N, Talamini R, Wei Q, Winn

D, Zhang ZF, Hashibe M, Hayes RB. Body mass index, cigarette smoking, and alcohol consumption and cancers of the oral cavity, pharynx, and larynx: modeling odds ratios in pooled case-control data. American Journal of Epidemiology, 171(12): 1250-61, 2010.

Lubin JH, Muscat J, Gaudet MM, Olshan AF, Curado MP, Dal Maso L, Wünsch-Filho V, Sturgis EM, Szeszenia-Dabrowska N, Castellsague X, Zhang ZF, Smith E, Fernandez L, Matos E, Franceschi S, Fabianova E, Rudnai P, Purdue MP, Mates D, Wei Q, Herrero R, Kelsey K, Morgenstern H, Shangina O, Koifman S, Lissowska J, Levi F, Daudt AW, Neto JE, Chen C, Lazarus P, Winn DM, Schwartz SM, Boffetta P, Brennan P, Menezes A, La Vecchia C, McClean M, Talamini R, Rajkumar T, Hayes RB, Hashibe M. An examination of male and female odds ratios by BMI, cigarette smoking, and alcohol consumption for cancers of the oral cavity, pharynx, and larynx in pooled data from 15 case-control studies. Cancer Causes Control. 22(9): 1217-31, 2011.

Luce D, Leclerc A, Bégin D, Demers PA, Gérin M, Orlowski E, Kogevinas M, Belli S, Bugel I, Bolm-Audorff U, Brinton LA, Comba P, Hardell L, Hayes RB, Magnani C, Merler E, Preston-Martin S, Vaughan TL, Zheng W, Boffetta P. Sinonasal cancer and occupational exposures: a pooled analysis of 12 case-control studies. Cancer Causes Control, 13(2): 147-57, 2002.

Lynge E, AnttIIa A, Hemminki K. Organic solvents and cancer. Cancer Causes and Control, 8: 406-19, 1997.

Ma F, Lee DJ, Fleming LE, Dosemeci M. Race-specific cancer mortality in US firefighters: 1984-1993. Journal of Occupational Medicine, 40: 1134-8, 1998.

Macaluso M, Larson R, Delzell E, Sathiakumar N, Hovinga M, Julian J, Muir D, Cole P. Leukemia and cumulative exposure to butadiene, styrene and benzene among workers in the synthetic rubber industry. Toxicology, 113: 190-202, 1996.

Macfarlane GJ, Boyle P, Evstifeeva TV, Robertson C, Scully C. Rising trends of oral cancer mortality among males worldwide: the return of an old public health problem. Cancer Causes Control, 5: 259-65, 1994a.

Macfarlane GJ, Evstifeeva TV, Robertson C, Boyle P, Scully C. Trends of oral cancer mortality among females worldwide. Cancer Causes and Control, 5: 255-8, 1994b.

Machado JMH, Costa DF, Cardoso LM, Arcuri A. Alternativas e processos de vigilância em saúde do trabalhador relacionados à exposição ao benzeno no Brasil. Ciência e Saúde Coletiva, 8(4): 913-21, 2003.

Mack W, Preston-Martin S, Peters JM. Astrocytoma risk related to job exposure to electric and magnetic fields. Bioelectromagnetics, 12: 57-66, 1991.

Magnani C, Coggon D, Osmond C, Acheson ED. Occupation and five cancers: a case-control study using death certificates. British Journal of Industrial Medicine, 44: 769-76, 1987.

Magnani C, Pastore G, Luzzatto L, Terracini B. Parenteral occupation and other environmental factors in the etiology of leukaemias and non-Hodgkin's lymphomas in childhood: a case-control study. Tumori, 76(5): 413-9, 1990.

Magnani C, Terracini B, Ivaldi C, Botta M, Mancini A, Andrion A. Pleural malignant mesothelioma and nonoccupational exposure to asbestos in Casale Monferrato, Italy. Occupational and Environmental Medicine, 52: 362-7, 1995.

Mancuso TF. Tumors of the central nervous system: industrial considerations. Acta Union International Cancer, 19: 488-9, 1963.

Mancuso TF, Ciocco A, El-Attar AA. An epidemiological approach to the rubber industry: a study based on department experience. Journal of Occupational Medicine, 10: 213-32, 1968.

Mannetje A, Kogevinas M, Chang-Claude J, Cordier S, González CA, Hours M, Jöckel KH, Bolm-Audorff U, Lynge E, Porru S, Donato F, Ranft U, Serra C, Tzonou A, Vineis P, Wahrendorf J, Boffetta P. Smoking as a confounder in case-control studies of occupational bladder cancer in women. American Journal of Industrial Medicine, 36: 75-82, 1999.

Mannetje A Pearce N. Quantitative estimates of work-related death, disease and injury in New Zealand. Scandinavian Journal of Work, Environment & Health, 31(4): 266–76, 2005.

Mao Y, Hu J, Ugnat AM, White K. Non-Hodgkin's lymphoma and occupational exposure to chemical in Canada. Canadian Cancer Registries Epidemiology Research Group. Annals of Oncology, 11(1): 69-73, 2000.

Marsh GM, Enterline PE, McCraw D. Mortality patterns among petroleum refinery and chemical plant workers. American Journal of Industrial Medicine, 19: 29-42, 1991.

Marsh GM, Youk AO, Buchanich JM, Erdal S, Esmen N. Work in the metal industry and nasopharyngeal cancer mortality among formaldeyde-exposed workers. Regulatory Toxicology and Pharmacology, 48: 308-19, 2007.

Marsit, C.J., Kim,D.H., Liu,M., Hinds,P.W., Wiencke,J.K., Nelson,H.H. and Kelsey,K.T. Hypermethylation of RASSF1A and BLU tumor suppressor genes in non-small cell lung cancer: Implications for tobacco smoking during adolescence. International Journal of Cancer, 114: 219–23, 2005a.

Marsit, C.J., Okpukpara,C., Danaee,H. and Kelsey,K.T. (2005b) Epigenetic silencing of the PRSS3 putative tumor suppressor gene in non-small cell lung cancer. Molecular Carcinogenesis, 44(2): 146-50, 2005b.

Marsit, C.J, Karagas, M.R., Danaee1, H., Liu, M., Andrew, A, Schned, A, Nelson, H. H., Kelsey, K.T. Carcinogen exposure and gene promoter hypermethylation in bladder cancer. Carcinogenesis, 27(1): 112–16, 2006.

Martino-Roth MG, Viégas J, Amaral M, Oliveira L, Ferreira FLS, Erdtmann B. Evaluation of genotoxicity through micronuclei test in workers of car and battery repair garages. Genetics and Molecular Biology, 25(4): 495-500, 2002.

Maruyama, R., Toyooka, S., Toyooka, K.O, Harada K, Virmani AK, Zöchbauer-Müller S, Farinas AJ, Vakar-Lopez F, Minna JD, Sagalowsky A, Czerniak B, Gazdar AF. Aberrant promoter methylation profile of bladder cancer and its relationship to clinicopathological features. Cancer Research, 61: 8659–63, 2001.

Matanoski GM, Santos-Burgoa C, Schwartz L. Mortality of a cohort of workers in the styrene-butadiene polymer manufacturing industry (1943-1982). Environmental Health Perspectives, 86: 107 -17, 1990.

Mattos IE, Koifman S. Mortalidade por câncer em trabalhadores de companhia geradora de eletricidade do Estado de São Paulo, Brasil. Revista de Saúde Pública, 30: 564-75, 1996.

Mattos IE, Sauaia N, Menezes PR. Padrão de mortalidade por câncer em trabalhadores eletricitários. Cadernos de Saúde Pública, 18(1): 221-33, 2002.

McCartan. "Oral cancer" – the terminology dilemma. Oral Disease, 7: 66, 2001.

McCunney RJ. Hodgkin's disease, work, and the environment. A review. Journal of Occupational Medicine, 41: 36-46, 1999.

McDiarmid MA, Gehle K. Preconception brief: occupational/environmental exposures. Maternal and Child Health Journal, 10(5): S123-8, 2006.

McKean-Cowdin R, Preston-Martin S, Pogoda JM, Holly EA, Mueller BA, Davis RL. Parental occupation and childhood brain tumors: astroglial? Neuroectodermal Tumors. Journal of Occupational Medicine, 40: 332-40, 1998.

McKinney PA, Alexander FE, Cartwright RA, Parker L. Parental occupations of children with leukemia in west Cumbria, north Humberside, and Gateshead. British Medical Journal, 302: 681-7, 1991.

McKinney PA, Fear NT, Stockton D; UK Childhood Cancer Study Investigators. Parental occupation at periconception: findings from the United Kingdom Childhood Cancer Study. Occupational and Environmental Medicine, 60(12): 901-9, 2003.

McLaughlin JK, Malker HS, Stone BJ, Weiner JA, Malker BK, Ericsson JL, Blot WJ, Fraumeni JF Jr. Occupational risks for intracranial gliomas in Sweden. Journal of National Cancer Institute, 78: 253-7, 1987a.

McLaughlin JK, Malker HS, Blot WJ, Malker BK, Stone BJ, Weiner JA, Ericsson JL, Fraumeni Jr JF. Occupational risks for meningiomas of the CNS in Sweden. Journal of Occupational Medicine, 29: 66-8, 1987b.

McMichael AJ, Spirtas R, Kupper LL. An epidemiologic study of mortality within a cohort of rubber workers, 1964-72. Journal of Occupational Medicine, 16: 458-64, 1974.

McMichael AJ, Spirtas R, Gamble JF, Tousey PM. Mortality among rubber workers: relationships to specific jobs. Journal of Occupational Medicine, 18: 178-85, 1976.

McMichael AJ, Andjelkovic DA, Tyroler HA. Cancer mortality and morbidity among rubber workers: an epidemiological study. Annals of the New York Academy of Sciences, 271: 125-37, 1976.

McMichael AJ. "Molecular epidemiology": new pathway or new travelling companion? American Journal of Epidemiology, 140: 1-11, 1994.

Mendes GL, Koifman RJ, Koifman S. Mortality frequency and trends attributed to melanoma in Brazil from 1980-2005. Journal of Toxicology and Environmental Health, 73(13-14): 850-7, 2010.

Mendes R. O impacto dos efeitos ocupacionais na saúde dos trabalhadores. II. Mortalidade. Revista de Saúde Pública, 22(5): 441-57, 1988.

Mendes R. Asbesto (amianto) e doença: revisão do conhecimento científico e fundamentação para uma urgente mudança da atual política brasileira sobre a questão. Cadernos Saúde Pública, 17: 7-29, 2001.

Mendes, R. Amianto e política de saúde pública no Brasil. Cadernos de Saúde Pública, Rio de Janeiro, 23(7): 1508-9, 2007.

Mendonça GA, Eluf-Neto J, Andrada-Serpa MJ, Carmo PA, Barreto HH, Inomata ON, Kussumi TA. Organochlorines and breast cancer: a case-control study in Brazil. International Journal of Cancer, 83: 596-600, 1999.

Merletti F, Boffetta P, Ferro G, Pisani P, Terracini B. Occupation and cancer of the oral cavity or oropharynx in Turin, Italy. Scandinavian Journal of Work, Environment & Health, 17: 248-54, 1991.

Meyer A, Alexandre PC, Chrisman J de R, Markowitz SB, Koifman RJ, Koifman S. Esophageal cancer among Brazilian agricultural workers: case-control study based on death certificates. Esophageal cancer among Brazilian agricultural workers: case-control study based on death certificates. International Journal of Hygiene and Environmental Health, 214(2): 151-5, 2011.

Meyer A, Chrisman J, Moreira JC, Koifman S. Cancer mortality among agricultural workers from serrana Region, state of Rio de Janeiro, Brazil. Environmental Research, 93: 264-71, 2003.

Milham S Jr, Hesser JE. Hodgkin's disease in wood workers. Lancet, 2: 136-7, 1967.

Milham S Jr. Mortality experience of the AFL-CIO United Brotherhood of Carpenters and Joiners of America, 1969-1970. DHEW publ. No. (NIOSH) 174-129. Cincinnati: NIOSH Office of Technical Publications, 1974.

Milham S Jr. Occupational mortality in Washington State, 1950-1971. DHEW Publication No. (NIOSH) 76-175. Washington: D.S. Government Printing Office, 1976.

Milham S Jr. Mortality in workers exposed to electromagnetic fields. Environmental Health Perspectives, 62: 297-300, 1985.

Miligi L, Seniori Costantini A, Crosignani P, Fontana A, Masala G, Nanni O, Ramazzotti V, Rodella S, Stagnaro E, Tumino R, Viganò C, Vindigni C, Vineis P. Occupational, environmental, and life-style factors associated with risk of hematolymphopoietic malignancies in women. American Journal of Industrial Medicine, 36: 60-9, 1999.

Miller BA, Ries LAG, Hankey BF. SEER Cancer Statistics Review: 1973-1990. NIH publ. NQ 93-2789. Bethesda: National Cancer Institute, 1993.

Miller MC 3rd, Mohrenweiser HW, Bell DA. Genetic variability in susceptibility and response to toxicants. Toxicology Letters, 120(1-3): 269-80, 2001.

Mirra AP (Ed.). Incidência de Câncer no Município de São Paulo, Brasil: 1983,1988, 1993. Tendência no Período 1969-1993. São Paulo: Registro de Câncer de São Paulo, 1998.

Mirra AP, Franco EL. (eds.). Incidência do câncer no Município de São Paulo, Brasil. São Paulo: Registro de Câncer de São Paulo e Instituto Ludwig de Pesquisa sobre o Câncer, 1985.

Mitrunen K, Jourenkova N, Kataja V, Eskelinen M, Kosma VM, Benhamou S, Vainio H, Uusitupa M, Hirvonen A. Glutathione S-transferase M1, M3, P1, and T1 genetic polymorphisms and susceptibility to breast cancer. Cancer Epidemiology, Biomarkers & Prevention, 10(3): 229-36, 2001.

Moncau J. Occupations associated with lung cancer in São Paulo, Brazil. Application of hierarchical regression analysis. Los Angeles, 1999. [PhD Thesis, University of California – Los Angeles].

Monge P, Wesseling C, Guardado J, Lundberg I, Ahlbom A, Cantor KP, Weiderpass E, Partanen T. Parental occupational exposure to pesticides and the risk of childhood leukemia in Costa Rica. Scandinavian Journal of Work, Environment & Health, 33(4): 293-303, 2007.

Monson RR, Peters JM, Johnson MN. Proportional mortality among vinyl-chloride workers. Lancet, 2: 397-8, 1974.

Monson RR, Nakano KK. Mortality among rubber workers. I. White male union employees in Akron, Ohio. American Journal of Epidemiology, 103: 284-96, 1976.

Monson RR, Fine LJ. Cancer mortality and morbidity among rubber workers. Journal of National Cancer Institute, 61: 1047-53, 1978.

Monson RR, Nakano KK. Mortality and morbidity among rubber workers. Journal of National Cancer Institute, 61: 1047-53, 1978.

Monteiro GT, Koifman S. Mortalidade por tumores de cérebro no Brasil, 1980-1998. Cadernos de Saúde Pública, 19(4): 1139-51, 2003.

Montesano R. Approaches to detect individual exposure to carcinogens. In: Valnio H, Sorsa M, McMichael AJ. (eds.). Complex mixtures and cancer risk. Lyon: IARC Scientific Publications No 104, 1990, p.11-9.

Morabia A, Markowitz S, Garibaldi K, Wynder EL. Lung cancer and occupation: results of a multicentre case-control study. British Journal of Industrial Medicine, 49: 721-7, 1992.

Moreno Lopez A, Esparza Gomez C. Oral cancer versus oropharyngeal cancer versus head and neck cancer (letter). Oral Oncology, 34: 576-7, 1998.

Morgan RW, Kelsh MA, Zhao K, Exuzides KA, Heringer S, Negrete W. Radiofrequency exposure and mortality from cancer of the brain and lymphatic/hematopoietic systems. Epidemiology, 11: 118-27, 2000.

Mortelmans K, Zeiger E. The Ames Salmonella/microsome mutagenicity assay. Mutation Research, 455: 29-60, 2000.

Muscat JE, Stellman SD, Wynder EL. Insulation, asbestos, smoking habits, and lung cancer cell types. American Journal of Industrial Medicine, 27: 257-69, 1995.

Musicco M, Filippini G, Bordo BM, Melotto A, Morello G, Berrino F. Gliomas and occupational exposure to carcinogens: case-control study. American Journal of Epidemiology, 116: 782-90, 1982.

Musicco M, Sant M, Molinari S, Filippini G, Gatta G, Berrino F. A case-control study of brain gliomas and occupational exposure to chemical carcinogens: the risk to farmers. American Journal of Epidemiology, 128: 778-85, 1988.

Nakashima Jde P, Koifman S, Koifman RJ. Tendência da mortalidade por neoplasias malignas selecionadas em Rio Branco, Acre, Brasil, 1980-2006. Cadernos de Saúde Pública, 27(6): 1165-74, 2011.

Nasca PC, Baptiste MS, MacCubbin PA, Metzger BB, Carlton K, Greenwald P, Armbrustmacher VW, Earle KM, Waldman J. An epidemiologic case-control study of central nervous system tumors in children and parental occupational exposures. American Journal of Epidemiology, 128: 1256-65, 1988.

Navas-Acien A, Peruga A, Breysse P, Zavaleta A, Blanco-Marquizo A, Pitarque R, et al. Secondhand tobacco smoke in public places in Latin America, 2002-2003. JAMA, 291(22): 2741-5, 2004.

Nelson S. Two possible mechanisms by which epigenetic modification can lead to cancer. Nature Education, 2008.

Netto GF. On the need to assess cancer risk in populations environmentally and occupationally exposed to virus and chemical agents in developing countries. Cadernos de Saúde Pública, 14(3): 87-98, 1998.

Neves H, Moncau JEC, Kaufmann PR, Wünsch Filho V. Mortalidade por câncer em trabalhadores da indústria da borracha de São Paulo. Revista de Saúde Pública, 40(2): 271-9, 2006.

Newman RH. Fine biogenic silica fibres in sugar cane: a possible hazard. Annals of Occupational Hygiene, 30(3): 365-70, 1986.

NOES. National Occupational Exposure Survey 1981-83. Cincinnati: US Department of Health and Human Services, Public Health Service, National Institute for Occupational Safety and Health, 1997.

Nordstrom M, Hardell L, Magnusson A, Hagberg H, Rask-Andersen A. Occupation and occupational exposure to UV light as risk factors hairy cell leukaemia evaluated in a case-control study. European Journal of Cancer Prevention, 6: 467-72, 1997.

Notani PN, Shah P, Jayant K, Balakrishnan V. Occupation and cancers of the lung and bladder: a case-control study in Bombay. International Journal of Epidemiology, 22: 185-91, 1993.

Nurminen M, Karjalainen A. Epidemiologic estimate of the proportion of fatalities related to occupational factors in Finland. Scandinavian Journal of Work, Environment & Health, 27(3): 161-213, 2001.

OECD – Organization for Economic Cooperation and Development (OECD). Guiding principles for chemical accident prevention, preparedness and response. Guidance for industry (including management and labour), public authorities, communities and other stakeholders. Paris: OECD Publications, 2003.

Oliveira PA, Colaço A, Chaves R, Guedes-Pinto H, De-La-Cruz P LF, Lopes C. Chemical carcinogenesis. Anais da Academia Brasileira de Ciências, 79(4): 593-616, 2007.

Olsen JH. Occupational risks of sinonasal cancer in Denmark. British Journal of Industrial Medicine, 45: 329-35, 1988.

Olsen JH, de Nully Brown P, Schulgen G, Jensen OM. Parental employment at time of conception and risk of cancer in offspring. European Journal of Cancer, 27: 958-65, 1991.

Olsson H, Brandt L. Risk of non-Hodgkin's lymphoma among men occupationally exposed to organic solvents. Scandinavian Journal of Work, Environment & Health, 14: 246-51, 1988.

OMS – Organização Mundial da Saúde. Centro da OMS para Classificação de Doenças em Português. Universidade de São Paulo. Ministério da Saúde. Organização Pan-Americana de Saúde. Classificação Internacional de Doenças. Manual da Classificação Estatística Internacional de Doenças, Lesões e Causas de Óbito, 9ª Revisão. São Paulo: OMS, 1985.

OMS – Organização Mundial da Saúde. Centro da OMS para Classificação de Doenças em Português. Universidade de São Paulo. Classificação Estatística Internacional de Doenças e Problemas Relacionados à Saúde, 10ª Revisão. São Paulo: EDUSP, 1995.

Oreggia F, de Stefani E, Correa P, Rivero S, Fernández G, Leiva J, Zavala D. Occupational exposure in cancer of the mouth, pharynx and larynx. Anales Otorrinolaringologicos Ibero-Americanos, 16: 365-76, 1989.

Ott MG, Kolesar RC, Scharnweber HC, Schneider EJ, Venable JR. A mortality survey of employees engaged in the development of manufacture of styrene-based products. Journal of Occupational Medicine, 22: 445-60, 1980.

Oury B, Limasset JC, Protois Jc. Assessment of exposure to carcinogenic N-nitrosamines in the rubber industry. International Archives of Occupational and Environmental Health, 70: 261-71, 1997.

Parkes HG, Veys CA, Waterhouse JA, Peters A. Cancer mortality in the British rubber industry. British Journal of Industrial Medicine, 39: 209-20, 1982.

Parkin DM, Whelan SL, Ferlay J, Raymond L, Young J. (eds.). Cancer incidence in five continents, Vol VII. IARC Scientific Publications Nº 143. Lyon: IARC, 2000.

Parkin DM, Pisani P, Ferlay J. Estimates of the worldwide incidence of 25 major cancers in 1990. International Journal of Cancer, 80: 827-41, 1999.

Parkinson A. Biotransformation of xenobiotics. In: Casarett & Doull's Toxicology. The basic science of poisons (Klaassen, CD, ed), 5th. ed. New York:McGraw-Hill, 1996. p.113-86.

Partanen T, Chaves J, Meng CW, Chaverri F, Monge P, Ruepert C, et al. Workplace carcinogen and pesticide exposures in Costa Rica. International Journal of Occupational and Environmental Health, 9: 104-11, 2003.

Pasqualetti P, Casale R, Colantonio D, Collacciani A. Occupational risk and hematological malignancies. American Journal of Hematology, 38(2): 147-9, 1991.

Paz MF, Fraga MF, Avila S, Guo M, Pollan M, Herman JG, and Esteller M. A systematic profile of DNA methylation in human cancer cell lines. Cancer Research, 63: 1114-21, 2003.

Pearce MS, Hammal DM, Dorak MT, McNally RJ, Parker L. Paternal occupational exposure to electro-magnetic fields as a risk factor for cancer in children and young adults: a case-control study from the north of England. Pediatric Blood & Cancer, 49(3): 280-6, 2007.

Pearce N, Smith AH, Howard JK, Sheppard RA, Giles HJ, Teague CA. Non-Hodgkin's lymphoma and exposure to phenoxyherbicides, chlorophenols, fencing work, and meat works employment: a case-control study. British Journal of Industrial Medicine, 43: 75-83, 1986a.

Pearce N, Sheppard RA, Howard JK, Fraser J, Lilley BM. Leukemia among New Zealand agricultural workers. A cancer registry-based study. American Journal of Epidemiology, 124: 402-9, 1986b.

Pearce N, Boffetta P, Kogevinas M. Cancer. Introduction. In: Encyclopaedia of Occupational Health and Safety 4 ed. vol. 1. Geneva: International Labour Office, 1998.

Pearce N, Matos E. Introduction. In: Pearce N, et al. (eds.). occupational cancer in developing countries. Lyon: IARCpl-3. [IARC Scientific Publications N° 129], 1994.

Pearce N, Reif JS. Epidemiologic studies of cancer in agricultural workers. American Journal of Industrial Medicine. 18(2): 133-48, 1990.

Pedersen D, Sieber W. National Occupational Exposure Survey Vol III. Analysis of managment interview responses. Publ. N° 89-103. Cincinnati: NIOSH, 1990.

Pedra F, Tambellini AT, Pereira Bde B, Costa AC, Castro HA. Mesothelioma mortality in Brazil, 1980-2003. International Journal of Occupational and Environmental Health, 14(3): 170-5, 2008.

Pereira MG. Epidemiologia: teoria e prática. Rio de Janeiro: Guanabara Koogan, 2000a.

Pereira FAC. Estudo exploratório da influência da poluição do ar na incidência de câncer nos distritos de São Paulo. São Paulo, 2000b. [Dissertação de Mestrado, Faculdade de Saúde Pública/USP].

Perera FP, Poirier MC, Yuspa SH, Nakayama J, Jaretzki A, Curnen MM, Knowles DM, Weinstein IB. A pilot project in molecular cancer epidemiology: determination of benzo[a]pyrene-DNA adducts in animal and human tissues by immunoassays. Carcinogenesis, 3(12): 1405-10, 1982.

Perera FP, Jeffrey AM, Brandt-Rauf PW, Brenner D, Mayer JL, Smith SJ, Latriano L, Hemminki K, Santella RM. Molecular epidemiology and cancer prevention. Cancer Detection and Prevention, 14: 639-45, 1990.

Perera FP, Hemminki K, Gryzbowska E, Motykiewicz G, Michalska J, Santella RM, Young TL, Dickey C, Brandt-Rauf P, De Vivo I. Molecular and genetic damage in humans from environmental pollution in Poland. Nature, 360: 256-8, 1992.

Perera FP. Molecular epidemiology: insights into cancer susceptibility, risk assessment and prevention. Journal of National Cancer Institute, 88: 496-509, 1996.

Perera FP. Environment and cancer: who are susceptible? Science, 278(5340): 1068-73, 1997.

Petersen GR, Milham S JR. Hodgkin's disease mortality and occupational exposure to wood. Journal of National Cancer Institute, 53: 957-8, 1974.

Pezerat H. Les cancers professionnels. In: Casson B, et al. (eds.). Les risques du travail: pour ne pa perdre sa vie a la gagner. Paris: Éditions La Découvert, 1985, p.307-15.

Phillips DH, Hewer A, Martin CN, Garner RC, King MM. Correlation of DNA adducts levels in human lung with cigarette smoking. Nature, 336: 790-2, 1988.

Piñeros, M, Hernandez, G, Bray F. Increasing cancer mortality in Colombia: an emerging problem. Cancer, 101(10): 2285-92, 2004.

Pintos J, Franco EL, Kowalski LP, Oliveira BV, Curado MP. Use of wood stoves and risk of cancers of the upper aero-digestive tract: a case-control study. International Journal of Epidemiology, 27: 936-40, 1998.

Pisani P. Burden of cancer in developing countries. In: Pearce N, et al. (eds.). Occupational cancer in developing countries. Lyon: IARC Scientific Publications N° 129, 1994, p.31-9.

Pisani P, Parkin DM, Bray F, Ferlay J. Estimates of the worldwide mortality from 25 cancers in 1990. International Journal of Cancer, 83: 18-29, 1999.

Pitot HC. Stages in neoplastic development. In: Schottenfeld D, Fraumeni Jr JF. (eds.) Cancer epidemiology and prevention. New York: Oxford University Press, 1996. p.65-79.

Preston-Martin S, Henderson BE, Peters JM. Descriptive epidemiology of central nervous system neoplasms in Los Angeles County. Annals of the New York Academy of Sciences, 381: 202-8, 1982.

Preston-Martin S. Descriptive epidemiology of primary tumors of the brain, cranial nerves and cranial meninges in Los Angeles County. Neuroepidemiology, 8: 283-95, 1989.

Preston-Martin S, Mack WJ, Henderson BE. Risk factors for gliomas and meningiomas in males in Los Angeles County. Cancer Research, 49: 6137-43, 1989.

Preston-Martin S, Lewis S, Winkelmann R, Borman B, Auld J, Pearce N. Descriptive epidemiology of primary cancer of the brain, cranial nerves, and cranial meninges in New Zealand, 1948-1988. Cancer Causes and Control, 14: 529-38, 1993.

Preston-Martin S, Mack WJ. Neoplasms of the nervous system. In: Schottenfeld D, Fraumeni Jr JF. (eds.). Cancer epidemiology and prevention. New York: Oxford University Press, 1996. p. 1231-91.

Prins, G.S., Tang, W-Y., Belmonte, J., Ho, SM. Developmental exposure to bisphenol A increases prostate cancer susceptibility in adult rats: epigenetic mode of action is implicated. Fertility and Sterility, 89(2): 41, 2008.

Raunio H, Husgafvel-Pursiainen K, Anttila S, Hietanen E, Hirvonen A, Pelkonen O. Diagnosis of polymorphisms in carcinogen-activating and inactivating enzymes and cancer susceptibility-a review. Gene, 159(1): 113-21, 1995.

Rêgo MAV. Linfoma não Hodgkin e exposição ocupacional a solventes orgânicos. Salvador, 1998. [Tese de Doutorado, Instituto de Saúde Coletiva, UFBA].

Rego RA, Berardo FA, Rodrigues SS, Oliveira ZM, Oliveira MB, Vasconcellos C, Aventurato LV, Moncau JE, Ramos LR. Fatores de risco para doenças crônicas não transmissíveis: inquérito domiciliar no município de São Paulo, SP (Brasil): Metodologia e resultados preliminares. Revista de Saúde Pública, 24: 277-85, 1990.

Reif JS, Pearce N, Fraser J. Occupational risks for brain cancer: a New Zealand cancer registry-based study. Journal of Occupational Medicine, 31: 863-7, 1989.

Ribeiro FSN, Wünsch Filho V. Avaliação retrospectiva da exposição ocupacional a cancerígenos: abordagem epidemiológica e aplicação em vigilância em saúde. Cadernos de Saúde Pública, 20(4): 881-90, 2004.

Ribeiro FSN, Camargo EA, Wünsch Filho V. Delineamento e validação de matriz de exposição ocupacional à sílica. Revista de Saúde Pública, 39(1): 18-26, 2005.

Ribeiro FSN (coord.). O mapa da exposição à sílica no Brasil. Rio de Janeiro: UERJ / Ministério da Saúde, 2010.

Ribeiro H. Sugar cane burning in Brazil: respiratory health effects. Revista de Saúde Pública, 42(2): 2-6, 2008.

Rodvall Y, Ahlbom A, Spännare B, Nise G. Glioma and occupational exposure in Sweden: a case-control study. Occupational and Environmental Medicine, 53: 526-37, 1996.

Roush GC. Cancer of the nasal cavity and paranasal sinuses. In: Schottenfeld D, Fraumeni Jr. JF. (eds.) Cancer epidemiology and prevention. New York: Oxford University Press, 1996. p.587-602.

Rushton L, Alderson MR. An epidemiological survey of eight on refineries in Britain. British Journal of Industrial Medicine, 38: 225-34, 1981.

Rushton L, Alderson MR, Nagarajah CR. Epidemiological survey of maintenance workers in London Transport Executive bus garages and Chiswick works. British Journal of Industrial Medicine, 40: 340-5, 1983.

Rushton L, Hutchings SJ, Fortunato L, Young C, Evans GS, Brown T, Bevan R, Slack R, Holmes P, Bagga S, Cherrie JW, Van Tongeren M. Occupational cancer burden in Great Britain. British Journal of Cancer, 107(1):S3-7, 2012.

Rushton L, Hutchings S, Brown T. The burden of cancer at work: estimation as the first step to prevention. Occupational and Environmental Medicine, 65: 789-800, 2008.

Rybicki BA, Neslund-Dudas C, Nock NL, Schultz LR, Eklund L, Rosbolt J, Bock CH, Monaghan KG. Prostate cancer risk from occupational exposure to polycyclic aromatic hydrocarbons interacting with the GSTP1 Ile105Val polymorphism. Cancer Detection and Prevention, 30(5): 412-22, 2006.

Sahl JD, Kelsh MA, Greenland S. Cohort and nested case-control studies of hematopoietic cancers and brain cancer among electric utility workers. Epidemiology, 4: 104-14, 1993.

Samet JM. Epidemiology of lung cancer. New York, Marcel Dekker, Inc., 1994.

Sanchez MO, Reis MA, Cruz ALS, Ferreira MP. Atuação do CEREST nas ações de vigilância em Saúde do Trabalhador no setor canavieiro. Saúde e Sociedade, 18(1): 37-43, 2009.

Santana VS, Ribeiro FS. Occupational cancer burden in developing countries and the problem of informal workers. Environmental Health, 10(1): S10, 2011.

Santos-Burgoa C, Matanoski GM, Zeger S, Schwartz L. Lymphohematopoietic cancer in styrene-butadiene polymerization workers. American Journal of Epidemiology, 136: 843-54, 1992.

Saracci R, Kogevinas M, Bertazzi PA, Bueno de Mesquita BH, Coggon D, Green LM, Kauppinen T, L'Abbé KA, Littorin M, Lynge E, et al. Cancer mortality in workers exposed to chlorophenoxy herbicides and chlorophenols. Lancet, 338: 1027-32, 1991.

Sartor SG, Eluf-Neto J, Travier N, Wünsch Filho V, Arcuri ASA, Kowalski LP, Boffetta P. Título do artigo? Cadernos de Saúde Pública, 23(6): 1473-81, 2007.

Savitz DA, Loomis DP. Magnetic field exposure in relation to leukemia and brain cancer mortality among electric utility workers. American Journal of Epidemiology, 141: 123-34, 1995.

Schenker MB, Smith T, Muñoz A, Woskie S, Speizer FE. Diesel exposure and mortality among railway workers: results of a pilot study. British Journal of Industrial Medicine, 41: 320-7, 1984.

Scherr PA, Hutchison GB, Neiman RS. Non-Hodgkin's lymphoma and occupational exposure. Cancer Research, 52(19): 5503s-9s, 1992.

Schlehofer B, Kunze S, Sachsenheimer W, Blettner M, Niehoff D, Wahrendorf J. Occupational risk factors for brain tumors: results from a population-based case-control study in Germany. Cancer Causes Control, 1: 209-15, 1990.

Schnitman A. Exposição ocupacional a derivados de petróleo e ocorrência de câncer. Ciência e Cultura, 42: 110-5, 1990.

Schramm JMA, Oliveira AF, Leite IC, Valente JG, Gadelha AMJ, Portela MC, Campos MRC. Transição epidemiológica e o estudo de carga de doença no Brasil. Ciência & Saúde Coletiva, 9(4): 897-908, 2004.

Schumacher MC, Delzell E. A death-certificate case-control study of non-Hodgkin's lymphoma and occupation in men in North Carolina. American Journal of Industrial Medicine, 13: 317-30, 1988.

Schüz J, Kaletsch U, Meinert R, Kaatsch P, Michaelis J. Risk of childhood leukemia and parental self-reported occupational exposure to chemicals, dusts, and fumes: results from pooled analyses of German population-based case-control studies. Cancer Epidemiology, Biomarkers and Prevention, 9(8): 835-8, 2000.

Scotto J, Fears TR, Kraemer KH, Fraumeni JF. Nonmelanoma skin cancer. In: Schottenfeld D, Fraumeni Jr JF. (eds.) Cancer epidemiology and prevention. New York: Oxford University Press, 1996. p.1313-30.

Surveillance Epidemiology and End Results, 2012. http://seer.cancer.gov/csr/1975_2009_pops09/results_merged/topic_survival_by_year_dx.pdf.

Seidegard J, Pero RW, Markowitz MM, Roush G, Miller DG, Beattie EJ. Isoenzymes of glutathione transferase (class Um) as a marker for the susceptibility to lung cancer: a follow-up study. Carcinogenesis, 11: 33-6, 1990.

Shu X-O, Zheng W, Potischman N, Brinton LA, Hatch MC, Gao YT, Fraumeni JF Jr. A population-based case-control study of childhood leukemia in Shanghai. Cancer, 62: 635-44, 1988.

Sidransky,D., Von Eschenbach,A., Tsai,Y.C, et al. Identification of p53 gene mutations in bladder cancers and urine samples. Science, 252: 706–9, 1991.

Siemiatycki J, Richardson L, Gérin M, Goldberg M, Dewar R, Désy M, Campbell S, Wacholder S. Associations between several sites of cancer and nine organic dusts: results from an hypothesis-generating case-control study in Montreal, 1979-1983. American Journal of Epidemiology, 123: 235-49, 1986.

Siemiatycki J, Dewar R, Nadon L, Gérin M, Richardson L, Wacholder S. Associations between several sites of cancer and twelve petroleum-derived liquids. Scandinavian Journal of Work, Environment & Health, 13: 493-504, 1987.

Siemiatycki J, Gérin M, Stewart P, Nadon L, Dewar R, Richardson L. Associations between several sites of cancer and ten types of exhaust and combustion products. Scandinavian Journal of Work, Environment & Health, 14: 79-90, 1988.

Siemiatycki J. Future etiologic research in occupational cancer. Environmental Health Perspectives, 103(8): 209-15, 1995.

Silva CS. Estudo crítico sobre a saúde dos trabalhadores de galvânicas, por meio das relações entre as avaliações ambientais, biológicas e otorrinolaringológicas. São Paulo, 1997. [Tese de Doutorado, Instituto de Química da USP].

Silva GA, Gamarra CJ, Girianelli VR, Valente JG. Cancer mortality trends in Brazilian state capitals and other municipalities between 1980 and 2006. Revista de Saúde Pública, 45(6): 1009-18, 2011.

Silva HM, Silva AE. Avaliação do padrão de metilação dos genes WT1 e RARβ em metaplasia intestinal e associação com infecção pela Helicobacter pylori. São José do Rio Preto, 2008. [Dissertação de Mestrado, Instituto de Biociências, Letras e Ciências Exatas/UNESP].

Silva IS. Cancer epidemiology: principles and methods. Lyon: IARC, 1999.

Silva M, Santana VS, Loomis D. Mortalidade por câncer em militares da Marinha do Brasil. Revista de Saúde Pública, 34 (4): 373-9, 2000.

Silverman DT, Morrison AS, Devesa SS. Bladder cancer. In: Schottenfeld D, Fraumeni Jr JF. (eds.). Cancer epidemiology and prevention. New York: Oxford University Press, 1996., p.1156-79.

Simonato L, Saracci R. Cancer occupational. In: Encyclopaedia of Occupational Health and Safety. 3ed. v I. Geneva: International Labour Office, 1983. p. 369-75.

Simonato L, L'Abbé KA, Andersen A, Belli S, Comba P, Engholm G, Ferro G, Hagmar L, Langård S, Lundberg I, et al. A collaborative study of cancer incidence and mortality among vinyl chloride workers. Scandinavian Journal of Work, Environment & Health, 17: 156-69, 1991.

Simpson J, Roman E, Law G, Pannett B. Women's occupation and cancer: preliminary analysis of cancer registrations in England and Wales, 1971-1990. American Journal of Industrial Medicine, 36: 172-85, 1999.

Skov T, Lynge E. Non-Hodgkin's lymphoma and occupation in Denmark. Scandinavian Journal of Social Medicine, 19: 162-9, 1991.

Sleckman BG, Mauch PM, Ambinder RF, Mann R, Pinkus GS, Kadin ME, Sherburne B, Perez-Atayde A, Thior I, Mueller N. Epstein-Barr virus in Hodgkin's disease: correlation of risk factors and disease characteristics with molecular evidence of viral infection. Cancer Epidemiology, Biomarkers & Prevention, 7: 1117-21,1998.

Smith PR, Lickiss JN. Benzene and lymphomas. Lancet, 1: 719, 1980.

Solionova LG, Smulevich VB. Mortality and cancer incidence in a cohort of rubber workers in Moscow. Scandinavian Journal of Work, Environment & Health, 19: 96-101, 1993.

Sorahan T, Parkes HG, Veys CA. Mortality in the British rubber industry 1946-85. British Journal of Industrial Medicine, 46: 1-11, 1989.

Sorahan T, Hamilton L, Gardiner K, Hodgson JT, Harrington JM. Maternal occupational exposure to electromagnetic fields before and after pregnancy in relation to risks of childhood cancers: from the Oxford Survey of Childhood Cancers, 1953-1981 deaths. American Journal of Industrial Medicine, 35: 348-57, 1999.

Sousa MFM, Timmerman A, Serrano Jr CV. Tendências do risco de morte por doenças circulatórias. Arquivos Brasileiros de Cardiologia, 77(6): 562-8, 2001.

Speers MA, Dobbins JG, MIIler VS. Occupational exposures and braln cancer mortality: a preliminary study of East Texas residents. American Journal of Industrial Medicine, 13: 629-38, 1988.

Speizer FE, Samet JM. Alr pollution and lung cancer. In: Samet JM. (ed.) Epidemiology of lung cancer. New York: Marcel Dekker, Inc., 1994. p.131-150.

Spitz MR, Johnson CC. Neuroblastoma and paternal occupation: a case-control analysis. American Journal of Epidemiology, 121: 924-9, 1985.

Stark AD, Chang HG, Fitzgerald EF, Riccardi K, Stone RR. A retrospective cohort study of cancer incidence among New York State Farm Bureau members. Archives of Environmental Health, 45: 155-62, 1990.

Staszewski J. Oral cavity cancers: epidemiology and risk factors. In: Khogali M, Omar YT, Gjorgov A, Ismail AS. (eds.). Cancer prevention in developing countries. Proceedings of the 2nd UICC Conference on Cancer Prevention. Oxford: Pergamon Press, 1986. p.107-14.

Steenland K, Burnett C, Lalich N, Ward E, Hurrell J. Dying for work: the magnitude of US mortality from selected causes of death associated with occupation. American Journal of Industrial Medicine, 43(5): 461-82, 2003.

Steenland K, Burnett C, Lalich N, Ward E, Hurrell J. Dying for work: the magnitude of US mortality from selected causes of death associated with occupation. American Journal of Industrial Medicine, 43(5): 461-82, 2003.

Steenland K, Palu S. Cohort mortality study of 57,000 painters and other union members: a 15-year update. Occupational and Environmental Medicine, 56: 315-21, 1999.

Steenman MJ, Rainier S, Dobry CJ, Grundy P, Horon IL, Feinberg AP. Loss of imprinting of IGF2 is linked to reduced expression and abnormal methylation of H19 in Wilms' tumour. Nature Genetics, 7(3): 433-9, 1994.

Stayner L, Steenland K, Greife A, Hornung R, Hayes RB, Nowlin S, Morawetz J, Ringenburg V, Elliot L, Halperin W. Exposure-response analysis of cancer mortality in a cohort of workers exposed to ethylene oxide. American Journal of Epidemiology, 138(10): 787-98, 1993.

Sung TI, Wang JD, Chen PC. Increased risk of cancer in the offspring of female electronics workers. Reproductive Toxicology, 25(1): 115-9, 2008.

Suzuki l, Hamada GS, Zamboni MM, Cordeiro PB, Watanabe S, Tsugane S. Risk factors for lung cancer in Rio de Janeiro, Brazil: a case-control study. Lung Cancer, (2): 179-90, 1994.

Szyf M. The dynamic epigenome and its implications in toxicology. The Journal of Toxicological Sciences, 100(1): 7-23, 2007.

Szymańska K, Hung RJ, Wünsch-Filho V, Eluf-Neto J, Curado MP, Koifman S, Matos E, Menezes A, Fernandez L, Daudt AW, Boffetta P, Brennan P. Alcohol and tobacco, and the risk of cancers of the upper aerodigestive tract in Latin America: a case-control study. Cancer Causes Control, 22(7): 1037-46, 2011.

Mannetje A, Kogevinas M, Luce D, Demers PA, Bégin D, Bolm-Audorff U, et al. Sinonasal cancer, occupation, and tobacco smoking in European women and men. American Journal of Industrial Medicine, 36(1): 101-7, 1999.

Taningher M, Malacarne D, Izzotti A, Ugolini D, Parodi S. Drug metabolism polymorphisms as modulators of cancer susceptibility. Mutation Research, 436: 227-61, 1999.

Terra Filho M, Kitamura S. Occupational lung cancer. Jornal Brasileiro de Pneumologia, 32(2): S60-8, 2006.

Teta MJ, Ott MG, Schnatter AR. An update of mortality due to brain neoplasms and other causes among employees of a petrochemical facility. Journal of Occupational Medicine, 33(1): 45-51, 1991.

Thériault G, Goulet L. A mortality study of oiI refinery workers. Journal of Occupational Medicine, 21: 367-70, 1979.

Thériault G, Goldberg M, Miller AB, Armstrong B, Guénel P, Deadman J, Imbernon E, To T, Chevalier A, Cyr D, et al. Cancer risks associated with occupational exposure to magnetic fields among electric utility workers in Ontario and Quebec, Canada, and France: 1970-1989. American Journal of Epidemiology, 139: 550-72, 1994.

Thomas TL, Decoufle P, Moure-Eraso R. Mortality among workers employed in petroleum refining and petrochemical plants. Journal of Occupational Medicine, 22: 97-103, 1980.

Thomas TL, WaxweIIer RJ, Moure-Eraso R. Mortality patterns among workers in three Texas oiI refineries. Journal of Occupational Medicine, 24: 135-41, 1982.

Thomas TL, Fontham ET, Norman SA, Stemhagen A, Hoover RN. Occupational risk factors for brain tumors: a case-referent death-certificate analysis. Scandinavian Journal of Work, Environment & Health, 12: 121-7, 1986.

Thomas TL, Stewart PA, Stemhagen A, Correa P, Norman SA, Bleecker ML, Hoover RN. Risk of astrocytic tumors associated with occupational chemical exposures: a case-referent study. Scandinavian Journal of Work, Environment & Health, 13: 417-23, 1987.

Tomatis L. (ed.). Cancer: causes, occurrence and control. Lyon: IARC Scientific Publications No. 100, 1990, p.67-8,

Tomatis L, Kaldor JM, Bartsch H. Experimental studies in the assessment of human risk. In: Schottenfeld D, Fraumeni Jr. JF. (eds.). Cancer epidemiology and prevention. New York: Oxford University Press, 1996. p.11-27.

Törnqvist S, Knave B, Ahlbom A, Persson T. Incidence of leukaemia and brain tumours in some "electrical occupations". British Journal of Industrial Medicine, 48: 597-603, 1991.

Toyooka S, Maruyama R, Toyooka KO, et al. Smoke exposure, histologic type and geography-related differences in the methylation profiles of non-small cell lung cancer. International Journal of Cancer, 103: 153–160, 2003.

Tynes T, Anderson A, Langmark F. Incidence of cancer in Norwegian workers potentially exposed to electromagnetic fields. American Journal of Epidemiology, 136: 81-8, 1992.

Valery PC, Williams G, Sleigh AC, Holly EA, Kreiger N, Bain C. Parental occupation and Ewing's sarcoma: pooled and meta-analysis. International Journal of Cancer, 115(5): 799-806, 2005.

Valnio H, Matos E, Kogevinas M. Identification of occupational carcinogens. In: Pearce N, et al. (eds.). Occupational cancer in developing countries. Lyon: IARC Scientific Publications Nº 129, 1994. p.41-59.

Vainio H, Sorsa M, McMichael AJ. (eds.). Complex mixtures and cancer risk. Lyon: IARC Scientific Publications No 104, 1990.

Van Ert MD, Arp EW, Harris RL, Symons MJ, Williams TM. Worker exposures to chemical agents in the manufacture of rubber tires: solvent vapor studies. American Industrial Hygiene Association Journal, 41: 212-9, 1980.

Van Steensel-Moll HA, Valkemburg HA, van Zanen GE. Childhood leukemia and parental occupation. A register based case-control study. American Journal of Epidemiology, 121(2): 216-24, 1985.

Varambally S, Dhanasekaran SM, Zhou M, Barrette TR, Kumar-Sinha C, Sanda MG, Ghosh D, Pienta KJ, Sewalt RG, Otte AP, Rubin MA, Chinnaiyan AM. The polycomb group protein EZH2 is involved in progression of prostate cancer. Nature, 419(6907): 624-9, 2002.

Veiga LH, Amaral EC, Colin D, Koifman S. A retrospective mortality study of workers exposed to radon in a Brazilian underground coal mine. Radiation and Environmental Biophysics, 45(2): 125-34, 2006.

Vermeulen R. Genotoxic exposure and biological effects in the rubber manufacturing industry: relevance of the dermal route. [Doctoral Thesis]. Utrecht: Utrecht University, 2001.

Vermeulen R, Bos RP, Kromhout H. Mutagenic exposure in the rubber industry manufacturing industry: an industry wide survey. Mutation Research, 490: 27-34, 2001.

Vianna NJ, Polan A. Lymphomas and occupational benzene exposure. Lancet, 1: 1394-5, 1979.

Vianna NJ, Kovasznay B, Polan A, Ju C. Infant leukemia and paternal exposure to motor vehicle exhaust fumes. Journal of Occupational Medicine, 26: 679-82, 1984.

Vineis P, Simonato L. Proportion of lung and bladder cancers in males resulting from occupation: a systematic approach. Archives of Environmental Health, 46: 6-15, 1991.

Vineis P. Evidence-based primary prevention? Scandinavian Journal of Work, Environment & Health, 26: 443-8, 2000.

Vlajinac HD, Marinkovic JM, Sipetic SB, Andrejic DM, Adanja BJ, Stosic-Divjak SL. Case–control study of oropharyngeal cancer. Cancer Detection and Prevention, 30: 152–7, 2006.

Vogelstein B, Kinzler KW. The genetic basis of human cancer. New York: McGraw-Hill, 1998.

Wagner JC, Sleggs CA, Marchand P. Diffuse pleural mesothelioma and asbestos exposure in the North Western Cape Province. British Journal of Industrial Medicine, 17: 260-71, 1960.

Ward EM, Fajen JM, Ruder AM, Rinsky RA, Halperin WE, Fessler-Fleisch CA. Mortality study of workers in 1,3-butadiene production units identified from a chemical workers cohort. Environmental Health Perspectives, 103: 598-603, 1995.

Ward EM, Schulte PA, Bayard S, Blair A, Brandt-Rauf P, Butler MA et. al. Priorities for development of research methods in occupational cancer. Environmental Health Perspectives, 111(1): A1-15, 2003.

Watson MA, Stewart RK, Smith GB, Massey TE, Bell DA. Human glutathione S-transferase P1 polymorphisms: relationship to lung tissue enzyme activity and population frequency distribution. Carcinogenesis, 19(2): 275-80, 1998.

Waxweller RJ, Stringer W, Wagoner JK, Jones J, Falk H, Carter C. Neoplastic risk among workers exposed to vinyl-chloride. Annals of the New York Academy of Sciences, 271: 40-8, 1976.

Waxweller RJ, Alexander V, Leffingwell SS, Haring M, Lloyd JW. Mortality from brain tumor and other causes in a cohort of petrochemical workers. Journal of National Cancer Institute, 70: 75-81, 1983.

Weichenthal S, Moase C, Chan P. A review of pesticide exposure and cancer incidence in the Agricultural Health Study cohort. Environmental Health Perspectives, 118(8): 1117-25, 2010.

Weinstein IB, Santella RM, Perera FP. Molecular Biology and epidemiology of cancer. In: Greenwald P, Kramer BS, Weed DL. (eds.). Cancer prevention and control. New York: Marcel-Dekker, 1995. p.83-110.

Wen CP, Tsai SP, McClellan WA, Gibson RL. Long-term mortality study of oil refinery workers: I. Mortality of hourly and salaried workers. American Journal of Epidemiology, 118: 526-42, 1983.

Wertheimer N, Lepper E. Electrical wiring configurations and childhood cancer. American Journal of Epidemiology, 109: 273-84, 1979.

Whittemore AS. Quantitative risk assessment. In: Schotienfeld D, Fraumeni Jr JF. (eds.). Cancer epidemiology and prevention. New York: Oxford University Press, 1996. p.116-26.

Wigle DT, Semenciw RM, Wilkins K, Riedel D, Ritter L, Morrison HI, Mao Y. Mortality study of Canadian male farm operators: Non-Hodgkin's lymphoma mortality and agricultural practices in Saskatchewan. Journal of National Cancer Institute, 82: 575-82, 1990.

Wigle DT, Turner MC, Krewski D. A systematic review and meta-analysis of childhood leukemia and parental occupational pesticide exposure. Environmental Health Perspectives, 117(10): 1505-13, 2009.

Wiklund K, Holm LE. Trends in cancer risks among Swedish agricultural workers. Journal of National Cancer Institute, 77: 657-64, 1986.

Wiklund K, Dich J, Holm LE. Risk of malignant lymphoma in Swedish pesticide appliers. British Journal of Cancer, 56: 505-8, 1987.

Wiklund K, Linderfors BM, Holm LE. Risk of malignant lymphoma in Swedish agricultural and forestry workers. British Journal of Industrial Medicine, 45: 19-24, 1988.

Wilcosky TC, Checkoway H, Marshall EG. Cancer mortality and solvent exposures in the rubber industry. American Industrial Hygiene Association Journal, 45: 809-11, 1984.

Wilkins JR, Koutras RA. Paternal occupation and brain cancer in offspring: a mortality-based case-control study. American Journal of Industrial Medicine, 14: 299-318, 1988.

Wilkins JR, Sinks T. Parental occupation and intracranial neoplasms of childhood: results of a case-control interview study. American Journal of Epidemiology, 132: 275-92, 1990.

Williams RR, Stegens NL, Goldsmith JR. Associations of cancer site and type with occupation and industry from the Third National Cancer Survey Interview. Journal of National Cancer Institute, 59: 1147-85, 1977.

Williams TM, Harris RL, Arp EW, Symons MJ, Van Ert MD. Worker exposure to chemical agents in the manufacture of rubber tires and tubes: particulates. American Industrial Hygiene Association Journal, 41: 212-9, 1980.

Wong O. An epidemiologic study of petroleum refinery employees. British Journal of Industrial Medicine, 43: 6-17, 1986.

Wong O. An industry wide mortality study of chemical workers occupationally exposed to benzene: – I General results. British Journal of Industrial Medicine, 44: 365-81, 1987.

Wong O. A cohort mortality study and a case-control study of workers potentially exposed to styrene in the reinforced plastics and composites industry. British Journal of Industrial Medicine, 47: 753-62, 1990.

Wong O, Whorton MD, Foliart DE, Ragland D. An industry-wide epidemiologic study of vinyl-chloride workers. American Journal of Industrial Medicine, 20: 317-34, 1991.

Woods JS, Polissar L, Severson RK, Heuser LS, Kulander BG. Soft tissue sarcoma and non-Hodgkin's Iymphoma in relation to phenoxyherbicide and chlorinated phenol exposure in Western Washington. Journal of National Cancer Institute, 78: 899-910, 1987.

Wormhoudt LW, Commandeur JNM, Vermeuten NPE. Genetic polymorphisms of human N-acetyltransferases, cytocrome P450, glutathione-S-transferase, and epoxide hydrolase enzymes: Relevance to xenobiotic metabolism and toxicity. Critical Reviews in Toxicology, 29(1): 59-124, 1999.

Wu W, Steenland K, Brown D, Wells V, Jones J, Schulte P, Halperin W. Cohort and case-control analyses of workers exposed to vinyl chloride: an update. Journal of Occupational Medicine, 31: 518-23, 1989.

Wünsch Filho V, Magaldi C, Nakao N, Moncau JE. Trabalho industrial e câncer de pulmão. Revista de Saúde Pública, 29: 166-76, 1995.

Wünsch Filho V. Occupational risk factors of lung cancer in São Paulo, Brazil. Scandinavian Journal of Work, Environment & Health, 24: 118-24, 1998.

Wünsch Filho V, Camargo EA. The burden of mouth cancer in Latin America and the Caribbean: Epidemiological issues. Seminars in Oncology, 28: 158-68, 2001.

Wünsch Filho V, Moncau JEC. Mortalidade por câncer no Brasil 1980-1995: padrões regionais, tendências temporais e implicações etiológicas, 48(3): 250-7, 2002.

Wu-Williams AH, Xu ZY, Blot WJ, Dai XD, Louie R, Xiao HP, Stone BJ, Sun XW, Yu SF, Feng YP, Fraumeni JF, Henderson BE. Occupation and lung cancer risk among women in northern China. American Journal of Industrial Medicine, 24: 67-79, 1993.

Yamaguchi N, Kido M, Hoshuyama T, Manabe H, Kikuchi Y, Nishio T, Ohshima LH, Watanabe S. A case-control study on occupational lung cancer risks in an industrialized city of Japan. Japanese Journal of Cancer Research, 83: 134-40, 1992.

Yancik R, Ries LAG. Cancer in older persons: an international issue in an aging world. Seminars in Oncology, 31(2): 128-36, 2004.

Yancik R. Population aging and cancer: a cross-national concern. The Cancer Journal, 11(6): 437-41, 2005.

Yu MC, Yuan JM. Epidemiology of nasopharyngeal carcinoma. Seminars in Cancer Biology, 12: 421-9, 2002.

Yuspa ST, Harris CC. Molecular and cellular basis of chemical carcinogenesis. In: Schottenfeld D. Fraumeni Jr. JF. (eds.). Cancer epidemiology and prevention. Philadelphia: W.B. Saunders, 1982. p.23-43.

Zahm SH. Mortality study of pesticide applicators and other employees of a lawn care service company. Journal of Occupational Medicine, 39: 1055-67, 1997.

Zahm SH, Weisenburger DD, Babbitt PA, Saal RC, Vaught JB, Cantor KP, Blair A. A case control-study of non-Hodgkins Iymphoma and the herbicide 2,4 dichlorophenoxyacetic acid (2,4-D) in eastern Nebraska. Epidemiology, 1(5): 349-56, 1990.

Zhang JY, Wang Y, Prakash C. Xenobiotic-metabolizing enzymes in human lung. Current Drug Metabolism, 7(8): 939-48, 2006.

Zumkeller W. The insulin-like growth factor system in hematopoietic cells. Leukemia and Lymphoma, 43(3): 487-91, 2002.

Hematopatologia Relacionada com o Trabalho

30

Therezinha Verrastro

- **Introdução**
- **Sistema hematopoético**
  Generalidades
  Embriogênese
  Órgãos do sistema hematopoético
- **Hematopoese**
  Fatores da hematopoese
  Sangue periférico
- **Avaliação do sistema sanguíneo**
- **Hemopatias profissionais**
  Alterações do glóbulo vermelho
  Alterações do glóbulo branco
  Alterações das plaquetas
  Alterações dos órgãos hematopoéticos
- **Referências**

Introdução

O avanço rápido da tecnologia, refletido nos conhecimentos sobre o sistema hematopoético humano, permitiu uma compreensão mais aprofundada dos processos fisiopatológicos, até então pouco esclarecidos. A identificação das características biomoleculares das células formadoras do sangue é fundamental para a compreensão das alterações celulares consequentes à ação de substâncias tóxicas e agressivas do meio ambiente, introduzidas no organismo por vias diversas, mas que atingem o sangue e os tecidos hemoformadores.

Para uma análise mais aprofundada dos mecanismos fisiopatológicos, há necessidade de uma atualização dos conceitos sobre o sistema, abrangendo desde a célula primitiva (pluripotente – origem de todas as células), sua formação, divisão, evolução para as diversas células do sangue (glóbulos brancos, glóbulos vermelhos, plaquetas), do tecido linfático (linfócitos), bem como a função, diferenciação e as alterações morfológicas, funcionais e genéticas. As alterações do sistema hematopoético, quer sejam fisiológicas ou patológicas, podem repercutir em outros sistemas do organismo, resultando ou não em dano de grau variável, atingindo a economia funcional do corpo humano, traduzindo um estado patológico com manifestação leve, por vezes apenas detectável em laboratório (estado pré-clínico), ou grave, com quadro clínico definido e às vezes irreversível, levando à falência dos órgãos.

Os novos conhecimentos permitem uma definição mais segura das alterações hematológicas relacionadas com o trabalho.

Sistema hematopoético

Generalidades

É um sistema complexo, formado por vários tecidos, distribuídos em diferentes órgãos: medula óssea, timo, gânglios linfáticos, baço, faringe e córion da mucosa digestiva, conhecido também pela sigla MALT *(mucosa associated lymphoid tissue)*, população de linfócitos circulantes imunologicamente competentes e o próprio sangue.

A medula óssea e o timo são considerados os órgãos primários do sistema hematopoético, sendo o mais importante a medula óssea. Ela contém um tecido constituído por células primitivas, também chamadas células tronco *(stem cells)* e células das linhagens linfoide, eritroide, mieloide, megacariocítica e monocítica, além do microambiente medular importante para a multiplicação, diferenciação e amadurecimento das células sanguíneas, até sua liberação para a corrente periférica.

O timo é um órgão que recebe as células linfoides iniciais da medula, chamadas progenitoras, ou precursoras do linfócito T, e as transforma, por diferenciação e modificação imunológica, em linfócito T maduro.

Os gânglios linfáticos, o baço e o sistema MALT são conhecidos como órgãos hematopoéticos secundários ou efetores, e influenciam nas modificações celulares linfoides pelos estímulos antigênicos. Os precursores linfoides da medula óssea que iniciam sua maturação na própria medula (linfócito B – de *bone marrow*), produzem imunoglobulinas que, na membrana, funcionam como receptores de antígenos específicos.

Outro linfócito encontrado na circulação é o NK *(natural killer)*, de maturação ainda pouco conhecida, e que tem como precursor uma célula linfoide da medula óssea.

Embriogênese

Durante a formação do embrião, as primeiras células sanguíneas aparecem em torno da sexta à oitava semana de vida intrauterina, a partir do tecido mesodérmico. São células primitivas, formando agrupamentos no saco vitelino, rudimentos dos primeiros vasos e células sanguíneas (período mesoblástico). A partir da sexta semana, o fígado e, no quarto mês, o baço, já sendo formados, mostram as primeiras células do sangue – células eritroides (período hepático ou hepatoesplênico). O fígado, entre o terceiro e sétimo meses, é o órgão principal da hematopoese. Com a formação dos ossos, a partir do segundo mês de vida, os vasos penetram naqueles, formando cavidades medulares, e levam as células que vão colonizar a medula, a partir do sexto mês, quando são liberadas pelo fígado. Começa assim a hematopoese medular (período mieloide), que vai perdurar até a época do nascimento, quando fígado e baço perdem a função hemoformadora. Esta função pode, entretanto, em estados patológicos, voltar como metaplasia mieloide do fígado e baço (Verrastro, Lorenzi & Wendel, 2005; Bondurant & Koury, 1998; Lorenzi, 1999).

Na ocasião do nascimento, a formação das células do sangue se faz em todas as medulares ósseas, as quais contêm muito pouco tecido gorduroso, e são chamadas de medulas vermelhas. Com o evoluir da idade (em torno do terceiro/quarto ano) a medula dos ossos longos vai sendo substituída por tecido gorduroso, perdendo a capacidade hematopoética (medula amarela), a qual fica restrita às medulares dos ossos esponjosos, como esterno, costelas, vértebras, omoplatas, clavículas, crânio, epífises dos úmeros e fêmures, bacia e metade superior do sacro. A medula gordurosa é uma reserva de gordura que pode se transformar em medula ativa, em estados patológicos. Com o evoluir da idade, mesmo as medulares ativas (a partir do terceiro ou quarto ano de vida) vão diminuindo a atividade hemoformadora, com substituição lenta da medula vermelha por medula amarela, de modo que, ao redor dos 65 anos, já há uma substituição das células por gordura em torno de 30% do total e, daí em diante, em até 50%, relacionada com a osteoporose.

Os gânglios linfáticos formam-se a partir de condensações do tecido mesenquimal, antes da formação dos vasos linfáticos. A partir da 20ª à 25ª semana, aparecem células linfoides, nesse tecido mesenquimal, que continuam após o nascimento.

O timo tem origem epitelial a partir do terceiro arco branquial, em torno da sexta semana de vida embrionária e, na oitava semana, há fusão das duas formações iniciais, na posição definitiva, localizada no mediastino anterossuperior. Na décima semana, é colonizado por pequenos linfócitos do fígado fetal e medula óssea. O timo é um órgão que se desenvolve até a puberdade e depois sofre involução, sem, entretanto, perder sua função.

O sistema MALT compreende estruturas linfoides localizadas na faringe (anel de Waldeyer) e na mucosa do tubo digestivo. A amígdala palatina é um órgão de origem epitelial que recebe os linfócitos do tecido mesenquimal, na mesma época (por volta do terceiro mês de vida uterina) que os outros locais do córion das mucosas da faringe e do tubo digestivo (Bondurant & Koury, 1998) (Fig. 30.1).

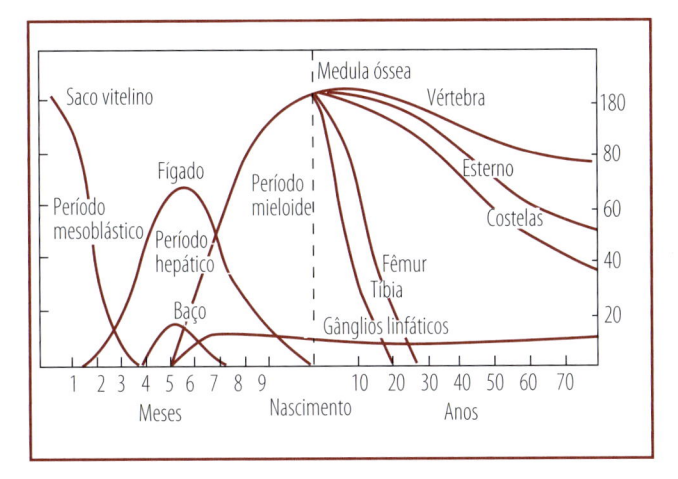

Fig. 30.1. Hematopoese pré epós-nascimento.

Órgãos do Sistema Hematopoético

Medula óssea

É o órgão principal do sistema e ocupa a cavidade central (ou medular) dos ossos; no indivíduo adulto, restringe-se à medula dos ossos esponjosos. A massa de tecido medular é a de maior volume entre os órgãos, sendo superior à do fígado. É calculado o seu peso entre 1.600 e 3.700g, representando 4,5% do peso corpóreo. A medula óssea ativa (medula vermelha) é encontrada no adulto, nos ossos do crânio, clavícula, esterno, omoplata, vértebras, costelas, bacia, metade superior do sacro e epífise dos úmeros e fêmures. Na medula dos demais ossos, a medula é amarela ou adiposa, e é inativa, podendo voltar à atividade em ocasiões de "necessidade".

A medula ativa apresenta, em meio às traves ósseas, um estroma que contém uma trama de sustentação, os vasos capilares (sinusoides) e as células hematopoéticas.

Os vasos capilares sinusoidais são numerosos e permitem não somente a irrigação da medula e o transporte de nutrientes, como facilitam a passagem transmural das células do compartimento hemoformador para o lúmen dos vasos. Na parede dos sinusoides, há células reticulares dinâmicas, que participam da regulação e passagem das células já maduras para a circulação sanguínea, além da ação fagocitária. Essas células macrofágicas, juntamente com as células do tecido conjuntivo frouxo (colágeno tipo III), adipócitos, histiócitos, osteoblastos e osteoclastos, fazem parte do estroma medular. A atividade dos macrófagos e células do estroma é importante na remoção de restos nucleares e eritropoese ineficaz, na secreção de fatores que regulam a hematopoese, e na resposta imune pela fagocitose de antígenos e linfócitos capazes de ação autoimune. Outros fatores também presentes, como células de adesão, fibronectina, glicosaminoglicanos, hemonectina, laminina, fatores de crescimento, interleucinas, prostaglandinas, leucotrienos e fator VIII, formam o microambiente medular que permite a auto-renovação, divisão, diferenciação e maturação das células sanguíneas.

Timo

É um órgão linfoepitelial com importante função, sendo considerado o órgão imunológico central. Depois de receber os linfócitos T da medula óssea, diferencia-os em linfócitos T maduros e os distribui para os tecidos linfoides periféricos. Os timócitos (linfócitos tímicos) localizam-se no córtex externo, têm vida curta, podendo sofrer lise ou fagocitose *in situ*, e pequeno número migra para a circulação periférica. Durante a vida fetal e neonatal, apresenta linfopoese, produzindo linfócitos T que migram para os órgãos linfoides. No adulto o timo involui, mantendo pequena linfopoese.

Órgãos linfoides

Os demais órgãos da hematopoese são chamados de secundários e são todos do tipo linfoide. Dentre eles, o baço é considerado o maior órgão linfoide; pesa em média 150g e possui uma estrutura anatômica muito vascularizada, com formações de acúmulos de glóbulos vermelhos, linfócitos e plasmócitos (polpa vermelha) e outras formações com acúmulo linfoide (polpa branca). O órgão funciona como reservatório de glóbulos vermelhos e produtor de anticorpos. Em casos patológicos, pode participar de processos autoimunes e, nos casos de insuficiência medular (fibrose), pode voltar à sua função fetal (metaplasia mieloide).

◗ Hematopoese

A formação do sangue propriamente dito inicia-se na medula óssea, que apresenta uma função dinâmica durante toda a vida. Produz diariamente 10^{11} células para manter o número estável na circulação. Todas as células do sangue têm origem na célula chamada primitiva (célula totipotente, ou célula pluripotente, ou célula tronco ou *stem cell*), que, no microambiente da medula óssea, por estímulo de vários fatores e comando genético próprio, pode se autorrenovar, dividir e diferenciar para as demais células, com estrutura biológica própria e função definida (Beck, 1991; Jandl, 1991; Zago, Falcão, Pasquini, 2001).

Em estudos experimentais, observou-se que essas células se agrupam, formando as unidades formadoras de células (UFC), que darão origem a outras unidades (por estímulos de citocinas), já com células comprometidas para as várias linhagens (granulocítica, eritrocítica, megacariocítica e monocítica – UFCGEMM – e linfoide– UFC-L). Continuando o estímulo das citocinas, vai haver em cada linhagem celular diferenciação, divisão e amadurecimento das células, que são liberadas através dos sinusoides da medula para a circulação periférica. Os linfócitos recém-formados passam pelo timo para se diferenciarem em linfócitos T maduros. Os linfócitos B, na própria medula, diferenciam-se em plasmócitos (Jandl, 1991).

A célula primitiva divide-se, inicialmente, em duas progênies importantes, que se diferenciam em progênie mieloide e progênie linfoide, cada uma já com definida característica de formar unidades celulares unipotentes, que se diferenciam em uma única linhagem celular da série mieloide ou linfoide (Fig. 30.2).

Essas unidades definidas dão origem a células que proliferam e se diferenciam sob o controle de substâncias indutoras semelhantes a hormônios, produzidas por células do estroma e pelas próprias células hematopoéticas. Essas substâncias são chamadas fatores de crescimento de colônias, e apresentam especificidade para as diferentes linhagens (eritroide, granulocítica, monocítica, megacariocítica), ou são imunorreguladoras, como as interleucinas, com funções definidas, conforme agem sobre as linhagens linfoides T, B ou células granulocíticas e monocíticas (Ludlam, 1990; Hoffbrand & Pettit, 1993).

O sistema linfático é formado principalmente pelos gânglios, ductos e capilares linfáticos. O elemento celular principal do sistema linfático é o linfócito, que apresenta morfologia semelhante, tanto nos gânglios linfáticos como no baço, medula óssea e outros tecidos, mas com variação na sua função, dependendo dos receptores que desenvolve na sua membrana, após a diferenciação da célula primitiva – *stem cell* – por estímulo de citocinas (interleucinas)(Ludlam, 1990; Jandl,1991;Hoffbrand &Pettit, 1993; Bondurant &Koury, 1998, Zago, Falcão, Pasquini, 2001).

Estas células começam a diferenciar-se entre si, quando liberadas da medula óssea, ainda na vida fetal, passando pelo córtex do timo, e recebem estímulos que as tornam células imunocompetentes, constituindo os linfócitos T. Os linfócitos T, deixando o timo, localizam-se nos gânglios, baço e outros tecidos linfoides e, conforme apresentam os receptores de membrana e sua função própria, são separados em auxiliares, supressores citolíticos e citotóxicos. Os linfócitos que passam da medula óssea, por tecido equivalente ao da *bursa*

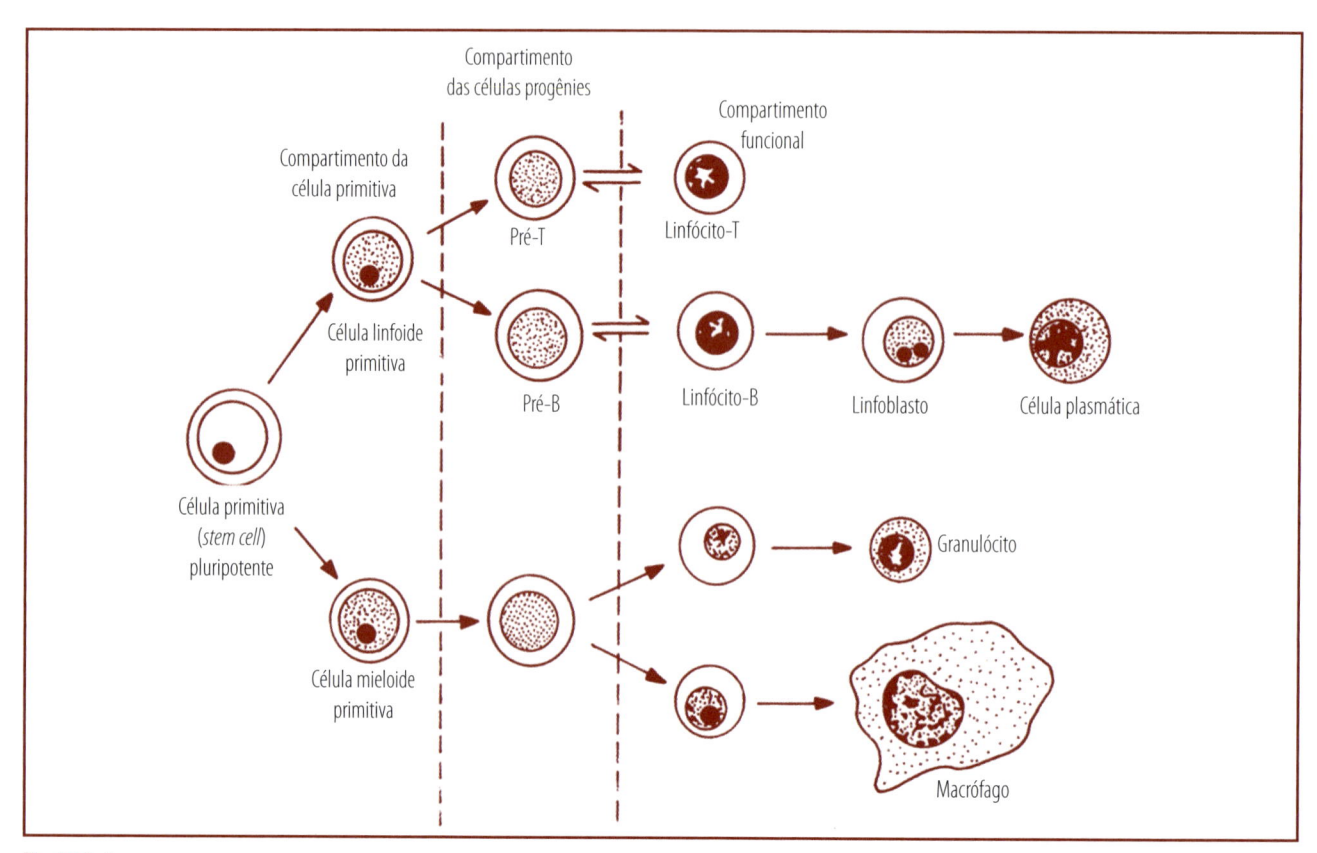

Fig. 30.2. Hematopoese.

de Fabricius (das aves), ainda não identificado nos mamíferos (provavelmente o fígado fetal e medula óssea durante a vida), diferenciam-se em linfócitos B. Estes também vão circular e localizar-se em locais diferentes da célula T, nos gânglios e baço. O linfócito B pode, ainda na medula óssea, diferenciar-se em célula plasmática, quer por processo de maturação ou por estímulos antigênicos (Jandl, 1987).

As células sanguíneas, atingindo a maturidade, com todos os seus componentes intracelulares e receptores de membrana definidos, passam para os sinusoides da medula e alcançam a corrente sanguínea, passando para a circulação geral, onde vão desempenhar sua função.

Quando esgotam seu potencial energético e terminam sua função, são eliminadas da circulação pelos macrófagos, localizados principalmente no baço. A substituição é automática, graças ao mecanismo regulador que mantém esse equilíbrio. Agressões ao microambiente medular, por agentes como radiações ionizantes, produtos químicos (como o benzeno) podem lesar a célula primitiva *(stem cell)*, quer reduzindo seu número, quer provocando lesões citogenéticas, resultando numa hipoprodução celular ou linhagens celulares anormais, ou mesmo lesando células da matriz ou estroma medular, levando à necrose e consequente fibrose do tecido. Todas essas lesões podem provocar hemopatias de grau variável e por vezes irreversíveis (Hardell, 1981; Hall, 1997).

As células da medula óssea, desde a mais primitiva, possuem, na sua membrana, antígenos que podem ser identificados através de anticorpos monoclonais. O emprego desses anticorpos permite reconhecer as famílias *(clusters differentiation –CD)* ou grupos de células, mesmo que ainda guardem morfologia semelhante. Foi um grande avanço da biologia poder separar células mais imaturas e linhagens diferentes, permitindo o estudo do comportamento biológico das mesmas. São vários os anticorpos monoclonais já conseguidos e a identificação de células até então não identificadas (Bondurant & Koury, 1998).

Temos, por exemplo, a célula primitiva fazendo parte do *cluster* CD_{34+}. As células seguintes apresentam alguma diferenciação e exibem outros antígenos como o HLA-DR. Continuando a diferenciação para a linhagem granulocítica, adquirem outros antígenos como CD_{33}, CD_{13} e CD_{14}. A célula primitiva com CD_{34+} pode apresentar receptores específicos das células T chamadas TCR *(T cell Receptors)* e, mais tarde, o antígeno CD_7 (primeiro antígeno marcador da linhagem linfoide). À medida que os linfócitos T diferenciam-se, aparecem os antígenos de diferenciação e os grupos ou *clusters* linfoides T: CD_2, CD_3, CD_4, CD_8 e outros. Para os linfócitos B também aparecem antígenos CD_{19}, CD_{10}, CD_{20}, CD_{21} e outros (Verrastro, Lorenzi & Wendell, 2005; Bondurant & Koury, 1998; Lorenzi, 1999).

Fatores da Hematopoese

Existem vários fatores, já identificados, que regulam a formação, a divisão e a diferenciação das células na medula óssea. São fatores que agem estimulando a hematopoese, ou que inibem a proliferação e diferenciação celular. Os fatores estimulantes são conhecidos por *citocinas* e estão presentes no microambiente medular. São conhecidos como *fatores de crescimento celular* (CSFs – *celular stimulating factors*) e *interleucinas*. As primeiras atuam sobre a série mieloide, enquanto as interleucinas sobre as linfoides. Na série eritroide foi identificada a eritropoetina (EO), secretada pelas células tubulares ou peritubulares dos rins, e, em pequena quantidade, pelas células hepáticas e macrófagos da medula óssea.

Os fatores que inibem a hematopoese são conhecidos como reguladores ou moduladores, e agem controlando a produção excessiva das células. São formados pelas células do estroma de sustentação da medula óssea, linfócitos, células endoteliais e granulócitos maduros. Entre os fatores reguladores estão o interferon gama, a prostaglandina E, a lactoferrina e o fator de necrose tumoral alfa. Todos esses fatores, quer estimuladores ou inibidores, assim como os receptores de membrana das células e precursores hemopoéticos, têm um controle genético. Muitos genes já foram identificados nos cromossomos humanos, como o da EO no cromossoma 7q e a interleucina no cromossoma 5q 31 e outros. Qualquer alteração genética nesses genes pode produzir alteração na hemopoese. As pesquisas de Biologia Molecular procuram identificar o mecanismo das alterações da hemopoese associadas às doenças humanas. Em casos de mutação genética, por fatores como radiação, infecções virais, produtos químicos e drogas, poderá haver alteração das citocinas e controle genético da própria célula hematopoética primitiva e, como consequência, doenças hematológicas como anemias graves, leucemias, linfomas e outras.

Sangue periférico

O sangue é o único tecido líquido do organismo humano. É formado por uma parte líquida – plasma – que contém água (92%), proteínas, sais minerais, gorduras, glicídios, e outra parte tendo em suspensão células (glóbulos vermelhos, glóbulos brancos e plaquetas). Dentro dos vasos o sangue circula na forma líquida, impulsionado pela contração cardíaca. Esse fluxo varia com o calibre do vaso, temperatura e viscosidade do sangue. Fora dos vasos, o sangue se gelifica, formando o coágulo que libera uma parte líquida, o soro. Este difere do plasma por não conter fibrinogênio e outros fatores consumidos na coagulação (FVII, FVIII). Fora dos vasos, o sangue com anticoagulante permite, após centrifugação, a separação da parte líquida da celular.

A parte celular contém as células maduras que são liberadas pelos órgãos hemoformadores. Estas células, na circulação, têm funções definidas, bem como uma vida média determinada, no final da qual são retiradas da circulação, quando reconhecidas como células "velhas" pelos macrófagos, e automaticamente substituídas. Há um equilíbrio entre formação e destruição, de modo a manter estável o número das células na circulação.

Encontramos, normalmente, no sangue, as seguintes células com suas respectivas funções:

- *glóbulo vermelho, eritrócito* ou *hemácia*: com duração de 100 a 120 dias na circulação e com função definida de transportar o oxigênio, graças ao seu componente, a hemoglobina;
- *glóbulo branco* ou *leucócito*, no qual reconhecemos vários tipos, que são relacionados a seguir:
  - *granulócito*: assim chamado por conter granulações no seu citoplasma, visíveis em preparados corados – os lisossomas –, que contêm enzimas hidrolíticas e agentes antibacterianos. Os grânulos também contêm outras enzimas (como proteases, peroxidase, fosfatases e lisozimas). Os granulócitos, reconhecidos pelo comportamento das granulações aos corantes utilizados, são diferenciados em neutrófilos, eosinófilos e basófilos. São elementos de defesa contra agentes bacterianos. Têm duração de seis a sete dias na circulação periférica;
  - *linfócitos*: células sem granulações, com morfologia muito semelhante, não permitindo, nos exames de rotina, diferenciar os vários tipos. Apresentam dois tipos principais: B e T, com função de reconhecimento dos agentes agressores. Têm vida-média variável de meses (linfócitos T e B) ou de até alguns anos (quatro a 20 anos – linfócitos B). Os linfócitos T são responsáveis pela imunidade celular, enquanto os linfócitos B são encarregados da imunidade humoral, através dos anticorpos. Os linfócitos B podem se diferenciar na medula óssea em células chamadas plasmócitos, também produtores de anticorpos e importantes na defesa imunológica humoral. Outro tipo, que se apresenta em pequeno número na circulação, o leucócito NK (*natural killer*), tem função de destruir células alvo, como células tumorais e infectadas por vírus.
  - *monócitos*: células encarregadas da defesa, com capacidade de fagocitar e participar nas reações imunológicas. São chamados também de macrófagos;
- *plaquetas*: elementos celulares muito pequenos, sem núcleo, liberados da medula óssea a partir das células megacariocíticas, por fragmentação do seu citoplasma, acompanhado de pequenas granulações. Circulam em média sete dias na corrente sanguínea e participam ativamente do mecanismo primário da hemostasia, evitando sangramentos, bem como agem no mecanismo da coagulação como coparticipante, com outros fatores plasmáticos.

A porção celular do sangue, ou volume celular, ocupa 40% a 45% do total do volume e recebe o nome de hematócrito. O restante é representado pelo plasma.

Normalmente, o hematócrito tem os seguintes valores:

- homens – 40-54%;
- mulheres – 35-47%;
- crianças (após um ano) – 36-44%;
- recém-nascidos – 44-62%.

O volume total do sangue, determinado com auxílio de substância radioativa marcadora (Cr-51), no homem, varia de 3.600 a 5.800ml, sendo de glóbulos 1.600 a 2.700ml, e plasma 2.000 a 3.100ml; na mulher, o volume total varia de 2.900 a 4.400ml, sendo glóbulos 1.200 a 1.800ml, e plasma 1.700 a 2.600ml.

O número de glóbulos vermelhos e o valor de hemoglobina e hematócrito variam na população, de acordo com o sexo e idade, conforme mostra a Tabela 30.1.

Tendo-se o número dos glóbulos, o valor de hemoglobina e do hematócrito, podem-se calcular os índices eritrocitométricos, que informam sobre o volume médio (VCM), a hemoglobina média (HbCM) e a concentração média da hemoglobina (CHbCM) de cada glóbulo ou corpúsculo, permitindo caracterizar, com mais detalhe, a variação da série vermelha, ou seja, as anemias e poliglobulias (Tabela 30.2).

Os aparelhos automatizados nos fornecem um índice com siglas RDW (*red distribution width*), que corresponde à variação do glóbulo vermelho e que indica sua distribuição quanto ao tamanho dos glóbulos. Um índice acima do normal indica uma população com variação anormal no tamanho das células.

Tabela 30.1. Valores normais para eritrócitos, hemoglobina e hematócrito			
Grupo etário ou gênero	Eritrócitos (X10⁶/mm³)	Hemoglobina (G/100dL)	Hematócrito (%)
Recém-nascidos (a termo)	4,0-5,6	13,5-19,6	44-62
Crianças (três meses)	4,5-4,7	9,5-12,5	32-44
Crianças (um ano)	4,0-4,7	11,0-13,0	36-44
Crianças (dez-12 anos)	4,5-4,7	11,5-14,8	37-44
Mulheres (grávidas)	3,9-5,6	11,5-16,0	34-47
Mulheres (não grávidas)	4,0-5,6	12,0-16,5	35-47
Homens	4,5-6,5	13,5-18	40-54

30 | Hematopatologia Relacionada com o Trabalho

Tabela 30.2. Valores normais para volume corpuscular médio (VMC), hemoglobina corpuscular média (HbCM), concentração da hemoglobina corpuscular média (CHbCM), eeticulócitos (RT)				
Idade	VCM (/3)	HbCM (pg)	HbCM (%)	Reticulócitos
Crianças (três meses)	83-110	24-34	7-34	Recém nascidos: até 7%
Crianças (1 ano)	77-101	23-31	28-33	2ª semana em diante: 66.000mm^3
Crianças (10-12 anos)	77-95	24-30	30-33	-
Mulheres	81-101	27-34	31,5-36	16.000-66.000mm^3
Homens	82-101	27-34	31,5-36	16.000-70.000mm^3

Após completar a eritropoese na medula, os glóbulos vermelhos vão para a circulação periférica, através dos sinusoides da medula, ainda com restos de corpúsculos citoplasmáticos (reconhecidos, por corante supravital, como retículo). São conhecidos como reticulócitos que, após 24-48 horas, passam a ser o glóbulo vermelho adulto. O aumento de reticulócitos no sangue, acompanhado por anemia, indica anemia hiperregenerativa; e a diminuição, de anemia hiporregenerativa. Cerca de 1% dos eritrócitos são destruídos diariamente (hemólise fisiológica), devendo ser substituídos por novos eritrócitos (reticulócitos) liberados pela medula óssea. Os eritrócitos permanecem na circulação, cumprindo seu trabalho (na troca gasosa CO_2-O_2 e transporte de O_2 para todas as células dos tecidos), em média por 120 dias.

O número total de glóbulos brancos varia discretamente, dentro de certos limites que devem ser estabelecidos como padrões normais para determinados agrupamentos humanos. Consideram-se normais as taxas de 4.000 a 10.000/mm^3 de sangue. Esses leucócitos circulantes são de vários tipos e devem ser identificados, pois refletem quadros de resposta a patologias diversas (infecções, leucemias e ação de substâncias tóxicas) e não dependem do número total dos leucócitos. O aumento de leucócitos é chamado leucocitose, e a diminuição, leucopenia (Tabela 30.3).

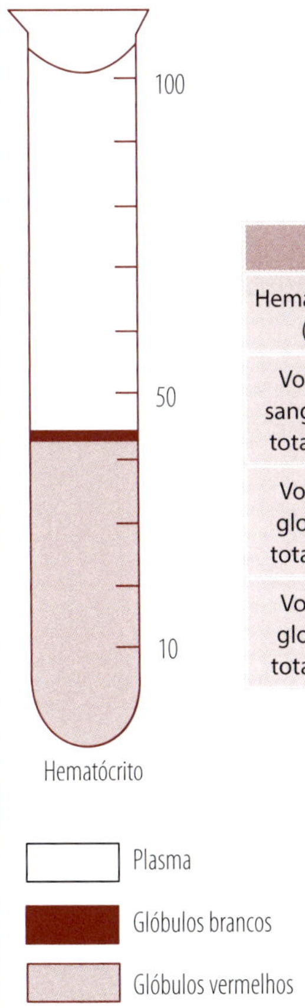

	Homens	Mulheres
Hematócrito (%)	40-54	35-47
Volume sanguíneo total (mL)	3.600-5.800	2.900-4.400
Volume globular total (mL)	1.600-2.700	1.200-1.800
Volume globular total (mL)	2.000-3.100	1.700-2.600

Fig. 30.3. Hematócrito e massa sanguínea – valores normais.

Tabela 30.3. Leucograma			
Leucócitos	%	4.000/mm^3	10.000/mm^3
Neutrófilos			
Promielócitos	0	0	0
Mielócitos	0	0	0
Metamielócitos	0	0	0
Bastonetes	2-5	80	500
Segmentados	40-65	1.600	6.500
Eosinófilos	1-5	40	500
Basófilos	0-1	0	100
Linfócitos	20-33	800	3.300
Linfócitos atípicos	0	0	0
Monócitos	3-8	120	800

Na contagem diferencial, ou fórmula leucocitária, ou ainda, distribuição leucocitária, são avaliados não somente o número, como a morfologia dos leucócitos. As variações numéricas para mais são conhecidas pelos sufixos *filia* (neutrofilia, eosinofilia, basofilia) ou *ose* (linfocitose, monocitose, plasmocitose), enquanto as diminuições são conhecidas por *penias* (neutropenia, eosinopenia, basopenia, linfopenia, monocitopenia).

As causas mais comuns das variações dos leucócitos são mostradas nas Tabelas 30.4 e 30.5 (Verrastro, Lorenzi, Wendel, 2005).

995

Tabela 30.4. Causas mais comuns de aumento dos leucócitos no sangue periférico

Neutrofilia	Infecções agudas	Cocos – bacilos – vírus
	Inflamações	Queimaduras – necrose isquêmica doenças do colágeno – hipersensibilidade a drogas
	Intoxicações	Uremia- diabetes – eclâmpsia – picadas de insetos
	Hemorragias	Hiper-hemólise – neoplasias em geral
	Hemopatias	Leucemia granulocítica crônica – metaplasia mieloide
	Fisiológicas	Exercícios – estresse – convulsões – calor – gravidez
Eosinofilia	Alergia	Asma – urticária- febre do feno – hipersensibilidade a drogas – dermatite herpetiforme
	Parasitose	Trichinose – estrongiloidíase – parasitas intestinais e teciduais
	Infecções	Escarlatina – coreia
	Síndrome de hipereosinofilia	Löffler – eosinofilia tropical – pneumopatia eosinofílica
	Hemopatias	Leucemia granulocítica crônica – policitemia vera – mielofibrose – linfoma de Hodgkin – anemia perniciosa
Basofilia	Colite ulcerativa – leucemia granulocítica crônica – mielofibrose – policitemia vera – dermatites – mixedema	
Monocitose	Infecções	Tuberculose – endocardite subaguda – sífilis
	Protozooses e ricketsioses	Malária – calazar – tripanossomose
	Hemopatias	Leucemia monocítica – linfomas – doenças de acúmulo
	Neoplasia e doenças do colágeno (LES – artrit·reumatoide – sarcoidose – colite ulcerativa)	
Linfocitose	Infecções agudas	Mononucleose – coqueluche – hepatite
	Infecções crônicas	Tuberculose – sífilis – brucelose
	Hemopatias	Leucemias aguda e crônica – linfomas leucemizados
	Relativas	Neutropenias (agranulocitose) – convalescença das infecções agudas
Plasmocitose	Infecções	Rubéola – mononucleose – sarampo – escarlatina – meningite benigna
	Hemopatias	Leucemia plasmocitária – mieloma

Tabela 30.5. Causas mais frequentes de diminuição dos leucócitos no sangue periférico

Neutropenia	Infecções bacterianas viróticas	Febre tifoide e paratifoide – influenza – sarampo – hepatite – rubéola – varicela – SIDA
	Protozooses	Calazar
	Intoxicações químicas e efeitos de agentes físicos	Radiações – drogas (quimioterápicas, anti-inflamatórias – anticonvulsivantes – antibióticas)
	Hemopatias	Anemia aplásica – anemia perniciosa – síndrome de Felty – doença de Gaucher
	Pacientes debilitados	(com infecções graves, alcoolistas)
	Congênita e cíclica	
Eosinopenia	Fase aguda das infecções	
Linfopenia	Fase aguda das infecções Doenças agudas	Enfarte do miocárdio – pancreatite – tuberculose – uremia
	Hemopatias	Linfoma de Hodgkin
	Doenças do colágeno	Lúpus eritematoso sistêmico
	Síndrome de imunodeficiência	Timectomia – uso de drogas (corticosteroides, agentes alquilantes, irradiação, uso do soro antilinfocítico) – SIDA

As plaquetas (ou trombócitos) são elementos celulares resultantes de fragmentos do citoplasma dos megacariócitos (da medula óssea), que são liberados para o sangue periférico. São as menores partículas celulares do sangue (5 a 7μm), têm vida-média de sete dias, não contêm núcleo e têm atividade funcional no processo da hemostasia. Carregam substâncias que participam da fase inicial, relacionada com a parede do vaso (pelo mecanismo de aderência e agregação), e na formação do coágulo (fosfolipídio plaquetário). A plaqueta se apresenta, na circulação, em número que varia de 150.000 a 450.000/mm^3 de sangue. O número acima do valor normal é chamado *plaquetose* e tem papel importante em estados trombofílicos, principalmente quando a função da plaqueta é aumentada (hiperagregação). Número abaixo do valor normal é conhecido como *plaquetopenia* e é importante nos processos hemorrágicos.

Avaliação do sistema sanguíneo

A avaliação do sistema sanguíneo faz-se pelo estudo dos órgãos hemoformadores e sangue periférico, através da avaliação numérica dos elementos celulares. O exame inicial é o hemograma, que nos fornece dados importantes sobre as três séries sanguíneas: vermelha, branca e plaquetária, tanto no sentido quantitativo como qualitativo (Simpósio "Leucopenia", 1987; Luster, Wierda & Rosenthal, 1990; Irons, 1992; Keogh, 1992; Kerbauy, 2000).

Além do hemograma, há exames especiais que podem avaliar a função dos elementos celulares. São exames não rotineiros, de realização trabalhosa, que podem fornecer conhecimentos sobre a composição dos glóbulos e função anormal em casos patológicos, resultantes de modificações intracelulares, quer na origem (medula óssea), quer na circulação.

O exame da medula óssea é possível pelos métodos da aspiração ou de biópsia. Na aspiração, o material é obtido do esterno ou crista ilíaca (Hoffbrand & Prettit, 1993; Bain, 1996) por agulha comum, com mandril, e colocado sobre lâmina de vidro (esfregaço). Após coloração, é analisado na celularidade e na diferenciação e maturação das células medulares, bem como na sua morfologia. Estudos citoquímicos, citogenéticos e imunofenotipagem completam o exame, fornecendo resultados sobre a composição normal ou alterada das células.

A biópsia compreende a retirada por agulhas especiais (agulha de biópsia como a de Jamishid) de fragmento ósseo, que é descalcificado, secionado e corado por hematoxilina-eosina. Este exame fornece também estudo da arquitetura da medula. É usual fazer estudo concomitante das células por *imprint* ou impressão do material da biópsia em lâminas que serão posteriormente coradas e examinadas.

Diariamente, a medula óssea repõe no sangue cerca de 3 bilhões de eritrócitos por quilo de peso e, na mesma proporção, 1,6 bilhão de granulócitos neutrófilos (Beck, 1991). Esses números são avaliados no sangue periférico, por amostragens obtidas de sangue venoso e contados em aparelhos eletrônicos automatizados, que nos fornecem resultados seguros, quando devidamente controlados e calibrados.

Os valores e limites de normalidade ou referência são baseados em contagens em aparelhos automatizados, com tecnologia avançada, fornecendo resultados mais rápidos, mais exatos e mais reprodutíveis. As contagens obtidas por esses aparelhos são aceitas, com pequenas variações, nos grandes centros hematológicos do mundo.

O aspirado da medula tem sido mais recentemente realizado em material de crista ilíaca, substituindo a punção esternal (Bain, 1996). A avaliação mais completa da medula óssea requer a biópsia, que fornece também informação sobre a distribuição celular.

A análise cromossômica pode ser feita no sangue periférico ou medular (Yunis, 1983; Yardley-Jones, 1988; Yardley-Jones, 1990), e fornece informação sobre alterações (mutações, quebras cromossômicas etc) importantes no diagnóstico de hemopatias, quer de evolução benigna ou maligna. Ainda na biópsia da medula óssea podemos avaliar o grau da fibrose (coloração para reticulina), e o ferro (coloração de Perls).

A imunofenotipagem pode ser feita do aspirado medular, e a imunohistoquímica, no material de biópsia da medula, diferenciando principalmente as células com morfologia semelhante.

Hemopatias profissionais

As alterações do sangue provocadas por substâncias tóxicas agressoras ao sistema sanguíneo são conhecidas desde o século XIX, quando foi descrito o primeiro caso de anemia aplásica pelo benzeno, em 1897, mas os conhecimentos tiveram impulso após a I Guerra Mundial, quando se verificou a ação de gases tóxicos sobre o sangue (Simpósio "Leucopenia", 1987; Rugo & Damon, 1990).

Desde essa época, os trabalhos científicos vêm se acumulando devido ao desenvolvimento tecnológico, paralelamente ao interesse pelo estudo da Saúde do Trabalhador. O estudo da toxicocinética e da toxicodinâmica das substâncias químicas, ao lado dos recursos da Higiene Ocupacional e da Medicina do Trabalho, permitiram importantes avanços no sentido de controlar os riscos e prevenir seus efeitos sobre a saúde. Busca-se, assim, compatibilizar os ganhos do desenvolvimento tecnológico com os objetivos sociais de proteger a saúde dos trabalhadores e proteger o meio ambiente.

Esta preocupação cabe muito especialmente no campo da Hematologia Ocupacional, já que são inúmeros os agentes químicos e físicos potencialmente agressores do sangue periférico ou dos órgãos hemoformadores. O conhecimento científico disponível e os novos estudos que, dia a dia, enriquecem o conhecimento, poderão contribuir para uma melhor compreensão destes problemas de Patologia do Trabalho, de interesse da Hematologia, assim como sua superação, idealmente pela prevenção ou controle ou pelas medidas terapêuticas, quando necessárias.

O sistema sanguíneo, pela ação das substâncias tóxicas de origem ocupacional, pode apresentar alterações desde leves até graves, e mesmo letais. Alguns tóxicos têm ação prevalente sobre a medula óssea e menor sobre o sangue periférico, enquanto outros apresentam ação inversa, e outros, ainda, agem sobre o sangue e medula óssea concomitantemente.

A investigação da doença hematológica relacionada com o trabalho deve ser iniciada com a história clínica e ocupacional. É importante conhecer a natureza dos produtos ou substâncias manuseados ou presentes no ambiente de trabalho, o tempo de exposição e, se possível, algum parâmetro indicativo de concentração. Estamos nos referindo à possibilidade de exposição ocupacional a agentes químicos (solventes, pesticidas, metais etc.) e/ou agentes físicos, como a radiação ionizante em especial (Augusto, 1991; Ruiz, Vassalo & Souza, 1993; Cillo, 1996; Hathaway, Proctor & Hughes, 1996; Yardley-Jones & Gray, 2000).

Além da história clínica, o exame físico pode apontar e focalizar especificamente o agente. É importante verificar se há anemia e qual o grau da mesma, presença de icterícia (nas hemólises), cianose (na meta-hemoglobinemia) e sangramentos (nas diáteses hemorrágicas, plaquetopênicas ou não). Aumento de gânglios linfáticos, do baço ou do fígado pode indicar processos linfoproliferativos. Sinais clínicos de infecção (febre) podem indicar neutropenias, sangramentos, alterações plaquetárias ou alterações da coagulação.

O exame do sangue periférico é necessário para avaliar a série vermelha (anemia, baixa de hemoglobina, diminuição de glóbulos vermelhos), a série branca e plaquetas, presença de número aumentado de reticulócitos (nas hemólises) etc. O estudo dos índices hematimétricos e reticulocitário fornece elementos para classificar as anemias (normocíticas, macrocíticas, microcíticas, hipocrômicas, hipercrômicas, hiperregenerativa, hiporregenerativas). O aumento do volume corpuscular médio (VCM), com aumento de células policromatófilas, indica aumento na produção ou perda (sangramento) ou destruição (hemólise) dos glóbulos vermelhos. Outros exames auxiliares podem ser necessários para ajudar na interpretação dos achados hematológicos, como dosagem de ferro circulante, ferro dos depósitos (ferritina), bilirrubinas, provas de função hepática, provas de função renal e estudo da hemostasia, que podem estar implicados nas alterações do sangue.

Também é importante conhecer o metabolismo da formação do *heme* (parte da molécula da hemoglobina) e a troca de gases (O_2 e CO_2) da hemoglobina, bem como os produtos resultantes da combinação dos glóbulos com substâncias como chumbo, mercúrio, manganês, cobre, monóxido de carbono, arsina, inseticidas etc., encontradas nos ambientes de trabalho e/ou nas áreas de concentração industrial.

O exame da medula óssea é importante quando se deseja informação adicional às alterações já observadas no sangue, pois fornece subsídios sobre a reserva celular medular e alterações que possam ter atingido a medula e o estroma celular.

Além das alterações imediatas que as substâncias tóxicas podem produzir na celularidade da medula óssea, isto é, alterações quantitativas, o exame das células medulares pode também fornecer informações sobre o grau de amadurecimento celular, bem como sobre alterações qualitativas das células, tais como displasias e alterações cromossômicas. Este último pode também ser feito nas células do sangue periférico, em alguns casos.

As hemopatias profissionais podem ser consideradas segundo a sua patogenia relacionada com o agente tóxico ou ocupação (Tabela 30.6).

Alterações do glóbulo vermelho

Diminuição numérica-hemólise

Nas hemólises, a ação da substância tóxica é direta sobre o glóbulo vermelho, lesando sua membrana, a qual deixa passar a hemoglobina para o plasma. Além da arsina, compostos nítricos (como nitrobenzenos, anilinas e trinitrotolueno), aminas aromáticas, chumbo e compostos clorados podem levar à hemólise em graus variados, às vezes de pouca intensidade.

É de se notar que indivíduos que apresentam deficiência enzimática congênita nos seus glóbulos vermelhos, como deficiência de glicose-6- fosfatodesidrogenase (G6PD), apresentam, com maior facilidade, a resposta hemolítica. O metabolismo energético do glóbulo vermelho depende da utilização da glicose, que fornece adenosina trifosfato (ATP), que lhe confere energia necessária para manter a forma, flexibilidade da membrana e funcionamento das bombas de Na^+, K^+ e Ca_{++}. A G6PD permite a formação da nicotinamida-adenina-dinucleotideofosfato (NADPH), que mantém o glutation em estado reduzido, fato importante para impedir a precipitação da hemoglobina.

Diariamente, cerca de 1% dos glóbulos vermelhos são retirados da circulação pelos macrófagos do baço e a mesma quantidade entra na circulação, liberada pela medula óssea. Como a distribuição é compensada pela reposição, os glóbulos vermelhos mantêm uma estabilidade numérica fisiológica. A retirada do glóbulo vermelho se dá quando o mesmo já cumpriu a sua função e viveu em média 120 dias à custa de seu potencial energético, pois, sendo uma célula que perdeu o núcleo, não pode se manter por muito tempo. Quando já esgotam seus componentes enzimáticos, o glóbulo vermelho envelhece, sua membrana se torna rígida e adquire a forma esférica, que é reconhecida pelo macrófago da polpa vermelha do baço e é, então, fagocitado. É a destruição ou hemólise extravascular. A forma de reposição do glóbulo vermelho faz-se pelos reticulócitos, formas jovens de eritrócitos que, já tendo perdido o núcleo, são liberados para a circulação.

A destruição do glóbulo vermelho é chamada hemólise, e ocorre normalmente no baço (extravascular), mas pode se dar também na circulação periférica (intravascular), por alteração da membrana do eritrócito, que se torna mais perme-

Tabela 30.6. Hemopatias profissionais segundo mecanismos e tipos de alterações e possíveis agentes etiológicos de origem ocupacional

Alterações	Tipos de alteração	Mecanismos	Possíveis agentes etiológicos ou ocupações*
Alterações do glóbulo vermelho	Por diminuição	Hemólise numérica	Arsina, chumbo, trinitrotolueno, substâncias oxidantes, oxigênio, mercúrio, cobre, nitro e amino-derivados do benzeno
		Hipoprodução	Chumbo, arsênio, benzeno, óxido nitroso
	Por alteração no metabolismo do heme	Porfiria	Hexaclorobenzeno; 2,4-0; 2,4,5-T; 2,3,7,8-tetraciorodibenzo-p-dioxina; o-benzil-p-clorofenol; 2-benzil-4-6diclorofenol; cloreto de vinila; chumbo; alumínio
	Por alteração no transporte do oxigênio	Meta-hemoglobinemia do oxigênio	Anilina, nitroanilina, toluenodiamina, fenilenodiaminatoluidina, p-cloroanilina, naftaleno, paradiclorobenzeno, gases nitrosos, nitratos nitritos, nitrobenzeno, trinitrotolueno, quiona, paraquat
		Sulfo-hemoglobinemia Carboxi-hemoglobinemia	Agentes oxidantes iguais aos da meta-hemoglobinemia Monóxido de carbono
Alteração do glóbulo branco	Por diminuição dos granulócitos (neutropenia)	Fase inicial da toxicidade ao sistema hematopoético	Benzeno, radiação ionizante, inseticidas organoclorados
Alteração da plaqueta	Por diminuição numérica	Imune, hipoplasia mega-cariocítica, insuficiência hepática com hiperesplenismo	Tolueno diisocianato, terebintina, 2,2diclorovinildimetilfosfato, benzeno, radiações ionizantes, inseticidas organoclorados, piretrina, cloreto de vinila
Alterações dos órgãos hematopoéticos	Por diminuição numérica das células da medula óssea (aplasia)	Lesão de células primitivas ou jovens da medula óssea	Benzeno, trinitrotolueno, hexaclorociclohexano, DDT, pentaclorofenol, arsênio, éter monometílico de etilenoglicol, éter monobutílico de etilenoglicol, tetracloreto de carbono
	Alteração qualitativa das células da medula óssea (displasias, pré-leucemia, leucemias mieloides agudas e crônicas, mielofibrose)	Lesão da estrutura molecular de células da medula óssea	Benzeno, radiações ionizantes, butadieno, campos eletromagnéticos, gases de exaustão de motores, fluidos de motores, óxido de etileno, inseticidas e herbicidas, solventes orgânicos, produtos de petróleo (inclusive gasolina) e estireno. Motoristas, eletricistas, engenheiros eletrônicos, agricultores, jardineiros, mecânicos, soldadores, trabalhadores das indústrias metalúrgica, têxtil, do papel e do petróleo e trabalhadores de distribuidoras de petróleo
	Proliferação linfoide (leucemias linfoides agudas e crônicas, linfomas, mieloma múltiplo)	Lesão da estrutura molecular de células da medula óssea	Benzeno, radiações ionizantes, herbicidas derivados do ácido fenoxiacético, asbesto, hidrocarbonetos clorados, poeiras de madeira, produtos químicos utilizados na indústria do couro e da borracha, óxido de etileno, clorofenois, fertilizantes, inseticidas, tinturas de cabelo, solventes orgânicos, praguicidas, 2,3,7,8tetraclorodibenzo-p-dioxina, estireno, cloreto de vinila, poeiras de madeira, gases de exaustão de motores. Indústria da madeira, agricultores, trabalhadores de refinarias de petróleo e da indústria química, manipuladores de grãos, metalúrgicos, fornecedores de praguicidas, trabalhadores expostos a fungicidas e fumigantes, pintores e motoristas de caminhão

* Para alguns agentes e ocupações, a evidência é ainda limitada.

ável e deixa passar a hemoglobina. Esta atinge o plasma, que se torna avermelhado, mais ou menos intenso, dependendo do grau da hemólise. A hemoglobina dissolvida no plasma, devido ao seu baixo peso molecular (64.500 daltons), pode passar o filtro renal e aparecer na urina como hemoglobina livre (hemoglobinúria).

Algumas substâncias tóxicas podem agredir os glóbulos vermelhos, provocando alterações no seu conteúdo e membrana, levando à hemólise, em proporção maior do que a normal, e consequente anemia. Esta anemia é conhecida como anemia hemolítica, e se surgir subitamente, é chamada de crise hemolítica.

Os agentes hemolíticos conhecidos incluem os infecciosos, as drogas e as substâncias tóxicas. Entre estes últimos estão incluídos a arsina, a estibina, o chumbo, o mercúrio, o cobre, o manganês, o tributil estanho, o oxigênio, o naftaleno e seus derivados e os nitro e aminoderivados do benzeno (Lee, 1998; Schrier, 1998a; Goldstein, 1998a).

O mecanismo fisiopatológico da hemólise provocada por estas substâncias ainda não está totalmente esclarecido, parecendo ser devido à exposição de grupos sulfidínicos da membrana do glóbulo vermelho e sua ligação com os radicais das substâncias tóxicas, formando compostos que alteram a permeabilidade da membrana, permitindo a passagem da água e cátions, no sentido contrário ao do seu gradiente de concentração. Água, glicose, eletrólitos, passam facilmente pela membrana normal do eritrócito. Quando há alteração da membrana, das enzimas e da hemoglobina, a troca de glicose, água e eletrólitos, principalmente Na^+ e K^+, pode despertar maior destruição do glóbulo vermelho.

Trabalhadores expostos a oxigênio hiperbárico têm apresentado ocasionalmente evidência de hemólise (Yardley-Jones & Gray, 2000). Há um relato de anemia hemolítica observado em um astronauta exposto a oxigênio a 100%, mas o motivo deste fenômeno permanece desconhecido (Secchi, Moreo & Cambiaghi, 2000).

✓ *Arsina*

A arsina é um dos mais potentes agentes hemolíticos conhecidos na indústria. Mais de 100 casos de intoxicação por arsina são descritos na literatura, 20% dos quais fatais (Foá & Bertolero, 1983).

Os sintomas e sinais da intoxicação pela arsina são relacionados com a intensidade da hemólise intravascular. Aparecem sinais sérios de anemia, duas a 24 horas após a exposição, devido à diminuição dos eritrócitos e da hemoglobina (Pinto, 1976).

No exame físico, deve-se ficar atento ao odor característico de alho da arsina, à palidez cutaneomucosa, hipotensão, taquicardia, taquipneia, febre ocasional e, na evolução, o aparecimento da icterícia nas mucosas e pele, além do pequeno aumento do baço e fígado.

Nos exames de laboratório, a concentração da hemoglobina livre no plasma e urina, anemia, alterações morfológicas do glóbulo vermelho (poiquilocitose, policromasia, hemácias fragmentadas e restos de membrana celular) devem ser pesquisadas.

A hemólise é intensa e grande parte é intravascular. A fisiopatologia da hemólise ainda é obscura. Segundo algumas pesquisas, há uma interação entre o oxigênio e o produto elementar (arsênio), que determina o "fator hemolítico". Outros pesquisadores apontam como substância lítica o deidro-arsênio, e outros, ainda, sugerem que a arsina provoca um acúmulo de peróxido de hidrogênio, responsável pela hemólise ou interferindo na bomba de sódio e potássio do glóbulo e alteração da osmose celular.

A concentração da hemoglobina no plasma pode alcançar níveis maiores que 2g/100mL. A hemoglobina aumentada no plasma passa pelos rins, aparecendo na urina como dímero de hemoglobina, fazendo com que a pesquisa de ferro na urina seja positiva.

No sangue há também aumento de reticulócitos, mostrando a hiperatividade medular procurando compensar a anemia. Na medula óssea, como consequência da anemia, encontra-se uma hiperatividade representada por hiperplasia da série eritroide, acompanhada, por vezes, por aumento também das outras séries e com repercussão periférica de leve aumento numérico das plaquetas.

A bilirrubina total eleva-se no sangue à custa da bilirrubina indireta ou não conjugada; a lactodeidrogenase aumenta, enquanto a haptoglobina diminui, todas devido à hemólise. Como o mecanismo não é imune, o teste de Coombs se mostra negativo (Pinto, 1976; Hathaway, Proctor & Hughes, 1996).

A urina é escura, devido à presença da hemoglobina livre, e o urobilinogênio pode estar aumentado. As alterações do sedimento serão dependentes da lesão renal e estarão tão mais alteradas quanto maior o dano renal (necrose tubular). Em casos graves, há diminuição do volume urinário e oligúria, podendo evoluir para anúria. A creatinina no soro também pode aumentar, bem como os níveis da ureia, na dependência do dano renal.

A dosagem de arsênio no sangue ou na urina pode ser feita, mas, em situações de emergência médica, seu valor é inferior ao dos exames laboratoriais mencionados. Os níveis normais de arsênio no sangue são usualmente inferiores a 20mg/100mg. Na intoxicação por arsina, o nível urinário de arsênio permanece elevado por muitos dias, ou até que a função renal seja restabelecida (Hathaway, Proctor e Hughes, 1996).

✓ *Hipoprodução*

Outro mecanismo de anemia por exposição a agentes tóxicos é a hipoprodução, e, entre os agentes causadores, citam-se o chumbo e o óxido nitroso (Schrier, 1998b; Sweeney, 1985).

O chumbo tem ação hemolítica já conhecida, mas também apresenta ação tóxica por interferência na síntese da hemoglobina, levando a uma anemia do tipo hiporregenerativa, a "anemia saturnina".

A ação do chumbo no sistema hematopoético é observada tanto no sangue periférico como no sistema eritroide da medula óssea.

A anemia do chumbo é levemente hipocrômica e microcítica, com aniso e poiquilocitose evidentes dos glóbulos vermelhos. Os reticulócitos, em geral, são pouco aumentados no sangue, mas pode ser encontrado, às vezes, número bem aumentado, significando hiper-regeneração. A vida média do glóbulo vermelho é encurtada e os sinais de hemólise podem ser confirmados pela presença de anemia, aumento de bilirrubina e aumento de ferro plasmático com saturação aumentada da transferrina (proteína plasmática carreadora de ferro). Há aumento de ferritina (ferro de depósito) e também ferro no interior dos eritrócitos, devido à inibição do metabolismo da hemoglobina. Na urina e nas fezes, verifica-se aumento de urobilinogênio urinário e fecal (Keogh, 1992).

Na medula óssea, como já se observou experimentalmente, há uma hiperplasia eritroide inicial, seguida por acúmulo de células imaturas e progressiva diminuição, até a aplasia total.

No homem, é provável que não chegue aos estados extremos de intoxicação, pelo alerta dos sintomas anêmicos. Entretanto, os estados medulares de hiperplasia inicial, seguidos de inibição de maturação da série eritroide e aplasia presentes, podem ser reversíveis após o afastamento do agente tóxico.

A exposição ao óxido nitroso, por inativação da vitamina B_{12} (por oxidação), leva ao impedimento da síntese de DNA na medula óssea que mostra hematopoese megaloblástica, podendo, consequentemente, haver desenvolvimento de anemia megaloblástica com macrocitose no sangue, VCMe RDW elevados (Sweeney et al., 1985).

✓ *Alteração no metabolismo do heme*

Várias substâncias tóxicas, como chumbo, anilina, mercúrio, cloreto de potássio, parafenilenodiamina e benzeno e derivados podem agir interferindo no metabolismo do heme (ver Tabela 30.6) (McColl & Goldberg, 1980; Morris & Cabral, 1986; Doss, 1987; Rugo & Damon, 1990).

O exemplo mais importante causador deste tipo de alteração é o chumbo. Nos casos de intoxicação crônica pelo chumbo, a hemólise pode ser pouco evidente e a anemia é, sobretudo, uma anemia do tipo tóxica, por alteração no metabolismo do heme da hemoglobina, levando à porfiria (Goldberg, 1968).

✓ *Chumbo*

O chumbo interfere na síntese do heme da hemoglobina, impedindo a formação da protoporfirina e, como consequência, eleva os níveis do ácido delta aminolevulínico (ALA). A síntese do heme inicia-se no interior dos eritroblastos, com a formação do ácido delta aminolevulínico a partir de aminoácidos (glicina, ácido succínico). Normalmente, o ALA sofre ação da ALA-desidratase para formar um anel pirrólico. Outras enzimas agem nas fases seguintes para formar o anel tetrapirrólico ou heme (Goldstein & Kipen, 1988; Yardley-Jones & Gray, 2000).

O chumbo inibe a ALA-desidratase, a coproporfirinogenase e a heme-sintetase. Na intoxicação pelo chumbo, o ácido delta aminolevulínico (ALA), a coproporfirina III e a uroporfirina estão aumentados na urina (Hindmarsh, 1986; Keogh, 1992).

Na Fig. 30.4, onde a formação do heme está disposta esquematicamente, estão assinalados os locais onde o chumbo interfere.

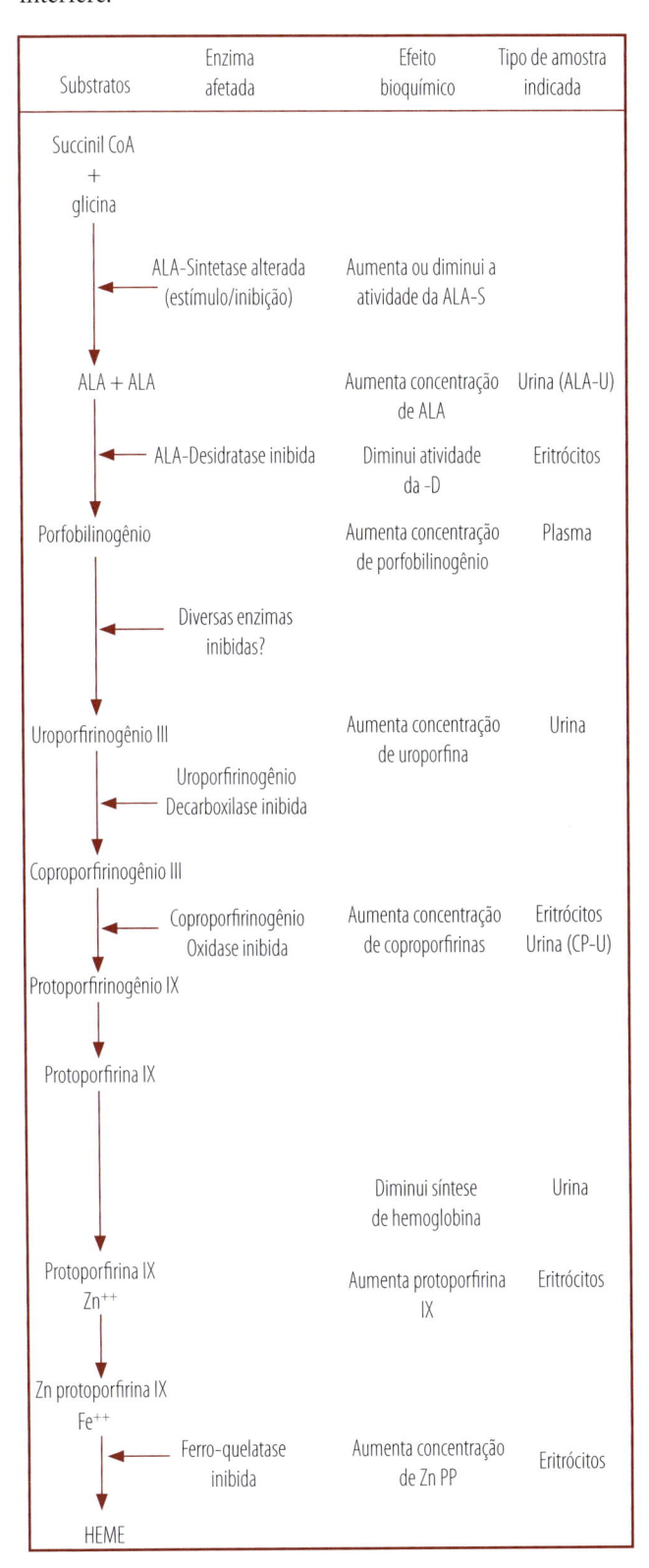

Substratos	Enzima afetada	Efeito bioquímico	Tipo de amostra indicada
Succinil CoA + glicina			
↓	ALA-Sintetase alterada (estímulo/inibição)	Aumenta ou diminui a atividade da ALA-S	
ALA + ALA		Aumenta concentração de ALA	Urina (ALA-U)
↓	ALA-Desidratase inibida	Diminui atividade da -D	Eritrócitos
Porfobilinogênio		Aumenta concentração de porfobilinogênio	Plasma
↓	Diversas enzimas inibidas?		
Uroporfirinogênio III		Aumenta concentração de uroporfina	Urina
	Uroporfirinogênio Decarboxilase inibida		
Coproporfirinogênio III			
	Coproporfirinogênio Oxidase inibida	Aumenta concentração de coproporfirinas	Eritrócitos Urina (CP-U)
Protoporfirinogênio IX			
↓			
Protoporfirina IX		Diminui síntese de hemoglobina	Urina
↓			
Protoporfirina IX Zn^{++}		Aumenta protoporfirina IX	Eritrócitos
↓			
Zn protoporfirina IX Fe^{++}			
	Ferro-quelatase inibida	Aumenta concentração de Zn PP	Eritrócitos
↓			
HEME			

Fig. 30.4. Efeitos do chumbo na síntese do grupo HEME e suas expressões bioquímicas.

Em função do mecanismo de ação do chumbo, a dosagem do ALA na urina (ALA-U) constitui um dos exames mais utilizados como indicador de efeito. Quando o teor de chumbo no sangue está acima de 40µg/100ml, existe uma boa correlação com o ALA-U (Della Rosa, Siqueira & Fernícola, 1991; Leite et al., 1992).

A zinco-protoporfirina nos eritrócitos (ZP-E) apresenta certas limitações, pois pequenas deficiências de ferro podem causar aumento das protoporfirinas nos glóbulos vermelhos (Leite et al., 1992).

O chumbo na urina (Pb-U) reflete a quantidade de chumbo recentemente absorvida, e seu nível varia de acordo com a função renal e ingestão de líquidos. Sua dosagem é muito utilizada após administração de agentes quelantes, no acompanhamento do tratamento clínico da intoxicação por chumbo inorgânico.

A dosagem de chumbo no sangue (Pb-S) constitui o melhor indicador de "dose interna" do Pb. Reflete a absorção do metal nas semanas antecedentes à coleta da amostra. Acredita-se que o Pb-S se correlaciona com a intensidade da exposição.

O exame de sangue, e em especial do glóbulo vermelho, pode ser importante para o estudo da intoxicação pelo chumbo. Podem ser observadas granulações basófilas no interior do glóbulo vermelho, como em casos de hemólises acentuadas, talassemias, doenças tumorais, malária e leucemia.

As granulações são, em geral, de tamanho grande, variando de 0,25 a 2,00µm; são mais frequentes nas células grandes (os macrócitos), têm forma redonda ou ovoide ou, ainda, como diplococo, e estão presentes em número variável (até dez ou 20). Raramente são únicas e são coradas em azul. A disposição dos grãos faz-se de modo uniforme, às vezes concentrados num ponto ou dispostos como coroa na periferia do glóbulo. A natureza desses grânulos é de ribonucleoproteínas ou ribonucleoproteína e mitocôndria, ou parte da membrana nuclear, consequência da ação do chumbo no bloqueio da síntese do heme.

Alguns estudos indicam haver também alteração na síntese da globina (Goldberg, 1968; Goldstein & Kipen, 1988; Rugo & Damon, 1990).

Em virtude da inibição da formação do heme, também há acúmulo do ferro, que pode ser detectado no interior dos eritroblastos pela coloração de Perls (siderócitos e sideroblastos).

✓ *Alteração no transporte de oxigênio*

Os efeitos tóxicos sobre a função da hemoglobina no transporte do oxigênio podem levar à formação de meta-hemoglobina, sulfo-hemoglobina, carboxi-hemoglobina, formação de corpos de Heinz e hemólise.

Estas alterações podem apresentar-se isoladas ou associadas entre si. Delas, a mais comum é a meta-hemoglobina. A hemólise pode estar presente sem formação prévia de meta ou sulfo-hemoglobina ou corpos de Heinz.

A hemoglobina desempenha papel importante no transporte do oxigênio (O_2) dos pulmões para os tecidos e, ao fazer a troca nos tecidos, recebendo o gás carbônico (CO_2), leva-os para os pulmões. Quando a molécula de hemoglobina fica saturada de O_2, forma-se a oxi-hemoglobina, e quando se liga ao CO_2 forma-se a carboxi-hemoglobina.

✓ *Meta-hemoglobinemia*

A meta-hemoglobina é formada pela oxidação do ferro da hemoglobina (Fe^{2+}), que passa para o estado de oxidação Fe^{3+}. Quando mais de 10% do ferro são oxidados, temos o estado patológico de meta-hemoglobinemia.

A formação da meta-hemoglobina, ou hemólise oxidativa, depende da via de exposição da droga, bem como da especificidade do tóxico e suscetibilidade do indivíduo atingido. Normalmente a meta-hemoglobina pode estar presente em quantidade menor do que 1%, e cerca de 95% da meta-hemoglobina formada diariamente são reduzidos devido à ação da NADH-redutase, que mantém o ferro do heme no estado reduzido (Fe^{2+}).

A meta-hemoglobina é incapaz de transportar o oxigênio, levando à cianose clínica com a síndrome de "sangue azul". Indivíduos intoxicados mostram coloração azulada (cianose), podendo estar assintomáticos quando o grau é leve. Quando o nível é elevado (60% a 70% do total da hemoglobina), há falta de oxigênio nos tecidos e, nos casos graves, pode levar à morte.

A oxidação da hemoglobina pode desnaturar a mesma, que se precipita e forma aglomerados, no interior dos glóbulos vermelhos, chamados corpos de Heinz. Esta precipitação da hemoglobina desnaturada perturba a integridade da membrana do glóbulo, que se torna permeável, provocando a hemólise.

O exemplo mais típico de doença profissional com meta-hemoglobinemia é encontrado na intoxicação por aminas aromáticas, como a anilina. Compostos de benzeno nitro-substituídos, nitratos e nitritos orgânicos e inorgânicos, naftaleno, paradiclorobenzeno, gases nitrosos, trinitrotolueno, quinonas e paraquat também são agentes relacionados com o desenvolvimento de meta-hemoglobinemia (ver Tabela 30.6) (Ward e Rothstein, 1983; Rugo & Damon, 1990; Smith, 1991; Golsdtein, 1998a; Goldstein, 1998b; Yardley-Jones & Gray, 2000).

O sangue colhido na veia de um paciente com meta-hemoglobinemia apresenta coloração escura e torna-se vermelho se oxigenado. O diagnóstico diferencial com a sulfa-hemoglobina pode ser feito pela adição de algumas gotas de cianeto de potássio a 10%, que resulta na rápida produção de cianometa-hemoglobina de cor vermelha brilhante, mas não altera a cor da sulfa-hemoglobina. Os reticulócitos elevam-se no sangue e detecta-se anemia de grau variado.

Nos casos crônicos, pode haver policitemia de tipo vicariante, em resposta à hipoxia, e com hiperproliferação eritroide na medula. Encontram-se nos glóbulos vermelhos os corpos de Heinz, evidenciados pela coloração com azul brilhante de cresil ou metilvioleta. A caracterização da meta-hemoglobina no sangue completa o diagnóstico.

Os casos que apresentam deficiência congênita da enzima G-6-PD têm maior suscetibilidade. Esses casos devem ser conhecidos entre os trabalhadores para se evitar a exposição aos agentes oxidantes.

Na intoxicação por agentes causadores de meta-hemoglobinemia, a primeira conduta é a remoção ou afastamento da fonte de intoxicação, bem como a retirada das roupas contaminadas. O oxigênio deve ser administrado sob pressão ou por máscara, procurando-se saturar a hemoglobina ainda restante na circulação (Mangelsdorff, 1956; Hathaway, Proctor & Hughes, 1996).

A administração de azul-de-metileno por via venosa está indicada apenas nos casos graves. Se não houver resposta, há indicação de exsanguineotransfusão. Em casos extremos indica-se a exsanguineotransfusão como primeira opção.

✓ *Sulfo-hemoglobinemia*

A sulfo-hemoglobinemia difere da meta-hemoglobinemia porque apresenta oxidação da molécula proteica (globina) e não a do ferro do heme (Ward e Rothstein, 1983; Smith, 1991).

Pode ser induzida pelos mesmos agentes oxidantes que provocam a formação da meta-hemoglobina, e a oxidação da globina (no grupo SH) varia com a intensidade e duração da ação da substância tóxica (Goldstein, 1998a). Quando a oxidação se faz em dois grupos SH, o composto formado pode ser reversível e a função da hemoglobina ainda é recuperável. Porém, se a oxidação for mais intensa, a sulfo-hemoglobina formada é praticamente irreversível, a hemoglobina perde sua função e há hemólise. No sangue, além da sulfo-hemoglobina, encontram-se os corpos de Heinz nos glóbulos vermelhos, reticulocitose e anemia de grau variável.

✓ *Carboxi-hemoglobinemia*

O monóxido de carbono (CO) é o exemplo mais conhecido de agente que interfere na capacidade de transporte de oxigênio do sangue, conduzindo à hipóxia e até mesmo à anóxia celular. A hipóxia produzida é do tipo anêmica (anoxemia isotônica) e caracteriza-se pela diminuição da quantidade de O_2 transportada pela hemoglobina. A pressão parcial de oxigênio e o fluxo sanguíneo podem permanecer normais ou até elevados (Thom e Keim, 1989; Smith, 1991).

O CO é rapidamente absorvido e liga-se, reversivelmente, à hemoglobina dos eritrócitos, formando carboxi-hemoglobina (HbCO). Ele também compete com o oxigênio, em nível tissular, pelo mesmo sítio ativo das hemeproteínas celulares, que têm em comum a configuração estrutural tetrapirrólica, tais como a mioglobina, a citocromo-oxidase, o citocromo P-450, a peroxidase e a catalase (Malheiro, 1991).

O monóxido de carbono é um dos agentes químicos mais perigosos para o homem e outros animais. Milhares de pessoas morrem, anualmente, intoxicadas, e estima-se uma incidência ainda mais elevada de casos não fatais que podem deixar sequelas permanentes no sistema nervoso central (Thom & Keim, 1989).

A afinidade da hemoglobina para o monóxido de carbono é de 220 a 270 vezes maior do que para o oxigênio, interferindo na liberação do O_2, na curva de dissociação da oxiemoglobina e na estabilidade da combinação da hemoglobina com o oxigênio, dificultando a liberação do O_2 em nível tissular (Fig. 30.5).

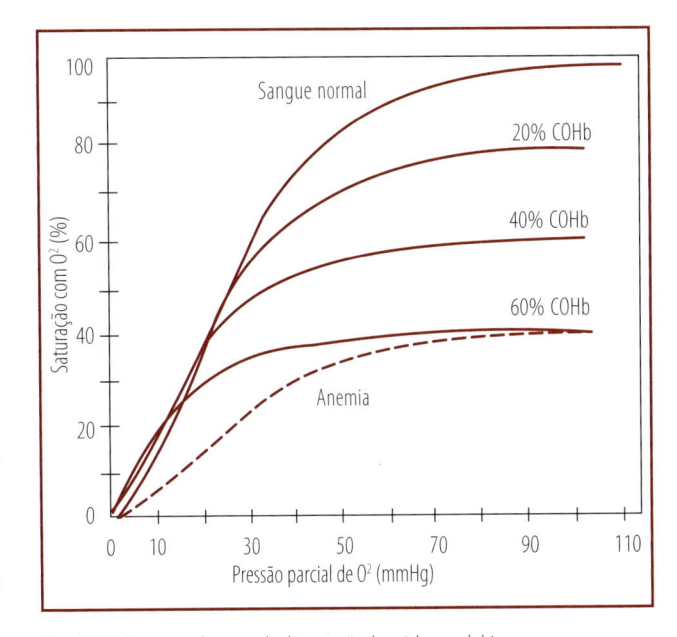

Fig. 30.5. Esquema da curva de dissociação da oxi-hemoglobina.

A velocidade de absorção e o correspondente aumento na concentração de HbCO dependem, principalmente, do tempo de exposição e da concentração de CO no ar. O tipo de atividade física altera o ritmo respiratório e, consequentemente, a ventilação alveolar, fator importante na absorção pulmonar do CO (Fig. 30.6). No estado de repouso físico, é absorvida apenas a metade da quantidade inalada (Malheiro, 1991).

Desta forma, numa exposição à concentração constante de CO, o tempo necessário para atingir o equilíbrio entre a absorção e a eliminação será influenciado pela ventilação pulmonar. O aumento mais significativo na porcentagem de HbCO ocorrerá nas três primeiras horas de exposição.

Os achados de laboratório mostram anemia leve, mas é comum encontrar poliglobulia (devida à hipóxia). O nível de carboxi-hemoglobina elevado sela o diagnóstico.

O tratamento inclui a remoção da vítima do ambiente contaminado, administração de oxigênio a 100% e medidas de suporte à vida. Em casos graves, há indicação de uso de oxigênio hiperbárico (três atmosferas) (Olson, 1984; Thom & Keim, 1989; Hathaway, Proctor e Hughes, 1996).

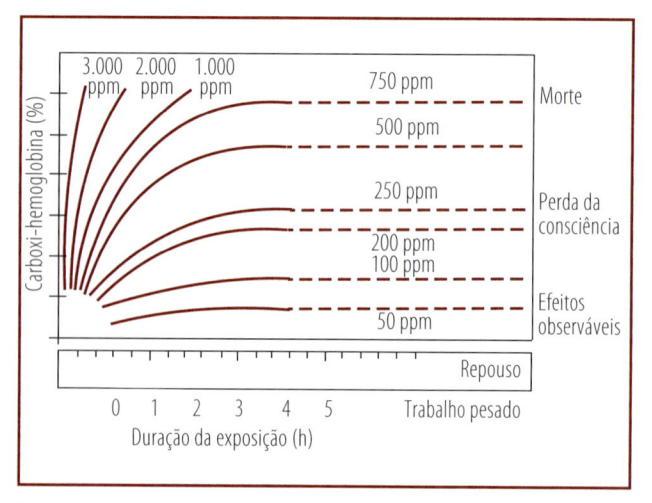

Fig. 30.6. Relação entre o nível de COHb e o tempo de exposição em diferentes concentrações de CO, nas condições de repouso e de trabalho pesado.

Alterações do glóbulo branco

As alterações leucocitárias causadas por substâncias tóxicas ocorrem inicialmente no sangue periférico, como no caso do benzeno, radiações ionizantes e pesticidas. A persistência da exposição pode levar ao comprometimento dos órgãos hemoformadores e consequente leucopenia, com neutropenia periférica de origem central, quer por diminuição da multiplicação, quer por diminuição da maturação celular.

Uma variedade de medicamentos, como o propiltiouracil (PTU), por exemplo, pode afetar a produção ou sobrevivência dos leucócitos. Trabalhadores que manipulam ou administram estes medicamentos devem ser considerados como de risco para o desenvolvimento de leucopenia (Goldstein, 1998a).

A granulocitopenia periférica nada mais é do que a fase inicial da toxicidade ao sistema hematopoético. Em relação ao benzeno, a exposição crônica a baixas concentrações produz inicialmente um efeito estimulante sobre a medula óssea, que é seguido de aplasia e degeneração gordurosa. Há um aumento inicial seguido da diminuição de eritrócitos, leucócitos e plaquetas no sangue, com progressão para anemia, leucopenia e/ou trombocitopenia. Se ocorre pancitopenia e a medula é substituída por tecido gorduroso, está instalada a anemia aplásica ou aplasia de medula.

O aumento do número de leucócitos pode ser também um sinal precoce de efeito leucemogênico da exposição ao benzeno e às radiações ionizantes. Este efeito hematológico pode também preceder o aparecimento da anemia aplásica.

Quando a alteração é leve, o processo é reversível e, uma vez afastado o agente, há volta da contagem de glóbulos brancos ao nível prévio normal.

Alterações das plaquetas

A diminuição do número plaquetário (plaquetopenia ou trombocitopenia), assim como para os leucócitos, costuma ser uma fase evolutiva da ação tóxica de determinadas substâncias que acabam também agredindo a célula megacariocitária da medula óssea ou mesmo a *stem cell* (célula totipotente).

Existem citações sobre várias substâncias químicas que podem levar a um quadro de trombocitopenia isolada (ver Tabela 30.6), porém são casos raros (Kulis, 1965; Rugo & Damon, 1990; Goldstein, 1998a; Schrier & Leung, 1998).

O mecanismo da plaquetopenia pode ser primário, imunológico, com presença de anticorpos ligados à substância agressora e às plaquetas, ou tóxico, sobre as plaquetas da medula óssea, e secundário à insuficiência hepática e hiperesplenismo.

A exposição ocupacional ao benzeno e às radiações ionizantes pode levar à trombocitopoese ineficaz, com consequente trombocitopenia, geralmente associada a citopenias das séries eritrocítica e granulocítica. Outros agentes que podem causar trombocitopenia pelo mesmo mecanismo de ação são o DDT, o lindano e o arsênio.

Agentes como o tolueno diisocianato, 2,2 diclorovinil dimetil fosfato, dieldrin e piretrina podem causar trombocitopenia por mecanismo imune. O cloreto de vinila pode causar trombocitopenia por sequestração esplênica, nos casos que cursam com hiperesplenismo.

Manifestações hemorrágicas podem ser também resultado de outras anormalidades do sistema de coagulação, ou seja, dos vasos sanguíneos e das proteínas da coagulação.

Sinais/sintomas podem estar ausentes, ou pode haver manifestação hemorrágica (púrpura, petéquias, equimose, hematoma e hemorragia).

Púrpura refere-se à presença de lesões purpúricas (confluência de petéquias) em pele, mucosas ou superfícies serosas. Petéquias são lesões puntiformes; equimose é a extensão da lesão purpúrica e o hematoma é a coleção de sangue. Pode ocorrer ainda hemorragia franca.

Em relação aos distúrbios quantitativos das plaquetas, as contagens na faixa de 40.000 a 60.000/mm^3 podem levar a sangramento pós-traumático e, na faixa de 20.000/mm^3, pode haver sangramento espontâneo. A sintomatologia desses casos é de sufusões hemorrágicas de pele e mucosas, sangramentos do trato digestivo, urinário, genital e, nos casos graves, do sistema nervoso central.

A avaliação laboratorial inicial dos pacientes deve ser feita realizando provas ou exames que avaliem inicialmente os defeitos vasculares (prova do laço e tempo de sangramento), as alterações plaquetárias quantitativas (plaquetometria) e qualitativas (tempo de sangramento) e o sistema intrínseco (tempo de tromboplastina parcial ativada – PTTa) e extrínseco (tempo de protrombina) da coagulação.

O eritrograma e o leucograma completam a avaliação, para verificar o acometimento das séries eritrocítica e granulocítica. Pode ser encontrada uma anemia secundária ao sangramento presente (anemia tipo normocítica, normocrômica ou hipocrômica). Ensaios laboratoriais mais sofisticados e caros podem ser indicados em uma fase posterior.

Na medula óssea, nos casos imunes, são encontrados megacariócitos presentes ou aumentados e, nos casos tóxicos, há diminuição dos megacariócitos. Nos casos de insuficiência hepática com hiperesplenismo, as transaminases, bilirrubinas e fatores da coagulação estarão alterados.

O tratamento para os casos imunes, além do afastamento da substância tóxica, é feito com corticoides.

Alterações dos órgãos hematopoéticos

Algumas substâncias tóxicas agem na medula óssea, provocando alterações quantitativas e qualitativas. As primeiras resultam de lesão nas células primitivas ou jovens da medula óssea, que ficam incapacitadas de proliferar, multiplicar e amadurecer. As alterações qualitativas são consequentes a lesões mais profundas na estrutura molecular, modificando seu comportamento funcional e por vezes até genético.

Qualquer uma das duas alterações pode apresentar graus variados de comprometimento, podendo ser total ou parcial, e reversível ou irreversível. Estas alterações dependem da intensidade da intoxicação, da sensibilidade da célula atingida e do tempo de ação da substância.

A consequência da alteração medular pode refletir no sangue periférico, quando a alteração é quantitativa, e levar às citopenias isoladas (anemia, granulocitopenia e plaquetopenia) ou associadas (bi ou tricitopenias) – e às aplasias. Nas alterações qualitativas, há alteração na estrutura biológica e funcional da célula, podendo levar a hemopatias graves (mielodisplasias, leucemias, mieloma múltiplo, linfomas) (Deiss, 1998; Goldstein, 1998b; Schrier, 1998c; Heaney & Golde, 1999; Sechi, Moreo & Cambiaghi, 2000; Yardley-Jones & Gray, 2000).

As doenças profissionais devidas à lesão medular por agentes químicos industriais decorrem da ação de substâncias tóxicas ou nocivas que podem lesar os órgãos hemoformadores, independentemente de agir de modo maléfico sobre o sangue periférico.

A lesão medular varia de acordo com o agente indutor, com a dose recebida, a duração da intoxicação e a susetibilidade da célula. A resposta da medula óssea é variável, podendo ser considerada, quanto ao grau de alteração, em leve, moderada e grave, e, quanto à gravidade, em reversível e irreversível (Jandl, 1987).

A sintomatologia dos indivíduos acometidos também vai variar com a agressão, se aguda ou crônica, leve ou intensa. Quando o grau é leve e crônico, a sintomatologia também é leve ou mesmo ausente. Torna-se cada vez mais florido, com anemia, sinais infecciosos e hemorrágicos, quanto maior o comprometimento das séries celulares da medula.

Os agentes químicos que mais comumente podem levar a esse tipo de hemopatia são: benzeno e derivados homólogos (metilbenzeno, dimetilbenzeno, isopropilbenzeno), querosene, cloro derivados (clorobenzeno, cloreto de benzila), nitroderivados (trinitrotolueno), aminoderivados (parafenileno-diamina), fenóis, DDT, lindano, outros praguicidas, tetracloreto de carbono, tricloroetileno, éteres de etileno glicol, além de sulfeto de carbono, flúor, mercúrio, organofosforados e arsênio (Andrews et al., 1977; Hardell et al., 1981; Wang & Grufferman, 1981; Thomas & Storb, 1984; The International Agranulocytosis and Aplastic Anemia Study, 1986; Goldstein, 1998b; Maluf, 2000).

Entre os agentes capazes de causar lesão na medula óssea e sangue periférico de mais elevada importância estão o benzeno e as radiações ionizantes. Estes agentes serão vistos em separado.

✓ *Benzeno*

O benzeno constitui-se não apenas num composto orgânico básico para a indústria petroquímica, mas também num dos produtos cuja produção e consumo mais preocupação têm causado, no mundo inteiro, pelos riscos à saúde, decorrentes da exposição (Mendes, 1987).

Já há mais de um século são conhecidos os efeitos do benzeno sobre a saúde humana. Desde 1897 existem estudos na literatura científica dando conta de efeitos em longo prazo da exposição repetida ao benzeno, principalmente sobre a formação do sangue de trabalhadores expostos. Mais tarde, foram descritas as primeiras observações sobre leucemia associada à exposição ao benzeno (Yardley-Jones & Gray, 2000)

Os achados posteriores mostraram que não se poderia utilizar nenhum parâmetro isolado como idicador da ação tóxica do benzeno, e que se deveria sempre observar o quadro hematológico completo (Bowditch & Elkin, 1939; Hunter, 1939; Mallory, Gall e Brickley, 1939).

Deste modo, exposições breves e frequentes a altos níveis de benzeno (>100ppm) poderiam resultar em alterações sanguíneas, como leucocitose e reação leucemoide transitórias (Yardley-Jones & Gray, 2000). Entretanto, este aumento do número de leucócitos poderia ser também um sinal precoce de efeito leucemogênico da exposição ao benzeno, ou poderia também preceder o aparecimento da anemia aplásica (Athens, 1998; Cohen, 1998).

A partir de então, inúmeros relatos de efeitos hematotóxicos foram publicados na literatura médica, como reflexo das más condições de trabalho (Aksoy, 1989; Aksoy & Erdem, 1978; Aksoy, Erdem & Dinçol, 1974; Aksoy et al., 1971).

Estes estudos marcaram a evolução do conhecimento sobre os efeitos do benzeno em grupos de trabalhadores expostos a concentrações de benzeno relativamente elevadas, ainda que a documentação sobre a exposição pregressa, ou na época do estudo, tenha limitações próprias dos métodos de avaliação e monitoramento ambientais então disponíveis.

No Brasil, os efeitos da exposição ocupacional ao benzeno têm sido objeto de estudo há muitos anos, principalmente a partir de casuísticas (Cillo, 1966; Oliveira, 1970; Morrone & Andrade, 1974; Ruiz, 1989; Ruiz, Vassalo & Souza, 1993;

Augusto, 1991) e, mais raramente, através de estudos epidemiológicos em grupos ocupacionais de risco (Wakamatsu, 1976; Fernícola et al., 1976; Cosipa, 1985; Fundação José Silveira, 1992).

Na medida em que foram sendo reduzidos os níveis de exposição, principalmente nos países industrializados, o eixo dos estudos dos efeitos foi sendo deslocado do enfoque clínico e laboratorial das alterações hematológicas indicadoras da depressão da medula óssea, em especial a aplasia de medula, para os estudos epidemiológicos sobre a mortalidade de trabalhadores expostos, com vistas a detectar a ocorrência excessiva de outras doenças hematológicas graves, notadamente as leucemias.

Com efeito, estudos epidemiológicos realizados a partir da década de 1970 (Goldstein, 1977; Ott et al., 1978; Decouflé, Blattner & Blair, 1983; Bond et al., 1986; OSHA, 1987; Rinsky et al., 1987; Wong, 1987; Austin, Delzell & Cole, 1988) foram construindo um corpo de conhecimento que permite hoje atribuir ao benzeno uma enorme gama de efeitos hematotóxicos sobre a saúde de trabalhadores expostos. Estudos recentes, incluindo níveis elevados e baixos de benzeno, encontraram, em indivíduos expostos, alteração significativa do sistema imune, bem como alterações genéticas (McHale e colaboradores, 2008).

Além destes efeitos hematotóxicos, que também ocorrem na população geral não exposta ao benzeno, já de há muito vêm sendo estudados efeitos citogenéticos causados pelo benzeno. Entre eles, tem sido relatada excessiva taxa de aberrações cromossômicas, quer em linfócitos do sangue periférico, quer na medula óssea, efeitos estes que persistem muitos anos após cessada a exposição (Forni et al., 1971; Yardley-Jones et al., 1990).

O benzeno, ao penetrar no organismo, geralmente pela via respiratória, age como tóxico, e qualquer grau de exposição é perigoso (Kipen et al., 1988). A absorção é máxima no início da exposição e diminui à medida que os depósitos vão sendo saturados. Uma vez absorvido, é eliminado em cerca de 50% pelos pulmões, e o que permanece distribui-se pelos diversos tecidos. Na intoxicação aguda, a maior parte é retida no sistema nervoso central, enquanto na intoxicação crônica permanece na medula óssea (cerca de 40%), no tecido adiposo e no fígado. O benzeno é metabolizado no organismo pelos microssomas do fígado, e cerca de 30% são transformados em fenol e derivados, como pirocatecol e hidroquinona, que são eliminados pela urina como sais alcalinos (Fig. 30.7).

Os produtos metabólicos do benzeno na medula óssea têm importância na etiopatogenia das mielopatias tóxicas, como a anemia aplásica (Aksoy et al., 1971; Goldstein, 1998b), agindo sobre as células em proliferação. A medula óssea, sendo rica em tecido adiposo, facilita a deposição do benzeno, sendo já estimado que, na medula óssea, a sua concentração é 25 vezes maior do que no sangue.

O sistema enzimático citocromo P-450 parece ter função importante na formação dos metabólitos hematotóxicos do benzeno, e um estudo com trabalhadores chineses sugeriu que aqueles que têm maior atividade do sistema citocromo P-450 têm maior risco de desenvolvimento da anemia aplásica (Yin et al., 1996; Goldstein, 1998b). Similarmente, a talassemia minor, e outros distúrbios que aumentam o turnover da medula óssea, poderiam predispor uma pessoa ao desenvolvimento de anemia aplásica induzida pelo benzeno (Yin et al., 1996; Goldstein, 1998b).

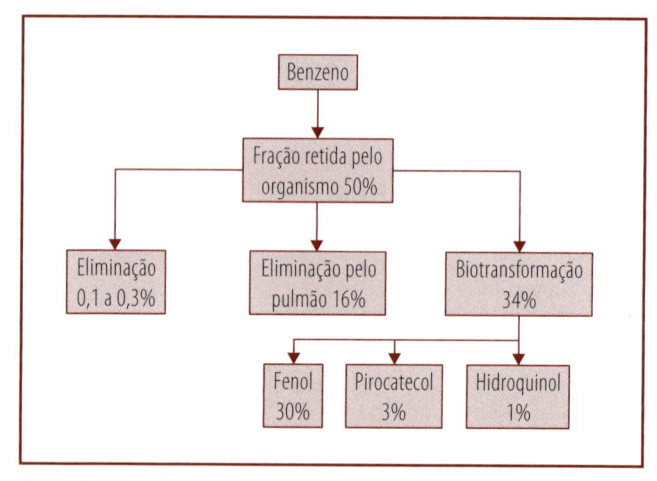

Fig. 30.7. Biotransformação e eliminação do benzeno.

Existe um tempo de latência entre a exposição e o início da sintomatologia hematotóxica, podendo variar de quatro meses a quatro anos, iniciando a ação das células mais maduras às mais imaturas, como a célula primitiva. A alteração medular inicial é reversível, mas, na fase em que há comprometimento da célula primitiva, ela torna-se irreversível. Por vezes, a alteração na célula é qualitativa, formando células displásicas com poder de divisão e multiplicação, mas com função anormal, sem função ou mesmo sem maturação adequada. O grau de alteração celular pode chegar a ser citogenético, como quebra cromossômica. Estudos mostraram ação antimitótica e dano cromossômico nos eritroblastos. Na série eritroide, o benzeno pode causar hemólise do glóbulo vermelho, lesando a membrana fosfolipídica e lipoproteica, devido à sua ação como potente solvente.

Na intoxicação aguda, a sintomatologia é mais neurológica, devido ao tropismo do benzeno pelo sistema nervoso central. Na intoxicação crônica, as manifestações neurológicas são leves e bem toleradas e há, também, toxicidade hepática e renal. Entretanto, os efeitos sobre o sistema sanguíneo são os mais importantes (Aksoy & Erdem, 1974, Brownson & Reif, 1998).

A ação sobre o sangue pode atingir a série vermelha, provocando hemólise. Esta, entretanto, é rara e pode ser encontrada na intoxicação aguda ou subaguda, por lesão da camada fosfolipídica do eritrócito.

O benzeno pode se acumular nas células adiposas da medula e aí permanecer por longo tempo (de 4 a 5 anos). A lesão medular faz-se nas células em proliferação e divisão. O benzeno age na fase mitótica, impedindo a divisão celular, ação semelhante à da colchicina, provocando mitoses atípicas e pluripolares.

O mecanismo responsável pela toxicidade do benzeno inclui a formação de produtos intermediários, como fenol, hidroquinona, benzoquinona e catecol. O catecol e a hidroquinona localizam-se na medula óssea, e muitos estudos indicam que a hidroquinona e seus derivados (benzoquinona) apresentam a mais elevada toxicidade para a medula. Estudos *in vitro* mostram que a hidroquinona tem ação seletiva sobre macrófagos da medula óssea. A hidroquinona inibe a formação da interleucina-1, que regula a fabricação dos fatores de crescimento das células B, e este efeito pode resultar na eventual redução dos linfócitos na circulação (Irons et al., 1981; Ding et al., 1983; Eastmond, Smith & Irons, 1987; Kipen et al., 1988; Yardley-Jones & Gray, 2000).

Quando a lesão é na função essencial da célula, esta pode não sobreviver, podendo haver desde diminuição leve da celularidade medular, até grandes hipoplasias (aplasias), com consequente diminuição das séries granulocítica, eritrocítica e megacariocítica.

No sangue, ocorrerá granulocitopenia, anemia e plaquetopenia, desde graus leves até acentuados, com toda a sintomatologia correspondente. Existe uma variação de resposta de cada indivíduo, e isto faz com que o quadro clínico e hematológico apresente grande variação.

Outras alterações como eosinofilia, reticulocitose, linfopenia e leucocitose podem estar presentes nas fases iniciais da intoxicação. As células de Pelger-Huet (granulócitos que não se segmentaram) apresentam-se com os núcleos em bastão, em proporção acima do normal.

No sistema imune, a linfopenia pode levar à diminuição das imunoglobulinas A e G, aumento da M e diminuição do complemento (Irons et al., 1981; Luster, Wierda & Rosenthal, 1990; Goldstein, 1998b).

Os achados laboratoriais são importantes para avaliar os efeitos tóxicos do benzeno. Na série vermelha, deve-se incluir o estudo do volume eritrocitário (que pode se apresentar aumentado), e a contagem de leucócitos e plaquetas. Na intoxicação crônica pelo benzeno pode-se ter uma pancitopenia. A anemia, em geral, é do tipo normocítica normocrônica, podendo, entretanto, apresentar macrocitose. A morfologia, em geral, é normal ou com leve policromatofilia.

Os leucócitos também apresentam morfologia normal, podendo mostrar número diminuído devido à neutropenia e, indiretamente, um percentual aumentado de linfócitos. Quando o número de granulócitos está abaixo de 500/mm^3, há perigo de infecções graves.

As plaquetas podem se apresentar levemente diminuídas, ou muito baixas (20.000/mm^3), com quadro hemorrágico espontâneo.

Nas aplasias da medula, há reticulocitopenia no sangue, indicando hipoproliferação medular.

O exame da medula óssea por aspiração e biópsia é importante, para avaliar a celularidade e os componentes celulares da medula, a fim de se constatar a população de células imaturas como indicativo de medula ainda com provável recuperação.

Nos casos de aplasia, a celularidade medular é muito escassa, predominando elementos linfoides sobre os mieloides. Há diminuição da série granulocítica, da série eritroide e dos megacariócitos. Às vezes, a medula pode se apresentar ainda normocelular ou hipercelular, com pancitopenia no sangue, mostrando um efeito mais maturativo do que proliferativo.

A alteração medular pode despertar clones celulares anormais, levando a quadros de leucemias (aguda e crônica), linfomas e mielomas. Os produtos do metabolismo do benzeno são tóxicos mitóticos, dando formação a clones celulares anômalos, aberrantes, com transmissão genética. A ação leucemogênica do benzeno é hoje universalmente reconhecida (Vigliani e Saita, 1964; Aksoy et al., 1971; Aksoy, Erdem & Dinçol, 1974; Vigliani, 1976; Cuzick & De Stavola, 1988; Aksoy, 1989; Maltoni et al., 1989; Hall, 1997; Brownson & Reif, 1998; Lorand Metzen, 2000; Young, 2000).

Quando se comprova a lesão medular por benzeno, deve-se afastar o trabalhador da exposição. O tratamento depende do grau de hipoplasia da medula óssea. Em casos de anemias e plaquetopenias graves, estarão indicadas transfusões (glóbulos vermelhos e plaquetas). Infecções associadas à leucopenia devem ser tratadas com antibioticoterapia de amplo espectro. O uso de fatores de crescimento celular, como a eritropoetina, granulopoetina e trombopoetina, e o transplante de medula óssea também podem estar indicados.

> *Vigilância médica dos trabalhadores expostos ao benzeno: no caso da exposição ocupacional ao benzeno, "... o propósito da vigilância é a prevenção ou detecção de anormalidades que podem ocorrer em alguns trabalhadores, suficientemente cedo para prevenir futuros efeitos deletérios sobre a saúde"* (OSHA, 1987).

Para esta mesma agência, são propósitos da vigilância médica a detecção precoce e reversão das citopenias e aplasias; a prevenção de certas leucemias, pela redução da dose, para trabalhadores mais suscetíveis e o reconhecimento e tratamento precoce destes casos de leucemia que podem ocorrer, bem como na melhora na taxa de remissão e na sobrevida (OSHA, 1987).

Para vigiar as citopenias e a anemia aplásica, indicam-se os hemogramas, por sua elevada sensibilidade. Infelizmente, sua baixa especificidade tem originado inúmeros problemas, principalmente quando estes exames são interpretados na lógica médico-legal e previdenciária, onde é importante certo grau de certeza, já que se busca estabelecer "nexo causal", para fins de concessão de benefícios e/ou indenização, como formas de tentar reparar danos já estabelecidos.

No âmbito da Saúde Pública/Saúde do Trabalhador, contudo, é fundamental lidar com instrumentos sensíveis, pois a vigilância tenta detectar "eventos sentinelas", ainda que eles, posteriormente, se mostrem "falso-positivos". A detecção precoce visa intervir, e, neste caso, intervir significa, antes de mais nada, retirar o trabalhador da exposição. Aqui, "retirar da exposição" não é necessariamente retirar do trabalho, mormente se existirem no mesmo estabelecimento atividades ou áreas sem exposição ao benzeno, e se o afastamento e/ou mudança de atividade não acarretarem perda salarial para o trabalhador.

Esta compreensão encontra respaldo no posicionamento da OSHA quando, frente à possibilidade de exames "falso-positivos" na vigilância médica, assim se expressa:

> *"Sabe-se que, como um resultado da vigilância médica, alguns indivíduos podem ser afastados da atividade devido a discrasias sanguíneas, tais como citopenias e aplasias não devidas à exposição; mas como eles têm sua função medular comprometida, seu afastamento da exposição ao benzeno pode prevenir a progressão de tal doença."*

A respeito da utilização do hemograma como instrumento de vigilância de citopenias e aplasia, continua a agência:

> *"A OSHA reconhece que não existem "valores normais" absolutos para os vários parâmetros. Contudo, alguma escolha de 'faixas de normalidade' de parâmetros sanguíneos e de 'valores de acionamento' (trigger values) para desencadear encaminhamento terá que ser de certa forma, arbitrária, e com limitações..."*

E mais adiante:

> *"... uma contagem de 4.000 leucócitos/mm³(...) como valor mais baixo da normalidade, abaixo do qual encaminhamento/referência é necessário..."*

Além disto:

> *"... a comparação do número de células sanguíneas com valores basais do indivíduo, em contagens anteriores, pode ser útil para detectar a existência ou não de anormalidades"* (OSHA, 1987).

Kipen *et al.* (1988), num estudo populacional longitudinal, encontraram impressionante correlação entre as médias ponderadas de concentração de benzeno no ar e redução do número de glóbulos brancos no sangue, em pessoas expostas a níveis acima de 50ppm. No entanto, os resultados sugeriram que a vigilância hematológica de rotina não é útil para o monitoramento de exposições a níveis abaixo de 50ppm.

Esta posição coincide com os achados de Collins *et al.* (1991), que foram incapazes de encontrar qualquer diferença entre os hemogramas de 200 trabalhadores expostos por mais de dez anos a níveis de benzeno na faixa de 0,01 a 1,40ppm, quando comparados com 268 trabalhadores da mesma empresa, não expostos.

Além desta questão, ainda não totalmente esclarecida, permanece a controvérsia sobre a vigilância das neoplasias, das leucemias em especial, associadas à exposição ao benzeno.

Haveria indicação de se fazerem hemogramas, com periodicidade curta, para detectar precocemente leucemias? Aliás, existe algum exame para diagnosticar precocemente leucemias? Ou algum exame que tenha capacidade preditiva?

Se os hemogramas forem apenas com esta finalidade, predomina a compreensão de que são inúteis, nas palavras de Goldstein:

> *"... a vigilância na força de trabalho exposta ao benzeno não pode ser útil para* detectar *(destaque no original) casos precoces de leucemia mieloide aguda. A história natural da leucemia mieloide aguda é tal que, mesmo que os exames de sangue sejam realizados a cada três meses, ela não será detectada precocemente em seu curso, particularmente porque existe pelo menos uma semana ou duas entre o momento em que é feita a contagem de glóbulos brancos e o momento em que o médico conversa com o trabalhador. (...) Assim, o propósito da vigilância na força de trabalho exposta ao benzeno deveria ser* prevenir *(destaque no original) a leucemia mieloide aguda e não o detectá-la"* (Goldstein, 1986).

Trata-se, portanto, de um campo ainda aberto. Tratando-se da finalidade de "vigilância", todas as tentativas devem ser buscadas com vistas à superação definitiva desse problema, o que se dará, tão somente, quando o benzeno for efetivamente controlado e a exposição ocupacional não mais tolerada.

✓ Radiações ionizantes

A ação das radiações ionizantes na matéria viva pode se dar de modo direto ou indireto. Na ação direta, de natureza física, pela ionização e excitação dos átomos, há troca de energia entre a radiação e a matéria viva, interferindo na cinética da célula ou da população de células. A ação, inicialmente física, passa a biológica, interferindo na função celular, provocando o desaparecimento de funções essenciais e morte celular. Outra ação da radiação ionizante é a ação química ou indireta, com a formação de radicais livres altamente tóxicos e reativos, produzindo quebra de ligações químicas e perturbação da função celular (Hardell, 1981; Yunis, 1983; Koeffler, 1986; Jandl, 1987; Fry & Fry, 1990; Jandl, 1991; Falcão & Calado, 2000).

As reações bioquímicas são determinadas por ações químicas fisiológicas sobre as células, resultando em um conjunto de alterações elementares no nível das substâncias intercelulares. São reações que, dependendo do órgão comprometido, da dose recebida e das condições da irradiação, podem não ser específicas.

O tempo entre a irradiação e o aparecimento do efeito biológico, chamado período de latência, é variável, podendo ser curto (segundos) ou longo (anos) (Bizzozero, Johnson & Ciocco, 1966; Ishimaru *et al.*, 1971).

Dependendo da intensidade da irradiação, o efeito pode ser totalmente reversível ou definitivo. Muitas vezes pode haver recuperação parcial. A capacidade de recuperação está ligada à alteração estrutural provocada e ao potencial de ressíntese da célula. Em geral, os efeitos histológicos da radiação, que comprometem a célula, não são transmitidos a outras células, porém certos efeitos sobre a estrutura da célula podem fazer parte da constituição genética e passar de uma célula a outra, por vezes dando origem a doenças malignas (Yunis, 1983).

Para certas alterações celulares não há dose-limite, como nas alterações hereditárias e alguns efeitos somáticos, mas, para outros efeitos, como a diminuição das células da medula óssea, existe um limiar de dose. Os efeitos somáticos variam conforme a sensibilidade do tecido. Assim, alguns tecidos como o dos órgãos hematopoéticos são muito sensíveis à radiação.

Os raios com partículas alfa, beta e núcleos atômicos ionizam diretamente as moléculas das células vivas, enquanto os raios gama e os raios X ionizam indiretamente, gerando secundariamente partículas que possuem propriedades ionizantes (Wrenn & Mays, 1983; Fry & Fry, 1990).

As primeiras observações sobre a relação da radiação ionizante com alterações sanguíneas foram relatadas logo após a descoberta dos raios X. Sabe-se hoje que não só as alterações sanguíneas e medulares quantitativas, levando à hipoplasia, mas também doenças hematológicas malignas podem estar relacionadas com a radiação ionizante. A maior fonte de informação vem de trabalhadores da área médica, como radiologistas, radioterapeutas e técnicos em raios X. Estes fatos levaram ao estudo da obrigatoriedade do controle da radiação para os mesmos (Court Brown & Doll, 1958; Matanoski et al., 1975).

As células que circulam no sangue periférico são pouco sensíveis à radiação, com exceção do linfócito, que é muito radiossensível. Após a irradiação total do corpo, os linfócitos diminuem e em um a dois dias podem desaparecer completamente da circulação. As células dos órgãos hematopoéticos, como medula óssea e gânglios linfáticos, também são muito sensíveis. Sob a ação de radiação ionizante, estas células podem sofrer alterações estruturais, não conseguindo sobreviver e, portanto, desaparecem ou podem sofrer alterações que não permitem sua multiplicação e maturação, ou a fazem de modo anormal. No primeiro caso, há destruição celular e consequente diminuição do número de células na medula, que pode ser temporária ou definitiva, seguida por diminuição das células sanguíneas periféricas, com anemia, granulopenia e plaquetopenia (Jandl, 1991).

No caso em que a célula hematopoética sofre alteração qualitativa, estrutural, com proliferação anormal, é possível ocorrer desde displasias até leucemias (Ishimaru et al., 1971; Koeffler, 1986).

Nos tecidos linfoides, a radiação ionizante provoca uma redução numérica dos linfócitos e correspondente linfopenia no sangue, devido à parada da linfopoese pelas células mais jovens, que foram lesadas e perderam sua integridade celular, não sobrevivendo ou perdendo a faculdade de multiplicação e maturação.

Do mesmo modo que as células jovens pluripotentes são alteradas na medula óssea, as demais células das unidades formadoras de células também podem apresentar alterações significativas.

As séries granulocítica, eritroide e megacariocítica apresentam-se diminuídas, dando ao conjunto medular um grau de hipocelularidade ou hipoplasia variável, na dependência da dose da radiação e do grau de comprometimento celular.

Se a irradiação for elevada, pode haver aplasia total da medula, situação incompatível com a vida. A irradiação pode ser menos intensa e prolongada, o que ocasionará uma hipoplasia, também de instalação mais demorada.

O quadro clínico dos pacientes atingidos pela radiação ionizante, quer de modo acidental, terapêutico ou durante a jornada de trabalho, e que sofreram alterações hematológicas por lesão das células sanguíneas, é variado, podendo ser considerado separadamente quando nas irradiações agudas ou crônicas (Gale, 1987).

Os casos agudos apresentam, numa fase precoce, com poucas horas de duração, uma elevação dos granulócitos (por emissão acelerada das células de reserva) e linfopenia. Numa segunda fase, mais lenta, com duração de dias a uma semana, além da diminuição dos granulócitos e linfócitos, instalam-se anemia e plaquetopenia. Nesta fase, a sintomatologia clínica de anemia, infecções e hemorragias podem estar presentes, dependendo da intensidade do comprometimento das séries sanguíneas. Por vezes, o quadro hemorrágico pode ser a primeira manifestação, mas os sintomas da anemia são os mais comuns. A granulocitopenia e as infecções secundárias nem sempre estão presentes, mas, quando se manifestam, adquirem grande risco e gravidade, principalmente nas infecções por bactérias Gram-negativas e fungos (Fry &Fry, 1990).

A fase seguinte é a mais crítica, pois a pancitopenia periférica se acentua e são comuns os processos hemorrágicos, infecciosos e sintomas de anemia importante como tonturas, desmaios e perda de consciência, se não forem tratados adequadamente, com reposição dos glóbulos vermelhos para melhorar a oxigenação dos tecidos (Gale, 1987; Fry & Fry, 1990).

Nas irradiações crônicas mais do âmbito profissional, há exposição mais lenta e menos intensa, que se traduz clinicamente por fraqueza progressiva, infecções frequentes e perdas sanguíneas devidas à pancitopenia periférica consequente à diminuição celular da medula óssea.

A relação causal entre exposição a altas doses de radiação ionizante e leucemia foi bem documentada, com a demonstração da alta incidência de leucemia mieloide aguda e de mielodisplasia entre sobreviventes das bombas atômicas de Hiroshima e Nagasaki, em 1945 (Yadley-Jones & Gray, 2000).

Já a relação entre exposição ocupacional a baixas doses de radiação ionizante e leucemias (leucemia mieloide aguda, leucemia mieloide crônica e leucemia linfoide aguda) foi bem demonstrada em trabalhadores da área radiológica médica na China (Yardley-Jones & Gray, 2000). Pacientes submetidos à radioterapia também têm incidência aumentada de desenvolvimento de leucemias mieloides aguda e crônica (Secchi, Moreo & Cambiaghi, 2000).

Por fim, há um aumento do risco de desenvolvimento de mieloma múltiplo e de linfoma não-Hodgkin em pessoas submetidas à radiação ionizante, seja acidental ou terapêutica (Secchi, Moreo & Cambiaghi, 2000).

Deste modo, mais importante do que o tratamento é a profilaxia eficaz da irradiação, com a proteção do organismo, principalmente da medula óssea, ou melhor, dos órgãos hematopoéticos. Todo trabalhador deverá ter conhecimentos básicos sobre radiações ionizantes, dos aparelhos utilizados e dos cuidados e riscos.

Uma vez instalado o processo de hipoplasia/aplasia, o paciente deve ser avaliado hematologicamente (sangue e medula óssea) para se julgar sobre o grau de comprometimento. Nos casos graves, com hipoplasia acentuada e anemia grave, há necessidade de transfusões. Quando há perdas sanguíneas pela plaquetopenia, é necessário fazer transfusões de plaquetas. Nas infecções com granulocitopenia, o tratamento é feito com antibioticoterapia de amplo espectro. Nos casos extremos de hipoplasia ou aplasia medular graves, irreversíveis, é indicado o transplante de medula óssea, ou de células tronco periféricas, ou de cordão umbilical. O uso de fatores como granuloquina, eritropoetina etc., tem indicação em casos mais leves, quando há ainda elementos jovens medulares e sinais de recuperação.

✓ *Leucemias, linfomas e mieloma múltiplo*

Um excesso de casos de leucemias tem sido relatado em grupos de trabalhadores. Além da exposição ao benzeno e às radiações ionizantes, exposição a butadieno, campos eletromagnéticos, gases de exaustão de motores, fluidos de motores, óxido de etileno, inseticidas e herbicidas, solventes orgânicos, produtos derivados de petróleo (inclusive gasolina) e estireno tem sido associada a um aumento do risco de desenvolvimento de leucemias (Partanen, Boffetta & Weiderpass, 1998). O aumento de massa mitocondrial (DNA), tem sido apontado, em alguns estudos experimentais recentes, como biomarcadores para exposição ao benzeno, em células leucêmicas (Shin & cols. 2009).

Com menor consistência, um excesso de casos de leucemia tem sido relatado nas seguintes ocupações: motoristas, eletricistas, engenheiros eletrônicos, agricultores, jardineiros, mecânicos, soldadores, trabalhadores das indústrias metalúrgica, têxtil, do papel e do petróleo e trabalhadores de distribuidoras de petróleo (Partanen, Boffetta & Weiderpass, 1998).

Estudos têm relatado um aumento do risco de linfoma não especificado em trabalhadores expostos a asbesto, hidrocarbonetos clorados, poeiras de madeira e produtos químicos utilizados na indústria do couro e da borracha (Partanen, Boffetta & Weiderpass, 1998).

Vários estudos têm demonstrado um aumento do risco de desenvolvimento de linfoma de Hodgkin em trabalhadores da indústria da madeira (Partanen, Boffetta & Weiderpass, 1998; Yardley-Jones & Gray, 2000).

Alta incidência de Mieloma Múltiplo (MM) foi encontrada em estudos sobre indivíduos expostos ao petróleo, plásticos, têxteis, amônia, asfalto e trabalhadores da agricultura, em Israel e próximos a Chernobyl (Duek *et al.*, 2005).

Estudos com trabalhadores da agricultura; refinarias de petróleo e indústria química; manipuladores de grãos, metalúrgicos, fornecedores de praguicidas e trabalhadores expostos a fungicidas e fumigantes, têm sugerido um aumento da incidência de linfoma não-Hodgkin (Partanen, Boffetta & Weiderpass, 1998; Yardley-Jones & Gray, 2000). Os agentes relacionados incluem: óxido de etileno, clorofenois, fertilizantes, herbicidas, inseticidas, tinturas de cabelo, solventes orgânicos, radiação ionizante e herbicidas derivados do ácido fenoxiacético (que poderiam estar contaminados com 2,3,7,8-tetraclorodibenzo-p-dioxina) (Partanen, Boffetta & Weiderpass, 1998; Secchi, Moreo & Cambiaghi, 2000).

Tem sido especulado que o risco aumentado de trabalhadores da agricultura seria devido à elevada exposição a praguicidas, produtos químicos, poeiras orgânicas e inorgânicas, luz solar e patógenos causadores de zoonoses (Yardley-Jones & Gray, 2000). Destes agentes, a exposição a herbicidas derivados do ácido fenoxiacético é a que tem relação mais consistente (Yardley-Jones & Gray, 2000).

Foi observado que os trabalhadores expostos a gasolina e trabalhadores de refinarias de petróleo (sugerindo, em ambos os casos, que o benzeno seja o agente etiológico); os trabalhadores da agricultura, pintores e motoristas de caminhão têm um risco aumentado de desenvolvimento de mieloma múltiplo (Partanen, Boffetta & Weiderpass, 1998). Outros agentes relacionados são: praguicidas e 2,3,7,8-tetraclorodibenzo-p-dioxina, asbesto, tinturas de cabelo, estireno, cloreto de vinila, poeiras de madeira, gases de exaustão de motores e radiação ionizante (Partanen, Boffetta & Weiderpass, 1998; Secchi, Moreo & Cambiaghi, 2000).

▶ Referências

Andrews LS et al. Effects of toluene on the metabolism, disposition and hemapoietic toxicity of benzene. Biochemistry & Pharmacology 26:293-300, 1977.

Aksoy M. Hematotoxicity and carcinogenicity of benzene. Environmental Health Perspectives 82:193-7, 1989.

Aksoy M, Erdem S. Follow-up study on the mortality and the development of leukemia in 44 pancytopenic patients with chronic exposure to benzene. Blood 52(2): 285-92, 1978.

Aksoy M, Erdem S, Dinçol G. Leukemia in shoe-workers exposed chronically to benzene. Blood 44:837-41, 1974.

Aksoy M et al. Haematological effects of chronic benzene poisoning in 217 workers. British Journal of lndustrial Medicine, 28:296-302, 1971.

Athens JW. Variações dos leucócitos na doença. In: Lee GR et al. Wintrobe – Hematologia Clínica. 9a. ed. São Paulo: Manole, pp. 1717-43, 1998.

Augusto LGS. Estudo longitudinal e morfológico (medula óssea) em pacientes com neutropenia secundária à exposição ocupacional crônica ao benzeno. [Dissertação de Mestrado]. Campinas: Faculdade de Ciências Médicas da UNICAMP, 1991.

Austin H, Delzell E, Cole P. Benzene and leukemia – a review of the literature and a risk assessment. American Journal of Epidemiology 127(3):419-39, 1988.

Bain BJ. The bone marrow aspirate of healthy subjects. British Journal of Haematology 94:206-9, 1996.

Beck WS. Hematology. 5th. ed. Cambridge: MIT Press, 1991.

Bizzozero Jr. O, Johnson KG, Ciocco A. Radiation-related leukemia in Hiroshima and Nagasaki, 1946-1964. Distribution incidence and appearance time. New England Journal of Medicine 274:1095-101, 1966.

Bond GG et al. An update of mortality among chemical workers exposed to benzene. British Journal of lndustrial Medicine 43:685-91, 1986.

Bondurant MC, Koury MJ. Origin and development ofblood cells. In: Lee GR et al. Wintrobe's Clinical Hematology. Baltimore: Williams &Wilkins, pp. 145-168, 1998.

Bowditch M, Elkins HB. Chronic exposure to benzene (benzol). The industrial aspects. Journal of Industrial Hygiene and Toxicology 21:321-30, 1939.

Brownson RC, Reif JS. A cancer registry-based study of occupational risk for lymphoma, multiple myeloma and leukaemia. International Journal of Epidemiology 17:27-32, 1998.

Cillo DM. Aplasia medular adquirida. [Dissertação]. São Paulo: Faculdade de Medicina da USP, 1966.

Cohen HJ. Nonmalignant disorders of leukocytes. In: Dale DC, Federman DD (eds.). Scientific American Medicine. CD-Rom, 1998.

Collins JJ et al. A study of the hematologic effects of chronic low-level exposure to benzene. Journal of Occupational Medicine 33(5):619-26, 1991.

Cosipa. Estudo epidemiológico sobre a "leucopenia". Relatório do Grupo de Trabalho. Cubatão, 1985. [Mimeo].

Court Brown WM, Doll R. Expectation of life and mortality from cancer among British radiologists. British Medical Journal ii: 181-7, 1958.

Cuzick J, De Stavola B. Multiple myeloma: a case-control study. British Journal of Cancer 57:516-20, 1988.

Decouflé P, BlattnerWA, Blair A. Mortality among chemical workers exposed to benzene and other agents. Environmental Research 30:16-25, 1983.

Deiss A. Doenças não-neoplásicas, agentes químicos e transtornos hematológicos que podem preceder as neoplasias hematológicas. In: Lee GR et al. Wintrobe – Hematologia Clínica. 9ª. ed. São Paulo: Manole, pp. 2143-68, 1998.

Della Rosa HV, Siqueira MPB, Fernícola NAGG. Monitorização biológica da exposição humana a agentes químicos. São Paulo: Fundacentro, 1991.

Della Rosa HV, Siqueira MPB. Indicadores biológicos de exposição e a medicina do trabalho. In: Fischer FM, Gomes JR, Colacioppo S (eds.) Tópicos de Saúde do Trabalhador. São Paulo: Hucitec, pp. 133-56, 1989.

Ding XJ et al. Chromosome changes in patients with chronic benzene poisoning. Chinese Medicine Journal 96:681-5, 1983.

Doss MO. Porphyrinurias and occupational disease. Annals of the New York Academy of Sciences 514:204-18, 1987.

Duek A, Haran M, Shvidel L, Shtabrid M, Sigler E, Berrebi A. Epidemiology and features of multiple myeloma in a cohort of 110 patients from a central Area of Israel. Blood 2005, 106: Abstracts 5169.

Eastmond DA, Smith MT, Irons RD. An interaction of benzene metabolites reproduces the myelotoxicity observed with benzene exposure. Toxicology and Applied Pharmacology 91:85-95, 1987.

Falcão RP, Calado RT. Anemia aplástica grave adquirida. Diagnóstico e fisiopatologia. In: Citopenias. Série de Monografias da Escola Brasileira de Hematologia. Ribeirão Preto 7:1-8, 2000.

Fernícola NAGG et al. Valores de fenol urinário em trabalhadores de indústria de calçados expostos ao benzeno. Revista de Saúde Pública 10(4):327-33, 1976.

Foá V, Bertolero F. Arsine. In: ILO Encyclopaedia of occupational health and safety. 3. ed. Geneva: International Labour Office, pp. 183-4, 1983.

Forni AM et al. Chromosome changes and their evolution in subjects with past exposure to benzene. Archives of Environmental Health 23:385-91, 1971.

Fry RJ, Fry AS. Health effects of ionizing radiation. Medical Clinics of North America 74(2):475-88, 1990.

Fundação José Silveira. Estudo da exposição ocupacional ao benzeno e seus efeitos hematotóxicos em trabalhadores de indústrias processadoras de benzeno no pólo petroquímico de Camaçari-BA. Salvador, 1992. [Relatório Técnico ao Sinper].

Gale RP. Immediate medical consequences of nuclear accidents: lessons from ChernobyI. JAMA 258:625-8, 1987.

Goldberg A. Lead poisoning as a disorder of heme synthesis. Seminars of Hematology 5:424, 1968.

Goldstein BD. Benzene toxicity: a critical evaluation: hematoxicity in humans. Journal of Toxicology and Environmental Health 2:69-105, 1977.

Goldstein BD. Biological and ambient monitoring of benzene in the workplace. Journal of Occupational Medicine 28(10):1051-4, 1986.

Goldstein BD. Agents or work conditions affecting the blood. In: International Labour Organization. Encyclopaedia of occupational health and safety. 4th. ed. Geneva: ILO Publications CD-Rom, 1998a.

Goldstein BD. Haematopoietic and lymphatic system. In: International Labour Organization. Encyclopaedia of occupational health and safety. 4th ed. Geneva: ILO Publications CD-Rom, 1998b.

Goldstein BD, Kipen HM. Hematologic disorders. In: Levy BS, Wegman DH (eds.). Occupational health. 2nd ed. Boston: Little Brown, pp. 441-55, 1988.

Hall EJ. Etiology of cancer: physical factors. In: De Vila VT, Hellman S, Rosenberg SA. Cancer: Principles &Practice of Oncology. Philadelphia: Lippincot-Raven, pp. 203-18, 1997.

Hardell L et al. Malignant lymphoma and exposure to chemicals, especially organic solvents chlorophenols and phenoxy acids: a case control study. British Journal of Cancer 43: 16976, 1981.

Hathaway GJ, Proctor NH, Hughes, JP. Proctor and Hughes' chemical hazards of the workplace. 4th ed. New York: Van Nostrand Reinhold, 1996. 704p.

Heaney ML, Golde DW. Myelodysplasia. New England Journal of Medicine 340(21): 1649-60, 1999.

Hindmarsh JT. The porphyrias: recent advances. Clinical Chemistry 32: 1255-63, 1986.

Hoffbrand AV, Pettit JE. Essential haematology. 3. ed. London: Blackwell Scientific Pub, 1993.

Hunter FT. Chronic exposure to benzene II. The clinical effects. Journal of lndustrial Hygiene and Toxicology 21:331-54, 1939.

Irons RD. Benzene and other hemotoxins. In: Sullivan Jr JR, Krieger G (eds.). Hazardours materiais toxicology. Baltimore: Williams & Wilkins, pp. 718-31, 1992.

Irons RD et al. lnhibition of lymphocyte transformation and microtubule assembly by quinone metabolites of benzene: evidence for common mechanism. Journal of the Reticulo-endothelial Society 30:359-72, 1981.

Ishimaru T et al. Occupational factors in the epidemiology of leukemia in Hiroshima and Nagasaki. American Journal of Epidemiology 93:157-65, 1971.

Jandl JH. Aplastic anemias.In: Jandl JH (ed.). Blood: textbook of hematology. Boston: Little, Brown, pp. 115-27, 1987.

Jandl JH. Blood pathophysiology. New York: Blackwell Scientific Pub, 1991.

Karazawa EHI, Jamra M. Parâmetros hematológicos normais. Revista de Saúde Pública 23:58-66, 1989.

Keogh JP. Lead. ln: Sullivan Jr JB, Krieger GR (eds.). Hazardous materials toxicology: clinical principles of environmental health. Baltimore: Williams & Wilkins, pp. 833-44, 1992.

Kerbauy J. Leucopenias: diagnóstico diferencial. Importância clínica. In: Citopenias. Série de Monografias da Escola Brasileira de Hematologia. Ribeirão Preto 7:49-55, 2000.

Kipen HM et al. Hematologic effects of benzene: a thirty-five year longitudinal study of rubber workers. Toxicology and lndustustrial Health 4:411-30, 1988.

Koeftler HP. Myelodysplastic syndromes (preleukemia). Seminars of Hematology 23:284-99, 1986.

Kulis JC. Chemically induced, selective thrombocytopenic purpura. Archives of Internal Medicene 116:559-61, 1965.

Lee GR. Anemias hemolíticas adquiridas resultantes dos efeitos diretos de agentes infecciosos, químicos ou físicos. In: Lee GR et al. Wintrobe – Hematologia clínica. 9.ed. São Paulo: Manole, pp. 1314-28, 1998.

Leite EM A et al. Monitorização biológica de trabalhadores expostos a substâncias químicas: guia prático. Belo Horizonte: Ergo, 1992.

Loge JP. Aplastic anemia following exposure to benzene hexachloride (Lindane). JAMA 193: 110-4, 1965.

Lorand Metzen I. Mielodisplasias. Classificação clínica e evolução. Risco de transformação. In: Citopenias. Série de Monografias da Escola Brasileira de Hematologia. Ribeirão Preto 7:49-55, 2000.

Lorenzi TF. Manual de hematologia. Propedêutica e clínica. 2a. ed. São Paulo: Medsi, 48p, 1999.

Ludlam CA. Clinical haematology. New York: Churchill Livingstone, 1990.

Luster MI, Wierda D, Rosenthal GJ. Environmentally related disorders of the hematologic and immune systems. Medical Clinics of North America 74(2):425-40, 1990.

Malheiro AC. Determinação espectrofotométrica da carboxihemoglobina em indivíduos expostos ocupacionalmente ao monóxido de carbono (Dissertação,, Mestrado em Toxicologia). São Paulo: Faculdade de Ciências Farmacêuticas da USP, 1991.

Mallory TB, Gall EA, Brickley WJ. Chronic exposure to benzene (benzol) III.The pathological results. Journal of Industrial Hygiene and Toxicology 23:355-77, 1939.

Maltoni C et al. Benzene, an experimental multipotential carcinogen: results of the long-term biossays performed at the Bologna Institute of Oncology. Environmental Health Perspectice 82:109-24, 1989.

Maluf EMC. A epidemiologia da anemia aplástica adquirida. In: Citopenias. Série de Monografias da Escola Brasileira de Hematologia. Ribeirão Preto 7:98-110, 2000.

Mangelsdorff AF. Treatment of methemoglobinemia. Archives of Industrial Health 14:148-53, 1956.

Matanoski GM et al. The current mortality rates of radiologists and other physician specialists: specific causes of death. American Journal of Epidemiology 101:199-210, 1975.

McColl KE, Goldberg A. Abnormal porphyrin metabolism in diseases other than porphyria. Clinical Haematology 9:427-44, 1980.

McHale C., Zhang L, Lan Q, Li Q, Hubbard A, Porter K, Vermeulen R, Shen M, Rappaport S, Yin S, Smith MT, Rothman N. Low-dose, occupational exposure to the leukemogen benzene induces robust changes in the blood transcriptome associated with altered immune system biology. Blood (ASH Annual Meeting Abstracts) 2008,112,Abstract 1207.

Mendes R. Benzenismo – subsídios para a identificação de grupos ocupacionais de mais elevado risco de exposição. Boletim da Socieade Brasileira de Hematologia e Hemoterapia 9(144):135-47, 1987.

Morris CR, Cabral JRP (Eds.). Hexachlorobenzene: proceedings of an international symposium. Lyon: International Agency for Research on Cancer, 1986. [IARC Scientific Publications No. 77].

Morrone LC, Andrade M. Anemia aplásica pelo benzeno em uma indústria de equipamentos plásticos – ocorrência de quatro casos fatais. In: Congresso Nacional de Prevenção de Acidentes do Trabalho, 13o, São Paulo, 1974. Anais.São Paulo, pp. 741-8, 1974.

Oliveira HCP. Anemias aplásticas e agentes mielotóxicos. [Tese de Livre-docência]. Rio de Janeiro: Faculdade de Medicina da UFRJ, 1970.

Olson KR. Carbon monoxide poisoning: mechanisms, presentation, and controversies in management. Journal of Emergency Medicine 1:233-43, 1984.

OSHA. Occupational Safety and Health Administration. Occupational exposure to benzene; final rule. Federal Register, Part II, pp. 34460-578, September 11, 1987.

Ott G M et al. Mortality among individuals occupationally exposed to benzene: Archives of Environmental Health 33:3-10, 1978.

Partanen T, Boffeta P, Weiderpass E. Leukaemia, malignant lymphomas and multiple myeloma. In: International Labour Organization. Encyclopaedia of occupational health and safety. 4th ed. Geneva: ILO Publications CD-Rom, 1998.

Pinto SS. Arsine poisoning: evaluation of the acute phase. Journal of Occupational Medicine 18:633-5, 1976.

Powars D. Aplastic anemia secondary to glue sniffing. New England Journal of Medicine 273(13):700-2, 1965.

Rinsky RA et al. Benzene and leukemia – an epidemiologic assessment. New England Journal of Medicine 316:1044-50, 1987.

Rugo HS, Damon LE. Occupational hematology. In: Ladou J (ed.). Occupational medicine. Norwalk: Appleton & Lange. pp. 155-69, 1990.

Ruiz MA. Estudo morfológico da medula óssea em pacientes neutropênicos da indústria siderúrgica de Cubatão estado de São Paulo. [Tese de Doutorado]. Campinas: Faculdade de Ciências Médicas da UNICAMP, 1989.

Ruiz MA, Vassalo J, Souza CA. Hematology abnormalities in patients chronically exposed to benzene. Revista de Saúde Pública 27(2):145-151, 1993.

Shah Kc, Naik PK, Anemia due to exposure to benzene in diamond workers in Surat (Índia). Blood (ASH Annual Meeting) Abstracts, 2006, 108 Abstract 3763.

Schrier SL. Anemia: hemolysis. In: Dale DL, Federman DD (eds). Scientific American Medicine CD-Rom, 1998a.

Schrier SL. Anemia: production defects. In: Dale DL, Federman DD (eds). Scientific American Medicine CD-Rom, 1998b.

Schrier SL. Leukemias ant the myeloproliferative disorders. In: Dale DL, Federman DD (eds). Scientific American Medicine. CD-rom, 1998c.

Schrier SL, Leung LLK. Disorders of hemostasis and coagulation. In: Dale DL, Federman DD (eds) Scientific American Medicine. CD-Rom, 1998.

Secchi G, Moreo G, Cambiaghi G. Le emopatie professinali. In: Ambrosi L, Foá V. Trattato di Medicina del Lavoro. Torino: UTET, pp. 405-14, 2000.

Simposio "Leucopenia". Relatório e conclusões finais do "Simpósio Leucopenia". Boletim da Sociedade Brasileira de Hematologia e Hemoterapia 9(144):156-60, 1987.

Smith RP. Toxic responses ofthe blood. In: Klaassen CD (ed.). Casarett and Doull's toxicology. The basic science of poisons. 4th ed. New York: Pergamon Press, pp. 263-8, 1991.

Sweeney B et al. Toxicity of bone marrow in dentists exposed to nitrous oxide. British Medical Journal 291:567-9, 1985.

The international agranulocytosis and aplastic anemia study. Risk of agranulocytosis and aplastic anemia. JAMA 256(13): 1749-57, 1986.

Thom SR, Keim LW. Carbon monoxide poisoning: a review of epidemiology, pathophysiology, clinical findings, and treatment options including hyperbaric oxygen therapy. Clinical Toxicology 27(3):141-56,1989.

Thomas ED, Storb R. Acquired severe aplastic anemia: progress and perplexity. Blood 64(2): 325-8, 1984.

Verrastro T, Lorenzi TF, Wendel Neto S. Hematologia e hemoterapia. São Paulo: Atheneu, 2005.

Vigliani EC. Leukemia associated with benzene exposure. Annals of the New York Academy of Sciences 271:143-51, 1976.

Vigliani EC, Saita G. Benzene and leukemia. New England Journal of Medicine 271:872-6, 1964.

Wakamatsu CT. Contribuição ao estudo da exposição profissional ao benzeno em trabalhadores da indústria de calçados [Dissertação de Mestrado). São Paulo: Faculdade de Saúde Pública da USP, 1976.

Wang HH, Grufferman S. Aplastic anemia and occupational pesticide exposure: a case-control study. Journal of Occupational Medicine 23:364-6, 1981.

Ward JH, Rothstein G. The hemic system and occupational hazards. In: Rom WN (ed.). Environmental and occupational medicine. Boston: Little, Brown, pp. 383-96, 1983.

Wong O. An industry wide mortality study of chemical workers occupationally exposed to benzene.I. General results. Il. Dose response analyses. British Journal of Industrial Medicine 44(6):365-95, 1987.

Wrenn ME, Mays CW. Ionizing radiation. In: Rom WN (ed.). Environmental and occupational medicine. Boston: Little Brown, pp. 667-86, 1983.

Yardley-Jones A et al. Analysis of chromosomal aberrations in workers exposed to low level benzene. British Journal of Industrial Medicine 47(1):48-51, 1990.

Yardley-Jones A et al. Genotoxic effects in peripheral blood and urine of workers exposed to low level benzene. British Journal of Industrial Medicine 45(10):694-700, 1988.

Yardley-Jones A, Gray A. Haemopoietic effects of workplace exposures: anemias, leukaemias and lymphomas. In: Baxter, PJ et al. Hunter's diseases of occupations. 9th ed. London: Arnold, pp. 901-13, 2000.

Yin SN et al. A cohort study of cancer among benzene-exposed workers in China: overall results. American Journal of Industrial Medicine 29:227-35, 1996.

Young NS. Bone marrow failure syndromes. Philadelphia: WB Saunders Co, 2000.

Yunis JJ. The chromosomal basis of human neoplasia. Science 221:227-36, 1983.

Wang SS, Hartge P. Epidemiology. In Armitage JO, Mauch PM, Harris NL, Coiffer B, Dalla-Favera R. Non-Hodgkin lymphomas 2nd Ed. Philadelphia: Lippincott Williams 2010. p.65-82.

Zago MA, Falcão RP, Pasquini R – Hematologia. Fundamentos e prática. 2ª. ed. São Paulo, Atheneu, . 2001.

31
Doenças Endócrinas Relacionadas ao Trabalho

William Waissmann

◗ **Introdução**
◗ **O efeito e a prova**
◗ **Alguns princípios básicos da toxicologia endócrina**
   Interação com receptores hormonais
   Efeitos no metabolismo e/ou atividade hormonal não mediados por ligação a receptores
◗ **Distúrbios do metabolismo intermediário, lipídico, glicídico, protídico e nutricionais**
   Alguns agentes e seus efeitos
   Metais e ametais
   Outras substâncias químicas
   Interferência endócrina por fatores não primariamente químicos
◗ **Efeitos tóxicos diretos hipotalâmicos, hipofisários e da pineal relacionados ao GH, hormônio antidiurético e melatonina**
   Alguns agentes e seus efeitos
   Metais e ametais
   Outras substâncias químicas
   Interferência endócrina por fatores não primariamente químicos
◗ **Tireoide e hormônios relacionados**
   Alguns agentes e seus efeitos
   Metais e ametais
   Outras substâncias químicas
◗ **Paratireoides e hormônios relacionados**
   Alguns agentes e seus efeitos
   Metais e ametais
   Outras substâncias químicas
   Interferência endócrina por fatores não primariamente químicos

◗ **Adrenais e hormônios relacionados**
   Alguns agentes e seus efeitos
   Metais e ametais
   Outras substâncias químicas
   Interferência endócrina por fatores não primariamente químicos
◗ **Eixo hipotálamo-hipófise-gonadal**
   Algumas substâncias e condições associadas a efeitos pró e antiandrogênicos e outros relacionados ao controle hormonal gonadal masculino
   Metais e ametais
   Outras substâncias químicas
   Interferência endócrina por fatores não primariamente químicos
   Algumas substâncias e condições associadas a efeitos pró e antiestrogênicos, progesterogênicos e outros relacionados ao controle hormonal gonadal feminino
   Metais e ametais
   Outras substâncias químicas
◗ **Conclusões e novas tendências**
◗ **Abreviaturas utilizadas**
◗ **Referências**

Introdução

O sistema endócrino exerce função de coordenação sobre todo o metabolismo orgânico. Fruto da estrutura e da organização genética de cada indivíduo e de sua interação com o meio, ele se integra ao sistema nervoso como elo informacional entre as mensagens externas e a resposta corporal, sendo instância de relevo na interação entre o genoma e as exigências ambientais. As vias hormonais são determinantes fundamentais do desenvolvimento intrauterino embrionário e fetal, da maturação sexual, da capacidade cognitiva e de memória, da libido, do controle pressórico, do metabolismo hidroeletrolítico e energético, da imunidade, enfim, das possibilidades de sobrevivência da espécie, de cada indivíduo e de sua vida de relação (Wilson *et al.*, 1998).

Constituir-se em linha de frente das relações com o ambiente e, simultaneamente, regular as funções metabólicas, representa uma clara vantagem integrativa. Porém, faz prever que o sistema endócrino possa ser intensamente afetado por agentes e situações externas e levar ao comprometimento das mais variadas funções do organismo, sempre cabendo destaque aos possíveis efeitos dependentes da faixa etária, desde os que incidem sobre o desenvolvimento intrauterino até a adolescência e vida adulta, que fazem incorporar o preceito lembrado por Monosson *et al.* (1999): "*timing determine the poison*", às idéias de Paracelso (ainda, em 1564), que entendeu ser a dose (compreendida como massa ofertada) o determinante básico da toxicidade de uma substância.

Por outro lado, não se pode negligenciar possível efeito adaptativo integrado entre o ambiente e o sistema endócrino, uma interferência endócrina que se expressa, por vezes, sem reforço humano. É o que se observa, por exemplo, na revisão de Cheek *et al.* (1998), em que ressaltam que a secreção de flavonoides por legumes é capaz de regular a expressão da produção de genes requeridos para a formação de nódulos (nodulação) com bactérias fixadoras de nitrogênio e que tal processo pode ser estimulado ou antagonizado por flavonoides. É interessante saber que tais mecanismos regulatórios são vistos mesmo em mamíferos, como ovelhas, que podem ter a fertilidade limitada por fitoquímicos liberados de trevo subterrâneo, quando pastam, fato interpretado como mecanismo de interferência endócrina adaptativo, e conhecido, há séculos, por fazendeiros (Adams, 1995).

Este capítulo, de modo sintético e de certa forma inaugural no campo da Patologia do Trabalho brasileira, tenta alertar o leitor para algumas alterações endocrinológicas, nutricionais e metabólicas potencialmente associadas ao trabalho, intentando levá-lo a incluir esses distúrbios entre aqueles de possível relação com as atividades laborais. Cabe ressaltar que não é objeto do capítulo dar cobertura integral ao tema, nem ser texto de Endocrinologia ou de Toxicologia (apesar da alusão a um número considerável de substâncias químicas), devendo o interessado em maior profundidade recorrer à bibliografia disponível internacionalmente. É comum, por vezes predominante, a referência a efeitos ainda não comprovados em seres humanos ou sem demonstração na realidade laboral. Isto se faz fundamental pelo aspecto de alerta que se pretendeu dar e enquanto incentivo à busca de relações, por vezes despercebidas, entre saúde, trabalho e ambiente.

Na edição inaugural deste capítulo, como destacado, o objetivo fundamental foi alertar para a intensa potencialidade que grande número de substâncias tem de agir sobre o sistema endócrino, em, basicamente, toda sua economia. Nesta nova edição, o espírito se perpetua, mas com a compreensão de que o tema já tomou conta das lides em saúde, trabalho e ambiente, nacionais e internacionais. Isto fez que fosse possível não mais explicitar a função das substâncias citadas e reduzir o quantitativo de referências previamente utilizadas. O que não se deixou de fazer foi apontar, mesmo que sinteticamente, os caminhos que os estudos e a prática do campo dos efeitos hormonais do trabalho vêm tomando.

O efeito e a prova

Sobel e Brown (2001) demonstraram reações cerebrais diversas, entre homens e mulheres, a substâncias que tenham odor similar ao de hormônios sexuais do sexo oposto, associando o odor a reações neuronais (e, potencialmente, hormonais) sexo-dependentes. Ora, talvez seja o início da comprovação da similaridade de um efeito conhecido em animais (ação de feromônios), mas só, até então, presumido em humanos. Isto faz pensar, obrigatoriamente, no grande montante de xenobióticos de efeito hormonal estabelecido sobre animais, mas que não têm sua associação toxicológica com seres humanos comprovada, nem sua patogenicidade potencial laboral devidamente estudada e aceita, nos meios técnicos nacionais e internacionais. O que, de nossa incompetência em compreender ou aceitar os fatos, poderá estar gerando ou facilitando o desenvolvimento de patologias?

Apesar de a norma brasileira (Brasil, 1999) trazer extenso rol de patologias e suas potenciais associações com o trabalho, e de ter facilitado a tipificação entre o trabalho e uma gama de distúrbios histórica e frequentemente tidos como de natureza extralaboral, as patologias endócrinas, metabólicas e nutricionais ainda continuam a merecer pouco destaque. A norma atenta apenas para o hipotireoidismo devido a substâncias exógenas, relacionando-o com chumbo ou seus compostos tóxicos, hidrocarbonetos halogenados (clorobenzeno e seus derivados), tiuracil, tiocianatos e tiureia; porfirias causadas por clorobenzeno e seus derivados; e distúrbios do aparelho reprodutor. Tal fato não é de difícil compreensão. O grupo de patologias em questão compreende quantidade apreciável de distúrbios frequentes na população brasileira, multifatoriais em sua origem e onde a demonstração inequívoca de sua relação com o trabalho é tarefa árdua, por vezes não realizável.

Entretanto, há que se repensar e reverter este modo de associar trabalho a patologias. Todo profissional voltado à Saúde do Trabalhador deve fazer valer alguns dos preceitos médicos hipocráticos mais antigos, os princípios da "não maleficência" ("*primum non nocere*" – em primeiro lugar, não fazer o mal, não prejudicar) e da "beneficência" ("*bonum facere*" – fazer o bem) (Bernard, 1994) que, acoplados às imposições de justiça social e aos direitos coletivos, devem ser entendidos como o modo médico, antigo, mas atualíssimo, de expressar, em linguagem atual e vertida para o discurso ambientalista, o decantado *princípio da precaução* (CNUMAD, 1992). Precaução que significa não expor a saúde humana ao desconhecido, ao duvidoso, e implica, simultaneamente, em inverter o ônus da prova sanitário. Há que se provar o bem produzido por um xenobiótico para que seu uso seja aceito, e não rejeitá-lo só após comprovada sua associação com patologias por ele produzidas. A dúvida, como em qualquer posição médica ética, deve fazer pender o ato médico para a proteção de quem sofre. Não fazer o mal implica, claramente, ao médico, a busca pela precaução. Como desprezar, assim, uma possível associação com endocrinopatias, patologias metabólicas e nutricionais, se tão pouco se conhece sobre o tema, e se há tantos indícios biológicos, mesmo quando não humanos ou de matiz ocupacional?

Não se pretende afastar a procura necessária, sistemática e incansável por associações epidemiológicas e pela compreensão de plausibilidades biológicas. Merecem louvor os estudos realizados nos níveis celular e molecular, de consecução invariavelmente difícil e trabalhosa, e também aqueles que intentam preservar o trabalhador. Mas, não se pode deixar de lembrar, porém, como mencionam Burdorf e Nieuwenhuijsen (1999) e Sellers (1997), em seu magnífico *Hazards of the Jobs – From Industrial Disease to Environmental Health Science*, que, apesar da forte publicidade e vendagem do livro *Silent Spring*, de Rachel Carson (2002), ainda em 1962 – que expôs o intenso impacto que o uso indiscriminado de agrotóxicos causou na vida animal, inclusive humana –, só se intensificaram os estudos sobre os efeitos hormonais de agrotóxicos e outras substâncias mais de 20 anos depois. O tema é, na atualidade, mesmo que indiretamente, pauta principal de congressos internacionais, motivo de lutas sociais pela adequação de solos, alimentos, água e ambientes laborais, e gerador de uma prolífica literatura, científica ou não, onde se inclui o mais famoso: *Our Stolen Future – Are we threatening our fertility, intelligence, and survival? A scientific detective story* (Colborn, Dumanoski & Myers, 1997).

Ao se retornar um pouco mais no tempo, sabe-se que, já no início do século 20, associou-se exposição ao fósforo à tireoidopatia e, nas décadas de 1920 e 1930, relacionou-se exposição ao benzeno, chumbo e cádmio a endocrinopatias (Raule & Morra, 1952; Baccarelli, 1999). Na década de 1940, Singer (1949) relatou oligospermia em pessoal que trabalhava com aplicação aérea de **dicloro-difenil-tricloro-etano (DDT)**, em culturas agrícolas. As descrições de efeitos desmasculinizantes seguiram-se e, duas décadas depois, demonstrou-se que trabalhadores de uma fábrica de **clordecona** apresentaram diminuição da libido, impotência e diminuição da contagem de esperma (Sonnenschein & Soto, 1998). Os primeiros estudos de maior porte em endocrinopatologia ambiental e ocupacional são, entretanto, posteriores, e seguem-se aos trabalhos de Carlsen e colaboradores (1992), Colborn e Clement (1982) e Sharpe e Skakkebaek (1993). Carlsen e colaboradores (1992) analisaram 61 estudos, entre 1938 e 1991, e concluíram que houve redução da qualidade do sêmen nos últimos 50 anos. Sharpe e Skakkebaek (1993) hipotetizaram que esta redução e o aumento que detectaram na prevalência de hipospádia, criptorquidismo e carcinoma testicular se associavam com exposição intraútero ou pós-natal precoce a compostos com capacidade estrogênio-símile. Vários outros estudos, de diferentes locais do mundo, começaram a confirmar a existência de um efeito estrogênico ou de feminilização da natureza causado por xenobióticos, retratado na forte expressão: *Altering Eden: The Feminization of Nature*, nome do título do livro de Deborah Cadbury (Cadbury, 1999). Em estudos adicionais, demonstrou-se aumento dramático na incidência de câncer testicular e de mama, em vários países, incluindo europeus (Adami *et al.*, 1994; Giwercman *et al.*, 1993; Hakulinen *et al.*, 1986) e EUA (Wolff *et al.*, 1993; Brown *et al.*, 1986), assim como diminuição da qualidade do sêmen (Carlsen *et al.*, 1992; Ginsburs *et al.*, 1994; Boyle, Kaye & Robertson, 1987) e aumento da incidência de criptorquidia e de hipospádia (Toppari *et al.*, 1996). Após o acidente em Seveso, na Itália, em que houve contaminação ambiental por **2,3,7,8-tetraclorodibenzo-*p*-dioxina (TCDD)**, em julho de 1976, houve interferência na relação de nascimentos entre meninos e meninas (Mocarelli *et al.*, 1996). De abril de 1977 até dezembro de 1984, o número médio de nascimentos de meninas já apresentava nítida predominância (48 de um total de 74), sendo que, quando pai e mãe eram de área de alta exposição e demonstravam teor elevado de contaminação (níveis de 100pg/g de tecido gordo), só ocorreram nascimentos de meninas. Nova contagem, entre 1985 e 1994, demonstrou retorno da distribuição de nascimentos entre os gêneros aos valores tradicionais (64 de um total de 124).

Apesar de Newbold (1995) ter considerado as hipóteses dos efeitos no sêmen plausíveis e baseadas, além dos estudos com seres humanos, em sérias pesquisas realizadas com animais (por exemplo, como observaram Multigner e colaboradores (1999) em garanhões) desde, ao menos, o início da década de 1990, a hipótese da piora da qualidade do sêmen tem sido muito questionada. Bromwich e colaboradores (1994) alegaram que não passava de artefato analítico. Olsen e colaboradores (1995) reavaliaram os dados estatísticos e retrataram que as conclusões da baixa qualidade do sêmen não correspondiam à realidade. Safe (1995) também teceu sua crítica, relatando que os efeitos observados deveriam ser secundários a estrogênios presentes na dieta. Burdorf e Nieuwenhuijsen (1999) citam que, para vários autores, os dados eram contraditórios, e Bujan e colaboradores (1996), na França; Fish e colaboradores (1996), nos EUA; e Paulsen, Berman e Wang (1996), nos EUA (Seattle) alegaram que não eram verdadeiras as diferenças relatadas no sêmen. Seguiram-se novos estudos, porém, realimentando a discussão e descrevendo queda na qualidade do sêmen, como os de Irvine e colaboradores (1996), na Escócia. O que parece haver, com menos dúvida, é variação dependente da localização geográfica (Paulozzi, 1999; Paulsen, Berman & Wang, 1996), o que faz com que, mesmo não se sustentando a variação da qualidade espermática, em nível mundial, alguns declínios regionais específicos são motivo de preocupação, e suas etiologias precisas ainda não estão estabelecidas (Paulozzi, 1999).

O que se conclui é que, e para além dos efeitos desmasculinizantes, não se conhece o exato perfil de responsabilidade mundial que agentes que interferem no sistema endócrino podem ter tido e estar tendo na geração de patologias humanas (Hester & Harrison, 1999). O que se pode anunciar, com certeza, é que tais efeitos podem incidir sobre toda a economia endócrina e atingir vários ambientes de trabalho, com destaque para as áreas agrícolas, indústrias químicas (incluindo plásticos e tintas), processos de incineração e outros (Tas, Lauwerys e Lison, 1996).

Isso tem feito com que diversos países tratem os agentes químicos com capacidade de interferir no bom funcionamento do sistema endócrino como objeto principal de preocupação em suas políticas de saúde ambiental e do trabalho. É interessante notar, entretanto, as dificuldades enfrentadas. Como cita Macilwain (1998), a *Environmental Protection Agency* (USEPA) e outras agências governamentais norte-americanas pagaram em torno de U$ 900.000 para que o Conselho Nacional de Pesquisa dos EUA, braço operacional da Academia de Ciências Norteamericana, provesse aconselhamento definitivo ao governo para a definição de quais substâncias representariam, de fato, risco para o sistema endócrino. Após uma primeira reunião, em março de 1985, entendeu-se que as conclusões estariam prontas em 1992. Entretanto, só em 1999, e de modo não consensual, com discordância entre vários pesquisadores, os primeiros relatórios "finalísticos" foram elaborados. O dissenso foi tamanho, que a EPA acabou por criar seu próprio *Endocrine Disruptor Screening and Testing Advisory Committee*, que recomendou que 15.000 substâncias fossem testadas. Tal intento não foi cumprido. Um fator é inegável: o número de artigos científicos e estudos direcionados ao tema tem crescido muito, isto, em parte, estimulado pelo próprio financiamento estatal.

Mas, a relevância do tema foi, por fim, conduzida de modo firme pela USEPA. Em 2009, o Programa de Triagem de Interferentes Endócrinos, da USEPA, criado em resposta à Lei Federal, identificou 58 ingredientes ativos (IA) e 9 inertes (II) de alto volume de produção, de agrotóxicos que deveriam ser avaliados, numa primeira bateria de exames, para análise de seu potencial de efeito endócrino. Considerando-se as seguintes vias de exposição: alimentos, água de beber, uso residencial e ocupacional, os 58 IA escolhidos participam de 4 vias, ou de 3 destas vias. Neste caso, onde alimentos e exposição ocupacional estejam presentes. Dentre as seguintes vias de exposição: monitoramento biológico humano (mbh), biomonitoramento ecológico, água de beber e ar interior, os 7 II selecionados participam de 4 vias, ou de 3 destas vias. No caso, a via mbh está envolvida. Portanto, 67 compostos, presentes em agrotóxicos, passaram a ter que ser submetidos aos testes determinados na bateria inicial de avaliação de potencial efeito endócrino. Em 2010, uma segunda lista, com 134 compostos, não só agrotóxicos, foi elaborada. A preocupação com os efeitos endócrinos parece ser uma tendência que, por fim, inicia uma fase mais ativa de ações públicas (EDSP, 2012a,b).

É conveniente que se caracterize, desde já, que não se tratará aqui, exclusivamente, do que se costuma designar, em língua inglesa, como "*endocrine disruptors*" (EDs), entendidos sempre, em várias definições, como substâncias químicas capazes de interferir com o sistema endócrino (Hester & Harrison, 1999). Apesar da grande dedicação, também neste texto, ao efeito de agentes químicos e de sua relação com receptores celulares específicos, é lícito lembrar que fatores outros, não químicos em sua natureza, mas físicos, organizacionais, ergonômicos etc., de origem ocupacional, também podem exercer esta interferência. Convém, também, especificar que deve ser estendida, a gama de interesses da patologia ocupacional endócrina, para além dos efeitos expressos por substâncias químicas via receptores específicos (vide abaixo), como mencionou Waissmann (2002) para o caso da relação entre Vigilância Sanitária e tais compostos. São de interesse, deste modo, distúrbios gerados a partir de quaisquer mecanismos fisiopatológicos.

Quanto à versão para o termo "*endocrine disruptors*", manteremos aqui a opção de Waissmann (2002), pela expressão "*interferentes endócrinos*" (IE) assim, justificada:

> "... é motivado pela tentativa de um nome de configuração mais ampla em português, onde não há tradução fácil para a palavra "disruptors", que se opta, neste texto, pela expressão "interferentes endócrinos", por crer-se que possam ser mais que "desreguladores" ou "disruptores" (?), termos comumente empregados e que representam neologismo quanto ao sentido de seu emprego ou conferem uma maior conotação de cronicidade. O termo "interferentes", por sua vez, permite que se tipifique, mas não se qualifique a ação sobre o sistema endócrino, mantendo o sentido de cronicidade de efeitos sem afastar os riscos de toxicidade aguda, mesmo emergencial, que estas substâncias podem possuir" (p. 512).

▶ Alguns princípios básicos da toxicologia endócrina

Há várias formas de se classificar a toxicidade endócrina. Atterwill e Flack (1992) propõem quatro classes de efeitos:

- Classe 1, efeitos que podem ser previstos pela farmacologia endócrina quando ofertados em doses terapêuticas usuais dos compostos;
- Classe 2, efeitos que podem ser previstos pela farmacologia endócrina quando ofertados em doses que excedam as doses terapêuticas usuais dos compostos;
- Classe 3, efeitos que não podem ser previstos pela farmacologia do composto (subdividido em 3a, quando diretamente sobre uma glândula endócrina, e 3b, quando secundário a modificações em outros órgãos ou mecanismos de controle); e
- Classe 4, efeitos que não podem ser previstos a partir dos estudos pré-clínicos por idiossincrasia no sistema endócrino.

Outra classificação utilizada propõe três tipos básicos de toxicidade endócrina (Harvey, Rush & Cockburn, 1999):

- Primária, quando o órgão-alvo atingido é glândula endócrina;
- Secundária, quando o efeito em uma glândula endócrina é consequência de alterações em outros locais do sistema endócrino; e
- Terciária, quando o efeito endócrino é dependente de alterações em órgão não endócrino.

Outra classificação importante, e de expressão fundamental na toxicologia endocrinológica, é a que se refere aos efeitos dos agentes tóxicos e a sua correlação com a fase da vida, duração e modificações impostas e que divide as ações/efeitos em organizacionais e ativacionais (Osteen & Sierra-Rivera, 1997). Organizacionais são aquelas que se referem à exposição do embrião ou feto, ou mesmo ao animal ou humano em estágios fundamentais de desenvolvimento, como na infância ou na puberdade, e que levam a modificações estruturais e duradouras de órgãos e tecidos. Ações ativacionais dizem respeito à ativação de gens específicos em tecidos adultos, seguindo-se à exposição aguda ou crônica de toxinas ambientais. A cada toxina pode corresponder mais de um tipo destas ações. Compostos de alta toxicidade, como organoclorados, por exemplo, em que se destacam dioxinas (**PCDDs**) e furanos (**PCDFs**) (produtos extremamente tóxicos, organoclorados aromáticos, gerados como subprodutos de diversos processos químicos, na combustão de muitos materiais, incineração de lixo sólido, produção de clorofenoxi herbicidas, na fabricação e branqueamento de papéis etc.); **bifenilas policloradas** (**PCBs**) (usadas em transformadores elétricos, capacitores, fluidos hidráulicos, plastificantes, adesivos, meio de transferência térmica etc.); **DDT**; **naftalenos policlorados** (**PCNs**) e outros, podem ter efeitos ativacionais e, também, determinar alterações em fases cruciais do desenvolvimento, em ações tipicamente organizacionais. Um aspecto importante na compreensão da ação tóxica junto ao sistema endócrino é a habilidade de toxinas modularem as ações de outras toxinas em um organismo (Birnbaum, 1995). Interação entre efeitos de toxinas pode resultar em modificações qualitativas e quantitativas da toxicidade geral, resultando em respostas menores ou maiores que a ação tóxica aditiva (Guillette et al., 1995). Esta ação pode se dar por modificações de suscetibilidade de órgão alvo, bloqueio de receptores intracelulares, modificação da capacidade de metabolização, interação química etc. (Krishnan & Brodeur, 1994).

Os modos como cada um desses tipos (primário, secundário e terciário, ou, ainda, organizacionais ou ativacionais) podem ser mediados também são múltiplos, sendo, de uma maneira geral, subdivididos em:

- Interação com receptores hormonais; e
- Efeitos no metabolismo e/ou atividade hormonal, não mediados por ligação a receptores.

Interação com receptores hormonais

A ação hormonal ocorre via ativação de células específicas em órgãos-alvo, especificidade alcançada pela presença e regulação de receptores específicos, alvos metabólicos iniciais para o efeito celular. Tais receptores sofrem processo constante de produção e catabolismo, sofrendo estímulos ou inibições a sua produção em sítios específicos, dependentes, dentre outros fatores, da própria ação hormonal. As principais vias de ativação de receptores são dependentes da estrutura química hormonal e dos intermediários envolvidos até o resultante efeito celular. Hormônios lipofílicos, hidrofóbicos parecem ser os alvos principais dos IE. Circulam, no sangue, carreados por proteínas plasmáticas e, para agirem, delas se desprendem, difundem-se pelas membranas celulares das células-alvo e interagem com receptores nucleares, com ou sem ligação prévia a receptores citoplasmáticos. Dividem-se em dois grandes grupos: a família dos receptores esteroidais, na qual se incluem os receptores para glicocorticoides (GR), mineralocorticoides (MR), androgênios (AR) e progesterona (PR), e a família dos receptores tireoideanos, que incorpora os receptores para hormônio tireoideano (TR), estrogênio (ER), ácido retinóico (RAR e RXR) e vitamina D (VDR). No caso dos esteroidais, os hormônios acoplam-se a receptores citoplasmáticos, deslocando proteínas de choque térmico (*heat shock proteins* – HSP) que a eles se ligavam (o receptor estrogênico também se liga a HSP mas, de modo diverso, sua localização é nuclear), o que permite, associado à mudança conformacional decorrente da ligação, que o complexo receptor-hormônio transloque-se para o núcleo e conecte-se aos "elementos de resposta hormonal" (*hormone response elements*) do DNA, de cuja interação com os outros segmentos do DNA dependerão os processos de transcrição em RNAm, a produção proteica e a concretização da resposta hormonal. O último grupo de receptores nucleares, da família dos receptores tireoideanos, é de localização intranuclear e, com exceção do ER, encontram-se ligados à cromatina sexual (Rush, Harvey & Cockburn, 1999).

Não lipofílicos de um modo geral, os hormônios proteicos e peptídicos ligam-se a receptores de membrana celular, que se subdividem em 4 grupos principais (serpentina, fator de crescimento, citoquina e guanilil ciclase). Os do grupo da serpentina apresentam grande diversidade e correspondem, dentre outros possíveis, aos receptores adrenérgicos e para LH, ACTH, PTH, dopamina, MSH, glucagon, TRH, somatostatina, GRH e TSH. Seus mecanismos de ação dependem da proteína G e de vários sistemas enzimáticos efetores, como os relacionados às vias da adenilil ciclase, fosfolipase C beta etc. O grupo do fator de crescimento relaciona-se, por exemplo, aos receptores para insulina (IGF, EGF, FGF e PRGF) e tem seu efeito determinado via ativação da tirosina quinase e subsequente desencadear de reações enzimáticas. O terceiro grupo, da citoquina, atua via ativação da Janus quinase 2, de capacidade similar à da tirosina quinase, e é aquele de ação do GH, PRL, eritropoietina e uma grande variedade de citoquinas. O sistema da guanilil ciclase, de forma similar, possui efetores que permitem aos hormônios natriuréticos exercerem seus efeitos celulares (King, 1987; Evans, 1988; Parker, 1988; Harvey, Rush & Cockburn, 1999).

Os efeitos tóxicos mais comuns sobre o sistema hormonal são os mediados pelos receptores nucleares e com mecanismo de ação assemelhado. Na fase inicial dos estudos sobre IE, como já mencionado, a atenção se concentrava nos agentes que tinham ação desmasculinizante, especialmente, sobre receptores estrogênicos, a ponto de ser tida como suficiente para caracterizar o efeito endócrino de xenobióticos. Tal fato se mostrou inadequado, dentre outros fatores, pelo reconhecimento de várias outras ações, não estrogênicas em sua natureza; pela percepção das múltiplas possibilidades de ligação entre um mesmo agente químico e receptores hormonais diferentes; e, também, pela compreensão de que a ligação com o receptor, por si, não resulta, necessariamente, no efeito hormonal. A afinidade da ligação receptor-IE é muito variável (Katzenellenbongen, 1996). Ligações com baixa afinidade, ou em pequena quantidade, em especial as de pouca duração, podem não determinar resposta, enquanto compostos com ávida ligação podem induzir resposta fraca e servirem, de fato, na dependência da dose utilizada, tanto como agonistas quanto como antagonistas (Bulger, Muccitelli & Kupfer, 1978; Kempainnen et al., 1992; Zhou et al., 1995).

Mas, a interação entre hormônios e receptores e o efeito subsequente é, ainda, de maior complexidade.

- Há subclasses de receptores – por exemplo, receptores alfa estrogênicos (Erα) (estradiol estimula a transcrição) e receptores beta estrogênicos (Erβ) (estradiol inibe a transcrição) – que podem apresentar afinidades distribuídas de forma heterogênea entre os tecidos de uma mesma espécie, o que também é comumente visto entre os subtipos de receptores para hormônios tireoideanos, como o alfa 1 (TRα1) (dominante, rico em músculos e no sistema nervoso central), alfa 2 (TRα2) (sem domínio, não é receptor de fato), beta 1 (TRβ1) (dominante, comum no fígado, rins e sistema nervoso central) e beta 2 (TRβ2) (comum na hipófise, com papel especial nos mecanismos de retro-alimentação negativa) e entre espécies diferentes e variáveis com a idade do animal (Hammond et al., 1979; Arnold et al., 1996a,b; Fisher et al., 1997);

- Fatores de crescimento, IE e outros compostos podem estimular a translocação do complexo receptor-hormônio para o núcleo (Harvey, Rush & Cockburn, 1999);

- Apesar do muito que há por conhecer sobre o tema, deve-se procurar tipificar a relação entre ligação de xenobióticos a receptores e seus efeitos. Como já mencionado, um mesmo agente tóxico pode combinar-se, até com efeitos antagônicos, com mais de um tipo de receptor, ampliando a gama de interações possíveis. Alguns efeitos, por vezes similares, podem ser determinados por ligação com receptores diferentes, como por exemplo, parte dos decorrentes de antagonismo estrogênico e agonismo androgênico. Dependendo da faixa etária do animal, é possível haver, ainda, fatores de restrição que, ligados temporariamente aos HRE, impedem a expressão de hormônios por períodos determinados de tempo (Pettersson et al., 1996). Há xenobióticos, como o TCDD, que, atuando em múltiplos componentes do eixo endócrino, conseguem alterar a disponibilidade de muitos hormônios, fatores de crescimento e seus receptores, assim como a própria síntese hormonal (Birnbaum, 1994; Harvey, Malarkey & Cockburn, 1999);

- É reconhecida, de forma crescente, na atualidade, a possibilidade de outros locais de interação entre receptores e hormônios, como é o caso dos estrogênios, que parecem poder estimular o aumento de cAMP via ligação a receptor de membrana e não ser dependentes só de receptores intracelulares (Harvey, Rush & Cockburn, 1999);

- Hormônios diferentes podem estimular quantitativamente e qualitativamente a presença de receptores para outros hormônios (Wilson & French, 1976), e compartilhar setores similares, ou um mesmo "elemento de resposta hormonal" do DNA, como parece ser o caso, em alguns tecidos, para o hormônio tireoideano e o estradiol, com efeitos por vezes sinérgicos, outras vezes antagônicos (Dellovade, Zhu & Pfaff, 1995), assim como o TRE (*thyroid response element*) pode responder também ao ácido retinóico e à vitamina D, havendo, ainda, certo grau de interação entre os demais componentes da família esteroidal (Kalimi & Dave, 1995);

- No caso dos receptores do grupo da serpentina, proteínas G diferentes podem interagir com receptores diversos e possuir sistemas efetores também diversos. Esta flexibilidade faz com que o efeito celular dependa dos tipos de receptores, proteínas G e efetores disponíveis em diferentes tecidos e células (King, 1987; Evans, 1988; Mendelson, 1988; Parker, 1988);

- Agentes tóxicos, como os hidrocarbonetos policíclicos aromáticos, podem provocar alterações das membranas celulares e mudanças nas possibilidades de ação de outros hormônios (Pallardy et al., 1992);
- Há receptores, como é o caso dos "receptores para hidrocarbonetos aromáticos" (aryl receptors – AhR), com função fisiológica não esclarecida, mas que mediam ao menos parcela considerável dos efeitos de dioxinas, furanos, PCBs e compostos afins (Korach et al., 1988; Safe et al., 1998). Estes receptores, por sua vez, têm efeitos que muitas vezes antagonizam ou mimetizam os de outros receptores, como os receptores estrogênicos (Peterson, Theobald & Kimmel, 1993; Safe, 1995). Seu mecanismo de ação se assemelha aos dos receptores esteroidais, havendo receptores citosólicos ligados a proteínas, deslocadas pela presença do ligante xenobiótico. Constituído o complexo receptor-ligante, este se desloca ao núcleo e associa-se a elementos de resposta do DNA específicos, com subsequente transativação da expressão gênica numa larga variedade de espécies e tecidos (Dolwick et al., 1993). Convém reforçar, entretanto, que algumas das ações das dioxinas parecem não ser mediadas pelo receptor Ah, pois, por exemplo, em ratos, hamsters e cobaias, o coeficiente de sedimentação, a distribuição, a capacidade total de ligação, as afinidades e as formas de ligação aos sítios de reconhecimento do DNA são similares entre as espécies, mas a ED50 difere entre elas (Pohjanvirta & Tuomisto, 1994);
- Podem existir alterações ou ações nas HSP, assim como em fatores de crescimento e outros agentes que determinem interferência, tanto na afinidade dos receptores a substâncias específicas, quanto na própria capacidade de ligação dos receptores com o DNA, levando, em última análise, a alterações na transcrição gênica (Harvey, Rush & Cockburn, 1999); e
- Pode haver interferência de IE com a síntese e o catabolismo de receptores, determinando alterações na expressão normal daqueles atingidos e as consequências resultantes na fisiologia hormonal (Harvey, Rush & Cockburn, 1999).

Efeitos no metabolismo e/ou atividade hormonal, não mediados por ligações a receptores

Várias são as possibilidades, destacando-se: a inibição da interconversão hormonal, como pode ocorrer na transformação de androgênios em estrogênios (por interferência com a aromatase), ou da tetraiodotironina (T_4) em triiodotironina (T_3) (por interferência com a 5'-deiodinase); o estímulo da atividade enzimática dependente do citocromo P450, que pode determinar modificação dos sistemas metabólicos enzimáticos de vários hormônios; alterações no nível das proteínas carreadoras hormonais, potencialmente relevante para o caso dos hormônios lipossolúveis, como os esteroides sexuais, tireoideanos e glicocorticoides; alterações no transporte, na captação e/ou metabolismo pela célula alvo e efeitos citotóxicos, mutagênicos ou oncogênicos glandulares endócrinos ou em tecidos responsivos aos efeitos hormonais (Atterwill & Flack, 1992; Harvey, Rush & Cockburn, 1999).

Fica claro, portanto, que ao se pretender comprovar e especificar a ação endócrina de um determinado xenobiótico, há que se fazer gama considerável de testes que se coadunem com os conhecimentos da ação, seja ela mediada ou não via receptores. Há que se verificar: a ligação receptor-hormônio; a translocação para o núcleo do complexo receptor-hormônio e a devida ativação nuclear, quando for o caso; os efeitos em tecidos animais de experimentação; as diferenças de sensibilidade, para um mesmo IE, tanto in vivo quanto in vitro, e sua dependência da faixa etária de homens e animais; a interferência de proteínas carreadoras hormonais; e os efeitos em animais vivos intactos, estes últimos fundamentais para a análise dos efeitos agonistas e antagonistas, na presença dos hormônios naturais e outros ligantes comuns, como fito-hormônios e outros compostos (testes que não os valorizam podem demonstrar diferenças entre a capacidade tóxica potencial dos IE e seus efeitos realísticos, pois os IE têm baixa afinidade pelas proteínas carreadoras plasmáticas e transportam-se e tornam-se disponíveis com maior facilidade no interior das células e aos receptores hormonais) (Arnold et al., 1996a,b). Mas, mesmo todos estes cuidados podem não ser suficientes. Como observaram Gray Jr. e colaboradores (1999b), estudando **vinclozolin** e seus metabólitos M_1 – ácido (2-[[(3,5-diclorofenil)-carbamoil]oxi]-2-metil-3-butenóico e M_2 – **3',5'-dicloro-2-hidroxi-2-metilbut-3-enanilida**, os efeitos antiandrogênicos destes compostos se manifestam em doses menores do que as previamente estabelecidas pelo próprio guia de testes da EPA que, mesmo pretendendo incluir novos "end-points" sensíveis a antiandrogênios potentes em baixas doses, apresenta NOEL (maior dose em que não há efeito observado) ainda muito elevado, em especial por não incluírem alguns "end-points" de maior sensibilidade, como os indicados pelos autores.

Postos estes condicionantes, e assumindo-se o sentido de alerta explicitado no texto, opta-se por aqui apresentar, em função da ação metabólica, órgão ou tipo de hormônios atingidos, uma relação, com análises e comentários, de agentes e alguns de seus possíveis efeitos na gênese de patologias endócrinas, metabólicas e nutricionais, não necessariamente decorrentes de exposição ocupacional comprovada.

▶ Distúrbios do metabolismo intermediário, lipídico, glicídico, protídico e nutricionais

Se se levassem em consideração todas as interações possíveis, seria impossível diferenciar este item, sobre o qual repousam, de modo direto ou indireto, quaisquer alterações deletérias ao organismo. O que se pretende é fazer recordar a existência de algumas ações tóxicas algo mais específicas sobre o metabolismo intermediário, a partir de seus agentes causais.

Alguns agentes e seus efeitos

Metais e ametais

Cádmio – Causa hiperglicemia e intolerância à glicose em roedores. Parece que a hiperglicemia é dependente de efeito nas adrenais, mas a queda na tolerância à glicose se faz por efeito independente (Ghafghazi & Mennear, 1973).

Chumbo – Timoshina, Liubchenko e Khzardzhian (1985) relataram que parte do quadro abdominal encontrado na exposição crônica ao chumbo pode ser devido à toxicidade pancreática. Demonstrou-se a existência de níveis reduzidos de insulinemia e hiperglicemia em roedores após doses tóxicas (Jacquet *et al.*, 1977). O chumbo pode associar-se, também, a aumento das lipoproteínas de baixa densidade (LDL) e da deposição do colesterol em tecidos periféricos (OMS, 1979).

Chumbo e cádmio – É descrito efeito aterogênico direto, por facilitarem a incorporação de lipídeos na parede arterial normal e em placas de ateroma (OMS, 1979; Kopp, Barson & Tow, 1988), além de, em exposição de longo prazo, poderem determinar queda nos níveis de lipoproteínas de alta densidade (HDL) (Kirkby & Gyntelberg, 1985).

Cobre e ferro – A peroxidação das LDL pode ser estimulada pela presença de radicais livres (Heinecke, 1987) e, como citam Retsky, Freeman e Frei (1993), esta peroxidação pode ser dependente da presença de metais de transição, como cobre e ferro.

Cromo – Fornecido pela dieta a roedores, é capaz de causar *diabetes mellitus* (Ghafghazi, Maghbaresh & Barnett, 1979).

Mercúrio – Liga-se ao selênio, interferindo com o funcionamento da GSH (glutatião) peroxidade, constituinte da proteção integral aos radicais livres. Ligação metálica com ácido lipoico, podendo torná-lo indisponível para o ciclo de Krebs, pode, ao menos em parte, contribuir para a fadiga crônica verificada nos intoxicados por Hg (Quig, 1998).

Níquel – Sistemas enzimáticos antioxidantes podem ser inibidos pelo níquel, o que leva a que se especule quanto a efeito aumentado de oxidação das LDL em trabalhadores cronicamente expostos (Retsky, Freeman & Frei, 1993).

Zinco – Tem papel crítico no metabolismo das proteínas e ácidos graxos (Quig, 1998).

Outras substâncias químicas

Dioxinas e furanos, PCBs, pentaclorofenol, hexaclorobenzeno – Vários efeitos são descritos, em estudos com roedores, outros animais de experimentação e mesmo humanos, a maioria relacionada ao **TCDD** (tido como o composto típico do grupo e com o qual se comparam os potenciais tóxicos dos demais, em "*equivalente tóxico*"). Dependendo da espécie, o **TCDD** e alguns congêneres, como o **3,3',4,4'-tetracloroazoxibenzeno**, podem reduzir a gliconeogênese hepática, a partir da alanina, via inibição da piruvato carboxilase e da fosfoenolpiruvato carboxiquinase (Hsia & Kreamer, 1995; Stahl *et al.*,1993), inibir a glicogenólise hepática (Christian, Inhorn & Peterson, 1986), aumentar a trigliceridemia por inibição da lipase lipoproteica (Pohjanvirta & Tuomisto, 1994), diminuir a taxa metabólica basal de modo dose e tempo dependente e aumentar a queima relativa de lipídeos para a produção energética (Potter, Menahan & Peterson, 1986). Em doses letais, é comum mobilizar os estoques de gordura e acumular quantidades substanciais de gordura no fígado (Pohjanvirta & Tuomisto, 1990). Citam-se, ainda: hipoglicemia; hipertrofia das ilhotas de Langerhans; redução no metabolismo da vitamina A, por via não Ah dependente (Pohjanvirta & Tuomisto, 1994; Kelley *et al.*, 2000); síndrome consumptiva, característica de sua toxicidade em todas as espécies (Christian, Inhorn & Peterson, 1986; Potter, Menahan & Peterson, 1986), e que se associa a distúrbios do ritmo circadiano da PRL e alterações das atividades tiroidianas e adrenais em roedores, por provável ação hipotalâmica (Jones *et al.*, 1987). Alguns estudos, tanto em animais como em humanos, demonstram elevação de lipoproteínas de muito baixa densidade (VLDL) e LDL (Walker & Martin, 1979), sendo que coortes da força aérea americana, estudadas quanto à exposição ao **TCDD**, mostraram maior prevalência de *diabetes mellitus* e obesidade entre os mais expostos (Mocarelli *et al.*, 1991). Alguns americanos veteranos da guerra do Vietnan, altamente expostos ao **TCDD**, demonstraram elevada prevalência de *diabetes mellitus* do tipo 2 (Henriksen *et al.*, 1997), o que parece confirmar os achados de Pesatori e colaboradores (1996 e 1998), para a coorte feminina de Seveso.

Bifenilas policloradas (PCBs) – Alteraram o metabolismo lipídico, havendo aumento de colesterol e triglicerídeos em estudo transversal com 120 homens expostos ocupacionalmente a fluido de transformadores (Chase *et al.*, 1982). Resultados similares ocorreram em trabalhadores expostos em fábricas de capacitores (Smith *et al.*, 1982; Hara, 1985), em que aumento de HDL também foi verificado (Smith *et al.*, 1982). O aumento de triglicerídeos decorre de provável interferência na ação microssomal hepática normal (Chase *et al.*, 1982). **PCB 153** (congênere **153** do **PCB**) induz reposta porfirinogênica (Birnbaum, 1997).

Bifenilas Polibromadas (PBBs) – Encontra-se aumento da mortalidade por *diabetes mellitus* entre os expostos (Wong *et al.*, 1984).

DDT e **lindano** (**gama-hexaclorociclohexano**) – Podem causar elevação de HDL em animais de experimentação (Carlson & Kolmodin-Hedman, 1972).

Hexaclorobenzeno (**HCB**) – Entre meados da década de 1950 e início da década de 1960, no sudeste da Turquia, cerca de 4000 pessoas desenvolveram porfiria por ingestão de

HCB, fungicida que havia sido utilizado em sementes de trigo. Houve morte extensa de crianças menores de dois anos, expostas por via transplacentária e pelo leite materno, e os gravíssimos sinais de porfiria se estendem por décadas, na patologia que passou a ser conhecida (causada pelo HCB) como porfiria túrcica (Gocmen et al., 1986).

O **HCB** produz acúmulo de uro e coproporfirinas no fígado, por interferir com o metabolismo hepático de porfirinas (Goldstein et al., 1977), podendo levar à porfiria cutânea tarda, com acúmulo de porfirinas em vários tecidos (Kim & Lim, 1999). No fígado, **HCB** e pentaclorobenzeno determinaram indução de 5 a 15 vezes da glutatião S-transferase P1-1 (rGSTP1-1), que tem papel na gênese e acumulação lobular hepática de porfirinas (Thomas et al., 1998). Stonard, Poli e Matteis (1998) mediram a heme oxigenase hepática, uma enzima de choque térmico que aumenta em condições de estresse oxidativo, e concluíram que a indução de porfirias pelo hexaclorobenzeno depende, também, de um mecanismo de estresse oxidativo. Sugeriram, na realidade, vários estágios sucessivos para a indução da porfiria hepática, com mais de um mecanismo contribuindo para o acúmulo de uroporfirina. É interessante, também, a diferenciação sexual em grupos de roedores, na indução de porfirinas por HCB, só alcançada, em alguns casos, em fêmeas. Legault e colaboradores (1997) demonstraram que a capacidade de geração de porfiria era, na realidade, dependente do *status* hormonal, sendo o estradiol hormônio importante ao desenvolvimento do quadro de porfiria. Mylchreest e Charbonneau (1997) revelaram que tal diferenciação dependia, ainda, de perfis diversos de inibição da uroporfirinogênio descarboxilase.

Adjuvantes de herbicidas – Em especial, de clorofenoxi herbicidas. Estes herbicidas apresentam, como adjuvantes, polioxietilenos, compostos vinílicos e óleos de parafina no mesmo produto comercial (Foy, 1992), inertes em termos de atividade pesticida ou herbicida, mas não em termos de interferência endócrina. Em trabalhadores expostos a adjuvantes de clorofenoxi herbicidas e outros herbicidas, incluindo glifosatos, que continham poliacrilamidas, glicóis, isopropanolol e alquil aril polioxietileno (X-77), encontraram-se níveis aumentados de colesterol e de triglicerídeos e redução de HDL (Garry et al., 1999).

Dicloreto de dibutilestanho (DBTC) – Causa pancreatite aguda e fibrose pancreática em roedores. O quadro é similar à pancreatite humana quanto às alterações enzimáticas e estruturais (Merkord et al., 1999).

Dissulfeto de carbono – Pode causar alterações no perfil lipídico (Tolonen, 1975; Rosenman, 1984; Kristensen, 1989) e levar à elevação de triglicerídeos (Vanhoorne, 1981), do colesterol total e das LDL sanguíneos, seja por aumento da síntese hepática de colesterol, diminuição da degradação do colesterol hepático e da atividade lipolítica plasmática (Tolonen, 1975; Wronka-Nofer, Szendzikowski & Obreska-Parke, 1980; Hernberg & Tolonen, 1981), seja pela inibição que causa na atividade da enzima dopamina hidroxilase e consequentes alterações no metabolismo das catecolaminas ou, ainda, por determinar hipotiroidismo subclínico aparentemente causado pela tiureia, metabólito do CS_2 com ação anti-tiroidiana. (Tolonen, 1975; Tolonen et al., 1975; Wronka-Nofer, Szendzikowski & Obreska-Parke, 1980). Além disso, há aumento da taxa de incorporação de colesterol na parede arterial e aumento da síntese local de colesterol (Wronka-Nofer, Szendzikowski & Obreska-Parke, 1980).

Cianetos – Talvez seja agente que possa contribuir, em indivíduos suscetíveis, ao início de processo autoimune que leve ao *diabetes mellitus* do tipo 1 (McMillan & Geevarghese, 1979).

Monóxido de carbono (CO) – O **CO** pode causar, em exposições prolongadas, aumento da permeabilidade vascular a lipídeos, o que talvez justifique seu efeito aditivo aterogenético a dietas hiperlipêmicas em animais (Kuller et al., 1975; Wald & Howard, 1975; Atkins & Baker, 1985).

Nitrosaminas – Talvez sejam agentes, como os cianetos, que possam contribuir, em indivíduos suscetíveis, ao início do processo autoimune que leva ao *diabetes mellitus* do tipo 1 (Dahlquist, 1997).

Parathion – É potencial causador de hiperglicemia (Weiss, Orzel e Fitzhugh, 1965).

Pinacolilmetilfosfonofluoridato (SOMAN) – Aumenta a concentração de acetilcolina em neurônios muscarínicos e nicotínicos. Doses agudas de **SOMAN** causaram hiperglicemia em roedores, efeito que parece se correlacionar com o nível de acetilcolinesterase deprimida em todo o cérebro (Jovic, 1974). Fletcher e colaboradores (1988), também estudando roedores, mostraram que o **SOMAN** leva a aumento significativo dos glicocorticoides, adrenalina e noradrenalina, e não significativo de glucagon, hormônios que têm efeitos sinérgicos sobre a hiperglicemia. Houve, também, queda nos níveis de insulina, por efeito periférico da queda da atividade da acetilcolinesterase, sendo que aumento de catecolaminas e de corticosteroides podem, ainda, interferir na redução da resposta da insulina à glicose. Propõe-se, desse modo, que a hiperglicemia devida ao **SOMAN** seja secundária a múltiplos efeitos endócrinos, devendo ser analisados, também, aqueles decorrentes da hiperestimulação central colinérgica, como os observados no nível hipotalâmico, em provável resposta à atividade anticolinesterásica deprimida perifericamente, o que torna importante a investigação dos efeitos sobre a economia de carboidratos, dos xenobióticos capazes de interferir com a atividade colinesterásica.

Piriminil [(nitrofenil)-N'-(3-piridinilmetil)ureia)] – Talvez seja agente que possa contribuir, em indivíduos suscetíveis, ao início do processo autoimune que leva ao *diabetes mellitus* do tipo1 (Esposti, Ngo & Myers, 1996).

Interferência endócrina por fatores não primariamente químicos

Fatores psicossociais, cronobiológicos e organização do trabalho – Além da resposta geral do organismo, do estresse laboral ter mediação neuroendócrina, com aumento, por vezes mantido, de catecolaminas, corticosteroides, mobilização de ácidos graxos livres, triglicerídeos, entre outros efeitos, como obesidade central e visceral (Sharit & Salvendy, 1982), há vários outros processos que podem servir aos trabalhadores como modos de *adaptação* às condições laborais. É nelas, talvez, que a força patogênica desses ambientes mais fortemente se manifeste. Afinal, esses fatores psicossociais representam a interação entre meio ambiente de trabalho, sua organização e a satisfação no trabalho, com as capacidades, necessidades e expectativas do trabalhador, seus costumes, cultura e suas condições sociais fora do trabalho, que podem influir sobre o rendimento, a própria satisfação no trabalho e a saúde dos indivíduos (Comitê Misto OIT/OMS, 1984).

Marmot e Theorell (1988), Morris *et al.* (1988a) e Kittel (1991) associaram hipercolesterolemia a grandes cargas psicossociais laborais. Karasek *et al.* (1981) correlacionaram ao perfil lipídico o que denominaram de *cargas de trabalho*, para eles compostas por duas dimensões fundamentais (demandas laborais e amplitude decisória). Demonstraram que elevação do colesterol total, das LDL, apolipoproteína B (Apo B) e diminuição das HDL relacionaram-se com as demandas do trabalho (turnos alternantes, trabalho exaustivo, ruído excessivo etc.) e com a capacidade decisória (maior instabilidade no emprego e ausência de perspectiva de promoções, pouco poder de decisão, trabalho monótono, sem criatividade etc.).

Tirado (1981) mostrou que trabalhadores não qualificados de fábrica de automóveis apresentavam níveis de triglicerídeos e de colesterol total plasmáticos significativamente maiores que os encontrados nos demais trabalhadores da empresa. Obesidade pode ser mais encontrada em mulheres desempregadas (Kittel, 1991) e donas de casa (Hazuda *et al.*, 1986), quando comparadas às que estejam empregadas e, também, é mais comum em homens e mulheres que trabalhem em profissões com pouco *status* social do que em ocupações mais prestigiadas (Marmot *et al.*, 1991).

Knutsson (1989) demonstrou correlação entre trabalho em turnos e prevalência de vários distúrbios, entre os quais hipertrigliceridemia e alterações dietéticas, e propôs modelo fisiopatológico que pretende compreender a associação dessa variável de organização laboral com doenças. De acordo com esse modelo, o trabalho em turnos determinaria:

a) Incompatibilidade dos ritmos circadianos com o trabalho. Esta se traduziria por distúrbios do ciclo sono/vigília, por desincronização interna, inclusive hormônio dependentes, e maior suscetibilidade a doenças;
b) Alteração dos padrões sociotemporais, determinando insuficiência de relações sociais; e
c) Modificações comportamentais, como na dieta e no hábito de fumar, causadas diretamente ou mediadas por (a) e (b).

Prieto, Garcia-Chico e Bello (1992) relacionaram, em trabalhadores de uma indústria elétrica, aumento da massa de gordura corpórea com a modificação de horário de trabalho e consequente mudança do local da refeição principal. Esta, passando do lar para a empresa, teria propiciado ganho ponderal, tendo em vista que à grande oferta de alimentos teria se associado aumento de ingestão, por provável efeito de autopremiação compensatória à própria mudança de horário.

Destaque-se, também, o fato de alimentação farta e saborosa (mas de risco cardiovascular) ser de uso comum em ambientes laborais, como atenuadora de conflitos sociais e meio de suporte ao *desgaste* psíquico imposto pelas características laborais, o que pode ser observado em muitos trabalhadores de indústrias petroquímicas que desenvolvem, com o tempo, obesidade e outras afecções relacionadas (Waissmann, Anjos & Rebello, 1992; Waissmann, 1993).

Temperaturas extremas – Impõem integridade endócrina e metabólica. Para o trabalho em calor intenso, por exemplo, é necessário processo de adaptação, conhecido como "aclimatização", em geral de difícil realização por indivíduos obesos. Ocorre gradualmente, dentre outros efeitos, aumento do volume plasmático extracelular, como resultado da interação entre secreção aumentada de hormônio antidiurético (ADH), aumento do tônus vascular venoso e aumento da sudorese determinada pelo incremento do número e da atividade das glândulas sebáceas (Couto, 1980).

▶ Efeitos tóxicos diretos hipotalâmicos, hipofisários e da pineal relacionados ao GH, hormônio antidiurético e melatonina

O que ocorre mais comumente no sistema hipotálamo-hipofisário, quando sofre efeitos diretos de xenobióticos, é a redução de sua atividade. Ações tóxicas na hipófise podem afetar todo o sistema de coordenação endócrino em face ao controle sistêmico exercido pela glândula. Os efeitos hipotálamo-hipofisários, entretanto, podem se traduzir, de uma maneira geral, por toxicidade celular direta; pela modificação da disponibilidade ou influência dos hormônios que controlam a retroalimentação; pela alteração dos neurotransmissores/neuropeptídeos que regulam a atividade adeno-hipofisária, levando à hipersecreção, hiperplasia ou hiposecreção e atrofia; e pelo comprometimento do fluxo sanguíneo (Walker & Cooper, 1992). Optou-se por apresentar os efeitos relacionados aos hormônios tireoideanos, adrenérgicos e sexuais nos segmentos relativos a cada um desses órgãos ou subsistemas, mesmo quando suas alterações decorrerem de interferência hipotálamo-hipofisária primária.

Alguns agentes e seus efeitos

Metais e ametais

Cádmio – Em roedores, doses elevadas levaram a adenoma hipofisário (Waalkes, Anver & Diwan, 1999). Administração a bovinos causa redução da liberação de GH e, a roedores, fornecimento de cloreto de cádmio causou redução dos níveis de GH após 6 horas. Após 14 dias, houve aumento de GH (Lafuente *et al.*, 1997).

Chumbo – Houve, em roedores, efeito direto na liberação do GH em casos de exposição crônica pós-natal (Camoratto *et al.*, 1990). Há descrição, na literatura, de um caso de *diabetes insipidus* desenvolvido após intoxicação por chumbo tetraetila, em que o efeito provável seria decorrente de situação de "insuficiência pré-hipofisária" (provavelmente de causa hipotalâmica) (Cavalleri & Binaschi, 1965). Em crianças, intoxicação por chumbo inorgânico pode levar a aumento da somatomedina (Rohn, Hill & Shelto, 1982). Relato de redução de GH por competição do chumbo com o GHRH pelo receptor de membrana da célula hipofisária, de déficit estatural de crianças intoxicadas e de redução da resposta ao estímulo com insulina, são descritos na literatura (Lau *et al.*, 1991; Huseman, Varma & Angle, 1993; Thurstman, Middlekamp & Mason, 1995).

Selênio – Produz efeitos em humanos, além de em animais de experimentação. Causa redução do crescimento, em mecanismo que talvez envolva substituição de enxofre ou zinco em sítios hipofisários, levando a alteração da secreção de GH e outros hormônios (Camoratto *et al.*, 1990).

Outras substâncias químicas

Estireno – Há relato de um caso de exposição acidental levando a *diabetes insipidus* transitório (Sidhu & Collisi, 1989).

Lindano – Pode reduzir liberação de GH (Cooper *et al.*, 1989).

TCDD – Reduz melatonina no sangue por aumentar o metabolismo extra-hepático do hormônio (Pohjanvirta *et al.*, 1989).

Interferência endócrina por fatores não primariamente químicos

Campo eletromagnético – Em roedores expostos experimentalmente, observou-se aumento da concentração sanguínea de ADH e redução da diurese (Carmaciu, Groza & Daneliuc, 1977).

Temperaturas extremas – Como já relatado, no processo de aclimatização às temperaturas elevadas, há que haver secreção aumentada de ADH e aumento da sudorese determinada pelo incremento do número e da atividade das glândulas sebáceas (Couto, 1980).

Trabalho em turnos – Aumenta concentração sérica e amplitude do pico de secreção de PRL (Touitou *et al.*, 1990). Através da interferência da luz, que inibe níveis de melatonina de modo dose-dependente, o aumento da incidência de luz, secundária a menor período de sono, pode determinar redução da conversão de serotonina em melatonina na pineal, com redução da melatonina e alterações do sono e da resposta imunitária (McIntyre *et al.*, 1989). A sensibilidade humana a este efeito situa-se entre a dos animais diurnos e noturnos (Brzezinski, 1997; Sack, Blood & Lewy, 1992). Alguns trabalhos, entretanto, feitos com controladores de tráfego aéreo, não encontraram padrão de secreção anormal para outros hormônios hipofisários, como o GH (Rose *et al.*, 1982).

Tireoide e hormônios relacionados

Fundamental no desenvolvimento intrauterino e pós-natal, na fertilidade, no metabolismo energético, na integridade cutânea, no pleno desenvolvimento e manutenção de funções cognitivas e várias outras atividades orgânicas, a interferência com o funcionamento da tireoide e hormônios relacionados pode trazer sérias consequências à integridade de trabalhadores e às suas proles. Como os hormônios tireoideanos (HT) têm efeitos importantes na regulação genômica mitocondrial e nuclear, o xenobiótico que interfira com seu metabolismo pode ser de risco especial aos portadores de doenças hereditárias do metabolismo intermediário, incluindo as mitocondriais. Há que se atentar para a possibilidade de que os efeitos no desenvolvimento do sistema nervoso central, determinados por alterações nos níveis de HT, possam, ao menos em parte, depender de sua ação na regulação de mecanismos de transcrição, além de fatores extranucleares, especialmente na mitocôndria (Sher *et al.*, 1998).

Incluem-se, na descrição dos agentes e efeitos abaixo, aqueles sobre: hipotálamo, hipófise, células tireoideanas, metabolismo hepático dos hormônios tireoideanos e suas proteínas carreadoras, dentre outros.

Alguns agentes e seus efeitos

Metais e ametais

Alumínio – Níveis de alumínio em torno dos limites ocupacionais, mas ainda em valores tidos normativamente como seguros, geraram alterações hipotálamo-hipofisárias transitórias em trabalhadores. Inicialmente, caíram os níveis de TSH (não significativamente), com retorno ao normal, meses depois, por provável mecanismo adaptativo (Alessio *et al.*, 1989a).

Cádmio – Reduz a conversão de T_4 em T_3 por inibição da 5'-deiodinase, relacionada aos efeitos peroxidativos gerais do metal (Quig, 1998). Administração aguda de cloreto de cádmio em roedores causa redução dos níveis de TSH após 6h. Após 14 dias, há aumento de TSH (Lafuente *et al.*, 1997). Em peixes, há redução do TSH, por provável efeito hipofisário direto, com consequente hipotireoidismo (Jadhao, Paul & Rao, 1994)

Chumbo – Estudos *in vitro* mostram redução da captação de iodo pela tireoide. A hipótese é de que há ação direta glandular do chumbo por interação enzimática com o grupo sulfidrila, ou interferência com *carreadores proteicos* e ação sobre diversos sistemas enzimáticos celulares (fosforilação oxidativa, ATPase etc.) (Sandstead *et al.*, 1969). Estudos demonstram, já há tempos, alterações clínicas: ainda na década de 30, viu-se ação estimulatória sobre a glândula (Vigliani, 1934), *exaustão* funcional da tireoide (também anátomo-patológico) por exposição crônica (De Maria & Lenzi, 1959) e coexistência de chumbo e hipotireoidismo (Porrit, 1931; Kremer & Frank, 1955; Monaekova, 1957). Em casos de intoxicação alimentar, há resultados dúbios. Por exemplo, em 24 casos não houve alteração na secreção, mas sim, na captação e concentração de iodo na tireoide (Sandstead *et al.*, 1969). Pesquisas com grupos ocupacionais demonstraram, por sua vez, que trabalhadores com exposição elevada apresentaram aumento dos níveis sanguíneos de TSH (Gustafson *et al.*, 1989), resultado diferente do encontrado em metalúrgicos expostos a altas doses, em que ocorreu hipotireoidismo central, por provável redução primária da secreção de TSH (Sandstead & Galloway, 1967; Waldron & Stofen, 1974; Robins *et al.*, 1983). Mostrou-se que havia captação tireoideana de iodo diminuída, que retornava ao normal com administração de TSH exógeno (Waldron & Stofen, 1974). Outros estudos, entretanto, mostraram que expostos ocupacionalmente apresentavam níveis basais normais de TSH, com modesta hipersecreção pós-teste de estímulo (Robins *et al.*, 1983).

Cobalto – Exposição a vernizes à base de colbalto parece poder inibir a conversão de T_4 em T_3 (inibição da 5'-deiodinase) (Barregard *et al.*, 1994).

Mercúrio – Além de inibir a conversão de T_4 em T_3 (inibição da 5'-deiodinase), relacionada aos efeitos peroxidativos gerais do metal (Barregard *et al.*, 1994), parece haver, também, ação diversa sobre a enzima. O mercúrio se liga irreversivelmente ao selênio, e a 5'-deiodinase é uma enzima selênio dependente. Assim, a interferência na conversão de T_4 em T_3 pode ser também dependente da disponibilidade de selênio, reduzida pelo mercúrio (Barregard *et al.*, 1994). Exposição crônica a vapor de mercúrio causa aumento tireoideano e da captação de iodo pela tireoide (Goyer, 1993).

Outras substâncias químicas

Dioxinas – Podem aumentar a metabolização do T_4 e seu desacoplamento de proteínas plasmáticas (Leblanc, Bain & Wilson, 1997). Dioxinas e furanos têm similaridade estrutural com os hormônios tireoideanos, podendo mimetizar ou bloquear sua ação e fazer surgir ou exacerbar predisposição a desordens tireoideanas (Sher *et al.*, 1998). **TCDD** causa aumento da depuração e metabolismo de T_4 (aumenta a UDP-glucoronil transferase), o que leva à redução do T_4, T_4 livre e retroalimentação negativa (Potter, Menahan & Peterson, 1986; Gorski & Rozman, 1987), com consequente aumento do TSH e hiperplasia tireoideana (Lucier, McDaniel & Hook, 1975). Para outros autores, associa-se às alterações hepáticas e à função hipotalâmica, que gerariam redução da secreção de dopamina e outros fatores de liberação, que acabariam por ter efeito negativo nos níveis de HT (Potter, Menahan & Peterson, 1986).

PCBs – Estudos animais demonstram que: interferem na ligação do T_4 à transtirelina (proteína transportadora); aumentam a glucorinidação (aumento de UDP-glucoronil transferase) e metabolização de hormônios tiroidianos; reduzem suas ligações às proteínas plasmáticas (Cavalieri & Pitt-Rivers, 1981; Collins *et al.*, 1977); reduzem os hormônios tireoideanos circulantes e causam aumento da secreção de TSH (Collins *et al.*, 1977); podem competir com T_3 pelo receptor de T_3 (intracelular) (Chin, 1992) e reduzem T_4 e T_3 no cérebro fetal (Morse *et al.*, 1993). O congênere **PCB 126** exerce efeitos de redução do T_4 em doses médias (Desaulniers *et al.*, 1999) e o **PCB 153**, quando em mistura, determina efeito ampliado e redução ainda maior de T_4 (Birnbaum, 1997).

HCH – Promove redução da ligação dos HT às proteínas plasmáticas (Cavalieri & Pitt-Rivers, 1981).

DDTe metabólitos – Causam aumento, em roedores, da UDP-glucoronil transferase e da metabolização de hormônios tiroidianos. O metabólito **o,p'-DDD**, em humanos, promove a redução da ligação dos HT às proteínas plasmáticas (Cavalieri e Pitt-Rivers, 1981).

Clorofenóis, clorofenoxiácidos, quinonas – Aumentam a metabolização do T_4 e o desacoplamento dos HT de proteínas plasmáticas (Leblanc, Bain & Wilson, 1997).

PBBs – Aumentam a depuração de T_4, com aumento da UDP-glucoronil transferase e metabolização de hormônios tiroideanos, redução dos HT e da retroalimentação negativa (Akoso *et al.*, 1982) e estímulo à secreção de TSH, o que pode ser observado não só em roedores, mas também em humanos (Akoso *et al.*, 1982). Em roedores, observou-se, ainda, inibição da organificação do iodeto pela peroxidase (Cavalieri & Pitt-Rivers, 1981).

Éteres difenil bromados (BDE) – A pirólise do **BDE** pode levar à produção de dibenzofuranos e dibenzodioxinas brominados. Quando polibromados (éteres difenil polibromados – PBDE) lembram, estruturalmente, os **PCBs** e também os próprios hormônios tireoideanos (hormônios tireoideanos são éteres difenil iodados), podendo interferir com sua atividade (Fowles *et al.*, 1994).

Acrilamida – Exposição crônica, em baixas doses, de roedores, pode levar à geração de tumor tireoideano. Parece haver, também, resposta precoce, onde há aumento de T_4 e redução de TSH (Khan *et al.*, 1999).

Benzo(a)pireno – Causam aumento da UDP-glucoronil transferase e da metabolização de hormônios tireoidianos em roedores (Cavalieri & Pitt-Rivers, 1981; Sittig, 1985).

Butil 4-hidroxi-3,5-diiodo benzoato (BHDB) – Causam aumento da UDP-glucoronil transferase e da metabolização de hormônios tiroidianos em roedores (Cavalieri & Pitt-Rivers, 1981).

Cianeto de sódio e de potássio – Descritos como sendo a causa da redução dos níveis sanguíneos de hormônios tireoideanos encontrados em trabalhadores de processos de galvanização de uma indústria de cabos elétricos (Banerjee, Bishayee & Marimuthu, 1997).

Cloreto de vinila – Inibição tireoideana por ação glandular direta e também hipofisária (Suciu et al., 1975).

2,4-diaminoanisol – Indutor tumoral da tireoide em roedores (Atterwill, Jones & Brown, 1992).

7,12-dimetilbenz(a)antraceno – Causa hiperplasia tireoideana e questionável aumento de TSH em roedores (Reuber & Glover, 1969).

2,4-dinitrofenol – Estudos *in vitro*, com ensaios utilizando células de símios, mostraram diminuição da sulfatação de 3,3'-T_2 e 3'-T_3 e diminuição da 5'-deiodinação hepática (Cavalieri & Pitt-Rivers, 1981). Quando utilizadas células de roedores, também *in vitro*, observou-se aumento da 5'-deiodinação e diminuição da ligação à proteína transportadora plasmática (o que também ocorre quando utilizados tecidos humanos) (Hillier, 1974).

Dissulfeto de carbono – Redução de níveis de T_4 sanguíneos em trabalhadores expostos (Rizzo, Franco & Malamani, 1975). É capaz de causar hipotiroidismo, aparentemente devido à tiureia, metabólito do CS_2 com ação antitireoideana (Tolonen, 1975; Tolonen et al., 1975; WHO, 1979; Wronka-Nofer, Szendzikowski & Obreska-Parke, 1980).

2-mercaptometilbenzimidazóis – Estudos em roedores mostraram, após administração oral, potente ação antitireoideana, de maior intensidade do que as tiureias (Saitoh et al., 1999).

3-metil-colantreno – Aumento de UDP-glucoronil transferase e metabolização de hormônios tiroidianos em roedores (Cavalieri & Pitt-Rivers, 1981).

Metil-terc-butil-éter (MTBE) – Em estudos em roedores machos reduziu, dentre outros hormônios, T_3 (Williams, Cattley & Borghoff, 2000).

Óxido de bis-(tri-n-butilestanho) (**TBTO**)– Em roedores machos, por efeito primário na hipófise, há redução de TSH, com diminuição do número de células TSH produtoras e consequente dimuição dos níveis séricos de T_4 (Krajnc et al., 1984).

Pentaclorofeno l– Ocasionou, em roedores, hipotireoidismo por ação direta hipotálamo-hipofiária e redução de TSH (Jekat et al., 1994).

Tetracloreto de carbono – Em roedores, pode ocorrer redução da 5'-deiodinação (Cavalieri & Pitt-Rivers, 1981).

Tiocianato – Inibe a captação tireoideana de iodo em roedores (Wenzel, 1981). Tanto em roedores, quanto em humanos, causa aumento da UDP-glucoronil transferase e da metabolização dos HT (Akoso et al., 1982).

Tioureia– Há relatos de casos de hipotireoidismo de trabalhadores de indústria textil onde é usado em revestimentos (Roberts, Wright & O'hagan, 1990). Cabe lembrar, como já citado, que é metabólito do dissulfeto de carbono.

Paratireoides e hormônios relacionados

A paratireoide exerce efeito central no controle do metabolismo do cálcio, com a produção, pelas células principais, do paratormônio (PTH). É órgão parcamente explorado em termos ocupacionais e, mesmo do ponto de vista estritamente toxicológico, os estudos se debruçam mais sobre os efeitos resultantes de hemodiálises e medicamentos sobre a economia do cálcio. Entretanto, com a ampliação da faixa etária laboral, que vem se tornando norma na atualidade, e as associações entre o déficit hormonal ligado ao avançar etário e o trabalho sentado (veja, abaixo) e o metabolismo do cálcio, deve-se ampliar o interesse pelo estudo das associações entre distúrbios das paratireoides, os hormônios envolvidos com a regulação do cálcio e o trabalho humano. De nota, cabe ressaltar que qualquer interferência sobre a paratireoide pode ter repercussões desastrosas sobre todo o organismo, já que o cálcio, além de componente fundamental do esqueleto, é elemento vital para o adequado funcionamento celular (Capen, 1992, 1999).

Alguns agentes e seus efeitos

Metais e ametais

Alumínio – Inibe secreção de PTH pelas células principais (Morrissey & Slatopolsky, 1986) em estudos com animais. Em humanos, expostos através de hemodiálise e uso de medicamentos, pode inibir a secreção do PTH de modo reversível. Doses maiores podem levar à degeneração das células principais. O mecanismo de ação parece relacionar-se à interferência na síntese de diglicerídeos e, consequentemente, de fosfatidilcolina (Morrissey & Slatopolsky, 1986).

Cádmio – Intoxicações crônicas por cádmio se associam a alterações esqueléticas, calculose renal, alterações do metabolismo do cálcio, redução da 1 alfa 25 (OH)$_2$ vitamina D e do PTH. Casos de maior importância ambiental já ocorreram, como na doença conhecida como "itai-itai", secundária à intoxicação populacional por água de drenagem de uma mina de zinco japonesa, rica em cádmio, que se dirigia direto a um rio que irrigava as plantações de arroz locais. Os mecanismos possíveis do quadro incluem a patologia renal secundária à intoxicação por cádmio, com redução da conversão da 25 (OH) vitamina D ao nível renal, sem que se afastem efeitos possíveis do cádmio diretamente sobre o metabolismo do PTH (Goyer, 1993)**.**

Chumbo – Há forte correlação negativa entre plumbemia em crianças intoxicadas e os níveis de 1,25 (OH)$_2$ vitamina D (Rosen et al., 1980).

Flúor – Causa hiperplasia de paratireoide em ovinos. A compreensão é que, com os ossos ricos em fluorapatita, haveria redução da mobilização do cálcio, levando ao aumento da demanda por PTH (Faccini, 1969).

Outras substâncias químicas

Ozônio – Em estudos animais, exposição inicial causa hiperplasia e hipertrofia e, na sequência, atrofia das células principais. O mecanismo de ação seria a reação do ozônio com resíduos de tirosina e triptofano na molécula do PTH, que acabaria por determinar a formação de um autoantígeno, que iniciaria uma reação isoimune na paratireoide com autoimunidade antiparatireoideana (Atwal, Samagh & Bhatnagar, 1975).

Rotenona – Aumenta, em altas doses, a incidência de adenoma de paratireoide (Capen, 1992).

Interferência endócrina por fatores não primariamente químicos

Irradiação – Observou-se, em roedores, aumento da incidência de adenomas de paratireoide após exposição (Fjalling *et al.*, 1981). Em humanos, também se observam tumores após exposição local (Russ, Scanlon & Senen, 1979), ou mesmo seguindo-se à exposição de corpo inteiro, como encontrado em sobreviventes de Hiroshima (Takeichi *et al.*, 1991), o que pode demandar, para ambos os casos, longos períodos de latência.

Trabalho em posição sentada por tempo prolongado – Aumento de osteocalcina (marcador da atividade osteoblástica) e redução da densidade óssea (Weiss, Yogev e Dolev, 1998).

▶ Adrenais e hormônios relacionados

Difícil definir a toxicidade à adrenal. A glândula sofre efeitos intensos de vários hormônios e é *locus* prioritário da própria reação de adaptação ao estresse, da qual participam, dentre outros, catecolaminas e corticosteroides, importantes produtos de secreção das adrenais. A natureza hidrofóbica do córtex adrenal, consequência de seu conteúdo lipídico elevado, faz com que várias substâncias lipofílicas nela se acumulem, além de possuir sistema de isoenzimas ligadas ao citocromo P450 e sofrer ações via sua ativação. Para alguns, é a glândula mais frequentemente atingida por efeitos tóxicos, mas que carecem, muitas vezes, de especificidade (Szabo & Lippe, 1989).

Alguns agentes e seus efeitos

Metais e ametais

Cádmio – Exposição de roedores a cloreto de cádmio leva à hiperestimulação hipofisária e ao aumento de androgênios de origem adrenal (Favino, Baille & Griffith, 1966). O cádmio pode deslocar rapidamente zinco e cobre de metalotioneínas e o cobre é requerido para a síntese de catecolaminas (Leblond & Hortela, 1999). Cádmio é tóxico ao córtex adrenal, levando à redução de corticosterona e ao aumento do ACTH (Ng & Liu, 1990).

Chumbo – Intoxicação grave ocupacional levou à redução de cortisol por ação central e periférica (Cullen, Kayne & Robins, 1984).

Cobre – Pode ser tóxico ao córtex adrenal (Veltman & Maines, 1986).

Mercúrio – Barbera (1935) relatou casos nos quais exposição ocupacional ao mercúrio levou à provável hipersecreção de ACTH e quadro suprarrenal diferenciado, ora com hiper ora com hipocortisolismo clínico, visto também por outros autores (Lenzi & Nucci, 1958). Há descrição de quadro de intoxicação profissional levando à hiperplasia e adenoma adrenal por provável hiperestímulo hipofisário. O mercúrio, como o cádmio, pode também deslocar rapidamente zinco e cobre de metalotioneínas, sendo o cobre necessário à síntese de catecolaminas. Em altas doses, o mercúrio interfere com a síntese de cortisol em peixes (Leblond & Hortela, 1999).

Zinco – Estudos em laboratório com peixes demonstrou que vários metais e ametais, na dependência da dose, podem ter efeito tóxico ao córtex adrenal, mas zinco e cádmio têm ação mais específica sobre a síntese do cortisol (Leblond & Hortela, 1999).

Outras substâncias químicas

TCDD – Em estudos com animais, causa aumento na concentração de adrenalina e redução nos níves de ACTH (Pohjanvirta & Tuomisto, 1994). Em roedores, altera corticosteroides, de um modo geral, aumentando corticosterona (Gorski *et al.*, 1988) e podendo ser tóxico, ainda, ao córtex adrenal (DiBartolomeis *et al.*, 1987). Talvez o **TCDD** exerça seus efeitos gerais também através dos receptores para glicocorticoides, via ativação do córtex adrenal (Harvey, Malarkey & Cockburn, 1999).

PCBs – Alguns congêneres podem ser tóxicos ao córtex adrenal (Inao, 1970).

Metabólitos do DDT (aril metil sulfonas) – As aril metil sulfonas exercem duas ações possíveis na, ou em consequência dos efeitos da enzima CYP11B1 (11 beta-hidroxilase), que acabam por inibir a síntese de glicocorticoides. Metaboliza, por exemplo, **MeSO2-DDE,** em intermediários reativos, que se ligam, irreversivelmente, a proteínas celulares. Tal ação, citotóxica, leva à redução da síntese de glicocorticoides (Lund, Bergman & Brandt, 1988; Jönsson, 1994). Johansson e colaboradores (1998) propuseram outro mecanismo, qual seja, a inibição dose-dependente da CYP11B1 no córtex adrenal. Estudaram, ainda, outros agentes que se assemelham ao **MeSO2-DDE**, como **DDT**, **PCBs** e **MeSO2-PCB** e difeniléteres polibrominados. Observaram que vários metabólitos metilsulfona persistentes dos **PCBs** e **DDE** são inibidores da CYP11B1. Johansson, Nilsson e Lund (1998) mostraram, ainda, que as **Metilsulfonil PCBs,** que possuem três cloros em posição orto, podem ligar-se ao receptor GR. O **o,p'-DDD**, além de poder ser tóxico ao adrenocórtex, pode causar aumento de corticosterona, experimentalmente, em ensaios celulares *in vitro* (Hart, Regan e Adamson, 1973; Johansson *et al.*, 1998).

PBBs – Há relatos de efeitos na produção de glicocorticoides, inclusive via ação sobre a enzima CYP11B1, acima descrita (Akoso *et al.*, 1982; Castracane *et al.*, 1982; Johansson *et al.*, 1998).

Benzeno e tolueno – O benzeno é intermediário na produção de várias substâncias como estireno, cumeno, ciclohexano, nitrobenzeno. Presente como subproduto de grande gama de processos industriais. Seu uso como solvente reduziu-se intensamente frente a sua capacidade carcinogênica. Componente do petróleo e da gasolina. Mantém-se o uso frequente do tolueno como solvente industrial comum. Demonstrou-se ativação central após administração oral a roedores, causando aumento da secreção de ACTH e corticosterona (Hsieh, Sharma & Parker, 1991).

Cloreto de vinila – Pode causar insuficiência adrenal transitória (Suciu *et al.*, 1975).

Clordano – Pode ser tóxico ao córtex adrenal (Cranmer, Cranmer & Goad, 1984).

Clordecona – Estudos com roedores expostos revelaram redução da massa adrenal, mas aumento do teor de noradrenalina na medula adrenal (Bagget, Thureson-Klein & Klein, 1980; Cranmer, Cranmer & Goad, 1984).

Diclorvos – Pode ser tóxico ao córtex adrenal (Civen *et al.*, 1980).

Etonidato – Pode ser tóxico ao córtex adrenal (Preziosi & Vacca, 1988).

1-metil-4-fenil-1,2,3,6-tetrahidropiridina (**MPTP**) e seu metabólito **1-metil-4-fenilpiridínio** (**MPP+**) – Em anfíbios, podem reduzir conteúdo de dopamina, adrenalina e noradrenalina na medula adrenal e, em roedores, de adrenalina e da atividade da tirosina hidroxilase (Neafsey *et al.*, 1986; Reinhard *et al.*, 1987).

Toxafeno – Pode ser tóxico ao córtex adrenal (Mohammed *et al.*, 1985).

Acrilonitrila (etenocarbonitrilo ou vinilcianida) – Estudo, em roedores, com dose única elevada de acrilonitrila, levou à necrose adrenocortical (Szabo & Selye, 1971, Szabo *et al.*, 1980). Intoxicação crônica com baixas doses reduziu os níveis de corticosterona plasmática (Szabo *et al.*, 1984). Pode ser tóxica, também, à medula adrenal (Szabo *et al.*, 1980).

Benzo(a)pireno – Altera densidade de receptores GR em roedores (Csaba & Inczefi-Gonda, 1998).

7,12-dimetilbenz(a)antraceno – Pode ser tóxico ao córtex adrenal (Huggins & Morii, 1961).

Dissulfeto de carbono – Alterações histopatológicas são conhecidas desde 1931, da morfologia adrenal, desde 1934, e da redução do ácido ascórbico glandular, desde 1953. Estudo com trabalhadores, em 1963, relatou diminuição de excreção de 17 cetoesteroides e 17-OH corticosteroides (Cavalleri, Maugeri & Visconti, 1970), verificada também por Rizzo, Franco & Malamani (1975), assim como de androsterona. A diminuição dos compostos de origem adrenal se daria, segundo hipótese, por redução da sensibilidade glandular ao ACTH (Cavalleri, 1972). Questiona-se se isto se daria por competição ou outra forma de interação com o receptor GR.

Tetracloreto de carbono – Pode causar hipertrofia do córtex adrenal (Brogan, Hinton & Colby, 1984).

Triaril fosfatos e tricresil fosfatos (TCP) – **Trifenil fosfato butilado (BTP)** e **TCP** causam vacuolização citoplasmática em tecido estrogênio sintetizante de ovários e adrenais (Latendresse, Brooks & Capen, 1994). **Tri-xilenil-fosfato (TXP)** (base de fluidos hidráulicos), por via inalatória, tem efeito similar ao **TCP** por via oral (Carlton, Barlett & Smith, 1986; Carlton *et al.*, 1987; Hejtmancik *et al.*, 1986).

Interferência endócrina por fatores não primariamente químicos

Alterações do sono e da vigília e estresse laboral – Aumentos de catecolaminas e corticosteroides são achados comuns (Fröber *et al.*, 1970). Em estudo com controladores de tráfego aéreo, apesar do estresse laboral, o padrão de secreção de cortisol se adequava ao de controles com ritmo sono-vigília similar (Rose *et al.*, 1982; Mason, 1968).

Irradiação – Estudo realizado 7 a 9 anos após exposição ocupacional, em 328 liquidatários dos entornos de Chernobyl (homens entre 25 e 45 anos, contra controles), com exposição de curto prazo e dose recebida calculada como de 0,16 +/− 0,08Gy, mostrou níveis de cortisol significativamente mais baixos nos liquidatários do que nos controles, com alterações não dose-dependentes neste período de avaliação (Goncharov *et al.*, 1998).

Ruído ocupacional – Possível elevação de catecolaminas e de cortisol (Anticaglia & Cohen, 1970; Odescalchi, 1970).

Trabalho em turnos – Aumenta concentração sérica e amplitude do pico de secreção de cortisol (Touitou *et al.*, 1990).

▶ Eixo hipotálamo-hipófise-gonadal

Se, de início, como já mencionado, as alterações impostas aos efeitos dos hormônios sexuais eram assumidas como espaço básico e suficiente às ações dos IE, elas permanecem como das mais dramáticas consequências dos IE e motivos possíveis de modificações encontradas na prevalência de algumas endocrinopatias na população geral. Porém, é difícil, muitas vezes, compreender a forma de ação de um determinado agente, tendo em vista que a multiplicidade de ações no terreno dos esteroides sexuais é enorme; muitos xenobióticos têm ação sobre mais de um receptor hormonal sexual e pode haver ações que se antagonizam ou se potencializam, dependentes da dose, sítio de ação, animal de experimentação ou mesmo do desenho do estudo (Gray Jr., Laws & Kelce, 1995; Gray Jr. & Ostby, 1995; Sohoni & Sumpter, 1998).

Visando reforçar a diversidade e importância da interferência em seus efeitos, convém tipificar as ações dos esteroides gonadais em função da classificação geral, antes apresentada, em organizacionais e ativacionais. Nas ações organizacionais, o efeito costuma ser permanente, irreversível e ocorre nos períodos fetal e neonatal, em roedores e humanos. Testosterona e dihidrotestosterona são, a título de exemplo, determinantes fundamentais do fenótipo masculino. Interferência com tais hormônios, intraútero e em fase de desenvolvimento, pode causar desmasculinização no trato reprodutivo (Schardein, 1993). As ações organizacionais se fazem sentir, em especial, sobre o desenvolvimento sexual, a masculinização e o fígado, podendo representar anormalidades no desenvolvimento genital, nos padrões de liberação hormonal, no comportamento sexual do adulto (ao menos entre animais de experimentação) e, mesmo, especificamente, sobre as células germinativas (a exposição perinatal de células germinativas a substâncias citotóxicas pode reduzir o potencial reprodutivo de fêmeas e causar permanente redução da produção de esperma na progene masculina, mesmo que não haja alteração na diferenciação sexual) (Gray Jr. & Kelce, 1996). Como exemplo de monta, pode ser citada a necessária ocorrência de diferenciação sexual hipotalâmica, dependente do efeito de esteroides gonadais, para que proteínas hepáticas, com dimorfismo sexual GH dependente, fundamentais ao sistema hormonal, como a 5a-redutase hepática e as hidroxilases esteroidais, sejam secretadas nos tempos e quantidades adequados (Gustafsson *et al.*, 1983; Jansson *et al.*, 1985). As diferenças encontradas no fígado entre os sexos são necessárias para que haja a diversidade sexual existente, por exemplo, tanto entre as densidades de receptores para prolactina como entre as enzimas de degradação da anilina e de compostos com cádmio (Gustafsson *et al.*, 1983).

As ações ativacionais, por sua vez, são reversíveis e podem acometer vários sistemas corporais, determinando, como exemplo, alterações na secreção, liberação, reabsorção e degradação de neurotransmissores do sistema nervoso central (SNC) em animais de experimentação; aumento da tiroxina hidroxilase; redução da descarboxilase do ácido glutâmico (via de síntese de GABA); inibição da MAO; aumento do número de receptores adrenérgicos; redução dos receptores de GABA A e GABA B; estímulo à liberação hipotalâmica de GnRH, TRH e inibição da liberação de dopamina, a última podendo levar a aumento de liberação hipofisária de GH, TSH e PRL (Wilson, 1979; McEwen, Jones & Pfaff, 1987). Entretanto, estrogênios e progesterona, por outro lado, podem determinar redução do número de receptores hipofisários para GnRH (*down-regulation*), e estrogênios são capazes, adicionalmente, de estimular ainda mais a liberação de PRL hipofisário, via ação no acoplamento de receptores da hipófise (Clayton & Catt, 1981). Fora essas ações ao nível do SNC, são quase incontáveis os efeitos possíveis dos estrogênios, desde o desenvolvimento pôndero-estatural, dos caracteres sexuais, da função reprodutora, do comportamento sexual em primatas não humanos, até associações com distúrbios como a síndrome dos ovários policísticos, hiperprolactinemia, dislipidemias, alterações no metabolismo dos carboidratos, hepatopatias, hipertensão arterial, oncogênese e interferência na metabolização de xenobióticos por ação em sistemas enzimáticos (Morali & Beyer, 1979; Melnick *et al.*, 1987; Kupfer, 1988).

Algumas substâncias e condições associadas a efeitos pró e antiandrogênicos e outros relacionados ao controle hormonal gonadal masculino

Metais e ametais

Cádmio – Muito importante em nível industrial, sendo a exposição ocupacional nos EUA estimada como de cerca de 1.500.000 de trabalhadores, por ano (Ragan & Mast, 1990). Exposição de roedores ao cloreto de cádmio pode levar à hiperestimulação hipofisária e aumento de androgênios de origem testicular e adrenal, com hiperplasia e hipertrofia das células de Leydig, em tentativa de compensação da hiposecreção hipofisária (Favino, Baille & Griffith, 1966). O cádmio causa, também, lesão direta ao testículo. Para muitos, a lesão testicular é primariamente vascular, e o dano vascular é que determinaria lesão de células germinativas e de Leydig, que acabam por poder gerar tumores de células de Leydig, degeneração tubular (para alguns, só quando em altas doses) e atrofia, além da própria necrose tecidual e déficit de produção de androgênios (Cameron & Foster, 1963; Gunn, Gould e Anderson, 1963; Favino, Baille & Griffith, 1966; Favino, Cavalleri & Pozzi, 1967; Favino *et al.*, 1968; Waalkes, Anver & Diwan, 1999). Pesquisadores entendem que o mecanismo vascular é predominante em casos de intoxicação grave, mas outros efeitos poderiam ser de relevo em doses menos pronunciadas (Favino *et al.*, 1968). Em casos de exposição crônica a doses mais baixas, haveria maior disposição de metalotioneina que, ligada ao cádmio, faria com que a lesão testicular se mostrasse menos agressiva, quando comparada aos quadros pós intoxicação aguda (Favino *et al.*, 1968). Pesquisa em trabalhadores expostos ocupacionalmente, entretanto, não demonstrou aumento nas excreções urinárias de 17 cetoesteroides e androgênios entre os mais expostos. Estudo *in vitro*, com tecidos de peixes, demonstrou hiperprodução de esteroides testiculares com doses baixas e médias de cádmio e hipofuncionamento importante quando em doses maiores. Há relato, ainda, de estímulo à geração de tumor prostático em roedores, fato ainda questionável em humanos (Leblond & Hortela, 1999).

Chumbo – Há vários estudos com trabalhadores, citam-se alguns. É conhecida, historicamente, a disfunção reprodutiva em homens e mulheres com exposição ocupacional ao chumbo, com oligospermia e astenospermia dose-dependente (Hamilton & Hardy, 1949; Lancranjan *et al.*, 1975; Rom, 1976; Braunstein, Dahlgren & Loriaux, 1978). Estudo ainda da década de 50 encontrou redução de secreção das gonadotrofinas urinárias entre expostos. A proposta explicativa era de uma fase de hiperplasia seguida, após exposição prolongada e grave, com sintomatologia de plumbismo, de exaustão funcional. Exposição moderada determinou, apenas, níveis de FSH maiores entre os expostos (Raule & Morra, 1952). Em 1500 trabalhadores de fábricas de acumuladores, foi achada relação direta entre exposição e alterações do esperma (astenospermia, hipospermia e teratospermia), sendo o foco principal de ação tóxica compreendido como o eixo hipotálamo-hipofisário, redundando em alterações das gonadotrofinas (Lancranjan et al., 1975). Análises sanguíneas e de sêmen de trabalhadores envolvidos com a produção de baterias encontrou associação inversa dos níveis de plumbemia com o volume e concentração do esperma (Alexander et al., 1996, 1998), achado similar ao citado por Lancranjan e colaboradores (1975), Rachootin e Olsen (1983), Assennato e colaboradores (1987) e McGregor e Mason (1990), que afirmam poder haver redução da espermatogênese em trabalhadores, sendo também reconhecido por Cullen, Kayne e Robins (1984) que defeitos na espermatogênese podem ser um dos achados da intoxicação plúmbica sintomática. Outros autores demonstraram haver redução da testosterona entre expostos (Chowdbury, Rao & Gautam, 1986; Sokol, 1990) e relação inversa entre os níveis sanguíneos de chumbo e testosterona e direta entre o chumbo e LH e FSH (Braunstein, Dahlgren & Loriaux, 1978; Sokol, Madding & Swerdloff, 1985; Rodamilans et al., 1988; Gustafson et al., 1989; Sokol, 1990; Ng et al., 1991; Thoreaux-Maulay et al., 1995a, b). Estudo com trabalhadores sugeriu, inclusive, que a redução ou mesmo supressão da contagem de esperma possa dar-se por efeito direto, não hormonal, na produção ou transporte do esperma (Assennato et al., 1987). Vários trabalhadores em fundição de chumbo apresentaram hipogonadismo e diminuição da testosterona sérica, havendo relato de disfunção reprodutiva e endócrina, especialmente no eixo hipotálamo-hipófise-testicular, associado à exposição ocupacional por chumbo inorgânico (Cullen, Robins & Eskenazi, 1983; Cullen, Kayne & Robins, 1984). Outro estudo em fundição mostrou aumento não progressivo de LH em expostos há menos de um ano e, em expostos há mais de 3 anos, encontrou-se redução de testosterona e redução do índice testosterona/proteína transportadora de esteroides, sugerindo-se correlação entre disfunção testicular e duração da exposição (Rodamilans et al., 1988).

Sugere-se que o chumbo possa ter tanto efeito direto nos testículos, levando a modificações histopatológicas dose-dependentes nos testículos de roedores (Chowdbury, Dewan & Gandhi, 1984; Chowdbury et al., 1987), gerando hipogonadismo, astenospermia, hipospermia, teratospermia e defeitos no epitélio germinativo (Lancranjan et al., 1975; Braunstein, Dahlgren & Loriaux, 1978; Cullen, Kayne & Robins, 1984; Assenato et al., 1987; Gustafson et al., 1989), como afete, diretamente, o eixo hipotálamo-hipófise centralmente, determinado a presença de níveis alterados de FSH, ainda de modo dose-dependente, em animais de experimento (redução no soro de fêmeas e aumento na hipófise de roedores machos) (Petrusk et al., 1979). As duas ações podem ser sugeridas, também, por estudos realizados em macacos em que se verificaram, em exposição crônica, alterações na função das células de Sertoli (Gustafson et al., 1989; McGregor & Mason, 1990). LH após estímulo com GnRH em níveis sanguíneos mais baixos do que os controles e diminuição da taxa inibina/FSH também foram encontrados (Foster et al., 1993).

Exposição crônica intrauterina em roedores determinou retardo na maturidade sexual de machos, redução dos níveis neonatais de esteroides sexuais, e exposição, durante a puberdade, levou à redução das concentrações de testosterona de machos durante a puberdade, acompanhada, quando em doses elevadas de chumbo, de diminuição do LH plasmático, do LH intra-hipofisário e da relação testosterona/LH plasmático (Camoratto et al., 1990), o que faz sugerir efeitos secundários, ao menos em parte, a ações hipotálamo-hipofisárias, com consequentes alterações nos teores de FSH (e aumento na hipófise de machos) (Petrusk et al., 1979).

Convém, ainda, ressaltar que, em estudos com animais, o chumbo, como outros cátions divalentes (Cu, Hg, Zn, Cd), pode inibir a ligação de dihidrotestosterona a receptores específicos prostáticos e da vesícula seminal (Donovan, Schein & Thomas, 1980).

Manganês – Pode causar, em roedores, esterilidade por inibição enzimática acompanhada de degeneração do túbulo seminífero (Robins et al., 1983).

Outras substâncias químicas

PCBs e dioxinas – São interferentes potentes com os hormônios sexuais (Bonde & Giwercman, 1995). Inibem isoenzimas do citocromo P450 de mamíferos, levando à alteração na secreção esteroidal. Têm efeitos na diferenciação perinatal de roedores (Sivarajah, Franklin & Williams, 1978; Crain et al., 2000). A exposição a **PCBs/PCDDs/PCDFs** é ligada claramente à toxicidade reprodutiva e de desenvolvimento em humanos, primatas, roedores, peixes etc. (Golub, Donald & Reyes, 1991).

TCDD – Pode ter efeito antiandrogênico e antiestrogênico (Mantovani et al., 1999), interferindo na libido (WHO, 1989), reduzindo a resposta testicular ao LH (Pohjanvirta & Tuomisto, 1994); perturbando o sistema reprodutor masculino e causando mudanças no comportamento sexual de peixes, pássaros, mamíferos, répteis e várias espécies de invertebrados (Guillette et al., 1995; Hose & Guillette, 1995). Exposição intraútero, em animais, suprime níveis fetais e neonatais de testosterona, além de produzir alterações estruturais em tecidos androgênio-dependentes. Em machos jovens expostos, pode causar atraso puberal e alterações espermáticas, sem que haja, necessariamente, alterações testiculares (Gray Jr. et al., 1999a). Reduz a fertilidade (Khera &Ruddick, 1973) e, havendo exposição pré-natal, pode diminuir a contagem de esperma, o estoque epididimário de esperma e o tamanho (em algumas espécies) das glândulas sexuais acessórias dos expostos intraútero (Gray Jr. & Kelce, 1996).

Em coortes populacionais, como a de Seveso, na Itália, em que houve grande exposição, ocorreu modificação da distribuição de nascimentos em função do gênero, com redução temporária do número de meninos nascidos entre a população da área de maior exposição e causando, frente aos drásticos riscos de deformidades neonatais, autorização do próprio Vaticano para a realização de abortos nas grávidas expostas (Proteção, 1991).

Em uma coorte ocupacional da força aérea norte-americana, exposição a níveis maiores de **TCDD** relacionou-se à redução de testosterona, aumento de FSH e de LH (Egeland *et al.*, 1994).

PCBs – Em 1979, em Taiwan, em torno de 2000 mulheres contaminaram-se com **PCB** presente em óleo de cozinha, gerando a doença conhecida como Yucheng (doença do óleo) (Yu *et al.*, 2000). Meninos entre 11 e 14 anos, filhos destas mulheres, apresentaram, dentre outros efeitos (como hiperpigmentação, deformidades ungueais, pobre desenvolvimento cognitivo e comportamental), hipodesenvolvimento peniano (Guo *et al.*, 1993; Lai *et al.*, 1993). O congênere **PCB 126** mostrou, em estudos com roedores, redução de LH por ocasião de exposição a doses moderadas, e de FSH em doses maiores, com efeito adverso na secreção de testosterona (Desaulniers *et al.*, 1999).

DDT e seus metabólitos – O **p,p'-DDE,** metabólito do DDT, é ligante do AR com ação antiandrogênica em animais, humanos e em testes laboratoriais, com alterações das estruturas androgênio-dependentes, inclusive se administrado durante a puberdade (Kelce *et al.*, 1995; Maness, McDonnel & Gaido, 1998; Sohoni & Sumpter, 1998) mas que, na dependência da dose e espécie envolvida, pode vir a ter ação androgênica (Gaido *et al.*, 1997). Evita, em estudos laboratoriais, a ativação transcricional induzida pela dihidrotestosterona em células humanas (Kelce *et al.*, 1995). Causa inibição da expressão gênica, podendo, em altas doses, agir como agonista androgênico (Gray Jr. & Kelce, 1996; Kelce *et al.*, 1997; McDonnel & Gaido, 1998; Gray Jr. *et al.*, 1999a; Mantovani *et al.*, 1999). Em animais vivos, pode determinar supressão do ganho ponderal da vesícula seminal induzido pela testosterona (Kelce *et al.*, 1997; Mantovani *et al.*, 1999); retardar a puberdade, estimular hidroxilases esteroidais e aumentar o *turnover* de esteroides em roedores e humanos (Gray Jr. & Kelce, 1996). O **o,p'-DDT** é ligante ao AR e pode atuar como antagonista androgênico forte ou moderado (Gray Jr. & Kelce, 1996; Maness, McDonnel & Gaido, 1998), gerando diminuição da fertilidade (McLachlan & Dixon, 1972; LeBlanc, Bain & Wilson, 1997) e, na dependência da dose e tecido, como agonista androgênico fraco (Gray Jr. & Kelce, 1996; Sohoni & Sumpter; 1998). O **o,p'-DDD** e o **p,p'-DDD** são antagonistas androgênicos (Maness, McDonnel & Gaido, 1998), e o **p,p'-DDT** é antagonista androgênico (Kelce *et al.*, 1995; Maness, McDonnel & Gaido, 1998) e inibidor da síntese de dihidrotestosterona (Gray Jr. & Kelce, 1996).

Agrotóxicos (pesticidas em geral) – Schrader (1995) recomenda que haja monitoramento de LH, FSH, testosterona e PRL em todos os aplicadores de pesticidas. Como muitos deles são utilizados (comumente mais de um tipo por um mesmo aplicador ao longo do ano), é difícil reconhecerem-se apenas riscos específicos ligados a substâncias específicas. Mostra Schrader (1995), apesar do número pequeno de trabalhadores estudados, que aplicadores de pesticidas acompanhados durante 3 anos mostraram aumento significativo de FSH, PRL e testosterona (achado posterior). Durante a exposição, e logo após, houve leve redução da testosterona. Achado mais típico foi a redução do estradiol. Aventa-se a possibilidade de mecanismos causais concomitantes: degradação aumentada e alterada da testosterona, por indução enzimática pesticida dependente, levaria à formação de metabólitos sem ação androgênica, mas com capacidade de induzir inibição da aromatase e, com isto, reduzir, secundariamente, a produção de estradiol (Haake *et al.*, 1987). Comparação de categorias ocupacionais mostra diferença significativa na prevalência destas alterações para profissões agrícolas com longa exposição a pesticidas (Strohmer *et al.*, 1993). Também há relatos de possível associação de exposição ambiental e alterações no controle da expressão dos hormônios gonadais masculinos. Olea e colaboradores (1999) mostraram que o uso de pesticidas em grande quantidade em região da Espanha se associou ao encontro de teor considerável de agentes com ação estrogênica e antiandrogênica em gado regional, o que levou à hipótese de ser esta a causa do aumento da incidência de criptoquidismo na região.

Adjuvantes de herbicidas – Garry e colaboradores (1999) testaram clorofenóxi herbicidas e outros herbicidas, incluindo glifosatos. Os adjuvantes dos produtos continham poliacrilamidas, glicóis (um produto), isopropanolol e alquil aril polioxietileno (X-77). Eles encontraram, em expostos, redução de testosterona e aumento de FSH.

1,2-dibromo-3-cloropropano (DBCP) – Exposição, em roedores, ao DBCP, afetou profundamente as células germinativas e a diferenciação sexual androgênio-dependente (houve redução da massa testicular, níveis de androgênios e tamanho hipotalâmico) (Gray Jr. & Kelce, 1996). Na Dinamarca, estudo associou sua exposição à diminuição de nascimento de meninos (Mocarelli *et al.*, 1996). Pode haver toxicidade testicular em exposição ocupacional (Tas, Lauwerys e Lison, 1996) e pode haver redução da espermatogênese em trabalhadores (Rachootin & Olsen, 1983).

Metoxiclor – É antagonista androgênico fraco (Maness, McDonnel & Gaido, 1998). Seu metabólito, **2,2-bis-(p-hidroxifenil)-1,1,1-tricloroetano (HPTE)**, é antagonista androgênico 10 vezes mais potente (Maness, McDonnel & Gaido, 1998). Estudo de Gray Jr. e Kelce (1996) não demonstrou capacidade ligante do metoxiclor ao AR e só fraca afinidade ligante do **HPTE**.

Nitrofeno – Exposição pré-natal leva a alterações estruturais gonadais e na fertilidade masculina em roedores (Gray Jr., Ferrel & Ostby, 1985).

Procimidona – Estrutura similar ao Viclozolin. É um ligante AR, causando antagonismo androgênico em células de macaco, em laboratório, e inibindo transcrição induzida pela di-hidrotestosterona. Em roedores, causa gestação e lactação precoce, além de inibição ao pleno desenvolvimento de tecidos androgênio dependentes em exposição intraútero (Ostby *et al.*, 1999; Gray Jr. *et al.*, 1999a).

Lindano (gama-HCH) – Estudos em humanos mostram acumulação em testículos, onde lesa o epitélio germinativo, reduzindo o número de espermátides e danificando as células de Sertoli. A presença do lindano nas secreções do trato genital feminino diminui a resposta citológica espermática à progesterona, agonista das reações acrossômicas nos sítios de fertilização (Silvestroni & Palleschi, 1999). Há achado similar em fábrica de produção de lindano, com aumento significativo de LH, não significativo de FSH e testosterona levemente diminuída em trabalhadores expostos (Tomczak, Baumann e Lehnert, 1981).

Linuron – É ligante AR com baixa afinidade, mas tem atividade antiandrogênica (Gray Jr. *et al.*, 1999a). Em roedores, aumenta incidência de tumores testiculares (Cook *et al.*, 1993; Gray Jr. *et al.*, 1999a). É tido como passível de levar a estimulação hipofisária, com aumento de LH e hiperplasia de células de Leydig (Rehnberg *et al.*, 1988; Cook *et al.*, 1993).

Vinclozolin – Seu efeito geral, quando administrado, é antiandrogênico (Mantovani *et al.*, 1999). Em roedores, mostra ação antiandrogênica, com supressão do ganho ponderal da vesícula seminal induzido pela testosterona (Wong *et al.*, 1995; Kelce *et al.*, 1997; Monosson *et al.*, 1999). Quando administrado durante a diferenciação sexual, pode levar a alterações estruturais nos caracteres masculinos. Na juventude, causa retardo no desenvolvimento puberal de machos (Chung & Ferland-Raymond, 1975). Em adultos, os efeitos se fazem sentir nos tecidos com dependência androgênica ao seu pleno funcionamento, como o SNC e músculos, devido à queda nos níveis de testosterona e dihidrotestosterona (Monosson *et al.*, 1999). Induziram alterações profundas na diferenciação sexual fenotípica em animais machos, mas não efeitos permanentes na progene feminina (Gray Jr., Ostby & Kelce, 1994; Kelce *et al.*, 1994). Entretanto, demonstra-se que, apesar de ligante ao AR, sem capacidade de ativar o ARE, **Vinclozolin** tem pouca capacidade de competir com os androgênios naturais por si, mas seus dois metabólitos principais, M_1 e M_2, é que determinam os efeitos endócrinos tóxicos, atuando como antagonistas androgênicos em animais vivos e em laboratório, competindo pelos receptores androgênicos, bloqueando a expresssão gênica dos androgênios ou mesmo inibindo a ligação do complexo AR–androgênio com o DNA e a atividade transcricional induzida pela dihidrotestosterona (Kelce *et al.*, 1994; Wong *et al.*, 1995; Gray *et al.*, 1999a; Monosson *et al.*, 1999). Ambos têm capacidade de ativar a ARE, podendo, dependendo do órgão, dose e quantidade de androgênios presentes, ter não só efeito antiandrogênico, mas também, androgênico (Wong *et al.*, 1995; Laws *et al.*, 1996). Nem o **vinclozolin**, M_1 ou M_2, inibem atividade da 5a-redutase, nem demonstram afinidade pelo receptor estrogênico. Ligam-se ao PR *in vitro*, mas sem efeitos *in vivo* (Wong *et al.*, 1995; Laws *et al.*, 1996). Os efeitos que provocam na genitália masculina costumam ser, entretanto, na dependência da dose, menores do que aqueles produzidos pelos agentes que atuam via receptores Ah (Gray Jr. & Kelce, 1996; Sohoni & Sumpter, 1998).

Ácido bórico, borax (tetraborato decadidratado de sódio) e tetraborato pentahidratado de sódio – Em roedores, reduzem a fertilidade, massa testicular e epididimária, quantidade e concentração espermática, motilidade espermática, medida testicular, tamanho do túbulo seminífero (que pode sofrer degeneração) e, em doses altas, podem levar à destruição de todas as células espermáticas e à atrofia testicular (Weir & Fisher, 1972; Dixon, Lee & Sherins, 1976; Lee, Sherins & Dixon, 1978; Fail *et al.*, 1989; Fail *et al.*, 1991; Fail, Sauls & Dennis, 1991). São descritas espermiação retardada (inibição da liberação de esperma maduro) (Ku *et al.*, 1993) e redução da testosterona. LH parece não variar, e o FSH se altera, aparentemente, de modo secundário à atrofia testicular (Lee, Sherins & Dixon, 1978; Sauls *et al.*, 1992). A ação primária presumida ocorre nas células de Sertoli/germinativas, o que explicaria tanto a falha na "liberação" de espermátides, quanto o aumento de FSH por redução da retroalimentação negativa inibina dependente. Alterações, inclusive morfológicas, podem ocorrer por exposição intraútero, não se excluindo outras possíveis interferências hormonais. Em humanos, o risco parece depender de doses elevadas, sendo maior o de infertilidade por efeito testicular (Fail *et al.*, 1998).

Acrilamida – Pode, em roedores, haver geração de tumor testicular em exposição crônica a doses baixas (Khan *et al.*, 1999).

Acrilonitrila – Em rodedores, exposição parece afetar a espermatogênese (Nilsen,Tofgard & Eneroth, 1980).

Alquilfenóis– Octilfenol e nonilfenol são ligantes com baixa afinidade ao AR, de fraca atividade androgênica (Gray Jr. & Kelce, 1996; Sohoni & Sumpter, 1998).

1-bromopropano e 2-bromopropano– Em roedores, podem diminuir a massa dos epidídimos, vesícula seminal, próstata e a motilidade espermática. Em altas doses, podem reduzir a testosterona sanguínea e aumentar a quantidade de formas espermáticas imaturas no sêmen. São possíveis efeitos deletérios à reprodução no homem e recomenda-se seu uso com cautela em ambientes de trabalho (Takeuchi, Ichihara & Kamijima, 1997; Ichihara *et al.*, 2000), sendo que Kim e colaboradores (1996) observaram oligospermia em homens expostos ocupacionalmente a solventes contendo 2-bromopropano. Os dois agentes têm sido motivo mundial de preocupação, como demonstram as discussões atuais do Programa Nacional de Toxicologia do governo norte-americano quanto aos seus efeitos na reprodução (National Toxicology Program, 2001b).

Dissulfeto de carbono – Há relatos de impotência, piora da atividade sexual e de alterações da histopatologia glandular desde a década de 1930 (Audo-Gianotti, 1931 apud Cavalleri, Maugeri & Visconti, 1970). Em animais, como no cão, há relatos, também antigos, de que intoxicação crônica levou à esclerose intersticial com atrofia dos túbulos seminíferos (Cerbone, 1942 apud Cavalleri, Maugeri & Visconti, 1970) ou a alterações do tecido germinativo, mas não do intersticial (Mazzuchelli et al., 1955 apud Cavalleri, Maugeri & Visconti, 1970). Trabalhadores finlandeses em planta de viscose-rayon tiveram aumento de LH e FSH sanguíneos, sem alterações concomitantes da testosterona (Cavalleri, 1972; Wägar et al., 1981). Cavalleri, Maugeri e Visconti (1970) observaram alterações na espermatogênese e redução na testosterona, tanto por ação direta nas células de Leydig, quanto por toxicidade direta hipotálamo-hipofisária.

1,2-etanodimetanosulfonado – Citotóxico às células de Leydig de várias, mas não todas, espécies de roedores. Em alguns deles, reduz níveis de testosterona, mesmo em baixas doses, podendo levar a valores indetectáveis de testosterona. Causam grande redução das células de Leydig e da espermatogênese (Kerr et al., 1987; Morris et al., 1988b; Morris, Lendon & Zaidi, 1988).

Estireno – Estudo demonstrou níveis significativamente maiores de PRL em grupos expostos do que não expostos, por provável efeito inibitório dopaminérgico hipotalâmico (Bergamaschi et al., 1997).

Cloreto de polivinila (PVC)– Estudo realizado em trabalhadores de indústrias plásticas, expostos ao PVC, com grupo controle, demonstrou risco aumentado seis vezes de desenvolver seminoma entre os expostos. Não foram observados riscos para outros materiais que não o **PVC**. A possibilidade aventada para explicar a associação seria o extenso uso de **ftalatos**, agentes estrogênicos usados como plastificantes do **PVC**, em especial, **butil-benzil-ftalato** e **di-n-butil-ftalato** e o **bisfenol A** (veja abaixo), estrogênico ainda mais potente que os **ftalatos** (também visto, na sequência), usado como antioxidante e coestabilizador (Ohlson & Hardell, 2000). Outros estudos também demonstraram associação entre **PVC** e câncer testicular, como os de Hardell, Ohlson e Fredrikson (1997).

Ftalatos– Exposição, principalmente via alimentar, materiais de uso médico, e também, ocupacional (Wams, 1987). Alguns ésteres inibem esteroidogênese nas células de Leidyg (Garside & Harvey, 1992; Mantovani et al., 1999), tendo efeito antiandrogênico. Podem causar atrofia testicular, redução da massa testicular e redução da fertilidade, com diferenças marcantes entre espécies. Um efeito básico provável do **DEHP** (um dos ésteres) e de seu metabólito, **mono-(2-etilhexil) ftalato,** seria inibição enzimática (vista em roedores) na geração androgênica, com lesão das células de Leydig, que poderia levar à atrofia celular (possivelmente com disfunção associada das células de Sertoli) (Gray & Butterworth, 1980; Liu et al., 1988). O **dibutilftalato** (**DBP**) causa subdesenvolvimento e agenesia de epidídimo, o que sugeriria ação estrogênica, mas Mylchreest, Cattley e Foster (1998) hipotetizam que a ação seja, de fato, antiandrogênica, por induzir malformações do trato reprodutivo em vários tecidos androgênio-dependentes de progene masculina, após tratamento pré-natal com **DBP,** mas aventa que se dê, também, por mecanismo diferente daqueles competidores usuais pela ligação com o AR (Gray et al., 1982; Gray Jr., Ferrel & Osby, 1985; Gray Jr. et al., 1999a). Independentemente desta hipótese, a ação estrogênica seria capaz de afetar, por si, a qualidade do sêmen e causar infertilidade masculina (Bonde & Giwercman, 1995; Burdorf & Nieuwenhuijsen, 1999).

Metil-terc-butil-éter (MTBE)– Aumentou, em roedores, a incidência e, de fato, pareceu induzir tumor, não genotóxico, de células de Leydig (Williams, Cattley & Borghoff, 2000), além de reduzir, em machos, os níveis sanguíneos de PRL, LH, testosterona e dihidrotestosterona (Williams, Cattley & Borghoff, 2000).

Óxido de bis-(tri-n-butilestanho) (TBTO) – Em roedores machos, por efeito primário na hipófise, há elevação de LH por ação hipofisária direta (Krajnc et al., 1984).

Tetracloroetileno – Há relato de que trabalhadores expostos apresentaram níveis elevados de PRL, por provável efeito inibitório dopaminérgico hipotalâmico (Bergamaschi et al., 1997).

Tolueno – Estudo descreve queda nos níveis de LH e FSH por provável efeito tóxico hipotálamo-hipofisário (Svensson et al., 1992).

Interferência endócrina por fatores não primariamente químicos

Irradiação – No estudo, já citado, realizado nos 328 liquidatários dos entornos de Chernobyl, foi observado, nos expostos, níveis de LH significativamente mais baixos e de testosterona significativamente mais altos do que em controles. O sêmen era normal, exceto pela percentagem de espermatozoides normais, significativamente menor nos liquidatários. As alterações encontradas não foram dose-dependentes, neste período de avaliação (Goncharov et al., 1998).

Calor – Pode haver redução da espermatogênese em trabalhadores expostos a calor excessivo (Rachootin & Olsen, 1983).

Ruído – Pode haver redução da espermatogênese em trabalhadores expostos a ruído excessivo (Rachootin & Olsen, 1983).

Trabalho em turnos – Pode ocorrer aumento da concetração sérica e amplitude do pico de secreção de PRL (Touitou et al., 1990).

Algumas substâncias e condições associadas a efeitos pró e antiestrogênicos, progesterogênicos e outros relacionados ao controle hormonal gonadal feminino

Metais e ametais

Alumínio – Níveis de alumínio ambientais em torno do valor limite ambiental aceito, considerados seguros à época de estudo, determinaram alterações hipotálamo-hipofisárias transitórias em trabalhadores expostos, com queda significativa, inicial, dos níveis de PRL e retorno ao normal, meses depois, por provável mecanismo adaptativo (Alessio et al., 1989a).

Cádmio – Em estudo laboratorial, pode determinar aumento da liberação basal de LH e alterar secreção de PRL (Camoratto et al., 1990). A administração aguda de cloreto de cádmio em roedores causou redução dos níveis de PR e LH após 6h. Depois de 14 dias, reduziu-se a PRL, com aumento de LH (interfere com o receptor de TRH do lactotrófo) (Lorenson, Robson & Jacobs, 1983; Lafuente et al., 1997). Em roedores, pode reduzir HCG, causar estro constante, inibição da ovulação, necrose folicular e redução da massa ovariana, uterina e hipofisária. Exposição intraútero pode levar à necrose ovariana (Wilson & Leigh, 1992; Sharara, Seifer & Flaws, 1998).

Chumbo – Reconhecido desde o século XIX, na Inglaterra, como passível de afetar a esterilidade de mulheres expostas ocupacionalmente (Rom, 1976), é, ainda, causa de ciclos anovulatórios e irregularidades menstruais em mulheres (Fahim & Hal, 1976). Estudos laboratoriais e em animais demonstram que pode haver diminuição dopaminérgica hipotalâmica, com aumento da PRL (Govoni et al., 1984) e inibição da liberação de FSH. Esta, associada a efeito direto sobre os ovários, pode levar a alterações do diestro, dos níveis de estradiol sanguíneo e diminuição na secreção de progesterona que traz, como consequência, atrofia uterina e limitação da indução de receptores uterinos estrogênicos em roedores. Além de redução do HCG, em fase gestacional, atrofia e necrose folicular ovarianas foram observadas. Exposição neonatal, por sua vez, pode implicar em atraso puberal (Jacquet e cols., 1977; Mattison & Thomford, 1989; Wilson & Leigh, 1992).

Cobre – Estudos animais e laboratoriais demonstram que estimula GnRH, liberação de LH e ovulação. É o metal mais potente em estimular a liberação de LH (Burrows & Barnea, 1982)

Manganês – É causa, em roedores, de redução do número de folículos ovarianos e persistência do corpo lúteo (Sharara, Seifer & Flaws, 1998). Em trabalhadores, há relato de efeito similar ao do chumbo, levando ao aumento dos níves de PRL (Alessio et al., 1989b).

Mercúrio – Em roedores, inibiu a ovulação, aumentou atresia folicular e prolongou período do diestro. Exposição em período neonatal pode causar ciclos irregulares na vida adulta e alterar metabolismo da progesterona, sem interferir com seus níveis séricos. Em estudo laboratorial, mostrou-se ligação do mercúrio ao grupo sulfidrila livre no receptor de progesterona, o que pode determinar a redução da ligação da progesterona ao PR e a resposta celular subsequente (Lundholm, 1991). Em mulheres, é causa de hiper, hipo ou oligomenorreia; ciclos anovulatórios; e sérias cólicas menstruais (Burbacher, Mohamed & Mottett, 1988; Sharara, Seifer & Flaws, 1998). Parece inibir a liberação de GnRH, acumular-se no corpo lúteo e prolongar sua duração (Mattison & Thomford, 1989).

Níquel – A hipófise é o segundo órgão que mais capta o níquel, após o tecido renal. Pode alterar secreção de PRL (Smith & Hacley, 1968; Camoratto et al., 1990).

Selênio – Exposição crônica em roedores reduz fertilidade e número de fetos viáveis (Wilson & Leigh, 1992). Em humanos é causa de disfunção sexual, talvez por mecanismo que envolva substituição de enxofre ou zinco de enzimas necessárias à secreção normal de PRL (Thorlacius-Ussing & Danscher, 1985; Camoratto et al., 1990).

Zinco – Estudos laboratoriais e em animais vivos mostram: supressão ou alteração da secreção de PRL, estímulo à liberação de GnRH em doses suprafisiológicas e aumento da PRL em casos de déficit de zinco (Judd, MacLeod & Login, 1984; Cooper et al., 1987; Camoratto et al., 1990).

Outras substâncias químicas

Organoclorados – Descreve-se relação epidemiológica entre níveis sanguíneos de organoclorados e câncer de mama (Wolff et al., 1993).

TCDD – Efeitos podem se expressar como resultando em ações antiestrogênicas ou mesmo estrogênicas, especialmente via receptor Ah, na dependência da dose, espécie e/ou tecido em estudo, faixa etária e outros. Se em macacas pode haver diminuição da fertilidade e ser causa de endometriose (Rier et al., 1993), em ensaios em hepatócitos de peixes pode exercer efeito estrogênico (Smeets et al., 1999a). Já em roedores, **TCDD** intraútero e na lactação pode causar alterações na progene feminina. Esta poderá ter malformação da genitália, redução da fecundidade, aumento da incidência de estro constante, hiperplasia endometrial crítica na meia idade e redução do estradiol sérico (Gray Jr. et al., 1994; Gray Jr., Laws & Kelce, 1995; Gray Jr. & Ostby, 1995; Chaffin et al., 1996; Chaffin, Peterson & Hutz, 1996; Gray Jr. & Kelce, 1996; Hurst et al., 1998). Fêmeas adultas expostas podem ter alteração da ciclicidade do estro, diminuição da fertilidade, redução da massa ovariana, aumento ou diminuição da expressão de receptores estrogênicos, alteração no ritmo de secreção da PRL (Pohjanvirta & Tuomisto, 1994; Harvey, Malarkey & Cockburn, 1999). Ao menos parte considerável da antiestrogenicidade que surge como efeito da ação da **TCDD** deve-se ao aumento da metabolização oxidativa do estradiol e à *down regulation* que os receptores Ah ativados exercem sobre níveis nucleares de ERH (Safe *et al.*, 1998). **TCDD**, *in vitro*, faz desenvolverem-se células de tumor de mama humano; age como transativador da expressão gênica de células da granulosa humana, podendo alterar a esteroidogênese nas células luteínicas da granulosa e interferir na produção de progesterona; e é capaz de induzir apoptose celular por mecanismo ainda não plenamente esclarecido, mas, aparentemente, mediado via receptor Ah (Chaffin *et al.*, 1996; Chaffin, Peterson & Hutz, 1996; Enan *et al.*, 1996; Heimler *et al.*, 1998).

Não se deve deixar de recordar, como já mencionado para o caso italiano, que é grande o risco de teratogenicidade e de modificação da distribuição sexual de nascidos em populações humanas expostas (Mocarelli *et al.*, 1996).

Um tema atual, de importância crescente e fruto de intensas discussões, é o potencial papel da **TCDD** e substâncias assemelhadas na gênese da endometriose humana, mesmo em casos de exposição pós puberal (Eskenazi & Kimmel, 1995). Mostra-se, inclusive, que a **TCDD** interfere com a expresssão de metaloproteinases mediada por progesterona e com aumento da produção de citoquinas pelas células imunes intraendometriais. Tal superexpressão de citoquinas é característica dos tecidos vistos na endometriose (Mayani *et al.*, 1997). Mais epecificamente, Osteen e Sierra-Rivera (1997) sugeriram que a **TCDD** tenha efeito múltiplo na gênese da endometriose via: interação com receptor Ah, ação imunológica direta (pode causar atrofia tímica em roedores), efeito estrogênico, antiprogesterogênico e antiandrogênico. O grupo de Osteen (Anderson, Gorstein & Osteen, 1990; Osteen *et al.*, 1994; Osteen, Bruner & Sharpe-Timms, 1996; Osteen *et al.*, 1997; Osteen & Sierra-Rivera, 1997) estuda como a interferência da comunicação celular na endometriose pode tornar-se uma possibilidade para o desenvolvimento de sítios de crescimento ectópico. MMPs (*matrix metalloproteinases*) correspondem a grupo de enzimas relacionadas, secretadas de forma não ativa e que requerem ativação transcricional (Osteen *et al.*, 1994). Na endometriose, MMPs são produzidas pelas células epiteliais e do estroma. Seu padrão de circulação e concentração é ligado aos níveis circulantes de hormônios esteroidais ovarianos. Mas, a regulação dos genes específicos dos MMPs parece depender de citoquinas e fatores de crescimento, que atuam localmente, de modo a coordenar a comunicação célula a célula de cada estágio do ciclo menstrual (Anderson, Gorstein & Osteen, 1990; Osteen *et al.*, 1994). Níveis circulantes crescentes de estradiol levam à expressão das MMPs endometriais, em conjunto com os sítios focais de tecidos remodelantes ligados a fatores de crescimento, mas o aumento pós ovulatório da progesterona resulta em queda rápida da expressão do mRNA das MMPs (*in vivo*) e supressão proteica (*in vitro*) (Osteen *et al.*, 1994). A **TCDD** e produtos assemelhados, em roedores, romperiam eventos uterinos mediados por esteroides, incluindo a produção de citoquinas e fatores de crescimento locais, podendo levar à geração de tecidos *endométrio símiles*, o que não se coloca em desacordo à teoria de Halgans, da metaplasia celômica, com transformação de epitélio celômico em *endometrial*, podendo ser resultante de estímulos inespecíficos (Bontis & Vavilis, 1997). O grupo de Osteen já demonstrou, recentemente, que a expressão das MMPs em lesões endometrióticas parece estar alterada em relação ao endométrio normal e que a expressão aberrante de citoquinas e de fatores de crescimento local pode contribuir para a expressão alterada das MMPs em tecidos ectópicos (Osteen, Bruner & Sharpe-Timms, 1996). Demostraram, *in vitro*, que: pré-exposição de células do estroma à **TCDD** baixa a habilidade da progesterona em suprimir a MMP-3 (Osteen *et al.*, 1994); fragmentos de endometriose intactos, expostos à **TCDD** em culturas orgânicas de curta duração, mostram que a **TCDD** intefere com a habilidade da progesterona em evitar o estabelecimento de lesões *endometriose símile* no modelo experimental de endometriose em roedores, ou seja, **TCDD** interfere com a habilidade da supressão das MMPs mediadas pela progesterona; **TCDD** pode aumentar a quantidade de citoquinas por células imunes e somáticas dentro do tecido endometrial, o que, por sua vez, permite levar a aumento na expressão das MMPs; e **TCDD** parece aumentar a isoleucina 1 alfa (Osteen *et al.*, 1997), que pode interferir com a diferenciação de células do estroma endometrial mediada pela progesterona.

PCBs – Os efeitos são principalmente estrogênicos, mas há efeitos diferentes, dependendo do congênere de **PCB**, sendo alguns, por exemplo, redutores da PRL ou da progesterona em roedores, prolongando o ciclo do estro e reduzindo a fertilidade ou, ainda, claramente, antiestrogênicos em células de câncer de mama humanas (De Krey *et al.*, 1994; Sharara, Seifer & Flaws, 1998; Sonnenschein & Soto, 1998). Os efeitos são, portanto, variáveis, sendo comuns alterações menstruais e reprodutivas, como as vistas na coorte de Taiwan, com a já mencionada doença de Yucheng (Yu *et al.*, 2000). Em relação a alguns outros congêneres, temos que o **PCB 118 e 126** apresentou efeito antiestrogênico mediado pelo Ah em estudo realizado em hepatócitos de carpas (Smeets *et al.*, 1999b), o **PCB 153** teve efeito estrogênico em roedores (Desaulniers *et al.*, 1999),o **PCB 169** reduziu a fertilidade da progene de mães expostas (Smits–van Prooje *et al.*, 1993) e os **PCB 104, 184, 188 e alguns OH-PCBs** exerceram efeito competitivo em ensaios com ER humano recombinante (observação: alguns **PCBs** não mostram este efeito) (Matthews & Zacharewski, 2000). Já o metabólito metilsulfona, **MeSO2-PCB,** alterou a aromatase (Kato *et al.*, 1998), com níveis aumentados de aromatase na placenta de roedores, parecendo aumentar o risco de câncer de mama e de endométrio (Letcher *et al.*, 1999).

Clorobifenilas: CB126, 4'-OH-CB30, (2,4,6-triclorobifenila), 4-MeSO2-CB52 – Redução da aromatase em estudos com roedores (Letcher *et al.*, 1999).

Solventes orgânicos e pesticidas – Estudo caso-controle avaliou exposição a químicos industriais e risco de infertilidade. Para solventes orgânicos, encontrou-se OR=1,74 (1,11-

2,17), e para pesticidas, OR=3,0 (1,1-8,3), a 95% de confiança (Smith *et al.*, 1997).

Alachlor – É ligante ao ER e promove, experimentalmente, resposta celular estrogênica (Klotz *et al.*, 1996; Vonier *et al.*, 1996).

Clordano – É ligante ao ER e possui atividade estrogênica em células responsivas (Klotz *et al.*, 1996; Vonier *et al.*, 1996).

Clordecona – Atividade variável de acordo com tecido. Ligante ao ER. Em vários estudos mostrou atividade estrogênica em roedores e outros animais (Palmiter & Mulvihill, 1978; Hammond *et al.*, 1979; Reel & Lamb, 1985; Pinkston & Uphouse, 1988). Foi causa de anovulação em roedores (Guzelian, 1982); de inibição direta da liberação de LH e FSH em resposta ao GnRH, em animais e humanos; tem atividade estrogênica na hipófise e antiestrogênica nos ovários (Huang & Nelson, 1986); e é ligante ao PR e estimula seus efeitos e a proliferação de células de leiomioma uterino (Vonier *et al.*, 1996; Hodges *et al.*, 2000).

DDT e alguns metabólitos – **DDT** demonstra, comumente, efeito estrogênico (Sonnenschein & Soto, 1998; Mantovani *et al.*, 1999). Quanto aos metabólitos, **o,p'-DDD**; **p,p'-DDD**; **p,p'-DDE**; **o,p'-DDE**; e **o',p'-DDT**, são todos ligantes ao ER, tendo atividade prioritária estrogênica em células estrogênio responsivas (Nelson, 1974; Kelce *et al.*, 1995). O **o,p'-DDT** também mostrou efeito estrogênico no ensaio com hepatócitos de carpas (Smeets *et al.*, 1999a), agindo, ainda, em roedores, como agonista estrogênico (Nelson, 1974; Gray Jr. & Kelce, 1996, aumentando o peso uterino (Welch, Levin, Cooney, 1969) e podendo causar puberdade precoce e estro persistente em fêmeas (Heinricks *et al.*, 1971). O **p,p'-DDT** mostrou fraca atividade estrogênica, assim como o **o, p'-DDT** (Bustos *et al.*, 1988; Gray Jr. & Kelce, 1996).

2,4-diclorofenol e dicofol– São ligantes ao ER (Jobling *et al.*, 1995; Vonier *et al.*, 1996).

Dieldrin – Efeito estrogênico prioritário (Soto, Chung & Sonnenschein, 1994; Sonnenschein & Soto, 1998). Não estimula proliferação celular de leiomioma, mas tem atividade agonista estrogênica e *up* regula PR (Hodges *et al.*, 2000).

Endosulfan – Ação estrogênica e progesterogênica, na dependência dos isômeros (Sonnenschein & Soto, 1998; Hunter *et al.*, 1999). Ativa ER de células neoplásicas de leiomioma, em ambiente laboratorial (Hunter *et al.*, 1999). **Endosulfan (alfa isômero)** liga-se ao PR e estimula PR e proliferação de células de leiomioma uterino (Hodges *et al.*, 2000). **Beta-endosulfan**, por sua vez, não estimula proliferação celular de leiomioma, mas tem atividade agonista estrogênica e *up* regula PR (Soto, Chung & Sonnenschein, 1994; Hodges *et al.*, 2000).

Fungicidas triazole – Podem inibir a síntese de estrogênios (Mantovani *et al.*, 1999).

HCH – Tem efeito estrogênico em ensaios com roedores. **Gama-HCH** tem efeito antiestrogênico, pode reduzir LH (inclusive o pico ovulatório), PRL e massa hipofisária e, ainda, causar atrofia uterina (Cooper *et al.*, 1989).

Metoxiclor – O efeito do metoxiclor é complexo e dependente de seus metabólitos, em especial o **HPTE**, que é, a princípio, agonista do ER (Bulger & Kupfer, 1985; Gray Jr. & Kelce, 1996; Gaido *et al.*, 1997; Sonnenschein & Soto, 1998). Entretanto, é agonista potente alfa-estrogênico e fraco beta-estrogênico (roedores e humanos). Se em um tecido houver os dois tipos de receptores, a ação predominante será a alfa agonista. Se houver só um subtipo, na presença de outros estrogênios naturais, poderá ser agonista ou antagonista, dependendo do subtipo presente. Não aumenta FSH e LH em ratas ooforectomizadas (como ocorre com estrogênios naturais) (Gray Jr. *et al.*, 1988). Estimula PR e proliferação de células de leiomioma uterino (Hodges *et al.*, 2000) e age como agonista estrogênico no útero e antagonista no ovário (Hall *et al.*, 1997). Isto pode se dever à grande expressão do ERβ relativa à do ERα no ovário (Saunders *et al.*, 1997; Gaido *et al.*, 1999). Em roedores, tem efeito estrogênico comum (Gray Jr. *et al.*, 1989a, b; Laws *et al.*, 2000), mas pode causar anovulação (Guzelian, 1982). Para Goldman e colaboradores (1986), o efeito estrogênico é fraco e altera massa pituitária e secreção de PRL em roedores de experimentação. Em anfíbios, pode inibir a maturação do oócito induzida pela progesterona (Pickford & Morris, 1999) e, em tecidos de peixes, pode ter ação estrogênica (Smeets *et al.*, 1999a).

Mirex– Ação estrogênica predominante em animais de experimentação (Bulger & Kupfer, 1985; Wilson & Leigh, 1992).

Toxafeno – Ligante ER, toxafeno tem atividade predominante estrogênica em células responsivas (Sonnenschein & Soto, 1998; Soto, Chung & Sonnenschein, 1994). Não estimula proliferação celular de leiomioma, mas tem atividade agonista estrogênica e *up* regula PR (Hodges *et al.*, 2000).

Triazina herbicidas (atrazina, desisopropil, cianazina, simazina) – Em roedores, podem interferir com o controle hipotalâmico da função ovariana, liberação de LH e PRL e pico de LH e PRL induzido por estrogênios. Podem levar à formação de ovários polifoliculares, sem formação de corpo lúteo (Stevens *et al.*, 1999; Cooper *et al.*, 2000). Mecanismo de estrogenicidade via indução de aromatase foi observado em estudo com células de carcinoma humano adrenocortical (Sanderson *et al.*, 2000). Todos podem exercer efeito preponderante antiestrogênico competitivo em células responsivas a estrogênio (Tran *et al.*, 1996) e a atrazina e a cianazina são ligantes ao PR (Vonier *et al.*, 1996).

Vinclozolin – Ligante do PR *in vitro*, sem alcançar níveis capazes de interferência relevante in vivo (Laws *et al.*, 1996).

Organofosforados – Há poucos estudos. Em roedores, estudo mostra redução de LH e progesterona, indução de ovulação prematura e inibição do crescimento de folículo ovariano (Rattner & Michael, 1985).

Piretroides (sumitrina, fenvalerato, d-trans aletrina e permetrina) – Podem ligar-se aos receptores ER e, alguns deles, estimular, *in vitro*, a proliferação estrogênio dependente de células MCF de câncer humano (Go Vera *et al.*, 1999).

Acrilamida – Descrita possibilidade de associação com tumor de mama (Khan *et al.*, 1999).

Acrilonitrila – Em estudos com roedores, 24h após exposição ocorreu aumento de PRL por estimulação celular direta (Stafaneanu & Kovacs, 1991).

Alquilfenóis – Efeito estrogênico em geral (roedores e peixes), tanto para **4-t-pentilfenol, 4-t-octilfenol, nonilfenol**, ácido 4-nonilfenoxi carboxílico, como para **p-nonilfenol**, os dois últimos demonstrando, também, afinidade fraca para PR (Soto *et al.*, 1991; White *et al.*, 1994; Lech, Lewis & Ren, 1996; Odum *et al.*, 1999; Laws *et al.*, 2000).

Benzeno, tetracloreto de carbono e xileno – Em geral têm efeito estrogênico. Podem causar, em animais, alterações menstruais e aumento da taxa de abortamento, redução do metabolismo estrogênico (via efeito hipotalâmico) e redução na produção estrogênica (via ação ovariana) (Barlow & Sullivan, 1982). O **xileno** (hidrocarboneto aromático comumente usado em indústrias de borracha e couro e, também, na indústria de pesticidas, como intermediário na produção de certos polímeros, na destilação de petróleo, em laboratórios de histologia etc.), em roedores, pode diminuir níveis sanguíneos de progesterona e estrogênio, bloquear a ciclicidade normal do estro e evitar a ovulação (Ungvary & Tatrai, 1980).

Benzo(a)pireno, benz(a)antraceno, beta-naftoflavona, dinidolilmetano e 6-metil-1,3,8-triclorodibenzofurano (MCDF) – Efeito antiestrogênico que pode ser mediado pelo Ah (estudo em hepatócitos de carpas) (Smeets *et al.*, 1999b). Alguns dos **metabólitos hidroxilados do benzo(a)pireno** são ligantes de ER (Charles *et al.*, 2000).

4-benziloxifenol, 2,4-dibenzofenona e 2,2'-metileno bis(4-clorofenol) – Possível efeito antiestrogênico por ligarem-se competitivamente ao ER (Blair *et al.*, 2000).

Bisfenol A, bisfenol F, bisfenol A contendo flúor, difenilalcanos- Vários ensaios já foram realizados, com demonstração de efeitos estrogênicos em várias espécies, como em hepatócitos de peixes e em roedores e outros animais (Krishnan *et al.*, 1993; Gould *et al.*, 1998; Perez *et al.*, 1998; Sohoni & Sumpter, 1998; Laws *et al.*, 2000).

2-Bromopropano – Podem tornar insuficiente a função ovariana, alterando o estro, levando à perda de oócitos em mulheres e podendo gerar atrofia ovariana em roedores (Kamijima *et al.*, 1997; Takeuchi, Ichihara & Kamijima, 1997). Mulheres expostas ocupacionalmente a solventes contendo 2-bromopropano desenvolveram amenorreia (Kim *et al.*, 1996).

DCB (diclorobenzeno) – Efeito estrogênico em ensaios laboratoriais (National Toxicology Program, 2001a; Sonnenschein & Soto, 1998).

Dibromocloropropano (DBCP) – Efeito estrogênico em ensaios (Barlow & Sullivan, 1982).

Estireno – Pode interferir com a ciclicidade menstrual de mulheres (Harkonen & Holmberg, 1982).

Fluidos organosiloxanos – Efeito estrogênico. Podem causar proliferação endometrial em roedores e outros animais (Barlow & Sullivan, 1982).

Ftalatos – Efeito estrogênico. Pode determinar, em roedores, prolongamento do estro, supressão ou retardo ovulatório e redução das dimensões dos folículos préovulatórios (Heindel *et al.*, 1989; Davis, Maronpot & Heindel, 1994; Jobling *et al.*, 1995).

Hidroxitolueno butilado (BHT) e hidroxianisol butila – Efeito estrogênico em ensaios (Sonnenschein & Soto, 1998).

Óxido de bis-(tri-n-butilestanho) (TBTO) – Em roedores, aumenta LH e as células que o produzem (Krajnc *et al.*, 1984).

Percloroetileno– Aumenta risco de infertilidade em mulheres (Sallmen *et al.*, 1995).

Triaril fosfatos e tricresil fosfatos – **Trifenil fosfato butilado (BTP) e tricresil fosfato butilado (TCP)** podem causar vacuolização citoplasmática em tecido estrogênio sintetizante de ovários e adrenais (Latendresse, Brooks & Capen, 1994). **Tri-xilenil-fosfato (TXP)** (base de fluidos hidráulicos), por via inalatória, tem efeito similar ao **TCP** por via oral (Carlton, Barlett & Smith, 1986; Carlton *et al.*, 1987; Hejtmancik *et al.*, 1986).

Triclorobenzeno (TCB)– Efeito estrogênico em ensaios (Sonnenschein & Soto, 1998).

4-vinilciclohexeno e 4-vinilciclohexenodiepóxido– Podem alterar a reprodução e destruir folículos ovarianos em roedores (Smith, Mattison & Sipes, 1990; Springer *et al.*, 1996a,b,c).

▶ Conclusões e novas tendências

O universo das doenças endócrinas, nutricionais e metabólicas está presente na prática diária da medicina, em quaisquer de suas atividades. O surgimento dessas patologias, comumente insidioso, pode impor grande persistência na busca diagnóstica e na procura de indicadores que antecedem o estabelecimento do quadro nosológico, fato que pode ser duradouro. Nos ambientes laborais, a relação entre exposições aparentemente reduzidas a cargas/riscos laborais, por períodos prolongados, ou mesmo efeitos tardios, podem dificultar a percepção entre causas e efeitos. Por outro lado, eventos agudos, emergenciais, são capazes de ocorrer de forma avassaladora, também como consequência do trabalho humano. Não há como não se considerar, com risco de estímulo ao adoecimento, quaisquer possibilidades associativas.

A quase onipresença desse grupo de doenças deve, entretanto, se traduzir, quando vislumbradas a partir do campo específico da saúde do trabalhador, como ambiente catalizador possível a uma ação médica presa aos detalhes; ao estudo sistemático; à valorização anamnésica; às inter-relações entre o conhecimento médico clínico, epidemiológico, toxicológico, ético e aqueles oriundos da observação atenta dos ambientes laborais, da organização do trabalho, mas, e principalmente, deve ater-se e estimular o respeito à inclusão social do trabalhador como sujeito dos processos de promoção de sua saúde.

Estudos epidemiológicos de base populacional, ou com amostras especialmente expostas, traduzem uma das tendências. Em trabalho recente de Mendez e Marin (2012), com amostra do *National Health and Nutrition Examination Survey* – NHANES 2007-2008, os níveis de T4 sanguíneos se relacionaram à concentração urinária de ésteres de perclorato e ftalatos. O eixo hipotálamo-hipofisário permaneceu com compensação inadequada, quando níveis de T4, mesmo dentro de faixas tidas como eutireodeanas, permaneciam levemente reduzidos. O trabalho utilizou estatística avançada, com análise multivariada complexa e amostras populacionais, considerando, inclusive, uso de medicamentos, ingestão alimentar etc. Com foco em exposições mais específicas, por exemplo, estar exposto ao conjunto de emanações de indústrias, De Freitas e colaboradores (2010) mostraram associação de tireoidite de Hashimoto com o fato de se residir na periferia de polo petroquímico. O estudo foi amplo, com grupo controle em cidade à distância e respeitando desenho sofisticado.

Há que atentar, porém, para novos rumos de pesquisa, no campo molecular, no estudo de novas tecnologias e metodologias de avaliação de toxicidade. Dentro destas tendências, cabe citar o trabalho de DeKeyser e colaboradores (2010) que, ao analisarem o receptor constitutivo de androstano (CAR) e variantes, além do receptor de pregnano (PXR), reforçaram a complexidade da interação de xenobióticos com receptores. Variações naturais ou induzidas por ***splicing*** podem ser mais ou menos afeitas à interação, com a consequente interferência endócrina resultante. A inter-relação entre nanomateriais e o sistema endócrino ainda se encontra em fase inicial de desenvolvimento. Em recente revisão, Maculiffe e Perry (2007) mostraram que, mesmo havendo poucos estudos diretamente relacionados a efeitos adversos a células germinativas masculinas, alguns deles sugerem a possibilidade de que nanopartículas possam atravessar a barreira hemato-testicular.

Testes de toxicidade, em especial para avaliar efeitos duradouros, são muito caros, demorados e utilizam muitos animais. Há dezenas, ou mesmo centenas de milhares de compostos que não foram submetidos a estes testes e encontram-se no mercado consumidor e a defasagem só tem aumentado. Modernamente, os efeitos fisiológicos hormonais, a produção de radicais livres, a apoptose etc. traduzem vias estruturantes principais funcionais e disfuncionais celulares dos organismos e suas interações. Uma revolução na biologia celular, onde o que parece fundamental é conhecer tais vias, está sendo abraçada pelos grupos que defendem – e cada vez são maiores e mais bem financiados –, a redução do uso de animais em experimentação e o avanço para intensa modelagem em toxicologia. Eles têm mostrado que é possível vencer algumas barreiras principais, com algoritmos adequados. A não integridade corporal, que viabiliza o estudo de respostas integrais e não programadas, tem sido, gradativamente, alcançada pelo maior conhecimento das vias em questão, para o quê se procura construir, no caso toxicológico, como que um "toxoma", que as traduza adequadamente e contra o qual se testem, *in silico*, vários compostos. Além de mais baratos, se o progresso do conhecimento permitir os avanços esperados, uma vantagem incontesté será ver analisado número muito maior de substâncias do que as hoje em consumo. Para o caso da análise dos efeitos endócrinos, esta visão pode ser crucial e estabelecer grande diferença. Há que se esperar por novos avanços (National Research Council, 2012).

◗ Abreviaturas utilizadas

MR – Mineralocorticoides	GR – Glicocorticoides
AR – Androgênios	PR – Progesterona
TR – Receptores para hormônio tireoideano	ER – Estrogênio
RAR ou RXR – Ácido retinoico	VDR – Vitamina D
ACTH – Corticotrofina	IGF – Fator de crescimento insulina-símile
EGF – Fator de crescimento epidérmico	MAO – Monoamina-oxidase
FGF – Fator de crescimento de fibroblastos	MSH – Melanotrofina
GABA – ácido gama-amino-butírico	PRGF – Fator de crescimento plaquetário
GH – Hormônio do crescimento	PRL – Prolactina
GHRH – Hormônio liberador de GH	PTH – Paratormônio
GnRH – Hormônio liberador de gonadotrofinas	TRH – Hormônio liberador de TSH
HCG – Gonadotrofina coriônica humana	TSH – Tireotrofina

◗ Referências

Adami HO et al. Testicular cancer in nine northern European countries. International Journal of Cancer, 59: 33-8, 1994.

Adams NR. Detection of the effects of phytoestrogens on sheep and cattle. Jounal of Animal Science, 73(5): 1509-1511, 1995.

Akoso BT et al. Effects of purified polybrominated biphenyl congeners on the thyroid and pituitary glands in rats. Journal of the American College of Toxicology, 3: 23-36, 1982.

Alessio L et al. Behavior of biological indicators of internal dose and some neuro-endocrine PRL/TSH tests in aluminium workers. Medicina del Lavoro, 80: 290-300, 1989a.

Alessio L et al. Interference of manganese on neuroendocrinal system in exposed workers. Preliminary report. Biological Trace Element Research, 21: 249-53, 1989b.

Alexander BH et al. Semen quality of men employed at a lead smelter. Occupational and Environmental Medicine, 53: 411-6, 1996.

Alexander BH et al. Contrasting associations of blood and semen lead concentrations with semen quality among lead smelter workers. American Journal of Industrial Medicine, 34: 464-9, 1998.

Anderson TL, Gorstein F, Osteen KG. Stomal-epithelial cell communicaton, growth factors and tissue regulation. Laboratory Investigation, 62: 519-21, 1990.

Arnold SF et al. Differential interactions of natural and synthetic estrogens with extracellular binding proteins in a yeast estrogen screen. Steroids, 61: 642-6, 1996a.

Arnold SF et al. A yeast estrogen screen for examining the relative exposure of cells to natural xenoestrogens. Environmental Health Perspectives, 102: 780-1, 1996b.

Assennato G et al. Sperm count suppression without endocrine disfunction in lead-exposed men. Archives of Environmental Health, 42: 124-7, 1987.

Atkins E, Baker EL. Exacerbation of coronary artery disease by occupational carbon monoxide exposure: a report of two fatalities and a review of the literature. American Journal of Industrial Medicine, 7: 73-9, 1985.

Atterwill CK, Flack JD. Introduction to endocrine toxicology. In: Atterwill CK, Flack JD. Endocrine toxicology. Cambridge: Cambridge University, 1992, p.3-11.

Atterwill CK, Jones C, Brown CG. Thyroid gland II – Mechanisms of species-dependent thyroid toxicity, hyperplasia and neoplasia induced by xenobiotics. In: Atterwill CK, Flack JD. Endocrine toxicology. Cambridge: Cambridge University, 1992, p.137-82.

Atwal OS, Samagh BS, Bhatnagar MK. A possible auto-immune parathyroiditis following ozone inhalation. II. A histopathologic, ultrastructural, and immunoflurorescent study. American Journal of Pathology, 80: 53-62, 1975.

Baccarelli A. Agenti occupazionali e funzione endocrina: aggiornamento delle evidenze sperimentali e nell'uomo. Medicina del Lavoro, 90: 650-70, 1999.

Bagget JM, Thureson-Klein Å, Klein RL. Effects of chlordecone on the adrenal medulla of the rat. Toxicology and Applied Pharmacology, 52: 313-22, 1980.

Banerjee KK, Bishayee A, Marimuthu P. Evaluation of cyanide exposure and its efects on thyroid disfunction of workers in a cable industry. Journal of Occupational and Enviromental Medicine, 39: 258-60, 1997.

Barbera L. Ricerche sperimentalli sulle alterazioni mercuriali causate dalle lentissime intossicazioni. Pathologia, 27: 18, 1935.

Barlow SM, Sullivan FM. Reproductive hazards of industrial chemicals. London: Academic, 1982.

Barregard L et al. Endocrine function in mercury exposed chloralkali workers. Occupational and Environmental Medicine, 52: 536-40, 1994.

Bergamaschi E et al. Peripheral markers of cathecolaminergic dysfunction and symptons of neurotoxicity among styrene-exposed workers. International Archives of Occupational Environmental Health, 69: 209-14, 1997.

Bernard, I. Da biologia à ética. Os novos poderes da ciência. Os novos deveres do homem. São Paulo: Psy, 1994.

Birnbaum LS. The mechanism of dioxin toxicity: relationship to risk assessment. Environmental Health Perspectives, 102(suppl.9): 251-77, 1994.

Birnbaum LS. Workshop on perinatal exposure to dioxin like compounds. V Immunologic effects. Environmental Health Perspectives, 103(suppl.2): 157-60, 1995.

Birnbaum LS. Beyond TEF's: mixture of dioxins and non-dioxins. In: 17th International Symposium on Chlorinated Dioxins and Related Compounds. Indianapolis, USA, August 25-27, 1997.

Blair et al. The estrogen receptor relative binding affinities of 188 natural xenochemicals: structural diversity of ligands. Toxicology Science, 54: 138-53, 2000.

Bonde JP, Giwercman A. Occupation hazards to male fecundity. Reproductive Medicine Review, 4: 59-73, 1995.

Bontis JN, Vavilis DT. Etiopathology of endometrosis. Annals of the New York Academy of Sciences, 816: 305-9, 1997.

Boyle P, Kaye SB, Robertson AG. Changes in testicular cancer in Scotland. European Journal Cancer Clinical Oncology, 23: 827-30, 1987.

Brasil. Ministério da Saúde. Portaria nº 1339/GM de 18 de novembro de 1999. Brasília: MS, 1999.

Braunstein GD, Dahlgren J, Loriaux DL. Hypogonadism in chronically lead-poisoned men. Infertility, 1: 33-51, 1978.

Brogan WC, Hinton DE, Colby HD. Effects of carbon tetrachloride on adrenocortical structure and function in guinea pigs. Toxicology and Applied Pharmacoly, 75: 188-227, 1984.

Bromwich P et al. Decline in sperm counts: An artifact of changed reference range of "normal". British Medical Journal, 309: 19, 1994.

Brown LM et al. Testicular cancer in the US trends in incidence and mortality. International Journal of Epidemiology, 15: 164-70, 1986.

Brzezinski A. Melatonin in humans. New England Journal of Medicine, 336: 186-95, 1997.

Bujan L et al. Trimestries analysis of sperm concentration in fertile men in Toulouse, France, between 1977 and 1992. British Medical Journal, 312: 471, 1996.

Bulger WH, Kupfer D. Estrogenic activities of pesticides and other xenobiotics on the uterus and female reproductive system. In: Thomas JA, Korach KS, McLachlan JA. Endocrine toxicology. New York: Raven, 1985. p.357-92.

Bulger WH, Muccitelli RM, Kupfer D. Interactions of chlorinated hydrocarbon pesticides with the 8S estrogen-binding protein in rat testes. Steroids, 32: 165-77, 1978.

Burbacher TM, Mohamed MK, Mottett NK. Methylmercury effects on reproduction and offspring size at birh. Reproductive Toxicology, 1: 267-78, 1988.

Burdorf A, Nieuwenhuijsen MJ. Endocrine disrupting chemicals and human reproduction: fact or fiction? The Annals of Occupational Hygiene, 43: 435-37, 1999.

Burrows GH, Barnea A. Copper stimulates the release of luteinizing hormone releasing hormone from isolated hypothalamic granules. Endocrinology, 110: 1456-8, 1982.

Bustos S et al. p,p'-DDT is an estrogenic compound. Bulletin of Environmental Contamination and Toxicology, 41: 496-501, 1988.

Cadbury D. Altering eden: the feminization of nature. New York: St. Martin's, 1999.

Cameron E, Foster CL. Observations on the histological effects of sub-lethal doses of cadmium chloride in the rabbit. Journal of Anatomy, 97: 269, 1963.

Camoratto AM et al. Inhibition of rat pituitary growth hormone release by subclinical levels of lead. Toxicologist, 10: 641, 1990.

Capen CC. Pathophysiology and xenobiotic toxicity of parathyroid glands in animals. In: Atterwill CK, Flack JD. Endocrine toxicology. Cambridge: Cambridge University, 1992. p.183-240.

Capen CC. Thyroid and parathyroid toxicology. In: Harvey PW, Rush KC, Cockburn A. Endocrine and hormonal toxicology. Chichester: Wiley; 1999. p.33-66.

Carmaciu R, Groza P, Daneliuc E. Effects of a high-tension electric field on the secretion of antidiuretic hormone in rats. Physiologie, 14: 79-83, 1977.

Carlsen E et al. Evidence for the decreasing quality of semen during the past 50 years. British Medical Journal, 305: 609-13, 1992.

Carlson LA, Kolmodin-Hedman B. Hyper-alfa lipoproteinemia in men exposed to chlorinated hydrocarbon pesticides. Acta Medica Scandinavica, 192: 29-32, 1972.

Carlton BD, Barlett PB, Smith MK. Reproductive toxicology of tricresyl phosphate in Long-Evan rats. Toxicology, 6: 292, 1986.

Carlton BD et al. Examination of the reproductive effects of tricresyl phosphate administered to Long-Evans rats. Toxicology 46: 321-8, 1987.

Carson R. Silent spring. New York: Houghton Mifflin Company, 2002.

Castracane VD et al. The effect of polybrominated biphenyl (PBB) in testes, adrenal and pituitary function in the rat. Proceedings of the Society for Experimental Biology and Medicine, 169: 343-7, 1982.

Cavalieri RR, Pitt-Rivers R. The effects of drugs on the distribution and metabolism of thyroid hormones. Pharmacological Reviews, 33: 55-80, 1981.

Cavalleri A. Alterazioni della funzionalitá endocrina come segno precoce di intossicazione da solfuro di carbonio. Medicina del Lavoro, 63: 81-4, 1972.

Cavalleri A, Binaschi S. Diabete insipido in soggetto esposto a rischio di intossicazione da piombo tetraetile. Medicina del Lavoro, 56: 367-72, 1965.

Cavalleri A, Maugeri U, Visconti E. L'excretion urinaire de testostérone et de gonadotrophine stimulant les cellules insterstitielles (ICSH) chez des sujets exposés au sulfure de carbone. Archives de Maladies Profissionnelles de Médecine du Travail et de Securité Social, 31: 23-30, 1970.

Chaffin CL et al. Estrogen receptor and aromatic hydrocarbon receptor in the primate ovary. Endocrine, 5: 315-21, 1996.

Chaffin CL, Peterson RE, Hutz RJ. In utero and lactational exposure of female Holtzman rats to 2,3,7,8-tetrachlorodibenzeno-p-dioxin: modulation of the estrogen signal. Biology of Reproduction, 55: 62-7, 1996.

Charles GD et al. Activity of benzo[a]pyrene and its hydroxylated metabolites in an estrogen receptor reporter gene assay. Toxicological Sciences, 55: 320-6, 2000.

Chase KH et al. Clinical and metabolic abdonormalities associated with occupational exposure to polychlorinated biphenyls. Journal of Occupational Medicine, 24(2): 109-14, 1982.

Cheek AO et al. Environmental signaling: a biological context for endocrine disruption. Environmental Health Perspectives, 106 (Suppl 1): 5–10, 1998.

Chin WW. Current concepts of thyroid hormone action: Progress notes for the clinician. Thyroid Today, 3: 1-9, 1992.

Chowdbury AR, Dewan A, Gandhi DN. Toxic effect of lead on the testes of rats. Biomedica Biochimica Acta, 43: 95-100, 1984.

Chowdbury AR et al. Functional changes of testes in lead intoxicated rats. Industrial Health, 25: 55-62, 1987.

Chowdbury AR, Rao RV, Gautam AK. Histochemical changes in the testes of lead induced experimental rats. Folia Histochemica et Cytobiologica, 24: 233-8, 1986.

Christian BJ, Inhorn SL, Peterson RE. Relationship of the wasting sybdrome to lethality in rats treated with 2,3,7,8-tetrachlorodibenzo-p-dioxin. Toxicology and Applied Pharmacology, 82: 239-55, 1986.

Chung LWK, Ferland-Raymond G. Difference among rat sex acessory glands in their neonatal androgen dependency. Endocrinology, 97: 145-53, 1975.

Civen M et al. Effects of low level administration of dichlorvos on adrenocorticotropic hormone secretion, adrenal cholesteryl ester and steroid metabolism. Biochemical Pharmacology, 29: 636-41, 1980.

Clayton RN, Catt KJ. Regulation of pituitary gonadotropin-releasing hormone receptors by gonadal hormones. Endocrinology, 108: 887-95, 1981.

Colborn T, Clement C. Chemically Induced Alterations In Sexual And Functional Development: The Wildlife/Human Connection. Princeton: Princeton Scientific Publishing, 1982.

Colborn T, Dumanoski D, Myers JP. Our Stolen Future: Are We Threatening Our Fertility, Intelligence, and Survival? A Scientific Detective Story. New York: Plume, 1997.

Collins WT et al. Effect of polychlorinated biphenyl (PCB) on the thyroid gland: ultrastructural and biochemical investigations. American Journal of Pathology, 89: 119-36, 1977.

Comitê Misto OIT/OMS de Medicina del Trabajo. Novena reunión. Identificación y control de los fatores psicossociales nocivos en el trabajo. Ginebra: Oficina Internacional del Trabajo & Organización Mundial de la Salud, 1984.

Conferência das Nações Unidas sobre Meio Ambiente e Desenvolvimento (CNUMAD). Declaração do Rio sobre meio ambiente e saúde. Princípio 15. In: Direito internacional público:

tratados e convenções. Rio de Janeiro: Organização das Nações Unidas, 1992. p.1019-24.

Cook JC et al. Investigation of a mechanism for Leydig cell tumorigenesis by linuron in rats. Toxicolology and Applied Pharmacology, 119: 195-204, 1993.

Cooper RL et al. Effects of metal cations on pituitary hormone secretion in vivo. Journal of Biochemical Toxicology, 2: 241-9, 1987.

Cooper RL et al. Effect of lindane on hormonal control of reproductive function in the female rat. Toxicology and Applied Pharmacology, 99: 384-94, 1989.

Cooper RL et al. Atrazine disrupts the hypothalamic control of pituitary-ovarian function. Toxicological Sciences, 53: 2997-07, 2000.

Couto HA. O trabalho em ambientes de altas temperaturas. In: Mendes R (Ed.). Medicina do trabalho. Doenças orofissionais. São Paulo: Sarvier, 1980.

Crain DA et al. Endocrine-disrupting contaminants and hormone dynamics: lessons from the wildlife. In: Guillette LJ, Crain DA. Environmental Endocrine Disrupters: An Evolutionary Perspective, 2000. p.1-21.

Cranmer JM, Cranmer MF, Goad PT. Prenatal chlordane exposure: effects on plasma corticosterone concentrations over the lifespan of mice. Environmental Research, 35: 204-10, 1984.

Csaba G, Inczefi-Gonda A. Transgenerational effect of a single neonatal benzo[a]pyrene treatment on the glucocorticoid receptor of the rat thymus. Human and Experimental Toxicology, 17: 88-92, 1998.

Cullen MR, Kayne RD, Robins JM. Endocrine and reproductive dysfunction in men associated with occupational inorganic lead intoxication. Archives of Environmental Health, 39: 431-40, 1984.

Cullen MR, Robins JM, Eskenazi B. Adult organic lead intoxication: presentation of 31 new cases and review of the recent advances in literatute. Medicine, 62:221-47, 1983.

DahlquistGC. Viruses and other perinatal exposures as initiating events for beta-cell destruction. Annals of Medicine, 29: 413-7, 1997.

Davis BJ, Maronpot RR, Heindel JJ. Di-(2-ethylhexyl) phthalate supress estradiol and ovulation in clycling rats. Toxicology and Applied Pharmacology, 128: 216-23, 1994.

De Freitas CU, Grimaldi Campos RA, Rodrigues Silva MA, Panachão MR, de Moraes JC, Waissmann W, Roberto Chacra A, Maeda MY, Minazzi Rodrigues RS, Gonçalves Belchor J, Oliveira Barbosa S, Santos RT. Can living in the surroundings of a petrochemical complex be a risk factor for autoimmune thyroid disease? Environmental Research, 110(1): 112-7, 2010.

De Krey GK et al. Supression of prolactin and cytotoxic T-lymphocite activity in PCB-treated mice. International Journal of Immunopharmacology, 16: 251-7, 1994.

Dellovade TL, Zhu YS, Pfaff DW. Potential interactions between estrogen receptor and thyroid receptors relevant for neuroendocrine systems. Journal of Steroid Biochemistry and Molecular Biology, 53: 27-31, 1995.

De Maria B, Lenzi R. Le alterazioni istopatologiche della tireoide in un caso di intossicazione cronica professionale da mercurio. Medicina del Lavoro, 131: 103-5, 1959.

Desaulniers D et al. Effects of acute exposure to PCBs 126 and 153 on anterior and thyroid hormones and FSH isoforms in adult Sprague-Dawley male rats. Toxicological Sciences, 47: 158-69, 1999.

DiBartolomeis MJ et al. Altered regulation of adrenal steroidogenesis in 2,3,7,8-tetrachlorodibenzo-p-dioxin-treated rats. Biochemical Pharmacology, 36: 59-67, 1987.

Dixon RL, Lee IP, Sherins RJ. Methods to assess reproductive effects of environmental chemicals: studies of cadmium and boron administered orally. Environmental Health Perspectives, 13: 59-67, 1976.

Dolwick KM et al. Cloning and expression of the Ah receptor cDNA. Molecular Pharmacology, 44: 911-7, 1993.

Donovan MP, Schein LG, Thomas JA. Inhibition of androgen-receptor interaction in mouse prostate gland cytosol by divalent metal ions. Molecular Pharmacology, 17: 156-62, 1980.

Egeland GM et al. Total serum testosterone and gonadotropins in workers exposed to dioxin. Americam Journal of Epidemiology, 139: 272-81, 1994.

Enan E et al. Tetrachlorodibenzo-p-dioxin (TCDD) modulates function of human luteinzing granulosa cells via camp signaling and early reduction of glucose transporting activity. Reproductive Toxicology, 10: 191-8, 1996.

Eskenazi B, Kimmel G. Workshop on perinatal exposure to dioxin-like compounds. II Reproductive effects. Environmental Health Perspectives, 103(Suppl.2): 143-5, 1995.

Esposti MD, Ngo A, Myers MA. Inhibition of mitochondrial complex I may account for IDDM induced by intoxicantion with the rodenticide Vacor. Diabetes, 45: 1531-4, 1996.

Evans RM. The steroid and thyroid hormone superfamily. Science, 240: 889-95, 1988.

Faccini JM. Fluoride-induced hyperplasia of the parathyroid glands. Proceedings of the Royal Society of Medicine, 62: 241, 1969.

Fahim Z, Hal DG. Effects of subtoxic lead on pregnant women in the state of Missouri. Research Communications in Chemical Pathology & Pharmacology, 13: 303-31, 1976.

Fail PA et al. Effect of boric acid on reproduction and fertility of rodents. Advances in Contraceptive Delivery System, 5: 323-33, 1989.

Fail PA et al. General, reproductive, developmental, and endocrine toxicity of boronated compounds. Reproductive Toxicology, 12: 1-18, 1998.

Fail PA et al. Reproductive toxicity of boric acid in Swiss (CD-1) mice: assessment using the continuous breending protocol. Fundamental and Applied Toxicology, 17: 225-39, 1991.

Fail PA, Sauls HR, Dennis SW. Reproductive toxicity of boric acid (BORA) in male deer mice. Journal of Andrology, 12: 62, 1991.

Favino A, Baille AH, Griffith K. Androgen synthesis by the testes and adrenal gland of rats poisoned with cadmium chloride, Journal of Endocrinology, 35: 185, 1966.

Favino A, Cavalleri A, Pozzi V. Le caratteristiche delláttività androgena in ratti trattati com cadmio cloruro. Lavoro Umano, 19:37, 1967.

Favino A et al. Studio della funzione androgena di uomini esposti al cadmio. Medicina del Lavoro, 59: 105-9, 1968.

Fish HE et al. Semen analyses in 1283 men from the United States over a 25-year period: no decline in quality. Fertility and Sterility, 65: 1009-14, 1996.

Fisher JS et al. Immunolocalisation of oestrogen receptor-alpha within the testis and excurrent ducts of the rats and marmoset monkey from perinatal life to adulthood. Journal of Endocrinology, 153: 485-95, 1997.

Fjalling M et al. Radiation-induced parathyroid adenomas and thyroid tumors in rats. Acta Pathologica et Microbiologica Scandinavica, 89: 425-9, 1981.

Fletcher HP et al. Effect of acute soman on selected endocrine parameters and blood glucose in rats. Fundamental and Applied Toxicology, 11: 580-6, 1988.

Foster WG et al. Reproductive endocrine effects of chronic lead exposure in the male cynomalgus monkey. Reproductive Toxicology, 7: 203-9, 1993.

Fowles JR et al. Immunologic and endocrine effects of the flame-retardant pentabromodiphenylether (DE-71) in C57BL/6J mice. Toxicology, 86: 49-61, 1994.

Foy CL. Adjuvants For Agrichemicals. Boston: CRC, 1992.

Gaido KW et al. Evaluation of chemicals with endocrine modulating activity in a yeast-based steroid hormone receptor gene transcription assay. Toxicology and Applied Pharmacology, 143: 205-12, 1997.

Gaido KW et al. Differential interaction of the methoxychlor metabolite 2,2-bis-(p-hydroxyphenyl)-1,1,1-trichloroethane with estrogen receptors α and β. Endocrinology, 140: 5746-53, 1999.

Garry VF et al. Herbicides and adjuvants: an evolving view. Toxicology and Industrial Health, 15: 159-67, 1999.

Garside DA, Harvey PW. Endocrine toxicology of the male reproductive system. In: Atterwill CK, Flack JD. Endocrine toxicology. Cambridge: Cambridge University, 1992. p.286-312.

Ghafghazi T, Mennear GM. Effects of acute and subacute cadmium administration on carbohydrate metabolism in mice. Toxicology and Applied Pharmocology, 26: 231-40, 1973.

Ghafghazi T, Maghbaresh A, Barnett T. Chromium induced hyperglycemia in the rat. Toxicology, 12: 47-52, 1979.

Ginsburs J et al. Residence in the London area and sperm density. Lancet, 343: 230, 1994.

Giwercman A et al. Evidence for incidence of abnormalities of the human testis: a review. Environmental Health Perspectives, 101(Suppl.2): 65-71, 1993.

Gocmen A et al. Porphyria turcica: hexachlorobenzene-induced porphyria. IARC Scientific Publications, 77: 567-73, 1986.

Goldman JM et al. Effects of low subchronic doses of methoxychlor on the rat hypothalamic-pituitary reproductive axis. Toxicology and Applied Pharmacology, 86: 474-83, 1986.

Goldstein JA et al. Effects of pentachlorophenol on hepatic drug-metabolizing enzymes and porphyria related to contamination with chlorinated dibenzo-p-dioxin and dibenzofurans. Biochemical Pharmacology, 26: 1549-57, 1977.

Golub M, Donald J, Reyes J. Reproductive toxicity of commercial PCB mixtures: LOAELS and NOAELS from animal studies. Environmental Health Perspectives, 94: 245-3, 1991.

Goncharov NP et al. Endocrine and reproductive health status of men who had experienced short-term radiation exposure at Chernobyl. International Journal of Andrology, 21: 271-6, 1998.

Gorski JR et al. Elevated plasma corticosterone levels and histopathology of the adrenals and thymuses in 2,3,7,8-tetrachlorodibenzo-p-dioxin (TCDD)-treated rats. Toxicology, 53: 19-32, 1988.

Gorski JR, Rozman K. Dose-response and time course of hypothyroxinemia and hypoinsulinemia and characterization of insulin hypersensitivity in 2,3,7,8-tetrachlorodibenzo-p-dioxin (TCDD) treated rats. Toxicology, 44: 297-307, 1987.

Gould JC et al. Bisphenol A/ interacts with the estrogen receptor α in distinct manner from estradiol. Molecular and Cellular Endocrinology, 142: 203-14, 1998.

Go Vera et al. Estrogenic potential of certain pyrethroid compounds in the MCF-1 human breast carcinoma cell line. Environmental Health Perspectives, 107: 173-7, 1999.

Govoni S, Lucchi L, Battaini F, Spano PF, Trabucchi M. Chronic lead treatment affects dopaminergic control of prolactin secretion in rat pituitary. Toxicology Letters, 20: 237-241, 1984.

Goyer RA. Toxic effects of metals. In: Amdur MO, Doull J, Klassen CD (Eds.). Toxicology – The Basic Science of Poisons. 4.ed. New York: McGraw-Hill, 1993.

Gray Jr. LE et al. Metoxychlor induces estrogen-like alterations of behavior and the reproductives tract in the female rat and hamster: effects on sex behavior, running wheel activity, and uterine morphology. Toxicology and Applied Pharmacology, 96: 525-40, 1988.

Gray Jr. LE et al. A dose-response analysis of methoxychlor-induced alterations of reproductive development and function in the rat. Fundamental and Applied Toxicology, 12: 92-108, 1989.

Gray Jr. LE et al. A dose-response analysis of methoxychlor-induced alterations of reproductive development and function in the rat. Fundamental and Applied Toxicology, 12: 92-108, 1989.

Gray Jr. LE et al. 2,3,7,8 TCDD alters sex differentiation in female and male Syrian hamsters (H) and LE hooded rats (R). Toxicologist, 14: 382, 1994.

Gray Jr. LE et al. Administration of potentially antiandrogenic pesticides (procymidone, linuron, iprodione, chlozolinate, p,p'-DDE, and ketoconazole) and toxic substances (dibutyl- and diethylhexyl phtalate, PCB 169, and ethane dimethane sulphonate) during sexual differentiation produces diverse profiles of reproductive malformations in the male rat. Toxicology and Industrial Health, 15: 94-118, 1999.

Gray Jr. LE et al. Environmental antiandrogens: low doses of fungicide vinclozolin alter sexual differentiation of the male rat. Toxicological and Industrial Health, 15: 48-64, 1999.

Gray Jr. LE, Ferrell J, Ostby J. Prenatal exposure to nitrofen causes anomalous development of para- and mesonephric duct derivatives in the hamster. Toxicologist, 5: 183, 1985.

Gray Jr. LE, Kelce WR. Latent effects of pesticides and toxicsubstances on sexual differentiations of rodents. Toxicological and Industrial Health, 12: 515-531, 1996.

Gray Jr. LE, Laws SC, Kelce WR. Pesticide metabolites disrupt reproductive development via a novel mechanism of toxicity: Vinclozolin and p,p' DDE are environmental antiandrogens. Annual Meeting of the American Society of Zoologists. Abstract #345,1995.

Gray Jr. LE, Ostby J. In utero 2,3,7,8-tetrachlorodibenzo-p-dioxin (TCDD) alters reproductive morphology and function in female rat offspring. Toxicology and Applied Pharmacology, 133: 285-94, 1995.

Gray Jr. LE, Ostby J, Kelce WR. Developrmental effects of an environmental antiandrogen: the fungicide vinclozolin alters sex differentiation of the male rats. Toxicology and Applied Pharmacology, 129: 46-52, 1994.

Gray TJ, Butterworth KR. Testicular atrophy produced by phthalate esters. Archives of Toxicology Supplement, 4: 452-5, 1980.

Guillette LJ et al. Organization versus activation: The role of endocrine-disruptting contaminants during embryonic development in wildlife. Environmental Health Perspectives, 103(Suppl.7): 157-64, 1995.

Gustafsson JA et al. Sex steroid induced changes in hepatic enzymes. Annual Review of Physiology, 45: 51-60, 1983.

Gustafson A et al. Occupational lead exposure and pituitary function. International Archives of Occupational and Environmental Health, 61: 277-81, 1989.

Gunn AS, Gould TC, Anderson W. Cadmium-induced intersticial cell tumours in rats and mice and their prevention by zinc. Journal of the National Cancer Institute, 31: 745, 1963.

Guo YL et al. Sexual developments and biological finding in Yucheng children. Organohalogen Compound, 14: 235-8, 1993.

Guzelian PS. Comparative toxicology of chlordecone (kepone) in human and experimental animals. Annual Review of Pharmacology and Toxicology, 22: 89-113, 1982.

Hakulinen T et al. Trends in cancer incidence in the Nordic countries. A collaborative study of the live Nordic Cancer Regitries. Acta Pathologica, Microbiologica et Immunologica Scandinavica, 94: 1-151, 1986.

Hall DI et al. Effect of methoxychlor on implantation and embryo dvelopment in the mouse. Reproductive Toxicology, 11: 703-08, 1997.

Hamilton A, Hardy IL. Industrial Toxicology. 2.ed. New York: Paul B. Hoeber, 1949. p.49-103.

Hammond B et al. Estrogenic activity of the inseticide chlordecone (Kepone) and interaction with uterine estrogen receptors. Proceedings of the National Academy of Sciences, 776: 6641-45, 1979.

Haake JE et al. The effects of organochlorine pesticides as inducers of testosterone and benzo(a)pyrene hydroxylases. General Pharmacology, 18: 165-9, 1987.

Hara I. Health status and PCBs in blood of workers exposure to PCBs and of their children. Environmental Health Perspectives, 59: 85-90, 1985.

Hardell L, Ohlson CG, Fredrikson M. Occupational exposure to polyvinyl chloride as a risk factor for testicular cancer evaluated in a case-control study. International Journal of Cancer, 73: 828-30, 1997.

Harkonen H, Holmberg PC. Obstetrics histories of women occupationally exposure to styrene. Scandinavian Journal of Work, Environment & Health, 8: 74-7, 1982.

Hart MM, Reagan RL, Adamson RH. The effect of isomers of DDD on the ACTH-induced steroid output, histology and ultrastructure of the dog adrenal cortex. Toxicology and Applied Pharmacology, 24: 101-13, 1973.

Harvey PW, Malarkey P, Cockburn A. The endocrine-disrupting properties of dioxin (TCDD): the potential role of the adrenal cortex and glucocorticoid receptor in contributing to the dioxin toxicity syndrome. In: Harvey PW, Rush KC, Cockburn A. Endocrine and hormonal toxicology. Chichester: Wiley, 1999. p.535-54.

Harvey PW, Rush KC, Cockburn A. Endocrine and hormonal toxicology: an integrated mechanistic and target systems approach. In: Harvey PW, Rush KC, Cockburn A. Endocrine and hormonal toxicology. Chichester: Wiley, 1999. p.3-11

Hazuda HP et al. Employment status and women`s protection against coronary heart disease. American Journal of Epidemiology, 123: 623-40, 1986.

Heimler I et al. Dioxin perturbs, in a dose- and time-dependent fashioon, steroid secretion, and induces apoptosis of human luteinized granulosa cells. Endocrinology, 139: 4373-9, 1998.

Heindel JJ et al. Reproductive toxicity of three phthalic acid esters in a continuous breeding protocol. Fundamental and Applied Toxicology, 12: 508-18, 1989.

Heinecke JW. Free radical modification of low-density lipoprotein: mechanisms and biological consequences. Free Radical Biology & Medicine, 3: 65-73, 1987.

Heinricks WJ et al. DDT admistered to neonatal rats induces persistent estrus syndrome. Science, 173: 642-3, 1971.

Hejtmancik M et al. Comparative doses feed and gavage subchronic studies of tricresyl phosphate (TCP) in F344 rats and B6C3F1 mice. Toxicologist, 6: 207, 1986.

Henriksen GL et al. Serum dioxin and *diabetes mellitus* in veterans of Operation Ranch Hand. Epidemiology, 8: 252-8, 1997.

Hernberg S, Tolonen, M. Epidemiology of coronary heart disease among viscose rayon workers. Giornale Italiano di Medicina del Lavoro ed Ergonomia, 3: 49-52, 1981.

Hester RE, Harrison RM. Endocrine disrupting chemicals. Issues in Environmental Science and Technology, 12, 1999.

Hillier AP. Antagonistic effects of dinitrophenol and cyanide on hepatic thyroxine deiodination. Acta Endocrinologica, 77: 122-7, 1974.

Hodges LC et al. Estrogenic effects of organochlorine pesticides on uterine leiomyoma cells " in vitro". Toxicological Sciences, 54: 355-64, 2000.

Hose JE, Guillette LJ. Defining the role of pollutants in the disruption of reproduction in eildlife. Environmental Health Perspectives, 103: 87-91, 1995.

Hsia MT, Kreamer IL. Delayed syndrome and alterations of liver gluconeogenic enzymes in rats exposed to the TCDD congener 3,3',4,4'-tetrachloroazoxybenzene. Toxicology Letters, 25: 247-58, 1995.

Hsieh GC, Sharma RP, Parker RD. Hypothalamic-pituitary-adrenocortical axiz activity and immune function after oral exposure to benzene and toluene. Immunopharmacology, 21: 23-31, 1991.

Huang ES-R, Nelson FR. Anti-estrogenic action of chlordecone in rat pituitary gonadotrophs in vitro. Toxicology and Applied Pharmacology, 82: 62-9, 1986.

Huggins C, Morii S. Selective adrenal necrosis and apoplexy induced by 7,12-dimethylbenz(a)anthracene. Journal of Experimental Medicine, 114: 741, 1961.

Hunter DS et al. Estrogen receptor activation via activation function 2 predicts agonism of xenoestrogens in normal and neoplasic cells of uterine myometrium. Cancer Research, 59: 3090-9, 1999.

Hurst CH et al. 2,3,7,8-Tetrachlorodibenzo-p-dioxin in pregnant Long Evans rats: disposition to maternal and embryo/fetal tissues. Toxicological Sciences, 45: 129-36, 1998.

Huseman CA, Varma MM, Angle CR. Neuroendocrine effects of toxic and low blood lead levels in children. Pediatrics, 92: 509-10, 1993.

Ichihara G et al. Reproductive toxicity of 1-bromopropane, a newly introduced alternative to ozone layer depleting solvents in male rats. Toxicological Sciences, 54: 416-23, 2000.

Inao S. Adrenocortical insufficiency induced in rats by prolonged feeding of kanechlor (Chlorobiphenyl). Kumamoto Medical Journal, 23: 27-31, 1970.

Irvine S et al. Evidence of deteriorating semen quality in the United Kingdom: Birth cohort study in 577 men in Scotland over 11 years. British Medical Journal, 312: 467-71, 1996.

Jadhao AG; Paul PL e Rao PD. Effect of cadmim chloride on the pituitary, thyroid and gonads in the catfish, Clarias batrachus (Linn.). Functional and Developmental Morphology, 4: 39-44, 1994.

Jansson J-O et al. Imprinting of growth hormone secretion, body growth and hepatic steroid metabolism by neonatal testosterone. Endocrinology, 196: 306-16, 1985.

Jacquet P et al. Plasma hormone levels in normal and lead-treated pregnant mice. Experientia, 33: 1375-7, 1977.

Jekat FW et al. Effects of pentachlorophenol (PCP) on the pituitary and thyroidal hormone regulation in the rat. Toxicology Letters, 71: 9-25, 1994.

Jobling S et al. A variety of environmentally persistent chemicals, including some phtalate plasticizers, are weakly estrogenic. Environmental Health Perspectives, 103: 582-7, 1995.

Johansson M et al. Structure-activity relationship for inhibition of CYP11B1 dependent glucocorticoid synthesis in Y1 cells by aryl methylsulfones. Pharmacological Toxicology, 83: 225-30, 1998.

Johansson M, Nilsson S, Lund B-O. Interactions between methylsulfonyl PCBs and the glucocorticoid receptor. Environmental Health Perspectives, 106: 769-72, 1998.

Jones MK et al. Circadian alterations in prolactin, corticosterone, and thyroid hormone levels and down-regulation of prolactin receptor activity by 2,3,7,8-tetrachlorodibenzo-p-dioxin. Toxicology and Applied Pharmacology, 87: 337-50, 1987.

Jönsson C-J. Decreased plasma corticosterone levels in suckling mice following injection of the adrenal toxicant, MeSo2-DDE, to the lactating dam. Pharmacological Toxicology, 74: 58-60, 1994.

Jovic RC. Correlation between signs of toxicity and some biochemical changes in rats poisoned by soman. European Journal of Pharmacology, 25: 159-64, 1974.

Judd AM, MacLeod RM, Login IS. Zinc acutely, selectively and reversibly inhibits pituitary prolactin secretion. Brain Research, 294: 190-2, 1984.

Kalimi M, Dave JR. Mechanisms of action of hormone associated with reproducton. In: Witorsch RJ. Reproductive Toxicology. New York: Haven, 1995. p.61-74.

Kamijima M et al. Ovarian toxicity of 2-bromopropane in the non-pregnant female rat Journal of Occupational Health, 39: 144-9, 1997.

Karasek, RH et al. Job decision latitude, job demands and cardiovascular disease: a prospective study of Swedish men. American Journal of Public Health, 71: 694-705, 1981.

Kato Y et al. Reduction of thyroid levels by methylsulfonyl metabolites of polychlorinated biphenyl congeners in rats. Archives of Toxicology, 72: 545, 1998.

Katzenellenbongen, BS. Estrogen receptors: bioactivities and interactions with cell signalling pathways. Biology of Reproduction, 54: 287-93, 1996.

Kelce WR et al. Vinclozolin and p,p'-DDE alter androgen-dependent gene expresssion: In vivo confirmation of an androgen receptor-mediated mechanism. Toxicology and Applied Pharmacology, 142: 192-200, 1997.

Kelce WR et al. Environmental hormone disruptors: evidence that vinclozolin developmental toxicicity is mediated by antiandrogenic metabolites. Toxicology and Applied Pharmacology, 126: 75-285, 1994.

Kelce WR et al. The persistent DDT metabolite p, p'-DDE is a potent androgen receptor antagonist. Nature, 375: 581-5, 1995.

Kelley SK et al. Mobilization of vitamin A stores in rats after administration of 2,3,7,8 – tetrachlorodibenzo-p-dioxin: a kinetic analysis. Toxicological Sciences, 55: 478-84, 2000.

Kempainnen JA et al. Androgen receptor phosphorylation, turnover, nuclear transport, and transcriptional activation: specificity for steroids and antihormones. The Journal of Biological Chemistry, 267: 968-74, 1992.

Kerr JB et al. Ultrastructural analysis of the effect of ethane dimethanesulphonate on the testis of the rat, guinea pig, hamster and mouse. Cell and Tissue Research, 249: 451-7, 1987.

Khan MA et al. Changes in thyroid gland morphology after acute acrylamide exposure. Toxicological Sciences, 47: 151-7, 1999.

Khera KS, Ruddick JA. Polychlorodibenzo-p-dioxins: Perinatal effects and the dominane lethal test in Wistar rats. In: Blair EH (Ed.). Chlorodioxin-Origin and Fate. Washington: American Chemical Society.Washington, 1973. p.70-84.

Kim Y et al. Hematopoietic and reproductive hazards of Korean electronic workers exposed to solvents containing 2-bromopropane. Scandinavian Journal of Work, Environment & Health, 22: 387-91, 1996.

Kim JJ, Lim HW. Hexachlorobenzene and porphyria cutanea tarda. Archives of Dermatology, 135: 459-60, 1999.

King RJB. Structure and function of steroid receptors. Journal of Endocrinology, 114: 341-9, 1987.

Kirkby H, Gyntelberg F. Blood pressure and other cardiovascular risk factors of long-term exposure to lead. Scandinavian Journal of Work, Environment & Health, 11: 15-19, 1985.

Kittel FM. Psychosocial factors and cardiovascular diseases. Review of 20 years experience from Belgian studies. Archives of Public Health, 49: 199-209, 1991.

Klotz DM et al. Identification of environmental chemicals with estrogenic activity using a combinant of in vitro assays. Environmental Health Perspectives, 104: 1084-9, 1996.

Knutsson A. Shift Work And Coronary Heart Disease. [thesis]. Stockholm: National Institute for Psychosocial Factors and Health, Karolinska Institute; 1989.

Kopp SJ, Barson JT, Tow JP. Cardiovascular action of lead and relationship to hypertension. Environmental Health Perspectives, 78: 91-9, 1988.

Korach KS et al. Estrogen receptor-binding activity of polychlorinated hydroxybiphenyls: conformationally restricted structural probes. Molecular Pharmacology, 33: 120-6, 1988.

Krajnc EI et al. Toxicity of bis(tri-n-butylin)oxide in rat. Toxicology and Applied Pharmacology, 75: 363-86, 1984.

Kremer Hv, Frank MN. Coexisting myxedema and chronic plumbism. Annals of Internal Medicine, 42: 1130-6, 1955.

Krishnan AV et al. Bisphenol A: an estrogenic substance is released from polycarbonate flasks during autoclaving. Endocrinology, 132: 2279-86, 1993.

Krishnan K, Brodeur J. Toxic interactons among environmental pollutants: corroborating laboratory observations with human experience. Environmental Health Perspectives, 102(Suppl.9): 11-7, 1994.

Kristensen TS. Cardiovascular diseases and the work environment: a critical review of the epidemiologic literature on chemical factors. Scandinavian Journal of Work, Environment & Health, 15: 245-64, 1989.

Ku WW et al. Testicular toxicity of boric acid: relationship of dose to lesion development and lack of recovery in the F344 rat. Reproductive Toxicology, 7: 305-19, 1993.

Kupfer D. Clinical evaluation of methods for detection and assessment of estrogenic compounds in mammals: strengths and limitations for application to risk assessment. Reproductive Toxicology, 1: 147-53, 1988.

Kuller L et al. Carbon monoxide and heart attacks. Archives of Environmental Health, 30: 477-82, 1975.

Lafuente A et al. Effects of acute subchronic cadmium administration on pituitary hormone secretion in rat. Journal of Physiology and Biochemistry, 53: 265-70, 1997.

Lai SC et al. Cognitive development in Yucheng children. Organohalogen Compounds, 14: 247-50, 1993.

Lancranjan I et al. Reproductive ability of workmen occupationally exposed to lead. Arch Environmental Health, 30: 396-401, 1975.

Latendresse JR, Brooks CL, Capen CC. Pathologic effects of butylated triphenyl phosphate – based hydraulic fluid and tricresyl phosphate on the adrenal gland, ovary, and testis in the Fisher – 344 rat. Toxicologic Pathology, 22: 341-52, 1994.

Lau YS et al. Effect of lead on THR and GRF binding in rat anterior pituitary membranes. Toxicology, 68: 169-79, 1991.

Laws SC et al. Estrogenic activity of octylphenol, nonylphenol, bisphenol A and methoxychlor in rats. Toxicological Sciences, 54: 154-67, 2000.

Laws SC et al. Vinclozolin does not alter progesterone receptor (PR) function in vivo despite inhibition of PR binding of its metabolites in vitro. Toxicology, 112: 173-82, 1996.

LeBlanc GA, Bain LJ, Wilson VS. Pesticides: multiple mechanisms of demasculinization. Molecular and Cellular Endocrinology, 126: 1-5, 1997.

Leblond VS, Hortela A. Effects of in vitro exposure to cadmium, mercury, zinc, and 1-(2-chlorophenyl)-1-(4-chlorophenyl)-2,2-dichloroethane on steroidogenesis by dispersed interrenal cells of rainbow trout (Oncorhynchus mykiss). Toxicology and Applied Pharmacology, 157: 16-22, 1999.

Lech JJ, Lewis SK, Ren L. In vivo estrogenic activity of nonylphenol in Rainbow Trout. Fundamental and Applied Toxicology, 30: 229-32, 1996.

Lee IP, Sherins RJ, Dixon RL. Evidence for induction of germinal aplasia in male rats by environmental exposure to boron. Toxicologival and Applied Pharmacology, 45: 577-90, 1978.

Legault N et al. Effect of estradiol on the induction of porphyria by hexachlorobenzene in the rat. Biochemical Pharmacology, 54: 19-25, 1997.

Lenzi R, Nucci F. Surreni ed ipofisi in intossicazione da mercurio. Folia Endocrinologica, 611: 723-41, 1958.

Letcher RJ et al. Citotoxicity and aromatase (CYP 19) activity modulation by organochlorines in human placental JEG-3 and JAR choriocarcinoma cells. Toxicology and Applied Pharmacology, 160: 10-20, 1999.

Liu R et al. Characterization of the effects of 4 phtalate esters on rat Leydig cells in vitro. Journal of Endocrinology, 117(Suppl): 222, 1988.

Lorenson MY, Robson DL, Jacobs LS. Divalent cation inhibition of hormone release from isolated adenohypophisial secretory granules. The Journal of Biological Chemistry, 258: 8618-22, 1983.

Lucier GW, McDaniel OS, Hook GER. Nature of the enhancement of hepatic uridine diphosphate glucoronyl-transferase activity by 2,3,7,8-tetrachlorodibenzo-p-dioxin in rats. Biochemical Pharmacology, 24: 325-34, 1975.

Lund B-O, Bergman Å, Brandt I. Metabolic activation and toxicity of a DDT-metabolic, 3-methylsulphonyl-DDE, in the adrenal Zona fasciculata in mice. Chemico-Biological Interactions, 65: 25-40, 1988.

Lundholm CE. Influence of chlorinated hydrocarbons, Hg 2+, and methylmercury + on steroid hormone receptors from eggshell gland mucosa of domestic fowls and ducks. Archives of Toxicology, 65: 220-7, 1991.

Macilwain C. US panel split on endocrine disruptors. Nature, 395: 828, 1998.

McIntyre IM et al. Human melatonin suppression by light is intensity dependent. JK. Journal of Pineal Reasearch, 6: 149-56, 1989.

Maness SC, McDonnel DP, Gaido KW. Inhibition of androgen receptor-dependent transcriptional activity by DDT isomers and methoxiclor in Hep G2 human hepatoma cells. Toxicology and Applied Pharmacology, 151: 135-42, 1998.

Mantovani et al. Problems in testing and risk assessment of endocrine disrupting chemicals with regard to developmental toxicology. Chemosphere, 1293–1300, 1999.

Marmot MG et al. Health inequalities among british civil cervants: The White Hall II Study. Lancet 1991;ii:1387-93.

Marmot MG, Theorell T. Social class and cardiovascular disease: the contribution of work. International Journal of Health Services, 18: 659-74, 1988.

Mason JM. A review of psychoendocrine research on the pituitary-adrenal cortical system. Parte II. Psychosomatic Medicine, 30: 576-607, 1968.

Matthews J, Zacharewski T. Differential binding affinities of PCBs, OH-PCBs, and Arochlors with recombinant human, Rainbow Trout (Oncorhynchus mykiss), and Green Anole (Anolis carolinensis) estrogen receptors, using a semihigh throughput competitive binding assay. Toxicological Sciences, 53: 326-39, 2000.

Mattison DR, Thomford PJ. Mechanisms of action of reproductive toxicants. In: Woking PK. Toxicology of the male and female reproductive systems; 1989. New York: Hemisphere. p.101-29.

Mayani A et al. Dioxin concentrations in women with endometriosis. Human Reproduction, 12: 373-5, 1997.

McEwen BS, Jones KJ, Pfaff DW. Hormonal control of sexual behaviour in the female rat: molecular, cellular and neurochemical studies. Biology of Reproduction, 36: 37-45, 1987.

McGregor AJ, Mason HJ. Chronic occupational lead exposure and testicular endocrine funtion. Human & Experimental Toxicology, 9: 371-76, 1990.

McLachlan JA, Dixon RL. Gonadal function in mice exposure prenatally to p,p'-DDT. Toxicology and Applied Pharmacology, 22: 327-32, 1972.

McMillan DE, Geevarghese PJ. Dietary cyanide and tropical malnutrition diabetes. Diabetes Care, 2: 202-28, 1979.

Melnick S et al. Rates and risks of diethylstilbestrol-related clear-cell adenocarcinoma of the vagina and cervix. Na update. New England Journal of Medicine, 316: 514-6, 1987.

Merkord J et al. The course of pancreatic fibrosis unduced by dibutyltin dichloride DBTC. Annals of the New York Academy Sciences, 880: 231-7, 1999.

Mocarelli P et al. Serum concentrations of 2,3,7,8-tetrachlodibenzo-p-dioxin and test results from selected residents of Seveso, Italy. The Journal of Toxicology and Environmental Health, 32: 357-66, 1991.

Mocarelli P et al. Change in sex ratio with exposure to dioxin. Lancet, 348: 409, 1996.

Mohammed A et al. Toxaphene: accumulation in adrenal cortex and effect on ACTH-stimulated corticosteroid synthesis in the rat. Toxicology Letters, 24: 137-43, 1985.

Monaekova AM. Functional state of the thyroid in chronic intoxican with some industrial poisons. Gigiena Truda I Professionalnye Zabolevaniia, 2: 44-8, 1957.

Monosson E et al. Peripubertal exposure to the antiandrogenic fungicide Vinclozolin, delays puberty, inhibits the development of androgen-dependent tissues and alters androgen receptor function in the male rat. Toxicology and Industrial Health, 15: 65-79, 1999.

Morali G, Beyer C. Neuroendocrine control of mammalian oestrous behaviour. In: Endocrine control of sexual behaviour. Beyer C. New York: Raven Press; 1979.p.33-75.

Morris JN et al. Incidencia y predicción de la cardiopatia isquêmica em empleados de autobuses de Londres. In El desafio de la epidemiologia: Problemas y lecturas seleccionadas. Washington: Organización Panamericana de la Salud, 1988a.

Morris ID et al. Androgen binding protein in serum, testis and epididymis following treatment with the Leydig cell cytotoxic agent, ethylene dimethanesulphonate. International Journal of Andrology, 11: 153-63, 1988.

Morris ID, Lendon RG, Zaidi A. Inhibition of testicular and somatic development after treatment of the postnatal rat with the Leydig cell cytotoxic ethylene dimethanesulphonate. Journal of Endocrinology, 119: 467-74, 1988.

Morrissey J, Slatopolsky E. Effect of aluminum on parathyroid hormone secretion. Kidney International, 29: 541-4, 1986.

Morse DC et al. Interference of polychlorinated biphenyls in hepatic and brain thyroid hormone metabolism in fetal and neonatal rats. Toxicology and Applied Pharmacology, 122: 27-33, 1993.

Multigner L et al. Secular sperm trends in stallions between 1981 and 1996. Journal of Andrology, 20: 763-8, 1999.

Mylchreest E, Cattley R, Foster PMD. Male reproductive tract malformations in rats following gestational and lactational exposure to DBP: an antiandrogenic mechanism. Toxicological Sciences, 43: 47-60, 1998.

Mylchreest E, Charbonneau M. Studies on the mechanism of uroporphyrinogen decarboxylase inhibition in hexachlorobenzene-induced porphyria in the female rat. Toxicology and Applied Pharmacology, 145: 23-33, 1997.

National Toxicology Program. Chemical Repository 1,2-Dichlorobenzene-D4 In: http://ntp-server.niehs.nih.gov/cgi/iH_Indexes/ALL_SRCH/iH_ALL_SRCH_Frames.html. 2001a.

National Toxicology Program. Department of Health and Human Services Public Health Service. Announces an upcoming evaluation of 1- bromopropane (CASRN: 106-94-5) and 2-bromopropane (CASRN: 75-26-3). In: http://ntp-server.niehs.nih.gov/cgi/iH_Indexes/ALL_SRCH/iH_ALL_SRCH_Frames.html. August 2, 2001b.

Neafsey EJ et al. Comparison of the effects of MPTP and an endogenous analog, n-methyl-tetrahydro-beta-carboline, on brain and adrenal monoamines and brain monoamine metabolites in the owl monkey. In: Markey SP et al (Eds.). MTPT: A neurotoxin producing a parkinsonian syndrome. New York: Academic, 1986. p.495-501.

Nelson JA. Effects of dichlorodiphenyltrichloroethane (DDT) analogs and polychlorinated biphenyl (PCB) mixtures on 17 beta-(3H)estradiol binding to rat uterine receptor. Biochemical Pharmacology, 23: 447-51, 1974.

Newbold R. Cellular and molecular effects of developmental exposure to diethylstilbestrol: Implications for other environmental estrogens. Environmental Health Pespectives, 10: 89, 1995.

Ng TB, Liu WK. Toxic effect of heavy metals on cells isolated from the rat adrenal and testis. In Vitro Cellular & Developmental Biology, 2-6: 24-8, 1990.

Nilsen OG, Tofgard R, Eneroth P. Effects of acrylonitrile on rat liver, cytochrome P-450, benzo(a)pyrene metabolism and serum hormone levels. Toxicology Letters, 6: 399-404, 1980.

Odescalchi CP. Effetti extra-auditivi del rumore. Rumore e rendimento industriale. Medicina del Lavoro, 61: 629-44, 1970.

Odum J et al. Comparative activities of p-nonylphenol and diethylstilbestrol in Noble rat mammary gland and uterotrophic assays. Regulatory Toxicology and Pharmacology, 29(2 part): 184-95, 1999.

Olea N et al. Inadvertent exposure to xenoestrogens in children. Toxicology and Industrial Health, 15: 151-8, 1999.

Ohlson CG, Hardell L. Testicular cancer and occupational exposures with a focus on xenoestrogens in polyvinyl chloride plastics. Chemosphere, 40: 1277-82, 2000.

Olsen G et al. Have sperm counts been reduced 50 percent in 50 years? A statistical model revisited. Fertility and Sterility, 63: 887, 1995.

Organización Mundial de la Salud (OMS). Plomo. (Publicación Científica N. 388). México: Autor, 1979.

Ostby J et al. The fungicide procymidone alters sexual differentiation in male rat by acting as an androgen-receptor antagonist in vivo and in vitro. Toxicology and Industrial Health, 15: 80-93, 1999.

Osteen KG, Bruner KL, Sharpe-Timms KL. Steroid and growth factor regulation of matrix metalloproteinase expression and endometriosis. Seminars in Reproductive Endocrinology, 14: 247-55, 1996.

Osteen KG et al. Stomal-epithelial interation mediates steroidal regulation of metalloproteinase expression in human endometrium. Proceedings of the National Academy of Sciences, 91: 10129-33, 1994.

Osteen KG, Sierra-Rivera E. Does disruption of immune and endocrine system by environmental toxins contribute to development of endometriosis? Seminars in Reproductive Endocrinology,15: 301-8, 1997.

Osteen KG et al. Progesterone-mediated reduction of endometric lesions in experimental model of endometriosis can be disrupted by dioxin via IL-1αpathway. Annual Meeting of the American Society for Reproductive Medicine, Cincinnati, October 18-22, 1997.

Pallardy M et al. Immune modification due to chemical interference with transmembrane signalling: application to polycyclic aromatic hydrocarbons. International Journal of Immunopharmacology, 14: 377-382, 1992.

Palmiter RD, Mulvihill ER. Estrogenic activity of inseticide Kepone on the chicken oviduct. Science, 201: 356-8, 1978.

Parker MG. The expanding family of nuclear hormone receptors. Journal of Endocrinology, 119(Suppl.2): 175-7, 1988.

Paulozzi LJ. International trends in rates of hypospadias and cryptorchidism. Environmental Health Perspectives, 107: 297-302, 1999.

Paulsen C, Berman N,Wang C. Data from men in the greater Seattle area reveal no downward trend in semen qulity: Furter evidence that deterioraion of semen quality is geographically uniform. Fertility and Sterility, 65: 1015, 1996.

Perez P et al. The estrogenicity of bisphenol A-related diphenylalkanes with various substituents at the central carbon and the hydroxi groups. Environmental Health Perspectives, 106: 167-74, 1998.

Pesatori AC et al. Fifteen year follow-up for non-malignant health outcomes after dioxin exposure. Organohalogen Compounds, 30: 298-301, 1996.

Pesatori AC et al. Dioxin exposure and non-malignant health effects: a mortalilty study. Occupational and Environmental Medicine, 55: 126-31, 1998.

Peterson R, Theobald H, Kimmel G. Developmental and reproductive toxicity of dioxins and related compounds: Cross-species comparisons. Critical Reviews in Toxicology, 23: 283, 1993.

Pettersson K et al. A Expression of a novel member of estrogen response element-binding nuclear receptors is restricted to the early stages of chorion formation during mouse embryogenesis. Mechanisms of Development, 54: 211-23, 1996.

Petrusk P et al. Lead poisoning and reproduction: effects on pituitary and serum gonadotropins in neonatal rats. Environmental Research, 19: 383-91, 1979.

Pickford DB, Morris ID. Effects of endocrine-disrupting contaminants on amphibian oogenesis: methoxychlor inhibits progesterone-induced maturation of Xenopus iaevis oocytes in vitro. Environmental Health Perspectives, 107: 285-92, 1999.

Pinkston G, Uphouse L. Postovulatory reproduction of fertility in chlordecone treated female rats. Reproductive Toxicology, 2: 105-9, 1988.

Pohjanvirta R, Tuomisto J. Remarkable residual alterations in response to feeding regulatory challenges in Han/Wistar rats after recovery from the acute toxicity of 2,3,7,8-tetrachlorodibenzo-p-dioxin (TCDD). Food and Chemical Toxicology, 28: 677-86, 1990.

Pohjanvirta R, Tuomisto J. Short-term toxicity of 2,3,7,8-tetrachlorodibenzo-p-dioxin in laboratory animals: effects, mechanisms, and animals models. Pharmacological Reviews, 46: 483-549, 1994.

Pohjanvirta R et al. TCDD reduces serum melatonin levels in Long-Evans rats. Pharmacology & Toxicology, 65: 239-40, 1989.

Porrit M. Cumulative effects of infinitesimal doses of lead. British Medical Journal, 2: 92-4, 1931.

Potter CL, Menahan LA, Peterson RE. Relationship of alterations in energy metabolim to hypophagia in rats treated with 2,3,7,8-tetrachlorodibenzo-p-dixon. Fundamental and Applied Toxicology, 6: 89-97, 1986.

Preziosi P, Vacca M. Adrenocortical suppression and other endocrine effects of etomidate. Life Sciences, 42: 477-89, 1988.

Prieto JMC, Garcia-Chico JLG, Bello AA. Septimo ano en el tratamiento de los fatores de riesgo coronariano. Medicina y Seguridad del Trabajo, 39: 51-60, 1992.

Proteção. Dioxina: o derradeiro alerta. Proteção, 11: 36-49, 1991.

Quig D. Cysteine metabolism and metal toxicity. Alternative Medicine Review, 3: 262-70, 1998.

Rachootin P, Olsen J. The risk of infertility and delayed conception associated with exposures in the Danish workplace. Journal of Occupational Medicine, 25: 394-402, 1983.

Ragan HA, Mast TJ. Cadmium inhalation and male reproductive toxicity. Reviews of Environmental Contamination & Toxicology, 114: 1-22, 1990.

Rattner BA, Michael SD. Organophosphorous insective induced decrease in plasma luteinizing hormone concentration in white-footed mice. Toxicology Letters, 265-9, 1985.

Raule A, Morra G. Prime ricerche sulla funzionalita gonadototropica preipofisaria negli intossicati da piombo. Medicina del Lavoro, 43: 261-5, 1952.

Reel JR, Lamb JC. Reproductive toxicology of chlordecone (kepone). In: Dixon RL. Reproductive Toxicology. New York: Raven Press, 1985, p. 257-392.

Rehnberg GL et al. Effect of linuron on the brain-pituitary-testicular reproductive axis in the rat. Toxicologist, 8: 121, 1988.

Reinhard Jr et al. Subcellular compartmentalization of 1-methyl-4-phenylpyridinium with catecholamines in adrenal medullary chromaffin vesicles may explain the lack of toxicity to adrenal chromaffin cells. Proceedings of the National Academy Sciences, 84: 8160-4, 1987.

Retsky KL, Freeman, MW, Frei B. Ascorbic acid oxidation product(s) protect low density lipoprotein against atherogenic modification. anti-rather than prooxidant activity of vitamin C in the presence of transition metal ions. Journal of Biological Chemistry, 268(2): 1304-9, 1993.

Reuber MD, Glover EL. Thyroiditis in buffalo strain rats ingesting 7,12-dimethyl-benz(a)-anthracene. Experimentia, 25: 753, 1969.

Rier SE et al. Endometriosis in Rhesus monkeys (Macaca mulatta) following chronic exposure to 2,3,7,8-tetrachlorodibenzo-p-dioxin. Fundamental and Applied Toxicology, 21: 433-41, 1993.

Rizzo S, Franco G, Malamani T. Indagine epidemiological sulla sintomatologia presentata da esposti a solfuro di carbonio. Lavoro Umano, 27: 1-17, 1975.

Rohn RD, Hill JR, Shelto JE. Somato medin activity before and after chelation therapy in lead intoxicated children. Archives of Environmental Health, 37: 369-73, 1982.

Roberts FP, Wright AL, O'hagan AS. Hypothyroidism in textile workers. Journal of Society of Occupaccional Medicine, 40(4): 153-6, 1990.

Robins JM et al. Depression of thyroid diseases associated with occupational exposure to inorganic lead. Archives of Internal Medicine, 143: 220-4, 1983.

Rodamilans M et al. Lead toxicity on endocrine testicular function in an occupationally exposed population. Human & Experimental Toxicology, 7: 125-8, 1988.

Rom WN. Effects of lead on the female and reproduction: A review. Mount Sinai Jounal of Medicine, 43: 542-52, 1976.

Rose RM et al. RP. Endocrine activity in air traffic controllers at work. I. Characterization of cortisol and growth hormone levels during the day. Psychoneuroendocrinology, 7: 101-11, 1982.

Rosen JF et al. Reduction in 1,25-dihydroxyvitamin D in chidren with increase lead absorption. The New England Journal of Medicine, 302: 1128-31, 1980.

Rosenman KD. Cardiovascular disease and work place exposure. Archives of Environmental Health, 39: 218-24, 1984.

Rush KC, Harvey PW, Cockburn A. Introduction to endocrine and hormonal toxicology. In: Harvey PW, Rush KC, Cockburn A. Endocrine and hormonal toxicology. Chichester: Wiley, 1999, p.15-20.

Russ JE, Scanlon EF, Senen SF. Parathyroid adenomas following radiation. Cancer, 43: 1078-83, 1979.

Sack RL, Blood ML, Lewy AJ. Melatonin rhythms in night shift workers. Sleep, 15: 434-41, 1992.

Safe S. Environmental and dietary estrogens and human health: is tehere a problem? Environmental Health Perspectives, 103: 346-51, 1995.

Safe S et al. Ah receptor agonists as endocrine disruptors: antiestrogenic activity and mechanisms. Toxicology Letters, 102-103: 343-7, 1998.

Saitoh et al. Toxicity study of a rubber antioxidant, mixture of 2-mercaptone thylbenzimidazoles, by repeated oral administration to rats. Food and Chemical Toxicology, 37: 777-87, 1999.

Sallmen M et al. Reduced fertility among women exposure to organic solvents. American Journal of Industrial Medicine, 27: 699-713, 1995.

Sanderson JT et al. 2-chlorine-s-triazine herbicides induce aromatase (CYP19) activity in H 295 R human adrenocortical carcinoma cells: a novel mechanism for estrogenicity? Toxicological Sciences, 54: 121-7, 2000.

Sandstead HH, Galloway R. Effects of chronic lead intoxication on in vivo 131I uptake by the rat thyroid. Proceedings of the Society for Experimental Biology and Medicine, 124: 18-20, 1967.

Sandstead HH et al. RT. Lead intoxication and the thiroid. Archives of Internal Medicine, 123: 632-5, 1969.

Sauls HR et al. Luteinizing hormone, follicle stimulating hormone, and testoterone during boric acid treatment for eight weeks in CD-1 Swiss mice [abstract]. Biology of Reproduction, 47(Suppl.1): 170, 1992.

Saunders P et al. Expression of oestrogen receptor β (ER β) in multiple rat tissues visualised by immunohistochemistry. Journal of Endocrinology, 154: 13-16, 1997.

Schardein JL. Hormones and hormonal antagonist In: Chemically Induced Birth Defects. New York: Marcel Dekker, 1993, p.271-339.

Schrader SM. Environmental Medicine. St Louis: Mosby, 1995.

Sellers CC. Hazards Of The job: From industrial disease to environmental health science. Chapel Hill: University of North Carolina, 1997.

Sharara FI, Seifer DB, Flaws JA. Environmental toxicants and female reproduction. Fertility and Sterility, 70: 613-22, 1998.

Sharit J, Salvendy G. Occupational stress: review and reapraisal. Human Factors, 24: 129-62, 1982.

Sharpe R, Skakkebaek N. Are estrogens in falling sperm counts and disorders of the male reproductive tract. The Lancet, 341: 1392, 1993.

Sher ES et al. The effect of thyroid hormone level and action in developing brain: are these targets for the actions of polychlorinated biphenyls and dioxins? Toxicology and Industrial Health, 14: 121-58, 1998.

Sidhu KS, Collisi MB. A case of na accidental exposure to a veterinary inseticide product formulation. Veterinary & Human Toxicology, 31: 63-4, 1989.

Silvestroni L, Palleschi S. Effects of organochlorine xenobiotics on human spermatozoa. Chemosphere, 39: 1249-52, 1999.

Singer PL. Occupational oligospermia. Journal of the American Medical Association, 140: 1249, 1949.

Sittig M. Handbook of toxic and hazardous chemicals and carcinogens. 2ed. Park Ridge: Noyes, 1985, p.118-9.

Sivarajah K, Franklin CS, Williams WP. The effects of polychlorinated biphenyls on plasma steroid levels and hepatic microsomal enzymes in fish. Journal of Fish Biology, 13: 401-9, 1978.

Smeets JM et al. Estrogenic potencies of several environmental pollutants, as determined by vitellogenin induction in a carp hepatocyte assay. Toxicological Sciences, 50: 206-13, 1999a.

Smeets JM et al. The anti-estrogenicity of Ah receptor agonists in carp (Cyprinus carpio) hepatocytes. Toxicological Sciences, 52: 178-88, 1999b.

Smits-van Proojie AE et al. Effects of the PCB 3,4,5,3',4',5'-hexachlorobiphenyl on the reproduction capacity of Wistar rats. Chemosphere, 27: 395-400, 1993.

Smith AB et al. Metabolic and health consequences of occupacional exposure to polychlorinated biphenyls. British Journal of Occupational Medicine, 39: 361-9, 1982.

Smith BJ, Mattison DR, Sipes IG. The role of epoxidation in 4-vinylcyclohexene-induced ovarian toxicity. Toxicology and Applied Pharmacology, 105: 372-81, 1990.

Smith EM et al. Occupational exposures and risk of female infertility. Journal of Occupational and Environmental Medicine, 39: 138-47, 1997.

Smith JC, Hackley B. Distribution and excretion of nickel 63 administered intravenously to rats. Jounal of Nutrition, 95: 541-6, 1968.

Sobel N, Brown WM. The scented brain. Pheromonal responses in humans. Neuron, 31: 512-4, 2001.

Sohoni P, Sumpter JP. Several environmental oestrogens are also anti-androgens. Journal of Endocrinology, 158: 327-39, 1998.

Sokol RZ. The effect of duration of exposure on the expression of lead toxicity on the male reproductive axis. Journal of Andrology, 11: 521-6, 1990.

Sokol RZ, Madding CE, Swerdloff RS. Lead toxicity and the hypothalamic-pituitary-testicular axis. Biology of Reproduction, 33: 722-8, 1985.

Sonnenschein C, Soto AM. An updated review of environmental estrogen and androgen mimics and antagonists. Journal of Steroid Biochemistry and Molecular Biology, 65: 143-50, 1998.

Soto AM, Chung K, Sonnenschein C. The pesticides endosulfan, toxaphene, and dieldrin have estrogenic effects on human estrogen-sensitive cells. Environmental Health Perspectives, 102: 380-3, 1994.

Soto AM et al. P-Nonylphenol: An estrogenic xenobiotic released from "modified" polystyrene. Environmental Health Perspectives, 92: 167-73, 1991.

Springer LN et al. Follicular mechanisms associated with 4-vinylcyclohexene diepoxide-induced ovotoxicity in rats. Reproductive Toxicology, 10: 137-43, 1996a.

Springer LN et al. Involvement of apoptosis in 4-vinylcyclohexene diepoxide-induced ovotoxicity in rat. Toxicology and Applied Pharmacology, 139: 394-401, 1996b.

Springer LN et al. Enhanced expression of bax in small preantral follicles during 4-vinylcyclohexene diepoxide-induced ovotoxicity in the rat. Toxicology and Applied Pharmacology, 139: 402-10, 1996b.

Stahl BU et al. Reduction of hepatic phosphoenolpyruvate carboxykinase (PEPCK) activity by 2,3,7,8-tetrachlorodibenzo-p-is due to decreased mRNA levels. Toxicology, 79: 81-95, 1993.

Stonard MD, Poli G, De Matteis F. Stimulation of liver heme oxygenase in hexachlorobenzene-induced hepatic porphyria. Archives of Toxicology, 72: 355-61, 1998.

Strohmer IJ et al. W. Agricultural work and male infertility. American Journal of Industrial Medicine, 24:587-92, 1993.

Suciu I et al. Clinical Manifestations in vinyl chloride poisoning. Annals of the New York Academy of Sciences, 246: 53-69, 1975.

Svensson BG et al. Hormone status in occupational toluene exposure. American Journal of Industrial Medicine, 22: 99-107, 1992.

Stafaneanu L, Kovacs K. Effects of drugs on pituitary fine structure in laboratory animals. Journal of Electron Microscopy Technique, 19:80-9, 1991.

Stevens JT et al. A risk characterization for atrazine: oncogenicity profile. Journal of Toxicology and Environmental Health A, 56: 69-109, 1999.

Szabo et al. Subacute and chronic action of acrylonitrile on adrenals and gastrointestinal tracts: biochemical, functional and ultrastructural studies in the rat. Journal of Applied Toxicology, 4: 131-41, 1994.

Szabo S, Lippe IT. Adrenal gland: chemically induced structural and functional changes in the cortex. Toxicologic Pathology, 17: 317-29, 1989.

Szabo S et al. Pathogenesis of experimental adrenal hemorrhagic necrosis ('apoplexy'). Ultrastructural, biochemical, neuropharmacologic, and blood coagulation studies with acrylonitrile in the rat. Laboratory Investigation, 42: 533-46, 1980.

Szabo S, Selye H. Adrenal apolexy and necrosis produced by acrylonitrila. Endocrinologie, 57: 405-8, 1971.

Takeichi et al. Parathyroid tumors in atomic bomb survivors in Hiroshima: a review. Jounal of Radiation Research, 32(Suppl): 189-92, 1991.

Takeuchi Y, Ichihara G, Kamijima M. A review on toxicity of 2-bromopropane: mainly on its reproductive toxicity. Jounal of Occupational Health, 39: 179-91, 1997.

Tas S, Lauwerys R, Lison D. Occupational bazards for the male reproductive system. Critical Reviews in Toxicology, 26: 261-307, 1996.

Thomas RS et al. Enhanced regional expression of glutathione S-transferase P1-1 with colocalized AP-1 and CYP 1A2 induction in chlorobenzene-induced porphyria. Toxicology and Applied Pharmacology, 150: 22-31, 1998.

Thorlacius-Ussing O, Danscher G. Selenium in the anterior pituitary of rats exposed to sodium selenite:light and electron microscopic localization. Toxicology and Applied Pharmacology, 81: 67-74, 1985.

Thurstman Dl, Middlekamp JN, Mason E. The late effect of lead poisoning. Jounal of Pediatrics, 47: 413-33, 1995.

Timoshina IV, Liubchenko PN, Khzardzhian VG. Functional state of the pancreas in workers exposed to the long-term action of lead. Ter Arkh, 57: 91-5, 1985.

Tirado RF. Factores y parametros de riesgo de enfermedad coronaria en población laboral. Madrid: MAFPRE, 1981.

Tolonen M. Vascular effects of carbon dissulfide: a review. Scandinavian Journal of Work, Environmental & Health, 1: 63-77, 1975.

Tolonen M et al. A follow-up study of coronary heart disease in viscose rayon workers exposed to carbon disulfide. British Journal of Industrial Medicine, 32: 1-10, 1975.

Tomczak S, Baumann K, Lehnert G. Occupational exposure to hexachlorocyclohexane. International Archives Occupational and Environmental Health, 48: 283-7, 1981.

Toppari J et al. Male reproductive health and environmental xenoestrogens. Environmental Health Perspectives, 104(suppl 4): 741-803, 1996.

Touitou Y et al. Effect of shift work on the night-time secretory patterns of melatonin, prolactin, cortisol and testosterone. European Journal of Applied Physiology, 60: 288-92, 1990.

Tran DQ et al. The inhibition of estrogen receptor-mediated responses by chloro-S-triazine-derived compounds is dependent on estradiol concentration in yeast. Biochemical and Biophysical Research Communications, 227: 140-6, 1996.

Ungvary G, Tatrai E. Studies on the embryotoxic effects of ortho- meta- and para-xylene. Toxicology, 18: 61-74, 1980.

Vanhoorne, M. Preliminary study on toxicity of carbon disulfide and hidrogen disulfide in the belgian viscose industry. Giornale Italiano di Medicina del Lavoro, 3: 57-68, 1981.

Veltman JC, Maines MD. Regulatory effect of copper on rat adrenal cytochrome P-450 and steroid metabolism. Biochemical Pharmacology, 35: 2903-09, 1986.

Vigliani E. Sul basedow da piombo. Rassegna Medico Industrial, 5: 198, 1934.

Vonier PM et al. Interaction of environmental chemicals with the estrogen and progesterone receptors from the oviduct of the American alligator. Environmental Health Perspectives, 104: 1318-22, 1996.

Waalkes MP, Anver M, Diwan BA. Carcinogenic effects of cadmium in the Noble (NBL / Cr) rat: induction of pituitary, testicular, anda injection site tumors and intraepithelial proliferative lesions of the dorsolateral prostate. Toxicological Sciences, 52: 154-61, 1999.

Wägar G et al. Endocrinologic studies in men exposed occupationally to carbon disulfide. Journal of Toxicology and Environmental Health, 7: 363-71, 1981.

Waissmann, W. O trabalho na gênese da doença isquêmica do coração. [Dissertação de Mestrado]. Rio de Janeiro: Escola Nacional de Saúde Pública da FIOCRUZ, 1993.

Waissmann W. Sanitary surveillance and endocrine disruptors. Cadernos de Saúde Pública, 18(2): 511-17, 2002.

Waissmann W, Anjos LA, Rebello Neto G. Estado nutricional e alguns fatores de risco de coronariopatia em trabalhadores da indústria petroquímica no Rio de Janeiro. XVII Congresso Brasileiro de Nutrição. Rio de Janeiro, 1992.

Wald N, Howard S. Smoking, carbon monoxide and arterial disease. The Annals of Occupational Hygiene, 18: 1-14, 1975.

Waldron HA, Stofen D. Subclinical lead poisoning. London e New York: Academic; 1974.

Walker AE, Martin JV. Lipid profiles in dioxin-exposed workers. The Lancet, 1: 446-7, 1979.

Walker RF, Cooper RL. Toxic effects of xenobiotics on the pituitary gland. In: Atterwill CK, Flack JD. Endocrine toxicology. Cambridge: Cambridge University Press, 1992, p. 51-82.

Wams TS. Diethylhexylphtalate as an environmental contaminant: a review. Science of the Total Environment, 66: 1-16, 1987.

Weir RJ Jr., Fisher RS. Toxicologic studies on borax and boric acid. Toxicology and Applied Pharmacology, 23: 351-64, 1972.

Weiss M, Yogev R, Dolev E. Occupational sitting and low hip mineral density. Calcified Tissue International, 62: 47-50, 1998.

Weiss RL, Orzel RA, Fitzhugh OG. Hyperglycemia and drug interactions in anticholinesterase toxicity. Federation of American Societies for Experimental Biology, 24: 641, 1965.

Welch RM, Levin W, Conney AH. Estrogenic action of DDT and its analogs. Toxicology and Applied Pharmacology, 14: 358-67, 1969.

Wenzel KW. Pharmacological interference with in vitro tests of thyroid function. Metabolism, 30: 717-32, 1981.

White R et al. Enviromentally persistent alkylphenolic compounds are estrogenic. Endocrinology, 135: 175-82, 1994.

Williams TM, Cattley RC, Borghoff SJ. Alterations in endocrine responses in male Sprague-Dawley rats following oral administration of methyl tert-butyl ether. Toxicological Sciences, 54: 168-76, 2000.

Wilson CA. Hypothalamic neurotransmitters and gonadotropin release. In: Oxford reviews of reproductive biology 1. Finn CA (ed.). Oxford: Oxford Science; 1979, p. 383-473.

Wilson CA, Leigh AJ. Endocrine toxicology of the female reproductive system. In: Atterwill CK, Flack JD. Endocrine toxicology. Cambridge: Cambridge University, 1992, p.313-95.

Wilson EM, French FS. Binding properties of androgen receptors: evidence for identical receptors in rat testis, epididymis, and prostate. Journal of Biological Chemistry, 251: 5620-9, 1976.

Wilson JD et al. Principles of Endocrinology. In: Wilson JD et al. Williams textbook of endocrinology. 9.ed. Philadelphia: W.B.Saunders, 1998, p.1-10.

Wolff MS et al. Blood levels of organochlorine residues and risk of breast cancer. Journal of the National Cancer Institute, 85: 648-62, 1993.

Wong O et al. Mortality of workers potentially exposed to organic and inorganic brominated chemicals. DBCT, TRIS, PBB, and DDT. British Journal of Industrial Medicine, 4: 15-24, 1984.

Wong CI et al. Androgen receptor antagonist versus agonist activities of the fungicide vinclozolin relative to hydroxyflutamide. Journal of Biological Chemistry, 270: 19998-20003, 1995.

World Health Organization. Carbon disulfide. Environ Health Crit 10. Geneva: WHO, 1979.

World Health Organizattion. Polychlorinated dibenzeno-para-dioxins and dibenzofurans. Environ Health Crit 88. Geneva: WHO, 1989.

Wronka-Nofer T, Szendzikowski S, Obreska-Parke M. Influence of chronic carbon dissulphide intoxication on the development of experimental atherosclerosis in rats. British Journal of Industrial Medicine, 37: 387-93, 1980.

Yu ML et al. Menstruation and reproduction in women with polychlorinated biphenyl (PCB) poisoning: long term follow-up interviews of the women from the Taiwan Yucheng Cohort. International Journal of Epidemiology, 29: 672-7, 2000.

Zhou ZX et al. Specificity of ligand-dependent androgen receptor stabilization: receptor domain interactions influence ligand dissociation and receptor stability. Molecular Endocrinology, 9: 208-18, 1995.

Psicopatologia e Saúde Mental no Trabalho

32

Edith Seligmann-Silva

- **Introdução**
- **Situação de trabalho e psicopatologia**
  Condições de trabalho
  A organização do trabalho (OT) e o gerenciamento
  Relação entre aspectos da organização do trabalho e saúde mental
- **Flexibilidade – o princípio que se tornou dominante**
- **Quadros clínicos**
- **Parâmetros clínicos para diagnóstico dos distúrbios psíquicos relacionados à situação de trabalho e ao contexto social**
  Síndrome da fadiga crônica (fadiga patológica, fadiga Industrial) – (F 48.0)
  Transtorno do ciclo vigília-sono devido a fatores não orgânicos (F 51.2)
  Síndrome do esgotamento profissional/*burnout* (Z 73.0)
  Outros transtornos mentais vinculados à violência e à precarização
  Transtorno de estresse pós-traumático (F 43.1)
  Estresse pós-traumático secundário: profissionais que resgatam, socorrem e atendem vítimas de emergências e catástrofes
  Alcoolismo crônico relacionado ao trabalho – (F 10-2)
  As Síndromes depressivas
  Suicídios no trabalho – uma questão em evidência
- **A anamnese – sugestões para a formação profissional**
- **Considerações finais**
- **Referências**

Introdução

A importância e a complexidade da *interface* entre a vida psíquica e o mundo do trabalho têm merecido um número crescente de estudos nas últimas décadas, no Brasil e no mundo. Trata-se de uma interface complexa, mobilizada por fenômenos de diferente ordem e com profundas implicações para a saúde mental, razão pela qual passou a justificar o desenvolvimento de um campo de estudos específico, designado por Saúde Mental Relacionada ao Trabalho (SMRT).

Também designado, no Brasil, como Saúde Mental e Trabalho (SMeT) e Saúde Mental no Trabalho (SMT), esse campo de estudos vem recebendo contribuições de diferentes disciplinas, tornando-se, ele próprio, um campo amplo e extremamente complexo.

Para contextualizar o tema, é, portanto, necessário considerar o trabalho humano em suas relações com os processos sociais, biológicos e psicológicos que transitam nos percursos entre saúde e doença, mantendo o foco naqueles que envolvem a *vida mental* em seus aspectos cognitivos e psicoafetivos. Estes estudos têm sido feitos tanto no nível coletivo quanto no individual.

O trabalho é dimensão essencial e caracterizadora dos seres humanos, construtora de identidade e autoconfiança, de vínculos interpessoais e de pertencimento social, além de ter papel decisivo no desenvolvimento dos potenciais humanos e na preservação e incremento da vitalidade – portanto, da própria saúde. Mas sempre que ocorra o *impedimento* de que o trabalho assuma todos esses significados, e principalmente se este impedimento perdurar, a *saúde mental* estará ameaçada. Este é o consenso que pode ser extraído da convergência entre reflexões de alguns dos maiores filósofos – de Spinoza, no século XVII, a Castoriadis e Ricoeur, no século XX – e as conclusões de pesquisas recentes voltadas ao assunto (Clot, 2008; Lhuilier, 2007). Na atualidade dos desdobramentos mundiais de uma crise econômica e social, reflexos sobre a saúde humana têm colocado desafios imensos aos sistemas de Saúde e Previdência em todos os continentes. Pois, no bojo da crise, tornaram-se visíveis os aumentos simultâneos de acidentes, adoecimentos e suicídios na população geral de muitos países. Isto ocorre ao lado de reflexos importantes nos registros de mortalidade que estão sendo evidenciados por estudos abrangentes realizados pelas agências oficiais e universidades. Vários estudos avançam para além dos números alarmantes das estatísticas referentes à população geral, a fim de analisar os segmentos sociais de que fazem parte as pessoas que estão adoecendo, acidentando-se e morrendo precocemente.

Incidência e custos do desgaste mental e o desafio às políticas públicas

O aumento da incidência dos transtornos mentais relacionados ao trabalho tem apresentado estatísticas extremamente preocupantes, depois que sua invisibilidade foi, em parte, superada pela adoção do Nexo Técnico Epidemiológico, pelo Instituto Nacional de Seguro Social (INSS), em 2007. Assim, se anteriormente havia, nas estatísticas da instituição, menos de mil registros anuais de transtornos mentais[1] considerados como "acidentários", já nos dois anos seguintes eles superaram os 12 mil (Fig. 32.1).

A expansão dos agravos psíquicos relacionados ao trabalho, além de levar ao reconhecimento de que se trata de um problema de Saúde Pública, também passou a ser objeto de preocupação governamental, nos países que identificaram os elevados custos econômicos e sociais acarretados por essa problemática. Estes custos – que são *diretos e indiretos* – recaem sobre o setor público, sobre as empresas e sobre a sociedade. O cálculo dos custos indiretos torna-se especialmente desafiante – pois inclui a aferição da perda de produtividade e das perdas de qualidade na produção; dos investimentos perdidos em capacitação, treinamento e das despesas em indenizações, entre outros itens. Sem esquecer os custos *intangíveis*, de difícil aferição, que vêm sendo destacados dos indiretos, por alguns autores, e que seriam aqueles custos derivados dos impactos humanos que se estendem à família dos assalariados, acarretando perdas e danos de todo tipo (Encotech, 2007 e Medibank Report, 2008).

Para uma visão integrada da questão enfocada, torna-se necessário *contextualizá*-la, considerando os diferentes *patamares* existentes entre a esfera macrossocial e os seres humanos que trabalham ou buscam inserção no *mundo do trabalho*.

O nível *macro* é o da crise mundial, que produz reflexos distintos em cada região e em cada país do planeta. Contextos locais se diferenciam e, ao mesmo tempo, as organizações de todos os portes "filtram" as injunções da crise de modo heterogêneo, mesmo que sob a pressão de uma ideologia hegemônica – o neoliberalismo. E somente compreendendo o que, *em cada patamar*, contribui para agravar a *crise humana*, será possível estancar a maré montante da *degradação* que se espraiou, e que tem um núcleo crucial na esfera do trabalho. Trata-se, sim, de *degradação*, porque "a crise" se configura, sobretudo, como *crise ética*, que, ao dilapidar *valores essenciais*, vai dilacerar, simultaneamente, laços sociais e a saúde.

Nesse texto, procuraremos ver especialmente o *patamar* das *situações de trabalho* e das dinâmicas desgastantes e adoecedoras que aí se desenvolvem, atingindo os indivíduos em sua saúde mental e em seus vínculos. Sem perder de vista os demais níveis e um aspecto essencial: existem interações entre patamares e dentro de cada nível. E, ao nos concentrarmos na *saúde mental*, deveremos lembrar que ela é indissociável da saúde em seu todo.

Na medida em que a SMRT vem despertando crescente interesse em diferentes países, tem dado origem também a

---

[1] Diagnósticos do Grupo F da CID-10.

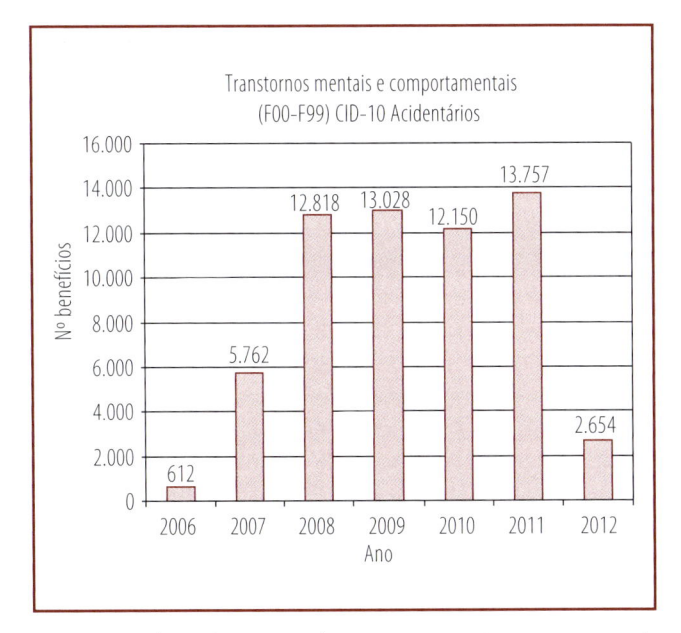

Fig. 32.1. Evolução dos registros de transtornos mentais e comportamentais (F00-F99) CID-10 Acidentários – 2006-2012*.

*: Os dados relativos ao ano de 2012 abrangem apenas os meses de janeiro a março.
Fonte: Ministério da Previdência Social/INSS.

uma copiosa produção de estudos. Numerosas pesquisas têm sido desenvolvidas sobre o assunto, artigos científicos e livros têm sido publicados a respeito. O tema suscita a atenção dos profissionais da área da saúde, dos teóricos e pesquisadores de outros campos do conhecimento e dos principais interessados – trabalhadores e empresas. Na atual conjuntura, o assunto começa a interessar vivamente governos e planejadores de políticas públicas de alguns países mais desenvolvidos. Da mesma forma, empresários da Europa, da Austrália e da América do Norte têm sido impactados pelos altos custos ocasionados pelos distúrbios psíquicos relacionados ao trabalho e vêm se mobilizando para minimizar os prejuízos. Preocupação que desponta também no Brasil (Encotech, 2007; Badura, Schröeder et al., 2009).

Psicopatologia no Trabalho: Para os fins deste capítulo, realizaremos um recorte, dentro do campo amplo da SMRT, para nos concentrar, na *Psicopatologia no Trabalho,* conforme a temática do livro e tendo como horizonte a busca de prevenção. Adotamos aqui a expressão Psicopatologia *no* trabalho (PPT), preferencialmente à Psicopatologia *do* trabalho, como utilizaram estudos anteriores, considerando que quem sofre e adoece são os seres humanos. Em suma, *trata-se de focalizar os processos que, no trabalho, condicionam agravos psicopatológicos de pessoas que trabalham.*

É necessário, entretanto, assinalar que a *psicopatologia relacionada ao trabalho* vem se tornando cada vez mais indissociável da *psicopatologia relacionada ao desemprego e às intermitências entre trabalho e não trabalho.* Em outras palavras: os processos de adoecimento mental relacionados ao trabalho já não podem, na atualidade, ser isolados daqueles que dizem respeito ao desemprego e à precarização do próprio trabalho. É o que justifica *a propriedade* da designação *Saúde Mental Relacionada ao Trabalho* (SMRT), como denominação preferencial para este campo de conhecimento e práticas (Seligmann-Silva, 2011).

No âmbito da SMRT, duas questões têm se destacado no desafio aos pesquisadores:

- *Como se constituem os agravos psíquicos relacionados ao trabalho?* Em outras palavras: de que modos se estabelecem articulações (nexos) e processos de adoecimento mental relacionados ao trabalho?
- *Como fundamentar teoricamente uma sistematização dos distúrbios psíquicos relacionados ao trabalho?*

Diante da relevância assumida pela questão da inter-relação trabalho/saúde mental, surpreende que até o momento não exista uma sistematização internacional das expressões clínicas do desgaste mental vinculado ao trabalho. Esclarecendo melhor: existe muito conhecimento acumulado a respeito e uma concordância entre pesquisadores de diferentes correntes e países, sobre a importância assumida pela instância *trabalho* em Psicopatologia. Entretanto, pela existência de diferentes perspectivas, apesar de haver algumas convergências entre as mesmas, não se criou consenso internacional quanto ao *modo* como se constitui a conexão trabalho/psiquismo. Assim, a falta de integração dos olhares resulta em propostas, de modo geral, parciais e insuficientes para uma prevenção eficaz.

Diferem as causas que explicam essa falta de consenso, dentre as quais se ressaltam as de natureza científica e as de ordem sociopolítica. Entre as de ordem *científica,* destacamos os impasses da Medicina face aos desafios da interdisciplinaridade colocados por esta temática. Desafios ao conhecimento que correspondem, no plano das políticas públicas, aos que são colocados pela intersetorialidade – para o planejamento e implementação de políticas voltadas à saúde dos trabalhadores – da qual a saúde mental faz parte. Questões essas que apresentam implicações importantes, também, para a prática clínica – e, em especial, para uma Clínica do Trabalho – voltada à integralidade da saúde humana.

É possível constatar que as condicionantes coletivas do distúrbio psíquico vêm sendo, há muito tempo, estudadas, mas a definição do tipo de agravo psíquico – isto é, do *quadro clínico* – acompanha, em geral, as características individuais e os *modos individuais* de reagir, interagir e adoecer. Vale formular um exemplo – o dos eventos violentos que podem levar algumas pessoas a quadros de depressão, e outras, ao transtorno de estresse pós-traumático, entre outras possibilidades. Adiante, teremos ocasião de examinar melhor o assunto.

No decorrer das rápidas transformações sociais e técnicas no mundo do trabalho das últimas décadas, tem havido a caracterização de algumas síndromes em que os aspectos psíquicos são relevantes. Os processos em que se configuram estes quadros clínicos vêm sendo analisados em sua correlação às situações de trabalho vivenciadas ao longo das trajetórias de vida dos trabalhadores. É interessante ressaltar que alguns diagnósticos, embora não constando ainda da Classificação Internacional de Doenças (CID-10), já são reconhecidos pela legislação de diferentes países – como é o caso do *burnout*.

Já as razões de ordem *sociopolítica*, que tornaram difíceis os avanços para um consenso, dizem respeito às próprias correlações de poder político e econômico dentro da sociedade, passando, ainda, pela cultura e pelas relações sociais de trabalho, as quais, por sua vez, definem, em grande parte, a organização do mesmo. Barreiras de ordem ideológica e cultural têm sido assinaladas, assim como pressões vinculadas a interesses políticos e econômicos. Estas pressões têm sido identificadas, de forma crítica, nos processos decisórios que instauram, no âmbito mais geral da psicopatologia, as categorizações oficiais de distúrbios mentais adotadas pela CID-10 e pela versão atual da classificação vigente nos Estados Unidos – a DSM IV – *(Diagnostic and Statistical Manual of Mental Disorders)* às vésperas de dar lugar à DSM V, ao escrevermos este capítulo (Lane, 2007). Pois as visões mais conservadoras resistem em admitir as evidências científicas que demonstraram, especialmente ao longo dos últimos 50 anos, o potencial psicopatogênico de aspectos derivados de algumas formas de administrar e organizar o trabalho (Le Guillant,1954/2006).

Em síntese: o fato de coexistirem, no plano internacional, distintos modelos teóricos com relação ao assunto, vem trazendo dificuldades para a clínica e para a prevenção. Em primeiro lugar, porque diferem os pontos de referência adotados para interpretar os sintomas e demais alterações observadas. E, em segundo, porque ainda persiste a dificuldade de obter consenso sobre uma sistematização dos *distúrbios psíquicos relacionados ao trabalho,* a qual seria valiosa para legitimar o reconhecimento desta vinculação e fundamentar práticas de atenção à saúde dos trabalhadores. Encaminhamentos significativos nesta direção, não obstante, vêm sendo realizados, como será assinalado neste capítulo.

Corpo/mente – uma divisão arbitrária

As condições do corpo não podem ser dissociadas das condições mentais para realização de atividades que exijam concentração da atenção, raciocínio, reflexão crítica, interpretação, comunicação ou outros "desempenhos" mentais. Porque não existe trabalho mental sem participação do corpo. Da mesma forma, a recíproca é verdadeira, e mesmo o trabalho considerado braçal exige atenção, memória e outras atividades mentais. Acrescente-se que a vulnerabilidade do corpo desnutrido ou do corpo que dói também interfere no trabalho mental. Em psicopatologia, igualmente, o corpo e os esforços físicos fatigantes podem estar presentes no processo patogênico, isto é, na dinâmica adoecedora.

Em síntese, a fadiga física, o desconforto, a tensão muscular e a dor são igualmente inseparáveis da dinâmica que vincula inteligência e sentimentos. Uma dinâmica que, ao longo do tempo, pode levar à desestabilização psíquica. A relação entre *dor crônica* e *desgaste mental* é amplamente registrada. Essa relação está presente em muitos casos de distúrbios osteomusculares relacionados ao trabalho – conforme comprovado por numerosos estudos recentes, que vieram se somar aos que já haviam sido revistos por Assunção e Almeida em 2003 (Assunção e Almeida, 2003).

Dimensões do trabalho mental: O trabalho humano, na atualidade, tornou-se, cada vez mais, um trabalho dominantemente mental. Porém, nos ambientes em que as atividades laborais são realizadas, vários conhecimentos essenciais a respeito do trabalho mental parecem deliberadamente ignorados pela maioria dos planejadores e gestores. Exemplificamos:

- *As duas vertentes do trabalho mental – a cognitiva e a afetiva – apresentam confluência, e a atividade intelectual é inseparável da mobilização de sentimentos e emoções.* Trata-se de conhecimento já estabelecido, mas desconsiderado, na prática, quando gestores e consultores, ao levarem em conta aspectos mentais, se restringem aos cognitivos. A indissociabilidade entre as duas vertentes é cientificamente comprovada. Essa indissociabilidade tornou-se indiscutível, e esse conhecimento passou a ser aplicado à prevenção, a partir de diferentes estudos, como os de Alain Wisner, que seguiram a linha de pesquisa da ergonomia situada ao longo dos últimos 30 anos. Conhecimentos anteriores, advindos da psicofisiologia e da antiga medicina psicossomática, puderam ser confirmados pela análise ergonômica. Entre outros:
  - quando o trabalho cognitivo é intensivo e continuado, o espaço da afetividade é comprimido e sacrificado, com consequências nocivas para a saúde mental e o todo psicossomático.
  - o esforço intenso e continuado de autocontrole emocional prejudica o raciocínio, a concentração de atenção e outras facetas do trabalho cognitivo, e, paralelamente, acarreta alterações da fisiologia (elevação da pressão arterial, entre outras), potencialmente *patogênicas* (adoecedoras). Assim, a intensidade do *trabalho afetivo*, ao longo do tempo, pode precipitar um tipo de exaustão em que a atividade mental é globalmente prejudicada (Freudenberger, 1974; Freudenberger e Richelson,1987; Hochschild, 1983).
- Na maioria dos estudos que examinam a atividade cognitiva e a afetiva, nenhuma das duas formas de atividade era, até recentemente, considerada sob a perspectiva da *vulnerabilidade* humana aos impactos de natureza política, social, econômica e ambiental. Estes impactos incidem sobre a vida cotidiana, den-

tro e fora do ambiente de trabalho. São impactos que derivam de contextos de repressão política; recessão; miséria; violência, e/ou da exposição a grandes riscos do meio ambiente. Incidem, em geral, na estrutura e na vida familiar, onde criam vulnerabilidades através das tensões continuadas e/ou carências impostas ao desenvolvimento e à socialização das crianças e adolescentes. Carências que são de todo tipo, desde as nutricionais às de ordem afetiva.

Em suma: o cansaço mental do trabalho intelectual intensificado e a exaustão emocional foram igualmente ignorados pela maioria dos planejadores do trabalho nas reestruturações organizacionais que se aceleraram a partir dos anos 1980, e nas crises econômicas e sociais que se sucederam durante os últimos 30 anos. Assim como foram desconsideradas as vulnerabilidades socioeconômicas impostas a importantes segmentos da população trabalhadora.

Trabalho relacional e afetivo – Um aspecto que, no Brasil, continua quase sistematicamente obscurecido, é o da existência de qualidades especiais no *trabalho afetivo* feminino – qualidades que são exploradas. Isto se dá através da *naturalização* de capacidades desenvolvidas pelas mulheres a partir da socialização e durante a experiência de vida. As mulheres desenvolvem as capacidades de cuidar e consolar, proteger, ensinar, escutar pacientemente, persuadir etc. Realizam estas atividades principalmente nas áreas da educação, da saúde e do serviço social, mas também em outros âmbitos.

Acrescente-se que, na Universidade de Berkeley, pesquisas e publicações de Arlie Russell Hochschild, ao longo de mais de 25 anos, apontam os danos mentais e sociais advindos para mulheres de diferentes profissões, a partir de concepções e práticas administrativas perversas que exploram essas capacidades e causam danos à vida afetiva e familiar A exploração invisível de um trabalho historicamente obscurecido – o trabalho afetivo feminino – é desvelada, também, em outras obras de Hochschild (2003 e 2004). A partir de estudos empíricos, Hochschild também analisou a verdadeira *concorrência* estabelecida entre local de trabalho e lar, na disputa pela *alta qualificação do trabalho afetivo exercido pelas mulheres.* É extremamente expressivo que, no próprio título de uma de suas obras, a autora mencione a *comercialização da vida íntima* (Hochschild, 2003), e, no seu livro mais recente, examine a *extração* da própria individualidade (Hochschild, 2012).

O *mundo psíquico* e a *ética* – No mal estar subjetivo relacionado ao trabalho e em suas expressões mórbidas, o *mundo psíquico* do indivíduo é atingido. Este mundo corresponde ao que a psicologia dá o nome de *subjetividade*.

Vale lembrar que a subjetividade é construída ao longo das experiências sociais da existência de cada ser humano, e através dos mecanismos de *interioriza*ção em que os valores da cultura passam a ser *constitutivos* da identidade e mobilizadores de sentimentos e emoções.

A economia moderna afastou-se da ética, lamenta o economista Amartya Sen. O autor identifica, nas publicações da economia moderna, "o descaso pela influência das considerações éticas sobre a caracterização do comportamento humano real" (Sen, 1999: p.23). Sen contrasta uma vertente da economia que é profundamente vinculada à ética do bem comum e tem raízes no pensamento de Aristóteles, à corrente agora dominante, centrada na logística, na atenção aos *meios* de alcançar a riqueza, deixando de lado as *finalidades humanas* da economia (Sen, 1999). Certamente essa tendência identificada por Amartya Sen repercute diretamente na escolha das diretrizes empresariais que, a partir dos anos 1980, prevalecem na administração e na gestão de pessoal. Como veremos, a precarização de ordem ética se relaciona intimamente à precarização do trabalho – e ambas são responsáveis pela potencialização de repercussões nocivas à saúde geral e mental.

A ética na crise. A ética do bem comum – na qual a saúde é um dos valores centrais – continua sendo pressionada e, indiscutivelmente, cada vez mais sacrificada nos contextos contemporâneos do trabalho.

As pesquisas referidas à Saúde Mental Relacionada ao Trabalho (SMRT) vêm tentando construir o entendimento do que está acontecendo com os que vivem do próprio trabalho, num mundo em rápida transformação. A proposta é fazer isto a partir de uma análise integrada que considere o *contexto socioeconômico envolvente* e as *pessoas* envolvidas em cada *situação de trabalho* – um dos âmbitos privilegiados da análise. Ao longo do tempo histórico, ocorrem transformações nas *correlações de poder* internas e externas aos contextos e situações específicas de trabalho.

Não cabe estudar neste capítulo as transformações do âmbito macrossocial, embora algumas vezes seja impossível deixar de mencionar aspectos de natureza política, econômica e cultural referidos ao mesmo.

Desemprego – Uma questão que não pode ser desconsiderada em SMRT é a dos impactos psíquicos relacionados às mudanças que estreitaram o mercado de trabalho em grande parte do mundo. A temática de uma Psicopatologia do desemprego vem merecendo estudos desde a grande depressão de 1929, e várias pesquisas foram desenvolvidas, também, durante as últimas três décadas – no mundo e no Brasil (Jahoda, 1982; Benoit-Guilbôt e Gallie,1992; Seligmann-Silva, 1987; 1997a; 2011).

A inquietação decorrente da expansão do desemprego atinge os que estão empregados e aqueles que desejam ingressar no mercado de trabalho. Essa tensão inquietante, o medo do desemprego – embora atualmente mais aguda na Europa e nos Estados Unidos, se alastra internacionalmente. "As políticas de austeridade obscurecem as perspectivas de trabalho e cerca de 202 milhões de pessoas estarão desempregadas no mundo este ano, seis milhões a mais do que no ano passado", afirma relatório sobre o emprego em 2012, da Organização Internacional do Trabalho (OIT), publicado recentemente em Genebra.[2] Por outro lado, a questão do desemprego em massa, que, por ora, afeta mais visivelmente os países do hemisfério Norte, vem suscitando correntes migratórias para os países do Sul – notadamente para o Brasil – trazendo novos desafios à política social como um todo e, em especial, à política de trabalho.

A instrumentação do medo ao desemprego foi embutida no gerenciamento de muitas empresas – isto é, transformou-se em técnica gerencial extremamente nociva, do ponto de vista da saúde – especialmente da saúde mental. A intimidação, mediada pela ameaça explícita ou velada de demissão, leva à aceitação de sobrecarga e condições perigosas de trabalho. E mais: à intensificação de competição e individualismo, com dissolução de solidariedades.

Passaremos, a seguir, a enfocar a *situação de trabalho*, a fim de examinar os aspectos cujo entendimento é fundamental para o estudo dos processos desgastantes e o desencadeamento dos agravos mentais relacionados ao trabalho.

▶ Situação de trabalho e psicopatologia

O estudo da situação de trabalho oferece importantes elementos ao entendimento da constituição do desgaste e dos transtornos mentais relacionados ao trabalho. Para facilitar a exposição do assunto, separaremos aqui, *condições concretas do ambiente* em que o trabalho é executado, de um lado, e a *organização e gerenciamento do trabalho*, do outro. É preciso lembrar que, na prática, de modo constante, se processam numerosas interações envolvendo os dois âmbitos.

No caso de países extensos e/ou marcados por grande desigualdade social, como no Brasil, essa *heterogeneidade* se faz sentir de modo que diferenças regionais e locais estejam refletidas em grandes variações das situações de trabalho, mesmo quando correspondam a um mesmo tipo de atividade, seja na economia ou no serviço público.

Condições de trabalho

As condições físicas, químicas e biológicas vinculadas à execução do trabalho – há muito reconhecidas na vertente orgânica da patogenia de numerosas doenças – também interferem nos processos mentais e, portanto, nas dinâmicas relacionadas à saúde mental. Estas repercussões podem se efetivar através da via neuropsíquica ou da psicossocial e, com frequência, conjuntamente, pelas duas vias.

Tomemos o exemplo dos agravos mentais causados pelo mercúrio[3]. Temos aí alterações neurológicas determinadas pela intoxicação na estrutura do sistema nervoso, das quais decorre um conjunto de sintomas neuropsiquiátricos estudados em Medicina do Trabalho. Mas a *percepção da perda de capacidades* – memória e autocontrole emocional, entre outras – vai ser vivenciada como *sofrimento psíquico*. E a percepção das perdas pode ocorrer tanto diretamente, pela auto-observação, quanto a partir dos processos psicossociais. Por exemplo, a percepção pode ser despertada pelas críticas motivadas por esquecimentos e falhas no desempenho, e irá ocasionar, com muita frequência, sentimentos de culpa, fracasso e autodepreciação, o que irá conferir um caráter depressivo a muitos destes quadros clínicos.

A propósito das condições de trabalho, não pode deixar de ser lembrado o *ruído* e as consequentes *perdas auditivas relacionadas ao trabalho* (PAIR)[4], que, ao afetarem a comunicação, prejudicam relacionamentos interpessoais, desempenhos e a própria proteção ante riscos de acidentes – como nos casos em que orientações e avisos não são escutados. Resultam, ainda, em perda de autoestima, insegurança e frustrações, que convergem para que se estabeleça isolamento social, que pode se acompanhar de quadros depressivos. Estes nem sempre assumem nitidez, já que, muitas vezes, se encontram mascarados por alterações psicofisiológicas ou comportamentos reativos – como recorrer às bebidas alcoólicas, buscando *anestesiar* a dor psíquica. É frequente, ainda, o trabalhador acometido de PAIR vir à consulta centrando-se em queixas referidas ao corpo ou aos zumbidos, ou mesmo, às perturbações do sono, mas sem falar de seu desânimo e tristeza, nem dos mal-entendidos e conflitos associados às dificuldades de comunicação.

Para analisar as ressonâncias das condições de trabalho na área psíquica, deve ser considerada, ainda, a concomitância frequente de múltiplos componentes ambientais nocivos ao organismo humano. Os danos mentais podem ser *produzidos* ou *agravados* pelas interações dos fatores ambientais tradicionalmente estudados, do mesmo modo que interações dos mesmos com os aspectos da organização do trabalho podem vir a aumentar tais riscos. É assim que, no caso do mercúrio, acima lembrado, diferenças importantes entre as repercussões psíquicas podem ser identificadas, quando se comparam contextos organizacionais distintos, conforme foi analisado por Glina (2000), em estudo brasileiro.

A Organização do Trabalho (OT) e o gerenciamento

Os estudos em Saúde Mental Relacionada ao Trabalho (SMRT) têm encontrado na organização do trabalho (OT) a fonte preponderante dos agravos psíquicos relacionados com o trabalho. Mas esta organização não pode ser dissociada do *gerenciamento* instaurado a partir de diferentes patamares de

---

[2] "Nossa estimativa provisória para o ano de 2011 é que o desemprego tenha sido de 196 milhões de pessoas e que passaremos em 2012 a 202 milhões, um aumento de seis milhões, e em 2013, a 207 milhões", declarou o diretor do Instituto Internacional de Estudos Sociais da OIT, Raymond Torres. "Isso significa que seria alcançada uma taxa de desemprego de cerca de 6,1% em 2012", acrescenta. Já existe, segundo o mesmo informe da OIT, um déficit de cerca de 50 milhões de empregos com relação à situação anterior à crise financeira de 2008 (OIT, 2012).

[3] Ver Capítulo 48 deste livro.
[4] Ver Capítulo 35 deste livro.

poder – dos dirigentes até as chefias imediatas e supervisores diretos. Por isso, a OT tem sido estudada por diferentes especialistas e em distintas abordagens: na engenharia de produção, na sociologia do trabalho, na administração, na psicologia do trabalho e na ergonomia. Todas estas áreas e disciplinas apresentam confluências com a SMRT e oferecem importante contribuição para seus estudos.

A explicação habitual de que *a organização do trabalho diz respeito à divisão social e técnica do trabalho* constitui uma simplificação de algo mais complexo. Merece ser deixado claro que, tanto a *divisão social,* quanto a *divisão técnica,* incorporam *relações de poder*. Em outras palavras, as relações hierárquicas correspondem, em geral, a relações de poder e, na *divisão técnica* das atividades de trabalho, também se estabelecem relações de poder, às vezes, inclusive, dentro de um mesmo escalão hierárquico. Pois tanto conhecimento formal quanto experiência – *saberes da prática* – podem significar poder. Existe, portanto, uma *dimensão micropolítica* a ser considerada na organização do trabalho e podemos, desde já, assinalar que ela é valiosa para o entendimento dos processos de desgaste mental relacionados ao trabalho.

Opções e imagens das empresas

As *escolhas da empresa* quanto às políticas a aplicar na gestão constituem outro aspecto a ser levado em conta ao analisar a organização do trabalho (OT) em estudos empíricos voltados à SMRT.

A organização do trabalho se concretiza a partir de *decisões empresariais* que são construídas não apenas a partir de razões de ordem técnica, mas que decorrem também das concepções e representações mentais: os dirigentes entendem e interpretam a organização e, em correspondência, os empregados, sob diferentes representações (Morgan, 1996).

Supõe-se uma espécie de coerência: em uma empresa concebida como máquina, há engrenagens e peças e os assalariados são vistos como tal; em um organismo, os empregados são *unidades vivas* – corpos estritamente biológicos; já em uma cultura, existem *valores* (ou *desvalores*), que fundamentam sentimentos e ações. Os *desvalores* resultam do apagamento ou degradação dos **valores** e, ao ferir a identidade, pressionam a estabilidade psíquica, podendo chegar a rompê-la. As decisões derivadas da filosofia ético-política dos dirigentes determinam tais escolhas, destinadas ao direcionamento da cultura organizacional (Morgan, 1996; Schein, 2001).

O tipo de gerenciamento, e grande parte das exigências colocadas aos empregados, não resultam de requisitos e especificidades indispensáveis em cada processo de produção. Decorrem, basicamente, da *visão* que os tomadores de decisão assumem a respeito dos *executantes do trabalho,* para fundamentarem sua política de pessoal (política de recursos humanos) e, por conseguinte, definirem relações sociais de trabalho: critérios e formas de contratação; os regulamentos internos, a comunicação interna e, ainda, as diretrizes gerenciais voltadas ao controle e avaliação dos assalariados e de seus desempenhos.

A dimensão biopsicossocial do *ser humano,* nestes processos decisórios e nesta política, pode estar incompleta ou deformada, ficando subordinada a uma *imagem idealizada* – e, portanto, irreal, da própria organização. Em outras palavras, o entendimento dos principais aspectos da OT que interessam à SMRT estará sempre relacionado com *o modelo de trabalhador concebido pela empresa*, o qual, por sua vez, corresponde ao *modelo* pelo qual ela é concebida e visualizada por seus dirigentes.

A elaboração de Morgan sobre as imagens assumidas pelos dirigentes das organizações assume especial interesse para a psicopatologia. E o que tem maior importância, neste enfoque, é exatamente o conjunto dos *equívocos* acima assinalados. Eles acontecem quando a metáfora é tratada como realidade, quando as pessoas são tratadas como *ferramentas*, por exemplo. Ou como organismos vivos, mas *descontextualizados* da história e de seu meio social.

Evidentemente, a condução da chamada política de *recursos humanos* da empresa, estará, no caso em que se norteie por uma visão reducionista, abstraindo a dimensão *humana*, e reduzindo a pessoa que trabalha à função de *recurso,* o mesmo que acontece quando a complexidade desta dimensão é reduzida, em textos pasteurizados, de ampla circulação, a um mero *fator* – o *fator humano* – que é muito mencionado e raramente definido ou criticado nos textos didáticos dirigidos a estudantes de administração e administradores de empresas.

Na política adotada pela empresa, torna-se extremamente importante a forma mais ou menos centralizada pela qual as decisões sobre mudanças organizacionais e tecnológicas são tomadas. E ainda, como esse processo decisório se articula à política de recursos humanos e, em suma, aos *modos de gerenciar.*

Dentre os aspectos cuja análise se torna importante, para o entendimento das relações entre OT e SMRT, podem ser destacados: *a estruturação hierárquica, a organização temporal do trabalho, o controle, a avaliação, a divisão e o conteúdo das atividades, as relações interpessoais e intergrupais,* além de tudo o que diz respeito à comunicação e seus fluxos na organização. Todos estes aspectos necessitam ser apreciados em suas articulações e, ainda, de modo contextualizado.

Na política de pessoal merece ainda especial atenção a *posição* adotada pela organização (empresa) no que se refere às *relações sociais de trabalho,* o tipo de gerenciamento adotado e a forma como incorpora o conceito de *flexibilidade. A* utilização de novas tecnologias gerenciais e microeletrônicas para *vigilância e controle dos empregados* é outro aspecto importante.

Todos estes aspectos constituem uma temática complexa, que tem sido analisada em numerosos estudos que nos ajudam a compreender os processos psicossociais, interpessoais e subjetivos relacionados com estruturas e dinâmicas organizacionais, em permanente mudança ao longo dos últimos trinta anos.

A seguir, procuraremos assinalar *por que* alguns dos aspectos organizacionais acima mencionados são relevantes em SMRT.

Relação entre aspectos da Organização do Trabalho e Saúde Mental

A **estrutura hierárquica** das empresas interessa à SMRT por deixar evidentes os focos onde o poder é exercido. A modernização modificou, inicialmente, a antiga estrutura piramidal das grandes empresas, *achatando-as*, de modo geral, e diluindo, aparentemente, o controle visível. Os novos princípios e as transformações logo se propagaram a organizações de diferentes portes. As formas de gestão adotadas sofisticam e tornam sutis novas e poderosas formas de controle. Instauram, assim, uma dominação extremamente poderosa. Torna-se, deste modo, mais desafiante, em muitos casos, identificar os *focos de poder* a partir dos quais os administradores exercem diferentes pressões voltadas para o controle dos mesmos.

A organização temporal do trabalho e os tempos que geram ansiedade e fadiga – O trabalho realizado sob pressão de tempo em geral suscita muita ansiedade. Mas outros aspectos da estruturação do tempo podem determinar mal-estar, como a repetitividade que gera monotonia e tédio. Assim, o controle temporal do trabalho e diferentes aspectos temporais precisam ser contemplados sempre que se analisem questões de SMRT. E em qualquer abordagem preventiva é preciso levar em conta não apenas o regime horário, jornadas, ritmos e outras características do "tempo trabalhado", mas, também, os períodos de não trabalho: a *quantidade, duração e qualidade das pausas, das folgas* e dos *intervalos interjornadas*.

O entendimento das relações entre as características das atividades, os *tempos* exigidos para o cumprimento das mesmas e o controle instaurado, permite compreender uma parte importante do que concerne à gênese de tensões que repercutem na esfera psíquica. Constatou-se, assim, que quanto mais rígido o controle exercido para que os modos e tempos prescritos pela direção sejam cumpridos, maior será a ansiedade gerada. Mas estas tensões variarão também conforme outros aspectos organizacionais. A ansiedade será ainda maior, por exemplo, se os equipamentos forem desprovidos de dispositivos de segurança, ou em outras circunstâncias nas quais as atividades envolvam necessidade de estar atento a riscos de acidente (Costa, 1981; Seligmann-Silva, 1983; 2011).

Tomemos o caso de um trabalhador que realiza uma atividade que exija grande concentração de atenção e que deve ser executada em *ritmo* muito intenso. Existem *metas de produção diária* que o trabalhador precisa atender para fazer jus à remuneração. Este trabalhador está *sob controle direto e permanente* de um supervisor. A qualidade do relacionamento humano entre ambos assume importância crucial para o trabalhador, que sabe estar sob *avaliação* permanente. A atividade envolve riscos e é necessário que o trabalhador se mantenha atento aos mesmos. A ansiedade resultante deste conjunto de aspectos poderá ser agravada, ainda, por outros elementos ambientais (ruído, por exemplo) ou organizacionais (política de pessoal da empresa em que sejam estabelecidas sanções a quem não *dá* a produção exigida). Quanto maior a duração da jornada, evidentemente maior será a tensão associada ao cansaço e aos simultâneos temores anteriormente mencionados.

Na atualidade, a problemática do tempo tornou-se mais complexa, pela *disponibilização permanente* – do tempo e da vida do empregado –, mesmo fora dos horários de atividade previstos. Tal disponibilização é exigida, atualmente, por muitas organizações.

A *divisão das atividades* apresenta um grande número de implicações para a SMRT, de acordo com o conteúdo destas atividades, o volume de trabalho e os esforços que representam para cada assalariado, e ainda, a capacitação técnica e experiência do mesmo. Quanto ao conteúdo, para a subjetividade o mais importante é o *conteúdo significativo,* isto é, *o sentido que estas atividades assumem para quem as realiza*. Duas circunstâncias negativas para a saúde mental podem ser destacadas neste item:

a) casos em que as atividades se encontram divididas, de modo que alguns percebam que suas capacidades estão sendo *subestimadas*; isto pode levá-los a sentimentos de indignação, ou a diminuir a própria autoestima, por não conseguirem captar *sentido* neste trabalho fragmentado;

b) casos em que as atividades sejam percebidas pelo trabalhador como *excedendo* a capacitação ou excessivas para suas possibilidades pessoais nas condições existentes. Aqui, além da fadiga, podem manifestar-se sentimentos de insegurança ou medo, em que os temores podem ser diversos: o temor de incorrer em falhas; provocar acidente ou acidentar-se; ser avaliado negativamente ou demitido. Ressonâncias negativas para a esfera mental e para a vida, têm resultado, como veremos adiante, de diferentes formas de sobrecarga de trabalho – como, por exemplo, a partir da adoção da *polivalência* como diretriz "modernizadora".

O controle exercido através do gerenciamento e da organização do trabalho é alvo de especial atenção em SMRT, quando configura pressões coercitivas e potencialmente desgastantes. As formas tradicionais de controle propostas por Taylor para sua *Organização Científica do Trabalho* sofreram metamorfoses que tornaram o controle ainda mais poderoso. Pois a administração exercida por gerentes e gestores passou a embutir uma instrumentação psicológica extremamente sofisticada, que adquiriu cunho político, isto é, de *cooptação* ou de *imposição de poder* – seja através de envolvimento, seja através dos medos instaurados – dos quais o mais dominante é o medo do desemprego. A gestão instrumentada pelo medo recebe grande atenção, tanto nos estudos de desgaste e adoecimento mental, quanto no de cientistas sociais que estudam opressão e resistência à dominação no mundo do trabalho (Heloani, 2003; Castel, 2003; Bauman, 2008).

Embora a autonomia e a responsabilidade sejam cada vez mais valorizadas nos pronunciamentos dos dirigentes de empresas, na prática os princípios de Taylor permanecem muito presentes. Essa presença se revela, especialmente, no gerenciamento, que em geral ainda está impregnado pelo pressuposto de que não é possível confiar nos trabalhadores, que precisariam, por isto, ser submetidos a controle permanente. Os *modos de controle* é que se tornaram mais refinados, unindo aplicações da eletrônica a técnicas administrativas que tentam combinar sedução e intimidação. Assim, dirigentes e gerentes dos vários escalões hierárquicos, ao mesmo tempo em que desenvolvem pressão para incrementar a produtividade, exercem o *controle* voltado para aferir *se* e *como* está se dando a intensificação dos desempenhos, isto é, do ritmo de trabalho.

Para o trabalhador, quanto maior a fadiga, maior a angústia nas situações de trabalho em que se percebe rigorosamente vigiado e coagido a manter constante a maximização de esforços. As vivências associadas são, em geral, de estar sob ameaça, e o terreno psíquico se torna fértil para desenvolver ideias de perseguição e, mesmo, quadros assemelhados à paranoia, como veremos adiante.

Por outro lado, ao considerar o significado da liberdade para a saúde mental, outro aspecto precisa ser lembrado. O *espaço de autonomia* apresenta conotação *positiva* para a saúde, conforme o consenso que identificamos claramente ao comparar as principais correntes teóricas que estudam o assunto, quer sob a ótica do *estresse* (Frankenhaeuser, 1981; Karasek e Theorell, 1990), pelo enfoque psicodinâmico (Carpentier-Roy, 1996), ou ainda, na perspectiva dialética do desgaste mental (Seligmann-Silva, 1987 e 2011; Paparelli, 2009).

Um estudo sobre a penosidade do trabalho em motoristas de ônibus, realizado por Leny Sato, também demonstrou a relevância da autonomia para o bem estar psíquico (Sato, 1991), assim como outras investigações e estudos brasileiros realizados nos anos 2000. Especialmente em áreas sociais de prestação de serviços, as restrições de autonomia impostas a educadores, profissionais de saúde e assistentes sociais têm sido identificadas nas fontes do desgaste mental e dos adoecimentos destes profissionais (Assunção e Brito, 2011; Sauaya, 2003). Inversamente, quando as relações humanas no trabalho são propiciadoras de liberdade e confiança recíproca, a sociabilidade, a criatividade e a saúde mental são favorecidas simultaneamente, conforme bem analisado por Leny Sato, em seu estudo sobre os trabalhadores de feiras livres (Sato, 2012), e em alguns estudos referentes ao trabalho de professores, na Argentina (Sauaya, 2003) e no Brasil (Vasconcelos e Neves, 2009).

A questão do controle, entretanto, apresenta ainda diferentes desdobramentos, alguns dos quais veremos adiante.

A avaliação – As *avaliações* são importantes e necessárias para o desenvolvimento organizacional, inclusive da própria proteção e promoção da saúde no trabalho. Mas esse papel positivo pode sofrer distorções. Os *modos de avaliar o trabalho* muitas vezes são apresentados como formas de incentivo, criação de oportunidade para prêmios e aquisição de vantagens. Porém, a avaliação tem servido ao duplo objetivo de *intensificar controles* e *gerar competição*, com a finalidade de garantir a maximização de esforços dos assalariados. O controle recíproco é muitas vezes instituído e mina os laços de companheirismo e a própria colaboração. Quando a avaliação estimula competições, cria, não raro, rivalidades e separações entre as pessoas, o que se agrava quando são esperados cortes de pessoal. Incentivo excessivo à competição gera também desconfiança e prejudica a colaboração *intra* e *interequipes*.

Em certas empresas ocorrem, também, práticas pseudodemocráticas em que "todos avaliam todos", que, muitas vezes, criam um clima intensamente persecutório, o que leva à ansiedade generalizada.

A inquietação ocasionada pelas *transformações* foi agravada pelas avaliações mal concebidas, tanto quanto aos critérios inadequados, quanto aos métodos utilizados. Vale ressaltar alguns pontos dessa problemática extremamente complexa. Em primeiro lugar, é preciso considerar que a rapidez dos processos de mudança não corresponde aos processos de adaptação humanos. As mudanças – organizacional e técnica – têm sido incessantes e ocorrem frequentemente em rápida sucessão, de modo que as *exigências de adaptação* acabam também incidindo de modo permanente sobre os empregados. É frequente existir um descompasso importante entre exigências – como *excelência* (perfeição) e *metas* relativas a prazos, fixadas pela empresa – e os *tempos humanos*, que devem ser considerados em duas perspectivas: *a dos tempos próprios da fisiologia e do funcionamento mental* e *os tempos necessários para a aprendizagem e incorporação de mudanças na execução de atividades complexas*. Com isso, crescem o temor e a ansiedade diante das avaliações (Metzger, 2010).

Em tempos de estreitamento do mercado de trabalho, o temor do desemprego aumenta consideravelmente a ansiedade relacionada à avaliação – o que se agrava pelo fato de muitas empresas afirmarem, com orgulho, sua adoção de um "projeto de avaliação continuada e permanente". O resultado é uma conjunção em que a *produção* de inquietações tem se tornado, também, *continuada e permanente*, em numerosos contextos de trabalho (Seligmann-Silva, 2011).

Além do dilaceramento da sociabilidade e da geração de ansiedade persecutória, as avaliações inadequadas podem ter, ainda, outras repercussões negativas para a saúde mental. Destacamos duas situações psicologicamente desfavoráveis, que muitas vezes decorrem de uma *apresentação inadequada de resultados da avaliação*: a) Sempre que os critérios da avaliação ignorem os esforços desenvolvidos pelo empregado (mesmo que sem êxito), limitando-se a apresentar um resultado sob forma pontual – designação do desempenho por uma única *palavra, nota ou através de número de pontos* – poderá haver sentimento de fracasso e autodesvalorização, ou mal-estar gerado pelo sentimento de ter sofrido injustiça; b) ao tornar pública a exposição de resultados negativos, essa exposição torna-se potencialmente humilhante, fere a dignidade, suscita sentimentos de vergonha e, muitas vezes, de raiva, levando com frequência ao retraimento e, mesmo, a um isolamento, marcado por forte ressentimento.

Déjours constata que os assalariados percebem uma dupla ameaça nas avaliações: a ameaça de *descarte* (desemprego) e a ameaça de ficar sozinho, pois, o que, na prática, subjaz à injunção "seja competitivo" – feita supostamente em nome de uma "competição saudável" –, é um convite a *derrubar concorrentes seja como for*, até através da deslealdade. Com isso, o empregado dá prova de uma agressividade que agora teria passado a ser valorizada pelo *management* neoliberal (Déjours, 2008).

Yiannis Gabriel é um especialista em teoria organizacional, extremamente crítico. Este pensador inglês realizou uma revisão minuciosa das contribuições de outros especialistas que examinaram os reflexos humanos das mudanças organizacionais iniciadas nos anos 1970. Gabriel adota perspectiva psicanalítica e aborda as dimensões inconscientes que "operam" nas organizações. O autor coloca questões extremamente atuais, ao apontar de que modo, nas empresas, níveis extremamente elevados de ansiedade estão gerando defesas psicológicas que alteram atitudes e relacionamentos – de forma altamente prejudicial, tanto para os empregados quanto para as próprias organizações.[5] Gabriel lança um olhar acurado sobre as racionalizações e ataques ao sentido do trabalho, representados pelos cortes de pessoal e suas repercussões nas pessoas (Gabriel, 2004).

Ao desenvolver a ideia de que as estratégias coletivas de defesa psicológica também se voltam para neutralizar o sofrimento ético, Déjours (2004) já havia tentado identificar de que modo isso acontece. É assim que, a propósito da questão, apresenta uma hipótese que desenvolveu, baseado em seus estudos clínicos, através da seguinte reflexão: "em sua maioria, as pessoas que, nas organizações, colaboram na perpetração de injustiças, possuem senso ético, mas se defendem contra o sofrimento que seria perceber *o mal* que fazem". Pois o sofrimento ético desequilibraria seu psiquismo e seria perigoso para sua saúde mental – o que essas pessoas percebem –, e por isso mesmo aderem às estratégias coletivas de defesa "que são construídas e mantidas coletivamente, graças a um intenso trabalho de elaboração de regras que enquadram os comportamentos, os discursos, as interdições etc." (Déjours, 2004, p.2).

No mesmo texto, Déjours aponta que, atualmente, essas defesas contra o sofrimento ético assumem caráter de estratégias coletivas de defesa, em muitos ambientes de trabalho regidos pelas diretrizes racionalistas do neoliberalismo. Pois as defesas contra o sofrimento ético, segundo o autor, têm um de seus dispositivos principais na separação (clivagem) entre cognição e pensamento reflexivo. A cognição estaria dominada pela racionalidade instrumental imposta pelos objetivos da empresa. O pensamento reflexivo está associado à esfera afetiva do psiquismo, fundado na *percepção do outro* e nos sentimentos constituídos a partir da subjetivação dos valores éticos, no processo de socialização própria de cada cultura, como foi bem elucidado por tantos psicólogos sociais e, na América Latina, por Martin-Baró (1990). Para Déjours (2004), a estratégia defensiva voltada contra o sofrimento ético se torna "oportunista" e *impede* que o sofrimento ético se torne um importante mediador para a crítica do despotismo. A crer nesta teorização de Déjours acima apresentada, estaria colocado o desafio de desmistificar e superar essa estratégia desmobilizadora, compartilhada pelo coletivo. Como a estratégia coletiva pertence ao nível inconsciente, isso só seria possível em um processo de conscientização. Tal processo permitiria a recuperação do potencial representado pelo sofrimento ético para a construção de negociações e enfrentamentos solidários das situações de trabalho que simultaneamente oprimem e adoecem. Pois este sofrimento ético teria a possibilidade de estimular uma mobilização do pensamento crítico e subsequentes ações transformadoras da situação perversa. O grande desafio é de *como* proceder para alcançar essa conscientização, esse esclarecimento tão fecundo e que precisaria ser tão estendido. A via educacional? A política? E, para aqueles cujo desgaste mental já avançou, a psicoterápica ou a utilização de recursos de uma terapia comunitária?

▶ Flexibilidade – o princípio que se tornou dominante

A flexibilidade emergiu como diretriz incrustada no paradigma de *produção flexível* que se tornou dominante nos anos 1980 (Harvey, 1992). E a partir daí, além de tornar ainda mais intensa a "fabricação" do mal-estar, deixou mais *mascarados* estes processos de geração do desgaste humano.

Acreditou-se que a *flexibilização,* como princípio geral, serviria para alcançar o objetivo maior – a competitividade.

---

[5] Gabriel refere-se a defesas psicológicas inconscientes que, segundo descoberta do psicanalista inglês E. Jaques (1955), se articulam coletivamente para que os trabalhadores não se sintam ameaçados nem desenvolvam ansiedade no trabalho. Déjours (1987) realizou extenso trabalho teórico a partir da mesma concepção, propondo que defesas psicológicas coletivas configuram estratégias defensivas contra o medo e outros sentimentos causadores de sofrimento psíquico, levando os trabalhadores, por ex., a negar coletivamente a existência de perigos. Outras estratégias defensivas foram estudadas por Déjours e pelos que acompanham seu pensamento na corrente teórica da Psicodinâmica do Trabalho. Além dos perigos de acidente ou de vida, essas estratégias se dirigem, segundo estes estudos, a negar, deslocar ou inverter sentimentos de mal-estar perante diferentes situações.

A nova diretriz foi decisiva nos rumos da reestruturação produtiva, ocasionando múltiplas transformações nas empresas. Estas transformações dizem respeito, em grande parte, à organização do trabalho, e são viabilizadas pela *desregulamentação,* isto é, pela ruptura de sistemas que regulam as relações de trabalho – formas de contratação, salários, a dimensão temporal do trabalho, critérios de promoção, entre outros aspectos organizacionais relevantes para a segurança no emprego e para a saúde.

A desregulamentação do trabalho, estudada sob perspectiva crítica por vários pensadores do mundo contemporâneo, tem suscitado análises de seus reflexos na identidade e na sociabilidade dos trabalhadores brasileiros, bem como para a qualidade de vida dos mesmos e sua saúde (Dedecca, 1999; Franco, 2003). Os reflexos destas mudanças para a organização solidária dos próprios trabalhadores passam, também, pela modificação do próprio *sentido* do trabalho para aqueles que o executam (Antunes, 1999).

A *flexibilização* estendeu-se a numerosos aspectos no interior das empresas, imprimindo variações sucessivas ao que antes era conhecido por todos e parecia consolidado. *Estrutura e regulamentos internos,* horários, critérios de promoção e salários – tudo se tornou flexível e transitório. As funções e responsabilidades atribuídas ao empregado também se tornaram sujeitas a mudanças frequentes, exigindo esforços de aprendizagem e adaptação em ciclos sucessivos, às vezes rapidamente interrompidos.

A expansão da flexibilidade tornou-se um dos elementos centrais no processo de *precarização social e do trabalho.* Os relacionamentos interpessoais passaram a ser instáveis, acompanhando a desregulamentação das relações sociais de trabalho e o correspondente aumento da rotatividade. Assim, os laços sociais se fragilizaram. Ao mesmo tempo, o incentivo à competição, formulado pelo discurso empresarial, concorreu para aumentar esse enfraquecimento, o que contribuiu fortemente para a precarização geral da sociabilidade e da saúde mental, como veremos adiante.

Precarização social, do trabalho e da saúde

A precarização do trabalho vem acompanhando a reestruturação produtiva a partir dos anos 1980, e ocorre, também, associada a uma precarização social, reconhecida internacionalmente, e que inclui o campo da saúde (Appay e Thébaud-Mony, 1997; Franco, Druck e Seligmann-Silva, 2010; Berman, 1995).

Para compor um panorama completo da precarização, que se estende na sociedade e ocupou grande parte dos locais de trabalho, sociólogos e outros pensadores dirigem seus olhares a diferentes espaços do mundo contemporâneo e examinam os processos que neles têm lugar. Estes espaços se distribuem nos seguintes âmbitos:

1. O nível *macrossocial,* onde a precarização nasce, intimamente vinculada à crise econômica e às correlações de poder econômico e político, no mundo atual, diferenciando-se nos vários continentes, países e contextos do ambiente internacional e, também, nos contextos regionais do Brasil. Os sistemas de regulamentação do trabalho e proteção social (Previdência, Assistência Social) foram, assim, atingidos e estreitados na maior parte dos países, mas de modo também diferenciado, isto é, de acordo com as correlações de forças internas e com a situação econômica de cada país.
2. *Os contextos de trabalho* – empresas privadas, inicialmente, e, mais tarde, setores e instituições sob administração pública – onde a *precarização do trabalho* atinge, atualmente, as relações sociais de trabalho, as condições de trabalho, sua organização e, de modo crucial, suas formas de gerenciamento e relações interpessoais.
3. A *saúde coletiva* e, em especial, a saúde dos trabalhadores, *sofre precarização* indissociável das instabilidades apontadas nos dois itens anteriores.
4. Na esfera ambiental, *a precarização do meio-ambiente,* que é sempre socioambiental [6].
5. Na esfera dos valores – a *precarização ética,* que envolve, condiciona e penetra todos os âmbitos apontados acima.

A flexibilização dos vínculos contratuais correspondeu à escalada da desregulamentação das relações sociais de trabalho. Esta desregulamentação tem sido acompanhada, em vários países, pelas transformações que atingem a política social e, portanto, os sistemas de proteção social, como Previdência e Saúde. O temor de perder o emprego passa a ser, nessas circunstâncias, simultaneamente, temor de desproteção, o que evidentemente repercute na intensificação da submissão às pressões organizacionais, mesmo em países ricos e nos países europeus, que, até início dos anos 1990, eram considerados como dotados de Previdência exemplar (Castel, 1998; 2003; 2009; Boschetti, 2012). Acontece o mesmo no Brasil, onde as vicissitudes, oscilações e retrocessos da proteção social têm sido bem analisados (Ivo, 2008; Carvalho, 2004; Pereira, 2012).

Os impactos da precarização na América Latina apresentam características em parte bastante diferentes das verificadas nos países do hemisfério norte, conforme é exposto por Ricardo Antunes no livro *O Continente do Labor* (Antunes, 2011).

O caso brasileiro – Vale acrescentar que, em diferentes áreas e setores da produção do nosso país, o trabalho precário sempre existiu, precedendo a fase atual, na qual a precari-

---

[6] A análise desta perspectiva, indissociável das três anteriores, também se desenvolve no Brasil e é um dos focos dos estudos da pesquisadora Tânia Franco, médica e socióloga da Universidade Federal da Bahia, que vem desenvolvendo investigações sobre o assunto, juntamente com outros pesquisadores da mesma Universidade.

zação atingiu categorias profissionais para as quais condições dignas de trabalho pareciam bem estabelecidas. Assim, no Brasil, uma ótica especial teve que ser assumida para a análise dos impactos para a saúde mental advindos da dramática expansão do trabalho precarizado e da persistência, ainda ampla, do trabalho informal (Druck e Franco, 2007; Franco, Druck e Seligmann-Silva, 2010). *A convergência dessas duas precarizações* – a da proteção social e a dos contratos de trabalho – traduz-se em vivências, pelo trabalhador, de mal-estar e insegurança permanentes. Situações como tais, para considerável parte da população trabalhadora, são ainda agravadas pela pobreza, que impede a manutenção de reservas econômicas para suprir as necessidades de subsistência, em caso de desemprego, que, por várias circunstâncias, esteja desprovido do suporte social (desemprego prolongado, trabalho informal e outras situações em que não há acesso ao seguro-desemprego). Torna-se óbvio que a convergência dos aspectos aqui apontados constitui fonte importante de um *sofrimento social*[7] em que o desgaste mental está necessariamente incluído (Seligmann-Silva, 2011).

No Brasil, pesquisas de diferentes situações de trabalho revelam ainda outras precariedades: as condições insalubres e perigosas do ambiente de trabalho – e, muitas vezes, também, do entorno fabril –, conjugadas a pressões de ordem temporal e formas de controle extremamente coercitivas (Palmeira Sobrinho, 2008; Druck e Franco, 2007). As repercussões destas situações se fazem sentir sobre a saúde como um todo, incluindo aumento dos riscos referentes aos acidentes de trabalho.

Impactos da precarização sobre a saúde mental – A *precarização* se torna, portanto, tema obrigatório no estudo contemporâneo da psicopatologia relacionada ao trabalho. Trata-se de um processo impulsionado, basicamente, por duas diretrizes do ideário neoliberal, voltado para *gerar e acumular o máximo de lucros financeiros, no menor tempo possível*:

- 1. Alcançar *competitividade* para vencer os concorrentes e dominar o mercado, através da minimização dos custos e maximização do uso de todos os recursos aplicados na produção.
- 2. Adotar *flexibilidade* para mudança e inovação continuadas, que garantam, de modo permanente e estratégico, a posição de vantagem em face de concorrentes que também estão na corrida competitiva.

Este é o receituário básico das *empresas ágeis e enxutas*, que foi incorporado pela maioria dos administradores. Essa incorporação começou no final dos anos 1970, atravessou os 1980 e se expandiu e fixou de modo quase absoluto nos anos 1990.

Tal receita ainda domina, na segunda década do século XXI, apesar das graves repercussões negativas que foram, inicialmente, sociais, depois se tornaram econômicas e agora se definem como de natureza política, no agravamento da crise internacional, que se alastra quando escrevemos este capítulo, na metade final de 2012.

Práticas de gestão que representam desdobramentos destes princípios assumiram papel importante no dilaceramento da sociabilidade e no apagamento dos valores éticos do bem comum em muitos contextos – notadamente nos contextos de trabalho.

Ao lado da desregulamentação dos contratos de trabalho, sob injunções de competição e estímulo ao *individualismo* – aspectos bem identificados na cultura instaurada pelo pensamento neoliberal – ocorreu uma *fragilização* de outros vínculos sociais e, mesmo, dos afetivos. Pois a ansiedade e a incerteza vivenciadas no trabalho projetaram-se a outros espaços, inclusive ao da vida familiar.

Os reflexos humanos da flexibilização e da intensificação do trabalho se fazem sentir ao longo das mudanças organizacionais, que se sucedem. A instauração de polivalência, rotatividade aumentada e outras expressões da *flexibilização* criaram todo tipo de insegurança nos assalariados: quanto à própria capacidade para atender a exigências em permanente mudança; ao cumprimento de metas percebidas como inalcançáveis e, enfim, quanto à manutenção do emprego.

Quando o temor mais forte não é o de perda imediata do emprego, existe o medo de perda do cargo e/ou da função e do prestígio profissional adquirido ao longo da experiência. Em suma, o medo de retrocesso na trajetória profissional.

Concretamente, o grau de degradação dos relacionamentos faz com que, não raro, se instaure a *violência* no ambiente de trabalho – o que, muitas vezes, culmina em conflitos, com ofensas e desrespeito que vão ferir a dignidade e gerar ressentimentos.

A evolução dos fatos, na crise atual, mantém atuais as constatações feitas por autores que, anteriormente, já haviam assinalado o fato de que certas práticas empresariais, voltadas à obtenção de *excelência*, possuem alto potencial psicopatogênico e são capazes de criar síndromes marcadas pela insensibilidade e pela degradação de valores éticos (Seligmann-Silva, 2004). Isso é confirmado pelo grau em que o *assédio* e outras formas de violência psicológica têm se disseminado nos últimos anos, como explicitado no capítulo 22 deste livro.

O desgaste ético foi encontrado por Phillipe Davezies (1997) no núcleo dos fenômenos de precarização da saúde física e mental acionados presentemente nos ambientes de trabalho. O autor compara a atualidade e o passado, quando predominavam coletivos solidários de trabalhadores. Nestes coletivos reinava uma ética na qual as "regras do ofício" ditavam a solidariedade e o respeito à dignidade de cada um. O domínio dos *saberes do ofício* – conhecimentos consolidados pela experiência – era uma das bases do orgulho do

---

[7] A expressão sofrimento social, utilizada por Pierre Bourdieu, vem sendo adotada por outros autores e acreditamos que abrange o sofrimento humano derivado das pressões vivenciadas no trabalho dominado.

ofício. Estes conhecimentos incluíam os *saberes de proteção à segurança, à saúde e à vida de todos,* respeitados por todos. A *experiência do ofício* era alvo de especial respeito nesses coletivos. Tais eram os suportes, embutidos nas "regras do ofício", que garantiam, simultaneamente, um marco ético e a valorização do *trabalho bem feito*. Na atualidade, Davezies identifica a *ameaça de degradação* que paira sobre essas forças coletivas, que cultivavam a confiança, o respeito entre companheiros de ofício e os cuidados voltados à segurança de todos (Davezies, 1997*).*

Em 1995, na Argentina, Silvia Berman publicou um livro intitulado *Trabajo Precário & Salud Mental*[8], com dados e análises sobre relações entre o avanço neoliberal, a precarização do trabalho e reflexos na saúde mental. Os antigos laços de sociabilidade, dilacerados pelas novas formas de gestão, são mostrados nessa obra (Berman, 1995). No Brasil, a memória de antigos trabalhadores, registros históricos e, mesmo, estudos qualitativos em SMRT, revelam contextos de trabalho em que outrora existiam coletivos similares aos descritos na França por Davezies. Embora, em muitos outros, a precariedade tenha reinado também no passado.

É possível, também, outro assinalamento: o *tempo* para estabelecer experiência e relações duráveis, do tipo considerado por Davezies, tem sido certamente atropelado, por um lado, pela intensificação das atividades e, pelo outro, pela alta rotatividade que agora prevalece em muitas organizações (Seligmann-Silva, 2011).

Para não prolongar a inatividade, muitos desempregados vêm se submetendo à precarização do trabalho. Isto é, vem *aceitando trabalho informal, trabalho em tempo parcial, terceirização ou contratos tempor*ários. Temos aí uma *dupla precariedade. A intermitência* entre trabalho e desemprego tem sido marcada, assim, para grande parte da população de muitos países, por fases de *trabalho degradado* e potencialmente desgastante, alternadas com inatividade, o que também acontece no Brasil. Ao mesmo tempo em que isso incrementa sentimentos de insegurança, a autodesvalorização é agudamente vivenciada. Assim se instala *a incerteza* quanto à manutenção do emprego e a todo o porvir pessoal e da família.

A percepção da *"descartabilidade"* é vivenciada de forma especialmente humilhante pelos assalariados, que antes tinham vivido muitos anos de emprego estável e perspectiva de uma carreira na empresa. Especialmente se passam a uma situação de informalidade, ou de subcontratação, em que eles percebem que sua capacidade e sua experiência profissional são desconsideradas, da mesma forma que seus valores. Deste modo, pessoas que se reconheciam no próprio trabalho deixaram de senti-lo como uma parte de si mesmos. Daniele Linhart (2008) e Clot (2008) sintetizam e expressam essa vivência como sendo a de uma *amputação.*

[8] Esta obra ainda não foi traduzida no Brasil.

O *menosprezo* manifestado por parte de dirigentes e gestores abre as portas para a *insensibilidade*. Pois se *os assalariados* são percebidos como *coisas,* para os olhos dos que detêm o mando, são desprovidos dos atributos de seres humanos, passando a ser vistos apenas como *instrumentos da produção.* E ferramentas não têm corpo, nem sentimento, nem necessidades psicológicas. Apenas devem funcionar de modo eficaz, e será inconcebível considerar que existam questões de saúde a ser consideradas. Esta é a perspectiva identificada por diferentes estudos que captaram manifestações de dirigentes e gestores e que as interpretam, geralmente, sob a perspectiva de uma *reificação* ou coisificação do que é humano.

Os reflexos da precarização na saúde geral e mental têm sido largamente estudados em vários países e também no Brasil (Appay e Thébaud-Mony, 1997; Berman, 1995; Daniele Linhart, 2008; Druck e Franco, 2007; Franco, Druck e Seligmann-Silva, 2010).

Conforme a análise que Michel Monroy realiza da *retórica da excelência* utilizada pelas empresas, a precarização e *a violência* que se ocultam sob esse discurso constituem uma ameaça não apenas à saúde e destino dos assalariados, mas também, ao futuro das próprias empresas (Monroy, 2000).

Atualmente, as confluências entre o trabalho e a falta de trabalho emergem, necessariamente, quando examinamos a *psicopatologia relacionada ao trabalho*. O desmonte dos sistemas de proteção social, em muitos países, vem agravando o problema. Robert Castel, ao analisar este aspecto, constatou um retrocesso da concretização dos direitos de cidadania: a insegurança civil e a insegurança social estão num crescendo, que se articula à insegurança vivida nas situações concretas de trabalho (Castel, 2003 e 2009; Thébaud-Mony e Druck, 2007). A crise deflagrada em 2008 trouxe temores de maior refluxo das políticas sociais, o que, em 2012, está sendo confirmado em muitos dos países afetados. Tais retrocessos aumentam o temor ao desamparo e alimentam a incerteza quanto ao futuro. Por conseguinte, criam inquietações permanentes e crescente desgaste mental.

Precarização e pós-colonialismo: Algumas peculiaridades da precarização se fazem notar em países que ainda guardam marcas do colonialismo, nos quais a desigualdade social é acentuada, e a democracia, imatura. Nestes países, ou melhor, em seus segmentos mais pobres, ou geograficamente distanciados das cidades, a atual expansão da precarização das instituições e das condições de trabalho veio se sobrepor a uma precariedade pré-existente.

Especialmente para segmentos da população cujas condições de vida são precárias, assim como quando existem fraturas sociais de diferente tipo – como as decorrentes dos preconceitos raciais –, estes aspectos podem acentuar os efeitos perversos da precarização social e do trabalho, tanto para a saúde geral, quanto para a saúde mental. Pois a precariedade pré-existente, por um lado, *vulnerabiliza* o organismo face à nocividade das condições do ambiente físico, químico e biológico do trabalho. Pelo outro, existe a vulnerabilidade psíquica e social, decorrente da cidadania incompleta dos que não têm *acesso* à concretização de seus direitos sociais – de educação, cuidados de saúde, assistência social e jurídica. Desta forma, agravam-se os potenciais da agressão psíquica contidos na precarização que acompanhou a globalização assimétrica e a crise atual.

Desta forma, pobreza e discriminação ressaltam, dentre o acima exposto, como condições que vulnerabilizam os trabalhadores submetidos à precarização atualmente em curso.

As peculiaridades acima resumidas impactam negativamente, de modo especial, na *saúde mental*, ao concorrerem para enfraquecer a autoconfiança (e a autoestima), criar sensação de impotência e aumentar o medo, que favorece a degradação da sociabilidade, o rompimento dos laços de confiança e o desaparecimento da solidariedade.

Destacamos, em resumo, que as principais decorrências para a saúde mental surgem a partir dos entrelaçamentos dos contextos, social e do trabalho. Essas decorrências são *mediadas* pela intersubjetividade e pelos modos individuais de como os assalariados percebem, vivenciam e respondem (reagem) à situação de trabalho. Modos que variam de acordo com a experiência, os valores e estruturas psíquicas de cada um.[9]

Nos atuais processos de precarização, com respeito aos impactos na saúde mental, podemos destacar os seguintes aspectos e mecanismos:

- Pela *intensificação do trabalho associada muitas vezes ao prolongamento de jornadas:* o aumento das *cargas de trabalho,* especialmente das cargas de trabalho mental (inteligência + esfera dos afetos) com advento de níveis crescentes de *fadiga geral e mental,* que podem culminar em esgotamento profissional (*burnout*) ou outros agravos.
- Pelas *pressões hierárquicas voltadas às metas* de maximizar vantagens competitivas e lucros: geração de *ansiedade* que se acentua com a percepção do próprio cansaço, o que provoca aumento do *medo* de "não dar conta do trabalho e perder o emprego"
- A *incerteza e a insegurança* quanto ao futuro, que se acentuam pelo *temor da demissão* se constituem especialmente através das seguintes mediações:
  – pela *intermitência entre emprego precário e desemprego;*
  – pela *precarização dos sistemas de proteção social;*
  – pela *percepção das rupturas de laços de confiança e solidariedade – com vivência de isolamento e desproteção.*

- *Disponibilização permanente* do tempo do assalariado às necessidades da produção – condição que leva à *invasão* do espaço da vida privada e prejuízo à vida familiar e participação social, com impactos negativos para os relacionamentos significativos e também para o lazer.

A expansão da violência mantém íntimas conexões com a precariedade – em formas que vão da violência psicológica sutil às agressões que atentam contra a vida –, como ainda será visto neste capítulo.

▶ Quadros clínicos

Deverão ser considerados, agora, os quadros clínicos dos distúrbios psíquicos que têm sido mais observados quanto à sua vinculação com situações e trajetórias de vida no trabalho. Preliminarmente, cabe ainda esclarecer alguns aspectos.

Em primeiro lugar, não será possível discutir aqui todos os quadros da nosologia psiquiátrica em cuja gênese ou desencadeamento as situações ou eventos do trabalho possam estar envolvidos. Há que lembrar que os desgastes humanos se constituem ao longo da vida, e que o papel do trabalho, neste desgaste, irá variar de acordo com os contextos e conjunturas. Por um lado, existe consenso de que mudanças significativas e intensificação de pressões ou exigências na esfera do trabalho podem desencadear a expressão sintomática de um processo de desgaste até então invisível. Mas, por outro lado, os estudos agora existentes evidenciam que, na atualidade, aspectos do trabalho assumem papel central e decisivo para originar e desenvolver *processos de desgaste mental* que poderão culminar em quadros de transtorno mental clinicamente caracterizado.

Iremos nos deter principalmente nos quadros clínicos em que o desgaste mental é fundamentalmente relacionado com *aspectos organizacionais*, embora estes aspectos estejam, também, de modo geral, presentes na gênese de transtornos cujas fontes estão no meio-ambiente de trabalho – por ex. exposição a substâncias neurotóxicas –, ou nas sequelas psiquiátricas de acidentes de trabalho – especialmente frequentes na ocorrência de dano cerebral por traumatismo craneoencefálico (TCE).[10] A configuração dos quadros clínicos associados aos aspectos organizacionais, isto é, o tipo de transtorno mental que irá surgir, dependerá, em geral, da singularidade biopsíquica do indivíduo e de suas experiências prévias, sociais e existenciais.

Substâncias neurotóxicas: Vale mencionar que os vários transtornos resultantes de exposição a *substâncias neurotóxi-*

---

[9] Na perspectiva da Psicodinâmica do Trabalho (PDT) é valorizada a mediação feita pelo coletivo de trabalho e pelas estratégias de defesa coletiva, que "blindariam" os trabalhadores da percepção das ameaças de situações de trabalho à sua integridade e muitas vezes, da percepção da própria fragilização.

[10] No que se refere aos transtornos orgânicos de origem laboral que envolvem o sistema nervoso central, os leitores encontrarão subsídios importantes no capítulo 33 deste livro, assim como no capítulo 10 do Manual de Doenças Relacionadas ao Trabalho (Ministério da Saúde, 2001) e em outros textos esclarecedores (Brasil. Ministério da Saúde, 2001; Camargo, Caetano e Guimarães, 2005; Jardim e Glina, 2000 e 2010).

cas suscitam quadros clínicos nos quais, ao lado dos danos orgânicos, ocorre sofrimento psíquico, pois, geralmente, estes trabalhadores vivenciam múltiplas perdas, além de sofrerem discriminação no mercado de trabalho e marginalização social. Danos físicos e psíquicos se tornam indissociáveis nestas intoxicações. Assim, o desgaste mental pode originar quadros depressivos, ou outros, que se associam aos agravos ocasionados pelos danos orgânicos produzidos por estas substâncias, conforme observado em trabalhadores atingidos por metais pesados, solventes e agrotóxicos. Estes últimos, especialmente, configuram um problema gravíssimo, que se estende, de modo preocupante, nas vastas áreas pelas quais se expandem, no território brasileiro, entre outros cultivos e de modo mais marcante, as plantações de soja e cana de açúcar (Moreiro et al., 2010; Pignati e Machado, 2011).

Reconhecimento da origem laboral – nexo causal: As situações de trabalho podem atuar *desencadeando* crises mentais agudas, neuróticas e psicóticas. A importância do trabalho vai muito além da ação desencadeante. O interesse social das pesquisas em psicopatologia do trabalho (PPT), se por um lado se volta à prevenção, pelo outro aponta para fortalecer as possibilidades do *reconhecimento* de fontes e formas de constituição de agravos mentais, o que traz importantes consequências de ordem jurídica.

Em outras palavras: trata-se de identificar *como o processo causal* – isto é, a *psicopatogênese* – destes transtornos mentais se articula a aspectos do trabalho. O nexo causal, em geral, não é simples, nem linear, uma vez que se constitui, pelo menos na maioria dos casos, sob a forma de *processo*, no qual podem existir muitas *mediações*. Justamente em razão disto, as diretrizes burocráticas que exigem comprovar *nexos causais diretos* mostram-se *irreais*, e dificultam enormemente o justo *reconhecimento* da origem laboral, em muitos casos de transtornos mentais relacionados ao trabalho. Essas dificuldades persistem, por mais que alguns passos significativos para esse reconhecimento tenham sido obtidos por meio da identificação de *fatores de risco* – conforme práticas que pertencem à tradição da epidemiologia e da Medicina do Trabalho – especialmente *quando* se trata de um desgaste literal, ocasionado, por exemplo, por substâncias neurotóxicas presentes e mensuráveis no ambiente de trabalho. As dificuldades são maiores, quando a abordagem teórica é a referida ao *estresse* e se procura identificar *fatores* de risco psicofisiológico e psicossocial *sem* visualizar interações, ou os *processos* em que estes fatores interagem e, ainda, deixando fora da análise tanto a dinâmica subjetiva quanto a das relações de poder. Entretanto, é essa visão teórica, baseada no enfoque do estresse, a que preside a atual classificação internacional dos distúrbios mentais (CID-10).

A constituição de uma fragilização gradual da capacidade de enfrentamento das agressões ao psiquismo também pode ocorrer em associação direta ao que é vivenciado no trabalho, muitas vezes ao longo de vários anos, durante os quais o desgaste mental se agrava de modo progressivo. Já se conhecem muitos aspectos desse processo, mas há ainda muito a pesquisar, especialmente porque as metamorfoses da sociedade e do trabalho estão se processando cada vez mais depressa, o que certamente modifica também os processos saúde-doença referidos à esfera mental.

O desconhecimento dos processos psicopatogênicos relacionados à organização do trabalho vem sendo superado, principalmente nos últimos 30 anos. Esse desconhecimento ainda persiste, em grande parte da sociedade e entre dirigentes e gerentes que administram as pessoas em organizações e locais de trabalho. Persistem, assim, concepções profundamente equivocadas e, mesmo, às vezes, preconceituosas, sobre "predisposições" pessoais e "suscetibilidades" de alguns grupos humanos. Vale transcrever aqui o que diz a respeito a psicanalista Marie Pezé (2005):

> "As psicopatologias do trabalho nascem de fatores múltiplos: formas de organização do trabalho, escolhas da sociedade; escolhas políticas e, bem entendido, da organização psíquica de cada trabalhador. Mas não cabe imaginar que essas patologias atingem os indivíduos frágeis. É exatamente o contrário: elas atingem a pessoas exigentes quanto à qualidade do próprio trabalho. Frequentemente, elas são responsáveis pelo equilíbrio (harmonia) das equipes das quais constituem o suporte (pivot)."

No mesmo texto, a autora acrescenta:

> "Não é possível compreender estas doenças se nos contentarmos com uma única perspectiva. Eu sou psicanalista. Mas a psicanálise não é suficiente para compreender porque são as mulheres que estão nos empregos relacionados à sujeira; à morte; à velhice, à infâmia e à doença e nem porque a elas corresponde um salário que em média é 25% inferior ao do que os homens ganham por um trabalho igual. Seriam elas masoquistas? Aqui a teoria psicanalítica não apresenta nenhum interesse. (...) O argumento da fragilidade não se sustenta diante da amplitude do fenômeno. Este não diz respeito a nenhum perfil psíquico particular" (Pezé, 2005). [11]

Nestas palavras de Pezé, fica implícito que a psicanálise não oferece a resposta porque a questão referida – o trabalho das mulheres – é de outra ordem: histórica, social e política.

Por outro lado, a existência do componente *gerencial* como importante determinante de mal estar e, mesmo, de transtornos psíquicos e conflito familiar, havia sido identificada no âmbito da saúde da família, em estudos realizados por terapeutas de família. Nos Estados Unidos, Wyatt e Hare identificaram assim as decorrências psíquicas e as repercussões na vida familiar do que foi por eles denominado *work abuse* (Wyatt e Hare, 1997). No Brasil, em linguagem mais

---

[11] Tradução livre do francês, pela autora deste capítulo.

simples, os próprios trabalhadores atribuíam à «pressão de chefia» grande parte de suas manifestações de «nervoso», e, mesmo, as «crises de nervos» que haviam levado alguns a hospitalizações psiquiátricas nos anos 1980, conforme nos foi possível examinar em uma pesquisa sobre trabalhadores de indústrias de base (Seligmann-Silva; 1981-1983).

Neuroses do Trabalho? Antes de apresentarmos a caracterização de alguns quadros clínicos cuja *patogenia* se vincula *diretamente* ao trabalho, cabem ainda algumas observações sobre um debate que continua presente em psicopatologia, mesmo após o grupo das neuroses ter sido suprimido na categorização oficial das doenças (CID-10). O conceito de *neurose*, todavia, persiste ocupando relevância central e indiscutível na Psicopatologia.

A existência ou não de *neuroses do trabalho* foi, por muito tempo, um dos temas mais polêmicos nos estudos que correlacionam psicopatologia e trabalho. Durante várias décadas, a maioria dos autores considerou que o trabalho poderia ser, tão somente, um desencadeante de quadros neuróticos em pessoas cuja estrutura psíquica, a partir das experiências precoces de vida, já apresentasse uma configuração neurótica (Déjours, 1987). Outros autores preferiam partir das observações de que, em determinadas ocupações e situações de trabalho, havia maior prevalência de indivíduos com quadros de características clínicas similares à encontrada nas várias neuroses: ansiedade intensa, irritabilidade, distúrbios do sono, fenômenos conversivos, depressão, manifestações fóbicas ou obsessivas.

Porém, apesar da incidência de quadros com manifestações de características neuróticas chamar a atenção, em certas profissões e situações de trabalho, estes autores consideravam que não se tratava de verdadeiras neuroses. Seriam, segundo Wisner (1987), "síndromes neuróticas associadas ao trabalho". O *caráter reativo* de tais síndromes foi apontado por vários autores, como, por exemplo, no conceito de *astenia reativa do trabalho* proposto por Bugard e Crocq (1980), no qual o desânimo foi apontado como a resposta psíquica a diferentes condições.

O conceito de *neurose pós-traumática* – suprimido pela ótica que norteou a elaboração da CID-10, foi retomado por especialistas que passaram a estudar os traumas que ocorrem dentro do contexto do trabalho. Ao mesmo tempo em que, atualmente, são observadas transformações nos quadros clínicos psiquiátricos, desafiando a Psicopatologia geral da contemporaneidade, é reaberto o debate sobre a existência de neuroses ocupacionais específicas. Pois foi constatado que sintomatologias peculiares e mudanças do comportamento e da sociabilidade estão acompanhando a transformação dos contextos sociais, das práticas organizacionais e dos processos de produção. Por outro lado, surgem preocupações com a expansão de manifestações neuróticas de caráter *depressivo* e daquelas marcadas por ideias de perseguição, cuja vinculação com situações vivenciadas no trabalho se tornaram evidentes.

Não surpreende, portanto, que nos anos 1990 hajam surgido novas propostas de categorização dos distúrbios relacionados ao trabalho, que apresentam características neuróticas. Este é o caso, em uma publicação em que Aubert (1993) propõe a adoção da categoria "neurose profissional", que define como "uma afecção psicógena persistente na qual os sintomas são expressão simbólica de um conflito psíquico cujo desenvolvimento se encontra vinculado a uma determinada situação organizacional ou profissional".

No Brasil, a lista de Transtornos Mentais Relacionados ao Trabalho foi estabelecida através de uma portaria do Ministério da Saúde – a Portaria MS No. 1339/1999, que também foi adotada pelo MPAS (Ministério da Previdência e Assistência Social). Nesta lista constam doze transtornos mentais (Tabela 32.1)

Tabela 32.1 Transtornos mentais e do comportamento relacionados com o trabalho (grupo V da CID-10)

- Demência e outras doenças específicas classificadas em outros locais (F02.8)
- *Delirium*, não sobreposto a demência, como descrita (F05.0)
- Outros transtornos mentais decorrentes de lesão e disfunção cerebral e de doença física (F06.-): Transtorno Cognitivo Leve (F06.7)
- Transtornos de personalidade e de comportamento decorrentes de doença, lesão e de disfunção de personalidade (F07.-): Transtorno Orgânico de Personalidade (F07.0); Outros transtornos de personalidade e de comportamento decorrentes de doença, lesão ou disfunção cerebral (F07.8)
- Transtorno Mental Orgânico ou Sintomático não especificado (F09.-)
- Transtornos mentais e comportamentais devidos ao uso do álcool: Alcoolismo Crônico (Relacionado com o Trabalho) (F10.2)
- Episódios Depressivos (F32.-)
- Reações ao "Stress" Grave e Transtornos de Adaptação (F43.-): Estado de "Stress" Pós-Traumático (F43.1)
- Neurastenia (Inclui "Síndrome de Fadiga") (F48.0)
- Outros transtornos neuróticos especificados (Inclui "Neurose Profissional") (F48.8)
- Transtorno do Ciclo Vigília-Sono Devido a Fatores Não-Orgânicos (F51.2)
- Sensação de Estar Acabado ("Síndrome de Burn-Out", "Síndrome do Esgotamento Profissional") (Z73.0)

Fonte: Portaria do Ministério da Saúde Nº 1339/GM, de 18 de novembro de 1999.

▶ Parâmetros clínicos para diagnóstico dos distúrbios psíquicos relacionados à situação de trabalho e ao contexto social

A vida psíquica dos seres humanos é indissociável dos fluxos da própria existência. Assim, as vivências do trabalho são integradas a um *continuum* de experiências e percepções, nas quais o consciente e o inconsciente estão indissoluvelmente conectados. A mobilização de sentimentos despertados nas situações de trabalho está no centro da gênese dos transtornos mentais que iremos abordar aqui.

Os *bloqueios impostos à liberdade*, isto é, à autonomia, ao uso de si mesmo[12] – das próprias capacidades, experiências e potenciais – em geral constituem um denominador comum presente em todas as formas de desgaste mental que culminam em transtorno psíquico. As possibilidades e formas de resistir e enfrentar tais impedimentos, por outro lado, tornam-se, em geral, decisivas para que o desgaste culmine ou não em um quadro de transtorno mental.

Déjours, na França, considerou que, na atualidade, os agravos mentais relacionados ao trabalho podem ser divididos em dois grupos: patologias da *sobrecarga* e patologias do *assédio* (Déjours, 2006). No contexto brasileiro, tem sido possível observar múltiplas formas de violência que desempenham papel relevante na gênese de um conjunto de transtornos mentais relacionados ao trabalho. Além do assédio, estudado no capítulo 22, encontramos, nas situações de trabalho, outras formas de violência, psicológica, sexual e mesmo física. Na escalada da *precarização*, isto veio a se agravar. Por isso, acreditamos que seja pertinente considerar um conjunto de *patologias da violência e da precarização,* que serão aqui examinadas. E a sobrecarga, como veremos, quase sempre está associada à violência.

A violência pode ser explícita ou sutil. As múltiplas formas de violência, ao longo do tempo, são frequentemente mutantes para um mesmo assalariado: por exemplo, ele pode ter sido inicialmente seduzido e mobilizado pelas invectivas para se tornar *campeão de produtividade*, passa a trabalhar febrilmente, até que, tempos depois, advém a exaustão. Neste ponto, o trabalhador poderá ser atingido por humilhações e sofrer descarte, por não atender às exigências de *produtividade* e *excelência*. A sedução e a cooptação configuram-se como forma sutil e disfarçada da violência que foi exercida, no princípio, sobre este trabalhador. A violência pode ou não adquirir caráter traumático, com veremos melhor adiante.

Poderia ser identificado, ainda, num cenário geral da Psicopatologia relacionada ao Trabalho (PPT)[13], que os adoecimentos se desenvolvem quase sempre acompanhando os desdobramentos de uma vivência ou sentimento difícil de suportar, e que acarreta sofrimento, justamente porque o trabalhador não se percebe em condições de enfrentar a *causa* do mal estar. Isto é, o assalariado se percebe *impotente* para controlar as causas do que origina seu mal estar ou sofrimento. Estas causas podem ser bem identificadas como impostas pela gestão ("esse trabalho poderia ser feito de outra maneira") ou percebidas como advindas da natureza ou dos conteúdos próprios da atividade.

Para alguns, a vivência de *fadiga* pode ser o ponto de partida para uma dinâmica em que o psiquismo será inundado de temores – medo de fracassar, medo de "desconcentrar" e cometer falha, "não dar a produção", ou, dependendo da situação, de acidentar-se ou causar acidente a outrem.

No estudo das formas de psicopatologia do trabalho e na formulação de diagnósticos em psiquiatria, é importante ter em conta a plasticidade das manifestações clínicas, isto é, os desdobramentos em que, por exemplo, a depressão emerge, a partir de distúrbios onde inicialmente a fadiga dominava a sintomatologia. As transformações dos quadros psiquiátricos ocorrem bastante em psicopatologia do trabalho, e muitos exemplos poderiam ser apresentados, também, de casos em que existe comorbidade, e dois transtornos mentais derivados do trabalho se apresentam no mesmo trabalhador.

Sobrecargas que ocasionam *fadiga*, ao lado de *violências* de diferentes tipos, articulam-se nos processos que originam as manifestações depressivas, que permeiam vários quadros clínicos – alguns dos quais não categorizados oficialmente no grupo dos transtornos de humor da CID-10. A violência surge através da ameaça/intimidação; da ofensa, da injustiça ou outros meios, que ferem o corpo, ameaçam a vida ou atingem a subjetividade, e, em especial, a dignidade.

O fenômeno de *fadiga* permeia o processo de constituição de diferentes agravos mentais identificados em PPT, mas é especialmente central em três síndromes que constam na lista oficial brasileira dos transtornos mentais relacionados ao trabalho: a síndrome da *fadiga patológica* considerada na Neurastenia (F. 48.0); o *transtorno do ciclo vigília-sono devido a fatores não orgânicos* (F 51.2) e o *esgotamento profissional* (*burnout*). Este último, embora tenha como característica a exaustão emocional vinculada à sobrecarga de trabalho, tem sua origem primeira, muito frequentemente, em uma violência organizacional ou individual que será examinada mais adiante.

Torna-se digno de nota o fato de que, até recentemente, a fadiga patológica era estudada principalmente em trabalhadores industriais com grande carga física de trabalho, e o *burnout*, em profissões em que o trabalho é dominantemente mental e, em especial, quando a carga psicoafetiva se apresenta elevada. Neste último caso, incluem-se profissionais diretamente envolvidos com a prestação de cuidados na área de saúde, no atendimento e na assistência social, nas atividades de ensino e no enfrentamento de situações de violência – a exemplo do trabalho policial. Mas, também, a intensificação das cargas cognitivas submetidas a fortes pressões de tempo pode ser deletéria – como em diferentes modalidades de trabalho computadorizado e em atividades complexas, como a dos controladores do tráfego aéreo. Neste último exemplo, as exigências de ordem psicoafetiva estão associadas às cognitivas. Este é o caso, também, de controladores dos sistemas de transporte terrestre, como o ferroviário e o metroviário, que, além do trabalho mental complexo, vivenciam as tensões da responsabilidade com centenas de vidas – como

---

[12] Uso de si é um conceito desenvolvido pelo filósofo Yves Schwartz, apresentado em diferentes textos teóricos de ergologia do autor, e também em suas pesquisas (Schwartz e Durrive, 2010).

[13] Considerando o campo amplo da SMRT (Saúde Mental Relacionada ao Trabalho), dentro de seu âmbito adotamos a designação Psicopatologia Relacionada ao Trabalho e a sigla PPT, para designar o estudo dos transtornos psíquicos.

também é o caso dos já citados controladores do tráfego aéreo. Da mesma forma, as atividades de trabalho em processos técnicos complexos de produção continuada, que envolvem questões importantes de segurança, configuram trabalho cognitivo denso e podem implicar sobrecarga mental, se o tipo de gerenciamento ou dificuldades de outra ordem impuserem pressões que aumentem a carga psicoafetiva. É o que tem sido estudado, por exemplo, no caso das plataformas marítimas de petróleo e de acidentes ampliados – isto é, os que atingem o meio ambiente e as populações do entorno, relacionados com essa sobrecarga (Figueiredo, 2012).

Uma dinâmica complexa explica as perdas vivenciadas na vigência da fadiga, por força das imposições e exigências de *excelência* e produtividade. Nessas circunstâncias, tais injunções contribuem para a vivência de desânimo, ou mesmo, sensação de impotência e fracasso. Assim, a fadiga se torna *existencial*, impede o prazer e, ao mesmo tempo, obscurece o sentido da própria existência, facilitando a passagem para uma depressão. Como veremos melhor quando estudarmos as depressões, a *fadiga*, muitas vezes, é uma das *mediações* encontradas ao longo dos processos de desgaste que culminam em quadros depressivos. Em outras palavras, a fadiga funciona, nestes casos, como uma *fragilização do todo psico-orgânico (mente/corpo)* que impede o indivíduo de manter a continuidade de esforços maximizados para atender, por um lado, as exigências da empresa, e, pelo outro, suas próprias expectativas de realização.

Síndrome da fadiga crônica (fadiga patológica, fadiga industrial) -F 48.0

Na CID-10, a categoria *Neurastenia* (F 48.0) inclui a "síndrome da fadiga". A descrição desta *síndrome* corresponde à usada para a fadiga patológica.

A CID-10 chama a atenção para a necessidade de separar desta categoria, no diagnóstico diferencial, a síndrome da fadiga pós-viral (G93.3), que tem características clínicas semelhantes, mas etiologia diferente.

Com as denominações de **fadiga patológica e fadiga industrial**, diferentes autores descrevem um quadro que é interpretado como resultante da fadiga acumulada ao longo de períodos de duração variável – meses, ou mesmo anos. Diz respeito a situações de trabalho e de vida em que as pessoas não têm oportunidade de obter a necessária superação da fadiga, através de sono e repouso adequados. A exposição ocupacional a algumas substâncias químicas também é considerada na etiologia (Brasil. Ministério da Saúde, 2001).

Inicialmente, a fadiga crônica era mencionada em correlação ao trabalho industrial e, por isso, era então denominada de "fadiga industrial". Durante a primeira metade do século XX, a síndrome foi considerada, por alguns destes autores que estudaram a fadiga dos trabalhadores fabris, como decorrente da monotonia do trabalho repetitivo.

Posteriormente, foi constatado que a convergência e a interação de diferentes componentes da situação de trabalho estão na origem dessa fadiga. Verificou-se que condições extralaborais que demandam esforços suplementares, como atividades domésticas e estudo, também contribuem para o cansaço.

O regime de trabalho em turnos alternados contribui de modo importante para a produção da fadiga patológica, conforme demonstrado em várias pesquisas de campo, inclusive no Brasil (Magalhães, 1976; Seligmann-Silva, 1994), surgindo superposição entre este quadro clínico e o denominado *Transtorno do ciclo vigília-sono devido a fatores não orgânicos (F 51.2)* pela CID-10, que iremos examinar adiante.

Na atualidade, sabe-se que a fadiga patológica não é encontrada apenas em trabalhadores industriais. Foi, por exemplo, constatada em empregados das áreas operativas dos metrôs de São Paulo e do Rio de Janeiro (Seligmann-Silva, Délia e Sato, 1986; Jardim, 1994).

A CID-10, na versão publicada em 1992 pela Organização Mundial de Saúde, inclui, como já mencionamos, a "síndrome da fadiga", no item F 48.0 – *Neurastenia*.

Quadro clínico – A característica mais marcante é a presença de uma fadiga *constante*. Por assim dizer, o indivíduo "acorda cansado". Essa fadiga é mental e física, simultaneamente. Portanto, assume o caráter de uma fadiga geral.

A má qualidade do sono é, justamente, outra manifestação importante: a pessoa não consegue aprofundar o sono, desperta frequentemente durante a noite e, muitas vezes, têm insônia. Para alguns, a dificuldade maior é para adormecer, quando o trabalho intelectual foi muito intensivo e "a cabeça continua trabalhando, não consegue desligar", como referem muitos. Os próprios sonhos geralmente apresentam o trabalho como conteúdo, às vezes de modo repetitivo e perturbador.

A síndrome apresenta, além do cansaço e dos distúrbios do sono, outras manifestações. A *irritabilidade* e o *desânimo* são as alterações psicológicas principais no quadro. O indivíduo passa a irritar-se mesmo por pequenas coisas que anteriormente não o perturbavam. Isto conduz a conflitos interpessoais no ambiente de trabalho e fora dele, atingindo negativamente o relacionamento familiar. É comum a observação destes trabalhadores quanto à sua "falta de paciência", ao voltarem para casa após o trabalho. Essa irritabilidade se manifesta muitas vezes numa impossibilidade de escutar e manter diálogo com a(o) esposa(o). Também é frequente não conseguirem manter autocontrole diante do barulho ou das solicitações feitas pelos filhos pequenos. Em assalariados que *trabalham em turnos alternados* e sob ruído constante e/ou perturbador, essa irritabilidade às vozes e ao barulho doméstico é especialmente intensa.

O *desânimo* que se associa ao cansaço faz com que desapareça o interesse pela vida social e a disposição para atividades de lazer anteriormente praticadas. Deste modo, o trabalhador tende a se retrair e a se isolar socialmente.

Outros sintomas que têm sido descritos nesta síndrome, com variações de presenças e de intensidade, são: dores de cabeça, dores no corpo (geralmente ao nível dos músculos mais utilizados no trabalho), perda de apetite e mal-estar geral. Graus variáveis de ansiedade podem ser notados.

Transtorno do ciclo vigília-sono devido a fatores não orgânicos (F 51.2)

Nos Estados Unidos, numerosas publicações examinam a categoria de agravo denominada *Shiftwork Disorders* (SWD) – "distúrbios do trabalho em turnos". A síndrome é também denominada, nos textos em língua inglesa, de *Circadian rhythm sleep disorder (CRSD)* – distúrbio do ritmo circadiano do sono.

Este distúrbio, quando correlacionado ao trabalho, ocorre em geral nos casos em que a organização temporal das atividades consta de um *regime horário* em que o trabalho é realizado em *jornadas noturnas*. Estas podem se caracterizar como *fixas* ou ocorrer *em alternância* com jornadas diurnas, configurando o regime conhecido como de *trabalho em turnos alternantes* ou *trabalho em turnos alternados*. A alternância pode ser estabelecida segundo diferentes espaços de tempo (semanal; quinzenal; outros), com variações estabelecidas segundo o sentido dos ponteiros do relógio (sentido horário) ou em sentido contrário (sentido anti-horário). A duração dos turnos também varia, sendo que, pela legislação brasileira, devem ser de, no máximo, 6 horas [artigo 7º inciso IV do Capítulo II (Direitos sociais) da Constituição (Brasil. Constituição da República Federativa do Brasil, 1988)].

Os sincronizadores da natureza (ciclo dia/noite; ritmo circadiano) e da própria vida social, modulam os biorritmos naturais do organismo humano – entre eles, o ciclo sono-vigília. No trabalho noturno ou em turnos alternados, estes biorritmos são contrariados, o que acarreta considerável esforço fisiológico e psicológico para a adaptação ao trabalho e a um cotidiano "em descompasso" com os tempos e atividades da vida social. Estes regimes horários impõem sacrifícios ao convívio familiar, ao lazer e à participação social destes trabalhadores. A somatória dos esforços e sacrifícios configura uma sobrecarga desgastante, potencialmente prejudicial também à saúde mental.

Quadro Clínico

A CID-10 categoriza três características para orientação do diagnóstico:
1. O padrão vigília-sono não mantém sincronia com o padrão considerado normal para determinada sociedade e meio cultural.
2. A insuficiência do sono durante o período destinado a dormir e a sonolência durante o período de vigília ocorrem cotidianamente pelo menos durante um mês ou de forma recorrente por um período mais longo.
3. O sono se torna insatisfatório do ponto de vista qualitativo e quantitativo e, além disso – pelos períodos em que deve ocorrer – impede e prejudica o convívio e participação familiar e social. Pois as atividades sociais ocorrem no horário em que o indivíduo deve dormir – ou tentar dormir!

As alterações do ciclo vigília-sono motivam os sintomas e queixas mais frequentes: insônia; sono abreviado (só consegue dormir poucas horas); sono superficial, do qual desperta muitas vezes, e sonolência durante as horas destinadas à vigília e ao trabalho. A irritabilidade se faz notar e, muitas vezes, prejudica fortemente o relacionamento, tanto no trabalho quanto fora dele. Os trabalhadores costumam designar essa manifestação como "nervosismo" e "perda de paciência". A dificuldade em controlar a irritabilidade faz com que muitos trabalhadores sintam grande insatisfação, acusando a si mesmos por suas reações agressivas. A dificuldade de convívio tem ressonâncias negativas na vida familiar e faz com que muitos desses trabalhadores se retraiam socialmente em todas as esferas, mais ainda do que é condicionado pelo fato de seus horários de atividade e sono serem opostos aos dos demais, e aos modos de funcionamento da sociedade, inclusive no que diz respeito às atividades culturais e de lazer.

As condições de vida e, especialmente, o tipo e localização da habitação, são muito importantes para a prevenção e, também, para evitar a piora do quadro clínico. Para que possa dormir durante o dia, um cômodo protegido dos ruídos internos da casa, bem como dos externos (rua barulhenta, trânsito ruidoso, por ex.) torna-se fundamental. Especialmente em trabalhadores mais pobres, a somatória da precariedade das condições de vida e de trabalho, em atividades que geram considerável cansaço, favorece o surgimento de quadros clínicos nos quais os sintomas desta síndrome se mesclam aos da fadiga crônica, como já foi observado em estudo voltado a trabalhadores de indústrias de base, cujas atividades se desenvolviam em turnos alternados (Seligmann-Silva, 2011).

É amplo o acúmulo de estudos e tentativas de equacionamento para a questão do trabalho noturno e em turnos. O capítulo 25 deste livro oferece maiores detalhes e valiosas referências bibliográficas sobre estes aspectos e as disfunções resultantes do trabalho em turnos alternados e do trabalho noturno, bem como uma visão ampla da problemática e dos desafios envolvidos pela questão.

Síndrome do esgotamento profissional/*burnout* – (Z 73-0)

Herbert J. Freudenberger[14] (em parceria com Geraldine Richelson) publicou, em 1980, o livro *Burn Out: The high cost of high achievement. What it is and how to survive it*. Mas já em 1974 publicara os primeiros artigos que descreviam esta síndrome. Nessa obra de 1980, o tema central é colocado pelo autor na representação de um incêndio devastador, um "incêndio interno", que reduz a cinzas a energia, as expectativas

---
[14] (1926-1999).

e a autoimagem de alguém, antes profundamente entusiasta e dedicado ao trabalho. Essa representação corresponde à síndrome que Freudenberger denominou de *burnout*, ou "esgotamento profissional", e, às vezes, ao que popularmente tem sido designado como *estafa* (Freudenberger, 1974; Freudenberger e Richelson, 1980; Freudenberger e Richelson, 1987).

É necessário esclarecer que esta síndrome, que aqui estudamos no grupo das expressões clínicas decorrentes de sobrecarga de trabalho, também faz parte das patologias da violência, como veremos adiante. Pode ser afirmado que o *burnout é uma síndrome na qual a sobrecarga psicológica em geral decorre de violência psicológica.*

Na atualidade, o esgotamento profissional surge, em muitas situações, como evidente decorrência do assédio organizacional, podendo, também, às vezes, derivar de assédio moral pessoal, em que a sobrecarga de trabalho é direcionada, deliberadamente, a uma pessoa em especial, com o propósito de desestabilizá-la emocionalmente.

Vale alertar para o fato de que o termo *estafa* foi utilizado no Brasil, durante várias décadas, como um eufemismo, isto é, como uma designação destinada a *amenizar* e *encobrir* diferentes diagnósticos psiquiátricos, sob a aparente justificativa de evitar que tais diagnósticos *causassem choque* em pacientes ou em familiares dos mesmos. Por isto, adotar tal termo para tradução em português de *burnout*, parece pouco indicado. Outro motivo para preferir *esgotamento profissional* é que a palavra *estafa*, originada do italiano *staffare* (cansar), embora corresponda a *cansaço* e a *esgotamento nervoso*, possui também outros significados, como *trabalho enfadonho*[15], por ex., o que pode levar a confusões de entendimento.

Existem, ainda, aqueles que criticam o termo *burnout* pelo fato de expressar um *apagamento*, algo definitivo, transmitindo a ideia de que a "chama" da vitalidade está para sempre extinta – o que não corresponde à realidade, pois muitos recuperam as energias e voltam a se interessar pelas atividades após reencontrarem o *sentido* do trabalho e seus próprios potenciais (Gabriel, 2004). Por outro lado, sem dúvida um diagnóstico que traz a conotação de que a pessoa está "queimada totalmente e para sempre" aumenta o preconceito, a rejeição e a "descartabilidade" deste/a empregado/a. Como a crítica ao uso da expressão *burnout* se torna válida, a designação *esgotamento profissional* parece preferível. Cabe, entretanto, lembrar que, no Brasil, a divulgação já tornou mais conhecido o termo inglês *burnout*, diferentemente do que acontece em alguns outros países.

Conceituação e abordagens. Baseando-se em seus numerosos estudos de caso, Freudenberger identifica que especialmente dois tipos de pessoas estão expostas ao *burnout*: pessoas particularmente dinâmicas e propensas a assumir papéis de liderança ou de grande responsabilidade; e idealistas, que colocam grande empenho em alcançar metas frequentemente impossíveis de serem atingidas, exigindo muito de si mesmos.

Embora a denominação "esgotamento profissional" indique claramente uma vinculação com o trabalho, a concepção original de Freudenberger é mais abrangente, uma vez que o mesmo afirma que "uma pessoa 'queimada' é alguém que sofre de fadiga ou de uma frustração aguda, causada por sua devoção por uma causa, um modo de vida ou um relacionamento que não produziu o resultado esperado" (p. 30). Como psicanalista, Freudenberger desenvolveu os estudos sobre o tema, levando em conta os processos psíquicos, mas considerando as interfaces da subjetividade com o entorno, laboral e familiar.

Nos casos que analisou, Freudenberger observou que, juntamente com a sensação de esgotamento profundo, havia uma espécie de aversão a quem era, antes, objeto da atenção dos profissionais. Ao mesmo tempo, estes experimentavam uma vivência de distanciamento e impotência. Essa vivência substituía, quase sempre, o engajamento e a dedicação intensos no trabalho de atender e cuidar de outras pessoas.

Entretanto, a teoria do estresse norteia outros estudiosos da mesma questão. Assim é que Chanlat (1990) também situa o esgotamento profissional em uma vertente dos estudos voltados para o estresse. Seria, em síntese, "uma síndrome de esgotamento físico e emocional, no qual ocorre desenvolvimento de imagens negativas de si mesmo, de atitudes desfavoráveis referentes ao trabalho e uma perda de interesse em relação aos clientes" (p. 120). Nos Estados Unidos, a psicóloga Christina Maslach assumiu e divulgou essa perspectiva. Na conceituação de Maslach, a Síndrome de *Burnout* configura um fenômeno psicossocial, constituído por três dimensões: *exaustão emocional, despersonalização e baixa realização profissional*. A despersonalização, no caso, seria indicada pelas atitudes e sentimento de rejeição às pessoas que deveriam receber seus serviços – doentes, alunos ou outros (Maslach, 1982).

O *Maslach Burnout Inventory – Human Service Survey* (MBI-HSS), criado por ela, tornou-se um instrumento amplamente utilizado para avaliar o *burnout*.

O inventário foi aplicado em alguns estudos comparativos sobre as características do *burnout* em diferentes países. No Brasil, vários estudos foram realizados sob essa perspectiva, principalmente direcionados a profissionais de saúde e professores (Vieira, 2010).

Uma crítica a essa abordagem e ao uso do instrumento é que os *processos* psíquicos não podem ser compreendidos através do que é captado pelo instrumento, além do que, assim se perdem de vista os aspectos da dinâmica psicossocial envolvidos na produção do desgaste em cada situação – o que limita as possibilidades de definir os aspectos a considerar na prevenção. Embora, como deve ser lembrado, Maslach tenha expressado forte interesse em aplicar sua formulação teórica e a correspondente metodologia a ações preventivas

---

[15] Cf. Aurélio Buarque de Holanda Ferreira, Novo Dicionário Aurélio da Língua Portuguesa, 2a ed., Rio de Janeiro, Ed. Nova Fronteira, 1986.

(Maslach e Leiter, 1997). Por outro lado, aspectos clínicos importantes, como as manifestações depressivas, que foram analisadas por Freudenberger como um aspecto central, não podem ser avaliados diretamente por esse instrumento.

Na Alemanha, o psicólogo Uwe Schaarschmidt há muitos anos critica os instrumentos diagnósticos de Maslach e de outros que utilizaram questionários e inventários de sintomas. O autor considera que tais instrumentos diagnosticam um *estado*, uma situação transitória e pontual, em determinado momento. E que aquilo que deve ser considerado, no *burnout*, é que a síndrome sinaliza o *momento* em que se torna visível (sintomaticamente) um *processo* que assume desenvolvimento diverso em cada caso. Esta afirmativa do pesquisador alemão corresponde às observações das trajetórias de muitos trabalhadores acompanhados clinicamente no contexto do SUS, e precisaria ser elucidada para os peritos do INSS, que, frequentemente, demonstram perplexidade pelas modificações do diagnóstico de segurados que inicialmente trouxeram laudo do médico assistente com o código Z 73.0, correspondente ao esgotamento profissional (*burnout*) e, em perícias subsequentes, trazem outros diagnósticos, mais frequentemente de quadros depressivos, mas também, às vezes, de *distúrbio de adaptação* (F 43.2); *distúrbios ansiosos* (F 41), como *síndrome do pânico* (F 41.0); quadros mistos de ansiedade e depressão (F 41.2), ou outros.

Os diferentes desenvolvimentos possíveis no *esgotamento profissional* já haviam sido analisados por Freudenberger, e a mesma diversidade de destinos psicopatológicos e existenciais do *burnout* tem sido constatada por outros autores. Tais desdobramentos psicopatológicos também foram verificados por Schaarschmidt, que dirigiu um amplo estudo longitudinal, no qual, tendo acompanhado, durante anos, o trabalho e a saúde de 20 mil professores[16], fez verificações similares.

Quadro Clínico O desencadeante mais frequente, segundo os trabalhos originais de Freudenberger, seria uma situação de sobrecarga ou de frustração no trabalho. O autor aponta para a existência de uma fase prévia a este desencadeamento, na qual o entusiasmo é substituído por uma *vivência de tédio*, surgindo irritabilidade e mau humor. Em geral, existe uma tendência a negar essas primeiras manifestações de desgaste por parte da pessoa afetada. Depois, eclode o quadro clínico, no qual Freudenberger e Richelson (1987) assinalam:
- Perda do autocontrole emocional;
- Aumento da irritação; manifestações de agressividade;
- Perturbações do sono;
- Manifestações depressivas marcadas pela decepção e pela perda de disposição e interesse pelo trabalho, o que redunda em diminuição dos desempenhos, agravada à medida que se aprofunda a depressão que, em geral, faz parte do quadro.

Nas profissões em que a atividade é de dispensar cuidados ou ensinar, tem sido descrita a instalação de uma verdadeira *intolerância* ao contato com aqueles que antes eram alvo da dedicação do profissional. É como se tivesse sido atingido um estado de *saturação emocional* no qual não é mais possível suportar o encontro com as necessidades/carências de outra pessoa, pois agora é o próprio profissional quem está num estado que, muitas vezes, é de desespero.

As pesquisas realizadas durante os anos 1990 e 2000 vieram iluminar alguns aspectos dos processos psicossociais e subjetivos que dizem respeito ao esgotamento profissional dos professores e dos profissionais de saúde – especialmente quanto à *produção* deste quadro clínico, bem como às manifestações e desdobramentos do mesmo, dentro das contingências impostas pelo sistema atual de ensino em alguns países e também no Brasil.

A *recuperação* pode ser favorecida pelo acesso à psicoterapia, e ao apoio social – compreensão por parte dos colegas e chefias, possibilidade de se integrar em comissões de saúde ou grupos voltados para humanizar a situação de trabalho, variação de atividade e suporte afetivo familiar. Se o esgotamento profissional não for reconhecido, e forem feitas críticas e interpretações equivocadas que levem, por exemplo, a acusações de negligência, aumentará o *sentimento de fracasso*. Nestas situações de não reconhecimento dos esforços realizados e desconsideração do desgaste mental pelos demais – superiores hierárquicos, colegas, clientes – a evolução pode levar ao agravamento do quadro depressivo, havendo risco, por vezes, de tentativa de suicídio (Sauaya, 2003; Paparelli, 2009).

É importante que os gerentes sejam preparados para atuar preventivamente, isto é, evitar criar sobrecargas e pressões que podem levar ao *burnout* as pessoas que gerenciam. Da mesma forma, é necessário que os gestores sejam capacitados e sensibilizados para reconhecer os sinais de esgotamento e para atuar de modo adequado. É necessário, também, que tenham conhecimento da *hipersensibilidade* que existe nesta situação clínica, de modo que qualquer crítica ou ironia pode precipitar conflitos e/ou piorar o quadro clínico. Pois, quando o indivíduo acometido pelo esgotamento se encontra isolado e sem apoio, poderá tentar contornar o mal-estar de maneira desastrosa, recorrendo, por exemplo, ao uso reiterado de bebidas alcoólicas (Freudenberger e Richelson, 1987).

Profissões em que o **burnout** foi mais estudado.

O esgotamento profissional, ou *burnout,* inicialmente foi descrito em profissionais que trabalham na prestação de cuidados a pessoas doentes, grupos sociais carentes e crianças. Por isso, considerou-se, primeiro, que os cuidadores, especialmente, eram acometidos pela síndrome. Assim, vários estudos foram realizados a respeito, com enfermeiras, médicos, assistentes sociais e, mais recentemente, com agentes comu-

---

[16] Trata-se da pesquisa *Potsdamer Studie zur psychischen Gesundheit im Lehrerberuf.* – "Estudo de Potsdam sobre a saúde psíquica na profissão de professor", cujos resultados foram divulgados durante os anos de 2005 e 2007 na Alemanha, em diversos relatórios e textos que foram publicados principalmente pela Editora Beltz (Beltz Verlag).

nitários de saúde e pessoas que trabalham por muito tempo na assistência a vítimas de catástrofes. Professores também são amplamente atingidos pela síndrome. Freudenberger e Richelson relataram uma situação de *burnout* coletivo em executivos. Mas a maior parte dos estudos diz respeito a pessoas que, ao longo de anos de profissão, persistiram em tentar a solução de problemas humanos (dor, sofrimento em geral, miséria, injustiça), atuando com grande empenho, de forma geralmente intensiva e autoexigente, sacrificando a vida pessoal, férias etc. Estas pessoas teriam, geralmente, altas expectativas de sucesso em seus objetivos e, também, de obter reconhecimento.

Freudenberger e Richelson (1987) assinalam, ainda, que a síndrome pode ocorrer:

- Em pessoas que possuem uma posição profissional que permite controle sobre a própria atividade — como na área financeira, no comércio, em certas atividades da prestação de cuidados e na atividade educacional;
- Em grupos que exercem ocupações não qualificadas e/ou que detêm pouco poder de controle sobre a própria atividade.

Na atualidade, constatamos que profissionais que tinham bastante autonomia – médicos, professores, assistentes sociais e engenheiros, entre outros -, ao *perderem esta autonomia* sob as formas de gestão e concorrência atualmente dominantes, passam a ser mais vulneráveis ao esgotamento profissional.

Professores – Os estudos que têm buscado as causas do espantoso aumento da incidência do esgotamento profissional (*burnout*) de professores, em diferentes países, apontam para o papel das *perdas de reconhecimento* do trabalho docente e da pessoa do/a professor/a. Estas perdas estão fortemente conectadas às injunções da atualidade, em que os professores vêm sendo reduzidos a *instrumentos* cuja *função* seria atender aos imperativos da competitividade no contexto da *globalização*. Ou melhor, o que se espera deles é que cumpram a *missão* de formar pessoas *competentes* e *competitivas* para inserção vitoriosa de seus países na *globalização da economia*. A institucionalização de técnicas de controle e avaliação, além de intensificada, se burocratiza e corrói o significado de *ser educador*.

Ao acima dito se acrescenta o peso das expectativas dos pais, que temem que seus filhos escapem, através da ação da escola, aos riscos do trabalho precário ou do desemprego. Assim, formas de controle e exigências cada vez mais intensas vêm sendo impostas aos docentes do ensino fundamental. Ao mesmo tempo, sob a avalanche destas *cobranças* e *controles*, não raro percebem que sua dignidade é atacada. Deste modo, os docentes deixam de ser objeto do respeito e da consideração, que tradicionalmente levavam os mestres a se sentirem valorizados e reconhecidos.

É nesse contexto que passa a alastrar-se aquilo que Esteve (1999), na Espanha, designou como *mal-estar docente*, e que havia sido igualmente estudado no Canadá por Carpentier-Roy (1991). A mesma problemática tem sido identificada na Argentina (Sauaya, 2003) e no Brasil, conforme a investigação realizada por Neves (1999) e Vasconcelos e Neves (2009) na cidade de João Pessoa e, ainda, a pesquisa de Alevato (1999) no Rio de Janeiro, as quais convergem em vários achados.

Um estudo multicêntrico realizado pela Fundacentro (Ministério do Trabalho e do Emprego) foi desenvolvido em várias regiões do Brasil, tendo identificado um conjunto de condicionantes da fadiga e do mal-estar das professoras do ensino público no país (Ferreira, 2010).

Na atualidade, os distúrbios mais identificados pelos pesquisadores nos estudos sobre professores não se restringem ao *burnout*, pois, além do esgotamento profissional, existe uma forte escalada de *quadros depressivos* e de uma diversidade de *transtornos psicossomáticos*. Os distúrbios vocais relativos ao uso intensivo da voz criam mal-estar, concorrendo para aumento da fadiga e da irritabilidade. A acústica inadequada das salas de aula se apresenta às vezes como uma das causas do esforço vocal excessivo (Vasconcelos e Neves, 2009), que virá somar-se a outras origens laborais da fadiga das professoras.

As normas impostas a partir de administração centralizada, que não consideram diferenças socioeconômicas e culturais, determinam limitações e impedimentos à gestão adequada em escolas localizadas em regiões mais pobres, acarretando também limitações à autonomia e à criatividade das professoras para fazer frente às necessidades de crianças em grande desvantagem social.

A sucessão de frustrações, em tais enfrentamentos, juntamente com classes excessivamente numerosas e outras condições de trabalho que incrementam cansaço, favorecem tanto a eclosão do *burnout*, quanto o desenvolvimento de depressões. Estas, muitas vezes, só se revelam sintomaticamente na sequência de uma crise na qual ficou evidente o esgotamento.

Neves (1999) ressalta que, quando a falta de reconhecimento é vivenciada no trabalho docente, essa carência pode fazer parte do processo em que se geram quadros depressivos. O papel das experiências em que as professoras se sentiram injustiçadas e feridas em sua dignidade assume relevância nos processos que, nestas e em outras pesquisas mais recentes, apontam para a fragilização da saúde mental. Chama a atenção que a dinâmica psicossocial, em contextos nacionais diferentes – Brasil, Argentina e Espanha –, venha conduzindo a uma expansão de alterações de saúde nas coletividades de professores, tanto no ensino fundamental como no médio e no superior.

Nos casos brasileiro e argentino, a degradação dos salários aparece, nas pesquisas mencionadas, como circunstância que agrava as dificuldades da vida cotidiana, ao mesmo tempo em que contribui para aumentar o cansaço e o desencanto. Os estudos mencionados também apontam as formas de resistência docentes.

O trabalho *afetivo*, essencial nas atividades educativas, é fortemente prejudicado sob as injunções institucionais burocratizantes e/ou produtivistas e, muitas vezes, também, pela violência social que penetra nas escolas sob várias formas, como *o bullying* ou outras manifestações. Passar a vivenciar impotência ante a violência, ou mesmo temer os alunos, implica imensa frustração para muitos professores, e pode ser importante acionador de um *esgotamento* que, conforme Freudenberger, tem como raiz a perda de sentido do próprio trabalho.

Renata Paparelli (2009) analisou, ao longo de vários anos, o processo de desgaste vivenciado por professoras de uma escola pública da periferia da cidade de São Paulo. Trata-se de um estudo de grande profundidade, que conseguiu mostrar a relação entre a imposição de mudanças de diretrizes pedagógicas, a partir dos anos 1990, e o processo de desgaste mental das docentes. Paparelli assinala que a lógica do trabalho do educador é necessariamente distinta da lógica da produção de mercadorias, porém, vem sendo sacrificada por diretrizes deste tipo, o que tem pressionado docentes a renunciarem ao papel de educador para tentar minimizar o próprio desgaste e *aguentar* a permanência nas atividades de ensino.

O sentido do trabalho docente, entretanto, potencialmente oferece poderosa proteção à identidade e à saúde. Quando são desencadeados mecanismos microssociais – como o apoio social baseado no reconhecimento –, o resgate da preservação do significado das atividades docentes tem lugar, juntamente com o resgate da dignidade ferida. Na prática, o reconhecimento mais frequente é o dos próprios alunos e, às vezes, também o dos pais. A percepção dos frutos de seu trabalho, consubstanciados no desenvolvimento dos alunos e no fortalecimento de laços de confiança e afeto, fortalece também a autoestima da professora e sua resistência face aos constrangimentos institucionais.

Acontece, assim, importante bloqueio dos processos adoecedores e, conforme foi observado, abrem-se, então, perspectivas de uma impressionante revitalização (Sauaya, 2003).

Profissionais de saúde

As mudanças organizacionais impostas aos serviços de saúde, tanto no setor privado quanto no público, vêm absorvendo, como no caso da educação, uma lógica produtivista. Aqui, como entre os professores, o *sentido* do trabalho também é fortemente ameaçado em muitas situações de trabalho. Concomitantemente, a intensificação das atividades (hiperatividade) tem lugar, favorecendo a escalada das tensões e da fadiga. De forma simultânea e articulada a essa escalada, são prejudicados os *relacionamentos* entre profissionais e destes com os pacientes e, ainda, *o trabalho mental* em que são feitos o diagnóstico, o planejamento terapêutico e os processos decisórios para encaminhamentos necessários a cada paciente. Sem falar dos prejuízos ocasionados por pressões de demanda crescente e escassez de recursos de todo tipo, prejuízos esses que limitam o desempenho dos gestores, que, nestas circunstâncias, sofrem desgaste em seus relacionamentos com as equipes e os usuários dos Serviços. Desgastes que, não raro, evoluem para agravos mentais e psicossomáticos.

A bibliografia sobre *esgotamento profissional* em profissionais de saúde atingiu um volume tal que se torna difícil uma revisão sucinta. Por isto, limitamo-nos a mencionar que os estudos sobre o assunto vêm sendo realizados em muitos países e se referem às várias profissões de saúde, embora tenham se expandido, particularmente, as pesquisas referentes a médicos, enfermeiras e assistentes sociais (Maslach, 1982; Carpentier-Roy, 1991).

Os estudos empíricos de SMRT voltados aos estudos de *profissionais de enfermagem* concentram o maior número das pesquisas de campo realizadas até o momento, tanto na perspectiva do estresse quanto na da PDT, tendo sido feitas, também, investigações que associaram as duas abordagens.

Nos últimos anos, vários estudos têm sido feitos sobre os agentes comunitários de saúde do Programa de Saúde da Família (PSF), em diferentes regiões do país, conduzindo a conclusões que abrem perspectivas à prevenção e a avanços na seleção, capacitação, supervisão e organização do trabalho destes profissionais.

Assunção e Lima (2010) analisaram estudos ergonômicos desenvolvidos em serviços de saúde brasileiros. Eram pesquisas que haviam identificado inadequações na organização do trabalho que ensejavam sobrecarga de trabalho – notadamente sobrecarga mental –, assinalando distúrbios de comunicação de diferentes tipos, tensões e conflitos. A partir da análise deste conjunto de pesquisas, as autoras elaboram uma valiosa sistematização de aspectos organizacionais potencialmente desgastantes para os profissionais de saúde, traçando perspectivas valiosas para avançar na prevenção do esgotamento profissional.

Algumas situações de trabalho têm merecido atenção especial como fonte das tensões que originam a síndrome, como é o caso das unidades de terapia intensiva (UTIs), dos serviços de Pronto Socorro, das unidades que atendem queimados, de serviços de psiquiatria e as atividades com doentes terminais. Várias destas pesquisas têm examinado as características que marcam as diferenças de gênero, em seus entrelaçamentos com as experiências do cotidiano destes/destas profissionais, de modo a diferenciar, também, segundo o gênero, os processos nos quais o esgotamento profissional é gerado (Vieira, 2000).

O trabalho na saúde está associado com valores sociais e éticos de grande alcance – vida, alívio do sofrimento, recuperação da saúde. No caso dos profissionais de saúde, *o elevado significado do trabalho* é tradicionalmente favorecedor do fortalecimento da identidade e, portanto, positivo para a saúde. Mudanças organizacionais e técnicas nas instituições de saúde trouxeram, para grande número de profissionais, sobrecargas de trabalho e perdas de reconhecimento profissional que explicam a multiplicação de casos de *burnout* e a frequência de depressões vinculadas a essa síndrome entre os prestadores de cuidados na atenção à saúde (Assunção e Brito, 2011).

Médicos – desgaste, burnout e suicídios: Pesquisas e publicações sobre desgaste e adoecimento mental de médicos têm sido realizadas em diferentes países e também no Brasil.

Na Grã Bretanha, foi publicado, em 1986, um estudo de revisão da literatura sobre suicídios entre médicos. Uma das conclusões foi que, em países de diferentes regiões, ocorre maior taxa de suicídio na população médica do que na população geral (Richings, Khara e McDowell, 1986).

O profissional de algumas especialidades tem aparecido como mais exposto aos distúrbios psíquicos relacionados ao trabalho. Em um artigo de revisão do tema, Meleiro (1998) constatou que, de acordo com a literatura internacional sobre o assunto, em algumas especialidades médicas existem mais elevadas taxas de suicídios, com destaque para as seguintes: anestesistas, psiquiatras, oftalmologistas e patologistas (Meleiro, 1998).

Magalhães, em 1976, ao estudar os riscos profissionais enfrentados pelos *anestesiologistas*, já havia encontrado 100 publicações sobre o tema. Esse autor analisou, em seu artigo, as principais origens laborais do adoecimento destes especialistas, concentrando-se muito nos aspectos neurotóxicos, mas, também, constatando algumas origens relacionadas a aspectos culturais e organizacionais para o mal-estar psíquico, depressões e a ocorrência de suicídios nestes profissionais. Na época, o *burnout* ainda não era reconhecido como síndrome, mas as descrições do autor levam a considerar que ele já estivesse presente nos quadros dos anestesiologistas. Tanto o *burnout* como as depressões e a escalada de suicídios em profissionais desta especialidade, em estudo mais recente, têm sido vinculados de modo mais incisivo, entre outras razões, também a elevadas cargas de trabalho, responsabilidades, falta de reconhecimento e pressões de ordem organizacional e cultural (Magalhães, 1976; Abrantes, 1998; Martins, 1991).

Outros transtornos mentais vinculados à violência e à precarização

Ao examinar a lista brasileira de Transtornos Mentais Relacionados ao Trabalho, é possível identificar um grupo de outros distúrbios psíquicos cuja incidência vem se expandindo em correlação à violência que atinge diferentes situações de trabalho.[17]

Violência – No quadro de uma violência social que se expande no mundo e também na sociedade brasileira, torna-se fundamental dar atenção aos desdobramentos da violência no mundo do trabalho. Ao mesmo tempo, torna-se urgente decifrar o significado da expansão da violência laboral. As condições que geram violência, atualmente, podem ser encontradas nos dois espaços – no trabalho e nos espaços sociais externos ao trabalho. Nos dois âmbitos a escalada da violência tem sido associada a algumas transformações profundas da cultura: a inversão de valores éticos e morais; a disseminação e valorização do individualismo; o acirramento de competitividade e o apagamento da confiança; além da superficialização dos relacionamentos (Bauman, 2008; Nardi, 2006).

As transformações da economia, que desembocaram na atual crise, não podem ser separadas deste cenário, como bem demonstraram, entre outros, Richard Sennett (1999) e David Harvey (2011).

A violência é reconhecida como problema de Saúde Pública pela OMS, e está presente em muitas situações de trabalho. Os trabalhadores podem estar expostos à violência física, à violência psicológica, à violência sexual e, ainda, à violência constituída pela *negligência* referente à preservação da saúde e da vida. A violência que atinge a dignidade através do assédio moral e de outras formas continuadas de violência conduz, em geral, à vulnerabilização da saúde mental, quando inexistem suportes afetivos e sociais. O surgimento de distúrbios de natureza psicossomática também será facilitado nessas situações.

Os adoecimentos de ordem mental e psicossomática produzidos pela violência nascem nas mais variadas situações, em especial nos conflitos humanos de toda ordem, inclusive na guerra. Mas, na atualidade, é possível identificar a escalada de um conjunto de *transtornos mentais* que, de modo paradoxal, em geral se relacionam tanto ao que foi chamado *violência da excelência* (Monroy, 2000), como à violência contida na *precarização* – na qual, como visto acima, os distúrbios mentais caracterizados pela sobrecarga de trabalho podem ser incluídos. Assim, além dos transtornos já aqui examinados, cabe ainda considerar e analisar, no conjunto *patologias relacionadas à violência e à precarização*, os seguintes transtornos psíquicos:

- Transtorno de estresse pós-traumático (TEPT);
- Dependência de bebidas alcoólicas e outras substâncias (drogas ilegais e psicotrópicos);
- Síndromes depressivas;
- Quadros marcados por ideias de perseguição que caracterizem *paranoia situacional* (Marie Pezé, 2008).

Para breve explicação do paradoxo, vale lembrar que, muitas vezes, em nome da *excelência*, a **precarização** atinge – de uma forma nociva à saúde – laços contratuais e relações interpessoais, formas de gerenciamento, extensão de jornada e ritmos de trabalho, entre outros aspectos organizacionais, além de degradar as próprias condições físicas da segurança

---

[17] A violência no trabalho é descrita e analisada nos capítulos 22 e 23 deste livro.

no trabalho e repercutir negativamente em todas as esferas da vida social dos assalariados, inclusive na familiar.

O *burnout*, já examinado anteriormente, tem dupla inserção – pela *característica clínica*, inscreve-se no grupo dos distúrbios caracterizados por fadiga, mas, pela *etiologia*, insere-se entre as patologias da violência – se considerarmos que a sobrecarga é quase sempre **imposta**, seja de modo explicitamente coercitivo, seja por coerção dissimulada, isto é, mascarada por justificativas de ordem técnica ou econômica, ou por *envolvimento* emocional. Esse envolvimento, em geral, é feito através de injunções de diferentes tipos – pagamento por produção, estímulos à premiação e até pressões de ordem moral. A imposição de metas e prazos, geralmente, apresenta caráter coercitivo, embora apresentada sob argumentos que buscam justificá-las aludindo à necessidade de "atender às exigência dos clientes" ou por "uma questão de sobrevivência no mercado" etc.).

Transtorno de Estresse pós-traumático (F 43.1)

Os quadros clínicos tradicionalmente estudados sob a denominação de *neuroses* geralmente reportavam as origens das mesmas a eventos precoces da vida infantil. A única exceção considerada era a que dizia respeito às "neuroses traumáticas", nas quais a angústia se origina da vivência de uma intensa ameaça localizada em um evento do passado recente. Este evento, por sua violência, constitui uma agressão ao psiquismo e desencadeia algumas alterações peculiares.

A CID-10 condensa, atualmente, sob a denominação *Transtorno de Estresse Pós-Traumático (TEPT) F 43.1,* os quadros clínicos antes conhecidos como neuroses traumáticas e pós-traumáticas. Este diagnóstico tem sido identificado com crescente frequência em casos nos quais o *evento traumático* se verificou no local de trabalho. O aumento da violência urbana e rural é talvez a principal explicação dessa escalada, que acompanha o crescimento da prevalência do TEPT na população geral de vários países. A violência urbana tem aumentado os casos originados por agressão e assalto aos trabalhadores de transportes – como motoristas e cobradores de ônibus –, assim como aos bancários e vendedores dos estabelecimentos comerciais.

Até há algum tempo, além das situações de guerra, apenas em algumas categorias ocupacionais era reconhecida maior exposição a eventos traumáticos potencialmente capazes de originar o TEPT: bombeiros; policiais; trabalhadores de minas subterrâneas ou outras atividades sujeitas a catástrofes.

Voge (1985) identificou este quadro em funcionários de estabelecimentos bancários que haviam sofrido assaltos à mão armada. No Brasil atual, ele se multiplica em bancários que sofreram assaltos e, de modo especial, nos trabalhadores que transportam valores, assim como naqueles que atuam como vigilantes, nas instituições financeiras, ou nos mais variados tipos de instituições privadas e públicas (Vieira, Lima e Lima, 2010; Vieira Neto e Vieira, 2005).

Cru (1987) e Pezé (2008), na França, encontraram o mesmo transtorno psíquico em trabalhadores que haviam assistido a acidentes graves ou fatais em seus locais de trabalho. No Brasil, identificou-se também este tipo de distúrbio em condutores de trem metroviário, depois de atropelamentos envolvendo os trens que pilotavam (Seligmann Silva, 1987). Em suma, o quadro pode ser constatado em trabalhadores de qualquer categoria que tenham sido vitimados por acidentes de trabalho, ou nele tenham testemunhado acidentes graves e mortes, assim como nos que vivenciaram assaltos e outros tipos de violência nos locais der trabalho.

Aubert (1993) assinala que, no âmbito do trabalho, há que considerar não só uma experiência traumática única, mas também a vivência de *experiências sucessivas* no processo causal deste tipo de transtorno mental. O mesmo havia sido observado por Freud, em relação às *neuroses de guerra*, que ele estudou e identificou como forma de neurose traumática – ou *neurose atual* – a única cuja origem não remontava à infância. Aubert exemplifica com o estudo de caso de uma enfermeira, deixando claro o risco psíquico que advém em atividades onde *repetidamente* ocorre o encontro com situações que impactam de modo violento o psiquismo, superando as possibilidades do indivíduo de fazer frente às mesmas. Pezé (2008), na França, e Soboll (2008), no Brasil, entre outros autores, também têm constatado quadros pós-traumáticos cujo aparecimento eclode após uma *sequência* de fatos violentos, inclusive episódios em que a violência psicológica atinge empregados através de humilhações ou constrangimentos, de forma deliberada e de modo sucessivo, configurando assédio moral.

Quadro Clínico e diagnóstico. No quadro clínico do TEPT, temos, de acordo com os critérios fixados na CID-10, além do evento traumático – imprescindível para que se formule esse diagnóstico –, três grupos de sintomas, como veremos a seguir:

- *o evento traumático* – sempre associado ao medo intenso e à vivência de impotência e desamparo ante a ameaça à própria vida, violência ou acidente testemunhados. A existência deste evento é *critério imprescindível* ao diagnóstico.
- *um período de latência* – de um a seis meses ou mais – entre o evento e o surgimento de *três grupos de sintomas.*

*I – **Manifestações de rememoração e revivescência involuntárias do episódio traumático**:* lembranças intrusivas do evento invadem o pensamento com frequência variável, conforme a gravidade do quadro. As lembranças se impõem de modo imprevisível e incontrolável, gerando angústia.

- *Revivescência:* manifestação típica na qual o indivíduo *revive mentalmente* as cenas traumáticas. Esta revivescência se acompanha de profundo mal-estar, às vezes acompanhadas por sudorese, tremores e taquicardia;
- *Pesadelos* cujo conteúdo também reproduz, ou tem características que evocam o evento traumático;

- *Flash-backs* (visões das cenas do evento traumático, "como se fosse um *filme*", nas palavras dos pacientes).

II – Manifestações de Evitação – A pessoa procura fugir, a todo custo, do ambiente, ou mesmo, do encontro de pessoas relacionadas ao episódio traumático. Como os que são atingidos por trauma têm geralmente dificuldade em relatar o que aconteceu, estas manifestações constituem, muitas vezes, nos casos de TEPT relacionado ao trabalho, o primeiro elemento indicativo da suspeita de TEPT. É, assim, um dos critérios para diagnóstico do TEPT que deve merecer especial atenção. A evitação consiste no seguinte: *qualquer estímulo que faça lembrar o episódio traumático desperta medo intenso e intolerável, que compele o indivíduo a evitar a todo custo o contato com o ambiente, a pessoa ou o aspecto que desperta essa vivência.* Aqui, o medo se expressa através de profundo mal-estar que envolve o conjunto mente e corpo. A sensação é de que "vai acontecer de novo" (o evento traumático) e a reação é o impulso à fuga. O local de trabalho evoca fortemente a imagem do evento. No caso do TEPT em que o trauma ocorreu na empresa, muitas vezes é impossível para o/a trabalhador/a adentrar seu local de trabalho e, às vezes, até se aproximar do prédio em que se deu o fato. Em nossa experiência clínica, vimos casos em que os trabalhadores não conseguiam entrar na empresa, mesmo após o afastamento, para atender trâmites burocráticos referentes ao seu afastamento e/ou tratamento. Relatavam que, nessas ocasiões, eram acometidos de mal-estar intenso, acompanhado de distúrbios que variavam, caso a caso, como tonturas, náuseas e sensação de *desmaio eminente*.

III – Hipervigilância – um estado de tensão no qual a pessoa fica em alerta permanente, sempre *em guarda* contra um ataque ou calamidade súbita. Perturbações do sono e excitabilidade compõem a sintomatologia do estado de hipervigilância. Ocorrem sobressaltos sempre que alguma circunstância, fato, ruído ou modificação do ambiente deflagrem o temor de repetição do evento. A insônia e o sono superficial e entrecortado se associam à excitabilidade: o trabalhador geralmente tem dificuldade para adormecer. Desperta numerosas vezes durante a noite, assustado, às vezes sob impressão de escutar vozes ou ruídos indicativos de perigo. Em muitos casos se verifica considerável redução das horas de sono, o que concorre para ampliação do desgaste mental, exacerbando a irritabilidade e o cansaço.

Nota-se que a *hipervigilância* conduz a um estado de extrema sensibilidade e fácil excitabilidade, do qual resulta o *nervosismo* que se apresenta como queixa invariável dos pacientes. Nervosismo que costuma ser descrito pelos familiares como obstáculo importante ao relacionamento no ambiente doméstico. A *irritabilidade intensa* é uma característica marcante que, em muitos casos, leva a conflitos dentro e fora do ambiente de trabalho. Não raro, o indivíduo, temeroso de não controlar os impulsos agressivos que surgem nos momentos de grande irritação, busca *isolamento* e afasta-se, inclusive, das pessoas mais queridas. Os familiares relatam explosões de agressão verbal, revelando-se, às vezes, ressentidos. Especialmente nos casos em que essa agressividade dilacera ou mesmo ameaça a manutenção do vínculo conjugal, torna-se necessária uma orientação em que as reações explosivas possam ser compreendidas como característica do quadro clínico, e não, manifestação de ódio ou sinal de desaparecimento do afeto (Seligmann-Silva, 2010).

- **Distúrbios neurovegetativos** acompanham os sobressaltos e as revivescências. Estes sintomas constituem desdobramentos do conjunto anterior, mas alguns textos os categorizam em um quarto grupo. Consistem em tonturas, taquicardia, sudoreses e diversos distúrbios psicofisiológicos. Os distúrbios do aparelho digestivo são verificados em muitos casos, sendo que, às vezes, ocorrem náuseas, dores abdominais e mesmo diarreias. A perda de apetite pode estar presente.

- **Estudo da dinâmica psíquica** – Os fluxos subjetivos nos quais os *sentimentos* e as *fantasias* se mobilizam e transformam no curso do TEPT diferem de um caso a outro. Mas é frequente que o sentimento de culpa ocupe uma posição central no sofrimento psíquico. Isso pode acontecer quando outras vítimas não sobreviveram à violência do acidente, ataque criminoso ou catástrofe da natureza. Quando o trauma advém da violência de uma acusação injusta, injúria, ofensa ou outro tipo de humilhação, o sentimento de culpa emerge, em certos casos nos quais o assalariado acusa a si mesmo por ter chegado à situação de ficar exposto e sujeito a esse vexame.

O enfoque psicanalítico – desde Freud até estudos mais recentes – tem analisado processos psíquicos de vítimas e testemunhas de situações violentas, processos cuja conscientização pode oferecer boa contribuição para revitalização e superação dos sintomas.

Outro aspecto importante na dinâmica psíquica é o *ressentimento*, no qual o indivíduo passa a cultivar sua mágoa, centrado em si mesmo e em sua autodefesa. Assim, cria barreiras aos relacionamentos interpessoais, fecha-se ao mundo que, após o trauma, se tornou perigoso. Dessa forma, torna-se difícil o relacionamento interpessoal, o advento de confiança e mesmo do amor. É como se o indivíduo, acuado, se refugiasse dentro de uma capa protetora, uma blindagem contra novas ameaças (Vieira Neto e Vieira, 2005).

Riscos de suicídio – Os riscos de suicídio em casos de TEPT merecem grande atenção, mesmo quando o quadro não esteja acompanhado por manifestações aparentes de depressão. É o que alertam as pesquisadoras escandinavas Floen e Elkit (2007), após realizarem ampla revisão do assunto e, também, baseadas nas próprias observações clínicas. A **comorbidade** é constatada em muitos estudos sobre TEPT. Associação de quadros clínicos não psiquiátricos é frequente e pode resultar de desdobramentos clínicos da ansiedade que, pela via psicossomática, alteram o funcionamento e mesmo estruturas do organismo. Essas patologias levam, muitas vezes, a um retardo do diagnóstico, encoberto por queixas clínicas. A comorbidade envolve outros transtornos psíquicos, e também, psicossomáticos. Estes transtornos, geralmente, brotam ao longo da própria evolução do quadro pós-traumático. Entre os mais frequentes, citamos a dependência de álcool ou outras drogas, que se instala, em geral, a partir das repetidas tentativas de buscar alívio para a tensão através da ingestão destas substâncias. O desencadeamento e desenvolvimento concomitante de síndrome bipolar têm sido descritos em vários estudos. Em casos nos quais não se desenvolveu o TEPT, outras decorrências psicopatológicas têm sido registradas após acidentes de trabalho – como, por exemplo, depressões.

Para **diagnóstico diferencial**, cabe alertar especialmente para a importância de distinguir o TEPT dos quadros de *síndrome do pânico*, que são, provavelmente, o diagnóstico equivocado mais frequentemente realizado nestes casos. A explicação parece advir do fato de que muitos pacientes referem ter "crises de pânico" para descrever a subitaneidade da sensação de medo que os invade, mas sem caracterizarem, espontaneamente, as *circunstâncias* em que acontecem tais "crises". Isso induz muitos médicos ao diagnóstico errôneo – especialmente nas consultas nas quais não existe um tempo de escuta suficiente para que venha à tona a sempre penosa lembrança de um evento traumático.

Outros diagnósticos também precisam ser levados em conta, conforme as características de cada caso. Assim, muitas vezes, cabe fazer diagnóstico diferencial com referência a episódio depressivo grave (depressão maior); transtorno de adaptação (F43.2); com esquizofrenia paranoide (F20.0) e outros quadros de psicose em que ocorrem delírios de perseguição.

Vale chamar a atenção para a *reação aguda ao estresse* (F43.0), em que medo, ansiedade e rememoração são também intensos, além de outros sintomas similares aos do TEPT. Mas essa reação tem início imediato – minutos após episódios traumáticos – e, em geral, só dura algumas horas ou poucos dias, embora possa prolongar-se por até um mês. Essa instalação imediata do quadro é o principal critério para diferenciá-lo do TEPT, que apresenta período de latência em geral maior que dois meses para se manifestar plenamente. Kapczinski e Margis, em revisão da literatura sobre diagnóstico do TEPT, assinalam que a intensidade e algumas características da reação imediata podem alertar para maior probabilidade de uma posterior eclosão do TEPT (Kapczinski e Margis, 2003).

Como *medida profilática*, é recomendável que haja um afastamento, por alguns dias, do local onde ocorreu um evento potencialmente traumático. O médico do trabalho precisará manter sob observação os trabalhadores que tenham assistido a um acidente grave, ou vivenciado outro tipo de acontecimento potencialmente traumático, sendo *imprescindível* oferecer *apoio psicológico imediato*, em sequência ao evento. É importante que o trabalhador tenha oportunidade de falar sobre o acontecimento, fazendo a necessária catarse de sua ansiedade. *Mas não deve ser forçado a isto, conforme indicam estudos recentes, que criticam a adoção quase compulsória destes relatos em certas organizações/empresas.* Quando, após dois meses, persistem os sintomas, é aconselhável instituir psicoterapia.

Estresse pós-traumático secundário – profissionais que resgatam, socorrem e atendem vítimas de emergências e catástrofes.

Profissionais que prestam assistência a sobreviventes de catástrofes naturais ou de outros eventos traumáticos apresentam manifestações de intenso mal-estar que têm sido caracterizadas como *estresse traumático secundário*. O quadro clínico é idêntico ao do TEPT e tem sido descrito em pessoas que realizam todo tipo de trabalho social, prestação de cuidados de saúde e atenção psicológica a vítimas. Os cuidadores passam a vivenciar medo daquilo que se constituiu o evento traumático para as pessoas atendidas.

Um estudo realizado nos Estados Unidos reuniu diferentes casos de advogadas que haviam desenvolvido esse quadro clínico e nas quais o surgimento do distúrbio teve relação com a prestação de assistência jurídica a mulheres vitimadas por violência doméstica.

A questão de planejar a prevenção destes traumas, na preparação de equipes destinadas à atuação em catástrofes, tem sido enfatizada, nos Estados Unidos e no Canadá. Além de seleção e treinamentos adequados, entre as medidas preventivas consta, também, supervisão psicológica. E ainda, organização que permita sono suficiente e fixação de horários para descanso – o que, na prática, nas ações de socorro em grandes catástrofes (terremotos; enchentes; grandes deslizamentos de terra, entre outros), se revela, em geral, difícil (Stamm, 1999).

Os estudos sobre o assunto, no Brasil, já tiveram início, e vêm desenvolvendo a experiência brasileira com prevenção do TEPT secundário (Vieira Neto e Vieira, 2005).

Por ocasião do atentado de 11 de setembro de 2001, em Nova Iorque, um grande número de casos de TEPT foi verificado. Subsequentemente, muitos dos que prestaram assistência apresentaram trauma secundário. A importante experiência ocasionada por este evento trágico fortaleceu, também, a convicção quanto à necessidade de disponibilização de psicoterapia, tanto para as vítimas, quanto para os prestadores de assistência – profissionais e não profissionais de todas as modalidades (Yoder, 2006). Mais recentemente, também nos Estados Unidos, outra tragédia – desta vez uma catástrofe climática que arrasou parcialmente várias cidades, no final de outubro de 2012 –, também deixou marcas traumáticas em centenas de milhares de pessoas, evidenciando a forte necessidade, nestes tempos em que eventos catastróficos se sucedem, de dispor o máximo possível de pessoas capacitadas para a prestação de cuidados, e atuar na prevenção das sequelas das vítimas, e, além disso, de que seja provida prevenção para que os próprios agentes que realizam os socorros emergenciais não venham a apresentar TEPT secundário.

Alcoolismo crônico relacionado ao trabalho – (F 10-2)[18]

A análise das situações de trabalho associadas a diferentes ocupações permite, de modo geral, identificar e compreender os aspectos e as interações que explicam a maior concentração de alcoolismo nas mesmas, comparativamente à população geral. As situações descritas não configuram risco apenas para o desenvolvimento de dependência alcoólica. O desgaste e sofrimento mental que nelas se originam podem também suscitar o surgimento de depressões e de diferentes processos mórbidos, associados à tensão continuada (hipertensão arterial, doença coronariana, gastrite nervosa). E, como bem descreveram Freudenberger e Richelson (1987), tanto a busca das bebidas alcoólicas, como a de diferentes drogas, pode, em muitos casos, representar tão-somente a *forma* pela qual alguém está procurando fugir do contato com a própria angústia ou da percepção da própria frustração. Trata-se, frequentemente, como dizem os mesmos autores, de um "tratamento" equivocado, adotado *defensivamente*, contra a depressão. É o que pode acontecer no esgotamento profissional (*burnout*), mas, também, em outros quadros clínicos, dos quais as manifestações depressivas fazem parte.

A partir dos anos 1970, tornou-se de uso corrente, nos meios "psi", a expressão "**depressão mascarada**", sendo o alcoolismo uma das máscaras mais reconhecidas no disfarce da depressão. Pois havia sido descoberto que o alcoolismo representa um desafio ao diagnóstico correto das depressões. Esse aspecto assumiu maior importância quando se constatou que a falha de um diagnóstico limitado ao alcoolismo conduzia a tratamentos por vezes catastróficos – quando centrados em obter abstinência, sem conhecer a dinâmica psíquica em que o alcoolismo representa defesa contra o sofrimento psíquico intenso e, mesmo, contra ideias suicidas. Pois essa dinâmica precisa não apenas ser compreendida, mas abordada terapeuticamente, para resultados efetivos do tratamento. Com a imposição da abstinência, foi verificado, na sequência da evolução, que muitos destes pacientes tentaram ou cometeram suicídio.

Mencionaremos algumas destas situações de trabalho favorecedoras do alcoolismo, porém, convém assinalar que todas elas se apresentam como situações de risco mental, sem que se possa delimitar este risco somente em termos de alcoolismo, embora este tenha presença marcante em todas elas. Apenas na primeira das situações, que apontamos a seguir, realmente o alcoolismo tem surgido como o distúrbio mental mais típico.

1. Atividades que envolvem atos ou contatos com materiais considerados repugnantes. Estas atividades são depreciadas e desprestigiadas, em geral, pela sociedade. Entre os exemplos mais comuns, está o trabalho que envolve contato com lixo, cadáveres humanos ou de animais, esgotos ou dejetos em geral. A apreensão e sacrifício de cães também costumam despertar ojeriza e mesmo hostilidade em muitos. Os trabalhadores que realizam qualquer dessas atividades, geralmente sofrem desqualificação e rejeição social, e é dessa identificação e/ou dessas humilhações vivenciadas no trabalho que nasce a autoagressão ou a raiva canalizada através do uso das bebidas alcoólicas.

No Brasil, entre as primeiras pesquisas que mostraram o problema, estão as realizadas na cidade de São Paulo por Lucia André (1994) em trabalhadores de esgotos, e por Thereza Ferreira dos Santos (1999) em coletores de lixo. Ambas as autoras constataram a importância do preconceito despertado na população por estas atividades, para o entendimento da elevada frequência de caso de alcoolismo no chamado "trabalho sujo". Nestas ocupações, estes e outros estudos posteriores demonstraram que o risco de alcoolismo costuma ser tanto maior quanto menor a expectativa de qualificação futura e de progressão em uma carreira.

A atual expansão das atividades de *reciclagem do lixo* deve suscitar atenção para que a valorização da atividade e dos que a realizam, ao lado de outras medidas preventivas – por exemplo, contra contaminação bacteriana, riscos químicos e acidentes – também garanta *prevenção da agressão psíquica* – o que se torna possível a partir de garantia do respeito e de possibilidades de desenvolvimento profissional e humano aos trabalhadores envolvidos.

As práticas de supervisão e chefia direta que atentam para a dignidade e a valorização do trabalhador assumem alto ***valor preventivo*** em todas estas situações. Fornecimento de equipamentos adequados, disponibilidade de chuveiros e material para a higiene pessoal, inclusive trocas suficientes de roupa, são essenciais, não apenas para evitar contaminação, mas também para *prevenir a autodesvalorização*, que pode ser etapa inicial de uma depressão ou da dependência alcoólica. Pois, basicamente, torna-se fundamental, do ponto de vista da saúde mental, evitar que estes trabalhadores venham a se identificar com os materiais "sujos", ou "mortos", com que entram em contato ao longo de suas jornadas (Seligmann-Silva, 2011).

2. Atividades em que a tensão gerada é constante e elevada, especialmente quando não ocorre apoio social e reconhecimento. São numerosas as situações em que isto ocorre. Destacamos:

A) *trabalho perigoso*: o perigo pode estar associado a condições inseguras, ritmos excessivos ou outros aspectos organizacionais caracterizadores de risco, em

---

[18] Neste tópico referente ao alcoolismo, a autora transcreve, com pequenas modificações, parte do texto referente ao mesmo tema, publicado no livro de sua autoria "Trabalho e Desgaste Mental – o direito de ser dono de si mesmo". São Paulo: Cortez Editora, 2011 – pp. 536-547.

fábricas, na mineração ou na construção civil. A vivência de ameaça é particularmente aguda e potencialmente geradora de ansiedade, quando o perigo é de confronto violento, como, por exemplo, agressão armada ou ira popular. Tais situações podem existir em diferentes ocupações, nos setores de segurança pública e privada, estabelecimentos bancários e na condução transportes coletivos.

B) *atividades que exigem grande densidade da atividade mental,* quando outros aspectos da situação de trabalho são desfavoráveis à estabilidade emocional. A tensão se exacerba quando altas exigências de ordem psicoafetiva se acrescentam às exigências cognitivas. É o que ocorre, por exemplo, quando o trabalho envolve elevada *responsabilidade* com vidas humanas, equipamentos caros ou valores em moeda. Existem práticas de gestão nas quais a individualização de atribuições faz o trabalhador arcar com responsabilidades por tudo o que representa custos. Por outro lado, em muitas ocupações, a tensão resulta da exigência cognitiva simultânea a exigências de autocontrole emocional intenso e constante, em atividades que dizem respeito a atendimento ao público, em repartições públicas, estabelecimentos bancários ou no comércio. A busca das bebidas alcoólicas por estas pessoas é reportada, geralmente, como uma forma de tentar aliviar uma tensão quase insuportável, procurando descontrair e recorrendo às bebidas alcoólicas *para relaxar.* O esforço quase continuado para controlar a irritação – quando a concentração e o raciocínio são perturbados, com frequência, por interrupções feitas por chefes, colegas ou clientes – pode tornar-se fortemente desgastante.

C) *trabalho monótono* e todo trabalho que gera *tédio,* e no qual o indivíduo não tem oportunidade de aplicar seus potenciais de criatividade, também têm sido estudados em associação com o uso de bebidas alcoólicas. Estas são procuradas, basicamente, por seu efeito euforizante, como meio de proporcionar um prazer, compensando assim o tédio e a insatisfação;

D) *isolamento:* quando o trabalhador fica afastado do convívio humano durante a jornada. O risco, nestes casos, é especialmente agravado quando o trabalho também é desinteressante ou monótono, e quando não há possibilidade de comunicações através de telefone ou outro meio. Nestas situações, pode ocorrer que a utilização de bebidas se faça, inclusive, durante o horário de serviço. É o que pode acontecer na atividade dos *vigias,* por exemplo, e também, na de maquinistas de trem que trabalham isolados nas locomotivas – conforme foi possível observar, no Brasil, durante pesquisa realizada no setor ferroviário (Seligmann-Silva, 1993).

E) *distanciamento da família:* atividades que envolvem *afastamento prolongado do lar,* por exemplo, em viagens, plataformas marítimas ou, ainda, em zonas de mineração.

A associação entre alcoolismo e trabalho já mereceu vários estudos no Brasil, inclusive do ponto de vista epidemiológico (Vaissman, 1998, 2001 e 2004). Aspectos psicodinâmicos e sociais foram pesquisados e analisados por Heliete Karam (Karam, 2010). Karam, ao realizar uma acurada análise da obra de Vaisman, afirma o valor do mesmo para demonstração, entre outros, de dois aspectos da maior importância: "abre caminho para que os programas em saúde mental, principalmente aqueles voltados para a assistência aos consumidores patológicos e patogênicos de álcool, reconheçam o lugar privilegiado que o *trabalho* ocupa em nossas vidas: quando aviltado, torna-se um fator de risco capaz de conduzir os sujeitos em sofrimento ao seu consumo; quando ressignificado pode se tornar o pilar pelo qual o sujeito é capaz de retomar a construção de seu processo identitário (exercício da cidadania) – retomada que, no contexto da pesquisa-ação moderna, pode ser interpretada como um 'processo poético' permanente" (Karam, 2005).

Consumo coletivo de bebidas alcoólicas: uma prática defensiva e um meio de garantir pertencimento ao grupo

Quando se desenvolve a prática de beber conjuntamente em certos locais e ocasiões — por exemplo, depois do final da jornada de trabalho, em determinado bar das circunvizinhanças —, a participação nestes encontros pode assumir um papel importante para a integração de cada um no interior do grupo. Por outro lado, nas situações em que o trabalho é especialmente perigoso, entediante ou, por outra forma, penoso, beber conjuntamente torna-se um modo de tentar buscar coragem, disposição, alegria ou, simplesmente, distensão (*relaxar*), ao mesmo tempo em que se torna uma tentativa de *esquecer* perigos incômodos, pressões, decepções, ou mesmo, humilhações vivenciadas no cotidiano do trabalho.

Em situações de guerra ou outras situações específicas do trabalho de vigilância ou repressão à violência (atividade policial, ou na segurança em prisões, por exemplo), a bebida alcoólica pode ser buscada para *anestesiar, entorpecer* a *si mesmo,* a fim de *não se dar conta dos perigos que enfrenta durante a jornada.* O entorpecimento pode também ser buscado com a finalidade de não tomar consciência de algo perturbador, algo que pode ser, inclusive, uma atividade que a pessoa se sente coagido/a a realizar, mas que violenta seus próprios valores e princípios morais. Isso acontece, principalmente, quando o uso de *repressão,* ou mesmo de *violência,* foi institucionalizado ou sobrevive ainda parte de certas formações culturais arcaicas – como as que guardam resquícios da dominação escravagista.

Déjours, a partir de estudos com trabalhadores da construção civil, interpreta as práticas de ingestão alcoólica realizadas por companheiros fora dos horários de trabalho como outra expressão das estratégias coletivas de defesa psicológica. Estas práticas seriam formas de manter afastada da consciência a lembrança das ameaças e de todos os perigos do trabalho, também nas horas de não trabalho. Pois, sem este "entorpecimento" da mente, talvez fosse, para muitos, impossível voltar a conviver com estes perigos na jornada seguinte (Déjours, 1987).

No caso de trabalhadores que migraram de outras regiões ou países e que vivem, muitas vezes, longe dos familiares, em situação de desenraizamento cultural, a participação na "roda do bar" passa a ser uma forma de voltar a pertencer a um grupo, ter companhia, evitar a vivência penosa do isolamento e do sentir-se um estranho num mundo de desconhecidos. Foi o que se observou, por exemplo, pesquisando trabalhadores industriais nas cidades de São Paulo e de Cubatão (Seligmann-Silva, 1983; 2011).

Pessoas cujas atividades as obrigam a ficar distantes por períodos prolongados, principalmente se em locais isolados ou onde não existe um convívio amistoso, muitas vezes recorrem à bebida e terminam por criar dependência[19]. É o que tem sido descrito, por exemplo, relativamente a trabalhadores das plataformas marítimas de petróleo (Figueiredo, 2012, no prelo). Uma ideia tradicional e bastante popular é expressa pela frase *"Homem que é homem, bebe!"*. Essa crença, comum no Ocidente, de que existe uma correlação entre consumo de bebida alcoólica e virilidade, também é bastante disseminada no Brasil. A ideia, provavelmente, está ligada a uma concepção que associa virilidade, ou "macheza", à demonstração de força física e capacidade de realizar "trabalho pesado" em condições adversas, que exigem vigor e resistência. Deste modo, disseminou-se a associação entre "trabalhar como homem" e "beber como homem", de modo a fazer com que a recusa à bebida possa parecer sinal de "fraqueza" para o trabalho e, ao mesmo tempo, para o desempenho sexual da masculinidade. Esta é uma pressão que subsiste em determinadas ocupações e ambientes de trabalho.

O uso coletivo do álcool em locais de trabalho frios ou úmidos associa-se a crenças sobre o valor do álcool como produto capaz de "aquecer o corpo", em parte fundamentadas na ação vasodilatadora do mesmo. Tais crenças circulam nesses lugares, em geral juntamente com a ideia de que o álcool poderá proteger contra resfriados e doenças pulmonares.

A ideia de que o álcool é um bom antisséptico também concorre para "justificar" seu uso em ambientes sabidamente contaminados, como o trabalho com lixo e dejetos em geral, onde a função real da bebida parece ser bem outra: entorpecer a percepção dos incômodos, do mau cheiro e até dos perigos, para poder suportar o prosseguimento das tarefas (André, 1994; Santos, 1999).

A função de provador de bebidas alcoólicas existe em indústrias desse ramo de produção. No Brasil, Vaissman (2001; 2004) analisou dois casos em que a própria natureza da função constituiu a prova do *nexo causal* de dependência alcoólica, que inexistia anteriormente ao momento em que assumiram a função, para os dois provadores de cerveja de uma grande indústria.

Assim, associação do alcoolismo a outros quadros psiquiátricos relacionados ao trabalho é extremamente frequente – por exemplo, comorbidade em que se apresentam, juntamente com a dependência alcoólica, transtornos como esgotamento profissional (*burnout*), depressão ou TEPT.

A negação e ocultamento da dependência a bebidas é um dos mais sérios desafios no diagnóstico e tratamento desse problema. E o desafio consiste em vencer a barreira colocada pelo mecanismo psicológico dominante nestes casos – a negação da dependência.

Assim como o álcool pode representar uma forma de "anestesia", ou de "criar ânimo" para escapar do mal-estar, outras substâncias desempenham o mesmo papel. Na atualidade, o crescente uso do *crack,* muitas vezes, está relacionado a este aspecto. A preocupante ascensão do uso do *crack* tem merecido vários estudos em situações de trabalho, inclusive no Brasil. Foi notada, em anos recentes, a grande utilização do *crack* pelos trabalhadores do corte manual de cana de açúcar. Merece referência um trabalho jornalístico que ofereceu informações significativas sobre as condições de trabalho e angústias relacionadas a esse uso, cuja expansão levou ao surgimento de clínicas psiquiátricas em zonas canavieiras (Magalhães e Silva, 2008). Mas não será possível examinar aqui, de modo mais profundo, a complexa questão do uso abusivo e dependência do *crack* e de outras drogas que não o álcool. [20]

As síndromes depressivas

Em informe de 2012 da OMS consta que a depressão afeta mais de 350 milhões de pessoas de todas as idades, em todas as comunidades e em todo o mundo[21] (WHO, 2012). A lista brasileira de distúrbios psíquicos relacionados ao trabalho inclui os *episódios depressivos* (F32 da CID). Mas a experiência clínica aponta que também episódios de depressão recorrente (F33) e de distúrbio bipolar (F31), além de outros tipos de depressão, podem ser desencadeados pelas vivências relacionadas ao trabalho e pelas rupturas da trajetória laboral – ocasionadas por dispensa do emprego; por acidente ou outro agravo à saúde, relacionado ou não ao trabalho. Por isso, preferimos adotar a expressão *síndromes depressivas* para designar o presente tópico.

Na área de ciências sociais, alguns estudos têm procurado a compreensão da escalada de depressões, tendo encontrado

---

[19] Ver Capítulo 56 deste livro.

[20] Ver Capítulo 57 deste livro.
[21] *"Depression affects more than 350 million people of all ages, in all communities, and is a significant contributor to the global burden of disease. Although there are known effective treatments for depression, access to treatment is a problem in most countries and in some countries fewer than 10% of those who need it receive such treatment"* (WHO, 2012).

vinculações com outros fenômenos de mutação da cultura. Estas análises identificam uma relação com a valorização do consumo, na cultura vigente. No bojo do neoliberalismo, os apelos imperativos a um consumismo desenfreado foram implantados pelos instrumentos formadores de consenso, com participação decisiva dos meios de comunicação de massa. O consumo passou a significar, para muitos, base fundamental para a autoestima e, ao mesmo tempo, para obtenção de reconhecimento social e prestígio. O acesso aos "produtos de marca", aparentemente, tornou-se desejo poderoso, pois os mesmos tornaram-se um fetiche, e possuí-los, uma *prova* de valor pessoal. O *ter* supera assim o *fazer* e torna-se fonte primordial de valorização do *ser alguém*. A relação entre a precarização do trabalho e a frustração deste desejo de consumo seria, possivelmente, um componente da dinâmica geradora das depressões contemporâneas. É o que alguns estudos têm sugerido (Pereira, 2010).

Os estudos epidemiológicos mais significativos em SMRT são os referentes à correlação entre desemprego e depressão, que não são objeto deste texto, mas que, por sua importância, têm merecido atenção da Organização Internacional do Trabalho e estudos de revisão (Frewen e Datta, 2010; Seligmann-Silva, 2011).

Observações longitudinais, em estudos *epidemiológicos* prospectivos e retrospectivos, permitiram constatar a relação entre a dimensão "trabalho" e as expressões clínicas da depressão. Mas a multiplicidade de processos psicossociais envolvidos na patogênese, bem com a variedade de interações e as constantes modificações das situações de trabalho, entre outras razões, condicionou, até o presente, que os estudos epidemiológicos, no caso das síndromes depressivas, tenham se limitado a pesquisas que, embora significativas, tiveram que assumir análises, de modo geral, restritas a um conjunto muito limitado de variáveis, e difícil interpretação dos processos em causa – especialmente no que diz respeito às interações.

Todavia, um considerável número de estudos *clínicos* revela que modalidades distintas de depressão podem ter sua patogenia, desencadeamento e evolução nitidamente associados ao trabalho. Vários destes estudos envolveram grande número de casos, como por exemplo, os pioneiramente desenvolvidos na França, nos anos 1950 e 1960, por Louis Le Guillant (Le Guillant, 1954; Lima, 2006).

As manifestações depressivas, quase sempre, acabam por incrustar-se em todos os tipos de distúrbios psíquicos relacionados ao contexto laboral, na medida em que o processo de desgaste mental avança. Verifica-se então, que o *empobrecimento* derivado das perdas é interiorizado — penetra a subjetividade e atinge a autoimagem. Algo que corresponde à sensação *da perda de si mesmo*, vivenciada também como *esvaziamento* – que pode ser igualmente entendido como *desvitalização*.[22]

Em suma: A continuidade e o progressivo agravamento de depressões construídas ao longo de trajetórias de vida, marcadas por decepções e perdas sucessivas em situações frustrantes de trabalho, constituem um tema cujo estudo ainda exige aprofundamento. Este desafio diz respeito à pesquisa da psicopatologia e se estende à epidemiologia dos distúrbios psíquicos relacionados ao trabalho. Por outro lado, o papel representado pelo trabalho é relevante, porém de modo geral difícil de enfocar isoladamente, uma vez que se integra, dinamicamente, às outras esferas da experiência social do indivíduo e, em algumas formas de depressão, a aspectos de ordem biológica – como os genéticos, no caso da síndrome bipolar.[23]

Bloqueio da reação à violência e desenvolvimento de síndromes depressivas

A distância entre as interpretações acadêmicas e as vivências de quem está na situação de trabalho é bem explicada por Marie Pezé:

> "O trabalho é objeto de numerosos discursos especializados – o jurista fala dos contratos de trabalho, o dirigente da empresa fixa os objetivos, o setor de métodos define a prescrição das atividades; o executivo gerencia as equipes; o fisiologista fala de biomecânica. O sujeito, na situação de trabalho, ignora a sociologia, a fisiologia, não possui senão uma parte do conhecimento do engenheiro e registra (capta) as ordens prescritas. Mas, no final, ele se encontra sozinho face à realidade. O que significa, em face de algo que suscita uma resistência ao controle e a todos os discursos constituídos (fora dessa realidade)" (Pezé, 2010, p.110).

Porém, diante da violência que inflige traumas, a resposta pode ser desviada: "Quando ocorre um impasse ao escoamento das respostas ao trauma, estas são impulsionadas na direção de um afundamento depressivo e, mais cedo ou mais tarde, para as vias da somatização" (Pezé, 2010, p.110).

Nestes dois parágrafos, Marie Pezé suscita importantes reflexões e esclarece mais um mecanismo de produção da sintomatologia depressiva no trabalho, em que os traumas ocorrem em situações de dominação total do assalariado.

A mesma psicanalista francesa, a partir da escuta dos trabalhadores que atendeu na clínica de Nanterre, evidenciou outra fonte de depressão: o impedimento da cooperação e da solidariedade coletivas, por uma administração focalizada na maximização do rendimento e na supressão dos tempos de convívio entre companheiros. Consequência similar teria

---

[22] Essa desvitalização foi bem analisada por Yves Clot (2008), que desenvolve observações e proposições teóricas de Canguilhem e Vigotsky.

[23] Na afirmação de prestigiados pesquisadores contemporâneos da área psiquiátrica: "Os estudos de genética molecular não conseguiram ainda identificar um lócus gênico específico para a depressão, possivelmente por se tratar de uma enfermidade com heterogeneidade etiológica" (Kendel *et al.*, 1999).

a eliminação ou encolhimento dos tempos e pausas de descanso – considerados pelos dirigentes como tempos desperdiçados ou "tempos mortos" (Pezé, 2010).

Sintetizando os aspectos psicodinâmicos e psicossociais da *produção* (etiopatogenia) de expressões clínicas das síndromes depressivas em sua relação com o trabalho: as síndromes depressivas estão intimamente associadas a *perdas* e carências de todo tipo – concretas, simbólicas e existenciais. A percepção de *injustiça* mobiliza o processo de desgaste mental e pode gerar, além de tristeza e desânimo, forte ressentimento. A violentação de valores éticos – e *justiça* é um deles – assume papel relevante nesses processos, em que emoções e sentimentos são gerados, intensificados e transformados. A dinâmica subjetiva (psicodinâmica) e a intersubjetiva assumem sempre um papel fundamental na caracterização do quadro clínico, na evolução e nos desdobramentos clínicos. Estas duas dinâmicas, além de serem indissociáveis, encontram-se sob a mediação de diferentes instâncias do contexto laboral (Seligmann-Silva, 2011).

A violência de todos os tipos – especialmente a violência psicológica no trabalho, tem merecido numerosos estudos e está comprovado o papel desencadeante que assume em muitos desses quadros, bem como o papel agravante assumido em outros. O assédio moral e o assédio organizacional atualmente se evidenciam como relevantes na patogênese.

Episódios depressivos – Os *episódios depressivos* são classificados na CID-10 segundo grau: leve; moderado ou grave, sendo que o tipo grave é subdividido em grave sem sintomas psicóticos, e grave com sintomas psicóticos.

Os episódios depressivos graves aparecem designados como depressão maior, em publicações que utilizam a classificação da Associação Americana de Psiquiatria (DSM-IV). A caracterização dos quadros clínicos dos episódios depressivos relacionados ao trabalho recebe, no Brasil, atenção acurada no Manual das Doenças Relacionadas ao Trabalho, publicado pelo Ministério da Saúde do Brasil (Ministério da Saúde, 2001).

A depressão pode se manifestar em quadros típicos, agudos ou crônicos. Nos quadros depressivos típicos, a sintomatologia é marcada pelo desânimo, lentificação do pensamento e da fala, tristeza que pode ser evidente ou estar encoberta. Existe tendência a falar menos, ao retraimento e, mesmo, ao isolamento dos demais. Costuma haver insônia. As vivências de perda podem ser intensas e às vezes são acompanhadas pela convicção de fracasso irremediável e definitivo. É característica a autoacusação e são frequentes os sentimentos de culpa pelos insucessos. O futuro é percebido como obstruído, sem perspectivas, destituído de esperança.

No desenvolvimento da depressão, a ansiedade do trabalhador cresce a partir da percepção de que está produzindo menos. Percebem-se como que "travados", desesperam-se ao notar a própria inibição, a lentidão no desempenho e a perda de iniciativa. Ao constatarem que a autoexigência é inócua, o desânimo se aprofunda. E as "cobranças" externas (*pressões de chefia*) se tornam insuportáveis, exigindo imenso esforço de autocontrole emocional. Portanto, a ansiedade aumenta, na medida em que, sem conseguir atender às próprias exigências de desempenho, a pessoa recebe injunções de produtividade, provenientes de chefes ou outros membros de seus setores de trabalho.

Os quadros atípicos. Os quadros depressivos associados ao trabalho muitas vezes não são típicos e se revelam com extrema sutileza. A postura de desânimo diante da vida e do futuro aparece como sua principal marca. Esse desânimo pode ser expresso através de aparente indiferença ou de um conformismo revestido de amargura. Uma atitude irônica pode ocultar a depressão.

Ansiedade e hiperatividade que mascaram a depressão: Alguns quadros depressivos se associam a grande ansiedade, dificultando a percepção da depressão por parte das outras pessoas. É o que acontece nos casos em que a *hiperatividade* encobre a sintomatologia depressiva – o que expressa, quase sempre, uma defesa psicológica. Desta forma, os sentimentos de desânimo e tristeza são reprimidos e a aparência pode ser de alguém *energizado*, que trabalha em ritmo acelerado, como que automaticamente. Em alguns trabalhadores, o autoengano acompanha a *hiperatividade*. Pois dizem a si próprios o mesmo que expressam quando alguém mais próximo pergunta como se sentem: "estou bem", "estou produzindo". Não pode ser esquecido, porém, que a hiperatividade também pode ser, para os empregados, uma forma de descarregar sentimentos de raiva e revolta, na impossibilidade de usar outros meios para manifestar o que sentem e pensam. O medo, nestas circunstâncias, é mais determinante (para a conduta assumida) do que a raiva, que, grande demais para ser sufocada, é c*analizada* para a atividade.

Isolamento e autorrepressão: Ao longo do processo de desgaste marcado por experiências e sentimentos de decepção e impotência, muitos empregados se retraem e se isolam, em tensão permanente pelo grande esforço para evitar descontrole emocional. Percebem, nessa situação, a facilidade com que poderá ser provocada uma crise de choro, demonstrações de irritação, ou mesmo – o mais temido – uma explosão de raiva. Percebem sua extrema vulnerabilidade, e isso explica o isolamento que procuram manter. Nestes casos, os contatos com os demais se tornam superficiais.

Ocultamento: os disfarces da depressão. É extremamente comum que o quadro depressivo esteja ocultado pela ansiedade. Em outros casos, comportamentos de aparente euforia e/ou hiperatividade mascaram a síndrome depressiva quando, em verdade, representam manifestações reativas contra a depressão. A hiperatividade pode ser não só uma máscara, mas representar um *indicador* importante de mal-estar e desgaste mental durante a observação dos ambientes de trabalho, efetivada pelos agentes da vigilância à saúde do trabalhador no SUS.

De modo especialmente frequente, as síndromes depressivas podem ser identificadas sob diferentes expressões somáticas da vivência depressiva. Estas se apresentam ao profissional de saúde como queixas de mal-estar; dores de cabeça; distúrbios do sono e alterações funcionais do aparelho digestivo (prisão de ventre, azia, flatulência, entre outras) e de outras áreas do organismo. É o que veremos na sequência.

Aspectos Psicossomáticos – As expressões e derivações somáticas das depressões laborais se apresentam em todas as especialidades médicas. Os estudos de Pierre Marty, desde os anos 1960, lançaram novas luzes sobre o peso da depressão na economia psicossomática. Na atualidade, especialistas em cardiologia, gastrenterologia e ginecologia, entre outros, são cotidianamente procurados por pessoas que apresentam distúrbios funcionais e patologias em que as tensões emocionais e a fadiga originada no trabalho têm papel etiopatogênico relevante. Siegrist, na Alemanha, tem examinado especialmente a relação entre percepção de falta de reconhecimento, depressão e cardiopatias (Marty, 1980; Karasek e Theorell, 1990; Siegrist *et al.*, 1990; Armin *et al.*, 2012).

Doença coronariana e infarto do miocárdio. A percepção de salário injusto e o advento de doença coronariana apresentaram associação significativa e indicativa de nexo causal, em extenso estudo epidemiológico desenvolvido recentemente, do qual Siegrist é um dos autores (Armin *et al.*, 2012). A vinculação entre alterações do débito cardíaco e depressão, explicada pela mediação feita através do sistema nervoso autônomo, é conhecida e foi confirmada por pesquisas realizadas em diferentes países europeus e em Taiwan (Mueck-Wymann *et al.*, 2002; Chang *et al.*, 2012).

Depressão, raiva contida e hipertensão arterial: a raiva reprimida, em situações de trabalho, e que tantas vezes, ao ser inibida, leva à depressão que passa a encobri-la, torna-se relevante na causalidade da hipertensão arterial. É o que tem sido amplamente verificado em estudos da área psicossomática e comprovado desde uma pesquisa epidemiológica pioneira (Cottington *et al.*, 1986).

Mais adiante, quando a sintomatologia eclode e os trabalhadores buscam atendimento médico ou psicológico, não é raro que seus relatos mostrem que, por muito tempo, trabalharam de modo extremamente rápido, "para nem pensar na situação". E nessa *situação*, em geral, existia uma associação de condições e pressões geradoras de um mal-estar que o trabalhador havia, às vezes, *negado*, às vezes tentado aguentar.

Outras máscaras da depressão laboral: Pela frequência que assumem no papel de disfarces, é possível afirmar que se apresentam também, eventualmente como verdadeiros *indicadores* da depressão laboral, em certas situações de trabalho, o alcoolismo e a adição ao *crack*. Esta última foi observada, no Brasil, por sociólogos e jornalistas, correlacionada às condições de trabalho no corte manual de cana e, particularmente, à maximização das exigências de produtividade nessa atividade (Lourenço e Bertani, 2010).

Psicotrópicos em excesso: Merece ser referido, ainda, o abuso cada vez mais estendido, no Brasil, de medicação psicotrópica de ação estimulante ou tranquilizante. O advento de dependência aos medicamentos é frequente, nos dois casos, e perturbações mentais agudas podem decorrer do uso prolongado de estimulantes. Nos casos associados à ansiedade, o uso de tranquilizantes, além de poder conduzir à dependência – especialmente no caso de uso prolongado dos benzodiazepínicos, pode levar a diferentes perturbações da estabilidade psíquica e, mesmo, a o agravamento do quadro depressivo. Todos esses usos e abusos se relacionam, de modo importante, com o esforço do empregado por "aguentar": manter o desempenho, cumprir metas ("dar a produção"), conseguir manter-se trabalhando e preservar o emprego. Mas não podem ser deixadas de lado as responsabilidades daqueles que facilitam o acesso destes trabalhadores a tais substâncias e aos produtos farmacêuticos que, pela legislação, devem ser vendidos apenas quando corretamente indicados, e mediante prescrição médica criteriosa e fundamentada no conhecimento dos riscos de criar dependência.

Síndromes depressivas e acidentes de trabalho – Às vezes, um acidente de trabalho pode estar associado causalmente à fragilização das capacidades cognitivas, decorrente do estado depressivo. Pois este estado enseja diminuição da atenção, da memória, do raciocínio e da coordenação.[24] Acidentes podem decorrer, ainda, da utilização de psicotrópicos prescritos sem levar em conta a atividade desenvolvida pelo trabalhador. Da mesma forma, falhas de desempenho que acarretam prejuízos materiais e financeiros podem ser assim ocasionadas.

Em outros casos, comportamentos de aparente euforia e/ou hiperatividade mascaram a síndrome depressiva quando, em verdade, representam manifestações reativas contra a depressão.

Interface trabalho/família nas síndromes depressivas. Nas depressões, não é possível isolar a dimensão "trabalho" de uma dinâmica em que o relacionamento familiar e todos os demais níveis da vida e participação social costumam ser atingidos.

Então, nesta fase, podem ser despertadas reações da família ao retraimento do trabalhador – que conversa menos, parece desatento e indiferente, recusa participar de atividades de lazer e da vida social externa ao trabalho. As queixas, acusações e demandas que partem do cônjuge e filhos, frequentemente despertam sentimentos de culpa em que o trabalhador se autoacusa, o que concorre, assim, para intensificar seu quadro depressivo (Seligmann-Silva, 2011).

Insegurança no emprego, vivência de impotência e fatalismo. Em estudos realizados no Brasil nos anos 1980 e nos anos 1990, foi observado que, na grande variação das situações geradoras de manifestações depressivas, era a vivência de insegurança no emprego que havia produzido autorre-

---

[24] Vale assinalar que, em muitos casos, essa fragilização cognitiva vem se somar a uma limitação anterior, provocada pela fadiga que frequentemente precede o desencadeamento do quadro depressivo.

pressão ou silêncio. A sensação de impotência dominava, tanto em um caso quanto no outro, prolongando-se, enquanto o sofrimento e o desgaste se agravavam, até impossibilitar o trabalho. Em geral, estes trabalhadores explicavam que o prolongamento do silêncio, além de motivado pelo medo de serem considerados improdutivos e descartáveis, estava relacionado à percepção de nada poder fazer para mudar a situação em que trabalhavam. E para os que descreviam situações em que se sentiam atingidos por *injustiças*, a convicção, em geral, era de que nada poderia mudar aquele estado de coisas. Quando diziam isso, esses trabalhadores implicitamente falavam de uma ordem de coisas que dizia respeito ao modo "como funcionam as coisas nessa firma aí, e em todas elas", o que percebiam como um estado de coisas de ordem "imutável". Este aspecto nos lembra o *fatalismo* apontado nas populações pobres da América Latina, por Martin Baró e outros cientistas sociais (Seligmann-Silva, 1983; 1997a; 1997b; 2011; Martin-Baró,1990).

Quadros mistos. É importante lembrar que, muitas vezes, encontramos configurações da sintomatologia em que a depressão e a ansiedade se apresentam conjuntamente, e o estudo do caso revela a relação do quadro com a situação de trabalho. Nestes casos, cabe, muitas vezes, o diagnóstico de *transtorno misto ansioso-depressivo* (F41.2).

Quadros de ansiedade. Nos deslocamentos de função ou determinações para que o assalariado se torne *polivalente*, a mudança acarreta, não raro, temores diversos, que geram ansiedade: não conseguir dominar novas funções; cometer erros; ser considerado incompetente e descartado. Por outro lado, tristeza diante do afastamento de uma equipe onde estava integrado; da perda de uma especialidade que anteriormente era fonte de orgulho e segurança, também podem se acompanhar de diferentes manifestações depressivas, que vão se associar à ansiedade. Assim, a *polivalência* e também os deslocamentos de função, a mudança forçada, potencialmente, terão probabilidade de desencadear o quadro clínico designado como *Transtorno de Adaptação*, sob código F43.2 na CID-10. Nestes casos, o mal-estar é marcado pela simultaneidade de sentimentos de temor, insegurança, insatisfação, frustração e ansiedade (Jardim e Glina, 2000).

Nos quadros depressivos graves, na ausência de tratamento adequado, e quando não existe o necessário apoio social e psicológico, pode também surgir ideação suicida intensa – o que representa um alerta para dispensar maiores cuidados em relação a tentativas de suicídio (Barreto, Berenchtein e Pereira, 2011).

Casos em que se desenvolveram episódios depressivos graves, com sintomas psicóticos, apresentam, não raro, ideias de perseguição. Essas ideias, em geral, são associadas às vivências de ameaça que estes empregados experimentaram em situações de trabalho rigidamente controlado e submetido a sanções severas. Os desdobramentos da psicopatologia, nestes casos, podem dar lugar ao quadro de paranoia situacional, que será descrito a seguir.

Paranoia situacional. Marie Pezé (2008), em estudos de caso que analisou e publicou, caracteriza a emergência de quadros clínicos que designa de paranoia situacional.

Incluímos aqui quadros clínicos em que se desenvolvem fortes sentimentos de insegurança e vivências de ameaça. Sempre que dispositivos rígidos de controle se articulam a práticas punitivas, crescem as probabilidades de que os empregados se sintam intranquilos e ameaçados. Nessas circunstâncias, não é raro que sejam expressas ideias e fantasias de conteúdo persecutório – em suma, ideias de perseguição. Acrescentando-se que, quanto maiores sejam as barreiras à comunicação e o isolamento do trabalhador, maior a facilidade de que se desenvolvam essas manifestações.

Têm sido feitas observações demonstrativas de que ocorre, igualmente, uma correspondência entre grau de *sofisticação* do controle instituído e o aparecimento destes sentimentos de insegurança. Quando existe um chefe ou supervisor visível, com o qual é possível falar e mesmo discutir, a situação é menos intranquilizadora do que quando a vigilância se oculta, atuando através de mecanismos de controle desconhecidos para o empregado. Por exemplo, quando ele não é informado sobre os critérios adotados pela empresa para avaliar seu desempenho ou decidir sua demissão. O mal-estar também aumenta quando é o "olho" de um circuito fechado de transmissão de imagens que o submete a controle permanente. Ou quando seu próprio *crachá* de identificação possui dispositivo que funciona para que saibam em que local da empresa se encontra, permitindo controlar seus contatos interpessoais e permanências no banheiro.

Atualmente, outros dispositivos funcionam, articuladamente, em muitas empresas, localizando, registrando os gestos, as atividades, os contatos interpessoais e, às vezes, mesmo as falas dos funcionários. A impossibilidade de qualquer privacidade funciona como pressão permanente para o conjunto psicossomático de cada empregado.

Evidentemente, certas modalidades de gestão, nas quais são estimuladas competições e rivalidades, do mesmo modo contribuem para o desenvolvimento de desconfiança, isolamento cauteloso e ideias de perseguição. Por outro lado, novas modalidades de síndrome em que dominam ideias de perseguição – sem a sistematização típica da paranoia – têm sido observadas clinicamente. Estas manifestações às vezes aparecem como desdobramentos do mal-estar psíquico decorrente do *assédio moral* ou organizacional.

No capitulo 22 o leitor encontra maior detalhamento sobre manifestações depressivas e outras derivações psicopatológicas decorrentes desta forma de ataque deliberado e sistemático à dignidade.

A *paranoia situacional* é observada, com frequência, nas situações de mudança organizacional. Assim, quando são anunciadas reestruturações de grande monta, como fusões ou incorporações de empresas; substituições nos escalões hierárquicos ou inovações tecnológicas poupadoras de mão-de-obra, a eclosão de tais quadros pode ser prevista. O mesmo ocorre nas privatizações e quando as empresas realizam mudanças nas quais terceirizam parte de suas atividades (Gabriel, 2004).

O caso do sistema ERP *Enterprise Resource Planning* (ERP) pode servir de exemplo para mencionar uma situação propícia ao surgimento de altos níveis de persecutoriedade. Trata-se de um sistema que praticamente absolutiza o controle dos empregados, pois foi concebido para estabelecer um *controle total* de todos os processos – e de todos os empregados –, através de uma tecnologia automatizada. Essa tecnologia inclui dispositivos que garantem vigilância permanente de todos. Como já detalhamos em outro texto, um agravante do sistema, para os impactos psíquicos sobre os empregados, é que ele alia o poder de controle absoluto ao de ser um sistema que substitui, em grande parte, a mão de obra. Resulta que, além de perder a liberdade de executar o trabalho de acordo com a própria experiência e habilidade, o empregado percebe o risco de perder também o emprego. Como observamos em outra obra, o clima de paranoia que esses sistemas trouxeram às organizações fez com que a gestão desenvolvesse esforços para tranquilizar os empregados e neutralizar essa espiral de medos. A principal medida para mitigar a ansiedade persecutória e as resistências à implantação da ERP consistiu no desenvolvimento de uma metodologia de implantação gradual do sistema, ao longo de uma sequência de fases em que a direção objetivou persuasão e envolvimento dos empregados (Seligmann-Silva, 2011, p. 546/7).

A paranoia situacional surge também associada a formas de avaliação extremamente rígidas e, mesmo, cruéis. Essas avaliações, que a precarização faz assumirem, frequentemente, características particularmente perversas, podem ser instituídas sob forma de processos de "avaliação permanente", tornando-se extremamente penosas e humilhantes. Geram, então, sofrimento psíquico continuado e, às vezes, são percebidas de modo tão aterrorizante que chegam a levar a tentativas de suicídio.

Nas mudanças organizacionais como fusões, incorporações e outras, as empresas precisariam estabelecer medidas preventivas, voltadas a evitar agravos mentais graves, como a paranoia situacional e também os suicídios. Alguns pontos essenciais precisariam ser lembrados nessas ocasiões. Por exemplo – como observado em outra obra – que os impactos negativos são tanto maiores quanto menor o grau de informação a respeito dos desígnios da empresa quanto ao destino dos empregados. Na ausência de esclarecimentos, os boatos costumam circular intensamente e aumentar o temor. O clima de desconfiança, ao instalar-se nestas circunstâncias, rompe laços de companheirismo muitas vezes antigos. A situação é diferente quando são abertas oportunidades para (re)estabelecer confiança, em organizações nas quais prevalece uma gestão participativa. Nestes casos, as informações corretas diminuem o medo e a insegurança (Seligmann-Silva, 2011, p. 547).

Suicídios no trabalho – uma questão em evidência

Estudos epidemiológicos sobre tentativas de suicídios relacionados ao trabalho são menos divulgados do que os relacionados ao desemprego (Seligmann-Silva, 1994). Entretanto, nas situações em que se desenvolvem ameaças continuadas à segurança no emprego – seja por força de recessões ou de precarização dos vínculos contratuais –, os suicídios têm se multiplicado.

No Japão, já se consolidou o reconhecimento jurídico de suicídios associados a situações de sobrecarga continuada de trabalho – situações nas quais a imposição de ritmos intensivos muitas vezes coexiste com a ausência ou raridade de folgas, e com privação do sono. Esta problemática recebeu dos japoneses o nome de *karojisatsu*. No Brasil, durante os anos 1990, tentativas de suicídio e suicídios consumados foram associados às reestruturações de empresas que adotaram cortes extensos de pessoal, às vezes em programas de demissão voluntária – como ocorreu no setor bancário.

Thébaud-Mony, na França, examinou o aumento de suicídios, contextualizando-o no panorama político e econômico. Déjours e Bègue, no âmbito da PDT, também examinam a questão, centrando a visão no aguçamento de aspectos perversos que se *naturalizaram* e disseminaram, na gestão, para penetrar no cotidiano da organização do trabalho, produzindo intimidação, rivalidades e isolamento entre as pessoas (Thébaud-Mony, 2007 e 2009; Déjours e Bègue, 2009; 2010). Mais recentemente, o suicídio de mais de 20 jovens trabalhadores chineses da megaempresa *Foxconn* passou a receber a atenção da mídia.

No Brasil, entretanto, pouco se divulga sobre a escalada de suicídios que vem ocorrendo, presentemente, em algumas categorias de trabalhadores, nem tampouco sobre o desespero e desalento dos que se matam em situações de desemprego, embora na crise econômica dos anos 1980 tenham sido publicados trabalhos a respeito. Existem, entretanto, vários contextos organizacionais – com destaque para aqueles em que se desenvolvem situações de assédio – nos quais tentativas e efetivação de suicídios vêm sendo estudados (Barreto, Berenchtein e Pereira, 2011). Podem, ainda, ser destacadas pelo menos duas categorias em que estudos mais recentes, realizados no Brasil, desvelam cenários preocupantes envolvendo trabalhadores rurais – lavradores e, mais recentemente, cortadores manuais de cana (Pires *et al.*, 2005) e bancários (Finazzi-Santos, 2009).

Uma terceira categoria que merece atenção especial é, na verdade, bastante multifacetada, pois diz respeito a homens e mulheres de diferentes órgãos voltados à segurança pública e, em especial, a policiais civis e militares, entre os quais a incidência de suicídios tem merecido atenção de autoridades e de pesquisadores. Os resultados dos estudos existentes desafiam os pesquisadores a novas investigações.

Prevenção do suicídio – O aumento dos suicídios em diferentes contextos de trabalho e os conhecimentos existentes a respeito são suficientes para que os gestores abandonem exigências e formas de administração, cuja destrutividade já foi comprovada e assumam responsabilidade na implementação de uma prevenção efetiva, na qual o trabalho não leve as pessoas a fugirem da vida.

Aanamnese – sugestões para a formação profissional.

Consideramos oportuno acrescentar aqui algumas observações sobre a anamnese.

No atendimento individual, para o diagnóstico em psicopatologia relacionada ao trabalho, a anamnese biográfica é um instrumento essencial à compreensão do desgaste mental e dos processos saúde-doença deste âmbito. E, na captação do histórico de vida e trabalho, é importante que se pesquisem sempre os aspectos sociais e afetivos relacionados ao percurso existencial, pontuando os fatos significativos que foram vividos, para melhor relacioná-los ao histórico de saúde inserido neste mesmo itinerário.

Pesquisar o espaço de autonomia do/a trabalhador/a, sua integração em um coletivo, e possibilidades de manifestar francamente sua percepção quanto ao volume de atividades, a forma de execução das atividades e metas designadas, são detalhes necessários aos roteiros utilizados na área de Saúde do Trabalhador. Mas a formação dos profissionais de saúde, de modo geral, precisa também sensibilizar os estudantes para a importância de tais quesitos. Pois vale ser transmitido a todos eles o relevante papel que o trabalho assume como determinante da saúde e do adoecimento humanos.

Duas perguntas simples e valiosas precisam fazer parte, sempre, do roteiro de anamnese: a) *Como é o seu trabalho?* b) *Como se sente no seu trabalho?* Formular estas questões após registrar a ocupação do paciente, ajudará, muitas vezes, a encaminhar outras questões para a elaboração de diagnósticos adequados, tanto em relação à etiologia, como para conhecimento da situação atual do paciente em relação ao trabalho e no contexto sociofamiliar – o que será essencial para formular o plano terapêutico e encaminhar as ações e orientações de cunho social que sejam pertinentes.

Considerações finais

No final deste capítulo, consideramos que cabe pontuar, ainda, a partir das colocações feitas, alguns desafios que podem ser identificados no cenário brasileiro, especialmente com respeito às políticas públicas atinentes ao tema. Identificamos, principalmente, três tipos de desafios:

1. O desafio às políticas públicas. São, na verdade, muitos os desafios colocados pela SMRT neste âmbito, já antes conhecidos, mas que podem ser agora repensados, considerando-os diante de um novo marco – a oficialização de uma Política Nacional de Saúde do Trabalhador e da Trabalhadora. Pelo que tecemos algumas considerações a respeito da Portaria MS Nº 1.823, tendo em vista a SMRT:

Em 23 de agosto de 2012, foi sancionada a Portaria MS nº 1.823, que define a Política Nacional de Saúde do Trabalhador e da Trabalhadora. Fazem parte desta portaria numerosos itens significativos para a consideração da Saúde Mental Relacionada ao Trabalho (SMRT). Vale destacar, neste aspecto, a ampla atenção que a portaria confere à intersetorialidade e à integração da Saúde do Trabalhador na atenção primária, além dos itens referentes à formação e à comunicação social em saúde do trabalhador e, de modo especial, o propósito de "estímulo à participação da comunidade, dos trabalhadores e do controle social" nas ações voltadas à Saúde do Trabalhador. Entre as estratégias traçadas pela portaria, vemos que as perspectivas para avanços voltados à SMRT poderão se beneficiar bastante, dentre outras, das duas primeiras diretrizes aí colocadas: "*identificação das atividades produtivas e do perfil da população trabalhadora no território em conjunto com a atenção primária em saúde e os setores de Vigilância e Saúde*" e "*implementação da rede de informações em saúde do trabalhador*". É um pouco mais diante que essa portaria coloca um desafio especial, ao preconizar a "*definição de elenco de indicadores prioritários para análise e monitoramento*" e, a seguir, indicar "*realização de estudos e análises que identifiquem e possibilitem compreensão dos problemas de saúde dos trabalhadores e o comportamento dos principais indicadores de saúde*", desafio considerável se levarmos em conta a complexidade dos *processos* de desgaste e adoecimento mental. A própria portaria revela, entretanto, que seus formuladores estavam conscientes das dificuldades de entrosamento e harmonização entre assistência e previdência, ao recomendar: "gestão junto à Previdência Social para que a *notificação dos acidentes e doenças relacionadas ao trabalho feita pelo SUS (Sinan) seja reconhecida* nos casos de trabalhadores segurados pelo Seguro Acidente do Trabalho" (grifo nosso).

Os desafios à integração da SMRT na PNST são ampliados pela caracterização atual da Psicopatologia da Violência – que emerge em uma conjuntura na qual se intensifica internacional e nacionalmente a precarização social, ambiental e do trabalho.

Desta forma, parece promissor, de acordo com as Políticas agora oficialmente formuladas:

- *Vencer as distâncias e a fragmentação – através de uma integração* entre estruturas e serviços que tenham duplo alcance – interno, entre áreas do próprio Sistema Único de Saúde (SUS) e, por outro lado, também assuma uma real intersetorialidade.

Prevenção, assistência e reabilitação pressupõem entrosamentos e fluxos. Exigem uma integração interna, isto é, *dentro* do próprio Sistema Único de Saúde (SUS), onde as estruturas administrativas e técnicas das áreas de Saúde do Trabalhador, de Saúde Mental e da Estratégia de Saúde da Família (ESF) permanecem separadas. Isto é, instâncias de planejamento e os serviços de atenção à população atuam sem o diálogo necessário para as ações voltadas à Saúde Mental dos trabalhadores. Os profissionais de Saúde Mental e da ESF, de modo geral, não têm recebido oportunidades de capacitação para detecção e abordagem clínica do desgaste mental e dos transtornos mentais relacionados ao trabalho. É alentador, entretanto, constatar que, no âmbito da Vigilância à Saúde do Trabalhador e, especialmente, em muitos Centros de Referência em Saúde do Trabalhador, o interesse pela SMRT e as solicitações para capacitação em psicopatologia são crescentes, como atesta a proliferação de eventos voltados à temática, e de iniciativas para edição de textos de SMRT, em obras destinadas aos profissionais da Saúde do Trabalhador e a Medicina do Trabalho, como o presente livro.

2 – Desafios à formação e à comunicação social – Os desafios estendem-se também à *formação* de profissionais de saúde, serviço social, administração e a dos engenheiros e agentes de segurança no trabalho. Estendem-se, ainda, aos pesquisadores que se voltam a investigar *de que modo* as transformações do contexto criam pressões que invadem a sociedade e, de modo muito especial, incidem no mundo do trabalho e nos indivíduos que nele estão imersos – trabalhando, buscando emprego ou já *descartados* pela intensidade dos desgastes sofridos. A comunicação social também é desafiada pelo tema, pois a SRMT deveria ser mais conhecida por toda a sociedade, o que também coloca um estímulo para que os professores em geral tomem conhecimento do tema.

3 – O novo desafio do presenteísmo. Está sendo estabelecido um consenso internacional de que os custos referentes aos desgastes e distúrbios psíquicos aumentam onde não há progresso na eficácia da prevenção, e que aumentam ainda mais quando ocorrem cronificação e *presenteísmo*. Outro consenso é de que a detecção e tratamento precoces poderiam ajudar a reduzir os custos econômicos e sociais do desgaste mental relacionado ao trabalho. Mas essa detecção exige uma radical mudança de atitude naquelas organizações em que fadiga e outros sinais de desgaste humano são interpretados como *quebras da excelência* consideradas inadmissíveis e, portanto, motivo de demissão (Franco, Druck e Seligmann-Silva, 2010).

4 – Uma transformação das mentalidades: A prevenção envolve, ainda, desafios direcionados, prioritariamente, a uma necessária mudança de mentalidade e de princípios, na qual os valores reportados à Vida (e, portanto, também à saúde humana) se sobreponham aos do dinheiro. Entretanto, com alguma esperança de que tal mudança cultural ocorra, cabe enfatizar os desafios que a prevenção e outras faces da SMRT apresentam para as políticas das próprias empresas.

Antes de finalizar, cabem ainda duas observações.

1- Vimos que a expansão da *violência* é importante origem de vários dos transtornos mentais que aqui foram mencionados. A violência, como questão de Saúde Pública, é reconhecida pela OMS, mas ainda se tem contemplado pouco a violência nas situações de trabalho, nos programas nacionais e estaduais voltados à questão, no Brasil.

2- A problemática apontada pela SMRT apresenta graves consequências sociais e humanas, e se reflete na cronificação, no desemprego e no empobrecimento de milhares de trabalhadores mentalmente adoecidos, que não recebem reconhecimento da origem laboral de seus transtornos psíquicos, nem oportunidades de reabilitação pela Previdência Social – com evidentes reflexos para a vida familiar, assim como para a educação e o futuro dos filhos dos trabalhadores (Maeno, 2011).

Para que a implementação da Política Nacional de Saúde do Trabalhador, sancionada em agosto de 2012, contemple efetivamente a SMRT, os desafios são, portanto, imensos. A começar por novos aperfeiçoamentos das Normas Regulamentadoras e da fiscalização dos ambientes de trabalho – de modo que a Vigilância em Saúde do Trabalhador possa identificar efetivamente os aspectos organizacionais geradores de desgaste e adoecimento mental.

Diante da precarização que se associou à modernização conservadora, a constatação é de que nos defrontamos com as forças poderosas de uma conjunção perversa: a que articula avanços tecnológicos e retrocessos éticos. Uma conjunção a enfrentar com apoio no conhecimento dos potenciais, dos limites e das contradições humanas. Enfrentamento em cujos resultados devemos depositar nossas esperanças de um mundo mais justo, no qual o trabalho faça sentido e seja fonte de vitalidade para os que o realizam.

Bibliografia e Referências

Abrantes RCG. Análise da situação de trabalho no centro cirúrgico: o anestesiologista em abordagem qualitativa. São Paulo, 1998. [Dissertação de Mestrado, EAESP/FGV].

Alevato H. Trabalho e neurose. Rio de Janeiro: Quartet, 1999.

Alvaro JL, Marsh CA. Cross-cultural perspective on the social and psychological distress caused by unemployment: a comparison of Spain and the United Kingdom. European Sociological Review, 6(3): 237-55, 1990.

Alvim CF. Aspectos antropológicos do alcoolismo. Revista Brasileira de Psiquiatria, 6(2): 51-61, 1972.

André LM. Heróis da lama: sobrecarga emocional e estratégias defensivas no trabalho de limpeza pública. São Paulo, 1994. [Dissertação de Mestrado, FSP/USP].

Antunes R. Os sentidos do trabalho. São Paulo: Boitempo, 1999.

Antunes R. O continente do labor. São Paulo: Boitempo, 2011.

Appay B, Thébaud-Mony A. Précarisation sociale, travail et santé. Paris: Iresco, 1997.

Araújo JP. Afastamento do trabalho: absenteísmo e presenteísmo em uma instituição federal de ensino superior. Brasília, 2012. [Dissertação de Mestrado, Programa de Pós-Graduação em Ciências da Saúde – UnB].

Armin F, Menrath I, Siegrist J, Verde PE. Cardiovascular consequences of unfair pay. Social Science Research Network, 2012. Disponível em: http://papers.ssrn.com/sol3/papers.cfm?abstract_id=1889986

Armstrong D, Lawrence WG, Young RM. Group relations: an introduction. London: Process Press, 1997.

Aronsson G, Gustafsson MS. Sickness presenteism: prevalence, attendance-pressure factors, and an outline of a model for research. Journal of Occupational and Environmental Medicine, 47: 958-66, 2005.

Assunção AA, Almeida IM. Doenças osteomusculares relacionadas com o trabalho: membro superior e pescoço. In: Mendes R. (org.) Patologia do trabalho, 2ª. ed. 2003. Vol.2, p.1501-39.

Assunção AA, Lima FPA. Aproximação da ergonomia ao estudo das exigências afetivas das tarefas. In: Glina DMR, Rocha LE. (orgs.) Saúde mental no trabalho: da teoria à prática. São Paulo: Editora Roca, 2010. p.210-8.

Assunção AA, Brito J. (orgs.) Trabalhar na saúde – experiências cotidianas e desafios para a gestão do trabalho e do emprego. Rio de Janeiro: Editora Fiocruz, 2011.

Araújo MD. Trabalhadores do petróleo. Convivência diária com o risco. São Paulo, 1990. [Dissertação de Mestrado, PUC-SP].

Aubert N. A neurose profissional. Revista de Administração de Empresas, 33(1): 94-106, 1993.

Aubert N, Gaulejac V. Le coût de l' excellence. Paris: Seuil, 1991.

Badura B, Schröder H, et al. Fehlzeiten Report – Arbeit und Psyche Belastungen reduzieren – Wohlbefinden fördern. Zahlen, Daten, Analysen aus allen Branchen der Wirtschaft. Berlin: Springer Verlag, 2009.

Barreto MMS. Uma jornada de humilhações. São Paulo, 2000. [Dissertação de Mestrado em Psicologia Social, PUC-SP].

Barreto M, Berenchtein N, Pereira LB. (orgs.) Do assédio moral à morte de si – Significados sociais do suicídio no trabalho. São Paulo: Matsunaga, 2011.

Bauman Z. Globalização – as consequências humanas. Rio de Janeiro: Jorge Zahar Editores, 1999.

Bauman, Z. Medo líquido. Rio de Janeiro: Zahar Editores, 2008.

Benoit-Guilbôt O, Gallie D. (orgs.) Chômeurs de longue durée. Poitiers: Actes Sud/Observatoire du Changement Social en Europe Occidentale, 1992.

Berman S. Trabajo precario y salud mental. Córdoba: Narvaja Editor, 1995.

Borges LH. Sociabilidade, sofrimento psíquico e lesões por esforços repetitivos em processos de trabalho repetitivos: estudo de caixas bancários. Rio de Janeiro, 1999. [Tese de Doutorado, Instituto de Psiquiatria, UFRJ].

Borsoi ICF, Scopinho RA. (orgs.) Velhos trabalhos, novos dias – modos atuais de inserção de antigas atividades laborais. Fortaleza: Edições UFC, 2007.

Boschetti I. A insidiosa corrosão dos sistemas de proteção social europeus. Serviço Social & Sociedade, 112: 754- 803, 2012.

Brasil. Constituição da República Federativa do Brasil,1988.

Brasil. Ministério da Saúde. Lista de doenças relacionadas ao trabalho: Portaria nº 1.339/GM, de 18 de novembro de 1999. Brasília: Ministério da Saúde, 2000.

Brasil. Ministério da Saúde. OPAS/OMS. Doenças relacionadas ao trabalho: manual de procedimentos para os serviços de saúde. Brasília, 2001. [Organizado por Elizabeth Costa Dias; colaboradores: Ildeberto Muniz de Almeida et al.]

Brito J. Saúde, trabalho e modos sexuados de viver. Rio de Janeiro: Editora Fiocruz, 1999.

Bugard P, Crocq L. Existe-t-il des névroses du travail? In: Société Française de Psychologie. Equilibre ou fatigue par le travail. Paris: Entreprise Moderne d'Edition. Ed. ESFP, 1980. p.161-72.

Calderoni E. O sofrimento e a luta do trabalhador contaminado: os caminhos da consciência política e ambiental após a contaminação por substâncias tóxicas nos ambientes de trabalho. São Paulo, 2008. [Tese de Doutorado em Psicologia Social, PUC-SP].

Camargo DA, Caetano D, Guimarães LA. Psiquiatria Ocupacional II- Síndromes orgânicas relacionadas ao trabalho. Jornal Brasileiro de Psiquiatria, 54(1): 21-33, 2005.

Canguilhem G. Écrits sur la medicine. Paris: Seuil, 2009.

Carpentier-Roy MC. Corps et âme – psychopathologie du travail infirmier. Montreal: Liber, 1991.

Carpentier-Roy MC. Nouvelles organisations du travail: paradoxes et souffrances. Revue Internationale de Psychosociologie, 3(5): 17-24, 1996.

Carpentier- Roy MC. – Organisation du travail et santé mentale chez les enseignantes et les enseignants du primaire et du secondaire. Rapport de Recherche, Quebec, Centre de Documentation CEQ, 1991.

Carvalho JM. Cidadania no Brasil – O longo caminho. Rio de Janeiro: Civilização Brasileira, 2004.

Cassel J. Psychosocial processes and stress. International Journal of Health Services, 431: 471-82, 1974.

Castel R. As metamorfoses da questão social: uma crônica do salário. Petrópolis: Vozes, 1998. [Tradução]

Castel R. L'insécurité sociale: qu'est-ce qu'être protégé ? Paris: Seuil, 2003.

Castel R. La montée des incertitudes: travail, protections, statut de l'individu. Paris: Seuil, 2009.

Chang HA, et al. Major depression is associated with cardiac autonomic dysregulation. Acta Neuropsychiatrica, 24:318–27, 2012.

Chanlat JF. Théories du stress et psychopathologie du travail. Prévenir, 20: 117-26, 1990.

Chanlat JF. (org). O indivíduo na organização: dimensões esquecidas. São Paulo: Editora Atlas, 1996.

Clot Y. Le travail sans l'homme? Pour une psychologie des milieux de travail et de vie. Paris: La Découverte, 1995.

Clot Y. A função psicológica do trabalho. Petrópolis: Vozes, 2006. [Originalmente publicado na França, em 1999].

Clot Y. Travail et pouvoir d'agir. Paris: PUF, 2008.

Clot Y. Le travail a coeur: pour en finir avec les risques psychosociaux. Paris: La Découverte, 2010.

Costa MR. As vitimas do capital: os acidentados do trabalho. Rio de Janeiro: Achiamé, 1981.

Cottington EM, et al. Occupational stress, suppressed anger and hypertension. Psychosomatic Medicine, 48: 249-60; 1986.

Costa WO. Dano moral nas relações laborais: competência e mensuração. 2ª ed. Curitiba: Juruá, 2008.

Cru D. Les règles de métier. In: Dejours C. (org.) Plaisir et souffrance dans le travail. Tome I. Paris: Edition de l'AOCIP, 1987. p.29-49.

Davezies P. Évolution des organizations du travail et atteintes à la santé. Revue Travailler, n.3, 2000 disponível em: www.philippe.dvezies.free.fr/welcme/auteur.php?id./

Davezies P. Processus de precatization, organisation du travail, santé mentale. In: Appay B, Thébaud-Mony A. (eds.) Précarisation sociale, travail et santé. Paris: Iresco, 1997. p.37-46.

Dedecca CS. Racionalização econômica e trabalho no capitalismo avançado. Campinas: UNICAMP. Instituto de Economia, 1999.

Dejours C. A loucura do trabalho. São Paulo: Editora Oboré, 1987.

Dejours C. Trabalho e saúde mental: da pesquisa à ação. In Betiol MIS. (coord.) Psicodinâmica do trabalho. São Paulo: Editora Atlas, 1994. p.45-65.

Dejours C. O fator humano. Rio de Janeiro: Editora da FGV, 1997.

Dejours C. A banalização da injustiça social: Rio de Janeiro: Editora da FGV, 1999.

Dejours C. Travail, modernité et psychanalyse. Res Publica (Paris), 38, Août 2004. [Dossier "Le travail après la fin du travail"] Disponível em: http://[ibertaire.free.fr/Dejours07.html.

Dejours C. Travail, usure mentale. (Nouvelle edition). Paris: Bayard, 2008.

Dejours C, Adboucheli E. Itinerário teórico em psicopatologia do trabalho. In: Betiol MIS. (coord.) Psicodinâmica do trabalho. São Paulo: Atlas, 1994. p.119-43.

Dejours C, Bègue F. Suicide et travail: que faire? Briser la loi du silence. Paris: PUF, 2009. [Tradução brasileira: Suicídio e trabalho: o que fazer? Brasília: Paralelo 15 Edições, 2010].

Dejours C, Burlot A. Contribution de la psychopathologie du travail a l'étude de l'alcoolisme. In: Dejours C, Veil C, Wisner A. (orgs.). Psychopathologie du travail. Paris: Entreprise Moderne d'Edition, 1985. p.105-11.

Deppe U. Novas técnicas, medicina do trabalho e saúde. Cadernos de Saúde Pública, 64: 442-3, 1990.

Deslandes SF. Violência no cotidiano dos serviços de emergência. Representações. Práticas. Interações e Desafios. Rio de Janeiro, 2000. [Tese de Doutorado, ENSP/FIOCRUZ].

Dessors D, Jayet C. Méthodologie et action en psychopathologie du travail. A propos de la souffrance des équipes de réinsertion médico-sociales. Prévenir, 20: 31-43, 1990.

Doray B. Le taylorisme, une folie rationelle? Paris: Bordas, 1981.

Doray B. La dignité. Les debouts de l'utopie. Paris: La Dispute, 2006.

Druck G, Franco T. (orgs.) A perda da razão social do trabalho: terceirização e precarização. São Paulo: Boitempo, 2007.

Durand M. O medo no trabalho e na vida social: um estudo psicanalítico da subjetividade brasileira. São Paulo, Annablume Editora, 2010.

Elkeles T. Arbeitsorganisacion in der Krankenpflege. Zur Kritik der Funktionspflege. Frankfurt an Main: Mabuse Verlag, 1990.

Elkeles T, Seligmann-Silva E. Trajetórias recentes dos distúrbios osteomusculares em dois contextos nacionais: Brasil e Alemanha. In: Glina DMR, Rocha LE. (orgs.) Saúde mental no trabalho: da teoria à prática. São Paulo: Editora Roca, 2010. p.302-34.

Encotech Pty Inc. Economic modelling of the costs of presenteism in Australia, 2007. In: Medibank Report 2008: The costs of workplace stress in Australia. Disponível em: http//: www.medibank.com.au/client/Documents/Pdfs/The-cost-of-workplace-stress pdf

Enríquez E. Da horda ao Estado. 2a ed. Rio de Janeiro: Jorge Zahar Editores, 1991.

Esteve JM. O mal-estar docente: a sala de aula e a saúde dos professores. Bauru: EDUSC, 1999.

Ferreira LL et al. Relatórios e resultados da pesquisa "Condições de trabalho e suas repercussões na saúde dos professores da educação básica no Brasil". 5 vols. São Paulo: Fundacentro, 2010. Disponível em: http//:www.fundacentro.gov.br/ portal

Figueiredo MP. A face oculta do ouro negro: trabalho, saúde e segurança na indústria petrolífera offshore da Bacia de Campos. Niterói: Editora da UFF, 2012.

Finazzi-Santos MA. Patologia da solidão: o suicídio de bancários no contexto da nova organização do trabalho. Brasília, 2009. [Dissertação de Mestrado em Administração, Faculdade de Economia, Administração e Ciências da Informação e Documentação, UnB].

Floen SK, Elkit A. Psychiatric diagnoses, trauma and suicidiality. Annals of General Psychiatry, 6:12, 2007.

Franco T. Trabalho alienado: habitus & danos à saúde humana e ambiental. (O trabalho entre o céu, a terra e a história). Salvador, 2003. [Tese de Doutorado, FFCH/UFBA].

Franco T, Druck G, Seligmann-Silva E. As novas relações de trabalho, o desgaste mental do trabalhador e os transtornos mentais no trabalho precarizado. Revista Brasileira de Saúde Ocupacional, 5(122): 229-48, 2010.

Frankenhaeuser M. Coping with stress at work. International Journal of Health Services, 114: 491-510, 1981.

Freitas ME, Heloani R, Barreto M. Assédio moral no trabalho. São Paulo: Cengage Learning, 2008.

Frese M, Greif S, Semmer N. Industrielle psychopathologie. Stuttgart: Verlag Hans Huber; 1978.

Freud A. O ego e os mecanismos de defesa. Rio de Janeiro: BUP, 1968. [Tradução de Álvaro Cabral]

Freudenberger HJ. Staff burnout. Journal of Social Issues, 30(1): 159-65, 1974.

Freudenberger H, Richelson G. Burn Out: the high cost of high achievement. What it is and how to survive it. New York: Bantam Books, 1980.

Freudenberger HJ, Richelson G. L'épuisement professionnel: la brûlure interne. Ottawa: Gaëtan Morin Ed., 1987. Frewen J, Datta A. The cost of mental health in Europe – 2010. www.who.int/about/regions/euro/en/index.html

Freyssenet M. Processus et formes sociales de l'automatisation. Sociologie du Travail (Paris): 4, 1992. Apud: Linhart D. La Modernización de las empresas. Buenos Aires: Asociación Trabajo y Sociedad, CEIL/PIETTE/CONICET, 1997.

Gabriel Y. Myths, stories, and organizations: premodern narratives for our times. New York: Oxford University Press, 2004.

Gaulejac V. Travail, les raisons de la colère. Paris: Seuil, 2011.

Glina DMR. Da possibilidade de enfrentamento do risco ocupacional: a produção de sentido do trabalho exposto ao mercúrio metálico. In: Glina DMR, Rocha LE. (orgs.) Saúde mental no trabalho: soluções e desafios. São Paulo: Editora VK, 2000.

Glina DMR, Rocha LE. (orgs.) Saúde mental no trabalho: da teoria à prática. São Paulo: Editora Roca, 2010.

Gueiros Souza MC. Doença dos nervos como estratégia de sobrevivência Recife, 1980. 46p. [mimeo].

Guérin F, Laville A, Daniellou F et al. Comprendre le travail pour le transformer: la pratique de l'ergonomie. Montrouge: Ed Anact; 1991. [Tradução brasileira: Comprender o trabalho para transformá-lo: a prática da ergonomia. São Paulo: Edgard Blücher, 1997].

Guimarães AS, Agier M, Castro, NA. Imagens e identidades do trabalho. São Paulo: Hucitec/Orstom, 1995.

Handy JA. Theoretical and methodological problems within occupational stress and burnout research. Human Relations, 41(5): 351-69, 1988.

Hare C. The secret tragedy of working: work abuse (posttraumatic stress disorder – PTSD). 2000. Disponível em: http:www.bullyonline.org/workbully/workabus.htm

Harvey D. O enigma do capital. São Paulo: Boitempo, 2011.

Harvey D. Condição pós-moderna: uma pesquisa sobre as origens da mudança cultural. São Paulo: Loyola, 1992.

Heloani R. Gestão e organização no capitalismo globalizado: história da manipulação psicológica no mundo do trabalho. São Paulo: Editora Atlas, 2003.

Hirata H, Kergoat D. La división sexual del trabajo. Buenos Aires: Asociación Trabajo y Sociedad/ Centro de Estudios de la Mujer/ PIETE/CONICET, 1997.

Hirata H. Nova divisão sexual do trabalho? Um olhar voltado para a empresa e a sociedade. São Paulo: Boitempo, 2002.

Hirigoyen M-F. Le harcèlement moral: la violence perverse au quotidien. Paris: Syros, 1998. [Tradução brasileira: Assédio moral: a violência perversa no cotidiano. 2ª. ed. Rio de Janeiro: Bertrand Brasil, 2002].

Hirigoyen M-F. Mal-estar no trabalho: redefinindo o assédio moral. Rio de Janeiro: Bertrand Brasil, 2002.

Hochschild AR. The managed heart: the commercialization of human feeling. Berkeley: Berkeley University Press, 1983.

Hochschild AR. The commercialization of intimate life: notes from home and work. San Francisco and Los Angeles: University of California Press, 2003.

Hochschild AR. Emotional labour in health care: who takes care of the caretaker? In: Dubé L; Ferland G, Moskowitz DS. (orgs.) Enriching the art of care with the science of care: emotional and interpersonal dimensions of health services. Montreal: McGill-Queen's University Press, 2004. p.67-72.

Hochschild AR. The outsourced self: intimate life in market times. New York: Metropolitan Books/Henry Holt & Company, 2012.

Huez D. La fondation du groupe "Paroles" et les nouveaux problèmes psychopathologiques rencontrés dans la pratique de la medicine du travail. Revue Internationale de Psychosociologie, 3(5): 63-75, 1996.

Honneth A. La société du mépris: vers une nouvelle théorie critique. Paris: La Découverte, 2006.

Iamamoto MV. Trabalho e indivíduo social. 4ª. ed. São Paulo: Cortez Editora, 2011.

Ivo ABL. Viver por um fio: pobreza e política social. São Paulo: Annablume Editora, 2008.

Jahoda M. Employment and unemployment: a social-psychological analysis. New York: Cambridge University Press, 1982.

Jaques E. Social systems as a defense against persecutory and depressive anxiety. In: Klein M, Heimann P, Money-Kyrle RG (eds.) New directions in psychoanalysis: the significance of infant conflict in the pattern of adult behaviour London: Tavistock Publications, 1955.

Jardim S. Processo de trabalho e sofrimento psíquico: o caso dos pilotos do metrô carioca. Rio de Janeiro, 1994. [Tese de Doutorado, Instituto de Psiquiatria IPUB/UFRJ].

Jardim SR, Glina DMB. O diagnóstico dos transtornos mentais relacionados ao trabalho In: Glina DMR, Rocha LE. (orgs.) Saúde mental no trabalho: soluções e desafios. São Paulo: Editora VK, 2000. p.17-52.

Jervis G. Manual critico de psiquiatria. 2ª. ed. Barcelona: Editorial Anagrama, 1979.

Jinkings NMT. Trabalho e resistência na "fonte misteriosa": os bancários em face da reestruturação capitalista. Campinas, 2000. [Tese de Doutorado, IFCH/Unicamp].

Kaes R. Transmissão da vida psíquica entre gerações. São Paulo: Casa do Psicólogo, 2001.

Kalimo R. Assessment of occupational stress. In: Karvonen M, Mikeev MI (eds.) Epidemiology of occupational health. Copenhagen: WHO-Euro, 1986. p. 231-50.

Kapczinski F, Margis R. Transtorno de estresse pós-traumático: critérios diagnósticos. Revista Brasileira de Psiquiatria, 25(Suppl.1): 3-8, 2003.

Karam H. Da alcoolização ao verbo: ensaio de psicodinâmica do trabalho. Brasília: Paralelo 15 Edições, 2010.

Karam H. Alcoolismo no trabalho: resenha. Cadernos de Saúde Pública, 21(4): 2005. Disponível em: http://www.scielo.br/scielo.php?script=sci_arttext&pid=S0102-311X2005000400035

Karasek R, Theorell T. Healthy work: stress, productivity and the reconstruction of working life. New York: Basic Books, 1990.

Lane C. Shyness: how normal behavior became a sickness. New Haven: Yale University Press, 2007.

Laurell AC, Noriega M. Processo de produção e saúde: trabalho e desgaste operário. São Paulo: Hucitec, 1989.

Le Guillant, L. Introduction à une psycho-patologie sociale. L' Évolution Psychiatrique (Paris), 1: 1-52, 1954. In: Lima MEA. (org.) Escritos de Louis Le Guillant: da ergoterapia à psicopatologia do trabalho. Petrópolis: Vozes, 2006. p. 23-74.

Lhuilier D. Cliniques du travail. Paris: Érès, 2007.

Leys R. Trauma: a genealogy. Chicago: University of Chicago Press; 2000.

Libouban C. Un aspect nouveau de la charge de travail: «la charge psychique». In: Dejours C, Veil C, Wisner A. (eds.) Psychopathologie du travail. Paris: Entreprise Moderne d'Edition, 1985. p. 76-80.

Lima MEA. (org.) Escritos de Louis Le Guillant: da ergoterapia à psicopatologia do trabalho. Petrópolis: Vozes, 2006.

Linhart D. La Modernización de las empresas. Buenos Aires: Asociación Trabajo y Sociedad, CEIL/PIETTE/CONICET, 1997.

Linhart D. Pourquoi travaillons-nous? Un approche sociologique de la subjectivté au travail. Paris: Erès, 2008.

Lojkine J. A revolução informacional. São Paulo: Cortez Editora, 1995.

Lourenço EAS, Carmo OA. Dos pressupostos do processo de trabalho nas agroindústrias canavieiras e da saúde dos trabalhadores. In: Sant'ana RS, Carmo OA, Lourenço EAS. (orgs.) Questão agrária e saúde dos trabalhadores: desafios para o século XXI: Franca: UNESP/Cultura Acadêmica Editora, 2011. p. 299-320.

Lourenço EAS, Bertani IF. Degradação da saúde: determinantes sociais para a saúde dos trabalhadores da indústria agrocanavieira : In: Lourenço EAS, Navarro VL, Bertani IF, Silva JFS, Sant'ana RS. (orgs.) O avesso do trabalho II: trabalho, precarização e saúde do trabalhador. Franca: Expressão Popular/ FAPESP, 2010.

Maeno M. Ser médico. In: Alves G, Vizzaccaro-Amaral AL, Mota D. (orgs.) Trabalho e saúde: a precarização do trabalhador e a saúde dos trabalhadores no século XXI. São Paulo: LTR, 2011. p. 127-60.

Magalhães E. Risco profissional do anestesiologista. Revista Brasileira de Anestesiologia, 20(2): 136-47, 1976.

Magalhães M, Silva J. Os anti-heróis: o submundo da cana. Folha de São Paulo, Suplemento Mais. 24/8/2008.

Martin-Baró I. Acción e ideología. San Salvador: UCA Ed., 1990.

Martins SR. Clinica do trabalho. São Paulo: Casa do Psicólogo, 2009.

Martins LAN. Atividade médica: fatores de risco para a saúde mental do médico. Revista Brasileira de Clinica e Terapêutica, 20(9): 355-64, 1991.

Marty P. La depression essentielle. Revue Française de Psychanalyse (Paris), 32(3): 594-9; 1968.

Marty P. L'ordre psychosomatique: les mouvements individuels de vie et de mort. Vol. 2. Paris: Payot, 1980.

Maslach C. Burnout: the cost of caring. New York: Prentice Hall ed., 1982.

Maslach C, Leiter MP. The truth about burnout: how organizations cause personal stress and what to do about it. San Francisco: Jossey-Bass, 1997.

Matrajt M. Estudios en salud mental ocupacional. México: Taller Abierto, 1994.

Matrajt M. Socioepidemiologia y subjetividad en salud mental y trabajo. Subjectividad y Trabajo (México), 15: 7-26, 2000.

McDougall J. Teatros do corpo: o psicossoma em psicanálise. São Paulo: Martins Fontes, 1991.

Meleiro AMAS. Suicídio entre médicos e estudantes de medicina. Revista da Associação Médica Brasileira, 44(2): 135-40, 1998.

Mendel G. Actepouvoir et aliénation: perspectives sociopsychanalytiques. In: Dejours C, Veil C, Wisner A. (orgs.) Psychopathologie du travail. Paris: Entreprise Modern d'Edition, 1985. p.140-56.

Mendel G. L'acte est une aventure. Paris: La Découverte, 1998.

Mendes AMB, Merlo ARC, Morrone CF, Facas EP. (orgs.) Psicodinâmica e clínica do trabalho: temas, interfaces e casos brasileiros. Curitiba: Juruá Editora, 2010.

Menezes LS. Psicanálise e saúde do trabalhador: nos rastros da precarização do trabalho. São Paulo: Primavera Editorial, 2012.

Menzies IEP. A case study in the functioning of social systems as a defence against anxiety. Human Relations,13: 95-121, 1960.

Merlo ARC. A informática no Brasil: prazer e sofrimento no trabalho. Porto Alegre, Editora da UFRGS, 1999.

Metzger J-L. Peut-on sortir de las crise sans repenser la gestion? Savoir-Agir,13: 39-47, 2010.

Molinier P. Les enjeux psychiques du travail. Nouvelle édition. Paris: Petite Bibliothèque Payot; 2008.

Monroy M. La violence de l'excellence: pressions et contraintes en entreprise. Paris: Hommes et Perspectives/Martin Media, 2000.

Moraes RD. Prazer-sofrimento no trabalho com automação: estudo em empresas japonesas no Polo Industrial de Manaus. Manaus: EDUA, 2010.

Moreira JC, Peres F, Pignati WA, Dores EFGC. Avaliação do risco à saúde humana decorrente do uso de agrotóxicos na agricultura e pecuária na região Centro Oeste. 2010. Relatório de Pesquisa. Brasília: CNPq 555193/2006-3.

Morgan G. Imagens da organização. São Paulo: Editora Atlas, 1996.

Mueck-Wymann M. et al. Depression modulates autonomic cardiac control: a physiopsychological pathway linking depression and mortality? German Journal of Psychiatry, 5: 67-9, 2002.

Muniz HP. Concepções dos operários da construção civil sobre acidentes de trabalho. João Pessoa, 1993. [Dissertação de Mestrado, Centro de Educação UFPb].

Nardi HC. Ética, trabalho e subjetividade. Porto Alegre: UFRGS Editora, 2006.

Navarro VL. Trabalho e trabalhadores do calçado. A indústria calçadista de Franca: das origens artesanais à reestruturação produtiva. São Paulo: Editora Expressão Popular, 2006.

Neves MYR. Trabalho docente e saúde mental: a dor e a delícia de ser (tornar-se) professora. Rio e Janeiro, 1999. [Tese de Doutorado, Instituto de Psiquiatria UFRJ].

Palassi MP. "Se Correr o Bicho Pega, se Ficar o Bicho Come": O impacto da notícia de municipalização privatizada sobre trabalhadores do setor de saneamento. Vitória, 1998. [Dissertação de Mestrado, Programa de Pós-Graduação em Psicologia, UFES].

Palmeira Sobrinho Z. Terceirização e reestruturação produtiva. São Paulo: LTR, 2008.

Paparelli R. Desgaste mental do professor da rede pública de ensino: trabalho sem sentido sob a política de regularização de fluxo escolar. São Paulo, 2009. [Tese de Doutorado, Instituto de Psicologia/USP].

Pereira L. Depressão: mobilização e sofrimento social, São Paulo, 2010. [Tese de Doutorado, Programa de Pós-Graduação em Filosofia/USP].

Pereira PAP. Utopias desenvolvimentistas e política social no Brasil. Serviço Social & Sociedade, 112: 729-53, 2012.

Peiró JM, et al. Estrés de rol y bienestar psicológico en el trabajo. In: Alvaro JL, Torregrosa JR, Luque AG. (orgs.) Influencias sociales y psicológicas en la salud mental. Madrid: Siglo XXI de España, 1992.

Pépin M. L'aménagement du temps de travail. Montrouge: Anact, 1990.

Perilleux T. Entre le spetacle de la souffrance et l'engagement dans l'action, Revue Internationale de Pychosociologie, 3(5): 127-42, 1996.

Perilleux T, Cultiaux J. (eds.) Destins politiques de la souffrance. Intervention sociale, justice, travail. Toulouse: Érès, 2009.

Pezé M. Ils ne mouraient pas tous, mais tous étaient frappés. Paris: Pearson Éducation France, 2008.

Pezé M. Carnets de santé. 2008. Disponível em: http://www.carnetsdesante.fr/IMG/pdf_Peze_Marie.pdf

Pezé MG. Contrainte par corps: lê harcèlement moral. In: Dejours C. (org.) Observations cliniques en psychopathologie du travail. Paris: Presses Universitaires de France, 2010.

Pignati WA, Machado JMH. O agronegócio e seus impactos na saúde dos trabalhadores e da população do Estado de Mato Grosso. In: Gomez CM, Machado JMH, Pena P. (orgs.) Saúde do trabalhador na sociedade brasileira contemporânea. Rio de Janeiro: Editora FIOCRUZ, 2011. p. 245-72.

Pires DX, Caldas ED, Recena MCP. Uso de agrotóxicos e suicídios no Estado do Mato Grosso do Sul, Brasil. Cadernos de Saúde Pública, 21(2): 598-605, 2005.

Rego VB. (org.). Adoecimento psíquico no trabalho bancário: da prestação de serviços à (de)pressão por vendas. Brasília: Ex-libris, 2011.

Ribeiro da Silva MG, Fraga SF, Silva Filho JF. Informatização, trabalho bancário e saúde mental. Cadernos IPUB, 2, 1995. Rio de Janeiro, Instituto de Psiquiatria da Universidade Federal do Rio de Janeiro.

Richings JC, Khara GS, Mc Dowell M. Suicide in young doctors. British Journal of Psychiatry, 149: 475-8, 1986.

Riquelme H. El proceso psicocultural de alcoholización en Chile. In: Riquelme H. Ensayos psicoculturales. Buenos Aires: Ed. Búsqueda; 1987.

Rocha LE. Estresse ocupacional em profissionais de processamento de dados: condições de trabalho e repercussões na vida e saúde dos analistas de sistemas. São Paulo, 1996. [Tese de Doutorado, Faculdade de Medicina da USP].

Sant'ana RS, Carmo AO, Lourenço EAS. (orgs.). Questão agrária e saúde dos trabalhadores: desafios para o século XXI. Franca: UNESP/Cultura Acadêmica Editora, 2011.

Santos JBF. O avesso da maldição do Gênesis: a saga de quem não tem trabalho. São Paulo: Annablume Editora, 2000.

Santos TLF. Coletores de lixo: a ambiguidade do trabalho na rua. São Paulo, 1999. [Dissertação de Mestrado em Psicologia Social, PUC/SP]. Disponível em: http://www.fundacentro.gov.br/arquivos/publicacao/l/coletoresdelixo.pdf

Santos TLF. Coletores de lixo a ambigüidade do trabalho na rua. Revista Brasileira de Saúde Ocupacional, 26(97/98): 53-73, 2001.

Sato L. Abordagem do trabalho penoso: estudo de caso de motoristas de ônibus urbano. São Paulo, 1991. [Dissertação de Mestrado em Psicologia Social, PUC/SP].

Sato L. Feira livre: organização, trabalho e sociabilidade. São Paulo: EDUSP, 2012.

Sauaya D. Salud mental y trabajo. Historia vital del trabajo. Un dispositivo psicosocial. Buenos Aires: Lugar Editorial, 2003.

Scavone L. Saúde e gênero: impactos na família das doenças profissionais causadas pelo uso do amianto. In: Oliveira EM, Scavone L. (orgs.) Trabalho, saúde e gênero na era da globalização. Goiânia: AB Editora, 1997. p.39-49.

Schein EH. Cultura organizacional e liderança. São Paulo: Atlas, 2001.

Schraiber L B. Medicina tecnológica e prática profissional contemporânea: novos desafios, outros dilemas. São Paulo, 1997. [Tese de Livre-Docência, Departamento de Medicina Preventiva, Faculdade de Medicina da USP].

Schwartz Y. Reconnaissances du travail: pour une approche ergologique. Paris: Presses Universitaires de France, 1997.

Schwartz Y, Durrive L. Trabalho & Ergologia: conversas sobre a atividade humana. 2ª ed. revisada. [Brito J, Athayde M, organizadoras]. Niterói: Editora da UFF, 2010.

Segnini LRP. Mulheres no trabalho bancário. São Paulo: Edusp, 1998.

Seligmann Silva E. Relatórios da pesquisa «Condições de trabalho e de vida em suas repercussões na saúde mental trabalhadores industriais». CNPq, 1981-1983.

Seligmann Silva E. Saúde mental e trabalho. In: Tundis S, Costa N. Cidadania e loucura: políticas de saúde mental no Brasil. Petrópolis: Vozes/Abrasco, 1987. p.217-88.

Seligmann Silva E. Repercussões das condições de trabalho sobre a vida familiar. Jornal Brasileiro de Psiquiatria, 39(Supl. 2): 23-7, 1990.

Seligmann-Silva E. Desgaste mental no trabalho dominado. São Paulo/Rio de Janeiro: Cortez/ Editora UFRJ, 1994.

Seligmann-Silva E. Os riscos da insensibilidade. In: Araújo A, Alberto MF, Neves MY, Athayde M. (orgs.) Cenários do trabalho. Rio de Janeiro: DP& A, 2004. p.51-72. [Publicado originalmente in: Furtado T. (org.) Recursos humanos: a falência psicológica das organizações. Rio de Janeiro: Editoração Ltda., 1995. p.63-87.].

Seligmann-Silva E. A interface desemprego prolongado e saúde psicossocial. In: Silva Filho JF, Jardim S. (orgs.) A danação do trabalho: organização do trabalho e sofrimento psíquico. Rio de Janeiro: Te Corá, 1997a.

Seligmann-Silva E. Saúde mental e automação: a propósito de um estudo de caso no setor ferroviário. Cadernos de Saúde Pública, 13(supl. 2): 95-109, 1997b.

Seligmann-Silva E. Desemprego e psicopatologia da recessão. In: Borges LH, Moulin MGB, Araujo MD. (orgs.) Organização do trabalho e saúde: múltiplas relações. Vitória: EDUFES, 2001.

Seligmann-Silva E. Psicopatologia no trabalho: aspectos contemporâneos. In: Anais do 2o Congresso Internacional sobre Saúde Mental no Trabalho (2006). Goiânia: IGT (Instituto Goiano de Direito do Trabalho), 2007. p. 64-98.

Seligmann-Silva E. Precarização da saúde mental no trabalho precarizado. [Exposição no 3º. Congresso Internacional sobre Saúde Mental no Trabalho; Goiânia: IGT – Instituto Goiano de Direito do Trabalho, 2008].

Seligmann-Silva E. Transtorno de estresse pós-traumático: um caso de TEPT em motorista de ônibus urbano. In: Glina DMR, Rocha LE. (orgs.) Saúde mental no trabalho: da teoria à prática. São Paulo: Editora Roca, 2010. p.371-90.

Seligmann Silva E. Trabalho e desgaste mental: o direito de ser dono de si mesmo. São Paulo: Cortez, 2011.

Seligmann Silva E, Delía AA, Sato L. A saúde na área operativa do metrô de São Paulo. São Paulo: Diesat/ Sindicato dos Metroviários, 1986. 319 p.

Sen, A. Sobre ética e economia. São Paulo: Companhia das Letras, 1999.

Sennett RA. A corrosão do caráter: as consequências pessoais do trabalho no novo capitalismo. Rio de Janeiro: Record, 1999.

Sfez L. A saúde perfeita: crítica de uma nova utopia. São Paulo: Loyola/Unimarco, 1996.

Siegrist J, et al. Low status control, high effort at work and ischemic heart disease. Social Sciences & Medicine, 31(10): 1127-34, 1990.

Siegrist J. The measurement of effort-reward imbalance at work: European comparisons. Social Science & Medicine, 58(8): 1483–99, 2004.

Silva Filho JF, Jardim S. (orgs.) A danação do trabalho: organização do trabalho e sofrimento psíquico. Rio de Janeiro: Te Corá Ed., 1997.

Silva Filho JF. A psicopatologia do trabalho. In: Silva Filho SF (org.) Psicopatologia hoje. Rio de Janeiro: UFRJ/Centro de Ciências da Saúde, 2006. p.252-267.

Silva SC, Franco T. Flexibilização do trabalho: vulnerabilidade da prevenção e fragilização sindical. In: Druck G, Franco T. (orgs.) A perda da razão social do trabalho: terceirização e precarização. São Paulo: Boitempo, 2007.

Soboll LAP. (org.) Violência psicológica e assédio moral no trabalho: pesquisas brasileiras. São Paulo: Casa do Psicólogo, 2008.

Stamm B. Secondary traumatic stress: self-care issues for clinicians, researchers and educators. 2nd ed. Lutherville: Sidran Press, 1999.

Thébaud-Mony A, Druck G. Terceirização: a erosão dos direitos dos trabalhadores na França e no Brasil. In: Druck G, Franco T. (orgs.) A perda da razão social do trabalho: terceirização e precarização. São Paulo: Boitempo, 2007. p.23-58.

Thébaud-Mony A. Travailler peut nuire gravement à votre santé. Paris: La Decouverte, 2007.

Thiollent M. Problemas de metodologia. In: Fleury ACC, Vargas N. (orgs.) Organização do trabalho. São Paulo: Atlas, 1983.

Tittoni J. Subjetividade e trabalho. Porto Alegre: Ortiz Editora, 1994.

Tittoni J. Trabalho e sujeição: trajetórias e experiências de trabalhadores demitidos do setor petroquímico. Porto Alegre, 1999. [Tese de Doutorado, Programa de Pós-Graduação em Sociologia, UFRGS].

Vaissman M. Alcoolismo como problema de saúde no trabalho: avaliação de um programa tratamento para funcionários de uma universidade. Rio de Janeiro, 1998. [Tese de Doutorado, Instituto de Psiquiatria/IPUB/UFRJ].

Vaissman M. Alcoolismo e ocupação: o caso dos mestres cervejeiros. Jornal Brasileiro de Psiquiatria, 50(3-4): 87-96, 2001.

Vaissman M. Alcoolismo no trabalho. Rio de Janeiro: Editora Fiocruz e Garamond, 2004.

Vasconcelos ACL, Neves MY. A saúde de professores do ensino fundamental: relato de uma investigação. In: Neves MY, Araújo AJS, Vieira SB, Alberto MFP. (orgs.) Subjetividade e trabalho: "a vida não é só isso que se vê". João Pessoa: Editora Universitária da UFPB, 2009. p.27- 50.

Vieira SB. Situação de trabalho e saúde mental em uma clinica obstétrica. Rio de Janeiro, 2000. [Tese de Doutorado, Instituto de Psiquiatria/IPUB/UFRJ].

Vieira CEC, Lima FPA, Lima MEA. O cotidiano dos vigilantes: trabalho, saúde e adoecimento. Belo Horizonte: FUMARC, 2010.

Vieira Neto O, Vieira CMS. Transtorno de estresse pós-traumático: uma neurose de guerra em tempos de paz. São Paulo: Vetor Editora, 2005.

Volmerg B, Leithäuser T. Anleitung Zur Empirischen Hermeneutik: Psychoanalytische Textinterpretation Als Sozialwissenschaftliches Verfahren. Bremen: Surhkamp Verlag, 1979.

Volmerg B, Senghaas-Knobloch E, Leithäuser T. Betriebliche Lebenswelt. Opladen: Westdeutscher Verlag, 1986.

Voge C. Problèmes médicaux et médico-légaux posés par les agressions à main armée dans les établissements bancaires. In: Dejours C, Veil C, Wisner A. (orgs.). Psychopathologie du travail. Paris: Entreprise Moderne d'Edition, 1985. p.87-94.

Wyatt JE, Hare C. Work abuse: how to recognize and survive it. San Francisco: Schenkman Books, 1997.

Wisner A. Por dentro do trabalho. São Paulo: Editora FTD/Oboré, 1987.

Yoder C. The little book of trauma healing: when violence strikes and community is threatened. Epsom Surrey (UK): Good Books, 2006.

Zuboff S. In the age of the smart machine: the future of work and power. New York: Basic Books, 1988.

Doenças do Sistema Nervoso Relacionadas com o Trabalho e Avaliação Neuropsicológica na Patologia do Trabalho

Paulo Mattos
Paulo Henrique Ferreira Bertolucci

- **Introdução**
- **O exame neurológico**
  Equilíbrio e marcha
  Equilíbrio estático
  Equilíbrio dinâmico
  Sensibilidade
  Motricidade
  Coordenação
  Reflexos
  O exame dos pares cranianos
- **O exame neuropsicológico**
  Traumatismos craniencefálicos
  Intoxicação
  Vulnerabilidade
  Fatores extrínsecos
  Fatores intrínsecos
  Padrão geral de intoxicação do sistema nervoso
  Síndromes neurológicas e suas relações com possíveis intoxicantes
- **Referências**

Introdução

A maior parte das alterações neurológicas relacionadas ao trabalho ocorre isoladamente ou envolve poucas pessoas; além disso, tais alterações podem passar despercebidas em um número significativo de casos. O acometimento do sistema nervoso pode, simplificadamente, ser dividido em: acometimento do Sistema Nervoso Periférico – SNP (músculos, nervos periféricos, plexos e medula ou coluna vertebral), e acometimento do Sistema Nervoso Central – SNC. Frequentemente, em particular nas intoxicações, pode haver acometimento tanto do SNC como do SNP. Neste capítulo, serão abordadas as principais doenças e os princípios norteadores das investigações neurológica e neuropsicológica.

Há dois modos de abordar as alterações ocupacionais, listando-se as diferentes causas e as suas consequências para o sistema nervoso ou, ao contrário, apresentando-se os sintomas e os sinais neurológicos e suas possíveis causas. O segundo modo permite uma listagem mais rápida das possíveis causas, mas o primeiro, ao considerar as informações coletadas na história, permite uma pesquisa mais dirigida e completa e será o que utilizaremos neste capítulo.

As doenças ocupacionais podem afetar o sistema nervoso por meio de diferentes mecanismos:

- Impacto mecânico repetido, como ocorre nas lesões por esforço repetitivo (LER);
- Impacto mecânico único, como nos traumatismos de crânio por acidente de trabalho;
- Exposição a agentes físicos, como radiações;
- Exposição a agentes biológicos;
- Exposição a agentes químicos.

O diagnóstico da alteração do sistema nervoso pressupõe uma sequência que inclui:

- A história;
- Realização de exame neurológico;
- Realização de exame neuropsicológico;
- Realização de exames subsidiários, tais como: neuroimagem, EEG etc., quando indicados.

A história deve incluir detalhes sobre o sintoma — características, fatores de melhora e piora, sintomas associados etc. Em se tratando de suspeita de acometimento relacionado ao trabalho, é necessário, adicionalmente, o levantamento de uma história da atividade ocupacional prévia, que inclua os períodos de trabalho, o tipo de atividade exercida e as condições de trabalho.

Ainda, nesta fase de investigação da história, deve ser investigado o nexo entre a queixa e a atividade. A ausência de nexo evidente não exclui a possibilidade de associação – muitas alterações neurológicas associadas à atividade de trabalho podem exigir um longo tempo de exposição ao estímulo lesivo. Para algumas intoxicações, pode acontecer de a exposição ter cessado há um tempo considerável e de não haver mais traços da substância, no organismo, quando os primeiros sintomas se manifestam. Estas possibilidades indicam a necessidade de que a história laboral seja levantada de forma cuidadosa e de existir um conhecimento dos sintomas para as diferentes possibilidades de lesão.

Após o levantamento da história e a realização do exame físico geral, deve ser realizado o exame neurológico. Um exame neurológico detalhado requer tempo e, naturalmente, conhecimento específico, mas uma avaliação simplificada pode fornecer elementos valiosos para o diagnóstico. Apresentaremos aqui o roteiro para um exame mais simples e, na sequência, o possível significado de algumas alterações.

O exame neurológico

Um roteiro possível para a realização de um exame neurológico mais simples deveria incluir os seguintes itens:

Equilíbrio e marcha

A avaliação deste aspecto inicia-se já pela observação do modo como o examinando vem até a sala e vai até a cadeira. Os passos devem ser regulares e simétricos. Deve, também, ser observada a movimentação associada ao caminhar, ou seja, o balançar dos braços, que pode ser mínimo, mas que está presente mesmo quando uma pessoa caminha devagar. Deve-se também observar se os pés são arrastados, o que pode sugerir rigidez, como no parkinsonismo, ou se os calcanhares batem no chão, um indicativo de alteração da sensibilidade profunda. Na sequência da história, essas observações iniciais podem ser complementadas por uma avaliação formal. Devemos avaliar em separado o equilíbrio estático e dinâmico.

Equilíbrio estático

Coloque o examinando em pé, com os pés juntos. Caso não haja oscilações, peça que estenda os braços para frente e que feche os olhos. Estas manobras têm como objetivo sensibilizar o teste e detectar alterações mais sutis do equilíbrio. Para uma sensibilização ainda maior, peça ao paciente que coloque os braços ao longo do corpo e que feche novamente os olhos. Explique que tentará desequilibrá-lo e que, se perceber que vai cair, pode mudar os pés de posição para reequilibrar-se. Com o paciente com um dos braços esticado, em um dos lados, para se proteger de uma possível queda, aplique-lhe, no lado oposto, um movimento vigoroso, estimulando sua oscilação para um dos lados, para frente ou para trás, e observe como o paciente se comporta. É esperado que oscile e se reequilibre ou que, com o estímulo mais vigoroso, mude a posição dos pés para não cair. A dificuldade em corrigir o desequilíbrio pode ser observada no parkinsonismo e em alterações cerebelares ou vestibulares.

Equilíbrio dinâmico

A avaliação do equilíbrio dinâmico, como dito anteriormente, começa com a observação do modo como o paciente entra na sala. Nesta etapa, uma avaliação formal inicia-se pela observação do caminhar em condição normal. Observe se os passos são regulares, sem força excessiva ao tocar o chão com o calcanhar, e se há movimentos associados de balanço dos braços. Na sequência, solicite ao examinando que caminhe colocando um pé na frente do outro. É esperado que possa haver alguma oscilação para algumas pessoas, mas sem risco de queda, e que o calcanhar toque ou fique próximo à ponta do outro pé, ao dar um passo para frente (Kremer, 1958).

Ao avaliar o equilíbrio, leve em consideração que outros fatores, além do distúrbio neurológico, podem prejudicá-lo. Alguns exemplos: a) alterações das articulações por artrose podem levar à dificuldade de equilíbrio e a uma marcha lenta e laboriosa; b) a inflamação ou a irritação das plantas por calos, bolhas ou pontos de inflamação podem dificultar o equilíbrio estático e levar a uma marcha assimétrica, caracteristicamente com apoio de menor duração no lado afetado; e c) alterações vasculares com insuficiência arterial tornam as panturrilhas dolorosas ao caminhar, com claudicação intermitente (Saunders, Inman, Eberhart, 1953).

Sensibilidade

Este item deveria ser realizado no início do exame neurológico, já que requer cooperação para que se possam detectar diferenças sutis, e já que pode ser prejudicado pela fadiga. Este também pode ser um aspecto laborioso da avaliação para o próprio examinador. As informações são obrigatoriamente subjetivas e os resultados podem ser variáveis ou incoerentes, obrigando reavaliações. As chances de uma avaliação bem sucedida aumentam se, antes de iniciá-la, um tempo for dedicado a explicar como será o procedimento e quais são seus objetivos. Também deve ser lembrado que as chances de sucesso nesta etapa serão menores ao se avaliar indivíduos com limitações intelectuais ou com o estado de alerta prejudicado.

O exame da sensibilidade pode ser bastante complexo, mas, para uma avaliação básica, ele deve ser mantido o mais simples possível, o que aumenta as chances de sucesso. De um modo prático, a sensibilidade pode ser classificada, de acordo com Sherrington, como exteroceptiva, proprioceptiva e interoceptiva A sensibilidade exteroceptiva é também conhecida como sensibilidade superficial ou cutânea. Existem três tipos principais: sensibilidade para dor, para o tato e para a temperatura. Tipicamente a sensibilidade para temperatura é testada usando-se um equipamento que mantém tubos com um líquido a temperaturas pré-determinadas, em geral de 5 a10°C e de 40 a45°C.

- **A sensibilidade para dor:** a sensibilidade superficial é transmitida a partir de receptores livres ou ramificados, presentes na pele ou nas mucosas, que transitam por fibras com pouca ou nenhuma mielina até o gânglio da raiz dorsal. A partir daí ocorrem sinapses com células estelladas ou funiculares que cruzam a linha média, e nos tratos espinotalâmicos anterior e lateral, junto à superfície anterior da medula.

Existem dois tipos de dor, uma rápida, que é bem localizada e com caráter de choque ou picada, e outra lenta, mal localizada e difusa, percebida como dolorimento ou queimação. O exame da sensibilidade superficial é feito com a aplicação de uma agulha, que deve ter a ponta afiada, para a sensibilidade dolorosa, e de algodão ou de um objeto com ponta pequena, porém romba, como um palito, para a sensibilidade tátil. Para ambos os testes, pode ser usada tanto a agulha de ponta afiada como aquela de ponta romba.

Ainda, alguns princípios gerais são úteis para uma boa avaliação da sensibilidade:

– O examinando deve estar com os olhos fechados;
– A avaliação deve se iniciar pela área com menor sensibilidade, indo em direção à de maior sensibilidade quando existe queixa de hipoalgesia em áreas razoavelmente delimitadas;
– A avaliação deve se iniciar pela área de sensibilidade normal, indo em direção à de maior sensibilidade quando existe queixa de hiperalgesia (Campell, 2007).

- **A sensibilidade tátil:** é transmitida por receptores especializados presentes na pele e nas mucosas. A **sensibilidade tátil geral** tem como receptores os discos táteis de Merckel e estruturas em torno dos folículos pilosos. Fibras mielinizadas atravessam o gânglio da raiz dorsal e bifurcam em fibras ascendentes e descendentes na medula, onde fazem sinapse com o neurônio seguinte, cujo axônio cruza para o lado oposto e sobe pelo trato espinotalâmico ventral. Fibras que transmitem a **sensibilidade tátil discriminativa e localizada** têm como receptores os corpúsculos de Meissner, presentes nas áreas sem pelos da pele. As fibras também entram no gânglio dorsal através de fibras mielinizadas e sobem através dos fascículos grácil e cuneiforme, presentes na porção posterior da medula. O exame da sensibilidade tátil geral é feito com estímulo leve, com um chumaço de algodão ou pincel de pelo. O objetivo é verificar se o examinando é capaz de reconhecer e localizar grosseiramente o estímulo. A sensação tátil discriminativa é mais bem testada em áreas sem pelos, para evitar que a percepção do movimento dos pelos confunda os resultados. Aqui é esperada uma localização mais exata do estímulo e a capacidade de discriminar dois pontos sendo estimulados simultaneamente. Na avaliação da sensibilidade exteroceptiva, alguns pontos devem ser considerados:

– Parestesias são sensações anormais na ausência de estímulos específicos, geralmente apresentadas em queixas feitas na coleta da história;

- Disestesias são perversões da percepção, por exemplo, uma sensação de queimação face ao estímulo tátil;
- Existe um alto grau de subjetividade nesta etapa do exame. Demarcar, cuidadosamente, as áreas que revelaram alteração de sensibilidade e testá-las novamente, para verificar a coerência dos resultados, pode ser essencial;
- A distribuição dessas áreas permite um melhor diagnóstico da lesão, por exemplo, tronco nervoso isolado, plexo ou neuropatia periférica.

- **A sensibilidade profunda:** os impulsos se originam em receptores presentes em músculos, tendões e articulações, sendo os mais importantes os fusos neurotendinosos e os corpúsculos de Pacini e Golgi-Mazzoni, que respondem à pressão, à tensão e ao estiramento das fibras musculares. Os impulsos assim gerados sobem pelas colunas posteriores da medula até o bulbo, onde há uma sinapse, e há o cruzamento para o lado oposto, através das fibras arqueadas, ocorrendo a ascensão até o lemnisco medial do tálamo. A sensibilidade profunda pode ser avaliada, em separado, para cada um de seus aspectos.
- **A sensação de movimento e de posição:** esta modalidade possibilita que se tenha consciência dos movimentos dos segmentos do corpo, da posição do mesmo e da postura dos segmentos corporais. A avaliação da posição e do movimento é avaliada em conjunto. Para isso, é feita a movimentação passiva dos dedos ou dos artelhos, com o examinador segurando lateralmente o segmento a ser movido e exercendo o mínimo possível de pressão; o examinando deve dizer quais são a direção e a amplitude do movimento realizado. Para a avaliação, alguns aspectos devem ser considerados:
  - O examinando, evidentemente, deve estar com os olhos fechados;
  - O examinador deve segurar os segmentos a serem movimentados no sentido lateral, ou o movimento poderá ser detectado pelo paciente através da percepção da pressão se dando para baixo ou para cima;
  - Nos dedos, deslocamentos de 1º a 2º nas articulações interfalangianas são percebidos por um indivíduo normal;
  - Havendo acometimento mínimo, a percepção da posição é acometida antes da sensação de movimento;
  - Nos pés, o halux é a última área a ser acometida, o mesmo acontecendo nas mãos em relação ao indicador e polegar.
- **A sensibilidade vibratória:** para testá-la, é necessário um diapasão, em geral sendo utilizado o com 128 Hz. A ponta do diapasão vibrando é colocada sobre eminências ósseas em ordem ascendente, começando pelo halux e seguindo para os maléolos, a tíbia, a espinha ilíaca anterior superior e o sacro. Nos membros superiores, a sequência é: articulações interfalangianas; processo estiloide do rádio e ulna; e clavícula. A avaliação sobre se há alteração da sensibilidade vibratória pode ser feita com aparelhos que modulam a intensidade da vibração, mas este é um método pouco prático. É mais simples comparar a sensibilidade do examinando com a do examinador, lembrando que, nos membros inferiores, esta desaparecerá um pouco antes para o examinando.
- **A sensibilidade para pressão:** a sensação de pressão tem íntima ligação com o tato, mas envolve receptores diferentes, localizados em estruturas subcutâneas. A avaliação é feita pressionando-se firmemente a pele com o dedo ou com um objeto rombo, sobre massas musculares ou tendões. O examinando deve localizar e quantificar o estímulo (Campbell, 2007).

Motricidade

A realização de movimentos voluntários envolve não apenas força, mas também a capacidade de realizá-los de modo adequado, o que engloba, por sua vez, planejamento, sensibilidade e coordenação. Neste sentido, o movimento pode ser prejudicado pelo acometimento de qualquer destas áreas. Do ponto de vista da musculatura, a avaliação deveria considerar a massa muscular, o tônus e a força. Na sequência, poderia ser investigada a presença de movimentos involuntários.

- **Exame da massa muscular:** basicamente este item refere-se à inspeção, mas é importante lembrar que algumas áreas, provavelmente, mostrarão mais atrofia que outras. Assim, a atrofia generalizada geralmente se inicia – e pode ser mais bem observada — nos interósseos no/do dorso das mãos, na região tênar e hipotênar. Adicionalmente, ela poderá também ser observada nas pernas, pela presença de panturrilhas desproporcionalmente finas em comparação com as coxas. A atrofia generalizada pode acontecer nas doenças ocupacionais como consequência de polineuropatia por intoxicação e, neste caso, não é possível comparar um lado com o outro. A alteração deve ser suspeitada pela presença de vazios, onde deveria haver eminências musculares nas palmas das mãos e de acentuação das depressões interósseas. Uma alternativa possível é comparar os contornos do examinando com os do examinador. Lesões de troncos periféricos, por exemplo, por trauma, em geral são unilaterais e mais facilmente detectáveis pela comparação entre um lado e outro. Ainda, durante a inspeção, é importante investigar a presença de fasciculações, que são a contração de grupos musculares de uma mesma unidade motora. As fasciculações não são suficientes para deslocar um segmento do corpo, mas podem ser percebidas como contrações sob a pele ou na língua. Sua presença sugere desnervação.

- **Tônus:** o tônus muscular pode ser definido como a tensão do músculo em estado de relaxamento, isto é, como a atividade de base quando o músculo não está de fato contraindo. Alterações de tônus podem ser detectadas pela palpação, mas isto geralmente só é possível quando o tônus está extremamente aumentado ou, ao contrário, muito reduzido. A manutenção do tônus depende não apenas da integridade das fibras musculares, mas também da junção mioneural, dos nervos periféricos, de neurônios alfa e gama, de interneurônios medulares e de conexões centrais. Exceto em situações de extrema alteração, como visto acima, determinar se o tônus está ou não alterado requer que o examinador tenha um padrão de tônus normal obtido por experiência prévia. A avaliação do tônus supõe, em primeiro lugar, colocar o examinando o mais relaxado possível, já que a tensão pode alterar o tônus. É útil aqui colocá-lo em uma posição confortável e manter uma conversação irrelevante com ele, como distrator. O examinador realiza movimentos passivos em toda a extensão possível, variando a velocidade nas sucessivas tentativas, e observa a resistência ocasionada pela manobra. Com isso, é possível detectar um aumento do tônus que pode ter dois padrões: uma resistência que aumenta progressivamente ao longo de todo o movimento e subitamente cessa, conhecida como o sinal do canivete e indicativa de hipertonia elástica ou espástica. No segundo padrão, a resistência é a mesma ao longo de todo o movimento, indicando uma hipertonia plástica, encontrada, por exemplo, no parkinsonismo. A hipotonia pode ser detectada, sacudindo-se as mãos ou as pernas do examinando, quando se verificam movimentos pendulares nos punhos e nos joelhos.

- **Força:** a força muscular pode ser avaliada em seu aspecto cinético; a força necessária para mudar de posição, em seu aspecto estático; a força necessária para resistir a um movimento, e persistência, a capacidade de realizar o mesmo movimento por um período de tempo. Um exame detalhado da força, necessariamente, consome muito tempo, considerando a quantidade de grupos a se avaliar. Do ponto de vista ocupacional, pode haver a perda de força focal, por lesões traumáticas, lesões de esforço repetidas ou posições viciosas. Mais comum é a perda de força generalizada, por intoxicação, secundariamente a polineuropatia ou, diretamente, por acometimento dos músculos. Neste caso, com mais probabilidade, a paresia se iniciará pelas extremidades, progredindo no sentido distal-proximal. Mas, excepcionalmente, o acometimento pode ser mais intenso na musculatura proximal, afetando as cinturas escapular e pélvica. Tendo isso em vista, é possível uma avaliação mais resumida por amostragem, sem esquecer que alterações focais podem não ser detectadas. Em uma avaliação por amostragem, há duas etapas a se considerar:
    - O examinando, sentado, deve estender os braços e os dedos com as palmas viradas para cima, em supinação, no plano horizontal. Deve, então, fechar os olhos e ser capaz de sustentar os braços por, pelo menos, um minuto. Com a perda da força generalizada, ambos os braços vão oscilar e começar a cair em menos tempo do que o estabelecido. Com lesão central no membro contralateral, haverá a flexão dos dedos, uma tendência de virar a palma para baixo, em um movimento de pronação e de flexão do braço.
    - Na sequência, podem ser realizadas manobras contra resistência para grupos musculares selecionados. Para os membros superiores, o examinador fixa o punho do examinando com uma das mãos. Com os dedos esticados, o paciente deve tentar vencer a resistência do examinador, primeiro empurrando para baixo, depois para cima. Em seguida, o examinando deverá tentar primeiro fletir, e depois esticar o braço contra a resistência, em um teste que envolve bíceps e tríceps e, eventualmente, outros músculos de flexão e extensão dos membros superiores. Para os membros inferiores, o teste pode ser empurrar a mão do examinador para baixo (flexão plantar) e depois para cima (flexão dorsal). Prosseguindo, o examinando deve empurrar para frente a mão do examinador, colocada na porção média da perna e depois puxar para trás a mão colocada sobre a panturrilha. Com isso, são examinados dois grupos proximais e dois distais dos membros superiores e inferiores. Voltamos a frisar: este não é um exame completo da força muscular e poderá não detectar déficits focais. A avaliação feita deste modo permite detectar déficits evidentes. Déficits mais sutis supõem conhecimento, por parte do examinador, do padrão de normalidade, algo que tem alguma variação de indivíduo para indivíduo e que só é adquirido pelo médico pela experiência de exames repetidos.

Coordenação

Esta é uma etapa importante do exame neurológico na suspeita de intoxicação, já que a dificuldade de coordenação algumas vezes é a única ou a principal alteração. A preservação da força e da sensibilidade não exclui a incoordenação, sendo que alterações de força e de sensibilidade podem levar a alteração na precisão do movimento. Isto pode ser mais bem entendido se nos lembrarmos que a coordenação pode ser definida como a utilização dos fatores de força, sensibilidade e sinergia para a execução de um movimento normal. O cerebelo é uma estrutura central para a coordenação, e por isso, quando falamos em testes de coordenação, basicamente estamos falando de testes de função cerebelar. Antes de iniciar testes formais de coordenação, é importante lembrar que a avaliação deve se iniciar pela observação do examinando ao entrar na sala, durante a coleta da história e em outras etapas do exame, por exemplo, observando-se a maneira como caminha, tira e coloca a roupa e amarra os sapatos. O exame formal da coordenação pode ser dividido em duas partes, a coordenação do equilíbrio e a coordenação de outras funções.

- **Coordenação do equilíbrio:** parte das alterações que podem ser observadas foi apontada acima, quando abordamos alterações do equilíbrio e de marcha. É importante lembrar que alterações mais sutis da coordenação do equilíbrio não serão observadas com o examinando sentado ou deitado. O examinando deve ser colocado em pé, com os pés juntos, primeiro com os olhos abertos, depois fechados. Podem ser observados oscilação e afastamento dos pés para aumentar a base de sustentação. O teste pode ser sensibilizado se o examinando posicionar um pé à frente do outro, ou empurrando-se o paciente, levemente, para um lado e para o outro, com os olhos fechados.

- **Coordenação de outras funções:** aqui são avaliados movimentos intencionais finos, realizados com as extremidades. Um movimento desta natureza pode tornar-se irregular por alteração no controle da distância, da velocidade ou da força dos músculos envolvidos. Pode haver dificuldade na realização da sequência movimento, parada súbita e realização do movimento oposto, isto é, na diadocinesia. A avaliação da coordenação pode ser feita com testes simples, como o "dedo-nariz", no qual o examinando deve estender os braços e tocar a ponta do próprio nariz com os dois indicadores, alternadamente, com velocidade progressivamente maior. Deve ser observada não apenas a precisão em se atingir o alvo, mas também a presença de tremor de intenção, ao final do movimento, e de abalos durante a sua realização. Também podem estar presentes paradas e acelerações, durante o movimento, que façam com que este fique menos fluido. No teste "nariz-dedo-nariz", o examinando deve tocar, alternadamente, a ponta do próprio nariz e a ponta do dedo esticado do examinador. Este teste pode ser sensibilizado mudando-se a posição do dedo entre um movimento e outro. O teste mais usado para testar a diadococinesia é o de pronar e supinar as mãos alternadamente, o mais rápido possível; mas qualquer sequência de movimentos opostos, como o fletir e o estender extremidades, o abrir e o fechar de mãos ou o bater com a ponta dos dedos em uma mesa testa o mesmo aspecto da coordenação.

Reflexos

Para o observador menos habituado ao exame neurológico, os reflexos são sua parte mais importante. De fato os reflexos são a parte essencial do exame, mas devem ser avaliados dentro do contexto do exame como um todo. Os reflexos são importantes porque sua alteração pode ser a primeira evidência de acometimento do sistema nervoso por várias afecções e porque eles dizem respeito à parte mais objetiva do exame neurológico. A avaliação da força, da sensibilidade e da coordenação, por exemplo, dependem da cooperação estabelecida entre examinando e examinador ou se baseia na informação oferecida pelo examinando, o que não ocorre aqui, embora possam ser reforçados ou deprimidos voluntariamente, mas de um modo limitado. O reflexo pode ser definido como uma resposta adaptativa invariável à estimulação de um órgão do sentido. Sob este aspecto, um reflexo supõe um estímulo que é transmitido por fibras aferentes até um centro nervoso e que é refletido para as fibras eferentes, que acionam células, músculos ou órgãos. A partir desta constatação, é possível concluir que um reflexo pode ser alterado tanto por distúrbios sensoriais, que prejudicam a transmissão do estímulo nervoso, como por alterações nas estruturas responsáveis pela resposta, como os músculos. O exame, nesta etapa, pode ser iniciado pela pesquisa dos reflexos profundos ou de estiramento muscular. De modo similar ao que ocorre com o exame da força muscular, existem vários reflexos passíveis de avaliação, mas, de modo semelhante ao que foi indicado em relação ao exame da força, podemos fazer um exame por amostragem, pesquisando apenas alguns dos reflexos mais relevantes.

- **Reflexos profundos:** nos membros superiores, podem ser pesquisados os reflexos tricipital, bicipital e flexor dos dedos. Para os dois primeiros, uma resposta clara é esperada, enquanto que o último, em indivíduos normais, só aparece de um modo muito leve, sendo sua presença evidente indicativa de hiper-reflexia e da possibilidade de distúrbio. No membro inferior, podem ser pesquisados os reflexos patelar e aquileu. Sobre este último, é importante lembrar que pode ser muito leve ou estar ausente em indivíduos idosos, sem que isso signifique alteração.

- **Reflexos superficiais:** são desencadeados por estímulos na pele ou nas mucosas e podem ser pesquisados nos membros superiores, inferiores e no tronco. Os mais comumente estudados são o cutâneo-abdominal e cutâneo-plantar. O cutâneo-abdominal é investigado estimulando-se a pele do abdome com um objeto de ponta romba. Há a contração dos músculos abdominais subjacentes e o desvio do umbigo e da linha alba em direção ao estímulo. O cutâneo-plantar, ou reflexo plantar, é pesquisado do mesmo modo, com um objeto rombo, estimulando-se a planta do pé, do calcanhar em direção aos artelhos, ao longo da borda externa. Uma resposta normal pode não ser apenas a flexão dos artelhos, como se acredita frequentemente, mas uma extensão seguida por flexão, a flexão sendo a resposta dominante. A resposta normal pode ser difícil de ser observada, em indivíduos com calosidade plantar ou naqueles muito sujeitos a cócegas (Magladery et al., 1960).

O exame dos pares cranianos

O exame dos pares cranianos é parte importante do exame neurológico e pode consumir um longo tempo para ser realizado de modo completo. Alguns aspectos relevantes, como a avaliação do olfato, não são realizados comumente. A avaliação dos campos visuais, que pode evidenciar alterações, no caso de algumas intoxicações, pressupõe um equipamento adequado e está fora do escopo do exame neurológico de rastreio proposto aqui. Tendo isso em vista, alguns pares cranianos podem ser avaliados.

- **Motricidade ocular:** pode ser avaliada de acordo com aspectos intrínsecos e extrínsecos. A motricidade intrínseca diz respeito à pupila.
  - **Pupilas:** antes de se testar qualquer reflexo, as pupilas devem ser observadas em condição de repouso, já que pode haver alteração no tamanho, na forma e na simetria. Enquanto a forma e a simetria podem alterar-se em várias condições neurológicas, este não é o caso nas intoxicações. O tamanho, isto é, o diâmetro pupilar pode estar alterado em várias intoxicações. O tamanho da pupila varia de acordo com a luminosidade ambiente, mas, em condições de luminosidade média, seu diâmetro deve ser de entre 3 e 4mm, lembrando que há uma discreta diminuição com o envelhecimento. Em seguida à observação da pupila em condição de repouso, podem ser pesquisados os reflexos pupilares. O reflexo à luz é a contração da pupila ao receber luz direta (reflexo à luz direto) e a contração da pupila contralateral (reflexo à luz consensual). O outro reflexo a ser pesquisado é o de acomodação, ou reflexo de convergência: após ter relaxado, olhando para um ponto distante, o examinando deve focalizar um objeto próximo, o que deve levar à contração pupilar. É possível observar a assimetria, na resposta pupilar, em várias condições neurológicas, mas, nas intoxicações, as alterações, quando presentes, são simétricas.
  - **Movimentos oculares extrínsecos:** a avaliação é realizada através do III, IV e VI pares cranianos. O IV par é responsável pelo desvio do globo para baixo e para fora. O VI par desvia o globo para fora, no plano horizontal. Todos os demais movimentos dependem do III par. Ainda nesta etapa do exame, é importante observar a presença de movimentos oculares anormais, dos quais o mais importante é o nistagmo. Ele pode estar presente em várias intoxicações, já que é provocado por alteração em duas estruturas acometidas com frequência, o sistema vestibular e o cerebelo. Tipicamente, o nistagmo tem um movimento lento de desvio do olhar, seguido por um movimento rápido de correção, no sentido oposto, que é o percebido na avaliação clínica. Dependendo da causa, o nistagmo fica presente mesmo com os olhos em relaxamento; sua pesquisa pode ser sensibilizada fazendo-se com que o examinando acompanhe um objeto, no plano horizontal ou no vertical, quando um nistagmo menos intenso poderá tornar-se evidente. Ao avaliar esta alteração, é importante lembrar que o nistagmo pode estar presente em pessoas com acuidade visual muito baixa ou com fadiga ocular causada, por exemplo, por atividades realizadas em ambiente com iluminação deficiente, um achado não incomum entre mineiros, ou por atividades que requerem movimentos frequentes dos olhos ou que demandam maior contração dos músculos oculares, como aquelas a que estão submetidos joalheiros e pintores.
- **Sensibilidade da face:** seu teste pode ser feito do mesmo modo como o das extremidades, conforme explicado acima, isto é, pode ser testada a sensibilidade tátil e a dolorosa. Um ponto importante a lembrar é que as três divisões, a oftálmica, a maxilar e a mandibular, devem ser testadas dos dois lados.

Existem, é claro, outros pares cranianos a serem testados, mas para o propósito deste roteiro, estes serão suficientes. Vamos destacar, mais uma vez, que este não é um exame completo, mas sim um teste dirigido para a pesquisa das alterações que com mais probabilidade podem aparecer nas intoxicações. Na sequência, apresentaremos como se deve dar a avaliação do estado mental quando na presença de doenças ocupacionais.

O exame neuropsicológico

A Avaliação Neuropsicológica ou o Exame Neuropsicológico consiste em um método para se investigar as funções cognitivas e o comportamento. Trata-se da aplicação de técnicas de entrevistas, de exames quantitativos e qualitativos das funções que compõem a cognição, abrangendo processos de atenção, percepção, memória, linguagem e raciocínio. Após a II Grande Guerra, para casos em que se suspeitava de "síndrome cerebral orgânica", isto é, de alterações mentais e comportamentais secundárias à lesão cerebral, passaram a ser rotineiramente encaminhados testes denominados *neuropsicológicos* (Prigatano, Redner, 1993). Inúmeros estudos têm empregado o exame neuropsicológico na avaliação de funções cognitivas em variados contextos de exposição a agentes neurotóxicos: diante da exposição de uma determinada população a zonas poluídas (Torrente, Colomina, Domingo, 2005); na exposição pré-natal (Ribas-Fitó *et al.*, 2007); em trabalhadores expostos a níveis baixos (Lee *et al.*, 2003); em estudos de coorte de trabalhadores expostos (Blond, Netterstrom, Laursen, 2007); na avaliação da relação risco-exposição (Park, Bowler, Roels, 2009); dentre outros.

Ao contrário dos testes ditos psicológicos, tais como os testes projetivos, os testes neuropsicológicos não se destinam a avaliar aspectos psicológicos (dificuldades interpessoais, neuroses etc.). São considerados objetivos do exame neuropsicológico: a) a identificação de comprometimento (disfunção ou déficit) de uma ou mais funções cognitivas (atenção, memória, destreza motora etc.); e b) a documentação da magnitude da disfunção em termos objetivos (psicométricos).

As finalidades do exame neuropsicológico no contexto da Medicina do Trabalho segundo Serafim, Saffi e Rigonatti (2009) são:
1. Verificar a capacidade laborativa do trabalhador;
2. Estabelecer a relação nexo-causal (relação entre o fato e o dano físico ou psíquico);
3. Verificar as condições mentais do trabalhador, de acordo com a legislação vigente, para fins de aposentadoria por doença mental, bem como para o desempenho de cargos.

Hilsenroth e Stricker (2004) alertam que alguns dos aspectos importantes, no exame neuropsicológico, no que se refere ao examinador/perito são: 1) sua qualificação e competência; 2) seu conhecimento das normas jurídicas e 3) a adequada seleção e utilização de instrumentos psicológicos e neuropsicológicos.

O exame neuropsicológico é parte essencial do grupo de exames complementares frequentemente solicitados (tais como os de neuroimagem) quando há a suspeita de lesão ou de disfunção cerebral. O exame neuropsicológico permite evidenciar um declínio de funções a partir de um nível pré-mórbido estimado ou calculado. Os resultados da avaliação neuropsicológica têm a vantagem de documentar de modo objetivo as alterações referidas pelos examinandos (queixas ditas "imateriais" em Medicina Legal), alterações cujo significado podem não encontrar respaldo em outros exames complementares apesar de terem significado clínico. O exame neuropsicológico pode fornecer, por exemplo, importantes subsídios para a identificação de déficits secundários à exposição de agentes neurotóxicos, uma vez que sintomas neuropsicológicos (déficits de atenção, de memória etc.) podem estar presentes mesmo quando não há sintomas neurológicos (reflexos anormais, alterações de marcha, paralisias, vertigens etc.) ao exame clínico (Hartman, 1995).

O exame deve sempre ser conduzido por profissional especializado na avaliação neuropsicológica. Frequentemente a avaliação é realizada por equipe multiprofissional (por médicos e psicólogos, sendo que fonoaudiólogos poderão avaliar queixas relativas à linguagem oral e/ou escrita). Existem baterias fixas, cujos testes são predefinidos, e baterias cujos testes são selecionados de acordo com as funções que se pretende estudar. As baterias fixas mais conhecidas, na área da Medicina do Trabalho, são a Bateria de Provas Neurocomportamentais da OMS, de 1986, a Bateria do Instituto de Medicina do Trabalho de Cuba e a MANS, que compreende um conjunto de testes computadorizados, dentre eles alguns da Bateria da OMS. Baterias que cobrem inúmeras funções cognitivas (em geral, as fixas) não permitem que cada uma delas seja avaliada em maior profundidade por razões técnicas óbvias. Geralmente, há a tendência de se escolher uma bateria em que os testes são selecionados de acordo com os aspectos específicos que se pretende avaliar. Outro fato digno de nota é a existência de um expressivo número de estudos que utilizam testes, isoladamente ou em grupos, uma vez que permitem traçar perfis cognitivos com maior profundidade.

Existem vários problemas envolvidos na execução e na interpretação dos testes neuropsicológicos (Prigatano, Redner, 1993; Hartman, 1995):
1. Os testes não indicam a **causa** da disfunção observada. Podem existir várias explicações para um desempenho deficiente em testes além do comprometimento do sistema nervoso: pouca escolaridade, submissão a testes estrangeiros adaptados de modo inadequado, pouca cooperação, simulação etc. Este é um dos erros comuns apontados por Walsh (1991). O desempenho em um teste depende de inúmeros fatores: escolaridade, nível sócio-ocupacional, gênero, idade, presença de ansiedade ou depressão, histórico de abuso de álcool e drogas, uso de medicamentos (por exemplos, benzodiazepínicos, hipnóticos, anti-hipertensivos, entre outros), histórico de TCE ou epilepsia, simulação etc. Os resultados necessitam ser interpretados à luz de um corpo de informações relevantes acerca dos indivíduos. O resultado de um exame complementar, como é o caso do exame neuropsicológico, somente faz sentido quando correlacionado com as queixas do examinando e com sintomas observados pelo próprio examinador e/ou relatados por outros.
2. Alguns resultados podem não possuir validade ecológica (não representarem déficits reais na vida cotidiana do indivíduo, "achados de exame"), sendo considerados achados sem significado clínico, à semelhança do que pode ocorrer em inúmeros outros exames complementares.

Vários testes não possuem normas adequadas à população que está sendo estudada (resultados de indivíduos normais para comparação, grupos de referência). Isto é particularmente importante no nosso meio, onde muitos testes não possuem dados normativos locais. Para uma lista atualizada dos testes neuropsicológicos com valores brasileiros, vide Diniz et al., 2009. Além disso, cumpre ressaltar que a diversidade sócio-econômico-cultural do Brasil ocasiona discrepâncias que não podem ser ignoradas. A maioria dos testes utiliza, para comparação, subgrupos normativos baseados em gênero, idade e escolaridade, ou, então, baseados em apenas um desses aspectos. Certamente, um mesmo número de anos de escolaridade não representa o mesmo em uma região pouco desenvolvida do interior do país e em uma metrópole brasileira. Não é razoável estabelecer comparações de desempenho quando não se empregam grupos-controle (de referência) pareados quanto a escolaridade, nível socioeconômico, categoria profissional, background cultural e linguístico (Sbordone, 1993). Existem, na literatura, exemplos extremamente contundentes de trabalhadores inicialmente considerados lesionados que, quando comparados, posteriormente, por outros autores, a grupos-controle pareados por gênero, escolaridade e inteligência revelaram-se absolutamente normais (Gade, Mortesen, Bruhn, 1988).

Uma avaliação de déficit neuropsicológico, no contexto da Medicina do Trabalho, requer a demonstração de que houve perda de habilidades anteriormente existentes (Walsh, 1991). A simples demonstração de um desempenho abaixo do esperado (quando comparado ao grupo normativo ou de referência do teste em questão) não indica que houve, necessariamente, uma perda de habilidades causada por agentes neurotóxicos ou biológicos: o indivíduo simplesmente poderia apresentar mal desempenho já anteriormente à exposição ao agente neurotóxico.

Muitos indivíduos contratados para trabalhos pouco qualificados, em geral, apresentam deficiências prévias na educação e em outras áreas, o que, por sua vez, compromete seu desempenho em testes (viés de seleção profissional). Muitos trabalhadores desempenham adequadamente tarefas repetitivas que não exigem níveis elevados de habilidade verbal, memória ou destreza motora fina (algumas das funções avaliadas pelos testes); um baixo desempenho em testes que medem essas funções pode meramente refletir habilidades prévias e não um comprometimento adquirido no trabalho (Hartman, 1995). Quando se investiga a possibilidade de exposição ocupacional, é importante lembrar que os indivíduos mais expostos (operadores de máquinas, por exemplo, quando comparados a engenheiros) podem ser exatamente aqueles que têm mais baixa qualificação profissional e, como decorrência, mais baixas habilidades prévias. Por fim, a ansiedade e o medo relacionados à exposição a um agente dito neurotóxico, por si só, poderiam influenciar o desempenho em testes neuropsicológicos. Este aspecto já foi referido por Hartman (1995).

O tempo decorrido entre a exposição e a realização do exame se torna mais uma variável, extremamente significativa, que pode comprometer a análise dos resultados. São comuns os casos em que anos se passaram até que fossem realizadas avaliações neuropsicológicas em indivíduos expostos. É importante, nestes casos, que se determine, com precisão, o que ocorreu com todos os indivíduos neste interstício, descartando outras causas de disfunção neuropsicológica (em especial, o abuso de álcool e o uso médico e não médico de psicofármacos).

Quando se procede à investigação neuropsicológica, é imprescindível, ainda, conhecer a capacidade cognitiva global do examinando (determinando-se o nível de inteligência expressa pelo QI – Quociente de Inteligência) para se estabelecer correlações entre as diferentes funções avaliadas. A capacidade cognitiva global é um somatório de todas as funções, que guardam entre si graus variáveis de correlação. A isto se chama de **validade convergente**. Níveis de QI mais baixos podem invalidar a interpretação de testes neuropsicológicos (Hartman, 1995).

Por último, é comum em alguns centros especializados em avaliação neuropsicológica que o examinando seja inicialmente avaliado por um médico e, posteriormente, que seja submetido aos testes neuropsicológicos (tais como os ilustrados nas figuras 33.1 a 33.4), administrados por psicólogos especializados. Por vezes, o uso de escalas para a avaliação de ansiedade e de depressão, dentre outros aspectos, traz ainda mais informações quando da interpretação dos resultados.

Traumatismos craniencefálicos

Embora os traumatismos de crânio, de coluna e de medula e as lesões de plexos e de nervos periféricos possam ocorrer em locais de trabalho, não existe especificidade em relação às lesões de natureza não ocupacional, sendo a relação causa-efeito evidente por si. O exame neuropsicológico,

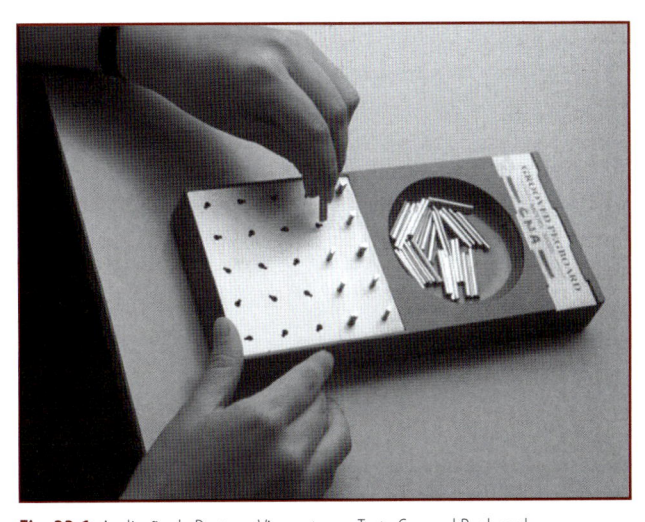

Fig. 33.1. Avaliação de Destreza Visomotora – Teste Grooved Pegboard.

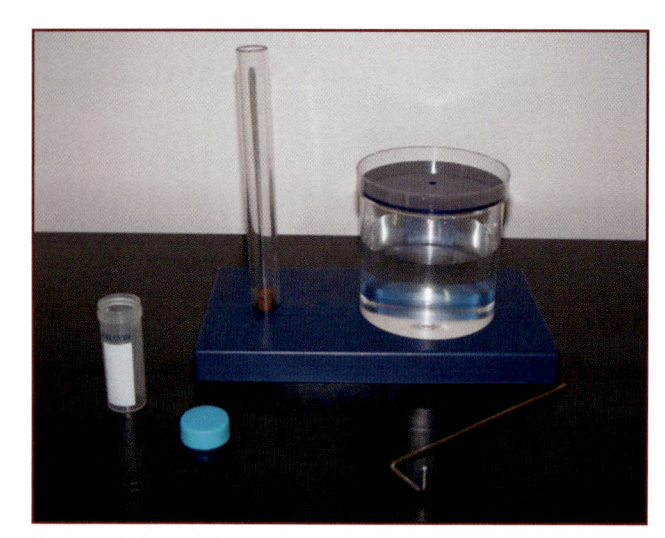

Fig. 33.2. Avaliação de Função Executiva – Bateria BADS.

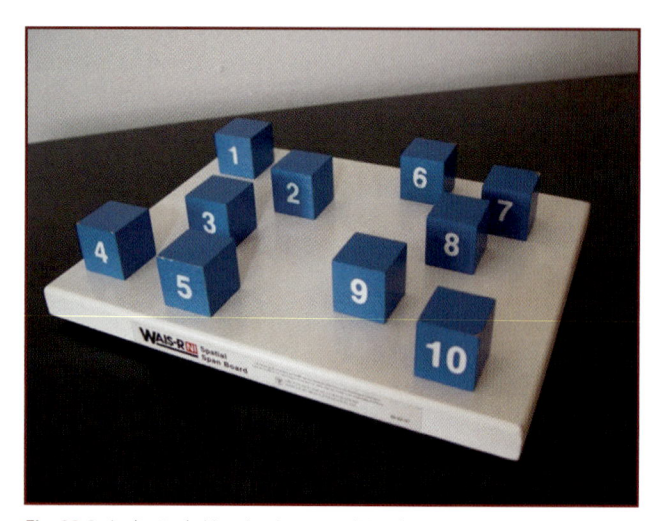

Fig. 33.3. Avaliação de Memória Operacional Visual – Bateria WAIS-III.

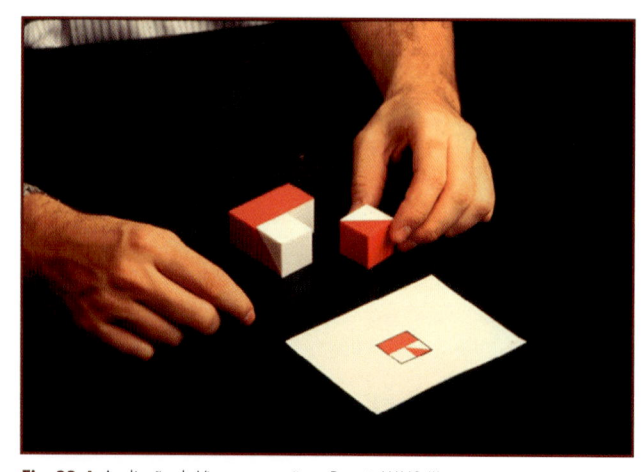

Fig. 33.4. Avaliação de Visuopercepção – Bateria WAIS-III

nestes casos, permite evidenciar um declínio de funções a partir de um nível pré-mórbido estimado. Os resultados da avaliação neuropsicológica têm a vantagem de documentar de modo objetivo alterações referidas pelos examinandos (em especial, as alterações de atenção e memória) que não encontram respaldo em outros exames complementares e que têm expressivo significado clínico.

É comum, ainda hoje, que a existência de estudos de imagem normais (incluindo a de ressonância nuclear magnética) seja considerada como prova de ausência de fatores neurobiológicos (secundários ao TCE), no entendimento de um quadro de alterações cognitivas ou de comportamento, sendo estes últimos atribuídos então a problemas puramente psíquicos. Existe ampla literatura, entretanto, evidenciando alterações secundárias aos TCE, inclusive àqueles classificados apenas como leves (Crespo *et al.*, 1999). As definições de "concussão cerebral", "traumatismos leves" e "síndrome pós-concussional" variam amplamente na literatura (Crespo, Mattos, 1999a; Crespo, Mattos, 1999b), sendo útil para o perito definir claramente o conceito a ser empregado e se valer de parâmetros específicos na avaliação de um examinando. No caso de alterações cognitivas e comportamentais, a utilização de uma tabela de sintomas secundários aos TCE, como apresentada por Crespo e Mattos (1999b), pode ser particularmente útil.

Intoxicação

As intoxicações representam de longe a maior causa de distúrbios no ambiente de trabalho. Alguns princípios gerais para compreender os efeitos das intoxicações sobre o sistema nervoso são úteis.

Vulnerabilidade

A extensão do dano ao sistema nervoso depende de seu estado de desenvolvimento e da especialização do tecido nervoso. Além disso, intoxicações que afetam o sistema hematopoiético, o fígado, os rins e os pulmões podem, secundariamente, afetar o sistema nervoso. Fatores extrínsecos também são relevantes na manifestação dos sintomas.

Fatores extrínsecos

Aqui podemos fazer referência à exposição, o que pressupõe um ciclo de presença de um agente químico, o transporte de sua fonte até o indivíduo, e o contato entre o agente e o indivíduo. Relacionado a isto está o conceito de dose, isto é, a quantidade do agente transferida para o indivíduo. É importante ter esses conceitos em mente, porque as exposições a agentes com potencial neurotóxico são muito frequentes, mas, geralmente, a dose é insuficiente para causar sintomas. Isto significa também que a simples exposição pode não ser a causa de sintomas, o que torna ainda mais importante saber mais sobre as apresentações clínicas de diferentes intoxicações.

A dose depende do tempo de exposição, da concentração do agente e de seu acesso ao sistema nervoso. A via de acesso a este sistema é determinante para a manifestação dos sintomas. Considerando os agentes neurotóxicos como um todo, e sempre lembrando que há exceções, a via mais eficiente para a intoxicação é a inalação, seguida pela via oral; o contato com a pele é o caminho menos eficiente. Considerando estas vias isoladamente, pode haver uma variação por outras condições durante a exposição.

Adicionalmente, a frequência e a duração das exposições são críticas para que ocorram manifestações clínicas. Neste sentido, podemos falar de intoxicação aguda, aquela que ocorre menos de 24 horas após a exposição única; de intoxicação subaguda, que acontece até 3 meses após uma ou mais exposições; e de intoxicação crônica, evidenciada de 3 meses a vários anos, em geral, mas não obrigatoriamente, após múltiplas exposições. É importante lembrar que o mesmo agente pode levar a qualquer destes padrões de exposição, isto dependerá da dose absorvida.

Finalmente, e este é um ponto importante na investigação das intoxicações, pode haver exposição a mais de um agente e a interação pode modificar os sintomas. Ainda em relação aos fatores externos ao sistema nervoso, devemos lembrar que a maior parte dos agentes tóxicos é metabolizada pelo fígado, embora isso possa acontecer também em outros locais, inclusive no tecido nervoso. Com isso, ocorre a transformação de metabólitos lipofílicos em hidrofílicos, que são excretados principalmente pela urina, mas também pelo suor, pelos pulmões e com a bile. Isto significa que o acometimento destas vias, por exemplo, por insuficiência renal, pode fazer com que os metabólicos tóxicos se acumulem em concentração suficiente para que alterações neurológicas ocorram.

Fatores intrínsecos:

Algumas características do sistema nervoso central explicam porque o cérebro é tão vulnerável a intoxicações. Como um mecanismo de defesa, existe a barreira hematoencefálica, que restringe a entrada de agentes e de íons ligados a proteínas plasmáticas no sistema, mas, por outro lado, nele facilita a entrada de agentes lipossolúveis. Adicionalmente esta barreira está ausente nos plexos coroides e nas regiões neuroendócrinas, como a hipófise e a pineal. Os neurônios têm dependência absoluta da disponibilidade de oxigênio, o que os torna mais vulneráveis a agentes que interrompam o suprimento de oxigênio, como o monóxido de carbono, ou à utilização de oxigênio pelo cérebro. Diferentemente de outros órgãos, o cérebro tem células altamente especializadas, existindo uma ampla diferença de sensibilidade entre uma região e outra. Um exemplo clássico é o acometimento da substância negra, com o consequente prejuízo aos movimentos.

Padrão geral de intoxicação do sistema nervoso:

Existem cinco grandes fontes de intoxicação do sistema nervoso:

- Agentes farmacêuticos, por iatrogenia ou autoexposição, o que não será abordado neste texto;
- Agentes biológicos, que tipicamente ocorrem como surtos localizados;
- Contaminantes ambientais;
- Agentes tóxicos ocupacionais;
- Agentes autoadministrados, com alguma frequência são os mesmos responsáveis pela intoxicação ocupacional.

Apresentaremos na sequência o quadro clínico do efeito no sistema nervoso de algumas das causas mais comuns de intoxicações.

✓ *Elementos puros*

Manganês

É utilizado, principalmente, no processo de produção de aço e de ligas. Sendo um dos constituintes mais comuns da crosta terrestre, está presente também em alimentos, como grãos e castanhas, e em bebidas, como o chá. A intoxicação ocorre nomeadamente por inalação, como no caso de mineiros ou de trabalhadores atuantes no processamento do minério de manganês, e de soldadores, embora haja risco, também, para trabalhadores agrícolas expostos ao fungicida maneb.

Ainda não se conhece o mecanismo da toxicidade do manganês no sistema nervoso, mas estudos com ressonância magnética mostram um acúmulo preferencial da substância no globo pálido e no putâmen (Newland *et al.*, 1989), o que explica os sintomas mais evidentes desta intoxicação. Os sintomas iniciais são inespecíficos, como astenia, inquietude, apatia e anorexia. Mais raramente a agitação psicomotora pode ser a primeira manifestação, vindo a seguir delírios, alucinações e um comportamento compulsivo, em uma constelação conhecida como *locura manganica*, a partir da observação de mineiros no Chile.

Após alguns meses desses sintomas, instala-se no indivíduo uma síndrome extrapiramidal progressiva, havendo o surgimento de alterações da marcha, de rigidez e de tremor (Huang *et al.*, 1993). A avaliação mostra várias alterações indicativas de parkinsonismo, como hipocinesia, redução da mímica, instabilidade postural e micrografia. O tremor está presente, mas de forma diferente do que se dá quando da doença de Parkinson, em que ele é de repouso. Na decorrência de intoxicação por manganês, este padrão é pouco frequente, sendo mais provável o tremor postural fino das mãos, que pode afetar também lábios e língua. Do mesmo modo, pode haver festinação na marcha, mas é mais comum o bater dos pés ao caminhar.

Adicionalmente pode ser observada distonia (Flynn, Susi, 2009). As alterações neurológicas podem tornar-se permanentes em torno de 2 anos após o início dos sintomas. Não está claro o efeito a longo prazo da interrupção da exposição, mas a observação de um pequeno grupo de mineiros mostrou progressão, exceto para o tremor (Huang *et al.*, 1993).

No manganismo, mais precocemente e com muito mais frequência do que se dá com as alterações neurológicas, podem ser observadas alterações comportamentais, como ansiedade e depressão, e alterações cognitivas, como na velocidade de processamento e o desenvolvimento de habilidades viso-espaciais e memória de trabalho e de longo prazo (Bowler *et al.*, 2006). Nesse sentido, a avaliação cognitiva, na suspeita de intoxicação por este elemento, tem a probabilidade de mostrar alterações mais precocemente do que o exame neurológico.

Chumbo inorgânico

A percepção dos efeitos tóxicos do chumbo é muito antiga. Hipócrates descreveu as cólicas e a fraqueza induzidas pelo chumbo. O reconhecimento do chumbo inorgânico como intoxicante inicialmente aconteceu a partir de sintomas em consumidores de bebidas alcoólicas adulteradas e, finalmente, no século XIX, ficou claro que alterações em pessoas lidando com chumbo eram mais ou menos esperadas. Na realidade, a intoxicação por chumbo inorgânico foi muito além dos limites ocupacionais, por sua presença em uma extensa lista de produtos, incluindo latas para alimentos e bebidas, tintas e vernizes, e combustível. Mas, apesar das mudanças nestas manufaturas que levaram a um declínio na concentração de chumbo na população geral, o metal ainda está presente em uma série de atividades, como a fundição e a produção de pigmentos.

A exposição ao chumbo inorgânico se dá primariamente por inalação ou ingestão e o metal está tão disseminado na água, no solo e no ar que é quase impossível encontrar ambientes livres de chumbo. As fontes ocupacionais de chumbo são variadas – mineração, fundição, fabricação e manuseio de tintas e cerâmicas, e estocagem e reparo de baterias para automóveis. O metal ainda pode estar presente em combustíveis, representando um risco para trabalhadores desta área, como os frentistas. Aqui podemos pensar também em crianças e adolescentes que aspiram gasolina com o objetivo recreativo.

Uma vez aspirado, o chumbo inorgânico vai dividir-se em três reservatórios, um de troca rápida, de sangue, medula óssea e tecidos moles; um de troca intermediária, de pele, músculos e ossos trabeculados; e um de troca lenta, de ossos densos e dentes (Cory-Schlecta, Schaumburg, 2000). Por estas características, é possível entender porque a dosagem plasmática serve apenas para identificar a exposição recente, representando apenas uma pequena fração do total. Para verificar a exposição passada, é mais útil administrar ao paciente EDTA e verificar sua excreção urinária em 24 horas – uma excreção maior do que uma grama indica exposição prévia potencialmente danosa.

Os efeitos do chumbo sobre o sistema hematopoiético, sobre os rins e sobre outros órgãos são abordados em outros capítulos desta enciclopédia. Os mecanismos da toxicidade do chumbo para o sistema nervoso não estão claros, assim como não se sabe a partir de que concentração sanguínea é possível esperar sintomas neurológicos (Goodman *et al.*, 2002).

As manifestações neurológicas encontradas são a encefalopatia, que pode ser subclínica, e a polineuropatia, a primeira aparecendo com níveis mais altos que a segunda. A encefalopatia franca é encontrada basicamente em crianças. Em adultos, é mais provável encontrar alterações cognitivas mais sutis.

A avaliação de áreas cognitivas específicas mostra que trabalhadores expostos ao chumbo têm/sofrem uma lentificação no tempo de reação e têm déficit, em geral discreto, na atenção e na memória verbal; adicionalmente, também se verificou alteração no raciocínio verbal. Não obstante, todas essas alterações podem não ser evidentes, mesmo na avaliação formal, se a demanda da tarefa apresentada for baixa. A intoxicação por chumbo inorgânico pode também causar déficits sensoriais, como o aumento do limiar auditivo e cegueira, além de ambliopia ou escotomas, em decorrência de atrofia óptica (Otto, Fox, 1993), o que, por sua vez, pode contribuir para o surgimento das alterações cognitivas referidas acima.

Chumbo orgânico

A intoxicação por chumbo orgânico diminuiu com a redução do uso de chumbo tetraetílico como aditivo em combustíveis, mas este ainda é um risco ocupacional para trabalhadores na limpeza de tanques de combustível antigos. O chumbo tetraetílico é rapidamente convertido em chumbo inorgânico pelo fígado. Os sintomas da intoxicação aparecem algumas semanas após a atividade de limpeza e consistem em cefaleia, vômitos, irritabilidade e insônia; tremor de intenção e ataxia precedendo coma (Valpey *et al.*, 1978). Esta é uma condição potencialmente letal para a qual não existe tratamento efetivo.

Mercúrio

A exposição ocorre na forma de inalação de vapor do mercúrio metálico, mediante o contato com o mercúrio inorgânico oxidado e com o mercúrio orgânico (metil mercúrio), por ingestão ou pelo contato com a pele. A exposição ao mercúrio inorgânico ocorre com trabalhadores no corte de vidro e, em menor escala, com profissionais que lidam com amálgama dentário. Os primeiros sintomas são mudanças na memória, agitação e insônia. Com a continuação da exposição, aparecem tremor de intenção e contração do campo visual (Rosen, 1950). Pode haver uma combinação de estomatite e de eritema cutâneo, com alterações do comportamento e tremor, compondo o quadro completo de eretismo, algumas vezes denominado "doença do Chapeleiro Maluco", a partir da descrição de Lewis Carroll. Muito mais raramente pode haver uma neuropatia motora subaguda que lembra a síndrome de Guillain-Barré, isto é, surge uma fraqueza que se inicia pelos pés e progride rapidamente. Em pelo menos um caso foi observado o acúmulo preferencial do metal no giro do cíngulo, o que ajuda a explicar a associação entre alterações do comportamento e as dificuldades de atenção e concentração observadas nesta forma de intoxicação (O'Carroll et al., 1995).

O mercúrio orgânico tem maior visibilidade. Há o relato de uma epidemia em Minimata, Japão, ocorrido nos anos 1950, devido à contaminação de moluscos por efluentes industriais. Foram observadas parestesias, ataxia, tremor, dificuldade de fala e de audição e contração dos campos visuais (McAlpine, Araki, 1959).

Alumínio

Este metal está presente de um modo tão generalizado no ambiente que é encontrado no corpo de qualquer indivíduo normal. Sua relação com a encefalopatia aguda potencialmente fatal ou com a encefalopatia crônica em pessoas com insuficiência renal está bem estabelecida, mas seu efeito tóxico em outras condições não está claro. Periodicamente, é apresentada a hipótese de que o alumínio está associado a doenças neurológicas degenerativas, como a doença de Alzheimer ou a esclerose lateral amiotrófica, mas até agora vínculos como estes não resistiram a uma análise minimamente rigorosa.

O alumínio é obtido através da alumina, extraída da bauxita como alumínio metálico. Nesta forma, tem extenso uso na indústria da construção, na indústria automobilística e na fabricação de utilidades domésticas, como panelas e latas. Adicionalmente, é usado no processamento de alimentos e na produção de medicamentos.

Diante desta ampla utilização, enquanto há alguma evidência de que a exposição ao alumínio pode causar alterações pulmonares e algumas formas de neoplasia, a evidência de seu efeito sobre o sistema nervoso é muito menos sólida. Houve uma época em que mineiros extraindo ouro e urânio, no Canadá, inalavam, regularmente, um pó basicamente composto por alumínio elementar e óxido de alumínio. Isto era feito como uma forma de se prevenir a silicose. Enquanto se percebia um benefício em relação à função pulmonar, mineiros que haviam inalado o pó apresentavam um desempenho cognitivo pior do que os não tratados (Rifat et al., 1990).

A exposição ao alumínio pode ocorrer em sua produção e em sua utilização e, de um modo crescente, na indústria de reciclagem de alumínio. Um problema na avaliação da intoxicação é que dificilmente se encontrará ambientes de trabalho onde a exposição seja exclusivamente ao alumínio. Assim, já foi descrita a "paralisia da oficina de panelas" (*potroom palsy*), caracterizada por incoordenação, tremor e alterações cognitivas e eventualmente acompanhada por paraparesia espástica. Mas, neste tipo de ambiente, além do alumínio, há a exposição a fluoretos, a sulfeto de hidrogênio, a cianureto, a dióxido e monóxido de carbono, a lítio e a hidrocarbonos aromáticos. Uma investigação de três indivíduos expostos a estas condições mostrou, por um lado, déficits de memória e, por outro, concentração sustentada e raciocínio abstrato. Manifestações mais típicas da encefalopatia por alumínio, especificamente, estavam ausentes (Longstreth, Rosenstock, Heyer, 1985).

A avaliação de trabalhadores na reciclagem de alumínio mostrou pessoas que apresentavam maior lentidão para a realização de tarefas que envolviam destreza e a função executiva, revelando, igualmente, um maior tempo de reação para respostas simples e que envolviam escolhas, além de mínima alteração de equilíbrio (Kliburn, 1998). Mas, como apontado pelos autores, havia a exposição, também, a outros compostos tóxicos no ambiente em questão. Em resumo, enquanto há vasta evidência do efeito do alumínio – causa encefalopatia em pessoas com insuficiência renal – não é possível estabelecer uma relação sólida entre a exposição ambiental (considerando por exemplo, a concentração do alumínio na água) e a exposição ocupacional e alterações no sistema nervoso.

Arsênio

A exposição ao arsênio pode ocorrer na indústria de fundição, por inalação. Na exposição crônica é possível, embora raro, instalar-se uma polineuropatia periférica, iniciando-se com parestesias nas extremidades e progredindo para a perda de sensibilidade e a ataxia, acompanhada por alterações em outros órgãos, como a anemia e a descoloração da pele (Heaven, Duncan, Vukelja, 1994). A intoxicação aguda inclui alterações gastrointestinais, como vômitos e diarreia, pele acinzentada, anemia e neuropatia periférica rapidamente ascendente, lembrando a síndrome de Guillain-Barré.

Cádmio

O cádmio é encontrado quase que exclusivamente em associação com o zinco, sendo extraído do minério bruto deste elemento ou de seus resíduos. O cádmio é usado extensamente na indústria de pigmentos, de polidores de prata, de metais folheados e em acumuladores alcalinos. Anteriormente, a intoxicação por este elemento tinha uma origem exclusivamente ocupacional, mas com o descarte de produtos em cuja produção o cádmio é utilizado, são já encontrados casos resultantes de contaminação ambiental. Tendo uma meia vida longa, o efeito intoxicante dessa substância é crônico e elevado. O efeito é principalmente sobre os pulmões e os rins. No sistema nervoso, o efeito mais comum é a anosmia e há um único relato de encefalopatia, não relacionada à atividade profissional (Provias et al., 1994).

Selênio

A intoxicação por selênio pode acontecer com trabalhadores rurais em solos com alta concentração deste elemento, mas este não é o caso no Brasil. O selênio é usado como ingrediente para a ração animal; como pigmento, na indústria de cerâmicas, tintas e plásticos; como aditivo, na fabricação de vidros; e em metalurgia. As manifestações clínicas da intoxicação por exposição prolongada são cefaleia, tontura, fadiga, parestesias e convulsões.

✓ *Compostos químicos puros*

Tetraclorodibenzodioxina

A TCDD é um subproduto de várias atividades industriais e do processo de incineração de restos. Além do conhecido efeito cancerígeno, após exposição crônica, como verificado experimentalmente, foram relatados efeitos sobre o sistema nervoso. Os sintomas incluem fadiga, nervosismo, diminuição da libido e depressão (Oliver, 1975). Por outro lado, a avaliação a longo prazo de pessoas expostas ao composto não mostrou alterações consistentes, o que sugere que os efeitos observados logo após o contato devem ser transitórios (Suskind, Hertzberg, 1984).

Tetracloroetileno

Este líquido não inflamável é usado no processo de secagem de roupas e sua absorção pode dar-se tanto por ingestão como por inalação. Residentes em regiões próximas a lavanderias a seco podem apresentar alterações na vigilância e no tempo de reação (Altman *et al.*, 1995). Em trabalhadores de lavanderias, houve alteração em testes de reprodução visual e na memória de padrões correlacionada à intensidade da exposição. Mas esta correlação não foi evidenciada para testes de atenção e de pareamento de dígitos (Echeverria, White, Sampaio, 1995).

Metanol:

O metanol é usado largamente como solvente industrial, para a produção de formaldeído e de ácido acético. Também é usado como removedor de tinta e anticongelante. Em geral, os casos de intoxicação observados são resultantes da contaminação acidental de bebidas à base de etanol, mas o metanol também pode ser absorvido por inalação ou pelo contato cutâneo. Os casos relatados são tipicamente acidentais e não há relatos dessa substância ser considerada como um risco ocupacional. Sendo assim, sua inclusão nesta lista se justifica por seu uso em grande escala e para salientar este ponto.

No que se refere a sintomas, tipicamente há uma latência de algumas horas após a exposição, seguida por náuseas, vômitos, diarreia e dor abdominal. Do ponto de vista neurológico, as primeiras manifestações são visuais, com visão borrada ou reduzida e fotofobia, seguida por cegueira em horas ou dias. Na sequência, ocorre o coma, acompanhado por rigidez e convulsões. Os sobreviventes apresentam um quadro extrapiramidal, com rigidez, bradicinesia e distonia (Guggenheim, Couch, Weinberg, 1971).

n-Hexano

Além de estar presente nos combustíveis, o n-Hexano é usado nas indústrias de borracha, de adesivos e de tintas. Adicionalmente, vem substituindo o benzeno como solvente. Como risco ocupacional, em geral, a exposição se dá por inalação, mas é importante lembrar-se da intoxicação por aspiração proposital de cola. Do ponto de vista ocupacional, os primeiros relatos são de trabalhadores na produção de polietileno laminado, em locais com pouca ventilação, que desenvolveram neuropatia periférica. O quadro clínico é típico, iniciando-se com parestesia das extremidades, seguida por perda de força distal. O exame neurológico mostra, além disso, diminuição dos reflexos profundos (Smith, Albers, 1997). Os sintomas podem persistir por alguns meses, após a interrupção da exposição, e a recuperação é incompleta nos casos mais graves de intoxicação. As atividades nas quais esta intoxicação pode ocorrer vão desde a produção de sapatos até a de móveis.

Dimetilaminopropionitrila

Este composto é usado na fabricação de espuma de poliuretano. Sua absorção pode ocorrer por inalação, ingestão ou contato com a pele. Em trabalhadores expostos cronicamente ao composto, os primeiros sintomas foram urinários e abdominais. Na sequência, foram observadas parestesias e dormência, iniciando-se pelos pés (Keogh, 1983). Com o uso do dimetilaminopropionitrila tornando-se cada vez mais restrito, a probabilidade de novos casos de intoxicação se torna remota.

Acrilonitrila

Este composto tem vasta aplicação na indústria, na fabricação de produtos farmacêuticos, corantes, fibras sintéticas e plásticos. Seu uso principal dá-se na fabricação de acrílico e de resinas de estireno-acrilonitrila.

A absorção desta substância composta ocorre por via oral, por contato com a pele e por inalação. Experimentalmente, a exposição única a doses altas provoca perda de urina e fezes, salivação, tremores e convulsões, sugerindo um efeito colinérgico. De fato, a administração de atropina reduz os efeitos da intoxicação (Ghanayem *et al.*, 1991). A exposição crônica pode produzir alterações da memória, da concentração e da função executiva, além de alterações psiquiátricas (depressão e irritabilidade, por exemplo), como observado em trabalhadores da indústria de cosméticos (Losasso, Rapport, Axelrod, 2001), Mas, para casos como o relatado, é importante lembrar que há também a participação de outras substâncias no processo, como os solventes orgânicos.

✓ *3) Compostos químicos complexos*

Solventes orgânicos

A descrição de alterações comportamentais em pintores expostos cronicamente a baixos níveis de solventes orgânicos vem de trinta anos atrás. Embora os primeiros estudos indicassem a "síndrome do solvente orgânico" como algo disseminado e causador de danos irreversíveis ao SNC, novos estudos, feitos com maior cuidado metodológico, mostraram resultados bem menos evidentes que os anteriores (Spurgeon *et al.*, 1992).

Os solventes orgânicos são uma mistura de diferentes compostos, incluindo hidrocarbonos aromáticos, alcoóis, ésteres, cetonas e glicóis. São usados como solventes em gorduras, ceras, resinas, plásticos e em outros materiais. E, como tal, entram na composição de desengordurantes, combustíveis, tintas e removedores de tintas.

Sendo uma mistura, as propriedades físico-químicas e, também, o potencial de intoxicação variam. A maior parte dos solventes orgânicos é lipofílica e, portanto, facilmente absorvida pela pele, mas a maior via de intoxicação ocupacional é por inalação.

Em decorrência da exposição crônica, há uma primeira fase de alterações leves, marcada por fadiga, dificuldade de concentração e cefaleia, por exemplo. Após um período que varia entre 4 e 10, anos ocorrem alterações psíquicas, como depressão e irritabilidade, e alterações cognitivas, como a dificuldade de atenção, de concentração e de memorização (Lindstrom, 1980).

Um dos problemas, em relação ao diagnóstico desta síndrome, é o caráter essencial da verificação da concentração do solvente na área de trabalho. Um estudo longitudinal que inclui esta informação chegou à conclusão de que não há sintomas subjetivos relacionados ao SNC e ao SNP em casos de intoxicação e de que as alterações detectadas pela testagem eram subclínicas. A conclusão final foi a de que estes resultados não apoiam a ideia de uma síndrome relacionada a baixos níveis de solventes orgânicos (Ford et al., 1991).

Foram encontradas alterações mínimas nos testes de atenção e de concentração. Não foram encontradas alterações direcionadas à memória e não se detectaram alterações psiquiátricas através da aplicação de escalas objetivas. Estes resultados foram confirmados por outros estudos e indicam que a exposição prolongada a solventes orgânicos, dentro dos limites permitidos, não causa alterações sintomáticas no sistema nervoso.

É claro que poderia ser colocada a questão dos trabalhadores inseridos em ambiente com uma concentração acima da permitida. Eticamente este tipo de investigação não pode ser feito de modo controlado. Uma alternativa, então, seria observar o que acontece com indivíduos que abusam de solventes com fins recreativos. Um estudo mostrou alterações em diferentes aspectos da cognição, como a atenção, o tempo de reação, a memória e o raciocínio lógico, mas não se evidenciou uma relação entre o tempo de abuso ou a quantidade do solvente e as alterações cognitivas. Por outro lado, houve relação entre as alterações observadas na ressonância magnética de crânio e o consumo (Rosenberg et al., 2002), sugerindo que este exame pode ser mais sensível que a avaliação neuropsicológica na avaliação de intoxicação por solventes orgânicos.

Organofosforados

Esta é uma classe que abrange um grande número de compostos, cujas características físico-químicas variam. Assim, alguns são altamente voláteis e outros não, alguns são corrosivos e outros não. Sua apresentação pode ser como sólido, líquido ou gasoso, sendo que são excretados hidrolisados ou sem mudança principalmente na urina.

A maior aplicação dos organofosforados é como defensivos agrícolas, mas também podem ser usados como retardantes de chamas, emulsificantes, reguladores de catálise, aditivos de polímeros e na extração de metais. O uso como pesticidas foi diminuindo com a introdução de produtos menos tóxicos, mas é previsível que estes compostos continuarão sendo um risco ocupacional por alguns anos ainda.

Alguns organofosforados foram usados como arma química por seus efeitos anticolinesterásicos. Um destes foi o sarin, usado em um atentado terrorista no metrô de Tóquio (Suzuki et al., 1995). Os organofosforados são um risco ambiental pela possibilidade de contaminação do solo e da água, mas neste texto nos limitaremos a seus efeitos como um risco ocupacional. Este é maior para em trabalhadores agrícolas que aplicam compostos dessa classe, em particular na forma de spray. A absorção ocorre por ingestão, inalação e contato com a pele. Por suas características lipofílicas e grande distribuição, a concentração plasmática representa apenas uma pequena fração da carga total que causou a intoxicação.

A intoxicação aguda ocorre principalmente em tentativas de suicídio. Os sintomas da intoxicação correspondem aos efeitos muscarínicos, com salivação, sudorese, bronco-espasmo, bradicardia e diarreia; aos efeitos nicotínicos, com taquicardia, hipertensão, fraqueza muscular e fasciculações; e aos efeitos centrais, com visão borrada, tremores, confusão, convulsões e coma (Lotti, 1991).

O aparecimento dos sintomas varia de acordo com a via de intoxicação e a quantidade absorvida. Após o tratamento, a recuperação dos sintomas secundários à atividade colinérgica ocorre em poucos dias. Mas alterações no eletroencefalograma, com surtos de ondas lentas, podem persistir por alguns dias, uma informação útil no acompanhamento desses casos. Nas intoxicações agudas não foram observadas sequelas significantes em longo prazo, mesmo para os casos graves (Tabbershaw, Cooper, 1966).

Uma forma mais rara de intoxicação por organofosforados é a síndrome intermediária, em que ocorre uma progressiva paralisia da musculatura proximal das extremidades, dos músculos flexores do pescoço, dos pares cranianos motores, envolvendo a mímica, a motricidade ocular extrínseca e a musculatura respiratória (Senanayake, Karalliedde, 1987).

Determinar os efeitos da exposição crônica a baixas concentrações de organofosforados é mais complexo. Foram relatados sintomas depressivos e grave dificuldade de memória e de concentração, mas as investigações apresentaram falhas na avaliação mais detalhada da exposição e na escolha de um grupo de controle adequado. Um estudo comparou dois grupos de trabalhadores na criação de ovelhas, grupos classificados como pouco ou muito sintomático logo após a exposição aguda no processo de lavar os animais com organofosforados. Uma reavaliação dos profissionais realizada após vários meses mostrou uma diferença na discriminação de dois pontos e no diâmetro da panturrilha. Ela foi menor nos mais sintomáticos, mas o significado clínico dessas alterações não parecia claro no momento (Beach *et al.*, 1996).

Síndromes neurológicas e suas relações com possíveis intoxicantes

Algumas vezes, uma intoxicação ocorre por exposição a diferentes substâncias. É útil, portanto, saber quais substâncias causam cada síndrome. Para isso, apresentamos a lista abaixo, extraída de *Experimental and Clinical Neurotoxicology* (páginas 1269-1276), livro organizado por Spencer e Schaumburg e publicado, em 2000, pela Oxford University Press.

- **Encefalopatia aguda:** A encefalopatia é caracterizada por uma instalação rápida, tipicamente após a exposição a uma alta concentração do intoxicante. O quadro é de confusão, frequentemente acompanhada por agitação, depressão do nível da consciência, com sonolência ou torpor que podem progredir para coma. Frequentemente, há convulsões associadas e alterações dos ritmos cardíaco e respiratório.

Podem causar encefalopatia aguda:

• acetona	• etanol
• alumínio	• monóxido de carbono
• benzeno	• n-Heptano
• brometo de metila	• selênio
• cádmio	• solventes orgânicos
• chumbo	• tetracloreto de carbono
• cloreto de metila	• tetracloroetano
• dimetilsulfato	• tricloroetileno

- **Encefalopatia crônica:** não é tão evidente quanto a encefalopatia aguda, pelo menos em sua fase inicial. Os sintomas incluem irritabilidade, depressão, apatia e dificuldade de pegar no sono, havendo, em geral, insônia. Normalmente, a avaliação neuropsicológica evidencia as dificuldades de atenção, de concentração e de memorização. Dependendo da causa da encefalopatia, podem ser percebidas, também, alterações mais específicas, principalmente nos testes de função executiva. Adicionalmente, é frequente a queixa de alterações gástricas.

Podem causar a encefalopatia crônica:

• alumínio	• organofosforados
• chumbo	• solventes orgânicos
• dissulfeto de carbono	• sulfeto de hidrogênio
• etanol	• tetraclorodibenzodioxina
• mercúrio	• tetracloroetileno

- **Neuropatia periférica:** como doença ocupacional, a neuropatia, em geral, tem predomínio sensitivo, mas podem ser observadas alterações motoras no indivíduo, dependendo da causa da doença. O quadro clínico de parestesias de início distal, tipicamente nos artelhos e nas plantas, seguidas por dormência e progressão proximal. Uma avaliação mais cuidadosa pode mostrar uma paresia distal associada.

Causam a neuropatia periférica:

• arilamida	• mercúrio
• carbamato (pesticidas)	• monóxido de carbono
• chumbo	• n-Heptano
• dimetilaminopropionitrila	• organofosforados
• dissulfeto de carbono	• solventes orgânicos
• hexaclorobenzeno	• tetracloreto de carbono

- **Síndrome cerebelar:** é caracterizada por tremor de final de movimento ou ao manter a postura; por movimentos sem fluidez, algumas vezes francamente alterados e por fala empastada e pouco clara. As alterações do equilíbrio e da marcha variam da insegurança e da instabilidade no estar em pé e ao caminhar até o alargamento da base de sustentação. O exame neurológico revela a dificuldade para a realização de movimentos finos, que são torpes e podem errar o alvo, em executar movimentos rapidamente alternantes. Também pode ser observado o nistagmo com padrão cerebelar ao se avaliar a motricidade ocular extrínseca.

Podem causar a síndrome cerebelar: chumbo, mercúrio e metilcloreto.

- **Síndrome extrapiramidal:** é caracterizada por instabilidade postural, marcha em pequenos passos, lentidão de movimentos e fala empastada, com volume baixo e pouco clara. Em geral, o tremor, quando presente, não é em repouso, como na doença de Parkinson, mas por manutenção de postura. Algumas vezes, como parte da síndrome, pode haver distonia, isto é, movimentos lentos e mantidos de contração muscular que deslocam extremidades ou mudam a posição da cabeça.

A síndrome extrapiramidal pode ser causada por: hexaclorobenzeno, n-Hexano e manganês.

- **Convulsões:** em geral as convulsões, nas intoxicações, são tônico-clônicas generalizadas, mas podem também apresentar-se como contrações rápidas do tipo mioclônico.

Podem causar convulsões: acrilonitrila, diclorodifeniltricloroetano (DDT) e hexaclorobenzeno (HCB).

▶ Referências

Altman L et al. Neurobehavioral and neurophysiological outcome of chronic low-level tetrachloroethylene exposure measured in neighborhoods of dry cleaning shops. Environmental Research, 69(2): 83-9, 1995.

Beach JR et al. Abnormalities on neurological examination among sheep farmers exposed to organophosphorous pesticides. Occupational and Environmental Medicine, 53 (8): 520-5, 1996.

Blond M, Netterstrom B, Laursen P. Cognitive function in a cohort of Danish steel workers. Neurotoxicology, 28(2): 328-35, 2007.

Bowler et al. Manganese exposure: neuropsychological and neurological symptoms and effects in welders. Neurotoxicology, 27(3): 315-26, 2006.

Campbell WW. De Jong – o exame neurológico. 6a ed. Rio de Janeiro: Guanabara-Koogan, 2007.

Cory-Schlecta DA, Schaumburg HH. Inorganic lead. In: Spencer PS, Schaumburg HH (Ed.). Experimental and clinical neurotoxicology. New York: Oxford University Press, 2000. p.708-09.

Crespo CA, Mattos P. Concussão e síndrome pós-concussional: revisão de seus conceitos. Jornal Brasileiro de Psiquiatria, 48(11): 513-20, 1999a.

Crespo CA, Mattos P. As dificuldades para se diagnosticar a síndrome pós-concussional. Revista Brasileira de Neurologia, 35(6): 167-72, 1999b.

Crespo CA et al. Traumatismos cranianos fechados: implicações neuropsiquiátricas e clínicas. Jornal Brasileiro de Psiquiatria, 48(7): 325-31, 1999.

Diniz LM, Fuentes D, Abreu N, Mattos P. Avaliação Neuropsicológica. Porto Alegre: Artmed, 2009. p.301-305.

Echeverria D, White RF, Sampaio C. A behavioral evaluation of PCE exposure in patients and dry cleaners: a possible relation between clinical and preclinical effects. Journal of Occupational and Environmental Medicine, 37(6): 667-80, 1995.

Flynn MR, Susi P. Neurological risk associated with manganese exposure from welding operations – a literature review. International Journal of Hygiene and Environmental Health, 212(5): 459-65, 2009.

Ford DP et al. A quantitative approach to the characterization of cumulative and average solvent in paint manufacturing plants. American Industrial Hygiene Association Journal, 52(6): 226-34.1991.

Gade A, Mortensen E, Bruhn P. "Chronic painter's syndrome". A reanalysis of psychological test data in a group of diagnosed cases, based on comparisons with matched controls. Acta Neurologica Scandinavica, 77(4): 293-306, 1988.

Ghanayem BI et al. Assessment of the acute acrylonitrile-induced neurotoxicity in rats. Neurotoxicology and Teratology, 13(5): 499-502, 1991.

Goodman M et al. Neurobehavioural testing in workers occupationally exposed to lead: systematic review and analysis of publications. Occupational and Environmental Medicine, 59(4): 217-23, 2002.

Guggenheim MA, Couch JR, Weinberg W. Motor dysfunction as a permanent complication of methanol ingestion. Archives of Neurology, 24: 550-4, 1971.

Hartman D. Neuropsychological toxicology: Identification and assessment of neurotoxic syndromes. 2nd ed. New York: Plenum Press, 1995.

Heaven R, Duncan M, Vukelja SJ. Arsenic intoxication presenting with macrocytosis and peripheral neuropathy, without anemia. Acta Haematologica, 92(3): 142-3, 1994.

Hilsenroth MJ, Stricker GA. A consideration of challenges to psychological assessment instruments used in forensic settings: Rorschach as exemplar. Journal of Personality Assessment, 83(2): 141-52, 2004.

Huang CC et al. Progression after chronic manganese exposure. Neurology,43(8): 1479-83, 1993.

Keogh JP. Classical syndromes in Occupational Medicine: dimethylaminopropionitrile. American Journal of Industrial Medicine, 4(3): 479-89, 1983.

Kilburn KH. Neurobehavioral impairment and symptoms associated with aluminum remelting. Archives of Environmental Health, 53(5): 329-35, 1998.

Kremer M. Sitting, standing, and walking. British Medicine Journal, 2: 63-9, 1958.

Lee YL, Pai MC, Chen JH, Guo YL. Central neurological abnormalities and multiple chemical sensitivity caused by chronic toluene exposure. Occupational Medicine, 53(7): 479-82, 2003.

Lindstrom K. Changes in psychological performance of solvent-poisoned and solvent-exposed workers. American Journal of Industrial Medicine, 1(1): 69-84, 1980.

Longstreth Jr. WT, Rosenstock L, Heyer NJ. Potroom palsy? Neurologic disorder in three aluminum workers. Archives of Internal Medicine, 145(11): 1972-5, 1985.

Losasso GL, Rapport LJ, Axelrod BN. Neuropsychological symptoms associated with low-level exposure to solvents and (meth)acrylates among nail technicians. Neuropsychiatry, Neuropsychology & Behavioral Neurology,14(3): 183-9, 2001.

Lotti M. Treatment of acute organophosphate poisoning. The Medical Journal of Australia,154(1): 51-5, 1991.

Magladery JW et al. Cutaneous reflex changes in development and aging. Archives of Neurology, 3(1): 1-9, 1960.

McAlpine D, Araki S. Minamata disease. Late effects of an unusual neurological disorder caused by contaminated fish. Archives of Neurology, 1(5): 522-30, 1959.

Newland MC, Ceckler T, Kordower JH, Weiss B. Visualizing manganese in the primate basal ganglia with magnetic resonance imaging. Experimental Neurology, 106(3): 251-8, 1989.

O'Carroll RE et al. The neuropsychiatric sequelae of mercury poisoning. The Mad Hatter's Disease revisited. The British Journal of Psychiatry, 167: 95-8, 1995.

Oliver RM. Toxic effects of 2, 3 ,7, 8-tetrachlorodibenzo 1, 4 dioxin in laboratory workers. British Journal of Industrial Medicine, 32(1): 49-53, 1975.

Otto DA, Fox DA. Auditory and visual dysfunction following lead exposure. Neurotoxicology, 14(2-3): 191-207, 1993.

Park RM, Bowler RM, Roels H. A. Exposure-response relationship and risk assessment for cognitive deficits in early welding-induced manganism. Journal of Occupational and Environmental Medicine, 51(10): 1125-36, 2009.

Prigatano GP, Redner JE. Uses and abuses of neuropsychological testing in behavioural neurology. In: Brumback G. Neurologic Clinics, 11(1): 219-31, 1993.

Provias JP et al. Cadmium encephalopathy: a report with elemental analysis and pathological findings. Acta Neuropathologica, 88(6): 583-6, 1994.

Ribas-Fitó N, Torrent M, Carrizo D, Júlvez J, Grimalt JO, Sunyer J. Exposure to hexachlorobenzene during pregnancy and children's social behavior at 4 years of age. Environmental Health Perspectives, 115(3): 447-50, 2007.

Rifat SL et al. Effects of exposure of miners to aluminum powder. The Lancet, 336(8724): 1162-5, 1990.

Rosen E. Mercurialism. American Journal of Ophthalmology, 33:1287, 1950.

Rosenberg NL et al. Neuropsychologic impairment and MRI abnormalities with chronic solvent abuse. Journal of Toxicology – Clinical Toxicology, 40(1): 21-34, 2002.

Saunders JB, Inman VT, Eberhart HD. The major determinants in normal and pathological gait. The Journal of Bone and Joint Surgery, 35-A(3): 543-51, 1953.

Sbordone R. Neuropsychology for the attorney. In: Hall H, Sbordone R. Disorders of executive functions: civil and criminal law applications. California: PMD Publishers Group, 1993.

Senanayake N, Karalliedde L. Neurotoxic effects of organophosphorus insecticides: an intermediate syndrome. The New England Journal of Medicine, 316(13): 761-3, 1987.

Serafim AP, Saffi F, Rigonatti SP. Contribuições da avaliação neuropsicológica para as práticas forenses. In: Diniz LM, Fuentes D, Abreu N, Mattos P. Avaliação Neuropsicológica. Porto Alegre: Artmed, 2009. p.301-305.

Smith AG, Albers J. W. n-Hexane neuropathy due to rubber cement sniffing. Muscle Nerve, 20(11): 1445-50, 1997.

Spurgeon A et al. Neurobehavioral effects of long-term occupational exposure to organic solvents – two comparable studies. American Journal of Industrial Medicine, 22(3): 325-35, 1992.

Suskind RR, Hertzberg VS. Human health effects of 2, 4, 5-T and its toxic contaminants. The Journal of the American Medical Association, 251(18): 2372-80, 1984.

Suzuki T et al. Sarin poisoning in Tokyo subway. The Lancet, 345(8955): 980-1, 1995.

Tabbershaw IR, Cooper WC. Sequalae of acute organic phosphate poisoning. Journal of Occupational Medicine, 8(1): 5-20, 1966.

Torrente M, Colomina MT, Domingo JL. Metal concentrations in hair and cognitive assessment in an adolescent population. Biological Trace Element Research, 10(3):215-21, 2005.

Valpey R et al. Acute and chronic progressive encephalopathy due to gasoline sniffing. Neurology, 28(5): 507-10, 1978.

Walsh K. Understanding brain damage: a primer of neuropsychological evaluation. 2nd ed. Melbourne: Churchill Livingstone, 1991. p.253-77.

34 Doenças do Olho Relacionadas com o Trabalho

Joel Edmur Boteon

◗ Introdução
◗ Conceito e epidemiologia das doenças do olho relacionadas com o trabalho
◗ Bases anatômicas e anatomopatológicas das doenças do olho relacionadas com o trabalho
◗ Principais problemas e doenças do olho relacionadas com o trabalho
◗ Avaliação da incapacidade para o trabalho
◗ Medidas de prevenção de danos e de promoção da saúde ocular dos trabalhadores – Ergoftalmologia
◗ Referências

Introdução

A interação entre a visão e o trabalho deve proporcionar conforto e segurança para o trabalhador, assim como a possibilidade de execução das tarefas com qualidade e em tempo adequado. Os problemas visuais, funcionais ou patológicos, influem no desempenho do trabalhador e na qualidade do produto final, assim como fatores de risco no ambiente de trabalho podem ser responsáveis por alterações, de leves a graves, para o aparelho visual.

Portanto, o exame oftalmológico é importante na avaliação das qualidades visuais do trabalhador para o exercício adequado de suas atividades, assim como para detecção e constatação das doenças oculares relacionadas ao trabalho, para tomar medidas preventivas e responder aos questionamentos legais, quando necessário.

No processo de seleção do trabalhador, o exame oftalmológico verifica se as condições visuais do candidato satisfazem as exigências para o exercício das tarefas que deverá executar. Tal exame deve constar do questionamento sobre doenças do olho e anexos, mas, também, de doenças que podem comprometer a visão a qualquer momento. Como exemplos, temos o glaucoma, a miopia evolutiva e o *diabetes mellitus*. O exame é composto da ectoscopia, ou exame externo do olho e anexos, avaliação da acuidade visual e da motricidade extrínseca ocular, da refração, da biomicroscopia, da tonometria, do exame de fundo de olho (fundoscopia, oftalmoscopia, biomicroscopia do fundo de olho), do exame do campo visual e da visão de cores (Tabela 34.1). Outros exames poderão compor a semiologia oftalmológica, dependendo das dúvidas ocorridas e das necessidades do trabalho a ser executado.

A especificidade do exame oftalmológico e dos métodos propedêuticos utilizados para abordagem do olho e seus anexos exige, geralmente, a intervenção do especialista, em níveis mais complexos de atenção no sistema de saúde. Entretanto, muitas vezes, os acidentes e doenças envolvendo o olho e anexos, relacionados ou não às condições de trabalho, recebem o primeiro atendimento na rede básica de saúde ou nos setores de urgência e emergência, o que exige que todos os profissionais de saúde estejam capacitados a dispensar os cuidados adequados ao trabalhador, estabelecer o nexo da ocorrência com o trabalho e adotar os procedimentos necessários, até que o paciente venha a receber atenção especializada.

O aparelho visual é vulnerável à ação de fatores de risco presentes no trabalho, representados por agentes físicos, químicos, microbianos e ergonômicos (Tabela 34.2).

Agentes físicos

A corrente elétrica, de curtos circuitos e de raios, pode produzir queimadura no olho e seus anexos, resultando em hiperemia, edema, necrose de pálpebra e conjuntiva, irite, catarata, edema de retina e nervo óptico, atrofia coriorretiniana e mais lesões.

Tabela 34.1. Semiologia oftalmológica básica

Exames/dispositivo	Finalidades
Anamnese/entrevista	Registro de informações importantes sobre as condições do aparelho visual e de doenças que podem afetar a visão
Ectoscopia/foco de luz	Avalia alterações do olho e anexos, inclusive os reflexos pupilares: fotomotor, consensual e de acomodação e convergência
Acuidade/visual/projetor	Avalia a visão central, a capacidade da visão de formas para longe e perto. Utiliza os optotipos (letras, números e figuras) apresentados em tabelas ou por projeção
Motricidade ocular/objeto de fixação	Avalia as posições do olhar: primária (olhar em frente), secundárias (olhar para cima, para baixo, para a direita e para a esquerda) e terciárias ou cardinais (para cima e para a direita, para cima e para a esquerda, para baixo e para a direita e para baixo e para a esquerda
Refração/refratômetro ou caixa de prova	Processo de medida da presença ou ausência de erro refrativo do olho, pelo qual o oftalmologista determina a necessidade ou não do uso de lentes corretoras para obtenção de acuidade visual máxima
Tonometria/tonômetro	Medida da pressão intraocular
Exame de fundo de olho/oftalmoscópio e lâmpada de fenda (biomicroscópio)	é o exame do segmento posterior do olho, com visualização das estruturas internas (vítreo, retina, coroide, esclera e disco óptico). A região do polo posterior do olho inclui o disco óptico, a mácula e a retina adjacente.
Campo visual/campímetro computadorizado e manual	Mapeamento da região do espaço visualizada ao mesmo tempo por um indivíduo com o olhar fixo em uma mesma direção, geralmente em frente. Inclui a visão central e a periférica
Visão de cores/tábuas pseudoisocromáticas de ishihara, de Hardy-Rand-Ritter e teste das 100 matizes de Farnsworth-Munsell	Detecta alterações na visão de cores. Doenças da mácula produzem deficiências para o azul e amarelo, e lesões do nervo óptico para o verde e vermelho
Sensibilidade ao contraste/tabelas de letras de sensibilidade ao contraste de Pelli-Robson	Mede a quantidade mínima de contraste necessária para distinguir um objeto de teste. Pode revelar presença de catarata ou outra opacidade no trajeto da luz no olho
Teste do ofuscamento/fonte de luz brilhante	Exposição à luz brilhante, sob circunstâncias controladas, pode revelar a presença de catarata ou outra opacidade no trajeto da luz no olho

34 | Doenças do Olho Relacionadas com o Trabalho

Tabela 34.2. Principais fatores de risco para o aparelho visual

Agentes	Fator de risco
Físicos	• Elétrico • Energia radiante • Mecânico • Calor • Umidade
Químicos	• Ácidos, bases, álcool, seiva de planta • Alérgenos • Irritantes: poeira, gases, vapores e fumos • Venenos, toxinas etc.
Biológicos	• Vírus, príons, micoplasmas, bactérias, clamídias, riquétsias, fungos, protozoários que podem produzir infecções no olho e em seus anexos e nas vias visuais
Ergoftalmológicos	• Acidentes e doenças decorrentes do uso inadequado da visão • Trabalho com esforços pesados

A energia radiante é tratada em capítulos pertinentes deste livro. Apesar de sua utilidade oftalmológica, quando empregada em doses excessivas, por exemplo, pode provocar efeitos adversos, como a necrose produzida por raios beta, o olho seco e catarata após radioterapia, o pterígio pela exposição à luz solar. A iluminação inadequada pode produzir a fadiga visual, aumentando a probabilidade da ocorrência de erros. Os parâmetros da iluminação devem ser ajustados à natureza do trabalho. Denomina-se iluminação de uma superfície, a quantidade de fluxo luminoso que nela incide por unidade de área. Sua unidade de medida é o lux. Recomenda-se de 20 a 150lux para iluminação geral em áreas pouco utilizadas, de 200 a 1500lux na iluminação geral em locais de trabalho, e 2000lux para tarefas visuais mais precisas (Alves, 1994). A iluminação deve ser agradável, ajustada para cada tipo de trabalho e trabalhador, eliminando-se os reflexos provenientes de lâmpadas e superfícies brilhantes, que degradam a qualidade de visão.

Fator mecânico decorre do contato com corpos sólidos (estilhaços, aparas, pontas de ferramentas, peças de máquinas etc.), sob a ação de forças que provocam lesões traumáticas: abrasões, contusões, lacerações, ferimentos perfurantes puntiformes e cortantes, não penetrantes ou penetrantes, e por corpos estranhos superficiais ou intraoculares.

O calor age sob diversas formas de energia radiante, chamas e matéria aquecida: gasosa, líquida ou sólida. O calor pode produzir queimaduras superficiais e profundas. As pálpebras defendem os olhos de queimaduras, mas sofrem as mesmas consequências das queimaduras da pele. Quando atinge a córnea, pode ocorrer perda de sua transparência e baixa acentuada da visão. Essas alterações oculares foram encontradas em trabalhadores na laminação em altas temperaturas, nos quais se observou ardência e prurido ocular, olhos vermelhos, inflamação da conjuntiva e da córnea, e opacidade parcial ou turvação da córnea (Yasmin et al., 2012). Lesões pelo frio intenso podem ocorrer por explosões de gases refrigerantes ou aplicação de neve carbônica ou jatos de cloretila, com características de curta duração. Quando as lesões ocorrem pelo frio intenso e prolongado, suas características são semelhantes às queimaduras pelo calor.

A umidade baixa acarreta desconforto para o trabalhador, podendo dificultar o uso de lentes de contato. O trabalhador passa a sentir ardor, e mesmo, visão embaçada, por deficiência do filme lacrimal. A situação piora em trabalhadores mais idosos, devido à deficiência do filme lacrimal, e naqueles em uso de medicamentos como anti-histamínicos, contraceptivos, diuréticos, b-bloqueadores, antidepressivos, ansiolíticos e tranquilizantes.

Agentes químicos

As lesões oculares causadas por substâncias químicas ocorrem por efeito de formas líquidas, sólidas, de poeira, neblinas e vapores etc., por contato, ou tóxica, por absorção sistêmica. A incidência de queimaduras químicas em acidentes do trabalho é alta (Noia, Araújo, Moraes, 2000; Wagoner, 1997). Os ácidos, em contato com os tecidos, produzem necrose coagulativa por desnaturação proteica, formando coágulo que limita a sua penetração e difusão no tecido. A coagulação, geralmente, torna a córnea opaca mais superficialmente. Os álcalis produzem necrose de liquefação, envolvendo a desnaturação de proteínas e reações de saponificação de gorduras que não limitam a penetração no tecido, o que ocorre rapidamente no tecido ocular, continuando suas ações destrutivas mesmo após a lesão inicial. Os álcalis mais comumente envolvidos são a amônia, o hidróxido de sódio e a cal. A classificação de Hughes (Hughes, 1946) é internacionalmente aceita como critério de gravidade (Tabela 34.3).

Exposição ocupacional a solventes orgânicos ocorre em trabalhadores que utilizam cola, cimento, adesivos ou fluidos removedores. Pode ser responsável por neuropatia óptica, retinopatia e discromatopsia (Issever et al., 2002).

Alérgenos presentes no ambiente de trabalho podem desencadear alergia ocular em trabalhadores, caracterizando doença relacionada ao trabalho. Pode ocorrer por exposição ao pólen (o mais comum), produtos animais, fungos, proteínas vegetais e animais, pelo, lã, produtos químicos, agrotóxicos etc.

Tabela 34.3. Classificação de Hughes para queimaduras químicas oculares

Queimadura	Aspecto da córnea	Isquemia limbar
Grau I	Sem opacidade	ausente
Grau II	Opacidade e íris visível	< 1/3
Grau III	Detalhes da íris obscuros	1/3 a ½
Grau IV	Opacidade importante	> 1/2

1117

Acidentes oculares com tintas e látex de plantas venenosas são comuns. O acidente ocular com seiva de plantas pode ocorrer no trabalho de jardinagem, durante a poda, como da Coroa-de-Cristo, *Euphorbiamillii*, cujo látex possui enzimas e alcaloides. Pode produzir, em contato com o olho, desde lesões epiteliais, edema, até mesmo perfuração da córnea e reação uveal. Venenos podem, em contato com os olhos, causar irritação e cegueira, como o veneno de sapo e da serpente naja.

Agentes biológicos

Podem causar inflamação e infecção nos olhos e anexos, como é o caso dos vírus, bactérias, clamídias e protozoários. Os príons, transmitidos por material contaminado, podem causar distúrbios visuais como cegueira cortical (Zivkovic, Boada, López, 2000). Os micoplasmas podem produzir conjuntivite por contato com material contaminado (Björnelius, Jensen, Lidbrink, 2004).

Agentes ergoftalmológicos

Problemas ergonômicos podem ser responsáveis pela fadiga visual. Nos usuários de computador, ocorre a Síndrome da Visão do Computador, cujos sintomas são: fadiga visual, visão embaçada ou dupla, sensação de queimação e lacrimejamento, cefaleia e trocas frequentes dos óculos prescritos.

O trabalho que exige levantamento de pesos provoca picos de pressão intraocular, sendo um fator de risco para descolamento de retina (Mattioli *et al.*, 2002).

Finalizando esta introdução, é interessante destacar que a *Oftalmologia Ocupacional* é uma especialidade médica dedicada não somente aos problemas dos traumatismos oculares e exposição a efeitos deletérios de agentes físicos, químicos e biológicos, como também ao estudo dos efeitos oculares de novas tecnologias e do impacto ergonômico das condições oculares simples, como as ametropias e as forias.

A *Ergoftalmologia* delimita um campo de atuação voltado para a solução de problemas oftalmológicos que ocorrem no ambiente de trabalho; cuida da seleção de pessoal com aptidões visuais apropriadas para atividades e tarefas específicas, assim como das condições ambientais, tecnológicas e higiênicas, para mais elevado conforto visual e proteção de acidentes no ambiente de trabalho.

▶ Conceito e epidemiologia das doenças do olho relacionadas com o trabalho

Estudos mostram que os acidentes oculares representam cerca de 12% de todos os acidentes do trabalho registrados na Finlândia, 4% dos que ocorrem na França e 3% das ocorrências nos Estados Unidos. Na Inglaterra, em um estudo multicêntrico, foram analisados 5.671 casos de acidentes, dos quais 70% ocorreram no local de trabalho, atingindo jovens adultos do sexo masculino na fase produtiva da vida. Aproximadamente, 2,4 milhões de acidentes oculares ocorrem anualmente nos Estados Unidos, estimando-se alta incidência de lesões graves, capazes de ameaçar a visão, e que exigem cuidados hospitalares mais complexos. Peate (2007) relata a ocorrência, nos Estados Unidos, de mais de 65.000 lesões e doenças oculares anualmente, responsáveis por significativos índices de morbidade e incapacidade. Em 2007, Ho *et al.* relatam que 38,9% das lesões oculares de 486 pacientes atendidos, por período de quatro anos, em um serviço de emergência em Kaohsiung, eram relacionadas ao trabalho. Ngo e Leo (2008) fizeram análise retrospectiva de trauma ocular, relacionado a acidentes na indústria, em pacientes atendidos no Serviço de Emergência de Oftalmologia do Hospital Tan Tock Seng, em Cingapura. Encontraram 300 pacientes com trauma ocular relacionado ao trabalho, num total de 1.460 pacientes, o que corresponde a aproximadamente 21%. Thompson e Mollan (2009) fizeram análise retrospectiva de lesões oculares, em 2006, em pacientes atendidos no Departamento de Acidente e Emergência do Hospital Geral de Wishaw, no Reino Unido. Identificaram 105 casos de lesões oculares, sendo 31% consideradas relacionadas com o trabalho.

No âmbito da Medicina do Trabalho brasileira destacam-se, entre outros, os trabalhos pioneiros de Fatorelli, que desde a década de 1960 chamava a atenção para o problema da cegueira em decorrência de acidente do trabalho (Fatorelli, 1963; Fatorelli, 1970). Em Minas Gerais, Gilberto Madeira Peixoto, há 40 anos, chamava a atenção para o problema, ao apresentar estudo sobre os acidentes oculares registrados em uma indústria siderúrgica (Peixoto, 1974), tendo estendido sua preocupação à conduta médico-preventiva (Peixoto, 1973).

No âmbito da Oftalmologia brasileira, destacam-se, entre outros, os estudos do grupo de Oftalmologia da Escola Paulista de Medicina, atual Universidade Federal de São Paulo – UNIFESP, realizado há 30 anos. Segundo tais estudos, os acidentes oculares representavam 5% a 19% dos acidentes do trabalho na indústria (Belfort Jr. *et al.*, 1972). O Professor Newton Kara-José Jr. e seus colaboradores da Universidade Estadual de Campinas – UNICAMP – encontraram uma proporção de 8,7% de acidentes oculares, no total de acidentes do trabalho (Kara-José Jr. *et al.*, 1994). Lima (1996), em sua dissertação de mestrado, chama a atenção para a importância do problema das oftalmopatias de origem ocupacional, por seus aspectos médicos, sociais e econômicos, enfatizando o desconhecimento da questão entre nós.

Os efeitos de substâncias tóxicas sobre o aparelho visual têm sido reconhecidos como problema importante de Saúde Ocupacional. Segundo os dados disponíveis, mais da metade das substâncias que constam da lista preparada pela *American Conferência of Governmental Industrial Hygienists* (ACGIH, 2010) têm efeito potencialmente lesivo sobre o olho e seus anexos. À medida que são introduzidas novas substâncias nos processos produtivos, esse número tende a aumentar.

As manifestações do comprometimento do olho e seus anexos podem variar de dor, desconforto e alterações da estética, até transtornos graves da função visual, de caráter temporário ou permanente.

Os mecanismos de resposta ocular aos traumas ou às agressões de agentes físicos e químicos são complexos. Cada uma das estruturas do olho tem seu próprio meio químico e físico, e responde às agressões de modo característico e particular. Entretanto, apesar dessa complexidade, é possível identificar três tipos básicos de resposta ocular às agressões:

- resposta primária no local da agressão, como por exemplo: alterações na córnea em consequência de queimadura ou abrasão;
- resposta ocular específica, geralmente característica, causada por certas substâncias que atuam sistemicamente, como por exemplo, a *neurite óptica* associada à ingestão de *metanol*, ou a ação dos asfixiantes químicos e *agentes bloqueadores neuromusculares*. Também podem resultar da ação de toxinas neuroftalmológicas específicas.

Bases anatômicas e anatomopatológicas das doenças do olho relacionadas com o trabalho

O *sistema visual* compõe-se dos globos oculares; os anexos oculares, formados pela órbita, pálpebras, conjuntivas e aparelho lacrimal e pelos sistemas relacionados, fundamentalmente, o sistema nervoso, composto pelas vias ópticas, autonômicas, sensitivas e motoras e o sistema vascular, arterial, linfático e venoso.

O globo ocular, representado esquematicamente na Fig. 34.1, é formado por:

- túnica fibrosa – envoltório protetor constituído pela córnea e esclerótica;
- túnica vascular – a úvea – responsável pelo suprimento vascular e constituída pela íris, corpo ciliar e coroide;
- túnica neural – parte sensorial ou retina;
- meios transparentes internos: humor aquoso e corpo vítreo;
- sistema de lentes, constituído pela córnea e o cristalino; e
- sistema responsável pela manutenção da pressão interna do olho, pela produção do humor aquoso no corpo ciliar e escoamento dele através das estruturas de drenagem: trabeculado escleral, canal de Schlemm e veias aquosas, situadas na região límbica (transição entre a córnea e a esclera).

A córnea funciona como uma parede transparente da frente do olho, com qualidades de lente de grau fixo, sendo barreira contra infecções. A esclerótica, ou esclera, cumpre o papel de parede do restante do olho, sendo penetrada por vasos e nervos, e servindo como estrutura de fixação para os músculos extraoculares retos (medial, lateral, superior e inferior), e oblíquos (superior e inferior).

Além desses músculos extrínsecos, o olho contém os músculos intrínsecos da íris, que controlam a abertura da pupila (músculo dilatador da pupila de inervação simpática) e o seu fechamento (músculo esfíncter da pupila de inervação parassimpática), e o músculo intrínseco localizado no corpo ciliar – músculo ciliar (inervado pelo parassimpático) – envolvido no mecanismo da acomodação que permite focar a visão em objetos em várias distâncias. À semelhança

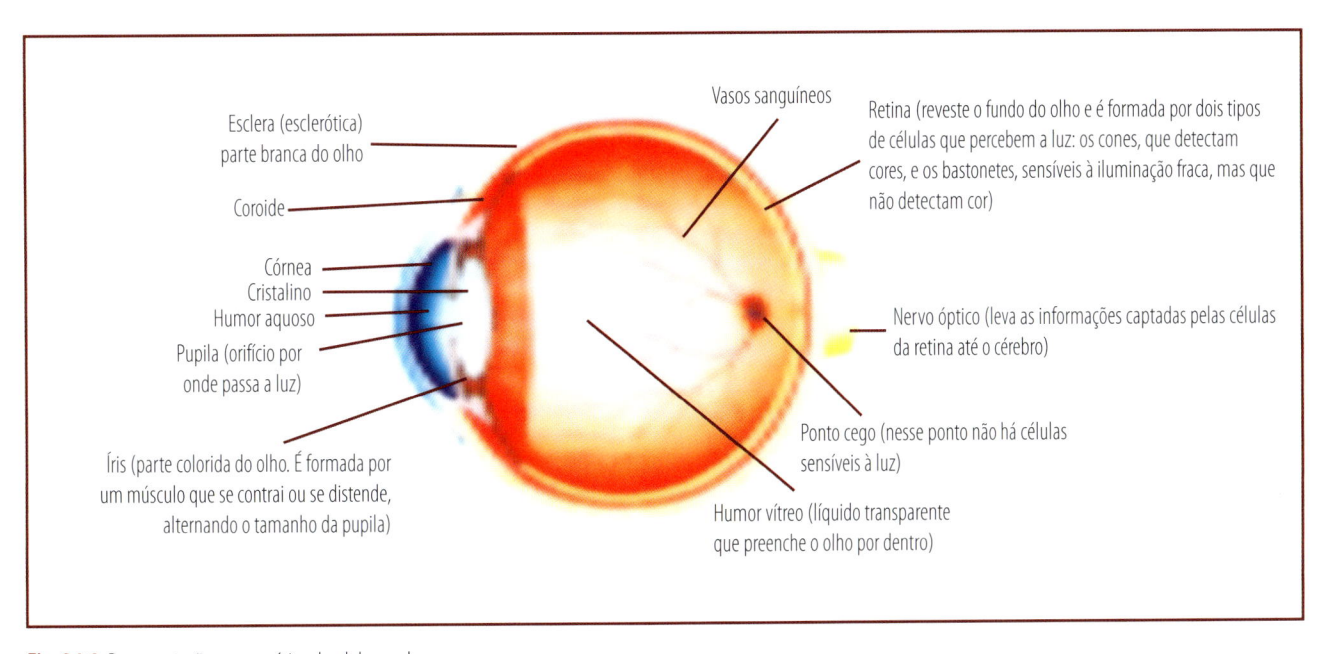

Fig. 34.1. Representação esquemática do globo ocular.

de uma máquina fotográfica, o olho dispõe de um conjunto de lentes e uma câmara escura. No olho normal, os raios luminosos provenientes de um objeto externo atravessam a córnea, sofrendo seus efeitos refrativos, passam através do humor aquoso (produzido pelo corpo ciliar que preenche as câmaras anterior e posterior do olho) e pela pupila (diafragma que controla a quantidade de luz que penetra no olho); avança através do corpo vítreo (substância transparente que preenche o segmento posterior do olho, espaço entre o cristalino e a retina) chegando à fóvea, área da retina que permite a visão nítida de formas, como uma letra, por exemplo, onde é formada uma imagem invertida. Esta imagem gera impulsos nervosos que caminham pelas vias ópticas (retina; nervo óptico; quiasma óptico; tratos ópticos e radiações ópticas, chegando ao córtex visual, no lobo occipital, onde será feita a interpretação, como imagem direta, que será reconhecida e trabalhada com auxílio de outras regiões do cérebro.

As alterações do sistema visual, descritas a seguir, podem ser classificadas em sete grandes grupos, e podem ou não estar relacionadas com o trabalho. As respostas do olho e anexos às agressões de natureza física ou química podem superpor-se às fisiológicas, como o processo de envelhecimento ou as provocadas por outras doenças, agravando o quadro e o prognóstico para o paciente (Coe, Douglas, 1994).

Alterações da visão central

A visão central é exercida pela parte central da retina, área de 5,5mm de diâmetro que contém a *mácula lútea*, cujos limites correspondem ao local em que as células ganglionares são reduzidas a uma única camada.

Os limites oftalmoscópicos dessa área não são bem definidos. A região macular contém, no seu centro, a *fóvea central*, pequena depressão na retina de 1,5mm de diâmetro, que contém uma camada de fotorreceptores representados apenas por cones.

A área foveal é envolvida pela área parafoveal, faixa circular de 0,5mm, contendo cones e bastonetes, caracterizada pelo maior número de células nervosas de toda a retina, principalmente de células ganglionares. A área parafoveal é circundada pela área perifoveal, esta com 1,5mm de largura, onde, entre um cone e outro, são encontrados dois bastonetes. A visão central é responsável pela percepção das formas e cores, importante para a leitura.

A avaliação da visão central é efetuada através da determinação da acuidade visual, medida mais comum da função visual, e pelos testes de visão de cores, e da sensibilidade ao contraste.

Muitas ocupações requerem discriminação normal de cores, como dos motoristas, que devem diferenciar as cores do semáforo.

Alterações da visão periférica

A visão periférica é exercida pela retina periférica, onde predominam os bastonetes, estendendo-se da periferia da região macular, até a *ora serrata*. O exame de campo visual avalia a função das vias ópticas e da retina. Por definição, campo visual é a porção do espaço na qual os objetos são simultaneamente vistos com o olho imóvel. O campo visual pode estar alterado, mesmo com acuidade visual normal.

Segundo Johnson e Keltner (1983), metade dos indivíduos com defeito de campo visual, não tem conhecimento ou percepção desta anormalidade. A perda de campo visual pode afetar o desempenho de algumas atividades, como a habilidade para dirigir veículos.

Ametropias ou erros de refração

Ametropias são também conhecidas como erros ou vícios de refração, podendo ser classificadas em: *hipermetropia, miopia, astigmatismo e presbitia, ou presbiopia*. *Emetropia* ocorre quando a imagem de um objeto localizado no infinito se forma na retina de um olho com músculo ciliar em repouso, ou sob paralisia medicamentosa tópica. Podemos então afirmar que tal olho é emétrope. Nas ametropias, o olho necessita de lentes corretoras ou da acomodação, para focalizar, na retina, imagem de objeto localizado no infinito. Para melhor compreensão de como isso ocorre, utiliza-se uma cruz, a seis metros de distância, como objeto de fixação do olhar, estando o mecanismo da acomodação inativo. A imagem da cruz poderá ser formada na frente da retina na miopia, ou atrás da retina, na hipermetropia (Alves, 1994).

No astigmatismo regular, o olho forma as imagens dos braços da cruz, o vertical e o horizontal, defasadas. Dependendo da posição das imagens do braço vertical e do horizontal da cruz em relação à retina, ocorrem as seguintes combinações:

- a imagem de um dos braços da cruz focado na retina e a do outro atrás da mesma, o que consideramos como *astigmatismo hipermetrópico simples*
- a imagem de um dos braços da cruz focado na retina e a do outro na frente da mesma, condição referida como *astigmatismo miópico simples*
- as duas imagens defasadas ficam atrás da retina, o que configura o *astigmatismo hipermetrópico composto*
- as duas imagens defasadas se situam na frente da retina, o que caracteriza o *astigmatismo miópico composto*
- uma das imagens focada antes da retina e a outra atrás dela, sendo esta condição referida como *astigmatismo misto*.

Quando as imagens dos braços da cruz ficam deformadas, está caracterizada a presença do *astigmatismo irregular*, o qual ocorre por irregularidades na superfície da córnea, condição que pode ser corrigida através do uso de lentes de contato, cuja superfície anterior regular passa a funcionar como superfície anterior do olho, substituindo a superfície irregular da córnea, evitando distorções de imagem.

A *presbitia,* ou *presbiopia,* ocorre pela perda progressiva da acomodação, ou seja, do poder do cristalino, lente de foco variável; pelo fato de a alteração de suas curvaturas anterior e posterior focalizar, na retina, as imagens de objetos situados em distâncias diferentes. Geralmente, a presbiopia se manifesta por volta dos 40 anos de idade, quando o indivíduo passa a afastar dos olhos o texto, durante a leitura, para ver com nitidez. Dizem que "o braço está ficando curto". Essa condição é resolvida com lentes corretoras para visão de perto, que podem estar associadas às lentes bifocais ou multifocais, estas corrigindo o foco da visão para duas distâncias, longe e perto, no caso dos bifocais, e para distâncias variadas, nos multifocais.

Desequilíbrio da musculatura extrínseca

Dizemos que os dois olhos estão alinhados, em relação a um objeto, quando seus eixos visuais estão direcionados para tal objeto. Eixo visual é definido como uma linha reta que une o objeto de fixação à fóvea na retina. O desequilíbrio na musculatura extrínseca ocular gera alteração, no alinhamento dos olhos, em relação ao objeto de fixação, produzindo heteroforia e heterotropia. A *heteroforia* é um desvio latente, ou seja, é percebido quando um anteparo, colocado na frente de um dos olhos, não permite que este continue vendo o objeto. A *heteroforia* é um desvio manifesto, isto é, ocorre mesmo permitindo que os dois olhos fixem o objeto.

Outro desequilíbrio da musculatura extrínseca ocular é a *insuficiência de convergência,* ou seja, dificuldade no alinhamento dos olhos na visão de perto, exigindo concentração e esforço muscular para manter a fixação dos olhos em texto a 33 cm.

A heteroforia e a insuficiência de convergência exigem esforço contínuo na manutenção do alinhamento ocular para não ocorrer diplopia, o que pode provocar um conjunto de sintomas conhecidos como *astenopia,* como dor ao redor dos olhos, olhos vermelhos, sensação de peso e ressecamento ocular, cefaleia frontal e occipital, nervosismo, sintomas gástricos, momentos de visão embaçada, escurecimento visual, e aversão para ler e estudar. A astenopia compromete a eficiência no trabalho e pode ocorrer devido à contribuição de vários fatores, entre eles:

- fatores ambientais ou ergonômicos, como por exemplo, imagens com pouco contraste, textos com tipos muito pequenos, manutenção do olhar muito alto durante o trabalho e diminuição do pestanejo devida ao trabalho com atenção redobrada, o que dificulta a reposição do filme lacrimal evaporado, e o trabalho por longos períodos, sob pressão, sem o cuidado de relaxamento dos músculos faciais e dos olhos;
- fatores refracionais e binoculares – ametropias não corrigidas ou mal corrigidas, heteroforias e insuficiência de convergência;
- doenças oculares não diagnosticadas, como conjuntivite alérgica, tendinites de músculos extraoculares entre outras.

Alterações sensoriais da visão binocular

Além das alterações motoras da musculatura extrínseca e intrínseca ocular, podem ocorrer também alterações sensoriais, como: *ambliopia, supressão, diplopia e correspondência retiniana anômala.*

Ambliopia funcional é a diminuição da acuidade visual causada por falta adequada de estimulação visual da mácula, na retina, durante o período de desenvolvimento normal do sistema visual de um, ou, mais raramente, dos dois olhos, durante o período de maturação do sistema nervoso central, que vai até os seis ou sete anos de idade, sem que ocorra lesão orgânica, ou com lesão orgânica desproporcional à intensidade da baixa da acuidade visual. Ocorre por vários mecanismos (Tabela 34.4).

A ambliopia pode ser com fixação central e com fixação excêntrica. Na *ambliopia com fixação central,* o olho fixa o objeto com a fóvea, observando-se inibição obrigatória que se estende a uma pequena zona do centro da mácula, mantendo-se normal o resto do campo visual (Ciancia, Cornejo, 1966). Na *ambliopia com fixação excêntrica,* o olho amblíope fixa o objeto com ponto da retina externo à fóvea. O *visuscópio* é um aparelho para se verificar se a ambliopia é central ou excêntrica.

Tabela 34.4. Formas de ambliopia	
Ambliopia fisiológica – a imagem do objeto não forma imagem nítida na fóvea	
Formas	Mecanismos
Ambliopia refracional	Erros de refração importantes não corrigidos
Ambliopia anisometrópica	Diferença de refração entre os dois olhos não corrigidas levam a menor acuidade visual do olho com maior grau refracional
Ambliopia estrabísmica	Quando o olho estrábico recebe a imagem do objeto fora da região macular – fixação excêntrica
Ambliopia ex-anopsia	Quando ocorre impedimento na passagem dos raios luminosos em direção à fóvea, devido a ptose palpebral, opacidades e deformidades da córnea e do cristalino, a presença de opacidades no vítreo e pré-retinianas.
Ambliopia por transtorno de fixação	Presença de nistagmo
Ambliopia tóxica e carencial – a imagem do objeto forma imagem nítida na fóvea	
Ambliopia alcoólica, pelo tabaco, pela amiodarona, isoniazida, etc.	Neuropatias ópticas por substâncias químicas
Ambliopia carencial	Neuropatia óptica por deficiência nutricional como da cianocobalamina

A *diplopia* é a visão duplicada de um mesmo objeto. *Confusão de imagens* é a visualização de duas imagens superpostas, pertencentes a dois objetos situados em posições diferentes.

A *supressão* é o mecanismo sensorial destinado a evitar a diplopia e a confusão de imagens. A supressão, considerada como a não percepção, pela consciência, de um estímulo supraliminar que excitou as retinas em visão binocular, é um fenômeno normal. Sem a supressão, poder-se-ia observar duplicação incômoda de imagens em nosso campo visual. Habitualmente, são percebidas apenas as imagens situadas dentro dos limites da chamada área do olhar consciente.

Na visão binocular, além da supressão, outro mecanismo de adaptação a nova posição dos olhos estrábicos é a *correspondência retiniana anômala* (CRA). Portanto, a CRA é uma adaptação binocular que permite fusão de imagens com áreas diferentes da retina.

Deficiência visual

A Organização Mundial da Saúde (OMS) baseia-se em valores quantitativos da acuidade visual e/ou do campo visual para definir a cegueira e a baixa visão. A Classificação Estatística Internacional de Doenças e Problemas Relacionados à Saúde (CID) define *baixa visão* ou *visão subnormal* quando a acuidade corrigida, no melhor olho, se situa no intervalo 0,05 até 0,3, e o campo visual é menor que 20°, no melhor olho, com a melhor correção óptica. A *cegueira* é definida quando a acuidade visual, no melhor olho, for menor que 0,05, e seu campo visual inferior a 10°, com a correção óptica adequada.

O Conselho Internacional de Oftalmologia (ICO), em 2002, adotou os critérios da CID–10) e CIF (Classificação Internacional de Funcionalidade, Incapacidades e Saúde), propondo uma Classificação em Categorias de Deficiência Visual, revista no ano de 2003 pela OMS e pelo ICO. (Ver Capítulo 9 deste livro) (Tabela 34.5).

Tabela 34.5. Classificação em categorias de deficiência visual	
Categoria	Acuidade visual
Visão normal	≥ 0,8
Perda visual leve	< 0,8 a ≥ 0,3
Perda visual moderada	< 0,3 a ≥ 0,125
Perda visual grave	< 0,125 a ≥ 0,05
Perda visual profunda	< 0,05 a ≥ 0,02
Perda visual próxima da cegueira	< 0,02 a percepção de luz
Perda total de visão (cegueira total)	Sem percepção de luz
Baixa visão	< 0,3 a ≥ 0,05
Cegueira	< 0,05 a não percepção de luz

Na baixa visão, o indivíduo pode melhorar com auxílios ópticos. Segundo o Decreto nº 5.296 de 2 de dezembro/2004, para obter benefícios legais em relação à isenção tarifária de transportes municipal e interestadual, isenção de IPI na compra de carro e acréscimo de 25% na aposentadoria, em casos de cegueira bilateral, o deficiente visual deve pertencer às categorias H.54.2 (visão subnormal nos dois olhos), H.54.1 (visão subnormal em um olho e cegueira no outro), e H.54.0 (cegueira nos dois olhos). As causas de baixa visão e cegueira mudam com o tempo e segundo as faixas etárias, mas a catarata continua sendo a principal. Seguem-se os vícios de refração não corrigidos, glaucoma, degeneração macular relacionada à idade, cicatrizes corneanas, retinopatia diabética, cegueira infantil, tracoma, oncocercose e outras (Foster, Gilbert, Johnson, 2008).

Na abordagem da deficiência visual, devem ser considerados aqueles que perderam a visão central e conservaram a periférica e os indivíduos com boa visão central, mas com a periférica comprometida.

A visão central é importante para as tarefas que exigem a visão de perto, e a visão periférica, para a orientação espacial. Esta distinção deverá ser levada em conta quando se pretende inserir um trabalhador que apresenta visão subnormal em um dado posto de trabalho. Ou seja, o tipo de deficiência apresentado deve ser considerado em relação às exigências visuais do trabalho proposto.

Quando indicadas, devem ser prescritas lentes corretoras especiais para a visão de perto, como lupas ópticas e eletrônicas e ampliadores de imagem tipo câmera-*mouse* ou tipo bandeja móvel. Muitas tarefas exigem do trabalhador capacidades visuais que permitam a orientação, mobilidade, procura de objetos, comunicação e trabalho visual para perto, durante período prolongado. Uma pessoa com perda da visão central e boa visão periférica tem facilidade nas atividades do dia a dia, mas problemas na comunicação devido à incapacidade em visualizar as características faciais e de efetuar leitura. Um trabalhador que apresenta o campo visual periférico estreito necessita de auxílio para se deslocar, tendo dificuldades para encontrar objetos, mas consegue ler satisfatoriamente e desenvolver outras tarefas que não exijam grandes deslocamentos, ou, ainda melhor, permanecendo sentado.

▶ Principais problemas e doenças do olho relacionadas com o trabalho

Trauma ocular

Os traumas oculares são importante causa de diminuição da força de trabalho e grande parte deles está relacionada a acidentes do trabalho. No Brasil foram registrados 1.997 traumatismos dos olhos e da órbita, entre 390.180 acidentes do trabalho registrados em 2003, segundo dados do Ministério da Previdência Social no seu Anuário Estatístico de acidentes do Trabalho 2002. Os acidentes são os mais variados (Tabela 34.6), como verificado em alguns trabalhos (Thompson, Mollan, 2009). O corpo estranho superficial da córnea é o tipo de trauma mais comum em nosso meio (Leal *et al.* 2003), o que é verificado também na Tabela 34.6. Muitos pacientes com trauma ocular relacionado com o trabalho necessitam de internação hospitalar, com perda importante da visão, altos custos e impacto socioeconômico (Chang *et al*, 2008).

Os corpos estranhos superficiais extraoculares ficam incrustados na córnea, onde podem desenvolver úlcera infecciosa grave. É comum o corpo estranho se alojar na conjuntiva da pálpebra superior, produzindo escoriações devidas ao atrito do corpo estranho com a superfície da córnea, provocado pelos movimentos dos olhos, das pálpebras e pela tendência de esfregar os olhos. Essas escoriações podem ser mais bem detectadas pelo uso tópico ocular do corante fluoresceína e observação da superfície corneana com a lâmpada de fenda, utilizando o filtro azul (Belfort Jr, Almada & Tomimatsu, 1981). Um corpo estranho incrustado no limbo corneano pode ser visto na Fig. 34.2, ocorrência comum quando o trabalhador não usa óculos de proteção durante o ato de esmerilhar peças.

Uma complicação grave do trauma ocular superficial é a infecção, pois o defeito epitelial corneano é porta de entrada para microrganismos patogênicos. Portanto, após remoção de um corpo estranho superficial do olho, é rotina o uso de antibiótico tópico, sob a forma de pomada, no primeiro dia, quando sua remoção deixa lesão superficial na córnea, seguida de colírio antibiótico por mais uma semana. Outra complicação é a erosão recidivante, que ocorre quando o epitélio recobre a área lesada sem aderir firmemente ao plano profundo. Nesses casos, o paciente tem crises dolorosas ao abrir os olhos ao acordar pela manhã, devido à exposição das terminações nervosas corneanas, resultante da reabertura da lesão quando o epitélio em regeneração é arrancado. Caso a remoção do corpo estranho gere cicatriz na área central da córnea, pode ocorrer baixa de acuidade visual e fotofobia.

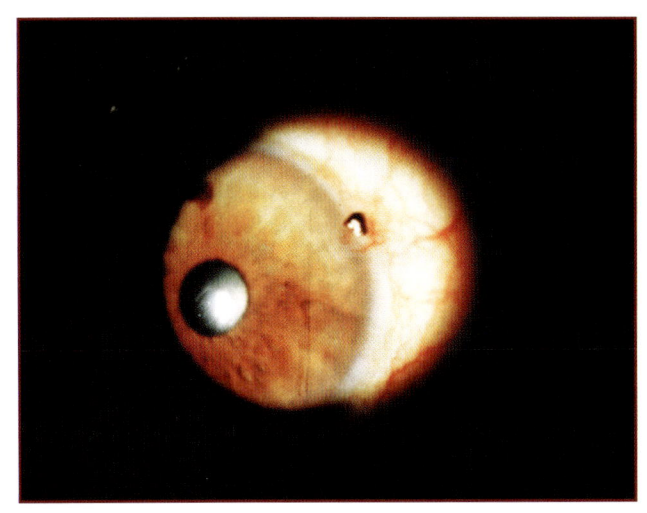

Fig. 34.2. Corpo estranho metálico de ferro na posição 2h do limbo córneo-escrotal.

Acidentes com corpos estranhos penetrantes intraoculares são mais graves e representam de 1,4% a 4,0% de todas as lesões oculares. A lesão de estruturas internas do olho exige, frequentemente, cirurgia para sua remoção, além de estar associada a complicações sérias, como catarata, hemorragia vítrea, descolamento de retina, siderose, endoftalmite e perda do olho.

Alguns autores destacam, entre os grupos ocupacionais de risco para lesões penetrantes do olho, os trabalhadores da construção e da indústria metalúrgica. Estas profissões, segundo Emole Ngondi *et al.* (2010), são as que apresentam maior número de acidentes oculares. O sexo masculino é o mais atingido (Kara-José Jr. *et al.*, 1994; Emole Ngondi *et al.*, 2010).

O exame oftalmológico, o mapeamento da retina e os exames por imagens auxiliam na detecção do corpo estranho e orientam na sua remoção, a qual deve ser acompanhada de antibioticoterapia.

Tabela 34.6. Tipos e frequência de traumatismos oculares relacionados com o trabalho segundo alguns autores			
Tipo de traumatismo ocular	Ho *et al.* (2007) N = 368	Ngo & Leo (2008) N = 300	Thompson & Mollan (2009) N = 87
Corpo estranho superficial de córnea	120 (33%)	214 (71,3%)	54 (62%)
Conjuntivite actínica por solda elétrica	49 (13%)		10 (11%)
Queimadura química	75 (20%)	30 (10%)	8 (9%)
Abrasão da córnea	45 (12%)		11 (13%)
Ruptura do globo			1 (1%)
Corpo estranho intraocular			1 (1%)
Laceração de pálpebra			1 (1%)
Choque elétrico			1 (1%)
Trauma contuso	79 (22%)	12 (4%)	
Outros		44 (14,7%)	

A Fig. 34.3 mostra a presença de múltiplos corpos estranhos tatuando a pele ao redor do olho e o leucoma (opacidade central da córnea) decorrentes da explosão no uso de carbureto.

O corpo estranho provém de materiais variados, utilizados nas diferentes profissões, sendo de ocorrência mais frequente entre serralheiros, pedreiros, metalúrgicos e mecânicos, segundo a observação de Gerente *et al.*, 2008. Outros tipos de corpos estranhos incluem fragmentos de vidro, de unha e de insetos, casca de alpiste etc. Corpos estranhos penetrantes são, em sua maioria, metálicos. Graças às suas propriedades magnéticas, em cerca de 70% dos casos podem ser removidos com auxílio de eletroímã (Boudet, 1979).

Nas atividades agrícolas, pode ocorrer a perfuração do globo ocular por espinhos vegetais, que veiculam fungo, agente causador de infecções de tratamento demorado e difícil.

A perfuração do olho pode ocorrer com ou sem perda de substância interna do olho. No primeiro caso, pode-se observar o conteúdo intraocular exteriorizado, com o olho aplanado ou distorcido. No segundo caso, a pupila pode se deformar, formando um ângulo cujo vértice aponta para o local da perfuração, e observar-se hipotensão ocular, podendo ser encontrado hifema (sangue na câmara anterior) e hemorragia subconjuntival.

A contusão do olho ocorre pelo impacto com corpos rombos e jatos de fluidos sob pressão. Da pressão exercida no globo ocular, no sentido ântero-posterior, pode resultar recessão do ângulo da câmara anterior, ruptura do esfíncter da íris com midríase, iridodiálise, ciclodiálise, ruptura da cápsula do cristalino, traumática, rompimento da zônula com subluxação ou luxação do cristalino, hemorragias intraoculares, descolamento do corpo vítreo, edema de mácula e diálise, ruptura da coroide e descolamento da retina. A ruptura do globo ocular ocorre, geralmente, atrás do limbo corneano, com extrusão do cristalino do vítreo e hérnia de íris. Nas atividades de agropecuária, são frequentes as contusões por galhos. O local da ruptura deve ser suturado. Caso o cristalino tenha luxado para a câmara anterior, ele deve ser removido como procedimento de emergência.

As queimaduras químicas do olho ocorrem em menor proporção que os traumas na indústria, mas são causas importantes de acidentes oculares no trabalho. Bison, Reggi (1998), analisando 1.171 pacientes com lesões traumáticas oculares, relataram 42 lesões oculares graves ocorridas no trabalho, sendo que 30 dos casos foram queimaduras por álcalis, ocorridas principalmente entre trabalhadores da construção civil, como pedreiros, azulejistas e gesseiros.

As queimaduras químicas podem ser produzidas por ácidos e bases fortes, ocorrendo, frequentemente, quando essas substâncias espirram ou derramam no olho.

O epitélio corneano intacto é resistente a alterações do pH, variando entre 4 e 10. Exposto a pH fora desse intervalo, o epitélio é rapidamente destruído, permitindo que a substância atinja níveis mais profundos nos tecidos subjacentes.

Os ácidos fortes tendem a precipitar as proteínas da córnea, produzindo opacidades locais (Fig. 34.4), ou seja, nébulas, nubéculas ou leucomas, citadas segundo o agravamento da perda de transparência do tecido corneano. As proteínas precipitadas formam uma barreira, que limita a penetração do ácido nos tecidos mais profundos do olho. As bases fortes saponificam os ácidos graxos, rompendo as membranas celulares sem formar nenhuma barreira, o que facilita a penetração para os tecidos mais profundos do olho, produzindo destruição. Portanto, as queimaduras por álcalis são mais devastadoras do que as causadas por ácidos.

A primeira providência, quando uma substância química atinge o olho, é irrigá-lo abundantemente por 30 minutos, preferencialmente com solução salina isotônica ou de Ringer. Se estas não estiverem disponíveis, deve-se utilizar água corrente de torneira. Para que o olho fique aberto durante a irrigação, convém utilizar anestésico tópico e realizar abertura do olho com um blefarostato (afastador de pálpebras).

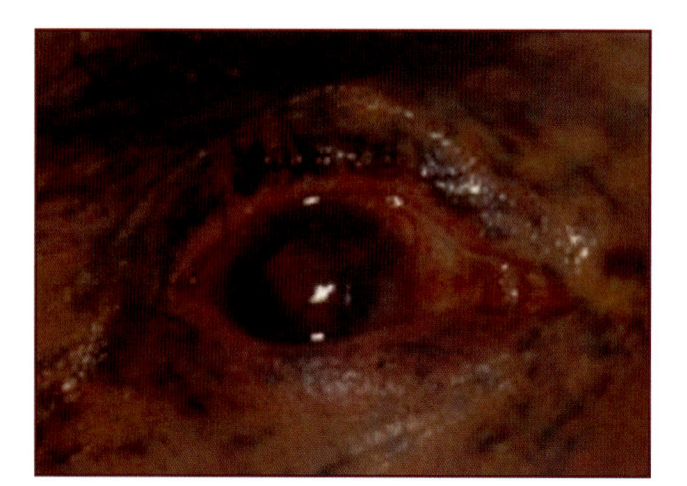

Fig. 34.3. Tatuagem da córnea, conjuntiva e pálpebras, por corpos estranhos múltiplos, por explosão envolvendo carbureto.

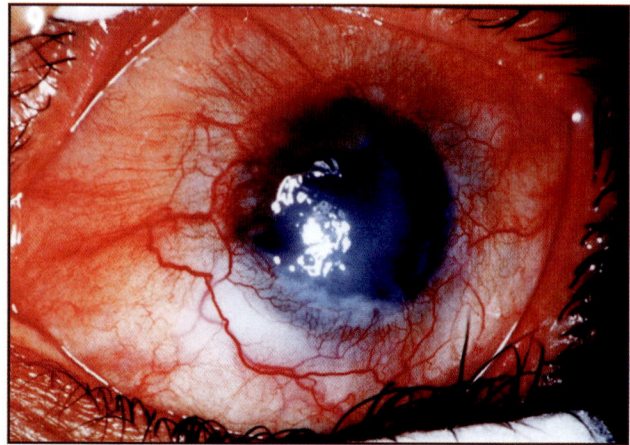

Fig. 34.4. Queimadura química por ácido sulfúrico resultando em córnea edemaciada e leucomatosa, conjuntiva avascular justa-líndrica na posição entre 12 e 2h e vasos de grossos calibres e hiperemia no restante da conjuntiva.

Mesmo após a irrigação copiosa, resíduos químicos sólidos podem continuar a causar lesões extensas, devendo ser removidos. Deve ser prescrito o uso de antibióticos e cicloplégico para evitar infecção e controle da dor. O tratamento visa à cicatrização epitelial e a redução da cicatriz, principalmente na córnea. O uso de pomada epitelizante, o curativo oclusivo compressivo e, posteriormente, o uso de lentes de contato terapêuticas auxiliam a cicatrização do epitélio.

O uso de anti-inflamatórios e analgésicos colabora com o alívio da dor e com a diminuição do processo inflamatório. Sabe-se que leucócitos polimorfonucleares são atraídos para o local e ativados, produzindo enzimas lisossômicas e radicais livres, que, em número excessivo, podem levar à perfuração da córnea.

O uso de ascorbato de potássio a 10% promove a limpeza dos radicais livres, e agentes bloqueadores da colagenase, como o ácido etilenodiaminotetracético (EDTA), a acetilcisteína e a l-cisteína diminuem os efeitos líticos das enzimas. Há evidências de que altas doses de vitamina C também ajudem a prevenir tais lesões. Quando as queimaduras produzem defeitos epiteliais persistentes, há necessidade de transplante autólogo de conjuntiva límbica com células germinativas do olho bom para o olho traumatizado, ou por transplante homólogo.

As queimaduras retinianas pela solda elétrica têm sido atribuídas às ações térmicas e fotoquímicas. A *radiação ultravioleta* entre 400 e 700 nm, e *infravermelha*, entre 700 e 1.400 nm, podem penetrar na retina, danificando-a. A maculopatia pela exposição à solda elétrica ocorre em soldadores que não utilizam óculos com filtros apropriados. As lesões da retina por radiação podem ser de três tipos:
- mecânica – produzida pelas ondas de choque quando a potência do *laser* é muito alta;
- fotoquímica – causada pela exposição crônica a fontes luminosas de componentes azul e próximo do violeta;
- térmicas – devido a disparos curtos e intensos que aumentam a temperatura do epitélio pigmentário da retina de 10 a 20°C.

As doenças do olho relacionadas ao trabalho, reconhecidas na legislação brasileira, estão relacionadas na Portaria do Ministério da Saúde Nº 1.339/GM, de 18 de novembro de 1999. São mencionadas as seguintes entidades, com sua respectiva classificação da CID – 10:
- Blefarite relacionada com o trabalho (H01.0);
- Conjuntivite relacionada com o trabalho (H10);
- Ceratite e ceratoconjuntivite relacionadas com o trabalho (H16);
- Catarata relacionada com o trabalho (H28);
- Inflamação corioretiniana relacionada com o trabalho (H30);
- Neurite óptica relacionada com o trabalho (H46);
- Distúrbios visuais subjetivos, relacionados com o trabalho (H53).

Blefarite relacionada com o trabalho

Blefarite é uma inflamação crônica das bordas livres das pálpebras, geralmente bilateral. Pode ser classificada, segundo a localização da lesão, em blefarite angular e blefarite ciliar ou marginal; segundo a forma de acometimento, em blefarite escamosa e blefarite ulcerosa; ou, segundo a causa, em blefarite infecciosa, alérgica e metabólica.

A exposição à *radiação infravermelha* pode provocar quadros de blefarite, como os que têm sido descritos em forjadores e outros trabalhadores em siderurgia. As *radiações ionizantes, raios X e raios gama*, podem provocar radiodermites agudas ou crônicas, com blefarite e queda dos cílios.

Trabalhadores expostos ao cimento podem apresentar quadros graves de blefarite, com edema e congestão palpebral, geralmente associadas à conjuntivite.

A exposição ao arsênio e seus compostos pode provocar um quadro de blefarite, sendo comum o acometimento simultâneo de outros órgãos e sistemas, como, por exemplo, de quadros dermatológicos, como de hiperceratose, dermatite eczematosa, ceratite e hiperpigmentação e câncer de pele; irritação respiratória. Pode ser observado risco aumentado de câncer pulmonar; hepatite tóxica e neuropatia sensorial.

Os principais sintomas de blefarite são prurido nas margens palpebrais e ardor nos olhos. Podem-se observar, nas margens palpebrais, congestão local e presença de escamas.

Na blefarite por estafilococos, as escamas são secas e as pálpebras apresentam-se avermelhadas, observando-se pequenas ulcerações ao longo de suas margens e queda dos cílios. Na blefarite seborreica as escamas são gordurosas, não ocorre ulceração e vermelhidão local. Na blefarite mista aparecem alterações das anteriores. Nas blefarites alérgicas, ocorre edema palpebral pruriginoso e indolor, de aparecimento agudo e regressão rápida (Fig. 34.5). Pode estar associada a uma dermatose eczematoide, particularmente no canto lateral da pálpebra, com prurido e lesões cutâneo-escamosas.

A infecção secundária por microrganismos Gram-negativos, como a *Pseudomonas aeruginosa*, é uma complicação frequente.

O diagnóstico baseia-se na história clínica e no exame oftalmológico. Exames laboratoriais, como o esfregaço e cultura das secreções e biópsia da lesão, podem ser utilizados para o diagnóstico diferencial.

Em trabalhadores expostos a fatores de risco, excluídas outras causas não relacionadas ao trabalho, a blefarite deve ser considerada como "doença relacionada com o trabalho do Grupo I da Classificação de Schilling", isto é, *doença profissional*, em que o trabalho constitui a causa necessária, sem a qual seria improvável que a doença ocorresse.

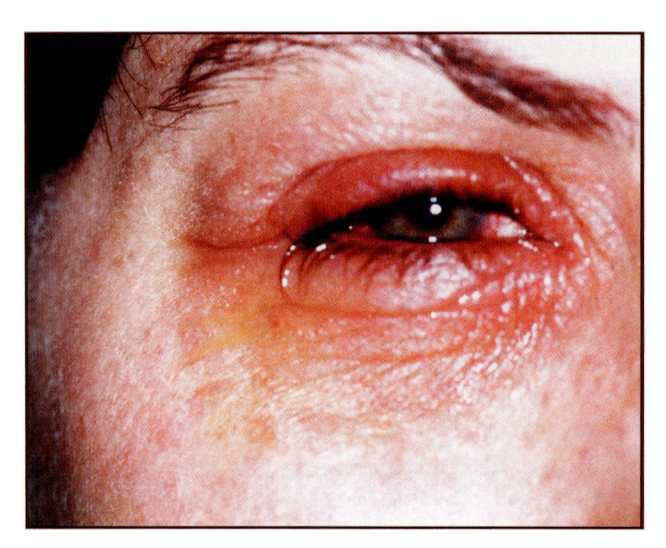

Fig. 34.5. Blefaroconjuntivite alérgica mostrando pálpebras edemaciadas, exsudação aquosa e congestão local.

O tratamento deve ser precedido da coleta de material local para isolamento microbiano e antibiograma. Medidas gerais de higiene incluem a limpeza local com cotonete embebido em xampu neutro e água, ou utilizando produtos de marca, pomadas com antibiótico e corticoide nas margens palpebrais por tempo curto, e correção de ametropias. Na blefarite angular está indicado o colírio de sulfato de zinco.

Conjuntivite relacionada com o trabalho (CID-10: H10)

Conjuntivite é uma inflamação da conjuntiva que se manifesta por hiperemia e granulações na conjuntiva, exsudação e lacrimejamento. São descritos mais de 50 quadros de conjuntivites, de acordo com: a natureza do processo, se aguda epidêmica, ou conjuntivite crônica; o mecanismo de ação (conjuntivite atópica ou alérgica); o agente causal (conjuntivite medicamentosa, conjuntivite química, conjuntivite diftérica); a sintomatologia (conjuntivite catarral aguda ou crônica, conjuntivite purulenta); o tipo de granulação (conjuntivite folicular, conjuntivite papilar e conjuntivite papilar gigante) e o grupo acometido (conjuntivite actínica ou conjuntivite dos soldadores).

Devido à sua localização, a conjuntiva está exposta a numerosos microrganismos e à ação de substâncias nocivas. Seu principal mecanismo de proteção é o lacrimejamento, que dilui o material infeccioso, lavando os detritos conjuntivais e restos de organismos para o nariz, reduzindo, assim, a sua vulnerabilidade. Além disto, a presença de lisozima, betalisina, IgA e IgE contribui para inibir o crescimento bacteriano.

A conjuntivite é, geralmente, uma doença autolimitada, em decorrência da presença de mecanismos como:
- Abundância de elementos linfoides na lágrima;
- Esfoliação epitelial constante;
- Saco conjuntival resfriado pela evaporação de lágrima;
- Ação de bombeamento do sistema de drenagem lacrimal;
- Envolvimento das bactérias pelo muco conjuntival;
- Excreção.

De modo esquemático, as conjuntivites podem ser classificadas, segundo o mecanismo de produção da lesão, em:
- ação de bombeamento do sistema de drenagem lacrimal;
- envolvimento das bactérias pelo muco conjuntival;
- excreção.

De modo esquemático, as conjuntivites podem ser classificadas, segundo o mecanismo de produção da lesão, em:
- microbianas – virótica, por clamídia, bacteriana, fúngica e parasitária;
- irritativas – decorrem da presença direta do agente causal, determinando inflamação local e uma impregnação do tecido conjuntival;
- alérgicas – de tipo celular retardado (tipo IV de Gell & Coombs), muito semelhantes aos observados nas dermatoses alérgicas;
- tóxicas – devido à toxicidade do agente, dentre eles, algumas neurotoxinas oftalmológicas específicas;
- traumáticas.

Dois outros grupos, menos comuns, são representados pelas conjuntivites de causa desconhecida e as conjuntivites associadas a doenças sistêmicas.

A classificação de uma conjuntivite em aguda ou crônica depende da história, do tempo de evolução e da natureza do quadro apresentado pelo paciente. Geralmente, considera-se uma conjuntivite como crônica após quatro semanas de evolução.

As conjuntivites bacterianas, agudas e crônicas, são os tipos mais comuns de conjuntivite. As conjuntivites virais, também frequentes, podem ser causadas por grande variedade de vírus; geralmente brandas e autolimitadas, podem desenvolver quadros graves, com baixa de visão e flutuação da correção óptica por meses. Todas as riquétsias reconhecidas como patogênicas para o homem podem causar conjuntivite. As conjuntivites causadas por fungos são raras. Entre as conjuntivites parasitárias, a oncocercíase é causa comum de cegueira no mundo, secundando o tracoma e a avitaminose A.

Entre as conjuntivites químicas ou irritativas, estão as conjuntivites iatrogênicas, causadas por drogas aplicadas localmente: as conjuntivites relacionadas com o trabalho decorrentes da exposição a substâncias químicas irritantes; e as conjuntivites por "corpo estranho". As conjuntivites relacionadas com o trabalho podem ser causadas por inúmeros irritantes: ácidos e álcalis, aerossóis, névoas e vapores de solventes e poeiras em suspensão no ar.

Indivíduos portadores de atopia podem apresentar quadros desencadeados por um ou mais alérgenos, geralmente em suspensão no ar, entre eles, o pólen, o mais comum, além de produtos animais, fungos não patológicos, proteínas vegetais e animais, pelo, lã, produtos químicos, agrotóxicos etc.

O auxílio do alergista é importante no diagnóstico, no tratamento, para a orientação sobre as alterações ambientais necessárias à remoção de alérgenos e, se necessário, no remanejamento do trabalhador.

Os trabalhadores expostos a *bifenilas policloradas (PCBs)*, que manuseiam óleos de transformadores ou capacitores, podem apresentar hipersecreção das glândulas meibomianas, resultando em abundante secreção oleosa ocular, edema de pálpebra superior e conjuntiva hiperpigmentada.

O pó do cimento pode ocasionar irritação ocular e conjuntivite crônica quando a exposição a ele é contínua. A ação alcalina do *cimento* tem um efeito abrasivo sobre a camada córnea, removendo o manto lipídico, podendo ocasionar ceratólise e exulceração. Entre os fatores que concorrem para o aparecimento da lesão estão os constitucionais (xerose, atopia e ictiose); os ligados ao meio ambiente (frio, calor, umidade e microtraumatismos); além de fatores do próprio agente, como suas propriedades abrasiva, alcalina e higroscópica.

A *radiação infravermelha* pode provocar conjuntivite, como os quadros descritos em forjadores e outros trabalhadores siderúrgicos, associados ou não a outros tipos de acometimento, como a catarata. A exposição a *radiações ionizantes* pode provocar conjuntivite e levar à síndrome do "olho seco".

A exposição ao berílio, sob a forma de sais e/ou poeira, pode causar, além da doença pulmonar aguda ou crônica, dermatite de contato, granulomas de pele e irritação de mucosas, nasofaringite, traqueobronquite, faringite e conjuntivite.

Entre os agentes causadores de conjuntivite, que constam na Lista de Doenças Relacionadas ao Trabalho (Brasil, 1999) estão os seguintes:

- ácido sulfídrico (sulfeto de hidrogênio);
- acrilatos;
- arsênio e seus compostos arsenicais;
- berílio e seus compostos tóxicos;
- cimento;
- cloreto de etila;
- enzimas de origem animal, vegetal ou bacteriana;
- flúor e seus compostos tóxicos;
- furfural e álcool furfurílico;
- iodo;
- isocianatos orgânicos;
- outros solventes halogenados tóxicos;
- radiações ionizantes;
- radiações ultravioletas;
- selênio e seus derivados;
- tetracloreto de carbono.

Os sintomas mais frequentes são de sensação de areia ou corpo estranho nos olhos, podendo o trabalhador queixar ardência, queimação, prurido e peso em volta dos olhos, e nos casos em que a córnea está afetada, dor e fotofobia. Os sinais mais importantes nas conjuntivites são: hiperemia (mais evidente na conjuntivite aguda), lacrimejamento, exsudação, ptose mecânica, hipertrofia papilar, quemose conjuntival, presença de folículos, membranas ou pseudomembranas; granulomas e adenopatia pré-auricular.

A sensação de corpo estranho ou de "presença de areia no olho" ou, ainda, de queimação, está associada à hipertrofia das papilas e a hiperemia conjuntival. A dor mais intensa ao despertar, que melhora durante o dia, sugere uma infecção bacteriana mais comumente estafilocócica, ao passo que uma dor mais intensa durante o dia sugere a ceratoconjuntivite *"sicca"* não tratada, que pode ser autoimune.

A conjuntivite irritativa manifesta-se desde uma simples hiperemia até a necrose, dependendo do irritante e da intensidade da exposição.

Entre as complicações e sequelas ocorrem: blefarite marginal, nos casos de uma conjuntivite estafilocócica não tratada, e cicatrizes conjuntivais após conjuntivites pseudomembranosas ou membranosas, que podem levar ao aparecimento de triquíase.

O diagnóstico de um quadro de conjuntivite baseia-se na história clínica e no exame oftalmológico.

No diagnóstico diferencial das conjuntivites, com as demais causas de "olhos vermelhos", dolorosos ou olhos irritados, é importante afastar ceratites, irites e glaucoma agudo.

Em situações especiais, o exame oftalmológico realizado pelo especialista pode ser complementado por exames laboratoriais, como o cultivo da secreção conjuntival, biópsia e pesquisa de alérgenos.

A conjuntivite relacionada com o trabalho pode manifestar-se em trabalhadores portadores de conjuntivite alérgica de outras etiologias, expostos, no ambiente de trabalho, a outros alérgenos desencadeadores do quadro. Neste caso, a conjuntivite seria uma "doença relacionada ao trabalho" (GrupoIII de Classificação de Schilling).

Outra possibilidade é a manifestação de conjuntivite relacionada ao trabalho desencadeada pela exposição a irritantes, ou por sensibilização, em trabalhador não anteriormente sensibilizado, isto é, sem história prévia. Esta seria causada pelo trabalho, e deverá ser enquadrada no Grupo I da Classificação de Schilling.

O tratamento deve ser precedido da coleta de material para exame citológico e microbiológico com cultura e antibiograma da secreção conjuntival. Podem ser utilizados:

- Substitutos das lágrimas, nos casos de deficiência lacrimal;
- Antialérgicos, nos quadros de etiologia alérgica;
- Antimicrobianos segundo tipo de microrganismo;
- Compressas frias nas conjuntivites adenovirais;

- Remoção de corpúsculo de *Molluscum contagiosum*;
- Cuidados Gerais: limpeza eficaz da exsudação, cuidados com a nutrição, afastamento de substâncias irritativas e tóxicas e evitar esfregar os olhos;
- Corticoides e ciclosporina (devem ser utilizados com critério).

Nas conjuntivites crônicas, deve-se pesquisar a presença de doenças sistêmicas como tuberculose, tularemia e sífilis, entre outras.

Ceratite e ceratoconjuntivite relacionadas com o trabalho (CID-10: H16)

Ceratite é uma inflamação da córnea que pode ser provocada por microrganismos (bactérias, fungos, vírus, clamídias e protozoários); drogas (antivirais e antibióticos, de amplo espectro ou específicos, antiprotozoários e anti-inflamatórios); avitaminose A; processos imunológicos; lesão do nervo trigêmeo; situações nas quais a córnea não esteja adequadamente umedecida e coberta pelas pálpebras (exoftalmia, ectrópio, trauma de pálpebras de Bell); e exposição a certos agentes químicos e físicos presentes nos ambientes de trabalho.

O acometimento da córnea pode variar de uma simples ceratite puntiforme superficial a uma úlcera corneana verdadeira, na ceratite epitelial. Na ceratite parenquimatosa, o processo decorre, geralmente, de uma necrose por efeito tóxico.

Na córnea, os mecanismos alérgicos podem gerar ceratite superficial puntiforme, ceratite flictenular e outras manifestações, como úlcera em escudo, pontos de Trantas e anel de Wessely.

Em jovens, o trauma ocular e o uso de lentes de contato podem ser fatores predisponentes importantes de lesão de córnea. Em indivíduos mais idosos, a doença corneana crônica (ceratite "sicca" e herpes), trauma cirúrgico, ceratopatia bolhosa e entrópio são os fatores predisponentes.

Úlceras por fungos têm sido descritas em trabalhadores na agricultura, devido a uma inoculação maciça do agente, como por exemplo, Candida, Fusarium, Aspergillus, Penicillium, Cephalosporium, entre outros, mas podem ser observadas também em populações urbanas, a partir da introdução dos corticoides na terapêutica oftalmológica.

Entre as ceratites por vírus, são importantes aquelas causadas pelo vírus do herpes simples e pelo vírus da varicela-zoster, podendo ocorrer também como uma complicação vacinal.

A úlcera corneana típica, associada à avitaminose A, embora rara, é geralmente bilateral, de localização central, podendo evoluir para necrose com perfuração da córnea.

O acometimento do nervo trigêmeo, decorrente de trauma, cirurgia, tumor ou inflamação, pode levar à ceratopatia neuroparalítica, devido à perda da sensibilidade da córnea, um de seus mecanismos de defesa, podendo ocorrer ulceração e infecção.

A ceratopatia de exposição pode ocorrer em situações nas quais a córnea perde sua cobertura e umidade, provocando dessecação e exposição a traumatismos, em decorrência da lesão do nervo facial.

As ceratites provocadas pela exposição a agentes físicos e químicos no ambiente de trabalho podem ser agrupadas em tóxicas e alérgicas. O arsênio e o berílio podem ser responsáveis por quadros de natureza alérgica. A seiva ou o suco de algumas plantas podem ser tóxicos, como no caso da exposição ao Philodendron, que provoca uma ceratite particular, pelo depósito de cristais de oxalato de cálcio no estroma corneano, que leva de seis a oito semanas para desaparecer, além de provocar também blefarite e conjuntivite. Os cactos também apresentam um látex tóxico para os olhos. A podofilina pode causar ceratite grave, por mecanismo tóxico.

Algumas toxinas animais têm uma ação patogênica direta sobre as estruturas oculares. Entre as mais importantes estão as produzidas por aranhas, sapos e algumas larvas de insetos. O sangue de alguns peixes, como a enguia, em contato com a córnea, pode provocar ceratite.

As radiações ionizantes podem provocar um quadro de ceratite de tipo filamentoso ou intersticial, agravado pela secura ocular e rebeldia ao tratamento.

Entre os agentes ocupacionais listados (Brasil, 1999) como capazes de produzir *ceratoconjuntivite* estão:

- arsênio e seus compostos arsenicais;
- ácido sulfídrico (sulfeto de hidrogênio) em exposições muito altas;
- radiações ionizantes;
- radiações ultravioletas (a exposição ao ultravioleta proveniente do arco voltaico de solda elétrica é frequente e extremamente lesiva)

No quadro clínico das ceratites predomina a dor ocular. A fotofobia e o lacrimejamento podem, eventualmente, ter reflexos na acuidade visual, quando embaça a visão. A inflamação simultânea da córnea e da conjuntiva caracteriza a ceratoconjuntivite.

Pacientes com dermatite atópica (eczema) podem apresentar ceratoconjuntivite atópica. Os sinais e sintomas são sensação de ardor, secreção de mucosa, vermelhidão ocular e fotofobia. As margens palpebrais são eritematosas e a conjuntiva pode apresentar-se quemótica.

A ceratoconjuntivite epidêmica é doença infecciosa caracterizada por exsudato conjuntival seroso, opacidades subepiteliais da córnea, ceratite puntiforme superficial, edema de linfonodos regionais e presença de sintomatologia sistêmica, como cefaleia. Tem sido associada à presença do adenovírus, e é conhecida como ceratoconjuntivite viral ou Doença de Sanders.

Ceratoconjuntivite dos soldadores é causada pela exposição a fontes de *radiação ultravioleta*, entre elas a solda elétrica. A solda elétrica emite radiação entre 200 e 1.400nm de comprimento de onda. A radiação UV entre 200 e 400nm é absorvida pela córnea e causa ceratoconjuntivite típica, observada nos soldadores que não usam proteção adequada.

A ceratoconjuntivite flictenular, também chamada de ceratite flictenular, ou oftalmia flictenular, é caracterizada por lesões circunscritas, pequenas e acinzentadas na periferia da córnea, geralmente associadas a quadros de desnutrição, tuberculose e hipersensibilidade ao estafilococo e a algumas parasitoses intestinais.

A ceratoconjuntivite "sicca" caracteriza-se por hiperemia conjuntival, olho seco, erosões puntiformes do epitélio da córnea, com queixas de sensação de queimação nos olhos, acompanhada de redução da acuidade visual e presença de filamentos epiteliais, condição denominada de ceratite filamentar.

O diagnóstico de ceratite baseia-se na história clínica e no exame oftalmológico.

A ceratite e a ceratoconjuntivite podem ocorrer em trabalhadores com precedente de ceratite ou ceratoconjuntivite alérgicas de outras etiologias, e que encontram em seu ambiente de trabalho outros alérgenos desencadeadores do quadro. Neste caso, seriam classificadas como uma "doença relacionada ao trabalho", do Grupo III da Classificação de Schilling.

A segunda possibilidade é a manifestação de ceratite ou ceratoconjuntivite ocupacional desencadeada por irritantes ou por sensibilização de trabalhador não anteriormente sensibilizado, isto é, sem história prévia. Esta seria causada pelo trabalho, e seria enquadrada no Grupo I da Classificação de Schilling.

A ceratite aguda causada pela exposição à *radiação ultravioleta*, nas atividades com solda elétrica, pode ser caracterizada como um acidente de trabalho.

Nas ceratites, devem ser tratados os fatores predisponentes, como:
- falta de lágrimas;
- alterações palpebrais e das vias lacrimais;
- moléstias e vícios debilitantes;
- contaminação do canal do parto;
- agentes envolvidos na inflamação.

Nas ceratites traumáticas, o corpo estranho (limalha de ferro, ferrão de insetos etc.) deve ser removido. No caso de contato com substâncias químicas tóxicas, os olhos devem ser lavados com solução fisiológica a 0,9% ou solução de Ringer. Nas ceratites tóxicas, o elemento tóxico deve ser removido. Nas ceratoconjuntivites alérgicas, devem ser pesquisados os alérgenos e utilizados antialérgicos.

Nos casos de ceratite microbiana deve ser realizados: o exame da secreção conjuntival e raspados de úlceras de córnea para estudo citológico, bacteriológico e antibiograma. A seguir, inicia-se o tratamento com antibiótico de largo espectro, aguardando o resultado do laboratório. A história e o exame biomicroscópico orientam o tratamento clínico para vírus, clamídia, bactéria, fungo e protozoário. No caso de ceratite dendrítica, inicia-se o tratamento antiviral tópico para o herpes. Como coadjuvantes podem ser utilizados anti-inflamatórios, cicloplégicos e inibidores de colagenase, quando necessários. O uso de corticoides tópicos é útil em certas circunstâncias, mas está contraindicado nas ceratites herpéticas com atividade viral, como na ceratite dendrítica, e nas fúngicas.

Na ceratoconjuntivite epidêmica, o hábito de não lavar as mãos e esfregar os olhos pode disseminar a doença, sendo causa de absenteísmo, ausência física do trabalho. Na presença de infecção ocular, o trabalhador deve ser afastado para tratamento, evitando contaminar outros.

Catarata relacionada com o trabalho (CID-10: H28)

Catarata é uma opacificação parcial ou total do cristalino, em um ou ambos os olhos, que interfere na visão, podendo causar cegueira. Os diversos tipos de catarata são classificados de acordo com sua morfologia (tamanho, forma e localização), ou etiologia (causa e período de ocorrência). Apresentam grande variação etiológica e no grau de densidade. Inúmeras doenças sistêmicas podem estar associadas à catarata, como: rubéola congênita, toxoplasmose congênita, galactosemia, hipoglicemia, Síndrome de Lowe, distrofia miotônica, Síndrome de Down, diabetes, hipocalcemia, hipotireoidismo, doença de Wilson e uso tópico e/ou sistêmico de corticosteroides.

Os traumas oculares decorrentes da exposição aos raios X, ao calor e frio extremos, a choque elétrico, contusão ocular e ferimentos penetrantes também podem produzir catarata. Outras doenças de olho, como as uveítes, o glaucoma agudo, o retinoblastoma e o descolamento de retina, também podem provocar catarata.

A ocorrência da catarata na população geral está, usualmente, associada à idade, podendo ser esperada a partir dos 70 anos. Na maioria dos casos é bilateral, embora apresentando uma progressão assimétrica. Estudos epidemiológicos têm mostrado que a exposição à *radiação ultravioleta* é um fator importante para a ocorrência da catarata senil. Tem sido observado que, em pessoas com idade de 65 anos e mais, há uma incidência aumentada da esclerose lenticular, em áreas geográficas com maiores períodos de exposição à luz solar. As cataratas traumáticas e as congênitas são menos comuns.

As cataratas de origem ocupacional geralmente aparecem na idade produtiva. A *radiação infravermelha* é reconhecida como uma causa importante da "catarata dos vidreiros", atuando sobre a íris e provocando esfoliação do cristalino. Os trabalhadores em fornos de fundição ou laminação a quente de metais também estão sujeitos a este tipo de catarata. As radiações *ionizantes* podem provocar catarata, descrita em trabalhadores da indústria nuclear, fabricação de tubos de raios X e radiologistas, acometendo indivíduos jovens, com um tempo de latência de dois a três anos.

As radiações *eletromagnéticas* causam lesões oculares pela luz visível, ultravioleta, infravermelho, micro-ondas, laser e solda elétrica.

A exposição à luz visível (entre 400 e 700nm de comprimento de onda) é fator de risco para o aparecimento de catarata, pterígio, e, segundo alguns autores, algumas degenerações da córnea e da mácula. Observa-se associação entre degeneração macular avançada e exposição à luz azul.

A luz ultravioleta (comprimento de onda entre 100 e 400nm) é decomposta em 3 faixas; UV-A (entre 320 e 400nm), UV-B (entre 290 e 320nm) e UV-C (entre 100 e 290nm). Está bem demonstrada a associação positiva entre exposição à UV-B e catarata cortical e entre UV-A e UV-B e pterígio.

A exposição à *radiação infravermelha*, emitida por metal e vidro fundido, é considerada a causa mais conhecida de desenvolvimento de catarata de origem ocupacional. A esfoliação de cápsula anterior do cristalino pode ser induzida pela radiação infravermelha.

Micro-ondas de frequência entre 150 e 10.000MHz podem afetar diversos órgãos do corpo humano; cataratas precoces em operadores de radar têm sido associadas à exposição a micro-ondas.

O laser pode causar lesões oculares significativas, mesmo em baixos níveis de energia, podendo reduzir a acuidade visual se inadvertidamente focalizado na mácula. Na indústria de equipamentos médicos, são fabricados cinco tipos de laser. O *neodymium: yttrium-aluminum-garnet laser (Nd:YAG)* causa queimadura ou rompimento do tecido ocular. O laser de dióxido de carbono causa lesão da superfície ocular. O laser de argônio e o *dye laser* causam lesões fotoquímicas e térmicas. O *excimer laser* causa fotoceratite.

Recomenda-se que trabalhadores expostos à luz de laser utilizem óculos protetores específicos para laser.

A solda elétrica emite radiação entre 200 e 1.400nm de comprimento de onda. A radiação UV entre 200 e 400nm é absorvida pela córnea e causa ceratoconjuntivite típica, observada nos soldadores que não usam proteção adequada. Na catarata pela solda elétrica, a presença de queimaduras nas pálpebras tem grande valor médico legal. Apresenta evolução insidiosa, surgindo após um longo intervalo da notificação do acidente. São unilaterais em 2/3 dos casos.

O cristalino com catarata apresenta edema, que varia conforme estádio de desenvolvimento da doença, alteração proteica, necrose e rompimento da continuidade normal de suas fibras. Uma catarata imatura ou incipiente é, apenas, levemente opaca, ao passo que, na catarata madura, a opacidade é completa. Nos casos muito avançados, ou de catarata hipermatura, há vazamento de água do cristalino, observando-se perda do córtex cristalino e contração do cristalino, que fica branco-leitoso e de tamanho diminuído, com a cápsula apresentando dobras e aspecto rugoso.

Na grande maioria dos casos, a catarata não é visível ao observador casual, até que se torne suficientemente densa, causando cegueira. Em seus primeiros estágios pode ser observada através de uma pupila dilatada, com auxílio de um oftalmoscópio, lupa ou lâmpada de fenda.

O diagnóstico de um quadro de catarata baseia-se na história clínica e no exame oftalmológico.

Em trabalhadores expostos a estes agentes patogênicos, a catarata, com as características acima descritas, e excluídas outras causas não ocupacionais, deve ser considerada como "doença relacionada com o trabalho" do Grupo I da Classificação de Schilling, em que o trabalho é considerado causa necessária.

O tratamento clínico da catarata é limitado a medicamentos homeopáticos, alopáticos e da cultura popular, os quais têm sido utilizados para impedir a evolução da catarata, sem garantias quando à efetividade. A catarata pode permitir boa visão, quando a transparência do cristalino na zona óptica ainda é adequada. O uso de lentes corretoras pode melhorar a acuidade visual. Maior conforto pode ser proporcionado com o auxílio de lentes com filtros para diminuir o efeito ofuscante da luz forte. Quando as lentes corretoras de óculos ou lentes de contato não permitem visão útil para o paciente com catarata, e esta é a causa da baixa de visão, indica-se a cirurgia extracapsular, com implante de lente intraocular. Aparelhos como o facoemulsificador e o facolaser, têm sido desenvolvidos e utilizados na remoção da catarata, havendo a preocupação constante de diminuir a abertura no olho para utilização dos instrumentos cirúrgicos e introdução da lente intraocular dobrável dentro do saco capsular, visando recuperação mais rápida, com menos astigmatismos.

Inflamação coriorretiniana relacionada com o trabalho (CID-10: H30)

O termo *Inflamação Coriorretiniana* abrange a inflamação da retina e do trato uveal. Pode ser classificada quanto à localização anatômica, quanto ao quadro clínico (em aguda ou crônica), e quanto à etiologia (em exógena, endógena associada à doença sistêmica ou idiopática).

O quadro clínico pode ser mínimo e os principais sinais são: olho vermelho, hiperemia pericerática, precipitados ceráticos, nódulos na íris, células ou *flare* no humor e no corpo vítreo aquoso, e sinéquias posteriores.

Nas formas graves, podem ser observados edema de retina e diversos graus de inflamação ou degeneração em torno das áreas necrosadas. A coroide apresenta alterações vasculares, hemorragia, infiltrado inflamatório e edema. Pode haver neurite óptica. Também podem estar presentes nistagmo, estrabismo, irite ou atrofia e microftalmia. Sinais de células *flare* e opacidades vítreas indicam descolamento de vítreo posterior (Pavan-Lagstone, 1995).

A inflamação coriorretiniana tem sido descrita em trabalhadores expostos ao manganês. Neste caso, e excluídas outras causas não ocupacionais, a doença deve ser considerada como "relacionada com o trabalho", Grupo I da Classificação de Schilling, isto é, doença profissional, em que o trabalho constitui causa necessária, sendo improvável que a doença ocorra na ausência de exposição.

Sendo a etiologia das uveítes frequentemente desconhecida, não existe tratamento específico. As medidas terapêuticas são inespecíficas e incluem:

- corticoides, midriáticos e ciclopégicos;
- drogas imunossupressoras (agentes alquilantes como ciclofasfamida e clorambucil; antimetabólicos como azatioprina e metotrexate; e a ciclosporina A;
- anti-inflamatórios não esteroides;
- crioterapia;
- fotocoagulação.

Também podem ser utilizados os antivirais na presença de AIDS, infecção pelo vírus herpes simples e zoster e por citomegalovirus; antibióticos, nos casos de tuberculose, sífilis e hanseníase e antiparasitários na toxoplasmose.

Neurite óptica relacionada com o trabalho (CID-10: H46)

O termo *neurite óptica* abrange inflamação, degeneração ou desmielinização do nervo óptico, que pode ser devida a uma grande variedade de doenças. A perda da visão é o sintoma fundamental e serve para diferenciar a neurite óptica do edema de papila, que poderiam ser confundidos ao exame com oftalmoscópico.

As neurites ópticas podem ser classificadas, de acordo com sua etiologia, em inflamatórias, isquêmicas, tóxicas, carências, compressivas e hereditárias. Podem, ainda, ser devidas a lesões traumáticas no nervo óptico e/ou consequentes ao edema de papila que ocorre na hipertensão intracraniana.

Entre as substâncias químicas tóxicas potencialmente causadoras de neurite óptica estão:

- brometo de metila;
- cloreto de metileno (diclorometano) e outros solventes clorados neurotóxicos;
- metanol, no caso de intoxicação aguda sistêmica por ingestão (a ação local é apenas irritante, como a outros solventes e não causa dano);
- sulfeto de carbono (exposições e concentrações relativamente baixas a esta substância extremamente volátil podem levar a efeitos deletérios em poucos anos);
- tetracloreto de carbono.

A neurite óptica manifesta-se por uma baixa de acuidade visual e escotoma cecocentral no campo visual. De acordo com os achados, ao exame com oftalmoscópico, pode ser classificada em: papilite, neurorretinite e neurite retrobulbar. Nesta, o exame de fundo de olho apresenta-se normal, na papilite observa-se edema de disco óptico na fase aguda, e na neurorretinite aparecem edema de papila e exsudatos peripapilares, geralmente envolvendo a região macular (Feldman, 1999).

Entre as neuropatias ópticas, as de origem tóxica representam o grupo mais importante, particularmente no que se refere à sua relação como o trabalho. No quadro clínico, ressalta a queixa da visão, bilateralmente. O exame de fundo de olho pode mostrar edema de papila, nas fases iniciais, que evolui para atrofia óptica.

O mecanismo de produção das neuropatias tóxicas é desconhecido, supondo-se que a lesão ocorra não apenas nos axônios, atingindo, também, as células ganglionares da retina. Não há tratamento específico, o que aumenta a importância da prevenção. O prognóstico é variável, podendo ser observada uma melhora do quadro, mesmo na presença de atrofia de fibras nervosas.

Em trabalhadores expostos a substâncias químicas neurotóxicas, a neurite óptica, excluídas outras causas não ocupacionais, deve ser considerada "doença relacionada ao trabalho", do Grupo I da Classificação de Schilling, em que o trabalho é considerado causa necessária.

Como medida terapêutica utiliza-se a metilprednisolona intravenosa, seguida de prednisona via oral, que aceleram a recuperação visual, mas não melhoram o resultado visual após um ano. A conduta expectante (observação) pode ser instituída em crianças com doença virótica, coqueluche, febre ganglionar e após imunização. Recomenda-se interromper o uso de substâncias tóxicas como tabaco, álcool etílico e etambutol. Pode estar indicado o uso de multivitamínicos e hidroxicobalamina e o tratamento de doenças relacionadas, como a doença de Lyme e a neurossífilis.

Perdas oculares – distúrbios visuais subjetivos relacionados com o trabalho (CID-10: H53)

A distorção visual pode manifestar-se com um padrão irregular de escurecimento da visão, linhas denteadas ou onduladas e imagem diminuída ou aumentada. Esse grupo inclui uma série de distúrbios como astenopia, cegueira diurna, escotoma cintilante, fotofobia, halos ou auréolas visuais, hemeralopia, metamorfopsia e a perda súbita da visão, e exclui as alucinações visuais.

As manifestações de distorção visual relacionadas ao trabalho podem decorrer da exposição ao brometo de metila ou ao cloreto de metileno, assim como a outros solventes clorados neurotóxicos.

O halo, ou *glare*, pode resultar de um erro de refração não corrigido, arranhões nas lentes dos óculos, dilatação pupilar excessiva e opacidade dos meios ópticos do olho, como edema corneano ou catarata.

A *astenopia* é o conjunto de sintomas oftalmológicos, como lacrimejamento, cefaleia, dor nos olhos, sensação de fadiga ou desconforto ocular, devido à presença de erros de refração e alterações do equilíbrio da musculatura extrínseca do olho, como por exemplo, na insuficiência de convergência. A astenopia ocorre também na Síndrome da Visão do Computador (Ostrovsky *et al.*, 2012).

O *escotoma* refere-se a qualquer área do campo visual onde não há percepção dos estímulos luminosos, sendo detectado através do exame de campo visual. Resulta de lesões retinianas de diferentes etiologias ou de lesões ao longo dos trajetos nervosos, inclusive no córtex cerebral. Em geral, os escotomas são ignorados pelos pacientes, a menos que comprometam a área macular, provocando a redução da acuidade visual. O *escotoma cintilante* ocorre nas crises de enxaqueca, expande-se como luzes piscando, sendo limitado por linha em ziguezague.

A *fotofobia* é a intolerância ou sensação penosa produzida pela luz, mais frequente em indivíduos de pele muito clara. Acompanha-se, em geral, de lacrimejamento e blefaroespasmo, ocorrendo, principalmente, em certas afecções do seguimento anterior do olho (ceratites, abrasões traumáticas da córnea, glaucomas agudos, uveítes), assim como em casos de albinismo, meningite e outras afecções do sistema nervoso central.

A *hemeralopia, ou cegueira diurna,* é uma condição caracterizada pela incapacidade de ver distintamente, tanto com luz clara, quanto sob iluminação reduzida, observada em pacientes com distúrbio de funcionamento de cones da retina. A *nictalopia*, ou *cegueira noturna*,é a dificuldade ou impossibilidade de enxergar em ambiente com pouca luz, devido a alterações ou perda dos bastonetes da retina.

O diagnóstico destes distúrbios visuais subjetivos baseia-se na história clínica e nos exames oftalmológicos.

Quando estas manifestações resultam da exposição a substâncias tóxicas, como o brometo de metila ou o cloreto de metileno, assim como a outros solventes clorados neurotóxicos, devem ser consideradas como "doenças relacionadas com o trabalho" do Grupo I da Classificação de Schilling, em que o trabalho é considerado fator causal.

As ametropias e as heteroforias devem ser corrigidas para melhorar, ou mesmo eliminar, a astenopia fotofóbica. O uso de lentes com filtros adequados pode melhorar a fotofobia. No caso de escotomas cintilantes devidos à enxaqueca, devem ser procurados fatores precipitantes como o estresse, certos alimentos e anticoncepcionais orais.

O exame de fundo de olho e a eletrofisiologia da retina são necessários para verificação de doenças retinianas associadas à metamorfopsias e hemeralopia (descolamento de retina, retinose pigmentar e outras). Devem ser suspensos medicamentos (fenotiazínicos, cloroquina) e outras substâncias retinotóxicas.

Avaliação da incapacidade para o trabalho

A avaliação da capacidade para o trabalho de um indivíduo portador de alterações visuais deve ser feita por uma equipe multidisciplinar, capaz de abordar os distintos ângulos da questão. Além do potencial de visão, devem ser avaliados as habilidades e o suporte social disponível, de modo a garantir a segurança do trabalhador.

Os critérios propostos pela *American Medical Association* (AMA, 2000) para classificar as deficiências ou disfunções decorrentes de lesões no sistema visual podem ser úteis, se adaptados à realidade brasileira. Também podem ser utilizados os critérios estabelecidos no *Baremo Internacional de Invalideces.*

Valoración de las Discapacidades y Del Daño Corporal (organizado por Louis Mélennec, na França, traduzido ao espanhol e publicado pela Masson S.A., 1997), para o estagiamento das disfunções ou deficiências em oftalmologia, segundo a importância dos transtornos, que inclui:

- Grupo 1: transtornos leves, sem disfunção – caracterizam-se pela sensação de incômodo e os sintomas se reduzem a manifestações subjetivas, que não provocam invalidez para o trabalho e melhoram com o tratamento, em geral, muito simples. Em todos os casos estão preservadas as funções mais importantes. O paciente pode: ler, distinguir com precisão objetos e cores, orientar-se, deslocar-se, assistir a um espetáculo, efetuar atividades esportivas, de modo quase normal. A vida privada, social e profissional é normal. A autonomia é completa;
- Grupo 2: *transtornos moderados permanentes ou intermitentes* – manifestações que não chegam a ser graves, porém, podem produzir incapacidade. As funções importantes estão preservadas, com acuidade visual binocular satisfatória para longe e para perto, mesmo considerando uma possível lesão unilateral, que já seja suficientemente importante. A vida social privada e profissional é normal ou quase normal. A autonomia é completa;
- Grupo 3:*transtornos permanentes e indiscutíveis* – não somente causam incômodo, mas causam incapacidade, ainda que não cheguem a ser graves. A acuidade visual está diminuída e pode existir a perda de um olho e da função binocular, ainda que, nestes casos, a visão de outro olho continue satisfatória. Podem ocorrer síndromes dolorosas, diplopias causadoras de incômodo, apesar das correções aplicadas e uma deficiente adaptação às manifestações do transtorno. A autonomia está conservada;
- Grupo 4: *transtornos importantes* – resultam de doenças visuais em que o paciente sofre alteração de uma função, como a diminuição acentuada da visão central ou hemianopsia lateral homônima total ou, com maior frequência, alteração de várias funções. A realização de muitas atividades, como a leitura, escrita, corte e costura, assistir a um espetáculo, andar na rua ou conduzir-se em circulação é difícil, obrigando o indivíduo a suprimir determinadas distrações e atividades recreativas etc. A autonomia está conservada para uma vida habitual. As hemianopsias laterais necessitam, às vezes, de ajuda de um acompanhante. Não é possível conduzir veículos; e

- Grupo 5: *transtornos muito importantes* – este grupo inclui todas as disfunções que deixam uma capacidade visual igual ou inferior a 40%; disfunções que vão desde a cegueira total até situações que ainda deixam uma acuidade visual de 1/10 em cada olho. Em consequência, os transtornos que estes pacientes apresentam são muito diferentes e exigem métodos especiais de avaliação.

Medidas de prevenção de danos e de promoção da saúde ocular dos trabalhadores

As consequências da exposição a fatores de risco para a integridade física e funcional do olho e anexos, presentes ou decorrentes do trabalho, variam desde a interferência sobre a capacidade de trabalho, ao adoecimento de distinta gravidade, que pode levar à perda da visão e a perdas na qualidade de vida dos trabalhadores.

Considerando a gravidade desses danos e o potencial da incapacidade e de interferências na vida dos trabalhadores, cresce a importância da prevenção dos acidentes e das doenças do olho e anexos relacionados com o trabalho. Deste modo, o trabalhador deve estar informado sobre os possíveis efeitos do seu trabalho sobre o aparelho visual, e quanto às medidas e procedimentos mais adequados para evitar danos. Devem ser implementadas medidas de vigilância da saúde dos trabalhadores, dos ambientes e condições de trabalho e dos agravos à saúde.

As áreas onde são desenvolvidas tarefas com alta exigência visual devem ser corretamente iluminadas, sem reflexos perturbadores, e dispostas de tal modo, que proporcionem postura confortável da cabeça, evitando a sua inclinação para frente, com sobrecarga osteomuscular e para o sistema visual.

No que se refere ao uso de lentes corretoras, uma escolha inteligente e adequada de lentes somente é possível se o oftalmologista sabe como será usada a correção visual, ou a que exigências e condições de trabalho estão submetidos os trabalhadores. Muitas vezes, pode ser necessário que as lentes sejam montadas em armação de prova, para que o paciente tenha uma prévia de como enxergará com aqueles óculos, e se estes satisfazem as exigências para o tipo de trabalho no qual serão utilizados.

O oftalmologista deverá informar o trabalhador sobre a qualidade de material das lentes (resina, cristal, resistentes a impacto, leves, alto índice, antirreflexo, antipoeira, antirrespingo) e sobre a porcentagem de proteção contra raios ultravioleta, incolor colorida, fotocromática, espelhada e outras, bem como da armação dos óculos, que deve se harmonizar com o rosto, ser leve, confortável e com inclinação apropriada, não longe dos olhos.

É essencial que o trabalhador seja informado e orientado quanto à importância da proteção da face e dos olhos, através de medidas como o uso de:

- materiais transparentes resistentes podem ser interpostos entre o trabalhador e o ponto de trabalho, de modo a protegê-lo de possíveis agressões;
- óculos de proteção, que devem oferecer proteção lateral, superior e inferior e, conforme o caso, dispor de filtros protetores contra radiação; e
- escudo facial de proteção nos casos em que houver necessidade de aumentar a área de proteção;

O uso de lentes de contato deve ser evitado em locais com poeira ou presença de substâncias químicas e alérgenos. As lentes de contato gelatinosas têm afinidade para partículas de corpos estranhos. Os corpos estranhos podem ficar aprisionados, com mais frequência, sob lentes de contado duras, do que sob as gelatinosas. As lentes de contado gelatinosas acumulam substâncias tóxicas, como gases e fumaças industriais. O aquecimento de lentes de contato por radiação ultravioleta e infravermelha pode lesar as córneas (Makitie, 1984).

A vigilância da saúde de trabalhadores expostos a fatores de risco potencialmente capazes de provocar danos no aparelho visual – vigilância dos ambientes e condições de trabalho e vigilância dos agravos à saúde – utiliza conhecimentos médico-clínicos, epidemiológicos, de higiene ocupacional, da ergonomia, da psicologia, entre outras disciplinas, além de levar em conta a percepção dos trabalhadores sobre o trabalho e a saúde e as normas técnicas e regulamentos vigentes. Estes procedimentos podem ser resumidos em:

- reconhecimento prévio das atividades e locais de trabalho onde existam substâncias químicas, agentes físicos e biológicos e fatores de risco decorrentes da organização do trabalho potencialmente causadores de doença;
- identificação dos problemas ou danos presentes e potenciais para a saúde, decorrentes da exposição aos fatores de risco identificados;
- identificação e proposição de medidas de controle a serem adotadas para a eliminação ou controle da exposição aos fatores de risco e para proteção dos trabalhadores;
- educação e informação aos trabalhadores e empregadores.

As principais medidas de proteção da saúde e prevenção da exposição aos fatores de risco para doenças dos olhos relacionadas com o trabalho são:

- substituição de tecnologias de produção por outras menos arriscadas para a saúde;
- isolamento do agente/substância ou enclausuramento do processo;
- medidas rigorosas de higiene e segurança do trabalho, como adoção de ventilação local exaustora adequada e eficiente;
- utilização de capelas de exaustão;

- controle de vazamentos e incidentes mediante manutenção preventiva e corretiva de máquinas e equipamentos;
- monitoramento ambiental sistemático;
- adoção de sistemas seguros de trabalho, operacionais e de transporte;
- classificação e rotulagem das substâncias químicas segundo propriedades toxicológicas e toxicidade;
- manutenção de condições ambientais gerais e de conforto adequadas para os trabalhadores, e facilidades para higiene pessoal como instalações sanitárias, banheiros, chuveiros, pias com água limpa corrente em abundância; vestuário adequado e limpo diariamente;
- garantia de recursos adequados para o atendimento de situações de emergência – uma vez que o contato ou respingos de substâncias químicas nos olhos podem ameaçar a visão –, como chuveiros ou duchas lava-olhos em locais rapidamente acessíveis. Os trabalhadores devem estar treinados para proceder imediatamente à lavagem dos olhos com água corrente, por, no mínimo, cinco minutos, devendo ser, em seguida, encaminhados para avaliação especializada por oftalmologia;
- diminuição do tempo de exposição e do número de trabalhadores expostos; e
- fornecimento de equipamentos de proteção individual adequados, com manutenção indicada, de modo complementar as medidas de proteção coletiva.

▶ Referências

ACGIH – American Conference of Governmental Industrial Hygienists.TLVs® e BELs® 2010. Cincinnati: ACGIH, 2010.

Alves AA. Refração. Rio de Janeiro: Cultura Médica p. 308-13, 1994.

AMA – American Medical Association. Guides to the evaluation of permanent impairment. 5th .ed Chicago: AMA, 2000.

Atlas. Segurança e Medicina do Trabalho: Portaria Nº.3214/1978. 70ª ed. São Paulo: Atlas, 2012.

Belfort Jr. R, Almada AT, Tomimatsu P. Doenças externas oculares. São Paulo: Roca, 1981.

Belfort Jr. R, Bonomo A, Neustein I. Industrial eye injuries: analysis of 500 cases. Industrial Medicine and Surgery, 41: 30-2, 1972.

Bison SHDF, Reggi JRA. Traumas oculares: nosologia de 1171 casos. Arquivos Brasileiros de Oftalmologia, 58(2): 105-118, 1998.

Björnelius E, Jensen JS, Lidbrink P. Conjunctivitis associated with Mycoplasma genitalium infection. Clinical of Infectious Diseases, 39(7): 67-9, 2004.Boudet C. Plaies et contusions du segment antérieure de l'oeil. Société Française D'Ophtalmologuie. Paris: Masson, 1979. 389p. Brasil. Ministério da Saúde. Lista de Doenças do Olho e Anexos Relacionadas com o Trabalho [Portaria MS Nº 1.339/ GM, de 18 de novembro de 1999]. Brasília: MS, 1999.

Chang CH, Chen CL, Ho CK, Lai YH, Hu RC, Yen YL.Hospitalized eye injury in a large industrial city of South-Eastern. Graefe' s Archive for Clinical and Experimental Ophthalmology, 246(2): 223-8, 2008.Ciancia AO, Cornejo MC. Ortóptica y pleóptica. Buenos Aires: Ediciones Macchi, 1966. 163p. Coe JE, Douglas RB. Ocular responses to chemical and physical injury. In: Zenz C, Dickerson OB, Horvarth EE. (Eds) Occupational Medicin. St. Louis: Mosby, 1994. p. 85-91.

Emole Ngondi C, Chastonay P. Dosso A. Prévention des traumatismes oculaires professionnes (Genève, Suisse). Journal Français D' Ophtalmologie, 33(1): 44-9, 2010.Fatorelli A. A oftalmologia na indústria. Rio de Janeiro: Ministério do Trabalho, 1963.

Fatorelli A. A medicina ocupacional – Prevenção da cegueiras em decorrência do acidente de trabalho. In: Congresso Nacional de Prevenção de Acidentes do Trabalho, 9º. Rio de Janeiro: Ministério do Trabalho. 1970.

Feldman RG. Occupational & Environmental neurotoxicology. Philadelphia: Lippincott-Raven, 1999.

Foster A, Gilbert C, Johnson G. Changing patterns in global blindness: 1988-2008. Community Eye Health Journal, 21: 37-9, 2008.

Gerente VM, Melo GB, Regatieri CV, Alvarenga LS, Martins EN. Trauma ocupacional por corpo estranho corneano superficial. Arquivos Brasileiros de Oftalmologia, 71(2):149-52, 2008.

Ho CK, Yen YL, Chang CH, Chiang HC, Shen YY, Chang PY. Epidemiologic study on work-related injuries in Kaohsiung, Taiwan. The Kaohsiung Journal of Medical Sciences, 23(9): 463-9, 2007.

Hughes WF. Alkali burns of the cornea II. Clinical and pathologic course. Archives of Ophthalmology, 36: 189-214, 1946.Issever H, Malat G, Sabuncu HH e Yuksel N. Impairment of colour vision in patients with n-hexane exposure-dependent toxic polyneuropathy. Occupational Medicine, 52(4):183-6, 2002.

Johnson CA, Keltner JL. Incident of visual field loss in 20.000 eyes and its relationship to driving performance. Archives of Ophthalmology, 101: 371-5, 1983.

Kara-José Jr. N et al. Acidentes oculares ocupacionais – ocorrências em Botucatu SP, no período de 1988 a 1992. Arquivos Brasileiros de Oftalogia, 57(6): 389-93, 1994

Leal FA, Silva e Filho AP, Neiva DM, Learth JC, Silveira DB. Trauma ocular ocupacional por corpo estranho superficial. Arquivos Brasileiros de Oftalmologia, 66(1): 57-60, 2003.Lima MF. Oftalmopatias ocupacionais [Dissertação de Mestrado]. São Paulo: Faculdade de Saúde Pública das USP, 1996.

Makitie J. Contact lenses and the work environment. Acta Ophthalmologica, 161 (Suppl.): 115-22, 1984.

Mattioli S, Curti S, De Fazio R, MtCooke R, Zanardi F, Bonfiglioli R, Farioli A, Violante FS. Occupational lifting tasks and retinal detachment in non-myopics and myopics: extended analysis of a case-control study. Safety and Health at Work, 3(1): 52-7, 2002. Ngo CS, Leo SW. Industrial accident-related ocular emergencies in a tertiary hospital in Singapore. Singapore Medical Journal, 49(4): 280-5, 2008.

Noia LC, Araújo AHG e Moraes NSB. Queimaduras oculares químicas: epidemiologia e terapêutica. Arquivos Brasileiros de Oftalmologia, 63(5): 369-73, 2000.

Ostrovsky A, Ribak J, Pereg A, Gaton D. Effects of job-related stress and burnout on asthenopia among high-tech workers. Ergonomics, 55(8): 854-62, 2012.Pavan-Lagstone D. Manual of ocular diagnosis and therapy. Boston: Little Brown, 1995. p.181-227.

Peate WF. Work-related eye injuries and Illnesses. American Family Physician, 75(7): 1017-22, 2007.

Peixoto GM. Conduta médico-preventiva nos acidentes oculares do trabalho. Revista Brasileira de Clinica e Terapêutica, 2(5): 227-30, 1973.

Peixoto GM. Incidência dos acidentes oculares do trabalho em uma usina siderúrgica. In: Congresso Nacional de Prevenção de Acidentes do Trabalho, 13º. Anais. São Paulo: Ministério do Trabalho p. 367-71, 1974.

Thompson GJ, Mollan SP. Ocular eye injuries: a continuing problem. Occupational Medicine, 59:123-5, 2009.

Yasmin R, Ahmad R, Sultana N, Sayed S, Ahmad SA, Zaman F, Moniruzzaman .Eye problems among the workers in re-rolling mill exposed to high temperature. Work (Reading, Massachusetts) 2012 Sep 13 [Epub ahead of print]

Wagoner MD. Chemical injuries of the eye: current concepts in pathophysiology and therapy. Survey of Ophthalmology, 41: 275-313, 1997.

Zivkovic S, Boada M, López O. Review of Creutzfeldt-Jakob disease and other prion diseases. Revista de Neurología, 16-31(12): 1171-9, 2000.

Doenças do Ouvido Relacionadas com o Trabalho

35

Everardo Andrade da Costa
Thaís Catalani Morata
Satoshi Kitamura

- **Introdução**
- **Ocorrência de doenças do sistema auditivo relacionadas com o trabalho**
- **Bases epidemiológicas**
- **Elementos essenciais de anatomia e fisiologia do ouvido humano**
  O órgão periférico
  O órgão espiral
- **Bases fisiopatológicas e tipos de resposta do sistema**
- **Fatores que influenciam a Perda Auditiva Induzida pelo Ruído**
  Interação com outros agentes nocivos
- **Diagnóstico**
  A anamnese clínica e a história ocupacional
  O exame físico
  Os testes audiométricos
  A audiometria tonal
  Critérios de avaliação das perdas auditivas
  Critérios não oficiais
  Critérios oficiais
  Seguimento audiométrico
  Diagnóstico diferencial
- **Evolução e prognóstico**
- **Conduta**
  Estabelecimento do nexo causal
  A incapacidade laborativa por perda auditiva
  Notificação e encaminhamento
- **Programas de prevenção de perdas auditivas no trabalho**
  Etapas relacionadas com o trabalhador
  O exame audiométrico
  O afastamento da exposição nociva
  Programas de treinamento
  Etapas relacionadas com o ambiente físico de trabalho
- **A eficácia das intervenções**
- **Referências**

Introdução

Durante a atividade laboral, o sistema auditivo pode ser danificado de formas diversas. A exposição continuada a **ruído intenso pode gerar perda auditiva induzida pelo ruído** (PAIR); a exposição crônica a alguns **produtos químicos pode resultar em** efeitos semelhantes aos da PAIR; a exposição súbita a um ruído muito intenso pode provocar um **trauma acústico** e outros **traumatismos físicos**, dentre os quais o **barotrauma**.

Dentre todos os fatores ou agentes que se constituem em **risco ocupacional**, certamente o ruído aparece como o mais frequente, o mais universalmente distribuído e, portanto, o que expõe o maior número de trabalhadores. A **perda auditiva induzida pelo ruído** (PAIR) tem sido apontada, dentre as doenças relacionadas ao trabalho, como uma das de maior ocorrência. E, dentre as perdas auditivas do tipo sensorioneural, só perde, em ocorrência, para a **presbiacusia**, a surdez dos idosos (Nudelmannn et al., 1997). A importância da PAIR transcende a área médica, pois, além de seus efeitos sobre a audição, ela pode originar importantes **distúrbios psicossociais,** que interferem profundamente na qualidade de vida de seus portadores. Tanto é assim, que a sua abordagem envolve a participação de diversos profissionais.

Quando se estudam as perdas auditivas de origem ocupacional, deve-se levar em consideração a existência de agentes causais que, independentemente da exposição ao ruído, podem gerar perdas auditivas, além de, agentes que, em interação com a exposição ao ruído, podem potencializar seus efeitos sobre a audição. Dentre outros, pode-se citar a exposição às **vibrações**, a alguns **produtos químicos** e o uso de alguns medicamentos (**ototoxicoses**).

Por outro lado, a exposição não ocupacional ao ruído intenso deve, também, ser levada em conta, por sua grande e crescente incidência na população, particularmente entre os jovens. Pelo fato de comprometer a audição da mesma forma, ela pode se somar aos efeitos da exposição ao ruído no trabalho, comprometendo a eficiência de toda uma série de medidas preventivas patrocinadas pelo empregador, dificultando, sobremaneira, o controle da ocorrência das perdas auditivas.

O serviço militar, o lazer e o esporte são, também, fatores importantes na causalidade da perda auditiva por exposição não ocupacional. No Brasil, dentre as atividades de lazer, a música amplificada desenvolve um papel importante. Exposições a níveis muito elevados de pressão sonora têm ocorrido, com muita frequência, em cultos religiosos, dancetarias, apresentações de conjuntos musicais, trios elétricos e, até mesmo, no uso de aparelhos com fones de ouvido (Deus, 1998; Jorge Jr., 1993; Marcon, 1999; Miranda, Dias, 1998). Como consequência, passou-se recentemente a utilizar a expressão **perda auditiva induzida pela música,** pois a exposição à música nem sempre é estressante ou indesejada, podendo ter efeitos distintos da exposição ao ruído (Mendes, Morata, 2007).

Austrália, Suíça, Itália, Áustria, Finlândia e Suécia são alguns dos países que dispõem de recomendações específicas sobre os limites de exposição ocupacional em atividades musicais, ou ao ruído, na indústria do entretenimento, recomendações essas voltadas tanto para os músicos, quanto para o público. Mesmo que algumas dessas normas sejam bastante semelhantes às recomendações gerais voltadas à exposição ao ruído no trabalho, elas sinalizam que os trabalhadores expostos à música em alta intensidade também podem estar em risco e devem tomar medidas de precaução para evitar os efeitos auditivos.

Alguns esportes, como os motorizados e o tiro ao alvo, exercem, também, um papel importante como causa de perda auditiva induzida pelo ruído, **tanto para o público, como para os profissionais envolvidos na atividade.** Raramente, porém, estas exposições estão associadas a alguma ação preventiva (Seballos, 1995).

Ocorrência de doenças do sistema auditivo relacionadas com o trabalho

Desde tempos remotos, o ruído intenso vem sendo apontado como causa de perda auditiva e de transtornos à população. Há inúmeros relatos sobre os ferreiros e os forjadores de metais que, desde a antiguidade, não só incomodavam a comunidade com os seus ruídos, mas eram, também, portadores de perdas auditivas.

O uso de armas de fogo em atividades bélicas, desde a invenção da pólvora, por volta do século XIV, muito contribuiu para aumentar a ocorrência da perda auditiva induzida pelo ruído. Posteriormente, a exposição ocupacional ao ruído intenso das fábricas, com a Revolução Industrial, aumentou consideravelmente a população acometida. Mais modernamente, podem ser citadas outras fontes de ruído nocivo, como os meios de transporte terrestres, aquáticos e aéreos, cada vez mais utilizados, atingindo passageiros e operadores. Não é demais lembrar, também, dos equipamentos domésticos e dos equipamentos de lazer, que passaram a compor, de maneira importante, o grande contingente de fontes ruidosas do cotidiano das pessoas. Nos dias de hoje, pode-se dizer que a civilização está definitivamente comprometida com um crescente **ruído ambiental**.

Estima-se que, mundialmente, 16% das perdas auditivas associadas a algum dano ou impedimento possam ser atribuídas à exposição excessiva ao ruído (Leigh et al., 1999; Nelson et al., 2005). No Brasil, é possível que algumas centenas de milhares de trabalhadores estejam acometidos por esse agravo (Nudelmann et al., 2000).

Assim que a audiometria tonal foi introduzida na prática audiológica, no começo do século XX, já começaram a surgir relatos de entalhes audiométricos na faixa de 4.000 Hz, para pessoas expostas a ruído intenso.

No Brasil, as primeiras publicações sobre audição e ruído referiam-se, predominantemente, ao pessoal da aviação civil e militar (Neves-Pinto, Monteiro, Seligman, 1997). Até a década de 1980, no país, não foram muitas as publicações sobre as exposições ocupacionais ao ruído (Alexandry, 1978; Astete, Kitamura, 1978; Mocellin, 1951; Pereira, 1978; Zlotnik, 1976). Tem crescido muito o número de trabalhos que demonstram a extensão dos danos causados por essas exposições e a crescente necessidade do estabelecimento de programas preventivos e, mais recentemente, encontram-se estudos sobre a efetividade desse tipo de medidas (Costa, 2000).

Em razão da significativa ocorrência da doença e dos graves problemas gerados pelo ruído intenso sobre a população, o estudo da PAIR adquiriu grande importância, passando a interessar diretamente a profissionais de diversas áreas e a um grande número de instituições.

Quando expostas a níveis equivalentes de ruído, pelo mesmo período de tempo, pessoas distintas podem responder de forma bem diferente. Essa variabilidade na suscetibilidade não depende exclusivamente das características físicas do som, mas de uma série de fatores endógenos e exógenos que podem afetar a audição e interagir com o ruído (Lindgren, 1987).

É comum que, nos ambientes de trabalho, esteja presente uma série de agentes físicos e químicos que, combinados com estressores psicossociais e organizacionais, possam representar riscos à saúde dos expostos. Estudos sobre ambientes de trabalho relatam que, nas indústrias, podem ser encontrados até nove agentes nocivos simultaneamente, sendo a média de 2,7 agentes (Rentzsch, Prescher, Tolksdorf, 1992). Levando-se em consideração apenas os agentes químicos, não só sua diversidade, como o número de combinações possíveis, são substanciais.

Propriedades ototóxicas foram identificadas para várias classes de produtos químicos industriais, como **metais**, **solventes**, **agrotóxicos**, **bifenilas policloradas** (**PCBs**) e **asfixiantes** (Fechter, 1989; Haider *et al.*, 1990; Morata *et al.*, 1993; Morata *et al.*, 1997a; Morata *et al.*, 1997b; Russo, 1993; Souza, 1994). É possível afirmar-se que, se a exposição a estes produtos atingir certos níveis, esta poderá representar um risco à audição, mesmo se não houver exposição a níveis excessivos de ruído, como é sugerido por vários autores (Agency for Toxic Substances and Disease Registry – ATSDR, 1993; Discalzi, Capellaro, Bottalo, 1992; Discalzi, Fabbro, Meliga, 1993; Jacobsen, Hein, Suadicani, 1993; Schwartz, Otto, 1987).

Portanto, os estudos sobre os efeitos da exposição combinada a agentes presentes no trabalho, embora complexos, constituem um importante desafio na área de Saúde Ocupacional. Se esses fatores não forem levados em consideração, podem limitar o sucesso de programas de prevenção de perdas auditivas (Franks, Davis, Krieg, 1989; Hétu, Phaneuf, Marien, 1987; Jacob, 2000; Phaneuf, Hétu, 1990; Teixeira, 2000). Recentes avanços na área, observáveis pelo aumento no número de conferências e de publicações sobre os efeitos combinados, indicam um interesse crescente por essa abordagem holística.

▶ Bases epidemiológicas

Assim como outras doenças relacionadas com o trabalho, a **perda auditiva de origem ocupacional** pode ser também classificada entre as moléstias de "ocorrência desnecessária", isto é, perfeitamente evitáveis. Sua simples detecção entre os trabalhadores já representa a ocorrência de falha no sistema preventivo.

A **perda auditiva de origem ocupacional** será abordada aqui sob dois aspectos principais: o **clínico**, em que se enfocam a fisiologia e a fisiopatologia da doença, e os aspectos de diagnóstico clínico e diferencial; e o **epidemiológico**, ou seja, a análise do agente e do meio, buscando-se, assim, os caminhos que conduzam ao único tratamento efetivo e eficaz para esta doença: a prevenção.

A ocorrência deste tipo de perda auditiva depende de fatores ligados ao trabalhador, ao ruído e ao meio ambiente através do qual este se transmite. Dos fatores ligados ao trabalhador, é de grande importância a **suscetibilidade individual**, nem sempre ligada apenas a características hereditárias ou inatas. Fatores externos como exposições extraocupacionais, algumas enfermidades sistêmicas, outras doenças do sistema auditivo, o uso de medicamentos ototóxicos, entre outros, são fatores predisponentes ou agravantes, que tornam a orelha mais suscetível à ação do ruído (Morata *et al.*, 1997b).

Dos fatores ligados ao agente e ao meio ambiente, destacam-se a intensidade e a qualidade do som e, talvez o mais importante, o modo como a exposição se dá. Aliás, deve-se lembrar que, em Saúde Ocupacional, **exposição** não significa apenas o simples contato entre o **agente** e o **hospedeiro**. Para que haja **exposição**, o contato deve ocorrer de maneira e intensidade suficientes para a ocorrência da doença. Isto quer dizer que o ruído, com determinadas características de intensidade e de qualidade, deve atuar sobre a orelha suscetível durante um tempo suficiente para que ocorra a perda auditiva. Este "tempo", aqui referido, pode ser traduzido como o somatório das horas de exposição diária, ao longo de vários anos (exposição diária e crônica).

Nos programas de prevenção de perdas auditivas, tão necessários nos locais de trabalho barulhentos, deve-se enfatizar a premissa epidemiológica de que, faltando um dos fatores contributivos, a ação não se concretizará. Assim, não bastam "uma orelha" desprotegida e "um ruído" intenso se o tempo de exposição não for suficiente para causar danos. Da mesma forma, o ruído intenso, durante um tempo de exposição suficiente, não deverá provocar a doença se a orelha for pouco suscetível ou estiver adequadamente protegida.

Para as orelhas suscetíveis, entretanto, as premissas expostas podem não ter plena validade, pois, para estas, a palavra "suficiente", dentro do conceito de exposição, tem um peso diferente. Desta forma, ambientes saudáveis para a maioria dos trabalhadores podem ser "insalubres" para os suscetíveis, assim como uma proteção suficiente para aqueles pode ser insuficiente para estes.

Então, a simples presença de agentes ou fatores de risco no ambiente laboral não implica a ocorrência de doenças causadas pelo trabalho. A doença pode ocorrer devido a fatores ligados à agressividade do agente, a algumas de suas características, à forma e à intensidade de sua ocorrência, à relação do trabalhador com o agente, e ainda, a certas características próprias do trabalhador (**hospedeiro**).

Não será diferente com o ruído e a perda auditiva por ele induzida. A simples ocorrência de ruído acima de 85 dB(A), limite de tolerância reconhecido pela legislação no Brasil e tecnicamente aceito como limite de exposição ocupacional permissível para 8 horas de trabalho por dia (40 horas semanais), não é suficiente para caracterizar a exposição excessiva. Como já foi salientado, **exposição** significa o contato direto (sem proteção) do hospedeiro (o trabalhador) com o agente (o ruído), de forma e em dose suficientes para lesar a sua saúde.

Assim, o trabalhador estará, de fato, exposto, quando, de forma desprotegida, trabalhar em ambiente onde o nível médio de ruído estiver acima de 85 dB(A) durante as 40 horas semanais de exposição (ou de trabalho). Em alguns países, inclusive no Brasil, prevalece o conceito de **dose equivalente de exposição**. Embora matematicamente questionável, baseia-se na exposição equivalente a 85 dB(A), oito horas por dia, cinco dias por semana (Tabela 35.1).

No Brasil, à semelhança do que ocorre nos Estados Unidos, adota-se o fator de duplicação (também chamado fator "q") igual a 5 (cinco). Hoje em dia, há uma forte tendência internacional em favor do fator equivalente a 3 (três). O fator "q" indica o valor, em decibéis, que deve ser acrescentado a um determinado nível de pressão sonora, quando ela é duplicada. Exemplificando, (90 dB + 90 dB) = 95 dB ou seja, 2(90 dB) = 95 dB. É por isso que a exposição a 85 dB(A), durante 8 horas por dia, equivale à exposição a 90 dB(A), durante 4 horas diárias. É por isso, também, que, no Brasil, o Nível de Ação, valor acima do qual devem ser iniciadas medidas preventivas, equivalente a 50% do Limite de Tolerância, é de 80 dB para 8 horas de exposição (Brasil. Ministério do Trabalho, 1994).

Os agentes químicos podem causar perdas auditivas com as mesmas características audiométricas que as perdas por ruído, ou podem variar muito (Morata, Lemasters, 1995). Essa variabilidade pode ser atribuída aos seguintes fatores: multiplicidade de produtos químicos existentes (com diferentes estruturas moleculares), diferenças dos ambientes de trabalho, infinitas possibilidades de combinações de produtos químicos, e variações na intensidade e nos parâmetros de exposição (i.e., ela pode ser aguda, intermitente, crônica)

Até o momento, poucos estudos epidemiológicos examinaram o período de tempo necessário para que exposições químicas industriais cheguem a afetar o sistema auditivo e ainda há incerteza sobre se o processo é agudo ou crônico. Serão, os picos de exposição não triviais (como no caso de limpeza de equipamentos, de falhas nos sistemas de ventilação ou exaustão, ou de vazamentos acidentais ou durante processos de amostragem rotineiros etc.), elevados o suficiente para causarem uma alteração? É improvável, uma vez que os efeitos destes produtos têm sido observados em populações numerosas.

As investigações publicadas até o momento indicam que os efeitos dos solventes podem ser detectados a partir de dois ou três anos de exposição, mais precocemente do que os efeitos do ruído isoladamente (Morata *et al.*, 1993; Morata *et al.*, 1997a; Morata *et al.*, 1997b). Outro estudo, entretanto, detectou efeito significativo dos solventes a partir dos cinco anos de exposição (Jacobsen, Hein, Suadicani, 1993). A questão da latência depende, certamente, do produto em consideração e das características da exposição e necessita ser explorada mais extensivamente.

As propriedades ototóxicas de produtos químicos industriais e a interação destes com o ruído só foram investigadas, até o presente, para um número reduzido de substâncias. Neste cenário, devem ser obtidas informações sobre a toxicidade e neurotoxicidade das exposições químicas e sobre as queixas apresentadas pelas populações expostas. Estas servirão para uma avaliação preliminar do risco potencial à audição, para, então, tomar-se uma série de decisões quanto às medidas de avaliação e de prevenção a serem adotadas.

▶ Elementos essenciais de anatomia e fisiologia do ouvido humano

A audição humana constitui um dos sistemas mais complexos e elaborados do organismo. O sistema auditivo humano é capaz de detectar, com precisão, sons dos mais graves (**frequências baixas**- 16 Hz) aos mais agudos (**frequências altas**- cerca de 20.000 Hz); dos mais tênues (20 mPa) aos mais intensos (200 Pa). É capaz de dar a sensação de **frequência** (*pitch* ou fonia), de **intensidade** (*loudness* ou sonia) e dos mais variados timbres (identifica instrumentos musicais, vozes, o estado emocional de quem fala etc.). Tem capacidade

Tabela 35.1. Doses equivalentes de exposição permitida segundo o Anexo I da NR nº 15 (Portaria nº 3.214, de 8/06/1978)

Limites de tolerância para ruído contínuo ou intermitente	
Nível de ruído em dB (a)	Máxima exposição diária permissível
85	8 horas
90	4 horas
95	2 horas
100	1 hora
105	30 minutos
110	15 minutos
115	7 minutos

BRASIL. Ministério do Trabalho, 1978.

de **discriminar** sons similares, mas diferentes e simultâneos; de **reconhecer** ou **identificar** dados sonoros, com base em conhecimentos antes adquiridos; de interpretá-los em nível de **compreensão**; de priorizar uma dentre várias informações sonoras competitivas (**atenção**) e de armazenar dados sonoros na memória, para poder evocá-los no futuro.

A percepção auditiva humana tem, ainda, a extraordinária capacidade de integrar padrões de estímulos auditivos incompletos, apresentados separadamente (**síntese**); de entender a mensagem inteira quando partes são omitidas (**fechamento**); de localizar fontes sonoras (**localização**) e de identificar uma mensagem na presença de sons concorrentes (**figura-fundo**). Todas essas habilidades envolvem a participação de todo o sistema, desde os órgãos periféricos até as mais intrincadas e pouco conhecidas integrações do sistema nervoso central (Russo, Behlau, 1993; Russo, Santos, 2005).

A orelha humana tem uma sensibilidade diferenciada para cada frequência de som, isto é, ouve menos ou mais cada "grupo" de sons, de acordo com as características de frequência. Por exemplo, um som de 80 dB NPS (Nível de Pressão Sonora), emitido na frequência de 1.000 Hz, é ouvido de forma bem mais intensa do que outro som na frequência de 250 Hz, emitido com a mesma pressão sonora e à mesma distância da fonte.

Para melhor compreensão do conceito de isoaudibilidade, a Fig. 35.1 mostra as curvas isoaudíveis, segundo Robinson e Dadson (1961), incluídas na recomendação ISO R 226 (1961). Cada curva representa a mesma intensidade com que os sons, em diferentes frequências, são percebidos pelo Homem. Essa sensibilidade diferenciada, que privilegia os sons que lhe são de maior importância, como os sons da fala, ocorre devido a uma série de características anatomofuncionais, que serão detalhadas nas próximas seções deste capítulo.

O órgão periférico – orelha externa, orelha média, orelha interna

A **orelha externa** é constituída pelo **pavilhão** e pelo **meato acústico externo**. A orelha humana, diferentemente da de alguns mamíferos, está permanentemente aberta à entrada dos sons, até mesmo durante o sono. Seu formato afunilado facilita a captação das ondas sonoras do ambiente. As vibrações sonoras do ar penetram no meato acústico externo e fazem vibrar a **membrana do tímpano**. Além da captação e da transmissão dos sons, a conformação anatômica do meato já faz uma seleção inicial de frequências, valorizando, por maior ressonância, aquelas mais relacionadas com a fala.

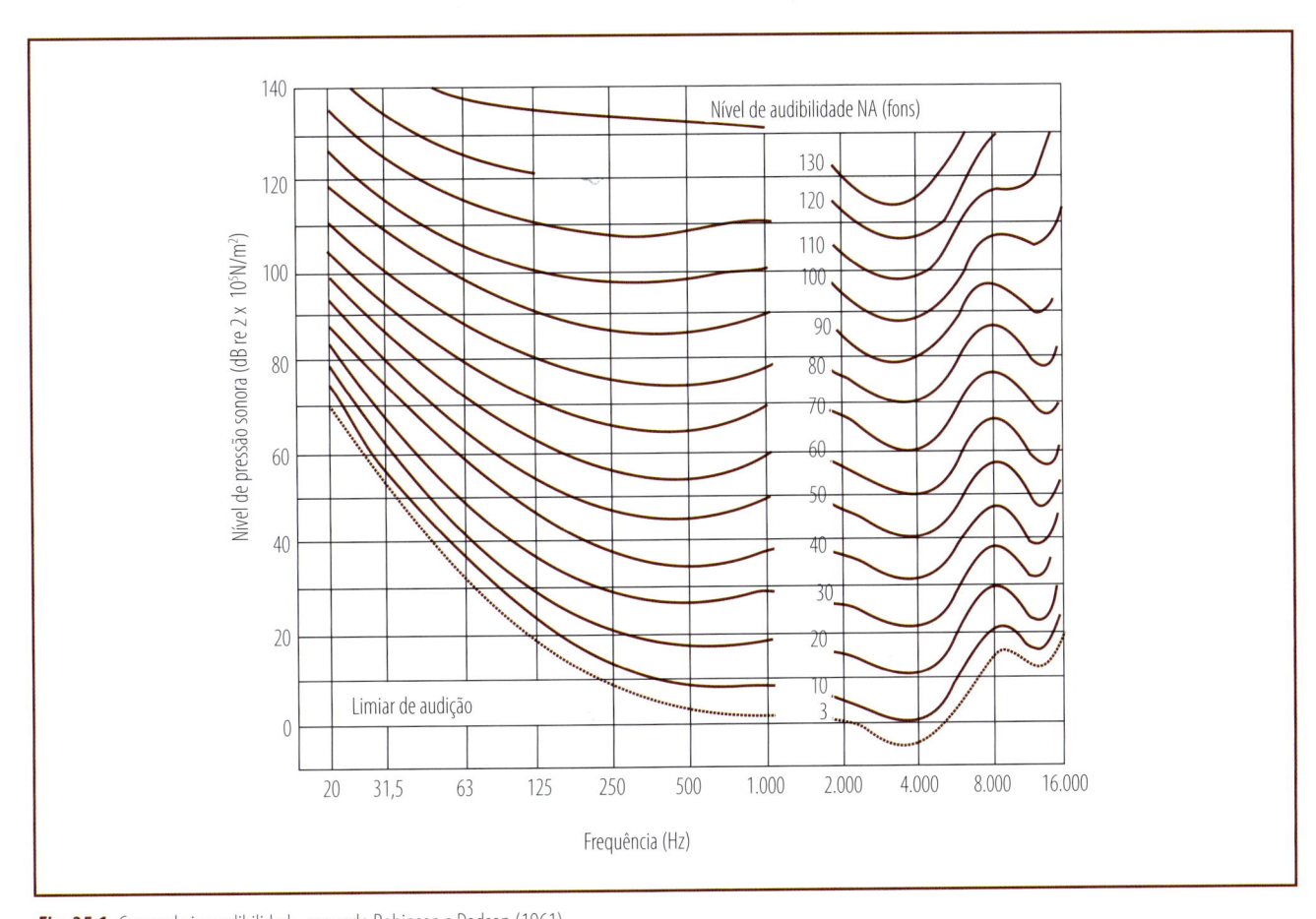

Fig. 35.1. Curvas de isoaudibilidade, segundo Robinson e Dadson (1961).

A **orelha média** é constituída pela **caixa do tímpano** e pelo **antro da mastoide**. A membrana timpânica, que sela a cavidade lateralmente, absorve a vibração sonora da orelha externa e a transmite, pela **cadeia ossicular** (constituída pelos ossículos **martelo**, **bigorna** e **estribo**), para o meio líquido da **orelha interna**, através da **janela oval**, onde se encaixa, como um pistão, a base do estribo (Fig. 35.2). Sendo uma cavidade aérea, a caixa do tímpano comunica-se com a rinofaringe através da **tuba faringo timpânica**, a qual garante uma pressão interna igual à pressão atmosférica, mantendo, com isso, a membrana timpânica em estado de complacência máxima, para a total absorção das ondas sonoras. A cadeia de ossículos é mantida suspensa, por ligamentos elásticos, às paredes da caixa, o que lhe permite transmitir as vibrações independentemente da vibração óssea do crânio. Além disso, é servida por dois músculos tensores (o tensor do tímpano e o do estribo), que têm função protetora e seletiva à transmissão sonora ossicular.

A parte anterior da orelha interna é constituída pela **cóclea**, ou **caracol**, que responde pela audição; e a parte posterior, pelo **vestíbulo** e pelos **canais semicirculares**, que respondem pelo equilíbrio. A cóclea apresenta, em seu interior espiralado, três canais membranosos paralelos: a **escala vestibular** e a **escala timpânica**, que contêm **perilinfa** e se comunicam, no ápice coclear, através do **helicotrema**; e a **escala média** ou **ducto coclear**, que contém **endolinfa** (Fig.35.3). A perilinfa tem uma composição química semelhante à dos líquidos extracelulares, ricos em sódio, enquanto que a endolinfa assemelha-se aos líquidos intracelulares, ricos em potássio. No interior do ducto coclear, desde a base até o ápice, está situado o órgão espiral, que contém as células ciliadas sensoriais, incumbidas de transformar as vibrações sonoras em estímulos elétricos, que são transmitidos pelas fibras do **nervo estatoacústico** para o sistema nervoso central. No extremo lateral do ducto coclear, situa-se a **estria vascular**.

O órgão espiral

O órgão espiral analisa as características do som (frequência e intensidade) e envia as informações, devidamente decodificadas, ao **córtex cerebral**, que as organiza em nível de consciência.

Em toda sua extensão, ao longo das espiras da cóclea, o órgão espiral apresenta três fileiras de **células ciliadas externas** e uma fileira de **células ciliadas internas**, que compõem a parte sensorial do sistema (Fig. 35.4). Estima-se a existência de 3.500 células ciliadas internas e de 10.000 a 14.000 células ciliadas externas, em cada cóclea humana. Apoiadas pelas **células de sustentação**, este conjunto se assenta sobre a **membrana basilar**, no assoalho do ducto coclear. Esta membrana é mais estreita na espira basal, onde estão representadas as frequências altas e se alarga em direção ao ápice, onde se representam as frequências baixas. Desta forma, os sons agudos, que são representados pelas frequências mais altas, vibram com amplitude máxima na espira basal, enquanto

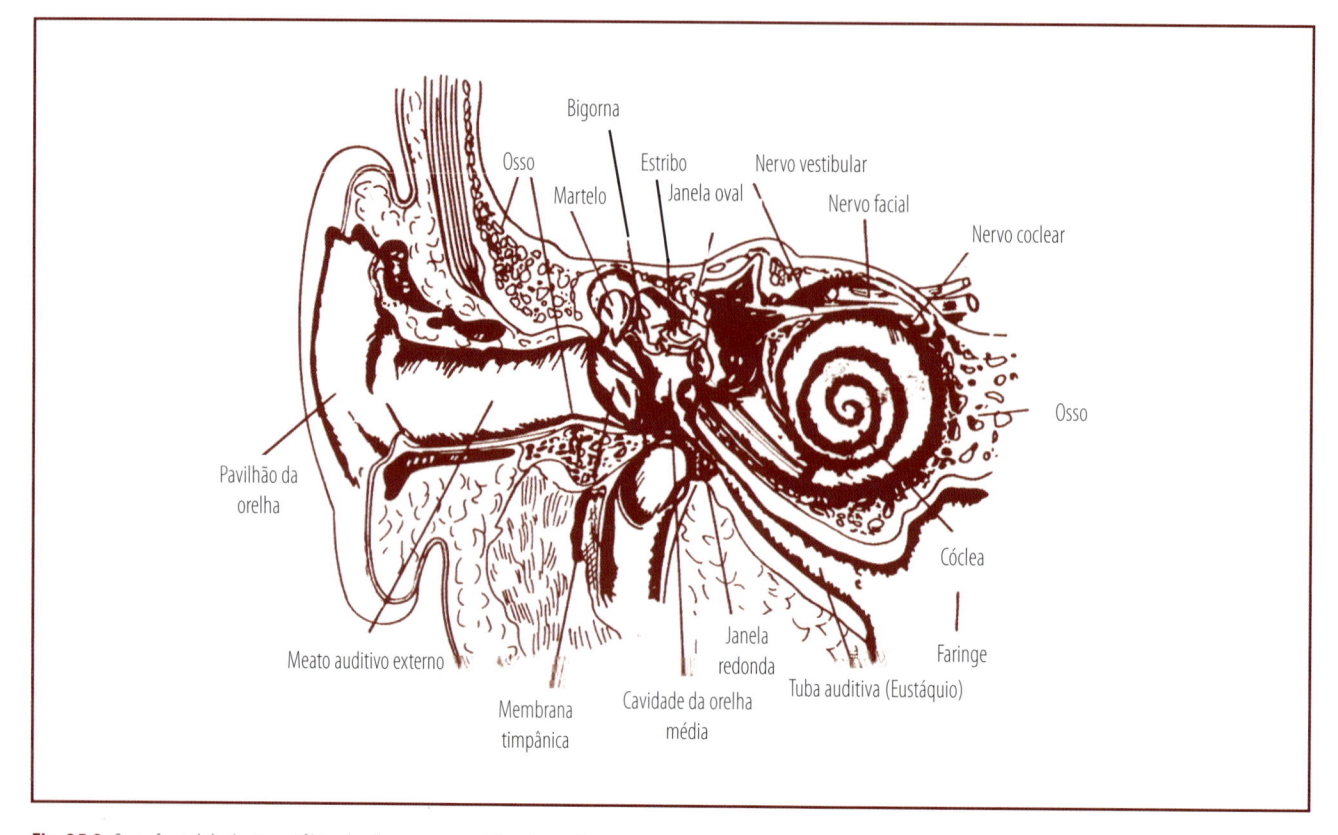

Fig. 35.2. Corte frontal do órgão periférico (orelhas externa, média e interna).

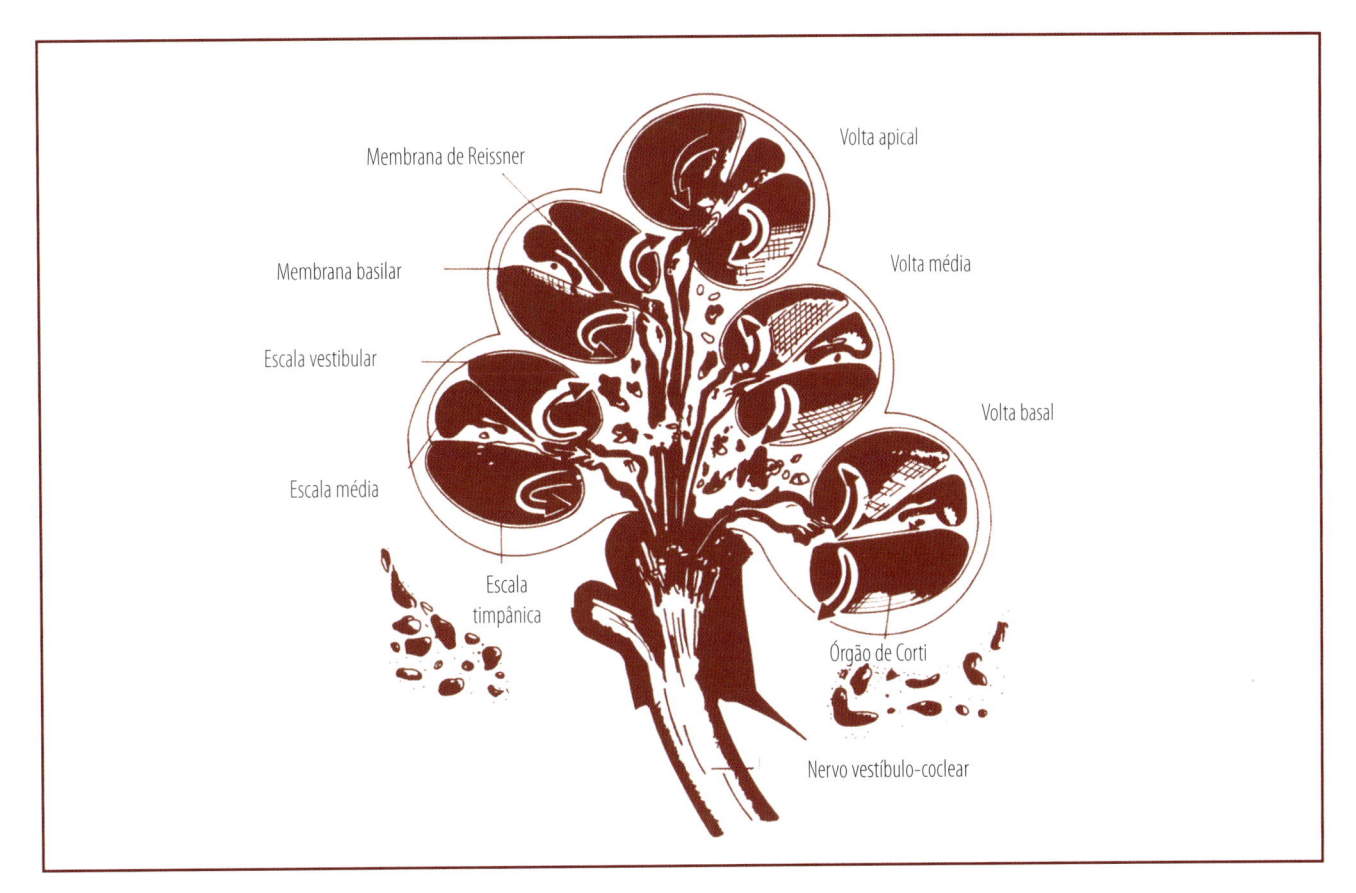

Fig. 35.3. Corte transversal da cóclea.

que os sons graves, de baixa frequência, têm amplitude máxima nas espiras mais próximas do ápice coclear.

As células ciliadas do órgão espiral fazem contato com a **membrana tectória** através dos **cílios** situados em seus topos e fazem sinapses com as terminações nervosas pelas suas bases. Nessas sinapses, são liberadas substâncias químicas – os neurotransmissores e os neuromoduladores – que interferem diretamente nos mecanismos de transmissão sináptica. Sua importância tem sido muito valorizada ultimamente, pois abre inúmeras possibilidades de mediação medicamentosa, tanto na facilitação quanto na atenuação da transdução coclear dos sinais sonoros (Oliveira, 1997).

As fibras nervosas podem ser aferentes ou eferentes. As aferentes têm seus corpos celulares situados no **gânglio espiral**, no interior da cóclea, e contatam-se predominantemente com as células ciliadas internas. As fibras eferentes têm seus corpos situados nos núcleos do tronco encefálico e suas sinapses se fazem, predominantemente, com as células ciliadas externas. O conjunto dessas fibras constitui a divisão coclear do oitavo par craniano.

As vias auditivas centrais

De cada cóclea saem aproximadamente 30.000 **fibras nervosas aferentes** que, a partir dos núcleos do **tronco encefálico**, fazem sucessivas conexões ascendentes ipsi e contralaterais, até alcançar o córtex cerebral, nos **lobos temporais**. Em cada conexão, o número de fibras se multiplica e são estabelecidas numerosas interligações com outros sistemas e com a via eferente.

No tronco encefálico inferior situam-se os **núcleos cocleares** (dorsal e ventral), de onde a via alcança os núcleos do **complexo olivar superior**, uma parte do mesmo lado, outra do lado oposto. A sutil diferença de tempo de chegada do som nas duas orelhas é captada aqui e isto possibilita a localização da origem da fonte sonora. Seguindo a via ascendente, acham-se os núcleos do **lemnisco lateral** e, depois, os núcleos do **colículo inferior**. A seguir, a via ascende ipsilateralmente para os núcleos do **corpo geniculado medial** e, dele, para as áreas subcorticais e corticais.

Às sinapses, em cada um desses núcleos citados, correspondem as espículas dos traçados dos potenciais evocados de tronco encefálico (BERA). As vias nervosas eferentes têm idêntico trajeto, mas em sentido contrário. A área do córtex cerebral correspondente à audição situa-se no lobo temporal, no fundo da **cisura de Silvius**, no chamado **lóbulo da ínsula**. Como uma parte da via ascendente é cruzada e a outra é direta, o estímulo de uma orelha é capaz de estimular os dois lados do cérebro.

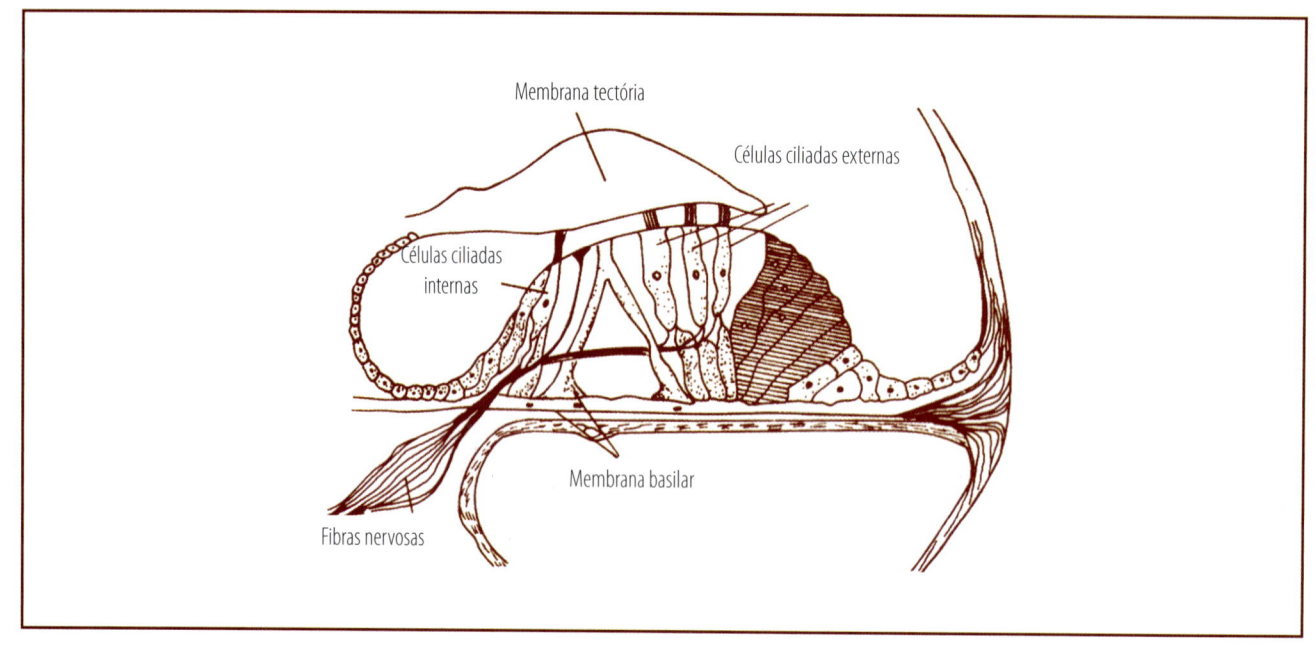

Fig. 35.4. Corte esquemático do órgão de Corti.

A transmissão das vibrações sonoras

As vibrações sonoras chegam à orelha interna através de duas vias de condução: a aérea e a óssea.

Pela **condução por via aérea**, o som é captado pela orelha externa, absorvido pela membrana do tímpano e transmitido à cóclea pela cadeia ossicular, através da articulação da base do estribo com a janela oval. Pela grande diferença de ressonância, o som não se transmite bem de um meio aéreo para um meio líquido ou sólido: é substancial a perda de energia.

Diferentemente dos seres de vida aquática, que só possuem orelha interna, as aves e os mamíferos dispõem de um sistema tímpano-ossicular destinado a superar este obstáculo natural à transmissão sonora do ar exterior para os líquidos endococleares. Nesse trajeto, as vibrações sonoras passam por uma **seleção** devida às ressonâncias próprias do meato e do sistema tímpano-ossicular; por uma **amplificação**, de 22,1 vezes (cerca de 26 dB), devida às diferenças de áreas entre a membrana timpânica e a da janela oval (mecanismo hidráulico) e de comprimento entre o cabo do martelo e o processo longo da bigorna (mecanismo de alavanca de primeiro grau) (Nicola, Nicola, 2005); por um sistema de **proteção**, para sons intensos, de baixas frequências, pela contração dos músculos timpânicos (tensor do tímpano, ramo do V par craniano e o do estribo, ramo do VII par craniano) (Sebastián, 1999).

Para a **condução por via óssea**, há cinco mecanismos descritos: primeiro, a vibração sonora é transmitida, pelo crânio, por nodos de compressão que atingem o meio líquido endococlear, privilegiando as frequências altas. Pelo segundo, a inércia do fluido coclear, em relação à vibração do crânio, contemplando mais as frequências baixas e a inércia da cadeia ossicular, em relação à vibração do crânio, fazendo com que a base do estribo provoque movimentos equivalentes na janela oval, importantes mecanismos de condução óssea para as frequências médias; outros dois mecanismos de transmissão por via óssea são a compressão do líquor pelo aqueduto coclear e a irradiação sonora, pelo meato acústico externo, quando este está ocluído. Ambos só contemplam as frequências baixas e representam muito pouco na condução por via óssea (Stenfelt, Goode, 2005). As estimativas teóricas e experimentais sugerem que a audição óssea seja aproximadamente 60 dB pior do que a aérea em ouvintes normais (Mangabeira–Albernaz, 1981). A transmissão de ruído por via óssea, sendo atenuada de 45 a 55 dB, pelos ossos e tecidos moles, pode ser ignorada, na maioria dos casos (Gerges, 1992; Gerges, 2003).

Isto significa que a perda auditiva induzida pelo ruído, por via óssea, só seria possível, teoricamente, para a exposição continuada a sons acima de 130 dB, incomuns em plantas industriais. E isso só ocorreria quando a fonte sonora estivesse em contato direto com o corpo do hospedeiro. Se estiver distante e for transmitida pelo ar, mais de 99% da energia se dissipa ao contato com o corpo, seja pela atenuação de partes moles (pelos, vestimentas), seja por reflexão nas superfícies lisas (Sebastián, 1999).

A transdução das vibrações sonoras em impulsos nervosos

Durante muito tempo, acreditou-se que a **transdução** das vibrações sonoras em estímulos nervosos se dava pela despolarização passiva das células sensoriais do órgão espiral, ao terem seus cílios deslocados, pela vibração, ao contato com a membrana tectória. No modelo coclear proposto por von Békésy, em 1960, as ondas sonoras "viajavam" ao longo das espiras da cóclea, contidas dentro de "envelopes" que teriam sua deflexão máxima em pontos representativos das diversas frequências do espectro audível (Mangabeira-Albernaz, 1981). As vibrações mecânicas da membrana basilar fornecem, contudo, uma informação tonotópica muito grosseira, em contraste com a precisa seletividade de frequência observada nas curvas de resposta das fibras nervosas aferentes (Oliveira, 1997).

Nas últimas décadas, novos conceitos foram introduzidos na explicação desses fenômenos, baseados em estudos experimentais. Hoje, sabe-se que 95% das fibras aferentes do nervo coclear servem às células ciliadas internas e apenas 5%, às células ciliadas externas, que não geram qualquer informação auditiva; estas são mais ligadas às fibras eferentes, que estimulam suas **contrações lentas**. Tudo isto indica que a informação auditiva parta das células internas e que as externas tenham funções ativas, mais relacionadas com a qualidade da decodificação (Spoendlin, 1972; Zlotnik, 1976).

Esses novos conceitos, conhecidos como **cóclea ativa**, atribuem às células ciliadas externas um papel fundamental na delimitação dos filtros acústicos, que permitem a perfeita decodificação de sons complexos. Pelas **contrações rápidas** dessas células, desencadeadas pelo movimento vibratório, são delimitados diminutos filtros que permitem ao sistema amplificar ou atenuar a faixa crítica de transdução, disponibilizando populações maiores ou menores de células ciliadas internas a serem estimuladas. Através das **contrações lentas**, estimuladas pela via nervosa eferente, as células ciliadas externas controlam o tônus das contrações rápidas, em um mecanismo protetor, predominantemente para as frequências altas (Oliveira, 1997). É importante destacar que 70% desta via (feixe olivococlear) é contralateral e que isto pode ter implicação na bilateralidade das lesões, mesmo quando a exposição a ruído intenso é de origem unilateral.

▶ Bases fisiopatológicas e tipos de resposta do sistema

Alterações do órgão espiral e suas consequências

Os ruídos muito intensos, de impacto, tendem a produzir lesões mecânicas nas estruturas do órgão espiral, com consequente processo degenerativo. Já os ruídos contínuos e intermitentes originam alterações, predominantemente, por exaustão metabólica (Spoendlin, 1972).

As células ciliadas externas, com grande atividade mecânica e pouco protegidas pelas células de sustentação, degeneram-se primeiro e em maior quantidade. Com o avanço do tempo de exposição, deterioram-se, depois, as células ciliadas internas e as fibras nervosas, sempre em menor extensão. Em fases mais adiantadas, degeneram-se também as células de sustentação, despovoando e colabando todo o órgão espiral no respectivo setor (Fig. 35.5). A área mais alterada localiza-se na espira basal da cóclea, correspondente às frequências em torno de 4.000 Hz (Bohne, 1976; Slepecky, 1986).

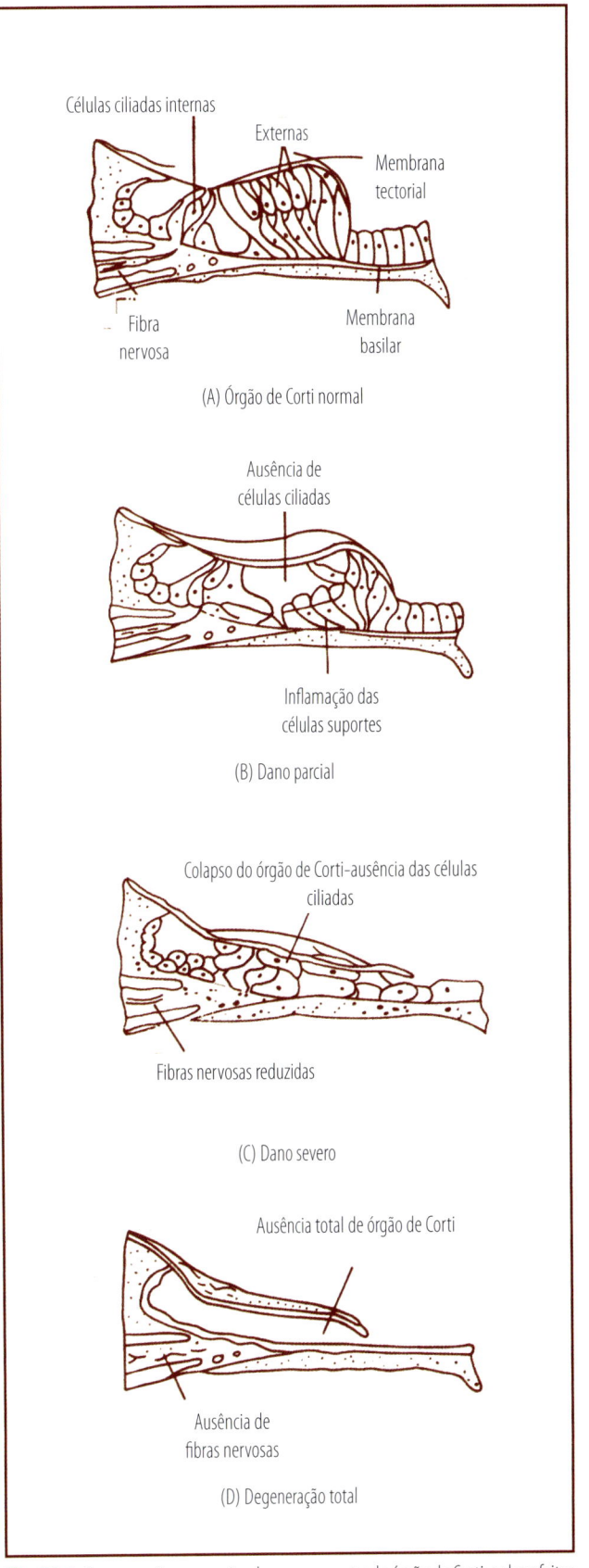

Fig. 35.5. Degeneração progressiva dos componentes do órgão de Corti, pelos efeitos do ruído.

Como consequência dessas lesões, além da perda da sensação auditiva, surgem diversas alterações, como a hiperacusia, que se reflete na intolerância a sons intensos, e, nos exames audiológicos, o recrutamento. Em face do crescente conhecimento sobre a atuação das vias auditivas centrais, já se podem explicar alguns outros sintomas da PAIR: a dificuldade para reconhecer sons complexos (como os da fala) em situações ambientais desfavoráveis à escuta (com ruído de fundo, fala competitiva, reverberação das paredes, sinais com emissão defeituosa etc.); as lesões bilaterais com estímulos unilaterais; a dificuldade para localizar fontes sonoras e até muitos aspectos dos acúfenos ou zumbidos, que acometem boa parte dos portadores da PAIR (Oliveira, 1997).

Os efeitos da exposição intensa

O dano auditivo produzido pela exposição a níveis elevados de pressão sonora pode ser classificado como sendo de três tipos: *trauma acústico*, *perda auditiva temporária* e *perda auditiva permanente*.

O trauma acústico

Recomenda-se denominar como **trauma acústico** apenas a perda auditiva de instalação súbita, provocada por ruído repentino e de grande intensidade, como o de uma explosão ou uma detonação. Geralmente ocorrem lesões estruturais importantes das orelhas médias e/ou internas (Canlon, 1988). O trauma acústico, assim conceituado, deve ser distinguido da perda auditiva induzida pelo ruído, de instalação lenta e insidiosa, como será comentado posteriormente.

Em alguns casos de trauma acústico, a audição pode ser recuperada total ou parcialmente com tratamentos imediatos (com anti-inflamatórios, expansores do plasma e ativadores da microcirculação). Eventualmente, o trauma pode ser acompanhado por uma ruptura da membrana timpânica e/ou pela desarticulação da cadeia ossicular, que podem ser corrigidas com tratamento cirúrgico. Mesmo do ponto de vista legal e previdenciário, o trauma acústico merece um tratamento diferenciado da PAIR, por constituir-se um **acidente tipo**, diferentemente da **doença profissional** ou **do trabalho** (Brasil. Ministério da Previdência e Seguro Social, 1998).

No Brasil, são de relevante prevalência os acidentes com fogos de artifício e faísca elétrica, além do uso desprotegido de armas de fogo. Muitas vezes, também, os traumatismos físicos de crânio, face, pescoço e orelhas podem dar origem a perdas auditivas súbitas, capazes de gerar consequências semelhantes às do trauma acústico.

A perda auditiva temporária

Conhecida também como **mudança temporária do limiar de audição**, ou **TTS** (*Temporary threshold shift*), ocorre após a exposição a ruído intenso, por um certo período de tempo e tende a regredir espontaneamente, após minutos, horas, ou até mesmo, dias de repouso auditivo. A Fig. 35.6 mostra audiogramas realizados antes e depois da exposição de um indivíduo com audição normal a um ruído de 103 dB(A) durante duas horas contínuas. Os exames audiométricos realizadas 30 segundos, 15 minutos, 5 horas e 24 horas após o término da exposição estão registrados no esquema e mostram a melhoria progressiva da perda auditiva instalada, após aquela exposição, ao longo das 24 horas subsequentes.

Por muito tempo, acreditou-se existir uma correspondência direta entre a perda temporária de audição e a perda permanente. Entretanto, os mecanismos de lesão são diferentes nas duas situações, pois as alterações observadas no órgão espiral são de natureza distinta.

Desta forma, diferentemente do que se pensava no passado, não se pode prever como será a perda permanente, a partir da análise da perda temporária. O que é certo é que um ruído capaz de gerar uma perda temporária é, também, capaz de gerar uma perda permanente, desde que por tempo prolongado e em dose de exposição suficiente. Explica-se, com essa constatação, o grande investimento que vem sendo efetuado no estudo da perda auditiva temporária induzida pelo ruído excessivo.

O *National Institute for Occupational Safety and Health* (USA. NIOSH, 1998), em 1998, recomendou que a testagem auditiva anual fosse realizada no final do turno de trabalho, justamente para detectar a ocorrência de alguma mudança temporária de limiar. Se fosse notada uma mudança de limiar igual ou superior a 10 dB, em qualquer frequência, em relação ao ano anterior, o trabalhador deveria ser retestado em repouso auditivo, para confirmar se a mudança foi mesmo temporária. Nessa oportunidade, o examinador deveria tentar identificar porque essa mudança ocorreu (por exemplo, se o trabalhador não utilizou o EPI adequadamente, ou se o EPI foi insuficiente etc.), além de intervir para que essa

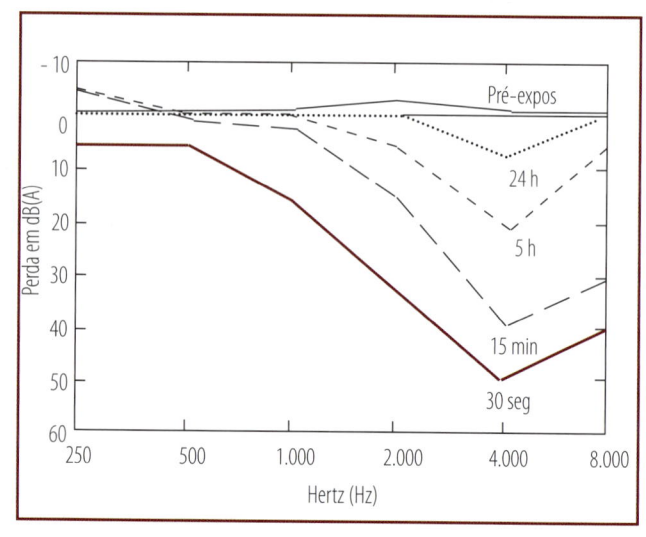

Fig. 35.6. Níveis de audição de um indivíduo normal exposto a um ruído de 103 dB(A) (perda auditiva temporária).

perda não venha a tornar-se permanente. Entretanto, apesar de aceita como uma prática desejável, essa conduta é difícil de ser adotada no Brasil, pois contraria a recomendação existente nas legislações atuais, como se descreve adiante (Brasil. Ministério do Trabalho, 1978).

Embora seja adotada em alguns países, a avaliação das perdas auditiva temporárias (TTS) não é aplicada no Brasil, nem recomendada pela legislação. Ela tornaria possível a realização do exame audiométrico a qualquer momento da jornada de trabalho, desde que se tomasse o cuidado de considerá-lo como um "exame realizado na pior situação".

A perda auditiva permanente

A exposição repetida, dia após dia, ao ruído, em níveis e duração excessivos, pode levar, ao cabo de alguns anos, a uma perda auditiva permanente ou irreversível. De instalação lenta e progressiva, ela passa despercebida por muito tempo. Geralmente, a pessoa só se dá conta do problema quando as lesões já estão avançadas.

A perda auditiva relaciona-se a um grau de destruição menor ou maior de setores do órgão espiral e de fibras nervosas. Por conseguinte, ela é sempre do tipo sensorioneural, enquanto as perdas condutivas e mistas indicam alterações nas orelhas média e externa. Como a maior concentração das lesões situa-se na espira basal da cóclea, ela compromete primeira e predominantemente as frequências altas e, só em fases mais avançadas, atinge as frequências médias e baixas. Por isso, os traçados audiométricos da PAIR têm sempre um formato característico, de entalhe nas frequências altas, similar bilateralmente, embora sejam comuns as assimetrias nos agudos.

Está estabelecido nas normativas que, cessada a exposição ao ruído, a perda audiométrica deixa de progredir (Comitê Nacional de Ruído e Conservação Auditiva, 1999). Achados recentes em estudos com animais jovens indicam que uma exposição a ruído precoce pode tornar os indivíduos mais susceptíveis a perdas auditivas, quando eles atingem a idade adulta (Kujawa, Liberman, 2006; Kujawa, Liberman, 2009)

A detecção e a avaliação da perda auditiva induzida pelo ruído, tanto a temporária quanto a permanente, ainda é realizada, universalmente, por meio do exame audiométrico tonal, por via aérea e via óssea. Embora alterações dispersas do órgão espiral sejam encontradas ao longo de todas as espiras cocleares (Lipscomb, 1978), principalmente nas fileiras das células ciliadas externas, a audiometria exibe um traçado bem característico, com um entalhe inicial em torno de 4.000 ou 6.000 Hz. Com a continuação da exposição, o entalhe tende a se aprofundar e a se alargar na direção das frequências vizinhas, uma evolução inversa à do TTS, mostrada na Fig. 35.6.

Na maioria das vezes, a perda auditiva é bilateral e mais ou menos simétrica, mas isso pode não ocorrer em todos os casos. As assimetrias de traçados audiométricos na PAIR são relativamente frequentes. Por outro lado, a existência da PAIR unilateral é discutível. Mas, se ocorrer, será em raros casos em que uma das orelhas seja excepcionalmente suscetível e a outra excepcionalmente resistente. A exposição unilateral gera, usualmente, perdas bilaterais. Basta lembrar que 70% das fibras da via eferente olivococlear são cruzadas, e são elas que controlam a contração lenta das células ciliadas externas do lado oposto, de efeito modulador (Oliveira, 1997).

Os acúfenos ou zumbidos

Acúfenos, ou zumbidos, ou *tinnitus*, constituem uma queixa frequente em mais de um terço dos trabalhadores com lesões auditivas induzidas pelo ruído. Podem prejudicar a concentração e a atenção, a indução do sono e, por vezes, chegam a níveis insuportáveis, mas podem, também, desaparecer espontaneamente. Ainda não está esclarecido qual seria o substrato anatomopatológico dos zumbidos, na PAIR, mas tudo leva a crer que eles possam ter origem multifocal, tanto central, quanto periférica. Atualmente, muitos portadores de zumbidos têm se beneficiado com medidas terapêuticas, isoladas ou combinadas (Sanchez et al., 1997).

A hiperacusia

A *hiperacusia* é uma sensação de incômodo causada pelos sons de níveis elevados. A percepção de intensidade do som (*loudness* ou *sonía*) cresce de modo anormalmente intenso, à medida que o nível de pressão sonora aumenta. A degeneração de grandes populações de células ciliadas externas privam a orelha da perfeita delimitação dos filtros acústicos, que controlam a sensação de intensidade. Esta manifestação incômoda é revelada, no exame audiológico, sob a forma de **recrutamento**.

O recrutamento é próprio das patologias cocleares e independe da perda auditiva. O ouvido normal opera numa faixa de audição que se estende desde um **limiar mínimo (de audibilidade)** até um **limiar máximo (de desconforto)**. Esta faixa chama-se **campo dinâmico**. Os recrutantes têm o limiar de desconforto menor e, muitas vezes, o limiar auditivo maior, reduzindo sensivelmente seu campo dinâmico de audição.

De modo geral, os portadores de PAIR queixam-se do incômodo causado por sons intensos e não se sentem confortáveis em ambientes ruidosos. Trata-se de um sintoma precoce, que acomete grande parte dos trabalhadores expostos antes mesmo de surgirem as alterações audiométricas.

Existem várias técnicas audiológicas para se comprovar e avaliar a presença de recrutamento, mas, na rotina ocupacional, a presença dele pode ser sugerida pelos baixos limiares dos reflexos estapedianos, principalmente em 3.000 e 4.000 Hz, quando comparados com os limiares audiométricos tonais.

Deterioração do reconhecimento da fala

Os portadores de perda auditiva induzida pelo ruído podem ter reduzida a capacidade de distinguir detalhes dos sons complexos, como os da fala, quando em condições ambientais desfavoráveis, como, por exemplo, na presença de ruído de fundo, de fala competidora ou em ambientes de muita reverberação. Em locais silenciosos, eles costumam ter um bom desempenho na conversa coloquial. Tanto assim, que sempre têm bom desempenho nos testes convencionais de reconhecimento de fala (IRF ou Índice de Reconhecimento de Fala), que são realizados em cabinas audiométricas, em condições ótimas de audibilidade.

A fala é constituída de sons da mais alta complexidade. Uma cóclea saudável é capaz de proporcionar a distinção de sons superpostos ou subsequentes, assim como os microintervalos de tempo entre elas, enviando ao córtex cerebral os sinais decodificados com absoluta precisão. Já com a cóclea lesada, o indivíduo ainda pode ter um bom reconhecimento da fala, em condições favoráveis de audibilidade, por se valer de outras pistas de compensação, constituídas pelas redundâncias extrínsecas (próprias dos sinais da fala) e intrínsecas (próprias das integrações da via auditiva no sistema nervoso central) (Schochat, 1996). O som competidor e a reverberação ambiental afetam, contudo, estes mecanismos de compensação, reduzindo a qualidade da percepção da fala nos indivíduos

Em situações do dia a dia, os portadores de cocleopatias podem ter dificuldades para manter uma conversação em grupo, para entender o que se fala na televisão em meio ao ruído doméstico, para ouvir uma pregação em igreja, para se comunicar em repartições públicas, em aglomeração de pessoas ou dentro de veículos de transporte coletivos etc.

Os testes logoaudiométricos rotineiros estudam o reconhecimento ou a identificação de palavras, quantificando os resultados em percentuais de acerto (IRF). São realizados em cabinas audiométricas, com os sinais de fala sendo apresentados em níveis confortáveis de audição. Em tais condições, os portadores de PAIR mostram percentuais de reconhecimento semelhantes aos dos ouvintes normais. Quando os índices apresentam-se rebaixados, a tendência é de se pensar em outra enfermidade coclear ou retrococlear.

Algumas pesquisas, com testes de fala sensibilizados por ruído competidor, têm sido publicadas, inclusive no Brasil. Nestes testes, trabalhadores expostos ao ruído têm demonstrado índices de reconhecimento rebaixados em relação a ouvintes normais. Tais exames, se introduzidos na rotina audiológica ocupacional, poderão se transformar em útil instrumento de avaliação das dificuldades de comunicação dos portadores de PAIR (Cóser, 1999; Costa, 1992A; Costa, 1992b; Costa, 1997; Costa, 1998; Costa, 2001; Schochat, 1991; Schochat, 1994).

A otalgia

Sons excessivamente intensos, acima do limiar de desconforto, podem provocar otalgias, às vezes acompanhadas de distúrbios neurovegetativos. Eventualmente, podem até provocar rupturas timpânicas, com dor intensa e sangramento.

A otalgia é habitual no trauma acústico, mas costuma ceder espontaneamente. Na exposição crônica, ela raramente ocorre. Entretanto, pacientes fortemente recrutantes, ou usuários de aparelhos de surdez, podem ter otalgias com sons de níveis de intensidade mais baixos. No caso de trabalhadores expostos a ruído, são muito mais comuns as otalgias decorrentes de inadequação do uso de protetores auditivos, muitas vezes associadas a afecções do meato acústico externo.

Outros efeitos

Um dos efeitos do ruído mais facilmente notados pelas pessoas é a sua influência sobre a comunicação oral. O ruído intenso provoca o mascaramento da voz ou de outros sinais sonoros. Os sons nas faixas de frequências de 500, 1.000 e 2.000 Hz são os que mais interferem na comunicação.

Este tipo de interferência pode atrapalhar a execução ou o entendimento de ordens, a recepção de avisos de alerta etc. Em Higiene do Trabalho, calcula-se o Nível de Interferência com a Comunicação (NIC), que dá uma estimativa da possibilidade de comunicação no ambiente ocupacional (Astete, Kitamura, 1978). Nos portadores de PAIR, a dificuldade para comunicar-se costuma ser maior ainda. Paradoxalmente, os protetores auditivos que, via de regra, não afetam a comunicação entre ouvintes normais, dificultam-na entre os portadores de cocleopatias.

Outros efeitos têm sido usualmente relatados por trabalhadores, com ou sem perdas auditivas, que, de alguma forma, poderiam ter relação com a exposição ao ruído no trabalho. São distúrbios do sono, do equilíbrio, neurológicos, cardiovasculares, hormonais, digestivos e comportamentais. Muitos deles têm sido referenciados na literatura médica (Ogido, Costa, Machado, 2009).

▶ Fatores que influenciam a perda auditiva induzida pelo ruído

A ocorrência da perda auditiva depende de fatores ligados ao indivíduo (**suscetibilidade individual**), às características do ruído e do ambiente e ao tipo da exposição (Ward, 1995).

Acredita-se que um ruído de 80 dB(A) seja inofensivo para a maioria das pessoas, para uma exposição máxima diária de 16 horas. Algumas possuem maior "facilidade" que outras para desenvolver perda auditiva quando expostas às mesmas condições ruidosas. São os chamados "ouvidos de cristal". Outras são capazes de passar toda a vida profissional sob exposição, sem proteção ao ruído excessivo, e não desenvolver qualquer perda auditiva. São os chamados "ouvidos de pedra"...

A suscetibilidade individual pode ser influenciada por determinantes ocupacionais e extraocupacionais. A exposição simultânea ao ruído e a vibrações ou a produtos químicos ototóxicos pode tornar o indivíduo mais suscetível. Os traumatismos de crânio, de face, de orelhas ou de coluna cervical podem, também, aumentar a suscetibilidade aos efeitos do ruído. A ocorrência de algumas doenças sistêmicas, como as metabólicas, hormonais, vasculares, hemáticas, autoimunes, renais, infecciosas, assim como o uso de alguns medicamentos, também potencializam a chance de desenvolvimento de perda da audição.

Deve-se considerar que a orelha de um lado pode ser mais suscetível que a do outro. E o mesmo indivíduo pode passar por momentos de maior ou de menor suscetibilidade, dependendo de seu estado físico, nutricional e emocional. Pessoas com 10 a 15 anos de exposição ao ruído intenso tornam-se mais resistentes do que os jovens em início de exposição. Além disso, pessoas idosas parecem ser mais suscetíveis à exposição ao ruído.

Ainda não está bem definido quem é mais suscetível ao ruído intenso: o homem ou a mulher. Especula-se que os homens se exponham mais ao ruído extraocupacional e com isto se tornem, estatisticamente, mais acometidos que as mulheres. Da mesma forma, algumas pesquisas têm evidenciado que indivíduos de raça negra são mais resistentes que os caucasianos, pelo teor de melanina presente na orelha interna (Costa, Castro, Macedo, 2008).

Indivíduos já portadores de perda auditiva serão menos suscetíveis ao ruído se a perda for do tipo condutivo, como, por exemplo, nas sequelas de otite média crônica, nas perfurações timpânicas, nas timpanoscleroses etc. Já os portadores de perda sensorioneural não ocupacional são naturalmente mais sensíveis e constituem um grupo de alto risco para trabalhar em ambientes ruidosos, mesmo com o uso de protetores.

Os portadores de perda auditiva induzida pelo ruído, apesar de tratar-se de perda sensorioneural, tendem a apresentar estabilidade audiométrica depois de 10 a 15 anos de trabalho em ambientes ruidosos (American College of Occupational Medicine, 1989; Cóser, 1999). Não há comprovação de que a evolução da doença esteja, também, estabilizada, mas isso tem grande implicação nos critérios de avaliação admissional para trabalhos que se realizam em ambientes de níveis elevados de ruído (Klockhoff *et al.*, 1973).

É bom lembrar que, dentre os portadores de PAIR, apenas casos em agravamento e os suscetíveis constituem alto risco para futuras exposições. As normas oficiais, tanto do Ministério da Previdência, quanto do Ministério do Trabalho, são bem claras neste posicionamento quando estabelecem que a PAIR, por si só, não gera incapacidade laborativa (Brasil. Ministério do Trabalho, 1998). Nessa avaliação, devem ser levados em conta todos os fatores ambientais e individuais e, dentre estes, a suscetibilidade.

Dentre as características importantes do ruído para causar a PAIR, destacam-se a intensidade (nível de pressão sonora), a qualidade (espectro de frequência dos sons componentes) e o tipo (contínuo, intermitente ou de impacto). São, também, muito importantes o tempo de exposição a cada tipo de agente e os intervalos de repouso. Nas avaliações ambientais, não bastam as sucessivas medições de níveis e de espectros do ruído. A dosagem da exposição (dosimetria) é fundamental, seja por estimativa (Brasil. Ministério do Trabalho, 1978), seja através do emprego de dosímetros individuais para, de fato, medir a exposição do trabalhador e, então, poder firmar, com mais segurança, a existência de nexo causal entre a exposição e a lesão.

Interação com outros agentes nocivos

O estado físico ou psíquico do indivíduo pode torná-lo temporariamente mais suscetível ao ruído, agindo como interagentes de certos estados mórbidos (como diabetes, hipertensão e infecções), de cansaço, estresse e até mesmo de problemas familiares, sociais e financeiros. A ocorrência de outros agentes de interação com o ruído ambiental deve ser considerada sempre que se avaliam os critérios de insalubridade. A exposição simultânea ao ruído intenso e a vibrações, tão frequente em algumas atividades profissionais, pode ter, também, um efeito interativo na perda auditiva (Boetcher *et al.*, 1987).

Existem medicamentos e produtos químicos que, por si só, podem lesar as estruturas da orelha interna, sejam as cocleares, sejam as vestibulares, temporária ou permanentemente. Quando o efeito final for igual ou similar à soma dos efeitos de cada um dos agentes, denomina-se **efeito aditivo**. Entretanto, se o efeito final é muito maior que a soma dos efeitos individuais, dá-se o nome de **efeito potencial** (ou **sinergismo**).

Entre os medicamentos, destacam-se os antibióticos aminoglicosídeos, os salicilatos, alguns diuréticos, alguns oncoterápicos e o quinino. Hoje em dia, existe evidência de propriedades ototóxicas de vários produtos químicos industriais, como certos **fumos metálicos** (de chumbo, mercúrio, manganês), alguns **gases asfixiantes** (monóxido de carbono, cianeto de hidrogênio, acrilonitrila, tetracloreto de carbono) e muitos **solventes orgânicos** (misturas de solventes, tolueno, xileno, estireno, n-hexano, tetracloroetileno, dissulfeto de carbono e combustíveis). Como populações numerosas de trabalhadores encontram-se expostas a esses produtos em seu ambiente de trabalho, esse tema tem recebido uma atenção crescente por parte de muitos pesquisadores e profissionais ligados à área ocupacional.

A exposição aos produtos químicos citados acima pode afetar o sistema cócleo-vestibular periférico e as vias auditivas centrais (Morata, 1986; Morata *et al.*, 1993; Morata, 1997a; Morata *et al.*, 1997b; Teixeira, 2000). Em estudos com animais, obteve-se evidência sólida de que a exposição a determinados solventes atinge a cóclea, assim como o faz o ruído (Campo *et al.*, 1999; Johnson, 1994; Pryor, Dickinson, Feeney, 1984). A exposição a tolueno, estireno e a monóxido de carbono, afetou funcionalmente e morfologicamente as células ciliadas de animais de laboratório. Em animais também foi confirmado o sinergismo entre a exposição a ruído e estes agentes químicos (Fechter, Young, Carlisle, 1988, Johnson, 1994; Lataye, Campo, Loquet, 2000). Estudos clínicos e epidemiológicos indicaram uma associação entre a exposição a uma série de solventes e alterações auditivas, inclusive nas vias auditivas centrais (Abbate *et al.*, 1993; Jacob, 2000; Möller *et al.*, 1989; Morata *et al.*, 1993; Ödkvist, Bergholtz, Åhlfeldt, 1982; Ödkvist *et al.*, 1987; Teixeira, 2000). Os achados audiométricos associados à exposição a solventes revelaram perdas auditivas de leves a moderadas; entretanto, no caso dos metais pesados, as perdas auditivas podem chegar a ser profundas (Franks, Morata, 1996).

Vários produtos químicos são reconhecidamente neurotóxicos e podem afetar a audição ou o equilíbrio, agindo primeiramente ao nível de tronco encefálico ou das vias auditivas/vestibulares centrais (Thomas, 1985). A indicação de que alguns produtos químicos industriais podem alterar a função auditiva através de um processo ototóxico ou neurotóxico, ou da combinação destes dois processos, deve ser considerada, especialmente quando se selecionam testes diagnósticos. Nessas circunstâncias, o uso de testes audiológicos que avaliam porções mais centrais do sistema auditivo se tornam essenciais (Jacob, 2000). Estudos clínicos com populações expostas a solventes indicam que o impacto das perdas auditivas dessas populações, no reconhecimento de fala, são estatisticamente mais graves do que em populações expostas exclusivamente ao ruído (Ödkvist; Bergholtz; Åhlfeldt, 1982; Ödkvist *et al.*, 1987).

Em estudos de campo, é enorme o desafio de se analisar que tipo de interação ocorre entre dois agentes, pela dificuldade de localizar populações com exposições equivalentes para comparação. Porém, vários estudos confirmam que, quando comparadas a populações expostas exclusivamente ao ruído, populações expostas ao ruído e a produtos químicos apresentam maiores graus de perda auditiva, isto é, um maior número de trabalhadores é afetado. Além disso, populações expostas a alguns produtos químicos desenvolvem perdas auditivas mesmo que expostas a níveis de ruído abaixo de 85 dB(A). Essas populações podem ser consideradas, nesse momento, como desassistidas em relação a programas preventivos. Internacionalmente, não se exige que populações expostas a níveis de ruído abaixo de 85 dB façam parte de programas para prevenção de perdas auditivas, mas institutos de pesquisa como o NIOSH (USA. NIOSH, 1998) e a Conferência Americana de Higienistas Industriais Governamentais (American Conference of Governmental Industrial Hygienists- ACGIH, 2010) recomendam que indivíduos expostos a produtos químicos ototóxicos sejam incluídos em programas para a prevenção de perdas auditivas.

▶ **Diagnóstico**

O diagnóstico das perdas auditivas causadas pelas exposições ocupacionais a agentes otoagressores é feito, de rotina, a partir de achados em exame audiométrico tonal, por via aérea, aplicados periodicamente aos trabalhadores que fazem parte do Programa de Conservação da Audição (PCA). Levantada a suspeita de ocorrência de uma perda auditiva, caberá ao Médico do Trabalho responsável proceder ao seu esclarecimento, incluindo: anamnese e antecedentes mórbidos individuais e familiares, para a investigação de ocorrências que possam explicar a doença; antecedentes ocupacionais, e participação e comprometimento individual com o PCA. Finalmente, cabe ao médico encaminhar o trabalhador para uma consulta especializada, para o estudo de diagnósticos diferenciais.

Raramente se fechará um diagnóstico de certeza. A impossibilidade de se acompanhar a evolução de uma perda auditiva, gradual e progressiva, ao longo de muitos anos, impede que o avaliador tenha uma convicção absoluta sobre o nível, o tempo e a dose da exposição, além do desconhecimento de algumas das variáveis que influenciam a suscetibilidade individual. Assim sendo, o diagnóstico será de probabilidade ou por exclusão, por convicção profissional, o que explica o fato de as normas oficiais recomendarem a adoção de expressões como "sugestivo de" ou "compatível com" o diagnóstico de PAIR.

A anamnese clínica e a história ocupacional

A entrevista pode ser realizada oralmente ou através de questionários. Devem ser anotados o nome, a idade e a identificação do trabalhador, a data do exame, as características da ocupação, dados sobre o uso de protetores (Equipamentos de Proteção Individual ou EPI) e sobre a história ocupacional, na empresa atual e nos empregos anteriores. Os trabalhadores devem exibir sempre um documento de identidade e, se possível, a carteira profissional, para uma maior correção dos dados apurados.

É importante saber como o indivíduo avalia a sua própria audição, de ambos os lados: se tem alguma dificuldade para entender uma conversa e em que situações; se relata queixas de zumbidos ou de hiperacusia; se tem dificuldades para localizar fontes sonoras; se tem tido otalgias, tonturas, cefaleias, cervicalgias, insônia ou irritabilidade; se tem experimentado alguma dificuldade no relacionamento social, familiar, no trabalho ou na interação com os sons ambientais. Deve-se indagar, também, se é portador de alguma doença, se faz uso de algum medicamento, se tem hábitos de consumo de tabaco, de bebidas alcoólicas ou de drogas.

É preciso perguntar, também, sobre os antecedentes mórbidos (auriculares e gerais) ou traumáticos (de orelhas, face, crânio ou de coluna cervical; trauma acústico; barotrauma), sobre o uso prévio de medicamentos potencialmente ototóxicos e sobre a ocorrência de tratamentos cirúrgicos. Na medida do possível, verificar se o paciente tem conhecimento de alguma anormalidade com a mãe na sua gravidez. A anamnese deve incluir os antecedentes mórbidos familiares, envolvendo a ocorrência de doenças que levam à perda auditiva.

Anota-se, ainda, sobre a exposição a ruído e a outros agentes otoagressores, dentro e fora do ambiente do trabalho, no presente ou no passado. Por serem tão comuns, precisam ser registrados: a exposição a música em alto volume, com destaque para sons em fones de ouvidos, no interior de veículos, em festividades e mesmo em cultos religiosos; o uso de armas de fogo, explosivos ou fogos de artifício; a ocorrência de acidentes com eletricidade (faíscas elétricas); uso de motocicletas e realização de esportes motorizados e muitos outros.

Da história ocupacional, devem constar, para cada ocupação exercida no passado, informações sobre o tipo de trabalho executado, a descrição do ambiente em que este se realizava, em particular sobre o nível de barulho e sobre substâncias químicas manipuladas (pelo próprio trabalhador e, quando for cabível, por seus companheiros de trabalho). Na medida do possível, este relato deve ser ordenado cronologicamente, de preferência com um ordenamento inverso, i.e., do presente para o passado. É, também, relevante conhecer sobre a utilização de equipamentos de proteção auditiva, a participação em programas de conservação da audição e, inclusive, sobre a realização de exames audiométricos, nos empregos anteriores.

O exame físico

O exame físico geral é parte importante da avaliação diagnóstica, tanto no que diz respeito ao estado geral do indivíduo, quanto no que se refere ao estado otorrinolaringológico, com destaque especial para a inspeção dos meatos acústicos externos, cujo resultado precisa ser registrado junto ao exame audiométrico. A otoscopia deve preceder, obrigatoriamente, os testes auditivos. Através dela, descartam-se as afecções de orelha externa (rolha de cerume, secreções, descamações, edemas, hiperemias, colabamentos, corpos estranhos, osteomas etc.) e algumas de orelha média (sequelas de otite média, perfurações timpânicas, otites serosas, hemotímpanos, disfunções tubárias etc.). Tais alterações costumam gerar perdas auditivas do tipo condutivo e devem ser tratadas, quando for possível, antes de se pesquisarem os efeitos do ruído sobre a audição.

Muitas doenças gerais podem gerar perdas auditivas ou aumentar a suscetibilidade ao ruído. Afecções de cavidades nasossinusais e faríngeas também podem resultar em alterações auditivas.

Os testes audiométricos

Nos consultórios dos especialistas, os testes fundamentais são as **provas com diapasões** (Testes de Rinne e Weber); a **audiometria tonal liminar,** por via aérea (havendo rebaixamento audiométrico acima de 20 dB NA, testa-se, também, por via óssea); a **logoaudiometria** (os Índices de Reconhecimento de Fala – IRF, e os Limiares de Reconhecimento de Fala – LRF ou SRT); e a **imitanciometria** (timpanograma, complacência estática e limiares dos reflexos estapedianos). Havendo certas dificuldades diagnósticas, apela-se para provas objetivas, como o exame dos **potenciais evocados de tronco encefálico** (BERA), o exame das **emissões otoacústicas com produto de distorção** (EOA-DP) ou a **eletrococleografia** (ECoghG). Eventualmente, solicitam-se, também, os exames otoneurológicos. Os exames de laboratório e de imagem são frequentemente utilizados no diagnóstico diferencial.

Em Medicina do Trabalho, a audiometria tonal, por via aérea, é soberana e adotada universalmente, seja nos programas preventivos, seja nos previdenciários e securitários. Tem inestimável valor de orientação para o Médico do Trabalho, para fins preventivos, notificações, encaminhamentos e, sobretudo, para monitorar a eficiência dos programas de conservação da audição da empresa.

Nas áreas previdenciária, trabalhista e cível, a audiometria tonal constitui a referência básica para a avaliação da perda auditiva. Lamentavelmente, a audiometria tem sido supervalorizada, em detrimento de outras informações clínicas e ocupacionais de suma importância. Pelo fato do diagnóstico de certeza da perda auditiva de origem ocupacional, em particular da PAIR, estar entre os atos médicos muito difíceis de serem realizados, não se deve jamais menosprezar a necessidade da capacitação profissional do médico. O diagnóstico, portanto, é presuntivo, i.e., por convicção do facultativo, baseado em uma série de informações colhidas e, principalmente, em sua experiência pessoal. A audiometria tonal não é suficiente para permitir a distinção entre os efeitos do ruído e os de outros agentes, nem tampouco permite um diagnóstico diferencial em relação a perdas auditivas de outras etiologias. Por isso, é importante destacar que, embora os profissionais do judiciário não possam prescindir de dados numéricos ou quantitativos (audiogramas, por exemplo), não podem e não devem, nesses casos, desconsiderar o diagnóstico médico.

Em um estudo com trabalhadores de uma indústria gráfica de São Paulo (Morata *et al.*, 1997a), uma porcentagem elevada de alterações audiométricas foi encontrada, mas o teste de regressão logística múltipla revelou que essas alterações estavam associadas com a exposição ao tolueno, e não com a exposição ao ruído. Este resultado mostra com propriedade que, além das informações pertinentes ao trabalho e ao ambiente em que este era executado, foram necessários outros instrumentos científicos, não tipicamente da área médica, quais sejam, a bioestatística e a epidemiologia. O diagnóstico etiológico, neste exemplo citado, tem implicações fundamentais para os métodos de controle e de melhoria do ambiente e para as condições de trabalho: o foco não deve e nem pode ser o ruído excessivo, mas sim, o controle da contaminação do ambiente de trabalho.

A audiometria tonal

O exame audiométrico deve ser executado por profissional legalmente qualificado, com experiência em audiologia ocupacional. Segundo a Portaria nº 19, do Ministério do Trabalho e Emprego (Brasil. Ministério do Trabalho, 1998), esse exame só pode ser feito por médico ou fonoaudiólogo, de acordo com pareceres específicos dos respectivos conselhos profissionais federais, que regulamentam o exercício daquelas profissões no país.

O local do exame deve ser silencioso; se possível, em cabina audiométrica ou sala silenciosa que tenha como níveis máximos de ruído de fundo os recomendados pela a norma ISO 8253.1 (International Organization for Standardization, 1989). O audiômetro deve ser submetido a calibração eletroacústica periódica, em laboratório habilitado, e a aferição biológica, esta mais frequente, feita pelo profissional que realizar os exames.

A recomendação do Ministério do Trabalho acompanha a da *Occupational Safety and Health Administration* – OSHA (Möller *et al.*, 1989), que exige que o indivíduo a ser examinado compareça ao exame após repouso auditivo, para sons intensos, de pelo menos 14 horas. Já o NIOSH (USA. NIOSH, 1998), órgão de pesquisa do Ministério da Saúde norte-americano, sugere que o exame audiométrico seja feito durante a jornada de trabalho, para que possíveis alterações temporárias sejam detectadas, facilitando intervenções preventivas.

Desde que o exame seja realizado em trabalhador protegido da forma usual, servirá, também, para avaliar a proteção fornecida e utilizada. Pela norma brasileira, apenas os exames referenciais devem ser precedidos de repouso auditivo de 14 horas (Brasil. Ministério do Trabalho, 1998). Nos exames periódicos, são toleradas pequenas exposições, protegidas com EPI, antes dos testes, com o registro da exposição prévia junto ao resultado do exame. Na ocorrência de uma mudança significativa, o teste será repetido com o repouso.

O examinando deve, inicialmente, receber as informações sobre os objetivos do exame e ser instruído sobre a forma como deve informar quando ouvir o som apresentado. Em seguida, deve ficar confortavelmente sentado, voltado para uma parede e os fones deverão ser adequadamente colocados sobre suas orelhas, sem dobrar o pavilhão nem comprimir o porus acústico externo.

As frequências serão testadas na seguinte ordem: 1.000, 2.000, 3.000, 4.000, 6.000, 8.000, 500 e 250 Hz, de um lado e depois do outro. A seguir, retesta-se 1.000 Hz do primeiro lado, pois se houver diferença maior do que 5 dB, a sequência deverá ser repetida. Em audiologia ocupacional, é comum excluírem-se as frequências de 250 e 8.000 Hz nos cálculos de resultados, mas é recomendável que elas sejam sempre testadas, pois isto pode ser útil para o diagnóstico diferencial. Se possível, a via óssea deverá ser testada em 1.000, 2.000, 3.000, 4.000 e 500 Hz, nesta ordem, sempre que a via aérea, nessas frequências, resultar em limiares acima de 20 dB NA. Os resultados serão anotados em audiogramas ou em tabelas, para processamento e arquivamento (Fig.35.7 e 35.8).

A inobservância das normas da técnica audiométrica tem feito com que muitos audiogramas não possam ser comparados ou considerados fidedignos, trazendo confusão aos profissionais da Medicina do Trabalho, da Perícia Médica e a outros profissionais da saúde que necessitam interpretar os dados do exame. Por este motivo, a Portaria nº 19 regulamentou a formatação do resultado gráfico (Brasil. Ministério do Trabalho, 1998) (Fig.35.7).

Critérios de avaliação das perdas auditivas

A literatura médica é farta em critérios de classificação das perdas auditivas induzidas pelo ruído, critérios propostos com diferentes objetivos, que muito auxiliam a Medicina do Trabalho na avaliação coletiva de grupos de trabalhadores expostos a ruído ocupacional (Nudelmann *et al.*, 1997). É consensual, hoje, a recomendação de que as classificações e as quantificações disponíveis na literatura sejam evitadas nas avaliações individuais, principalmente nas áreas pericial, jurídica ou previdenciária. Como já foi referido anteriormente, elas supervalorizam o traçado audiométrico, em detrimento das demais informações clínicas e da história de exposição ocupacional, propiciando enorme margem de erro. Tal erro pode significar a negação de uma oportunidade de emprego ou a geração ou a negação de um benefício ou de uma indenização, indevidamente. Além do mais, não há evidências epidemiológicas de que o exame audiométrico tonal reflita as reais incapacidades dos trabalhadores.

Arslan e Merluzzi (1992) recomendam que as avaliações das perdas auditivas de origem ocupacional sejam realizadas em níveis diferentes, com critérios específicos para cada nível:

- **Primeiro nível** – nível de fábrica (ou mesmo de consultório): são os exames admissionais, periódicos e demissionais (equivalem às triagens audiométricas de rotina);
- **Segundo nível** – nível de consultório do especialista: diagnóstico diferencial e grau de risco ou suscetibilidade);
- **Terceiro nível** – níveis pericial e acadêmico: aqui são utilizados **todos** os dados acessíveis.

Esta prática tem se mostrado muito útil para a disponibilização de critérios a serem usados e, principalmente, na programação antecipada dos custos.

Critérios não oficiais

Fletcher, em 1929 (*apud* Glorig, 1981), introduziu uma fórmula para se calcular a perda auditiva, em percentuais, a partir da média aritmética dos limiares audiométricos tonais em 500, 1.000 e 2.000 Hz. Depois de ter sido usado por anos e anos, o método passou a ser muito criticado e acabou por ser abandonado, mesmo tendo se tornado norma oficial em muitos países. Permaneceu, contudo, o falso conceito de que estas três frequências representariam a capacidade de se ouvir bem a fala do dia a dia.

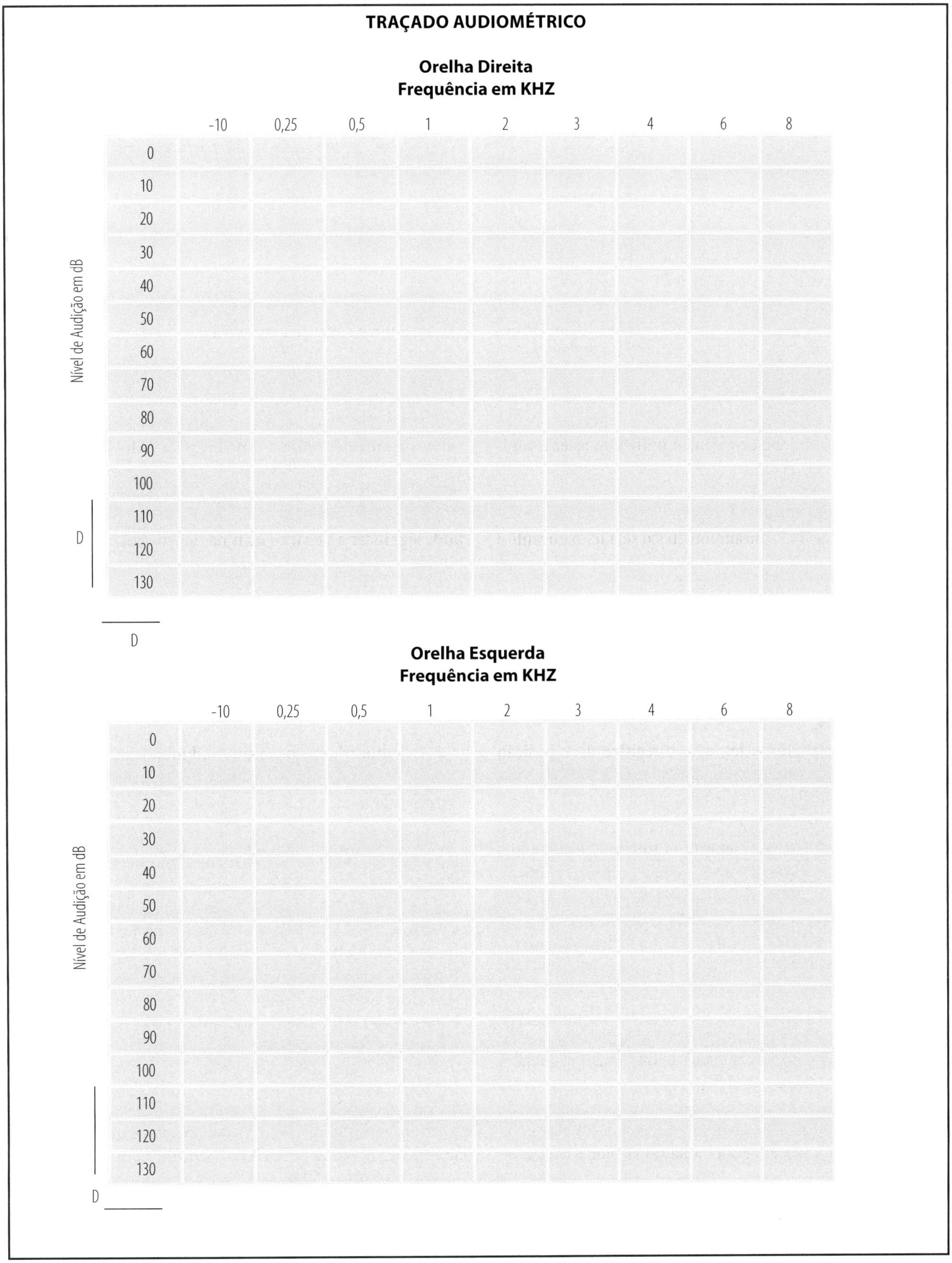

Fig. 35.7. Audiograma em formato gráfico (modelo recomendado pela norma ISO 8253.1). Ver Gráfico da Portaria nº 19, do MTE (1998).

EXAMES AUDIOMÉTRICOS SEQUENCIAIS																		
Nome:				Data de nascimento:					Data de admissão:				Data da avaliação:					
DATAS	DIREITA									ESQUERDA								
	0,25 k	0,5 k	1 k	2 k	3 k	4 k	6 k	8 k	M.512	M 356	0,25 k	0,5 k	1 k	2 k	3 k	4 k	6 k	8 k	M.512	M 356

Legenda
Data do nascimento – (dd/mm/aa)
Data da admissão – (dd/mm/aa)
Data da avaliação – (dd/mm/aa)
k = kHz (quilohertz)
M.512 = Média aritmética dos limiares em 0,5, 1 e 2 kHz (em dB)
M 356 = Média aritmética dos limiares em 3, 4 e 6 kHz (em dB)

Fig. 35.8. Exemplo de modelo tabular de audiograma sequencial, para análise evolutiva.

Fowler (1942) propôs, após exaustivas observações epidemiológicas, um método empírico, estabelecendo pesos diferentes (15, 30, 40, 15), respectivamente, para os limiares tonais nas frequências 512, 1.024, 2.048 e 4.096 Hz. Utilizando uma tabela, passou a calcular o grau da perda auditiva em porcentagem. Este método foi, mais tarde, consagrado em tabela própria, adotado oficialmente por muito tempo, em diversos países, inclusive no Brasil, e posteriormente abandonado (Costa, Kitamura, 2004).

Muitas classificações têm sido propostas e utilizadas, no Brasil e no exterior. Algumas se baseiam na representação gráfica do audiograma (Ferreira Jr., 1990; Klockhoff et al., 1973; Man, Naggan, Bergman, 1981; MerluzzI et al., 1979; Brasil, Ministério do Trabalho, 1998). Outras usam tabelas com médias aritméticas de limiares por grupos de frequências (Costa, 1988; Costa, 1992a; Haider et al., 1990; Lafon, 1981; Pereira, 1978; Pereira, 1989; Tempest, 1977). Essas classificações significam, na prática, uma tentativa de simplificação e de metodização, destinada a fins específicos. Elas jamais satisfarão a todos, pois estarão sempre sujeitas a incorreções, para casos específicos (Santino; Couto, 1995).

Critérios oficiais

Os critérios chamados "oficiais" são os adotados por organismos securitários ou governamentais de diversos países. Visam mais à quantificação das perdas, para fins indenizatórios ou previdenciários. Em geral, as perdas auditivas são cotadas em percentuais, calculados a partir de médias de limiares auditivos por grupos de frequências. Inicialmente, baseavam-se nas frequências de 500, 1.000 e 2.000 Hz. Ultimamente, têm sido muito valorizadas as frequências de 3.000 e 4.000 Hz, na composição das médias, para esses cálculos. Os valores apurados para cada orelha, em separado, ou a combinação dos valores dos dois lados, combinados, vão determinar um valor para o *handicap* auditivo da pessoa afetada.

A perda auditiva por envelhecimento (presbiacusia) tem sido descontada, a partir dos 60 anos, em alguns países. Hoje em dia, essa prática vem caindo em desuso. Em 1998, o NIOSH (USA. NIOSH, 1998) apresentou toda uma argumentação para recomendar que a correção da perda por idade não seja aplicada para indivíduos, justamente pela grande diferença de suscetibilidade existente.

As normas brasileiras são regidas pela Consolidação das Leis do Trabalho – CLT, e têm passado, ao longo do tempo, por sucessivos processos de modificação e atualização, através de decretos, portarias e normas regulamentadoras. Atualmente, a Portaria nº 19 (Brasil. Ministério do Trabalho, 1998) propõe uma classificação essencialmente qualitativa e de grande aplicabilidade prática. Para a análise de audiometrias únicas, ela recomenda:

- Os audiogramas estão **dentro dos limites aceitáveis** quando todos os limiares são iguais ou menores que 25 dB NA, em todas as frequências;
- O audiograma registra uma ou mais frequências acima de 25 dB, predominantemente na faixa de 3.000 a 6.000 Hz, com o formato em colher: **sugestivo de perda auditiva induzida pelo ruído**;
- O audiograma apresenta limiares acima de 25 dB, em uma ou mais frequências, mas sem as características de perda auditiva induzida pelo ruído, ou seja, com rebaixamentos atípicos, em variadas faixas de frequências (**não sugestivo de perda auditiva induzida pelo ruído**).

Deve-se observar que, dentro do primeiro grupo poderão estar alguns "casos lesados", cujos audiogramas ainda não ultrapassaram os limites convencionados como aceitáveis. São casos de trabalhadores expostos que estão iniciando a história natural da PAIR, como de praxe, totalmente assintomática. Da mesma forma, no segundo grupo, nem todos os traçados que apresentam o entalhe característico na faixa de 4.000 a 6.000 Hz correspondem à perda induzida por ruído. E finalmente, no terceiro grupo podem estar portadores de outras doenças auditivas associadas (concausa), ou não, a perdas induzidas pelo ruído, o que dificulta muito o diagnóstico etiológico.

Por razões não só de ordem legal, mas principalmente técnica, não mais se justifica o uso de outras classificações correntes para a avaliação de resultados audiométricos individuais. Para os estudos da coletividade de indivíduos expostos, ou simplesmente examinados, e de grupos populacionais, o avaliador escolherá aquela que melhor atenda a seus propósitos de pesquisa.

Seguimento audiométrico

Quando se implanta um Programa de Prevenção de Perdas Auditivas (também chamado de Programa de Conservação da Audição – PCA) em uma empresa, uma das primeiras tarefas consiste em fazer um levantamento audiométrico de todos os trabalhadores que atuam em áreas de risco. Embora esse grupo seja o foco do Programa, recomenda-se que todos os trabalhadores sejam submetidos ao exame audiométrico. Obtém-se, assim, um exame audiométrico basal de cada trabalhador.

Nas empresas em que o programa já está em andamento, o exame basal do trabalhador corresponderá àquele obtido no ato de sua admissão, ou seja, ao **exame audiométrico admissional**. Este audiograma servirá de **referência** para ser comparado com os futuros exames audiométricos feitos na empresa, os exames sequenciais ou **periódicos**. A partir desta comparação, serão avaliados o comportamento auditivo do trabalhador, ao longo de sua permanência naquele trabalho, e a eficiência das medidas preventivas adotadas pelo programa. (Kitamura, Campoy, 1990)

Nos Estados Unidos, a OSHA (1974) considera **piora significativa** a diferença entre a audiometria periódica e a basal (STS ou *Significant Threshold Shift*) quando a diferença, na perda, for de 10 dB ou mais entre as médias dos limiares nas frequências de 2.000, 3.000 e 4.000 Hz. Já a *American Academy of Otolaryngology – Head and Neck Surgery* (American Academy of Otolaryngology on Hearing and Equilibrium; American Council of Otolaryngology Committee on the Medical Aspects of Noise, 1979) considera a diferença significativa se a perda for de 10 dB ou mais na média das frequências de 500, 1.000 e 2.000 Hz, ou na média em 3.000, 4.000 e 6.000 Hz. A legislação brasileira, pela Portaria nº 19, em 1998, passou a recomendar este último critério, das médias aritméticas de limiares nos dois grupos de frequências. Para variações em frequências isoladas, só considera significativa uma piora de 15 ou mais decibéis (Brasil. Ministério do Trabalho, 1998).

Alguns serviços consideram, também, a **melhora significativa** quando a média aritmética de limiares, em um dos grupos de frequências, for 5 dB ou mais, melhor do que no exame de referência, por razões de segurança. É muito comum uma melhora gradual nos primeiros exames sequenciais, devido ao fator **aprendizagem**. Na realidade, o que melhora não é a sensibilidade auditiva da pessoa, mas a qualidade de seu exame. Em termos preventivos, é interessante que, nestas situações, o exame de referência seja trocado pelo de menor valor (ou seja, pelo exame melhor). Se houver piora futura, devida a exposição, este critério faz com que as medidas de proteção sejam tomadas mais cedo (Gobbato *et al.*, 2004).

Quando da cessação do contrato de trabalho entre o empregado e a empresa, será obrigatória a realização do **exame audiométrico demissional**, que será igualmente comparado com o exame de referência. Recomenda-se, fortemente, que todos os trabalhadores, independentemente de terem trabalhado em áreas com barulho, sejam submetidos à audiometria, por ocasião de seu desligamento da empresa. Este procedimento permite ao médico do trabalho uma análise cuidadosa da condição de saúde e de aptidão ao trabalho do indivíduo, no seu último contato com o trabalhador. Esta audiometria, bem como os resultados de todos os exames, devem ser registrados no prontuário médico.

Diagnóstico diferencial

Um simples exame audiométrico é, certamente, insuficiente para se diagnosticar a causa da perda auditiva. É mister o registro do histórico ocupacional (área de trabalho, função exercida, períodos de atuação, transferências de setor etc.), assim como do histórico de exposições ocupacionais, não só ao barulho, mas também a substâncias químicas, em especial, aos produtos reconhecidamente ototóxicos.

Os resultados da avaliação de higiene ocupacional são de fundamental importância. Este registro mostrará, de forma cabal, as exposições ocupacionais capazes de gerar perda auditiva. O exame audiométrico ocupacional deve ser considerado **apenas** como triagem, para orientar os profissionais envolvidos com a saúde ocupacional. O diagnóstico diferencial é da competência exclusiva dos especialistas, que lançam mão de outras provas diagnósticas e nem sempre chegam a uma definição categórica.

Deve-se destacar o fato de que a audiometria, por si só, não define nem pode definir a etiologia da perda auditiva. Daí os grupos estarem definidos como "compatível com". Pela ocorrência frequente, é válido reafirmar que peca, por imperícia, o profissional que estabelece o diagnóstico de PAIR, e mais ainda, de PAIR de origem ocupacional, baseado apenas na audiometria.

Sataloff (1980) enumera várias doenças auditivas capazes de resultar em perdas auditivas na faixa dos 4.000 Hz (Tabela 35.2).

Pode-se, ainda, acrescentar as perdas auditivas de origem vascular ou por osteoartroses cervicais. Deve-se pensar, também, nos simuladores e dissimuladores, assíduos frequentadores das clínicas audiológicas ocupacionais.

Em suma, o ruído não é o único fator determinante da perda auditiva. A presença de outros fatores ocupacionais e não ocupacionais deve ser sempre levada em conta na apreciação individual de cada caso (Phaneuf, Hétu, 1990).

Evolução e prognóstico

O Comitê Nacional de Ruído e Conservação Auditiva, do Brasil, caracteriza a perda auditiva induzida pelo ruído – PAIR como aquela que quase nunca é de grau profundo; geralmente não passa dos 40 dB, nas baixas e médias frequências, e de 75 dB, nas altas; e, à medida que a perda aumenta, a velocidade de sua progressão diminui. As investigações sobre perdas auditivas associadas à exposição a produtos químicos sugerem uma caracterização da patologia muito similar à da PAIR (Marcon, 1999). Entretanto, no caso de PAIR, a perda maior situa-se geralmente em torno de 4.000 Hz e leva muito tempo para se estender além da faixa de 3.000 a 6.000 Hz. Dentro desta faixa, em condições estáveis de exposição, as perdas em 3.000, 4.000 e 6.000 Hz costumam atingir o limite máximo em 15 anos de exposição. As perdas auditivas por produtos químicos parecem atingir as frequências de 2.000 Hz e 8.000 Hz mais precocemente do que nos casos de PAIR.

Segundo Glorig (1980), a perda auditiva induzida pelo ruído atinge sua maior proporção dos 5 aos 7 anos de exposição, reduzindo o índice de progressão até os 15 anos, quando tende a se estabilizar, desde que mantidas as condições de exposição e na ausência de outros fatores causais. Embora a perda audiométrica tenda a se estabilizar, não há evidências de que a doença pare de evoluir com a continuidade da exposição. A evolução dos sintomas não acompanha a evolução audiométrica e os agentes concausais podem atuar em qualquer estágio da doença.

Tabela 35.2. Diagnóstico diferencial
1 – Perda auditiva induzida pelo ruído
2 – Infecções virais (rubéola, sarampo, caxumba, herpes simples, inclusão citomegálica e viroses respiratórias).
3 – Traumatismo de crânio
4 – Perda auditiva hereditária
5 – Ototoxicoses (por antibióticos aminoglicosídeos, diuréticos, quimioterápicos, aspirina em altas doses e por outros produtos químicos).
6 – Neurinoma do acústico
7 – Surdez súbita
8 – Esclerose múltipla
9 – Outras (infecções bacterianas, tipo meningite, endotoxinas, hipóxia neonatal e icterícia)

Fonte: Sataloff (1980)

Como a maioria das perdas auditivas neurossensoriais, a induzida pelo ruído é de natureza irreversível. As células sensoriais do órgão espiral não se regeneram depois de destruídas e não existe um tratamento clínico para restaurar a audição perdida. Entretanto, há vários estudos experimentais, em aves, de regeneração de células sensoriais do órgão espiral e de recuperação funcional após exposições a ruído excessivo (Nelson et al., 2005).

Os aparelhos de amplificação sonora individual eram, a princípio, de difícil adaptação, devido ao recrutamento e ao problema do reconhecimento da fala. Mas, com os recentes avanços tecnológicos, tanto da microeletrônica digital, quanto das técnicas de adaptação e de treinamento, muitos portadores de PAIR têm se beneficiado significativamente com o uso desses aparelhos. Mesmo assim, enquanto prevalecer o conceito da irreversibilidade da perda auditiva, o melhor procedimento diante deste problema é a prevenção.

Conduta

Do ponto de vista exclusivamente ocupacional, diante da perda auditiva do trabalhador, deve o profissional atentar para as seguintes rotinas (Brasil. Ministério da Previdência e Seguro Social, 1998; Brasil. Ministério do Trabalho, 1998):

1. Estabelecer (ou não) o **nexo causal** entre a exposição ao ruído e a perda auditiva, caracterizando-a (ou não) como perda auditiva causada pelo trabalho, i.e., como Doença do Trabalho – Acidente do Trabalho – Doença Profissional. Sempre que possível, deverá estabelecer, também, o **nexo técnico**, o que, na lin-

guagem previdenciária, significa que o ruído causal relaciona-se diretamente com o exercício do trabalho habitual.
2. Estabelecer ou não a existência de algum tipo de **incapacidade** originada pela perda auditiva.
3. Decidir sobre a necessidade de **notificação** do problema às instituições oficiais indicadas pela norma legal.
4. Decidir sobre a necessidade de **encaminhamento** a um especialista, para diagnóstico, aconselhamento de risco ou reabilitação auditiva.
5. Decidir sobre a necessidade de um trabalho de **reabilitação profissional** para a troca de função laboral.
6. Decidir sobre a necessidade de engajamento do trabalhador em um **Programa de Conservação de Audição**.

Estabelecimento do nexo causal

Será estabelecido o nexo causal entre a perda auditiva e a exposição ao ruído, primeiro, quando houver clara evidência de que a perda auditiva apresenta características audiométricas compatíveis com as induzidas pelo ruído e, segundo, se corresponder perfeitamente à exposição ao(s) agente(s) (ao tempo, tipo e intensidade da exposição). A forma técnica e mais correta de se estabelecer as características da exposição é através da análise dos resultados de avaliações de Higiene Ocupacional. Neles se inclui a dosimetria, que é capaz de identificar e caracterizar a exposição real de cada trabalhador. Com base neste método, é possível predizer, com mais segurança, se a exposição de um trabalhador de um grupo deles (grupo homogêneo de exposição) foi suficiente para causar a perda auditiva detectada pelos métodos médicos.

Se já é difícil estabelecer um diagnóstico etiológico de certeza, será mais próximo do utópico, ou do impossível, tentar chegar a esse diagnóstico sem os parâmetros da Higiene Ocupacional. Se, firmar o nexo causal, relacionando a perda auditiva por exposição ocupacional ao ruído, com base apenas em audiometria(s), é um ato de imperícia, fazê-lo sem conhecer as condições de exposição (avaliação de Higiene Ocupacional), caracterizará negligência e, consequentemente, uma imprudência.

É de Sataloff (1980) o seguinte comentário:

> *Um audiograma mostrando um entalhe em 4.000 Hz não constitui evidência para se diagnosticar a perda auditiva induzida pelo ruído. Para tanto, deve-se ter, pelo menos, a história de exposição suficiente a ruído intenso. Nem sempre é possível afirmar perda ocupacional ou descartar completamente outras causas. Tendo havido, entretanto, a superexposição e descartando-se outras causas, um diagnóstico de perda ocupacional pode ser feito com razoável certeza na presença do audiograma característico.*

O Decreto nº 3.048, da Previdência Social, de 6 de maio de 1999 (Brasil. Ministério da Previdência e Seguro Social, 1999), reconhece os "homólogos do benzeno otoneurotóxicos" (tolueno e xileno) e "solventes orgânicos otoneurotóxicos" como agentes etiológicos ou fatores de risco de natureza ocupacional para a "Hipoacusia Ototóxica". Esse decreto indica que as exposições a estes agentes também devem ser consideradas, quando se examina o nexo entre uma perda auditiva e as condições do ambiente de trabalho.

A incapacidade laborativa por perda auditiva

Desde que um trabalhador ingresse em uma empresa, sadio, e, com o exercício profissional, contraia alguma deficiência de órgão ou de função em consequência do trabalho exercido, tal deficiência pode ser caracterizada como uma Doença do Trabalho e, em casos especiais, como Doença Profissional.

A avaliação das incapacidades de um trabalhador, induzidas pela exposição laboral a agentes agressores, envolve uma ampla escala de variáveis que um simples exame audiológico não pode comportar. Esta investigação deve contemplar as diferentes dimensões de estados de saúde (com ela relacionados), sob as perspectivas biológica, individual e social (Organização Mundial da Saúde, 2003).

Em 1958, os norte-americanos introduziram, nos critérios de avaliação, os conceitos de:

- *Impairment* (ou dano): uma mudança para pior na estrutura ou função;
- *Handicap*: uma desvantagem suficiente para afetar a eficiência em atividades diárias;
- *Disability* (ou desabilidade): a incapacidade de permanecer exercendo as mesmas funções.

Estes conceitos foram oficializados pela *American Academy of Otolaryngology* e pelo *American Council of Otolaryngology*, em 1979 (American Academy of Otolaryngology on Hearing and Equilibrium; American Council of Otolaryngology Committee on the Medical Aspects of Noise, 1979).

A Organização Mundial de Saúde (World Health Organization – WHO; 1980) conceituou estas deficiências, em 1980, de maneira um pouco diferente:

- *Impairment* ou dano: anormalidade de estrutura ou função (distúrbio em nível de órgão);
- *Disability* ou desabilidade: consequência da anormalidade na atividade ou no desempenho de funções (em nível de pessoa);
- *Handicap*: desvantagem na atividade do indivíduo e na sua integração com o ambiente (em nível social e profissional).

Depois de duas décadas de uso, de mudanças nos sistemas de saúde e no entendimento das repercussões das condições de saúde sobre o indivíduo, tornou-se óbvia a necessidade de uma atualização destes conceitos. Em 1999, a Organização Mundial da Saúde revisou esse sistema de classificação e, depois de uns poucos anos de discussão, em nível mundial, publicou o documento ICF – *International Classification of Functioning, Disability and Health* (World Health Organization, 2001), já com versão em português, a CIF – Classificação Internacional de Funcionalidade, Incapacidade e Saúde (Organização Mundial da Saúde, 2003). De acordo com essa nova classificação, o estado de saúde de um indivíduo é determinado por três dimensões de saúde: 1) pelo dano ou impedimento (dimensão relacionada a função ou estrutura corporal); 2) pela atividade e 3) pela participação (Fig. 35.9). Nesse modelo, essas três dimensões estão interrelacionadas, e também são influenciadas por dois fatores contextuais: ambientais e pessoais.

Uma importante característica desse modelo é o reconhecimento de que uma deficiência pode ser causada por interações complexas entre vários níveis, incluindo o biológico (do dano), o pessoal (no desempenho de uma atividade) e o social (havendo participação ou não). As implicações dessa proposta para área da Audiologia encontram-se detalhadas em Gagné (2000).

Na avaliação e na conceituação da perda auditiva de origem ocupacional, todos estes conceitos devem ser levados em conta, e não apenas a leitura do audiograma, como habitualmente ocorre no Brasil.

Segundo a Portaria nº 19, do Ministério do Trabalho, "a perda auditiva induzida por níveis de pressão sonora elevados, por si só, não é indicativa de inaptidão para o trabalho" (Brasil. Ministério do Trabalho, 1998). Da mesma forma, a Ordem de Serviço nº 608, do Instituto Nacional do Seguro Social dispõe que:

> *a perda auditiva sensório-neural por exposição continuada a níveis elevados de pressão sonora, na grande maioria dos casos, não acarreta incapacidade para o trabalho (...) sua presença, no exame audiométrico admissional, não deve desclassificar o trabalhador para o exercício profissional, pois além de não interferir em sua capacidade laborativa, pode não ser de origem ocupacional.* (Brasil. Ministério da Previdência e Seguro Social, 1998).

Ainda, pela norma oficial, na avaliação da incapacidade laboral de um trabalhador, devem-se levar em conta fatores relacionados com o indivíduo e fatores relacionados com o ambiente de trabalho. Entre os primeiros, citam-se: a história clínica e ocupacional do trabalhador; o resultado da otoscopia e de outros testes audiológicos complementares; a idade do trabalhador; o tempo de exposição pregressa e a atual a níveis de pressão sonora elevada; a exposição não ocupacional a níveis de pressão sonora elevados e a capacitação profissional do trabalhador examinado.

Com relação ao ambiente, consideram-se: os níveis de pressão sonora a que o trabalhador está, estará ou esteve exposto no exercício do trabalho; a demanda auditiva do trabalho ou da função; as exposições ocupacional e não ocupacional a outro(s) agente(s) de risco ao sistema auditivo e os programas de conservação auditiva aos quais tem ou terá acesso o trabalhador.

O médico deve decidir pela existência ou não da incapacidade parcial ou total para o trabalho, levando sempre em conta o conjunto dos fatores envolvidos. Grosso modo, um trabalhador será considerado incapaz caso já apresente um comprometimento grave, ou em risco de agravamento, mesmo com proteção individual e coletiva, ou quando seu desempenho profissional ficar comprometido em razão da perda auditiva (Ferreira Jr., 1998).

Notificação e encaminhamento

Estabelecido o nexo causal, deve-se procurar caracterizar algum tipo de incapacidade: física, profissional, social etc. Se ela não existir, o trabalhador não necessita afastar-se do trabalho, devendo, no entanto, ser incluído no Programa de Conservação da Audição da empresa. Havendo incapacidade, a ocorrência deve ser notificada aos organismos oficiais. Através da Comunicação de Acidente do Trabalho (CAT) o trabalhador será encaminhado à Previdência Social. Por decisão da perícia médica previdenciária, poderá o trabalhador ser afastado, ou não, do exercício de suas funções habituais; poderá, ou não, ser habilitado a receber os benefícios previdenciários; poderá retornar às mesmas funções ou ser treinado para o exercício de função diversa daquela em que contraiu o problema (Brasil, Ministério da Previdência e Seguro Social, 1998). É recomendável que a empresa, em caráter preventivo, troque de função um empregado na iminência de riscos de desencadeamento ou agravamento de uma perda auditiva, independentemente do encaminhamento à previdência oficial.

Nos casos de perdas auditivas mais intensas, nas perdas assimétricas ou incaracterísticas, será necessário o encaminhamento ao otorrinolaringologista, para realização de diagnóstico diferencial, aconselhamento de risco e, se possível, de reabilitação auditiva.

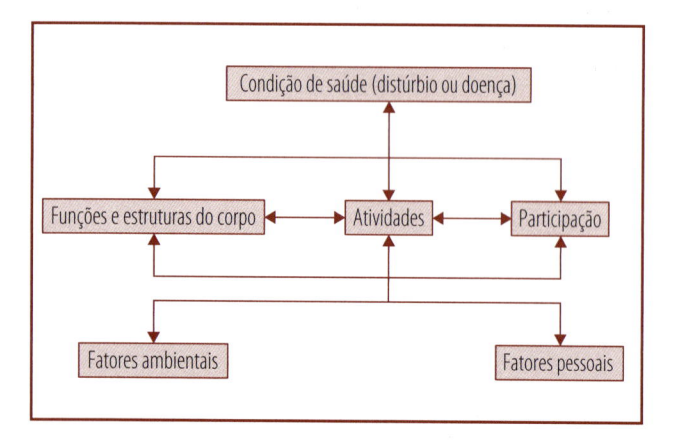

Fig. 35.9. Interação entre os componentes da CIF, proposta pela Organização Mundial da Saúde (2001).

Aconselhamento de risco

Os casos não sugestivos de PAIR, assim como os de perda auditiva grave, de origem não ocupacional, deverão ser submetidos a uma bateria de exames otológicos para o diagnóstico definitivo. Boa parte das perdas auditivas condutivas e mistas não constitui alto risco para o trabalho em ambiente ruidoso. Já os portadores de perda sensorioneural (não ocupacional) podem ser considerados de alto risco de piora e receber recomendação de não retornar ao trabalho em ambiente ruidoso, mesmo utilizando-se das medidas de proteção.

Quanto aos portadores de PAIR, o aconselhamento do especialista deve limitar-se ao risco clínico, ficando a cargo do médico do trabalho, conhecedor do ambiente laboral e do histórico evolutivo da perda, a decisão sobre o risco ocupacional.

Reabilitação social

Compete a todos os profissionais envolvidos com o trabalhador portador de PAIR, cada qual na sua área de competência, propiciar-lhe apoio, para que ele consiga superar os problemas psicossociais gerados pelas desabilidades relativas à enfermidade.

Todo trabalhador deficiente precisa receber informações, conselhos e suporte para firmar opiniões, atitudes e comportamento no trato de seu dia a dia. O trabalhador afetado pela doença deve ser informado sobre a natureza e a extensão de seu problema e sobre as soluções possíveis. Para tanto, é preciso conhecer qual a sua demanda auditiva, tanto no trabalho, quanto na família e na sociedade. Além de receber informação, ele deve ser aconselhado a cumprir as normas de proteção, a evitar exposições extraocupacionais e a sugerir melhorias em seu posto de trabalho. E deve ser encorajado a discutir francamente com os colegas e com as chefias os problemas gerados por sua incapacidade. Com uma postura compreensiva ante suas emoções e ansiedades, o profissional pode facilitar-lhe a aceitação do problema e motivá-lo a buscar soluções.

O uso de aparelhos de amplificação individual deve ser encorajado, seja o tipo para assistir televisão, seja o de uso auricular. Até recentemente, os aparelhos de surdez não desfrutavam de boa aceitação por parte dos portadores de PAIR. Hoje, este panorama está muito mudado, graças às estratégias de adaptação e a técnicas de avaliação e treinamento, somadas ao avanço tecnológico, que fizeram melhorar a qualidade da amplificação, principalmente para a hiperacusia, zumbidos e reconhecimento de fala, além de se ter verificado uma progressiva queda de preços.

Além disso, recomenda-se captar a colaboração dos colegas de trabalho e dos familiares, no sentido de procurar minimizar as limitações do trabalhador deficiente e de incentivar as discussões conjuntas, a reivindicação de melhorias, a motivação para uma melhor participação social, para a aceitação de equipamentos de amplificação e de técnicas de reabilitação.

Este trabalho não precisa ser desenvolvido necessariamente dentro da empresa, mas através de uma atuação comunitária. A monitoração de resultados dos grupos que já vêm, há tempos, realizando tal trabalho, tem mostrado melhorias substanciais na qualidade de vida dos portadores da PAIR (Hétu, Getty, Quoc, 1995).

▶ Programas de prevenção de perdas auditivas no trabalho

Se a prevenção se apresenta como a principal e a melhor opção no trato da perda auditiva de origem ocupacional, cabe aos profissionais ligados à área de Saúde Ocupacional, a missão de incentivar e defender a adoção de medidas que visem, pelo menos, estacionar as perdas auditivas em progressão. Cabe, também, interferir decisivamente contra o surgimento de novos casos.

Neste sentido, sugere-se a adoção de um **programa**, bastante abrangente e consistente, em que todas as condutas, visando à prevenção das perdas e à conservação da audição dos trabalhadores, estejam previstas claramente. O programa deve ser elaborado e adotado para um determinado contexto, uma vez que envolve, em cada alínea, decisões de ordem ética, política, legal e econômica, entre outras, bastante peculiares a cada empresa.

A decisão, em geral de ordem administrativa, pela adoção de um programa, deve ser tomada com o envolvimento de toda a hierarquia da empresa, desde a sua diretoria até o nível das chefias imediatas dos trabalhadores, uma vez que todos terão o seu papel a cumprir. Naturalmente, será obrigatório o envolvimento e o comprometimento de todos os trabalhadores com o programa, tanto no seu planejamento como na sua implantação e manutenção.

O Programa de Prevenção de Perdas Auditivas deve conter, em seu corpo, dois tópicos maiores:

- **A política de saúde ocupacional da empresa:** devem estar claramente definidos os princípios que norteiam as atividades econômicas, no que concerne à saúde de seus trabalhadores. Aliás, todo o programa se baseia e se orienta nestes princípios. **O programa**: nele se detalham os grandes itens, que podem ser considerados um resumo das ações a serem tomadas, isto é, uma decisão gerencial/administrativa, considerados os aspectos éticos, políticos, legais, técnicos, sociais etc.

Se houver falhas em qualquer dos dois aspectos e faltar a participação efetiva da alta direção da empresa, bem como dos trabalhadores, o programa estará fadado, de início, ao insucesso, e não terá sustentação ao longo do tempo. Por outro lado, embora a abrangência do programa seja restrita ao interior da empresa, é de suma importância a conscientização dos trabalhadores para a conservação da audição frente ao ruído, seja no local do trabalho, seja fora dele.

O Programa de Prevenção deve abordar os agentes de risco sob o ponto de vista da Higiene Industrial, isto é, o seu reconhecimento, avaliação e controle. Deve também atender aos aspectos médico e médico-legal, quais sejam, a realização de avaliações específicas de exames otológicos (incluindo os audiométricos), o estudo epidemiológico, a comunicação de seus resultados aos interessados, a notificação dos órgãos competentes, a tomada de providências junto à Previdência Social e companhias seguradoras etc.

Para a sugestão de práticas que facilitam o sucesso de programas preventivos, recomenda-se a leitura dos documentos NIOSH. Preventing Occupational Hearing Loss – A Practical Guide (USA. NIOSH, 1996, disponível em: http://www.cdc.gov/niosh/docs/96-110/) e "Criteria for a Recommended Standard – Occupational Noise Exposure") (USA. NIOSH, 1998, disponível em: http://www.cdc.gov/niosh/docs/98-126/).

Tabela 35.3. Programa de Prevenção de Perdas Auditivas

Programa preventivo	
Com o trabalhador	Exames audiométricos Afastamento do risco Instrução e treinamento Participação ativa e comprometida no uso do EPI
Com o ambiente	Identificação de causas Avaliação ambiental Controle do risco Novos projetos Vigilância ambiental
Avaliação do programa	Check list Resultados Acompanhamento permanente

Etapas relacionadas com o trabalhador

O Programa deve contemplar principalmente os aspectos preventivos, tais como a realização de exames audiométricos, tanto os de referência quanto periódicos, visando à detecção, o mais cedo possível, de suscetíveis ou de casos no seu início ou em progressão.

Nas empresas em que as atividades econômicas precederam a programação das atividades médico-preventivas – com certeza a imensa maioria delas – muitos casos de perda auditiva já devem existir. Nestas situações, o programa deverá prever um "ponto de partida" e procurar resolver as pendências médicas, previdenciárias e jurídicas previamente existentes.

Alguns tópicos fazem parte obrigatória de um Programa de Prevenção de Perdas Auditivas, no que diz respeito ao trabalhado (Tabela 35.3).

O exame audiométrico

Todo trabalhador que for atuar em locais onde o ruído médio exceda a 80 dB(A) (Nível de Ação, Portaria nº 25 de MTE, 1994), deve ser submetido a exame audiométrico antes de ser admitido para o trabalho. Este exame deve ser repetido após seis meses de atividade laboral e, a seguir, anualmente, e na demissão (Portaria nº 19, MTE, 1998). Devem ser, também, submetidos a exames audiométricos todos os trabalhadores que trocam de função (com mudança de risco ambiental) e os que retornam ao trabalho depois de mais de 30 (trinta) dias de afastamento (Portaria nº 24, MTE, 1994). Outros exames especializados podem ser solicitados para a elucidação diagnóstica, preferentemente sob orientação de um especialista em otorrinolaringologia ocupacional. O intervalo entre os exames audiométricos poderá ser reduzido, a critério do médico Coordenador do PCMSO – Programa de Controle Médico de Saúde Ocupacional, mediante notificação feita por de médicos agentes de inspeção ou negociação em convenções coletivas do trabalho (Portaria nº 19, MTE, 1998), que levarão em conta a dose de exposição, a idade, o estado de saúde, o tempo de trabalho e a legislação em vigor.

É muito importante que o trabalhador receba uma atenção individualizada quando do retorno do resultado de seu exame. Pesquisas internacionais apontam esta oportunidade como a mais eficiente para transmitir ao trabalhador a importância de sua participação para o sucesso das medidas de prevenção adotadas e, também, para falar sobre o impacto de uma eventual perda auditiva em sua vida pessoal, familiar ou profissional.

Uma das etapas fundamentais para o sucesso de programas preventivos é o gerenciamento dos dados audiométricos. Só o acompanhamento e a análise cuidadosa desses dados são indicadores precisos do alcance ou não dos objetivos do programa adotado. São fundamentais: o acompanhamento evolutivo dos limiares auditivos tonais, de preferência com o uso de planilhas; o rigoroso cumprimento da periodicidade estabelecida para os exames; a realização de **reteste**, em todos os casos em que as respostas auditivas forem consideradas inconsistentes; o levantamento anual, para instrução sobre as metas do ano seguinte.

O afastamento da exposição nociva

Deve ser prioritário o afastamento de qualquer indivíduo da exposição nociva. Para tanto, dispõe-se de dois processos fundamentais: a eliminação ou controle da exposição excessiva ao ruído e a proteção individual.

Muito embora a proteção individual apareça como a primeira opção, para muitos profissionais que atuam em programas de saúde e segurança, ela deve ser sempre colocada em segundo plano. Em Higiene Industrial, os métodos técnicos de controle são prioritários aos de proteção individual. Assim, consideradas todas as demais formas de controle, e na falta de uma opção imediata melhor, recomenda-se a utilização do protetor individual, preferentemente em caráter emergencial e temporário (Fechter, 1988). Nem por isso ele deve ser implantado de forma aleatória e desordenada. Há que se cumprir um protocolo, que inclui a informação e o treinamento da população envolvida.

É importante observar que a proteção individual, quando bem indicada, e a sua utilização, bem orientada e bem monitorada, têm efeito positivo imediato. Há, porém, que se tomar o cuidado de não torná-lo o método de escolha "permanente".

Programas de treinamento

Para que cada uma das ações previstas no Programa tenha êxito, ela deve ser precedida de um amplo plano de divulgação, educação e treinamento. Além disso, todo o programa precisa ser bem informado e a sua execução aprovada pelos trabalhadores. Para tanto, um grande programa de treinamento e de conscientização deve ser empreendido e repetido periodicamente.

É óbvio que a atenção principal do treinamento de um programa preventivo é direcionada ao trabalhador. Os trabalhadores devem estar bem informados sobre as razões e os requisitos do programa como um todo. O treinamento dos trabalhadores deve ser uma atividade permanente, marcada pela ênfase em um determinado aspecto, em diferentes momentos. Para serem efetivos, os programas devem ser específicos para as condições de trabalho e as necessidades preventivas do grupo em questão (Berger, 1981). Os tópicos mínimos a serem incluídos envolvem (American Occupational Medical Association- AOMA, 1987; USA. NIOSH, 1996; USA. NIOSH, 1998; Royster, Royster, 1990):

- Requisitos legais para adoção do programa.
- Efeitos do ruído sobre a audição, com maior ênfase no impacto de uma perda auditiva no dia a dia do trabalhador.
- Medidas adotadas pela empresa para a redução dos níveis de ruído (presentes ou futuros) ou de outros agentes nocivos.
- Fontes de ruído ou de outros tipos de exposição (resultados de medições, sinalização usada para indicação de risco).
- Protetores auriculares: devem-se destacar os aspectos relevantes para seleção e a adaptação aos mesmos, com exercícios práticos supervisionados.
- Audiometria: a instrução deve incluir a exposição da razão para realização do teste, a descrição deste, a interpretação e a avaliação das implicações dos resultados – deve-se deixar claro que mudanças de limiar requerem o exame da prática de trabalho e das medidas preventivas.
- Responsabilidade individual pela prevenção da perda auditiva. A discussão sobre as fontes de ruído não ocupacionais e o levantamento de sugestões para o controle da exposição a essas fontes vão contribuir para o sucesso do programa como um todo.
- Comprometimento de todos, desde a alta direção até cada um dos trabalhadores envolvidos pelo programa.

Pesquisas sobre o comportamento de adultos sugerem que é importante propiciar aos trabalhadores a percepção de que eles têm algum controle sobre a situação e que têm responsabilidade por sua saúde e segurança (Schwartz, Otto, 1987). Para isso, o programa deve demonstrar alguma flexibilidade e estimular a contrarreferência dos participantes, para que cada um evolua de acordo com as necessidades do grupo. O documento NIOSH (USA. NIOSH, 1996) discute as vantagens e as desvantagens de várias abordagens (como a recompensa ou a punição) na motivação de trabalhadores.

Apesar de a ênfase no treinamento dever ser dirigida aos trabalhadores, é importante que os envolvidos na decisão da implantação do programa, bem como com suas demandas técnicas e econômicas estejam bem informados sobre todos aspectos envolvidos no projeto (American Occupational Medical Association- AOMA, 1987).

Etapas relacionadas com o ambiente físico de trabalho

Identificação e classificação dos locais conforme o risco

Para cada local de trabalho é necessário o reconhecimento e a avaliação do ruído, ou, mais do que isso, da exposição dos trabalhadores aos agentes otoagressores. Esta etapa permite, *a posteriori*, a avaliação do risco de perda auditiva e a sua classificação segundo locais, atividades ou funções. Esta atitude permitirá priorizar ações de eliminação ou de redução da exposição excessiva ao ruído, procurando atingir níveis compatíveis com a preservação da saúde ocupacional.

Novos projetos e modificações

Para todos os novos projetos e modificações que vierem a ser introduzidos na empresa, a questão do ruído deve ser levada em conta. Processos mais silenciosos, um maquinário menos ruidoso, a redução do ruído ambiental etc., devem passar a ser tópicos prioritários nas tomadas de decisão de Engenharia. O Programa deve prever ações na padronização de condutas, regras de Engenharia precisas, as exigências tecnológicas, satisfazendo novos padrões de admissibilidade para fontes de ruído, novos parâmetros para atingir a conformidade técnica etc.

Estudo e implantação de projetos para o controle de riscos

Nem sempre é possível eliminar o agente, mas sempre será possível eliminar o risco (entenda-se por risco, a probabilidade de alguma coisa acontecer) de perdas auditivas. Múltiplas ações podem ser tomadas no sentido de evitar a ocorrência de novos casos de perdas auditivas ou a progressão dos que já existem. Reduzir o nível de ruído ou a concentração de produtos químicos no ambiente é sempre importante, mas saber reduzir a exposição é fundamental. Modificações de Engenharia podem ser decisivas, mas não se podem descartar alterações nas rotinas de trabalho: o reestudo da organização e de métodos, a promoção da alternância de dois ou mais grupos de trabalho e, até mesmo, a utilização parcial de protetores individuais podem ser decisivos para o controle adequado da exposição nociva.

Vigilância ambiental

A realização de monitoramento ambiental periódico, principalmente quando ocorrerem alterações de processos, de equipamentos ou no ambiente de trabalho de uma forma geral, é de fundamental importância. Todo e qualquer acréscimo no nível de ruído do ambiente de trabalho deve ser olhado com reservas e analisado profundamente. A supervisão do local e o próprio departamento médico e de segurança devem ser notificados. Dependendo da gravidade do caso, merecerá um reestudo de Engenharia.

Etapas de avaliação da eficácia do programa

O Programa de Prevenção de Perdas Auditivas deve passar por reavaliações periódicas, para determinar em que extensão ele está realmente atuando, se está sendo realmente eficaz e se existem problemas que precisam ser resolvidos para seu bom funcionamento.

Esta avaliação pode ser efetuada de duas maneiras:

- Conferindo a qualidade e a totalidade da execução de cada etapa do programa em separado, em auditorias periódicas.
- Analisando os resultados dos testes audiométricos, tanto individualmente, quanto por setores da empresa. Desta forma, os pontos críticos poderão ser identificados e passarão a ser alvos de medidas especiais de controle e de atuação preventiva (Bohne, 1976; Lindgren, 1987). A participação dos trabalhadores é fundamental para que o programa dê bons resultados. Da mesma forma, será importante a sua participação no processo de avaliação da eficácia do mesmo (Santos, 1994).

Para um detalhamento das alternativas de avaliação da eficácia do programa sugere-se a leitura dos dois documentos do NIOSH (USA, NIOSH, 1996; USA, NIOSH, 1998) já relacionados. Todas as verificações baseadas em medições dos efeitos produzidos sobre a saúde do trabalhador (geralmente baseadas no surgimento de novos casos ou na deterioração dos casos existentes) são secundárias e menos indicadas, mormente neste caso em que se aborda uma doença que, quando instalada, é progressiva e permanente.

A eficácia das intervenções

Claramente, a perda auditiva induzida pelo ruído é perfeitamente evitável, o que não significa que ela esteja sendo, de fato, prevenida, apesar do conhecimento existente sobre as medidas preventivas "ideais" para se atingir esse objetivo. Parte do desafio envolve justamente a complexidade das medidas descritas acima, que não focam sua atenção na etapa mais importante do programa, que é a do controle da exposição na fonte ou na transmissão (Suter, Franks, 1990). Já em 1995, discutia-se a eficácia dos programas de conservação auditiva (Dobie, 1995) e, mais recentemente, duas revisões sistemáticas da literatura avaliaram o estado da arte (El Dib et al., 2006; El Dib, Mathew, 2009).

Na revisão mais abrangente (Verbeek et al., 2009), que incluía as estratégias não medicamentosas para o controle da exposição ao ruído, ou para a prevenção de perdas auditivas relacionadas ao trabalho, foram encontrados 21 estudos que atendiam aos critérios de elegibilidade para participação. Os principais resultados indicam que legislações que restringem o nível de ruído foram eficazes em promover a redução do problema na indústria de mineração; que militares expostos a ruído de tiro tiveram um risco significativo de perda auditiva, quando comparados com uma população não exposta, mesmo com o uso de proteção individual; que existem resultados conflitantes, indicando que alguns programas de conservação eliminam o risco, e que programas classificados como de melhor qualidade são mais eficazes do que outros, considerados de baixa qualidade.

A segunda revisão sistemática avaliou estratégias para a promoção do uso de equipamento de proteção auditiva individual (El Dib et al., 2006; El Dib, Mathew, 2009), observando: que não houve diferença no sucesso alcançado por uma ação educativa ministrada através de vídeo, quando comparada a uma ação educativa ministrada por um programa de computador; que o dobro dos participantes de um programa educativo usado em uma escola vocacional, por um período de quatro anos, usava protetores auditivos, quando comparados a uma população similar que não recebera tal educação; e que uma ação educativa que usava conteúdos preparados especificamente para uma população, demonstrou um aumento no uso de protetores de 8,3%, quando comparada com um aumento de 6,1% em uma população que recebeu um treinamento mais genérico.

Existe consenso de que as iniciativas para a prevenção de perdas auditivas precisam ser mais bem implementadas e de que mais estudos sobre os efeitos de longo prazo destas intervenções são necessários.

Referências

Abbate C, Giorgianni C, Munao F, Brecciaroli R. Neurotoxicity induced by exposure to toluene; an electrophysiologic study. International Archives of Occupational and Environmental Health, 64: 389-92, 1993.

Agency for Toxic Substances and Disease Registry – ATSDR. Division of Health Studies: National Exposure Registry – Trichloroethylene (TCE) Subregistry- Baseline Technical Report – 1993. Washington DC: US Department of Health and Human Services, 1993.

Alexandry FG. O problema do ruído industrial e seu controle. São Paulo: Fundacentro, 1978.

American Academy of Otolaryngology on Hearing and Equilibrium. American Council of Otolaryngology Committee on the Medical Aspects of Noise. guide for the evaluation of hearing handicap .The Journal of the American Medical Association, 241: 2055-9, 1979.

American College of Occupational Medicine Noise and Hearing Conservation Committee. Occupational noise-induced hearing loss. Journal of Occupational Medicine, 31: 1989.

American Conference of Governmental Industrial Hygienists – ACGIH. Threshold limit values and biological exposure indices 2010. Cincinnati: ACGIH.

American Occupational Medical Association – AOMA. American Occupational Medical Association's Noise and Hearing Conservation. Committee of the Council on Scientific Affairs. Guidelines for the conduct of an occupational hearing conservation program. Journal of Occupational Medicine, 29(12): 981-2, 1987.

Arslan E, Merluzzi F. Aspetti preventivi e diagnosticci della ipoacusia da rumore professionale. Rivista degli Infortuni e delle Malattie Professionali (INAIL), 3: 203-17, 1992.

Astete MGW, Kitamura S. Manual prático de avaliação do barulho industrial. São Paulo: Fundacentro, 1978. 120p.

Berger EH. EARLOG monographs on hearing and hearing protection: motivating employees to wear hearing protection devices. Indianapolis: Cabot Safety Corporation, EARLOG 7, 1981.

Boetcher FA, Henderson D, Gratton MA, Danielson RW, Byrne CD. Synergistic interactions of noise and other ototraumatic agents. Ear Hearing, 8: 192-212, 1987.

Bohne B. Mechanisms of noise damage in the inner ear. In: Henderson D, Hamernick RP, Dosanjh DS, Mills JH. Effects of noise on hearing. New York: Raven Press, 1976. p.41-68.

Brasil. Ministério da Previdência e Seguro Social. OS/INSS nº 608, de 5 de agosto de 1998. Aprova norma técnica sobre perda auditiva neurossensorial por exposição continuada a níveis elevados de pressão sonora de origem ocupacional. Diário Oficial da União, Brasília, DF, 19 ago. 1998. Disponível em: <http://www.oficionet.com.br/arquivos_links/INSS/OS608-INSS-05-08-98.pdf>

Brasil. Ministério da Previdência e Seguro Social. Decreto nº 3.048, de 6 de maio de 1999. Aprova o Regulamento da Previdência Social, e dá outras providências. Diário Oficial da União, Brasília, DF, 7 maio 1999. Republicado em 12 maio 1999. Última atualização em out. 2010. Disponível em: <http://www010.dataprev.gov.br/sislex/paginas/23/1999/3048.htm>

Brasil. Ministério do Trabalho em Emprego. Portaria MTB nº 3.214, de 8 de junho de 1978. Aprova as Normas Regulamentadoras – NR – do Capítulo V, Título II, da Consolidação das Leis do Trabalho, relativas a Segurança e Medicina do Trabalho. Diário Oficial da União, Brasília, DF, 6 jul. 1978. Disponível em: <http://www3.dataprev.gov.br/sislex/paginas/63/mte/1978/3214.htm>

Brasil. Ministério do Trabalho. Secretaria de Segurança e Saúde no trabalho. Portaria nº 24, de 29 dezembro de 1994 – NR-7 – Programa de Controle Médico de Saúde Ocupacional. Diário Oficial da União, Brasília, DF, 30 dez. 1994. Seção 1, p.21.278 e 21.280. Disponível em: <http://www3.mte.gov.br/legislacao/portarias/1994/p_19941229_24.pdf>

Brasil. Ministério do Trabalho. Secretaria de Segurança e Saúde no trabalho. Portaria nº 25, de 29 de dezembro de 1994 – NR-9 – Programa de Prevenção de Riscos Ambientais. Diário Oficial da União, Brasília, DF, 30 dez. 1994. Republicada em 15 dez. 1995. Seção 1, p.1.987-1.989. Disponível em: <http://portal.mte.gov.br/data/files/FF8080812BE914E6012BEA44A24704C6/p_19941229_25.pdf>

Brasil. Ministério do Trabalho. Secretaria de Segurança e Saúde no trabalho. Portaria nº 19, de 09 de abril de 1998. Diretrizes e parâmetros mínimos para avaliação e acompanhamento da audição em trabalhadores expostos a níveis de pressão sonora elevados. Diário Oficial da União, Brasília, DF, 22 abr. 1998. Seção 1, p.64-66. Disponível em: <http://portal.mte.gov.br/data/files/FF8080812BE914E6012BEEB7F30751E6/p_19980409_19.pdf>

Campo P, Loquet G, Blachèrev, Roure M. Toluene and styrene intoxication route in the rat cochlea. Neurotoxicology and Teratology, 21(4): 427-34, 1999.

Canlon B. The effect of acoustic trauma on the tectorial membrane, stereocilia, and hearing sensitivity; mechanisms underlying damage, recovery, and protection. Scandinavian Audiology, 27: 1-45, 1988. Supplement.

Comitê Nacional de Ruído e Conservação Auditiva. Boletim nº 1: Perda auditiva induzida pelo ruído relacionada ao trabalho (14/11/1999). São Paulo, 1999.

Cóser PL. Reconhecimento de sentenças no silêncio e no ruído em indivíduos portadores de perda auditiva induzida pelo ruído Tese de doutorado – Faculdade de Medicina da Universidade Federal de São Paulo, São Paulo, 1999.

Costa EA. Classificação e quantificação das perdas auditivas em audiometrias industriais. Revista Brasileira de Saúde Ocupacional, 16: 35-8, 1988.

Costa EA. Estudo da correlação entre a audiometria tonal e o reconhecimento de monossílabos mascarados por fala competitiva nas perdas auditivas induzidas pelo ruído Dissertação de mestrado – Pontifícia Universidade de São Paulo, São Paulo, 1992a.

Costa EA. Estudo comparativo entre audiometria tonal e testes de reconhecimento de fala: aplicação em Audiologia ocupacional. In: Seminário Internacional de Controle de Ruído, IV, 1992. Anais. Rio de Janeiro: SOBRAC, 1992b. p.189-92.

Costa EA. Os testes logoaudiométricos e sua aplicação em audiologia ocupacional. In: Nudelmannn AA, Costa EA, Seligman J, Ibañez RN (Org.). PAIR: Perda auditiva induzida pelo ruído. Porto Alegre: Bagaggen, 1997. p.223-35.

Costa EA. Desenvolvimento de teste de reconhecimento de fala, com ruído, em português do Brasil, para aplicação em audiologia ocupacional. Tese de doutorado – Faculdade de Ciências Médicas da Universidade Estadual de Campinas, Campinas, 1998.

Costa EA. Teses e dissertações brasileiras sobre a perda auditiva induzida pelo ruído ou por outros agentes otoagressores. In:

Nudelmann AA, Costa EA, Seligman J, Ibañez RN. PAIR – Perda auditiva induzida pelo ruído. Rio de Janeiro: Revinter, 2000. v.2

Costa EA. Brazilian Portuguese speech material and its application on occupational audiology. Audiology, 40(3): 123-32, 2001.

Costa EA, Castro JC, Macedo MEG. Iris pigmentation and susceptibility to noise-induced hearing loss. International Journal of Audiology, 47: 115-8, 2008.

Costa EA, Kitamura S. A Tabela de Fowler e a avaliação da perda auditiva induzida pelo ruído. Revista Brasileira de Medicina do Trabalho, 2(1): 74-7, 2004.

Costa EA, Seligman J. A incapacidade laborativa nas perdas auditivas induzidas por ruído. In: Nudelmann AA, Seligman J. Aspectos legais e éticos em otorrinolaringologia. Porto Alegre: AGE, 2008. p.253-63.

Deus MJ. Os efeitos da exposição à música e avaliação acústica do ambiente de trabalho em professores de academia de ginástica. Dissertação de mestrado - Universidade Federal de Santa Catarina, Florianópolis, 1998.

Discalzi GL, Capellaro L, Bottalo D. Auditory brainstem evoked potentials (BAEPs) in lead-exposed workers. Neurotoxicology, 13: 207-10, 1992.

Discalzi GL, Fabbro D, Meliga F. Effects of occupational exposure to mercury and lead on brainstem auditory evoked potentials. International Journal of Psychophysiology, 14: 21-5, 1993.

Dobie RA. Prevention of noise-induced hearing loss. Archives of Otolaryngology – Head and Neck Surgery, 121(4): 385-91, 1995.

El Dib RP, Mathew JL. Interventions to promote the wearing of hearing protection. Cochrane Database System Review, 4, 7 Oct. 2009, CD005234.

El Dib RP, Verbeek J, Atallah AN, Andriolo RB, Soares BG. Interventions to promote the wearing of hearing protection. Cochrane Database System Review, 2, 19 Apr. 2006, CD005234. Review. Update in Cochrane Database System Review: 4, 2009, CD005234.

Fechter LD. A mechanistic basis for interactions between noise and chemical exposure. Archives of Complex Environmental Studies, 1(1: 15-22, 1989.

Fechter LD, Young JS, Carlisle L. Potentiation of noise induced threshold shifts and hair cell loss by carbon monoxide. Hearing Research, 34(1): 39-47, 1988.

Ferreira JRM. Perda auditiva induzida pelo ruído – PAIR: nova proposta de classificação. Revista Distúrbios da Comunicação, 3: 149-55, 1990.

Ferreira JRM. PAIR: Perda auditiva induzida pelo ruído, bom senso e consenso. São Paulo: VK, 1998. 121p.

Fowler EP. A simple method of measuring percentage of capacity for hearing speech. Archives of Otolaryngology – Head and neck surgery, 36: 874-90, 1942.

Franks JR., Morata TC. Ototoxic effects of chemicals alone or in concert with noise: a review of human studies. In: Axelsson A, Borchgrevink HM, Hamernik RP, Hellström PA, Henderson D, Salvi R (Ed.). Scientific basis of noise-induced hearing loss. New York: Thieme, 1996. 472p.

Franks JR, Davis RR, Krieg EF. Analysis of a hearing conservation program database: factors other than workplace noise. Ear and Hearing, 10(5): 273-80, 1989.

Gagne JP. What is treatment evaluation research? What is its relationship to the goals of audiological rehabilitation? Who are the stakeholders of this type of research? Ear and Hearing, 21: 60S-73S, 2000. 4 Supplements.

Gerges SNY. Ruído: fundamentos e controle. Florianópolis: SNY Gerges, 1992. 600p.

Gerges SNY. Protetores auditivos. Florianópolis: NR Consultoria e Treinamento, 2003.

Glorig A. Noise: past, present and future. Ear and Hearing, 1980. p.4-18.

Glorig A. Compensation for industrial hearing loss: the practice in the United States. In: Beagley HA. Audiology and audiological medicine. Oxford: Oxford UP, 1981. p.861-79.

Gobbato LHFG, Costa EA, Sampaio MH, Gobbato Jr. FM. Estudo do efeito aprendizagem em exames audiométricos sequenciais de trabalhadores de indústria metalúrgica e suas implicações nos programas de conservação auditiva. Revista Brasileira de Otorrinolaringologia, 70(4): 540-4, 2004.

Haider M, Kundi M, Groll-Knapp E, Koller M. Interactions between noise and air pollution. Environment International,16: 593-601, 1990.

Hétu R, Getty L, Quoc HT. Impact of occupational hearing loss on the lives of workers. Occupational Medicine, 10(3): 495-512, 1995.

Hétu R, Phaneuf R, Marien C. Non-acoustic environmental factor influences on occupational hearing impairment: a preliminary discussion paper. Canadian Acoustics, 15(1): 17-31, 1987.

International Organization for Standardization. ISO R226: Normal equal loudness contours for pure tones and normal threshold of hearing under free-field estimating conditions. Geneva: International Organization for Standardization, 1961.

International Organization for Standardization. ISO 8253-1: Acoustics – Audiometric test methods, Part 1: basic pure tone air and bone conduction threshold audiometry. Geneva: International Organization for Standardization, 1989.

Jacob LCB. Efeitos da exposição simultânea ao chumbo e ao ruído sobre o sistema nervoso auditivo central em trabalhadores de uma fábrica de baterias. Tese de doutorado – Universidade de São Paulo, Bauru, 2000.

Jacobsen P, Hein HO, Suadicani P. Mixed solvent exposure and hearing impairment: an epidemiological study of 3284 men. The Copenhagen male study. Journal of Occupational Medicine, 43(4): 180-4, 1993.

Johnson A-C. The ototoxic effect of toluene and the influence of noise, acetylsalicylic acid or genotype, a study in rats and mice. Scandinavian Audiology Supplementum, 39: 1-40, 1994.

Jorge Jr. JJ. Avaliação dos limiares auditivos de jovens e sua relação com hábitos de exposição à música eletronicamente amplificada. Tese de doutorado – Faculdade de Medicina da Universidade de São Paulo, São Paulo, 1993.

Kitamura S, Campoy MG. Contribuição ao estudo da audiometria normal: os exames audiométricos pré-admissionais. Revista Brasileira de Saúde Ocupacional, 18: 46-9, 1990.

Klockhoff I, Drettner B, Hagelin KW, Lindholm L. A method for computerized classification of pure tone screening audiometry results in noise-exposed groups. Acta Oto-Laryngologica, 75: 339-40, 1973.

Kujawa SG, Liberman MC. Acceleration of age-related hearing loss by early noise exposure: evidence of a misspent youth. The Journal of Neuroscience, 26(7): 2115-23, 2006.

Kujawa SG, Liberman MC. Adding insult to injury: cochlear nerve degeneration after "temporary" noise-induced hearing loss. The Journal of Neuroscience, 29(45): 14077-85, 2009.

Lafon JC. Measurement of hearing level in occupational noise-induced hearing loss. Audiology, 20: 79-85, 1981.

Lataye R, Campo P, Loquet G. Combined effects of noise and styrene exposure on hearing function in the rat. Hearing Research, 139: 86-96, 2000.

Leigh J, Macaskill P, Kuosma E, Mandryk J. Global burden of disease and injury due to occupational factors. Epidemiology, 10(5): 626-31, 1999.

Lindgren F. Clinical investigations of noise-induced temporary hearing loss. Tese de doutorado – University of Göteborg, Göteborg, 1987.

Man A, Naggan L, Bergman M. Classification of the severity of acoustic trauma based on pure tone threshold audiometry. Acta Oto-Laryngologica, 92: 25-31, 1981.

Mangabeira-Albernaz PL. Exame da função auditiva. In: Mangabeira-Albernaz P. Otorrinolaringologia prática. 10a ed. São Paulo: Sarvier, 1981. p.14-30.

Marcon SI. Estudo da alteração temporária do limiar auditivo em jovens do sexo feminino da cidade de Farroupilha (RS). Dissertação de mestrado – Universidade Tuiuti do Paraná, Curitiba, 1999.

Mendes MH, Morata TC. Exposição profissional à música: uma revisão. Revista da Sociedade Brasileira de Fonoaudiologia, 12(1): 63-9, 2007.

Merluzzi F, Parigi G, Cornacchia L, Terrana T. Metodologia di esecuzione del controllo dell'udito dei lavoratori esposti a rumore. Nuovo Archivio Italiano di Otologia Rinologia e Laringologia, 7: 695-712, 1979.

Miranda CR, Dias CR. Trios elétricos e efeitos: a perda auditiva induzida pelo ruído em trabalhadores de bandas musicais na Bahia. Proteção: 52-60, fevereiro de 1998.

Mocellin L. Profilaxia dos traumatismos sonoros na surdez profissional. Tese para concurso à livre docência da cadeira de Clínica otorrinolaringológica da Faculdade de Medicina da Universidade do Paraná, Curitiba, 1951.

Möller C, Ödkvist LM, Thell J, Larsby B, Hydén D, Bergholtz LM, Tham R. Otoneurological findings in psycho-organic syndrome caused by industrial solvent exposure. Acta Oto-Laryngologica, 107: 5-12, 1989.

Morata TC. Saúde do trabalhador: estudo sobre a exposição simultânea a ruído e dissulfeto de carbono. Dissertação de mestrado – Pontifícia Universidade Católica de São Paulo, São Paulo, 1986.

Morata TC, Lemasters GK. Epidemiologic considerations in the evaluation of occupational hearing loss. In: Morata TC, Dunn DE. (Ed.). Occupational hearing loss, Occupational Medicine: State of the art reviews,10(3): 641-56, 1995.

Morata TC, Dunn DE, Kretschmer LW, Lemasters GK, Keith RW. Effects of occupational exposure to organic solvents and noise on hearing. Scandinavian Journal of Work, Environment & Health,19: 245-54, 1993.

Morata TC, Engel T, Durão A, Costa TRS, Krieg E, Dunn DE, Lozano MA. Hearing loss from combined exposures among petroleum refinery workers. Scandinavian Audiology, 26: 141-9, 1997a.

Morata TC, Fiorini AC, Fischer FM, Colacioppo S, Wallingford KM, Krieg E, Dunn DE, Gozzoli L, Padrao MA, Cesar C. Toluene-induced hearing loss among rotogravure printing workers. Scandinavian Journal of Work, Environment & Health, 23: 289-98, 1997b.

Mosci AS. Perícias médicas relacionadas com o trabalho. In: Epiphanio EB, Vilela JRPX. Perícias médicas; teoria e prática. Rio de Janiero: Guanabara Koogan, 2009. p.268-82.

Nelson DI, Nelson RY, Concha-Barrientos M, Fingerhut M. The global burden of occupational noise-induced hearing loss. American Journal of Industrial Medicine, 48(6): 446-58, 2005.

Neves-Pinto RM, Monteiro ARC, Seligman J. Perda auditiva induzida pelo ruído; revisão das publicações por brasileiros no período de 1938-1970. Folha Médica, 114: 47-62, 1997. Suplemento 2.

Nicola JH, Nicola EM. D. A física do som. In: Campos CAH, Costa HOO (Ed.). Tratado de otorrinolaringologia. São Paulo: Roca, 2005, p.45-60.

Nudelmannn AA, Costa EA, Seligman J, Ibañez RN (Org.). PAIR: Perda auditiva induzida pelo ruído. Porto Alegre: Bagaggen, 1997. 297p.

Nudelmann AA, Costa EA, Seligman J, Ibañez RN. PAIR: Perda auditiva induzida pelo ruído. Rio de Janeiro: Revinter, 2000. v.2.

Occupational Safety and Health Administration – OSHA. Proposed OSHA occupational noise exposure standard. Washington, DC: OSHA, 1974. (Federal Regigester, 39(207)

Ödkvist LM, Bergholtz LM, Åhlfeldt H. Otoneurological and audiological findings in workers exposed to industrial solvents. Acta Oto-Laryngologica, 386: 249-51. 1982. Supplement.

Ödkvist LM, Arlinger SD, Edling C, Larsby B, Bergholtz LM. Audiological and vestibulo-oculo-motor to findings in workers exposed to solvents and jet-fuel. Scandinavian Audiology, 16(2): 75-84, 1987.

Ogido R, Costa EA, Machado HC. Prevalência de sintomas auditivos e vestibulares em trabalhadores expostos a ruído ocupacional. Revista de Saúde Pública, 43(2): 377-80, 2009.

Oliveira JAA. Fisiologia clínica da audição – cóclea ativa. In: Nudelmannn AA, Costa EA, Seligman J, Ibañez RN (Org.). PAIR: Perda auditiva induzida pelo ruído. Porto Alegre: Bagaggen, 1997. p.101-42.

Oliveira JAA. Prevenção e proteção quanto à perda auditiva induzida pelo ruído. In: Nudelmann AA, Costa EA, Seligman J, Ibañez RN. PAIR: Perda auditiva induzida pelo ruído. Rio de Janeiro: Revinter; 2000. v.2.

Organização Mundial da Saúde. Classificação Internacional de Funcionalidade, Incapacidade e Saúde – CIF. São Paulo: Edusp, 2003. 325p.

Pereira CA. Surdez profissional em trabalhadores metalúrgicos: estudo epidemiológico em uma indústria da Grande São Paulo. Dissertação de mestrado – Faculdade de Saúde Pública da Universidade de São Paulo, São Paulo, 1978.

Pereira CA. Surdez profissional: caracterização e encaminhamento. Revista Brasileira de Saúde Ocupacional,17: 43-54, 1989.

Phaneuf MS, Hétu R. An epidemiological perspective of the causes of hearing loss among industrial workers. Journal of Otolaryngology: Head and Neck Surgery,19: 31-40, 1990.

Pryor GT, Dickinson J, Feeney E. Hearing loss in rats first exposed to toluene as weanlings or as young adults. Neurobehavioral Toxicology and Teratology, 6(2): 111-9, 1984.

Rentzsch M, Prescher W, Tolksdorf M. New models, methods of evaluation and design solutions for combined load and strain. Archives of Complex Environmental Studies, 4(3: 55-63, 1992.

Royster JD, Royster LH. Hearing conservation programs: practical guidelines for success. Chelsea, MI: Lewis Publishers, 1990. p.73-5.

Russo ICP. Acústica e psicoacústica aplicados à fonoaudiologia. São Paulo: Lovise, 1993. 178p.

Russo ICP, Behlau M. Percepção da fala: análise acústica. São Paulo: Lovise, 1993. 57p.

Russo ICP, Santos TMM. Prática da audiologia clínica. São Paulo: Cortez; 2005. 375p.

Sanchez TG, Zonato AI, Bittar RSM, Bento RF. Controvérsias sobre a fisiologia do zumbido. Arquivos da Fundação Otorrinolaringologia, 1: 2-8, 1997.

Santino E, Couto HA. Guia prático: audiometrias ocupacionais. Belo Horizonte: Ergo, 1995. 115p.

Santos UP (Org.). Ruído: riscos e prevenção. São Paulo: Hucitec, 1994. 157p.

Sataloff RT. The 4,000-Hz audiometric dip. Ear, Nose and Throat Journal, 59: 24-32, 1980.

Schochat E. Percepção de fala entre indivíduos portadores de perda auditiva induzida pelo ruído. Dissertação de mestrado- Faculdade de Filosofia, Letras e Ciências Humanas da Universidade de São Paulo, São Paulo, 1991.

Schochat E. Percepção de fala: presbiacusia e perda auditiva induzida pelo ruído. Tese de doutorado -Faculdade de Filosofia, Letras e Ciências Humanas da Universidade de São Paulo, São Paulo, 1994.

Schochat E. Processamento auditivo. São Paulo: Lovise, 1996. 142p.

Schwartz J, Otto D. Blood lead, hearing thresholds, and neurobehavioral development in children and youth. Archives of Environmental Health, 42: 153-60, 1987.

Seballos SL. Condição auditiva de praticantes de tiro com arma de fogo. Dissertação de mestrado – Universidade Federal de Santa Maria, Santa Maria, 1995.

Sebastián G. Audiología práctica. 5ª ed. Buenos Aires: Panamericana, 1999. p.11-24.

Slepecky N. Overview of mechanical damage to the inner ear: noise as a tool to probe cochlear function. Hearing Research, 22: 307-21, 1986.

Sociedade Brasileira de Anatomia. Nomenclatura anatômica. Tradução brasileira da PNA. Arquivos de Cirurgia Clínica e Experimental, 24(3/4): 1-11, 1961.

Souza MT. Efeitos auditivos provocados pela interação entre ruído e solventes: uma alternativa em Audiologia, voltada à saúde do trabalhador. Dissertação de mestrado – Pontifícia Universidade Católica de São Paulo, São Paulo, 1994.

Spoendlin H. Innervation densities of the cochlea. Acta Oto-Laryngologica, 73: 235-48, 1972.

Stenfelt S, Goode RL. Bone-conducted sound: physiological and clinical aspects. Otology & Neurotology, .26: 1245-61, 2005.

Suter AH, Franks JR (Ed.). A practical guide to effective hearing conservation programs in the workplace. Cincinnati: National Institute for Occupational Safety and Health, 1990. 56p. (Department of Health and Human Services – DHHS-NIOSH Publication nº 90-120)

Teixeira CF. Exposição ocupacional aos inseticidas e seus efeitos na audição: a situação dos agentes de saúde pública que atuam em programas de controle de endemias vetoriais em Pernambuco. Dissertação de mestrado – Fundação Oswaldo Cruz, Recife, 2000.

Tempest W. The assessment of hearing handicap. Journal of the Society of Occupational Medicine, 27: 134-7, 1977.

Thomas WG. Clinical assessment of auditory dysfunction. In: Hayes AW. Toxicology of the eye, ear and other special senses. New York: Raven Press, 1985.

USA. National Institute for Occupational Safety and Health – NIOSH. Preventing occupational hearing loss – A Practical Guide, 1996, p.96-110. Editores: Franks JR, Stephenson M, Merry C. Disponível em: http://www.cdc.gov/niosh/docs/96-110/

USA. National Institute for Occupational Safety and Health. Criteria for a Recommended Standard – Occupational Noise Exposure. Revised Criteria 1998, 1998, p.98-126. Disponível em: http://www.cdc.gov/niosh/docs/98-126/

Verbeek JH, Kateman E, Morata TC, Dreschler W, Sorgdrager B. Interventions to prevent occupational noise induced hearing loss. Cochrane Database System Review, 8(3), Jul. 2009, CD006396.

Ward WD. Endogenous factors related to susceptibility to damage from noise. In: Morata TC, Dunn DE (Ed.). Occupational hearing loss. Occupational Medicine: State of the art reviews,.10(3): 561-75, 1995.

World Health Organization – WHO. International Classification of Impairments, Disabilities, and Handicaps. Geneva: World Health Organization, 1980. 256p.

World Health Organization – WHO. International Classification of Functioning, Disability and Health – ICF. Geneva: World Health Organization, 2001. 228p. [Classificação Internacional de Funcionalidade, Incapacidade e Saúde, São Paulo: Edusp, 2003, 327p. www.usp.br/edusp]

Zlotnik J. Aspectos do ruído industrial em Curitiba. Tese de doutorado – Faculdade de Medicina da Universidade Federal do Paraná, Curitiba, 1976.

Distúrbios da Voz Relacionados com o Trabalho

36

Henrique Olival Costa
Paulo Augusto de Lima Pontes
Sandra Irene Cubas de Almeida

- **Introdução**
- **Nomenclatura**
- **Avaliação da disfunção vocal**
  História
  Análise perceptivo-auditiva
  Exame físico
  Exames complementares
- **Nosologia**
  Problemas relacionados ao contato com substâncias irritativas da mucosa respiratória
  Problemas relacionados à condição individual frente ao ambiente de trabalho
  Problemas relacionados ao uso da voz no ambiente de trabalho
- **Diagnóstico e conduta**
- **Bibliografia consultada**

Introdução

Quando falamos sobre os problemas da laringe relacionados com o trabalho, pensamos inicialmente naqueles que poderiam ter sua causa diretamente ligada ao ambiente em que o sujeito está exposto, durante o desempenho de suas atividades. Este tipo de relação não é fácil de ser identificada, havendo alguns relatos de neoplasias causadas por inalação de substâncias supostamente nocivas à mucosa laríngea, mas que não têm o nexo causal totalmente estabelecido. Também são conhecidas as reações inflamatórias devidas à aspiração de produtos irritativos da mucosa respiratória, que serão comentadas adiante. Sabemos que a reação epitelial tem sua magnitude dependente da competência e organização imunológica do indivíduo, podendo ser exacerbada por constituição alérgica, baixa imunidade e hiper-reatividade respiratória.

Por outro lado, os distúrbios relacionados à atividade vocal são os mais comumente observados, e podem ser determinados, exacerbados ou potencializados pela intensidade e pela maneira com que a laringe é solicitada na atividade profissional.

Os problemas de voz decorrentes de seu uso podem acometer sujeitos que usam a voz no trabalho, como também, e principalmente, os chamados profissionais da voz. Apesar de serem assim denominados, em poucas oportunidades encontramos descritas na literatura as particularidades que representariam esta categoria.

A primeira dificuldade notada tem sido a definição deste profissional como grupo uniforme. Não parece ser correto colocar professores, leiloeiros, cantores, atores, vendedores ambulantes, advogados, telefonistas, recepcionistas e pregadores, entre outros, em uma mesma categoria, como premissa para diagnóstico, orientação e tratamento de suas dificuldades vocais.

Ao mesmo tempo, as habilidades e as condições de cada profissão têm suas especificidades, devendo ser tratadas de maneira individualizada.

A nossa visão sobre o assunto procura dar um enfoque funcional para a prática de atuação médica junto a estes sujeitos, levando em consideração todo o universo vocal da pessoa. Com isso, em vez de estabelecer se o indivíduo se encaixa em alguma classificação por seu título profissional, fazemos a categorização por características de uso vocal.

Os profissionais da voz fiam-se em um sistema de emissão vocal e fala em perfeito estado de funcionamento para exercício de sua profissão. Os distúrbios que se apresentam – ou se exacerbam – no decorrer de sua atividade manifestam-se, inicialmente, por sintomas e sinais deste sistema, cuja causa pode-se atribuir ao uso profissional da voz, associado, ou não, a outros fatores.

Em decorrência da diversidade sintomatológica e da causalidade múltipla nos transtornos da voz, Almeida e Pontes (2010) propõem, ao conjunto de fatores relacionados à perda de saúde vocal pelo uso profissional, a designação de Síndrome Disfônica Ocupacional (SDO). Estes autores, baseados no conceito de saúde clássico, afirmam que "a saúde vocal representa o estado do equilíbrio entre a forma (sistema fonatório) e a função (fonação), de um lado, e a ação das forças que tendem a perturbá-los, de outro lado. Este inter-relacionamento não é passivo; é uma resposta ativa do organismo no sentido de se adaptar às exigências. Entre a adaptação e a não adaptação ao uso profissional da voz existe uma graduação, que se estende da eufonia (condição dos indivíduos que se sentem em excelentes condições), passando pelos diferentes graus de disfonias, que vão dos indivíduos que estão razoavelmente bem, aos que se sentem aquém da condição normal, até os que realmente estão incapacitados" (Almeida, Pontes, 2010).

Nomenclatura

Descreveremos, a seguir, as diversas possibilidades diagnósticas, na patologia da laringe, que podem ter alguma relação com a atividade profissional. Determinamos um sistema classificatório próprio, baseado nas três eventualidades descritas anteriormente: A) Distúrbios relativos à inserção do indivíduo no ambiente de trabalho; B) Distúrbios relativos à constituição individual e C) Distúrbios relativos ao uso vocal no ambiente de trabalho.

A) Problemas relativos ao contato com substâncias irritativas da mucosa respiratória:
- Laringite inespecífica
  - Aguda (alérgica e hiper-reacional)
  - Irritativa
- Crônica
  - Irritativa
  - Imunológica

B) Problemas relativos à condição individual frente ao ambiente de trabalho:
- Alterações estruturais mínimas.

C) Problemas relativos ao uso da voz no ambiente de trabalho:
- Laringite crônica
  - Circunscrita (degeneração polipoide, nódulo e úlcera / granuloma de contato)
  - Difusa (espessamento mucoso, edema de Reinke[1])
- Mialgia funcional
  - Cervical
  - Faríngea

Avaliação da disfunção vocal

Tendo em vista a grande importância da voz e da fala na vida em geral, na atividade profissional e na qualidade de

---

[1] Do anatomista Friedrich Berthold Reinke (1862-1919).

vida dos indivíduos, os distúrbios das funções comunicativas deveriam ocupar um papel de relevância nos aspectos médico-legais da Patologia do Trabalho.

O aumento alarmante da ocorrência de traumas, seja em decorrência de acidentes automobilísticos, da violência urbana, ou mesmo, de repercussões de intervenções anestésicas e manipulações cirúrgicas das pregas vocais, exige uma avaliação segura dos problemas que afetam tais estruturas.

Tendo em vista o fato de que o clínico geral, e mesmo o otorrinolaringologista bem treinado, têm, muitas vezes, pouca formação na patologia da fala e voz, frequentemente se veem em dificuldades quando se confrontam com a avaliação de desabilidades vocais ou verbais.

Desde 1961, a Associação Médica Americana (AMA) apresenta, em seus *Guides to the Evaluation of Permanent Impairment*, regras para o médico estabelecer se há deficiência permanente no campo de fala e voz, mas não define como se procede no que se refere à disfunção vocal.

Segundo as recomendações da AMA – que tiveram sua última edição no ano 2000 (AMA, 2000) e se mantém válidas – o médico avaliador apresenta um texto para que o examinando leia em voz alta e, de acordo com o desempenho observado, atribui notas segundo os critérios de audibilidade, inteligibilidade e eficiência funcional.

Apesar de ser, de certa maneira, um exame precário, do ponto de vista otorrinolaringológico, mostra a importância dada não somente à voz, mas também à fala e sua função principal, a capacidade comunicativa.

A determinação do grau de comprometimento da fala é dada através da graduação, em cinco classes, para cada um dos critérios. A classe 1 é aquela na qual o comprometimento é de até 10%, e isto segue até a classe 5, onde a deficiência se situa entre 90% e 100%. O resultado final será o critério de maior comprometimento. Uma vez estabelecido o comprometimento da fala e da voz, este será relacionado ao "comprometimento total". Este último tem que estar de acordo com a atividade profissional do indivíduo avaliado. Profissões em que a voz e a fala são os principais instrumentos da atividade ocupacional dos indivíduos, a disfunção grave representa uma grande incapacitação profissional. Portanto, do ponto de vista médico-legal, podemos distinguir três tipos de disfunção: (a) incapacidade ocupacional para continuar atuando na profissão; (b) redução da capacidade de rendimento, como resultado da disfunção, e (c) incapacidade total para o trabalho. Também o tempo de disfunção pode ser avaliado, sendo permanente total, permanente parcial, temporário total e temporário parcial.

Podemos ilustrar esta classificação através de um exemplo. Um ator pode estar incapacitado para desempenhar sua atividade por um comprometimento vocal permanente, mas pode desenvolver outras atividades profissionais, como produtor teatral, por exemplo. Porém, se este mesmo ator tiver uma estenose laríngea, talvez ela venha a comprometer seu desempenho em qualquer tipo de trabalho.

Afora a simples escuta da leitura de um texto em voz alta, a investigação da história, da inserção do paciente e, principalmente, a definição das condições funcionais da laringe, são fundamentais para completar a investigação do sujeito com uma suposta desabilidade vocal e/ou verbal.

História

É óbvio que um comprometimento vocal permanente pode significar graus de incapacidade totalmente diferentes, de acordo com a ocupação da pessoa atingida. Quando um trabalhador braçal lê uma história para o teste de seu desempenho, é julgado segundo critérios de comunicação falada, do dia a dia. Já, se a pessoa avaliada for um grande cantor lírico que tenha perdido sua capacidade de cantar, pode ocorrer de não se perceber qualquer alteração no teste, apesar de o problema ser extremamente sério para o desempenho daquele profissional. Neste caso, o problema está na maneira de avaliar, que não deve ser estanque, e sim, individualizada. Para tanto, precisamos obter informações completas e pormenorizadas acerca da ocupação do indivíduo e de sua capacitação para o desempenho da mesma.

Este tipo de enfoque traz à tona uma peculiaridade da avaliação de alguns profissionais, que usam suas vozes artisticamente, como instrumento de trabalho. A avaliação poderá necessitar da colaboração de um grupo de especialistas, para que uma verdadeira ideia de suas condições vocais seja obtida.

Itens importantes na história são:

- história familiar – doenças auriculares; distúrbios respiratórios e distúrbios do sistema nervoso central ou periférico; causas de morte; distúrbios de voz e fala, e doenças hereditárias ou familiares;
- nascimento e desenvolvimento neuromuscular – duração do trabalho de parto; trauma de parto; dentição; desenvolvimento sensoriomotor; puberdade; menstruação e menopausa;
- desenvolvimento da linguagem – balbucio; primeiras palavras e sentenças; progresso da aquisição da linguagem, e dificuldades da fala na infância e puberdade;
- desenvolvimento da voz – voz na infância; habilidade em cantar na infância; muda vocal e senescência vocal;
- educação e uso profissional da voz – educação vocal na escola; treino de oratória; instrução de canto e duração local, quantidade e tipo de atividade profissional com a voz;
- doenças prévias – principalmente relativas aos órgãos respiratórios e sistema nervoso;
- queixa atual – queixas relativas a orelhas, nariz, faringe, laringe e traqueia, e
- queixas relativas à voz e à fala – início e duração; descrição da disfunção da fala, do canto, falar alto

ou em público; análise de qualquer dificuldade específica com respeito a emitir sons, *pitch, loudness* e timbre vocal; problemas quanto à eficiência e resistência vocal, e circunstância de aparecimento dos problemas.

Análise perceptivo-auditiva

Itens importantes da análise perceptivo-auditiva são:
- qaualidade vocal – avaliação de presença de soprosidade, rouquidão, tensão, aspereza e instabilidades;
- extensão e habilidade dinâmica – *avaliação* da extensão, qualidade e limites dos registros, e observação dos momentos em que ocorrem as alterações de qualidade;
- características da fala encadeada – velocidade de prosódia e entoação durante fala habitual, fala gritando, canto, orando etc.;
- características da emissão de vogais – definição de *pitch* médio habitual, tipo de iniciação, sustentação e finalização da emissão;
- tempo de emissão para vogais *e* e *i*, e para a emissão de /s/ e /z/;
- avaliação da estabilidade vocal – observação da presença de trêmulos, quebras de sonoridade e saltos de oitava;
- tarefas específicas – avaliação de alcance, durante canto ou qualquer outra atuação artística vocal, e
- movimentação associada – paracinesias e discinesias de cabeça, pescoço ou membros durante a fonação.

Exame físico

Após a inspeção geral e o exame físico geral, o paciente deve ser observado, minuciosamente, quanto aos seguintes aspectos:

✓ *Exame das estruturas*

- nariz e cavidades paranasais;
- cavidade oral: aparência e motilidade labial; *status* dentário; aparência e mobilidade da língua; aparência e mobilidade do palato mole e aspecto das amígdalas; e
- laringe: impressão global sobre tamanho, forma e simetria; dimensões do vestíbulo; forma e mobilidade da epiglote; coloração e trofismo da mucosa.

Especial cuidado deve ser dado ao exame da musculatura facial, testando movimentos e tarefas complexas e padronizadas, como falar frases, emitir sons simples, fazer caretas, sorrir etc.

O exame prossegue com a *nasofibroscopia,* que avalia inicialmente as habilidades do palato. Procuramos por estase de secreção na região posterior da narina, presença de secreção aderida na parede posterior do rinofaringa, e observamos a movimentação e competência palatina, através da solicitação de emissão de frases com fonemas palatinos como "Sérgio saiu sem avisar", "Papai pediu pipoca", "Fafá foi à feira", "Juju gosta de jujuba' e "Kiki quis comprar caqui"; manobra de Valsalva[2] e deglutição.

Os achados do exame nasofibroscópico podem ser representados pelos diagramas descritos na Fig. 36.1.

O exame de fala e voz inicia-se com a colocação do nasofibroscópio após a transição do palato mole, de onde se pode observar toda a valécula, epiglote, aritenoides, seios piriformes e pregas vocais. Primeiramente, solicitamos ao paciente a emissão da vogal *i* em tom e intensidade habituais. Procuramos saber quais são os ajustes musculares utilizados. Pedimos, depois, que a emissão seja feita em escala do grave para o agudo e vice versa, para que possamos estabelecer os métodos utilizados para atingir a extensão dinâmica vocal. O exame prossegue com a solicitação da emissão de vários *i*, em sequência, para avaliar a inicialização (ataque) e terminação da fonação (Fig. 36.2).

Examescomplementares

Um exame que auxilia, de maneira eficiente, no diagnóstico de afecções que atingem a laringe é a *análise acústica da voz,* geralmente computadorizada, com possibilidade de mensuração de parâmetros objetivos, como frequência, intensidade, extensão vocal e distúrbios de regularidade da onda sonora produzida pela fonte glótica.

▶ Nosologia

O processo de produção de doença vocal

O período patogênico inicia-se no momento em que os fatores desestabilizadores atuam sobre o indivíduo, levando à necessidade de modificações na maneira de executar a função fonatória, e/ou criando respostas, nos tecidos componentes do sistema fonatório que, quando identificadas pelos profissionais da saúde, possibilitam a reversão da doença. Com a evolução do distúrbio começam a surgir os sintomas, que são reversíveis ao se retirar o agente – o que configura a patogênese precoce discernível, mas que ainda não impede o pleno desenvolvimento da atividade. Quando o processo evolui para o impedimento parcial da atividade, inicia-se a fase da patogênese avançada, que traz consigo a necessidade de tratamento. Por conseguinte, a fase avançada configura-se pelo aparecimento de lesões na laringe, que, inserido na SDO, designamos de **laringopatia relacionada com o trabalho.**

---

[2] De Antonio Maria Valsalva, anatomista italiano (1666-1723).

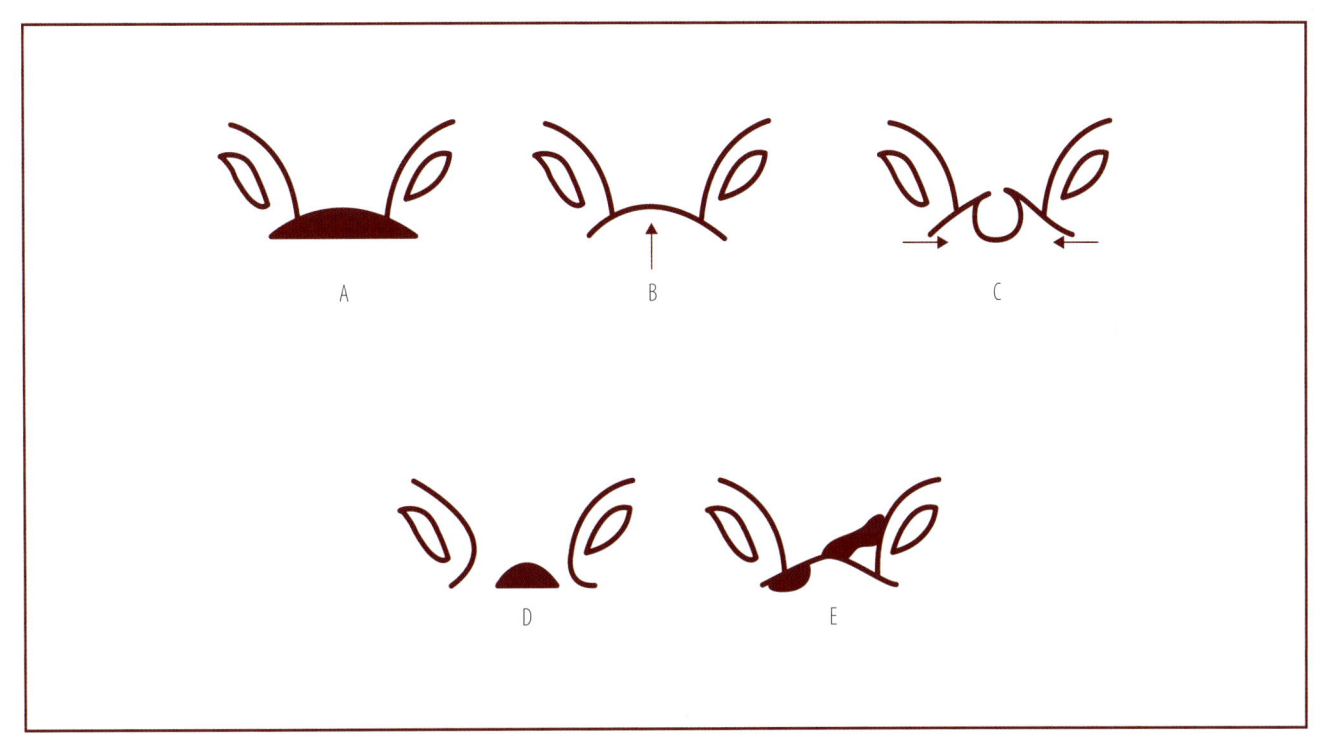

Fig. 36.1. Visão endoscópica do anel de Passavant: **(A)** palato em repouso; **(B)** elevação sagital do palato; **(C)** fechamento transversal; **(D)** fechamento incompleto; **(E)** estase de secreção nasal ou oral. De Philip Gustav Passavant, cirurgião alemão (1815-1893).

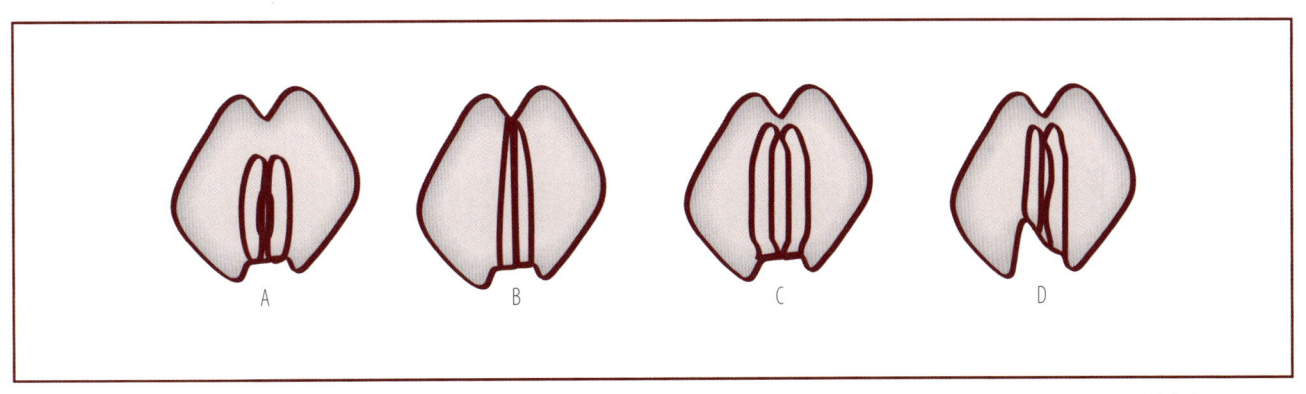

Fig. 36.2. Visão endoscópica da laringe: **(A)** fechamento com emissão grave; **(B)** fechamento com emissão aguda; **(C)** fechamento com arqueamento, **(D)** fechamento com assimetria.

Problemas relativos ao contato com substâncias irritativas da mucosa respiratória

São muitas as substâncias que podem irritar a mucosa da laringe, levando à disfunção vocal. A lista inclui: *gasolina, dióxido de nitrogênio, ácido sulfúrico, ácido hidroclórico, amônia, cloreto de hidrogênio,* entre outros. Entretanto, sua inalação é, em geral, infrequente e de pequena intensidade. De longe, a principal causa de laringite de inalação são as *fumaças, gases* e *vapores quentes,* não importando a substância provocadora, levando à inflamação por queimadura. Os profissionais que lidam com caldeiras e fornos, os trabalhadores das lavanderias industriais e os bombeiros são os mais propensos a este tipo de trauma.

É de identificação relativamente recente a modalidade de irritação das vias respiratórias, em especial de nariz, orofaringe e laringe, representada pelos ambientes submetidos a *condicionamento de ar.* A falta de umidificação provocada pelos sistemas de ar condicionado leva à desidratação da mucosa laríngea, favorecendo os distúrbios de vibração de onda mucosa que, com o decorrer do tempo, provoca assimetrias de fase, com instabilidade de emissão contínua da fala nestes ambientes, favorece o esforço vocal e a associação de distúrbios muco-ondulatórios, levando à formação de pólipos e nódulos vocais, assim como quadros de hipertonicidade regional, com mialgia e fadigabilidade cervical frequentes (Fig. 36.3). A disfonia é a consequência final da situação.

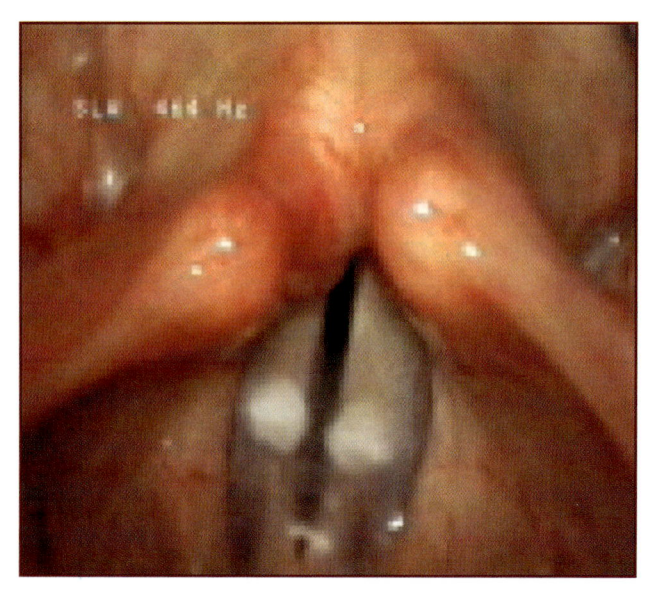

Fig. 36.3. Fotografia de telescopia de laringe apresentando vibração laríngea inadequada com acúmulo de muco devido à desidratação da mucosa (ar-condicionado).

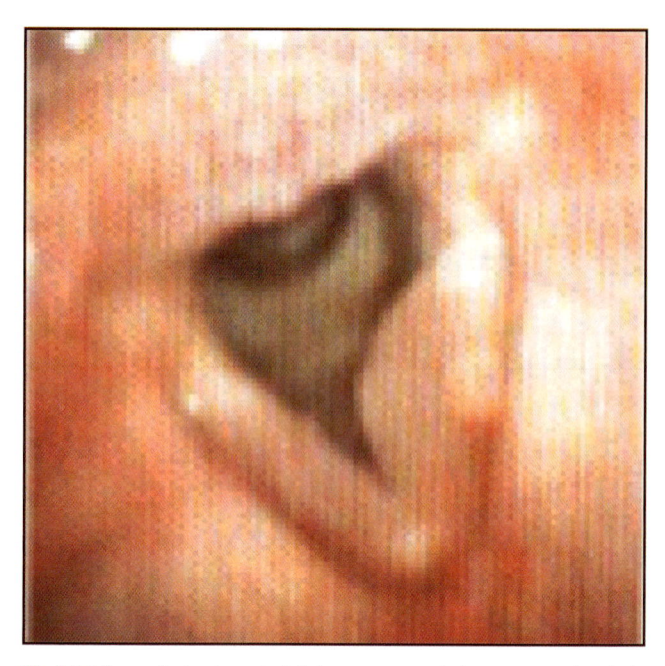

Fig. 36.4. Fotografia de telescopia de laringe apresentando degeneração polipoide do espaço de Reinke, mais intenso à esquerda.

Algumas substâncias, não necessariamente tóxicas ou irritativas das mucosas respiratórias, também podem ocasionar distúrbios locais, devido à reação do indivíduo ao entrar em contato com elas. Ácaros e fungos presentes no ambiente, a fumaça de cigarro, os aromas utilizados em alimentos e na indústria de cosméticos, bem como as anilinas usadas para dar coloração a tecidos e alimentos são exemplos de tais substâncias.

Os indivíduos que apresentem alguma reatividade a estas substâncias podem sofrer com edemas do tipo angioneurótico na mucosa laríngea, acarretando voz agravada, pigarro e fatigabilidade excessiva ao falar (Fig. 36.4).

O contato contínuo com este tipo de alérgeno pode favorecer o acúmulo de interleucinas do tipo 2, na região retrocrioaritenóidea, e do tipo 6 no líquor, o que provoca intensa reatividade das pregas vocais a pequenas mudanças no vestíbulo laríngeo, desencadeando ataques de tosse aos pequenos estímulos, como refluxo laringofaríngeos, secreção nasal posterior, e mesmo a saliva, o que resulta em tosse crônica e, consequentemente, laringite traumática edematosa crônica (Fig. 36.5).

Problemas relativos à condição individual frente ao ambiente de trabalho

Cerca de 20% a 35% das pessoas podem ter alguma anormalidade na constituição das pregas vocais, que podem, uma vez demasiadamente solicitadas, levar à disfonia. Estas anormalidades são denominadas alterações estruturais mínimas, que podem ser sulcos, estrias, pontes, cistos e bolsas na mucosa das pregas vocais, que determinam regimes vibratórios inadequados durante a emissão de sons (Fig. 36.6).

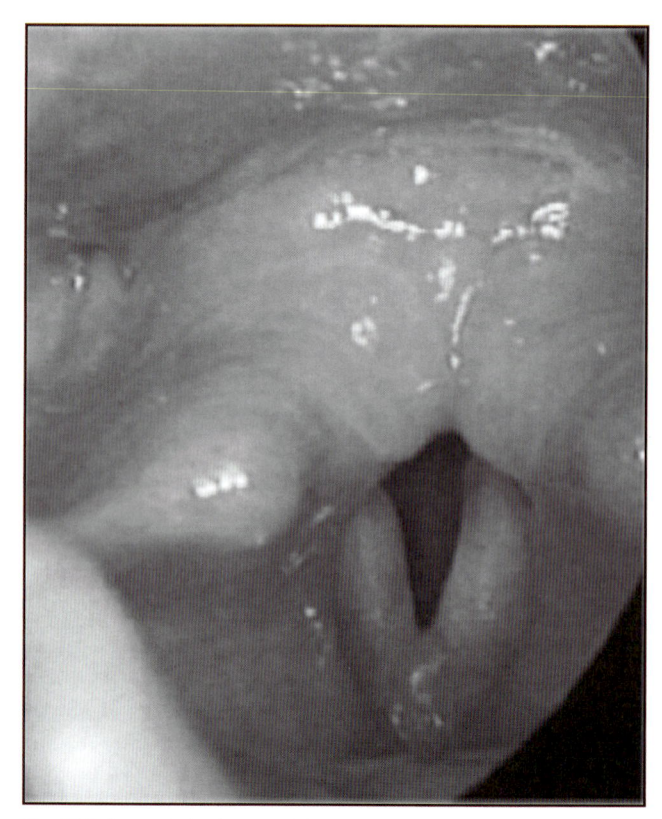

Fig. 36.5. Fotografia de telescopia de laringe apresentando intenso edema de região retrocricoaritenoidea devido a refluxo gastrofaríngeo.

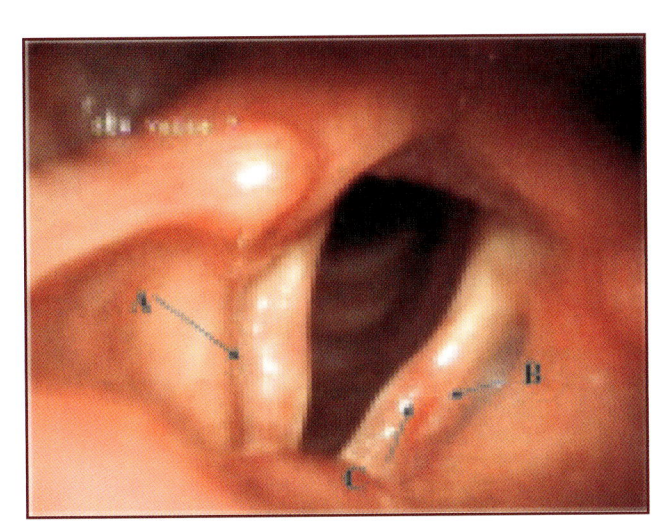

Fig. 36.6. Fotografia de telescopia de laringe apresentando cisto de inclusão epidérmica (A) em prega vocal direita e cisto aberto (B) com ponte mucosa (C) em prega vocal esquerda.

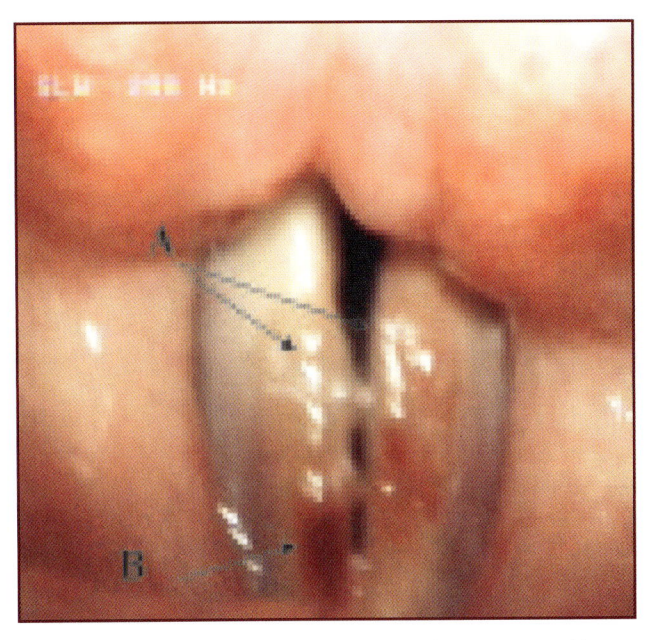

Fig. 36.7. Fotografia de telescopia de laringe apresentando pontes mucosas bilaterais com sulco na profundidade (A), provocando hemorragia mucosa (B) com o uso vocal.

Os indivíduos portadores de alguma destas anomalias, muitas vezes só apresentam distúrbios da voz na idade adulta, quando em atividade vocal profissional. É o caso de muitos professores que, ao iniciarem a carreira, não tiveram queixa vocal e, ao estabelecerem um regime de trabalho com uso vocal contínuo, passam a experimentar disfonia habitual, muitas vezes incapacitante para o desempenho de suas atividades.

Não é incomum o caso de profissionais que acabam por apresentar disfonia, já nos primeiros dias de uso profissional da voz, devido a hemorragias causadas pela vibração inadequada das pregas vocais (Fig. 36.7).

Problemas relativos ao uso da voz no ambiente de trabalho

Finalmente, encontramos os distúrbios da laringe relacionados ao uso abusivo ou inadequado frente às demandas profissionais. Dentre as modalidades de laringite decorrentes do uso, temos as de natureza apenas funcional e aquelas que apresentam, além dos desvios da função, substrato orgânico, sendo chamadas as disfonias organofuncionais.

As *disfonias funcionais* podem ser por hipercinesia, hipertonia, ou mesmo, por hipotonia. As pessoas com este tipo de alteração utilizam-se dos grupos musculares laríngeo e perilaríngeos de maneira inadequada, quer por alterações de coordenação pneumofonatória, quer por atividade excessiva dos grupos antagonistas, como os que alongam a prega vocal e os que aumentam o seu tônus, ou os que fecham e os que abrem a laringe (Fig. 36.8).

Ainda no grupo funcional, encontramos a utilização de grupos musculares que naturalmente não teriam função fonatória, pelo menos habitual. É o caso do uso de musculatura cervical, como o músculo esternocleidomastóideo para a fonação.

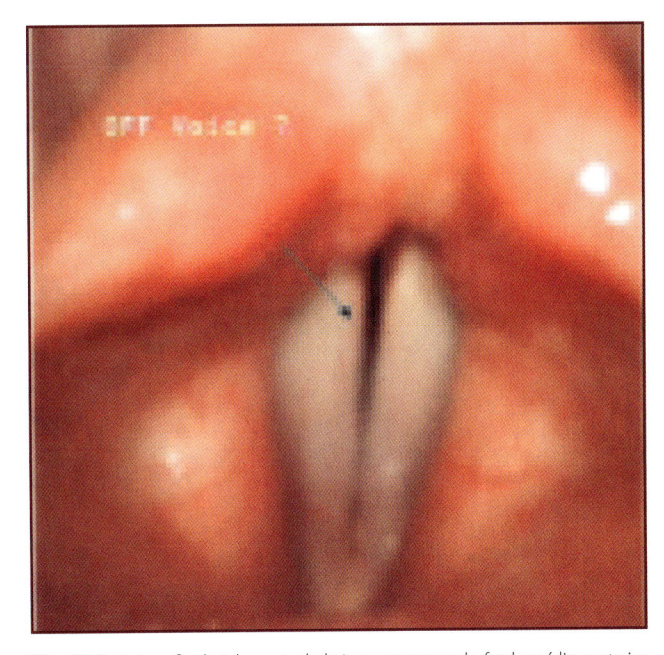

Fig. 36.8. Fotografia de telescopia de laringe apresentando fenda médio posterior (seta) denotando excessiva tensão dos músculos cricoaritenoideos laterais.

As *disfonias organofuncionais* são compostas por todos os comemorativos citados, associados a modificações na cobertura mucosa das pregas vocais. O nódulo (Fig. 36.9) é, provavelmente, a mais frequente das afecções. Acontece, principalmente, em mulheres, e em decorrência do uso abusivo e inapropriado. Os pólipos não têm sua incidência determinada pelo gênero, mas o tipo de uso vocal pode ser determinante. Em geral, o paciente tem uma história de abuso vocal agudo, em momento em que se encontrava gripado ou quando o ar condicionado mantinha-se em temperatura muito baixa, por muito tempo. O terreno inflamatório ocasionado nas pregas vocais, com estas condições, propicia o sangramento localizado de vasos sanguíneos do revestimento mucoso laríngeo, que pode posteriormente se organizar em um pólipo angiomatoso (Fig. 36.10). A degeneração polipoide já é o substrato da reação inflamatória crônica, devida a abuso ou uso excessivo da voz de maneira permanente, muitas vezes associada a irritação local, devida à inalação de tabaco ou refluxo laringofaríngeo. Quando o sujeito fala de maneira intensa e, ao mesmo tempo, tem uma iniciação da emissão vocal precoce e muito brusca, o toque violento entre os processos vocais das aritenoides pode provocar desepitelização dos mesmos, com a formação de úlcera de contato que, muitas vezes, evolui com tecido de granulação. Esta é uma das poucas oportunidades em que o indivíduo pode sentir odinolalia.

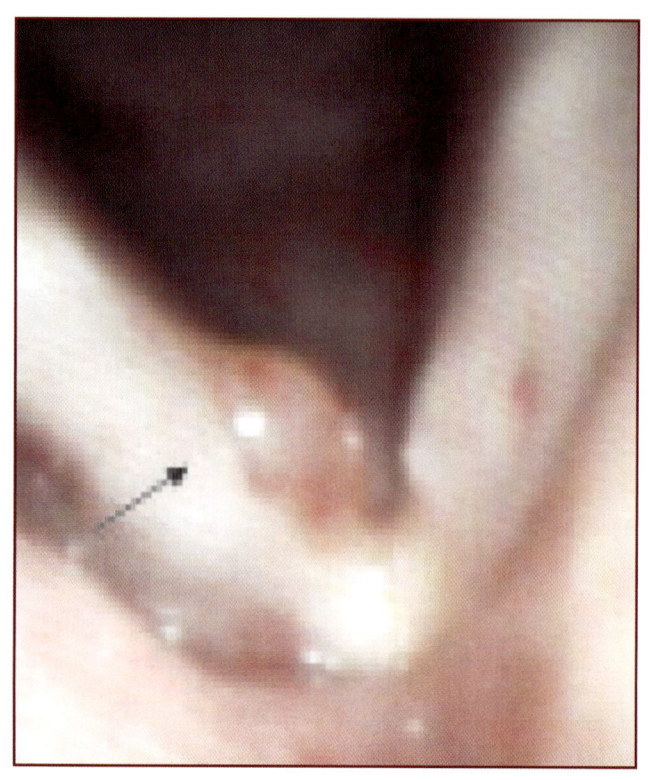

Fig. 36.10. Fotografia de telescopia de laringe apresentando pólipo em prega vocal direita (seta) com provável sulco em sua porção profunda.

Em todas as situações em que o indivíduo utiliza musculaturas impróprias para falar, pode apresentar mialgias como consequência. Os grupos musculares mais frequentemente atingidos são os pré-laringeos (esternoióideos, esternotireóideos e tireoióideos) e o músculo esternocleidomastóideo. Também podem surgir sensações parestésicas em oro e hipofaringe, com ardor e dor localizados.

▶ Diagnóstico e conduta

Laringite crônica

Por definição, é uma afecção hiperplásica, de causa inflamatória, que pode evoluir de maneira aguda ou crônica. A preocupação maior, quanto às duas entidades, é em relação à sua evolução. Quando aguda, pode levar a distúrbios respiratórios, enquanto que a cronificação é passível de degeneração neoplásica.

A sua etiologia é variada, porém, sempre relacionada ao trauma laríngeo. Podem ser suas causas:

- infecções de vias respiratórias altas, como amigdalites, faringites e rinossinusites;
- inalação de tabaco;
- refluxo faringolaríngeo;
- uso inapropriado ou indevido, e
- ambientes poluídos.

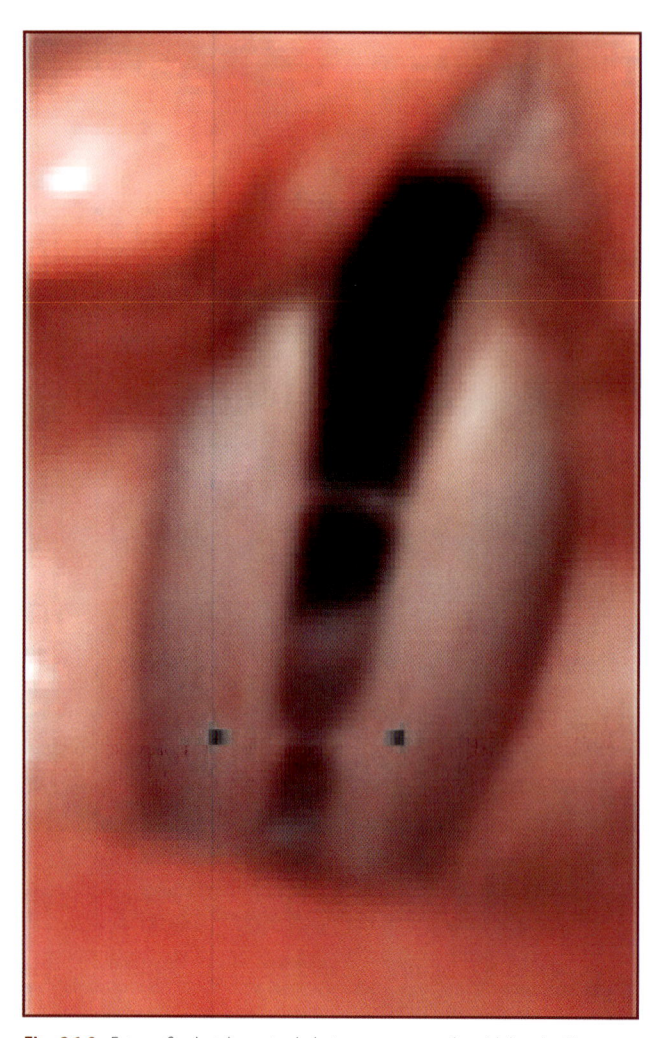

Fig. 36.9. Fotografia de telescopia de laringe apresentando nódulos devido ao uso excessivo e com muita tensão (setas).

Patologia

Como em qualquer outra mucosa do organismo submetida à irritação, podemos encontrar hiperemia, congestão vascular e tendência à hiperplasia. Pode haver erosão tecidual que, com a contaminação secundária, evoluirá para fibrose e reação cicatricial que, por sua vez, na dependência da nutrição vascular, poderá estabelecer-se como *nódulo* (avascular) ou *pólipo* (vascularizado).

Se o processo se mantém durante períodos prolongados, há uma reação mais difusa do epitélio, o edema se instala e o epitélio se hiperplasia por inteiro, com espessamento de toda a lâmina superficial.

Quadro clínico

O principal sintoma é a *disfonia*, que se instala abruptamente nos pólipos (após trauma vocal conhecido), ou insidiosamente, de maneira flutuante, nos nódulos.

A qualidade vocal pode ser diferente de caso para caso, entretanto, podemos traçar uma padronização para cada tipo de afecção. Nos casos de laringite circunscrita, a qualidade da voz será áspera e rouca, com soprosidade leve para moderada, e com certa tensão na emissão, principalmente nos nódulos. De acordo com o tamanho dos tumores, estas características podem piorar. Se houver inflamação junto à lâmina própria, poderá haver limitação grave da atividade muco-ondulatória das pregas vocais, levando o paciente a tentar suplantar a dificuldade de emissão com maior tensão nas pregas vocais, o que gera *pitch* mais agudo.

Nos casos de espessamento difuso, seja polipoide, hiperplásico ou edematoso (Edema de Reinke), a voz será rouca, grave e de pouca projeção. Nestes casos, a soprosidade somente ocorrerá se houver inflamação justaligamentar, que reduz sobremaneira a amplitude de vibração.

As úlceras e o consequente granuloma formados nos processos vocais raramente produzem disfonia. Entretanto, os pacientes mostram vozes de intensidade elevada e inicialização vocal muito brusca, com fala em verdadeiros solavancos. A principal queixa destes pacientes diz respeito à dor ao falar e engolir, devido ao processo inflamatório da articulação cricoaritenóidea.

Exame da laringe

A telescopia pode ser suficiente para se firmar o diagnóstico. Os *nódulos* podem ser únicos ou bilaterais (mais comuns) e são encontrados com mais elevada frequência em mulheres ou crianças. A sua localização preferencial é na área central da porção membranosa das pregas vocais, e se apresenta como uma saliência estroboscópica esbranquiçada, como um calo, que não provoca maiores distúrbios na onda mucosa.

Os *pólipos* podem aparecer em ambos os gêneros, mas são raros na infância. Têm como principal característica serem localizados, unilaterais e, em geral, de aspecto angiomatoso. Muitas vezes, o restante da mucosa das pregas vocais mostra sinais inflamatórios inespecíficos, devido ao quadro irritativo que levou à formação do pólipo (Fig. 36.11).

Os espessamentos são parte de um processo inflamatório que atinge toda a laringe e, muitas vezes, a faringe. As pregas vocais ficam de aspecto róseo ou avermelhado, devido à falta de transparência do epitélio. Por vezes há hiperceratose, que provoca irregularidades nas bordas livres da mucosa. A vibração perde sua amplitude e pode haver assimetria de vibração. Ocorre em pacientes adultos, de meia idade em diante, e está relacionada ao tabagismo e ao refluxo laringofaríngeo.

O edema de Reinke é entidade facilmente reconhecível à telescopia. É mais encontrado em mulheres de meia idade, fumantes inveteradas, de pescoço curto e personalidade autoritária. O edema do espaço de Reinke dá um aspecto gelatinoso às pregas vocais, e faz com que sua vibração fique mais lenta.

As úlceras de contato são difíceis de ser identificadas sem um bom grau de suspeita. Já a cicatrização inapropriada no local pode levar aos granulomas, que são facilmente visíveis e podem ser enormes. O quadro acontece mais em homens e mulheres que se utilizam de voz em ambiente ruidoso, ou são obrigados a dar ordens constantemente.

Tratamento

O primeiro passo, no tratamento de qualquer afecção inflamatória das pregas vocais, é tentar afastar o sujeito das causas desta irritação. O uso de fumo ou álcool deve ser evitado, e o repouso vocal deve ser preconizado.

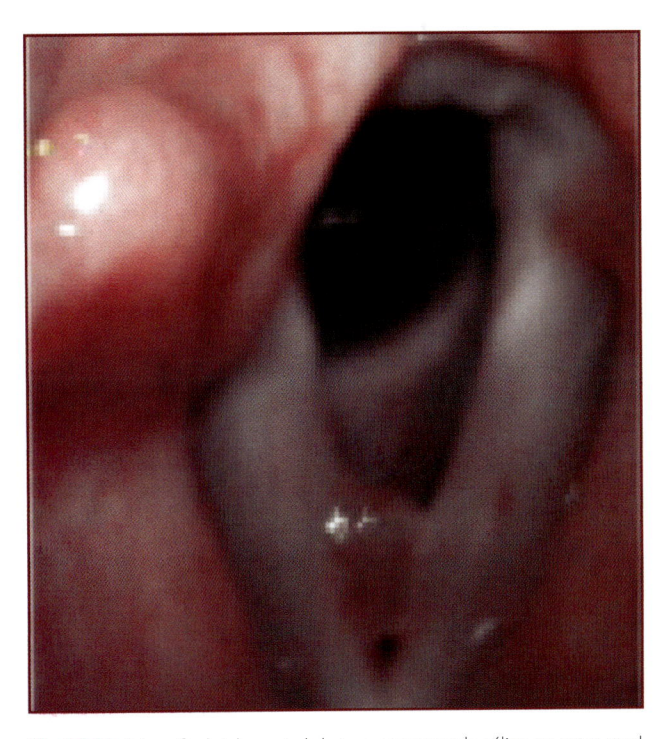

Fig. 36.11. Fotografia de telescopia de laringe, apresentando pólipo em prega vocal esquerda, com edema bilateral.

Em geral, o paciente precisa eximir-se de atividades em que não é possível o uso controlado da voz, como ocorre em atividades ao ar livre, ambientes de acústica precária, reuniões de trabalho onde possa haver controvérsia e discussão, ou em atividades de uso prolongado e sem descanso para voz. Também os ambientes insalubres, com muitos fumos e inalantes irritativos, devem ser evitados.

As infecções de repetição, de ocorrência nas vias aéreas superiores, devem ser combatidas. Uma boa orientação quanto ao plano digestivo, com medicação, se necessária, será fundamental para o sucesso da terapia.

Praticamente todo paciente com disfonia terá alterações do ponto de vista funcional. A terapia foniátrica é fundamental para a restituição de uma atividade vocal adequada.

Quando as lesões orgânicas encontradas não puderem ser superadas ou tratadas clinicamente, sua exérese é indicada. Os pólipos e o edema de Reinke são os principais focos cirúrgicos. A indicação deve seguir uma avaliação individual.

Lesões histoestruturais

Além das alterações provocadas por irritação ou trauma das pregas vocais, temos lesões definidas no desenvolvimento do indivíduo, que podem se exacerbar com o uso e abuso vocais, assim como com trauma e irritações locais. São elas as lesões histoestruturais, ou as denominadas alterações estruturais mínimas (AEM).

Elas consistem de alterações da anatomia da mucosa de revestimento das pregas vocais, que podem apresentar sulcos, aderências no ligamento vocal e até mesmo cistos epidérmicos incluídos no espaço de Reinke. Podem ocorrer desde a infância, mas o diagnóstico é feito, em geral, na idade adulta, quando a disfonia se instala definitivamente.

A voz é rouca, extremamente áspera e com um *pitch* agudizado. A extensão vocal fica muito limitada e o paciente apresenta quebras de sonoridade vocal, ou mesmo, saltos de oitava, à emissão. Não há predominância de gênero.

Exame da laringe

As alterações são, em muitas oportunidades, mínimas, perto do distúrbio vocal ocasionado. O exame deve ser criterioso e exige um grande grau de suspeita clínica. A vibração da mucosa deve ser observada atentamente, o que pode ser facilitado pelo uso do estroboscópio. A telescopia pode mostrar fendas e falhas de cooptação ao fechamento glótico, em forma de fuso. Podemos observar redundâncias da mucosa com acúmulo de muco, que podem significar a existência de pontes mucosas, sulcos, bolsas ou cistos.

Tratamento

A par das atitudes tomadas, se houver quadro inflamatório associado, o paciente passa por terapia fonoaudiológica, e deve ser avaliado quanto à possibilidade de exérese das alterações.

▶ Bibliografia

Almeida SIC, Pontes P. Síndrome disfônica ocupacional: novos aspectos desta entidade nosológica. Arquivos Internacionais de Otorrinolaringologia, 14(3): 346-50, 2010.

Alves AL, Eckley CA, Duprat AC, Costa HO, Buschinelli JTP. Paralisia bilateral de pregas vocais por intoxicação com organofosforados: relato de caso. In: Ferreira LP, Costa HO. Voz ativa – Falando sobre a clínica fonoaudiológica. São Paulo: Editora Roca, 2001. p. 195-200.

AMA – American Medical Association. Guides to the evaluation of permanent impairment. 5th ed. Chicago: AMA, 2000.

Behlau MS, Pontes PAL. Avaliação global da voz. São Paulo: Editora Paulista Publicações Médicas Ltda., 1992.

Behlau MS, Pontes PAL. Avaliação e tratamento das disfonias. São Paulo: Editora Lovise, 1995.

Becker W, Naumann HH, Pfaltz CR. Otorrinolaringologia prática. Diagnóstico e tratamento. 2ª ed. Rio de Janeiro: Revinter, 1999.

Costa HO et al. O enfoque otorrinolaringológico no acompanhamento do profissional da voz. In: Ferreira LP, Costa HO. Voz ativa: Falando sobre o profissional da voz. São Paulo: Roca, 1999.

Costa HO et al. Caracterização otorrinolaringológica do profissional da voz. Revista Brasileira de Otorrinolaringologia, 66(2): 129-35, 2000.

Ferreira LP. Um pouco de nós sobre voz. São Paulo: Editora Pró Fono, 1995.

Ferreira LP et al. Voz profissional: O profissional da voz. Carapicuíba: Pró-Fono, Departamento Editorial, 1995.

Ferreira LP, Costa HO. Voz ativa – Falando sobre a clínica fonoaudiológica. São Paulo: Editora Roca, 2001.

Kyrillos LCR. Nódulo vocal: características de uma entidade. [Tese de Doutorado]. São Paulo: Escola Paulista de Medicina, 1996.

Kuhl I. Laringologia prática ilustrada. Rio de Janeiro: Revinter, 1991.

Lopes Filho O. Tratado de fonoaudiologia. São Paulo: Editora Roca, 1997.

Luchsinger R, Amold G. Voice-speech-language. Clinical communicology: Its physiology and pathology. Belmont: Wadsworth Publishing Company, 1965.

Pontes PAL, Behlau MS. Disfonias funcionais. In: Lopes Filho O, Campos CAH. Tratado de otorrinolaringologia. São Paulo: Editora Roca p. 1014-26, 1994.

Souza T, Ferreira LP. Um século de cuidados com a voz profissional falada: a contribuição da fonoaudiologia. In: Ferreira LP, Costa HO. Voz ativa: Falando sobre o profissional da voz. São Paulo: Roca, 1999.

Vaughan CW, Gould WJ, Halstead L. Management of vocal pathology in the voice professional. In: Fried M (Ed.). The larynx. A multidisciplinary approach. 2nd ed. New York: Mosby, 1995.

Doenças Cardiovasculares Relacionadas ao Trabalho

37

Julizar Dantas
Davi Ventura Barnabé

- **Introdução**
- **Fatores de risco e doença cardiovascular**
  Avaliando o risco cardiovascular
  Fatores de risco cardiovascular
  Fatores de risco coronariano irreversíveis
  Fatores de risco modificáveis
  Fatores de risco emergentes
- **Estresse e trabalho: impactos cardiovasculares**
- **Trabalho em turnos**
- **Hipertensão arterial**
  Diagnóstico e classificação
  Investigação laboratorial e decisão terapêutica
  Prevenção primária e tratamento da hipertensão arterial
  Hipertensão arterial relacionada ao trabalho
- **Doença isquêmica do coração**
  Doença isquêmica relacionada ao trabalho
- **Arritmias cardíacas**
- **Parada cardiorrespiratória – PCR**
  Reanimação cardiopulmonar – RCP
  Suporte básico de vida
  Suporte avançado de vida
- **Doenças do pericárdio**
- **Doenças do miocárdio**
- *Cor pulmonale*
- **Avaliação da capacidade laborativa**
- **Promoção da saúde no trabalho**
- **Doenças das artérias e veias periféricas**
  Aterosclerose e outros acometimentos arteriais
  Síndrome de Raynaud
  Acrocianose e acroparestesia
  Doença venosa
- **Referências**
- **Leitura recomendada**

Introdução

As doenças do aparelho circulatório são a principal causa de mortalidade nos países ocidentais. As doenças cerebrovasculares, a doença isquêmica do coração, a insuficiência cardíaca, a hipertensão arterial, a doença de Chagas e a doença reumática constituem os principais agrupamentos de doenças cardiovasculares.

No Brasil, os dados divulgados pelo Ministério da Saúde indicam 320.074 óbitos por doenças do aparelho circulatório em 2009, representando 31,22% da mortalidade geral. A taxa de mortalidade específica por doenças do aparelho circulatório foi de 159,4/100.000 habitantes em 1990, o primeiro ano do registro da série histórica pelo DATASUS. Entre 1999 e 2005, a taxa permaneceu estável, iniciando uma tendência de elevação a partir de 2006, atingindo o pico em 2009, com 167,2/100.000 habitantes (Brasil, Ministério da Saúde, 2010) (Fig. 37.1).

As regiões mais desenvolvidas do Brasil, Sudeste e Sul, onde a taxa de mortalidade específica por doenças do aparelho circulatório é mais elevada, apresentaram redução expressiva da mortalidade por doença cerebrovascular e doença isquêmica do coração, no período de 1997 a 2009. As regiões Nordeste e Norte apresentaram elevação das taxas de mortalidade por todos os tipos de doenças do aparelho circulatório. Na região Centro-oeste houve aumento da mortalidade por doença isquêmica e estabilidade na taxa de mortalidade por doença cerebrovascular, revelando a complexidade e especificidade regional do país (Brasil, Ministério da Saúde, 2010– ver Tabela 37.1).

Várias hipóteses tentam explicar a queda da mortalidade cardiovascular nas regiões e nos países mais desenvolvidos. A principal delas é a conscientização da população para o controle dos fatores de risco e para a melhoria do estilo de vida. Um bom exemplo foi a mudança do padrão dietético brasileiro nas últimas décadas. Houve redução da ingestão de gorduras saturadas (banha de porco, toucinho e manteiga) e aumento do teor de insaturadas (óleos e azeites) na alimentação. A disponibilidade e os preços dos alimentos foram considerados fatores importantes para a substituição das gorduras de origem animal por vegetal (Mondini, Monteiro, 1995).

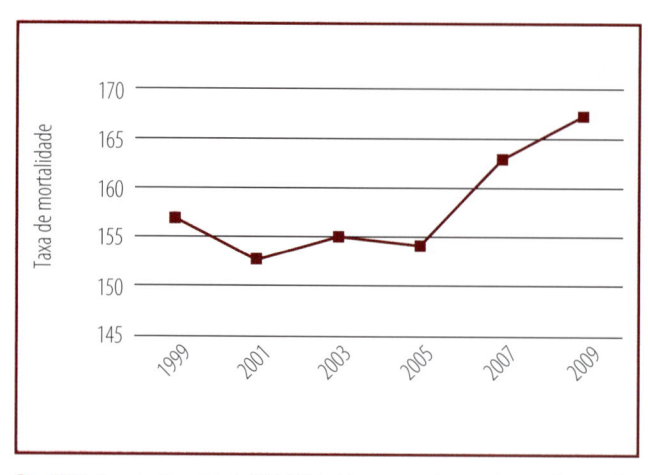

Fig. 37.1. Taxa de Mortalidade/100.000 habitantes por doenças do aparelho circulatório – Brasil, 1999 – 2009.

A maior conscientização da população sobre a importância do controle dos níveis sanguíneos de colesterol, do controle do diabetes e da obesidade, da redução do tabagismo, do diagnóstico e do tratamento da hipertensão arterial e da prática regular de atividade física são fatores primordiais para a prevenção das doenças cardiovasculares.

Os modernos métodos diagnósticos e terapêuticos, clínicos e cirúrgicos, também tiveram importância na redução da mortalidade cardiovascular. Entre eles, as diversas técnicas de revascularização miocárdica (cirurgia, angioplastia, implantes de *stent*) e a disseminação dos Centros de Tratamento Intensivo (CTI) e das Unidades Coronarianas (UC); o tratamento farmacológico com agentes antitrombóticos (ácido acetilsalicílico) e trombolíticos; os betabloqueadores; os inibidores da enzima de conversão da angiotensina (ECA); e os redutores do colesterol (**vastatinas**), entre outros, contribuíram para aumentar a eficiência do tratamento, para reduzir a mortalidade, aumentar a longevidade e para melhorar a qualidade de vida das pessoas.

Nesse contexto, qual é a relação entre o trabalho e as doenças cardiovasculares?

Tabela 37.1. Taxa de mortalidade específica por doenças do aparelho circulatório, por 100.000 habitantes – Brasil, anos 1997 e 2009								
Região	Doença cerebrovascular		Doença isquêmica do coração		Outras doenças do aparelho circulatório		Total	
	1997	2009	1997	2009	1997	2009	1997	2009
Brasil	51,4	51,8	46,1	50,3	58,8	65,0	156,4	167,2
Norte	24,7	33,6	15,5	24,9	23,6	32,8	63,9	91,3
Nordeste	34,3	50,7	23,4	43,0	37,4	59,7	95,1	153,3
Sudeste	64,0	54,8	62,8	58,3	77,3	75,0	204,1	188,0
Sul	66,1	61,8	63,9	60,6	64,8	66,8	194,8	189,1
Centro-oeste	40,4	39,6	30,0	40,2	56,4	59,3	126,9	139,1

Utilizando-nos de uma representação criada por Berger (1986), podemos considerar que o trabalhador esteja no centro – isto é, no ponto de maior pressão – de um conjunto de círculos concêntricos, cada um dos quais representando um sistema de controle social previsto pela nova organização do trabalho imposta pela reestruturação produtiva, que surgiu em resposta às exigências de um mercado extremamente competitivo, reflexo da globalização da economia.

Essa nova forma de produzir, viabilizada pela combinação entre a evolução tecnológica e os novos modelos de gestão, pode ser responsável por repercussões adversas na organização do trabalho. A reestruturação do processo produtivo promoveu profundas repercussões psicossociais originadas da relação entre o homem e o trabalho. O trabalho está mais complexo, denso e intenso. As variabilidades e incertezas são cada vez maiores. O ritmo ficou mais acelerado. A consequência observada é a do aumento das exigências cognitivas e psíquicas e da carga de trabalho (Dantas, 2007). Ao mesmo tempo, a relevância dos aspectos psicossociais do trabalho tem crescido e despertado o interesse de pesquisadores nas últimas décadas, observando-se uma associação significativa com a morbidade e a mortalidade cardiovascular.

Em setembro de 2004, foi publicado na revista Lancet, o Interheart study, um estudo do tipo caso-controle, envolvendo 24.767 pessoas em 52 países. Os autores constataram que no grupo submetido a estresse permanente no trabalho, o risco relativo de infarto do miocárdio foi 2,14 vezes maior do que no grupo-controle (Rosengren *et al.*, 2004).

Em outro estudo, os autores investigaram a mortalidade por doenças cardiovasculares em empresas do setor público que passaram por processos de reestruturação administrativa com redução de pessoal. Constataram que a mortalidade por doenças cardiovasculares nos empregados remanescentes foi duas vezes maior nas empresas cujo processo de reestruturação envolveu redução de pessoal (downsizing) acima de 18%, em comparação com as empresas que não tiveram redução de pessoal. (Vahtera *et al.*, 2004).

A relação entre o trabalho e as doenças cardiovasculares pode ser constatada mediante a consistente evidência de aumento do risco de hipertensão em diversos grupos profissionais. Os motoristas profissionais, particularmente os de ônibus urbanos, são bons exemplos (Cordeiro, 1991; Santos Jr., Mendes, 1999). Também, já é bem conhecida a associação entre a doença isquêmica do coração e os casos de intoxicações ocupacionais pelo monóxido de carbono, a exposição ocupacional ao dissulfeto de carbono (CS_2), a cessação da exposição crônica aos nitratos e o trabalho com exposição à sobrecarga física e a temperaturas extremas (Steenland, 2000).

Outro aspecto que merece destaque é a organização do trabalho em turnos, noturno ou rotativo. A revisão da literatura permite presumir uma discreta associação, mas não uma relação causal entre o aumento da prevalência de doença cardiovascular e o trabalho em turnos. Os estudos epidemiológicos são relativamente escassos e não são consistentes (Schnall *et al.*, 2000; Suessenbacher *et al.*, 2011). Um deles constatou que o risco relativo de doença isquêmica do coração se eleva progressivamente à medida que se aumenta até 20 anos o período de exposição ao trabalho em turnos. A partir daí, houve uma acentuada queda do risco, atribuída à seleção dos trabalhadores, resultando em um grupo de indivíduos mais sadios (Knutsson *et al.*, 1986).

Outros estudos publicados indicam uma elevação do risco de doença cardiovascular e, especialmente, de doença isquêmica do coração em trabalhadores em turnos (Olsen, Kristensen, 1991; Tüchsen, 1993;). A prevalência de hipercolesterolemia e de tabagismo foram maiores nos trabalhadores em turnos se comparado com os em horário diurno (Dantas, Teixeira, 1990). Hipertensão arterial, tabagismo e obesidade também podem estar associados ao trabalho em turnos e aumentar o risco de doença cardiovascular (Knutsson, 1989; Heinemann; Enderlein, Starck, 1998).

A relação entre o trabalho e as doenças cardiovasculares também ficou bem evidente em uma pesquisa publicada em março de 2007. Os autores examinaram os riscos de morte relacionados às atividades operacionais dos bombeiros nos Estados Unidos. O estudo foi realizado no período de 1994 a 2004. As mortes ocorridas durante o ataque terrorista de 11 de setembro de 2001 foram excluídas. As doenças cardiovasculares representaram a principal causa de mortalidade, com 45% das 1.144 mortes ocorridas em ação. Foram atribuídas 449 mortes (39%) à doença coronariana, de acordo com os tipos de atividade:

- Combate a incêndio – 32,1%;
- Resposta ao alarme – 13,4%;
- Retorno à base após um alarme – 17,4%;
- Treinamento físico – 12,5%;
- Resposta a outras emergências – 9,4%;
- Realização de atividades não emergenciais – 15,4%.

Os autores concluíram que o risco de morte por doença coronariana durante as ações de emergência é substancialmente mais alto em comparação com a realização de outras atividades não emergenciais. A ação de combate a incêndio apresenta um risco de 10 a 100 vezes maior (Kales *et al.*, 2007).

▶ Fatores de risco e doença cardiovascular

O conceito de **fator de risco** pressupõe que a exposição a uma condição, um hábito ou uma característica genética, fisiológica, comportamental ou socioeconômica está relacionada ao aumento da probabilidade de ocorrência de uma doença e que a intervenção e o controle dessa condição reduzam o risco. A identificação dos indivíduos portadores de fatores de risco é particularmente útil no planejamento das estratégias de prevenção primária e na avaliação da efetividade das medidas adotadas.

A *aterosclerose* é uma doença inflamatória crônica, de natureza complexa e multifatorial, que acomete a camada íntima das artérias. Ocorre em resposta à agressão do endotélio, aumentando a permeabilidade às lipoproteínas aterogênicas. As partículas de lipoproteínas de baixa densidade (LDL) sofrem oxidação e atraem os linfócitos e os monócitos que se diferenciam em macrófagos. Estes capturam as partículas de LDL oxidadas e se transformam em células espumosas, desencadeando a formação da placa aterosclerótica. Ocorre a migração e proliferação de células musculares lisas para a camada íntima da parede das artérias, evoluindo para a produção de colágeno e fibrose. As placas instáveis apresentam atividade inflamatória intensa que podem se complicar com ruptura e trombose, provocando a obstrução das artérias. As manifestações clínicas dependem da gravidade da obstrução do fluxo sanguíneo e do órgão acometido. A aorta, as artérias coronárias, as artérias carótidas interna e externa, as artérias cerebrais e as artérias femorais, poplíteas e tibiais são as mais atingidas (Dantas, 2007).

A aterosclerose é a principal causa de doença cardiovascular, portanto, os processos de prevenção e de promoção da saúde devem considerar ações para a identificação e o controle dos seus principais fatores de risco.

Avaliando o risco cardiovascular

O diagnóstico preciso e o registro informatizado dos fatores de risco cardiovascular, durante a realização dos exames médicos ocupacionais, permitem a construção da base da pirâmide de saúde ou adoecimento da população. Isto é fundamental no planejamento das ações preventivas e de Promoção da Saúde no Trabalho.

No Brasil, existem numerosos estudos sobre a prevalência dos fatores de risco. Os principais são o "Projeto Corações do Brasil" (Tabela 37.2 - Sociedade Brasileira de Cardiologia A, 2006); o "Inquérito domiciliar sobre comportamentos de risco e morbidade referida de doenças e agravos não transmissíveis: Brasil, 15 capitais e Distrito Federal, 2002-2003" e o "Vigitel Brasil 2006: vigilância de fatores de risco e proteção para doenças crônicas por inquérito telefônico" (Brasil. Ministério da Saúde, 2004 e 2007b).

Todavia, os estudos realizados em empresas são pontuais e não permitem a elaboração de séries evolutivas representativas da realidade do trabalhador brasileiro. Em 2006, os resultados do exame médico periódico em 948 trabalhadores de uma refinaria de petróleo, distribuídos entre 90,3% de homens e 9,7% de mulheres, com idade média de 40 anos e quatro meses, foram disponibilizados, estando discriminados na Tabela 37.3 (Dantas, 2007).

É importante saber que a probabilidade de doença coronariana pode ser estimada com metodologia científica, baseada em estudos epidemiológicos aceitos internacionalmente. Nos Estados Unidos, a verdadeira dimensão da epidemia da aterosclerose tem sido avaliada por estudos criteriosamente planejados e elaborados em populações previamente selecionadas. O principal exemplo desse tipo de intervenção é o estudo de *Framingham*, cidade americana cujos fatores de

Tabela 37.2. Prevalência de fatores de risco cardiovascular – Projeto Corações do Brasil (Sociedade Brasileira de Cardiologia, 2006)

Fatores de risco	Prevalência (%)		
	Homens	Mulheres	Total
Fumo	28,0	20,5	24,2
Pressão arterial > 140/90 mmHg	35,2	22,6	28,5
Pressão arterial sistólica ≥ 140 mmHg	-	-	29,2
Pressão arterial diastólica ≥ 90 mmHg	-	-	20,2
Colesterol > 200 mg/Dl	21,9	21,4	21,6
Triglicérides > 200 mg/dL	17,8	10,5	13,9
Glicemia capilar ≥ 100 ≤ 110 mg/dL	11,4	5,0	8,0
Glicemia capilar > 110 mg/dL	9,5	8,6	9,0
Vida sedentária	-	-	83,5
IMC ≥ 25 ≤ 30 kg/m^2	40,9	30,5	35,4
IMC > 30 kg/m^2	18,0	26,5	22,5
Cintura abdominal > 102 cm	9,6	-	-
Cintura abdominal > 88 cm	-	25,7	-

Tabela 37.3. Prevalência de fatores de risco cardiovascular entre os trabalhadores de uma refinaria de petróleo, 2006

Fatores de risco	Prevalência (%)		
	Homens	Mulheres	Total
Fumo	11,1	6,0	10,6
Pressão arterial > 140/90 mmHg	2,7	1,0	2,6
Pressão arterial sistólica ≥ 140 mmHg	12,1	6,3	11,5
Pressão arterial diastólica ≥ 90 mmHg	16,2	7,3	15,3
Hipertensão arterial (diagnóstico)	16,9	18,8	17,0
Colesterol ≥ 200 mg/dL	52,7	40,4	51,5
Colesterol ≥ 240 mg/dL	18,8	14,6	18,4
Triglicérides ≥ 150 mg/dL	43,4	13,2	40,4
Triglicérides > 200 mg/dL	25,4	4,4	23,4
Glicemia ≥ 100 ≤ 110 mg/dL	8,0	4,3	7,7
Glicemia > 110 mg/dL	4,3	2,2	4,1
Diabetes mellitus (diagnóstico)	3,0	1,2	2,9
Vida sedentária	35,1	35,4	35,2
IMC ≥ 25 ≤ 30 kg/m^2	46,6	28,3	43,9
IMC > 30 kg/m^2	19,8	8,7	18,6
IMC ≥ 25 kg/m^2	66,4	37,0	62,5
Cintura abdominal > 102 cm	27,9	-	-
Cintura abdominal > 88 cm	-	15,8	-
Síndrome metabólica (Critério NCEP-ATP III)	12,0	6,5	11,5

risco cardiovascular na população vêm sendo acompanhados e analisados, prospectivamente, há décadas.

Em consequência dessa estratégia de ação e com o conhecimento adquirido sobre o comportamento da doença, foi possível desenvolver o "escore de Framingham", um indicador que, mediante a avaliação da presença dos fatores "idade, sexo, colesterol total e HDL, pressão arterial e fumo", estima o risco atual de ocorrência de eventos cardiovasculares nos próximos 10 anos (Sociedade Brasileira de Cardiologia, 2007; Wilson et al., 1998). O escore de Framingham é um instrumento para avaliação do risco cardiovascular em pessoas sem manifestações clínicas de doença coronariana. Aplica-se à prevenção primária. Pode ser útil na identificação de pacientes de alto risco que necessitam de atenção e intervenção imediatas, trazendo motivação para a adesão às medidas preventivas, ao tratamento específico, e para a modificação da intensidade de esforços, visando à redução do risco global (Grundy et al., 1999).

O escore de *Framingham* classifica-se em:
- Risco Cardiovascular Baixo < 10%
- Risco Cardiovascular Médio ≥ 10% < 20%
- Risco Cardiovascular Alto ≥ 20%

A constatação da presença de doença aterosclerótica significativa ou de seus equivalentes (chance ≥ 20%, em 10 anos, de apresentar infarto ou morte por doença coronária) indica alto risco cardiovascular para o desenvolvimento das seguintes doenças:
- Doença arterial coronária de manifestação atual ou prévia (angina estável, isquemia silenciosa, síndrome coronária aguda ou cardiomiopatia isquêmica);
- Doença arterial cerebrovascular (acidente vascular cerebral isquêmico ou ataque isquêmico transitório);
- Doença aneurismática ou estenótica de aorta abdominal ou seus ramos;
- Doença arterial periférica;
- Doença arterial carotídea (estenose maior ou igual a 50%);
- Diabete melito tipo 1 ou 2 (Sociedade Brasileira de Cardiologia, 2007).

Ainda há controvérsia sobre a utilidade do escore de risco cardiovascular de *Framingham*. Alguns pesquisadores argumentam que não existem estudos de validação para a população brasileira. Mas outros instrumentos foram propostos para a avaliação do risco de doença cardiovascular.

O principal deles é a **síndrome metabólica** que, também, recebe críticas. Trata-se de uma entidade complexa formada por um conjunto de fatores de risco associados que aumenta a probabilidade de desenvolvimento de diabetes, hipertensão e doenças cardiovasculares. Ela se caracteriza pela deposição central de gordura (obesidade abdominal) associada à resistência à insulina, a alterações do colesterol-HDL, dos triglicérides e da pressão arterial.

A síndrome metabólica apresenta alguma superposição com o escore de *Framingham*. A pressão arterial e o colesterol HDL são fatores comuns. A glicemia em jejum alterada ou o diagnóstico de diabetes são componentes importantes na avaliação do risco. Os níveis elevados de triglicérides e a circunferência abdominal estão incluídos na caracterização da síndrome metabólica, mas não são considerados no cálculo do escore de *Framingham*.

Acreditamos que os dois instrumentos são complementares e úteis, dentro de um contexto epidemiológico e clínico, na avaliação do risco cardiometabólico – um conjunto de fatores de risco modificáveis e diversos marcadores presentes em alguns indivíduos com risco elevado de doença cardiovascular. Mas as críticas são parcialmente justificadas. Fatores emergentes (resistência à insulina, microalbuminúria, proteína C reativa e alterações da função endotelial, entre outros) não são contemplados. Há espaço para a evolução dos critérios e para estudos de validade dos instrumentos (Dantas, 2007).

Fatores de risco cardiovascular

A aterosclerose é a principal causa de doença cardiovascular. Portanto, os processos de prevenção e promoção da saúde devem considerar ações para a identificação e o controle dos seus principais fatores de risco (Fig. 37.2), os quais podemos classificar em dois grupos: irreversíveis e modificáveis.

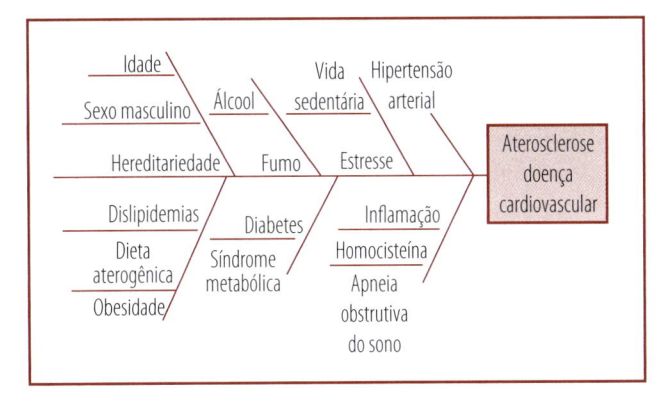

Fig. 37.2. Fatores de risco cardiovascular.

Fatores de risco coronariano irreversíveis

✓ *Idade*

O risco da doença coronariana aumenta progressivamente com a idade. No Brasil, em 2009, segundo informações do Ministério da Saúde, a taxa de mortalidade específica por doença isquêmica do coração foi 50,3/100.000 habitantes. A estratificação pela faixa etária revelou elevação para 203,3/100.000 de 60 a 69 anos; 422,2/100.000 de 70 a 79 anos e 878,3/100.000 habitantes de 80 anos e mais. (Brasil. Ministério da Saúde, 2010).

✓ *Sexo masculino*

Os homens são mais vulneráveis à aterosclerose coronariana do que as mulheres, à razão de 1,45/1,0. Tomando por base os dados do Ministério da Saúde para o ano de 2009, a taxa de mortalidade por doença isquêmica do coração foi de 59,8 e 41,2/100.000, respectivamente nos sexos masculino e feminino. A relação entre as taxas de mortalidade por doença isquêmica do coração no sexo masculino e no feminino foi de 2,06 entre os 60 e 69 anos, 1,7 entre os 70 e 79 anos e 1,17 a partir dos 80 anos de idade. No sexo feminino, a doença é menos comum antes da menopausa (Brasil. Ministério da Saúde, 2010).

✓ *Hereditariedade*

A ocorrência da aterosclerose em familiares do primeiro grau é considerada um fator de risco independente para doença coronariana, principalmente quando ocorre de forma prematura (antes dos 55 anos nos homens e antes dos 65 anos nas mulheres). Além disso, os efeitos genéticos podem influenciar outros fatores de risco, especialmente as dislipidemias, o diabetes, a hipertensão arterial e a obesidade (Farmer, Gotto, 1997).

Fatores de risco modificáveis

✓ *Dislipidemias*

O colesterol é um derivado das gorduras que tem várias funções importantes para o organismo. É um constituinte essencial das membranas celulares. Participa na síntese dos hormônios sexuais masculinos e femininos, da vitamina D e secreções biliares. Pode ter origem exógena (alimentação) ou pode ser secundário à síntese endógena. É transportado na corrente sanguínea, associado às lipoproteínas. Um determinado nível de colesterol é necessário para iniciar o processo aterosclerótico. Os outros fatores de risco, especialmente o fumo e a hipertensão arterial, atuam sinergicamente, acelerando a progressão do processo aterogênico. A elevação do colesterol total e da fração colesterol-LDL (lipoproteínas de baixa densidade) e os baixos níveis da fração colesterol-HDL (lipoproteínas de alta densidade) aumentam o risco de aterosclerose, ao passo que o colesterol-HDL acima de 60mg/dL seria um fator protetor.

Um estudo pioneiro demonstrou que uma diminuição de apenas 8,5% nos níveis sanguíneos de colesterol, utilizando-se uma combinação de dieta com a colestiramina, reduziu a incidência de infarto do miocárdio não fatal em 19% e a mortalidade coronariana em 24% (*Lipid Research Program*, 1984). Um estudo escandinavo obteve a redução de 42% da mortalidade por doença coronária e de 30% da mortalidade geral, após a redução do colesterol com a utilização da sinvastatina (*Scandinavian Simvastatin Survival Study*, 1994). Estudos com resultados semelhantes, inclusive na prevenção primária, foram realizados com a pravastatina, a atorvastatina, a rosuvastatina e com outras drogas hipolipemiantes.

A avaliação laboratorial das dislipidemias define o perfil lipídico. Deve-se dosar o colesterol total (CT), o colesterol-HDL (HDL-C) e os triglicérides (TG) após jejum de 12 a 14 horas. O colesterol-LDL (LDL-C) pode ser diretamente dosado no plasma ou calculado pela equação de Friedewald (LDL-C = CT – HDL-C – TG/5), onde TG/5 representa o colesterol-VLDL.

As metas para o controle das dislipidemias variam de acordo com a estratificação do risco cardiovascular. A IV Diretriz da Sociedade Brasileira de Cardiologia sobre a "Prevenção da Aterosclerose – Dislipidemia" (Sociedade Brasileira de Cardiologia, 2007) recomenda:

- Risco de eventos cardiovasculares baixo: a meta para a prevenção primária é o colesterol-LDL < 160 mg/dL, e o não colesterol-HDL < 190 mg/dL;
- Risco de eventos cardiovasculares médio: a meta para a prevenção primária é o colesterol-LDL < 130 mg/dL, e o não colesterol-HDL < 160 mg/dL;
- Risco de eventos cardiovasculares alto ou diabetes: as metas são mais rigorosas. O perfil desejado é: colesterol-LDL < 100 mg/dL (opcional < 70 mg/dL), não colesterol-HDL < 130 mg/dL (opcional < 100 mg/dL);
- Aterosclerose significativa, as metas são: colesterol-LDL < 70 mg/dL, não colesterol-HDL < 100 mg/dL;
- Homens: colesterol-HDL ≥ 40 mg/dL, triglicérides ≤150 mg/dL;
- Mulheres: colesterol-HDL ≥ 50 mg/dL, triglicérides ≤150 mg/dL;
- Diabéticos: colesterol-HDL ≥ 50 mg/dL, triglicérides ≤150 mg/dL.

Os triglicérides são formados a partir de três ácidos graxos ligados a uma molécula de glicerol e são transportados na corrente sanguínea ligados a proteínas de muito baixa densidade. A hipertrigliceridemia aumenta o risco de aterosclerose, especialmente quando associada ao colesterol-HDL baixo ou ao colesterol-LDL elevado. Os valores normais estão abaixo de 150 mg/dL. Níveis elevados de triglicérides usualmente estão associados com a obesidade, o diabetes e a ingestão excessiva de álcool e carboidratos simples (Sociedade Brasileira de Cardiologia, 2007).

A lipoproteína (a) é uma substância formada pela combinação de moléculas de gordura e proteína de baixa densidade, resultando em um composto muito semelhante às lipoproteínas de baixa densidade (LDL) e ao plasminogênio. A lipoproteína (a) inibe a fibrinólise endógena e pode interferir nas complicações trombóticas da placa aterosclerótica. Além disso, ela pode agir diretamente sobre o crescimento e a progressão da placa aterosclerótica. Ela apresenta propriedades aterogênicas e trombogênicas. Níveis elevados de lipoproteína (a) estão relacionados com o aumento da probabilidade de infarto do miocárdio em duas a três vezes, independentemente de outros fatores de risco (Koschinsky, 2005).

Os níveis de lipoproteína (a) são determinados geneticamente, os valores normais estão abaixo de 30 mg/dL. A sua dosagem é importante em familiares de vítimas prematuras de infarto ou morte súbita, acidente vascular cerebral e dislipidemias. Todavia, não há indicação de sua determinação rotineira ou indiscriminada. Infelizmente, parece que as medidas tão eficazes no controle do colesterol são pouco eficazes na redução dos níveis elevados de lipoproteína (a). Além disso, não há evidências suficientes para correlacionar a redução da lipoproteína (a) com a prevenção da aterosclerose. Ainda, foram identificados outros tipos de lipoproteínas. Elas possivelmente podem vir a ter um papel importante na proteção ou dentre os fatores de risco cardiovascular (Dantas, 2007).

A alimentação hipercalórica, rica em colesterol, gorduras saturadas e sal, a chamada "dieta aterogênica", está associada com o aumento da prevalência de doença cardiovascular. Por isso, é função do Médico do Trabalho estimular os processos de reeducação alimentar, assessorar e supervisionar a elaboração do cardápio nos restaurantes das empresas, em conjunto com o serviço de nutrição. Os principais mecanismos aterogênicos desse tipo de alimentação estão relacionados com os efeitos sobre o colesterol, os triglicérides, a obesidade, o diabetes e a hipertensão arterial.

A reeducação alimentar apresenta excelentes resultados no controle das dislipidemias. A melhoria do estilo de vida também é imprescindível. Se a causa for genética, uma alimentação equilibrada tem um efeito importante, porém limitado. Os medicamentos redutores do colesterol podem ser utilizados para obtenção das metas desejáveis.

O controle do colesterol fundamenta-se na alimentação com baixo teor de gorduras saturadas e colesterol, rica em fibras e gorduras insaturadas. A dieta vegetariana atende a todos estes requisitos. Já existem evidências da sua efetividade na prevenção da doença coronariana. O Guia Alimentar para a População Brasileira (Brasil. Ministério da Saúde, 2006) recomenda a soja, as sementes de girassol, gergelim e abóbora, as castanhas de caju e do Pará, as nozes e as amêndoas como exemplos de boas fontes de proteína e gordura, na sua maior parte insaturada, de ácido fólico, niacina e minerais (zinco, selênio, magnésio, potássio, entre outros). Existem evidências de que as castanhas contribuem para reduzir o risco cardiovascular. Podem ser utilizadas como complemento de pratos e em lanches. É recomendável que o consumo se dê nas formas assada e sem sal, uma vez que muitas delas já contêm naturalmente grande quantidade de gordura.

As gorduras mono e poli-insaturadas também têm um efeito favorável no controle do colesterol, podendo elevar o colesterol-HDL e reduzir o colesterol-LDL. Um bom exemplo é o azeite de oliva. Ele pode ser usado como condimento em saladas de legumes e verduras, peixe grelhado e frango. Pode ser adicionado ao pão, em substituição à manteiga.

Os ácidos graxos ômega 3, encontrados nos óleos de peixe de águas geladas (sardinha, cavala, arenque, atum) e a semente da linhaça contribuem para reduzir os níveis sanguíneos de triglicérides. Além disso, esses óleos apresentam efeitos benéficos sobre a coagulação, inibindo a agregação das plaquetas e a trombose arterial. Associados com a dieta, podem ser úteis na prevenção da aterosclerose.

As fibras são um tipo de carboidrato. Têm origem nas membranas das células vegetais e são, geralmente, resistentes à digestão humana. Não são absorvidas, sendo eliminadas pelas fezes, integralmente. A ingestão regular de alimentos ricos em fibras está associada de maneira favorável ao controle da constipação intestinal, do diabetes e da obesidade, porque retarda a absorção dos alimentos pelo intestino delgado e prolonga o período de saciedade.

Há evidências de que o uso diário de fibras solúveis em água pode reduzir os níveis de colesterol no sangue em até 10%. Estas fibras estão presentes na aveia e farinha de linhaça, na ervilha, no feijão, no arroz integral, na cenoura, no inhame, no brócolis e nas frutas, especialmente na maçã com casca. Entretanto, as fibras insolúveis em água, encontradas no farelo de trigo, no milho, no amendoim, nas verduras e em outros cereais não apresentam o mesmo efeito.

Recomenda-se uma ingestão mínima de 25g de fibras por dia. Pelo menos seis gramas devem ser de fibras solúveis. Os fitosterois são esteroides vegetais. Encontram-se nas leguminosas, principalmente na soja e na farinha de linhaça. A ingestão de três a quatro gramas ao dia de fitosteróis reduz o colesterol-LDL. É uma boa alternativa para o controle da hipercolesterolemia (Dantas, 2007).

A melhoria do estilo de vida é imprescindível. Parar de fumar e praticar exercícios aeróbicos são fundamentais. Os medicamentos hipolipemiantes devem ser utilizados quando as medidas não farmacológicas forem insuficientes para obtenção dos níveis desejáveis. O tratamento efetivo e persistente das hiperlipemias diminui a progressão e estabiliza a placa aterosclerótica, podendo promover a regressão e evitar o aparecimento de novas lesões ateroscleróticas. Isto implica redução da incidência de doença isquêmica do coração e da mortalidade cardiovascular.

As vastatinas são os medicamentos de primeira escolha no tratamento da hipercolesterolemia. Agem reduzindo a síntese de colesterol e aumentando a captação das lipoproteínas LDL e VLDL pelo hepatócito. Além disso, bloqueiam a síntese hepática de triglicérides. O resultado é a redução do colesterol total, do colesterol-LDL (de 18 a 55%) e dos triglicérides (de 7 a 30%) e o aumento do colesterol-HDL (de 5 a 10%).

Os fibratos são medicamentos derivados do ácido fíbrico. Aumentam a produção e a ação da enzima lipase lipoproteica, reduzindo os triglicérides (de 30 a 60%). Aumentam o colesterol-HDL (de 7 a 11%). Os altos níveis de triglicérides estão frequentemente associados com a obesidade, o diabetes e o alcoolismo. Respondem muito bem à dieta hipocalórica com restrição aos carboidratos, às gorduras e ao uso de bebidas alcoólicas. A atividade física aeróbica de intensidade moderada, pelo menos 30 minutos por dia, todos os dias da semana também está indicada. Os fibratos são as drogas de escolha em pacientes com triglicérides acima de 500 mg/dL. Na síndrome metabólica, onde a hipertrigliceridemia está associada ao colesterol-HDL baixo, seu emprego também está indicado (Sociedade Brasileira de Cardiologia, 2007).

A exposição ocupacional ao dissulfeto de carbono provoca alterações do metabolismo lipídico caracterizadas por aumento dos níveis séricos de colesterol, especialmente, do colesterol-VLDL (Benowitz, 1990; Benowitz, 1992). O metabolismo de glicídios alterado é demonstrado por uma diminuição da tolerância à glicose, a qual pode ser devida a uma eventual deficiência de insulina nos indivíduos expostos ao dissulfeto de carbono. A função tireoidiana é afetada pela diminuição dos níveis séricos de tiroxina, podendo haver, em alguns casos, hipotireoidismo subclínico (Franzinelli, 1981).

A interferência do **trabalho em turnos** sobre a prevalência de alguns fatores de risco cardiovascular também tem sido investigada. A prevalência de hipercolesterolemia foi maior nos trabalhadores em turnos se comparado com os em horário diurno (Knutsson, 1989; Dantas, Teixeira, 1990; Heinemann, Enderlein, Starck, 1998).

✓ *Diabetes Melito*

O *diabetes mellitus* caracteriza-se pela produção insuficiente de insulina ou pela sua incapacidade de exercer os efeitos fisiológicos esperados. Manifesta-se pela elevação crônica dos níveis de glicemia e está frequentemente associada à hipertensão arterial, à hipertrigliceridemia e ao colesterol HDL baixo.

Existem dois tipos principais de diabetes. O tipo 1 resulta da destruição das células beta do pâncreas. Ele provoca a parada de produção de insulina. Já o diabetes tipo 2 é secundário a graus variáveis de resistência à insulina e à deficiência relativa da secreção insulínica. O diabetes tipo 2 representa de 85 a 90% do total de casos e pode ser prevenido (Sociedade Brasileira de Endocrinologia e Matabologia, 2004; Sociedade Brasileira de Diabetes - SBD, 2005.

O diabetes é um fator de risco estatisticamente independente para a aterosclerose. Interage sinergicamente com o colesterol no processo aterogênico. Frequentemente, associa-se à vida sedentária, à obesidade, à hipertrigliceridemia, à redução do colesterol-HDL e à formação de partículas de colesterol LDL pequenas e densas. Ele altera a função endotelial e aumenta a atividade plaquetária e os níveis plasmáticos de fibrinogênio. A hereditariedade, a obesidade, o sedentarismo e a síndrome metabólica são considerados fatores de risco para o desenvolvimento do diabetes.

Entre os principais sintomas e sinais de diabetes estão a polidipsia, a poliúria, a desidratação e o emagrecimento. As complicações mais comuns são a cetoacidose diabética, a síndrome hiperosmolar não cetótica, as infecções, a retinopatia, a neuropatia, o pé diabético, a nefropatia, a hipertensão arterial e as doenças cardiovasculares (doença isquêmica do coração, doença cerebrovascular e a doença vascular periférica), que compreendem a principal causa de mortalidade entre os diabéticos (Sociedade Brasileira de Diabetes, 2003).

O diagnóstico de diabetes pode ser feito baseado na dosagem da glicose no sangue (Tabela 37.4). O valor normal, em jejum, varia entre 60 a 99 mg/dL. Uma glicemia de jejum normal não é suficiente para afastar o diagnóstico de diabetes. Em casos suspeitos ou quando existe uma forte predisposição familiar pode ser realizado um teste de sobrecarga com a dosagem da glicemia duas horas após a ingestão de 75 g de glicose.

Tabela 37.4. Diagnóstico de diabetes (*The Expert Commitee on the Diagnosis and Classification of* Diabetes mellitus, 2003).

Normal
Glicemia em jejum 60 – 99 mg/dL
Glicemia 2 horas após 75 g de glicose < 140 mg/dL

Intolerância à glicose
Glicemia em jejum ≥ 100 mg/dL e < 126 mg/dL
Glicemia 2 horas após 75 g de glicose ≥ 140 e < 200 mg/dL

Diabetes
Glicemia em jejum ≥ 126 mg/dL
Glicemia 2 horas após 75 g de glicose ≥ 200 mg/dL

Em pacientes estáveis e bem controlados, a medida da glicemia em jejum e da hemoglobina glicosilada deve ser realizada a cada três ou quatro meses. A glicemia capilar é recomendada para o automonitoramento. A hemoglobina glicosilada não é recomendada para o diagnóstico, mas é muito útil no acompanhamento do diabético. A meta genérica deve ser < 7%. Em pacientes individuais, os níveis devem ser os mais próximos do normal (< 6%), desde que não ocorra hipoglicemia (Sociedade Brasileira de Diabetes, 2005). Há evidências indicando que cada 1% de aumento na hemoglobina glicosilada está associado à elevação do risco relativo de doença cardiovascular de 15%, em pacientes com diabetes tipo 1, e de 18%, no tipo 2 (Selvin *et al.*, 2004).

As principais recomendações e metas para o controle do diabetes (Buse *et al.*, 2007) emitidas pela American Diabetes Association (ADA) e pela American Heart Association (AHA) são:

- manter o peso ideal. O emagrecimento deve ser entre 5 a 7% do peso inicial;
- limitar a ingestão energética procedente das gorduras (de 25 a 35%). Substituir as gorduras saturadas (< 7%) e as transsaturadas (< 1%) por gorduras insaturadas;
- manter a ingestão de fibras de ≥14 g/1.000 kcal;
- reduzir a ingestão de sal (3,0 a 6,0 g);
- reduzir o consumo de bebidas alcoólicas (< 2 doses);

- manter atividade física aeróbica:
  - moderada: 150 minutos em, pelo menos, 5 dias da semana; ou
  - vigorosa: 90 minutos em, pelo menos, 3 dias da semana;
- parar de fumar;
- medir a pressão arterial em todas as consultas e manter os níveis < 130/80 mmHg;
- prescrever inibidores da enzima de conversão da angiotensina (ECA) ou bloqueadores do receptor de angiotensina para os diabéticos hipertensos;
- monitorar a função renal e os níveis de potássio dos pacientes diabéticos e hipertensos em tratamento;
- manter:
  - o colesterol total < 200 mg/dL;
  - o colesterol-LDL < 100 mg/dL;
  - o colesterol-HDL > 50 mg/dL;
  - os triglicérides < 150 mg/dL.

A IV Diretriz Brasileira sobre Dislipidemias e Prevenção da Aterosclerose (Sociedade Brasileira de Cardiologia, 2007) recomenda metas que são mais rigorosas para os diabéticos. O perfil desejado é: colesterol-LDL < 100 mg/dL (opcional < 70 mg/dL), não colesterol-HDL < 130 mg/dL (opcional < 100 mg/dL).

O objetivo terapêutico primário é manter o controle metabólico. A conduta terapêutica deve incluir a reeducação alimentar e a prática regular de atividade física que diminua a resistência à insulina e contribua para o controle da obesidade, da hipertensão arterial e das dislipidemias. O tratamento inclui a utilização de drogas (sulfoniureias, acarbose, rosiglitazona, pioglitazona, glinidas e as insulinas) para o controle metabólico. As vastatinas são as drogas de escolha nos casos de hipercolesterolemia que não respondem ao tratamento não farmacológico. Portanto, além do controle do diabetes, deve-se enfatizar a importância do controle rigoroso dos outros fatores de risco para a prevenção primária de doenças cardiovasculares (Ellinger *et al.*, 2005).

✓ *Fumo*

A legislação brasileira impõe restrições ao uso e à propaganda de derivados do tabaco e proíbe o fumo em recintos coletivos, privados ou públicos. A Política Nacional de Promoção da Saúde, formulada pelo Ministério da Saúde, prioriza a prevenção e o controle do tabagismo.

Os produtos da combustão do fumo, encontrados na fumaça do cigarro, são uma mistura de 4.700 substâncias distribuídas em duas fases, a gasosa e a particulada (Tabela 37.5). Na fase gasosa, podemos destacar:
- o monóxido de carbono que, em contato com o sangue, apresenta uma forte afinidade química para se ligar ao átomo de ferro presente na hemoglobina, formando a carboxiemoglobina.
- a amônia, as cetonas, o formaldeído, o acetaldeído e a acroleína, que são os principais constituintes da fase gasosa. São substâncias irritantes para as mucosas das vias respiratórias.

A fase particulada é composta pela nicotina e pelo alcatrão:

a) a nicotina é a responsável pela dependência química ao fumo;

b) o alcatrão, onde são encontradas dezenas de substâncias cancerígenas, entre elas: o arsênio, o níquel, o cádmio, o chumbo, o benzopireno, os resíduos de agrotóxicos (DDT) e elementos radioativos (o carbono 14 e o polônio 210). Essas substâncias estão associadas aos cânceres da boca, faringe, laringe, brônquios, pulmões, esôfago, estômago, fígado, pâncreas, rim, bexiga, colo de útero, entre outros. O câncer de pulmão é a principal causa de morte por câncer entre os fumantes (Dantas, 2007).

O fumo altera a função endotelial, aumenta a concentração plasmática de fibrinogênio e a adesividade das plaquetas, ações fundamentais na formação de trombos arteriais. Interfere em todas as fases do processo aterosclerótico, desde a disfunção endotelial até os eventos clínicos de natureza predominantemente trombogênica. A fumaça do cigarro aumenta o processo inflamatório, a trombose e a oxidação do colesterol-LDL. Estudos experimentais e clínicos sustentam a hipótese de que o estresse oxidativo, mediado pelos radicais livres liberados diretamente da fumaça do cigarro, é um mecanismo potencial para desencadear o processo aterotrombótico (Ambrose, Barua, 2004). Os fumantes apresentam uma redução dos níveis sanguíneos de colesterol-HDL e uma elevação do colesterol, colesterol-LDL e triglicérides (Craig *et al.*, 1989). O fumo aumenta o consumo de oxigênio pelo músculo cardíaco e diminui a oferta de oxigênio para a célula.

O fumo é um dos principais fatores de risco para a doença isquêmica do coração, o acidente vascular cerebral isquêmico, a doença arterial periférica e o aneurisma da aorta abdominal. A interação entre o fumo e a hipercolesterolemia tem um forte componente sinérgico na gênese do infarto agudo do miocárdio. Estima-se que 30% de todas as mortes por doenças cardiovasculares nos Estados Unidos sejam atribuídas ao fumo. O risco de acidente vascular cerebral isquêmico dobra nos fumantes (Ockene, Miller, 1997). O fumo é a principal causa de enfisema pulmonar, de câncer de pulmão e de laringe. A cessação do tabagismo representa um grande impacto na redução da incidência do câncer de pulmão, mas outras repercussões importantes seriam observadas no câncer de boca, faringe, laringe, esôfago, bexiga, pâncreas e rim. Os riscos atribuíveis ao fumo indicam que a eliminação total do tabagismo levaria à prevenção de 54% do câncer de esôfago, de 71% do câncer de pulmão e de 86% do câncer de laringe (Menezes *et al.*, 2002).

Tabela 37.5. Resultados da análise da fumaça de cigarro (média, desvio-padrão)

Puff count	8,45 ± 0,30	Fluoreno	191 ± 9 ng/cig.
Particulados	8,61 ± 0,04 mg/cig.	Fenatreno	119 ± 4 ng/cig.
Nicotina	0,74 ± 0,02 mg/cig.	Antraceno	35,1 ± 1,3 ng/cig.
Água	0,50 ± 0,13 mg/cig.	Fluorantreno	41,1 ± 1,6 ng/cig.
Monóxido de carbono	10,0 ± 0,4 mg/cig.	Pireno	35,4 ± 1,6 ng/cig.
Óxidos de nitrogênio	0,263 ± 0,016 mg/cig.	Benzo[a]antraceno	10,1 ± 0,5 ng/cig.
Ácido cianídrico	80,8 ± 15,4 ug/cig.	Crizeno	14,4 ± 0,8 ng/cig.
Formaldeído	16,5 ± 1,8 ug/cig.	Benzo[-]fluorantreno	5,63 ± 0,26 ng/cig.
Acetaldeído	518 ± 26 ug/cig.	Benzo[a]pireno	5,10 ± 0,31 ng/cig.
Acroleína	46,3 ± 3,0 ug/cig.	Indeno[1,2,3-cd]pireno	2,63 ± 0,18ng/cig.
Fenol	11,79 ± 0,37ug/cig.	Dibenzo[-]antraceno	< 0,60 ng/cig.
o-Cresol	3,31 ± 0,07 ug/cig.	Benzo[ghi]perileno	1,73 ± 0,08 ng/cig.
m-Cresol	2,55 ± 0,06 ug/cig.	5-Metilcrizeno	< 7,60 ng/cig.
p-Cresol	6,36 ± 0,16 ug/cig.	Dibenzo[a,j]acridina	< 2,72 ng/cig.
Catecol	53,8 ± 1,16 ug/cig.	NDMA	< 4,40 ng/cig.
Resorcinol	0,83 ± 0,02 ug/cig.	NPY	12,5 ± 3,1 ng/cig.
Hidroquinona	43,3 ± 1,2 ug/cig.	NNN	124 ± 22 ng/cig.
Cloreto de vinila	0,030 ± 0,002 ug/cig.	NAT	104,9 ± 7,7ng/cig.
1,3-Butadieno	42,7 ± 4,2 ug/cig.	NAB	18,6 ± 2,5 ng/cig.
Isopreno	319 ± 22 ug/cig.	NNK	138 ± 41ng/cig.
Acrilonitrila	9,05 ± 0,14 ug/cig.	NDELA	< 4,30 ng/cig.
Benzeno	39,8 ± 1,6 ug/cig.	Cádmio	24,7 ± 1,2 ng/cig.
Tolueno	67,2 ± 5,1 ug/cig.	Cromo	< 1,32 ng/cig.
Naftaleno	276 ± 17 ng/cig.	Chumbo	10,1 ± 0,6 ng/cig.
Acenaftileno	64,3 ± 4,2 ng/cig.	Níquel	< 2,63 ng/cig.
Acenafteno	46,8 ± 2,0 ng/cig.		

Rustemeier et al., 2002.

Alguns estudos confirmam a importância dos programas de controle do tabagismo e os impactos positivos deles na saúde pública. Na Finlândia, a diminuição de 16% do percentual de homens fumantes provocou uma queda de 10% da mortalidade por doença coronariana. Por outro lado, houve um aumento de 9% de mulheres fumantes, com uma elevação da mortalidade por doença coronariana de 11% (Varartiainen et al., 1994). Outro estudo clássico demonstrou que o risco cardiovascular cai rapidamente quando o indivíduo para de fumar. O risco cai 50% ao fim do primeiro ano, e se aproxima dos níveis dos não fumantes após um período que varia de dois a dez anos (Kannel, D'Agostino, Belanger, 1987).

A qualidade do ar de interiores pode ser monitorada pela avaliação do dióxido de carbono (CO_2), do monóxido de carbono (CO), de compostos orgânicos voláteis, de compostos orgânicos semivoláteis, do radônio, da matéria particulada, da nicotina e das concentrações total e específica de micro-organismos. A fumaça de tabaco pode ser a principal fonte de matéria particulada respirável do ar em recintos fechados. A queima de tabaco produz uma mistura complexa de poluentes e irritantes respiratórios (Brickus, Aquino Neto, 1999). A ACGIH (American Conference of Governmental Industrial Hygienists) estabeleceu um limite de exposição ocupacional, para a nicotina, de 0,5 mg/m^3, e de 25 ppm para o monóxido de carbono. A ACGIH adota a carboxiemoglobina como o Índice Biológico de Exposição para a avaliação da exposição ao monóxido de carbono, e estabelece o valor de 3,5% como referência. Em fumantes, os valores podem variar de 4,0 a 5,0% para quem fuma de um a dois maços por dia, e de 8,0 a 9,0% para aqueles que fumam mais do que dois maços diários (ACGIH, 2006).

No Brasil, a legislação proíbe o fumo em locais de trabalho fechados ou climatizados por sistemas de ar condicionado. Além da questão da segurança e da prevenção de incêndios, fumar nos locais de trabalho acarreta a exposição passiva, de natureza ocupacional, entre os colegas. Pesquisas demonstram que a inalação passiva de fumaça do cigarro implica risco significativo, envolvendo o aumento da incidência de câncer de pulmão. E apesar dos baixos níveis estimados, a exposição à fumaça do cigarro, em ambientes fechados, aumenta também o risco de doença coronariana, de 25 a 35%, entre fumantes passivos (Wells, 1994; Glantz, Parmley, 1995; Howard, Thun, 1999).

A relação do trabalho em turnos com a prevalência do tabagismo também tem sido investigada. Observou-se maior prevalência de fumantes nos trabalhadores em turnos se comparado com os em horário diurno (Dantas, Teixeira, 1990).

A recomendação médica para assumir um estilo de vida saudável, incentivando a decisão de parar de fumar, é um recurso terapêutico para o controle do tabagismo. O tratamento farmacológico inclui a nicotina, por via transdérmica ou oral (goma de mascar), e o cloridrato de bupropiona. Um recente avanço no tratamento do tabagismo é a vareniclina. Trata-se de uma nova e promissora classe terapêutica – agonista parcial do receptor $a4B2$ nicotínico. Alivia os sintomas da síndrome de abstinência à nicotina, modulando a liberação central de dopamina e reduzindo o prazer em fumar (Cahill, Stead, Lancaster, 2007). O tratamento farmacológico necessita de acompanhamento médico.

A acupuntura e os grupos de ajuda mútua são formas complementares de tratamento do tabagismo que reforçam a decisão de parar de fumar e contribuem para o sucesso do tratamento. Dão suporte adicional durante o período inicial de abstinência ao fumo e podem ser formados dentro das empresas.

No Brasil, estão em vigor a Portaria Interministerial nº 3.257, de 22 de setembro de 1988, e a Lei nº 9.294, de 13 de julho de 1996. A legislação proíbe o fumo em recintos coletivos de trabalho e incumbe às Comissões Internas de Prevenção de Acidentes (CIPA) a função de promover campanhas educativas, demonstrando os efeitos nocivos do fumo.

As empresas devem incluir, nas suas políticas de saúde ocupacional, as diretrizes para a prevenção e o controle da dependência química. A estruturação dos programas de controle do tabagismo deve contemplar medidas de proteção à saúde dos não fumantes, para evitar o fumo passivo. Várias empresas brasileiras possuem programas estruturados de controle do tabagismo.

No Brasil, a política de controle do tabagismo apresenta bons resultados, observando-se uma redução de 32% do consumo anual de cigarros, em 1989, para 20%, em 2002, (Cavalcante, 2004). Em nossa experiência pessoal, constatamos uma redução da prevalência de fumantes entre os petroleiros, em Minas Gerais, de 33,7%, em 1986, para 10,6%, em 2006 (Fig. 37.3).

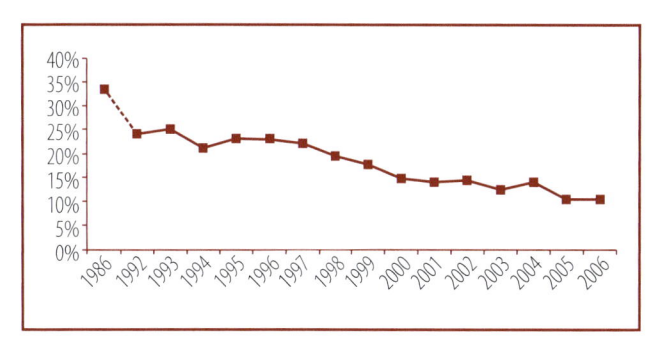

Fig. 37.3. Prevalência de tabagismo em uma refinaria de petróleo – 1986-2006.

✓ *Obesidade*

A obesidade está associada com a hipertensão arterial, o diabetes tipo 2, a hipertrigliceridemia, a hipercolesterolemia e o colesterol-HDL baixo. Ela aumenta a mortalidade cardiovascular, predispõe aos distúrbios osteomusculares, reduz a mobilidade e a capacidade aeróbica, limitando a capacidade funcional para alguns tipos de trabalho.

A obesidade de causa exógena está relacionada com o excesso de ingestão calórica e com a vida sedentária. A hereditariedade também exerce um papel fundamental em alguns casos de obesidade. A distribuição de gordura corporal tem sido reconhecida como um fator preditivo de saúde e a obesidade abdominal como um fator de risco cardiovascular. Este tipo de obesidade aumenta a resistência do organismo à ação da insulina, elevando o risco de diabetes. O colesterol e os triglicérides também aumentam e o colesterol-HDL diminui. Torna-se maior, deste modo, o risco de agregação das plaquetas e de trombogênese.

São várias as alternativas confiáveis para a avaliação do peso corporal. A ultrassonografia, a análise de bioimpedância e a espectroscopia por raios infravermelhos estão disponíveis e são, relativamente, de baixo custo. O cálculo do percentual de gordura corporal pela medição da espessura da prega cutânea é um método preciso para avaliar o teor de gordura e o peso corporal. Os níveis considerados normais estão abaixo de 15%, nos homens, e de 25% nas mulheres.

O índice de massa corpórea (IMC) é um indicador prático na avaliação da obesidade, mas tem algumas limitações na representação da gordura corporal. É pouco preciso na identificação da gordura visceral. Subestima a massa gordurosa nas pessoas mais idosas em decorrência de sua perda de massa muscular. Em atletas, ela é superestimada. O IMC não distingue a massa gordurosa da massa magra (Deurenberg *et al.*, 1999).

A medida da circunferência abdominal e a relação cintura/quadril são bons métodos para avaliar a obesidade abdominal. A combinação entre o índice de massa corpórea e a avaliação da distribuição de gordura corporal pela medida da circunferência abdominal é, provavelmente, a melhor opção para preencher as necessidades de uma avaliação clínica (Molarius *et al.*, 1999).

Para calcular o IMC, basta saber o peso (em quilos) e a altura (em metros) de um indivíduo. Ele é calculado com o emprego de uma fórmula. Segue um exemplo de cálculo para um homem de 1,70m e 70kg:

$$(IMC) = \frac{Peso\ (kg)}{Altura \times Altura\ (m)} = \frac{70\ kg}{1,70\ m \times 1,70\ m} = 24,1\ kg/m^2$$

A Tabela 37.6 estabelece a classificação pelo IMC e a combinação com a medida da circunferência abdominal na avaliação da obesidade, dos diabetes e de risco cardiovascular (WHO *Expert Committee*, 1995; Sociedade Brasileira de Medicina do Esporte – SBME, 2001).

Tabela 37.6. Combinação do IMC com a medida da circunferência abdominal, para avaliar obesidade, diabetes (Chan *et al.*, 1994) e risco cardiovascular (Rexrode *et al.*, 1998)

IMC (kg/m²)		Circunferência abdominal (cm)	
		Homem: 94 – 102	> 102
		Mulher: 80 – 88	> 88
Baixo peso	< 18,5	-	-
Normal	18,5 – 24,9	-	Aumentado
Pré-obeso	25,0 – 29,9	Aumentado	Alto
Obesidade	≥ 30,0	Alto	Muito alto

A reeducação alimentar e a prática regular de exercícios físicos são a melhor alternativa para o controle da obesidade. A proposta da estratégia global da Organização Mundial de Saúde para Promoção da Alimentação Saudável, Atividade Física e Saúde (World Health Organization – WHO, 2004) recomenda a formulação e a introdução de linhas de ação efetivas para reduzir, substancialmente, as mortes e doenças em todo o mundo. O objetivo principal é a redução dos fatores de risco para Doenças Crônicas Não Transmissíveis – DCNT. A estratégia inclui ações de saúde pública, a promoção da saúde e medidas para aumentar a atenção e o conhecimento sobre nutrição e atividade física. A atividade física deve estar incluída dentro da rotina diária.

As recomendações específicas sobre a alimentação saudável são:
- limitar a ingestão energética procedente de gorduras (15 a 30%);
- substituir as gorduras saturadas (menos de 10%) e transsaturadas (margarinas e gorduras hidrogenadas) por gorduras insaturadas (azeite de oliva, castanhas, nozes, óleos vegetais líquidos etc.);
- aumentar o consumo de frutas, legumes e verduras (cinco porções ou 400 gramas diárias);
- aumentar o consumo de cereais integrais, nozes e similares;
- limitar a ingestão de açúcar simples;
- limitar a ingestão de sal (sódio) de todas as procedências (manter a menos de cinco gramas ao dia);
- buscar o equilíbrio energético para o controle de peso saudável.

✓ *Vida sedentária*

O sedentarismo é uma condição indesejável e representa risco para a saúde. Há expressiva associação entre o estilo de vida ativo, a redução do risco de morte e melhoria da qualidade de vida (Tabela 37.7). Os indivíduos fisicamente ativos tendem a apresentar uma menor incidência de doenças crônico-degenerativas, explicável por uma série de benefícios fisiológicos e psicológicos decorrentes da prática regular da atividade física (Sociedade Brasileira de Medicina do Esporte, 2001).

Tabela 37.7. Exercícios físicos: benefícios para a saúde (USA, *Department of Health and Human Services*, 1996)

Reduzem:
• o risco de morte prematura e de morte de origem cardiovascular;
• o risco de hipertensão arterial;
• a pressão arterial de pessoas hipertensas;
• o risco de câncer de cólon;
• o peso corporal;
• a sensação de depressão e ansiedade;
Contribuem para:
• a construção e a manutenção de massa óssea, músculos e articulações;
• a prevenção do risco de quedas em idosos;
• a promoção do bem-estar psicológico.

Há ainda outras evidências que indicam uma associação favorável entre a prática de exercícios aeróbicos e a proteção contra a aterosclerose. Os mecanismos responsáveis por esse benefício estão relacionados com a elevação dos níveis de colesterol-HDL, com a diminuição de triglicérides, com a melhoria do controle de peso e da pressão arterial, com os efeitos favoráveis sobre o metabolismo da glicose e a sensibilidade do organismo à insulina, contribuindo para o controle do diabetes. Os fatores de coagulação do sangue também são alterados favoravelmente pela prática regular de exercícios físicos, ocorrendo a redução da agregação plaquetária e o aumento da fibrinólise.

A proposta da estratégia global da Organização Mundial de Saúde para Promoção da Alimentação Saudável, Atividade Física e Saúde recomenda a adoção de um estilo de vida ativo que compreenda a incorporação da prática regular de atividade física nas ações do cotidiano das pessoas. A atividade física deve estar incluída dentro da rotina diária, de forma a se realizar, pelo menos, 30 minutos de atividade física continuamente ou de forma acumulada, moderada, em pelo menos 5 (cinco) dias na semana (World Health Organization, 2004).

A evolução tecnológica e a disseminação dos processos de automação contribuem para tornar o trabalho cada vez mais sedentário. A vida sedentária representa um fator de risco independente para a doença aterosclerótica coronariana. Há evidências que indicam uma associação favorável entre a prática de atividade física, de natureza ocupacional ou recreativa, e a proteção contra a aterosclerose e a doença isquêmica do coração. Há um consenso de que a prática de esportes intensos e de caráter eventual é desaconselhável, porque os riscos superam os benefícios (Mittleman *et al.*, 1993; Willich *et al.*, 1993).

Programas estruturados de condicionamento físico nos locais de trabalho estimulam a adoção do estilo de vida saudável e melhoram a aderência aos programas de reeducação alimentar e de controle do tabagismo. Antes de iniciar um programa de exercícios físicos, deve-se passar por uma avaliação médica, especialmente na faixa etária acima de 35 anos e na presença de fatores de risco cardiovascular, ou nos indivíduos sintomáticos (dor torácica, dispneia, síncope, claudicação intermitente, entre outros). Uma prescrição individualizada de exercícios físicos deve conter o tipo, a duração, a frequência e a intensidade dos exercícios, que devem ser agradáveis e motivadores. A atividade física regular bem orientada melhora a aptidão física, a capacidade aeróbica, a flexibilidade, a resistência muscular localizada e contribui efetivamente para o controle da obesidade, da hipertensão arterial, das dislipidemias e do diabetes e para a melhoria da capacidade funcional para o trabalho.

Fatores de risco emergentes

Não há dúvida sobre a importância do papel dos fatores de risco na gênese da aterosclerose, que é uma doença multifatorial e, como tal, necessita da presença de condições predisponentes para a sua ocorrência. A descoberta de novos marcadores de risco talvez possa esclarecer questões aparentemente paradoxais sobre a aterogênese.

✓ *Homocisteína*

A homocisteína é um aminoácido derivado do metabolismo da metionina. Está associada ao aumento do risco de aterosclerose, de infarto do miocárdio e de acidente vascular cerebral. Porém, não podemos afirmar que exista uma relação causal entre eles. Altas taxas de homocisteína podem ser determinadas geneticamente e também estão associadas com a deficiência dietética de ácido fólico e de vitaminas B_6 e B_{12}. Os efeitos cardiovasculares estariam mais relacionados com a trombogênese do que com a aterogênese (Falk, Fuster, 2001).

Os valores normais para adultos são < 15µmol/L. Ainda não há evidências suficientes de que a diminuição da homocisteína reduza o risco de aterosclerose. Portanto, não deve não fazer parte da avaliação laboratorial rotineira.

✓ *Inflamação e fatores hemostáticos*

O processo inflamatório desempenha um papel importante no desencadeamento e na progressão da aterosclerose.

A proteína C reativa de alta sensibilidade (PCR-as) e o fibrinogênio aparecem como fortes indicadores de instabilidade de lesões arteriais e de eventos coronarianos (Falk, Fuster, 2001). A PCR-as é um marcador do processo inflamatório em indivíduos sadios. Porém, na avaliação do risco cardiovascular, não está indicada em fumantes, obesos, diabéticos, pessoas fazendo uso de anti-inflamatórios, mulheres sob terapia de reposição hormonal e na presença de infecções ou osteoartrose. O fibrinogênio tem sido associado à aterosclerose e à instabilidade de lesões arteriais e ao aumento do risco cardiovascular.

✓ *Síndrome da apneia ou hipopneia obstrutiva do sono (SAHOS)*

Existem evidências consistentes para sustentar uma associação independente entre a síndrome de apneia ou hipopneia obstrutiva do sono e as doenças cardiovasculares, incluindo a doença isquêmica, o acidente vascular cerebral, a insuficiência cardíaca, a fibrilação atrial e a morte súbita de origem cardíaca. Essa relação é ainda mais significativa na presença de hipertensão arterial. A hiperatividade simpática persistente parece ser o principal mecanismo fisiopatogênico. Outras possibilidades incluem a ativação dos processos inflamatório e hemostático, a disfunção endotelial e alterações metabólicas.

A ocorrência de acidentes automobilísticos está associada à presença e gravidade de SAHOS, variando de 5,8% na forma leve, 9,9% na moderada e 11% entre os pacientes com SAHOS grave. Essa relação reflete a relevância ocupacional dessa síndrome (Shiomi *et al.*, 2002). A Resolução nº 267 do Conselho Nacional De Trânsito – CONTRAN, de 15 de fevereiro de 2008, estabelece que os condutores de veículos automotores quando da renovação, adição e mudança para as categorias C, D e E deverão ser avaliados quanto à Síndrome de Apneia Obstrutiva do Sono.

O tratamento efetivo da apneia ou hipopneia obstrutiva do sono pode contribuir para a redução significativa do risco de ocorrência de eventos cardiovasculares definidos, como a morte cardiovascular, a síndrome coronária aguda, a hospitalização por insuficiência cardíaca, ou necessidade de revascularização miocárdica (Cintra *et al.*, 2006; McNicholas, Bonsignore, 2007). O uso do CPAP (pressão positiva contínua nas vias aéreas) está indicado para a correção dos distúrbios ventilatórios e metabólicos da SAHOS grave. Há indícios de que o uso desse dispositivo pode contribuir para o controle da PA, queda do descenso da pressão durante o sono, melhora da qualidade de vida e redução dos desfechos cardiovasculares (Sociedade Brasileira de Cardiologia, 2010).

✓ *Álcool*

A Política Nacional sobre o Álcool reconhece a associação deste com a violência e a criminalidade. Ela define bebida alcoólica como aquela que contém 0,5 grau Gay-Lussac ou mais de concentração, incluindo as bebidas destiladas, as fermentadas, a mistura de refrigerantes e destilados, e outras preparações, inclusive as farmacêuticas. Estabelece diretrizes, visando à prevenção e à educação sobre o uso indevido do álcool. Incentiva a regulamentação, o monitoramento e a fiscalização da propaganda e da publicidade. Restringe a venda de bebidas alcoólicas no país (Brasil, 2007).

O trabalho é considerado um dos fatores de risco psicossociais capazes de influenciar no desenvolvimento do alcoolismo. Dejours, Burlot (1985) consideram as práticas de ingestão alcoólica realizadas por colegas, após a jornada de trabalho, uma expressão das estratégias coletivas de defesa psicológica. Estas práticas compreenderiam formas de manter afastada da consciência a lembrança das ameaças e de todos os perigos e riscos ocupacionais (Dejours; Burlot, 1985).

A dependência química de drogas lícitas e ilícitas atinge um numeroso contingente de trabalhadores no Brasil. Não respeita qualquer *status* sociocultural ou econômico. Atinge indiscriminadamente todas as categorias da força de trabalho, desde os trabalhadores braçais até o presidente da empresa, gerando um aumento do absenteísmo e a redução da produtividade no trabalho, podendo levar o indivíduo ao desemprego e à desagregação familiar.

Em 2004, publicamos um estudo sobre trabalhadores da indústria do petróleo que não demonstrou relação entre o trabalho de alto desgaste previsto pelo *Job Strain Model* e o uso de bebida alcoólica, nem entre o consumo de álcool e o trabalho em turnos (Dantas, Mendes, Araújo, 2004). Outros estudos realizados, no Brasil, com petroquímicos, também não evidenciaram maior consumo de álcool entre os trabalhadores em turnos se comparados com os trabalhadores diurnos da mesma empresa, levando-se em consideração os critérios faixa etária e tempo no emprego (Fischer, Lieber, 2003).

A experiência pessoal em consultorias de Promoção da Saúde no Trabalho levou-nos a constatar, em uma empresa que possui programa de prevenção e de recuperação de dependência química, em 2006, que 69,7% dos trabalhadores consumiam bebidas alcoólicas regularmente, 13,9% bebiam três ou mais doses ao dia, em dois ou mais dias da semana, e 1,1% bebiam três ou mais doses diariamente.

O álcool é a droga psicotrópica de uso e abuso mais generalizado. É um exemplo de substância depressora do sistema nervoso central. Pode causar um efeito euforizante inicial e sonolência, posteriormente. Interfere nas operações mentais que dependem de treinamento e experiência prévios. O raciocínio, a memória, a concentração, os reflexos e a coordenação motora ficam prejudicados. O humor oscilante, a falta de discernimento e o excesso de confiança aumentam os riscos de afogamentos, violência, acidentes do trabalho e de trânsito.

O uso de bebidas de procedência duvidosa, sujeitas à falsificação, expõe o usuário ao risco de intoxicações exógenas (com chumbo, arsênio e metanol etc.). O uso excessivo de bebidas alcoólicas aumenta consideravelmente o risco de doenças do fígado (como cirrose e câncer), de pancreatite, gastrite e duodenite, de câncer da boca, de faringe, de esôfago, de acidente vascular cerebral hemorrágico, de doenças degenerativas do sistema nervoso e de doenças mentais. É causa importante de hospitalizações. Portanto, pode-se concluir que o uso excessivo de álcool é prejudicial à saúde e o alcoolismo crônico é um problema de saúde pública.

A ingestão de álcool por períodos prolongados de tempo pode aumentar a PA1,10 e a mortalidade cardiovascular em geral. Em populações brasileiras o consumo excessivo de etanol se associa com a ocorrência de HAS de forma independente das características demográficas (Sociedade Brasileira de Cardiologia, 2010). A ingestão excessiva de bebida alcoólica pode interferir desfavoravelmente em outros fatores de risco coronariano. É uma causa comum da hipertensão arterial reversível, da obesidade e da hipertrigliceridemia. O álcool tem uma ação nociva sobre o miocárdio, deprime a função do ventrículo esquerdo e pode desencadear a miocardiopatia alcoólica e arritmias, entre elas, a fibrilação atrial (Markku, Koskinen, 1993). Episódios hipertensivos são detectados em até 50% dos alcoolistas crônicos. O alcoolismo é considerado a causa mais comum de hipertensão arterial reversível. O consumo de álcool em quantidade acima de três doses por dia (210g por semana) é um fator de risco independente para a hipertensão arterial (Fuchs *et al.*, 2001). Outro fator que aumenta o risco coronariano em bebedores excessivos é a frequente associação do alcoolismo com o fumo.

Os trabalhadores que bebem excessivamente e os dependentes químicos devem ser diagnosticados durante o exame médico ocupacional, visando ao diagnóstico precoce do alcoolismo, o que é fundamental para o sucesso no tratamento. Existem vários instrumentos para a detecção do alcoolismo, sendo os mais utilizados o questionário CAGE e o Audit Teste (Organização Mundial da Saúde).

O CAGE é um teste autoaplicável, simples, rápido e pouco intimidativo (Ewing, Rouse, 1970). É composto por quatro questões com respostas do tipo sim ou não:

C – Alguma vez já sentiu que deveria diminuir a quantidade de bebida ou parar de beber?

A – As pessoas o (a) aborrecem porque criticam o seu modo de beber?

G – Sente-se culpado pela maneira como costuma beber?

E – Costuma beber pela manhã para diminuir o nervosismo ou a ressaca?

Atualmente, o ponto de corte do questionário foi definido em duas respostas positivas. Porém, uma resposta positiva justifica uma avaliação posterior e o acompanhamento evolutivo. A utilização do CAGE na detecção de problemas relacionados ao uso do álcool (abuso e dependência) resultou em prevalência positiva de 19,8%, indicadores de sensibilidade de 84,4% e especificidade de 93,1%, permitindo a detecção de condições de abuso do álcool (Amaral, Malbergier, 2004).

A prevenção da dependência química deve ser uma prioridade no processo de gestão de pessoas. A política das empresas deve estar claramente expressa em documento próprio e ser do conhecimento de todos. Precisa fornecer a estrutura adequada às atividades de prevenção e propiciar as condições necessárias para o tratamento dos dependentes químicos. Deve-se abandonar a atitude paternalista e preconceituosa. O paternalismo deve ser evitado porque cria uma situação facilitadora para a manutenção da dependência química. E o preconceito prejudica qualquer tentativa de recuperação.

O serviço social deve participar ativamente no processo da implantação dos programas de prevenção e de recuperação da dependência química na empresa, fornecendo informações para os trabalhadores e familiares e treinamento específico para os gerentes e supervisores. Além disso, o serviço social participa no levantamento de dados funcionais, entrevistando os empregados, os gerentes, os supervisores e os familiares mais próximos. A troca de informações dentro da equipe do programa é muito importante para o bom encaminhamento dos trabalhos. Nessa fase, deve ser estabelecido um contrato com as metas negociadas entre a equipe de saúde, a gerência e o empregado dependente químico. O acompanhamento do processo de recuperação deve ser realizado pela equipe com a participação de todos os envolvidos.

O primeiro passo para o tratamento do alcoolismo é a aceitação sobre o fato de ser portador da doença. Os passos seguintes são: desejo de abandonar o uso, manutenção da abstinência e prevenção das recaídas. O planejamento do tratamento deve considerar os recursos disponíveis na empresa e na comunidade. Na maioria dos casos, o tratamento ambulatorial é eficaz. Os recursos públicos e os comunitários, especialmente a participação em grupos de alcoólicos anônimos – AA e em grupos de familiares – AL-ANON, devem ser utilizados. O acompanhamento individual e familiar por equipes interdisciplinares compostas por profissionais especializados, com experiência em dependência química, é essencial no processo de recuperação e na prevenção de recaídas. As técnicas de intervenção terapêutica podem incluir a desintoxicação, o tratamento medicamentoso com antagonista opióide (naltrexona), a psicoterapia individual, a psicoterapia de grupo, o atendimento familiar, a terapia ocupacional e as terapias cognitivas e comportamentais.

A implantação de grupos de ajuda mútua nos locais de trabalho, com reunião semanal dos trabalhadores e aposentados em recuperação, sob a coordenação da equipe, tem obtido resultados positivos na prevenção da recaída.

Quando o tratamento ambulatorial não consegue êxito ou nos casos mais graves, em que haja necessidade imediata de desintoxicação, existe a opção do tratamento sob regime de internação em clínicas especializadas. A internação involuntária poderá ocorrer exclusivamente se a pessoa estiver correndo risco de vida ou proporcionando este risco a terceiros. Após a alta da clínica, o retorno ao trabalho deve ser imediato, objetivando a reorganização da vida e a reintegração social do indivíduo. Deve-se dar prosseguimento ao tratamento ambulatorial especializado, sob a supervisão da equipe de saúde da empresa.

As estratégias de intervenção, moldadas em programas de prevenção e recuperação da dependência química nas empresas, têm apresentado resultados satisfatórios, promovendo a redução do absenteísmo e a melhoria da produtividade no trabalho. Entretanto, alguns trabalhos relatados utilizam critérios de diagnóstico e de sucesso terapêutico não padronizados, comprometendo a comparação entre os programas das empresas e dificultando a definição de um modelo adequado de intervenção terapêutica.

Estresse e trabalho: impactos cardiovasculares

Nos países industrializados, as inovações tecnológicas propiciaram a melhoria das condições ambientais, tornando o trabalho menos insalubre, menos agressivo e menos pesado, caracterizando uma tendência de redução do componente "carga física" no trabalho. Por outro lado, as novas tecnologias têm imposto cada vez mais exigências de natureza cognitiva ao trabalhador. Elas se configuram por meio de diferentes processos decisórios, envolvidos no controle do processo de trabalho, e na resolução de problemas deste controle resultantes (Abrahão, 2000).

A aceleração do ritmo de trabalho, a elevação de sua complexidade, variabilidade, intensidade e da responsabilidade profissional, associadas a uma organização do trabalho autoritária e inflexível, conduzem a um aumento das exigências "cognitivas" e "psíquicas" e da própria carga de trabalho. Esse processo, em contínua e infinita transformação, modifica substancialmente a estrutura organizacional do trabalho, as atividades dos trabalhadores, as condições de trabalho e os determinantes da saúde do trabalhador, produzindo desgaste e novas formas de adoecimento (Dantas, 2003 – Fig. 37.4).

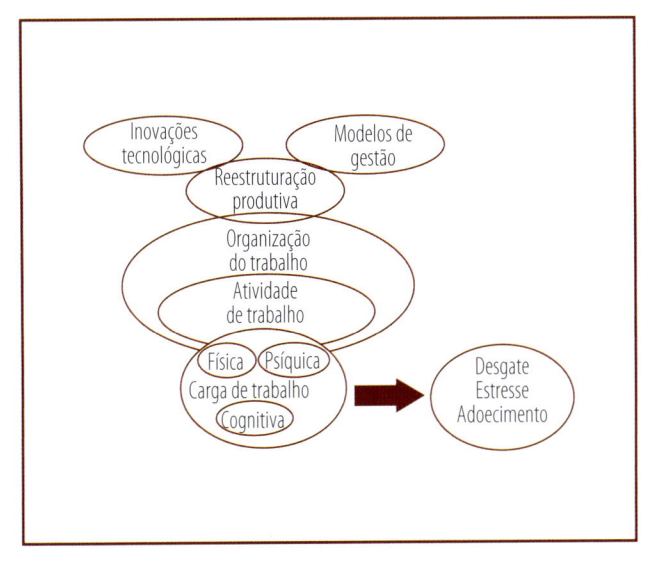

Fig. 37.4. Repercussões da reestruturação produtiva.

A carga de trabalho é um conceito básico da Ergonomia, utilizado no estudo da interface entre o trabalho e a saúde. Esse conceito fornece elementos para se entender os mecanismos pelos quais os processos de trabalho interferem na qualidade da vida produtiva e na saúde. A Ergonomia trata a carga de trabalho como um instrumento conceitual auxiliar na busca do entendimento da conexão e das repercussões da atividade de trabalho com/sobre a saúde, o desgaste e o desempenho do trabalhador, orientando a formulação de critérios de intervenção sobre situações de trabalho específicas. A carga de trabalho relaciona-se ao compromisso com o trabalho, à responsabilidade pelos resultados obtidos ou à habilidade em responder às demandas da atividade. A noção de carga de trabalho deve ser interpretada a partir da identificação e da compreensão da dinâmica operatória frente aos objetivos da produção, às exigências da tarefa e às condições de execução da atividade em situações de trabalho específicas (Echternacht, 1998).

A carga de trabalho apresenta pelo menos três componentes: o físico, o cognitivo e o psíquico. Cada um deles pode determinar sobrecarga ou sofrimento. Esses aspectos se inter-relacionam e, via de regra, a sobrecarga de um deles é acompanhada de uma carga muito elevada nos outros dois campos. Esta separação tem a finalidade apenas taxonômica, devendo-se considerar as múltiplas dimensões da carga de trabalho de uma forma integral (Wisner, 1987).

Muitas vezes, a desconexão entre o trabalho prescrito e o trabalho real implica a necessidade de transgredir, ostensiva ou veladamente, para poder executar as tarefas prescritas. A carga de trabalho é um elemento de mediação entre a atividade de trabalho e o processo de desgaste do trabalhador. Ela aumenta quando a flexibilidade da organização do processo produtivo e as alternativas operatórias frente à variabilidade das situações de trabalho diminuem. Quanto mais flexível for a organização do trabalho, permitindo a ampliação das "margens de manobra" e a adaptação aos modos operatórios dos operadores, menor é a possibilidade de provocar o aumento da carga de trabalho e o desgaste da saúde do trabalhador (Echternacht, 1998).

A relação do homem com a organização do processo produtivo é a origem da carga psíquica, cuja elevação é produzida pela organização autoritária do trabalho, que não oferece uma saída apropriada à energia pulsional. A construção do trabalho saudável, sob esta ótica, parte dos princípios de respeito à construção da identidade do indivíduo, no âmbito de uma organização do trabalho flexível, que permite ao trabalhador maior liberdade para construir o seu modo operatório, ampliar as margens de manobra, aplicar a criatividade, respeitando-se os limites de ser humano. Dejours, Abdoucheli, Jayet (1994) afirmam que "o pleno emprego das aptidões psicomotoras, psicossensoriais e psíquicas parece ser uma condição de prazer do trabalho".

A análise da teoria sobre o estresse é complexa, tendo em vista o próprio conceito em questão. Existe farta produção científica sobre o assunto, abordando diferentes aspectos, nos campos da medicina, da psicologia e da filosofia (Selye, 1976). A falta de consenso sobre o conceito de estresse tem causado muitas dificuldades na determinação do verdadeiro papel que ele exerce na epidemiologia das doenças cardiovasculares.

O estresse é a própria Síndrome Geral de Adaptação, descrita por Hans Selye como um conjunto de reações fisiológicas eminentemente somáticas, de cunho sobretudo emocional, que surge quando o organismo é compelido a adaptar-se a alguma situação alarmante (Selye, 1956). Pode ainda ser conceituado como uma relação de desequilíbrio entre o ambiente e o indivíduo, ressaltando-se, porém, que o cérebro necessita de graus específicos de estimulação ambiental para funcionar adequadamente (Kalimo, 1980). Outro conceito muito difundido é que o estresse psicológico caracteriza-se por uma relação particular entre o indivíduo e o ambiente que é interpretado por ele como um processo de sobrecarga que ultrapassa as suas possibilidades de adaptação e que ameaça o seu bem-estar (Lazarus, Folkman, 1984).

Em 1979, Karasek, reconhecendo a limitação dos enfoques unidimensionais – demandas do trabalho ou horas trabalhadas – enfatizou a necessidade de desenvolver um novo modelo comum para os diversos aspectos psicossociais do trabalho. Propôs a abordagem conjunta das demandas psicológicas e do controle exercido sobre o próprio trabalho e das repercussões sobre a saúde dos trabalhadores. E sob essa perspectiva, surgiu o modelo demanda-controle (*Job Strain Model*), proposto e desenvolvido para investigar ambientes onde os aspectos psicossociais agem como estressores crônicos, resultantes da complexa relação de tomadas de decisões no contexto da organização social do trabalho, produzindo impactos e limitações importantes no comportamento individual (Karasek, 1979).

O modelo é baseado nas duas principais dimensões psicossociais do trabalho: as **demandas psicológicas** envolvidas na execução de tarefas e atividades ocupacionais e o **controle exercido pelos trabalhadores sobre o próprio trabalho**. O modelo demanda-controle prediz:

a) riscos de desgaste no trabalho e adoecimento psíquico e físico;

b) motivação para desenvolver novos comportamentos (ativo ou passivo) relacionados ao trabalho (Karasek, Theorell, 2000).

A dimensão "demandas psicológicas" inclui as exigências psicológicas relativas à execução das tarefas:

- trabalho sob pressão:
  - da gerência e supervisão;
  - pressão do tempo:
    - tempo insuficiente para a execução da tarefa;
    - proporção do tempo de trabalho realizado sob pressão;
- trabalho excessivo;

- demandas conflitantes;
- ritmo e complexidade do trabalho;
- variabilidade, grau de incerteza e ambiguidade das tarefas;
- nível de concentração requerido;
- frequência de interrupção das tarefas;
- dependência de atividades realizadas por terceiros.

A dimensão "controle sobre o próprio trabalho" subdivide-se em dois outros componentes:

- **Uso de habilidades** requeridas pelo trabalho. Representa o potencial para desenvolver habilidades especiais e aprender coisas novas, aplicar a criatividade, diversificar as tarefas e o grau de repetitividade;
- **Autoridade decisória**. Implica capacidade decisória, autonomia, flexibilidade para utilizar as margens de manobra, influência sobre o grupo de trabalho e a habilidade que o indivíduo tem para tomar decisões.

De acordo com o modelo bidimensional, a interação entre as demandas psicológicas e o grau de controle sobre o próprio trabalho pode ser representada por quatro combinações, uma em cada quadrante (Fig. 37.5):

1) **trabalho de alto desgaste:** alta demanda e baixo controle;
2) **trabalho ativo:** alta demanda e alto controle;
3) **trabalho de baixo desgaste:** baixa demanda e alto controle;
4) **trabalho passivo:** baixa demanda e baixo controle.

O *Job Strain Model* prediz que os riscos para a saúde física e mental dos trabalhadores estão associados à combinação entre a alta demanda psicológica e o baixo grau de controle no confronto com essas demandas, produzindo o trabalho de alto desgaste.

Existem predições adicionais. O trabalho ativo ocorre quando a alta demanda no trabalho, desde que não ultrapasse um limite crítico, está associada ao alto grau de controle do trabalhador. O trabalho ativo implica motivação para desenvolver novos tipos de comportamentos, propor e aceitar desafios. A aprendizagem ocorre em situações que requerem do indivíduo a liberação de energia psíquica associada ao exercício da capacidade de tomar decisões relevantes. Essas oportunidades propiciam o desenvolvimento intelectual. Uma situação de trabalho saudável permite o desenvolvimento do indivíduo, alternando períodos de estímulos e de pausas, em uma interação dinâmica entre o homem e o ambiente.

O mesmo não ocorre no trabalho passivo. As condições de baixa demanda associadas com o baixo nível de controle promovem a desmotivação para o trabalho, conduzem ao declínio da aprendizagem e à perda gradual das habilidades previamente adquiridas. O trabalho de baixo desgaste é, teoricamente, ideal sob a perspectiva da saúde. Na atualidade, a baixa demanda nos ambientes de trabalho significa ausência de demanda excessiva. Trabalhar em atividades com baixa demanda pode colocar em risco o emprego e comprometer o engajamento social do trabalhador (Karasek *et al.*, 1998; Karasek, Theorell, 2000; Rocha, Glina, 2000; Araújo, Graça, Araújo., 2003).

A partir da realização de estudos utilizando-se o modelo bidimensional, tornou-se evidente que ele não era capaz de explicar todas as situações detectadas. Por isso, um terceiro componente, o suporte social no trabalho, foi incorporado ao modelo original (Fig. 37.6). Johnson e Hall (1998) afirmam ser difícil a separação teórica entre o suporte coletivo e o controle coletivo. Trabalhadores expostos a condições adversas de trabalho podem se unir e aumentar o controle sobre elas.

Diferentes variedades de suporte social são relevantes. O supervisor e os colegas de trabalho são as principais fontes de apoio. São, também, fundamentais o suporte instrumental

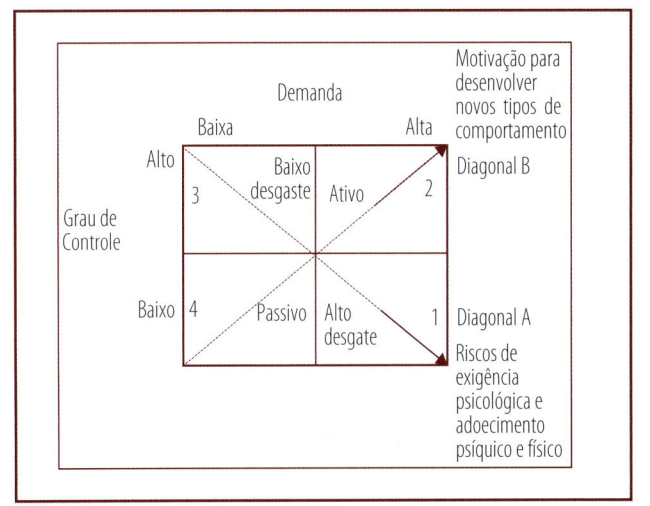

Fig. 37.5. O modelo bidimensional Demanda-Controle (Karazek, 1979).

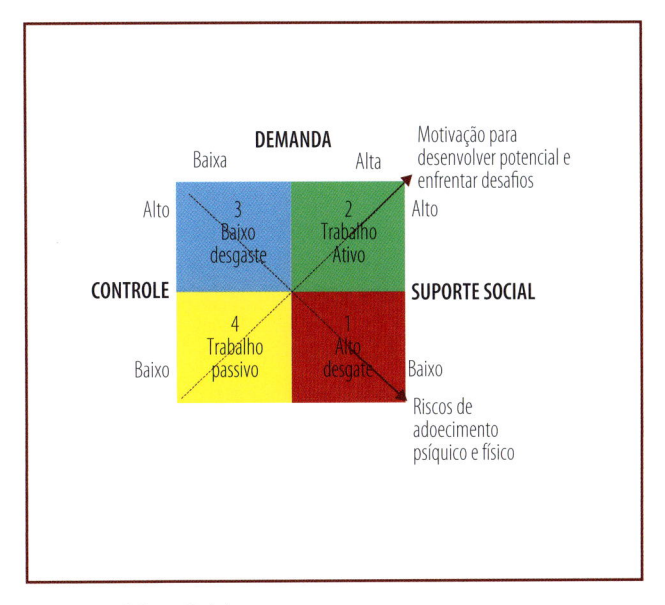

Fig. 37.6. *Job Strain* Model.

(quando falta o recurso material, alguém deve estar disponível para ajudar) e o emocional. O apoio social percebido refere-se à natureza das interações que ocorrem nos relacionamentos sociais. Existem diferentes tipos de suporte social. O afeiçoamento, a integração social, a oportunidade de ser cuidado, o reconhecimento do valor de alguém, o senso de aliança confiável, a obtenção de orientação, a ajuda material e os serviços de informação são os principais (Rocha, Glina, 2000).

O suporte social envolve a sociabilidade dentro do local de trabalho. Inclui o apoio da gerência, da supervisão e de colegas de trabalho e atua como um fator protetor. Essa proteção depende do grau de integração social e de confiança entre os colegas de trabalho e supervisores, isto é, do suporte socioemocional. O baixo suporte social no trabalho intensifica o risco associado ao trabalho de alto desgaste. Esta é, hipoteticamente, a pior situação prevista pelo modelo tridimensional (Johnson, Hall, 1988; Karasek, Theorell, 1990; Karasek, Theorell, 2000). A revisão da literatura aponta o suporte social elevado como um fator de amortecimento dos efeitos prejudiciais do trabalho de alto desgaste (Schnall, Landbergis, Baker, 1994).

O trabalho de alto desgaste revelou-se um fator preditivo do risco de doença cardiovascular mais forte para operários do que para os executivos (Theorell, Karasek, 1996). As interações aditivas entre as demandas psicológicas e o grau de controle foram observadas na maioria dos estudos, ao passo que na minoria deles foram encontradas interações sinérgicas (Johnson, Hall, 1988). Os resultados produzidos nas investigações de demanda-controle e sobre doenças cardiovasculares, em geral, apontam uma associação mais forte dessas doenças com o controle do trabalhador sobre o próprio trabalho do que com a demanda. Tais evidências têm fortalecido a relevância do controle sobre o próprio trabalho para a saúde dos trabalhadores. Entretanto, não há dúvida de que o uso combinado de ambas as dimensões forneceu melhores predições do que o de qualquer uma delas isoladamente (Araújo, Graça e Araújo, 2003).

Em geral, estudos da relação entre o desgaste no trabalho e a doença coronariana mostraram resultados muito mais consistentes do que os relacionados aos fatores de risco coronariano, tais como colesterol, fumo e pressão arterial medida da maneira convencional, em grandes estudos epidemiológicos (Dantas, 2003).

Muitos estudos foram realizados para investigar a relação entre a pressão arterial, as demandas psicológicas e o nível de controle sobre o próprio trabalho. Em geral, os estudos que avaliaram a pressão arterial durante a atividade de trabalho mostraram uma correlação significativa dela com o desgaste no trabalho (alta demanda e baixo controle). Utilizando-se de avaliações ambulatoriais da pressão arterial, cinco entre nove estudos publicados apresentaram resultados positivos e todos os nove estudos indicam tendência para confirmar a relação entre o desgaste no trabalho e a hipertensão arterial (Theorell, Karasek, 1996).

Uma revisão da literatura não identificou relação significativa entre o desgaste no trabalho e o colesterol sérico em três estudos. Já dois de quatro estudos mostraram uma associação significativa entre o desgaste no trabalho e o fumo (Schnall, Landbergis; Baker, 1994). Os achados relativos aos fatores de risco podem simplesmente indicar que os mecanismos subjacentes à associação entre o desgaste no trabalho e a doença coronariana são mediados por outras vias fisiológicas, além dos fatores de risco cardiovascular convencionais (Karasek, Theorell, 1990).

Um estudo caso-controle realizado na Suécia, envolvendo 10.008 casos de um primeiro infarto do miocárdio (8.833 homens e 1.175 mulheres) e 28.448 controles (24.913 homens e 3.535 mulheres), com pessoas entre 25 e 74 anos de idade, encontrou uma associação entre o aumento da incidência de infarto do miocárdio e o baixo nível de controle sobre o próprio trabalho, em ambos os sexos. Nos homens, o aumento da incidência de infarto do miocárdio foi observado primariamente na combinação do trabalho de alto desgaste com um baixo suporte social. Em homens entre 30 e 54 anos, a associação entre alto desgaste e baixo suporte social no trabalho apresentou um risco relativo (RR) de 1,79 [intervalo de confiança (IC 95%): 1,22 – 2,65], em comparação com a combinação do trabalho de baixo desgaste com alto suporte social (Hammar, Alfredsson, Johnson, 1998).

O papel que o estresse e suas principais consequências – a ansiedade, a depressão e a doença do pânico – desempenham na fisiopatologia das doenças cardiovasculares permanece controverso. Uma possibilidade inclui a hiperatividade do sistema nervoso simpático e do eixo hipotálamo-hipófise-suprarrenal, com a liberação de catecolaminas e cortisol, provocando o aumento da frequência cardíaca, da pressão arterial, do consumo de oxigênio pelo miocárdio, da vasoconstrição, da agregabilidade plaquetária e a da inibição da fibrinólise, contribuindo para a ruptura de placas ateroscleróticas vulneráveis, provocando a trombose ou precipitando arritmias ventriculares (Maron et al., 2001; Musselman, Mcdonald, Nemeroff, 2001).

O estado de **estresse pós-traumático** caracteriza-se como uma resposta tardia ou protraída a um evento ou situação estressante, de curta ou longa duração, de natureza excepcionalmente ameaçadora ou catastrófica, que causa angústia invasiva em todas as pessoas. Os desastres naturais ou antropogênicos, os acidentes graves, as mortes violentas, a tortura, assaltos, estupros, o terrorismo e o sequestro são exemplos dessas situações. O diagnóstico do estado de estresse pós-traumático em uma pessoa exposta a um desses eventos estressantes, relacionado a uma situação de trabalho, excluídas outras causas não ocupacionais, poderá ser enquadrado no Grupo I da Classificação de Schilling (Brasil. Ministério da Saúde, 2001).

A abordagem do controle do estresse no trabalho deve abranger o nível organizacional. Sabemos que a carga de trabalho aumenta quando a flexibilidade da organização de trabalho e as alternativas operatórias frente à variabilidade das situações de trabalho diminuem. As estratégias de promoção da saúde mental devem transformar a organização do trabalho, tornando-a mais flexível e visando à redução da carga de trabalho e do desgaste do trabalhador.

Entre as ações que podem ser propostas (cf. Dantas, 2003; Levi, 2005; Couto, Nicoletti, Lech, 2007), destacamos:

a) aumentar o controle que o trabalhador exerce sobre o próprio trabalho. Isto implica oferecer condições para que ele possa desenvolver habilidades especiais, aplicar sua criatividade, aprender coisas novas, diversificar suas tarefas, influenciar sua equipe, ampliar a capacidade decisória e sua autonomia para tomar decisões sobre o próprio trabalho;

b) regular as demandas psicológicas relacionadas à execução das tarefas. O diálogo, a negociação com os supervisores e as relações assertivas são essenciais para o gerenciamento e a adequação dos seguintes aspectos:
   – o trabalho excessivo;
   – as demandas conflitantes;
   – o ritmo excessivo;
   – a alta complexidade e variabilidade do trabalho;
   – o tempo insuficiente para a execução das tarefas;
   – o nível de concentração requerido;
   – a frequência de interrupção das tarefas;
   – a dependência de atividades realizadas por terceiros.

c) fornecer suporte social em nível adequado, de forma que isto possa atuar como um fator protetor ao desgaste no trabalho. Essa proteção depende do grau de integração social e de confiança entre os colegas de trabalho, supervisores e gerentes, ou seja, o do suporte socioemocional. Existem vários aspectos relacionados ao suporte social. Os mais relevantes são o apoio fornecido pelos supervisores e colegas de trabalho e o fornecimento do suporte material básico em qualidade e quantidade suficientes.

As condições ambientais adversas também contribuem para aumentar a carga de trabalho. Os riscos ambientais de natureza física (calor, frio, vibrações, ruído, entre outros), química e biológica e as condições ergonômicas podem atuar sinergicamente com uma organização do trabalho autoritária e inflexível, intensificando as cargas física, psíquica e cognitiva e provocando o desgaste e o adoecimento.

Trabalho em turnos

Cada vez mais comum nos tempos modernos, o trabalho em turnos noturnos ou rotativos tem causado uma série de distúrbios na vida dos trabalhadores, quer sejam de ordem física, psíquica ou social. Os distúrbios qualitativos e quantitativos do sono são frequentemente citados como o principal problema relacionado aos trabalhos em turnos. A Constituição do Brasil, promulgada em 5 de outubro de 1988, reflete a importância do assunto sobre a saúde dos trabalhadores, estabelecendo a jornada de seis horas para o trabalho em turnos ininterruptos de revezamento, salvo negociação coletiva.

A revisão da literatura constata um aumento do risco relativo de doença isquêmica do coração e de doença cardiovascular em trabalhadores de turnos. A elevação de fatores de risco também é relatada. Entre eles, o colesterol, o fumo, a hipertensão arterial e a obesidade (Knutsson *et al.*, 1986; Knutsson, 1989; Dantas, Teixeira, 1990; Tüchsen, Olsen, Kristensen, 1991; Heinemann, Enderlein, Starck, 1998).

No Brasil, Dantas e Teixeira (1990) avaliaram a prevalência dos principais fatores de risco cardiovascular em 403 trabalhadores em turnos e em um grupo de controle de 464 trabalhadores em horário diurno, todos eles do sexo masculino, em uma refinaria de petróleo. Os autores concluíram que o trabalho em turnos ininterruptos de revezamento associou-se à elevação precoce dos níveis séricos de colesterol na faixa etária de 18 a 40 anos e à prevalência do tabagismo entre os trabalhadores de 18 a 30 anos. Os pesquisadores não encontraram associação entre o trabalho em turnos e a hipertensão arterial, o diabetes, a obesidade e o sedentarismo.

Vários mecanismos fisiopatológicos podem estar envolvidos no aumento do risco de doença cardiovascular associado à organização do trabalho em turnos. A modificação do ritmo circadiano e os seus efeitos adversos sobre a qualidade e a quantidade do sono, os aspectos psicossociais, os hábitos alimentares peculiares e a prática irregular de exercícios físicos produzem alterações na saúde e na qualidade da vida dos trabalhadores, interferindo negativamente sobre os fatores de risco cardiovascular. Atenção especial deve ser orientada para a adequação organizacional do trabalho em turnos e para a promoção da saúde nesse grupo de trabalhadores.

Hipertensão arterial

A hipertensão arterial sistêmica é uma entidade clínica multifatorial, caracterizada pela presença de níveis de pressão arterial sistólica ou diastólica persistentemente iguais ou acima de 140 e 90 mmHg, respectivamente, podendo estar associada a alterações metabólicas e hormonais e a fenômenos tróficos (hipertrofias cardíaca e vascular).

A frequência de adultos que referiram o diagnóstico de hipertensão arterial no Brasil, em 2006, variou de 15,1% em Palmas a 24,9% em Recife. A prevalência da hipertensão arterial aumenta progressivamente com a idade, em ambos os sexos, alcançando cerca de 5% dos indivíduos entre os 18 e os 24 anos e mais de 50% na faixa etária de 65 anos ou mais (Brasil. Ministério da Saúde, 2006). A morbidade e a mortalidade, em caso de hipertensão arterial, estão correlacionadas com níveis crescentes da pressão arterial sistólica e diastólica e com a associação aos outros fatores de risco cardiovascular.

As causas da hipertensão arterial primária não são conhecidas na maioria dos casos. A interação de uma série de fatores ambientais – entre eles, a ingestão excessiva de sódio, o consumo abusivo do álcool, a obesidade, o estresse, o trabalho de alto desgaste e o estilo de vida sedentário – associados à predisposição genética, contribuem para o desenvolvimento da hipertensão arterial.

A hipertensão arterial secundária deve ser investigada, principalmente quando aparece antes dos 30 ou após os 55 anos de idade. O diagnóstico etiológico é muito importante e significa, em muitos casos, a possibilidade de cura por intervenção cirúrgica ou com tratamento clínico específico. As principais causas de hipertensão arterial, inclusive alguns agentes de natureza ocupacional, constam da Tabela 37.8.

Diagnóstico e classificação

O diagnóstico da hipertensão arterial é basicamente estabelecido pela observação de níveis de pressão arterial sistólica (PAS) persistentemente iguais ou acima de 140mmHg, ou níveis de pressão arterial diastólica (PAD) persistentemente iguais ou acima de 90mmHg (Tabela 37.9). A medida correta da pressão arterial deve ser estimulada e realizada, em todas as oportunidades proporcionadas pelos exames médicos ocupacionais, pelos médicos do trabalho e por demais profissionais da área de saúde.

O esfigmomanômetro de coluna de mercúrio é o instrumento ideal para a medição da pressão arterial. Os aparelhos do tipo aneroide e os eletrônicos automáticos podem ser usados. Todos os aparelhos devem ser testados e calibrados a cada seis meses. A medida da pressão arterial deve ser realizada após cinco minutos de repouso, na posição sentada. Devem ser realizadas, pelo menos, três medidas com intervalo mínimo de um minuto entre elas, e confirmar o diagnóstico em duas ou mais consultas subsequentes. Em pacientes obesos, deve-se utilizar manguito de tamanho adequado à circunferência do braço.

Investigação laboratorial e decisão terapêutica

A avaliação clínica e laboratorial é realizada com o objetivo de confirmar o diagnóstico, avaliar lesões de órgãos alvo, identificar os fatores de risco para doenças cardiovasculares e determinar as causas da hipertensão arterial.

Na avaliação clínica, além dos sintomas e dos sinais, devem ser investigados a história familiar, a presença de fatores de risco (dislipidemia, tabagismo, diabetes melito, obesidade e sedentarismo) e os hábitos alimentares, incluindo o consumo de sal e bebidas alcoólicas. O consumo de medicamentos ou drogas que possam elevar a pressão arterial ou interferir em seu tratamento também precisa ser reconhecido.

A história ocupacional deve investigar e identificar aspectos psicossociais, incluindo a demanda psicológica, o nível de controle sobre o próprio trabalho e o suporte social, a carga de trabalho, o trabalho noturno e em turnos ininterruptos de revezamento e a exposição ocupacional a substâncias químicas tóxicas.

Tabela 37.8. Principais causas de hipertensão arterial

Hipertensão arterial		
Primária, essencial ou idiopática		
Secundária	Renal	Doença parenquimatosa renal Doença renovascular
	Endócrina	Hiperaldosteronismo primário Síndrome de Cushing Feocromocitoma Hipertireoidismo Hipotireoidismo
	Coarctação de aorta	
	Drogas	Ingestão excessiva de álcool Anfetaminas Cocaína (*crack*) Ecstasy (MDMA) Esteroides anabolizantes
	Medicamentos	Contraceptivos orais e terapia de reposição hormonal Simpaticomiméticos Corticosteroides Antidepressivos (tricíclicos, inibidores da monoamino-oxidase) Imunossupressores
	Exposição a substâncias tóxicas	Dissulfeto de carbono Inseticidas organofosforados e carbamatos Cádmio Chumbo Mercúrio Solventes
	Estresse	
	Exposição ao ruído	
	Outros	

Na avaliação laboratorial básica devem constar o exame de urina (bioquímica e sedimento), a dosagem de creatinina plasmática, do potássio, da glicemia, do colesterol total, do colesterol-HDL e dos triglicérides, do ácido úrico e a realização do eletrocardiograma de repouso. Os pacientes que apresentarem indícios de hipertensão secundária ou de lesão em órgãos alvo devem ser investigados por meio de métodos específicos.

Para a tomada da decisão terapêutica é necessária a confirmação diagnóstica. A seguir, deve-se fazer a estratificação de risco, considerando-se os valores de pressão arterial, os fatores de risco cardiovasculares, as lesões em órgãos alvo e a presença de doença cardiovascular. É preciso definir a meta mínima de valores da pressão arterial para o tratamento (Sociedade Brasileira de Cardiologia, 2010).

Tabela 37.9. Classificação da pressão arterial e recomendações para seguimento (Sociedade Brasileira de Cardiologia, 2010)			
Classificação	Sistólica (mmHg)	Diastólica (mmHg)	Seguimento
Normal	< 130	< 85	Reavaliar em 1 ano. Estimular mudanças no estilo de vida
Limítrofe	130 – 139	85 – 89	Reavaliar em 6 meses*. Estimular mudanças no estilo de vida
Hipertensão			
Estágio 1 (Leve)	140 – 159	90 a 99	Confirmar em 2 meses*. Considerar MAPA/MRPA**
Estágio 2 (Moderada)	160 – 179	100 a 109	Confirmar em 1 mês***. Considerar MAPA/MRPA
Estágio 3 (Grave)	≥ 180	≥ 110	Intervenção medicamentosa imediata ou reavaliar em 1 semana***

* Modificar o esquema de seguimento de acordo com a condição clínica do paciente.
** Se as pressões sistólicas ou diastólicas forem de estágios diferentes, o seguimento recomendado deve ser definido pelo maior nível de pressão.
*** Considerar intervenção de acordo com a situação clínica do paciente (fatores de risco maiores, doenças associadas e lesão em órgãos-alvo).

Prevenção primária e tratamento da hipertensão arterial

As estratégias de prevenção primária da hipertensão arterial devem envolver ações educacionais dirigidas aos trabalhadores e seus familiares, com ações de conscientização e campanhas temáticas periódicas. A incorporação das ações de prevenção, detecção e de controle da hipertensão arterial devem estar previstas no PCMSO das empresas.

O tratamento da hipertensão arterial leve e moderada diminui a mortalidade cardiovascular. O controle da hipertensão prolonga a vida, melhora sua qualidade e reduz a incidência das complicações mais frequentes (Sociedade Brasileira de Cardiologia, 2010). Se a hipertensão for secundária a uma causa conhecida, a melhor opção de tratamento será a eliminação do agente causal. Anticoncepcionais, corticosteroides e medicamentos simpaticomiméticos podem ser a causa da hipertensão arterial ou o fator agravante. A obstrução da artéria renal pode ser removida cirurgicamente ou por angioplastia. A coarctação da aorta e os tumores da glândula suprarrenal são passíveis de tratamento cirúrgico. As doenças renais frequentemente estão associadas à hipertensão. Muitas vezes, o transplante renal é a solução definitiva para cura dos casos graves de insuficiência renal crônica e para o controle da hipertensão arterial.

Um estilo de vida saudável, incluindo a adoção de um estilo de vida ativo e de alimentação equilibrada (evitando-se a ingestão excessiva de sal e o consumo abusivo de bebidas alcoólicas) é fundamental na prevenção primária e no controle da hipertensão arterial. Alguns aspectos comportamentais merecem destaque (Dantas, 2007):

1) A vida sedentária aumenta o risco de hipertensão arterial em 35% (Paffenbarger Jr, 1988). A prática regular de atividade física ajuda a prevenir a hipertensão ou reduz a pressão arterial dos hipertensos.
2) Manter o peso ideal: hipertensos com excesso de peso devem ser incluídos em programas de emagrecimento com restrição de ingestão calórica e aumento de atividade física.
3) Reduzir o sal: uma alimentação normal contém de 10 a 12g de sal por dia. A ingestão de até 6g por dia é recomendável. Não deixar o saleiro sobre a mesa e não adicionar sal aos alimentos durante as refeições.
4) Aumentar a ingestão de potássio promove uma redução modesta da pressão arterial. Uma boa opção é a escolha de alimentos pobres em sódio e ricos em potássio, como feijões, ervilha, vegetais de cor verde escuro, banana, melão, cenoura, beterraba, frutas secas, tomate, batata inglesa e laranja.
5) Reduzir o consumo de álcool: o consumo de álcool em quantidade maior do que três doses por dia (210g por semana) é um fator de risco independente (Fuchs, 2001). O abuso do álcool é uma causa comum da hipertensão reversível.
6) Abster-se do fumo. Isto é fundamental no controle da hipertensão. A associação do fumo à hipertensão aumenta o risco cardiovascular. O fumo prejudica o efeito dos medicamentos anti-hipertensivos, especialmente dos betabloqueadores.
7) Controlar o estresse, promovendo o relaxamento, mostrou-se benéfico no controle e na redução da variabilidade da pressão arterial, podendo ser utilizado como medida adicional em abordagem não farmacológica de pacientes hipertensos.

Quando as medidas de melhoria do estilo de vida são insuficientes, é necessário complementar o tratamento com medicamentos anti-hipertensivos. Existem várias opções, com diferentes mecanismos de ação na redução da pressão arterial:

- os **diuréticos** aumentam a eliminação urinária de sódio, reduzem o volume de líquidos do organismo e a resistência vascular periférica, diminuindo a pressão arterial.

- os **inibidores adrenérgicos** inibem a função do sistema nervoso simpático e os efeitos das catecolaminas, diminuindo a pressão arterial. São classificados de acordo com o mecanismo de ação:
    - betabloqueadores: bloqueiam os receptores beta-adrenérgicos nas células, inibindo a ligação com a noradrenalina e promovendo os efeitos anti-hipertensivos;
    - alfa-1 bloqueadores: promovem a dilatação de artérias e veias pelo bloqueio dos receptores alfa-adrenérgicos nas células;
    - ação central: atuam bloqueando os receptores adrenérgicos no sistema nervoso central;
- os **vasodilatadores:** agem diretamente, relaxando os músculos lisos das paredes das artérias, reduzindo a resistência vascular periférica ao fluxo sanguíneo e diminuindo a pressão arterial;
- os **antagonistas dos canais de cálcio**: bloqueiam os canais permeáveis à entrada de cálcio nas membranas das células, promovendo a vasodilatação;
- os **inibidores da enzima conversora da angiotensina** (ECA): impedem a formação de um potente vasoconstritor, a angiotensina II. Reduzem a resistência vascular periférica;
- os **antagonistas do receptor AT1 da angiotensina II:** são uma classe de agentes anti-hipertensivos que também reduzem a resistência vascular periférica e têm efeito anti-hipertensivo.

Nas emergências hipertensivas, o risco iminente de vida ou de lesão orgânica irreversível requer a hospitalização imediata e o tratamento com vasodilatadores de uso endovenoso, tais como o nitroprussiato de sódio, o metoprolol, a furosemida, a nitroglicerina ou a hidralazina. Nas urgências hipertensivas, o controle da pressão arterial deve ser feito, no máximo, em até 24 horas. Recomenda-se a utilização de captopril, clonidina e nifedipina, por via oral. A nifedipina sublingual deve ser evitada nessa situação devido ao risco de estimulação simpática secundária e à dificuldade para se controlar o ritmo e o grau de redução da pressão arterial, o que aumenta o risco de acidentes vasculares (Sociedade Brasileira de Cardiologia, 2010).

A redução da pressão arterial deve ser lenta e gradual nos casos de acidente vascular encefálico e de doença isquêmica do coração. Reduções bruscas da pressão arterial podem comprometer o fluxo sanguíneo cerebral e coronariano, especialmente nos pacientes idosos. Nos casos de doença isquêmica do coração associada à hipertensão arterial, os betabloqueadores são as drogas mais indicadas. A hidralazina pode promover a simpaticotonia com taquicardia e aumento da pressão de pulso. Ela está contraindicada nas síndromes coronarianas agudas e em caso de aneurisma dissecante da aorta. Os inibidores da ECA são a primeira escolha nos casos associados à insuficiência cardíaca (Sociedade Brasileira de Cardiologia, 2010).

Hipertensão arterial relacionada ao trabalho

A hipertensão arterial pode ser relacionada ao trabalho quando há comprovação da exposição a fatores de risco de natureza ocupacional, associada a suficiente e consistente evidência epidemiológica de excesso de prevalência da doença em determinados grupos de trabalhadores. Devem ser excluídas as causas mais comuns, de natureza não ocupacional, de hipertensão arterial secundária.

Vários são os agentes de natureza química, física e psíquica, presentes nos ambientes de trabalho, capazes de provocar aumento da reatividade cardiovascular e a elevação da pressão arterial (Dantas, 2003). Entre eles se destacam:
- trabalho de alto desgaste:
    - alta demanda psicológica;
    - baixo nível de controle sobre o próprio trabalho;
    - baixo suporte social no trabalho.
- aumento da carga de trabalho;
- insatisfação, alienação, monotonia e frustração com o trabalho;
- desemprego e insegurança no emprego;
- trabalho em turnos;
- exposição ao ruído;
- exposição a substâncias tóxicas.

A relação entre a hipertensão arterial e a exposição ocupacional a agentes químicos tem sido investigada. A incidência de hipertensão arterial em trabalhadores com exposição prévia ao dissulfeto de carbono (CS2) já foi documentada por vários autores (Hernberg et al., 1970; Tolonen et al., 1975; Rosenman, 1979; Nurminen et al., 1982; Rosenman, 1984; Gasakure, Massin, 1991; Braeckman et al., 2001; Kotseva et al., 2000; Kotseva et al., 2001). Em trabalhadores expostos ao CS2 na indústria de rayon viscose, o risco global de hipertensão foi 7,6 vezes maior do que no grupo de controle. O risco aumentou de forma significativa em casos de mais de 10 anos de trabalho no ambiente em questão, sugerindo que é preciso um longo período de exposição para desenvolver hipertensão arterial (Chang et al., 2007a)

A inibição da dopamina β-hidroxilase, uma enzima que converte a dopamina em norepinefrina, pode ser a responsável pela hipertensão arterial, bem como por alguns sintomas neuropsiquiátricos característicos da intoxicação aguda pelo CS_2 (Franzinelli, 1981; Benowitz, 1992). A hipertensão também pode ser explicada, na intoxicação crônica, pela lesão renal causada pelo CS_2.

Os **agrotóxicos organofosforados e carbamatos** têm como mecanismo de ação a inibição da enzima acetilcolinesterase, levando ao acúmulo de acetilcolina nos sítios de transmissão colinérgica (Karalliedde, Senanayake, 1989; Taylor, 1991). Os efeitos cardiovasculares variam de acordo com o tempo de evolução da intoxicação. Inicialmente prevalecem os efeitos da estimulação dos receptores nicotínicos, levando à taquicardia e à hipertensão arterial. Posteriormente, a acetilcolina atua junto aos receptores muscarínicos e ocorre o bloqueio da transmissão ganglionar, podendo ocorrer bradicardia e hipotensão (Benowitz, 1990).

Estudos experimentais, em animais, mostraram que a exposição a baixos níveis de **cádmio** eleva a pressão arterial (Schroeder, 1967; Rosenman, 1979; Benowitz, 1992). Entretanto, os estudos realizados tentando correlacionar hipertensão e doença cardiovascular, em seres humanos, com a exposição ao cádmio ainda não são unânimes em demonstrar esta relação (Franzinelli, 1981; Kristensen, 1989; Gasakure, Massin, 1991; Benowitz, 1992).

Um estudo comparou níveis séricos de cádmio em pacientes hipertensos não tratados com os de um grupo-controle de pacientes normotensos, encontrando níveis sanguíneos mais elevados, estatisticamente significativos, nos pacientes hipertensos (Glauser, Bello, Glauser, 1976). Alguns estudos, que mostraram um aumento da incidência de hipertensão arterial em pessoas expostas ao cádmio, tentam explicar a gênese da hipertensão através de alterações metabólicas induzidas pelo cádmio, secundárias a alterações renais (Lenes, Bibr, 1971; Gasakure, Massin, 1991).

Outro possível mecanismo patogenético é uma competição do cádmio com alguns cátions bivalentes, como zinco, cálcio, magnésio, cobalto e ferro, que são importantes cofatores enzimáticos. Alguns destes cofatores estão presentes em uma monoaminoxidase, que normalmente inativa alguns agentes pressores. A substituição destes cofatores pelo cádmio reduziria a atividade da monoaminoxidase, liberando a atividade hipertensiva de agentes pressores (Franzinelli, 1981). Outra hipótese é a de que ocorreria uma substituição, pelo cádmio, de cátions bivalentes em uma enzima que sintetiza agentes pressores. A função desta enzima seria potencializada na presença do cádmio (Glauser, Bello, Glauser, 1976).

Uma recente revisão sistemática de literatura avaliou as evidências sobre a associação entre a exposição ao chumbo (Pb) e eventos cardiovasculares. Os autores concluíram que as evidências são suficientes para inferir uma relação causal da exposição ao chumbo com a hipertensão, e que as evidências são sugestivas, mas não suficientes, para inferir uma relação causal da exposição ao chumbo com desfechos clínicos cardiovasculares (doenças cardiovasculares, doença cardíaca coronariana, morte por acidente vascular cerebral e doença arterial periférica) (Navas-Acien et al., 2007). Em um estudo com desenho prospectivo e técnicas de estatística projetadas para medidas repetidas, os autores avaliaram 496 trabalhadores do sexo masculino de Nova Jersey, e constataram que a elevação de 1 µg/dL de Pb, no sangue basal correspondia à elevação de 1,13 mmHg por ano na pressão arterial, durante o período de observação (Glenn et al., 2003).

Outra revisão confirmou a relação entre a exposição ao chumbo e o aumento de eventos cardiovasculares (hipertensão arterial, morbidade e mortalidade cardiovascular). O aumento estimado da pressão arterial sistólica, associado a um aumento de duas vezes nos níveis de Pb no sangue (por exemplo, de 5 a 10 µ/dL), variou, entre diversos estudos, de 0,6 a 1,25 mmHg. Estudos recentes, empregando nível ósseo de Pb, encontraram uma forte associação entre a exposição a longo prazo ao chumbo e a pressão arterial (USA. Environmental Protection Agency - EPA, 2006). Geralmente, o desenvolvimento de hipertensão em indivíduos cronicamente expostos a altos níveis de chumbo tem sido interpretado como uma possível consequência da nefropatia induzida pelo chumbo (Navas-Acien et al., 2007).

Os mecanismos de ação que explicam a relação entre a exposição ao chumbo e o desenvolvimento de hipertensão arterial e doença cardiovascular são múltiplos. A exposição ao chumbo promove o estresse oxidativo, limita a disponibilidade de óxido nítrico, aumenta a atividade adrenérgica e a produção de endotelina, interfere no sistema renina-angiotensina, aumenta as prostaglandinas vasoconstritoras e reduz as vasodilatadoras, promove inflamação, perturba a sinalização do cálcio no músculo liso vascular, diminui a vasodilatação endotélio-dependente e modifica a resposta vascular aos agonistas vasoativos.

Além disso, o chumbo provoca lesão endotelial, impede a regeneração do endotélio, inibe a angiogênese, reduz o crescimento de células endoteliais, suprime a produção de proteoglicanos, estimula a proliferação das células do músculo liso vascular e a transformação fenotípica, reduz a ativação do plasminogênio tissular e eleva a produção do inibidor de ativação do plasminogênio. Através destas e de outras ações, a exposição ao chumbo causa a hipertensão arterial e pode desencadear a aterosclerose, a trombose e a doença cardiovascular (Vaziri, 2008).

O papel do sistema renina-angiotensina envolve aumento da atividade da renina plasmática e de renina no tecido renal (Vander, 1988; Benowitz, 1992). Estudos experimentais encontraram uma elevação da atividade da enzima conversora de angiotensina (ECA) no plasma de ratos expostos ao chumbo (Carmignani et al, 1999). Outros autores relataram um aumento inicial da atividade da ECA no plasma, na aorta, nos rins e no coração, e posterior queda a valores subnormais, coincidindo com acentuada elevação da pressão arterial. Concluíram que o aumento da atividade da ECA está envolvido na indução de hipertensão, mas não é um requisito necessário para a manutenção da hipertensão induzida pelo chumbo (Sharifi et al., 2004).

Pesquisas recentes revelaram um grande número de células positivas para angiotensina II na região túbulo-intersticial do rim de ratos adultos expostos ao acetato de chumbo por 3 meses. Constatou-se uma infiltração de macrófagos nesta mesma região do rim. Este fenômeno indica uma relação entre a inflamação, a ativação intrarenal do sistema angiotensina e a hipertensão arterial em animais expostos ao chumbo (Rodríguez-Iturbe et al., 2005; Bravo et al., 2007).

A hipertensão arterial é frequente no **mercurialismo crônico** (Franzinelli, 1981) e não apresenta características especiais. Em geral, a elevação dos níveis tensionais correlaciona-se com a duração da exposição ao metal e com a gravidade da intoxicação.

Ainda é controversa a patogênese da hipertensão arterial no mercurialismo. A hipertensão arterial secundária à nefrotoxicidade do mercúrio foi relatada em estudos experimentais, podendo ser a principal hipótese (Carmignani *et al*, 1999; Boffetta *et al*., 2001).

Um estudo envolvendo trabalhadores em minas de mercúrio na Espanha encontrou uma associação entre a exposição ao mercúrio inorgânico e o aumento da mortalidade cardiovascular por hipertensão arterial e doença cerebrovascular (Gómez *et al*., 2007). No Brasil, um jovem de 17 anos foi admitido em um hospital, apresentando hipertensão severa (200/130mm Hg), cefaleia, irritabilidade e sudorese, com suspeita de feocromocitoma. Porém, após o relato de sua exposição aos vapores de mercúrio, confirmou-se o diagnóstico de intoxicação através da dosagem de mercúrio no sangue e na urina de 24 horas. Após o tratamento, houve remissão dos sintomas e normalização da pressão arterial após dois meses (Oliveira, Silva, 1996).

Alguns estudos encontraram, em trabalhadores expostos a **solventes**, uma incidência elevada de hipertensão arterial (Rosenman, 1979; Gasakure, Massin, 1991; Kotseva, Popov, 1998). Existem também estudos que relacionaram hipertensão arterial e alterações eletrocardiográficas em trabalhadores expostos ao cobalto (Kristensen, 1989).

Alguns estudos têm relacionado a hipertensão arterial como um dos efeitos extra-auditivos provocados pela exposição ocupacional ao ruído, tendo sido constatada uma associação entre o tempo de exposição e a pressão arterial. Resultados de estudos mais antigos têm limitações metodológicas que não permitem estabelecer uma relação causal entre a exposição ao ruído e a hipertensão arterial. Porém, em estudos mais recentes (Tomei *et al*., 2005) observou-se que a exposição crônica ao ruído é um fator de risco para a hipertensão arterial em pilotos de aviação expostos a níveis elevados de ruído [(Leq 93 dB(A)] em relação a um grupo-controle de pilotos com baixa exposição [(Leq 79 dB(A)]. O risco de hipertensão foi positivamente associado com a exposição ao ruído acima de 85 dB(A), sendo o risco relativo de 1,5 em trabalhadores expostos há mais de 30 anos a 85 dB(A) (Sbihi *et al*., 2008).

Outro estudo avaliou a relação entre a exposição residencial ao ruído das aeronaves e a hipertensão. O odds ratio de prevalência de hipertensão, ajustado para idade, sexo, tabagismo e educação, foi de 1,6 (IC 95% – 1,0 a 2,5) entre aqueles com níveis de energia média de ruído das aeronaves superior a 55 dB(A), e de 1,8 (IC 95% – 1,1 a 2,8) entre aqueles com níveis máximos de ruído das aeronaves, isto é, superior a 72 dB(A) (Rosenlund *et al*., 2001). Observou-se, ainda, uma associação positiva entre a exposição ao ruído residencial [(56 a 70 dB(A)] de tráfego rodoviário e a hipertensão arterial em homens, apresentando uma relação entre a intensidade da exposição e a resposta (Barregard *et al*., 2009).

A exposição ocupacional ao ruído pode ter efeitos sustentados, não transitórios, sobre as propriedades vasculares, através de lesão endotelial induzida pela simpaticotonia, aumentando a resistência vascular sistêmica e desencadeando hipertensão arterial (Chang *et al*., 2007b).

Alguns autores relataram que a hipertensão arterial pode estar associada ao **trabalho em turnos** e aumentar o risco de doença cardiovascular (Heinemann, Enderlein; Starck, 1998). No Brasil, Dantas e Teixeira (1990) não encontraram diferença estatisticamente significante na prevalência de hipertensão arterial entre trabalhadores em turnos ininterruptos de revezamento (12,2%) e em horário administrativo (10,4%). Os achados da literatura de que o prolongamento da jornada de trabalho pode aumentar a pressão arterial (Steenland, 2000) também não foram confirmados em estudo realizado no Brasil (Dantas, Mendes, Araújo, 2004).

O **estresse** é considerado um fator de risco para a hipertensão arterial. A estimulação prolongada da resposta de defesa do organismo, com a liberação de catecolaminas e renina, é um dos mecanismos que explicam a hipertensão sustentada (Henry, 1994). A perda do controle ou a desistência frente à exposição prolongada a um nível de estresse insuportável também está relacionada entre os mecanismos de hipertensão primária (Folkow, 1994).

Situações de estresse agudo acompanham-se de elevação transitória da pressão arterial, mas ainda não está suficientemente comprovado que a repetição continuada destas situações pode, por si só, elevar permanentemente a pressão arterial. Um estudo prospectivo revelou que a pressão do tempo e a hostilidade, componentes do padrão de comportamento tipo A, estão associados com o aumento do risco de hipertensão arterial em 84% (Yan *et al*., 2003).

Um estudo clássico descreveu uma elevada prevalência de hipertensão arterial em controladores de tráfego aéreo quando comparados com seus próprios exames admissionais e com um grupo-controle de colegas em outras atividades de mais baixo nível de exigência psíquica. A prevalência de hipertensão arterial entre controladores de tráfego aéreo, em torres de grande movimento, era de 1,6 vezes a prevalência de seus colegas, em torres de pequeno movimento (Cobb, Rose, 1973). Existe também uma consistente evidência do aumento do risco de hipertensão arterial entre motoristas profissionais, particularmente entre os motoristas de ônibus urbanos (Santos Jr., Mendes, 1999; Steenland, 2000).

Muitos estudos foram realizados para investigar a relação entre a pressão arterial, as demandas psicológicas e o nível de controle sobre o próprio trabalho. Em geral, os estudos que utilizaram a monitorização ambulatorial da pressão arterial durante a atividade de trabalho mostraram uma correlação significativa da pressão com o desgaste no trabalho. Porém, a medida da pressão arterial de maneira convencional não mostrou relação consistente (Dantas, Mendes, Araújo, 2004). Uma revisão da literatura sobre o assunto encontrou cinco entre nove estudos com resultados significativos e todos os nove estudos mostraram tendência positiva para a relação entre o desgaste no trabalho e a hipertensão arterial (Schnall, Landbergis, Baker, 1994).

A hipertensão arterial constitui uma doença de diagnóstico relativamente simples, com possibilidade de intervenção eficaz e, devido a sua alta prevalência e à complexidade das inter-relações com o trabalho, ultrapassa o limite da Saúde Ocupacional, devendo ser considerada um problema de Saúde Pública. "A hipertensão arterial constitui exemplo típico de doença relacionada ao trabalho que tem que ser abordada pelo setor saúde de forma integral e integrada. Seu papel não pode permanecer limitado ao tratamento dos hipertensos e ao pagamento da incapacidade provocada pela hipertensão" (Mendes, 1988).

Doença isquêmica do coração

Angina pectoris típica é uma síndrome clínica caracterizada por dor ou desconforto retroesternal, desencadeada pela atividade física ou por estresse emocional, durando de 5 a 15 minutos e sendo aliviada com repouso ou o uso de nitroglicerina e derivados. A dor pode ser referida nas regiões retroesternal, precordial, dorsal, epigástrica, cervical, mandibular, nos ombros ou membros superiores, sendo caracterizada como constritiva, opressiva ou como uma sensação de desconforto, peso ou queimação. A angina pode ser classificada como estável ou instável. A *angina pectoris* de evolução crônica que é induzida de forma previsível é denominada *angina estável*.

A anamnese é a técnica mais importante na caracterização da dor torácica e no diagnóstico da angina. Deve-se investigar a presença de tabagismo, hiperlipidemia, diabetes, hipertensão arterial, estresse, vida sedentária, história familiar de DAC precoce e outros fatores de risco, além dos antecedentes pessoais de doença cardiovascular, procedendo à estratificação do risco. O exame físico pode ser normal na maioria dos pacientes com angina estável nos períodos assintomáticos. Durante os episódios de dor torácica, o paciente pode fornecer informações fundamentais para confirmar ou não a presença de DAC e de angina. A ausculta de terceira (B3) e quarta (B4) bulhas ou ritmo de galope, o sopro de regurgitação mitral, o desdobramento paradoxal de B2 e os estertores pulmonares são sugestivos e preditores de DAC (Sociedade Brasileira de Cardiologia, 2004).

O eletrocardiograma normal não exclui a presença de doença coronariana. A presença de áreas eletricamente inativas prévias, as alterações da repolarização ventricular sugestivas de isquemia subepicárdica, isquemia ou lesão subendocárdica em determinada área (anterosseptal, anterolateral, lateral alta, anterior extensa, inferior, dorsal) apresentam relevância diagnóstica (Sociedade Brasileira de Cardiologia, 2004).

O teste ergométrico é um método diagnóstico não invasivo muito útil na propedêutica da angina, visando a diagnóstico, prognóstico e orientação da conduta terapêutica. Dentre as manifestações clínicas e as alterações eletrocardiográficas provocadas pelo desequilíbrio entre a oferta e o consumo de oxigênio no músculo cardíaco durante um exercício, as mais importantes para o diagnóstico de doença coronariana são a depressão horizontal ou descendente do segmento ST e a presença da dor anginosa. Os principais marcadores prognósticos são a baixa capacidade funcional (igual ou inferior a 4 METs) e a depressão ou elevação do segmento ST em cargas baixas (Sociedade Brasileira de Cardiologia, 2004).

A capacidade aeróbica é um fator independente na previsão da mortalidade cardiovascular. Baixa capacidade aeróbica indica um grupo de maior risco de mortalidade. Por outro lado, níveis de capacidade aeróbica superiores à média determinam um grupo de elevada sobrevivência, independentemente da presença de doença das coronárias (Morris *et al.*, 1991).

A queda da pressão arterial sistólica abaixo dos níveis basais, durante o exercício físico, é indicativa de coronariopatia (Levites, Baker, Anderson, 1978) e tem significado prognóstico em homens (De Liefde *et al*, 2008). A sensibilidade do teste ergométrico é de 68% e a especificidade é de 77% (Gianrossi *et al.*, 1989). Porém, os indivíduos que têm obstrução das artérias coronárias e o teste ergométrico máximo negativo apresentam um excelente prognóstico a curto prazo, com sobrevida de 98%, em 12 meses, e de 94%, em 48 meses (McNeer *et al.*, 1978).

A isquemia miocárdica provoca alteração na função regional, manifestando-se através de hipocinesia, acinesia ou discinesia das paredes do ventrículo esquerdo. Estas alterações são proporcionais à gravidade da doença e à duração da isquemia. O ecodopplercardiograma transtorácico pode ser útil na avaliação de pacientes com suspeita de síndrome coronariana aguda ou crônica, detectando as alterações segmentares da motilidade e fornecendo valiosas informações sobre a função ventricular, a isquemia e a viabilidade miocárdica, além de diagnosticar outras alterações associadas. O ecodopplercardiograma sob estresse (físico ou farmacológico) tem maior sensibilidade e especificidade do que o teste ergométrico para o diagnóstico de DAC, apresentando valor clínico adicional na detecção e na localização da isquemia miocárdica, com características e resultados similares às técnicas de cintilografia miocárdica (Camarozano *et al.*, 2009).

A cintilografia do miocárdio perfusão (CPM) repouso-estresse físico é um excelente método não invasivo de diagnóstico da doença isquêmica. As técnicas que utilizam a sincronização eletrocardiográfica e a quantificação regional, associadas ao estudo tomográfico, permitem obter informações concomitantes da perfusão miocárdica e da motilidade parietal do ventrículo esquerdo, aumentando significativamente o poder diagnóstico. A técnica tomográfica (SPECT) permite a confirmação ou a exclusão da doença arterial coronariana com 90% de sensibilidade e 80-90% de especificidade (Sociedade Brasileira de Cardiologia, 2004).

A ressonância magnética cardiovascular pode ser utilizada na avaliação das funções global e regional e na detecção e quantificação de áreas de infarto do miocárdio quando de doença arterial coronária. A tomografia computadorizada de múltiplos detectores (TCMD) pode ser útil na avaliação do escore de cálcio, que é um marcador da presença e da extensão da doença aterosclerótica, pela detecção e quantificação da calcificação arterial coronária. A angiotomografia das artérias coronárias é uma boa opção para a avaliação da anatomia cardíaca, sendo útil no diagnóstico de coronárias anômalas (Sociedade Brasileira de Cardiologia, 2006).

A cineangiocoronariografia fornece uma avaliação anatômica do grau de aterosclerose das coronárias, sendo considerada o padrão ouro para o diagnóstico. As lesões coronarianas são consideradas significativas quando há a obstrução de uma ou mais artérias epicárdicas com no mínimo 70% de estenose, ou do tronco de coronária esquerda com no mínimo 50%. O método também permite diagnosticar a estenose aórtica e a cardiomiopatia hipertrófica, que podem ser a causa da dor anginosa. Em outros casos, pode definir o diagnóstico de angina estável sem obstruções coronarianas, situação observada na disfunção endotelial e no espasmo coronariano. Deve ser relacionada com os resultados dos estudos funcionais para a avaliação prognóstica e a decisão terapêutica (Sociedade Brasileira de Cardiologia, 2006a).

O diagnóstico diferencial de *angina pectoris* deve ser feito com os distúrbios esofágicos provocadores de espasmo que, também, podem ser aliviados pelo uso de nitrato. A úlcera péptica, a cólica biliar, a síndrome costo-esternal de Tietze, as radiculites cervicais, a hipertensão pulmonar, a embolia pulmonar, a pericardite e as doenças com manifestações psicossomáticas (depressão, distúrbio do pânico etc.) também devem ser consideradas.

A *angina instável* pode ser dividida em *angina em repouso* que, em geral, apresenta duração maior que 20 minutos, com evolução de uma semana; em *angina de aparecimento recente*, com evolução inferior a 2 meses, e em *angina em crescendo*, caracterizada pelo agravamento dos sintomas de angina previamente diagnosticada, que se tornam mais frequentes, mais prolongados e apresentam redução do limiar de desencadeamento.

A angina instável pode evoluir, em uma parte dos pacientes, com a elevação dos marcadores bioquímicos de dano miocárdico, caracterizando o quadro clínico de *infarto agudo do miocárdio* (IAM) *sem supradesnivelamento do segmento ST*. Estas duas entidades apresentam interfaces clínicas que justificam a sua classificação como *síndromes isquêmicas miocárdicas instáveis* (SIMI) sem supradesnivelamento do segmento ST.

A dosagem de marcadores bioquímicos de lesão miocárdica deve ser solicitada em todos os pacientes com suspeita de SIMI. Os marcadores devem ser avaliados na admissão do paciente no serviço de urgência. Se a primeira medida for normal ou discretamente elevada, deve-se repeti-la entre 9 e 12 horas após o início dos sintomas. CK-MB massa e troponinas são os marcadores bioquímicos de escolha. CK-MB atividade isolada ou em associação com CK total pode ser utilizado se CK-MB massa ou troponina não estiverem disponíveis (Nicolau *et al.*, 2007).

O infarto agudo do miocárdio com elevação do segmento ST (IAMCST) caracteriza-se, tipicamente, por dor torácica retroesternal, às vezes epigástrica, intensa, constritiva, prolongada (durante mais de 20 minutos), desencadeada por exercício ou por estresse, podendo ocorrer em repouso. A dor é o sintoma predominante, podendo ser aliviada pelo repouso ou pelo uso de nitratos. Pode estar associada a dispneia, náuseas, vômitos ou sudorese. O exame físico é inespecífico, sendo comum a presença de B4, B3 e sopro sistólico de insuficiência mitral, devendo-se pesquisar a presença de estertores pulmonares e de hipotensão arterial sistêmica que tenha importância prognóstica. O diagnóstico diferencial inclui a angina instável, a dissecção aguda da aorta, a pericardite, a embolia pulmonar, o pneumotórax, a dor pleural, a pancreatite, entre outros (Piegas *et al.*, 2009).

Em geral, o IAM é provocado por uma trombose coronariana aguda e oclusiva que resulta em isquemia miocárdica severa e prolongada, seguida de necrose. O diagnóstico pode ser confirmado pela curva característica de elevação da troponina (de 4 a 8h) e da CK-MB (de 4 a 6h), com redução gradual da troponina (de 5 a 14 dias) e rápida da CK-MB (de 48 a 72h.), associada com pelo menos um dos seguintes critérios: a) sintomas isquêmicos; b) alterações eletrocardiográficas indicativas de isquemia (elevação ou depressão do segmento ST ou BCRE novo); c) desenvolvimento de ondas Q patológicas no eletrocardiograma; ou d) evidência, em exames de imagem, de perda de viabilidade miocárdica ou da contratilidade segmentar anormal (Piegas *et al.*, 2009).

O ecodopplercardiograma detecta alterações da motilidade segmentar que ocorrem precocemente após a oclusão coronariana. Avalia a função ventricular esquerda, que tem implicações terapêuticas e prognósticas importantes, permitindo classificar pacientes como de alto risco se a fração de ejeção ventricular esquerda for menor que 35%. Esta técnica contribui para a avaliação de complicações do IAM, dentre elas, a ruptura de parede livre do ventrículo esquerdo, a comunicação interventricular e a insuficiência mitral. Fornece informações importantes para o diagnóstico diferencial com dissecção aguda da aorta, pericardite e embolia pulmonar.

A cintilografia miocárdica de perfusão, utilizando o tecnécio-99m (sestamibi e tetrofosmin) pode ser realizada durante a dor anginosa, com obtenção tardia da imagem (entre 1-6 horas), o que contribui para o diagnóstico diferencial nos quadros clínicos atípicos com eletrocardiograma normal ou inconclusivo. Nesses casos o valor preditivo negativo da CMP alcança de 99 a 100% para os pacientes com dor na fase aguda, excluindo o comprometimento ventricular. A cinecoronariografia pode ser realizada para avaliar a possibilidade de revascularização, a função ventricular e o padrão arterial.

O número de vasos acometidos e o grau da lesão aterosclerótica contribuem para a classificação de risco e para a orientação terapêutica (Piegas et al., 2009).

O atendimento pré-hospitalar na angina instável e no IAM tem especial importância em Saúde Ocupacional. A maioria dos óbitos ocorre precocemente, sendo de 40 a 65% na primeira hora, e 80% dentro de 24 horas após o IAM. Uma parcela significativa desses eventos pode ocorrer durante o exercício da atividade ocupacional, estando ou não relacionados ao trabalho.

Quanto menor for o intervalo de tempo entre a oclusão e a reperfusão coronariana pelo uso de fibrinolítico ou por angioplastia, melhor será o prognóstico imediato e o tardio. Os ambulatórios médicos dos serviços especializados em Segurança e Medicina do Trabalho – SESMT devem estar equipados com desfibriladores automáticos externos e capacitados para o atendimento pré-hospitalar de emergências cardiológicas. Esses procedimentos devem ser padronizados e as equipes de saúde devem ser capacitadas no atendimento básico da parada cardíaca (BLS – Basic Life Support). Ressaltamos que o treinamento de médicos do trabalho para o diagnóstico e o tratamento da fibrilação ventricular (ACLS – Advanced Cardiac Life Support) é um requisito para a excelência do atendimento pré-hospitalar das urgências e emergências cardiológicas nas organizações (Piegas et al., 2009).

As medidas recomendadas na fase pré-hospitalar incluem:

- anamnese e exame físico;
- a realização e a interpretação do eletrocardiograma, no atendimento inicial pré-hospitalar, reduz o tempo porta-agulha (da chegada ao hospital até uso de fibrinolítico) em 34,5% (19min vs. 29min, p = 0.003), e o tempo porta-balão (da chegada ao hospital até a angioplastia) em 18,7% (61min vs. 75min, p < 0.0001), promovendo uma tendência de diminuição da mortalidade hospitalar em pacientes com IAM (Diercks et al., 2009).
- a fibrinólise pré-hospitalar pode ser indicada se a angioplastia não for disponível ou se a expectativa de tempo "ambulância-balão-angioplastia" for maior do que 90 minutos, desde que o tempo "atendimento-agulha-fibrinólise" seja no máximo de 30 minutos. Este procedimento requer a presença um médico capacitado, ambulância equipada com eletrocardiograma, material para cardioversão elétrica e equipamentos e medicamentos recomendados para a ressuscitação cardiopulmonar (Antman et al., 2004; Piegas et al., 2009).
- Outras recomendações (Nicolau et al., 2007; Piegas et al., 2009) estão sintetizadas na Tabela 37.10.

Doença isquêmica relacionada ao trabalho

A doença isquêmica do coração de origem ocupacional manifesta-se em consequência de aspectos psicossociais associados à organização do trabalho autoritária e inflexível, que conduz a um aumento das exigências cognitivas e psíquicas e da própria carga de trabalho, ou ainda à combinação de alta demanda e baixo nível de controle sobre o próprio trabalho, resultando em alto desgaste. O prolongamento da jornada, a ameaça do desemprego, a sobrecarga física e a exposição a temperaturas extremas são fatores organizacionais

Tabela 37.10. Outras recomendações para o atendimento pré-hospitalar em caso de angina instável ou IAM

Procedimento	Indicação	Classe	Evidência
Oxigenoterapia	Congestão pulmonar e/ou saturação de oxigênio abaixo de 90%	I	C
	Todos os pacientes nas primeiras 3-6 horas	IIa	C
	Todos os pacientes após 6 horas	IIb	C
AAS	AAS 160 a 325mg/dia, em todos os pacientes, exceto contraindicações	I	A
Clopidogrel + AAS	Dose de ataque de 300mg de clopidogrel	I	A
	Clopidogrel 600mg/VO/dia, até 2 horas antes da intervenção coronária percutânea – ICP emergencial e não planejada	I	A
Analgesia com morfina	Todos os pacientes, exceto contraindicações	I	C
Nitrato sublingual	Todos os pacientes, exceto contraindicações	I	C
Betabloqueador	Betabloqueador oral nas primeiras 24 horas em pacientes de baixo risco de desenvolver choque cardiogênico	I	B
	Betabloqueador IV, apenas em pacientes com hipertensão ou taquiarritmia na ausência de disfunção ventricular esquerda sistólica	IIa	B
Antitrombínico	Enoxaparina como adjuvante ao tratamento fibrinolítico	I	A
	Heparina não fracionada	I	B

Nicolau et al., 2007; Piegas et al., 2009.

relevantes. A exposição ocupacional ao monóxido de carbono, ao dissulfeto de carbono e a cessação abrupta da exposição crônica aos nitratos também podem estar relacionados à doença isquêmica do coração.

O Interheart study revelou que, no grupo de pessoas submetidas a estresse permanente no trabalho, o risco relativo de infarto do miocárdio foi 2,1 vezes maior do que no grupo-controle (Rosengren *et al.*, 2004). Em outro estudo, constatou-se que a mortalidade por doenças cardiovasculares foi duas vezes maior nos empregados remanescentes de processo de reestruturação administrativa que envolveu redução de pessoal (downsizing acima de 18%), em comparação com trabalhadores de empresas que não tiveram downsizing (Vahtera *et al.*, 2004). A doença coronariana foi a principal causa de mortalidade, contribuindo com 39% das 1.144 mortes relacionadas às atividades operacionais dos bombeiros nos Estados Unidos. Os autores concluíram que o risco de morte por doença coronariana, durante as ações de emergência, é substancialmente mais alto em comparação com o de outras atividades não emergenciais (Kales *et al.*, 2007).

A exposição ocupacional ao monóxido de carbono (CO) ocorre com bombeiros, guardas de trânsito, motoristas profissionais, operadores de empilhadeiras, churrasqueiros, mecânicos, soldadores e com outros trabalhadores em espaços confinados (Malheiro, 1991). As fontes de exposição incluem fornos com defeito, ventilação inadequada, combustão incompleta em sistemas de aquecimento (lareiras, fogões a lenha, banheiros etc.) e a exposição à exaustão de motores em garagens e em ambientes fechados.

A afinidade do monóxido de carbono para a hemoglobina é superior a 200 vezes à do oxigênio. A formação de carboxiemoglobina desvia a curva de dissociação da hemoglobina para a esquerda, promovendo a hipóxia. O CO liga-se ao citocromo c oxidase, interrompendo a respiração celular. Desencadeia um processo inflamatório através de múltiplas vias independentes dos mecanismos de hipóxia, resultando em lesões neurológicas e cardíacas (Weaver, 2009).

As principais complicações da intoxicação aguda são IAM e morte de origem cardíaca, hipotensão, arritmias, edema agudo dos pulmões (Wu, Huang, Hsia, 2009) e manifestações neurológicas com desorientação, confusão mental e coma. Distúrbios neurocomportamentais são descritos entre o 2º e o 28º dias após a intoxicação (Raub *et al.*, 2000). O IAM com coronárias normais tem sido descrito em casos de intoxicação aguda pelo CO. A lesão miocárdica pode ser explicada pela redução da capacidade de transporte do oxigênio e pela hipóxia tissular, associados com a disfunção mitocondrial secundária à inibição reversível da respiração intracelular (Marius-Nunez, 1990).

Os efeitos agudos da intoxicação podem ter seus sintomas agravados em pacientes com doença pulmonar obstrutiva crônica e desencadear a angina em portadores de doença aterosclerótica coronariana. Entretanto, persiste a controvérsia quanto ao fato de o CO ser capaz de aumentar o risco de aterosclerose (Tittelbach, Schneider, 1998). O aumento da espessura das camadas íntima e média das artérias carótidas foi constatado em estudo sobre a exposição ocupacional de churrasqueiros profissionais (média de 15,6 ± 7,1 anos), correlacionando-se isso com concentrações de carboxiemoglobina de 6,4 ± 1,5%. Os autores do estudo concluíram que a exposição crônica ao monóxido de carbono pode aumentar o risco de aterosclerose (Vedat *et al.*, 2009).

O tratamento da intoxicação aguda pelo CO inclui a remoção imediata da fonte de exposição, oxigenioterapia a 100% e suporte cardiovascular e ventilatório apropriados, em unidade de terapia intensiva. A oxigenoterapia hiperbárica é controversa. Os relatos da maior eficácia envolvem ocorrências que se dão dentro de 6 horas da intoxicação. A técnica envolve os riscos inerentes à transferência de pacientes em estado crítico e barotrauma (Harper, Croft-Baker, 2004).

Os trabalhadores expostos aos nitratos são aqueles que manipulam e empregam munições e explosivos e os que trabalham na manufatura de medicamentos que contenham nitratos em suas fórmulas. Uma epidemia de *angina pectoris* e de morte súbita ocorreu, em 1950, em trabalhadores da indústria de explosivos (Benowitz, 1992). Estes trabalhadores eram expostos cronicamente aos nitratos e, após a suspensão de 36-72 horas do contato com estes compostos, desenvolveram sinais de isquemia miocárdica na ausência de, ou com mínimas alterações ateroscleróticas no estudo angiográfico.

Outro estudo foi realizado com nove trabalhadores expostos cronicamente aos nitratos e que desenvolveram sinais de isquemia miocárdica (Lange *et al.*, 1972). Um trabalhador apresentou morte súbita, e cinco dos oito restantes foram submetidos a estudos angiográficos, sendo que nenhum deles apresentou obstrução coronariana significativa. Os sintomas apresentados pelos pacientes melhoravam com uso de nitroglicerina, indicando que o espasmo das artérias coronárias pode ocorrer na cessação da exposição ocupacional aos nitratos. Quando a exposição aos nitratos cessa abruptamente por mais de 24 horas, um quadro clínico clássico, conhecido como "angina da segunda de manhã", aparece. As manifestações clínicas podem ser: angina pectoris, infarto do miocárdio e arritmias cardíacas, podendo ocorrer morte súbita (Lund, Häggendal, Johnsson, 1968; Klock, 1975; Rosenman, 1984; Kristensen, 1989, Benowitz, 1992).

Os principais efeitos do dissulfeto de carbono sobre a saúde incluem a doença arterial coronariana e seus fatores de risco, a angiopatia da retina, a discriminação de cor, alterações hormonais e de fertilidade e os efeitos sobre os nervos periféricos e o sistema nervoso central (Gelbke *et al.*, 2009). Estudos epidemiológicos já demonstraram um risco relativo de morte por doença coronariana de até 5,6 vezes em populações expostas ao CS2, quando comparadas com populações não expostas (Hernberg *et al.*, 1970; Tolonen *et al.*, 1975; Nurminen *et al.*, 1982; Nurminen, Hernberg, 1985; Gasakure, Massin, 1991).

Intervenções que reduziram a exposição ao CS2 conseguiram reduzir o risco de doença cardiovascular a níveis considerados normais (Nurminen, Hernberg, 1985). O processo aterosclerótico acelerado, desencadeando a angina pectoris e o infarto do miocárdio, após a exposição ocupacional ao CS2, pode ser explicado pela elevação dos níveis séricos de colesterol, pela oxidação do colesterol-LDL (Lewis et al., 1999), pela diminuição da tolerância à glicose, por hipertensão arterial, pela alteração da função tireoidiana e a diminuição da atividade fibrinolítica, fatores que, provavelmente, atuam em conjunto (Franzinelli, 1981; Rosenman, 1984; Mccunney, 1988; Benowitz, 1990; Xiao, Levin, 2000).

O prognóstico é similar ao de pacientes que apresentam doença aterosclerótica de outra origem. Existe evidência de reversibilidade das alterações encontradas, exceto das alterações retinianas, se não houver mais exposição ao dissulfeto de carbono (Nurminen, Hernberg, 1985; Benowitz, 1990). Outra hipótese sobre o mecanismo de efeito tóxico diz respeito à diminuição da atividade fibrinolítica causada pelo CS_2, provavelmente por diminuição da atividade do plasminogênio, resultando em hipercoagulabilidade e formação de trombos.

Um estudo transversal envolvendo trabalhadores da indústria têxtil de rayon viscose constatou que a exposição ocupacional ao CS_2 pode aumentar o colesterol total e o risco de doença coronária. Revelou que a exposição ocupacional relativamente baixa pode aumentar o colesterol sérico e que existe uma relação dose/resposta entre o nível e a duração da exposição e a prevalência de doença coronariana. Percebeu-se, também, que o CS_2 pode interferir no metabolismo lipídico e no processo de aterogênese, porém não houve evidências conclusivas de aumento da pressão arterial associado à exposição ocupacional a CS_2 (Kotseva, De Bacquer, 2000).

Outro estudo mostrou que os trabalhadores chineses expostos às concentrações de 15,47 ± 2.34 mg/m3 de CS2 não apresentaram alterações clínicas, eletrocardiográficas e metabólicas (lipídicas) em relação ao grupo de controle (Tan et al, 2004). Entretanto, observou-se um aumento de alterações isquêmicas no eletrocardiograma em trabalhadores da indústria japonesa de viscose. Os autores comentam que o limite de exposição ocupacional atual para o CS_2 no Japão (10 ppm ou 30 mg/m^3) é insuficiente para evitar esse efeito cardiovascular subclínico na população estudada (Takebayashi et al, 2004). No Brasil, a NR-15 estabelece o limite de tolerância d 16 ppm ou 47mg/m^3 para a exposição de 48 horas semanais.

Estudos recentes sugerem que o cádmio tem efeitos de aceleração da aterosclerose que podem ser suprimidos parcialmente com altas concentrações de zinco. Observou-se que os níveis elevados de cádmio estão associados a um aumento da espessura das camadas íntima e média das artérias em mulheres jovens saudáveis e demonstrou-se que o cádmio provoca lesões endoteliais e aumenta a formação de placas ateroscleróticas em camundongos. Em estudos in vitro, doses fisiológicas de cádmio aumentaram a permeabilidade endotelial pela inibição da proliferação celular do endotélio e a indução de morte celular, efeitos que são inibidos pelo zinco (Messner et al., 2009). A exposição ambiental ao cádmio associou-se com a elevação significativa da prevalência de acidente vascular cerebral e a insuficiência cardíaca (Peters et al., 2010).

A morte por excesso de trabalho (*Karoshi*) é um fenômeno publicamente reconhecido no Japão, apesar da escassa evidência epidemiológica. O prolongamento da jornada de trabalho pode aumentar o risco de doença cardiovascular, independentemente de outras condições estressantes no ambiente de trabalho (Steenland, 2000). A revisão da literatura constatou uma consistente evidência do aumento do risco de doença isquêmica do coração entre motoristas profissionais, particularmente entre os motoristas de ônibus urbanos. Parte desse risco adicional é atribuída ao estresse ocupacional (Steenland, 2000).

Estudos epidemiológicos demonstraram uma associação entre a exposição ambiental a temperaturas abaixo de 18°C e um pequeno aumento da mortalidade por doença coronariana em pessoas acima de 50 anos. O frio pode induzir um espasmo coronariano e provocar anormalidades da perfusão miocárdica na presença de doença coronariana, até mesmo em pessoas normais. A exposição excessiva ao calor e a hipertermia, por sua vez, podem precipitar isquemia miocárdica em pessoas com doença coronariana (Steenland, 2000).

Arritmias cardíacas

As *arritmias cardíacas* constituem um grupo de anormalidades do ritmo cardíaco que podem ser classificadas como distúrbios da formação de impulsos, distúrbios da condução de impulsos ou, ainda, identificada pela combinação dos dois mecanismos eletrofisiológicos.

As arritmias podem cursar assintomáticas. A capacidade de percepção da arritmia varia de pessoa para pessoa. A principal manifestação é a palpitação, que pode aparecer sem que nenhum distúrbio do ritmo cardíaco seja identificado. Dependendo da repercussão hemodinâmica, pode ocorrer hipotensão arterial, tonteira, síncope e insuficiência cardíaca congestiva. A morte súbita pode sobrevir após o desencadeamento de taquiarritmias ventriculares, frequentemente relacionadas à doença isquêmica do coração.

A anamnese e o exame físico são úteis na suspeição e na detecção das arritmias e no diagnóstico da cardiopatia subjacente. O eletrocardiograma de repouso e a monitorização ambulatorial pelo *Holter* são os exames básicos para a confirmação do diagnóstico. Os estudos eletrofisiológicos invasivos são usados em casos especiais para determinar o diagnóstico e o mecanismo eletrofisiológico envolvido. Eles podem ter finalidade terapêutica na ablação por cateter de vias ou focos anômalos responsáveis pela arritmia.

O teste da inclinação (*tilt test*) está indicado na avaliação da síncope por mediação neural. O teste ergométrico é útil na investigação de arritmias secundárias à doença isquêmica do coração, e o ecodopplercardiograma deve ser utilizado para a detecção de cardiopatia subjacente e para a avaliação funcional, fatores importantes para o prognóstico e na tomada da decisão terapêutica. A investigação laboratorial contribui para a identificação de distúrbios hidro-eletrolíticos e de alterações metabólicas que possam desencadear ou agravar a arritmia.

As principais causas para a origem cardíaca das arritmias, em adultos, são a doença isquêmica do coração, a cardiopatia hipertensiva, as miocardiopatias, a doença de Chagas, a doença reumática e as lesões valvulares, as síndromes de pré-excitação ventricular e as cardiopatias congênitas. Mas doenças do sistema nervoso central – SNC, pneumopatias com insuficiência respiratória e hipóxia tissular, doenças sistêmicas, infecciosas e parasitárias com alterações metabólicas e distúrbios hidroeletrolíticos, medicamentos (inclusive os antiarrítmicos), o fumo, a ingestão excessiva de álcool e cafeína, a cocaína e outras drogas estimulantes do SNC também são causas comuns de arritmias cardíacas.

A exposição ocupacional a substâncias tóxicas pode desencadear arritmias cardíacas, em alguns casos com mecanismos fisiopatológicos bem definidos. A intoxicação pelo monóxido de carbono prejudica o transporte de oxigênio pelo sangue e diminui a sua liberação tissular produzindo hipóxia. Foi demonstrado que o monóxido de carbono diminui o limiar de fibrilação ventricular em animais de experimentação (Aronow *et al.*, 1979). Distúrbios da formação dos impulsos (extrassístoles atriais e ventriculares, fibrilação atrial, fibrilação ventricular) e distúrbios de sua condução (bloqueio infranodal e intraventricular, prolongamento do intervalo QT) foram relatados (Onvlee-Dekker *et al.*, 2007; Marius-Nunez, 1990; Wu, Huang, Hsia, 2009). O eletrocardiograma pode mostrar alterações da repolarização ventricular sugestivas de isquemia ou de infarto do miocárdio, além de vários tipos de arritmia (McCunney, 1988; Benowitz, 1990).

A hemólise maciça, causada pela arsina, produz hipercalemia e alterações eletrocardiográficas características, podendo resultar em parada cardíaca. Entre as alterações eletrocardiográficas já encontradas, notam-se distúrbios de condução, bloqueios atrioventriculares de vários graus, e assistolia (Benowitz, 1990; Benowitz, 1992).

A exposição crônica aos nitratos promove vasoconstrição arterial compensatória, mediada por resposta do sistema nervoso simpático e por ativação do sistema renina-angiotensina. Se a exposição aos nitratos é cessada, prevalece a ação destes sistemas compensatórios (sistema nervoso simpático e sistema renina-angiotensina), que deixam de ser contrapostos pela ação dos nitratos, levando à isquemia miocárdica e a arritmias cardíacas, manifestadas clinicamente por angina pectoris, infarto do miocárdio e morte súbita (Vigliani *et al.*, 1968; Benowitz, 1990; Benowitz, 1992).

Numerosos casos de arritmias cardíacas e de morte súbita, presumivelmente devidos a arritmia, têm sido descritos em pessoas expostas a solventes e propelentes no ambiente de trabalho (Bass, 1970; Rosenman, 1984; McCunney, 1988; Robinson, Kuller, Perper, 1988; Benowitz, 1992). Foram descritos dois casos de fibrilação atrial e um caso de morte súbita em trabalhadores expostos a trifluorotricloroetano. Este agente e os hidrocarbonetos halogenados são usados como solventes industriais e estão associados a arritmias ventriculares e morte súbita após a inalação em concentrações excessivas (Kaufman, Silverstein, Moure-Eraso, 1993).

O tolueno é um solvente industrial largamente utilizado pelos dependentes químicos e que pode provocar morte súbita durante a inalação, devido a arritmias cardíacas (Cruz *et al.*, 2003). O tetracloroetileno também é arritmogênico (Xiao, Levin, 2000).

Os solventes e propelentes produzem seus efeitos cardiotóxicos por meio de dois mecanismos distintos, dependendo da dose a que o trabalhador está exposto. Em baixas doses, essas substâncias têm a capacidade de aumentar a sensibilidade do coração para os efeitos arritmogênicos das catecolaminas (Morris, Noltensmeyer, White, 1953; Rosenberg, 1990).

Vários solventes, especialmente os hidrocarbonetos halogenados, podem causar algum grau de sensibilização miocárdica aos efeitos da epinefrina (Hoffmann *et al.*, 1994). Alguns autores acham que esta sensibilização decorre de um efeito depressor no automatismo cardíaco, levando a uma incapacidade do sistema de condução de aumentar a frequência cardíaca, favorecendo o aparecimento de focos ectópicos (Smith *et al.*, 1962). O fato é que a quantidade de epinefrina necessária para produzir taquicardia ou fibrilação ventricular é menor quando existe a exposição a baixas doses de solventes e propelentes. Este mecanismo é, provavelmente, a causa mais importante de toxicidade cardiovascular da exposição ocupacional a solventes, que podem causar arritmias fatais em seres humanos expostos a doses elevadas (Xiao, Levin, 2000).

Quando há altos níveis de exposição, estas substâncias podem deprimir a atividade do nó sinusal e causar bradicardia sinusal e até parada cardíaca, ou podem deprimir a condução atrioventricular, causando bloqueios de vários graus (Benowitz, 1992). Em alguns casos pode haver ambas as manifestações.

Indivíduos intoxicados por solventes e propelentes podem apresentar palpitações, síncope, hipotensão arterial e arritmias cardíacas. Convulsões, coma e parada cardíaca ocorrem em casos de intoxicação grave. Trabalhadores cardiopatas e que apresentam doença pulmonar crônica com hipoxemia são mais suscetíveis aos efeitos arritmogênicos dessas substâncias. Entre as arritmias descritas, incluem-se: contrações atriais e ventriculares prematuras, taquicardia supraventricular, taquicardia ventricular recorrente, extrassístoles ventriculares e supraventriculares, fibrilação atrial, fibrilação ventricular, bradicardia sinusal, bloqueios atrioventriculares e assistolia (Benowitz, 1990; Gasakure, Massin, 1991; Benowitz, 1992). Como um dos mecanismos de arritmia é devido às ações das catecolaminas, as drogas de escolha para o tratamento das taquiarritmias são os bloqueadores beta-adrenérgicos.

O diagnóstico da intoxicação por inseticidas organofosforados e carbamatos é feito através da anamnese e a confirmação laboratorial é feita pela dosagem da acetilcolinesterase. A intoxicação resulta em acúmulo de acetilcolina, podendo provocar taquicardia decorrente da estimulação de receptores nicotínicos, ou bradicardia secundária à estimulação de receptores muscarínicos.

Devido a uma alteração na condução elétrica, causada por estes praguicidas, podem ocorrer alterações eletrocardiográficas (Ludomirsky et al., 1982, Benowitz, 1990). Arritmias ocorreram em 9% dos casos de intoxicação de crianças por inseticidas anticolinesterase. As principais causas de mortalidade foram as arritmias e a insuficiência respiratória (Verhulst et al., 2002).

A intoxicação por organofosforados pode precipitar arritmias ventriculares complexas, um aspecto frequentemente negligenciado e potencialmente letal dessa condição. Os efeitos agudos consistem em alterações eletrocardiográficas do segmento ST-T e distúrbios da condução AV de graus variados, enquanto que os efeitos tardios incluem o prolongamento do intervalo QT, taquicardia polimórfica (Torsades de pointes) e morte súbita cardíaca. Outras alterações descritas são: fibrilação atrial e infradesnivelamento do segmento ST (Namba et al., 1970), além de alterações de repolarização e BAV 1º grau (Ludomirsky et al., 1982; Benowitz, 1990). O acompanhamento cardiológico dos pacientes intoxicados por organofosforados, por períodos relativamente longos, após a intoxicação e o tratamento agressivo e precoce de arritmias, podem ser a chave para a melhor sobrevivência (Bar-Meir et al., 2007).

O uso terapêutico de compostos antimoniais para tratamento de infecções parasitárias provoca, entre outros efeitos colaterais, alterações eletrocardiográficas (mais comumente alterações de onda T e prolongamento do intervalo QT), e pode ter causado morte súbita em alguns pacientes (Benowitz, 1990; Benowitz, 1992). Em trabalhadores expostos ao trissulfeto de antimônio, casos de morte súbita e alterações eletrocardiográficas também já foram descritos (Rosenman, 1984; Gasakure, Massin, 1991; Benowitz, 1992).

A reavaliação algum tempo depois, de alguns trabalhadores expostos ao antimônio, nos quais foram encontradas alterações eletrocardiográficas e para os quais foi cessada a exposição, revelou que, em 21% deles, as alterações persistiam (Kristensen, 1989; Gasakure, Massin, 1991). O antimônio causa, basicamente, distúrbios da condução, distúrbios da repolarização e distúrbios do ritmo cardíaco (Rosenstock, Cullen, 1986; Gasakure, Massin, 1991).

Além da hipertensão arterial, outros distúrbios cardiovasculares podem ser observados na intoxicação pelo chumbo. Há, na literatura, relatos de alterações eletrocardiográficas (Rosenman, 1984) e de casos de miocardite, que se apresentaram com bradicardia, distúrbios de repolarização e bloqueio atrioventricular de primeiro grau (Read, Williams, 1952; Myerson, Eisenhauer, 1963). Uma revisão de literatura publicada em 2007 concluiu que a evidência é sugestiva, mas não suficiente para estabelecer uma relação causal entre a exposição ao chumbo e a variabilidade de frequência cardíaca (Navas-Acien et al., 2007). Alterações eletrocardiográficas também são descritas em casos de intoxicação por mercúrio (Rosenman, 1984), arsênio e cobalto.

Os protocolos de procedimentos médico-periciais em doenças profissionais e do trabalho, elaborados pelo Ministério da Previdência e Assistência Social, consideram que, entre as arritmias cardíacas relacionadas com o trabalho que poderiam ser classificadas no Grupo I Schilling (trabalho como causa necessária), estariam aquelas que ocorrem em exposições ocupacionais bem definidas, como é o caso das substâncias químicas tóxicas acima mencionadas. A monitorização eletrocardiográfica de 24 horas (Holter) durante a jornada de trabalho é um instrumento útil para o diagnóstico de arritmia cardíaca relacionada ao trabalho, devendo ser feita concomitantemente com a monitorização ambiental e biológica da substância suspeita de exposição ocupacional.

▶ Parada cardiorrespiratória – PCR

PCR é definida como a interrupção súbita da atividade mecânica ventricular útil e suficiente e da respiração (Tabela 37.11). Caracteriza-se pela abrupta perda da consciência secundária à cessação do fluxo sanguíneo cerebral. A morte encefálica ocorre quando há lesão irreversível do tronco e do córtex cerebral, por injúria direta ou falta de oxigenação, por um tempo, em geral, superior a 4 minutos, em adultos, em condições de normotermia. Quando o evento inicial é a parada cardíaca, movimentos respiratórios podem persistir por um ou dois minutos. Na parada respiratória secundária à obstrução das vias aéreas por corpo estranho, a vítima apresenta cianose, podendo manter-se consciente e com batimentos cardíacos e pressão arterial preservados por alguns minutos. Nesse caso, a desobstrução das vias aéreas e o suporte ventilatório pode ser tudo o que o paciente necessita para se recuperar.

As principais causas de PCR em adultos são a doença coronariana (angina instável, infarto do miocárdio), as miocardiopatias (hipertóficas e dilatadas), a doença de Chagas, as lesões valvulares (estenose aórtica), as arritmias cardíacas (síndrome do intervalo QT longo, síndrome de Wolff-Parkinson-White com episódios de fibrilação atrial), as convulsões, as pneumopatias, a obstrução de vias aéreas, a depressão respiratória por overdose de drogas (cocaína, álcool) e medicamentos, hemorragia no sistema nervoso central e distúrbios hidro-eletrolíticos, entre outras (American Heart Association, 2005).

A PCR pode estar diretamente relacionada ao trabalho nos casos de intoxicação aguda e eletrocussão. Os acidentes provocados pela eletricidade constituem uma parcela importante entre os acidentes do trabalho, devido ao potencial de gravidade das queimaduras, das arritmias graves e de parada cardíaca. Os trabalhadores de alto risco são os eletricitários, os operadores de máquinas elétricas e os industriários.

A eletrocussão provoca alterações das miofibrilas, focos de necrose, lesões miocárdicas focais ou extensas, degeneração miocárdica, derrame pericárdico, com ou sem tamponamento cardíaco. A extensão das lesões é proporcional à intensidade e à duração da descarga elétrica, mas correntes de baixa voltagem (110V ou menos) podem, por si só, desencadear fibrilação ventricular e parada cardíaca.

Após uma eletrocussão podem ocorrer ectopias atriais e ventriculares, taquicardia sinusal, bradicardia, alterações do segmento ST, achatamento ou inversão da onda T, distúrbios da condução, isquemia miocárdica, infarto não Q, corrente de lesão, fibrilação ventricular, *torsades de pointes*, edema agudo dos pulmões, embolia cerebral ou pulmonar e parada cardíaca. Após a recuperação, a vítima deve ser observada com a monitorização do ritmo cardíaco durante o intervalo de 48 a 72 horas (Oliveira, Silva, 1998).

A parada cardiorrespiratória pode resultar da intoxicação grave por algumas substâncias tóxicas, dentre elas os solventes (Kaufman, Silverstein, Moure-Eraso, 1993), o monóxido de carbono e outros agentes potenciais causadores de arritmias cardíacas. Além disso, a PCR pode ocorrer no ambiente de trabalho, independentemente de estar ou não relacionada com ele. A equipe de Saúde Ocupacional deve estar preparada para o atendimento dessa emergência e deve treinar os trabalhadores nos procedimentos básicos de ressuscitação cardiorrespiratória durante o programa de treinamento em primeiros socorros.

Reanimação cardiopulmonar – RCP

As principais alterações promovidas pela revisão das diretrizes da reanimação cardiopulmonar da American Heart Association (AHA, 2005) dão ênfase à qualidade das compressões torácicas. A relação universal de 30:2 é recomendada para simplificar o treinamento, alcançar ótima frequência delas e reduzir as interrupções. Choque único é aplicado quando indicado, seguido imediatamente de RCP. Este choque deve ser de 120 a 200J, quando onda bifásica, ou de 360J, quando onda monofásica. Os socorristas nunca devem interromper as compressões torácicas para verificar o ritmo antes de terminar os 5 ciclos ou, aproximadamente, 2 minutos de RCP. Após este período, se um ritmo organizado estiver presente, o profissional de saúde deve observar o pulso.

Suporte básico de vida

O suporte básico de vida (SBV) consiste na oxigenação e na perfusão dos órgãos vitais, através de manobras simples e mantidas continuamente, a saber:

1. Verificar a responsividade;
2. Solicitar ajuda (desfibrilador e suporte avançado);
3. Posicionar a vítima e se posicionar: em superfície rígida, em decúbito dorsal, com o socorrista posicionado à altura do ombro direito da vítima;
4. Abrir as vias aéreas;

Tabela 37.11. Tipos de parada cardíaca

Tipo	Conceito	Eletrocardiograma
Assistolia	É a cessação de qualquer atividade elétrica ou mecânica dos ventrículos	Ausência de qualquer atividade elétrica ventricular observada em, pelo menos, duas derivações
Fibrilação ventricular (FV)	É a contração descoordenada do miocárdio em consequência da atividade caótica de diferentes grupos de fibras miocárdicas, resultando na ineficiência total do coração em manter um rendimento de volume sanguíneo adequado	Ausência de complexos ventriculares individualizados, que são substituídos por ondas irregulares em ziguezague, com amplitude e duração variáveis
Taquicardia ventricular (TV) sem pulso	É a sucessão rápida de batimentos ectópicos ventriculares com repercussão hemodinâmica e ausência de pulso arterial palpável	Série de complexos QRS alargados não precedidos de ondas P (se estas estiverem presentes, estão dissociadas dos complexos ventriculares). Podem ocorrer capturas isoladas de alguns complexos QRS. Ciclos ventriculares com intervalos irregulares
Atividade elétrica sem pulso	Caracteriza-se pela presença de atividade elétrica, excluídas a FV/TV, e pela ausência de pulso. Inclui a dissociação eletromecânica, o ritmo idioventricular, o ritmo de escape ventricular, o ritmo idioventricular pós-desfibrilação e ritmos bradiassistólicos	Complexos QRS largos e bizarros que não produzem resposta de contração miocárdica eficiente e detectável

5. Ventilar: deve-se proceder a duas ventilações de resgate;
6. Avaliação do pulso (somente para profissionais de saúde): em um intervalo de 5 a 10 segundos, através da palpação da artéria carótida;
7. Compressões torácicas: devem ser feitas em uma velocidade ideal de 100 vezes por minuto. A relação compressões e ventilações deve ser de 30:2. É necessário deixar que o tórax seja deprimido de 4 a 5 cm e que volte completamente à sua posição de repouso após cada compressão.
8. Desfibrilação: deve ser executada imediatamente caso seja detectada fibrilação ou taquicardia ventricular sem pulso (FV/TV). A exceção é permitida nos casos em que o paciente permaneceu em PCR por um tempo maior do que 4 a 5 minutos, sem suporte básico de vida, quando, então, 5 ciclos de compressão e ventilação, antecedendo a desfibrilação, são opcionais. A corrente usada deve ser preferencialmente bifásica (de 120 a 200J), mas se aceita a monofásica (360J). Após a administração do choque, deve-se imediatamente retomar as compressões torácicas e ventilações, sem verificar o pulso.

Suporte avançado de vida

O Suporte Avançado de Vida (SAV) requer a capacitação da equipe médica em *Advanced Cardiac Life Support* (ACLS) e consiste nos seguintes passos:
1. Intubação traqueal;
2. Avaliação e fixação da cânula;
3. Acesso venoso e monitoração;
4. Administração de fármacos: todos os fármacos a serem administrados na PCR devem, obrigatoriamente, ser seguidos de 20mL de *bolus* de fluido e da elevação do membro por um intervalo de 10 a 20 segundos. O primeiro fármaco a ser administrado é a adrenalina (1mg), por via venosa. Ela deverá ser repetida a cada lapso de tempo de 3 a 5 minutos. A diretriz da *American Heart Association* enfatiza a importância da administração dos fármacos, respeitando-se os intervalos pré-estabelecidos, independentemente do momento em que se encontra a RCP.

▶ Doenças do pericárdio

A *pericardite aguda* manifesta-se com dor torácica, dispneia, fadiga, atrito pericárdico e alterações eletrocardiográficas com supradesnivelamento do segmento ST. É uma síndrome secundária ao processo inflamatório do pericárdio e está associada a diversas causas: infecções virais (*Coxsackie B, Echo vírus* tipo 8, o vírus da caxumba, a influenza, a mononucleose infecciosa, a poliomielite, a varicela e a vacina contra hepatite B), bacterianas e fúngicas, infarto do miocárdio, pericardiotomia, uremia, neoplasia, mixedema, doenças inflamatórias e autoimunes, radiações, drogas e trauma. A pericardite pode originar o derrame pericárdico e a pericardite constritiva. A anamnese, o exame físico, o eletrocardiograma, o ecodopplercardiograma, a tomografia computadorizada de alta resolução e os exames laboratoriais geralmente confirmam o diagnóstico (Zanettini *et al*, 2004).

A pericardite tuberculosa, viral ou fúngica pode ocorrer após a exposição ocupacional aos agentes biológicos em questão, especialmente em trabalhadores da área de saúde. A pericardite e o edema pulmonar não cardiogênico foram associados à inalação de fumos provenientes da combustão de teflon (Haugtomt, Haerem, 1989).

A exposição ocupacional crônica às fibras respiráveis de asbesto (amianto) pode originar uma reação fibrótica dos tecidos mesoteliais, incluindo a formação de placas fibróticas na pleura, no peritônio, no pericárdio e no epicárdio. Presumivelmente, a patogênese da fibrose pericárdica é semelhante à das fibroses pleural e pulmonar. A presença das fibras de amianto nos tecidos promove o afluxo de neutrófilos e macrófagos que geram enzimas hidrolíticas, quimiotaxinas, citocinas, fatores de crescimento, radicais livres e a ativação dos fibroblastos. Esta cascata de eventos produz a fibrose progressiva.

As **placas fibróticas do pericárdio** podem permanecer assintomáticas ou podem desencadear a constrição pericárdica e suas manifestações clínicas principais: a dispneia, o edema periférico, a congestão hepática e a ascite. A radiografia do tórax pode mostrar calcificações e, na presença de cardiomegalia, sugere a possibilidade de derrame pericárdico. A tomografia computadorizada de alta resolução é o método mais eficaz na detecção das calcificações e dos espessamentos pericárdicos.

Um quadro clínico compatível com a pericardite e a calcificação pericárdica, associado com a história de exposição ocupacional, excluídos os diagnósticos diferenciais, é sugestivo de pericardite relacionada ao asbesto (American Thoracic Society - ATS, 2004). A pericardite relacionada ao asbesto é rara. Foram relatados 12 casos no período de 1988 a 2008, sendo a forma constritiva observada em 58% deles. Todos os casos estavam associados com comprometimento pleural concomitante (Abejie *et al.*, 2008).

▶ Doenças do miocárdio

A miocardite, uma doença inflamatória do músculo cardíaco, é uma causa importante de cardiomiopatia dilatada (Schultz *et al.*, 2009). A miocardite apresenta-se de forma isolada ou associada à pericardite. Pode evoluir assintomaticamente ou manifestar-se com fadiga, dispneia, palpitações, taquicardia e outros sintomas de insuficiência cardíaca. As miocardiopatias constituem um grupo de doenças no qual existe o comprometimento miocárdico primário. Funcionalmente, elas são classificadas em miocardiopatia dilatada, miocardiopatia hipertrófica e miocardiopatia restritiva. As causas infecciosas das miocardites e a exposição a substâncias tóxicas oferecem as maiores possibilidades de nexo causal com o trabalho.

A exposição ocupacional ao cobalto pode resultar em uma forma de miocardiopatia congestiva. O mecanismo mais provável é a inibição da respiração celular, devida à inibição da desidrogenase mitocondrial (Seghizzi et al., 1994). Foram relatados dois casos de miocardiopatia não inflamatória em jovens trabalhadores da indústria mineral. O diagnóstico foi confirmado pela história ocupacional, por avaliações ambientais e pela verificação de níveis teciduais de cobalto elevados (no coração e nos pelos) (Jarvis et al., 1992). Houve, também, o relato de um caso de cardiopatia relacionada com a exposição ao cobalto, com evolução para o óbito (Kennedy, Dornan, King, 1981).

Na década de 1960, em Quebec (Canadá), observou-se a ocorrência de numerosos casos de cardiomiopatia em um grupo de homens jovens, bebedores excessivos de uma cerveja que continha o cobalto como o estabilizante da espuma (Morin et al., 1967; Kesteloot et al., 1968). Nos pacientes que evoluíram para o óbito, observou-se o aumento da concentração de cobalto no miocárdio, associado com o aumento da área cardíaca, derrame pericárdico, a diminuição da fração de ejeção ventricular e alterações eletrocardiográficas (depressão do segmento ST, alterações de onda Q) e policitemia (Benowitz, 1992).

Aparentemente, a toxicidade miocárdica do cobalto ocorre quando associada com outros fatores, como a ingestão excessiva de álcool e uma dieta hipoproteica (Kesteloot et al., 1968; Barborik, Dusek, 1972; Kristensen, 1989). Indivíduos com dependência química ao álcool podem ter deficiência de tiamina, um cofator que bloqueia o metabolismo oxidativo, no ciclo do ácido cítrico, no mesmo local de ação do cobalto (Alexander, 1972).

O mecanismo de cardiotoxicidade do cobalto ainda não está totalmente esclarecido, mas relaciona-se com o metabolismo energético, provavelmente bloqueando a oxidação do piruvato em acetil-coA e do alfa-cetoglutamato em succinil-coA (Alexander, 1969), produzindo um efeito semelhante ao da deficiência de tiamina no organismo (Benowitz, 1992) - entre os casos de cardiomiopatia atribuída ao cobalto, também foram encontrados os de alcoólicos com deficiência de tiamina (Morin, Tetu, Mercier, 1971). Estes efeitos levam, então, a um comprometimento miocárdico e à dilatação cardíaca, o que evolui para insuficiência cardíaca (Horowitz et al., 1988).

Existem relatos de cardiotoxicidade direta em pessoas expostas a solventes e propelentes, levando à inibição da contratilidade miocárdica (Harris, 1973; Rosenman, 1979; Franzinelli, 1981; Rosenstock, Cullen, 1986) e à cardiomiopatia dilatada com insuficiência cardíaca (Mee, Wright, 1980; McLeod et al., 1987; Wiseman, Banim, 1987). A cardiotoxicidade do monóxido de carbono pode ser explicada pela hipóxia miocárdica promovida pela carboxiemoglobina, pela interrupção da respiração celular e pelo processo inflamatório promovido por múltiplas vias independentes dos mecanismos de hipóxia (Weaver, 2009), podendo desencadear disfunção ventricular esquerda e edema agudo dos pulmões (Wu, Huang, Hsia, 2009). Os achados histológicos incluem áreas focais de necrose, principalmente no subendocárdio, infiltrados focais perivasculares e hemorragia puntiforme (Wynne, Braunwald, 1997).

A intoxicação pelo arsênico pode acarretar lesão miocárdica, cardiomegalia e derrame pericárdico. Estudos em animais também mostraram que a exposição crônica ao antimônio pode produzir lesão do miocárdio, embora o mecanismo de lesão não tenha sido elucidado (Benowitz, 1990; Benowitz, 1992). Dentre as causas de miocardites e de miocardiopatias, também foram relacionadas as intoxicações por chumbo, mercúrio e fósforo, a exposição às radiações ionizantes, à hipertermia e à hipotermia, e os acidentes ofídicos e escorpiônicos (Wynne, Braunwald, 1997). Todas essas ocorrências podem estar relacionadas ao trabalho.

O abuso do consumo do álcool pode resultar em lesão miocárdica devido a três mecanismos básicos: o efeito tóxico direto do álcool e de seus metabólitos (acetaldeído); a desnutrição associada à deficiência de tiamina; aditivos (cobalto) ou contaminantes. Este abuso é a principal causa secundária de miocardiopatia dilatada, nos países ocidentais, excluídas as miocardiopatias isquêmicas (Wynne, Braunwald, 1997).

Entre os agentes biológicos, a infecção viral é uma causa importante de miocardite (Schultz et al., 2009). Destacam-se o vírus da imunodeficiência humana (HIV), o/a coxsackie-B, a hepatite, febres hemorrágicas (Ebola, dengue) e outras infecções viróticas. A Doença de Chagas (Trypanosoma cruzi), as infecções estreptocócicas (doença reumática), a difteria e a malária também são causas comuns de miocardite. A brucelose (Efe et al., 2009), a tuberculose, a toxoplasmose, a leptospirose são causas raras. A miocardite pode estar relacionada ao trabalho em viajantes para regiões endêmicas, nos trabalhadores da área da saúde e nos profissionais que lidam com animais.

▶ Cor pulmonale

O *cor pulmonale* caracteriza-se por hipertrofia e dilatação do ventrículo direito, consequente à hipertensão pulmonar desencadeada pelas doenças parenquimatosas pulmonares ou por doenças do sistema vascular pulmonar, o qual vai desde a origem do tronco da artéria pulmonar até à entrada das veias pulmonares no átrio esquerdo. A principal causa de *cor pulmonale* agudo é a embolia pulmonar maciça. O *cor pulmonale* crônico resulta da doença pulmonar obstrutiva crônica – DPOC e de outras causas de hipertensão pulmonar. As pneumoconioses e, especialmente, a silicose, são as principais causas de *cor pumonale* relacionado ao trabalho.

A anamnese e o exame físico são importantes métodos para a formulação da hipótese diagnóstica, mas são pouco sensíveis na confirmação do diagnóstico de *cor pulmonale*, principalmente nos pacientes portadores de DPOC. As principais alterações observadas no eletrocardiograma de repouso são a orientação da onda P próxima de +90º (P pulmonale); a diminuição da amplitude dos complexos no ECG (efeito dielétrico); o desvio do eixo do complexo QRS, para a direita; o desvio da zona de transição precordial do QRS, para a esquerda (Sociedade Brasileira de Cardiologia, 2003). A radiografia de tórax pode mostrar a área cardíaca normal ou a rotação anti-horária do coração. A dilatação da artéria pulmonar e de seus ramos principais indica hipertensão pulmonar. Além disso, a radiografia do tórax é fundamental no diagnóstico da DPOC e das pneumoconioses. O ecodopplercardiograma é útil na avaliação da hipertensão pulmonar e da insuficiência tricúspide. A medicina nuclear (ventriculografia e cintilografia) pode ser usada em casos especiais.

O *cor pumonale* relacionado ao trabalho é uma complicação tardia associada às pneumonioses. Observou-se uma frequência de *cor pulmonale* crônico 17 vezes maior entre homens com diagnóstico de pneumoconiose em relação a outros homens hospitalizados em Ontário (Canadá), no período de 1979 a 1990 (Kusiak, Liss, Gailitis, 1992). Sua prevenção depende de medidas de promoção da saúde e da proteção respiratória dos trabalhadores.

▶ Avaliação da capacidade laborativa

O Instituto Nacional do Seguro Social – INSS conceitua **incapacidade laborativa** como a impossibilidade de desempenhar as funções específicas de uma atividade ou ocupação, em consequência de alterações morfopsicofisiológicas provocadas por doença ou acidente. A incapacidade laborativa pode ser parcial ou total, temporária ou de duração indefinida, uniprofissional, multiprofissional ou omniprofissional, esta implicando a impossibilidade do desempenho de toda e qualquer atividade laborativa. A invalidez é a incapacidade laborativa total, indefinida e multiprofissional, insuscetível de recuperação ou reabilitação profissional, correspondendo à incapacidade geral de ganho, em consequência de doença ou acidente (Brasil. INSS, 2002).

As doenças cardiovasculares são causa frequente de aposentadoria precoce, ocupando um lugar relevante entre as enfermidades determinantes de incapacidade laboral definitiva. A doença arterial hipertensiva destaca-se por sua prevalência e elevada associação com as demais doenças cardiovasculares incapacitantes (Besser *et al.*, 2006). A hipertensão arterial com PAS ≥180 ou PAD ≥110mmHg, as urgências e as emergências hipertensivas devem ser tratadas imediatamente e são condições incapacitantes temporárias para o trabalho.

O exame clínico propicia informações essenciais para a avaliação da capacidade laborativa do trabalhador com doença cardiovascular. A classificação funcional da New

Tabela 37.12. Classificação funcional (NYHA)

Classe I	Ausência de sintomas durante atividades cotidianas. A limitação para esforços é semelhante à esperada em indivíduos normais
Classe II	Sintomas desencadeados por atividades cotidianas
Classe III	Sintomas desencadeados em atividades menos intensas que as cotidianas ou em pequenos esforços
Classe IV	Sintomas em repouso

York Heart Association (NYHA) ainda é de muita utilidade (Tabela 37.12). Apesar de não ter uma boa correlação com a fração de ejeção do ventrículo esquerdo, apresenta valor prognóstico e é importante na avaliação terapêutica (Bocchi *et al.*, 2009).

Um dos parâmetros mais importantes para a avaliação da capacidade laborativa é a capacidade aeróbica medida pelo consumo máximo de oxigênio (VO2 máximo), sendo um fator de mau prognóstico em portadores de DAC a presença de VO2 máximo < 5 METs (equivalente à incapacidade para andar rápido por mais de 30 minutos) (Myers *et al.*, 2002). Um método simples e seguro para a avaliação prognóstica de portadores de insuficiência cardíaca nas classes II e III da NYHA é o teste de caminhada de seis minutos. A distância percorrida menor que 520 metros identificou os pacientes com maior probabilidade de óbito (Rubim *et al.*, 2006).

Outro elemento fundamental para avaliação objetiva da função sistólica do ventrículo esquerdo é a fração de ejeção (FEVE). Ela permite diferenciar os tipos de insuficiência cardíaca, sistólica e diastólica, propiciando informações e os parâmetros necessários para a decisão terapêutica e o prognóstico (Bocchi *et al.*, 2009). No Brasil, constatou-se boa correlação entre a classe funcional (NYHA), o VO2 máximo e a FEVE em pacientes com cardiomiopatia chagásica (Mady *et al.*, 2005).

Estudos recentes têm demonstrado a correlação entre os níveis de BNP e a gravidade da insuficiência cardíaca, apresentando um valor prognóstico independente destes biomarcadores para a mortalidade total, a mortalidade cardiovascular e a hospitalização, tanto na insuficiência cardíaca aguda quanto na crônica. Para pacientes em classe funcional III ou IV, os valores identificados como preditores de mortalidade são sempre superiores a 1.000pg/ml. O nível de corte do NT-proBNP, para estratificar a população de pacientes portadores de insuficiência cardíaca avançada, quanto ao risco de morte, foi de 6.000 pg/ml. Valores acima deste nível são um forte indicador da necessidade de avaliação para a possibilidade de transplante cardíaco (Pereira-Barretto *et al*, 2006).

O comprometimento cardíaco em estágio crítico é observado em pacientes com insuficiência cardíaca refratária ou com doença isquêmica com angina refratária sem possibilidade de revascularização. Associa-se com a FEVE < 25%, o VO2 máximo < 10 ml/kg/min, o teste de caminhada de seis minutos < 300m e a classe funcional III/IV (NYHA) persistente, que são alguns dos critérios utilizados para indicação de transplante cardíaco (Bacal et al., 2009).

Para subsidiar a avaliação da capacidade laborativa de trabalhadores com doença cardiovascular, podemos sintetizar os principais elementos necessários para a estratificação de risco pós-evento cardiovascular na Tabela 37.13 (Sociedade Brasileira de Cardiologia, 2006b; Bacal et al., 2009; Bocchi et al., 2009; Myers et al., 2002; Bittner et al., 1993). Concluímos que o trabalhador classificado no grau de risco alto, classe funcional I, apresentando teste ergométrico sem alterações isquêmicas e capacidade aeróbica e FEVE normais está apto para a maioria das funções, incluindo a exigência de esforço físico.

O trabalhador classificado no grau de *risco alto*, classe funcional II, sem alterações isquêmicas, com capacidade aeróbica > 5 METs e FEVE de 36 a 50% está apto para funções que não exijam esforço físico intenso. O grau de *risco grave* indica inaptidão para a maioria das funções. Eventualmente, o trabalhador poderá exercer atividades administrativas, após avaliação cardiológica com relatório favorável e com sua concordância, desde que a carga de trabalho de natureza física e psíquica sejam compatíveis com a sua capacidade funcional. O trabalhador classificado no grau de *risco crítico* está inapto para todas as funções.

As doenças cardiovasculares são importante causa de incapacidades súbitas ou mesmo fatais, podendo comprometer a segurança necessária para evitar os acidentes de trânsito. Portadores de dispositivos cardíacos eletrônicos implantáveis (DCEI – marcapassos, ressincronizadores e cardiodesfibriladores) podem estar expostos a situações de risco em decorrência da cardiopatia de base que resultou na necessidade do uso de um dispositivo eletrônico permanente, mas também pela própria presença de tais dispositivos. Nesse contexto, os motoristas profissionais, portadores de dispositivos cardíacos eletrônicos implantáveis e arritmias cardíacas, podem colocar em risco a vida do motorista, demais passageiros do veículo, pedestres e outros usuários das vias. A Tabela 37.14 apresenta as recomendações de restrição para direção profissional emitidas pelas Diretrizes Brasileiras para direção veicular em portadores de dispositivos cardíacos eletrônicos implantáveis e arritmias cardíacas (Fenelon et al., 2012).

◗ Promoção da saúde no trabalho

A *Carta de Ottawa* (World Health Organization, 1986) conceituou **promoção da saúde** como o processo de capacitação da comunidade para atuar na melhoria da sua qualidade de vida e saúde, incluindo uma maior participação no controle desse processo.

A Organização Mundial da Saúde define a qualidade de vida como a percepção do indivíduo de sua posição na vida, no contexto da cultura e no sistema de valores nos quais vive e

Tabela 37.13. Estratificação de risco pós-evento cardiovascular

INFORMAÇÕES CLÍNICAS NECESSÁRIAS		
• Anamnese • Exame físico • Exames complementares disponíveis • Estratificação de risco pré-evento (escore de Framingham)		
CLASSIFICAÇÃO DO RISCO		
ALTO*	GRAVE	CRÍTICO
CLASSIFICAÇÃO FUNCIONAL (NYHA)		
Classes I e II	Classe III	Classe IV
ECODOPPLERCARDIOGRAMA (fração de ejeção VE – FEVE)		
FEVE > 35%	FEVE: 25 – 35%	FEVE < 25%
BNP ou NT-proBNP		
BNP <100pg/mL NT-proBNP < 400pg/mL	BNP 100 – 400pg/mL NT-proBNP 400 – 2.000pg/mL	BNP > 400pg/mL NT-proBNP > 2.000pg/mL
TESTE ERGOMÉTRICO ou ERGOESPIROMETRIA		
VO_2 máx. > 17,5ml/kg/min. (5 METs)	Isquemia e VO_2 máx. ≤ 17,5ml/kg/min. (5 METs)	VO_2 máx. < 10ml/kg/min.
TESTE DE CAMINHADA DE SEIS MINUTOS		
> 450m	300 – 450m	< 300m

* Risco alto: Escore de Framingham ≥ 20%, DAC significativa ou equivalentes.

Tabela 37.14. Restrição para direção profissional (condutor que exerce atividade remunerada ao veículo)

Portadores de dispositivos cardíacos eletrônicos implantáveis e arritmias cardíacas	Carteira Nacional de Habilitação ACC, A, B, C, D, E
Implante de marcapasso (MP)	4 semanas
Troca de gerador de marcapasso	2 semanas
Troca de eletrodo de marcapasso	4 semanas
Ressincronizador	Permanente
Cardiodesfibrilador e CDI com ressincronizador	Permanente
Doença do Nó Sinusal (DNS) sintomática	Desqualificado para direção até controle adequado
BAV 2º Grau; Mobtiz II	Desqualificado para direção até instituição do tratamento definitivo
Bloqueio de Ramo Alternante	Desqualificado para direção até instituição do tratamento definitivo
BAV 3º Grau Adquirido	Desqualificado para direção até instituição do tratamento definitivo
BAV 3º Grau Congênito	Apto para dirigir se não houver comprometimento do nível de consciência e duração do QRS ≤ 110ms e inexistência de pausas ≥ 3 s em Holter de 24h anual
Taquicardia Supraventricular Paroxística, Fibrilação Atrial ou Flutter Atrial Paroxística com prejuízo do nível de consciência	Controle satisfatório
Fibrilação Ventricular (FV) por causa não reversível	Desqualificado
Taquicardia Ventricular (TV) hemodinamicamente instável	Desqualificado
TV ou FV devido a causa reversível	Não dirigir até o controle adequado da doença de base
TV sustentada não associada a perda de consciência, FEVE < 30%	Desqualificado
TV sustentada não associada a perda de consciência, FEVE > 30% CDI não recomendado	Três meses após o evento com controle satisfatório
Síndrome de *Wolff-Parkinson-White*	Liberado após avaliação de risco por especialista e tratamento eficaz
Síndrome de Brugada Síndrome do QT longo Displasia arritmogênica do VD	Desqualificado
Procedimento de ablação por cateter; estudo eletrofisiológico sem indução de arritmia ventricular sustentada	Apto uma semana após a alta hospitalar
Síncope de causa identificada e tratada (Ex.: MP para DNS)	Apto após um mês
Síncope de causa reversível (Ex.:hemorragia, desidratação)	Apto após tratamento da doença de base
Síncope situacional com deflagrador definido (Ex.: miccional)	Apto após observação de uma semana
Síncope de origem inexplicada; síncope vasovagal recorrente (em 12 meses)	Aguardar 12 meses

em relação a seus objetivos, expectativas, padrões e interesses. A qualidade de vida abrange variadas condições que podem afetar a vida das pessoas, incluindo a sua condição de saúde. Refere-se a uma visão mais holística e humanística das relações entre as pessoas e o mundo que as cerca, no sentido de valorizar parâmetros mais amplos que a prevenção das doenças, o controle de sintomas, o aumento da expectativa de vida ou a diminuição da mortalidade (The WHOQOL Group, 1995).

Para atingir um estado de completo bem-estar físico, mental e social, os indivíduos e grupos devem saber identificar aspirações, satisfazer necessidades e modificar favoravelmente o meio ambiente. Um aspecto fundamental é a participação concreta da comunidade na fixação de prioridades, na tomada de decisões e na elaboração das estratégias de controle dos fatores determinantes da saúde. A Promoção da Saúde não é responsabilidade exclusiva do setor de Saúde e vai além de cuidados básicos e preventivos e de um estilo de vida saudável (World Health Organization, 1986).

A **promoção da saúde no trabalho** se sustenta em dois pilares. O primeiro é o **estilo de vida**, que é um conjunto de ações habituais, refletindo as atitudes, os valores e as oportunidades na vida das pessoas. O **estilo de vida saudável** é a escolha de um conjunto de ações habituais que favorecem o bem-estar, a saúde e a melhoria da qualidade de vida. São bons exemplos, o estabelecimento de relações interpessoais assertivas, a capacidade de encarar o presente e o futuro de uma forma positiva, a adoção do estilo de vida ativo e a alimentação saudável (The WHOQOL Group, 1995).

A proposta da "estratégia global da Organização Mundial de Saúde para promoção da alimentação saudável, atividade física e saúde (2004)" recomenda a formulação e a execução de linhas de ação efetivas para reduzir substancialmente as mortes e as doenças em todo o mundo. O objetivo principal é a redução dos fatores de risco para as doenças crônicas não transmissíveis – DCNT. A estratégia inclui ações de saúde pública, promoção da saúde e medidas para aumentar a atenção e o conhecimento sobre nutrição e atividade física (World Health Organization, 2004). Recomenda a adoção do estilo de vida ativo, que compreende a incorporação da prática regular de atividade física nas ações do cotidiano das pessoas. As recomendações específicas sobre a alimentação saudável buscam o equilíbrio energético para o controle de peso saudável.

O segundo pilar da promoção da saúde no trabalho visa à construção de ambientes organizacionais, incluindo a possibilidade de interagir, participar, aprender, questionar, criar, empreender, transformar e produzir o trabalho saudável. Trata-se do compromisso com a melhoria contínua das condições de saúde no trabalho, envolvendo a efetiva participação dos trabalhadores em todas as fases do processo produtivo.

Este pilar inclui a intervenção sobre os fatores de risco ambientais, econômicos, organizacionais, psicossociais, biológicos, de natureza individual e do meio ambiente em geral que colocam a saúde em risco. Incorpora os saberes e os valores dos processos de gestão, saúde, segurança, meio ambiente, ergonomia e da higiene ocupacional, contribuindo para a transformação organizacional e promovendo uma resposta positiva para a saúde e a qualidade da vida dos trabalhadores. Dias e Mendes (2002) criticam a excessiva ênfase dada ao estilo de vida dos indivíduos nos processos de promoção da saúde no trabalho.

O Simpósio *Statement on Healthy Workplaces* da Quarta Conferência Internacional de Promoção da Saúde (World Health Organization, 1997) enfatizou a importância dos ambientes de trabalho na promoção da saúde dos trabalhadores, de suas famílias, da comunidade e da sociedade em geral. Concluiu que não há escassez de trabalho, apenas de emprego. Reconheceu a necessidade de reconsiderar novos valores e combinar o desenvolvimento econômico com o desenvolvimento humano. Assinalou a importância de promover e proteger a saúde das pessoas empregadas e desempregadas, a comunidade circunvizinha e a sociedade em geral.

A Declaração de Luxemburgo (European Network for Workplace Health Promotion, 2007) destaca que a promoção da saúde no trabalho pode ser obtida pela execução de algumas estratégias:

- melhorar a organização e o ambiente de trabalho;
- promover a participação efetiva e concreta dos atores envolvidos e
- incentivar o desenvolvimento pessoal e profissional dos trabalhadores.

A Carta de Bangkok (World Health Organization, 2007) propõe entre os requisitos para boas práticas corporativas:

- investir em ambientes de trabalho seguros e saudáveis;
- assegurar que os processos produtivos, os produtos e as estratégias de *marketing* não prejudiquem a saúde e
- ampliar as ações de responsabilidade social.

Em síntese, a promoção da saúde no trabalho inclui a construção de ambientes organizacionais e estilo de vida adaptados às necessidades de ser humano, saudável e produtivo.

▶ Doenças das artérias e veias periféricas

No Brasil, o Decreto nº 6.957, de 9 de setembro de 2009 (Brasil, 2009), lista as doenças e os respectivos agentes etiológicos de risco, de natureza ocupacional, regulamentados pela Previdência Social. Do ponto de vista das doenças do sistema vascular periférico, estão citadas: a aterosclerose, a síndrome de Raynaud, a acrocianose e a acroparestesia. A doença venosa também será abordada pela sua crescente importância. Alguns trabalhos demonstram outros acometimentos de artérias, relacionados a exposições ocupacionais.

Aterosclerose e outros acometimentos arteriais

A aterosclerose é hoje definida como um processo crônico, progressivo e sistêmico decorrente de uma resposta inflamatória e fibroproliferativa, causada por agressões à superfície do endotélio arterial. Inicia-se muito cedo na vida, resultando do inter-relacionamento de fatores genéticos e ambientais. Assim, interagem a predisposição genética dos indivíduos, a dieta, o estilo de vida e a hemodinâmica arterial local (Maffei, 2008).

De distribuição mundial, aparentemente de maneira irregular, a aterosclerose periférica manifesta-se clinicamente em, aproximadamente, 10% dessa população e, a cada ano, atinge pessoas mais jovens.

A aterosclerose é responsável por 95% das coronariopatias, 85% da claudicação intermitente dos membros inferiores e 75% dos acidentes vasculares cerebrais. De modo geral, na fase de claudicação intermitente, o indivíduo apresenta comprometimento simultâneo e importante dos setores coronarianos e cérebro vascular, o que aumenta a morbidade do processo e indica a relevância deste sintoma (Rutherford, 2007).

As lesões da aterosclerose ocorrem dentro da camada mais interna da artéria, a íntima, e são restritas a essa região do vaso. São lesões excêntricas, podendo ocluir total ou parcialmente a artéria e o suprimento para determinado tecido ou órgão, resultando em isquemia ou necrose (Brasil. Ministério da Saúde – MS, 2001). As artérias mais comumente afetadas são a aorta, as artérias femural comum, poplítea, tibial, coronárias, carótida interna e externa e as cerebrais. Nos membros superiores, a artéria subclávia esquerda é a mais comumente envolvida (Rutherford, 2007; Maffei, 2008).

O quadro clínico irá depender da artéria ou artérias acometidas. A claudicação intermitente é a manifestação mais comum do quadro clínico e constitui sintoma patognomônico da doença arterial obstrutiva periférica. É descrita como dor, câimbra, paralisia, aperto ou fadiga de certos músculos durante o exercício, que melhora se este é interrompido. O quadro clínico pode culminar em lesões tróficas, gangrena e amputações. (Maffei, 2008; Brito, 2008).

Estudos epidemiológicos demonstraram um risco relativo de morte por doença coronariana até 5,6 vezes maior em trabalhadores expostos ao sulfeto de carbono do que em populações não expostas, tendo como causa a aterosclerose (Brasil. MS, 2001). Alguns trabalhos relacionaram a exposição ao dissulfeto de carbono à oxidação do colesterol-LDL (Laurman et al., 1989) e ao aumento do estresse oxidativo (Dursun et al., 2008; Wronska-Nofer et al., 2002 e 2007), importantes fatores na teoria oxidativa da aterogênese. Ainda, o aumento dos níveis pressóricos leva ao aparecimento de ateromatose nas bifurcações das artérias, pelas forças de cisalhamento, segundo alguns autores (Tan X et al., 2002; Maffei, 2008).

O controle da exposição ao dissulfeto de carbono pode, efetivamente, contribuir para a redução da incidência da aterosclerose e da doença aterosclerótica nos grupos de risco (Brasil. MS, 2001).

Outros trabalhos demonstraram haver relação entre a aterogênese e trabalhadores expostos ao chumbo, avaliados através de exame ultrassonográfico das carótidas (Doroszko et al., 2008; Poreba et al., 2011a; Poreba et al, 2011b), cádmio (Wojtczak-Jaroszowa; Kubow, 1989) e mercúrio (Skoczyńska et al., 2009).

Foram descritos casos de tumores vasculares em trabalhadores expostos a asbesto, sem associação definitiva (Attanoos et al, 2000).

O monóxido de carbono foi identificado como agente de espessamento da camada muscular das artérias, em ambientes confinados, cronicamente, indicando maior risco de doença aterosclerótica (Davutoglu, 2009).

A vibração também foi descrita como agente de espessamento da camada muscular de artérias, aneurisma em artéria femoral (Takagi et al., 2004) e até uma úlcera de aorta torácica descendente em trabalhador que operava a ferramenta em seu tórax (Komen et al., 2011).

Síndrome de *Raynaud*

O fenômeno de *Raynaud* é a alteração da constrição na microcirculação, ocasionando a modificação intermitente da coloração das extremidades. Ele é classificado como: primário ou doença de *Raynaud*, quando não se encontra uma alteração clínica a ele associada; secundário ou síndrome de *Raynaud*, quando associado a condições clínicas que modificam a vasomotricidade (Maffei, 2008).

O fenômeno começa com uma vasoconstrição, com palidez da pele e anóxia dos tecidos. Teoricamente, o acúmulo de catabólitos provenientes das células, nessa fase, levaria a um bloqueio da ação das catecolaminas sobre os receptores alfa, o que ocasionaria a vasodilatação reacional, com a elevação da quantidade de sangue nos capilares, maior consumo da oxiemoglobina e aumento do nível de carboxiemoglobina, levando à cianose. Após a eliminação desses catabólitos, ocorreria uma intensa hiperemia reacional, com congestão local. Ou seja, uma sequência de palidez, cianose e hiperemia (Brasil. MS, 2001; Maffei, 2008).

O fenômeno de *Raynaud* acomete, principalmente, mãos e pés, podendo ser encontrado na ponta do nariz, no lóbulo da orelha, mento, nos lábios, na língua e nos mamilos. É desencadeado ou agravado por frio ou emoções, sendo identificado também um histórico familiar. Em casos graves e progressivos, podem ocorrer alterações tróficas e ulcerações após alguns anos.

Com exceção dos estados onde as temperaturas são mais baixas, no Brasil, a doença de *Raynaud* é menos encontrada, sendo quase sempre identificada uma síndrome, secundária a causas locorregionais ou a outras alterações clínicas, como as doenças do tecido conjuntivo, por exemplo. A síndrome de *Raynaud* também está identificada em consequência de compressão neurovascular, artrose, discopatia cervical, doenças vasculares e distúrbios da microcirculação, alterações hematológicas, neurológicas e endócrinas (Maffei, 2008).

Como causas locorregionais ocupacionais da síndrome de Raynaud, temos as profissões com a exposição dos trabalhadores a vibrações (Omae et al., 1998; Miyai et al., 2005; Bovenzi, 2006; Mahbub, Harada, 2011), como operadores de marteletes pneumáticos e motosserras (McLafferty et al., 1999), pianistas, linotipistas e digitadores. Trabalhadores de câmaras frias, de regiões frias e face ao manuseio em água gelada ou de produtos congelados podem desenvolver o fenômeno e, por isso, devem ter as mãos protegidas contra o frio (Maffei, 2008; Bovenzi et al., 2008a; Bovenzi et al, 2008b;

Ye, Griffin, 2011). Foram relatados casos de vasoespasmo nos pés de trabalhadores do locais com exposição à vibração proveniente do chão (Thompson *et al.*, 2010; House *et al.*, 2011).

A exposição a metais pesados, a nitroglicerina e, na fabricação de PVC, ao cloreto de vinila, também tem sido relacionada como desencadeadora do fenômeno de *Raynaud*. Nos casos de exposição ao cloreto de vinila, é comum a associação com a acro-osteólise, que pode ser constatada por radiografia (Brasil. MS, 2001; Maffei, 2008).

Acrocianose e acroparestesia

A acrocianose é uma afecção caracterizada por cianose persistente da pele das mãos e, menos comumente, dos pés, associada a uma diminuição da temperatura da pele. Uma hipotonia venulocapilar seria a causa dessa alteração, a qual poderia ser produzida por uma disfunção do sistema simpático ou por anastomoses arteriovenosas. Já a acroparestesia é a parestesia que se limita às extremidades do corpo, podendo acompanhar os casos de acrocianose secundária.

A acrocianose acomete mais mulheres jovens, atingindo de pés a tornozelos, das mãos aos punhos, com cianose prolongada, fazendo-os mostrar-se frios e úmidos. Há piora com o frio e melhora com o aquecimento local. Não há palidez e há edema indolor que pode se tornar doloroso no frio. A acrocianose não costuma levar à necrose e nem à ulceração. A acrocianose e a acroparestesia podem ser observadas em trabalhadores expostos a pequenos traumatismos repetitivos, a vibrações localizadas, ao cloreto de vinila e a baixas temperaturas. Nos casos de exposição ao cloreto de vinila, também é comum a associação com a acro-osteólise (Brasil. MS, 2001; Maffei, 2008).

O livedo reticular, assim como a síndrome de *Raynaud* e a acrocianose, é uma arteriopatia funcional em que transtornos circulatórios são ocasionados por resposta vasomotora alterada. Caracteriza-se pela presença de manchas cianóticas indolores, que dão um aspecto rendado à pele das extremidades, braços e pernas, podendo atingir as coxas. Sua importância ocupacional está no fato de ser desencadeada pela exposição a baixas temperaturas. Tem bom prognóstico e responde à proteção ao frio (Maffei, 2008).

Doença venosa

A doença venosa crônica é um problema de saúde pública importante, podendo promover a inaptidão para o trabalho e apresentando, também, uma repercussão indireta sobre a qualidade de produção e uma consequente perda de eficiência operacional. Embora ainda não haja evidências da relação direta causa-efeito da doença venosa com o trabalho, existe consenso científico de que o trabalho pode agravar o desenvolvimento da mesma (Albino, 2003; Sola *et al.*, 2004; Merlo, Parente, Komlós, 2006; Maffei, 2008; Brito, 2008; Partsch, 2009; Sudol-Szopinska *et al.*, 2011; Sancini *et al.*, 2012). As varizes, por exemplo, representam apenas um aspecto da doença venosa, que se estende a graus mais avançados, podendo resultar em úlceras de estase nos casos mais graves (Brandimiller, 1996; Medeiros, 2006; Bertoldi, Proença, 2008).

Alguns estudos demonstram que aproximadamente 50% da população mundial adulta apresenta sinais de doença venosa. Ela é responsável por uma morbidade significativa, afeta a produtividade no trabalho, gerando aposentadorias por invalidez, além de restringir as atividades da vida diária e de lazer. Em alguns protocolos de admissão, trabalhadores são considerados inaptos pela presença de varizes, dependendo do risco ocupacional.

Em 1994, um Grupo Internacional de Consenso para Classificação das Doenças Venosas desenvolveu uma classificação para as doenças venosas crônicas, baseada na Clínica, Etiologia, Anatomia e Patofisiologia – Classificação CEAP, visando o uso de uma linguagem comum entre todos os médicos (Castro *et al.*, 2002). Para o nosso uso, damos importância à Classificação Clínica (C), de C0 a C6:

- Classe 0: sem sinais visíveis ou palpáveis da doença venosa;
- Classe 1: Telangiectasias e/ou veias reticulares;
- Classe 2: Veias varicosas;
- Classe 3: Edema;
- Classe 4: Alterações de pele (hiperpigmentação, eczema, lipodermatofibrose);
- Classe 5: Classe 4 com úlcera curada;
- Classe 6: Classe 4 com úlcera ativa.

As varizes ou veias varicosas, CEAP C2, podem ser conceituadas como veias dilatadas, tortuosas e alongadas. Conhecidas desde a antiguidade, no Papiro de Ebers, em 1550 a.C., as varizes constituem a mais comum de todas as alterações vasculares (Medeiros, 2006). As principais queixas apresentadas pelos pacientes varicosos relacionam-se a: comprometimento estético; dor, sensação de peso e cansaço nos membros inferiores; ardor, prurido, formigamento e desconforto; e câimbras (Maffei, 2008; Blättler *et al*, 2008).

Na etiopatogenia das varizes, existem vários mecanismos propostos que não são excludentes entre si, a saber:

- Incompetência valvular primária;
- Enfraquecimento da parede venosa;
- Anastomoses arteriovenosas e
- Microtromboses das perfurantes (Maffei, 2008).

No indivíduo normal, o fluxo das veias profundas ou superficiais faz-se sempre em direção cranial e, nas perfurantes da perna, no sentido superficial para o profundo. Quando o indivíduo está em posição ortostática, a pressão é a de uma coluna líquida de altura da distância da aurícula direita até o pé. Ao executar movimentos de marcha, há uma queda progressiva da pressão. Ao parar o movimento, ocorre um retorno lento à pressão inicial. A marcha do indivíduo, com passos amplos, contraindo e relaxando os membros inferiores, é de extrema importância. Deve-se deambular seguindo o apoio do calcanhar, aplanamento de pé, o impulso com a ponta do pé, acelerando e desacelerando os membros inferiores, nos movimentos em que essa bomba muscular propulsiona o sangue no sentido cranial.

Na posição ortostática parada ou praticamente parada, há um aumento da pressão venosa superficial e a diminuição do mecanismo de bomba muscular devido a pequena atividade muscular. O deslocamento corporal pequeno, com passos curtos, como ao se lavar um automóvel, implica em esforços musculares de coxa e nádegas, insuficientes para incrementar o retorno venoso. Certos operadores, em torno da máquina, e os barbeiros, em torno da cadeira, por exemplo, agem desta forma (Brandimiller, 1996).

As alterações nas veias levam a um fluxo retrógrado de sangue, em direção podal, levando à falta de esvaziamento das veias superficiais aos exercícios, diferindo do que deveria ocorrer em indivíduos saudáveis. A sobrecarga constante de fluxo e pressão nas veias superficiais as leva a uma dilatação, ao alongamento e à tortuosidade, principalmente se já houver fraqueza ou tendência dos vasos à distensão (Maffei, 2008). Vários estudos têm demonstrado que mecanismos inflamatórios complexos envolvendo espécies reativas ao oxigênio (radicais livres) também são de grande importância na etiologia das veias varicosas (Allaert et al., 2005; Avi et al., 2007; Bass, 2007; Naoum, Hunter, 2007; Flore et al., 2007; Aldington et al., 2008; Ducasse et al., 2008; Jeong et al., 2008; Makivaara et al., 2008; Raffetto et al., 2008; Kendler; Blendinger, Haas, 2009; Lim, Davies, 2009; Sancini et al, 2012).

Os fatores de risco conhecidos estão relacionados com o agravamento das varizes primárias. O principal deles é a hereditariedade, seguido da idade, do sexo, etnia, número de gestações, obesidade, dieta e postura predominante de trabalho (Merlo, Parente, Komlós, 2006; Maffei, 2008; Brito, 2008).

O papel da postura durante o trabalho como fator etiológico das varizes e da doença venosa tem sido descrito em diversos estudos, tanto em indivíduos de profissões com predomínio de ortostatismo, como em porteiros, vigias, maquinistas, prensistas, cabeleireiros, professores, dentistas, médicos-cirurgiões, cozinheiros etc., e também no que se refere àquelas atividades em que a posição adotada, na maior parte do tempo, é a sentada, como no caso de atendentes, bancários, cobradores de ônibus, motoristas, trabalhadores de escritório, telefonistas etc. (Brandimiller, 1996; Brasil. MS, 2001; Merlo, Parente, Komlós, 2006; Flore et al., 2007; Maffei, 2008; Brito, 2008; Sudol-Szopinska et al.,2011; Robertson et al, 2012; Sancini et al, 2012). Alguns trabalhos sugerem o uso de meias elásticas durante o turno de trabalho, com proteção eficaz, inclusive, em relação ao estresse oxidativo das veias. (Flore et al, 2007; Belczak et al, 2008; Belczak et al, 2009a; Belczak et al, 2009b; Belczak et al, 2010)

A insuficiência venosa crônica grave foi mais frequente nos indivíduos que trabalhavam a maior parte do tempo em pé ou sentados, do que naqueles que trabalhavam andando, sugerindo que a deambulação constante preveniria o agravamento do quadro varicoso (Maffei, 2008). O ortostatismo estático prolongado pode ser um fator contributivo no agravamento das varizes dos membros (Sancini, 2010; Sudol-Szopinska et al, 2011). Assim, recomenda-se o enriquecimento da tarefa do trabalhador, a introdução de atividades que permitam a deambulação frequente, pausas regulares, também para a deambulação, e a realização de ginásticas ocupacionais. Medidas preventivas e até terapêuticas podem ser usadas, como a utilização de meias elásticas e o estímulo da prática de exercícios físicos, contra a obesidade e o sedentarismo (Tüchsen et al., 2005; Amsler Blatter, 2008; Flore et al., 2007; Bertoldi, Proença, 2008; Partsch, 2009; Belczak, 2010; Sancini, 2010; Robertson, 2012; Sancini et al., 2012). As meias elásticas podem ser muito eficazes na diminuição dos sintomas, principalmente com uma compressão graduada maior que 10 mmHg, sendo pouco toleradas com pressões maiores que 20 mmHg, em pacientes saudáveis. (Amsler, Blatter, 2008)

Outros fatores de risco ocupacionais menos impactantes (Sancini et al., 2012) também descritos em trabalhos são: o carregamento de peso com esforço prolongado da musculatura abdominal (carga fisiológica), vestimentas que comprimem o abdome e dificultam retorno venoso, o trabalho em turno noturno (Bonet-Porqueras et al., 2009), o calor próximo aos membros inferiores (Bertoldi, Proença, 2008), a pressão para cumprimento das tarefas e, até mesmo, o devotamento, a abnegação e a dedicação ao trabalho (Elias, Navarro, 2006). Há relatos de alterações venosas decorrentes de vibrações (Bovenzi, 2006).

A trombose venosa profunda dos membros inferiores é uma doença caracterizada pela formação aguda de trombos em veias profundas desses membros. O quadro clínico local depende da extensão da trombose e das veias acometidas. Pode causar apenas desconforto e edema para o paciente, às vezes importantes, sendo que as complicações podem também ser graves, como é o caso da embolia pulmonar e a insuficiência venosa crônica, com incapacidade residual, devendo ser encaminhada para tratamento específico. (Maffei, 2008; Sancini et al., 2012).

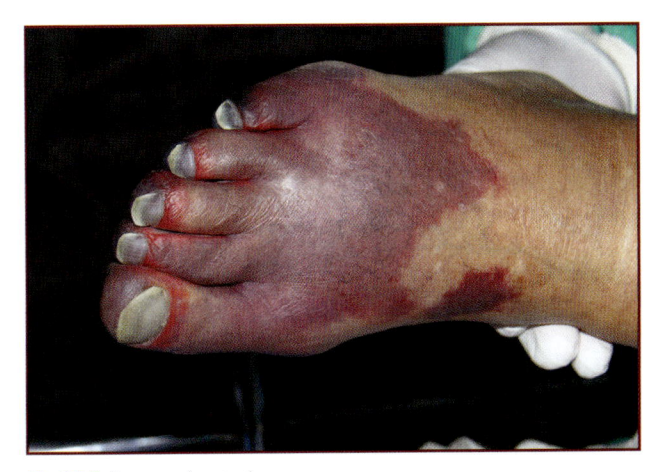

Fig. 37.7. Gangrena de antepé.

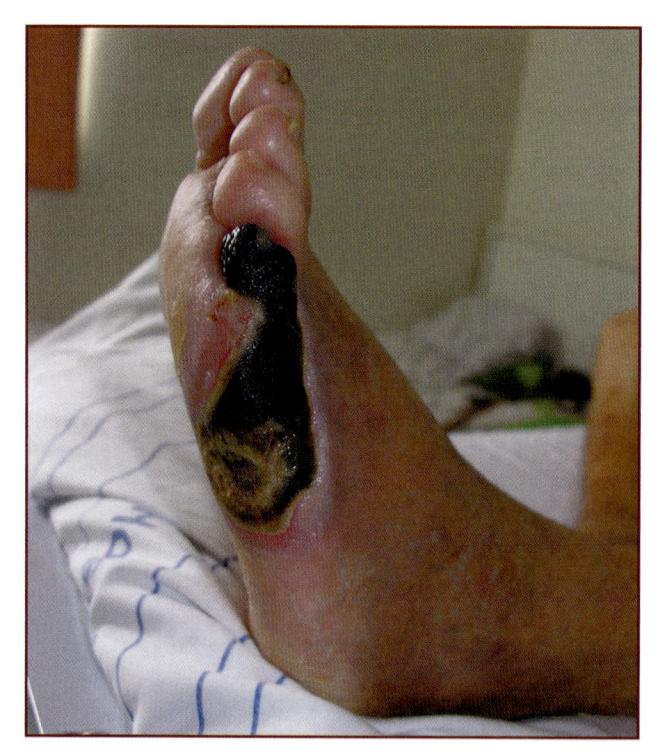

Parte C | Estudo da Patologia do Trabalho, Sistematizado segundo os Grupos da CID-10

Fig. 37.8. Gangrena de face lateral de pé.

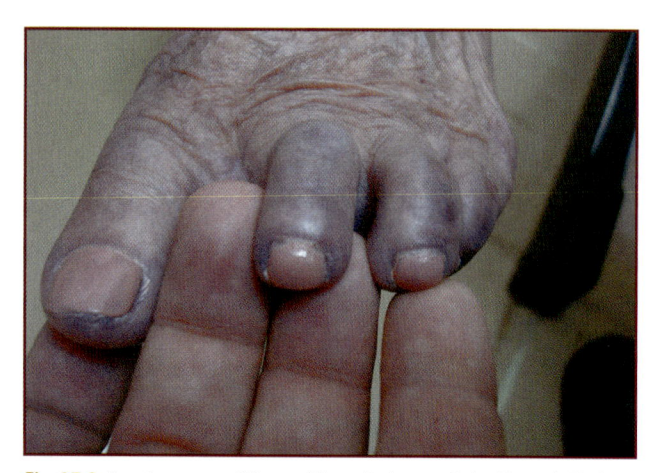

Fig. 37.9. Acrocianose em pé (foto cedida por Dr. Antonio Carlos Moura da Silva).

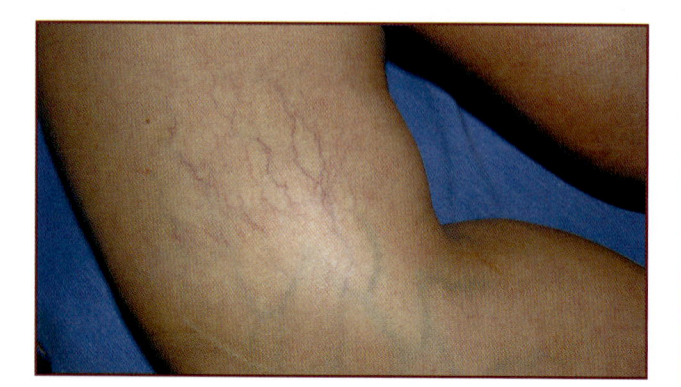

Fig. 37.10. Telangiectasias e veias reticulares.

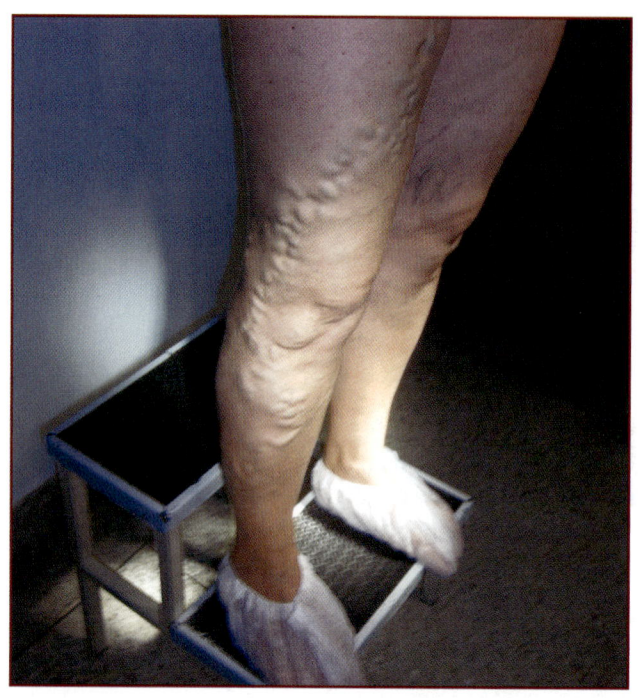

Fig. 37.11. Varizes.

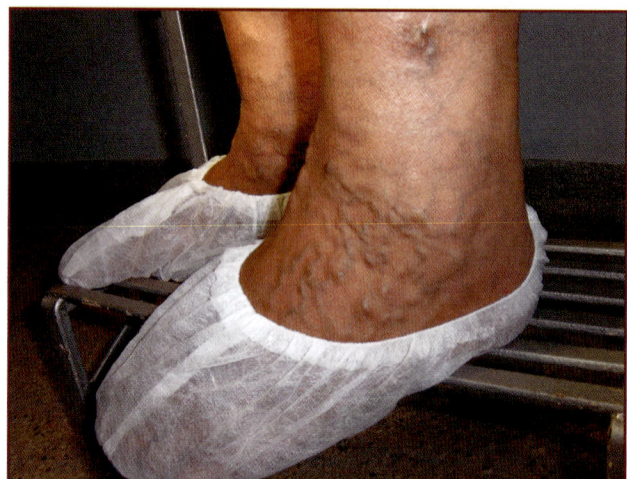

Fig. 37.12. Edema.

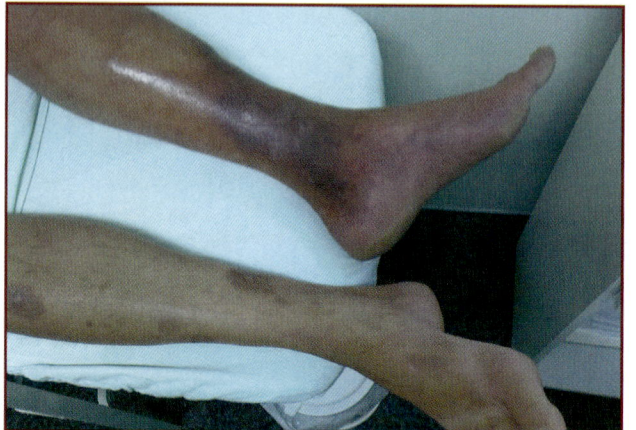

Fig. 37.13. Alterações tróficas.

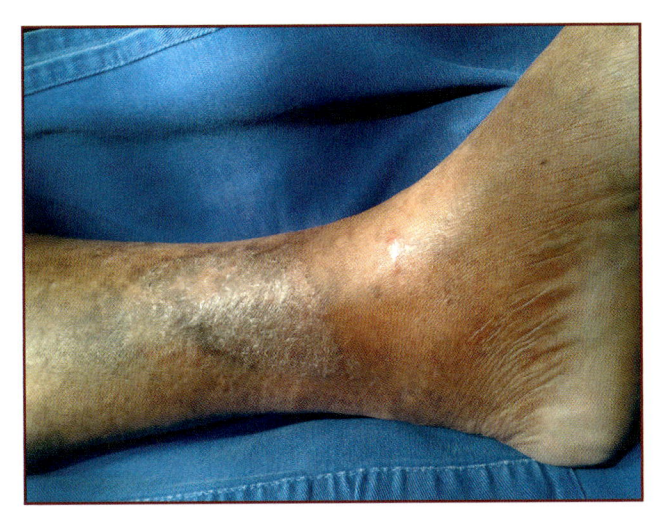

Fig. 37.14. Úlcera cicatrizada.

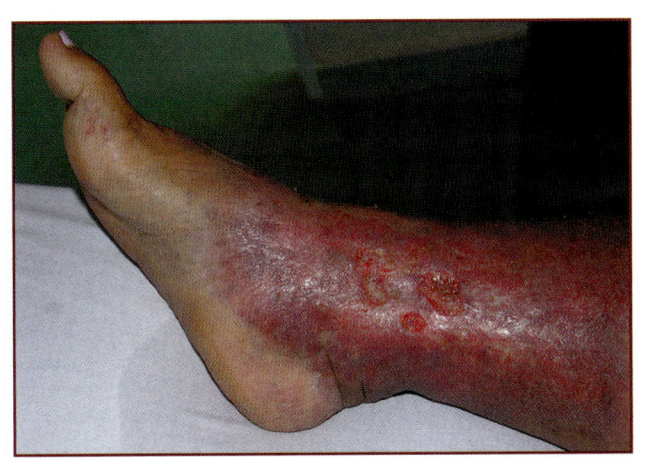

Fig. 37.15. Úlcera ativa.

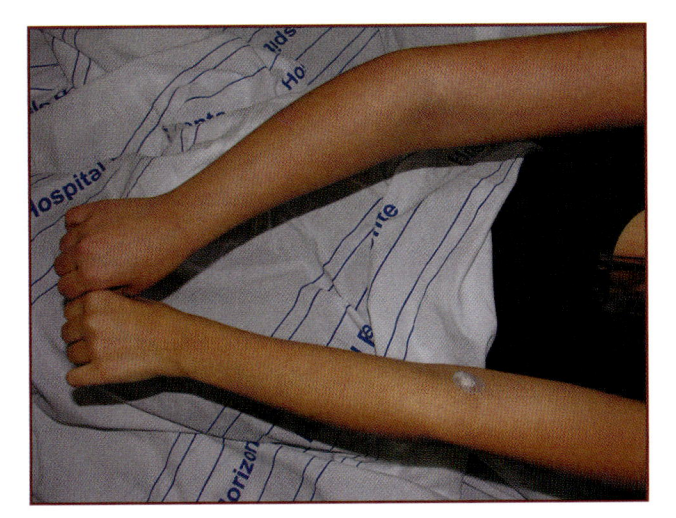

Fig. 37.16. Trombose venosa de membro superior.

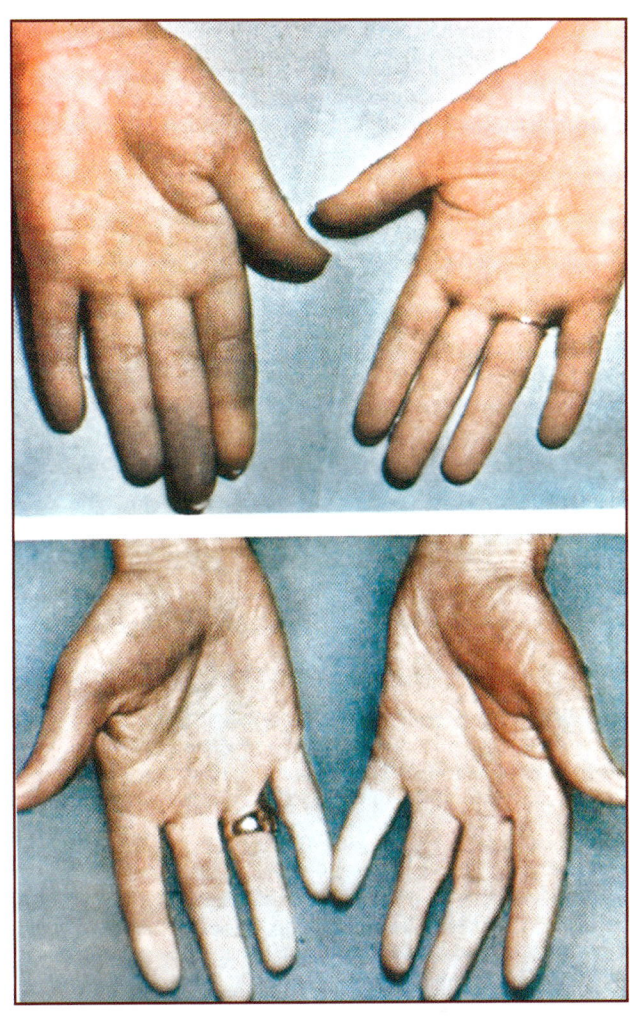

Fig. 37.17. Cianose e palidez Raynaud.

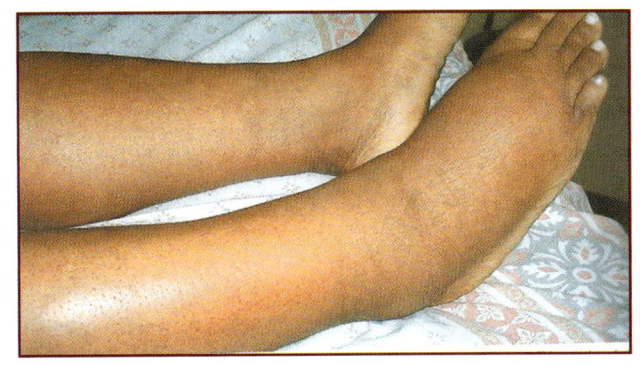

Fig. 37.18. Edema MMII.

A trombose venosa profunda (TVP) também está relacionada ao trabalho, com mecanismos de formação baseados na tríade de Virchow (lesão da parede venosa, estase e hipercoagulabilidade sanguínea) (Emanuele, 2008). Trabalhadores de escritório sedentários e obesos, motoristas ou viajantes de longas distâncias (Aldington *et al.*, 2008; West *et al.*, 2008) aqueles expostos a partículas de sílica (por aumento da trombogenicidade do sangue, a partir de substâncias produzidas nos macrófagos pulmonares) (Nemmar et al., 2005) e à vibração têm sido associados, em alguns artigos, a uma maior incidência de varizes e de TVP.

Há casos relatados de trombose venosa do eixo axilosubclávio em situações de elevação dos membros superiores, com movimentos repetitivos ou com esforço. Essa trombose venosa é chamada de trombose por esforço (Pysklywec, Cina, 2011). Nesse caso, deve-se pesquisar a Síndrome do Desfiladeiro Torácico, pela possibilidade de compressão venosa extrínseca (Silva, 2005; Maffei, 2008).

▶ Referências

Abejie BA, Chung EH, Nesto RW, Kales SN. Grand rounds: asbestos-related pericarditis in a boiler operator. Environmental Health Perspectives,116(1): 86-89, 2008.

Abrahão JI. Reestruturação produtiva e variabilidade do trabalho: uma abordagem da Ergonomia. Psicologia: Teoria e Pesquisa, 16(.1): 49-54, 2000.

Albino JAP. Insuficiência venosa crônica: um contributo para uma definição fisiopatológica. Revista de Angiologia e Cirurgia Vascular, 12(2): 78-81, 2003.

Aldington S, Pritchard A, Perrin K, James K, Wijesinghe M, Beasley, R. Prolonged seated immobility at work is a commom risk factor for venous thromboembolism leading to hospital admission. Internal Medicine Journal, 38(2): 133-135, 2008.

Alexander CS. Cobalt and the heart. Annals of Internal Medicine, 70: 411-413, 1969.

Alexander CS. Cobalt-beer cardiomyopathy. A clinical and pathologic study of twenty-eight cases. American Journal of Medicine, 53(4): 395-417, 1972.

Allaert FA, Cazaubon M, Causse C, Lecomte Y, Urbinelli R. Venous disease and ergonomics of female employment. International Angiology, 24(3): 265-271, 2005.

Amaral RA, Malbergier A. Avaliação de instrumento de detecção de problemas relacionados ao uso do álcool (CAGE) entre trabalhadores da prefeitura do campus da Universidade de São Paulo (USP) - Campus Capital. Revista Brasileira de Psiquiatria, 26(3): 156-163, 2004.

Ambrose JA, Barua RS. The pathophysiology of cigarette smoking and cardiovascular disease. Journal of the American College of Cardiology, 43: 1731-1737, 2004.

American Conference of Governmental Industrial Hygienists – ACGIH. TLVs® and BEIs® – Based on the documentation of the threshold limit values for chemical substances and physical agents & biological exposure indices. Cincinnati: ACGIH, 2006.

American Heart Association – AHA. Guidelines for cardiopulmonary resuscitation and emergency cardiovascular care. Circulation, 112: IV1-203, 2005. Supplement 24.

American Thoracic Society – ATS. Diagnosis and initial management of nonmalignant diseases related to asbestos. American Journal of Respiratory and Critical Care Medicine, 170: 691-715, 2004.

Amsler F, Blattler W. Compression therapy for occupational leg symptoms and chronic venous disorders – a meta-analysis of randomized controlled trials. European Journal of Vascular and Endovascular Surgery, 35(3): 366-72, 2008.

Antman EM. et al. ACC/AHA guidelines for the management of patients with ST-elevation myocardial infarction – executive summary. Journal of the American College of Cardiology, .44(3): 671-719, 2004. Disponível em: <www.acc.org/qualityandscience/clinical/guidelines/STEMI/Guideline1/index.pdf>

Araújo TM, Graça CC, Araújo E. Estresse ocupacional e saúde: contribuições do modelo demanda-controle. Ciência & Saúde Coletiva, 8(4): 991-1003, 2003.

Aronow WS, Stemmer EA, Zweig S. Carbon monoxide and ventricular fibrillation threshold in normal dogs. Archives of Environmental Health, 34: 184-86, 1979.

Attanoos RL, Suvarna SK, Rhead E, Stephens M, Locke TJ, Sheppard MN, Pooley FD, Gibbs AR. Malignant vascular tumors of the pleura in "asbestos" workers and endothelial differentiation in malignant mesothelioma. Thorax, 55(10): 860-3, 2000.

Avi S, Isabella K, David S. Possible ramifications of prolonged standing at the workplace and its association with the development of chronic venous insufficiency. Harefuah, 146(9): 677-85 e 734, 2007.

Bacal F, Souza-Neto JD, Fiorelli AI, Mejia J, Marcondes-Braga, FGS. et al. II Diretriz brasileira de transplante cardíaco. Arquivos Brasileiros de Cardiologia, 94(1): e16-e73, 2009. Suplemento 1.

Barborik M, Dusek J. Cardiomyopathy accompanying industrial cobalt exposure. British Heart Journal, 34:113-16, 1972.

Bar-Meir E, Schein O, Eisenkraft A, Rubinshtein R, Grubstein A, Militianu A, Glikson M. Guidelines for treating cardiac manifestations of organophosphates poisoning with special emphasis on long QT and Torsades de Pointes. Critical Reviews in Toxicology, 37(3): 279-85, 2007.

Barregard L, Bonde E, Öhrström E. Risk of hypertension from exposure to road traffic noise in a population-based sample. Occupational and Environmental Medicine, 66: 410-15, 2009.

Bass A. The effect of standing in the workplace and the development of chronic venous insufficiency. Harefuah, 146(9): 675-6 e 734-5, 2007.

Bass M. Sudden sniffing death. JAMA- Journal of the American Medical Association, 212: 2075-9, 1970.

Belczak CEQ, Godoy JMP, Ramos RN, Oliveira MA, Belczak SQ, Caffaro RAC. Influence of working shift on the formation of lower limb edema in normal individuals, Jornal Vascular Brasileiro. 7(3): 225-30, 2008.

Belczak CEQ, Godoy JMP, Ramos RN, Oliveira MA, Belczak SQ, Caffaro RAC. Rate of occupational leg swelling is greater in the morning than in the afternoon. Phlebology, 24(1): 21-25, 2009a.

Belczak CEQ, Gildo CJR, Godoy JMP, Belczak SQ, Caffaro RAC. Comparison of reduction of edema after rest and after muscle exercises in treatment of chronic venous insufficiency. International Archives of Medicine, 2(1): 18, 2009b, http://www.intarchmed.com/content/2/1/18.

Belczak CEQ, Godoy JMP, Ramos RN, Oliveira MA, Belczak SQ, Caffaro RAC. Is the wearing of elastic stockings for half a day as effective as wearing them for the entire day? British Journal of Dermatology, 162(1): 42-45, 2010.

Benowitz NL. Cardiovascular toxicology. In: LaDou, J. (Ed.). Occupational medicine. Norwalk: Appleton and Lange, 1990. p.237-46.

Benowitz NL. Cardiac toxicology. In: Sullivan Jr, JB, Krieger, GR. (Ed.). Hazardous materials toxicology: clinical principles of environmental health. Baltimore: Williams & Williams, 1992. p.168-78.

Berger PL. Perspectivas sociológicas: uma visão humanística. Petrópolis: Vozes, 1986.

Bertoldi CML, Proença RPC. Doença venosa e sua relação com as condições de trabalho no setor de produção de refeições. Revista de Nutrição, 21(4): 447-54, 2008.

Besser HW, Silva NAS, Oliveira GMM. A epidemiologia clínica das doenças cardiovasculares incapacitantes do ponto de vista laborativo. Revista da SOCERJ, 19(4): 318-325, 2006. Disponível em: <http://sociedades.cardiol.br/socerj/revista/2006_04/a2006_v19_n04_art06.pdf>

Bittner V. et al. Prediction of mortality and morbidity with a 6-minute walk test in patients with left ventricular dysfunction: Substudy of left ventricular dysfunction (results of the SOLVD trial). JAMA – Journal of the American Medical Association, 270:1702-7, 1993.

Blättler W, Kreis N, Lun B, Winiger J, Amsler F. Leg symptoms of healthy people and their treatment with compression hosiery, Phlebology,.23 (5): 214-21, 2008.

Bocchi EA. et al. III Diretriz brasileira de insuficiência cardíaca crônica. Arquivos Brasileiros de Cardiologia, 93(1): 1-71, 2009. Suplemento 1.

Boffetta P, Sällsten G, Garcia-Gómez M, Pompe-Kirn V, Zaridze D, Bulbulyan M, Caballero, J-D, Ceccarelli F, Kobal AB, Merler E. Mortality from cardiovascular diseases and exposure to inorganic mercury. Occupational and Environmental Medicine, 58: 461-6, 2001.

Bonet-Porqueras R, Moliné-Pallares A, Olona-Cabases M, Gil-Mateu E, Bonet-Notario P, Les-Moreli E, Iza Maiza M, Bonet-Porqueras M. The night shift: a risk factor for health and quality of life in nursing staff. Enfermería Clínica, 19(2): 76-82, 2009.

Bovenzi, M. Health risks from occupational exposures to mechanical vibration. La Medicina del Lavoro, 97(3): 535-41, 2006.

Bovenzi M. A follow up study of vascular disorders in vibration-exposed forestry workers. International Archives of Occupational Environmental Health, 81(4): 401-8, 2008.

Bovenzi M, D'Agostin F, Rui F, Negro C. A longitudinal study of finger systolic blood pressure and exposure to hand-transmited vibration. International Archives of Occupational and Environmental Health, 81(5): 613-23, 2008a.

Bovenzi M, D'agostin F, Rui F, Ambrosi L, Zefferino R. Salivary endothelium and vascular disorders in vibration-exposed workers. Scandinavian Journal of Work, Environment & Health, 34(2): 133-41, 2008b.

Braeckman L, Kotseva K, Duprez D, De Bacquer D, De Buyzere M, Van De Veire N, Vanhoorne M. Vascular changes in workers exposed to carbon disulfide. Annals of the Academy of Medicine Singapore, 30(5): 475-480, 2001.

Brandimiller PA. Perícia judicial em acidentes e doenças do trabalho. São Paulo: Editora SENAC, 1996.

Brasil. Ministério da Saúde – MS. Manual de procedimentos para os serviços de saúde: doenças relacionadas ao trabalho. Brasília: MS. 2001.

Brasil. Instituto Nacional do Seguro Social. Diretoria de Benefícios. Coordenação Geral de Benefícios por Incapacidade. Diretoria de Benefícios. Instituto Nacional do Seguro Social. Manual de Perícia Médica da Previdência Social. Versão 2. Brasília: 2002. 118p. Disponível em: <http://www.sindmedicos.org.br/juridico/Manual%20de%20Pericias%20Medicas%20do%20INSS.pdf>

Brasil. Ministério da Saúde. Inquérito domiciliar sobre comportamentos de risco e morbidade referida de doenças e agravos não transmissíveis: Brasil, 15 capitais e Distrito Federal, 2002-2003. Rio de Janeiro: INCA, 2004. 186p. Disponível em: <http://www.saude.sp.gov.br/resources/gestor/destaques/inquerito_inca.pdf>

Brasil. Ministério da Saúde. Secretaria de Atenção à Saúde. Coordenação-Geral da Política de Alimentação e Nutrição. Guia alimentar para a população brasileira: promovendo a alimentação saudável. Brasília: MS, 2006.

Brasil. Ministério da Saúde. Indicadores e Dados Básicos 2005 Brasil. Brasília: MS 2006. Disponível em: <http://tabnet.datasus.gov.br/cgi/deftohtm.exe?idb2005/c08.def>

Brasil. Decreto nº 6.117, de 22 de maio de 2007. Política Nacional sobre o Álcool, dispõe sobre as medidas para redução do uso indevido de álcool e sua associação com a violência e criminalidade, e dá outras providências. Diário Oficial da União, Brasília, DF, 2007. Disponível em: <http://www.planalto.gov.br/ccivil_03/_Ato2007-2010/2007/Decreto/D6117.htm>

Brasil. Ministério da Saúde. Vigitel Brasil 2006: vigilância de fatores de risco e proteção para doenças crônicas por inquérito telefônico. Brasília: MS, 2007b. Disponível em: <http://www.saude.rio.rj.gov.br/saude/pubsms/media/relatorio_vigitel_2006.pdf>

Brasil. Decreto nº 6.597, de 9 de setembro de 2009. Altera o Regulamento da Previdência Social, aprovado pelo Decreto no 3.048, de 6 de maio de 1999, no tocante à aplicação, acompanhamento e avaliação do Fator Acidentário de Prevenção – FAP. Diário Oficial da União, Brasília, DF, 10 set. 2009. Disponível em: <http://www010.dataprev.gov.br/sislex/paginas/23/2009/6957.htm>

Brasil. Ministério da Saúde. Indicadores e Dados Básicos 2010 Brasil. Brasília: MS, 2010. Disponível em: http://tabnet.datasus.gov.br/cgi/deftohtm.exe?idb2010/c08.def

Brasil. Ministério da Saúde. Indicadores e Dados Básicos 2008 Brasil. Brasília: MS, 2009. Disponível em: <http://tabnet.datasus.gov.br/cgi/deftohtm.exe?idb2008/c08.def>

Bravo J, Quiroz Y, Ferrebuz A, Vaziri ND, Rodríguez-Iturbe, B. Mycophenolate mofetil administration reduces renal inflammation, oxidative stress, and HTN in lead-exposed rats chronically. American Journal of Physiology – Renal Physiology, 293: F616-F623, 2007.

Brickus, LSR, Aquino Neto, FR. A qualidade do ar de interiores e a química. Química Nova, 22(1): 56-74, 1999.

Brito, CJ. Cirurgia vascular, cirurgia endovascular, angiologia. 2a ed. Rio de Janeiro: Editora Revinter, 2008.

Buse, JB. et al. Primary prevention of cardiovascular diseases in people with diabetes mellitus (Scientific Statement). Diabetes Care, 30: 162-172, 2007.

Cahill K, Stead LF, Lancaster T. Nicotine receptor partial agonists for smoking cessation. Cochrane Database of Systematic Reviews, 24(1): 2007. Disponível em: <http://www.cochrane.org/reviews/en/ab006103.html>

Camarozano A. et al. Sociedade Brasileira de Cardiologia. Diretrizes das indicações da ecocardiografia. Arquivos Brasileiros de Cardiologia, 93(6): 265-302, 2009. Suplemento 3. Disponível em: <http://publicacoes.cardiol.br/consenso/2009/diretriz_eco_9306supl3.pdf>

Carmignani M, Boscolo P, Poma A, Volpe, AR. Kininergic system and arterial HTN following chronic exposure to inorganic lead. Immunopharmacology, 44: 105-110, 1999.

Castro E, Silva M, Cabral ALS, Barros JRN, Castro AA, Santos MERC. Projeto Diretrizes: Insuficiência venosa crônica. São Paulo: Sociedade Brasileira de Angiologia e Cirurgia Vascular, 2002.

Cavalcante TM. O programa de controle do tabagismo no Brasil: avanços e desafios. In: Brasil. Ministério da Saúde; Organização Pan-Americana de Saúde. Tabaco e pobreza, um círculo vicioso – a convenção quadro de controle do tabaco: uma resposta. Brasília: MS, 2004. 176p.

Chan JM, Stampfer MJ, Ribb EB et al. Obesity, fat distribution, and weight gain as risk factors for clinical diabetes in men. Diabetes Care, 17: 961-9 1994. Supplement 1.

Chang S, Chen C, Shih T, Chou T, Sung F. Risk for hypertension in workers exposed to carbon disulfide in the viscose rayon industry. American Journal of Industrial Medicine, 50(1): 22-7, 2007a.

Chang TY, Su TC, Lin SY, Jain, RM, Chan CC. Effects of occupational noise exposure on 24-hour ambulatory vascular properties in male workers. Environmental Health Perspectives,115(11): 1660-4, 2007b.

Cintra FD, Poyares D, Guilleminault C et al. Alterações cardiovasculares na Síndrome da Apneia Obstrutiva do Sono. Arquivos Brasileiros de Cardiologia, 86(6):399-407, 2006.

Cobb S, Rose RM. Hypertension, peptic ulcer, and diabetes in air traffic controllers. JAMA – Journal of the American Medical Association, 224: 489-92, 1973.

Cordeiro R. Pressão arterial diastólica entre motoristas e cobradores de Campinas, usuários de um serviço de saúde ocupacional. Dissertação de Mestrado. Faculdade de Ciências Médicas da Unicamp, Campinas, 1991.

Couto HA, Nicoletti SJ, Lech O. Gerenciando a LER e os DORT nos tempos atuais. Belo Horizonte: Ergo, 2007.

Craig WY, Palomaki GE, Haddow JE. Cigarette smoking and serum lipid and lipoprotein concentrations: an analysis of published data. British Medicine Journal, 289: 784-8, 1989.

Cruz SL, Orta-Salazar G, Gauthereau MY, Millan-Perez Peña L, Salinas-Stefanón EM. Inhibition of cardiac sodium currents by toluene exposure. British Journal of Pharmacology, 140(4): 653-60, 2003.

Dantas J. Hipertensão arterial e fatores psicossociais no trabalho em uma refinaria de petróleo. Dissertação de Mestrado. Universidade Federal de Minas Gerais, Belo Horizonte, 2003.

Dantas J. Trabalho e coração saudáveis. Aspectos psicossociais. Impactos na promoção da saúde. Belo Horizonte: ERGO Editora, 2007.

Dantas J, Teixeira JW. Fatores de risco coronariano em trabalhadores de turnos ininterruptos de revezamento. SOS - Saúde Ocupacional e Segurança, 1: 6-20, 1990.

Dantas J, Mendes R, Araújo TM. Hipertensão arterial e fatores psicossociais no trabalho em uma refinaria de petróleo. Revista Brasileira de Medicina do Trabalho, 2(1): 55-68, 2004.

Davutoglu V, Zengin S, Sari I, Yildirim C, Al B, Yuce M, Ercan S. Chronic carbon monoxide exposure is associated with the increases in carotid intima-media thickness and C-reactive protein level. The Tohoku Journal of Experimental Medicine,.219(3): 201-6, 2009.

De Liefde I, Hoeks SE, Van Gestel YR, Klein J, Verhagen HJ, Van Domburg RT, Poldermans D. Prognostic value of hypotensive blood pressure response during single-stage exercise test on long-term outcome in patients with known or suspected peripheral arterial disease. Coronary Artery Disease, 19(8): 603-7, 2008.

Dejours C, Burlot A. Contribution de la psychopathologie du travail a l´étude de l´alcoolisme. In: Dejours, C., Veil, C., Wisner, A. (Org.). Psychopathologie du travail. Paris: Enterprise Moderne d´Édition, 1985.

Dejours C, Abdoucheli E, Jayet C. Psicodinâmica do trabalho: contribuições da Escola Dejouriana à análise da relação prazer, sofrimento e trabalho. São Paulo: Atlas, 1994.

Deurenberg P, Deurenberg Yap M, Wang J, Lin FP, Schmidt G. The impact of body build on the relationship between body mass index and percent body fat. International Journal of Obesity and Related Metabolic Disorders, 23: 537-42, 1999.

Dias EC, Mendes R. Contribuição à ampliação e operacionalização dos conceitos de promoção da saúde no trabalho e de locais de trabalho saudável para trabalhadores do setor informal. Belo Horizonte, 2002. 92p. [mimeografado].

Diercks DB et al. Utilization and impact of pre-hospital electrocardiograms for patients with acute ST-segment elevation myocardial infarction: data from the NCDR (National Cardiovascular Data Registry) ACTION (Acute Coronary Treatment and Intervention Outcomes Network) Registry. Journal of the American College of Cardiology, .53(2):161-6, 2009. Disponível em: <http://content.onlinejacc.org/cgi/reprint/53/2/161.pdf>

Doroszko, A.; Skoczyńska, A.; Drozdz, K.; Kreczyńska, B. Risk of cardiovascular diseases in lead-exposed workers of crystal glassworks. Part II. Lead impact on the cardiovascular system based on ultrasound assessment of carotid arteries, electrocardiograms and ankle-brachial index. Medycyna Pracy, 59(5): 355-63, 2008.

Ducasse E, Giannakakis K, Speziale F, Midy D, Sbarigia E, Baste JC, Faraggiana T. Association of primary varicose veins with dysregulated vein wall apoptosis. European Journal of Vascular and Endovascular Surgery, 2: 224-9, 2008.

Dursun B, Dursun E, Suleymanlar G, Ozben B, Capraz I, Apaydin, A, Ozben T. Carotid artery intima-medica thickness correlates with oxidative stress in chronic haemodialysis patients with accelerated atherosclerosis. Nephrology Dialysis Transplantation, 23(5): 1697-703, 2008.

Echternacht EHO. A produção social das lesões por esforços repetitivos no atual contexto da reestruturação produtiva brasileira. Tese de Doutorado. Programa de Pós-Graduação de Engenharia da Universidade Federal do Rio de Janeiro, Rio de Janeiro, 1998.

Efe C, Can T, Ince M, Tunca H, Yildiz F, Sennaroglu E. A rare complication of Brucella infection: myocarditis and heart failure. Internal Medicine, 48(19): 1773-4, 2009.

Elias MA, Navarro VL. A relação entre o trabalho, a saúde e as condições de vida: negatividade e positividade no trabalho das profissionais de enfermagem de um hospital escola. Revista Latino-Americana de Enfermagem, 14(4): 517-25, 2006.

Ellinger V, Stein A, Castro-Filho ED, Faria JBL, Dantas J. Projeto Diretrizes. Diabetes mellitus: Prevenção Cardiovascular Primária, 2005. Disponível em <http://www.projetodiretrizes.org.br/5_volume/15-Diab.pdf>

Emanuele P. Deep vein thrombosis. American Association of Occupational Health Nurses Journal, 56(9): 389-92, 2008.

European Network for Workplace Health Promotion. The Luxembourg Declaration on Workplace Health Promotion in the European Union, 2007. Disponível em: <http://www.enwhp.org/fileadmin/rs-dokumente/dateien/Luxembourg_Declaration.pdf>

Ewing JA, Rouse BA. Identifying the hidden alcoholic. In: International Congress on Alcohol and Drug Dependence, 29th., 1970, Sidney. Abstracts.

Falk E, Fuster V. Atherogenesis and its determinants. In: Fuster, V. et al. Hurst´s the heart, arteries and veins. New York: McGraw Hill, 2001. p.1065-1093.

Farmer JA, Gotto AM. Dyslipidemias and other risk factors for coronary artery disease. In: Braunwald, E. Heart disease: a textbook of cardiovascular medicine. Philadelphia: Saunders, 1997. p.1126-1160.

Fenelon G, Nishioka SAD, Lorga Filho A, Teno LAC, Pachon EI, Adura FE et al. Sociedade Brasileira de Cardiologia e Associação Brasileira de Medicina de Tráfego. Recomendações brasileiras para direção veicular em portadores de dispositivos cardíacos eletrônicos implantáveis (DCEI) e arritmias cardíacas. Arquivos Brasileiros de Cardiologia, 99(4, Supl. 1)., Outubro 2012. Disponível em: <http://publicacoes.cardiol.br/consenso/2012/Diretriz_Direcao_Veicular.asp>

Fischer FM, Lieber RR. Trabalho em turnos. In: Mendes R. (Org.) Patologia do trabalho. 2a ed. Rio de Janeiro: Atheneu, 2003. p.825-868.

Flore R, Gerardino L, Santoliquido A, Catananti C, Pola P, Tondi P. Reduction of oxidative stress by compression stockings in standing workers. Occupational Medicine,.57(5): 337-41, 2007.

Folkow B. Autonomic nervous system in hypertension. In: Suales, JD. Textbook of hypertension. London: Blackwell Scientific Publications, 1994. p.427-438.

Franzinelli A. Cardiovasculopatie professionali. In: Sartorelli, E. Trattato di medicina del lavoro. Padova: Piccin Editore, 1981.

Fuchs FD, Chambless LE, Whelton PK, Javier Nieto F, Heiss G. Alcohol consumption and the incidence of hypertension. The atherosclerosis risk in communities study. Hypertension, 37: 1242-50, 2001.

Gasakure E, Massin N. Revue bibliographique des principaux facteurs étiologiques des maladies cardiovasculaires "professionnelles". Archives des Maladies Professionnelles, 52: 477-86, 1991.

Gelbke HP, Göen T, Mäurer M, Sulsky SI. A review of health effects of carbon disulfide in viscose industry and a proposal for an occupational exposure limit. Critical Reviews in Toxicology, 39:1-126, 2009. Supplement 2.

Gianrossi, R, Detrano R, Mulvihill, D, Lehmann K, Dubach P, Colombo A, Mcarthur D, Froelicher V. Exercise-induced ST depression in the diagnosis of coronary artery disease. A meta-analysis. Circulation, 80 (1): 87-98, 1989.

Glantz AS, Parmley WW. Passive smoking and heart disease. JAMA – Journal of the American Medical Association, 273:1047-53, 1995.

Glauser SC, Bello CT, Glauser EM. Blood-cadmium levels in normotensive and untreated hypertensive humans. Lancet, 1: 717-8, 1976.

Glenn BS, Stewart WF, Links JM, Todd AC, Schwartz BS. The longitudinal association of lead with blood pressure. Epidemiology, 14: 30-6, 2003.

Gómez GM, Boffetta P, Klink JDC, Español S, Quintana JG. Mortalidad por enfermedades cardiovasculares en los mineros de mercurio. Medicina Clínica (Barcelona), 128(20): 766-71, 2007.

Grundy SM. et al. Assessment of cardiovascular risk by use of multiple-risk-factor assessment equations: a statement for healthcare professionals from the American Heart Association and the American College of Cardiology. Circulation, 100: 1481-92, 1999.

Hammar N, Alfredsson L, Johnson JV. Job strain, social support at work, and incidence of myocardial infarction. Occupational and Environmental Medicine, 55: 548-53, 1998.

Harper A, Croft-Baker J. Carbon monoxide poisoning: undetected by both patients and their doctors. Age and Ageing, 33: 105-9, 2004 Disponível em: <http://ageing.oxfordjournals.org/cgi/reprint/33/2/105>

Harris WS. Toxic effects of aerosol propellants on the heart. Archives of Internal Medicine, 131:162-6, 1973.

Haugtomt H, Haerem J. Pulmonary edema and pericarditis after inhalation of Teflon fumes. Tidsskr Nor Laegeforen, 9(5): 584-5, 1989. Disponível em: <http://www.ncbi.nlm.nih.gov/pubmed/2922720>

Heinemann L, Enderlein G, Starck H. The risk factor concept in cardiovascular disease. In: Stellman, JM. Encyclopaedia of occupational health and safety. 4th ed. Geneva: International Labour Office, 1998.

Henry JP. Psychosocial stress and hypertension. The relevance of animal studies. In: Suales, J. D. Textbook of hypertension. London: Blackwell Scientific Publications; 1994. p.633-639.

Hernberg S. et al. Coronary heart disease among workers exposed to carbon disulphide. British Journal of Industrial Medicine, 27: 313-25, 1970.

Hoffmann P, Heinroth K, Richards D, Plews P, Torasson M. Depression of calcium dynamics in cardiac myocytes. A common mechanism of halogenated hydrocarbon anesthetics and solvents. Journal of Molecular and Cellular Cardiology,.26: 579-89, 1994.

Horowitz SF. et al. Evaluation of right and left ventricular function in hard metal workers. British Journal of Industrial Medicine, 45: 742-6, 1988.

House R, Jiang D, Thompson A, Eger T, Krajnak K, Sauvé J, Schweigert M, Vasospasm in the feet in workers assessed for HAVS. Occupational Medicine (London), 61(2): 115-20, 2011.

Howard G, Thun MJ. Why is environmental tobacco smoke more strongly associated with coronary heart disease than expected? A review of potential biases and experimental data. Environmental Health Perspectives, 107: 853-8, 1999. Supplement 6.

Jarvis JQ, Hammond, E, Meier R, Robinson C. Cobalt Cardiomyopathy: A report of two cases from mineral assay laboratories and a review of the literature. Journal of Occupational and Environmental Medicine, 34(6): 620-6, 1992.

Jeong GA, Choi ET, Chang JH. Octamer-binding transcription factor-1 gene is upregulated in primary varicose veins. Annals of Vascular Surgery, 22(1): 115-20, 2008.

Johnson JV, Hall EM. Job strain, work place social support and cardiovascular disease: a cross-sectional of a random sample of the Swedish working population. American Journal of Public Health, 86(3): 324-31, 1988.

Kales SN. et al. Emergency duties and deaths from heart disease among firefighters in the United States. The New England Journal of Medicine, 356(12): 1207-15, 2007.

Kalimo R. Stress in work: conceptual analysis and a study on prison personnel. Scandinavian Journal of Work, Environment & Health, 6(3): 1-148, 1980.

Kannel WB, D'Agostino RB, Belanger AJ. Fibrinogen, cigarette smoking and risk for cardiovascular disease: insights from the Framingham Study. American Heart Journal, 113: 1006-10, 1987.

Karalliedde L, Senanayake N. Organophorus insecticide poisoning. British Journal of Anaesthesia, 63:736-50, 1989.

Karasek R. Job demand, job decision latitude and mental strain: implications for job redesign. Administrative Science Quarterly, 24: 285-308, 1979.

Karasek R, Theorell T. Healthy work-stress, productivity and the reconstruction of working life. New York: Basic Books, 1990.

Karasek R, Theorell T. The demand-control-support model and CVD. Occupational Medicine, 15: 78-83, 2000.

Karasek R. et al. The job content questionnaire (JCQ): an instrument for internationally comparative assessments of psychosocial job characteristics. Journal of Occupational Health Psychology, 3(4): 322-55, 1998.

Kaufman JD, Silverstein MA, Moure-Eraso R. Atrial fibrillation and sudden death related to occupational solvent exposure. American Journal of Industrial Medicine, 25(5): 731-5, 1993.

Kendler M, Blendinger CH, Haas E. Elevated serum estradiol/testosterone ratio in men with primary varicose veins compared with a healthy control group. Angiology, 60(3): 283-9, 2009.

Kennedy A, Dornan JD, King R. Fatal myocardial disease associated with industrial exposure to cobalt. Lancet,.1: 412-4, 1981.

Kesteloot H, Roelandt J, Willems J, Claes JH, Joossens JV. An enquiry into the role of cobalt in the heart disease of chronic beer drinkers. Circulation, 37: 854-64, 1968.

Klock JC. Non occlusive coronary disease after chronic exposure to nitrates: evidence for physiologic nitrate dependence. American Heart Journal, 89: 510-3, 1975.

Knutsson A. Relationship between serum trigliceridas and gamma-glutamyltransferase among shift and day workers. Journal of Internal Medicine, 226: 337-9, 1989.

Knutsson A, Akersteat T, Jonsson BG, Orth-Gomer K. Increased risk of ischaemic heart disease in shift workers. Lancet, 2: 89-92, 1986.

Komen N, Vercauteren, S., De Roover, D., Aortic hammer syndrome; Journal of Endovascular Therapy, 18(4): 497-500, 2011.

Koschinsky ML. Lipoprotein (a) and atherosclerosis: new perspectives on the mechanism of action of an enigmatic lipoprotein. Current Atherosclerosis Reports, 7(5): 389-98, 2005.

Kotseva K, Popov T. Study of the cardiovascular effects of occupational exposure to organic solvents. International Archives of Occupational and Environmental Health, 71: 87-91, 1998.

Kotseva KP, De Bacquer D. Cardiovascular effects of occupational exposure to carbon disulphide. Occupational Medicine, 50(1): 43-7, 2000. Disponível em: <http://occmed.oxfordjournals.org/cgi/reprint/50/1/43.pdf>

Kotseva K, Braeckman L, Duprez D, De Bacquer, D, De Buyzere M, Van De Veire N, Vanhoorne M. Decreased carotid artery distensibility as a sign of early atherosclerosis in viscose rayon workers. Occupational Medicine (London), 51(4): 223-29, 2001.

Kristensen TS. Cardiovascular diseases and the work environment: a critical review of the epidemiologic literature on chemical factors. Scandinavian Journal of Work, Environment & Health, 15: 245-64, 1989.

Kusiak R, Liss GM, Gailitis MM. Cor pulmonale and pneumoconiotic lung disease: An investigation using hospital discharge data. American Journal of Industrial Medicine, 24: 161-173, 1992.

Lange RL, Redi MS, Trsch DD et al. Nonatheromatous ischemic heart disease following withdrawal from chronic industrial nitroglycerin exposure. Circulation, 46: 666-78, 1972.

Laurman W. Salmon S, Mazière C et al. Carbon disulfide modification and impaired catabolism of low density lipoprotein. Atherosclerosis, 2/3: 211-8, 1989.

Lazarus R, Folkman S. Stress, appraisal and coping. New York: Springer, 1984.

Lenes J, Bibr B. Cadmium and hypertension. Lancet, 1:970, 1971.

Levi L. O guia da comissão europeia sobre stress relacionado ao trabalho e iniciativas relacionadas: das palavras à ação. In: Rossi AM, Perrewé PL, Sauter SL. Stress e qualidade de vida no trabalho. São Paulo: Atlas, 2005. p.167-181.

Levites R, Baker T, Anderson GJ. The significance of hypotension developing during treadmill exercise testing. American Heart Journal, 95: 6: 747-53, 1978.

Lewis JG, Graham DG, Valentine WM, Morris RW, Morgan DL, Sills RC. Exposure of C57BL/6 mice to carbon disulfide induces early lesions of atherosclerosis and enhances arterial fatty deposits induced by a high fat diet. Toxicological Sciences, 49(1): 124-32, 1999.

Lim CS, Davies AH. Pathogenesis of primary varicose veins. British Journal of Surgery, 11, 1231-42, 2009.

Lipid Research Program. The lipid research clinics coronary primary prevention trial results: I. Reduction in incidence of coronary heart disease to cholesterol lowering. JAMA – Journal of the American Medical Association, 251: 351-374, 1984.

Lozovey JCA. Gestão de saúde integrada à segurança e ao meio ambiente para contingência e emergência com produtos químicos: modelo construído com base no estudo do vazamento de petróleo nos rios Barigui e Iguaçu ocorrido em julho de 2000. Tese de Doutorado. Universidade Federal de Santa Catarina, Florianópolis, 2006.

Ludomirsky A, Klein HO, Sarelli P et al. Q-T prolongation and polymorphous ("torsade de pointes") ventricular arrhythmias associated with organophosphorus inseticide poisoning. American Journal of Cardiology, 49:1654-8, 1982.

Lund RP, Häggendal J, Johnsson G. Withdrawal symptoms in workers exposed to nitroglycerine. British Journal of Industrial Medicine, 25: 136-8, 1968.

Mady C, Salemi VMC, Ianni BM, Ramires FJA, Arteaga E. Capacidade funcional máxima, fração de ejeção e classe funcional na cardiomiopatia chagásica. Existe relação entre estes índices? Arquivos Brasileiros de Cardiologia, 84(2): 152-5, 2005.

Maffei FHA. Doenças vasculares periféricas. 4ª ed. Rio de Janeiro: Editora Guanabara Koogan, 2008.

Mahbub M, Harada N. Review of different quantification methods for the diagnosis of digital vascular abnormalities in hand-arm vibration syndrome. Journal of Occupational Health, 53(4): 241-9, 2011.

Makivaara LA, Ahti TM, Luukkaala T, Hakama M, Laurikka JO. Arterial disease but not hypertension predisposes to varicose veins. Phlebology, 23(3): 142-6, 2008.

Malheiro AC. Determinação espectrofotométrica da carboxiemoglobina em Indivíduos expostos ocupacionalmente ao monóxido de carbono. Dissertação de Mestrado. Faculdade de Ciências Farmacêuticas da Universidade de São Paulo, São Paulo, São Paulo, 1991.

Marius-Nunez AL. Myocardial infarction with normal coronary arteries after acute exposure to carbon monoxide. Chest, 97:

491-4, 1990. Disponível em: <http://chestjournal.chestpubs.org/content/97/2/491.full.pdf>

Markku K, Koskinen P. Relation of left ventricular function to habitual alcohol consumption. American Journal of Cardiology, 72: 1418-24, 1993.

Maron DJ. et al. Dyslipidemia, other risk factors and the prevention of coronary heart disease. In: Fuster, V. et al. Hurst's The heart, arteries and veins. Philadelphia: McGraw Hill, 2001.

McCunney RJ. Handbook of occupational medicine. Boston: Little Brown, 1988.

McLafferty RB, Edwards JM, Ferris BL, Moneta GL, Taylor LMJR, Landry GJ, Porter JM. Raynaud´s syndrome in workers who use vibrating pneumatic air knives. Journal of Vascular Surgery, 30: 1-7, 1999.

McLeod AA. et al. Chronic cardiac toxicity after inhalation of 1.1.1-trichloroethane. British Medical Journal, 294: 727-9, 1987.

McNeer JF, Margolis JR, Lee KL et al. The role of the exercise test in the evaluation of patients for ischemic heart disease. Circulation, 57(1): 64-70, 1978.

McNicholas WT, Bonsignore, MR. The Management Committee of EU Cost Action B26. Sleep apnea as an independent risk factor for cardiovascular disease: current evidence, basic mechanisms and research priorities. European Respiratory Journal, 29: 156-178, 2007.

Medeiros CAF. Cirurgia de varizes: história e evolução. Jornal Vascular Brasileiro,.5(4): 295-302, 2006

Mee AS, Wright PL. Congestive (dilated) cardiomyopathy in association with solvent abuse. Journal of the Royal Society of Medicine, 73: 671-2, 1980.

Mendes R. O impacto dos efeitos da ocupação sobre a saúde de trabalhadores: I Morbidade. Revista de Saúde Pública, 22: 311-26, 1988.

Menezes AMB, Horta BL, Oliveira ALB, Faufmann RAC. Duquia R, Diniz A et al. Risco de câncer de pulmão, laringe e esôfago atribuível ao fumo. Revista de Saúde Pública, 36(2): 129-34, 2002.

Merlo I, Parente JB, Komlós PP. Varizes e telangiectasias: diagnóstico e tratamento. Rio de Janeiro: Editora Revinter, 2006.

Messner B, Knoflach M, Seubert A, Ritsch A, Pfaller K et al. Cadmium is a novel and independent risk factor for early atherosclerosis mechanisms and in vivo relevance. Arteriosclerosis, Thrombosis, and Vascular Biology, 29(9): 1392-8, 2009.

Mittleman MA, Macluere M, Tofler GH et al. Triggering of acute myocardial infarction by heavy physical exertion: protection against triggering by regular exertion. The New England Journal of Medicine, 329, 1677-83, 1993.

Miyai N, Terada K, Sakaguchi S, Minami Y, Tomura T, Yamamoto H, Tomida K, Miyashita K. Preliminary study on the assessment of peripheral vascular response to cold provocation in workers exposed to hand-arm vibration using laser Doppler perfusion imager. Industrial Health, 43(3): 548-55, 2005.

Molarius A, Seidell J, Sans S, Tuomilehto J, Kuulasmaa K. Varying sensitivity of waist action levels to identify subjects with overweight or obesity in 19 populations of the WHO MONICA Project. Journal of Clinical Epidemiology, 52:1213-24, 1999.

Mondini L, Monteiro CA. Mudanças no padrão de alimentação. In Monteiro CA (org). Velhos e novos males da saúde no Brasil: a evolução do país e de suas doenças. São Paulo: Hucitec, 1995. p.79-89.

Morin Y, Tetu A, Mercier G. Cobalt cardiomyopathy: clinical aspects. British Heart Journal, 33: 175-8, 1971.

Morin YL, Foley AR, Martineau G, Houssel J. Quebec beer-drinkers' cardiomyopathy: forty-eight cases. Canadian Medical Association Journal, 97: 881-3, 1967.

Morris CK, Ueshima K, Kawaguchi, T, Hideg A, Froelicher VF. The prognostic value of exercise capacity: a review of the literature. American Heart Journal, 122(5): 1423-31, 1991.

Morris IE, Noltensmeyer MH, White JRJM. Epinephrine induced cardiac irregularities in the dog during anesthesia with trichloroethylene, cyclopropane, ethyl chloride and chloroform. Anesthesiology, 14: 153-8, 1953.

Musselman DL, McDonald W, Nemeroff CB. Effects of mood and anxiety disorders on the cardiovascular system. In: Fuster V et al. Hurst's the heart, arteries and veins. Philadelphia: McGraw-Hill, 2001.

Myers J. Prakash M, Froelicher V, Do D, Partington S, Atwood JE. Exercise capacity and mortality among men referred for exercise testing. The New England Journal of Medicine, 346(11): 793-801, 2002.

Myerson RM, Eisenhauer JH. Atrioventricular conduction defects in lead poisoning. The American Journal of Cardiology, 11: 409-12, 1963.

Namba T, Greenfield M, Grob D. Malathion poisoning: a fatal case with cardiac manifestations. Archives of Environmental Health, 21: 533-41, 1970.

Naoum JJ, Hunter GC. Pathogenesis of varicose veins and implications for clinical management. Vascular, 15(5): 242-9, 2007.

Navas-Acien A, Guallar E, Silbergeld EK, Rothenberg SJ. Lead exposure and cardiovascular disease – a systematic review. Environmental Health Perspectives, 115: 472–82, 2007.

Nemmar A, Nemery B, Hoet PH, Van Rooijen N, Hoylaerts MF. Silica particles enhance peripheral thrombosis: key role of lung macrophage-neutrophil cross talk. American Journal of Respiratory and Critical Care Medicine, 171(8): 872-9, 2005.

Nicolau JC, Timerman A, Piegas LS, Marin-Neto JA, Rassi AJR. Guidelines for unstable angina and non-ST-segment elevation myocardial infarction of the Brazilian Society of Cardiology (II Edition, 2007). Arquivos Brasileiros de Cardiologia, 89(4): e89-e131, 2007. Disponível em:

: <http://publicacoes.cardiol.br/consenso/2007/diretriz_SIMI.pdf>

Nurminen M, Hernberg S. Effects of intervention on the cardiovascular mortality of workers exposed to carbon disulphide: a 15-year follow-up. British Journal of Industrial Medicine, 42: 32-5, 1985.

Nurminen M, Mutanen P, Tolonen M, Hernberg S. Quantitated effects of carbon disulfide exposure, elevated blood pressure and aging on coronary mortality. American Journal of Epidemiology, 115: 107-118, 1982.

Ockene IS, Miller NH. Cigarette smoking, cardiovascular disease, and stroke: a statement for healthcare professionals from the American Heart Association. Circulation, 96: 3243-7, 1997.

Oliveira JJ, Silva SRAS. Hipertensão arterial secundária à intoxicação por mercúrio com síndrome clinico laboratorial simulando feocromocitoma. Jornal de Pediatria, 72(1): 40-3, 1996. Disponível em: <http://www.jped.com.br/conteudo/96-72-01-40/port.pdf>

Oliveira JJ, Silva SRAS. Eletricidade e coração. In: Porto CC. Doenças do coração – Prevenção e tratamento. Rio de Janeiro: Guanabara Koogan, 1998.

Olsen N, Kristensen TS. Impact of work environment on cardiovascular diseases in Denmark. Journal of Epidemiology & Community Health, 45: 4-10, 1991.

Omae K, Takebayashi T, Nomiyama T, Ishizuka C, Nakashima H, Uemura T, Tanaka S, Yamauchi T, O'uchi T, Horichi Y, Sakurai H. Cross sectional observation of the effects of carbon disulphide on arteriosclerosis in rayon manufacturing workers. Occupational and Environmental Medicine, 55(7): 468-72, 1998.

Onvlee-Dekker IM, De Vries, AC, Ten Harkel AD. Carbon monoxide poisoning mimicking long-QT induced syncope. Archives of Disease in Childhood, 92: 244-5, 2007.

Paffenbarger Jr, RS. Contributions of epidemiology to exercise science and cardiovascular health. Medicine and Science in Sports and Exercise, 20: 426-38, 1988.

Partsch H. Varicose veins and chronic venous insufficiency. Vasa, 38(4): 293-301, 2009.

Pereira-Barretto AC, Oliveira Jr MT, Strunz CC, Del Carlo CH, Scipioni AR, Ramires JA F. O nível sérico de NT-proBNP é um preditor prognóstico em pacientes com insuficiência cardíaca avançada. Arquivos Brasileiros de Cardiologia, 87(2):174-7, 2006.

Peters JL, Perlstein TS, Perry MJ, McNeely E, Weuve J. Cadmium exposure in association with history of stroke and heart failure. Environmental Research, 110: 199-206, 2010.

Piegas LS, Feitosa G, Mattos LA, Nicolau JC, Rossi Neto JM. et al. Sociedade Brasileira de Cardiologia. Diretriz da Sociedade Brasileira de Cardiologia sobre tratamento do infarto agudo do miocárdio com supradesnível do segmento ST. Arquivos Brasileiros de Cardiologia, 93(6): e179-e264, 2009. Suplemento 2. Disponível em: <http://publicacoes.cardiol.br/consenso/2009/diretriz_iam_9306supl2.pdf>

Poreba, R, Gac P, Poreba M, Antonowicz-Juchniewicz J, Andrzejak R. Relationship between occupational exposure to lead and local arterial stiffness and left ventricular diastolic function in individuals with arterial hypertension. Toxicology and Applied Pharmacology, 254(3): 342-8, 2011a.

Poreba R, Poreba M, Gac P, Andrzejak R. Ambulatory blood pressure monitoring and structural changes in carotid arteries in normotensive workers occupationally exposed to lead. Human and Experimental Toxicology, 30(9): 1174-80, 2011b.

Pysklywec M, Cina CS. Work-related effort thrombosis in a millwright: a case report; American Journal of Industrial Medicine, 54(3): 244-7, 2011.

Raffetto JD, Qiao X, Koledova VV, Khalil RA. Prolonged increases in vein wall tension increase matrix metalloproteinases and decrease constriction in rat vena cava: potential implications in varicose veins. Journal of Vascular Surgery, 48(2): 447-56, 2008.

Raub JA, Mathieu-Nolf M, Hampson NB, Thom SR. Carbon monoxide poisoning - a public health perspective. Toxicology, 145(1): 1-14, 2000.

Read JL, Williams JP. Lead myocarditis: report of a case. American Heart Journal, 44: 797-802, 1952.

Rexrode KM, Carey VJ, Hennekens CH et al. Abdominal adiposity and coronary heart disease in women. JAMA – Journal of the American Medical Association, 280, 1843-8, 1998.

Robertson L, Yeoh SE, Kolbach DN. Non-pharmacological interventions for preventing venous insufficiency in a standing worker population. Cochrane Database of Systematic Reviews. Published Online: 18 Jan 2012: DOI: 10.1002/14651858. CD006345.

Robinson CC, Kuller LH, Perper J. An epidemiologic study of sudden death at work in an industrial county, 1979-1982. American Journal of Epidemiology, 128: 806-20, 1988.

Rocha LE, Glina DMR. Distúrbios psíquicos relacionados ao trabalho. In: Ferreira Jr. M (org). Saúde no trabalho: temas básicos para o profissional que cuida da saúde dos trabalhadores. São Paulo: Roca, 2000. P.320-351.

Rodríguez-Iturbe, B, Sindhu RK, Quiroz Y, Vaziri ND. Chronic exposure to low doses of lead results in renal infiltration of immune cells, NF-kB activation, and overexpression of tubulointerstitial angiotensin II. Antioxidants and Redox Signaling, 7:1269-74, 2005.

Rosemberg J. Solvents. In: LaDou, J (Ed.). Occupational medicine. Norwalk: Appleton and Lange, 1990.

Rosengren A, Hawken S, Ounpuu S, Sliwa Z, Zubaid M et al. Association of psychosocial risk factors with risk of acute myocardial infarction in 11.119 cases and 13.648 controls from 52 countries (the Interheart study): case control study. Lancet, 364: 953-62, 2004.

Rosenlund M, Berglind N, Pershagen G, Järup L, Bluhm G. Increased prevalence of hypertension in a population exposed to aircraft noise. Occupational and Environmental Medicine, 58: 769-73, 2001.

Rosenman KD. Cardiovascular disease and environmental exposure. British Journal of Industrial Medicine, 36: 85-97, 1979.

Rosenman KD. Cardiovascular disease and work place exposures. Archives of Environmental Health, 39: 218-24, 1984.

Rosenstock L, Cullen MR. Clinical occupational medicine. Philadelphia: WB Saunders Company, 1986.

Rubim VSM, Drumond Neto C, Romeo J LM, Montera MW. Valor prognóstico do teste de caminhada de seis minutos na insuficiência cardíaca. Arquivos Brasileiros de Cardiologia, 86(2): 120-5, 2006.

Rustemeier K, Stabbert R, Haussmann H-J, Roemer E, Carmines EL. Evaluation of the potential effects of ingredients added to cigarettes. Part 2: Chemical composition of mainstream smoke. Food and Chemical Toxicology, 40, 93-104, 2002.

Rutherford RB. Cirurgia vascular. 6ª ed. Rio de Janeiro: Editora DiLivros, 2007.

Sancini A, Caciari T, Rosati MV, Palermo P, Fiaschetti M, Nardone N, Vitarelli A, De Sio S, Tomei G, Tomei F. Phlebopathies and workers. Giornale Italiano di Medicina del Lavoro ed Ergonomia, 32(4) (Suppl): 166-9, 2010.

Sancini A, Tomei G, Schifano MP, Nardone N, Andreozzi G, Scimitto L, Fiaschetti M, De Sio S, Scala B, Capozzella A, Suppi A, Cetica C, Tomei F, Ciarrocca M. Phlebopathies and occupation. Annali di Igiene, Medicina Preventiva e di Comunita, 24(2): 131-44, 2012.

Santos Jr EA, Mendes R. Estudo das condições de trabalho e saúde de motoristas de ônibus urbanos de Belo Horizonte – MG. Revista Brasileira de Saúde Ocupacional, 25(95/96): 131-42, 1999.

Sbihi H, Davies HW, Demers PA. Hypertension in noise-exposed sawmill workers: a cohort study. Occupational and Environmental Medicine, 65: 643-6, 2008.

Scandinavian Simvastatin Survival Study. Randomized trial of cholesterol lowering in 4444 patients with coronary heart disease. Lancet, 344: 1383-9, 1994.

Schnall PL, Landbergis, P A, Baker D. Job strain and cardiovascular disease. Annual Review of Public Health, 15: 381-411, 1994.

Schnall PL. et al. Why the workplace and cardiovascular disease? Occupational Medicine, 15(1): 1-5, 2000.

Schroeder, HA. Cadmium, chromium, and cardiovascular disease. Circulation, 35: 570-82, 1967.

Schultz JC, Hilliard AA, Cooper LTJR, Rihal CS. Diagnosis and treatment of viral myocarditis. Mayo Clinic Proceedings, 84(11): 1001-9, 2009.

Seghizzi P, D'Adda F, Borleri D, Barbic F, Mosconi G. Cobalt myocardiopathy. A critical review of literature. Science of the Total Environment, 150(1-3): 105-9, 1994.

Selvin E. et al. Meta-analysis: glycosylated hemoglobin and cardiovascular disease in diabetes mellitus. Annals of Internal Medicine, 141: 421-31, 2004.

Selye H. The stress of life. New York: McGraw-HillBook Company, 1956.

Selye H. Forty years of stress research: principal remaining problems and misconceptions. Canadian Medical Association Journal,115: 53-6, 1976.

Sharifi AM, Darabi R, Akbarloo N, Larijani B, Khoshbaten A. Investigation of circulatory and tissue ACE activity during development of lead-induced HTN. Toxicology Letters, 153: 233-8, 2004.

Shiomi T, Arita AT, Sasanabe R et al. Sleep breathing, disorder falling asleep while driving and automobile accidents among patients with obstructive sleep apnea–hypopnea syndrome. Psychiatry and Clinical Neurosciences, 56: 333–4, 2002.

Silva W. Venous thrombosis of the upper limbs; Jornal Vascular Brasileiro, 4(4): 371-82, Porto Alegre, 2005.

Skoczyńska A, Poreba R, Steinmentz-Beck A, Martynowicz H, Affelska-Jercha A, Turczyn B, Wojakowska A, Jedrychowska I. The dependence between urinary mercury concentration and carotid arterial intima-media thickness in workers occupationally exposed to mercury vapour. International Journal of Occupational Medicine & Environmental Health, 22(2): 135-42, 2009.

Smith SL et al. Cardiac excitability in ether, cyclopropane and halothane anesthesia. Anesthesiology, 23: 775-7, 1962.

Sociedade Brasileira de Cardiologia - SBC. Diretriz de interpretação de eletrocardiograma de repouso. Arquivos Brasileiros de Cardiologia, 80: 1-17, 2003. Suplemento II. Disponível em: <http://publicacoes.cardiol.br/consenso/2003/8002/repouso.pdf>

Sociedade Brasileira de Cardiologia / Sociedade Brasileira de Hipertensão / Sociedade Brasileira de Nefrologia. VI diretrizes brasileiras de hipertensão. Arquivos Brasileiros de Cardiologia, 95, suplemento1, 2010.

Sociedade Brasileira de Cardiologia. Diretriz de angina estável. Arquivos Brasileiros de Cardiologia, 83, 2004. Suplemento II. Disponível em: <http://publicacoes.cardiol.br/consenso/2004/anginaestavel.pdf>

Sociedade Brasileira de Cardiologia. Diretrizes SBC - Ressonância e tomografia cardiovascular. Arquivos Brasileiros de Cardiologia, 87, 2006a. Disponível em: <http://publicacoes.cardiol.br/consenso/2006/8703034.pdf>

Sociedade Brasileira de Cardiologia. II Diretriz brasileira de cardiopatia grave. Arquivos Brasileiros de Cardiologia, 87(2): 223-32, 2006b.

Sociedade Brasileira de Cardiologia. Projeto Corações do Brasil 2006.

Sociedade Brasileira de Cardiologia. Departamento de Aterosclerose. IV Diretriz brasileira sobre dislipidemias e prevenção da aterosclerose. Arquivos Brasileiros de Cardiologia, 88, 2007. Suplemento I.

Sociedade Brasileira de Diabetes - SBD. Consenso brasileiro sobre diabetes 2002: diagnóstico e classificação do diabetes melito e tratamento do diabetes melito do tipo 2. Rio de Janeiro: Diagraphic, 2003. 72p.

Sociedade Brasileira de Diabetes. Atualização brasileira sobre diabetes. Rio de Janeiro: Diagraphic, 2005. 140p.

Sociedade Brasileira de Endocrinologia e Metabologia – SBEM. Sobrepeso e obesidade: Diagnóstico, 2004. Disponível em: <http://www.projetodiretrizes.org.br/projeto_diretrizes/089.pdf>

Sociedade Brasileira de Medicina do Esporte – SBME. Atividade física e saúde, 2001. Disponível em: <http://www.projetodiretrizes.org.br/projeto_diretrizes/017.pdf>

Sola LDELR, Aceves M, Duenas AI, Gonzalez-Fajardo JÁ, Vaquero C, Crespo MS, Garcia-Rodriguez C. Varicose veins show enhanced chemokine expression. European Journal of Vascular and Endovascular Surgery, 38(5): 635-41, 2009.

Steenland K. Research findings linking workplace factors to cardiovascular disease outcomes. In: Schnall PL et al (org). The workplace and cardiovascular disease. Occupational Medicine, 15(1): 7-24, 2000.

Sudol-Szopinska, Influence of prolonged sedentary work on the development of lower limbs edema and methods of its prevention. Medycyna pracy, 57(3): 263-9, 2006.

Sudol-Szopinska I, Bogdan A, Szopinski T, Panorska AK, Kolodziejczak M. Prevalence of chronic venous disorders among employees working in prolonged sitting and standing postures. The International Journal of Occupational Safety and Ergonomics, 17(2): 165-73, 2011.

Suessenbacher A, Potocnik M, Dörler J, Fluckinger G, Wanitschek M, Pachinger O, Frick M, Alber HF. Comparison of peripheral endothelial function in shift versus nonshift workers. American Journal of Cardiology, 107(6): 945-8, 2011.

Takagi H, Mizuno Y, Matsutomo M, Matsuno Y, Umeda Y, Fukumoto Y, Shimokawa K, Mori Y. Aneurysm of the femoral artery occupationally exposed to a vibratory tool for more than 10 years. Journal of Vascular Surgery, 39: 1125-27, 2004.

Takebayashi T, Nishiwaki Y, Uemura T, Nakashima H, Nomiyama T, Sakurai H, Omae K. A six-year follow-up study of the subclinical effects of carbon disulphide exposure on the cardiovascular system. Occupational and Environmental Medicine, 61(2): 127-34, 2004.

Tan X, Peng X, Wang F, Joyeux M, Hartemann P. Cardiovascular effects of carbon disulfide meta-analysis of cohort studies. International Journal of Hygiene and Environmental Health, 205(6): 473-7, 2002.

Tan X, Chen GM, Peng XX, Wang FY, Bi YY et al. Cross-sectional study of cardiovascular effects of carbon disulfide among Chinese workers of a viscose factory International Journal of Hygiene and Environmental Health, 207(3): 217-25, 2004.

Taylor P. Agentes anticolinesterásicos. In: Gilman AG, Rall TW, Nies AS, Taylor P. (Ed.). As bases farmacológicas da terapêutica. 8ª.ed. Rio de Janeiro: Guanabara Koogan, 1991. p.85-97.

The Expert Committee on the Diagnosis and Classification of Diabetes mellitus. Follow-up report on the diagnosis of diabetes mellitus. Diabetes Care, 11(26): 3160-7, 2003.

The WHOQOL Group 1995. The World Health Organization quality of life assessment (WHOQOL): position paper from the World Health Organization. Social Science & Medicine, 10: 403-9, 1995.

Theorell T, Karasek RA. Current issues relating to psychosocial job strain and cardiovascular disease research. Journal of Occupational Health Psychology, 1(1): 9-26, 1996.

Thompson AM, House R, Krajnak K, Eger T. Vibration-white foot: a case report; Occupational Medicine (London), 60(7): 572-4, 2010.

Tittelbach U, Schneider WD. Chemical hazardous materiais. In: Stellman JM. Encyclopaedia of Occupational Health and Safety. 4th ed. Geneva: lnternational Labour Office, 1998.

Tolonen M, Hernberg S, Nurminen M, Tiitola K. A follow-up study of coronary heart disease in viscose rayon workers exposed to carbon disulphide. British Journal of Industrial Medicine, 32:1-10, 1975.

Tomei F. et al. Occupational exposure to noise and hypertension in pilots. International Journal of Environmental Health Research, 15(2): 99-106, 2005.

Tüchsen F. Working hours and ischaemic heart disease in Danish men: a 4-year cohort study of hospitalization. International Journal of Epidemiology, 22: 215-21, 1993.

Tüchsen F, Olsen N, Kristensen TS. Impact of work environment on cardiovascular diseases in Denmark. Journal of Epidemiology and Community Health, 45:4-10, 1991.

Tüchsen F, Hannerz H, Burr H, Krause N. Prolonged standing at work and hospitalization due to varicose veins: a 12 years prospective study of the Danish population. Occupational and Environmental Medicine, 62(12): 847-50, 2005.

United States of America – USA. Department of Health and Human Services. Physical activity and health: a report of the surgeon general. At-A-Glance, 1996. Disponível em: <http://www.cdc.gov/nccdphp/sgr/pdf/sgraag.pdf>

United States of America. Environmental Protection Agency – EPA. 2006. Air Quality Criteria for Lead (Final).

Vander AJ. Chronic effects of lead on the renin-angiotensin system. Environmental Health Perspectives, 78: 77–83, 1988.

Vahtera J, Kivimäki M, Pentii J et al. Organizational downsizing, sickness absence and mortality: the 10-town prospective cohort study. British Medical Journal, 328: 555-7, 2004.

Varartiainen E, Puska P, Pekkanen J, Tuomilehto J, Jousilahti P. Changes in risk factor explain changes in mortality from ischaemic heart disease. British Medical Journal, 309: 23-7, 1994.

Vaziri ND. Mechanisms of lead-induced hypertension and cardiovascular disease. American Journal of Physiology – Heart and Circulatory Physiology, 295: p.H454–H465, 2008.

Vedat D et al. Chronic carbon monoxide exposure is associated with the increases in carotid intima-media thickness and C-reactive protein level. The Tohoku Journal of Experimental Medicine, 219(3): 201-6, 2009.

Verhulst L, Waggie Z, Hatherill M, Reynolds L, Argent A. Presentation and outcome of severe anticholinesterase insecticide poisoning. Archives of Disease in Childhood, 86: 352-5, 2002.

Vigliani EC, Cavagna G, Locati G, Foà V. Biological effects of nitroglycol on the metabolism of catecholamines. Archives of Environmental Health, 16: 477-83, 1968.

Weaver LK. Carbon monoxide poisoning. The New England Journal of Medicine, 360(12):1217-25, 2009. Disponível em: <http://content.nejm.org/cgi/reprint/360/12/1217.pdf>

Wells AJ. Passive smoking as a cause of heart disease. JAMA – Journal of the American Medical Association, 24: 546-54, 1994.

West J, Perrin K, Aldington S, Weatherall M, Beasley R. A case-control study of seated immobility at work as a risk for venous thromboembolism. Journal of the Royal Society of Medicine, 101(5): 237-43, 2008.

WHO Expert Committee. Physical status: the use and interpretation of anthropometry. Geneva: World Health Organization Technical Report Series, 854:1-452, 1995.

Willich SN, Lewis M, Lowel H, Arntz HR, Schubert F, Schroder R. Physical exertion as a trigger of acute myocardial infarction. The New England Journal of Medicine, 329: 1684-90, 1993.

Wilson PWF, D´Agostino RB, Levy D, Belanger AM, Silbershatz H, Kannel WB. Prediction of coronary heart disease using risk factor categories. Circulation, 97: 1837-47, 1998.

Wiseman MN, Banim S. "Glue sniffer's" heart? British Medical Journal, 294:739, 1987.

Wisner A. Por dentro do trabalho: ergonomia, método e técnica. São Paulo: FTD/Oboré, 1987.

Wojtczak-Jaroszowa J, Kubow S. Carbon monoxide, carbon disulfide, lead and cadmium – four examples of occupational toxic agents linked to cardiovascular disease. Medical Hypotheses, 30(2): 141-150, 1989.

World Health Organization – WHO. The Ottawa Charter for Health Promotion, 1986. Disponível em: <http://www.who.int/healthpromotion/conferences/previous/ottawa/en/print.html>

World Health Organization – WHO. Jakarta Statement on Healthy Workplaces, 1997. Disponível em: <http://www.who.int/healthpromotion/conferences/previous/jakarta/statements/workplaces/en/index.html>

World Health Organization – WHO. Global strategy on diet, physical activity and health, 2004. Disponível em: <http://www.who.int/dietphysicalactivity/strategy/eb11344/strategy_english_web.pdf>

World Health Organization – WHO. Bangkok Charter, 2005. Disponível em: <http://www.who.int/healthpromotion/conferences/6gchp/hpr_050829_%20BCHP.pdf>

Wronska-Nofer T, Chojnowska-Jezierska J, Nofer JR, Halatek T, Wisniewska-Knypl J. Increased oxidative stress in subjects exposed to carbon disulfide (CS2) – an occupational coronary risk factor. Archives of Toxicology, 76(3): 152-7, 2002.

Wronska-Nofer T, Nofer JR, Stelkiewicz J, Wierbicka M, Bolinska H, Fobker M, Schulte H, Assmann G, Von Eckardstein A. Evidence for oxidative stress at elevated plasma thiol levels in chronic exposure to carbon disulfide (CS2) and coronary heart disease. Nutrition, Metabolism & Cardiovascular Diseases, 17(7): 546-53, 2007.

Wu CT, Huang JH, Hsia SH. Acute carbon monoxide poisoning with severe cardiopulmonary compromise: a case report. Cases Journal, 2: 52, 2009. Disponível em: <http://www.ncbi.nlm.nih.gov/pmc/articles/PMC2637259/pdf/1757-1626-2-52.pdf>

Wynne J, Braunwald E. The cardiomyopathies and myocarditis. In: Braunwald E. Heart disease: a textbook of cardiovascular medicine. 5th ed. Philadelphia: Saunders; 1997.

Xiao JQ, Levin SM. The diagnosis and management of solvent-related disorders. American Journal of Industrial Medicine, 37: 44-61, 2000.

Yan LL, Liu K, Matthews KA, Daviglus ML, Ferguson TF, Kiefe CI. Psychosocial factors and risk of hypertension: the coronary artery risk development in young adults (CARDIA) study. JAMA – Journal of the American Medical Association, 16(290): 2138-48, 2003.

Ye Y, Griffin MJ. Effects of temperature on reductions in finger blood flow induced by vibration. International Archives of Occupational and Environmental Health, 84(3): 315-23, 2011.

Zanettini MT, Zanettini JO, Zanettini JP. Pericardite. Série de 84 casos consecutivos. Arquivos Brasileiros de Cardiologia, 82: 360-4, 2004.

▶ Leitura Recomendada

Dantas J. Trabalho e coração saudáveis. Aspectos psicossociais. Impactos na promoção da saúde. Belo Horizonte: Ergo Editora, 2007.

Schnall PL, Belkic K, Landsbergis P, Baker D. The workplace and cardiovascular disease. Occupational Medicine, 15: 1-322, 2000.

Doenças Respiratórias Relacionadas com Trabalho

Eduardo Algranti
Eduardo Mello De Capitani
Ana Paula Scalia Carneiro
Paulo Hilario Nascimento Saldiva
Elizabete Medina Coeli Mendonça

- **Introdução**
- **Resposta pulmonar a agentes agressores**
  Princípios gerais da histologia brônquica e alveolar
  Resposta pulmonar frente a agentes inaláveis
  Exemplos representativos da resposta pulmonar a partículas inaladas
  Doenças pulmonares ocupacionais por hipersensibilidade
- **Métodos diagnósticos em doenças ocupacionais respiratórias**
  História ocupacional
  Avaliação clínica
  Imagem: radiologia convencional e digital e tomografia computadorizada
  Provas de função pulmonar
  Broncofibroscopia e lavado broncoalveolar
  Indicações de biópsia
- **Doenças do trato respiratório alto**
- **Doenças das vias aéreas**
  Asma relacionada ao trabalho
  Exposição a poeiras orgânicas e vias aéreas
  Bronquite crônica, enfisema pulmonar e doença pulmonar obstrutiva crônica
- **Doenças do parênquima pulmonar e pleura**
  Doenças relacionadas à sílica
  Doenças associadas ao asbesto
  Pneumoconiose dos trabalhadores do carvão
  Outras doenças ocupacionais respiratórias incluindo pneumoconioses menos frequentes
- **Câncer ocupacional do trato respiratório**
- **Prevenção e controle**
- **Referências**

Introdução

Aspectos gerais

O trato respiratório está em direto contato com o meio ambiente. O ar ambiente é composto por uma fase gasosa, podendo conter vapores, fumos e particulados. A constituição da fase gasosa é relativamente constante, variando apenas as pressões parciais do oxigênio, nitrogênio e dióxido de carbono, de acordo com a pressão atmosférica. Outros componentes variam com a umidade relativa do ar, a estação do ano, a proximidade de zonas urbanas ou rurais e a industrialização da área. Há um constante balanço entre o ar ambiente e os mecanismos de defesa respiratórios, que pode ser quebrado pelas características dos agentes inalados e do próprio hospedeiro.

Os processos produtivos incluem a utilização de produtos ou materiais no ambiente de trabalho, que, juntamente com hábitos pessoais e condições ambientais, tranformam-se em fontes de poluição aérea. A poluição em ambientes de trabalho associa-se a uma extensa lista de agentes, que possuem riscos variáveis e podem desencadear doenças respiratórias. O conhecimento de doenças respiratórias associadas ao trabalho é muito antigo (Ramazzini, 2000). Com o tempo, novas doenças respiratórias foram reconhecidas e, atualmente, muitas doenças do parênquima pulmonar, anteriormente classificadas como de causa desconhecida, tiveram sua etiologia descrita (Rose, Lynch, Cool, 2008).

Há diversas formas de classificação das doenças ocupacionais respiratórias: baseadas na reação tecidual, nos tipos de agentes envolvidos ou no quadro clínico predominante. A Tabela 38.1 mostra uma classificação clínica que fornece uma visão da gama de doenças ocupacionais do trato respiratório. O termo *pneumoconiose* refere-se apenas às doenças causadas pela inalação de particulados sólidos e à consequente reação tecidual do parênquima pulmonar.

Penetração e deposição de agentes inaláveis

Os gases penetram livremente no trato respiratório. A toxicidade de um gás depende de suas características de solubilidade nos líquidos orgânicos e membranas, de sua concentração e das condições ambientais. Gases hidrossolúveis, como o cloro, costumam causar sintomas de irritação de vias aéreas superiores. Outros, de baixa solubilidade, podem exercer sua ação tóxica mais perifericamente, como os NO_x. Para haver penetração de aerossóis líquidos ou sólidos no trato respiratório é necessário que o diâmetro aerodinâmico das partículas seja inferior a 100 μm. Entre 100 e 25μm é denominada de "fração inalável"; entre 25 e 10μm, de "fração torácica", e abaixo de 10μm, de "fração respirável". Esta última tem maior importância para a gênese de doenças que afetam o parênquima pulmonar (Lippmann, 1989).

É importante notar que a composição da "fração respirável" nem sempre é semelhante à constituição bruta do material que a gerou. Supondo-se que um trabalhador esteja exposto a poeiras no corte e lixamento de granito, os constituintes da fração respirável são os mesmos da pedra bruta, porém, em proporções diferentes, como o quartzo, que representa 30% a 40% do material bruto e pode representar apenas 15% a 30% da fração respirável. Além disso, o fracionamento de minerais em partículas respiráveis pode gerar proporções diferentes de faixas de diâmetros de partículas, como, por exemplo, o carvão antracitoso e betuminoso. O primeiro contém uma proporção maior de partículas de menor diâmetro. Isto leva a uma diferença em área de superfície de contato entre as partículas e a região alveolar, o que tem expressão na reação tecidual.

Normalmente, partículas maiores que 10μm de diâmetro ficam retidas na região nasal, ao passo que as partículas menores depositam-se em qualquer nível. Os mecanismos que regem a deposição das partículas no trato respiratório são semelhantes aos mecanismos físicos que regem a deposição. Os mais atuantes são a inércia, a sedimentação, a difusão e a interceptação (Agnew, 1984).

Tabela 38.1. Classificação clínica das doenças ocupacionais respiratórias

Doenças agudas

1. Trato respiratório alto
   - Irritação/inflamação de cavidades nasais e seios da face, faringe e laringe, por inalação de gases ou particulados irritantes e/ou tóxicos
   - Rinite alérgica
2. Trato respiratório baixo
   - Asma relacionada ao trabalho (incluindo bissinose e asma induzida por irritantes)
3. Doenças do parênquima pulmonar
   - Pneumonias de hipersensibilidade
   - Pneumonias tóxicas
   - Pneumonias intersticiais
   - Bronquiolites
4. Doenças pleurais
   - Derrame pleural

Doenças crônicas

1. Trato respiratório alto
   - Úlcera de septo nasal
2. Trato respiratório baixo
   - Bronquite crônica ocupacional
   - Enfisema pulmonar
   - Limitação crônica ao fluxo aéreo
3. Doenças do parênquima pulmonar
   - Silicose
   - Asbestose
   - Pneumoconiose dos trabalhadores do carvão
   - Outras pneumoconioses (incluindo reações granulomatosas)
4. Doenças pleurais
   - Fibrose pleural (em placas ou difusa)
5. Carcinomas do trato respiratório
   - Adenocarcinomas dos seios da face
   - Carcinoma broncogênico
   - Mesotelioma

O processo de deposição de partículas é extremamente dinâmico, variando de acordo com as condições fisiológicas respiratórias de momento, e as curvas de deposição são apenas um retrato de uma determinada situação fisiológica. A Fig. 38.1 mostra curvas de deposição nas três regiões.

O trato respiratório responde à deposição de partículas de uma forma ativa. Os mecanismos principais de defesa são o sistema mucociliar, os macrófagos alveolares e o sistema linfático. É necessário que estes mecanismos estejam íntegros e ativos, para uma adequada resposta frente à inalação de partículas. Eles atuam de forma independente e complementar, uma vez que têm locais de atuação distintos.

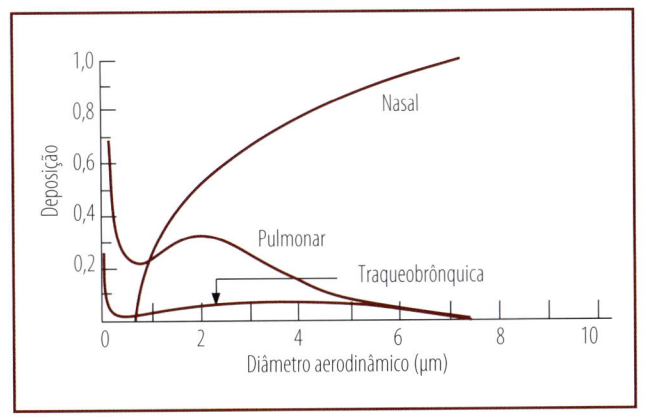

Fig. 38.1. Deposição de partículas no sistema respiratório para três regiões distintas. Os dados são calculados para uma frequência respiratória de 15pm e volume de 1,451 (Dados do Task Group on Lung Dynamics, 1966).

▶ Resposta pulmonar a agentes agressores

Princípios gerais da histologia brônquica e alveolar

Uma vez que as vias aéreas tomam a si muitas das tarefas de defesa dos pulmões, fica claro que devem possuir, ao mesmo tempo, mecanismos de remoção de agentes agressores nelas retidos. A composição celular das vias aéreas possui um repertório suficientemente vasto para contribuir com a defesa pulmonar. Resumidamente, os tipos celulares principais que compõem as vias aéreas são:

a) *células ciliadas:* são células extremamente especializadas e são as mais frequentes dos segmentos proximais das vias aéreas. Em sua forma típica, cada célula ciliada tem cerca de 200 cílios, os quais possuem coordenação de batimento tanto intra como intercelular. Vibrando a uma frequência média de 10 a 14Hz, o conjunto de células ciliadas é responsável pela motilidade do aparelho mucociliar;

b) *células mucossecretoras:* a secreção de mucinas para a luz das vias aéreas é realizada por células mucossecretoras existentes no epitélio, como também nas glândulas da lâmina própria. Quando na luz das vias aéreas, as mucinas organizam-se sob a forma de um biopolímero, com propriedades viscoelásticas extremamente complexas e definidas para uma perfeita interação com os cílios subjacentes. Como em outros epitélios e mucosas, a secreção de mucinas possui um efeito citoprotetor extremamente significativo, tanto do ponto de vista de barreira mecânica como pela presença de outros agentes em sua composição, como receptores para microrganismos, imunoglobulinas, antioxidantes e tampões orgânicos;

c) *células serosas:* ao lado das células mucosas, são responsáveis pela maior parte dos componentes orgânicos que compõem o fluido que reveste internamente as vias aéreas. Estão presentes tanto na superfície epitelial, como nas glândulas da lâmina própria, sendo responsáveis pela secreção de componentes extremamente importantes para a defesa pulmonar, como a lisozima, lactoferrina e a peça secretora da IgA produzida pelas células imunes presentes na mucosa;

d) *células de Clara:* as células de Clara são mais frequentes nos segmentos distais das vias aéreas, onde o fluxo aéreo é mais lento, permitindo uma maior interação com componentes químicos inalados. A função mais importante das células de Clara é a metabolização de xenobióticos, dado que estas células possuem oxidases e outros aparelhos enzimáticos capazes de realizar as reações de fase I de metabolização. Em algumas situações especiais, as células de Clara podem participar da ativação de substâncias por reações de oxidorredução, contribuindo para a geração de intermediários carcinogênicos;

e) *células neuroendócrinas:* de forma análoga ao tubo digestivo, o trato respiratório possui células neuroendócrinas em sua intimidade, tanto sob a forma isolada como na forma de agregados celulares, conhecidos como corpos neuroepiteliais. As células neuroendócrinas estão intimamente relacionadas com as terminações nervosas presentes na mucosa respiratória. São capazes de responder a estímulos variados, como a hipóxia, variações de temperatura e osmolaridade do fluido brônquico. Os produtos secretados pelas células neuroendócrinas atuam predominantemente de forma parácrina, sendo descritos como fatores capazes de modular o crescimento celular e reparação brônquica, como também, de modular a permeabilidade vascular e o tônus da musculatura dos vasos e dos brônquios. Acredita-se que as células neuroendócrinas desempenham uma função extremamente significativa na mediação da vasoconstrição hipóxica dos ramos musculares da artéria pulmonar, mecanismo este de fundamental importância para a relação adequada entre ventilação e perfusão do território de troca gasosa. Além de exercer um papel importante na patogenia da asma, células neuroendócrinas transformadas por substâncias carcinogênicas podem originar a neoplasia mais agressiva das vias aéreas, o carcinoma indiferenciado de pequenas células; e

f) *células do sistema imune:* linfócitos, plasmócitos e macrófagos estão normalmente presentes no fluido que reveste as vias aéreas, permeando o epitélio respiratório ou organizando-se em estruturas linfoides similares a linfonodos. O conjunto de células do sistema imune presente nas vias aéreas é conhecido como *sistema linfoide associado aos brônquios,* um instrumento fundamental para a defesa dos pulmões contra infecções.

Um esquema representativo das células que revestem as vias aéreas pode ser visto na Fig. 38.2.

O conjunto de células descritas exerce uma ação coordenada de defesa dos pulmões. Os principais mecanismos de defesa das vias aéreas são:

a) *tosse:* reflexo mediado pela estimulação de receptores de irritação dispostos preferencialmente nas vias aéreas proximais;

b) *broncoconstrição:* secundária à estimulação das terminações nervosas presentes nas vias aéreas por mecanismos reflexos vagais ou pela secreção parácrina de mediadores inflamatórios;

c) *secreção de muco e outras substâncias citoprotetoras:* tais como lisozima, lactoferrina e antioxidantes, pelas células secretoras presentes ao longo do trato respiratório;

d) *transporte mucociliar:* que consiste no batimento ordenado do epitélio ciliar, que propele, em direção à orofaringe, as secreções respiratórias;

e) *defesa imune:* produto da ação do sistema linfoide associado às vias aéreas, análogo ao presente no trato digestivo; e

f) *ativação de células inflamatórias:* presentes na secreção que recobre o trato respiratório, provenientes do recrutamento local (diapedese transepitelial), ou trazidas do compartimento alveolar pelo transporte mucociliar.

Cada um dos mecanismos de defesa acima listados representa um sistema de defesa fisiológico, cuidadosamente selecionado ao longo da escala evolutiva e extremamente eficiente, para, isolada ou conjuntamente, efetivar a manutenção da higidez dos pulmões. A lógica do sistema é impedir o acesso de agentes patológicos externos ao microambiente alveolar, dada a grande interação deste último compartimento com o meio interno. A eficiência do modelo é grande, exemplificada pela presença de ar estéril, umidificado e aquecido, após cinco ou seis gerações de vias aéreas. Como os primeiros alvéolos surgem, em média, após 16 gerações a partir da traqueia, pode-se caracterizar o trato respiratório como possuidor de uma grande reserva funcional de defesa. No entanto, quando existe uma disfunção destes mecanismos ou, alternativamente, uma hipersolicitação dos mesmos por parte de estímulos patogênicos, temos as condições para o desenvolvimento de doenças das vias aéreas. Distúrbios do transporte mucociliar e incremento da remoção de secreções por tosse são os marcadores clínicos mais importantes, tanto da bronquite crônica, como de outras doenças inflamatórias crônicas das vias aéreas, tais como a bronquiectasia ou a mucoviscidose. A ativação excessiva da resposta broncoconstritora representa o evento mais característico da asma brônquica. A proliferação de células das vias aéreas, consequente a um estímulo patológico cronicamente mantido, pode representar um evento promotor para que um clone transformado dê origem a um carcinoma broncogênico.

O território de troca gasosa dos pulmões também possui especialização estrutural extrema, de forma a poder realizar a sua função específica. Nos alvéolos, é feita uma íntima interação entre sangue e ar, através de uma barreira extremamente delgada – a barreira alveolocapilar, que possui uma espessura média inferior a 1mm. Em nenhum compartimento do organismo existe uma limitação estrutural tão tênue entre os meios externo e interno, tornando clara a necessidade de mecanismos de controle homeostático eficientes. De

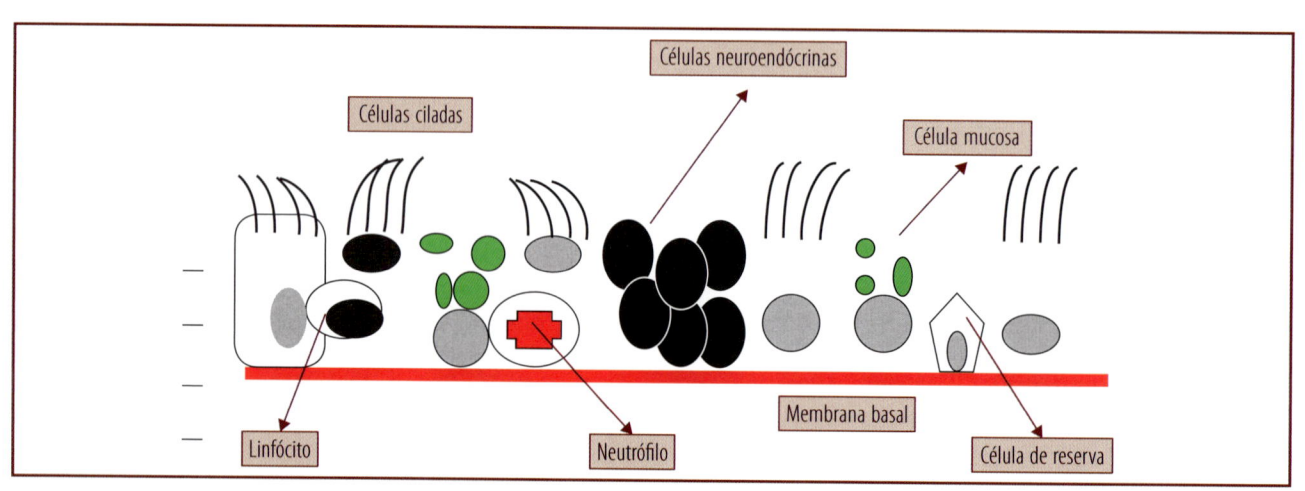

Fig. 38.2. Epitélio das vias aéreas.

forma resumida, a estrutura dos alvéolos é constituída pelos seguintes componentes (Fig. 38.3):

a) *pneumócitos do tipo I:* são as células que revestem a maior parte da superfície externa dos alvéolos (ao redor de 95%). Possuem um citoplasma muito extenso, pobre em organelas, como pretendendo revestir a maior superfície possível com a menor espessura compatível com a impermeabilização do sistema. Os pneumócitos do tipo I são células de diferenciação terminal, sendo, portanto, incapazes de dividir-se;

b) *pneumócitos do tipo II:* são células extremamente sofisticadas do ponto de vista de repertório enzimático. Compete ao pneumócito II a reposição das células epiteliais, provendo não somente novos pneumócitos II, como também, transdiferenciando-se em pneumócitos I, quando necessário. O pneumócito II secreta tanto a fase proteica, como a lipídica, do surfactante pulmonar. A substância surfactante possui a função de controlar as forças de tensão superficial da interface ar-líquido alveolar, como também facilitar a fagocitose de microrganismos pelos macrófagos alveolares por mecanismos de opsonização;

c) *macrófagos alveolares:* são células derivadas dos monócitos circulantes, como, também, provenientes dos próprios pulmões, provavelmente fabricadas nos remanescentes mielopoiéticos presentes no território alveolar. Diferentemente dos macrófagos de outras regiões, os macrófagos alveolares possuem um metabolismo aeróbico extremamente desenvolvido. Cada alvéolo possui cerca de dois a três macrófagos residentes, que representam a primeira linha de defesa do compartimento alveolar. Em assim sendo, o pulmão foge um pouco dos padrões descritos na Patologia Geral, que prescrevem que os neutrófilos são as primeiras células presentes nos focos inflamatórios. Nos pulmões, os macrófagos exercem esta função, por já estarem no interior dos alvéolos, como *de prontidão;* e

d) *células endoteliais:* o endotélio pulmonar possui características peculiares. Primeiramente, as junções dos capilares alveolares são extremamente resistentes à abertura deflagrada por mediadores inflamatórios. Esta característica deve-se à necessidade de minimizar a possibilidade de inundação do território de troca gasosa por fluido. O endotélio pulmonar é extremamente ativo do ponto de vista metabólico, podendo justificar a situação do pulmão como órgão endócrino. Por exemplo, a maior parte da conversão da angiotensina I para angiotensina II ocorre pela ação da enzima conversora existente no endotélio pulmonar.

Além dos componentes celulares, o interstício alveolar possui características peculiares, que são fundamentais para o adequado desempenho das funções de troca gasosa. O espaço intersticial é o compartimento situado entre as membranas basais do endotélio e do epitélio alveolares. É composto por fibras colágenas, elásticas e proteoglicanos altamente hidrofílicos, que possuem a capacidade de absorver fluido a partir da luz alveolar, ou extravasado do interior dos capilares alveolares. O espaço intersticial é povoado por

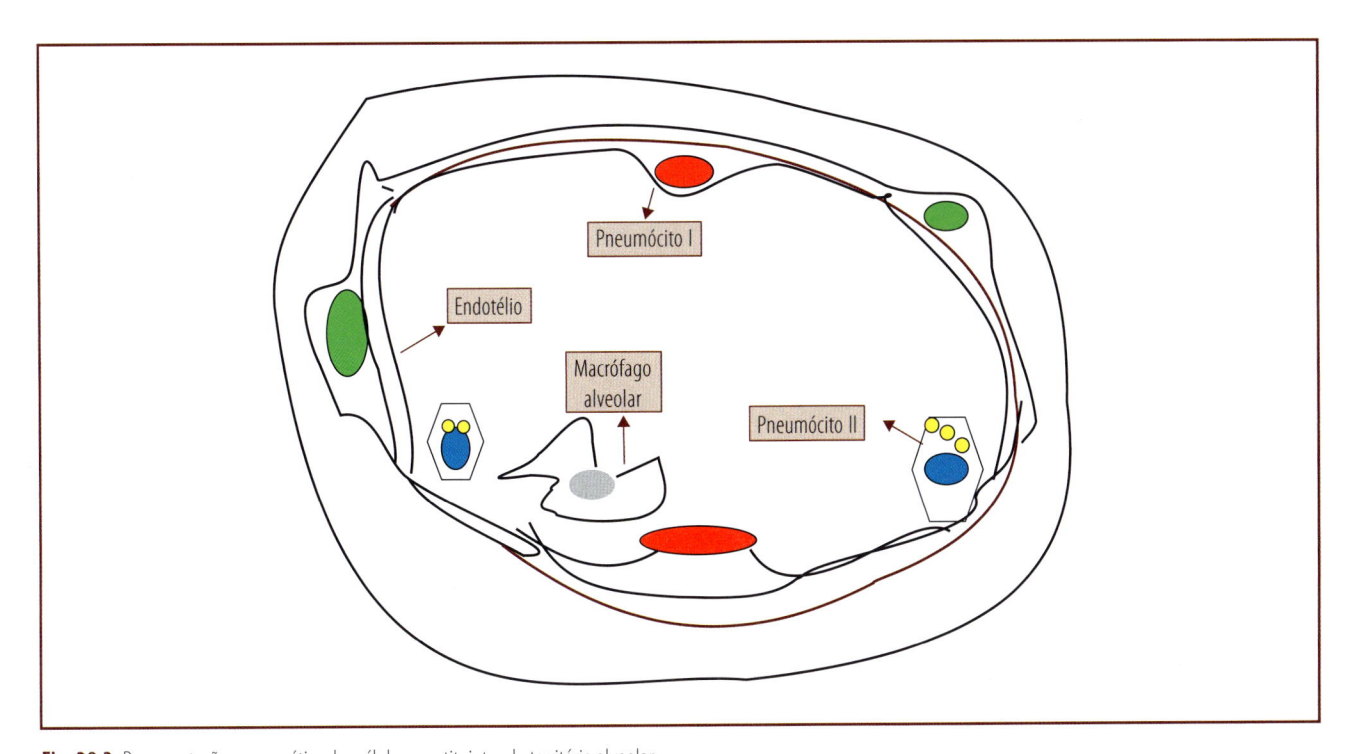

Fig. 38.3. Representação esquemática das células constituintes do território alveolar.

elementos celulares diversos, tais como células inflamatórias, fibroblastos, células mioepiteliais, pericitos, entre outros. A histoarquitetura do território alveolar prevê que uma das faces do septo alveolar tenha uma de suas faces comprometida com a troca gasosa, sendo o interstício constituído por uma pequena camada de substância amorfa entre as membranas basais endotelial e epitelial. A outra face do septo alveolar está envolvida na sustentação mecânica do alvéolo, abrigando as fibras elásticas e colágenas.

É importante que seja destacado o papel das fibras colágenas e elásticas do interstício para o fenômeno de interdependência mecânica do parênquima. A estrutura destas fibras interliga o tecido conjuntivo da pleura (tecido conjuntivo periférico) ao tecido alveolar (conjuntivo alveolar) e ao tecido do eixo peribrônquico e perivascular (interstício axial). O conceito de interdependência prevê que a tensão gerada pelos músculos respiratórios seja transmitida ao tecido conjuntivo pleural, o qual, através das conexões fibrosas (que transitam predominantemente pelos septos interlobulares), repassa esta energia mecânica aos alvéolos, de forma homogênea e simultânea a todas as regiões do parênquima alveolar. Este padrão de distribuição permite minimizar as influências regionais de distribuição do ar inspirado. Durante a expiração, a energia elástica armazenada no tecido alveolar, através das fibras elásticas e colágenas do interstício, e das forças de tensão superficial da interface ar/líquido presente nos alvéolos, encontra, no interstício axial, um ponto de ancoramento para a execução do processo expiratório. Uma analogia simples do sistema seria com a composição funcional de um estilingue. Um tecido conjuntivo periférico (o couro onde se armazena o projétil) é capaz de transmitir a tensão muscular ao tecido elástico (tecido alveolar), através de conexões bem definidas. Durante o relaxamento da musculatura, a energia potencial armazenada no tecido elástico do estilingue, que tem um ponto de ancoramento (o interstício axial), permite um trabalho de deslocamento da pedra (expiração). Os diferentes compartimentos do interstício pulmonar – axial, alveolar e periférico – apresentam interesse clínico, pois os exames de imagem de alta resolução, como, por exemplo, a tomografia computadorizada, são capazes de distinguir em qual destes compartimentos existe dano preferencial. Para o leitor interessado em maiores detalhes sobre os aspectos celulares dos pulmões, sugerimos a leitura de revisões mais extensas sobre o assunto (Thurlbeck, Churg, 1995; Cotran, Kumar, Collins, 1999). As mesmas referências são aplicáveis para os aspectos gerais das respostas pulmonares aos agentes agressores, a serem apresentados a seguir.

Resposta pulmonar frente a agentes inaláveis

Aspectos gerais

Existe um limitado número de respostas pelas quais o pulmão pode reagir aos agentes agressores, dependendo das características do mesmo. De modo geral, gases e fumaças tóxicas tendem a comprometer preferencialmente as vias aéreas, podendo causar traqueobronquite hemorrágica aguda e bronquiolites, edema pulmonar, pneumonite hemorrágica e destruição do epitélio alveolar. Dependendo do perfil de exposição (tempo e concentração) e da solubilidade do gás, os espaços aéreos distais podem também ser acometidos, promovendo um remodelamento estrutural do parênquima pulmonar, podendo resultar em enfisema e/ou fibrose. Por outro lado, o material particulado provoca alterações inflamatórias, confinadas preferencialmente ao território de trocas gasosas, preservando, *grosso modo*, as vias aéreas de maior calibre. Esta predileção deve-se ao fato de que os mecanismos de remoção do material particulado das vias aéreas são extremamente eficientes e mais rápidos do que o *clearance* alveolar de partículas das estruturas de troca gasosa.

As características e a gravidade das reações aos agentes agressores são determinadas por três fatores básicos:

- a natureza e propriedade do agente;
- a concentração do agente retida no pulmão e a duração da exposição, ou seja, a relação dose x tempo de exposição; e
- suscetibilidade individual.

Estes fatores constituem problemas complexos, pois as razões dos diferentes padrões de reação tecidual ainda não estão completamente compreendidas. Os componentes celulares do trato respiratório e alvéolos, bem como as reações imunológicas, são fatores fundamentais na patogênese das pneumopatias ocupacionais. Serão inicialmente apresentados alguns aspectos gerais da resposta pulmonar às partículas inaladas, seguidos de exemplos de natureza mais específica.

A exposição contínua a agentes ambientais leva a um aumento da demanda aos mecanismos protetores dos pulmões, situados tanto nas vias aéreas, como no território alveolar. O principal mecanismo de defesa das vias aéreas é o transporte mucociliar, ao passo que o macrófago alveolar representa a maior barreira dos alvéolos frente a agentes tóxicos que ali são depositados.

Transporte mucociliar

A mucosa das vias aéreas é revestida por um filme líquido, constituído por uma fase gel, mais externa, e uma fase sol, em contato direto com a face luminal das células e epiteliais. Este líquido de revestimento representa a primeira barreira a se interpor entre os agentes tóxicos inalados e o epitélio das vias aéreas. O efeito citoprotetor do fluido brônquico efetua-se não somente pela sua capacidade de executar o papel de uma "capa" isolante, mas também pela sua capacidade tamponante, antioxidante e bactericida. Estas últimas propriedades citoprotetoras podem ser amplificadas, quando da exposição crônica a agentes agressores.

O muco respiratório é responsável pelas propriedades adesivas de retenção das partículas depositadas nas vias aéreas. Comporta-se como um biopolímero, cujas propriedades mecânicas são determinadas pela interação entre as glicoproteínas secretadas pelas células mucosas das vias aéreas e das glândulas da mucosa brônquica, e pelas inter-relações destas com o DNA derivado da lise de microrganismos e células inflamatórias na luz dos brônquios, e pelo seu estado de hidratação. O batimento dos cílios epiteliais transporta o muco e, por consequência, as partículas nele aderidas, em direção à orofaringe, onde o material exógeno é eliminado pela tosse ou deglutido.

O batimento ciliar é efetuado através de ondas metacrônicas, semelhantes às "olas" dos estádios esportivos. Durante a fase ativa do batimento, o topo dos cílios toca na fase gel, sendo que, na fase de recuperação do movimento ciliar, os cílios dobram-se sobre si mesmos, diminuindo a sua altura e retomando pela fase sol. Um esquema do funcionamento dos ciclos do batimento ciliar é apresentado na Fig. 38.4.

A manutenção das duas fases – gel e sol – é de fundamental importância para o acoplamento mecânico efetivo entre os cílios e o muco, sendo determinada por canais iônicos existentes nas células epiteliais do trato respiratório. *Grosso modo*, através da absorção de sódio ou excreção de cloro é possível, ao epitélio respiratório, regular a altura da camada sol e propiciar o batimento ciliar efetivo.

Em situações de agressão continuada ao epitélio respiratório pode haver prejuízo funcional do transporte mucociliar e, consequentemente, provocar uma retenção ainda maior dos agentes tóxicos inalados. Nestas situações, a limpeza das vias aéreas passa a ser realizada predominantemente pela tosse. Como regra geral, a falência adquirida do aparelho mucociliar pode ocorrer por três mecanismos principais:

a) lesão direta aos cílios, principalmente no caso de agentes oxidantes;
b) hiperplasia mucossecretora, com aumento do volume de muco produzido pelas vias aéreas, numa tentativa de aumentar a proteção mecânica ao epitélio, e inativação de ácidos e agentes oxidantes inalados. O aumento de células mucossecretoras e o aumento da produção de muco pelas células individuais incrementam o volume de muco a ser depurado das vias aéreas, propiciando uma maior rigidez do muco, por aumento dos *cross linkings* entre as glicoproteínas, e destas com o DNA, ao mesmo tempo em que reduzem a densidade de células ciliadas; e
c) perda da atividade funcional dos canais iônicos epiteliais que regulam a altura da fase sol.

O maior tempo de permanência dos agentes tóxicos no interior dos brônquios e a permeação de substâncias irritantes através do fluido brônquico representam condições que favorecem o desenvolvimento de um processo inflamatório nas vias aéreas, que pode traduzir-se em manifestações clínicas, como tosse produtiva e broncoconstrição. Estas são as bases patogenéticas da asma ocupacional.

Mecanismos imunológicos de defesa do pulmão

Os macrófagos alveolares são capazes de apresentar antígenos que são reconhecidos pelas células T. Dependendo do tipo de antígeno apresentado pelos macrófagos aos linfócitos, nos linfonodos e baço, resulta uma resposta predominantemente celular ou humoral (Green *et al.*, 1977; Bienenstock, McDermott, Befus, 1982; Fels, Cohn, 1986).

O sistema secretório consiste em linfócitos e plasmócitos dispostos ao longo da árvore traqueobrônquica. Estas últimas células secretam anticorpos que são posteriormente transportados pelas células epiteliais para o lúmen brônquico. Durante a passagem pelas células epiteliais, a IgA secretora adquire uma molécula de glicoproteína chamada de peça secretora. As moléculas de IgA nas secreções brônquicas têm muitas funções: inibem vírus de infectarem células epiteliais; opsonizam bactérias, inibindo sua aderência à mucosa respiratória e promovem a fagocitose de partículas e bactérias opsonizadas. No lavado broncoalveolar, os dois componentes solúveis mais identificados são IgA e IgG, sendo que suas concentrações refletem o ritmo de transporte ativo através do epitélio brônquico. As concentrações de IgE e IgM são mínimas. Componentes do sistema clássico e alternativo do

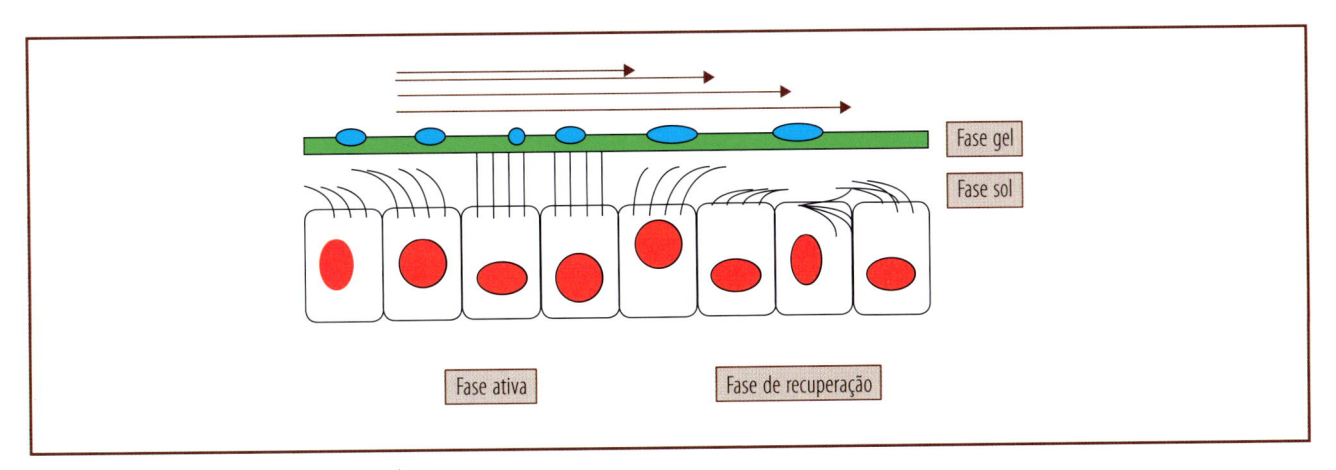

Fig. 38.4 Esquema representativo do batimento ciliar.

complemento já foram identificados no lavado broncoalveolar (Green et al., 1977; Bienenstock, McDermott, Befus, 1982; Fels, Cohn, 1986).

O sistema linfocítico é constituído pelos linfócitos timo-dependentes – células T e os linfócitos B. O linfócito T é responsável pela imunidade mediada por células, e o linfócito B pela imunidade humoral. Apresenta também as *null cells*, que podem se diferenciar em linfócito T ou B. A interação do linfócito T com antígenos libera substâncias solúveis denominadas linfocinas que, entre outras propriedades, inibem a migração de macrófagos (fator de inibição da migração de macrófagos); incrementam a mitose e a transformação de outros linfócitos, aumentam a permeabilidade capilar e mediam a resposta tissular tardia de hipersensibilidade (tipo IV). Apesar de ações específicas, ambas podem atuar aumentando ou suprimindo o efeito da outra (Stobo, Tomasi, 1975). A interação funcional entre essas duas populações de células tem influência decisiva no desenvolvimento das doenças pulmonares devidas a agentes exógenos. As células T são subdivididas nos tipos *helper* e *supressor,* cada uma com ações específicas (Gee, Mukasa, 1984).

Outros componentes celulares estão envolvidos com os mecanismos imunológicos de defesa do pulmão, tais como o leucócito polimorfonuclear. Considerado um fagócito profissional, normalmente está ausente do parênquima pulmonar e raramente é encontrado nas vias aéreas e no lavado broncoalveolar de indivíduos normais. São recrutados pela microcirculação pulmonar e, por diapedese, atingem os espaços aéreos, como resposta à reação inflamatória. São providos de potente mecanismo de defesa antibacteriana, por liberarem substâncias oxidantes como o ânion superóxido e o peróxido de hidrogênio, enzimas como proteases, elastases e colagenases, e pela intensa responsividade quimiotática (Fantone, Ward, 1982).

De importância nesse processo de defesa e patogênese são também os eosinófilos, que possuem atividade de fagocitose, além de possuírem receptores de superfície para IgG e componentes do complemento (C3b; C4). Estão associados à reação do tipo hipersensibilidade, com resposta imediata tipo 1 envolvendo IgE. Há evidências de supressão dessas reações por liberação de substância inibidora da histamina. A eosinofilia tissular, ou infiltrado eosinofílico, no epitélio brônquico, pode induzir o processo inflamatório eosinofílico e o aumento da hiper-reatividade das vias aéreas (Djukanovic et al., 1990).

Eliminação de partículas depositadas no território alveolar

Os agentes externos que atingem o compartimento de troca gasosa dos pulmões e nele se depositam são eliminados por três mecanismos principais, nos quais o macrófago alveolar desempenha um papel de extrema importância:

- fagocitose por macrófagos e posterior digestão;
- mobilização no interior dos macrófagos até o bronquíolo terminal, onde alcançam o transporte mucociliar; e
- passagem transepitelial (direta ou no interior dos macrófagos alveolares) e drenagem linfática.

A interação com as partículas inaladas, seja por contato direto ou por meio de ligação a receptores específicos, leva a um processo de ativação macrofágica, onde algumas de suas capacidades são amplificadas. A ativação do macrófago se traduz por aumentos da sua capacidade de secreção de proteases, da produção de espécies reativas de oxigênio, da motilidade e da capacidade fagocitária, bem como pela secreção de citocinas capazes de recrutar novos macrófagos e outras células inflamatórias. Todos estes eventos ocorrem de forma subclínica no nosso cotidiano, visto que a chegada de partículas ao microambiente alveolar é um fenômeno corriqueiro a todos os que habitam nos grandes centros urbanos, ou têm exposição a fumaças e vapores. No entanto, a depender da dose ou da natureza do agente inalado, a reserva funcional do sistema é sobrepujada e pode ocorrer dano ao território alveolar.

Uma situação de lesão ao tecido alveolar é determinada quando a dose inalada é demasiada, mesmo quando a partícula não possui toxicidade acentuada. Este é o exemplo da inalação maciça de partículas de carvão por mineradores. Mesmo que a toxicidade do carvão possa ser considerada reduzida, a constante estimulação dos macrófagos alveolares pode levar a dano alveolar pelos seguintes mecanismos:

- liberação de proteases e de espécies reativas de oxigênio no território alveolar pelos macrófagos ativados. Estes mediadores inflamatórios podem lesar a estrutura alveolar, levando a um enfisema pulmonar;
- produção de fatores de crescimento por parte dos macrófagos (TGF a e b, principalmente) e células neuroendócrinas (fator de crescimento semelhante à insulina, por exemplo), fazendo com que ocorra proliferação de fibroblastos e, consequentemente, fibrose local; e
- compressão das pequenas vias aéreas e dos vasos pulmonares por deposição excessiva de partículas no interstício axial.

Outra possibilidade de dano ao território alveolar é quando a partícula inalada apresenta toxicidade ao macrófago alveolar. Este é o caso da inalação de quartzo. Quando hidrolisado durante a fagocitose, existe a produção, no interior dos fagossomos, de espécies altamente reativas, capazes de promover intensa peroxidação de lípides e levar à morte do macrófago. Esta situação faz com que as partículas de quartzo sejam recicladas para outros macrófagos, perpetuando uma situação de intensa ativação de macrófagos, estímulo local para a proliferação de fibroblastos e síntese de colágeno e quimiotaxia para novas células inflamatórias. Estes são os mecanismos patogenéticos para a formação dos nódulos silicóticos.

Em algumas situações, a partícula inalada possui uma extrema capacidade de estimular a síntese de colágeno, como no caso do asbesto. Devido ao formato da fibra, extremamente afilado, esta orienta o seu comprimento em relação ao fluxo de ar e consegue uma deposição periférica acentuada. As fibras de asbesto podem, então, causar uma acentuada fibrose pleural e peribronquiolar, característica da asbestose. Os mecanismos responsáveis pela intensa fibrogênese induzida pelo asbesto ainda são desconhecidos.

Desconhecidos também são os eventos relacionados ao potencial mutagênico do asbesto. Do ponto de vista histopatológico, a capacidade de produzir neoplasias pode ser evidenciada pelas atipias de células mesoteliais e do epitélio bronquial observados nos casos de indivíduos expostos, que se constituem em lesões precursoras dos mesoteliomas e adenocarcinomas, respectivamente.

Algumas partículas produzem doença alveolar pela sua capacidade de promover um estado de hipersensibilidade. Um exemplo representativo desta situação é a beriliose, na qual há o desenvolvimento de uma hipersensibilidade do tipo IV, com formação de granulomas epitelioides nos locais de deposição e drenagem linfática das partículas (tecido peribrônquico e perivascular). Aparentemente, o berílio pode funcionar como um hapteno, estimulando macrófagos via receptor Th1 e acentuada ativação de linfócitos Cd4.

Exemplos representativos da resposta pulmonar a partículas inaladas

Dano alveolar difuso

Este achado alveolar difuso é encontrado quando o agente agressor lesa o epitélio bronquíolo-alveolar e as células endoteliais. Uma variedade de agentes, entre os quais, viroses, radiação, drogas, doenças do colágeno e oxigênio, podem provocar estas reações, que dependem da intensidade e duração da exposição. Pode evoluir para a morte, na fase aguda; resolução total, após afastamento da exposição, fibrose intersticial ou bronquiolite obliterante. Os principais agentes, nos ambientes de trabalho, são os fumos de nitrogênio, cádmio, berílio, dióxido de nitrogênio e amônia (Schwartz, 1987; Katzenstein, Bloor, Liebow, 1976).

Macroscopicamente, os pulmões apresentam-se mais pesados, edemaciados, com aspecto hemorrágico e vários graus de induração. Microscopicamente, pode-se encontrar alterações na fase precoce, um a sete dias, como edema intra-alveolar e intersticial, hemorragia intra-alveolar, membrana hialina, hiperplasia local de células do epitélio alveolar, necrose do epitélio bronquiolar, trombos de fibrina nos capilares e pequenas artérias e infiltrado mononuclear intersticial. Na fase tardia (mais de sete dias após exposição), pode-se visualizar fibrose intersticial e intra-alveolar, proliferação das fibras de músculo liso, fibrose subintimal de veias e artérias, hipertrofia muscular das artérias pulmonares e hiperplasia celular do epitélio alveolar. Frequentemente encontra-se infecção secundária como complicação. Exposições mínimas por longos períodos podem promover, insidiosamente, o quadro tardio, antes descrito (Schwartz, 1987).

Pneumonia intersticial descamativa

É caracterizada por um enchimento uniforme dos espaços alveolares por material redondo ou poligonal, repleto de células mononucleares eosinofílicas. Pode haver discreta fibrose intersticial, ausência de membrana hialina e necrose. Embora possa ocorrer idiopaticamente, é também consequente à exposição a drogas, asbesto, sílica, talco, cobalto e tungstênio, alumínio e uma variedade de silicatos (Abraham, Hertzberg, 1981; Herbert et al., 1982). Sempre que essa doença for verificada, deve-se obter detalhada história ocupacional e rigorosos exames complementares, como microscopia eletrônica de transmissão, a fim de se estabelecer ou não a etiologia ocupacional.

Pneumonia intersticial por células gigantes

Constitui um tipo raro de pneumonia intersticial, caracterizada por numerosas e bizarras células gigantes que ocupam os espaços alveolares superpostos, com formas de pneumonia intersticial descamativa ou fibrose intersticial crônica. Recentemente, tem sido descrita em trabalhadores expostos a poeira de metais duros, ligas de tungstênio e/ou titânio com cobalto (Abraham, Spragg, 1979; Balmes, 1987; De Capitani, Saldiva, Pereira, 1992).

Proteinose alveolar

É considerada uma variante importante da inflamação intersticial e deve-se, provavelmente, à produção e à eliminação excessiva de surfactante e lipídio associados, como consequência da inalação de grandes quantidades de finas partículas de *sílica* cristalina e outras partículas inorgânicas. Os alvéolos encontram-se locupletados por exsudato amorfo, eosinofílico, com PAS positivo (Corrin, King, 1970; Abraham, McEuen, 1979).

Doenças pulmonares ocupacionais por hipersensibilidade

Uma série de agentes orgânicos extrínsecos, na forma de fino particulado, podem ser inalados e provocar doenças, por hipersensibilidade devida ao seu teor em antígenos proteicos e outras substâncias. Podem ser destacadas as doenças a seguir relacionadas.

Pneumonia por hipersensibilidade (PH)

Também denominada bronquíolo-alveolite alérgica extrínseca, compreende um grupo de doenças que têm em comum a inalação de material antigênico, resultando em infiltrado mononuclear difuso nos bronquíolos terminais e alvéolos. Uma grande variedade de exposições a poeiras orgânicas pode determinar o aparecimento da PH, principalmente nas atividades agrícolas, sendo mais conhecidas como "pulmão do fazendeiro", dos criadores de pássaros e dos cultivadores de cogumelos, e são descritas com detalhes em outra seção deste capítulo (Fink, 1986; Merchant, 1987).

- *Fase Aguda*. Seus aspectos patológicos na fase aguda são caracterizados, inicialmente, por edema dos pulmões, com infiltrado linfocítico e espessamento das paredes alveolares, com aumento das células plasmáticas. Em pouco tempo, o edema é substituído por numerosos granulomas epitelioides tipo sarcoide, não caseificados, com células gigantes tipo Langhans. Tais alterações são denominadas "pneumonite granulomatosa aguda". Estes granulomas são semelhantes aos encontrados na sarcoidose, na exposição crônica ao berílio, na tuberculose sem caseificação, na brucelose e na exposição a vários fungos e protozoários. No entanto, somente os de origem vegetal não contêm corpos birrefringentes (Seal *et al.*, 1968; Seal *et al.* 1975). Esses granulomas encontram-se nas paredes alveolares e paredes dos bronquíolos terminais e respiratórios, que se mostram obliterados e tendendo a faveolamento central do lóbulo. As artérias e arteríolas estão ocasionalmente espessadas, por dilatação das fibras musculares e células endoteliais. Em contraste com o granuloma da sarcoidose, não são encontrados linfonodos hilares (Seal *et al.*, 1968). Os granulomas resolvem-se em três a quatro meses, e são substituídos por infiltração linfocítica e dispersão de folículos linfoides com centros germinativos. Actinomicetos termofílicos podem ser isolados em fragmentos de biópsia pulmonar (Wenzel *et al.*, 1964).
- *Fase Crônica*. Macroscopicamente, visualiza-se espessamento pleural e aspecto bolhoso da superfície pulmonar. Na superfície de corte pode-se encontrar fina fibrose intersticial, com áreas confluentes formando massas sólidas e irregulares, e faveolamento com cistos de 2 a 3 cm de diâmetro. Tais achados são predominantes nos lobos superiores, podendo generalizar-se, nas fomas avançadas da doença. As características microscópicas mais relevantes constituem-se numa fibrose colágena difusa das paredes alveolares, nos bronquíolos terminais e respiratórios, e zonas perivasculares, podendo estender-se até a periferia do lóbulo. Bronquiolite dispersa pode estar associada com enfisema centrilobular (Seal, Edwards, Hayes, 1975). Os granulomas estão ausentes, mas podem existir, na interfase aguda-crônica; células gigantes tipo corpo estranho, contendo material birrefringente, podem estar presentes, enquanto que células plasmáticas estão usualmente ausentes.

Espessamento da camada média das artérias pulmonares, indicativo de hipertensão pulmonar, pode ocorrer nas formas avançadas da doença (Seal *et al.*, 1968).

Febre por inalação de fumos metálicos e de polímeros

A exposição a altas concentrações de óxidos de metais pesados, especialmente o *zinco* e o *cobre*, pode causar grave estado febril, agudo, com sintomas respiratórios. A ocorrência de crises apenas em alguns trabalhadores expostos sugere uma patogênese imunológica cujo mecanismo é desconhecido. Da mesma forma, a combustão de plásticos fluorados, como o *teflon*, causa ataque agudo, semelhante à pneumonia por hipersensibilidade, frequentemente com infiltrado pulmonar. Sua patogênese é desconhecida, podendo eventualmente haver edema pulmonar (Williams, Smith, 1972; Williams, Atkinson, Patchefsky, 1974).

Pneumonite tóxica ou edema pulmonar

A exposição a altas concentrações de gases irritantes, como amônia, cloro e dióxido de nitrogênio, a poeiras e fumos metálicos de berílio, cádmio, mercúrio, níquel, vanádio e zinco, e a produtos químicos de pH extremo ou fortemente reagentes, como o *metilisocianato*, pode resultar em grave ataque ao trato respiratório. Sua patogenia envolve diretamente a citotoxicidade das células mucosas, com liberação de proteínas séricas e mediadores da reação inflamatória.

Derrames e espessamentos pleurais

Alterações pleurais benignas, frequentemente encontradas em trabalhadores expostos ao *asbesto, talco* e *zeolita*, serão discutidas com maior detalhe na seção sobre asbesto.

Doença granulomatosa intersticial difusa por exposição ao berílio

A exposição ocupacional ao *berílio* causa dano alveolar difuso, com intensa fibrose intersticial e formação de granuloma tipo sarcoide. Os aspectos patológicos, na fase aguda, caracterizam-se por edema e hiperemia da mucosa do trato respiratório alto. Nos pulmões, a superfície de corte tem cores variando do cinza ao róseo. A traqueia, brônquios e bronquíolos estão edemaciados, com hiperemia, e contêm exsudato hemorrágico (Sprince, Kazeni, Hardy, 1976). Os espaços alveolares e suas paredes estão repletos de exsudato fluido proteináceo, contendo linfócitos, monócitos, células plasmáticas e poucos leucócitos. Frequentemente não se observam granulomas. Além dos pulmões, existem referências à necrose centrilobular do fígado e necrose de coagulação na medula óssea (Tepper, 1972).

Na fase crônica da doença, a pleura visceral está espessada e extremamente aderida à parietal, com numerosas bolhas presentes na superfície pulmonar. Na superfície de corte, observam-se áreas acinzentadas e fibrose difusa. Na maioria dos casos, evidencia-se infiltrado celular difuso, linfocítico e histiocítico nas paredes alveolares, e granulomas tipo sarcoide disseminados, peribronquiais, perivasculares, septais, subpleurais e, ocasionalmente, nos vasos sanguíneos. Predominam os linfócitos, fundamentais na imunopatologia da doença. Os aspectos histológicos da fase crônica podem ser agrupados de acordo com o grau de infiltração celular da parede alveolar, formação de granulomas, e pelo número de corpos concoidais e de Schaumann presentes (Freimnam, Hardy, 1995).

Fibrose pulmonar intersticial difusa de diferentes graus pode existir adjacente aos granulomas e pode estar associada ao faveolamento do parênquima. Os granulomas induzidos pela exposição ao *berílio* podem ser encontrados na pele, linfonodos abdominais, baço, pâncreas, rins e em outros órgãos (Sprince, Kazeni, Hardy, 1976).

Resposta pulmonar à inalação de poeiras inorgânicas

Conforme exposto anteriormente, as reações pulmonares à inalação de poeiras inorgânicas dependem da natureza, dose e tempo de exposição, e podem ser modificadas pela presença de fatores imunológicos, presença de outros tipos de poeiras, e pela existência de outras doenças pulmonares.

Poeiras inertes

Tidas como atóxicas, como o estanho, ferro, carbono puro, as poeiras inertes produzem apenas acúmulo no interior dos macrófagos e, raramente, poucos fibroblastos são recrutados no local onde os macrófagos estão aderidos a uma fina rede de fibras de reticulina. Especialmente nos fundidores de estanho, a presença de poeiras radiopacas no radiograma de tórax, devido ao elevado número atômico do elemento, pode causar impressão de doença grave, contrastante com a relativa normalidade da estrutura do parênquima pulmonar (Gibbs, Seal, Wagner, 1984; Parkes, 1994).

Fibras

Trabalhadores que manipulam *asbesto* (fibras de silicatos hidratados) são os que despertam mais interesse nos estudos recentes sobre agressão ao parênquima pulmonar de causa ocupacional. A dimensão das fibras é fator determinante na patogênese, pois se relaciona com a penetração nas pequenas vias aéreas, com atividade fibrogênica e o potencial neoplásico (Abraham, McEuen, 1979; Stanton *et al.*, 1981; Herbert *et al.*, 1982; Wagner *et al.*, 1982a; Gibbs, Seal, Wagner, 1984).

A maioria das fibras menores que 3μm de comprimento depositam-se nos dutos alveolares, alvéolos e bronquíolos respiratórios e são envolvidas pelos macrófagos e pneumócitos do tipo I (Morgan, Talbot, Holmes, 1978). As fibras maiores ou mais longas são retidas nos dutos alveolares, penetram no pneumócito tipo I e podem ser transportadas para o interstício, linfáticos ou células endoteliais (Wagner *et al.*, 1982a).

Inicialmente, as lesões são discretas e restritas aos bronquíolos respiratórios. Após exposições sucessivas, um número maior de bronquíolos respiratórios é envolvido, apresentando espessamento do epitélio devido à intensa fibrose. Esse processo estende-se, centrifugamente, pelo interstício adjacente, envolvendo toda a estrutura acinar. Com a progressão, essas lesões isoladas tendem à coalescência, que resulta numa fibrose intersticial difusa.

Na asbestose, as lesões tendem a se iniciar na região subpleural, nos lobos inferiores, e gradualmente estender-se para as regiões superiores do parênquima pulmonar. A observação de corpos ferruginosos nos pulmões, apesar de ser uma marca da exposição ao *asbesto,* pode ocorrer em exposições a outras fibras, como talco e fibras de vidro (Churg, Warnock, 1981).

Outro aspecto a ser considerado na exposição ao *asbesto* é a contagem de fibras e a sua correlação com o grau de fibrose intersticial ou com a gravidade da doença, tema este dos mais controversos entre estudiosos do assunto (Ashcroft, Heppleston, 1973).

As fibras possuem um mecanismo ainda não totalmente elucidado para atingir a pleura parietal, induzindo uma fibrose pleural. Essas lesões podem sofrer necrose isquêmica na sua porção central, com gradual deposição de fosfato de cálcio, tornando-se típicas calcificações pleurais (Gibbs, Seal, Wagner, 1984). Placas pleurais são frequentemente associadas com contagem de fibras entre 20 e 50g de tecido pulmonar seco (Churg, 1982).

Sílica

A reação intersticial reticuloendotelial à inalação de poeiras com partículas de quartzo inicia-se pela fagocitose dessas partículas pelos macrófagos alveolares e retenção nos fagossomos. Pela liberação de enzimas fagossômicas, no citoplasma, ocorre a destruição de suas organelas, com consequente morte de macrófagos e liberação de enzimas ativas, lipídios e cristais de sílica. Os lipídios e as enzimas liberadas atingem os linfáticos da junção dos dutos alveolares, iniciando uma resposta proliferativa pelas células reticulares, atraindo para o local mais fibroblastos e macrófagos. A contínua exposição perpetua essas reações, cujo resultado é a proliferação de fibras colágenas, de reticulina e infiltrado mononuclear, dispostos, geralmente, de maneira concêntrica, caracterizando o *nódulo silicótico* (Gibbs, Seal, Wagner, 1984). Os cristais de sílica podem, ainda, atingir, via linfáticos, a pleura visceral, desenvolvendo nódulos subpleurais. O processo dissemina-se pelo interstício pulmonar, peribrônquico e perivascular, sendo mais comum nos ápices dos lobos superiores e inferiores.

Em certas situações, a disseminação linfática periarteriolar pode ser bloqueada, e as partículas de quartzo disseminam-se pelos linfáticos perivenosos do septo interlobular, induzindo a fibrose intersticial perilobular com destruição de numerosos pneumócitos do tipo 1, resultando na lipoproteinose alveolar característica dos achados da silicose aguda.

Na progressão da doença crônica, os nódulos silicóticos individualizados tendem à coalescência, evoluindo para conglomerados de lesões e, posteriormente, para grandes opacidades (Ziskind, Jones, Weill, 1976; Dauber, 1982; Gibbs, Seal, Wagner, 1984; Goldsmith, Winn, Shy, 1986; Parkes, 1994).

▶ Métodos diagnósticos em doenças ocupacionais respiratórias

História ocupacional

Tendo em vista a inespecificidade das reações teciduais do trato respiratório aos agentes inalatórios ambientais e ocupacionais (Abraham, 1992), e o imenso número de substâncias químicas e material particulado em suspensão em ambientes de trabalho, a história ocupacional do paciente suspeito, portador de sintomas respiratórios e/ou alterações funcionais ou radiológicas dos pulmões, é essencial para a elucidação diagnóstica, definindo, com frequência, a etiologia do processo.

O reconhecimento da relação entre a pneumopatia e o ambiente de trabalho é importante, pois o afastamento da exposição pode influir no curso da doença, como na asma induzida por substâncias químicas, exposição a agentes irritativos, reações de hipersensibilidade e, mesmo, alguns casos de pneumoconiose.

A relação com o ambiente de trabalho pode ainda alertar para a possível existência de outros casos entre trabalhadores igualmente expostos, levando à adoção de medidas preventivas coletivas e de controle médico mais eficientes. De importância, também, são as consequências legais e trabalhistas decorrentes de tal diagnóstico.

Apesar de constar como item a ser pesquisado dentro do processo de anamnese clínica tradicional, a história ocupacional não é discutida em detalhes nos principais textos clássicos de propedêutica. A indagação sobre a profissão do paciente produz poucas informações sobre a real ocupação exercida, podendo, inclusive, criar falsas ideias sobre ausência de riscos relevantes na atividade. Nesse sentido, faz-se necessário questionar o trabalhador sobre sua efetiva função, dentro do processo de trabalho do qual participa. Para fins de anamnese clínica, deve-se entender um processo de trabalho como o conjunto detalhado das operações desenvolvidas dentro de uma empresa, desde a entrada e estoque das matérias-primas até o produto final e sua expedição. Esse detalhamento envolve informações sobre fluxo interno e processos industriais a que são submetidas as matérias-primas, reações intermediárias que possam sofrer, produtos intermediários, riscos de acidentes, vazamentos, escapes de gases, presença de material particulado, vapores e gases no ambiente, carga horária de trabalho, turnos, ritmos das operações, produtividade, destino dos dejetos industriais e outros. O nome da função exercida pelo trabalhador nesse processo, em geral, não nos diz muito sobre o risco real a que se submete, sendo necessária a descrição minuciosa de todos os passos e operações por ele executados, com quais substâncias entra em contato, condições de exaustão de seu local de trabalho e contiguidade com seções onde existam outras substâncias tóxicas que poderiam provocar exposições inadvertidas (Blanc, Balmes, 1996).

Muitas vezes, esse detalhamento do processo não pode ser fornecido pelo trabalhador, por desconhecimento dos nomes das substâncias ou conhecimento apenas parcial do seu setor específico. Nesses casos, cabe ao médico e à equipe de atendimento a pesquisa bibliográfica e/ou visita ao ambiente de trabalho, para esclarecimentos. Na maioria dos casos, o médico terá de procurar informações complementares junto a técnicos, como engenheiros de produção, químicos, engenheiros de segurança e outros. A consulta a textos específicos e bancos de dados sobre processos industriais e/ou informações toxicológicas, sobre determinadas substâncias listadas pelo trabalhador ou verificadas em visita ao ambiente de trabalho, é tarefa essencial, na tentativa de elucidação geral do caso. Para tanto, a *Enciclopédia de Saúde e Segurança do Trabalho,* editada pela Organização Internacional do Trabalho (OIT), pode ser um valioso auxílio nesse sentido (Stellman, 1998).

História de uso de equipamentos de proteção individual, como máscaras e respiradores, pode, quando positiva, dar uma falsa impressão de proteção e mesmo ausência de exposição durante o período de trabalho em que foram utilizados. Tendo em vista a precária situação de controle ambiental (exaustão adequada, limpeza geral, controle de vazamentos etc.) da maioria dos estabelecimentos fabris, o relato do uso de proteção individual por parte do trabalhador deve ser relativizado, no raciocínio de relação de nexo causal, pois nem sempre o uso desse tipo de equipamento isenta o trabalhador de exposição inalatória significativa ao agente suspeito.

De particular importância, na história ocupacional, é o estabelecimento da relação temporal adequada entre o evento patológico e as exposições a que foi submetido o trabalhador. Além das descrições da ocupação atual e do processo de trabalho, devemos questionar todo o passado ocupacional do paciente. O reconhecimento de exposições inalatórias de risco anteriores, mesmo que por breve período de tempo, pode nos indicar a existência de nexos etiológicos de importância, tendo em vista o caráter latente de certos agravos, ou seja, a ocorrência de processos patológicos muitos anos após. Exposições acidentais a gases hidrossolúveis em altas concentrações, no passado, podem explicar, por exemplo, quadros crônicos e progressivos de bronquiolite (Frank, 1986).

Outros exemplos clássicos em que existe tempo de latência característico são os relacionados às neoplasias de pulmão em expostos a arsênio, cromo hexavalente, formaldeído e asbesto. A ocupação dos pais, durante a infância do paciente, pode ser relevante em alguns casos, como a exposição pregressa a *asbesto* trazido do local de trabalho nos uniformes profissionais, contaminando o ambiente familiar. Ocorrência de mesotelioma de pleura ou peritônio, que tem tempo de latência entre 30 e 40 anos, pode ser explicada em função desses antecedentes (Luis, 1986), assim como de exposições ambientais inadvertidas (Baris *et al.*, 1978).

Informações sobre *hobbies* ou atividades de lazer extraprofissionais podem esclarecer certos achados patológicos que a história ocupacional não conseguiu explicar, como manipulação de resinas em geral, epóxi, massas plásticas, solda, madeiras alergênicas e outros.

Nas afecções agudas de origem ocupacional, a relação temporal com exposição a substâncias químicas ou processo de trabalho específico pode ser imediata, como na asma e reações de hipersensibilidade. Mesmo assim, é necessário estabelecerem-se, precisamente, horários, intervalos, tempo de latência, períodos do dia e da semana em que os sintomas ocorrem, pioram, melhoram ou desaparecem. Apesar de agudas, essas afecções necessitam de certo período de latência para prévia sensibilização, antes da ocorrência do surto agudo. Fazem exceção substâncias altamente reativas e irritantes, como os isocianatos e os anidridos ftálicos que, além de sensibilizantes, causam lesões inflamatórias graves em vias aéreas (Bardana, 1992).

Afecções agudas, de horas de latência, aparecem após exposição intensa e prolongada a gases como os óxidos de nitrogênio e o fosgênio, durante operação de solda, por exemplo. Clinicamente, podem simular quadro agudo de asma e, horas mais tarde, edema agudo de pulmão.

A visita técnica ao ambiente de trabalho suspeito, por parte do médico e equipe, de preferência junto com engenheiro com formação em Segurança e Higiene Industrial, é um procedimento extremamente útil e esclarecedor, complementando a anamnese ocupacional. Deve ser estimulada como rotina da equipe de atendimento, pois fornece possibilidade de observação direta e confirmação da presença de substâncias suspeitas, além de detecção de materiais em uso que não haviam sido mencionados na anamnese ocupacional. Ocorre, no entanto, que nem sempre ela é exequível. Numa visita ao ambiente de trabalho, a amostragem e análise laboratorial nem sempre são passíveis de realização, por motivos técnicos e de custo elevado, restando a possibilidade de visita para inspeção e coleta eventual de material, na forma bruta, para identificação da presença de determinadas substâncias suspeitas. O material particulado pode ser avaliado de forma desarmada, pela confirmação da presença de substâncias suspeitas, como sílica, asbesto, determinados metais etc., durante inspeção do ambiente de trabalho e inventário dos materiais presentes nos diversos processos de trabalho. Não é, em absoluto, o método ideal de avaliação, mas pode fornecer informações importantes no sentido de descartar suspeitas e/ou de confirmar necessidade de estudos mais aprofundados, utilizando-se métodos de amostragem quantitativa durante a jornada de trabalho.

Avaliação clínica

Sintomas respiratórios

Não existem sintomas específicos ou patognomônicos das pneumopatias ocupacionais. Havendo a suspeita de pneumoconiose, deve-se estar atento à possível presença de dispneia dentre os sintomas respiratórios mais comuns. No entanto, trabalhadores com quadro definido de pneumoconiose podem ser assintomáticos, apesar do acometimento radiológico às vezes exuberante. Por outro lado, tratando-se de sintoma que, sabidamente, reflete algum grau de incapacidade, pode ser simulado, na tentativa de expressar uma doença de pouca repercussão clínica, como nos casos iniciais de silicose e de pneumoconiose dos trabalhadores do carvão. A asbestose pode produzir, mesmo nos quadros iniciais, dispneia aos esforços, progressiva com a evolução da doença, ainda que cessada a exposição (Parkes, 1994).

As doenças de vias aéreas cursam também com sintomas inespecíficos, exceção feita às relações de temporalidade na asma ocupacional (exposição/sintomas). Os sintomas causados pela bronquite crônica ocupacional são superponíveis à bronquite crônica não ocupacional, porém, a atribuição à exposição é complexa, quando existe história de tabagismo concomitante.

As demais doenças ocupacionais do trato respiratório deverão ser investigadas, do ponto de vista sintomático, de acordo com suas características fisiopatogênicas, dentro da inespecificidade aqui ressaltada.

A necessidade de comparação entre populações de trabalhadores, quanto a sintomas respiratórios e sua possível relação com ambientes de trabalho específicos, levou à elaboração de *questionários padronizados* utilizados tanto em levantamentos epidemiológicos, quanto em avaliações individuais. Os questionários devem garantir boa reprodutibilidade e validade, no sentido de possibilitar comparações entre investigações (Bennet, Ritchie, 1975, Florey, Leeder, 1982; Attfield, 1986).

Os questionários mais utilizados são os do *Medical Research Council* e da *American Thoracic Society* (Medical Research Council, 1960; Ferris, 1978), que abrangem questões quanto às características e frequência de tosse, expectoração, dispneia, chiado e antecedentes pneumológicos de importância para o diagnóstico diferencial, além de inquirir, de forma padronizada, sobre o hábito tabágico e exposições ocupacionais / ambientais. Na literatura, apenas as questões referentes ao catarro foram adequadamente validadas (Fletcher *et al.*, 1959). Questões referentes à dispneia, tosse e chiado não têm validade estabelecida e devem ser utilizadas como um complemento à anamnese. Em investigações de grupos, as discrepâncias entre as respostas obtidas e os diagnósticos clínicos individuais são esperadas (Samet, 1978). Pequenas adições à estrutura original dos questionários permitem levantar questões sobre exposições específicas ocupacionais e ambientais a poeiras, gases e vapores.

Sinais clínicos

Nenhum sinal clínico patognomônico pode ser observado ao exame de trabalhadores suspeitos de pneumopatias ocupacionais. Menção especial deve ser feita à ausculta pulmonar nos casos de asbestose, que pode revelar crepitação, auscultada nas bases pulmonares durante toda a inspiração. Esse fato deve-se, provavelmente, à abertura repentina de pequenas vias aéreas parcialmente ocluídas por espessamento do interstício. O aumento da pressão transmural, durante a entrada de ar, faz com que ocorra a abertura com produção do crepitar (Parkes, 1994).

Imagem: radiologia convencional e digital e tomografia computadorizada

Avanços tecnológicos em radiologia do tórax e tomografia computadorizada estão disponíveis na área de diagnóstico por imagem. A principal ferramenta para vigilância epidemiológica é a radiografia de tórax. Com a disponibilização crescente de radiologia digital do tórax, houve uma retomada no interesse pelo método, uma vez que a qualidade das imagens geradas por estes sistemas são, na média, superiores à da radiologia convencional. A utilização da técnica digital em radiografias de tórax já foi incorporada à Classificação Radiológica da Organização Internacional do Trabalho (OIT) (ILO, 2011), assim como à legislação brasileira[1].

A primeira padronização de interpretação de radiografias de indivíduos expostos a poeiras minerais deu-se em 1930, na primeira Conferência Internacional sobre Pneumoconioses, na África do Sul. Desde então, a classificação vem sendo aprimorada, sob o patrocínio da OIT. A 7ª edição, de 2011, é a versão atualmente em uso, incorporando a interpretação de imagens digitais à radiografia convencional do tórax. Da mesma forma que as edições anteriores, recorre à utilização de uma coleção de padrões radiológicos das diversas categorias propostas, que devem ser comparados, lado a lado, com as radiografias em interpretação. A atual edição disponibiliza radiografias-padrão em formato impresso ("*hard copies*") para interpretação de radiografias impressas, assim como em formato digital ("*soft copies*") para interpretação de imagens digitais em monitores de qualidade diagnóstica. Os padrões, na sua forma impressa ou digital, continuam sendo comercializados, exclusivamente, pela OIT.

O método da classificação radiológica permanece o mesmo. Inicialmente classifica-se a qualidade da radiografia/imagem digital, de acordo com as quatro categorias propostas: 1 = boa; 2 = aceitável; 3 = sofrível (com defeitos técnicos, mas ainda aceitável para classificação); 4 = inaceitável. Utilizaremos o termo "radiografia", a seguir, significando tanto imagens de radiografias convencionais, quanto digitais.

Na avaliação da qualidade de uma radiografia, utilizam-se critérios relacionados com: o correto posicionamento do paciente; o grau de inspiração; o grau de exposição (exposição excessiva, "queimando" possíveis imagens patológicas, e subexposição, "superestimando" imagens normais que possam sugerir profusão aumentada de nódulos pneumoconióticos), contraste de imagens e visualização de áreas periféricas pulmonares, importante na avaliação de alterações pleurais nas exposições ao asbesto.

Sendo a radiografia considerada interpretável, o leitor deverá, então, decidir, inicialmente, se as alterações são ou não consistentes com exposição a poeiras, baseado no conhecimento dos tipos de alterações que geralmente ocorrem. Caso as alterações visualizadas sejam compatíveis com exposição, prossegue-se com a classificação, envolvendo julgamento sobre o parênquima pulmonar e a pleura. Quando a radiografia apresentar alterações não compatíveis com exposição a poeiras, utilizam-se símbolos e comentários.

O parênquima pulmonar é classificado quanto à quantidade de lesões (*profusão*), o tipo (*forma e tamanho*) e locais comprometidos (*zonas*). A *profusão* é descrita com a utilização de uma escala semiquantitativa de 12 pontos, que gradua as opacidades, desde a radiografia normal até graus avançados de comprometimento (0/-; 0/0; 0/1; 1/0; 1/1; 1/2; 2/1; 2/2; 2/3; 3/2; 3/3; 3/+). Nesse sistema, o primeiro algarismo indica a profusão predominante e o segundo algarismo pode confirmar a primeira escolha, ou expressar uma segunda opção de profusão que foi fortemente considerada. Definida a profusão, deve-se assinalar a localização predominante das opacidades, num esquema que divide os campos pulmonares em três terços à direita e à esquerda.

A *forma* e o *tamanho* das opacidades são codificados, utilizando-se letras minúsculas para pequenas opacidades (*p, q, r* para as regulares e *s, t, u* para as irregulares, com diâmetros/espessuras até 1,5mm, de 1,5 a 3mm e de 3mm a 10mm, respectivamente). Numa mesma radiografia, podem coexistir opacidades de diversos tipos, sendo que o sistema de classificação permite qualquer combinação de letras, justamente para expressar essa situação. Para isso, codifica-se a opacidade predominante, seguindo-se a letra referente à opacidade secundária (por exemplo, p/s; s/q, r/r etc.). Para as grandes opacidades, representativas de confluência de nódulos ou desenvolvimento de fibrose maciça, utilizam-se as letras maiúsculas A (uma ou mais opacidades maiores de 1 cm, cuja soma dos diâmetros esteja entre 1 a 5cm); B (uma ou mais opacidades cuja soma de diâmetros seja maior que 5cm ou mais, e não exceda, em tamanho, a região equivalen-

---

[1] Portarias 223 de 06/05/2011 e 236 de 10/06/2011 do Ministério do Trabalho e Emprego.

te ao terço superior do pulmão direito) e C (quando a soma das opacidades ou opacidade única exceda o terço superior do pulmão direito).

As alterações pleurais são classificadas como espessamento (difusos ou placas) ou calcificações. Tipo, espessura e extensão deverão ser referidos seguindo uma codificação própria.

Achados radiológicos diversos, que eventualmente possam ser vistos nas radiografias, são codificados com símbolos, em número de 29 (ILO, 2011).

A leitura radiológica da OIT deve ser registrada em folha de leitura apropriada. A Portaria 223 do MTE define a necessidade de treinamento específico para a realização de leituras radiológicas, de acordo com a classificação da OIT. "Leitor Qualificado" significa um médico que realizou um treinamento formal em Leitura Radiológica normalmente efetuado em cursos específicos. Os cursos de treinamento têm por objetivo fazer com que a Classificação Radiológica seja entendida e bem utilizada, e qualificam o médico para iniciar atividades de Leitura Radiológica. Porém, não implicam na garantia da qualidade do leitor. "Leitor Certificado" significa um médico que foi aprovado em exame de proficiência específico para a aplicação da Classificação Radiológica da OIT. Os sistemas de certificação existentes são dois: a prova realizada pelo *National Institute for Occupational Safety and Health* – NIOSH (Instituto Nacional de Saúde e Segurança Ocupacional), que qualifica o leitor que for aprovado como "leitor B" *("B" reader)*, e a prova AIR-Pneumo. A Fundacentro mantém listas de médicos treinados e certificados em Leitura Radiológica[2].

As alterações radiológicas encontradas nas pneumoconioses não são patognomônicas, podendo ser encontradas em outras doenças pulmonares. A utilização da classificação tem propósito descritivo. A lista de diagnósticos diferenciais é extensa, incluindo doença reumatoide, esclerose sistêmica progressiva, lúpus eritematoso, dermatomiosite, hemossiderose idiopática pulmonar, granuloma eosinofílico, reações medicamentosas (exemplos: amiodarona, metrotrexate, hidralazina, hidantoína), sarcoidose, tuberculose miliar, pneumonias de hipersensibilidade, blastomicose, fibrose intersticial idiopática, linfangite carcinomatosa e outros.

Considera-se normal (sem doença) aquele trabalhador exposto cuja classificação radiológica for 0/- ou 0/0. Admite-se como "suspeito" a classificação de 0/1. No Brasil, para fins previdenciários, a definição técnica de "caso de pneumoconiose" consiste em trabalhador exposto, com história clínica e ocupacional compatíveis, cuja radiografia foi classificada a partir de 1/0, por, pelo menos, dois leitores experientes e qualificados (INSS, 1998).

Uma das finalidades de se utilizar a coleção das radiografias-padrão introduzidas pela OIT é diminuir a variabilidade inter e intraindividual nas leituras. A variabilidade na classificação tem sido estudada por vários autores (Musch, Landis, Higgins, 1984; Muir *et al.*, 1992; Welch *et al.*, 1998). Percebe-se uma tendência a piores índices de concordância nos casos iniciais e nas radiografias de má qualidade, assim como melhores índices de concordância nas casuísticas compostas por radiografias classificadas nas diversas categorias, incluindo as mais avançadas (Kreiss, Zhen, 1996, Carneiro, 2000).

Apesar de internacionalmente aceita como método adequado para vigilância e controle médico de indivíduos expostos a poeiras minerais, a radiografia, ocasionalmente, causa dúvidas na definição de casos limítrofes, 0/1 e 1/0. Embora pequena, essa diferença decide sobre a normalidade ou não da radiografia, com sérias consequências legais, sociais e econômicas.

Segundo a literatura, a sensibilidade da radiografia, em fases iniciais das pneumoconioses, é baixa. Nas subcategorias 0/1 e 1/0, quando utilizadas como ponto de corte para diagnóstico de silicose, Hnizdo *et al.* (1993) encontraram respectivamente sensibilidades de 60% e 50%, comparadas ao diagnóstico através de autópsias. Na pneumoconiose dos mineiros de carvão, Vallyathan *et al.* (1996) encontraram que a probabilidade da radiografia ser classificada como 0/1 ou superior, foi próxima a 60%, quando a autópsia mostrava infiltrado micronodular em grau leve.

Métodos mais sensíveis têm sido utilizados como substitutos da radiografia simples de tórax. Desde o início de sua utilização, em meados da década de 1980, a Tomografia Computadorizada (TC) com técnica convencional tem sido cada vez mais utilizada no estudo das doenças torácicas. Com o advento da técnica de alta resolução (TCAR) o estudo das doenças pulmonares, em especial das intersticiais, foi aprimorado. Essa técnica tem como característica principal a obtenção de cortes de fina espessura (Ex: 1 a 2mm), que permitem o detalhamento na visualização das lesões, uma vez que não há sobreposição de estruturas (Fraser *et al.*, 1999a). Sugere-se que os cortes sejam feitos em decúbito ventral, eliminando-se possíveis artefatos gravitacionais, uma vez que as lesões iniciais de pneumoconiose costumam comprometer as áreas posteriores do parênquima pulmonar, notadamente na asbestose.

A acurácia da TC e da TCAR na identificação de doenças intersticiais pulmonares de várias etiologias é superior à radiografia de tórax, utilizando-se biópsias pulmonares como "padrão ouro" (Mathieson *et al.*, 1989). A sensibilidade da TCAR é superior à da radiografia, 94% contra 80% respectivamente (Padley, Adler, Muller, 1993), assim como a especificidade, com valores de 82% e 96% para radiografia e TCAR, respectivamente, em doenças intersticiais difusas diversas (Padley *et al.*, 1991).

A literatura ainda é carente de estudos comparativos da TCAR com achados anatomopatológicos em grupos de portadores de pneumoconioses. Através de revisão da literatura, localizou-se apenas um estudo no qual foi feita esta comparação (Olivetti *et al.*, 1993), onde, calculando-se a sensibilidade da TCAR e da radiografia para a categoria 0/1, obtém-se valores de 86% e 57%, respectivamente, em expostos à *sílica*.

---

[2] Disponível em http://www.fundacentro.gov.br/conteudo.asp?D=-SES&C=1489&menuAberto=1489

Além de melhor sensibilidade no diagnóstico precoce de pneumoconioses, a TCAR é superior à radiografia na identificação de grandes opacidades (Bergin *et al.*, 1986; Bégin *et al.*, 1987; Bégin *et al.*, 1988), assim como tem melhor correlação com as provas de função pulmonar. Atualmente, é empregada para a confirmação do diagnóstico de asbestose em casos suspeitos.

Recentemente, tem sido avaliado o uso da técnica de alta resolução com aquisição volumétrica e projeção de máxima intensidade, para melhor distinção de micronódulos e vasos nas pneumopatias intersticiais difusas (Remy-Jardin *et al.*, 1996; Vernhet *et al.*, 1999, Gruden *et al.*, 2002).

A classificação das alterações decorrentes da exposição a poeiras através de TCAR não é englobada pela Classificação Radiológica da OIT. Pode ser feita com o uso de uma folha de leitura apropriada, em formato similar à folha de leitura radiológica, associada a padrões tomográficos disponíveis em publicação (Kusaka, Hering, Parker, 2005).

Provas de função pulmonar

Os testes de função pulmonar fornecem informações importantes, como complemento da avaliação de pacientes em investigação de doença ocupacional respiratória, assim como na sua prevenção. As indicações podem ser assim resumidas:

- No seguimento longitudinal de trabalhadores expostos a riscos respiratórios;
- Na avaliação de trabalhadores com sintomas respiratórios;
- Na avaliação de disfunção e incapacidade respiratórias;
- Na avaliação admissional e demissional de trabalhadores expostos a riscos respiratórios;
- Na avaliação de candidatos ao uso de respiradores;
- Na detecção de alterações funcionais transitórias durante a jornada de trabalho.

Os testes de função pulmonar podem ser divididos em dois grupos: aqueles que avaliam a função ventilatória e aqueles que avaliam as trocas gasosas. O primeiro grupo é representado pela espirometria e determinação dos volumes pulmonares, que fornecem os volumes pulmonares e fluxos expiratórios máximos, assim como informações sobre a mecânica respiratória. No segundo grupo, encontram-se os testes de difusão de monóxido de carbono, que avaliam a área de trocas gasosas e a interface alveolocapilar, e o teste de exercício, que avalia a ventilação pulmonar, o consumo de O_2 e variáveis cardiovasculares.

Os dois grupos têm utilidade complementar, tanto em estudos epidemiológicos, quanto individualmente, no seguimento e/ou avaliação da presença de alterações iniciais e do grau de incapacidade respiratória. **No entanto, nenhum dos testes tem valor diagnóstico de doença específica, restringindo-se ao diagnóstico sindrômico funcional, exceção feita às curvas seriadas de pico de fluxo expiratório no diagnóstico da asma relacionada ao trabalho.**

Espirometria

A espirometria avalia a função ventilatória, refletindo a distensibilidade, complacência ou resistência elástica dos pulmões e parede torácica e sobre a resistência ao fluxo aéreo. A dinâmica entre volumes e pressões transpulmonares não será discutida aqui, devendo o leitor interessado remeter-se aos textos clássicos (Cherniack, 1992; Fishman, 1992).

A prova espirométrica consiste na realização de manobras de expiração forçada até o limite do volume de reserva expiratório, após inspiração máxima. A Fig. 38.5 ilustra a subdivisão dos volumes pulmonares que compõem a capacidade pulmonar total (CPT).

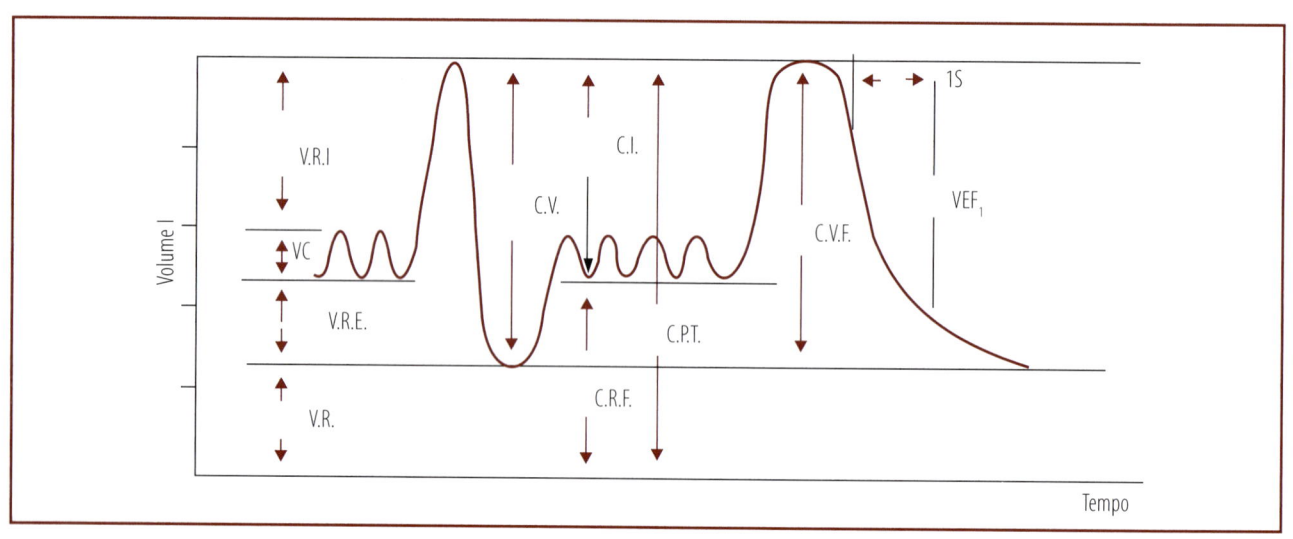

Fig. 38.5. Divisões dos volumes e capacidades pulmonares a partir de registro espirométrico. CPT: capacidade pulmonar total; CI: capacidade inspiratória; CRF: capacidade residual funcional; CV: capacidade vital; VC: volume corrente; VR: volume residual; VRI: volume de reserva inspiratória; VRE: volume de reserva expiratória; CVF: capacidade vital forçada; VEF1: volume expiratório forçado no primeiro segundo.

Medidas que podem ser feitas a partir dessa manobra incluem a capacidade vital forçada (CVF), o volume expiratório forçado no primeiro segundo (VEF_1) e valores de fluxo durante todos os momentos da expiração forçada. Os resultados do teste dependem da capacidade do paciente de entender e realizar corretamente a manobra, do treinamento do técnico em espirometria e da calibragem do equipamento. Há recomendações padronizadas, nacional e internacionalmente, sobre a realização da manobra e a interpretação adequada dos registros gráficos produzidos pelo aparelho, e que devem ser seguidas, sob risco de invalidação dos resultados obtidos (ATS, 1987a; ATS, 1995a; SBPT, 2002).

Reduções na CVF podem ocorrer em doenças que acometem o parênquima pulmonar, parede torácica ou vias aéreas. No caso da redução dever-se a processos que dificultam a inspiração máxima, como fibrose intersticial, doenças pleurais, doenças neuromusculares, obesidade, fratura de costela, por exemplo, caracteriza-se o defeito como restritivo. Por outro lado, se a redução na CVF ocorrer devido a processos que limitam a expiração, como a asma, a bronquite e/ou o enfisema, o defeito é catalogado como obstrutivo. Nesse último caso, o VEF_1 estará desproporcionalmente diminuído, diminuindo a relação VEF_1/CVF, o mesmo se dando com as medidas de fluxo expiratório. Ocasionalmente, há distúrbios restritivos e obstrutivos concomitantes, expressos por uma redução na CVF e no índice VEF_1/CVF. Há algoritmos práticos que facilitam a classificação dos distúrbios ventilatórios (Pereira, Sato, 1991, SBPT, 2002).

Os valores de referência dos volumes e fluxos são derivados de estudos de amostras populacionais como, por exemplo, Hankinson, Odercrantz e Fedan, 1999; Pereira, Sato e Rodrigues, 2007. Os resultados espirométricos são expressos em valores absolutos e em percentuais, frente aos valores de referência previstos para a idade, sexo e altura do paciente. Aceita-se como limite inferior de normalidade, um valor acima do qual 95% dos indivíduos normais de uma população se enquadram.

A NR-7 preve a realização de espirometrias na admissão, demissão e bienais em trabalhadores expostos a aerodispersoides. O seguimento espirométrico longitudinal, como forma de monitoramento funcional individual ou populacional em trabalhadores expostos, tem como principal vantagem a utilização do indivíduo como o seu próprio controle. Há programas de livre acesso, disponíveis na internet, que permitem a análise seriada do VEF_1 e da CVF, tanto do indivíduo, quanto do grupo em análise (SPIROLA®, *software* de domínio público) [3]. A utilização deste programa permite avaliar a qualidade técnica das espirometrias ao longo dos anos, identificar indivíduos com evolução espirométrica anormal e, também, utilizar os resultados para melhorias e/ou intervenções que levem à prevenção de doenças respiratórias (Hnizdo, Glindmeyer, Petsonk, 2010).

Curvas de pico de fluxo expiratório

A Asma Relacionada ao Trabalho, incluindo a asma ocupacional, pode ser definida como a obstrução variável das vias aéreas causada pela exposição, no ambiente de trabalho, a poeira, gases, vapores ou fumos (Newman Taylor, 1980). Essa obstrução pode ser evidenciada pela medida do pico de fluxo expiratório (PFE), ou do volume expiratório forçado no primeiro segundo (VEF_1), em dias de trabalho e de afastamento, por meio de dispositivos portáteis de uso pessoal. Ambos refletem o calibre das vias aéreas, mas o PFE é mais frequentemente empregado para o diagnóstico de asma ocupacional, por ser mais facilmente executado pelos pacientes, quando não assistidos por um técnico (Leroyer, 1998).

Para a construção de curvas de pico de fluxo expiratório, é necessário instruir o paciente a respeito dos horários e da forma que as manobras expiratórias serão executadas. As medidas do PFE devem ser feitas em intervalos regulares, se possível antes do uso de broncodilatador, em período em que o paciente esteja exercendo a atividade ocupacional que desencadeou os sintomas. A medicação usada para controle da asma deve ser mantida estável por todo o registro. Dois possíveis fatores de erro são o uso de corticosteroide sistêmico e a ocorrência de infecções respiratórias durante a fase de coleta dos dados.

Quando expostos, no ambiente de trabalho, ao agente causal, os pacientes com asma ocupacional podem apresentar diferentes tipos de resposta clínica e funcional (Burge *et al.*, 2006):

- Reação imediata – os sintomas de asma e a redução do PFE começam na primeira hora de exposição e geralmente progridem durante a jornada de trabalho. A melhora se inicia ao sair do trabalho e a função pulmonar habitualmente está normal na manhã seguinte.
- Reação tardia – os sintomas e a redução da função pulmonar começam horas após o início da jornada de trabalho, ou mesmo depois do seu término. São comuns os sintomas noturnos. Na manhã seguinte, a função pulmonar raramente está normal. A asma piora dia após dia de trabalho. A recuperação só é observada alguns dias após o afastamento do trabalho.
- Reação fixa – após exposições repetidas, o paciente tem uma obstrução fixa de vias aéreas, que geralmente leva vários dias de afastamento para recuperar.

Em relação à semana de trabalho, em casos de asma ocupacional, o PFE pode variar de acordo com alguns padrões:

- Deterioração semelhante em cada dia de trabalho, com recuperação na manhã seguinte e nos fins de semana (Fig. 38.6).

---

[3] Disponível em: http://www.cdc.gov/niosh/topics/spirometry/spirola-software.html

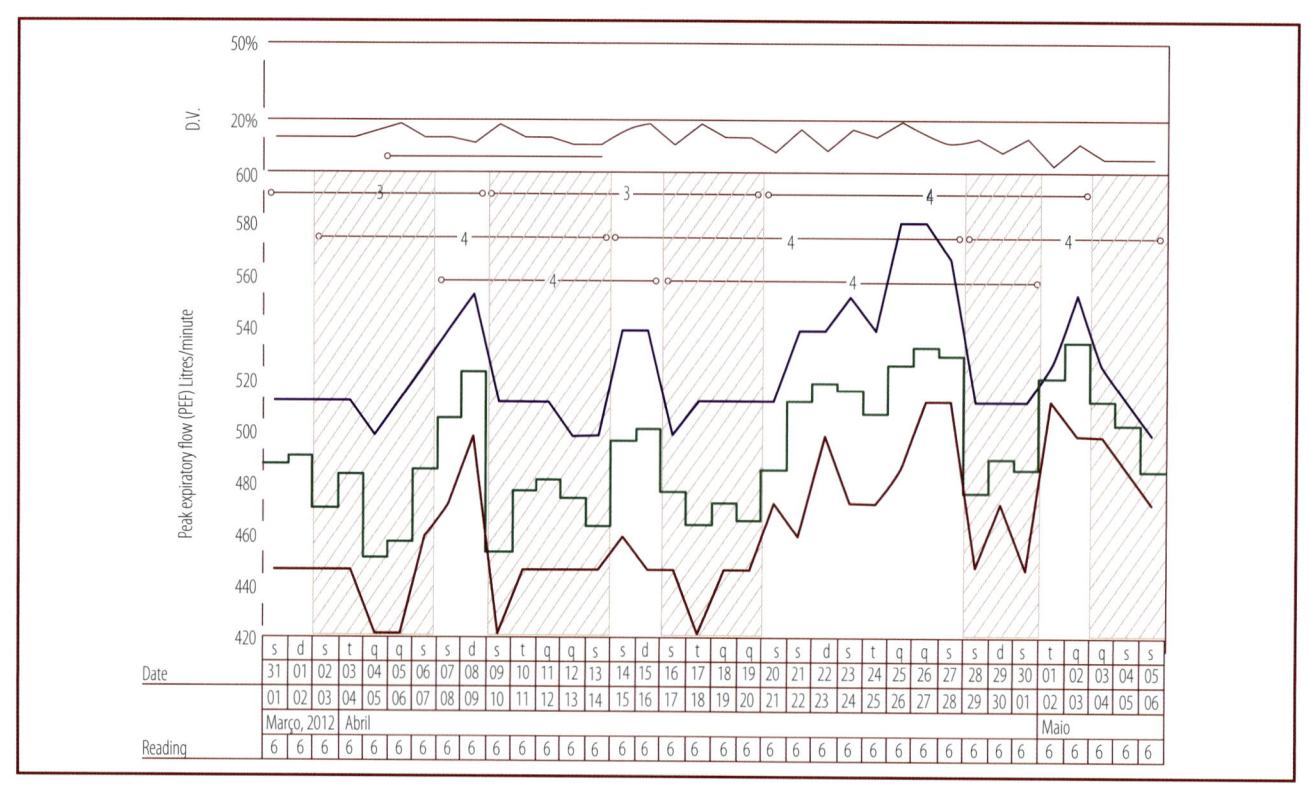

Fig. 38.6. A.S.S, sexo feminino, 35 anos. Auxiliar de limpeza em escola municipal, exposta a produtos de limpeza como o cloro, cera e desinfetantes, além de poeira das salas de aula. Observa-se, nos quatro primeiros períodos de exposição, deterioração equivalente do PFE a cada dia de trabalho, com recuperação nos fins de semana e no afastamento. No último período de trabalho, piora progressiva (dia após dia) do PFE. Escore OASYS: 3,86 (Fonte: Ambulatório FUNDACENTRO).

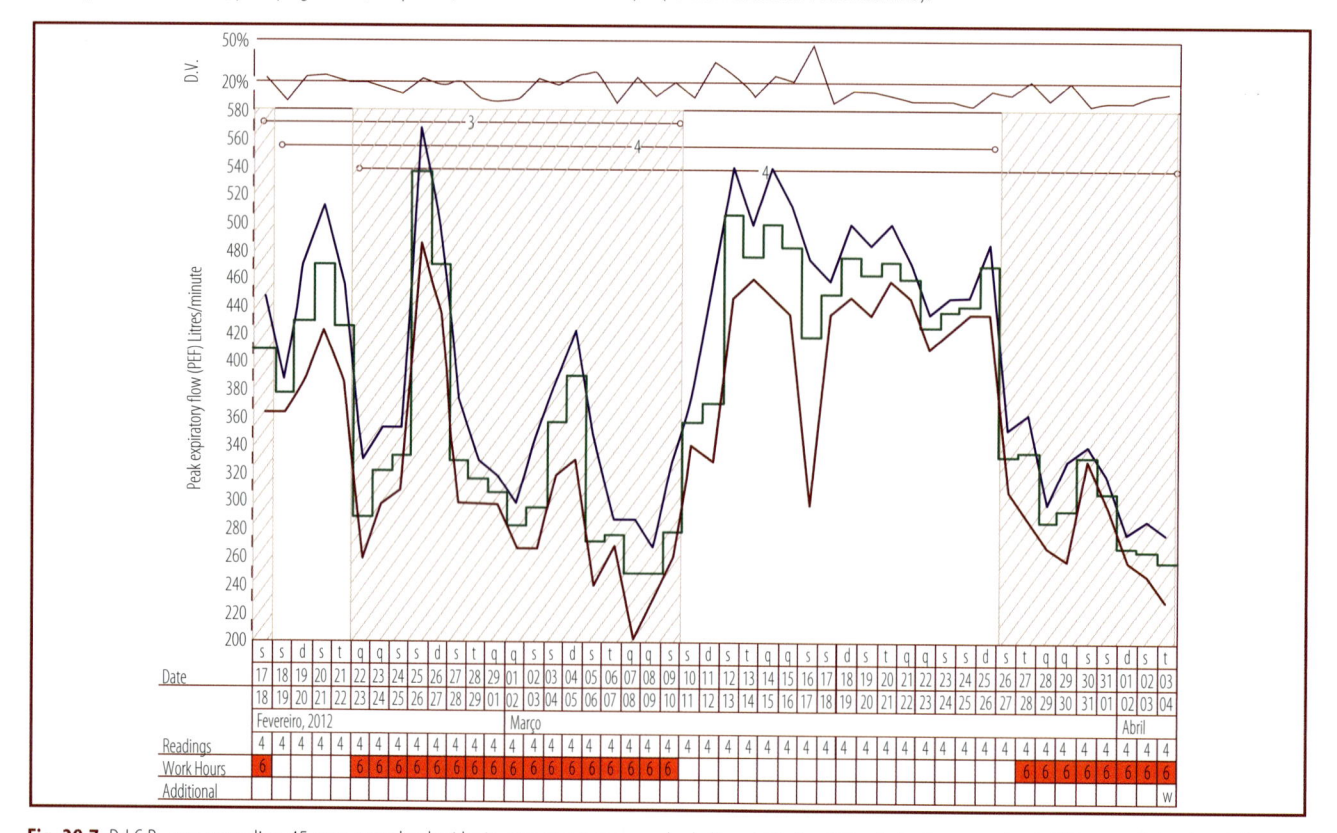

Fig. 38.7. D.J.C.B., sexo masculino, 45 anos, gravador de vidraria, exposto a tintas, cera de abelha e ácido fluorídrico. Redução progressiva do PFE nos períodos de trabalho, com recuperação nos finais de semana e no afastamento. Escore OASYS: 3,80 (Ambulatório FUNDACENTRO).

- Deterioração progressiva no decorrer da semana de trabalho. Se a recuperação levar até dois dias, a semana que se inicia será semelhante à anterior. Se demorar mais de três dias, cada semana de trabalho será pior que a anterior (Fig. 38.7). Nesses casos, a recuperação só será observada vários dias após o afastamento do trabalho.
- Segunda feira pode ser o pior dia; a função pulmonar melhora no restante da semana de trabalho. Uma variante é a piora nos dois ou três primeiros dias da semana, com melhora subsequente até o final da semana, apesar da continuidade da exposição, provavelmente por um fenômeno de tolerância.

Para análise, as medidas de PFE obtidas devem ser dispostas em gráfico, identificando os dias da semana, mostrando os valores médios, máximos e mínimos diários e ressaltando os períodos de exposição. Cada dia de trabalho começa *com a primeira medida do PFE no trabalho* e termina no dia seguinte, com a última medida antes do novo turno de trabalho. É interessante mostrar a variação diária do PFE, uma vez que os dias de exposição geralmente se caracterizam pela redução dos valores médios de PFE e pelo aumento da sua variabilidade. A variação diária do PFE é calculada pela expressão: (PFE máximo – PFE mínimo)/PFE médio diário.

As curvas de PFE podem ser analisadas visualmente por especialistas, estatisticamente ou através de programas de computador. A *análise visual* por um especialista (Bright, Burge, 1996) busca identificar valores menores de PFE e maior variabilidade diária nos períodos de trabalho, comparados aos de afastamento, observando os padrões típicos de deterioração e de recuperação. Comparada aos testes de PB específica, numa revisão de diversos estudos, a análise visual mostrou 78% de sensibilidade e 69% de especificidade para o diagnóstico de asma ocupacional (Moore, Jaakola, Burge, 2009).

O *OASYS* (*Occupational Asthma System*) é programa de livre acesso[4]. Desenvolvido originalmente por Gannon *et al.* (1996), o programa se baseia na interpretação das curvas por especialistas e usa análise discriminante para classificar o registro de PFE através de um escore, que varia de 1 a 4, com ponto de corte de 2,5. Escores acima disso indicam que a curva tem um padrão compatível com asma ocupacional. Para isso, é necessário um mínimo de quatro medidas de PFE por dia e um registro com três períodos consecutivos, com pelo menos uma semana cada, sendo duas semanas de trabalho intercaladas com uma de afastamento. Moore, Jaakola, Burge (2009) calcularam 71% de sensibilidade e 91% de especificidade do OASYS para o diagnóstico de asma ocupacional, comparado aos testes de PB específica.

O programa OASYS-2 também realiza outras análises, como o *escore ABC*. Descrito por Moore *et al.* (2009), este método utiliza medidas de PFE realizadas a cada duas horas (começando ao despertar) para construir duas curvas, com os valores médios de PFE por horário (a partir da hora de despertar), incluindo todos os dias de trabalho e de afastamento. A área entre as curvas é calculada e dividida pelo número de horas em que as medidas foram feitas, resultando no escore ABC (em L/min/h). É necessário um mínimo de três medidas para cada ponto da curva. Nos casos em que a recuperação é mais demorada, recomenda-se excluir os três primeiros dias de afastamento. Quando o registro de PFE contém oito dias de trabalho, três dias de afastamento e pelo menos oito leituras de PFE por dia, o método atinge 68% de sensibilidade e 91% de especificidade para o diagnóstico de asma ocupacional (Moore *et al.*, 2009).

A fidelidade do registro de valores tem sido uma preocupação na interpretação dos achados da curva, visto que são passíveis de manipulações e incorreções. Para profissionais habituados a analisar registros seriados de pico de fluxo, a simples inspeção dos dados anotados dá uma boa ideia da fidelidade dos registros. Na América do Norte, há relatos de altas porcentagens de resultados falsos (Quirce *et al.*, 1995), em contraste com publicações europeias (Gannon *et al.*, 1993). Certamente, há uma estreita relação entre a confiabilidade de registros, o grau de instrução do paciente e o sistema de benefícios existente.

Difusão

A capacidade de difusão pulmonar refere-se ao processo de passagem passiva de gases através da membrana alvéolo-capilar. Dessa forma, reflete a integridade da membrana em repouso e está diretamente relacionada com a área de superfície de troca e seu grau de permeabilidade. Outros fatores que interferem na difusão pulmonar são: volume de sangue nos capilares pulmonares, concentração de hemoglobina (Hb), afinidade do gás difundido pela Hb, gradiente de pressão através da membrana alvéolo-capilar e o volume de gás alveolar. Ela pode ser definida como a quantidade de um gás que atravessa a membrana alvéolo-capilar por unidade de diferença de pressão que atua sobre essa membrana (Mendes, Donoso Puelma, Alice, 1980; ATS, 1987b; ATS, 1995b).

A determinação da capacidade de difusão faz-se por meio do CO (DLCO), geralmente utilizando-se o método da respiração única ou *single breath*. A manobra consiste inicialmente em expirar até o limite do volume residual e então inspirar profundamente uma mistura de 0,3% de CO, 10% de He, 21% de O_2 e o restante de nitrogênio. Ao final da inspiração, mantém-se a apneia por cerca de 9 a 11s. Expira-se logo após, sendo que o primeiro litro de ar é desprezado *(wash-out)* e retira-se uma amostra do segundo litro, por ser representativo do ar alveolar, dosando-se o CO e o He nele contidos. O He, nessa manobra, é utilizado para avaliar o volume alveolar. O teste deve ser repetido após alguns minutos, até que se consigam ao menos dois resultados que concordem entre si, com diferença máxima de 5% (Crapo, Morris, 1981; Miller *et al.*, 1983; Crapo, Gardner, 1987).

---

[4] Disponíveis no site www.occupationalasthma.com

Todos os métodos de medida da DLCO partem do pressuposto de que as concentrações de carboxiemoglobina (COHb) e a pressão de CO no capilar pulmonar são zero. No entanto, fumantes e trabalhadores de alguns setores industriais, ou mesmo de áreas urbanas de grande tráfego, têm concentração elevada de COHb. Daí a necessidade de correção dos valores de DLCO encontrados, de acordo com a concentração de COHb. Alguns autores propõem a redução em 1% na DLCO para cada 1% de aumento na COHb (Mohsenifar, Tashkin, 1982). O mesmo tipo de correção é proposta para níveis alterados de hemoglobina (Dinakara et al., 1970; Mohsenifar, Tashkin, 1982).

Outros métodos de avaliação das trocas gasosas incluem a determinação da saturação do sangue arterial, a capnometria e a gasometria (Jardim et al. 2008).

Exercício

As pneumopatias ocupacionais, especialmente as pneumoconioses em suas fases iniciais, geralmente cursam com pouca ou nenhuma sintomatologia e com provas funcionais dentro dos limites da normalidade. No entanto, pelo comprometimento parenquimatoso e de vias aéreas, espera-se algum grau de comprometimento ventilatório e de trocas gasosas, nem sempre detectáveis nos testes de função pulmonar habitualmente utilizados (espirometria). Dessa forma, testes mais sensíveis para mensuração de alterações devem ser empregados, objetivando uma melhor avaliação do desempenho respiratório (Florencio, 1987; Bagatin, 1988; Florencio et al., 1989; Neder 1995).

O teste de exercício é indicado na presença de queixas de dispneia aos esforços ou fadiga, com dados de exame físico e provas ventilatórias normais. É também indicado na avaliação do broncoespasmo induzido pelo exercício, no diagnóstico de cardiopatias associadas ou não a pneumopatias, no estabelecimento do desempenho físico e de programas para condicionamento físico, na avaliação da resposta terapêutica, entre outras situações.

Os parâmetros habitualmente avaliados durante o exercício são a frequência cardíaca (FC), o consumo máximo de oxigênio (VO_2max), a ventilação por minuto ou volume expirado (VE), o quociente de troca gasosa (VCO_2/VO_2), o limiar anaeróbico e a gasometria arterial (Kanarek, Miller, 1986).

O método de teste habitualmente empregado é a cicloergometria, onde o indivíduo é submetido a um incremento de carga, dependente da avaliação clínica, geralmente em torno de 10 a 25 watts por minuto. Parâmetros fisiológicos (frequência cardíaca, pressão arterial e eletrocardiograma), assim como parâmetros metabólicos (consumo de O_2 produção de CO_2 gases arteriais e saturação da hemoglobina) são continuamente monitorados durante o teste. Os valores obtidos são comparados aos previstos no exercício em relação ao consumo de O_2, FC e resposta ventilatória.

Para a caracterização da limitação ventilatória nos pacientes com pneumoconiose, utilizamos a relação da ventilação no exercício máximo (VEmax) com a ventilação voluntária máxima em repouso (VVM). Valores maiores que 80% são sugestivos de limitação ventilatória. Da mesma forma, em pacientes com distúrbio restritivo, no exercício máximo ocorre aumento da frequência respiratória, habitualmente acima de 50 incursões respiratórias/min.

Um método alternativo de avaliação de exercício, de simples aplicação, denominado "teste de caminhada" pode ser empregado, solicitando-se ao indivíduo que caminhe a maior distância possível em superfície plana durante 6 ou 12min, registrando-se a distância percorrida. Outras variáveis fisiológicas, como a saturação de O_2 por oximetria de pulso, podem ser medidas durante a caminhada. O teste de marcha é um melhor preditor da evolução de pós-operatórios de ressecções pulmonares, quando comparado à espirometria (Rao et al., 1995). Há um enorme potencial de aplicação deste teste em pneumopatias ocupacionais, principalmente para avaliação da capacidade laborativa, para fins previdenciários. Revisões sobre o teste discutem o significado dos resultados, limitações, correlações com outras formas de avaliação funcional e principais utilizações (Sciurba, Slivka, 1999, Neder, 2011).

Provocação brônquica

Os testes de provocação brônquica (PB) são utilizados para avaliar a reatividade brônquica. As vias aéreas podem reagir a estímulos farmacológicos, irritativos ou imunológicos. A PB mede a resposta das vias aéreas a estímulos broncoconstritores e é útil para a investigação de casos suspeitos de asma brônquica.

A PB pode ser específica ou inespecífica. Os testes específicos são feitos com os agentes causadores dos sintomas e são considerados como o "padrão ouro" no diagnóstico de asma relacionada ao trabalho (ART). Entretanto, o uso da PB específica é limitado, pois frequentemente as exposições são múltiplas, às vezes a mais de um agente suspeito, e há dificuldade em se padronizar a exposição quando o teste é feito em laboratório, com o intuito de mimetizar a exposição ocupacional. Os testes de PB específicos devem ser feitos em ambiente hospitalar, pois podem causar broncoespasmo grave; e demandam registros prolongados da função pulmonar, uma vez que algumas exposições causam reações tardias.

Os testes de PB inespecífica são feitos com drogas colinérgicas (metacolina ou carbacol) ou com histamina. A padronização de equipamentos e métodos deve ser rigorosa (Cockcroft, 1985; ATS, 2000), para que haja uma boa reprodutibilidade e comparação com a literatura publicada. As respostas podem ser medidas pelo VEF_1 ou pela resistência das vias aéreas. Esta última requer um pletismógrafo, equipamento nem sempre disponível na rotina de função pulmonar. A linha de corte para se classificar um paciente como hiper-reativo ou normal também é discutível (Hargreave, Dolovich, Boulct, 1983). Para fins práticos, uma queda de 20% em relação ao VEF_1 basal pós-diluente, em concentrações inferiores a 8mg/mL, é considerada como positiva. Estas respostas são medidas em concentração provocativa (CP_{20}) ou dose provocativa (DP_{20}). As linhas de corte são úteis para diferenciar normais de asmáticos, porém sua utilização não é ideal em termos de investigação populacional.

Na ART, os testes de PB inespecíficos são úteis para:
- diagnóstico da asma;
- estabelecimento do grau de hiper-reatividade brônquica (HRB); e
- seguimento do paciente após afastamento da exposição suspeita.

Este último item é de grande valor na avaliação do prognóstico do paciente.

Broncofibroscopia e lavado broncoalveolar

A broncofibroscopia permite a visualização direta da árvore traqueobrônquica central, a obtenção de material para exames bioquímicos, citológicos e histopatológicos, através da feitura de lavados broncoalveolares (LBA) e de biópsias transbrônquicas, e a possibilidade de ser um meio de acesso para procedimentos terapêuticos, como no caso da lavagem pulmonar total.

Os espécimes de biópsia transbrônquica colhidos no procedimento são pequenos e, com relativa frequência, não contribuem para o diagnóstico da doença ocupacional subjacente, por não permitir uma melhor visualização da arquitetura pulmonar, e por fornecer quantidades ínfimas de resíduos minerais, quando digeridos. O LBA tem sido utilizado de forma crescente em Pneumologia, como um método de estudo da patogênese e diagnóstico de doenças intersticiais, infecciosas e neoplásicas, estabelecimento da atividade da doença e, consequentemente, produzindo dados que dirigem a conduta terapêutica (Ferreira 1997; Ferreira 1999). Em doenças ocupacionais pulmonares é utilizado para:
- diagnóstico de exposição;
- diagnóstico do tipo de alveolite subjacente; e
- estudos experimentais e clínicos sobre a patogênese da exposição a aerossóis.

O encontro de partículas ou fibras minerais no LBA é considerado como marcador de exposição, podendo ou não estar associado a um quadro anatomopatológico ou radiológico de pneumoconiose. Embora seja um exame útil, poucos centros dispõem de equipamentos e pessoal capacitado para o processamento e interpretação do teste.

Indicações de biópsia

O diagnóstico das pneumoconioses é feito com base na história ocupacional e na radiografia de tórax. Ocasionalmente, exauridos os métodos diagnósticos não invasivos, a biópsia pulmonar poderá ser indicada, nas seguintes situações:

Alteração radiológica compatível com exposição, mas:
- com história ocupacional incaracterística ou ausente;
- com história de exposição a poeiras ou outros agentes desconhecidos;
- tempo de exposição e/ou tempo de latência insuficiente para causar as alterações observadas; e
- aspecto radiológico discordante com o tipo de exposição referida.

A indicação de biópsia pulmonar, em casos com história clínica e ocupacional compatíveis com pneumoconiose e aspecto radiológico sugestivo, somente para fins de "confirmação diagnóstica", é considerada desnecessária e antiética.

▶ Doenças do trato respiratório alto

As vias aéreas altas compreendem as estruturas por onde passa o ar antes de atingir os pulmões, onde ocorrem as trocas gasosas. Podem, assim, ser chamadas de vias condutoras. Parte dessas estruturas diz respeito ao otorrinolaringologista como especialidade, mas a interface com o pneumologista e o médico do trabalho é muito grande. Para fins práticos, podemos dividir as vias aéreas altas em cavidade nasal, seios paranasais, faringe, com suas subdivisões (nasofaringe, orofaringe e hipofaringe), laringe e traqueia.

As lesões que ocorrem nesse trecho da via aérea podem ser classificadas conforme sua patogenia, por ação direta da substância ou dependentes de ativação metabólica do agente. As lesões diretas dependem de características físico-químicas do aerossol inalado, seja ele particulado, gás, vapor ou fumo. Gases e vapores podem atingir todos os níveis do trato respiratório, dependendo de sua solubilidade na camada de muco revestindo as células epiteliais. Essa propriedade é extremamente importante na determinação do quanto esse aerossol vai penetrar nas vias aéreas inferiores. Quanto mais hidrossolúvel a substância, maior será a tendência de agir nas vias aéreas superiores. Essas substâncias são chamadas de irritantes primários, e agem por citotoxicidade direta, levando à inflamação, necrose e regeneração fibrótica, eventualmente.

Substâncias tais como vapores de *amônia* (NH), isocianatos, gás cloro (Cl_2), ácidos fortes em geral, agem dessa forma. Por outro lado, gases oxidantes, como o dióxido de nitrogênio, dióxido de enxofre, o oxigênio, a ozona, o fosgênio, penetram pelas vias aéreas superiores, alcançando pequenas vias aéreas, por terem afinidade pelo epitélio ciliado bronquiolar terminal (Foster, 1998).

Alguns metais, dependendo de suas formas oxidativas, podem apresentar citotoxicidade direta para mucosa nasal, seios da face, faringe e laringe, podendo levar a sinusites, faringites, laringites, e a ulcerações e, mesmo, a perfurações de septo nasal, após exposições crônicas prolongadas em altas doses. Como exemplos, o cromo hexavalente e o níquel, em trabalhadores expostos a névoas ácidas em processos de eletrólise para cobertura de peças metálicas (Newman, 1996). A lesão direta repetida por esses metais pode também levar à carcinogênese.

As lesões indiretas, por sua vez, são dependentes de ativação metabólica enzimática, e como tal, dependentes das concentrações de sistemas enzimáticos ativadores ou detoxicantes e seus respectivos cofatores. O trato respiratório metaboliza substâncias tóxicas através de várias reações enzimáticas de fase I e fase II, como oxidação, redução, hidrólise, conjugação etc. Algumas substâncias, por exemplo, são ativadas pelo sistema citocromo P-450 de fase I presente na cavidade nasal, como a dimetilnitrosamina e o benzopireno, ambos carcinogênicos (Foster, 1998). Uma terceira via patogênica seria a mediada por processos alérgicos, por sensibilização prévia ou outros mecanismos, levando a quadros de rinite, faringite e traqueítes alérgicas.

Através desses dois tipos de patogênese, podemos classificar as lesões do trato respiratório alto conforme sua localização e etiologia em:

1. Ulcerações e perfurações de septo nasal por ação direta devida a metais pesados, como cromo hexavalente e níquel, antimônio, arsênio e cobre (Newman, 1996).
2. Rinites irritativas e/ou alérgicas secundárias à inalação crônica de substâncias irritativas hidrossolúveis, como ácidos e álcalis fortes, isocianatos, anidridos ácidos e substâncias de alto e baixo peso molecular com potencial alergênico, como material proteico animal, enzimas, isocianatos, anidridos ácidos e outros. Nesse tipo de situação, pode ocorrer lesão de conjuntiva ocular e de outras mucosas de via aérea, como orofaringe, traqueia e eventuais sinusites secundárias ao processo obstrutivo alto.
3. Rinolitíase, formação de concreções na cavidade nasal, secundárias à presença de substâncias higroscópicas como o cimento (calcáreo calcinado, desidratado), podendo produzir desde apenas incômodo local até sangramentos (Parkes, 1994).
4. Carcinoma de cavidade nasal e laringe secundário à exposição a metais pesados, como cromo hexavalente e níquel e poeiras diversas contendo hidrocarbonetos aromáticos adsorvidos nas mesmas, ou poeiras de madeiras (Doll, Morgan, Speizer, 1970; Spiegel, Sataloff, 1996; Vieren, Imbus, 1989). Calcula-se que cerca de 40% dos carcinomas nasais e de seios paranasais sejam secundários a exposições ocupacionais (Spiegel, Sataloff, 1996).

Doenças das vias aéreas

Após o impacto com que as pneumoconioses marcaram o cenário das doenças ocupacionais pulmonares, uma série de medidas de Higiene Ocupacional foi adotada nos diversos setores produtivos dos países desenvolvidos. Estas medidas foram acompanhadas de estudos epidemiológicos, que demonstraram uma queda efetiva na prevalência destas doenças, notadamente em mineração de carvão, exposições à sílica e em diversos grupos ocupacionais expostos ao asbesto (Banks, 1998).

Gradualmente, outras doenças ocupacionais respiratórias foram descritas, e as doenças das vias aéreas passaram a ocupar lugar de destaque (Becklake, 1985). Hoje, sabe-se que a prevalência de bronquite ocupacional é superior à de pneumoconioses em quase todos os grupos ocupacionalmente expostos a poeiras. Apenas recentemente, as evidências epidemiológicas foram suficientes para incriminar as exposições a poeiras respiráveis como causais em relação à limitação crônica ao fluxo aéreo (Becklake, 1989).

A bronquite ocupacional simples, ou com limitação crônica ao fluxo aéreo, e a asma relacionada ao trabalho, são as doenças profissionais do trato respiratório mais prevalentes em países desenvolvidos, sendo consideradas um problema grave devido à morbidade e à mortalidade respiratória associadas. Talvez, as medidas de controle ambiental de poeiras tenham sido mais eficazes em diminuir a fração respirável, de maior probabilidade de deposição distal, o que deve ser somado às evidências de que, com a redução das pneumoconioses, aumentou a expectativa de vida dos trabalhadores, ensejando o aparecimento de outras doenças respiratórias. Como consequência, as doenças de vias aéreas puderam ser mais estudadas, ampliando os conhecimentos sobre a forma e os locais de atuação com que os aerossóis presentes no ambiente de trabalho afetam as vias aéreas.

Asma relacionada ao trabalho

Epidemiologia

Com frequência, o trabalho envolve exposição a fatores de risco para asma. As relações entre ocupação e asma são reconhecidas há séculos (Pepys, Bernstein, 1999). A incidência anual de ART varia de 12 a 170 casos por milhão de trabalhadores (Jeebhay, Quirce, 2007), mas mesmo em países com bons registros de doenças ocupacionais, calcula-se que metade a dois terços dos casos de Asma Relacionada ao Trabalho (ART) não sejam identificados (Karjalainen *et al.*, 2002). Em países em desenvolvimento, a incidência de casos de ART é cerca de nove vezes menor que em países escandinavos (Jeebhay, Quirce, 2007), sugerindo uma subnotificação de maior magnitude. Calcula-se que a carga da doença causada pela ocupação seja superior a 15% em adultos. A Tabela 38.2 traz um resumo de publicações recentes com análise de estudos que permitiram o cálculo do risco atribuível populacional (Balmes *et al.*, 2003, Tóren, Blanc, 2009).

A revisão de Torén e Blanc incluiu estudos publicados até o ano de 2007, atualizando em sete anos os estudos relacionados pelo trabalho de Balmes *et al.*, 2003. Numa linha de tempo, há um aumento progressivo no risco atribuível à ocupação como causa de asma.

A prevalência de ART varia na dependência do agente. Como exemplo, foram descritas prevalências de 50% a 66%

em trabalhadores expostos a enzimas proteolíticas (Mitchell, Gandevia, 1971), e em 4% dos trabalhadores expostos a poeiras de cedro-vermelho (Chan-Yeung *et al.* 1984). Variações na prevalência decorrem, além das propriedades reativas inerentes a cada composto, da intensidade da exposição, da forma de utilização, das situações de ambiente de trabalho e da reação do hospedeiro. Prevalências altas, como a de asma relacionada à exposição a enzimas, não devem corresponder a prevalências atuais, dadas as mudança nos processos de produção,

A importância no reconhecimento da ART reside na observação de que a doença afeta predominantemente populações de adultos jovens, com consequências socioeconômicas e legais de importância, e é passível de cura.

Definição e mecanismos

A Asma Relacionada ao Trabalho (ART) é entendida como a asma causada e/ou agravada por agentes ou condições próprias do ambiente de trabalho. A ART engloba as seguintes condições:

- Asma Ocupacional (AO): é a asma causada por fatores caracteristicamente atribuíveis a um local de trabalho, após um período de latência (Bernstein *et al.*, 1999).
- Asma Agravada pelas Condições de Trabalho (AACT): é a asma pré-existente, sintomática ou não, que foi agravada, ou recorreu, devido a fatores presentes no local de trabalho (Vandenplas, Malo, 2003).
- Asma Induzida por Irritantes (AII) (conhecida também como Síndrome de Disfunção Reativa das Vias Aéreas (SDRVA): é a denominada "asma sem latência", que sucede um episódio bem caracterizado de exposição a um agente irritante em altas concentrações (Brooks, Lockey, 1981, Brooks, Weiss, Bernstein, 1985). Quando ocorre no ambiente de trabalho é considerada como ART.

A AACT pode levar à AO por mecanismos de sensibilização imunológica. A Fig. 38.8 resume estas relações. Do ponto de vista prático, casos de AACT devem ser investigados, orientados e encaminhados da mesma forma que a AO.

A ART pode ser desencadeada por mecanismos imunogênicos e não imunogênicos. O primeiro relaciona-se com a "asma com latência", ao passo que o segundo é chamado de "asma sem latência".

Asma com latência: Os mecanismos imunes podem ser mediados por IgE, como em exposições a agentes de alto peso molecular, antígenos biológicos e, também, agentes de baixo peso molecular, como por exemplo, sais de platina que, ligando-se a proteínas, tornam-se imunogênicos. Costumam causar reações do tipo imediato ou bifásica (imediata e tardia). Após sensibilização, as manifestações clínicas independem da intensidade da exposição. Entretanto, outros agentes, como por exemplo, metais e isocianatos, não determinam a formação de IgE específicos, sendo provável a participação de linfócitos T na patogênese da asma (Mapp *et al.*, 2005).

Asma sem latência: A ART não imunogênica é causada por exposições a irritantes, que agem diretamente na mucosa brônquica, causando um processo inflamatório seguido de sintomas e sinais de asma. Admite-se que a AII é consequência de uma exposição pontual a altas concentrações de substâncias químicas irritantes, tais como ácidos fortes, cloro, amônia. A exposição crônica a baixas concentrações de irritantes respiratórios também pode ser fator de risco para o desencadeamento de asma, através de inflamação persistente de vias aéreas, HRB e maior facilidade para penetração de antígenos (Tarlo, 2000).

Atualmente, mais de duas centenas de agentes sensibilizantes já foram descritos na literatura, com uma tendência crescente, uma vez que os processos produtivos estão em constante reformulação, com a incorporação de novas substâncias químicas ao mercado (vanKampen, Merget, Baur, 2000).

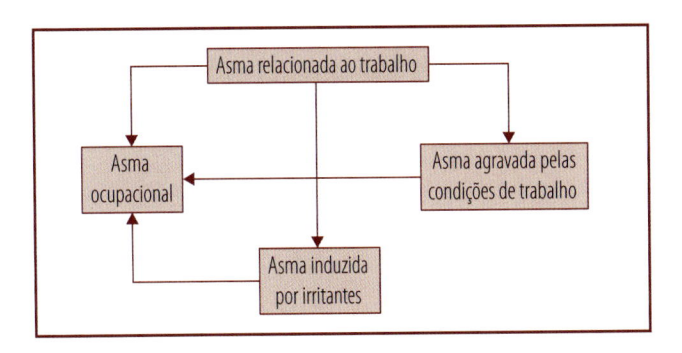

Fig. 38.8. Espectro da ART.

Tabela 38.2. A contribuição de exposições ocupacionais em relação à carga de ART					
Ref.	Número de estudos	Tipos de estudo	Número de indivíduos envolvidos	Mediana do risco atribuível (%)	Intervalo (%)
Balmes *et al.*, 2003	21	9 transversais 9 coortes 3 casos-controle	>5.200.000	15	4-58
Torén e Blanc, 2009	17	5 transversais 6 coortes 6 casos-controle	>2.000.000	16,9	8,6-44

Exploração diagnóstica

O diagnóstico de ART é suspeitado em qualquer indivíduo em idade economicamente ativa que desenvolve ou piora sintomas de asma durante o período de uma ocupação referida (Nicholson et al., 2005, Tarlo et al., 2008). Utiliza-se uma combinação de critérios que incluem:

- história clínica consistente com asma;
- relações temporais de início/piora dos sintomas após o ingresso no trabalho;
- exposição a agente(s) suspeito(s).

Um dado importante é a presença de Rinite e/ou a Rinoconjuntivite Ocupacional. Estas, com frequência, antecedem ou acompanham quadros de AO (Mapp et al., 2005).

Após a suspeita inicial, é necessário estabelecer-se a associação entre sintomas e exposição através de testes de função pulmonar.

O primeiro passo para a caracterização de ART é o **diagnóstico da asma brônquica**. Caracterizada a asma, a história ambiental e ocupacional torna-se imperativa. É importante perguntar ao paciente sobre a suspeita de que algum fator no seu ambiente de trabalho esteja relacionado aos sintomas, inicialmente por livre referência e, posteriormente, indagando-se especificamente sobre produtos a que o paciente possa estar exposto (o que exige um conhecimento do médico examinador sobre o ambiente em que o paciente trabalha). As informações devem ser complementadas com dados sobre o processo produtivo, condições de manipulação dos produtos, área física e condições de ventilação e produtos manipulados nas proximidades. O médico examinador deve fazer uma relação dos produtos suspeitos e, quando necessário, investigá-los através de informações disponíveis, tais como as fichas toxicológicas.[5] Em casos em que não se consegue esclarecimento adequado sobre o processo de trabalho e permanece a suspeita de ART, torna-se indicada a visita ao local de trabalho. A Tabela 38.3 relaciona agentes e ocupações de risco frequentes. Algumas ocupações apresentam risco de exposição a múltiplos agentes sensibilizantes e/ou irritantes, o que pode dificultar o esclarecimento do agente causador do quadro.

A relação entre a exposição e os sintomas deve ser caracterizada. O broncoespasmo pode ser imediato, ao final da jornada de trabalho ou noturno. Eventualmente, pode haver uma combinação de sintomas imediatos e tardios, sendo que os mesmos guardam uma relação direta com o mecanismo patogênico envolvido. O questionamento sobre sintomas durante os fins de semana, férias e fora da jornada de trabalho é de grande auxílio. Alguns pacientes com ART de causa inflamatória ou imunológica apresentam um componente inflamatório de vias aéreas, que muitas vezes leva semanas para regredir. A referência à piora dos sintomas no ambiente de trabalho é uma informação pouco sensível para o diagnóstico de ART, ao passo que a melhora dos sintomas com o afastamento da exposição apresenta uma sensibilidade de 58 a 100% (Nicholson et al., 2005). Na asma não relacionada ao trabalho, é comum a referência à piora de sintomas de asma em períodos de trabalho (Tarlo et al., 1995).

A história clínica deve ser complementada com dados de antecedentes pessoais e familiares, com ênfase em sintomas de atopia prévia. A atopia é um fator de risco para sensibilização a agentes ocupacionais de alto peso molecular.

Após o diagnóstico de asma e da obtenção de uma história clínica e ocupacional compatíveis com ART, é necessário o estabelecimento do nexo causal, o que não necessariamen-

Tabela 38.3. Agentes e ocupações associados à asma ocupacional

Agentes	Exemplos de ocupação
Alto peso molecular	
Alérgenos animais	Trabalhadores de biotérios Tratadores de animais
Alérgenos de peixes (caranguejos, camarões, peixes)	Trabalhadores em indústria de pesca
Cereais, farinhas	Padeiros Trabalhadores de carga e descarga de cereais
Látex	Trabalhadores de indústria de borracha Profissionais de saúde
Enzimas	Trabalhadores na produção de material de limpeza Trabalhadores em indústria farmacêutica
Medicamentos (antibióticos, psillium)	Trabalhadores de indústria farmacêutica
Agentes de baixo peso molecular	
Isocianatos	Pintores e envernizadores (setores automotivos, indústria de móveis, impressão em plásticos, adesivos) Produção de espumas Produção de plásticos moldados Adesivos
Anidridos (anidrido ftálico, trimelítico)	Trabalhadores em indústria de plásticos Resinas epóxi
Metais (níquel, cromo, sais de platina, vanádio, cobalto)	Trabalhadores em refinarias Soldadores Galvanoplastias Produção de joias
Glutaraldeído	Profissionais de saúde
Poeiras de madeira	Trabalhadores em serrarias Indústria de móveis
Cloramina	Trabalhadores em limpeza
Persulfatos	Cabeleireiros

---

[5] Disponível em http://ccinfoweb.ccohs.ca/msds/search.html

te implica na identificação do agente causador do quadro. O método mais prático de estabelecimento do nexo causal é a realização de medidas seriadas de pico de fluxo expiratório (curva de pico de fluxo), com um medidor do pico de fluxo expiratório. O planejamento do registro das medidas do pico de fluxo deve levar em conta a história clínica. Em situações em que a exposição causa sintomas imediatos e há melhora nos finais de semana, os registros podem ser de duas semanas, com medições feitas em horários próximos (por exemplo, a cada duas horas) e curtos período de afastamento. Sintomas predominantemente noturnos exigem uma duração da curva maior, de quatro a seis semanas, com três períodos de registro (dois de afastamento e um de exposição ou vice-versa). As técnicas e análise da curva seriada de pico de fluxo encontram-se detalhadas na seção de Função Pulmonar.

Em 394 casos de ART analisados, foi possível realizar curvas seriadas de pico de fluxo em apenas 148 casos (37,6%) (Mendonça et al., 2003), por diferentes motivos, tais como: o paciente não está mais trabalhando; o paciente encontra-se em benefício previdenciário, afastado da exposição; o paciente não sabe ler ou escrever; e os sintomas são graves. Quando não é possível realizar a curva, a conclusão diagnóstica será embasada na história clínica e ocupacional, acrescida, se possível, de dados sobre atopia, e da modificação dos valores da provocação brônquica inespecífica em períodos de exposição e ao final do afastamento.

Testes de Provocação Brônquica têm suas indicações descritas na seção de Função Pulmonar e podem ser efetuados com agentes inespecíficos, como a histamina, metacolina ou carbacol, ou específicos, com agentes suspeitos.

Prognóstico e conduta na asma relacionada ao trabalho

São considerados fatores de mau prognóstico: a longa duração da exposição antes do início dos sintomas; a longa duração dos sintomas antes do diagnóstico; a presença de hiperreatividade brônquica acentuada e/ou mau desempenho da função pulmonar no momento do diagnóstico (Chan-Yeung, MacLean, Paggiaro, 1987). Em casos de AO com latência, quanto menor o tempo de exposição decorrido entre o início dos sintomas e o afastamento da exposição, melhor é o prognóstico (Descatha et al., 2007). Estima-se que 32% dos pacientes tenham remissão clínica completa após um período de afastamento, e que mais de 2/3 dos pacientes permaneçam com hiperreatividade brônquica após o afastamento (Rachiotis et al., 2007). Em casos de AII, a taxa de remissão de sintomas em um grupo de 35 pacientes seguidos por 13 anos, em média, foi nula, e cerca de 70% mantiveram hiperreatividade brônquica (Malo et al., 2009). É lógico deduzir-se que a manutenção da exposição é um fator de risco, por manter uma constante inflamação de vias aéreas e reatividade brônquica acentuada.

A conduta médica ideal, em casos de ART, notadamente a AO, é o afastamento da exposição. Há descrições, na literatura, de óbitos em portadores de AO causada pelo Tolueno diisocianato (Fabbri et al., 1988), Metileno diisocianato (Carino et al., 1997) e por exposição a farinhas (Ehrlich, 1994). Em casos da AACT, pode-se fazer uma tentativa de manter o paciente em atividade, diminuindo-se a exposição aos agentes agravantes do quadro, seja através de diminuição da exposição ao agente, ou do uso de proteção respiratória. Porém, o afastamento do trabalhador portador de ART nem sempre é possível, seja pela negativa na concessão de benefícios previdenciários, ou por razões socioeconômicas.

Na maioria dos casos, os afastamentos com concessão de benefícios previdenciários são temporários. Teoricamente, o trabalhador encontra-se incapacitado a retornar à mesma função e ambiente que geraram o quadro, notadamente quando for AO com latência, pois exposições diminutas ao agente agressor irão desencadear sintomas.

Quando o retorno ao trabalho se dá em outra função, é necessário garantir que o agente agressor não se encontra no ambiente. Por estes motivos, o médico assistente deve estar em contato com o médico do trabalho e com o perito da previdência, no sentido de buscar-se a melhor possibilidade de reintegração no retorno ao trabalho.

Exposição a poeiras orgânicas e vias aéreas

Exposição a poeiras de algodão

A exposição ocupacional a poeiras de algodão associa-se a um aumento na prevalência de sintomas respiratórios e diferentes acometimentos do sistema respiratório. Classicamente, a *bissinose* é a doença mais conhecida, tendo como principal manifestação a dispneia e a opressão torácica. É causada pela inalação de aerossóis derivados da manipulação de algodão, notadamente nas seções de abertura de fardos, penteadeiras e cardadeiras de fiações. Sua importância decorre do grande número de indivíduos potencialmente expostos ao risco e das características clínicas descritas originalmente por Schilling et al. (1955), evidenciadas por sintomas predominantes no retorno ao trabalho após um afastamento de final de semana ou férias.

Roach e Schilling, em 1960, descreveram gradações clínicas de expressão da doença até hoje utilizadas:

a) Grau 0: Ausência de sintomas no primeiro dia de retorno ao trabalho.
b) Grau 1/2: Discreta irritação de vias aéreas ou opressão torácica transitória no primeiro dia de trabalho da semana.
c) Grau 1: Opressão torácica no primeiro dia de retorno ao trabalho.
d) Grau 2: Opressão torácica no primeiro dia de retorno ao trabalho e nos outros dias da jornada de trabalho.
e) Grau 3: Sintomas do grau 2 associados à incapacidade funcional permanente.

Estes sintomas são demonstráveis por uma queda no VEF$_1$ durante a jornada de trabalho. À medida que persistem as queixas e o paciente evolui em graus, as alterações funcionais tornam-se irreversíveis, podendo levar à incapacidade funcional respiratória.

A patogênese da bissinose é ainda questão de debate. Diversos estudos sugerem tanto a participação de componentes da planta e dos níveis de poeiras (Morgan *et al.*, 1982), como de endotoxinas bacterianas contaminantes (Castellan *et al.*, 1984; Rylander, Haghind, Lundholmn, 1985; Rylander, 1998). Há uma nítida relação dose-resposta, corroborada pelas taxas de prevalência diferentes, de acordo com a operação industrial envolvida, e alguns estudos associam o tabagismo como fator de risco para o desenvolvimento da bissinose.

A pneumonia tóxica, a asma ocupacional e a bronquite crônica também se associam a exposições a poeiras de algodão (Rylander, 1998). Na literatura nacional, destaca-se o estudo de Nogueira *et al.* (1973), que, em publicação pioneira, relataram a prevalência de 18% de casos de bissinose entre trabalhadores expostos em fiação de algodão na Cidade de São Paulo. Mais recentemente, em levantamento efetuado em uma fiação de linho no Estado de São Paulo, foram encontradas prevalências de bissinose, asma ocupacional e bronquite crônica de 30%, 11% e 15%, respectivamente (Mendonça *et al.*, 1995).

Outras poeiras orgânicas

Exposições a poeiras orgânicas abrangem um enorme número de atividades na agricultura, agroindústria e indústria. Os riscos respiratórios associados a estas atividades envolvem exposição a fragmentos de resíduos vegetais, grãos, agentes biológicos, como fungos, bactérias, vírus, endotoxinas, fragmentos de pele, penas, pelos de pequenos animais, resíduos de agrotóxicos, gases tóxicos provenientes de processos de armazenamento de grãos ou vegetais e, até mesmo, poeiras minerais (Tietboehl Filho, Moreira, Edelweiss, 1994). As reações do sistema respiratório envolvem um amplo espectro de sintomas/doenças de vias aéreas, doenças intersticiais pulmonares e infecções respiratórias (ATS, 1998).

Bronquite crônica, enfisema pulmonar e doença pulmonar obstrutiva crônica

A bronquite crônica (BC) e a doença pulmonar obstrutiva crônica (DPOC) são duas entidades distintas, podendo ou não estar relacionadas (Fletcher, Peto, 1977). Até o trabalho de Fletcher *et al.*, em 1976, frequentemente a BC e a DPOC eram tidas como sinônimos, ou consideradas como estreitamente correlacionadas. A principal causa de ambas é, sem dúvida, o tabagismo, que agride tanto grandes vias aéreas, preferencialmente acometidas na BC, como as pequenas vias aéreas, preferencialmente acometidas na DPOC.

Indivíduos expostos a poeiras minerais apresentam alterações anatomopatológicas no nível de pequenas vias aéreas (bronquíolos respiratórios), que são supostamente características (Churg, Wright, 1983) e morfologicamente distintas das alterações provocadas pelo tabagismo. Há uma associação significativa entre alterações estruturais e função pulmonar, na presença destas lesões. Esta correlação não aparece quando se comparam indivíduos expostos com não expostos, com base apenas em dados de história ocupacional, sem o critério estrutural (Kennedy *et al.*, 1985).

Bronquite crônica

A associação entre BC e exposição a poeiras é de aceitação relativamente recente. Em 1966, um comitê criado pelo *Medical Research Council* da Grã-Bretanha concluiu que não havia evidências suficientes para que a exposição a poeiras pudesse ser considerada como um fator determinante da BC na mineração de carvão (Medical Research Council, 1966). Essa preocupação fundamentava-se no fato de que apenas a pneumoconiose era passível de concessão de benefícios previdenciários. Posteriormente, estudos de morbidade (Gilson, 1970) e de deposição de partículas em vias aéreas (Muir, 1972) demonstraram a sua estreita correlação. Revisões posteriores confirmaram a associação causal entre exposição a poeiras e bronquite crônica (Morgan, 1978; Soutar, 1987). Na mineração de carvão da bacia carbonífera de Santa Catarina, a prevalência de BC entre mineiros de subsolo, estimada através de questionários de sintomas respiratórios, foi de 28,5% (Algranti, 1991).

Há um consenso de que a exposição a poeiras na mineração de carvão leva a um aumento na prevalência de BC. Há dados indicativos de que também a função pulmonar é afetada. Ambos os efeitos aparecem mesmo após ajustes para o tabagismo, indicando que a exposição ocupacional é responsável por uma parcela destas alterações. A importância relativa do tabagismo parece ser maior do que a exposição a poeiras de carvão, e estes agressores do sistema respiratório atuam de forma aditiva, e não sinérgica.

As atuais condições na mineração de *carvão*, na Grã-Bretanha, levam a crer que o tabagismo é o fator preponderante em relação à morbidade e mortalidade respiratórias (Elmes, 1981). Resultados em relação à contribuição proporcional da sílica e do tabagismo são discordantes. Em mineradores de ardósia, a contribuição da exposição à sílica é semelhante à do tabagismo em relação a perdas funcionais (Elmes, 1981), enquanto que, em mineiros de ouro, o tabagismo foi mais deletério do que a exposição ocupacional (Hnizdo, 1992). A exposição a poeiras orgânicas também leva a um aumento de prevalência de BC e DPOC. O exemplo clássico é a exposição a *poeiras de algodão* (Rylander *et al.*, 1987, Rylander 1998).

Enfisema

O enfisema pulmonar foi relacionado com exposição a poeiras de mineração de carvão (Ryder *et al.*, 1970; Cockcroft *et al.*, 1982a), sílica (Begin, Filion, Ostiguy, 1995), fumos de *cádmio* (Davison *et al.*, 1986), exposições maciças a proteases de *Bacillus subtilis* (Mitchell, Gandevia, 1971) e, como consequência, a retrações fibróticas de outras pneumoconioses, com fibrose maciça progressiva.

Estudos de necrópsias de mineiros de carvão evidenciaram uma alta prevalência de enfisema centriacinar em estudos sem grupo-controle (Ryder *et al.*, 1970) e com grupo-controle (Cockcroft, Seal, Wagner, 1982a). A ocorrência de enfisema aumenta à medida que aumenta a gravidade das alterações anatomopatológicas devidas ao acúmulo de poeiras, e a presença de enfisema centriacinar aumenta quanto maior a quantidade de poeira retida nos pulmões (Ruckley *et al.*, 1984). A presença de retenção preferencial de cinzas, que inclui o quartzo, reduz a probabilidade destes achados em autópsias (Ruckley *et al.*, 1984). Exposições à sílica também se associam a maior prevalência de enfisema pulmonar (Hnizdo e Vallyathan, 2003).

As evidências de enfisema associado a fumos de *cádmio* são controversas, porém, há estudos clínicos e de mortalidade, sumarizados por Nemery (1998), claramente a favor de uma relação causal estabelecida.

Doença pulmonar obstrutiva crônica

As doenças obstrutivas respiratórias possuem uma forte relação com hábitos pessoais, notadamente o tabagismo, e com o ambiente, onde são veiculadas poeiras minerais e orgânicas, fumos, vapores e gases provenientes de fontes de poluição diversas, incluindo o domicílio, com potencial de agressão ao sistema respiratório. Exposições a agentes inaláveis em ambientes de trabalho associam-se ao desenvolvimento de doenças pulmonares obstrutivas crônicas, que representam uma importante parcela das doenças ocupacionais respiratórias. Calcula-se que no Brasil haja cinco milhões de portadores de Doença Pulmonar Obstrutiva Crônica (DPOC), o que significa que um, em cada 10 brasileiros, é portador de doença respiratória crônica[6].

A DPOC, apenas recentemente foi aceita como causalmente associada a exposições ocupacionais. As revisões de Becklake (1985; 1989) abordam a evolução de estudos epidemiológicos que levaram a conclusões mais definitivas. A *American Thoracic Society* (ATS) estabeleceu um comitê de especialistas para analisar o tema e publicou um estudo sobre a atribuição de exposições ocupacionais (risco) na DPOC e asma na população (Balmes *et al.*, 2003). Analisando-se estudos populacionais publicados em que foram apresentadas medidas de risco (Risco Relativo ou Razão de Chance), os autores calcularam o Risco Atribuível Populacional a três desfechos: BC, Limitação ao Fluxo Aéreo e Dispneia. A Tabela 38.4 sumariza os resultados. Em média, a ocupação foi responsável por 18% dos casos de DPOC.

Posteriormente à publicação da ATS, outros estudos somaram-se ao tema e foram sumarizados em revisões (Hnizdo, Vallyathan, 2003, Blanc, Torén, 2007, Blanc *et al.*, 2009). As evidências adicionais reforçaram as associações significativas entre ocupação, sintomas respiratórios e DPOC (Blanc *et al.*, 2009).

A deposição de poeiras minerais induz ao aparecimento de fibrose peribronquiolar e remodelamento brônquico (Churg, Wright, 2002). Sabe-se, também, que em portadores de deficiência de α1 antitripsina, exposições ocupacionais associam-se a maior prevalência de sintomas respiratórios e declínio acelerado da função pulmonar (Mayer *et al.*, 2000).

Como já assinalado, a multicausalidade da DPOC, a importância isolada do tabagismo como principal fator implicado na sua gênese e os poucos métodos de investigação clínica individual que determinem a contribuição relativa dos fatores de risco da doença, dificultam o estabelecimento da relação causal entre DPOC e ocupação. Cálculos de risco atribuível populacional estimam que o tabagismo é responsável por 80% dos casos de DPOC. Portanto, 20% de casos de uma doença de alta prevalência na comunidade não são atribuíveis ao tabagismo. Em trabalhadores da indústria da construção portadores de DPOC, as exposições ocupacionais foram consideradas como causa da doença em 10% dos fumantes e 50% dos não fumantes (Bergdahl *et al.*, 2004).

Além disso, as possíveis interações entre tabagismo e exposições ocupacionais devem ser consideradas. Ambas as agressões atuam como modificadoras de efeitos. Um estudo recente analisando 1202 indivíduos demonstrou um OR=2,11 (1,59-2,82) no risco de DPOC em expostos a gases, vapores, fumos e poeiras. Quando a exposição referida associou-se ao tabagismo, houve um potente efeito sinérgico no risco de DPOC, OR=14,1(9,33-21,2) (Blanc *et al.*, 2009).

▶ Doenças do parênquima pulmonar e pleura

Doenças relacionadas à sílica

A exposição à poeira de sílica associa-se a vários desfechos, sendo os principais: a silicose, tuberculose, doenças respiratórias obstrutivas, doenças autoimunes e câncer de pulmão (Leung, Yu, Chen, 2012). Tais doenças podem ocorrer independentemente da presença de silicose, embora sejam mais comuns quando ela está presente.

Na natureza, ocorrem três formas de sílica livre cristalina, representadas pelo quartzo, cristobalita e tridimita, sendo o quartzo a mais comum delas. Possuem diferentes potenciais tóxicos, podendo ser convertidas de uma forma à outra, sob condições especiais de temperatura, como por exemplo, em situações industriais (Kitamura, Bagatin, De Capitani, 1996). Em combinação com outros cátions (ferro, magnésio, alumínio etc.), forma compostos de sílica denominados silicatos. A sílica livre cristalina é extremamente tóxica para o macrófago alveolar, devido a suas propriedades de superfície, que levam à lise celular.

---

[6] https://www.who.int/respiratory/gard/events/FINAL%20Q&A%20GARD%20Brazil%2003_10_06.pdf

Tabela 38.4. A contribuição de exposições ocupacionais em relação à carga de DPOC					
Desfecho	Número de estudos	Número de indivíduos envolvidos	Número de países	Média do risco atribuível (%)	Intervalo (%)
Dispneia	6	>25.000	6	13	6-30
BC	8	> 38.000	8	15	4-24
DPOC	5	>12.000	5	18	12-55

Balmes *et al.*, 2003

A ocorrência da doença depende de vários fatores, dentre eles, a suscetibilidade individual, o tamanho das partículas, o tempo de exposição, a concentração de sílica livre respirável. Além destes, a sílica recentemente fraturada possui toxicidade ampliada, devido ao maior poder de gerar reações de oxirredução. O risco de formação de nódulos silicóticos clássicos está relacionado, geralmente, a poeiras respiráveis que contenham mais de 7,5% de quartzo na fração respirável. Porém, é necessário lembrar que a presença de outros minerais pode aumentar ou diminuir a toxicidade da sílica. Portanto, a avaliação de risco deve estar embasada, preferencialmente, em medições qualitativas e quantitativas da poeira respirável.

A Fig. 38.9 mostra a influência do conteúdo de sílica livre e outros minerais em relação à silicose clássica (Nagelschmidt, 1960).

Silicose

A silicose é uma pneumoconiose conhecida desde a Antiguidade, causada pela inalação de poeira contendo sílica livre cristalina (Silicosis and Silicate Disease Committee, 1988; ATS 1997). É uma doença de origem tipicamente ocupacional, embora existam relatos de alterações radiológicas sugestivas de silicose em habitantes de comunidades de regiões desérticas (Norboo *et al.*, 1991, Xu-Xz *et al.*, 1993). É irreversível e não passível de tratamento, podendo cursar com graves transtornos para a saúde e para a situação socioeconômica do trabalhador.

Nos países desenvolvidos, embora sua incidência tenha diminuído devido a medidas de controle ambiental, substituição da sílica em algumas operações e conscientização de empresas e trabalhadores, casos continuam sendo notificados pelos sistemas de vigilância. Nos EUA, em três Estados (Michigan, Ohio e New Jersey), foram registrados 879 casos de silicose, no período de 1993 a 2002 (NIOSH, 2008).

Nos países em desenvolvimento, a silicose é um sério problema de Saúde Pública, apresentando elevados índices de prevalência e incidência, apesar de ser potencialmente evitável. Nestes países encontram-se situações de trabalho com exposições descontroladas ou pouco controladas. Na África do Sul, estima-se que a mineração subterrânea do ouro empregue atualmente cerca de 350.000 pessoas, e estudos mostram taxas de silicose elevadas, cujas diferenças dependem de variações nas metodologias empregadas. De acordo com diversos autores (Murray, Kielkowski, Reid, 1996, 1993; Steen *et al.*, 1997, Trapido, 1996; Hnizdo, Sluis-Cremer, 1993), as prevalências de silicose variaram de 12,8% a 58,5%%, sendo que as mais elevadas foram encontradas no estudo de Hnizdo e Sluis-Cremer (1993), no qual foram analisados resultados de autópsias em ex-mineiros: 58,5% da amostra com alterações típicas de silicose, baseado em achados de autópsia, e 23% baseado nas alterações radiológicas. Ressalta-se, ainda, que um estudo recente, baseado em autópsias efetuadas nos últimos 30 anos, mostrou que as taxas de silicose dentre mineiros de ouro estão aumentando, denotando a falta de controle dos níveis de poeira nas minas sul-africanas (Nelson *et al.*, 2010). Na Índia, existem relatos de prevalências que variam de 22% a 54,5% (Jindal, Whig, 1998). Na China, estima-se a ocorrência de mais de 600.000 casos acumulados de pneumoconioses nas últimas seis décadas. Apenas no ano de 2007 foram registrados mais de 4.000 casos de silicose[7].

No Brasil, a silicose é a pneumoconiose de mais elevada prevalência, devido à ubiquidade da exposição à sílica (Mendes, Carneiro, 1997). Embora tenham ocorrido nítidas melhorias nas condições de trabalho em alguns setores, nas últimas décadas, casos de silicose continuam a ser diagnosticados com frequência. A relação das atividades de risco é vasta:

- indústria extrativa mineral: mineração subterrânea e de superfície, incluindo garimpos;
- beneficiamento de minerais: corte e acabamento de rochas ornamentais; britagem; moagem; lapidação de pedras preciosas, semipreciosas e quartzo;
- indústria de transformação: cerâmicas; fundições que utilizam areia no processo; vidro;
- indústria de abrasivos; cosméticos; e
- atividades mistas: protéticos; cavadores de poços; artistas plásticos; jateadores de areia.

---

[7] Disponível em www.clb.org.hk. China Labour Bulletin. Research Reports.The Hard Road. Seeking justice for victims of pneumoconiosis in China, April 2010

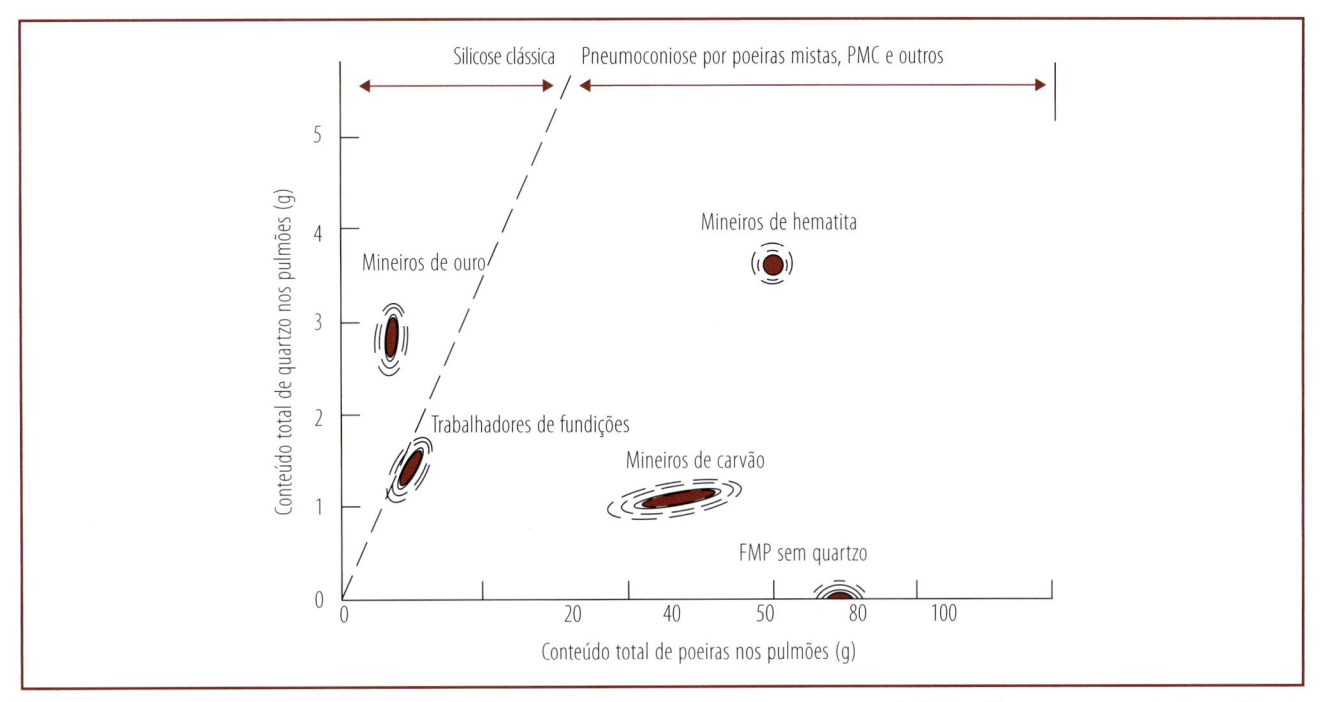

Fig 38.9. Associação entre conteúdo de quartzo e conteúdo de poeira total em pacientes com pneumoconiose avançada. A linha oblíqua separa os casos de silicose clássica de outras pneumoconioses, mostrando de forma indireta a toxicidade do quartzo (Reproduzido de Nagelschmidt G. British Journal of Industrial. Medicine, 17:247-59, 1960).

As estatísticas nacionais sobre a doença são limitadas, especialmente devido ao subregistro de casos no mercado informal de trabalho. Em 1978, estimou-se no país entre 25 e 30 mil o número de portadores de silicose, através de inquérito em hospitais de tisiologia na região Sudeste (Mendes, 1978). Ainda hoje, a maior parte dos casos registrados é proveniente da mineração subterrânea de ouro (MG e BA). Atualmente, no Brasil, o número estimado de trabalhadores, no mercado formal, expostos a poeiras contendo sílica por pelo menos 30% da jornada de trabalho é superior a três milhões (Ribeiro, 2010). Este cálculo baseia-se na construção de uma Matriz de Exposição Ocupacional abrangendo trabalhadores do mercado formal. Este método de estimativa de populações expostas é de utilidade, mas não avalia o risco efetivo. Por exemplo: um pedreiro da construção civil é classificado como exposto, porém a granulometria das poeiras geradas na sua atividade condicionam um mínimo risco de desenvolver silicose.

Dados nacionais sugerem ser Minas Gerais o Estado com maior número de casos de silicose. Estes números são compostos por casuísticas acumuladas, provenientes de mineração de ouro da região de Nova Lima e Raposos (INSS, 1998) e, mais recentemente, pelo crescente registro de casos no mercado informal, especialmente em lapidários e garimpeiros de pedras preciosas e semipreciosas (Ferreira et al., 2008; Chiavegatto et al., 2010).O contraste entre as taxas de prevalência reflete as diferentes condições de exposição em cada grupo analisado. As principais atividades, com respectivos registros de prevalência de silicose são: indústria cerâmica: 3,9% (Oliveira, 1988); atividades em pedreiras: 3,0% (Franco, 1974); jateamento de areia na indústria naval: 23,6% (Comissão Técnica de Pneumopatias Ocupacionais do Estado do Rio de Janeiro, 1995); perfuração de poços: 17% (Holanda et al., 1999). Atualmente, o perfil da silicose no Brasil vem mudando, com uma diminuição de casos provenientes da indústria formal e um aumento de casos provenientes da informalidade, com predomínio de indivíduos mais jovens e com alterações radiológicas mais avançadas (Carneiro et al., 2000; Chiavegatto et al., 2010). O mesmo tem ocorrido em empresas pequenas, que podem apresentar situações de trabalho semelhantes às da informalidade, como constatado em algumas pedreiras e beneficiadoras de quartzito em MG (Barbosa et al., 2011).

Classicamente, são descritas três formas clínicas distintas: a crônica, a acelerada e a aguda, com diferentes expressões radiológicas e histopatológicas (Silicosis and Silicate Disease Committee, 1988; Leung, Yu, Chen, 2012):

a) Silicose crônica: também conhecida como forma nodular simples, é a mais comum e ocorre após longo tempo do início da exposição, que pode variar de 10 a 20 anos, sob níveis relativamente baixos de sílica. É caracterizada pela presença de pequenos nódulos difusos (menores que 1 cm de diâmetro), que predominam nos terços superiores dos pulmões (Fig 38.10). O pulmão encontra-se rijo à palpação, com nódulos escuros, endurecidos, distribuídos de forma aleatória (Fig 38.11a). A histologia mostra nódulos peribroncovasculares e subpleurais, com camadas concêntricas de colágeno e presença de estruturas birrefringentes à luz polarizada (Fig 38.11b). Com a progressão da doença, os nódulos podem coalescer, formando conglomerados maiores e, eventualmente, substituindo parte do parênquima pulmonar por fibrose colágena. Os pacientes costumam ser assintomáticos ou apresentar sintomas que, em geral, são precedidos pelas alterações radiológicas. A dispneia aos esforços é o principal sintoma e o exame físico, na maioria das vezes, não mostra alterações significativas no aparelho respiratório (Becklake, 1994; Mossman, Churg, 1998). Este tipo de silicose pode ser exemplificado com os casos observados na indústria de cerâmica no Brasil (Bagatin, 1988).

b) Silicose acelerada ou subaguda: caracterizada por apresentar alterações radiológicas mais precoces, normalmente após cinco a dez anos do início da exposição. Histologicamente encontram-se nódulos silicóticos, semelhantes aos da forma crônica, porém em estágios mais iniciais de desenvolvimento, com componente inflamatório intersticial intenso e descamação celular nos alvéolos. Os sintomas respiratórios costumam ser precoces e limitantes, além de maior potencial de evolução para formas complicadas da doença, como a formação de conglomerados e de fibrose maciça progressiva (Fig 38.12a e 38.12b) como observada com frequência em cavadores de poços (Deus Filho et al., 1982; Holanda et al., 1995), lapidários e garimpeiros (Chiavegatto et al., 2010) e trabalhadores de quartzito (Barbosa et al., 2011).

c) Silicose aguda: forma rara da doença, associada a exposições maciças à sílica livre, por períodos que variam de poucos meses até quatro ou cinco anos, como ocorre no jateamento de areia ou moagem de pedra. Histologicamente é representada pela proteinose alveolar associada a infiltrado inflamatório intersticial. A dispneia costuma ser incapacitante e pode evoluir para morte por insuficiência respiratória. Em geral, ocorre tosse seca e comprometimento do estado geral. Ao exame físico auscultam-se crepitações difusas. O padrão radiológico é bem diferente das outras formas, sendo representado por infiltrações alveolares difusas, progressivas, às vezes acompanhadas por nodulações mal definidas (Ferreira, 1997; Ferreira, 1999).

A silicose pode progredir independentemente da continuidade da exposição e é consequente à toxicidade da sílica cristalina, fagocitada e, posteriormente, pela destruição do macrófago alveolar, liberada, perpetuando o ciclo evolutivo da doença. O risco de progressão é mais elevado para trabalhadores com exposição excessiva, silicose precoce, reação orgânica intensa, e depende da suscetibilidade individual. A manutenção da exposição após o diagnóstico da doença é contraindicada, pois favorece a progressão e leva a um pior prognóstico (Carneiro et al., 2006).

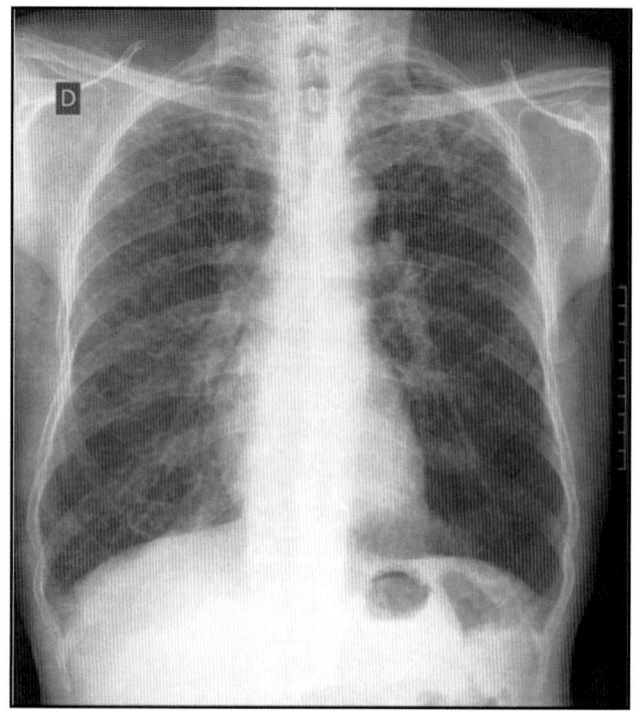

Fig. 38.10. Silicose em paciente masculino, 73a, trabalhou em cerâmica de louça sanitária de 1963-1988. RX de Tórax apresenta opacidades redondas classificadas como 2/3 qq e grande opacidade "A" no campo superior esquerdo.

As complicações consequentes à silicose são diversas. O pneumotórax espontâneo pode ocorrer na forma simples da silicose, mas é bem mais comum nas formas acelerada e aguda (Seaton, 1995). Formas avançadas de silicose podem ser acompanhadas por sintomas de *cor pulmonale*. Um estudo de 732 autópsias em mineiros e ex-mineiros mostrou que os principais fatores relacionados à ocorrência de *cor pulmonale* foram o enfisema e a silicose avançada (Murray, Reid, Kielkowski, 1993).

O diagnóstico da silicose é baseado na radiografia de tórax, em conjunto com história clínica e ocupacional coerentes. Atualmente, com o avanço nos exames de imagem, especialmente com o maior uso da tomografia computadorizada de alta resolução, cada vez menos são necessários procedimentos invasivos, como a biópsia pulmonar.

Um inquérito rigoroso sobre a profissão, ramo industrial, atividades específicas detalhadas, presentes e passadas, é fundamental para a caracterização da exposição. A silicose, excepcionalmente, é decorrente de atividade não profissional; em casos de suspeita com história ocupacional negativa, impõe-se um inquérito sobre *hobbies*, região de moradia, outras atividades de lazer ou domésticas.

A silicose crônica caracteriza-se pela presença de opacidades nodulares do tipo p, q ou r. As lesões tendem a ser difusas, simétricas, com predomínio nos campos superiores. A progressão das lesões pode, além do aumento de profusão, mostrar um aumento no diâmetro médio dos nódulos, chegando à coalescência (ax) e grandes opacidades. Estas

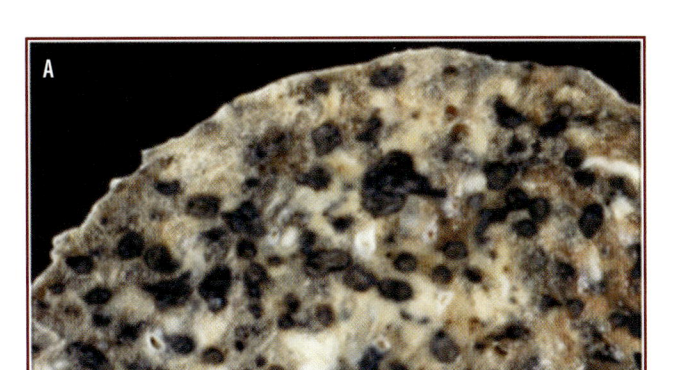

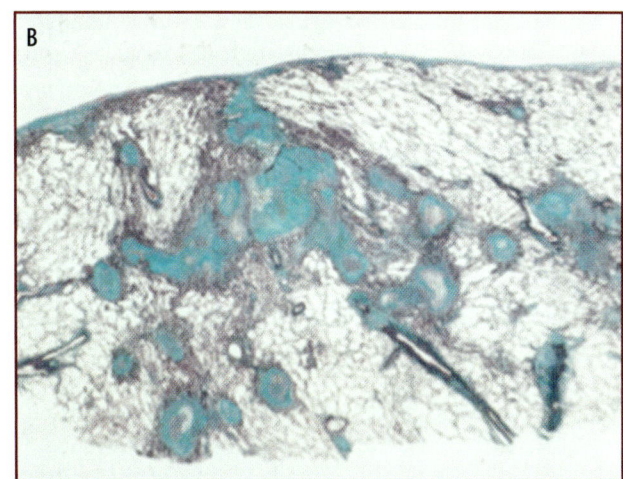

Fig. 38.11. Silicose (**A**) Corte macroscópico de pulmão revelando nódulos silicóticos disseminados, pigmentados e endurecidos, incluindo nódulos na região subpleural e, (**B**) corte histológico em pequeno aumento, mostrando nódulos silicóticos isolados e conglomerados, com a típica deposição concêntrica de colágeno e pulmão normal de entremeio (Cortesia do Dr. Koichi Honma, Universidade de Dokyio, Japão).

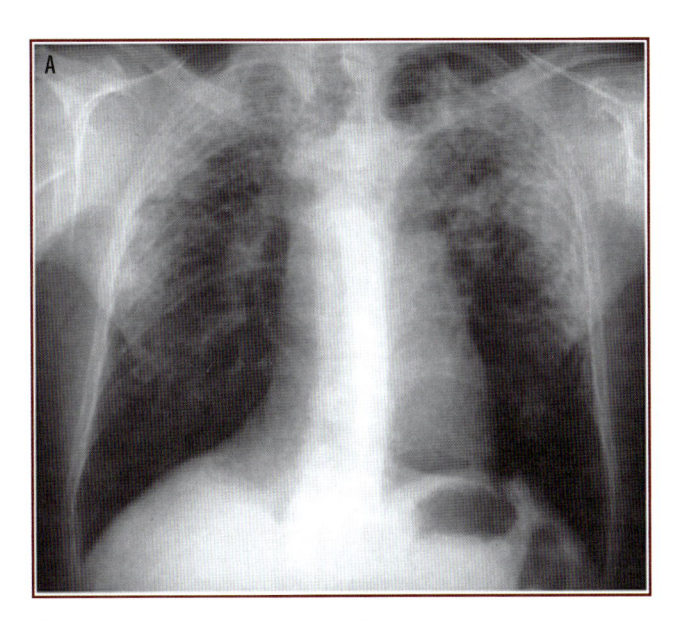

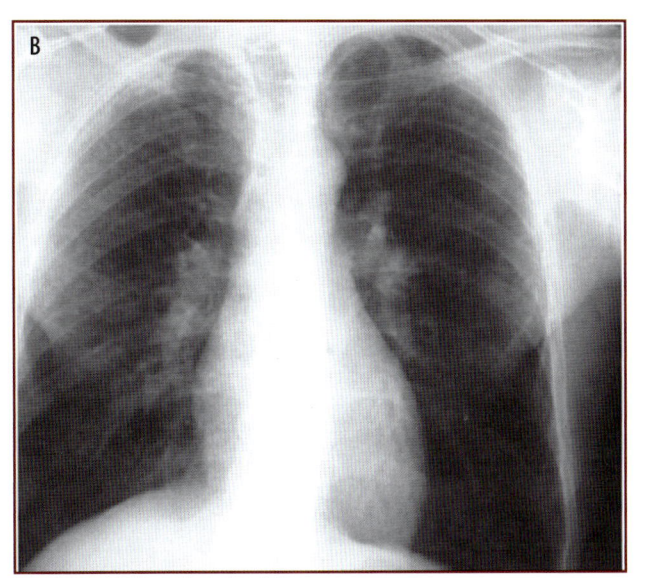

Fig. 38.12. Silicose acelerada. Paciente de 42 anos, operador de jateamento abrasivo com areia de 1987 a 2002 em manutenção de carrocerias. (**A**) Raio X de Tórax de 11/2002 revelando nódulos bilaterais, tipo qq ½, espirometria com CVF=4,33l e VEF1=3,68l, (**B**) Raio X de Tórax de 06/2003 revelando profusão 3/2 rq, símbolos ax e di. Espirometria com CVF=3,98 e VEF1=3,45.

últimas, normalmente, aparecem nos campos superiores e médios, crescendo em direção aos hilos e são usualmente bilaterais e simétricas. Com o tempo, essas massas tendem a se contrair, surgindo enfisema e bolhas no parênquima adjacente. Essa condição também é conhecida como fibrose maciça progressiva (Graham, 1998; Fraser et al., 1999a).

São achados frequentes em silicose o aumento hilar (hi), as linhas B de Kerley (kl), a distorção das estruturas intratorácicas (di), a coalescência de pequenas opacidades (ax) e as calcificações ganglionares em casca de ovo (*egg shell* – es). Quando existe predomínio de lesões irregulares deve-se pensar na presença de comorbidades, como enfisema, colagenoses e tuberculose (Seaton, 1995).

O espessamento pleural não é comum na silicose simples, podendo ser encontrado nas formas complicadas e nas associações com tuberculose. O encontro de derrame pleural sugere condições coexistentes, como insuficiência cardíaca congestiva e carcinoma broncogênico (Graham, 1998).

As provas de função pulmonar não têm aplicação no diagnóstico da doença, mas são indispensáveis no estabelecimento de incapacidade de pacientes com silicose. A espirometria simples é recomendada, ocasionalmente acrescida de testes mais sofisticados de medidas de volumes pulmonares, difusão de monóxido de carbono e teste de exercício.

A constatação de valores espirométricos normais, ou próximos à normalidade, deve-se ao fato de a maioria dos estudos ter delineamento transversal, além do efeito da seleção da força de trabalho, pois normalmente são ocupações que exigem um bom desempenho físico (o conhecido "efeito do trabalhador sadio" ou "saudável").

Não existem padrões de disfunção típicos em silicose. A forma nodular simples geralmente acompanha-se de espirometrias normais ou pouco alteradas. O padrão obstrutivo é o mais comum nas fases iniciais (Becklake, 1994). Nas formas complicadas, como nas grandes opacidades ou fibrose pulmonar maciça, há uma tendência a predomínio do padrão restritivo ou misto, que pode, ainda, estar associado à diminuição da capacidade de difusão e hipoxemia, assim como nas formas agudas da doença (Seaton, 1995). Deve-se, ainda, considerar a participação de outros fatores, como o tabagismo e presença de doenças concomitantes, como sequelas de tuberculose e enfisema, quando se avalia a disfunção pulmonar em silicóticos.

A graduação da dispneia, através da utilização de questionários padronizados sobre sintomas respiratórios, tem sido recomendada na avaliação da disfunção pulmonar. Porém, nota-se que nem sempre existe relação das escalas de dispneia com os testes de função pulmonar, uma vez que a dispneia pode ser decorrente de uma série de fatores não pulmonares, como: cardiovasculares, emocionais e neuromusculares. Além disso, deve-se ressaltar que trabalhadores que reclamam indenizações ou benefícios previdenciários podem, em alguns casos, tender a "exagerar" nos sintomas (Morgan, 1979).

Testes mais complexos, como a difusão pulmonar do monóxido de carbono (DLCO) e exercício, são recomendados quando existe discrepância entre sintomas e função. Neder (1995), ao estudar 75 silicóticos, encontrou que apenas 20,5% apresentavam alterações nos testes de função pulmonar em repouso, enquanto 41% apresentavam redução da tolerância ao exercício, com medida do consumo máximo de oxigênio.

A avaliação da incapacidade, compreendida como o impacto da disfunção na vida do indivíduo, é complexa e envolve, além da disfunção respiratória, questões como idade, fatores socioculturais, tipo de requerimento energético da profissão exercida.

Associação com tuberculose

A associação da tuberculose com a exposição à sílica é conhecida. Em silicóticos, a ocorrência de tuberculose é considerada uma temida complicação, uma vez que normalmente implica em rápida progressão da fibrose pulmonar (Balmes, 1990). A causa do aumento da suscetibilidade à tuberculose em pacientes expostos à sílica, provavelmente, está relacionada à toxicidade macrofágica, além da alteração de drenagem linfática pulmonar. Em um estudo prospectivo, realizado em mineiros de ouro na África do Sul, o risco relativo de adquirir tuberculose foi de 2,8, comparando-se silicóticos com não silicóticos, demonstrando-se, ainda, uma taxa anual de incidência quase três vezes maior, comparando-se os silicóticos na categoria radiológica 3 com a silicóticos leves (categoria 1). Mesmo nos expostos não silicóticos, o autor demonstrou uma incidência de tuberculose aproximadamente três vezes maior que na população geral (Cowie, 1994). Resultados semelhantes foram encontrados pelo mesmo autor em estudo posterior (Cowie, 1998). Outro estudo prospectivo em mineiros de ouro da África do Sul demonstrou um risco relativo de tuberculose crescente em relação à quantidade acumulada de sílica inalada, mesmo em expostos não silicóticos (Hnizdo, Murray, 1998). Um estudo de 16.454 autópsias de mineiros que morreram de causas não naturais, no período de 1975 a 1991, demonstrou que a silicose era um preditor significativo para a tuberculose (OR=1,78), porém a relação inversa não era significativa (Murray, Reid, Kielkowski, 1993). Além dos fatores acima citados, há que se considerar a importância da coinfecção pelo HIV como forte fator predisponente à tuberculose, conforme amplamente descrito em mineiros de ouro da África do Sul (Rees et al., 2010).

Dados que levam à suspeição de silicotuberculose são uma rápida progressão de lesões, formação de conglomerados e grandes opacidades, além dos sintomas constitucionais como astenia, emagrecimento e febrícula persistente. Atualmente, as taxas de cura da tuberculose em silicóticos não complicados são semelhantes às da tuberculose na população geral.

No Brasil, o II Consenso Brasileiro de Tuberculose (SBPT, 2009), bem como as Diretrizes Nacionais para Controle de Tuberculose, recomendam que, na silicose, o tratamento da tuberculose latente está indicado nos pacientes assintomáticos, com radiografia de tórax sem evidências de lesões primárias e/ou secundárias de tuberculose doença, e que sejam reatores fortes ao PPD (induração maior ou igual a 10 mm). O medicamento de escolha é a Isoniazida durante seis meses. Segundo as normas da Organização Mundial de Saúde, os pacientes com silicose que apresentem TB doença devem fazer o tratamento, com prolongamento de sua duração para nove meses.[8]

Doenças pulmonares obstrutivas crônicas associadas à sílica

O enfisema pulmonar e a DPOC têm sido associados à exposição à sílica em vários estudos, independentemente do tabagismo, da mesma forma que outras poeiras minerais, já comentadas neste capítulo. O enfisema tem sido demonstrado, especialmente, após o início da utilização da tomografia

---

[8] Disponível em: http://www.who.int/tb/publications/global_report/2011/gtbr11_full.pdf

de tórax (Cowie, Hay, Thomas, 1993, Bégin, Filion, Ostiguy, 1995, Talini et al. 1995).

Em mineiros de ouro da África do Sul, demonstraram-se correlações entre DPOC, incapacidade respiratória e enfisema, à autópsia, com a dose de exposição a poeiras contendo sílica (Hnizdo, Murray, Davison, 2000). Na Grã-Bretanha, demonstrou-se que pode haver perdas funcionais incapacitantes após 40 anos de exposição continuada a 0,1-0,2 mg/m^3 de sílica (Rushton, 2007).

Doenças autoimunes

Doenças do colágeno, como a esclerose sistêmica progressiva, a artrite reumatoide e o lúpus eritematoso sistêmico têm sido relacionadas à silicose (Seaton, 1995). Dessas, a associação com a esclerose sistêmica progressiva é a que possui estudos mais consistentes (Francia, Monarca, Cavallot, 1959; Silicosis and Silicate Disease Committee, 1988; Steenland, Goldsmith, 1995; Steenland, Brown, 1995; ATS, 1997). Possivelmente, este fato está ligado à contínua estimulação imunitária que ocorre na região alveolar em pacientes suscetíveis de desenvolver doenças autoimunes. A associação com colagenoses pode levar a um predomínio de opacidades irregulares aos raios X, além do quadro clínico e laboratorial característico de cada uma delas.

Existem relatos de glomerulonefrite em silicóticos e em expostos à sílica e aumento de mortalidade por doença renal crônica (Silicosis and Silicate Disease Committee, 1988; Steenland et al., 1990; Steenland, Brown, 1995). Um estudo recente demonstrou uma tendência dose-dependente significativamente crescente de doença renal crônica em expostos à sílica (Vupputuri et al., 2012).

Câncer de pulmão

Em 1996, a Agência Internacional de Pesquisa Sobre o Câncer (IARC) classificou a sílica no grupo I, ou seja, substância descrita como carcinogênica para o ser humano. Referimos os leitores à seção de "câncer ocupacional" deste capítulo, e ao capítulo sobre "neoplasias malignas e sua relação com o trabalho", neste livro (Capítulo 29).

Doenças associadas ao asbesto

O asbesto é conhecido e manipulado desde a Antiguidade, porém as doenças associadas à sua exposição foram diagnosticadas e reconhecidas apenas no início do século XX. Primeiramente foi descrita a asbestose, seguindo-se o câncer de pulmão, as alterações pleurais não malignas e, finalmente, o mesotelioma de serosas, principalmente pleura e peritônio. Mais recentemente, a exposição ocupacional ao asbesto – juntamente com outras poeiras minerais – foi associada como causa de limitação crônica ao fluxo aéreo (Kennedy, 1996).

Todos os tipos de asbesto associam-se à ocorrência das alterações citadas acima (Lemen, 2011), apesar de as fibras de crisotila terem uma menor biopersistência no pulmão, devido ao tipo de fragmentação física e à sua digestão pelos mecanismos de defesa pulmonares. As fibras de anfibólios são extremamente persistentes no tecido pulmonar e, portanto, promovem, por tempo mais prolongado, a produção de radicais livres e espécies reativas de oxigênio. Ambas as famílias de asbesto desencadeiam processos relacionados à fibrose e à iniciação carcinogênica por lesão molecular do DNA. A ocorrência geológica de crisotila pura é uma raridade, e mesmo nos países onde isso aparentemente ocorre, como Rússia, Zimbabwe, Brasil, Itália e China, as alterações pulmonares e pleurais secundárias à exposição estão bem documentadas (Piolatto et al., 1990, Bagatin et al., 2005). Na Rússia e China, análises de tecido pulmonar de mineradores tem mostrado a presença de tremolita, apesar das análises geológicas mostrarem apenas crisotila (Lemen, 2011).

A tendência de decréscimo, ou mesmo eliminação da utilização de asbesto no mundo, é um fato, com um número crescente de países que legalmente proibiram sua mineração, transformação e comércio, tendo em vista seus efeitos deletérios, incluindo populações não ocupacionalmente expostas. Mesmo que este risco seja eliminado no país, certamente seremos testemunhas de suas consequências nos próximos 50 anos.

No ano de 2011, o Brasil foi o terceiro produtor, o quarto consumidor e o segundo exportador mundial de asbesto. Em 2007, 68% da produção nacional de amianto, correspondendo a 173 mil toneladas, foram exportadas (Silva, Etulain, 2010). Os principais mercados externos são Índia (45,6%), Indonésia (17,1%), Tailândia (10,3%) e México (7,1%). Os 32% restantes da produção nacional de amianto foram destinados à indústria de fibrocimento brasileira, para a fabricação de telhas e, em menor medida, caixas d´água (Silva, Etulain, 2010). Os processos de trabalho nos quais o asbesto ainda é, ou foi, a principal matéria prima são: mineração; produtos de cimento-amianto (caixas d'água, tubulações e telhas); materiais de fricção (pastilhas de freios e discos de embreagem); gaxetas e outros materiais de vedação; produtos têxteis (tecidos resistentes ao fogo); processos de isolamento térmico industrial, como em tubulações, vasos, reatores, caldeiras e fornos; processos de isolamento térmico em construção civil, como em lareiras, encanamentos de água quente e sistemas de aquecimento central.

Atualmente, calcula-se em menos de 10.000 trabalhadores brasileiros ocupacionalmente expostos na indústria extrativa e de transformação do asbesto. Além destes, há um grande contingente de trabalhadores que manipulam produtos de asbesto na indústria de construção civil, em atividades de instalação de coberturas, caixas d'água e demolições, cujo número é desconhecido, e, no setor de manutenção de veículos (cerca de 225.000), expostos diretamente ou inadvertidamente, o que limita o controle ocupacional apenas a uma pequena parcela dos expostos, inviabilizando o "uso controlado" (Mendes, 2007).

Asbestose

A asbestose é a pneumoconiose associada ao asbesto. É uma doença de cunho eminentemente ocupacional. O primeiro caso clínico foi relatado à entidade encarregada de indenizar doenças ocupacionais da Inglaterra, em 1906, em paciente exposto em atividade de cardagem de asbesto em indústria têxtil. No mesmo ano, na França, um relatório ao Ministério do Trabalho francês notificava cerca de 50 casos de morte por fibrose pulmonar secundária à exposição ao asbesto em indústria têxtil (Selikoff, Greenberg, 1991). O caso clínico, no entanto, que deu notoriedade à doença e foi nomeado pela primeira vez como asbestose pulmonar foi descrito e publicado por Cooke, em 1924, e depois em 1927, também na Inglaterra, numa paciente empregada na indústria têxtil de asbesto (Cooke, 1924; Cooke, 1927; Selikoff, Greenberg, 1991).

Dados de prevalência de asbestose no Brasil ainda são escassos. A primeira referência sobre asbestose no Brasil é o estudo realizado nas minas de asbesto em Viriato, Nova Lima, MG, e na usina de beneficiamento do minério. Após realizarem minucioso estudo clínico e radiológico de 80 trabalhadores, os Drs. Carlos Martins Teixeira e Manoel Moreira identificaram seis casos de fibrose nas bases pulmonares, que julgaram compatíveis com formas iniciais de asbestose (Brasil. DNPM, 1956). Nogueira *et al.* (1975) publicaram um caso de asbestose em 1975. Seguiram-se os estudos de Riani Costa, envolvendo 86 trabalhadores da indústria de fibrocimento, com mais de dez anos de exposição, da região de Leme, SP, quando foram detectados 25% de casos de asbestose em amostra de trabalhadores com benefício concedido pelo INSS por doença pulmonar (Costa, Ferreira, Mendes, 1983). Em 1988, o Grupo Interinstitucional do Amianto, investigando o setor de fibrocimento no Estado de São Paulo, encontrou 5,8% de prevalência de asbestose entre trabalhadores ativos (Amancio, Bonciani, Urquiza, 1988). Em estudo clínico-radiológico de 828 ex-trabalhadores da indústria de fibrocimento do Município de Osasco (SP), que trabalharam no período entre 1941 e 1992, foram encontrados 90 trabalhadores (10,8%) com radiogramas de tórax com profusão >= a 1l0 (ILO, 1980), sendo que, destes, 74 (8,9% do total dos estudados) apresentaram alterações de TCAR compatíveis com asbestose (Algranti *et al.*, 2001). Avaliação de mineiros de asbesto nos Estados da Bahia e Goiás mostrou prevalência diferenciada de asbestose de 9,5% e alterações pleurais de 22% na mina da Bahia, em período de trabalho até 1962, e 2,7% e 4,1%, respectivamente, na mina de Canabrava, em Goiás, em período anterior à instalação de controle ambiental (Bagatin *et al.*, 2005).

Normalmente, a asbestose aparece após dez ou mais anos de exposição continuada. Há uma nítida relação dose-resposta entre exposição e asbestose (McDonald *et al.*, 1974; Becklake, 1976, Becklake, 1982). Fora as ocupações de exposição direta, há uma série de atividades profissionais que levam a exposições crônicas, às vezes a altos níveis de fibras, como o trabalho em construção civil – notadamente os encanadores –, colocação e reforma de telhados, isolamento térmico de caldeiras e tubulações e manutenção de fornos com materiais refratários. Há casos de asbestose com períodos de exposição inferiores a dez anos, e deve-se lembrar da possibilidade de doença após o afastamento do trabalho, uma vez que pode haver o aparecimento posterior de alterações no radiograma.

A asbestose é definida, em termos anatomopatológicos, como uma fibrose intersticial com presença de corpos asbestóticos, ou fibras de asbesto, relacionados à fibrose, no interior do parênquima pulmonar. Um comitê do Colégio Americano de Patologistas e do NIOSH dos EUA, em 1982, afirma que "os mínimos achados que permitem o diagnóstico de asbestose [no exame anatomopatológico] são focos discretos de fibrose nos bronquíolos respiratórios, associados a acúmulo de corpos asbestóticos" (Craighead *et al.*, 1982; Hammar, 2011a). Esta definição continua atual (Fig 38.13a e 38.13b). Há uma relação dose-efeito entre a exposição ocupacional e indicadores clínicos, funcionais e radiológicos na asbestose (Becklake, 1976; Acheson, Gardner, 1981; Becklake, 1982).

A doença caracteriza-se clinicamente por ausência de sintomas nas etapas iniciais e, na progressão, dispneia aos esforços, estertores crepitantes nas bases, baqueteamento digital, alterações funcionais e opacidades irregulares de predomínio basal ao Rx de tórax. As alterações radiológicas podem ser indistinguíveis das alterações da fibrose pulmonar idiopática (FPI). A presença de alterações pleurais, em geral ausentes na FPI, ajuda na distinção diagnóstica, mas não é fator essencial ao diagnóstico (Becklake, 1976; Becklake, 1982; Craighead *et al.*, 1982; De Capitani, 1993).

O aumento no recolhimento elástico ocorre em fase relativamente precoce da asbestose, refletindo alterações no parênquima pulmonar. Os fluxos diminuídos em diferentes pressões transpulmonares sugerem que local provável da alteração é a região peribronquiolar, o que é corroborado por estudos em animais de laboratório (Hiett, 1978) e no ser humano (Craighead *et al.*, 1982), mostrando que a exposição ao asbesto pode também levar à obstrução de pequenas vias. Estudo evolutivo da função pulmonar em coorte de expostos a asbesto na indústria de fibrocimento mostrou declínio nos parâmetros espirométricos, reforçando que o tabagismo tem efeito significativo e sinérgico com a exposição ao asbesto (Algranti *et al.*, 2012).

Embora as alterações funcionais e os sintomas clínicos sejam mais precoces na asbestose, quando comparados às pneumoconioses nodulares, o diagnóstico inicial é feito apenas com base nas alterações radiológicas e história ocupacional. As alterações funcionais características são de uma insuficiência respiratória restritiva, mas se considerarmos o

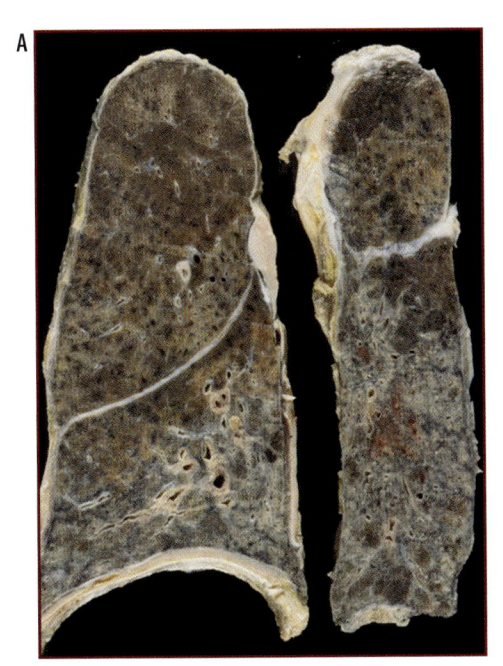

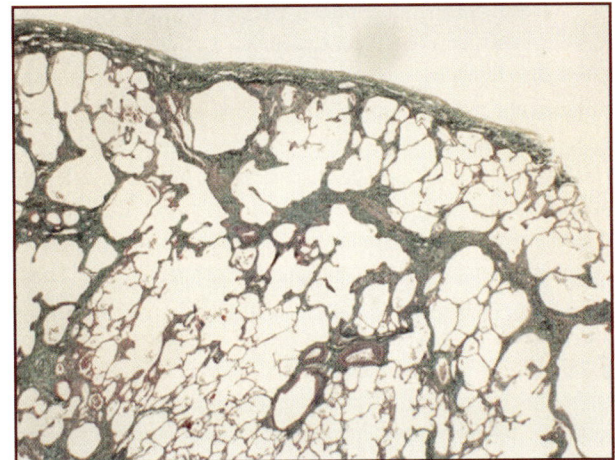

Fig 38.13. Asbestose e espessamento pleural pelo asbesto. a) Corte macroscópico de pulmões inflados demonstrando espessamento pleural incluindo cisuras e reticulado basal com brônquios dilatados e, b) corte histológico em pequeno aumento revelando discreto espessamento pleural, traves de fibrose septais formando pontes de fibrose paralelas à superfície pleural (Cortesia do Dr. Koichi Honma, Universidade de Dokyio, Japão).

A asbestose caracteriza-se radiologicamente pela presença de pequenas opacidades irregulares do tipo s, *t* ou *u* nos campos inferiores (Fig. 38.14a). Com a evolução da fibrose, pode haver uma diminuição progressiva dos volumes pulmonares e presença de opacidades irregulares em todos os campos. O espessamento da cisura horizontal (pi), o faveolamento parenquimatoso (ho) e a indefinição dos contornos cardíacos (ih) e diafragmáticos (id) são símbolos radiológicos frequentes na asbestose. Considerando-se que, em algumas exposições ao asbesto, podem existir contaminantes como a sílica, negro de fumo, talco e outros, é possível visualizarem-se opacidades regulares ao radiograma.

A tomografia computadorizada de alta resolução de tórax (TCAR) é de grande auxílio nos casos iniciais de asbestose, tem maior sensibilidade que a radiografia de tórax, e define melhor o padrão de alteração fibrótica inicial, permitindo avaliar áreas como os recessos diafragmáticos posteriores, onde se originam as alterações da asbestose. Além disso, o reconhecimento de placas pleurais, por este método, tem demonstrado ser superior à radiografia simples, além de distinguir casos de presença de gordura extrapleural simulando placas pleurais. Nos casos em que as alterações pleurais são muito exuberantes, a radiografia de tórax implica em dificuldade de se afirmar a presença de alterações parenquimatosas, devido à sobreposição de imagens pleurais.

À TCAR, pode-se observar cerca de seis padrões de alterações características de asbestose, que, no entanto, confundem-se com alterações secundárias à FPI (Aberle *et al.*, 1988; Akira *et al.*, 1990; Akira *et al.*, 1991; Harkin *et al.*, 1996; Webb, Muller, Naidich, 1996): (a) pequenos pontos ou linhas milimétricas centrolobulares, representando fibrose das estruturas centrolobulares; (b) linhas septais subpleurais, estendendo-se para dentro do pulmão perpendicularmente, com menos de 2 cm de comprimento, representando espessamento de septo interlobular; (c) linhas curvilíneas parenquimatosas subpleurais, com 1 a 10cm de comprimento, paralelas à pleura a cerca de 1 cm desta, representando confluência de fibrose intersticial peribronquiolar e provável colapso alveolar, devido à fibrose, com redução de volume dos respectivos lóbulos nessa região; (d) bandas parenquimatosas de cerca de 2 a 5cm conectadas à superfície pleural, representando cicatrizes fibróticas; (e) opacidades de tipo vidro fosco *(ground glass)* em áreas localizadas, principalmente nas regiões corticais dos pulmões, representando processo inflamatório tipo alveolite ou fibrose intralobular abaixo do limite de resolução da TCAR e (f) alterações de tipo faveolamento subpleural. O diagnóstico de asbestose utilizando-se imagens de TCAR pode ser feito quando houver imagens compatíveis com presença definitiva de fibrose pulmonar, que são presença de múltiplas bandas parenquimatosas com bronquiolectasias de tração e/ou faveolamento, ou na presença de, pelo menos, três das alterações acima descritas, numa sequência de, pelo menos, dois cortes, bilateralmente, e nas regiões basais (Gamsu *et al.*, 1995; Silva, Muller, 2008) (Fig 38.14b).

grande percentual de fumantes entre os trabalhadores brasileiros, podem ser detectados defeitos mistos ou obstrutivos puros pelo efeito combinado das exposições. Nas fases moderadas e avançadas da doença, pode-se encontrar também uma baixa DLCO. A associação com o tabagismo altera o padrão funcional. A capacidade pulmonar total pode manter-se normal na concomitância de fibrose radiológica, assim como uma queda proporcionalmente maior do VEF_1 em relação à CVF. Na avaliação individual, normalmente não é possível separar os efeitos funcionais devidos a estes dois fatores de risco, a menos que eles sejam discrepantes em relação à magnitude da exposição.

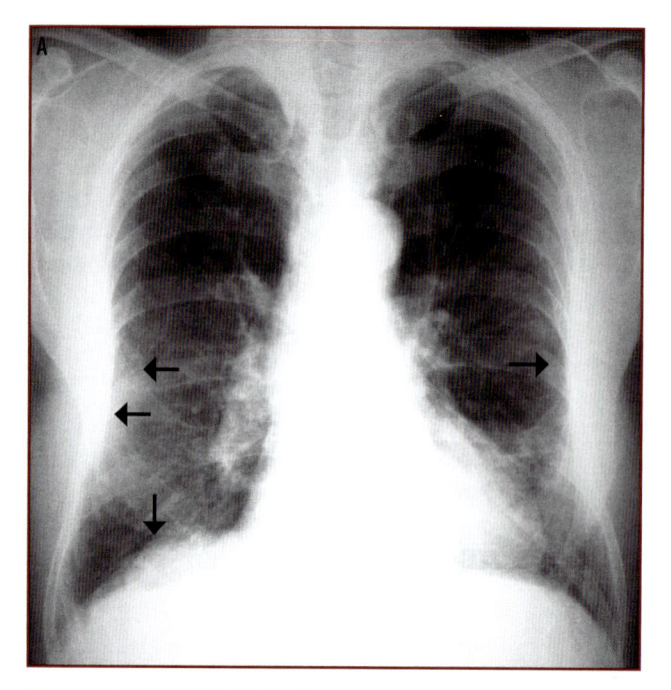

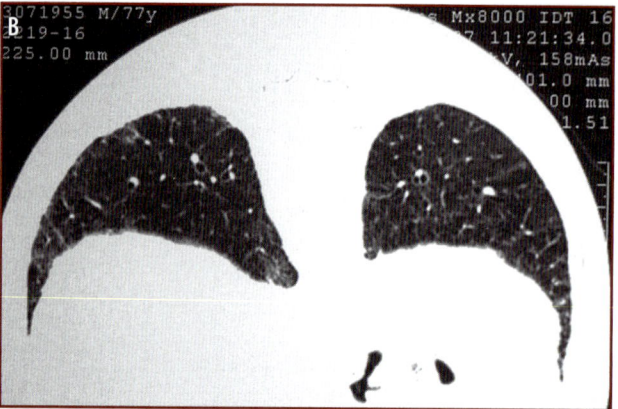

Fig. 38.14. Paciente de 77 anos exposto por 11 anos em indústria de cimento-amianto. a) RX de Tórax revelando a presença de infiltrado irregular nos terços inferiores ½ tt, placas pleurais de parede bilaterais em perfil (seta fina), frontais (setas grossas) e de diafragma direito (seta fina), b) corte de tomografia computadorizada de tórax de alta resolução mostrando na janela de parênquima alguns nódulos subpleurais, septos interlobulares espessados e áreas de vidro fosco subpleurais. Diagnóstico de Asbestose e Doença Pleural pelo Asbesto.

O aparecimento tardio de alterações radiológicas características de asbestose, em trabalhadores afastados da exposição há vários anos, ocorre com frequência, demandando seguimento contínuo desses trabalhadores.

Apesar dos critérios anatomopatológicos de diagnóstico da asbestose estarem bem definidos, a realização de biópsia pulmonar é exame de exceção. Apesar de nenhum sinal clínico ou radiológico, incluindo imagens de TCAR, ser específico de asbestose, a presença de alterações radiológicas características, associadas a história ocupacional compatível, autoriza o diagnóstico de asbestose, mesmo sem a presença de alterações funcionais (ATS, 1986b; Consensus Report, 1997).

Alterações pleurais não malignas

O acometimento pleural pela exposição ao asbesto é a alteração mais comum encontrada em expostos. Aparece sob a forma de espessamento pleural em placas, espessamento pleural difuso, derrame pleural benigno e atelectasias redondas. Calcificações pleurais são consequentes a espessamentos pleurais antigos, ficando cada vez mais evidentes com o avançar da idade. Elas ocorrem predominantemente na pleura parietal, ao longo dos trajetos de drenagem linfática na parede torácica, sobre o diafragma e na pleura mediastinal. Normalmente, aparecem após um período de latência prolongado, em torno de 15 a 20 anos, e não se associam a alterações funcionais de importância, a não ser que sejam extensas. Algranti *et al.* (2000a) demonstraram que a presença de placas pleurais (incluindo alguns casos com espessamentos pleurais difusos) contribui de forma independente para índices baixos de espirometria, bem como associação com dispneia. Não há evidências anatomopatológicas que indiquem que as placas pleurais sejam precursoras do mesotelioma (Herbert, 1986), no entanto, Edge (1979) estimou o risco de trabalhadores com placas pleurais, em estaleiros, desenvolverem mesotelioma, em aproximadamente 1/400 por ano.

Convém ressaltar que a relação dose-resposta para ocorrência de placas é muito mais fraca do que a relação para a ocorrência de asbestose. Quanto mais prolongada e mais intensa a exposição ao asbesto, maior o risco de ocorrência de placas, mas mesmo exposições muito leves e por pouco tempo podem promover o aparecimento de placas (Hillerdal, 1997). Familiares de trabalhadores expostos ao asbesto estão sob risco de desenvolver placas pleurais e mesotelioma, em função de contaminação domiciliar (Hillerdal, 1997). O espessamento pleural difuso acomete a pleura visceral e parietal do ângulo costofrênico em direção ao ápice pulmonar. As placas pleurais, quando em pequeno número e de pequena extensão, geralmente não causam reduções funcionais de significado clínico, enquanto que placas extensas ou fibrose pleural difusa podem causar redução de CVF (Jones, McLoud, Rockoff, 1988; Algranti *et al.*, 2000a), com difusão preservada, na ausência de fibrose pulmonar concomitante.

O derrame pleural benigno é um acometimento de diagnóstico retrospectivo, pois é necessário que o paciente seja acompanhado durante algum tempo para afastar outras possibilidades diagnósticas, como a tuberculose e o câncer de pulmão. É considerado como uma manifestação relativamente comum em trabalhadores expostos, quando se seguem grupos por cerca de 20 anos a partir do primeiro contato. Relatou-se incidência de 3% (34/1.035 expostos) contra nenhuma em não expostos (Epler, McLoud, Gaensler, 1982). Não há características bioquímicas de líquido pleural, nem de biópsia, que permitam uma caracterização do quadro, e muitos dos casos apresentam eosinofilia e linfocitose (Hammar, 2011b).

As imagens pleurais são as mais prevalentes em grupos ocupacionalmente expostos. As placas pleurais localizam-se preferencialmente na parede posterior, goteiras paravertebrais e sobre o diafragma, poupando os seios costofrênicos. A sua visualização depende da densidade da lesão e do ângulo de incidência dos raios X (Figs 38.14a e 38.15). Em uma incidência póstero-anterior, pode-se não visualizar placas frontais, caso a densidade radiológica não seja suficiente. Portanto, é comum pedirem-se radiografias em PA e oblíquas em expostos ao asbesto. O diagnóstico diferencial de placas pleurais inclui a presença de fraturas costais e de gordura subpleural. Esta última, normalmente bilateral, simétrica, homogênea, bem delimitada, na extensão da parede lateral até o ápice pulmonar. Uma placa densa pode ser confundida com uma massa tumoral intraparenquimatosa, geralmente diferenciada por incidências oblíquas.

Calcificações em placas são também frequentes e podem conferir uma aparência em "chama de vela", quando suas bordas estão calcificadas. Além da exposição ao asbesto, placas pleurais calcificadas ocorrem como consequência de tuberculose pleural antiga, empiema pleural pregresso ou traumatismo de tórax com hemotórax. Todas estas entidades podem ser facilmente descartadas pela história clínica e pela presença eventual de calos ósseos costais. A TCAR pode demonstrar a presença de placas não identificadas aos raios X simples, assim como visualizar os recessos pleurais, também de difícil análise, devido ao coração e à coluna (Mossman, Gee, 1989; Webb, Muller, Naidich, 1996; Silva, Muller, 2008).

Radiologicamente, o espessamento pleural difuso começa no seio costofrênico, apresentando-se como uma linha ao longo da face lateral do tórax. Também pode se traduzir como uma imagem difusa, homogênea, de velamento dos terços interiores pulmonares. O espessamento da pleura visceral é visto pelo espessamento das cisuras. Ocasionalmente, a pleura espessada sequestra uma parte do pulmão subjacente, causando imagens pseudotumorais, principalmente basais, posteriores, paravertebrais, com características radiológicas distintas, que permitem o diagnóstico de uma atelectasia redonda. A TCAR mostra-se extremamente útil na distinção desse processo "benigno" de uma massa tumoral (Webb *et al.* 1996; Hammar, 2011b).

Câncer de pulmão

Em 1955, a associação epidemiológica entre exposição ao asbesto e o câncer de pulmão foi comprovada de forma definitiva (Doll, 1955). A revisão recente do IARC (IARC, 2012) reforça a existência de evidência suficiente para carcinogenicidade, em humanos, de todas as formas de asbesto (crisotila, crocidolita, amosita, actinolita, tremolita e antofilita), enfatizando a relação de causa e efeito dessas fibras com câncer de pulmão, laringe, ovário e mesoteliomas, e ressaltando a inexistência de evidências, até o momento, que sustentem a carcinogenicidade para o trato digestivo veiculado por água potável contendo fibras de asbesto (IARC, 2012). No entanto, algumas considerações devem ser feitas:

- provavelmente existe uma associação mais nítida entre exposição aos anfibólios e câncer, do que à crisotila (Wagner *et al.*, 1982b);
- o risco de câncer varia de acordo com o ramo de atividade, sendo maior na indústria têxtil que utiliza asbesto, do que na mineração (Mossman, Gee, 1989);
- apesar de os primeiros casos de câncer por asbesto terem sido descritos em pacientes com asbestose, atualmente sabe-se que a asbestose não é um requisito do carcinoma de pulmão atribuível ao asbesto, mas sim, que as duas afecções são doenças independentes, associadas com uma determinada relação dose-reposta, sendo que o carcinoma de pulmão ocorre na ausência de asbestose (Consensus Report, 1997). Estima-se que o risco relativo para câncer de pulmão praticamente dobre para expostos ao asbesto em níveis de exposição cumulativa de 25 anos/fibra, níveis estes nos quais a asbestose é dificilmente detectável (Consensus Report, 1997). Em revisão, Becklake (1999) identificou nove trabalhos estudando a relação de exposição ao asbesto e ocorrência de câncer de pulmão, sendo que sete deles mostram não haver necessidade da presença de asbestose para explicar o índice elevado de casos em populações expostas.

O risco de câncer de pulmão em expostos ao asbesto é modificado pelo tabagismo. Inicialmente, foi proposto um modelo multiplicativo baseado nas primeiras coortes (Saracci, 1977), porém este modelo não se adaptou a outros grupos analisados (Saracci, 1987; Berry, Newhouse, Antonis, 1985). De qualquer forma, há um sinergismo entre estes dois riscos, seja ele aditivo ou multiplicativo (Becklake, 1982). Numa coorte de 370 trabalhadores em isolamento térmico, Sellikof, Hammond, Churg (1968) encontraram risco relativo de 92 em um subgrupo de pacientes tabagistas com asbestose.

As características de imagem são similares às do câncer de pulmão não associado ao asbesto, podendo apresentar sinais radiológicos associados à exposição ao asbesto, tais como opacidades irregulares e/ou placas pleurais (Fig 38.15). Os tipos celulares de câncer de pulmão associado à exposição ao asbesto seguem uma distribuição semelhante à encontrada na população em geral. O tipo histológico e a localização anatômica nos pulmões não têm qualquer valor na decisão de atribuição do câncer à exposição ao asbesto (Consensus Report, 1997). O câncer de pulmão associado ao asbesto não tem um comportamento clínico que o distinga do carcinoma broncogênico, podendo evoluir com manifestações devidas à fibrose e ao tumor.

Mesotelioma

Os mesoteliomas malignos (MM) afetam pleura, peritônio e pericárdio. Aparentemente, a ocorrência de mesotelioma de peritônio está relacionada a doses extremamente

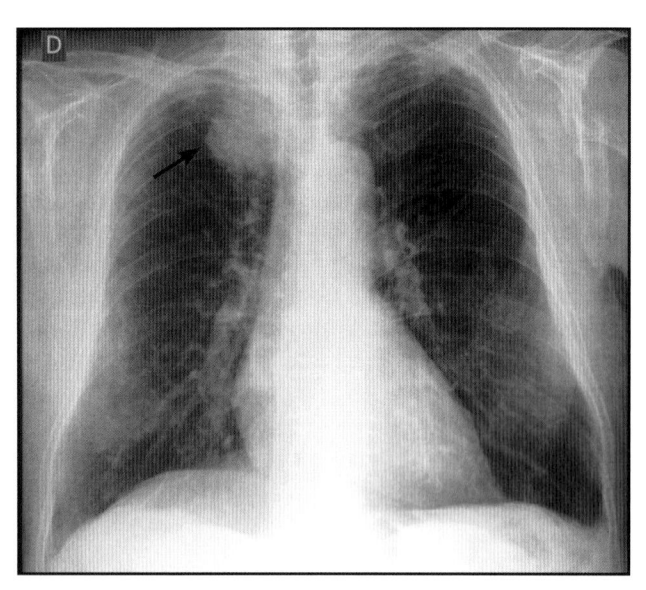

Fig 38.15. Paciente de 77 anos, trabalhou na indústria de cimento-amianto de 1969 a 1985, em fabricação de tubos e telhas. RX de Tórax apresentando placas pleurais de parede em perfil e frontais bilaterais e placas diafragmáticas. Presença de massa arredondada paramediastinal alta à direita (seta). Diagnóstico de adenocarcinoma de pulmão em 2011, 40 anos após o início da exposição.

elevadas de exposição. É, praticamente, a única neoplasia que apresenta relação causal tão conspícua com um agente ocupacional ou ambiental, o asbesto, a ponto de se poderem fazer previsões extremamente precisas sobre sua ocorrência epidemiológica futura, com base apenas nos padrões de exposição ao asbesto nas diversas localidades (Robinson et al., 2005).

A incidência de MM varia de acordo com o uso do asbesto. Países que não utilizaram asbesto apresentam uma incidência de "fundo" de um a dois casos por milhão de habitantes/ano, tanto em homens quanto em mulheres. Em décadas passadas, as taxas foram maiores em países onde a manipulação de asbesto foi importante: 2,2/milhão/ano nos EUA (Kannerstein, Churg, Elliot-McCaughey, 1978); 7,2/milhão/ano na África do Sul (Solomons, 1984), até 15,8/milhão/ano na Austrália (Leigh et al., 1991). As maiores taxas de óbito são encontradas na Grã-Bretanha, Austrália e Holanda. Atualmente, não se produzem nem se utilizam anfibólios comercialmente. A ocorrência de mesotelioma relaciona-se à exposição a fibras de anfibólios e crisotila, porém a potência dos anfibólios é superior à da crisotila (Hodgson, Darnton, 2000, Hammar, 2011b).

No Brasil, Franco et al. (1985) relataram três casos de MM de pleura, dos quais apenas um possuía anamnese ocupacional relatando ocupação passada com asbesto. Na região de Campinas, SP, onde existe relativa concentração de empresas manipuladoras de fibrocimento e fabricantes de freios e discos de embreagem, foram descritos três casos de MM de pleura, tendo sido constatada exposição ocupacional em um deles, ocupacional indireta em outro, e domiciliar, a partir de asbesto trazido pelo pai, em um terceiro (De Capitani et al., 1997a). Dados sobre diagnósticos e óbitos por MM provêm de banco de dados de registros de base populacional INCA/MS e registros de mortalidade SIM/MS. Pedra et al. (2008) demonstraram uma tendência progressiva de óbitos por câncer de pleura e mesoteliomas, analisando dados do SIM/MS de 1980 a 2003. Na região Sudeste, dados de óbitos por mesoteliomas em adultos maiores de 20 anos mostram uma tendência crescente no Estado de São Paulo (Fig 38.16).

Clinicamente, o mesotelioma tem um curso desfavorável, com uma sobrevida de 12 meses menor que 20%. O mesotelioma de pleura apresenta-se radiologicamente como um derrame pleural ou massa(s) lobulada(s) de parede torácica, pericárdio ou, eventualmente, como associação de derrame e tumor (Fig 38.17). Com a evolução do processo, nota-se uma diminuição progressiva do volume do pulmão afetado, podendo também envolver os contornos cardíacos e causar escoliose. Até o momento, nenhuma modalidade de tratamento convencional (cirurgia, radioterapia e quimioterapia) revelou-se promissora em relação à sobrevida de pacientes tratados. Os mesmos sintomas relacionados ao derrame pleural benigno podem ocorrer no mesotelioma, sendo a dor pleurítica predominante.

O diagnóstico histológico normalmente é feito através de biópsia a céu aberto, pois pequenos fragmentos de tecido, como os obtidos através de biópsia pleural por agulha, frequentemente são confundidos com adenocarcinoma metastático de pleura (Mossman, Gee, 1989). A utilização de imuno-histoquímica é necessária para a caracterização anatomopatológica do mesotelioma (Husain et al., 2012).

Pneumoconiose dos trabalhadores do carvão

A exposição a poeiras na extração do carvão mineral associa-se a danos ao sistema respiratório. Historicamente, a mineração de carvão foi o segmento industrial responsável pelo intenso desenvolvimento de pesquisas relacionadas às doenças ocupacionais respiratórias, uma vez que despertou um crescente interesse pela importância da ocupação em relação à morbidade e mortalidade respiratórias.

A exposição a poeiras de carvão mineral relaciona-se com a pneumoconiose dos trabalhadores de carvão – PTC (Fletcher, 1948), fibrose maciça progressiva – FMP (Cochrane, 1962), bronquite crônica – BC (Higgins et al., 1956; Rae, Walker, Attfield, 1971) e enfisema pulmonar (Ryder et al., 1970; Cockcroft et al., 1982a). Estas entidades podem ocorrer de forma isolada ou combinada, embora sejam raros os casos de FMP sem a presença de pequenas opacidades.

Algumas variáveis são importantes em relação aos riscos da exposição a poeiras na mineração de carvão. O carvão betuminoso, minerado na região Sul do Brasil (Santa Catarina e Rio Grande do Sul), origina uma menor massa de poeira respirável, quando comparado ao antracitoso. As concentrações de poeira respirável total e de sílica livre cristalina

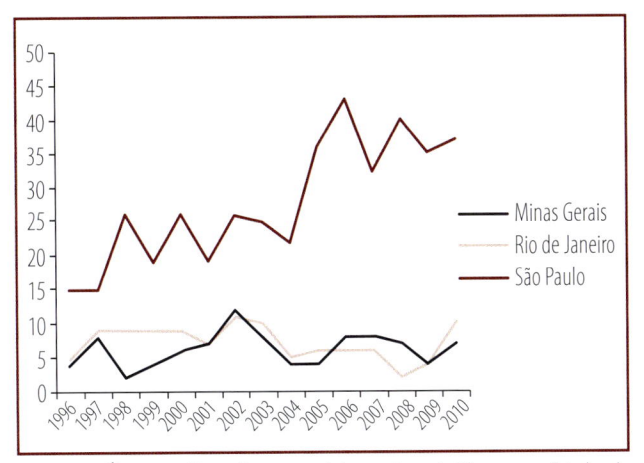

Fig 38.16. Óbitos por Mesotelioma em adultos maiores de 30 anos nos Estados de São Paulo, Rio de Janeiro e Minas Gerais, SIM/MS, 1996-2010.

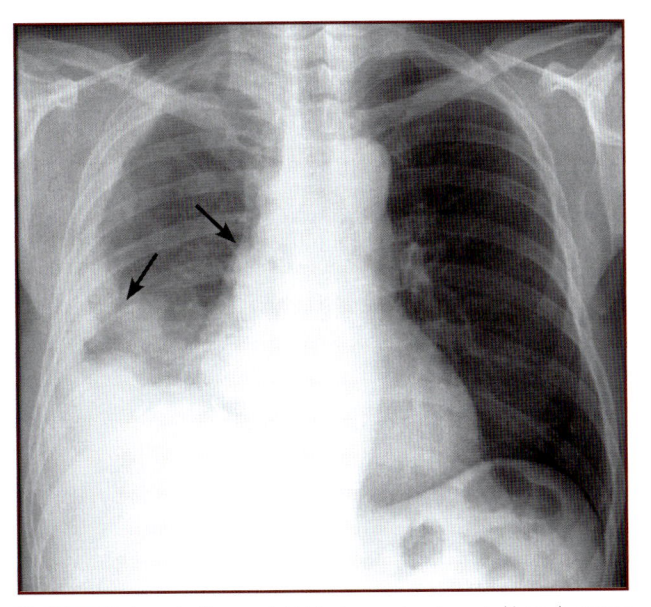

Fig 38.17. Paciente de 62 anos, eletricista de manutenção em indústria de cimento-amianto por 16 anos. RX de Tórax revelando opacidades lobuladas periféricas e mediastinais à direita (setas) e desaparecimento do contorno diafragmático homolateral. Hemitórax esquerdo radiologicamente normal. Diagnóstico de Mesotelioma em 2011, 37 anos após o início da exposição.

A PTC tem uma prevalência pontual de 5,6% entre mineiros ativos no Brasil (Algranti, Souza Filho, 1990), com um tempo médio de exposição em torno de oito a nove anos. Não se conhece a prevalência verdadeira da doença, uma vez que não há estudos nacionais que envolvam ex-mineiros. Apesar de a população exposta ser pequena no momento (cerca de 3 a 4 mil mineiros), o estoque de casos de PTC constitui-se em sério problema de Saúde Pública na região carbonífera. Além disso, as curvas de probabilidade de adoecimento são muito mais graves do que as provenientes de outros países mineradores de carvão (Algranti, 1991).

A FMP é uma grave complicação da PTC, pois se associa a dispneia, alterações funcionais respiratórias (Gilson, Hugh-Jones, 1955) e mortalidade aumentada (Cochrane, 1973). Em 1991, foram descritos 92 casos de FMP no Brasil (Souza Filho, Alice, 1991), dos quais 50 eram provenientes da mineração de carvão (sete com exposição mista a carvão e fluorita), com uma letalidade de 1/3 dos casos em até seis anos de observação. Não é uma complicação exclusiva da exposição ao carvão, ocorrendo com frequência na silicose.

A ocorrência de bronquite crônica ocupacional hoje é reconhecida, em virtude de inúmeros trabalhos provenientes da mineração de carvão (Gilson, 1970; Rae, Walker, Attfield, 1971; Soutar, 1987). Em casos individuais, a diferenciação etiológica é problemática quando o mineiro é fumante, pois o tabagismo tem um efeito maior do que a exposição a poeiras. A bronquite pode ou não estar associada à limitação crônica ao fluxo aéreo, embora raramente alcance perdas clinicamente limitantes (Hurley, Soutar, 1986). Na experiência brasileira, a prevalência de bronquite crônica em mineiros de carvão é de 28,5% (Algranti, 1991).

Há evidências anatomopatológicas que mostram a relação entre exposição a poeiras na mineração de carvão e a presença de enfisema pulmonar (Ryder et al., 1970; Cockcroft et al., 1982a). Há uma relação entre a gravidade da PTC e o enfisema pulmonar. Deve-se destacar que a retenção preferencial de outros contaminantes, como a sílica, reduz a probabilidade destes achados em autópsias (Ruckley et al., 1984).

O diagnóstico das doenças associadas à exposição a poeiras de carvão mineral é basicamente feito pela história clínica e ocupacional e o radiograma de tórax, com exceção do enfisema pulmonar. As provas funcionais pulmonares têm importância no sentido de estabelecimento de alguns parâmetros que serão comentados a seguir.

A PTC é rara fora da mineração de carvão. Ela já foi descrita em trabalhadores de portos que manuseavam carvão mineral em espaços confinados (Gough, 1940). É de grande importância a descrição de cada atividade do mineiro no subsolo, relacionando-a com a magnitude e o tipo de exposição. Mineiros de minas diferentes podem denominar funções semelhantes no subsolo de forma diversa. Isto exige do entrevistador um conhecimento prévio dos processos, ou um detalhamento rigoroso da função, para melhor compreensão.

determinam a probabilidade e o tipo de reação tecidual que ocorre. Nas minas brasileiras, diferentemente do que ocorre em outros países, há uma alta concentração de sílica, devido ao teor de contaminantes minerais existentes na rocha. Concentrações de 7,5% ou mais de sílica cristalina na fração respirável são frequentes em certas funções de subsolo, como a furação de frente. Mesmo quando a concentração de sílica é inferior a 7,5%, o limite de tolerância pode ser ultrapassado em situações de exposição excessiva. Além disso, outros fatores, como a suscetibilidade individual, têm seu papel na determinação do tipo de reação orgânica. Mineiros com tempo de exposição e funções semelhantes, muitas vezes, apresentam reações teciduais distintas.

O sintoma predominante associado à PTC é a dispneia de esforço, que aparece quando o trabalhador apresenta um quadro radiológico de pneumoconiose avançada ou FMP. É, portanto, uma manifestação tardia. Quando aparece mais precocemente, é indicação de doença pulmonar associada à PTC, normalmente um quadro obstrutivo, que pode estar relacionado ao tabagismo. A bronquite crônica manifesta-se na forma clássica, com tosse e catarro matinais, por pelo menos 90 dias ao ano, por dois anos consecutivos. Artralgias de pequenas articulações proximais, com sinais flogísticos associados a uma história ocupacional de exposição a poeiras minerais, faz suspeitar de Síndrome de Caplan (Caplan, 1953; Caplan, Payne, Whitey, 1962). Normalmente, o quadro laboratorial da síndrome de Caplan é superponível ao da artrite reumatoide clássica.

A PTC caracteriza-se, radiologicamente, pela presença de opacidades nodulares do tipo *p, q* ou *r* disseminadas (Fig. 38.18). Normalmente, elas se iniciam nos campos pulmonares superiores. À medida que as alterações progridem, revelam um aspecto nodular difuso. As alterações de imagem devem-se basicamente ao acúmulo de poeiras – as chamadas "máculas de carvão" –, muito mais do que a um processo fibrótico (Fig. 38.19). Os nódulos podem aumentar em tamanho e apresentar-se radiologicamente como conglomerados (ax) e evoluir para grandes opacidades. As grandes opacidades costumam aparecer nos campos superiores e médios, normalmente são periféricas e crescem centripetamente, causando distorções importantes na anatomia das estruturas intratorácicas.

A presença de opacidades irregulares pode ocorrer em consequência à PTC. Elas normalmente se associam a outras entidades, como o enfisema pulmonar e, também, a alterações funcionais mais marcantes (Cockcroft, Seal, Wagner, 1982b).

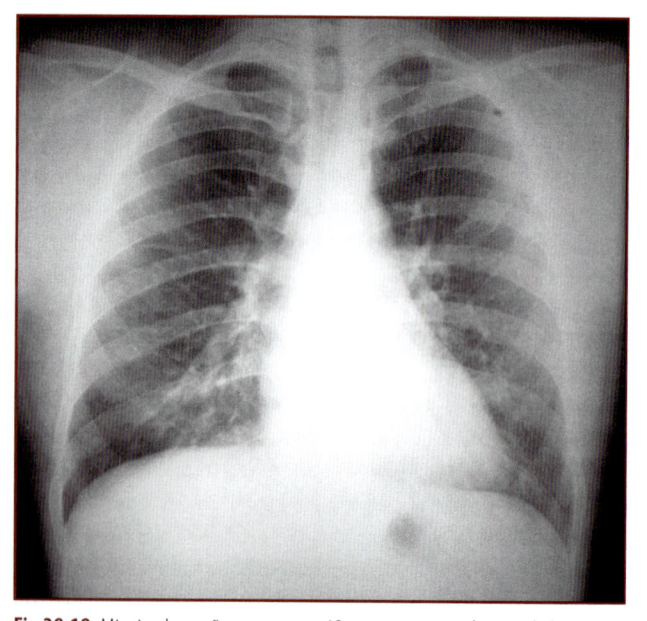

Fig 38.18. Mineiro de carvão, exposto por 12 anos, apresentando opacidades regulares disseminadas, bilaterais. Profusão 1/ 2 qq, símbolo hi.

A síndrome de Caplan (Caplan, 1953; Caplan, Payne, Whitey, 1962) causa lesões radiológicas distintas. Num fundo de pequenas opacidades, notam-se nódulos redondos maiores, periféricos, por vezes escavados, cuja histologia é semelhante à de um nódulo reumatoide.

Em trabalhadores ou ex-mineiros sintomáticos, a espirometria é imprescindível no esclarecimento do tipo de alteração espirométrica presente e no estabelecimento da incapacidade. Ocasionalmente, ela pode ser complementada com DLCO e testes de exercício.

Alguns estudos focalizando aspectos específicos da função pulmonar em mineiros de carvão demonstraram que a presença de opacidades do tipo *p* associa-se com uma DLCO mais baixa (Musk *et al.*, 1981), enquanto a presença de opacidades irregulares associa-se com alterações de volumes e fluxos e DLCO, pois estão relacionadas com fibrose do parênquima pulmonar (Cockcroft, Seal, Wagner, 1982b). As grandes opacidades, por distorção das estruturas intratorácicas, podem causar obstrução de vias aéreas.

Outras doenças ocupacionais respiratórias incluindo pneumoconioses menos frequentes

Uma grande variedade de minerais diferentes do asbesto, sílica e carvão pode provocar pneumoconioses, e, mesmo, a bronquite crônica ou limitação crônica de fluxo aéreo. Tradicionalmente, dividem-se estas pneumoconioses em não fibrogênicas e fibrogênicas. Essa classificação fornece apenas um quadro prognóstico grosseiro da possível evolução histopatológica dessas entidades. No entanto, mesmo poeiras ditas "inertes", dependendo da dose de exposição e do tempo de evolução, podem tornar-se fibrogênicas, e produzir bronquite e sintomas respiratórios, e, mesmo, depositar-se nas vias aéreas terminais e interstício pulmonar, desestruturando a configuração histológica normal do parênquima e revelando-se através de opacidades difusas ao radiograma de tórax.

Nemery (1998) sugere que o termo pneumoconiose é inadequado para nomear formas de doença pulmonar intersticial nas quais não é evidente a relação entre sua ocorrência e uma determinada carga cumulativa de poeira inalada, sendo mais dependente de suscetibilidade individual relacionada a respostas imunológicas específicas, como é o caso das pneumonias por hipersensibilidade, a beriliose e a pneumopatia pelo cobalto, que têm sua ocorrência pouco relacionada com a dose de exposição.

No caso da beriliose, por exemplo, a expressão "doença crônica pelo berílio" ou "doença pulmonar pelo berílio" (DPB) seria mais exata. Quanto ao cobalto, já é consagrado o uso de "pneumopatia pelo cobalto" ou "pneumopatia por metais duros", ao invés de pneumoconiose pelo cobalto. As pneumonias por hipersensibilidade (PH) nunca foram denominadas pneumoconioses e continuam sendo adjetivadas de acordo com o agente ocupacional causador. Apesar dessa correção semântica, do ponto de vista conceitual essas doenças continuam sendo tratadas como doenças causadas por

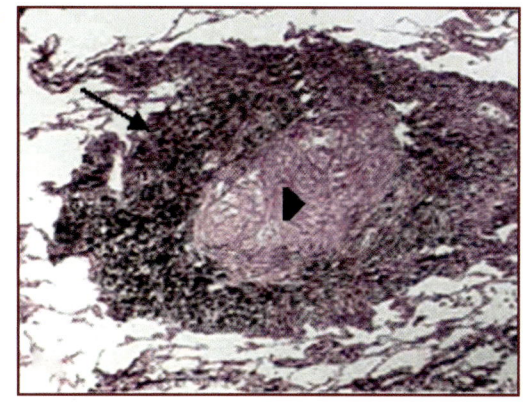

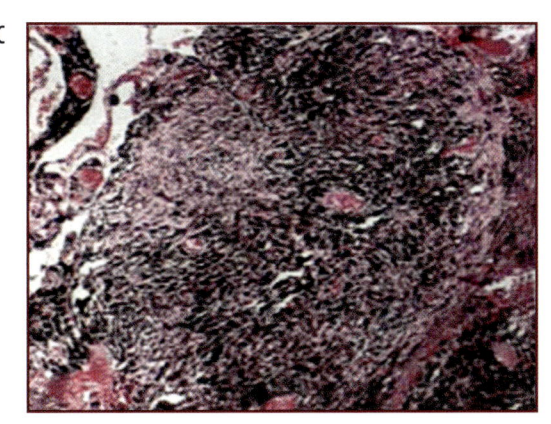

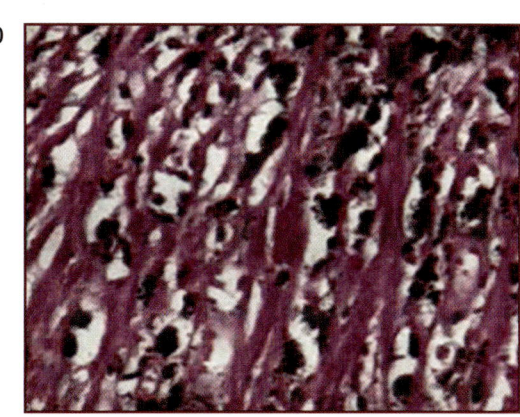

Fig. 38.19. Painel mostrando características histológicas comuns da Pneumoconiose dos Trabalhadores de Carvão no Brasil: a) Nódulos de carvão com discreto colágeno intersticial. Coloração H&E, (200 X), b) Nódulo com deposição concêntrica de colágeno (ponta de seta), circundado por macrófagos pigmentados (seta). Coloração H&E, (X 400), c) Nódulo Colágeno com grande quantidade de pigmento intra e extracelular. Coloração H&E, (200 X), d) fibras de colágeno entremeadas com macrófagos pigmentados. Coloração H&E, (X 1000) (Cortesia do Dr. Sérgio Alice, Criciúma – SC).

poeiras inaladas em ambiente de trabalho, que produzem reações pulmonares teciduais não neoplásicas e não limitadas às vias aéreas, e assim, serão aqui tratadas como exemplos de "pneumoconioses".

O potencial fibrogênico das poeiras inaladas é, provavelmente, determinado pela capacidade de interferência no sistema imunitário e inflamatório do pulmão. Essa interferência se daria através de sensibilização linfocitária, como no caso das PH, da DPB e da pneumopatia pelo cobalto, ou por estímulo da resposta inflamatória a partir de lesão macrofágica, gerando liberação de citocinas que, por sua vez, levariam à ativação fibroblástica (Heppleston, 1994, Nemery, 1998). Nesses casos, como na fibrose pulmonar idiopática, o processo fibrótico seria dependente de ocorrência de alveolite, com liberação anormal de citocinas (Nemery, 1998). Como a resposta fibrótica é inespecífica e, de certa forma, estereotipada, levanta-se a hipótese de que muitos dos diagnósticos de fibrose pulmonar idiopática estariam ligados, etiologicamente, à inalação de substâncias com o potencial de desencadear resposta tecidual por um dos mecanismos acima descritos. Estudos epidemiológicos recentes, utilizando metodologia de tipo caso-controle, estudaram populações de doentes com fibrose pulmonar idiopática, concluindo existir risco significativamente maior de ocorrência dessa doença nos pacientes com história pregressa de exposição ocupacional a poeiras metálicas e poeiras de madeiras, quando comparados com controles (Hubbard *et al.*, 1996; Taskar, Coultas, 2008).

No grupo das pneumoconioses fibrogênicas, excetuando-se as já discutidas anteriormente, como silicose e asbestose, podem ser citadas as pneumoconioses por inalação de poeiras mistas, e a talcose. Já no grupo das pneumoconioses não-fibrogênicas, incluímos os processos de deposição parenquimatosa de minerais inertes radiopacos, como o *bário*, o *ferro*, o *antimônio*, o *estanho*, a *rocha fosfática* e outros. A beriliose ou DPB, as doenças por inalação de metais duros, as pneumonias por hipersensibilidade, e novas doenças recentemente descritas, como a Síndrome de Ardystil, a exposição a óxidos de indium, partículas respiráveis de polímeros ("*Flock lung*") e diacetil, incluem mecanismos patogênicos imunológicos e/ou tóxicos, que levam a respostas pulmonares diversificadas.

Pneumoconioses por poeira mista

Sob esta denominação englobam-se todas as pneumoconioses de padrões radiológicos sobrepostos, de opacidades regulares e irregulares, devidas à inalação de poeiras de diversos tipos minerais, mas com grau significativo de contaminação por sílica livre ou fibras de asbesto. Essa contaminação com sílica livre deve ser de cerca de 10%, conforme a maioria dos autores. São exemplos bem conhecidos dessa pneumoconiose a *antracossilicose* em mineiros de carvão expostos a altos teores de SiO_2, e a *silicossiderose* em fundidores de ferro, a antigamente denominada *doença de Shaver* (nos trabalhadores da fabricação de abrasivos de alumina), a *pneumoconiose* pelo caulim, pela exposição a sericita, e ao talco (Brooks, 1986; De Capitani *et al.*, 1993; Algranti *et al.*, 2005). Teores de sílica acima deste promovem desenvolvimento de silicose.

Ao exame histopatológico, raramente são encontrados nódulos silicóticos, predominando a fibrose difusa e irregular com áreas de confluência, que possivelmente fornecem substrato para as opacidades irregulares vistas ao radiograma de tórax. As lesões fibróticas teriam características de "cabeças de medusa", por seu arranjo estrelar, e a coloração das lesões depende da origem do material particulado depositado (Honma *et al.*, 2004). Podem ocorrer espessamento pleural e bolhas subpleurais (Brooks, 1986; Gibbs, Wagner, 1998).

Pneumoconiose pelo caulim

O *caulim* é largamente utilizado, em nosso meio, na indústria de papel, como branqueador, na indústria cerâmica e também da borracha, tintas, plásticos, inseticidas, sabonetes e dentifrícios. É um silicato hidrolisado de alumínio. A exposição ocupacional ocorre nos processos de mineração, trituração e moagem, e nas aplicações antes descritas. A pneumoconiose pelo caulim foi descrita na década de 1960 (Edenfield, 1960; Warraki, Herant, 1963; Sheers, 1964) e vários centros de referência no Brasil têm feito diagnósticos dessa pneumoconiose (Comunicações pessoais). O quadro radiológico é semelhante ao das pneumoconioses nodulares, com formação de grandes opacidades, em categorias mais avançadas (Ogle, Rundie, Sugar, 1989).

Pneumoconiose por material abrasivo

A exposição ocupacional na fabricação de abrasivos de alumina ou corindo (Al_2O_3) e carbeto de silício ou carborundo (SiC) pode levar à pneumoconiose. O primeiro é produzido a partir da fusão de bauxita (minério de alumínio contendo certa contaminação por sílica-livre) a altas temperaturas (2.200°C) que, após resfriamento, sofre processo de britagem e moagem, liberando poeira com variados percentuais de cristobalita e tridimita, de potencial fibrogênico (Gartner, 1952).

Na fabricação de carborundo utiliza-se areia com alto teor de sílica, que é misturada com carvão e sal, fundidos a 2.400°C. A essa temperatura, a sílica se funde completamente, incorporando-se ao material carbonáceo. Ocorre que, nas bordas do material resfriado, existem grandes quantidades de sílica livre não fundida, que se incorporam à poeira em suspensão, no processo de moagem do material abrasivo (Parkes, 1994; Bégin *et al.*, 1989).

Em 1947, Shaver e Riddell descreveram, pela primeira vez, pneumoconiose de evolução progressiva para insuficiência ventilatória, e com desenvolvimento de pneumotórax em alguns casos, em trabalhadores expostos na fabricação de corindo (Al_2O_3). O estudo histopatológico desses casos mostrou tratar-se de quadro de fibrose difusa, com desenvolvimento de faveolamento e cistos em diversos graus, que pode ser classificada com pneumoconiose por poeira mista (Shaver, Riddell, 1947).

Desde então, poucos casos têm sido relatados, o que tem sido atribuído à melhoria geral dos ambientes de trabalho nos países desenvolvidos. Em nosso meio, houve, até o momento, o registro da ocorrência dessa pneumoconiose em dois locais de fabricação de corindo, um deles com exposição sobreposta a carborundo, com quadro radiológico de opacidades mistas – regulares e irregulares – sem desenvolvimento de pneumotórax (Cukier *et al.*, 1991; De Capitani, Amancio, Bagatin, 1993). Em outro tipo de ambiente, onde eram reciclados rebolos usados de corindo; se produzia poeira com fração respirável muito elevada e teor de sílica também elevado, além de poeira de óxido de alumínio, foram descritos cinco casos de pneumoconiose por poeira mista, com progressão rápida e morte de duas trabalhadoras em período de seguimento de cerca de três anos, cada uma delas com quatro e dois anos de exposição, respectivamente (De Capitani *et al.*, 1998).

O risco de desenvolvimento de pneumoconiose na utilização de rebolos de materiais abrasivos ainda é motivo de controvérsia, em função da variável concentração de sílica livre, presente nessas peças, e da simultaneidade de exposições a outros materiais particulados potencialmente fibrogênicos, nos locais de trabalho em que se utilizam rebolos em processo de abrasão, fundições, metalúrgicas em geral, afiação de ferramentas etc.

Baritose

Trata-se de pneumoconiose "benigna", descrita pela primeira vez em 1933, em mineradores de barita na Itália. A barita é utilizada na produção de pigmento branco que entra na composição de tintas, borrachas e vidros, e é utilizada como material de contraste em estudos radiológicos. A ocorrência desta pneumoconiose parece restringir-se, ainda, a setores de mineração. Os trabalhadores acometidos não apresentam sintomas, ao mesmo tempo em que os radiogramas de tórax são exuberantes, com suas opacidades arredondadas extremamente radiopacas. É descrito o "clareamento" destas opacidades a partir do afastamento da exposição, o que não ocorre quando existe contaminação da barita com sílica livre, caracterizando a "pneumoconiose por poeira mista" (Parkes, 1994).

Siderose

Já no final do século passado, Zenker descreveu dois trabalhadores expostos a óxido de ferro, com quadro de pneumoconiose associada a tuberculose. Desde então, a siderose tem sido observada em sua forma pura, "benigna", ou seja, não-fibrogênica, em soldadores elétricos e de oxiacetileno, trabalhando com peças de ferro. Os fumos provocados pela alta temperatura no ponto de solda são compostos de óxidos de ferro e, quando inalados e depositados, reproduzem, ao radiograma de tórax, imagens semelhantes às da silicose.

No Brasil, foram descritos quatro casos de siderose pulmonar devidos à inalação de óxido de ferro, com componente fibrótico ao exame histopatológico (Algranti *et al.*, 1985) e outro caso em soldador de peças metálicas (Souza, Garcia, Maciel, 1998).

A histopatologia, na exposição apenas ao óxido de ferro, não mostra fibrose. A contaminação por poeiras fibrogênicas com conteúdo significativo de sílica é mais frequentemente observada nos ambientes de trabalho dos soldadores, favorecendo um acometimento que pode ser caracterizado como de "pneumoconiose por poeira mista" ou "siderossilicose". A forma pura da siderose não leva a alterações funcionais respiratórias (Morgan, 1984).

Estanose

O *estanho* é um dos metais de manipulação mais antigos na história da metalurgia, sendo que sua fusão parece datar de cinco mil anos. É extraído, principalmente, do minério chamado cassiterita (SnO), ocorrendo em formações rochosas juntamente com granito e outras rochas com sílica-livre. A estanose por exposição a fumos e poeiras de estanho ocorre na fase de sua manipulação, já extraído do minério e na sua fusão primária. A estanose, como a baritose, não está associada a sintomas e também apresenta imagens radiológicas dramáticas por sua radiopacidade, diferenciando-se, por exemplo, da siderose, apesar de todas apresentarem-se clínica e histopatologicamente como "benignas". Da mesma forma, não ocorrem alterações funcionais pulmonares. Nos estudos histopatológicos, observam-se macrófagos carregados com material cristalino, agregados ao redor de bronquíolos, vasos, septos interlobulares e paredes alveolares, sem fibrose significativa (Oyanguren Moya, 1980; Morgan, 1984).

Manganês

O *manganês* é o oitavo elemento mais frequente na crosta terrestre, contribuindo com 2,1% do total dos elementos. Seu emprego é amplo, principalmente na indústria siderúrgica, como componente de ferroligas, em baterias elétricas e em processos químicos. É obtido como dióxido de manganês na mineração, sendo frequentemente contaminado com sílica. A exposição pode se dar na forma de inalação de poeiras de dióxido de manganês, podendo interagir com o tabagismo, causando bronquite crônica (Cotes, Steel, 1987) e pneumonia associada a alta letalidade (Lloyd Davies, 1946). O quadro clínico não apresenta expressão radiológica característica. A poeira causa intensa resposta inflamatória intersticial e infecções bacterianas associadas, em cobaias experimentalmente expostas (Zaidi *et al.*, 1973). Os fumos de manganês podem também causar a "febre dos fumos metálicos". O principal efeito crônico da exposição ao *manganês* é *sobre* o sistema *nervoso central, com sintomas* semelhantes aos da doença de Parkinson.

O diagnóstico de doenças associadas ao manganês é feito com a história ocupacional adequada e quadro clínico compatível.

Pneumoconiose por exposição a rocha fosfática

A exposição a rocha fosfática dá-se, basicamente, em ocupações relacionadas à produção de fertilizantes fosfatados e outros, na mineração, e nos depósitos desta matéria-prima. Trata-se de mineral de origem magmática, na maioria de suas fontes, explorado a céu aberto, composto basicamente de *fosfato de cálcio* associado a diversas impurezas, incluindo alguns metais em proporções menores, como ferro, manganês, titânio, bário e estrôncio. A contaminação por sílica-livre depende da procedência do mineral. No Brasil, as maiores minas de rocha fosfática, localizadas em Minas Gerais e Goiás, parecem não apresentar teor de sílica suficiente para causar silicose, ou mesmo, pneumoconiose por poeira mista.

A exposição continuada e excessiva à poeira de rocha fosfática, após os processos de moagem e secagem (umidade ao redor de 6%), pode causar quadro radiológico semelhante ao da silicose, mas com pouca repercussão funcional. Ao exame histopatológico, evidenciam-se extensos depósitos de material cristaloide castanho-enegrecidos, de localização perivascular, peribrônquica, septal e intra-alveolar, com colapsos alveolares, mas sem fibrose significativa, caracterizando a entidade, até o momento, como pneumoconiose "benigna" (De Capitani, 1987; De Capitani, 1989). O seguimento de alguns pacientes, ao longo de 12 anos, mostrou ausência de declínio significativo nos índices espirométricos e manutenção do padrão radiológico (De Capitani, Kavakama, Resende, 2000).

Doença pulmonar pelo berílio

O berílio (Be) é o mais leve dos elementos sólidos e quimicamente estáveis que, devido ao seu alto ponto de fusão (2.500°C) e seu elevado índice força-peso, é utilizado em ligas, aumentando a dureza, a resistência à corrosão, fadiga, vibração e choque. Era o elemento básico utilizado em lâmpadas fluorescentes algumas décadas atrás, tendo sido substituído pelo mercúrio para esse fim. Atualmente, é encontrado na indústria aeroespacial, indústria de energia nuclear; fabricação e uso de rebolos especiais; junto com outros elementos como o cobalto, níquel, cromo e cobre; e em ligas especiais para uso protético dentário, por exemplo.

A doença pulmonar causada pelo berílio é entidade relativamente nova, sendo que o primeiro caso foi descrito há menos de 60 anos. Dois tipos de acometimento secundários à inalação de fumos, sais ou poeiras de berílio, podem ocorrer: (a) quadro de irritação aguda da árvore traqueobrônquica, podendo levar à pneumonia química, com consequente hipóxia e fibrose secundária. É também descrito um quadro subagudo, reversível ao afastamento do ambiente, com consequente melhora dos aspectos clínicos e radiológicos (Sprince et al., 1978); e (b) quadro crônico caracterizado por acometimento granulomatoso pulmonar e sistêmico, secundário a exposições crônicas a doses baixas, chamada de doença pulmonar pelo berílio ou DPB. O tempo de latência é, em média, de 10 a 15 anos, podendo ocorrer vários anos após o cessar da exposição. Sintomas característicos são a dispneia progressiva aos esforços, dor torácica, tosse, fadiga, perda de peso e artralgias, podendo cursar com adenopatias, lesões de pele, hepatoesplenomegalia e baqueteamento digital (Newman et al., 1989; Newman, 1996).

A DPB está associada à alveolite, caracterizada por acúmulo de linfócitos e macrófagos dentro de alvéolos e interstício adjacente, com formação de granulomas não caseosos, sarcoide símile, sugerindo mecanismo etiopatogênico imunológico envolvendo reação por hipersensibilidade de tipo tardio. Existiria uma especificidade linfocitária de resposta ao berílio, este funcionando como antígeno completo ou hapteno, explicando o caráter crônico da alveolite em alguns casos (o berílio tem uma meia vida e eliminação renal extremamente longa, podendo chegar a vários anos), e o caráter dose-independente para ocorrência de DPB, além do percentual pequeno de expostos que desenvolvem a doença (cerca de 4% a 5% dos expostos em algumas coortes).

O padrão radiológico é de opacidades difusas reticulonodulares, às vezes associadas com adenomegalia hilar. O diagnóstico é feito, em geral, a partir da radiologia, associada à história de exposição comprovada ao berílio, e auxiliada com lavado broncoalveolar que demonstra quadro de alveolite linfocítica. A biópsia transbrônquica pode ajudar, detectando granulomas não caseosos, semelhantes aos da sarcoidose (ver seção Reações Pulmonares à Agressão). Os critérios diagnósticos para DPB incluem: (a) evidência epidemiológica de exposição a berílio e seus compostos; (b) presença de berílio em tecido pulmonar, linfonodos ou urina; (c) quadro clínico pulmonar compatível; (d) evidência radiológica de doença intersticial com padrão nodular; (e) evidência histopatológica de granulomatose não caseosa, em tecido pulmonar ou linfonodos e (f) teste de transformação linfocitária (LTT) após estímulo específico do sal de berílio, positivo (Newman et al., 1989). Afastamento da exposição e corticoterapia são as bases para o tratamento dessa entidade (Sprince, Kazemi, 1992).

No Brasil, não se sabe ao certo o número de trabalhadores expostos ao berílio em ambiente de trabalho. Dados sobre produção mineral de berílio no país mostram um declínio acentuado nos últimos anos, quando mais de 90% do minério eram exportados. As ocupações que mais expõem trabalhadores estão ligadas à fabricação de ligas metálicas contendo berílio, fabricação de rebolos especiais e manipulação de ligas e rebolos por técnicos em prótese dentária, joalheria e indústria aeroespacial (De Capitani et al., 1995). Em contraste com países como os EUA, onde existe um registro centralizado de casos de DPB contando atualmente com cerca de 900 casos, no Brasil apenas dois casos foram publicados na literatura científica, um deles com história ocupacional pouco clara de exposição (Morrone et al., 1982), e outro com exposição em processo de fabricação de rebolos especiais utilizados em indústria óptica de alta precisão (De Capitani et al., 1995).

Doença por exposição a metais duros

O primeiro caso de doença pulmonar causada por exposição a metais duros *(Hard Metal Disease)* data de 1940 (Jobs, Ballhausen, 1962). Diversos outros casos têm sido relatados desde então. Trata-se de pneumopatia de acometimento agudo e subagudo, com desenvolvimento de fibrose em longo prazo, devida à inalação de poeira metálica proveniente de ligas de tungstênio ou outros metais duros, como titânio, tântalo, nióbio, vanádio, associados ao *cobalto* na propriedade de ligante. Vários estudos experimentais têm demonstrado a inocuidade do tungstênio isolado em provocar reações teciduais pulmonares, o que não ocorre com o cobalto, que, por seu potencial antigênico, comprovado em diversas outras doenças profissionais (dermatites de contato e asma ocupacional), é o agente etiológico suspeito desta doença.

O quadro clínico inclui dispneia aos esforços, tosse seca, dor e constrição torácica, febre e perda de peso, com o progredir da afecção. Em geral, os sintomas surgem após período de "sensibilização", variável de meses a alguns anos. O radiograma de tórax mostra um padrão reticulonodular difuso bilateral, com áreas de "vidro fosco", no início do quadro (Akira, 2008). A histopatologia é de pneumonia intersticial descamativa com células gigantes (Parkes, 1994; Naqvi et al., 2008; De Capitani et al., 2010).

O tratamento com corticosteroides, na fase aguda, pode levar à remissão completa do quadro. O não afastamento da exposição e a demora na introdução da corticoterapia podem acarretar a sequela fibrótica pulmonar. Não se conhece, ao certo, o risco relativo de acometimento dos expostos, tendo em vista as características aparentemente imunológicas de mediação do processo, o que explicaria o baixo número de casos relatados no mundo e no Brasil, até o momento (De Capitani, Saldiva, Pereira, 1992; Nemery, Abraham, 2007; Bezerra et al., 2009; De Capitani et al., 2010).

Pneumonia por hipersensibilidade

A pneumonia por hipersensibilidade (PH) resulta da sensibilização por exposições inalatórias, recorrentes, de partículas antigênicas derivadas de material orgânico e de algumas poucas substâncias químicas sintéticas. Na Europa e em outros países, é também denominada bronquíolo-alveolite alérgica extrínseca. Sua prevalência no Brasil é praticamente desconhecida, enquanto que, nos Estados Unidos e Europa, existe um grande número de publicações estimando sua frequência em algumas atividades ocupacionais (Allen et al., 1975; Fink, 1986; Merchant, 1987; Salvaggio, 1987; Lacasse, Girard, Cormier, 2012).

Na Tabela 38.5 apresenta-se uma listagem de algumas denominações específicas da PH conforme o antígeno ou o ambiente de trabalho causador da mesma, o tipo de aerossol veiculador do antígeno, e o antígeno específico. Como se observa, a maioria das ocupações e ambientes de trabalho refere-se à criação de animais ou processos de armazenagem agrícola. Podem-se incluir nessa listagem névoas de óleo de corte, algumas drogas farmacêuticas e algumas enzimas usadas em processamento de alimentos, como a papaína. Revisão recente, mais completa sobre o tema, trazendo lista mais exaustiva dos agentes causadores, pode ser consultada em De Capitani (2009).

Seus aspectos fisiopatológicos caracterizam-se pela resposta imunológica desencadeada pela presença de antígenos bacterianos, fúngicos e proteicos de alto peso molecular e de algumas substâncias de baixo peso funcionando como haptenos, nas pequenas vias aéreas. Usualmente, são partículas orgânicas menores que 10μm que atingem os bronquíolos terminais, respiratórios e alvéolos. A resposta tecidual à agressão vai depender do tamanho da partícula, sua concentração, potencial antigênico e a reatividade imunológica individual (Merchant, 1987). A intercorrência com infecções pulmonares ou outras exposições tóxicas pode agravar a evolução da doença. Precipitinas séricas estão presentes na maioria dos indivíduos acometidos, principalmente de imunoglobulinas G e imunocomplexos mediados pela resposta imunológica tipo Arthus (Wenzel, Emanuel, Gray, 1971). Os achados histopatológicos que caracterizam as fases aguda e crônica da doença estão descritos na seção relativa à resposta pulmonar à agressão.

O diagnóstico da PH baseia-se nos dados obtidos da história clínica e, fundamentalmente, na história ocupacional, nos achados radiológicos, na função pulmonar e testes imunológicos. Rodrigues Jr. (1998) e Steidle e Martinez (1999) ressaltam o caráter basicamente ocupacional da etiologia dessa afecção, discutindo aspectos práticos de fisiopatogenia, quadro clínico e diagnóstico. Após um período variável necessário para a sensibilização, que, dependendo da concentração do antígeno no ambiente e da resposta individual, pode variar de alguns meses a anos, a queixa habitual é de falta de ar, chiado, febre, tosse seca, mal-estar geral e fadiga, durante exposição ao ambiente onde se encontra o antígeno em suspensão. Frequentemente, tais episódios são caracterizados como "estado gripal", ou mesmo tratados como "pneumonia" atípica, havendo melhora com possível internação e afastamento do trabalho. A exposição continuada leva a crises de gravidade crescente, com agravo da sintomatologia e perda de peso. Ocasionalmente, não há sintomas agudos chamativos frente à exposição aos antígenos, porém a reação tecidual é desencadeada de forma insidiosa, levando às consequências da fase crônica da doença.

Ao exame clínico, nota-se a presença de estertores crepitantes nas bases e sibilos em sua fase aguda ou subcrônica. Com a progressão para a fase crônica, instala-se um quadro irreversível e progressivo de doença intersticial, caracterizado por intensa hipóxia, hipertensão pulmonar e *cor pul-*

Tabela 38.5. Pneumonia por hipersensibilidade

Doença/Exposição	Aerossol	Antígeno
Pulmão do fazendeiro (ou agricultor)	Feno/palha/grãos mofados	Actinomycetes termophilico
Pulmão dos criadores de aves	Excremento e penas de aves	Proteínas de aves
Bagaçose	Cana mofada	Thermoactinomyces viridis T. sacharii, T. vulgaris
Pulmão dos trabalhadores de malte, cogumelos, cortiça e boldo	Cascas e córtex mofados	Thermoactinomyces vulgari. Aspergillus clavatus. Penicillium frequentans. Cryptostoma corticale
Sequoiose	Poeira mofada	Pullulania sp
Trabalhadores em serrarias, carpintarias e marcenarias	Madeiras e poeira de madeira mofadas	Alternania sp
Pulmão dos manipuladores de animais e peixes	Epitélio animal, proteínas de peixe	Proteína animal e de peixes. Fungos saprófitos
Exposição a isocianatos	MDI/TDI	Hapteno inorgânico
Exposição a névoas de óleo	Óleo mineral contaminado	Endotoxinas de micobactérias

monale (Smyth *et al.*, 1975; De Capitani, 2009; Walsh *et al.*, 2012).

Nas crises agudas, pode-se encontrar infiltrado pulmonar difuso, ao radiograma de tórax. Com o avançar das lesões, notam-se opacidades regulares e irregulares dispersas por todo o parênquima pulmonar, nítido aumento da trama vasobrônquica por espessamento do interstício axial e, na fase final, intensa profusão das opacidades, redução volumétrica dos pulmões e aspecto característico de favo de mel (Unger *et al.*, 1973). A fase onde as opacidades são difusas, sem presença de sinais definitivos de fibrose pulmonar, é potencialmente reversível.

As alterações funcionais são variáveis, mas, basicamente, observa-se diminuição da capacidade vital forçada (CVF) e do volume expiratório forçado no primeiro segundo (VEF_1). Diminuições da complacência e da capacidade de difusão apontam para a piora do quadro. Hipoxemia, piorada pelo exercício, e diminuição dos volumes pulmonares são características da fase crônica.

O diagnóstico de PH deve ser feito a partir do preenchimento de critérios que envolvem apresentação clínica, história ocupacional e alterações tomográficas. Lacasse *et al.* (2003), estudando uma série de 661 pacientes com PH, conseguiram validar como fatores preditivos do diagnóstico de PH os seguintes aspectos clínicos, na presença de alterações tomográficas sugestivas: 1) exposição a antígeno ou situação ocupacional e ambiental conhecidos; 2) preciptinas relativas ao antígeno positivas; 3) sintomas recorrentes; 4) estertores inspiratórios; 5) sintomas ocorrendo 4 a 8 horas após exposição; 6) perda de peso. O preenchimento desses critérios estabeleceu uma área sob a curva ROC (*receivier operating characteristic curve*) de 0.93, sem a necessidade de exame histopatológico.

A presença de linfocitose (maior que 50%) no lavado broncoalveolar reforça o diagnóstico, na presença de positividade aos critérios clínicos, sem a necessidade de biópsia pulmonar, porém não descarta outras possibilidades, como a sarcoidose (Lacasse *et al.*, 2003). A biópsia transbrônquica pode ser empregada em casos que não preenchem os critérios e apresentam tomografia não característica, lembrando, porém, que a mera presença de granulomas pode levar ao diagnóstico de outras granulomatoses (Lacasse *et al.*, 2003). A identificação do antígeno específico não deve ser condição imprescindível para o diagnóstico, sendo mais fácil reconhecer a fonte do antígeno num primeiro momento (Fink *et al.*, 2005).

No tratamento da PH, deve-se usar corticosteroides para remissão dos sintomas e do processo inflamatório da fase aguda, mas o afastamento da exposição é essencial para a redução do estímulo antigênico. A introdução de corticoterapia precoce pode levar à restituição completa. O paciente deverá ser reabilitado profissionalmente para exercer outra ocupação, pois a re-exposição poderá levar à recorrência do processo patogênico. O diagnóstico precoce do problema em ambientes reconhecidamente contaminados por antígenos causadores de PH é a melhor arma preventiva. Não existem testes imunológicos definitivos que triem, com segurança, indivíduos suscetíveis. Por tratar-se de doença reversível nas fases iniciais de acometimento, é função do médico do trabalho manter vigilância sintomática e funcional respiratória na população exposta, visando ao diagnóstico precoce da afecção.

Síndrome de Ardystil

Em 1994, Moya, Antó e Taylor relataram uma epidemia de doença de pequenas vias aéreas em 71/275 trabalhadores que faziam impressão em tecidos, utilizando um sistema de aspersão de tintas denominado "Sistema de pintura Acramina F". Destes, seis faleceram em decorrência de bronquiolite obliterante com pneumonia em organização. Os autores atribuíram a epidemia à inalação de Acramina FWN (uma poliamida), pois os casos ocorreram após a troca do composto Acramina FWR (uma poliureia) por Acramina FWN. No mesmo ano, foi descrito um *cluster* menor de seis casos, com um óbito, em trabalhadores argelinos que utilizavam o mesmo produto (Ould Kadi *et al.*, 1994). A doença foi denominada de Síndrome de Ardystil, mesmo nome da empresa em que os casos foram descritos.

Um seguimento clínico e funcional limitado de 4/5 sobreviventes da doença, na Argélia, demonstrou um curso clínico favorável, porém sem retorno à normalidade (Ould Kadi, Abdesslam, Nemery, 1999).

A investigação dos produtos empregados no sistema de impressão em tecidos demonstrou toxicidade similar da Acramina FWN, FWR e Acrafix FHN (uma poliamina) (Hoet *et al.*, 1999), o que não corroborou com a hipótese inicial de Moya, Antó, Taylor, 1994, porém alertou para a toxicidade da exposição inalatória a polímeros.

Doença intersticial por inalação de compostos de Indium

Óxidos de indium e óxidos de indium-estanho são utilizados na manufatura de telas de cristal líquido e painéis solares. Sua utilização gera aerossóis respiráveis, potencialmente tóxicos. Homma *et al.* (2003) relataram um caso de pneumonia intersticial fatal em operador de síntese de óxidos de indium-estanho. Cummings *et al.* (2010) relataram dois casos de proteinose alveolar pulmonar, um deles fatal, em trabalhadores de produção de óxido de indium-estanho. Um deles apresentou autoanticorpos contra granulócitos-macrófagos (*Granulocytemacrophage-Colonystimulatingfactor* GM-CSF).

Até meados de 2010, 10 casos de doenças respiratórias associadas a óxidos de indium foram descritos na literatura (Omae *et al.*, 2011). A análise dos casos demonstrou que a exposição a óxidos de indium-estanho associa-se a proteinose alveolar pulmonar, que pode progredir para fibrose intersticial, enfisema e pneumotórax (Cummings *et al.*, 2012). A Sociedade Japonesa de Saúde Ocupacional propõe um limite de exposição ocupacional de 3 μg/l de indium sérico, embasado em dados epidemiológicos (Omae *et al.*, 2011).

Exposição a flocados de polímeros sintéticos ("Flock Lung")

Polímeros sintéticos são utilizados em formato de microfilamentos para a produção de tecidos com toque aveludado, utilizados na fabricação de tecidos de revestimento, carpetes, roupas e outros itens. Derivam de filamentos de rayon, nylon, poliéster ou poliolefinas (polipropileno e polietileno), cortados por guilhotinas ou cortadoras rotatórias. Após a flocagem, o material é aplicado a um tecido revestido com adesivo.

Tanto em operações de produção de flocos, como na flocagem de tecidos, filamentos respiráveis são veiculados no ar. Entre 1998 e 2000, foram descritos diversos casos de doença intersticial, associados à exposição a flocos de nylon, nos Estados Unidos e Canadá (Kern *et al.*, 1998. Kern *et al.*, 2000) e, posteriormente, um caso associado a flocos de polietileno, na Espanha (Barroso *et al.*, 2002). Os casos apresentavam em comum dispneia aos esforços, manifestada meses ou anos após o início da exposição, ocasionalmente sintomas sistêmicos, alterações de imagem compatíveis com doença intersticial e biópsia pulmonar mostrando bronquiolite linfocítica e/ou bronquiolite com hiperplasia linfoide (Eschenbacher *et al.*, 1999), ou algumas variações, como pneumonia intersticial descamativa ou pneumonia intersticial usual (Kern *et al.*, 2000).

O afastamento da exposição, associado à corticoterapia, podem reverter o processo. Entretanto, alguns trabalhadores afetados permanecem sintomáticos, apesar da intervenção ocupacional e tratamento medicamentoso.

Bronquiolite associada a aromatizantes de alimentos ("Pulmão da pipoca")

Bronquiolite é o comprometimento inflamatório de pequenas vias aéreas, causado por múltiplos agentes, como infecções virais, tabagismo, drogas e outros. Frequentemente, o diagnóstico confunde-se com asma ou DPOC. Dependendo da etiologia, o quadro é reversível.

Em 2000, oito pacientes foram notificados ao Departamento de Saúde do Estado de Missouri (EUA), provenientes de uma empresa de alimentos que fabricava pipoca para microondas. Seguiu-se uma investigação detalhada de 117 trabalhadores da empresa, que demonstrou um excesso de sintomas respiratórios e alterações funcionais associados a níveis crescentes de exposição a compostos voláteis, notadamente acetonas aromatizantes de sabor manteiga. O principal componente volátil identificado foi o Diacetil (2,3-butanodiona) (Kreiss *et al.*, 2002).

Uma investigação em 175 trabalhadores de indústria química produtora de Diacetil identificou três casos compatíveis com bronquiolite obliterante, todos no grupo de maior exposição (van Rooy *et al.*, 2007).

Estudos experimentais demonstraram que ratos expostos a vapores orgânicos de aromatizantes contendo Diacetil evoluiram com bronquite focal necrotizante, sem que houvesse comprometimento alveolar (Hubbs *et al.*, 2002). Estudos *in vitro* demonstraram um aumento da reatividade à metacolina em epitélios isolados de ratos previamente tratados com diacetil (Fedan *et al.*, 2006).

No Brasil, foram descritos quatro casos compatíveis com bronquiolite associada a exposição a aromatizantes sabor manteiga em uma fábrica de biscoitos. Um dos pacientes submeteu-se à biópsia pulmonar, que revelou distorção de pequenas vias, infiltrado mononuclear peribronquiolar, áreas de hiperinflação e granuloma epiteloide não necrótico (Cavalcanti *et al.*, 2012).

Chama a atenção a gravidade dos acometimentos bronquiolares associados à exposição a aromatizantes. Nos casos descritos, a resposta a remoção da exposição e diversas formas de tratamentos anti-inflamatórios, normalmente, é parcial.

▶ Câncer ocupacional do trato respiratório

Uma discussão detalhada sobre o câncer e sua relação com o trabalho pode ser encontrada no Capítulo 29 deste livro. Nesta seção será discutido o câncer do trato respiratório em maiores detalhes.

O câncer de pulmão é um dos cânceres de mais elevada prevalência e associa-se a altas taxas de mortalidade. Vários fatores, como grupo étnico, idade, sexo, localização geográfica e condição socioeconômica, influenciam as taxas nos diversos grupos. Os principais agentes etiológicos são o tabagismo, exposições ocupacionais, infecções virais e a presença de outras doenças pulmonares, especialmente as que causam fibrose pulmonar. Outros, embora com mecanismos ainda não elucidados, podem ter alguma importância, como fatores dietéticos e genéticos (Fraser *et al.*, 1999b; Carr, Holoye, Hong, 1994). O asbesto responde, isoladamente, por 50% dos casos de câncer de pulmão de causa ocupacional (Steenland *et al.* 1996, Rushton, Hutchings, Brown, 2008).

A Tabela 38.6 traz a lista das principais substâncias consideradas carcinogênicas para o trato respiratório.

Em um estudo caso-controle de câncer de pulmão no Município de São Paulo, Wünsch Filho *et al.* (1995) demonstraram um OR de 1,97 (1.52-2-55) em ramos industriais com exposições a agentes sabidamente cancerígenos, comparado a ramos sem exposições de risco respiratório. Em estudo posterior, Wünsch Filho *et al.* (1998) destacam que as atividades que demonstraram mais elevada ocorrência foram as de indústria têxtil e cerâmica. No Brasil, os setores econômicos elencados como de risco para a ocorrência de câncer de pulmão incluíam a mineração, o processamento de minérios e transformação mineral, o processamento de metais, a indústria química e a indústria da construção, incluindo

Tabela 38.6. Lista de agentes cancerígenos do grupo 1 para o sistema respiratório – IARC

Exposição	Orgão Afetado	Uso do Produto
Agentes individuais		
Arsênio	Pulmão	Vidros, metais, pesticidas
Asbesto	Pulmão, pleura	Mineração de asbesto, cimento-amianto, materiais de fricção e vedação, têxteis
Berílio e seus compostos	Pulmão	Indústria aeroespacial e de metais, rebolos especiais
Éter bis-clorometílico	Pulmão	Produtos intermediários / subprodutos
Cádmio e compostos	Pulmão	Tintas e pigmentos
Cromo hexavalente e compostos	Cavidade nasal, pulmão	Galvanoplastias, tintas e pigmentos
Gás mostarda	Faringe, pulmão	Gases bélicos
Talco contendo fibras asbestiformes	Pulmão	Papel, tintas, massa plástica
Cloreto de vinila	Pulmão	Plásticos, monômeros
Sílica cristalina	Pulmão	Mineração, cerâmica, pedreiras, fundições
Formaldeído	Nasofaringe	Plásticos, têxteis, laboratórios
Poeira de madeira	Cavidade nasal	Indústria da madeira
Níquel e compostos	Cavidade nasal, pulmões	Metalurgia, ligas, catalisador
Radônio	Pulmão	Mineração de urânio, nióbio e fluoretos
Radiações ionizantes	Pulmão	Radiações na área médica e industrial
Misturas		
Alcatrão	Pulmão	Combustíveis
Piche	Pulmão	Material deconstrução / eletrodos
Fuligens	Pulmão	Pigmentos
Névoas ácidas	Pulmão	Galvanoplastias
Emissões de diesel	Pulmão	Motores de veículos e máquinas
Fumaça de Tabaco	Pulmão	Exposições involuntárias no ambiente de trabalho
Ocupações		
Pinturas	Pulmão	Atividades de pintura
Indústria de produção da borracha	Pulmão	Produção de borracha

http://monographs.iarc.fr/ENG/Classification/Table4.pdf, acessado em 09/10/2012

a fabricação de materiais construtivos (Algranti, Menezes, Achutti, 2001).

O principal agente etiológico do câncer de pulmão é o tabagismo, com uma clara relação dose-resposta e, usualmente, com um longo período de latência entre o início do tabagismo e o surgimento do câncer, em geral em torno de 30 anos. Calcula-se que 85% de todos os casos na América do Norte e Europa sejam causados pelo cigarro (Ernster, Mustacchi, Osann, 1994, Fraser et al., 1999b).

Nos EUA, estima-se que 10-15% das mortes por câncer de pulmão sejam causadas por fatores de risco que não o tabagismo. Isoladamente, essas responderiam por 16.000 a 24.000 mortes anuais, o que corresponderia a uma classificação entre os dez tipos de câncer mais fatais (Thun et al., 2008). O risco torna-se especialmente aumentado em tabagistas, como já documentado em expostos ao asbesto e em trabalhadores de minas de urânio, onde existe emissão de radônio (Carr, Holoye, Hong, 1994). Uma estimativa conservadora, nos EUA, em grupos expostos a uma lista de cancerígenos do Grupo 1 do IARC, calculou que 9% de todos os cânceres de pulmão são devidos à ocupação, em homens (Steeland et al., 1996).

As exposições circunstanciais devem ainda ser lembradas, como os registros de excesso de mortalidade por câncer do pulmão, encontrados em trabalhadores de fundição de cobre, devido à concomitante exposição ao arsênio (Jarup, Pershagen, Wall, 1989). Num estudo prospectivo de 8.045 trabalhadores de fundição de cobre, encontrou-se um aumento de nove vezes na mortalidade por câncer respiratório, entre os trabalhadores que estiveram expostos durante um tempo prolongado (Lee-Felstein, 1986). O mesmo ocorre em relação aos trabalhadores de coquerias, devido à formação de hidrocarbonetos policíclicos aromáticos, reconhecidamente carcinogênicos (grupo 1 da IARC), secundários à combustão incompleta da matéria orgânica (Christiani, 1998).

Quanto à associação entre sílica e câncer, deve-se lembrar que a relação entre ambos foi modificada, nas últimas décadas, devido ao aumento da expectativa de vida dos trabalhadores expostos à sílica e/ou com silicose. Esta maior sobrevida deveu-se às medidas de controle ambiental, que diminuíram o número de casos graves e precoces de silicose, aliadas à quimioterapia antimicobacteriana, que diminuiu a mortalidade por tuberculose pulmonar (Balmes, 1990). Assim, tornou-se possível observar algumas evidências epidemiológicas que apontaram para um risco aumentado de câncer de pulmão em trabalhadores silicóticos (Goldsmith, Guidotti, Johnston, 1982) retomando, na verdade, as observações históricas de Dible e de Turner & Grace, feitas em 1934 e 1938, respectivamente.

A IARC passou a classificar a sílica como carcinogênica para humanos (grupo 1) em 1997. Controvérsias quanto a essa definição, no entanto, têm ocorrido em relação à coexistência de fatores de confusão, como o tabagismo e exposição a outros carcinogênicos. No caso de mineiros de subsolo, pode ocorrer exposição ao *radônio, arsênio* e produtos de combustão de *diesel*. Em fundições e indústrias de transformação, pode haver exposição a hidrocarbonetos policíclicos aromáticos. Em revisão recente, o IARC mostra que em quatro estudos, publicados entre 2004 e 2009, provenientes de coortes de expostos à sílica sem silicose diagnosticada, o risco relativo de câncer de pulmão variou de 1,25 a 1,42, reafirmando sua posição de classificação da sílica como agente carcinogênico, e de forma independente da silicose (IARC, 2012).

Deve-se destacar que a classificação das substâncias em relação à carcinogênese reflete um processo dinâmico do conjunto de evidências da época. Dessa forma, as substâncias podem "mudar de grupo", como ocorrido recentemente com a sílica.

O longo período de latência entre uma exposição ocupacional e o carcinoma broncogênico, assim como o efeito confusional com o tabagismo, faz com que o estabelecimento do *nexo causal* torne-se difícil, notadamente quando o agente não é tão conhecido. Apesar dessas dificuldades, recentemente o Ministério da Saúde do Brasil editou uma portaria tornando compulsória a notificação de casos de câncer ocupacional. O Regulamento da Previdência Social — Decreto 3048/99 — alterado pelo Decreto nº 6.957, de 9 de setembro de 2009, apresenta uma lista de neoplasias relacionadas ao trabalho que são reconhecidas para fins previdenciários, entre os quais está o câncer de pulmão ocupacional (Algranti, Buschinelli, De Capitani, 2010).

◗ Prevenção e controle

As atividades de prevenção e controle das pneumopatias ocupacionais enquadram-se nos princípios que fundamentam as ações executadas, para outras doenças ocupacionais, como as ações de Higiene, que tentam modificar o ambiente ocupacional, tornando-o mais salubre (prevenção primária), e as ações de controle médico da população trabalhadora exposta (prevenção secundária).

A prevenção primária, como o próprio nome indica, deve ser a preocupação essencial e primeira no esquema de prevenção de pneumopatias ocupacionais. Diversas são as medidas de Higiene Ocupacional[9] que, auxiliadas pela Engenharia de Produção, podem levar ao controle de situações de risco inalatório na geração e disseminação de aerossóis. Essas medidas vão desde a simples umidificação do ambiente, com lavagem constante do piso, evitando o levantamento secundário de poeira já sedimentada e aspersão de névoas de água nos pontos de produção de poeira. Duas medidas clássicas, nesse tipo de controle, são a exaustão localizada, que deve ser instalada contra o fluxo inalatório do trabalhador em seu posto de trabalho, e a ventilação geral do ambiente.

A substituição de produtos é uma medida de prevenção de grande importância, como o uso de outros abrasivos em operações de jateamento de areia, utilização de fibras alternativas em produtos de cimento-amianto, materiais de fricção e outros. Produtos substitutos devem ter um perfil de toxicidade conhecido, para não se incorrer na substituição de determinados riscos por outros. Outras medidas básicas, como o enclausuramento total ou parcial do processo produtor de poeiras, com operação externa do processo, tentando isolar processos poluidores do resto da fábrica, mudanças de *layout* e substituição de matérias-primas, por outras de menor potencial patogênico, em substituição ao asbesto, por exemplo, devem ser implementadas, com o intuito de reduzir a exposição ocupacional. As emanações industriais para o exterior devem ser submetidas a processos que minimizem ou eliminem suas repercussões para o meio ambiente e para as populações vizinhas.

Baseado em princípios de *screening*, o controle médico[10] procura identificar a doença em seu estado latente, quando algum tipo de intervenção possa sustar, reverter ou diminuir a velocidade de instalação e progressão de condições fisiológicas anormais. Para o controle médico, a aplicação de rotinas padronizadas, como o questionário de sintomas respiratórios, exame físico periódico, testes e exames complementares e monitoramento biológico são importantes na avaliação de trabalhadores.

O termo "monitoramento biológico", apesar de amplo, restringe-se ao uso de análises de amostras de líquidos *e/ou* tecidos biológicos (urina, sangue, fragmentos de biópsia, fâneros) para substâncias tóxicas, seus metabólitos ou dis-

---

[9] Ver Capítulo 52 deste livro.
[10] Ver Capítulo 54 deste livro.

funções fisiológicas em nível bioquímico. No caso específico do controle e prevenção de doenças ocupacionais do trato respiratório, não existe monitoramento biológico exequível com características de avaliação, seja da exposição a que se submete o trabalhador, seja dos efeitos desta exposição. Preveem-se, para o futuro, dosagens de marcadores e/ou testes genéticos que demonstrem suscetibilidade ao câncer de pulmão e ao mesotelioma. Nos próximos anos, o uso destes marcadores deverá se incorporar à rotina de prevenção e controle dos efeitos fibrogênicos e carcinogênicos de trabalhadores expostos a poeiras minerais e outros riscos respiratórios.

Na prática atual, o controle médico dos trabalhadores expostos a substâncias potencialmente lesivas ao aparelho respiratório restringe-se ao uso regular e periódico, desde o admissional na empresa, de questionários de sintomas respiratórios, abrangendo antecedentes pessoais e familiares, hábito tabágico detalhado e exame físico, com ênfase no aparelho respiratório. No campo dos exames complementares, conforme discutido também neste Capítulo, habitualmente se utiliza a radiografia de tórax com técnica padronizada para pneumoconioses e provas de função pulmonar periódicas que, afora a detecção de anormalidades, devem merecer atenção quanto às tendências de decréscimos acentuados, tanto de CVF quanto de VEF_1, mesmo que estes se encontrem dentro dos limites de normalidade.

O controle médico, nesse sentido, apesar de ser denominado "secundário", serve como fonte privilegiada de informações que alimentam o controle "primário", indicando necessidades de mudanças no processo produtivo, proteção coletiva, como enclausuramento, ventilação e exaustão, e uso de equipamentos de proteção individual, em situações mais específicas de exceção.

Os exames complementares e sua periodicidade devem ser baseados na literatura especializada e no bom senso clínico. A edição atual da Norma Regulamentadora Nº 7 (NR-7) de Segurança e Medicina do Trabalho trouxe modificações de importância que permitem uma maior liberdade na elaboração de programas preventivos, estimulando o instrumental epidemiológico. A periodicidade anual ou maior, para a realização de radiografias de tórax em ambientes com risco inalatório para poeiras, contida em diversas normas nacionais e internacionais, pode não ser cientificamente embasada, quando se conhece, por exemplo, o tempo médio de latência para o aparecimento de certas pneumoconioses, como a silicose e a asbestose. Mesmo no caso de poeiras fibrogênicas, a proposta de realização de radiogramas de tórax anuais somente terá sentido de detecção precoce de casos, após alguns anos de exposição, exceto nos casos que demonstrem clinicamente curso atípico, especialmente na suspeita de silicose aguda ou subaguda.

Em fins da década de 1990, foi efetuado, com sucesso, um trabalho educativo pioneiro de prevenção primária de exposição a poeiras silicogênicas, em cavadores de poços do Ceará, através de um processo educativo coletivo e individual nas comunidades, que envolveu o conhecimento e conscientização do problema, aplicado por Holanda (1998). A análise dos resultados permitiu avaliar o impacto positivo da informação aos trabalhadores, levando à adoção de atitudes adequadas na prevenção da silicose e na disseminação de informações para outros companheiros. É um exemplo importante, passível de disseminação e aplicação em arranjos produtivos locais, cooperativas e trabalhos informais.

❱ Referências

Aberle DR, Gamsu G, Ray CS, Feurstein IM. Asbestosis-related pleural and parenchymal fibrosis: detection with high-resolution CT. Radiology, 166: 729-34, 1988.

Abraham JL. Environrnental pathology of the lung. In: Rom WN, (ed.). Environmental and occupational medicine. 2nd. ed. Boston: Little Brown, 1992. p.227-53.

Abraham JL, McEuen DD. Inorganic particles associated with pulmonary alveolar proteinosis. American Review of Respiratory Disisease, 119(Suppl): 196, 1979.

Abraham JL, Spragg RG. Documentation of environmental exposure using open biopsy, transbronchial biopsy and bronchopulmonary lavage in giant cell interstitial pneumonia (GIP). American Review of Respiratory Disease, 119(Suppl): 197, 1979.

Abraham JL, Hertzberg MA. Inorganic particulates associated with desquamative interstitial pneumonia. Chest, 80(Suppl): 67-80, 1981.

Acheson ED, Gardner MJ. Exposure limits. The scientific criteria. In: McDonald JC (ed.). Recent advances in occupational health. Edimburgh: Churchill Livingstone, 1981. p.25-7-70.

Agnew JE. Physical properties and mechanism of deposition of aerosols. In: Clarke W, Pavia D. (eds.) Aerosols and the lung. London: Butterworths, 1984. p.49-70.

Akira M. Imaging of occupational and environmental lung diseases. Clinics in Chest Medicine, 29(1): 117-31, 2008.

Akira, M. Uncommon pneumoconiosis. In: Silva CIS e Müller NL. (eds.). Imaging of the chest. Philadelphia: Elsevier, 2008. p.1167-81.

Akira M, Yamamoto S, Yokoyama K, Kita N, Morinaga K, Higashihara T, Kozuka T. Asbestosis: high-resolution CT-pathologic correlation. Radiology, 176: 389-94, 1990.

Akira M, Yokoyama K, Yamamoto S, Higashihara T, Morinaga K, Kita N, Morimoto S, Ikezoe J, Kozuka T. Early asbestosis: evaluation with high resolution CT. Radiology, 178: 409-16, 1991.

Algranti E. Doenças respiratórias associadas à mineração de carvão. Estudo de coorte de 5 anos. [Tese]. São Paulo: Faculdade de Saúde Pública da USP, 1991.

Algranti E, Morrone LC, Morrone N, Furlaneto JA, Garcia RC, Cardoso RS. Siderose pulmonar por óxido de ferro: uma poeira inerte? Revista da Associação Paulista de Medicina, 103: 259-64, 1985.

Algranti E, Souza Filho AJ. Correlations between radiology, respiratory symptoms and spirometry in active underground coal miners in Brazil. In: International Pneumoconioses Conference, VII. Proceedings. Washington: US Department of Health and Human Services p.105-11. NIOSH Publication Ng 90-108, Part 1 1990.

Algranti E, Freitas JB, Mendonça, EM, De Capitani, H C, Silva H, Bussacos MA. Asbestos-related pleural thickening is independently associated with lower levels of lung function and with shortness of breath. Inhalation Toxicology, 12(Supp1.3): 251-6, 2000.

Algranti E, Menezes AMB, Achutti AC. Lung cancer in Brazil. Seminars in Oncology, 28: 143-52, 2001.

Algranti E, Mendonça EMC De Capitani EM, Freitas JBP, Silva HC, Bussacos MA. Non-malignant asbestos-related diseases in Brazilian asbestos-cement workers. American Journal of Industrial Medicine, 40: 240-54, 2001.

Algranti E, Handar AM, Dumortier P, Mendonça EM, Rodrigues GL, Santos AM, Mauad T, Dolhnikoff M, De Vuyst P, Saldiva PH, Bussacos MA. Pneumoconiosis after sericite inhalation. Occupational and Environmental Medicine, 62(3): e2, 2005.

Algranti E, Buschinelli JT, De Capitani EM. Câncer de pulmão ocupacional. Jornal Brasileiro de Pneumologia, 36(6): 784-94, 2010.

Algranti E, Mendonça EMC, Hnizdo E, De Capitani EM, Freitas JBP, Raile V, Bussacos MA. Longitudinal decline in lung function in formerly asbestos exposed workers. Occupational and Environmental Medicine, 2012 (Epub ahead of print).

Allen H, Allen DH, Basten A, Williams GV, Woolcock AJ. Familial hypersensitivity pneumonitis. American Journal of Medicine, 59: 505-14, 1975.

Amâncio JB, Bonciani M, Urquiza SD. Avaliação radiológica de trabalhadores da indústria de fibrocimento do Estado de São Paulo. Revista Brasileira de Saúde Ocupacional, 16: 51-5, 1988.

AMA – American Medical Association. Committee on Rating of Physical Impairment. The respiratory system. Guide to evaluation of permanent impainnent. 2nd ed. Chicago: JAMA, 1984. p.85-101.

Ashcroft T, Heppleston AG. The optical and electron microscopic determination of pulmonary asbestos fibre concentration and its relation to the human pathological reaction. Journal of Clinical Pathology, 26: 224-34, 1973.

ATS – American Thoracic Society. The diagnosis of nonmalignant diseases related to asbestos. American Review of Respiratory Disease, 134: 363-8, 1986b.

ATS – American Thoracic Society. Standardization of spirometry – 1987 updade. American Review of Respiratory Disease, 136: 1285-8, 1987a.

ATS – American Thoracic Society. DL CO Standardization Conference. Single breath carbon monoxide diffusing capacity (Transfer factor). Recommendations for a standard technique. American Review of Respiratory Disease, 136: 1299-307, 1987b.

ATS – American Thoracic Society. Standardization of spirometry 1994 Update. American Journal of Respiratory Critical Care Medicine, 152:1107-36, 1995a.

ATS – American Thoracic Society. Single-breath carbon monoxide diffusing capacity (transfer factor). Recommendations for a standard technique – 1995 update. American Journal of Respiratory and Critical Care Medicine, 152: 2185-98, 1995b.

ATS – American Thoracic Society. Adverse effects of crystalline silica exposure. American Journal of Respiratory and Critical Care Medicine, 155: 761-65, 1997.

ATS – American Thoracic Society. Respiratory health hazards in agriculture. American Journal of Respiratory and Critical Care Medicine, 158: s1-s76, 1998.

ATS – American Thoracic Society. Guidelines for methacholine and exercise challenge testing. American Journal of Respiratory and Critical Care Medicine, 166: 309-29, 2000.

Attfield MD. Respiratory questionnaires. In: Merchant JA (ed.). Occupational respiratory diseases. Washington: DHHS-NIOSH, 1986. p.171-9.

Bagatin E. Avaliação clínica, radiológica e da função pulmonar em trabalhadores expostos à poeira de sílica. [Tese]. Campinas: FCM-UNICAMP, 1988.

Bagatin E, Neder JA, Nery LE, Terra-Filho M, Kavakama J, Castelo A, Capelozzi V, Sette A, Kitamura S, Favero M, Moreira-Filho DC, Tavares R, Peres C, Becklake MR. Non-malignant consequences of decreasing asbestos exposure in the Brazil chrysotile mines and mills. Occupational and Environmental Medicine, 62(6): 381-9, 2005.

Balmes J. Respiratory effects of hard-metal dust exposure. State of Art. Reviews: Occupational Medicine, 22: 327-44, 1987.

Balmes J. Silica exposure and tuberculosis: an old problem with some new twiss. Journal of Occupational Medicine, 32: 114-5, 1990.

Balmes J, Becklake M, Blanc P, Henneberger P, Kreiss K, Mapp C, Milton D, Schwartz D, Toren K, Viegi G; Environmental and Occupational Health Assembly, American Thoracic Society. American Thoracic Society statement: occupational contribution to the burden of airway disease. American Journal of Respiratory and Critical Care Medicine, 167: 787-97, 2003.

Banks DE. The world-wide problem of occupational lung disease. In: Banks DE, Parker JE (eds.). Occupational lung disease – An international perspective. London: Chapman & Hall Medical, 1998. p.3-16.

Barbosa MAS, Carneiro APS, Maciel JGFS, Moronte EA, La Rocca PF, Santos ARM. Silicose em trabalhadores de quartzito da região de São Thomé das Letras – Minas Gerais: dados iniciais indicam um grave problema de saúde pública. Revista Brasileira de Saúde Ocupacional, 36: 177-84, 2011.

Bardana EJ. Asthma associated with amine-based epoxi resins, latex, reactive dyes and miscellaneous chemicals. In: Bardana EJ et al. (eds.). Occupational asthma. Philadelphia: Hanley & Belfus, 1992. p.189-204.

Baris YI, Sahin AA, Ozesmi M, Kerse I, Ozen E, Kolacan B, Altinörs M, Göktepeli A. An outbreak of pleural mesothelioma and chronic fibrosing pleurisy in the village of Karain Urgup in Anatolia. Thorax, 33: 181-92, 1978.

Barroso E, Ibanez MD, Aranda FI, Romero S. Polyethylene flock-associated interstitial lung disease in a Spanish female. European Respiratory Journal, 20: 1610-12, 2002.

Becklake MR. Asbestos-related diseases of the lungs and other organs: their epidemiology and implications for clinical practice. American Review of Respiratory Disease, 114: 187-227, 1976.

Becklake MR. Asbestos related diseases of the lungs and pleura: current clinical issues. American Review of Respiratory Disease, 126: 187-94, 1982.

Becklake MR. Chronic airflow limitation: its relationship to work in dusty occupations. Chest, 88: 608-17, 1985.

Becklake MR. Occupational exposures: evidence for a causal association with chronic obstructive pulmonary disease. American Review of Respiratory Disease, 140: 585-91, 1989.

Becklake MR. Pneumoconiosis. In: Murray JF, NadeI JA (eds.). Respiratory medicine. 2nd ed. Philadelphia: Saunders, 1994. p.1995-2001.

Becklake MR. Asbestos, asbestosis and lung cancer: epidemiology and unanswered questions. In: Annals of the 6th Chest International Conference on Environmental and Occupational Lung Disease. Vancouver, 1999.

Bégin R, Bergeron D, Samson L, Boctor M, Cantin A. A CT assessment of silicosis in exposed workers. American Journal of Radiology, 148: 509-14, 1987.

Bégin R, Ostiguy G, Cantin A, Bergeron D. Lung function in silica-exposed workers: a relationship to disease severity assessed by CT scan. Chest, 94: 539-45, 1988.

Bégin R, Dufresne A, Cantin A, Massé S, Sébastien P, Perrault G. Carborundum pneumoconiosis. Chest, 95: 842-9, 1989.

Bégin R, Filion R, Ostiguy G. Emphysema in silica and asbestos exposed workers seeking compensation. Chest, 108: 647-55, 1995.

Bennet AE, Ritchie K. Questionnaires in medicine. London: Oxford University Press, 1975.

Bergdahl IA, Torén K, Eriksson K, Hedlund U, Nilsson T, Flodin R, Järvholm B. Increased mortality in COPD among construction workers exposed to inorganic dust. European Respiratory Journal, 23: 402-6, 2004.

Bergin CJ, Müller NL, Vedal S, Chan-Yeung M. CT in silicosis: correlation with plain films and pulmonary function tests. American Journal of Radiology, 146: 477-83, 1986.

Bernstein IL, Bernstein DI, Chan-Yeung M, Malo JL. Definition and classification of asthma in the workplace. In: Bernstein IL, Chan-Yeung M, Malo, JL, Bernstein DI, Chan-Yeung M, Malo J-L, Bernstein DI (eds.) Asthma in the workplace. New York: Taylor & Francis Group, 2006. p 1-8.

Berry G, Newhouse ML, Antonis P. Combined effects of asbestos and smoking on mortality from lung cancer and mesothelioma in factory workers. British Journal of lndustrial Medicine, 42: 12-8, 1985.

Bezerra PN, Vasconcelos AG, Cavalcante LL, Marques VB, Nogueira TN, Holanda MA. Hard metal lung disease in an oil industry worker. Jornal Brasileiro de Pneumologia, 35(12): 1254-8, 2009.

Bienenstock J, McDermott MR, Befus AD. The significance of bronchus-associated Iymphoid tissue. Bulletin Européen de Physiopathologie Respiratoire, 18: 153-77, 1982.

Blanc PD, Balmes JR. History and physical examination. In: Harber P, Schenker MB, Balmes JR (eds.). Occupational and Environmental Respiratory Disease. St. Louis: Mosby, 1996. p.28-38.

Blanc PD, Torén K. Occupation in chronic obstructive pulmonary disease and chronic bronchitis: an update. International Journal of Tuberculosis and Lung Disease, 11: 251-7, 2007.

Blanc PD, Iribarren C, Trupin L, Earnest G, Katz PP, Balmes J, Sidney S, Eisner MD. Occupational exposures and the risk of COPD: dusty trades revisited. Thorax, 64: 6-12, 2009.

Brasil. Departamento Nacional da Produção Mineral. Higiene das Minas. Asbestose. Rio de Janeiro: DNPM. [Boletim da Divisão de Fomento da Produção Mineral no. 98]. 1956.

Bright P, Burge PS. The diagnosis of occupational asthma from serial measurements of lung function at and away from work. Thorax, 51: 857-63, 1996.

Brooks SM. Pulmonary reactions to miscellaneous mineral dusts, man-made mineral fibers, and miscellaneous pneumoconioses. In: Merchant JA (ed.). Occupational Respiratory Diseases. Washington: DHHS-NIOSH, 1986. p.401-58.

Brooks SM, Lockey J. Reactive airways dysfunction syndrome (RADS). A newly defined occupational disease. American Review of Respiratory Disease, 123: 133, 1981.

Brooks SM, Weiss MA, Bernstein IL. Reactive airways dysfunction syndrome (RADS): persistent asthma syndrome after high-Ievel irritant exposures. Chest, 88: 376-84, 1985.

Burge PS, Moscato G, Johnson A, Chen-Yeung. Physiologic assessment: serial measurements of lung function and bronchial responsiveness. In: Bernstein IL, Chan-Yeung M, Malo JL, Bernstein DI, Chan-Yeung M, Malo J-L, Bernstein DI. (eds.) Asthma in the workplace. New York: Taylor & Francis Group, 2006. p.199-226.

Caplan A. Certain unusual radiological appearances in the chest of coalminers suffering from rheumatoid arthritis. Thorax, 8: 29-37, 1953.

Caplan A, Payne RB, Whitey JL. A broader concept of Caplan's syndrome related to rheumatoid factors. Thorax, 17: 205-12, 1962.

Carino M, Aliani M, Licitra C, Sarno N, Ioli F. Death due to asthma at workplace in a diphenylmethane diisocyanate-sensitized subject. Respiration, 64(1): 111-13, 1997.

Carneiro APS. Estudo comparativo da tomografia computadorizada de alta resolução com a radiografia de tórax no diagnóstico da silicose em casos incipientes [Dissertação de Mestrado]. Belo Horizonte: Faculdade de Medicina da Universidade Federal de Minas Gerais, 2000.

Carneiro APS, Algranti E, Trivellato G, Assunção AA, Silveira AM, Barreto S, Oliveira RB. Silicose em lapidários de Belo Horizonte: atendimento ambulatorial sugere grave problema. Journal of Pneumology, 26(supl 3): 44-5, 2000.

Carneiro APS, Barreto SM, Siqueira AL, Cavariani F, Forastiere F. Continued exposure to silica after diagnosis of silicosis in Brazilian gold miners. American Journal of Industrial Medicine, 49: 811-8, 2006.

Carr DT, Holoye PY, Hong WK. Bronchogenic carcinoma. In: Murray JF, Nadei JA. (eds.) Textbook of respiratory medicine. Philadelphia: W.B. Saunders Company, 1994. p.1528-96.

Castellan RM, Olenchock SA, Hankinson JL, Millner PD, Cocke JB, Bragg CK, Perkins HH Jr, Jacobs RR. Acute bronchoconstriction induced by cotton dust: dose-related responses to endotoxin and other dust factors. American Internal Medicine, 101: 57-63, 1984.

Cavalcanti ZR, Albuquerque Filho APL, Pereira CAC, Coletta ENAM. Bronchiolitis associated with exposure to artificial butter flavoring in workers at a cookie factory in Brazil. Jornal Brasileiro de Pneumologia, 38: 395-9, 2012.

Chan-Yeung M, Vedal S, Kus J, MacLean L, Enarson D, Tse KS. Symptoms, pulmonary function and bronchial hyperreactivity in western red cedar workers compared with those in office workers. American Review of Respiratory Disease, 130: 1038-41, 1984.

Chan-Yeung M, MacLean L, Paggiaro PL. Follow-up study of 232 patients with occupational asthma caused by western red cedar (Thuja plicata). Journal of Allergy and Clinical lmmunology, 79: 792-6, 1987.

Cherniack RM. Evaluation of respiratory function in health and disease. Disease-a-Month, 387: 507-75, 1992.

Chiavegatto CV, Carneiro AP, Dias EC, Nascimento MS. Diagnosis of severe silicosis in young adults working in stone polishing and mining in Minas Gerais, Brazil. International Journal of Occupational and Environmental Health, 1: 147-50, 2010.

Christiani D. Occupationally induced pulmonary malignancy (excluding asbestos-related cancers). In: Banks DE, Parker JE. (eds.) Occupational lung diseases – An international perspective. London: Chapman & Hall Medical, 1998. p.485-98.

Churg AM, Warnock MC. Asbestos and other ferruginous bodies. Their formation and clinical significance. American Journal of Pathology, 102: 447-56, 1981.

Churg A. Fiber counting and analysis in the diagnosis of asbestos-related disease. Human Pathology, 13: 381-92, 1982

Churg A, Wright JL. Small-airway lesions in patients exposed to non-asbestos mineral dusts. Human Pathology, 14: 688-93, 1983.

Churg A, Wright JL. Airway wall remodeling induced by occupational mineral dusts and air pollutant particles. Chest, 122: s306-s309, 2002.

Cochrane AL. The attack rate of progressive massive fibrosis. British Journal of lndustrial Medicine, 19: 52-64, 1962.

Cochrane AL. Relation between radiographic categories of coalworkers' pneumoconiosis and expectation of life. British Journal of Medicine, 5865: 532-4, 1973.

Cockcroft DW. Measurement of airway responsiveness to inhaled histamine or metacholine: method of continuous aerosol generation and tidal breathing inhalation. ln: Hargreave FE, Woolcock AJ (eds.). Airway responsiveness: measurement and interpretation. Astra Pharmaceuticals Ltd., 1985. p.22-8.

Cockcroft AE, Seal RM, Wagner JC. Postmortem study of emphysema in coal workers and non-coal workers. Lancet, 2: 600-3, 1982a.

Cockcroft AE, Wagner JC, Seal EM, Lyons JP, Campbell MJ. Irregular opacities in coal workers pneumoconiosis – correlation with pulmonary function and pathology. Annals of Occupational Hygiene, 26: 767-87, 1982b.

Comissão Técnica Estadual de Pneumopatias Ocupacionais do Estado do Rio de Janeiro (Castro HA, Bethlem EP. Coords.). A silicose na indústria naval do Estado do Rio de Janeiro: análise parcial. Jornal de Pneumologia, 21: 13-6, 1995.

Consensus Report. Asbestos, asbestosis, and cancer: the Helsinki criteria for diagnosis and attribution. Scandinavian Journal of Work Environment & Health, 23: 311-6, 1997.

Cooke WE. Fibrosis of the lungs due to the inhalation of asbestos dust. British Medical Journal, 2: 147, 1924.

Cooke WE. Pulmonary asbestosis. British Medical Journal, 2: 1024-25, 1927.

Corrin B, King E. Pathogenesis of experimental pulmonary alveolar proteinosis. Thorax, 25: 230-6, 1970.

Costa JLR, Ferreira Jr YM, Mendes R. Asbesto e doença: introdução ao problema no Brasil. Revista da Associação Médica Brasileira, 29(112): 18-21, 1983.

Cotes JE, Steel J. Work-related lung disorders. Oxford: Blackwell Scientific Publications, 1987.

Cotran RS, Kumar V, Collins T (eds). Robbins – Pathologic basis of disease. Philadelphia: Saunders, 1999. p.697-755.

Cowie RL. The epidemiology of tuberculosis in gold miners with silicosis. American Journal of Respiratory and Critical Care Medicine, 150: 1460-2, 1994.

Cowie RL. The influence of silicosis on deteriorating lung function in gold miners. Chest, 113: 340-3, 1998.

Cowie RL, Hay M, Thomas RG. Association of silicosis, lung dysfunction and emphysema in gold miners. Thorax, 48: 746-9, 1993.

Craighead JE, Abraham JL, Churg A, Green FH, Kleinerman J, Pratt PC, Seemayer TA, Vallyathan V, Weill H. The pathology of asbestos-associated diseases of the lungs and pleural cavities: diagnostic criteria and proposed grading schema. Archives of Pathology & Laboratory Medicine, 106: 544-96, 1982.

Crapo RO, Morris AH. Standardized single breath normal values for carbon monoxide diffusing capacity. American Review of Respiratory Disease, 123: 185-9, 1981.

Crapo RO, Gardner RM. ATS statement: single-breath carbon monoxide diffusing capacity (transfer factor): recommendations for a standard technique. American Review of Respiratory Disease, 136: 1299-307, 1987.

Cukier A, Algranti E, Terra Filho M, Carvalho-Pinto RM, Teixeira LR, Fiss E, Vargas FS. Pneumoconiose de trabalhadores da indústria de abrasivos. Revista do Hospital das Clínicas FMUSP, 46: 180-3, 1991.

Cummings KJ, Donat WE, Ettensohn DB, Roggli VL, Ingram P, Kreiss K. Pulmonary alveolar proteinosis in workers at an indium processing facility. American Journal of Respiratory and Critical Care Medicine, 181: 458-64, 2010.

Cummings KJ, Nakano M, Omae K, Takeuchi K, Chonan T, Xiao YL, Harley RA, Roggli VL, Hebisawa A, Tallaksen RJ, Trapnell BC, Day GA, Saito R, Stanton ML, Suarthana E, Kreiss K. Indium lung disease. Chest, 141: 1512-21, 2012.

Dauber IH. Silicosis. In: Fishman AP (ed.). Pulmonary diseases and disorders: update 1. New York: McGrawHill, 1982., p.149-66.

Davison AG, Fayers PM, Taylor AJ, Venables KM, Darbyshire J, Pickering CA, Chettle DR, Franklin D, Guthrie CJ, Scott MC, et al. Cadmium inhalation and emphysema. Thorax, 41: 714-36, 1986.

Davison AG, Fayers PM, Taylor AJ, Venables KM, Darbyshire J, Pickering CA, Chettle DR, Franklin D, Guthrie CJ, Scott MC, et al. Cadmium fume inhalation and emphysema. Lancet, 331(8587): 663-7, 1988.

De Capitani EM. Risco de pneumoconiose em trabalhadores expostos a rocha fosfática [Dissertação]. Campinas: FCM-UNICAMP, 1987.

De Capitani EM. Prevalência de pneumoconiose em trabalhadores expostos a rocha fosfática. Revista de Saúde Pública, 23(2): 98-106, 1989.

De Capitani EM. Alterações pulmonares e pleurais causadas pela exposição ao asbesto: uma revisão. Jornal de Pneumologia, 20: 207-18, 1993.

De Capitani EM. Pneumonia por hipersensibilidade e exposição ocupacional. In: Cukier A, Godoy I, Corso-Pereira M, Fernandes PMP, (eds.) Pneumologia: – atualização e reciclagem. Rio de Janeiro: Elsevier, 2009. p.387-96.

De Capitani EM, Amancio JB, Bagatin E. Pneumoconiosis in na aluminum corundum plant in Brazil. In: International Conference on Occupational Lung Diseases, VIII. Praga: 1992. Proceedings. Geneva: ILO Vol. lI, 1993, p.766-71.

De Capitani EM, Saldiva PHN, Pereira M. Hard metal subacute pneumopathy: a case report. In: International Conference on Occupational Lung Diseases, VIII. Praga, 1992. Proceedings. Geneva: ILO Vol. III,1993, p.1026-31.

De Capitani EM, Altemani AMA, Kavakama JI, Nunes GY, Paschoal IA. Beriliose pulmonar: revisão de literatura e relato de caso. Jornal de Pneumologia, 21: 135-42, 1995.

De Capitani EM, Metze K, Frazato Júnior C, Altemani AM, Zambom L, Toro IF, Bagatin E. Mesotelioma maligno de pleura com associação etiológica a asbesto: a propósito de três casos clínicos. Revista da Associação Médica Brasileira, 43: 265-72, 1997a.

De Capitani EM, Paschoal IA, Yonezawa GN, Borges IT. Pneumoconiosis in five workers of a corundum abrasive recycling plant in Brazil – case reports. In: Chiyotani et al. (eds.). Advances in the prevention of occupational respiratory diseases. Amsterdam: EIsevier, 1998. p.937-42.

De Capitani EM, Kavakama JI, Resende SM. Pathological, radiological, scintilographic and clinical patterns of four patients with phosphate rock pneumoconiosis with twelve years follow-up. In: Proceedings of the 26th International Congress of Occupational Health, Singapore, 27th August 1st September, 2000, p.607.

De Capitani EM, Schweller M, Grangeia TAG, Corso-Pereira M, Cerqueira EMPF, Metze K, Menezes AS. Pneumonia intersticial descamativa secundária à exposição à poeira de metal duro. Pneumologia Paulista, 24(11): 62-3, 2010.

Descatha A, Leproust H, Choudat D, Garnier R, Pairon JC, Ameille J. Factors associated with severity of occupational asthma with a latency period at diagnosis. Allergy, 62: 795-801, 2007.

Deus Filho A, Silva FP, Ferreira JC, Leite AO, Mendes AM, Carneiro RJ. Silicose em cavadores de poços. Jornal de Pneumologia, 10(1): 28-31, 1982.

Dible JH. Silicosis and malignant disease. Lancet, 2: 986, 1934.

Dinakara P, Blumenthal WS, Johnston RF, Kauffman LA, Solnick PB.. The effect of anemia on pulmonary diffusing capacity with derivation of a correction equation. American Review of Respiratory Disease, 102: 965-9, 1970.

Djukanović R, Roche WR, Wilson JW, Beasley CR, Twentyman OP, Howarth RH, Holgate ST.. State of art: mucosal inflammation in asthma. American Review of Respiratory Disease, 142: 434-57, 1990.

Doll R. Mortality from lung cancer in asbestos workers. British Journal of Industrial Medicine, 12: 81-6, 1955.

Doll R, Morgan LG, Speizer FE. Cancers of the lung and nasal sinuses in nickel workers. British Journal of Cancer, 24: 623-32, 1970.

Edenfield RW. A clinical and roentgenlogical study of kaolin workers. Archives Environmental Health, 1: 392-403, 1960.

Edge JR. Incidence of bronchial carcinoma in shipyard workers with pleural plaques. Annals of New York Academy Sciences, 330: 289-94, 1979.

Ehrlich I. Fatal asthma in a baker: a case report. American Journal of Industrial Medicine, 26: 799-802, 1994.

Elmes PC. Relative importance of cigarette smoking in occupational lung disease. British Journal of Industrial Medicine, 38: 1-13, 1981.

Epler GR, McLoud TC, Gaensler EA. Prevalence and incidence of benign asbestos pleural effusion in a working population. JAMA, 247: 617-22, 1982.

Ernster VL, Mustacchi P, Osann KE. Epidemiology of lung cancer. ln: Murray JF, Nadei JA. (eds.) Textbook of respiratory medicine. 2nd ed. Philadelphia: W.B. Saunders Company, 1994. p.1504-27.

Eschenbacher WL, Kreiss K, Lougheed MD, Pransky GS, Day B, Castellan RM. Clinical pathology workshop summary: nylon flock-associated interstitial lung disease. American Journal of Respiratory Critical Care Medicine, 159: 2003-8, 1999.

Fabbri LM, Danieli D, Crescioli S, Bevilacqua P, Meli S, Saetta M, Mapp CE. Fatal asthma in a subject sensitized to toluene diisocyanate. American Review of Respiratory Disease, 137: 1494-8, 1988.

Fantone JC, Ward PA. Role of oxygen-derived free radicais and metabolites in leukocyte-dependent inflammatory reaction. American Journal of Pathology, 107: 396-402, 1982.

Fedan JS, Dowdy JA, Fedan KB, Hubbs AF. Popcorn workers' lung: intro exposure to diacetyl, an ingredient in microwave popcorn butter flavoring, increases reactivity to methacholine. Toxicology and Applied Pharmacology, 215: 17-22, 2006.

Fels AOS, Cohn ZA. The alveolar macrophage. Journal of Applied Physiology, 60: 353-69, 1986.

Ferreira AS. Importância do lavado broncoalveolar no estudo do microambiente pulmonar na silicose. [Tese de Doutorado]. Porto Alegre: Universidade Federal do Rio Grande do Sul, 1997.

Ferreira AS. Silicose aguda. Pulmão RJ, 8: 349-58, 1999.

Ferreira LR., Pinheiro TMM, Carneiro APS. A silicose e o perfil dos lapidários de pedras semipreciosas em Joaquim Felício, Minas Gerais, Brasil. Cadernos de Saúde Pública, 24: 1517-26, 2008.

Ferris BG. Epidemiology standardization project 11. American Review of Respiratory Disease, 118(suppl.2): 7-53, 1978.

Fink J. Hypersensitivity pneumonitis. In: Merchant JA (ed). Occupational respiratory diseases. Washington: DHHS-NIOSH, 1986. p.481-500.

Fink JN, Ortega HG, Reynolds HY, Cormier YF, Fan LL, Franks TJ, Kreiss K, Kunkel S, Lynch D, Quirce S, Rose C, Schleimer RP, Schuyler MR, Selman M, Trout D, Yoshizawa Y. Needs and opportunities for research in hypersensitivity pneumonitis. American Journal of Respiratory Critical Care Medicine, 171(7): 792-8, 2005.

Finkelstein MM. Silicosis surveillance in Ontario from 1979 to 1992. Scandinavian Journal of Work, Environment & Health, 21: 55-7, 1995.

Fishman AP (Ed.). Diagnóstico das doenças pulmonares. 2ª ed. Rio de Janeiro: Manole, 1992.

Fletcher CM. Pneumoconiosis of coal-miners. British Medical Journal, 1:1015-22 e 1065-74, 1948.

Fletcher CM, Elmes PC, Fairbairn AS, Wood CH. The significance of respiratory symptoms and the diagnosis of chronic bronchitis in a working population. British Medical Journal, 2: 257-66, 1959.

Fletcher C, Peto R, Tinker C, Speizer F. The natural history of chronic bronchitis and emphysema. London: Oxford University Press, 1976.

Fletcher C, Peto R. The natural history of chronic airflow obstruction. British Medical Journal, 1: 1645-8, 1977.

Florencio RI. Teste de exercício na avaliação da capacidade laborativa de ceramistas com silicose pulmonar. [Dissertação]. São Paulo: Escola Paulista de Medicina, 1987.

Florêncio RT, Nery LE, Campos LB, Bagatin E, Jardim JR, Santos ML. Testes de exercícios na avaliação funcional de ceramistas com silicose pulmonar. Revista Brasileira de Saúde Ocupacional, 17(65): 33-42, 1989.

Florey CV, Leeder SR. Methods for cohort studies of chronical airflow limitation. Copenhagen: WHO Regional Publications European series, 1982, p.12.

Foster JR. The respiratory system. In: Turton J, Hooson J (eds.). Target organ pathology: a basic text. London: Taylor & Francis, 1998. p.335-70.

Francia A, Monarca G, Cavallot A. Osservazioni clinico roentaenologiche sull' azossazione silicosi-sclerodermia. Medicina del Lavoro, 50: 523-41, 1959.

Franco AR. Silicose pulmonar em trabalhadores de pedreiras na cidade de Ribeirão Preto- Estado de São Paulo. [Dissertação]. Ribeirão Preto: Faculdade de Medicina de Ribeirão Preto da Universidade de São Paulo, 1974.

Franco CA, Silva RN, Made K, Sayeg F, Bethlem NM. Mesoteliomas pleurais. Apresentação de três casos e revisão da terapêutica. Jornal de Pneumologia, 11: 141-8, 1985.

Frank R. Acute and chronic respiratory effects of exposure to inhaled toxic agents. In: Merchant JA (ed.). Occupational respiratory diseases. Washington: DHHS-NIOSH, 1986. p.571-605.

Fraser RS, Colman N, Müller NL, Pare PD. Methods of radiologic investigation. In: Diagnosis of diseases of the chest. 4th ed. Philadelphia: WB Saunders Company, 1999a. p.299-338.

Fraser RS, Pare PD, Muller NL, Colman N. Diagnosis of diseases of the chest. 4th ed. Philadelphia: WB Saunders Company, 1999b. p.1069-228.

Freiman DG, Hardy HL. Beryllium disease. American Journal of Radiology, 164: 63-8, 1995.

Gamsu G, Salon CJ, Wamock ML, Blanc PD. CT quantification of interstitial fibrosis in patients with asbestosis: A comparison of two methods. American Journal of Roetgenology, 164: 63-8, 1995.

Gandevia B. Occupational asthma I. Medical Journal of Australia, 2: 332-5, 1970.

Gannon PFG, Dickinson S, Hitchings D, Burge PS. The quality of self recorded peak expiratory flow (PEF). European Respiratory Journal, 6: 492, 1993.

Gannon PF, Newton DT, Belcher J, Pantin CF, Burge PS. Development of OASYS 2, a system for the analysis of serial measurements of peak expiratory flow in workers with suspect occupational asthma. Thorax, 51: 484-89, 1996.

Gartner H. Etiology of corundum smelter's lung. Archives of Industrial Hygiene and Occupational Medicine, 6: 339-43, 1952.

Gee JBL, Mukasa JL. Cellular and matrix mechanisms in occupational lung disease. In: Morgan WK, Seaton A (eds.). Occupational lung diseases. 2nd.ed. Philadelphia: Saunders, 1984. p.163-95.

Gibbs AR, Seal RME, Wagner JC. Pathological reaction of the lung to dust. In: Morgan WK, Seaton A (eds.). Occupational lung diseases. 2nd ed. Philadelphia: Saunders, 1984. p.129-62.

Gibbs AR, Wagner JC. Diseases due to silica. In: Churg A, Green FHY (eds.). Pathology of occupational lung diseases. 2nd.ed. Baltimore: Williams & Wilkins, 1998. p.209-33.

Gilson JC. Occupational bronchitis? Proceedings of the Royal Society of Medicine, 63: 857-64, 1970.

Gilson JC, Hugh-Jones P. Lung function in coal workers pneumoconiosis. London: Medical Research Council, 1955. Special Report Series, 290: 1-266.

Goldsmith DF, Guidotti TL, Johnston DR. Does occupational exposure to silica cause lung cancer? American Journal of Industrial Medicine, 3: 423-7, 1982.

Goldsmith DF, Winn DM, Shy CM (eds.). Silica, silicosis and cancer controversy in occupational medicine. New York: Praeger, 1986.

Gough J. Pneumoconiosis in coal trimmers. Journal of Pathology & Bacteriology, 51: 277-85, 1940.

Graham WGB. Quartz and silicosis. In: Banks DE, Parker JE (eds.). Occupational lung diseases: an international perspective. London: Chapman & Hall Medical, 1998. p.191-212.

Green GM, Jakab GJ, Low RB, Davis GS. State of the art: defense mechanism of the respiratory membrane. American Review of Respiratory Disease, 115: 479-514, 1977.

Gruden JF, Ouanounou S, Tigges S, Norris SD, Klausner TS. Incremental benefit of maximum – intensity – projection images on observer detection of small pulmonary nodules revealed by multidetector CT. American Journal of Radiology, 179: 149-57, 2002.

Gylseth B, Mowé G, Wannag A. Fibre type and concentration in the lungs of workers in asbestos cement factory. British Journal of lndustrial Medicine, 40: 375-9, 1983.

Hammar SP. Macroscopic, histologic, histochemical, immunohistochemical, and ultrastructural features of mesotheliioma. Ultrastructural Pathology, 30: 3-17, 2006.

Hammar SP. Asbestosis. In: Dodson RF, Hammar SP. (eds.). Asbestos: risk assessment, epidemiology, and health effects. 2nd ed. Boca Raton, Fl: CRC Press, 2011a. p.447-79.

Hammar SP. Asbestos-induced pleural disease. In: Dodson RF, Hammar SP. (eds.). Asbestos: risk assessment, epidemiology, and health effects. 2nd ed. Boca Raton, Fl: CRC Press, 2011b. p.481-500.

Hankinson JL, Odercrantz JR, Fedan KB. Spirometric reference values from a sample of the general US population. American Journal of Respiratory and Critical Care Medicine, 159: 179-87, 1999.

Hargreave FE, Dolovich J, Boulct LP. Inhalation provocation tests. Seminars in Respiratory and Critical Care Medicine, 4: 224-35, 1983.

Harkin TJ, McGuinness G, Goldring R, Cohen H, Parker JE, Crane M, Naidich DP, Rom WN. Differentiation of the ILO boundary chest roentgenograph (0/1 to 1/0) in asbestosis by high-resolution computed tomography scan, alveolitis, and respiratory impairment. Journal of Occupational and Environmental Medicine, 38: 46-52, 1996.

Heppleston AG. Pathogenesis of mineral pneumoconiosis. In: Parkes WR (ed.). Occupational lung disorders. Oxford: Butterworth-Heinemann Ltd, 1994. p.100-34.

Herbert A. Pathogenesis of pleurisy, pleural fibrosis, and mesothelial proliferation. Thorax, 41: 176-89, 1986.

Herbert A, Sterling G, Abraham J, Corrin B. Desquamative interstitial pneumonia in an aluminum welder. Human Pathology, 13: 694-709, 1982.

Hiett DM. Experimental asbestosis: an investigation of functional and pathological disturbances. 11: Results for chrysotile and amosite exposures. British Journal of Industrial Medicine, 35: 135-45, 1978.

Higgins ITT, Cochrane AL, Gilson J, Oldham PD. Respiratory symptoms and pulmonary disability in an industrial town. British Medical Journal, 2: 904-10, 1956.

Hillerdal G. Pleural plaques: incidence and epidemiology, exposed workers and general population. A review. Indoor and Built Environment, 6: 86-95, 1997.

Hnizdo E. Loss of lung function associated with exposure to silica dust and with smoking and its relation to disability and mortality in South African gold miners. British Journal of Industrial Medicine, 49: 472-9, 1992.

Hnizdo E, Murray J, Sluis-Cremer GK, Thomas RG. Correlation between radiological and pathological diagnosis of silicosis: an autopsy population based study. American Journal of Industrial Medicine, 24: 427-45, 1993.

Hnizdo E, Sluis-Cremer GK. Risk of silicosis in a cohort of white South African gold miners. American Journal of Industrial Medicine, 24: 447-57, 1993.

Hnizdo E, Murray J. Risk of pulmonary tuberculosis relative to silicosis and exposure to silica dust in South African gold miners. Occupational and Environmental Medicine, 55: 496-502, 1998.

Hnizdo E, Murray J, Davison A. Correlations between autopsy findings for chronic obstructive lung and in-life disability in South African gold miners. International Archives of Occupational and Environmental Health, 73: 235-44, 2000.

Hnizdo E, Vallyathan V. Chronic obstructive pulmonary disease due to occupational exposure to silica dust: a review of epidemiological and pathological evidence. Occupational and Environmental Medicine, 60: 237-43, 2003.

Hnizdo E, Glindmeyer HW, Petsonk EL. Workplace spirometry monitoring for respiratory disease prevention: a methods review. International Journal of Tuberculosis and Lung Disease, 14: 796-805, 2010.

Hodgson JT, Darnton A. The quantitative risks of mesothelioma and lung cancer in relation to asbestos exposure. Annals of Occupational Hygiene, 44: 565-601, 2000.

Hoet P, Gilissen LPL, Leyva M, Nemery B. In vitro cytotoxicity of textile components linked to the "Ardystil syndrome". Toxicological Sciences, 52: 209-16, 1999.

Holanda, MA. Silicose em cavadores de poços da região da Ibiapaba: papel da intervenção educativa no controle da doença. [Dissertação]. Fortaleza: Universidade Federal do Ceará, 1998.

Holanda MA, Martins MP, Felismino PH, Pinheiro VG. Silicosis in Brazilian pit diggers: relationship between dust exposure and radiological findings. American Journal of Industrial Medicine, 27: 367-78, 1995.

Holanda MA, Barros ACPR, Holanda AA, Monte CG, Leite EB, Ximenes Junior L, Holanda MZM, Felismino PH. Silicose em cavadores de poços da região de Ibiapaba (CE): da descoberta ao controle. Jornal de Pneumologia, 25: 1-11, 1999.

Homma T, Ueno T, Sekizawa K, Tanaka A, Hirata M. Interstitial pneumonia developed in a worker dealing with particles containing indium-tin oxide. Journal of Occupational Health, 45: 137-9, 2003.

Honma K, Abraham JL, Chiyotani K, De Vuyst P, Dumortier P, Gibbs AR, Green FH, Hosoda Y, Iwai K, Williams WJ, Kohyama N, Ostiguy G, Roggli VL, Shida H, Taguchi O, Vallyathan V. Proposed criteria for mixed-dust pneumoconiosis: definition, descriptions, and guidelines for pathologic diagnosis and clinical correlation. Human Pathology, 35: 1515-23, 2004.

Hubbard R, Lewis S, Richards K, Johnston I, Britton J. Occupational exposure to metal or wood dust and aetiology of cryptogenic fibrosing alveolitis. Lancet, 347: 284-9, 1996.

Hubbs AF, Battelli LA, Goldsmith WT, Porter DW, Frazer D, Friend S, Schwegler-Berry D, Mercer RR, Reynolds JS, Grote A, Castranova V, Kullman G, Fedan JS, Dowdy J, Jones WG. Necrosis of nasal and airway ephitelium in rats inhaling vapors of artificial butter flavoring. Toxicology and Applied Pharmacology, 185: 128-35, 2002.

Hurley JF, Soutar CA. Can exposure to coal mine dust cause a severe impairment of lung function? British Journal of Industrial Medicine, 43: 150-7, 1986.

Husain AN, Colby T, Ordonez N, Krausz T, Attanoos R, Beasley MB, Borczuk AC, Butnor K, Cagle PT, Chirieac LR, Churg A, Dacic S, Fraire A, Galateau-Salle F, Gibbs A, Gown A, Hammar S, Litzky L, Marchevsky AM, Nicholson A, Roggli V, Travis WD, Wick M. Guidelines for pathologic diagnosis of malignant mesothelioma: 2012 Update of the Consensus Statement from the International Mesothelioma Interest Group. Archives of Pathology & Laboratory Medicine, 2012 (Epub ahead of print).

IARC – International Agency for Research on Cancer. Silica, some silicates, coal dust and para-amid fibrils. IARC Monographs on the evaluation of carcinogenic risks to humans, 68: 204-11, 1997.

IARC – International Agency for Research on Cancer. Overall evaluation of carcinogenicity to humans evaluated in IARC monographs volumes 1 to 77. Lyon: International Agency for Reasearch on Cancer, 2000.

IARC – International Agency for Research on Cancer (IARC). Monographs on the evaluation of the carcinogenicity risk of chemicals to humans. Arsenic, metals, fibres, and dusts. A review of human carcinogens. Lyon: International Agency for Research on Cancer, 2012.

ILO – International Labour Office. Pneumoconiosis redefined (editorial). British Medical Journal, 2: 552, 1972.

ILO – International Labour Office. Guidelines for the use of ILO international classification of radiographs of pneumoconiosis. Revised Edition 1980. Geneva: ILO, 2011. [Occupational Safety and Health Series 22].

INSS – Instituto Nacional do Seguro Social. Ordem de Serviço N° 609, de 5 de agosto de 1998: Aprova norma técnica sobre pneumoconioses. Diário Oficial da União 158, 19/08/98, seção I, p.53-60.

Jardim JR, Ratto OR, Nonato N, Nascimento AO. Função pulmonar. In: Tarantino AB. (ed.). Doenças pulmonares. 6ª ed. Guanabara-Koogan, Rio de Janeiro, 2008, p.98-109.

Jarup L, Pershagen G, Wall S. Cumulative arsenic exposure and lung cancer in smelter workers: a dose-response study. American Journal of Industrial Medicine, 15: 31-41, 1989.

Jeebhay MF, Quirce S. Occupational asthma in the developing and industrialized world: a review. International Journal of Tuberculosis and Lung Disease, 11: 122-133, 2007.

Jindal SK, Whig J. Silicosis in developing countries. In: Banks DE, Parker JE. (eds.) Occupational lung diseases: an international perspective. London: Chapman & Hall Medical, 1998. p.213-8.

Jobs H, Ballhausen C. Apud Bench AO, Kipling MI, Heather JC. Hard metal disease. British Journal of Industrial Medicine, 19: 239-52, 1962.

Jones RN, McLoud T, Rockoff SD. The radiographic pleural abnormalities in asbestos exposure: relationship or physiologic abnormalities? Journal of Thoracic Imaging, 3: 57-66, 1988.

Kanarek DJ. Exercise testing in the evaluation of pulmonary function. In: Miller A. (ed.) Pulmonary function tests in clinical and occupational lung disease. Orlando: Grune & Stratton, 1986. p.413-24.

Kannerstein M, Churg A, Elliot-McCaughey WT. Asbestos and mesothelioma – a review. In: Sommer SS, Rosen PP (eds.). Pathology annual review. New York: Appleton Century Crofts, 1978.

Karjalainen A, Kurppa K, Martikainen R, Karjalainen J, Klaukka T. Exploration of asthma risk by occupation-extended analysis of an incidence study of the Finnish population. Scandinavian Journal of Work, Environment & Health, 28: 49-57, 2002.

Katzenstein AL, Bloor CM, Liebow AA. Difuse alveolar damage – The role of oxygen, shock and related factors. American Journal of Pathology, 85: 211-22, 1976.

Kennedy SM. Agents causing chronic airflow obstruction. In: Harber P et al. (eds.) Occupational and environmental respiratory diseases. St. Louis: Mosby, 1996. p.433-49.

Kennedy SM, Wright JL, Mullen JB, Paré PD, Hogg JC. Pulmonary function and peripheral airway disease in patients with mineral dust disease or fume exposure. American Review of Respiratory Disease, 132: 1294-9, 1985.

Kern DG, Crausman RS, Durand KT, Nayer A, Kuhn C 3rd. Flock worker's lung. Annals of Internal Medicine, 129: 261-72, 1998.

Kern DG, Kuhn C 3rd, Ely EW, Pransky GS, Mello CJ, Fraire AE, Müller J. Flock worker's lung. Chest, 117: 251-59, 2000.

Kitamura S, Bagatin E, De Capitani EM. Toxicologia da sílica. Jornal de Pneumologia, 22: 185-94, 1996.

Kreiss K, Zhen B. Risk of silicosis in a Colorado mining community. American Journal of Industrial Medicine, 30: 529-39, 1996.

Kreiss K, Gomaa A, Kullman G, Fedan K, Simoes EJ, Enright PL. Clinical bronchiolitis obliterans in workers at a microwave popcorn plant. New England Journal of Medicine, 347: 330-8, 2002.

Kusaka Y, Hering KG, Parker JE. International classification of HRCT for occupational and environmental respiratory diseases. Tokyo: Springer-Verlag, 2005.

Lacasse Y, Selman M, Costabel U, Dalphin JC, Ando M, Morell F, Erkinjuntti-Pekkanen R, Muller N, Colby TV, Schuyler M, Cormier Y; HP Study Group. Clinical diagnosis of hypersensitivity pneumonitis. American Journal of Respiratory and Critical Care Medicine, 168: 952-8, 2003.

Lacasse Y, Girard M, Cormier Y. Recent advances in hypersensitivity pneumonitis. Chest, 142: 208-17, 2012.

Lee-Feldstein A. Cumulative exposure to arsenic and is relationship to respiratory cancer among copper smelter employees. Journal of Occupational Medicine, 28: 296-302, 1986.

Leigh J, Corvalán CF, Grimwood A, Berry G, Ferguson DA, Thompson R. The incidence of malignant mesothelioma in Australia. American Journal of Industrial Medicine, 20: 643-55, 1991.

Lemen RA. Epidemiology of asbestos-related diseases and the knowledge that led to what is known today. In: Dodson RF, Hammar SP (eds.). Asbestos: risk assessment, epidemiology, and health effects. 2nd ed. Boca Raton, Fl: CRC Press, 2011. p.131-267.

Leroyer C, Perfetti L, Trudeau C, L'Archevêque J, Chan-Yeung M, Malo JL. Comparison of serial monitoring of peak expiratory flow and FEV1 in the diagnosis of occupational asthma. American Journal of Respiratory and Critical Care Medicine, 158: 827-32, 1998.

Leung CC, Yu ITS, Chen W. Silicosis. Lancet, 379: 2008-18, 2012.

Lippmann M. Size-selective health hazard samplig. In: Air sampling instruments for evaluation of atmospheric contaminants. 7th ed. Cincinnati, Ohio: American Conference of Governmental Industrial Hygienists, 1989.

Li-Yr. Prevention and treatment of pneumoconiosis in China. Biomedical and Environmental Sciences, 8: 211-7, 1995.

Lloyd Davies TA. Manganese pneumonitis. British Journal of Industrial Medicine, 3: 111-35, 1946.

Lozewicz S, Assoufi BK, Hawkins R, Taylor AJ. Outcome of asthma induced by isocyanates. British Journal of Diseases of the Chest, 81: 14-22, 1987.

Luis R. Mesothelioma. In: Merchant JA. (ed.) Occupational respiratory diseases. Washington: DHHS-NIOSH, 1986. p.671-87.

Malo JL, L'Archevêque J, Castellanos L, Lavoie K, Ghezzo H, Maghni K. Long-term outcomes of acute irritant-induced asthma. American Journal of Respiratory and Critical Care Medicine, 179: 923-8, 2009.

Mapp CE, Boschetto P, Maestrelli P, Fabbri LM. Occupational asthma. American Journal of Respiratory and Critical Care Medicine, 172: 280-305, 2005.

Mathieson JR, Mayo JR, Staples CA, Müller NL. Chronic diffuse infiltrative lung disease: comparison of diagnostic accuracy of CT and chest radiography. Radiology, 171: 111-6, 1989.

Mayer AS, Stoller JK, Bucher Bartelson B, James Ruttenber A, Sandhaus RA, Newman LS. Occupational exposure risks in individuals with PI*Z alpha(1)-antitrypsin deficiency. American Journal of Respiratory and Critical Care Medicine, 162: 553-8, 2000.

McDonald JC, Becklake MR, Gibbs GW, McDonald AD, Rossiter CE. The health of chrysotile asbestos mine and mill workers in Quebec. Archives of Environmental Health, 25: 61-8, 1974.

Medical Research Council. Standardized questionnaires on respiratory symptoms British Medical Journal, 2: 1665, 1960.

Medical Research Council. Chronic bronchitis and occupation. British Medical Journal, 1: 101-2, 1966.

Mendes R. Epidemiologia da silicose na região Sudeste do Brasil – contribuição para seu estudo através de inquérito de pacientes internados em hospitais de tisiologia [Tese]. São Paulo: FSP-USP, 1978.

Mendes R. Asbestos and public health policy in Brazil. Cadernos de Saúde Pública, 23(7): 1508-9, 2007.

Mendes R, Donoso Puelma H, Alice SH. Doenças profissionais causadas por poeiras: I – Silicose. In: Mendes R (ed.) Medicina do trabalho – doenças profissionais. São Paulo: Sarvier, 1980. p.130-96.

Mendes R, Carneiro APS. Doenças respiratórias ocupacionais. In: Tarantino AB. (ed.). Doenças Pulmonares. 4ª ed. Rio de Janeiro: Guanabara-Koogan, 1997. p.807-35.

Mendonça ECM, Algranti E, Silva RCC, Ribeiro MCSA. Bissinose e asma ocupacional em trabalhadores de uma fiação de linho em Sorocaba-São Paulo. Jornal de Pneumologia, 21: 1-8, 1995.

Mendonça EMC, Algranti E, Freitas JBP, Rosa EA, Freire JAS, Santos UP, Pinto J, Bussacos MA. Occupational asthma in the City of São Paulo, 1995-2000, with special reference to gender analysis. American Journal of Industrial Medicine, 43: 611-7, 2003.

Merchant JA. Agricultural exposures to organic dusts. State of Art Reviews: Occupational Medicine, 2(2): 409-25, 1987.

Miller A, Thornton JC, Warshaw R, Anderson H, Teirstein AS, Selikoff IJ. Single breath diffusing capacity in a representative sample of the population of Michigan, a large industrial state. Predicted values, lower limits of normal, and frequencies of abnorrnalities by smoking history. American Review of Respiratory Disease, 127: 270-7, 1983.

Mitchell CA, Gandevia B. Respiratory symptoms and skin reactivity in workers exposed to proteolytic enzyme in the detergent industry. American Review of Respiratory Disease, 104: 1-12, 1971.

Mohsenifar Z, Tashkin H. The effect of abnormal levels of hematocrit on the single breath diffusing capacity. Lung, 160: 325-30, 1982.

Moore V, Jaakola MS, Burge S. A systematic review of serial peak expiratory flow measurements in the diagnosis of occupational asthma. Annals of Respiratory Medicine, 1-14, 2009.

Moore VC, Jaakkola MS, Burge CB, Robertson AS, Pantin CF, Vellore AD, Burge PS. A new diagnostic score for occupational asthma; the area between the curves (ABC score) of PFE on days at and away from work. Chest, 135: 307-14, 2009.

Moore VC, Jaakkola MS, Burge CB, Pantin CF, Robertson AS, Vellore AD, Burge PS. PEF analysis requiring shorter records for occupational asthma diagnosis. Occupational Medicine, 59: 413-7, 2009.

Morgan WKC. Industrial bronchitis. British Journal of Industrial Medicine, 35: 285-91, 1978.

Morgan WKC. Clinical significance of pulmonary function tests: disability or disinclination? Impairment or importuning? Chest, 75: 712-5, 1979.

Morgan WKC. Other pneumoconioses. In: Morgan WKC, Seaton A (eds.). Occupational lung diseases. 2nd.ed. Philadelphia: Saunders, 1984. p.449-52.

Morgan A, Talbot RJ, Holmes A. Significance of fiber length in the clearance of asbestos fibers from the lung. British Journal of Industrial Medicine, 35: 146-53, 1978.

Morgan WK, Vesterlund J, Burrell R, Gee JB, Willoughby WF. Byssinosis: some unanswered questions. American Review of Respiratory Disease, 126: 354-7, 1982.

Morrone LC. Epidemiologia da silicose no Estado de São Paulo [Dissertação]. São Paulo: FSP-USP, 1979.

Morrone N, Campos Neto JS, Shibata NP, Pratscher P, Lima Filho MT. Importância da cintilografia com gálio (67Ga) em pneumologia. Revista Paulista de Medicina, 100: 30-3, 1982.

Mossman BT, Gee JB. Medical progress: asbestos-related diseases. New England Journal of Medicine, 320: 1721-30, 1989.

Mossman BT, Churg A. Mechanisms in the pathogenesis of asbestosis and silicosis. American Journal of Respiratory and Critical Care Medicine, 157: 1666-80, 1998.

Moya C, Antó JM, Taylor NA. Outbreak of organizing pneumonia in textile printing sprayers. Lancet, 344: 498-502, 1994.

Muir DCF. Dust inhalation, retention and elimination. In: Rogan JM (ed.). Medicine in the mining industries. Philadelphia: Davis Company, 1972.

Muir DC, Bernholz CD, Morgan WK, Roos JO, Chan J, Maehle W, Julian JA, Sebestyen A. Classification of chest radiographs for pneumoconiosis: a comparison of two methods of reading. British Journal of Industrial Medicine, 49: 869-71, 1992.

Murray J, Reid G, Kielkowski D. Cor pulmonale and silicosis: a necropsy based case-control study. British Journal of Industrial Medicine, 50: 544-8, 1993.

Murray J, Kielkowski D, Reid P. Occupational disease trends in black South African gold miners. American Journal of Respiratory and Critical Care Medicine, 153: 706-10, 1996.

Musch DC, Landis R, Higgins ITT. An application of Kappa-type analyses to interobserver variation in classifying chest radiographs for pneumoconiosis. Statistics Medicine, 3(1): 73-83, 1984.

Musk AW, Cotes JE, Bevan C, Campbell MJ. Relationship between type of simple coalworkers' pneumoconiosis and lung function. A nine-year follow-up study of subjects with small rounded opacities. British Journal of Industrial Medicine, 38: 313-20, 1981.

Nagelschmidt G. The relation between lung dust and lung pathology in pneumoconiosis. British Journal of Industrial Medicine, 17: 247-59, 1960.

Naqvi AH, Hunt A, Burnett BR, Abraham JL. Pathologic spectrum and lung dust burden in giant cell interstitial pneumonia (hard metal disease/cobalt pneumonitis): review of 100 cases. Archives of Environmental and Occupational Health, 63(2): 51-70, 2008.

Neder JA. Consumo máximo de oxigênio na avaliação da disfunção aeróbia de pacientes com pneumoconioses: nova proposta de classificação da perda funcional. [Tese de Doutorado]. São Paulo: Escola Paulista de Medicina da Universidade Federal de São Paulo, 1995.

Neder JA. Teste de caminhada de seis minutos na doença respiratória crônica: simples de realizar, nem sempre fácil de interpretar. Jornal Brasileiro de Pneumologia, 37: 1-3, 2011.

Nelson G, Girdler-Brown B, Ndlovu N, Murray J. Three decades of silicosis: disease trends at autopsy in South African gold miners. Environmental Health Perspectives, 118: 421-6, 2010.

Nemery B. Lung disease from metal exposure. In: Banks DE, Parker JE. (eds.). Occupational lung disease: an international perspective. London: Chapman & Hall Medical, 1998. p.279-306.

Nemery B, Abraham JL. Hard metal lung disease: still hard to understand. American Journal of Respiratory and Critical Care Medicine, 176: 2-3, 2007.

Newman LS, Kreiss K, King TE Jr, Seay S, Campbell PA. Pathologic and immunologic alterations in early stages of beryllium disease: re-examination of disease definition and natural history. American Review of Respiratory Disease, 139: 1479-86, 1989.

Newman Taylor AJ. Occupational asthma. Thorax, 35: 241-5, 1980.

Newman LS. Metals. In: Harber P et al. (eds.). Occupational and environmental respiratory disease. St. Louis: Mosby, 1996. p.469-513.

Nicholson PJ, Cullinan P, Newman Taylor AJ, Burge PS, Boyle C. Evidence based guidelines for the prevention, identification, and management of occupational asthma. Occupational and Environmental Medicine, 62: 290-9, 2005.

NIOSH – National Institute for Occupational Safety and Health. Work-Related Lung Disease Surveillance Report, 2007 DHHS Publication Number, 2008, 2008-143.

Nogueira DP, Goelzer BF, Cox JW, de Silva EP, Sawaia N. Bissinose no município da capital do Estado de São Paulo, Brasil. Revista de Saúde Pública, 7: 251-72, 1973.

Nogueira DP, Certain DA, Uesugui SJ, Kioko Koga R, Ribeiro HP. Asbestose no Brasil: um risco ignorado. Revista de Saúde Pública, 9: 427-32, 1975.

Norboo T, Angchuk PT, Yahya M, Kamat SR, Pooley FD, Corrin B, Kerr IH, Bruce N, Ball KP. Silicosis in a Himalayan village population: role of environmental dust. Thorax, 46: 341-3, 1991.

Ogle CJ, Rundie EM, Sugar EI. China clay workers in the southwest of England: analysis of chest radiograph readings, ventilatory capacity, and respiratory symptoms in relation to type and duration of occupation. British Journal of Industrial Medicine, 46: 261-70, 1989.

Oliveira JI. Prevalence of silicosis among ceramic industry workers in the city of Pedreira, Brazil (abstract). In: Abstracts of communications, VII International Pneumoconiosis Conference, 1988, p.114.

Olivetti L, Grazioli L, Milanesio L, Provezza A, Chiodera P, Tassi G, Bergonzini R.. Definizione anatomo-radiologica della silicosi minima interstiziale e contributo diagnostico della tomografia computerizzata con alta risoluzione. La Radiologia Medica, 85: 600-5, 1993.

Omae K, Nakano M, Tanaka A, Hirata M, Hamaguchi T, Chonan T. Indium lung-case reports and epidemiology. International Archives of Occupational and Environmental Health, 84: 471-7, 2011.

Ould Kadi F, Mohammed –Brahim B, Fyad A, Leilou S, Nemery B. Outbreak of pulmonary disease in textile dye sprayers in Algeria. Lancet, 344: 962-3, 1994.

Ould Kadi F, Abdesslam T, Nemery B. Five-year follow-up of Algerian victims of the "Ardystil syndrome". European Respiratory Journal, 13: 940-1, 1999.

Padley SP, Hansell DM, Flower CD, Jennings P. Comparative accuracy ofhigh resolution computed tomography and chest radiography in the diagnosis of chronic diffuse infiltrative lung disease. Clinical Radiology, 44: 222-6, 1991.

Padley SPG, Adler B, Muller N. High resolution computed tomography of the chest: current indications. Journal of Thoracic Imaging, 8: 189-99, 1993.

Parkes WR. Non-fibrogenic ("inert") minerals and pneumoconiosis. In: Parkes WR (ed.). Occupational lung disorders 3rd.ed. Oxford: Butterworth-Heinemann, 1994. p.253-84.

Pearce N, Boffetta P, Kogevinas M. Occupational carcinogens. Stellman JM (ed.). In: Encyclopedia of Occupational Health and Safety [CD-ROM]. 4.ed. Geneva: ILO, 1998.

Pedra F, Tambellini, AT, Pereira, BB, Costa ACC, Castro HA. Mesothelioma mortality in Brazil, 1980-2003. International Journal of Occupational and Environmental Health, 14: 170-5, 2008.

Pepys J, Bernstein IL. Historical aspects of occupational asthma. In: Bernstein IL, Chan-Yeung M, Malo, JL, Bernstein DI, Chan-Yeung M, Malo J-L, Bernstein DI. (eds.) Asthma in the workplace. 3rd ed. New York: Taylor & Francis Group, 2006. p.9-35.

Pereira CAC, Neder JA (eds.). Sociedade Brasileira de Pneumologia e Tisiologia -Diretrizes para Testes de Função Pulmonar.Jornal de Pneumologia, 28(3): s1- s238, 2002.

Pereira CAC, Sato T. Limitação ao fluxo aéreo e capacidade vital reduzida: distúrbio ventilatório obstrutivo ou combinado? Jornal de Pneumologia, 17: 59-68, 1991.

Pereira CAC, Sato T, Rodrigues SC. Novos Valores de referência para espirometria forçada em brasileiros adultos de raça branca. Jornal Brasileiro de Pneumologia, 33: 397-406, 2007.

Piolatto G, Negri E, La Vecchia C, Pira E, Decarli A, Peto J. An update of cancer mortality among chrysotile asbestos miners in Balangero, northern Italy. British Journal of Industrial Medicine, 47: 810-4, 1990.

Quirce S, Contreras G, Dybuncio A, Chan-Yeung M. Peak expiratory flow monitoring is not a reliable method for establishing the diagnosis of occupational asthma. American Journal of Respiratory and Critical Care Medicine, 152: 1100-2, 1995.

Rachiotis G, Savani R, Brant A, MacNeill SJ, Newman Taylor A, Cullinan P. Outcome of occupational asthma after cessation of exposure: a systematic review. Thorax, 62: 147-52, 2007.

Rae S, Walker DD, Attfield MD. Chronic bronchitis and dust exposure in British coal miners. In: Walton WH. (ed.). Inhaled particles III. Unwim, Surrey: Old Woking, 1971. p.883-94.

Ramazzini B. As doenças dos trabalhadores. São Paulo: Fundacentro, 2000. 325p. [Tradução de Raimundo Estrela]

Rao V, Todd TR, Kuus A, Buth KJ, Pearson FG. Exercise oximetry versus spirometry in the assessment of risk prior to lung resection. Annals of Thoracic Surgery, 60: 603-9, 1995.

Rees D, Murray J, Nelson G, Sonnenberg P. Oscillating migration and the epidemics of silicosis, tuberculosis, and HIV infection in South African gold miners. American Journal of Industrial Medicine, 53: 398-404, 2010.

Remy-Jardin M, Remy J, Artaud D, Deschildre F, Duhamel A. Diffuse infiltrative lung disease: clinical value of sliding-thin-slab maximal intensity projection CT scans in the detection of mild micronodular patterns. Radiology, 200: 333-9, 1996.

Ribeiro FSN. O mapa da exposição á sílica no Brasil. UERJ/ Ministério da Saúde. Rio de Janeiro, 2010.

Roach AS, Schilling RSF. A clinical and environmental study of byssinosis in the Lancashire cotton industry. British Journal of Industrial Medicine, 17: 1-9, 1960.

Robinson BW, Musk AW, Lake RA. Malignant mesothelioma. Lancet, 366(9483): 397-408, 2005.

Rodrigues Jr. M. Pneumonites por hipersensibilidade. In: Cukier A, Nakatani J, Morrone N. (eds.) Pneumologia: atualização e reciclagem. v.II. São Paulo: Atheneu, 1998. p.375-7.

Rose CS, Lynch DA, Cool CD. Exposure-related diffuse lung disease. Seminars in Respiratory Critical Care Medicine, 29: 620-30, 2008.

Rosenman KD, Reilly MJ, Kalinowski DJ, Watt FC. Silicosis in the 1990s. Chest, 111: 779-86, 1997.

Ruckley VA, Gauld SJ, Chapman JS, Davis JM, Douglas AN, Fernie JM, Jacobsen M, Lamb D. Emphysema and dust exposure in a group of coal workers. American Review of Respiratory Disease, 129: 528-32, 1984.

Rushton L. Chronic obstructive pulmonary disease and occupational exposure to silica. Reviews on Environmental Health, 22: 255-72, 2007.

Rushton L, Hutchings S, Brown T. The burden of cancer at work: estimation as the first step to prevention. Occupational and Environmental Medicine, 65: 789-800, 2008.

Ryder R, Lyons JP, Campbell H, Gough J. Emphysema and coal workers' pneumoconiosis. British Medical Journal, 3: 481-7, 1970.

Rylander R. The effects of cotton dust on the lung. In: Banks DE, Parker JE. (eds.). Occupational lung disease: an international perspective. London: Chapman & Hall Medical, 1998. p. 409-20.

Rylander R, Haglind P, Lundholm M. Endotoxin in cotton dust and respiratory function decrement among cotton workers in an experimental cardroom. American Review of Respiratory Disease, 131: 209-13, 1985.

Rylander R, Schilling RS, Pickering CA, Rooke GB, Dempsey AN, Jacobs RR. Effect after acute and chronic exposure to cotton dust: the Manchester criteria. British Journal of Industrial Medicine, 44: 577-9, 1987.

Salvaggio JE. Current concepts in the pathogenesis of occupationally induced allergic pneumonitis. International Archives of Allergy & Applied Immunology, 82: 424-34, 1987.

Samet JH. A historical and epidemiological perspective on respiratory symptoms questionnaires. American Journal of Epidemiology, 108: 435-46, 1978.

Saracci R. Asbestos and lung cancer: an analysis of the epidemiological evidence on the asbestos-smoking interaction. International Journal of Cancer, 20(3): 323-31, 1977.

Saracci R. The interactions of tobacco smoking and other agents in cancer etiology. Epidemiologic Reviews, 9: 175-93, 1987.

SBPT – Sociedade Brasileira de Pneumologia e Tisiologia. III Diretrizes para Tuberculose da Sociedade Brasileira de Pneumologia e Tisiologia. Jornal Brasileiro de Pneumologia, 35: 1018-48, 2009.

Schilling RS, Hughes JP, Dingwall-Fodyce I, Gilson JC. An epidemiological study of byssinosis among Lancashire cotton workers. British Journal of Industrial Medicine, 12: 217-27, 1955.

Schwartz A. Acute inhalational injury. State of the Art Reviews: Occupational Medicine, 22: 297-318, 1987.

Sciurba FC, Slivka WA. Six-minute walk testing. Seminars in Respiratory and Critical Care Medicine, 19: 383-92, 1999.

Seal RM, Hapke EJ, Thomas GO, Meek JC, Hayes M. The pathology of the acute and chronic stages of farmer's lung. Thorax, 23: 469-89, 1968.

Seal RME, Edwards JH, Hayes M. The response of the lung to inhaled antigens. Progress in Respiratory Diseases, 8:125-9, 1975.

Seaton A. Silicosis. In: Morgan WKC, Seaton A. (eds.). Occupational lung diseases. 3rd .ed. Philadelphia: Saunders, 1995. p. 222-67.

Selikoff IJ, Hammond EC, Churg J. Asbestos exposure, smoking and neoplasia. JAMA, 204: 106-12, 1968.

Sellikof IJ, Greenberg M. A landmark case in asbestosis. JAMA, 265: 898-901, 1991.

Shaver CO, Riddell AR. Lung changes associated with the manufacture of alumina abrasives. Journal of Industrial Hygiene and Toxicology, 29: 145-57, 1947.

Sheers G. Prevalence of pneumoconiosis in cornish kaolin workers. British Journal of Industrial Medicine, 21: 218-25, 1964.

Silicosis and Silicate Disease Committee. Diseases associated with exposure to silica and nonfibrous silicate minerals. Archives of Pathology & Laboratory Medicine, 112: 673-72, 1988.

Silva CIS, Müller NL. Asbestos-related disease. In: Silva CIS, Müller NL (eds.). Imaging of the chest. Philadelphia: Elsevier, 2008. p.1140-66.

Silva, ALG, Etulain, CR. Avaliação do impacto econômico da proibição do uso do amianto na construção civil no brasil. Núcleo de Economia Industrial e da Tecnologia – NEIT – UNICAMP. Campinas, 2010, p.35.

Smyth JT, Adkins GE, Margaret L, Moore B, McWhite E. Farmer's lung in Devon. Thorax, 30: 197-203, 1975.

Solomons K. Malignant mesothelioma – clinical and epidemiological features. A report of 80 cases. South African Medical Journal, 66: 407-12, 1984.

Soutar CA. Occupational bronchitis. In: Harrington JM (ed.). Recent advances in occupational health. London: Churchill Livingstone, 1987.

Souza Filho A, Alice SH. Fibrose maciça pulmonar progressiva. Jornal de Pneumologia, 17: 147-53, 1991.

Souza MB, Garcia GF, Maciel R. Siderose pulmonar. Jornal de Pneumologia, 24: 51-3, 1998.

Spiegel JR, Sataloff RT. Cancers of the head and neck. In: Harber P et al. (eds.). Occupational and environmental respiratory diseases. St. Louis: Mosby, 1996, p.276-90.

Sprince NL, Kazeni H, Hardy HL. Current problem of differentiating between beryllium disease and sarcoidosis. Annals of New York Academy of Sciences, 278: 654-64, 1976.

Sprince NL, Kanarek DJ, Weber AL, Chamberlin RI, Kazemi H. Reversible respiratory disease in beryllium workers. American Review of Respiratory Disease, 117: 1011-7, 1978.

Sprince NL, Kazemi H. Beryllium disease. In: Rom WN (ed.). Environmental and occupational medicine. 2nd ed. Boston: Little Brown, 1992. p.781-90.

Steen TW, Gyi KM, White NW, Gabosianelwe T, Ludick S, Mazonde GN, Mabongo N, Ncube M, Monare N, Ehrlich R, Schierhout G. Prevalence of occupational lung disease among Botswana men formerly employed in South African mining industry. Occupational and Environmental Medicine, 54: 19-26, 1997.

Steenland NK, Thun MJ, Ferguson CW, Port FK. Occupational and other exposures associated with mal e end-stage renal disease: a case/control study. American Journal of Public Health, 80: 153-9, 1990.

Steenland K, Brown D. Mortality study of gold miners exposed to silica and nonasbestiform amphibole minerals: an update with 14 more years of follow-up. American Journal of Industrial Medicine, 27: 217-29, 1995.

Steenland K, Goldsmith DF. Silica exposure and autoimmune diseases. American Journal of Industrial Medicine, 28: 603-8, 1995.

Steenland K, Loomis D, Shy C, Simonsen N. Review of occupational lung carcinogens. American Journal of Industrial Medicine, 29(5): 474-90, 1996.

Steidle UM, Martinez JAB. Pneumonite por hipersensibilidade: paradigma da doença intersticial do pulmão. In: Fernandes et al. (eds.). Pneumologia: atualização e reciclagem. Vol. III, São Paulo: Atheneu, 1999. p.231-9.

Stellman JM (Ed). Encyclopaedia of Occupational Health and Safety. 4.ed. Geneva: ILO, 1998.

Stobo JD, Tomasi TB. Aging and the regulation of immune reactivity. Journal of Chronic Disease, 28: 437-40, 1975.

Talini D, Paggiaro PL, Falaschi F, Battolla L, Carrara M, Petrozzino M, Begliomini E, Bartolozzi C, Giuntini C. Chest radiography and high resolution CT in the evaluation of workers exposed to silica dust: relation with functional findings. Occupational and Environmental Medicine, 52: 262-7, 1995.

Tarlo SM, Liss G, Corey P, Broder I. A workers' compensation claim population for occupational asthma: comparison of subgroups. Chest, 107: 634-41, 1995.

Tarlo SM, Balmes J, Balkissoon R, Beach J, Beckett W, Bernstein D, Blanc PD, Brooks SM, Cowl CT, Daroowalla F, Harber P, Lemiere C, Liss GM, Pacheco KA, Redlich CA, Rowe B, Heitzer J. Diagnosis and management of work-related asthma: American College of Chest Physicians Consensus Statement. Chest, 134(Suppl): s1-s41, 2008.

Tarlo SM. Workplace respiratory irritants and asthma. Occupational Medicine, 15: 471-84, 2000.

Task Group on Lung Dynamics Committee II. International committee on radiological protection. Deposition and retention models for internal dosimetry of the human respiratory tract. Health Physics, 12: 173-208, 1966.

Taskar VMD, Coultas DMD. Exposures and idiopathic lung disease. Seminars in Respiratory & Critical Care Medicine, 29: 670-9, 2008.

Tepper LB. Beryllium. Critical Review on Toxicology, 1: 235-48, 1972.

Thun MJ, Hannan LM, Adams-Campbell LL, Boffetta P, Buring JE, Feskanich D, Flanders WD, Jee SH, Katanoda K, Kolonel LN, Lee IM, Marugame T, Palmer JR, Riboli E, Sobue T, Avila-Tang E, Wilkens LR, Samet JM. Lung cancer occurrence in never-smokers: an analysis of 13 cohorts and 22 cancer registry studies. PLoS Medicine, 5(9): 185, 2008.

Thurlbeck WM, Churg AM. (eds.). Pathology of the lung. 2nd ed. New York: Thieme Medical Publishers, 1995..

Tietboehl Filho CN, Moreira JS, Edelweiss MK. Os efeitos respiratórios da exposição à poeira de grãos de cereais: uma revisão sucinta da literatura e um estudo epidemiológico em trabalhadores de silos do Rio Grande do Sul. Jornal de Pneumologia, 20: 193-206, 1994.

Torén K, Blanc PD. Asthma caused by occupational exposures is common – a systematic analysis of estimates of the population-attributable fraction. BMC Pulmonary Medicine, 9: 7, 2009.

Trapido ASM. Occupational lung diseases in ex-miners sound a further alarm! South African Medical Journal, 86: 559, 1996.

Turner HM, Grace HG. Lung cancer and occupation. Journal of Hygiene, 38: 90, 1938.

Unger GF, Scanlon GT, Fink JN, Unger J de B. A radiological approach to hypersensitivity pneumonitis. Radiologic Clinics of North America, 11: 339-46, 1973.

Vallyathan V, Brower PS, Green FH, Attfield MD. Radiographic and pathologic correlation of coal workers pneumoconiosis. American Journal of Respiratory and Critical Care Medicine, 154: 741-8, 1996.

van Kampen V, Merget R, Baur X. Occupational airway sensitizers: an overview of the literature. American Journal of Industrial Medicine, 38: 164-218, 2000.

van Rooy FG, Rooyackers JM, Prokop M, Houba R, Smit LA, Heederik DJ. Bronchilitis obliterans syndrome in chemical workers producing diacetyl for food flavorings. American Journal of Respiratory and Critical Care Medicine, 176: 498-504, 2007.

Vandenplas O, Malo JL. Definitions and types of work-related asthma: a nosological approach. European Respiratory Journal, 21: 706-12, 2003.

Vernhet H, Bousquet C, Vergnes C, Thiebault C, Lesnik A, Durand G, Giron J, Senac JP. Apport de la TDM avec haute résolution volumique (TDM HRV) dans l'exploration des pneumopathies infiltratives diffuses. Revue des Maladies Respiratoires, 16: 188-97, 1999.

Vieren JR, Imbus HR. Case control study of nasal cancer in workers employed in wood-related industries. Journal of Occupational Medicine, 31: 35-40, 1989.

Vupputuri S, Parks CG, Nylander-French LA, Owen-Smith A, Hogan SL, Sandler DP. Occupational silica exposure and chronic kidney disease. Renal Failure, 34: 40-6, 2012.

Wagner JC, Chamberlain M, Brown RC, Berry G, Pooley FD, Davies R, Griffiths DM. Biological effects of tremolite. British Journal of Cancer, 45: 352-60, 1982a.

Wagner JC, Burns J, Munday DE, McGee JO. Presence of fibronectin in pneumoconiotic lesions. Thorax, 37: 54-6, 1982b.

Walsh SL, Sverzellati N, Devaraj A, Wells AU, Hansell DM. Chronic hypersensitivity pneumonitis: high resolution computed tomography patterns and pulmonary function indices as prognostic determinants. European Radiology, 22: 1672-9, 2012.

Warraki S, Herant Y. Pneumoconiosis in China-clay workers. British Journal of Industrial Medicine, 20: 226-30, 1963.

Webb WR, Müller NL, Naidich DP. High-resolution CT of the lung. 2nd ed. Philadelphia: Lippincott-Raven Publ, 1996., p.137-8.

Welch LS, Hunting KL, Balmes J, Bresnitz EA, Guidotti TL, Lockey JE, Myo-Lwin T. Variability in the classification of radiographs using the 1980 International Labor Organization Classification for Pneumoconiosis. Chest, 114: 1740-8, 1998.

Wenzel F, Emanuel DA, Lawton BR, Magnin GE. Isolation of the causative agent of farmer's lung. Annals of Allergy, 22: 533-40, 1964.

Wenzel FJ, Emanuel D, Gray R. Immunofluorescent studies in patients with farmer's lung. Journal of Allergy, 48: 224-9, 1971.

Willians N, Atkinson W, Patchefsky AS. Polymer-fume fever: not so benign. Journal of Occupational Medicine, 16: 519-26, 1974.

Willians N, Smih FK. Polymer fume-fever. An elusive diagnosis. JAMA, 219: 1587-9, 1972.

Wünsch Filho V, Magaldi C, Nakao N, Moncau JE. Trabalho industrial e câncer de pulmão. Revista de Saude Pública, 29: 166-76, 1995.

Wünsch-Filho V, Moncau JE, Mirabelli D, Boffetta P. Occupational risk factors of lung cancer in São Paulo, Brazil. Scandinavian Journal of Work, Environment & Health, 24: 118-24, 1998.

Xu XZ, Cai XG, Men XS, Yang PY, Yang JF, Jing SL, He JH, Si WY. A study of siliceous pneumoconiosis in a desert area of Sunan County Province China. Biomedical and Environmental Sciences, 6: 217-22,1993.

Zaidi SH, Dogra RK, Shanker R, Chandra SV. Experimental infective manganese pneumoconiosis in guinea pigs. Environmental Research, 6: 287-97, 1973.

Ziskind M, Jones RM, Weill H. Silicosis: state of the art. American Review of Respiratory Disease, 113: 643-65, 1976.

Doenças da Cavidade Oral Relacionadas com o Trabalho (Odontopatologia Ocupacional)

Luiz Eugênio Nigro Mazzili

▶ **Considerações iniciais – Estomatologia e Odontologia do Trabalho**
  Delimitação da área: formação e habilitação
  Odontologia Ocupacional ou do Trabalho

▶ **Alterações e patologias da cavidade oral que podem estar relacionadas com o trabalho**
  A sistematização utilizada na presente revisão
  Alterações dos tecidos mineralizados
  Alterações dentárias
  Alterações dos maxilares
  Alterações dos tecidos periodontais
  Alterações dos tecidos moles: estomatites
  Lesões erosivas e ulcerativas da cavidade oral
  Lesões brancas da cavidade oral
  Doenças autoimunes que se manifestam na cavidade oral
  Patologia das articulações temporomandibulares
  Dor orofacial e odontalgia atípicas

▶ **Referências**

Considerações iniciais – Estomatologia e Odontologia do Trabalho

No campo das Ciências da Saúde, a Estomatologia, também denominada Odontologia ou Medicina Oral, caracteriza-se como uma área voltada ao estudo e ao cuidado do aparelho mastigatório, seus anexos e estruturas craniofaciais associadas.

Delimitação da área: formação e habilitação

Do ponto de vista anatômico, em conjunto, as estruturas compõem o chamado complexo bucomaxilofacial (CBMF), cujos contornos topográficos envolvem a região compreendida entre o osso hioide e o frontal, no sentido ínfero-superior, e a que vai do tragus à pirâmide nasal, no sentido póstero-anterior (Farias, 2009). Em razão da complexidade anatômica, funcional e estrutural envolvida, esta área demanda uma formação específica, e conta também com diversas especialidades que lhe são próprias.

A habilitação para o pleno e lícito exercício profissional se dá em conformidade com a legislação própria[1] de cada país e, fundamentalmente, segundo uma dentre duas possibilidades: 1) Graduação em Medicina e subsequente pós-graduação em Estomatologia (Medicina Oral) – situação comum nos países europeus; 2) Graduação em Odontologia — como é o caso do Brasil e da maioria dos países americanos. Nesta segunda situação, resta evidente a existência de limites profissionais entre a Medicina e a Odontologia, que não podem ser reciprocamente ultrapassados, inclusive no âmbito de avaliações ou perícias.

Odontologia Ocupacional ou do Trabalho

Em 27 de dezembro de 2001, em ato normativo do Conselho Federal de Odontologia do Brasil, emanado pela Resolução CFO-22/2001 (Conselho Federal de Odontologia, 2001), e em meio às deliberações estabelecidas para os cursos de especialização, incluiu-se a Odontologia do Trabalho dentre as especialidades odontológicas. É importante salientar que o ato mencionado, recomendado por aprovação unânime na II Assembleia Nacional de Especialidades Odontológicas (2001), e que guarda íntima relação com as políticas e as práticas contemporâneas em Saúde, teve um efeito decisivo para o alicerçamento de um novo parâmetro de desenvolvimento da Estomatologia Ocupacional.

Alterações e patologias da cavidade oral potencialmente relacionadas com o trabalho

A sistematização utilizada na presente revisão

A revisão apresentada a seguir fundamentou-se nas obras e publicações que compõem as bases nacionais e mundiais de dados em Saúde, e que se referem a alterações ou patologias orais que podem estar associadas a determinantes laborais ou ocupacionais.

Cumpre destacar que tais alterações, embora se encontrem, em bom número, classificadas no capítulo XI da Classificação Internacional de Doenças e Problemas Relacionados à Saúde, em sua 10ª revisão, CID-10 (Organização Mundial da Saúde, 1995), contemplam, ainda, um conjunto de nosologias distribuídas em outros capítulos da aludida classificação. Em razão disso, a presente revisão enfrentará o tema segundo a estrutura ou o sítio anatômico atingido, e indicará, para cada nosologia contemplada, sua codificação CID-10.

Alterações dos tecidos mineralizados

Alterações dentárias

✓ *Erosão dentária – Código CID-10 – K03.2*

Erosão é a destruição do tecido dentário decorrente de uma ação química externa sobre aquele tecido. Diferencia-se da lesão cariosa, embora possa favorecê-la. A destruição se processa por meio de um ataque ácido exercido pelo agente químico (xenobiótico) sobre o esmalte dentário, o que o compromete em variados graus, segundo as características químicas do agente e do meio (pH, pK)[2] a forma e o tempo de exposição, assim como segundo características que são inerentes ao próprio indivíduo (fechamento labial, alcalinidade da saliva e respectivo efeito tampão, concentração de flúor nas estruturas duras do dente, por exemplo).

Nos primeiros estágios da destruição do esmalte, ele passa a apresentar um aspecto despolido (desprovido do seu brilho natural), tal como um giz. Os dentes tornam-se amarelados à medida que o esmalte vai diminuindo de espessura, sobressaindo a cor da dentina subjacente. As bordas incisais tornam-se mais finas, fazendo com que o dente pareça mais translúcido.

No curso do processo de erosão, podem surgir pequenas fraturas nos bordos incisais, fragilizados devido à menor espessura dentária. Da mesma, forma podem resultar lesões cuneiformes. Em qualquer fase da erosão dentária, a hipersensibilidade da dentina pode ocorrer. Esta pode se manifestar de forma leve e esporádica, durante o consumo de alimentos quentes, frios ou doces, ou com sensibilidade ou dor contínua, provocada pelo menor fator de estímulo. Em estágios mais adiantados, evidencia-se a ocorrência de lesões e sintomas mais profundos (com possível envolvimento dentinário e pulpar).

A erosão, ao tornar o esmalte mais poroso, tende a agravar o processo de retenção do biofilme (placa), o que,

---

[1] No Brasil, a profissão odontológica é regulamentada pela Lei No. 5081/66.

[2] Potencial hidrogeniônico; constante de acidez; constante de equilíbrio (ionização).

por sua vez, além de contribuir para manchas extrínsecas (K03), facilita e potencializa a destruição dentária pela cárie (K02).

Fatores etiológicos de natureza geral

Vômitos persistentes, bulimia, refluxos gastroesofágicos e hábito de sucção ou de ingestão frequente de substâncias ácidas (frutas cítricas e bebidas ácidas) são as causas não ocupacionais mais frequentes da erosão dentária.

Fatores de risco de natureza ocupacional

Dentre as causas ocupacionais, merece destaque a exposição a névoas ácidas, dentre elas, as de ácido crômico, fluorídrico, tartárico, nítrico e sulfúrico, situação comum para trabalhadores envolvidos com fundição e galvanoplastia; produção e reparo de baterias automotivas; produção e manipulação de fertilizantes; processamento de matérias-primas que contenham fluoretos, dentre outros.

Conforme as características particulares do meio ambiente (exaustão e renovação do ar ambiental; temperatura ambiente, EPCs – Equipamentos de Proteção Coletiva etc.), da proteção individual (EPI – Equipamentos de Proteção Individual) e dos agentes químicos envolvidos, a exposição ocupacional pode representar uma considerável variação de prevalência. Em recente trabalho de revisão conduzido por Wiegand e Attin (2007), pôde-se verificar, dentre trabalhadores das áreas de galvanoplastia e de montagem e reparo de baterias, uma variação de prevalência de erosão dentária entre 26 e 100%. Na mesma direção, apontam os resultados de Fukayo *et al.* (1999), que conduziram um estudo junto a trabalhadores japoneses expostos ao ácido sulfúrico no refino eletrolítico de peças metálicas. A erosão dentária foi prevalente em 36% dos expostos, e revelou uma razão de prevalência de 3:1 em comparação com não expostos.

Afora a já reconhecida prevalência em trabalhadores expostos a névoas ácidas, a erosão dentária tem se mostrado também frequente na prática esportiva laboral ou ocupacional. A reposição hídrica e salina através da ingestão de bebidas especialmente preparadas para este fim pode provocar erosão dentária frente à acidez desses produtos (Wolf *et al.*, 2009). A exposição ocupacional vinculada a atividades aquáticas em piscinas com pH excessivamente baixo também tem sido referida na literatura como causa de erosão dentária (Centerwall *et al.*, 1986).

No caso da erosão dentária relacionada ao trabalho (ou ocupacional), os elementos dentários mais frequentemente atingidos são aqueles que se apresentam mais expostos ao meio externo (elementos 13 a 23). Características individuais tais como o grau de fechamento labial, ser respirador bucal e aspectos quantitativos e qualitativos da saliva (pH básico atuando como tampão), são fatores modificadores.

Reconhecimento técnico do nexo entre a nosologia e o trabalho

Afora a pertinente confirmação diagnóstica da alteração[3], resta necessário que o reconhecimento do vínculo etiológico entre a nosologia em pauta e o trabalho envolva, para além da atividade atual, uma criteriosa análise das histórias pessoal, clínica e laboral do portador. Em conjunto, estes elementos são indispensáveis para o correto estabelecimento da relação causal com o objeto de análise. A confirmação de vínculo poderá ser compatível com o grupo II ou III da Classificação de Schilling (1984).

Avaliação do grau da deficiência ou da disfunção

A erosão dentária ocupacional tipifica-se como deficiência ou disfunção, em consonância com conceito emanado da Organização Mundial da Saúde – OMS[4]. A avaliação do grau de deficiência ou disfunção condiciona-se ao estágio evolutivo então verificado.

Já a análise de eventual incapacidade para o trabalho deverá considerar, para além da própria disfunção ou deficiência, o potencial agravamento do quadro que a manutenção do trabalhador na atividade poderá acarretar. Além disso, diante de sintomatologia álgica, é imprescindível considerar as implicações para a segurança do trabalho. Isto porque, tanto a odontalgia, quanto o uso de medicamentos (no mais das vezes sob a forma de automedicação), são fortes elementos contributivos para a ocorrência de acidentes do trabalho (Mazzilli, 2003, 2007, 2008a).

Medidas ocupacionais voltadas à prevenção

As medidas preventivas apoiam-se em uma associação de procedimentos, em que o monitoramento periódico do trabalhador e das condições associadas ao meio ambiente laboral e à organização do trabalho conduzem a ações que partem da orientação e da educação para a saúde chegando a ações mais específicas, voltadas para o caso concreto, o que inclui o uso de EPC e EPI. O uso de protetores bucais, de aplicações tópicas de flúor e selantes ou vernizes deve ser considerado, diante das particularidades envolvidas.

✓ *Abrasão dentária – Código CID-10 – K03.1*

Abrasão é a destruição dos tecidos dentários decorrente de uma ação mecânica sobre eles. Classifica-se como atrição fisiológica aquela que decorre do natural desgaste mastigatório (dentro de parâmetros compatíveis com o esperado para

---

[3] A expressão "*pertinente confirmação diagnóstica da alteração*" será utilizada de forma recorrente neste capítulo, como se verá. Refere-se ao "diagnóstico proficiente e conduzido dentro da esfera profissional de competência", situação que se aplica ao Brasil e aos demais países que estabelecem limites profissionais entre a Medicina e a Odontologia.

[4] Segundo a Organização Mundial da Saúde, deficiência, ou disfunção, refere-se a qualquer perda ou anormalidade da estrutura ou das funções psicológicas, fisiológicas ou anatômicas.

a idade do indivíduo). Já a atrição patológica, bem como todas as formas de abrasão decorrentes de causas externas, manifestam-se sob graus variados e, de acordo, trazem consequências de moderadas a severas.

Na atrição, o plano de desgaste dos dentes é facilmente identificável pela análise dos movimentos mastigatórios e pela respectiva comparação entre os elementos dentários antagonistas. Nas abrasões decorrentes de causas externas, a morfologia das lesões guarda correspondência com o agente envolvido. Assim, com o tempo, as superfícies vestibulares dos dentes podem perder sua convexidade normal, tornando-se côncavas, em razão da incorreta escovação dentária. Lesões semilunares, chanfraduras ou sulcos podem corresponder ao objeto reiteradamente interposto.

Fatores etiológicos de natureza geral

As etiologias de caráter geral vinculam-se à escovação dentária inadequada (técnicas incorretas, excesso de pressão, escovas com cerdas inadequadas e cremes dentais de elevada abrasividade), ao bruxismo e à interposição viciosa, habitual e reiterada de objetos entre os dentes.

Fatores de risco de natureza ocupacional

No tocante à abrasão dentária, a literatura descreve uma série de alterações um tanto peculiares, que constituem, na concepção de alguns autores, como Nogueira (1972) e Vanrell (2002), verdadeiros estigmas profissionais. Alguns exemplos: desgastes em forma de "meia lua" em trabalhadores da indústria vidreira artesanal; desgastes horizontais nas bordas incisais dos dentes anteriores em trabalhadores da indústria de charutos ou cigarrilhas (artesanal); lesões (chanfraduras ou sulcos nos dentes de tapeceiros, sapateiros, costureiras, cabeleireiros etc.) que correspondem à forma do objeto frequentemente interposto (como a boquilha dos instrumentos de sopro).

Verifica-se, ainda, que a interposição de outros objetos entre os dentes, durante a prática laboral, e que a própria atrição patológica (bruxismo), podem, na verdade, representar um transtorno somatoforme de natureza ocupacional. Nestes casos, o impacto estressor da atividade manifesta-se quer sob a forma da interposição de um objeto entre os dentes (lápis, tampa de canetas, palitos), quer sob a forma do bruxismo.

Sob certas circunstâncias, pós ou poeiras abrasivas presentes no meio ambiente laboral promovem a abrasão dentária. Neste sentido, cabe destacar a pesquisa de Petersen e Henmar (1988), que estudaram trabalhadores da indústria de granito, buscando neles estabelecer a prevalência de abrasão dentária e a sua severidade. O fator de risco em pauta foi a exposição à poeira abrasiva de quartzo envolvida no processo industrial. Os resultados indicaram uma prevalência de abrasão em 100% dos trabalhadores, com um acometimento mais intenso dos dentes anteriores. A severidade vinculou-se ao tempo de exposição ao fator de risco.

Reconhecimento técnico do nexo entre a nosologia e o trabalho

Afora a pertinente confirmação diagnóstica da alteração, resta necessário que o reconhecimento de vínculo etiológico entre a nosologia em pauta e o trabalho envolva, para além da consideração da atividade atual, uma criteriosa análise das histórias pessoal, clínica e laboral do portador.

Em alguns casos de abrasão dentária devida à inserção ou à interposição de objetos e instrumentos entre os dentes, faz-se necessário verificar, do ponto de vista do nexo laboral, qual das duas situações se apresenta: 1) se tal fato constitui, enquanto agente ou fator, uma **condição necessária** para a prática do trabalho (por exemplo, não seria possível ao instrumentista de sopro evitar a introdução da boquilha na cavidade oral); 2) se tal fato constitui, enquanto agente ou fator, uma **condição desnecessária** à prática laboral, ainda que frequentemente observado em determinadas atividades (apreensão de pregos entre os dentes entre estofadores, sapateiros etc.).

O reconhecimento e a distinção entre as diferentes possibilidades de determinação do nexo etiológico com o trabalho (causa necessária, concorrente ou agravante) devem ser conduzidos com base na perquirição da história pessoal, clínica e ocupacional do trabalhador. Ênfase deve ser dada à minuciosa análise do local de trabalho, sua organização e demanda.

Avaliação do grau de deficiência ou disfunção

A condição de abrasão dentária ocupacional tipifica-se como deficiência ou disfunção em consonância com conceito emanado da OMS. A avaliação do grau de deficiência ou de disfunção condiciona-se ao estágio evolutivo então verificado.

Já a análise de eventual incapacidade para o trabalho deverá, para além da própria disfunção ou deficiência, necessariamente considerar os riscos pessoais, os interpessoais e o potencial agravamento do quadro que a manutenção do trabalhador na atividade poderá acarretar.

Medidas ocupacionais voltadas à prevenção

As medidas preventivas apoiam-se na associação de procedimentos em que o monitoramento periódico do trabalhador e das condições associadas ao meio ambiente laboral e à organização do trabalho conduzem a ações que partem da orientação e da educação para a saúde, chegando a ações mais específicas, voltadas para o caso concreto. A aplicação dos fundamentos ergonômicos na concepção e no contínuo aperfeiçoamento do instrumental, do mobiliário, de equipamentos e máquinas utilizados nos processos de trabalho tem fundamental importância para a profilaxia e para a eliminação do risco de abrasão dentária.

Alterações pós-eruptivas da cor dos tecidos duros dos dentes – Código CID-10 – K03.7

A nosologia em pauta refere-se às alterações cromáticas nas estruturas que compõem os elementos dentários e que ocorrem **após a sua erupção**. Não se refere, portanto, às alterações ocorridas durante a odontogênese.

Em síntese, tais alterações podem ocorrer sob três formas básicas: 1) manchas extrínsecas; 2) manchas intrínsecas; e 3) manchas mistas (intrínsecas e extrínsecas concorrentes). As manchas extrínsecas atingem as estruturas externas (esmalte ou dentina). Ocorrem, em geral, pelo aprisionamento de pigmentos cromáticos em microporos do esmalte ou na dentina, sendo que os pigmentos se alojam nos túbulos dentinários – em ambas as situações sob a dinâmica usualmente denominada Des-Re[5] As manchas intrínsecas, por sua vez, decorrem de alterações cromáticas em estruturas internas dos dentes, decorrentes do transporte do pigmento pela corrente sanguínea ao endodonto e daí para a dentina. Como o esmalte é de elevada translucidez, a pigmentação interna mostra-se visível. As alterações da cor dos dentes são um tanto quanto prevalentes e costumam causar grande constrangimento social e laboral a seus portadores, especialmente quando envolvem elementos dentários anteriores.

Fatores etiológicos de natureza geral

Tabagismo; traumas que promovem hemorragia pulpar (formação de hemossiderina); lesões cariosas crônicas; iatrogenias, e hábitos que incluem a reiterada exposição a determinados pigmentos cromáticos presentes em alimentos ou bebidas, compõem o conjunto de causas gerais da nosologia.

Fatores de risco de natureza ocupacional

Dentre as etiologias ocupacionais, a literatura refere, enquanto causas mais prevalentes, a exposição a poeiras, névoas ou fumos de sais metálicos e seus compostos. São características as colorações amarelo-ouro, consequente à exposição ao cádmio; verde-escura (de esverdeada a preta), consequente à exposição ao cobre ou ao níquel, e cinza acastanhada ou marrom, que decorre da exposição a prata, ferro, mercúrio ou níquel. Além destas, a literatura indica, ainda, as seguintes alterações cromáticas: amarela (berílio e fenol); negro-azulada (bismuto) e vermelha (causada pelo vinho tinto em degustadores profissionais).

Reconhecimento técnico do nexo entre a nosologia e o trabalho

Afora a pertinente confirmação diagnóstica da alteração, resta necessário que o reconhecimento do vínculo etiológico entre as alterações pós-eruptivas da cor dos tecidos duros dos dentes e o trabalho envolva, para além da consideração da atividade atual, uma criteriosa análise das histórias pessoal, clínica e laboral do portador. Tais achados, em trabalhadores expostos aos produtos químicos referidos e cujas alterações na coloração dos dentes (características de cor e história) sejam compatíveis com sua exposição ocupacional, conduzem ao reconhecimento técnico de que se trata de uma doença do Grupo I da Classificação de Schilling (1984), visto que, se não ocorresse a exposição ocupacional, seria improvável que esta doença, com características tão peculiares, ocorresse.

Avaliação do grau de deficiência ou disfunção

As alterações na cor dos tecidos duros dos dentes tipificam-se nos **casos intrínsecos.** Por outro lado, a **alteração interna das estruturas** dos dentes, que, portanto, não pode ser removida ou eliminada sem remoção operatória e/ou recobrimento da estrutura dentária) enquadra-se na categoria de deficiência ou disfunção, em consonância com o já citado conceito da OMS. A avaliação do grau de deficiência ou de disfunção condiciona-se ao estágio evolutivo então verificado.

Já a análise da eventual incapacidade para o trabalho deverá considerar, necessariamente, para além da própria disfunção ou deficiência, o impacto pessoal, profissional e social do estigma adquirido, bem como o potencial agravamento do quadro que a manutenção do trabalhador na atividade poderá acarretar.

Medidas ocupacionais voltadas à prevenção

As medidas preventivas se apoiam na associação de procedimentos em que o monitoramento periódico do trabalhador e de condições associadas ao meio ambiente laboral e à organização do trabalho conduzem a ações que partem da orientação e da educação para a saúde, chegando a ações mais específicas, voltadas para o caso concreto. Em trabalhadores expostos a fatores de risco, deve ser considerada, diante das particularidades envolvidas, a possibilidade de instalação de equipamentos de proteção coletiva (exaustores) e o uso de EPI (dentre os quais, protetores bucais), em associação com procedimentos profissionais periódicos e dirigidos (a remoção do biofilme e de tártaro, por exemplo).

Alterações dos maxilares

As patologias ósseas que envolvem o complexo bucomaxilofacial são inúmeras e, didaticamente, podem ser descritas como tumores maxilares benignos, tumores maxilares malignos, osteomielites dos maxilares e lesões fibro-ósseas.

Alguns exemplos de patologias ósseas que envolvem o complexo bucomaxilofacial são: tumores maxilares benignos (osteoma, lesões de células gigantes); tumores maxilares malignos (osteossarcoma, condrossarcoma, sarcoma de Ewing, linfoma de Burkitt); osteomielites dos maxilares (osteomielite supurativa aguda, osteomielite supurativa crônica, osteomielite esclerosante crônica focal, osteomielite esclerosante crônica difusa, osteomielite crônica com periostite proliferante); lesões fibro-ósseas (displasia fibrosa, displasia óssea, fibroma ossificante central); dentre outras.

Considerados os propósitos da presente revisão, ficaremos restritos às osteomielites e às necroses ósseas. Cabe salientar que os tumores malignos potencialmente relacionados com o trabalho compõem um capítulo específico da

---

[5] Processo constante de desmineralização e remineralização dentária conforme as variações de pH do meio bucal.

presente obra. Quanto às lesões fibro-ósseas, sua etiologia parece estar relacionada a fatores familiares, hereditários e congênitos e, portanto, não será discutida.

✓ *Osteomielites dos maxilares – Código CID 10: K10.2*

As osteomielites caracterizam-se como uma doença óssea inflamatória de etiologia infecciosa. Clinicamente, comportam-se como condições agudas ou crônicas, sendo esta última, a forma mais prevalente. A infecção inicial se dá nos espaços medulares, com posterior comprometimento do sistema haversiano, podendo se estender à cortical e ao periósteo. A diminuição da vascularização do tecido ósseo atingido compromete a capacidade do organismo de enfrentar o tecido necrótico resultante, e sua manutenção implica, ora um reparo tecidual incompleto, ora a proliferação da doença – neste caso quando o tratamento adequado não é instituído (antibioticoterapia em associação com a remoção cirúrgica do foco, dos sequestros ósseos e do tecido necrótico) (Lins *et al.*, 2007; Marzola, Pastori, 2006; Regezi, Sciubba, Jordan, 2008).

Na osteomielite aguda, o quadro álgico é intenso, há edema local e envolvimento dos linfonodos regionais. Pode haver mobilidade dental e sensibilidade à percussão. A drenagem da secreção purulenta, no mais das vezes espontânea, se dá através do alvéolo dentário. As evidências radiográficas, tomográficas ou as conseguidas através de ressonância magnética – no geral mais lentas que o progresso da infecção – indicam perda de definição do osso medular envolvido na lesão, além de sua substituição por áreas radiolúcidas. Posteriormente, podem ser observados sequestros radiopacos entre essas áreas radiolúcidas (Marzola, Pastori, 2006).

Fatores etiológicos de natureza geral

A patogênese das osteomielites dos maxilares pode estar ligada à disseminação bacteriana hematogênica, mas, de forma geral, sua principal causa é a disseminação local de microrganismos presentes em processos infecciosos adjacentes, no mais das vezes infecções dentárias, particularmente as endodônticas (Lins *et al.*, 2007; Regezi, Sciubba, Jordan, 2008). Quanto aos patógenos envolvidos, estudo conduzido por Lins *et al.* (2007) evidenciou que a microbiota – então isolada através de cultura ou detectada através dos métodos moleculares –, apresentava integrantes comuns aos do periodonto, porém de características mais complexas. Os autores observaram que a associação ecológica parece exercer destacado papel na patogênese das osteomielites, favorecimento para a implantação e a multiplicação de microrganismos mais exigentes, como os anaeróbios obrigatórios. Condições sistêmicas, tais como *diabetes mellitus*, e imunodeficiências podem favorecer o surgimento e o agravo das osteomielites.

Fatores de risco de natureza ocupacional:

Já há algum tempo, reconhece-se que a exposição ocupacional a alguns elementos químicos pode cursar com o desenvolvimento de osteomielite e necrose mandibular. Um marcante exemplo deste fato é descrito por Hunter (1978). O autor destaca que, em meio às regras especiais previstas na Inglaterra para empresas que manipulassem materiais perigosos ("*The Factory Act*", em 1891), ajustou-se, em 1900, para a "*Lucifer Match Factories*", uma fábrica de palitos de fósforo, a obrigação da realização de avaliações especializadas em Estomatologia em razão do elevado risco de necrose mandibular.

Se, por um lado, nem de longe é possível comparar as condições de trabalho e de exposição vivenciadas pelos trabalhadores da antiga fábrica inglesa com as condições vivenciadas pelos trabalhadores de grandes indústrias congêneres do momento presente, por outro, há que se considerar a atual pluralidade de situações laborais[6] e de produtos químicos que envolvem o fósforo em suas diferentes apresentações e formulações químicas.

Em razão de tal pluralidade, decerto inúmeros trabalhadores encontram-se sob excessiva exposição, e nem por isso, pode-se dizer, vêm sendo adequadamente examinados e monitorados no âmbito especializado da Estomatologia. Este é o caso, por exemplo, da manipulação e do uso laboral de pesticidas que têm por princípio ativo o fosfeto de alumínio. Conforme publicação da Secretaria da Agricultura e do Abastecimento do Estado do Paraná (Paraná, Secretaria da Agricultura e do Abastecimento, 2009), dentre as diversas manifestações usualmente relacionadas ao uso do pesticida em questão, se reconhece que inalações crônicas de doses subtóxicas podem ocasionar odontalgias, celulites na boca e necrose mandibular.

Quanto às demais exposições ocupacionais que podem provocar osteomielites, a literatura refere as seguintes: exposição ao benzeno e a seus homólogos; exposição ao arsênio, ao cromo, ao mercúrio, ao sulfeto de carbono, a névoas ácidas e a produtos corrosivos.

A Tabela 39.1 apresenta as principais atividades ocupacionais vinculadas a estes xenobióticos. Tem por fonte a sistematização realizada por Shour e Sarnat (1942 e 1985), à qual foram acrescentados trabalhos de outros pesquisadores, como Bedrikow e Gomes (1989).

Reconhecimento técnico do nexo entre a nosologia e o trabalho

Afora a pertinente confirmação diagnóstica da alteração, resta necessário que o reconhecimento do vínculo etiológico entre a osteomielite dos maxilares e o trabalho envolva,

---

[6] Neste sentido, é bom que se tenha claro que, no Brasil, país de extensões continentais e que guarda, regionalmente, significativas diferenças sociais e tecnológicas, ao lado do trabalho em setores mais modernos ou mais bem equipados, há muitos trabalhadores envolvidos em atividades cujos processos produtivos são ainda rudimentares, incorporando um grau mínimo de tecnologia.

Tabela 39.1. Xenobióticos que podem provocar osteomielite e necrose dos maxilares segundo sua aplicação industrial ou laboral	
Xenobiótico	Aplicação industrial ou laboral
Arsênio	Na metalurgia (como aditivo de ligas metálicas); na siderurgia; no fabrico de inseticidas; na microeletrônica (em semicondutores); como conservante de madeira; como pigmento e na pirotecnia (como dissulfeto de arsênio); como descolorante na fabricação do vidro
Benzeno	Na siderurgia (para o trabalho com coque ou alcatrão de hulha); na metalurgia; na lavagem a seco; na vulcanização de borrachas; no fabrico e na manipulação de pólvora; no processamento fotográfico, em tintas e vernizes
Cromo	Na metalurgia; na indústria gráfica (no papel fotográfico e para impressão); e no processamento de borracha, corantes e tintas (cromatos). É ainda utilizado como reativo químico na limpeza de materiais de vidro; como catalisador na síntese do amoníaco; e como preservativo de madeiras
Fósforo	Na siderurgia (na produção do aço); na metalurgia (na produção e no refino do bronze); na produção de fertilizantes; na fabricação de cristais especiais para lâmpadas de sódio; no revestimento interno de lâmpadas fluorescentes; na pirotecnia; nos detergentes
Mercúrio	Na fabricação de espelhos, instrumentos de medição (termômetros e barômetros) e de lâmpadas fluorescentes, na indústria de tintas e de baterias; e, em odontologia, na elaboração de restaurações em amálgama de prata
Névoas ácidas ou a produtos corrosivos	Condição regularmente presente nos espaços de trabalho com produtos secundários dos processos industriais. Destes se destacam: a indústria petroquímica; galvanoplastias; fábricas de baterias elétricas (com névoas de ácido sulfúrico); fábricas de fertilizantes e outros trabalhos com rocha fosfática (participação de fluoretos); fábricas de pesticidas; fábricas de papel; o trabalho com explosivos; o processamento do algodão; o tratamento de água (cloro é utilizado em reservatórios, piscinas e sistemas industriais)
Sulfeto de carbono	Em desengordurantes metálicos; na vulcanização a frio de borracha; no preparo de formicidas; na indústria têxtil; na fabricação de filmes celulósicos

para além da consideração da atividade atual, uma criteriosa análise das histórias pessoal, clínica e laboral do portador. Tais achados, em trabalhadores expostos a névoas ácidas e a produtos corrosivos, ao fósforo, ao benzeno, ao arsênio, ao cromo, ao mercúrio e ao sulfeto de carbono conduzem ao reconhecimento técnico de que se trata de uma doença do Grupo I da Classificação de Schilling (1984), visto que, se não ocorresse a exposição ocupacional, seria improvável que esta doença surgisse.

Avaliação do grau de deficiência ou de disfunção

A condição de osteomielite dos maxilares tipifica-se como deficiência ou disfunção em consonância com conceito emanado da OMS, descrito anteriormente neste capítulo. A avaliação do grau de deficiência ou de disfunção, quer dos pontos de vista do Direito Trabalhista (reparação do dano) e do Direito Previdenciário (incapacidade/benefícios), quer do ponto de vista da Saúde, condiciona-se ao estágio evolutivo então verificado.

Já a análise da eventual incapacidade para o trabalho deverá considerar, necessariamente, para além da própria disfunção ou deficiência, o potencial agravamento do quadro que a manutenção do trabalhador na mesma atividade poderá acarretar.

Medidas ocupacionais voltadas à prevenção

As medidas preventivas da osteomielite dos maxilares se apoiam na associação de procedimentos em que o monitoramento periódico do trabalhador e das condições associadas ao meio ambiente laboral e à organização do trabalho conduzem a ações que partem da orientação e da educação para a saúde, chegando a ações mais específicas, voltadas para o caso concreto. Para trabalhadores expostos aos fatores de risco, consideradas as particularidades envolvidas, a prevenção deve contemplar a possibilidade de instalação de equipamentos de proteção coletiva (exaustores) e o uso do EPI.

Alterações dos tecidos periodontais

As doenças do periodonto compreendem alterações patológicas dos tecidos que circundam e dão sustentação aos elementos dentários. Elas são comumente denominadas gengivites ou periodontites, em conformidade com suas características anatomotopográficas.

Gengivite "crônica" – Código CID-10: K05.1

A denominação gengivite refere-se a um processo inflamatório limitado aos tecidos moles que circundam os elementos dentários (periodonto marginal), não incluindo, portanto, a crista alveolar, o ligamento periodontal ou o cemento radicular (periodontites). Clinicamente, pode-se verificar uma alteração nos contornos, na coloração e na textura normal do periodonto marginal. Consoante suas características evolutivas, as gengivites manifestam-se sob forma aguda ou crônica, sendo a segunda a mais prevalente nas populações adultas.

De surgimento repentino e doloroso, a forma aguda pode promover rápida desintegração do epitélio de revestimento (gengivite ulcerativa). Mais comuns, as gengivites crônicas, caracterizam-se por infiltração linfoplasmocitária e por reação vascular consequentes a determinantes locais e sistêmicos, os quais atuam de médio a longo prazo. As representações clínicas variam de flacidez e aspecto edematoso e friável a situações em que os tecidos do periodonto marginal apresentam-se mais consistentes, dada a produção de tecido fibroso (formação colágena subsequente a estímulos ou a irritações leves e persistentes). As características mais comuns da gengivite crônica manifestam-se por alterações na coloração (que tende para o vermelho arroxeado); por perda da textura que lhe é característica (surge um aspecto granulado ou de "casca de laranja"), apresentando uma gengiva mais lisa e brilhante e de morfologia alterada, exibindo aumento de volume pelo exsudato inflamatório, ou mesmo hiperplasia e hemorragia gengival.

Fatores etiológicos de natureza geral

Em uma base populacional, os principais determinantes das gengivites são causas locais, mormente relacionadas à falta de higiene bucal adequada. Outros fatores são a má oclusão dentária, cavidades de cárie, restaurações ou próteses inadequadas e a xerostomia. Bactérias - predominantemente anaeróbias - estão comumente presentes. A gengivite ocorre, também, na puberdade, durante a menstruação e na gravidez, aparentemente associada a alterações hormonais. O uso de contraceptivos orais pode exacerbar os quadros.

A gengivite também pode ser um sinal precoce de doenças sistêmicas, tais como o herpes simples, hipovitaminoses e carências alimentares, alterações leucopênicas, reações alérgicas, *diabetes mellitus* ou imunodeficiências - SIDA, por exemplo. Patologias que podem simular a gengivite subaguda ou crônica são o eritema multiforme, o líquen plano, o penfigóide e o pênfigo.

Fatores de risco de natureza ocupacional

Estudos e pesquisas têm apontado que a exposição ocupacional ao benzeno, a névoas de fluoretos ou seus compostos tóxicos, ao mercúrio, chumbo e demais metais pesados, está relacionada com o desenvolvimento de gengivite crônica (Bedrikow; Gomes, 1989; Rego, Freire, Brandão, 2004; Schour, Sarnat, 1942; Schour; Sarnat, 1985; Sheiham *et al.*, 1986). Vale destacar como exemplo, em Epidemiologia Ocupacional, um estudo conduzido por El-Said *et al.* (2008), junto a uma amostra de 400 trabalhadores do setor industrial de Alexandria expostos ao chumbo — quer na forma de poeiras, quer na forma de fumos (carga de baterias). Os autores encontrarram alterações significativas na condição de saúde periodontal dos profissionais, isto em correlação com os níveis de chumbo presentes na corrente sanguínea. Os efeitos mais expressivos indicaram um aumento da prevalência de gengivites, periodontites e incremento na formação de cálculo e debris.

Reconhecimento técnico do nexo entre a nosologia e o trabalho

Afora a já mencionada pertinente confirmação diagnóstica da alteração, resta necessário que o reconhecimento do vínculo etiológico entre a gengivite crônica e o trabalho envolva, para além da consideração da atividade atual, uma criteriosa análise das histórias pessoal, clínica e laboral do portador. Tais achados em trabalhadores expostos a névoas ácidas em suas diversas formas ou expostos ao benzeno, ao arsênio, ao bromo, ao mercúrio e ao chumbo conduzem ao reconhecimento técnico de que se trata de uma doença do Grupo II da Classificação de Schilling (1984) (fator de risco contributivo), ou ainda, de uma doença do Grupo III de Schilling (desencadeador de um distúrbio latente ou agravante).

Avaliação do grau de deficiência ou disfunção

A condição de gengivite crônica tipifica-se como deficiência ou disfunção em consonância com conceito emanado da OMS, antes comentado. A avaliação do grau de deficiência ou de disfunção condiciona-se ao estágio evolutivo então verificado.

Já a análise de eventual incapacidade para o trabalho deverá necessariamente considerar os riscos pessoais, interpessoais e o potencial agravamento do quadro que a manutenção do trabalhador na atividade poderá acarretar.

Medidas ocupacionais voltadas à prevenção

As medidas preventivas se apoiam na associação de procedimentos em que o monitoramento periódico do trabalhador e o das condições associadas ao meio ambiente laboral e à organização do trabalho conduzem a ações que partem da orientação e da educação para a saúde, chegando a ações mais específicas, voltadas para o caso concreto. Para trabalhadores expostos aos fatores de risco que determinam a gengivite crônica, recomenda-se, ainda, a assistência profissional em caráter periódico, com vistas à profilaxia e ao controle dos fatores locais predisponentes.

Periodontite – Código CID-10: K05.3

A denominação periodontite refere-se a um processo inflamatório nos tecidos circundantes e de sustentação dos dentes que transcende o periodonto marginal, estendendo-se à crista alveolar, ao ligamento periodontal ou ao cemento radicular. Clinicamente, pode-se verificar, para além da alteração nos contornos, na coloração e na textura normal do periodonto marginal, um comprometimento no periodonto de sustentação, mais usualmente com a presença de bolsas. A mobilidade do órgão dentário é um achado frequente e nem sempre reversível.

Conforme a classificação proposta em 1999, pela a Academia Americana de Periodontia, as periodontites, indistintamente ao perfil etário, subdividem-se em três grandes grupos: a periodontite crônica, a periodontite agressiva e as periodontites associadas a doenças sistêmicas (Academia Americana de Periodontia, 1999).

Nas peridontites crônicas, assim como nas periodontites associadas a causas sistêmicas, a perda clínica de inserção e do suporte do órgão dentário se dá pela destruição progressiva do ligamento periodontal e do osso alveolar (Bedrikow, Gomes, 1989). Já nas periodontites agressivas, verifica-se severa perda de inserção clínica associada à rápida destruição do osso alveolar (Academia Americana de Periodontia, 1999). Afora essa característica, a periodontite agressiva diferencia-se da forma crônica quanto aos seguintes aspectos: 1) os fatores locais (depósitos microbianos, iatrogenias, oclusopatias) são inconsistentes com a severidade de destruição; e 2) observa-se uma tendência de agregação.

Independentemente da existência de componentes sistêmicos associados, os critérios de extensão e de severidade das periodontites crônicas atualmente adotados pela Academia Americana de Periodontia (1999) são os seguintes:
- Extensão;
  - Periodontite localizada: menos que 30% dos sítios afetados;
  - Periodontite generalizada: mais que 30% dos sítios afetados;
- Severidade;
  - Periodontite leve: perda de inserção clínica de 1 a 2 mm;
  - Periodontite moderada: perda de inserção clínica de 3 a 4 mm;
  - Periodontite severa: perda de inserção clínica de 5 mm ou mais.

Fatores etiológicos de natureza geral e ou sistêmica

Em uma base populacional, as periodontites crônicas têm por principais determinantes associados os fatores locais (Aldridge, Fenlon, 2004; Dias *et al.*, 2000, Zambon, 1994). Destes, destaca-se a falta de higiene bucal adequada. Outros fatores são: a má oclusão dentária, a presença de extensas cavidades de cáries, iatrogenias (restaurações ou próteses inadequadas) e a xerostomia.

De acordo com a classificação da Academia Americana de Periodontia (1999), as condições sistêmicas que, de forma específica, estão associadas às periodontites são:
A) Doenças hematológicas: neutropenia adquirida, leucemia e outras alterações da hematopoiese;
B) Alterações genéticas: neutropenia familiar e cíclica; síndrome de Down; síndrome de deficiência da adesão de leucócitos; síndrome de Papillon-Lefèvre; síndrome Chediak-Higashi; histiocitose; doença de armazenamento do glicogênio; agranulocitose genética infantil; síndrome de Cohen; síndrome Ehlers-Danlos (tipos IV e VIII); e hipofosfatasia;
C) Nenhuma outra especificada.

Ainda, de acordo com a referida classificação, *diabetes mellitus*, SIDA, tabagismo, estresse psicossocial, transtornos alérgicos, quadros infecciosos, osteoporose, dentre outros, são considerados modificadores significativos das múltiplas formas de periodontite, sem, contudo, representarem **condições específicas** associadas ao desfecho. Nestes casos, as variáveis mais frequentemente envolvidas referem-se ao *status* clínico do portador e à sua resposta individual.

Fatores de risco de natureza ocupacional

Os fatores de risco ocupacional relacionados às periodontites são, fundamentalmente, os mesmos anteriormente referidos para as gengivites, e incluem exposição ao benzeno, a névoas de fluoretos ou seus compostos tóxicos, ao mercúrio, chumbo e demais metais pesados. Pesquisas, entretanto, têm apontado, ainda, no caso das periodontites, que a exposição a praguicidas (sejam eles organoclorados, organofosforados, carbamatos ou piretoides) também se associa de forma significativa (Bedrikow, Gomes, 1989; Rego, Freire, Brandão, 2004; Schour, Sarnat, 1942; Schour, Sarnat, 1985; Sheiham *et al.*, 1986).

Reconhecimento técnico do nexo entre a nosologia e o trabalho

Como dito para as afecções anteriores, afora a pertinente confirmação diagnóstica da alteração, resta necessário que o reconhecimento do vínculo etiológico entre a periodontite crônica e o trabalho envolva, para além da consideração da atividade atual, uma criteriosa análise das histórias pessoal, clínica e laboral do portador. Tais achados, em trabalhadores expostos a névoas ácidas em suas diversas formas, ao benzeno, ao arsênio, ao bromo, ao mercúrio e ao chumbo conduzem ao reconhecimento técnico de que se trata de uma doença do Grupo II da Classificação de Schilling (1984) (fator de risco contributivo); ou ainda de uma doença do Grupo III de Schilling (desencadeador de um distúrbio latente ou agravante).

Avaliação do grau da deficiência ou disfunção

A condição de periodontite crônica tipifica-se, como mencionado para as afecções anteriores, como deficiência ou disfunção em consonância com conceito emanado da OMS. A avaliação do grau de deficiência ou de disfunção condiciona-se ao estágio evolutivo então verificado.

Já a análise de uma eventual incapacidade para o trabalho deverá necessariamente considerar os riscos pessoais, os interpessoais e o potencial agravamento do quadro que a manutenção do trabalhador na atividade poderá acarretar. Incluem-se aqui, no tocante aos riscos pessoais e interpessoais, aspectos diretamente relacionados à segurança ocupacional (acidentes do trabalho decorrentes de mal-estar, de dor ou de sedação) (Mazzilli, 2000, 2003, 2007, 2008a, 2008b).

Medidas ocupacionais voltadas à prevenção

As medidas preventivas se apoiam na associação de procedimentos em que o monitoramento periódico do trabalhador e o das condições associadas ao meio ambiente laboral e à organização do trabalho conduzem a ações que partem da orientação e da educação para a saúde, chegando a ações mais específicas, voltadas para o caso concreto. Para trabalhadores expostos aos fatores de risco conhecidos para a periodontite, recomenda-se, ainda, assistência profissional em caráter periódico, com vistas à profilaxia e ao controle dos fatores locais e sistêmicos predisponentes, nestes últimos incluídos os fatores modificadores eventualmente presentes (*diabetes mellitus*, SIDA, tabagismo, estresse psicossocial, transtornos alérgicos, quadros infecciosos, osteoporose, dentre outros).

Alterações dos tecidos moles: estomatites

O termo estomatite refere-se, inespecificamente, a qualquer processo inflamatório que acomete a cavidade oral e a orofaringe. Tais alterações relacionam-se, portanto, do ponto de vista etiológico, com diversos fatores, destacando-se como os mais prevalentes os processos infecciosos, os autoimunes, os traumáticos, as reações a agentes tóxicos (irritantes, como álcool e fumo) ou a medicamentos. A xerostomia, hipovitaminoses e estados subsequentes à irradiação (radioterapia) também estão associados à ocorrência da estomatite.

As alterações dos tecidos moles da cavidade oral são usualmente classificadas, nos tratados de Semiologia ou de Patologia, segundo a característica clínica, a etiologia ou a área atingida, onde a alteração se particulariza do ponto de vista nosológico. No presente trabalho, adotaremos tais critérios.

Lesões erosivas e ulcerativas da cavidade oral

✓ *Estomatite aftoide recorrente – Código CID-10: K12.0*

Considerada como uma das condições mais prevalentes na cavidade oral, a estomatite aftosa recorrente (EAR) é entendida como patologia própria, em que o surgimento de aftas ocorre por períodos cíclicos mínimos de 15 a 30 dias, no curso de pelo menos um ano, sem evidência de doença sistêmica associada.

Etiologia e fatores de risco de natureza geral

A prevalência de EAR, nas populações, situa-se em torno de 20% e acomete o gênero feminino com maior frequência. Não obstante as inúmeras pesquisas empreendidas, a sua exata etiologia permanece obscura. Dentre as causas associadas, figuram hiperacidez oral (Miziara, 2009); estresse físico e mental (Cağlayan *et al.*, 2008; Gallo, Mimura, Sugaya, 2009; Vancini *et al.*, 2005); distúrbios metabólicos (Cağlayan *et al.*, 2008); distúrbios hormonais e transtornos imunológicos (Miziara, 2009).

Fatores de risco de natureza ocupacional

Consideradas as principais hipóteses existentes, os fatores de risco de natureza ocupacional que podem estar associados às estomatites aftosas recorrentes são: exposição a névoas e a vapores ácidos ou corrosivos e sobrecarga física ou mental (estressores ocupacionais).

Reconhecimento técnico do nexo entre a nosologia e o trabalho

Afora a pertinente confirmação diagnóstica da alteração, resta necessário que o reconhecimento do vínculo etiológico entre a estomatite aftoide recorrente e o trabalho envolva, para além da consideração da atividade atual, uma criteriosa análise das histórias pessoal, clínica e laboral do portador. Tal achado em trabalhadores expostos aos referidos fatores de risco ocupacional (exposição a névoas e a vapores ácidos ou corrosivos; sobrecarga física ou mental), eliminadas as causas não ocupacionais, conduzem ao reconhecimento técnico de que se trata de uma doença do Grupo II da Classificação de Schilling (1984) (fator de risco contributivo) ou, ainda, de uma doença do Grupo III de Schilling (fator agravante).

Avaliação do grau de deficiência ou disfunção

A estomatite aftoide recorrente tipifica-se como deficiência ou disfunção em consonância com conceito emanado da OMS, já mencionado. A avaliação do grau de deficiência ou de disfunção condiciona-se à natureza e ao estágio evolutivo então verificado. Já a análise de eventual incapacidade para o trabalho deverá, necessariamente, considerar o potencial agravamento do quadro que a manutenção do trabalhador na atividade poderá acarretar.

Medidas ocupacionais voltadas à prevenção

As medidas preventivas se apoiam na associação de procedimentos em que o monitoramento periódico do trabalhador e o das condições associadas ao meio ambiente laboral e à organização do trabalho conduzem a ações que partem da orientação e da educação para a saúde, chegando a ações mais específicas, voltadas para o caso concreto. Para trabalhadores expostos aos fatores de risco conhecidos, recomenda-se, ainda, uma avaliação profissional de caráter periódico, com vistas à identificação, profilaxia e controle dos fatores locais e sistêmicos predisponentes, nestes últimos incluídos os fatores modificadores eventualmente presentes.

✓ *Estomatite ulcerativa crônica – Código CID-10: K12.1*

Em seu entendimento estrito, a estomatite ulcerativa crônica caracteriza-se por uma alteração mucocutânea que, ocasionalmente, pode envolver a pele. Seu aspecto clínico pode se assemelhar ao do líquen plano erosivo (L43), contudo, tanto a imunofluorescência direta quanto a indireta revelam um peculiar padrão de ligação do IgG ao núcleo dos queratócitos da camada basal. A língua é o sítio mais prevalente, seguido das áreas mucosas e gengivais. Ocasionalmente, atinge a mucosa labial ou o palato duro. Quando atinge a área gengival, assemelha-se a uma gengivite descamativa (K05.1) (Solomon *et al.*, 2003). Ainda de acordo com estes autores, a estomatite ulcerosa crônica constitui, em seus exatos limites diagnósticos, uma alteração rara (31 casos relatados na literatura).

Tendo em vista o fato de o uso da codificação K12.1 ser frequente na prática epidemiológica e ocupacional, entendemos, seja a codificação utilizada indistintamente aos exatos limites diagnósticos descritos por Solomon et al. (2003). Em outras palavras, lesões ulcerativas, na cavidade oral, que remetem a uma característica de cronicidade, acabam registradas (erroneamente, inclusive) como K12.1, graças à própria inespecificidade do termo "estomatite". Recomenda-se, portanto, um especial cuidado no tocante à conclusão diagnóstica e ao correto uso da codificação, haja vista a diversidade de patologias orais que podem apresentar ou simular características clínicas crônico-ulcerativas, e que não se enquadram na família K12. Algumas destas patologias são: infecções bacterianas ou fúngicas, como actinomicoses (A42_), esporotricoses (B42_), ficomicoses (B46.9) e aspergiloses (B44); doenças imunológicas, como a síndrome de Behçet (M35.2), a síndrome de Reiter (M02.3), granulomatose de Wegener (M31.3); a doença granulomatosa crônica.

Já no tocante à família K12_, enquanto diagnóstico diferencial de lesões de característica crônica, merecem destaque as seguintes alterações: aftas bucais recidivantes (K12.0); estomatite aftosa recorrente – maior, menor ou herpetiforme (K12.0) e periadenite mucosa necrótica recidivante (K12.0).

Evidentemente, a pluralidade e a complexidade diagnóstica envolvidas nessas lesões apenas reforçam a importância da participação concorrente e sinérgica do estomatologista na prática ocupacional.

Fatores de risco de natureza geral

As causas gerais de estomatites crônicas são muitas, destacando-se infecções bacterianas; infecções virais; infecções fúngicas; doenças sistêmicas (escarlatina, pelagra, escorbuto, leucemia, púrpura trombocitopênica, hipovitaminoses etc.); doenças autoimunes e idiopáticas.

Acerca do diagnóstico clínico, do diagnóstico diferencial e da investigação etiológica destas alterações, cabe, contudo, destacar que, na maioria dos casos, tais procedimentos são conduzidos de forma isolada, no âmbito assistencial-terapêutico, carecendo de pertinente ou adequada análise dos fatores ocupacionais envolvidos.

Fatores de risco de natureza ocupacional

De acordo com a literatura, a exposição ocupacional a névoas ácidas em suas diversas formas, a benzeno, arsênio, bromo, mercúrio, chumbo e aos demais metais pesados, está relacionada com o desenvolvimento de estomatites ulcerativas crônicas em seu sentido mais amplo (Bedrikow, Gomes, 1989; Rego, Freire, Brandão, 2004; Schour, Sarnat, 1942; Schour, Sarnat, 1985; Sheiham et al., 1975).

Reconhecimento técnico do nexo entre a nosologia e o trabalho

Afora a pertinente confirmação diagnóstica da alteração, resta necessário que o reconhecimento do vínculo etiológico entre as lesões orais (estomatites) ulcerativas crônicas e o trabalho envolva, para além da consideração da atividade atual, uma criteriosa análise das histórias pessoal, clínica e laboral do portador. Tais achados em trabalhadores expostos a névoas ácidas em suas diversas formas, ao benzeno, ao arsênio, ao bromo, ao mercúrio e ao chumbo, conduzem ao reconhecimento técnico de que se trata de uma doença do Grupo II da Classificação de Schilling (1984) (fator de risco contributivo), ou, ainda, de uma doença do Grupo III (fator agravante).

Avaliação do grau de deficiência ou disfunção

A condição de lesão oral ulcerativa crônica tipifica-se como deficiência ou disfunção em consonância com o conceito emanado da OMS. A avaliação do grau de deficiência ou disfunção condiciona-se à natureza e ao estágio evolutivo então verificado.

Já a análise de uma eventual incapacidade para o trabalho deverá, necessariamente, considerar os riscos pessoais, interpessoais e o potencial agravamento do quadro que a manutenção do trabalhador na atividade poderá acarretar. Incluem-se aqui, no tocante aos riscos pessoais e interpessoais, aspectos diretamente relacionados à segurança ocupacional (acidentes do trabalho decorrentes de mal-estar, dor ou sedação) (Mazzilli, 2000, 2003, 2007, 2008a, 2008b).

Medidas ocupacionais voltadas à prevenção

As medidas preventivas se apoiam na associação de procedimentos em que o monitoramento periódico do trabalhador e o das condições associadas ao meio ambiente laboral e à organização do trabalho conduzem a ações que partem da orientação e da educação para a saúde, chegando a ações mais específicas, voltadas para o caso concreto. Para trabalhadores expostos aos fatores de risco conhecidos, recomenda-se, ainda, uma avaliação profissional de caráter periódico, com vistas a identificação, profilaxia e controle dos fatores locais e sistêmicos predisponentes, nestes últimos incluídos os fatores modificadores eventualmente presentes.

Lesões brancas da cavidade oral

As lesões brancas da cavidade bucal compreendem um significativo número de nosologias. Usualmente, são classificadas, conforme sua etiopatogenia, em congênitas e adquiridas, sendo as últimas divididas em infecciosas e não infecciosas. Consoante os propósitos do presente estudo, ficaremos limitados às lesões brancas adquiridas, para as quais o trabalho ou a ocupação possa contribuir como fator causal, fator predisponente ou agravante de sua ocorrência.

✓ **Hiperceratose (friccional) focal – Código CID-10: K13.7:**

A hiperceratose friccional focal consiste em uma hiperplasia da camada superficial de queratina provocada por trauma mecânico, em geral de baixa intensidade e de característica crônica. Tem por características clínicas a presença de manchas ou de placas, quer esbranquiçadas, quer branco-acinzentadas, cujo aspecto pode ser liso, ondulado ou verrucoso e nem sempre de limites bem definidos. Apresenta variabilidade de tamanho e de localização. O exame histopatológico evidencia hiperceratose sem alterações epiteliais displásicas. Ocorre, com frequência, um aumento da camada de células granulares com graus variados de acantose (Regezi, Sciubba, Jordan, 2008).

Fatores de risco de natureza geral

Como a causa da hiperceratose friccional focal é o trauma físico local, os fatores de risco de natureza geral compreendem vícios, oclusopatias e iatrogenias. Desta forma, têm-se, como fatores etiológicos provocadores da lesão em pauta, o hábito – quer inconsciente, quer ritual (se efetivamente desvinculado do trabalho ou da atividade ocupacional) – de introduzir objetos na cavidade oral (canetas, piteiras, palitos), alojando-os ou mascando-os de tal forma a produzir um trauma nos tecidos moles. Também são nocivas a presença de dentes mal posicionados (ectópicos) que, em razão disso, traumatizam tecidos moles (como a mucosa jugal e a língua), e a presença de arestas vivas ou de contorno dos elementos dentários (como cáries, fraturas parciais da porção coronária dos dentes e iatrogenias restauradoras).

Fatores de risco de natureza ocupacional

Os fatores de risco de natureza ocupacional compreendem situações em que o trauma físico decorre direta ou indiretamente da atividade laboral ou ocupacional exercida. A decorrência direta diz respeito à introdução de objetos ou de instrumentos próprios da atividade, na boca, cuja fricção possa resultar no surgimento da alteração hiperceratótica. Alguns exemplos são: boquilhas de instrumentos de sopro, pipetas, varas ou canas para se soprar vidro e dispositivos para mergulho autônomo ou em apneia – tipo *snorkel*.

Já nas causas ocupacionais indiretas, os objetos introduzidos são inespecíficos da atividade laboral ou, ainda que específicos, a introdução ocorre de forma desnecessária. Nestes casos, tal conduta estará vinculada a transtornos de comportamento (estresse ocupacional, no primeiro caso) ou, ainda, a condutas viciosas, mas que, no entendimento do trabalhador, "facilitam" a execução de suas tarefas.

Reconhecimento técnico do nexo entre a nosologia e o trabalho

Afora a pertinente confirmação diagnóstica da alteração, resta necessário que o reconhecimento do vínculo etiológico entre a hiperceratose friccional focal e o trabalho envolva, para além da consideração da atividade atual, uma criteriosa análise das histórias pessoal, clínica e laboral do portador. Tal achado em trabalhadores expostos aos referidos fatores de risco ocupacional, eliminadas as causas não ocupacionais, conduzem ao reconhecimento técnico de que se trata de uma doença do Grupo I da Classificação de Schilling (1984), uma condição de ocorrência improvável não fosse a exposição laboral.

Avaliação do grau de deficiência ou disfunção

A hiperceratose friccional focal tipifica-se como deficiência ou disfunção em consonância com conceito emanado da OMS. A avaliação do grau de deficiência ou disfunção condiciona-se à natureza e ao estágio evolutivo então verificado. Inclui-se, no conceito de "incapacidade laboral" específica à função (ou às funções correlatas), o risco de agravamento da alteração que a permanência na atividade laboral possa acarretar.

Medidas ocupacionais voltadas à prevenção

As medidas preventivas se apoiam na associação de procedimentos em que o monitoramento periódico do trabalhador e o das condições associadas ao meio ambiente laboral e à organização do trabalho conduzem a ações que partem da orientação e da educação para a saúde, chegando a ações mais específicas, voltadas para o caso concreto. Para trabalhadores expostos aos fatores de risco conhecidos, recomenda-se, ainda, avaliação profissional em caráter periódico, com vistas à identificação, profilaxia e controle dos fatores locais e comportamentais predisponentes.

✓ **Leucoplasias – Códigos CID-10: K13.2; K13.3**

Conforme Neville *et al.* (1998), as leucoplasias são manchas ou placas de aspecto esbranquiçado, localizadas na superfície da pele ou da mucosa, não removíveis por raspagem, e que não podem ser caracterizadas **clinicamente** como outro tipo de doença. São consideradas as lesões cancerizáveis mais frequentes da cavidade oral.

Prevalecem no gênero masculino, em indivíduos de meia idade. O aspecto clínico das manchas ou das placas (únicas ou múltiplas) pode apresentar-se liso, rugoso ou verrucoso. Em alguns casos, tais manchas ou placas encontram-se entremeadas de áreas avermelhadas, estas associadas a formas crônicas de candidíase ou de eritroplasia.

Embora possa ocorrer em qualquer região da cavidade oral, as leucoplasias são mais prevalentes nas mucosas jugais, no lábio inferior e na língua. Seu diagnóstico se dá, eminentemente, por exclusão de outras lesões de aspecto similar, porém identificáveis à luz da confirmação diagnóstica estabelecida pelos exames complementares, que necessariamente envolvem biópsia.

Fatores de risco de natureza geral

Sua etiologia vem sendo relacionada, em muitos casos, a hábitos como o tabagismo, e, não raro, também com o alcoolismo. Há relatos de leucoplasia associada ao hábito de mascar betel[7]. Em número significativo de casos, é considerada de causa idiopática.

Fatores de risco de natureza ocupacional

Casos esporádicos foram relatados, na literatura, como relacionados ao trabalho. Estes casos relacionam-se a um estudo publicado em russo, ao qual não tivemos acesso em sua integralidade, mas apenas ao *abstract* (Pekker RIA, Kochetkova MG. On occupational leukoplakia of the oral cavity. Stomatologiia, Mosk, 45(3): 88-9, 1966). Relacionam-se, também, com outro em polonês (Jańczuk Z, Syryńska M, Jarzynka W. Evaluation of the effect of the work environment on the state of the oral cavity. MedycynaPracy, 36(2):145-50, 1985).

Cabe recomendar, contudo – e particularmente pelo fato de, na maioria das vezes, sua etiologia ser considerada idiopática – que, em todos os casos diagnosticados como leucoplasia se conduza rigorosa análise do histórico ocupacional dos portadores. Tal análise, em nosso entender, não deve prescindir da abordagem especializada em Saúde Ocupacional, cuja atuação concorrente para o cuidado assistencial poderá, em uma base epidemiológica, contribuir para o esclarecimento dos fatores etiológicos envolvidos.

Reconhecimento técnico do nexo entre a nosologia e o trabalho

Afora a pertinente confirmação diagnóstica da alteração, resta necessário que o reconhecimento do vínculo etiológico entre a leucoplasia oral e o trabalho envolva, para além da consideração da atividade atual, uma criteriosa análise das histórias pessoal, clínica e laboral do portador. *A priori*, devem ser considerados, enquanto fatores de risco ocupacional, as seguintes exposições: a névoas ácidas em suas diversas formas, ao benzeno, ao arsênio, ao bromo, ao mercúrio e ao chumbo. Conclusões positivas sobre o vínculo entre a exposição ocupacional e o desfecho poderão se enquadrar em qualquer dos três grupos da Classificação de Schilling (1984).

Avaliação do grau de deficiência ou disfunção

A condição de leucoplasia da cavidade oral tipifica-se como deficiência ou como disfunção em consonância com o conceito citado anteriormente, emanado da OMS. A avaliação do grau de deficiência ou de disfunção condiciona-se à natureza, ao prognóstico e ao estágio evolutivo em que se encontra a patologia. Inclui-se no conceito de "incapacidade laboral" específica à função (ou às funções correlatas), o risco de agravamento da alteração que a permanência na atividade laboral possa acarretar.

---

[7] Hábito comum em algumas partes da Ásia e das ilhas do Pacífico. A noz de betel, semente da palmeira asiática – Areca catechu – é embrulhada na folha desta palmeira, com a adição de aromatizantes, e é mascada. Em contato com a saliva, a mistura libera arecolina, um alcaloide estimulante do Sistema Nervoso Central.

Medidas ocupacionais voltadas à sua prevenção

As medidas apoiam-se na associação de procedimentos em que o monitoramento periódico do trabalhador e o das condições associadas ao meio ambiente laboral e à organização do trabalho conduzem a ações de caráter geral e específico que incluem desde a educação para a saúde até a profilaxia de quaisquer fatores de exposição classificados como de risco para o desenvolvimento da patologia, particularmente daqueles advindos de irritantes locais.

✓ *Leucoplasia pilosa – Código CID-10: K12.3*

A leucoplasia pilosa evidencia-se como placa branca, não removível à raspagem, de superfície rugosa e aspecto aveludado, contendo estrias. Atinge mais frequentemente a língua (embora possa ocorrer em outras áreas) e pode se apresentar bilateralmente, estendendo-se em seu ventre e/ou em seu dorso. Sua caracterização, enquanto nosologia própria, deu-se na década de 1980, em associação com portadores de SIDA.

No exame histopatológico, a lesão clássica da leucoplasia pilosa exibe hiperceratose epitelial, com projeções similares a pelos, acantose, células vacuolizadas e ausência de inflamação no tecido conjuntivo (Neville *et al.*, 1998; Dias *et al.*, 2000). O diagnóstico diferencial, por sua vez, deve considerar as seguintes alterações: candidíase hiperplásica crônica, candidíase pseudomembranosa aguda, lesões brancas de origem traumática, líquen plano, *nevu*s branco esponjoso, reação liquenoide, ceratose nicotínica e língua geográfica.

Etiologia e fatores de risco de natureza geral

A leucoplasia pilosa somente passou a ser mais bem compreendida mediante exames de microscopia eletrônica e de imunofluorescência conduzidos em meados dos anos 1980. No exame de microscopia eletrônica, Greenspan *et al.* (1985) identificaram partículas de natureza viral ora similares ao HPV, ora similares ao herpes vírus. Quando estes pesquisadores aplicaram técnicas de imunofluorescência, observaram, nas células epiteliais, positividade para o antígeno do vírus Epstein-Barr (EBV), fato este confirmado em pesquisas posteriores, razão pela qual a presença de EBV é hoje considerada necessária para se firmar um diagnóstico conclusivo.

Potenciais fatores de risco de natureza ocupacional

Não obstante seu estabelecimento como nosologia própria tenha-se dado em associação com a SIDA, pesquisadores têm concluído que outras condições ou estados imunológicos podem favorecer seu surgimento, residindo exatamente aí a importância da implementação de uma abordagem de cunho ocupacional.

Reconhecimento técnico do nexo entre a nosologia e o trabalho:

Afora a pertinente confirmação diagnóstica da alteração, resta necessário que o reconhecimento do vínculo etiológico entre a leucoplasia pilosa e o trabalho envolva, para além da consideração da atividade atual, uma criteriosa análise das histórias pessoal, clínica e laboral do portador. *A priori*, devem ser considerados, enquanto fatores de risco, as seguintes exposições: a névoas ácidas em suas diversas formas, ao benzeno, ao arsênio, ao bromo, ao mercúrio e ao chumbo. Conclusões positivas sobre o vínculo entre a exposição ocupacional e o desfecho poderão configurar os grupos II e III da Classificação de Schilling (1984).

Avaliação do grau da deficiência ou disfunção

A condição de leucoplasia pilosa da cavidade oral tipifica-se como deficiência ou disfunção em consonância com o conceito emanado da OMS. A avaliação do grau de deficiência ou disfunção condiciona-se à natureza, ao prognóstico e ao estágio evolutivo em que se encontra a patologia. Inclui-se, no conceito de "incapacidade laboral" específica à função (ou a funções correlatas), o risco de agravamento da alteração que a permanência na atividade laboral possa acarretar.

Medidas ocupacionais voltadas à prevenção

As medidas apoiam-se na associação de procedimentos em que o monitoramento periódico do trabalhador e o das condições associadas ao meio ambiente laboral e à organização do trabalho conduzem a ações de caráter geral e específico, que incluem desde a educação para a saúde até a profilaxia de quaisquer fatores de exposição classificados como de risco para o desenvolvimento da patologia, particularmente aqueles reconhecidamente agressivos para o sistema imunológico do trabalhador.

✓ *Líquen Plano – Código CID 10: L-43_*

O líquen plano oral (LPO) é definido como uma doença inflamatória de causa desconhecida. A lesão caracteriza-se quer por estrias, placas ou pápulas brancas, quer, ainda, por erosões eritematosas ou *blisters* que atingem mais frequentemente a mucosa oral, a língua e a gengiva. Prevalece, na frequência de 1 a 2%, na população adulta, em geral com mais de 40 anos de idade, e tem predileção pelo gênero feminino. Constitui-se, segundo Neville *et al.* (1998) e Sugerman e Savage (2002) na doença não infecciosa mais comumente diagnosticada entre os pacientes referenciados às clínicas de patologia oral.

De acordo com os mesmos autores, os portadores de LPO podem ter lesões coincidentes de pele na forma de pápulas violáceas de superfície plana, que promovem prurido nas regiões dos pulsos, tornozelos ou porções inferiores das pernas. Em aproximadamente 67% dos casos, os pacientes acusam desconforto, o que varia de sensibilidade até a dor de forte intensidade e de característica contínua. Em geral, estas alterações persistem por muitos anos, com períodos de exacerbação e de remissão. De acordo com Rojo-Moreno *et al.*, (1998) (*apud* Sugerman, Savage, 2002), os períodos de exacerbação estão interligados com situações de estresse e de ansiedade e guardam correlação preditiva com quaisquer condições vinculadas a desequilíbrios do sistema imunológico.

Etiologia e fatores de risco de natureza geral

Não obstante sua etiologia não tenha sido suficientemente esclarecida, as lesões liquenoides podem estar associadas ao uso de substâncias medicamentosas, assim como à exposição ou ao contato com agentes químicos e seus compostos, incluindo potenciais reações a materiais dentários restauradores, como o amálgama de prata ou resinas.

Quanto ao uso de medicação sistêmica, a reação independe do tempo de utilização. Dentre os medicamentos ou substâncias mais frequentemente associados com o surgimento do líquen plano, encontram-se anti-inflamatórios esteroides e não esteroides, inibidores de conversão de angiotensina e betabloqueadores. Flavorificantes, especialmente os cianamatos, parecem relacionar-se com este desenvolvimento também.

Potenciais fatores de risco de natureza ocupacional

Considerando-se o fato de que esta nosologia, na maioria dos casos, é tida como idiopática, recomenda-se explorar, em profundidade, a atividade atual e o histórico ocupacional do portador. Isto porque existe a possibilidade de a etiopatogenia estar a ele vinculada devido à exposição a agentes químicos, tais como o benzeno, o arsênio, o bromo, o mercúrio, o chumbo e aos demais metais pesados.

Reconhecimento técnico do nexo entre a nosologia e o trabalho

Afora a pertinente confirmação diagnóstica da alteração, resta necessário que o reconhecimento do vínculo etiológico entre o líquen plano da cavidade oral e o trabalho envolva, para além da consideração da atividade atual, uma criteriosa análise das histórias pessoal, clínica e laboral do portador. *A priori*, devem ser considerados, enquanto fatores de risco, as exposições a névoas ácidas em suas diversas formas, ao benzeno, ao arsênio, ao bromo, ao mercúrio e ao chumbo. Conclusões positivas sobre o vínculo entre a exposição ocupacional e o desfecho poderão, a princípio, configurar qualquer uma das três situações previstas na Classificação de Schilling (1984) (grupo I, II ou III).

Avaliação do grau de deficiência ou disfunção

A condição LPO tipifica-se como deficiência ou disfunção em consonância com o conceito emanado da OMS. A avaliação do grau de deficiência ou de disfunção condiciona-se à natureza, ao prognóstico e ao estágio evolutivo em que se encontra a patologia. Inclui-se, no conceito de "incapacidade laboral" específica à função (ou às funções correlatas), o risco de agravamento da alteração que a permanência na atividade laboral possa acarretar.

Medidas ocupacionais voltadas à prevenção

As medidas apoiam-se na associação de procedimentos em que o monitoramento periódico do trabalhador e o das condições associadas ao meio ambiente laboral e à organização do trabalho conduzem a ações, de caráter geral e específico, que incluem desde a educação para a saúde até a profilaxia de quaisquer fatores de exposição classificados como de risco para o desenvolvimento da patologia, particularmente aqueles reconhecidamente agressivos para o sistema imunológico do trabalhador.

✓ *Candidíase oral – Código CID 10: B-37*

A candidíase oral é um processo infeccioso que tem por agente etiológico a *Candida sp*– um fungo presente na flora normal de 40 a 60% da população em geral –, que compõe a microbiota residente na cavidade oral. Representa a condição patológica mais frequente dentro do grupo de lesões brancas. Sua manifestação mais frequente é na forma pseudomembranosa, mas também pode ocorrer nas formas atrófica (aguda e crônica) e hiperplásica.

Etiologia e fatores de risco de natureza geral

Fatores predisponentes são aqueles que podem levar a ou favorecer uma perda da barreira epitelial. Dentre os fatores locais, prevalecem a higiene oral precária e as próteses dentárias totais ou parciais mucoso-suportadas. Dentre os fatores sistêmicos, prevalecem quadros ou condições como *diabetes mellitus*, gravidez, neoplasias disseminadas e imunodepressão, e terapêuticas que envolvem corticoides ou anti-infecciosos (antibioticoterapia). A candidíase oral tem maior prevalência entre as crianças e os idosos, e sua ocorrência, na população adulta, exige uma investigação mais aprofundada.

Potenciais fatores de risco de natureza ocupacional

Toda e qualquer exposição ocupacional que possa favorecer direta ou indiretamente a quebra da barreira epitelial, assim como atuar de forma causal, concorrente ou agravante de quadros ou situações que envolvam indivíduos portadores de *diabetes mellitus*, neoplasias disseminadas ou alterações imunológicas, deve ser considerada. Dessa forma, resta explorar, em profundidade, o uso de dispositivos intraorais (peças de respiradores para mergulho autônomo, por exemplo), assim como a exposição a agentes químicos, em suas diversas apresentações (vapor, névoa e fumo, por exemplo).

Reconhecimento técnico do nexo entre a nosologia e o trabalho

Afora a pertinente confirmação diagnóstica da alteração, resta necessário que o reconhecimento do vínculo etiológico entre a candidíase oral e o trabalho envolva, para além da consideração da atividade atual, uma criteriosa análise das histórias pessoal, clínica e laboral do portador. *A priori*, devem ser considerados, enquanto fatores de risco, as exposições a névoas ácidas e a produtos corrosivos, ao benzeno, ao arsênio, ao bromo, ao mercúrio e ao chumbo. Conclusões positivas sobre o vínculo entre a exposição ocupacional e o desfecho poderão configurar os grupos II e III da Classificação de Schilling (1984).

Avaliação do grau de deficiência ou de disfunção

A condição de candidíase oral tipifica-se como deficiência ou como disfunção em consonância com o conceito emanado da OMS. A avaliação do grau da deficiência ou de disfunção condiciona-se à natureza, ao prognóstico e ao estágio evolutivo em que se encontra a patologia. Inclui-se, no conceito de "incapacidade laboral" específica à função (ou às funções correlatas), o risco de agravamento da alteração que a permanência na atividade laboral possa acarretar.

Medidas ocupacionais voltadas à prevenção

As medidas apoiam-se na associação de procedimentos em que o monitoramento periódico do trabalhador e o das condições associadas ao meio ambiente laboral e à organização do trabalho conduzem a ações de caráter geral e específico que incluem desde a educação para a saúde até a profilaxia de quaisquer fatores de exposição classificados como de risco para o desenvolvimento da patologia.

✓ *Eritroplasias e eritroleucoplasias – Código CID 10: K-13.2*

O termo eritroplasia da cavidade oral é empregado para descrever uma lesão macular ou em placa, de coloração vermelha, para a qual não se pode estabelecer um diagnóstico clínico específico (World Health Organization, 1978). Já os termos eritroleucoplasia, leucoeritroplasia ou, ainda, leucoplasia salpicada, dizem respeito a lesões em que se verifica a associação de áreas vermelhas e brancas ou de áreas vermelhas sobrepostas por pontos granulares esbranquiçados.

Não obstante a prevalência de eritroplasia, nas populações em geral, possa ser considerada discreta, suas taxas de transformação maligna são consideradas as mais elevadas dentre todas as lesões cancerizáveis da mucosa bucal, fato que denota a importância do diagnóstico precoce. No caso de lesões em que ocorre a associação leucoplásica, afere-se que o potencial de transformação maligna não é alterado, uma vez que as áreas vermelhas dessas lesões mantêm os mesmos padrões histopatológicos das eritroplasias homogêneas. Os sítios mais frequentes para o surgimento dessas lesões são o palato e a língua.

Etiologia e fatores de risco de natureza geral

A literatura aponta para as eritroplasias e para as leucoeritroplasias, afora os aspectos genéticos e hereditários, os mesmos fatores de risco usualmente associados ao desenvolvimento do carcinoma da cavidade oral, tais como o consumo de álcool ou de tabaco, dietas pobres em antioxidantes e a exposição a carcinógenos e a infecções virais (Reichart, Philipsen, 2005).

Potenciais fatores de risco de natureza ocupacional

Os principais fatores de risco de natureza laboral ou ocupacional relacionados às eritroplasias e às eritroleucoplasias (leucoplasia salpicada) referem-se à exposição a substâncias carcinogênicas ou a outros produtos químicos presentes no meio ambiente laboral sob a forma de poeiras, fumos, névoas ou aerossóis (Reichart, Philipsen, 2005; World Health Organization, 1978). Hábitos ou vícios associados ao cultivo agrário e ao do fumo, tais como o de mascar tabaco, são referidos como fortes fatores de risco

Reconhecimento técnico do nexo entre a nosologia e o trabalho

Afora a pertinente confirmação diagnóstica da alteração, resta necessário que o reconhecimento do vínculo etiológico entre as eritroplasias ou eritroleucoplasias e o trabalho envolva, para além da consideração da atividade atual, uma criteriosa análise das histórias pessoal, clínica e laboral do portador. Em outras palavras, esta compreensão é dependente do tácito reconhecimento da existência de efetiva (e compatível) exposição ocupacional aos fatores e às circunstâncias consideradas como de risco para a ocorrência da afecção em apreço. Dada a baixa prevalência desta patologia, conclusões positivas sobre o vínculo entre a exposição ocupacional e o desfecho tendem a configurar o grupo I da Classificação de Schilling (1984).

Avaliação do grau de deficiência ou disfunção

As eritroplasias e eritroleucoplasias da cavidade oral tipificam-se como deficiência ou como disfunção em consonância com o citado conceito emanado da OMS. A avaliação do grau de deficiência ou de disfunção condiciona-se à natureza, ao prognóstico e ao estágio evolutivo em que se encontra a patologia. Inclui-se, no conceito de "incapacidade laboral" específica à função (ou às funções correlatas), o risco de agravamento da alteração que a permanência na atividade laboral possa acarretar.

Medidas ocupacionais voltadas à prevenção

As medidas preventivas se apoiam na associação de procedimentos em que o monitoramento periódico do trabalhador e o das condições associadas ao meio ambiente laboral e à organização do trabalho conduzem a ações de caráter geral e específico que incluem desde a educação para a saúde até a profilaxia de quaisquer fatores de exposição classificados como de risco para o desenvolvimento da patologia. Dado o seu elevado potencial de transformação maligna, os exames periódicos conduzidos por estomatologistas caracterizam-se como indispensáveis.

✓ Queilite actínica – Código CID 10: L-55 a L-59

A queilite actínica caracteriza-se por uma lesão cancerizável, de maior ocorrência no lábio inferior, e que tem, por fator de risco mais associado, a exposição crônica e excessiva ao componente ultravioleta da radiação solar. É mais prevalente em indivíduos de tez clara, na sua maioria do gênero masculino, que, em geral, encontram-se na faixa etária acima de 55 anos, e que tenham tido intensa exposição aos raios solares no curso de suas atividades ocupacionais ou de lazer.

Seu aspecto clínico inicial é o de atrofia do vermelhão do lábio, que passa a ter uma coloração mais esbranquiçada e que pode vir a apresentar pápulas. Os limites entre o vermelhão do lábio e o da porção cutânea deixam de ser observáveis. A descamação do epitélio e a presença de áreas ásperas são comuns nesta fase. Em estágios mais adiantados, podem-se observar fissuras, áreas eritematosas e sangrantes, assim como a presença de úlceras de longa duração. O endurecimento das bordas destas úlceras é sugestivo de transformação maligna (Sarmento et al., 2007).

Etiologia e fatores de risco de natureza geral

A queilite actínica tem por fator de risco mais associado a exposição crônica e excessiva ao componente ultravioleta da radiação solar, em especial aos raios UVB, que têm menor comprimento de onda e, portanto, maior potencial de penetração se comparados aos raios UVA. Outros fatores podem estar associados, tais como o tabagismo, sendo que, neste caso, há uma relação com o local onde rotineiramente se apoia o cigarro, o cachimbo ou o charuto.

A menor frequência da queilite actínica entre os feodermas ocorre devido ao efeito protetor da melanina; entre as mulheres, acredita-se que seja por causa do uso do batom, que atuaria como um fator de proteção, haja vista que, em sua maioria, contêm filtros.

Potenciais fatores de risco de natureza ocupacional

A exposição ocupacional aos raios solares sem a devida proteção constitui a principal causa relacionada ao trabalho associada ao desenvolvimento da patologia em questão. Consoante as particularidades das inúmeras atividades laborais e ou ocupacionais desenvolvidas sob exposição solar, torna-se imperiosa a proteção do profissional com o uso de barreiras mecânicas compatíveis (chapéu, capacete etc), associado à aplicação de filtros solares labiais (fator de proteção solar – fps. 30), em intervalos regulares (a cada 2 horas), ao longo exposição.

Reconhecimento técnico do nexo entre a nosologia e o trabalho

Afora a pertinente confirmação diagnóstica da alteração, resta necessário que o reconhecimento do vínculo etiológico entre a queilite actínica e o trabalho envolva, para além da consideração da atividade atual, uma criteriosa análise das histórias pessoal, clínica e laboral do portador. Atenção deve ser dada aos fatores que, por si, descaracterizem a exposição principal como sendo de natureza laboral ou ocupacional (pode resultar de atividades pessoais e de lazer, por exemplo). Conclusões positivas sobre o vínculo entre a exposição ocupacional e o desfecho poderão, em tese, configurar qualquer uma das três situações previstas na Classificação de Schilling (1984) (grupo I, II ou III).

Avaliação do grau de deficiência ou disfunção

A condição de queilite actínica tipifica-se como deficiência ou como disfunção em consonância com o conceito antes citado, emanado da OMS. A avaliação do grau de deficiência ou de disfunção condiciona-se à natureza, ao prognóstico e ao estágio evolutivo em que se encontra a patologia. Inclui-se, no conceito de "incapacidade laboral" específica à função (ou às funções correlatas), o risco de agravamento da alteração que a permanência na atividade laboral possa acarretar. Dado o elevado potencial de cancerização, medidas adicionais de controle e de avaliação são imprescindíveis.

Medidas ocupacionais voltadas à prevenção

As medidas se apoiam na associação de procedimentos em que o monitoramento periódico do trabalhador e o das condições associadas ao meio ambiente laboral e à organização do trabalho conduzem a ações de caráter geral e específico que incluem desde a educação para a saúde até o controle do uso efetivo dos equipamentos de proteção individual.

Doenças autoimunes que se manifestam na cavidade oral

Frente aos componentes imunológicos envolvidos em todas as doenças autoimunes que se manifestam na cavidade oral, faremos a seguir sua descrição individualizada e discutiremos, em conjunto, os aspectos de interesse ocupacional envolvidos.

Lúpus eritematoso – Código CID 10: L93

Em alusão ao termo latino *lupus* (lobo), há muito já empregado para descrever lesões destrutivas, ulceradas e eritematosas da pele da face (tal como se fossem decorrentes de mordidas de um lobo), a nosologia em pauta passou a ser reconhecida e progressivamente estudada em busca de sua etiopatogenia.

No século XIX, pesquisas já indicavam a maior prevalência desta patologia no gênero feminino e a relação das lesões com a fotossensibilidade e/ou com alterações articulares. Contudo, apenas em meados do século XX, os recursos tecnológicos permitiram a identificação do envolvimento de anticorpos antinucleares na patogênese do lúpus eritematoso, indicando, desta forma, a existência de um componente imunológico diretamente envolvido.

Atualmente, o lúpus eritematoso é considerado uma patologia autoimune que pode envolver tanto o tegumento (pele e/ou mucosas), quanto os órgãos internos. A presença de lesões orais é relativamente frequente: entre 25 e 40% dos pacientes diagnosticados as apresentam. Este fato evidencia a grande importância do estomatologista para um diagnóstico precoce, uma vez que as lesões orais podem ser a primeira manifestação, podendo ocorrer até dois anos antes da manifestação de quadros sistêmicos mais graves. Tais lesões são, contudo, clinicamente semelhantes a diversas outras, tais como as causadas pelo trauma mecânico direto, pelo líquen plano, pelas leucoplasias, pelo eritema polimofonuclear, pelo pênfigo vulgar ou pela candidíase.

O diagnóstico diferencial do lúpus eritematoso é aferido pela Histopatologia convencional associada à imunofluorescência direta, a qual permite identificar a deposição de imunoglobulinas e do complemento na zona da membrana basal (Sampaio, Rivitti, 2008).

As áreas mais frequentemente atingidas pela doença são o palato duro e a mucosa bucal (principalmente a jugal e a do vermelhão do lábio). As lesões iniciam-se como manchas vermelhas e evoluem através de erosões e úlceras irregulares, cuja reparação, no mais das vezes, não deixa marcas cicatriciais. Confirma-se, na literatura, uma maior prevalência do lúpus eritematoso no gênero feminino e em pessoas na faixa etária entre os 20 e os 50 anos (Carvalho, 2008).

Etiologia e fatores de risco de natureza geral

Enquanto doença autoimune em que imunoglobulinas participam da formação de depósitos que desencadeiam resposta inflamatória, da qual resulta a destruição tecidual ou a falência do órgão afetado, os exatos determinantes da etiopatogenia lúpus eritematoso permanecem desconhecidos. Tem sido sugerido, frente à maior prevalência da doença no gênero feminino, que variações hormonais possam estar envolvidas. Afora isso, a possível relação com fatores genéticos, em casos familiares, com infecções virais, fatores ambientais, radiação ultravioleta, em especial a UVA, estresse, medicamentos e produtos de uso externo, medicamentos de uso interno e traumas físicos, também vem sendo reportada, por pesquisadores, como potenciais fatores causais.

Potenciais fatores de risco de natureza ocupacional

Não obstante os exatos determinantes do lúpus eritematoso oral não terem sido suficientemente esclarecidos, até mesmo porque, afere-se que, na maioria dos casos diagnosticados, a análise carece de uma abordagem de cunho ocupacional mais elaborada, é plausível considerar que determinantes laborais ou ocupacionais possam estar envolvidos com o seu surgimento.

Conforme o estudo de Carvalho (2008), a radiação ultravioleta pode precipitar o início da doença ou causar a exacerbação desta patologia em 60% dos doentes, por atuar nos mecanismos de exposição de autoantígenos. Da mesma forma, entendemos que toda e qualquer exposição ocupacional que possa favorecer, direta ou indiretamente, transtornos autoimunes, quer como elementos causais, quer como elementos concorrentes ou agravantes, deve ser considerada e investigada em maior profundidade, considerando-se, para tanto, o histórico laboral do portador do lúpus eritematoso oral. Especial atenção deve ser dada à exposição a radiações, a produtos químicos, a fatores mecânicos e a estressores em geral.

Reconhecimento técnico do nexo entre a nosologia e o trabalho

Afora a pertinente confirmação diagnóstica da alteração, resta necessário que o reconhecimento do vínculo etiológico entre o lúpus eritematoso e o trabalho envolva, para além da consideração da atividade atual, uma criteriosa análise das histórias pessoal, clínica e laboral do portador. A priori, devem ser considerados, enquanto fatores de risco, o seguinte: exposição a radiações, a produtos químicos, a fatores mecânicos e a estressores em geral. Conclusões positivas sobre o vínculo entre a exposição ocupacional e o desfecho poderão configurar os grupos II e III da Classificação de Schilling (1984).

Avaliação do grau de deficiência ou disfunção

A condição de lúpus eritematoso oral tipifica-se como deficiência/disfunção em consonância com o conceito correspondente, emanado da OMS. A avaliação do grau de deficiência ou de disfunção condiciona-se à natureza, ao prognóstico e ao estágio evolutivo em que se encontra a patologia. Inclui-se, no conceito de "incapacidade laboral" específica à função (ou às funções correlatas), o risco de agravamento da alteração que a permanência na atividade laboral possa acarretar.

Medidas ocupacionais voltadas à prevenção

As medidas se apoiam na associação de procedimentos em que o monitoramento periódico do trabalhador e o das condições associadas ao meio ambiente laboral e à organização do trabalho conduzem a ações de caráter geral e específico que incluem desde a educação para a saúde até a profilaxia de quaisquer fatores de exposição classificados como de risco para o desenvolvimento da patologia.

Lesões vésico-bolhosas da cavidade oral

O grupo de lesões cuja característica fundamental é a de formação de bolhas ou vesículas na cavidade oral inclui nosologias distintas, dentre as quais as de maior interesse, em Estomatologia Ocupacional, são: o pênfigo vulgar, o penfigóide benigno de mucosa (cicatricial) e os eritemas multiformes.

Pênfigo vulgar– Código CID-10: L10.0

Os pênfigos caracterizam-se por lesões bolhosas ou vesico-bolhosas que acometem a pele e as mucosas. Dentre os diferentes tipos, destacam-se dois: o pênfigo vulgar e o pênfigo foliáceo, sendo que este último não atinge as mucosas. O pênfigo foliáceo tem uma variedade que ocorre no Brasil, na região centro-oeste, conhecida como "Fogo Selvagem", contudo, o pênfigo foliácio e sua variante não serão objeto de análise na presente revisão.

O pênfigo vulgar é uma patologia autoimune cutaneomucosa, de característica crônica e de baixa prevalência. Pode, contudo, ser fatal se não tratado adequadamente. Caracteriza-se pela presença de anticorpos nas junções epiteliais dos tecidos de revestimento. Esse mecanismo imunológico de autoagressão faz com que os anticorpos ataquem os tecidos de revestimento, provocando perda de aderência entre as células da epiderme, o que causa as bolhas mencionadas.

Tendo, por características clínicas, a positividade do sinal de Nikolsky, o diagnóstico conclusivo é alicerçado sobre um exame histopatológico que evidencia a presença de bolhas acantolíticas intraepidérmicas logo acima da zona da membrana basal. O diagnóstico também se apoia na imunofluorescência direta, utilizada para identificar a presença de imunoglobulinas-G nos espaços intercelulares da epiderme (Miziara, 2009; Soares, Torres, 1998).

Não obstante diversos estudos terem indicado uma maior prevalência no gênero feminino, não há consenso quanto a isso. A faixa etária mais prevalente para o aparecimento da doença situa-se entre os 30 e os 60 anos, com maior predileção para a 5ª e para a 6ª décadas de vida.

Em mais de 50% dos casos, as lesões, de intensa característica álgica, iniciam-se na cavidade oral. Tais lesões apresentam-se na forma de vesículas, bolhas solitárias ou múltipla, com conteúdo límpido, turvo, purulento ou hemorrágico. Quando de seu rompimento, originam-se erosões ou úlceras de dimensões variadas que possuem um fundo eritematoso e uma membrana esbranquiçada. Essas lesões sangram facilmente e têm intensa sintomatologia dolorosa (Soares, Torres, 1998).

Os sítios da cavidade oral onde o aparecimento de lesão é mais frequente são o palato, a mucosa labial, a mucosa jugal, o ventre da língua e as gengivas. As lesões na pele, em geral, apresentam-se na forma de vesículas ou de bolhas claras, flácidas e com conteúdo aquoso, cujo rompimento resulta em áreas de erosão de aspecto similar ao de queimaduras.

Penfigoides – Código CID-10: L 12

O termo penfigoide refere-se a uma descamação das membranas mucosas. Trata-se de uma reação autoimune contra antígenos, na membrana basal, onde ocorre a separação conjuntivo-epitélio (Saap, 1997), distinguindo-se, portanto, do pênfigo vulgar. O penfigoide benigno de mucosa (cicatricial) – L12.1 – é mais prevalente na população que está acima dos 50 anos, com predileção para o gênero feminino. As lesões, que, em sua maioria, acometem as gengivas, representam um padrão clínico característico denominado gengivite descamativa.

Eritema multiforme – Código CID-10: L51

O eritema multiforme é uma condição mucocutânea, ulcerativa e bolhosa de etiopatogênese incerta. Neville *et al.* (1998), não descartando possíveis relações com infecções, com exposições a produtos químicos, a drogas ou a medicamentos, consideram que esta nosologia resulta de um processo imunologicamente mediado. Clinicamente, as lesões na mucosa oral podem apresentar-se como vesículas ou bolhas, mas, mais comumente, caracterizam-se por lesões ulceradas. Podem surgir em qualquer área da cavidade oral, todavia, são mais frequentes nos lábios, na mucosa jugal, no palato e na língua (Regezi, Sciubba, Jordan, 2008).

Etiologia e fatores de risco de natureza geral:

Enquanto doenças autoimunes, os exatos determinantes de suas etiopatogenias permanecem desconhecidos. Tem sido sugerido, frente à maior prevalência no gênero feminino, que variações hormonais possam estar envolvidas. Afora isso, a possível relação com fatores genéticos em casos familiares, infecções virais, fatores ambientais gerais, radiação ultravioleta, em especial a UVA, estresse, medicamentos e produtos de uso externo e medicamentos de uso interno também vêm sendo reportados por pesquisadores como potenciais fatores causais.

Potenciais fatores de risco de natureza ocupacional

Não obstante os exatos determinantes das doenças autoimunes que se manifestam na cavidade oral não terem sido suficientemente esclarecidos, até mesmo porque, afere-se que, na maioria dos casos diagnosticados, a análise carece de uma abordagem de cunho ocupacional mais elaborada, é plausível considerar que determinantes laborais ou ocupacionais possam estar envolvidos com o surgimento destas doenças.

Anteriormente, a maior parte das pesquisas acerca das doenças autoimunes que incluíram (ainda que de forma superficial), dentre as variáveis independentes estudadas, a atividade laboral dos acometidos, apontava para uma associação entre doença e trabalho. Neste sentido faremos, a seguir, uma breve revisão das mais recentes publicações que indicam esta associação.

Em amplo estudo conduzido nos EUA, relativo à mortalidade por doenças autoimunes, dentre as quais o lúpus eritematoso sistêmico, Gold *et al.* (2007) concluíram que algumas atividades laborais estiveram estatisticamente associadas ao desfecho, sendo elas: o trabalho no campo (fazendas); atividades industriais e do segmento têxtil; atividades de pintura, revestimento e tapeçaria, sendo que, nestas três últimas, foram observadas as maiores razões de chance (OR 1.8 [95% CI 1.0-2.9]).

A exposição ocupacional à sílica e a solventes, e sua associação com o lúpus eritematoso sistêmico, em mulheres, no contexto urbano de Boston (EUA), foi analisada por Finckh *et al.* (2006). Os autores não encontraram significância estatística no que se refere à exposição a solventes, contudo, verificaram-na quando da exposição ocupacional à sílica (OR 4.3, [IC 95%I] 1.7-11.2).

Já no contexto de exposições ambientais, e conforme o trabalho de Carvalho (2008), a radiação ultravioleta pode precipitar o início do lúpus eritematoso sistêmico ou causar exacerbação desta patologia em 60% dos doentes, por atuar nos mecanismos de exposição de autoantígenos.

Brenner *et al.* (2001), com o objetivo de analisar a possível associação entre os pênfigos e os agentes ou os fatores externos, conduziram um estudo multicêntrico envolvendo pacientes com um diagnóstico firmado em base clínica, histopatológica, imuno-histológica e imuno-histoquímica. A exposição ocupacional a pesticidas e a vapores metálicos mostrou-se associada.

Os autores, que consideraram existir diferenças entre os países no tocante aos agentes e à forma de exposição, também observaram características distintas da doença conforme as localidades estudadas. Pacientes búlgaros apresentaram menor frequência de lesões orais, em comparação com os israelenses (66% *versus* 92%), assim como em relação aos pacientes italianos (66% *versus* 83%). Em suas conclusões, Brenner *et al.* (2001) afirmam ser necessário aprofundamento dos estudos sobre o assunto.

Outra importante pesquisa, esta acerca da prevalência e dos fatores de risco associados aos pênfigos, foi conduzida, em Israel, por Wohl e Brenner (2003). Os resultados apontaram maior frequência do pênfigo vulgar, e indicaram que 23% dos pacientes acometidos pela doença estiveram expostos, em razão de sua atividade laboral, a substâncias químicas, em especial, a pesticidas, e que 18% dos pacientes encontravam-se continuamente expostos à radiação ultravioleta antes do surgimento das lesões.

Decerto, novos estudos e pesquisas que incluam o aprofundamento analítico acerca do histórico laboral e das condições e particularidades ocupacionais dos portadores de alterações e doenças autoimunes poderão contribuir, de forma mais efetiva, para o esclarecimento dos fatores de risco associados

Reconhecimento técnico do nexo entre doenças autoimunes e o trabalho

O reconhecimento do vínculo etiológico entre as diversas nosologias autoimunes incidentes na cavidade oral e o trabalho, afora a pertinente confirmação diagnóstica, envolve, para além da consideração da atividade atual, uma criteriosa análise da história pessoal, clínica e laboral do portador. *A priori*, devem ser considerados enquanto fatores de risco, os seguintes: a exposição à sílica, pesticidas, vapores metálicos, radiações (ultravioleta), produtos químicos e fatores estressores em geral. Conclusões positivas sobre o vínculo entre a exposição ocupacional e o desfecho poderão configurar os grupos II e III da Classificação de Schilling (1984).

Avaliação do grau de deficiência ou disfunção

As condições associadas ao diagnóstico de lúpus eritematoso, pênfigo vulgar, penfigoide benigno mucoso e eritema multiforme tipificam-se como deficiência ou como disfunção em consonância com o conceito emanado da OMS, citado no início deste capítulo. A avaliação do grau de deficiência e ou disfunção condiciona-se à natureza, ao prognóstico e ao estágio evolutivo em que se encontra a patologia em questão. Evidentemente, inclui-se, no conceito de "incapacidade laboral" específica à função (ou a funções correlatas), o risco de agravamento da alteração que a permanência na atividade laboral possa acarretar.

Medidas ocupacionais voltadas à prevenção

As medidas se apoiam na associação de procedimentos em que o monitoramento periódico do trabalhador e o das condições associadas ao meio ambiente laboral e à organização do trabalho conduzem a ações de caráter geral e específico que incluem desde a educação para a saúde até a profilaxia de quaisquer fatores de exposição classificados como de risco para o desenvolvimento da patologia.

Patologia das articulações temporomandibulares

Deslocamento – K07.6-DTM; S03.0; Luxação – S03.4; Artrose- M 19

As alterações e as patologias das articulações temporomandibulares (ATMs) subdividem-se, do ponto de vista anatomotopográfico, em situações extra-articulares e situações intra-articulares. Seus principais sinais e sintomas são ruídos articulares, desvios mandibulares, com ou sem limitação de movimentos, e dor orofacial (muitas vezes referida como otalgia). Em termos gerais, têm maior prevalência no gênero feminino e na faixa etária compreendida entre 20 e 45 anos (Okeson, 1998b).

Etiologia e fatores de risco de natureza geral

A etiopatogenia das DTMs– Disfunções temporomandibulares, relaciona-se, em seu sentido mais amplo, a fatores emocionais ou somatoformes, fisiológicos, sistêmicos e traumáticos. Nas alterações e nas patologias extra-articulares, os atores centrais são os músculos que compõem o complexo mastigatório e cervical. Nas patologias intra-articulares, as alterações podem ocorrer no âmbito das estruturas ósseas, do disco, dos ligamentos ou da cápsula articular, em função de incompetências ligamentares, de doenças degenerativas, infecciosas ou inflamatórias, de processos expansivos e de trauma (D'Ottaviano, 2008).

Dentre os principais fatores gerais de risco, destacam-se a hiperatividade da musculatura mastigatória, a má oclusão dentária, funções ou hábitos (como bruxismo, roer unhas, interposição reiterada entre os dentes de objetos ou, ainda, mascar contínuo de gomas), alterações posturais, alterações emocionais, traumas, doenças sistêmicas e distúrbios gnatológicos de crescimento (Centerwall *et al.*, 1986; Okeson, 1998b).

Potenciais fatores de risco de natureza ocupacional

Os fatores de risco ocupacional para as alterações e as patologias das ATMs compreendem condições, instrumentos e meios peculiares à atividade que se exerce. Em amplo sentido, a literatura tem confirmado a maior prevalência ou severidade de distúrbios das ATMs em determinados grupos ocupacionais, nos quais se verifica um padrão clínico e anatomotopográfico bastante homogêneo, fato que denota a existência de determinantes comuns, porém distintos, entre grupos.

De forma sumária, tais determinantes podem ser assim descritos: 1) fatores que promovem sobreuso ou hiperatividade muscular; 2) fatores ergonômicos e posturais; 3) fatores somatoformes e estressores; e 4) fatores inerentes a instrumentos ou a dispositivos indispensáveis para a prática da atividade laboral.

Uma das ocupações que basicamente reúne os principais determinantes ou fatores de risco acima referidos, e que foi objeto de estudos mais específicos, é o mergulho. Em parte, pode-se intuir, a elevada queixa de dor orofacial dentre mergulhadores profissionais, em sua maioria portadores de DTM, pode ter dado origem aos primeiros estudos.

Em 1993, Taddey (1993) publicou um artigo intitulado *Scuba diving and TMD*, no qual conclui que a apreensão prolongada do dispositivo intraoral dos respiradores autônomos constitui um fator etiológico e perpetuador de desordens temporomandibulares. O autor explica que, de forma a permitir a apreensão do dispositivo, a mandíbula, na maioria dos casos, é projetada anteriormente, assim permanecendo de 20 a 35 minutos. Tal posicionamento, totalmente desprovido de apoio oclusal posterior, estabelece extrema sobrecarga da musculatura mastigatória.

Outros estudos seguiram-se e seus achados indicaram que os principais determinantes das DTMs, em mergulhadores, residem no déficit ergonômico dos dispositivos intraorais, na oclusão forçada, no desequilíbrio postural da mandíbula e na sobrecarga muscular que se mantém durante todo o tempo de submersão (Aldridge, Fenlon, 2004; Koob *et al.*, 2005; Venneri, Masseria, 2008).

Músicos também foram objeto de pesquisas específicas. Dentre eles, os que apresentaram maior prevalência e severidade de DTMs foram os violinistas, os guitarristas e os instrumentistas de sopro (Kovero, Könönen, 1995; Taddey, 1992). Quanto aos músicos, há que se considerar, contudo, diferentes classes de determinantes. Para violinistas e guitarristas, os principais fatores relacionam-se a problemas posturais, enquanto que, para os instrumentistas de sopro, os fatores recaem sobre o esforço dos músculos da mastigação e da mímica e o posicionamento conferido à mandíbula para que acomode a boquilha do instrumento.

A atividade didática é também considerada, na literatura, como de risco para o desenvolvimento ou agravo dos transtornos de ATM. Nela, estão presentes o sobre uso das ATMs e a hiperatividade muscular; os estressores laborais e os problemas ergonômicos e de postura (Machado *et al.*, 2009; Mazzilli, 2000, 2003, 2007. 2008).

Os problemas posturais – aliás, comuns a outras atividades ocupacionais –, que contribuem ou determinam o desenvolvimento de DTMs, relacionam-se ao desequilíbrio das cadeias musculares cervical e escapular. Segundo Okeson (1998b), para que haja sincronia nos movimentos das ATMs, é necessária a ação dos músculos mastigatórios, auxiliados por outros músculos da cabeça e pescoço. Enquanto os músculos mastigatórios agem sobre a mandíbula, os supra e infra-hióideos atuam sobre o hioide e, conjuntamente, dependem dos músculos cervicais que sustentam e mantêm a posição cervical e cefálica. Rocabado (1979) assinala, ainda, que o equilíbrio da cabeça em muito depende da região posterior dos músculos cervicais e suboccipitais, os quais, por sua vez, se relacionam com a coluna cervical e com a cintura escapular.

Outro aspecto importante que se relaciona diretamente com a fisiologia e com o equilíbrio dos músculos cervicais, escapulares e mastigatórios diz respeito às suas contraturas induzidas por estresse e tensão emocional. Conforme sustenta Rocabado (1979), a tensão emocional, em determinado nível, exerce um profundo efeito sobre o organismo em termos químicos e, sobretudo, em nível muscular. As localizações mais frequentes desta tensão são os músculos cervicais, nos pontos de inserção do crânio, e os músculos mastigadores.

Reconhecimento técnico do nexo entre a nosologia e o trabalho

Afora a pertinente confirmação diagnóstica da alteração, resta necessário que o reconhecimento do vínculo etiológico entre a DTMs e o trabalho envolva, para além da consideração da atividade atual, uma criteriosa análise da história pessoal, clínica e laboral do portador. Devem ser considerados, enquanto fatores de risco, os seguintes: sobreuso ou hiperatividade muscular; déficit ergonômico e postural; distúrbios somatoformes e estressores; e fatores inerentes a instrumentos ou a dispositivos indispensáveis para a prática da atividade. Conclusões positivas sobre o nexo com o trabalho poderão configurar os grupos II e III da Classificação de Schilling (1984).

Avaliação do grau de deficiência ou disfunção

As DTMs tipificam-se como deficiência/disfunção em consonância com o conceito já referido emanado da OMS. A avaliação do grau de deficiência ou de disfunção condiciona-se à natureza, ao prognóstico e ao estágio evolutivo em que se encontra a patologia. Inclui-se, no conceito de "incapacidade laboral" específica à função (ou a funções correlatas), o risco de agravamento da alteração que a permanência na atividade laboral possa acarretar.

Medidas ocupacionais voltadas à prevenção

As medidas apoiam-se na associação de procedimentos em que o monitoramento periódico do trabalhador e o das condições associadas ao meio ambiente laboral e à organização do trabalho conduzem a ações de caráter geral e específico que incluem desde a educação para a saúde até a profilaxia de quaisquer fatores classificados como de risco para o desenvolvimento da patologia. Destaca-se, ainda, como importante, o papel da ergonomia geral e aplicada em Estomatologia. A título de exemplo, citamos, conforme preconizado na literatura (Aldridge, Fenlon, 2004; Koob *et al.*, 2005; Venneri, Masseria, 2008), a elaboração de dispositivos intraorais individualizados para mergulhadores, permitindo, desta forma, melhor equilíbrio e estabilização oclusal durante o período de submersão.

Dor orofacial e odontalgia atípicas

Dor orofacial atípica; odontalgia atípica – Código CID-10: G50.1

Denomina-se odontalgia atípica a dor orofacial persistente, associada aos elementos dentários (ou em sítios pós-exodônticos), sem a ocorrência clínica e, por meio de exames complementares, sem alterações perceptíveis nas estruturas dentárias e peridentárias, excluídas outras causas locais ou sistêmicas reconhecíveis, sejam bucais, faciais, sinusais, neuropáticas ou intracranianas (Matwychuk, 2004; Melis *et al.*, 2003).

Usualmente, a odontalgia atípica é descrita como uma dor espontânea, contínua e latejante, de intensidade moderada a severa, e que pode ser exacerbada por estímulos térmicos e mecânicos. Embora possa ter localização definida, é mais frequentemente referida como difusa, e pode apresentar característica migratória (Okeson, 1998a).

Trata-se de uma condição ainda pouco compreendida que, não raro, quando associada a elementos dentários, acaba implicando, dentre outros procedimentos, tratamentos endodônticos indevidos.

Fatores etiológicos de natureza geral

Há uma grande controvérsia em relação à etiologia da odontalgia atípica. Não obstante alguns estudos tenham apontado a existência de associação com alterações psicológicas e, por conta disso, a entendam como uma dor psicogênica, outros pesquisadores sustentam que as evidências existentes são insuficientes para suportar esta relação.

Outra possibilidade aventada é a da desaferentação, ou seja, a interrupção periférica de uma via aferente por lesão traumática. Neste caso, o trauma operatório decorrente de procedimentos periodontais, endodônticos, exodônticos ou, até mesmo, aquele consequente de procedimentos mais discretos (como preparos cavitários e bloqueios anestésicos) poderia provocar desaferentação e, consequentemente, odontalgia atípica. Esta possibilidade, contudo, não serve para explicar a história precedente de procedimentos com trauma associado, situação muito comum dentre os portadores de odontalgia atípica. Muito em razão disso, ela tem sido referida como odontalgia fantasma ou idiopática.

Fatores de risco de natureza ocupacional

Não encontramos, nas bases de dados de Saúde investigadas, pesquisas ou estudos que tenham se voltado à análise de uma possível associação entre odontalgias atípicas e o trabalho ou a ocupação. Cabe, contudo, considerar dois aspectos importantes:

1) Não obstante ocorra uma meticulosa investigação de fatores locais ou sistêmicos que possam justificar a ocorrência da odontalgia atípica, verifica-se incomum, na prática assistencial (e no estudo e na pesquisa a ela vinculados), uma

investigação e análise mais elaboradas quanto aos aspectos ocupacionais potencialmente associados; e

2) Nem sempre as consequências de exposições ocupacionais, embora presentes, se farão observar, sob a forma de alterações físicas, na integridade dos dentes e nas estruturas anexas (através de exame clínico e radiográfico). Exemplo disto é a alteração da permeabilidade dentinária (e hipersensibilidade) por exposição a névoas ácidas; o comprometimento na normotransmissão dos estímulos nervosos, quer decorrentes de exposições ocupacionais a agentes químicos, quer de fatores psicogênicos de natureza ocupacional.

Assim como nas demais condições de odontalgia atípica clinicamente consideradas idiopáticas, entendemos que, somente a partir do estreitamento participativo entre as práticas assistenciais e as ocupacionais, será possível esclarecer a etiopatogenia da dor orofacial e odontogênica atípicas (ou fantasma).

Reconhecimento técnico do nexo entre a nosologia e o trabalho

Afora a pertinente confirmação diagnóstica da alteração, resta necessário que o reconhecimento do vínculo etiológico entre a odontalgia atípica e o trabalho envolva, para além da consideração da atividade atual, uma criteriosa análise das histórias pessoal, clínica e laboral do portador. *A priori*, devem ser considerados enquanto fatores de risco ocupacional, os seguintes: exposição a névoas ácidas, em suas diversas formas; exposição ao benzeno e a outros agentes neurotóxicos; distúrbios psicogênicos relacionados ao trabalho; estressores físicos. Conclusões positivas sobre o vínculo entre a exposição ocupacional e o desfecho poderão, a princípio, se enquadrar em qualquer dos três grupos da Classificação de Schilling (1984).

Avaliação do grau de deficiência ou disfunção

A odontalgia atípica (fantasma) tipifica-se como deficiência ou disfunção em consonância com o conceito emanado da OMS, já referido. A avaliação do grau de deficiência ou de disfunção condiciona-se ao estágio evolutivo então verificado.

Já a análise de uma eventual incapacidade para o trabalho deverá necessariamente considerar, para além da própria disfunção ou deficiência, os riscos pessoais, os interpessoais e o potencial agravamento do quadro que a manutenção do trabalhador na atividade poderá acarretar. Incluem-se aqui os aspectos relacionados à segurança ocupacional (mal-estar, dor e sedação como elementos de risco para a ocorrência de acidentes do trabalho).

Medidas ocupacionais voltadas à prevenção

As medidas preventivas apoiam-se na associação de procedimentos em que o monitoramento periódico do trabalhador e o das condições associadas ao meio ambiente laboral e à organização do trabalho conduzem a ações que partem da orientação e da educação para a saúde, chegando a ações mais específicas, voltadas para o caso concreto.

▶ Referências

Academia Americana de Periodontia. Annals of Periodontology, 4: 32-7, 1999.

Aldridge RD, Fenlon MR. Prevalence of temporomandibular dysfunction in a group of scuba divers. British Journal of Sports Medicine, 38: 69-73, 2004.

Assuma R *et al*. IL-1 and TNF antagonists inhibit the inflammatory response and bone loss: in experimental periodontitis. Journal of Immunology, 160: 403-9, 1998.

Bedrikow B, Gomes JR. Saúde dos trabalhadores. In: Fischer FM, Gomes JR, Colacioppo S (Ed.) Tópicos de saúde do trabalhador. São Paulo: Hucitec, 1989.

Biasotto-Gonzalez DA. Abordagem interdisciplinar das disfunções temporomandibulares. São Paulo: Manole, 2005.

Brenner S, Tur E, Shapiro J *et al*. Pemphigus vulgaris: environmental factors. Occupational, behavioral, medical and qualitative food frequency questionnaire. International Journal of Dermatology, 40(9): 562-69, 2001.

Cağlayan F, Miloglu O, Altun O, Erel O, Yilmaz AB. Oxidative stress and myeloperoxidase levels in saliva of patients with recurrent aphthous stomatitis. Oral Diseases, 14(8): 700-4, 2008.

Carvalho FRG. Manifestações orais do lúpus eritematoso: avaliação clínica, histopatológica e perfil imuno-histoquímico dos componentes epitelial, membrana basal e resposta inflamatória. Dissertação de mestrado – Faculdade de Medicina da Universidade de São Paulo, São Paulo, 2008.

Centerwall BS, Armstrong CW, Laura S, Funkhouser LS, Elzay RP. Erosion of dental enamel among competitive swimmers at a gas-chlorinated swimming pool. American Journal of Epidemiology,123(4): 641-7, 1986.

Conselho Federal de Odontologia. Resolução nº 22/2001. Baixa normas sobre anúncios e exercícios das especialidades odontológicas e sobre cursos de especialização, revogando as redações do Capítulo VIII, Título I; do Capítulo I, II e III, Título III, e das normas aprovadas pela Resolução CFO-185/93, alterada pela Resolução CFO-198/95. Disponível em: <http://cfo.org.br/servicos-e-consultas/ato-normativo/?id=377>

D'Ottaviano LHAA. Diretrizes normas e condutas no diagnóstico das disfunções das articulações temporomandibulares – Serviço de Odontologia do Hospital das Clínicas da Unicamp, 2008. Disponível em <www.fcm.unicamp.br/diretrizes /d_n_c/diagn_disf_%20 artic_temporomandibulares/diag_disf_artic_tempomandibulares_pag1.html>

Dawes C, Boroditsky CL. Rapid and severe tooth erosion from swimming in an improperly chlorinated pool: Case report. Journal of the Canadian Dental Association, 74(4), May, 2008. Disponível em: <www.cda-adc.ca/jcda/vol-74/issue-4/359.pdf>

Dias EP *et al*. Oral hairy leukoplakia. Histopathologic and cytopathologic features of a subclinical phase. American Journal of Clinical Pathology, 114(3): 395-401, 2000.

El-Said KF, El-Ghamry AM, Mahdy NH, El-Bestawy NA. Chronic occupational exposure to lead and its impact on oral health. Journal of the Egyptian Public Health Association, 83(5-6): 451-66, 2008.

Farias I. Cirurgião Bucomaxilofacial e Presidente do Sindicato dos Odontologistas do Rio Grande do Norte – SOERN, 4 jul. 2009. Disponível em: <www.crorn.org.br/noticias/vernoticiasdaodontologia.php?idnoticiacro=393>

Finckh A, Cooper GS, Chibnik LB, Costenbader KH, Watts J, Pankey H, et al. Occupational silica and solvent exposures and risk of systemic lupus erythematosus in urban women. Arthritis & Rheumatism, 54: 3648–54, 2006. Disponível em: http://onlinelibrary.wiley.com/doi/10.1002/art.22210/pdf

Fukayo S, Nonaka K, Shinosaki T, Motohashi M, Yano T. Prevalence of dental erosion caused by sulfuric acid fumes in a smelter in Japan. Sangyo Eiseigaku Zasshi, 41(4): 88-94, 1999.

Gallo CB, Mimura MA, Sugaya NN. Psychological stress and recurrent aphthous stomatitis. Clinics, São Paulo, 64(7): 645-8, 2009.

Gold LS, Ward MH, Dosemeci M e De Roos AJ. Systemic autoimmune disease mortality and occupational exposures. Arthritis & Rheumatism, 56(10): 3189-201, 2007.

Greenspan JS, Greenspan D, Lennette ET et al. Replication of Epstein-Barr virus within the epithelial cells of oral hairy leukoplakia in AIDS-associated lesions. New England Journal of Medicine, 313(25): 1.564-71, 1985.

Hunter D. The diseases of occupations. 6th ed. London: Hodder and Stoughton, 1978.

Koob A, Ohlmann B, Gabbert O, Klingmann C, Rammelsberg P, Schmitter M. Temporomandibular disorders in association with scuba diving. Clinical Journal of Sport Medicine,15(5): 359-63, 2005.

Kovero O, Könönen M. Signs and symptoms of temporomandibular disorders and radiologically observed abnormalities in the condyles of the temporomandibular joints of professional violin and viola players. Acta Odontologica Scandinavica, 53(2): 81-4, 1995.

Lins AS, Jardim ECG, Souza FRN, Schweitzer CM, Jardim Jr. EG. Microbiota associada à osteomielite crônica dos maxilares: estudo de casos. Revista Odontológica de Araçatuba, 28(2): 33-7, 2007.

Machado IM, Bianchini EMG, Silva MAA, Ferreira LP. Voz e disfunção têmporo-mandibular em professores. CEFAC, 11(4): 630-43, 2009.

Marzola CE, Pastori CM. Tratamento cirúrgico dos processos infecciosos da cavidade bucal – Infecções odontogênicas. Academia Tiradentes de Odontologia – Revista de Odontologia, 3: 223-33, 2006. Disponível em: <www.actiradentes.com.br/revista/2006/textos/11Revista_ATO-Tratamento_cirurgico_dos_processos-2006.pdf>

Matwychuk MJ. Diagnostic challenges of neuropathic tooth pain. Journal of the Canadian Dental Association,70(8): 542-6, 2004.

Mazzilli LEN. Análise dos afastamentos do trabalho por motivo odontológico em servidores públicos municipais de São Paulo submetidos à perícia ocupacional no período de 1996 a 2000. Dissertação de Mestrado – Faculdade de Odontologia da USP, São Paulo.

Mazzilli LEN. Odontologia do trabalho. 1ª ed. São Paulo: Santos, 2003.

Mazzilli LEN. Odontologia do trabalho. 2ª ed. São Paulo: Santos, 2007.

Mazzilli LEN. Urgência odontológica e prevalência da automedicação na população economicamente ativa de uma microárea da cidade de São Paulo. Tese de Doutorado – Faculdade de Odontologia da USP, São Paulo, 2008a.

Mazzilli LEN. Doenças relacionadas com o trabalho incidentes no complexo bucomaxilofacial – Aspectos multidisciplinares. In: Martins I, Conzendei E M. (Org.). Odontologia do trabalho: construção e conhecimento. Rio de Janeiro: Rubio, 2008b.

Melis M, Lobo SL, Ceneviz C. et al. Atypical odontalgia: a review of the literature. Headache, 43(10): 1060-74, 2003.

Miziara ID. O tratamento da estomatite aftóide recorrente ainda intriga. Revista da Associação Médica Brasileira, 55(2): 96, 2009.

Neville BW, Damm D, Allen CM, Bouquot JE. Patologia oral e maxilofacial. Rio de Janeiro: Guanabara Koogan, 1998.

Nogueira DP. Odontologia e saúde ocupacional. Revista de Saúde Pública, 6: 211-23, 1972.

Okeson JP. Dor orofacial: guia de avaliação, diagnóstico e tratamento. Tradução de Kátia Dmytrazenko Franco. São Paulo: Quintessence, 1998a. p.81-3.

Okeson JP. Fundamentos da oclusão e desordens temporomandibulares. 2a ed. São Paulo: Artes Médicas, 1998b.

Organização Mundial da Saúde – OMS. Classificação Estatística Internacional de Doenças e Problemas Relacionados à Saúde – CID-10. 1995. Disponível em: http://www.datasus.gov.br/cid10/V2008/cid10.htm.

Paraná. Secretaria da Agricultura e do Abastecimento. Bulas/Inseticidas/GASTOXIN-B_57, 2009. Disponível em: <www.seab.pr.gov.br/arquivos/File/defis/DFI/Bulas/Inseticidas/GASTOXIN-B_57_.pdf>

Petersen PE, Henmar P. Oral conditions among workers in the Danish granite industry. Scandinavian Journal of Work, Environment & Health, 14(5): 328-31, 1988.

Regezi JA, Sciubba JJ, Jordan RCK. Patologia oral. 5a ed. Rio de Janeiro: Elsevier, 2008.

Rego MAV, Freire SM, Brandão MM. Chronic benzene poisoning and periodontal disease. In: International Symposium on Epidemiology in Occupational Health, 17th. Melbourn, 2004.

Reichart PA, Philipsen HP. Oral erythroplakia: a review. Oral Oncology, 41(6): 551-61, 2005.

Rocabado M. Cabeza y cuello: tratamiento articular. Buenos Aires: Intermédica Editorial, 1979.

Rojo-Moreno JL, Bagan JV, Rojo-Moreno J, Donat JS, Milian MA, Jimenez Y. Psychologic factors and oral lichen planus. A psychometric evaluation of 100 cases. Oral surgery, Oral Medicine, Oral Pathology, Oral Radiology, and Endodontics, 86: 687-91, 1998.

Sampaio S, Rivitti E. Dermatologia. 3ª. ed. São Paulo: Editora Artes Médicas, 2008.

Sapp JPP. *et al*. Patologia oral e maxilofacial contemporânea. Loures: Lusociência, 1997.

Sarmento CS, Macena MSA, Rosa MRD, Silva ACB, Aragão MS. Queilite actínica: Diagnóstico e prevenção. In: Encontro de Iniciação à Docência, X. 2007, UFPB, João Pessoa. Anais... Disponível em: <www.prac.ufpb.br/anais/IXEnex/iniciacao/documentos/catalogoresumo/6.SAUDE/6CCSDCOSMT14.pdf>

Schilling RSF. More effective prevention in occupational health practice. Journal of the Society of Occupational Medicine, 39: 71-9, 1984.

Schour I, Sarnat BG. Oral manifestations of occupational origin. Journal of the American Medical Association, 120: 1.197-1.207, 1942.

Schour I, Sarnat BG. Oral manifestations of occupational origin. In: Shaffer WG, Hine MK, Levy BM (Ed.). Tratado de patologia bucal. 2ª ed. Rio de Janeiro: Interamericana, 1985. p.540-41.

Sheiham A, Smales FC, Cushing AM, Cowell CR. Changes in periodontal health in a cohort of British workers over a 14-year period. British Dental Journal, 160(4): 125-7, 1986.

Soares HA, Torres SCM. Pênfigo vulgar: importância para o cirurgião dentista. Revista da Universidade São Francisco: Odontologia, Bragança Paulista, 16: 69-79, 1998.

Solomon LW, Aguirre A, Neiders M, Costales-Spindler A, Jividen Jr. GJ, Zwick MG, Kumar V. Chronic ulcerative stomatitis: Clinical, histopathologic, and immunopathologic findings. Oral surgery, Oral Medicine, Oral Pathology, Oral Radiology and Endodontics, 96: 718-26, 2003.

Sugerman PB, Savage NW. Oral lichen planus: causes, diagnosis and management. Australian Dental Journal, 47(4): 290-7, 2002.

Taddey JJ. Musicians and temporomandibular disorders: prevalence and occupational etiologic considerations. Cranio, 10(3): 241-4, 1992.

Taddey JJ. Scuba diving and TMD. Cranio, 11(1): 73-4, 1993.

Vancini RL, De Lira CAB, Aboulafia J, Nouailhetas VLA. Radical livre, estresse oxidativo e exercício. UNIFESP – Centro de Estudos de Fisiologia do Exercício, 2005. Disponível em: <www.centrodeestudos.org.br/pdfs/oxidativo.pdf>

Vanrell JP. Odontologia legal e antropologia forense. Rio de Janeiro: Guanabara-Koogan, 2002.

Venneri P, Masseria D. Diver's mouth syndrome. The Free Library, 1 Dec. 2008. Disponível em: <http://www.thefreelibrary.com/Diver's mouth syndrome-a0191646465>

Wiegand A, Attin T. Occupational dental erosion from exposure to acids – a review. Occupational Medicine, 57: 169-76, 2007.

Wolf MS, Rice M, Canares G, Pines MS. Sports drink consumption can cause tooth erosion, Study Finds. Science Daily, 6 Apr. 2009. Disponível em: <www.sciencedaily.com/releases/2009/04/090403122016.htm>

Wohl Y, Brenner S. Pemphigus in Israel: an epidemiologic analysis of cases in search of risk factors. Israel Medical Association Journal, 5: 410-12, 2003.

World Health Organization. Collaborative Reference Centre for Oral Precancerous Lesions. Application of the International Classification of Diseases to Dentistry and Stomatology. Geneva: WHO, 1978.

Zambon JJ. Actinobacillus actinomycetemcomitans in adult periodontitis. Journal of Periodontology, 65: 892-3, 1994.

Doença Hepática Ocupacional e Ambiental (DHOA)

40

Dvora Joveleviths
Maria Cecília Verçoza Viana
Graziela Rodrigues Loureiro de Oliveira
Fábio Fernandes Dantas Filho

- Introdução
- Epidemiologia
- Conceitos e classificação das toxinas hepáticas
  Conceitos
  Classificação das toxinas hepáticas
- Vias de exposição
- Mecanismos de ação dos agentes hepatotóxicos
  Necrose e apoptose
- Principais formas de lesão hepática
  Hepatite aguda
  Colestase
  Esteatose
  Esteatohepatite não alcoólica
  Cirrose hepática
  Lesões vasculares
  Outras formas de lesão hepática
  Lesões hepáticas malignas
- Esteatohepatite não alcoólica, síndrome metabólica e riscos ocupacionais
  Síndrome metabólica, trabalho em turnos e noturno
- Quadro clínico e diagnóstico
  Anamnese ocupacional
  História social
  História médica geral
  História familiar
  Exames complementares
  Exame físico
- Tratamento
- Vigilância à saúde do trabalhador
- Doença hepática e a Previdência Social no Brasil
- Perspectivas futuras em doenças hepáticas relacionadas ao trabalho
- Referências

Introdução

O fígado é o maior órgão sólido do corpo humano, pesando em média 1,5 kg em adultos. Suas funções, altamente complexas, são essenciais à vida, permitindo a manutenção da homeostase e a integração metabólica (Kester, 2005). Destacam-se como suas principais funções:

- Processamento de aminoácidos, carboidratos, lipídios e vitaminas provenientes da dieta;
- Remoção de micro-organismos e toxinas oriundos da circulação esplâncnica;
- Síntese de várias proteínas séricas, como os fatores da coagulação e a albumina;
- Degradação dos hormônios;
- Biotransformação, detoxicação e excreção biliar de xenobióticos.

Compreender a localização estratégica do fígado na circulação sanguínea, permite correlacionar a estrutura hepática com as suas variadas funções e entender as consequências sistêmicas da toxicidade hepática (Kester, 2005).

O fígado pode ser considerado o órgão mais importante, em se tratando de toxicidade, por duas razões principais: por um lado, está funcionalmente interposto entre o trato digestivo e a circulação sistêmica, sendo um importante sítio de processamento e eliminação de substâncias estranhas; por outro, esta situação estratégica o torna alvo frequente de lesão induzida por drogas (Russmann, 2009).

O fluxo sanguíneo hepático é composto por duas circulações. O principal vaso aferente é a veia porta, que drena os capilares do intestino e do baço a uma velocidade de 1.100 ml/minuto, o que corresponde a 75% do total do fluxo sanguíneo ao fígado. O menor volume de sangue arterial recém-oxigenado (aproximadamente 350 ml, ou 25%) é trazido pela artéria hepática. Em conjunto com o ducto biliar, esses dois vasos penetram no fígado através do espaço-porta, e ramificam-se em um segundo leito capilar: os sinusoides hepáticos. Os sinusoides são diferentes dos capilares comuns em vários aspectos. Maiores e de diâmetro variável, suas paredes são revestidas pelas células endoteliais e pelas células fagocitárias de Kupffer.

Ao contrário da maioria dos outros vasos sanguíneos nos vertebrados, os sinusoides hepáticos são descontínuos, possuindo espaços (denominados espaços de Disse, que chegam a um micrômetro de diâmetro) entre as células endoteliais, permitindo que o plasma – incluindo proteínas (mas não células sanguíneas) – passe livremente por entre esses espaços e entre em contato direto com os hepatócitos. Esse acesso direto do plasma às células hepáticas é fundamental para o intenso intercâmbio de materiais entre o fígado e a corrente sanguínea (Kester, 2005).

Assim, o fígado torna-se suscetível à ação de produtos químicos ambientais e/ou ocupacionais graças a seu papel central na metabolização de 95% desses compostos. Muitos desses produtos são degradados e neutralizados; outros, porém, podem resultar em metabólitos mais tóxicos que os originais, o que leva à lesão hepática. É reconhecida a hepatotoxicidade do tetracloreto de carbono, do trinitrotolueno e de alguns produtos químicos industriais, embora os prováveis danos ocupacionais sejam raramente suspeitados ou corretamente diagnosticados, já que, via de regra, a lesão hepática decorrente de exposição industrial pode ocorrer devido a vários compostos, e as alterações clínico-laboratoriais variam desde achados inespecíficos até o desenvolvimento de hepatite fulminante, cirrose e câncer (Schiano; Hunt, 2006).

Até janeiro de 2011, havia mais de 56 milhões de substâncias orgânicas e inorgânicas registradas no *Chemical Abstracts Service*, da *American Society of Chemistry*, dentre as quais, mais de 8 milhões comercialmente disponíveis. Destas, somente cerca de 250.000 eram reguladas por órgãos americanos e internacionais, como o *USA's Toxic Substances Control Act* (TSCA), o *Chemical Substance Inventory* (CSI), a *Occupational Safety and Health Administration* (OSHA), a *Environmental Protection Agency* (EPA), o *National Toxicology Program* (NTP), e o *National Institute for Occupational Safety and Health* (NIOSH), entre outros. O *Pocket Guide to Chemical Hazards* (NIOSH), até setembro de 2010 listava 677 substâncias industriais, 228 capazes de causar lesão hepática.

Apesar de muitas dessas toxinas industriais e ocupacionais serem capazes de induzir hepatotoxicidade, geralmente os alvos mais importantes, no contexto de uma exposição química, são pulmões, pele, rins e medula óssea (Schiano; Hunt, 2006).

Ainda é um grande desafio estabelecer nexo quando longos períodos de exposição a baixos níveis dessas substâncias estão em questão. A lesão hepática aguda ou crônica decorrente de exposição a químicos industriais não difere, clínica ou histologicamente, daquela induzida por medicamentos ou álcool. Muitas vezes, trabalhadores apresentam-se, aos sistemas de saúde, em estágio avançado de hepatopatia de causa indeterminada, e a história de alcoolismo ou de hepatite viral confunde ainda mais o diagnóstico (Leikin *et al.*, 2000).

Doença Hepática Ocupacional e/ou Ambiental (DHOA) *é um conceito abrangente, que envolve alterações clinicopatológicas decorrentes de lesão hepática relacionada à exposição ocupacional e ambiental*. Isto engloba produtos químicos encontrados nas atividades de trabalho e de lazer, no solo, no ar, em plantas e em aditivos alimentares, excluindo apenas medicamentos autorizados pela vigilância sanitária de cada país. Alguns importantes conceitos estão intimamente ligados à DHOA, seja por compartilharem os mecanismos de lesão hepática, ou por surgirem em um contexto ocupacional. Este é o caso da Doença Hepática Induzida por Drogas – DHID (*Drug-induced liver injury* – DILI) e da Doença Hepática Gordurosa Não Alcoólica – DHGNA (*Non alcoholic fatty liver disease* – NAFLD).

A Doença Hepática Induzida por Drogas – DHID, também chamada de injúria hepática, lesão hepática, ou hepatotoxicidade induzida por drogas, é um conceito que representa alterações clinicopatológicas em que fármacos e outras substâncias químicas causam hepatotoxicidade (Norris, 2006). A DHID pode ser causada por uma ampla variedade de medicamentos, preparações fitoterápicas, suplementos e aditivos alimentares (Chalasani; Fontana, 2008), sendo que a falta de padronização internacional de critérios para sua definição tornam os dados de incidência da DHID bastante variáveis na literatura (Invernizzi, 2010).

A Doença Hepática Gordurosa Não Alcoólica – DHGNA remete a uma condição hepática crônica, cuja prevalência no Ocidente é de 20 a 30% na população geral. Está tradicionalmente relacionada à obesidade centrípeta, à síndrome metabólica, à resistência insulínica e ao diabetes tipo II. Alguns estudos, entretanto, têm demonstrado que a exposição ocupacional a hepatotoxinas está associada ao desenvolvimento de DHGNA e de Síndrome Metabólica (Cotrim et al., 1999; Cotrim, 2001). Cotrim e colaboradores encontraram alta prevalência de DHGNA em trabalhadores brasileiros da indústria petroquímica, avaliados entre 2001 e 2003, que estiveram expostos, por mais de cinco anos, a produtos químicos. Entre esses trabalhadores (excluídos outros fatores de confusão, como álcool, drogas, hepatites virais, hemocromatose ou doenças autoimunes), a resistência insulínica esteve ausente em mais de 72%, sugerindo que outros mecanismos associados à exposição tóxica ocupacional estariam envolvidos (Cotrim, 2005).

Avanços na compreensão dos mecanismos genéticos relacionados à hepatotoxicidade ocorreram nos últimos anos. Vários grupos de pesquisadores estão comprometidos a entender o papel da genética no desenvolvimento da DHID, mas os inúmeros estudos publicados a respeito, em geral, são estudos de caso-controle para pesquisa do polimorfismo de alguns nucleotídeos de um ou poucos genes candidatos, realizados em limitado número de indivíduos. Em 2009, houve a publicação do primeiro estudo de associação de genoma completo, o *Genome-Wide Association Study* – GWAS, em que todo genoma de alguns indivíduos de uma mesma espécie (ou a maior parte do genoma) é comparado entre si, a fim de se observar e identificar todas as variações gênicas entre esses indivíduos (Manolio, 2010). Isso possibilitou a correlação do desenvolvimento da DHID induzido por flucloxacilina com o polimorfismo genético HLA, gerando novas perspectivas de entendimento dos mecanismos genéticos envolvidos (Invernizzi, 2010).

A exposição ocupacional a agentes biológicos, especialmente entre os trabalhadores da área da Saúde, está bastante relacionada à doença hepática. A hepatite aguda por vírus B e C, em geral decorrente de acidentes por exposição no ambiente de trabalho, é uma das causas mais comuns de lesão hepática aguda de origem ocupacional. Muitos outros agentes biológicos estão implicados no desenvolvimento da doença hepática relacionada a trabalhos específicos, como o trabalho em tubulações de esgoto, o de fazendeiros, mineiros, pescadores, entre outros (Leikin et al., 2000). Grande responsabilidade cabe aos profissionais da área da Saúde, especialmente ao Médico do Trabalho, na proteção dos trabalhadores expostos. Diante da complexidade de fatores presentes no contexto ocupacional e fora dele, promover a proteção à saúde desses indivíduos constitui um desafio maior.

Em uma sociedade em que a expectativa de vida vem aumentando, em que o despejo de inúmeros produtos químicos e de gêneros alimentícios, nas prateleiras dos supermercados, ocorre sem controle adequado, em um contexto de crescente poluição ambiental (não mais restrita às grandes cidades), é temeroso imaginar o efeito deletério de todos esses fatores à saúde do ser humano. Os pesquisadores, porém, não estão alheios a essas transformações. Os avanços nos estudos de polimorfismo genético relacionado à hepatotoxicidade, o desenvolvimento de vacinas de terceira geração contra a hepatite B e uma melhor compreensão sobre a Síndrome Metabólica e a Doença Hepática Gordurosa Não Alcoólica, relacionada à exposição ocupacional, são exemplo disso.

▶ Epidemiologia

Embora a incidência de DHID esteja aumentando, sua ocorrência ainda é pequena, sendo o risco, para a maioria das drogas, de 1 a 10 por 100.000 indivíduos expostos. O risco aumenta com a idade. Nos Estados Unidos (EUA), 20,5% dos pacientes adultos internados por icterícia têm a droga como causa do quadro clínico. Esta etiologia também é responsável por 10% dos casos de hepatites agudas que necessitam de internação na França. Entre os pacientes acima de 50 anos hospitalizados com hepatite aguda, 43% dos casos têm causa tóxica (Gayotto, 2001). Segundo a experiência do Serviço de Anatomia Patológica do Hospital das Clínicas da Faculdade de Medicina da Universidade de São Paulo – HC-FMUSP, em um período de 10 anos foram examinadas 11.811 biópsias hepáticas, das quais 268 (2,5%) expressaram lesões atribuídas a drogas (Gayotto, 2001).

A maior parte das hepatotoxinas industriais foi inicialmente identificada a partir da descoberta acidental de dano hepático em indivíduos expostos, e só então submetida a estudos de experimentação. O trinitrotolueno (TNT), o tetracloroetano, as bifenilas policloradas e os naftalenos policlorados são exemplos de agentes químicos que fizeram com que a hepatotoxicidade industrial fosse levada a sério, antes mesmo de seus efeitos tóxicos terem sido adequadamente investigados em experimentos laboratoriais (Zimmerman, 1999).

Os resultados dos estudos experimentais de hepatotoxicidade em modelos animais não podem ser completamente extrapolados para o homem. Além das diferenças entre espécies quanto a processos metabólicos hepáticos potencialmente importantes, a maioria desses estudos utiliza altas doses de exposição, geralmente de um único produto químico purificado, em vez de baixas doses, por tempo prolongado, ou de múltiplos agentes, características da exposição ocupacional (Grisham, 1995; Leikin et al., 2000). Além disso, as espécies animais utilizadas são geneticamente homogêneas, ao passo que o ser humano apresenta grande variabilidade genética (Grisham, 1995).

Os estudos epidemiológicos populacionais existentes também apresentam muitos problemas, como a falha em detectar a doença relacionada a diferentes níveis de poluição ambiental. Algumas deficiências deste tipo de estudo podem advir do número de indivíduos estudados (geralmente uma população muito pequena), da não sensibilidade na detecção de doenças hepáticas ou do uso inadequado de população controle. Além disso, há muitos fatores de confusão, como exposição concomitante a vírus, bactérias ou a outros produtos químicos (Grisham, 1995).

Pelos motivos acima expostos, os dados de literatura sobre DHOA são muito limitados.

Conceitos e classificação das toxinas hepáticas

Conceitos

São chamados de hepatotoxinas os agentes capazes de produzir hepatotoxicidade, expressa por alterações morfológicas e funcionais, ocasionando efeitos deletérios nesse órgão. As hepatotoxinas podem ser distribuídas em agentes químicos, físicos e biológicos, conforme a Tabela 40.1 (Wang; Groopman, 2000; Johnson; Groopman, 2007).

Alguns outros conceitos são importantes para o entendimento dos mecanismos de hepatotoxicidade (Watkins, 2007):

- Os agentes que levam ao dano hepático podem ser toxinas encontradas em casa ou no trabalho, drogas ingeridas propositalmente ou com fins terapêuticos ou, ainda, resultantes de superdosagem acidental;
- A toxicidade hepática ocorre, em geral, quando o metabólito tóxico acumula-se no hepatócito, porque a sua produção ultrapassa a capacidade de detoxicação hepática;
- Os citocromos P450 são as enzimas responsáveis, na maioria dos casos, pela produção tanto de metabólitos seguros, quanto de metabólitos tóxicos;
- Metabólitos tóxicos podem causar danos celulares de diversas maneiras: por meio de estresse oxidativo, de ligações covalentes a proteínas e de reações imunes contra o fígado.

Classificação das toxinas hepáticas

Agentes químicos hepatotóxicos incluem hepatotoxinas sintéticas e naturais. As naturais compreendem as bacterianas, as micotoxinas, as toxinas de cogumelos e de algas. Dentre essas, as aflatoxinas, a faloidina e a microcistina são descritas como potentes toxinas para o ser humano e para

Tabela 40.1. Agentes ocupacionais e ambientais capazes de causar lesão hepática				
Agentes químicos				
Naturais				Sintéticos
Micotoxinas Toxinas de cogumelos Toxinas de plantas Toxinas de algas Toxinas de bactérias				Álcool Pesticidas Inseticidas Aminas aromáticas Hidrocarbonetos Metais
Agentes físicos				
Radiações ionizantes				Calor
Agentes biológicos				
Vírus	Fungos	Bactérias	Protozoários	Parasitas
A, B, C, D, E	Cândida	Listeriose	Amebas	Esquistossoma
Febre amarela		Estafilococos		Áscaris
Epstein-Barr		Micobactérias		
Citomegalovírus		Leptospira		
Herpes hominis		Coxiella		
Rubéola				
Adenovírus				
Enterovírus				

Fonte: Adaptado de Wang e Groopman (2000).

animais. Os agentes sintéticos incluem drogas terapêuticas, agrotóxicos, metais, o etanol e produtos químicos industriais (Czaja, 2003; Johnson, 2007; Zimmerman, 1999), conforme Tabela 40.2.

Tabela 40.2. Lista parcial de hepatotoxinas humanas conhecidas ou suspeitas

Hepatotoxinas Sintéticas	**Hidrocarbonetos halogenados**	
	Tetracloreto de carbono Tetracloroetano Tetracloroetileno Tricloroetileno 1,1,1-tricloroetano	Clorofórmio Cloreto de vinila Gases anestésicos Halotano Metoxiflurano
	Compostos aromáticos clorados	
	Bifenilas policloradas	Cloronaftalenos
	Compostos metálicos	
	Arsênio Berílio Cádmio	Cobre Chumbo Fósforo
	Compostos nitrogenados	
	Trinitrotolueno Dinitrotolueno	2-nitropropano N,N-dimetilformamida
	Agrotóxicos	
	Agrotóxicos organoclorados Clordecone Inseticidas Paraquat Fungicidas	Hexaclorobenzeno Dioxinas TCDD (tetraclorodibenzeno-p-dioxina)
	Álcoois	
	Álcool etanol	
	Hidrocarbonetos Aromáticos	
	Estireno Tolueno	Xileno
	Agentes ambientais	
Hepatotoxinas Naturais	Toxinas de plantas: Alcaloides pirrolizidínicos Plantas medicinais Aflatoxinas: Aspergillus flavus Algas: Microcystis aeruginosa Estrogênios derivados dos alimentos: zeranol	Venenos de cogumelos: Amanita phalloides Averna Galerina Russula Gyromitra

Fonte: Adaptado de Redlich e Brodkin (1994) e de Farrell (1994).

Há duas categorias principais de hepatotoxinas: as hepatotoxinas previsíveis ou intrínsecas e as não previsíveis ou idiossincrásicas (Johnson; Groopman, 2007; Watkins, 2007).

As hepatotoxinas são previsíveis ou intrínsecas quando:

- Causam lesão em todos os pacientes se uma dose suficiente for administrada;
- A lesão é usualmente reprodutível em modelos animais;

Produzem ampla variedade de lesões histológicas, incluindo esteatose, necrose, colestase, lesão dos ductos biliares, fibrose e oclusões venosas.

Estão incluídos nessa categoria os agentes que causam dano hepático antes ou depois de sofrer biotransformação. A maioria das hepatotoxinas faz parte do segundo grupo, ou seja, causam o dano hepático após sofrer biotransformação.

As hepatotoxinas intrínsecas ainda podem ser subdivididas em diretas e indiretas (Tabela 40.3). As diretas causam dano ao hepatócito ou em suas organelas por meio de uma ação físico-química direta (como a peroxidação da membrana lipídica ou a desnaturação de proteínas, por exemplo) que leva à distorção ou à destruição da membrana celular. Este é o primeiro passo do dano, que culmina em necrose e pode estar associado à esteatose. Assim, o dano geralmente é citolítico, isto é, destrói o parênquima hepático, mas também pode ser colestático se a necrose envolver principalmente os ductos biliares (Paraquat, por exemplo) (Joveleviths, 1999; Warnes, Jain, Smith, 2000; Zimmerman, 1999).

O tetracloreto de carbono é o protótipo das hepatotoxinas diretas: seus metabólitos são capazes de se ligar a proteínas de membranas críticas à manutenção da integridade celular. O dano resultante leva ao extravasamento de enzimas celulares e de eletrólitos, levando à despolarização e à peroxidação da membrana. Bastante estudado em experimentos animais e em estudos observacionais com seres humanos, sua capacidade de causar necrose centrolobular e esteatose é bem estabelecida (Harrison, 2006).

Já as hepatotoxinas intrínsecas indiretas produzem uma lesão bioquímica seletiva, que leva a lesão estrutural. A maioria dos produtos químicos age de forma indireta (Zimmerman, 1999). O dano hepático causa uma distorção dos componentes celulares, através de ligações covalentes com moléculas-chave, ou interfere nas vias metabólicas essenciais para a integridade do parênquima hepático.

As hepatotoxinas idiossincrásicas, como o berílio, produzem dano hepático somente em indivíduos suscetíveis. São assim denominadas quando:

- Causam lesão hepática de forma esporádica e imprevisível, não dose-dependente, em apenas uma pequena parcela de indivíduos;
- O dano hepático é pequeno ou não reprodutível em modelos animais;
- Os mecanismos de lesão são pouco conhecidos e incluem hipersensibilidade e alterações metabólicas, determinadas geneticamente ou adquiridas (Harrison, 2006; Johnson; Groopman, 2007).

A resposta idiossincrásica acontece por uma condição do indivíduo e não por uma toxicidade intrínseca do agente; ela não é dose-dependente e ocorre esporadicamente (Harrison, 1997).

Tabela 40.3. Classificação das toxinas quanto aos mecanismos de lesão hepática

Categoria do agente	Incidência	Lesão histológica	Dose-dependência	Mecanismo	Exemplo
Hepatotoxinas Intrínsecas	Alta				
Diretas					
Citotóxicas		Necrose ou esteatose	Sim	Destruição físico-química por peroxidação de hepatócitos	Tetracloreto de carbono
Colestáticas		Colestase, destruição ductal	Sim	Destruição físico-química por peroxidação de células ductais	Paraquat
Indiretas					
Citotóxicas		Necrose ou esteatose	Sim	Interferências em vias específicas ou produção de lesões seletivas no hepatócito	Paracetamol
Colestáticas		Colestase, destruição ductal	Sim	Dano às células ductais, interferência em mecanismos de excreção de bile	Metileno dianilina e esteroides anabolizantes
Hepatotoxinas idiossincrásicas	Baixa				
Hipersensibilidade		Necrose ou colestase	Não	Imunoalérgica	Fenitoína
Alterações metabólicas			Não	Produção de metabólitos hepatotóxicos	Isoniazida

Adaptado de Harrison, 2006

As hepatotoxinas também podem causar mais de uma lesão hepática. Por exemplo, enquanto a exposição aguda ao tetracloreto de carbono pode resultar em necrose aguda, a exposição crônica pode resultar em esteatose, fibrose e cirrose (Redlich; Brodkin, 1994).

As hepatotoxinas também podem ser classificadas de acordo com o quadro clínico, podendo causar:
- Hepatite aguda, tal como os halogenados (tetracloreto de carbono, tricloroetileno, tetracloroetano);
- Dano hepático crônico, como ocorre na exposição ao arsênio e aos alcaloides pirrolizidínicos (McCune; Brooks, 1995).

▶ Vias de exposição

As propriedades físicas dos agentes hepatotóxicos e as circunstâncias ocupacionais de exposição são fatores determinantes para o desenvolvimento de lesão hepática. Tóxicos químicos industriais podem ganhar a circulação sanguínea através de inalação, ingestão ou absorção percutânea (Zimmerman, 1999; Harrison, 2006) (Tabela 40.4).

Tabela 40.4. Classificação dos agentes hepatotóxicos quanto às vias de exposição

Inalação
Relacionada a agentes voláteis
Lesão de olhos, pele e mucosas estão ausentes ou são discretas mesmo sob exposição capaz de causar hepatotoxicidade
Porta de entrada mais importante para as hepatotoxinas industriais
Ingestão
Via de menor importância para os agentes hepatotóxicos industriais
Ingestão de grande quantidade é geralmente acidental, a não ser em raros casos de imprudência
Contaminação de alimentos, em um contexto industrial, pode levar a efeitos cumulativos e causar hepatotoxicidade
Percutânea
Relativamente discreta para a maioria dos agentes
Pode ser via de exposição adicional às vias inalatórias e por ingestão
Agentes apresentam diferentes capacidades de absorção

Adaptado de Zimmerman, 1999

Mecanismos de ação dos agentes hepatotóxicos

Existem mais de 900 diferentes tipos de drogas capazes de lesar o parênquima hepático, porém apenas 1/3 delas apresenta mecanismo de ação conhecido. A maioria dos substratos de exposição ocupacional que chega ao fígado é lipofílica, sendo a função do fígado torná-los hidrofílicos, para que sejam excretados através da bile, do sangue, da linfa ou da urina (Bittencourt; Silva, 1995; Grisham, 1995). As reações de biotransformação foram tradicionalmente caracterizadas como protetoras, por possuírem a ação de detoxicar; hoje, porém, sabe-se que tais reações também podem produzir agentes tóxicos (Zimmerman, 1999).

Os processos metabólicos de biotransformação geralmente englobam duas fases (Fig. 40.1):
- Fase I ou de oxidação, em que os potenciais tóxicos dos produtos químicos são ativados;
- Fase II ou de conjugação, em que são produzidas principalmente substâncias inativas e, eventualmente, algumas ativas (Grisham, 1995).

A fase I prepara o composto para a conjugação (fase II), adicionando a ele grupos polares. As enzimas dessa fase são as mono-oxigenases, chamadas citocromo P450, sendo elas as principais responsáveis pelo metabolismo da maioria dos xenobióticos (Grisham, 1995). Elas produzirão metabólitos transitórios ativos (Zimmerman, 1999). Existem no fígado mais de 20 sequências de genes diferentes de pelo menos sete subfamílias de enzimas do citocromo P450 (Bittencourt; Silva, 1995). Quatro dessas enzimas são as maiores responsáveis pelo metabolismo de material exógeno: CYP1A2, CYP2A6, CYP2E1 e CYP3A4 (Grisham, 1995). Assim como há grande variabilidade de enzimas, também há afinidades variáveis para diferentes substratos (Bittencourt; Silva, 1995).

Na fase II, os compostos são conjugados com glicuronato, glutatião, glicina, metil ou água, o que serve para detoxicar o intermediário ativo (Bittencourt; Silva, 1995; Zimmerman, 1999; Grisham, 1995). As enzimas responsáveis pela segunda fase incluem glutatião-S-transferases (GSH), epóxi-hidrolases, uridinadifosfato (UDP)-glicuronil-transferase, acetil-transferase e sulfotransferase (Grisham, 1995). Essas enzimas são consideradas protetoras do hepatócito. Assim, o glutatião, por exemplo, impede a ligação das toxinas a proteínas celulares, evita a peroxidação lipídica de membranas, e mantém os resíduos de cisteína das proteínas celulares em estado reduzido.

O fígado é muito ativo na síntese de glutatião, não apenas para funções de detoxicação, mas também para prover uma reserva de cisteína para o mecanismo de transporte entre órgãos. Alterações cirróticas no fígado alteram fundamentalmente a resposta hepática à toxicidade, e também acabam por determinar maior sensibilidade de outros órgãos e sistemas aos agentes tóxicos devido à perda da regulação protetora cisteína-glutatião.

A geração de grandes quantidades de radicais livres no fígado acaba por depletar os estoques intracelulares de glutatião, resultando em aumento das ligações covalentes às moléculas críticas e, consequente morte celular. Quaisquer desequilíbrios fisiológicos ou fisiopatológicos que culminem em elevação ou em redução do glutatião, ou na atividade das enzimas glutatião-S-transferases, interferem na capacidade de detoxicação hepática para o caminho respectivo. Variações diurnas nos estoques de glutatião de 25% a 30% são suficientes para influenciar a detoxicação hepática. Pró-drogas da cisteína (N-acetilcisteína ou oxitiazolidina-4-carboxilato) e ésteres de glutatião podem aumentar os estoques hepáticos de GSH e aumentar, por exemplo, a proteção hepática à overdose de acetaminofeno.

Os níveis de glutatião podem estar diminuídos nos casos de jejum ou desnutrição proteica, dificultando sua ação protetora (Bittencourt; Silva, 1995). Porém, em relação ao tetracloreto de carbono, ocorre um aparente paradoxo: uma nutrição adequada propicia uma ação tóxica maior do que a registrada em indivíduos desnutridos. É provável que uma dieta pobre em proteínas reduza a atividade do citocromo P450, podendo constituir um efeito protetor, porque tal redução diminui a transformação metabólica do tetracloreto de carbono (CCl_4). No entanto, uma privação prolongada de proteína, na presença de uma atividade residual de função mista oxidativa (MFO), pode levar a um dano hepático mais grave devido à perda protetora dos compostos com grupos sulfidrila, tal como o glutatião (Andrews; Synder, 1996).

O desequilíbrio entre as duas fases da biotransformação, como o aumento da atividade das enzimas da próxima fase, pode levar ao acúmulo de metabólitos tóxicos acima da capacidade hepática de detoxicação. Além disso, alguns indivíduos são mais ou menos suscetíveis a determinados agentes químicos, em razão do grande polimorfismo genético existente na atividade dessas enzimas (Grisham, 1995). Esse complexo de enzimas pode ser induzido por outras substâncias, como o etanol, fenobarbital, carbamazepina, fenitoína, rifampicina e inseticidas (Bittencourt; Silva, 1995; Zimmer-

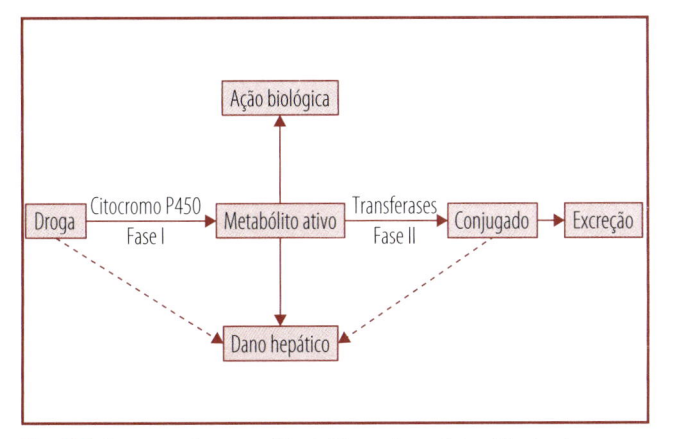

Fig. 40.1. Representação esquemática da biotransformação hepática das drogas.
Fonte: Adaptado de Carvalho Filho, 2007

man, 1999), ocasionando aumento do efeito hepatotóxico quando associado a outros agentes químicos. Essa é a razão pela qual usuários de medicamentos ou de álcool que sofram exposição ocupacional devem ser mais bem controlados nos exames médicos (Bittencourt; Silva, 1995).

Os mecanismos pelos quais esses metabólitos produzem dano celular incluem ataques de radicais livres aos componentes lipídicos das membranas, modificação covalente das proteínas integrantes da membrana e do DNA e aprisionamento dos substratos essenciais. Geralmente, os produtos das reações da fase I são eletrofílicos. Assim, podem formar ligações irreversíveis com as macromoléculas celulares, levando a seu mau funcionamento e podendo resultar em dano, morte celular ou, ainda, em transformação neoplásica (Grisham, 1995).

A grande maioria dos metabólitos reativos é muito instável e, portanto, de curta permanência no organismo. Por isso, esses metabólitos reagem principalmente no local onde são formados. Uma vez que o citocromo P450 predomina na região centrolobular, aí se originará grande parte dos metabólitos reativos. Como os hepatócitos dessa região são relativamente pobres em glutatião, que seria protetor dos mesmos, essa zona hepática é a mais suscetível aos efeitos nocivos das hepatotoxinas (Bittencourt; Silva, 1995).

Necrose e apoptose

Necrose e apoptose são termos utilizados para descrever os padrões de alterações morfológicas associadas com a morte celular. Incluem um amplo espectro de processos bioquímicos, podem ocorrer concomitantemente, e frequentemente variam de aspecto, dependendo das propriedades específicas do agente tóxico, do tempo de exposição e da interação com outros hospedeiros e fatores ambientais (Bonkovsky et al., 2006).

A forma morfológica mais comumente reconhecida de morte celular no fígado é a necrose, que é caracterizada pelo edema da célula e de suas organelas e lise da membrana, que culmina com liberação de conteúdo citoplasmático. Após essas mudanças, os contornos celulares tornam-se muitas vezes indistintos, e as células passam a ter aparência amorfa ou grosseiramente granular.

Durante a última década, a rápida evolução do conhecimento sobre o mecanismo de apoptose alterou radicalmente a percepção de como produtos químicos podem induzir lesão hepática. No passado, a lesão era considerada decorrente de falha de processos metabólicos celulares críticos, especialmente aqueles relacionados à homeostase do cálcio iônico na membrana celular. Agora, porém, a atenção se voltou para os mecanismos de apoptose, que é executada pela cascata proteolítica das caspases. Esse processo é ativado por sinais específicos de morte celular ou ruptura das mitocôndrias, do retículo endoplasmático, dos núcleos etc. As características centrais da lesão hepática quimicamente induzida perma-

necem as mesmas, mas a morte celular é agora vista como decorrente de dano a proteínas-alvo específicas, em vez de falha generalizada.

A proteção contra radicais livres e oxidantes ocorre através de sistemas que dependem de GSH e a manutenção de GSH é um mecanismo fundamental para a proteção contra produtos químicos que causam lesão hepática. Como a espectrometria de massa e as técnicas proteômicas se tornaram amplamente utilizadas na pesquisa toxicológica, a possibilidade de aplicação da biologia molecular para definir a toxicidade avança continuamente. Ao incorporar aos modelos toxicológicos um amplo espectro de potenciais alvos de lesão, essa abordagem poderá produzir modelos mais completos e precisos para a compreensão dos mecanismos de hepatotoxicidade (Bonkovsky et al., 2006).

▶ Principais formas de lesão hepática

As lesões hepáticas induzidas por toxinas ocupacionais e/ou ambientais podem mimetizar clínica e histologicamente todos os tipos de doença hepática conhecidos. A sua incidência é certamente subestimada, seja pela não suspeição, pela investigação inadequada ou por subnotificação (Schiano; Hunt, 2006).

Os achados histológicos podem ser divididos em agudos e crônicos embora muitas vezes, na prática, esta caracterização possa ser difícil. As lesões agudas podem apresentar-se por dano hepatocelular e colestase ou por um padrão misto destas (Zimmerman, 2000; Chitturi, 2007). Já as lesões crônicas têm como principal característica a presença de esteatose ou esteatohepatite, fibrose e infiltrado inflamatório portal, com agressão à placa limitante e eventual formação de septos fibrosos (Fig. 40.2) (Crawford, 2005).

As lesões hepáticas agudas geralmente decorrem de exposição maciça às hepatotoxinas, enquanto que exposições prolongadas (em geral maiores que seis meses) e a baixos níveis tendem a causar doenças hepáticas crônicas (Zimmerman, 1999).

A Tabela 40.5 lista o padrão de lesão hepática associado a algumas hepatotoxinas.

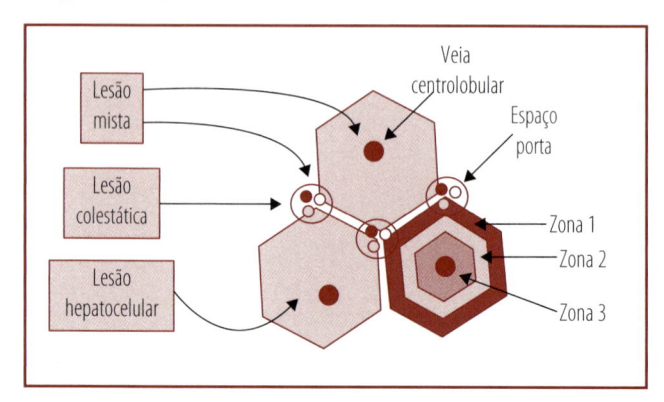

Fig. 40.2. Esquema da estrutura dos lóbulos hepáticos
Fonte: Adaptado de Carvalho Filho, 2007.

Tabela 40.5. Padrões de lesão hepática por hepatotoxinas ocupacionais e ambientais

Forma de lesão hepática	Exemplos
Lesão hepatocelular aguda	Arsênio, cocaína, cobre, hidrocarbonetos alifáticos halogenados, nitrobenzeno, alcaloides pirrolizidínicos, tetracloroetano, TNT
Zona 1	Sulfato ferroso, fósforo
Zona 2	Berílio
Zona 3	Arsênio, tetracloreto de carbono, intoxicação por cogumelo
Angiossarcoma	Arsênio, Thorotrast*, cloreto de vinila
Colangiocarcinoma	Thorotrast
Colestase	Berílio, cobre, toxinas de cianobactérias, metilenodianilina, Paraquat
Cirrose	1, 1, 2, 2 tetracloroetano, arsênio, cádmio, tetracloreto de carbono, alcaloides pirrolizidínicos, TNT
Fibrose	Cloreto de vinila
Granulomas	Berílio, cobre
Carcinoma hepatocelular	Aflatoxina, Thorotrast
Esclerose hepatoportal	Arsênio, cobre, cloreto de vinila
Corpúsculo de Mallory	Cobre
Esteatose microvesicular	1, 1, 1-tricloroetano, 1, 1, 2, 2-tetracloroetano, aflatoxinas, tetracloreto de carbono, cocaína, dimetilacetamida, dimetilformamida, fósforo
Peliose hepática	Thorotrast, cloreto de vinila
Deposição de pigmentos	
Antracito**	Notado em mineiros de carvão
Ouro	Componentes de ouro usados no tratamento de artrite
Doença veno-oclusiva	Alcaloides pirrolizidínicos

*Contraste utilizado antigamente para colangiografias. **Variedade compacta e dura do carvão mineral. Fonte: Adaptado de Schiano e Hunt (2006).

Hepatite aguda

Caracteriza-se, histologicamente, por necrose ou apoptose hepatocelular, esteatose e degeneração celular, podendo o processo necrótico afetar pequenos grupos de células parenquimatosas isoladas (necrose focal), grupos de células localizados em zonas (necrose centrolobular, mediozonal ou periportal) ou atingir todas as células de um lóbulo hepático (necrose maciça), o que depende do agente tóxico e do grau de exposição a este (Bonkovsky et al., 2006; Gayotto, 2001). Os pacientes geralmente são assintomáticos ou oligossintomáticos. Quando o quadro é severo, o que não é usual, assemelha-se ao das hepatites virais agudas, havendo perda de apetite, náuseas, vômitos, dor abdominal epigástrica e em hipocôndrio direito.

Nos exames laboratoriais, observa-se elevação importante das transaminases séricas, refletindo a necrose e apoptose dos hepatócitos. A Tabela 40.6 mostra os achados clinicopatológicos das DHID (Schiano; Hunt, 2006). Entre as causas infecciosas, destacam-se as hepatites virais B e C agudas em profissionais de saúde que sofreram acidentes com material biológico. Outras causas infecciosas incluem a hepatite A, em trabalhadores que entram em contato com esgoto, e a leptospirose, em mineiros e trabalhadores rurais, devido ao contato com urina de ratos (Leikin et al., 2000).

A exposição a altas doses de certos solventes, como o tetracloreto de carbono e seus compostos e ao fósforo, é relacionada a uma síndrome clínica multissistêmica grave, com acometimento nervoso central, renal e gastrointestinal precoces, podendo levar ao óbito devido à insuficiência hepática e renal. Em um período de 24 a 48 horas de evolução, observa-se hepatomegalia, icterícia, hemorragias, podendo evoluir para ascite e encefalopatia. Há aumento importante das transaminases (AST maior que ALT) e elevação das bilirrubinas, refletindo os achados de necrose (zona 3) e esteatose (Schiano; Hunt, 2006).

Relatos de ingestão acidental de grandes quantidades de diclorodifeniltricloroetano (DDT), primeiro inseticida utilizado em larga escala no mundo, descreveram quadro hepatotóxico agudo, caracterizado por necrose maciça e falência hepática. Sabe-se, ainda, que, por ser forte indutor do citocromo P450, o DDT pode aumentar a hepatotoxicidade e a carcinogenicidade de outros químicos e drogas (Schiano; Hunt, 2006). Por tais motivos, foi banido em vários países.

A necrose zonal envolve uma ou mais zonas do ácino hepático, podendo atingir a zona 3 (perivenular) ou a zona 1 (periportal). A presença deste tipo de lesão pode ser decorrente da distribuição das enzimas metabolizadoras de drogas ou dos antioxidantes celulares. A zona 3 contém a maior quantidade de P450 e a menor concentração de glutatião. Portanto, drogas que são metabolizadas pelo sistema P450 produzem lesão na zona 3, sobretudo necrose e esteatose. As drogas mais comuns neste tipo de agressão são o tetracloreto de carbono, o halotano e o paracetamol. A necrose de zona 1 está classicamente relacionada ao envenenamento pelo fósforo e superdosagem de tabletes de ferro, podendo ser observada, também, em casos de lesão associada ao halotano. Já a necrose de zona 2 está associada a casos mais graves de agressão à zona 3, tendo sido, no entanto, descrita de forma isolada em intoxicação fatal por cocaína (Gayotto, 2001).

As lesões hepatocelulares estão relacionadas a uma mortalidade geral de cerca de 10%, podendo chegar a 80% quando se desenvolve insuficiência hepática aguda (Speeg; Bay, 1995; Björnsson, 2006).

Colestase

A colestase intra-hepática compreende um amplo espectro de doenças diferentes entre si, que têm em comum a presença de distúrbio da secreção biliar decorrente de mecanismos que comprometem funções de vários níveis da árvore biliar intrahepática. Na sua histologia, evidencia-se estase biliar, inflamação portal e graus variáveis de necrose.

A lesão aguda colestática geralmente manifesta-se por elevações nos níveis de fosfatase alcalina e bilirrubina e é acompanhada por queixas de prurido e icterícia. Níveis elevados de fosfatase alcalina e de bilirrubina total e direta caracterizam o quadro. Foi descrita associada à exposição ao paraquat e à anilina. Em 1965, ocorreu uma epidemia de icterícia colestática na Inglaterra conhecida como *Icterícia de Epping,* após o consumo de pão feito com farinha contaminada por metilenodianilina (MDA) (Zimmerman; Lewis, 1995; Schiano; Hunt, 2006).

Esteatose

Esteatose hepática é a manifestação do acúmulo excessivo de triglicerídeos no fígado, comumente encontrada relacionada ao consumo abusivo crônico de álcool. Entretanto, observa-se um aumento em sua prevalência associado a outras condições, como obesidade, hipertrigliceridemia, diabetes e exposição hepatotoxinas (Leikin *et al.*, 2000).

A esteatose induzida por drogas é predominantemente macrovesicular e geralmente menos severa que a esteatose microvesicular das lesões agudas. Histologicamente, pode-se encontrar corpúsculos de Mallory, inflamação neutrofílica e graus variáveis de fibrose e cirrose (Farrell, 2002; Schiano; Hunt, 2006).

A esteatose hepática foi associada à exposição ocupacional pela primeira vez no século XIX, após envenenamento pelo fósforo amarelo. Além de pronunciada esteatose, havia necrose nos achados de autópsia (Wang; Groopman, 1998).

A exposição à dimetilformamida (DMF) e a outros solventes, como estireno, tolueno e tricloroetano, foi implicada no surgimento deste tipo de lesão. As intoxicações por arsênio, ingrediente essencial de herbicidas, inseticidas e fungicidas, levam a proeminente sintomatologia gastrointestinal, neurológica e vascular, concomitante à lesão hepática, que se caracteriza por esteatose severa e graus variados de necrose (Schiano; Hunt, 2006).

Esteatohepatite não alcoólica

Em razão de sua importância, este tema será objeto de um tópico à parte, adiante.

Cirrose hepática

A necrose hepática progressiva, com fibrose, nódulos de regeneração tecidual e destruição da arquitetura normal do fígado, é definida como cirrose. É mais comumente associada a infecções virais, à ingestão crônica de álcool e à esteatohepatite não alcoólica, porém também é encontrada em outras condições, como doenças biliares e insuficiência cardíaca. A fibrose é consequência da ativação e transformação das células estreladas hepáticas (de Ito) em miofibroblastos produtores de colágeno. Essa ativação pode ser induzida por vários fatores, como radicais livres e citocinas (Warnes; Jain; Smith, 2000).

Estudos demonstraram associação positiva entre cirrose e tetracloreto de carbono, arsênico e aflatoxinas. Solventes como o tricloroetileno, tetracloroetano, o anestésico halotano e trinitrotolueno também foram implicados como causas de cirrose (Schiano; Hunt, 2006).

Lesões vasculares

Qualquer porção da rede vascular, tanto arterial como venosa, pode ser alvo de lesão por drogas. O mecanismo é desconhecido. As principais alterações vasculares são: trombose de veias hepáticas e da veia porta, doença veno-oclusiva, dilatação sinusoidal periportal, esclerose hepatoportal, peliose hepática, hiperplasia da íntima da artéria hepática e tumores vasculares do fígado (angiossarcoma).

A esclerose hepatoportal é uma forma não cirrótica de fibrose periportal que leva à hipertensão portal e está associada à exposição ao tório, arsênico inorgânico e cloreto de vinila (Leikin *et al.*, 2000). A peliose hepática é caracterizada pela presença de grandes cavidades preenchidas por sangue, desprovidas de revestimento endotelial, com diâmetros variando de 1 mm a vários centímetros. Algumas drogas – anticoncepcionais orais, cloreto de vinila, derivados do arsênico, vitamina A e tamoxifeno – foram implicadas neste tipo de lesão.

Tabela 40.6. Padrão clinicopatológico das doenças hepáticas induzidas por drogas

Padrões de lesão hepática	Apresentação clínica	Achados laboratorias	Achados de imagem	Diagnóstico diferencial	Achados de biópsia
Hepatocelular	Náusea, anorexia, vômitos ↓ apetite ↓ vontade de fumar Dor abdominal alta	AST e ALT > 5x LSN FA< 2x LSN Bbt e BbD variáveis Pode assemelhar-se à hepatite isquêmica ou viral aguda	Normal ou hepatomegalia homogênea difusa. Pode ter alterações semelhantes à esteatose difusa. Edema pancreático pode estar presente	Hepatite isquêmica Hepatite viral aguda S. Budd-Chiari Hepatite autoimune Descompensação D. de Wilson	Necrose zona 3 Achados indistingíveis da hepatite viral aguda Pode haver: granulomas agudos; ↑eosinófilos; esteatose (principalmente zona 3) e esteatohepatite
Colestática	Icterícia, prurido Se severa, náuseas e anorexia	AST e ALT < 5 x LSN FA > 2 x LSN BbT e BbD > 2x LSN (geralmente > 5 x) Assemelha-se à obstrução biliar e à fase colestática da hepatite aguda A	Normal ou hepatomegalia homogênea difusa. Sem dilatação biliar, alterações pancreáticas sugestivas de hepatopatia ou colescistite crônicas	Obstrução biliar por cálculo, tumor, doenças pacreáticas Cirrose biliar primária Colangite esclerosante primária "overlap syndromes" de colangite/hepatite autoimune	Colestase sem colangite/periconlangite aguda Sem lagos biliares ou outros achados típicos de obstrução extrahepática
Mista	Icterícia, prurido Se severa, náuseas e anorexia	AST e ALT < 3 x LSN FA > 2 x LSN BbT e BbD > 2x LSN Achados do padrão hepatocelular e colestático	Normal ou hepatomegalia homegênea difusa. Sem dilatação biliar, alterações pancreáticas sugestivas de hepatopatia ou colescistite crônicas	Obstrução biliar por cálculo, tumor, doenças pacreáticas Cirrose biliar primária Colangite esclerosante primária "overlap syndromes" de colangite/hepatite autoimune	Achados encontrados tanto no padrão hepatocelular* agudos (vide acima)
Esteatose microvesicular	Náusea, anorexia Confusão Vômitos Sonolência (encefalopatia hepática)	AST, ALT 5 - 25 x LSN FA 1 - 3 x LSN BbT e BbD variáveis (geralmente normais) Assemelha-se à hepatite viral aguda	Fígado, baço, pâncreas normais Sem dilatação biliar, alterações pancreáticas sugestivas de hepatopatia ou colescistite crônicas	S. Reye Esteatose aguda da gravidez Defeitos inatos ou adquiridos da função mitocondrial (oxidação ácidos graxos ou produção de ATP)	Hepatócitos aumentados com citoplasma de aspecto "espumoso" e núcleo centralizado Corpos apoptóticos Fibrose mínima ou ausente
Esteatose mista macrovesicular e microvesicular	Assintomático Desconforto abdminal alto Náuseas e anorexia	AST, ALT 1 - 5 x LSN FA 1 - 3 x LSN BbT e BbD variáveis (geralmente normais) Assemelha-se à hepatite alcoólica	Hepatomegalia difusa, Ecogenicidade ↑ (US) Sem dilatação biliar Pâncreas normal ou "gorduroso" Sem alterações sugestivas de hepatopatia ou colescistite crônicas	Hepatopatia por álcool Hepatopatia associada à Síndrome Metabólica DHGNA, ENA Defeitos inatos ou adquiridos do metabolismo lipídico hepático	Quantidade variável de hepatócitos gordurosos (principalmente zona 2 e 3) Núcleos empurrados para periferia devido à esteatose macrovesicular Corpos apoptóticos Inflamação variável Fibrose variável Lipogranulomas (zona 3)

* Como colestático.

Outras formas de lesão hepática

A doença hepática granulomatosa pode ser causada por exposição ao cobre, à sílica, mica e poeiras de cimento. O berílio causa uma doença granulomatosa sistêmica indistinguível da sarcoidose, que pode envolver o fígado, baço, pulmões e a medula óssea. Geralmente essas lesões hepáticas granulomatosas são assintomáticas, mas, em casos raros, podem evoluir para necrose e fibrose. Pode haver progressão dos granulomas mesmo após o afastamento da exposição (Schiano; Hunt, 2006).

Alguns casos de porfiria cutânea tardia, caracterizada por lesões de pele fotossensíveis, foram relatados após exposição a herbicida contaminado por dioxina (tetraclorodibenzodioxina – TCDD) e devido à exposição crônica ao cloreto de vinila, cloreto de metil, halotano e hexaclorobenzeno (Schiano; Hunt, 2006).

A exposição a uma dose cumulativa de radiação ionizante de 3000 a 6000 rads faz surgir hepatite radioativa em duas a seis semanas. Aqueles que sobrevivem geralmente desenvolvem cirrose, com fibrose progressiva, obliteração das veias centrais e congestão centrolobular. Hepatite induzida por radiação foi relatada após exposição acidental intensa, como a que ocorreu com um grupo de pescadores japoneses expostos à radioatividade dos experimentos com bombas de hidrogênio nas ilhas Biquíni, em 1955. Neste caso, a biópsia revelou fibrose e proliferação dos canalículos biliares (Fleming; Beckett, 1992).

Lesões hepáticas malignas

Existem dois tipos de câncer hepático associados à exposição ocupacional e ambiental a hepatotoxinas: o carcinoma hepatocelular (CHC) e o angiossarcoma.

Carcinoma hepatocelular

É atribuído, no Ocidente, principalmente à ingesta excessiva de etanol e à infecção por hepatites B e C; também se relaciona com a exposição a hepatotoxinas, como arsênio, hidrocarbonetos clorados e outros solventes. As aflatoxinas, potentes micotoxinas produzidas por fungos dos tipos *Aspergilus flavus* e *Aspergilus parasiticus*, que crescem em grãos e *nuts* (castanhas, amêndoas, amendoim), são reconhecidas como hepatocarcinogênico humano do Grupo I, levando ao aumento do risco de CHC. Incidência maior de CHC foi relatada entre patologistas com exposição longa à formalina (Leikin *et al.*, 2000; IARC, 2008).

A incidência de CHC, em fígado não cirrótico, relacionada ao vírus B é de 0,5%, aumentando para 2,5% ao ano em cirrótico. O vírus da hepatite B, por ser de DNA, é incorporado às células do hospedeiro, tornando-as potencialmente mutagênicas, daí a possibilidade de o CHC aparecer precocemente. Em relação à hepatite C, a incidência de CHC estabelecida em paciente cirrótico é de 2% a 8% (Carrillo, 2011).

Na observação empírica do Ambulatório de Doenças do Trabalho do Hospital de Clínicas de Porto Alegre, a associação entre infecção crônica por vírus C e exposição a solventes, excluindo outras variáveis de confusão, tem demonstrado pior prognóstico na evolução da doença quando comparada à situação de portadores de infecção crônica por vírus C sem a exposição ocupacional (nota dos autores). Essas interações entre os agentes são muito provavelmente devidas à capacidade que eles possuem de intervir no sistema de enzimas de citocromo P450, agindo em uma via metabólica comum.

Angiossarcoma

O angiossarcoma hepático é um tipo de câncer mais raro, estando associado à exposição ao cloreto de vinila, arsênio, dióxido de tório, andrógenos e agrotóxicos com cobre. O cloreto de vinila é usado como solvente, para a produção de cloreto de polivinila (PVC) dentre outras aplicações. A maioria dos angiossarcomas associados à exposição a esta substância tiveram diagnóstico 15 a 30 anos após a primeira exposição, sugerindo que é necessária uma exposição prolongada ou a altas doses para induzir malignidade. A ingesta de álcool pode aumentar a hepatocarcinogenicidade do cloreto de vinila (Zimmerman; Lewis, 1995; Schiano; Hunt, 2006).

Vários estudos demonstraram maior risco de carcinoma hepatocelular (71%) e cirrose (37%) em relação à exposição ao cloreto de vinila. (Mastrangelog *et al.*, 2004; Maroni *et al.*, 2003). Outro estudo através de polimorfismo genótipo CYP2E1 em linfócitos demonstrou que este pode ser considerado um marcador de gravidade para hepatopatia em expostos ao cloreto de vinila (Wang *et al.*, 2008).

▶ Esteatohepatite não alcoólica, síndrome metabólica e riscos ocupacionais

A esteatose hepática, caracterizada pelo acúmulo excessivo de gordura no fígado, é um achado frequente em biópsias hepáticas, nas quais se observam hepatócitos com núcleo deslocado para a periferia, consequência do acúmulo de ácidos graxos em seu interior. Está presente em diversas doenças, desde a mais prevalente, a doença hepática gordurosa não alcoólica (DHGNA), até outras, com as quais pode coexistir e ser um cofator, como hepatite C, doença hepática alcoólica, doença de Wilson, nutrição parenteral prolongada, entre outras (Oliveira, 2007).

A DHGNA é uma das hepatopatias crônicas mais comuns, afetando um em cada cinco adultos, e tem como forma mais grave a esteatohepatite não alcoólica (ENA), que se associa à progressão para fibrose, cirrose e câncer (Ahmed, 2005; Ratziu *et al.*, 2010).

A ENA apresenta-se com uma variedade de achados histológicos que se assemelham à doença hepática alcoólica, *i.e.*, esteatose hepatocelular e lesão necroinflamatória, podendo apresentar balonização hepatocelular, corpúsculos de Mallory, fibrose e cirrose (Schiano; Hunt, 2006). Ocorre em mulheres e homens cujo consumo diário de álcool seja, respectivamente, inferior a 20g e a 30 – 40g (Ratziu *et al.*, 2010).

A ENA primária está fortemente relacionada à resistência insulínica e à síndrome metabólica (obesidade, diabetes, dislipidemia e hipertensão arterial) (Oliveira, 2007). Com o aumento da incidência global de sobrepeso, obesidade e da síndrome metabólica, a ENA pode tornar-se uma das causas mais frequentes de doença hepática terminal e de carcinoma hepatocelular (Eckel; Grundy; Zimmet, 2005).

A resistência à insulina, presente em 98% dos pacientes com DHGNA, é considerada condição inicial (primeiro *hit*) para a sua fisiopatogênese. A hiperinsulinemia leva à inibição da lipólise e a um aumento dos ácidos graxos livres circulantes, redução da deposição da glicose mediada pela insulina, inibição na utilização da glicose e estímulo à gliconeogênese. Níveis elevados de glicose e de insulina no plasma promovem a síntese de ácidos graxos *de novo* (lipogênese) e dificultam a beta oxidação, contribuindo assim para o desenvolvimento da esteatose hepática (Oliveira, 2007; Reaven, 1995).

Entende-se que outras alterações fisiopatológicas estejam implicadas na progressão da DHGNA para a ENA. O estresse oxidativo (segundo *hit*) seria necessário para o desencadeamento da inflamação e da fibrose. Várias citocinas, como o (*TNF-α*) produzido pelos hepatócitos e pelas células de Kupffer, causam inflamação e lesão de hepatócitos, levando à ativação de células estreladas e à fibrose (Fig. 40.3) (Kotronen; Yki-Jarvinen, 2008; Lazar, 2006; Oliveira, 2007).

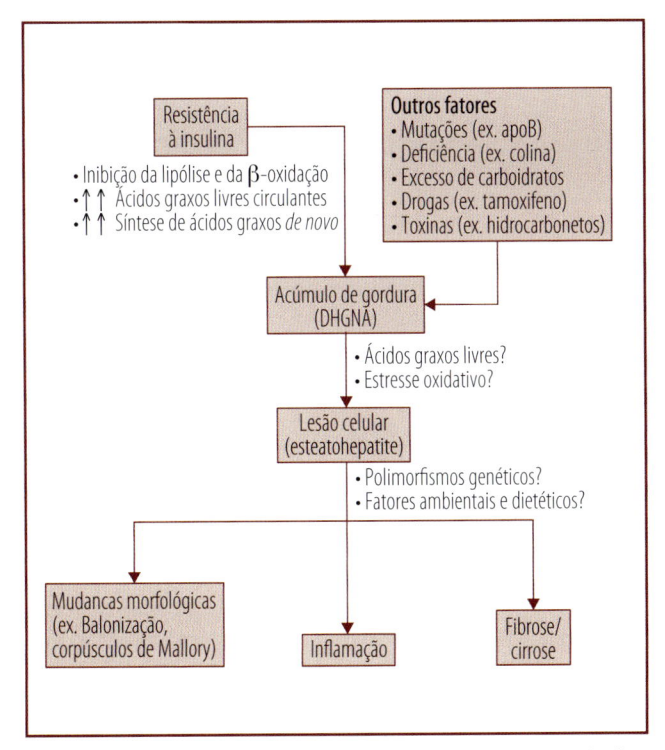

Fig. 40.3. Fisiopatogenia sugerida para a doença hepática gordurosa não alcoólica e para a esteatohepatite não alcoólica.

Fonte: Adaptado de Neuschwander-Tetri; Caldwell, 2003 e Oliveira, 2007.

A leptina é uma proteína derivada dos adipócitos que regula o apetite e o consumo de energia. Ela promove a resistência à insulina, contribui para o estresse oxidativo e aumenta a produção de citocinas pró-inflamatórias. A leptina pode ter um papel na fibrogênese da ENA e ser um potencial "terceiro *hit*" que explique porque alguns indivíduos desenvolvem fibrose com progressão para cirrose. Estudos vêm sugerindo que as células estreladas podem se tornar refratárias à ação da leptina e, deste modo, fatores ambientais e genéticos podem estar implicados no desenvolvimento da cirrose na ENA (Moura, 2005).

Outra citocina, a adiponectina, produzida pelos adipócitos, tem efeito antagônico ao da leptina, portanto, de defesa dos processos envolvidos no "segundo *hit*". A adiponectina é favorável porque antagoniza o fator de necrose tumoral (TNFα), atua para limitar a entrada dos ácidos graxos nos hepatóticos, e aumenta a oxidação dos ácidos graxos e a exportação de lipídeos dessas células. A adiponectina é um potente agente sensibilizador da insulina. A redução da adiponectina impede a oxidação dos ácidos graxos livres, também desencadeando acúmulo de gordura no fígado (Moura, 2005).

Sugere-se, portanto, que, na patogênese da DHGNA, a obesidade e a resistência à insulina estejam envolvidas, como fator desencadeante para o acúmulo de lipídeos no hepatócito. Contudo, algum outro fator ambiental ou possivelmente genético, capaz de amplificar o estresse oxidativo, é necessário para a progressão da esteatohepatite para cirrose (Oliveira, 2007).

Outras condições, como drogas (corticosteroides, tamoxifeno e amiodarona), perda de peso acentuada e rápida em obesos, desnutrição, uso de nutrição parenteral total prolongada, lipodistrofias e doença de Wilson, podem determinar o aparecimento de ENA (Farrell, 2002; Reid, 2001). Este tipo de ENA, classificada como secundária, pode ainda dever-se à exposição ocupacional e ambiental a hepatotoxinas (Oliveira, 2007).

Isso foi demonstrado em estudos realizados por Cotrim (2005) com trabalhadores da indústria petroquímica portadores de ENA, expostos cronicamente a solventes, a maioria dos quais não apresentava evidência de resistência à insulina. Após afastamento da exposição, houve melhora nos achados histológicos e nas provas de função hepática. Em outro estudo da mesma autora, demonstrou-se que a exposição crônica a solventes, nestes trabalhadores, é fator de risco para o desenvolvimento de ENA, independentemente de distúrbios metabólicos como obesidade, dislipidemia e diabetes.

Assim, deve-se ressaltar que o desenvolvimento de doença hepática gordurosa não está invariavelmente ligado à resistência à insulina e que outros mecanismos podem estar envolvidos. Entre as fontes de estresse oxidativo, incluem-se a lesão mitocondrial, a indução do sistema citocromo P450 e o recrutamento de células inflamatórias (Neuschwander-Tetri; Caldwell, 2003). Deste modo, o tratamento habitualmente proposto para a síndrome metabólica, como dieta e exercícios, pode ter eficácia limitada em trabalhadores com este tipo de DHGNA. A história natural desta forma de lesão hepática decorrente de exposição ocupacional e/ou ambiental e sua relação com a síndrome metabólica requer futura investigação (Cotrim, 2005).

Síndrome Metabólica, trabalho em turnos e noturno

Estima-se que 20% dos trabalhadores das nações industrializadas exerçam suas atividades de trabalho em turnos ou à noite (Paoli; Merllié, 2001). Vários estudos têm demonstrado que, nestes indivíduos, há risco aumentado de desenvolvimento da síndrome metabólica e de seus componentes isolados, e que a incidência de doença cardiovascular pode ser até 40% maior (Ha; Park, 2005).

De Bacquer *et al.* (2009) acompanharam 1529 trabalhadores belgas, por um período médio de 6,6 anos, e demonstraram incidência maior de síndrome metabólica nos trabalhadores de turno em relação aos trabalhadores diurnos (60,6 *versus* 37,2 por 1.000 pessoas/ano), assim como de cada componente da síndrome isoladamente. O risco de síndrome metabólica aumentou gradativamente com o acúmulo de anos de trabalho em turnos, mesmo após ajuste de fatores de confusão, como fatores socioeconômicos e hábitos de vida. A dessincronização do ritmo circadiano imposta pelo trabalho em turnos pode ser responsável por alterações metabólicas, modificando o padrão de secreção de fatores imuno e endocrinológicos, funções neurológicas e termorregulatórias, levando ao adoecimento. A privação de sono e o estresse psicossocial crônico, comumente encontrados nesses trabalhadores, também têm sido associados ao desenvolvimento da síndrome metabólica (Wolk; Somers, 2007; Chandola; Brunner; Marmot, 2006).

A biotransformação de solventes é significativamente menor durante o período noturno, e isso implica dizer que os trabalhadores noturnos têm uma probabilidade de risco maior à hepatotoxicidade do que o trabalhador diurno (Joveleviths, 1999).

Quadro clínico e diagnóstico

Na apresentação clínica de um dano hepático agudo ou crônico, o paciente tanto pode ser completamente assintomático, ou apresentar manifestações inespecíficas, como fadiga, náusea e dor abdominal, como também, pode ser somente reconhecido no estágio final de descompensação hepática (Redlich; Brodkin, 1994). Mais comumente, no entanto, o quadro se apresenta como uma síndrome com múltiplas manifestações extra-hepáticas, e como é observado na exposição ao tolueno e xileno, resulta em uma associação entre toxicidade do sistema nervoso central (SNC) e do fígado (Dipalma *et al.*, 1991). Ocasionalmente, a toxicidade hepática pode ser o achado predominante na toxicidade multissistêmica, tal como a causada pelo tetracloreto de carbono, que afeta principalmente o fígado, mas também os rins, o SNC e os pulmões. Apenas raramente o fígado será o único alvo do agente tóxico (Harrison, 2006).

Na prática da Medicina do Trabalho, uma das formas comuns de apresentação do dano hepático são as alterações das enzimas hepáticas, em paciente assintomático que comparece para exame admissional ou periódico. Cabe ao médico estabelecer a extensão do comprometimento, a etiologia do mesmo, se ocupacional ou não, e as condutas em relação ao tratamento e a permanência no trabalho, bem como a necessidade de restrições. Diante disso, a história do paciente, sempre importante na Medicina, vai direcionar a investigação clínica diagnóstica. Além dela, o exame físico e os exames complementares também são muito importantes.

Anamnese ocupacional

Em relação à anamnese ocupacional atual e pregressa, alguns aspectos devem ser objeto de observação cuidadosa:

a) a existência de colegas de trabalho com sintomas semelhantes;
b) a relação completa dos agentes ambientais direta ou indiretamente manipulados;
c) a introdução de novos produtos e/ou de alterações no processo produtivo;
d) a quantidade e tempo de exposição;
e) as medições ambientais realizadas pela empresa;
f) as medidas de proteção coletiva e individual.

Os itens compreendidos de b a f devem constar do levantamento de riscos ambientais e do Programa de Prevenção de Riscos Ambientais (PPRA) da empresa, que deve ser reavaliado anualmente, de acordo com a Norma Regulamentadora nº 9 (Brasil, 1978). A história ocupacional anterior do paciente também é muito importante, pois pode revelar exposição prévia a hepatotoxinas.

História social

A história social pode revelar exposição a alguma hepatotoxina. Assim, deve ser pesquisado o consumo de álcool, procurando inclusive quantificá-lo, o abuso de outras drogas, tais como maconha contaminada com Paraquat, o tolueno utilizado pelos cheiradores de cola, o cloreto de etila do lança perfume, cocaína, *crack* e *ecstasy,* entre outros (Herip, 1992; Fidler *et al.*, 1996).

A história de viagens deve ser buscada, a fim de identificar contato com vírus, bactérias e/ou parasitas que também possam causar dano hepático, a exemplo da febre amarela.

Várias atividades de lazer, como fabricação de móveis, jardinagem, pintura, entre outras, podem envolver exposição a substâncias hepatotóxicas. Além disso, no trabalho em casa, na maioria das vezes, as condições de proteção ambiental não são observadas (Herip, 1992; Spagnolo; Joveleviths, 2010).

História médica geral

Fatores individuais do hospedeiro podem alterar o dano hepático. É o caso da dieta adotada, do estado nutricional, das doenças prévias (diabetes, obesidade, hepatites virais, obstrução biliar) e do uso de drogas (anticoncepcionais, anticonvulsivantes, vitaminas, fitoterápicos, álcool, tabaco, anabolizantes e outros).

A dieta deve ser avaliada pela possibilidade de intoxicação por vitaminas, corantes, acidulantes ou cogumelos, que podem ser hepatotóxicos. A história de doenças sexualmente transmissíveis é importante, uma vez que a hepatite pode ser transmitida dessa forma, e doenças como sífilis podem, também, envolver o fígado.

Cirurgias sofridas podem ter requerido transfusão de sangue e/ou uso de drogas hepatotóxicas, como halotano. Exposições percutâneas podem ocorrer por intermédio de tatuagens, acidentes com agulha, a colocação de *piercing* e a acupuntura; portanto, tais aspectos devem ser pesquisados.

Durante a revisão de sistemas, deve-se questionar sobre sintomas que, embora inespecíficos, podem estar relacionados com o mau funcionamento hepático, tais como anorexia, mal-estar ou náusea intermitente.

Numerosas medicações, prescritas ou não por médicos, são sabidamente hepatotóxicas. Exemplos dessas medicações são: paracetamol, anti-inflamatórios, amitriptilina, contraceptivo oral, estatinas, ácido valproico, anticonvulsivantes e benzodiazepínicos (Brunton, 2011).

História familiar

A história familiar pode revelar fatores de risco para doença hepática. Há um risco aumentado quando há abuso de álcool entre os parentes de primeiro grau. Outras doenças hepáticas, tais como a síndrome de Gilbert e a hemocromatose, devem ser investigadas.

Exame físico

Embora sinais típicos de dano ou disfunção hepáticos possam estar presentes (sensibilidade em quadrante superior direito, hepatoesplenomegalia, icterícia), o exame físico não é um indicador sensível de doença hepática. Nos estágios avançados da doença, ele apresenta de 50 a 60% de sensibilidade e de 90 a 95% de especificidade (Tamburro e Liss, 1986). O exame físico, como em qualquer avaliação clínica, não se deve limitar ao abdômen, pois, geralmente, há comprometimento de múltiplos órgãos.

Exames complementares

Avaliação laboratorial

O termo "função hepática" geralmente é usado erroneamente na prática clínica para descrever vários exames laboratoriais que não investigam apenas a função, mas também a lesão hepatocelular e de vias biliares. Neste capítulo, abordaremos os que são mencionados como provas de função hepática. Estes testes bioquímicos incluem as enzimas aspartato aminotransferase (AST ou TGO), alanina aminotransferase (ALT ou TGP), bilirrubinas e medidas de síntese hepática (tempo de protombina e albumina). A lesão hepatocelular pode ser indicada pelo aumento das aminotransferases, e a lesão colestática, pelo aumento das bilirrubinas, gama GT e fosfatase alcalina.

✓ *Transaminases*

O aumento do nível das enzimas hepatobiliares é um dos marcadores mais sensíveis de doença hepática induzida por drogas, entretanto, alterações nem sempre refletem lesão morfológica (Tabela 40.7). São muito usados por serem de fácil execução, de baixo custo e não invasivos para detectar e/ou acompanhar a atividade da doença; mas nem sempre são confiáveis para exprimir a real dimensão da enfermidade.

A ALT é uma enzima produzida predominantemente pelo fígado, sendo o marcador mais específico de lesão hepática e podendo contribuir como *screening* na lesão hepática aguda ou crônica.

Tabela 40.7. Possíveis significados das alterações das transaminases	
Alterações	Possível significado
Aumento da AST isolado	Doença muscular, hemólise, lesão cardíaca, alteração pulmonar, exercícios físicos em até 3 x LSN
Aumento da ALT isolado	Doença hepática por ter maior especificidade
ALT e AST > FA e GGT	Lesão hepatocelular
ALT e AST entre 5 a 10 vezes o limite superior da normalidade (LSN)	Hepatites agudas por vírus, medicamentos, intoxicações, passagem de cálculo ou autoimune
AST e ALT < 5 vezes o LSN	Produtos químicos; medicamentos – AINE, anticonvulsivante, estatinas, antibióticos, tamoxifeno; drogas ilícitas: cocaína, *ecstasy*; fitoterápicos: *camelliasinensis* (chá verde), fitosoja, quitosana, confrei, sacaca; conservantes e aditivos alimentares; hepatites crônicas virais
ALT e AST < 5 vezes o LSN, com ALT ≥ AST	Achado comum na prática médica: em exames admissionais, *check-ups*, bancos de sangue, em geral assintomáticos. Possíveis causas: drogas, esteato-hepatite, hepatites crônicas, solventes, hemocromatose
ALT e AST < 5 vezes o LSN, com AST >ALT	Doença hepática alcoólica, miopatias, doenças da tireoide e cirrose
AST/ALT < 1	Esteatohepatite não alcoólica

Fonte: Adaptado de Joveleviths; Gayotto, 2001; Ferraz, 2006.

Salvaggio *et al.* (1991), em um estudo que incluiu 794 mulheres, mostrou que as obesas tinham níveis de Gama GT (63%) e de ALT (58%), maiores que as não obesas. Outro estudo identificou, entre as causas que levaram ao aumento de transaminases, que 40% correspondiam a esteatose e 5%, a hepatite induzida por drogas ou químicos (Mottin, 2005).

✓ *Bilirrubinas*

A bilirrubina é o principal componente dos pigmentos biliares, e provém da degradação do heme. A bilirrubina indireta é lipossolúvel, ligada à albumina. O seu aumento ocorre em hemólises e deficiências congênitas ou adquiridas de glicuronização. A bilirrubina direta é conjugada ao ácido glicurônico, é hidrossolúvel e excretável pela bile e rins. Está aumentada em doenças hepatocelulares (hepatites) e biliares (colestase da gravidez, colangite esclerosante primária, hepatocarcinoma) e por deficiência de sua eliminação e transporte.

✓ *Fosfatase alcalina*

É composta por uma família de enzimas presentes no fígado, nos ossos, intestino, rins e placenta (Tabela 40.8).

Tabela 40.8. Possíveis causas do aumento da fosfatase alcalina	
Principal causa de aumento (≥ 90% dos casos)	Colestase intra-hepática (drogas, vírus) e extra-hepática (obstrução)
Aumento fisiológico	3º trimestre da gravidez fase de crescimento/adolescência menopausa (> 3 vezes o LSN)
Aumento isolado	Geralmente etiologia óssea
Aumento de 2 X o LSN ou ALT/FA ≤ 2	Lesão hepática aguda colestática
Aumento menor do que 3 X o LSN	Cirrose, hepatite crônica, metástases

Fonte: Adaptado de Jovelevithis; Gayotto, 2001; Mincis, 2007.

✓ *Gama-glutamiltranspeptidase (Gama-GT)*

É uma enzima que está presente no fígado, no pâncreas, rins, intestinos e próstata. É um marcador muito sensível e pouco específico (Tabela 40.9 e Fig. 40.4).

Tabela 40.9. Possíveis causas de alteração da gama GT	
Elevação de Gama GT	
Com AST, ALT, FA, BB normais Considerar fatores indutores: álcool e drogas Afastar lesões expansivas. Indicado ecografia, tomografia ou ressonância magnética Considerar doença hepática Ausência de doença em 15% das pessoas	**Com FA elevada** Lesão colestática inicial, obstrução biliar, colangite esclerosante primária, cirrose hepática.

Fonte: Adaptado de Jovelevithis e Ferraz, 2006.

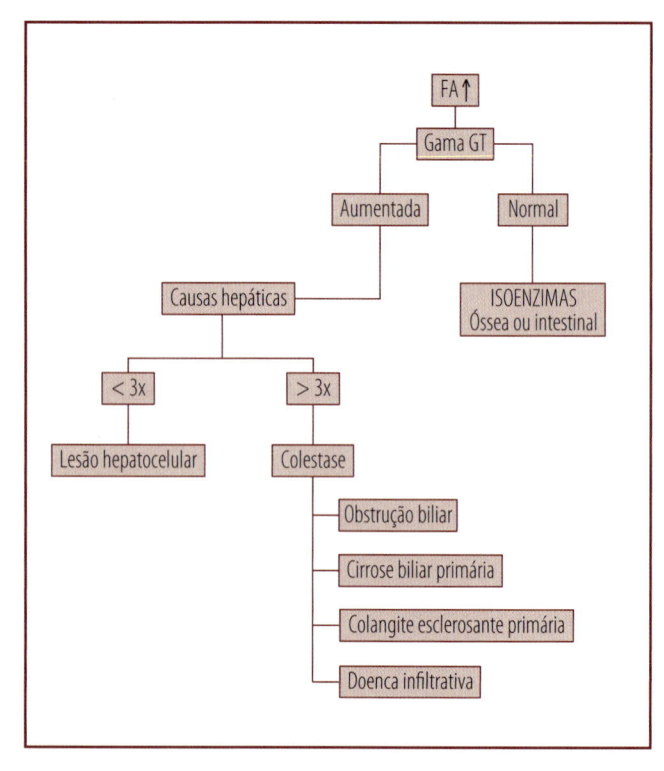

Fig. 40.4. Algoritmo para a avaliação de elevação da fosfatase alcalina.
Fonte: Adaptada de Jovelevithis e Ferraz, 2006.

✓ *Tempo de protombina (TP) e INR*

Todos os fatores de coagulação são produzidos nos hepatócitos, exceto o fator VIII (Tabela 40.10).

A Razão Normalizada Internacional (RNI ou *INR*) estará aumentada nas hepatopatias crônicas, onde pode ou não haver reversão do prolongamento do TP com a vitamina K, sendo que a não reversão pode indicar um mau prognóstico.

Tabela 40.10. Causas de elevação do TP
Elevação do TP
Falta dos fatores de coagulação – VII, X, V, II (protrombina) e I (fibrinogênio) – por perda da função hepática ou por falta do substrato para sua síntese – vitamina K
Doença hepática severa
Uso de anticoagulantes orais
Coagulação intravascular disseminada – CIVD

Fonte: Adaptado de Jovelevithis e Gayotto, 2001.

✓ *Albumina*

É a principal proteína circulante no organismo, sendo produzida exclusivamente pelo fígado. Sua principal função é o transporte de substâncias, entre elas medicamentos e drogas.

Tabela 40.11. Causas de hipoalbuminemia
Cirrose
Desnutrição
Enteropatia com perda de proteína
Síndrome nefrótica
Processos inflamatórios agudos e crônicos
Estados hipercatabólicos (trauma pós-cirúrgico, grandes queimados)
Má absorção
Neoplasias

Fonte: Adaptado de Joveleviths e Gayotto, 2001.

✓ *Eletroforese de proteínas*

A eletroforese de proteínas correlaciona-se bem com as doenças hepáticas. Um aumento de gamaglobulina é frequente em cirrose, em doenças linfoproliferativas, dentre outras. Sua elevação ao longo do tempo pode ser um prognóstico de cronicidade.

✓ *Classificações de hepatopatias*

Com o conjunto dos exames citados, podemos avaliar o grau de insuficiência hepática quando se instala um quadro severo. Enfatizamos que, em pacientes portadores de hepatopatia severa – cirrose- é usada a classificação de Child-Pugh modificada, conforme citado abaixo (Tabela 40.12).

Tabela 40.12. Classificação de Child-Pugh			
Pontos	1	2	3
Encefalopatia hepática	Ausente	Grau 1-2	Grau 3-4
Ascite	Ausente	Leve	Moderada/Severa
Albumina	> 3,5	2,8-3,5	< 2,8
Bilirrubina total	< 2,0	2,0 – 3,0	> 3,0
Tempo de protombina Segundos além do controle INR	< 4 < 1,7	4-6 1,7 – 2,3	> 6 > 2,3
A: 5 e 6 pontos B: 7 a 9 pontos C: 10 a 15 pontos			

Escores de 5 ou 6 = Classe A
Escores de 7 a 9 = Classe B
Escores de 10 a 15 = Classe C

Esta classificação foi utilizada para avaliar o prognóstico da cirrose e orientar o critério de gravidade para o cadastro de transplante hepático. A classe B de Child–Pugh significa descompensação, com indicação de inscrição no cadastro de transplante hepático.

A classificação adotada no Brasil, estabelecida pela Portaria nº 1.160 do Ministério da Saúde, a partir de 29 de maio de 2006, avalia o critério de gravidade e o prognóstico dos pacientes hepatopatas crônicos. Trata-se de um modelo matemático, *Model for End-stage Liver Disease – MELD*, que utiliza 3 parâmetros laboratoriais: a creatinina, a bilirrubina e a RNI. Sua pontuação varia de 6 a 40, índices de menor e de maior gravidade, respectivamente. A fórmula do MELD é encontrada no *site* www.mayoclinic.org/gi-rst/models.html. Para o conceito de hepatopatia grave, aceita-se o valor de MELD igual ou maior do que 15 (Tabela 40.13).

Tabela 40.13. Escore de MELD
0,957 x log (creatinina mg/dl) + 0,378 x log (bilirrubina mg/dl) + 1,1000 x log de RNI (relação normatizada internacional) + 0,643 x 10
Arredondar para valor inteiro considerando 1 valor mínimo para valores de laboratório e 4 valor máximo para creatinina

✓ *Plaquetas – Índice de APRI*

Outros testes também são utilizados na prática clínica, como a contagem de plaquetas, que fornece informações significativas em relação à doença hepática, quando está abaixo da normalidade. A plaquetopenia ocorre frequentemente no portador de doença hepática crônica.

Existem vários índices citados na literatura, como APRI, Poynard, Lok, Bonacini etc., que são compostos por exames laboratoriais bioquímicos de fácil execução e que servem como preditores de fibrose. São conhecidos como marcadores séricos não invasivos de fibrose, que podem auxiliar o médico em seu cotidiano, antes de submeter o paciente a uma biópsia hepática, o que, sem dúvida, é o padrão ouro para se valorizar a presença e a severidade da doença hepática (Couto, 2007; Vergniol, 2011). Segundo a classificação histológica mais utilizada – a Classificação de Ishak-, a intensidade da fibrose pode variar de 0 a 4.

O índice APRI, obtido pelo quociente AST/plaquetas, tem sido aplicado devido a sua alta acurácia como preditor nos casos de hepatopatia com grau de fibrose mais avançado (F3 e F4). O APRI tem uma sensibilidade de 80-90% e uma especificidade de 70-80% para fibrose inicial (F0-F1), e um melhor desempenho para fibrose severa, com especificidade entre 78-95% para cirrose (F4). Os métodos não invasivos de avaliação da fibrose funcionam bem para a cirrose, mas não para estágios intermediários (Lok *et al.*, 2005).

Calculando facilmente o grau de fibrose – Índice APRI:

$$APRI = \frac{AST/LSN \times 100}{Plaquetas \times 10^3 mm}$$

Somente por meio da realização de uma biópsia do fígado é possível conhecer com segurança o estágio da lesão hepática, mas a biópsia é um procedimento invasivo, do qual muitos pacientes têm verdadeiro pavor. Vale mencionar que existem também métodos não invasivos, mas todos eles têm o defeito de não serem fidedignos para os graus de fibrose intermediários (F2-F3).

Um dos métodos mais simples e fáceis para se calcular o nível de fibrose é o APRI, o qual considera o resultado do nível das transaminases TGO (ou AST) e o número de plaquetas. O resultado das transaminases AST/TGO deve ser dividido pelo valor de referência (máximo) que aparece no resultado do exame. O resultado da divisão é então dividido pelo número de plaquetas e depois esse novo resultado é multiplicado por 100.

Se o resultado do APRI é inferior a 0,5, muito provavelmente não existe fibrose (F0), ou existe um mínimo de fibrose (F1). Mas, se o resultado do cálculo APRI for superior a 1,5, o resultado não é bom, já que indica que pode existir uma fibrose avançada (F3), ou até cirrose (F4). Um resultado entre 0,5 e 1,5 não consegue identificar se existe qualquer grau de fibrose ou cirrose.

Exames por imagem

✓ *Ecografia*

É o método diagnóstico por imagem mais utilizado e tem um custo relativamente baixo. No entanto, ele é examinador e aparelho-dependente.

Seu uso é indicado:
a) para confirmação de hepatomegalia e determinação de suas causas;
b) para investigação de icterícia obstrutiva intra e extra-hepática;
c) para investigação de massa palpável em quadrante superior direito do abdômen;
d) na orientação de procedimentos (biópsia, aspiração);
e) quando há febre de origem desconhecida;
f) na presença de sintomas inespecíficos associados a provas de funções hepáticas alteradas;
g) no controle de nódulos em pacientes hepatopatas crônicos (cirróticos).

✓ *Tomografia computadorizada, cintilografia e ressonância magnética*

Outros métodos diagnósticos por imagem podem ser utilizados, geralmente após a realização da ecografia, para aprimorar o diagnóstico diferencial. A tomografia computadorizada é indicada no caso de lesões que ocupam espaço (como tumores benignos e malignos, cistos e abscessos). A técnica da cintilografia mostra melhores resultados para lesões mais específicas, do tipo hemangioma.

Com o aprimoramento da ressonância magnética, além das lesões tradicionalmente visualizadas, como nódulos e tumores, podem ser identificadas alterações metabólicas associadas, por exemplo, a doença hepática alcoólica e a hemocromatose. Esse exame tem sido uma alternativa não invasiva e acurada na avaliação das doenças das vias biliares e das condições pancreáticas.

Exame histopatológico – biópsia

O exame histopatológico oferece uma avaliação mais precisa das mudanças do parênquima hepático como dano hepatocelular, inflamação, esteatose e fibrose. Ele é considerado o teste ouro para doenças hepáticas e pode ser útil tanto para o diagnóstico como para o prognóstico, pela caracterização do tipo, da extensão e da atividade do dano hepático. A biópsia hepática percutânea guiada por ultrassonografia é um procedimento seguro, que pode ser realizado ambulatorialmente. Embora a histologia não seja específica da doença ocupacional, ela é, junto com a clínica, um passo importante para definir o diagnóstico.

Dentre as principais indicações de biópsia, destacam-se as seguintes:
a) diagnóstico de doença primária do fígado;
b) confirmação de doença hepática;
c) diagnóstico de doenças metabólicas, tais como amiloidose e doenças do glicogênio;
d) avaliação da progressão da doença e da resposta ao tratamento/afastamento da hepatotoxina;
e) estadiamento diagnóstico de linfoma;
f) diagnóstico de doenças multissistêmicas, tais como sarcoidose e hemocromatose;
g) diagnóstico de febre de origem desconhecida, pela possibilidade de existirem determinadas infecções (tuberculose, histoplasmose, leptospirose etc.);
h) icterícias;
i) lesões hepáticas decorrentes do uso de álcool, drogas e/ou exposição química.

Na presença de doença hepática criptogênica, o paciente deve ser criteriosamente investigado quanto à exposição ocupacional e/ou ambiental a hepatotoxinas, buscando-se estabelecer um conhecimento detalhado de sua história clínica e ocupacional, através da realização de exames bioquímicos, sorológicos e de imagem (Schiano; Hunt, 2006). A Tabela 40.14 esquematiza o rastreamento não invasivo de indivíduos com provas de função hepática alterada.

Observações úteis

1. Exercícios podem aumentar a AST em até 3 vezes o LSN.
2. A AST e ALT podem estar elevadas em 40 a 50% dos indivíduos com IMC maior que 30.
3. Os níveis de ALT são mais baixos à noite e altos pela manhã (ciclo circadiano).

Tabela 40.14. Rastreamento não invasivo de indivíduos com provas de função hepática anormal		
História	Riscos químicos dentro e fora do ambiente de trabalho Álcool, ingestão de drogas História médica pregressa História familiar História social	
Ecografia	Esteatose Doença hepática crônica Obstrução extra-hepática Anormalidades venosas Tumores Hipertensão porta Oclusão de veia hepática ou porta	
Imunologia	Anticorpos antimúsculo liso	Hepatite autoimune
	Fator antinuclear	Hepatite autoimune, colangite esclerosante
	Anticorpos antimitocondriais	Cirrose biliar primária
Rastreamento viral	Anti-HVAIgM	Hepatite A aguda
	Anti-HBcIgM e IgG, HbsAg	Hepatite B
	Anti-HCV, PCR para vírus C	Hepatite C
Bioquímica	Provas de função hepática	Hepatopatias em geral
	Ferritina, transferrina	Hemocromatose
	Ceruloplasmina sérica	Doença de Wilson
	α1-antitripsina	Deficiência de α1-antitripsina
	α fetoproteína (?)	Carcinoma hepatocelular

Fonte: Adaptada de Warnes; Jain; Smith, 2000.

4. A ingestão crônica abusiva de álcool aumenta consideravelmente o risco de DHOA.
5. Doenças concomitantes, como as reumáticas e autoimunes, a história familiar ou pessoal de colestase (causada por gravidez, uso de contraceptivo oral, reposição hormonal), diabete melito e obesidade aumentam o risco de desenvolvimento de lesão hepática tóxica.
6. A idade e infecções por vírus (HCV, HBV, HIV) contribuem para aumentar o risco de DHOA.
7. Hepatoxicidade cruzada: um indivíduo que é suscetível a um agente pode ser a outro também, provavelmente por predisposição genética. Como exemplo, anticonvulsivantes e halogenados (Kaplowitz, 2001).

Tratamento

A medida mais eficaz para impedir a progressão da DHOA é provocar a sua remissão, afastando o indivíduo da exposição à hepatotoxina. Se há diagnóstico de malignidade resultante, provavelmente, da exposição tóxica, o tratamento não difere de outro que não ocupacional.

Para os pacientes que têm doença hepática não ocupacional preexistente, é aconselhável evitar a exposição a hepatotoxinas, porque eles podem ser mais suscetíveis ao dano hepático. Além disso, indivíduos sem doença hepática subjacente que comecem a trabalhar com agentes hepatotóxicos devem ser desaconselhados a consumir álcool e outras drogas.

Embora já tenham sido propostos tratamentos específicos ou antídotos para as hepatotoxinas encontradas nos ambientes de trabalho, na prática, os resultados são questionáveis. Os pacientes com insuficiência hepática aguda ou crônica graves devem receber tratamento especializado, cujo manejo é de suporte e dirigido às complicações.

Em casos de intoxicações agudas, o único antídoto aceito, até o momento, é para o tratamento da overdose de acetaminofem com N-acetilcisteína até 10 horas após a ingestão, e havendo alergia a esta medicação, usar S-adenosil L-metionina.

O plano terapêutico tenta aliviar os sintomas e, eventualmente, a insuficiência hepática que pode advir nos casos mais graves. Na colestase, o prurido pode ser tratado com colestiramina. A colestase crônica pode necessitar de tratamento para as deficiências de vitamina lipossolúveis (A, D, E K). O ácido ursodeoxicólico pode ser utilizado nas lesões colestáticas embora não haja até o momento eficácia terapêutica comprovada. Nos casos de insuficiência hepática refratária ao tratamento deve-se indicar o transplante hepático.

Vigilância à saúde do trabalhador

As estratégias para o controle da doença hepática ocupacional seguem os princípios gerais de prevenção primária e secundária. As estratégias primárias objetivam identificar e remover (ou reduzir) as exposições hepatotóxicas. As substâncias hepatotóxicas são identificadas por meio da revisão dos produtos químicos utilizados e da Higiene Industrial. As exposições hepatotóxicas podem ser minimizadas pela substituição dos agentes tóxicos por outros menos tóxicos, por controles de Engenharia (ex. melhorar a ventilação), e pelo uso de equipamentos de proteção individual (Redlich; Brodkin, 1994).

Estratégias de prevenção secundárias englobam o rastreamento dos trabalhadores ativamente expostos a hepatotoxinas conhecidas ou suspeitas. Essa medida é apropriada quando a exposição é imprevisível ou inevitável, mas não deve substituir as medidas de prevenção primária. Essas estratégias têm o objetivo de identificar a doença hepática em estágio reversível inicial (Redlich; Brodkin, 1994).

Na prática da Medicina do Trabalho, a avaliação e a conduta em relação às possíveis substâncias hepatotóxicas dependem do seguimento sistemático de uma população de trabalhadores, por meio da realização periódica dos exames médicos e complementares. Os sistemas de vigilância não são simples de serem desenvolvidos e não são iguais para todas as indústrias e ocupações. Eles apresentam, basicamente, uma padronização da classificação das atividades, de acordo com a exposição a substâncias potencial ou sabidamente hepatotóxicas, e preveem exames médicos e laboratoriais, admissional e periódicos, para todos os trabalhadores a elas expostos. A Fig. 40.5 apresenta uma forma de investigação de hepatotoxicidade ocupacional sugerida pelos autores.

O rastreamento da doença ocupacional hepática é difícil porque não existe um teste com boa sensibilidade e especificidade. Porém, a medida das transaminases séricas é geralmente o teste de escolha para exposição potencialmente hepatotóxica. Os níveis séricos das transaminases devem ser medidos, no mínimo semestralmente, em trabalhadores expostos a solventes, produtos químicos e metais que podem causar dano hepático (Leikin *et al.*, 2000).

Por fim, para se estabelecer um diagnóstico de doença hepática ocupacional ou ambiental, é importante considerar os seguintes aspectos:
- Características do ambiente de trabalho (tipos de atividades desenvolvidas, produtos manipulados, condições do local de trabalho, entre outros);
- As histórias médica, social e familiar do paciente (uso de medicamentos e drogas ilícitas, atividades de lazer e outros);
- Suscetibilidade individual.

Essas informações, associadas aos parâmetros clínico-laboratoriais, permitem a obtenção do diagnóstico de hepatotoxicidade ocupacional e diminuem o percentual de doenças de origem idiopática.

Doença hepática e a Previdência Social no Brasil

Uma das competências do médico do trabalho é a de avaliar a capacidade laborativa dos trabalhadores, levando em conta a sua patologia e as exigências físicas, emocionais e intelectuais das suas atividades. Ele deve fornecer um laudo para o trabalhador, quando indicado afastamento superior a 15 dias, e um encaminhamento ao Instituto Nacional do Seguro Social (INSS), com dados que subsidiem a decisão pericial, como a descrição básica do local de trabalho e das atividades desenvolvidas, um detalhamento sobre a exposição profissional a substâncias químicas e sobre fatores físicos. Além disto, este relatório deve conter informações sobre os sintomas e uma descrição de sinais encontrados no exame físico e em exames laboratoriais, tais como:
- Transaminases;
- Albumina sérica;
- Bilirrubina sérica total;
- Atividade de protrombina;
- Presença ou ausência de ascite;
- Presença ou ausência de encefalopatia;
- Tempo de protrobina e RNI;
- Creatinina;
- Plaquetas.

Estes dados permitirão ao perito estabelecer a classificação de Child-Pugh e o índice de MELD, que, associados à avaliação clínica pericial e à atividade desenvolvida pelo segurado, estabelecerão a capacidade laborativa do trabalhador.

O INSS considera como portador de hepatopatia grave aquele que apresentar doença hepática que se enquadre na classe C de escore Child-Pugh, ou MELD igual ou maior que 15, e os candidatos a transplante, já em lista, independentemente das classificações acima mencionadas. Quanto aos indivíduos inseridos na classe B, deverão ser avaliados por especialistas da área, para seu enquadramento. Os portadores de hepatopatia grave serão isentos de desconto de imposto de renda na fonte, em conformidade com a legislação atual (Brasil, 2004; Brasil, 2007).

Perspectivas futuras em DHOA

A incidência de DHOA aumentará nas próximas décadas devido, principalmente, a:
- Aumento de substâncias químicas utilizadas na indústria;
- Aumento da expectativa de vida, propiciando a multimedicação e, por consequência, o dano hepático;
- Fármaco-vigilância deficiente em relação aos produtos fitoterápicos e herbáceos e aos aditivos alimentares;
- Terceirização dos trabalhadores mais expostos ao produto químico, sem um controle médico adequado;

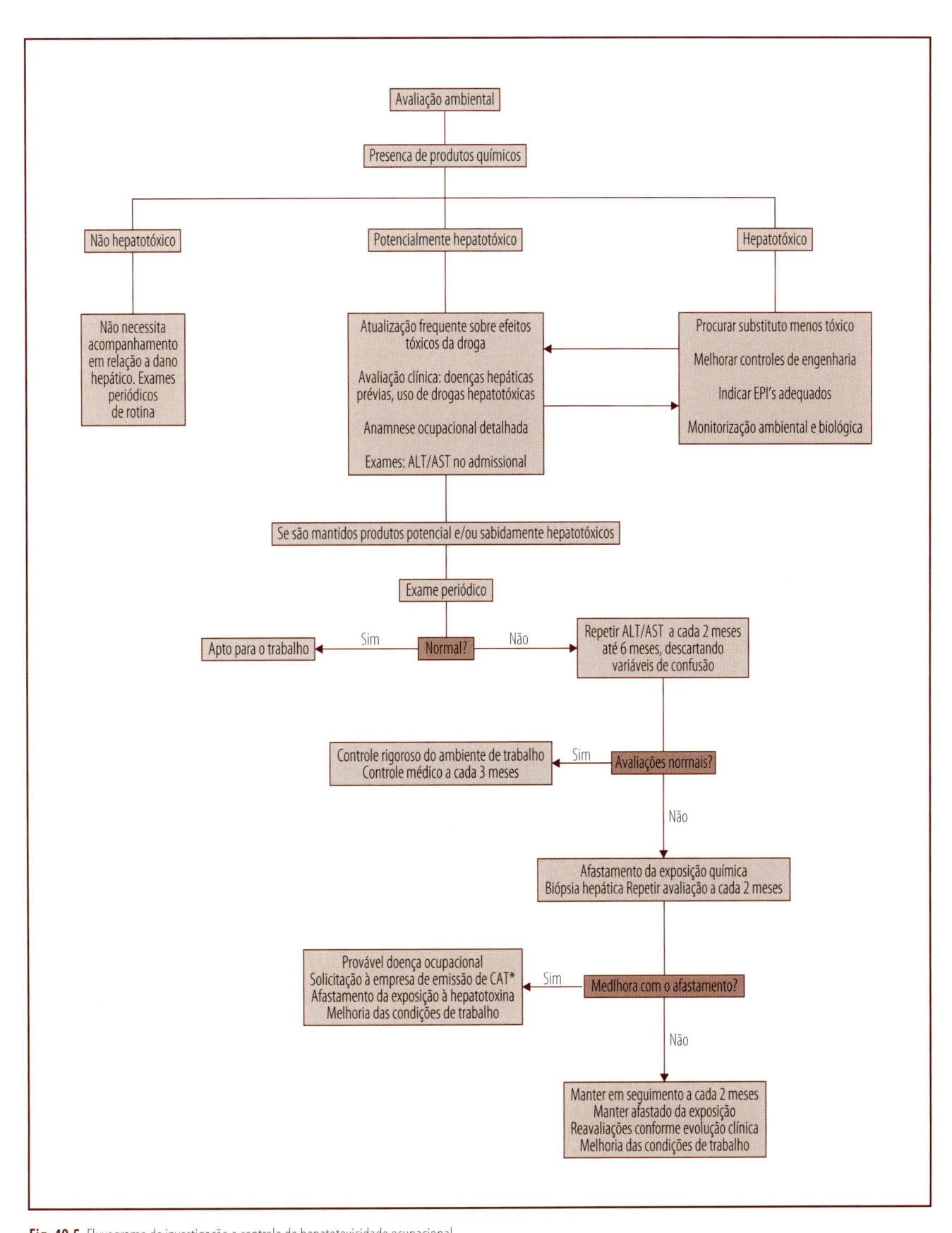

```
                        Avaliação ambiental
                                │
                    Presença de produtos químicos
          ┌─────────────────────┼─────────────────────┐
   Não hepatotóxico     Potencialmente hepatotóxico    Hepatotóxico
          │                     │                       │
   ┌──────────────┐   ┌────────────────────────┐  ┌──────────────────────┐
   │Não necessita │   │Atualização frequente   │  │Procurar substituto   │
   │acompanhamento│   │sobre efeitos tóxicos   │◄─│menos tóxico          │
   │em relação a  │   │da droga                │  │Melhorar controles de │
   │dano hepático.│   │Avaliação clínica:      │  │engenharia            │
   │Exames        │   │doenças hepáticas       │  │Indicar EPI's adequados│
   │periódicos    │   │prévias, uso de drogas  │◄─│Monitorização ambiental│
   │de rotina     │   │hepatotóxicas           │  │e biológica           │
   └──────────────┘   │Anamnese ocupacional    │  └──────────────────────┘
                      │detalhada               │
                      │Exames: ALT/AST no      │
                      │admissional             │
                      └────────────────────────┘
                                │
                  Se são mantidos produtos potencial
                    e/ou sabidamente hepatotóxicos
                                │
                         Exame periódico
                                │
          ┌─────Sim────┐    Normal?    ┌────Não────┐
   Apto para o trabalho              Repetir ALT/AST a cada 2
                                     meses até 6 meses,
                                     descartando variáveis de
                                     confusão
                                                │
         ┌────────────────────────────┐  Sim                      
         │Controle rigoroso do ambiente│◄──── Avaliações normais?
         │de trabalho                 │              │
         │Controle médico a cada 3    │             Não
         │meses                       │              │
         └────────────────────────────┘   Afastamento da exposição química
                                         Biópsia hepática Repetir avaliação
                                         a cada 2 meses
                                                │
   ┌──────────────────────────────┐   Sim                          
   │Provável doença ocupacional   │◄──── Melhora com o afastamento?
   │Solicitação à empresa de      │              │
   │emissão de CAT*               │             Não
   │Afastamento da exposição à    │              │
   │hepatotoxina                  │   ┌──────────────────────────┐
   │Melhoria das condições de     │   │Manter em seguimento a    │
   │trabalho                      │   │cada 2 meses              │
   └──────────────────────────────┘   │Manter afastado da        │
                                      │exposição                 │
                                      │Reavaliações conforme     │
                                      │evolução clínica          │
                                      │Melhoria das condições    │
                                      │de trabalho               │
                                      └──────────────────────────┘
```

Fig. 40.5. Fluxograma de investigação e controle de hepatotoxicidade ocupacional.

Fonte: Dos autores.

- Aumento do trabalho informal como, por exemplo, de pintores, chapeadores, mecânicos, agricultores e artesãos.
- Aumento do conhecimento sobre a suscetibilidade individual às lesões hepáticas induzidas por toxinas, esta baseada nas interações entre fatores genéticos e ambientais.

É possível que, no futuro, descubra-se uma reação bioquímica que bloqueie o metabolismo do agente tóxico, quando acima de um determinado limite, ou que, mais provavelmente, ative os sistemas de defesa (enzimas hepatoprotetoras), impedindo o surgimento da lesão hepática (Joveleviths, 1999).

Já tem sido estabelecida a associação entre alguns genes e a suscetibilidade à DHID causada por medicamentos específicos, porém faltam estudos que abordem as hepatotoxinas ocupacionais (Kaplowitz, 2005; Daly, 2010). Por outro lado, apesar de a maioria dos estudos publicados envolver um pequeno número de casos, algumas das associações relatadas foram agora replicadas independentemente. Os genes do HLA, classes I e II, têm sido associados, principalmente, à DHID de fenótipo colestático, em que as reações envolvem efeitos na secreção de bile e dano ao sistema biliar, embora também possam associar-se à lesão hepatocelular (Daly *et al.*, 2009; Andrade *et al.*, 2004).

Tem sido demonstrado que as associações genéticas para essa toxicidade são específicas à droga. Acredita-se que esses genes podem relacionar-se a uma variedade de diferentes vias, incluindo metabolismo e transporte da droga, apoptose, respostas imunes adquiridas e inatas, reparo e regeneração celular. A relevância de algumas dessas vias vem sendo confirmada pelo estudo *Genome-Wide Association Study* – GWAS (Manolio, 2010).

O futuro deverá contemplar estudos sobre os efeitos da exposição ambiental e ocupacional às hepatotoxinas e aos xenobióticos, visando à compreensão dos mecanismos das diversas etapas do dano genético, de forma a procurar alternativas para interromper, reverter e recuperar o dano causado. Um estudo já avaliou o dano hepático da dimetilformamida, em indivíduos, através dos genes do gutatião-S-transferase (GSTT1 ou GSTM1), concluindo que os indivíduos sem estes genótipos detoxicavam menos as toxinas ambientais, e aumentava a concentração plasmática dos metabólitos, o que levava a um maior risco de desenvolver câncer, pelo dano citogenético. Estes resultados são limitados pelo pequeno número de participantes envolvidos.

A toxicogenômica contará com o perfil da expressão gênica para auxiliar a diminuir os riscos químicos nos estágios precoces da desregulação celular e metabólica. Isso foi abordado em um estudo de Thum e Borlak (2008), que avaliou a detecção precoce de hepatotoxicidade através da expressão gênica em hepatócitos humanos. O CYP2E1, uma enzima hepática expressa nos linfócitos do sangue periférico, em um estudo desenvolvido por Wang e Groopman (2000), já revelou ter o poder (OR = 3,66) de prever o dano hepático em trabalhadores expostos ao cloreto de vinila.

O conhecimento prévio de que determinadas substâncias podem agir em certos genes e, em consequência, desencadear dano celular, necrose, apoptose ou morte, faz vislumbrar a possibilidade de haver exames acessíveis de rastreamento genético que informem ao médico do trabalho sobre o risco individual, em face de uma exposição hepatotóxica. Este conhecimento, no entanto, não deve arrefecer a vigilância nos ambientes de trabalho, pois sempre será primordial buscar a menor exposição possível a agentes químicos. A possibilidade de se utilizarem recursos genéticos na forma de biomarcadores de suscetibilidade a hepatotoxinas, em exames médicos ocupacionais, suscita viajar por um campo desconhecido para a Medicina e a Ética.

▶ Referências

Ahmed MHBC. Non alcoholic steatatohepatitis and metabolic syndrome. In: Byrne C, Wild S (Ed.). Metabolic Syndrome. Chichester, UK: John Wiley & Sons, 2005. p. 279-305.

Andrade RJ, Lucena MI, Alonso A *et al*. HLA class II genotype influences the type of liver injury in drug-induced idiosyncratic liver disease. Hepatology, 39(6):1603–12, 2004.

Andrews LS, Synder R. Toxic effects of solvents and vapors. In: Casarett LJ, Doull´s J. Toxicology – The basic science of poisons. 5thed. New York: McGraw-Hill, 1996. p. 737-71.

American Society of Chemistry. Disponível em: <http://portal.acs.org/portal/acs/corg/content>

Bittencourt PL, Silva LC. Fígado e drogas. In: Matos AA, Dantas W. Compêndio de Hepatologia. São Paulo: Fundação Byk, 1995. p. 264-85.

Björnsson E. Drug-induced liver injury: Hy's rule revisited. Clinical Pharmacology & Therapeutics, 79: 521-528, 2006.

Bonkovsky Hl, Dean PJ, Labrecque DR, Shedlofsky Sl. Drug-Induced Liver Injury. Boyer Td, Wright Tl, Manns MP, Zakim D. In: Zakim and Boyer´s Hepatology – A textbook of liver disease. Philadelphia: Elsevier, 2006. p.503-550.

Brasil. Instrução Normativa INSS/PRES Nº 20, de 10 de outubro de 2007, publicada no DOU de 11/10/2007. Disponível em http://www.previdencia.gov.br

Brasil. Ministério do Trabalho em Emprego. Norma Regulamentadora nº 7 – Programa de controle médico de saúde ocupacional. Validada pela Portaria GM nº 3.214, de 8 de junho de 1978, publicada no DOU de 06/07/1978. Última alteração dada pela Portaria SIT n.º 236, de 10 de junho de 2011. Disponível em: <http://portal.mte.gov.br/legislacao/normas-regulamentadoras-1.htm>

Brasil. Ministério do Trabalho em Emprego. Norma Regulamentadora nº 9– Programa de proteção de riscos ambientais. Validada pela Portaria GM nº 3.214, de 8 de junho de 1978, publicada no DOU de 06/07/1978.Última alteração dada pela Portaria SSST n.º 25, de 29 de dezembro de 1994. Disponível em: <http://portal.mte.gov.br/legislacao/normas-regulamentadoras-1.htm>

Brasil. Lei nº 11.052, de 29 de dezembro de 2004, publicada no DOU de 30/12/2004. Disponível em http://www.receita.fazenda.gov.br/legislacao/Leis/2004/

Brunton LL, Chabner BA, Knollman B (Ed.). Goodman & Gilman's. The pharmacological basis of therapeutics. 12th ed. New York: McGraw-Hill Medical, 2011.

Carrillo LJ. Manual de diagnóstico de doenças do fígado. In: Parise ER, Porta C. Carcinoma hepático celular. 1ª ed. São Paulo: Atheneu, 2011. p. 273-80.

Carvalho Filho RJ, Khouri-Seyoufi ST, Kemp V. L. Lesões hepáticas induzidas por drogas. In: Miszputen SJ (Coord.); Schor N (Ed.). Guia de Gastroenterologia. 2a ed. Barueri: Manole, 2007. p. 155-170.

ChalasanI N, Fontana RJ. Causes, clinical features, and outcomes from a prospective study of drug-induced liver injury in the United States. Gastroenterology, 135:1924-34, 2008.

Chandola T, Brunner E, Marmot M. Chronic stress at work and the metabolic syndrome: prospective study. British Medical Journal, 332: 521-25, 2006.

Chitturi S, Farrell GC. Drug-induced liver disease. In: Schiff ER, Sorrell MR, Maddrey WC. Schiff's diseases of the liver. Philadelphia: Lippincott Williams & Wilkins, 2007. p.923-1002.

Cotrim HP. Nonalcoholic fatty liver and insulin resistance among petrochemical workers. The Journal of the American Medical Association - JAMA, 294(13): 1618-20, 2005.

Cotrim HP, Andrade ZA, Parana R, Portugal M, Lyra LG, Freitas LA. Nonalcoholic steatohepatitis (NASH) in Brazil: spectrum from a special population. Hepatology, 30:136, 1999.

Cotrim HP, Andrade ZA, Parana R, Portugal M, Lyra LG, Freitas LA. Nonalcoholic steatohepatitis: a toxic liver disease in industrial workers. Liver 19(4): 299-304, 1999.

Cotrim HP, Andrade ZA, Parana R, Portugal M, Lyra LG, Freitas LA. Importância da esteato-hepatite não alcoólica (NASH) em trabalhadores da indústria petroquímica. Gastroenterologia e Endoscopia Digestiva, 20: 157-62, 2001.

Couto OFM. Validação e comparação de testes laboratoriais simples como preditores de fibrose hepática em portadores de hepatite C crônica. Belo Horizonte: UFMG, 2007. Tese (Mestrado) – Programa de Pós-graduação em Clínica Médica, Faculdade de Medicina, Universidade Federal de Minas Gerais, Belo Horizonte, 2007.

Crawford JM. The liver and the biliary tract. In: Cotran RS, Kumar V, Collins TR. Pathologic basis of disease. 6th ed. Philadelphia: Saunders, 1999. p.845-901.

Czaja MJ. Hepatotoxins. In: Johnson L (Ed.). Encyclopedia of gastroenterology. New York: Elsevier, 2003. p.365-367.

Daly AK. Drug-induced liver injury: past, present and future. Pharmacogenomics, 11(5): 607-11, 2010.

Daly AK, Donaldson PT, Bhatnagar P et al. HLA-B*5701 genotype is a major determinant of drug-induced liver injury due to flucloxacillin. Nature Genetics, 41:816-19, 2009.

De Bacquer D, Risseghem MV, Clays E, Kittel F, Backer G, Braeckman L. Rotating shift work and the metabolic syndrome: a prospective study. International Journal of Epidemiology, 38: 848-54, 2009.

DiPalma JA et al. Occupational and industrial toxin exposures and gastrointestinal tract. American Journal of Gastroenterology, 86: 1107-17, 1991.

Eckel RH, Grundy SM, Zimmet PZ. The metabolic syndrome. Lancet, 365(9468): 1415-28, 2005.

EPA. Environmental Protection Agency. Disponível em: <http://www.epa.gov>

Farrell GC. Compendium of agents reported to cause drug-induced liver disease. In: Drug-induced liver disease. Edinburgh: Churchill Livingstore, 1994. 175-204.

Farrell GC. Liver disease due to environmental toxins. In: Drug-Induced Liver Disease. Edinburgh: Churchill Livingstore, 1994. 511-49.

Farrell GC. Drugs and steatohepatitis. Seminars in Liver Disease, 22:185-94, 2002.

Ferraz GCML. Alterações laboratoriais hepáticas. Aulas multimídia Fleury. Clínica Médica EPM. UNIFESP. 2006. Disponível em: http://clinicamedicaepm.wordpress.com/2008/06/30/aulas-multimidia-fleury/

Fidler H, Dhillon A, Gertner D, Burroughs A. Chronic ecstasy (3, 4-methylenedioxymethamphetamine) abuse: a recurrent and unpredictable cause of severe acute hepatitis. Journal of Hepatology, 25(4): 563-66, 1996.

Fleming LE, Beckett WS. Occupational and environmental disease of the gastrointestinal system. In: Rom WN (Ed.). Environmental and occupational medicine. 2nd ed. Boston: Little, Brown and Company, 1992.

Gayotto LCC, Vianna MR, Leitão RMC. Fígado e drogas. In: Gayotto LC da C, Alvez VAF (Ed.); Schiff E (Prefácio). Doenças do fígado e vias biliares. São Paulo: Atheneu, 2001. p. 713-50.

Grisham JW. Liver. In: Craighead JE. Pathology of environmental and occupational disease. St. Louis: Mosby, 1995. p.491-509.

Ha M, Park J. Shiftwork and metabolic risk factors of cardiovascular disease. Journal of Occupational Health, 47:89-95, 2005.

Harrison, RJ. Liver toxicology. In: LaDou, J. Occupational and environmental medicine. 2nd ed. Connecticut: Appleton & Lange, 1997. p.339-54.

Harrison RJ. Liver toxicology. In: LaDou, J. Current occupational & Environmental health. New York: McGraw-Hill Medical, 2006. p.345-362.

Herip DS. Recommendations for the investigation of abnormal hepatic function in asymptomatic workers. American Journal of Industrial Medicine, 21:331-9, 1992.

Invernizzi P. Drug-induced liver injury: Is it time for genetics to change our clinical practice? Journal of Hepatology, 53(6): 993-4, 2010.

Johnson D, Groopman DJ. Toxic liver disorders. In: Rom WN, Markowitz SB. Environmental and occupational medicine. Philadelphia: Lippincott Williams & Wilkins, 2007. p.789-799.

Joveleviths D. Avaliação da hepatotoxicidade do tolueno em ratos submetidos a exposição crônica por método inalatório. Tese de

Doutorado. Fundação Faculdade Federal de Ciências Médicas de Porto Alegre, Porto Alegre, 1999.

Kaplowitz N. Causality assessment versus guilty by association in drugs hepatotoxicity. Hepatology, 33(1): 308-10, 2001.

Kaplowitz N. Idiosyncratic drug hepatotoxicity. Natural Reviews. Drug Discovery, 4(6): 489-99, 2005.

Kester JE. Liver. In: Wexler P (Ed.). Encyclopedia of toxicology. St. Peters, MO: Elsevier, 2005. p.736-43.

Kotronen A, Yki-Jarvinen H. Fatty liver: A novel component of the metabolic syndrome. Arteriosclerosis, Thrombosis, and Vascular Biology, 28: 27-38, 2008.

Lazar MA. The humoral side of insulin resistance. Nature Medicine,12:43-44, 2006.

Leikin JB et al. Occupational liver disease (Part IV). In: Leikin JB et al. Disease-a-Month,46(4): 295-310, 2000.

Lok AS, Ghany MG, Goodman ZD, Wright EC, Everson GT, Sterling RK, Everhart JE, Lindsay KL, Bonkovsky HL, Di Bisceglie AM, Lee WM, Morgan TR, Dienstag JL, Morishima C. Predicting cirrhosis in patients with hepatitis C based on standard laboratory tests: results of the HALT-C cohort. Hepatology, 42(2): 282–92, 2005.

Manolio AT. Genomewide association studies and assessment of the risk of disease. New England Journal of Medicine, 363:166-176, 2010.

Maroni M, Mocci F, Visentin S, Preti G, Fanetti AC. Periportal fibrosis and other liver ultrasonography findings in vinyl chloride workers. Occupational and Environmental Medicine, 60:60-5, 2003.

Mastrangelo G, Fedeli U, Fadda E, Valentini F, Agnesi R, Magarotto G, Marchì T, Buda A, Pinzani M, Martines D. Increased risk of hepatocellular carcinoma and liver cirrhosis in vinyl chloride workers: synergistic effect of occupational exposure with alcohol intake. Environmental Health Perspectives,112(11): 1188-92, 2004.

McCune T, Brooks SM. Gastrointestinal tract and liver. In: Brooks SM et al. Environmental medicine. St. Louis: Mosby, 1995. p. 298-310.

Mincis, M.; Mincis, R. Enzimas hepáticas: por que são importantes para o estudo de doenças do fígado. Prática Hospitalar, 9(51):2007.

Moura MC. Esteatohepatite não alcoólica. Cadernos de Formação em Gastroenterologia, 12: 101-14, 2005.

Mottin CC, Moretto M, Padoin AV, Kupski C, Glok L, Reichel CL. Histological behavior of hepatic steatosis in morbidly obese patients after weight loss induced by bariatric surgery. Obesity Surgery,15: 788-93, 2005.

NIOSH. National Institute for Occupational Safety and Health. Disponível em:<http://www.cdc.gov/niosh/>

NIOSH Pocket Guide to Chemical Hazards. Disponível em: <http://www.cdc.gov/niosh/npg/default.html>

NTP. National Toxicology Program. Disponível em: <http://ntp.niesh.nih.gov/>. 2011.

Neuschwander-Tetri BA, Caldwell SH. Nonalcoholic steatohepatitis: summary of an AASLD single topic conference. Hepatology, 37: 1202-19, 2003.

Norris S. Drug-and-toxin-induced liver disease. In: O'Grady JG, Di Bisceglie AM, Lake JR, Bacon BR. Comprehensive clinical hepatology. Philaselphia: Elsevier, 2006. p.497-516.

OSHA. Occupational Safety and Health Administration. Disponível em: <http://www.osha.gov/>

Oliveira CPMS. Esteatose hepática. Condutas Terapêuticas em Gastro, n.9, p.4-15, 2007.

Paoli P, Merllié D. Third european survey on working conditions, 2000. European Foundation for the Improvement of Living and Working Conditions. Luxembourg: Office for Official Publications of the European Communities, 2001.

Poynard T, Imbert-Bismut F, Ratziu V, Chevret S, Jardel C, Moussalli J, et al. Biochemical markers of liver fibrosis in patients infected by hepatitis C virus: longitudinal validation in a randomized trial. Journal of Viral Hepatology, 9(2): 128-33, 2002.

Ratziu V, Bellentani S, Cortez-Pinto H, Day C, Marchesini GA. Position statement on NAFLD/NASH based on the EASL 2009 special conference. Journal of Hepatology, 53: 372-84, 2010.

Reaven GM. Pathophysiology of insulin resistance in human disease. Physiological Reviews, 75: 473-86, 1995.

Redlich C, Brodkin GA. Liver diseases. In: Rosenstock L, Cullen MR (Ed.). Textbook of clinical occupational and environmental medicine. Philadelphia: WB Saunders, 1994.

Reid AE. Nonalcoholic steatohepatitis. Gastroenterology, 121: 710-23, 2001.

Russmann S. Current concepts of mechanisms in drug-induced hepatotoxicity. Current Medicinal Chemistry, 16: 3041-53, 2009.

Salvaggio A, Periti M, Miano L, Tavanelli M, Marzorati D. Body mass index and liver enzyme activity in serum. Clinical Chemistry, 37: 720-3, 1991.

Schiano TD, Hunt K. Occupational and environmental hepatotoxicity. In: Boyer TD, Wright TL, Manns MP, Zakim D. Zakim and Boyer´s Hepatology – A Textbook of liver disease. Philadelphia: Elsevier, 2006. p.561-577.

Spagnolo C, Joveleviths D. Pintores artísticos e risco ocupacional a agentes químicos. In: Congresso da Associação Nacional de Medicina do Trabalho – ANAMT, 14.; Encontro Ítalo-Brasileiro de Medicina do Trabalho, I.; Seminário Nacional de Perícias Médicas Trabalhistas da ANAMT, VIII, 2010, Gramado. Anais... Gramado, 2010.

Speeg KV, Bay MK. Prevention and treatment of drug-induced liver disease. Gastroenterology Clinics of North America, 24(4): 1047-64, 1995.

Tamburro CH, Liss GM. Tests for hepatotoxicity: usefulness in screening workers. Journal of Occupational Medicine 28:1034-44, 1986.

Thum T, Borlak J. Detection of early signals of hepatotoxicity by gene expression profiling studies with cultures of metabolically competent human hepatocytes. Archives of Toxicology, 82(2): 89-101, 2008.

United States of America's Toxic Substances Control Act (TSCA). Disponível em: <http://www.epa.gov/regulations/laws.tsca.html>

Vergniol J, Foucher J, Terrebonne E, Bernard PH, Le Bail B, Merrouche W, Couzigou P, De Ledinghen V. Noninvasive tests for fibrosis and liver stiffness predict 5-year outcomes of patients with chronic hepatitis C. Gastroenterology, 140(7):1970-9, 2011.

Wang JS, Groopman JD. Toxic liver disorders. In: Rom WN. Environmental and occupational medicine. 3rd ed. Philadelphia: Lippincott-Raven, 1998. p. 831-44.

Wang JS, Groopman JD. Hepatic disorders. In: Levy SB, Wegman HD. Occupational Health – Recognizing and preventing work-related disease and injury. 4th ed. Philadelphia: Lippincott-Raven p. 631-9, 2000.

Wang A, Zhu S, Qiu Y, Zhu R, Qu Y, Li Y, Brandt-Rauf PW, Xia Z. CYP2E1 mRNA expression, genetic polymorphisms in peripheral blood lymphocytes and liver abnormalities in Chinese VCM-exposed workers. International Journal Occupational Medicine Environmental Health,21:141-6, 2008.

Warnes TW, Jain SK, Smith A. Hepatotoxic effects of workplace exposure. In: Baxter PJ, Adams PH, Tar-Ching A, Cockcroft A, Harrington JM. Hunter's Disease of Occupations. 9th ed. London: Arnold, 2000. p. 881-99.

Watkins BP. Mechanisms of drug-induced liver injury. In: Schiff ER, Sorrell MR, Maddrey WC. Shiff´s Diseases of the liver. Philadelphia: Lippincott Williams & Wilkins, 2007. p.1005-1022.

Wolk R, Somers VK. Sleep and the metabolic syndrome. Experimental Physiology, 92:67-78, 2007.

WHO. World Health Organization – International Agency for Research on Cancer. Formaldehyde, 2-butoxyethanol and 1-tert-butoxypropan-2-ol. IARC Monographs on the Evaluation of Carcinogenic Risks to Humans, 88, 2006. Disponível em: http://www.inchem.org/documents/iarc/vol88/volume88.pdf

Zimmerman HJ. The spectrum of hepatotoxicity. In: Zimmerman HJ. Hepatotoxicity: the adverse effects of drugs and other chemicals on the liver. Philadelphia Lippincott Williams & Wilkins, 1999. p.3-10.

Zimmerman HJ. Occupational toxicity. In: Zimmerman HJ. Hepatotoxicity: the adverse effects of drugs and other chemicals on the liver. Philadelphia: Lippincott Williams & Wilkins, 1999. p.365-390.

Zimmerman HJ, Lewis JH. Chemical-and-toxin-induced hepatotoxicity. Gastroenterology Clinics of North America, 24: 1027-45, 1995.

Zimmerman HJ. Drug-induced liver disease. Clinics in Liver Disease, 4:73-96, 2000.

Dermatoses Relacionadas com o Trabalho

41

Salim Amed Ali

- **Introdução**
- **Causas da dermatose ocupacional**
- **Diagnóstico**
- **Causas comuns de dermatoses ocupacionais**
  Cimento
  Borracha
  Derivados do petróleo (solventes)
  Indústria metalúrgica
  Indústria de eletrodeposição de metais
  Madeiras
  Resinas
- **Câncer cutâneo ocupacional**
  Agentes cancerígenos para o tegumento
  Mecanismo da ação carcinogênica
  Definições
  Diagnóstico diferencial
  Principais causas do câncer ocupacional
  Tipos de câncer ocupacional
  Luz fluorescente como potencial agente cancerígeno
- **Referências**

Introdução

As dermatoses ocupacionais constituem, em nosso meio, uma parcela ponderável das doenças profissionais. Torna-se mesmo assunto de avaliação difícil e complexa. Grande número destas dermatoses não chega às estatísticas e sequer ao conhecimento dos especialistas. Muitas são autotratadas, outras são atendidas no próprio ambulatório da empresa. Algumas chegam até o clínico e o especialista dos planos de saúde de assistência médica suplementar, e apenas uma pequena parcela dessas dermatoses chega até os serviços especializados em dermatologia, em dermatologia ocupacional ou em doenças profissionais.

Atentando para esta situação, de fato, torna-se extraordinariamente difícil avaliar, em toda a sua extensão, o número global de trabalhadores afetados. Mas apesar do aspecto assaz complexo da avaliação do número real de dermatoses de causa profissional, podemos afirmar, tomando dados estatísticos de países industrializados, ser este grupo o mais frequente entre as doenças profissionais (Adams, 1981; Emmett, 1983). A revisão da NR-7, Portaria nº 24, de dezembro de 1994, modificada pela Portaria nº 8, de maio de 1996, ampliou a cobertura das ações de saúde sob a responsabilidade do empregador (Dias, 1999). Isto pode ser fator importante para melhor conhecermos nossa realidade na área de Saúde do Trabalhador.

Algumas dermatoses em que ocorre a sensibilização alérgica podem ocasionar a incapacidade permanente para a profissão. Como exemplo, citamos a profissão de pedreiro, que atinge nível salarial três a quatro vezes maior que o salário mínimo vigente. Se, por infelicidade, este profissional for fortemente sensível ao cimento, torna-se praticamente impossível seu retorno à mesma atividade. Novos contatos com esta matéria-prima produzirão sérias recidivas da dermatose. A mudança de profissão, às vezes, resulta em grande alteração no nível salarial. A maior parte desses profissionais é semialfabetizada, ou mesmo analfabeta. O mercado do trabalho profissional não qualificado de modo geral não ultrapassa a faixa do salário mínimo. A mudança de atividade, nestes casos, resulta desastrosa, pois diminui o ganho mensal do trabalhador, afetando o *status* conseguido como pedreiro. Este é apenas um dos aspectos envolvidos. Outros poderiam ser invocados para justificar a importância que desejamos dar para o as dermatoses ocupacionais.

Definição de dermatose ocupacional: "**toda alteração da pele, mucosas e anexos direta ou indiretamente causada, condicionada, mantida ou agravada por tudo aquilo que for utilizado na atividade profissional, ou exista no ambiente de trabalho**" (Ali, 1997).

Causas de dermatose ocupacional

Dois grandes grupos de fatores podem ser identificados como determinantes de dermatoses ocupacionais: a) fatores predisponentes ou causas indiretas; e b) causas diretas, constituídas por agentes biológicos, físicos e químicos existentes no meio ambiente (Birmingham, 1998) e que atuariam diretamente sobre o tegumento, quer produzindo, quer agravando dermatose preexistente.

Fatores predisponentes:

- **Idade:** Trabalhadores jovens e menos experientes costumam ser mais afetados, pois a desinformação os leva a manipular agentes químicos potencialmente tóxicos para a pele, de forma mais desprotegida ou descuidada. Por outro lado, o tegumento ainda não se adaptou ao contatante, para produzir o espessamento da camada córnea, o endurecimento (*hardening*).

- **Gênero:** Homens e mulheres são igualmente afetados. As mulheres apresentam maior comprometimento nas mãos e podem apresentar quadros menos graves e de remissão mais rápida.

- **Etnia:** Pessoas das raças amarela e negra são mais bem protegidas contra a ação da luz solar do que pessoas da raça branca; negros apresentam respostas queloidianas com maior frequência que brancos.

- **Clima:** Temperatura e umidade influenciam o aparecimento de dermatoses como piodermites, miliária e infecções fúngicas. O trabalho ao ar livre é frequentemente sujeito à ação da luz solar, picadas de insetos, contato com vegetais, exposição à chuva e ao vento, bem como a agentes químicos potencialmente perigosos para a pele.

- **Antecedentes mórbidos e dermatoses concomitantes:** portadores de dermatite atópica são mais suscetíveis de desenvolver dermatite de contato por irritação, toleram mal a umidade e ambientes com temperatura elevada; portadores de dermatoses em atividade (eczema numular, eczema irritativo, dermatofitose, psoríase, líquen plano etc.) são mais propensos a desenvolver dermatose ocupacional ou ter sua dermatose agravada no ambiente de trabalho caso medidas protetoras específicas sejam negligenciadas. Portadores de acne e eczema seborreico podem agravar sua dermatose quando expostos a óleos, ceras e graxas; o seborreico poderá, ainda, ter sua dermatose agravada por poeiras resultantes do desgaste de material plástico e outros. O atópico deve evitar o trabalho em ambiente quente e úmido ou em contato com óleos, graxas, ceras e outras substâncias químicas potencialmente irritantes. Portadores de eritema pérnio e do fenômeno de Raynaud não devem trabalhar manualmente com equipamentos que vibram em alta frequência, em ambientes frios ou em contato com substâncias frias.

- **Condições de trabalho:** o trabalho em posição ortostática, em trabalhadores predispostos, pode levar ao aparecimento da dermatite de estase de veias varicosas ou agravar as já existentes; a presença de vapores, gases e poeiras acima dos limites de tolerância pode ser fator predisponente, bem como a ausência de iluminação, de ventilação apropriada e de sanitários e chuveiros limpos próximos aos locais de trabalho. A não utilização de proteção adequada ou sua utilização incorreta, e ainda, o uso de EPI (equipamento de proteção individual) de má qualidade e a não observância, pelo trabalhador, das normas de higiene e segurança requeridas para a atividade que executa podem ter papel predisponente no aparecimento de dermatoses ocupacionais.

Causas diretas:
- **Agentes biológicos:** Podem causar dermatoses ocupacionais ou funcionar como fatores desencadeantes, concorrentes ou agravantes. Os agentes biológicos mais comuns são: bactérias, fungos, leveduras e insetos.
  - **Bactérias:** Más condições de higiene pessoal, associadas a traumatismos e ferimentos de origem ocupacional, podem ser fatores agravantes, produzindo complicações bacterianas, foliculites e impetigo, por exemplo. Como dermatoses ocupacionais propriamente ditas, mencionam-se o erisipelóide de Rosenbach nos manipuladores de carne animal, e o antraz nos manipuladores de couros de animais e pelos de gato e de camelo (*England. Health and Safety Executive,* 1979).
  - **Vírus:** Algumas profissões específicas envolvem risco de infecções, como dentistas (Merchant, 1982), veterinários, ordenhadores ("nódulo dos ordenhadores"), açougueiros e outros que entram contato direto e frequente com animais e carne de animais infectados (Sartori-Barraviera *et al.*, 1977).
  - **Fungos e leveduras:** Padilha-Gonçalves (1977), Richard (1979), Zhicheng e Pangcheng (1986) e Skogstad e Levi (1994) relatam afecções ocorridas em diversas atividades. Atendemos trabalhadores de bares e restaurantes (lavadores de copos e pratos) com moniliáse interdigital nas mãos; casos de dermatofitoses em tratadores de animais, em barbeiros, atendentes de saunas e manipuladores de aves; esporotricose em jardineiros, horticultores e em trabalhadores que manipulam palha para embalagens (Furtado, Armond, 1979); e blastomicose em trabalhadores que abrem picadas em matas.
  - **Insetos:** Picadas de vespas e abelhas em pessoas que trabalham em ambientes externos.
  - **Animais peçonhentos:** Cobras, aranhas, lagartas, escorpiões, acidentes com peixes (ictismo) e outros podem causar lesões à pele de trabalhadores na área rural, abertura de estradas, campos de pouso, pesca e outras atividades em que o risco de exposição possa ocorrer (Amaral *et al.*, 1992; Haddad, Cardoso, 1999).

- **Agentes físicos:** os principais capazes de produzir dermatoses ocupacionais são: calor, frio, eletricidade, radiações ionizantes e não ionizantes, agentes mecânicos, vibrações, micro-ondas e laser (Gelin, 1987a; Birmingham, 1998).
  - **Calor:** As lesões produzidas pelo calor são muito comuns em nosso meio. Para melhorar sua compreensão, enumeramos os principais agentes produtores de lesões:
    - **Corpos sólidos:** metais aquecidos, resinas, piche, asfalto e inúmeros outros agentes sólidos aquecidos que, em contato com a pele, podem lesá-la;
    - **Líquidos:** água quente, gorduras, óleos;
    - **Gases:** ar aquecido, vapores e fumos; e
    - **Material inflamável:** madeira, petróleo e seus derivados, álcool e outros solventes, chama de maçarico, e outros (Kenedy, 1994).

As queimaduras são geralmente classificadas da seguinte forma (Gillespie, 1982):
- **De 1º grau:** lesa apenas a epiderme; há *restitutio ad integrum;*
- **De 2º grau:** atinge a derme superficial e a profunda, deixa cicatrizes residuais (Fig. 41.1); e
- **De 3º grau:** atinge o subcutâneo (plano muscular e partes ósseas), deixa sequelas.

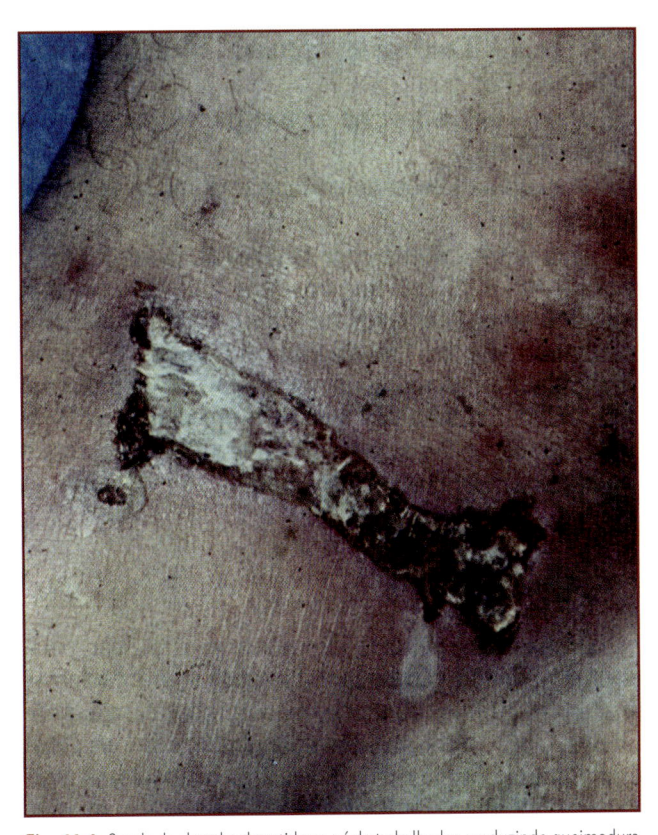

Fig. 41.1. Queda de chumbo derretido no pé do trabalhador, produzindo queimadura de 2º grau.

- **Queimaduras:** causadas por ácidos e álcalis são geralmente profundas e sua gravidade é diretamente proporcional à concentração, à toxicidade e ao tempo de contato com o agente. Alguns agentes causadores de queimaduras ocupacionais, em nosso meio: concreto; cimento úmido (mais atrito); hidróxido de sódio (NaOH); ácido sulfúrico (H_2SO_4); ácido fluorídrico (HF); fenóis e sais quaternários de amônio. A eletricidade pode causar queimaduras leves, moderadas e graves. A gravidade dependerá de vários fatores, tais como: voltagem e intensidade da corrente, tempo de contato, espessura e umidade da pele. Os locais de entrada e saída da corrente são geralmente os mais afetados. O tratamento das queimaduras pode variar de acordo com o agente que a produziu; todavia, as queimaduras extensas e mais graves devem ser tratadas em serviços especializados.

  As queimaduras podem ser medidas através da regra dos nove ou regra de Pulasky e Tenisson (Ali, 1999). É uma regra muito útil em dermatologia ocupacional, pois nos permite quantificar a área de pele comprometida, seja por queimadura, discromia da área eczematizada, ou qualquer outro comprometimento da pele. Em relatórios ou laudos periciais, isto é muito útil:

  O trabalho em ambientes quentes pode causar, em trabalhadores suscetíveis, varias dermatoses, tais como: **miliária, eritema *abigne*, intertrigo urticária pelo calor** (Dibeneditto, Worobec, 1985).

- **Miliária:** retenção sudoral com obstrução da glândula sudorípara, essa obstrução pode ocorrer em três níveis diferentes do tegumento:
  - **Superficial:** obstrução da glândula sudorípara na epiderme superficial, denominada sudamina ou miliária cristalina.
  - **Rubra:** é a obstrução da glândula sudorípara na epiderme profunda. A miliária rubra é muito pruriginosa e pode ser confundida com dermatite de contato. As lesões são micropápulas eritematosas que poupam o ósteo folicular. Quando houver acometimento de grandes áreas corporais, pode ocorrer hiperpirexia (Fig. 41.2).
  - **Profunda:** obstrução da glândula sudorípara na derme superficial. As lesões consistem de pápulas de 1 a 3mm de diâmetro, lembrando urticária colinérgica. O prurido é menos intenso.

  Tratamento: reduzir os níveis de calor, refrescar o paciente para reduzir a sudorese – compressas frias, soluções de KM nº 4 a 1:40, e/ou solução de Burow a 1:30 são úteis.

- **Eritema abigne:** caracteriza-se por hiperemia reticulada, telangiectasias e melanodermia. Ocorre por exposição direta e prolongada do tegumento a uma fonte calórica moderada e insuficiente para causar queimaduras. Pode ocorrer por uso frequente de bolsa de água quente ou exposição do abdome ou das pernas a fontes calóricas, tais como fogões e lareiras. Na área ocupacional, pode ocorrer em sopradores de vidro, ferreiros, cozinheiros, padeiros e outros trabalhadores expostos a fontes térmicas.

- **Intertrigo:** caracteriza-se por erupção eritematosa macerada em áreas de atrito, ocorrendo com maior frequência em trabalhadores obesos e com sudorese excessiva. Infecção secundária por monília pode ocorrer. As regiões interdigital, axilar, crural e interfemoral são áreas em que estas lesões aparecem com maior frequência.

- **Urticária pelo calor:** pode ser localizada ou difusa. A urticária localizada é uma forma rara e ocorre na área de contato com a fonte calórica. A forma difusa é a mais comum e é também conhecida como urticária colinérgica. As lesões são esparsas e compreendem pápulas de 1 a 2mm de diâmetro, circundadas por mácula eritematosa. Essas lesões raramente confluem. Outros fatores podem desencadear urticária colinérgica, tais como exercício e emoção. O tratamento consiste em administração de anti-histamínicos, evitar o calor excessivo, emoções e exercícios.

- **Frio:** as lesões produzidas no tegumento pela ação do frio compreendem manifestações diversas, principalmente nas extremidades e áreas salientes do corpo, tais como mãos, pés, face, pavilhão auricular, região mentoniana e joelhos. As principais manifestações dermatológicas ocasionadas pelo frio são: **eritema pérnio, *frostbite*, fenômeno de Raynaud, pé de imersão e urticária pelo frio.**
  - **Eritema pérnio:** são lesões eritematosas ou arroxeadas que atingem as extremidades dos membros e que, na fase inicial, desaparecem à vitropressão. Podem ocorrer queimação e prurido local, aparecimento de bolhas, ulcerações rasas e posterior descamação e, também, lesões na face, orelhas, calvas e nádegas. As lesões resultam da constrição das arteríolas superficiais da pele com estase capilar. Em nosso meio, os trabalhadores de regiões mais quentes e que migram para áreas mais frias são, no inverno, os mais suscetíveis. O diagnóstico diferencial deve ser feito com eritema indurado de Bazin e vasculite nodular. **Tratamento:** usar roupas adequadas ao frio, proteger as mãos com luvas e os pés com meias especiais e botas apropriadas. Lavar mãos e pés com água morna. Evitar o contato com água fria e ambientes frios. Novas recidivas poderão ocorrer nos invernos seguintes, mas, possivelmente, com menor intensidade.
  - ***Frostbite:*** são lesões que atingem predominantemente as extremidades (Green, 1978) e que ocor-

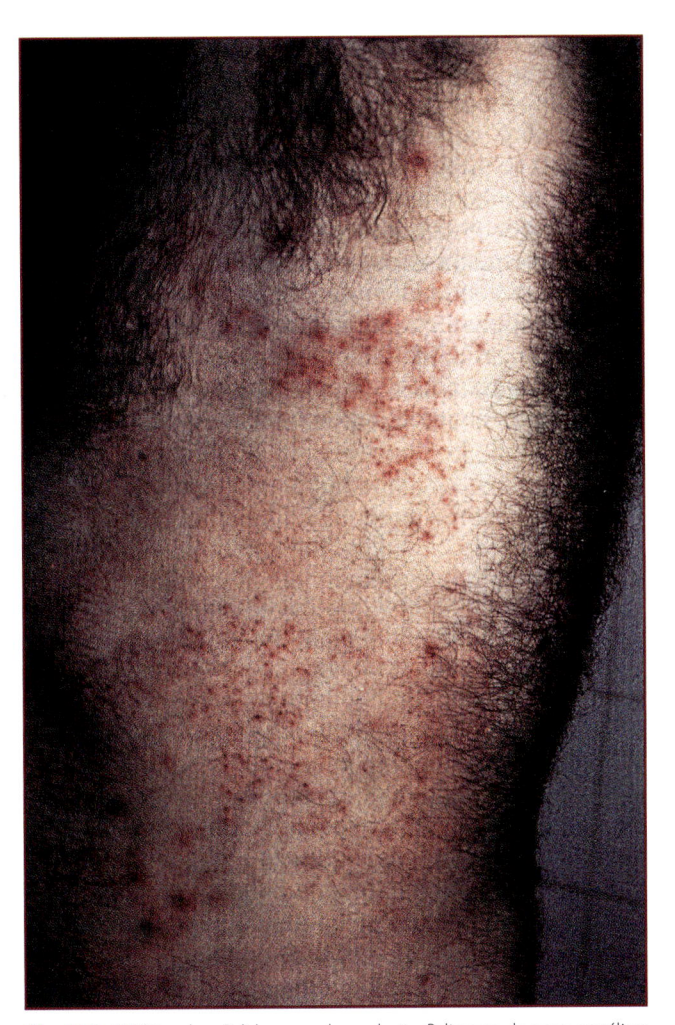

Fig. 41.2. Miliária rubra. Polidor em galvanoplastia. Polimento de peças metálicas com rodas de tiras de couro ensebadas. Algumas lesões são foliculares

– **De 3º grau:** lesões com necrose da epiderme, derme ou do subcutâneo; e
– **De 4º grau:** lesões necróticas profundas, perda de extremidades.

Tratamento: reaquecer as áreas afetadas em água morna (40-42°C) até que a coloração do leito ungueal volte à normalidade. Não usar fonte calórica seca. A dor localizada deve ser tratada com analgésicos. No *frostbite* de graus 1 e 2, doses pequenas de corticosteroides, via oral e de 10 a 15mg/dia, são úteis. De um modo geral, as lesões de graus 1 e 2 e aquelas não infectadas apresentam melhor prognóstico.

– **Fenômeno de Raynaud:** é uma sensibilidade idiopática ao frio, mas pode estar associada a várias afecções, tais como: esclerose sistêmica, crioglobulinemia, macroglobulinemia, policitemia vera, síndrome costoclavicular e do escaleno, com ou sem costela cervical. Na área ocupacional, pode ocorrer o fenômeno de Raynaud em operadores de martelete pneumático, tipistas, pianistas, na industrialização do leite e trabalhadores em geral, que executam atividades expostos a vibrações de alta frequência. Fenômeno de Raynaud por intoxicação por metais pesados e derivados do *ergot* tem sido descrito. O **tratamento** da afecção consiste, fundamentalmente, em proteger o trabalhador contra o frio e o estresse emocional e evitar o fumo, devido à sua ação vasoconstritora. Simpatectomia é, às vezes, indicada nas formas mais graves.

– **Pé de imersão:** ocorre em trabalhadores com pés expostos à água fria ou que permanecem em ambientes úmidos e sem proteção adequada por longos períodos. Os pés se tomam frios, adormecidos, azulados, sem pulso e, às vezes, com tegumento macerado. O tecido isquêmico toma-se mais suscetível à infecção e esta pode ocorrer em alguns casos. O **tratamento** pode ser conduzido de modo similar ao do *frostbite*.

rem devido a intensa vasoconstrição e à deposição de microcristais nos tecidos quando a região exposta entra em contato com temperaturas que alcançam -2°C ou menos. Três possíveis mecanismos são aventados para se explicar o aparecimento dessas lesões: **ação direta do frio**; **ação indireta via formação de microcristais no tecido**; e **deficiência circulatória**.

A **ação direta do frio** pode ocasionar desnaturação proteica, com consequente inativação enzimática local. A **ação indireta** ocorre por formações de microcristais intra e extracelulares, causando, desse modo, lesão celular. A **deficiência circulatória** decorrente de vasoespasmo, pode causar danos nas vênulas, arteríolas e nas células capilares endoteliais.

O *frostbite* é classificado em quatro tipos, de acordo com a gravidade das lesões:

– **De 1º grau:** lesões com hiperemia e edema;
– **De 2º grau:** lesões com hiperemia, edema, vesículas ou bolhas (Fig. 41.3);

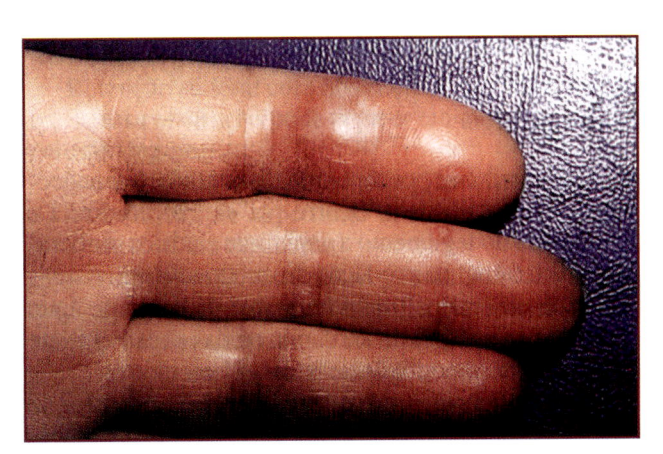

Fig. 41.3. Frostbite de 2º grau em paciente exposta a temperaturas baixas

- **Urticária pelo frio:** é uma dermatose pouco comum (Shaw, 1988; Fitzgerald *et al.*, 1995), mas pode ocorrer em trabalhadores em contato com objetos frios ou congelados. O teste com um cubo de gelo sobre a pele (alguns segundos, até três minutos) pode ser positivo, na área de contato. Entre as atividades em que é mais encontrada a urticária pelo frio, destacam-se a de distribuidores de gelo, operadores de câmaras frigoríficas, operadores em sorveterias, entregadores de blocos de gelo, serventes de limpeza, entre outras.
- **Radiações ionizantes:** são emissões eletromagnéticas cujo comprimento de onda se encontra abaixo de 10nm (Cohen, Adams, 1990). Compreendem raios X, gama, alfa e beta. Os raios X e gama têm grande capacidade de penetração nos tecidos. Sua ação em tecidos ou órgãos poderia ser assim esquematizada:
  - Interação do *quantum* de energia com a biomolécula, produzindo ionização e desarranjo celular;
  - Ação secundária, produzindo dissociação das moléculas de água da célula; e
  - Ação sobre o tegumento e o organismo depende da dose recebida, do tempo e da intensidade da exposição, do comprimento de onda da radiação e da região do espectro eletromagnético da onda emitida.

  A exposição às radiações ionizantes na área ocupacional pode ocorrer nas áreas de atividades englobadas na Tabela 41.1.

  Atendemos a vários casos de dermatoses aguda e crônica, e de radiodermite crônica por fonte emissora gama de irídio 192 (Fig. 41.4)
- **Radiação ultravioleta:** é uma forma de energia radiante em que a emissão de fótons é insuficiente, em condições normais, para produzir ionização nos átomos das moléculas. A emissão ultravioleta é, geralmente, dividida em três faixas de ondas:
  - UV-A: 320-400nm (onda longa): comprimento de onda próximo ao da luz negra;
  - UV-B: 280-320nm (onda média): produtora das queimaduras solares; e
  - UV-C: 200-280nm (onda curta): ação germicida.

I. **Ação da luz ultravioleta sobre o tegumento:** Comprimentos de onda entre 280 e 320nm são os principais responsáveis por eritema e queimaduras na pele. Pode ocorrer vermelhidão da pele até queimaduras de 1º e 2º graus.

II. **Fisiopatologia:** a absorção da luz ultravioleta pelo tegumento promove alterações químicas em substâncias fotolábeis presentes na pele. Crê-se que as prostaglandinas possam ser mediadores na fase tardia do eritema. O período de latência entre o tempo de exposição e o aparecimento do eritema varia de duas até 12 ou 24 horas.

Tabela 41.1. Algumas atividades que oferecem riscos de exposição às radiações ionizantes ou a substâncias radioativas

Atividades	Área de risco
Prospecção, processamento de materiais radioativos, estocagem, transporte	Minas, depósitos de materiais radioativos, usinas de beneficiamento
Utilização de radioisótopos em pesquisa, medicina, agricultura, agropecuária	Laboratórios para a produção de radioisótopos e de moléculas marcadas
Utilização de aparelhos de raios X, gama, beta ou de radiação de nêutrons	Áreas de irradiação e de operação de aparelhos de raios X, gama, beta ou de radiação de nêutrons
Radiografia industrial, gamagrafia, nêutron radiografia	Manuseio das fontes
Irradiação de espécimes minerais e biológicos	Manuseio de amostras irradiadas

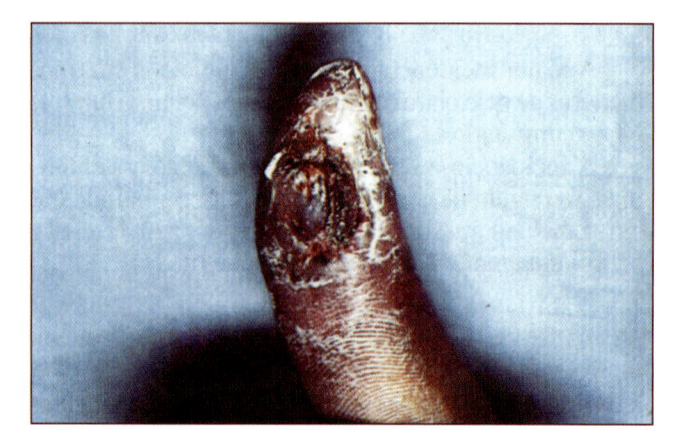

Fig. 41.4. Radiodermite crônica. Operador de gamagrafia industrial tocou acidentalmente na cápsula de irídio 192, produzindo queimadura aguda recidivada 18 meses após. A histopatologia da lesão não mostrou malignização.

III. **Quadro clínico:** pode ocorrer, na fase inicial, eritema, e persistindo a exposição, podem ocorrer vesiculação e bolhas, com posterior descamação da área afetada. A gravidade do quadro clínico irá depender da intensidade da fonte emissora, do comprimento de onda e da distância da fonte emissora. O aumento da melanina mais o espessamento da camada córnea irão promover maior proteção da pele às fontes emissoras de UV.

IV. **Ultravioleta e câncer cutâneo:** a maior incidência de tumores cutâneos em trabalhadores de pele clara (caucasianos) expostos à luz solar é um fato constatado. A incidência de epitelioma baso e espinocelular é mais frequente nestes trabalhadores. Crê-se, ainda, que em trabalhadores de pele clara expostos à luz solar ocorra uma maior incidência de melanomas.

- **Conjuntivite e ceratite:** ocorre, principalmente, em pessoas que trabalham em operações de soldagem sem usar proteção adequada. Os trabalhadores próximos da área de soldagem também poderão ser acometidos se proteções adequadas (biombos) não forem utilizadas corretamente para bloquear a passagem da emissão radiante.
- **Radiação infravermelha:** a ação predominante dessa faixa de energia radiante sobre a pele aumenta a sensação térmica e pode, dependendo do tempo de exposição, causar queimaduras de 1º e 2º graus. Em uma fase inicial, pode haver vasodilatação com hiperpigmentação. Em algumas atividades ocupacionais, a exposição crônica a esta emissão radiante pode ocasionar a opacificação do cristalino (por exemplo, a catarata dos vidreiros).
- **Micro-ondas:** compreendem emissões eletromagnéticas na faixa de 1 a 30mm. Estas emissões conhecidas como micro-ondas podem produzir efeitos nocivos para o organismo humano. Alterações visuais, endócrinas, circulatórias e de pele podem ocorrer. Elas podem ser agudas ou crônicas (Tabela 41.2).
    - **Agudas:** quando houver falhas nos equipamentos geradores ou desrespeito aos procedimentos de segurança, pode haver comprometimento de vários órgãos, colocando em risco a saúde do trabalhador. São descritos o eritema *abigne* e queimaduras como consequências da exposição.
    - **Crônicas:** o comprometimento do organismo do trabalhador ocorre se houver exposição frequente e prolongada. Encontra-se distrofia ungueal. Pode ocorrer catarata.
- **LASER (*Light amplification by stimulated emission of radiation*):** consiste em um feixe de luz monocromática, amplificada e concentrada em uma estreita faixa de emissão. Apresenta, na atualidade, grande aplicação comercial e industrial.
    - **Usos:** Na Medicina, indústria de construção civil, corte e polimento de metais, vidro e diamante, e outros.
    - **Riscos:** catarata e queimaduras, de eritema leve até necrose tecidual.
- **Umidade/Secura:** podem ocorrer reações cutâneas em pacientes atópicos quando condições ambientais de trabalho apresentarem níveis de umidade relativa do ar baixos. Pode ocorrer pele seca descamativa na face e reações urticarianas difusas.
- **Vibrações de alta frequência:** várias alterações patológicas podem ocorrer nos trabalhadores expostos às vibrações de alta frequência. As vibrações podem ser originadas de máquinas rotativas, percussoras, alternativas e rotopercussoras.
    I. **Principais afecções devidas às vibrações de alta frequência:** distúrbios devidos às vibrações que comprometem a saúde do trabalhador são conhecidos desde os trabalhos de Loriga (1911) e de Hamilton (1918) *(apud* Carnicelli, 1994). Os principais distúrbios causados pela exposição às vibrações de alta frequência são: **circulatórios**; **osteoarticulares** (artrose do cotovelo, osteonecrose do escafoide carpeano; lesão do osso semilunar – doença de Kohler); **neurológicos** (apresentam, muitas vezes, componente subjetivo de difícil avaliação clínica, e ocorrem, principalmente, nas mãos, em que provocam: sensibilidade alterada - parestesia-formigamento -, isquemia dos dedos e cianose com recuperação dolorosa); e **musculares**; doença dos dedos brancos *(white finger)*: os pacientes devem apresentar história de exposição frequente a máquinas que produzam vibrações de alta frequência, tais como: furadeiras manuais, britadeiras, motosserras etc. (Tabela 41.3).
    II. **Etiopatogenia:** contatos frequentes desses equipamentos com as extremidades das mãos podem produzir danos à microcirculação, alterando o controle do fluxo sanguíneo nessas áreas (hipertrofia da parede de vasos e fibrose da subíntima). Fatores associados, tais como estresse e/ou frio nas extremidades das mãos, produzem vasoespasmo localizado, tornando a área afetada mais clara (dedo branco), sendo que um ou mais dedos podem ser afetados. Ocorre diminuição ou perda de sensibilidade no local e **diminuição da temperatura do dedo afetado.**

Tabela 41.2. Trabalhadores expostos a micro-ondas

- Operadores de radar
- Radiocomunicação
- Tratamento de metais
- Fornos elétricos
- Manutenção e operação de antenas de radar e radiofrequência
- Forno de micro-ondas (cozinha)
- Matar ou inibir crescimento de bactérias
- Cura de plásticos
- Secagem de tintas

Tabela 41.3. Trabalhadores expostos a vibrações de alta frequência

Tipo de máquina	Tipo de trabalho/atividade exercida
- Furadeiras elétricas manuais - Motosserras - Furadeiras pneumáticas	- Indústria metalúrgica e mecânica – instaladores; - Indústria extrativa madeireira; - Reparo de vias públicas, demolições, construção de túneis e estradas: Extração de mármore.

III. **Como fazer o diagnóstico:** Investigar a história ocupacional de exposição habitual a máquinas que produzam vibração de alta frequência, e a alteração na cor dos dedos afetados quando expostos ao frio (mergulhar a mão em água fria a cerca de 4-10°C); considerar se há vasoespasmo reversível: após o teste com água fria, a cor anterior retorna. Quando o quadro clínico está bem avançado, pode-se perceber a alteração na cor dos dedos mais afetados mesmo sem o teste com água fria – o exame com pletismógrafo é útil no diagnóstico; e, finalmente, o diagnóstico diferencial deve ser feito, principalmente, com lúpus eritematoso sistêmico (LES), artrite reumatoide, esclerodermia, moléstia de Raynaud e costela cervical.

IV. **Prevenção** melhora do equipamento, reduzindo a intensidade das vibrações (Koskimies *et al.*, 1992) – a melhora na qualidade do equipamento reduz sensivelmente os sintomas –; instituir períodos de repouso e rodízio, evitando exposições contínuas; evitar, através do exame admissional, que trabalhadores com quadro clínico de doença de Raynaud, lúpus, esclerodermia e dermatomiosite sejam admitidos neste tipo de atividade; detectar precocemente as lesões iniciais.

V. **Prognóstico:** de um modo geral, a doença dos dedos brancos causa poucos distúrbios funcionais. Em casos graves, pode ocorrer perda dos dedos.

- **Monitor de vídeo:** a exposição frequente ao terminal de vídeo tem trazido grande preocupação aos trabalhadores que permanecem muitas horas expostos à fraca emissão radiante gerada através da luz do monitor. Muitas afecções orgânicas foram suspeitadas em operadores de terminais de vídeo, todavia as queixas importantes e bem documentadas são aquelas ligadas às condições de trabalho. Fatores ergonômicos, como postura e atividades repetitivas podem causar dores osteomusculares, tendinites e outras. Não obstante as suspeitas ligadas às radiações emanadas pelo monitor, em quase todos os estudos realizados foram detectados níveis de radiação muito baixos, no campo eletromagnético, para que pudessem ser responsabilizados por possíveis doenças ligadas à exposição prolongada. No entanto, com relação à pele, vários estudos procuram mostrar possível correlação.

I. **Dermatoses ligadas à exposição em terminais de vídeo:** Liden e Wahlberg (1985) estudaram 74 operadores expostos, por muitas horas do dia, a terminais de vídeo. As queixas estavam relacionadas com o aparecimento de vermelhidão na face e agravamento de dermatoses preexistentes, tais como dermatite seborreica, acne e rosácea. Outros sintomas, como queimação na face, vermelhidão, coceira, ardor, inchaço e outros gerais, como cefaleia, tontura e cansaço também foram descritos. A associação entre esses sintomas e a exposição a campos magnéticos de baixa frequência tem encontrado, em vários trabalhos, forte suspeição. Berg, Liden e Axelson (1990) examinaram 809 trabalhadores de terminais de vídeo expostos a radiações de baixa frequência. Queixas de queimação e prurido na face eram referidas por trabalhadores que se expunham com maior frequência. Eles mesmos concluem, dizendo que o fato de ficarem expostos à frente do monitor de vídeo durante muitas horas por dia não demonstra que exista algum tipo de dermatite facial específica nesses trabalhadores. Estudos posteriores, de Oftedal, Vistnes e Rygge (1995) mostraram que o uso de filtro sobre o monitor reduzia ainda mais o campo eletromagnético e diminuía os sintomas referidos.

- **Agentes químicos:** constituem o grande grupo das substâncias causadoras de dermatoses. Cerca de 80% das dermatoses ocupacionais são produzidos por agentes químicos, substâncias orgânicas e inorgânicas, irritantes e sensibilizantes. A maioria das dermatoses produzidas pelos agentes químicos é do tipo irritativo, e um número menor delas é sensibilizante. Veremos adiante alguns exemplos importantes de agentes químicos que causam dermatoses ocupacionais.

- **Agentes mecânicos:** as dermatoses produzidas por agentes mecânicos (pressão, fricção ou atrito) vão ocasionar, no tegumento, nas áreas de contato, hiperceratoses e outras lesões (Alchorne, Andere, Paschoalick, 1982). A resposta cutânea está condicionada a fatores raciais, genéticos e a existência de dermatoses preexistentes. A fricção, durante muitos dias, sobre uma mesma área do tegumento, pode levar ao espessamento da pele na área (calosidade); estas calosidades representam verdadeiros estigmas ocupacionais. A ação friccional aguda sobre a pele não adaptada pode levar à formação rápida de bolhas. As lesões traumáticas podem ser as mais variadas possíveis, dependendo do agente causador do trauma.

▶ Diagnóstico

O diagnóstico das dermatoses ocupacionais (Fisher, 1986; Birmingham, 1998) é feito com relativa facilidade, salvo em alguns casos limítrofes, em que se torna difícil fazê-lo. Alguns aspectos são muito importantes para a obtenção de um diagnóstico preciso. Dentre eles, citamos:

- Anamnese ocupacional;
- Exame físico;
- Diagnóstico diferencial;
- Exames de laboratório: histopatologia, testes de contato;
- Inspeção do local de trabalho;
- Informações fornecidas pelo empregador (através da Ficha Técnica); e.
- Pesquisa sobre a toxicidade da substância em sites confiáveis na Internet.

a) Anamnese ocupacional

A anamnese ocupacional, tal como ocorre em todas as especialidades médicas, é uma importante ferramenta para o diagnóstico. Uma boa história ocupacional irá nos conduzir ao possível agente etiológico. Para isto, é bom ter em mente um roteiro ou mesmo uma ficha preparada, onde os dados necessários serão anotados.

b) Exame físico

O exame físico é de suma importância para se avaliar o tipo, a localização e a extensão das lesões apresentadas. Toda a pele deve ser examinada, anotando-se a localização das lesões, se possível, em um boneco desenhado em papel próprio.

Em dermatologia ocupacional, as lesões ocorrem mais frequentemente nas mãos, antebraços, braços, pescoço, face e pernas. Contudo, em alguns casos, todo o tegumento pode ser atingido. Se possível, pode ser idealizada uma ficha apropriada para serem anotados os achados do exame físico. Esta ficha deverá conter dados que possam orientar o tratamento e a prevenção de novas recidivas. Fazer constar:

FICHA DE EXAME FÍSICO

- Sexo
- Idade
- Tipo físico
- Pele: Seca ( )   Oleosa ( )
- Quantidade excessiva de pelos?
- Condições de higiene pessoal: Boa ( )   Regular ( )   Má ( )
- Vestuário: Limpo ( )   Sujo ( )   Muito sujo ( )
- Descrição detalhada das lesões:
  – Localização
  – Simetria
  – Cor
  – Forma
  – Existe impotência da área afetada?
      Sim ( )   Não ( )

---

c) Diagnóstico diferencial

Um grande número de afecções dermatológicas é encaminhado com o diagnóstico primário de dermatose ocupacional, não obstante muitas delas correspondam a processos dermatológicos não ocupacionais. Nesta situação, o especialista deverá estabelecer o diagnóstico correto da afecção e, se preciso, recorrer aos exames subsidiários que se façam necessários.

Dentre as dermatites e outras afecções dermatológicas em geral, há algumas que apresentam, às vezes, características comuns àquelas de origem ocupacional, ou que foram agravadas no ambiente de trabalho. Como tais, enumeramos as seguintes (Ali, 2010):

- **Dermatite de contato não ocupacional:** É uma verdadeira dermatite de contato, contudo, uma boa anamnese poderá nos mostrar que ela não é de etiologia ocupacional. Sua causa principal pode ser decorrente de atividades várias, nos fins de semana, de lazer, de consertos na residência, no automóvel etc.

- **Disidroses:** São erupções vesiculares, agudas, recorrentes ou crônicas, que podem atingir as faces laterais dos dedos das mãos e dos pés, bem como palmas e plantas. A etiologia é variada, tais como miscide, psicogênica, contato, atopia, sensibilização ao níquel e outras.

- **Neurodermatites:**
  – **Neurodermatite circunscrita ou líquen simples crônico:** é constituída por lesão em placa liquenificada e muito pruriginosa. A atopia e a tensão emocional podem ser fatores condicionantes nesta dermatose.
  – **Dermatite atópica ou neurodermatite disseminada:** é uma afecção dermatológica na qual, frequentemente, ocorre um aumento acentuado da imunoglobulina IgE. Pode estar associada com asma, rinite e conjuntivite alérgicas. Trata-se de indivíduo hiperreativo no qual fatores ambientais no trabalho – inalantes, aerodispersoides, agentes químicos, calor, frio, fibras animais ou vegetais –, podem desencadear eczema, asma, rinite ou conjuntivite.
  – **Dermatite atópica:** é uma dermatose recorrente crônica e constitucional. Localiza-se, preferencialmente, onde existe predominância de glândulas sebáceas.

- **Eczema numular:** Constituído por lesões eczematosas, em placas, às vezes em forma de moeda, às vezes, simétricas. Sua etiologia não é, ainda, conhecida. Traumas repetidos no dorso das mãos podem assumir aspecto eczematoso muito semelhante àquele do eczema numular. Pode ocorrer dermatite de contato com aspecto numular em pedreiros.

- **Dermatofitoses:** São afecções cutâneas causadas por fungos. Agridem as áreas queratinizadas ou semiqueratinizadas da epiderme, dos pelos e das unhas. Algumas dessas micoses superficiais são reconhecidas como do trabalho segundo o Anexo II do Decreto nº 3.048/99.

- **Erupções por drogas:** São reações cutâneas induzidas por grande número de substâncias químicas e apresentam resposta cutânea variada, de lesões cutâneas localizadas a generalizadas, muitas vezes graves e até fatais. Aquelas que mais nos interessam compreendem:

- **Erupções eczematosas:** São frequentes e podem ser desencadeadas por reação tópica ou administração sistêmica de sulfas, antibióticos, anestésicos, tópicos (tetracaína, nupercaína, benzocaína, dibucaína e outros), mercuriais, nitrofurazona e conservante de tópicos (etilenodiamina, para-hidroxibenzoatos).
- **Erupções vesicobolhosas:** Localizadas ou disseminadas. Os agentes mais comuns são drogas contendo em sua formulação brometos, iodetos, arsênio, salicilatos, mercuriais e fenolftaleína.
- **Erupções acneiformes** são observadas pelo contato com derivados clorados, corticoides fluorados ou pela ingestão de iodetos, brometos e cianocobalamina.

- **Fotodermatoses:** Algumas substâncias químicas, quando em contato com a pele, potenciam a ação da luz ultravioleta do sol. Essas reações constituem as reações fototóxicas e não envolvem mecanismo imunoalérgico. Os principais desencadeantes por contato são:
    - derivados de bergamota, limão-taiti e tangerina;
    - derivados das umbelíferas, do aipo e da cenoura branca, conhecida como bisnaga ou pastinaga;
    - corantes: antraquinona, derivados da acridina, da eosina e da fluoresceína;
    - sulfeto de cádmio; e
    - piche e creosoto.

    Muitas dessas reações podem se constituir em verdadeiras dermatoses ocupacionais. Uma boa anamnese é fundamental para se estabelecer o nexo causal (Tabela 41.4).

- **Escabiose ou sarna:** Afecção dermatológica comum e causada pelo *Sarcoptes scabiei* varo *homminis*. Muitas vezes, nas indústrias, ocorrem verdadeiras epidemias de escabiose e o quadro inicial é confundido com alergia por agentes químicos manipulados pelo trabalhador. Desse modo, é muito importante que o médico do trabalho estabeleça o diagnóstico precoce e faça o tratamento adequado (Rycroft, Calnan, 1977).

- **Líquen plano:** Erupção papulopruriginosa podendo acometer pele, mucosas e unhas. A etiologia é desconhecida, mas há inúmeros exemplos de líquen plano induzido por drogas, como a quinina, o ouro, e derivados de parafenilenodiamina. Ali, Proença e Muller (1977) descreveram, em nosso meio, casos de líquen plano ocupacional por reveladores fotográficos derivados da parafenilenodiamina.

- **Picadas de insetos e reação a insetos:** Podem constituir, eventualmente, um verdadeiro quadro dermatológico de origem ocupacional, principalmente naqueles que trabalham na construção de estradas, com desmatamento, abertura de picadas na mata e construção de pistas de pouso na selva. O quadro dermatológico pode ser típico da reação a picadas e, em outros casos, poderão surgir lesões em placas papuloeritematosas, pruriginosas, muitas vezes denominadas de Pararama, decorrentes do contato com larvas e lagartas (Dias, Azevedo, 1973).

- **Dermatite *artefacta*:** A dermatite *artefacta* ou factícia é um quadro dermatológico frequente em trabalhadores portadores de dermatoses ocupacionais das mais diversas etiologias. No mais das vezes, visa à permanência no seguro, por períodos mais prolongados. A suspeita de uma dermatite *artefacta* deve sempre ser cogitada quando a evolução do processo dermatológico se delonga sem que exista uma causa real que a justifique (Braverman, 1978; Ali, 2010).

- **Psoríase:** Pertence ao grupo das dermatoses eritematoescamosas. Constitui uma afecção genética comum, de evolução crônica. Atinge ambos os sexos, principalmente na faixa etária dos 20 aos 40 anos. Os quadros de *psoríase* exclusivamente palmares ou exclusivamente plantares, ou mesmo palmoplantares, são aqueles que mais se assemelham a uma verdadeira dermatite de contato ocupacional.

- **Hanseníase:** É moléstia infecciosa, de curso crônico, causada pelo *Mycobacterium leprae*. Os quadros que

Tabela 41.4. Erupções eczematosas por fotossensibilização

Por ação sistêmica:
- Antiarrítmicos: amiodarona, metildopa, propranolol, quinidina;
- Antibacterianos: tetraciclina, dimetilclortetraciclina, ácido nalidíxico;
- Antidiabéticos orais sulfamídicos;
- Anti-inflamatórios não hormonais: piroxicam, benoxiprofeno, AAS, fenilbutazona, oxifenilbutazona, ibuprofeno;
- Agentes antineoplásicos: metrotrexate, vinblastina, 5-fluoracil;
- Derivados da quinina: cloroquina;
- Diuréticos: clorotiazidas, furosemida;
- Retinoides: isotretinoína, etretinato.

Por ação tópica:
- Antifúngicos: griseofulvina, cetoconazol;
- Corantes: eosina, azul de metileno, azul 35, fluoresceína, rosa bengala, difeniletileno (stilbeno);
- Derivados do petróleo: piche, *coal tar*, acridina, antraceno, fenantreno, benzo(a)pireno, fluorantreno, b-metilantraceno, creosoto;
- Fitofotodermatites: furocumarínicos, psoralênicos, frutas cítricas, figo, aipo, plantas da família da *Compositae* e *Umbelifera*;
- Fragrâncias: metilcumarina, *musk ambrete*;
- Protetores solares: Oxibenzonas, parsol, eusolex, benzofenonas;
- Tópicos halogenados: tribromosaciliamida (TBS), triclorocabanilida, N-butil-4-clorosaliciliamida, hexaclorofeno;
- Outros: ciclamato, cádmio, riboflavina, sulfonamidas.

são eventualmente atendidos compreendem aqueles de trabalhadores com "mal perfurante plantar", em sua fase inicial, e que são rotulados como tendo dermatose ocupacional. Tão logo o diagnóstico definitivo é firmado, esses trabalhadores são devidamente encaminhados para tratamento especializado.

e) Exames de laboratório

- **Histopatologia:** A que é feita dos eczemas de contato alérgico mostra uma estrutura típica do eczema na fase aguda. Na derme, encontramos edema no nível das papilas dérmicas e dos espaços perivasculares da derme superficial. Há infiltrado linfocitário acentuado, com presença de mastócitos, eosinófilos e neutrófilos.

  A membrana basal encontra-se alterada pela presença de edema e, em algumas áreas, existem aspecto vacuolar e bolhas na região basal. Alterações mais acentuadas ocorrem no nível da epiderme, onde se verifica acantólise, dissociação das células da camada malpighiana, espongiose (edema intercelular) e vesículas e bolhas intraepidérmicas. Paracetose (presença de células nucleadas) pode ocorrer na camada córnea.

  É importante salientar que os quadros eczematosos agudos, quer por sensibilização, quer por irritação, são difíceis de ser diferenciados através da histopatologia.

- **Testes de contato, Testes epicutâneos ou *Patch Test*:** A feitura de teste de contato foi preconizada pela primeira vez por Jadassohn, em 1895. Como sabemos hoje, as dermatites de contato alérgicas são mediadas por mecanismo imunológico e classificadas segundo Gell, Coombs e Lachmann (1975) como hipersensibilidade do tipo retardado, ou mediadas por células, ou do tipo IV.

  Até o fim do século XIX, acreditava-se que todos os eczemas tivessem origem endógena. Jadassohn (1895) (apud Gell, Coombs, Lachmann, 1975) demonstrou que era possível reproduzir lesões eczematosas no tegumento, pela aplicação de iodofórmio em um paciente que tivera, tempos antes, reação a esta substância, após cirurgia.

  Em 1904, Nestler e Cranston (apud Gell, Coombs, Lachmann, 1975), independentemente, demonstraram que era possível produzir lesões eczematosas, no tegumento, com aplicação de suco extraído de folhas de prímula obcônica, em pacientes sensibilizados a esta planta. Estudos posteriores de outros pesquisadores mostraram reações eczematosas a várias outras substâncias, revelando que muitos eczemas antes classificados como endógenos tinham, na realidade, origem exógena. Na década de 1940, Landsteiner e Chase (1942), conseguiram, pela primeira vez, transferir a hipersensibilidade do tipo IV a animais não sensibilizados.

  O teste de contato é um método de investigação alérgica com regras e fundamentos bem estabelecidos. Através do teste de contato, podemos diferenciar a dermatite irritativa de contato (DIC) da dermatite alérgica de contato (DAC), orientar o paciente a evitar futuros contatos do(s) agente(s) com a pele, e instituir medidas preventivas adequadas quando novos contatos forem imperativos (Fisher, Kahlman, 1989; American Contacts Dermatitis Society, 1994).

  O teste de contato deve ser elaborado com alérgenos de boa procedência e qualidade. A mistura do alérgeno com o veículo deve ser a mais homogênea possível e obedecer à técnica apropriada. Os testes devem ter alto grau de qualidade e apresentar boa sensibilidade e especificidade (Fisher, Maibach, 1990).

  A sensibilidade do teste está diretamente relacionada à sua capacidade de identificar se o paciente apresenta alergia por contato, e a especificidade do teste refere-se à capacidade que apresenta de discriminar uma verdadeira reação alérgica de outra não alérgica. Precisão ou acurácia é a somatória da sensibilidade e da especificidade do teste.

  A baixa sensibilidade de um teste pode levar à expressão de um falso-negativo, e a baixa especificidade do teste, de um falso-positivo. A relevância de um teste positivo é dada pela relação existente entre o agente causal apontado no teste e o quadro clínico do paciente, de tal modo que a retirada do agente causal leve à cura ou à melhora do quadro clínico (Podmore, Burrows, Bingham, 1984).

  O teste de contato deverá ser efetuado sempre com um padrão, que será utilizado em todos os suspeitos de DAC. Devem ser utilizadas as tabelas de concentração padronizadas pelo Grupo de Estudos das Dermatites de Contato, da Sociedade Brasileira de Dermatologia (Tabela 41.5).

  Além do padrão, devem ser testadas as substâncias referidas pelo paciente por meio da anamnese, que deve ser bem elaborada e cuidadosa. Os alérgenos suspeitos, obtidos por meio da anamnese, deverão ser testados juntamente com a bateria-padrão. Todas as precauções devem ser tomadas quando se testam substâncias de composição desconhecida.

  O veículo ideal para os testes de contato é a vaselina (Petrolatum USP). Contudo, dependendo da substância, pode-se usar: água, óleo de oliva, acetona, álcool e outros. O teste de contato deve ser aplicado sobre a pele normal. As áreas de eleição para se aplicar o teste de contato são o dorso e, em segundo lugar, a face externa do braço. Os testes são aplicados na segunda-feira, (Do), removidos na quarta-feira –

48 horas após a aplicação, (D2) - e são lidos sexta-feira – 96 horas após a aplicação, (D4). Não se deve molhar o teste de contato, coçar a área do teste e devem ser evitados exercícios ou movimentos bruscos.
– Recomendações:
- Instruir o paciente a prender com Micropore as extremidades do teste, caso se desprendam. Ao retirar a fita, numere os locais do teste com caneta esferográfica ou hidrográfica. Proteja a numeração, recobrindo-a com fita Micropore de 12mm.
- Aguarde cerca de 30 min. após a retirada do teste de contato para fazer a primeira leitura. A positividade é indicada a seguir, conforme padrão estabelecido pelos grupos europeus e norte-americanos (Rycroft *et al.*, 1992):
  - (-) Não houve reação;
  - (+7) Pálido eritema (duvidoso);
  - (+) Reação fraca: eritema + pápula;
  - (++) Reação forte: eritema + pápula edematosa + vesículas isoladas;
  - (+++) Reação muito forte: edema + pápula + vesículas coalescentes, formando vesículas maiores; e
  - (RI) Reação irritativa

A leitura final é feita em D4, ou seja, 96 horas após a aplicação do teste, anotando-se os resultados. Eritema no local do teste de contato que se mantém ou aumenta na leitura de 96 horas é sugestivo de sensibilização. Eritema que esmaece ou desaparece 48 horas após a remoção do teste de contato está possivelmente associado à ação irritante da substância testada.

Podem ocorrer reações falso-positivas nas seguintes situações:
- A substância testada está em concentração elevada;
- O teste de contato foi aplicado em áreas em que a pele estava irritada;
- O veículo usado para o teste de contato é irritante para aquele paciente;
- Há reações causadas pela fita adesiva, mascarando a área de teste e simulando reações positivas;
- Há substâncias em veículo líquido que se tornaram concentradas com o tempo (usadas após a expiração do prazo); e
- Há substâncias sólidas (madeira, borracha) que podem causar efeito pressão no local do teste.

Reações falso-negativas podem ocorrer quando:
- A concentração do alérgeno está baixa;
- A substância a ser testada está em concentração errada;
- O veículo não é adequado;
- A oclusão é insuficiente;
- A exposição ao sol, durante uma ou mais semanas, do trecho de pele onde os alérgenos serão aplicados pode inibir a resposta ao teste;
- A leitura é feita em menos de 48 horas;
- O uso de corticoide tópico no local do teste deprime a reação;
- Imunosupressores e corticoide oral, em doses de 20mg ou mais, deprimem a reação ao teste de contato; e
- Há corticoide de depósito – esperar cerca de três semanas para a realização do teste.

Reações fracamente positivas, com exceção de tópicos e cosméticos, na sua grande maioria, são de pouco significado clínico. Controle de pacientes com reações fracas a dicromato de potássio e parafenilenodiamina (PPDA), durante 20 anos, mostraram que estes indivíduos permaneceram livres de dermatoses. É possível que esses níveis baixos de sensibilização sejam uma expressão imunológica que previna sensibilizações mais potentes.

É possível o aparecimento, na região do teste de contato, de hipo ou hiperpigmentação. Pacientes portadores de psoríase, líquen plano e viroses cutâneas podem apresentar, no local do teste, reprodução da lesão (fenômeno de Koebner).

Se suspeitarmos que determinada substância dará resposta fortemente positiva, devemos testá-la isoladamente. E indivíduos que transpirem em demasia ou que permaneçam em locais úmidos ou quentes terão seu teste de contato feito no braço e fixado com faixa e fita Micropore.

Medicamentos tópicos, cosméticos e o vestuário podem ser testados como se apresentam. Esses produtos, por definição, não devem irritar o tegumento. Por essa razão, reações fracamente positivas ou suspeitas a essas substâncias serão cuidadosamente avaliadas.

Sempre que possível, tentar identificar a substância ou substâncias contidas no cosmético ou no medicamento que induziu a reação alérgica. Muita precaução deve ser tomada quando testes com substâncias não padronizadas forem realizados. A concentração deve ser tal que não cause reação na pele de pacientes não sensibilizados. Usar cerca de dez controles.

Utilizar as tabelas de concentração padronizadas pelo *International Contact Dermatitis Group Research* (ICDRG) e pelo *North American Contact Dermatitis Group* (NACDG), ou livro específico com concentrações padronizadas para muitas substâncias (De Groot, 1994). Utilizar, quando possível, veículos e substâncias Pró-Análise (PA), a fim de evitar reações por impurezas.

Quando se utilizam produtos naturais em testes de contato, as dificuldades são maiores, pois o armazenamento, a oxidação, a degradação e o calor podem alterar a proporção dos sensibilizantes na substância. O material aquoso deve ser guardado em geladeira, para maior durabilidade.

Em testes de contato com sólidos, deve-se reduzir a substância sólida em pequenas lâminas, partículas ou pó e aplicá-la sobre a fita. Deve-se umedecê-la com água destilada ou óleo de oliva.

Tabela 41.5. Bateria padrão adotada pelo Grupo de Estudos das Dermatites de Contato, da Sociedade Brasileira de Dermatologia

Nome das substâncias	Concentração	Veículo	Principais usos
1. Antraquinona	2%	Vaselina	Corantes de tecidos (lã, seda, náilon), papel, couro, repelente de insetos etc. RC com PPD
2. Bálsamo-do-peru	25%	Vaselina	Tópicos, cosméticos, perfumes, supositórios, casca de frutas. RC com colofônio, ácido benzoico, eugenol. Pode causar UC
3. Benzocaína	5%	Vaselina	Tópicos. RC grupo *para*. Pode causar UC
4. Butilfenol p-terciário	1%	Vaselina	Colas, plásticos, germicidas, resinas
5. Carba-mix (a)	3%	Vaselina	Borracha, pesticidas
6. Cloreto de cobalto	2%	Solução aquosa	Cimentos, ligas metálicas, tintas para cerâmica
7. Colofônio	20%	Vaselina	Sabões, adesivos, colas, tintas, jornais. Pode dar RC com Bálsamo do peru, terebintina e óleos vegetais
8. Dicromato de potássio	0,5%	Solução aquosa	Cimento, couros, tintas, fósforo, fotografias, fios para tecidos, ligas metálicas, anticorrosivos, mordente de tecidos etc
9. Etilenodiamina (ETDA)	2%	Vaselina	Tópicos, corantes, borracha, resinas, ceras, fungicidas, inseticidas, piperazina, tintura de mertiolato. RC com aminofilina
10. Formol ou formaldeído	2%	Solução aquosa	Cosméticos, xampus, resinas, acabamento de tecidos, fungicidas, inseticidas, agentes antirrugas, colas diversas
11. Hidroquinona	1%	Vaselina	Revelador fotográfico, antioxidante da borracha. RC com resorcina, pirocatecol, monobenzil-éter-hidroquinona (MBEH)
12. Irgarsan DP 300	1%	Vaselina	Tópicos, cosméticos, xampus, sabonetes
13. Kathon CG	1%	Solução aquosa	Preservativo em cosmético e xampus, óleos industriais
14. Lanolina	Pura	Vaselina	Indústria farmacêutica, cosméticos, adesivos
15. Mercaptobenzotiazol-mix (MBT)	1%	Vaselina	Acelerador da borracha. RC com grupo mercapto
16. Neomicina	20%	Vaselina	Tópicos.
17. Nitrofurazona	1%	Vaselina	Tópicos
18. Parabenos-mix	3% cada	Vaselina	Conservante de tópicos e cosméticos
19. Parafenilenodiamina (PPDA)	2%	Vaselina	Corantes, tintura para cabelos.
20. Perfume mix	8%	Vaselina	Perfumes, cosméticos, tópicos.
21. PPD mix	0,6%	Vaselina	Borracha.
22. Prometazina	1%	Vaselina	Tópicos. Pode dar RC com clorpromazina.
23. Propilenoglicol	5%	Vaselina	Veículo de tópicos e cosméticos.
24. Quaternium 15	1%	Vaselina	Tópicos, cosméticos.
25. Quinolina mix	3%	Vaselina	Tópicos.
26. Resina epóxi	1%	Vaselina	Resina, tintas, colas do grupo epóxi.
27. Sulfato de níquel	5%	Solução aquosa	Niquelação, mordente em tinturaria de tecidos, fungicidas, ligas metálicas, bijuterias. Pode causar UC.
28. Terebintina	10%	Vaselina	Resinas, vernizes, adesivos, tópicos, solventes, tinta para jornal.
29 Mertiolato	1:1.000		Preservativo em cosméticos, tópicos, solução para lente de contato, dentifrícios.
30. Tetrametiltiuramdissulfeto mix (TMTD)	1%	Vaselina	Acelerador da borracha, fungicida, inseticidas, germicidas, tópicos. RC com bebidas alcoólicas.

Partículas sólidas podem produzir reações falso-positivas em virtude da pressão exercida no local do teste de contato, particularmente na área de maior contato. Se a reação desaparecer na leitura de 96 horas, o resultado do teste equivalerá a negativo. Caso persista eritema, edema ou vesiculação, o resultado equivalerá a positivo.

Nos testes de contato com tecidos, os tecidos a serem testados podem ser recortados em pedaços de cerca de 1 cm, a serem aplicados diretamente sobre a fita; em seguida, deve-se umedecê-los com água destilada ou óleo de oliva.

Reações alérgicas ao esparadrapo comum são mais frequentes, porém raras com o Micropore. As reações produzidas pela fita adesiva, no teste de contato, esmaecem rapidamente, de 20 a 60 min. após a sua retirada.

Se houver uma verdadeira reação alérgica à fita, o eritema produzido persistirá por 24 horas ou mais, podendo, inclusive, mascarar reações positivas ao teste de contato. Se houver dúvidas, o teste de contato deverá ser repetido, usando-se outro tipo de fita adesiva.

Exacerbações da dermatose (complicações) podem ocorrer, tais como:
- eczematização no local do teste de contato;
- reagudização da dermatose nas áreas primitivas;
- eczematização de novas áreas;
- reação pustular-irritativa;
- hiper ou hipopigmentação no local do teste;
- ulceração e até necrose;
- formação de queloide;
- infecção secundária: viral ou bacteriana;
- indução de dermatose no local do teste de contato (psoríase, líquen plano, fenômeno de Koebner);
- existe a possibilidade de sensibilizarmos o paciente através do teste de contato, porém, isto é raro.

A síndrome da pele hiperexcitada (Duarte, 1994) caracteriza-se pela resposta exacerbada da pele, apresentando vários testes positivos fortes e muitos fortes que se negativam quando o paciente é retestado semanas após. É uma ocorrência pouco frequente, mas que deve ser estudada quando se obtêm no teste várias respostas positivas sem correlação plausível com o quadro clínico.

Corticoides em doses orais (20mg ou mais), intramuscular ou intravenosa (em doses habituais) poderão prejudicar as reações ao teste de contato. Nestas doses, eles poderiam inibir ou mascarar as reações fracamente positivas, que muito provavelmente não teriam significado clínico. Contudo, evita-se testar na vigência da corticoterapia.

O questionamento sobre o uso de corticoide tópico na área do teste é de grande importância, pois pode suprimir a resposta ao teste de contato. Em caso de uso de corticoide de depósito, deve-se aguardar cerca de três semanas para se proceder ao teste de contato. Anti-histamínicos não têm influência significativa na resposta ao teste de contato.

A exposição à luz solar ou UV, com bronzeamento, reduz o número de células de Langerhans na pele e, consequentemente, inibe a resposta cutânea aos testes de contato. As instruções ao paciente sensibilizado devem ser específicas e as mais claras possíveis.

Um exemplo: paciente alérgico à borracha deve evitar o contato com Equipamentos de Proteção Individual (EPI), luvas, botas, aventais etc. de vinil. Se necessário usar EPI, recorrer a equipamentos cujos componentes não contenham o alérgeno detectado no teste. Se for luva, recomendar, dependendo da atividade, luva nitrílica ou de PVC.

e) Inspeção do local de trabalho

Esta, se possível, deverá ser efetuada pelo próprio médico atendente e deverá fornecer dados auxiliares para o diagnóstico. Verificar:
- As substâncias manipuladas pelo paciente;
- As condições do equipamento de proteção individual (EPI);
- Condições inseguras no local de trabalho; e
- A existência de outros trabalhadores nas mesmas condições de trabalho, igualmente afetados.

f) Informações fornecidas pelo empregador

Obter, junto ao empregador, todas as informações necessárias para se estabelecer o nexo entre o agente e a dermatose. Especial atenção deverá ser dada aos seguintes aspectos:
- Nome comercial do produto suspeito;
- A composição química;
- A presença de substâncias sensibilizantes; e
- A presença de substâncias irritantes.

g) Pesquisa sobre a toxicidade da substância em sites confiáveis na Internet.

▶ Causas comuns de dermatoses ocupacionais

Cimento

O cimento é um ligante hidráulico usado em edificações, obras de engenharia e outros. Por ser matéria-prima composta por vários óxidos, apresenta, ao ser diluído, pH extremamente elevado. O contato com a pele do trabalhador, em determinadas condições, pode produzir dermatoses diversas. As mais frequentes são do tipo irritativo, atingindo, principalmente, as mãos e os pés do trabalhador. Ocorrem, ainda, reações alérgicas em trabalhadores suscetíveis. Estas são de difícil controle e tratamento, chegando a se cronificar quando não é possível mudar o trabalhador para outra atividade, que não envolva o contato com o cimento.

As calosidades difusas palmares, plantares e no nível das unhas constituem outro problema que afeta trabalhadores. Na indústria do cimento, no setor de ensaque e no de carga e descarga, é possível ocorrerem reações no nível da pele, devido à presença do pó do cimento, o que, nos olhos, pode causar conjuntivite irritativa e ulceração na córnea. Schwartz, Tulipan e Birmingham (1957) referem que o cimento é irritante para a pele em virtude de ser abrasivo, higroscópico e altamente alcalino. Sua alcalinidade, muitas vezes, atinge pH próximo a 14. Por esta peculiaridade, o cimento deve ser manipulado com cuidados de higiene e de proteção pessoal.

Ali (1988) descreve que o contato da pele com o cimento úmido e em pó pode causar quadros clínicos variáveis na pele de trabalhadores suscetíveis (Tabela 41.6).

Tabela 41.6. Dermatoses e outras afecções causadas pelo cimento
- Dermatite de contato irritativa fraca
- Dermatite de contato irritativa forte (queimadura pelo cimento)
- Dermatite alérgica de contato (DAC)
- Hiperceratose *(hardening)*
- Hiperceratose subungueal
- Paroníquias e onicólises
- "Sarna dos pedreiros"
- Conjuntivites irritativas
- Ulceração de córnea

Entre estes quadros, o que ocorre com mais elevada frequência é a dermatite irritativa de contato (DIC).

Dermatite irritativa de contato fraca (D/C) causada por cimento

A ação alcalina do cimento atua sobre o tegumento do trabalhador, exercendo efeito abrasivo sobre a camada córnea e removendo o manto lipídico. Podem ocorrer lesões secas fissuradas, ceratólise e exulceração. Segundo Rabito e Peserico (1973), o grande poder oxidante do cimento úmido seria parcialmente responsável por sua ação irritante sobre a pele. Quando ocorrem lesões próximas às porções distais dos dedos, pode-se ter paroníquias, onicólises e, muitas vezes, quadros de infecção secundária associada à dermatite irritativa. O aparecimento das lesões vai depender do tempo de exposição ao agente químico, da suscetibilidade individual, ou mesmo de dermatoses preexistentes, como dermatite atópica, ictiose vulgar, dermatite seborreica, psoríase e xerose (pele seca). Em trabalhadores xerósicos, atópicos e seborreicos, a frequência da irritação é mais elevada.

Além dos fatores constitucionais que concorrem para o aparecimento das dermatites irritativas produzidas pelo cimento, outros podem estar associados, por exemplo: microtraumatismos repetidos devidos ao contato frequente com areia, cal, cimento, tijolo, pedras, ferragens e fragmento de madeiras; a ação de agentes físicos na extremidade das mãos e pés, como o frio, o calor e a umidade.

✓ *Quadro clínico*

As dermatites de contato por irritação variam sensivelmente. As lesões podem se iniciar com leve eritema, desca-mação, fissuras, eczematização, edema, vesículas, bolhas, necrose tecidual. Em síntese, as lesões irão depender do agente, concentração e tempo de exposição. Podemos afirmar que o agente, em si, dependendo de fatores individuais, produzirá quadros clínicos variáveis em sua gravidade (Fig. 41.5)

Dermatite irritativa de contato forte (DICF) por cimento

Irritantes fortes são substâncias químicas que produzem, quando em contato com a pele, graves lesões inflamatórias ao primeiro contato. A gravidade da lesão dependerá da toxicidade, do tempo de contato e da concentração do agente químico. O cimento, por ser abrasivo, alcalino e altamente higroscópico, produz, quando em condições especiais de contato com a pele, ulcerações rasas e profundas. O tempo de contato da massa ou da calda de cimento, mais a pressão e o atrito exercido pelo calçado e/ou vestuário contra o tegumento são fatores importantes para o aparecimento dessas lesões. A queda de cimento, de calda de cimento ou de concreto, ou mesmo do pó de cimento em quantidade dentro da bota ou do calçado, mais o atrito e a pressão que ocorrerão na área de contato da pele com o cimento irão produzir, inicialmente, intenso eritema, e posteriormente, exulceração, ulceração e necrose na área atingida (Onuba, Essiet, 1986) (Fig. 41.6). Hannuksela, Svhonen e Karvonen (1976) descreveram ulcerações profundas na região patelar em sete pacientes que trabalhavam ajoelhados, em contato com cimento úmido, cerca de 12 horas após exposição.

A alcalinidade e o poder oxidante do cimento são fatores importantes na gênese dessas lesões ulceradas. Os fatores atrito e pressão são condicionadores, pois as lesões ocorrem com mais gravidade nos locais da pele onde existem esses fatores, e o acúmulo da massa de cimento ou de concreto.

✓ *Quadro clínico*

Algumas horas após o contato inicial com o cimento, dentro das botas ou calçados, ocorrem eritema, com prurido,

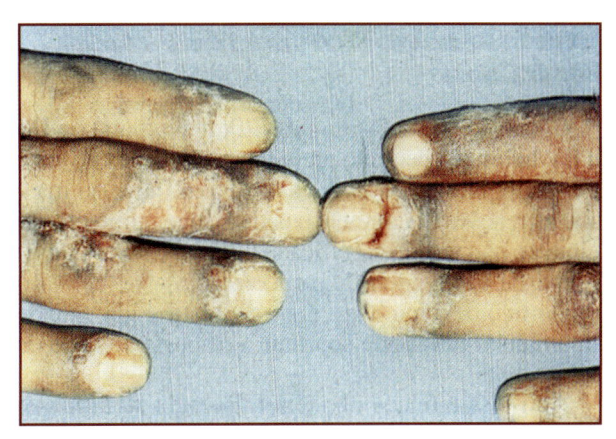

Fig. 41.5. Dermatite de contato causada pelo contato com massa de cimento. O contato de dorso da mão com a massa irrita progressivamente a pele mais sensível das mãos. Nota-se infecção secundária sobre a dermatose.

ardor e queimação. Já no dia seguinte, poderão ser observadas as lesões em fase ativa, exulceradas, ulceradas ou necrosadas, dependendo do tempo de contato e da alcalinidade do cimento ou concreto.

Dermatite alérgica de contato (DAC) por cimento

As dermatites alérgicas de contato, provocadas pelo contaminante do cimento, do cromo e do cobalto, são eczematosas, agudas e muito pruriginosas. De um modo geral, com retorno à atividade são recidivantes, rebeldes, e tendem à cronificação com maior frequência que os demais eczemas ocupacionais (Fig. 41.7).

✓ *Quadro clínico*

As lesões iniciais são constituídas por eritema, edema, vesiculação e, posteriormente, exsudação e descamação nas áreas de contato. O prurido está sempre presente. Devido ao ato de coçar, ocorre espessamento dessas áreas (liquenificação). Outros tipos de lesões poderão ser visualizados no Atlas de Dermatoses Ocupacionais (Ali, 1999).

a) Etiopatogenia

Já se suspeitava, de longa data, do potencial alergênico do cimento, mas nenhuma comprovação havia sido feita. Foussereau Benezza e Maibach (1982) citam estudos feitos por Martial, em 1900, nas obras de construção do metrô de Paris, em que muitos trabalhadores adquiriram dermatoses rebeldes e de controle difícil. Em 1949, Pirila e Kipio publicaram trabalho sobre dermatoses causadas por bicromatos e, em 1947, Jaeger e Pelloni (1950), na Suíça, introduziram, como rotina, na bateria de testes de contato da clínica em que trabalhavam, os testes com dicromato de potássio a 0,5%, em solução aquosa. Três anos depois, eles publicavam os resultados. Dos 32 trabalhadores com eczemas devidos ao cimento, 30 (94%) apresentaram testes de contato positivos ao dicromato de potássio. Estes pesquisadores ressaltam que uma pesquisa sobre o cromo e o cobalto presentes na matéria-prima usada na fabricação do cimento mostrou haver quantidades detectáveis de cromo e cobalto em vários componentes do cimento. Perone *et al.* (1974), citando Geiser (Suíça), referem que foram avaliados 600 trabalhadores com dermatite de contato pelo cimento, concluindo serem o cromo e o cobalto os principais responsáveis pelas derma-

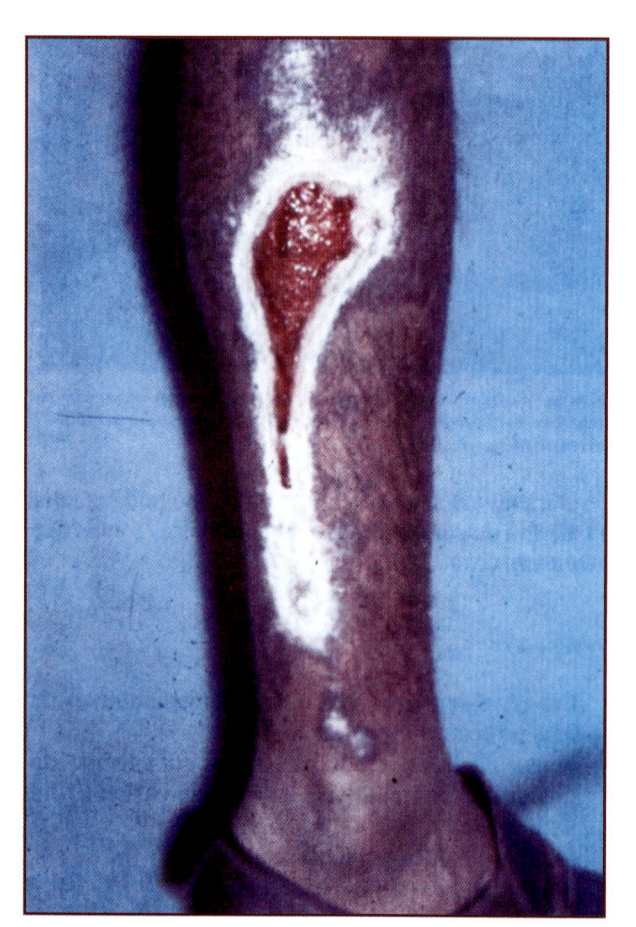

Fig. 41.6. Dermatite de contato irritativa forte. Servente de pedreiro com extensa lesão ulcerada na perna devida à queda de massa e calda de cimento dentro da bota. A alcalinidade da massa e o atrito com a pele são fatores importantes no desencadeamento dessa dermatose.

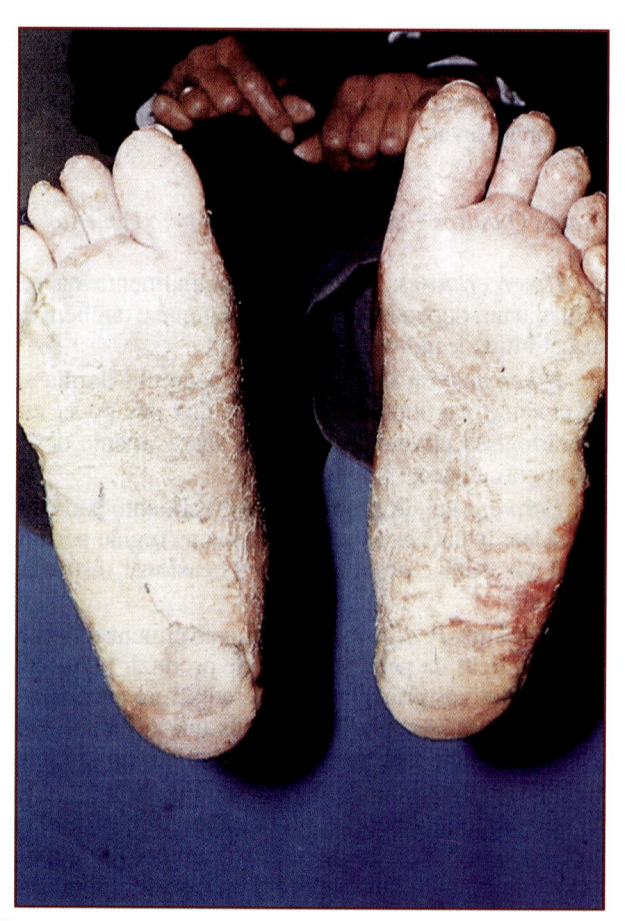

Fig. 41.7. Pedreiro com dermatite alérgica cronificada pelo cimento (cromato). O afastamento da atividade é fundamental para a melhora da dermatose.

tites alérgicas produzidas pelo cimento. Irvine *et al.* (1994) avaliaram 96 trabalhadores na construção do túnel do Canal da Mancha sensibilizados ao cromo. Foi verificado que 83/96 (86%) estavam sensibilizados ao cobalto (Tabela 41.7).

Tabela 41.7. Teores de cromo e cobalto detectados no cimento de vários países

País	Teor de cromo	Teor de cobalto
Estados Unidos	0,1 a 5,4 ppm	0,5ppm
Cingapura	6 a 17 ppm	Não referido
Inglaterra	10 a 30 ppm	Não referido
Suécia	1 a 40 ppm	Não referido
Bélgica e norte da França	12 a 45 ppm	2 a 79 ppm
Austrália	49 a 99 ppm	1 a 13 ppm
Brasil (cromo total)	19 a 220 ppm	não referido

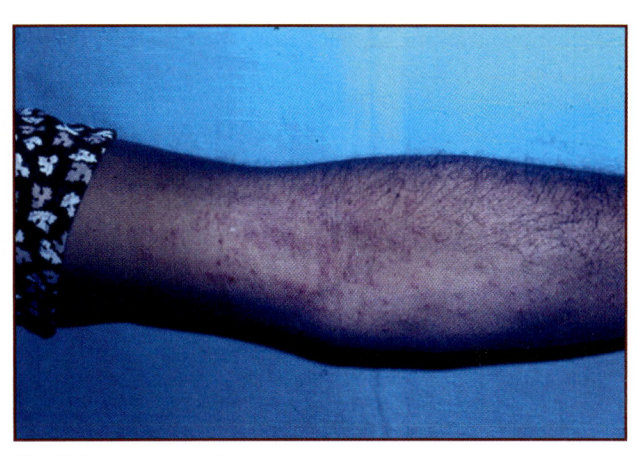

Fig. 41.8. Pedreiro com lesões micropapuloeritematosas escoriadas em antebraços. Este quadro clínico é conhecido como "sarna dos pedreiros" e ocorreu devido ao chapisco com cimento pó.

b) Infecção secundária e dermatite de contato

Associados à dermatite de contato podem ser encontrados quadros de irritação com infecção fúngica ou microbiana ou, ainda, nos casos cronificados, reações alérgicas de contato a tópicos diversos ou aos equipamentos de proteção individual de borracha, principalmente a luvas e botas.

c) Outros quadros clínicos produzidos pelo cimento

- **Hiperceratoses:** ocorrem principalmente na região plantar; dependem da ação do agente e, também, de suscetibilidade individual.
- **Hiperceratose subungueal:** Rotberg et. al. (1955) descreveram este quadro clínico em trabalhadores de fábricas de cimento, em decorrência de retenção de pó de cimento nas unhas das mãos. No entanto, podemos observá-lo também nos pés e mãos de ajudantes de pedreiro e de outros em que a massa de cimento fica retida nas unhas de mãos e/ou pés, o que pode desencadear o aparecimento dessa afecção cutânea.
- **Paroníquias:** a ação alcalina do cimento pode desencadear irritações às vezes graves na região periungueal de mãos e pés, chegando a ocasionar distrofias ungueais.
- **"Sarna dos pedreiros":** os autores do passado denominavam a dermatose do cimento de "sarna dos cimenteiros" (Azulay, Silva, Vivas, 1952). A patogenia era atribuída às partículas hexagonais da sílica, à ação física pela reação exotérmica do cimento com a pele suada, ou à poeira do cimento depositada em áreas da pele suadas, o que poderia produzir pequenos focos irritativos pruriginosos, que, ao serem escoriados, lembram a escabiose (Cronin, 1980). Esses quadros, na atualidade, ocorrem com mais frequência nos trabalhadores que atuam no setor de embalagem e transporte do cimento (Fig. 41.8).
- **Conjuntivite irritativa:** irritação da conjuntiva produzida pelo depósito de poeira de cimento nos olhos. Ocorre no setor de embalagem e no de transporte do cimento.
- **Ulceração da córnea:** a queda de poeira ou de massa de cimento nos olhos pode produzir danos à córnea, podendo ulcerá-la. Nesses casos, medidas de higiene com lava-olhos ou uso de água abundante no local devem ser imediatamente adotadas.

d) Diagnóstico

A anamnese ocupacional e o exame físico são fatores importantes na diagnose. A distribuição e a morfologia das lesões e o conhecimento dos contatantes são, às vezes, conclusivos para se fechar o diagnóstico.

O diagnóstico diferencial com outras dermatoses não ocupacionais torna-se, às vezes, necessário. Exames de laboratório, histopatológico, micológico direto, de cultura de fungos e testes alérgicos são valiosos em muitos casos.

e) Prevenção

Em nível primário, deverá ser efetuada através de medidas protetoras específicas:

- Uso de luvas e botas forradas com tecido de algodão resistente e macio, evitando irritar a pele do trabalhador;
- Medidas de higiene pessoal e coletiva;
- Orientação e preparo do trabalhador, ensinando-o a utilizar as medidas de higiene propostas e orientando-o quanto ao uso correto de equipamentos de proteção individual; e
- Adição de sulfato ferroso ao cimento.

Halbert, Gebauer e Wall (1992) avaliaram, por cerca de dez anos, trabalhadores expostos a cimento a que foi adicionado sulfato ferroso, para diminuir seu teor de cromo hexavalente. Concluíram que este procedimento produzia uma redução significativa do número de trabalhadores sensibilizados a cromato. Roto *et al.* (1996) referem que a adição de sulfato ferroso ao cimento pode, de fato, diminuir o risco de sensibilização ao cromato.

Em nível secundário, pacientes fortemente sensibilizados ao cimento deverão ser afastados. Os fracamente sensibilizados poderão ser mantidos em atividade, sob normas rígidas de higiene e proteção.

Em nível terciário, deverão ser providenciadas medidas de reabilitação para os trabalhadores fortemente sensibilizados ao cimento. Lips, Rast e Elsner (1996) avaliaram 63 trabalhadores afastados do contato com o cimento e verificaram que o prognóstico era melhor quando se instituíam o afastamento precoce, a mudança de atividade e normas rígidas para se evitar novos contatos com cromatos. As principais fontes de exposição aos cromatos estão descritas na Tabela 41.8.

Tabela 41.8. Fontes de exposição ao cromo (cromatos)

Atividades industriais que podem conter cromatos
- Galvanoplastia
- Óleos antioxidantes, tintas para impressão
- Anticorrosivos de águas, soldas
- Tintas especiais anticorrosivas
- Indústria de papel
- Indústrias de couro e de colas
- Indústria de fósforo
- Fitas magnéticas cromadas, fio de catgut cromado
- Indústria de revelação fotográfica
- Indústria de tecidos e fios

Borracha

Muitos componentes são necessários ao processo de produção industrial da borracha. Várias das substâncias químicas aí empregadas são potencialmente causadoras de dermatite alérgica de contato. A borracha é constituída por polímeros que podem estabelecer ligações entre si, formando longas cadeias de alto peso molecular. O processo de ligação é chamado **vulcanização** e a capacidade de se estabelecer ligações pode ser estimulada pelo uso de determinadas substâncias químicas, hoje conhecidas como "agentes de vulcanização". O primeiro "agente de vulcanização" utilizado foi o enxofre (White, 1986). Posteriormente, inúmeros compostos derivados do enxofre, orgânicos e inorgânicos, passaram a ser utilizados com igual finalidade. Como o processo de vulcanização fosse lento, interessou à indústria encontrar substâncias que o tornassem mais rápido. Surgiram, assim, os "aceleradores", dos quais o primeiro e mais importante exemplo é o mercaptobenzotiazol (MBT).

Inúmeros outros ingredientes são usados na fabricação da borracha, com finalidades várias, como obter um produto de melhor qualidade, facilitar o processamento durante a fabricação e baixar o custo de produção. Esses ingredientes ultrapassam as várias centenas de substâncias. Mencionaremos aqueles mais importantes como possíveis produtores de dermatoses:

- Agentes de vulcanização;
- Aceleradores de vulcanização;
- Ativadores de aceleradores;
- Antioxidantes;
- Plastificantes;
- Cargas reforçadoras;
- Pigmentos e corantes;
- Retardadores de aceleradores e outros.

a) Agentes de vulcanização

O principal agente de vulcanização é o enxofre. Contudo, outras substâncias podem ser usadas, dentre elas: o selênio, o telúrio, sulfetos de tiuram, óxidos básicos metálicos, peróxidos e outros.

b) Aceleradores de vulcanização

São substâncias químicas que aumentam a velocidade de vulcanização, reduzindo o tempo de processamento, com grande economia na industrialização da borracha. Os aceleradores orgânicos são os mais usados e se classificam quanto à sua atividade em:

- Ultra-aceleradores: ditiocarbamato, tiuram;
- Acelerador rápido: grupo mercapto;
- Acelerador moderado: guanidinas e algumas aldeído-aminas; e
- Acelerador lento: aldeído-aminas.

c) Ativadores de aceleradores

São ingredientes que ativam os aceleradores, reduzindo o tempo de vulcanização. Citaremos os principais:

- Óxidos metálicos: óxido de zinco e de chumbo; e
- Ácidos gordurosos: ácido esteárico, láurico e oleico, entre outros.

d) Antioxidantes

São substâncias orgânicas utilizadas para aumentar a resistência da borracha contra as intempéries. Os principais são derivados da parafenilenodiamina, das naftilaminas e do monobenzil éter de hidroquinona (MBEH).

e) Plastificantes

São substâncias sólidas ou líquidas, incorporadas à borracha com a finalidade de lhe conferir certas qualidades, tais como dureza e resistência à flexão. São usados: o dibutil e o dioctil ftalatos e óleos epoxidados.

f) Cargas reforçadoras

São substâncias incorporadas à borracha natural ou à sintética com as seguintes qualidades: conferir à borracha rigidez, dureza, resistência à tração e ao rasgo; reduzir o custo da produção; e facilitar o processamento. São usadas as seguintes: negro de fumo, sílica hidratada, caolim duro, silicatos e carbonato de cálcio.

g) Pigmentos e corantes

São usados para conferir cor à borracha. Os principais são: o óxido de zinco, o óxido de cromo, o óxido de ferro e o dicromato de chumbo.

h) Retardadores de aceleradores

São substâncias utilizadas com a finalidade de se evitar a vulcanização prévia de alguns componentes da borracha. Os ingredientes mais utilizados são: ácidos (benzoico, salicílico, ftálico) e aminas (difenil nitrosoamina).

Em grande número de atividades profissionais, é necessária a proteção da pele do trabalhador contra a ação de agentes químicos potencialmente perigosos. Em tal situação, as empresas devem fornecer o equipamento de proteção individual (EPI) adequado (luvas, botas, máscaras, capacetes etc.) para proteger o trabalhador.

EPI confeccionado com borracha é muito utilizado. Vários aditivos usados na fabricação da borracha são sensibilizantes frequentes e muitos trabalhadores poderão adquirir uma dermatite de contato alérgica.

A sensibilização ocorre, provavelmente com mais frequência, no tegumento previamente lesado. O trabalhador desenvolve dermatose por irritação decorrente do contato com cal, cimento e outros agentes; e na tentativa de continuar trabalhando, procura proteger as mãos ou os pés com luvas ou botas de borracha colocados sobre a pele irritada. Isto facilita grandemente a entrada de componentes da borracha no tegumento, produzindo a sensibilização por contato (Fig..41.9). Uma das hipóteses aventadas para explicar a sensibilização por componentes da borracha é a seguinte: no processo de vulcanização, microcristais de aceleradores, antioxidantes e outros ficariam livres e, desse modo, poderiam penetrar no tegumento em condições favoráveis (como pele previamente lesada, sudorese, pressão, fricção e atrito), levando os microcristais para o tegumento e aí se combinando com proteínas da pele.

As substâncias utilizadas na fabricação da borracha que mais sensibilizam são:

I. Aceleradores:
- Grupo Tiuram
  - Tetrametiltiuram dissulfeto (TMTD). Cas 137-26-8
  - Tetrametiltiuram monossulfeto (TMTM). Cas 97-74-5
  - Tetraetiltiuram dissulfeto (TETD). Cas 97-77-8
  - Dissulfeto de dipentametilenotiuram (Robac PTD).Cas 120-54-7
- Grupo Mercapto
  - 2-Mercaptobenzotiazol (MBT, thiotax, rotax, captax). Cas 149-30-4

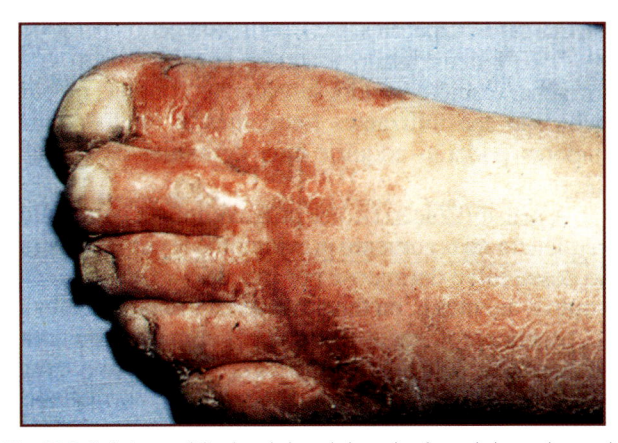

Fig. 41.9. Pedreiro sensibilizado pela bota de borracha. O uso da bota sobre a pele irritada pode facilitar a entrada de agentes de vulcanização para dentro da pele, produzindo a dermatite alérgica de contato. Os testes epicutâneos foram positivos para mercaptobenzotiazol.

  - Dissulfeto de mercaptobenzotiazila (MBTS, thiofide, vulkacit DM). Cas 120-78-5
  - Mercaptobenzotiazolato de zinco (MBTZN, bantex, vulkacit ZM, ZMBT). Cas 155-04-4
- Grupo Mercapto-sulfenamida
  - Ciclobenzotiazol sulfenamida (CBS, santocure N). Cas 95-33-0
  - N-Terciobutil-2-benzotiazil sulfenamida – (TBBS, santocure NS). Cas 95-31-8
  - Benzotiazil morfolil sulfenamida (santocure mor). Cas 102-77-2
- Grupo Carbamato
  - Dimetilditiocarbamato de zinco (methasan, vulkacit L). Cas 137-30-4
  - Dietilditiocarbamato de zinco (ethasan, vulkacit LDA). Cas 14324-55-1
  - Dibutilditiocarbamato de zinco (butazate, vulkacit LDB). Cas 136-23-2
  - Dibutilditiocarbamato de níquel (vanox NDBC) – Cas 13927-77-0
- Grupo Guanidina
  - Difenilguanidina (DPG, vulkacit D), Cas 102-06-7
  - Di-ortotolilguanidina – vulkacit DOTG. Cas 97-39-2
- Grupo Aminas e Aldeidoaminas
  - Hexametilenotetramina (vulkacit H). Cas 3083-10-1
  - Polietilenopoliamina
  - Ciclo-hexiletilamina.
  - Outros: 4,4' ditiomorfolina – Cas – 103-34-4

II. Antioxidantes:
- Derivados da parafenilenodiamina
  - Fenil isopropil parafenilenodiamina (IPPD). Cas – 101-72-4

– 4-4. dimetilbenzil difenilamina Cas-122-39-4

– N-N-difenil parafenilenodiamina (DPPD) – Cas 74-31-7

– Trimetil dihidroxiquinolina (Flectol H, TMQ) – Cas – 26780-96-1

– Polystay 100 AZ – diaril p.fenilenodiamina Cas 68953-84-4

– Polystay 200 diaril p.fenilenodiamina para compostos de neoprene. Cas 68953-84-4

- Outros:

  – Monobenzil éter de hidroquinona (MBEH) – Cas 103-16-2

  – Aminas: (fenil α naftil amina) Cas – 90-30-2

  – Sulfato de hidroxil amônio Cas 10039-54-0

  – Isopropoxidifenilamina Cas 101-73-5

  – 1,2-dihidro-2,2,4 trimetil quinolina (TDB) Cas 147-47-7

III. Plastificantes:

- Ftalatos – Di-(2-etilhexilftalato) (DOP), dibutilftalato (DBP), diisononilftalato (DiNP), diisodecilftalato
- (DiDP), alquilftalato, poliesterftalato.
- Adipatos – Dibutoxietiladipato (DBEEA)
- Sebacatos – dibutilsebacato (DBS)
- Oleatos – butil oleato (BQ)

IV. Pigmentos e Corantes:

- Óxidos de cromo; dicromatos

V. Retardadores de Aceleradores:

- Ácido benzoico; Cas 65-85-0, ácido salicílico; Cas 6934-03-8
- N-Ciclohexil-tioftalimida (CTP) Cas – 17796-82-6
- Difenil-nitrosoamina – Cas 86-30-6

Observação: Para maiores detalhes sobre os componentes da borracha, ver Rietschel e Fowler (2001).

Dermatite alérgica de contato (DAC) por borracha

Entre os numerosos produtos que entram na composição da borracha, conforme Knudsen e Menné (1996), Holness e Nethercott (1997) e Ali (2001), os aceleradores do grupo tiuram, mercapto e carbamatos e os antioxidantes do grupo da parafenilenodiamina são aqueles que têm sido identificados, por meio de testes epicutâneos, como os maiores produtores de DAC (Fig. 41.10). Outros antioxidantes (Fig. 41.11) e aceleradores podem causar sensibilizações, todavia isto é menos frequente (Kanerva; Estlander, Jolanki, 1996; Nishioka, Murata, Ishikawa, 1996; Hansson *et al.*, 1997). Os aceleradores e antioxidantes são substâncias de baixo peso molecular e de estrutura química simples, e podem penetrar através da epiderme com relativa facilidade.

Grande número de dermatoses alérgicas em trabalhadores tem sido causado pelos EPI. Algumas categorias profissionais são mais atingidas em virtude do uso de EPI em circunstâncias especiais. Conde-Salazar, Gomes e Gomes Urcuyo (1976) estudaram 100 trabalhadores da indústria da construção civil portadores de dermatites de contato por luvas e botas de borracha. Neste grupo, 64% estavam sensibilizados pelos componentes tiuram, mercapto e guanidina, além de apresentarem sensibilização importante ao cromo, ao cobalto e ao níquel. Ali *et al.* (1979a) submeteram aos testes epicutâneos 97 trabalhadores com suspeita de dermatite de contato causada por EPI de borracha e por sandálias havaianas. Eles encontram 62/97 (61 %) sensibilizados, sendo o tiuram, o mercapto e os derivados da parafenilenodiamina os principais alérgenos.

Fatores importantes causadores de dermatite de contato por EPI:

- Uso de EPI quando as mãos e os pés já se acham irritados e com eczema;
- Uso de EPI com tamanho inadequado;

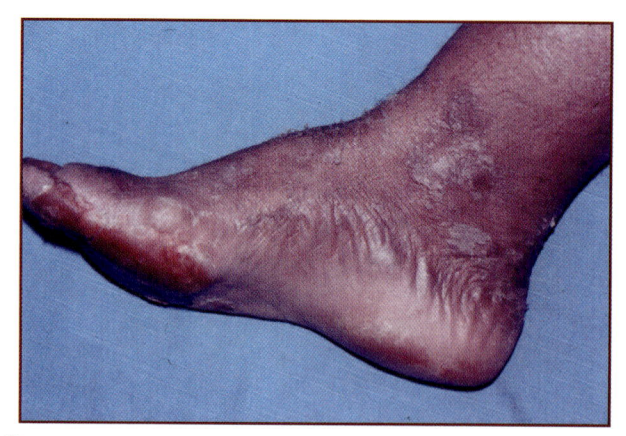

Fig. 41.10. Dermatite alérgica de contato (DAC) por bota de borracha. Testes epicutâneos positivos para Mercapto-benzotiazol.

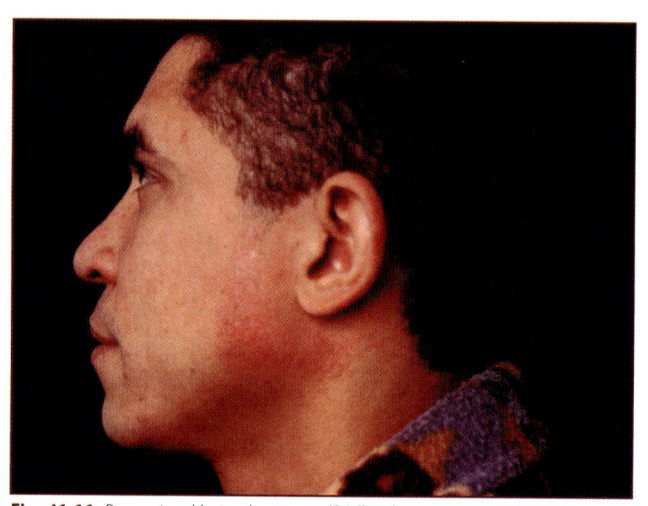

Fig. 41.11. Dermatite alérgica de contato (DAC) pelo protetor auricular de borracha. Os testes epicutâneos foram positivos para difenilguanidina (DPG).

- Sudorese excessiva, o que facilita a penetração do alérgeno; e
- Uso de EPI furado ou rasgado, o que facilita a penetração de substâncias irritantes.

Inúmeras outras dermatoses alérgicas ocupacionais e não ocupacionais são causadas por produtos confeccionados em borracha. Com o advento da AIDS, por exemplo, o risco de contaminação hospitalar cresceu consideravelmente, estimulando o uso de luvas de látex em inúmeros procedimentos. O crescimento na produção dessas luvas e mudanças no processo de produção aumentaram os riscos de exposição às proteínas do látex, provocando, em trabalhadores da saúde, o aparecimento de reações cutâneas e sistêmicas. O quadro clínico é constituído por urticária de contato e/ou reações urticarianas nas mãos, face e pescoço, seguidas ou não de prurido. Espirros, prurido e congestão nasal, prurido ocular, tosse, chiado e/ou aperto no peito também podem ocorrer. Reações anafiláticas ocorreram em atópicos devido à inalação das proteínas do látex de luvas com talco. O diagnóstico pode ser feito através do *Prick-test* e de testes sorológicos (Toraason *et al.*, 2000).

A prevenção da DAC deve ser feita na área industrial, através da redução da proteína do látex presente no produto acabado, e pelo usuário final, adotando-se as seguintes medidas, simples e práticas:
- Redução do uso de luvas com talco;
- Uso de luvas de látex pré-lavadas no processo industrial;
- Uso de luvas com outro tipo de material sempre que possível;
- Identificar e afastar da exposição os trabalhadores potencialmente sensíveis.

Outras medidas podem ser indicadas, especificamente, conforme orientação detalhada fornecida pelo NIOSH (USA, NIOSH, 1997).

Importante lembrar que pacientes com alergia às proteínas do látex podem apresentar reações cruzadas com kiwi, abacate, banana, mamão papaia, ameixa, cereja, melão, tomate, aipo, nectarina e outros, principalmente se a ingestão for habitual. Em tais situações, deve-se evitar a ingestão desses alimentos (Dompmartin *et al.*, 1994).

Dermatite irritativa de contato (DIC) por borracha

Reações irritativas causadas pelo uso de luvas, botas, máscaras e outros equipamentos de proteção individual (EPI) de borracha ou PVC ocorrem em razão de vários fatores, como costura interna saliente ou presença de emendas que provocam atrito e irritação da área comprometida; uso de equipamento sujo ou contaminado por irritantes; uso de equipamento de tamanho inadequado; e equipamentos utilizados por trabalhadores que apresentam sudorese excessiva, entre outros.

Endurecimento (Hardening)

Hiperceratoses palmoplantares difusas podem ocorrer em trabalhadores expostos a substâncias potencialmente sensibilizantes. O espessamento da camada córnea age como barreira à penetração do agente e impede o aparecimento da dermatose, protegendo a pele contra a ação de possíveis sensibilizantes. O processo de adaptação ocorre após a exposição frequente ao agente, mas pode ser rompido por microtraumatismos, possibilitando o aparecimento de DAC por componentes da borracha.

Discromias por aditivos da borracha

✓ *Hipercromia*

Dermatoses hipercrômicas têm sido descritas em trabalhadores que utilizam EPI de borracha ou entram em contato frequente com outros artefatos de borracha. Em alguns casos, ocorre prurido localizado. A histopatologia das lesões mostra infiltrado linfocitário perivascular e muitos melanófagos na derme superior, sugerindo processo pigmentar pós-inflamatório. (Ali, 2010). Testes de contato em determinados pacientes foram positivos à parafenilenodiamina. Esta substância e seus compostos entram na composição de inúmeros antioxidantes da borracha.

Trabalhadores com dermatite hipercrômica na face e em outros locais que entrem em contato com EPI de borracha devem ser submetidos a testes epicutâneos. Respostas positivas à parafenilenodiamina (PPDA) e/ou a seus derivados podem ajudar na identificação do possível agente causal (Fig. 41.12)

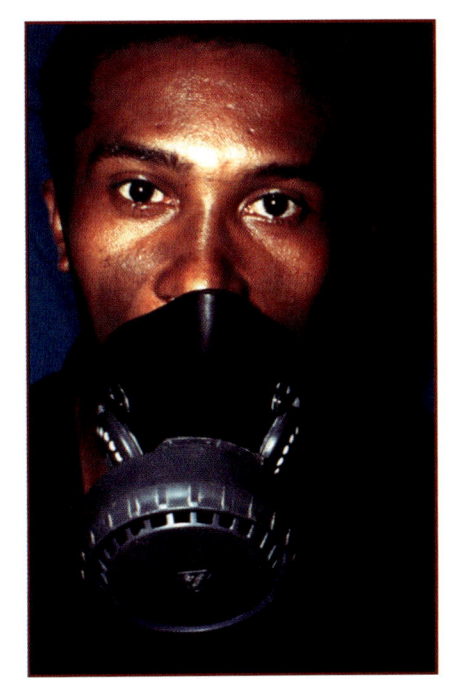

Fig. 41.12. Dermatite alérgica de contato hipercrômica (OACH). Máscara de borracha preta. Testes epicutâneos positivos para p-fenilenodiamina (PPDA).

✓ *Hipocromia*

As reações hipocrômicas pela borracha têm diminuído sensivelmente em nosso meio. O agente responsável, detectado por meio dos testes de contato, é o Monobenzil Éter de Hidroquinona (Agerite Alba – MBEH), hoje pouco utilizado.

Quadros hipocrômicos em trabalhadores sensibilizados pelo MBEH que utilizavam luvas de borracha podem ser eventualmente diagnosticados. As lesões iniciais são eritêmato-descamativas, discretamente pruriginosas, surgindo depois hipocromia nas áreas de maior contato com o material de proteção. Essas reações são conhecidas e referidas como "vitiligo ocupacional", mas, atualmente, alguns autores preferem denominar estas reações como "leucodermia de contato".

✓ *Reações anômalas ao Grupo Tiuram*

Os trabalhadores expostos às e sensibilizados pelas substâncias do grupo tiuram podem apresentar reações do tipo eritema acentuado, prurido difuso, urticária e, às vezes, adinamia e/ou sonolência quando ingerem bebidas alcoólicas. O fenômeno ocorre pela inibição da enzima aldeído-desidrogenase, provocando o aumento dos níveis de aldeído acético no organismo do indivíduo após a ingestão de álcool. Pacientes portadores de dermatite alérgica de contato sensibilizados pelo tiuram podem apresentar reações exacerbadas na área da dermatite ao ingerirem bebidas alcoólicas (Taylor, 1986).

✓ *Câncer cutâneo ocupacional e outras reações*

No processo de vulcanização podem ser utilizadas substâncias que formam subprodutos potencialmente cancerígenos (Sorahan *et al.*, 1986). Solventes e outros podem interagir com componentes da luva e ocasionar reações alérgicas.

✓ *Prevenção*

O uso do EPI de borracha deve ser avaliado criteriosamente para cada tipo de atividade. Várias alterações podem ocorrer nesses protetores devido a imperfeições que surgem nesses materiais em decorrência do uso frequente e de defeitos de fabricação, como por exemplo:

- **Permeação:** processo através do qual um líquido, vapor ou gás pode atravessar uma barreira. Após certo tempo de uso, luvas e outros dispositivos podem apresentar permeação e impedir que a pele do trabalhador seja completamente protegida.
- **Penetração:** certas substâncias químicas podem passar através de imperfeições existentes no material e atingir com perigo a pele.
- **Degradação:** Após certo tempo de uso, luvas e outros EPI podem ter suas propriedades físicas alteradas pelo contato frequente com substâncias químicas e deixar de proteger a contento a integridade física do trabalhador. Uma forma de prevenção seria conseguida, principalmente, através de um treinamento em que o usuário do EPI receberia orientação adequada em relação à segurança e às limitações do equipamento a ser utilizado em uma atividade específica. Hábitos de higiene, como lavagem das luvas, inclusive antes da remoção, devem ser estimulados a fim de se evitar a contaminação das mãos.

✓ *Medidas de proteção*

Os trabalhadores fortemente sensibilizados pelo EPI de borracha não mais poderão usá-lo. Deve-se substituir o EPI de borracha por similar de cloreto de polivinila (PVC), neoprene, vinil ou nitrila, conforme indicação específica em cada caso. Se o fabricante de EPI fornecesse os nomes dos agentes de vulcanização utilizados na fabricação dos EPI, seria possível fazer indicações particulares ao trabalhador sensibilizado, com segurança, visto ser possível conhecer, através dos testes de contato, qual é a substância que o sensibilizou. Evitar o uso de EPI na pele lesada.

Derivados do petróleo (solventes)

O petróleo cru é um líquido negro viscoso constituído por centenas de substâncias, desde metano até asfalto, por inúmeros hidrocarbonetos, enxofre, oxigênio, compostos nitrogenados e por traços de metais (Austin, 1984). Vários produtos obtidos do refino do petróleo têm grande uso industrial, comercial e doméstico. De grande importância para a nossa civilização atual, destacamos: óleos minerais lubrificantes, óleo diesel, querosene, gasolina, gás liquefeito, solventes e outros.

De um modo geral, são substâncias orgânicas de baixa toxicidade para o ser humano. Algumas exceções merecem ser citadas, dentre elas o benzeno, o dissulfeto de carbono, o tetracloreto de carbono e o tricloroetileno, que devem ser manipulados dentro de normas rígidas de segurança. Cabe, ainda, ressaltar que muitos desses produtos são inflamáveis.

Solventes são, geralmente, compostos líquidos à temperatura ambiente e pressão atmosférica normal. Normalmente, têm como características: aparência clara ou incolor; alta volatilidade; neutralidade físicoquímica; hidrofobia; toxicidade variável; degradabilidade; e odor variável. São capazes de dissolver outras substâncias sem alterá-las (Stoye, 1993). Principais usos de solventes: adesivos, colas, corantes, desengordurantes, desengraxantes, lacas, vernizes, nas indústria agrícola, farmacêutica, de plásticos, polímeros, tintas, tintas para impressão, têxtil etc.

Os solventes podem ser classificados em: alifáticos, aromáticos, cíclicos, halogenados, alcoois, aldeídos, aminas, cetonas, ésteres, éteres, glicois, e miscelânea (terebintina, água, dissulfeto de carbono) (USA. NIOSH, 1987). Além de vários efeitos sistêmicos, os solventes, de um modo geral, têm ação irritativa sobre o tegumento de alguns trabalhadores, quando manipulados com frequência. Esta ação se faz inicialmente sobre a barreira lipídica da pele. A remoção do solvente torna a pele seca. Fissuras e sangramentos podem ocorrer nas mãos. Poderá ocorrer eczematização da região afetada pela ação sensibilizante de solventes ou de tópicos utilizados no tratamento.

Dermatites irritativas de contato (DIC) por solventes

Muitos solventes têm ação tóxica sobre a pele. Eles podem atuar de dois modos:
- Ação desengordurante por remoção da camada lipídica, provocando ressecamento, perda de água, fissuras e sangramentos, e facilitando a penetração de sujeiras, partículas e infecções diversas (Fisher, 1986); e
- Ação tóxica irritativa, que causa o aparecimento de vesículas, edema e inflamação local.

O solvente pode agir causando reação inflamatória, provocando vermelhidão na área atingida, edema e vesículas subsequentes (Fig. 41.13).

Dermatite alérgica de contato (DAC) por solventes

Poderá ocorrer sensibilização alérgica de contato em trabalhadores que manipulam solventes. As alergias decorrentes do contato com solventes são raras. Mas elas ocorrem com estas substâncias mesmo em baixas concentrações. A alergia depende de vários fatores importantes:
- Do baixo peso molecular da substância;
- Da boa absorção percutânea; e
- Da suscetibilidade individual.

Clinicamente, as lesões podem surgir de modo lento e progressivo, iniciando com ceratólise, fissuras e sangramentos. Muitas vezes, podem ocorrer quadros de eczematização aguda em trabalhadores suscetíveis.

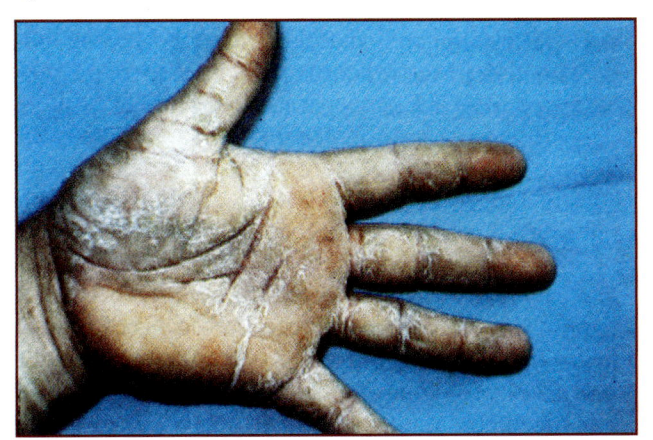

Fig. 41.13. Dermatite de contato irritativa cronificada, desencadeada pelo contato frequente com derivados do petróleo. Os testes de contato poderão ser úteis.

Uma observação importante: apesar de existirem reações do tipo irritativo causadas por solventes, reações corrosivas não são descritas. A ação corrosiva pode ocorrer quando houver contato com ácidos e álcalis fortes, com compostos quaternários de amônio, de aminas primárias e terciárias, sem proteção adequada. A urticária de contato também pode acontecer em decorrência do contato com solventes (Weiss, Mowad, 1998).

✓ *Tratamento:*

- **Formas agudas:** obedece ao mesmo esquema proposto para os eczemas agudos. Contudo, devemos ressaltar que, quando não existe infecção secundária, as lesões vésico-eritêmato-edematosas regridem rapidamente com o afastamento do trabalhador.
- **Formas cronificadas:** nestas, torna-se difícil o tratamento pelo não especialista, visto que devemos verificar se o paciente está sensibilizado, isto é, se desenvolveu, sobre sua dermatite inicialmente irritativa, um processo alérgico. Para tanto, é necessário submetê-lo aos testes epicutâneos e orientá-lo adequadamente.

✓ *Prevenção*

- Em nível primário, a prevenção deverá ser efetuada através de medidas protetoras específicas:
- Evitar o contato prolongado e repetido da pele com solventes orgânicos.
- Evitar o contato de solventes com as mucosas e as conjuntivas.
- Evitar a inalação de vapores de solventes.
- Trocar imediatamente o vestuário contaminado por solventes.
- Evitar a remoção com solventes de tintas e graxas que estejam sobre a pele. Referimo-nos a produtos tais como *thinner,* gasolina, varsol, aguarrás, querosene ou outros solventes orgânicos. Usar, para tanto, uma mistura formada por querosene (50%) e óleo comestível (óleo de soja, amendoim etc.) (50%), ou produtos especialmente fabricados para esta finalidade.
- Usar luvas específicas para cada tipo ou grupo de solventes.
- Observar as instruções de manuseio e uso fornecidas pelo fabricante.
- O uso de luvas e aventais apropriados.
- A orientação e o preparo do trabalhador, ensinando-o a utilizar as medidas de higiene propostas e orientando-o quanto ao uso correto dos equipamentos de proteção individual (EPI).
- Máscaras específicas são necessárias quando da exposição a solventes potencialmente tóxicos.

- Alguns solventes evaporam com facilidade na temperatura ambiente e são potencialmente inflamáveis. Um incêndio pode ocorrer por causa de cigarros, isqueiros, fósforos, de eletricidade estática, de solda, mesmo em pontos distantes da fonte. Todo o cuidado preventivo deve ser adotado nestas situações.

Em nível secundário, os trabalhadores suscetíveis ou sensibilizados deverão ser afastados do contato com o solvente alergênico. Em nível terciário, como solventes orgânicos são raramente sensibilizantes, dificilmente serão necessárias medidas de reabilitação.

Indústria metalúrgica

As indústrias metalúrgicas são constituídas, em sua grande maioria, por empresas de pequeno e médio portes. Muitas delas apresentam espaço físico complexo, às vezes, desordenado, onde máquinas e equipamentos se distribuem de forma desorganizada, dando a impressão de improviso. Nestes ambientes, a proteção e a segurança não são eficientes, o que causa riscos à integridade física do trabalhador.

Acidentes e agressões à pele passam a ser ocorrências habituais. Muitas dermatoses e acidentes podem ocorrer em empresas que utilizam óleos de corte na usinagem de metais. Nestes casos, programas de prevenção devem ser implementados, considerando as particularidades de cada empresa.

Óleos de corte ou fluidos de corte

Os óleos de corte são substâncias químicas largamente utilizadas nas indústrias metalúrgicas, com a finalidade de se obter melhor rendimento e o melhor acabamento do material em operações de corte e de usinagem de metais.

O primeiro fluido que se empregou para o corte foi a água. Hobson (1962) refere que o engenheiro americano Fredrick W. Taylor, em 1883, verificou que um jato pesado de água dirigido para a borda de corte da ferramenta em uso permitiria um aumento na velocidade de corte de até 40%. A água tem elevado peso específico e viscosidade baixa, o que facilita sua penetração até a borda do corte, porém suas propriedades lubrificantes são reduzidas e ela tem tendência a provocar corrosão na máquina e na peça. O problema na formação da ferrugem foi, então, minimizado pela adição de 1,5% de carbonato de sódio ao processo, mas a solução formada teve o inconveniente de irritar a pele do trabalhador e de danificar a pintura da máquina.

O uso de óleos e gorduras animais foi o passo seguinte. O óleo de gordura de veado foi o primeiro óleo que se utilizou com êxito, seguido pelo uso da gordura de porco, que lubrificava e tinha boa ação antioxidante, mas não refrescava bem e tinha a tendência de se tornar rançosa.

O precursor dos óleos para corte emulsificáveis – a pasta de corte – foi feito misturando-se sabão com óleos minerais ou *coal tar* e usando água na diluição. Isto oferecia enormes vantagens, pois combinava a ação refrigerante da água e as propriedades lubrificantes e anticorrosivas do óleo.

Apesar da sofisticação das fórmulas modernas e dos esforços para reduzir o potencial de agressividade contra a pele, as dermatites pelo óleo para corte continuam a ser um problema. Por algumas décadas, elas têm contribuído com uma significante parcela da prevalência global das dermatoses ocupacionais.

As funções do óleo para corte são (Texaco Brasil, 1981):
- melhorar o rendimento, aumentando a velocidade e a capacidade operacional do equipamento;
- resfriar a peça e a ferramenta no local do corte, permitindo peças mais bem-acabadas;
- impedir que fragmentos da peça se soldem à ferramenta;
- agir como lubrificante na área de corte, impedindo a formação de calor excessivo, produzido pelo atrito da peça com a ferramenta; e
- promover ação antioxidante na área de corte.

Os óleos de corte compreendem quatro grandes grupos: óleos minerais insolúveis, óleos solúveis (Tabela 41.9), óleos sintéticos e óleos semissintéticos. No processo de usinagem de metais, várias lesões podem ocorrer por causa do contato dos óleos de corte com a pele do trabalhador.

As graxas são substâncias usadas para lubrificar e melhorar o desempenho de máquinas, motores, ferramentas e outros equipamentos utilizados nas indústrias. São fabricadas com óleos lubrificantes, sabões de cadeias longas de ácidos graxos e aditivos. As graxas sintéticas são produzidas a partir de di-ésteres, silicone, polialquilglicóis ou éster fosfórico. Para melhorar o desempenho de graxas e de alguns óleos de corte, aditivos de extrema pressão podem ser adicionados, tais como: compostos com enxofre, naftenato de chumbo, ditiofosfato de zinco, inibidores de corrosão, antioxidantes, ácidos graxos, espessantes, inibidores de água e corantes identificadores. Podem ser adicionados, ainda, molibdênio e grafite, que mantém a ação lubrificante da graxa por um tempo maior.

Traumatismos e ferimentos

Ocorrem, principalmente, por causa da queda de peças metálicas, que atingem pés e pernas dos trabalhadores. Aparas de metal resultantes do processo de usinagem também podem causar ferimentos, com ou sem infecção secundária. Granulomas de corpo estranho são encontrados de forma ocasional em exames periódicos dos trabalhadores e, muitas vezes, sem queixa específica.

Dermatite irritativa de contato (DIC) por óleo de corte

Em seu processo de trabalho, o trabalhador coloca e retira peças da máquina operatriz na usinagem de metais. Neste processo, as mãos são atingidas várias vezes pelo óleo solúvel.

Tabela 41.9. Classificação dos óleos de corte: composição, propriedade e aplicações

Tipo de óleo	Composição	Propriedade	Aplicações
1-Óleo mineral	Óleo mineral + Aditivo de extrema pressão.	Lubrificante; Antioxidante.	Usinagem leve em metal ferroso e não ferroso.
2-Óleo Solúvel	Água (60-90%); óleo mineral; emulsificante; inibidor de corrosão; biocidas; aditivo de extrema pressão.	Lubrificante; boa capacidade de resfriamento na área de corte.	Usinagem em geral de material ferroso e não ferroso.
3-Óleo Semissintético	Água; 2-30% de óleo mineral; emulsificante, inibidor de corrosão; aditivos de extrema pressão; biocidas.	Lubrificante; boa capacidade de resfriamento na área de corte. Limpante.	Operação de usinagem, moderada e pesada, em alimentação e alta velocidade.
4-Óleo sintético	Água; óleos animais e vegetais; óleo de mamona; antioxidantes, odorantes, corantes; sais orgânicos e inorgânicos; ésteres; poliglicóis, etanolaminas; aditivos de extrema pressão; biocidas.	Boa ação biocida; anticorrosivo; boa capacidade de resfriamento na área de corte.	Usinagem moderada e pesada.

Adaptado de Li *et al*. Health risks from exposure to metal-working fluids in machining and grinding operations. **International Journal of Occupational Safety and Ergonomics**, 9(1): 75-95, 2003.

A imersão da mão em soluções alcalinas pode destruir o manto lipídico da epiderme de trabalhadores suscetíveis, produzindo secura da pele, eritema, fissuras e descamação.

As dermatoses irritativas são as mais frequentes na usinagem de metais (De Boer, Van Ketel, Bruynzeel, 1989; Goh, Gan, 1996; Huner *et al*., 1994). Os óleos de corte utilizados são alcalinos (Ali, *et al*., 1976) – o pH varia de 8,0 a 9,5 – e seu contato frequente com o dorso das mãos e antebraços pode fazer surgir processos irritativos em trabalhadores suscetíveis, o que podem ser minimizado com o uso de cremes de proteção hidratantes específicos e de boa qualidade.

Solventes derivados de petróleo são utilizados na lavagem de peças. Assim, medidas de proteção adequadas devem ser adotadas, a fim de evitar o contato da pele com esses solventes, e o consequente aparecimento de DIC (Fig. 41.14).

"Sarna do óleo de corte"

São dermatoses irritativas, com aspecto clínico semelhante ao da escabiose. A ação direta de alguns óleos de corte sobre a pele produz ressecamento e irritação folicular. As lesões são pruriginosas e, ao serem escoriadas, mostram aspecto micropaposo, recoberto por crostículas sero-hemáticas que se assemelham à escabiose.

Dermatite alérgica de contato (DAC) por óleo de corte

Em sua grande maioria, os componentes dos óleos de corte são pouco sensibilizantes para a pele e, por esta razão, as dermatoses alérgicas são menos frequentes (Fig. 41.15). Não obstante, vários componentes dos óleos de corte têm sido identificados como causadores de dermatoses alérgicas.

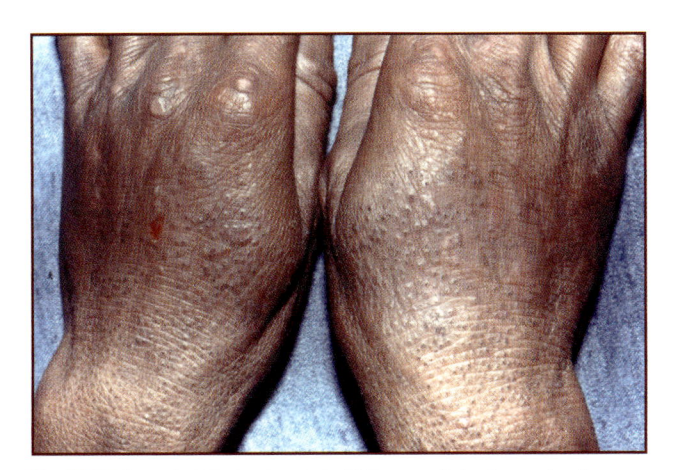

Fig. 41.14. Dermatite irritativa de contato (DIC) em mecânico de manutenção

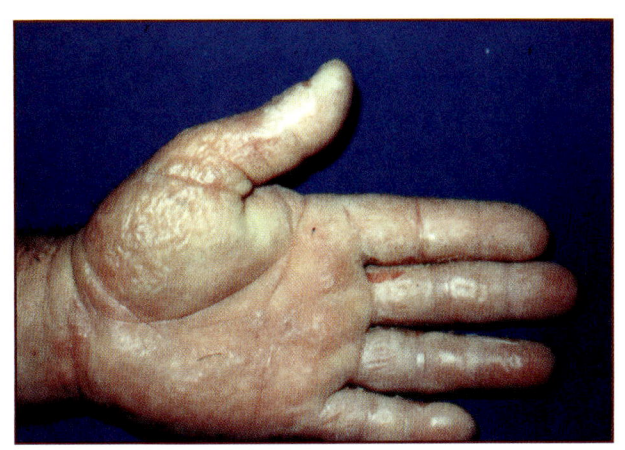

Fig. 41.15. Dermatite alérgica de contato (DAC) em trabalhador sensibilizado a vários óleos utilizados no processo de usinagem. Testes epicutâneos positivos ao óleo puro e ao óleo usado.

Vários autores (Fisher, 1979; Grattan *et al.*, 1989; Niklasson, Bjorkner, Sundberg, 1993; Koch, 1995; Meding, 1996) descrevem reações alérgicas por diversos agentes dos óleos de corte.

Câncer cutâneo

A exposição crônica da pele a óleos minerais usados, reciclados ou de baixo refino pode causar ceratoses que podem evoluir para epiteliomas do tipo escamoso – espinocelular, principalmente na região escrotal (Jarvholm, 1987). Os agentes causadores destas dermatoses situam-se no grupo dos hidrocarbonetos policíclicos aromáticos (HPA).

Graças a processos de refino mais modernos, esses hidrocarbonetos encontram-se presentes nos óleos minerais lubrificantes em quantidades baixas, sendo incapazes de ocasionar ação cancerígena. O teor de HPA, no entanto, cresce de forma desproporcional em óleos usados devido à ação do calor e de outros fatores, representando perigo potencial para trabalhadores expostos, como, por exemplo, os mecânicos de manutenção e outros que utilizem óleos usados.

Erupções acneiformes

Graxas, óleos minerais, lubrificantes, óleos de corte e outros tipos de óleos podem desencadear processos irritativos nos folículos pilossebáceos quando em contato frequente com a pele de trabalhadores suscetíveis.

Essas substâncias, em contato com a pele de trabalhadores sensíveis, irritam o ósteo do folículo pilossebáceo e podem penetrar no duto da glândula sebácea (Cronin, 1980). O aspecto e a localização destas lesões são muito característicos, pois acometem, principalmente, o dorso das mãos, os antebraços, o abdome e as faces anteriores das coxas. Em casos mais graves, outras áreas podem ser também comprometidas. A ocorrência desta dermatose, em nosso meio, é alta (Peixoto, 1948; Capisano, 1957; Belliboni *et al.*, 1957; Ramos e Silva, 1957; Belliboni, 1979; Ali *et al.*, 1979b; Ali *et al.*, 1980).

As erupções acneiformes são classificadas da seguinte maneira:

- superficiais, também conhecidas como "elaioconiose", quando acometem a epiderme superficial; e
- profundas, também conhecidas como "furunculose ocupacional", quando acometem a derme e o tecido subcutâneo.

Três formas clínicas de elaioconiose podem ocorrer, a saber: a forma papulosa, pustulosa e mista ou papulopustulosa (Tabela 41.10 e Tabela 41.11). É interessante salientar que as formas puras são muito raras, sendo as formas mistas as mais frequentes. Muitas vezes, a elaioconiose pode coexistir com lesões furunculoides (Fig. 41.16).

A ação irritativa dos óleos de corte e de outros tipos de óleos ocorre sobre o ósteo folicular, causando irritação e obstrução, ou ambas as coisas. Nos casos de furunculose ocupacional, o agente pode penetrar o ducto piloso, produzindo sua distensão e facilitando a infecção bacteriana. É importante ressaltar que elaioconioses e furunculoses graves têm ocorrido em trabalhadores que apresentaram no passado quadro de acne grave (graus III e IV).

Discromias

Podem ocorrer hipocromias e hipercromias:

- Hipocromias ou vitiligo ocupacional ou leucodermia de contato pode ocorrer em trabalhadores suscetíveis devido à presença de substâncias fenólicas na composição de alguns óleos de corte; e
- Hipercromias são raras, todavia, reações hipercromiantes devido à exposição a óleos minerais usados

Tabela 41.10. Etiopatogenia das lesões produzidas pelos fluidos de corte

- **Ação irritativa** do fluido de corte sobre o ósteo folicular;
- **Obstrução mecânica:** o fluido de corte mais material particulado promove a obstrução do ósteo folicular e facilita a infecção bacteriana.
- **Penetração do fluido de corte através do dueto piloso,** irritando-o e facilitando a infecção bacteriana.

Tabela 41.11. Clínica das erupções acneiformes pelos fluidos de corte

Foliculite	Ação irritativa perifolicular
Elaioconiose papulosa	Pápulas eritematosas Perifoliculares
Elaioconiose papulopustulosa	Presença de pápulas eritematosas, de pápulas e pústulas
Furunculose	Infecção do ósteo folicular, no nível da derme, desencadeada pela irritação por fluidos de corte

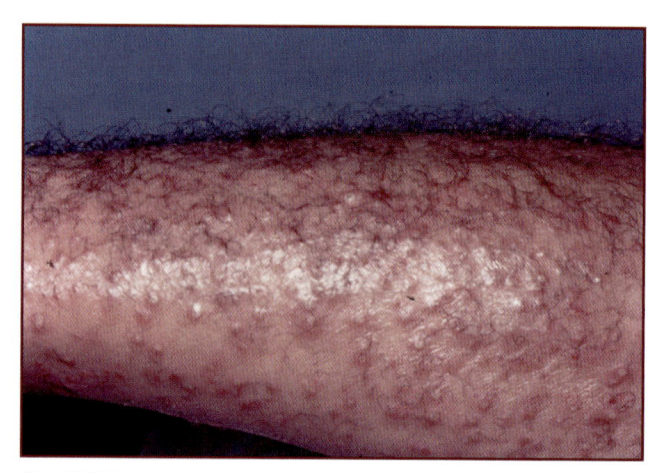

Fig. 41.16. Dermatite irritativa de contato folicular (DICF). Elaioconiose em trabalhador de indústria metalúrgica. Forma mista (papulopustulosa).

podem ocorrer, principalmente, com trabalhadores da raça negra.

Distrofias ungueais (Onicopatias ocupacionais)

A unha e os tecidos que a compõem constituem o aparelho ungueal. Exercem função protetora e estética, contribuindo de forma efetiva na funcionalidade dos dedos. Na atividade ocupacional, o trabalhador está em contato frequente com agentes diversos, que, em determinadas situações, podem comprometer as unhas.

Agentes biológicos, físicos e químicos podem agredir a lâmina ungueal, comprometer a funcionalidade dos dedos e a das próprias mãos, reduzindo a eficiência e produtividade no trabalho.

Nas indústrias metalúrgicas, o contato frequente com óleos, solventes, resinas e outras substâncias pode comprometer as unhas, produzindo diversas alterações, sejam de ordem traumática, irritativa ou até alérgica.

✓ *Prevenção*

Em termos de prevenção, no processo de usinagem de metais e em outras operações em que se utilizam óleos de corte, devem ser adotadas medidas que minimizem ou evitem o contato com a pele do trabalhador exposto.

Névoas de óleos de corte podem atingir as conjuntivas e causar conjuntivites irritativas. As névoas, em trabalhadores suscetíveis, podem irritar as narinas, a faringe e vias aéreas, causando rinite e asma ocupacional.

No manuseio dos óleos de corte, a prevenção das dermatoses ocupacionais deve levar em conta os aspectos básicos preconizados por Leavell e Clark (1976):

- Fatores relativos aos agentes:
  - **Ponto de ebulição baixo:** maior ação solvente sobre a pele, ressecando-a;
  - **Ponto de ebulição elevado:** maior capacidade de exercer ação obstrutiva sobre os poros dos folículos pilossebáceos, levando ao aparecimento de erupções acneiformes;
  - **Aditivos e bactericidas:** podem ter ação irritante ou sensibilizante sobre a pele do trabalhador;
  - **pH:** em sua maioria, os óleos de corte são alcalinos e exercem ação detergente e irritante sobre a pele, em trabalhadores suscetíveis;
  - Mudança na composição do óleo por ação do calor;
  - Presença de impurezas no óleo reutilizado e de pequenos fragmentos metálicos, podendo levar à produção de microtraumas;
  - Presença de microrganismos (fungos, leveduras, bactérias diversas), produzindo a formação de compostos capazes de irritar a pele do trabalhador; e
  - Usar óleos de corte de boa qualidade e renová-los periodicamente.
- Fatores relativos ao trabalhador:
  - Máquinas mal protegidas ou desprotegidas;
  - A exposição contínua ou intermitente ao agente;
  - O tempo total de contato com o agente;
  - A presença de névoas de óleos de corte no ambiente de trabalho;
  - Ventilação exaustora inexistente ou deficiente;
  - Ambiente sujo e mal arrumado exerce um efeito negativo para os cuidados com a higiene;
  - Sanitários limpos e próximos ao local de trabalho têm efeito positivo para a higiene; e
  - Ruído, calor excessivo, aerodispersoides.
- Fatores relativos ao meio ambiente:
  - **Atopia**: os trabalhadores atópicos são mais suscetíveis às irritações na pele e a afecções respiratórias, tais como, crises asmatiformes, irritações nas conjuntivas e rinites;
  - Uma dermatose preexistente, como, eczema atópico, eczema seborreico, eczema numular, psoríase e ictiose vulgar, pode ser agravada em contato com óleos de corte; e
  - Fatores psicossomáticos e psicossociais podem favorecer a baixa da produtividade, bem como acidentes gerais e cutâneos. Exemplos: política salarial inadequada; atitudes inamistosas da chefia; atrito com colegas e superiores; estresse; alcoolismo; drogas; dívidas; doenças em familiares; brigas; desajustes no lar; e outros.

Após as considerações sobre os fatores anteriores, podemos dividir as medidas preventivas em dois grandes grupos:

- A **proteção coletiva** deve ser preferida, pois elimina ou minimiza o risco para todo o grupo exposto ao agente ou a agentes. As medidas de prevenção coletiva mais indicadas compreendem:
  - **O enclausuramento:** o agente fica completamente fechado em recipientes, tornando a exposição praticamente impossível, salvo para os operadores de manutenção quando necessitam fazer reparos ou limpeza, ou quando ocorrem acidentes que liberam o agente para o ambiente. Em ambos os casos, medidas especiais de proteção individual deverão ser tomadas para se evitar riscos de contaminação para o trabalhador. Exemplo: risco de contaminação por bifenilas policloradas (PCB) em serviços de transporte ou de reparo de capacitores danificados;
  - **A automatização:** diminui, acentuadamente, ou elimina a exposição a muitos agentes químicos perigosos para a pele e para outros órgãos do trabalhador. O uso de robôs em operações que envolvam maiores riscos está sendo gradualmente implementado nas grandes indústrias; e

– **A substituição:** consiste na eliminação de determinado produto potencialmente perigoso, substituindo-o por outro menos agressivo para o trabalhador. Exemplos: a substituição de solventes aromáticos, nas operações de limpeza e desengraxe, por solventes clorados ou alifáticos; quando possível, usar substâncias em forma de grânulos, ao invés de usá-las em pó, pois isto reduz a presença de poeira no ambiente de trabalho. Substituir o nitrito de sódio e as etanolaminas dos óleos de corte por outras substâncias, a fim de impedir a formação de N-nitrosoaminas.

- A **proteção individual** com EPI é, por vezes, utilizada em muitas operações industriais, por ser o único meio de proteção disponível. De um modo geral, ela é paliativa e expõe o trabalhador a riscos que, a longo prazo, podem ser perigosos para a sua saúde. Vários aspectos devem ser enfocados com relação ao EP1: o uso correto do equipamento, a sua qualidade, o conforto para oito ou mais horas de uso contínuo, e a reposição de componentes, com a frequência indicada pelo fabricante ou segundo critérios técnicos. Em muitas situações, quando se trabalha com máquinas, fresas, tornos ou outro equipamento que envolva riscos de enroscos, o uso de luvas e de aventais e o vestuário com mangas compridas devem ser evitados. Nestes casos, pode-se recorrer ao uso de cremes de proteção, os quais, se usados dentro de critérios técnicos específicos, podem ser de grande valia (Lachapelle, 1996).

Tabela 41.12: Recomendações de segurança para o trabalho com óleos de corte

- Faça a remoção imediata de substâncias potencialmente irritantes ou sensibilizantes que entrarem em contato com sua pele.
- Roupas sujas ou contaminadas devem ser substituídas imediatamente.
- Nunca use solventes para limpar a pele, pois isto é uma causa frequente de dermatoses.
- Evite o uso de sabão em pasta para a limpeza das mãos, ele é muito alcalino e pode irritar sua pele.
- Lave as mãos antes de usar o sanitário, isto não é apenas higiênico, mas muito importante, pois evitará que você contamine o genital com óleos, graxas e outras substâncias potencialmente perigosas para sua pele.
- Lavatórios e sanitários devem ser construídos em local próximo e de fácil acesso para o trabalhador. Deverão ser mantidos sempre limpos, pois isto exerce influência benéfica sobre o trabalhador.
- As máquinas, as ferramentas e o local de trabalho devem ser limpos diariamente, enquanto entulhos e restos de material usado devem ter destino adequado.

✓ *Higiene individual*

A limpeza pronta e rápida de áreas da pele atingidas por agentes químicos irá evitar ou atenuar o aparecimento de lesões cutâneas devidas à ação de substâncias potencialmente irritantes ou sensibilizantes. Como regra, lavar imediatamente as áreas atingidas com água corrente. Se forem substâncias cáusticas ou ácidos fortes, fazê-lo durante cerca de 15 minutos. A limpeza das mãos e dos antebraços, quando sujos com óleos, graxas, tintas ou vernizes, pode ser feita com produtos específicos oferecidos por vários fabricantes especializados. Na falta destes recursos, pode-se utilizar uma mistura de óleo vegetal (de soja, milho, arroz) e querosene, em proporções iguais. Exemplo: umedecer um pedaço de pano ou de estopa com esta mistura e limpar as áreas atingidas; lavar, em seguida, com sabão de coco ou sabonete (Tabela 41.12).

Oriente o trabalhador a evitar o uso de pastas de areia, pois estas são muito alcalinas e podem irritar a pele de trabalhadores suscetíveis. O uso de solventes também pode prejudicar a pele, pois eles desenvolvem uma ação desengordurante, podendo desencadear dermatoses irritativas.

O uso de ar comprimido na limpeza de pele deve ser rigorosamente desencorajado, pois pode produzir ou agravar dermatoses preexistentes. Lavando as mãos antes de usar o sanitário, o trabalhador evitará contaminar a região genital, impedindo, no futuro, o aparecimento de dermatoses neste local. Pequenos ferimentos devem ser prontamente limpos e tratados de forma apropriada.

Indústria de eletrodeposição de metais

No processo de galvanização de metais, o trabalhador pode entrar em contato com substâncias potencialmente prejudiciais a sua saúde, como: cromo, níquel, zinco, cobre, cádmio, estanho, ácidos e álcalis. A galvanização é uma atividade industrial que utiliza processos químicos e eletrolíticos para revestir superfícies metálicas. As peças a serem revestidas são polidas e limpas por processo eletrolítico ou com solventes, o que é conhecido como pré-tratamento (Silva, 1999). Neste processo, podem ocorrer agressões à pele do trabalhador, ocasionando dermatites irritativas devido ao contato da pele com solventes diversos. Do mesmo modo, o contato com ácidos e soluções alcalinas pode causar lesões mais graves, como queimaduras químicas, com áreas ulceradas e de cicatrização demorada.

Após o pré-tratamento, as peças estão prontas para receber um revestimento metálico. Na cromagem de metais ferrosos, a eletrodeposição pode ser feita na seguinte ordem: banho de cobre alcalino e de cobre ácido, banho de níquel e, finalmente, banho de solução contendo ácido crômico. Nesta fase, pode ocorrer a liberação de névoas do banho se medidas de proteção adequadas forem negligenciadas (Lindberg, Ekholm, Ulfvarson, 1985). As névoas podem atingir os olhos (conjuntivas) do trabalhador, podendo causar conjuntivites irritativas. A inalação frequente de névoas crômicas pode irritar as narinas e perfurar o septo nasal (Cohen,

Davis, Krambowski, 1974). O contato do líquido do banho com a pele previamente lesada ocasiona o aparecimento de lesões ulceradas, de tratamento demorado, conhecidas como úlceras de cromo. A inalação de névoas ácidas presentes em vários banhos pode causar a destruição do esmalte e a subsequente erosão e destruição dos dentes.

Entre 1994 e 1995, 21 empresas de eletrodeposição de metais foram avaliadas quanto ao meio ambiente e às condições de trabalho. Neste mesmo período, 497 trabalhadores foram examinados. As empresas empregavam banhos diversos, nos quais utilizavam, em sua maioria, cromo, níquel e zinco. Algumas delas usavam, ainda, banhos de estanho. Na fase de preparação destes processos, substâncias diversas, como ácido nítrico, ácido clorídrico, ácido sulfúrico e soda eram utilizadas. Várias dermatoses foram encontradas nos trabalhadores envolvidos. Além disso, uma avaliação pormenorizada mostrou que, nos últimos 25 anos, houve sensível melhora na proteção cutânea desses trabalhadores, com significativa redução das lesões produzidas pela exposição ao cromo embora ainda haja incidência elevada de agressões ao septo nasal e às vias aéreas superiores (Tabela 41.13).

Dermatoses causadas pelos sais de cromo (Cromatos, Dicromatos e Ácido Crômico)

Os sais de cromo e seus ácidos têm sido caracterizados como agentes extremamente sensibilizantes para o ser humano. O cromo (do grego *chramas*, que significa cor) é encontrado na natureza em combinação com outros metais. O minério de cromo encontrado com maior frequência na crosta terrestre é a cromita, o óxido de ferro e cromo – $FeCr_2O_4$ – com 68% Cr_2O_3. Seus usos são os seguintes:

- Na produção de ligas com níquel, molibdênio, vanádio etc., para a produção de ferro e de aço resistentes à corrosão;
- Na galvanoplastia (cromação), processo eletrolítico no qual o cromo metálico é depositado no catodo a partir de uma solução de 20% a 40% de ácido crômico;
- Na indústria do couro, como agente de tanagem;
- Na preservação de madeiras;
- Na indústria fotográfica, como sensibilizador;
- Na fiação e na tecelagem, como mordente;
- Como pigmento, em tintas, borrachas e cerâmicas; e
- Na preparação de cromatos.

Os sais de cromo tomam parte ativa no desencadeamento de inúmeras dermatoses, quer aquelas produzidas por irritação, quer aquelas causadas por um mecanismo de sensibilização (alérgicas). O cromo VI (hexavalente) age sobre o tegumento e sobre as vias áreas de trabalhadores (Burrows, 1978).

O ácido crômico utilizado na eletrodeposição de metais apresenta-se na forma hexavalente. O cromo hexavalente é irritante para o tegumento e para as vias aéreas superiores. A forma trivalente é menos sensibilizante, menos irritante e menos tóxica. A forma hexavalente é reduzida na pele à forma trivalente pela metionina, pela cistina e pela cisteína. Acredita-se que, após a redução à forma trivalente, o cromo se ligue a proteínas para formar o complexo hapteno-proteína, sensibilizando o trabalhador afetado.

Dermatite irritativa de contato (DIC) – Úlceras do Cromo

Em muitas empresas, a cromagem de peças pequenas é feita manualmente pelo trabalhador, que as coloca em gancheiras que são mergulhadas em tanques com a solução de ácido crômico. Neste trabalho, o líquido do banho pode chegar à pele do trabalhador. O contato da solução com a pele previamente lesada por arranhões causados pelas gancheiras e por outros materiais pode ocasionar ulcerações locais (Gomes, 1970; Lee, Goh, 1988; Ali, 1999). Estas lesões são conhecidas como úlceras do cromo e, caso sejam tratadas de modo inadequado, podem apresentar cicatrização muito lenta. No entanto, raramente são encontradas infecções secundárias nelas (Fig. 41.17).

As lesões são geralmente arredondadas, muitas vezes em forma de anel com borda dupla, e tendem a necrosar na parte central. O tamanho depende fundamentalmente da área lesada. A queixa de dor local varia de acordo com o processo inflamatório presente.

Tabela 41.13. Evolução na incidência de lesões produzidas pela exposição a cromo hexavalente em empresas de eletrodeposição de metais				
Empresas avaliadas	Número de trabalhadores reexaminados	Prevalência de Úlceras do Cromo	Prevalência de ulceração septo nasal	Prevalência de perfuração septo nasal
54 empresas avaliadas por Edgard Raoul Gomes, em 1970	303	113/303 (37,20%)	99/303 (32,70%)	71/303 (23,40%)
10 empresas avaliadas por Salim A. Ali, em 1987	201	2/201 (1,0%)	16/201 (8,0%)	3/201 (1,50%)
21 empresas avaliadas por Salim A. Ali, 1994/95	497	8/497 (1,67%)	60/494 (12,10%)	20/494 (4,0%)

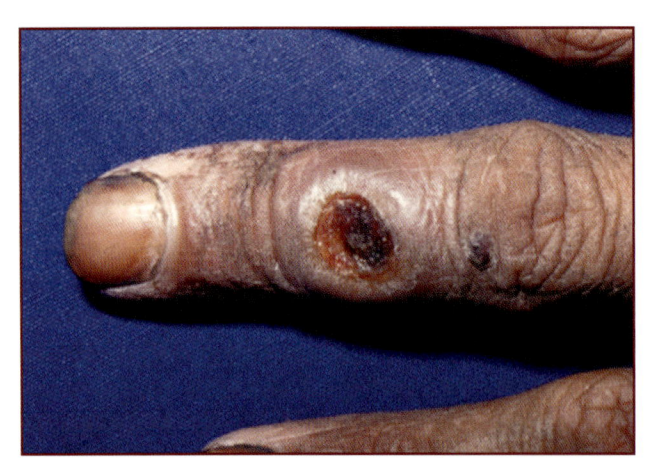

Fig. 41.17. Úlcera crômica em ajudante de galvanoplastia. Lesão ulcerada, com bordo duplo e centro necrótico. Em geral, pouco dolorosas. Este tipo de lesão foi denominado, no passado, como "Úlcera em olho de pombo".

Dermatite alérgica de contato (DAC) por cromato

A alergia decorrente do contato da pele com o líquido de banhos que contêm ácido crômico (cromo hexavalente) é rara (Fregert, Gruvberger, Heijer, 1970). Em nosso meio, a alergia por cromato ocorre com maior frequência em trabalhadores da construção civil, em contato com o cimento úmido. A alergia por cromatos (cromo hexavalente) tem sido descrita em muitas atividades industriais (Newhouse, 1963; Fregert, Gruvberger, Heijer, 1972; Guy et al., 1999).

✓ *Ações do cromo hexavalente sobre as vias aéreas*

Perfuração do septo nasal

O cromo hexavalente é irritante para as vias aéreas superiores. A inalação de névoas provenientes de tanques de cromagem pode irritar e perfurar o septo nasal de trabalhadores suscetíveis (Zvaifler, 1944; Edmundson, 1951).

A exposição às névoas de ácido crômico em concentrações maiores que 2mg/g ou 2 ppm pode causar, em trabalhadores suscetíveis, manifestações clínicas, tais como: irritação das conjuntivas, coceira e irritação nasal, eritema e congestão da mucosa nasal, exulceração, úlcera nasal, perfuração do septo (Fig. 41.18), coloração marrom na língua e nos dentes de pacientes não fumantes, e carcinoma broncogênico. Quadros de sensibilização em decorrência da exposição às névoas de ácido crômico não têm sido referidos.

Câncer brônquico

A exposição crônica dos pulmões a névoas de ácido crômico aumenta a incidência do carcinoma broncogênico. A inalação de névoas de ácido crômico durante vários anos pode causar o aparecimento de carcinoma broncogênico se as medidas de proteção não forem observadas (Takahashi, Okubo, 1990).

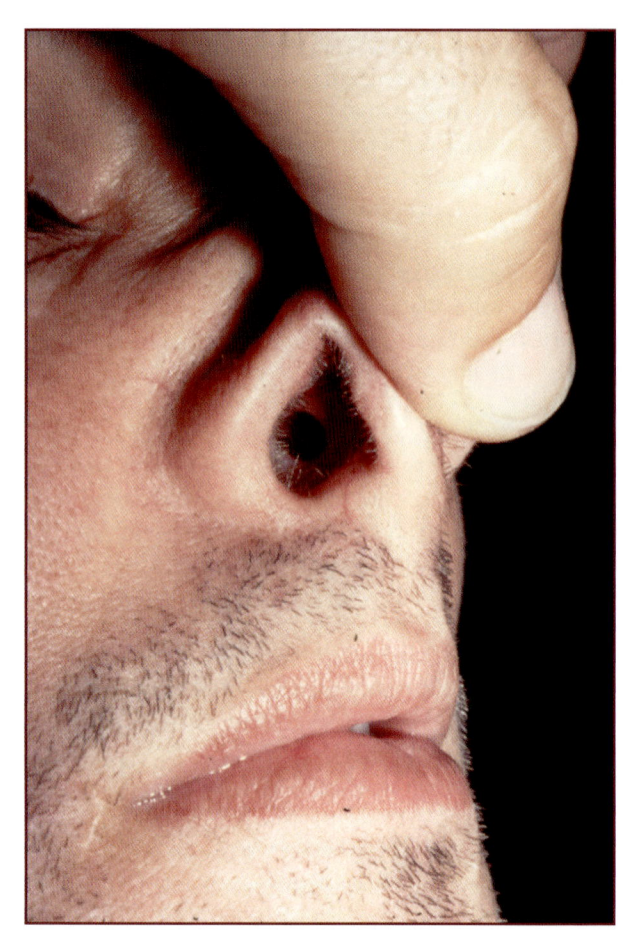

Fig. 41.18. Perfuração do septo nasal de um trabalhador, em um processo de cromação.

Erupções acneiformes e miliária rubra

As peças a serem cromadas e niqueladas precisam ser lixadas, polidas e limpas. O polimento final pode ser feito usando-se politrizes com tiras de couro, sobre as quais se coloca sebo. Nesta fase, sujeiras, partículas das peças polidas e sebo podem atingir a pele exposta e, também, o vestuário do trabalhador caso as medidas de higiene sejam descuradas. O vestuário sujo pode contaminar a pele e irritar o ósteo folicular, causando lesões acneiformes. Este processo é conhecido como elaioconiose. Muitas vezes, pode ocorrer também irritação e obstrução das glândulas sudoríparas, conhecidas como miliária rubra (Ali, 2000). Na fase de preparação das peças a serem cromadas ou niqueladas, podem coexistir quadros clínicos distintos ou conjuntos de elaioconiose e miliária rubra.

✓ *Tratamento*

O tratamento das dermatoses aos sais de cromo consiste em reduzir o cromo hexavalente para cromo trivalente, na área da lesão. Para isso, utilizam-se substâncias que reduzem o cromo VI a cromo III, como a cisteína, a glicina, a glutation e o ácido ascórbico (Samitz, 1974). Preparações frescas de ácido ascórbico podem ser obtidas a partir da vitamina C efervescente de 1g, dissolvendo-se um comprimido em 10 ml de água destilada ou em solução salina. Algodão ou gaze devem ser aplicados sobre a lesão por cerca de uma a duas horas. A solução deve ser guardada em frasco escuro e mantida em local fresco, ao abrigo da luz. Em razão da instabilidade da solução, recomenda-se nova preparação a cada cinco dias. A prevenção coletiva pode ser feita pela automatização das várias fases do processo de eletrodeposição de metais, enquanto que, individualmente, deve-se recorrer à utilização de Equipamentos de Proteção Individual (EPI), como luvas, aventais, botas e máscaras apropriadas, quando o processo ou suas fases não forem automatizadas.

Dermatoses causadas pelo níquel

Antes de serem cromadas, douradas ou de receber outro tipo de revestimento, as peças metálicas são banhadas em solução de níquel. Nesta fase, os trabalhadores desenvolvem dermatoses por terem partes do tegumento expostas aos líquidos do banho.

Dois quadros clínicos têm sido comumente descritos: uma forma irritativa que apresenta micropápulas escoriadas, que atingem o dorso dos dedos, as mãos, os punhos, os antebraços e o abdome, conhecida como "sarna dos niqueladores" (Fig. 41.19); e outra, marcada pelo surgimento de lesões vésico-eritêmato-edematosas no dorso das mãos e nos antebraços que, quando se tornam crônicas, podem atingir outras áreas do tegumento. Nestes casos, os testes epicutâneos, frequentemente, são positivos (forma alérgica). Há, ainda, uma terceira forma anômala e rara, que acomete, principalmente, trabalhadores da raça negra: é a forma eritemato-liquenoide, inicialmente pruriginosa, e que, com o afastamento das atividades de trabalho e com terapêutica tópica, remite rapidamente (Ali, 1999). Seu aspecto clínico lembra muito o líquen plano.

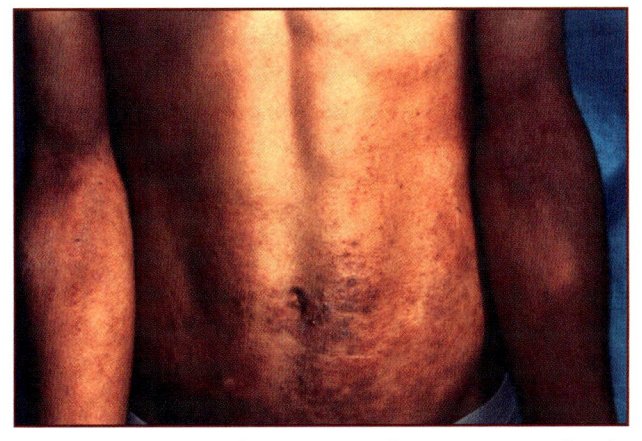

Fig. 41.19. "Sarna dos niqueladores". Processo inicialmente irritativo que pode evoluir para sensibilização.

Dermatite alérgica de contato (DAC) pelo níquel

O níquel é um dos alérgenos mais comuns da atualidade (Gollhausen, 1991; Kanerva *et al.*, 2000). A alergia ao níquel ocorre de forma predominante no sexo feminino em virtude do uso de vários adornos niquelados, como colares, pulseiras, brincos, fivelas, correntes, entre outros.

Na Europa, até 1930, a dermatose pelo níquel era predominantemente ocupacional e ocorria, na maioria das vezes em trabalhadores da galvanoplastia. Desde então, este quadro mudou sensivelmente. Estudos feitos entre 1936 e 1955 mostraram que 4% dos indivíduos sensibilizados provinham da indústria da galvanoplastia, 86,5% sensibilizaram-se pelo contato com objetos niquelados, e 9,5%, por outras formas de contato (Cronin, 1980). De modo geral, acredita-se que a sensibilização primária ao níquel se dê pelo contato da pele com adornos e outros objetos niquelados, não obstante as mulheres trabalhem hoje em atividades industriais que, até alguns anos atrás, eram de competência do gênero masculino.

Na área ocupacional, a incidência de sensibilização ao níquel tem sido menor do que aquela encontrada na população em geral (Kanerva *et al.*, 1997). A sensibilização ao níquel no gênero feminino chega a ser 12 vezes maior do que no gênero masculino (Ali, Grotti, Riscala, 1987). Todavia, devido à adesão dos homens ao uso de brincos e de outros adornos niquelados, na pálpebra, na língua e em outros locais, a incidência de alergia ao níquel no gênero masculino vem crescendo (Meijer, 1995).

Alergia de contato por moedas brasileiras

Temos sido questionados sobre a alergia de contato devido ao níquel, com referência às novas moedas, lançadas recentemente pela Casa da Moeda. As moedas de um e de cinco centavos são fabricadas em aço carbono e revestidas com cobre; como sabemos, o cobre é um alérgeno raro. As moedas de 10 e de 25 centavos contêm aço carbono e são revestidas com bronze (liga de cobre com estanho); as de 50 centavos, são feitas de liga homogênea de cuproníquel; e a de um real, é composta por disco central de cuproníquel e bordas de alpaca (cobre, zinco, níquel e prata). Os testes em todas essas moedas, realizados com dimetilglioxima (DMGO), não revelaram uma liberação de níquel capaz de causar alergia de contato pelo manuseio. Todavia, sabemos que pessoas altamente sensíveis podem apresentar reações a quantidades mínimas de níquel e, nestes casos, o nexo causal e os testes epicutâneos podem ser fundamentais para a comprovação diagnóstica.

Urticária de contato pelo níquel

A urticária de contato pode ocorrer principalmente em indivíduos atópicos (Guy *et al.*, 1999). Os testes de contato, geralmente, são negativos. O *Pricktest* com sulfato de níquel a 2,5%, em vaselina, pode ser positivo. As leituras devem ser efetuadas após cerca de 20 min.

Outras ações do níquel no organismo humano

Desde o processo de extração e refino do níquel, o trabalhador pode ser afetado pela exposição a subprodutos do metal, que podem lhe causar inúmeras afecções. O níquel e seus compostos podem irritar e perfurar o septo nasal (mineração), podem causar asma ocupacional (os sais de níquel), pneumonites, broncopneumonia, e câncer do nariz, da laringe e dos pulmões (Doll, Morgon, Speizer, 1970; Pedersen, Hogetveit, Andersen, 1973; Pang, Burges, Sorahan, 1996).

✓ *Prevenção*

O conhecimento sistematizado do agente e do meio ambiente facilita a adoção de medidas preventivas em todos os níveis. Em nível primário, deve-se:

- Propiciar o conhecimento prévio, pelo trabalhador, dos riscos produzidos pela exposição ao níquel e a seus compostos;
- Possibilitar o enclausuramento e a automatização dos processos de produção, a fim de reduzir ao mínimo o eventual contato do metal com a pele do trabalhador;
- Fornecer botas, luvas, aventais e outros EPI em PVC quando o trabalhador necessitar entrar em contato com os tanques de niquelagem e cromagem (sabe-se que os sais de níquel conseguem penetrar nas luvas de borracha, mas não nas de PVC) (Wall, 1980);
- Manter rigorosa higiene pessoal, incluindo vestiário e armário individualizados; quando a pele for atingida pelo banho de níquel, deve-se lavá-la imediatamente e substituir prontamente a roupa atingida por respingos ou umedecida pelo contato com as bordas de tanques de niquelagem;
- Fornecer equipamento respiratório quando a concentração de fumos e vapores de níquel, no ambiente de trabalho, exceder os limites estabelecidos na legislação; e
- Realizar exames periódicos a cada seis meses.

Sobre os usuários de objetos e adornos niquelados, estudos mostraram que a sensibilização pelo níquel se faz principalmente pela argola do brinco que entra diretamente em contato com a pele lesada até a cicatrização. (Existem outros artigos que podem conter níquel e que entram em contato prolongado com a pele, tais como: colares, braceletes, pulseiras, fivelas, botões e pinos.) Recomenda-se que essas ligas tenham no máximo 0,5% de níquel. Recomenda-se que a liberação de níquel na pele não exceda 0,5 mg Ni/cm^2/semana, ou seja, 0,5 ppm Ni/cm^2/semana. Observação: pacientes muito sensíveis ao níquel podem apresentar reações a quantidades muito pequenas (Gollhausen, 1991; Kanerva, Estlander, 1995).

A Comunidade Econômica Europeia, após ouvir a opinião de especialistas, faz a recomendação de não limitar o uso de objetos, adornos e de outros objetos niquelados quando (NIDI, 1992):

- A liga contendo níquel for resistente à corrosão pelo suor e não liberar níquel acima dos limites previstos na lei;
- Em artigos que entrem em contato direto e não prolongado com a pele;
- Em artigos que contenham níquel, mas cujos uso e localização dificultam o contato direto com a pele. Exemplo: botões no vestuário; e
- Quando o objeto niquelado for revestido por outro material que dificulte, através do uso, a liberação de níquel por um período de três anos.

Dermatoses causadas pelo zinco

O zinco é muito utilizado no processo de revestimento metálico. Nos banhos de zinco quente, quando as peças metálicas são mergulhadas nos tanques, ocorrem explosões que lançam respingos em áreas contíguas. Neste momento, o trabalhador deve se posicionar em locais protegidos, a fim de evitar que os respingos de zinco quente atinjam sua pele.

Pesquisas efetuadas em 22 empresas de eletrodeposição de metais, entre 1994 e 1995, por técnicos da Fundacentro, mostraram que a incidência de queimaduras pelo zinco quente atinge 2,8% dos trabalhadores do setor (Ali, 1999). Sais e óxidos de zinco podem ser irritantes à pele do trabalhador e podem causar dermatites de contato irritativas, de leve a graves.

Dermatite irritativa de contato (DIC) pelos sais de zinco

O cloreto de zinco pode causar dermatites irritativas e até mesmo ulcerações que lembram as úlceras do cromo. O cromato de zinco (mistura de óxido de zinco com o ácido crômico) é usado como agente anticorrosão e pode causar dermatites irritativas e alérgicas (Bruynzeel, Henniomam, Van Ketel, 1988).

A chamada "febre de fumos metálicos" também pode ocorrer (Calnan, 1987). Quando submetidas à soldagem, superfícies metálicas recobertas por zinco podem liberar fumaça que causa intoxicação aguda se inalada em concentrações maiores que de 5 a 10 mg Zn/m^3. Durante o processo de soldagem, se medidas protetoras forem negligenciadas, os níveis de concentração de fumos metálicos podem chegar a 100 m^{Z}n/m3 no ambiente de trabalho. Sintomas de intoxicação apresentam-se na forma de cefaleias e dores musculares, que podem perdurar por cerca de dois dias.

Dermatites alérgicas de contato (DAC) pelos sais de zinco

A alergia de contato pelo zinco e seus sais são raras. Todavia, alguns casos têm sido relacionados com o zinco piritione, utilizado em xampus anticaspa (Nigam *et al.*, 1988).

Urticária de contato por sais de zinco

Em uma funcionária que utilizava luvas de borracha, houve o desenvolvimento de intensa reação pruriginosa que desaparecia cerca de 30 minutos após a remoção das luvas. Testes de contato com alérgenos da borracha foram negativos. Testes de escarificação com a luva e com carbamato de zinco foram positivos (Helander, Makela,1983). Asma, urticária e angioedema têm sido descritos por exposição a fumos de zinco (Farrel, 1987; Weir *et al.*, 1989).

Dermatoses causadas pelo cobre

O cobre é um metal vermelho escuro muito utilizado na fabricação de ligas metálicas. O latão é resultante de uma liga metálica que contém cerca de duas partes de cobre para uma de zinco. O bronze é uma liga metálica na qual predominam o cobre e o estanho. Os sais de cobre são usados como mordente em tinturaria, em germicidas, em preservativo para madeiras e em tintas no processo de eletrodeposição de metais, no qual são utilizados sais de cobre ácidos e alcalinos (Silva, 1999).

Dermatite irritativa de contato (DIC) pelo cobre

É pouco frequente, mas pode ocorrer. O contato com a pele e a inalação de certos sais de cobre podem causar processos irritativos similares àqueles encontrados quando da exposição aos cromatos. Em situações especiais, eles podem causar ulceração (Fig. 41.20) e a perfuração do septo nasal.

Dermatite alérgica de contato (DAC) pelo cobre

É pouco frequente em razão do baixo potencial alergênico dos sais de cobre (Saltzer, Wilson, 1968; Forstrom, Kiistala, Tarvainen, 1977; Karlberg, Boman, Wahlberg, 1983). No aquecimento deste metal, pode haver a liberação de fumos que podem causar a febre por fumos metálicos.

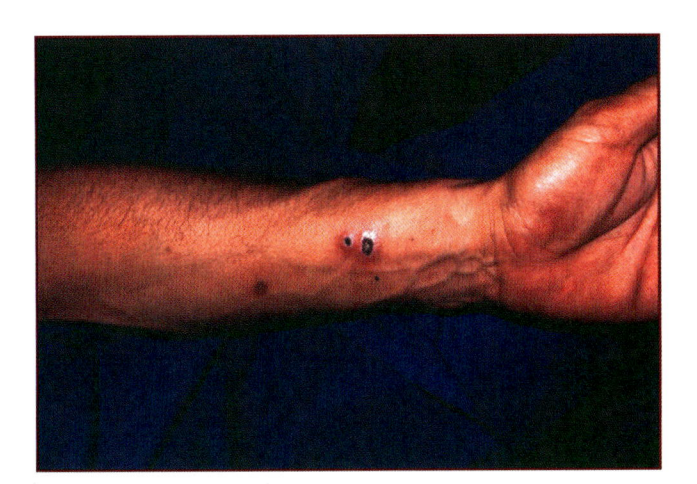

Fig. 41.20. Queimadura química. Ulceração causada pelo contato com cianeto de cobre, em uma indústria de eletrodeposição de metais.

Dermatoses causadas pelo cádmio

O cádmio e seus compostos encontram ampla aplicação industrial. São utilizados na fabricação de baterias de níquel-cádmio, em processos de soldagem, na fundição e preparação de ligas metálicas, na eletrodeposição de metais e, também, como pigmentos e estabilizadores de plásticos.

A exposição ao cádmio e a seus compostos pode causar várias afecções, entre elas, alterações nos sistemas cardiovascular, imune, reprodutivo, respiratório, além de nefro e hepatoxicidade (Guy *et al.*, 1999). O cádmio e seus compostos são classificados como Grupo 1 (cancerígeno para o homem) pela *International Agency for Research on Cancer* (IARC, 1993), todavia estudos até agora realizados não demonstraram que ele seja cancerígeno por meio do contato com a pele (Wahlberg, 1965).

Dermatites alérgicas de contato têm sido descritas em trabalhadores expostos a compostos de cádmio. Dermatites irritativas de contato (DIC) podem ocorrer em trabalhadores na indústria de eletrodeposição de metais. Em uma grande empresa que utilizava processo de cadmiagem, um dos trabalhadores expostos apresentou um processo irritativo nas mãos em virtude do contato com líquido de banho (Ali, 1999). Reações fototóxicas foram descritas pelo sulfeto de cádmio (Bjornberg, 1963). Em alguns casos, a ação de sais de cádmio sobre a pele de trabalhadores pode promover lesões tipo granuloma.

Dermatoses causadas pelo estanho

O estanho vem sendo utilizado desde os primórdios da civilização. Pode ser empregado na confecção de diversas ligas metálicas, dentre elas, a liga estanho-níquel, que tem propriedades alergênicas baixas se comparada ao níquel, isoladamente.

A exposição a fumos de estanho pode provocar quadros pulmonares conhecidos como estanose, que são, geralmente, assintomáticos, mas que apresentam alterações radiológicas significativas. Dermatites de contato pelo estanho são raras e pouco descritas na literatura.

Dermatite irritativa de contato (DIC) pelo estanho

Óxidos e compostos orgânicos de estanho podem ser irritantes para a pele. Dermatites de contato graves foram descritas em trabalhadores que utilizavam tintas especiais contendo, em sua formulação, o tributilestanho (Goh, 1985).

Dermatite irritativa de contato acneiforme por fumos de estanho metálico:

O exame de 13 trabalhadores envolvidos no processo de revestimento de canos de escapamento para automóveis, em que há o mergulho das peças em pequenos tanques com estanho fundido, mostrou que nove deles apresentaram erupções acneiformes em razão da grande liberação de fumos de estanho (Fig. 41.21). As lesões foram foliculares papulopustulosas e comprometeram o tronco, os ombros, o pescoço e a região mentoniana dos trabalhadores (Ali, 1999).

Dermatite alérgica de contato (DAC) pelo estanho

O estanho é considerado um alérgeno raro. Testes positivos de contato ao estanho metálico têm sido encontrados em pacientes sensibilizados pelo níquel embora o significado verdadeiro disto não seja, ainda, bem conhecido (Menné et al., 1987).

Dermatoses causadas por ácidos e álcalis

Dermatoses ocupacionais por ácidos e álcalis são frequentes nas indústrias metalúrgicas e de eletrodeposição de metais. É sabido que os ácidos e álcalis são irritantes para a pele, embora a ação irritativa dependa do tipo de substância, de sua concentração e do tempo de contato da substância com a pele do trabalhador. Esta pode causar dermatoses leves, moderadas ou graves.

Dependendo do tempo de exposição, ácidos ou álcalis fortes podem causar lesões ulceradas graves, conhecidas como queimaduras químicas. Névoas ácidas e alcalinas podem irritar os olhos e causar conjuntivites e erosões no esmalte dos dentes dos trabalhadores.

Em estudos efetuados (Grasel, 1997) em 52 trabalhadores expostos a névoas de ácido sulfúrico (17% a 30% solução) em concentração $\geq 200mg/m^3$, no ar ambiental, a biópsia do septo nasal mostrou metaplasia escamosa em 79% das amostras estudadas através do método imuno-histoquímico da análise qualitativa da proteína P53 e do estudo da presença do antígeno Ki67 na camada superficial do epitélio escamoso. Medidas de proteção rigorosa, como exaustão e automatização desses processos, devem ser instituídas, para não expor os trabalhadores a riscos, inclusive, de câncer no septo nasal.

Madeiras

A pesquisa sobre os componentes da madeira e sua ação sobre a saúde dos seres humanos ainda representa enorme desafio para os estudiosos (Tabela 41.14). As reações alérgicas produzidas por inúmeros vegetais e madeiras já são bem conhecidas dos especialistas. Apesar de o número de pacientes com dermatoses alérgicas pelo contato com a madeira ser desconhecido, sabe-se de inúmeros casos de sensibilização.

Os principais componentes da madeira são a celulose, a lignina e a hemilignina. Inúmeros outros produtos podem ser extraídos da madeira, dentre eles, resinas, ceras, óleos, látex, corantes, taninos, gorduras, alcaloides, glicosídeos, amido, cânfora, essências, sais minerais, ácidos orgânicos e inorgânicos (Woods, Calnan, 1976). Muitas destas substâncias contribuem para a proteção do vegetal contra lesões mecânicas, por fungos, bactérias, insetos ou larvas. Outras são produtos de seu metabolismo final e não apresentam utilidade aparente. Cerca de 500 compostos químicos são obtidos de madeiras. Muitos deles são potencialmente alergênicos para os casos de manipulação frequente. Extratos de folhas usadas como tópicos podem causar fotossensibilização (Santos, Filgueira, 1994). Os quadros descritos incluem:

- Dermatite irritativa de contato (DIC);
- Dermatite alérgica de contato (DAC);
- Fotossensibilização;
- Hipercromia;
- Eritema multiforme;
- Conjuntivites;
- Rinites e asma ocupacional; e
- Câncer do septo nasal.

O pó da madeira pode atingir a pele, mucosas e vias aéreas superiores do trabalhador, podendo ocasionar dermatoses diversas e reações alérgicas. Vários autores descrevem a DIC causada pela seiva ou resina de certas árvores das famílias das moráceas, urticáceas, euforbiáceas, apocináceas e outras.

A ação alérgica pelo pó da madeira é frequentemente encontrada em trabalhadores, como carpinteiros, marceneiros,

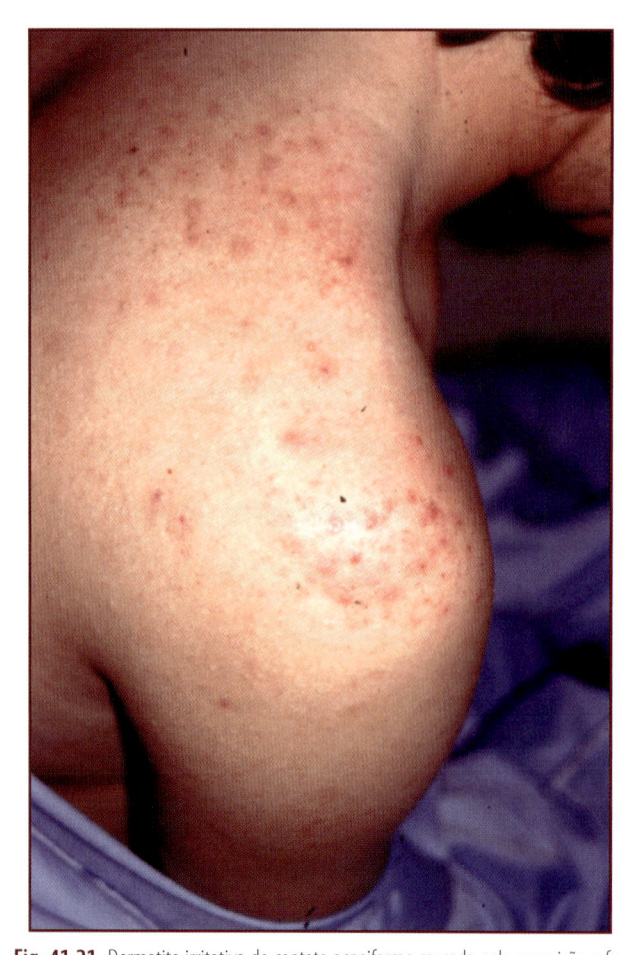

Fig. 41.21. Dermatite irritativa de contato acneiforme causada pela exposição a fumos metálicos de estanho em processo de revestimento de canos de escapamento para veículos.

serradores e polidores. As lesões surgem em regiões expostas, como o dorso das mãos, antebraços, pescoço (Fig.41.22), face, pálpebras e couro cabeludo, em trabalhadores calvos (Correia, Barros, Mesquita-Guimarães, 1992; Ali, 1999).

O quadro dermatológico tem início com prurido e eritema, o que progride para lesões eritêmato-vésico-edematosas. Às vezes, ocorre exsudação que, quando remite, deixa lesões descamativas. Irritação da mucosa nasal e conjuntivas pode ocorrer também. As vias aéreas superiores podem ser atingidas, desencadeando quadros asmatiformes em trabalhadores suscetíveis.

Trabalhadores expostos ao pó de algumas madeiras podem desenvolver hipercromia ocupacional, principalmente na face e no pescoço (Mascani, Carvalho, 1979; Ali, 1997). Foram estudados e tratados 5 trabalhadores do setor de polimento de uma fábrica de puxadores de madeira para móveis. O pó da madeira, conhecida como pau-ferro, *(Machaerium scleroxylon)* desencadeou várias afecções: 4 trabalhadores desenvolveram DAC, com testes epicutâneos positivos ao pó e aos fragmentos da madeira suspeita; 1 dos polidores desenvolveu eritema na face, no pescoço e nos pavilhões auriculares, com prurido discreto e, cerca de três semanas depois do desaparecimento do eritema, surgiram máculas hipercrômicas nestes locais.

A hipercromia pode remitir, com o afastamento do trabalhador, após alguns meses. Dois desses trabalhadores desenvolveram, também, quadro de broncoespasmo que melhorava com o afastamento da atividade e se agravava com a reexposição. É interessante salientar que os trabalhadores com DAC puderam voltar à atividade sem que ocorressem recidivas graves. Isto demonstra que o trabalhador pode, em determinadas situações, desenvolver tolerância quando reexposto ao agente.

Muitas lesões hipercrômicas apresentam componentes fototóxicos. Algumas máculas hipercrômicas lembram verdadeiras tatuagens. Inúmeras alterações na cor da pele do trabalhador podem ocorrer quando ele é exposto a determinados agentes. Essas alterações acontecem, geralmente, por impregnação externa do agente químico na pele. Destaca-se, ainda, que processos inflamatórios podem deixar sequelas residuais hipo ou hipercrômicas, sendo as mais comuns aquelas decorrentes dos processos eczematosos, dos quais a grande maioria evolui para a cura espontânea.

Holst, Kirby e Magnusson (1976) descrevem casos de eritema multiforme em marceneiros expostos a várias madeiras. Acheson *et al.* (1982), Wills (1982), Malker al cols. (1986) e Demers cols. (1995) mostram que a exposição ao pó da madeira pode causar câncer nos seios paranasais. Todavia, em nosso meio, este tipo de câncer (adenocarcinoma) não tem sido correlacionado com a exposição ao pó da madeira. Estudos realizados na Inglaterra revelam que a incidência de câncer nasal na população é de sete a doze por milhão, enquanto que, nos trabalhadores que lidam com madeira é de sete a dez por mil/ano.

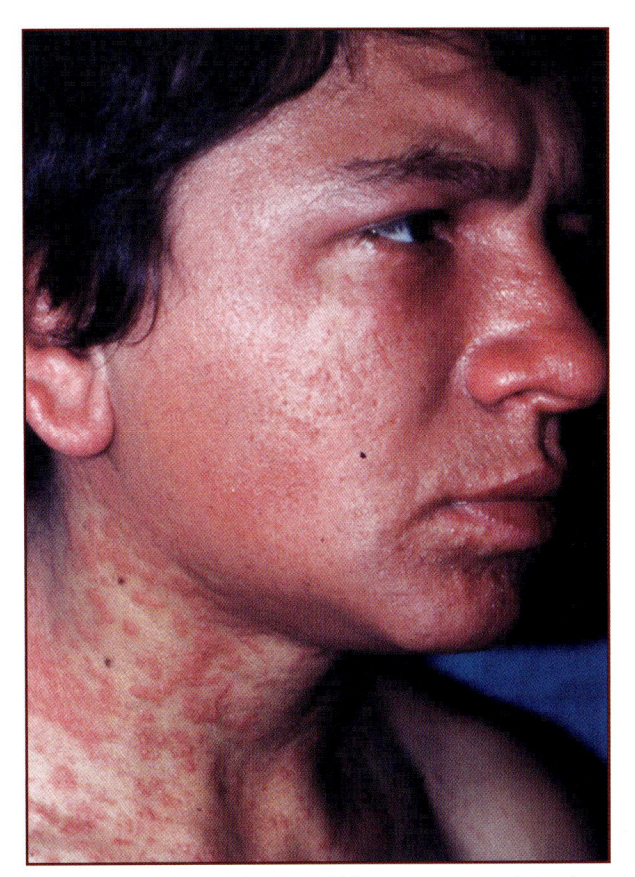

Fig. 41.22. Dermatite alérgica de contato (DAC) em marceneiro que fazia polimento de madeira pau-ferro (*Machaerium scleroxylon*).

Prevenção

No sentido de se evitar as consequências do contato cutâneo com pó de madeira, deve-se estar atento para (USA. NIOSH, 1975):

- O controle do pó originado do polimento mecânico, tendo como base o limite máximo de 10mg/m^3 de partículas no ambiente de trabalho;
- A ventilação exaustora nos locais de polimento, da serra circular, de fresas e de outras máquinas;
- Vapores úmidos, quando o polimento liberar partículas maiores que 5µm de diâmetro;
- Roupas especiais, que não ofereçam riscos de enroscamento nas máquinas, e máscaras adequadas; e
- Lavatórios, chuveiros e sanitários limpos, próximos ao local de trabalho e de fácil acesso.

Resinas

As resinas representam, na atualidade, um importante grupo de substâncias que podem causar dermatoses em trabalhadores expostos. Elas são muito utilizadas nas indústrias eletroeletrônica, automobilística, aeronáutica, na preparação de tintas especiais, colas, adesivos e outros produtos.

Tabela 41.14. Madeiras de uso comercial capazes de produzir dermatoses alérgicas

Nome vulgar	Outros nomes vulgares	Nomeclatura latina	Princípio ativo
Angelim araroba	Angelim amargoso, Araroba	*Vataireopsis araroba*	Crisarobina Antranol
Angélica	Angélica do pará, Tapaiúna	*Dicorynia urundeuva*	Alcaloides Triptamina
Aroeira do sertão	Aroeira-legítima, Urundeúva	*Astronium urundeuva*	Saponina
Aroeira	Aroeira brava	*Lithraea brasiliensis*	Saponina
Braúna	Ibiraúva, Graúna, Maria-preta	*Melanoxylon brauna*	Alcaloides
Cabreúva-vermelha	Quina-quina, Bálsamo, Óleo vermelho	*Miroxylon balsamum*	Bálsamo-de-tolu e Bálsamo-do-peru
Caju	Cajueiro	*Anacardium occidentale*	Cardol
Canela-preta	Canela escura, Canela parda, Louro preto	*Nectandra mollis*	Alcaloide Alpiol
Caroba	Jacarandá-caroba, Caixeta, Pau-de-colher	*Jacaranda semiserrata*	Lapacol
Caviúna	Jacarandá caviúna, Caviúna Rajada, Candeia do sertão, Pau-ferro	*Machaerium scleroxilon*	Quinonas Dalbergione
Cedro	Cedro-rosa, Cedro-branco	*Cedrela sp*	Tropelones
Cerejeira	Amburana, Emburana, Imburana, Amburana de cheiro, Cumaru de cheiro, Louro-ingá	*Amburana cearensis*	Cumarina
Charão	Laca	*Rhus succedanea*	Lacol Lapachol
Freijó	Frei Jorge	*Cordia goeldiana*	Quinonas
Garapa	Amarelinho, Grapiapunha, Pau-cetim, Garapa-amarela	*Apuleia leiocarpa*	Alcaloides Saponina, Oxyaynin
Gonçalo Alves	Guarabu-rajado, Guarita-rajado, Muiraquatiara	*Astronium fraxinfolium*	Bálsamo Terebintina
Guarantã	Pau-duro	*Esenbeckia leiocarpa*	Xantotoxina (fotossensibilizante)
Guatambu	Guatambu-vermelho, Pau-pereira, Peroba, Peroba-cetim	*Aspidosperma populifolium*	Fisostigmina. Quebra Camina (alcaloides)
Ipê-preto	Ipê-roxo, Pau-d'arco-roxo, Piúva roxa	*Tabebuia impetiginosa*	Glicosídeos, Lapacol, Lapaconona, Dexocilapacol
Imbuia	Canela-imbuia, Imbuia-amarela	*Ocotea porosa*	Dexocilapacol
Jacareúba	Guanandi, Santa-maria	*Calophyllum brasiliense*	Xantonas, Piranoxantonas (pode ocasionar foliculite)
Jacarandá-da-Bahia	Jacarandá-roxo, Jacarandá-preto	*Dalbergia nigra*	Quinonas, Flavonas- Saponinas, Glicosídeos, 3-4 di-Metoxi, Daldbergione
Maçaranduba	Paraju, Maçaranduba-de-leite	*Manilkara sp*	Saponina
Pau-amarelo	Pau-cetim, Muirataua, Limaorana	*Euxylophora paraensis*	Xantotoxinas (fotossensibilizantes)
Pau-ferro-verdadeiro ou Jucá	Muirapixuna	*Caesalpinia ferrea*	?
Pau-marfim	Marfim, Farinha-seca, Pau-liso	*Balfourodendron riedeliamum*	Balfourodin e outros alcaloides
Pau-rosa	Pau-rosa verdadeiro	*Aniba rosaeodora*	Alcaloides
Peroba	Sobro, Amargoso	*Aspidosperma polyneuron*	Alcaloides Quinonas
Peroba-do-campo	Ipê-peroba, Perobinha-do-campo	*Parateeoma peroba*	Alcaloides Ouinonas Lapacol Lapaconona
Pinho-brasileiro	Pinho-do-paraná, Araucária	*Arauearia angustifolia*	Alcaloides
Sapucaia	Castanha-sapucaia	*Leeythes pisonis*	Saponina Selenicistationina
Sucupira-amarela	Canjica, Guaiçara, Macanaíba-jacarandá-jiçara	*Ferreirea speciabillis*	Ouinonas Dalbergionas, 2-6 Dimetoxi P-Benzoquiona
Sucupira-parda	Macanaíba-parda, Sapupira	*Bowdiehia sp*	Ouinonas
Vinhático	Amarelinho, Pau-de-candeia	*Plathymenia retieulata*	Saponina

As principais resinas são: epóxi, fenólica, aminoplástica, acrílica-cianoacrilato, alquídica, de poliéster, polivinílica, poliuretana e celulose-éster plástica (Fazenda et al., 1995; Ali, 2001). Testes epicutâneos podem ser realizados com vários componentes de resinas (Tabela 41.15).

Tabela 41.15. Testes de contato com resinas e seus componentes	
Nome	Concentração e veículo
Resina epóxi Araldite em tubo	No estado
Outras resinas	1% vaselina
Endurecedor Araldite	1% vaselina
Dietilenotriamina	1% vaselina
Trietilenotriamina	1% vaselina
Hexametilenotetramina	1% vaselina
Trietanolamina	5% vaselina
Etilenodiamina	2% vaselina
Dimetilaminopropilamina	1% vaselina
Isofororildiamina IPD	0,5% vaselina
Bisfenol A	2% álcool
Epicloridrina	1% álcool
Alil-butil-cresil-glicildiléter	0,25% cada – álcool

Resinas Epóxi

De um modo geral, é uma das resinas mais importantes na indústria. A resina epóxi não curada é obtida da condensação de epicloridrina com um poliálcool ou polifenol, sendo o mais comum o bisfenol A. Esta resina é curada ou polimerizada quando se adicionam endurecedores ou agentes de cura, como: aminas, poliamidas, anidridos de ácidos e compostos fluorados inorgânicos. É importante salientar que, após curada, a resina torna-se dura, inerte, passando a ter propriedades não-irritantes, não-sensibilizantes.

Agentes de cura ou catalisadores são substâncias que aumentam a velocidade de polimerização das resinas. As resinas podem ser curadas da temperatura ambiente até a altas temperaturas. Os endurecedores usados com esta finalidade são divididos em três categorias:

- **Endurecedores ácidos:** ácidos policarboxílicos e anidridos de ácido policarboxílico;
- **Endurecedores aminados:** poliaminas, aminopoliamidas;
- **Condensação de aldeídos:** fenol-formaldeído, ureia-melanina.

✓ *Dermatite alérgica de contato (DAC) por resinas*

Entre os agentes de cura, encontram-se vários sensibilizantes e irritantes. As resinas epóxi de cura rápida são mais sensibilizantes que as demais. Na indústria, o trabalhador pode sensibilizar as áreas expostas (face, região do "V" esternal, pescoço) em decorrência do desprendimento de vapores durante o processo de cura. Em algumas atividades específicas, as extremidades dos dedos são frequentemente acometidas (Conde-Salazar et al., 1982; Castelian, Com, Castelian, 1992).

Desta exposição pode ocorrer, no trabalhador sensibilizado, eritema periorbicular com ou sem eritema facial. O contato com a pele pode também desencadear dermatoses alérgicas de contato (Fig. 41.23)

Colas e resinas à venda em dois recipientes ou embalagens distintas podem ser do grupo epóxi. Em um dos recipientes encontra-se a resina e, no outro, o endurecedor ou o agente de cura. As dermatoses produzidas por estas resinas poderiam ser minimizadas atenuando-se ou evitando-se seu contato com a pele.

Outros componentes das resmas epóxi, como modificadores, plastificantes, diluentes e amaciantes, podem ser sensibilizantes, porém a incidência tem sido pequena (Calnan, 1975; Woyton et al., 1976). Além disso, produtos acabados e colados com estas resinas podem causar dermatite alérgica de contato (Pei-Lin et al., 1998). Um surto de dermatite alérgica de contato ocorreu por resina epóxi presente em óleo de imersão para microscópio (Sasseville et al., 2000).

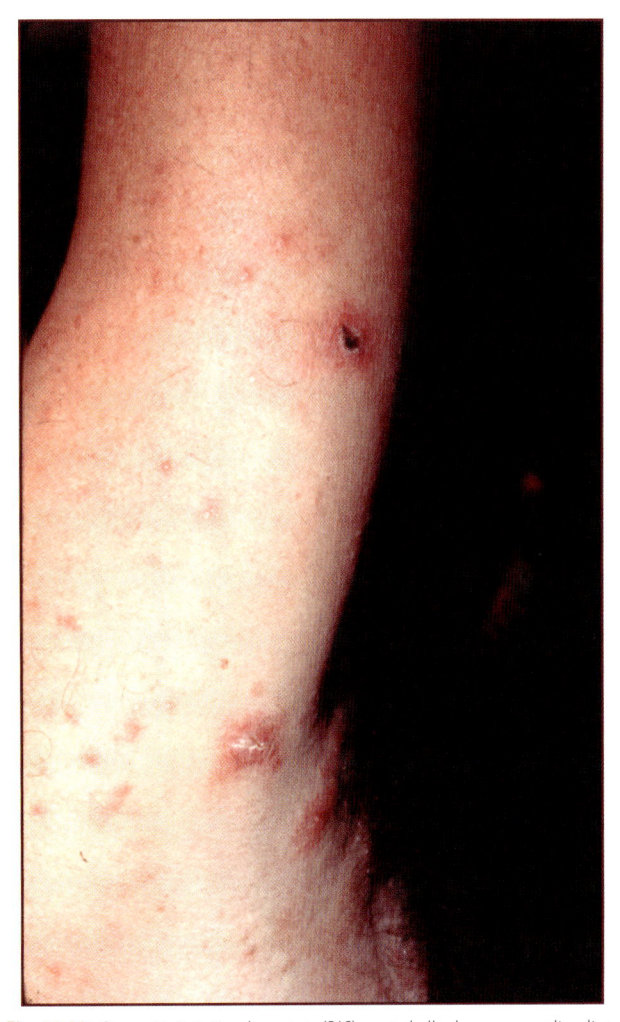

Fig. 41.23. Demartite irritativa de contato (DIC) em trabalhador que procedia a lixamento, em material, com resina e fibra de vidro.

✓ *Alergia respiratória por resinas*

Além do quadro cutâneo, a inalação dos vapores de resina produz quadros alérgicos, como rinite (Vaichere et al. 1986; Nielsen, Welinder, Skefving, 1989), asma e conjuntivite. Episódios de irritação das vias aéreas superiores, decorrentes da inalação dos vapores desprendidos no processo de cura, como tosse espasmódica e dispneia, desaparecem com o afastamento do trabalhador e retornam após novas reexposições aos vapores.

Prevenção

No processo de cura, pode haver a liberação de vapores de substâncias de baixo peso molecular que podem atingir a pele ou serem inaladas, com riscos para a saúde. As seguintes medidas preventivas gerais são recomendadas:

- Promover a boa ventilação exaustora no local de trabalho;
- Reduzir a formação de vapores;
- Nos processos de cura com temperaturas elevadas, usar respiradores ou máscaras apropriadas;
- Manter os recipientes que contenham substâncias voláteis, sempre que possível, fechados; e
- Nas áreas de processamento e de armazenamento de resinas, deve ser terminantemente proibido fumar e ingerir líquidos ou alimentos devido ao risco de absorção oral.

Em nível primário:

- Enclausuramento e automatização do processo de produção, a fim de reduzir, ao mínimo, os eventuais contatos com a pele do trabalhador;
- Uso de EPI quando for necessário entrar em contato com resinas no processo de mistura; e
- Educação do trabalhador, ensinando-o a manipular corretamente as resinas e apontando os riscos a que se acha exposto.

Em nível secundário:

- Os pacientes sensibilizados por resinas deverão ser afastados do contato caso apresentem testes epicutâneos positivos e eczemas recidivantes em decorrência da exposição ocupacional.

Em nível terciário

- Medidas de reabilitação profissional para os trabalhadores fortemente sensibilizados pela resina epóxi ou por seus componentes deverão ser adotadas.

Resinas Fenólicas

Compreendem três grandes grupos: **resinas fenol-formaldeído, cresol-formaldeído e resorcinol-formaldeído**.

O grupo mais conhecido, em Dermatologia Ocupacional, é aquele que compreende as resinas fenol-formaldeído. A resina mais importante deste grupo é o butilfenol p-terciário. Esta resina é muito utilizada em colas para calçados de couro; em moldes para fundição; nas indústrias de plástico laminado e de material elétrico; e na fabricação de lixas, esmeris e outros produtos similares. Ela tem sido responsabilizada por um grande número dos casos de dermatite de contato e discromia ocupacional ("vitiligo ocupacional ou leucoderma de contato") resultantes da exposição de áreas da pele ao contato e emanações dessas resinas (James, Mayers, Stevenson, 1977; Gelin, 1987b).

Vários outros derivados fenólicos, componentes de desinfetantes e produtos de limpeza (Lisol, Tersyl) podem, quando em contato com a pele, levar ao aparecimento de hipocromia. Pelo seu alto poder hipocromiante, essas resinas e outros produtos que contenham derivados fenólicos devem ser utilizados com medidas preventivas adequadas para cada caso (Ramos e Silva, 1997). Em caso de DAC, testar as resinas suspeitas.

Já tivemos a oportunidade de examinar vários trabalhadores que apresentavam vitiligo ocupacional decorrente da exposição ocupacional ao butilfenol p-terciário, utilizado na indústria de calçados e na fabricação de lixas, esmeris e rebolos à base de sílica, limalha de ferro e de resinas.

Resinas Aminoplásticas:

Essas resinas são obtidas a partir da policondensação de formaldeído com aminas. Elas são utilizadas especialmente na fabricação de chapas plásticas de fórmica e, também, colas especiais. Elas compreendem quatro grupos, a saber: **ureia-formaldeído, tioureia-formaldeído, melamina-formaldeído** e **anilina-formaldeído**.

Dermatites de contato por resinas aminoplásticas são frequentes. Tivemos a oportunidade de atender trabalhadores de uma grande indústria de fórmica, de São Paulo, que apresentavam um quadro eczematoso agudo de contato, nas mãos e nos antebraços, por terem utilizado papel contaminado por essas resinas para se enxugar.

Como devemos proceder aos testes epicutâneos nesses casos? Devido ao grande número de resinas deste grupo, com formulações diferentes, devemos, em caso de dermatite alérgica de contato, testar as substâncias suspeitas diluídas em vaselina a 10%.

Resinas Acrílicas-cianoacrilatos

Estas resinas são largamente utilizadas no acabamento de artefatos de couro, na indústria têxtil, na indústria de tintas e na de colas especiais (Loctite). São geralmente divididas em quatro grupos: *éster-acrílica, éster-metacrílica, acrilonitrila* e seus derivados, acrilamida e seus derivados.

As reações de polimerização de acrilatos em sistemas abertos podem causar dermatites de contato. Luz ultravioleta (UV) tem sido utilizada na cura de acrilatos, visando à aceleração da polimerização.

As resinas acrílicas apresentam, como componentes importantes, as seguintes substâncias:

- **Resinas:** monômero acrílico;

- **Corante:** sulfeto de cádmio;
- **Catalisadores:** peróxido de benzoíla e peróxido de metil-etilcetona;
- **Inibidor:** hidroquinona; e
- **Plastificante:** dimetilftalato.

Reações alérgicas a essas resinas e a seus componentes podem ocorrer (Emmett, 1977; Calnan, 1987; Malten, Den Arend, Wiggers, 1979).

As colas cianoacrílicas de secagem ultrarrápida ("Super-Bonder") são muito irritantes para pele, olhos, face e vias aéreas superiores, por apresentarem reações de cura muito rápidas em contato com as camadas superficiais (Calnan, 1987; Soubrier, Bresson, Chabeau, 1984). Reações alérgicas de contato são pouco frequentes. Seu uso em próteses ortopédicas permite que componentes do cimento, principalmente o monômero acrílico e o metilmetacrilato, atravessem luvas cirúrgicas e produzam dermatites de contato em pessoal médico e paramédico expostos a estes produtos. A Tabela 41.16 lista os principais cuidados para o manuseio de colas cianoacrílicas.

Tabela 41.16. Cuidados no manuseio de colas ciano-acrílicas

No procedimento cirúrgico:
- usar dois pares de luvas nas mãos;
- usar espátulas apropriadas para aplicar o cimento na prótese; e
- fazer uma boa higiene das mãos após a remoção das luvas.

Após o contato com a pele:
- Pele fortemente colada à resina, cuidado! Não tentar descolá-la, pois isto poderá resultar em ferimento desnecessário. Aguardar algumas horas para que a pele se desgrude. O tempo para isto ocorrer irá depender da quantidade de cola que atingiu o tegumento;
- Mergulhar a parte afetada da pele em um recipiente contendo um pouco de sabão diluído em água morna e lavá-la várias vezes. Acetona pode ser usado caso seja necessário diluir a resina grudada na pele; e
- Evitar todo e qualquer procedimento cirúrgico que vise separar a pele colada. Tentar apenas os procedimento acima recomendados.

Resinas Alquídicas

São resinas utilizadas pela indústria automotiva e também na fabricação de tintas especiais. DAC por resinas alquídicas são pouco frequentes. Os principais componentes dessas resinas são: anidrido ftálico, glicerol e ácidos graxos.

Resinas Poliésteres

Essas resinas são muito utilizadas nas indústrias aeronáutica e automotiva, bem como no isolamento de cabos e de fios elétricos. Em contato com a pele do trabalhador, essas resinas podem desencadear dermatites de contato irritativas e alérgicas.

Os principais agentes irritantes nas resinas poliésteres são os solventes (vinil benzeno, acetona, anidrido ftálico) e fibra de vidro, enquanto que os principais sensibilizantes são: resina poliéster, peróxido de benzoíla, dimetilanilina, naftenato de cobalto e o propilenoglicol. Após o processo de polimerização (cura), as resinas poliésteres tornam-se inertes, sendo pouco sensibilizantes.

Resinas Polivinílicas

Estas resinas são obtidas a partir da polimerização do cloreto de vinila, utilizando-se peróxidos como catalisadores. Do cloreto de vinila, obtém-se o cloreto de polivinila (PVC), o produto mais importante deste grupo.

O cloreto de vinila é encontrado na forma gasosa ou na líquida, dependendo das condições de temperatura e pressão. A exposição a ele ocorre, principalmente, pela inalação de seus vapores. Na forma líquida ou como vapor, o cloreto de vinila é inflamável e pode causar explosão. Seus vapores, particularmente, formam uma mistura muito explosiva com o ar.

Em nosso meio, a exposição ocupacional ao cloreto de vinila tem sido evidenciada. Em certa indústria da Grande São Paulo, os trabalhadores afetados operavam no setor de produção e se expunham ao agente, principalmente, quando procediam à limpeza dos reatores. Cerca de dez trabalhadores apresentaram alterações nos dedos das mãos, ocorrendo tumefação na extremidade das falanges distais dos dedos. A contaminação dos dedos e a absorção percutânea do monômero do cloreto de vinil podem produzir alterações circulatórias e ósseas, denominadas acro-osteólise.

Vários sinais e sintomas surgem em decorrência da exposição crônica ao cloreto de vinila. Eles podem se iniciar por cefaleias periódicas, irritabilidade, sonolência, distúrbios do sono, fraqueza geral (astenia), parestesias, formigamento dos membros, anorexia, epigastralgias, hepatoesplenomegalia, fibrose hepática, angiossarcoma hepático e fibrose pulmonar (Jones, Smith, Thomas, 1988). Na pele, podem ocorrer dermatites de contato irritativas e alérgicas, escleroderma e acro-osteólise.

✓ Acro-osteólise

Foi uma das primeiras doenças bem estudadas e correlacionada com a exposição ao cloreto de vinila por parte de trabalhadores que procediam à limpeza de reatores. As lesões aparecem em uma ou mais falanges dos dedos expostos das mãos. Ocorre encurtamento da falange e da lâmina ungueal, que fica mais alargada e mais curta. O dedo comprometido assume aspecto de baqueta de tambor. Raios X das falanges comprometidas mostram rarefação óssea (Zschunke, Ziegler, Haustein, 1990).

As queixas clínicas relatadas pelos trabalhadores referem-se a formigamento e pontadas nas extremidades das mãos, bem como a sensibilidade anormal ao frio, resultando, com frequência, no fenômeno de Raynaud. Nos antebraços, pode ocorrer enrijecimento do tecido conjuntivo da pele, apresentando aspecto esclerodérmico. Esses achados clínicos foram descritos, primeiramente, em 1966, e são considerados, desde então, como manifestação ocupacional da exposição a cloreto de vinila. É interessante notar que esses achados clínicos não foram considerados, pelos especialistas da época, como afecção séria à saúde do trabalhador.

As medidas de prevenção para as complicações do contato com o cloreto de vinil incluem:

- A utilização de máscaras apropriadas quando houver uma exposição acima dos limites de tolerância estabelecidos; na maioria dos países estes limites situam-se em torno de 1 ppm para 8 horas diárias de trabalho e 40 horas semanais;
- A monitoração das áreas onde a concentração de vapores de cloreto de vinil possa exceder os limites mínimos estabelecidos – os aparelhos utilizados nessas operações devem estar bem calibrados e em perfeito funcionamento;
- Arquivar os dados obtidos pela monitoração para análise, em caso de inspeção ou de fiscalização; as áreas monitoradas onde estejam ocorrendo picos de exposição deverão ser reestruturadas, visando-se estabelecer ambientes seguros e sem riscos para o trabalhador;
- Utilizar vestuário apropriado quando a exposição ao agente for possível em operações especiais de limpeza de reatores, ou em casos de emergência;
- Oferecer treinamento adequado e atualização por causa dos riscos de acidentes com os trabalhadores envolvidos na área de produção, de manutenção e de armazenamento do cloreto de vinila;
- Os trabalhadores expostos ao cloreto de vinila deverão receber informações por escrito sobre os possíveis riscos à saúde; para aqueles com dificuldade de leitura, as informações devem ser passadas por audiovisuais ou palestras; e
- Enfatizar a importância de se seguir com rigor as normas previamente estabelecidas, com a operação correta de equipamentos e o seguimento dos procedimentos, para se evitar erros que possam resultar em acidentes.

O exame médico ocupacional deverá ser o mais completo possível, incluindo a parte clínica e a laboratorial, voltando-se para todas as possíveis manifestações clínicas. No que se refere à pele, o exame deve dar uma atenção especial para o tegumento das extremidades das mãos e dos pés. Palpação e testes de disfunção hepática devem fazer parte do exame.

É aconselhável que a ficha clínica juntamente com os exames laboratoriais seja mantida por um período de 30 anos. No prontuário deverão constar, obrigatoriamente, além dos dados pessoais, as respostas às seguintes indagações: Trabalha regularmente em áreas de possível exposição ao cloreto de vinila? Onde? Na produção? Em limpeza de reator? Com o manuseio, o armazenamento ou outras formas de contato ou contaminação ocasional ou acidental com cloreto de vinila?

Resinas Poliuretanas

Essas resinas são obtidas da reação dos di-isocianatos com polialcoóis e poliésteres, utilizando-se aminas terciárias, sais de níquel e cobalto como catalisadores.

Os principais usos industriais relacionam-se à fabricação de fibras sintéticas, tintas especiais, borracha sintética, colas, vernizes, revestimentos de superfícies. Trabalhadores expostos podem desenvolver quadros de irritação e sensibilização pulmonar e dermatites tanto alérgicas como irritativas.

Asma e rinite ocupacional têm sido descritas por vários autores. Os principais agentes responsabilizados têm sido: 2,4-diisocianato (TDI); 4,4-difenilmetano diisocianato (MDI) e 1,6-hexametileno diisocianato (HDI). Estas resinas bem como as demais principalmente aquelas do grupo Epóxi tem apresentado crescimento extraordinário sendo na atualidade juntamente com aditivos da borracha e os metais os principais agentes causadores de dermatoses ocupacionais

✓ **Dermatite irritativas de contato (DIC) por resinas poliuretanas**

Tivemos a oportunidade de tratar cinco trabalhadores de um laboratório de uma indústria de tintas que ficaram expostos de maneira acidental aos componentes das resinas poliuretanas. Todos apresentaram dermatites irritativas no dorso de mãos, nos antebraços e áreas expostas da face e da região do "V" esternal. A exposição principal foi ao diciclohexilmetano diisocianato (Hylene-W). Além deste agente, várias aminas utilizadas como catalisadores são potentes irritantes.

✓ **Dermatites alérgicas de contato (DAC) por resinas poliuretanas**

As DACs são menos frequentes para o grupo das resinas poliuretanas do que para o grupo das resinas epóxi, porém, elas podem ocorrer, principalmente, no processo de preparação dessas resinas (Tabela 41.17).

Tabela 41.17. Principais isocianatos utilizados na indústria plástica	
DMDI	Di-ciclohexilmetano diisocianato
HDI	1,6-hexametilenodiisocianato
HYLENE W	Di-ciclohexil metano diisocianato
IPDI	Isoforona diisocianato
MDI	Difenilmetano diisocianato
NDI	Naftaleno diisocianato
PAPI	Polimetileno polifenil isocianato
TDI	Tolueno diisocianato
TMDI	Trimetilhexametileno diisocianato
TPMTI	Trifenilmetano tri-isocianato

Resinas Celulose-Éster Plásticas

Essas resinas são obtidas a partir da polpa da madeira e das fibras de algodão. Sua utilização é muito importante na fabricação de inúmeros objetos de grande consumo pela sociedade atual, como: armações plásticas para óculos, botões, brinquedos diversos, cabos plásticos para ferramentas diversas, canetas, celulóide, escovas para cabelo, escovas de dente, papel celofane e outros artigos similares.

As resinas de celulose apresentavam pequena durabilidade, quando ficavam expostas à luz solar. Para aumentar a vida média desses produtos, foi necessário utilizar inibidores de luz UV. Os principais inibidores utilizados são: o monobenzoato de resorcinol, benzofenonas, benzotriazois, o salicilato de fenila e hidroxibenzoatos. De um modo geral, essas resinas, quando acabadas, apresentam potencial de sensibilização muito baixo, não obstante casos de DAC tenham sido encontrados por meio de testes epicutâneos para os componentes utilizados em sua fabricação.

Tivemos a oportunidade de estudar três casos de pacientes sensibilizados ao material plástico de seus óculos. Foi possível obter testes epicutâneos positivos para o raspado do material umedecido com óleo de oliva. Hoje podemos proceder a testes epicutâneos mais acurados, pois existem padrões de diluição já estabelecidos para a maioria dos componentes dessas resinas.

Fibras de Vidro

A fibra de vidro é fabricada, desde a década de 1930, a partir da sílica e de outros óxidos, que podem ser adicionados quando se deseja obter produtos com qualidade diferenciada. Ela pode ser usada na produção de filtros de ar (Verbeck, Bruise-Van Uniik, Malten, 1981) e de isolantes térmicos, elétricos e acústicos. Quando usada em camadas, pode reforçar materiais plásticos na fabricação de tanques, piscinas, barcos, veículos, cabines, materiais esportivos e de outros produtos.

No processo de fabricação e acabamento, essas fibras atingem diâmetros que variam de 9 a 25mm (Alan, 1998) e podem atingir a epiderme, ocasionando processo irritativo localizado. Na forma de tecido ou manta, é pouco irritante para a pele.

No processo de fabricação da fibra de vidro, vários tipos de resinas – entre elas a epóxi, a de fenol-formaldeído, a de melamina-formaldeido, a polivinílica e outras (Bjornberg, 1985) – são utilizadas para a adesão da própria fibra de vidro, ou desta a outros materiais.

O aspecto clínico mais comum lembra a "miliária rubra". Às vezes, as lesões localizadas nos folículos pilossebáceos lembram foliculite, elaioconiose papular e, quando agrupadas, assumem aspecto furunculoide. De modo geral, as lesões são eritêmato-purpúricas e, predominantemente, irritativas. Em alguns casos, um aspecto teleangectásico e urticariano pode ser observado. A penetração da fibra no tegumento é diretamente proporcional a seu diâmetro e inversamente proporcional a seu comprimento (Possick, Gellin, Key, 1970).

Granulomas de corpo estranho podem ocorrer em virtude da reação celular aos fragmentos da fibra de vidro que podem ficar retidos na pele. A penetração de espículas de fibra de vidro no leito ungueal do paciente pode ocasionar paroníquias. No lixamento ou no polimento do produto, é possível que algumas partículas caiam dentro do EPI do trabalhador, podendo ocasionar dermatites irritativas também nos pés.

Trabalhadores atópicos e outros com dermografismo sintomático são, geralmente, mais sensíveis à ação pruriginosa das espículas da fibra de vidro em contato com a pele. Os cremes de proteção, nestes casos, devem ser evitados.

✓ *Dermatite irritativa de contato (DIC) por fibra de vidro*

A dermatite irritativa de contato pela fibra de vidro está relacionada com o diâmetro e com o comprimento da fibra e, também, com o alto poder de penetração de pequenas partículas provenientes da quebra ou do lixamento da fibra de vidro, partículas que penetram no vestuário do trabalhador e chegam até a pele. Essa dermatite irritativa é pruriginosa, e o ato de coçar produz o rompimento de pequenos vasos nas áreas onde os fragmentos estão presentes, ocasionando extravasamento de hemácias com característico aspecto purpúrico. A grande maioria dos trabalhadores expostos desenvolve DIC principalmente devido à ação mecânica exercida pela fibra (Tarvanein *et al.*, 1994). Há casos de trabalhadores que se tornam mais resistentes à ação irritativa destas partículas na pele. Este fenômeno é conhecido como *hardening* ou adaptação.

✓ *Dermatite alérgica de contato (DAC) por fibra de vidro*

Pode ocorrer durante o processo de preparação da fibra de vidro. Os sensibilizantes mais comuns são as resinas, principalmente aquelas do grupo epóxi, fenol-formaldeído, ureia-formaldeído e outras (Tarvanein *et al.*, 1993; Heino, Haapa, Manelius, 1996; Jolanki *et al.*, 1996). A sensibilização também pode ocorrer por tópicos, quando utilizados no tratamento da dermatite irritativa. O diagnóstico diferencial deve ser feito com a escabiose.

✓ *A ação das fibras de vidro sobre as vias aéreas do trabalhador*

Fibras menores que 5μm podem atingir os pulmões do trabalhador e causar uma reação do tipo irritativa. A reação é mecânica e passageira, e a fibra de vidro é eliminada pelos pulmões. A resposta não é granulomatosa e não tem efeito carcinogênico.

O diagnóstico das lesões cutâneas por fibra de vidro pode ser feito através de exame microscópico do material raspado das regiões suspeitas, em lâmina ou lamínula, adicionando-se hidróxido de potássio a 20%. A presença de pequenas espículas de fibra de vidro confirmará o diagnóstico.

Testes de contato ou epicutâneos, quando efetuados com fibra de vidro ou com material contaminado pela fibra de vidro, podem apresentar resultados falso-positivos, visto que a ação sobre a pele é predominantemente irritativa.

Lã de Vidro

Conhecida também como algodão mineral e algodão de sílica, é usada na indústria como material isolante de frio ou calor. A dermatite de contato irritativa provocada pelo contato da lã de vidro (Flahault, 1986) com a pele do trabalhador é similar àquela ocasionada pelas espículas de fibra de vidro. Muitas vezes, é difícil diferenciar as lesões provocadas por ambas as dermatites.

✓ *Prevenção*

Nos processos de polimento ou de lixamento da fibra de vidro, é necessário usar um sistema de exaustão adequado, luvas de cano longo e, também, um vestuário folgado, que reduza ou bloqueie a passagem de pequenas partículas, a fim de minimizar a penetração de fibras na pele.

Normas e orientações sobre as medidas de proteção contra a exposição a essas fibras geralmente minimizam as ocorrências de dermatite irritativa. Indivíduos atópicos ou portadores de dermografismo são mais sensíveis.

A higiene pessoal é importante para minimizar a contaminação por fibra de vidro. Nunca se deve usar ar comprimido para a limpeza do vestuário ou da pele. Para esta limpeza, deve-se usar um exaustor (Diniz, 1986). Já o banho após a jornada de trabalho é um fator importante na prevenção. O vestuário do trabalhador deve ser trocado diariamente e lavado na empresa, isoladamente, para impedir nova contaminação. Há casos descritos de dermatite irritativa em esposas de trabalhadores que lavaram roupas contaminadas com espículas de fibra de vidro.

Mais algumas orientações: 1) Uma proteção respiratória deve ser utilizada quando uma grande quantidade de partículas for gerada no processo de trabalho. 2) Manter sempre limpo o local de trabalho. 3) A mudança de atividade deve ser recomendada para trabalhadores muito suscetíveis (atópicos, portadores de dermografismo crônico e outros).

▸ Câncer cutâneo ocupacional

O câncer cutâneo ocupacional é uma doença ocupacional pouco conhecida em virtude de dificuldades em se estabelecer o nexo causal, devido ao longo período de latência (de 5 a 50 anos), isto é, o tempo que decorre desde as primeiras exposições ao agente até o aparecimento de manifestações cutâneas. Vários fatores podem concorrer para o aparecimento do câncer cutâneo ocupacional. São eles:

- Fatores genéticos:
  – Cor da pele;
  – Dermatose preexistente;
- Fatores imunológicos:
  – Imunodeprimidos
- Fatores ambientais:
  – Radiações ionizantes e radiações não ionizantes.

Agentes cancerígenos para o tegumento

Os principais agentes são:
- Físicos:
  – Radiação solar;
  – Radiações ionizantes (raios X, radiação gama, radiação beta);
  – Traumatismos.
- Químicos:
  – Hidrocarbonetos policíclicos aromáticos (HPA);
  – 3,4-Benzopireno, dibenzoantraceno;
  – Antraceno, piche, coaltar, creosoto, xisto betuminoso;
  – Arsênio inorgânico, outros;
  – Óleos lubrificantes usados ou reciclados e óleo em geral de baixo refino.

Mecanismo da ação carcinogênica

Com raras exceções, todos os agentes carcinógenos são transformados e ativados via enzimática e bioquímica. A maioria desses agentes se liga com o DNA e com macromoléculas celulares. Os hidrocarbonetos policíclicos combinam-se com o DNA pela ação de enzimas endosplasmáticas aril hidrocarboneto hidroxilase (AHH) presentes no fígado e em outros tecidos, inclusive a pele (Taylor, 1987).

O mecanismo de ação cancerígena dos arsenicais inorgânicos não é conhecido, mas baseia-se na inibição do mecanismo de reparação enzimática. Jung *et al.* (apud Adams, 1983) propõem uma teoria segundo a qual existem enzimas que restauram o DNA lesado pela luz UV, sendo possível que o vento e a temperatura aumentem o poder agressivo da luz UV na pele. Unna, também citado por Adams (1983), foi um dos primeiros dermatologistas a relacionar a incidência de lesões cutâneas, inclusive de epiteliomas, à exposição à luz solar, isto após examinar marinheiros. Inúmeros trabalhadores podem ter sua pele exposta à ação da luz UV. A radiação solar é considerada, na atualidade, o mais potente e o mais importante agente cancerígeno para a pele.

Definições

- **Cocarcinogênese:** compreende uma variedade de fenômenos pelos quais tumores são produzidos por mais de um agente atuando em conjunto ou em série.
- **Cocarcinógenos:** são agentes que aumentam os processos carcinogênicos quando administrados junto

com os agentes carcinogênicos. Exemplos: antralina, sacarina, fenobarbital, óleo de róton, dietiestilbestrol, Tween, triptofano.
- **Latência:** período entre a exposição inicial ao agente carcinógeno e o aparecimento da lesão maligna. A latência depende da:
  - Potência do agente cancerígeno;
  - Intensidade do contato; e
  - Suscetibilidade individual.

Segundo Eyre *et al.* (1983), os teores de HPA aumentam consideravelmente nos óleos já utilizados. Esses valores chegam a ser 100 ou mais vezes maiores que nos óleos novos.

A mucosa nasal pode ser afetada e o câncer do septo nasal tem sido descrito, por vários agentes (Malker, 1986).

São consideradas lesões pré-cancerosas aquelas que resultam em ceratoses actínicas e as verrugas decorrentes do contato com óleo mineral contaminado com alto teores de HPA. O período de latência pode ser longo (caso de exposição aos óleos minerais, arsênio e outros) ou curto (exposição às radiações ionizantes).

O câncer escrotal tem sido considerado quase que exclusivamente ocupacional (Hotckiss, 1976). Waldron, Waterhouse e Tessema (1984) descrevem vários agentes que foram identificados como os principais causadores do câncer escrotal. O tegumento da região genital pode apresentar áreas atróficas irregulares com leucomelanodermia, isto é, áreas hipocrômicas mescladas com áreas hipercrômicas. Podem ainda ocorrer teleangectasias difusas.

Entre as causas conhecidas de agentes químicos causadores de tumores no escroto, citam-se:
- Fuligem das chaminés (carvão);
- Óleos minerais derivados de petróleo – contaminados por HPA; e
- Parafina, piche, coaltar, óleo de baleia, fuligem vegetal.

Outras áreas podem ser acometidas, são elas: face, antebraços, mãos, dorso dos pés e joelhos. Podem surgir nessas áreas lesões verrucosas que podem evoluir para epiteliomas espinocelulares; também podem ocorrer epiteliomas basocelulares e ceratoacantomas.

Diagnóstico diferencial

Doença de Bowen: Lesões eritematosas nodulares, por vezes descamativas ou, ainda, apresentando placas ulceradas. Ocorre como lesão única em 65% dos casos e acomete, com predominância, maiores de 40 anos.

Principais causas do câncer ocupacional

O mais importante agente cancerígeno na área ocupacional é a radiação solar, especificamente a emissão da faixa ultravioleta A e B. Os trabalhadores de pele clara e de olhos claros são os mais suscetíveis. As profissões mais expostas à luz solar são aquelas que são exercidas em ambientes externos. Todavia outros trabalhadores que lidam com fontes emissoras de UV, se negligenciam a proteção adequada, também podem ser afetados (Tabela 41.18).

Tabela 41.18. Profissionais mais afetados pela ação da radiação solar

- Agricultores
- Hortifrutigranjeiros
- Pescadores
- Marinheiros
- Jardineiros
- Trabalhadores em conservação de estradas
- Trabalhadores na construção civil
- Estafetas
- Salva-vidas/Guarda-vidas
- Trabalhadores em plataformas marítimas
- Trabalhadores em serviços de manutenção externa
- Trabalhadores do setor de telefonia e eletricidade e outros que trabalham em serviços externos
- Boias-frias
- Soldadores
- Soldadores com arco
- Operadores que lidam com agentes germicidas com ultravioleta
- Operadores que lidam com *laser* ultravioleta

Tipos de câncer ocupacional

Câncer cutâneo não melanocítico

São os tumores cutâneos causados pela ação da luz UV, principalmente de fonte solar. Compreendem o carcinoma basocelular e o carcinoma espinocelular ou de células escamosas.

O carcinoma basocelular é o mais frequente destes tumores, correspondendo a 75% a 80% dessas agressões. Atinge, principalmente, a face, e apresenta crescimento lento e com raros casos de metástase. O carcinoma espinocelular representa 20% a 25% dos casos, atingindo, principalmente, mãos, antebraços e pernas e pode apresentar metástases com maior frequência.

A incidência do câncer cutâneo não melanocítico varia conforme a região do globo. Exemplos: A Tasmânia apresenta 167/100.000, para o gênero masculino, e 89/100.000, para o gênero feminino. Ásia e África apresentam os menores índices com 1/100.000, para o gênero masculino, e 5/100.000, para o gênero feminino (Weidepass, Partanen, Boffeta, 1998). O risco de câncer cutâneo ocupacional é maior para trabalhadores expostos e sem proteção adequada da região equatorial. Calcula-se que 90% a 95% dos cânceres cutâneos não melanocíticos estão relacionados com a exposição à luz solar faixa UVB.

Outros agentes causadores: piche, creosoto, arsênio, pó de madeira e HPA.

Câncer cutâneo melanocítico (melanomas)

O agente físico mais importante na gênese desse câncer é a luz solar, faixa UVA e UVB. Sua incidência é bem menor que a dos demais cânceres cutâneos. A relação desse câncer com a ocupação, dieta e fatores hormonais tem sido objeto de investigação. Estudos epidemiológicos mostram aumento do risco para melanoma em várias atividades, tais como: produção de fibra de celulose, indústria química, indústria de material elétrico e eletrônico, indústria petroquímica, telecomunicações e de produção de metais. (Partanen, Bofetta, Weidepass, 1998)

Estudo realizado em Montreal mostra um aumento significativo do melanoma nas seguintes atividades: produção de cloro, trabalho com motores emissores de propano, queima de produtos plásticos, poeira de tecidos, fibra acrílica e de lã, adesivos sintéticos, tinas, vernizes, alquenos clorados, tricloroetileno e branqueadores (Weidepass, Partanen, Boffeta,1998).

Há um aparente paradoxo em vários estudos que detectaram uma maior incidência de melanoma no tronco de trabalhadores em serviços internos na Marinha americana, onde a incidência situa-se em torno de 10,6/100.000. Procura-se correlacionar estes achados com a síntese de vitamina D – hoje se sabe que a presença dessa vitamina na pele confere proteção contra o melanoma (Garland et al., 1990). Criado et al., (1997) estudaram, no período de 1963 a 1995, casos de melanoma cutâneo primário e verificaram que havia maior incidência da doença no gênero feminino, e muito baixa incidência na raça negra. Não foi estudada a correlação ocupacional nesses casos.

Luz fluorescente como potencial agente cancerígeno

O uso de lâmpadas fluorescentes cresceu muito nos últimos 50 anos. Uma pergunta muito controvertida fica para ser respondida: "A exposição prolongada da pele à luz fluorescente causa risco de desencadeamento de câncer cutâneo?". Alguns estudos dizem que sim e outros dizem que não; outros ainda mostram possíveis riscos dose-dependentes (Gross, Rigel, 1990). O bulbo fluorescente emite baixos níveis de radiação UVB, na faixa de 280 a 320nm. Ainda que a emissão dessas lâmpadas seja bem menor que aquela da luz solar, pode ocorrer, dependendo da atividade, que a emissão de UV recebida durante um ano de trabalho possa ser maior do que aquela recebida através da exposição solar. Este fato, *per se*, pode representar um risco maior de câncer cutâneo.

O bulbo de luz fluorescente contém vapor de mercúrio em baixa pressão, e há bobinas elétricas nas extremidades do bulbo de vidro. Internamente, o bulbo é revestido por uma camada de fósforo. Quando o tubo é ligado, a corrente elétrica que por ali passa emite radiação UV e luz visível. A luz UV é emitida na faixa de 254nm (UVC), com picos de UVA e de UVB. Ao passar através da camada de fósforo, essa luz é convertida em luz visível na faixa de 400 a 700nm. Essa transformação não é 100% eficiente, e luz na faixa da UVB passa em pequenas quantidades. Maxwell, Elwood (1986) demonstraram que, em nove lâmpadas fluorescentes testadas, em comparação com a luz solar, essas lâmpadas emitiriam de 10 a 30 vezes mais UV na faixa de 290nm.

Prevenção

Deve ser feita criteriosamente, a fim de se evitar exposições perigosas para a pele e os olhos do trabalhador. O uso de óculos, máscaras, elmo de soldador, vestuário apropriado e cremes fotoprotetores é importante.

Medidas de controle efetivo sobre os agentes cancerígenos no ambiente de trabalho devem exigir ações rápidas que visem assegurar a integridade física do trabalhador.

A União Europeia criou uma base de dados denominada CAREX (que significa exposição a carcinógenos). Há um programa que procura conhecer os trabalhadores expostos aos carcinógenos dos grupos 1, 2A e a agentes selecionados do grupo 2B, da Classificação da IARC, e aqueles expostos às radiações ionizantes, distribuídos em 55 atividades. Essa avaliação detectou 22 milhões de trabalhadores expostos aos agentes do grupo 1, sendo que os agentes mais comuns foram a radiação solar (9.100.000), as emanações de diesel (3.000.000), o radônio (2.700.000) e a poeira de madeira (2.600.000). Esses estudos mostram que 32 milhões de trabalhadores (23% do total) estão expostos a estes agentes cancerígenos (Kaupinen et al., 2000).

As seguintes medidas são recomendadas para a proteção global dos trabalhadores que participam de processos que envolvem riscos de exposição a substâncias potencialmente cancerígenas:

- A eliminação do agente cancerígeno:
  Sempre que possível, este deve ser o método de proteção preferido. Levar em conta que a toxicidade, a carcinogenicidade e as outras possíveis propriedades nocivas do agente substituto devem ser conhecidas e oferecer pouco ou nenhum risco para os trabalhadores envolvidos no processo.
- A substituição da forma de apresentação do agente:
  Um material em pó pode ser substituído por outro sob a forma de pasta ou peletizado. Nestes casos, muitas vezes torna-se necessária a introdução de mudanças no processo de produção. Por isso, é importante garantir que as mudanças redundem efetivamente em proteção eficiente para os trabalhadores.
- O enclausuramento do processo de produção.
- O isolamento das áreas de risco:
  – Utilizando barreiras físicas apropriadas;
  – Limitando o número de trabalhadores que lidam com o processo; e
  – Instituindo operações de controle remoto, automatização, com robôs etc.

- O controle da Engenharia de Produção Ambiental:
  - Enclausuramento total ou parcial do processo;
  - Controle da ventilação local; e
  - Controle de válvulas de emergência.
- A observância das normas estabelecidas para a atividade de risco:
  - Limitar ao mínimo os operadores na área de risco;
  - Limitar ao mínimo o tempo de permanência nas áreas de risco;
  - Proceder com rigor à descontaminação do chão e das paredes;
  - Ingerir líquidos, alimentos ou fumar é terminantemente proibido nas áreas de risco;
  - Trabalhadores que tenham o hábito de roer as unhas devem ter suas mãos protegidas;
  - Lavatórios e sanitários devem estar próximos ao local de trabalho e permitir higiene adequada;
  - O uniforme contaminado deve ser lavado na empresa, com os cuidados exigidos, evitando-se, na lavagem, contaminar vestuários de outras áreas de menor risco;
  - Usar armário duplo, com uma parte para guardar o vestuário e a outra parte para guardar o uniforme;
  - Se as lavagens dos uniformes forem executadas por empresa especializada, esta deverá ser avisada, visando com isso evitar a contaminação de outros uniformes;
  - Em caso de respingos ou da contaminação de um uniforme, se possível, proceder à limpeza da região imediatamente; caso não seja possível, proceder de imediato à sua substituição;
  - Tanques e outros recipientes contendo substâncias tóxicas devem permanecer fechados; e
  - Armazenar substâncias potencialmente cancerígenas em locais apropriados e seguros.
- A utilização de EPI em algumas situações especiais: O uso do EPI deverá ser introduzido apenas para complementar a proteção em atividades onde seja possível a utilização de outras medidas mais seguras.

Referências

Acheson ED et al. Is nasal adenocarcinoma in the Buckinghamshire furniture industry declining? Nature, 299: 263-5, 1982.

Adams RM. High-risk dermatoses. Journal of Occupational and Environmental Medicine, 23: 829-34, 1981.

Adams RM. Physical and biological causes. In: Adams RM. Occupational skin diseases. New York: Grune & Straton, 1983. p.27-57.

Alan W. Manufactured mineral fibers. In: Harbison RD. Hamilton & Hardy's - Industrial Toxicology. 5th ed. St. Louis: Mosby, 1998. p. 571

Alchorne MMA, Andere JB, Paschoalick RC. Dermatoses ocupacionais por agentes mecânicos. Revista Brasileira de Saúde Ocupacional, 40(10): 59-60, 1982.

Ali SA. Dermatoses ocupacionais pelo cimento. Clínica Médica, 6(5): 20-4, 1988.

Ali SA. Dermatoses ocupacionais. São Paulo: Fundacentro, 1997.

Ali SA. Atlas de dermatoses ocupacionais. São Paulo: Fundacentro, 1999. CD-ROM.

Ali SA. Dermatoses na indústria metalúrgica. In: Ferreira Filho M. (Ed.) Saúde no Trabalho. São Paulo: Roca, 2000. p.205-8.

Ali SA. Dermatoses ocupacionais. São Paulo: Fundacentro, 2001. p.124-9.

Ali SA. Dermatoses ocupacionais. São Paulo: Fundacentro, 2010.

Ali SA, Toledo AA, Zaia PA. Dermatoses profissionais na indústria mecânica - Óleos solúveis. Anais Brasileiros de Dermatologia, 51: 215-25, 1976.

Ali SA, Proença NG, Muller H. Líquen plano induzido por reveladores fotográficos. Anais Brasileiros de Dermatologia, 52: 415-32, 1977.

Ali SA, Grotti A, Riscla CM. O níquel e suas ações sobre o organismo humano. Revisão. Anais Brasileiros de Dermatologia, 62(2): 85-96, 1987.

Ali SA et al. Dermatite de contato por componentes da borracha. Revista Brasileira de Saúde Ocupacional, 26: 33-6, 1979a.

Ali SA et al. Dermatoses produzidas por derivados do petróleo. Revista Brasileira de Saúde Ocupacional, 26: 43-5, 1979b.

Ali SA et al. Principais dermatoses atendidas pelo Serviço de Medicina Industrial do SESI- São Paulo no período de 1975 a 1979. Archivos Argentinos de Dermatologia, 30: 283-88, 1980.

Amaral CFS et al. Tratamento de acidentes por animais peçonhentos. 2a ed. Brasília: Fundação Nacional de Saúde/Coordenação de Controle de Zoonoses e Animais Peçonhentos/Centro Nacional de Epidemiologia, 1992.

American Contact Dermatitis Society. Consensus of the American Contact Dermatitis Society. Diagnosis of Allergic Contact Dermatitis, 1994.

Austin GT. Shreve's Chemical Process Industries. New York: McGraw-Hill Book Company, 1984.

Azulay RD, Silva C, Vivas A. Dois casos de eczema profissional em pedreiros. Papel etiopatogênico do cromo existente no cimento. Anais Brasileiros de Dermatologia e Sifilografia, 2(27): 61-6, 1952.

Belliboni N. Considerações sobre as causas mais comuns de dermatoses ocupacionais em São Paulo (698 casos). Revista Brasileira de Saúde Ocupacional, 26: 30-2, 1979.

Belliboni N et al. Estudo preliminar das dermatoses industriais em São Paulo. Revista da Associação Médica de Minas Gerais, 8: 179-84, 1957.

Berg M, Liden S, Axelson O. Facial skin complaints at visual display units. An epidemiologic study of office employees. Journal of the American Academy of Dermatology, 22: 621-5, 1990.

Birmingham DJ. Overview: Occupational skin diseases. In: International Labour Office. Encyclopaedia of Occupational Health and Safety. 4th ed. Geneva: ILO Publications, 1998.

Bjornberg A. Reactions to light in yellow tattoo from cadmiun sulfide. Archives of Dermatology, 88: 267-71, 1963.

Bjornberg A. Glass fiber dermatitis. American Journal of Industrial Medicine, 8: 395-400, 1985.

Brasil. Ministério da Previdência Social. Decreto nº 3.048/99. Disponível em: http://www.planalto.gov.br/ccivil_03/decreto/D3048.htm.

Braverman M. Malingering: Post-injury malingering is seldom a calculated play. Occupational Health & Safety, 47(2): 36-48, 1978.

Bruynzeel DP, Hennipman G, Van Ketel WG. Irritant contact dermatitis and chrome-passivated metal. Contact Dermatitis, 19: 175-9, 1988.

Burrows D. Chromium and the skin. British Journal of Dermatology, 99: 587-595, 1978.

Calnan CD. Epoxy resin dermatitis. Journal of the Society of Occupational Medicine, 25: 123-6, 1975.

Calnan CD. Metal fume fever (short communication). Contact Dermatitis, 5(2): 125, 1987.

Calnan CD. Cyanoacrylate dermatitis. Contact Dermatitis, 5: 165-7, 1979.

Capisano HF. Dermatoses profissionais. Revista da Associação Médica de Minas Gerais, 8: 193-9, 1957.

Carnicelli MVF. Exposição ocupacional à vibração transmitida através das mãos: uma revisão sobre o distúrbio vascular. Revista Brasileira de Saúde Ocupacional, 82(22): 35-45, 1994.

Castelain PY, Com J, Castelain M. Occupational dermatitis in the aircraft industry: 35 years of progress. Contact Dermatitis, 27(5): 311-6, 1992.

Cohen R, Adams RM. Radiation in occupational skin diseases. In: Adams RM (Ed.). Occupational skin disease. 2nd ed. Philadelphia: WB Saunders Company, 1990. p.65-72.

Cohen SR, Davis DM, Krambowski RS. Clinical manifestations of chromic acid toxicity: nasal lesions in electroplate workers. Cutis, 13: 558-68, 1974.

Conde-Salazar Gomes L, Gomes Urcuyo JF. Sensibilidad a los componentes da la goma en obreros da la construcción. Revisión de 100 casos. Medicina y Seguridad del Trabajo, 24(96): 47-54, 1976.

Conde-Salazar R et al. Sensibilidad a resinas epoxi de caracter profesional. Salud y Trabajo, 35: 66-9, 1982.

Correia O, Barros MA, Mesquita-Guimarães J. Airborne contact dermatitis from the woods Acacia melanoxylon and Entandophragma cylindricum (short communication). Contact Dermatitis, 27(5): 343-4, 1992.

Criado PC et al. Características epidemiológicas do melanoma maligno cutâneo primário. Hospital do Servidor Público Estadual de São Paulo, 1963-1995, 1997. Disponível em: <www.saudetotal.com/melanoma/hspmela.htm>

Cronin E. Contact dermatitis. Edinburgh: Churchill Livingstone, 1980. 718p.

De Boer EM, Van Ketel WG, Bruynzeel DP. Dermatoses in metal workers. (I) Irritant contact dermatitis. Contact Dermatitis, 20: 212-8, 1989.

De Groot C. Patch testing. Test concentrations and vehicles for 3700 chemicals. 2nd ed. Amsterdam: Elsevier, 1994.

Demers PA. et al. Wood dust and sino-nasal cancer: pooled reanalysis of twelve case-control studies. American Journal of Industrial Medicine, 28: 151-66, 1995.

Dias BL, Azevedo MC. Pararama, doença causada por larva de Lepidóptero: Aspectos experimentais. Boletín de la Oficina Sanitaria Panamericana, 75(3): 197-203, 1973.

Dias EC. Organização da atenção à saúde no trabalho. In: Ferreira Jr M. (Ed.) Saúde no trabalho - Temas básicos para o profissional que cuida da saúde dos trabalhadores. São Paulo: Roca, 1999. p.22.

Dibeneditto JP, Worobec SM. Exposure to hot environments can cause dermatological problems. Occupational Health & Safety, 5(1): 35-8, 1985.

Diniz D. Saúde Ocupacional na indústria de fibras de vidro. O Jornal da Fiberglass, 9(17): 4, 1986.

Doll R, Morgan LG, Speizer FE. Cancers of the lung and nasal sinuses in nickel workers. British Journal of Cancer, 24: 623-32, 1970.

Dompmartin A et al. Two cases of urticaria following fruit ingestion, with cross-sensitivity to latex. Contact Dermatitis, 30: 250-1, 1994.

Duarte IAG. Síndrome da pele excitada (angry back). Dissertação de Mestrado. São Paulo: Faculdade de Medicina da USP, 1994.

Edmundson WF. Chrome ulcers of the skin and nasal septum and their relation to patch testing. Journal of Investigative. Dermatology, 17: 17-9, 1951.

Emmett EA. Contact dermatitis from polyfunctional acrylic monomers. Contact Dermatitis, 3: 245-8, 1977.

Emmett EA. Occupational skin disease. Journal of Allergy and Clinical Immunology, 72(6): 649-56, 1983.

Eyre AR et al. Health aspects of lubricants. Den Haag: Concawe's Health Group Special Task Force IH4. p.22, 1983.

Farrel FJ. Angioedema and urticaria as acute and late phase reactions to zinc fume exposure, with associated metal fume fever-like symptoms. American Journal of Industrial Medicine, 12: 331-7, 1987.

Fazenda JMR et al. Tintas e vernizes. Ciência e Tecnologia. 2a ed. São Paulo: ABRAFATI (Associação Brasileira dos Fabricantes de Tintas), 1995, p.262-484.

Fisher AA. Allergic contact dermatitis of the hands due to industrial oils and fluids. Cutis, 23: 131-242, 1979.

Fisher AA. Contact Dermatitis. 3rd ed. Philadelphia: Lea & Febiger, 1986.

Fisher T, Irma Kahlman RN. Patch testing technique. Journal of the American Academy of Dermatology, 21: 830-2, 1989.

Fisher T, Maibach HO. Improved, but not perfect, patch testing. American Journal of Contact Dermatitis, 1(2): 73-90, 1990.

Fitzgerald DA et al. Cold urticaria as an occupational dermatosis. Contact Dermatitis, 32: 238, 1995.

Flahault A et al. Epidemie de dermite irritative à la laine de roche dans un atelier du secteur tertiaire. Archives des Maladies Professionnelles, 47(1): 39-41, 1986.

Forstrom L, Kiistala R, Tarvainen K. Hipersensitivity to copper verified by test with 0,1% CuSO4. Contact Dermatitis, 3: 280-1, 1977.

Foussereau J, Benezza C, Maibach H. Occupational contact dermatitis: Clinical and chemical aspects. Philadelphia: WB Saunders Company, 1982. p.142-3.

Fregert S, Gruvberger B, Heijer A. Chromium dermatitis from galvanized sheers. Berufsdermatosen, 18: 254-60, 1970.

Fregert S, Gruvberger B, Heijer A. Sensitization to chromium and cobalt in processing of sulphate pulp. Acta Dermatovener, Stockholm, 52: 221-4, 1972.

Furtado T, Armond S. Esporotricose ocupacional e familiar. Revista Brasileira de Saúde Ocupacional, 6(26): 37-9, 1979.

Garland CG et al. Occupational sunlight exposure and melanoma in the U.S. Navy. Archives of Environmental Health, 45(5): 261-7, 1990.

Gelin GA. Physical and mechanical cause of occupational dermatosis. In: Maibach HI. Occupational and Industrial Dermatology. 2nd ed. Chicago: Year Book Medical Publishers Inc., 1987a, p.88-93.

Gelin GA. Pigment responses: Occupational disorders of pigmentation. In: Maibach HI. Occupational and Industrial Dermatology. 2nd ed. Chicago: Year Book Medical Publishers Inc., 1987b, p.134-42.

Gell PHG, Coombs RRA, Lachmann PJ. Clinical aspects of immunology. Oxford: Blackwell Scientific Publications, 1975.

Gillespie RW. Burn wounds: primary management. Occupational Health & Safety, 51: 38-40, 1982.

Goh CL, Gan SL. The incidence of cutting fluid dermatitis among metalworkers in a metal fabrication factory: a prospective study. Contact Dermatitis, 31: 111-5, 1994.

Goh CL, Gan SL. Change in cement manufacturing process, a cause for decline in chromate allergy? Contact Dermatitis, 34: 51-4, 1996.

Goh CL. Irritant dermatitis from tri-N-butil tin oxide in paint. Contact Dermatitis, 12: 161-3, 1985.

Gollhausen R, Ring J. Allergy to coined money: nickel contact dermatitis in cashiers. Journal of the American Academy of Dermatology, 25: 365-9, 1991.

Gomes ER. Condições de higiene do trabalho e incidência de cromoergopatias em trabalhadores de galvanoplastias sindicalizadas no Estado de São Paulo. Dissertação de mestrado. São Paulo: Faculdade de Saúde Pública da USP, 1970.

Grasel SC. Efeitos do ácido sulfúrico sobre a mucosa nasal humana. Estudo clínico, histopatológico e imuno-histoquímico em trabalhadores expostos a névoas de ácido sulfúrico. Tese de Doutorado. São Paulo: Faculdade de Medicina da USP, 1997.

Grattan CEH et al. Cutting fluid dermatitis. Contact Dermatitis, 20(5): 372-6, 1989.

Green A. Working in a cold environment. Occupational Health & Safety, London, 30(8): 366-71, 1978.

Gross DF, Rigel DS. Fluorescent light and skin cancer risk. In: Menné T, Maibach HI. Exogenous dermatoses: environmental dermatitis. Boca Raton: CRC Press, 1990, p.428-31.

England. Health and Safety Executive. Guidance Note EH 23: Anthrax: Health Hazards. London: CIS, p.80-166, 1979. Disponível em: <http://products.ihs.com/Ohsis-SEO/110959.html>

Guy RH et al. Metals and the skin. Topical effects and systemic absorption - Chromium. New York: Marcel Dekker. Inc., 1999.

Haddad Jr V, Cardoso JLC. Dermatoses provocadas por animais venenosos. Anais Brasileiros de Dermatologia, 74(5): 441-7, 1999.

Halbert AR, Gebauer KA, Wall L. Prognosis of occupational chromate dermatitis. Contact Dermatitis, 27: 214-9, 1992.

Hannuksela M, Suhonen R, Karvonen J. Caustic ulcers caused by cement. British Journal of Dermatology, 95: 547-9, 1976.

Hansson C et al. Extraction of mercaptobenzothiazole compounds from rubber products. Contact Dermatitis, 36: 195-200, 1997.

Heino T, Haapa K, Manelius F. Contact sensitization to organosilane solution in glass filament production (short communication). Contact Dermatitis, 34(4): 294, 1996.

Helander I, Makela A. Contact urticaria to zinc diethyldithiocarbamate (ZDC) (short communication). Contact Dermatitis, 9: 327-8, 1983.

Hobson PD. Práctica de la lubrificación industrial. Madrid: Edición Interciencia, 1962.

Holness DL, Nethercott RR. Results of patch testing with a special series of rubber allergens. Contact Dermatitis, 36: 207-11, 1997.

Holst R, Kirby J, Magnusson B. Sensitization to tropical woods giving erithema multiforme-like-eruption (short communication). Contact Dermatitis, 2(5): 295-6, 1976.

Hotckiss RJS. Cancer of the skin of the male genitalia. In: Andrade R (Ed.) Cancer of the skin. Philadelphia: Saunders, 1976.

Huner A et al. The irritant effect of different metalworking fluids. Contact Dermatitis, 31: 220-5, 1994.

Ignati BI. Comunicação pessoal. Teores de cromo e níquel em cimentos no Brasil. Associação Brasileira de Cimento Portland. São Paulo, 1998.

International Agency for Research on Cancer. World Health Organization. Monographs on the evaluation of carcinogenic risks to humans. Lyon: IARC, 1993, p.58.

Irvine C et al. Cement dermatitis in underground workers during construction of the channel tunnel. Occupational Medicine, 44: 17-23, 1994.

Jaeger H, Pelloni E. Tests epicutanées aux bichromates positif dans l'eczema au ciment. Dermatologica, 100: 207-16, 1950.

James O, Mayers RW, Stevenson CJ. Occupational vitiligo induced by p-terc-butylphenol, a systemic disease? Lancet, 2(8050): 217-9, 1977.

Jarvholm B. Mortality and cancer morbidity in workers exposed to cutting fluids. Archives of Environmental Health, 42: 361-6, 1987.

Jolanki R et al. Occupational dermatoses from exposure to epoxy resin compounds in a ski factory. Contact Dermatitis, 34: 390-6, 1996.

Jones RD, Smith DM, Thomas PG. A mortality study of vinyl chloride monomer workers employed in the United Kingdom in

1940-1974. Scandinavian Journal of Work, Environment & Health, 14: 153-60, 1988.

Kanerva L, Estlander T. Occupational allergic contact dermatitis associated with curious pubic nickel dermatitis from minimal exposure. Contact Dermatitis, 32: 309-10, 1995.

Kanerva L, Estlander T, Jolanki R. Allergic patch test reactions caused by the rubber chemical cyclohexyl thiopthalimide. Contact Dermatitis, 34: 23-6, 1996.

Kanerva L et al. Hand dermatitis and allergic patch tests reactions caused by nickel in electroplaters. Contact Dermatitis, 36: 137-40, 1997.

Kanerva L et al. Incidence rates of occupational allergic contact dermatitis caused by metals. American Journal of Contact Dermatitis, 11: 155-60, 2000.

Karlberg AT, Boman A, Wahlberg JE. Copper – a rare sensitizer. Contact Dermatitis, 9(2): 134-9, 1983.

Kaupinen T et al. Occupational exposure to carcinogens in the European Union. Occupational and Environmental Medicine, 57: 10-8, 2000.

Kenedy CTC. Reactions to mechanical and thermal injury. In: Textbook of Dermatology. London: Blackwell Scientific Publication, 1994, p.816.

Knudsen BB, Menné T. Contact allergy and exposure patterns to thiurams and carbamates in consecutive patients. Contact Dermatitis, 35: 97-9, 1996.

Koch P. Occupational allergic contact dermatitis from oleyl alcohol and monoethanolamine in a metalworking fluid. Contact Dermatitis, 33: 273, 1995.

Koskimies K et al. Vibration syndrome among Finnish forest workers between 1972 and 1990. International Archives of Occupational and Environmental Health, 64: 251-6, 1992.

Lachapelle JM. Efficacy of protective creams and/or gels. In: Elsner P et al. Prevention of contact dermatitis. Karger: Basel, 1996, p.123-32.

Landsteiner K, Chase MW. Experiments on transfer of cutaneous sensitivity to simple compounds. Proceedings of the Society for Experimental Biology and Medicine, 49: 688, 1942.

Leavell HR, Clark EG. Medicina Preventiva. São Paulo: McGraw-Hill do Brasil, 1976, p.11-36.

Lee HS, Goh CL. Occupational dermatosis among chrome platers. Contact Dermatitis, 18: 89-93, 1988.

Liden C, Wahlberg JE. Work with video display terminals among office employees. V. Dermatologic factors. Scandinavian Journal of Work, Environment & Health, 11(6): 489-93, 1985.

Lindberg E, Ekholm U, Ulfvarson U. Extent and conditions of exposure in the Swedish chrome plating industry. International Archives of Occupational and Environmental Health, 56: 197-205, 1985.

Lips R, Rast H, Elsner P. Outcome of job change in patients with occupational chromate dermatitis. Contatct Dermatitis, 34: 268-71, 1996.

Malker SR et al. Nasal cancer and occupation in Sweden 1961-1979. American Journal of Industrial Medicine, 9: 477-85, 1986.

Malten KE, Den Arend JACJ, Wiggers RE. Delayed irritation: Hexanediol diacrylate and butanediol diacrylate. Contatct Dermatitis, 5: 178-84, 1979.

Mascani M, Carvalho LP. Reações à caviuna (Machaerium scleroxylon). Revista Brasileira de Alergia e Imunopatologia, 1(2): 89-96, 1979.

Maxwell KJ, Elwood J. Current issues in melanoma research: fluorescent light. Recent Results, p.102-27, 1986.

Meding B. Occupational contact dermatitis from tertiary-butylhydroquinone (TBHQ) in a cutting fluid. Contact Dermatitis, 34: 224, 1996.

Meijer C et al. Ear piercing, and nickel and cobalt sensitization in 520 young Swedish men doing compulsory military service. Contact Dermatitis, 32: 147-9, 1995.

Menné T et al. Tin: an overlooked contact sensitizer? Contact Dermatitis, 16: 9-10, 1987.

Merchant AM. Herpes simplex virus infection: an occupational hazard in dental practice. Journal of the Michigan Dental Association, 64: 199-203, 1982.

Newhouse ML. A cause of chromate dermatitis among assemblers in an automobile factory. British Journal of Industrial Medicine, 20: 199-203, 1963.

Nickel Development Institute – NIDI. Nickel and nickel alloy articles that come into contact with the skin, 1992

Nielsen J, Welinder H, Skerfving S. Allergic airway disease caused by methyl tetrahydrophthalic anhydride in epoxy resin. Scandinavian Journal of Work, Environment & Health, 15: 154-5, 1989.

Nigam PK et al. Dermatitis from zinc pyrithione (short communication). Contact Dermatitis, 19: 219, 1988.

Niklasson B, Bjorkner B, Sundberg K. Contact allergy to a fatty acid ester component of cutting fluids. Contact Dermatitis, 28: 265-7, 1993.

Nishioka K, Murata M, Ishkawa T, Kaniwa MA. Contact dermatitis due to rubber boots worn by Japanese farmers, with special attention to 6-ethoxy-2, 2, 4-trimethyl-, l, 2-dihydroquinoline (ETMDQ) sensitivity. Contact Dermatitis, 35: 241-5, 1996.

Oftedal G, Vistnes AI, Rygge K. Skin symptoms after the reduction of electric fields from visual displays units. Scandinavian Journal of Work, Environment & Health, 21: 335-44, 1995.

Onuba O, Essiet A. Cement burns of the heels. Contact Dermatitis, 14: 325-6, 1986.

Padilha-Gonçalves A. Aspectos profissionais das micoses. Revista da Associação Médica Brasileira, 23: 333-4, 1977.

Pang D, Burges DCL, Sorahan T. Mortality study of nickel platters with special reference to cancers of the stomach and lung, 1945-93. Occupational and Environmental Medicine, 53: 714-7, 1996.

Partanen T, Boffeta P, Weidepass E. Malignant melanoma. In: International Labour Office. Encyclopaedia of Occupational Health and Safety. 4th ed. Geneva: ILO Publications, 1998.

Pedersen E, Hogetveit AC, Andersen A. Cancer of respiratory organs among workers at a nickel refinery in Norway. International Journal of Cancer, 12: 32-41, 1973.

Pei-Lin NGP et al. Allergic contact dermatitis to epoxy resin in a hemodialysis cannula. American Journal of Contact Dermatitis, 9: 55-6, 1998.

Peixoto PG. Elaioconiose folicular. Anais Brasileiros de Dermatologia e Sifilografia, 23: 1-15, 1948.

Perone VB et al. The chromiurn, cobalt, and nickel content of American cement and their relationship to cement dermatitis. American Industrial Hygiene Association Journal, 35: 301-6, 1974.

Podmore P, Burrows D, Bingham EA. Prediction of patch test results. Contact Dermatitis, 11: 283-4, 1984.

Possick PA, Gellin GA, Key MM. Fibrous glass dermatitis. American Industrial Hygiene Association Journal, 31(1): 12-5, 1970.

Rabito C, Peserico A. Sull'etiologia della sensibilizzazione nell'eczema da cemento. Giornale Italiano de Dermatologia – Minerva Dermatologica, 108: 287, 1973.

Ramos e Silva J. Sobre as doenças profissionais dos anexos da pele. Anais Brasileiros de Dermatologia e Sifilografia, 32: 93-98, 1957.

Ramos e Silva M. Acromia química. Anais Brasileiros de Dermatologia, 72(2): 191-7, 1997.

Richard JL. Fungi as industrial hazards. Occupational Health & Safety, 48(5): 43-8, 1979.

Rietschel LR, Fowler JR. Fisher's contact dermatitis 5. USA: Lippincott Williams & Wilkins; 5 Sub editions, 2001.

Rotberg A et al. Hiperceratose da ranhura subungueal: estigma profissional dos trabalhadores da indústria de cimento. Revista da Associação Médica Brasileira, 1: 382-4, 1955.

Roto P et al. Addition of ferrous sulfate to cement and risk of chromium dermatitis among construction workers. Contact Dermatitis, 34: 43-50, 1996.

Rycroft RJG, Calnan CD. Occupational scabies. British Medical Journal, 2: 303-4, 1977.

Rycroft RJG et al (Ed.). Textbook of contact dermatitis. Berlin: Springer-Verlag, 1992, p.252-60.

Saltzer EI, Wilson JW. Allergic contact dermatitis due to copper. Archives of Dermatology, 98: 375-6, 1968.

Samitz MH. Prevention of occupational skin diseases from exposure to chromic acid and chromates: use of ascorbic acid. Cutis, 13: 569-74, 1974.

Santos OLR, Filgueira AL. Dermatites fitogênicas: a propósito de dois casos de fotossensibilização por aroeira. Anais Brasileiros de Dermatologia, 69(4): 291-5, 1994.

Sartori-Barraviera SR et al. Nódulo dos ordenhadores: relato de dez casos. Anais Brasileiros de Dermatologia, 72(5): 477-80, 1997.

Sasseville D et al. Allergic contact dermatitis to epoxy resin in microscopy immersion oil: cases from Canada. American Journal of Contact Dermatitis, 11: 99-103, 2000.

Schwartz L, Tulipan L, Birmingham DJ. Occupational diseases of the skin. Philadelphia: Lea & Febiger, 1957, p.258.

Shaw D. Cold urticaria and employment. Journal of the Society of Occupational Medicine, 38(3): 89, 1988.

Silva CS. Um estudo crítico sobre a saúde dos trabalhadores de galvânicas, por meio das relações entre as avaliações ambientais, biológicas e otorrinolaringológicas. Tese de Doutorado. São Paulo: Instituto de Química da USP, 1999.

Skogstad M, Levy F. Occupational irritant contact dermatitis and fungal infection in construction workers. Contact Dermatitis, 31: 28-30, 1994.

Sorahan T et al. Cancer mortality in the British rubber industry: 1946-80. British Journal of Industrial Medicine, 43: 363-73, 1986.

Soubrier R, Bresson JR, Chabeau G. Manifestations d'intolerance aux cyanoacrylates. Rennes: IVIII" Joumées Nationales, 1984, p.460-3.

Stoye D. Solvents. In: Elvers B et al. Ullmann's encyclopedia of industrial chemistry, 1993.

Takahashi K, Okubo T. A prospective cohort study of chromium plating workers in Japan. Archives of Environmental Health, 45(2): 107-11, 1990.

Tandon R, Aarts B. Chromium, nickel and cobalt contents of some Australian cements. Contact Dermatitis, 28: 201-5, 1983.

Tarvanein K et al. Exposure, skin protection and occupational skin diseases in the glass-fibre-reinforced plastics industry. Contact Dermatitis, 29: 119-27, 1993.

Tarvanein K et al. Occupational dermatoses caused by man-made mineral fibers. American Journal of Contact Dermatitis, 5: 22-9, 1994.

Taylor JS. Rubber. In: Fisher AA. Contact dermatitis. 3rd ed. Philadelphia: Lea & Febiger, 1986, p.626.

Taylor JS. The Pilosebaceous Unit. In: Maibach HI. Occupational and industrial dermatology. 2nd ed. Chicago: Year Book Medical Publishers Inc., 1987.

Texaco Brasil. Lubrificação – Função e utilização dos fluidos de corte. Mundo Mecânico, 1981. p.30-5.

Toraason M et al. Latex allergy in the workplace. Toxicological Sciences, 58(1): 5-14, 2000.

USA National Institute for Occupational Safety and Health. Preventing allergic reactions to natural rubber latex in the workplace – Atlanta: NIOSH, 1997. p.97-135.

USA. National Institute for Occupational Safety and Health. Current Intelligence Bulletin 48. Organic solvent neurotoxicity. Atlanta: NIOSH, 1987.

USA. National Institute for Occupational Safety and Health. Health and safety guide for wooden furniture manufacturing. Atlanta: NIOSH, 1975.

Vaichere E et al. Allergies cutanées et respiratoires liées à la confection de "plâtres" orthopédiques à base de résines synthétiques. Archives des Maladies Professionnelles, 47: 35-6, 1986.

Verbeck SJA, Buise-Van Uniik EMM, Malten KE. Itching in office workers from glass fibres (short communication). Contact Dermatitis, 7(6): 354, 1981.

Wahlberg JE. Percutaneous toxicity of metals compounds. Archives of Environmental Health, 11: 201-4, 1965.

Waldron YA, Waterhouse JAH, Tessema N. Scrotal cancer in the West Midlands: 1936-1976. British Journal of Industrial Medicine, 41(4): 437-44, 1984.

Wall LM. Nickel penetration through rubber gloves. Contact Dermatitis, 6: 461-3, 1980.

Weidepass E, Partanen T, Boffeta P. Non-melanocitic skin cancer. In: International Labour Office. Encyclopaedia of Occupational Health and Safety. 4th ed. Geneva: ILO Publications, 1998.

Weir DC et al. Occupational asthma due to soft corrosive soldering fluxes containing zinc chloride and ammonium chloride. Thorax, 44: 220-3, 1989.

Weiss RR, Mowad C. Contact urticaria from xylene. American Journal of Contact Dermatitis, 9: 125-7, 1998.

White JR. Rubber. In: Maibach HI. Occupational and industrial dermatology. Chicago: Year Book Medical Publishers Inc., 1986, p.421-3.

Wills JH. Nasal carcinoma in woodworkers. A review. Journal of Occupational Medicine, 24: 526-30, 1982.

Woods B, Calnan CD. Toxic woods. British Journal of Dermatology, 49(13): 1-97, 1976.

Woyton A et al. Evaluation of the influence of epoxide resins and their hardeners on the female body. Archivum Immunologiae et Therapiae Experimentalis, Warsz, 24: 911-8, 1976.

Zhicheng S, Pangcheng L. Occupational mycoses. British Journal of Industrial Medicine, 43: 500-1, 1986.

Zschunke E, Ziegler MV, Haustein UF. Occupationally induced connective tissue disorders In: Adams RM. Occupational skin disease. Philadelphia: WB Saunders Company, 1990, p.176-8.

Zvaifler N. Chromic acid poisoning resulting from inhalation of mist developed from five per cent chromic acid solution. The Journal of Industrial Hygiene and Toxicology, 26: 124-30, 1944.

Doenças Osteomusculares Relacionadas com o Trabalho: Membro Superior e Pescoço

42

Alfredo Jorge Cherem
Alexandre Coimbra

▶ **Introdução**
▶ **A Ergonomia e suas relações com os DORT**
▶ **Noções de semiologia ortopédica**
Exame da coluna cervical
Manobras semiológicas para a coluna cervical
Exame de ombro
Exame do cotovelo
Exame da mão e do punho
▶ **Patologias da coluna cervical e membros superiores**
Cervicalgia (M 54.2)
Tendinites e tenossinovites (M 65)
Tenossinovite estenosante do estiloide radial de De Quervain (M 65.4)
Fibromatose da fáscia palmar: contratura ou moléstia de Dupuytren (M 72.0)
Síndrome do manguito rotatório (M 75.1)
Tendinite bicipital (M 75.2)
Epicondilite lateral (M 77.1)
Epicondilite medial (M 77.0)
Doença de De Quervain (M 65.4)
▶ **Referências**

Introdução

Distúrbios musculoesqueléticos que comprometem tanto a coluna cervical quanto os membros superiores, e que podem estar relacionados com o trabalho, têm sido relatados na literatura médica desde o alvorecer do século XVIII, com a publicação, por Bernardino Ramazzini (1633-1714), de seu livro "As Doenças dos Trabalhadores", marco inicial na história de Medicina do Trabalho. Desde então, em virtude do impacto destas doenças na saúde do trabalhador – e que se soma ao impacto econômico e social –, estas doenças têm sido exaustivamente estudadas e trabalhos são publicados no mundo todo, refletindo uma crescente preocupação com os efeitos dos distúrbios de saúde relacionados com o trabalho.

Dentre estes estudos, podemos citar o livro publicado pelo Ministério da Saúde (MS) no Brasil: Doenças Relacionadas ao Trabalho – Manual de Procedimentos para os Serviços de Saúde, em 2001, "no sentido de cumprir a determinação constitucional de dar atenção à saúde do trabalhador, atendendo aos princípios de universalidade, equidade, integralidade e controle social que regem o Sistema Único de Saúde." (Brasil. Ministério da Saúde, 2001). De grande importância, ainda, foi o desenvolvimento do Nexo Técnico Epidemiológico Previdenciário, em 2007, pelo Ministério da Previdência Social, que tenta relacionar altas prevalências de diferentes doenças, entre as quais se incluem os distúrbios musculoesqueléticos, com um determinado grupo ocupacional (Oliveira, 2004). De forma coletiva, vários trabalhos de consenso foram realizados por equipes internacionais, como critérios de avaliação e diretrizes (Sluiter et al., 1998; Sluite et al., 2000) e, como exemplo nacional, podemos citar as Diretrizes de Apoio à Decisão Médico-Pericial publicadas pelo INSS. (Brasil, 1998) e os protocolos publicados pelo Ministério da Saúde (Brasil. Ministério da Saúde, 2000; Maeno et al., 2001a; Maeno et al., 2001b; Brasil. Ministério da Saúde, 2006).

Porém, ao mesmo tempo em que se incrementam as investigações e, talvez, em virtude da dificuldade em se estabelecer um diagnóstico claro e específico, ocorre uma explosão de terminologias, na tentativa de melhor caracterizar patologias possivelmente relacionadas a traumas de repetição (Armstrong, Buckle, Fine, 1993). Por exemplo:

Tabela 42.1. Expressões já utilizadas para designar os distúrbios osteomusculares relacionados ao trabalho

RSI – *repetition strain injury*	→ LER – lesão por esforço repetitivo
OOS – *occupational overuse syndrome*	Síndrome ocupacional de sobre-esforço.
OCD – *occupational cervicobrachial disorder*	Distúrbio cervicobraquial ocupacional.
CTD – *cumulative trauma disorder*	LTC – lesão por trauma cumulativo.
WRMD – *work-related musculoskeletal disorders*	DORT – distúrbios osteomusculares relacionados ao trabalho

A Organização Mundial da Saúde define os distúrbios relacionados ao trabalho como multifatoriais, enquanto o ambiente de trabalho e o modo como este trabalho se desenvolve são fatores que contribuem diretamente; além dos citados, inúmeros outros fatores podem se associar para o aparecimento da doença do trabalho. Ainda hoje várias dúvidas sobre estes distúrbios persistem: etiologia precisa, diagnóstico exato (ou seja, com sensibilidade e especificidade), diretrizes específicas, contribuição dos fatores de risco laborais e extralaborais (nas situações de empresas, são os fatores intra e extramuros). Na esteira da discussão dos distúrbios osteomusculares relacionados ao trabalho, passados quase dez anos, as considerações da comissão europeia persistem como verdadeiras.

Devido ao conjunto dos problemas já mencionados, resultam difíceis de comparar os resultados dos diferentes estudos epidemiológicos, dos sistemas de fiscalização e vigilância e do registro específico de dados.

Problemas que ainda persistem:

1. Existência de muitos conceitos e definições para os DORT.
2. Falta de critérios inequívocos para estabelecer diagnóstico e decidir sobre a questão laboral.
3. Indefinições sobre os mecanismos fisiopatológicos.

Na Tabela 42.2 visualizam-se os métodos usados em diferentes estágios para o diagnóstico dos Distúrbios Osteomusculares dos Membros Superiores e Coluna Cervical Relacionados ao Trabalho.

Desta forma, percebe-se que os critérios utilizados para o diagnóstico dos trabalhadores afetados incluem tanto sintomas (isto é, a natureza da queixa presente) quanto sinais clínicos (isto é, exame físico com achados positivos). Portanto, são mais extensos que os critérios usados na atividade de seguimento da saúde dos trabalhadores nos locais de trabalho, que geralmente são baseados apenas nos sintomas. (Ranney, Wells, Moore, 1995; Toomingas, Nemeth, Alfredsson, 1995; Hutson, 1997; De Marco, 1998; National Research Council, 1998; Marx, Bombardier, Wright, 1999; Palmer, Walker-Bone, Linaker, 2000; Castro, Jerosch, 2005; Cooper & Herrera, 2009; Waldman, 2010)

A Ergonomia e suas relações com os DORT

A reflexão que inicia este item tem como ponto de partida um expoente da medicina, médico do trabalho e também psiquiatra, *Christophe Dejours,* francês que, desde a década de 1980, vem organizando eventos em Ergonomia. Em sua clássica publicação "A Loucura do Trabalho", o autor divide o trabalho em três períodos: no primeiro ocorre a luta pela sobrevivência e a condenação da duração excessiva de trabalho; no segundo, a luta é pela saúde do corpo, que conduzia à denúncia das condições de trabalho e, no terceiro, existia o sofrimento mental que resulta da organização do trabalho. O primeiro período, que vai do século XIX até a primeira

Tabela 42.2. Métodos utilizados para o diagnóstico de Distúrbios Osteomusculares dos membros superiores e coluna cervical relacionados ao trabalho

Diagnóstico e Conduta quanto aos Distúrbios Osteomusculares dos Membros Superiores e Coluna Cervical em estágio clínico	No seguimento ativo da saúde ocupacional no local de trabalho	No seguimento passivo da saúde ocupacional usando dados existentes
Informação necessária: Sintomas Sinais Fatores laborais Outros dados de anamnese Testes especializados ou consulta com especialista, se necessários	Informação necessária: Sintomas Fatores laborais Sinais, se possível e se desejável	Informação necessária: Diagnósticos e CID, preferencialmente baseados em: Sintomas Sinais Outros dados de anamnese Testes especializados ou consulta com especialista, se necessário Fatores laborais
Métodos: Anamnese Exame Físico Testes especializados, se necessários	Métodos: Questionários Entrevistas com os trabalhadores *Checklists* Observação Exame Físico Testes especializados	Métodos: Revisão e Análise de dados porventura existentes Banco de dados Questionários

guerra mundial, caracteriza-se pela luta pela sobrevivência. A jornada de trabalho era longa, havia baixos níveis de higiene, alta periculosidade e grandes esforços físicos. A luta era para a redução da jornada de trabalho. O segundo período foi da primeira grande guerra até 1968, e caracteriza-se preponderantemente pela saúde do corpo. Assim, a denominada *luta pela vida* dá lugar à luta pela *saúde do corpo*. A conquista primordial é o direito de viver, salvando o corpo dos acidentes, prevenindo as doenças profissionais e as intoxicações por produtos industriais. As denúncias das condições de trabalho ganhavam espaço cada vez maior. De 1914 a 1968, é progressivamente o tema das condições de trabalho que emana das reivindicações operárias. Ocorre uma separação radical do trabalho intelectual de então, para um manual, mecanizado, que neutraliza a atividade mental, introduzido por Taylor nos Estados Unidos da América no começo do século XX. Esta forma de trabalho gradativamente se generaliza pelos diferentes países. Iniciam-se com o taylorismo as influências da forma de trabalhar com a produtividade. No terceiro período, iniciado após 1968, o tema principal é em relação ao sofrimento mental. Passam a ser valorizadas as questões relativas ao conteúdo da tarefa, flexibilidade, ritmo e velocidade de trabalho, e participação. A sensibilidade às cargas intelectuais e psicossensoriais de trabalho preparam o terreno para as preocupações com a saúde mental (Dejours,1992, p. 56 a 62).

Aspecto importante para a compreensão dos DORT, etimologicamente, *Ergonomia* significa estudo das leis do trabalho. Este ramo do conhecimento, segundo Iida, nasceu oficialmente em 1949, mas, segundo o mesmo autor, seus princípios, provavelmente, já estariam presentes na vida do homem pré-histórico, quando aquele se preocupava em escolher uma pedra que melhor se adaptasse à forma e movimentos de sua mão, para usá-la como arma. Desse modo, a preocupação de adaptar os objetos artificiais e o ambiente natural ao homem esteve presente desde os tempos da produção artesanal, não mecanizada. Por sua vez, a delimitação do território em que a Ergonomia se encontra consiste na sua própria definição enquanto objeto de estudo, sua submissão a uma ou várias denominações ou classificações, bem como sua aproximação com outras diferentes áreas do conhecimento e disciplinas afins. Assim, tal delimitação refere-se aos limites de sua própria identidade enquanto especialidade. Neste sentido, a *Ergonomics Research Society* da Inglaterra define Ergonomia como sendo o estudo do relacionamento entre o homem e seu trabalho, equipamento e ambiente e, particularmente, a aplicação dos conhecimentos de anatomia, fisiologia e psicologia na solução dos problemas surgidos desse relacionamento (Kuorinka, Forcier, 1995; Iida, 2005).

Iida traduziu um guia de ergonomia do original holandês, de Dul e Weerdmeester (1995), com vistas a fornecer um roteiro para a aplicação daqueles conhecimentos no trabalho. Nesta obra, os autores holandeses tiveram a preocupação de reunir recomendações práticas, visando contribuir para melhorar a segurança e o conforto do trabalhador, reduzindo erros e promovendo melhorias na produtividade, inclusive no uso de computadores, sendo relevante para o entendimento de que, somente a partir da análise da real situação de trabalho é possível compreender as queixas dos trabalhadores, contextualizando-as em seu ambiente laborativo.

Ao considerarem que Ergonomia estuda as leis do trabalho, Fialho e Santos (1995), em seu *Manual de Análise Ergonômica no Trabalho*, lembram que a palavra trabalho comporta uma situação de sofrimento. Seu sentido remete ao latim-popular e quer dizer *tripalium*, nome dado a um instrumento medieval de tortura. Os gregos já utilizavam duas palavras diferentes para designar trabalho: *ponos,* que faz referência ao esforço e à penalidade, e *ergon,* que designa a criação, a obra de arte. Segundo os referidos autores, a diferença entre trabalhar no sentido de penar, *ponein,* e trabalhar, no sentido de criar, *ergazomai,* deve ser uma das primeiras tarefas quando se pretende analisar o trabalho. Na verdade, esta contradição entre *trabalho-*érgon e *trabalho-ponos* continua central na concepção moderna do trabalho. Com relação à metodologia para a análise ergonômica do trabalho, Fialho e Santos dividem-na em três fases: análise da demanda, análise da tarefa e análise da atividade.

Com efeito, para além das discussões teóricas, que definem principalmente as abordagens e pesquisas acadêmicas, a Ergonomia encontra-se também definida por legislação específica. A Portaria No. 3.751, de 23/11/90, do Ministério do Trabalho, refere-se à Norma Regulamentadora NR 17 – Ergonomia, como uma norma que visa *estabelecer parâmetros que permitam a adaptação das condições de trabalho às características psicofisiológicas dos trabalhadores, de modo a proporcionar um máximo de conforto, segurança e desempenho eficiente. As condições de trabalho incluem aspectos relacionados ao levantamento, transporte e descarga de materiais, ao mobiliário, aos equipamentos e às condições ambientais do posto de trabalho e à própria organização do trabalho. Para avaliar a adaptação das condições de trabalho às características psicofisiológicas dos trabalhadores, cabe ao empregador realizar a análise ergonômica do trabalho, devendo a mesma abordar, no mínimo, as condições de trabalho conforme estabelecido nesta Norma Regulamentadora* (Diniz, 1992).

No entanto, percebe-se que, em seu texto de quase cinco páginas, esta norma não estabelece parâmetros fixos e definidos para se avaliar a adaptação das condições de trabalho às mencionadas características. Para Diniz (1992), tais características fazem parte de todo o conhecimento atual sobre fisiologia e psicologia humanas, particularmente aquelas relacionadas ao homem em situação de trabalho, submetido a diversas influências ambientais simultâneas. Para o mesmo autor, o objetivo da análise ergonômica do trabalho é determinar os fatores que contribuem para a uma subcarga ou uma sobrecarga. Tal concepção implica, necessariamente, na avaliação subjetiva de como os trabalhadores se ressentem desta carga. Desse modo, a noção de carga de trabalho abarca necessariamente a dimensão subjetiva, já que é no corpo do trabalhador, em sua estrutura física e mental, que se integralizam os vários fatores que compõem a carga.

Quanto ao aspecto da organização do trabalho, no que se refere ao ritmo, cabe salientar que este pode não ser desempenhado igualmente durante toda a jornada de trabalho. Além da variação fisiológica circadiana, há que se levar em conta a fadiga acumulada até o fim da jornada de trabalho. Quando o ritmo é estabelecido com base numa população demasiadamente jovem, ele se tornará insuportável à medida que esta população envelhecer. Por esta razão, certos locais de trabalho são povoados apenas por jovens. Os que vão permanecendo adoecem e, aos poucos, são eliminados pela demissão ou autoexclusão, quando a carga de trabalho se torna insuportável. Neste sentido, admitindo-se a existência de trabalhos que devem ser necessariamente executados em tempo previamente determinado (compensação de todos os cheques até as 24 horas, por exemplo), tal fato, por si só, constitui uma pressão temporal, com alto risco de sobrecarga em determinados horários.

Através destas observações é preciso reconhecer que, apesar de a Norma Regulamentadora NR-17 ter sido produzida pelo Ministério do Trabalho, inúmeras questões que ligam o trabalhador ao seu trabalho, não foram nela contemplados, ou o foram superficialmente. Assim, diferentemente de um laudo, em que o objetivo é estabelecer se determinada atividade é insalubre ou não (por exemplo, a NR 15), numa análise ergonômica não há apenas que se comparar a situação em estudo com limites fixados por lei, e chegar à conclusão se está ou não de acordo com a NR 17. O que se deve procurar é esclarecer quais fatores de carga de trabalho estão implicados na questão central que originou a demanda.

Finalmente, devemos lembrar que, se a análise ergonômica procura evidenciar os fatores que podem levar a uma sobrecarga de trabalho e suas consequentes repercussões sobre a saúde do trabalhador, definindo os pontos críticos que devem ser modificados, é assim que o presente capítulo encontra aproximação com esta especialidade. Desse modo, em nosso protocolo, com vistas à melhor detecção dos DORT, incluímos os conhecimentos da Ergonomia, procurando melhor identificar e compreender os sinais e sintomas dos indivíduos no exercício de suas funções laborativas. Em particular, neste caso, buscamos uma melhor avaliação dos postos de trabalho dos indivíduos em sua relação com os equipamentos, seus movimentos e amplitudes articulares da cabeça e membros superiores.

▶ Noções de semiologia ortopédica

Esta seção visa fornecer ao Médico do Trabalho não-ortopedista uma noção de algumas das principais manobras do exame físico do aparelho osteomuscular. A elaboração deste capítulo tem fundamento nas Diretrizes de Ortopedia, documento escrito como parte de um amplo e complexo processo de revisão das práticas da perícia médica no âmbito da Previdência Social brasileira. Os responsáveis pelo presente capítulo participaram como coautores das Diretrizes de Ortopedia para o INSS. A cada opção por manobra semiológica específica, considerou-se o grau de complexidade na sua execução (opção pelas menos complexas) e o potencial de não-agressão ao examinado (menores constrangimentos físicos, morais ou dolorosos), buscando evitar situações de conflito entre o trabalhador e o Médico do Trabalho.

Exame da coluna cervical

As patologias da coluna cervical, além de provocarem dores no pescoço, podem atingir os membros superiores, levando à hipotonia ou hipotrofia muscular, alterações dos reflexos ou da sensibilidade e dor.

A inspeção começa observando-se a pessoa ao entrar na sala de exame, sua atitude e a postura da cabeça. Caso permaneça com a cabeça rígida em uma posição, como que protegendo alguma área dolorosa, poderá haver alguma razão para esta postura.

O pescoço deve ser palpado com o paciente de costas. Identificar nódulos, contraturas e pontos gatilho.

A movimentação do pescoço promove apurado senso de equilíbrio e se compõe basicamente dos seguintes movimentos:

1. flexão;
2. extensão;
3. rotação para a direita e para a esquerda; e
4. inclinação lateral da cabeça para a direita e para a esquerda.

Os movimentos de flexoextensão (o movimento do "sim" com a cabeça) ocorrem principalmente entre o occipito e C1, enquanto que a rotação (o movimento do "não" com a cabeça) acontece entre C1 e C2. Doenças que acometem os níveis inferiores da coluna cervical não costumam ser acompanhadas de limitação da mobilidade. De C5 a T1, cada nível neurológico supre sensibilidade a uma porção do membro superior, numa sucessão de dermátomos ao redor da extremidade superior.

A avaliação neurológica da coluna cervical é um ponto-chave do exame médico-pericial ortopédico, devido às repercussões das patologias desta região sobre os membros superiores. Com vistas a uma breve revisão de princípios anatômicos e de inervação regional, apresentamos as figuras, tabelas e fotografias a seguir.

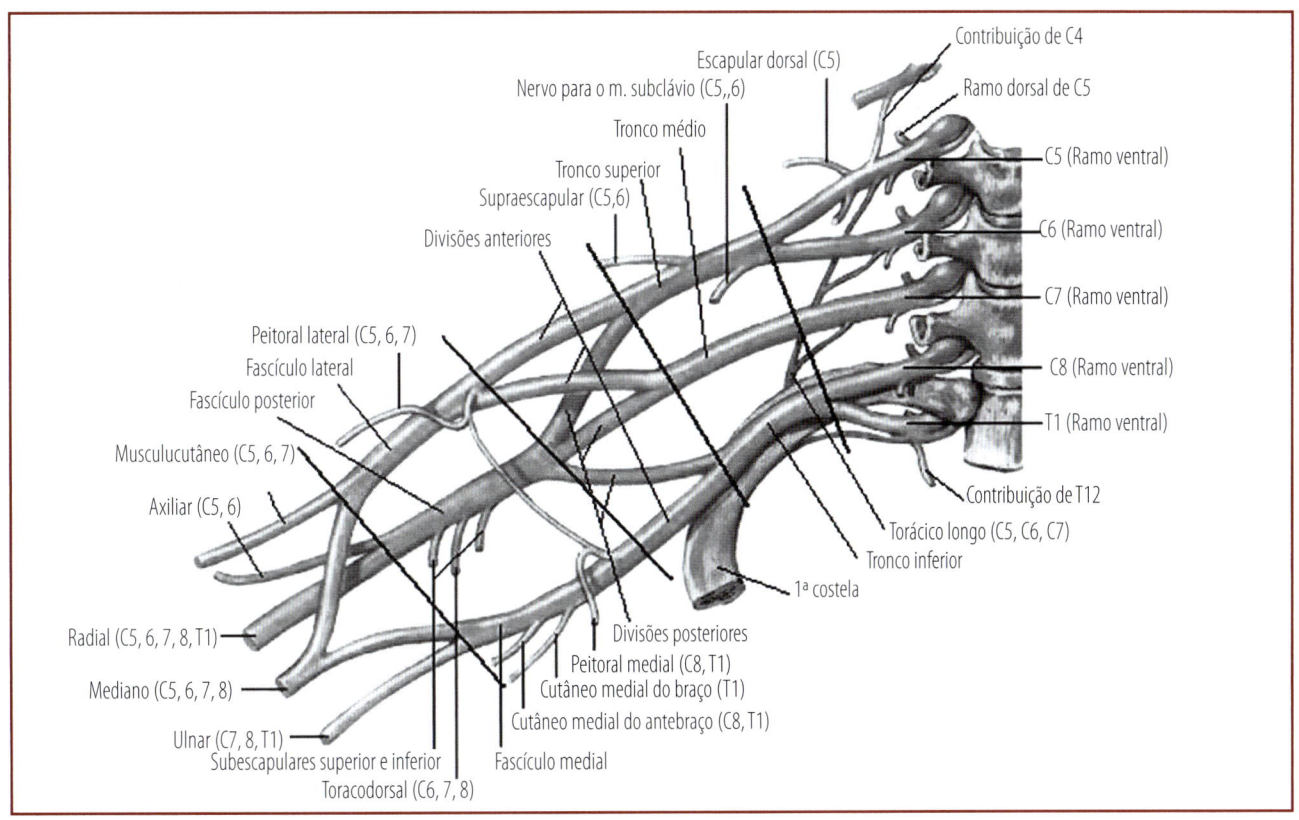

Fig. 42.1. Conformação do Plexo Braquial.

Tabela 42.3. Avaliação neurológica da coluna cervical (baseada na padronização da classificação neurológica da lesão medular da Associação Americana de Lesão Medular e da Associação Médica Internacional de Paraplegia)

Nível	Motor – músculo-chave	Reflexos	Sensibilidade
C5	Flexores do cotovelo	Bíceps	Face lateral do braço
C6	Extensores do punho	Braquiorradial	1° quirodáctilo
C7	Extensor do cotovelo	Tríceps	3° quirodáctilo
C8	Flexor profundo do 3° quirodáctilo	-	5° quirodáctilo
T1	Adutor do 5° quirodáctilo	-	Face medial do cotovelo

Tabela 42.4. Testes dos nervos periféricos principais		
Nervo	**Teste motor**	**Teste de sensibilidade**
Radial	Extensão do Punho Extensão do Polegar	Prega dorsal entre o polegar e o indicador
Ulnar	Abdução do dedo mínimo	Face ulnar distal – dedo mínimo
Mediano	Pinça do Polegar Oponência do Polegar Abdução do Polegar	Face radial distal – dedo indicador
Axilar	Deltoide	Face lateral do braço – projeção do deltoide na face superior do Braço
Músculo-cutâneo	Bíceps	Face lateral do antebraço

Manobras semiológicas para a coluna cervical

Na maioria dos casos, é a coluna cervical que irradia dor para outras áreas do membro superior. No entanto, é possível que patologias da articulação temporomandibular, infecções do maxilar inferior, dentes e couro cabeludo irradiem dor para o pescoço.

Teste de Adson

Este teste serve para determinar a permeabilidade da artéria subclávia, que pode estar comprimida por costela cervical ou por contratura dos músculos escalenos, anterior e médio, quando passa por entre estes músculos ou, ainda, durante o trajeto do vaso em direção ao membro superior.

Com o paciente sentado ou em posição ortostática, palpe seu pulso radial. Continue palpando, abduza, estenda e rode externamente todo membro superior. Em seguida, peça-lhe para prender a respiração e volver a cabeça em direção ao braço que está sendo examinado. No caso de haver compressão da artéria subclávia, o pulso radial diminuirá de amplitude, podendo até não ser mais percebido.

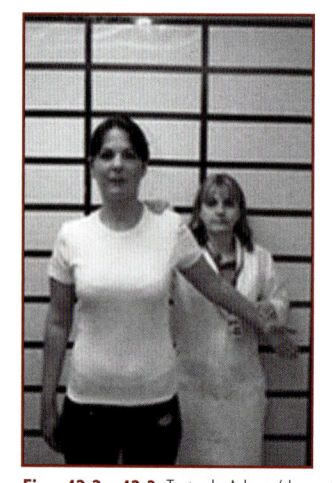

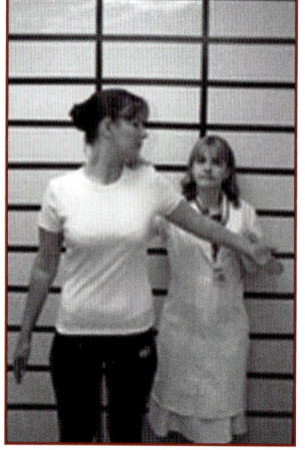

Figs. 42.2 e 42.3. Teste de Adson (duas etapas).
Foto: Arquivo da Assessoria de Comunicação Social/Ministério da Previdência Social – Victor Soares

Exame do ombro

O aspecto externo do ombro é conferido pelo músculo deltoide, também grande responsável pela mobilidade da articulação. Caso este músculo esteja hipotrofiado, ou mesmo atrofiado, a grande tuberosidade umeral subjacente se torna mais proeminente, por não mais existir o preenchimento do ombro. Nos casos de desuso, ou imobilização em período superior a quinze dias, ocorrerá hipotrofia. O ângulo médio superior da escápula é clinicamente importante, por ser local frequente de dor referida da coluna cervical.

A inspeção se inicia à entrada do indivíduo no consultório e, a partir da marcha, avalia-se a uniformidade e simetria de sua movimentação. O membro superior movimenta-se sincronicamente ao membro inferior contralateral. Observar a movimentação do ombro enquanto o paciente despe a camisa. As articulações glenoumeral e escapulotorácica são responsáveis pela mobilidade do ombro, na proporção de dois para um. Por exemplo: numa amplitude de abdução de 90°, ocorre 60° de movimentação na articulação glenoumeral e 30° na escapulotorácica. A movimentação anormal é muitas vezes unilateralizada ou distorcida e, frequentemente, representa a tentativa do indivíduo em substituir a amplitude do movimento original por um movimento menos eficaz, porém indolor.

O manguito rotador consiste em estrutura anatômica composta por quatro músculos responsáveis pela sustentação, estabilização e, parcialmente, pela mobilidade do ombro. Sua importância clínica deve-se à degeneração, que leva à restrição de movimentos do ombro, em especial os de abdução. Os tendões dos músculos supraespinhal, infraespinhal e redondo menor são palpáveis na grande tuberosidade do úmero. O subescapular, que é o quarto músculo da bainha rotatória, não é palpável. Dentre os músculos do manguito rotador, o mais passível de ruptura é o supraespinhal, e isto geralmente ocorre próximo à sua inserção. Durante a extensão passiva é possível colocar em evidência a bolsa subacromial, cuja inflamação (bursite) é uma doença frequentemente encontrada, palpável no bordo anterior do acrômio. Ao se palpar a bolsa, devem-se procurar massas ou espessamentos que podem ser acompanhados de crepitações durante a movimentação do ombro. (Lyons, Orwin, 1998)

A dor que se origina no ombro quase sempre se irradia para a face lateral do braço, ao nível da inserção do músculo deltoide, podendo também irradiar-se para o cotovelo e para a coluna cervical. Quando há referência de que a dor se irradia até a mão, deve-se considerar que a coluna cervical está envolvida.

Tabela 42.5. Amplitude de movimentos do ombro	
Abdução	180°
Adução	45°
Flexão	90°
Extensão	45°
Rotação Interna	55°
Rotação externa	40° a 45°

Manobras semiológicas para o ombro

As manobras e testes apresentados a seguir devem ser incorporados na avaliação médica de sintomas ao nível do ombro. É importante ressaltar que, nos processos inflamatórios agudos, os testes descritos abaixo podem estar prejudicados. Devem ser realizados com muito critério, a fim de evitar sensibilização dolorosa do paciente.

Testes relacionados com a dor e com a mobilidade

✓ **Teste de Apley**

Manobra que visa avaliar rapidamente a extensão de mobilidade ativa do ombro do paciente. Para verificar a rotação externa e abdução, solicita-se que ele alcance o ângulo superomedial da escápula contralateral.

Na verificação da rotação interna e adução, deve tocar a articulação acromioclavicular oposta pela face anterior do tórax, e/ou tocar o ângulo inferior da escápula pela face posterior do tórax.

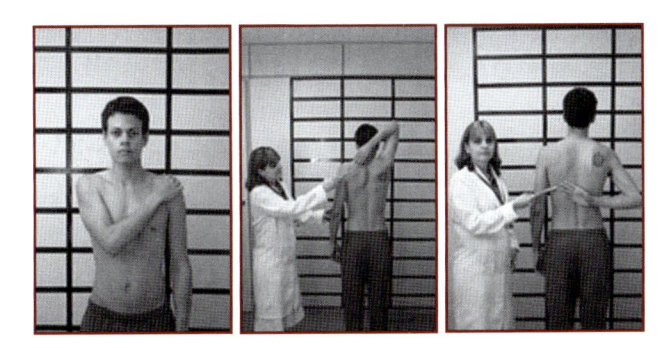

Figs. 42.4, 42.5 e 42.6. Teste de Apley
Foto: Arquivo Assessoria de Comunicação Social/Ministério da Previdência Social – Victor Soares

✓ **Teste da queda do braço:**

Utilizado para o diagnóstico de roturas da bainha rotatória. O paciente deve abduzir o membro superior a 90°. É solicitado então a abaixar lentamente o mesmo ao lado do corpo. Em caso de roturas do manguito rotatório, ele é incapaz de abaixar lenta e suavemente o membro, pois ele cai bruscamente. Quando em 90°, o membro afetado pode cair ao menor toque que o examinador promova para baixo.

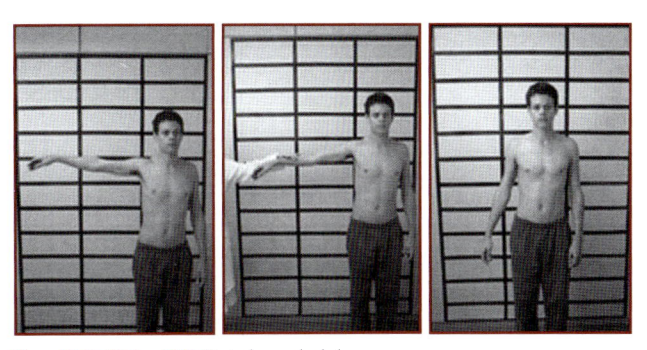

Figs. 42.7, 42.8 e 42.9. Teste da queda do braço.
Foto: Arquivo Assessoria de Comunicação Social/Ministério da Previdência Social – Victor Soares

✓ **Teste do impacto de Neer**

O membro superior, com o cotovelo estendido e em rotação neutra, é elevado passiva e rapidamente no plano da escápula pelo examinador. Nesta situação, o tubérculo maior do úmero projeta-se contra a face anteroinferior do acrômio e reproduz o impacto, com dor característica provocada pela irritação da bolsa serosa e do tendão do supraespinhal.

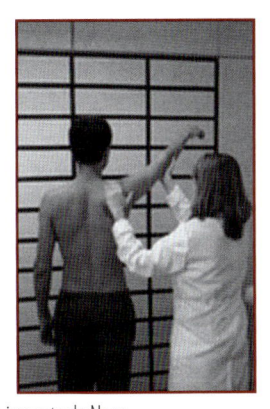

Fig. 42.10. Teste do impacto de Neer.
Foto: Arquivo Assessoria de Comunicação Social/Ministério da Previdência Social – Victor Soares

✓ **Teste do impacto de Hawkins-Kennedy**

O membro superior é colocado em abdução a 90°, cotovelo em flexão de 90° e palma da mão voltada para baixo. O examinador estabiliza o cotovelo com uma mão e, com a outra apoiada sobre o dorso da mão do segurado, realiza movimento de rotação brusco, para frente e para baixo. Nesta posição, o tubérculo maior é projetado contra o ligamento coracoacromial e o tubérculo menor aproxima-se da ponta do processo coracoide, podendo também reproduzir o "impacto coracoide". Este teste é útil para identificar lesão do manguito rotador.

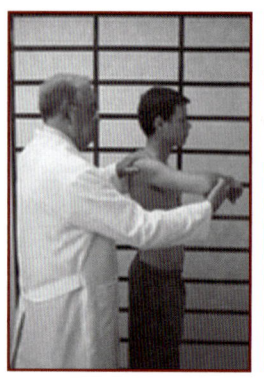

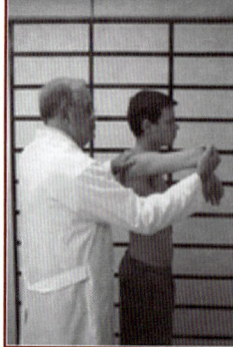

Fig. 42.11. Teste de Hawkins-Kennedy.
Foto: Arquivo Assessoria de Comunicação Social/Ministério da Previdência Social – Victor Soares

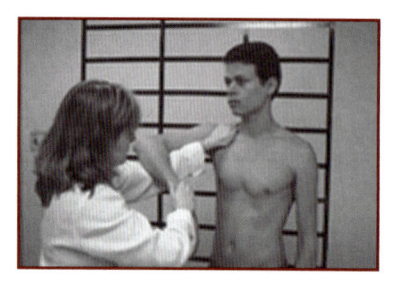

Fig. 42.12. Teste de Hawkins-Kennedy (alternativo).
Foto: Arquivo Assessoria de Comunicação Social/Ministério da Previdência Social – Victor Soares

✓ *Teste de Jobe*

É utilizado para avaliar a alteração do tendão do supraespinhal bilateralmente. Procede-se à elevação ativa, em noventa graus, dos membros superiores (no plano da escápula), com os cotovelos estendidos, polegares apontando para baixo e contra a resistência oposta pelo examinador. A resposta poderá ser de apenas dor na face anterolateral do ombro, acompanhada ou não de diminuição da força, ou mesmo da incapacidade em elevar o membro superior, indicando desde tendinites até rupturas completas do tendão.

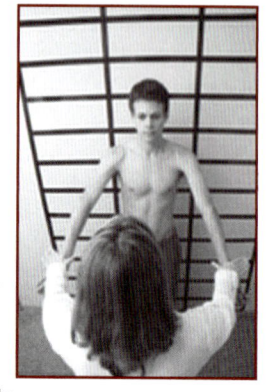

Fig. 42.13. Teste de Jobe.
Foto: Arquivo Assessoria de Comunicação Social/Ministério da Previdência Social – Victor Soares

✓ *Teste de Speed ("palm-up test")*

Serve para indicar a presença de alterações no tendão longo do bíceps. É realizado pela flexão ativa do membro superior, com o cotovelo estendido e palma da mão voltada para cima, e contra a resistência oposta pelo examinador sobre o punho do segurado. O teste é positivo quando o indivíduo acusa dor no sulco intertubercular do úmero, com ou sem impotência funcional.

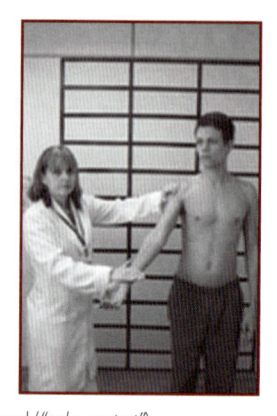

Fig. 42.14. Teste de Speed (*"palm-up test"*).
Foto: Arquivo Assessoria de Comunicação Social/Ministério da Previdência Social – Victor Soares

✓ *Teste do Infraespinhal*

É realizado com o membro superior ao lado do tórax e o cotovelo em 90° de flexão. Pede-se ao examinado para fazer ativamente a rotação externa do braço, contra a resistência oposta pelo examinador. O teste é positivo quando ele acusa dor na face anterior do ombro (tuberosidade maior do úmero). Quando possível, realizar também o teste de Patte.

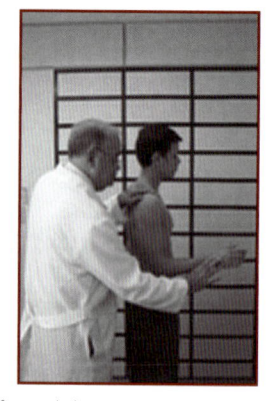

Fig. 42.15. Teste do Infraespinhal.
Foto: Arquivo Assessoria de Comunicação Social/Ministério da Previdência Social – Victor Soares

✓ *Teste do Infraespinhal de Patte*

Partindo da posição anatômica, o membro superior é colocado em abdução a 90°, cotovelo em flexão de 90° e palma da mão voltada para frente. O examinador estabiliza o cotovelo com uma mão e, com a outra apoiada sobre o dorso do punho do examinado, oferece resistência contra o movimento de rotação para trás. O teste é positivo quando o segurado acusa dor na face anterior do ombro (tuberosidade maior do úmero).

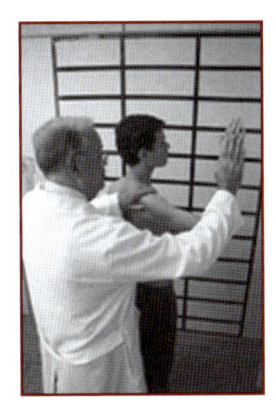

Fig. 42.16. Teste de Patte.
Foto: Arquivo Assessoria de Comunicação Social/Ministério da Previdência Social – Victor Soares

✓ **Teste do Subescapular de Gerber**

O segurado coloca o dorso da mão ao nível de L5 e procura ativamente afastá-la das costas. O teste é positivo quando há incapacidade de realizar ou manter o afastamento, indicando lesão do subescapular.

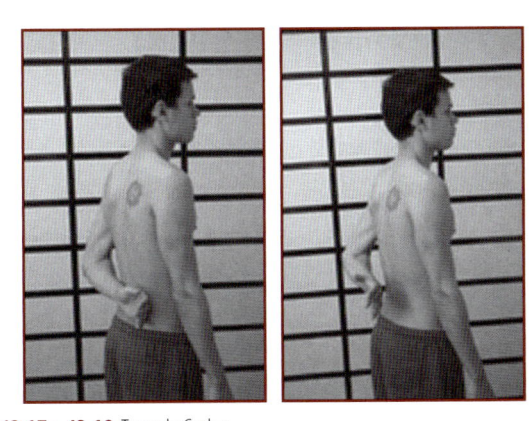

Fig. 42.17 e 42.18. Teste de Gerber.
Foto: Arquivo Assessoria de Comunicação Social/Ministério da Previdência Social – Victor Soares

✓ **Teste do Subescapular**

Este teste serve para complementação do teste de Gerber. O segurado coloca a palma da mão no abdome, mantendo o cotovelo alinhado com a mão. O examinador deve estabilizar o punho no abdome e elevar o cotovelo para frente, e soltá-lo, alertando o indivíduo para manter esta posição. A queda espontânea do cotovelo para trás indica lesão do subescapular.

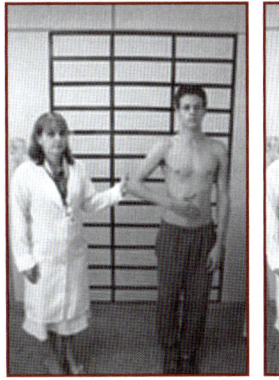

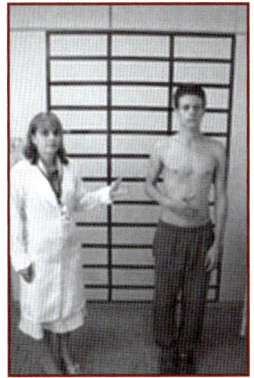

Figs. 42.19 e 42.20. Teste do subescapular.
Foto: Arquivo Assessoria de Comunicação Social/Ministério da Previdência Social – Victor Soares

✓ **Teste da articulação Acromioclavicular**

O segurado executa ativamente a flexão do membro superior até 90º com o cotovelo estendido. A seguir, o examinador realiza a adução horizontal forçada (além da linha média) do membro superior. O segurado deverá acusar dor na articulação acromioclavicular.

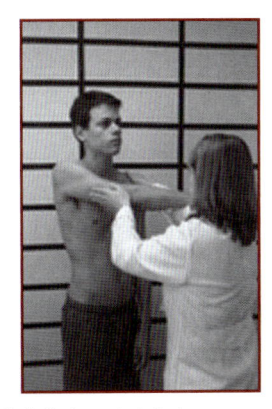

Fig. 42.21. Teste da articulação Acromioclavicular.
Foto: Arquivo Assessoria de Comunicação Social/Ministério da Previdência Social – Victor Soares

✓ **Testes relacionados com a estabilidade**

Atenção! Estes testes buscam verificar a estabilidade articular do ombro, e devem ser interrompidos ao primeiro sinal de desconforto do examinado, pois há risco de luxação. Devem ser realizados em situações especiais e por profissionais capacitados.

✓ **Teste da apreensão**

O examinador, por trás do segurado, com uma das mãos posiciona o membro em abdução e rotação externa máxima, com o cotovelo fletido em 90º. Com o polegar da outra mão, procura deslocar anteriormente a cabeça do úmero. Quando há instabilidade anterior, a sensação de luxação iminente provoca temor e apreensão no segurado.

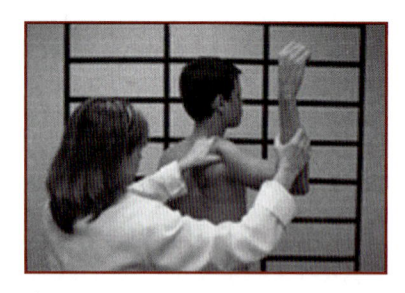

Fig. 42.22. Teste da apreensão.
Foto: Arquivo Assessoria de Comunicação Social/Ministério da Previdência Social – Victor Soares

✓ *Teste da instabilidade posterior*

Com uma das mãos, o examinador estabiliza o cotovelo fletido em 90° em adução além da linha média e em rotação interna do braço. Com a outra mão procura deslocar posteriormente a cabeça do úmero. Quando há instabilidade posterior, a cabeça do úmero resvala na borda posterior da glenoide e se subluxa.

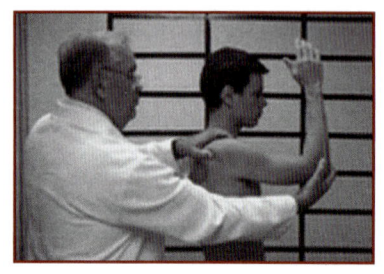

Fig. 42.23. Teste da instabilidade posterior.
Foto: Arquivo Assessoria de Comunicação Social/Ministério da Previdência Social – Victor Soares

As queixas dolorosas referidas no ombro, porém oriundas de outros locais, são muito frequentes e, por isso, o exame clínico ortopédico do ombro deve ser obrigatoriamente complementado pelo exame da coluna cervicotorácica e pelos exames neurológico e vascular.

Exame do cotovelo

A dor no cotovelo pode assumir características diversas, de acordo com sua causa. Dor localizada na face lateral do cotovelo, que pode se irradiar para o braço e/ou antebraço, tem como possíveis causas patologias no compartimento lateral do cotovelo. Dor difusa ou periarticular pode ser causada por patologia sistêmica, como a artrite reumatoide. A neuropatia do ulnar é causa frequente de dor forte, associada a parestesia na borda ulnar da mão. A radiculopatia cervical também pode cursar com dor ao nível do cotovelo, porém geralmente está associada à dor cervical e dor no ombro. Outra alteração comum nas patologias do cotovelo é a perda da rotação normal (pronosupinação) do antebraço, que pode ocorrer em patologias do punho.

Na inspeção do cotovelo, observar:
- alterações angulares entre o braço e o antebraço;
- limitações de mobilidade articular; e
- presença de massas ou nódulos subcutâneos.

Na posição anatômica, o ângulo formado entre o braço e o antebraço é denominado de ângulo de carregamento. Este ângulo está em torno de 10°, variando de acordo com gênero, raça e idade. A causa mais comum de alteração do referido ângulo (cúbito varo e cúbito valgo) é a sequela de trauma na região. Lembrar que essas alterações angulares, além do prejuízo estético, podem demandar maior esforço na realização de tarefas.

Na porção lateral do cotovelo podem ser palpados o epicôndilo lateral, a origem da musculatura extensora do punho e a cabeça do rádio. Dor no epicôndilo lateral e na origem da musculatura extensora do punho tem como causa a epicondilite lateral ou a síndrome do túnel radial. A palpação da cabeça do rádio deve ser realizada durante a pronosupinação do antebraço, em variados graus de flexoextensão. Dor durante a sua palpação sugere sinovite, artrite ou fratura. A sua proeminência pode ser causada por luxação traumática ou congênita.

O tendão bicipital pode ser palpado durante a flexão ativa do cotovelo em supinação, contra a resistência promovida pelo examinador. A bursa olecraneana (na ponta do cotovelo) pode estar dolorosa e espessa à palpação, quando houver processo inflamatório local.

O nervo ulnar pode ser palpado entre o epicôndilo medial e o olécrano. Normalmente, este nervo é suave, flexível e cilíndrico à palpação. Seu espessamento é sugestivo de neurite, comum na hanseníase. Sua palpação deve ser realizada de forma delicada, a fim de evitar desconfortos ao paciente.

Avaliação da amplitude de movimentos do cotovelo

O movimento de flexoextensão no cotovelo é realizado nas articulações úmero-ulnar e úmero-radial, enquanto que o de pronosupinação é realizado nas articulações rádio-ulnar proximal e distal. O arco de flexoextensão essencial para a realização das atividades de vida diária é de 30° a 130°. A limitação dos últimos 45° da extensão total pode ser tolerada.

Grande parte das atividades laborais utiliza o movimento de pronosupinação. O arco essencial de pronosupinação, para a realização da maioria das atividades de vida diária, é de 50° para cada uma das direções. A perda da pronação pode ser parcialmente compensada pelo movimento de abdução do ombro, diferentemente da perda da supinação, que não é compensada pelos movimentos do ombro. A pronação é mais importante para a alimentação e a supinação para a higiene.

Avaliação da força muscular e exame neurológico do cotovelo

A avaliação da força muscular é realizada com o examinado em posição ortostática com o cotovelo fletido em 90°, junto ao tórax. Com os dedos fletidos, o examinador segurará os dedos fletidos do indivíduo, cujos antebraços estarão em supinação. Quando o examinado não oferecer resistência à tração brusca, significa *déficit* de força muscular. Este teste avalia a força de todo o membro superior, embora não seja sensível para grupos musculares específicos.

Testes e manobras específicas para o cotovelo

✓ *Epicondilite lateral ("cotovelo de tenista")*

Teste de Cozen

É realizado com o cotovelo em flexão de 90°, o antebraço pronado e o punho cerrado. Pede-se ao segurado que realize a extensão ativa do punho, contra a resistência imposta pelo examinador. O teste é considerado positivo quando o segurado referir dor no epicôndilo lateral, origem da musculatura extensora do punho e dos dedos.

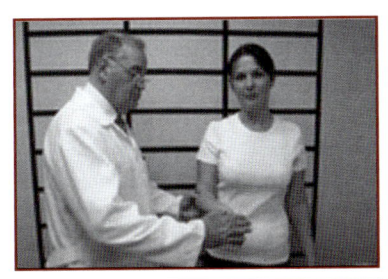

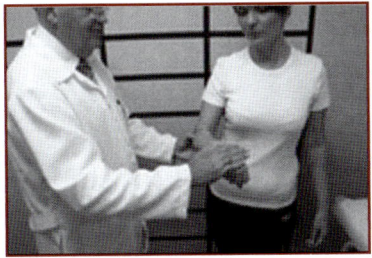

Fig. 42.24. Teste de Cozen.
Foto: Arquivo Assessoria de Comunicação Social/Ministério da Previdência Social – Victor Soares

Teste de Mill

É realizado com o cotovelo em flexão e o punho cerrado e em extensão. O examinador deve forçar o punho em flexão, enquanto o examinado tenta manter o punho estendido. O teste é considerado positivo quando o segurado referir dor no epicôndilo lateral.

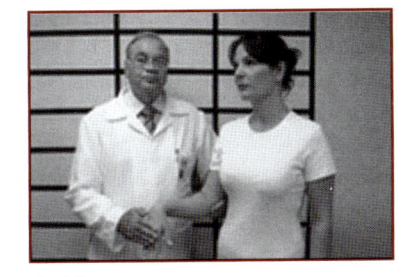

Fig. 42.25. Teste de Mill.
Foto: Arquivo Assessoria de Comunicação Social/Ministério da Previdência Social – Victor Soares

✓ *Epicondilite Medial ("Cotovelo do Golfista")*

É realizado com o cotovelo fletido, o antebraço supinado e o punho em extensão. É considerado positivo quando o segurado referir dor no epicôndilo medial durante a flexão ativa do punho, contra resistência.

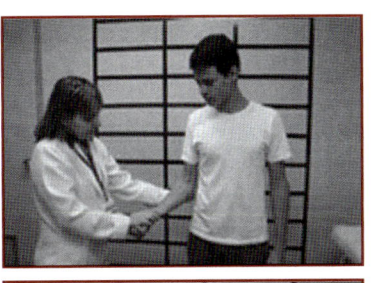

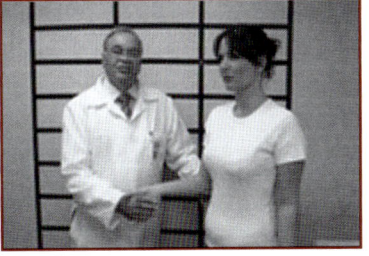

Fig. 42.26. Epicondilite Medial.
Foto: Arquivo Assessoria de Comunicação Social/Ministério da Previdência Social – Victor Soares

Exame da mão e do punho

A avaliação da função da mão é feita por meio da avaliação de sua mobilidade, força, sensibilidade cutânea, estabilidade articular e mesmo de suas dimensões físicas. A coordenação, a destreza e a sensibilidade funcional são avaliadas mediante certas tarefas padrão.

O esqueleto da mão é constituído de cinco cadeias poliarticuladas, distribuídas em forma de raios, que diferem pelo tamanho, mobilidade e independência. O primeiro raio (do polegar), mais curto e o mais móvel, possui extrema importância funcional, pois apresenta características estruturais que lhe proporcionam certa "autonomia", ao permitirem que o polegar se oponha aos demais dedos.

Os ossos do carpo estão dispostos em duas fileiras, de radial para ulnar: uma proximal (escafoide, semilunar, piramidal e pisiforme) e uma distal (trapézio, trapezoide, capitato e hamato). A fileira proximal articula-se com o rádio e a ulna. O esqueleto ósseo é complementado por um esqueleto fibroso que permite estabilidade e adaptabilidade ao mesmo tempo. Este inclui as aponeuroses, ligamentos e bainhas fibrosas.

Com relação à funcionalidade, existe uma especialização dos raios radiais e ulnares. O trabalho conjunto do polegar e do indicador favorece maior destreza na manipulação de um objeto (ação dinâmica), enquanto que os dedos anular e mínimo normalmente agem juntos, aumentando a força de preensão (apoio e controle estático). O dedo médio pode atuar juntamente com o indicador, para aumentar a precisão do movimento de pinça, ou com os dedos ulnares, aumentando a força da preensão.

"O punho é a articulação-chave da mão", pois possui mobilidade multidirecional.

Os movimentos mais comuns nas atividades de vida diária são:

- extensão-desvio radial: abrir torneira, alimentar-se; e
- flexão-desvio ulnar: fechar torneira.

Os movimentos de flexão e extensão possuem amplitude de cerca de 80° em cada direção. A extensão do punho é funcionalmente mais importante que a flexão. A perda da extensão ativa do punho dificulta e enfraquece o movimento de preensão da mão. A posição funcional ótima é de ligeira extensão do punho (aproximadamente 20°).

A mobilidade do punho é realizada por meio de músculos extrínsecos (com origem no antebraço), enquanto que a mobilidade dos dedos é realizada tanto por músculos extrínsecos, quanto por músculos intrínsecos.

Ao nível do punho, os tendões extensores estão distribuídos em seis compartimentos, a saber:

- 1.º compartimento: tendões dos músculos extensor curto do polegar e abdutor longo do polegar;
- 2.º compartimento: tendões dos músculos extensor radial longo do carpo e extensor radial curto do carpo;
- 3.º compartimento: tendão do músculo extensor longo do polegar;
- 4.º compartimento: tendões dos músculos extensor comum dos dedos e do músculo extensor próprio do indicador;
- 5.º compartimento: tendão do músculo extensor do dedo mínimo; e
- 6.º compartimento: tendão do músculo extensor ulnar do carpo.

Os compartimentos mais comumente envolvidos em patologias são o primeiro (tenossinovite estenosante de De Quervain), o quarto (tenossinovite nas atividades de digitação), o quinto e o sexto (ambos na artrite reumatoide). Com relação ao trauma, o terceiro pode ser concomitantemente acometido com a fratura do terço distal do rádio.

Os tendões flexores atravessam o punho pelo túnel do carpo. Além de nove tendões flexores (tendão flexor longo do polegar, quatro tendões flexores superficiais dos dedos e quatro tendões flexores profundos dos dedos), o nervo mediano também passa por esse túnel, sendo este um frequente local de compressão (síndrome do túnel do carpo). (Oliveira, 2004)

A sensibilidade da mão e do punho deve ser avaliada de duas formas: (a) testando-se os nervos periféricos principais que os inervam; e (b) testando-se cada nível neurológico. O nervo radial supre o dorso da mão. A superfície dorsal da prega entre o polegar e o indicador (primeira comissura interdigital) é quase que inteiramente suprida pelo nervo radial. A região palmar dos dedos polegar, indicador, médio e porção radial do quarto dedo é inervada pelo mediano. O ulnar inerva o quinto dedo e a porção medial do quarto dedo.

Os músculos tenares laterais são inervados pelo mediano, enquanto que os mediais são inervados pelo ulnar. O flexor curto do polegar com frequência é duplamente inervado (nervos mediano e ulnar), sendo que, em um terço dos casos, é inervado apenas pelo nervo ulnar. Algumas pessoas possuem anastomoses entre os nervos mediano e ulnar, o que pode dificultar o diagnóstico clínico de lesões nervosas na mão. Por exemplo: isto explica porque alguns portadores de sequela de Hanseníase com acometimento do nervo ulnar nem sempre desenvolvem deformidade em garra clássica. A Tabela 42.6 e as fotos a seguir apresentam a inervação da mão.

Tabela 42.6. inervação da mão		
Inervação	Sensibilidade	Motricidade
Nervo mediano	Polegar, indicador, dedo médio e metade radial do anular.	Músculos flexores extrínsecos (flexor radial do carpo, flexor longo do polegar, flexores superficiais para todos os dedos, flexores profundos dos dedos indicador e médio e palmar longo). Músculos intrínsecos (cabeça superficial do flexor curto do polegar, oponente do polegar, abdutor curto do polegar e lumbricais para os dedos indicador e médio).
Nervo ulnar	Dedos mínimo e metade ulnar do anular	Músculos flexores extrínsecos (flexor ulnar do carpo, flexores profundos dos dedos anular e mínimo) Músculos intrínsecos (cabeça profunda do flexor curto do polegar, adutor do polegar, músculos da eminência hipotenar (abdutor, flexor curto oponente do dedo mínimo e palmar curto), interósseos palmares, dorsais e lumbricais para os dedos anular e mínimo.
Nervo radial	Pele da região da tabaqueira anatômica e dorso dos dedos polegar, indicador, médio e metade radial do anular, até a articulação interfalangeana distal.	Músculos extensores extrínsecos (extensor ulnar do carpo, extensor comum dos dedos, extensor radial curto e longo do carpo, abdutor longo do polegar, extensor curto e longo do polegar).

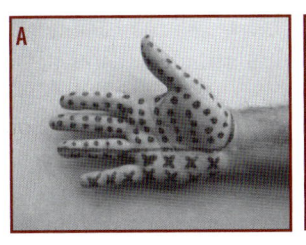

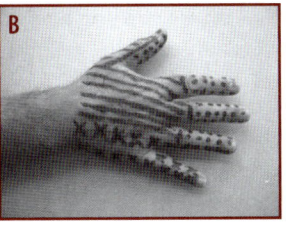

Figs. 42.27 e 42.28. Sensibilidade da mão: Aspectos volar (A) e dorsal (B). Nervo mediano (pontos), nervo ulnar (cruzes).
Foto: Arquivo Assessoria de Comunicação Social/Ministério da Previdência Social – Victor Soares

Para avaliação de função e incapacidade é necessário saber se a lesão ocorreu na mão dominante ou não, bem como informações detalhadas sobre a ocupação do indivíduo. Cada dedo possui um grau funcional, individual e específico. Na avaliação da incapacidade, é importante observar se há possibilidade de substituição da ação do dedo ausente (ou prejudicado) pela ação dos dedos vizinhos, bem como se essa incapacidade prejudica a ação de outros dedos.

De modo geral, o polegar é o dedo mais importante da mão, devido à grande mobilidade principalmente de sua articulação carpo-metacárpica, e de sua oposição aos demais dedos. No entanto, se o primeiro espaço interdigital estiver retraído (como ocorre em algumas paralisias nervosas), ele perde a capacidade de oposição, com importante prejuízo funcional. O polegar é indispensável para a *pinça de precisão*.

O dedo indicador é importante no movimento da *pinça de precisão*. Nos casos de amputação parcial, a presença da falange proximal confere estabilidade a este tipo de pinça, importante para trabalhadores manuais. Na amputação total do dedo indicador, o dedo médio assume grande parte de sua função.

O dedo médio possui maior força de flexão que o indicador. Sua posição mediana lhe permite atuar nas pinças de força e de precisão, o que lhe confere grande valor funcional. A amputação ao nível da falange proximal (proximal à inserção do tendão flexor superficial) ou ao nível da articulação metacarpofalangeana provoca *deficit* estético e funcional.

A perda do dedo anular, em relação aos demais, acarreta o menor *deficit* funcional para a mão.

O quinto dedo possui importante papel na pinça de força.

A avaliação da capacidade laborativa residual, após a amputação de dedo da mão, deve ser feita indivíduo a indivíduo, haja vista o tipo de lesão (corto-contusa, esmagamento ou avulsão), em que mão ocorreu a lesão, se na dominante ou não, o dedo atingido, o nível da amputação (metacarpo, articulação metacarpo-falangeana, falange proximal, articulação interfalangeana proximal, falange média, articulação interfalangeana distal, falange distal), a presença de neuromas dolorosos no coto de amputação, as tarefas comumente realizadas em seu trabalho, as atividades que o paciente consegue realizar, se existe lesão concomitante em outro dedo ou na mão contralateral, tal como lesão vasculonervosa ou lesão de tendão e, ainda, o fator da adaptabilidade às limitações. Vale, ainda, lembrar que indivíduos que sofrem amputações de dedos da mão devem ser precocemente encaminhados para a reabilitação motora e profissional, pois se observa que a função da mão melhora com o retorno das atividades, principalmente da força de garra e força de pinça.

A pele da mão também contribui para a sua função, sendo a da região dorsal delicada e flexível, permitindo a flexão; a palmar é espessa e resistente à pressão, desempenhando função sensorial. Cicatrizes na face palmar, dependendo da localização, podem comprometer, em graus variáveis, a extensão dos dedos.

Uma lesão do nervo mediano prejudica a função de pinça de precisão, enquanto que a lesão do nervo ulnar, causa prejuízo para pinça de força. A oposição do polegar depende da integridade dos nervos mediano e ulnar. O nervo radial é responsável pela abertura da mão.

Exame da Pele da mão

A espessura da pele, que é maior no trabalhador rural (calosidades), ocasiona menor sensibilidade cutânea. A pele atrofiada assemelha-se à pele senil, sendo brilhosa, adelgaçada e com perda da elasticidade.

As calosidades iniciam-se, em média, a partir de quinze dias de atrito, após a fase de bolhas. Calosidades decorrentes de atividade contínua e persistente, com muito tempo de evolução, costumam involuir por completo em seis meses, em média. Se houver imobilização física (gesso), ao invés de imobilização funcional, o tempo de involução se reduz para cerca de trinta dias.

Circulação

A cianose e o edema podem indicar dificuldade no retorno venoso. O edema é melhor observado no dorso da mão, podendo apagar os contornos das cabeças metacarpianas e até as pregas interfalangianas. Mesmo quando pouco intenso, observa-se apenas uma ligeira infiltração dos tecidos, mas com consequente limitação da flexão dos dedos.

Troficidade

A quantidade e distribuição da sudorese podem indicar distúrbios vasomotores, como o verificado na distrofia simpático-reflexa.

A atrofia muscular da mão pode indicar uma lesão nervosa. A lesão crônica do nervo mediano pode cursar com a perda do contorno tenar normal.

A paralisia do nervo ulnar provoca atrofia dos músculos interósseos e é visível no primeiro espaço interdigital e entre os metacarpianos. Ocorrerá, também, atrofia da musculatura hipotenar.

Principais manobras ou testes especiais

Lembramos que todos os testes devem ser realizados comparativamente com o membro contralateral.

✓ *Teste de Finkelstein*

Para realização do teste, solicita-se ao paciente que feche a mão, englobando o polegar aduzido e fletido na palma. Nesta posição, o examinador realiza o desvio ulnar do punho. O teste é positivo quando o segurado queixa-se de dor no processo estiloide do rádio.

Utilizado para o diagnóstico da tenossinovite estenosante de De Quervain.

Não é patognomônico! Pode estar presente sem a doença.

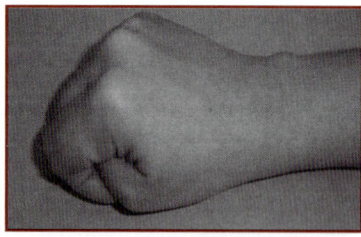

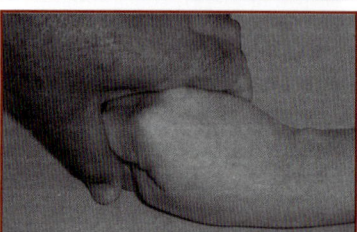

Figs. 42.29 e 42.30. Teste de Finkelstein.
Foto: Arquivo Assessoria de Comunicação Social/Ministério da Previdência Social – Victor Soares

✓ *Teste de Phalen*

Consiste em manter o punho em flexão máxima por, no mínimo, um minuto. É positivo quando o indivíduo queixa-se de "formigamento" ou "dormência" na mão, em território inervado pelo nervo mediano, principalmente o dedo médio. Utilizado para o diagnóstico da síndrome do túnel do carpo.

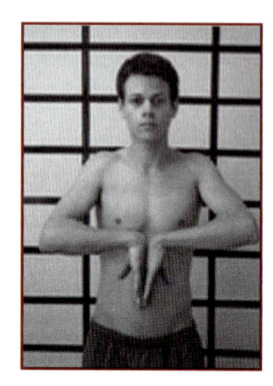

Fig. 42.31. Teste de Phalen.
Foto: Arquivo Assessoria de Comunicação Social/Ministério da Previdência Social – Victor Soares

✓ *Teste de Phalen invertido*

Consiste em manter os punhos em extensão máxima (posição de oração) por, no mínimo, um minuto. É positivo quando o paciente queixa-se de "formigamento" ou "dormência" na mão, em território inervado pelo nervo mediano, principalmente o dedo médio. Utilizado para o diagnóstico da síndrome do túnel do carpo.

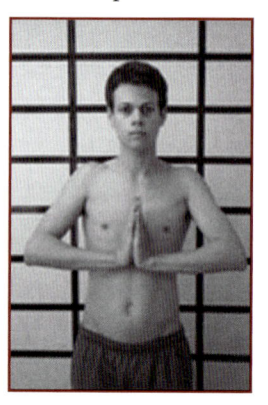

Fig. 42.32. Teste de Phalen Invertido.
Foto: Arquivo Assessoria de Comunicação Social/Ministério da Previdência Social – Victor Soares

✓ *Teste de Tinnel (Digito-percussão)*

A percussão de um nervo em local de compressão, como na síndrome do túnel do carpo, de distal para proximal, também desencadeia a sensação de "choque", que se irradia pelo trajeto distal do nervo afetado.

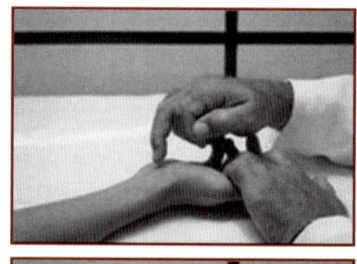

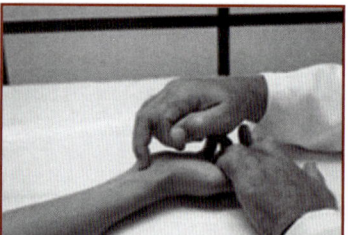

Fig. 42.33. Teste de Tinnel.
Foto: Arquivo Assessoria de Comunicação Social/Ministério da Previdência Social – Victor Soares

✓ *Teste de Froment ou "Teste do livro"*

O teste diagnóstico da lesão do nervo ulnar é o teste de Froment ou "teste do livro", que corresponde à incapacidade de o paciente realizar a pinça entre o polegar e o segundo dedo, por paralisia do músculo adutor do polegar e parte do flexor curto do polegar. Este teste é realizado solicitando-se ao indivíduo que sustente um livro de certo peso entre o polegar e o indicador. É positivo quando o mesmo realiza acentuada flexão da falange distal do polegar, na tentativa de realizar a tarefa solicitada.

O teste também pode ser feito pedindo-se ao paciente que mantenha uma folha de papel entre o polegar e o indicador (ambos com falanges estendidas), enquanto o examinador tenta puxar a referida folha. É considerado positivo quando o paciente é incapaz de manter o papel entre tais dedos e, para consegui-lo, flexiona fortemente a falange distal do polegar.

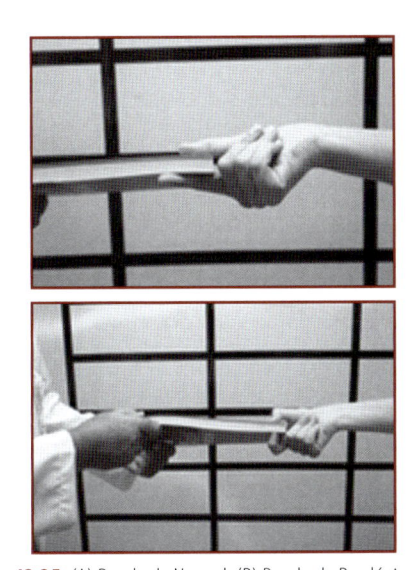

Figs. 42.34 e 42.35. (A) Resultado Normal; (B) Resultado Patológico.
Foto: Arquivo Assessoria de Comunicação Social/Ministério da Previdência Social – Victor Soares *Teste "Cruze seus dedos"*

O examinador pode solicitar que o indivíduo tente cruzar o dedo médio dorsalmente sobre o indicador, ou o indicador sobre o dedo médio, com a palma da mão e os dedos apoiados sobre uma superfície plana (teste "cruze seus dedos"). Na paralisia do nervo ulnar, o segurado será incapaz de realizar o teste.

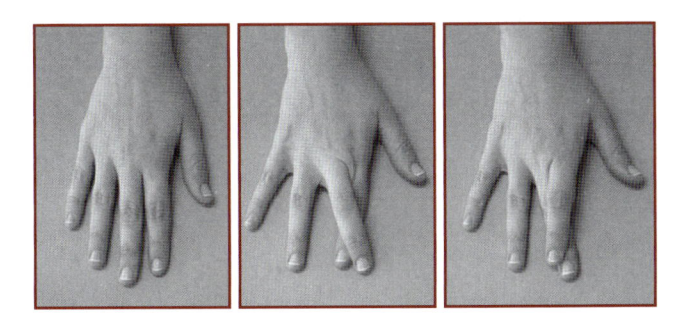

Figs. 42.36, 42.37 e 42.38. Teste "cruze seus dedos".
Foto: Arquivo Assessoria de Comunicação Social/Ministério da Previdência Social – Victor Soares

▶ Patologias da coluna cervical e membros superiores

Cervicalgia (M 54.2)

A cervicalgia acomete os músculos da região cervical e da cintura escapular e caracteriza-se pela presença de dor espontânea à palpação e/ou edema em região cervical, sem história de comprometimento de discos cervicais. As queixas álgicas neste segmento vertebral geralmente são difusas e os sintomas são referidos também em uma ou mais regiões do membro superior, que pioram com movimentos e com tensão. Pode associar-se a queixas de fraqueza, fadiga muscular, tontura e parestesias que não acometem o território específico, além de aumento do tônus ou contratura muscular com pontos de dor miofascial ou bandas dolorosas em musculatura cervical, da base do crânio e dos ombros. O exame físico pode evidenciar áreas de rigidez muscular com dor à palpação em fibras superiores de trapézio, elevador de escápula, supraespinhoso, romboides, diminuição da lordose cervical e queda dos ombros.

Esta patologia pode apresentar as seguintes restrições das amplitudes articulares: rotação lateral abaixo de 80 graus; flexão abaixo de 60º; extensão abaixo de 75º e flexão lateral abaixo de 45º.

A equipe de Sluiter (1998) publicou, em Amsterdam, os *guidelines* para diagnóstico em membros superiores dos Distúrbios Osteomusculares Relacionados ao Trabalho:

- Sintomas: Dor intermitente ou rigidez de pescoço associada a dor ou parestesia em uma ou mais regiões do membro superior, associada aos movimentos da cabeça.
- Tempo: Sintomas presentes no momento ou, pelo menos, por quatro dias durante pelo menos uma semana do último ano.

Ainda conforme Sluiter *et al.*, 1998, a sensibilidade ou sensitividade de um teste diagnóstico indica a capacidade desse instrumento em detectar os pacientes que realmente apresentam o distúrbio, quando comparados ao padrão de referência, e, também, pode ser definida como a proporção de sujeitos doentes para os quais o teste fornece a resposta correta, ou seja, teste positivo. Assim, um teste sensível raramente deixa de encontrar pessoas com a doença. A sensibilidade ou sensitividade também é chamada de índice de verdadeiros-positivos.

Já a especificidade de um teste diagnóstico, também conhecida como índice de verdadeiros-negativos, indica a capacidade do teste em detectar os pacientes que realmente não apresentam o distúrbio, quando comparados ao padrão de referência. A especificidade é a proporção de sujeitos sem a doença para os quais o teste fornece a resposta correta, ou seja, teste negativo. Um teste específico raramente classificará erroneamente pessoas sadias como doentes.

Os valores preditivos positivos (VPP) estimam a probabilidade de um determinado paciente com um resultado de teste positivo realmente ter a doença. Um VPP alto indica que um resultado positivo é um forte previsor de que o paciente possui o distúrbio. O valor preditivo negativo (VPN) estima a probabilidade de um determinado paciente com um resultado de teste negativo realmente não ser portador do distúrbio. Um VPN alto indica que um resultado negativo é um forte previsor de que o paciente não possui o distúrbio. A sensibilidade e a especificidade podem ser de maior valor clínico do que os valores VPP e VPN.

Cleland (2007), em sua publicação, apresenta alguns exemplos destes testes diagnósticos para a região cervical:

Teste	Sensitividade	Especificidade	VPP	VPN
Amplitude de rotação de pescoço	0.20	0.98	0.14	0.99
Amplitude de flexo/extensão cervical	0.44	0.95	0.13	0.99
Dolorimento cervical	0.55	0.86	0.39	0.92
Dolorimento Trapézio	0.83	0.65	0.29	0.96

Denniston e Kennedy (2010) editores dos *guidelines* oficiais norte-americanos de incapacidade, em publicação anual, apresentam parâmetros de melhores práticas de tempo médio de afastamento laboral, bem como as capacidades e restrições para atividades em ambientes modificados, ou também denominados "protegidos", que se assemelham ao administrativo, bem como para atividades manuais:

Resumo de Melhores Práticas de Retorno ao Trabalho

Média: 18 dias.
Atividade administrativa – 1 dia
Atividade manual – 10 dias
Atividade manual pesada – 20-30 dias

Capacidades e Modificações de Atividades

Trabalho modificado/administrativo:
- Elevação acima do ombro – não elevar
- Elevação ao nível do ombro – até 2.5 kg por até 2 x/h
- Permanecer de pé ou caminhar – a cada 20 min com repouso de pelo menos 5 min
- Sentar – a cada 30min com pausa de 5 min
- Movimentos de amplitude total da coluna cervical – não realizar flexão, extensão, rotação lateral ou inclinação
- Escadas de mão – não subir
- Dirigir carros – por até 2 h/dia
- Atividades de elevar objetos longe do corpo – não realizar

Trabalho manual:
- Elevação acima do ombro – até 10 kg até 15 x/h
- Elevação ao nível do ombro – até 15 kg até 15 x/h
- Permanecer de pé ou caminhar – a cada 1-2h com repouso de pelo menos 10 min
- Sentar – a cada 1-2 h com pausa de 10 min
- Movimentos de amplitude total da coluna cervical – em flexão/extensão, rotação lateral ou inclinação até 20x/h
- Escadas de mão – até 40 degraus 8x/h
- Dirigir carros ou caminhão leve – durante todo o dia.
- Dirigir caminhão pesado – até 4 h/dia.
- Atividades de elevar objetos longe do corpo – não realizar.

A publicação do Ministério da Saúde do Brasil de 2001 (Brasil. Ministério da Saúde, 2001) refere que a cervicalgia, em determinados grupos ocupacionais, excluídas as causas não-ocupacionais, e ocorrendo condições de trabalho com posições forçadas e gestos repetitivos e/ou ritmo de trabalho penoso e/ou condições difíceis de trabalho, pode ser classificada como doença relacionada ao trabalho, do Grupo II da Classificação de Schilling, em que o trabalho pode ser considerado fator de risco, no conjunto de fatores de risco associados com a etiologia multicausal da entidade. O trabalho pode ser considerado como concausa.

Tendinites e tenossinovites (M 65)

A tendinite é definida como um processo inflamatório de tendão e da inserção musculotendínea na região mais superior do tendão, onde não existe a presença desta bainha tendinosa. A tenossinovite é uma reação tipo inflamatória em torno da bainha sinovial do tendão, produzindo sinais do tipo crepitação, que ocorre mais frequentemente nos tendões da mão ou dedos. Os sintomas mais comuns são dor ao movimento, ao toque, edema visível das bainhas tendinosas, ou uma sensação de crepitação quando a articulação se move. As lesões crônicas de tendão geram um processo mais degenerativo do que inflamatório, em função das forças de atrito geralmente associadas a trabalhos com movimentos repetitivos, aliados à exigência de força. O desenvolvimento destas patologias é multicausal, podendo ser: movimentos repetitivos, posto de trabalho inadequado, organização do trabalho com ritmo acelerado, sobrecarga de produção, horas extras, pausas inadequadas e doenças sistêmicas.

Melhorn e Ackerman publicaram, em 2008, guias para avaliação, especificando as atividades laborais mais relacionadas a esta patologia, bem como os fatores de risco mais importantes destas causas ocupacionais.

Atividades laborais

- Terminais de computador;
- Controle de qualidade;
- Empacotamentos;
- Linhas de montagem industrial;
- Corte de alimentos;
- Uso de ferramentas.

Causas ocupacionais

Combinação de:
- Força
- Repetitividade
- Posições forçadas
- Ritmo acelerado
- Organização do trabalho inadequada

A história clínica remete ao diagnóstico correto, sendo que, clinicamente, a manifestação mais importante é a dor. Na maioria dos casos, o paciente tem dificuldade para definir o tipo e a localização da dor, que pode ser generalizada. É comum o relato de dor que é desencadeada ou agravada pelo movimento repetitivo e que, nas fases iniciais, costuma ser aliviada pelo repouso. O quadro álgico costuma ter seu início restrito a uma região anatômica (punho, cotovelo ou ombro), acometendo frequentemente o membro superior dominante, sendo raro o quadro bilateral. Para além da dor, os pacientes podem queixar-se de parestesia, edema subjetivo, rubor, crepitação, rigidez matinal, diminuição de força, sensação de peso, desconforto, alteração da caligrafia, alterações subjetivas de temperatura e limitação dos movimentos, espessamento ao longo da unidade musculotendínea, postura anormal e imobilização das áreas dolorosas.

Pode piorar com o uso do membro pela movimentação dos tendões, exposição ao frio ou a mudanças bruscas de temperatura, e associação com sintomas gerais de ansiedade, estresse emocional, irritabilidade, alterações de humor, distúrbios do sono, fadiga crônica e cefaleia tensional. Os sintomas sensitivos, quando presentes, estão relacionados à compressão de nervos periféricos ou de raízes nervosas, correspondendo à sua distribuição. No exame físico, devem-se executar testes de contrarresistência para o(s) tendão(ões) acometido(s).

Denniston e Kennedy (2010), editores dos *guidelines* oficiais norte-americanos de incapacidade, em publicação anual apresentam parâmetros de melhores práticas de tempo médio de afastamento laboral.

Resumo de melhores práticas de retorno ao trabalho
Média: 23 dias.
Tratamento clínico, trabalho administrativo/modificado – 0 dias
Tratamento clínico, trabalho manual – 21 dias
Tratamento clínico, trabalho manual pesado – 35 dias
Tratamento cirúrgico, trabalho administrativo/modificado – 7 dias
Tratamento cirúrgico, trabalho manual – 21 dias

A equipe de Sluiter publicou, no final da década passada, em Amsterdam, os *guidelines* para diagnóstico em membros superiores dos Distúrbios Osteomusculares Relacionados ao Trabalho. (Sluiter *et al.*, 1998; Sluiter *et al.*, 2000)

Sintomas
Reprodução da dor durante a palpação dos tendões afetados ou crepitação palpável ou edema visível no dorso do punho/antebraço
Sinais
Testes provocativos sintomáticos dos sintomas durante os movimentos de extensão resistida
Tempo
Sintomas presentes no momento ou pelo menos por quatro dias durante os últimos sete dias

Fonte: Sluiter *et al.* (1998)

De uma forma geral, o diagnóstico de tendinite aguda ou crônica não necessita de exames auxiliares diagnósticos de alto custo. As radiografias são úteis apenas para exclusão de envolvimento ósseo ou articular. A Ressonância Magnética Nuclear é útil apenas em casos de suspeita de ruptura completa de tendão, com necessidade de imediata intervenção cirúrgica. Em casos de rupturas incompletas, a ultrassonografia de partes moles é um recurso diagnóstico cujos resultados costumam ser operadores-dependentes, com discutíveis graus de concordância interoperadores (Índice de Kappa), se comparados com artroscopias. De preferência, a ultrassonografia deve ser realizada bilateralmente.

Em relação ao tratamento, os tendões flexores respondem mais rapidamente que os tendões extensores. O repouso é necessário, consequentemente, um retorno precoce retarda a resolução da patologia. Quando a fase aguda estiver resolvida, o retorno ao trabalho deve ser planejado para evitar recorrência, não se esquecendo da adequação do posto de trabalho ou mesmo mudança de função.

Barros Filho e Lech (2007) referem que não é longo o tempo médio para recuperação de tendinites.

Período de tempo para a recuperação das tendinites e tendinoses		
	Tendinites	Tendinoses
Quadro clínico inicial	Até duas semanas	06 a 10 semanas
Quadro clínico crônico	04 a 06 semanas	03 a 06 meses

A publicação do Ministério da Saúde do Brasil de 2001 refere que as sinovites e as tenossinovites, em determinados grupos ocupacionais, excluídas as causas não-ocupacionais, e ocorrendo condições de trabalho com posições forçadas e gestos repetitivos e/ou ritmo de trabalho penoso e/ou condições difíceis de trabalho, podem ser classificadas como doenças relacionadas ao trabalho, do Grupo II da Classificação de Schilling, em que o trabalho pode ser considerado cofator de risco, no conjunto de fatores associados com a etiologia multicausal dessas entidades. (Brasil. Ministério da Saúde, 2001)

Tenossinovite estenosante do estiloide radial de De Quervain (M 65.4)

Esta patologia acomete o primeiro compartimento extensor (dorsal) do punho, por constrição da bainha comum dos tendões do abdutor longo e do extensor curto do polegar. A causa precisa é desconhecida, com os tendões apresentando-se geralmente normais, mas a cobertura sinovial inflamada (Clark, 1998).

A ocorrência mais frequente em mulheres em grupos populacionais acima de 40 anos de idade tem sido associada a exposições ocupacionais que exigem movimentos repetitivos de polegar, pinça de polegar associada à flexão, extensão, rotação ou desvio ulnar repetido do carpo, principalmente se associado com força, polegar mantido elevado e/ou abduzido durante atividades e uso prolongado de tesouras.

Melhorn e Ackerman publicaram, em 2008, guias para avaliação de patologias, especificando as atividades laborais mais relacionadas a esta patologia, bem como os fatores de risco mais importantes destas causas ocupacionais.

Atividades laborais
- Uso de chave de fenda
- Montagem de equipamentos eletrônicos
- Uso prolongado de tesouras

Causas ocupacionais
Combinação de:
- movimentos repetitivos de polegar
- polegar mantido elevado e/ou abduzido durante atividades
- pinça de polegar associada à flexão, extensão, rotação ou desvio ulnar repetido do punho, principalmente se associado com força
- desvio ulnar de punho
- repetitividade
- força envolvendo pegar e torcer.

O quadro clínico, geralmente unilateral, caracteriza-se por dor em projeção de processo estiloide do rádio, com ou sem irradiação, em projeção radial até o ombro, e que aumenta com abdução radial ativa do polegar, com alongamento passivo de abdutor longo de polegar, desvio ulnar do punho, dificuldade para pronosupinação ou pinça, com déficit da função do polegar. Existe dificuldade para segurar objetos que exigem a posição "em garra" do polegar, torcer a roupa, abrir a porta com chave, abrir tampa de lata etc. É incapacitante para tarefas repetitivas que envolvam desvio ulnar do punho.

O exame físico pode evidenciar tumefação na região afetada, dor à palpação no processo estiloide que pode se irradiar proximal e distalmente, bem como no trajeto dos tendões, que aumenta com extensão e abdução do polegar em contrarresistência. Tanto a extensão quanto a abdução resistidas do polegar são dolorosas na fase aguda. O sinal mais fidedigno é o alongamento dos tendões acometidos, através do sinal de Finkelstein, tomando-se o cuidado com o diagnóstico diferencial, que deve ser feito com osteoartrite da primeira carpometacarpiana ou mesmo com rizartrose. A maioria dos pacientes responde bem ao tratamento clínico, e os que necessitarem de tratamento cirúrgico também responderão com excelente resultado em pós-operatórios onde não ocorram complicações.

Denniston e Kennedy (2010), editores dos *guidelines* oficiais norte-americanos de incapacidade, em publicação anual apresentam parâmetros de melhores práticas de tempo médio de afastamento laboral, bem como as capacidades e restrições para atividades em ambientes modificados, ou também denominados "protegidos", que se assemelham ao administrativo, bem como para atividades manuais.

Resumo de melhores práticas de retorno ao trabalho
Média: 11 dias.

Tratamento clínico, trabalho administrativo/modificado – 0-1 dia

Tratamento clínico, trabalho manual – 10 dias

Tratamento clínico, trabalho regular que causa incapacidade – 42 dias

Tratamento clínico, trabalho manual pesado – 56 dias

Tratamento cirúrgico, trabalho administrativo/modificado – 14 dias

Tratamento cirúrgico, trabalho manual – 42 dias

Capacidades e modificações de atividades
Trabalho modificado:
- Atividades repetitivas (com ou sem *splint*) – até 4 x/h
- Atividades de digitação – até 15 toques/min até 2 h / dia
- Usar instrumentos leves (canetas, tesouras etc) 5 min repouso a cada 20 min
- Atividades de apertar – não
- Dirigir carros – até 2 h / dia
- Atividades leves – até 3 kg até 3 x/h
- Períodos prolongados do punho em flexão ou extensão – evitar

Trabalho manual:
- Atividades repetitivas – até 25 x/h
- Atividades de digitação – até 45 toques/min até 8 h / dia
- Usar instrumentos (alicates, chaves de fenda etc.) – tempo integral
- Atividades de apertar – até 5 x/min
- Dirigir carros ou caminhão leve – até 6 h / dia
- Dirigir caminhão pesado – até 3 h / dia
- Trabalho pesado – até 15 kg até 7 x/h

Os *guidelines* para diagnóstico em membros superiores dos Distúrbios Osteomusculares Relacionados ao Trabalho, publicados pela equipe de Sluiter (Sluiter *et al.*, 1998; Sluiter *et al.*, 2000) no final da década passada, em Amsterdam, estabelecem:

Sintomas
Dor intermitente localizada no lado radial do punho, que pode irradiar proximalmente para o antebraço, ou distalmente para o polegar.

Sinais
Pelo menos um dos seguintes testes positivos:
- Testes de Finkelstein
- Teste contrarresistência de extensão do polegar
- Teste contrarresistência de abdução do polegar.

Tempo
Sintomas presentes no momento ou, pelo menos, por quatro dias durante os últimos sete dias.

Talmage e Melhorn (2005) referem que o *National Institute for Occupational Safety and Health* – NIOSH, em estudo de meta-análise, preconiza que é de forte evidência a combinação destes elementos como fatores de risco, bem como considera que o desenvolvimento de distúrbios musculoesqueléticos é modificado por fatores psicossociais.

Fatores de risco laborais para tendinite de mão e punho				
Parte do corpo e fator de risco	Evidência (+++)	Evidência (++)	Evidência (+/0)	Sem evidência
Tendinite de mão e punho				
Repetição		X		
Força		X		
Postura		X		
Combinação	X			

Especificamente em relação ao tempo médio de dias de afastamento laboral para tratamento conservador e cirúrgico, estes mesmos autores preconizam os seguintes períodos:

Sugestão de tempo médio de dias de afastamento		
Tratamento conservador		
	Tempo médio	Tempo máximo
Trabalho sedentário	0 dias	7 dias
Trabalho leve	0 dias	7 dias
Trabalho médio	0 dias	14 dias
Trabalho pesado	0 dias	21 dias
Trabalho muito pesado	0 dias	28 dias
Tratamento cirúrgico – aberto		
	Tempo médio	Tempo máximo
Trabalho sedentário	0 dias	7 dias
Trabalho leve	0 dias	7 dias
Trabalho médio	7 dias	14 dias
Trabalho pesado	14 dias	21 dias
Trabalho muito pesado	21 dias	35 dias

Para um entendimento mais preciso e menos subjetivo, estes mesmos autores colocam uma classificação dos diferentes tipos de trabalho:
- Trabalho sedentário – indica manuseio de até 4,5 kg ocasionalmente e/ou insignificante quantidade de peso frequente, ou constante para levantar, carregar, puxar, empurrar ou mover objetos, incluindo o peso corporal. O trabalho sedentário envolve a postura sentada na maioria do tempo, mas pode envolver caminhar ou permanecer de pé por curtos períodos de tempo. Trabalhos são sedentários se as caminhadas ou postura de pé são necessárias apenas ocasionalmente.
- Trabalho leve – indica manuseio de até 9,0 kg ocasionalmente e/ou até 4,5 kg frequentemente e/ou insignificante quantidade de força constante para mover objetos. O trabalho leve envolve caminhar ou permanecer de pé por tempo significativo.
- Trabalho moderado – indica manuseio de até 22 kg ocasionalmente e/ou até 9 kg frequentemente e/ou até 4,5 kg constantemente para mover objetos
- Trabalho pesado – indica manuseio de até 45 kg ocasionalmente e/ou até 22 kg e/ou até 9 kg constantemente para mover objetos
- Trabalho muito pesado – indica manuseio de mais de 45 kg ocasionalmente e/ou mais de 22 kg e/ou mais de 9 kg constantemente para mover objetos

A publicação do Ministério da Saúde do Brasil de 2001 refere que, do ponto de vista laboral, a tenossinovite estenosante do estiloide radial, excluídas as causas não ocupacionais e existindo no ambiente laboral posições forçadas, repetitividade, ritmo de trabalho penoso, podem ser classificadas como doenças relacionadas ao trabalho, do Grupo II da Classificação de Schilling, em que o trabalho pode ser considerado cofator de risco, no conjunto de fatores associados com a etiologia multicausal dessas entidades.

Fibromatose da fáscia palmar: contratura ou moléstia de Dupuytren (M 72.0)

Esta é uma patologia caracterizada por espessamento e retração da fáscia palmar, acarretando contratura em flexão dos dedos e incapacidade funcional das mãos. Melhorn e Ackerman (2008) entendem que é uma doença fibroproliferativa benigna, que provoca, de forma progressiva, um espessamentro nodular e contratura da fáscia palmar, com eventual contratura em flexão dos dedos, que acomete preferencialmente o sexo masculino e após a 5ª ou 6ª década de vida. Na fase inicial da doença há formação de nódulos na face palmar da mão, que evoluem formando cordas fibrosas, que podem ser percebidas à palpação. Na fase residual, os nódulos desaparecem, permanecendo apenas focos de aderência e cordas fibrosas reacionais. Geralmente é um achado isolado; embora a causa exata seja desconhecida, fatores familiares, raciais e fisiológicos, além de associação com diabetes, alcoolismo e uso regular de anticonvulsivantes, têm sido sugeridos.

A história de trauma é frequente, porém, existem dúvidas se o trauma ou a atividade manual podem ser fatores causais, sendo que a principal complicação é uma incapacidade progressiva secundária à contratura. O diagnóstico baseia-se na história clínica e no exame físico. O acometimento inicial é no quarto e quinto dedos e, com a progressão das contraturas, o déficit físico pode causar incapacidade se o indivíduo não conseguir realizar tarefas que necessitam o uso de todos os dedos, principalmente quando a mão dominante é a acometida.

O prognóstico é reservado e está na dependência da evolução temporal, ou seja, na velocidade de progressão da deformidade, que pode variar de poucos meses até muitos anos. Geralmente, os pacientes com quadro clínico inicial e com até 40º de flexão do dedo, dependendo da atividade laborativa específica, não possuem incapacidade. Em casos mais complexos, com deformidade importante da mão (acima de 40º de flexão), que costumam ser tratados cirurgicamente, podem sofrer complicações e/ou recidivas.

Melhorn e Ackerman publicaram, em 2008, guias para avaliação, especificando a força das evidências de múltiplos fatores de risco ocupacionais e não ocupacionais desta patologia:

Fatores de risco ocupacionais

- Forte evidência – Vibração
- Insuficiente evidência – Combinação de fatores (força e repetição, força e postura)
- Insuficiente evidência – Repetitividade ou em combinação com outros fatores
- Insuficiente evidência – Força
- Insuficiente evidência – Postura inadequada
- Insuficiente evidência – Atividades em computador
- Insuficiente evidência – Meio ambiente frio
- Insuficiente evidência – Jornada de trabalho
- Insuficiente evidência – Mão dominante

Fatores de risco não ocupacionais

- Forte evidência – Fatores genéticos
- Forte evidência – Diabetes
- Alguma evidência – Idade
- Insuficiente evidência – Fatores biopsicossociais
- Insuficiente evidência – Composição corporal
- Insuficiente evidência – Sexo

Melhorn e Ackerman publicaram, em 2008, guias para avaliação, especificando as atividades laborais mais relacionadas a esta patologia, bem como os fatores de risco mais importantes destas causas ocupacionais.

Atividades laborais

- Atividades com uso de instrumentos com compressão palmar repetida,
- Trabalho forçado

Causas ocupacionais

Combinação de:
- Posições forçadas
- Repetitividade
- Vibração localizada

Denniston e Kennedy (2010), editores do *guidelines* oficiais norte-americanos de incapacidade, em publicação anual apresentam parâmetros de melhores práticas de tempo médio de afastamento laboral, bem como as capacidades e restrições para atividades em ambientes modificados, ou também denominados "protegidos", que se assemelham ao administrativo, bem como para atividades manuais.

Resumo de melhores práticas de retorno ao trabalho

Média: 13 dias.

Tratamento clínico, trabalho administrativo/modificado – 0 dias

Tratamento cirúrgico, trabalho administrativo/modificado – 14 dias

Tratamento cirúrgico, trabalho manual – 28 dias

Capacidades e modificações de atividades

Trabalho modificado:
- Atividades repetitivas (com ou sem splint) – até 4 x/h
- Atividades de digitação – até 15 toques/min até 2 h / dia
- Usar instrumentos leves (canetas, tesouras ...) 5 min repouso a cada 20 min
- Atividades de apertar – não
- Dirigir carros – até 2 h / dia
- Atividades leves – até 3 kg até 3 x/h
- Períodos prolongados do punho em flexão ou extensão – evitar

Trabalho manual:
- Atividades repetitivas – até 25 x/h
- Atividades de digitação – até 45 toques/min até 8 h / dia
- Usar instrumentos (alicates, chaves de fenda ...) – tempo integral
- Atividades de apertar – até 5 x/min
- Dirigir carros ou caminhão leve – até 6 h / dia
- Dirigir caminhão pesado – até 3 h / dia
- Trabalho pesado – até 15 kg até 7 x/h

Síndrome do manguito rotatório (M 75.1)

Esta patologia consiste em uma inflamação aguda ou crônica que acomete os tendões da bainha dos rotadores, especialmente por compressão da bursa e do tendão supraespinhoso, entre a grande tuberosidade da cabeça do úmero e a porção anterior e inferior do acrômio, durante a elevação do braço. A síndrome do manguito rotador se desenvolve quando a estrutura musculotendinosa, que fornece força e mobilidade à articulação do ombro (manguito rotador), atrita contra o arco coracoacromial, especialmente quando o ombro é posicionado em flexão anterior e rodado internamente. O impacto precede a ruptura do manguito, embora o manguito tenda a romper perto da inserção da tuberosidade maior do úmero, e o impacto tende a ocorrer a poucos centímetros mais medialmente. Ocorre uma laceração e edema dos músculos e articulações que mantêm o membro na articulação do ombro, provocados por movimentos repetitivos do braço acima da cabeça, como em esportes. Existe associação com exposições a movimentos repetitivos de braço, elevação e abdução de braços acima da altura dos ombros, principalmente se associados ao uso de força por tempo prolongado e elevação de cotovelo. Como resultado da postura de flexão ou abdução estática prolongada, ou movimentos repetidos nestas direções, o tendão do supraespinhoso sofre impacto do arco acromial, podendo ser lesado. O movimento leva a cabeça do osso do úmero a sofrer atrito contra a articulação do ombro e seus tendões, que provoca laceração das fibras. Pode ocorrer dor, especialmente com o movimento, e um ruído quando movimenta o braço.

As estruturas acometidas são o músculo supraespinhoso, músculo infraespinhoso, tendão da cabeça longa do músculo bíceps braquial, músculo subescapular e os tendões dos músculos redondo maior e menor. No quadro agudo, o braço pode abduzir 60 graus sem dor significativa. A dor manifesta-se na abdução entre 60 e 120 graus. Com o braço em rotação externa, e elevação entre 120 até 180 graus, o quadro passa a ser menos doloroso. O prognóstico geralmente é favorável. O quadro clínico desta patologia caracteriza-se por dor intermitente no ombro, que piora com esforços físicos e à noite. A dor pode se irradiar para a face lateral do braço e associar-se com a diminuição das forças de rotação externa e abdução. O paciente queixa-se de crepitação, dificuldade ou impossibilidade para elevar ou manter o braço elevado.

Melhorn e Ackerman publicaram, em 2008, guias para avaliação, especificando as atividades laborais mais relacionadas a esta patologia, bem como os fatores de risco mais importantes destas causas ocupacionais.

Atividades laborais
- As que utilizam postura do ombro acima de 60º de abdução.
- Atividades agravantes são as que exijam sustentação de peso.

Causas Ocupacionais
Combinação de:
- Força
- Abdução e elevação de braços acima da linha dos ombros

Segundo os *guidelines* para diagnóstico em membros superiores dos Distúrbios Osteomusculares Relacionados ao Trabalho, publicados pela equipe de Sluiter em 1998 em Amsterdam, seguem abaixo os sinais, sintomas e tempo a serem observados quanto à Síndrome do Manguito Rotatório.

Sintomas
Dor intermitente na região do ombro sem parestesia que é piorada pela elevação ativa do membro superior

Sinais
Dor nos movimentos contraresistencia de abdução, rotação externa ou interna ou
Arco doloroso na elevação ativa do membro superior.

Tempo
Sintomas presentes no momento ou pelo menos por quatro dias durante os últimos sete dias.

Didaticamente, Swiontkowski e Stovitz (2008) descrevem três estágios evolutivos desta patologia:

- **Estágio 1:** Mais frequente em pessoas de até 25 anos. A dor encontra-se localizada no trajeto de tendão de supraespinhal, relacionada ao esforço, que melhora com repouso, geralmente sem dor noturna e sem limitação de movimentos. Ao exame físico evidenciam-se testes de Neer e/ou de Jobe positivos. A incapacidade é em torno de 60 dias.
- **Estágio 2:** Mais frequente em pessoas entre 25 e 45 anos. A dor encontra-se localizada no trajeto de tendão de supraespinhal, relacionada ao esforço, podendo ocorrer também em repouso; pode haver limitação de movimentos (pela dor). Os testes de Neer e/ou Jobe são positivos. A incapacidade é em torno de 180 dias.
- **Estágio 3:** Mais frequente em pessoas maiores de 50 anos. A dor é de intensidade variável, que piora à noite, resistente à AINH e à infiltração com corticoides. Em fases tardias, pode haver hipotrofia do músculo deltoide por desuso. Os movimentos do ombro geralmente são normais, podendo haver graus variados de restrição articular. Os testes de Neer e/ou Jobe são positivos. A incapacidade é em torno de 12 a 18 meses.

Talmage e Melhorn (2005) referem que o NIOSH, em estudo de meta-análise, preconiza que são de forte evidência, para pescoço e braço, a força e a postura e que, para ombro, não existe forte evidência de fatores de risco, além de considerarem que o desenvolvimento de distúrbios musculoesqueléticos é modificado por fatores psicossociais.

Fatores de risco laborais para tendinite de pescoço e ombro

Parte do corpo e fator de risco	Evidência (+++)	Evidência (++)	Evidência (+/0)	Sem evidência
Pescoço e Pescoço/braço				
Repetição		X		
Força	X			
Postura	X			
Combinação			X	
Ombro				
Repetição		X		
Força			X	
Postura		X		
Combinação			X	

Segundo os guias para avaliação publicados por Melhorn e Ackerman em 2008, seguem indicações sobre a força das evidências de múltiplos fatores de risco ocupacionais e não ocupacionais desta patologia:

Fatores de risco ocupacionais
• Alguma evidência – Combinação de fatores (força e repetição, força e postura)
• Alguma evidência – Repetitividade ou em combinação com outros fatores
• Alguma evidência – Postura inadequada
• Insuficiente evidência – Atividades em computador
• Insuficiente evidência – Meio ambiente frio
• Insuficiente evidência – Jornada de trabalho
• Insuficiente evidência – Mão dominante
• Insuficiente evidência – Vibração
• Insuficiente evidência – Força

Fatores de risco não ocupacionais
• Forte evidência – Idade
• Forte evidência – Fatores biopsicossociais
• Forte evidência – Composição corporal
• Insuficiente evidência – Sexo
• Insuficiente evidência – Diabetes

Nas situações *borderline* residem as maiores controvérsias. Ou seja, "quanto de dor é esperado que uma pessoa possa tolerar?". Esta é uma pergunta que não tem resposta científica. Um período temporário em trabalho modificado pode ser útil. Durante este tempo, exercícios de fortalecimento do ombro podem ser prescritos para melhorar o impacto, embora não exista prova científica clara da eficácia deste tratamento.

Do ponto de vista anatômico, um terço a um quarto da cabeça umeral está em contato com a cavidade glenoide, sendo que o labrum aumenta a área de contato com a cabeça umeral, pois as superfícies articulares não são congruentes e a ação dos músculos é a de fornecer a estabilidade dinâmica da articulação. A parte superior da cabeça umeral é coberta por um capuz tendinoso resultante da fusão dos tendões de terminação dos músculos subescapular, pela frente; supraespinal acima; infraespinal e redondo menor, por detrás. A função do ritmo escapuloumeral é manter a fossa glenoide em uma posição "ideal" para receber a cabeça do úmero, evitando o impacto do úmero no acrômio. Durante a abdução ativa do ombro, a cabeça umeral se eleva superiormente em relação à fossa da glenoide, devido à contração do deltoide, sendo que os músculos do MR contribuem para a estabilidade articular, gerando uma força resultante oposta à do deltoide, centralizando assim a cabeça do úmero. O tendão do músculo supraespinal traciona a cabeça do úmero para dentro da cavidade glenoide, com o propósito de aumentar a amplitude de movimento.

O diagnóstico é essencialmente clínico, mas é auxiliado por radiografias simples do ombro, com incidências especiais que podem revelar esporões subacromiais, artrose acromioclavicular, irregularidades no tubérculo maior do úmero, cistos ósseos na cabeça e colo do úmero, diminuição discreta até o completo desaparecimento do espaço subacromial, sugerindo ruptura de tendão supraespinhoso. O exame de ultrassonografia das estruturas do ombro deve ser bilateral, e pode mostrar tendinites, bursites e lesões incompletas do tendão supraespinhoso, edema da cabeça longa do bíceps, afilamento, defeito focal ou ausência completa do tendão supraespinhoso, rupturas do tendão supraespinhoso e infraespinhoso e alterações degenerativas da bolsa subdeltoídea. A paralisia isolada completa do supraespinhoso provoca apenas uma perda parcial de força, sendo que a maioria das suas funções pode ser realizada pela musculatura restante.

Seguem indicações de Sluiter *et al.* (1998) acerca da validade (sensibilidade, especificidade, VPP e VPN) de alguns testes diagnósticos:

Teste	Sensitividade	Especificidade	VPP	VPN
Amplitude de abdução do ombro	0.29	0.93	0.05	0.99
Amplitude de rotação externa	0.59	0.81	0.12	0.98

Denniston e Kennedy (2010) apresentam parâmetros de melhores práticas de tempo médio de afastamento laboral, bem como as capacidades e restrições para atividades em ambientes modificados, ou "protegidos", que se assemelham ao administrativo, bem como para atividades manuais.

Resumo de melhores práticas de retorno ao trabalho
Média: 55 dias.
Tratamento clínico (graus I e II, sem impacto nem ruptura)/trabalho modificado – 0 dias
Tratamento clínico (impacto, sem ruptura)/trabalho manual – 7–14 dias
Tratamento clínico (impacto, sem ruptura)/trabalho manual acima da cabeça – 28 dias
Tratamento clínico / trabalho manual pesado – 42 dias
Acromioplastia / trabalho modificado administrativo – 28-56 dias
Acromioplastia / trabalho manual, mão não dominante – 56-90 dias
Acromioplastia / trabalho manual, mão dominante – 70-90 dias
Cirurgia aberta / trabalho modificado administrativo – 42-56 dias
Cirurgia aberta / trabalho modificado administrativo, mão não dominante – 70-90 dias
Cirurgia aberta / trabalho modificado administrativo, mão dominante – 106-180 dias
Cirurgia aberta / trabalho manual pesado como causa da incapacidade: indefinido

Capacidades e modificações de atividades

Trabalho modificado:
- Elevar acima do ombro – Não
- Elevar na altura do ombro – Não
- Manter braço em abdução ou flexão – Não
- Puxar ou empurrar – até 3,0 kg até 4 x /h
- Levantar e carregar – até 2,5 kg até 3 x/h

Trabalho manual:
- Elevar acima do ombro – até 12 x/h até 7 kg
- Elevar na altura do ombro – até 15 x/h até 10 kg
- Manter braço em abdução ou flexão – até 12 x/h até 7 kg
- Puxar ou empurrar – até 30 kg até 20 x /h
- Levantar e carregar – até 20 kg até 15 x/h
- Escadas de mão – até 50 degraus/h

Especificamente em relação ao tempo médio de dias de afastamento laboral para tratamento conservador e cirúrgico, Talmage e Melhorn (2005) apresentam as seguintes sugestões de tempo médio de afastamento:

Tratamento conservador	
Trabalho sedentário	3 dias
Trabalho leve	3 dias
Trabalho médio	21 dias
Trabalho pesado	42 dias
Trabalho muito pesado	42 dias
Tratamento artroscópico	
Trabalho sedentário	10 dias
Trabalho leve	10 dias
Trabalho médio	42 dias
Trabalho pesado	70 dias
Trabalho muito pesado	70 dias
Tratamento cirúrgico – aberto	
Trabalho sedentário	42 dias
Trabalho leve	56 dias
Trabalho médio	84 dias
Trabalho pesado	84 dias
Trabalho muito pesado	84 dias

A definição dos diferentes tipos de trabalho citados (sedentário, leve, médio, pesado e muito pesado, formulada por Talmage e Melhorn (2005) encontra-se no item Tenossinovite estenosante do estiloide radial de De Quervain (M 65.4).

O mesmo guia norte-americano de avaliação de doenças refere que a permanência ou o retorno ao trabalho é primariamente uma decisão baseada na resistência. Embora a capacidade possa estar limitada por um curto período após a cirurgia, a maioria dos indivíduos pode retornar aos seus ambientes laborais. A capacidade pode estar limitada, em casos crônicos, pela diminuição da amplitude articular. Trabalhos temporários, que limitam as atividades acima da linha dos ombros, podem ser benéficos, mas o retorno aos trabalhos pesados e muito pesados, por longos períodos de tempo, pode ser muito difícil após ato cirúrgico.

A publicação do Ministério da Saúde (2001) refere que, do ponto de vista laboral, as lesões do manguito rotador, excluídas as causas não ocupacionais e existindo, no ambiente laboral, posições forçadas, repetitividade, ritmo de trabalho penoso, podem ser classificadas como doenças relacionadas ao trabalho, do Grupo II da Classificação de Schilling, em que o trabalho pode ser considerado fator de risco, no conjunto de fatores associados com a etiologia multicausal dessas entidades.

Tendinite bicipital (M 75.2)

Trata-se de inflamação aguda ou crônica do tendão e da bainha sinovial da cabeça longa do bíceps, no nível da goteira intertubercular do úmero, provocada por depósito de cálcio, esforço repetido ou trauma, altos níveis de colesterolemia, gota ou gonorreia. Tem sido descrita em associação com movimentos de flexão de antebraço supinado, estando, geralmente, associada com a tendinite do supraespinhal. É causada por movimentos com sobrecarga de braço, abdução dos braços acima da altura dos ombros, flexão associada com supinação do antebraço, e elevação do cotovelo. A inserção musculotendinosa é particularmente susceptível a lesões por sobrecarga, especialmente em tarefas de levantamento de peso. A tendinite bicipital pode ser confundida com tendinopatia do manguito rotador.

O quadro clínico caracteriza-se por dor na face anterior do úmero (sulco bicipital), dificuldade para realização dos movimentos do membro superior afetado, principalmente de flexão do cotovelo, com antebraço supinado, associados com esforço. Em caso de ruptura traumática do tendão, há retração do músculo e o braço assume aspecto de "braço de Popeye". A força de flexão permanece, mas a supinação enfraquece.

O diagnóstico é primariamente clínico. Dor na região anterior do ombro, sobre a corredeira bicipital, mais aparente no movimento ativo do que no passivo, ocasionalmente irradiando para o cotovelo. Ao exame físico, a dor é agravada na flexão do ombro, supinação do antebraço e/ou flexão do cotovelo, devendo-se comparar com lado contralateral. Os testes de Yergason e Speed *"Palm up test"* são dolorosos. O prognóstico é de recuperação e retorno ao trabalho em média após dois meses, sendo que, em atividades laborativas que exijam esforços físicos vigorosos, este tempo pode ser maior.

Melhorn e Ackerman publicaram em 2008 guias para avaliação, especificando as atividades laborais mais relacionadas a esta patologia, bem como os fatores de risco mais importantes destas causas ocupacionais.

Atividades laborais
Terminais de computador

Causas ocupacionais
Combinação de: • Força • Repetitividade • Posições forçadas • Ritmo acelerado • Vibrações localizadas

Sluiter *et al.* (1998), em seus *guidelines* para diagnóstico de Distúrbios Osteomusculares Relacionados ao Trabalho em membros superiores, indicam os sinais e sintomas a serem observados com relação à tendinite bicipital:

Sintomas
Reprodução da dor durante a palpação dos tendões afetados, ou crepitação palpável, ou edema visível no dorso do punho/antebraço

Sinais
Testes provocativos dos sintomas durante os movimentos de extensão resistida

Tempo
Sintomas presentes no momento ou pelo menos por quatro dias durante os últimos sete dias

Os guias para avaliação publicados por Melhorn e Ackerman (2008), especificando a força das evidências de múltiplos fatores de risco ocupacionais e não ocupacionais desta patologia indicam:

Fatores de Risco Ocupacionais
• Alguma evidência – Combinação de fatores (força e repetição, força e postura) • Alguma evidência – Repetitividade ou em combinação com outros fatores • Alguma evidência – Postura inadequada • Insuficiente evidência – Atividades em computador • Insuficiente evidência – Meio ambiente frio • Insuficiente evidência – Jornada de trabalho • Insuficiente evidência – Mão dominante • Insuficiente evidência – Vibração • Insuficiente evidência – Força

Fatores de risco não ocupacionais
• Forte evidência – Idade • Forte evidência – Fatores biopsicosociais • Forte evidência – Composição corporal • Insuficiente evidência – Sexo • Insuficiente evidência – Diabetes

No que tange às melhores práticas relativamente ao tempo médio de afastamento laboral, bem como a capacidades e restrições para atividades em ambientes modificados ou "protegidos", Denniston e Kennedy (2010) indicam:

Resumo de melhores práticas de retorno ao trabalho
Média: 35 dias.
Tratamento clínico, trabalho administrativo/modificado – 0 dias
Tratamento clínico, trabalho manual – 7 dias
Tratamento clínico, trabalho manual pesado – 35 dias
Tratamento cirúrgico, trabalho administrativo/modificado – 28 dias
Tratamento cirúrgico, trabalho manual, membro não dominante – 42 dias
Tratamento cirúrgico, trabalho manual, membro dominante – 56 dias

Capacidades e modificações de atividades
Trabalho modificado: • Elevar acima do ombro – Não • Elevar na altura do ombro – Não • Manter braço em abdução ou flexão – Não • Puxar ou empurrar – até 3.5 kg até 4 x /h • Levantar e carregar – até 2.5 kg até 3 x/h **Trabalho manual:** • Elevar acima do ombro – até 12 x/h até 7 kg • Elevar na altura do ombro – até 15 x/h até 10 kg • Manter braço em abdução ou flexão – até 12 x/h até 7 kg • Puxar ou empurrar – até 30 kg até 20 x /h • Levantar e carregar – até 20 kg até 15 x/h • Escadas de mão – até 50 degraus/h

A publicação do Ministério da Saúde do Brasil (2001) refere que as lesões do ombro, em determinados grupos ocupacionais, excluídas as causas não-ocupacionais e ocorrendo condições de trabalho com posições forçadas e gestos repetitivos, e/ou ritmo de trabalho penoso, e/ou condições difíceis de trabalho, podem ser classificadas como doenças relacionadas ao trabalho, do Grupo II da Classificação de Schilling, em que o trabalho pode ser considerado fator de risco, no conjunto de fatores associados com a etiologia multicausal dessas entidades.

Epicondilite lateral (M 77.1)

Esta patologia, também conhecida como cotovelo de tenista, é uma entesopatia por uso excessivo, que acomete a origem dos tendões dos músculos extensores e supinadores no epicôndilo lateral (Verhaar, 1992). O tendão, no cotovelo, desenvolve rupturas microscópicas em suas inserções nos epicôndilos, embora o ponto de maior dor seja no próprio tendão, distalmente ao local de origem do músculo extensor radial curto do carpo (lateral), ou na origem dos tendões flexopronadores (medial). O termo epicondilite implica em inflamação do epicôndilo ou tecido subjacente ao epicôndilo do úmero. A opinião corrente é que a fase inicial do processo é inflamatória, e responde bem ao tratamento com AINH e cinesioterapia. Na fase crônica, não existem sinais inflamatórios, apenas degenerativos. Achados patológicos não confirmam a presença de processo inflamatório. Estudos histológicos demonstram displasia angiofibroblástica das microrrupturas do tendão.

Apesar de ser mais conhecida como processo inflamatório, é uma tendinose que ocorre como consequência da incapacidade de recuperação do tendão. Fisiologicamente, as enteses estão sujeitas a cargas imensas, mas provavelmente são as cargas repetitivas que provocam as alterações características da enteses ou entesopatia. As enteses são relativamente avasculares e, consequentemente, vulneráveis à tração repetida. A queixa mais frequente é desconforto lateral do cotovelo, algumas vezes irradiando para a face extensora do antebraço, mas raramente associada a desconforto proximal do cotovelo.

Ambos os sexos são acometidos na mesma proporção. Tem alta incidência na população geral e predomina entre os 35 e 55 anos; a doença é sete vezes mais frequente que a *epicondilite medial* (Ono, Nakamura, Shimaoka, 1998). As causas de epicondilite lateral são os esforços excessivos de extensão do punho e dedos, com o cotovelo em extensão, supinação do antebraço e extensão brusca do cotovelo. A patologia é autolimitante, melhora com o afastamento da atividade laborativa causadora. A resolução dos sintomas ocorre através de tratamento conservador, que eventualmente permite outras atividades sem restrição. O diagnóstico é clínico e se baseia na história, exame físico e análise do trabalho. Os exames complementares podem ser a ultrassonografia ou mesmo a radiografia simples, que pode revelar calcificação. (Pienimaki, Kauranen, Vanharanta, 1997)

Ao exame físico, o epicôndilo lateral é doloroso à palpação, bem como nos testes de Cozen e de Mill. O achado padrão é dor na contração resistida dos dorsiflexores de punho, particularmente quando da dorsiflexão resistida do punho com os dedos semifletidos. A dor é reproduzida com movimento de supinação resistida de antebraço ou extensão resistida de punho. O tratamento pode ser baseado em repouso com *splint,* medicamentos AINH e infiltrações, ou até cirurgia. O tratamento fisiátrico, a longo prazo, é o mais recomendado, com calor profundo tipo ultrassonoterapia e cinesioterapia após a melhora dos sintomas iniciais; baseado principalmente em alongamentos e fortalecimento para extensores de punho e dedos, torna o prognóstico favorável. O retorno precoce ao trabalho retarda a resolução da patologia e os casos crônicos, refratários ao tratamento, podem demorar vários meses.

Novamente segundo os guias para avaliação de Melhorn e Ackerman (2008), seguem indicações acerca da força das evidências de múltiplos fatores de risco ocupacionais e não ocupacionais desta patologia:

Fatores de risco ocupacionais

- Muito forte evidência – Combinação de fatores (força e repetição, força e postura)
- Alguma evidência – Força
- Alguma evidência – Postura inadequada
- Insuficiente evidência – Atividades em computador
- Insuficiente evidência – Meio ambiente frio
- Insuficiente evidência – Jornada de trabalho
- Insuficiente evidência – Mão dominante
- Insuficiente evidência – Vibração
- Insuficiente evidência – Repetitividade ou em combinação com outros fatores

Fatores de risco não ocupacionais

- Insuficiente evidência – Idade. Aumenta o risco na 4ª e 5ª décadas de vida.
- Insuficiente evidência – Composição corporal
- Insuficiente evidência – Sexo
- Insuficiente evidência – Fatores biopsicossociais
- Insuficiente evidência – Diabetes

Talmage e Melhorn (2005) referem que o NIOSH, com base em meta-análise realizada, preconiza que é de forte evidência a combinação destes elementos como fatores de risco, bem como considera que o desenvolvimento de distúrbios musculoesqueléticos é modificado por fatores psicossociais.

Do ponto de vista laboral, a capacidade normalmente não é afetada com esta patologia. Os pacientes podem realizar atividades, mas não gostam, em função do quadro álgico e, na escolha de não usar o membro, podem desenvolver uma atrofia de desuso, que pode ser medida. Diferentemente de outras patologias, tais como a osteoartrite de quadril, existe uma fraca correlação entre a severidade apontada pelos exames de imagem e a severidade da condição clínica álgica. A perda funcional é em razão do quadro álgico associado ao uso da mão. Modificação temporária da atividade laboral pode ser útil, enquanto os pacientes são tratados com exercícios de alongamento e fortalecimento, imobilização e talvez infiltração de ACTH na área de maior desconforto. Em casos crônicos, a modificação temporária da atividade laboral não é apropriada. O tratamento cirúrgico pode aliviar a dor. Em última instância, o paciente necessita escolher entre exercer outra atividade laboral, ou permanecer na mesma atividade, com dor. Em muitos casos crônicos a dor diminui, mas pode demorar anos. A modificação temporária das atividades inclui a limitação às atividades

Fatores de risco laborais para dor musculoesquelética de cotovelo				
Parte do corpo e fator de risco	Evidência(+++)	Evidência(++)	Evidência (+/0)	Sem evidência
Cotovelo				
Repetição			X	
Força		X		
Postura			X	
Combinação	X			

que precipitam ou exacerbam o quadro, mas não a ausência total da atividade. A modificação das obrigações laborais, diminuição ou alternância de tarefas e limitação no tempo e na frequência das atividades repetitivas são importantes acomodações. Deve ser minimizado o uso de instrumentos de vibração. Também é útil o aumento ou diminuição do tamanho das pegas dos instrumentos, para que o punho possa ser mantido em posição neutra. O uso de *splints* deve ser limitado, porque altera a destreza e pode limitar temporariamente a habilidade do indivíduo de levantar e carregar objetos pesados, operar equipamentos ou realizar outras tarefas que necessitem uso de ambas as mãos. Uma avaliação ergonômica do local de trabalho pode ser útil.

Especificamente em relação ao tempo médio de dias de afastamento laboral para tratamento conservador e cirúrgico, Talmage e Melhorn (2005) apresentam as seguintes sugestões de tempo médio de afastamento:

Sugestão de tempo médio de dias de afastamento	
Epicondilite lateral	
Tratamento conservador	
Trabalho sedentário	7 dias
Trabalho leve	10 dias
Trabalho médio	21 dias
Trabalho pesado	28 dias
Trabalho muito pesado	28 dias
Tratamento cirúrgico	
Trabalho sedentário	00 dias
Trabalho leve	00 dias
Trabalho médio	07 dias
Trabalho pesado	14 dias
Trabalho muito pesado	21 dias

Para um entendimento mais preciso e menos subjetivo dos tipos de trabalho mencionados, consultar a classificação formulada por Talmage e Melhorn (2005), exposta no item Tenossinovite estenosante do estiloide radial de De Quervain (M 65.4).

Quanto aos fatores de risco mais importantes, bem como as principais atividades laborais relacionadas à epicondilite lateral, seguem as indicações de Melhorn e Ackerman (2008), nos guias para avaliação por eles formulados

Atividades laborais
• Chapiscar paredes;
• Cortadores e empacotadores de carnes;
Causas ocupacionais
Combinação de:
• Força
• Repetitividade
• Posições forçadas
• Atividade estática prolongada
• Vibração localizada

Abaixo são expostos os sinais e sintomas apontados por Sluiter *et al.* (1998) nos *guidelines* publicados em Amsterdam com vistas ao diagnóstico dos Distúrbios Osteomusculares Relacionados ao Trabalho em membros superiores.

Sintomas
Dor intermitente relacionada à atividade localizada diretamente em torno do epicôndilo lateral
Sinais
Dor localizada na extensão resistida de punho (lateral)
Tempo
Sintomas presentes no momento ou pelo menos por quatro dias durante os últimos sete dias

Denniston e Kennedy, editores dos *guidelines* oficiais norte-americanos de incapacidade, na publicação anual de 2010 apresentam parâmetros de melhores práticas de tempo médio de afastamento laboral, bem como as capacidades e restrições para atividades em ambientes modificados, "protegidos", que se assemelham ao administrativo, bem como para atividades manuais.

Resumo de Melhores Práticas de Retorno ao Trabalho
Média: 31 dias.
Sem cirurgia, trabalho modificado – 0 dias
Sem cirurgia, trabalho manual regular – 7 dias
Sem cirurgia, trabalho manual pesado – 42 dias

Capacidades e Modificações de Atividades
Trabalho modificado:
• Atividades repetitivas – até 4 x/h
• Levantar e carregar – até 1.3 kg até 4 x/h
• Puxar ou empurrar – até 2.5 kg até 3 x /h
• Usar instrumentos leves (canetas, tesouras ...) 5 min repouso a cada 20 min
• Pressão direta sobre a área do cotovelo – evitar
• Digitação – até 15 toques por minuto até 2 h / dia
• Dirigir carros – até 2 h / dia
• Subir escadas – não
Trabalho manual
• Atividades repetitivas – até 8 x/h
• Levantar e carregar – até 10 kg até 15 x/h
• Puxar ou empurrar – até 20 kg até 15 x /h
• Usar instrumentos (alicates, chaves de fenda ...) – todo o tempo
• Dirigir carros ou caminhão leve – até 6 h / dia
• Dirigir caminhão pesado – até 4 h / dia
• Subir escadas – até 50 degraus / h
• Atividades de extensão total – até 4.5 kg até 12 x/h

A publicação do Ministério da Saúde do Brasil de 2001 refere que as epicondilites, cuja relação com a atividade profissional está bem caracterizada, devem ser classificadas como doenças relacionadas ao trabalho, do Grupo II da Classificação de Schilling.

Epicondilite medial (M 77.0)

Esta patologia, também conhecida como cotovelo do jogador de golfe, é uma entesopatia por uso excessivo, que acomete a origem dos tendões dos músculos flexopronadores no epicôndilo medial. As enteses são as inserções das estruturas colágenas, como tendões, ligamentos e cápsulas articulares no osso. Fisiologicamente, as enteses estão sujeitas a cargas imensas, mas provavelmente são as cargas repetitivas que provocam as alterações características da enteses ou entesopatia que, sendo relativamente avasculares, são vulneráveis à tração repetida. Acometem golfistas, pela excessiva pronação do antebraço durante movimento do punho na batida da bola. Assim, etimologicamente, a doença é chamada de "cotovelo do jogador de golfe" provavelmente porque é a pronação forçada repetida do antebraço que provoca a epicondilite medial na maioria dos casos. O tendão no cotovelo desenvolve rupturas microscópicas nas inserções dos epicôndilos, embora o ponto de maior dor seja no próprio tendão, distalmente ao local de origem do músculo extensor radial curto do carpo (lateral), ou na origem dos tendões flexopronadores (medial).

O termo epicondilite implica em inflamação do epicôndilo ou tecido subjacente ao epicôndilo do úmero. A opinião corrente é que a fase inicial do processo é inflamatória e responde bem ao tratamento com AINH e cinesioterapia. Na fase crônica, não existem sinais inflamatórios, apenas degenerativos. Apesar de ser mais conhecida como processo inflamatório, é uma tendinose que ocorre como consequência da incapacidade de recuperação do tendão. O quadro álgico é desencadeado por movimentos repetitivos de punho e dedos, com flexão brusca ou frequente, esforço estático e preensão prolongada de objetos, principalmente com punho estabilizado em flexão e pronação, como, por exemplo, nas situações de uso de força da mão "pega forte" ou levantamento de objetos. Na fase aguda, os sintomas podem ocorrer mesmo em repouso. A ocorrência isolada de epicondilite medial é pouco frequente, bem como a possibilidade de estar relacionada ao trabalho. Pode ocorrer adormecimento que se irradia para o quarto e quinto dedos, sugerindo envolvimento do nervo ulnar, com fraqueza na força de preensão da mão.

A epicondilite acomete tipicamente pessoas entre os 35 e 50 anos de idade. A incidência de epicondilite medial é duas vezes maior em homens. A epicondilite lateral acomete igualmente homens e mulheres, sendo oito vezes mais frequente do que a medial. Existem situações domiciliares que provocam tal quadro, bem como nas atividades laborais de pronação forçada repetitiva como estressor usual. Raramente o desconforto e a disfunção são graves, em comparação com a epicondilite lateral.

O diagnóstico é clínico e se baseia na história, exame físico e análise do trabalho. Os exames complementares podem ser a ultrassonografia, ou mesmo a radiografia simples, que pode revelar calcificação. Ao exame físico, o epicôndilo medial é doloroso à palpação. As amplitudes articulares de cotovelo permanecem completas. A combinação de dorsiflexão ativa supinação do antebraço e extensão do cotovelo provoca desconforto medial de cotovelo. A dor é reproduzida com movimento de pronação resistida de antebraço ou flexão resistida de punho. Dor na pronação resistida do antebraço é o sinal mais fidedigno nos testes de contração isométrica. O tratamento pode ser baseado em repouso com *splint,* medicamentos AINH e infiltrações, ou até cirurgia. O tratamento fisiátrico, a longo prazo, é o mais recomendado, com calor profundo tipo ultrassonoterapia e cinesioterapia, após a melhora dos sintomas iniciais; baseado principalmente em alongamentos e fortalecimento para flexores de punho e dedos, torna o prognóstico favorável. O retorno precoce ao trabalho retarda a resolução da patologia.

A equipe de Sluiter (1998) publicou em Amsterdam os *guidelines* para diagnóstico em membros superiores dos Distúrbios Osteomusculares Relacionados ao Trabalho. Seguem indicações de sintomas e sinais que devem ser observados, segundo aqueles autores.

Sintomas
Dor intermitente relacionada à atividade localizada diretamente em torno do epicôndilo medial
Sinais
Dor localizada na flexão resistida de punho (medial)
Tempo
Sintomas presentes no momento ou pelo menos por quatro dias durante os últimos sete dias

Talmage e Melhorn (2005) referem que o NIOSH, a partir de meta-análise realizada, sugere haver forte evidência quanto à combinação destes elementos como fatores de risco, considerando, além disso, que o desenvolvimento de distúrbios musculoesqueléticos é modificado por fatores psicossociais.

Do ponto de vista laboral, as mesmas considerações já feitas quanto à epicondilite lateral são válidas para a epicondilite medial: a capacidade normalmente não é afetada com esta patologia; os pacientes podem realizar atividades, mas não gostam, em função do quadro álgico e, na escolha de não usar o membro, podem desenvolver uma atrofia de desuso, que pode ser medida. Diferentemente de outras patologias, tais como a osteoartrite de quadril, existe uma fraca correlação entre a severidade apontada pelos exames de imagem e a severidade da condição clínica álgica. A perda funcional é em razão do quadro álgico associado ao uso da mão. Modificação temporária da atividade laboral pode ser útil enquanto os pacientes são tratados com exercícios de alongamento e fortalecimento, imobilização e talvez infiltração de ACTH na área de maior dor. Em casos crônicos, a modificação temporária da atividade laboral não é apropriada. O tratamento cirúrgico pode aliviar a dor. Em última instância o paciente necessita escolher entre exercer outra atividade laboral, ou permanecer na mesma atividade, com dor. Em muitos casos crônicos a dor diminui, mas pode demorar anos. A modifica-

Fatores de risco laborais para dor musculoesquelética de cotovelo				
Parte do corpo e fator de risco	Evidência(+++)	Evidência(++)	Evidência (+/0)	Sem evidência
Cotovelo				
Repetição			X	
Força		X		
Postura			X	
Combinação	X			

ção temporária das atividades inclui a limitação às atividades que precipitam ou exacerbam o quadro, mas não a ausência total da atividade. A modificação das obrigações laborais, diminuição ou alternância de tarefas e limitação no tempo e na frequência das atividades repetitivas são importantes acomodações. Deve ser minimizado o uso de instrumentos de vibração. Também é útil o aumento ou diminuição do tamanho das pegas dos instrumentos, para que o punho possa ser mantido em posição neutra. O uso de *splints* deve ser limitado, porque altera a destreza e pode limitar temporariamente a habilidade do indivíduo de levantar e carregar objetos pesados, operar equipamentos ou realizar outras tarefas que necessitem uso de ambas as mãos. Uma avaliação ergonômica do local de trabalho pode ser útil.

Especificamente em relação ao tempo médio de dias de afastamento laboral para tratamento conservador e cirúrgico, Talmage e Melhorn (2005) apresentam as seguintes sugestões de tempo médio de afastamento:

Sugestão de tempo médio de dias de afastamento	
Epicondilite medial	
Tratamento conservador	
Trabalho sedentário	7 dias
Trabalho leve	10 dias
Trabalho médio	21 dias
Trabalho pesado	28 dias
Trabalho muito pesado	28 dias
Tratamento cirúrgico	
Trabalho sedentário	00 dias
Trabalho leve	00 dias
Trabalho médio	07 dias
Trabalho pesado	14 dias
Trabalho muito pesado	21 dias

As atividades laborais mais relacionadas a esta patologia, bem como os fatores de risco mais importantes destas causas ocupacionais, segundo Melhorn e Ackerman (2008), são:

Atividades laborais
• Preensão de chaves de fenda;
• Descascador de fios;
• Volantes que exigem esforço;
• Transporte ou deslocamento de bolsas ou sacos pesados

Causas Ocupacionais
• Combinação de:
• Força
• Repetitividade
• Posições forçadas
• Vibração localizada

Parâmetros de melhores práticas de tempo médio de afastamento laboral, bem como as capacidades e restrições para atividades em ambientes modificados, ou "protegidos" (similares aos setores administrativos), bem como para atividades manuais, são resumidos abaixo, com base nos guidelines oficiais norte-americanos de incapacidade, segundo Denniston e Kennedy (2010).

Resumo de Melhores Práticas de Retorno ao Trabalho
Média: 31 dias.
Sem cirurgia, trabalho modificado – 0 dias
Sem cirurgia, trabalho manual regular – 7 dias
Sem cirurgia, trabalho manual pesado – 42 dias

Capacidades e Modificações de Atividades
Trabalho modificado:
• Atividades repetitivas – até 4 x/h
• Levantar e carregar – até 1.3 kg até 4 x/h
• Puxar ou empurrar – até 2.5 kg até 3 x /h
• Usar instrumentos leves (canetas, tesouras ...) 5 min repouso a cada 20 min
• Pressão direta sobre a área do cotovelo – evitar
• Digitação – até 15 toques por minuto até 2 h / dia
• Dirigir carros – até 2 h / dia
• Subir escadas – não
Trabalho manual
• Atividades repetitivas – até 8 x/h
• Levantar e carregar – até 10 kg até 15 x/h
• Puxar ou empurrar – até 20 kg até 15 x /h
• Usar instrumentos (alicates, chaves de fenda ...) – todo o tempo
• Dirigir carros ou caminhão leve – até 6 h / dia
• Dirigir caminhão pesado – até 4 h / dia
• Subir escadas – até 50 degraus / h
• Atividades de extensão total – até 4.5 kg até 12 x/h

As epicondilites, cuja relação com a atividade profissional está bem caracterizada, devem ser classificadas como doenças relacionadas ao trabalho, do Grupo II da Classificação de Schilling.

Doença de De Quervain (M 65.4)

Patologia relativamente comum que acomete o tendão do primeiro compartimento dorsal do punho. Este local contém os tendões, com suas bainhas sinoviais do abdutor longo do polegar e extensor curto do polegar. Esta patologia é caracterizada por dor no lado radial do punho e déficit da função do polegar. Existe uma controvérsia sobre a presença inflamatória.

Segundo Sluiter *et al.* (1998) os sintomas e sinais que devem ser observados para diagnóstico, em membros superiores, dos Distúrbios Osteomusculares Relacionados ao Trabalho, são:

Sintomas
Dor intermitente localizada no lado radial do punho, que pode irradiar proximalmente para o antebraço ou distalmente para o polegar
Sinais
Pelo menos um dos seguintes testes positivos Testes de Finkelstein Teste contrarresistência de extensão do polegar Teste contrarresistência de abdução do polegar
Tempo
Sintomas presentes no momento ou pelo menos por quatro dias durante os últimos sete dias.

Melhorn e Ackerman (2008), nos guias para avaliação que formularam, especificam a força das evidências de múltiplos fatores de risco ocupacionais e não ocupacionais desta patologia:

Fatores de Risco Ocupacionais
• Alguma evidência – Combinação de fatores (força e repetição, força e postura)
• Alguma evidência – Repetitividade ou em combinação com outros fatores
• Alguma evidência – Força
• Alguma evidência – Postura inadequada
• Insuficiente evidência – Atividades em computador
• Insuficiente evidência – Meio ambiente frio
• Insuficiente evidência – Jornada de trabalho menor que 3 anos
• Insuficiente evidência – Mão dominante
• Insuficiente evidência – Vibração
Fatores de Risco não Ocupacionais
• Insuficiente evidência – Idade abaixo de 40 anos
• Insuficiente evidência – Composição corporal
• Insuficiente evidência – Sexo
• Insuficiente evidência – Fatores biopsicossociais
• Insuficiente evidência – Diabetes

A partir de meta-análise realizada, o NIOSH, segundo apontam Talmage e Melhorn (2005), preconiza como de forte evidência a combinação destes elementos como fatores de risco, bem como considera que o desenvolvimento de distúrbios musculoesqueléticos é modificado por fatores psicossociais.

Do ponto de vista laboral, a capacidade normalmente não é afetada com esta patologia. A força de preensão e a função estão normais. Não existe limitação laboral. O mesmo guia norte-americano de avaliação de doenças refere que a permanência ou o retorno ao trabalho é primariamente uma decisão baseada na resistência. Os sintomas tendem a se tornar crônicos com as atividades, embora geralmente não progressivos. Trabalhos temporários que limitam as atividades podem ser benéficos. Pode ser benéfica a restrição de atividades combinadas de flexão de punho com desvio ulnar. Geralmente as pessoas conseguem aumentar a realização das atividades no lar e no trabalho.

Especificamente em relação ao tempo médio de dias de afastamento laboral para tratamento conservador e cirúrgico, Talmage e Melhorn (2005) apresentam as seguintes sugestões:

Sugestão de tempo médio de dias de afastamento	
Epicondilite medial	
Tratamento conservador	
Trabalho sedentário	7 dias
Trabalho leve	10 dias
Trabalho médio	21 dias
Trabalho pesado	28 dias
Trabalho muito pesado	28 dias
Tratamento cirúrgico	
Trabalho sedentário	00 dias
Trabalho leve	00 dias
Trabalho médio	07 dias
Trabalho pesado	14 dias
Trabalho muito pesado	21 dias

Parâmetros de melhores práticas de tempo médio de afastamento laboral, bem como as capacidades e restrições para atividades em ambientes modificados, ou "protegidos" (similares aos setores administrativos), bem como para atividades manuais, são resumidos abaixo, com base nos *gui-*

Fatores de risco laborais para dor musculoesquelética de cotovelo				
Parte do corpo e fator de risco	Evidência(+++)	Evidência (++)	Evidência(+/0)	Sem evidência
Cotovelo				
Repetição		X		
Força		X		
Postura		X		
Combinação	X			

delines oficiais norte-americanos de incapacidade, segundo Denniston e Kennedy (2010).

Resumo de Melhores Práticas de Retorno ao Trabalho
Média: 11 dias.
Tratamento clínico, trabalho administrativo/modificado – 0-1 dia
Tratamento clínico, trabalho manual – 10 dias
Tratamento clínico, trabalho regular que causa incapacidade – 42 dias
Tratamento clínico, trabalho manual pesado – 56 dias
Tratamento cirúrgico, trabalho administrativo/modificado – 14 dias
Tratamento cirúrgico, trabalho manual – 42 dias

Capacidades e Modificações de Atividades:

Trabalho modificado:
- Atividades repetitivas (com ou sem *splint*) – até 4 x/h
- Atividades de digitação – até 15 toques/min até 2 h / dia
- Segurar usando instrumentos leves (canetas, tesouras...) 5 min repouso a cada 20 min
- Atividades de apertar – não
- Dirigir carros – até 2 h / dia
- Atividades leves – até 3 kg até 3 x/h
- Períodos prolongados do punho em flexão ou extensão – evitar

Trabalho manual
- Atividades repetitivas – até 25 x/h
- Atividades de digitação – até 45 toques/min até 8 h / dia
- Segurar usando instrumentos (alicates, chaves de fenda ...) – tempo integral
- Atividades de apertar – até 5 x/min
- Dirigir carros ou caminhão leve – até 6 h / dia
- Dirigir caminhão pesado – até 3 h / dia
- Trabalho pesado – até 15 kg até 7 x/h

Estes mesmos autores concluem que não existem subsídios para justificar restrições ou limitações laborais, e que os sintomas álgicos tendem a se tornar crônicos com as atividades, embora não progressivos. Embora a capacidade possa estar limitada por curtos períodos após a cirurgia, a maioria dos indivíduos pode retornar aos níveis laborais anteriores. A limitação temporária de atividades combinadas (repetição, força e postura) pode ser útil. O retorno a atividades muito pesadas por longos períodos pode ser difícil, assim, o paciente deve decidir se a remuneração do trabalho excede a dor acometida.

Referências

Armstrong T, Buckle P, Fine L. A conceptual model for work-related neck and upper-limb musculoskeletal disorders. Scandinavian Journal of Work Environment & Health, 19: 73-84, 1993.

Barros-Filho T, Lech O. Exame físico em ortopedia. São Paulo: Sarvier, 2001.

Brasil. Instituto Nacional do Seguro Social. Norma Técnica sobre distúrbios osteomusculares relacionados ao trabalho (DORT): Ordem de Serviço/INSS n.º 606/1998, de 5 de agosto de 1998. Diário Oficial da União, n.158, 19 de agosto de 1998. Seção I.

Brasil. Ministério da Saúde. Organização Pan-Americana da Saúde. Doenças relacionadas ao trabalho: manual de procedimentos para os serviços de saúde. Brasília – DF: Ministério da Saúde. 2001. [Organizado por Elizabeth Costa Dias; colaboradores Idelberto Muniz Almeida *et al.*] 580 p.

Brasil. Ministério da Saúde. Secretaria de Políticas de Saúde. Protocolo de investigação, diagnóstico, tratamento e prevenção de Lesões por Esforços Repetitivos/ Distúrbios Osteomusculares Relacionados ao Trabalho. Brasília, 2000.

Brasil. Ministério da Saúde. Secretaria de Atenção à Saúde. Departamento de Ações Programáticas Estratégicas. Área Técnica de Saúde do Trabalhador. Lesões por Esforços Repetitivos (LER); Distúrbios Osteomusculares Relacionados ao Trabalho (Dort); Dor Relacionada ao Trabalho: Protocolos de atenção integral à saúde do trabalhador de complexidade diferenciada. Brasília, 2006. Disponível em: http://bvsms.saude.gov.br/bvs/publicacoes/protocolo_ler_dort.pdf

Castro W, Jerosch J. Exame e diagnóstico dos distúrbios musculoesqueléticos. Porto Alegre: Artmed, 2005.

Clark M. The histopathology of the Quervain's disease. Journal of Hand Surgery, 23B(6): 732-4, 1998.

Cleland J. Exame clínico ortopédico: uma abordagem baseada na evidência. Rio de Janeiro: Elsevier, 2007.

Cooper G, Herrera J. Manual de medicina musculoesquelética. Porto Alegre: Artmed, 2009.

De Marco F. Clinical trials among worker populations: the value and significance of anamnestic findings and clinical and instrumental tests for diagnosing work-related musculoskeletal disorders of the upper limbs. Ergonomics, 41(9): 1322-39, 1998.

Dejours C. A loucura do trabalho. São Paulo: Cortez, 1992. 154 p.

Denniston P, Kennedy C. Official disability guidelines. California: Work Loss Data Institute, 2010.

Diniz CA. NR 17 – A ergonomia como instrumento de transformação das condições de trabalho. São Paulo: Delegacia Regional do Trabalho, 1992. [Documento distribuído no 2º Congresso Latino-Americano de Ergonomia, 1992].

Dul J, Weerdmeester B. Ergonomia prática. São Paulo: Edgard Blücher, 1995. [Tradução de Itiro Iida]

Fialho F, Santos N. Manual de análise ergonômica no trabalho. Curitiba: Genesis, 1995. Hutson M. Work-related upper limbs disorders. Oxford: Butterworth Heinemann, 1997.Iida I. Ergonomia. São Paulo: Editora Edgard Blücher, 2005.

Kuorinka I, Forcier (eds). Work related musculoskeletal disorders: a reference book for prevention. London: Taylor & Francis, 1995. Lyons P, Orwin J. Rotator cuff tendinopathy and subacromial impingement syndrome. Medicine & Science in Sports & Exercise, 30(4):s12-s17, 1998.

Maeno M, Toledo LF, Paparelli R, Martins MC, Almeida IM, Silva JAP. Lesões por Esforços Repetitivos (LER) Distúrbios Osteomusculares Relacionados ao Trabalho (Dort). Brasília: Ministério da Saúde. Departamento de Ações Programáticas e Estratégicas. Área Técnica de Saúde do Trabalhador; 2001a. Série A. Normas e Manuais Técnicos, nº 103. Ministério da Saúde. Brasília.

Maeno M, Almeida IM, Martins MC, Toledo LF, Paparelli R. LER/DORT: Diagnóstico, Tratamento, Prevenção, Reabilitação e Fisiopatologia. 2001b. Série A. Normas e Manuais Técnicos, 105. Ministério da Saúde. Brasília.

Marx R, Bombardier C, Wright J. What do we know about the reliability and validity of physical examination of the upper extremity? Journal of Hand Surgery, 24A(1): 185-93, 1999.

Melhorn JM, Ackerman III WE (Eds.). Guides to the evaluation of disease and injury causation. USA: American Medical Association Press, 2008.

National Research Council. Work-related musculoskeletal disorders: a review of the evidence. Washington, DC: National Academy Press, 1998: p.1-37.

Oliveira JT. Síndrome do túnel do carpo. Arquivos de Neuropsiquiatria, 58(4): 1142-8, 2000.

Oliveira PR. Nexo técnico epidemiológico previdenciário. Brasília: Universidade de Brasília, 2004.Ono Y, Nakamura R, Shimaoka M. Epicondylitis among cooks in nursery schools. Occupational and Environmental Medicine, 55:172-9, 1998.

Palmer K, Walker-Bone K, Linaker C. The Southampton examination schedule for the diagnosis of musculoskeletal disorders of the upper limb. Annals of the Rheumatic Diseases, 59(1):5-1 1, 2000.

Pienimaki T, Kauranen K, Vanharanta H. Bilaterally decreased motor performance of arms in patients with chronic tennis elbow. Archives of Physical Medicine & Rehabilitation, 78(10): 1092-5, 1997.

Ranney D, Wells R, Moore A. Upper limb musculoskeletal disorders in highly repetitive industries: precise anatomical physical findings. Ergonomics, 38(7):1408-23, 1995.

Sluiter JK, Viser B, Frings-Dresen MHW. Concept guidelines for diagnosing work-related musculoskeletal disorders: The upper extremity. Amsterdam: Coronel Institute for Occupational and Environmental Health, 1998.

Sluiter JK, Rest KM, Frings-Dresen MHW. Criteria document for evaluation of the work-relatedness of upper extremity musculoskeletal disorders, SALTSA Joint Programme for Working Life Research in Europe and Academic Medical Center, University of Amsterdam, Amsterdam, 2000.

Swiontkowski M, Stovitz S. Manual de ortopedia. Rio de Janeiro: Dilivros, 2008.

Talmage J, Melhorn J (Eds). A physician's guide to return to work. USA: American Medical Association Press, 2005.

Toomingas A, Nemeth G, Alfredsson L. Self-administered versus conventional medical examination of the musculoskeletal system in the neck, shoulders, and upper limbs. Journal of Clinical Epidemiology, 48(12): 1473-83, 1995.

Verhaar JAN. Tennis elbow. Maastricht: Universitaire Pers Maastricht, 1992.

Waldman S. Physical diagnosis of pain. An atlas of signs and symptoms. Philadelphia: Saunders, 2010.

Doenças Osteomusculares Relacionadas com o Trabalho: Coluna Vertebral

43

Hudson de Araújo Couto

- Introdução
- Conceitos básicos relacionados à anatomia e à cinesiologia da coluna vertebral
- Conceitos avançados
- Causas das lombalgias e dos transtornos dos discos intervertebrais: uma visão da complexidade envolvida na etiologia e o papel da sobrecarga biomecânica
- As doenças da coluna vertebral relacionadas com o trabalho: mecanismo, clínica, tratamento e prognóstico
- Pontos fundamentais da avaliação clínica e do tratamento de pessoas com lombalgias
- A avaliação do risco ocupacional para as lombalgias e dorsalgias
- Prevenção – a importância das medidas de Ergonomia
- Reabilitação de trabalhadores que sofreram hérnia de disco
- Considerações sobre seleção médica para o trabalho com alta exigência da coluna
- Valor das técnicas de levantamento de cargas
- Considerações quanto à incapacidade laboral e ao litígio trabalhista
- Referências

Introdução

Os distúrbios dolorosos da coluna vertebral (genericamente denominados lombalgias e dorsalgias) constituem-se na maior causa isolada de transtornos de saúde e de absenteísmo relacionados ao trabalho. Aparecem menos nas estatísticas que os distúrbios de membros superiores, devido a uma coincidência favorável, de que as formas mais graves de lombalgias são as menos frequentes, e as menos graves são as mais frequentes. No entanto, alguns autores estimam que a incidência dos distúrbios lombares seja seis vezes maior que os distúrbios de membros superiores.

Embora possa ocorrer espontaneamente, a lombalgia é muito mais frequente em ocupações em que existam esforços físicos de alta exigência e, assim, sua grande incidência está ligada à altíssima frequência com que os seus mecanismos causadores são acionados no cotidiano do trabalho. Estima-se que 70% da população irá sofrer pelo menos algum episódio de dor forte nas costas ao longo de sua vida. Segundo Frank *et al.* (1996), a prevalência de lombalgias na população em geral varia de 50% a 80% e as formas mais graves de lombalgia têm incidência estimada em 13,8%. Nas atividades de mineração, elas correspondem a 12-18% do absenteísmo; cerca de 50% do pessoal de enfermagem irá experimentar dor lombar forte e, além disso, a lombalgia mostra-se muito frequente entre trabalhadores que executam atividade manual, tais como motoristas, pilotos de helicópteros, e também, trabalhadores de escritório, embora entre estes o absenteísmo seja bem menor (MacDonald e Haslock, 2000).

Embora a maioria dos episódios seja de duração autolimitada, as lombalgias e dorsalgias devem ser tratadas prontamente e de forma eficaz, a fim de se prevenir as recidivas e a cronificação.

Deve-se destacar que os termos lombalgia e dorsalgia querem dizer, simplesmente, dor na região lombar e na região dorsal, respectivamente, e não se constituem em diagnósticos.

A dor das lombalgias é considerada muito forte, e uma forma de suas formas de ocorrência, a hérnia de disco intervertebral, é considerada uma das dores mais fortes já percebidas pelo ser humano. Em todas elas a atitude antálgica é marcante, evitando o trabalhador fazer movimentos que possam gerar dor. Daí decorre a grande incapacidade para o trabalho. Incapacidade essa variável, que vai desde dois a três dias até 59 dias; em alguns casos, de hérnia de disco o caso evolui para incapacidade permanente de retorno à função (Finocchiaro, Assaf e Finocchiaro, 1978).

Contribuindo para a complexidade no entendimento das lombalgias, é importante assinalar que o envelhecimento dos discos intervertebrais é um fenômeno marcante na vida das pessoas, ocasionando uma situação em que, às vezes, é difícil determinar a origem de determinado episódio lombálgico: se causado pelo envelhecimento normal, ou se causado pelo trabalho. Nesse sentido, as lombalgias podem ser enquadradas tanto entre os *distúrbios em que o trabalho pode ser um fator contributivo, mas não necessário* (Grupo II de Schilling), como na categoria de distúrbios em que o *trabalho pode ser provocador de um distúrbio latente ou agravador de doença já estabelecida* (Grupo III de Schilling). Como tal, é uma fonte de litígios trabalhistas, especialmente quando o trabalhador entra com ação de reintegração ao trabalho, com ação indenizatória, ou quando reivindica a emissão de Comunicação de Acidente do Trabalho, por uma dor lombar mais forte. Conforme bem estabelecido e quantificado por Hashemi *et al.* (1997), quanto maior for o tempo de afastamento por lombalgias, tanto maior é o seu custo. Em afastamentos de curta duração (de custo menor), a maior porcentagem do custo é com o tratamento médico, enquanto nos afastamentos prolongados a maior parte do custo se refere a indenizações.

A prevenção das lombalgias e dorsalgias dá-se, fundamentalmente, pelas medidas de ergonomia. Ações corretas e instituídas de forma afirmativa podem reduzir a incidência das lombalgias causadas pelo trabalho a quase zero. No entanto, é necessário que se tenha também uma linha de orientação aos trabalhadores quanto a evitarem atividades domésticas e desportivas que causem ou agravem os problemas de coluna já existentes.

A prevenção dos problemas de coluna passou, por muitas décadas, pela adoção de técnicas de seleção de pessoas fisicamente mais aptas. Com o advento da ergonomia, essas técnicas foram relegadas a um segundo plano e, em sociedades mais desenvolvidas, foram praticamente banidas. Como costuma acontecer nesses casos, tanto constitui um erro estar em um extremo (o da seleção rigorosíssima), quanto no outro (da falta total de critério de seleção).

Recentemente, tem-se questionado muito o valor dos cinturões lombares na prevenção das lombalgias. Essas cintas podem apresentar algum valor em determinadas circunstâncias, mas, em geral, não podem ser consideradas um substituto das ações efetivas de ergonomia, sob pena de se acreditar em uma panaceia e se abandonarem as medidas eficazes de prevenção.

O entendimento profundo da patologia da coluna vertebral relacionada ao trabalho passa pela visualização de imagens e desenhos (da coluna, de detalhes anatômicos dos discos, dos postos de trabalho, dos movimentos causadores das lombalgias e de manobras diagnósticas). Não sendo essa a intenção deste capítulo no escopo deste livro, colocamos aqui apenas os conceitos fundamentais e remetemos o leitor para os livros *Ergonomia aplicada ao trabalho,* Capítulo 5 (Couto, 1995), *Disco Intervertebral* (De Palma e Rothman, 1979) e *Síndrome da dor lombar* (Cailliet, 2001).

Conceitos básicos relacionados à anatomia e cinesiologia da coluna vertebral

O corpo humano é tradicionalmente dividido em cabeça, tronco e membros. Unindo as porções superior e inferior do corpo temos o tronco, e no tronco, a única estrutura óssea de sustentação existente é a coluna vertebral, que dá a característica ereta ao ser humano; sem a coluna o ser humano não seria ereto.

A coluna vertebral tem quatro funções: eixo de sustentação do corpo, estrutura de mobilidade entre as partes superior e inferior do corpo, amortecimento de cargas e proteção à medula espinhal.

Essa estrutura tem uma característica especial de ser rígida e flexível ao mesmo tempo. Quando necessitamos dela como estrutura rígida, os músculos paravertebrais e outros se enrijecem; quando necessitamos movimentá-la, os discos intervertebrais (que se constituem em 25% de todo o comprimento da coluna no adulto jovem) possibilitam a uma vértebra inclinar-se sobre a outra, conferindo essa propriedade de mobilidade do tronco. Os discos, além de apresentarem a propriedade aqui citada, também permitem o amortecimento de cargas, tanto daquelas decorrentes de pesos colocados sobre a cabeça, ou carregadas pelos próprios membros superiores, como daquelas decorrentes de pancadas, como a que ocorre quando se pula ao chão.

Além disso, a coluna vertebral contém um canal formado pela superposição das vértebras (canal vertebral), por onde passa a medula espinhal, que é o prolongamento do encéfalo. A medula é um tecido de alta especialização e fragilidade, por onde passam todas as ordens motoras do cérebro para os membros, e por onde passam todas as ordens sensitivas que vão da periferia para o cérebro. Uma estrutura como essa, de tal fragilidade, tem que ser muito bem protegida, o que é bem conseguido pela superposição das 24 vértebras. Partem da medula 33 pares de nervos, que vão levar as ordens para as diversas partes do corpo, e esses nervos saem lateralmente em espaços próprios, formados pela junção de duas vértebras adjacentes (forames intervertebrais).

Assim, a coluna vertebral humana se constitui numa estrutura de organização funcional especial, pois consegue ser, ao mesmo tempo, uma estrutura rígida e flexível. A estrutura rígida é que garante uma das principais funções da coluna, que é a de sustentação do corpo, de eixo, capaz de possibilitar ao nosso organismo ficar de pé; a estrutura móvel consegue outro feito: permite-nos o deslocamento para os lados, para trás e para frente, possibilitando a aproximação dos membros superiores e da cabeça às diversas partes que desejarmos atingir. Esse tipo de arranjo somente é possível porque a coluna é constituída de 24 vértebras dispostas umas sobre as outras, e estas possuem um tipo de organização anatômica com três articulações entre uma vértebra e a adjacente: dois pontos de articulação nas apófises articulares e o outro ponto entre os corpos vertebrais.

A coluna se apoia no osso sacro, um dos ossos constituintes da bacia. Ela se divide em segmentos: cervical (sete vértebras), torácico (12 vértebras), lombar (cinco vértebras) e osso sacro. As regiões cervical e lombar são de alta mobilidade, a região torácica é de pouca mobilidade e o osso sacro é imóvel.

A coluna cervical tem como importante função os movimentos de flexão-extensão e de rotação lateral do pescoço, o que, em última análise, se reflete em movimentos possíveis da cabeça. A coluna lombar tem como importante função permitir a aproximação do tronco ao chão. Para isso, essas duas áreas da coluna vertebral humana têm um arranjo anatômico bastante diferente da coluna torácica, que possui pouca mobilidade. Por isso mesmo, pode-se dizer que os problemas de desarranjos funcionais são muito mais frequentes nas partes cervical e lombar do que na torácica.

A coluna tem curvaturas e elas garantem um equilíbrio relativamente fácil do ser humano na posição de pé, parado. As curvaturas são, de baixo para cima: a lordose lombar, a cifose torácica e a lordose cervical. É interessante notar que, nessas curvaturas, a coluna é firmada pelo ligamento longitudinal anterior (nas lordoses) e pelo ligamento longitudinal posterior (na cifose). Esse apoio permite que os músculos lombares, na posição ereta, estejam apenas levemente contraídos, com pouca tendência à fadiga.

Para a postura ereta, a musculatura paravertebral não é fortemente exigida, já que, uma vez colocado o corpo na situação vertical, ele se equilibra sobre as curvaturas e ligamentos. Portanto, a musculatura lombar no ser humano é relativamente pouco desenvolvida, se comparada à dos quadrúpedes.

A anatomia dos músculos paravertebrais mostra que eles estão bem habilitados a desenvolver o esforço de tracionar o tronco da posição horizontal para a vertical, desde que contra pequena resistência. Essa conclusão pode ser deduzida a partir de dois achados:

- os músculos dorsais se inserem nas apófises transversas e espinhosas das vértebras por meio de fáscias e não de tendões e, como é sabido, as fáscias são muito menos resistentes do que os tendões; e
- o momento da força a ser desenvolvida pela musculatura do dorso, quando se eleva o tronco da horizontal para a vertical, é muito pequeno.

Devido ao fato de estar a musculatura do dorso a apenas 5-7cm do ponto de apoio desses movimentos, para elevar um peso que esteja no chão com o tronco encurvado, os músculos do dorso têm que desenvolver um esforço cerca de 17 vezes maior que o peso da carga que está sendo elevada.

Na parte posterior das vértebras, as apófises articulares (em número de quatro para cada vértebra) se articulam num encaixe muito bem orientado, visando à estabilidade e aos movimentos, pois as apófises superiores de uma vértebra se articulam com as inferiores da vértebra colocada imediatamente acima, permitindo um deslizamento das facetas articulares.

É importante notar dois aspectos especiais dessas articulações na coluna vertebral do ser humano: primeiro, a cápsula articular e os ligamentos aí existentes são ricamente inervados; segundo, as facetas articulares deslizam-se umas sobre as outras, seguindo uma direção dada pela orientação das facetas, como se fossem as rodas da locomotiva tomando a direção dada pelos trilhos. Assim, na coluna lombar o movimento permitido é o da flexão-extensão, porque as facetas articulares estão verticalizadas; na coluna torácica, as facetas articulares estão colocadas num plano inclinado, o que permite a esse segmento certa inclinação e rotação lateral. Movimentos de rotação lateral da coluna lombar, principalmente quando acompanhados de levantamento de pesos, podem resultar em desarranjo mecânico da articulação existente entre as facetas e, consequentemente, dor. Já na coluna torácica, as facetas se situam de forma oblíqua, permitindo uma torção lateral; na coluna cervical, como não há limitações, pode-se fazer, sem maior impacto, tanto os movimentos de flexão e extensão, quanto os de rotação lateral e de inclinação.

Assim, na coluna vertebral humana, o segmento cervical é o que possui maior mobilidade; o segmento torácico é relativamente imóvel e a coluna lombar possui um grau de mobilidade intermediário, mais adaptado à flexoextensão.

Na coluna lombar, a flexão não é muito ampla. Quando a pessoa se propõe a fazer uma flexão do tronco, de tal modo que as mãos atinjam o chão sem dobrar os joelhos, o movimento pode ser decomposto em quatro etapas: primeiro, a lordose lombar desaparece; segundo, a coluna lombar adota a forma de cifose; terceiro, ocorre a inclinação máxima da coluna lombar, e que é insuficiente para que as mãos atinjam o chão (chega-se no máximo ao nível dos joelhos); e quarto, ocorre simultaneamente com os movimentos anteriores a inclinação da bacia e seu deslocamento para trás, num movimento que se passa em torno do eixo das articulações coxofemorais (entre a bacia e os fêmures). Nessa fase, os músculos posteriores das coxas (chamados isquiotibiais), entram em ação, em contração muscular excêntrica (com alongamento), para permitir o movimento. Esta inclinação da bacia e seu deslocamento para trás é que permitem às mãos tocar o chão. Na volta do tronco à vertical, ocorrem os movimentos ao contrário. Esse padrão de movimento, simétrico, fácil e harmônico da coluna lombar e da bacia, é chamado de ritmo lombopélvico.

De todas as articulações da coluna, a de maior mobilidade é a que existe entre a 5ª vértebra lombar e o osso sacro (junção lombossacra). E é também a mais instável. Esse é um dos pontos mais importantes da coluna vertebral, pois essa articulação é o ponto de apoio da maioria dos movimentos do tronco sobre os membros inferiores.

Essa região tem uma característica anatômica interessante, que sugere provavelmente uma evolução filogenética ainda não completada: a vértebra L5 encontra-se apoiada sobre um osso inclinado, como se fosse uma caixa colocada sobre uma plataforma inclinada. Esta característica natural da espécie humana faz com que toda e qualquer força que incida sobre a vértebra L5 tenha um componente que tende a deslocá-la para frente, sobre o osso sacro (denominada força de cisalhamento). Essa tendência é mais acentuada: (a) em pessoas que têm o osso sacro horizontalizado, de tal forma que o corpo de L5 passa a se apoiar em uma plataforma ainda mais inclinada do que o normal; (b) em pessoas que têm hiperlordose na região lombossacra, de tal forma que L5 encontra-se, por si só, em posição de menor atrito em relação à plataforma formada pela superfície superior do osso sacro; (c) em pessoas que têm o disco intervertebral degenerado e, portanto, insuficiente em sua esperada função de manter os dois corpos vertebrais presos um ao outro (ver adiante); e (d) em pessoas que têm uma subluxação ou deslizamento anterior de L5 sobre S1 (espondilolistese) decorrente, em grande número de casos, de um defeito no arco vertebral (espondilólise).

Os discos intervertebrais são as estruturas encarregadas de amortecer cargas e pressões ao longo da coluna vertebral, evitando assim que qualquer traumatismo um pouco mais intenso acarrete sérias consequências sobre a coluna e provoque fratura de vértebras. Eles existem entre cada duas vértebras. Assim, se, ao todo, são 24 vértebras, existem 23 discos intervertebrais, e mais um, o mais frequentemente acometido, entre a última vértebra lombar e o osso sacro (comumente referido como disco L5-S1).

Também é função dos discos contribuir para a característica de estrutura semifixa e semimóvel da coluna, pois, nesse aspecto, o disco promove um "amarramento" fibroso de uma vértebra à outra, por meio de um emaranhado de fibras que se inserem nos corpos vertebrais superior e inferior. Como essas fibras são fibroelásticas, o amarramento torna-se maleável.

O amortecimento de cargas é primordialmente uma função do núcleo pulposo. Esse componente do disco intervertebral tem a composição aproximada de uma gelatina, e quando as pressões incidem superior, inferior ou mesmo lateralmente, são amortecidas radialmente.

Isto equivale a dizer que o disco intervertebral tem um componente imóvel (fibroelástico) e um componente móvel (gelatinoso). Depreende-se desse raciocínio que o componente móvel pode se deslocar dentro do componente imóvel, caso haja pressão suficiente para tal, e caso haja fragilidade da estrutura fibroelástica do disco. E isso realmente ocorre.

O disco intervertebral é um dos pontos fracos do organismo. Após a idade de 20 anos, a artéria que o nutre se oblitera e a nutrição do disco passa a ser por embebição a partir dos tecidos vizinhos. O disco passa a se comportar como uma esponja que, sob pressão, tem seu conteúdo líquido esvaziado e, sem pressão, aspira líquidos a partir dos tecidos vizinhos.

Essa forma de nutrição do disco nos induz a duas conclusões importantes: (a) o disco intervertebral é uma estrutura propensa a uma degeneração precoce; e (b) todo aumento de pressão sobre o disco tende a tornar sua degeneração ainda mais precoce.

▶ Conceitos avançados

Estudos sobre a resistência dos discos intervertebrais

As pesquisas básicas sobre esse assunto foram feitas com o segmento lombossacro de cadáveres que iriam ser submetidos à necrópsia. Esse segmento era isolado e então levado a laboratório e submetido a compressão, com estudos histológicos seriados, até que se rompesse. Os resultados de 25 estudos, feitos entre 1954 e 1979, foram sistematizados por Jäger, em 1987, e relatados por Chaffin, em 2001. Eles mostraram que: (1) valores de carga de compressão no disco L5-S1 menores que 3.400N (Newtons) raramente são capazes de provocar ruptura do disco; e (2) valores de carga de compressão superiores a 6.400N são capazes de provocar microtraumas, ou mesmo ruptura no disco, na maioria das vezes. (Chaffin, Andersson e Martin, 2001).

Esses valores necessitavam ser correlacionados com a prática, e isto efetivamente foi feito: Chaffin e Park, utilizando os cálculos do modelo biomecânico bidimensional desenvolvido na Universidade de Michigan, fizeram a previsão da força de compressão no disco L5-S1 de diversas atividades e correlacionaram com a incidência de lombalgia. Conforme previsto, quanto menor a força de compressão, menor era a incidência de lombalgia; e quanto maior a força de compressão, maior era a incidência de lombalgia (Chaffin & Park, 1973). Andersson, em 1983, citado por Waters et al. (1993), relatou que indivíduos do sexo masculino que realizavam tarefas de levantamento de cargas, e cuja força de compressão sobre L5-S1 excedia 3.400N, tiveram uma incidência de lombalgias acima de 40%, se comparados com indivíduos que realizavam tarefas cuja força de compressão estava abaixo daquele valor.

Hoje se aceita que o desenho básico de um posto de trabalho ou de uma atividade a ser feita pelo ser humano não deve gerar mais que 3.400N de carga de compressão no disco; e considera-se como proibitiva para o trabalho uma situação que resulte numa carga de compressão maior que 6.400N (Chaffin, Andersson e Martin, 2001).

A medida direta da pressão no disco foi feita por Nachemson et al., em 1964. Depois disso, em uma série de experimentos clássicos, foi confirmado haver maior pressão ao se sentar em posições forçadas, especialmente com o tronco em cifose. O estudo de Andersson e Nachemson também mostrou que, ao se trabalhar sentado, a pressão no disco é necessariamente mais alta do que ao se trabalhar de pé (Nachemson, 1964 e Andersson, 1974). Atualmente, esse tipo de pesquisa invasiva não é mais utilizado e a pressão nos discos lombossacros é calculada por modelos biomecânicos, sendo o mais conhecido no mundo aquele desenvolvido pelo Centro de Ergonomia da Universidade de Michigan (Chaffin, Andersson e Martin, 2001).

Causas do Envelhecimento Precoce dos Discos

Os discos da coluna vertebral tendem a envelhecer precocemente em quatro circunstâncias principais:

Levantamento e Carregamento Frequente de Cargas

Como os músculos paravertebrais (que, em última análise, levantam a carga) se prendem nas apófises transversas e espinhosas das vértebras, sua contração ocasiona uma compressão sobre os discos da coluna vertebral, reduzindo o líquido neles embebido. Essa teoria é comprovada pela verificação de redução na altura da pessoa depois de atividades de levantamento de cargas.

O fator mais crítico de comprometimento da coluna vertebral é a frequência de levantamento. Também é importante o levantamento de cargas pesadas, volumosas, sem alças de pega adequadas, levantadas longe do corpo, com o tronco em assimetria, quando a carga está muito embaixo (próximo do piso), quando a carga está muito elevada (acima do nível da cabeça) e quando a carga é transportada sobre a cabeça.

Posicionamento vicioso do corpo precipitado pela condição de trabalho

Máquinas operatrizes baixas e outros postos de trabalho também baixos acarretam torque ou tendência de giro do tronco; consequentemente, os músculos dorsais terão que contrair para evitar esse giro; como esses músculos se prendem nas apófises transversas das vértebras, o resultado final será compressão dos discos intervertebrais, favorecendo sua degeneração precoce. Algumas máquinas operatrizes, como tornos de usinagem, costumam exigir flexão lateral sustentada do tronco, com degeneração unilateral da coluna.

Sentado durante grande parte do dia, especialmente em condições ergonomicamente incorretas

É importante citar que pessoas que permanecem sentadas durante mais que 4 horas por dia têm uma propensão muito aumentada para as lombalgias. Tal tendência se acentua mais ainda quando a condição do trabalho sentado é ergonomicamente incorreta, especialmente quando há necessidade de encurvar o tronco para atingir a posição de trabalho; também no caso de cadeiras de escritório, cujo assento é inclinado para trás (como frequentemente encontrado entre as cadeiras dos gerentes), há risco aumentado para a coluna, pois nessas circunstâncias haverá uma compressão assimétrica da coluna vertebral, com protrusão na região posterior.

Efeitos da vibração de corpo inteiro (VCI)[1]

Especialmente crítico é trabalhar sentado em equipamentos de altos níveis de vibração; tal é o caso de operadores de empilhadeira em modelos antigos, cujo assento não tem amortecimento, ou em situações de fábricas cujo piso é irregular, ou em casos de equipamentos usados em trabalhos florestais ou de mineração. Há, até mesmo, evidências de que motoristas de caminhão e pessoal de vendas, dirigindo frequentemente em estradas ruins, venham a sofrer de de-

---

[1] Com a colaboração de Ludmila Pereira, médica do trabalho, MG

generação crônica dos discos da coluna vertebral. A maior incidência, nesses casos, é decorrente da combinação de vibração, postura sentada prolongada e tarefas de carregamento e descarregamento.

Estudos epidemiológicos têm indicado que motoristas de veículos fora de estrada, veículos e máquinas industriais e ônibus e pilotos de helicópteros possuem maior risco para desordens da coluna lombar que outros grupos de trabalhadores expostos à vibração de corpo inteiro. Lombalgia, degeneração precoce da coluna vertebral lombar e hérnia de disco lombar são as desordens musculoesqueléticas mais comumente relatadas por motoristas profissionais (Bovenzi, 1996).

A importância da vibração de corpo inteiro na etiopatogenia das doenças da coluna lombar não está completamente definida, uma vez que dirigir veículos não envolve somente exposição nociva à vibração de corpo inteiro, mas também aos vários fatores ergonômicos que podem afetar a coluna vertebral, como a prolongada permanência em posição sentada, com postura forçada, inclinação para frente e frequente torção da coluna. Características individuais como idade, dados antropométricos, tabagismo e suscetibilidade constitucional, fatores psicossociais e traumas prévios na coluna são fatores reconhecidamente predisponentes para dor na coluna lombar. Portanto, doenças da coluna lombar representam distúrbios complexos para a saúde, com origem em múltiplos fatores, incluindo ocupacionais e não ocupacionais.

Como resultado, é complicado separar a contribuição da exposição à vibração de corpo inteiro no desencadeamento ou agravo dos distúrbios lombares, daqueles fatores de risco individuais e do meio ambiente. Assim como é difícil estabelecer a relação exposição-resposta para doença lombar e exposição à vibração de corpo inteiro para trabalhadores. Outra limitação da maioria dos estudos epidemiológicos é que suas conclusões abrangem principalmente trabalhadores do sexo masculino, havendo poucos estudos que avaliam os efeitos da VCI na saúde da mulher exposta a tal risco. Mas Bovenzi, um dos maiores estudiosos do tema, reitera existirem evidências de que o risco de dor lombar em motoristas de veículos industriais e equipamentos fora de estrada tende a aumentar com a intensificação da aceleração (Bovenzi, 1996).

Assim, estudo de coorte realizado na Itália, por Bovenzi, investigou a relação entre medidas alternativas da exposição à VCI e dor lombar em motoristas profissionais. Durante dois anos foram acompanhados 537 motoristas de equipamentos pesados em pedreiras, estaleiros e engenhos, de transporte público e caminhões de lixo, todos do sexo masculino. Dentre os critérios de inclusão na amostra, foi exigido que executasse a função há, no mínimo, um ano. Os motoristas foram divididos em três grupos, de acordo com o tipo de veículo mais frequentemente dirigido: máquinas fora de estrada, em pedreiras e extração de mármore, constituíam o grupo A; empilhadeiras em marmorarias, estaleiros e engenhos formavam o grupo B, e motoristas de ônibus de transporte público e de caminhões de lixo, o grupo C.

A avaliação da magnitude da vibração foi realizada em todos os motoristas, em todos os veículos e durante todos os trajetos, totalizando 700 medidas de vibração. A respeito de idade, índice de massa corporal, nível de escolaridade e o quanto se dirige veículo por ano, não houve diferença entre os grupos. Analisando os níveis de aceleração nos três eixos ortogonais, concluiu-se que o eixo z (vertical) é o componente direcional dominante em máquinas e veículos. O valor total de vibração em pedreiras de mármore variou de 0,50 a 1,1 m s^{-2}rms., enquanto os menores valores foram em caminhões de lixo, 0,29 a 0,31 m s^{-2} rms., e em guindastes móveis usados em trabalhos com mármore, 0,32 m s^{-2} rms. A vibração medida em empilhadeiras usadas em trabalhos com mármore foi equivalente a 1,1 m s^{-2} rms., duas a três vezes maior que o valor mensurado em empilhadeiras que trafegam em estaleiros, 0,54 m s^{-2} rms. e em engenhos, 0,36 m s^{-2} rms. A diferença nos níveis de vibração foi atribuída ao modelo do veículo, à potência, aos mecanismos de amortecimento, às condições de operação e à qualidade do assento (Bovenzi, 2009).

Considerando toda a amostra, a prevalência de dor lombar foi de 44,1%, com dor de forte intensidade (lombalgia nos últimos 12 meses com intensidade >5 em escala de 11, *Numerical Rating Scale*) tendo atingido 26,4%, e a incapacidade, no último episódio de dor lombar ocorrida nos últimos 12 meses, utilizando a escala de incapacidade de Roland e Morris, com graduação ≥12, teve prevalência de 17,5%. Verificou-se que os indivíduos que praticavam atividade física diariamente possuíam risco significativamente baixo de incapacidade, em comparação com profissionais sedentários. As várias formas de dor lombar apresentaram associação significativa com posturas inadequadas e sobrecarga física importante (elevação de carga), combinadas com inclinação ou torção do tronco, mas não houve relação entre lombalgia e atividades ocupacionais prévias, com exposição a vibração de corpo inteiro e carga física elevada (Bovenzi, 2009).

Outro estudo epidemiológico de Bovenzi avaliou achados em motoristas de ônibus e motoristas de trator do norte da Itália. Os participantes eram todos do sexo masculino. O nível de vibração nos veículos, durante a atividade, foi mensurado de acordo com as recomendações da ISO 2631-1, de 1985. Os sintomas de lombalgia foram obtidos de motoristas expostos a VCI e um grupo controle de trabalhadores, por meio de uma versão modificada do *Nordic Questionnaire* para sintomas musculoesqueléticos. No questionário, posturas inadequadas no trabalho, como permanecer sentado por longo período, torcer ou inclinar o corpo e elevar carga, foram relacionadas à frequência e/ou duração de cada posição em uma escala de 5, variando de 0 – nunca, a 4 – muito frequentemente. Os dados relativos à postura foram avaliados individualmente e as médias das cargas posturais foram listadas em 4 categorias: ligeira, 0 a 0,99; moderada, 1 a 1,99; importante, 2 a 2,99 e muito importante, 3 a 4 (Bovenzi, 1996).

A prevalência de dor lombar teve um aumento similar nos grupos de trabalhadores motoristas e de controle, com o aumento da idade. Entre os motoristas profissionais, houve uma tendência significativa ao aumento da prevalência de lombalgia crônica, com o aumento do tempo total de atividade ocupacional (P<0,01). A dor lombar crônica teve uma associação significativa com a função de motorista, a dose de vibração, a carga postural e o relato de traumas prévios na coluna nos dois estudos, com motoristas de ônibus e de trator. Não foi observada relação importante entre lombalgia crônica e índice de massa corporal, educação, atividade esportiva, tabagismo e trabalhos prévios com exposição ao risco de dor lombar. Condições climáticas adversas mostraram fraca associação com sintomas lombares em geral. Comparando os motoristas de ônibus com o grupo controle, a prevalência de sintomas lombares após o controle de fatores de confusão, apresentou *odds ratio* (OR) significativamente superior a um, para todos os sintomas lombares (OR=1,88 a 3,12), exceto para protrusão discal. Em relação aos motoristas de trator, a prevalência desses sintomas em 7 dias e em 12 meses foi significativamente maior à apresentada pelo grupo controle, com OR=1,47 a 3,22. O OR para protrusão lombar, ciatalgia e tratamento de lombalgia foi maior que um, mas a associação não foi significativa. Em 12 meses, os motoristas de trator apresentaram mais absenteísmo por dor lombar que os controles (P<0,001). Os motoristas de ônibus com dose de vibração total maior que 4,5 anos m²s⁻⁴ mostraram aumento significativo do *odds ratio* para todos os tipos de sintomas lombares (OR=2,08 a 3,95) e para protrusão discal (OR=2,61). No grupo de motoristas de trator, foi observada uma associação significativa entre a dose total de vibração e os vários tipos de queixas lombares da vida toda e dos últimos 12 meses de lombalgia (OR=2,33 a 3,79). A exposição à vibração de corpo inteiro (VCI) teve associação importante com dor lombar crônica somente para tratoristas com mais de 15 anos m²s-4 (Bovenzi, 1996).

Este estudo aponta a dificuldade de se estabelecer a contribuição independente da vibração de corpo inteiro no desenvolvimento de lombalgia, visto que os motoristas também estão expostos a outros fatores ergonômicos inadequados, como a inclinação ou posição assimétrica do tronco. Entretanto, pode-se concluir por ele que a idade, trauma na coluna, dose de vibração e excessiva carga postural são os maiores preditores de sintomas lombares em motoristas de ônibus e trator. Nesta investigação, entre os motoristas de trator, a ocorrência de sintomas lombares na vida foi de 81,3% e a prevalência, nos últimos 12 meses, de dor ciática, foi de 7,8%, enquanto, para dor lombar, foi 51,9%. Foram encontrados sinais clínicos e radiológicos de hérnia de disco lombar em 8,1% dos motoristas de ônibus e 6,5% dos motoristas de trator. O elevado risco de protrusão de disco intervertebral foi maior que duas vezes em profissionais expostos a vibração por longo período, quando comparado ao grupo controle. Estudos experimentais em animais e material de cadáveres mostraram que a pressão intradiscal aumenta menos que a carga de vibração, resultando em prolapso e extrusão discal. Sugere-se que a exposição à vibração de corpo inteiro reduza o transporte nutricional para os discos intervertebrais por mecanismos diretos e indiretos, resultando em aceleração da degeneração do disco. A fadiga muscular induzida pela vibração aumenta a suscetibilidade de lesão na coluna, sugerindo fortemente que o próprio mecanismo de vibração pode gerar alterações patológicas na coluna e nas estruturas de suporte (Bovenzi, 1996).

▌ Causas das lombalgias e dos transtornos dos discos intervertebrais: uma visão da complexidade envolvida na etiologia e o papel da sobrecarga biomecânica[2]

Apesar de todos os conceitos expostos na seção anterior, em que destacamos a sobrecarga biomecânica como paradigma da etiopatogenia dos transtornos de coluna, não há consenso entre ortopedistas, reumatologistas, médicos do trabalho, patologistas, neurologistas e outras especialidades, quanto às causas das lombalgias. Essa polêmica foi expressa mais ou menos da seguinte forma por Krawciw (2008): "lombalgia é como uma caixa de areia na qual os teóricos constroem castelos".

Em Medicina, as divergências na abordagem etiológica são comuns quando não há um paradigma definido sobre a etiologia de uma doença. Tal ainda é o caso de alguns tipos de lombalgias, tanto aquelas de natureza musculoesquelética, quanto as relacionadas à patologia dos discos intervertebrais. Não estamos falando das lombalgias decorrentes de tumores ou outras situações denominadas como *redflags* (ou sinais de alerta), mas dos transtornos comuns que acometem 80% dos seres humanos ao longo de suas vidas.

O modelo de sobrecarga biomecânica utilizado na ergonomia e no conhecimento estabelecido das lombalgias no trabalho toma como base que o indivíduo irá sofrer forças de compressão em seus discos intervertebrais e, em decorrência disso, eles irão se degenerar. E que os esforços musculares excessivos, em alta frequência ou alta taxa de ocupação dessa atividade durante a jornada, predispõem a esses acometimentos. Esse modelo também define os movimentos permitidos e aqueles não permitidos para os músculos e demais estruturas da coluna, asseverando que, à medida que esses últimos ocorrerem, o indivíduo desenvolverá alterações musculares e degenerativas, que explicariam as diversas formas de lombalgia.

Mas essa assertiva não pode ser considera como paradigma único. Segundo Litaker, provavelmente, entre 70 e 80% das lombalgias são do tipo mecânico, provocadas por desarranjos nos discos intervertebrais, desarranjos osteomusculo-ligamentares causados por processos mecânicos de traumas

---

[2] Com a colaboração de Paola Cristina Masson Miguel, fisioterapeuta, MG

ou microtraumatismos repetidos e por insuficiência muscular, flacidez, obesidade e postura inadequada, mantida por longas horas no trabalho (Litaker, 2003).

Mas essa afirmação pode ser vista pelo outro ângulo: cerca de 20 a 30% dos casos de lombalgia não são explicados pelo modelo de sobrecarga biomecânica. De fato, observa-se a ocorrência de hérnia de disco lombossacra ou cervical entre pessoas jovens, não obesas, que não realizam esforços físicos e que, certamente, não estão executando as atividades características de sobrecarga à coluna vertebral. E não há consenso científico sobre os motivos da ocorrência desses fenômenos não ligados à sobrecarga biomecânica.

Krawciw, antes citado, enumera nada menos de 8 paradigmas que poderiam ser utilizados para explicar as lombalgias e patologias do disco. Expandimos o conceito à luz da literatura existente e colocamos esses paradigmas possíveis na Tabela 43.1, onde colocamos alguns exemplos de situações práticas onde os modelos poderiam explicar a origem dos transtornos e lesões. Também foi uma avaliação sobre a possibilidade de cada um desses mecanismos.

A teoria da lesão aguda (primeiro paradigma) é muito difícil de ser demonstrada histologicamente ou pelas modernas técnicas de imagem (ressonância magnética). No entanto, a evidência clínica é significativa, ao mostrar dor aos movimentos que tendem a distender os músculos e ligamentos. Também a ocorrência de recidivas precoces diante da manutenção dos fatores biomecânicos citados contribui para essa teoria.

Conforme se pode observar, não há um paradigma único. Muitos deles se mostram vigorosos e consistentes, mas não se pode atribuir a eles toda a explicação pelo adoecimento.

Em Medicina do Trabalho, visando à prevenção, assumiremos os paradigmas da sobrecarga biomecânica (lesão aguda, lesão por traumas cumulativos e da compressão mecânica aumentada por variações nos torques impostos à coluna vertebral), conforme discorremos na seção anterior e a seguir.

Tabela 43.1 . Os 13 paradigmas para explicar a etiologia das lombalgias e lombociatalgias não decorrentes de traumas (desenvolvido a partir das ideias de Krawciw, 2008) – Os 3 primeiros paradigmas se referem à sobrecarga biomecânica frequentemente encontrada nas situações de trabalho

Paradigma	Em que consiste	Exemplo e comentários	Probabilidade de explicar casos de hérnia de disco e lombalgias
Lesão aguda dos músculos, fáscias e apófises articulares	Esforços intensos feitos de forma biomecanicamente incorreta lesionam os tecidos	Levantar cargas pesadas, de forma rápida, em esforços assimétricos; torção da coluna lombossacra	Muito provável
		Torção muscular em esforços excêntricos e com precaução	Muito provável
Lesão por trauma cumulativo (por *overuse*) dos discos e das estruturas musculoligamentares	Uma certa dose de carga repetitiva ou trauma mecânico ao longo do tempo causaria a lesão, semelhante às fraturas de material que ocorrem em materiais orgânicos	Levantar e mover cargas de forma frequente	Muito provável
		Levantar e mover cargas volumosas e distantes do corpo	Muito provável
		Levantar e mover cargas pesadas	Muito provável
		Carregar cargas pesadas por longas distâncias	Muito provável
		Estar submetido à vibração de corpo inteiro de altas acelerações	Muito provável
		Trabalhar sentado em boas condições ergonômicas	Pouco provável
		Trabalhar sentado em más condições ergonômicas	Muito provável
Compressão mecânica aumentada por conta de variações nos torques impostos à coluna vertebral	Os discos passam a sofrer compressões excessivas de forma prolongada com a consequente degeneração	Pessoas muito altas	Provável
		Obesidade	Possível
		Aumento de peso repentino	Muito provável
		Vício postural cifótico quando sentado, durante as atividades de vida diária e ao caminhar	Provável

Continua

Paradigma	Em que consiste	Exemplo e Comentários	Probabilidade de explicar casos de hérnia de disco e lombalgias
Variações da estrutura normal da coluna	Favoreceriam a ocorrência dos transtornos	Pessoas com alterações da amplitude de movimento (ADM) da coluna seriam mais predispostas	Possível
		Hiperlordose lombar	Possível
		Retificação da lombar	Pouco possível
		Falha na estrutura do anel fibroso em sua parte posterior	Muito provável
		Facetas articulares assimétricas	Provável
		Sacralização de L5 e lombarização de S1	Provável
		Espondilólise e espondilolistese	Provável
		Resistência do disco às cargas aplicadas menor do que a habitual	Muito provável
Variação da estrutura funcional da coluna	Ocorre desequilíbrio entre a ação dos diversos músculos da coluna, com possível sobrecarga assimétrica	Ritmo lombopélvico alterado	Provável
		Frouxidão no apoio ligamentar posterior	Provável
		Músculos extensores pouco ativados	Pouco possível
		Encurtamento do músculo ileopsoas	Pouco possível
Degeneração das estruturas	A idade provoca essa degeneração, que piora com a idade	Pacientes idosos com radiografias bastante alteradas não necessariamente queixam-se de dor; além do mais, embora a incidência de lombalgias aumente com a idade, a gravidade das dores tende a diminuir	Possível Muito provável nos casos de estenose do canal vertebral
Transtornos devidos ao sedentarismo (fraqueza muscular)	A fraqueza muscular favoreceria o aparecimento de transtornos das estruturas da coluna vertebral (músculos, ligamentos e discos)	Fraqueza dos músculos abdominais permite a transmissão de vetores de força aplicados na coluna aos discos intervertebrais	Provável
		Fraqueza dos músculos lombares e maior predisposição para fenômenos musculares	Muito provável
Doença crônica	A lombalgia se comporta como qualquer doença crônica, com períodos de exacerbação e períodos de acalmia		Possível para os casos de lumbago; pouco possível para os casos em que há sobrecarga biomecânica
Variação do paradigma normal	As lombalgias seriam condições inerentes ao ser humano, como dor de cabeça e fadiga	É normal sofrer cefaleia ocasionalmente e ninguém é classificado como doente por isso. Essa deveria ser a abordagem nas lombalgias	Possível para os casos de lumbago; pouco possível para os transtornos de disco com compressão radicular
"Eustresse" (estresse positivo)	Pouco exercício torna os músculos frágeis; acima de determinado valor há sobrecarga e tendência de lesão	Esse paradigma procura fazer uma síntese dos efeitos conhecidos da cinesiologia e dos limites de tolerância propostos pela biomecânica	Muito provável
Genética	Transtornos dos discos intervertebrais seria uma característica transmitida geneticamente	Antecedentes genéticos ligados a alterações de proteoglicanos do núcleo pulposo, ligados a alterações do tecido conjuntivo e história familiar	Muito provável

Continua

Paradigma	Em que consiste	Exemplo e Comentários	Probabilidade de explicar casos de hérnia de disco e lombalgias
Biopsicossocial	Pessoas ansiosas têm músculos tensos, que trabalham em contração estática e levam a acúmulo de ácido láctico	Lombalgias frequentes e de cura mais difícil ocorrem em pessoas ansiosas e entre deprimidos	Muito provável para explicar as dores nas costas
		Pessoas em litígio nas relações de trabalho tendem a perpetuar a dor	Pouco provável para explicar hérnias de disco
Idiopático	Simplesmente não se sabe a causa	Alterações degenerativas precoces no disco intervertebral sem se conseguir identificar a causa	Muito provável nos casos de lumbago

As doenças da coluna vertebral relacionadas com o trabalho: mecanismo, clínica, tratamento e prognóstico

Sob o ponto de vista do comprometimento de tecidos, as lombalgias relacionadas à biomecânica podem ser classificadas em:

A) De origem muscular e ligamentar:
1. Lombalgia/dorsalgia por fadiga da musculatura paravertebral; e
2. Lombalgia por distensão músculo-ligamentar.

B) De origem no sistema de mobilidade e estabilidade da coluna:
3. Lombalgia por torção da coluna lombar (ou por ritmo lombopélvico inadequado); e
4. Lombalgia por instabilidade articular.

C) De origem no disco intervertebral:
5. Protrusão intradiscal do núcleo pulposo; e
6. Hérnia de disco intervertebral.

É difícil definir uma porcentagem em que ocorrem os problemas citados, dificuldade esta principalmente relacionada às dúvidas de nomenclatura, de conhecimento mais profundo das lombalgias e de superposição dos mecanismos fisiopatológicos. Pela nossa observação, podemos dizer que as mais frequentes são:
- por fadiga;
- por torção da coluna lombar (ou ritmo lombopélvico incorreto);
- por distensão músculo-ligamentar; e
- por protrusão intradiscal do núcleo pulposo.

Felizmente, uma das formas graves de lombalgia, a hérnia de disco intervertebral, desempenha papel pouco importante na ordem de frequência.

A lombalgia por conversão psicossomática é mais frequente na clínica do que na empresa; de qualquer forma, devemos estar preparados para considerar a musculatura da coluna vertebral como uma das áreas mais passíveis de sofrer tensão neuromuscular aumentada em decorrência de quadros de ansiedade e angústia; muito frequentemente ocorre que uma pessoa desenvolva uma lombalgia por desarranjos biomecânicos bem evidentes e que esta se torne persistente e resistente a tratamentos em consequência do estado tensional.

A lombalgia/dorsalgia por fadiga da musculatura paravertebral é muito mais frequente do que se possa imaginar. A rigor, quase podemos dizer ser a forma mais frequente. No entanto, a procura da orientação médica é menos frequente do que a incidência do problema, porque o trabalhador percebe, pelo menos nas fases iniciais, que, mudando de posição, a dor desaparece. No entanto, deve ser considerada como potencialmente grave, pois, conforme foi citado, ao se manterem contraídos, os músculos do dorso pressionam os discos intervertebrais.

A lombalgia por protrusão intradiscal do núcleo pulposo aparece num dos últimos lugares em termos de frequência. No entanto, suspeita-se que grande número de ocorrência de lombalgias entre pessoas de 25 a 50 anos, de vida sedentária, possa ser devido a esse mecanismo, que atualmente é de difícil demonstração.

Lombalgia por fadiga da musculatura paravertebral

Toda vez que o organismo sai de sua posição normal de equilíbrio e a parte superior do tronco se curva para frente ou para os lados, a musculatura do dorso passa a atuar no sentido de contrabalançar a ação da gravidade sobre a parte que se desequilibrou. Se a modificação postural permanecer por mais tempo, a musculatura do dorso sentirá a hipóxia (baixa oxigenação) de uma contração estática prolongada, com dor localizada, dor esta que cede quando o indivíduo volta à posição de repouso.

No trabalho, a lombalgia/dorsalgia por fadiga da musculatura paravertebral aparece:
1. Quando o plano de trabalho está baixo (mesa baixa, bancada baixa, comandos de máquina baixos, ponto de realização da tarefa baixo); quando a pessoa é muito alta, mesmo os planos de trabalho adequados para pessoas medianas serão percebidos como muito baixos;
2. Quando o indivíduo trabalha sentado, encurvado excessivamente para frente. Esse encurvamento excessivo pode ser devido:

- a uma impossibilidade de aproximar o tronco da mesa de trabalho por obstrução à entrada das pernas (mesas de trabalho que, no espaço das pernas, possuem gavetas ou não possuem o espaço para elas);
- a ausência de apoio para o dorso, o que impossibilita o relaxamento periódico da musculatura; e
- a uma impossibilidade de apoiar o corpo com os cotovelos ou mãos; normalmente, quando o tronco fica inclinado excessivamente sobre a mesa de trabalho, a fadiga fica compensada pelo apoio intermitente sobre os cotovelos ou as mãos. No entanto, quando os instrumentos exigem a ação das duas mãos, o apoio do corpo por estas partes fica impossível.

3. Quando o indivíduo tem que aliar a posição citada em (1) ao carregamento ou sustentação de um peso, como no caso de um operador que vai posicionar uma carga pesada na máquina, e esta não lhe permite aproximar totalmente o corpo;
4. Quando o indivíduo tem que trabalhar de pé ou sentado e a mesa de trabalho é excessivamente alta; nessa situação, a coluna fica retificada, originando esforço estático da musculatura do dorso para ser mantida assim;
5. Quando o indivíduo tem que trabalhar sentado num assento muito baixo, sem apoio para o dorso; nesse caso, o indivíduo fica com as coxofemurais muito fletidas e seu corpo é impulsionado para trás; para compensar, a musculatura do dorso tem que desenvolver esforço estático prolongado, vindo a fadiga, e com ela, a dor; e
6. Quando o indivíduo tem que trabalhar com a mão atingindo o chão, sem poder agachar-se.

Embora, em si, seja um quadro pouco grave, a situação de fadiga, se repetitiva, pode ocasionar uma tensão muscular crônica, acompanhada de hipóxia e miosite, com a consequente reação fibrosa intramuscular, aderências e uma situação de dor crônica, aos menores movimentos, e refratária à volta à posição de repouso. Além disso, a tensão muscular crônica age comprimindo os discos intervertebrais, prejudicando sua nutrição e contribuindo para a sua degeneração.

Lombalgia por torção da coluna ou por ritmo lombopélvico incorreto

É uma das mais frequentes no trabalho, e geralmente acontece quando:
1. O trabalhador escorrega enquanto caminha, e na tentativa de se manter de pé, torce o corpo; nesse instante, sua coluna lombar, adaptada para movimentos de flexão e extensão, é obrigada a torcer e rodar; nesse evento, poderia ocorrer uma colisão das facetas, uma ruptura de ligamentos, ou mesmo, ruptura da cápsula articular, com a consequente lombalgia;
2. Um objeto vai cair ao chão, a pessoa se esforça por segurá-lo e, na tentativa, tem um brusco movimento de rotação lateral;
3. O trabalhador vai pegar uma carga e o local está inacessível; isto obriga o indivíduo a pegá-la posicionando-se ao lado dela, o que faz a coluna lombar torcer e girar;
4. O trabalhador vai pegar uma carga mais pesada ou de conformação assimétrica, aproximando as mãos do chão, com os joelhos eretos; devido ao excesso de peso ou à conformação assimétrica, o movimento, que deveria ser absolutamente simétrico, torna-se assimétrico, podendo ocorrer a lombalgia; e
5. O trabalhador, portador de escoliose, diferença de comprimento dos membros inferiores, rigidez dos músculos isquiotibiais ou da musculatura paravertebral, rigidez das coxofemorais ou alterações das sacroilíacas, realiza levantamento ou movimentação de cargas com o dorso encurvado; nesse caso, por mais que o indivíduo se esforce por fazer a flexão do tronco em ritmo lombopélvico adequado (simétrico, fácil e harmônico), não o conseguirá, pois as afecções citadas o impedem.

A maioria dos casos comuns de "lombalgia benigna", atendidos por ortopedistas, reumatologistas e fisiatras, pode ter, em sua origem, mecanismos causadores como os citados.

Manifesta-se como uma dor forte e intensa na região lombar, geralmente unilateral, que se prolonga por dois a quatro dias e espasmo muscular de intensidade relativa. Quando o motivo da torção ou da distensão de facetas tiver sido "suportar" uma carga muito pesada, geralmente o espasmo é acentuado, podendo ocorrer até a escoliose antálgica. Quando ocorre em consequência de escorregar, sem carga, geralmente o espasmo é pouco acentuado.

Embora não seja grave, esta forma de lombalgia costuma ser bastante recidivante.

Lombalgia por distensão músculo-ligamentar

Esta forma de lombalgia ocorre principalmente quando a musculatura paravertebral tem que desenvolver o esforço de elevação de uma carga com o tronco fletido e o valor da carga é excessivamente pesado, acima dos limites dos músculos, ligamentos e fáscias antes citados.

Geralmente ocorre ao se levantarem pesos excessivos, mas frequentemente em pessoas cuja compleição física não as habilitaria a desenvolver esforços mais pesados; uma causa frequente desse tipo de lombalgia é quando duas pessoas estão carregando uma carga e uma delas deixa seu lado cair e a outra tem que fazer um grande esforço no sentido de mantê-la. Também ocorre quando a pessoa vai fazer o esforço sem enrijecer os músculos do dorso. Ocorre também entre indivíduos que realizam manuseio de cargas com flexão e/ou rotação do tronco com frequência, mesmo que as cargas manuseadas não sejam muito pesadas. E, ainda, é uma forma frequente de lombalgias entre trabalhadores habituados a atividades de manuseio de cargas após a idade de 40 anos.

Os esforços musculares, quando são acompanhados de encurtamento do músculo, são denominados concêntricos, e quando são acompanhados de alongamento muscular, são denominados excêntricos. Esses últimos têm um papel significativo na origem de distensões músculo-ligamentares, especialmente quando se trata de colocar volumes pesados em níveis inferiores ao do corpo, com precaução.

Clinicamente, é uma dorsolombalgia forte, que piora à tentativa de flexão do tronco, sem sinais neurológicos, que não piora com a tosse ou o espirro, exceto quando muito fortes e acompanhados de movimentos bruscos da musculatura do tronco. À palpação, a musculatura envolvida apresenta-se dolorida e o espasmo muscular é pouco acentuado. O acometido prefere a posição de pé. Costuma andar bem, sem maior dificuldade e, quando executa atividades em que pode ficar predominantemente de pé, pode até mesmo conseguir trabalhar, mas tem dificuldades ao tentar sentar-se e sente enorme dificuldade ao sentar no banco do carro.

Esta forma de lombalgia pode ser considerada de média gravidade, por ser recidivante, podendo ocasionar também hipertonia crônica dos músculos, com compressão dos discos intervertebrais e a consequente degeneração dos discos.

Lombalgia por instabilidade articular na coluna vertebral

A dor decorrente da instabilidade na junção lombossacra pode ocorrer nas seguintes situações de trabalho:

1. Em trabalhadores que tenham algum defeito no fechamento do arco vertebral ou nas articulações intervertebrais e que permaneçam parados, de pé, durante grande período de tempo, em posição de lordose forçada na coluna lombar; e
2. Em trabalhadores que tenham alguma das deficiências citadas e que carreguem cargas e suportem pesos, mesmo sem curvar o tronco.

A lombalgia, nesse caso, pode ser forte ou não, dependendo da intensidade do deslocamento anterior de L5 sobre S1 e dependendo, também, do tempo de evolução do distúrbio.

Lombalgia por protrusão intradiscal do núcleo pulposo

Com o envelhecimento do disco, ocorrem alterações nas suas fibras (alterações estas conhecidas como discoartrose), caracterizadas essencialmente por: (a) as fibras que antes eram elásticas, vão se tomando colágenas e friáveis; e (b) a capacidade de amortecimento de cargas vai se reduzindo gradativamente.

Mas, à medida que vai ocorrendo a colagenização das fibras do disco, os aumentos de pressão, principalmente por esforços assimétricos, tendem a empurrar o núcleo pulposo para o lado oposto. Se estivessem ainda elásticas, as fibras provavelmente suportariam bem esta pressão. No entanto, como as fibras já se tornaram colágenas e friáveis, o núcleo pulposo se desloca para a periferia do disco.

Geralmente, no ambiente de trabalho, o esforço que causa a protrusão intradiscal do núcleo pulposo é pegar ou manusear uma carga pesada aproximando o tronco do chão, sem dobrar os joelhos. Nesse caso, o núcleo pulposo é arremessado para trás, abrindo caminho entre as fibras agora friáveis, e pode chegar até as porções mais periféricas do disco (quase se herniando no forame intervertebral ou no canal vertebral).

Nas camadas mais externas do disco (posteriormente) e nas fibras do ligamento longitudinal posterior, foram identificadas as fibras do nervo seio-vertebral. Embora seja discutido se esse nervo tem ou não terminações nervosas livres para detectar a dor, aceita-se que o núcleo pulposo, atingindo a porção posterior do disco, estimula esse nervo, originando uma lombalgia intensa.

As atividades que precipitam este tipo de lombalgia são:
- pegar ou manusear uma carga longe do corpo.
- pegar ou manusear uma carga mais pesada, com o tronco em flexão; e
- pegar ou manusear uma carga com o tronco em flexão lateral ou rotação.

Clinicamente, a dor é fortíssima, acompanhada de espasmo muscular muito acentuado (que teria a função de ser um mecanismo de proteção e evitar novamente o esforço excêntrico, no sentido de não haver uma hérnia de disco). A lombalgia aumenta quando o indivíduo tosse ou espirra, fenômenos que ampliam a pressão no disco. A dor só desaparece após sete a 15 dias, e a musculatura só começa a se relaxar após três semanas.

Hérnia de disco intervertebral

O disco intervertebral humano tem uma resistência considerada relativamente alta para tecidos orgânicos; a resistência é aumentada pela presença dos ligamentos longitudinal anterior e posterior.

Os esforços em geral tendem a fazer com que o núcleo pulposo corra para a porção posterior do disco; e é exatamente nesta região que o ligamento longitudinal posterior fornece uma resistência extra a ele.

No entanto, mesmo esse reforço possui uma limitação: na região posterior do corpo vertebral, próximo à junção com o osso sacro, o ligamento longitudinal posterior não cobre totalmente o disco. O ligamento vai se afilando na medida em que se aproxima do cóccix. Esse detalhe anatômico é importante para que a coluna tenha possibilidade de fazer flexões laterais e rotações. No entanto, gera uma fragilidade. Por isso, enquanto a hérnia de disco é rara quando o indivíduo pega uma carga do chão fletindo o tronco simetricamente, ela pode ocorrer quando o trabalhador vai pegar uma carga e flete o tronco assimetricamente. Nessa situação, o núcleo pulposo pode se herniar nas laterais, onde não há a proteção do ligamento longitudinal posterior, atingindo o forame intervertebral, onde pode ou não comprimir a radícula nervosa. Outro movimento que precipita a hérnia de disco é fazer um esforço de levantar uma carga longe do corpo, pois nessa situação, para poder conseguir realizar a tarefa, os músculos da coluna têm que fazer um esforço muitíssimo alto, com possibilidade de comprimir os discos da coluna e promover a sua herniação; é claro, se o esforço for feito de forma assimétrica e, além disso, longe do corpo, a chance da hérnia de disco fica muito aumentada.

O processo de herniação do disco não é, por si só, um fenômeno agudo, que ocorre exatamente no instante em que o indivíduo faz o esforço. Na realidade, o processo já vinha sendo favorecido por uma degeneração anterior (designamos este tipo de evento como lesão por trauma cumulativo). E assusta-nos verificar que uma herniação aguda pode ocorrer diante de esforços para vencer a inércia de cargas relativamente leves, como 10 a 15kg.

O núcleo pulposo, fora de seu lugar dentro do disco, irá sair e poderá comprimir a raiz nervosa daquela região, ocasionando dor fortíssima, que se irradia ao longo do trajeto do nervo. Na maioria das vezes, o disco que se hernia é o situado entre L5-S1.

Clinicamente, o trabalhador refere ter sentido a dor subitamente, após um esforço para vencer uma resistência, tendo desenvolvido esse esforço com o tronco fletido assimetricamente ou fazendo a tarefa longe do corpo. No instante do evento, o quadro pode não ser nítido, pode até não haver irradiação da dor e também pode não haver espasmo muscular. Essa ausência de maiores sinais clínicos e a referência da pequena carga que foi movimentada podem enganar o médico. Por essa razão, deve-se fazer um controle do quadro clínico nos três primeiros dias.

A dor, na fase inicial, seria devida ao estímulo das terminações do nervo seio-vertebral, situadas no ligamento longitudinal posterior, e não por causa da compressão do nervo. É sabido que a simples compressão de um nervo não causa dor. A dor típica aparece após algum tempo (até dois dias), quando então o nervo acometido sofreria um processo inflamatório, tornando-se hipersensível.

Com o comprometimento da radícula nervosa (neurite por compressão), a dor intensa é sentida na região lombossacra, unilateral ou bilateralmente, e se irradia ao longo do membro inferior, posteriormente, podendo ir desde a região das nádegas até os artelhos, dependendo do nível de compressão. A tosse e o espirro aumentam a intensidade da dor.

A contratura antálgica aparece, levando o paciente a uma relativa imobilidade, já que todos os movimentos do tronco são dolorosos. Em alguns casos, o indivíduo pode ficar travado em determinada posição, tendo que ser assistido para a movimentação. A postura final do paciente pode ser em escoliose, em cifose ou em posição de retificação da lordose lombar.

A manobra de elevação dos membros inferiores estendidos (teste de Lasègue) mostra sinais de dor a partir de um ângulo de 30°, caso a hérnia seja em L4-L5 ou L5-S1.

Em casos de compressão maciça e prolongada, pode haver deficiência motora, como paresias, atrofias, incontinência urinária e incontinência fecal (Tabela 43.2).

Tabela 43.2. Clínica da hérnia de disco, segundo os níveis de acometimento

Local da ruptura	Quadro clínico
Compressão da raiz espinhal de L4 (indicativa de hérnia de disco L3-L4 ou condição patológica localizada ao nível do forame de L4)	• Deficiência sensitiva: parte póstero-lateral da coxa, anterior do joelho e medial da perna • Debilidade motora: quadríceps (variável), adutores do quadril (variável) • Alterações nos reflexos: tendão patelar, tendão do tibial anterior (variável)
Compressão da raiz espinhal de L5 (indicativa de hérnia de disco L4-L5 ou condição patológica localizada ao nível do forame de L5)	• Deficiência sensitiva: parte ântero-lateral da perna, dorso do pé e do hálux • Debilidade motora: extensor longo do hálux, glúteo médio, extensores longo e curto dos dedos do pé • Alterações nos reflexos: comumente nenhuma ou no tibial posterior (de difícil verificação)
Compressão da raiz espinhal de S1 (indicativa de hérnia de disco L5-S1 ou condição patológica localizada ao nível do forame de S1)	• Deficiência sensitiva: maléolo lateral, parte lateral do pé, calcanhar e quarto e quinto dedos do pé. • Debilidade motora: fibulares longo e curto, complexo gastrocnêmio-sóleo, grande glúteo. • Alterações nos reflexos: tendão de. Aquiles (complexo gastrocnêmio-sóleo).
Extrusão maciça de discos lombares na linha mediana (em geral entre L4 e L5)	• Dor – linha média do dorso, face posterior de ambas as coxas e pernas • Hipoestesia – no dorso de ambas as coxas, pernas, planta dos pés e períneo • Fraqueza - paralisia dos pés e dos esfíncteres • Reflexo aquileu ausente

Adaptado de Crenshaw, 1997.

▶ Pontos fundamentais da avaliação clínica e do tratamento de pessoas com lombalgias

Para esta seção, o autor utilizou como referências principais os pontos propostos pela "Diretriz do ACOEM"

(*American College of Occupational and Enviromental Medicine-* 2004) e o documento "Diagnóstico e Tratamento das Lombalgias e das Lombociatalgias" (incluído no "Projeto Diretrizes" da Associação Médica Brasileira e Conselho Federal de Medicina – AMB-CFM, 2001).

É muito importante que um médico capacitado nesse assunto (idealmente o médico do trabalho contratado pela empresa) tome a frente da orientação diagnóstica, terapêutica e de reabilitação do paciente com lombalgia aguda ou hérnia de disco com compressão radicular, contando com ortopedista e outros profissionais de referência para auxiliar no tratamento adequado. Tal medida faz diferença, pois a chance de o trabalhador terminar em técnicas e procedimentos de baixa resolutividade e alta incidência de complicações é muito alta, quando deixado solto na rede assistencial.

Diagnóstico

A maioria das lombalgias relacionadas com o trabalho é de fácil diagnóstico, tomando como base apenas a anamnese e o exame clínico de coluna vertebral. (Não é propósito deste capítulo abordar a questão do exame clínico da coluna vertebral. Existem diversos livros que atendem bem a essa finalidade).

Para o médico do trabalho, grande parte da informação diagnóstica será obtida com a pesquisa de *como* ocorreu a lombalgia ou dorsalgia. Muitas vezes, a indicação da situação ou do movimento que provocaram a dor pode levar à hipótese diagnóstica mais adequada. Os motivos mais citados pelos trabalhadores são: levantar, carregar ou manusear cargas; esforços intensos feitos ocasionalmente; escorregar ou tropeçar em superfície irregular, deslizante ou em degrau; perda de equilíbrio; carga súbita inesperada; ficar sentado durante muito tempo; de pé, parado durante muito tempo. No entanto, é importante dizer que, em muitos casos, é difícil para o trabalhador especificar algum movimento desencadeador.

Os trabalhadores que executam esforços pesados ocasionalmente têm mais lombalgia do que os que o fazem frequentemente, provavelmente devido ao efeito do treinamento. Assim, são frequentes episódios de lombalgias em pessoas que desenvolveram alguma atividade de fim de semana, como "bater laje", carregar móveis em mudança ou pegar engradados ou outros objetos. O manejo impróprio de crianças já pesadas (longe do corpo, no banco de trás de carros de duas portas, em cercadinhos, em berços baixos) também costuma estar associado a dores lombares. A dimensão dos objetos também é importante, assim como a redução do espaço para o trabalho.

Na Tabela 43.3, a seguir, podem ser vistos os principais sintomas, sinais e critérios de diagnóstico.

Considerações sobre os métodos complementares de diagnóstico

Na ausência de *redflags* (sinais de alerta), a radiografia de coluna lombossacra não está recomendada, mesmo que a dor persista por até 6 semanas. No entanto, ela pode ser útil e apropriada quando o médico acredita que ela possa ser de valor na condução do caso. Quando indicada, sempre deve ser feita com o indivíduo de pé, em posição ântero-posterior e perfil, e pode evidenciar os seguintes achados: escoliose, diferença de comprimento dos membros que predispõe à escoliose, alterações das sacroilíacas, hiperlordose lombar, sacro horizontalizado, diminuição acentuada do espaço entre L5-S1, espondilólise e espondilolistese.

Tomografia computadorizada (TC) ou ressonância magnética (RM) em geral são desnecessárias, mas podem estar indicadas em três circunstâncias: quando o exame neurológico é pouco claro, em pesquisa diagnóstica mais profunda ou antecedendo algum procedimento cirúrgico. Nesses casos, a RM é indicada para evidenciar alterações em tecidos moles e a TC, para evidenciar alterações nas estruturas ósseas.

Os pedidos indiscriminados de TC e RM têm um grande inconveniente: o encontro de um grande número de achados falso-positivos, como abaulamentos discais, que não são causas de síndrome dolorosa e não necessitam cirurgia. Entre indivíduos assintomáticos com mais de 30 anos de idade, a porcentagem de falso-positivo nos exames de imagem da coluna vertebral são tão altos quanto 30%.

A eletromiografia, incluindo os testes de reflexo H, pode ser útil para identificar disfunção neurológica insidiosa em pacientes com lombalgia que perdure por mais de 3 a 4 semanas.

Discografia não é recomendada em pacientes com lombalgia aguda. Seu uso em pacientes com lombalgia crônica deve ser precedido de avaliação cuidadosa.

Tratamento

É importante frisar que a maioria dos casos de lombalgia ou dorsalgia regride espontaneamente, apenas com o repouso. A rigor, independente da causa e apesar da tendência a recidivas, 70% dos pacientes ficarão livres de suas dores lombares em três semanas e 90% em dois meses, com qualquer tratamento. A meia-vida das queixas é de dez dias (isso é, metade dos lombálgicos estará se sentindo bem em dez dias), qualquer que seja o tratamento instituído (MacDonald eHaslock, 2000).

As principais **recomendações na avaliação e tratamento** de trabalhadores sofrendo de lombalgia são:

1. Pensar na possibilidade de o quadro ser devido a uma patologia mais grave, que se manifesta como dor lombar forte. Investigar e descartar a existência dessas *redflags*. Na existência de alguma dessas patologias, encaminhar para tratamento devido.

> **Sinais de alerta *(redflags)* em queixas da coluna vertebral lombossacra potencialmente graves**
>
> Devem ser pesquisadas fraturas, tumores, infecção, síndrome da cauda equina e déficit neurológico progressivo. Também devem ser pesquisados transtornos extraespinhais, que são acompanhados de dor na região: aneurisma dissecante de aorta, cólica renal, apendicite retrocecal, distúrbio inflamatório na pelve e infecções do trato urinário.

Tabela 43.3. Critérios de diagnóstico para distúrbios de coluna vertebral– excluídos os de sinal de alerta (*redflags*)– segundo o *Guideline* ACOEM, 2004

Provável lesão ou distúrbio e CID-10	Mecanismo	Sintomas típicos	Sinais típicos	Exames complementares
Distensão lombar aguda S 33.5	Levantamento de carga pesada em torção (girando o tronco) Tropeção ou queda	Dor na região lombar baixa que não irradia abaixo dos joelhos Perda da amplitude de movimento	Espasmo dos músculos paravertebrais Escoliose sem rotação da coluna lombar	Nenhum é indicado por 4 a 6 semanas
Compressão de nervo lombossacro com radiculopatia M 51.1 M 51.2	Alterações degenerativas Existência de possíveis fatores agravantes	Dor nas pernas Dormência Fraqueza, sempre em distribuição específica dos sintomas ao longo do trajeto do nervo Alteração da marcha	Alterações nos reflexos Fraqueza motora em distribuição específica relacionada ao nervo acometido Disestesias em distribuição específica relacionada ao nervo acometido Sinal positivo à tentativa de elevação da perna em extensão (direto e cruzado) (Lasègue)	Nenhum é indicado por 4 a 6 semanas a menos que a compressão seja severa ou progressiva
Ciática M 54.3	Possibilidade de origem traumática ou idiopática	Dor e disestesia ao longo do trajeto do nervo ciático	Não há	Nenhum indicado
Estreitamento artrósico do canal raquidiano (estenose da coluna vertebral lombar) M 48.06	Alterações degenerativas Distúrbios congênitos Geralmente após os 50 anos Pouca relação com o trabalho	Dor lombar inespecífica e dor na perna A dor na perna piora com a atividade (pseudo-claudicação), especialmente ladeira abaixo Pode melhorar ao sentar-se	Sinal de Lasègue negativo (tentativa de elevação da perna em extensão); no entanto, pode ser positivo se feito imediatamente após o paciente haver se exercitado Sintomas são reproduzidos por hiperextensão da coluna na posição ortostática	RM ou TC positivas para estenose
Síndrome pós-laminectomia M 96.1	Cicatriz pós cirúrgica ou marcas na pele de outros procedimentos invasivos	Dor e disestesias no nível da raiz nervosa operada	Achados neurológicos específicos no nível da raiz nervosa operada	RM com gadolínio positiva para cicatriz
Lombalgia mecânica comum ou Lumbago M 54.5 M 54.9	Desconhecido	Dor lombar inespecífica Pode manifestar-se pela manhã e ser acompanhada de escoliose antálgica Episódio dura 3 a 4 dias e cura espontaneamente	Nenhum	Nenhum

Tabela 43.4. Potencial das diversas técnicas complementares de diagnóstico na identificação das lombalgias (segundo a Diretriz da ACOEM, 2004)

Técnica	Distensão muscular ou torção lombossacra	Protrusão discal ou hérnia de disco	Síndrome da causa equina	Estenose espinhal	Síndrome pós-lami-nectomia
História clínica	++	++	++	+++	+++
Exame físico	++	+++	++++	++	+++
Exames laboratoriais	0	0	0	0	0
Radiografia [1]	0	+	+	++	+
Tomografia computadorizada (TC) [1,2]	0	+++	+++	+++	++
Ressonância magnética (RM) [1,2]	0	++++	++++	+++	++++
Eletromiografia e pesquisa de potenciais sensitivos evocados	0	+++	+	+	+

Nota: Número de (+) indica a habilidade da técnica para identificar ou definir patologias.
[1] Risco de complicações (por exemplo, infecção, radiação), maior para mielo-TC, segundo mais alto para mielografia e relativamente baixo para radiografia e tomografia computadorizada (TC).
[2] Incidência de falso-positivo: 30% em pessoas assintomáticas acima de 30 anos; e 50% em pessoas assintomáticas acima de 40 anos.

2. Na inexistência dessas patologias, ter em mente que o tratamento adequado deve ser centrado em 3 pontos básicos: (a) alívio da dor e busca de conforto do paciente, (b) retorno ao trabalho compatível o mais rápido possível e (c) evitar qualquer procedimento cirúrgico ou técnica invasiva de tratamento, uma vez que, na grande maioria dos casos, ele se tornará desnecessário. Deve-se ter também em mente a não necessidade de exames complementares de qualquer natureza. Essa recomendação vale tanto para os casos de lombalgia muscular, quanto para os casos de hérnia de disco e lombociatalgia.

3. O profissional responsável pelo tratamento deve ter em mente que a condição do trabalhador pode melhorar muito pela atitude de promover nele a confiança na melhora do quadro, encorajar a atividade e enfatizar que mais de 90% dos casos de lombalgia irão melhorar sem qualquer terapêutica específica.

4. O alívio da dor pode ser conseguido por analgésicos e relaxantes musculares comuns, por anti-inflamatórios não esteroides, por ajustamento da atividade laborativa compatível com o período da dor, e pela aplicação de calor ou frio local, conforme o caso. O repouso pode ser necessário por 2 dias, mas o repouso no leito raramente é necessário. No caso de lombociatalgia, um dos sinais de evolução favorável é a centralização da dor (gradativamente, o paciente deixa de sentir dor nos pés e pernas e ela vai se concentrando na região lombossacra).

5. O retorno ao trabalho em condições que não exijam dos mecanismos envolvidos na dor pode ser obtido após 2 a 5 dias. Nesse aspecto, há que se ter supervisão adequada do médico do trabalho ou da equipe (enfermeiro do trabalho, fisioterapeuta ou terapeuta ocupacional com preparo em ergonomia), para que a reinserção profissional seja feita em função compatível com o mecanismo envolvido na dor, de forma que o trabalhador execute a atividade para a qual está remanejado sem sentir dor. Assim, em trabalhadores de fábrica, é importante evitar os 5 esforços de alta exigência biomecânica para a coluna já citados em outra seção; e, no caso de trabalhadores de escritório, há necessidade de se garantir que trabalhem sentados, em cadeiras confortáveis e macias, e que o posto de trabalho esteja ergonomicamente correto. Há evidência científica muito clara de que esse procedimento funciona bem melhor do que afastar o indivíduo do trabalho e esperar pela cura completa. Duas grandes dificuldades quanto a esse aspecto são trabalhadores de enfermagem e motoristas de veículos e equipamentos que transmitem vibração para a coluna vertebral.

6. Exercícios aeróbicos de baixa intensidade podem ser iniciados nas primeiras duas semanas, a fim de evitar enfraquecimento muscular. Também nessa ocasião devem ser iniciados exercícios de alongamento, dentro dos limites da amplitude normal do movimento. Também podem ser iniciados, nesse período, os exercícios de estabilização lombar. Os exercícios de fortalecimento da musculatura lombar e abdominal devem ser iniciados mais tardiamente.

7. Se os sintomas persistirem, pode ser necessário fazer uma investigação mais detalhada. Nesse caso, estar atento à existência de fatores não físicos possivelmente envolvidos, tais como problemas psicossociais, do posto de trabalho e socioeconômicos.

Tratamento dos distúrbios dolorosos da região lombar-baseado em evidências (segundo *Guideline* do ACOEM, 2004)

- **Medicamentos**: Acetaminofen (o mais seguro) e AINE (aspirina e ibuprofeno).
- **Métodos físicos independentes de prescrição**: Melhorar a condição de trabalho após avaliação ergonômica; alongamentos; exercícios específicos para fortalecimento muscular e aumento da amplitude de movimentos; em casa, aplicação de gelo nos primeiros dias de dolorimento agudo; depois, aplicação de calor ou frio ou técnicas de relaxamento. Exercícios aeróbicos
- **Métodos físicos prescritos**: visita inicial e de *follow-up* para educação, aconselhamento e avaliação de exercícios a serem feitos em ambiente doméstico.
- **Medicamentos de prescrição**: Outros anti-inflamatórios não esteroides (AINE); relaxantes musculares de ação rápida diante de quadros de espasmo muscular; opiáceos de ação rápida raramente são recomendados, mas podem ser usados diante de sintomas severos e acompanhados de achados objetivos, mas não mais que por duas semanas.
- **Opções de tratamento**:
  - Protrusão discal acompanhada de radiculopatia: 2 dias de repouso no leito se os sintomas forem severos.
  - Distensão muscular lombar: 1 a 2 dias de repouso se os sintomas forem severos.
  - Ciática: 1 a 2 dias de repouso se os sintomas forem severos.
  - Estenose espinhal: orientações quanto à mecânica corporal.
  - Síndrome pós-laminectomia: 2 dias de repouso no leito se os sintomas forem severos.
  - Lombalgia regional: 1 a 2 dias de repouso se os sintomas forem severos.

Visão geral sobre a eficácia de tratamentos

O alívio da dor do paciente é o primeiro objetivo do tratamento e isso pode ser obtido com analgésicos comuns. Se a dor persistir, a prescrição de analgésicos mais fortes deve ser feita, além da indicação de métodos físicos.

O repouso no leito só deve ser indicado por, no máximo, 1 a 2 dias. Devem o médico e o fisioterapeuta rever com o paciente suas atividades de vida diária, promovendo as adequações necessárias. É importante destacar que esses profissionais, com noções de ergonomia, saberão informar ao paciente alguns aspectos importantes do remanejamento profissional e das atividades de vida diária que não são tão óbvios para ele. Especialmente importante, nos primeiros dias, é evitar muito tempo sentado, especialmente na direção de veículos automotivos (que costumam ter os bancos muito baixos e que forçam os mecanismos desencadeantes da dor).

Enquanto o paciente se recupera dos sintomas de dor lombar, as atividades que não agravam os sintomas podem ser mantidas e devem-se recomendar exercícios que previnam o enfraquecimento muscular.

No retorno precoce ao trabalho, o indivíduo deve executar atividades que não agravem o seu quadro. O profissional de ergonomia envolvido no processo deve garantir bem esse aspecto. Quando ocorre o retorno em função de maior exigência para a coluna, há o risco de se desenvolver rejeição à terapêutica de retorno precoce, podendo ter como consequência a aversão do trabalhador por futuras tentativas de reabilitação.

Os exercícios aeróbicos são benéficos, devendo ser praticados pelo menos duas vezes por semana, cerca de 20 minutos de cada vez.

Deve ser destacado que indivíduos que desenvolveram quadro de extrusão discal evidente poderão ter boa qualidade de vida e capacidade funcional normal em atividades sem exigência para os discos, mas deverão ser alertados que esse acometimento terá um impacto provavelmente permanente em suas vidas e que necessitarão adaptar-se a essa limitação. Assim é que suas cadeiras de trabalho terão quer ser ergonomicamente muito boas e almofadadas, deverão evitar sentar-se em cadeiras duras, o tempo sentado em frente ao posto de trabalho com computador deverá ser bem dosado, os esforços deverão seguir o princípio PECPLOSP (ver adiante neste capítulo) e deverão educar-se para evitar esforços que possam promover compressão da radícula nervosa (uma vez que o amortecimento natural pelo disco intervertebral terá ficado indelevelmente comprometido). Também deverão evitar práticas sabidamente de impacto para os discos, como correr, praticar *motocross* e brinquedos radicais, como montanha russa. Em resumo, o indivíduo acometido por hérnia de disco com radiculopatia, bem recuperado, com ou sem cirurgia, tem que se conscientizar da limitação de seu estado físico a partir desse evento (deverá aprender a "viver bem a coluna que tem"- expressão cunhada pelo Dr. José Knoplich. São Paulo). Caso não o faça, é sério candidato a ter outros episódios de dor aguda e travamento de movimentos.

É importante destacar que, em algumas poucas profissões, e após a ocorrência de hérnia de disco com radiculopatia, deve-se buscar a reabilitação do trabalhador por meio da mudança de função permanente, pois mesmo após a recuperação total (com ou sem cirurgia), a chance de recidiva é muito alta. Tal é o caso de pessoal de enfermagem que tem que fazer manuseio de pacientes adultos, e também o caso de motoristas de equipamentos de alta vibração.

Considerações sobre cirurgias e outros procedimentos invasivos

Especialmente nos casos de hérnia de disco e radiculopatia (extremamente dolorosa), deve-se controlar a busca desesperada do paciente por alguma técnica cirúrgica que rapidamente alivie a dor, pois, como já escrito, em algumas semanas esse procedimento se mostrará desnecessário na grande maioria dos casos. Segundo o *Guideline* da ACOEM, "*muitos pacientes com achados clínicos severos de disfunção de raiz nervosa devida à hérnia de disco recuperam a tolerância às atividades dentro de um mês; não há evidência de que postergar a cirurgia durante esse período venha a piorar os resultados terapêuticos quando não há comprometimento neural progressivo. Com ou sem cirurgia, mais de 80% dos pacientes com indicação cirúrgica aparente se recuperam.*" (ACOEM, 2004, p.306)

Há evidências suficientes de que, com as técnicas de alívio da dor, remanejamento ocupacional e exercícios físicos, em boa parte dos casos ocorre reabsorção espontânea do conteúdo herniado sem a necessidade de cirurgia. Um dos prováveis mecanismos desse fenômeno, do ponto de vista do autor deste capítulo, é a ação do hormônio somatotrófico, que tem como uma de suas funções repavimentar os tecidos corpóreos com células vivas, retirando células e estruturas já sem função. Esse mecanismo de recuperação é lento (cerca de um ano), mas é eficaz. Assim é que, se não houver intempestividade na indicação da cirurgia e se se conseguir boa readaptação profissional, após 12 meses, o exame de imagem não mais detectará resíduos de material do disco no canal vertebral.

Assim, durante os primeiros três meses, deve-se questionar firmemente a real necessidade de algum procedimento cirúrgico. No entanto, a cirurgia deve ser mandatória em quatro circunstâncias: (a) dor severa, que não alivia com analgésicos comuns e mais potentes, especialmente acompanhada de descentralização persistente; (b) sinais de fraqueza muscular significativa e início de atrofia muscular; (c) manifestação clínica de comprometimento de esfíncteres; (d) quando ocorrem ataques frequentes de dor aguda associados a sinais clínicos, radiológicos e à ressonância magnética persistentes. É importante, nesse momento, documentar o caso com exame de ressonância magnética e com exame de eletroneurodiagnóstico, sugerindo, ambos, sinais de benefícios em curto e longo prazo do procedimento cirúrgico a ser instituído. Deve-se destacar, ainda, que a indicação de tratamento cirúrgico não pode ser extemporânea, ou seja, se demorar muito a ser feita, depois de certo tempo de sofrimento crônico o resultado terapêutico não será o mais adequado.

Antes de realizar o procedimento cirúrgico, é importante avaliar o lado psicológico do paciente, pois a falta de consideração desse aspecto pode comprometer muito o resultado. Podem ser utilizados os testes propostos por Wadell (1980), que evidenciam comportamento amplificado de adoecimento ou exacerbação de sintomas, especialmente: hipersensibilidade cutânea sem correspondência anatômica, elevação da perna sob efeito de distração mental, dor em grandes regiões do corpo, reação exagerada ao exame e respostas positivas a testes de simulação. O autor deste capítulo acrescenta a inexistência de taquicardia às manobras referidas como muito dolorosas.

Na avaliação da indicação cirúrgica, outros três aspectos têm que ser considerados: (a) o estado psíquico do trabalhador – aqueles que gostariam de trabalhar e que estão limitados pela dor terão uma recuperação melhor. Ao contrário, aqueles nos quais se percebe sinais de intimidação na aptidão mental para o trabalho decorrente do quadro lombálgico ou da hérnia de disco ou a ele associado, ou mesmo anterior, terão mau resultado com a cirurgia; (b) o nível técnico e educacional do paciente – a cirurgia dá melhores resultados nas pessoas de nível melhor; e (c) eventuais usos da cirurgia para ganhos secundários – para algumas pessoas, a existência de uma cirurgia é a comprovação de uma invalidez, e à cirurgia segue-se todo um processo de indenização pelo dano e procura de aposentadoria precoce. Assim, é *absolutamente indicado* que o médico do trabalho controle a autorização para a cirurgia e a discuta profundamente com o ortopedista/neurocirurgião, de forma a diminuir a incidência de erro na indicação cirúrgica. A indicação ou contraindicação da cirurgia deve ser decorrente de uma discussão dialética entre os dois. Igualmente, conhecedor dos riscos decorrentes de uma cirurgia na capacidade física para o trabalho, na percepção de aptidão mental para o trabalho e em eventuais processos judiciais dela decorrentes, deve o médico do trabalho tomar atitudes administrativas capazes de evitar que o trabalhador procure qualquer médico que venha a fazer cirurgias intempestivas, mesmo que, com essa atitude, venha a enfrentar tensões junto aos órgãos de classe.

Ainda segundo a Diretriz da ACOEM:

- Na indicação cirúrgica, deve também ser considerado que o procedimento irá beneficiar menos que 40% dos pacientes com achados fisiológicos questionáveis.
- Além do mais, a cirurgia aumenta a demanda de outros procedimentos cirúrgicos com índices de complicação ainda mais aumentados.
- Em bons centros cirúrgicos, a incidência de complicações da primeira cirurgia de hérnia de disco é menor que 1%. No entanto, em pacientes idosos e procedimentos repetitivos, a incidência de complicações aumenta significativamente. Pacientes com comorbidades, como doenças cardíacas e respiratórias, diabetes e transtornos mentais, devem ser considerados como pouca indicação para os procedimentos cirúrgicos. A existência dessas comorbidades deve ser discutida cuidadosamente com o paciente.
- Após a cirurgia, é indicada a instituição de exercícios físicos.

Tomando como base a Diretriz do ACOEM, montamos a Tabela 43.5, relacionando os diversos procedimentos invasivos:

Considerações sobre diversos meios físicos de tratamento

- A quiropraxia parece ser segura e eficaz nas primeiras semanas de lombalgia na inexistência de radiculopatia. Nas fases agudas do distúrbio, a manipulação proporciona um benefício claro, que é favorecer a mobilização do paciente. Se a quiropraxia não trouxer benefício em três a quatro semanas, ela deve ser interrompida e o paciente reavaliado. Para pacientes com sintomas que se estendem além de um mês, a manipulação é segura, mas a eficácia não foi comprovada. É contraindicada nas radiculopatias.
- Manipulação sob anestesia não é recomendada, pois até o presente não há evidências de seu valor e, além do mais, há riscos significativos.
- Tração da coluna vertebral não se mostrou efetiva para alívio prolongado de lombalgias.
- Diversas modalidades de tratamento físico, como massagem, diatermia, *laser* cutâneo, ultrassom, estimulação neuroelétrica transcutânea (TENS), estimulação elétrica neural percutânea (PENS) e *biofeedback* não mostraram evidência no tratamento da lombalgia aguda. Há insuficiência científica quanto à eficácia dessas terapias, mas elas podem ser eficazes em curto prazo, se usadas em conjunto com programas destinados à restauração funcional. Também há insuficiência de dados quanto à eficácia de terapia do simpático, uma técnica de tratamento não invasivo envolvendo estimulação elétrica, conhecida como terapia interferencial. Aplicações locais de calor ou frio pelo próprio paciente são tão eficazes como aquelas feitas por terapeutas.
- Não foi demonstrada eficácia da acupuntura no tratamento das lombalgias.
- Técnicas invasivas (por exemplo, injeção local e nas facetas articulares de corticosteroides e anestésicos locais) são de valor questionável. Embora a injeção epidural de esteroides possa proporcionar alívio rápido da dor irradiada para a perna e no alívio de déficits sensoriais, os efeitos de longo prazo deixam a desejar e não reduz a necessidade de cirurgia. Apesar da falta de provas científicas, especialistas em clínicas de dor sustentam que as injeções diagnósticas ou

43 | Doenças Osteomusculares Relacionadas com o Trabalho: Coluna Vertebral

Tabela 43.5. Procedimentos invasivos a serem estabelecidos de acordo com a Diretriz do ACOEM

Nome do procedimento	Em que consiste	Pontos positivos	Pontos negativos e alertas
Cirurgias de descompressão de nervo lombossacro	Laminotomia Discectomia Laminectomia	Alívio rápido dos sintomas	Alta ocorrência de síndrome pós-laminectomia
Quimionucleólise	Infusão de quimopapaína	Menos invasiva que as cirurgias; melhor do que placebo	Menos eficaz que os procedimentos cirúrgicos; reação anafilática possivelmente grave; Poucos médicos com experiência prática
Discectomia percutânea			Eficácia não comprovada
Prótese discal	Substituição do disco		Deve ser considerada ainda experimental
Discectomia a laser por endoscopia percutânea			Deve ser considerada ainda experimental
Anuplastia por diatermia		Tem vantagens sobre a discectomia	Operador dependente
Implantação de estimuladores na medula			Reservado para pacientes cuja dor não responde aos tratamentos clínico ou cirúrgico por mais de 6 meses
Técnicas de alargamento da estenose espinhal	Laminectomia total, aumentando a dimensão do espaço e aliviando a compressão sobre o nervo	Reduzem a compressão de forma eficaz	Indicado em pessoas idosas somente quando não toleram as atividades diárias ou há comprometimento das funções da bexiga e/ou reto
Fusão de vértebras		Indicada na ocorrência de fratura de vértebras	Não indicada para fenômenos de compressão neural

terapêuticas podem beneficiar pacientes que estejam no limite entre dor aguda e dor crônica.
- Há dados conflitantes quanto aos resultados da escleroterapia. As injeções se constituem em técnica invasiva, podem ser dolorosas e seu uso generalizado é questionado.
- Há evidências científicas suficientes para mostrar que a neurotomia por radiofrequência nas terminações nervosas facetarias da região cervical proporcionam um alívio temporário significativo da dor. No entanto, na região lombar não foi demonstrada eficácia.
- Magnetoterapia mostrou-se ineficaz ou apenas um pouco eficaz.
- Alguns estudos suportam a neuroreflexoterapia (com a implantação temporária de dispositivos na epiderme em *trigger points* do dorso e nos referidos *tender points* da orelha), mas o procedimento é invasivo e há questionamentos quanto ao seu benefício *versus* risco e custo.
- Os suportes lombares não têm mostrado nenhum benefício duradouro além da fase aguda.
- Há evidências moderadas sugerindo que as escolas de postura têm um efeito na redução rápida dos sintomas e que seu efeito é melhor em ambientes ocupacionais. Mas não há evidências de seu valor como técnica isolada na prevenção. (Isso porque não há o que orientar o trabalhador para posturas corretas quando a condição de trabalho exige posturas forçadas).
- Terapia comportamental pode resultar em valor no alívio de lombalgias crônicas, embora seja muito discutido o que isso quer dizer realmente.

▶ A avaliação do risco ocupacional para as lombalgias e dorsalgias

Visão geral sobre o risco para a coluna

Qualitativamente, o risco para a coluna pode ser identificado ao se observar a tarefa, os pesos levantados, a intensidade dos esforços realizados, o ambiente de trabalho, a capacidade das pessoas e o grau de instrução e treinamento.

Um *check-list* eficaz na identificação do risco é o que se segue (a partir de MacDonald e Haslock, 2000, modificado pelo autor).

As tarefas manuais envolvem:
- Manusear cargas longe do tronco?
- Torcer ou inclinar o tronco anteriormente?
- Alcançar e pegar objetos acima da cabeça?

Tabela 43.6. Guia geral para modificações nas atividades laborativas e duração da incapacidade (Guideline do ACOEM, 2004) *

Distúrbio	Modificações e acomodações na atividade	Tempo máximo de incapacidade (objetivo) (**)		Dados norte-americanos de dias de incapacidade (***)	
		Com atividade modificada	Sem atividade modificada	Mediana (casos com incapacidade)	Porcentagem de casos em que não houve dias perdidos
Distensão músculo-ligamentar	Repouso no leito por 1 a 2 dias, se necessário, no caso de sintomas severos. Evitar atividades agravantes, como lateralizar o tronco, levantar carga, encurvar o tronco em direção ao chão, permanecer de pé parado ou sentar por tempo prolongado, até que haja recuperação plena da capacidade	0-2 dias	7-14 dias	13 dias	19%
Hérnia de disco lombar com radiculopatia	Repouso no leito por 2 dias, se necessário, no caso de sintomas severos. Evitar atividades agravantes, como lateralizar o tronco, levantar carga, encurvar o tronco em direção ao chão, permanecer de pé parado ou sentar por tempo prolongado, até que haja recuperação plena da capacidade	0-4 dias	7-14 dias	29 dias	36%
Estenose espinhal (agravamento)	Mudanças na postura para evitar agravamento	0-4 dias	7-14 dias	16 dias	19%
Síndrome pós-laminectomia	A mesma para protrusão lombar, com participação do cirurgião se o paciente não melhorar	0-4 dias	7-14 dias	29 dias	39%
Ciática	Repouso no leito por 1 a 2 dias, se necessário, no caso de sintomas severos	0-4 dias	7-14 dias	8 dias	45%
Síndrome dolorosa regional	Repouso no leito por 1 a 2 dias, se necessário, no caso de sintomas severos	0-2 dias	7-10 dias	5 dias	39%

* Os números devem ser considerados como guia geral baseado em consenso de fontes populacionais e não devem ser extrapolados para casos individuais, sem uma consideração quanto a fatores do posto de trabalho, enfermidades concomitantes e outros fatores médicos ou sociais que podem afetar a recuperação.
** Estes parâmetros de objetivos para tempo de incapacidade foram resultado de um painel do ACOEM, Estados Unidos, em 1996 e reconfirmados por outro painel em 2002. Na maioria dos casos, as pessoas com um distúrbio não grave podem retornar à atividade modificada imediatamente.
*** Baseado nos dados do CDC NHIS (*National Health Interview Survey*), conforme compilado e reportado da 8ª. Edição anual do documento *Official Disability Guidelines* (ODG), *Work Loss Data Institute*, copyright.

- Mover uma carga por um longo trajeto na vertical?
- Carregar cargas por longas distâncias?
- Empurrar ou puxar carrinhos, paleteiras em grande exigência?
- Movimentos imprevisíveis de cargas?
- Levantamento e manuseio repetitivo de cargas?
- Um ritmo de trabalho muito rápido, imposto pelo processo, coexistindo com esforços pesados?
- Tempo insuficiente de recuperação?
- Levantar e manusear pacientes?

As cargas são:
- Pesadas, volumosas ou de difícil manejo?
- De pega difícil?
- Instáveis, imprevisíveis?
- Intrinsecamente perigosas, por exemplo, quinas vivas, quentes?

O trabalho em escritório é caracterizado por:
- Cadeiras sem regulagem de altura ou inclinadas para trás?
- Suporte inadequado na coluna vertebral?
- Pés sem apoio?
- Rodízios muito duros ou excessivamente deslizantes?
- Cadeiras instáveis?
- Posto de trabalho (mesa, mesa do computador, teclado) sem regulagem, quando isso seria necessário?
- Monitor de vídeo muito alto ou muito baixo?
- Falta de espaço para as pernas?

Existem no ambiente de trabalho:
- Postura constrita, estática?
- Piso de má qualidade, excessivamente liso ou irregular?

- Variações nos níveis do piso?
- Calor, frio ou umidade?
- Fortes correntes de ar?
- Iluminação deficiente?

Quanto à capacidade individual, o trabalho:
- Exige uma capacidade física especial?
- Coloca em maior risco aqueles com um problema de saúde (por exemplo, distúrbio na coluna)?
- Coloca em maior risco as gestantes?
- Exige informação especial ou treinamento especial sobre como executá-lo?
- Requer roupas especiais?

Instrução e treinamento. As condições atuais de trabalho poderiam ser melhoradas com:
- Uso de auxílios mecânicos?
- Princípios e métodos adequados?
- Boas técnicas de manuseio de cargas?

A existência de um número importante dos itens positivos dentre os citados indica alta exposição da coluna vertebral. A não existência indica baixa probabilidade de acometimento.

Avaliação pelo trabalhador

Além do *check-list* colocado, a entrevista com os trabalhadores, procurando identificar com eles as ações técnicas que mais geram esforço ou causam desconforto, costuma ser bastante eficaz na detecção do problema ergonômico. Isso é particularmente verdade com os trabalhadores novos e com os mais antigos. Trabalhadores mais experientes, porém não muito antigos, tendem a caracterizar situações de risco como normais. Isso é devido, especialmente, ao efeito treinamento e à existência de mecanismos de regulação por eles colocados.

Os mecanismos de regulação, aqui, são principalmente as formas que o trabalhador descobre para fazer o mesmo trabalho sem tanta exigência física. Também a possibilidade de rodízio entre eles pode ser um mecanismo eficaz de regulação, assim como a possibilidade de soltar determinado objeto ao invés de colocá-lo na posição final com precaução.

A descoberta dos mecanismos de regulação utilizados pelos trabalhadores é um dos meios de se conseguir uma boa adequação ergonômica no trabalho, às vezes sem intervenções sobre o posto de trabalho propriamente dito.

Modelos biomecânicos

Os modelos de cálculos mecânicos relacionados à "máquina humana" têm se mostrado ferramentas muito úteis para predizer e analisar o que ocorre com os segmentos corpóreos do indivíduo. Pode-se mesmo afirmar que tem sido esta a principal fonte de conhecimento prático na melhoria das condições de trabalho, no que se refere a essa área da ergonomia.

Os cálculos biomecânicos partem do princípio de que os movimentos dos grupamentos musculares do ser humano podem ser decompostos, analisando-se em cada caso a força, o braço de potência, a resistência, o braço de resistência e o torque ou tendência de giro.

Os modelos biomecânicos comparam o torque exigido na tarefa (estimados a partir dos cálculos mecânicos) com a capacidade dos trabalhadores (medida em laboratórios de ergonomia), e fornecem a porcentagem aproximada de trabalhadores de ambos os sexos capazes de fazer aquela atividade. Além disso, os modelos calculam a carga de compressão no disco L5-S1, comparando com os valores pré-determinados de 3.400N e 6.400N antes referidos. Caso o esforço se situe abaixo de 3.400N, ele é considerado de baixo risco para a coluna; caso se situe acima de 6.400N, é considerado proibitivo; e aqueles situados entre 3.400N e 6.400N são considerados compatíveis com medidas administrativas visando reduzir o risco para o trabalhador.

Como todo construto humano, os modelos biomecânicos só têm valor quando testados em sua capacidade preditiva. Entre os modelos testados cientificamente, destacamos o desenvolvido pelo Centro de Ergonomia da Universidade de Michigan, que pode ser viabilizado para uso em computador pessoal, medindo-se previamente o esforço através de dinamômetros (Chaffin, Andersson e Martin, 2001). O leitor pode obter as principais informações sobre esse modelo no *site* www.engin.umich.edu/dept/ioe/3dsspp, de onde também poderá obter instruções sobre como fazer o *download* do modelo.

A grande limitação dos modelos biomecânicos é a sua pouca utilidade na análise de esforços repetitivos. Nessas circunstâncias, mesmo que o modelo biomecânico mostre uma carga no disco L5-S1 menor que 3.400N, conforme o grau de repetitividade do movimento o trabalhador poderá estar em risco, especialmente se a força de compressão estiver próxima desse limite.

A equação do NIOSH – limite de peso recomendado e índice de levantamento

Um dos pontos mais importantes na prevenção de lombalgias é a definição de limite de peso compatível com a capacidade humana. Embora a legislação dos diversos países possa não acompanhar o conhecimento técnico vigente e permitir (e até considerar como legal) levantamentos de peso bem acima do permitido, a existência de um limite de peso recomendado, aceito como máximo para aquela situação, com base em conhecimento científico, se constitui num dos pontos mais importantes na avaliação do risco.

Atualmente, não são mais usadas as tabelas indicando pesos máximos a serem levantados por homens e por mulheres. Esses valores se tornaram inúteis ao longo do tempo, pois a experiência demonstrava que o limite de peso a ser levantado dependia de uma série de fatores. Essa foi a perspectiva básica do grupo de *experts* criado pelo *National Institute for Occupational Safety and Health* (NIOSH) em 1981 (e depois na revisão de 1991) para propor um valor de peso que pudesse ser levantado com segurança. Esse critério considera que, para a definição de um limite de peso a ser levantado com segurança, devem ser considerados seis fatores, por ordem de importância: frequência do levantamento, distância horizontal do indivíduo à carga, ângulo de assimetria do tronco, altura vertical da carga na origem, distância vertical percorrida entre a origem e o destino e a qualidade da pega da carga, *mas em nenhuma situação deve-se ultrapassar* o *limite de 23kg.*.

Quantificando-se cada um dos seis fatores citados, estabelece-se para aquela situação de trabalho o Limite de Peso Recomendado (LPR), cuja fórmula de cálculo pode ser obtida na literatura especializada (Waters, 1993). O LPR representa, para aquela situação de trabalho, o valor de peso que mais de 95% dos homens e mais de 90% das mulheres conseguem levantar sem lesão. Nesse nível, a taxa metabólica é da ordem de 3,5kcal/min, o que é compatível com uma jornada contínua; a incidência de comprometimento do sistema osteomuscular é pequena e ocasiona força de compressão no disco L5-S1 da coluna vertebral da ordem de 3.400N, o que pode ser normalmente tolerado pela maioria dos trabalhadores.

Uma vez calculado o LPR, compara-se o valor da carga real com o recomendado, obtendo-se então o Índice de Levantamento (IL), que é a relação entre o peso real e o LPR. Pode-se dizer que, se o valor do IL for menor que 1,2, a chance de lesão será mínima; se a relação for de 1,2 a 2,5, aumenta-se o risco; se a situação de trabalho for tal que o IL seja maior do que 2,5, ela é considerada como de alto risco de lesões da coluna e do sistema músculo-ligamentar, tão mais aumentada a chance quanto maior for o valor do IL.

Neste capítulo evitamos demonstrar o cálculo do LPR, por entender que há sutilezas que extrapolam nosso objetivo, e também, por entender que há literatura suficiente para orientar adequadamente o leitor. Ver Waters *et al.* (1993); Couto (2007) e o "Manual de Aplicação da NR-17" do Ministério do Trabalho e Emprego do Brasil.

O critério do NIOSH ainda não considera o fator elevação com apenas uma das mãos, e tampouco considera a distância horizontal percorrida carregando a carga, e a inclusão desses dois fatores adicionais certamente contribuiria para o aperfeiçoamento do modelo do NIOSH.

Uma das maiores vantagens do critério do NIOSH é a visualização numérica do peso de cada fator considerado na redução do limite de peso a ser levantado, permitindo-se assim uma atuação de ergonomia específica sobre aquele item. Por exemplo, se, ao se aplicar a fórmula do NIOSH, perceber-se que a queda no valor do peso recomendado está sendo devida ao fator distância horizontal, a aproximação da carga ao trabalhador irá possibilitar um aumento deste multiplicador e, consequentemente, melhoria na condição de trabalho.

Certamente, o critério do NIOSH está resultando em grande impacto nas empresas, não só nos Estados Unidos, como também em outros países, porque, na prática, o que ele está recomendando é: diminuam o peso que as pessoas têm que levantar!

Essa redução de peso é que permitirá que mulheres desenvolvam o mesmo trabalho que os homens, e que possibilitará uma redução enorme na incidência e gravidade de lombalgias, que geram despesas astronômicas sob o ponto de vista médico. Com um detalhe a mais: é essa redução do peso a ser manuseado pelo ser humano que irá possibilitar que as pessoas envelheçam sem ter que abandonar a profissão. Caso contrário, teremos que nos preparar para uma imensa legião de incapazes para o trabalho físico após os 45 anos.

Certamente, alguns indivíduos muito fortes irão manifestar sua incredulidade quanto a este critério, alegando que são capazes de levantar muito mais do que 23kg (40, 50, 60kg ou até mais!). É verdade, mas estas pessoas não percebem que as lesões de coluna são por traumas cumulativos, e que sentirão o desgaste ao longo do tempo, não necessariamente hoje. Esta é uma das áreas em que o que é confortável para o trabalhador está longe de ser o que é ergonomicamente correto.

Técnicas de eletromiografia e goniometria dinâmicas

A tecnologia da microeletrônica e da captação de dados utilizando computadores permitiu o desenvolvimento de pelo menos dois métodos de conhecimento deste autor.

Nos Estados Unidos, William Marras, da *Ohio State University*, desenvolveu um complexo sistema de goniômetros que são colocados no dorso do trabalhador e que medem velocidade dos movimentos, ângulos de torção e de rotação e proporcionam, como resultado, informações importantes sobre a posição da coluna, velocidade dos movimentos e sua aceleração. Os dados provenientes do dispositivo são enviados por tecnologia sem fio para o *notebook* do pesquisador, que analisa os dados e, à luz de padrões já estabelecidos, os interpreta quanto ao risco (Marras, 2008).

Outro equipamento que se presta à mesma finalidade é denominado CUELA (Análise de longa duração e gravação assistida por computador da carga musculoesquelética). Esse dispositivo, desenvolvido na França e na Alemanha, em parceria com o Instituto para Saúde e Segurança Ocupacional do IFA (Seguro Social para Acidentes do Trabalho – Alemanha), além dos dados obtidos pelo equipamento de Marras, acrescenta informações provenientes de sensores de eletromiografia colocados sobre diversos músculos, inclusive os da coluna vertebral.

Os dois dispositivos representam um avanço tecnológico na avaliação de risco em situações de trabalho complexas, por exemplo, entre trabalhadores que movimentam cargas com frequência (centros de distribuição, carregadores de malas em aeroportos e outros), onde é muito difícil calcular limite de tolerância pela equação do NIOSH. No entanto, devido às dificuldades existentes no uso desses equipamentos e interpretação dos resultados, é importante que, ao se definir pela aplicação de alguma das duas metodologias acima, seja contratado um profissional que tenha familiaridade com elas, tanto na instalação e programação do equipamento, quanto na complexa interpretação de seus resultados.

Avaliação quantitativa da vibração de corpo inteiro[3]

Esse tipo de vibração tem alto potencial de fadiga, de comprometimento na rapidez de respostas, comprometimento da leitura, da escrita e da concentração, desconforto visual e diminuição na acuidade visual. Pode ocasionar dor de cabeça, náuseas, cinetose (enjôo decorrente dos movimentos) e urgência urinária. Há, ainda, fortes evidências de associação entre esse tipo de vibração e lesão dos discos intervertebrais.

A frequência mais crítica para o ser humano é de 1 a 80 Hz, quando há ressonância com a vibração do corpo humano.

Ocorre frequentemente por estar de pé sobre plataforma vibratória, ao operar empilhadeiras em pisos irregulares, equipamentos fora de estrada, de área florestal (arraste de madeira), de mineração (motoniveladoras, patrolas, tratores e caminhões especiais de transporte de minério); entre motoristas de ônibus, metrôs e trens; e entre motoristas de carro ou caminhões obrigados a dirigir em rodovias ou estradas em condições precárias.

A referência mundial para a vibração de corpo inteiro é a Norma ISO 2631, de 1997. Quando for possível medir a vibração de corpo inteiro (por meio de técnicas especiais e com profissionais habilitados), pode-se aplicar a seguinte tabela (Tabela 43.7) de tempo máximo na função:

▶ Prevenção – a importância das medidas de Ergonomia

A prevenção das lombalgias passa por cinco grupos de medidas, cuja importância é colocada a seguir, na sua ordem decrescente:
1. Medidas de melhoria dos postos de trabalho visando à ergonomia;
2. Reabilitação precoce;
3. Programas de condicionamento físico;
4. Seleção de pessoas; e
5. Técnicas de manuseio de cargas.

Medidas de melhoria dos postos de trabalho visando à Ergonomia

A ergonomia se constitui na principal forma de evitarem-se as lombalgias no trabalho. A rigor, pode-se estimar, sem qualquer medo de erro, que a adoção de medidas de ergonomia é capaz de reduzir em pelo menos 80% a incidência das dores lombares. Mais surpreendente é que a grande maioria das medidas é de baixíssimo custo.

A ação ergonômica na prevenção das lombalgias baseia-se na adoção de dez princípios básicos de características biomecânicas do ser humano e do consequente planejamento dos postos de trabalho segundo esses princípios:

Princípio 1 – O corpo deve trabalhar na posição vertical

O corpo humano deve trabalhar na vertical, e nessa posição ele encontra seu melhor ponto de equilíbrio, com baixo nível de tensão dos músculos em geral.

Para fazer valer este princípio, as seguintes medidas devem ser aplicadas no trabalho:
- Adequar a altura das bancadas de trabalho da seguinte forma:
  – para trabalhos pesados – bancada na altura do púbis.
  – para trabalhos moderados – bancada na altura dos cotovelos, estando os braços na vertical.
  – para trabalhos leves – bancada próxima à linha mamilar.
  – para trabalhos de escrita – bancada ou mesa na altura da linha epigástrica ("boca do estômago") caso a mesa tenha a borda anterior arredondada; ou, caso contrário, na altura dos cotovelos.
- Quando o trabalho envolver mais de um tipo de tarefa, calcular a altura da bancada pela tarefa que ocorrer durante mais tempo.
- Na medida do possível, dotar o posto de trabalho de regulagem de altura; esta pode ser feita por intermédio da mudança da altura da cadeira, desde que à medida que a cadeira suba haja um apoio adequado para os pés; para trabalhos leves, a regulagem da altura da bancada pode ser feita facilmente por mecanismos do tipo rosca-sem-fim.
- Na dúvida entre instalar um equipamento mais elevado ou mais baixo, deve-se instalá-lo mais alto, pois, naturalmente, é mais fácil colocar um estrado de madeira no piso para que as pessoas mais baixas subam, do que cavar o chão a fim de abrigar as pessoas mais altas; além disso, pessoas mais baixas têm melhor capacidade adaptativa postural, pois poderão horizontalizar os antebraços até o nível dos cotovelos e, ainda assim, fazer o trabalho pesado de forma confortável.
- Quando se for planejar um posto de trabalho, considerar os dados antropométricos da população traba-

---

[3] Com a colaboração do Eng. Antônio Carlos Vendrame, SP

Tabela 43.7. Definição da taxa de ocupação máxima ligada à vibração de corpo inteiro			
Classificação	Caracterização (aceleração) m/s²	Tempo máximo de exposição na jornada (minutos)	Limite de tempo de exposição diária a partir do qual se prevê risco ergonômico para a coluna vertebral (minutos)
Vibração quase imperceptível	< 0,43	480	Não estabelecido
Vibração não desconfortável	0,44 a 0,50	360	Não estabelecido
Vibração pouco desconfortável	0,51 a 0,63	240	Não estabelecido
Vibração medianamente desconfortável	0,64 a 1,0 m	120	360
Vibração desconfortável	1,1 a 1,6 m/s²	60	140
Vibração muito desconfortável	1,7 a 2,5	30	60
Vibração extremamente desconfortável	>2,5	10	58

(*) Tabela construída segundo os critérios do item C.2.3 do anexo C da norma ISO 2631-1 de 1997 em contraste com a duração da exposição prevista no *"Health guidance caution zones"* do item B.3.1 do anexo B da mesma norma.

(**) Embora a vibração no eixo z seja a de maior impacto, os equipamentos atuais de medição já possuem acelerômetro triaxial que avaliam simultaneamente nos três eixos, fazendo com que o usuário do equipamento, na prática, nem se preocupe com tal questão.

lhadora; idealmente deve-se ter a regulagem de altura; quando não possível, utilizar o dado antropométrico de 5% para planejar postos de trabalho para pessoas baixas; de 50% para pessoas medianas, e de percentil 95% para planejar postos de trabalho para pessoas altas.

É importante destacar que no mercado brasileiro existem centenas de empresas que fabricam dispositivos úteis para regular a altura dos postos de trabalho (bancadas elevatórias pneumáticas ou elétricas e niveladores de cargas), tornando o ajuste postural facilmente obtido.

Princípio 2 – Boa situação mesa-cadeira (estar bem sentado)

Conforme explanado anteriormente, quando a condição de trabalho sentado não está correta, fica facilitada a ocorrência de dorsalgias e lombalgias. As principais recomendações para o trabalho em mesa-cadeira-computador são:

- Monitor de vídeo à frente dos olhos, nunca estando acima da linha do horizontal, para que não haja contração estática dos músculos do pescoço; também é inadequado que o monitor esteja muito baixo; pessoas muito altas deverão colocá-lo sobre um suporte (que pode ser a própria CPU, desde que esta não seja muito alta); ainda, pessoas muito altas, ao usar *laptops*, deverão colocá-los sobre um suporte um pouco mais alto e usar teclado externo e mouse externo.
- Tronco apoiado, exceto para escrever; durante a escrita, não é necessário o apoio do dorso.
- Ângulo tronco-coxas de 100 graus.
- Possibilidade de se virar sem torcer o tronco; as cadeiras giratórias são recomendadas.
- Espuma no assento e no encosto, assento horizontalizado e encosto acompanhando as curvaturas naturais da coluna vertebral.
- Espaço na cadeira para acomodar as nádegas.
- Objetos dentro da área de alcance dos braços e mãos.
- Teclado situado sobre a própria mesa de trabalho, que deverá ter borda anterior arredondada; no caso de borda em quina viva, deverá ser providenciado suporte almofadado e arredondado para os punhos.
- Altura do teclado em relação ao corpo: nivelado com os cotovelos.
- Pés apoiados.
- Pausa de 10 a 15min a cada duas horas, e, nesse período, deve-se levantar e andar, havendo benefício na prática de ginástica de distensionamento para o tronco.

Princípio 3 – Ser humano: adaptado para movimentos de grande velocidade, de grande amplitude, porém somente contra pequenas resistências

Compatível com esse princípio deve-se fazer:

- *Reduzir o esforço humano no trabalho:* para isso, pode ser necessário fazer uma análise ergonômica detalhada da situação em que exista esforço intenso, com a participação obrigatória dos executantes da tarefa, visando descobrir formas de realizá-la com um nível de esforço bem menor. Muitas vezes tem-se que construir uma solução específica. Outras vezes, há soluções prontas, tais como: rodas, roletes, mesas de esferas, contrapesos, balancins, motores, sistemas pneumáticos ou hidráulicos, carrinhos, talhas elétricas, eletroímãs, elevadores de carga, ventosas, colchões de ar e redutores em válvulas industriais. Também é importante abastecer silos e depósitos por meios mecânicos, evitando que o trabalhador faça esforços de levantar sacas e barricas para abastecê-los.

- *Assistência na realização dos esforços:* assistência é todo e qualquer dispositivo que se instala no posto de trabalho com o objetivo de possibilitar que a ação técnica seja feita pelo trabalhador com menor esforço muscular. Os mais comuns são os manipuladores.
- *Talhas pantográficas com correntes:* têm sua melhor aplicação para a movimentação de cargas em áreas, localizadas; devido ao seu giro de 360 graus, têm alta aplicabilidade; o esforço é feito com corrente ligada a uma catraca desmultiplicadora de força, o que permite ao trabalhador elevar cargas pesadas fazendo pouco esforço, privilegiando os movimentos dinâmicos dos membros superiores contra pequena resistência.
- *Carrinhos com elevação manual lenta:* atualmente já existem no Brasil dezenas de alternativas de equipamentos mecânicos para o levantamento e transporte, poupando o ser humano dessa sobrecarga. A adequação de cada um à realidade da empresa pode ser vista em catálogos ou em feiras específicas de movimentação de cargas.

Deve-se destacar que cada situação exige um tipo de solução diferente, e quando a solução estiver errada, perceber-se-á que o trabalhador não irá adotá-la; por isso, recomenda-se que, antes da instalação pura e simples de uma facilidade mecânica, seja feito um estudo específico sobre o tipo mais adequado para aquela realidade. Também se deve pensar muito na real necessidade de instalar talhas e outros meios mecânicos de movimentação de materiais, quando o peso da carga for menor que 15 kg, pois nessa circunstância, o trabalhador tende a fazer o esforço manualmente.

Princípio 4 – Redução do peso dos objetos

Deve ser uma prioridade constante em qualquer trabalho de ergonomia; assim, uma medida prática que poderia ser adotada pelas empresas é proibir a entrada de pacotes, caixas ou material pesando entre 25 e 70 kg, conforme já é praticado em muitos países da Europa (abaixo de 25kg a chance de lesão é pequena; acima de 70 kg, geralmente a movimentação é feita por equipamento mecânico); deve haver um trabalho de redução do peso das sacas para 25kg (ou 20kg); deve-se estabelecer um aumento do número de objetos a serem manuseados com redução do peso de cada um deles (por exemplo, nas companhias de aviação, proibir as malas "jumbo", responsáveis por altíssima incidência de lombalgia entre os carregadores, permitindo-se ao passageiro despachar um número maior de malas de menor peso cada uma). Também se deve prestar atenção para a redução do peso dos paletes utilizados em indústrias, das caixas de ferramentas, das bolsas em geral, dos cilindros de oxiacetileno, dos equipamentos de solda elétrica e também dos *notebooks*.

Como regra básica, se for necessário levantar um objeto colocado no nível do piso e ele não tiver alças ou pontos de pega mais elevados, o peso máximo admissível é de 14kg. Se for possível pegá-lo na altura das canelas, o peso máximo pode ser de 18kg. Se for possível pegá-lo na altura do púbis, admite-se um peso máximo de 23kg. (A Comunidade Europeia admite 25kg, nessa circunstância, para pessoas do sexo masculino com idade entre 20 e 40 anos). É importante destacar, no entanto, que a ACGIH, nos Estados Unidos, admite para essa última situação o peso de 32kg, desde que o levantamento seja ocasional e ocorra junto do corpo (ACGIH, 2010).

Princípio 5 – Organizar o trabalho para que as peças somente sejam manuseadas pelo Princípio "PECPLOSP"

"PECPLOSP" quer dizer: **P** – perto do corpo; **E** - elevadas; **C**- Compactas; **P**– pequena distância entre a origem e o destino da carga; **L** – leves; **O** – ocasionalmente; **S** – simetricamente, sem ângulo de rotação do tronco; **P** – pega adequada para as mãos.

Assim:

- Devem ser eliminados todos os obstáculos horizontais entre o trabalhador e a carga a ser elevada, permitindo a ele aproximar-se ao máximo da carga e possibilitando que o esforço seja feito simetricamente; deve-se estar particularmente atento à questão da posição da parte anterior do pé, devendo haver um espaço rente ao chão para que os pés possam entrar devidamente, permitindo essa aproximação.
- A carga deve estar elevada, mas não tão elevada; o ponto ótimo para se pegar a carga é em torno de 75cm do chão; isso implica fazer bancadas mais altas, para que a carga seja pega a esta altura; no entanto, deve-se tomar um cuidado especial para não permitir que cargas mais pesadas sejam pegas acima de 120cm, pois isto pode contribuir para os desarranjos da coluna e ombros.
- Deve-se acertar a altura dos locais de colocação da carga (em torno de 75cm do piso); deve-se eliminar a colocação de carga pesada em locais elevados.
- Deve-se, de forma afirmativa, diminuir o peso das embalagens e do material transportado manualmente. O objetivo é conseguir embalagens abaixo de 18kg, dotadas de alças ou pegas para as mãos.
- Devem-se reduzir as dimensões da carga.
- Deve-se reduzir a um mínimo essa movimentação, de tal forma que o principal agravante do levantamento de cargas, qual seja, a frequência do levantamento, seja então reduzido.
  - Inclinar as caixas de armazenamento (em torno de 25 graus).
  - Dotar as grades laterais dos carrinhos de transporte de mecanismo de abertura parcial, possibilitando ao trabalhador ter mais conforto ao pegar as peças situadas no fundo.

– Deve-se cuidar para que a carga a ser manuseada tenha uma boa pega.

Um grupo especialmente importante de medidas é aquele em que se busca evitar torção e flexão do tronco ao mesmo tempo (assimetria), pois ela pode gerar cargas importantes sobre os discos e sobre os ligamentos vertebrais.

Para evitá-los, além da orientação ao trabalhador, deve-se intervir nas condições de trabalho, especialmente:

- *Eliminar obstáculos às cargas que tenham que ser manuseadas:* observe-se que muitos dos problemas de torção e flexão ocorrem quando há obstáculos entre o indivíduo e as cargas a serem manuseadas.
- *Reposicionar locais de armazenamento:* de forma a evitar que peças pesadas estejam nas prateleiras baixas ou muito no alto.
- *Adotar: peças pesadas devem ser colocadas sobre caixas rasas, e estas sobre bancadas ou cavaletes:* trata-se exatamente do contrário do que é rotineiramente praticado: cargas pesadas são colocadas no fundo de caixas/caçambas fundas e estas ficam diretamente no piso. Ainda mais, é desejável que esses cavaletes ou estrados sejam inclinados, de forma a facilitar a pega das peças situadas no fundo das caixas.

Princípio 6 - Esforços dinâmicos: Sim; Esforços estáticos: Não

De forma compatível com esse princípio, deve-se *eliminar* ou *reduzir a frequência* das seguintes situações de trabalho:

- *Tronco encurvado:* principalmente por meio da adequação da altura de bancadas, geralmente elevando-as até a altura correta e remanejando os comandos de máquina também para cima.
- *Sustentação de cargas pesadas:* por meio, principalmente, de suportes e correntes.
- *Apertar pedais estando de pé:* se a frequência desse esforço for maior que três vezes por minuto, colocar o trabalhador sentado ou colocar a tarefa para ser feita por meio de botoeiras manuais.
- *Braços acima do nível dos ombros:* adotar soluções específicas que permitam obter esse resultado.
- *Manuseio, movimentação e carregamento de cargas muito pesadas:* racionalizando os esforços e colocando auxílios mecânicos específicos.

Deve-se, ainda, *instituir a flexibilidade postural,* pois é por meio desta que se consegue um bom revezamento dos esforços, sem sobrecarga de qualquer um deles.

Princípio 7 – Melhorar a alavanca do movimento: aumentar o braço de potência e diminuir o braço de resistência

A equipe de ergonomia deverá fazer uma análise da situação e tentar aplicar este princípio, que aparentemente resulta em pequena melhoria visual na ferramenta, mas é de grande impacto prático na redução do esforço. Braço de potência é a distância entre o ponto de aplicação da força e o fulcro do movimento; braço de resistência é a distância entre o centro de massa da carga e o fulcro do movimento.

- *Melhoria de projeto de ferramentas manuais:* motosserras, cortadeiras etc. Muitas vezes se obtêm melhorias significativas com medidas simples como esta.
- *Aumento do cabo de ferramentas:* especialmente quando envolver esforço de distorcer uma porca.
- *Substituir o levantar por puxar; melhor ainda é empurrar.*

Princípio 8 – Os instrumentos de controle e peças devem estar dentro da área de alcance das mãos

Todos os objetos, ferramentas e controles a serem pegos/operados frequentemente devem estar dentro da área de alcance normal – esta é definida como os semicírculos formados quando os braços estiverem na vertical e os antebraços na horizontal (31cm para trabalhadores brasileiros); todos os objetos, ferramentas e controles a serem pegos/operados ocasionalmente devem estar dentro da área de alcance máximo – esta é definida como os semicírculos formados pelo giro dos membros superiores estando os braços estendidos no nível do ombro (61cm para trabalhadores brasileiros). Qualquer situação que fuja deste padrão trará problemas para o trabalhador, tanto para a coluna como para os ombros e membros superiores.

De forma compatível com este princípio, deve-se promover:

- *Redimensionamento da posição dos instrumentos de controle:* aproximando-os do corpo.
- *Utilização de dados antropométricos da população trabalhadora à época de novos projetos:* observe-se a importância desse item entre fabricantes de equipamentos.
- *Todos os comandos de máquina de uso regular devem estar entre o púbis e o ombro:* para a população trabalhadora brasileira, isso quer dizer que eles devem estar entre 99 e 122cm.

Princípio 9 – Facilitar os esforços de puxar e empurrar cargas

Especialmente importante é atentar-se para as condições do piso, para o diâmetro das rodas dos carrinhos e porta-paletes manuais e sua manutenção, e também, para os limites de cargas. Empurrar ou puxar carrinhos porta-paletes manuais é limitado ao peso de 680kg. Acima desse peso devem ser providenciados equipamentos motorizados. O mercado brasileiro disponibiliza dezenas de equipamentos que atendem bem a essa necessidade.

Princípio 10 – Controlar a exposição à vibração de corpo inteiro

Aqui, a principal providência refere-se à qualidade do piso, que deve ser liso, sem irregularidades. A segunda providência está relacionada à qualidade da suspensão dos equipamentos, que deverá passar por manutenções preventivas e corretivas adequadas. Outra providência importante está relacionada à qualidade do banco onde o operador se assenta, dando-se preferência àqueles pneumáticos. Um corolário a esse item é a necessidade de se ter boa manutenção preventiva e corretiva. E, por fim, a prevenção da exposição à vibração excessiva de corpo inteiro está relacionada também à forma de dirigir esses veículos.

A aplicação desse princípio costuma ser muito difícil e exige ações suportadas pelo nível de diretoria operacional da empresa. Em determinado momento, melhoradas ao máximo as questões relacionadas aos itens citados no parágrafo anterior, pode ainda ser necessário ter que reduzir o tempo de exposição do trabalhador, tornando-o compatível com os limites estabelecidos pelas normas internacionais ISO 2631 (ratificada pela NR-15 brasileira), conforme já citado em outra seção deste capítulo.

Três pontos de frustração no trabalho de ergonomia

O autor deste capítulo, ao longo de sua vida profissional, tem conduzido assessoria a empresas na redução dos transtornos de coluna vertebral. Em geral, os resultados são muito positivos, mas 3 pontos ainda persistem como muito problemáticos e de resultados frustrantes, requerendo uma abordagem de macroergonomia e de legislação a respeito.

O peso da sacaria

No Brasil, o peso de 60 kg da sacaria ainda é permitido (ver artigo 198 da CLT). Embora na esfera da reparação judicial esse argumento não mais seja considerado pela justiça do trabalho, na prática, enquanto não houver uma restrição desse valor a 25-20 kg, não haverá um sucesso de longo prazo em relação aos carregadores de sacas de mantimentos, entre os quais a incidência de lombalgias e transtornos de disco é sabidamente elevada.

A questão da movimentação de pacientes

Aqui, a questão é mais complexa, pois se, no caso da sacaria, trata-se apenas de reduzir o peso máximo permitido, isso não é possível em relação a pacientes. Segundo Silverstein (2012), 38% do pessoal de enfermagem sofrem de lombalgia relacionada ao trabalho, necessitando afastar-se do trabalho, e 12% consideram deixar a atividade devido às dores lombares aos 39 anos. Ainda segundo essa autora, o levantamento de peso por enfermeiro/técnico de enfermagem, num hospital geral não pediátrico, é estimado em 2.000 kg em uma jornada (Número médio de pacientes por jornada: 4; Número médio de levantamentos por paciente: 6; Peso médio do paciente: 78 kg; 4 pacientes x 6 levantamentos x 78 kg = 1.872 kg por jornada).

Os pacientes que mais geram sobrecarga são aqueles denominados totalmente não cooperativos (que significa um paciente que deverá ser totalmente levantado e movimentado por um cuidador, geralmente pessoal de enfermagem ou fisioterapia). Essa questão é ainda mais agravada na movimentação de pacientes bariátricos.

Na busca de solução, duas perspectivas importantes devem ser relatadas: no estado norte-americano de Washington há regulamentação para hospitais quanto a esse assunto (ver www.washingtonsafepatienthandling.org). Na Europa, os pesquisadores da Clínica del Lavoro de Milão elaboraram relatório técnico sobre o assunto (12.296) que serve de instrumento básico visando a futura norma ISO 12296 (*Ergonomics Manual Handling of People in the Healthcare Sector*).

A complexidade desse assunto está bem evidente quando ambos os documentos citados no parágrafo anterior destacam que, para haver sucesso na implementação da prevenção, é necessário adotar medidas pelo menos nas seguintes áreas: organização do trabalho, mão de obra adequada, equipamentos de assistência adequados e em número suficiente, modificação nas edificações e ambientes visando suportar os equipamentos próprios de movimentação dos pacientes, treinamento e educação do pessoal na movimentação segura de pacientes e sistema de gestão da movimentação segura de pacientes, coordenado diretamente pelo nível de diretoria da instituição de saúde.

Movimentação de tambores

Em qualquer empresa onde ocorre, costuma ser uma causa importante de transtornos de coluna. Isso porque essa movimentação é acompanhada, obrigatoriamente, de retirada de tambores cheios (geralmente 200kg) de cima de paletes de madeira, com tombamento difícil e esforços de alta intensidade, assim como a posterior colocação deles sobre algum carrinho ou mesmo rolamento até o ponto de uso.

A solução desse problema passa por 4 pontos da macroergonomia: definição de paletes com capacidade para 2 tambores apenas (e não 4); definição de movimentação de tambores apenas sobre os paletes, por empilhadeiras; armazenamento diretamente sobre os paletes; fornecimento, pelos almoxarifados, de conjunto de dois tambores; e utilização de bombas de sucção para retirar seu conteúdo. Em algumas situações, em que as bombas não possam ser utilizadas, é importante definir equipamentos viradores de tambor autônomos ou dispositivos acoplados a empilhadeira.

Essas medidas passam, necessariamente, pela assunção do assunto pela ABNT, visando à produção de norma específica.

Reabilitação de trabalhadores que sofreram hérnia de disco[4]

A reabilitação dos portadores de lombalgias crônicas se constitui numa das tarefas mais difíceis no mundo do trabalho, especialmente porque as condições de ergonomia que precipitaram o afastamento, em geral continuam a existir por ocasião do retorno do trabalhador à atividade laborativa. O resultado costuma ser a alta ocorrência de recidivas e, em médio prazo, a incapacidade permanente. Esse assunto é fonte de preocupação entre as instituições de previdência social em todo o mundo, que buscam alternativas diversas, desde a tentativa de montar centros de referência em preparação física nos próprios órgãos seguradores, até convênios com as empresas visando à inserção profissional.

É importante ter em mente que qualquer sucesso nessa empreitada depende da associação de: (a) medidas eficazes de melhoria dos postos de trabalho, exigindo menos da coluna dos trabalhadores; (b) avaliação adequada da real capacidade de cada trabalhador de obter êxito no processo de reabilitação; (c) de um reforço permanente da atitude de recuperação do trabalhador; (d) ações dentro da empresa que facilitem a reabilitação e eliminem as barreiras para tal.

Para isso, os esforços devem ser conduzidos por equipe interdisciplinar, tendo à frente o profissional de terapia ocupacional, fazendo parte da equipe: médico do trabalho, médico ortopedista, fisioterapeuta e o gestor do processo produtivo.

O retorno precoce do trabalhador à função é fator importante para evitar o agravamento do quadro, principalmente para evitar a postura de medo diante do trabalho. Assim, o manejo cuidadoso do trabalhador quando de seu retorno ao trabalho é fundamental.

Visando à reintegração precoce, é importante que se descubram tarefas que possam ser feitas sem maior exigência da coluna, estando ainda o trabalhador sentindo alguma dor. Muitos gerentes e empresas contribuem para o prolongamento desnecessário do afastamento, ao adotarem uma postura inflexível de que o trabalhador está ou totalmente apto, ou totalmente inapto. O médico deve orientar a empresa para aceitar o trabalhador em atividade menos exigente, assim que for possível sua volta ao trabalho.

Quando do retorno pleno à função, deve ser dado grande enfoque às técnicas de manuseio daquele tipo específico de cargas. É importante lembrar que, em atividades manuais pesadas, a experiência e técnicas especiais praticadas pelos trabalhadores são muito importantes, como mecanismos de regulação do trabalho e de redução de exigências físicas.

Ao longo dos últimos anos, diversos modelos contribuíram para melhor compreensão da incapacidade e da funcionalidade humana. Em 2001, foi aprovado pela Organização Mundial de Saúde (OMS) o sistema de classificação da funcionalidade e da incapacidade humana: a Classificação Internacional de Funcionalidade, Incapacidade e Saúde (CIF). O novo modelo reflete a mudança, de uma abordagem baseada nas consequências das doenças, para uma abordagem que prioriza a funcionalidade como um componente da saúde, e considera o ambiente como facilitador ou como barreira para o desempenho de ações e tarefas (Nordenfelt, 2003).

Compatível com as premissas acima colocadas e com a orientação proposta pela CIF da OMS, Frade (2011), coordenando a área de reabilitação profissional de uma grande empresa, em convênio com o Instituto Nacional de Seguro Social, com a participação do autor deste capítulo, desenvolveu uma metodologia cientificamente embasada para comparar a capacidade do trabalhador acometido anteriormente por hérnia de disco e as características do posto de trabalho ao qual se candidataria na reabilitação profissional.

Foram desenvolvidos dois perfis: um perfil do trabalhador (denominado Protocolo de Avaliação Físico-Funcional do Trabalhador) e um da tarefa para a qual iria ser reabilitado (denominado Protocolo de Avaliação dos Aspectos do Trabalho).

O perfil do trabalhador foi composto por 10 itens, recebendo a classificação de (3), (2) ou (1) ponto em cada item, conforme pode ser visto na Tabela 43.8, a seguir. As técnicas utilizadas para a classificação são descritas adiante e calculava-se a média de pontos de cada trabalhador. Naturalmente, quanto mais próximo de 3, melhor seria considerado o estado funcional do candidato à reabilitação.

As informações sobre o componente de Estrutura e Função do Corpo (CIF) foram obtidas pelo Exame Físico Ativo Contra Resistência (EF – ACR), Desvio de Eixos (DE) e pela Escala Visual Analógica da Dor (EVA).

O EF – ACR é um roteiro de exame desenvolvido para avaliação de membros superiores e da coluna, a ser aplicado pelo serviço médico ocupacional da empresa. Ele tem como base o conceito da semiologia de que as estruturas musculoesqueléticas, quando sadias, não manifestam dor, nem às manobras ativas, nem às manobras contra resistência; diante de lesões incipientes, aparece a dor contra resistência; diante de lesões significativas aparece a dor diante da movimentação passiva; e, em casos de lesões muito importantes, manifesta-se a dor espontânea. O roteiro do exame pode ser encontrado na bibliografia de Couto (Couto, 2007, p.316 e 317).

A EVA é uma escala semelhante a uma régua, numerada de 0 a 10, sendo 0 sem dor e 10, a dor mais insuportável sentida pelo paciente. Este assinala a nota da dor nas costas no dia da avaliação (Caraviello, 2005).

Na descrição do componente Atividade e Participação, utilizou-se o Questionário de Incapacidade Roland Morris (QIRM) e o **Índice Oswertry 2.0 de Incapacidade (IO).**

O QIRM é um instrumento que permite avaliar as limitações físicas resultantes das dores referidas sobre a coluna lombar e tem sido utilizado para avaliar as limitações decor-

---

[4] Colaborador desta seção: Flávio Frade, Terapeuta Ocupacional, Belo Horizonte.

Tabela 43.8. Protocolo de Avaliação Físico Funcional do Trabalhador (PAFF)			
Aspecto	(3)	(2)	(1)
Índice de massa corpórea	< 26	26,1 a 30	> 30
Ressonância Magnética (RM) – Compressão de radícula	Inexistente	Discretos abaulamentos	Compressão nítida
RM – Espaços intervertebrais	Preservados ou pouco acometidos	Redução de média intensidade	Redução de grande intensidade
RM – Fratura	Ausência	Lesão leve	Lesão grave
CIF – Estrutura e Função do Corpo Exame Físico – Ativo Contra-Resistência da coluna	Grau zero (sem dor de qualquer espécie)	Dor nas manobras contra-resistência	Dor nas manobras ativas ou espontânea
CIF – Estrutura e Função do Corpo Exame Físico –Desvios de eixo da coluna e do tronco	Inexistente	Leve	Significativo – estrutural ou antálgico
CIF – Estrutura e Função do Corpo Escala Visual Analógica da Dor	Leve 0, 1 e 2	Moderada 3, 4, 5, 6 e 7	Intensa 8, 9 e 10
CIF – Atividade e Participação Roland Morris Questionnaire	0 Sem Incapacidade 1 a10 Incapacidade Leve	11 a14 Incapacidade moderada	15 a 24 Incapacidade Grave
CIF – Atividade e Participação Índice Oswestry 2.0 de Incapacidade.	Incapacidade mínima (0 a 20%)	Incapacidade moderada (21 a 40%)	Incapacidade máxima (41 a 60%) Aleijado (61 a 80%) Inválido (81 a 100%)
CIF – Fatores Pessoais Qualidade Vida Escala de Satisfação com a Vida	31 a 35 – muito satisfeito 26 a 30 – satisfeito 21 a 25 – levemente satisfeito	15 a 19 – levemente insatisfeito 20 – nem satisfeito e nem insatisfeito	10 a 14 – insatisfeito 5 a 9 – muito insatisfeito

rentes das dores de outros segmentos da coluna. O questionário é composto por 24 questões do tipo sim ou não, em que cada resposta afirmativa corresponde a um ponto. O escore final é determinado pela somatória dos valores obtidos. Valores próximos a zero representam os melhores resultados, ou seja, menor limitação e, valores próximos de 24, os piores resultados, ou seja, com maior limitação (Roland, 1983 e Nusbaum, 2001).

O IO foi utilizado para avaliar a capacidade funcional das pessoas com lombalgia e foi criado por pesquisadores do Departamento de Ortopedia Cirúrgica de Nuffield em Oxford, no Reino Unido, e é utilizado mundialmente, com estudos de confiabilidade para a população brasileira (Vigatto, 2007 e Coelho, 2008). Elaborado em 1980, consiste num questionário de 10 perguntas (sessões) com seis possibilidades de resposta cada uma, refletindo a repercussão das lombalgias e radiculopatias nas atividades diárias: intensidade da dor, cuidados pessoais, atividade de carga, marcha, posição sentada, ortostatismo, sono, vida sexual, social e lazer. É um dos questionários mais utilizados, apresentando uma boa validade de convergência com os índices de Roland-Morris e Escala Visual Analógica. Cada uma de suas questões vale de 0-5 pontos, somando um total de 50 pontos, e o seu cálculo final é realizado de acordo com a seguinte fórmula: (Número total de pontos/ 5 x número de questões respondidas) x 100. Assim, o *score* final varia de 0-100 e quanto mais alto for o resultado, maior é a incapacidade funcional decorrente da lombalgia.

Com relação aos fatores pessoais (qualidade de vida, segundo a CIF), foi utilizada a Escala de Satisfação com a Vida (ESCV), instrumento desenvolvido por Ed Diener, nos Estados Unidos (validado no Brasil), que busca avaliar o componente cognitivo do bem estar subjetivo, ou seja, a satisfação com a vida. Por meio de uma avaliação global, e não de aspectos da vida específicos, o próprio respondente pode eleger o que é fundamental para sua satisfação com a vida.

A ESCV é um instrumento de autorresposta composto de cinco itens. As respostas são dadas em uma escala de 7 pontos: (1) totalmente em desacordo; (2) em desacordo; (3) mais ou menos em desacordo; (4) nem de acordo nem em desacordo; (5) mais ou menos de acordo; (6) de acordo; (7) totalmente de acordo. As respostas de cada item são somadas, resultando em um escore final. Este pode variar de 5 a 35, ou seja, de extremamente insatisfeito até altamente satisfeito. De 5 a 9 considera-se muito insatisfeito; 10 a 14: insatisfeito; 15 a 19: levemente insatisfeito; 20: nem satisfeito, nem insatisfeito; 21 a 25: levemente satisfeito; 26 a 30: satisfeito; 31 a 35: muito satisfeito (Diener *et al.*,1985).

A parte médica da avaliação foi desenvolvida por médico ortopedista, que, além do exame físico ativo contra-resistência, também analisou o resultado de ressonância magnética, procurando detectar compressão de radículas, comprometimento do espaço intervertebral e fraturas.

O perfil do posto de trabalho para o qual o candidato à reabilitação seria encaminhado foi também estruturado segundo critério científico da ergonomia, compatível com o princípio PECPLOSP, já citado anteriormente neste capítulo, sendo: P – perto do corpo; E – elevadas; C – compactas; P – pequena distância vertical entre a origem e o destido da carga; L – leves; O – ocasionalmente; S – simetricamente, sem ângulo de rotação do tronco; P – pega adequada para as mãos (Couto, 2007).

O quadro do perfil do posto de trabalho (ver adiante) foi construído levando em consideração três grupos / aspectos do trabalho, sendo 1 a melhor condição de trabalho e 3 a pior. Ao final, calcula-se a média da exigência do trabalho, e aqui, quanto mais próximo de 1, menor é considerada a exigência.

No teste piloto do método de comparação científica citado, Frade promoveu a reabilitação de 20 trabalhadores portadores de hérnia de disco, com sucesso confirmado por um *follow-up* de um ano de 95% deles.

Esse modelo ainda é incipiente e foi utilizado em condições muito especiais, conforme já citado. Entretanto, independentemente de eventuais dificuldades, ele representa uma grande evolução e acena com possibilidades de sucesso profissional importante, uma vez que foi feita a comparação entre as exigências da tarefa e a capacidade do trabalhador que, mesmo que ainda reduzida, pode ser avaliada com os métodos científicos hoje disponíveis.

Deve-se ressaltar, por fim, que embora a grande maioria dos trabalhadores que teve dor lombar se adapte ao sistema de reabilitação precoce, é importante destacar que alguns deles não irão se sair bem no processo de reabilitação. Os seguintes sinais e sintomas são preditivos de recidiva das lombalgias (Lloyd e Troup, 1983):

- Da história clínica: dois ou mais episódios de dor; queda sobre as costas ou nádegas, afastamento de cinco semanas ou mais, dor residual na perna quando do retorno ao trabalho.
- No exame clínico: restrição de movimentos, não conseguindo elevar a perna em extensão a mais de 45 graus; dor ou fraqueza à flexão do quadril contra resistência; dificuldade de se sentar a partir da posição deitada; dor à extensão da região lombar.
- Em geral: baixa aptidão física, poliqueixoso, fumo intenso, estresse psicológico e sintomas depressivos, comportamento desproporcionalmente voltado para a doença, insatisfação com o trabalho, problemas pessoais (álcool, vida conjugal, financeiros etc.), experiências de problemas médico-legais.

Se alguma dessas condições estiver presente, o trabalhador deve exercer inicialmente atividade mais leve e deve ser direcionado para uma posterior reabilitação. Na falta de indicações categóricas para tal, não se deve submeter essas pessoas à cirurgia, pois o resultado costuma ser muito ruim e até pior do que sem ela.

Considerações sobre seleção médica para o trabalho com alta exigência da coluna

Deve-se inicialmente destacar que, se adotarmos as medidas de ergonomia antes citadas, a importância do exame médico admissional ficará reduzida em muito, pois estaremos estabelecendo condições de trabalho às quais a grande maioria dos trabalhadores terá aptidão para se adequar, sem maiores exigências.

Além disso, hoje não mais se sustenta a procura de pessoas muito aptas para um serviço muito pesado; o objetivo da seleção médica deve ser o de evitar que pessoas sabidamente mais propensas para lombalgias ou outras alterações físicas

Tabela 43.9. Protocolo de Avaliação dos Aspectos do Trabalho (PAAT)			
Aspecto do Trabalho	(1)	(2)	(3)
P – Perto do corpo	Até 40 cm	40 a 63 cm	>63 cm
E – Elevado	75 a 90 cm	50 a 75 ou 90 a 120 cm	<50 ou >120 cm
C – Compacto	De 36 cm largura De 48 cm comp. De 12 cm prof.	36 a 45 largura 48 a 65 comp. 12 a 30 prof.	45 a 50 cm largura 65 a 80 cm comp. 30 a 45 prof.
P – Pequena distância vertical	Até 40 cm	41 a120 cm	>120 cm
L – Leves	Até 5 kg	>5 e <9 kg	9 a 14 kg (não chegar a 23 kg – empregados com Hérnia Lombar)
O – Ocasional	<1 h/dia	>1 h/dia <=2 h/dia	>2 h/dia
S – Simétrico	0º a 15º	16º a 75º	>75º
P – Pega	Boa	Razoável	Ruim

venham a fazer serviço muito pesado e deteriorar o seu estado de saúde.

O que procurar à anamnese? Deve-se procurar, fundamentalmente, saber que trabalhos manuais o trabalhador fez previamente e qual foi a tolerância em relação a eles. Não se deve vetar trabalhadores para o trabalho de manuseio de cargas simplesmente com base na existência prévia de lombalgia, mesmo porque praticamente todos eles já a tiveram (e mesmo porque praticamente todos eles a negam, quando perguntados). É importante, outrossim, esclarecer o tipo de lombalgia, para verificar se foram casos mais simples ou mais graves, estes sim, capazes de recidivar de forma ainda mais grave.

O que procurar ao exame físico? Trata-se da parte mais importante do exame admissional. Deve-se verificar:

- *Compleição física geral e hábitos de vida:* é bem demonstrado que aqueles dotados de boa compleição física (boa robustez) têm melhor tolerância aos esforços físicos e menor incidência de lombalgias; os obesos têm tendência aumentada para as lombalgias; também são mais predispostos os indivíduos muito altos. O hábito de fumar está, de forma clara, relacionado à maior incidência de lombalgia, embora ainda não esteja claro se isso é devido ao efeito do cigarro em si (por exemplo, efeitos vasculares dos componentes do cigarro ou à tosse) ou se está associado a outros fatores do estilo de vida desfavorável (por exemplo, fumantes são geralmente menos aptos e ativos).
- *Idade:* deve-se evitar que menores de 18 anos e maiores de 45 anos façam atividade com alta exigência para a coluna.
- *Nível pélvico:* permite detectar diferença de comprimento dos membros inferiores.
- *Ângulo lombossacro:* no sentido de detectar lordose acentuada na região.
- *Presença/ausência de escoliose.*
- *Elasticidade dos músculos isquiotibiais* (são os músculos da região posterior das coxas): no sentido de detectar se não há resistência muscular à aproximação das mãos ao chão.
- *Grau de rotação das coxofemurais:* no sentido de verificar se a aproximação das mãos ao chão é feita de forma harmônica.
- *Palpação da musculatura paravertebral* (músculos das costas): ela deve ser firme, porém macia; a existência de hipertonia, uni ou bilateral, deve ser considerada um achado importante.
- *Pesquisa do sinal de Lasègue:* indica compressão de nervo ou de radícula nervosa, seja por hérnia de disco, seja por espasmo muscular (miosite de tensão), que reduz o diâmetro do forame intervertebral.
- *Pesquisa de reflexos patelar e aquileu:* podem estar comprometidos em casos de compressão nervosa.
- Outros itens do exame físico não relacionados à capacidade lombar:
- *Varizes:* agravam-se quando o indivíduo levanta, manuseia ou carrega cargas pesadas, pois o aumento da pressão torácica e abdominal diminuem o retorno venoso.
- *Hérnias:* o grande aumento da pressão abdominal pode precipitar a protrusão do conteúdo peritoneal através dos orifícios enfraquecidos.
- • *Hipertensão arterial:* como o levantamento e manuseio de cargas pesadas são atividades predominantemente isométricas (estáticas), levam a um aumento da resistência periférica total, com tendência a descompensação da hipertensão arterial.
- *Capacidade aeróbica insuficiente:* pode-se dizer que, para que o indivíduo consiga efetivamente carregar e manusear cargas frequentemente, é necessário que ele tenha uma boa capacidade aeróbica, isto é, coração, respiração e circulação aptos a fornecer mais sangue diante do aumento do metabolismo; para essas exigências, aconselha-se uma avaliação da capacidade aeróbica em bicicleta ergométrica, esteira rolante ou em degrau calibrado.
- *Míopes que usam correção constante através de óculos:* pois é conhecida a aniseiconia (distorção da imagem causada pelos óculos) típica dos portadores desse distúrbio de refração, que enxergam através das lentes dos óculos os objetos em tamanho reduzido e tendem a tropeçar em escadas e desníveis do piso.
- *A questão da colocação das mulheres nesse tipo de atividade:* deve ser conduzida para o lado da exigência biomecânica: caso a candidata tenha a capacidade dinamométrica maior que duas vezes a exigência da tarefa, é considerada apta. De qualquer forma, é importante lembrar que, à época do 3º trimestre da gravidez, as mulheres têm alta tendência a lombalgias.

Em geral, uma pessoa que tenha uma amplitude normal de movimentos na coluna e membros, ausência de deformidade musculoesquelética significativa e não tenha outras anormalidades, está apta para atividades manuais.

Dinamometria lombar e testes isométricos

Atualmente não mais se justifica a realização da dinamometria lombar pura, visando à seleção, pois se trabalha, fundamentalmente, com o objetivo de adequar as condições de trabalho para a maioria dos trabalhadores. No entanto, os testes isométricos mostram alta confiabilidade, conforme demonstrado por Chaffin, Herrin e Keyserling (1978). Nesse caso, deve-se procurar inicialmente quantificar o esforço (através de dinamômetros), verificar a posição real do esforço e fazer a dinamometria nesta posição. Orientar o candidato para fazer o esforço de forma gradativa, tolerável, de modo a não ocasionar esforço físico excessivo e manter o esforço por 4 segundos. Para ser considerado apto, o trabalhador deverá ser capaz de executar um esforço maior que duas vezes o valor do esforço que fará no trabalho, ao executar a atividade; deve-se evitar submeter à dinamometria lombar os indivíduos com história de lombalgia sugestiva de problema discal (hérnia de disco ou protrusão intradiscal do núcleo pulposo), ou miosite de tensão.

Radiografia de coluna lombossacra

Embora possa apresentar alguma contribuição para o esclarecimento diagnóstico, atualmente é contraindicada enquanto método de rotina para avaliar a predisposição para lombalgias, devido à radiação ionizante dela decorrente.

No caso de se evidenciarem lombalgias frequentes, pode ser um recurso útil no esclarecimento das causas. Os achados disponíveis na literatura científica nos permitem classificar as alterações radiológicas da seguinte forma:

- Achados de grande risco de lombalgia:
  - Espondiloartrose avançada para a idade biológica.
  - Hemivértebra ou hemiespôndilo.
  - Redução acentuada dos espaços de disco L4-L5 ou L5-S1.
  - Deformação em cunha de corpo vertebral.
  - Fratura anterior.
  - Hiperlordose com aumento do ângulo lombossacro.
  - Espondilólise com espondilolistese.
  - Tuberculose ou osteomielite.
  - Tumores.
  - Artrodese anterior.
  - Espinha bífida abrangendo dois ou mais corpos vertebrais.
  - Nódulos de Schmorl múltiplos e extensos.
  - Osteoporose.
  - Laminectomia anterior.
- Achados de risco médio para lombalgia:
  - Espondilólise.
  - Cifose.
  - Anomalias transicionais (quatro ou seis vértebras lombares).
  - Escoliose com rotação de corpo vertebral.
  - Expansão congênita de disco intervertebra1.

Valor das técnicas de preparação física e treinamento muscular

Existem atualmente, na literatura, três importantes consensos quanto a esse tema:

1. O valor das chamadas *escolas de coluna*, nas quais a pessoa é orientada a viver sem sobrecarregar a coluna. De especial valor são as orientações relacionadas àquelas pessoas que desenvolvem o trabalho na posição sentada e, especialmente, trabalhando em frente ao computador. As orientações quanto às formas de se levantarem cargas também devem fazer parte desse tipo de orientação, especialmente aquelas contidas a seguir neste capítulo.
2. O valor de exercícios de reforço do colete muscular tóraco-abdominal na redução das lombalgias de baixa ou de média gravidade.
3. O valor dos exercícios aeróbicos (caminhadas, natação e ciclismo), ressaltando que eles devem ser precedidos de exame clínico e teste de esforço, quando necessário.

Também há o consenso, na literatura, de que alguns exercícios são contraindicados, especialmente os de flexão e extensão nos quadros de hérnia de disco e mesmo de protrusão intradiscal do núcleo pulposo. Conforme já destacava o 1º Consenso Brasileiro sobre Lombalgias e Lombociatalgias (2000), *"encaminhar simplesmente o paciente para realizar 'exercícios de coluna' no contexto de um programa de ginástica ou de musculação em uma 'academia' ou dando-lhe aqueles papéis (com figuras de exercícios) que alguns laboratórios farmacêuticos distribuem aos médicos, sem atentar para diagnóstico etiológico, pode ser desastroso. A prescrição de exercícios tem que ser individual, específica para cada doente, para cada doença e para cada situação."*

▶ Valor das técnicas de levantamento de cargas

Os conceitos relacionados às técnicas de manuseio, levantamento e carregamento de cargas sofreram mudanças importantes nos últimos tempos, principalmente depois do advento dos modelos biomecânicos, que demonstraram não haver grande vantagem na chamada "técnica correta" (pegar agachado e levantar fazendo força com as pernas) sobre a "técnica errada" (pegar a carga com o tronco encurvado). Verificou-se que a "técnica correta" leva a um cansaço muito maior, que nem sempre é possível pegar a carga agachando-se, e que a técnica "correta" acarreta problemas importantes para os joelhos do trabalhador. Por tudo isso, atualmente não se fala mais de uma "técnica correta" e uma "técnica errada", e preferimos falar de "limites humanos" e de cuidados fundamentais no levantamento de cargas.

Quanto à técnica de manuseio de cargas

1. Não há qualquer problema em levantar cargas do chão agachando e levantando com as pernas (posição agachada), como também não há problema em levantar fletindo o tronco com as pernas estendidas (posição fletida), desde que sejam observados os

limites de peso e os cuidados posturais citados em seguida.
2. Para cargas volumosas: utilizar a posição semi-fletida; dobram-se as pernas um certo tanto e encurva-se o tronco um certo tanto.
3. Para peças que possam ser pegas com apenas uma mão no interior de caixas ou caçambas: apoiar um dos braços na borda da caçamba e levantar com a outra; isto alivia a força de compressão nos discos da coluna.

Limites de pesos a serem levantados

- Na posição agachada, carga a ser pega do chão: 14 kg.
- Na posição fletida, carga a ser pega do chão: 14 kg.
- Carga na altura das canelas: 18 kg.
- Nas melhores condições: 23kg (carga elevada, próxima do corpo, com boa pega, sem rotação lateral do tronco, pequena distância vertical entre a origem e o destino, menos que uma vez a cada 5 minutos).
- Fora das condições acima: calcular o *limite de peso recomendado* utilizando a equação do NIOSH.
- Quando cargas mais pesadas (mais de 10kg) forem elevadas por apenas uma das mãos: multiplicar o valor encontrado pelo critério do NIOSH por 0,6.

Os três cuidados posturais mais importantes

- *Pegar a carga simetricamente,* evitando ao máximo qualquer torção da coluna lombar e qualquer rotação lateral do tronco.
- *Aproximar a carga do corpo* e elevá-la o mais próximo possível do corpo.
- *Evitar movimentos rápidos.* Parece que, mesmo sem sustentar carga sobre as mãos, os momentos dinâmicos são transferidos aos segmentos adjacentes, sendo elevados o suficiente para subluxar uma articulação ou distender um músculo antagonista, que tenta frear o movimento. Quando uma carga é adicionada às mãos, a aceleração tende a ser menor, mas os momentos podem ser maiores. Até que os limites de força muscular dinâmica sejam mais bem definidos, parece prudente orientar os trabalhadores a desenvolverem movimentos mais suaves, principalmente ao moverem cargas pesadas (Chaffin, Andersson e Martin, 2001).

Os cuidados posturais complementares

- Avaliar a real capacidade para levantar aquele peso.
- Antes de pegar um peso, enrijecer a coluna, de forma a colocar os músculos em condições prévias de boa capacidade para realizar o esforço a que se propõe.
- Preferir pegar um peso de cada lado do corpo, do que o peso de um só lado (é preferível pegar e carregar duas malas mais pesadas, do que apenas uma).
- Somente utilizar a técnica agachada quando a carga for compacta, e que caiba entre os joelhos; a manobra de passar uma carga pesada e volumosa na frente dos joelhos, na posição agachada, é extremamente perigosa para a coluna e para os joelhos.
- Desobstruir o acesso à carga a ser levantada, de forma a evitar flexões e torções da coluna.
- Ao pegar uma carga mais pesada, respirar fundo e prender a respiração (este aumento adicional de pressão no tórax diminui a pressão nos discos da coluna).
- Certificar-se das condições do piso, a fim de evitar tropeções e escorregões enquanto transporta a carga.

Cuidados no transporte de cargas

- Nunca carregar cargas na cabeça, pois isto leva à degeneração dos discos da coluna cervical, com tendência aumentada de cervicobraquialgia (é bom lembrar que nessa região os espaços intervertebrais são muito estreitos e o carregamento de cargas na cabeça pode reduzi-los ainda mais).
- Ao carregar uma carga, procurar dividi-la em duas partes equivalentes, carregando com alça uma de cada lado do corpo; caso não seja possível, carregar a carga bem junto do corpo, de preferência encostando na roupa de trabalho. Uma técnica útil é utilizar o cinto como "canga", a fim de reduzir o peso que se está firmando.
- Na medida do possível, deve-se carregar a carga com os membros superiores estendidos para baixo, junto do corpo, evitando-se fletir o antebraço sobre o braço.
- Outra medida importante é o uso de correias e cinturões, principalmente no transporte de móveis. Há controvérsias quanto ao uso de cintas lombares; o leitor deve se reportar à discussão sobre esse assunto adiante, neste capítulo.
- Evitar carregar mais que 30kg.

Considerações finais sobre as técnicas de levantamento e carregamento de cargas

- As recomendações ao trabalhador anteriormente relacionadas são importantes, mas, provavelmente, tão importantes quanto elas é ir até o local de trabalho e avaliar exatamente o tipo de serviço que o traba-

lhador fará e dar orientações específicas sobre como manusear aquele tipo de carga.
- Idealmente, a empresa deveria ter a ajuda de um fisioterapeuta ou de um educador físico para estudar o tipo de exigência muscular de cada tarefa e programar um reforço muscular específico para os trabalhadores daquela função.
- Empregados novos requerem mais tempo para o treinamento, e não se deve esperar que eles tenham um ritmo rápido desde o início; deve-se permitir um aumento gradativo no seu ritmo, especialmente se a tarefa for repetitiva. Frequente revisão das técnicas e o retreinamento, quando necessário, devem ser estabelecidos como parte do programa preventivo.

Considerações quanto à incapacidade laboral e ao litígio trabalhista

A lombalgia irá apresentar-se como causa de litígio trabalhista nas seguintes situações: (a) na caracterização de nexo com o trabalho; (b) em processos de readmissão; e (c) em processos de indenização pelo dano.

Na *caracterização de nexo com o trabalho,* parece-nos sensato considerar a lombalgia como ligada ao trabalho nas seguintes situações:
- Na ocorrência de episódio agudo, ligado a um esforço biomecanicamente incorreto, feito no trabalho.
- Na existência de trabalho rotineiro de elevação de cargas, em condições em que o índice de levantamento calculado pela equação do NIOSH seja acima de 2, isto é, quando o valor do peso que se eleva corresponde a duas vezes ou mais o peso recomendado para aquela situação de trabalho.
- Quando o trabalhador exerce alguns esforços de altíssima sobrecarga para a coluna, mesmo que poucas vezes por dia.
- Quando a atividade envolve o manuseio rotineiro de caixas ou volumes de peso superior a 20kg.
- Quando a atividade envolve o manuseio de sacas de peso superior a 25kg.
- Quando o trabalhador é operador de empilhadeira ou outro equipamento que trafega em condições ruins de piso, ocasionando vibração.
- Quando a atividade é exercida de forma predominantemente sentada (pelo menos 4h por dia) e as condições do posto de trabalho caracterizam-se como biomecanicamente incorretas.

Deve-se destacar que há muitas situações de dúvida, *especialmente porque é muito mais difícil negar um nexo com o trabalho do que admitir eventual nexo* nas categorias de doenças relacionadas com o trabalho recentemente previstas pela Previdência Social (Ministério da Previdência e Assistência Social - Decreto nº 3048, de 06 de maio de 1999), em que o trabalho pode ser um fator contributivo, mas não necessário, ou na categoria de distúrbios em que o trabalho pode ser provocador de um distúrbio latente ou agravante de doença já estabelecida. E, para esses casos, recomendamos ao médico do trabalho que tenha colegas de referência, procurando fazer uma discussão caso a caso, um deles se propondo ao papel de justificar o nexo com o trabalho e o outro propondo-se ao papel de negar esse nexo. Da discussão profunda do caso, embasada em ampla pesquisa bibliográfica, sairá um consenso, com menor chance de erro.

Em *processos de readmissão,* parece-nos sensato considerar a lombalgia como dando direito à estabilidade de que trata a Lei Nº 8113, nas seguintes circunstâncias:
- Quando o trabalhador tiver tido afastamento superior a 15 dias, provavelmente relacionado ao trabalho, mesmo que não tenha sido emitida a CAT.
- Quando o afastamento tiver sido relacionado ao trabalho e tratar-se de casos mais graves (geralmente hérnia de disco);
- Quando o trabalhador tiver sido reaproveitado em outra função compatível, por alguma forma mais grave de lombalgia.

Em *processos de indenização pelo dano,* o fundamental é a certificação quanto à existência, *à época da perícia,* de formas graves de lombalgias, especialmente herniação de disco intervertebral acompanhada de dor resistente aos tratamentos. É muito importante destacar que a simples existência de lombalgias em suas formas menos graves, mesmo que tendo tido afastamento, não é sinônimo de comprometimento da capacidade de trabalho. O mais importante, nesses casos, é *verificar e documentar a capacidade de executar outras atividades.* Testes neurológicos e de eletroneurodiagnóstico são úteis para comprovar a integridade das estruturas, mas a percepção psicológica de incapacidade é um fator de difícil ponderação nessas análises.

Referências

ACGIH. American Conference of Governmental Industrial Hygienists.TLVs and BEIs, Cincinnati, USA, 2010.

ACOEM. American College of Occupational and Environmental Medicine. Occupational medicine practice guidelines, Cap.12, p 287-328, 2a.edição. Glass LS (ed). Beverly Farms, Massachusetts: OEM Press, 2004.

Andersson GBJ, Örtengreen R, Nachemson A, Elfström G. Lumbar disk pressure and myoelectric back muscle activity during sitting: II. Studies on an office chair. Scand. Journal of .Rehabilitation Medicine, 3:115-121, 1974.

AMB-CFM. Associação Médica Brasileira e Conselho Federal de Medicina. Projeto diretrizes: dagnóstico e tratamento das lombalgias e lombociatalgias. Cecin HA (ed.). São Paulo, 2001.

Bovenzi M. Low back pain disorders and exposure to whole-body vibration in the workplace. Seminars in Perinatology, 20(1): 38-53, 1996.

Bovenzi M. Metrics of whole body vibration and expose-response relationship for low back pain in professional drivers: a prospective cohort study. International Archives of Occupational and Environmental Health, 82(7): 893-917, 2009.

Caraviello EZ, Wasserstein S, Chamlian TR, Masiero D. Avaliação da dor e função de pacientes com lombalgia tratados com um programa de escola de coluna. Revista Acta Fisiátrica. 12(1): março 2005 (edição eletrônica).

Cailliet R. Síndrome da dor lombar. 5a.ed. Porto Alegre: Artmed, 2001. 343p.

Chaffin DB; Andersson GBJ, Martin BJ. Biomecânica ocupacional. 3ª ed. Belo Horizonte: Ergo,2001. 570 p.

Chaffin DB; Herrin G, Keyserling M. Preemployment strength testing. Journal of Occupational Medicine, 20(6):403-8, 1978.

Chaffin DB; Park KS. A longitudinal study of low-back pain as associated with occupational weight lifting factors. American Industrial Hygiene Association Journal 16: 513-25, 1973.

Coelho RA, Siqueira FB, Ferreira PH, Ferreira ML. Responsiveness of the Brazilian-Portuguese version of the Oswestry Disability Index in subjects with low back pain.EuropeanSpineJournal,17 Suppl 8:1101-1106, 2008.

Companhia Siderúrgica Belgo-Mineira. Manual de Análise do Trabalho. Belo Horizonte, Belgo-Mineira, 1980. 175p.

Couto HA. Ergonomia aplicada ao trabalho: o manual técnico da máquina humana. vol. 1. Belo Horizonte: Ergo, 1995. 353 p.

Couto HA, Nicoletti SJ, Lech O. – Gerenciando a LER e os DORT nos tempos atuais. Belo Horizonte: Ergo, 2007. 492 p.

Couto HA. Ergonomia aplicada ao trabalho; conteúdo básico; guia prático. Belo Horizonte: Ergo, 2007. 272 p.

Crenshaw AD (Ed.). Cirurgia ortopédica de Campbell. 8ª ed. São Paulo: Manole, pp. 4040, 1997.

De Palma A; Rothman R. Disco intervertebral. Barcelona: Jims, 1979. 445p.

Diener E, Emmons RA, Larsen RJ, Griffin S. The satisfaction with life scale. Journal of Personality Assessment, 49:71-75,1985.

Evans FG, Lissner HR. Studies on the energy absorbing capacity of human lumbar intervertebral discs. Proceedings of the Seventh Stapp Car Crash Conference. Illinois: Springfield, 1965.

Finocchiaro J, Assaf DL, Finocchiaro M. Manual de prevenção das lombalgias. São Paulo: Lex, 1978. 268 p.

Frank JW et al. Disability resulting from occupational low back pain. Part I: what do we know about primary prevention? A review of the scientific evidence on prevention before disability begins. Spine, 21(24):2908-17, 1996.

Hashemi et al. Length of disability and cost of workers' compensation low back pain claims. Journal of Occupational and Environmental Medicine, 39(10):937-45, 1997.

ISO. International Organization for Standardization. Guide for evaluation of human exposure to whole-body vibration. ISO 2631 – 1978. Geneva: ISO.

Krawciw, D. Spinal disorders causation. In: Melhorn JM E, Ackerman WE (Eds) Guides to the evaluation of disease and injury causation. American Medical Association, 2008. pp. 113-140.

Litaker D. New technology in quality of life research: are all computer-assisted approaches created equal? Quality of Life Research, 12 (4): 387–1993, 2003.

Lloyd DCEF, Troup JDG. Recurrent back pain and its prediction. Journal of the Society of Occupational Medicine, 33:66-74, 1983.

MacDonald R; Haslock I. Spinal disorders. In: Cox RAF. Fitness for work: the medical aspects. Oxford: Oxford Medical Pub, 2000. pp. 210-34.

Marras W. The working back: a systems view. New York: John Wiley and Sons, 2008.

Nachemson A, Morris JM. In vivo measurements of intradiscal pressure. Journal of Bone and Joint Surgery,46A:1077, 1964.

Nordenfelt L. Action theory, disability and ICF. Disability and Rehabilitation, 25(18):1075-9, 2003.

Nusmaum L, Natour J, Ferraz MB, Goldenberg J. Translation, adaptation and validation of the Roland-Morris questionnaire – Brazil Roland-Morris. Brazilian Journal of Medical andBiologicalResearch,34(2): 203-210, 2001.

Occhipinti E, Colombini D. La movimentazione dei carichi. Somario Dossier Ambiente. Milão 33:49-146, 1996.

OMS. Organização Mundial Da Saúde. CIF: Classificação Internacional de Funcionalidade, Incapacidade e Saúde. Trad. do Centro Colaborador da Organização Mundial da Saúde para a Família de Classificações Internacionais. São Paulo: EDUSP; 2003.

Roland M, Morris R. A study of natural history of low back pain. Part I: development of reliable and sensitive measure of disability in low back pain. Spine, 8:141-4, 1983.

Silverstein B. Safety and health assessment and research for prevention (SHARP) program, Washington State Department of Labor and Industries, USA (Apontamentos de conferência realizada no Congresso da International Ergonomics Association – IEA, Recife, 2012).

Vigatto R, Alexandre NMC, Correa-Filho HR. Development of a Brazilian Portuguese version of the oswestry disability index: Cross-cultural adaptation, reliability, and validity. Spine, 32 Suppl 4: 481-486, 2007.

Waddell G et al. Nonorganic physical signs in low-back pain. Spine 5 (2):117–125, 1980.

Waters TR et al. Revised NIOSH equation for the design and evaluation of manual lifting tasks. Ergonomics 36(7):749-76, 1993.

44

Nefropatias Relacionadas com o Trabalho

Ricardo de Castro Cintra Sesso

- **Introdução**
- **Epidemiologia**
- **Metabolismo e suscetibilidade renal**
  Toxicidade glomerular direta
  Toxicidade tubular direta
  Nefrite tubulointersticial
  Doença glomerular imunologicamente induzida
- **Metodologia diagnóstica**
  Anamnese clínico-ocupacional
  Exame clínico
  Exames complementares
- **Diagnóstico**
- **Doenças do rim e do trato urinário**
  Doenças renais agudas
  Doenças renais crônicas
  Disfunções da bexiga
  Neoplasias
- **Referências**

Introdução

O rim é um dos órgãos mais importantes do corpo humano e tem um funcionamento delicado e complexo, ainda incapaz de ser substituído artificialmente de modo definitivo.

Como o rim concentra e excreta restos metabólicos, substâncias químicas e drogas, é frequentemente exposto a concentrações tóxicas dessas substâncias. A nefropatia tóxica compreende disfunções renais produzidas por um grande grupo de toxinas, ocupacionais ou não, agentes diagnósticos e fármacos. Substâncias nefrotóxicas podem agir em diferentes porções do néfron e produzir síndromes clínicas características.

Cada rim possui cerca de 1.000.000 de néfrons, que são compostos de uma parte vascular, o glomérulo, seguido por uma parte epitelial, os túbulos, que são divididos em vários segmentos (Fig. 44.1).

O túbulo proximal constitui-se num local de frequente lesão, determinada por nefrotoxinas, como metais pesados, aminoglicosídeos e cisplatina. A disfunção tubular proximal, mesmo na ausência de necrose tubular, pode ser um importante aspecto da nefrotoxicidade. Fisiologicamente, o túbulo proximal é responsável pela reabsorção de aminoácidos, imunoglobulinas, glicose e bicarbonato. Portanto, em casos de alteração de função tubular, poderemos ter aminoacidúria, glicosúria e bicarbonatúria. Na presença de agressões renais intensas, temos morte celular e formação de tampões intratubulares, com consequente redução da filtração renal.

A nefrotoxicidade pode estar presente mesmo na ausência de lesão histológica dos túbulos proximais. Em agressões nefrotóxicas leves, alterações da concentração e da acidificação urinária – eventos sugestivos de disfunção medular renal –, podem ser o único sinal de nefrotoxicidade.

O glomérulo funciona como um filtro seletivo eficiente, retendo, no compartimento vascular, proteínas com peso molecular maior que 70.000, sendo, as proteínas com peso molecular inferior, progressivamente mais filtradas. O glomérulo permite ainda a passagem de várias pequenas moléculas, incluindo escórias metabólicas e substâncias tóxicas, endógenas ou exógenas (Fig. 44.2).

Agentes que apresentam baixa solubilidade na urina tubular, quando em altas doses, podem precipitar-se para dentro dos néfrons, obstruindo o fluxo do fluido tubular, com consequente redução da filtração renal (Cronin, Henrich, 2000).

Epidemiologia

Ainda não é conhecida a contribuição de substâncias químicas na incidência de várias nefropatias, incluindo a insuficiência renal crônica e o câncer do trato urinário (Goyer, 1990).

Uma parcela substancial da população mundial está potencialmente exposta a substâncias químicas nefrotóxicas

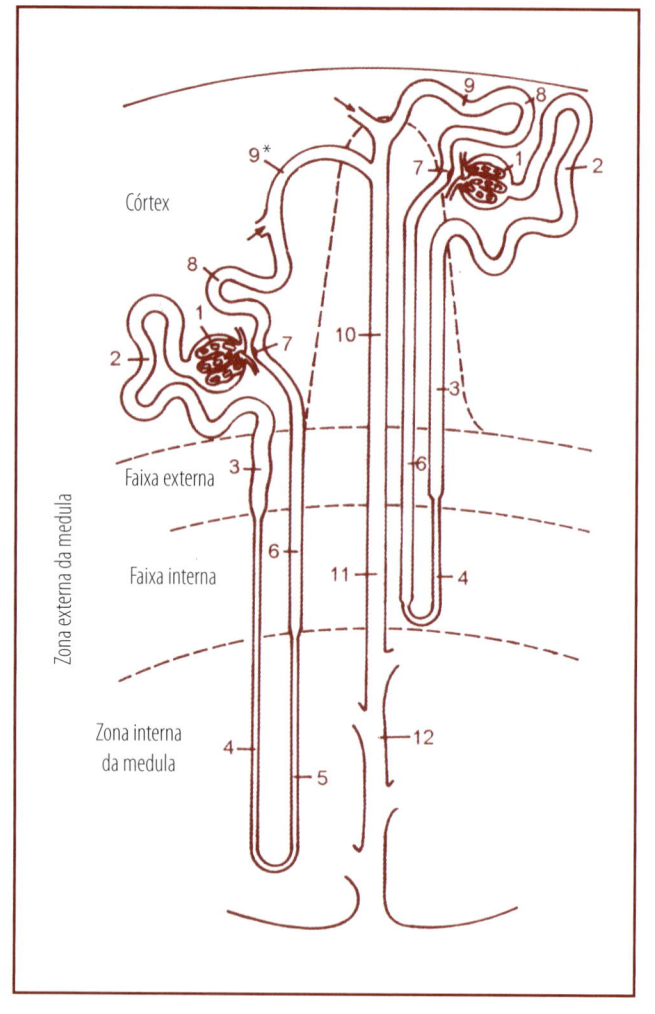

Fig. 44.1. Esquema do néfron: 1 - Corpúsculo renal (cápsula de Bowman e glomérulo). 2 - Túbulo contorcido proximal. 3 - Túbulo reto proximal. 4 - Parte descendente da alça de Henle. 5 - Parte ascendente da alça de Henle. 6 - Túbulo reto distal. 7 - Mácula densa localizada na parte ascendente da alça de Henle. 8 - Túbulo contorcido distal. 9 - Túbulo conector. 9* - Túbulo conector do néfron justaglomerular formando uma arcada. 10 - Tubo coletor (porção cortical). 11 - Tubo coletor (porção da zona externa da medula). 12 - Tubo coletor (porção da zona interna da medula).
Fonte: Adaptada de UNEP/ILO/WHO, 1991.

e intoxicações acidentais ou intencionais, por residirem ou trabalharem em ambientes poluídos. Considerando somente a exposição ocupacional, era estimado que, nos Estados Unidos, cerca de 4.000.000 de trabalhadores estivessem potencialmente expostos a substâncias químicas nefrotóxicas (Bernard, Lauwerys, 1992).

Em relação à insuficiência renal crônica, 7,5% dos casos, nos Estados Unidos (USRDS, 1999), e 23%, no Brasil (Sesso et al., 2008), são de origem indeterminada. É possível que alguns destes casos sejam devidos a poluentes ocupacionais ou ambientais (metais pesados, solventes etc.). Além disso, poderiam, também, atuar como agravantes de lesões desencadeadas por outros mecanismos, e assim acelerar a perda de função renal.

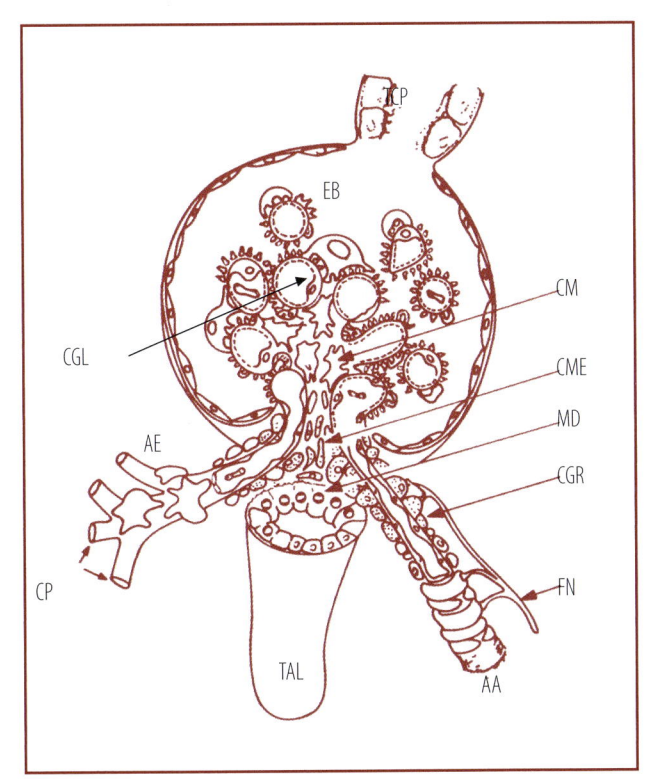

Fig. 44.2. Glomérulo e complexo justaglomerular. O esquema mostra a arteríola aferente (AA) com as células granulares (CGR) do complexo justaglomerular, as células mesangiais extraglomerulares (CME), a mácula densa (MD) na parte ascendente da alça de Henle e a arteríola eferente (AE). Também mostra o túbulo contorcido proximal (TCP), o espaço de Bowman (EB), capilares glomerulares (CGL), capilares peritubulares (CP), células mesangiais (CM) e fibras nervosas (FB). Adaptada da UNEP/ILO/WHO, 1991.

Várias observações sustentam esta hipótese: a bem documentada ocorrência de nefropatias subclínicas, em trabalhadores expostos a substâncias nefrotóxicas, como chumbo e cádmio; o excesso de mortalidade por doenças renais em coortes de trabalhadores com prévia exposição a estes dois metais pesados, e a demonstração de efeitos causados por exposição ocupacional ao cádmio, inicialmente subclínicos, prosseguindo com acelerado e irreversível declínio da função renal (Bernard, Lauwerys, 1992; Oktem et al., 2004; Nordberg et al., 2009).

Várias razões explicam a dificuldade de reconhecimento da etiologia tóxica na insuficiência renal crônica. Uma importante razão é que ela geralmente tem uma longa latência, e a identificação retrospectiva de agentes tóxicos requer conhecimento do estilo de vida, uso de drogas nefrotóxicas, ambientes de trabalho e outros fatores de risco.

As diretrizes para obter dados em relação aos efeitos à saúde causados por substâncias químicas têm sido providenciadas pela Organização Mundial de Saúde (Goyer, 1990). Para os agentes que produzem insuficiência renal aguda, seguimentos em longo prazo têm sido feitos para esclarecer se estas substâncias podem causar insuficiência renal crônica.

Os casos de intoxicações acidentais ou intencionais também têm sido uma importante fonte de informação. Para agentes aos quais largas faixas da população estão expostas, a nefrotoxicidade tem sido investigada através de estudos epidemiológicos que comparam a incidência/ prevalência de seus efeitos nestas populações, com populações não expostas, tomadas como controle. Finalmente, segmentos específicos de populações potencialmente expostas a substâncias químicas nefrotóxicas, também têm sido monitorizados em relação aos efeitos renais que estas substâncias podem causar.

▶ Metabolismo e suscetibilidade renal

O rim apresenta extrema suscetibilidade a uma grande variedade de estímulos físicos, hemodinâmicos, farmacológicos e toxicológicos. O funcionamento normal do rim predispõe o sistema urinário a doses potencialmente tóxicas de toxinas presentes na circulação sanguínea, consequentes à inalação, ingestão ou absorção cutânea.

O rim é o principal órgão de excreção de toxinas (endógenas e exógenas) e seus metabólitos (Madden, Fowler, 2000). O grande número de néfrons existentes, associado à grande perfusão sanguínea do tecido renal, proporciona uma larga superfície de contato entre as células endoteliais e a toxina circulante. A pressão hidrostática positiva, necessária para a produção do ultrafiltrado de plasma, também contribui para a vulnerabilidade do capilar glomerular.

Devido à sua função, gradientes osmóticos desenvolvem-se nos rins e são capazes de concentrar substâncias tóxicas, elevando-as a níveis não encontrados em outros órgãos. Isto é possível devido ao transporte tubular ativo e ao processo de concentração de substâncias no nível tubular (mecanismo de concentração da urina em contracorrente).

Outro mecanismo fisiológico que é um importante determinante da interação do tóxico com o tecido renal, é o mecanismo de acidificação da urina, operante ao nível do túbulo distal. Diversas substâncias podem perder a solubilidade no pH ácido do líquido tubular, precipitando-se na luz tubular e determinando um obstáculo mecânico ao fluxo normal de urina, levando a um dano da célula tubular. Algumas substâncias não tóxicas podem ainda se ionizar e aparecer nos rins, em formas tóxicas não encontradas em outros tecidos.

Substâncias tóxicas podem, ainda, seguir o caminho de solutos endógenos, com consequente aumento de sua concentração no interior da célula peritubular e do tecido intersticial circundante. Podem, ainda, ser absorvidas por pinocitose e tornarem-se concentradas nos lisossomos, onde estão sujeitas à digestão proteolítica. Entretanto, algumas substâncias tóxicas inibem o processo proteolítico, resultando em acumulação da toxina no interior da célula e em consequente lesão celular.

Outro sítio comumente vulnerável à ação de toxinas é o transporte ativo mediado por carreadores, dependente de fosforilação oxidativa, resultando em distúrbios de reabsorção e/ou excreção tubular.

Lesão tubular também pode se manifestar como evento mórbido no contexto de uma doença sistêmica, como hemólise e rabdomiólise. A excreção renal de hemoglobina e mioglobina, consequente à hemólise e à vasta destruição de massa muscular, leva à presença de cilindros hemoglobínicos ou mioglobínicos nos túbulos distais e ductos coletores, com consequente obstrução ao fluxo normal do líquido tubular e lesão celular. Na presença de hemólise, atuam fatores combinados isquêmico-obstrutivos, já que as células tubulares são particularmente sensíveis ao efeito anóxico.

Nefrites também podem ser devidas a mecanismos imunes resultantes de dois processos básicos: deposição de imunocomplexos circulantes na estrutura glomerular, ou formação de imunocomplexos *in situ*, entre anticorpos circulantes e antígenos glomerulares ou antígenos "plantados" nos glomérulos. A lesão tecidual é consequente a eventos envolvendo ativação de complemento com liberação de várias aminas vasoativas e substâncias quimiotáxicas, provocando o recrutamento de leucócitos com liberação de enzimas proteolíticas, alterações funcionais e morfológicas da membrana basal e podendo haver proliferação de células mesangiais, endoteliais e epiteliais (Miranda, 1982; Bernard, Lauwerys, 1992).

Fatores como presença de doenças (hipertensão arterial, diabetes, cardiopatia, drepanocitose, gota e nefropatia preexistente), idade avançada e uso de medicamentos (analgésicos, diuréticos e outras drogas nefrotóxicas) são condições clínicas que podem exacerbar a nefrotoxicidade de alguns agentes, atuando como fatores de risco para o desenvolvimento de nefropatia clinicamente significativa (UNEP/ILO/WHO, 1991).

Outro fator predisponente é a susceptibilidade individual (genética) a toxinas. Sabe-se que, em um grupo de pessoas expostas à mesma dose de uma droga ou toxina ocupacional/ambiental, apenas uma parte destes indivíduos pode desenvolver lesão renal significativa (Mueller, 1999).

Uma forma de classificar as lesões renais é separá-las de acordo com o sítio primário lesado. Desta maneira, elas podem ser divididas em:
- toxicidade glomerular direta;
- toxicidade tubular direta;
- nefrite tubulointersticial;
- doença glomerular imunologicamente induzida.

Toxicidade glomerular direta

Lesões glomerulares podem ser causadas por ação tóxica direta de substâncias químicas, mas são relativamente incomuns (Goyer, 1990). O mecanismo de lesão mais comum é a deposição de substâncias nas células mesangiais, resultando em proliferação celular e reação inflamatória. A lesão do mesângio pode alterar a permeabilidade glomerular, resultando em proteinúria ou redução da filtração glomerular.

Toxicidade tubular direta

Efeitos tubulares agudos de toxinas variam, de lesões subcelulares com alterações funcionais, até necrose tubular, levando à insuficiência renal aguda. A lesão de células do túbulo proximal é manifestada por aumento da excreção de substâncias normalmente reabsorvidas por estas células, como proteínas de baixo peso molecular, glicose, aminoácidos, fosfato e sódio. A extensão da lesão ao túbulo distal é acompanhada da perda da habilidade de acidificar a urina e perda da capacidade de manutenção do equilíbrio hidroeletrolítico. A toxicidade tubular pode ser acompanhada de efeitos glomerulares e, se o processo for persistente, pode levar à nefropatia tubulointersticial.

Nefrite tubulointersticial

É um quadro caracterizado morfologicamente por infiltração do tecido intersticial por células inflamatórias mononucleadas, fibrose intersticial proeminente e atrofia tubular. Doença intersticial crônica pode ocorrer como sequela de doença tubular aguda grave, ou nefrite intersticial aguda, ou como expressão de exposição crônica a baixas doses de nefrotoxinas específicas (Goyer, 1990). A fibrose progressiva do tecido intersticial reduz o número de néfrons funcionantes, com eventual redução da filtração glomerular e azotemia. Poucos sintomas precedem a insuficiência renal.

Doença glomerular imunologicamente induzida

Histologicamente, o resultado da lesão glomerular imunologicamente induzida é um infiltrado inflamatório agudo com proliferação de células endoteliais, mesangiais e epiteliais. Os imunocomplexos podem ser identificados através da microscopia eletrônica, ou através de técnicas de imunofluorescência (cortes histológicos tratados com anticorpos anti-imunoglobulina ou anticomplemento, ligados à fluorescência renal).

▶ Metodologia diagnóstica

Anamnese clínico-ocupacional

O diagnóstico de nefropatia tóxica é feito, essencialmente, na história clínica e ocupacional do paciente. Uma anamnese completa deve constar de dados de identificação do paciente, dados de identificação da empresa empregadora atual, queixa principal (relato do paciente), história da moléstia atual, história ocupacional (substâncias que manipula ou manipulou, saúde dos colegas de trabalho), anamnese especial (atenção especial para as alterações de saúde esperadas face aos riscos detectados na história ocupacional), história pregressa (doenças que aumentam a susceptibilidade a nefropatias), história familiar (principalmente hipertensão arterial, diabetes e doenças do trato urinário) e história social (Rigotto, 1992a).

Devem ser investigadas, também, doenças ou afecções que requereram tratamento prolongado, como drogas potencialmente nefrotóxicas, e exposição fora do ambiente de trabalho a substâncias nefrotóxicas.

Exame clínico

O exame físico deve constar de ectoscopia, dados vitais e exame de cada aparelho. Deve ser feito de modo a direcionar o examinador para a correta etiologia da doença do paciente, ou seja, através dos dados colhidos na anamnese clínico-ocupacional, o exame físico deve ser orientado para excluir ou confirmar se o quadro clínico apresentado pelo paciente é de origem ocupacional, determinar sua provável etiologia e definir se se trata de nefropatia isolada ou doença sistêmica.

Exames complementares

O *screening* realizado por meio de exames laboratoriais, utilizados rotineiramente para avaliar a função renal (exame de urina de rotina, dosagem de uréia e creatinina séricas), não é específico nem sensível para diagnosticar alterações precoces do sistema urinário, induzidas por nefrotoxinas (Rosenstock, Cullen, 1986; Goyer, 1990; Bernard, Lauwerys, 1992; Roels *et al.*, 1993; Roels, Hoet, Lison, 1999; Price, 2000).

A detecção e a prevenção de doenças renais causadas por nefrotoxinas requerem, então, o uso de exames laboratoriais mais sensíveis, capazes de detectar efeitos renais em um estágio ainda reversível e impedir o avanço da doença para insuficiência renal crônica.

Entre os exames laboratoriais potencialmente úteis, existe um recente interesse no uso de vários marcadores biológicos, como dosagem de enzimas, de proteínas fracionadas e de antígenos de superfície celular na urina, além de exames imunológicos de hipersensibilidade.

Lesões do rim, particularmente do túbulo proximal, podem ser detectadas pela medida, na urina, de enzimas derivadas do próprio rim. A N-acetil-beta-glucosaminidase (NAG) é uma enzima urinária frequentemente citada na literatura como um marcador de nefrotoxicidade (Loi, 1981; Meyer *et al.*, 1984; Goyer, 1990; UNEP/ILO/WHO, 1991; Bernard, Lauwerys, 1992; Marek, Wocka-Marek, 1994; Chia *et al.*, 1995; Stengel *et al.*, 1995).

No estudo de Taylor *et al.* (1997), que avaliou biomarcadores para detecção de nefrotoxicidade em vários países da Europa, através de uma *base de dados integrada*, a NAG está entre os mais sensíveis testes para avaliação da exposição ocupacional a metais pesados *(cádmio, chumbo* e *mercúrio)* e solventes.

A NAG está presente, no tecido renal, em duas formas de isoenzimas separáveis por eletroforese: a primeira (isoenzima A, anódina) está presente no soro e na urina normais, e a segunda (isoenzima B, catódica) está ausente no soro e na urina normais (Loi, 1981). Em pacientes com lesão tubular em fase ativa, é de importância o encontro da isoenzima B na urina, normalmente ausente.

A detecção da eliminação aumentada de proteínas na urina é, provavelmente, o mais sensível e mais precoce indicador de lesão renal (Della Rosa, 1985; Goyer, 1990; Bernard, Lauwerys, 1992). Na prática, recomenda-se a dosagem, na urina, de proteínas de peso molecular intermediário (albumina, transferrina) e proteínas de baixo peso molecular (b2-microglobulina, proteína ligada ao retinol).

A eliminação aumentada de proteínas de baixo peso molecular também foi considerada um teste sensível para avaliar nefrotoxicidade, no estudo de Taylor *et al.* (1997), assim como Rutowski *et al.* (1998) concluíram, em seu estudo, que a determinação de proteínas na urina é um marcador de lesão renal precoce em expostos a vapor de *mercúrio*.

A eliminação aumentada de proteínas como a albumina é um sinal precoce de envolvimento glomerular. Excreção de microalbuminúria (>20mg/min) tem sido um marcador de lesão renal glomerular precoce, frequentemente utilizado na prática clínica em pacientes diabéticos e hipertensos. Já a eliminação aumentada de proteínas como b2-microglobulina e proteína ligada ao retinol é um reflexo de disfunção ou lesão da célula tubular, ou de competição por absorção (Fig. 44.3). Em nosso meio, a excreção urinária aumentada de proteína ligada ao retinol tem sido útil para identificar pacientes com glomerulonefrite que apresentam lesões e manifestações mais graves (Sesso *et al.*, 1992).

A razão entre a excreção urinária de b2-microglobulina, ou de proteína ligada ao retinol, e a excreção urinária de albumina, permite a diferenciação entre proteinúria tubular e glomerular, ou classificá-la como mista.

A destruição de tecido renal também pode ser detectada pela medida de componentes da célula renal na urina, chamados de antígenos renais. Entre os antígenos que têm sido propostos como marcadores de nefrotoxicidade incluem-se a ligandina, anidrase carbônica, alanina aminopeptidase e proteína ligada à adenosina deaminase (Bernard, Lauwerys, 1992). Outro marcador também utilizado é o antígeno *brush-border* (BB-50) (Mutt *et al.*, 1985; UNEP/ILO/WHO, 1991). Estes exames requerem ainda validação clínica para determinar seu valor preditivo (Goyer, 1990), porém, a determinação do antígeno *brush-border* também é citada no estudo de Taylor *et al.* (1997) como um teste sensível na avaliação da nefrotoxicidade em expostos a metais pesados (cádmio, mercúrio e chumbo) e a solventes.

Exames que refletem reações de hipersensibilidade são, muitas vezes, indicativos de nefrotoxicidade mediada imunologicamente (Goyer, 1990). Ensaios de estimulação de linfócitos no sangue periférico e quantificação de imunoglobulinas séricas podem ser feitos, mas não são exames específicos para o rim. A detecção de anticorpos antinucleares e antimembrana basal também pode ser realizada.

Estudos radiológicos, ultrassom, tomografia computadorizada e ressonância magnética do sistema urinário podem ser indicados para localizar lesões anatômicas, tumores e excluir doenças não ocupacionais. A cintilografia renal é outro método que também vem sendo utilizado. Similarmente, a citologia da urina e a cistoscopia podem ser úteis no diagnóstico de tumores, mas não determinam sua causa.

Biópsia renal pode ser necessária para o diagnóstico preciso da patologia renal ou, frequentemente, para excluir etiologia ocupacional, mas raramente é patognomônica de etiologia tóxica.

▶ Diagnóstico

Nefropatias tóxicas podem ser diferenciadas de outros tipos de doença renal com base em sinais clínicos ou bioquímicos que são altamente sugestivos de certos tipos de intoxicação, como por exemplo, deficiência da síntese da heme em intoxicação crônica por chumbo, sintomas hepáticos e neurológicos em inalação aguda de hidrocarbonetos halogenados, ou distúrbios do sistema nervoso central, no caso de intoxicação crônica por mercúrio.

O diagnóstico definitivo de nefropatia tóxica pode ser feito somente após a exclusão de outras possíveis causas de nefropatia, como infecções, doenças sistêmicas com envolvimento renal (diabetes, hipertensão arterial, lúpus eritematoso sistêmico, amiloidose, vasculites, gota, doenças metabólicas etc.) e nefrites hereditárias.

O diagnóstico de nefropatia tóxica é grandemente facilitado se a substância química suspeita é encontrada, em altas concentrações, em materiais biológicos como urina, sangue, tecido de biópsia ou fluido gástrico. Para a realização destes exames, o tempo máximo entre a exposição ao tóxico e a coleta do material vai depender da dose absorvida e da cinética da substância química no material analisado.

▶ Doenças do rim e do trato urinário

A classificação de doenças do rim e do trato urinário pode ser baseada em manifestações clínicas, localização anatômica, alterações patológicas e agentes etiológicos. Adotamos, neste capítulo, uma classificação que combina localização anatômica e natureza das alterações patológicas, dividindo as doenças em doenças renais agudas, doenças renais crônicas, disfunções da bexiga e neoplasias (Tabela 44.1). As doenças e suas etiologias serão abordadas a seguir.

Tabela 44.1. Classificação das doenças do rim e do trato urinário	
Doenças renais agudas	• Tubulointersticiais • Glomerulares
Doenças renais crônicas	• Túbulo-intersticiais • Glomerulares
Disfunções da bexiga	• Irritação química • Neuropatia sacral
Neoplasias	• Carcinoma renal • Carcinoma de bexiga

Doenças renais agudas

A doença renal aguda pode apresentar-se por quadros clínicos que variam desde alterações discretas em exames laboratoriais, até quadros como a insuficiência renal aguda oligúrica ou não-oligúrica (Schor, Boim, Santos, 1997).

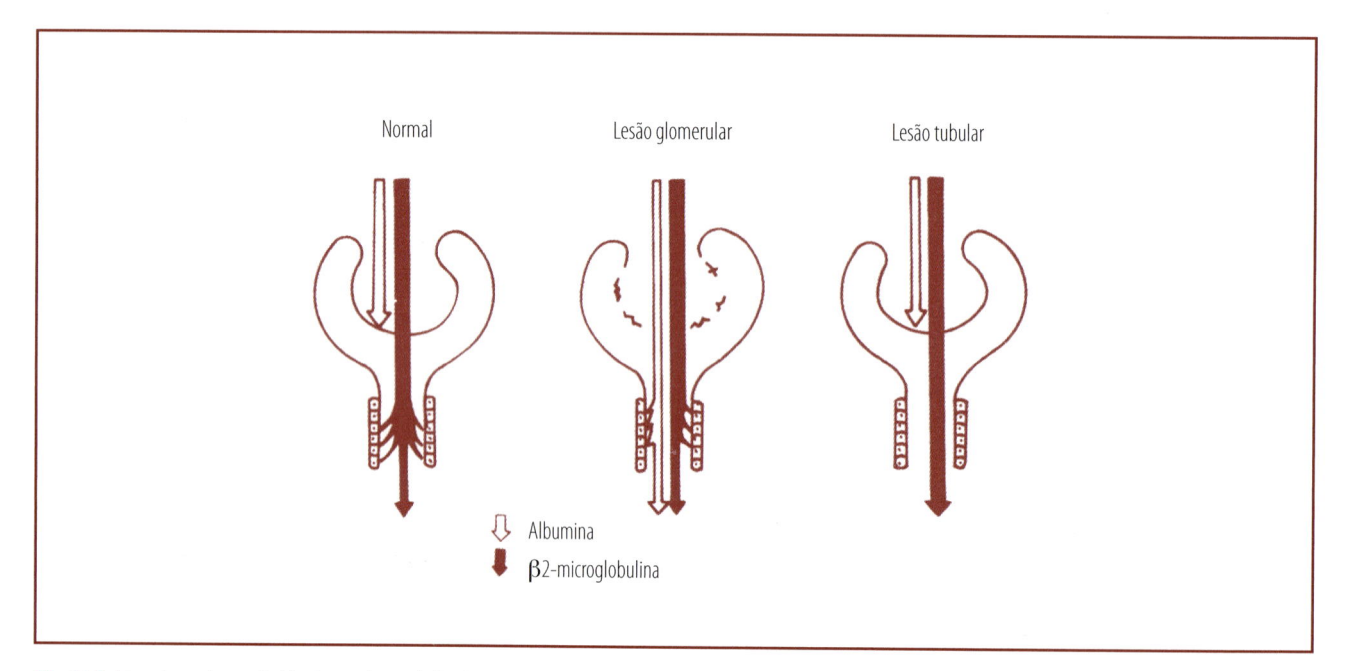

Fig. 44.3. Mecanismo da proteinúria glomerular e tubular. O esquema mostra a filtração glomerular e reabsorção tubular de albumina e β2-microglobulina em pacientes normais e em pacientes com lesão glomerular e tubular. Em pacientes normais, 99,9% da β2-microglobulina é reabsorvida nos túbulos proximais.

Qualquer que seja a gênese da lesão renal aguda e seu mecanismo fisiopatológico fundamental, o quadro histológico característico é de necrose tubular e/ou desarranjo da estrutura glomerular.

A lesão mais comumente encontrada na doença renal aguda de origem ocupacional é a necrose tubular aguda, consequente a: toxicidade direta, formação de ácido oxálico, hipovolemia, isquemia e hemólise isolada ou com formação de metemoglobinemia (Tabela 44.2).

Várias substâncias presentes no ambiente de trabalho são consideradas potencialmente nefrotóxicas, entre elas, metais, solventes, praguicidas, gases e glicóis.

Metais

✓ *Cromo*

Os efeitos tóxicos agudos do *cromo* sobre o sistema renal são causados pelo cromo hexavalente. O trato respiratório e o tecido tegumentar são os principais órgãos lesados, mas os rins também podem ser afetados. Necrose tubular aguda, seguida à ingestão de sais cromatos ou dicromatos, foi demonstrada em animais e humanos, após intoxicação aguda (Goyer, 1990; UNEP/ILO/WHO, 1991).

✓ *Cádmio*

Os efeitos do cádmio na função tubular renal são manifestados por eliminação aumentada de cádmio na urina, proteinúria (proteínas de baixo peso molecular) (Nordberg *et al.*, 2009), aminoacidúria, glicosúria e diminuição da reabsorção tubular de fosfato (Goyer *et al.*, 1972; Della Rosa, 1985; Goyer, 1990). Exposição grave é capaz de produzir necrose cortical renal bilateral (Kaysen, 1990).

Tabela 44.2. Causas de necrose tubular aguda

Mecanismo	Etiologia
Toxicidade direta	Mercúrio, cromo, tetracloreto de carbono
Formação de ácido oxálico	Etilenoglicol
Hipovolemia	Traumas graves
Isquemia	Hemorragia profusa
Hemólise	Arsina

✓ *Compostos mercuriais*

O mercúrio pode produzir diferentes efeitos no rim, dependendo da forma bioquímica do metal e da natureza da exposição. Compostos de mercúrio inorgânico são clássicos exemplos de agentes que causam necrose tubular aguda e insuficiência renal aguda (Rosenstock, Cullen, 1986; Goyer, 1990; McKinney, 1990; UNEP/ILO/WHO, 1991; Bernard, Lauwerys, 1992; Roels, Hoet, Lison, 1999).

A patogênese da nefrotoxicidade induzida pelo mercúrio pode ser explicada, em parte, pela ligação do mercúrio aos grupos sulfidrila da membrana basal glomerular, com alteração da permeabilidade (Rosenstock, Cullen, 1986; McKinney, 1990). Outro mecanismo patogenético é um distúrbio da circulação sanguínea intrarrenal (Loi, 1981).

O quadro clínico de uma intoxicação aguda é característico e se apresenta com anúria, que aparece, na maior parte dos casos, dentro de 24 horas após a intoxicação, e cuja duração varia de quatro a 30 dias, com uma média de 9,5 dias, não se correlacionando com a quantidade de tóxico absorvido; azotemia elevada e persistente por um período médio de 80 dias; distúrbios hidroeletrolíticos frequentes e característicos, como hipercalemia com alterações eletrocardiográficas e redução do sódio e cloro circulantes; e proteinúria, geralmente menor que 19 por 24h, com duração de cerca de 20 dias. Entretanto, já foram descritos casos de síndrome nefrótica característica (Becker, 1962).

Um aumento da excreção de NAG pode ocorrer em pessoas com exposição ocupacional a mercúrio metálico e a sais de mercúrio (Goyer, 1990; Marek, Wocka-Marek, 1994).

Vários agentes quelantes são utilizados em casos de intoxicação aguda por mercúrio, entre eles D-penicilamina, ácido dimercapto-succínico (DMSA) e 2,3-di-mercaptopropanol (BAL) (McKinney, 1990; Rosenstock, Cullen, 1990; Bernard e Lauwerys, 1992). Os benefícios da quelação ainda são incertos.

✓ *Chumbo*

Os efeitos renais da exposição aguda ao *chumbo* são primariamente tubulares ou túbulo-intersticiais (Goyer, 1990; McKinney, 1990; UNEP/ILO/WHO, 1991). Entretanto, diferentemente dos outros metais, a lesão aguda causada pelo chumbo é, na maioria das vezes, reversível e a necrose é incomum (Goyer, 1990; UNEP/ILO/WHO, 1991).

Dois mecanismos tentam explicar os efeitos do chumbo sobre o sistema renal, um *vascular* e um *tubular*.

É sabido que a típica cólica saturnina acompanha-se de hipertensão arterial, oligúria e hiponatriúria. Segundo a hipótese da "nefropatia vascular", uma isquemia renal transitória é observada nos episódios de intoxicação aguda. Paralelamente a esta modificação da circulação intrarrenal, observa-se também uma importante variação da circulação sistêmica, com hipertensão arterial moderada e aumento da resistência vascular periférica. Uma das hipóteses, por analogia com outras situações mórbidas, mas não suficientemente documentada por plano experimental, é que as alterações hemodinâmicas sistêmicas sejam devidas à ativação do sistema renina-angiotensina-aldosterona (Loi, 1981; Robles *et al.*, 2007) (Fig. 44.4).

A pressão arterial e a diurese, em geral, normalizam-se entre cinco e sete dias do episódio de intoxicação aguda, o perfil hemodinâmico e funcional do rim retoma ao normal em três a quatro semanas.

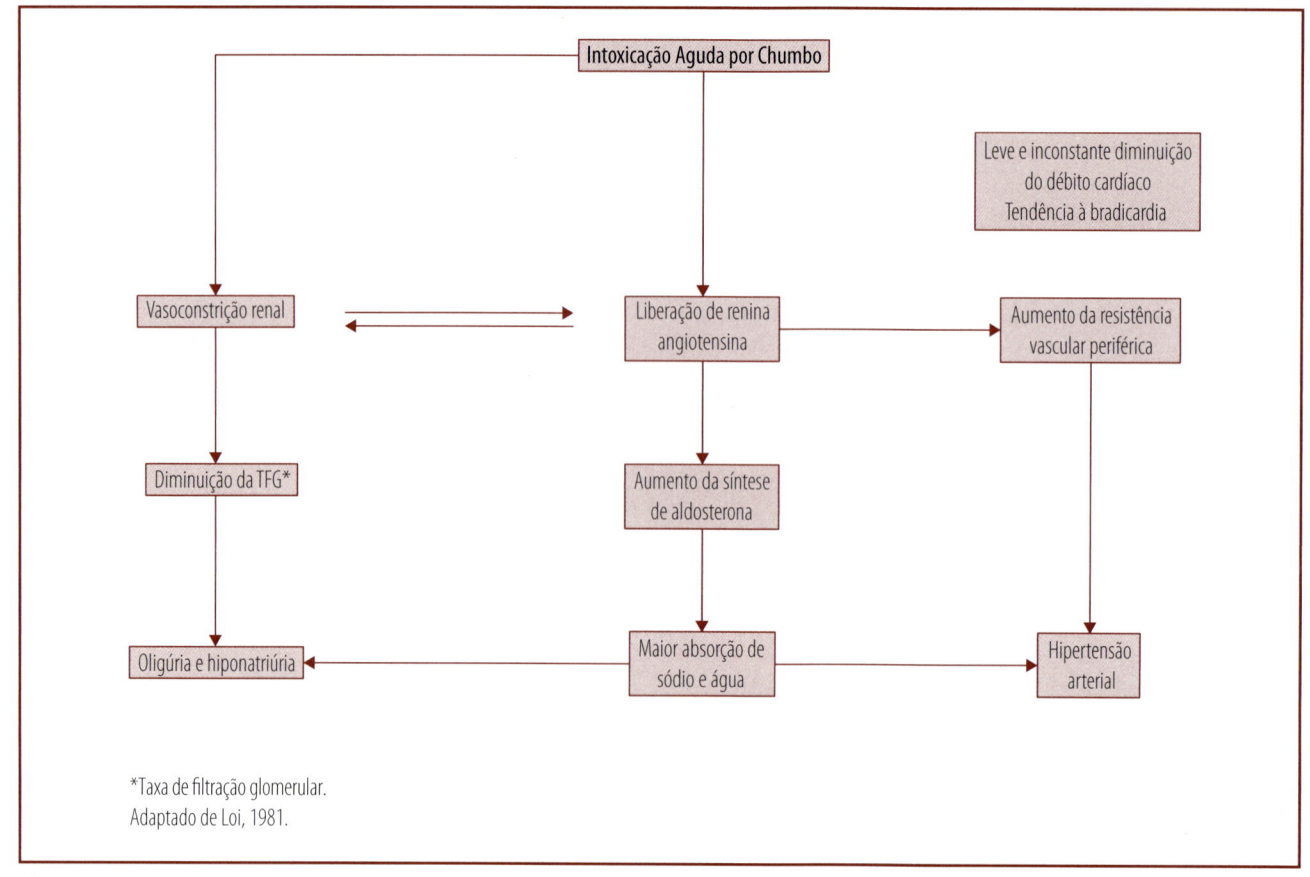

Fig. 44.4. "Nefropatia vascular" causada pelo chumbo.

A "nefropatia tubular" pode ser secundária à alteração vascular, ou também por uma ação direta do metal na estrutura celular. Alteração característica e frequente da função renal, observada em uma fase precoce da exposição, é uma diminuição da reabsorção e/ou excreção de solutos por alteração no transporte ativo da célula tubular proximal.

Estas alterações manifestam-se por aminoacidúria, glicosúria com glicemia normal e fosfatúria, componentes da síndrome de Fanconi, associadas à hiperuricemia por diminuição da excreção de ácido úrico (Sun *et al.*, 1996; Wedeen *et al.*, 1975; Batuman *et al.*, 1981; Loi, 1981; Goyer, 1990; McKinney, 1990).

Estudos ultraestruturais de microscopia eletrônica têm evidenciado modificações características da morfologia mitocondrial em uma fase precoce da intoxicação experimental em ratos, e estudos efetuados em mitocôndrias isoladas mostram que modificações morfológicas ultraestruturais estão intimamente associadas a alterações funcionais (Loi, 1981; UNEP/ILO/WHO, 1991) (Fig. 44.5).

Outros achados laboratoriais são proteinúria glomerular e tubular e excreção urinária de N-acetilbetaglucosaminidase (NAG) (UNEP/ILO/WHO, 1991; Chia *et al.*, 1995).

O estudo de Cardenas *et al.* (1993), um projeto de pesquisa para avaliação de novos marcadores de nefrotoxicidade, encontrou, em trabalhadores expostos ao chumbo, uma interferência na síntese renal de eicosanoides, resultando em diminuição de excreção urinária de alfa 6-ceto-PGFl e aumento da excreção de tromboxano (TXB2), achados não associados com sinais de disfunção renal.

A acumulação do chumbo nos rins, particularmente nos túbulos proximais, pode estar associada com a presença de corpos de inclusão intranuclear (Sun, 1966; UNEP/ILO/WHO, 1991; Bernard, Lauwerys, 1992) (Fig. 44.6). Sua presença, entretanto, não se correlaciona com a gravidade da nefropatia (Goyer, 1990).

A mobilização do chumbo presente no organismo pode ser feita pela administração de quelantes, como: 2,3-dimercapto-propanol (BAL), ácido etilenodiaminotetracético Na_2Ca (EDTA) e ácido dimercapto-succínico (DMSA), com eliminação pela urina (McKinney, 1990; Bernard, Lauwerys, 1992). A terapia quelante aumenta marcadamente a excreção do chumbo, com perda dos corpos de inclusão intranuclear e restauração da morfologia e função da célula tubular renal (Goyer, 1990).

✓ *Solventes*

Entre as várias classes de solventes que causam lesões agudas do sistema renal, encontram-se os hidrocarbonetos alifáticos halogenados, hidrocarbonetos aromáticos, glicóis e fenóis.

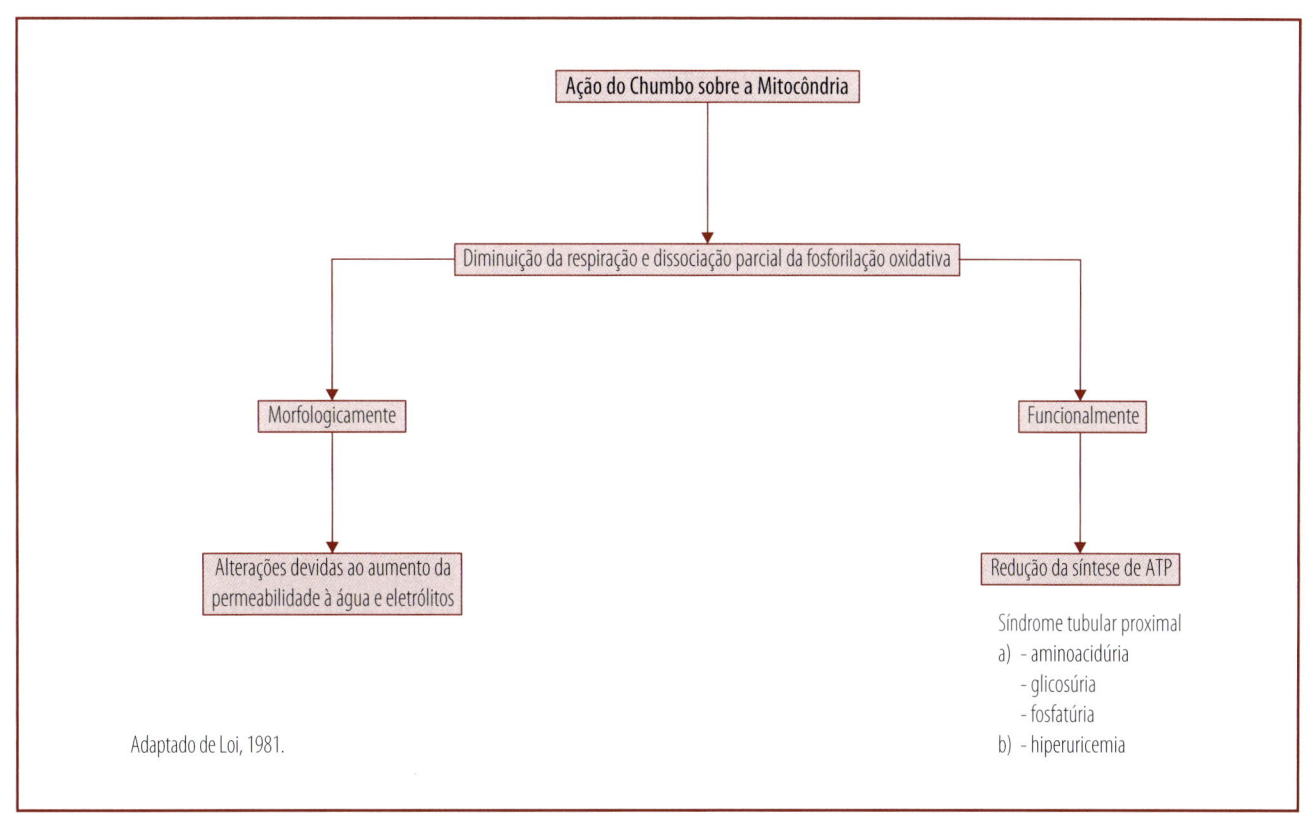

Fig. 44.5. "Nefropatia tubular" causada pelo chumbo.

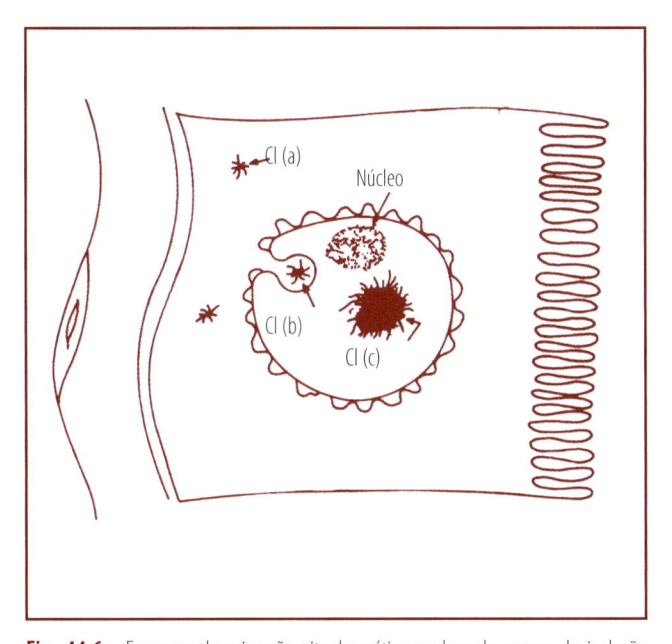

Fig. 44.6. Esquema de migração citoplasmático-nuclear de corpos de inclusão (complexos chumbo-proteína) nas células tubulares renais, por exposição ao chumbo. N = Nucléolo. CI (a) = Complexo chumbo-proteína fibrilar no citoplasma. CI (b) = Invaginação da membrana nuclear em torno do complexo chumbo-proteína. CI (c) = Agregado de complexos chumbo-proteína, formando o corpo de inclusão intracelular. Adaptado de UNEP/ILO/WHO, 1991

✓ *Hidrocarbonetos alifáticos halogenados*

O tetracloreto de carbono (CC_{l4}) é o composto mais frequentemente responsável por necrose tubular aguda entre os hidrocarbonetos alifáticos halogenados (Loi, 1981). Entre os outros compostos da classe, causadores de necrose tubular aguda, encontram-se o 1,2-*dicloroetano* (CH_2Cl-CH_2Cl), o 1, 1-dicloroetileno (CH_2=CCl), o tricloroetileno (CH-Cl=CCl_2), o 1,1,2,2*teracloroetano* ($CHCl_2$-$CHCl_2$), o tetracloroetileno (CCl_2=CCl_2) e o clorofórmio ($CHCl_3$) (Rosenstock, Cullen, 1986; Kaysen, 1990; McKinney, 1990; UNEP/ILO/WHO, 1991).

Intoxicações por hidrocarbonetos alifáticos halogenados podem causar lesão aguda do fígado e dos rins, sendo que o efeito predominante do tóxico depende da via de absorção. Geralmente, a inalação leva a efeitos predominantes no sistema renal e a ingestão predispõe o indivíduo à necrose hepatocelular como manifestação proeminente. Tanto as lesões renais, como a hepática, são provavelmente causadas por metabólitos desses solventes (Rosenstock, Cullen, 1986). A ingestão de álcool é fator predisponente para o desenvolvimento de hepato e nefrotoxicidade na intoxicação por tetracloreto de carbono (Manno *et al.*, 1996).

Após exposição aguda, os pacientes tipicamente se apresentam com sintomas de depressão do sistema nervoso central, como confusão mental e sonolência, frequentemente acompanhados de náuseas e vômitos. Sinais e sintomas de irritação de mucosas também podem estar presentes, mas alguns pacientes apresentam-se livres de quaisquer sintomas. Dor abdominal, constipação, diarreia e febre são outros sintomas comuns que precedem as manifestações renais.

Manifestações renais, com ou sem envolvimento hepático, aparecem sete a dez dias após as manifestações sistêmicas. Inicialmente ocorre uma diminuição do débito urinário, que pode chegar à anúria, e se acompanha de uma síndrome hemorrágica com hematúria macroscópica (Loi, 1981; Rosenstock, Cullen, 1986; Kaysen, 1990). Cilindros hemáticos podem ser encontrados em análise de amostras frescas de urina.

Em trabalhadores expostos ao *estireno*, foram demonstradas correlações *borderline* com o aumento da eliminação de proteína ligada ao retinol e albumina, sugerindo efeito leve sobre túbulos renais e sobre o glomérulo (Verplanke, Herber, 1998).

O mecanismo patogenético de ação dos hidrocarbonetos alifáticos halogenados, determinando necrose tubular, ainda não está completamente esclarecido. Para o tetracloreto de carbono, é proposto que a ação tóxica deve-se à formação do radical livre CCl_3-, o qual levaria a uma lesão celular ao nível do retículo endotelial (Loi, 1981).

Embora não patognomônico, hidrocarbonetos causam graus elevados de hematúria e proteinúria, não vistos em outras causas de insuficiência renal aguda induzida por toxinas (Rosenstock, Cullen, 1986). O diagnóstico diferencial é feito com glomerulonefrite aguda.

O prognóstico é bom, com recuperação espontânea e completa. Entretanto, a diálise pode ser necessária em alguns pacientes.

✓ *Hidrocarbonetos aromáticos*

Casos de dano hepatorrenal com insuficiência renal aguda já foram descritos em intoxicações por inalação de vapores de solventes contendo altos teores de *tolueno* (Loi, 1981; Rosenstock, Cullen, 1986; Kaysen, 1990). A acidose tubular renal também é descrita (Streicher *et al.*, 1981; Kaysen, 1990). A toxicidade em nível tubular é atribuída a uma ação direta do solvente (Pai *et al.*, 1998).

Um caso de dano renal pelo *tolueno*, acompanhado de elevada mioglobinúria, também é citado, mas sem uma interpretação patogenética para a liberação de mioglobina da massa muscular (Loi, 1981).

✓ *Glicois*

O principal representante desta classe de solventes é o *etilenoglicol*, que também causa lesão tubular aguda após exposição excessiva (Rosenstock, Cullen, 1986; McKinney, 1990; Poldelski *et al.*, 2001). A principal via de absorção é a via digestiva (intencional ou acidental) e, portanto, a possibilidade de intoxicação de origem profissional é rara.

A insuficiência renal aguda representa a fase terminal da intoxicação, e estará presente se o paciente sobreviver às fases de comprometimento do sistema nervoso central e de sintomas cardiopulmonares, primeira e segunda fases, respectivamente.

A toxicidade do *etilenoglicol* é intimamente relacionada com o seu metabolismo e, em particular, com a formação de ácido oxálico, que é um metabólito terminal. A porcentagem de etilenoglicol que é metabolizada em ácido oxálico varia de 3% a 10%, e é condicionada à disponibilidade da enzima álcool-desidrogenase (Loi, 1981). Estudo recente de Poldelski *et al.* (2001) demonstrou, em segmentos de túbulos proximais de camundongos, que o glicaldeído e o ácido glioxílico (glioxilato) são os principais metabólitos responsáveis pela nefrotoxicidade do etilenoglicol, através da depleção de ATP e da destruição de fosfolípides e enzimas (Fig. 44.7).

O ácido oxálico representa um metabólito estranho ao organismo humano e, portanto, tóxico. Este efeito tóxico é provavelmente multifatorial, resultado de depósito de cristais de oxalato de cálcio na célula e na luz tubular, e de efeito citotóxico direto (Friedman, 1962; Loi, 1981; Rosenstock, Cullen, 1986). Uma hipótese para explicar a lesão da célula tubular é a de que o oxalato venha a ser transportado ativamente pelas células do túbulo proximal e que, na passagem através da célula, ele possa quebrar metais bivalentes essenciais, como cálcio e magnésio, produzindo, deste modo, necrose tubular (Friedman, 1962; Loi, 1981).

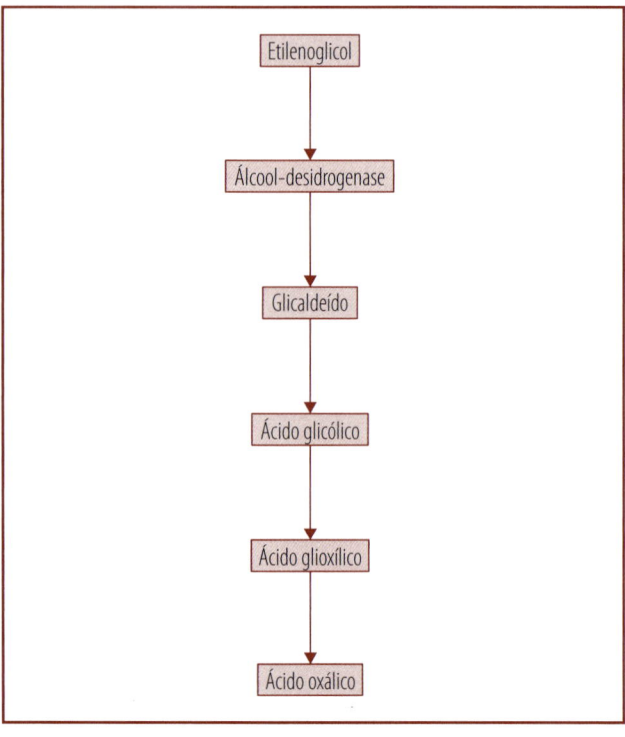

Fig. 44.7. Metabolismo do etilenoglicol.

Com a formação do metabólito ácido, acidose metabólica com grande hiato aniônico é marcante na intoxicação por etilenoglicol, sendo menos evidente na intoxicação por dietilenoglicol e por trietilenoglicol (Friedman, 1962; Loi, 1981; McKinney, 1990).

Do ponto de vista anatomopatológico, as lesões descritas são uma necrose nefrotóxica limitada ao túbulo proximal (Loi, 1981). Um aspecto patognomônico é o encontro de cristais de oxalato de cálcio na luz tubular. Estão presentes também alterações glomerulares caracterizadas por hipercelularidade, espessamento da membrana basal e depósitos granulares na cápsula de Bowman (Rosenstock, Cullen, 1986). Nos túbulos coletores podem ser vistos numerosos cilindros celulares.

O tratamento é feito com antídoto específico. Deve ser administrado álcool etílico endovenosamente, que irá competir pela enzima álcool-desidrogenase (Loi, 1981; Gabow, 1986; Rosenstock, Cullen, 1986; McKinney, 1990; UNEP/ILO/WHO, 1991). Devido à quelação de íons cálcio, deve ser feita a administração de cálcio exógeno e/ou mobilização do cálcio endógeno com paratormônio (Friedman, 1962; Loi, 1981). O etilenoglicol pode também ser removido do organismo por diurese forçada ou diálise (Gabow, 1986; Rosenstock, Cullen, 1986; McKinney, 1990). A acidose metabólica deve ser corrigida e a administração de piridoxina e tiamina pode ajudar a desviar o etilenoglicol para outras vias metabólicas menos tóxicas (McKinney, 1990).

Se o paciente se recupera, a biópsia renal mostra glomérulos, vasos e interstício normais, cilindros celulares nos túbulos coletores, numerosos cristais nos túbulos proximais e cristais no interior das células tubulares, simulando granulomas (Flanagan, Usaf, Libcke, 1964).

✓ *Fenóis*

O *fenol* pode ser absorvido por via inalatória, digestiva e cutânea. Embora cause grave queimadura local, sintomas sistêmicos também podem ocorrer. Estes incluem cefaleia, vertigem, sialorreia, náuseas, vômitos e diarreia.

Na intoxicação grave, a excreção urinária de albumina pode estar aumentada e cilindros hemáticos podem ser encontrados na urina (Kaysen, 1990). A hidroquinona, metabólito do fenol, é excretada pela urina e, após oxidação, causará alterações na coloração da urina, variando de esverdeada até marrom (Kaysen, 1990).

Agrotóxicos

Várias substâncias utilizadas como praguicidas são tóxicas para os rins. Entre elas, destacam-se os inseticidas organofosforados, os inseticidas derivados do ácido carbâmico, os derivados do bipiridilo, além de outras substâncias que serão citadas a seguir.

✓ *Inseticidas organofosforados e carbamatos*

Uma redução da taxa de filtração glomerular, bem como uma redução da reabsorção tubular de fosfato, sugerindo uma disfunção tubular proximal leve tem ocorrido em trabalhadores da agricultura, expostos a estes inseticidas (Rosenstock, Cullen, 1986; Kaysen, 1990). Outros autores descrevem uma síndrome oligoanúrica, com azotemia elevada, albuminúria, cilindrúria importante (cilindros hialinos, granulosos e celulares) e modesta hematúria (Loi, 1981).

A fisiopatologia parece estar ligada à depressão da enzima acetilcolinesterase, causada pela ligação destes inseticidas a esta enzima (Loi, 1981; Kaysen, 1990).

✓ *Derivados do bipiridilo*

A intoxicação aguda por *paraquat* apresenta um quadro clínico grave, caracterizado por três fases: uma primeira fase com sintomas do trato gastrointestinal, uma segunda fase renal ou hepatorrenal e uma fase terminal pulmonar, que quase sempre evolui para o óbito (Loi, 1981). Habitualmente a insuficiência renal aguda se estabelece no quinto dia de ingestão e a função renal normaliza em 3 semanas (Kim *et al.* 2009). Recomenda-se a leitura do Capítulo 39 deste livro, sobre Doença hepática relacionada ao trabalho, na seção referente ao *paraquat*.

As manifestações renais geralmente são oligúria com azotemia elevada e persistente e sinais clínicos de uremia sem modificações significativas do equilíbrio hidroeletrolítico. Hematúria, proteinúria, glicosúria e síndrome de Fanconi também são descritas (UNEP/ILO/WHO, 1991).

O mecanismo patogenético pelo qual o *paraquat* exerce seu efeito tóxico é ainda pouco claro, mas provavelmente é devido à formação de metabólitos intermediários, que são íons superóxido (O_2) (Loi, 1981). Esta hipótese é sustentada pelo fato de que a administração da enzima superóxido-dismutase, que catalisa a eliminação metabólica de íons superóxido, modifica a toxicidade pulmonar do *diquat*, um análogo do *paraquat*, em ratos (Loi, 1981).

✓ *Pentaclorofenol, dinitrofenol e dinitro-o-cresol*

A lesão renal provocada por estas substâncias é de causa pré-renal e se instaura devido à redução do fluxo sanguíneo renal e da pressão de filtração, consequente a uma hipovolemia relativa (vasodilatação periférica) e absoluta (desidratação devido à sudorese profusa) (Loi, 1981).

O estado hipermetabólico se instaura na intoxicação por estes agentes, devido a uma estimulação direta da oxidação celular, com desacoplamento da fosforilação oxidativa em nível da cadeia respiratória mitocondrial, formação de compostos altamente energéticos e consequente liberação de calor (Loi, 1981; Kaysen, 1990).

No caso específico do dinitro-o-cresol, além do efeito indireto, devido à hipovolemia, também se verifica um efeito tóxico direto, com lise das células tubulares e dos hepatócitos (Loi, 1981).

Hiperpirexia fatal pode ocorrer nas intoxicações por estes compostos (Kaysen, 1990).

✓ *Miscelânea*

Inseticidas organoclorados, compostos mercuriais orgânicos e outras substâncias utilizadas como praguicidas também têm sido implicados como causadores de disfunção ou lesão tubular aguda (Rosenstock, Cullen, 1986; Kaysen, 1990; UNEP/ILO/ WHO, 1991).

Gases

O principal gás causador de lesão renal é a arsina. O *monóxido de carbono* também tem sido implicado em lesões renais.

✓ *Arsina*

Numerosas substâncias tóxicas podem produzir hemólise intravascular disseminada, entre elas a arsina (Fowler, Weissberger, 1974; Loi, 1981; Kaysen, 1990; McKinney, 1990; UNEP/ILO/WHO, 1991; Bernard, Lauwerys, 1992).

Qualquer que seja o tóxico responsável pela hemólise, manifesta-se insuficiência renal aguda, por um dos seguintes mecanismos, que podem atuar isoladamente ou em conjunto (Fowler, 1974; Loi, 1981):
- efeito tóxico direto por inibição da respiração da célula tubular;
- hipóxia secundária à anemia hemolítica;
- liberação de hemoglobina que é filtrada e se precipita no lume tubular, formando cilindros hemoglobínicos e determinando uma obstrução mecânica ao fluxo de urina.

O período entre a intoxicação por arsina e a hemólise intravascular pode variar, desde alguns segundos, até 24 horas, sendo que o eritrócito é a única célula circulante do sangue atacada pela arsina (Loi, 1981).

O mecanismo patogenético fundamental, pelo qual se verifica hemólise, é relativamente bem conhecido: a arsina determina uma diminuição da concentração de glutationa-reduzida, no eritrócito, que se transforma em glutationa-oxidada.

A importância da glutationa-reduzida, na integridade da membrana do eritrócito, é amplamente conhecida. Numerosas provas experimentais têm demonstrado que ocorre lise da hemácia quando a concentração da glutationa-reduzida cai a valores inferiores a 40% do valor normal (Loi, 1981).

As manifestações renais são: urina avermelhada ou escura, hematúria, hemoglobinúria, proteinúria ocasional e sinais e sintomas de insuficiência renal aguda.

Hemoglobinúria paroxística noturna também deve ser considerada (Rosenstock, Cullen, 1986; Goyer, 1990).

Histologicamente, observa-se comprometimento principalmente do túbulo contorcido proximal. As células de revestimento apresentam necrose e, no lume tubular, encontram-se numerosos detritos necróticos, células descamativas e hemácias (Loi, 1981).

A necrose tubular aguda deve ser tratada com manitol e hemodiálise, imediatamente após a exposição. Exsanguineotransfusão também pode ser necessária, por causa da hemólise (Kaysen, 1990).

O prognóstico depende do grau do dano renal e se correlaciona diretamente com o comprometimento da diurese (Kaysen, 1990). A recuperação anatomofuncional do rim não é completa, por causa de alterações em nível glomerular e intersticial (Loi, 1981; Kaysen, 1990).

A glomeruloesclerose e a fibrose intersticial residuais são causadas por fibroplasia secundária à atrofia tubular e/ou dano intersticial, secundário ao edema e infiltrado celular, no episódio de necrose tubular aguda e/ou lesão direta do interstício pelo complexo "arsêniohemoglobina" (Loi, 1981).

✓ *Monóxido de carbono*

Necrose muscular pode se seguir à exposição a várias substâncias tóxicas, entre elas o *monóxido de carbono* (Rosenstock, Cullen, 1986). O mecanismo de lesão renal é a obstrução tubular por cilindros mioglobínicos. O tratamento inclui manutenção de alto fluxo de urina e correção das anormalidades metabólicas. Diálise pode ser necessária, mas a recuperação usualmente é completa.

Doenças renais crônicas

Várias substâncias químicas podem causar nefropatias crônicas. Contudo, não se conhece a proporção de casos de insuficiência renal crônica idiopática, atribuíveis à exposição repetida a nefrotoxinas ocupacionais, em baixas doses.

A complexidade estrutural e funcional do rim torna difícil a análise do efeito nocivo do tóxico ao sistema renal, quando se fala de nefropatia crônica. Os mecanismos patogenéticos fundamentais ou prevalentes, para explicar os efeitos tóxicos, em médio e longo prazos, vão depender da substância tóxica envolvida, mas podem ser resumidos como na Tabela 44.3.

O chumbo é um exemplo clássico de substância tóxica que age em nível da hemodinâmica renal, tanto na intoxicação aguda, como na crônica. Vale a pena repetir que, durante o episódio de intoxicação aguda, estabelece-se uma constrição da artéria glomerular aferente, como consequente isquemia; na nefroangioesclerose saturnina estabilizada esta isquemia é persistente. Tal situação hemodinâmica determina, no plano funcional, uma diminuição do fluxo sanguíneo renal e da taxa de filtração glomerular.

Tabela 44.3. Mecanismos de lesão renal, em médio e longo prazos	
Modificação	Agente
Modificação prevalente da hemodinâmica renal	Chumbo Sulfeto de carbono
Modificação prevalente da função glomerular	Solventes Mercúrio
Modificação prevalente da função tubular proximal	Chumbo Mercúrio
Modificação prevalente da função tubular distal	Cádmio

Modificação Prevalente da Hemodinâmica Renal

Outro exemplo clássico de modificação hemodinâmica é o dissulfeto de carbono, que provoca um quadro de arterioloesclerose renal, no contexto de uma aterosclerose sistêmica, associada à dislipidemia.

Modificação prevalente da função glomerular

Este fato acontece frequentemente na exposição ocupacional a solventes, levando a uma nefropatia glomerular primitiva, isolada ou no contexto de uma síndrome de Goodpasture.

Alterações estruturais mínimas da membrana basal glomerular, com alteração da permeabilidade e consequente proteinúria glomerular seletiva, também se verificam na exposição crônica ao *mercúrio*.

Modificação prevalente da função tubular proximal (síndrome tubular proximal)

É causada principalmente por metais pesados (em particular chumbo, mercúrio e cádmio) e determina alterações da função do túbulo proximal, que podem se manifestar por aminoacidúria, glicosúria e fosfatúria, isoladas ou combinadas.

Modificação prevalente da função tubular distal (síndrome tubular distal)

Estas alterações são encontradas raramente, se comparadas com a alta frequência das alterações do túbulo proximal.

Do ponto de vista funcional, estas alterações se manifestam por perda da capacidade de acidificação e de concentração da urina. O *cádmio,* em casuísticas limitadas, tem sido implicado como um causador destas alterações.

Entre as substâncias que comprovadamente causam doenças renais crônicas encontram-se metais, solventes, sílica livre e dissulfeto de carbono. Os mecanismos de lesão podem ser por toxicidade direta, ou mediados imunologicamente.

Metais

✓ *Mercúrio*

Este metal é, sabidamente, conhecido como um causador de lesão renal, após exposição a baixas doses, por tempo prolongado (Rosenstock, Cullen, 1986; Goyer, 1990; Kaysen, 1990). A doença renal resultante de exposição crônica ao mercúrio é, presumivelmente, de origem imunológica.

Exposição crônica a baixas doses de sais ou vapores de mercúrio pode induzir uma glomerulonefrite membranosa, secundária a depósitos de imunocomplexos circulantes na membrana basal glomerular (Becker *et al.*, 1962; Tubbs *et al.*, 1982; Goyer, 1990; Kaysen, 1990; Bernard, Lauwerys, 1992).

A expressão clínica típica do dano renal causado pelo mercúrio é uma proteinúria do tipo glomerular, isolada, ou fazendo parte de um quadro de síndrome nefrótica característica (Becker *et al.*, 1962; Loi, 1981; Tubbs *et al.* 1982; McKinney, 1990; UNEP/ILO/WHO, 1991).

Proteinúria tubular (excreção de b2-microglobulina) não é característica de exposição crônica ao mercúrio, mas já foi descrita, juntamente com o encontro de antígenos e enzimas renais (NAG) na urina, ambos sugerindo um dano em nível tubular (Loi, 1981; Kaysen, 1990; McKinney, 1990; UNEP/ILO/WHO, 1991).

Alterações histológicas tubulares também já foram encontradas, como modificações degenerativas e hiperplasia celular. A observação de hiperplasia celular ainda é limitada e necessita de acompanhamento, para se pressupor que represente uma lesão pré-cancerosa (Loi, 1981).

✓ *Cromo*

Os efeitos tóxicos do cromo, após exposição crônica, também são causados pelo cromo hexavalente. Foram observados aumento da excreção de b2microglobulina e proteína ligada ao retinol, presença de antígenos renais (BB-50) na urina, bem como excreção da enzima beta-glucuronidase (Goyer, 1990; UNEP/ILO/WHO, 1991).

✓ *Cádmio*

Quarenta a 80% do cádmio presente no organismo humano estão armazenados no fígado e nos rins. A lesão renal acontece quando o estoque hepático é saturado e o cádmio passa a circular na corrente sanguínea, ligado à tioneína, uma proteína de baixo peso molecular. Este complexo cádmio-tioneína é filtrado pelo glomérulo e absorvido pelas células do túbulo proximal. A proteína é degradada e o cádmio passa a exercer seu efeito tóxico.

A principal manifestação de lesão renal crônica pelo cádmio é a proteinúria tubular (b2-microglobulina e proteína ligada ao retinol), além de outros efeitos tubulares como aminoacidúria, glicosúria e fosfatúria (Loi, 1981; Della Rosa, 1985; Rosenstock, Cullen, 1986; Goyer, 1990; Kaysen, 1990;

McKinney, 1990; Ryan, Huet & Macintosh, 2000). Estes achados significam um dano seletivo do túbulo proximal. Entretanto, são descritas, também, proteinúria glomerular (albumina e transferrina) (Loi, 1981; Goyer, 1990; McKinney, 1990) e acidose tubular renal (Goyer, 1990), sugerindo lesão glomerular e do túbulo distal (Melo, 1993)

O cádmio também atua sobre o metabolismo do cálcio, provocando hipercalciúria e formação de cálculos renais (Loi, 1981; Goyer, 1990; Kaysen, 1990). Nefrocalcinose pode ocorrer em exposições graves. Inibe ainda a conversão da vitamina D em sua forma ativa – 1,25-diidroxicalciferol – podendo ocorrer osteomalácia (Kaysen, 1990).

As alterações histológicas, se presentes, não são específicas e consistem em degeneração das células tubulares nos estágios iniciais (reversível), progredindo para atrofia tubular e fibrose intersticial (irreversível) (Loi, 1981; Goyer, 1990). Espessamento da membrana basal glomerular também foi observado (Loi, 1981).

Estudo recente de Fukumoto et al. (2001) demonstrou, em células tubulares proximais de ratos, uma inibição (pelo cádmio) do gap juncional de comunicação intracelular e, consequentemente, um aumento do cádmio intracelular, sugerindo que a demonstração de tal fato possa ser um indicador de nefrotoxicidade.

A quantificação da excreção urinária de cádmio é útil para o diagnóstico. Valores maiores que 10µg de cádmio por grama de creatinina significam, provavelmente, que a doença está presente (Loi, 1981; Rosenstock, Cullen, 1986; UNEP/ILO/WHO, 1991, Jarup, Akesson, 2009). Excreção de enzimas e antígenos renais também tem sido encontrada em trabalhadores expostos cronicamente ao cádmio (Goyer, 1990; UNEP/ILO/WHO, 1991).

Não existe tratamento específico para a nefropatia crônica causada pelo cádmio, a não ser correção dos distúrbios metabólicos causados pelo próprio cádmio e pela disfunção tubular. A proteinúria tubular, usualmente, persiste após cessada a exposição, mas geralmente não significa progressão da doença (Loi, 1981; Rosenstock, Cullen, 1986). A evolução para insuficiência renal crônica tem sido descrita (Rosenstock, Cullen, 1986).

✓ *Chumbo*

A exposição crônica ao chumbo produz dois tipos de alterações anatomofuncionais nos rins: um dano em nível vascular, mais precisamente arteriolar (nefroangioesclerose) e um dano em nível tubular, por efeito lesivo direto do chumbo sobre a célula tubular ou por hipóxia secundária à diminuição da perfusão renal. Estas alterações em geral apresentam-se combinadas em um único quadro patológico (Santos, 1992; Melo, 1993).

Uma questão duvidosa a respeito da intoxicação crônica por chumbo é se a lesão vascular renal deve ser considerada primitiva, ou secundária a um quadro de arterioloesclerose generalizada, ou seja, se a hipertensão arterial que frequentemente acompanha a nefropatia saturnina deve ser considerada efeito ou causa desta nefropatia.

O que se sabe é que a lesão vascular é precoce e é responsável pela progressiva deterioração da função renal. Sabe-se, também, que estas lesões tornam-se irreversíveis se a exposição ao metal persistir.

O quadro clínico de intoxicação crônica pelo chumbo é de hipertensão arterial, geralmente elevada, hiperuricemia e, frequentemente, gota (Batuman *et al.*, 1981; Rosenstock, Cullen, 1986; Kaysen, 1990; McKinney, 1990). Hipercalemia também pode estar presente (Kaysen, 1990). Sinais e sintomas de insuficiência renal crônica aparecem em uma fase avançada da doença (Santos, 1992; Melo, 1993). A exposição ao chumbo, mesmo em baixos níveis, pode contribuir para o endurecimento arterial associado ao estresse oxidativo vascular e consequente hipertensão arterial (Perlstein *et al.*, 2007).

Um achado importante é o encontro de gota em pacientes com insuficiência renal crônica, que sugere, fortemente, nefropatia por chumbo (Batuman *et al.*, 1981; Rosenstock, Cullen, 1986; McKinney, 1990).

Histologicamente, os rins são indistinguíveis dos vistos na nefropatia hipertensiva avançada (Rosenstock, Cullen, 1986).

Todos os pacientes devem ser afastados da exposição. A hipertensão arterial deve ser controlada e a quelação com EDTA Na_2Ca deve ser realizada, se as condições do paciente permitirem, principalmente se os níveis sanguíneos de chumbo estiverem elevados (Rosenstock, Cullen, 1986; Kaysen, 1990; McKinney, 1990; Bernard, Lauwerys, 1992; Rigotto, 1992b).

A história natural e o risco de progressão da doença ainda não foram estabelecidos.

✓ *Berílio*

A principal manifestação da beriliose é a doença granulomatosa sistêmica, envolvendo prioritariamente pulmões, medula óssea, fígado e gânglios linfáticos. A lesão renal não é encontrada isoladamente, mas somente associada com lesões de outros órgãos.

Nos rins, a exposição crônica ao berílio pode produzir granulomas e fibrose intersticial. A nefropatia causada pelo berílio é manifestada por hipercalciúria e formação de cálculos em 30% dos pacientes (Stoeckle, Hardy, Weber, 1969; 1990; UNEP/ILO/WHO, 1990).

O mecanismo fisiopatológico da alteração do metabolismo de cálcio é uma diminuição dos níveis séricos de paratormônio e aumento da absorção intestinal de cálcio, semelhante ao encontrado na sarcoidose (Kaysen, 1990); UNEP/ILO/WHO, (1990).

Hiperuricemia sem gota é um quadro característico de exposição crônica ao *berílio* (Kaysen, 1990).

Solventes

Exposição crônica a *solventes* pode acontecer em várias atividades de trabalho, principalmente na indústria química e petroquímica. Estudos retrospectivos comparando pacientes com diagnóstico de glomerulonefrite, por biópsia, e pacientes apresentando outras formas de doença renal, em relação à história pregressa de exposição a solventes, mostram uma incidência aumentada de exposição a solventes, em pacientes com doença glomerular (Bertelli, Farina, Alessio, 1982; Ravnskov, Lundstrom, Nórden, 1983; Bell *et al.*, 1985; Kaysen, 1990). Nenhum agente específico foi implicado. Num estudo epidemiológico tipo caso-controle, realizado em São Paulo, foi encontrado um risco aumentado de desenvolvimento de glomerulonefrite rapidamente progressiva (RR=5,0; IC 95%; 1,1-22,0) associado com a exposição a solventes (Sesso *et al.*, 1990). Numa revisão sistemática de catorze estudos caso-controle, o risco de doença renal crônica foi 3 vezes maior em indivíduos expostos a solventes (Ravnskov, 2000).

Vários tipos de glomerulonefrites são descritos na intoxicação crônica por solventes e mecanismos imunes parecem estar envolvidos. Uma hipótese para explicar a lesão renal é que os solventes interagem com fatores imunes potencialmente nefrotóxicos, ou com o próprio tecido renal, facilitando o desenvolvimento de glomerulonefrites (Daniell, Couser, Rosenstock, 1988). Anticorpos contra a membrana basal glomerular são sempre encontrados.

Como a exposição a solventes é comum, e quadros de glomerulonefrites são relativamente raros, o desenvolvimento da doença pode envolver reações de hipersensibilidade ou envolver predisposição genética ou de outra causa (Kaysen, 1990).

As manifestações clínicas são de insuficiência renal e urina escura pode estar presente (Daniell, Couser, Rosenstock, 1988).

A glomerulonefrite secundária à exposição a *solventes* pode acontecer como um evento mórbido isolado, ou no contexto de uma síndrome de Goodpasture (Zimmerman, Groehler, Beirne, 1975; Loi, 1981; Churchill, Fine, Gault, 1983; Bell *et al.*, 1985; Daniell, Couser, Rosenstock, 1988; Goyer, 1990; Kaysen, 1990; Rosenberg, 1990; Bernard, Lauwerys, 1992). O quadro clínico da síndrome de Goodpasture é de hemorragia pulmonar alveolar, seguida de glomerulonefrite rapidamente progressiva, que acontece geralmente em indivíduos jovens e do sexo masculino.

O mecanismo patogenético é assim entendido: após inalação de solventes e efeito tóxico direto destes sobre a membrana basal alveolar, ocorreria uma alteração na antigenicidade desta membrana. Anticorpos produzidos contra a membrana basal alveolar alterada teriam uma reação cruzada com a membrana basal glomerular, provocando assim a glomerulonefrite (Loi, 1981; Goyer, 1990).

Vários tipos de alterações histológicas são encontrados na biópsia renal. São sempre observados depósitos lineares de imunoglobulinas (síndrome de Goodpasture) ou depósitos granulares de imunocomplexos sobre a membrana basal (Loi, 1981; Goyer, 1990).

Sílica-livre

Como é conhecido, a silicose constitui a manifestação clínica mais frequente em pessoas expostas cronicamente a partículas de sílica-livre (SiO_2). Entretanto, a exposição a cargas maciças de sílica-livre pode também resultar em doença sistêmica generalizada, semelhante a doenças do colágeno como o lúpus eritematoso sistêmico. Como na beriliose, a doença renal não ocorre na ausência de doença pulmonar ou sistêmica.

Estudos de Ng *et al.* (1992) e Ng, Lee e Phoon (1993) demonstraram aumento da excreção de albumina, proteínas de baixo peso molecular e enzimas urinárias em trabalhadores expostos a altas cargas de sílica-livre. Baseados em seus achados, os autores concluíram que a exposição prolongada à sílica-livre está associada com o desenvolvimento de lesão nefrotóxica crônica irreversível. Este tema foi recentemente revisto e confirmado por Vupputuri *et al.* (2012).

Goldsmith e Goldsmith (1993) fazem referência a um risco aumentado de insuficiência renal crônica em trabalhadores expostos a *sílica-livre*.

Glomerulonefrite mediada imunologicamente já foi produzida em modelos animais experimentais e, em humanos, já foram detectados anticorpos contra a membrana basal glomerular e imunocomplexos circulantes em expostos à *sílica-livre* (Kaysen, 1990; McKinney, 1990). Estudos em animais também demonstraram que a sílica é excretada por filtração glomerular, e um estudo morfológico em material de biópsia humana e de animais mostrou depósitos de sílica nas áreas subepitelial e subendotelial da membrana basal e nas células epiteliais (UNEP/ILO/WHO, 1991). Estas alterações sugerem um efeito tóxico direto sobre o glomérulo. Um mecanismo de lesão também citado é uma toxicidade celular direta, no nível do sistema NaK-ATPase (Hauglustaine *et al.*, 1980).

Entre os achados de biópsia incluem-se: glomeruloesclerose focal, outros tipos de glomerulonefrites, bem como nefrite tubulointersticial grave. Um achado constante é uma vasculite generalizada (Kaysen, 1990).

Hipertensão arterial é uma manifestação clínica frequente, associada a proteinúria, alterações do sedimento urinário e diminuição da capacidade de concentração da urina, podendo evoluir para insuficiência renal (Hauglustaine *et al.*, 1980; Kaysen, 1990).

Um quadro clínico também citado é de uma nefropatia rapidamente progressiva, caracterizada por insuficiência renal, também rapidamente progressiva (Bolton, Suratt, Strugill, 1981; McKinney, 1990). As alterações histológicas encontradas nesses casos foram hipercelularidade glomerular, esclerose glomerular, infiltrado celular intersticial e necrose tubular.

Dissulfeto de carbono

A exposição crônica ao dissulfeto de carbono (CS_2) leva a um quadro de aterosclerose generalizada, com consequente alteração da hemodinâmica renal. A aterosclerose generalizada é secundária a uma alteração do metabolismo de glicídios e lipídios, causada pelo dissulfeto de carbono.

A maior parte dos autores concorda que as alterações histológicas encontradas nos rins são secundárias às alterações vasculares sistêmicas. Entretanto, alguns estudos têm encontrado quadros histológicos de glomeruloesclerose intercapilar, acompanhados de síndrome nefrótica (Loi, 1981), um achado característico da nefropatia diabética.

Uma dúvida que existe é se a glomeruloesclerose intercapilar é causada pelo quadro de diabetes melito, que frequentemente acompanha os casos de intoxicação crônica por sulfeto de carbono, ou por efeito lesivo direto desta substância sobre a estrutura glomerular.

Uma tentativa de responder a esta questão é a hipótese de que a glomeruloesclerose intercapilar encontrada não tenha sido um achado isolado, mas faça parte de um quadro de esclerose renal difusa (Loi, 1981).

Os achados clínicos são hipertensão arterial, proteinúria e hematúria nos casos leves, podendo chegar à insuficiência renal crônica nos casos mais graves (Kaysen, 1990).

Provas farmacodinâmicas com teofilina-etileno-diamina (TED) têm demonstrado uma inconstante e escassa resposta ao efeito vasodilatador deste fármaco (aumento da taxa de filtração glomerular e diminuição da resistência renal total), confirmando a localização vascular do dano renal e evidenciando, em alguns casos, certa reversibilidade parcial do efeito lesivo do dissulfeto de carbono sobre o sistema renal (Loi, 1981).

Disfunções da bexiga

Manifestações clínicas de disfunção do trato urinário inferior podem estar presentes em trabalhadores expostos a algumas substâncias químicas. Estas queixas podem ser devidas a uma simples irritação química, ou podem fazer parte de um quadro mais grave, como a neuropatia sacral.

Irritação química

Sintomas do trato urinário inferior podem ocorrer em trabalhadores expostos a agentes que possuem uma ação irritante sobre a mucosa vesical.

Entre os agentes implicados, são exemplos os praguicidas do grupo da formamidina e da toluidina (Rosenstock, Cullen, 1986). Queixas semelhantes também têm sido encontradas em joalheiros excessivamente expostos ao cádmio, embora não esteja estabelecido se este metal tem ação irritante sobre a bexiga (Rosenstock, Cullen, 1986).

A possibilidade de efeito irritante deve ser considerada em trabalhadores expostos a substâncias químicas (ou seus metabólitos) que sejam eliminadas pela urina, e que apresentem queixas de disfunção do trato urinário inferior, que não sejam explicadas por outro motivo, principalmente se as queixas são recorrentes e apresentam variação de acordo com a exposição à substância suspeitada.

Neuropatia sacral

Disfunção do trato urinário inferior pode também resultar de lesões neurológicas causadas por exposição ocupacional a substâncias neurotóxicas.

Vários casos de disfunção do trato urinário inferior ocorreram após exposição à substância dimetilamino-propionitrilo (DMAPN) (Rosenstock, Cullen, 1986; Schaumburg, 1990). Os trabalhadores afetados desenvolveram alterações da micção e as principais manifestações clínicas foram retenção urinária e disúria. Outras alterações neurológicas, principalmente sensoriais, foram evidentes em alguns trabalhadores.

A possibilidade de efeitos similares em trabalhadores expostos a substâncias neurotóxicas não deve ser afastada. Substâncias químicas novas, ainda não estudadas quanto a seus efeitos sobre a saúde, também devem ser consideradas, se não se encontra explicação para as queixas de um paciente.

Neoplasias

Tumores do parênquima renal, pelve renal e ureteres são relativamente incomuns, correspondendo a menos de 2% a 3% de todos os cânceres humanos (Goyer, 1990; UNEP/ILO/WHO, 1991). Entretanto, estes tumores têm um péssimo prognóstico e a taxa de sobrevivência não se alterou nos últimos anos.

A incidência de câncer renal, juntamente com o câncer de bexiga, vem aumentando, mas em contraste com o câncer renal, a mortalidade causada pelo câncer de bexiga vem diminuindo, provavelmente refletindo diagnóstico precoce e terapia adequada.

Carcinoma renal

Também conhecido como tumor de células claras, adenocarcinoma renal e tumor de Grawitz, este tumor pode ser induzido em animais de laboratório, por vários produtos químicos, incluindo chumbo, ácido nitriloacético, brometo de potássio e gasolina (Goyer, 1990; UNEP/ILO/WHO, 1991). Contudo, em estudos epidemiológicos realizados com trabalhadores, estes achados não foram confirmados.

Um risco aumentado de carcinoma renal tem sido notado em diversas atividades profissionais, tais como dos trabalhos com o *asbesto*, trabalho em coquerias, barbeiros e cabeleireiros expostos a tinturas de cabelo, entre outras (Rosenstock, Cullen, 1986; Goyer, 1990; Steineck *et al.*, 1990; UNEP/ILO/WHO, 1991).

Alguns estudos têm implicado o chumbo metálico e o *creosoto* como carcinógenos renais (Rosenstock, Cullen, 1986; Steineck *et al.*, 1990; UNEP/ILO/WHO, 1991).

Em 1998, Series *et al.* publicaram um caso de câncer renal em uma mulher (que posteriormente também desenvolveu câncer de pulmão) com história de exposição ocupacional ao cádmio, por longo período. Os autores consideraram o câncer renal desta paciente como doença profissional.

O quadro anatomopatológico e clínico, a evolução e o prognóstico do carcinoma renal relacionado com trabalho não diferem do carcinoma renal classificado como idiopático.

Carcinoma de bexiga

Historicamente, o câncer de bexiga mostra uma significativa predominância em homens e tem sido relacionado à exposição ocupacional a alguns agentes, em especial derivados da anilina e compostos orgânicos nitrogenados (Morrison *et al.*, 1985; The Baus Subcommittee on Industrial Bladder Cancer, 1988; Brownson, Chang, Davis, 1987; Goyer, 1990; Steineck *et al.*, 1990).

O uso de adoçantes artificiais, como a sacarina, também está relacionado a uma maior incidência de câncer de bexiga (Hoover, Strasser, 1980; Morrison & Buring, 1980; Morrison *et al.*, 1985; The Baus Subcommittee on Industrial Bladder Cancer, 1988; Goyer, 1990). É provável que trabalhadores de indústrias produtoras de adoçantes artificiais, expostos a esta substância, também venham a ter uma maior probabilidade de desenvolver câncer de bexiga.

Estudo realizado na Dinamarca mostrou uma incidência maior que a esperada (p < 0,05) de câncer de bexiga em motoristas de ônibus urbanos (Netterstrom, 1988). A razão para esta incidência aumentada seria explicada, segundo o autor, pela exposição a carcinógenos no ambiente de trabalho e no meio ambiente (altos graus de poluição ambiental local).

Estima-se que fatores ocupacionais causam ou contribuem em, no mínimo, 20% de todos os casos de câncer de bexiga. E também provável que substâncias ainda não relacionadas ao câncer de bexiga possam contribuir com alguma parcela destes casos.

A bexiga funciona como um órgão-alvo de carcinógenos, incluindo substâncias químicas e seus metabólitos eliminados pela urina. Os tumores de bexiga usualmente se desenvolvem em múltiplos sítios, sugerindo que cada tumor seja o resultado de eventos separados, ou seja, que cada sítio é derivado de uma única célula que foi transformada por carcinógenos presentes na urina (Goyer, 1990).

Um autor sugere que tumores de bexiga provavelmente resultam da exposição a baixas doses de dois ou mais carcinógenos que atuam sinergicamente com efeito iniciador, e que o crescimento tumoral poderia ser estimulado por cofatores, que podem ser substâncias não-carcinogênicas (Goyer, 1990).

A quantidade de formação tumoral é diretamente relacionada com a dose de exposição aos carcinógenos, e o período de latência, que pode ser de 15 a 40 anos, varia inversamente com a dose (Rosenstock, Cullen, 1986)

A grande maioria dos tumores de bexiga é papiloma de células transicionais, que varia, do tipo bem diferenciado, de características mais benignas, ao tipo indiferenciado, francamente maligno (Goyer, 1990).

A presença de tumor de bexiga deve ser suspeitada em pacientes com queixa de sintomas do trato urinário inferior e exame de urina de rotina alterado. O diagnóstico é feito por cistoscopia e biópsia (Rosenstock, Cullen, 1986).

A citologia urinária é um método de baixa sensibilidade, mas pode ser útil na detecção do câncer, em trabalhadores de alto risco. O reconhecimento de etiologia ocupacional depende inteiramente da história ocupacional do paciente, que deve ser feita cuidadosamente, levando em conta todas as atividades ocupacionais exercidas dos últimos 40 anos de trabalho.

Não existem características patológicas ou clínicas específicas para estabelecer um nexo ocupacional. A natureza e os quadros anatomopatológico e clínico do tumor não estão relacionados com o tipo de carcinógeno ao qual o paciente está ou foi exposto.

Assim, como em outros cânceres ocupacionais, a identificação de outros fatores de risco, como o tabagismo e o alcoolismo, não invalida a hipótese de câncer ocupacional.

O tratamento consiste em ressecção do tumor. Câncer superficial pode ser tratado por ressecção transuretral e a quimioterapia adjuvante pode ser útil para diminuir as frequentes recidivas desses tumores. Tumores invasivos são tratados com cistectomia parcial ou total, e metástases tumorais podem responder à quimioterapia combinada. O prognóstico é mau no carcinoma invasivo e na doença metastática.

A prevenção – primária e secundária – é fundamental para a redução do problema da ocorrência do câncer da bexiga relacionado com o trabalho. Primariamente, a exposição a substâncias conhecidas ou suspeitas de serem carcinogênicas não deve existir e a substituição dessas substâncias por outros agentes deve sempre ser buscada.

Todos os esforços devem ser feitos a fim de se fazer um diagnóstico precoce do câncer de bexiga. Embora a citologia urinária seja um método altamente específico (poucos falso-positivos), é um método muito pouco sensível e detecta somente 20% dos tumores bem diferenciados (Rosenstock, Cullen, 1986). Cistoscopia com biópsia seria o exame ideal para se fazer o diagnóstico precoce, mas apresenta os inconvenientes de ser um método invasivo e de custo elevado.

Novos métodos diagnósticos, incluindo técnicas de citologia mais sensíveis, poderão facilitar esta questão.

❱ Referências

Batuman V et al. The role of lead in gout nephropathy. New England Journal of Medicine, 304: 520-3, 1981.

Becker CG et al. Nephrotic syndrome after contact with mercury. Archives of International Medicine, 11: 178-86, 1962.

Bell GM et al. Proliferative glomerulonephritis and exposure to organic solvents. Nephron, 40: 161-5, 1985.

Bernard AM, Lauwerys RR. Renal toxicity from hazardous chemicals. In: Sullivan Jr. JB, Krieger GR. Hazardous materials toxicology: clinical principles of environmental health. 1st. ed. Baltimore: Williams & Wilkins, 1992, p.163-7.

Bertelli G, Farina G, Alessio L. Glomerulopatia da solventi: un problema emergente. Medicina del Lavoro, 3: 175-86, 1982.

Bolton WK, Suratt PM, Strugill HC. Rapidly progressive silicon nephropathy. American Journal of Medicine, 71: 823-8, 1981.

Brownson RC, Chang JC, Davis JR. Occupation, smoking, and alcohol in the epidemiology of bladder cancer. American Journal of Public Health, 77: 1298-300, 1987.

Cardenas A et al. Markers of early renal changes induced by industrial pollutants. Application to workers exposed to lead. British Journal of Medicine, 50(1): 28-36, 1993.

Chia KS et al. Lead-induced nephropathy: relations between various biological exposure indices and early markers of nephrotoxicity. American Journal of Industrial Medicine, 27(6): 883-95, 1995.

Churchill DN, Fine A, Gault MH. Association between hydrocarbon exposure and glomerulonephritis: an appraisal of the evidence. Nephron, 33: 169-72, 1983.

Cronin RE, Henrich WL. Toxic Nephropaties. In Brenner BM (Ed.). The Kidney. 6:ed. Philadelphia: WB Saunders Company, 2000, p.1563-93.

Daniell WE, Couser WG, Rosenstock L. Occupational solvent exposure and glomerulonephritis. A case report and review of the literature. Journal of the American Medical Association, 259: 2280-3, 1988.

Della Rosa HV. Avaliação da proteína ligada ao retinol, na urina, como índice biológico da exposição ocupacional ao cádmio [Tese de Doutorado]. São Paulo: Faculdade de Ciências Farmacêuticas da USP, 1985.

Flanagan P, Usaf MC, Libcke JH. Renal biopsy observations following recovery from ethylene glycol nephrosis. American Journal of Clinical Pathology, 41: 171-5, 1964.

Fowler BA, Weissberg JB. Arsine poisoning. New England Journal of Medicine, 291: 1171-4, 1974.

Friedman EA et al. Consequences of ethylene glycol poisoning. American Journal of Medicine, 32: 891-902, 1962.

Fukumoto M et al. Effect of cadmium on gap junctional intercellular communication in primary cultures of rat renal proximal tubular cells. Life Sciences, 69(3): 247-54, 2001.

Gabow PA et al. Organic acids in ethylene glycol intoxication. Annals of Internal Medicine, 105: 16-20, 1986.

Goldsmith JR, Goldsmith DF. Fiberglass or silica exposure and increased nephritis or ESRD (end-stage renal disease). American Journal of Industrial Medicine, 23(6): 873-81, 1993.

Goyer RA. Environmentally related diseases of the urinary tract. Medical Clinics of North America, 74: 377-89, 1990.

Goyer RA et al. Aminoaciduria in Japanese workers in the lead and cadmium industries. American Journal of Clinical Pathology, 57: 635-42, 1972.

Hauglustaine D et al. Silicon nephropathy: a possible occupational hazard. Nephron, 26: 219-24, 1980.

Hoover RN, Strasser PH. Artificial sweeteners and human bladder cancer. Lancet, 1: 837-40, 1980.

Jarup L, Akesson A. Current status of cadmium as an environmental health problem. Toxicology and Applied Pharmacology, 238: 201-8, 2009.

Kaysen GA. Renal toxicology. In: LaDou J (Ed.). Occupational Medicine Norwalk: Appleton and Lange, 1990, p.259-66.

Kim SJ, Gil HW, Yang JO, Lee EY, Hong SY. The clinical features of acute kidney injury in patients with acute paraquat intoxication. Nephrology Dialyses Transplantation, 24: 1226-32, 2009.

Loi F. Neuropatie professionalli. In: Sartorelli E. Trattato di medicina del lavoro. Padova: Piccio Editore, 1981, p.827-74.

Madden EF, Fowler BA. Mechanisms of nephrotoxicity from metal combinations: a review. Drug and Chemical Toxicology, 23(1): 1-12, 2000.

Manno M et al. Potentiation of occupational carbon tetrachloride toxicity by ethanol abuse. Human & Experimental Toxicology, 16(4): 294-300, 1996.

Marek K, Wocka-Marek T. Beta-n-acetylglucosaminidase in urine as a sign of kidney damage in workers exposed to metallic mercury. Medycyna Pracy (Poland), 45(2): 101-5, 1994.

McKinney TD. Doenças tubulointerstíciais e nefropatias tóxicas. In: Wyngaarden JB, Smith Jr LH. (Eds.). Tratado de medicina interna. 18ª ed. Rio de Janeiro: Guanabara-Koogan, 1990, p. 331-41.

Melo AMC. Disfunção renal e exposição ambiental a chumbo e cádmio. [Tese de Doutorado]. Salvador: Faculdade de Medicina da UFBA, 1993.

Meyer BR et al. Increased urinary enzyme excretion in workers exposed to nephrotoxic chemicals. American Journal of Medicine, 76: 989-98, 1984.

Miranda D. Classificação das glomerulopatias. In: Paolucci AA. Nefrologia. 2ª.ed. Rio de Janeiro: Guanabara-Koogan, 1982, p. 82-98.

Morrison AS et al. Occupation and bladder cancer in Boston, USA, Manchester, UK, and Nagoya, Japan. Journal of Epidemiology & Community Health, 39: 294-300, 1985.

Morrison AS, Buring JE. Artificial sweeteners and cancer of the lower urinary tract. New England Journal of Medicine, 302: 537-4, 1980.

Mueller PW. Review of the genetics renal disease. Renal Failure, 21(3-4): 395-402, 1999.

Netterstrom B. Cancer incidence among urban bus drivers in Denmark. International Archives of Occupational and Environmental Health, 61: 217-21, 1988.

Ng TP et al. A study of silica nephrotoxicity in exposed silicotic and non-silicotic workers. British Journal of Industrial Medicine, 49(1): 35-7, 1992.

Ng TP, Lee HS, Phoon WH. Further evidence of human silica nephrotoxicity in occupationally exposed workers. British Journal of Industrial Medicine, 50(10): 907-12, 1993.

Nordberg GF, Jin T, Wu X, Lu J, Chen L, Lei L, Hong F, Nordberg M. Prevalence of kidney dysfunction in humans – relationship to cadmium dose, metallothionein, immunological and metabolic factors. Biochimie, 91: 1282-5, 2009.

Oktem F, Arslan MK, Dundar B, Delibas N, Gultepe M, Ergurhan Ilhan I. Renal effects and erythrocyte oxidative stress in long-term low-level lead-exposed adolescent workers in auto repair workshops. Archives of Toxicology, 78: 681-7, 2004.

Pai P et al. Occupational hydrocarbon exposure and nephrotoxicity: a cohort study and literature review. Postgraduate Medical Journal, 74(870): 225-8, 1998.

Perlstein T, Weuve J, Schwartz J, Sparrow D, Wright R, Litonjua A, Nie H, Hu H. Cumulative community-level lead exposure and pulse pressure: the normative aging study. Environmental Health Perspectives, 115: 1696-700, 2007.

Poldelski V et al. Ethylene glycol-mediated tubular injury: identification of critical metabolites and injury pathways. American Journal of Kidney Diseases, 38(2): 339-48, 2001.

Prince RG. Urinalysis to exclude and monitor nephrotoxicity. Clinica Chimica Acta, 297(1-2): 173-82, 2000.

Ravnskov U, Lundstrom S, Nordén A. Hydrocarbon exposure and glomerulonephritis: evidence from patients' occupations. Lancet, 2: 1214-6, 1983.

Ravnskov U. Hydrocarbons may worsen renal function in glomerulonephritis: A meta-analysis of the case-control studies. American Journal of Industrial Medicine, 37: 599-606, 2000.

Rigotto RM. Anamnese clínico-ocupacional. In: Assunção AA. Manual de rotinas do ambulatório de doenças profissionais. Belo Horizonte: Imprensa Universitária, 1992a, p.25-36.

Rigotto RM. Rotina de atendimento aos trabalhadores expostos ao chumbo metálico e seus compostos inorgânicos. In: Assunção AA. Manual de rotinas do ambulatório de doenças profissionais. Belo Horizonte: Imprensa Universitária, 1992b, p.53-66.

Robles HV, Romo E, Sanchez-Mendoza A, Rios A, Soto V, Ávila-Casado MC, Medina A, Escalante B. Lead exposure effect on angiotensin II renal vasoconstriction. Human & Experimental Toxicology, 26: 499-507, 2007.

Roels H et al. Markers of early renal changes induced by industrial pollutants. Application to workers exposed to cadmium. British Journal of Industrial Medicine 50(1): 37-48, 1993.

Roels HA, Hoet P, Lison D. Usefulness of biomarkers of exposure to inorganic mercury, lead, or cadmium in controlling occupational and environmental risks of nephrotoxicity. Renal Failure, 21(3-4): 251-62, 1999.

Rosenberg J. Solvents. In: LaDou J (Ed.). Occupational medicine. Norwalk: Appleton and Lange, 1990, p.359-86.

Rosenstock L, Cullen MR. Clinical occupational medicine. Philadelphia: WB Saunders Company, 1986, p.80-90.

Rutowski J et al. Usefulness of determining urinary markers of early renal damage for monitoring nephrotoxicity during occupational exposure to mercury vapors. Medycyna Pracy (Poland), 49(2): 129-35, 1998.

Ryan PB, Huet N, Macintosh DL. Longitudinal investigation of exposure to arsenic, cadmium, and lead in drinking water. Environmental Health Perspectives, 108(8): 731-6, 2000.

Santos AC. Efeitos renais crônicos em trabalhadores expostos ao chumbo e suas relações com a pressão arterial. [Tese de Doutorado] Faculdade de Saúde Pública da USP, 1992.

Schaumburg HH. Neuropatias tóxicas. In: Wyngaarden JB, Smith JI. LH (Eds.). Tratado de medicina interna. 18ª ed. Rio de Janeiro: Guanabara-Koogan, 1990, p.1985-6.

Sesso R, Stolley P, Salgado N, Pereira AB, Ramos OL. Rapidly progressive glomerulonephritis and exposure to hydrocarbons. Brazilian Journal of Medical and Biological Research, 23: 225-33, 1990.

Sesso R Santos AP, Nishida SK, Klag MJ, Carvalhaes JTA, Ramos OR, Ajzen H, Pereira AB. Prediction of steroid responsiveness in the idiopathic syndrome using retinol binding protein and beta-2-microglobulin. Annals of Internal Medicine, 116: 905-9, 1992.

Sesso R, Lopes AA, Thomé FS, Bevilaqua JL, Romão Jr JE, Lugon J. Relatório do censo brasileiro de diálise, 2008. Jornal Brasileiro de Nefrologia, 30: 233-8, 2008.

Schor N, Boim MA, Santos OFP. Insuficiência renal aguda. Fisiopatologia, clínica e tratamento. São Paulo: Sarvier, 1997.

Series C et al. Occupational exposure to cadmium and renal cancer. A propos of a case. La Revue de Médecine Interne, 19(2): 131-3, 1998.

Steineck G et al. Urothelial cancer and some industry retailed chemicals: an evaluation of the epidemiologic literature. American Journal of Industrial Medicine, 17: 371-91, 1990.

Stengel B et al. Early markers of nephrotoxicity: variation factors and reproducibility. Revue d Épidémiologie et de Santé Publique, 43(5): 494-503, 1995.

Stoeckle JB, Hardy HL, Weber AL. Chronic beryllium disease: long-term follow-up of sixty cases and selective review of the literature. American Journal of Medicine, 46: 545-61, 1969.

Streicher HZ et al. Syndromes of toluene sniffing in adults. Annals of International Medicine, 94: 758-62, 1981.

Sun CN et al. The renal tubule in experimental lead intoxication. Archives of Pathology, 82: 156-63, 1966.

Taylor SA et al. The assessment of biomarkers to detect nephrotoxicity using an integrated database. Environmental Research, 75(1): 23-33, 1997.

The Baus Subcommittee on Industrial Bladder Cancer. Occupational bladder cancer: a guide for clinicians. British Journal of Urology, 61: 183-91, 1988.

Tubbs RR et al. Membranous glomerulonephritis associated with industrial mercury exposure. Study of pathogenic mechanisms. American Journal of Clinical Pathology, 77: 409-13, 1982.

United Nations Environment Program International Labour Organization. World Health Organization. Beryllium. Geneva: World Health Organization 226p, 1990. [Environmental Health Criteria 119].

United Nations Environment Program International Labour Organization, World Health Organization. Principles and Methods for the assessment of nephrotoxicity associated with exposure to chemicals. Geneva: World Health Organization 226p, 1991. [Environmental Health Criteria, 119].

Verplanke AJ, Herber RF. Effects on the kidney of occupational exposure of styrene. International Archives of Occupational and Environmental Health, 71(1): 47-52, 1998.

Vupputuri S, Parks CG, Nylander-French LA, Owen-Smith A, Hogan SL e Sandler DP. Occupational silica exposure and chronic kidney disease. Renal Failure, 34(1): 40-46, 2012.

Wedeen RP et al. Occupational lead nephropathy. American Journal of Medicine, 59: 630-41, 1975.

Zimmerman SW, Groehler K, Beirne GJ. Hydrocarbon exposure and chronic glomerulonephritis. Lancet, 2: 199-201, 1975.

Doenças da Reprodução e Malformações Congênitas Relacionadas com o Trabalho

Francisco J. R. Paumgartten

- **Introdução**
- **Nexo causal e evidência de associação em estudos epidemiológicos**
- **Duração e vulnerabilidade do ciclo reprodutivo a agravos**
- **Exposição ocupacional e fertilidade masculina e feminina**
- **Exposição ocupacional dos pais e desenvolvimento dos filhos**
  Efeitos da exposição paterna
  Efeitos da exposição materna durante a gravidez
  Efeitos da exposição durante a amamentação
- **Exposições ocupacionais relacionadas a distúrbios da reprodução**
  Pesticidas
  Metais e metaloides
  Medicamentos
  Hidrocarbonetos aromáticos policíclicos
  Dibenzo-p-dioxinas (-furanos) e bifenilas poli-halogenadas
  Solventes e vapores
  Calor extremo
  Radiações ionizantes e não ionizantes
  Agentes biológicos
  Estresse psicológico
- **Síntese conclusiva**
- **Referências**

Introdução

Segundo a classificação proposta por Schilling, as doenças relacionadas ao trabalho podem ser agrupadas em três categorias: I) as doenças que têm o trabalho como causa necessária; II) as doenças que têm o trabalho como um dos fatores contribuintes; e também III) as doenças que têm o trabalho como fator agravante ou desencadeador de distúrbios latentes ou preexistentes (Schilling, 1984). Na primeira categoria incluem-se as "doenças profissionais" *stricto sensu* ou "tecnopatias", cujas causas são fatores inerentes à atividade laboral, tal como definido em Lei (Lei Nº. 8213/1991 e Decreto no. 2172/1997); as intoxicações agudas decorrentes de exposições ocupacionais, e agravos resultantes de acidentes de trabalho. Em relação às doenças classificadas na segunda categoria, pode-se dizer que o trabalho seria um fator de risco, *i.e.*, um fator que torna a doença mais provável (mais frequente e/ou mais precoce) entre os trabalhadores que têm a ocupação, mas que não é fator determinante a ponto de ser necessário para o seu aparecimento. Nestes casos, é em geral dito que "o nexo causal é de natureza epidemiológica" (Brasil. Ministério da Saúde, 2008). O terceiro grupo refere-se às condições mórbidas preexistentes (latentes ou sintomáticas) que são exacerbadas pelo ambiente de trabalho. Sintomas de natureza alérgica (hipersensibilidade), envolvendo a pele ou as vias respiratórias, são por vezes citados como exemplos típicos deste tipo de relação do trabalho – que põe o indivíduo em contato com o alérgeno – com o agravamento da doença e suas manifestações.

Embora haja numerosas evidências experimentais e clínicas indicando que a função reprodutiva é vulnerável a fatores ambientais, as relações das doenças da reprodução com o trabalho não são, via-de-regra, oficialmente reconhecidas. Na Lista de Doenças Relacionadas ao Trabalho, instituída pela Portaria Nº. 1.339/GM de 18/11/1999, o Ministério da Saúde do Brasil reconhece apenas a associação da Infertilidade Masculina (CID10, N46) com a exposição ocupacional a três agentes químicos ("chumbo e seus compostos tóxicos", "clordecone" e "dibromocloropropano") e dois agentes físicos ("radiações ionizantes" e "calor - trabalho em temperaturas elevadas"). Associações de exposições ocupacionais (agentes físicos, químicos e biológicos) com Infertilidade Feminina (CID10, N97), e com alterações morfológicas (CID10 capítulo XVII) e/ou funcionais que surgem na prole de trabalhadores(as) expostos(as), não são oficialmente listadas (Brasil. Ministério da Saúde, 2008). Esta ausência reflete o fato de que as relações entre o trabalho e as doenças/distúrbios da reprodução que conhecemos poderiam ser enquadradas – com raras exceções – apenas na segunda categoria da classificação de Schilling (Schilling, 1984). Nestes casos, as exposições ocupacionais seriam "fatores de risco", identificados por estudos epidemiológicos, para doenças da reprodução. A ideia de que a exposição ocupacional aos agentes químicos e físicos listados pelo Ministério da Saúde pode levar ao aparecimento da infertilidade masculina, por outro lado, apoia-se na forte associação evidenciada por estudos epidemiológicos e em resultados consistentes de estudos experimentais (Brasil. Ministério da Saúde, 2008). A noção da causalidade das doenças é complexa e a multifatorialidade ou multicausalidade é em geral aceita. Na prática, a distinção entre o que é tido como causa (necessária) e o que é visto como fator de risco (contribuinte) para a doença relacionada ao trabalho é arbitrária e baseada, acima de tudo, na magnitude da associação encontrada nos estudos epidemiológicos e na consistência da evidência experimental disponível.

Antes de analisar mais detalhadamente as relações entre o trabalho e as doenças/disfunções da reprodução, é interessante destacar algumas questões importantes tanto para o diagnóstico clínico de casos específicos, quanto para a identificação do perigo e delineamento de estratégias para minimização dos riscos reprodutivos relacionados a exposições ocupacionais.

Em primeiro lugar, efeitos adversos sobre a reprodução, de intensidade leve a moderada, podem ocorrer sem serem claramente percebidos pelo paciente ou diagnosticados pelo médico. Exemplos neste sentido são as reduções parciais da capacidade de gerar filhos, ou decréscimos não drásticos da fertilidade/fecundidade de homens e/ou mulheres[1] (Larsen, 2005; Practice Committee of The American Society for Reproductive Medicine, 2008). A redução da capacidade de engravidar só é notada pelo paciente, que então procura tratamento médico, quando o casal deseja ter filhos e não tem êxito após longo período e inúmeras tentativas. Embora haja diferentes definições ou critérios para caracterizar clinicamente a infertilidade ou incapacidade de gerar um filho, este diagnóstico resulta do insucesso em engravidar após longo período em que o casal tem relações sexuais regulares sem

---

[1] É comum haver certa confusão no emprego dos termos fertilidade e fecundidade na literatura médica e biológica em língua portuguesa. Em português, fertilidade significa literalmente a capacidade – ou o potencial - de procriar, gerar vida, enquanto fecundidade refere-se ao desempenho reprodutivo real. Por exemplo, para que uma mulher em idade fértil (15-49 anos) seja considerada fecunda –além de fértil - é necessário que ela tenha concebido pelo menos uma criança nascida viva. Por outro lado, a mulher pode ter sido fecunda e ter tido filhos e ter deixado de ser fértil, *i.e.*, ter perdido, por alguma razão, a capacidade de concebê-los. Em demografia, taxa de fecundidade é o número anual de nascidos-vivos por mil mulheres em idade fértil. Os termos em francês "*fécondité*" e "*fertilité*" têm os mesmos significados das palavras que soam de forma semelhante em português. A confusão tem origem, entretanto, no fato de os termos semelhantes em inglês terem sentidos cruzados com aqueles das palavras nas duas línguas latinas. "*Fertility*" significa literalmente capacidade de produzir prole viva e "*fecundity*" o potencial de fazê-lo, em outras palavras "*fertility*" deve ser traduzida como fecundidade (*fécondité*), e "*fecundity*", como fertilidade (*fertilité*). A fecundidade (*fertility*) pode ser registrada nas fichas médicas individuais e medida ao nível de populações por dados de estatística vital relativos a desfechos reprodutivos coletados rotineiramente (nascidos vivos, natimortos, abortamentos e assim por diante). A fertilidade (*fecundity*), por outro lado, não pode ser medida diretamente, mas pode ser avaliada clinicamente.

adotar métodos de contracepção. De acordo com a definição da OMS, um casal pode ser considerado infértil se, após 24 meses de relações sexuais regulares, sem uso de métodos de contracepção, a mulher não engravida (e não há outra razão fisiológica para o insucesso, tal como amamentação ou amenorreia após o parto)[2] (Larsen, 2005). A Sociedade Americana de Medicina da Reprodução, entretanto, é menos conservadora, e define infertilidade como o insucesso em engravidar após período de 12 ou mais meses de relações sexuais regulares sem proteção[3] (Practice Committee of the American Society for Reproductive Medicine, 2008). Portanto, quando não há regularidade de relações sexuais, ou quando estas ocorrem com adoção de métodos contraceptivos, a diminuição da capacidade (potencial) de engravidar (fertilidade) pode existir, mas não ser diagnosticada.

Perdas gestacionais muito precoces, no período pré-implantação ou logo após a implantação do blastocisto no útero materno, ocorrem geralmente antes de a mulher perceber que está grávida e, assim sendo, ou não são notadas, ou são interpretadas equivocadamente como atraso menstrual.

Portanto, a redução da fertilidade (potencial de engravidar) e perdas gestacionais muito precoces, "espontâneas" ou provocadas (e.g., por exposições relacionadas ao ambiente de trabalho), particularmente aquelas que são menos graves, geralmente não são diagnosticadas ou suspeitadas.

Há também casos em que possíveis nexos entre exposições ocupacionais e determinados desfechos mórbidos são ofuscados, quer pela banalidade do desvio da normalidade (e.g., quando a alteração é relativamente comum e pode ser atribuída a múltiplas causas), quer pela longa latência entre a manifestação clínica e a época em que o dano reprodutivo foi produzido. O nascimento de bebês pequenos para a idade gestacional (i.e., retardo de crescimento pré-natal) e a prematuridade, por exemplo, são ocorrências relativamente comuns, que podem se dever a múltiplas patologias maternas e placentárias. Por outro lado, exposições pré-natais podem resultar em alterações funcionais, ou em maior suscetibilidade a doenças que só se manifestam durante o desenvolvimento pós-natal ou na vida adulta. Diante de um caso de dismorfologia (embriopatia), visível ao nascimento ou diagnosticada até mesmo antes deste por imagem (ultrassonografia), surge frequentemente a suspeita (fundamentada ou não) de etiologia não genética (infecção, medicamento, exposição ambiental ou ocupacional) (Acs et al., 2010). Entretanto, a contribuição de exposições pré-natais para o aparecimento posterior de doenças como hipertensão, diabetes, obesidade, deficiências de inteligência, alterações neuropsiquiátricas e neoplasias (particularmente as que surgem na infância e adolescência), raramente é suspeitada [4] (Barker et al., 1989; Fall et al., 1995).

Embora casos particulares (individuais) de disfunções reprodutivas menos graves e alguns desfechos adversos da gravidez sejam, por vezes, muito difíceis de serem diagnosticados, a associação de algumas dessas alterações com o trabalho (exposições ocupacionais) pode ser claramente evidenciada por estudos epidemiológicos envolvendo coortes de indivíduos expostos e não expostos. Deve-se ter em mente que a demonstração da associação não implica, de forma alguma, em comprovação da existência de nexo causal, como discutiremos mais adiante. A comprovação da associação, dependendo da sua força, pode ser considerada como suficiente para desencadear intervenções voltadas para minimização do risco ocupacional. Neste caso, a intervenção poderia ser justificada pelo princípio da precaução (i.e., embora haja suspeita de nexo causal, este ainda não foi amplamente investigado e demonstrado). Entretanto, diante do caso individual de um paciente, a conclusão de que existe relação de causa (exposição ocupacional) e efeito (determinada doença da reprodução) não pode se basear apenas na evidência de associação, ou na suspeita de relação de causalidade fornecida por estudos epidemiólogicos. Em outras palavras, para o diagnóstico etiológico da disfunção reprodutiva, é necessário evidência de causalidade mais robusta do que aquela que, em muitos casos, já seria suficiente para justificar a adoção de medidas de prevenção ou minimização do risco ocupacional.

▶ Nexo causal e evidência de associação em estudos epidemiológicos

As reflexões de Sir Austin Bradford Hill (1897-1991) sobre a natureza da associação evidenciada em estudos epidemiológicos e a inferência causal têm sido frequentemente citadas em debates sobre o tema, nas últimas cinco décadas. Bradford Hill, como é conhecido, foi um dos estatísticos e epidemiologistas mais brilhantes do século XX. Entre as

---

[2] A infertilidade é considerada primária se o casal nunca teve um filho, e secundária se o insucesso em conceber ocorre após gestações prévias, ou se um ou os dois membros do casal conceberam anteriormente. Deve-se ressaltar que a incapacidade de conceber filhos, que define clinicamente "infertilidade", refere-se ao insucesso em gerar descendência sem auxílio médico e dos métodos de reprodução assistida e fertilização in vitro.

[3] Ainda segundo a Sociedade Americana de Medicina da Reprodução, perdas gestacionais recorrentes constituem doença distinta da infertilidade. As perdas gestacionais são consideradas recorrentes quando duas ou mais gestações resultam em perda dos produtos da concepção. Neste caso, gestação é definida como gravidez clinicamente documentada por ultrassonografia ou exame histopatológico.

[4] A origem pré-natal de várias doenças crônicas (Developmental Origins of Disease) do adulto é tema que tem sido alvo de atenção no meio científico. A ideia de que doenças do adulto poderiam ter origem pré-natal ou fetal foi formulada por David Barker, epidemiologista clínico inglês, em meados da década 1990 e é também conhecida como hipótese de Barker [Barker, 1994; Fall et al., 1995)]. Barker demonstrou, pela primeira, vez que indivíduos com baixo peso ao nascimento (pequenos para a idade gestacional) apresentavam risco mais elevado de desenvolver doença isquêmica do coração na vida adulta [Barker et al., 1989].

suas notáveis contribuições, destacam-se a introdução da aleatorização no desenho de estudos clínicos e a comprovação estatística da associação entre o hábito de fumar e o aparecimento de câncer de pulmão e "trombose coronariana" (termo então empregado para infarto do miocárdio). Além disso, Hill também planejou o estudo sobre a eficácia da estreptomicina no tratamento da tuberculose pulmonar, patrocinado pelo Conselho de Pesquisas Médicas do Reino Unido (MRC, *Medical Research Council*). Este estudo, publicado em 1948, é considerado o primeiro ensaio clínico controlado, com mascaramento (duplo cego) e aleatorizado, delineamento que hoje é referência para investigações da eficácia e segurança de intervenções terapêuticas. No início dos anos 1950, Austin Bradford Hill e Richard Doll[5] conduziram o famoso estudo prospectivo de coortes sobre o impacto do tabagismo na saúde, cujos resultados iniciais, publicados em 1956, já demonstravam a forte associação do hábito de fumar com o câncer de pulmão.

Na primeira reunião da então recém-fundada Seção de Medicina Ocupacional da Sociedade Real de Medicina (*Royal Society of Medicine*), Bradford Hill iniciou o seu comentário sobre associação e nexo causal, lembrando duas questões fundamentais para os médicos do trabalho e pesquisadores que lidam com o tema: "*Como em primeiro lugar nós detectamos as relações entre doença, lesão e condições de trabalho?*" e "*Como nós determinamos quais são os perigos ("hazards") físicos, químicos e psicológicos da ocupação, e em particular aqueles que são raros e não facilmente reconhecíveis?*" (Hill, 1965). Hill destacou que a existência de associação não implica necessariamente em causalidade, e listou uma série de aspectos da associação encontrada em estudos epidemiológicos, que devem ser analisados antes de se decidir que a interpretação mais provável para detecção daquela associação em particular é a relação causal (Hill, 1965; Höfler, 2005; 2006).

Encabeça a lista de Hill a **força** ("*strenght*") ou magnitude da associação. Para ilustrar este aspecto, ele citou a célebre descrição feita por Percival Pott (1714-1788), no século XVIII, da associação de câncer escrotal com o trabalho de limpar chaminés. Segundo Richard Doll (1912-2005), essa associação é tão forte que até mesmo na segunda metade do século XX (quando as condições de trabalho seriam possivelmente melhores do que na época de Pott), o câncer escrotal era 200 vezes mais frequente entre limpadores de chaminé expostos ao alcatrão, do que entre indivíduos não expostos ocupacionalmente. Outro exemplo típico de associação forte é a que Hill, Doll e Peto encontraram entre tabagismo e câncer de pulmão. O câncer de pulmão é 9-10 e 20-30 vezes mais frequente entre fumantes em geral e entre fumantes intensos, respectivamente, do que entre os indivíduos que não fumam (Hill, 1965).

A magnitude das duas associações anteriormente mencionadas é muito maior do que as que são frequentemente encontradas em estudos das alterações da reprodução relacionadas a exposições ocupacionais ou ambientais. Por exemplo, um estudo caso-controle que investigou a associação da exposição materna (estimada) a hidrocarbonetos aromáticos policíclicos (HAP) no trabalho e o nascimento de filhos com gastroquise[6], encontrou uma associação estatisticamente significativa com *odds ratio* (OR)[7] para mães com 20 ou mais anos, de 2,53 (IC95%: 1,27-5,04), mas não para mães mais jovens (<20 anos; OR=1,14; IC95%: 0,55-2,33) (Lupo *et al.*, 2012). Outro estudo caso-controle, realizado pelo mesmo grupo, examinou a associação de exposição ocupacional materna a HAP com o nascimento de filhos com defeitos de fechamento do tubo neural (DFTN) (Langlois *et al.*, 2012). Os autores detectaram uma associação positiva da exposição de mães com peso normal, ou abaixo do normal, aos HAP, e ocorrência de *spina bifida* (OR ajustado=2,59, IC95%: 1,32-5,07), mas não entre a exposição materna e os DFTN em geral (Langlois *et al.*, 2012). A possível associação de defeitos congênitos com exposição ao Agente Laranja (mistura dos herbicidas 2,4-D e 2,4,5-T altamente contaminada com dibenzodioxinas policloradas) foi examinada por uma meta-análise e revisão sistemática incluindo estudos vietnamitas e aqueles realizados com veteranos dos exércitos americano e australiano (Ngo *et al.*, 2006). Os autores encontraram uma associação positiva com risco relativo (RR) de 1,95 (IC95%: 1,59-2,39), em que pese a heterogeneidade entre estudos, sendo o RR determinado para estudos vietnamitas (RR=3,00; IC95%: 2,19-4,12) maior do que o calculado para os não-vietnamitas (RR=1,29, IC95%: 1,04-1,59) (Ngo *et al.*, 2006). Uma meta-análise posterior, examinando apenas os estudos que investigaram a associação da exposição paterna ao Agente Laranja e o nascimento de filhos com spina bífida, achou uma associação positiva com RR igual a 2,02 (IC95%: 1,48-2,74) (Ngo *et al.*, 2010b).

Segundo Hill, outros aspectos da associação a serem considerados para avaliar a possível origem causal são a **consistência** (*A associação tem sido observada por diferentes pesquisadores, em diferentes locais, circunstâncias e épocas?*);

---

[5] Richard Peto juntou-se, mais tarde, a Austin Bradford Hill e Richard Doll na análise dos dados deste longo estudo prospectivo sobre os efeitos do tabagismo na saúde.

[6] Gastroquise é a malformação congênita caracterizada pela herniação das vísceras (*e.g.* intestinos) através de abertura na parede abdominal lateral ao umbigo.

[7] "*Odds ratio*" (OR) e risco relativo (RR) têm significados diferentes. RR é a probabilidade de um evento em relação a todos os eventos possíveis. É uma razão de probabilidades que compara a incidência (risco) entre aqueles com uma determinada exposição, com a incidência (risco) entre aqueles que não foram expostos. RR baseia-se na incidência do evento quando conhecemos *a priori* a condição de exposição dos participantes. É adequado para descrever resultados de estudos de coorte prospectiva e ensaios clínicos controlados e aleatorizados. OR, por outro lado, é uma razão de chances que compara a presença e a ausência da exposição, quando já conhecemos um determinado desfecho. OR, portanto, é usado para descrever os resultados de estudos caso-controle.

a **especificidade** (*A associação é restrita a determinados trabalhadores, sítios e tipos de doença?*); a **coerência** (*A interpretação de que há relação de causa e efeito conflita com o que geralmente é conhecido acerca da história natural e biologia da doença?*); a **plausibilidade** (*A associação é biologicamente plausível?*)[8]; o **gradiente biológico** ou **relação dose-resposta** (*A frequência/gravidade da doença aumenta com a intensidade da exposição ocupacional?*) e a **relação temporal** da associação[9] (Hill, 1965). Se possível, a realização de experimento para testar a associação pode fortalecer consideravelmente a interpretação de que ela decorre de relação causal. A instigante lição de Bradford Hill vai além das considerações sobre causalidade, e lembra que se deve evitar a supervalorização da significância estatística como prova da existência de associação em estudos epidemiológicos, porque nestes o erro sistemático é por vezes maior do que o aleatório (Phillips & Goodman, 2004).

▌ Duração e vulnerabilidade do ciclo reprodutivo a agravos

Reprodução é o processo pelo qual células e organismos multicelulares dão origem a outras células e organismos do mesmo tipo. A reprodução pode ser tanto assexuada como sexuada. Nos casos de reprodução sexuada, o processo tem início com a união de células haploides masculinas e femininas (gametas), que combinam as informações genéticas que contêm em uma nova célula diploide denominada zigoto. Na espécie humana, o ciclo reprodutivo começa com o desenvolvimento das gônadas e celulas germinativas, ainda no período embrionário, prossegue com a puberdade, quando o indivíduo se torna capaz de conceber, e encerra-se na menopausa, no caso das mulheres, e na velhice, no caso dos homens (Fig. 45.1). Durante este longo período, grande parte do qual coincide com o da atividade laboral, a capacidade de conceber dos pais e o desenvolvimento pré- e pós-natal da prole podem ser afetados adversamente por agentes físicos, químicos e infecciosos.

A produção dos gametas masculinos, ou espermatogênese, ocorre nos túbulos seminíferos dos testículos. A base ou face externa das paredes dos túbulos seminíferos é constituída por espermatogônias (células diploides precursoras dos espematozoides), que se dividem por mitose, originando outras espermatogônias, ou se diferenciam em espermatócitos. Os espermatócitos primários sofrem uma primeira divisão

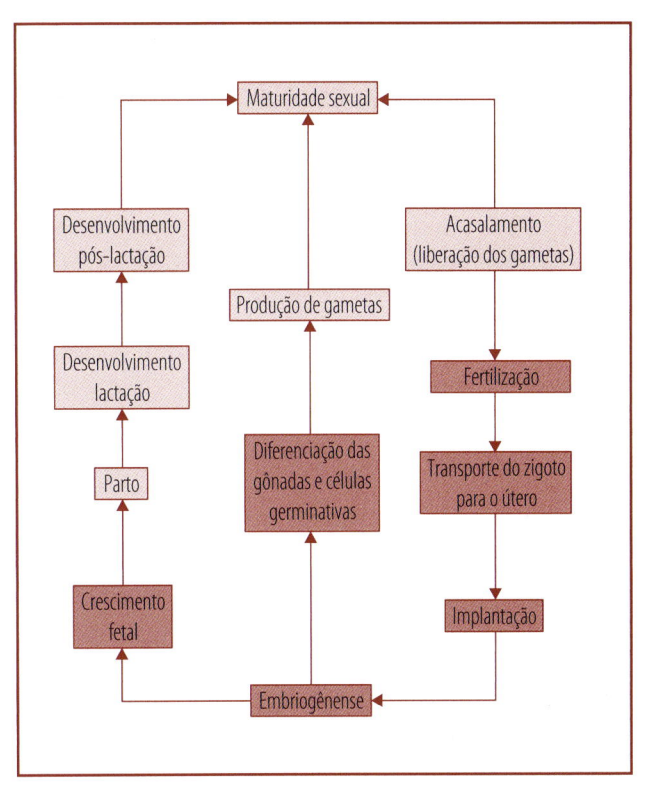

Fig. 45.1. Ciclo reprodutivo. O ciclo reprodutivo humano tem início no período pré-natal, com o desenvolvimento das gônadas e diferenciação das células germinativas. Após a puberdade, homens e mulheres atingem a maturidade sexual e estão aptos a procriar. Com o acasalamento, se a mulher estiver no período fértil do ciclo menstrual, o ovo é fertilizado pelo espermatozoide, os pronúcleos masculino e feminino se unem, e há a primeira de sucessivas divisões celulares (mitoses) do zigoto, que dão origem à mórula e ao blastocisto, ainda na trompa de falópio. O blastocisto implanta-se no útero cerca de uma semana após a fertilização e inicia-se a placentação e embriogênese. Durante os dois meses seguintes, as estruturas básicas do corpo e órgãos são formados. No segundo e terceiro trimestres da gravidez ocorre fundamentalmente o crescimento e maturação funcional do concepto (feto). Depois do parto, o desenvolvimento prossegue durante a amamentação e pós-desmame até a puberdade, quando o novo indivíduo se torna capaz de conceber a geração seguinte.

meiótica, produzindo duas células haploides (espermatócitos secundários), cada uma das quais sofre uma segunda divisão meiótica, originando duas espermátides, *i.e.*, cada espermatogônia primária dá origem a quatro espermátides, levando este processo mais de três semanas para ser concluído. As espermátides, por sua vez, perdem grande parte do citoplasma e se diferenciam em espermatozoides constituídos por uma cabeça (com um acrossoma no ápice e um conjunto de cromossomas haploides), uma parte intermediária (com mitocôndrias e um centríolo) e um flagelo ou cauda. A maturação final dos espermatozoides ocorre durante o trânsito pelo epidídimo, onde o ambiente ácido os mantém inativos. As células intersticiais de Leydig adjacentes aos túbulos seminíferos exercem função endócrina, produzindo testosterona sob estímulo do LH da hipófise. Outro hormônio hipofisário, o FSH, estimula a diferenciação das espermatogônias

---

[8] Em relação à plausibilidade, Hill faz o reparo de que o que é considerado biologicamente plausível depende do conhecimento que a ciência dispõe naquele momento [8].

[9] É óbvio que só pode ser causa a exposição que antecede o desenvolvimento e manifestação clínica da doença. Entretanto, não são incomuns estudos retrospectivos que estimam exposições passadas (possivelmente relevantes para o inicio da doença) a partir medidas atuais da exposição (*e.g.* níveis atuais de DDE em mulheres com câncer de mama para investigar a associação da exposição passada ao DDT com a doença).

em espermatócitos. Fazem parte, ainda, da estrutura dos túbulos seminíferos, as células de Sertoli (também ativadas pelo FSH), que são células de sustentação cujas funções incluem nutrir as células em desenvolvimento, durante todos os estágios da espermatogênese, e a fagocitose de resíduos de citoplasma liberados durante o processo. São também as alterações de conformação nas margens laterais das células de Sertoli que deslocam as células germinativas da base (espermatogônias) em direção ao lúmen (espermatozoides) dos túbulos. Além disso, as junções apertadas ("*tight junction*" ou "*zonula occludens*") entre células de Sertoli adjacentes fazem parte da barreira hemato-testicular[10], que separa o compartimento intersticial/vascular do compartimento adluminal dos túbulos seminíferos. Controlando a entrada e saída de nutrientes, hormônios e xenobióticos, as células de Sertoli protegem a espermatogênese de agravos químicos. A barreira das células de Sertoli protege também o espermatozoide de ataque por anticorpos do próprio indivíduo[11] (Fig. 45.2). Um homem adulto produz, por dia, aproximadamente 100 milhões de espermatozoides.

As células germinativas primordiais (gonócitos) são substituídas por espermatogônias (escuras e pálidas) aproximadamente dois meses após o nascimento, constituindo, então, a população de células-tronco espermatogônicas que, na puberdade, começarão a se diferenciar em espermatozoides.

Tanto o processo de espermatogênese quanto o seu estágio final de espermiogênese (diferenciação e especialização das espermátides em espermatozoides maduros) são, em princípio, vulneráveis a agravos decorrentes de exposições ambientais e ocupacionais. Prejuízos à espermatogênese podem resultar de danos diretos às células germinativas e/ou indiretos, através do comprometimento da barreira das células de Sertoli (Cheng, Mruk, 2012). Considerável esforço de pesquisa tem sido dirigido aos efeitos de agentes químicos e físicos na diferenciação das células germinativas masculinas nos testículos. Esses agentes, todavia, podem afetar também o trânsito através do epidídimo e *vas deferens*, durante o qual ocorre a maturação que capacita o espermatozoide a fertilizar o ovo. Substâncias como o pesticida carbendazim e o cloreto de metila (que causa inflamação seletiva do epidídimo) podem reduzir a fertilidade agindo neste nível (Creasy, 2001).

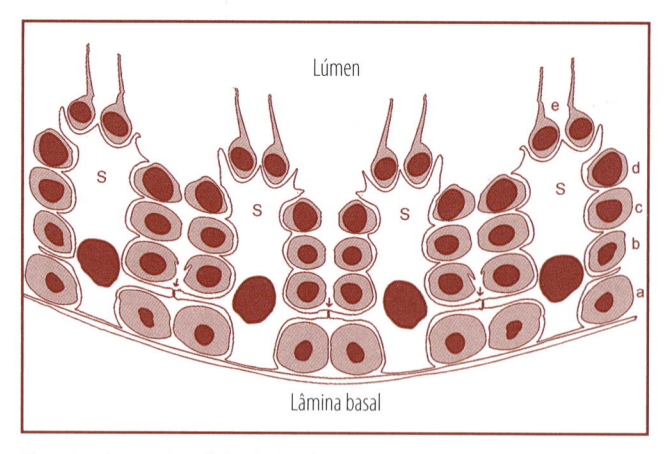

Fig. 45.2. Barreira das células de Sertoli ou hematotesticular. As células de Sertoli (S) dos túbulos seminíferos são células de sustentação, que têm, entre outras funções, a de nutrir as células germinativas (a: espermatogônias; b: espermatócitos de primeira ordem; c: espermatócitos de segunda ordem; d: espermátides, e: espermátides maduras) em desenvolvimento durante a espermatogênese. A barreira das células de Sertoli ou hematotesticular isola o espaço adluminal do compartimento sanguíneo, protegendo os estágios mais avançados das células germinativas de eventuais agravos produzidos por xenobióticos e anticorpos do próprio indivíduo.

A formação dos gametas femininos tem lugar nos ovários, onde as oogônias (diploides) produzem, por divisão mitótica, novas oogônias ou, em vez delas, oócitos primários. Esta etapa inicial ocorre ainda durante o período pré-natal, e atinge o clímax quando o feto tem cerca 20 semanas, época em que a mulher terá completado o repertório de oócitos (cerca de 4 milhões) disponível para concepção ao longo de toda a sua vida fértil. O oócito primário aumenta de tamanho e, por divisão meiótica, origina um oócito secundário (maior) e um primeiro corpo polar (menor). O oócito secundário sofre, então, a segunda divisão meiótica, originando um ovo (maior) e um segundo corpo polar (menor). A segunda meiose só se completará se houver fertilização, *i.e.*, a entrada do espermatozoide no ovo reinicia o ciclo celular.

No ovário, a oogênese acontece dentro do folículo, uma estrutura oca (preenchida com líquido e envolvida por uma camada de células) dentro da qual se encontra o ovo em desenvolvimento. O folículo em amadurecimento (células granulosas) produz o hormônio 17β-estradiol, que tem importante papel no ciclo menstrual e é responsável pelo desenvolvimento das características sexuais secundárias da mulher. A ovulação (liberação do ovo na trompa) é desencadeada pela queda abrupta dos níveis do LH duas semanas após o início da menstruação. Ainda sob a influência do LH, o folículo, esvaziado após a ovulação, transforma-se no corpo lúteo, e as células granulosas em células granulosas luteínicas, que passam a produzir o hormônio progesterona. Secretada pelos corpos lúteos, a progesterona continua a preparar o endométrio para a implantação, caso haja a fertilização do ovo.

A fertilização começa com a ligação da cabeça do espermatozoide à camada glicoproteica que reveste o ovo

---

[10] O termo barreira hematotesticular (*blood-testis barrier*), embora consagrado pelo uso, é impróprio, porque a rigor não se trata de barreira que isola o órgão do sangue. As junções apertadas (*tight junctions*) entre células de Sertoli adjacentes isolam apenas os estágios mais avançados de desenvolvimento das células germinativas (espermatócitos de primeira e segunda ordem, espermátides e espermatozoides) do sangue e, por isso, a denominação "barreira de células de Sertoli" seria mais correta.

[11] Quando a barreira hematotesticular é danificada, o contato do esperma com o sangue desencadeia uma resposta autoimune e anticorpos podem ligar-se a sítios antigênicos na cabeça do espermatozoide, incapacitando-o de fertilizar o ovo, ou na cauda do mesmo, reduzindo a sua mobilidade.

(zona pelúcida), prossegue com a exocitose do acrossoma, liberando enzimas líticas, que abrem uma passagem através da zona pelúcida até a membrana celular. A cabeça do espermazoide penetra, então, no citosol do ovo. Ao mesmo tempo em que o material genético contido na cabeça do espermatozoide forma o pronúcleo masculino, completa-se a segunda meiose e se forma o pronúcleo feminino. As mitocôndrias do espermatozoide (localizadas na base da cauda para impulsioná-lo) são, em geral, destruídas pelo ovo após a fertilização, razão pela qual apenas o DNA mitocondrial materno é herdado. Os dois pronúcleos deslocam-se um em direção ao outro, enquanto duplicam os respectivos DNAs (fase S); as membranas nucleares se desintegram, os fusos se formam e o zigoto (ovo fertilizado) inicia a sua primeira mitose. Ainda no interior da trompa de falópio, as divisões mitóticas se sucedem, produzindo um conjunto compacto e esférico de células (mórula), que evolui para uma esfera oca (blastocisto). Aproximadamente uma semana após a fertilização, o blastocisto atinge o endométrio uterino e inicia a sua incorporação à parede espessada do útero, processo conhecido como implantação. Parte das células do blastocisto (trofoblasto) e células maternas formará a placenta, enquanto a massa interna de células (ICM: *inner cell mass*) originará o embrião e as membranas extraembrionárias. O trofoblasto, uma vez implantado no endométrio, passa a produzir o hormônio gonotrofina coriônica humana (HCG), que impede a degeneração do corpo lúteo até o fim da quarta semana. A placenta torna-se então a fonte de progesterona, essencial para manutenção da gravidez. Durante os dois meses seguintes, as estruturas básicas do corpo e dos seus órgãos são formadas (período de embriogênese ou organogênese). Nos meses subsequentes, até o parto (período fetal), ocorre fundamentalmente o crescimento e amadurecimento funcional do concepto, com poucas modificações estruturais básicas.

▶ Exposição ocupacional e alteração da fertilidade masculina e feminina

A fase da vida durante a qual a mulher é capaz de conceber naturalmente estende-se da puberdade (menarca) à menopausa. No caso do homem, este período também tem início com a puberdade, mas não tem duração definida podendo – em indivíduos saudáveis – estender-se até a velhice. Em ambos os sexos, entretanto, o desenvolvimento das gônadas, e consequentemente, da capacidade futura de conceber, começa ainda no período embrionário. Embora a fase da vida em que os indivíduos estão fisiologicamente aptos a gerar filhos coincida, em grande parte, com a de atividade laboral, a fertilidade pode ser comprometida muito antes do início de exposições relacionadas ao trabalho. A longa duração do período de vulnerabilidade, e a diversidade de fatores que têm o potencial de modular a fertilidade, incluindo doenças infecciosas e não infecciosas e exposições ambientais de diferentes tipos, tornam difícil relacioná-la com exposições ocupacionais específicas. Não surpreende, portanto, que o número de exposições no local de trabalho comprovadamente associadas com a infertilidade seja reduzido. Mais adiante, neste capítulo, analisaremos as associações de exposições ocupacionais com disfunções reprodutivas que se mostraram mais consistentes à luz do conhecimento atual. Antes, porém, é importante ressaltar que a magnitude da exposição individual do trabalhador (*i.e.*, a dose absorvida, a intensidade da exposição interna, ou a carga corporal) deve ser sempre considerada, quando se trata de relacionar a disfunção reprodutiva (infertilidade) diagnosticada no paciente com determinada exposição ocupacional. Mesmo nos casos em que a evidência epidemiológica da associação é forte, plausível, coerente e consistente entre estudos, o efeito do agente químico (ou físico) sobre a capacidade reprodutiva do indivíduo depende da intensidade e/ou duração da exposição no local de trabalho. Exceto para efeitos decorrentes de fenômenos de natureza estocástica[12] (*e.g.*, mutações em células germinativas), há, teoricamente, em todos os casos, um nível máximo de exposição (limiar) abaixo do qual o agente químico, ou físico, não causa o dano reprodutivo.

Outro aspecto a ser considerado é que o desempenho reprodutivo (fecundidade) do indivíduo depende, em certa medida, do seu estado geral de saúde. Assim, exposições ocupacionais que causam lesões primárias ao nível do sistema nervoso, rins, fígado, coração, e assim por diante, podem, secundariamente, prejudicar a fecundidade do trabalhador. Nestes casos, embora relacionada ao trabalho, a disfunção reprodutiva é consequência de outros efeitos que comprometem seriamente a saúde geral do trabalhador. Evidentemente, os distúrbios da reprodução relacionados ao trabalho são motivo de maior preocupação, se verificados em exposições menos intensas do que as que estão associadas a outros efeitos adversos, ou se, mesmo ocorrendo em níveis comparáveis de exposição, são claramente de maior gravidade e/ou irreversíveis.[13]

▶ Exposição ocupacional dos pais e desenvolvimento dos filhos

As exposições no trabalho podem afetar não só o potencial dos pais de conceberem filhos, mas também a viabilidade

---

[12] No caso de eventos probabilísticos, não há, a rigor, limiar para o efeito, mas a probabilidade de este ocorrer diminui com o decréscimo da intensidade e/ou duração da exposição. Assim, nestes casos, pode-se fixar um "nível virtualmente seguro", ou seja, um nível de exposição abaixo do qual o acréscimo de risco decorrente da exposição ao agente químico (ou físico) é tão pequeno que pode ser considerado insignificante.

[13] O mesmo raciocínio se aplica em relação a exposições ocupacionais durante a gravidez. Exposições que afetam gravemente a saúde materna, via de regra, comprometem também o desenvolvimento pré-natal do filho. O nível de preocupação é maior, entretanto, se o desenvolvimento do concepto é afetado por níveis de exposição que aparentemente não comprometem a saúde da mãe.

e o desenvolvimento morfológico e funcional do concepto. A noção de que o organismo materno não protege totalmente o desenvolvimento embrionário de influências ambientais adversas, que prevalece desde a tragédia da talidomida, faz com que mulheres grávidas sejam, via de regra, afastadas de exposições a agentes físicos e químicos potencialmente nocivos no local de trabalho. A hipótese de que algumas exposições paternas também alteram o desenvolvimento pré-natal, entretanto, precisa ser mais bem investigada.

Efeitos da exposição paterna

Associações entre exposições ocupacionais paternas e infertilidade e/ou maior incidência de perdas gestacionais precoces ("abortos espontâneos") foram alvo de inúmeros estudos, como mostraremos mais adiante neste capítulo. As relações entre exposições do pai no trabalho e desfechos adversos da gravidez, tais como baixo peso para idade gestacional, prematuridade e defeitos congênitos, e câncer infantil, porém, ainda são obscuras. Alguns estudos epidemiológicos descrevem associações entre exposições paternas à radiação, solventes, mercúrio, pesticidas, e hidrocarbonetos aromáticos policíclicos e desfechos adversos da gravidez, incluindo perdas gestacionais, malformações congênitas e câncer infantil (Olshan, Teschke, Baird, 1990; McDonald et al., 1989). Entre as ocupações paternas que foram relacionadas ao nascimento de crianças com malformações aparecem a carpintaria, a zeladoria, o combate ao fogo, a manutenção de redes elétricas e a pintura (Olshan, Teschke, Baird, 1990; Olshan, Teschke, Baird, 1991; McDonald et al., 1989). Essas associações, entretanto, são em geral fracas e pouco consistentes entre estudos.

A ideia de que a exposição paterna pode afetar não apenas a capacidade de conceber, mas, também, o concepto, tem apoio em evidências experimentais. A exposição a gentes genotóxicos pode causar danos ao DNA e mutações em células germinativas em processo de divisão, que não impedem a fertilização e a implantação, mas resultam na morte do embrião durante o desenvolvimento. Este tipo de efeito genotóxico, cujo alvo são as células germinativas masculinas, é o fundamento de um teste de genotoxicidade *in vivo* (realizado com roedores), conhecido como ensaio dominante letal. Além dos efeitos embrioletais, as alterações no material genético do macho podem, em tese, resultar em malformações compatíveis com a vida ou doenças que vão se manifestar mais tarde nos filhos. Há um conjunto ainda muito limitado de estudos em roedores, envolvendo principalmente o uso ciclofosfamida, mostrando que o tratamento do pai pode dar lugar a alterações passíveis de serem transmitidas às gerações seguintes (herdáveis) nos sobreviventes aparentemente normais da prole (F_1). Embora a hipótese de que exposição ocupacional ou ambiental paterna possa resultar em defeitos congênitos e doenças, nos filhos, seja plausível, ela ainda não foi demonstrada em humanos.[14]

Efeitos da exposição materna durante a gravidez

Os efeitos da exposição materna sobre o desenvolvimento do concepto dependem da época em ela ocorre. Acredita-se que antes da implantação (dia 6 a 7,5 pós-concepção), a resposta é do tipo "tudo-ou-nada", *i.e.*, ou o embrião não é afetado pela exposição, ou esta resulta na sua morte. A possibilidade de exposições pré-implantação causarem malformações congênitas foi sugerida por alguns estudos experimentais, mas a literatura a respeito é controversa. As dismorfologias são produzidas fundamentalmente por exposições que ocorrem durante o período de embriogênese ou organogênese[15] (primeiro trimestre), quando a estrutura básica do corpo e seus órgãos é formada. No período de crescimento e maturação fetal, que se prolonga até o parto (segundo e terceiro trimestres), os efeitos mais frequentes são o retardo do crescimento intrauterino e as deficiências funcionais, incluindo as alterações neurocomportamentais, que aparecem após o nascimento. Os efeitos adversos sobre o desenvolvimento embriofetal podem ser seletivos (toxicidade seletiva para o desenvolvimento) em consequência de ações primárias no concepto ou na interface placentária, ou não seletivos, quando resultam de alterações da homeostasia materna causadas pela exposição (*i.e.*, efeitos secundários à toxicidade materna).

Efeitos da exposição durante a amamentação

A exposição da nutriz a substâncias químicas no local de trabalho, antes e durante a lactação, pode resultar em exposição significativa do lactente via leite materno. Substâncias lipofílicas a que a nutriz foi exposta (*e.g.* hidrocarbonetos aromáticos policíclicos, solventes, medicamentos), e estão presentes no seu sangue, tendem a se concentrar na gordura do leite, sendo, desta forma, transferidas para a criança. Quando se trata de substâncias que acumulam no corpo e são lentamente eliminadas, os níveis eventualmente encontrados no leite materno podem corresponder a exposições da nutriz que ocorreram em época muito anterior à da lactação. Nesses casos, o leite (rico em gordura) pode ser visto como um meio pelo qual as substâncias são eliminadas do organismo materno. Exemplos de substâncias com características bioacumulativas, eventualmente presentes no organismo materno e transferidas para o leite, são as bifenilas policlo-

---

[14] A plausibilidade é forte no caso da exposição de células germinativas a agentes genotóxicos. Entretanto, como se trata de eventos estocásticos (aleatórios), a probabilidade de serem produzidas alterações não embrioletais herdáveis é aparentemente muito pequena.

[15] No homem, o período principal de organogênese acontece entre a implantação (dias 6-7,5) e os dias 56-63 pós-concepção, quando há a união das dobras do palato.

radas (PCBs), os éteres de difenila polibromados (PBDEs, retardantes de chama), o diclorodifenildicloroetileno (DDE, metabólito do DDT), dibenzodioxinas (furanos) polihalogenadas, e metais pesados (chumbo, mercúrio).

▶ Exposições ocupacionais relacionadas a doenças da reprodução

Pesticidas

Dibromocloropropano. A infertilidade masculina causada pelo dibromocloropropano (DBCP, *1,2-dibromo-3-cloropropano*) é a mais conhecida doença da reprodução relacionada com o trabalho. O DBCP foi sintetizado em 1955 e usado, por mais de 20 anos, para controle de nematódeos que infestam culturas de frutas tropicais (*e.g.*, abacaxi e bananas). Embora em 1961 já tivesse sido descrito que ratos expostos, por inalação, ao DBCP, apresentavam acentuada degeneração dos túbulos seminíferos, aumento das células de Sertoli, redução do número de células espermáticas e desenvolvimento de espermatozoides com alterações morfológicas, este pesticida continuou a ser fabricado e amplamente utilizado como nematicida e fumigante (Torkelson *et al.*, 1961). O fato de o DBCP causar lesões nos testículos e infertilidade em animais de laboratório era bem conhecido dos que desenvolveram o pesticida, como sugere o comentário atribuído ao Dr. Charles Hine, um toxicologista contratado pelo fabricante, em uma reunião por volta de 1960: *"Se alguém deseja utilizar um medicamento anticoncepcional masculino, eu creio que identificamos um, mas ele não é muito agradável para ser usado"* [16] (Goldsmith, 1997). O efeito do DBCP em trabalhadores expostos veio à tona em 1977, com a descrição, por Donald Whorton e colaboradores, de uma série de casos de infertilidade em empregados de uma fábrica do pesticida na Califórnia (Whorton *et al.*, 1977; Whorton *et al.*, 1979). Os autores notaram que os efeitos foram mais acentuados em 14 de 25 trabalhadores (não vasectomizados) que exibiam azoospermia[17] ou oligoespermia (11 trabalhadores com cerca de 8 anos de exposição tinham contagem de espermatozoides ≤ 10^6 por mL) e níveis elevados de FSH e LH, embora a concentração de testosterona no sangue não estivesse alterada (Whorton *et al.*, 1977; Whorton *et al.*, 1979). Estudos posteriores, realizados em 1977 e 1978 com empregados de fábricas que produziam o DBCP no México, e trabalhadores que aplicavam o pesticida em plantações de abacaxi e banana na Califórnia, Havaí, Israel, Filipinas e Costa Rica, confirmaram amplamente que ocorria um progressivo comprometimento da espermatogênese e, consequentemente, uma diminuição da fecundidade relacionada à duração da exposição ocupacional (Whorton *et al.*, 1979; Thrupp, 1991; Slutsky, Levin, Levy, 1999; Teitelbaum, 1999; Winker, Rüdiger, 2006). Biópsias de testículo realizadas em 10 indivíduos com história de exposição ao DBCP, examinadas por microscopia óptica e eletrônica, mostraram que em sete pacientes a atividade espermatogênica estava profundamente deprimida ou ausente, e que havia uma aparente correlação entre a duração da exposição ao pesticida e a diminuição da espermatogênese (Biava, Smuckler, Whorton, 1978) (Fig. 45.3). Alguns estudos, e o seguimento de indivíduos afetados com reavaliações da função reprodutiva até 17 anos depois de interrompida a exposição, sugeriram que o comprometimento da espermatogênese tem inicio após período curto de exposição e que, enquanto uma recuperação da espermatogênese ocorreu nos indivíduos com diminuições leves a moderadas da contagem de espermatozoides (Glass *et al.*, 1979), entre aqueles com depressão mais grave da espermatogênese a infertilidade parece ter sido permanente (Potashnik *et al.*, 1978; Potashnik, Porath, 1995; Eaton *et al.*, 1986).

Clordecone (Kepone). Os efeitos do clordecone sobre a saúde humana foram descritos por estudos realizados com um grupo de trabalhadores expostos ao pesticida em uma fábrica localizada em Hopewell, Virginia, EUA. Setenta e seis dos 133 indivíduos expostos ocupacionalmente ao clordecone apresentaram sintomas neurológicos (nervosismo, cefaleia e tremores) que, em alguns casos, persistiram por 9 a 10 meses após a interrupção da exposição (Cannon *et al.*, 1978; Guzelian *et al.*, 1980; Guzelian, 1982a, 1982b). Entre os indivíduos mais intensamente expostos foram registrados vários sinais e sintomas clínicos, tais como *rashes* cutâneos, artralgia, fraqueza muscular, incoordenação motora, fala arrastada, perda de memória recente e hepatomegalia. Alguns trabalhadores com sintomas neurológicos tinham também oligospermia. Nestes casos, o número e a mobilidade dos espermatozoides no ejaculado retornou ao normal 5 a 7 anos após ter cessado a exposição, e a colestiramina ter sido administrada para auxiliar na redução dos níveis sanguíneos de clordecone (Taylor *et al.*, 1978; Taylor, 1982; Taylor, 1985). Com base nessas observações clínicas, o sistema nervoso, o sistema reprodutivo, a pele e o fígado têm sido considerados como os sistemas ou órgãos alvos para toxicidade do clordecone em seres humanos (US EPA, 2009). Exceto por alguns estudos em ratos indicando que o clordecone, em doses relativamente altas, pode interferir com o ciclo estral (induzindo o estro, mas diminuindo a receptividade ao macho), efeitos sobre a fertilidade feminina não tem sido descritos (Williams & Uphouse, 1991).

Outros pesticidas. Há na literatura expressivo número de estudos experimentais indicando que diferentes tipos de pesticidas (herbicidas, inseticidas, fungicidas e outros) podem

---

[16] *"If anyone wants to use a male birth control drug, I think we have identified one, but it is not very pleasant to use."*— Dr Charles Hine, pesquisador da Universidade da Califórnia em São Francisco, e toxicologista contratado pela empresa que desenvolveu o DBCP (Shell), em uma reunião por volta de 1960, citado por Goldsmith (1997).

[17] Azoospermia é a ausência, enquanto hipospermia e oligospermia (<20 milhões/ml de sêmen ejaculado) são diminuições da quantidade de espermatozoides no sêmen (normal: 120 milhões/ml sêmen). Astenospermia é a diminuição da mobilidade, e teratospermia, a alteração da morfologia do espermatozoide. É considerada normal a presença de até 30% de formas anormais (cabeça globosa, cauda bífida, cauda curta ou ausência de cauda).

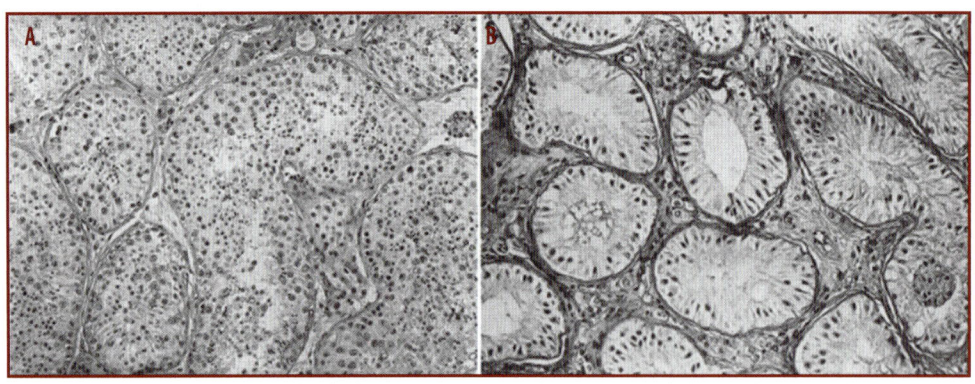

Fig. 45.3. Alterações histopatológicas dos testículos (biópsia) de indivíduos expostos ocupacionalmente ao pesticida dibromocloropropano (DBCP). O testículo do paciente à direita (**B**) está menos afetado e a biópsia mostra túbulos seminíferos relativamente bem preservados e espermatogênese ativa. A biópsia do testículo do paciente à esquerda (**A**), que foi mais atingido pela exposição ao pesticida, mostra ausência de atividade espermatogênica, com fibrose intersticial moderada, mas sem alterações inflamatórias ou sinais de necrose. Hematoxilina-eosina, A (80x), B (90x). Retirado de Biava et al (1978).

causar alterações do desempenho reprodutivo de animais. Em grande parte, porém, estes estudos envolvem tratamento por vias (*e.g.* intraperitoneal) pelas quais o homem não é comumente exposto, e a adminstração de doses relativamente altas, que causam vários outros efeitos tóxicos, além dos danos à reprodução. A extrapolação dessas observações para cenários de exposição humana ambiental ou ocupacional, portanto, deve ser sempre feita com cautela. Por outro lado, revisões dos estudos que abordaram o impacto da exposição humana a pesticidas (no ambiente ou trabalho) sobre a fecundidade (em grande parte analisando parâmetros relativos à qualidade do esperma e/ou tempo para engravidar), revelam que (com exceção do DBCP e do dibrometo de etileno) os resultados são inconsistentes e não permitem conclusões claras (Roeleveld & Bretveld, 2008; Baranski, 1993). As inconsistências entre estudos podem ser explicadas pela heterogeneidade das populações estudadas, imprecisão das quantificações da exposição aos pesticidas, e outros problemas da metodologia e do desenho dos estudos (Roeleveld & Bretveld, 2008; Bretveld *et al.*, 2007). Vários estudos clínicos e epidemiológicos, por exemplo, sugerem que exposições ocupacionais e ambientais a pesticidas estariam associadas ao declínio da qualidade do esperma e subfertilidade. Na China, um estudo recente envolvendo pacientes de uma clínica de fertilidade, mostrou associação da exposição não ocupacional a piretroides (estimada pelos níveis do ácido 3-fenoxibenzoico na urina) com menor número de espermatozoides no ejaculado e maior fragmentação do DNA dos espermatozoides (Ji *et al.*, 2011). Estudo realizado em áreas rurais da Itália, por outro lado, não encontrou evidência de que o uso de pesticidas tivesse impacto negativo sobre a fecundidade (Clementi *et al.*, 2008). Na Dinamarca, um estudo de infertilidade envolvendo mulheres que trabalham em horticultura, também não revelou associação entre exposição a pesticidas e infertilidade (Hougaard *et al.*, 2009).

Metais e metaloides

Chumbo. As evidências experimentais e epidemiológicas disponíveis indicam que a exposição ao chumbo pode afetar a espermatogênese, resultar em morfologia anormal dos espermatozoides e estar associada à infertilidade masculina, além de alterar o desfecho da gravidez em mães expostas ao metal. Não é claro, entretanto, a partir de que nível de exposição ocupacional ou ambiental os efeitos adversos do chumbo sobre a reprodução são clinicamente aparentes. Embora os estudos em animais e indivíduos expostos ocupacionalmente a altos níveis de chumbo, via de regra, demonstrem que este metal tem efeito adverso sobre vários desfechos reprodutivos, há informações ainda limitadas e, por vezes, conflitantes, sobre os efeitos de exposições a níveis mais baixos e mais realistas do ponto de vista ambiental. A ideia de que o chumbo tem propriedades abortivas e espermicidas é antiga, e os primeiros trabalhos sobre a toxicologia deste metal o associavam a aumentos da ocorrência de abortamentos "espontâneos" e natimortalidade. Neste sentido, pode-se citar também a hipótese formulada por Gilfillan, em 1965, sugerindo que a intoxicação por chumbo (então conhecida como "saturnismo") teria contribuído para a queda do Império Romano, em virtude do acentuado declínio das populações de classes mais altas, expostas através de utensílios de cozinha feitos com chumbo e vinho contaminados, o que poderia ter resultado em distúrbios neurocomportamentais e reprodutivos (Gilfillan, 1965; Lessler, 1988).

Na literatura sobre os efeitos reprodutivos da exposição ocupacional ao chumbo destacam-se os estudos que tiveram como foco as alterações no organismo feminino e nas crianças. Para examinar a relação entre a exposição pré-natal ao chumbo e desfechos adversos da gravidez, Andrews e colaboradores (1994) analisaram os resultados de 25 estudos epidemiológicos, e concluíram que é improvável que a exposição ao metal aumente o risco de ruptura prematura das membranas amnióticas (amniorrexe pré-termo), embora aparentemente eleve o risco de partos prematuros. Os autores também observaram que a exposição pré-natal ao chumbo poderia estar associada ao baixo peso ao nascer, mas o ajustamento para a idade gestacional, um possível fator de confundimento para a associação chumbo e baixo peso ao nascimento, produziu resultados pouco esclarecedores (Andrews, Savitz, Hertz-Picciotto, 1994). Um estudo prospectivo de coortes envolvendo indivíduos altamente expostos, moradores de uma comunidade no sul da Austrália ("*Port Pirie*"), dependente economicamente de uma fundição de chumbo, examinou a relação entre a carga corporal ("*body burden*") materna do metal e desfechos adversos da gravidez (McMichael, 1986). Os pesquisadores verificaram que a prematuridade estava associada, de forma dose-relacionada, ao nível de chumbo no sangue materno no momento do parto. Além disso, as mães que deram à luz natimortos (ou sofreram mortes fetais tardias) tinham níveis de chumbo no sangue semelhantes aos das demais grávidas no primeiro trimestre (semanas 14-20) da gestação, mas apresentavam níveis inferiores aos destas mães no momento do parto. Não foram detectadas associações entre níveis maternos de chumbo e abortos "espontâneos", peso baixo (para nascimentos a termo), retardo do crescimento intrauterino, rompimento prematuro das membranas e anomalias congênitas (McMichael, 1986).

A maior exposição materna e fetal (determinada por níveis sanguíneos no período pré-natal, no cordão umbilical ou no período neonatal) ao chumbo, mesmo no intervalo de concentrações no sangue normalmente encontradas na população geral de países desenvolvidos, tem sido associada, em vários estudos, à prematuridade e ao retardo da maturação fetal (McMichael, 1986); Moore *et al.*, 1982); menor peso ao nascimento (Bornschein *et al.*, 1989; Ward, Watson, Bryce-Smith, 1987), e risco mais elevado de anomalias congênitas menores (Needleman *et al.*, 1984). Na mesma linha, um estudo retrospectivo envolvendo dados de 262 pares de mães e filhos, nascidos entre 1996 e 2002 na Califórnia, EUA, evidenciou uma associação de níveis de Pb no sangue materno ³10 mg/dL e prematuridade (OR ajustado=3,2; IC95%: 1,2-7,4) e bebês pequenos para idade gestacional (OR ajustado=4,2; IC 95%: 1,3-13,9) (Jelliffe-Pawlowitz *et al.*, 2006).

Deve-se registrar, entretanto, que alguns estudos não detectaram associação entre níveis mais elevados de chumbo no sangue materno e desfechos adversos da gravidez, quando se trata de exposições a níveis mais próximos daqueles registrados na população geral. Sowers e colaboradores (Sowers *et al.*, 2002), por exemplo, examinando dados de 705 mulheres, não encontraram associação entre níveis de chumbo no sangue da mãe (média±EP=1,2±0,03 mg/dL) ao longo da gestação (4 determinações) e variáveis do neonato (graus de APGAR[18], peso ao nascimento, idade gestacional, e bebês pequenos para idade gestacional), mas detectaram uma relação significativa entre níveis maternos do metal e hipertensão e toxemia gestacional. Rahman *et al.* (Rahman, Al-Rashidi, Khan, 2012), em estudo realizado no Kwait, com 194 pares de mães e filhos, examinaram os níveis de chumbo no sangue materno e do cordão umbilical e o desfecho da gravidez. Os resultados revelaram níveis sanguíneos elevados de chumbo, superiores a 10 mg/dL, em 28% das mães e 58% dos filhos (cordão), mas não evidenciaram associação com desfechos adversos da gravidez (APGAR, idade gestacional, circunferência cefálica, comprimento e peso do bebê ao nascimento e peso da placenta).

O chumbo atravessa com relativa facilidade a placenta, atingindo, no sangue do feto ao final da gestação, concentrações proporcionais àquelas registradas no sangue da mãe, em geral cerca de 80% dos níveis maternos (Harville *et al.*, 2005; Cunningham, 2007). Vários estudos prospectivos relacionam deficiências do desenvolvimento neurocomportamental (índices psicomotores), no período pós-natal, à exposição pré e pós-natal ao chumbo. A avaliação prospectiva de coortes de mais de 600 crianças expostas ao chumbo (níveis médios no sangue= 21,2 mg/dL) da comunidade de Port Pirie (Austrália), por exemplo, indicaram haver uma relação negativa entre a inteligência (avaliada pelo índice de desenvolvimento mental de Bayley), aos 6 meses e aos 2 anos de vida, e os níveis de chumbo no sangue (McMichael *et al.*, 1985). O seguimento posterior desta coorte de crianças de Port Pirie até as idades de 11 e 13 anos, revelou que os níveis médios de Pb caíram para 7,9 mg/dL, e que este declínio foi acompanhado por uma recuperação parcial da deficiência cognitiva associada ao metal (Tong *et al.*, 1998). Embora os estudos prospectivos apontem consistentemente para um prejuízo do desenvolvimento neurocomportamental associado à exposição pré-natal e logo após o nascimento, há divergências entre eles quanto à recuperação posterior do desempenho cognitivo, com o declínio dos níveis de chumbo nas crianças expostas. Dietrich e colaboradores (1990), por exemplo, verificaram uma diminuição cognitiva (índice mental de Bayley) aos 3 e 6 meses, que não foi mais detectada aos 2 anos de vida.

Mercúrio. O mercúrio (Hg⁰ ou mercúrio metálico) é pouco absorvido por ingestão ou contato com a pele, mas é pron-

---

[18] A escala ou índice de APGAR (proposta por Virginia Apgar) baseia-se na avaliação de 5 sinais objetivos do recém-nascido (frequência cardíaca, respiração, tônus muscular, irritabilidade reflexa e cor da pele) a que são atribuídos graus 0, 1 ou 2 no primeiro, quinto e décimo minutos após o nascimento. O índice de APGAR é o somatório dos graus para cada ítem, sendo 10 a pontuação máxima. Cerca de 90% dos bebês têm Apgar de 8-10 (condições ótimas de nascimento). Índice de 4 a 6 é considerado dificuldade de grau moderado, e 0 a 2, dificuldade grave ao nascimento, indicando anóxia com possíveis sequelas neurológicas.

tamente absorvido quando o indivíduo inala o seu vapor. Os compostos orgânicos de mercúrio (*e.g.*, metil e dimetilmercúrio), por outro lado, são biodisponíveis e altamente tóxicos, quando a exposição ocorre por via oral. As exposições mais relevantes, do ponto de vista ocupacional e ambiental, são, portanto, a inalação de vapores de mercúrio inorgânico (*e.g.*, uso em garimpo de ouro, preparação do amálgama para obturações dentárias)[19] e a ingestão de alimentos (*e.g.* peixes e frutos do mar) contaminados com compostos orgânicos de mercúrio, respectivamente. Estima-se que a principal fonte de exposição da população geral ao mercúrio inorgânico seja a obturação de dentes com amálgama (Goering *et al.*, 1992). Os efeitos tóxicos do mercúrio atingem uma diversidade de órgãos e tecidos, particularmente o sistema nervoso (central e periférico) e gastrointestinal e os rins (Bakir *et al.*, 1980). A toxicidade do mercúrio orgânico para a reprodução humana foi revelada de forma dramática por dois surtos de intoxicação em massa: a doença que acometeu os moradores da região da baía de Minamata (Japão), altamente contaminada por indústrias que usavam o metal, nos anos 1960, e a epidemia de intoxicações que ocorreu no Iraque em 1971-1972 (Bakir *et al.*, 1980; Greenwood, 1985). No Iraque, mais de 6000 pessoas exibiram sinais de intoxicação após consumir pães feitos com farinha de trigo preparada com sementes que haviam sido tratadas com fungicidas mercuriais (Greenwood, 1985). Nos episódios de Minamata e do Iraque, as crianças expostas no período pré-natal e durante a amamentação (o mercúrio passa com relativa eficiência através da placenta e para o leite) apresentaram retardo mental com atraso do início da fala e comprometimento das funções motoras, sensoriais e autonômicas (Schuurs, 1999; Greenwood, 1985). As crianças mais afetadas exibiam cegueira e surdez. Tal como ocorre com o adulto exposto, o sistema nervoso também é o principal alvo dos efeitos tóxicos do metil-mercúrio em indivíduos imaturos. Assim, a neurotoxicidade do desenvolvimento destaca-se como o resultado mais evidente das exposições pré-natais e durante a lactação. Cumpre salientar que, em muitos desses casos de intoxicação congênita, a criança foi gravemente afetada enquanto a mãe apresentou quadro clínico bem mais brando, o que reflete a vulnerabilidade ímpar do sistema nervoso ao mercúrio durante o desenvolvimento intraútero e logo após o nascimento (Grandjean, Herz, 2011). No surto iraquiano, o número de nascidos vivos registrados no ano seguinte à epidemia (1973) decresceu, observação que é consistente com uma diminuição da fecundidade em decorrência da intoxicação por mercúrio (Greenwood, 1985). Esta interpretação tem apoio nos resultados de uma série de estudos experimentais que indicaram que a administração de altas doses de sais de mercúrio inorgânico e compostos orgânicos do metal tem efeito adverso sobre a fertilidade dos animais de laboratório (Boujbiha *et al.*, 2011). Os efeitos reprodutivos de exposições a níveis mais baixos de mercúrio, compatíveis com cenários mais comuns de exposições ocupacionais e ambientais, são menos claros. Não há nenhuma demonstração de que o mercúrio proveniente de obturações feitas com amálgama tenha efeito adverso sobre a saúde reprodutiva do paciente, embora haja relativamente poucos estudos testando esta hipótese (Schuurs, 1999; Bates, 2006). Em relação às exposições ocupacionais ao vapor de mercúrio em odontologia, os estudos sobre comprometimento da fertilidade masculina e feminina e desfechos adversos da gravidez, na maioria dos casos, não evidenciaram associações ou são inconclusivos (Bates, 2006; Davis *et al.*, 2001; Olfert, 2006). É improvável que exposições ao vapor de mercúrio no local de trabalho, que não excedam os atuais limites de segurança, resultem em alterações da fertilidade, em perdas gestacionais e malformações congênitas (Grigoletto *et al.*, 2008). Entretanto, estudos adicionais são necessários para investigar eventuais efeitos de exposições a níveis baixos de mercúrio, durante a gestação e amamentação, sobre o desenvolvimento cognitivo e emocional da criança.

Cádmio. A exposição ao cádmio no local de trabalho ocorre particularmente em instalações onde minérios são processados ou fundidos, sendo este metal usado também em galvanoplastia e na fabricação de alguns tipos de baterias e em pigmentos de tintas. Como os limites permitidos de exposição ao Cd são relativamente baixos, não é incomum que eles sejam excedidos em oficinas de metalurgia. Além disso, fumantes ativos e passivos são constantemente expostos a níveis baixos de cádmio presentes na fumaça do cigarro. Alguns estudos sugerem que o cádmio pode causar dano ao material genético de trabalhadores, mas a literatura a esse respeito é controversa (Filipic. Fatur, Vudrag, 2006; Abrahim *et al.*, 2011). A exposição ocupacional crônica ao cádmio tem sido relacionada a lesões renais, anemia, enfisema e câncer de pulmão e próstata. Os efeitos adversos do cádmio sobre a fertilidade masculina e feminina e desenvolvimento do embrião têm sido apontados por um conjunto abrangente de estudos experimentais em diferentes espécies de animais (Thompson, Bannigan, 2008). O efeito do cádmio nos testículos foi descrito por Parizek e colaboradores em 1956 (Parizek, Zahor, 1956). Os autores notaram que a injeção subcutânea de sais de cádmio em ratos e camundongos causava a destruição dos tubos seminíferos e do tecido intersticial da gônada (Parizek, Zahor, 1956; Parizek, 1957). Alguns autores sugerem que um dos alvos da ação tóxica do cádmio nos testículos é a barreira hematotesticular, que protege a espermatogênese contra agravos de natureza química (Siu *et al.*, 2009). Estudos recentes revelam que a indução de apoptose de células germinativas pelo cádmio é mediada pela interferência cruzada entre as vias de sinalização do estresse do retículo endoplasmático (ER) e as vias mitocondriais (Ji *et al.*, 2011).

---

[19] A exposição ocupacional ao vapor de mercúrio pode ocorrer também em indústrias metalúrgicas, de cloro soda e na fabricação de baterias, termômetros, barômetros e lâmpadas fluorescentes. Fungicidas mercuriais, hoje em grande parte banidos, foram usados na agricultura. O amálgama usado em restaurações dentárias é uma liga feita com partes iguais de mercúrio metálico (líquido) e um pó contendo prata, estanho, cobre, zinco e outros metais.

Embora a evidência experimental de que o cádmio prejudica a fertilidade seja robusta, foram poucos os estudos epidemiológicos que investigaram essa hipótese. Um estudo realizado na região de Lucknow na Índia, envolvendo a população geral, revelou uma correlação negativa entre os níveis de cádmio (e chumbo) no líquido seminal e a mobilidade e o número de espermatozoides no ejaculado de homens que apresentavam asteno-oligoespermia (Pant et al., 2003). Os efeitos do cádmio sobre a fertilidade masculina foram investigados também em 83 trabalhadores belgas expostos em fundições, alguns dos quais apresentavam disfunção renal (microproteinúria e creatinina sérica >13 mg/L) compatível com nefropatia causada pelo metal (Gennart et al., 1992). Os pesquisadores não evidenciaram efeitos prejudiciais do cádmio sobre a capacidade de os trabalhadores gerarem filhos nascidos vivos. Outro estudo envolvendo homens expostos ocupacionalmente ao cádmio, e que já exibiam lesão renal, não evidenciou alterações da função endócrina testicular, i.e., níveis séricos de testosterona, LH e FSH (Mason, 1990).

O efeito do cádmio sobre o desenvolvimento pré-natal foi investigado em roedores, tendo sido constatado que o tratamento materno pode retardar o crescimento intrauterino e causar anomalias fetais como, por exemplo, ectrodactilia[20] em camundongos C57BL/6 (Robinson et al., 2011). Os efeitos teratogênicos e o retardo de crescimento pré-natal causados pelo cádmio em camundongos foram relacionados à produção de espécies reativas de oxigênio e ao aumento de estresse no retículo endoplasmático ao nível da placenta (Wang et al., 2012).

Embora as evidências experimentais indiquem que o cádmio compromete a fertilidade masculina e o desenvolvimento pré-natal, os estudos de indivíduos expostos no trabalho (ou em virtude de poluição ambiental) ainda são insuficientes para esclarecer a partir de que nível de exposição ocupacional esses efeitos ocorrem, e se eles aparecem em exposições inferiores às que causam disfunções renais e toxicidade para outros órgãos e sistemas.

Arsênio. O arsênio está presente no ambiente (solos e água), resultando a exposição humana do consumo de água de poço e alimentos contaminados, entre os quais, peixes e frutos-do-mar. Exposição ocupacional importante a este metaloide pode ocorrer em fundições de cobre e chumbo, no tratamento de madeira com arsenicais, e durante a aplicação de herbicidas e inseticidas à base de compostos orgânicos de arsênio. Pesticidas arsenicais foram intensamente empregados na agricultura no passado, mas foram em grande parte banidos. Estudos realizados em Bangladesh e na Índia mostraram que mulheres que consumiam água com níveis altos de arsênio apresentavam mais frequentemente abortos, filhos prematuros e filhos nascidos mortos, do que mães controles não expostas (Milton et al., 2005; Ahmad et al., 2001; von Ehrenstein et al., 2006). Outro estudo, realizado na China, sugere que a incidência de defeitos congênitos é mais elevada na população que vive em áreas com maior contaminação do solo com arsênio (Wu et al., 2011). Ainda na China, estudo envolvendo pacientes de clínicas de infertilidade sugere que há uma associação entre níveis urinários mais elevados de diferentes espécies de As (incluindo As orgânico e tri e pentavalente) e qualidade ruim do esperma (Xu et al., 2012). Esses dados de populações expostas ao arsênio são consistentes com dados de estudos experimentais indicando que o arsênio pode afetar adversamente a fertilidade e o desenvolvimento embrionário.

Outros metais e metaloides. A exposição ao molibdênio foi relacionada à qualidade ruim do esperma e alterações da fertilidade (Meeker et al., 2008). Os estudos de outros metais (além do Pb, Hg, Cd e As) são escassos e os resultados disponíveis são inconsistentes ou insuficientes para conclusões.

Medicamentos

A exposição ocupacional a medicamentos pode ocorrer nas fábricas, nas farmácias em que esses produtos são manipulados e nos hospitais (enfermeiros, farmacêuticos e técnicos em farmácia) (Hon et al., 2011). Os medicamentos oncológicos (antineoplásicos) são fármacos potentes, que representam elevado risco para a reprodução de pacientes e trabalhadores expostos (Huang et al., 2012). Estudos experimentais mostram que substâncias que inibem a proliferação de células tumorais, na maioria dos casos, causam danos ao material genético, assim como aos ovários e testículos. Os efeitos nocivos da quimioterapia (e também da radioterapia) do câncer sobre a fertilidade masculina e feminina são também fartamente documentados na literatura médica. Um estudo retrospectivo de uma coorte de indivíduos do sexo masculino que haviam sobrevivido ao câncer na infância ou adolescência mostrou que o tratamento comprometeu a fertilidade em longo prazo. Os sobreviventes de 15 a 44 anos que receberam dose de radiação >7,5 Gy ao nível testicular; ou foram tratados com procarbazina ou ciclofosfamida; ou que receberam altas doses cumulativas de agentes alquilantes, tiveram menor probabilidade de gerar um filho (Green et al., 2010). Um estudo análogo da coorte feminina de sobreviventes do câncer infantil, revelou que as meninas que haviam recebido dose de radiação, ao nível dos ovários e útero, >5Gy; ou foram tratadas com lomustina, ou ciclofosfamida, ou receberam elevadas doses cumulativas de agentes alquilantes, apresentavam alta probabilidade de nunca engravidar (Green et al., 2009a). Os efeitos de longo prazo sobre a função ovariana e desfechos da gravidez foram examinados por outro estudo retrospectivo de sobreviventes de câncer infantil ou juvenil. Os autores verificaram que as mulheres que haviam sido tratadas com irradiação pélvica e/ou doses altas de agentes alquilantes tinham risco maior de falência dos ovários, menopausa precoce, e de ter filhos pequenos para a idade gestacional, mas não foram encontradas

---

[20] Ectrodactilia é uma anomalia caracterizada pela ausência (total ou parcial) de um ou mais dedos das mãos ou dos pés. A ectrodactilia é por vezes acompanhada de sindactilia, que é a união de dois ou mais dedos das mãos ou dos pés.

evidências de risco aumentado de malformações congênitas (Green *et al.*, 2009b). Um estudo recente reavaliou as evidências clínicas de desfechos adversos da gestação (malformações estruturais, defeitos funcionais, abortamentos "espontâneos", e mortes fetais, neonatais ou maternas) em mulheres tratadas com medicamentos oncológicos durante a gestação (Selig *et al.*, 2012). As taxas de desfechos adversos (malformações), para qualquer exposição, foram 33% (16%), 27% (8%) e 25% (6%) para exposições no primeiro, segundo e terceiro trimestres da gravidez, respectivamente (Selig *et al.*, 2012). Entre os medicamentos antineoplásicos, os agentes antimetabólicos (*e.g.*, aminopterina, azatioprina, 6-mercatopurina, metrotexate e outros) e alquilantes (*e.g.*, busulfan, ciclofosfamida, cisplatina, procarbazina, lomustina e outros) foram os que se mostraram mais prejudiciais ao concepto e os que estavam associados às mais altas taxas de desfechos adversos da gravidez (Selig *et al.*, 2012).

A exposição no trabalho a medicamentos que interferem com a atividade de hormônios sexuais (*e.g.*, andrógenos, estrógenos e antagonistas) em indústrias farmacêuticas ou farmácias de manipulação, pode, em princípio, comprometer a fertilidade e o desempenho reprodutivo de homens e mulheres. Entre os medicamentos com atividade endócrina, podemos citar os contraceptivos orais (associações de estrógenos sintéticos como o etinil estradiol e progestógenos como norgestrel e levonorgestrel), os medicamentos antiandrogênicos (*e.g.* flutamida) e os antiestrogênicos (*e.g.*, tamoxifeno). Os antiandrogênicos e os antiestrogênicos são, em geral, usados para tratar tumores sensíveis a hormônios (*e.g.* alguns tumores de mama e próstata). O clomifeno, agonista parcial do receptor estrogênico, por outro lado, é usado para estimular a ovulação em alguns casos de infertilidade feminina. A mifepristona (antagonista competitivo e agonista parcial do receptor da progesterona) bloqueia a implantação e é um poderoso indutor do aborto, sendo usada como "contraceptivo de emergência" (eufemismo geralmente usado para bloqueadores da implantação). Os fármacos anteriormente mencionados e outros similares interferem com a regulação de hormônios sexuais, possuindo, portanto, potencial de causar distúrbios reprodutivos em trabalhadores expostos.

Hidrocarbonetos aromáticos policíclicos.

Os hidrocarbonetos aromáticos policíclicos (HAP) são substâncias químicas constituídas por fusões de anéis aromáticos, que não contêm heteroátomos ou substituintes, tais como o naftaleno, o benzo[*a*]pireno, o dibenzo[*a,h*]antraceno e outros compostos. Os HAP são formados como subprodutos da queima de combustíveis fósseis e biomassa, sendo encontrados em óleos, no carvão, no alcatrão, na fumaça do cigarro e em alimentos grelhados. No organismo, os HAP são convertidos, por enzimas citocromo P450 das subfamílias CYP1A e 1B, em metabólitos que têm atividade genotóxica, carcinogênica e teratogênica.

Como alguns HAP são reconhecidamente genotóxicos, é plausível supor que a exposição a eles tenha efeito nocivo sobre a fertilidade. Neste sentido, estudos recentes sugerem que até mesmo exposições ambientais a HAP (medidas pelos níveis de metabólitos como o 1-hidroxipireno na urina) podem estar relacionadas à qualidade ruim do esperma e infertilidade (Sheiner *et al.*, 2003; Gu *et al.*, 2010; Xia *et al.*, 2009a; Xia *et al.*, 2009b). Alguns estudos sugerem que os HAP podem estar envolvidos em casos de infertilidade feminina, patologias uterinas, endometriose e câncer do endométrio (Willing *et al.*, 2011). O benzo[*a*]pireno foi também detectado, em níveis quantificáveis, no fluido folicular do ovário de mulheres com dificulde de engravidar (Neal, Zhu, Foster, 2008), embora o significado deste achado permaneça obscuro.

Estudos em modelos animais mostraram que a exposição pré-natal aos HAP pode resultar em câncer que aparece durante o período pós-natal como, por exemplo, linfomas muito agressivos de células T e tumores de pulmão em camundongos expostos durante a fase tardia da maturação fetal (Castro *et al.*, 2008). A carcinogênese transplacentária causada por HAP ainda não foi demonstrada em seres humanos[21], mas a hipótese de que ela possa ocorrer em cenários de intensa exposição ambiental e ocupacional não pode ser descartada. Um conjunto de estudos recentes sugere que a exposição prenatal a HAP pode estar associada a desfechos adversos da gravidez, como baixo peso ao nascer, prematuridade e malformações cardíacas e redução da inteligência (QI mais baixos) em crianças. Exposições a níveis mais altos de HAP durante o desenvolvimento pré-natal (estimados por medidas de HAP no sangue do cordão umbilical) foram associadas, em alguns estudos, a índices mais elevados de ansiedade e depressão em crianças de 6 a 7 anos (Perera *et al.*, 2012a; 2012b; Herbstman *et al.*, 2012).

É interessante registrar que, em seres humanos, o período da gravidez de maior suscetibilidade aos efeitos adversos dos HAP sobre o crescimento pré-natal parece ser o primeiro trimestre (quando o crescimento está sendo programado), e não o terceiro trimestre, quando a velocidade da maturação e crescimento fetal é acelerada (Choi *et al.*, 2012).

Dibenzo-p-dioxinas (-furanos) e bifenilas polihalogenadas

As dibenzo-*p*-dioxinas (PCDD) e dibenzofuranos policlorados (PCDF) e bifenilas policloradas (PCB) são subprodutos da combustão, e da síntese química/industrial de compostos orgânicos na presença de cloro. Os PCBs foram usados como isolantes em transformadores elétricos e para

---

[21] O carcinoma de células claras de vagina em mulheres jovens expostas *in utero* ao dietilestilbestrol (DES) é exemplo clássico de carcinogênese transplacentária em seres humanos. Há forte suspeita – apoiada por estudos em animais – de que outras exposições pré-natais (*e.g.* HAP) possam estar associadas a alguns tipos de câncer infantil. Entretanto, a evidência epidemiológica disponível a este respeito ainda é limitada.

diversos outros fins, enquanto os PCDD/Fs são contaminantes de pesticidas (*e.g.* herbicida ácido 2,4,5 triclorofenolacético, pentaclorofenol) e compostos orgânicos clorados, resíduos de incineradores de lixo e indústrias de celulose e branqueamento de papel. A hipótese de que a exposição aos PCDD/Fs e PCBs tem efeito deletério sobre a fertilidade e desempenho reprodutivo foi investigada por um grande número de estudos experimentais e epidemiológicos, mas os resultados são, até certo ponto, inconsistentes e não permitem uma conclusão definitiva a respeito. Um estudo, por exemplo, não encontrou diferença entre os níveis de PCCD/F, e de congêneres de PCB com atividade semelhante à dioxina, no ejaculado de homens férteis e inférteis (Cok *et al.*, 2008). Em outro estudo (coorte longitudinal), foi observado um atraso no início da puberdade e no desenvolvimento das mamas de meninas cujos níveis de PCDD/F foram mais elevados no período pré-natal, durante a amamentação e na época da puberdade (Leijs *et al.*, 2008). Embora o aumento da frequência de fenda palatina em camundongos tratados com dioxina (2,3,7,8-TCDD) tenha sido descrito nos anos 1970s (Neubert *et al.*, 1973), não há evidência consistente de que a exposição a PCDD/Fs cause defeitos congênitos em humanos. O efeito mais surpreendente da exposição humana ao 2,3,7,8 TCDD (o congênere de dioxina mais potente) foi a alteração da razão sexual (nascimento mais frequente de meninas)[22] na prole de pais expostos durante o acidente industrial de Seveso, na Itália, em 1976 (Mocarelli *et al.*, 2000). Resultados semelhantes aos de Paolo Mocarelli e colaboradores em relação aos indivíduos expostos em Seveso foram obtidos por um estudo de agricultores russos expostos a dioxina (Ryan, Amirova, Carrier, 2002). Estudos de coorte de trabalhadores expostos ao herbicida Agente Laranja (contaminado com 2,3,7,8 TCDD), entretanto, não encontraram associação da exposição paterna com prematuridade, baixo peso ou defeitos congênitos (Lawson *et al.*, 2004).

Solventes e vapores

Solventes orgânicos são substâncias voláteis encontradas no ambiente e em produtos de uso doméstico (tintas, vernizes, removedores, produtos de limpeza, colas, combustíveis etc). Alguns solventes, como o tolueno, são também inalados intencionalmente para fins hedonísticos (*e.g.*, inaladores de cola, gasolina, removedores). Na indústria (química, petroquímica, gráfica, e outras) e no setor de serviços (tinturarias, oficinas mecânicas, laboratórios de análise, e outros), os solventes orgânicos são empregados para vários fins, sendo, em muitos casos, significativa a exposição no local de trabalho. A via inalatória é a principal porta de entrada dos solventes no organismo, embora a absorção ocorra também pela via transdérmica.

Os dados a respeito dos efeitos de solventes orgânicos sobre a fertilidade de homens e mulheres expostos são escassos e, em geral, conflitantes. Foi relatado que exposições ocupacionais ao tetracloroetileno (lavagem a seco), éteres de etileno glicol (indústria de semicondutores), estireno e acetona (indústria de plásticos reforçados) podem resultar em prejuízos da qualidade do esperma (oligoespermia e anomalias morfológicas); e que exposições ao tolueno (indústria reprográfica) e ao dissulfeto de carbono (fábricas de viscose rayon) podem diminuir os níveis de hormônio gonadotrófico e reduzir a libido e a potência sexual, respectivamente (Sheiner *et al.*, 2003; Lindbohm, 1999). Foi descrito, também, que exposições de mulheres no trabalho estão relacionadas à infertilidade (solventes em geral), e alterações menstruais (dissulfeto de carbono, estireno, éteres de etileno glicol, tetracloroetileno). Outros estudos caso-controle apontam na mesma direção, mas as associações são, em geral, fracas e há alguma inconsistência entre os resultados. Um estudo (caso-controle) analisou dois conjuntos de dados sobre homens que procuraram clínicas de infertilidade no Canadá, entre 1972 e 1991, e encontrou, nas duas análises, uma associação entre intensa exposição a solventes em geral e má qualidade do esperma (OR=3,83, IC95%: 1,37-10,65, e OR=2,90, IC95%:1,01-8,34) (Cherry *et al.*, 2001). Outro estudo mais recente (2004-2006), envolvendo pacientes de clínicas de infertilidade da França, descreveu associação fraca, mas significativa, entre exposição intensa a solventes e prejuízo da qualidade do esperma (OR=2,5, IC95%: 1,4-4,4) (De Fleurian *et al.*, 2009). A fraca associação entre a intensa exposição a éteres de etileno glicol e a diminuição da motilidade dos espermatozoides no ejaculado (OR=2,25, IC95%: 1,08-4,69) foi evidenciada por estudo realizado com pacientes de clínicas de infertilidade do Reino Unido (1999-2002) (Cherry *et al.*, 2008). Os estudos da exposição paterna a solventes e desfechos adversos da gravidez foram objeto também de meta-análise que não revelou associação com abortos "espontâneos", mas detectou um aumento significativo do risco de defeitos de fechamento do tubo neural (RR=2,18; CI95%: 1,52-3,11) (Logman *et al.*, 2005).

Os estudos a respeito de desfechos adversos da gravidez em mulheres expostas a solventes são mais abundantes, e associações foram relatadas quanto a perdas gestacionais (abortos) e malformações congênitas. Entretanto, considerando o conjunto de estudos disponível na literatura, pode-se dizer que as evidências relacionando exposição ocupacional a solventes e maior risco de malformações congênitas não são convincentes.

Um estudo envolvendo 121 mulheres expostas a solventes (em geral) no primeiro trimestre da gravidez, e mulheres controles não expostas, constatou que a frequência de malformações maiores era mais elevada entre os filhos das mães expostas (Khattak *et al.*, 1999). A associação de exposição

---

[22] A razão sexual ao nascimento, na população geral, é em torno 0,514 (ou 51,4% de meninos). A exposição paterna, mas não a materna, ao TCDD em Seveso aumentou a probabilidade de nascimento de meninas.

materna a mistura de solventes durante a gravidez e a occorrência de fendas oro-faciais não sindrômicas foi investigada por estudo caso-controle e um aumento pequeno, mas significativo, do risco (relacionado ao nível da exposição) foi relatado para vários subgrupos (alcoóis alifáticos, éteres de glicol, e solventes com grupos funcionais cetona, ésteres e aldeídos alifáticos) (Chevrier et al., 2006). O impacto da exposição materna a solventes sobre a ocorrência de malformações congênitas foi avaliado, também, por estudo prospectivo envolvendo 3421 mães. Um aumento do risco de defeitos congênitos (fendas oro-faciais, malformações urinárias, e da genitália masculina) foi detectado quando as altamente expostas foram comparadas às não expostas (OR=3,48, IC95%: 1.4-8,4) (Garlantézec et al., 2009). Um estudo caso-controle recente, porém, não detectou aumento da incidência de desfechos adversos da gravidez entre mulheres grávidas expostas ocupacionalmente a solventes (Testud et al., 2010). A associação entre a exposição ocupacional da mulher a solventes e a maior frequência de abortos "espontâneos" foi relatada por outro estudo (Attarchi et al., 2012). A relação entre a exposição ocupacional da mãe e o risco de defeitos cogênitos foi alvo de revisão sistemática realizada por Ane Thustrup e Jens Bonde (Thulstrup, Bonde, 2006). Os autores não encontraram evidências consistentes relacionando a exposição materna a solventes (incluindo éteres do glicol), pesticidas e metais pesados no local de trabalho com o aparecimento de defeitos congênitos nos filhos (Thulstrup, Bonde, 2006). É interessante destacar que, no caso do tolueno, as evidências de desfechos adversos da gravidez, incluindo malformações congênitas, são reveladas de forma mais consistente por estudos de mães que abusam de inalantes (exposição relativamente intermitente a altos níveis do solvente), do que por exposições ocupacionais (exposição relativamente constante a níveis baixos) (Hannigan, Bowen, 2010).

A possibilidade da exposição ambiental ao tetracloroetileno (presente na água de abastecimento), durante o período pré-natal e na infância, estar relacionada a maior incidência de doenças psiquiátricas, foi examinada por um estudo retrospectivo de coortes. Os autores encontraram uma associação fraca, embora significativa, com doença bipolar (OR=2,7 IC95%: 1,3-5,6) entre os indivíduos expostos aos níveis mais elevados do solvente (Aschengrau et al., 2012).

Os efeitos da exposição ocupacional a gases anestésicos, nos centros cirúrgicos, sobre a reprodução, também foram examinados por vários estudos. Uma meta-análise examinou o risco de aborto em mulheres expostas a gases anestésicos e encontrou associação significativa considerando todos os estudos analisados. O risco estimado foi ainda maior quando apenas os estudos mais rigorosos foram considerados (RR=1,9, IC95%: 1,72-2,09) (Boivin, 1997). A associação encontrada por esta meta-análise, entretanto, refere-se a exposições anteriores à introdução de modernos sistemas de ventilação e sequestro dos gases anestésicos liberados nos centros cirúrgicos (Burm, 2003).

Calor extremo

O possível comprometimento da fertilidade masculina pelo trabalho em condições de calor excessivo é sugerido pelo fato de a espermatogênese, na espécie humana, assim como na maioria dos mamíferos, ser dependente da temperatura. Para a normalidade da espermatogênese, a temperatura dos testículos deve ser inferior (3 a 4°C) à temperatura normal do corpo humano (Mieusset, Bujan, 1995; Bujan et al., 2000). Tem sido observado, por exemplo, que a elevação da temperatura (hipertermia), ao nível dos testículos e do epidídimo, compromete a função destes órgãos, acelera o trânsito epidimal e produz uma diminuição do número de espermatozoides móveis e maduros no ejaculado (Bedford, 1991; Bedford, 1994). Recentemente, estudo clínico envolvendo cinco voluntários saudáveis e sabidamente férteis, revelou que uma hipertermia moderada (+2°C)[23] ao nível dos testículos e do epidídimo afetou a integridade da cromatina espermática (antes de haver queda da contagem de espermatozoides no ejaculado), alteração esta que foi revertida quando o estresse térmico cessou (Ahmad et al., 2012). A temperatura dos testículos é mantida inferior à do corpo pela localização exterior do saco escrotal (distante de órgãos cuja intensa atividade metabólica gera calor), que não dispõe de camada subcutânea de gordura e oferece ampla superfície para dissipação do calor. Além disso, há, ao nível do cordão espermático, um sistema (contracorrente) de trocas térmicas entre o sangue arterial que chega e o venoso que sai, sendo mais baixa a temperatura deste último em virtude da perda de calor através da pele do saco escrotal (Glad Sørensen, Lambrechtsen, Einer-Jensen, 1991).

Não é surpreendente, portanto, que uma série de estudos em animais de experimentação e em seres humanos tenha sugerido que o calor excessivo ou condições de trabalho (ou outras situações), que interferem com a delicada termorregulação ao nível do testículo e do epidídimo, podem contribuir para a infertilidade masculina (Thonneau et al., 1996; Thonneau et al., 1998). Uma das primeiras indicações neste sentido foi obtida por pesquisadores húngaros, que constataram que a proporção de motoristas profissionais que procuravam uma clínica de infertilidade era claramente superior à proporção dos que tinham esta ocupação na população geral (9,4% e 3.8%% respectivamente), e que a ocorrência dos casos mais graves de oligospermia e azoospermia estava relacionada ao maior número de anos na profissão e ao trabalho com veículos pesados de uso industrial ou agrícola (Sas, Szöllösi, 1979). Vários outros estudos retrospectivos sugerem a associação de ocupação que implica em dirigir veículos por tempo prolongado, aumento de temperatura escrotal e infertilidade masculina (Thonneau et al., 1997; Jung et al., 2008). Entretanto, embora a noção de que a elevação da temperatura testicular

---

[23] Neste estudo a hipertermia ao nível dos testículos e epidídimo foi provocada forçando a manutenção dos testículos na posição inguinal por meio do uso de cuecas especialmente desenhadas para este fim, por 15 horas diárias, durante 120 dias consecutivos [Ahmad et al. 2012].

pode resultar em prejuízo da espermatogênese seja fisiologicamente plausível e amplamente aceita, há algumas inconsistências, na literatura, a respeito das relações de causa e efeito entre determinadas ocupações, o estresse térmico envolvido e a qualidade do sêmen humano (Jung, Schuppe, 2007). Por exemplo, Figà-Talamanca e colaboradores (1996), compararam 72 motoristas de táxi com 50 homens que fizeram exame de esperma de rotina antes do casamento, e não encontraram diferenças entre os dois grupos em relação à qualidade do sêmen. Da mesma forma, Bigelow e colaboradores (1998) analisaram (estudo caso-controle) a qualidade do sêmen de 45 motoristas profissionais e de indivíduos controle e verificaram que, embora os primeiros tivessem um número médio de espermatozoides estatisticamente menor, a diferença entre os dois grupos era pequena ($80,1 \times 10^6$/mL versus $87,7 \times 10^6$/mL) e, além disso, os autores não detectaram qualquer relação entre o número de horas ao volante por dia e a qualidade do sêmen ou fecundidade. Os estudos dos efeitos da exposição ao calor extremo no local de trabalho (e.g., soldadores, padeiros, trabalhadores em fornalhas e altos fornos, na indústria de cerâmica, alumínio e outras ocupações) sobre a qualidade do sêmen e fertilidade masculina também não permitem conclusões definitivas a respeito destas associações, ou seja, a base de dados disponível ainda é insuficiente (Figà-Talamanca et al., 1992). Thonneau e colaboradores (1997) avaliaram o tempo para engravidar em um conjunto de 402 casais e destacaram um subgrupo de 16 soldadores e 7 padeiros. Apesar do reduzido tamanho da amostra, e do fato de a temperatura escrotal não ter sido medida neste estudo, os autores detectaram um prolongamento do tempo para engravidar para o grupo de trabalhadores expostos a altas temperaturas. Um estudo de Bonde (1992) investigou a qualidade do esperma de 17 soldadores expostos a temperaturas ambientais de 31-45°C por 5 horas diárias, durante 6 semanas, e encontrou uma redução não significativa da densidade e mobilidade dos espermatozoides e um aumento significativo da proporção de espermatozoides com forma anormal. Neste estudo, além dos resultados não serem claros, a exposição concomitante aos fumos metálicos é um fator de confusão em relação aos efeitos do calor. Embora estudos antigos tenham relacionado a ocupação de soldador a declínios da fertilidade, outros estudos, mais recentes, não conseguiram confirmar essa associação (Hjollund et al., 1998; Tielemans et al., 1999). Da mesma forma, Figà Talamanca e colaboradores (1992) compararam 92 trabalhadores expostos a altas temperaturas, na fabricação de cerâmica, com 87 controles não expostos, e não conseguiram demonstrar a existência de associação entre a exposição ao calor e infertilidade ou comprometimento da qualidade do sêmen.

Estudos experimentais e observações clínicas indicam que hipertermia durante a gravidez pode afetar o desenvolvimento embrionário (Brent, 1986). O efeito embrioletal e teratogênico da hipertermia (aumento da temperatura corporal além dos limites das variações fisiológicas) foi demonstrado, por Edwards, inicialmente em roedores e depois em outras espécies (Graham, Edwards, Edwards, 1998) Episódios de febre materna durante o primeiro trimestre de gravidez foram relacionados à ocorrência de anomalias congênitas, como defeitos do coração, fendas orofaciais, defeitos de fechamento do tubo neural, e múltiplas anormalidades (Shiota, 1982; Czeizel et al., 2007; Oster, 2011). A associação entre temperatura ambiental elevada (e.g. no local de trabalho) e desfechos adversos da gravidez, não foi demonstrada por estudos clínicos ou epidemiológicos. Possivelmente, no caso dos estudos em humanos, as condições de exposição à temperatura ambiental elevada não causaram hipertermia, porque a temperatura externa não excedeu a capacidade do corpo de perder calor e manter a temperatura interna constante.

Radiação ionizante e não ionizante

A noção de que a fertilidade masculina e feminina, e o desenvolvimento intrauterino do concepto podem ser prejudicados pela exposição às radiações ionizantes tem apoio em vasta base de dados experimentais e clínicos. Este efeito resulta, em parte, do dano ao DNA e outras macromoléculas, indução de mutações, citotoxicidade e comprometimento da proliferação celular. Como a indução de mutações é um evento estocástico, não haveria, quanto a este modo de ação, nível absolutamente seguro de exposição. Em outras palavras, não há limiar para o efeito genotóxico das radiações ionizantes, i.e., em tese, qualquer exposição aumenta o risco de desfechos adversos, ainda que o acréscimo do risco possa (no caso de exposições muito baixas) ser irrelevante[24]. Tem sido discutido, todavia, o nível a partir do qual a exposição ocupacional ou ambiental às radiações ionizantes é clinicamente relevante.

Em relação à fertilidade masculina, doses entre 0,1 e 0,15 Gy de raios X ou gama têm sido associadas a reduções da contagem de espermatozoides e infertilidade temporária, enquanto prejuízos permanentes da espermatogênese têm sido relacionados a doses entre 2 a 6 Gy (UNSCEAR, 1982; Kumatori et al., 1980).[25] Exames de 125 trabalhadores que par-

---

[24] As pessoas estão expostas a uma radiação de fundo de fontes naturais. A vida na Terra tem sido, ao longo da história, constantemente exposta a radiações ionizantes (raios cósmicos e minerais radioativos) de fontes não antropogênicas. Entretanto, há mais de um século essa exposição aumentou consideravelmente, pelo emprego de raios X e radionuclídeos para fins diagnósticos e industriais, radioterapia e uso da energia nuclear para produção de eletricidade, propulsão e armas de destruição em massa.

[25] A unidade de dose de radiação ionizante (Sistema Internacional de Unidades, SI) é o Gray (Gy), correspondendo 1 Gy a 1J/kg ou 100 rad (Radiation Absorbed Dose, unidade convencional de dose). Há também as unidades de "dose equivalente". O conceito de dose equivalente é um esforço para incorporar a biologia à física, porque uma mesma dose de diferentes tipos de radiação ionizante (e.g. radiação alfa, beta, radiação de neutrons, raios X e gama) não produz necessariamente o mesmo efeito biológico. A unidade de dose equivalente do SI é o Sievert (Sv) que corresponde também a 1J/kg ou 100 Rem (Roentegen Equivalent Man, unidade convencional).

ticiparam das operações de controle e limpeza de Chernobyl, em 1986, (que receberam doses até 25 Rem), mostraram que todos apresentavam diminuições do volume do ejaculado, e aumento do número de espermatozoides imóveis e com alterações morfológicas. A maioria dos indivíduos expostos a doses >1 Rem exibiu teratoespermia, enquanto os que foram expostos a doses >10 Rem tinham oligoespermia ou azoospermia (Cheburakov, Cheburakova, 1993). Estudos posteriores evidenciaram alterações histopatológicas nos testículos de trabalhadores envolvidos na limpeza de Chernobyl, relacionadas à dose e ao tempo decorrido após o acidente nuclear: 1–10 cGy, ausência de alterações; 10-20 cGy, discretas alterações dos túbulos seminíferos; 20-30 cGy, infiltração linfoide dos túbulos (5 anos) e do tecido intersticial (10-15 anos) após orquite autoimune; 30-50 cGy, infiltração linfoide dos túbulos e tecido intersticial (5 anos), esclerose de 50% dos túbulos seminíferos, focos de regeneração das células de Leydig com infiltração linfoide e fibrose intersticial (10-15 anos) (Cheburakov, Cheborakov, Belorerov, 2004).

Comprometimentos temporários e permanentes da fertilidade feminina, por outro lado, foram associados às doses de 1,7-6,4 Gy e 3,3-10 Gy, respectivamente (UNSCEAR, 1982). Os ovários são órgãos particularmente radiossensíveis. Além disso, neste caso, o dano reduz a capacidade de conceber, de forma irreversível, porque o estoque de células germinativas de que a mulher dispõe ao nascimento não pode ser reposto ao longo da vida[26]. A exposição interna às partículas alfa (com baixo poder de penetração em tecidos) foi associada a decréscimos da fecundidade em uma coorte retrospectiva de mulheres que haviam trabalhado (até os anos 1930) em uma fábrica de mostradores de relógio à base de rádio (Schieve et al., 1997).[27] Neste estudo, Schieve e colaboradores (1997) não encontraram alterações da fecundidade em doses de até 5 Sv (estimadas ao nível dos ovários), mas notaram declínios estatisticamente significativos do número de gestações e filhos nascidos vivos entre as mulheres que foram expostas a doses mais elevadas.

Os efeitos sobre o concepto dependem da dose e da época da gravidez em que a mulher é exposta às radiações ionizantes, sendo o desenvolvimento embrionário mais vulnerável entre as semanas 8 e 15 após a fertilização (Fattibene et al., 1999). Exposições anteriores à implantação resultam principalmente em morte do concepto, enquanto o retardo do crescimento pré-natal é o efeito adverso mais frequente de exposições que ocorrem na segunda metade da gestação. Como o desenvolvimento do sistema nervoso central estende-se do período de embriogênese ao de maturação e crescimento fetal, este sistema parece ser particularmente sensível aos efeitos nocivos de radiações ionizantes. Neste sentido, microcefalia e retardo mental têm sido anormalidades observadas em filhos de mães que foram expostas a altas doses de radiação ionizante na segunda metade da gravidez (Brent, 1999). Não há evidência de que exposições ocasionais a baixas doses de radiação, como as que estão associadas aos métodos radiológicos de diagnóstico, resultem em dismorfologias fetais. Da mesma forma, estudos que investigaram a incidência de defeitos congênitos em filhos de pais expostos ocupacionalmente a baixos níveis de radiação, em instalações nucleares, não têm detectado aumento deste risco (Green et al., 1997).

O risco de neoplasias do sistema hematopoiético e leucemias em crianças, por outro lado, parece aumentar quando há exposição pré-natal às radiações ionizantes, particularmente as de neutrons. As evidências de associação, porém, têm origem, fundamentalmente, em estudos caso-controle, e não foram confirmadas por estudos de coorte, entre os quais se destacam aqueles que envolveram sobreviventes da bomba atômica de Hiroshima e Nagasaki expostos *in utero* (Boice, Miller, 1999). Assim, embora seja provável que a exposição pré-natal à radiação ionizante eleve o risco de leucemias, a magnitude deste aumento permanece indeterminada.

Nas últimas duas décadas, a possibilidade de efeitos adversos não térmicos de radiações eletromagnéticas[28] não ionizantes sobre a saúde, incluindo efeitos sobre a fertilidade e desenvolvimento pré-natal, tem despertado a atenção de médicos, pesquisadores e da população em geral. Embora a pesquisa nessa área continue a ser monitorada pelas agências internacionais de proteção ambiental e da saúde ocupacional, para assegurar limites seguros de exposição, o consenso alcançado até a presente data é que não há evidência científica consistente e convincente indicando que a exposição às radiações eletromagnéticas não ionizantes[29] esteja associada a efeitos adversos (não térmicos) à reprodução ou à saúde em geral (Heynick, Merritt, 2003; Feychting, 2011).

Agentes biológicos

Em alguns casos, o trabalho pode expor o indivíduo a agentes infecciosos. Isto pode ocorrer com profissionais de saúde em hospitais e clínicas, e em atividades de controle de vetores de doenças endêmicas, como a malária.

---

[26] O dano a todas as células germinativas femininas (cerca de 4.000.000 na mulher adulta) resulta em esterilidade completa e permanente.

[27] Trata-se de caso célebre de exposição ocupacional ao rádio. As trabalhadoras em questão tinham o hábito de levar a ponta do pincel à boca para afiná-la com os lábios, ingerindo, desta forma, quantidades significativas de rádio, fonte emissora de partículas alfa.

[28] Os efeitos biológicos de radiações eletromagnéticas na faixa inferior de frequências (radiofrequência: 3kHz-300MHz e micro-ondas 300MHz-300GHz), emitidas por aparelhos de rádio, radar, telefones celulares, instalações elétricas, fornos de micro-ondas e outras fontes, têm sido alvo de muitos estudos, mas os resultados são, em geral, negativos ou inconclusivos.

[29] Exceto, naturalmente, os efeitos produzidos na pele (*e.g.* câncer) por radiações UV, que, no espectro eletromagnético, ocupa posição vizinha, em termos de frequência ou comprimento de onda, às radiações ionizantes (raios X).

Infecções de diferentes tipos podem resultar em comprometimento da fertilidade (*e.g.,* orquite, atrofia testicular e subfertilidade podem surgir como complicações de infecção pelo vírus da caxumba após a puberdade) (Davis *et al.*, 2010) e em desfechos adversos da gravidez. Rubéola, citomegalovírus, por exemplo, são infecções virais do complexo conhecido pelo acrônimo TORCH (**T**oxicoplasmose, **O**utros tais como coxsackie, sífilis, varicela-zoster, HIV, parvovírus B19, **R**ubéola, **C**itomegalovírus e **H**erpes simplex vírus-2), que reúne agentes infecciosos capazes de causar malformações congênitas, perdas gestacionais e morte fetal (Editorial, 1990). As infeccções TORCH, durante a gravidez, geralmente envolvem doença materna oligosintomática e graves danos aos bebês, como retardo do crescimento intrauterino, corioretinite, microcefalia e calcificações focais no cérebro. Além das infecções TORCH, a gravidez não só agrava a evolução clínica da malária, como causa retardo de crescimento pré-natal e aumenta o risco de prematuridade e abortamentos (McGready *et al.*, 2011; Nosten *et al.*, 1999). Essas alterações fetais podem se dever a infecção transplecentária e/ou a alterações patológicas ao nível da placenta.

Estresse psicológico

O estresse emocional ou psicológico também tem sido relacionado ao insucesso reprodutivo. Alguns autores, porém, sustentam que o estresse do casal, que sente não ter controle sobre sua vida reprodutiva, seria mais uma consequência do que a causa primária da infertilidade (Schenker, Meirow, Shenker, 1992).

O conceito médico de estresse, ou síndrome geral de adaptação, foi introduzido por Hans Selye nos anos 1930. No plano fisiológico, o estresse envolve a ativação do eixo hipotálamo-pituitária-adrenal (HPA), que prepara o organismo para enfrentar uma ameaça (real ou percebida como tal) à sua integridade física. Estresse psicológico, por outro lado, é o sentimento de tensão e a sensação de ansiedade e irritabilidade que surgem na relação do indivíduo com o meio social, e que levam à ativação do eixo HPA. O ambiente físico e psicossocial do trabalho é fonte potencial de estresse. Um conjunto de estudos sobre os efeitos da guerra na saúde avaliou a influência do estresse no desempenho reprodutivo de militares, dos dois sexos (Abu-Musa *et al.*, 2008). Esses estudos, em geral, indicaram que as mulheres submetidas ao estresse (prisioneiras de guerra ou que viveram em áreas bombardeadas) estão expostas ao risco de apresentar anormalidades menstruais. As evidências de efeitos sobre a fertilidade masculina, segundo estudos realizados com veteranos das guerras do Vietnam e do Golfo, são conflitantes. Alguns estudos apontaram para maior risco de anormalidades de esperma e infertilidade entre os veteranos, enquanto outros não detectaram diminuição da capacidade de gerar filhos (Abu-Musa *et al.*, 2008).

Um estudo de base populacional envolvendo cerca de 30000 indivíduos, veteranos que participaram da primeira Guerra do Golfo e respectivos controles, sugere que o nascimento de filhos com defeitos congênitos moderados a severos foi mais frequente quando o pai (OR=1,78, IC95%: 1,19-2,66) ou a mãe (OR= 2,8, IC95%: 1,26-6,25) serviram na área de conflito. O problema em relação às conclusões deste estudo, é que a influência do viés de relato nesta associação não foi afastada pelos autores (Kang *et al.*, 2001). Outro estudo, envolvendo veteranos da primeira Guerra do Golfo, do Reino Unido, sugere que a experiência estressante do pai poderia estar associada ao maior risco de abortamentos e malformações não definidas. Porém, nesta última investigação, o viés recordatório também não foi afastado (Doyle *et al.*, 2004). Outros estudos com veteranos da guerra do Golfo de origem francesa (Verret *et al.*, 2008) e australiana (Kelsall *et al.*, 2007) não encontraram alterações da fertilidade masculina, nem anormalidades na prole dos pais expostos, tais como malformações ou câncer infantil.

É interessante registrar que os estudos a que nos referimos investigaram as consequências da experiência estressante anterior, sobre o desempenho reprodutivo, ou seja, as sequelas de uma experiência traumática (guerra). É plausível supor que o efeito nocivo de uma experiência estressante em curso – dependendo da intensidade - sobre o desempenho reprodutivo seja muito mais acentuado. Neste sentido, há numerosos estudos em animais submetidos a diferentes estímulos estressantes, indicando que a ativação intensa do eixo HPA materno pode afetar a implantação do blastocisto (Kondoh *et al.*, 2009) e o desenvolvimento do concepto durante gravidez. Além disso, a ansiedade e os sintomas depressivos, associados a um ambiente de trabalho estressante, têm reflexos negativos sobre o desejo sexual (libido), reduzindo a fecundidade.

▶ Síntese conclusiva

A fertilidade de homens e mulheres pode ser comprometida por uma diversidade de exposições a agentes físicos e químicos, infecções e pelo estresse psicológico. Embora esses agentes ou condições estejam frequentemente presentes no ambiente de trabalho, as relações de causa e efeito entre exposição ocupacional e declínios da fecundidade são difíceis de ser estabelecidas com segurança. Diminuições sutis da capacidade de conceber podem passar despercebidas e, mesmo as mais acentuadas, levam algum tempo para ser diagnosticadas. A diversidade de fatores que podem influenciar negativamente a fertilidade, e o longo período de vulnerabilidade do ciclo reprodutivo, por outro lado, indicam que a capacidade de conceber pode ser alterada por exposições que antecedem o período da vida em que o indivíduo se dedica à atividade laboral, ou se dever a exposições atuais não relacionadas ao trabalho. O desenvolvimento do concepto pode ainda ser afetado por exposições ocupacionais do pai antes do acasalamento e maternas durante a gravidez. Alguns desfechos adversos da gestação despertam a atenção (malformações congênitas), enquanto outros frequentemente não são notados (perdas gestacionais precoces), ou podem se dever a múltiplas patologias maternas e placentárias (baixo peso ao nascimento e prematuridade). Além disso, a origem pré-natal (exposições maternas) de doenças que aparecem muito tempo depois do nascimento é plausível, mas raramente suspeitada.

O potencial de determinada exposição prejudicar a reprodução é, em geral, investigado no laboratório, em experimentos *in vitro* ou *in vivo*, mas a extrapolação dessas observações para exposições humanas é cercada de incertezas. As condições experimentais *in vitro* podem não reproduzir o que ocorre *in vivo*, e animais podem diferir do homem em relação à suscetibilidade aos efeitos nocivos dos agentes físicos e químicos sobre a reprodução. Além disso, as doses em que alguns efeitos são observados em animais, por vezes excedem muito o que se estima ocorrer em cenários realistas de exposição humana. Embora a abordagem experimental possibilite testar hipóteses de causalidade, nesses casos é preciso verificar se o efeito nocivo (ou a ausência deste) e as relações dose-resposta obtidas no laboratório são extrapoláveis para o homem. As observações feitas diretamente no homem, através de estudos clínicos e epidemiológicos, podem indicar associações entre exposições ocupacionais e distúrbios da reprodução, mas, como comentamos no início deste capítulo, a relação causal pode não ser a explicação mais provável para a associação detectada. Uma hierarquização das evidências disponíveis na literatura sobre a associação de exposições no local de trabalho e distúrbios da reprodução é apresentada na Fig. 45.4.

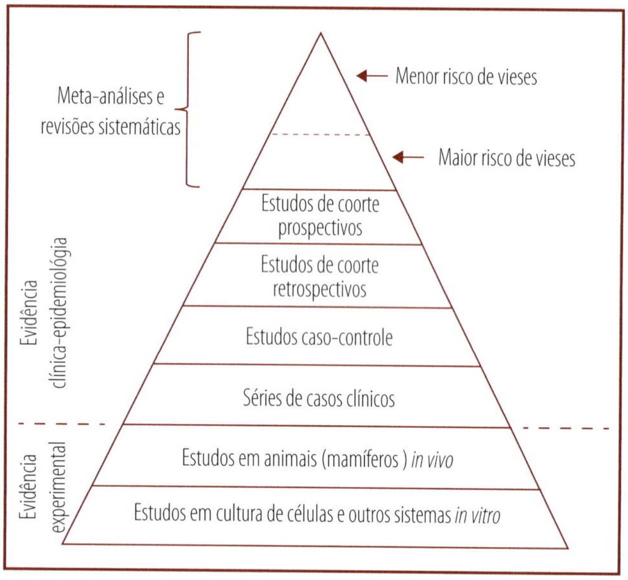

A questão de comprovação do nexo causal, entretanto, tem relevância diferente, dependendo do contexto. Para desencadear medidas preventivas de minimização do risco ocupacional, a força, a coerência e a consistência da associação descrita na literatura, ponderadas contra os custos para alcançar metas mais radicais de redução da exposição, podem ser suficientes. Para o diagnóstico etiológico do distúrbio da reprodução apresentado por um(a) trabalhador(a), entretanto, é necessário ter evidência robusta de nexo causal, considerando todo o conjunto de estudos disponíveis e, além disso, avaliações quantitativas da exposição do paciente, ou estimativas confiáveis desta exposição.

▶ Referências

Abrahim KS, Abdel-Gawad NB, Mahmoud AM, El-Gowaily MM, Emara AM, Hwaihy MM. Genotoxic effect of occupational exposure to cadmium. Toxicology and Industrial Health, 27(2): 173-9, 2011.

Abu-Musa AA, Kobeissi L, Hannoun AB, Inhorn MC. Effect of war on fertility: a review of the literature. Reproductive Biomedicine Online, 17(1): 43-53, 2008.

Acs N, Bánhidy F, Puhó EH, Czeizel AE. A possible association between acute infectious diarrhoea in pregnant women and congenital abnormalities in their offspring--a population-based case-control study. Scandinavian Journal of Infectious Diseases, 42(5): 359-67, 2010.

Ahmad G, Moinard N, Esquerré-Lamare C, Mieusset R, Bujan L. Mild induced testicular and epididymal hyperthermia alters sperm chromatin integrity in men. Fertility and Sterilility, 97(3): 546-53, 2012.

Ahmad SA, Sayed MH, Barua S, Khan MH, Faruquee MH, Jalil A, Hadi SA, Talukder HK. Arsenic in drinking water and pregnancy outcomes. Environmental Health Perspectives, 109(6): 629-31, 2001.

Andrews KW, Savitz DA, Hertz-Picciotto I. Prenatal lead exposure in relation to gestational age and birth weight: a review of epidemiologic studies. American Journal of Industrial Medicine, 26(1): 13-32, 1994.

Aschengrau A, Weinberg JM, Janulewicz PA, Romano ME, Gallagher LG, Winter MR, Martin BR, Vieira VM, Webster TF, White RF, Ozonoff DM. Occurrence of mental illness following prenatal and early childhood exposure to tetrachloroethylene (PCE)-contaminated drinking water: a retrospective cohort study. Environmental Health, 20(11): 2, 2012.

Attarchi MS, Ashouri M, Labbafinejad Y, Mohammadi S. Assessment of time to pregnancy and spontaneous abortion status following occupational exposure to organic solvents mixture.

Fig. 45.4. Hierarquização da evidência científica disponível sobre associações entre exposições ocupacionais e distúrbios ou doenças da reprodução. As evidências de estudos experimentais (estratos inferiores da pirâmide) são mais adequadas para estabelecer nexos de causalidade, porém estão sujeitas a incertezas inerentes a extrapolações *in vitro* / *in vivo* e entre espécies (animal *vs* homem). Os estratos superiores mostram a hierarquia das evidências obtidas diretamente no homem a partir de observações clínicas e estudos epidemiológicos. Deficiências importantes, que atingem grande parte dos estudos epidemiológicos, são a falta de quantificação da exposição e as estimativas não confiáveis destas em muitos estudos caso-controle e coortes retrospectivas. As evidências de maior peso são as meta-análises e revisões sistemáticas de boa qualidade, e por isso ocupam o ápice da pirâmide. Essas, por sua vez, também podem ser divididas em mais rigorosas e, portanto, com menor risco de vieses, e aquelas que implicam em maior risco de vieses.

International Archives of Occupational and Environmental Health, 85(3): 295-303, 2012.

Bakir F, Rustam H, Tikriti S, Al-Damluji SF, Shihristani H. Clinical and epidemiological aspects of methylmercury poisoning. Postgraduate Medical Journal, 56(651): 1-10, 1980.

Baranski B. Effects of the workplace on fertility and related reproductive outcomes. Environmental Health Perspectives, 101(2): 81-9, 1993.

Barker DJ, Winter PD, Osmond C, Margetts B, Simmonds SJ. Weight in infancy and death from ischaemic heart disease. Lancet, 2(8663): 577-80, 1989.

Barker DJ. Outcome of low birthweight. Hormome Research, 42(4-5): 223-30, 1994.

Bates MN. Mercury amalgam dental fillings: an epidemiologic assessment. International Journal of Hygiene and Environmental Health, 209 (4): 309-16, 2006.

Bedford JM. Effects of elevated temperature on the epididymis and testis: experimental studies. Advances in Experimental Medicine and Biology, 286: 19-32, 1991.

Bedford JM. The status and the state of the human epididymis. Human Reproduction, 9(11): 2187-99, 1994.

Biava CG, Smuckler EA, Whorton D. The testicular morphology of individuals exposed to dibromochloropropane. Experimental and Molecular Pathology, 29(3): 448-58, 1978.

Bigelow PL, Jarrell J, Young MR, Keefe TJ, Love EJ. Association of semen quality and occupational factors: comparison of case-control analysis and analysis of continuous variables. Fertility and Sterility, 69(1): 11-8, 1998.

Boice JD Jr, Miller RW. Childhood and adult cancer after intrauterine exposure to ionizing radiation. Teratology, 59(4): 227-33, 1999.

Boivin JF. Risk of spontaneous abortion in women occupationally exposed to anaesthetic gases: a meta-analysis. Occupational and Environmental Medicine, 54(8): 541-8, 1997.

Bonde JP. Semen quality in welders exposed to radiant heat. British Journal of Industrial Medicine. 49(1): 5-10, 1992.

Bornschein RL, Grote J, Mitchell T, Succop PA, Dietrich KN, Krafft KM, Hammond PB. Effects of prenatal lead exposure on infant size at birth. In: Smith M, Grant L (eds.). Lead exposure and neurobehavioral effects in children. Lancaster, England: Kluwer, 1989. p.307-19.

Boujbiha MA, Hamden K, Guermazi F, Bouslama A, Omezzine A, El Feki A. Impairment of spermatogenesis in rats by mercuric chloride: involvement of low 17β-estradiol level in induction of acute oxidative stress. Biological Trace Element Research, 142(3): 598-610, 2011.

Brasil. Ministério da Saúde. Secretaria de Atenção à Saúde. Departamento de Ações Programáticas e Estratégicas. Lista de doenças relacionadas ao trabalho: Portaria n.º 1.339/GM, de 18 de novembro de 1999.2. ed. Brasília: Editora do Ministério da Saúde, 2008, p.140.

Brent RL. Is hyperthermia a direct or indirect teratogen? Teratology, 33(3): 373-4, 1986.

Brent RL. Utilization of developmental basic science principles in the evaluation of reproductive risks from pre- and postconception environmental radiation exposures. Teratology, 59(4): 182-204, 1999.

Bretveld R, Brouwers M, Ebisch I, Roeleveld N. Influence of pesticides on male fertility. Scandinavian Journal of Work Environment & Health, 33(1): 13-28, 2007.

Bujan L, Daudin M, Charlet JP, Thonneau P, Mieusset R. Increase in scrotal temperature in car drivers. Human Reproduction, 15(6): 1355-7, 2000.

Burm AG. Occupational hazards of inhalational anaesthetics. Best Practice & Research Clinical Anaesthesiology, 17(1): 147-61, 2003.

Cannon SB, Veazey JM Jr, Jackson RS, Burse VW, Hayes C, Straub WE, Landrigan PJ, Liddle JA. Epidemic kepone poisoning in chemical workers. American Journal of Epidemiology, 107(6): 529-37, 1978.

Castro DJ, Löhr CV, Fischer KA, Pereira CB, Williams DE. Lymphoma and lung cancer in offspring born to pregnant mice dosed with dibenzo[a,l]pyrene: the importance of in utero vs. lactational exposure. Toxicology and Applied Pharmacology, 233(3): 454-8, 2008.

Cheburakov B, Cheburakov S, Belozerov N. Morphological changes in testicular tissue in clean-up personnel after the Chernobyl nuclear reactor accident. Arkhiv Patologii, 66(2): 19-21, 2004.

Cheburakov Y, Cheburakova O. Disorders of spermatogenesis in people working at the clean-up of the Chernobyl nuclear power plant accident. Radiatsionnaya Biologiya Radioecologiya, 33(6): 771-4, 1993.

Cheng CY, Mruk DD. The blood-testis barrier and its implications for male contraception. Pharmacological Reviews, 64(1): 16-64, 2012.

Cherry N, Labrèche F, Collins J, Tulandi T. Occupational exposure to solvents and male infertility. Occupational and Environmental Medicine, 58(10): 635-40, 2001.

Cherry N, Moore H, McNamee R, Pacey A, Burgess G, Clyma JA, Dippnall M, Baillie H, Povey A; participating centres of Chaps-UK. Occupation and male infertility: glycol ethers and other exposures. Occupational and Environmental Medicine, 65(10): 708-14, 2008.

Chevrier C, Dananché B, Bahuau M, Nelva A, Herman C, Francannet C, Robert-Gnansia E, Cordier S. Occupational exposure to organic solvent mixtures during pregnancy and the risk of non-syndromic oral clefts. Occupational and Environmental Medicine, 63(9): 617-23, 2006.

Choi H, Wang L, Lin X, Spengler JD, Perera FP. Fetal window of vulnerability to airborne polycyclic aromatic hydrocarbons on proportional intrauterine growth restriction. PLoS One, 7(4): 354-64, 2012.

Clementi M, Tiboni GM, Causin R, La Rocca C, Maranghi F, Raffagnato F, Tenconi R. Pesticides and fertility: an epidemiological study in Northeast Italy and review of the literature. Reproductive Toxicology, 26(1): 13-8, 2008.

Cok I, Donmez MK, Satiroğlu MH, Aydinuraz B, Henkelmann B, Shen H, Kotalik J, Schramm KW. Concentrations of polychlorinated dibenzo-p-dioxins (PCDDs), polychlorinated dibenzofurans (PCDFs), and dioxin-like PCBs in adipose tissue of infertile men.

Archives of Environmental Contamination and Toxicology, 55(1): 143-52, 2008.

Creasy DM. Pathogenesis of male reproductive toxicity. Toxicology and Pathology, 29(1): 64-76, 2001.

Cunningham G. Toxicology and assessment in general practice. Australian Family Physician, 36(12): 1011-3, 2007.

Czeizel AE, Puhó EH, Acs N, Bánhidy F. High fever-related maternal diseases as possible causes of multiple congenital abnormalities: a population-based case-control study. Birth Defects Research – A – Clinical and Molecular Teratology, 79(7): 544-51, 2007.

Davis BJ, Price HC, O'Connor RW, Fernando R, Rowland AS, Morgan DL. Mercury vapor and female reproductive toxicity. Toxicological Sciences, 59(2): 291-6, 2001.

Davis NF, McGuire BB, Mahon JA, Smyth AE, O'Malley KJ, Fitzpatrick JM. The increasing incidence of mumps orchitis: a comprehensive review. British Journal of Urology International, 105(8): 1060-5, 2010.

De Fleurian G, Perrin J, Ecochard R, Dantony E, Lanteaume A, Achard V, Grillo JM, Guichaoua MR, Botta A, Sari-Minodier I. Occupational exposures obtained by questionnaire in clinical practice and their association with semen quality. Journal of Andrology, 30(5): 566-79, 2009.

Dietrich KN, Krafft KM, Bornschein R L, Hammond PB, Berger O, Succop PA, Bier M. Low level fetal lead exposure effect on neurobehavioral development in early infancy. Pediatrics, 80: 721-30, 1987.

Dietrich KN, Succop PA, Bornschein RL, Krafft KM, Berger O, Hammond PB, Buncher CR. Lead exposure and neurobehavioral development in later infancy. Environmental Health Perspectives, 89: 13-9, 1990.

Doyle P, Maconochie N, Davies G, Maconochie I, Pelerin M, Prior S, Lewis S. Miscarriage, stillbirth and congenital malformation in the offspring of UK veterans of the first Gulf war. International Journal of Epidemiology, 33(1): 74-86, 2004.

Eaton M, Schenker M, Whorton MD, Samuels S, Perkins C, Overstreet J. Seven-year follow-up of workers exposed to 1,2-dibromo-3-chloropropane. Journal of Occupational Medicine, 28(11): 1145-50, 1986.

Editorial TORCH syndrome and TORCH screening. Lancet, 35(8705): 559-61, 1990.

Fall CH, Vijayakumar M, Barker DJ, Osmond C, Duggleby S. Weight in infancy and prevalence of coronary heart disease in adult life. British Medical Journal, 310(6971): 17-9, 1995.

Fattibene P, Mazzei F, Nuccetelli C, Risica S. Prenatal exposure to ionizing radiation: sources, effects and regulatory aspects. Acta Paediatrica, 88(7): 693-702, 1999.

Feychting M. Mobile phones, radiofrequency fields, and health effects in children--epidemiological studies. Progress in Biophysics and Molecular Biology, 107(3): 343-8, 2011.

Figà-Talamanca I, Cini C, Varricchio GC, Dondero F, Gandini L, Lenzi A, Lombardo F, Angelucci L, Di Grezia R, Patacchioli FR. Effects of prolonged autovehicle driving on male reproduction function: a study among taxi drivers. American Journal of Industrial Medicine, 30(6): 750-8, 1996.

Figà-Talamanca I, Dell'Orco V, Pupi A, Dondero F, Gandini L, Lenzi A, Lombardo F, Scavalli P, Mancini G. Fertility and semen quality of workers exposed to high temperatures in the ceramics industry. Reproductive Toxicology, 6(6): 517-23, 1992.

Filipic M, Fatur T, Vudrag M. Molecular mechanisms of cadmium induced mutagenicity. Human & Experimental Toxicology, 25(2): 67-77, 2006.

Garlantézec R, Monfort C, Rouget F, Cordier S. Maternal occupational exposure to solvents and congenital malformations: a prospective study in the general population. Occupational and Environmental Medicine, 66(7): 456-63, 2009.,

Gennart JP, Buchet JP, Roels H, Ghyselen P, Ceulemans E, Lauwerys R. Fertility of male workers exposed to cadmium, lead, or manganese. American Journal of Epidemiology, 135(11): 1208-19, 1992.

Gilfillan SC. Lead poisoning and the fall of Rome. Journal of Occupational Medicine, 7: 53-60, 1965.

Glad Sørensen H, Lambrechtsen J, Einer-Jensen N. Efficiency of the countercurrent transfer of heat and 133Xenon between the pampiniform plexus and testicular artery of the bull under in-vitro conditions. International Journal of Andrology, 14(3): 232-40, 1991.

Glass RI, Lyness RN, Mengle DC, Powell KE, Kahn E. Sperm count depression in pesticide applicators exposed to dibromochloropropane. American Journal of Epidemiology, 109(3): 346-51, 1979.

Goering PL, Galloway WD, Clarkson TW, Lorscheider FL, Berlin M, Rowland AS. Toxicity assessment of mercury vapor from dental amalgams. Fundamental and Applied Toxicology, 19(3): 319-29, 1992.

Goldsmith JR. Dibromochloropropane: epidemiological findings and current questions. Annals of the New York Academy of Sciences, 837: 300-6, 1997.

Graham JM Jr, Edwards MJ, Edwards MJ (1998). Teratogen update: gestational effects of maternal hyperthermia due to febrile illnesses and resultant patterns of defects in humans. Teratology, 58(5): 209-21, 1998.

Grandjean P, Herz KT. Methylmercury and brain development: imprecision and underestimation of developmental neurotoxicity in humans. Mount Sinai Journal of Medicine, 78 (1): 107-18, 2011.

Green DM, Kawashima T, Stovall M, Leisenring W, Sklar CA, Mertens AC, Donaldson SS, Byrne J, Robison LL. Fertility of male survivors of childhood cancer: a report from the childhood cancer survivor study. Journal of Clinical Oncology, 28(2): 332-9, 2010.

Green DM, Sklar CA, Boice JD Jr, Mulvihill JJ, Whitton JA, Stovall M, Yasui Y. Ovarian failure and reproductive outcomes after childhood cancer treatment: results from the childhood cancer survivor study. Journal of Clinical Oncology, 27(14): 2374-81, 2009a.

Green DM, Kawashima T, Stovall M, Leisenring W, Sklar CA, Mertens AC, Donaldson SS, Byrne J, Robison LL. Fertility of female survivors of childhood cancer: a report from the childhood cancer survivor study. Journal of Clinical Oncology, 27(16): 2677-85, 2009b.

Green LM, Dodds L, Miller AB, Tomkins DJ, Li J, Escobar M. Risk of congenital anomalies in children of parents occupationally exposed to low level ionizing radiation. Occupational and Environmental Medicine, 54(9): 629-35, 1997.

Greenwood MR Methylmercury poisoning in Iraq. An epidemiological study of the 1971-1972 outbreak. Journal of Applied Toxicology, 5(3): 148-59, 1985.

Grigoletto JC, Oliveira Ada S, Muñoz SI, Alberguini LB, Takayanagui AM. Exposição ocupacional por uso de mercúrio em odontologia: uma revisão bibliográfica. Ciência & Saúde Coletiva, 13(2): 533-42, 2008.

Gu A, Ji G, Zhu P, Zhou Y, Fu G, Xia Y, Song L, Wang S, Wang X. Nucleotide excision repair polymorphisms, polycyclic aromatic hydrocarbon exposure, and their effects on sperm deoxyribonucleic acid damage and male factor infertility. Fertility and Sterility, 94(7): 2620-5.e1-5, 2010.

Guzelian PS, Vranian G, Boylan JJ, Cohn WJ, Blanke RV. Liver structure and function in patients poisoned with chlordecone (Kepone). Gastroenterology, 78(2): 206-13, 1980.

Guzelian PS. Chlordecone poisoning: a case study in approaches for detoxification of humans exposed to environmental chemicals. Drug Metabolism Reviews, 13(4): 663-79, 1982a

Guzelian PS. Comparative toxicology of chlordecone (Kepone) in humans and experimental animals. Annual Review of Pharmacology and Toxicology, 22: 89-113, 1982b.

Hannigan JH, Bowen SE. Reproductive toxicology and teratology of abused toluene. System Biology in Reproductive Medicine, 56(2): 184-200, 2010

Harville EW, Hertz-Picciotto I, Schramm M, Watt-Morse M, Chantala K, Osterloh J, Parsons PJ, Rogan W. Factors influencing the difference between maternal and cord blood lead. Occupational and Environmental Medicine, 62(4): 263-9, 2005.

Herbstman JB, Tang D, Zhu D, Qu L, Sjödin A, Li Z, Camann D, Perera FP. Prenatal exposure to polycyclic aromatic hydrocarbons, benzo[a]pyrene-DNA adducts, and genomic DNA methylation in cord blood. Environmental Health Perspectives, 120(5): 733-8, 2012.

Heynick LN, Merritt JH. Radiofrequency fields and teratogenesis. Bioelectromagnetics, 6: S174-86, 2003

Hill AB. The environment and disease: Association or causation? Proceedings of the Royal Society of Medicine, 58: 295-300, 1965.

Hjollund NH, Bonde JP, Jensen TK, Ernst E, Henriksen TB, Kolstad HA, Giwercman A, Skakkebaek NE, Olsen J. Semen quality and sex hormones with reference to metal welding. Reproductive Toxicology, 12(2): 91-5, 1998.

Höfler M. The Bradford Hill considerations on causality: a counterfactual perspective. Emerging Themes in Epidemiology, 2: 11, 2005.

Höfler M. Getting causal considerations back on the right track. Emerging themes in epidemiology, 3: 8, 2006.

Hon CY, Teschke K, Chua P, Venners S, Nakashima L. Occupational exposure to antineoplastic drugs: Identification of job categories potentially exposed throughout the hospital medication system. Safety and Health at Work, 2(3): 273-81, 2011.

Hougaard KS, Hannerz H, Feveile H, Bonde JP, Burr H. Infertility among women working in horticulture. A follow-up study in the Danish Occupational Hospitalization Register. Fertility and Sterility, 91(4): 1385-7, 2009.

Huang YW, Jian L, Zhang MB, Zhou Q, Yan XF, Hua XD, Zhou Y, He JL. An investigation of oxidative DNA damage in pharmacy technicians exposed to antineoplastic drugs in two Chinese hospitals using the urinary 8-OHdG assay. Biomedical and Environmental Sciences, 25(1): 109-16, 2012.

Jelliffe-Pawlowski LL, Miles SQ, Courtney JG, Materna B, Charlton V. Effect of magnitude and timing of maternal pregnancy blood lead (Pb) levels on birth outcomes. Journal of Perinatology, 26(3): 154-62, 2006.

Ji G, Xia Y, Gu A, Shi X, Long Y, Song L, Wang S, Wang X. Effects of non-occupational environmental exposure to pyrethroids on semen quality and sperm DNA integrity in Chinese men. Reproductive Toxicology, 31(2): 171-6, 2011.

Ji YL, Wang H, Zhao XF, Wang Q, Zhang C, Zhang Y, Zhao M, Chen YH, Meng XH, Xu DX. Crosstalk between endoplasmic reticulum stress and mitochondrial pathway mediates cadmium-induced germ cell apoptosis in testes. Toxicological Sciences, 124(2): 446-59, 2011.

Jung A, Schuppe HC. Influence of genital heat stress on semen quality in humans. Andrologia, 39(6): 203-15, 2007.

Jung A, Strauss P, Lindner HJ, Schuppe HC. Influence of heating car seats on scrotal temperature. Fertility and Sterility, 90(2): 335-9, 2008.

Kang H, Magee C, Mahan C, Lee K, Murphy F, Jackson L, Matanoski G. Pregnancy outcomes among U.S. Gulf War veterans: a population-based survey of 30,000 veterans. Annals of Epidemiology, 11(7): 504-11, 2001.

Kelsall HL, Sim MR, Ikin JF, Forbes AB, McKenzie DP, Glass DC, Ittak P. Reproductive health of male Australian veterans of the 1991 Gulf War. BMC Public Health, 7: 79, 2007.

Khattak S, K-Moghtader G, McMartin K, Barrera M, Kennedy D, Koren G. Pregnancy outcome following gestational exposure to organic solvents: a prospective controlled study. Journal of the American Medical Association, 281(12): 1106-9, 1999.

Kondoh E, Okamoto T, Higuchi T, Tatsumi K, Baba T, Murphy SK, Takakura K, Konishi I, Fujii S. Stress affects uterine receptivity through an ovarian-independent pathway. Human Reproduction, 24(4): 945-53, 2009.

Kumatori T, Ishihara T, Hirashima K et al.: Follow up studies over a 25-year period on the Japanese fishermen exposed to radioactive fallout in 1954. In: KF, Hubner KF, Fry SA (eds). The medical basis for radiation accidents preparedness. Amsterdam: Elsevier, 1980. p.33-54.

Langlois PH, Hoyt AT, Lupo PJ, Lawson CC, Waters MA, Desrosiers TA, Shaw GM, Romitti PA, Lammer EJ; and the National Birth Defects Prevention Study. Maternal occupational exposure to polycyclic aromatic hydrocarbons and risk of neural tube defect-affected pregnancies. Birth Defects Research Part A Clinical and Molecular Teratology, 94(9): 693-700, 2012.

Larsen U. Research on infertility: which definition should we use? Fertility and Sterility, 83(4): 846-52, 2005

Lawson CC, Schnorr TM, Whelan EA, Deddens JA, Dankovic DA, Piacitelli LA, Sweeney MH, Connally LB. Paternal occupational exposure to 2,3,7,8-tetrachlorodibenzo-p-dioxin and birth outcomes of offspring: birth weight, preterm delivery, and birth defects. Environmental Health Perspectives, 112(14): 1403-8, 2004.

Leijs MM, van Teunenbroek T, Olie K, Koppe JG, ten Tusscher GW, van Aalderen WM, de Voogt P. Assessment of current serum levels of PCDD/Fs, dl-PCBs and PBDEs in a Dutch cohort with known perinatal PCDD/F exposure. Chemosphere, 73(2): 176-81, 2008.

Lessler MA. Lead and lead poisoning from antiquity to modern times. Ohio Journal of Science, 88(3): 78-84, 1988.

Lindbohm ML. Effects of occupational solvent exposure on fertility. Scandinavian Journal of Work, Environment & Health, 25(1): 44-6, 1999.

Logman JF, de Vries LE, Hemels ME, Khattak S, Einarson TR. Paternal organic solvent exposure and adverse pregnancy outcomes: a meta-analysis. American Journal of Industrial Medicine, 47(1): 37-44, 2005.

Lupo PJ, Langlois PH, Reefhuis J, Lawson CC, Symanski E, Desrosiers TA, Khodr ZG, Agopian AJ, Waters MA, Duwe KN, Finnell RH, Mitchell LE, Moore CA, Romitti PA, Shaw GM; National Birth Defects Prevention Study. Maternal occupational exposure to polycyclic aromatic hydrocarbons: effects on gastroschisis among offspring in the National Birth Defects Prevention Study. Environmental Health Perspectives, 120(6): 910-5, 2012.

Mason HJ. Occupational cadmium exposure and testicular endocrine function. Human & Experimental Toxicology, 9(2): 91-4, 1990.

McDonald AD, McDonald JC, Armstrong B, Cherry NM, Nolin AD, Robert D. Fathers' occupation and pregnancy outcome. British Journal of Industrial Medicine, 46(5): 329-33, 1989.

McGready R, Lee S, Wiladphaingern J, Ashley E, Rijken M, Boel M, Simpson J, Paw M, Pimanpanarak M, Mu O, Singhasivanon P, White N, Nosten F. (2012) Adverse effects of falciparum and vivax malaria and the safety of antimalarial treatment in early pregnancy: a population-based study. Lancet Infectious Diseases, 12(5): 388-96, 2012.

McMichael AJ, Baghurst PA, Robertson EF, Vimpani GV, Wigg NR. The Port Pirie cohort study. Blood lead concentrations in early childhood. Medical Journal of Australia, 143(11): 499-503, 1985.

McMichael AJ, Vimpani GV, Robertson EF, Baghurst PA, Clark PD. The Port Pirie cohort study: maternal blood lead and pregnancy outcome. Journal of Epidemiology & Community Health, 40(1): 18-25, 1986.

Meeker JD, Rossano MG, Protas B, Diamond MP, Puscheck E, Daly D, Paneth N, Wirth JJ. Cadmium, lead, and other metals in relation to semen quality: human evidence for molybdenum as a male reproductive toxicant. Environmental Health Perspectives, 116(11): 1473-9, 2008.

Miousset R, Bujan L. Testicular heating and its possible contributions to male infertility: a review. International Journal of Andrology, 18(4): 169-84, 1995.

Milton AH, Smith W, Rahman B, Hasan Z, Kulsum U, Dear K, Rakibuddin M, Ali A. Chronic arsenic exposure and adverse pregnancy outcomes in Bangladesh. Epidemiology, 16(1): 82-6, 2005.

Mocarelli P, Gerthoux PM, Ferrari E, Patterson DG Jr, Kieszak SM, Brambilla P, Vincoli N, Signorini S, Tramacere P, Carreri V, Sampson EJ, Turner WE, Needham LL. Paternal concentrations of dioxin and sex ratio of offspring. Lancet, 355(9218): 1858-63, 2000.

Moore MR, Goldberg A, Pocock SJ, Meredith A, Stewart IM, MacAnespie H, Lees R, Low A. Some studies of maternal and infant lead exposure in Glasgow. Scottish Medical Journal, 27: 113-122, 1982.

Neal MS, Zhu J, Foster WG. Quantification of benzo[a]pyrene and other PAHs in the serum and follicular fluid of smokers versus non-smokers. Reproductive Toxicology, 25(1): 100-6, 2008.

Needleman HL, Rabinowitz M, Leviton A, Linn S, Schoenbaum, S. The relationship between prenatal exposure to lead and congenital anomalies. Journal of the American Medical Association, 251(22): 2956-2959, 1984.

Neubert D, Zens P, Rothenwallner A, Merker HJ. A survey of the embryotoxic effects of TCDD in mammalian species. Environmental Health Perspectives, 5: 67-79, 1973.

Ngo AD, Taylor R, Roberts CL, Nguyen TV. Association between Agent Orange and birth defects: systematic review and meta-analysis. International Journal of Epidemiology, 35(5): 1220-30, 2006.

Ngo AD, Taylor R, Roberts CL. Paternal exposure to Agent Orange and spina bifida: a meta-analysis. European Journal of Epidemiology, 25(1): 37-44, 2010.

Nosten F, McGready R, Simpson JA, Thwai KL, Balkan S, Cho T, Hkirijaroen L, Looareesuwan S, White NJ (1999). Effects of Plasmodium vivax malaria in pregnancy. Lancet, 354(9178): 546-9.

Olfert SM. Reproductive outcomes among dental personnel: a review of selected exposures. Journal of the Canadian Dental Association, 72(9): 821-5, 2006.

Olshan AF, Teschke K, Baird PA. Birth defects among offspring of firemen. American Journal of Epidemiology, 131(2): 312-21, 1990.

Olshan AF, Teschke K, Baird PA. Paternal occupation and congenital anomalies in offspring. American Journal of Industrial Medicine, 20(4): 447-75, 1991.

Oster ME, Riehle-Colarusso T, Alverson CJ, Correa A (2011). Associations between maternal fever and influenza and congenital heart defects. Journal of Pediatrics, 158(6): 990-5, 2011.

Pant N, Upadhyay G, Pandey S, Mathur N, Saxena DK, Srivastava SP. Lead and cadmium concentration in the seminal plasma of men in the general population: correlation with sperm quality. Reproductive Toxicology, 17(4): 447-50, 2003.

Parizek J, Zahor Z. Effect of cadmium salts on testicular tissue. Nature, 177(4518): 1036, 1956.

Parizek J. The destructive effect of cadmium ion on testicular tissue and its prevention by zinc. Journal of Endocrinology, 15(1): 56-63, 1957.

Perera F, Li TY, Lin C, Tang D. Effects of prenatal polycyclic aromatic hydrocarbon exposure and environmental tobacco smoke on child IQ in a Chinese cohort. Environmental Research, 114: 40-6, 2012a.

Perera FP, Tang D, Wang S, Vishnevetsky J, Zhang B, Diaz D, Camann D, Rauh V. Prenatal polycyclic aromatic hydrocarbon

(PAH) exposure and child behavior at age 6-7 years. Environmental Health Perspectives, 120(6): 921-6, 2012b.

Phillips CV, Goodman KJ. The missed lessons of Sir Austin Bradford Hill. Epidemiologic Perspectives & Innovations, 1(1): 3, 2004.

Potashnik G, Ben-Aderet N, Israeli R, Yanai-Inbar I, Sober I. Suppressive effect of 1,2-dibromo-3-chloropropane on human spermatogenesis. Fertility and Sterility, 30(4): 444-7, 1978.

Potashnik G, Porath A. Dibromochloropropane (DBCP): a 17-year reassessment of testicular function and reproductive performance. Journal of Occupational and Environmental Medicine, 37(11): 1287-92, 1995.

Practice Committee of American Society for Reproductive Medicine. Definitions of infertility and recurrent pregnancy loss. Fertility and Sterility, 90(5): S60, 2008.

Rahman A, Al-Rashidi HA, Khan AR. Association of maternal blood lead level during pregnancy with child blood lead level and pregnancy outcome in Kuwait. Ecology of Food and Nutrition, 51(1): 40-57, 2012

Robinson JF, Yu X, Moreira EG, Hong S, Faustman EM. Arsenic- and cadmium-induced toxicogenomic response in mouse embryos undergoing neurulation. Toxicology and Applied Pharmacology, 250(2): 117-29, 2011.

Roeleveld N, Bretveld R. The impact of pesticides on male fertility. Current Opinion in Obstetrics and Gynecology, 20(3): 229-33, 2008.

Ryan JJ, Amirova Z, Carrier G. Sex ratios of children of Russian pesticide producers exposed to dioxin. Environmental Health Perspectives, 110(11): A699-701, 2002.

Sas M, Szöllösi J. Impaired spermiogenesis as a common finding among professional drivers. Archives of Andrology, 3(1): 57-60, 1979.

Schenker JG, Meirow D, Schenker E. Stress and human reproduction. European Journal of Obstetrics & Gynecology and Reproductive Biology, 45(1): 1-8, 1992.

Schieve LA, Davis F, Roeske J, Handler A, Freels S, Stinchcomb T, Keane A. Evaluation of internal alpha-particle radiation exposure and subsequent fertility among a cohort of women formerly employed in the radium dial industry. Radiation Research, 147(2): 236-44, 1997.

Schilling RS. More effective prevention in occupational health practice? Journal of the Society of Occupational Medicine, 34(3): 71-9, 1984.

Schuurs AH. Reproductive toxicity of occupational mercury. A review of the literature. Journal of Dentistry, 27(4): 249-56, 1999.

Selig BP, Furr JR, Huey RW, Moran C, Alluri VN, Medders GR, Mumm CD, Hallford HG, Mulvihill JJ. Cancer chemotherapeutic agents as human teratogens. Birth Defects Research Part A Clinical and Molecular Teratology, 94(8): 626-50, 2012.

Shahrukh Hashmi S, Gallaway MS, Waller DK, Langlois PH, Hecht JT (2010) National Birth Defects Prevention Study. Maternal fever during early pregnancy and the risk of oral clefts. Birth Defects Research Part A Clinical and Molecular Teratology, 88(3): 186-94, 2010.

Sheiner EK, Sheiner E, Hammel RD, Potashnik G, Carel R. Effect of occupational exposures on male fertility: literature review. Industrial Health, 41(2): 55-62, 2003.

Shiota K. Neural tube defects and maternal hyperthermia in early pregnancy: epidemiology in a human embryo population. American Journal of Medical Genetics, 12(3): 281-8, 1982.

Siu ER, Mruk DD, Porto CS, Cheng CY. Cadmium-induced testicular injury. Toxicology and Applied Pharmacology, 238(3): 240-9, 2009.

Slutsky M, Levin JL, Levy BS. Azoospermia and oligospermia among a large cohort of DBCP applicators in 12 countries. International Journal of Occupational and Environmental Health, 5(2): 116-22, 1999.

Sowers M, Jannausch M, Scholl T, Li W, Kemp FW, Bogden JD. Blood lead concentrations and pregnancy outcomes. Archives of Environmental Health, 57(5): 489-95, 2002.

Taylor JR, Selhorst JB, Houff SA, Martinez AJ. Chlordecone intoxication in man. I. Clinical observations. Neurology, 28(7): 626-30, 1978.

Taylor JR. Neurological manifestations in humans exposed to chlordecone and follow-up results. Neurotoxicology, 3(2): 9-16, 1982.

Taylor JR. Neurological manifestations in humans exposed to chlordecone: follow-up results. Neurotoxicology, 6(1): 231-6, 1985.

Teitelbaum DT. The toxicology of 1,2-dibromo-3-chloropropane (DBCP): a brief review. International Journal of Occupational and Environmental Health, 5(2): 122-6, 1999.

Testud F, D'Amico A, Lambert-Chhum R, Garayt C, Descotes J. Pregnancy outcome after risk assessment of occupational exposure to organic solvents: a prospective cohort study. Reproductive Toxicology, 30(3): 409-13, 2010.

Thompson J, Bannigan J. Cadmium: toxic effects on the reproductive system and the embryo. Reproductive Toxicology, 25(3): 304-15, 2008.

Thonneau P, Bujan L, Multigner L, Mieusset R. Occupational heat exposure and male fertility: a review. Human Reproduction, 13(8): 2122-5, 1998

Thonneau P, Ducot B, Bujan L, Mieusset R, Spira A. Effect of male occupational heat exposure on time to pregnancy. International Journal of Andrology, 20(5): 274-8, 1997.

Thonneau P, Ducot B, Bujan L, Mieusset R, Spira A. Heat exposure as a hazard to male fertility. Lancet, 347(8995): 204-5, 1996.

Thrupp LA. Sterilization of workers from pesticide exposure: the causes and consequences of DBCP-induced damage in Costa Rica and beyond. International Journal of Health Services, 21(4): 731-57, 1991.

Thulstrup AM, Bonde JP. Maternal occupational exposure and risk of specific birth defects. Occupational Medicine, 56(8): 532-43, 2006.

Tielemans E, Burdorf A, te Velde ER, Weber RF, van Kooij RJ, Veulemans H, Heederik DJ. Occupationally related exposures and reduced semen quality: a case-control study. Fertility and Sterility, 71(4): 690-6, 1999.

Tong S, Baghurst PA, Sawyer MG, Burns J, McMichael AJ. Declining blood lead levels and changes in cognitive function during childhood: the Port Pirie Cohort Study. Journal of the American Medical Association, 280(22): 915-9, 1998.

Torkelson TR, Sadek SE, Rowe VK, Kodama JK, Anderson HH, Loquvam GS, Hine CH. Toxicologic investigations of 1,2-dibromo-3-chloropropane. Toxicology and Applied Pharmacology, 3: 545-59, 1961.

United States Environmental Protection Agency (US EPA). Toxicological review of chlordecone (Kepone). (CAS No. 143-50-0) 2009. EPA/635/R-07/004F, www.epa.gov/iris

UNSCEAR: Report on Ionizing Radiation: Sources and biological effects. United Nations Publication 597-598, 1982.

Verret C, Jutand MA, De Vigan C, Bégassat M, Bensefa-Colas L, Brochard P, Salamon R. Reproductive health and pregnancy outcomes among French Gulf war veterans. BMC Public Health, 8: 141, 2008.

von Ehrenstein OS, Guha Mazumder DN, Hira-Smith M, Ghosh N, Yuan Y, Windham G, Ghosh A, Haque R, Lahiri S, Kalman D, Das S, Smith AH. Pregnancy outcomes, infant mortality, and arsenic in drinking water in West Bengal, India. American Journal of Epidemiology, 163(7): 662-9, 2006.

Wang Z, Wang H, Xu ZM, Ji YL, Chen YH, Zhang ZH, Zhang C, Meng XH, Zhao M, Xu DX. Cadmium-induced teratogenicity: association with ROS-mediated endoplasmic reticulum stress in placenta. Toxicology and Applied Pharmacology, 259(2): 236-47, 2012.

Ward NI, Watson R, Bryce-Smith D. Placental element levels in relation to fetal development for obstetrically "normal births": a study of 37 elements. Evidence for effects of cadmium, lead, and zinc on fetal growth, and for smoking as a source of cadmium. International Journal of Biosocial Research, 9: 63-8, 1987.

Whorton D, Krauss RM, Marshall S, Milby TH. Infertility in male pesticide workers. Lancet, 2(8051): 1259-61, 1977.

Whorton D, Milby TH, Krauss RM, Stubbs HA. Testicular function in DBCP exposed pesticide workers. Journal of Occupational Medicine, 21(3): 161-6, 1979.

Whorton MD, Milby TH. Recovery of testicular function among DBCP workers. Journal of Occupational Medicine, 22(3): 177-9, 1980.

Williams J, Uphouse L. Vaginal cyclicity, sexual receptivity, and eating behavior of the female rat following treatment with chlordecone. Reproductive Toxicology, 5(1): 65-71, 1991.

Willing C, Peich M, Danescu A, Kehlen A, Fowler PA, Hombach-Klonisch S. Estrogen-independent actions of environmentally relevant AhR-agonists in human endometrial epithelial cells. Molecular Human Reproduction, 17(2): 115-26, 2011.

Winker R, Rüdiger HW. Reproductive toxicology in occupational settings: an update. International Archives of Occupational and Environmental Health, 79(1): 1-10, 2006.

Wu J, Chen G, Liao Y, Song X, Pei L, Wang J, Zheng X. Arsenic levels in the soil and risk of birth defects: a population-based case-control study using GPS technology. Journal of Environmental Health, 74(4): 20-5, 2011.

Xia Y, Han Y, Zhu P, Wang S, Gu A, Wang L, Lu C, Fu G, Song L, Wang X. Relation between urinary metabolites of polycyclic aromatic hydrocarbons and human semen quality. Environmental Science & Technology, 43(12): 4567-73, 2009a.

Xia Y, Zhu P, Han Y, Lu C, Wang S, Gu A, Fu G, Zhao R, Song L, Wang X. Urinary metabolites of polycyclic aromatic hydrocarbons in relation to idiopathic male infertility. Human Reproduction, 24(5): 1067-74, 2009b.

Xu W, Bao H, Liu F, Liu L, Zhu YG, She J, Dong S, Cai M, Li L, Li C, Shen H. Environmental exposure to arsenic may reduce human semen quality: associations derived from a Chinese cross-sectional study. Environmental Health, 11: 46, 2012.

Intoxicações Agudas Relacionadas com o Trabalho

46

Adebal de Andrade Filho
Délio Campolina
Frederico Bruzzi de Carvalho

- **Introdução**
- **Abordagem inicial a uma vítima de intoxicação aguda**
- **Exposição e medidas de descontaminação**
- **Monografias das principais intoxicações agudas relacionadas com o trabalho**
  Intoxicação por Arsênio e Gás Arsina
  Intoxicação por Cianeto
  Intoxicação por Organofosforados
  Intoxicação por Monóxido de Carbono
  Intoxicação por Mercúrio
  Intoxicação por Sulfeto de Hidrogênio
  Intoxicação por Fenol e Homólogos do Fenol
  Intoxicação por Chumbo
  Intoxicação por Estricnina
  Intoxicação por Paraquat
  Intoxicação por Naftaleno e Paradiclorobenzeno
  Intoxicação por Metanol
  Intoxicação por Etilenoglicol
  Intoxicação por Formaldeído
  Intoxicação por Organoclorados
  Intoxicação por Brometo de Metila
  Intoxicação por Fosfina
  Intoxicação por Tetracloreto de Carbono
  Intoxicação por Clorofórmio
  Intoxicação por Dissulfeto de Carbono
  Intoxicação por Dióxido de Carbono
  Intoxicação por Benzeno
  Intoxicação por Tolueno
  Intoxicação por Xileno
  Intoxicação por Dióxido de Enxofre
  Intoxicação por Acetona
  Intoxicação por Ciclohexanona
  Intoxicação por Metil Butil Cetona (MBK)
  Intoxicação por Metil Etil Cetona (MEK)
  Intoxicação por Metil Isobutil Cetona (MIBK)
  Intoxicação por Flúor e seus Compostos
  Intoxicação por Selênio e seus Compostos
  Intoxicação por Cádmio e seus Compostos
  Intoxicação por Cromo e seus Compostos
  Intoxicação por Manganês e seus Compostos
  Intoxicação por Cobalto e seus Compostos
  Intoxicação por Níquel e seus Compostos
  Intoxicação por Estanho e seus Compostos
  Intoxicação por Zinco e seus Compostos
  Intoxicação por Cobre e seus Compostos
  Intoxicação por Óxido de Etileno
  Intoxicação por Tetracloroetileno
  Intoxicação por Tetracloroetano
- **Medidas preventivas**
- **Bibliografia e Referências**

O organizador do livro e os autores deste capítulo registram e agradecem a colaboração do Dr. Flavio Zambrone, na leitura crítica e revisão do texto correspondente a este capítulo, na edição anterior (2003). Suas contribuições poderão ter ficado diluídas ao longo da presente edição, motivo pelo qual se registram os devidos créditos.

Introdução

Assim como em catástrofes, tentativas de autoextermínio e atos de terrorismo, ainda não muito comuns no Brasil, as emergências químicas podem resultar de desastres industriais e exposições ocupacionais. No campo, principalmente nas atividades agropecuárias, o ambiente de trabalho está intrinsecamente relacionado com toda a família do trabalhador. Ou a família vive dentro de áreas contaminadas por praguicidas agrotóxicos ou o trabalhador leva para casa o produto tóxico. Um grupo de acidentes extremamente negligenciado e subnotificado são os acidentes com animais peçonhentos, que acontecem com o trabalhador na sua atividade, sendo raramente identificado como acidente de trabalho[1]. Existe ainda o grupo de intoxicações intencionais, muitas vezes causadas pela intoxicação crônica não diagnosticada, que ocasionou alterações comportamentais e deficiência da capacidade de trabalho, gerando depressão e atrito familiar, muitas vezes implicando em tentativas de autoextermínio.

Se a Toxicologia conceitua-se como o "estudo dos efeitos deletérios das substâncias no sistema biológico", deve haver um vasto conhecimento destes efeitos, destas substâncias e de métodos para avaliar e tratar estas intoxicações.

Grandes desafios apresentam-se hoje, tanto devido ao imenso arsenal de novas substâncias, quanto com relação a novos conhecimentos, especialmente quando se fala em nanopartículas, disruptores endócrinos e toxicogenomas, que implicam importantes mudanças na avaliação da toxicidade e do tratamento das intoxicações. As concentrações consideradas deletérias estão cada vez menores. Milhares de substâncias novas são produzidas anualmente. Os números do *Chemical Abstract Service*, uma divisão da *American Chemical Society*, nos mostram a dimensão deste desafio. Atualizado ininterruptamente, encontra-se em novembro de 2012 com mais de 69 milhões de substâncias orgânicas e inorgânicas registradas mundialmente no CAS[2]. Estes dados podem ser visualizados em http://www.cas.org .

Medicina é uma ciência de constantes mudanças, sendo sempre necessárias alterações no tratamento e medicações. A anamnese ocupacional deve ser a rotina de parte de qualquer história médica. Devem-se incluir várias questões cujas respostas orientem o raciocínio para situações relacionadas ao interesse. Geralmente objetivam-se três fases, que envolvem o trabalho atual, a atividade anterior e as exposições não ocupacionais. Deve-se investigar o tipo de trabalho e as diversas formas de exposição (líquidos, vapores, fumos, fumaças); verificar se os sintomas estão relacionados ao serviço ou fora dele, observando a temporalidade dos mesmos, antes, durante ou após. Indicadores que desaparecem horas após cessar a exposição são muitas vezes valorizados e relacionados ao cenário anterior, meses após.

A Toxicologia Ocupacional objetiva prevenir danos à saúde de trabalhadores, decorrentes do ambiente do trabalho, e estabelecer nexo causal, quando existe, entre a doença do trabalhador e a exposição a agentes tóxicos. O surgimento da doença depende de vários fatores:

- Natureza do agente tóxico
- Duração da exposição
- Frequência da exposição
- Condições clínicas do trabalhador
- Comorbidades
- Uso de equipamentos de proteção individual, entre outros.

Serão descritas, neste capítulo, as medidas tomadas na abordagem inicial a uma vítima de intoxicação aguda, a exposição e medidas de descontaminação e, a seguir, as monografias das principais intoxicações agudas relacionadas com o trabalho.

Abordagem inicial a uma vítima de intoxicação aguda

O manejo inicial de pacientes intoxicados é o mesmo dispensado a todo paciente agudamente enfermo. Todos devem obedecer a uma abordagem sistematizada e padronizada, como em outros pacientes críticos, para se evitar perda de tempo ou que se esqueça de qualquer etapa das que se seguem:

- estabilização do paciente: manutenção de pressão de perfusão, cuidados com vias aéreas (tratar choque e arritmias, especialmente);
- descontaminação;
- prevenção de absorção continuada do agente tóxico;
- uso de antídotos;
- coleta da história e exame físico;
- suporte clínico.

Esta abordagem difere daquela realizada em pacientes ambulatoriais, onde são feitos inicialmente anamnese e exame físico. Em pacientes críticos, as síndromes que ameaçam a vida devem ser reconhecidas prontamente e seu tratamento deve ser imediato.

Após terem sido identificadas e tratadas todas as síndromes que podem levar rapidamente ao óbito, pode-se efetuar exame físico pormenorizado, bem como anamnese cuidadosa, com familiares ou outras pessoas que possam prestar quaisquer informações pertinentes ao paciente e ao toxicante. O tratamento vai variar, daí em diante, conforme o agente específico, mas sempre lembrar que a primeira abordagem deverá ser a mesma, independentemente do agente que levou o paciente ao quadro de emergência.

Exposição e medidas de descontaminação

As intoxicações originadas em ambientes de trabalho são decorrentes de exposição inalatória, digestiva ou cutânea. A

---

[1] Ver Capítulo 21 deste livro.
[2] Ver Capítulo 10 deste livro.

via respiratória é muito importante nas intoxicações agudas relacionadas com o trabalho, considerando tratar-se de uma grande superfície de contato, ricamente vascularizada. Os sinais e sintomas variam desde simples irritação do trato respiratório até graves manifestações sistêmicas.

A pele, mesmo íntegra, quando exposta a determinadas substâncias, pode absorvê-las, provocando manifestações sistêmicas ou alterações locais, como as dermatites.

A ingestão tem menor relevância nas intoxicações acidentais em ambiente de trabalho. No entanto, podem acontecer, especialmente em ambientes pouco controlados e condições inadequadas de armazenamento e/ou segurança de trabalho.

Exposição cutânea

Muitos agentes químicos podem penetrar através da pele, mesmo íntegra, e causar manifestações locais, como as dermatites ou até manifestações sistêmicas através da via cutânea. Além da via de intoxicação, pode ocorrer um fator de agravamento, caso não seja feita a descontaminação adequada da pele. No caso de exposição dessa natureza, as vestes contaminadas devem ser retiradas o mais precocemente possível e, dependendo da estabilidade do quadro clínico do paciente, este deverá ser levado a uma sala de higienização, onde o resíduo do produto será retirado com uso de água corrente.

Exposição ocular

O contato ocular com substâncias químicas pode determinar lesões nos olhos e, também, caso haja absorção, sintomatologia sistêmica. As estruturas dos olhos mais vulneráveis são a conjuntiva e a córnea.[3]

Imediatamente após a definição da exposição, deve-se iniciar a lavagem do olho acometido. A lavagem sempre deverá ser no sentido medial-lateral, com a cabeça lateralizada para evitar o comprometimento do outro olho. Poderá ser utilizada água limpa ou soro fisiológico, por pelo menos 30min.

Não devem ser utilizados colírios ou substâncias neutralizantes, devido ao risco de aumentar a gravidade da lesão.

Todo paciente que sofreu este tipo de traumatismo deve passar por uma avaliação oftalmológica, o mais rapidamente possível, mas não antes da lavagem exaustiva com soro fisiológico.

Exposição inalatória

Trata-se de uma via muito importante nas intoxicações agudas relacionadas com o trabalho, considerando tratar-se de uma grande superfície de contato, ricamente vasculariza-

---

[3] Ver Capítulo 34 deste livro.

da. Os sinais e sintomas variam desde simples irritação do trato respiratório até graves manifestações sistêmicas.

Trata-se de uma via de intoxicação muito comum em vítimas de incêndio, trabalhadores de alto-fornos e usuários de garagens e instalações mal ventiladas. O que deve ser feito é manter o paciente longe da fonte que levou à intoxicação e prestar o suporte ventilatório adequado. As vias aéreas devem ser desobstruídas e a respiração facilitada em local ventilado

Exposição gastrintestinal

No local de trabalho a via digestiva tem pequena importância, mas pode ocorrer nos casos de ingestão acidental de algum agente toxicante, ou mesmo propositadamente, com fins suicida e homicida.

A descontaminação gastrintestinal é um procedimento simples que não requer nenhum equipamento sofisticado. Quando realizada em tempo hábil, como regra geral até 2h após a ingestão, exceto para aquelas substâncias que aumentem o tempo de esvaziamento gástrico, diminui em muito o potencial tóxico da substância ingerida. O esvaziamento gástrico pode ser feito através de dois métodos: indução de vômitos ou lavagem gástrica (ambos com eficácia semelhante).

A indução de vômitos não deve ser indicada em pacientes que ingeriram substâncias cáusticas, derivados de petróleo, depressores do sistema nervoso central (SNC) e agentes convulsivantes. Está também contraindicada em gestantes no último trimestre de gravidez ou em pacientes com convulsões ou depressão do SNC.

No Brasil tem sido utilizado detergente neutro diluído (uma parte de detergente com quatro partes de água ou soro fisiológico) para indução de vômitos, nos casos indicados, com relativo sucesso devido ao seu poder irritativo sobre a mucosa gástrica. Evitar detergentes com pH alcalino/ácido ou com outros aditivos com potencial tóxico, como acontece com os detergentes próprios para máquina de lavar louças. Portanto, a composição do detergente deve ser observada cuidadosamente. Atualmente, devido aos riscos do uso da ipeca por sua toxicidade, assim como às dificuldades de sua aquisição e manutenção com boa eficácia, pouco se tem utilizado este recurso no Brasil. A utilização do detergente pode suprir o seu uso nos casos necessários e indicados. Nas ingestões de pouco risco utiliza-se geralmente apenas o carvão ativado, também apenas nos casos indicados.

Existindo indicação para esvaziamento gástrico e contraindicação para a indução de vômitos, pode-se recorrer à lavagem gástrica (LG). Neste caso, observar se não há, também, limitações para este método, como por exemplo:

- coma (escore na Escala de Coma de Glasgow menor ou igual a 8 ou quando o reflexo de tosse encontra-se abolido) – Se for necessária, antes de se instalar o cateter nasogástrico proceder a intubação traqueal para proteção de vias aéreas superiores, prevenindo a aspiração pulmonar;

- ingestão de substâncias cáusticas – existe controvérsia quanto à necessidade e benefício do esvaziamento gástrico nesta situação. A nossa opinião é que só deve ser feito quando houver ingestão de cáustico que tenha efeito sistêmico mais importante que a própria ação no trato digestivo, como ocorre, por exemplo, no caso de ingestão de grande quantidade de creolina e de paraquat;
- no caso de obstrução nasal deve-se optar por colocação de cateter orogástrico;
- está contraindicada a passagem de cateter naso ou orogástrico naqueles pacientes submetidos à cirurgia de esôfago recentemente, assim como em pacientes com suspeita de fratura de base de crânio.

O cateter nasogástrico a ser escolhido deverá sempre ser do maior calibre possível, para facilitar a recuperação do agente tóxico. A instalação do cateter nasogástrico deve ser feita observando-se a técnica de sondagem, verificando antes as contraindicações. Observar também as possíveis complicações: epistaxe, arritmia cardíaca (pouco frequente), aspiração pulmonar e posicionamento indevido do cateter nasogástrico na traqueia.

Administração de adsorventes e catárticos

Os adsorventes são substâncias que têm a capacidade de se ligar ao agente tóxico, tornando-se um composto estável que não é absorvido pelo trato gastrintestinal, sendo eliminado pelas fezes. Várias substâncias são utilizadas com esta finalidade: carvão ativado (CA), terra de Fuller, colestiramina, entre outros. No entanto, o mais utilizado é o CA – produzido através de exposição de polpa vegetal a vapor ácido, que aumenta em muito a sua superfície de contato (cerca de 400 vezes).

O CA é utilizado por via oral ou por cateter naso ou orogástrico. A dose preconizada é de 1 g/kg em crianças menores de 12 anos e de 50g, como dose de ataque em adultos, seguida de 25g, de 4 em 4h, no caso de se optar pelo uso de CA seriado.

O CA tem a capacidade de adsorver um grande número de substâncias, no entanto existem algumas exceções (onde não há benefício do seu uso):
- ferro;
- lítio;
- outros metais;
- cáusticos;
- derivados de petróleo;
- etanol;
- metanol;
- acetona.

O uso de CA seriado tem indicações precisas e não deve ser prescrito indiscriminadamente, devido às complicações que isto pode acarretar. O uso de CA seriado resulta em uma redução do tempo de intoxicação e, consequentemente, redução do tempo de intubação, assistência ventilatória mecânica, permanência em unidade de tratamento intensivo ou em leito de enfermaria.

A interrupção do uso seriado de CA se dá com a melhora clínica e/ou redução do nível sérico do tóxico. Considerando as complicações decorrentes do uso prolongado, principalmente a obstrução intestinal, o CA não deve ser utilizado por mais de 48h e deve ser associado a um catártico.

Além do poder de adsorção do CA, para algumas substâncias, como fenobarbital, aminofilina e salicilatos, ocorre uma "diálise gastrintestinal", e em outras, como, por exemplo, antidepressivos tricíclicos e carbamazepina, é interrompida a recirculação entero-hepática.

Os catárticos são substâncias que aumentam o trânsito intestinal. Os mais utilizados são:
- sorbitol;
- manitol;
- sulfato de magnésio;
- fenolftaleína.

Eles devem ser utilizados nos pacientes intoxicados com substâncias de alto grau de toxicidade e com alguma absorção intestinal, ou então, quando for indicado, o CA seriado. As principais complicações do uso de catárticos são os distúrbios hidreletrolíticos, distensão abdominal, vômitos e hipermagnesemia (quando forem utilizados laxativos à base de magnésio, principalmente em pacientes com comprometimento da função renal).

A diurese forçada e alcalinização de urina devem ter seu risco-benefício avaliado em cada caso. Tem sido cada vez menos indicados, por seu benefício discutível e por possíveis efeitos adversos.

Outros métodos para aumentar a velocidade de excreção do agente tóxico são: hemodiálise (HD), hemoperfusão, exsanguineotransfusão e plasmaferese. Estes métodos não estão disponíveis em todas as unidades hospitalares e também não são efetivos para todas as intoxicações. Os métodos dialíticos só deverão ser indicados se:
- a substância tiver peso molecular menor que 1.500 dalton;
- a substância apresentar pequeno volume de distribuição (menor que 1L/kg);
- a substância apresentar uma pequena ligação a proteínas plasmáticas;
- a substância apresentar fraca ligação tecidual.

Antídotos

Os antídotos são substâncias que têm a capacidade de inibir ou atenuar a ação do tóxico e quelar ou aumentar a velocidade de excreção. O mecanismo de ação dos antídotos varia: antagonismo, competição, inibição, quelação, entre outros. Considerando-se o enorme número de substâncias existentes, o número de antídotos é relativamente pequeno. Além do número restrito de antídotos, outro ponto que deve ser levado em conta antes da sua administração são os possíveis efeitos colaterais que, às vezes, podem ser maiores que os da intoxicação. Por isso, antes da administração, deve ser avaliado o risco/benefício. Em tópicos a seguir serão abordados antídotos específicos, quando houver, discutindo doses, diluição, vias de administração, efeitos colaterais e contraindicações.

O uso dos antídotos não deve ser a primeira medida a ser adotada diante de um paciente intoxicado, que, como já foi discutido, deve estar voltada para a manutenção da vida. No entanto, não deve ser postergado, pois na maioria das vezes, quanto mais precocemente for utilizado, mais rápida e eficaz será a resposta.

▶ Monografias das principais intoxicações agudas relacionadas com o trabalho

Intoxicação por arsênio e gás arsina

O arsênio, embora muito tóxico, distribui-se largamente na natureza, como contaminante de solo, água, alimentos, frutos do mar e tabaco e mesmo através do ar, próximo a áreas onde já fora utilizado. É utilizado na indústria de vidro, pigmentos e semicondutores; em mineração e fundição; na preservação da madeira (arsenato de cromo e cobre); e em medicamentos veterinários, pesticidas e sais que produzem chamas multicoloridas.

O arsênio elementar não é muito perigoso. Existem três formas de interesse médico: sais pentavalentes (arsenatos), trivalentes (arsenitos) e gás arsina. Na crosta terrestre e na maioria dos alimentos é encontrado na forma pentavalente, sendo menos tóxico que os sais trivalentes.

A arsina é formada pela hidrólise do arsenato metálico ou pela ação de ácidos sobre os compostos arsenicais. Extremamente tóxica, é produzida e utilizada na indústria eletrônica, podendo, sob certas condições, aparecer de maneira espontânea no meio ambiente.

Absorção, distribuição e mecanismo de ação

Os arsenicais pentavalentes são hidrossolúveis e rapidamente absorvidos através das mucosas. A absorção depende, também, da forma física do produto. A inalação de compostos arsenicais, por exemplo, resulta em significativos níveis séricos. Normalmente, 1mg de arsênio é ingerido diariamente.

Depois de absorvido, este elemento localiza-se nos eritrócitos, combinando-se com a hemoglobina, porém, atravessa pouco a barreira hematencefálica. A redistribuição ocorre de maneira rápida. O arsênio deixa o espaço intravascular dentro de 24h, distribuindo-se inicialmente para o fígado, rins, baço, pulmões e trato gastrintestinal. Duas ou quatro semanas depois ele se incorpora à pele, unhas e cabelos, ligando-se aos grupos sulfidrila (SH) da queratina.

Excretado preferencialmente pelos rins, o arsenato é reduzido, pelas células tubulares, para uma forma mais tóxica, o arsenito.

A mais importante e clinicamente significativa maneira pela qual o arsênio exerce sua atividade tóxica é pela combinação reversível com grupos sulfidrila (SH). Muitos sistemas enzimáticos são vulneráveis. A di-hidrolipoato parece ser o principal sítio de inibição. Essa enzima está envolvida na formação de acetilcoenzima A (acetil-CoA) através do piruvato e de succinil-CoA do cetoglutarato. A inibição da oxidação de di-hidrolipoato para lipoato bloqueia, portanto, o ciclo de Krebs e interrompe a fosforilação oxidativa. O bloqueio resulta em depleção dos estoques de energia (ATP), distúrbios em vários sistemas metabólicos e morte celular. Bioquimicamente, o arsênio impede, também, a utilização da tiamina, resultando num quadro clínico similar à deficiência dessa vitamina.

O gás arsina (AsH_3) é uma poderosa hemolisina, ação tóxica que não é encontrada em outros compostos arsenicais. Em alguns indivíduos uma pequena exposição pode causar sérias reações hemolíticas, que geralmente evoluem para insuficiência renal, com hemoglobinúria e anemia grave.

Quadro clínico e critérios diagnósticos

Os sintomas de intoxicação aguda por arsênio ocorrem cerca de 30min após a ingestão. Entretanto, podem demorar várias horas, se os compostos forem ingeridos junto com alimentos. A dose fatal é provavelmente de 200 a 300mg. Devido à variável tolerância individual, já foram relatados casos graves com 20mg e recuperação de pessoas que haviam ingerido até 10g. Abruptamente instala-se um quadro sério de náuseas, vômitos, cólica abdominal, cãibras musculares, sede e diarreia aquosa profusa. Uma vasodilatação generalizada, associada à perda de fluidos para o exterior e para o terceiro espaço – "vazamento capilar" –, produz graus variados de colapso circulatório, que podem resultar em insuficiência renal com oligúria, proteinúria e hematúria. Cianose e convulsões são achados que indicam gravidade extrema. O arsênio frequentemente produz alterações eletrocardiográficas (prolongamento do intervalo Q-T, inversão da onda T, outras arritmias). Uma a três semanas após a exposição, em alguns casos, em questão de horas, aparecem as manifestações da neuropatia periférica, como fraqueza muscular e parestesias nas plantas dos pés e palmas das mãos, que progridem proximalmente. As parestesias podem ser dolorosas, descritas como queimação e distribuídas como em meia ou luva. O quadro inicial pode confundir-se com a síndrome de Guillain-Barré. Todavia, o envolvimento de pares cranianos – frequente nesta síndrome – nunca foi encontrado na neuropatia do arsênio. As clássicas linhas de Aldrich-Mee aparecem cinco semanas depois que o arsênio foi ingerido. São estrias brancas e transversais, localizadas nas unhas e abaixo das cutículas, que avançam 1mm a cada semana, permitindo o cálculo aproximado do tempo da exposição.

Embora métodos para medir a concentração de arsênio no sangue estejam disponíveis, o melhor teste é a excreção urinária nas 24h. Normalmente as pessoas excretam menos de 20 microgramas(μg) por dia. Um resultado acima de 100μg reflete, de modo geral, intoxicação.

Como esse teste é demorado, testes qualitativos de urina devem ser feitos diante de uma provável intoxicação aguda, tais como o Teste de Gutzeit, que consiste em adicionar a 5ml de urina algumas gotas de ácido sulfúrico concentrado e alguns grânulos de zinco elementar. Cobrir o tubo com filtro de papel, ao qual se acrescentaram duas gotas de solução de nitrato de prata a 1%. O escurecimento do papel indica a produção local de arsina e, portanto, a presença de alta concentração de arsênio na urina.

Outro teste é o de Reinsch, que também indica presença de arsênio por mudança de cor.

Pequenas concentrações no sangue, urina, cabelos (preferencialmente da região púbica) e unhas podem ser medidas por espectrometria de absorção atômica com geração de hidretos ou plasma, que são os métodos eletivos para a determinação laboratorial de arsênio. Este método, entretanto, dificilmente se encontra disponível de forma rápida nos serviços de urgência.

O arsênio e seus compostos podem, em longo prazo, causar câncer nos pulmões, fígado, pele e, provavelmente, em outros órgãos.

Tratamento

A hipovolemia é a principal complicação encontrada na intoxicação aguda por arsênio. As medidas para estabilização do paciente, discutidas no início deste capítulo, devem ser iniciadas assim que o paciente entre na sala de emergência, com ênfase especial para a reposição de cristaloides através da canulação de veias periféricas. Caso o choque seja refratário à infusão de volume, as aminas vasoativas devem ser consideradas. O monitoramento cardíaco está indicado, em razão das frequentes arritmias e da possibilidade de miocardiopatia tóxica (inversão de onda T e alongamento do intervalo Q-T).

Se a ingestão aconteceu há até 4h, o estômago deve ser esvaziado por lavagem gástrica. O CA tem uma baixa capacidade de adsorção para a maioria das formas de apresentação do arsênio.

O dimercaprol é o antídoto para os envenenamentos por arsênio. Acelera a sua eliminação pelos rins, porque possui grupos sulfidrila em sua molécula, quelando os compostos arsenicais. É encontrado em ampolas de 1ml, na concentração de 100mg/ml, em veículo oleoso, que sempre deve ser administrado por via intramuscular. Efeitos colaterais geralmente acompanham seu uso. Em 50% dos casos ocorrem náuseas, cefaleia, sudorese, febre, taquicardia e hipertensão, entretanto, esses sintomas desaparecem em 30-90min.

O dimercaprol não é efetivo no envenenamento por arsina, que responde à expansão de volume, alcalinização da urina (mantendo o pH em torno de 7,5 e evitando a deposição de hemoglobina) e exsanguineotransfusão.

A terapia deve ser descontinuada quando os níveis urinários atingirem 50mg ou menos, em 24h. O tratamento deve ser acompanhado pelas dosagens seriadas da excreção renal.

Se os sinais e sintomas melhorarem, o dimercaprol pode ser substituído por D-penicilamina (Cuprimine®, em cápsulas de 250mg), na dose diária de 100mg/kg, até o máximo de 2g por dia, em quatro tomadas.

Intoxicação por cianeto

O gás cianídrico, ou cianeto, é um gás incolor, que possui odor característico de "amêndoas amargas", que algumas pessoas são incapazes de sentir (cerca de 35% da população). É utilizado como fumigante industrial, praguicida e em sínteses químicas, sendo encontrado também nos gases liberados da combustão de alguns materiais (plásticos, tecidos de seda, madeira) e do cigarro. Outros compostos contendo cianeto são utilizados em processos industriais, como a acrilonitrila na produção de borracha sintética.

O cianeto também pode ser encontrado em alguns vegetais (mandioca, amêndoa amarga e sementes de pera, maçã e ameixa) e em compostos que podem liberá-lo por decomposição térmica ou espontânea. Medicamentos como o nitroprussiato de sódio, podem produzir cianeto, por conversão metabólica, quando ocorre uso prolongado ou infusão intravenosa rápida. Outros compostos podem liberar cianeto através de reações químicas no trato gastrintestinal ou por degradação bacteriana, após ingestão.

Vítimas da inalação de fumaça, provenientes de incêndios em locais fechados, podem sofrer intoxicação por cianeto, além da intoxicação por monóxido de carbono. O cianeto e o monóxido de carbono atuam de modo sinérgico.

Absorção, distribuição e mecanismo de ação.

A intoxicação pode ocorrer por inalação, ingestão, injeção endovenosa ou por absorção através de mucosas ou pele íntegra. A absorção é rápida por qualquer via (95%). O cianeto se distribui por todos os tecidos, ligando-se às proteínas plasmáticas a uma taxa de 60%. A meia-vida é de 20 a 60min. Em casos de inalação de fumaça a meia-vida é de 1h.

Quando antídotos não são utilizados, o cianeto pode ser detectado no sangue por várias horas. Os níveis sanguíneos de cianeto no sangue total são quatro ou mais vezes maiores que os níveis séricos, por causa de sua grande concentração nos eritrócitos. O tempo de eliminação gira em torno de 20h, com clearance aproximado de 160ml/1min (estimativa feita num caso agudo de envenenamento por cianeto de potássio, tratado com nitrito e hipossulfito).

Sem tratamento, a ingestão de 200 a 300mg de cianeto de sódio ou potássio pode ser fatal. Intoxicações graves podem resultar da ingestão de 50mg de cianeto de potássio. Inalação de cianeto na concentração de 180 a 270ppm pode ser rapidamente fatal.

O cianeto produz uma hipóxia histotóxica, ligando-se reversivelmente ao íon férrico (Fe^{3+}) no sistema citocromo-oxidase mitocondrial. A inibição desta enzima respiratória paralisa o funcionamento da cadeia transportadora de elétrons, provocando uma incapacidade de utilização do oxigênio e diminuição da fosforilação oxidativa. O piruvato passa a não ser produzido no ciclo de Krebs, o que resulta em metabolismo anaeróbio, redução da produção de ATP, produção de ácido lático e aparecimento de acidose metabólica, com hiato aniônico (anion gap) elevado.

Os órgãos com alta taxa de utilização de oxigênio (coração e cérebro) são os mais rapidamente afetados. A hipóxia tecidual ocorre primariamente por não utilização do oxigênio, devido à inibição do sistema citocromo-oxidase e, secundariamente, por hipoventilação e diminuição do débito cardíaco.

Até o estágio de depressão ou parada respiratória, o sangue é normalmente oxigenado. Entretanto, os tecidos são incapazes de extrair e utilizar o oxigênio. A inibição da extração de oxigênio pode refletir em aumento da pressão parcial de oxigênio no sangue venoso periférico (PvO_2 > 40mmHg), causando uma arterialização desse sangue. Em alguns casos, o sangue venoso pode mostrar alterações na sua coloração, resultantes desse fato, adquirindo cor semelhante à do sangue arterial.

No SNC, o cianeto aumenta a glicólise e inibe a enzima glutamato-descarboxilase, aumentando, portanto, a síntese de GABA. Corpo caloso, hipocampo, corpo estriado e substância negra são comumente afetados. Estudos in vitro sugerem que a toxicidade do cianeto no SNC é, em parte, mediada através de ativação do receptor endógeno de glutamato.

Quadro clínico e critérios diagnósticos

As manifestações clínicas da intoxicação aguda são de aparecimento e progressão rápidos, ocasionadas por hipóxia tissular, podendo manifestar-se por coma, convulsões, choque, insuficiência respiratória e morte. Sinais e sintomas precoces incluem ansiedade, cefaleia, ruborização, taquicardia, hiperpneia, hipertensão arterial e palpitações. Sinais e sintomas posteriores na intoxicação grave são náuseas, vômitos, taquicardia ou bradicardia, hipotensão arterial, convulsões generalizadas, coma, apneia, midríase (pupilas não reativas ou debilmente reativas) e uma variedade de efeitos cardíacos (taquiarritmias supraventriculares ou ventriculares, bloqueio atrioventricular, alterações isquêmicas, alterações do QRS, ondas T elevadas, encurtamento de QT com fusão ocasional de T em QRS e assistolia). Edema pulmonar não cardiogênico também pode ocorrer, mesmo em casos de ingestão. A cianose é um achado tardio e usualmente aparece em estágios de colapso circulatório e apneia. A ausência de cianose em pacientes com respiração espontânea ou em ventilação mecânica, com sinais compatíveis com hipóxia grave, sugere o diagnóstico de intoxicação por cianeto.

O início dos sinais e sintomas graves ocorre em 30min a 1h após a ingestão do cianeto. A inalação de altas concentrações de cianeto, presentes no ar ambiente, pode resultar em perda súbita de consciência.

O diagnóstico é feito através da história clínica e ocupacional do paciente e da presença de manifestações clínicas e laboratoriais, sugestivas de intoxicação por cianeto.

A dosagem de cianeto ou seu metabólito (tiocianato) pode ser realizada para confirmação diagnóstica e controle do tratamento. Entretanto, se existe uma história positiva e manifestações clínicas compatíveis, o tratamento com antídotos não deve ser adiado até a confirmação laboratorial.

Os níveis normais de cianeto no sangue estão entre 4 e 15ng/ml em não fumantes e entre 5 e 40ng/ml nos fumantes. Níveis inferiores a 200ng/ml não estão associados a sintomas de intoxicação e níveis acima de 2,5μg/ml são potencialmente fatais.

O encontro de níveis elevados de tiocianato no sangue ou na urina sugere intoxicação cianídrica. Níveis sanguíneos superiores a 12μg/dl são considerados tóxicos.

Dosagens de ácido lático, eletrólitos sanguíneos e gases arteriais devem ser realizadas frequentemente para orientação diagnóstica e terapêutica.

O cianeto produz acidose lática, que pode ser notada diretamente nos níveis de ácido lático (normal 1,0mEq/L ou menos) ou indiretamente na medição do pH sanguíneo. A acidose lática também pode ser refletida por um hiato aniônico elevado (hiato aniônico = Na - [Cl + Bicarbonato); valor normal 8 a 16mEq/L). O diagnóstico de acidose lática é confirmado quando os níveis séricos de lactato são maiores que 2mEq/l (mmol/l).

A inibição da extração de oxigênio pode refletir em aumento da pressão parcial de oxigênio no sangue venoso periférico (PvO_2 >40mmHg).

Tratamento

Nos casos leves que se apresentam com inquietação e ansiedade ou hiperventilação, a terapia com antídoto não é necessária. Nestes casos, apenas a suplementação de oxigênio e a monitorização cuidadosa são necessárias, até que os sinais e sintomas desapareçam.

Oxigênio a 100% deve ser dado a todos os pacientes. Nos casos graves, além das medidas de suporte clínico, a terapia com antídotos deve ser realizada. A administração de antídotos mostrou ser benéfica por aumentar a taxa de sobrevivência, por resolver o coma e a acidose mais rapidamente e por diminuir a necessidade de administração de bicarbonato. Respiração boca a boca deve ser evitada sempre que possível e os paramédicos e médicos devem cuidar-se para não inalar o ar exalado pela vítima.

As medidas de descontaminação gastrintestinal (lavagem gástrica e administração de CA seriado) devem ser realizadas quando o cianeto é ingerido e podem ser benéficas em até 60min após a ingestão. A indução de vômito é contraindicada. Entretanto, estas medidas não devem atrasar a terapia com antídoto.

Os antídotos utilizados são o nitrito de amila, o nitrito de sódio e o hipossulfito de sódio. Inicialmente despeja-se uma ampola de nitrito de amila em uma gaze, fazendo o paciente inalar durante 20 a 30s, a cada minuto, enquanto se prepara a solução de nitrito de sódio. Deve-se utilizar nova ampola a cada 3 a 4min. O nitrito de amila, entretanto, praticamente não tem sido utilizado atualmente, devido ao seu controle pela Polícia Federal e à dificuldade de aquisição.

O nitrito de sódio é administrado na dose de 300mg em adultos (10ml de solução a 3%), endovenoso, em 3 a 5min. A dose em crianças varia de 4,5 a 10,0mg/kg, de acordo com o nível de hemoglobina.

Após o nitrito de sódio, administra-se o tiossulfato na dose de até 12,5 g (cerca de 50ml de solução a 25%) em adultos agudamente intoxicados.

Em países como França e Austrália, o antídoto utilizado é a hidroxicobalamina. Esse composto tem a vantagem de não produzir metemoglobinemia e hipotensão arterial como o nitrito. No entanto, as preparações disponíveis no Brasil são muito diluídas, o que torna seu uso muito difícil. Existem também outros antídotos, como o dicobalto de EDTA (Kelocyanor®) e o 4-dimetilaminofenol (4-DMAP), pouco difundidos em nosso meio.

Intoxicação por organofosforados

Os organofosforados são substâncias capazes de inibir a ação da enzima acetilcolinesterase (AchE), com variado grau de toxicidade para os seres humanos. Estes compostos vêm sendo desenvolvidos e utilizados desde o século XIX. Durante a Segunda Guerra Mundial foram empregados como "gases de guerra" (por exemplo: Tabum e Sarin). Atualmente são utilizados no controle e combate a pragas (acaricidas, nematicidas e fungicidas) tanto na agricultura como na pecuária, e também como inseticidas de uso domiciliar. Hoje, no mercado, existe um grande número de compostos cujos princípios ativos são organofosforados.

Estes produtos são apresentados de diversas formas: líquido, pó, impregnação em coleiras de animais (antipulgas) e spray, diluídos em querosene ou água. Na maioria das vezes têm cheiro característico de alho, associado ou não ao odor típico do querosene.

Absorção, distribuição e mecanismo de ação

Os anticolinesterásicos são compostos lipossolúveis absorvíveis pelo organismo por via cutânea, respiratória e digestiva. A absorção por via respiratória é a mais eficaz, seguida pela digestiva e cutânea. Quando a via de exposição é a inalatória, o início da sintomatologia tende a ser mais precoce. As vias respiratória e cutânea são as formas de exposição mais comuns nos casos acidentais, principalmente quando as regras de segurança para proteção individual não são observadas. A via digestiva é mais comum nos casos de tentativa de autoextermínio e ingestão de água ou alimentos contaminados.

Após serem absorvidas, estas substâncias distribuem-se por todos os tecidos, inclusive SNC, uma vez que atravessam a barreira hematencefálica. Altas concentrações são alcançadas no fígado e rins. É interessante lembrar que organofosforados "thion", que são aqueles contendo ligação P=S, a princípio, não são inibidores da colinesterase e que somente se tornarão ativos quando sofrerem a bioativação no fígado (*first-pass*) para a forma "oxon" (ligação P=O).

A meia-vida varia muito, desde minutos até várias horas, dependendo do composto. A eliminação da maioria dos compostos dá-se pela urina e pelas fezes, com excreção de 70 a 80% da dose absorvida em 48h.

Os agentes anticolinesterásicos agem como inibidores da enzima acetilcolinesterase, levando ao acúmulo da acetilcolina nos sítios colinérgicos, fazendo com que a transmissão pós-sináptica não cesse no tempo adequado, levando a uma hiperestimulação colinérgica. Esta inibição ocorre devido à ligação formada entre o agente e a AchE. Quando esta ligação é formada entre carbamatos e a AchE, esta tem caráter reversível, podendo ser hidrolisada em algumas horas. No entanto, quando esta se forma entre um organofosforado e AchE, é bem mais estável e a hidrólise é um processo muito lento, fazendo com que o comprometimento da enzima tenha caráter permanente, colocando em risco a vida do paciente. Neste caso, na ausência de tratamento específico, ocorrerá um "envelhecimento" da AchE fosforilada, pela perda de grupamentos alquilas, o que torna a ligação irreversível depois de um certo tempo.

A recuperação do *pool* de AchE, após intoxicação por organofosforados, varia de acordo com a natureza do composto, uso de regenerador de AchE em tempo hábil e descontaminação eficaz e poderá demandar de 45 a 100 dias.

Além do bloqueio da ação da AchE, alguns compostos organofosforados podem levar ao desenvolvimento de uma neuropatia periférica tardia, provavelmente secundária à fosforilação de uma enzima denominada esterase neurotóxica, com consequente degeneração axonal. É mais comum nas intoxicações com organofosforados dos grupos fosfato, fosfonato e fosforamidato.

Quadro clínico e critérios diagnósticos

As manifestações clínicas aparecem quando 50% ou mais do *pool* de AchE são inibidos. O início da sintomatologia pode ocorrer alguns minutos até algumas horas após a exposição, dependendo da via, quantidade, natureza do composto e da necessidade de biotransformação para se tornar ativo (Tabela 46.1).

Tabela 46.1 Principais sinais e sintomas da intoxicação por inibidores da acetilcolinesterase	
Sítio anatômico e ação	Efeitos
Fibras pré e pós-ganglionares parassimpáticas (efeitos muscarínicos) Glândulas exócrinas Olhos Gastrintestinal Respiratório Cardiovascular Bexiga	Sialorreia, lacrimejamento, transpiração Miose, ptose palpebral, visão turva, hiperemia conjuntival Náuseas, vômitos, dor abdominal, diarreia, tenesmo, incontinência fecal Hipersecreção brônquica, rinorreia, broncoespasmo, dispneia Bradicardia, hipotensão Incontinência urinária
Fibras pré-ganglionares e algumas pós-ganglionares simpáticas (efeitos nicotínicos)	Sudorese, midríase, palidez, taquicardia, hipertensão e broncodilatação
Fibras somáticas (nicotínicos)	Fasciculações, cãibras, hiporreflexia, fraqueza muscular, tremores e paralisia
Sistema nervoso central	Excitabilidade, letargia, inabilidade de concentração, cefaleia, confusão, agitação, coma, convulsões e morte

As primeiras manifestações geralmente são muscarínicas: miose, sudorese, sialorreia, lacrimejamento, náuseas, vômitos, cólicas abdominais, diarreia e bradicardia. Após, ou concomitantemente, em alguns casos, surgem manifestações nicotínicas: fasciculações, cãibras, hipertensão arterial, taquicardia, arritmias cardíacas e insuficiência respiratória. A sintomatologia nicotínica, quando está presente, é sinal de gravidade do caso e necessita de intervenção médica imediata. Associadas a este quadro podem ocorrer manifestações decorrentes do comprometimento do SNC: ansiedade, cefaleia, tremores, convulsões, depressão do centro respiratório e coma. O coma profundo é, também, critério de gravidade na intoxicação pelos agentes anticolinesterásicos.

Os sintomas podem aparecer em poucos minutos ou até 12h depois da exposição. As intensidades dos sintomas dependem da toxicidade, quantidade, taxa de absorção, taxa de biotransformação e exposições prévias aos inibidores da colinesterase. O quadro clínico está constituído por efeitos muscarínicos, nicotínicos e do sistema nervoso central. Estes efeitos são resultado do acúmulo de acetilcolina nas terminações nervosas decorrente do bloqueio da AchE. Os sinais e sintomas são característicos, inicialmente da estimulação da transmissão colinérgica, seguida da depressão da transmissão, que finaliza com paralisia das sinapses nervosas nas terminações motoras.

A síndrome intermediária, quadro relativamente frequente, é caracterizada por fraqueza proximal e paralisia, com aparecimento 12h a sete dias depois da exposição, após a resolução dos sintomas colinérgicos, porém antes da aparição da polineuropatia tardia. O quadro clínico inclui dificuldade para movimentar o pescoço e levantar a cabeça, oftalmoparesia, movimentos oculares lentos, fraqueza dos músculos da face, dificuldade para deglutir, fraqueza nas extremidades (principalmente proximal), arreflexia, paralisia da musculatura respiratória e até morte.

Estudos eletrofisiológicos mostraram, nestes pacientes, velocidade de condução nervosa e latência distal normais, porém com diminuição da amplitude do potencial de ação e sensibilidade a acetilcolina

A síndrome tem sido descrita por exposição a compostos dimetil como fention, dimetoato, monocrotofos, diazinon (composto dietil), triclorfon, malation, sumition e metil paration.

A polineuropatia tardia, sensitivo-motora, é uma complicação rara. Geralmente aparece seis a 21 dias depois da exposição por qualquer via envolvendo as extremidades inferiores e eventualmente as superiores. Inicia-se com dores musculares, fraqueza distal progressiva, ataxia e diminuição dos reflexos tendinosos, seguida de paralisia flácida, espasticidade e quadriplegia. Pode haver perda da sensibilidade, sensação de queimação e formigamento. A recuperação pode ser lenta (semanas a meses) e incompleta.

Vários derivados organofosforados têm sido associados com polineuropatia tardia no ser humano, podendo-se citar: clorofos, clorpirifos, diclorvos, dipterex, EPN (fosfonotioato), fention, isofenfos, leptofos, malation, mecarbam, merfos, metamidofós, mipafox, triclorfon, tricloronato e TOCP (tri-or-to-cresil fosfato). Vários destes produtos encontram-se com uso proibido pela ANVISA. Entre os carbamatos acredita-se que o carbaril possa também causar esta polineuropatia.

O diagnóstico é baseado na história do contato com o agente, início da sintomatologia em até 12h da possível exposição, comprometimento da AchE (avaliação laboratorial) e melhora dos sinais com a administração de atropina.

A dosagem da pseudo-acetilcolinesterase é um exame útil no diagnóstico da intoxicação aguda, mas com pouco valor para a avaliação da intoxicação crônica. Nos casos de exposição observa-se significativa queda da atividade desta enzima. Faz-se necessário lembrar que através deste exame dosa-se a acetilcolinesterase plasmática e não a enzima presente nas placas motoras e sinapses. Considerando-se que não existe uma boa correlação entre a queda da pseudo-acetilcolinesterase e da acetilcolinesterase verdadeira, devemos sempre avaliar os resultados laboratoriais da dosagem da

AchE com cuidado, uma vez que poderá não refletir a gravidade do quadro clínico.

A cromatografia de camada delgada e a cromatografia gasosa podem ser utilizadas para detectar estes agentes em amostras de sangue, urina e lavado gástrico, em casos onde exista dificuldade diagnóstica, que geralmente não se faz necessária, uma vez que diagnóstico poderá ser feito com base na sintomatologia e dosagem da AchE.

Outros exames serão muito importantes para o acompanhamento dos casos moderados e graves: radiografia de tórax, eletrocardiograma, gasometria arterial, ionograma, glicemia, função renal e função hepática.

Tratamento

O atendimento inicial, como já citado no início do Capítulo, deve estar voltado para o suporte de vida.

A segunda etapa, tão importante como a primeira, é a descontaminação: se o paciente está com roupas contaminadas pelo agente, estas devem ser retiradas e o paciente submetido à lavagem corporal com água e sabão. Após, proceder ao esvaziamento gástrico, quando recomendado, está indicado o uso de CA.

A atropinização é feita imediatamente, ao mesmo tempo em que as medidas de descontaminação. A atropina tem ação anticolinérgica, de efeito antimuscarínico e que atua como tratamento "sintomático" da intoxicação por inibidores da colinesterase. A atropina não reverte os efeitos nicotínicos. Sempre deve ser ministrada concomitantemente com as medidas de ordem geral. Tem papel fundamental no controle imediato do paciente intoxicado, principalmente dos sintomas cardiorrespiratórios.

Na maioria das vezes os pacientes intoxicados recebem pouca atropina. A dose total varia de caso para caso e sempre deve ser estabelecida de acordo com a necessidade de cada paciente. Inicialmente, a dose é de 2-5mg (0,03-0,05mg/kg para criança) aplicada por via endovenosa, a cada 10 ou 15min, até se conseguir a atropinização, que é indicada pela desaparição dos estertores pulmonares e pela "secagem" da maioria das secreções. Estes são considerados como os melhores critérios de avaliação, em detrimento da frequência cardíaca e do tamanho das pupilas.

Uma vez alcançada a atropinização e/ou estabilização do paciente, as doses serão ajustadas lentamente para evitar efeito rebote dos sintomas (dose menor/intervalo de tempo maior) e deverá ser mantida pelo menos até 24h ou mais, segundo a gravidade do caso, depois da resolução dos sintomas.

As oximas, amplamente utilizadas no tratamento de intoxicações por organofosforados, são pouco efetivas no caso dos carbamatos. Os estudos não têm demonstrado benefícios, e na maioria dos casos a atropina foi mais efetiva.

A pralidoxima (Contrathion®) é a oxima disponível no Brasil. Este fármaco reativa a atividade da AchE em muitos casos de intoxicação por organofosforados, liberando-a para a sua função normal. Devem, preferencialmente, ser utilizados precocemente, pois são incapazes de reativar a acetilcolinesterase "envelhecida".

A dose recomendada é de 1-2g (20-40mg/kg para crianças, dose máxima 1g) diluída em 100-150ml de soro (fisiológico ou glicosado 5%), aplicada por via endovenosa em 30min. Esta dose pode ser repetida uma hora depois, se necessário. Em seguida, se administra a intervalos de seis a 12h durante 24-48h, para garantir a distribuição a todos os locais afetados.

O uso das oximas não substitui a atropina, pois atuam sinergicamente, devendo ser utilizadas ao mesmo tempo no tratamento da intoxicação por organofosforados.

Nos últimos anos, tem-se discutido a eficácia da pralidoxima, tendo inclusive sido interrompida sua disponibilização. As opiniões são divergentes, devendo-se, entretanto tentar o seu uso em casos de grande gravidade. A oxima de escolha é a obdoxime (Toxogonin®), mas que também dificilmente está disponível, por ser cara e não ser produzida no Brasil.

Intoxicação por monóxido de carbono

O monóxido de carbono (CO) é um gás incolor, inodoro, não irritante e de alta difusibilidade, formado a partir da combustão incompleta de substâncias que contêm carbono em sua estrutura. A exposição ao CO ocorre principalmente em ambientes fechados ou com pouca ventilação como em locais com motor de automóvel funcionando em garagens, em incêndios e em trabalhos de alto-fornos.

O cloreto de metileno, um solvente de uso comum encontrado na composição de tintas, apresenta toxicidade por ser metabolizado no organismo em CO.

Absorção, distribuição e mecanismo de ação

O CO inalado atravessa rapidamente a membrana alveolocapilar e liga-se à hemoglobina formando a carboxiemoglobina (HbCO). A afinidade do CO pela hemoglobina é cerca de 200 vezes maior que a do oxigênio. A exposição durante apenas alguns minutos ao CO, a uma concentração de 0,1% (oxigênio representa 21%), resulta em aproximadamente 50% de HbCO. Crianças menores de um ano são mais predispostas à intoxicação porque a afinidade do CO pela hemoglobina fetal é ainda maior. Pelo mesmo motivo, pequenas concentrações de HbCO (10 a 20%) podem levar à morte fetal.

A meia-vida do CO em um indivíduo adulto, respirando normalmente, ao nível do mar, é de 4 a 5h. Esta meia-vida pode ser reduzida para 80min se administrado oxigênio a 100% e para 25min se for administrado oxigênio hiperbárico (3atm).

O CO causa hipóxia tissular basicamente por dois mecanismos: por uma diminuição da capacidade de transporte de oxigênio pela hemoglobina e por uma alteração na curva de saturação da oxiemoglobina (desloca para esquerda e modifica sua forma) que diminui a liberação de oxigênio para os tecidos.

O CO liga-se também à mioglobina, ao sistema citocromo-oxidase e ao sistema citocromo P-450, o que corresponde a 10-15% do monóxido de carbono total do organismo. Estudos recentes têm demonstrado que esta ligação pode interferir na respiração celular.

Quadro clínico e critérios diagnósticos

Os sintomas da intoxicação por CO são muito inespecíficos. Além disso, a dosagem dos níveis de HbCO se relaciona pobremente com sinais, sintomas e prognóstico. Intoxicações leves causam cefaleia, fadiga e discreta dispneia. Podem ser letais ao feto e causar sintomas importantes em cardiopatas. Cefaleia intensa, vertigens, náusea, mal-estar, turvação visual, astenia e dificuldade para pensar são queixas frequentes nas intoxicações moderadas. Os sintomas físicos são taquicardia, taquipneia, hipotensão sistólica e diminuição da tolerância ao exercício. Pode haver perda da consciência, geralmente de curta duração. Nos casos mais graves o paciente pode apresentar síncope, convulsões, rigidez muscular generalizada, coma e morte por choque e insuficiência cardiorrespiratória. O cérebro é o principal alvo na intoxicação por CO.

O coração é também muito sensível à hipóxia. Uma intoxicação leve pode provocar angina ou até mesmo infarto em cardiopatas. Extrassístoles, fibrilação atrial, bloqueio de ramo e alterações sugestivas de isquemia no eletrocardiograma podem ocorrer. Uma hipotensão com síncope persistente ou temporária, e acompanhada de depressão miocárdica, está associada com complicações neurológicas.

A toxicidade vai depender da concentração de CO, da duração da exposição, das condições individuais prévias e da atividade metabólica. Crianças e pessoas em atividade física têm maior metabolismo e por isso são considerados de maior risco. A maior parte das mortes ocorre nas primeiras 24h após a intoxicação.

A HbCO possui cor cereja característica que pode produzir a clássica coloração de pele vermelho-brilhante nos pacientes com intoxicação por monóxido de carbono, fenômeno raro em vida e visto mais frequentemente após o óbito.

O diagnóstico confirma-se através dos sinais e sintomas apresentados pelo paciente, com história de exposição ao CO e pode ser confirmado pela dosagem de HbCO no sangue.

O único exame laboratorial específico para a intoxicação por monóxido de carbono é a dosagem de HbCO no sangue. Em adultos, não fumantes, a HbCO é encontrada normalmente na taxa de 0,5% a 3%, em fumantes está em torno de 7%.

A gasometria arterial mostra uma PaO_2 normal com saturação de oxigênio diminuída. A oximetria de pulso não revela adequadamente os valores reais de saturação, usualmente mostrando valores normais. Alcalose respiratória, devida à hiperventilação, é comumente encontrada, embora a falência respiratória seja uma complicação frequente dos casos graves. Quando ocorre hipóxia tecidual, a acidose metabólica se desenvolve. Alguns autores sugerem que essa acidose não deve ser tratada se não for grave (pH<7,2) pois a acidose desloca a curva de dissociação do oxigênio para a direita e facilita a oxigenação tecidual.

O eletrocardiograma pode mostrar alterações sugestivas de isquemia ou infarto do miocárdio, além de vários tipos de arritmias. As enzimas cardíacas podem estar elevadas.

Tratamento

O tratamento tem como base o suporte das condições vitais do paciente (assistência ventilatória e cardiocirculatória), na administração de oxigênio e no tratamento das lesões associadas, como queimaduras, nesta ordem.

O monóxido de carbono é eliminado do organismo pela respiração e a taxa de eliminação depende da ventilação, do fluxo sanguíneo pulmonar e da concentração de oxigênio no ar inspirado. O indivíduo intoxicado deve ser imediatamente removido do ambiente rico em CO e receber oxigênio. O oxigênio irá diluir e deslocar o CO dos seus sítios de ligação.

O oxigênio deve ser administrado a 100% por máscara facial ou por tubo endotraqueal. A utilização de câmara hiperbárica para administração de oxigênio de 2,5 a 3 atmosferas deve ser tentada, quando disponível, em pacientes graves, particularmente aqueles com HbCO acima de 40%.

A administração de oxigênio deve ser feita até a concentração de HbCO cair a 10%.

Intoxicação por mercúrio

A intoxicação por mercúrio é provavelmente a mais antiga das intoxicações profissionais. O mercúrio é o único metal líquido à temperatura ambiente, além de inodoro e de se volatilizar facilmente, sendo encontrado na natureza de três formas: mercúrio elementar, sais inorgânicos de mercúrio e mercúrio orgânico.

O uso do mercúrio data desde a era pré-histórica, como constituinte de tintas, pinturas faciais e cerâmicas. Além disso, sua mineração é realizada há mais de três séculos. Entre os surtos de mercurialismo, historicamente importantes, citamos o ocorrido na Inglaterra. Os fabricantes de chapéus de feltro, expostos ao mercúrio, utilizado no processo de feltração, desenvolveram tremores e distúrbios psiquiátricos conhecidos como a "loucura dos chapeleiros".

Absorção, distribuição e mecanismo de ação

Por apresentarem aspectos toxicológicos distintos, as formas químicas do mercúrio serão abordadas separadamente para melhor entendimento do assunto.

O mecanismo de toxicidade do mercúrio se deve à sua ligação covalente com grupamentos sulfridrilas das proteínas/enzimas, interferindo no metabolismo e função celular.

Existem trabalhos experimentais mostrando que o mercúrio também atua ativando o sistema nervoso simpático, elevando o nível de catecolaminas séricas.

✓ Mercúrio elementar ou metálico

A absorção desta forma é principalmente inalatória. Quando chega aos pulmões, uma parte do mercúrio elementar é oxidada a mercúrio bivalente pela catalase das hemácias e em seguida se fixa às proteínas. A absorção pelo trato gastrintestinal é desprezível.

Os rins e o cérebro correspondem aos sítios de maior deposição do mercúrio metálico. A excreção se dá principalmente por via renal e intestinal. A meia-vida biológica pode variar de 35 a 90 dias.

✓ Sais inorgânicos de mercúrio

Os sais inorgânicos de mercúrio apresentam-se em duas formas:

- mercurosos (Hg+) – exemplo: cloreto mercuroso (Calomelano); e
- mercúricos (Hg++) – exemplo: cloreto de mercúrio (mais conhecido como bicloreto de mercúrio). Esta é a forma mais tóxica e corrosiva do mercúrio.

São absorvidos por via inalatória e digestiva. Em torno de 2% a 10% do conteúdo ingerido são absorvidos e uma parte significativa pode ligar-se na mucosa. É transportado no sangue pelas proteínas plasmáticas e hemácias. Concentra-se principalmente nos rins. A excreção ocorre principalmente através dos rins e intestinos. Não atravessa facilmente a barreira hematencefálica ou placentária. A meia-vida biológica situa-se entre 40 e 60 dias.

A dose tóxica dos sais inorgânicos de mercúrio está entre de 0,10 a 0,05 g e a dose letal de 0,15 a 0,50g.

✓ Mercúrio orgânico

Representa um grupo diversificado de compostos sendo os alquil mercúrios os mais perigosos, e o mais conhecido e comum o metil mercúrio.

A absorção ocorre pelas vias inalatória, digestiva e cutânea, dependendo da volatilidade, solubilidade e concentração do composto. Por serem mais lipossolúveis, são facilmente absorvidos pelo trato gastrintestinal e são menos irritantes que os sais inorgânicos. O metil mercúrio é transportado em grande parte pelas hemácias.

O órgão-alvo principal é o sistema nervoso central, especialmente o córtex occipital e o cerebelo. Atravessa a barreira placentária acumulando-se no cérebro fetal.

A excreção é biliar, podendo sofrer recirculação entero-hepática. Pode ser eliminado pelo leite materno. A meia-vida biológica varia de 40 a 105 dias, em geral em torno de 70 dias.

Quadro clínico e critérios diagnósticos

✓ Intoxicação aguda por mercúrio elementar

A inalação do vapor de mercúrio pode produzir irritação de vias aéreas com tosse e dispneia, dor pleurítica e bronquite. Pneumonite intersticial e edema agudo de pulmão podem ocorrer na exposição maciça. Além disto, é possível ocorrer fraqueza, gosto metálico, vômito, diarreia, irritação cutânea, reação psicótica e insuficiência renal aguda.

A ingestão do mercúrio líquido é considerada de baixo risco, pois a taxa de absorção é insignificante (menos de 0,01%).

✓ Intoxicação aguda por mercúrio inorgânico

A ingestão de sais inorgânicos pode provocar corrosão e necrose da mucosa do trato gastrintestinal. As manifestações são dor abdominal, diarreia hemorrágica e vômitos, podendo evoluir rapidamente para choque hipovolêmico e óbito.

A insuficiência renal é uma complicação frequente e a colite hemorrágica pode ocorrer até o nono dia após a ingestão.

✓ Intoxicação por organomercuriais

Para os alquil mercúrio as manifestações agudas e crônicas são semelhantes, diferenciando-se apenas pelo início dos sintomas. Há um predomínio de anormalidades do SNC evidenciadas por:

- distúrbios visuais (escotoma, diplopia, diminuição do campo visual e cegueira);
- alterações motoras (tremores musculares, disartria e outros); e
- alteração do estado mental, sinais extrapiramidais, perda da audição, parestesia e convulsão.

Podem ocorrer, também, dermatite e queimadura nas áreas de contato.

O diagnóstico se baseia na história clínico-epidemiológica do paciente e pelos achados laboratoriais.

Para a confirmação da intoxicação mercurial o laboratório é imprescindível. A forma química do mercúrio influencia na interpretação dos resultados. Além disso, a correlação entre os níveis laboratoriais do mercúrio e seus efeitos não é absoluta, principalmente se houver lesão renal.

Na intoxicação aguda por mercúrio elementar e inorgânico, a dosagem sanguínea deve ser feita, em geral até o terceiro dia, devido à sua distribuição para outros tecidos, ao contrário dos organomercuriais, que permanecem mais tempo no sangue.

Dentre os outros exames necessários para avaliação inicial e de acompanhamento da intoxicação devem-se incluir: hemograma, ionograma, função renal, gasometria, estudo radiológico e a própria dosagem diária do mercúrio. A endoscopia digestiva está indicada nos casos de ingestão de sais inorgânicos corrosivos.

Tratamento

Como em qualquer intoxicação as medidas de suporte para vida devem ser primeiramente instituídas.

A descontaminação inclui a remoção de roupa contaminada, lavagem de pele e olhos. O vômito ou lavagem gástrica podem ser realizados, exceto para agentes corrosivos.

Medidas para aumentar a excreção, principalmente a diurese forçada, diminuem a concentração de mercúrio nos rins (exceto para o mercúrio orgânico).

O uso de resinas de politióis parece aumentar a excreção intestinal de organomercuriais.

Hemodiálise ou diálise peritoneal devem ser utilizadas no caso de insuficiência renal ou para remoção do complexo mercúrio-dimercaprol.

Não está comprovada a eficácia do CA para intoxicações por metais.

Terapia de quelação está indicada se houver absorção sistêmica, com paciente sintomático e presença de níveis de mercúrio elevados no sangue e urina. Sua duração varia de acordo com a gravidade do caso e as concentrações de mercúrio no sangue e urina.

Os agentes quelantes mais utilizados são o dimercaprol e a D-penicilamina.

Intoxicação por sulfeto de hidrogênio

O sulfeto de hidrogênio (H_2S), também conhecido como gás sulfídrico, é um gás incolor com cheiro característico de enxofre ("ovo podre"). Este gás é liberado de material orgânico em putrefação, curtumes, resíduos de refinarias de petróleo, minas, fossas e fábricas de raiom.

Na maioria das vezes a exposição ao sulfeto de hidrogênio está associada a uma atividade ocupacional.

Absorção, distribuição e mecanismo de ação

O H_2S é rapidamente absorvido pelo trato respiratório (a absorção cutânea é mínima) e distribui-se pelo cérebro, fígado, rins, pâncreas e intestinos.

Age inibindo a enzima citocromo-oxidase (mais potente que na intoxicação por cianeto), resultando na inibição da respiração celular, levando ao mecanismo anaeróbico com produção de acidose metabólica.

A excreção de produtos não tóxicos na oxidação ao H_2S se dá pelos rins.

Quadro clínico e critérios diagnósticos

Os dois principais efeitos são fenômeno irritativo local (vias aéreas superiores, trato digestivo e pele) e quadro sistêmico grave em caso de exposição mais prolongada ou em ambiente com alta concentração do toxicante. Em casos moderados os principais sinais e sintomas são: cefaleia, vertigem, ataxia, confusão mental, tremores, convulsões e conjuntivite.

Nos casos de exposições muito fugazes ou a baixas concentrações, o quadro fica restrito à irritação de vias aéreas superiores e olhos.

Nos casos graves, além das manifestações citadas, ocorrem perda de consciência, convulsões, edema pulmonar, insuficiência respiratória e choque.

Como já foi mencionado, o H_2S diminui a utilização de oxigênio pelos tecidos o que faz com que ocorra uma elevação da PO_2 no sangue venoso.

A radiografia de tórax pode mostrar evidências de edema pulmonar.

O diagnóstico desta intoxicação depende especialmente da história de exposição, mas também pode ser feito através da medida de H_2S no plasma, ou *post mortem*, em tecido cerebral.

Tratamento

Os cuidados com as vias aéreas são os primeiros a serem executados, garantindo a permeabilidade das vias aéreas e fornecimento de oxigênio suplementar. Tratar as convulsões com benzodiazepínicos por via endovenosa.

O uso de oxigenoterapia hiperbárica parece trazer algum benefício para as vítimas de intoxicação aguda por gás sulfídrico.

O uso de nitrito de sódio, assim como na intoxicação por cianeto parece melhorar o prognóstico nas intoxicações graves. O mecanismo de ação é o mesmo já descrito no tópico cianeto: a produção de metemoglobina que se liga ao H_2S, liberando a citocromo-oxidase.

Intoxicação por fenol e homólogos do fenol

Trata-se de um grande grupo de substâncias utilizadas como antissépticos, desinfetantes, germicidas, vermífugos, inseticidas, anestésicos e preservativos.

Os mais comuns são: ácido fênico, hidroquinona, piroganol, pentaclorofenol, dinitrofenol, creolina, lisol, entre outros.

Absorção, distribuição e mecanismo de ação

O fenol é rapidamente absorvido por via cutânea, respiratória e digestiva.

Após a absorção ele se combina com proteínas teciduais determinando lesão local e sistêmica.

Aproximadamente 80% do fenol são excretados através da urina.

Quadro clínico e critérios diagnósticos

Os pacientes intoxicados apresentam variados quadros clínicos.

No contato com a pele estas substâncias produzem lesões tipo queimaduras.

No caso de ingestão podem produzir lesões cáusticas em todo trato digestivo, na maioria das vezes com acometimento superficial.

Nos casos moderados e graves, com a absorção de grandes quantidades, pode ocorrer, inicialmente, quadro de excitação do SNC (tremores e convulsões) e, posteriormente, depressão do SNC (sonolência e coma). Além do quadro neurológico, podem ser observados, nos casos mais graves: arritmias ventriculares, edema pulmonar, acidose metabólica, hipotensão e hepatonefrotoxicidade.

O diagnóstico é baseado na história de exposição aos agentes e quadro clínico compatível.

Os exames complementares devem ser utilizados para o acompanhamento do paciente: gasometria arterial, ionograma, função renal, função hepática, radiografia de tórax e endoscopia digestiva.

Tratamento

O tratamento inclui a retirada da vítima da fonte de exposição e medidas de descontaminação. O esvaziamento gástrico com cateter nasogástrico está indicado, mesmo tratando-se de agente cáustico, isto porque o seu efeito tóxico sistêmico é mais importante que o efeito local. Este deve ser feito com óleo vegetal no lugar do soro fisiológico, que habitualmente é preconizado.

As áreas de pele afetadas devem ser lavadas com polietilenoglicol, se disponível, caso contrário usar grandes quantidades de água corrente.

Nos casos graves, as seguintes medidas devem ser tomadas: proteção de vias aéreas, suporte ventilatório, tratamento da hipotensão, diurese forçada, correção da acidose com bicarbonato de sódio.

A hemodiálise não é efetiva na remoção dos fenóis.

As arritmias serão tratadas conforme protocolo da instituição em que o paciente esteja sendo atendido.

Intoxicação por chumbo

Apesar da tendência de redução, no mundo inteiro, a intoxicação pelo chumbo ainda é considerada a doença de origem ambiental mais comum. Até algum tempo atrás, a inalação de gasolina poderia levar à intoxicação, devido à presença de chumbo orgânico (tetraetila) no combustível. Nesse caso, devido à sua lipossolubilidade, as manifestações eram principalmente do SNC.

Trabalhadores de fundições e "desmanches" de baterias são os mais intensamente expostos, em virtude da formação de fumos e da deposição de pó contendo óxidos de chumbo.

Absorção, distribuição e mecanismo de ação

As principais vias de absorção são o trato gastrintestinal e o sistema respiratório. A deficiência de ferro aumenta a absorção intestinal e cerca de 90% das partículas inaladas do ar ambiente são absorvidas. O chumbo inorgânico distribui-se inicialmente para os tecidos moles, sobretudo o epitélio tubular dos rins e parênquima hepático. Com o tempo sofre redistribuição e deposita-se nos ossos, dentes e cabelos. Cerca de 95% do chumbo depositado no organismo encontram-se, finalmente, no esqueleto.

No ser humano, a excreção urinária representa uma via de eliminação importante e a concentração na urina é diretamente proporcional à plasmática.

A meia-vida no sangue é de um a dois meses – nos ossos é de 20 a 30 anos –, obtendo-se um estado de equilíbrio dinâmico em cerca de seis meses. Como a taxa de excreção é limitada, mesmo um ligeiro aumento da ingestão diária pode produzir um balanço positivo do metal. Por exemplo, com uma ingestão diária de 2,5mg são necessários em torno de quatro anos para se acumular uma carga tóxica, enquanto a ingestão diária de 3,5mg pode provocar manifestações em apenas alguns meses. Nesse último caso a deposição de metal no osso é demasiado lenta para proteger os tecidos moles.

As alterações patológicas neurais produzidas pelo chumbo não são bem compreendidas, nem específicas. Estudos neuroquímicos em modelos experimentais têm mostrado que o chumbo, na ausência de alterações morfológicas, produz distúrbios na neurotransmissão, inibindo a função colinérgica e reduzindo o cálcio extracelular. Inibe também a sinaptogênese, principalmente em nível do hipocampo.

Nos rins[4], o efeito patológico principal é uma disfunção tubular reversível (às vezes associada à síndrome de Fanconi, com glicosúria, aminoacidúria e fosfatúria), frequente em crianças agudamente intoxicadas.

O chumbo possui também múltiplos efeitos hematológicos[5], conhecidos há muito tempo e utilizados no passado para controlar trabalhadores na indústria. Consistem em anemia microcítica hipocrômica (que lembra a anemia ferropriva), aumento dos reticulócitos e ponteado basófilo. A anemia ocorre devido a dois defeitos básicos: encurtamento da meia-vida das hemácias e interferência na síntese da heme. Provavelmente, a dificuldade em sintetizar a heme decorre da inibição da ALA-D (desidratase do ácido delta-aminolevulínico). Isso resulta num excesso de protoporfirina dentro do eritrócito, com quelação de zinco ao centro dessa molécula, no lugar que seria ocupado pelo ferro.

---

[4] Ver Capítulo 44 deste livro.
[5] Ver Capítulo 30 deste livro.

Quadro clínico e critérios diagnósticos

✓ *Intoxicação por Chumbo Inorgânico*

A intoxicação aguda por chumbo é relativamente rara e ocorre em consequência da ingestão de compostos de chumbo solúveis em ácidos ou da inalação de vapores. As ações na boca provocam sensação adstringente local, com sede e gosto metálico. É frequente o aparecimento de náuseas, vômitos, dor abdominal, diarreia e constipação intestinal. Em casos de rápida absorção pode sobrevir uma síndrome de choque em consequência da perda maciça de líquidos através do trato gastrintestinal. A morte acontece em um a dois dias de evolução. Nos casos em que o paciente sobrevive é possível que sinais típicos de intoxicação crônica pelo chumbo apareçam com o tempo. Os sintomas mais frequentes são: cólica abdominal, fraqueza, sonolência e fadiga, anemia, cefaleia, tonturas, náusea, vômitos, perda de peso, diminuição do apetite, constipação, diarreia, artralgias, síncope e perda visual transitória.

✓ *Intoxicação por chumbo orgânico*

O chumbo tetraetila e o tetrametila são compostos lipossolúveis facilmente absorvidos pela pele, trato gastrintestinal e pulmões. Os principais sintomas resultam do acometimento do SNC. Os pacientes queixam-se de insônia, pesadelos, cefaleia, fraqueza muscular e instabilidade emocional. A exposição intensa pode resultar em alucinações, ataxia, movimentos musculares exagerados e estado maníaco. Em caso de exposição grave a morte pode ocorrer dentro de poucas horas. Se o paciente sobrevive, a recuperação costuma ser completa.

O hemograma pode fornecer indicações preciosas, como anemia e ponteado basófilo. Radiografias realizadas precocemente na intoxicação aguda podem demonstrar a presença de chumbo no trato gastrintestinal, devido à radiopacidade desse metal. As linhas de chumbo, presentes nos ossos longos, reforçam o diagnóstico, mas não são totalmente confiáveis.

O nível de chumbo no sangue total, medido por espectrometria de absorção atômica, juntamente com a dosagem de protoporfirina eritrocitária ou zincoprotoporfirina (ZPP), é de fundamental importância no diagnóstico laboratorial. É importante salientar que o chumbo é medido no sangue e não no soro, pois está ligado em quase sua totalidade aos eritrócitos. Níveis de chumbo acima de 10μg/dl na criança e acima de 40μg/dl no adulto são considerados excessivos, compatíveis com alterações neurológicas[6]. Protoporfirina eritrocitária e ZPP estão alteradas quando a análise demonstra resultados acima de 35μg/dl (na criança) e 50μg/dl (no adulto). Essa alteração varia com o tempo de exposição. Pacientes com intoxicação recente têm pequena percentagem de hemácias com ZPP elevada, apesar da alta concentração do chumbo sanguíneo.

A excreção urinária de chumbo, no adulto normal, é geralmente inferior a 80μg/l. A maioria dos pacientes intoxicados mostra concentrações urinárias entre 150 e 300μg/l. Contudo, em pacientes com nefropatia crônica a excreção urinária pode situar-se dentro dos padrões normais.

Tratamento

O tratamento inicial da fase aguda inclui medidas de apoio (ventilação e reposição volêmica). As convulsões são tratadas com benzodiazepínicos por via endovenosa.

O gluconato de cálcio pode ser utilizado para diminuir as cólicas abdominais. Em casos refratários, os opioides podem ser também utilizados.

A terapia com agentes quelantes utiliza quatro drogas principais: BAL (dimercaprol), edetato dissódico de cálcio (CaNa.EDTA), D-penicilamina (Cuprimine®) e ácido 2,3-dimercaptosuccínico ou DMSA (Succimer®). O tratamento com quelante está indicado nas seguintes situações: encefalopatia aguda, intoxicação sem encefalopatia, e casos que, apesar de estarem assintomáticos, apresentem níveis sanguíneos maiores que 80μg/dl.

Intoxicação por estricnina

A estricnina é um alcaloide derivado da planta noz vômica, com alto potencial letal. Já foi utilizada como raticida, inseticida e com fins medicamentosos (tônicos e laxativos). Atualmente ainda é empregada como raticida, principalmente em cidades do interior do país.

Absorção, distribuição e mecanismo de ação

A substância é rapidamente absorvida através da mucosa nasal e intestinal, com meia-vida de 6h, sendo a maior parte excretada pelos rins em 12h, após metabolismo hepático. Possui grande volume de distribuição plasmática.

Age como antagonista competitivo da glicina, inibindo seus receptores pós-sinápticos medulares e no SNC, causando, assim, excitação neuronal excessiva, traduzida em convulsões generalizadas e excitação muscular esquelética concomitante de músculos agonistas e antagonistas.

A dose letal média é de 1,5-2,0mg/kg. Doses mínimas como 16mg para um adulto podem levar ao óbito, mas dependendo dos cuidados, até grandes doses como 500mg podem evoluir com recuperação clínica. É classificada como classe toxicológica VI (altamente tóxico).

Quadro clínico e critérios diagnósticos

A maior parte das intoxicações ocorre devido à exposição acidental ou por tentativa de autoextermínio.

---

[6] A ACGIH (2012) já trabalha com valores de 30 μg/dl, e a tendência é que sejam valores cada vez mais baixos e seguros.

A sintomatologia caracteriza-se por alterações neurológicas como agitação, apreensão, acuidade sensorial aumentada (principalmente visual), movimentos abruptos, nistagmo e hiperreflexia. Evolui com rigidez da musculatura esquelética, muito evidente na nuca e face, com trismo, riso sardônico e tetania. Tamanha é a hipersensibilidade que qualquer pequeno estímulo externo provocará grandes crises convulsivas tônico-clônicas. A morte, quando ocorre, é geralmente entre a segunda e a quinta crises, devido à parada respiratória. As crises ocorrem em intervalos e por estímulos cada vez menores. Há alternância entre opistótono completo e miorrelaxamento total (entre as convulsões), quando o paciente apresenta sudorese fria e difusa, cianose, hipotensão e acidose. As contrações musculares podem ser tão intensas e prolongadas que resultam em hipertermia, rabdomiólise, mioglobinúria e insuficiência renal aguda. Somente ocorre perda de consciência quanto o paciente está próximo ao óbito ou quando precocemente sedado.

A intoxicação pode ser confirmada pela determinação de níveis séricos, urinários ou de líquido gástrico através de cromatografia gasosa ou líquida de alta pressão. Não há, no entanto, correlação entre as dosagens obtidas e gravidade clínica. Outros exames úteis são: creatinofosfoquinase (CPK), ureia, creatinina, gasometria arterial, íons e mioglobinúria.

Tratamento

O tratamento deve ser dirigido basicamente para a manutenção da perviabilidade das vias aéreas (avaliando a necessidade de intubação e ventilação mecânica), e controle das crises convulsivas repetidas com midazolan (0,05 a 0,1mg/kg IV) ou diazepan (0,1 a 0,5mg/kg IV). Nos casos graves deve-se utilizar um bloqueador neuromuscular não-despolarizante como, por exemplo, o pancurônio (0,06 a 0,1mg/kg IV). Tratar a hipertermia, acidose metabólica e rabdomiólise que porventura ocorrerem. Proteger o paciente de estímulos externos (sonoros, visuais, táteis etc.), colocando-o em lugar escuro e silencioso. Quanto à descontaminação gastrinstestinal, nunca induzir vômito devido ao seu potencial convulsogênico. Realizar lavagem gástrica através da SNG e CA da forma habitual, após os cuidados de emergência já citados. Não há antídoto específico.

Intoxicação por paraquat

O paraquat é um herbicida utilizado desde a década de 1960, em várias culturas agrícolas, com o propósito de "capina química". Este produto tem pequeno efeito residual, permitindo que os alimentos possam ser ingeridos pouco tempo após a pulverização. É encontrado com vários nomes comerciais: Gramoxone®, Pared®, Paraquol®, Braxone®, Agroquat®, entre outros. O produto é comercializado na forma líquida, variando na cor desde vermelho até o verde dependendo das substâncias acrescidas ao princípio ativo. O Gramoxone®, que é o nome comercial mais comum em nosso meio, tem cor esverdeada.

Trata-se de veneno extremamente tóxico para o ser humano, com dose letal de 20ml de solução a 20%. Vários laboratórios produtores deste tóxico têm acrescentado substâncias com odor desagradável, para evitar a ingestão acidental, e também substâncias emetizantes potentes, para que tão logo sejam ingeridas, induzam vômitos, reduzindo o tempo de permanência no trato gastrintestina1.

Absorção, distribuição e mecanismo de ação

O paraquat é um sal de amônio quaternário, muito solúvel em água, fracamente lipossolúvel e insolúvel em solventes orgânicos. É pouco absorvido por via digestiva (apenas 5% a 10%), inalatória ou através da pele íntegra. Apesar da pequena e lenta taxa de absorção, rapidamente atinge altos níveis séricos. A ingestão de pequena quantidade (3 a 6g) pode ser letal para um adulto.

A presença de alimentos no trato gastrintestinal parece ser o fator de maior importância na redução da absorção do paraquat e, portanto, está relacionado a um melhor prognóstico. Trata-se de uma substância que não se liga às proteínas plasmáticas, distribuindo-se amplamente pelos tecidos. Atravessa a barreira placentária e atinge concentrações mais altas no feto que na própria circulação materna. O paraquat se acumula principalmente nos rins e pulmões. Com o passar do tempo, a concentração pulmonar cresce acentuadamente (5 a 7h), enquanto em outros tecidos ela declina a níveis inferiores à concentração plasmática. Independentemente da via de absorção, é nos pulmões que se acumulam as maiores concentrações do paraquat. O paraquat também se acumula no tecido muscular. Sendo assim, este tecido funcionaria como um "reservatório". Isso explica a detecção de paraquat na urina e sangue, por tempo prolongado (semanas a meses) após a sua ingestão. O pico de concentração plasmática ocorre entre 0,5 a 2,0h após a ingestão do fármaco. A sua meia-vida é em torno de 30min e pode estar aumentada, principalmente em decorrência do comprometimento renal (via de excreção de mais de 70% do tóxico absorvido) pelo próprio paraquat. O paraquat é primariamente excretado inalterado pela filtração glomerular e secreção tubular com mínima reabsorção tubular. O trato gastrintestinal constitui outra via de excreção menos importante. É inativado quando entra em contato com o solo.

O mecanismo de ação do paraquat ainda não está bem definido. Foi proposto um modelo para explicar a ação deste veneno que é a reação de oxirredução na presença de oxigênio, formando radicais livres superóxidos. Os radicais superóxidos ligam-se a lipídios poliinsaturados da membrana celular, formando hidroperóxidos. Estes, por sua vez, originam radicais livres lipídicos que reagem com ácidos graxos da membrana celular formando novos radicais livres, numa cadeia contínua de destruição celular.

O paraquat atinge concentrações nos pulmões até 50 vezes maiores que a plasmática. É justamente nos pulmões que são registradas as alterações mais importantes secundárias à intoxicação pelo agente. Ocorre lesão dos pneumócitos tipo II, com consequente diminuição da produção de surfactante, levando ao colapso alveolar. Além disso, há uma alveolite marcada pela migração de neutrófilos e macrófagos. A alveolite pode evoluir para um processo de fibrose pulmonar, que se instala a partir do 10º dia da exposição. Os achados de necrópsia, em cortes de pulmão dos pacientes que faleceram nos primeiros seis dias, mostram: congestão, edema, hemorragia focal e infiltração de neutrófilos e macrófagos em graus variados. A fibrose intra-alveolar e intersticial foi encontrada em pacientes cuja sobrevida foi maior que dez dias.

Apesar de a toxicidade ser mais intensa nos pulmões, afeta também vários órgãos como rins (lesão tóxica direta e indireta – insuficiência renal por má perfusão), fígado (hepatite tóxica), coração (destruição de fibras musculares) e trato gastrintestinal (devido ao efeito corrosivo do paraquat sobre mucosas).

A morte sobrevém, geralmente, por insuficiência respiratória progressiva. Nos casos de intoxicação grave, a principal complicação precoce é o choque. A morte devida à falência de múltiplos órgãos também pode ocorrer, resultando da ação tóxica direta do paraquat.

Quadro clínico e critérios diagnósticos

As primeiras manifestações clínicas são decorrentes da ação do veneno sobre o trato digestivo. Por se tratar de substância com ação cáustica, provoca lesões desde a cavidade oral até porções mais distais do intestino. O paciente queixa-se de odinofagia, dor abdominal, vômitos (ocasionalmente sanguinolentos) e diarreia. Esse quadro instala-se nas primeiras 2h após a ingestão do produto. Doses acima de 150ml podem estar associadas a perfurações de esôfago, estômago e intestino, o que não é muito frequente.

O fígado é afetado na maioria dos acidentes moderados a graves. Ocorre destruição de hepatócitos, levando a um quadro de icterícia que se instala nas primeiras 24h.

Os rins são acometidos precocemente, já nas primeiras 48h, ocasionando rápida elevação de escórias renais e diminuição da excreção do paraquat. Proteinúria, hematúria e piúria refletem dano renal e oligúria/anúria indicam necrose tubular aguda.

Tanto as alterações hepáticas como as renais são autolimitadas. Há recuperação da função em sete a dez dias, quando o paciente recebe tratamento específico e em tempo hábil.

Apesar de haver descrições de necrópsia mostrando alterações cerebrais, como pontos hemorrágicos intracerebrais e hemorragia subaracnoidea, a maioria dos pacientes não apresenta sintomatologia típica relativa ao SNC. O coma pode ocorrer na fase final da intoxicação, secundário à hipóxia.

Lesão cardíaca é encontrada em cerca de 40% dos casos graves. As alterações vão desde discretos sinais eletrocardiográficos até necrose maciça do miocárdio.

Sumariamente, as manifestações pulmonares da intoxicação por paraquat têm um curso típico, começando com uma consolidação difusa, que após vários dias evolui para lesões císticas. Lesões fibrosas focais são manifestações crônicas da toxicidade pelo paraquat. É importante que o médico esteja atento para esta sequência, pois os métodos de imagem podem auxiliar no diagnóstico desta intoxicação quando a história for vaga. Clinicamente, as alterações pulmonares manifestam-se mais tardiamente, em torno do 7º ao 10º dia. Podem ser evidenciadas por queixa de dispneia, ausculta de crepitações em bases pulmonares (estas, mais precoces, instalam-se a partir do 2º dia), diminuição da curva de saturação da hemoglobina, diminuição da tolerabilidade aos esforços físicos e cianose periférica em uma fase tardia. Todo este quadro tem caráter progressivo e agrava-se à medida que a fibrose pulmonar torna-se mais intensa, comprometendo a troca gasosa pulmonar.

A morte (que ocorre em mais ou menos 70% dos casos) por insuficiência respiratória acontece por volta da 2ª a 4ª semana após a ingestão do veneno, naqueles casos onde a dose ingerida foi grande e a terapêutica instalada tardiamente. Alguns casos apresentam complicações tais como perfuração de vísceras, mediastinite e distúrbios eletrolíticos graves, que acabam por abreviar o tempo de sobrevida.

O diagnóstico pode ser confirmado com a dosagem sérica de paraquat através de espectrofotometria, cromatografia gasosa ou radioimunoensaio. Níveis séricos maiores que 2μg/ml, 1,6μg/ml e 0,6μg/ml, respectivamente quatro, 12 e 16h após a ingestão do fármaco, estão associados a uma alta taxa de mortalidade.

Swada et al. (1988) criaram o índice de gravidade da intoxicação por paraquat, que é obtido multiplicando-se o a concentração inicial de paraquat (μg/ml) pelo número de horas decorridas da ingestão, podendo ser utilizado para classificação da gravidade da intoxicação. Outro teste de fácil execução para o diagnóstico da intoxicação por paraquat é o teste álcali-ditionita: coletam-se 10ml de urina e mistura-se a dois reagentes padrão (hidróxido de sódio e ditionita sódico). Caso ocorra mudança de cor para verde-azulado ou negro, o resultado será considerado positivo.

A função renal deve ser monitorada criteriosamente. Elevação de ureia e creatinina são comuns e geralmente estão associadas à oligúria. O exame de urina de rotina pode evidenciar hematúria, proteinúria, presença de cilindros granulosos, entre outros achados.

As aminotransferases elevam-se em 24-48h após a ingestão. As bilirrubinas também se encontram em níveis elevados, às custas da fração direta. Aumento de fosfatase alcalina é observado.

Leucocitose geralmente superior a 18.000/mm^3, com neutrofilia importante (>75%), constitui um achado presente na maioria dos casos.

Os distúrbios hidreletrolíticos encontrados são decorrentes dos vômitos e diarreia, característicos da fase aguda. Apesar da presença de oligúria, em grande parte dos casos a hipocalemia é muito frequente, e pode ser atribuída tanto aos distúrbios gastrintestinais provocados pelo agente tóxico, como também secundária ao tratamento com adsorventes, laxativos e diurese forçada.

A gasometria arterial é um exame importante para documentar as alterações de troca gasosa. Ao final de uma semana de evolução já pode ser observada diminuição progressiva da saturação de hemoglobina.

Eletrocardiogramas seriados devem ser feitos para documentar mudanças do traçado eletrocardiográfico sugestivas de sofrimento do miocárdio, tais como: onda Q patológica, inversão de onda T, infra ou supradesnivelamento do segmento SI. Os pacientes que evoluírem com sinais clínicos e/ou eletrocardiográficos sugestivos de comprometimento miocárdico devem ter dosada a sua creatinofosfoquinase, fração MB (CPKMB ou CK-MB).

Recursos de imagenologia (radiografia de tórax, abdome, tomografia computadorizada de tórax, mediastino e abdome) são muito importantes para a detecção de perfuração de vísceras, evolução do infiltrado pulmonar e, posteriormente, da fibrose que se instala gradativa e progressivamente. As alterações radiográficas e de tomografia de alta resolução sugerem que no início ocorrem consolidações alveolares. Após alguns dias, essas evoluem para lesões císticas e, posteriormente, áreas de fibrose. A tomografia computadorizada permite diferenciar a fibrose induzida pelo paraquat dos casos de fibrose idiopática, pois na primeira há um acometimento das regiões centrais do pulmão, enquanto na fibrose idiopática há envolvimento da periferia pulmonar.

A espirometria é útil para acompanhamento da função pulmonar do paciente, em uma fase mais tardia, quando a fibrose já está instalada.

A endoscopia digestiva alta orienta a respeito da gravidade das lesões de origem cáustica, decorrentes da ingestão de paraquat. Como as lesões da mucosa do esôfago estão presentes em praticamente 100% dos casos, a presença das mesmas confirma a ingestão de substância cáustica (este dado pode ajudar no estabelecimento do diagnóstico em casos duvidosos nos quais os pacientes relatam ingestão do tóxico).

Tratamento

O tratamento do paciente intoxicado por paraquat mostra muitas controvérsias, principalmente porque ainda existem muitas dúvidas em relação ao seu mecanismo de ação. No entanto, algumas medidas devem ser tomadas imediatamente após a suspeita de intoxicação por paraquat:

- medidas para a manutenção da vida;
- não administrar oxigênio suplementar. Altas concentrações de oxigênio potencializam o efeito do paraquat sobre os tecidos. Teoricamente existe benefício em se manter o paciente em ambiente com menor concentração de oxigênio (em torno de 16%). Caso o paciente evolua para insuficiência respiratória, necessitando de ventilação mecânica, instituir PEEP com a menor FIO_2 capaz de manter uma saturação de hemoglobina satisfatória.
- medidas para diminuição da absorção do fármaco;
- não induzir vômito;
- esvaziamento gástrico: deve ser feito o mais precocemente possível, apesar de tratar-se de substância cáustica. Isto porque a toxicidade sistêmica é infinitamente mais prejudicial que seu efeito local no trato digestivo. Sugerimos que seja instalado cateter nasogástrico e feita lavagem copiosa com soro fisiológico, até que seja resgatado conteúdo límpido;
- uso de adsorventes: a terra de Fuller é o agente que apresenta maior poder de neutralização do paraquat presente no trato digestivo. Deve ser utilizado por via oral ou por cateter nasogástrico na dose de 60g, diluído em 200ml de manitol, a cada 6h, por um período de uma semana. Além da terra de Fuller, está indicado o uso de CA como adsorvente, por via oral ou por cateter nasogástrico. A dose de ataque é 50g e, posteriormente, 25 g intercalados com as doses da terra de Fuller, por um período de três dias;
- os laxativos como citrato de magnésio, manitol e sulfato de magnésio são utilizados para aumentar o trânsito intestinal, diminuindo, assim, a sua absorção. O uso de catárticos está contraindicado nos casos de íleo paralítico.
- medidas para aumentar a excreção do fármaco;
- diurese forçada: utiliza-se solução salina e manitol. No intuito de se manter o débito urinário maior que 100ml/hora, em alguns casos é necessário o uso de furosemida. É importante que seja feito balanço hídrico para evitar hipervolemia nos pacientes que estejam apresentando oligúria.

As dores devidas às lesões do trato gastrintestinal podem ser muito intensas, exigindo uso de opioides para o seu controle.

O paraquat é uma substância que tem um pequeno volume de distribuição e se acumula principalmente nos pulmões. Durante as dez primeiras horas da intoxicação os níveis plasmáticos caem rapidamente, mesmo na ausência de tratamento, devido à distribuição do tóxico aos tecidos. A ligação aos tecidos é forte, resultando numa pequena liberação da substância para o compartimento central durante sua eliminação. Sendo assim, uma vez tendo atingido os tecidos, a eliminação do paraquat por qualquer método extracorpóreo é muito difícil – incluindo a hemodiálise.

No entanto, a hemodiálise deve ser prontamente instituída nos pacientes que evoluem apresentando hipervolemia.

Em relação a essas primeiras medidas, existe um consenso na literatura de que devem ser tomadas o mais precocemente possível, pois melhoram o prognóstico do paciente. Muitas práticas vêm sendo citadas como benéficas para os pacientes intoxicados por paraquat, embora estudos mais aprofundados e melhor controlados sejam necessários para validá-las.

Intoxicação por naftaleno e paradiclorobenzeno

Muitos produtos de uso domiciliar (repelentes contra insetos, desodorizantes sanitários, "bolinhas de naftalina") contêm como substâncias ativas o naftaleno e o paradiclorobenzeno (PDB). Ambos os compostos são de difícil distinção visual e apresentam-se em formas de flocos, bolas, pepitas e rodelas, cristalinas, com forte odor de coaltar, sendo muito atrativas para as crianças.

O naftaleno foi utilizado pela primeira vez em 1841 por Rossbach, no tratamento da febre tifoide, e em 1942 já era utilizado como anti-helmíntico e no tratamento de doenças dermatológicas.

Desde a sua utilização, no passado, como medicamento, até o seu uso atual como repelente, muito casos de intoxicação humana têm sido registrados, inclusive óbitos em recém-nascidos por absorção cutânea do vapor da naftalina. Felizmente, a tendência atual é substituir o naftaleno pelo paradiclorobenzeno, pois a toxicidade deste último é razoavelmente menor e seu uso é tão eficaz quanto o do naftaleno.

Absorção, distribuição e mecanismo de ação

O naftaleno e o PDB são bem absorvidos tanto por ingestão, como por exposição dérmica e inalação. A presença de substâncias oleosas (óleos para pele, alimentos gordurosos) potencializa a absorção, já que ambos são lipofílicos.

O metabolismo é hepático. O naftaleno não é tóxico *per se*, mas através de seus metabólitos ativos, principalmente o alfa-naftol, é capaz de provocar hemólise *in vivo*, sendo esta a manifestação clínica mais importante da intoxicação. O PDB não apresenta metabólitos tóxicos, e isto explica sua importância toxicológica limitada.

O mecanismo de toxicidade, por sua vez, é devido à oxidação celular causada pelos metabólitos do naftaleno (alfa e beta-naftoquinonas e naftóis) e pela depleção da glutationa, o que leva à instabilidade da membrana eritrocitária, causando lise celular. Nos portadores de deficiência de glicose-6-fosfato-desidrogenase (G6PD) este mecanismo é muito exacerbado.

Quadro clínico e critérios diagnósticos

Após a intoxicação (ingestão, inalação e absorção dérmica) por naftaleno, os pacientes podem apresentar-se, em 24 a 48h, com cefaleia, náuseas, vômitos, dor abdominal, diarreia e febre. Manifestações neurológicas, tais como letargia, convulsões e coma ocorrem nos casos mais graves.

A principal manifestação consiste na hemólise intravascular aguda, que pode ocorrer até três a cinco dias após a exposição, sendo particularmente suscetíveis os pacientes com deficiência de G6PD. Os sintomas da hemólise incluem astenia, palidez, taquicardia, icterícia, *kernicterus* e urina escura (hemoglobinúria). Hipotensão e choque são manifestações menos frequentes. Pode ocorrer metemoglobinemia no paciente com cianose, o que obriga a sempre pensar nesta possibilidade, quando da ausência de resposta às medidas de suporte ventilatório. A hemólise maciça pode levar à lesão renal/insuficiência renal aguda em função da deposição tubular de hemoglobina.

O naftaleno é irritante para a pele e olhos. A associação entre o desenvolvimento de catarata e exposição ocular ao vapor da naftalina foi descrita, mas não comprovada.

O PDB tem baixa toxicidade para o ser humano. Manifestações clínicas em pacientes expostos a grandes quantidades incluem náuseas, vômitos e astenia. Alterações hematológicas não são significativas. Nos casos de exposição dérmica prolongada podem ocorrer, raramente, edema de mãos, pés e tornozelos, dermatites, conjuntivites, tremores e ataxia.

Diante do paciente com intoxicação por naftaleno, pede-se inicialmente hemograma, ionograma, provas de função hepática e renal. A pesquisa de metabólitos urinários do naftaleno (alfa naftol ou ácido mercaptúrico) confirma a intoxicação. Em pacientes com suspeita de deficiência de G6PD, a dosagem desta enzima identifica estes indivíduos, que têm risco maior de hemólise se intoxicados. Em pacientes com boa evolução ou mesmo assintomáticos, outro hemograma após 24h de observação (antes da alta hospitalar) é necessário, já que a hemólise pode ser tardia.

Em pacientes nos quais ocorrem alterações hematológicas, observa-se ao hemograma um decréscimo da hemoglobina e do hematócrito, além de leucocitose. Anisocitose, esferocitose, poiquilocitose e formação de corpos de Heinz podem ser revelados ao hemograma. Metemoglobinemia pode ocorrer e será detectada laboratorialmente em equipamento específico.

Tratamento

Não existe antídoto específico. O tratamento é sintomático e de apoio. Pacientes intoxicados ou com suspeita de intoxicação por naftaleno devem permanecer em observação hospitalar por 24h. Em serviços nos quais a grande demanda de pacientes dificulta a permanência dos mesmos para observação, e única e exclusivamente em casos de pacientes assintomáticos e com exames laboratoriais inalterados, pode-se dar alta após 6h de observação. Neste caso o paciente deverá ser orientado a retornar após 24h para realização de novo hemograma e reavaliação clínica. Crianças de baixa idade e os portadores de deficiência de G6PD merecem um tempo maior de observação hospitalar (em torno de 48-72h).

O tratamento da intoxicação consiste inicialmente na prevenção da absorção através do vômito, nos casos em que a via de exposição tenha sido a digestiva. Trata-se de uma exceção, pois em pacientes com risco de depressão de sensório ou convulsões está contraindicado este procedimento. Esta exceção ocorre, pois a lavagem gástrica não será efetiva para evacuar bolinhas de naftalina, sem dúvida a apresentação mais frequente em nosso meio e a potencial toxicidade sistêmica justifica o risco. A indução de vômitos pode ser feita até 1-2h após o acidente, seguida da administração de CA. A ingestão concomitante de alimentos gordurosos pode contribuir para o aumento da absorção do naftaleno. Em casos de exposição cutânea a remoção de roupas contaminadas e lavagem da pele repetidas vezes com água e sabão são mandatórias. O tratamento de manifestações gerais (náuseas, vômitos e diarreia) é sintomático. Convulsões exigem tratamento com anticonvulsivantes (benzodiazepínicos e/ou fenitoína).

O tratamento da hemólise é o que requer maior atenção do médico. Inicialmente é necessário garantir hidratação vigorosa do paciente, no intuito de prevenir a insuficiência renal aguda por hemoglobinúria. Neste sentido, a alcalinização da urina também consiste em medida efetiva. A anemia que se segue à hemólise pode requerer transfusão de concentrado de hemácias. Os critérios para indicação de transfusão sanguínea dependem da experiência de cada médico, mas recomendamos o seguinte:

- pacientes com níveis de hemoglobina abaixo de 7,0g/dl devem ser transfundidos, independentemente de estarem sintomáticos ou não;
- pacientes com níveis de hemoglobina abaixo do normal, porém acima de 7,0g/dl e com manifestações clínicas significativas de anemia, devem também receber transfusão; e
- pacientes com níveis de hemoglobina abaixo do normal, porém acima de 7,0g/dl, sem repercussões clínicas de anemia não necessitam transfusão. O tratamento da metemoglobinemia é feito com azul de metileno, em casos de metemoglobina maior ou igual a 30%.

Como a hemólise pode ocorrer até cinco dias após a intoxicação, é fundamental orientar o paciente e a família, no momento da alta hospitalar, quanto aos sinais sugestivos de hemólise (astenia, taquicardia, palidez, icterícia, urina escura) que, se presentes, indicam a necessidade de nova avaliação médica com urgência. Deve ser recomendado o acompanhamento médico ambulatorial pelo período de pelo menos uma semana, independentemente da sintomatologia apresentada.

Intoxicação por metanol

O metanol pode ser encontrado em tintas, vernizes, solventes, soluções de formaldeído (formol) e fluidos automotivos. É um líquido incolor e que tem um odor distinto do etanol. Intoxicações geralmente ocorrem em epidemias, como resultado de substituição do etanol por metanol, e por uso acidental ou proposital.

A taxa de eliminação (em altas doses) é de 8,5mg/dl/h, em ausência de etanol. Na presença de etanol, a meia-vida de eliminação é de 46:30h e com hemodiálise é de 2:30h.

Absorção, distribuição e mecanismo de ação

O metanol é absorvido pelo trato gastrintestinal, pela via respiratória e pela pele. A eliminação é predominantemente hepática, via álcool desidrogenase (ADH), sendo catalisado a formaldeído que, rapidamente (1 a 2min), é degradado a ácido fórmico. A eliminação do ácido fórmico é feita pela combinação com o tetrahidrofolato (THF) e a taxa de metabolismo do ácido fórmico correlaciona-se bem com a concentração hepática de THF.

A toxicidade do metanol é causada, principalmente, pelo seu metabólito, ácido fórmico. Os níveis elevados deste metabólito são os responsáveis pela característica acidose metabólica com hiato aniônico e pela toxicidade ocular que ocorrem na intoxicação por metanol.

O mecanismo de toxicidade ocular não está completamente entendido. O sítio primário de toxicidade parece ser o nervo óptico (retrolaminar) que pode mostrar edema intra-axonal, destruição de mitocôndrias e ruptura de microtúbulos.

Alguns relatos sugerem que o metanol pode afetar certas áreas do SNC, especialmente os núcleos da base e a substância branca subcortical. Poucos sinais/sintomas agudos parecem resultar desta toxicidade.

A dose letal não é estabelecida, há relato de morte com ingestão de 15ml de solução a 40% e de sobrevivência sem sequela com ingestão de 500ml de metanol puro.

Quadro clínico e critérios diagnósticos

O quadro clínico clássico da intoxicação por metanol é caracterizado, inicialmente, por depressão do SNC, similar, mas em menor intensidade que a produzida pelo etanol, seguida de um período de latência de 10 a 30h, geralmente oligo ou assintomático. O período de latência é tão mais curto quanto maior a quantidade de metanol consumida e, após este período, os pacientes geralmente desenvolvem uma síndrome caracterizada por náuseas, vômitos, adinamia, dor abdominal e dificuldade respiratória e, coincidentes com o início dos sintomas gerais, relatam alterações visuais que podem ser descritas como borramento, escotomas, dor ocular, fotofobia, alucinações visuais e perda parcial ou total da visão.

A toxicidade ocular é caracterizada por dilatação pupilar e perda do reflexo pupilar e o exame de fundo de olho mostra inicialmente uma hiperemia do disco óptico, seguida por edema. Eventualmente há palidez do disco óptico, significando atrofia e manifestada clinicamente por perda da visão.

As alterações visuais são acompanhadas de acidose metabólica que se manifesta clinicamente por hiperventilação ("respiração de Kussmaul").

Em casos graves podem ocorrer depressão do SNC e coma, sobrevindo morte por insuficiência respiratória.

O diagnóstico da intoxicação pode ser feito através da dosagem do nível sérico. Níveis séricos maiores que 20mg/dl estão associados com distúrbios neurológicos e superiores a 100mg/dl, com distúrbios oculares.

A gasometria arterial, ionograma e glicemia são exames importantes para o acompanhamento do paciente intoxicado por metanol.

Tratamento

Como em toda intoxicação grave, os primeiros cuidados devem estar voltados para a manutenção da vida – veja no início do Capítulo.

A lavagem gástrica deve ser realizada se a ingestão ocorreu há menos de 2h. CA é ministrado se houve ingestão concomitante com outras substâncias tóxicas adsorvíveis.

A acidose metabólica deve ser tratada agressivamente e altas doses de bicarbonato de sódio podem ser necessárias. Iniciar com 2mEq/kg e manter infusão endovenosa contínua, na dose necessária para se manter pH sanguíneo aceitável.

As convulsões são inicialmente tratadas com diazepam e fenitoína.

Em caso de hipotensão refratária à infusão de solução salina pode ser necessário o uso de aminas vasoativas.

O etanol é o substrato preferencial da enzima ADH, que, competitivamente, inibe o metabolismo do metanol em seus metabólitos tóxicos. Com esta enzima bloqueada, o metanol é eliminado lentamente pelas vias respiratória e urinária. O etanol não tem efeito sobre a produção dos ácidos fórmico, glicólico, glioxílico e oxálico e os metabólitos já formados que promoverão seus efeitos tóxicos.

As indicações para o uso do etanol são as seguintes:
- história de ingestão de metanol e dosagem sérica não disponível;
- nível sérico de metanol maior que 20mg/dl;
- inexplicada acidose metabólica com grandes hiato aniônico e hiato osmolal;
- inexplicado coma com grande hiato osmolal; e
- acidose metabólica com grande hiato aniônico, acompanhada de sinais e sintomas visuais.

O etanol deve ser administrado em doses suficientes para manter um nível sérico de etanol entre 100 e 150mg/dl. Um bolus inicial de 0,8g/kg (aproximadamente 1ml/kg de solução a 100%) seguido por infusão de 130mg/kg/h (aproximadamente 0,16ml/kg/h de solução a 100%) é a dose preconizada. Durante a hemodiálise a dose de manutenção deve ser aumentada para 250 a 350mg/kg/h e, em indivíduos tolerantes, a dose necessária para manutenção de níveis séricos adequados de etanol pode ser mais alta.

O etanol deve ser infundido intravenosamente, em solução a 5-10%, para minimizar a irritação venosa, e, se não disponível, deve ser dado por SNG em solução a 20-30%, para minimizar a irritação gástrica.

O nível sérico de etanol deve ser monitorado frequentemente e a dose deve ser ajustada, se necessário. Devido à possibilidade de hipoglicemia, glicose deve ser infundida e o nível glicêmico monitorado frequentemente.

A terapia com etanol deve ser continuada até que os níveis séricos de metanol sejam indetectáveis e a acidose metabólica seja corrigida.

O grande obstáculo da terapia com etanol é que o nível sérico recomendado (100-150mg/dl) é um nível tóxico, e pacientes não tolerantes poderão estar sintomáticos, podendo causar problemas e desconforto para os profissionais que assistem o paciente.

Outro potente inibidor da enzima ADH, o 4-metilpirazol, tem sido proposto como uma alternativa para a terapia com etanol, mas ainda se encontra em fase de estudos e não está disponível comercialmente. As vantagens do 4-metilpirazol são maior potência, lenta eliminação e menores efeitos colaterais, e principalmente, pelo fato de não causar depressão do SNC. A dose que tem sido preconizada é de 10 a 20mg/kg, por via endovenosa.

Ácido fólico e ácido folínico (Leucovorin®) têm potencial utilidade nos casos de intoxicação por metanol (aumentam a eliminação do ácido fórmico) e têm sido recomendados na dose intravenosa de 1mg/kg, com máximo de 50mg, de ácido folínico, em dose única, seguida de 1mg/kg, com máximo de 50mg, de ácido fólico, de 4/4h por 24h (seis doses).

A hemodiálise efetivamente remove o metanol e seus metabólitos tóxicos, além de colaborar na correção dos distúrbios hidroeletrolíticos e acidobásico.

As indicações para hemodiálise são as seguintes:
- nível sérico de metanol maior que 25mg/dl;
- história de ingestão de mais de 175ml de metanol, quando a dosagem sérica não está disponível;
- acidose metabólica com grande hiato aniônico, acompanhada de sinais e sintomas visuais, independentemente do nível sérico; e
- inexplicada acidose metabólica com grandes hiato aniônico e/ou hiato osmolal, quando a dosagem sérica não está disponível.

A hemodiálise deve ser continuada até que os níveis de metanol não sejam detectáveis e que a acidose seja corrigida. Se a dosagem sérica não está disponível deve ser realizada por 8h.

Intoxicação por etilenoglicol

O etilenoglicol é encontrado em soluções anticongelantes (líquidos de arrefecimento de motor e aditivos para radiadores), detergentes, xampus, cosméticos e tintas. É um líquido incolor, sem odor, com sabor levemente adocicado e que causa uma sensação de calor na garganta e esôfago quando ingerido. A intoxicação geralmente acontece por uso proposital ou acidental e em casos de substituição do etanol por etilenoglicol.

Absorção, distribuição e mecanismo de ação

A absorção pelo trato gastrintestinal ocorre rapidamente e as vias respiratória e dérmica não são importantes. O metabolismo é hepático e o sistema enzimático ADH também é o principal responsável pela primeira etapa do metabolismo, onde o etilenoglicol é oxidado a glicaldeído, que rapidamente é transformado em ácido glicólico, que é convertido a ácido glioxílico e que, por último, é metabolizado a ácido oxálico, o mais tóxico metabólito. O ácido glicólico é o metabólito que se acumula em concentrações significantes e é o responsável pela acidose metabólica com hiato aniônico presente na intoxicação pelo etilenoglicol. O ácido glioxílico também é metabolizado por outras vias, sendo cofatores desta reação a piridoxina e a tiamina.

A meia-vida de eliminação em indivíduos com função renal normal é de 2:30 a 4:30h em ausência de etanol, 17h na presença de etanol e 2:30 a 3:00h com hemodiálise.

A dose letal mínima relatada em humanos é 1,6g/kg, o que corresponde a uma ingestão de 112ml de solução peso/volume a 100% por um indivíduo de 70kg. Há relato de sobrevivência após ingestão de 700ml (concentração não conhecida) com tratamento intensivo.

A toxicidade na intoxicação por etilenoglicol também é causada por seus metabólitos, especialmente o ácido glicólico e o ácido oxálico.

O maior determinante do grau de acidose metabólica é a acumulação do ácido glicólico. O ácido oxálico *per se* parece não exercer efeito tóxico, mas a formação de oxalato de cálcio é a responsável pela hipocalcemia e pelas lesões em órgãos, especialmente os rins.

Ocorre deposição de oxalato de cálcio nos rins, cérebro, pulmões, coração, fígado e músculos, podendo ocorrer insuficiência renal, edema cerebral, edema pulmonar, pneumonite intersticial, miocardite intersticial e lesão hepática e muscular. O mecanismo de lesão parece ser efeito tóxico direto. Nos rins, o oxalato de cálcio precipita-se nos túbulos renais, sendo este efeito obstrutivo um fator importante na gênese da insuficiência renal.

Quadro clínico e critérios diagnósticos

O quadro clínico da intoxicação por etilenoglicol é dividido em três estágios.

- Durante o estágio I, que ocorre de 30min a 12h após a ingestão, o quadro simula a intoxicação por etanol, ocorrendo depressão do SNC, convulsões, náuseas e vômitos.
- O estágio II, que ocorre 12 a 24h após, é caracterizado por efeitos no sistema cardiorrespiratório e os pacientes podem apresentar taquipneia, cianose, edema pulmonar cardiogênico e não cardiogênico.
- No estágio III, que ocorre 48 a 72h após a ingestão, a insuficiência renal é o quadro predominante, caracterizada clinicamente por dor lombar e/ou em flancos, oligoanúria e uremia.

Apesar desta divisão em estágios, geralmente há uma sobreposição dos quadros clínicos. A morte geralmente ocorre nos estágios II (por colapso cardiorrespiratório) e III (por uremia).

As dosagens séricas do etilenoglicol definem o diagnóstico, porém não estão disponíveis em muitos centros. Quando não disponíveis, o diagnóstico é feito com base na história e no quadro clínico-laboratorial.

As intoxicações por etilenoglicol cursam, inicialmente, com hiato osmolal e posteriormente com acidose metabólica com hiato aniônico.

A intoxicação por etilenoglicol cursa com formação de oxalato de cálcio, manifestada laboratorialmente por cristalúria e, nos casos graves, por hipocalcemia. Outros achados são hipercalemia (principalmente na vigência de acidose e/ou insuficiência renal) e leucocitose.

O eletrocardiograma (ECG) pode mostrar alterações do segmento ST, onda T e do intervalo QT, causadas por hipocalcemia e/ou hipercalemia.

Portanto, na avaliação laboratorial inicial devem ser solicitados as dosagens séricas de etilenoglicol (se disponíveis), osmolalidade sérica, hemograma, gasometria arterial, ureia, creatinina, glicose, sódio, potássio, cloro, cálcio, exame de urina rotina e ECG.

Tratamento

As medidas de suporte são as mesmas adotadas para qualquer intoxicação grave, ou seja, manutenção de vias aéreas, suporte ventilatório, se necessário, monitorização eletrocardiográfica, acesso venoso para infusão de soro e antídotos, e manutenção de débito urinário. Este último tópico deve merecer especial atenção na intoxicação por etilenoglicol.

Lavagem gástrica deve ser realizada se a ingestão ocorreu há menos de 2h. CA é ministrado se houve ingestão de outras substâncias tóxicas.

A acidose metabólica deve ser tratada agressivamente e altas doses de bicarbonato de sódio podem ser necessárias. Mais que 500-1.000mEq de bicarbonato podem ser necessários nas primeiras horas, especialmente se a terapia com antídoto não foi iniciada.

Convulsões são inicialmente tratadas com diazepam e fenitoína. Nas intoxicações por etilenoglicol a hipocalcemia pode ser a causa desta complicação e, neste caso, deve ser feita infusão de cálcio (100-200mg), por via endovenosa, em

10min (5ml de cloreto de cálcio a 10% contém 136mg de cálcio e 15ml de gluconato de cálcio a 10% contém 135mg de cálcio). Em casos de crises convulsivas recorrentes ou persistentes, deve-se pensar em edema cerebral como etiologia. A hipocalcemia assintomática não deve ser tratada, já que pode aumentar a produção de oxalato de cálcio.

Em caso de hipotensão refratária à infusão de solução salina, pode ser necessário o uso de agentes inotrópicos e vasopressores.

O etanol pode ser utilizado também nesta intoxicação da mesma forma que descrita no tópico Intoxicação por metanol (inclusive com as mesmas dosagens).

As indicações para o uso do etanol são as seguintes:
- história de ingestão de etilenoglicol e dosagem sérica não disponível;
- nível sérico de etilenoglicol maior que 20mg/dl;
- inexplicada acidose metabólica com grandes hiato aniônico e hiato osmolal;
- inexplicado coma com grande hiato osmolal; e
- acidose metabólica com grande hiato aniônico, acompanhada de sinais e sintomas visuais ou cristalúria (cristais de oxalato de cálcio).

Pacientes intoxicados com etilenoglicol devem receber piridoxina (100mg/dia) e tiamina (100mg/dia), na tentativa de aumentar a conversão de ácido glioxílico em glicina, diminuindo a produção de ácido oxálico.

A hemodiálise efetivamente remove o etilenoglicol e seus metabólitos tóxicos, além de colaborar na correção dos distúrbios hidroeletrolíticos e acidobásico.

As indicações para hemodiálise são as seguintes:
- nível sérico de etilenoglicol maior que 25mg/dl;
- história de ingestão de mais de 175ml de etilenoglicol, quando a dosagem sérica não está disponível; e
- inexplicada acidose metabólica com grandes hiato aniônico e/ou hiato osmolal, quando a dosagem sérica não está disponível.

A hemodiálise deve ser continuada até que os níveis de etilenoglicol não sejam detectáveis e que a acidose seja corrigida. Se a dosagem sérica não estiver disponível, deve ser realizada por 8h.

Na intoxicação por etilenoglicol, em presença de insuficiência renal, a hemodiálise é essencial, já que a eliminação deste tóxico pela via respiratória é insignificante.

Intoxicação por formaldeído

O formaldeído é conhecido como metanal ou aldeído fórmico. À temperatura ambiente apresenta-se em estado gasoso de odor característico. O formol é uma solução aquosa de formaldeído a 35%, na qual é adicionado metanol.

O formaldeído é utilizado como desinfetante, na preservação de cadáveres, na fabricação de resinas e em vários processos industriais.

Absorção, distribuição e mecanismo de ação

Trata-se de uma substância absorvida por via digestiva e respiratória. É metabolizado em ácido fórmico – substância extremamente tóxica para o homem, responsável pelas manifestações sistêmicas observadas na intoxicação por formaldeído. Além da formação de ácido fórmico, o formaldeído tem um efeito cáustico que pode determinar lesões em pele, olhos e trato digestivo.

Quadro clínico e critérios diagnósticos

O quadro clínico varia de acordo com a concentração, quantidade, tempo e via de exposição. Nos casos de exposição cutânea observa-se uma lesão tipo queimadura, geralmente limitada à área de contato. Quando o contato é por via inalatória podem ocorrer cefaleia, náuseas, tontura, sensação de queimação em vias aéreas, broncoespasmo e, naqueles indivíduos mais sensíveis, pode ser verificado até edema de glote que, se não tratado em tempo hábil, pode culminar em óbito. Outras manifestações sistêmicas são raras nestes casos.

Os casos mais graves são relacionados com a ingestão de formaldeído. Os primeiros sinais verificados são náuseas, vômitos que podem ser sanguinolentos, sialorreia, dor abdominal, diarreia, rouquidão e edema de glote. Posteriormente, principalmente quando a quantidade ingerida for grande, podem ocorrer danos renais e acidose metabólica de difícil tratamento.

O diagnóstico é baseado na história de exposição ao agente e evidências clínicas (lesões tipo queimaduras, odor característico etc.). Alguns exames laboratoriais podem revelar alterações, que apesar de inespecíficas, podem sugerir presença de intoxicação por formaldeído. A acidose metabólica grave é um sinal de gravidade e está sempre presente. Os distúrbios hidroeletrolíticos são, também, muito frequentes.

A endoscopia digestiva alta é útil para classificação de lesões cáusticas do trato digestivo que são frequentes em caso de ingestão de soluções mais concentradas.

Tratamento

Os casos de exposição por via inalatória merecem tratamento sintomático. Em caso de comprometimento de vias aéreas superiores, deve ocorrer intervenção precoce com intubação traqueal ou cricotireoidostomia. O paciente deve ser afastado rapidamente da fonte.

Quando ocorrer contato com a pele, esta deve ser lavada exaustivamente com água corrente e sabão.

Se houve ingestão de formaldeído até 2h antes da admissão do paciente, este deve ser submetido a esvaziamento por sonda nasogástrica, a despeito do efeito cáustico, uma vez que o efeito sistêmico é muito mais significativo.

O restante do tratamento, em caso de ingestão, deve ser baseado na manutenção da vida com suporte ventilatório e correção dos distúrbios hidroeletrolíticos e acidobásico. O choque deve ser tratado com expansão de volume com soro fisiológico e, naqueles casos refratários, está indicado o uso de aminas vasoativas. Como na intoxicação por metanol, aqui a acidose sempre é muito grave e a reposição de bicarbonato de sódio deve ser orientada pela gasometria arterial.

Intoxicação por organoclorados

Os organoclorados são pesticidas que começaram a ser utilizados no mundo todo, na década de 1940. O DDT, seu protótipo, apesar de extremamente barato e eficaz, está em desuso e proibido na maioria dos países, devido à sua longa persistência ambiental e orgânica, havendo estudos que descrevem por até 80 anos.

Alguns compostos organoclorados mais conhecidos são aldrin, dodecacloro, endrin, dieldrin, heptacloro, lindano e hexaclorociclohexano.

Absorção, distribuição e mecanismo de ação

Os organoclorados são extremamente lipossolúveis e, por isso, são rapidamente absorvidos por via cutânea, respiratória e digestiva. Uma vez absorvidos, são depositados e acumulados em todo tecido adiposo orgânico, especialmente o tecido subcutâneo.

Os organoclorados atuam interferindo na transmissão (inibem a desativação dos canais de sódio e potássio). Isto resulta na propagação de vários potenciais de ação para um mesmo estímulo, resultando em alterações de comportamento, contrações musculares involuntárias e convulsões. Além disso, podem sensibilizar o miocárdio promovendo arritmias cardíacas.

Quadro clínico e critérios diagnósticos

O início da sintomatologia pode surgir cerca de 30min após a exposição, com relato de sensação de dormência da língua, lábios e face, apreensão, sensibilidade aumentada a estímulos externos, náuseas, vômitos, dor abdominal, tremores de extremidades, confusão mental, convulsões reentrantes, falência respiratória e coma. Durante a evolução, o paciente pode apresentar arritmias cardíacas devidas à ação direta do agente sobre o miocárdio. As convulsões repetidas podem levar à rabdomiólise que, por sua vez, poderá desencadear insuficiência renal por ação da mioglobina. Algum grau de lesão hepática pode ser encontrado em fase mais tardia da intoxicação. O óbito geralmente é associado à insuficiência respiratória.

O diagnóstico tem base na história clínica de exposição ao agente, no quadro clínico sugestivo e em exames complementares. O exame complementar utilizado para confirmar o diagnóstico da intoxicação aguda por organoclorado é a cromatografia gasosa, através da qual pode ser determinado o nível sérico, relacionando ao quadro clínico.

Outros exames importantes para o acompanhamento do paciente que esteja apresentando sintomatologia mais exacerbada são ionograma, gasometria arterial, CPK, função hepática e eletrocardiograma seriado.

Tratamento

Devem ser instituídas as medidas para a manutenção da vida. Neste caso, cuidado especial para a manutenção da permeabilidade das vias aéreas e tratamento das convulsões com benzodiazepínicos. Em alguns casos, as convulsões não são controladas com benzodiazepínicos e pode ser necessário uso de bloqueador neuromuscular.

As arritmias devem ser tratadas de acordo com o protocolo definido pela instituição em que se encontra o paciente.

A descontaminação da pele deve ser feita através de banho e a digestiva (em caso de ingestão) só tem indicação se até 2h após a ingestão. O esvaziamento gástrico não deve ser feito através de indução de vômitos devido ao risco de aspiração do conteúdo gástrico.

O uso de CA seriado deve ser indicado até 12h após a ingestão do pesticida, em caso de ingestão.

Outras medidas como hemodiálise e plasmaférese, têm efeito limitado e, por isso, não devem ser indicadas no caso de intoxicação por organoclorados.

Intoxicação por brometo de metila

O brometo de metila, conhecido também como bromometano, é utilizado como pesticida fumigante. À temperatura ambiente apresenta-se como gás mais pesado que o ar, incolor e com cheiro (artificialmente colocado para prevenir inalação, inadvertidamente) que lembra o do clorofórmio.

Uma propriedade interessante do brometo de metila é a sua capacidade de penetrar em vários tipos de substância como: concreto, madeira, borracha e roupas. Esta propriedade torna difícil a proteção dos trabalhadores que estão manipulando o agente.

Concentrações de 1:100 já são tóxicas para seres humanos. Uma exposição a 2000ppm por 1h pode levar um homem ao óbito.

Absorção, distribuição e mecanismo de ação

A maior parte das intoxicações em seres humanos ocorre por via inalatória, mas há absorção rápida, também, por via digestiva e cutânea. A distribuição pelos tecidos corporais é ampla, mas ele é rapidamente eliminado (pelos pulmões e rins). Após a absorção, a substância fixa-se nos lípides e proteínas, levando a processo de destruição celular. O mecanismo exato de toxicidade não é bem conhecido.

Quadro clínico e critérios diagnósticos

Os primeiros sinais da intoxicação por brometo de metila e seus derivados (que podem ocorrer de 30min até 48h após a exposição) são irritação dos olhos, tosse, coriza, cefaleia, tontura, distúrbios visuais, náuseas e vômitos. Nos casos de exposição fugaz a baixas concentrações, a sintomatologia fica restrita ao descrito anteriormente.

Em caso de contato com a pele, podem ocorrer lesões bolhosas que lembram queimaduras por líquidos quentes. Se se trata de exposição de grandes áreas, pode haver absorção e manifestações sistêmicas.

Nos casos classificados como moderados/graves, além do agravamento da sintomatologia citada, surgem dor torácica, dispneia, broncoespasmo, edema pulmonar, hemoptise, convulsões e coma.

Alterações renais tais como oligúria, albuminúria e hematúria são observadas nos casos mais graves.

O comprometimento hepático é constatado mais tardiamente, principalmente nas vítimas com longos períodos de exposição.

O diagnóstico, em nosso meio, é feito com base na história de exposição. Alguns exames complementares tais como glicemia, ionograma, gasometria arterial, função renal e hepática devem ser feitos para o acompanhamento do paciente.

Tratamento

O tratamento nestes casos é puramente de suporte. O paciente deve ser retirado rapidamente do ambiente. As roupas contaminadas devem ser retiradas e a pele e olhos que entraram em contato com o toxicante devem ser lavados abundantemente em água corrente.

Caso a via de intoxicação tenha sido a digestiva, estão indicados a lavagem gástrica e uso de CA se até 2h após a ingestão.

As convulsões devem ser controladas com benzodiazepínicos.

Os distúrbios hidroeletrolíticos e acidobásico devem ser prontamente tratados.

Intoxicação por fosfina

A fosfina ou fosfeto de hidrogênio (PH_3) é um gás inflamável, com odor de alho. É utilizado na indústria de semicondutores e também como um pesticida, principalmente em armazém de cereais. O produto comercial (utilizado como pesticida) geralmente se apresenta em forma de pastilhas que, em contato com água ou umidade do meio ambiente, liberam fosfina, amônia e CO_2. A maior parte das intoxicações em seres humanos ocorre devido à inalação.

Trata-se de agente com alto grau de toxicidade. A ingestão de metade de uma pastilha de 1,5g é suficiente para matar um homem de 70kg.

Absorção, distribuição e mecanismo de ação

A fosfina é absorvida por via inalatória, digestiva e cutânea. Após absorção, age interferindo com a síntese de proteínas e diretamente sobre os aparelhos cardiovascular (inibição não competitiva da citocromoxidase da mitocôndria do miocárdio) e respiratório.

A maioria das mortes ocorre nas primeiras 6h após a exposição, devido a choque refratário a tratamento.

Quadro clínico e critérios diagnósticos

As vítimas que tiveram exposição fugaz ao agente evoluem com fraqueza, dispneia, parestesias, cefaleia e vertigem.

Em casos de exposição mais prolongada e/ou ingestão, o início dos sinais e sintomas é quase imediato. A sintomatologia descrita anteriormente está presente e associada com: hipotensão, redução do débito cardíaco, arritmias cardíacas, oligúria, anúria, cianose, edema pulmonar, convulsões e alterações eletrocardiográficas sugestivas de isquemia miocárdica. Os pacientes que sobrevivem a esta fase aguda podem evoluir com sinais de hepatotoxicidade.

Os exames complementares para o acompanhamento do paciente gravemente intoxicado por fosfina devem ser: radiografia de tórax (mostra sinais sugestivos de edema pulmonar), gasometria arterial (hipoxemia e acidose metabólica), ionograma (hipo ou hipermagnesemia), leucograma (leucopenia, fora da fase aguda) e funções hepática e renal que estarão comprometidas em fase tardia da intoxicação aguda.

Tratamento

A primeira providência é resgatar a vítima da área de exposição. As suas roupas devem ser retiradas e a pele lavada com água corrente.

A maioria dos pacientes intoxicados por fosfina chega às salas de emergência dos hospitais em estado grave – insuficiência respiratória e choque. A proteção de vias aéreas, através de intubação traqueal e suporte ventilatório deve fazer parte do tratamento inicial. O paciente deve ter duas veias periféricas canuladas com jelco de grosso calibre, para permitir infusão rápida de volume.

O uso de gluconato de cálcio e magnésio está indicado nos casos mais graves.

Intoxicação por tetracloreto de carbono

Trata-se de um líquido volátil, incolor e com cheiro parecido com o do éter. Na forma gasosa, por ser mais pesado que o ar, deposita-se nas partes mais baixas do ambiente. Apesar de seu alto grau de toxicidade (a ingestão de 3 a 5ml pode levar um adulto ao óbito) ainda é utilizado como solvente não inflamável, fumigante, desengraxante, na limpeza a seco e na composição de extintores de incêndio. O tetracloreto de carbono (CCl_4) atua também na destruição da camada de ozônio. Devido a esta propriedade e à sua alta toxicidade, deve ser substituído por outros solventes de menor grau de toxicidade.

Absorção, distribuição e mecanismo de ação

O tetracloreto de carbono é rapidamente absorvido por via inalatória e lentamente por via digestiva. A absorção por via cutânea é muito discreta. A excreção se dá por via pulmonar.

Este solvente tem ação hepatotóxica caracterizada por agressão aos hepatócitos (reticuloendoplasmático, mitocôndria e lisossomos).

Quadro clínico e critérios diagnósticos

O tetracloreto de carbono é muito volátil e a exposição, mesmo a concentrações mais baixas, pode determinar aos indivíduos mais sensíveis: conjuntivite, tosse, náuseas, vômitos e cefaleia.

Nos casos em que a exposição foi mais prolongada, além do agravamento dos sinais e sintomas citados, a vítima pode evoluir para depressão do sensório, confusão mental, sonolência, incoordenação motora, hipotensão arterial, insuficiência respiratória e arritmias cardíacas.

Alterações hepáticas são verificadas já nas primeiras 48h após a exposição, quando já é detectado aumento das aminotransferases (transaminases).

O comprometimento da função renal, tanto por causa pré-renal quanto por ação nefrotóxica direta, pode ser observado em fase precoce da intoxicação.

Polineurite tem sido relacionada com a exposição cutânea ao CCl_4. O contato cutâneo pode produzir lesão eritematosa e muito dolorosa.

Neurite óptica, necrose do córtex da suprarrenal e pancreatite são complicações mais raras.

O diagnóstico pode ser feito baseado na história de exposição e clínica compatível e se estiver disponível através da pesquisa de metabólito urinário do tetracloreto de carbono. Os exames complementares úteis são: transaminases, bilirrubinas, atividade de protrombina, gasometria arterial, ionograma e exame de urina rotina.

Tratamento

Os pacientes gravemente intoxicados devem ser intubados e colocados em ventilação mecânica (está indicada a hiperventilação para aumentar a excreção do CCl_4). Como existe o risco de hipotensão, canular veia periférica com jelco calibroso.

A descontaminação gástrica com óleo de oliva está indicada até no máximo 2h após ingestão. Está indicada dose única de CA. Roupas contaminadas devem ser retiradas e a pele lavada com água fria.

A hemodiálise não está indicada para a remoção do CCl_4, a menos que o paciente apresente complicações decorrentes de insuficiência renal.

Intoxicação por clorofórmio

O clorofórmio ou triclorometano é um líquido incolor de odor característico e agradável, já utilizado como anestésico. Atualmente é utilizado na produção de fluorocarbonos.

Absorção, distribuição e mecanismo de ação

O clorofórmio é bem absorvido por via inalatória e gástrica. A absorção por via cutânea é pouco significativa. Aproximadamente 50% de sua excreção se dão por via respiratória e parte é metabolizada pelo fígado.

O clorofórmio depleta a reserva de glutationa, levando à produção de metabólitos tóxicos que atuarão nos hepatócitos, determinando lesões. Este composto tem o potencial de sensibilizar a musculatura cardíaca, desencadeando arritmias.

Quadro clínico e critérios diagnósticos

A maior parte das intoxicações dá-se por via inalatória. Efeitos agudos decorrentes de exposição ocupacional ao clorofórmio não são frequentes. O quadro clínico varia de acordo com tempo de exposição. Os sinais mais frequentes são cansaço, torpor, boca seca, náuseas, vômitos e arritmias cardíacas. Os casos mais graves podem evoluir com insuficiência respiratória.

O comprometimento hepático é observado frequentemente. Toxicidade renal está presente, principalmente em pacientes em hipóxia. O diagnóstico tem base na história de exposição.

Tratamento

O tratamento se resume basicamente no suporte de vida e tratamento de arritmias.

A descontaminação gástrica só será indicada até 2h após a ingestão e uso de dose única de CA.

Em caso de exposições prolongadas ou ingestão de grandes doses, pode ser indicado uso de acetilcisteína, na dose de ataque de 140mg/kg e mais 16 doses de 70mg/kg, com intervalo de 4h, para prevenção de hepatopatia.

Intoxicação por Dissulfeto de Carbono

O dissulfeto de carbono (CS_2) é um líquido, incolor, inflamável e com cheiro semelhante ao do gás sulfídrico. É utilizado na fabricação de colas, borracha, raiom, desinfetantes e pesticidas.

Absorção, distribuição e mecanismo de ação

O CS_2 é absorvido por via digestiva e principalmente por via inalatória. Distribui-se por todos os tecidos, mas principalmente no SNC e periférico. Apenas 30% do absorvido têm excreção renal.

O dissulfeto de carbono é um potente neurotóxico. A exposição excessiva provoca neuropatias periféricas, disfunção dos nervos cranianos e alterações neuropsiquiátricas importantes. Os sintomas neuropsiquiátricos podem ser irreversíveis. A exposição em longo prazo pode provocar dano do Sistema Nervoso Central (CNS) e neuropatias periféricas, diminuição da tolerância à glicose, redução dos níveis séricos de tiroxina, lesão do nervo óptico, aumento dos triglicérides e das lipoproteínas de baixa densidade, além de manifestações de parkinsonismo secundário. Estudos epidemiológicos realizados em distintos países demonstraram, em presença de exposições excessivas, o aumento da incidência de ateroesclerose, de doença coronariana, das taxas de suicídio entre expostos, alterações de personalidade e doença hipertensiva.

Quadro clínico e critérios diagnósticos

A ingestão do dissulfeto de carbono não é comum em nosso meio. A maior parte das intoxicações ocorre em ambiente de trabalho por via inalatória.

O quadro clínico caracteriza-se por náuseas, vômitos, dor abdominal, diarreia, confusão mental, alucinações, estimulação do sistema nervoso seguida de depressão e até óbito decorrente de insuficiência respiratória.

Quando em contato com a pele, pode causar queimaduras superficiais.

O diagnóstico tem base na história de exposição e quadro clínico compatível.

Tratamento

O tratamento deve estar voltado para a manutenção da vida, principalmente com a garantia de permeabilidade de vias aéreas e ventilação. Não existe antídoto específico.

É discutível o uso de piridoxina em altas doses em pacientes intoxicados pelo dissulfeto de carbono.

Intoxicação por dióxido de carbono

O dióxido de carbono ou gás carbônico ou CO_2 é um gás incolor e sem cheiro produzido pela combustão completa de matéria orgânica. Além de produto da combustão, também pode ser encontrado durante a fermentação alcoólica, o que pode levar à intoxicação de trabalhadores em fábricas de bebidas. Pode ser encontrado em aparelhos refrigeradores, na forma líquida e no gelo seco. É mais pesado que o ar (cerca de 1,5 vez), por isto se deposita nas partes mais baixas do ambiente.

Absorção, distribuição e mecanismo de ação

O gás carbônico é muito bem absorvido pelo trato respiratório. O CO_2, por diferença de concentração, é diluído no sangue e transportado para os tecidos. Depois de restabelecido o gradiente, a eliminação pode se dar através da respiração.

Quadro clínico e critérios diagnósticos

A inalação de dióxido de carbono a 2% produz aumento da frequência respiratória. Em exposições a concentrações mais altas pode ocorrer depressão respiratória. Este efeito desaparece poucos minutos após a suspensão da exposição.

O aumento da PCO_2 provoca aumento do débito e frequência cardíaca e aumento da pressão arterial. Ocorre vasodilatação cerebral com aumento da PCO_2. As arritmias cardíacas são raras, mesmo com inalação de altas concentrações de gás carbônico.

O aumento da PCO_2 deprime a excitabilidade do córtex cerebral e amplia o limiar de convulsões.

As primeiras manifestações da intoxicação por CO_2 são cefaleia, vertigens, agitação psicomotora, tremores, sudorese e sonolência. Nos casos em que ocorre exposição a maiores concentrações e/ou mais duradouras, pode ocorrer depressão cardiorrespiratória, coma e óbito.

Os pacientes portadores de cardiopatia e doenças pulmonares tendem a apresentar quadros mais graves.

A gasometria arterial mostra aumento da PCO_2 e acidose metabólica. Outros exames são utilizados para o acompanhamento das vítimas de intoxicação por dióxido de carbono: radiografia de tórax, ionograma (para cálculo do *anion gap*) e glicemia (para descartar outra causa metabólica de coma).

Tratamento

O tratamento baseia-se no suporte básico ao paciente (assistência ventilatória e cardiocirculatória) e na administração de oxigênio.

O oxigênio deve ser administrado a 100% por máscara facial ou por tubo endotraqueal.

Intoxicação por benzeno

A exposição ao benzeno pode ocorrer devido ao contato com solventes, colas, tintas, resinas, inseticidas, removedores de tintas, desengordurantes ou associado ao tabagismo. É um líquido incolor, altamente volátil e explosivo, obtido como produto da destilação de petróleo e carvão mineral.

A literatura científica brasileira e estrangeira é muito ampla, mas quase sempre abordando os efeitos de médio e longo prazos, principalmente de natureza hematológica e oncogenética (produção de leucemias)[7].

---

[7] Ver Capítulos 29 e 30 deste livro.

Absorção, distribuição e mecanismo de ação

A principal via de absorção é por inalação, vindo em seguida a cutânea. De 50% a 70% da dose absorvida são metabolizados no fígado, o restante é excretado inalterado pelos pulmões. Distribui-se rapidamente pelos tecidos e atinge maiores concentrações nos tecidos com alto teor de lipídeos. Após 12h da exposição, quase todo o benzeno e seus metabólitos já foram excretados.

A principal via metabólica do benzeno leva à formação do óxido de benzeno e de benzeno-epóxi que, depois, são transformados em fenol e em outros compostos. Os dois primeiros metabólitos são os principais agentes tóxicos; são moléculas que reagem com várias macromoléculas como proteínas e DNA. Na medula óssea estas reações podem causar alterações cromossômicas nas células do estroma hematopoiético, desregulando o crescimento e a proliferação das células precursoras linfoides e mieloides.

Quadro clínico e critérios diagnósticos

Na exposição aguda ao benzeno os efeitos são de depressão do SNC, com euforia, tonturas, sonolência, coma, convulsões e morte por depressão cardiorrespiratória. Os efeitos leves são rapidamente reversíveis após o afastamento da exposição, permanecendo, no entanto, os riscos tardios da exposição ao benzeno.

Mesmo com pouco ou nenhum efeito sobre o SNC, e com graus diferentes de exposição, podem-se detectar efeitos de mielotoxicidade. No sangue periférico as alterações podem acontecer em uma linhagem, duas ou nas três (pancitopenia). Na medula óssea podem ocorrer hipoplasia e/ou displasia, evolução para melhora, estabilização ou piora, podendo levar à aplasia de medula, leucemias de todos os tipos e linfomas. As manifestações tardias das intoxicações causadas pelo benzeno – leucemias ou aplasias – podem acontecer até cinco a 15 anos depois de terminada a exposição.

O fenol urinário pode ser utilizado como marcador de exposição aguda. O seu valor normal é de 20 a 30 mg/l. Valores maiores que 50 mg/l significam exposição provável nas últimas 12h a concentrações maiores que 8 a 10ppm por pelo menos 8h.

O aparecimento de alterações hematológicas – mesmo que discretas – em grupos de risco deve, sempre, levar ao seguimento hematológico de médio e de longo prazos, corrigidas as condições de exposição excessiva.

Tratamento

Não há tratamento específico nas exposições agudas ou crônicas. Recomenda-se o suporte de vida para as intoxicações agudas graves, com ênfase na descontaminação, e o seguimento frequente com hemogramas nos casos restantes.

Intoxicação por tolueno

O tolueno (metilbenzeno) é um líquido incolor com odor adocicado, semelhante ao benzeno. É encontrado em colas, tintas e fluidos de transmissão. Também tem sido utilizado como solvente industrial.

Absorção, distribuição e mecanismo de ação

A exposição ocupacional ao tolueno normalmente acontece na produção do diisocianato de tolueno, sulfonatos de tolueno, nitrotoluenos, vinil tolueno, fenol, benzil álcool e sacarina. O hábito de cheirar cola ou outros solventes contendo tolueno é uma forma importante e frequentemente negligenciada de abuso de substâncias químicas.

O etanol reduz dramaticamente o metabolismo do tolueno. Altas concentrações podem induzir o sistema enzimático P-450.

Estudos experimentais em cobaias mostraram que o tolueno tem efeito depressor nas respostas pós-sinápticas, podendo ter um efeito neuroexcitador pela formação de o-cresol.

É um provável teratógeno humano, podendo levar a prematuridade e alterações do desenvolvimento do feto, mas sua ação carcinogênica ainda merece mais estudos.

Quadro clínico e critérios diagnósticos

Exposições agudas ao tolueno podem causar tonturas, cefaleia, letargia, inebriação, sonolência, marcha cambaleante, náusea e depressão do SNC, podendo progredir para dilatação pupilar e insônia em concentrações acima de 200ppm e até para coma e morte em maiores concentrações.

Contato com os olhos pode ocasionar conjuntivite reversível e ceratite. Vapores podem irritar os olhos e as vias aéreas. Foi demonstrado que indivíduos com o hábito de cheirar cola podem ter déficits neurológicos que incluem disfunção cognitiva, demência, ataxia, *flutter* ocular, reflexos tendinosos hiper-reativos, redução da acuidade auditiva bilateral, e problemas visuais (incluindo perda para discriminar cores). Outros sinais e sintomas podem incluir fraqueza, dor abdominal e problemas neurológicos. Ainda podem ocorrer elevação do pH urinário (>6,0), acidose tubular renal, hipocalemia, hipofosfatemia, hipocalcemia, hipercloridria e hipocarbonatemia. Danos neurológicos podem ser evidenciados à ressonância nuclear magnética.

A exposição ao tolueno pode ser monitorizada pelos níveis expirados, dosagem sérica ou urinária, ou pela dosagem do ácido hipúrico na urina.

Tratamento

Monitorização dos eletrólitos e dos gases é essencial, devendo o tratamento ser sintomático e baseado nos achados laboratoriais.

Intoxicação por Xileno

O xileno (dimetilbenzeno) ocorre nas formas orto, meta e para e geralmente é encontrado como uma mistura das três. Todos os isômeros são líquidos incolores com odores aromáticos em pressão e temperatura normais. Pode ser encontrado em tintas, desengordurantes, solventes para resinas, gomas e borracha. Também é amplamente utilizado na indústria e na medicina como solvente.

Absorção, distribuição e mecanismo de ação

O xileno é tipicamente absorvido por inalação, apesar de também ocorrer absorção através da pele. Acidentes domésticos e tentativas de autoextermínio são as maiores fontes de informação sobre a intoxicação pelo xileno.

A exposição experimental em cobaias de altas doses causa um aumento do citocromo P-450 e de outras enzimas hepáticas.

Quadro clínico e critérios diagnósticos

O xileno é irritante em altas concentrações, prevenindo, assim, intoxicações graves ocupacionais. Pode causar insuficiência renal aguda poliúrica, insuficiência respiratória por edema pulmonar, hemorragias e necrose cerebral, hepática, renal e cardíaca. Sinais e sintomas podem incluir agitação, cefaleia, disfasia, calafrios, irritação das vias aéreas, ataxia, fala arrastada, dispneia, hiper-reflexia, vertigem, inebriação, urticária, eritema e vesículas.

A dosagem urinária dos ácidos metil-hipúricos pode ser utilizada como monitorização da exposição.

Tratamento

A monitorização de fluidos, eletrólitos e eletrocardiografia devem ser frequentes. A avaliação para edema pulmonar deve ser mantida por até 24 a 72h. Se o xileno foi ingerido, não se deve induzir vômito. Se a ingestão for maior que 5ml deve-se fazer uma lavagem gástrica. Na exposição ocular, os olhos devem ser lavados com água morna por pelo menos 15min. Caso persista a irritação deve-se procurar um oftalmologista.

Intoxicação por Dióxido de Enxofre

O dióxido de enxofre (SO_2) é um gás comum, presente na atmosfera. É facilmente encontrado, pois é produto da combustão de combustíveis fósseis, de refinamento de petróleo e da fabricação de papel. Pode ser utilizado como alvejante, fumigante, na refrigeração, em curtumes e na fundição de metais. A definição do SO_2 como poluente ambiental foi feita na metade do século XX, através de estudos de "*fogs*" ácidos e de chuva ácida. O SO_2 é mais pesado que o ar. É um gás incolor, não inflamável, com odor característico. É transportado como gás liquefeito comprimido: liquefaz-se a 10°C negativos.

Absorção, distribuição e mecanismo de ação

A absorção do SO_2 é normalmente feita por via inalatória, exercendo seus efeitos nos órgãos respiratórios. O mecanismo de irritação das vias aéreas está relacionado à produção de hipersecreção e bronco-constrição.

Quadro clínico e critérios diagnósticos

A exposição a baixas concentrações de SO_2 pode ocasionar irritação das vias aéreas superiores e olhos. Em concentrações mais elevadas, isto é, ultrapassando a capacidade de tamponamento da mucosa orofaríngea, podem surgir lesões da laringe, traqueia, brônquios e alvéolos. Em níveis muito elevados pode acontecer obstrução das vias aéreas, com ou sem edema pulmonar e até morte por asfixia. Sinais e sintomas envolvem desconforto torácico, dispneia, queimação nos olhos, nariz, garganta e tosse.

Tratamento

Como em toda intoxicação grave, os primeiros cuidados devem estar voltados para a manutenção da vida – veja no início do capítulo.

Não há tratamento específico para a intoxicação aguda.

Intoxicação por Acetona

A acetona pode ser utilizada como solvente industrial e como intermediário químico em processos envolvendo óleos, graxas e corantes. Usos não industriais da acetona são também muito importantes, principalmente como removedor de esmalte de unhas.

É um líquido incolor, com odor característico. É inflamável e é encontrado no metabolismo normal das gorduras e em outras fontes na natureza.

Absorção, distribuição e mecanismo de ação

As exposições à acetona ocorrem principalmente por via inalatória e dérmica, produzindo inicialmente apenas irritação. Possui baixa toxicidade para o homem, não tendo sido descritos casos letais à exposição ocupacional. Não é relacionada como provável carcinogênico. É eliminada inalterada pela urina, pulmões ou metabolizada.

Quadro clínico e critérios diagnósticos

Poucas manifestações são relacionadas à exposição ocupacional pela acetona, sendo conhecido como o solvente orgânico menos tóxico encontrado na indústria.

Exposição a vapores de acetona em altas concentrações pode causar irritação ocular e de mucosas, náusea e cefaleia. Inalações podem irritar as vias aéreas. Depressão do SNC pode ocorrer com altas concentrações em exposições repetidas. O contato com a pele pode levar a desengorduramento e dermatite. A acetona é similar ao etanol em suas propriedades anestésicas e como indutor de sistemas enzimáticos.

Tratamento

Não há tratamento específico para a intoxicação, sendo a única medida essencial o afastamento da exposição. Referir-se ao início do capítulo para abordagem inicial. A monitorização ambiental pode ser feita através de amostragem urinária, apesar de ser um constituinte normal do metabolismo.

Intoxicação por ciclohexanona

A ciclohexanona ($C_6H_{10}O$) é uma cetona utilizada principalmente para a produção dos náilons 6 e 66. Também é utilizada como solvente em tintas e resinas. É um líquido amarelo-claro com odor adocicado.

Absorção, distribuição e mecanismo de ação

As principais vias de contato são inalatória e dérmica.

Quadro clínico e critérios diagnósticos

Os efeitos irritantes nos olhos e mucosas são as manifestações clínicas mais frequentes.

Tratamento

Não há tratamento específico para a intoxicação, sendo a única medida essencial o afastamento da exposição. Referir-se ao início do capítulo para abordagem inicial. A monitorização pode ser feita através de sua dosagem na urina.

Intoxicação por metil butil cetona (MBK)

A metil butil cetona (MBK) é utilizada como solvente industrial. É um líquido incolor, com odor semelhante ao da acetona.

Absorção, distribuição e mecanismo de ação

Em altas concentrações a MBK pode ser um lacrimejante potente e um irritante das membranas mucosas, olhos e pele. É rapidamente absorvida pela pele, pulmões e trato gastrintestinal.

Quadro clínico e critérios diagnósticos

Ao contrário das outras cetonas, a MBK tem sido considerada como um problema para a saúde do trabalhador.

A exposição crônica pode levar a uma neuropatia periférica, com padrão de distúrbio motor e sensorial, com perda mínima dos reflexos. Entre os sinais e sintomas destacam-se fraqueza e atrofia muscular, diminuição das velocidades de condução e perda de peso. Podem auxiliar o diagnóstico da intoxicação a eletroneuromiografia e biópsias de nervo.

Tratamento

Não há tratamento específico para a intoxicação, sendo a única medida essencial o afastamento da exposição. Referir-se ao início do capítulo para abordagem inicial. Não há tratamento específico para as alterações crônicas.

Intoxicação por metil etil cetona (MEK)

A metil etil cetona (MEK) é um solvente industrial. É um líquido incolor com odor semelhante ao da acetona.

Absorção, distribuição e mecanismo de ação

As principais vias de contato são inalatória e dérmica.

Quadro clínico e critérios diagnósticos

Seus efeitos clínicos também se assemelham aos da acetona, sendo o mais importante o de irritante dos olhos, mucosas e vias aéreas e, em altas concentrações, a depressão do SNC. Autores têm tentado estabelecer o nexo causal entre polineuropatias e exposição ao MEK, podendo haver um efeito potencializador da toxicidade de outros solventes, mas sem resultados conclusivos.

Tratamento

Não há tratamento específico para a intoxicação, sendo a única medida essencial o afastamento da exposição. Voltar ao início do capítulo para abordagem inicial.

Intoxicação por metil isobutil cetona (MIBK)

A metil isobutil cetona (MIBK) é um solvente orgânico similar em estrutura e uso à MBK. Pode ser utilizada, também, como aromatizante em alguns tipos de doces e queijos e no rum. É um líquido claro, com odor adocicado marcante.

Absorção, distribuição e mecanismo de ação

As principais vias de contato são inalatória e dérmica.

Quadro clínico e critérios diagnósticos

Os efeitos clínicos da exposição aguda a altas concentrações da MIBK são os mesmos das outras cetonas: irritação dos olhos e vias aéreas, podendo causar depressão do SNC.

Tratamento

Não há tratamento específico para a intoxicação, sendo a única medida essencial o afastamento da exposição. Voltar ao início do capítulo para abordagem inicial.

Intoxicação por flúor e seus compostos

O ácido fluorídrico (HF) pode causar complicações graves a partir de exposições aparentemente pequenas. Suas formas são a aquosa – que possui aproximadamente de 3% a 70% HF – e a anidra - utilizada quase exclusivamente para fins industriais, com 99% de HF.

Absorção, distribuição e mecanismo de ação

Trata-se de um ácido fraco de grande coeficiente de permeabilidade, o que facilita sua penetração nos tecidos antes de dissociar-se em íons hidrogênio e íons fluoreto. Estes se ligam avidamente às reservas intracelulares de cálcio e magnésio, levando à disfunção e à morte celular.

As exposições ao ácido fluorídrico podem acontecer por via dérmica, a mais comum, por inalação ou ingestão.

Quadro clínico e critérios diagnósticos

As formas letais de intoxicação têm um mecanismo comum, que cursa com hipomagnesemia, hipocalcemia e hipercalemia, evoluindo com disfunção de condução miocárdica e arritmias letais. Podem ocorrer também acidose e distúrbios de coagulação. A maioria das exposições, no entanto, não é fatal e ocorre devido ao contato dos dedos em produtos domésticos, o que pode produzir dor até 24h depois. Deve-se preocupar com exposições a concentrações maiores de 20% de HF e com pacientes cujo início da dor ocorre em poucos minutos após o contato. Todas as exposições orais, na face e pescoço devem ser consideradas graves.

Tratamento

Como regra geral, deve-se prevenir a absorção sistêmica adicional e corrigir agressivamente qualquer desequilíbrio eletrolítico. Na suspeita de exposição grave, deve-se avaliar o ECG, dosar cálcio, magnésio, potássio e gases arteriais, administrando nas áreas afetadas e por via endovenosa soluções com cálcio e magnésio. Exposições cutâneas podem ser tratadas com 75ml de um gel hidrossolúvel e 25ml de gluconato de cálcio 10%. Lesões nas mãos são mais comuns e podem ser tratadas com gel contendo gluconato de cálcio e/ou sulfato de magnésio numa luva estéril. A melhora da dor local é um bom parâmetro de tratamento e a falta de alívio pode indicar a necessidade de tratamento endovenoso, intra-arterial ou intradérmico. Na inalação, as vias aéreas devem ser abordadas rapidamente na suspeita de lesão. Micronebulização com gluconato de cálcio deve ser realizada nas inalações. Deve-se atentar para o débito urinário, já que a maioria dos íons fluoreto é eliminada pela urina. Caso haja comprometimento renal deve-se considerar hemodiálise. Ingestões lesam principalmente o estômago, causando gastrite, mas a rápida absorção sistêmica é o fator mais preocupante. Deve-se administrar, após a lavagem, soluções com cálcio e magnésio. Exposições oculares devem ser irrigadas vigorosamente com soro fisiológico, Ringer lactato ou água limpa.

Intoxicação por selênio e seus compostos

O selênio é um elemento não metálico encontrado em ligas de aço e cobre, corantes metálicos, pigmentos de vidro e tintas e xampus antifúngicos.

Absorção, distribuição e mecanismo de ação

Vários compostos são irritantes para a pele, mucosas e trato respiratório.

Quadro clínico e critérios diagnósticos

Ingestão de megadoses de selênio como suplemento alimentar, pela sua ação antioxidante, pode causar náuseas, vômitos, fadiga, irritabilidade, queda de cabelo e alterações nas unhas. Selenose crônica é caracterizada por hálito com odor de alho, desconforto gastrintestinal, irritação das vias aéreas, gosto metálico, anosmia e polineurite.

Tratamento

O tratamento inclui a retirada do agente causador e tratamento de suporte.

Intoxicação por cádmio e seus compostos

O cádmio é um metal azulado, prata-claro, maleável e brilhante. É também muito resistente à corrosão, sendo muito utilizado na indústria e em trabalhos artísticos. Vapores do cádmio têm cor marrom-alaranjada, são inodoros e, inicialmente, não irritantes.

Absorção, distribuição e mecanismo de ação

Inalação e ingestão são as principais vias de exposição ao cádmio. Inalação de vapores de cádmio pode acontecer ao derreter ou fundir ligas ou em galvanização de peças de automóveis, aviões, rádios e televisões. Contaminação de alimentos também pode ser uma fonte de exposição. Em pacientes com deficiência de ferro, o transporte do cádmio é aumentado. Após a absorção, o cádmio é transportado para o fígado, onde se liga à metalotioneína, formando um complexo que é, então, transportado para o rim, onde é filtrado. Depois é reabsorvido e degradado pelas células tubulares proximais. A intoxicação acontece quando há desequilíbrio neste sistema, deixando o cádmio livre. Este se acumula principalmente nos rins e fígado, mas pode ser encontrado nos ossos, testículos, pâncreas, baço, glândulas endócrinas, cérebro e músculos. Sua meia-vida é muito longa, de sete a 30 anos, com acúmulo em exposições repetidas.

Quadro clínico e critérios diagnósticos

O principal efeito agudo da inalação é a pneumonite química, podendo levar a um edema pulmonar não cardiogênico. A ingestão de produtos contendo cádmio causa diarreia, náuseas e vômitos. A toxicidade crônica dos compostos de cádmio inclui lesão renal com proteinúria, aminoacidúria, glicosúria, perda da capacidade de concentração da urina, desregulação do cálcio, fósforo e da excreção de ácido úrico com desmineralização óssea e osteomalácia. Inalação crônica está associada a enfisema. É um possível carcinogênico e teratogênico. O diagnóstico é baseado na história de exposição.

Tratamento

Esvaziamento gástrico, remoção da exposição e suporte clínico são os únicos tratamentos recomendados. Não há antídotos ou quelantes adequadamente estudados.

Intoxicação por cromo e seus compostos

O cromo é muito utilizado em galvanoplastia e em combinação com outros metais e ligas. Compostos de cromo também são utilizados como anticorrosivos, catalisadores, em fitas de vídeo, em impressão têxtil, em litografia e no cimento.

Absorção, distribuição e mecanismo de ação

A intoxicação por cromo acontece principalmente por via dérmica, pelos pulmões e pelo trato gastrintestinal. O Cr^{+3} é pouco absorvido, enquanto que sua forma Cr^{+6} - mais tóxica – é rapidamente absorvida, principalmente pelos pulmões. Compostos de cromo hexavalente são irritantes e corrosivos para a pele e mucosas. No organismo é reduzido a Cr^{+3} e distribuído.

Quadro clínico e critérios diagnósticos

A toxicidade é manifestada por dermatite de contato, ulcerações da pele e lesões do septo nasal, podendo evoluir até à perfuração. Pode haver sensibilização local ou sistêmica com reações anafilactoides. Efeitos sistêmicos de envenenamento grave por cromato incluem necrose tubular renal aguda, hemólise e lesão hepática. A exposição crônica ao cromo está relacionada ao câncer de pulmão, principalmente, e à bronquite crônica, sinusite, rinite, asma etc. O diagnóstico é baseado na história de exposição relacionada ao quadro clínico.

Tratamento

Prevenção da exposição, principalmente ao cromo hexavalente, é essencial. Medidas gerais de descontaminação devem ser feitas. O ácido ascórbico é um redutor do cromo hexavalente e deve ser utilizado nas lesões de pele e do septo nasal e intravenoso nas exposições graves. Nas lesões de pele deve-se preparar uma solução de 1g de vitamina C em 10ml de água destilada e embeber um curativo com algodão. Aplicar por 3h durante cinco dias, usando um creme cicatrizante após. Lavagem gástrica com solução a 1% de ácido ascórbico pode ser feita nas ingestões. Administração oral e venosa deve ser feita em exposições mais graves. Pode ser utilizada a N-acetilcisteína, na dose de 140mg/kg por via oral ou enteral seguida de mais 17 doses de 70mg/kg a cada 4h para intoxicações agudas graves.

Intoxicação por manganês e seus compostos

O manganês está presente em várias ligas e seus compostos são utilizados como aditivos alimentares, nos suplementos de nutrição parenteral total e na fabricação de resistências elétricas, cerâmicas, vidro, corantes, drogas e fertilizantes. Dois compostos são os mais comumente encontrados: dióxido de manganês inorgânico e o metilciclopentadienil tricarbonil de manganês (MMT).

Absorção, distribuição e mecanismo de ação

O contato com o manganês pode acontecer por exposição inalatória ocupacional, principalmente em minas e fundições, por poeira e pela dieta. O manganês orgânico rapidamente atravessa a pele.

Acredita-se que a lesão pelo manganês é causada pela disfunção seletiva dos neurônios dopaminérgicos nos núcleos caudado, pálido e putâme.

Quadro clínico e critérios diagnósticos

Exposição inalatória aguda a altos níveis de dióxido de manganês pode causar irritação das vias aéreas, bronquite, pneumonite, tosse e aumento da suscetibilidade a infecções. Alguns compostos podem ser irritantes para a pele e mucosas, como o permanganato de potássio. Outros sintomas relacionados à absorção aguda podem ser: irritação da pele, cefaleia, dispneia, náusea, desconforto abdominal e sensação de aperto no tórax.

A exposição crônica ao dióxido de manganês causa uma síndrome de neurotoxicidade que pode se manifestar até dez anos após o término da exposição. Esta cursa numa progressão de sintomas. Inicialmente pode ocorrer irritabilidade, anorexia, fadiga, cefaleia, fraqueza nas pernas e espasmos musculares. Depois se pode notar disartria, distúrbios da marcha, sialorreia e instabilidade emocional. Finalmente, pode ocorrer uma síndrome similar à da doença de Parkinson, às vezes com um componente de psicose orgânica. O diagnóstico diferencial baseia-se na distonia e tremor ativo, encontrados no manganismo, diferentemente do tremor de repouso do parkinsonismo. A ressonância magnética (MRI) ou a tomografia com emissão de pósitrons (PET) podem ser úteis no diagnóstico diferencial.

Tratamento

A retirada da exposição pode reverter os sintomas, principalmente se precoce. A quelação com EDTA pode aumentar a eliminação do manganês. O uso de L-dopa pode ser útil no alívio dos sintomas.

Intoxicação por cobalto e seus compostos

O cobalto é um metal cinza-escuro, muito utilizado em metalurgia, fazendo parte de ligas extremamente resistentes. Também pode ser utilizado na medicina e em tecnologia nuclear.

Absorção, distribuição e mecanismo de ação

A inalação é a principal forma de exposição ocupacional ao cobalto, como produto de vapores produzidos por altas temperaturas. Contato dérmico com poeiras ou produtos contendo cobalto também pode ocorrer.

Acredita-se que a toxicidade pelo cobalto é devida a espécies reativas de oxigênio. Estes radicais livres produziriam lesões em concentrações mais baixas por este mecanismo. A asma induzida pelo cobalto[8] parece ter mecanismo similar ao de outras induzidas por produtos industriais, que inclui uma resposta mediada por IgE em indivíduos sensibilizados.

Quadro clínico e critérios diagnósticos

A intoxicação aguda por cobalto e seus compostos é rara, podendo causar uma síndrome asmatiforme e dermatite. A intoxicação crônica pode levar à fibrose pulmonar intersticial, cardiomiopatia, hipotireoidismo e policitemia.

O diagnóstico deve ser suspeitado pela história da exposição. A dosagem sérica permanece positiva por mais tempo que a urinária.

Tratamento

Trabalhadores expostos ao cobalto devem ter proteção respiratória e cutânea. A cessação da exposição pode reverter alguns dos sintomas, não existindo tratamento específico para a intoxicação.

Intoxicação por níquel e seus compostos

O níquel é um metal prateado claro, amplamente distribuído na natureza e utilizado na indústria. A exposição ocupacional ao níquel e seus compostos pode dar-se na mineração e refinarias, galvanoplastia, fabricação de componentes eletrônicos, baterias, vidro e cerâmica, em joalheria e na queima de combustíveis fósseis.

São cinco as principais categorias dos compostos contendo níquel: níquel elemento e suas ligas, compostos orgânicos não hidrossolúveis, compostos inorgânicos não hidrossolúveis, compostos inorgânicos hidrossolúveis e a níquel-carbonila – $Ni(CO)_4$.

Absorção, distribuição e mecanismo de ação

O contato é o principal responsável pela manifestação mais comum ao níquel, que é a hipersensibilidade, levando à dermatite mediada por linfócitos e macrófagos. A ingestão e inalação são outras formas de contato com compostos de níquel.

Os sais de níquel hidrossolúveis são absorvidos através das mucosas e rapidamente excretados, enquanto que os sulfetos e óxidos de níquel, insolúveis, têm meia-vida de meses a anos.

A níquel-carbonila é um líquido volátil, lipossolúvel, altamente tóxico, que necessita de monitorização cuidadosa após a exposição.

Quadro clínico e critérios diagnósticos

A hipersensibilidade ao níquel não é incomum, podendo ser encontrada em até 10% da população, e é caracterizada por prurido, eritema, pápulas e, ocasionalmente, vesículas em um a dois dias de contato.[9]

A ingestão de sulfato de níquel pode causar sintomas de gastroenterite, disfunção neurológica transitória e hemólise.

Não há evidências de que o níquel metálico seja carcinogênico. O câncer de seios nasais e o de pulmão são as mais conhecidas neoplasias associadas à exposição ocupacional ao níquel.

A níquel-carbonila pode ser letal em exposições de 30ppm por 30min. As manifestações clínicas iniciais são cefaleia, mialgia, náusea e vômitos, seguidas em 12 a 36h por dispneia, cianose e tosse, que pode progredir para pneumonite difusa, lesão cerebral, adrenal, hepática e renal. Hiperglicemia é frequentemente encontrada. A morte normalmente acontece por falência respiratória.

A monitorização pode ser feita pela dosagem urinária ou sérica de níquel.

Tratamento

A principal medida no tratamento é o afastamento da exposição, que pode reverter completamente os sintomas. A

---

[8] Ver Capítulo 38 deste livro.

[9] Ver Capítulo 41 deste livro.

proteção individual e ambiente é fundamental para os indivíduos potencialmente expostos.

Na intoxicação por níquel-carbonila deve-se dosar o níquel urinário nas primeiras 8h após o contato. Se a dosagem for menor que 100µg/l a exposição provavelmente foi leve e apenas medidas de apoio como oxigênio e fluidos intravenosos serão necessárias. Se a dosagem for entre 100 e 500µg/l a exposição é classificada como moderada e, acima de 500µg/l, grave. Recomenda-se quelação para as intoxicações moderadas e graves com dietildithiocarbamato (DDC) ou dissulfiran, que é mais acessível.

Intoxicação por estanho e seus compostos

O estanho é um sólido acinzentado e seus compostos são, normalmente, insolúveis em água. É produzido primariamente da cassiterita (SnO_2). O estanho pode fazer ligações covalentes com o carbono, formando compostos organometálicos.

A exposição ocupacional ao estanho pode acontecer por contato, inalação e, raramente, por ingestão.

Absorção, distribuição e mecanismo de ação

O estanho metálico tem muito pouca toxicidade em humanos pela sua má absorção. Compostos inorgânicos do estanho podem ser inalados ou irritantes para a pele. Compostos organometálicos de estanho são mais tóxicos, podendo ser absorvidos pelo trato gastrintestinal e pele.

Quadro clínico e critérios diagnósticos

Inalação de poeira de estanho ou óxidos pode causar uma pneumoconiose benigna chamada estanose[10]. Os achados da radiografia de tórax se parecem com os da siderose, mostrando infiltrados nodulares densos bilaterais, o que facilita sua identificação precoce.

Compostos inorgânicos podem ser irritantes da pele e mucosas, podendo cursar com dermatites e queimaduras nos olhos e pele, principalmente pelo tributil e dibutil estanho.

Compostos orgânicos podem causar irritação da pele, membranas mucosas e olhos, edema cerebral e necrose hepática. Os derivados orgânicos etil são os mais tóxicos.

Tratamento

Não há tratamento específico para a exposição; medidas preventivas devem ser a prioridade e suporte às intoxicações guiado pelo quadro clínico.

Intoxicação por zinco e seus compostos

O zinco é um metal azul-claro, amplamente distribuído na natureza. Está na mesma série vertical na tabela periódica que o cádmio e o mercúrio. É sempre divalente, sendo também resistente à corrosão.

É um metal essencial ao metabolismo humano, sendo encontrado em vários tipos de alimentos e suplementos alimentares, com relatos a respeito de várias condições patológicas associadas à sua deficiência, e outras, ao seu consumo excessivo como suplemento alimentar.

Absorção, distribuição e mecanismo de ação

Aproximadamente 20% a 50% do zinco ingerido são absorvidos pelo trato gastrintestinal. Sua absorção é diminuída se consumido com o cálcio, fósforo e algumas proteínas vegetais que se ligam ao zinco na luz intestinal. A absorção é aumentada com o consumo concomitante de proteínas animais.

O zinco forma complexos com as metalotioneínas intracelulares e sua absorção é regulada pela disponibilidade de proteínas de ligação e transportadoras. No sangue o zinco liga-se à albumina ou à α2-macroglobulina.

A concentração tissular de zinco pode variar consideravelmente. O fígado captura inicialmente 50% de uma dose inicial, decaindo em alguns dias. A próstata tem a maior concentração de zinco, sendo também encontrado na retina e pâncreas.

Sua meia-vida é longa, mais que 300 dias. A maior parte do zinco é excretada pela bile e trato gastrintestinal. A excreção urinária correlaciona-se com o consumo. A reabsorção tubular renal pode ser inibida por diuréticos, especialmente os tiazídicos.

Quadro clínico e critérios diagnósticos

Altas doses de zinco, 200mg ou mais, causam sintomas similares aos de intoxicação alimentar, como náuseas, vômitos e diarreia. Podem ocorrer cólicas, febre, hematêmese e hematoquezia. O cloreto de zinco pode causar lesões cáusticas ao esôfago e estômago.

O cloreto e o sulfato de zinco são cáusticos e podem causar lesões na pele e olhos, seus vapores podem ser tóxicos, quando inalados, causando lesões agudas pulmonares podendo evoluir para síndrome de angústia respiratória do adulto (SARA).

Tratamento

O suporte clínico é o principal a ser feito nos casos de intoxicação por zinco e seus compostos. Pode ser feita quelação com o dimercaprol (BAL), EDTA, DTPA e N-acetilcisteína.

A concentração plasmática usual do zinco é de 85 a 110µg/dl. Como o zinco é sequestrado pelas hemácias, sua concentração no sangue total pode ser até de cinco vezes a do plasma. A avaliação laboratorial do paciente suspeito de deficiência ou intoxicação por zinco deve ser feita pelos níveis séricos e excreção urinária.

---

[10] Ver Capítulo 38 deste livro.

Intoxicação por cobre e seus compostos

O cobre é amplamente distribuído na natureza; é o 26º-elemento mais abundante na crosta terrestre e é um elemento essencial para várias formas de vida, sendo cofator essencial em vários sistemas enzimáticos. É um metal avermelhado e inodoro. É utilizado em uma grande variedade de produtos, incluindo máquinas elétricas, fiação, placas para telhado e outras aplicações químicas e para aquecimento. Seus sais são utilizados como inseticidas e algicidas. Suas ligas formam o latão (com o zinco) e bronze (com estanho). Ocupações relacionadas à exposição ao cobre incluem reparadores de asfalto, trabalhadores de galvânicas, soldadores, mineiros e operários que trabalham na fundição de minérios com cobre. Outros compostos mais danosos à saúde que o cobre podem estar presentes no minério, como o arsênio, selênio, chumbo e cádmio.

Absorção, distribuição e mecanismo de ação

A maior via de exposição industrial ao cobre é a por inalação de poeiras e vapores. O contato e a ingestão causam menos efeitos adversos no ambiente ocupacional.

Quadro clínico e critérios diagnósticos

A intoxicação aguda pelo cobre e seus compostos pode causar dermatite, irritação e ulceração das mucosas, hemólise e hepatotoxicidade. A intoxicação crônica pode produzir fibrose pulmonar, hepatopatia, câncer de pulmão (inalação de sulfato de cobre), cegueira e cirrose.

O diagnóstico laboratorial é feito pela espectrofotometria de absorção atômica no sangue ou urina, cujos limites de tolerância são: no sangue – de 70 a 140μg/dl em homens e de 85 a 155μg/dl em mulheres; na urina, de 0,7 a 1,4μg/ml.

Tratamento

Para o tratamento, o dimercaprol pode ser útil como quelante.

Intoxicação por óxido de etileno

O óxido de etileno é um gás incolor com odor semelhante ao éter. É amplamente utilizado como esterilizante de medicamentos e de material médico que não pode ser autoclavado. Também é intermediário na produção do etilenoglicol.

Resíduos significativos podem ser encontrados após esterilização de comida, cosméticos e aparelhos médicos.

O óxido de etileno é classificado como carcinogênico, principalmente por estar relacionado à produção de leucemias.

Absorção, distribuição e mecanismo de ação

A exposição ocorre principalmente por via inalatória e dérmica dos vapores do óxido de etileno. Seu metabolismo depende primariamente de hidrólise e conjugação, que formam derivados excretados pela urina.

Quadro clínico e critérios diagnósticos

Manifestações clínicas da intoxicação incluem irritação das vias aéreas, olhos e dermatite ao contato. Também podem estar relacionadas à asma ocupacional, náuseas, vômitos, cefaleia, desorientação, redução dos níveis de consciência e neuropatias periféricas.

Tratamento

O afastamento da exposição é o único tratamento específico para a intoxicação, podendo reverter os sintomas.

Intoxicação por Tetracloroetileno

O tetracloroetileno (percloretileno) é um líquido incolor, com leve odor semelhante ao clorofórmio. É utilizado como desengordurante industrial e em lavagem a seco.

Absorção, distribuição e mecanismo de ação

Vapores do tetracloretileno são rapidamente absorvidos pelos pulmões e quantidades mínimas podem ser absorvidas pela pele.

Quadro clínico e critérios diagnósticos

A exposição ao percloretileno pode causar confusão e outros efeitos narcóticos. Vapores podem irritar os olhos e as vias aéreas. Contato pode produzir eritema, queimaduras e vesículas. Podem ocorrer alterações transitórias da função hepática e renal.

Tratamento

Não há tratamento específico para a intoxicação, ficando como prioridades o suporte de vida e descontaminação.

Intoxicação por tetracloroetano

O tetracloroetano é um líquido incolor a amarelo claro com odor semelhante ao clorofórmio. Seu uso, atualmente, está limitado à síntese de tricloroetileno, tetracloroetileno e 1,2-dicloroetano. Devido à sua toxicidade, vem sendo substituído por outros solventes.

Absorção, distribuição e mecanismo de ação

O tetracloroetano é provavelmente o mais tóxico dos hidrocarbonetos clorados. Seu principal órgão alvo é o fígado, onde pode ocasionar necrose zonal aguda ou subaguda.

Quadro clínico e critérios diagnósticos

O quadro clínico mais típico e grave é caracterizado por esteatose, hepatomegalia, icterícia e ascite. Outros sinais e sintomas são anorexia, náuseas, constipação, tonturas, parestesia nas mãos e dor plantar. Mortes ocorreram em trabalhadores cuja exposição continuou após o início dos sintomas gastrintestinais e neurológicos.

Tratamento

O tratamento resume-se no afastamento da fonte de exposição e medidas de suporte e sintomáticas.

▶ Medidas preventivas

As medidas preventivas têm fundamental importância na prevenção dos acidentes tóxicos e das intoxicações crônicas. Elas podem ser exemplificadas por meio das ações como o uso de equipamento de proteção individual, o armazenamento dos produtos em recipientes bem identificados e em locais adequados e seguros. Deve ser realizado treinamento dos trabalhadores em relação aos cuidados com a manipulação das substâncias, e esclarecimento dos riscos relacionados com as suas atividades, assim como a manutenção de ambiente de trabalho bem ventilado.

▶ Bibliografia e Referências

Addo E et al. High dosage cyclophosphamide and dexamethasone treatment of paraquat poisoning with 75% survival. West Indian Medicine Journal, 33: 220-7, 1984.

Almeida JSCB, Sauzen SO. Gases tóxicos In: Andrade Filho A, Campolina D, Dias MB. (eds.). Toxicologia na prática clínica. 2ª ed. Belo Horizonte: Editora Folium, 2012. p.399-51.

American Heart Association. Guidelines 2000 for cardiopulmonary resuscitation and emergency cardiovascular care. Toxicology in ECG. Circulation, 102(8): 223-8, 2000.

Andrade Filho A, Amancio FF. Intoxicações exógenas mais frequentes. In: Couto RC, Botoni FA, Serufo JC et al. Ratton emergências médicas e terapia Intensiva. Rio de Janeiro: Editora Guanabara Koogan, 2005. p.755-86.

Andrade Filho A, Carvalho FB, Zambrone, FAD. Intoxicações agudas relacionadas ao trabalho. In: Mendes R. (org.) Patologia do trabalho. 2ª ed. Belo Horizonte: Atheneu, 2003. p.1599-640.

Andrade Filho A, Charnizon D, Amaral MSG. Intoxicação por paraquat. In: Andrade Filho A, Campolina D, Dias MB. (eds.). Toxicologia na prática clínica. 2ª ed. Belo Horizonte: Editora Folium, 2012. p.533-42.

Andrade Filho A, Moura AD, Campolina D. Abordagem inicial do paciente intoxicado. In: Andrade Filho A, Campolina D, Dias MB. Toxicologia na prática clínica. 2ª ed. Belo Horizonte: Editora Folium, 2012. p.1-30.

Andrade Filho A, Souza SD. Anticolinesterásicos. In: Andrade Filho A, Campolina D, Dias MB. (eds.). Toxicologia na prática clínica. 2ª ed. Belo Horizonte: Editora Folium, 2012. p.89-98.

Bailey B. To decontaminate or not to decontaminate? The balance between potential risks and foreseeable benefits. Clinical Pediatric Emergency Medicine, 9: 17-23, 2008.

Beger RD, Sun J, Schnackenberg LK. Metabolomics approaches for discovering biomarkers of drug-induced hepatotoxicity and nephrotoxicity. Toxicology and Applied Pharmacology, 243(2): 154-66, 2010.

Bleecker JD. The intermediate syndrome in organophosphate poisoning: an overview of experimental and clinical observations. Clinical Toxicology, 33: 683-6, 1995.

Bruckner JV, Anand SS, Warren A, Thorne PS. Toxic effects of solvents and vapors. In: Casarett LJ, Klaassen CD. Casarett and Doull's Toxicology the basic science of poisons. 7th ed. New York: McGraw Hill, 2007. p.981-1051

Cabral Junior A, Campos DA. Mercúrio e outros metais. In: Andrade Filho A, Campolina D, Dias MB. (eds.) Toxicologia na prática clínica. 2ª ed. Belo Horizonte: Editora Folium, 2012. p.451-62.

Campolina D, Andrade AFZB, Lima SPP, Andrade Filho A. Raticidas In: Andrade Filho A, Campolina D, Dias MB. (eds.) Toxicologia na prática clínica. 2ª ed. Belo Horizonte: Editora Folium, 2012. p.609-26.

Campolina D, Andrade Filho A, Dias MB. (eds.) Intoxicações exógenas. In: Darwich RN. (ed.) Condutas e rotinas em terapia intensiva. Rio de Janeiro: Revinter, 2002. p 333-50.

Campolina D, Andrade Filho A, Dias, MB. Envenenamentos. In: Freire E. (ed.) Trauma – a doença dos séculos. Rio de Janeiro: Editora Atheneu, 2001. p.2551-64.

Campolina D, Ferreira DL. Envenenamentos. In: Atualização terapêutica de Prado, Ramos e Valle - urgências e emergências 2012/13. São Paulo: Artes Médicas Ltda., 2012. Parte I - Cap 3, 26:43.

Campolina D, Prata PHL. Hidrocarbonetos. In: Andrade Filho A, Campolina D, Dias MB. (eds.) Toxicologia na prática clínica. 2ª ed. Belo Horizonte: Editora Folium, 2012. p.363-73.

Cardoso MFEC, Campolina D, Andrade Filho A. História, conceitos e epidemiologia. In: Andrade Filho A, Campolina D, Dias MB. (eds.) Toxicologia na prática clínica. 2ª ed. Belo Horizonte: Editora Folium, 2012. p.31-51.

Chyka PA, Seger D, Krenzelok EP, et al. Position paper: Single-dose activated charcoal. Clinical Toxicology, 43: 61, 2005.

Dias MB, Prata PHL, Sato AS. Organoclorados, piretrinas e piretroides. In: Andrade Filho A, Campolina D, Dias MB. (eds.) Toxicologia na prática clínica. 2ª ed. Belo Horizonte: Editora Folium, 2012. p.519-26.

Dias MB, Sant'Ana LF, Sato AS. Naftaleno, paradiclorobenzeno e cânfora. In: Andrade Filho A, Campolina D, Dias MB. Toxicologia na prática clínica. 2ª ed. Belo Horizonte: Editora Folium, 2012. p.483-9.

Dorrington CL, Johnson DW, Brant R. Multiple Dose Activated Charcoal Complication Study Group. The frequency of complications associated with the use of multiple-dose activated charcoal. Annals of Emergency Medicine, 41: 370, 2003.

Eberhardt M. Sulfur compounds. In: Harbison RD (ed.). Hamilton & Hardy's industrial toxicology. 5th ed. St. Louis: Mosby-Year Book, 1998. p.198-204.

Forsberg S, Höjer J, Ludwigs ULF. Hospital mortality among poisoned patients presenting unconscious. Clinical Toxicology, 50: 254–7, 2012.

Frantzen K. Chromium. In: Harbison RD (ed.). Hamilton & Hardy's industrial toxicology. 5th. ed. St. Louis: Mosby-Year Book, 1998. p.51-4.

Glaser DS. Utility of the serum osmol gap in the diagnosis of methanol or ethylene glycol ingestion. Annals of Emergency Medicine, 27(3): 343-6, 1996.

Goldfarb DS. Principles and techniques applied to enhance elimination. In: Nelson LS, Lewin NA, Howland MA, Hoffman RS, Goldfrank LR, Flomenbaum NE. (eds.) Goldfrank's toxicologic emergencies. 9th ed. New York: McGraw-Hill, 2011. p.135-47.

Gude AB, Hoegberg LCG. Techniques used to prevent gastrointestinal absorption. In: Nelson LS, Lewin NA, Howland MA, Hoffman RS, Goldfrank LR, Flomenbaum NE.(eds.) Goldfrank's toxicologic emergencies. 9th ed. New York: McGraw-Hill, 2011. p.90-103.

Haddad CMSLD. Cáusticos. In: Andrade Filho A, Campolina D, Dias MB. (eds.) Toxicologia na prática clínica. 2ª ed. Belo Horizonte: Editora Folium, 2012. p.207-23.

Harbison RD, Garvey GJ. Aldehydes and ketones. In: Harbison RD. (ed.) Hamilton & Hardy's industrial toxicology. 5th. ed. St. Louis: Mosby-Year Book, 1998. p.236-62.

Harbison RD, Sleeman RZ. Chlorinated hydrocarbons. In: Harbison RD. (ed.) Hamilton & Hardy's industrial toxicology. 5th ed. St. Louis: Mosby-Year Book, 1998. p.279-99.

Harbison RD, Sleeman RZ. Other halogenated hydrocarbons. In: Harbison RD.(ed.) Hamilton & Hardy's industrial toxicology. 5th. ed. St. Louis: Mosby-Year Book, 1998. p.300-13.

Hoek, TLV, Morrison, LJ, Shuster, M et al. Cardiac arrest in special situations: 2010 American Heart Association guidelines for cardiopulmonary resuscitation and emergency cardiovascular care. Circulation, 122: S829-61, 2010.

Hoffman RS, Nelson LW, Howland MA, Lewin NA, Flomenbaum NE, Goldfrank LR. Hydrocarbons. In: Nelson LS, Lewin NA, Howland MA, Hoffman RS, Goldfrank LR, Flomenbaum NE. (eds.) Goldfrank's toxicologic emergencies.9th ed. New York: McGraw-Hill, 2011. p.794-803.

Jurgens G, Hoegberg LC, Graudal NA. The effect of activated charcoal on drug exposure in healthy volunteers: a meta-analysis. Clinical Pharmacology and Therapeutics, 85: 501-3, 2009.

Kent R. Activated charcoal for acute poisoning: one toxicologist's journey. Journal of Medical Toxicology, 6: 190-8, 2010.

Kosnett MJ. Unanswered questions in metal chelation. Journal of Toxicology. Clinical Toxicology, 30(4): 529-47, 1992.

Lee RV, Garvey GJ. Copper. In: Harbison RD. (ed.) Hamilton & Hardy's industrial toxicology. 5th ed. St. Louis: Mosby-Year Book, 1998. 59-62.

Linden CH. Considerações gerais na avaliação e no tratamento das intoxicações. In Irwin RS, Rippe JM. (eds.) Terapia intensiva. 6ª. ed. Rio de Janeiro: Guanabara Koogan, 2010. p.1208-29.

Marinho PA, Cardoso MFEC, Campolina D, Costa UBS. O laboratório e as análises toxicológicas de urgência. In: Andrade Filho A, Campolina D, Dias MB. (eds.) Toxicologia na prática clínica. 2ª ed. Belo Horizonte: Editora Folium, 2012. p.643-57.

Mathieu D, Wattel F. Massive arsenic poisoning: effect of hemodialysis and dimercaprol on arsenic kinetics. Intensive Care Medicine, 18(1): 47-50, 1992.

Medicis JJ et al. Pharmacokinetics following a loading plus a continuous infusion of pralidoxime compared with the traditional short infusion regimen in human volunteers. Clinical Toxicology 34: 289-95, 1996.

Nable GT. Chumbo In: Andrade Filho A, Campolina D, Dias MB. (eds.) Toxicologia na prática clínica. 2ª ed. Belo Horizonte: Editora Folium, 2012. p. 225-33.

Nable GT, Campolina D. Arsênio. In: Andrade Filho A, Campolina D, Dias MB.(eds.) Toxicologia na prática clínica. 2ª ed. Belo Horizonte: Editora Folium, 2012. p.169-76.

Nadig RJ. Cadmium and other metals and metalloids. In: Goldfrank LR et al. (eds.) Toxicologic emergencies. 6th. ed. Stanford: Appleton & Lange, 1998. 1333-48.

Nelson LS, Lewin NA, Howland MA et al. Principles of managing the acutely poisoned or overdose patient. In Nelson LS, Lewin NA, Howland MA, Hoffman RS, Goldfrank LR, Flomenbaum NE. (eds.). Goldfrank's toxicologic emergencies. 9th.ed. New York: McGraw-Hill, 2011. p.37-44.

Olson, KR. Activated charcoal for acute poisoning: one toxicologist's journey. Journal of Medical Toxicology, 6: 190–8, 2010.

Prata PHL, Dias MB, Sato AS. Estricnina. In: Andrade Filho A, Campolina D, Dias MB. (eds.) Toxicologia na prática clínica. 2ª ed. Belo Horizonte: Editora Folium, 2012. p.321-4.

Santos Júnior EA, Andrade Filho A. Cianeto. In: Andrade Filho A, Campolina D, Dias MB. (eds.) Toxicologia na prática clínica. 2ª ed. Belo Horizonte: Editora Folium, 2012. p.235-45.

Santos Júnior EA, Moura JA, Campolina D. Álcoois e síndrome de abstinência alcoólica. In: Andrade Filho A, Campolina D, Dias MB. (eds.) Toxicologia na prática clínica. 2ª ed. Belo Horizonte: Editora Folium, 2012. p.59-77.

Santos Júnior EA. Monóxido de carbono. In: Andrade Filho A, Campolina D, Dias MB. (eds.) Toxicologia na prática clínica. 2ª ed. Belo Horizonte: Editora Folium, 2012. p.475-82.

Shannon MW, Borron SW, Snook CP, Handel DA, Arias JC. Emergency management of poisoning. In: Shannon MW, Borron SW, Burns MJ. (eds.) Haddad and Winchester's clinical management of poisoning and drug overdose. 4th ed. Philadelphia: Saunders, 2007. p.13-62.

Silva HJ et al. Does pralidoxime affect outcome of management in acute organophosphorous poisoning? Lancet, 339: 1136-8, 1992.

Soontornniyornkij V, Bunyaratvej S. Fatal paraquat poisoning: a light microscopic study in eight autopsy cases. Journal of the Medical Association of Thailand, 75: 98-105, 1992.

Swada Y, et al. Severity index of paraquat poisoning. Lancet, 1(8598); 1333, 1988.

Thorne, PS. Toxicologia ocupacional. In: Fundamentos em toxicologia de Casarett e Doulls. 2ª ed. Porto Alegre: AMGH Editora Ltda. 2012. p.429-37. [Tradução]

Vale JA, Kulig K, American Academy of Clinical Toxicology, European Association of Poisons Centres and Clinical Toxicologists. Position paper: gastric lavage. Journal of Toxicology. Clinical Toxicology, 42: 933, 2004.

Veloso MVP, Reis SVM, Campos DA, Sant'Ana LF. Herbicidas. In: Andrade Filho A, Campolina D, Dias MB. (eds.) Toxicologia na prática clínica. 2ª ed. Belo Horizonte: Editora Folium, 2012. p.353-61.

A Patologia do Trabalho numa Perspectiva da Saúde Ambiental

Volney de Magalhães Câmara
Luiz Augusto Cassanha Galvão
Herling Gregorio Aguilar Alonzo

- **Introdução**
- **Aspectos históricos**
- **Os processos produtivos e a saúde**
- **Agravos ocupacionais causados por substâncias químicas**
  Fase de Exposição
  Fase Toxicocinética
  Fase Toxicodinâmica
  Fase Clínica
- **O diagnóstico das intoxicações por substâncias químicas**
- **A promoção da saúde, prevenção e o controle dos efeitos adversos do ambiente na saúde**
- **Algumas atividades de destaque na prática de Saúde Ambiental**
  A análise dos processos produtivos
  A avaliação de risco
  A vigilância em Saúde Ambiental

  Resultados de estudos epidemiológicos
  Resultados de estudos clínicos e toxicológicos
  Outros estudos
  Registros de dados demográficos e socioeconômicos
  Registros de outras Instituições
  Informações da comunidade exposta aos riscos
  Indicadores
  Monitoramento ambiental e biológico
  As medidas de prevenção e controle
- **A avaliação do impacto das medidas de prevenção e controle**
- **Considerações finais**
- **Referências**

Introdução

Saúde Ambiental é o campo do conhecimento que relaciona as condições físicas, químicas, biológicas, sociais e psicossociais do ambiente com a saúde das populações, incluindo a qualidade de vida. Segundo a Organização Mundial da Saúde, compreende ainda aspectos conceituais e metodológicos para avaliação, correção, controle e prevenção destes fatores de risco dos ambientes, que podem afetar de forma adversa a saúde humana, tanto das gerações presentes como das futuras (WHO, 1993a). O Grupo de Trabalho Saúde e Ambiente da Associação Brasileira de Pós-Graduação em Saúde Coletiva (ABRASCO) aponta duas questões fundamentais da relação entre a saúde e o ambiente e responsáveis pela insustentabilidade. O primeiro seria o momento socioambiental: estágio atual de destrutibilidade do ambiente e condicionado pela forma competitiva e antiética do agir em nossa sociedade; o segundo seria o modelo de desenvolvimento: condiciona as relações sociais e econômicas acentuando os riscos para a saúde e o ambiente. Este GT aponta também que os elementos sociais, produtivos e ambientais guardam entre si relações de interdependência e de interdefinibilidade com os políticos, econômicos, ecológicos, culturais e científico-tecnológicos (Tambellini et al., 2005).

Nas últimas décadas, cresceu a consciência da importância do ambiente para a saúde das pessoas. Preocupações como os efeitos das mudanças climáticas; a destruição da camada de ozônio; os modelos de desenvolvimento globais e nacionais; alterações terrestres e do ecossistema aquático; o processo de urbanização das cidades; o acesso restrito aos serviços básicos de saneamento, lixo e água para consumo; a utilização de substâncias perigosas nos processos produtivos; o aumento da poluição atmosférica; a identificação de um número crescente de locais com resíduos perigosos; a poluição intradomiciliar; além de outras mais específicas, como, por exemplo, os impactos causados por projetos de colonização, fluxos migratórios, instalação de hidrelétricas e desflorestamento, que podem estar associados a diversos agravos à saúde da população, como câncer, efeitos teratogênicos e mutagênicos, lesões traumáticas por acidentes, intoxicações agudas e crônicas por substâncias químicas, doenças respiratórias e reemergência de doenças infecciosas que se julgavam controladas (Augusto, 2005; Dias et al., 2009; Freitas, Giatti, 2009; Tambellini, Câmara, 1998).

A má qualidade da água de consumo; as condições de higiene decorrentes da cobertura insuficiente da rede de esgotos; a alta porcentagem da população sem acesso a uma adequada forma de disposição final de resíduos sólidos e sistemas de drenagens, na maioria das pequenas e médias cidades, bem como na periferia das grandes metrópoles, têm sido fatores condicionantes para a manutenção do caráter endêmico e até aparecimento de surtos epidêmicos de doenças causadas por agentes infecciosos. A Pesquisa Nacional por Amostra de Domicílios (PNAD) para o ano de 2008 constatou que, embora no Brasil tenham ocorridos avanços nas últimas décadas, ainda existem distorções regionais; a taxa de analfabetismo entre pessoas de 15 anos ou mais de idade ainda é de 10,0%; o trabalho infantil ainda atinge 993 mil crianças de 5 a 13 anos. As distorções regionais ainda são evidentes: por exemplo, a região Norte tem o menor percentual (9,5%) de domicílios ligados à rede de esgoto (IBGE, 2009). Adicionalmente, as diferenças entre as áreas urbanas e rurais são ainda intensas, com sérios problemas de acesso aos serviços de infraestrutura básica nas áreas urbanas e baixos níveis socioeconômicos nas áreas rurais (Cavenaghi, 2009).

O processo de crescimento urbano tem sido dramático para a maioria dos países da América Latina. No Brasil, dados da contagem da população da Fundação Instituto Brasileiro de Geografia e Estatística (IBGE) mostram que, nos últimos anos, ocorreu uma inversão da situação de domicílio. Enquanto em 1940 as populações urbanas e rurais representavam respectivamente 31,2% e 68,3%, no censo demográfico de 2000, estas proporções se inverteram: a população urbana alcançou 81,2% enquanto que a população rural diminuiu para 18,8% do total. Em consequência, houve um aumento de contingentes marginalizados da população em áreas periféricas das cidades, o crescimento da poluição ambiental e, para muitos, um pior padrão de qualidade de vida para as pessoas (IBGE, 2001).

Embora este seja um problema mundial, são os países com grandes áreas de pobreza que sofrem, com maior intensidade, os efeitos adversos das alterações no ambiente. O risco não é igual para todos os segmentos da população. Neste sentido, o adoecimento não depende apenas de aspectos individuais, mas também de outros, coletivos e contextuais, que podem levar a uma maior suscetibilidade e menor disponibilidade de recursos, de todas as origens, para a proteção da saúde (Ayres et al., 2003). Também os segmentos da população mais afetados pelas mudanças climáticas são os mais pobres, devido à falta de recursos e deficiências de infraestrutura. No entorno das áreas contaminadas, também predominam as classes baixa e média-baixa. A falta de água aumenta a incidência de doenças de transmissão hídrica e pode gerar situações de migração e conflitos (Jay, Marmot, 2009; Bueno, 2008; McMichael et al., 2008). Um documento do Programa das Nações Unidas para o Desenvolvimento (PNUD) sobre desenvolvimento humano, publicado em 2006, mostra desigualdades na população mundial frente à crise da água, apontando que 900 milhões de pessoas vivem em favelas; 10.800.000 crianças morrem antes dos 5 anos de idade; destas, 850.000 com deficiências nutricionais; cerca de 1,8 milhões de mortes de crianças com menos de 5 anos de idade por ano são causadas por diarreia (4.900 mortes por dia); a taxa de mortalidade de menores de cinco anos nos 20% mais pobres é frequentemente duas vezes mais elevada do que a registrada entre os 20% mais ricos; e que um terço da população economicamente ativa está desempregada ou subempregada.

Vale enfatizar que os modelos de desenvolvimento econômico e social têm sido responsabilizados pela má distribuição da renda e, como consequência, pelo aumento das áreas de pobreza. Além disso, a globalização da economia e seus reflexos na disputa pelos mercados e os constantes períodos de crise econômica por que passam os países, fazem com que a produtividade seja conseguida a qualquer custo, diminuindo o investimento na proteção ambiental e comprometendo a saúde das pessoas. Tambellini e Câmara (1998) citam que os avanços na estruturação da Saúde Ambiental explicitaram o elo existente entre estas questões e o sistema de saúde, portanto, seu reconhecimento na área da Saúde Coletiva. Do mesmo modo, também evidenciaram a relação entre a Saúde do Trabalhador e a Saúde Ambiental, como dimensões técnicas de uma área maior, que envolve a produção, o ambiente e a saúde. Neste contexto, uma discussão sobre *a patologia do trabalho numa perspectiva da Saúde Ambiental* torna-se relevante, tendo em vista as situações de risco e os efeitos que podem atingir a saúde de todas as pessoas, trabalhadoras, ou não.

▶ Aspectos históricos

O desenvolvimento econômico e tecnológico alcançado nos últimos duzentos anos é extraordinário pelas inovações realizadas, as tecnologias descobertas e a quantidade de novos produtos que fez emergir. Mas, na outra face, também é extraordinário o número de problemas, alguns deles globais e complexos: a fome e a miséria persistem em extensas regiões; além disso, verifica-se aumento do desemprego, das desigualdades sociais e regionais, agravando os conflitos sociais em diferentes partes do planeta, entre outros. Problemas graves e globais têm produzido diversas reações da sociedade e dos governos para enfrentá-los. As políticas governamentais e compromissos entre os países vêm ampliando seu escopo (Freitas, Porto, 2006). Destes, vale destacar a realização da Conferência das Nações Unidas sobre o Meio Ambiente e Desenvolvimento (UNCED), no Rio de Janeiro, em junho de 1992. Esta conferência ampliou a discussão e a preocupação com os problemas de saúde relacionados com o ambiente em geral, que ganharam espaços na mídia e reforçaram o conceito de Saúde Ambiental. A Tabela 47.1 apresenta outros importantes marcos históricos internacionais que ocorreram nos últimos anos, sobre a importância da relação, direta ou indireta, entre a preservação do ambiente e a saúde das populações.

Todavia, ainda é tímida, na América Latina, a preocupação com a eliminação e diminuição dos riscos para a saúde, causados por fatores e condições do ambiente. No caso do Brasil (ver Tabela 47.2), as instituições de saúde pública foram, durante muitos anos, responsáveis pela administração dos problemas do ambiente, com destaque para aqueles relacionados com o saneamento básico (água, rede de esgotos e lixo). Tambellini e Câmara (1998) citam que, na década de 1970, com o crescimento acelerado e desordenado dos centros urbanos, aumentaram os problemas ambientais associados com a produção industrial, exigindo a criação de instituições especializadas, por exemplo, no controle da poluição atmosférica, tais como a Companhia Estadual de Tecnologia em Saneamento Ambiental (CETESB), em São Paulo, e a Fundação Estadual de Engenharia do Meio Ambiente (FEEMA), no Rio de Janeiro. Ainda que esta preocupação com os problemas ambientais gerados pela produção industrial tenha representado um significativo avanço e modernização das metodologias de controle da poluição ambiental, a desvinculação dessas instituições do sistema de saúde criou uma falsa imagem de independência entre os problemas ambientais e a área de Saúde Pública (Tambellini e Câmara, 1998).

Segundo Freitas e Porto (2006) os problemas ambientais apresentam uma dimensão social irredutível e, portanto, também geram conflitos, reações e movimentos organizados por parte da sociedade. De acordo com Martinez-Alier (2002) *apud* Freitas e Porto (2006), existem atualmente três correntes no interior do movimento ambientalista internacional: 1. a conservacionista, com uma visão preservacionista e romântica da natureza; 2. a da ecoeficiência, que prioriza a internalização de custos e práticas gerenciais ambientais "limpas" à lógica do desenvolvimento capitalista; 3. a da justiça ambiental, baseada na ecologia política, que busca integrar questões ambientais e sociais na análise dos problemas, entendendo-os a partir de processos econômicos e políticos que marcam o desenvolvimento numa região e num dado território. Valoriza os conflitos socioambientais e as desigualdades na distribuição dos problemas (Freitas, Porto, 2006).

No nível dos ambientes de trabalho, o crescimento da área de Saúde do Trabalhador, principalmente a partir da década de 1980, fez com que os problemas relacionados a esses ambientes passassem a ser, gradativamente, considerados como um dos campos prioritários para a produção científica, nos meios acadêmicos, e para as ações nos serviços de saúde, passando, também, a participar das pautas de reivindicações no meio sindical. Várias destas produções científicas mostraram que os riscos dos ambientes de trabalho não ficavam restritos ao ambiente das empresas, atingindo a população geral através da poluição do ar, dos solos, dos alimentos, e no consumo de resíduos dos produtos, evidenciando a importância da Saúde Ambiental (Galvão, 1988; Tambellini, Câmara, 1998; Mendes, 2003).

Vale também considerar outros marcos, como a Constituição Federal, a Lei referente ao Sistema Único de Saúde, e algumas leis ordinárias que oferecem instrumentos legislativos que, se aplicados, poderiam contribuir para uma melhor proteção, tanto do ambiente em geral, como do ambiente de trabalho.

A Constituição brasileira, promulgada em 1988, explicita a competência da União, dos Estados e dos Municípios na proteção e preservação do ambiente. Em vários artigos, aborda questões específicas, como estabelecimento de áreas de mineração, da ação pública para sua proteção, do controle da exploração em áreas indígenas e da recuperação do ambiente degradado.

A Lei nº 8.080, de 19 de fevereiro de 1990, referente ao Sistema Único de Saúde, cita a colaboração na proteção do meio ambiente, a participação no controle e na fiscalização da produção, transporte, guarda e utilização de substâncias tóxicas, e o reconhecimento de que a vigilância sanitária deve realizar um conjunto de ações para eliminar e prevenir riscos à saúde, e intervir em problemas sanitários decorrentes do meio ambiente. Várias leis ordinárias e decretos explicitam ações para proteção do ambiente, como o Decreto nº 97.634, de 10 de abril de 1989, que se refere aos programas de controle que o Instituto Brasileiro do Meio Ambiente e dos Recursos Naturais Renováveis (IBAMA) deve realizar.

A existência desta legislação, infelizmente, não significa que, na prática, esteja sendo cumprida. As instituições públicas que deveriam coordenar programas nacionais, estaduais e municipais de controle, operam com muitas dificuldades. Com base em alguns indicadores da Organização Pan-Americana da Saúde - OPAS (OPS, 1990) sobre capacidade normativa, de recursos e de organização, na avaliação dos programas governamentais de Saúde Ambiental desenvolvidos no Brasil, pode-se afirmar que: a sua *capacidade normativa* é bastante razoável no que diz respeito aos aspectos legais, de normas e de políticas; a sua *capacidade de recursos* é muito limitada nas questões relativas à documentação dos riscos, das fontes de documentação e dos programas de vigilância, e razoável quanto à capacitação de recursos humanos e de serviços de laboratórios de toxicologia; a sua *capacidade de organização* é bastante precária, faltando coordenação intersetorial, delegação vertical na participação da autoridade de saúde.

Talvez a principal ação governamental para a Saúde Ambiental tenha sido a criação do Projeto VIGISUS, uma vez que, tomando como referência o Sistema Único de Saúde, fornece recursos para estruturação de uma vigilância ambiental em saúde, dentro do Sistema Nacional de Vigilância em Saúde. Após a implantação do Projeto VIGISUS, o Decreto Lei nº 3.450, de 9 de maio de 2000, definiu a Fundação Nacional da Saúde (FUNASA), através do Centro Nacional de Epidemiologia (CENEPI), como uma entidade de promoção e proteção à saúde, com competência de prestação de serviços na área da Saúde Ambiental. Em 2003, com a reforma administrativa promovida pelo Governo Federal, a área de Saúde Ambiental foi incorporada ao Ministério da Saúde, para atuar de forma integrada com as vigilâncias sanitária e epidemiológica, no âmbito da Secretaria de Vigilância em Saúde (SVS). A atualização das competências se deu pela Instrução Normativa da Secretaria de Vigilância Sanitária - IN SVS Nº 01/2005. Nessa regulamentação são estabelecidas como áreas de atuação do Subsistema Nacional de Vigilância em Saúde Ambiental (Sinvsa): água para consumo humano; ar; solo; contaminantes ambientais e substâncias químicas; desastres naturais; acidentes com produtos perigosos; fatores físicos e ambiente de trabalho. Além disso, inclui os procedimentos de vigilância epidemiológica das doenças e agravos decorrentes da exposição humana a agrotóxicos, benzeno, chumbo, amianto e mercúrio. Também, define os gestores do Sinvsa nas três esferas e forma de financiamento (Alonzo et al., 2009).

Vale destacar que, desde o segundo semestre de 2007, as áreas de Saúde Ambiental e de Saúde do Trabalhador passaram a ter gestão única na Secretaria de Vigilância em Saúde do Ministério da Saúde, que resultou na criação do Departamento de Saúde Ambiental e Saúde do Trabalhador, pelo Decreto No. 6.860, de 27 de maio de 2009.

Tem sido relevante o papel de algumas organizações internacionais, como a Organização Pan-Americana da Saúde (OPAS) e a Organização Mundial da Saúde (OMS), para o fortalecimento da capacidade administrativa e técnica das instituições nacionais e locais da América Latina, na execução de atividades de estruturação da Saúde Ambiental. Estas instituições apoiaram a implantação, na região, de metodologias para avaliação e comunicação de riscos, para análise de riscos causados por resíduos perigosos, e para verificar o impacto ambiental de projetos na saúde. Desenvolveram, também, material bibliográfico e cursos para capacitação de recursos humanos. Também apoiaram os países no desenvolvimento institucional para ações de vigilância em Saúde Ambiental, dirigidas a todos os segmentos da população; formulação de estratégias nacionais de Saúde Ambiental, com inclusão de políticas, programas e métodos, para facilitar a colaboração com as comunidades nas intervenções para proteção da Saúde Ambiental; melhoria da cooperação técnica intersetorial entre os programas nacionais e as atividades em curso, priorizando a proteção da saúde relacionada com os aspectos ambientais do uso da água, moradia, transporte, desenvolvimento industrial, geração de energia, urbanização e exploração de recursos.

Os processos produtivos e a saúde

A poluição ambiental, na quase totalidade dos casos, tem uma origem antropogênica. A origem "natural" poderia ocorrer quando, em determinadas áreas geográficas, existisse, decorrente de fenômenos naturais, uma concentração elevada de determinadas substâncias químicas que podem causar efeitos adversos na saúde. Todavia, mesmo nestas situações, a origem antropogênica está presente. Pode-se citar o caso da província de Antofagasta, no Chile, onde ocorre uma maior prevalência de câncer de pele, por causa da presença de arsênio, como resultado de características geoquímicas, uma vez que seus rios são originados de bacias hidrográficas em regiões vulcânicas dos Andes (Cebrian et al., 1993). No entanto, a instalação de pessoas para morar nos caminhos destes rios, pode ser considerada um fator antropogênico.

Quanto à importância dos processos de produção das diversas atividades econômicas, o desenvolvimento industrial acrescentou um aumento de condições de risco para toda a população. A atividade produtiva de uma sociedade se realiza

Tabela 47.1. Seleção de marcos históricos internacionais de interesse para a Saúde Ambiental		
Ano/Local	Título	Tópicos Abordados
1972, Suécia	Conferência das Nações Unidas sobre o Meio Ambiente Humano	Incorporação das questões ambientais na agenda dos grandes temas internacionais
1980-1997, México	Criação do Centro Pan-americano de Ecologia Humana e Saúde (ECO/OPAS)	Apoio aos países das Américas sobre conceitos e metodologias em Saúde Ambiental
1986, Canadá	Carta de Ottawa	Promoção da saúde: ambientes favoráveis para a saúde
1987, EUA	Relatório Nosso Futuro Comum da Comissão Bruntland (Comissão Mundial sobre o Meio Ambiente e desenvolvimento da ONU)	Discute o conceito de desenvolvimento sustentável como forma de proteger futuras gerações. Relação das questões ambientais com o desenvolvimento econômico: Relatório Nosso Futuro Comum, em 1987
1988, Austrália	Recomendações de Adelaide	Inclusão de ambientes de suporte entre as cinco áreas de ação para a promoção da saúde
1991, Suécia	Declaração de Sundsvall	O desenvolvimento como melhoria da qualidade de vida e de saúde e preservação da sustentabilidade
1992, Brasil	Conferência das Nações Unidas sobre Meio Ambiente e Desenvolvimento - CNUMAD	Convenções sobre diversidade biológica e mudanças do clima / Declaração do Rio sobre Meio Ambiente e Desenvolvimento / Agenda 21 etc.
1994, EUA	Cúpula das Américas	A integração regional do tema Saúde Ambiental
1995, América do Sul	Instalação do Mercado Comum do Cone Sul-MERCOSUL	Integração normativa de questões relacionadas ao ambiente
1995, EUA	Carta Pan-Americana sobre Saúde e Ambiente no Desenvolvimento.	Proposta de uma estratégia comum nas Américas para discussão de temas de Saúde Ambiental
2001 e 2007	3º e 4º Relatórios do Painel Intergovernamental de Mudanças Climáticas.	Bases científicas, adaptação, vulnerabilidades e mitigação das mudanças climáticas pela estabilização das concentrações de gases com efeito estufa na atmosfera
2005, Assunção	Reunião de Ministros da Saúde do MERCOSUL e Estados Associados.	Diretrizes para a Harmonização da Política de Saúde Ambiental e Saúde do Trabalhador para o MERCOSUL e Estados Associados
2009, 2010, 2011 e 2012 (Dinamarca, México, África do Sul e Qatar)	Conferência das Nações Unidas sobre Mudanças Climáticas	Acordo mundial para diminuir emissões de gases com efeito estufa e evitar desastre climático
2012, Brasil	Conferência das Nações Unidas sobre desenvolvimento sustentável	Compromisso pelo desenvolvimento sustentável e promoção de um futuro econômico, social e ambientalmente sustentável para o planeta e paras as atuais e futuras gerações: O futuro que queremos

em etapas, as quais, no seu conjunto, estabelecem um processo complexo, que se designa processo produtivo, e que abrange elementos de produção e de consumo (Tambellini, Câmara, 1998). Na atividade de produção, o ser humano transforma, através do trabalho e com auxílio de objetos (instrumentos), os insumos em produtos, configurando quatro etapas principais: obtenção e transporte de matéria-prima; processo de transformação da matéria-prima em produto; transporte e consumo do produto; e os resíduos deste produto (ver exemplo na Fig. 47.1). A produção de resíduos ocorre em todas as fases, bem como os acidentes, de diversas origens, tais como pelo transporte de matérias primas aos locais de produção, transporte de produtos aos locais de comercialização etc.

Embora o processo produtivo possa atingir todos os indivíduos da sociedade, grupos específicos – como os trabalhadores e os consumidores de determinados produtos – apresentam uma dupla (trabalho e ambiente) ou tripla (trabalho, ambiente e consumo) exposição aos mesmos agentes, mudando radicalmente o grau de risco (Galvão, 1988). Isto pode ser exemplificado por meio do caso dos agrotóxicos, que são amplamente adotados para o controle de pragas na agricultura e na pecuária. Essa prática é responsável pela introdução de um grande número de agentes químicos, de diversas categorias de toxicidade, no meio ambiente, ocasionando várias formas de exposição com riscos para a população.

Tabela 47.2. Seleção de marcos históricos nacionais de interesse para a Saúde Ambiental		
Período	Título	Tópicos Abordados
Década de 1970	Criação de instituições para controle ambiental (CETESB e FEEMA) e controle da poluição atmosférica	Desenvolvimento de atividades para controle da qualidade da água e da rede de esgotos e do lixo
1981	Lei n° 6.938/1981	Estabelecimento da Política Nacional de Meio Ambiente e constituição do Sistema Nacional de Meio Ambiente (SISNAMA) e do Conselho Nacional de Meio Ambiente (CONAMA)
1988	Assembleia Nacional Constituinte	Art. 23 - Competência de União, Estados e Municípios na proteção e preservação do ambiente, melhoria de saneamento básico e combate à poluição; Art. 196 Saúde como direito de todos e dever do Estado; Art. 200 - Atribuição ao SUS da vigilância sanitária e epidemiológica na colaboração na proteção do ambiente; Art. 225 Ambiente ecologicamente equilibrado como direito de todos
1990	Lei Orgânica da Saúde (Lei n° 8.080)	Colaboração na proteção do ambiente; importância do ambiente em atividade de vigilância; fiscalização de serviços, produtos e substâncias de interesse para a saúde; participação no controle e fiscalização de produção, transporte, guarda e utilização de substâncias psicoativas, tóxicas e radioativas; participação na formulação da política e execução das ações de saneamento básico
1998	Projeto Vigisus	Estruturação do sistema nacional de vigilância em saúde de acordo com as diretrizes do SUS; recursos específicos para implantação da vigilância ambiental em saúde nos estados e municípios, para capacitação de recursos humanos e para o desenvolvimento de projetos de pesquisa
2000	Decreto Lei n° 3.450 de 9 de maio	Atribuições da Fundação Nacional de Saúde do Centro Nacional de Epidemiologia referentes à Saúde Ambiental, incluindo a gestão do Sistema Nacional de Vigilância Ambiental em Saúde
2000	Portaria FUNASA de 10 de agosto	Estabelecimento da Coordenação Geral de Vigilância Ambiental em Saúde (CGVAM) do Centro Nacional de Epidemiologia (CENEPI)
2003	Decreto 4.726 de 09 de junho	Criação da Secretaria de Vigilância em Saúde que coordena a gestão do Sistema Nacional de Vigilância Ambiental em Saúde, incluindo ambiente de trabalho
2006	Portaria 687 de março	Aprova a Política Nacional de Promoção da Saúde
2009	Decreto 6.860 de 27 de maio	Criação do Departamento de Saúde Ambiental e Saúde do Trabalhador
2009	Realização da 1ª Conferência Nacional de Saúde Ambiental	Diretrizes e ações para a Política Nacional de Saúde Ambiental
2010	1° Simpósio Brasileiro de Saúde Ambiental	Ciência e Saúde Ambiental: teorias, metodologias e práxis

Pode-se observar na Tabela 47.3 que este processo produtivo implica riscos à saúde nos ambientes de trabalho e no ambiente geral, através da produção, consumo e resíduos dos produtos, fazendo desta questão um dos melhores exemplos de riscos que são de interesse para as autoridades de saúde do trabalhador, da saúde ambiental, e da vigilância sanitária da comercialização de alimentos e do controle da qualidade da água. Embora potencialmente toda a sociedade possa estar, em maior ou menor grau, exposta a este tipo de poluentes e, portanto, sujeita aos efeitos adversos que muitos destes produtos ocasionam à saúde, são os trabalhadores, através da dupla ou tripla exposição apontada anteriormente, que mais sofrem os efeitos dessa exposição.

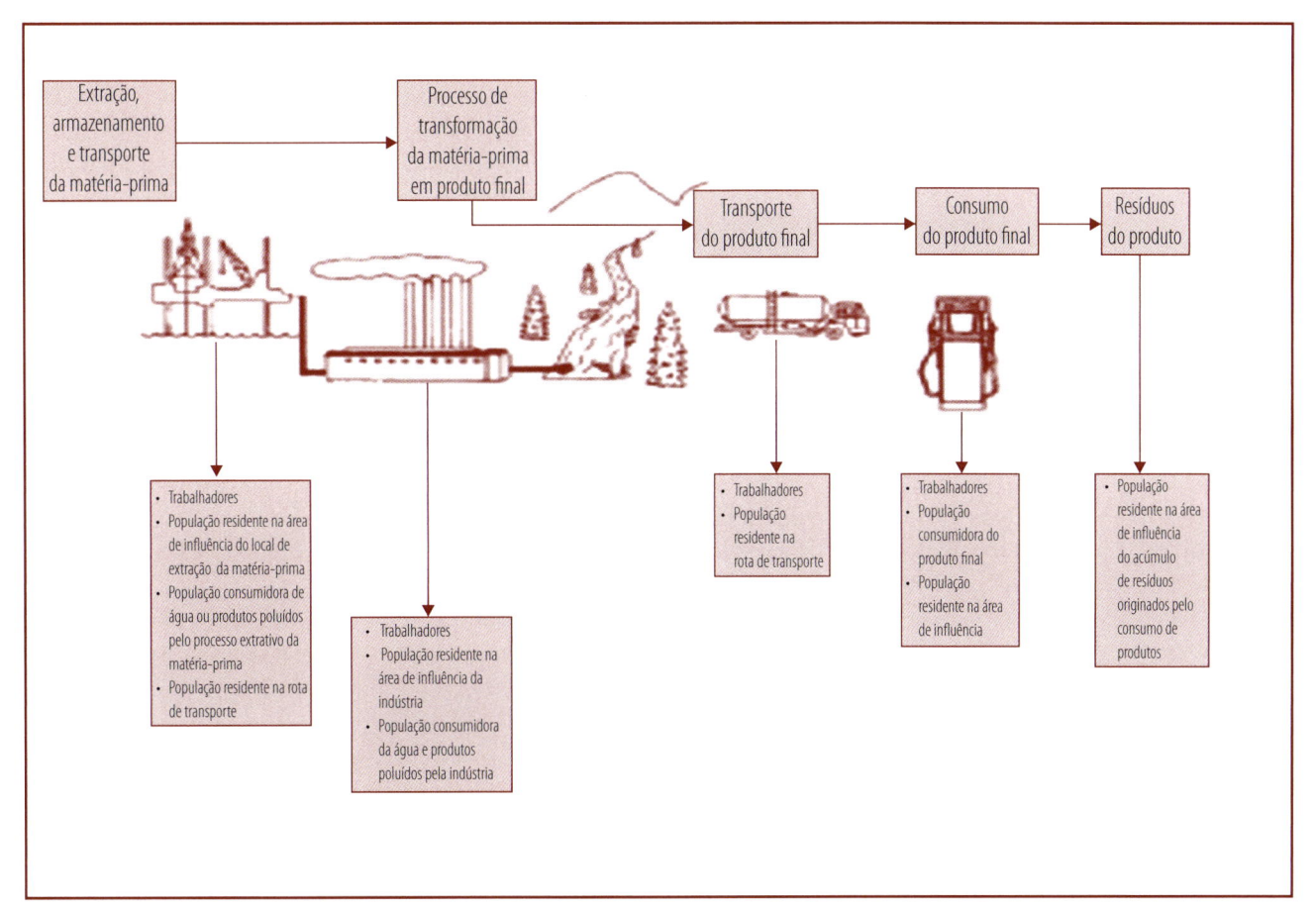

Fig. 47.1. Etapas e pessoas expostas a resíduos tóxicos em um processo produtivo.

Tabela 47.3. Populações expostas aos agrotóxicos, segundo etapas do processo produtivo	
Etapas do processo produtivo dos agrotóxicos	Populações expostas
Importação, transporte e armazenamento de princípios ativos	• Trabalhadores do setor de transporte e armazenamento • População residente na rota de transporte
Fabricação e Formulação do produto comercial (atividade industrial)	• Trabalhadores da indústria • População residente ao redor da indústria • População consumidora dos produtos finais da indústria
Comercialização dos agrotóxicos	• Trabalhadores no transporte dos agrotóxicos da indústria às lojas • Trabalhadores do setor de comércio dos agrotóxicos • Populações que vivem na área de influência dos estabelecimentos comerciais
Aplicação dos agrotóxicos	• Trabalhadores que aplicam os agrotóxicos • Familiares expostos através de roupas impregnadas pelo produto • Populações de áreas vizinhas aos locais de aplicação dos agrotóxicos • População que consome água ou alimentos contaminados pelo agrotóxico
Comercialização do produto agropecuário	• Trabalhadores na colheita e venda dos produtos • Populações que consomem produtos poluídos por agrotóxicos
Resíduos dos agrotóxicos incluindo embalagens e produtos obsoletos	• População residente na área de influência dos depósitos de agrotóxicos • Utilização de vasilhames e embalagens dos agrotóxicos

Os principais tipos de situações e condições de risco associados a patologias de origem ambiental podem ser agrupados nas seguintes categorias: físicos, biológicos, sociais e químicos. Os ergonômicos, ou posturais, e os mecânicos, normalmente ficam mais restritos aos ambientes de trabalho.

Os *físicos* podem ser exemplificados através do ruído, calor e das radiações ionizantes e não ionizantes. O *ruído*, no meio urbano, pode ser considerado um fator de risco associado à perda de audição para a população em geral. As *radiações ionizantes* são de risco potencialmente alto porque, embora a frequência de acidentes seja pequena, podem afetar de forma direta ou indireta grandes áreas geográficas, e um número elevado de produtos e pessoas, além de seus efeitos graves poderem perdurar por muitos anos (Mendes, 2003). As radiações não ionizantes também apresentam danos à saúde, entretanto o debate atual está centrado em saber se a exposição, durante longos períodos em níveis abaixo dos limites de exposição, pode causar efeitos adversos à saúde ou influenciar o bem-estar das pessoas (WHO, 2002).

Os *biológicos* representam um alto risco para as populações e atingem grandes áreas geográficas. Relacionam-se ao desmatamento e à abertura de novas frentes de trabalho, decorrentes da implantação de projetos agrícolas ou projetos de desenvolvimento. No Brasil, um exemplo ocorrido nas décadas de 80 e 90, pode exemplificar como processos produtivos estão associados ao aumento de doenças infecciosas e parasitárias: a mineração de ouro na Amazônia. Neste caso, o desmatamento, associado às precárias condições de saneamento e de vida, propicia que uma doença como a malária, por exemplo, se transforme em um evento epidêmico e depois endêmico, em áreas onde esta doença não ocorria (Barbieri, Sawyer, 2007; Câmara, Corey; 1992). Estes últimos autores citam que, de uma amostra de 251 levantamentos realizados pelo Ministério da Saúde, em 1988, em três distritos do Estado de Mato Grosso, o garimpo foi o principal local de transmissão da malária (52,6%). Ainda segundo o Ministério da Saúde, a Região Amazônica responde por 99% dos casos. Entre 1990 e 2007, o número de casos confirmados de malária variou entre 348.259 e 606.012, em 2002 e 2005, respectivamente (www.saude.gov.br). Aspectos socioeconômicos, como a valorização de produtos originários de atividades extrativistas; um intenso processo de assentamento rural, que provocam deslocamento de grandes grupos populacionais para o interior das florestas; intenso processo migratório para áreas periurbanas das grandes cidades na busca de emprego, e fatores ambientais, como a variação de índices pluviométricos, bem como os projetos agropecuários, a construção de rodovias e hidroelétricas e as atividades de garimpo e mineração, são fatores relacionados com a incidência da doença na Região Amazônica (Ministério da Saúde, 2004).

Os *fatores sociais*, como citado anteriormente, *são responsáveis por diferentes padrões de exposição*, e foram incluídos porque as relações adversas de trabalho existentes e as condições de vida geradas pelo desenvolvimento econômico são, muitas vezes, uma fonte de pobreza que leva a alterações marcantes no ambiente e a um perfil de morbidade distinto do resto da população.

Os *fatores químicos*, atualmente, se apresentam mais importantes, quantitativa e qualitativamente, em todas as atividades produtivas, e são classificados como prioritários por muitas agências internacionais. Entre os diversos critérios de prioridade para situações de risco a estes agentes, podem-se incluir:

- elevado número de substâncias químicas que são produzidas e inseridas na produção e formulação a cada ano;
- a ausência de estudos toxicológicos para a grande maioria destas substâncias;
- a sua dispersão e abundância nos vários componentes do ambiente (solos, águas, ar e alimentos);
- a persistência de algumas destas substâncias no ambiente;
- a possibilidade de biotransformação, biomagnificação e bioacumulação destas substâncias;
- o elevado número de pessoas expostas direta ou indiretamente.

Agravos ocupacionais causados por substâncias químicas

Para os profissionais de saúde interessados em estudar os agravos ocupacionais e ambientais, é fundamental o conhecimento de aspectos básicos da toxicologia dos poluentes químicos, desde a fase em que as pessoas estão expostas a estes poluentes, até o aparecimento dos efeitos adversos para a saúde.

Neste sentido, para realizar uma discussão dos efeitos dos agentes químicos, será utilizada a classificação citada por Bernard e Lauwerys (1984), que apresenta quatro fases, que ocorrem sucessivamente, até o aparecimento de um caso de intoxicação, que são:

- exposição;
- toxicocinética;
- toxicodinâmica;
- clínica.

Fase de exposição

A *fase de exposição* é representada pelo período em que o ser humano fica exposto à substância tóxica presente no ambiente, mais especificamente no ar, poeira, solo, água, sedimentos, biota e alimentos. Nesta fase, interessa avaliar o perigo potencial de absorção da substância tóxica, por meio das diversas vias possíveis de penetração no organismo *(respiratória, cutânea, digestiva* e *placentária)*. Um conceito importante, em relação à exposição, é o de *rota de exposição*, ou seja, uma rota ambiental que leva a substância desde a sua fonte até o indivíduo.

As rotas de exposição podem ser *completas* ou *incompletas*, isto é, podem de fato existir ou podem existir apenas quando determinadas condições ocorrem. Um exemplo de via completa de exposição é a poluição atmosférica que ocorre nos grandes centros urbanos. O poluente é lançado no ambiente, contaminando o ar que as pessoas respiram. Como via incompleta de exposição, pode-se citar a poluição por resíduos tóxicos industriais de águas profundas (lençóis freáticos), em uma região onde não são utilizadas para consumo humano. Isso quer dizer que, apesar de existir a via de exposição, ela somente se completa se um indivíduo, por alguma circunstância, passa a utilizar essa água dos lençóis para consumo.

As principais vias de exposição às substâncias tóxicas presentes no ambiente, para a população urbana em geral, são as vias digestiva e respiratória, com predomínio da primeira, ao contrário dos ambientes de trabalho, onde predomina a via respiratória. Isto ocorre por causa da importância da água e dos alimentos para a população em geral.

Além dos fatores relacionados com o ambiente, existem fatores inerentes ao indivíduo, como sexo, idade, raça, genéticos, nutricionais, psíquicos, além da existência de doenças prévias, que podem interferir no aparecimento, duração e gravidade dos efeitos adversos à saúde. A Tabela 47.4 lista alguns exemplos de proteção do organismo no nível das vias de penetração das substâncias tóxicas.

Além dos fatores inerentes ao indivíduo, é importante também citar aqueles referentes à substância tóxica e que interferem na exposição, como: a solubilidade em lipídios e o tamanho da partícula, que podem aumentar a permeabilidade e a facilidade de absorção da substância; a capacidade de ionização, aumentando o risco de queimaduras e câncer; a toxicidade e a estabilidade da substância química no meio ambiente.

Também a área geográfica, dependendo dos índices de poluição, pode interferir nos indicadores de morbidade e mortalidade, para algumas doenças que são influenciadas pela poluição atmosférica. É de se esperar que a mortalidade por doenças como câncer no pulmão tenha aumentado consideravelmente nos últimos anos.

Algumas vezes, o poluente, ao entrar em contato com alguns elementos do ambiente, sofre uma série de reações químicas que alteram o seu estado inicial, transformando-se em uma substância de diferente nível de toxicidade, ou alterando seu estado físico-químico em formas que podem ser mais absorvidas pelo ser humano. Isto ocorre com o *mercúrio metálico*, utilizado na atividade de mineração de ouro, o qual, ao atingir os rios, pela ação da cadeia biológica – dependendo da presença de determinadas condições, como a presença de microrganismos, pH e outras – pode se transformar em metilmercúrio, que é uma forma orgânica de cadeia curta do mercúrio e, portanto, muito mais tóxica ao homem. O metilmercúrio também é mais facilmente absorvido por peixes e outros organismos aquáticos, o que provoca uma distribuição e acumulação dessa substância química nos tecidos desses animais, fazendo com que, ao longo do tempo, se atinjam concentrações bem maiores que as originalmente encontradas no ambiente. A este processo se designa *bioacumulação* (Lacerda, Malm, 2008). Além disso, o metilmercúrio pode sofrer *biomagnificação,* que é a sequência de processos num ecossistema mediante a qual são alcançadas maiores concentrações de metilmercúrio em organismos de níveis tróficos superiores da cadeia alimentar (ATSDR, 1992).

Outro elemento importante, na exposição ambiental, é o número e a dimensão dos grupos de pessoas expostas, que abrangem grupos de diferentes faixas de idade – desde recém-nascidos até mais idosos –, atingindo assim os que estão nos extremos da vida e que são considerados como os *grupos mais vulneráveis da população*. Também vale citar outros grupos, como: gestantes, diabéticos, pessoas portadoras de doenças cardiovasculares etc., os quais apresentam maior suscetibilidade à ação de agentes tóxicos.

Finalmente, o fato de uma pessoa estar exposta a uma substância química não quer dizer que, necessariamente, desenvolverá uma doença resultante de um efeito tóxico. Na atualidade, para entender o processo de adoecimento, a atenção deve voltar-se para as cascatas de toxicidade: a premissa essencial é que os cientistas podem inferir a ocorrência de danos à saúde humana, decorrentes dos agentes químicos, com base no modo pelo qual os químicos ativam as cascatas de toxicidade nas células. As cascatas de toxicidade são cadeias ou sequências de eventos, induzidos quimicamente, que levam à formação de um tumor, por exemplo, ou uma interferência na estimulação dos receptores de estrogênio que pode causar alteração no desenvolvimento (Schmidt, 2009).

Tabela 47.4. Mecanismos de proteção do organismo por vias de penetração de substâncias tóxicas

Vias de penetração das substâncias tóxicas	Mecanismos de proteção do organismo
Via respiratória	Tosse Expectoração Produção de muco Movimento ciliar Movimento e secreções alveolares
Via cutânea	Sudorese Circulação periférica Camada de lipídios
Via digestiva	pH Enzimas digestivas Volume de suco gástrico

Fase toxicocinética

A *fase toxicocinética* compreende a absorção das substâncias químicas por meio das diferentes vias e, após ser absorvidas, sua distribuição para as diversas partes do organismo através da circulação sanguínea, onde podem ser:

- *transformadas,* principalmente no fígado, podendo aumentar ou diminuir a sua toxicidade, ou ainda favorecer sua eliminação, principalmente através de reações de oxidação, redução, hidrólise, acetilação, metilação ou conjugação;
- *acumuladas,* de forma preferencial e segundo as características da substância, em tecidos como o ósseo, gorduroso e o sistema nervoso central;
- *eliminadas,* através de urina, fezes, bile, ar expirado, suor, saliva, placenta, cabelo, unhas e leite materno.

Associados à toxicocinética, definem-se os conceitos de *dose externa* e *dose interna* da substância. Dose externa é a quantidade da substância que entra em contato com as vias de absorção, e dose interna é a quantidade da substância que permanece biodisponível, no alvo, para realizar a fase de toxicodinâmica do agente.

Fase toxicodinâmica

A *toxicodinâmica* corresponde à interação da substância química com moléculas específicas, nos sítios de ação, podendo causar desde leves desequilíbrios, até a morte da pessoa que foi exposta ao poluente (Salgado, Fernícola, 1989). Essa fase é essencial ao processo de intoxicação e define o aparecimento do efeito no organismo.

Normalmente, o surgimento dos efeitos à saúde é estudado a partir da análise de dois tipos de gráficos, elaborados com base na experimentação animal ou utilizando dados de situações populacionais. São os gráficos de curvas de *dose-resposta* e de *dose-efeito*. A curva de dose-resposta relaciona a concentração a que se expôs uma população, pela porcentagem da população que apresenta uma determinada resposta – morte, por exemplo. Na curva dose-efeito, é feita a relação entre a variação da concentração do poluente a que se expôs um indivíduo com a magnitude dos efeitos observados. Esses dois tipos de curvas são utilizados nos estudos de avaliação e gerência de risco, servindo, também, de base para o estabelecimento de níveis de exposição permissíveis aos ambientes de trabalho e ambientes gerais.

A interpretação de um gráfico de uma curva dose-efeito pode distinguir três diferentes tipos de níveis, que costumam aparecer com frequência nos livros de toxicologia:
- *nível de efeito não observado (No-observed-effect level* – NOEL), que corresponde à parte da curva onde houve exposição e não se observou nenhum efeito;
- *nível mais baixo de efeito observado (No-observed-adverse-effect-level*– NOAEL), que corresponde ao nível em que não se observa o efeito adverso, ou seja, a maior dose em que ainda não se verifica o efeito adverso.
- *nível de efeito adverso mais baixo observado (Lowest-observed-adverse-effect-level* – LOAEL), que corresponde ao primeiro ponto da curva onde foi observado o aparecimento de um efeito adverso à saúde relacionado com a exposição a substância tóxica.

Fase clínica

A *fase clínica* é caracterizada pela evidência dos efeitos do agente tóxico, ou seja, o aparecimento de sinais e sintomas da intoxicação, ou ainda, alterações patológicas detectáveis mediante provas diagnósticas, caracterizando os efeitos danosos causados pela substância química. Vale a pena acrescentar que um mesmo órgão do corpo humano pode ser atingido por uma grande variedade de substâncias químicas, e que, também, uma mesma substância química pode atingir vários órgãos, ou mesmo, produzir diferentes efeitos relacionados com um mesmo órgão. Este é um fato que deve ser lembrado no diagnóstico das intoxicações por poluentes ambientais.

Os efeitos adversos causados pelos agentes ambientais podem ser *agudos* (rápido início e evolução) e, principalmente, *crônicos* (início insidioso e de longa duração). Quando o efeito apresenta um quadro intermediário, é classificado de *subcrônico*. De acordo com a evolução do quadro clínico, os efeitos adversos podem ser também classificados como *reversíveis* ou *irreversíveis*.

Os principais tipos de efeitos causados pelos poluentes ambientais são:
- *local,* quando os efeitos ocorrem no local onde o poluente penetra no organismo, como, por exemplo, o eczema de contato ou outro tipo de processo alérgico na pele, e uma lesão nas vias aéreas, causada por um poluente que penetra por esta via;
- *sistêmico,* quando o efeito se produz distante do local de penetração da substância tóxica, atingindo um ou mais dos aparelhos respiratório, circulatório, digestivo, urinário, sistema nervoso ou reprodutor etc.;
- *mutagênico,* quando existe modificação na informação do material genético, levando ao aparecimento de alterações em gerações futuras;
- *teratogênico,* quando a substância tóxica causa alterações no desenvolvimento do feto, tais como alguns metais (mercúrio, chumbo, manganês e selênio), que podem atravessar a barreira placentária e atingir o feto. Shane (1989) cita que as partes do corpo humano são mais sensíveis a alterações, em etapas diferentes do desenvolvimento fetal (ver Tabela 47.5);
- *carcinogênico,* quando a substância tóxica é capaz de induzir a transformação de células normais em células cancerígenas. Atualmente, muitos tipos de câncer estão tendo sua causa relacionada com a presença de substâncias químicas no meio ambiente. Como exemplo de substâncias cancerígenas, podemos citar o cloreto de vinila, asbesto, arsênio, níquel, benzeno, formaldeído, cloreto de metileno e anilinas.

A Tabela 47.6 apresenta exemplos de diversos fatores de interesse para avaliações dos riscos da exposição e dos efeitos de substâncias tóxicas, tanto para realização de estudos, como para o desenvolvimento de ações de prevenção e controle.

Tabela 47.5. Partes do corpo humano segundo períodos de maior sensibilidade a alterações do desenvolvimento fetal

Partes do corpo humano	Períodos do desenvolvimento fetal (Semanas)
Sistema nervoso central	3ª à 5ª
Coração	3ª à 6ª
Braços e pernas	4ª à 7ª
Olhos	4ª à 8ª
Dentes	6ª à 8ª
Palato	6ª à 12ª
Genitália externa	7ª à 12ª
Ouvido	4ª à 12ª

Fonte: Adaptado de Shane (1989).

É importante ressaltar que, na quase totalidade das situações, as pessoas normalmente não estão expostas a somente um fator de risco, e sim, a uma multiplicidade de condições que podem causar vários tipos de efeitos adversos ao organismo. Isto faz com que o profissional da área de Saúde Ambiental deva ter cuidado ao definir os "casos" (pessoa doente). É sempre importante analisar a possibilidade de ocorrência de outros efeitos que possam causar sinais e sintomas semelhantes e realizar um cuidadoso diagnóstico diferencial.

A atividade de *mineração de ouro* é um excelente exemplo deste fenômeno, e a Tabela 47.7 mostra alguns dos agravos à saúde que podem ocorrer no desenvolvimento desta atividade produtiva, segundo riscos do processo de trabalho em garimpos do tipo "baixão". O ouro é encontrado na Amazônia sob a forma de pó e requer um processo de trabalho mais complexo que o simples uso de uma bateia para sua extração. Desta forma, são necessários investimentos em equipamentos para condensar o aluvião, onde está localizado o ouro, e a utilização de *mercúrio* metálico para formar um amálgama que é posteriormente queimado. Ao ser queimado o amálgama, o ouro fica retido e o *mercúrio*, sob a forma de vapor, se dispersa na atmosfera (ver descrição do processo de trabalho na Fig. 47.2).

Como a atividade de garimpagem é realizada em espaço aberto e os resíduos que produz são diretamente lançados no ambiente, representa um risco, tanto para as pessoas expostas diretamente aos ambientes de trabalho, como para a população geral. Além disso, existe também, como citado anteriormente, a possibilidade de o *mercúrio* que é lançado na atmosfera precipitar-se em rios e, através da cadeia biológica, transformar-se em *metilmercúrio* e contaminar os peixes que servem de alimento. O *mercúrio*, em ambas as formas, é altamente agressivo ao homem. Na forma metálica, penetra pelas vias aéreas superiores, alcança a corrente sanguínea e provoca, na intoxicação aguda, lesões no aparelho respiratório, e na intoxicação crônica, principalmente no sistema nervoso. O metilmercúrio penetra através da via digestiva e pode causar, entre outras, lesões graves do sistema nervoso, rins, além de lesões teratogênicas. Todavia, para que seja feito o diagnóstico de uma pessoa intoxicada pelo mercúrio, o médico deve levar em conta, entre outros aspectos, a grande prevalência de casos de malária e outras doenças infecciosas e parasitárias, que podem apresentar sinais e sintomas semelhantes (Câmara, Corey, 1992).

Tabela 47.6. Características selecionadas do poluente, do ambiente e do ser humano para avaliação de exposição e efeitos adversos para a saúde

Substância química		Ser humano
Características do poluente	Ambiente	Características pessoais
• Tipo • Fonte • Concentração • Local • Cinética ambiental • Persistência ambiental • Estado físico • Poder de volatilização • Odor • Padrão de ocorrência • Dispersão • Tipo de solubilidade • Biodegradabilidade • Sedimentação • Ação de microrganismos • Adsorção a partículas • Interação com outras substâncias	• Condições hidrográficas • Geológicas • Topográficas • Meteorológicas	• Sexo • Idade • Suscetibilidade individual • Estado nutricional • Raça • Escolaridade • Padrão socioeconômico • Ocupação • Padrões de consumo • Hábitos • Doença prévia Toxicocinética: • Vias de absorção • Distribuição • Biotransformação • Acumulação • Tempo de latência • Vias de eliminação • Tipos de efeitos adversos • Toxicodinâmica • Interação do poluente com moléculas específicas Efeitos à Saúde

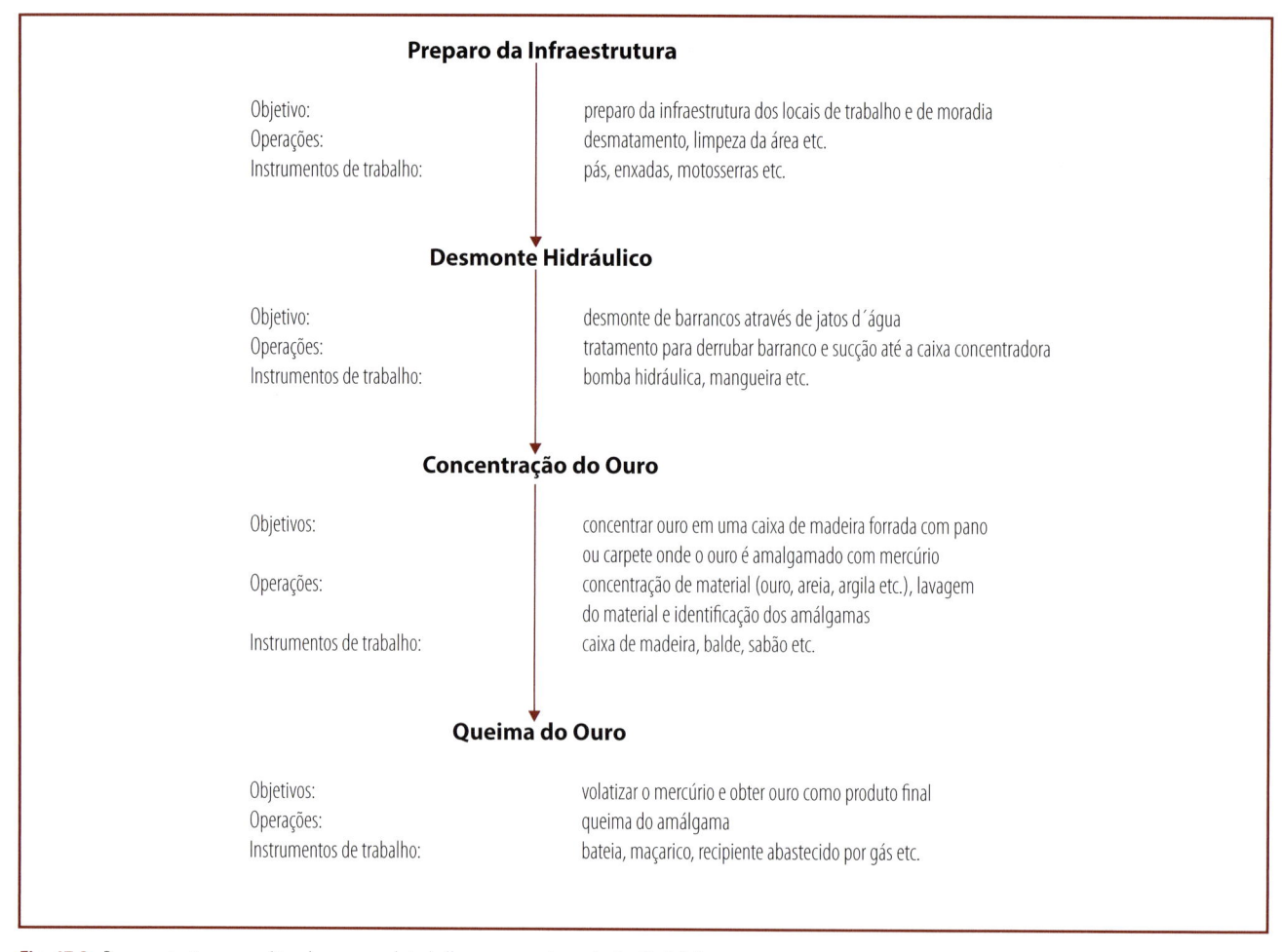

```
                        Preparo da Infraestrutura

    Objetivo:                       preparo da infraestrutura dos locais de trabalho e de moradia
    Operações:                      desmatamento, limpeza da área etc.
    Instrumentos de trabalho:       pás, enxadas, motosserras etc.
                                        │
                                        ▼
                          Desmonte Hidráulico

    Objetivo:                       desmonte de barrancos através de jatos d´água
    Operações:                      tratamento para derrubar barranco e sucção até a caixa concentradora
    Instrumentos de trabalho:       bomba hidráulica, mangueira etc.
                                        │
                                        ▼
                          Concentração do Ouro

    Objetivos:                      concentrar ouro em uma caixa de madeira forrada com pano
                                    ou carpete onde o ouro é amalgamado com mercúrio
    Operações:                      concentração de material (ouro, areia, argila etc.), lavagem
                                    do material e identificação dos amálgamas
    Instrumentos de trabalho:       caixa de madeira, balde, sabão etc.
                                        │
                                        ▼
                              Queima do Ouro

    Objetivos:                      volatizar o mercúrio e obter ouro como produto final
    Operações:                      queima do amálgama
    Instrumentos de trabalho:       bateia, maçarico, recipiente abastecido por gás etc.
```

Fig. 47.2. Representação esquemática do processo de trabalho em um garimpo do tipo "baixão".
Fonte: Câmara (1992).

Tabela 47.7. Principais efeitos à saúde, por etapas do processo de trabalho em garimpos		
Etapas do processo produtivo	Principais fatores e condições de risco	Efeitos adversos para a saúde
1ª etapa: Preparo da infraestrutura. Operações: Preparo do local do garimpo e moradia	Tocos e gravetos; pás; foices e picaretas; ruído de motosserra	Lesões traumáticas; surdez; lesão por vibração excessiva; tétano
2ª etapa: Desmonte hidráulico. Operações: Derrubar barranco e sucção até a caixa concentradora	Ruído de bombas hidráulicas; esforço físico excessivo; óleos e graxas; desmoronamentos; solventes	Surdez; lombalgias e artrose da coluna vertebral; lesões traumáticas; lesão por vibração excessiva; câncer de pele; dermatoses relacionadas com o trabalho
3ª etapa: Concentração do ouro. Operações: Concentração do material (ouro, areia, argila), lavagem do material e amalgamação	Ruído de bomba hidráulica; quedas; exposição ao mercúrio por corte por pás de moinhos; pó de rochas	Surdez; lesões traumáticas; intoxicação por mercúrio; lesão ocular por corpos estranhos; dermatoses relacionadas com o trabalho
4ª etapa: Queima do amálgama. Operações: Queima do amálgama para volatilizar o mercúrio	Exposição ao fogo; gases e vapores; inalação de mercúrio metálico	Queimaduras; intoxicação por gases; intoxicação mercurial
Todas as etapas	Todos os citados nas quatro etapas	Malária; doenças sexualmente transmissíveis; doenças do aparelho digestivo; hanseníase; tuberculose; leishmaniose; verminose; lesões osteoarticulares; lesões por desconforto térmico; lesões por exposição ao sol; saúde mental; violência; alcoolismo; dependência à cocaína e outras drogas

O diagnóstico das intoxicações por substâncias químicas

O diagnóstico das intoxicações é difícil de ser realizado. Em primeiro lugar, porque as pessoas geralmente estão expostas a uma multiplicidade de agentes. Em segundo lugar, o quadro clínico, muitas vezes, é difícil de ser caracterizado e não faz parte da rotina dos atendimentos dos profissionais de saúde. Em terceiro lugar, são necessários serviços de saúde com recursos para realizar procedimentos de vigilância, para comprovar o nexo etiológico. Finalmente, a realização de exames toxicológicos é cara, necessitando de laboratórios bem equipados e de boa qualidade analítica.

Um primeiro ponto a ser destacado é o valor que se deve dar à análise clínica para elaborar o diagnóstico. Vale sempre enfatizar que, como é comum se dizer na prática médica, "a clínica é soberana". Quando um exame laboratorial mostra um indivíduo com teores elevados de uma substância química em alguma amostra biológica, pode-se dizer que ele está exposto ao tóxico de interesse e que existe grande possibilidade de que os sinais clínicos identificados se relacionem ao agente químico sob investigação. Porém, no caso de um indivíduo ter sido exposto durante muitos anos e atualmente estar afastado da fonte de exposição, dependendo da vida-média da substância química no organismo, ele poderá apresentar um exame toxicológico normal, mesmo que apresente um quadro clínico grave de intoxicação crônica. Portanto, é importante que a pessoa interessada em fazer o diagnóstico da intoxicação realize uma história detalhada da exposição à substância tóxica e um cuidadoso exame clínico.

As determinações laboratoriais ajudam na confirmação dos casos clinicamente suspeitos, na detecção de novos casos de exposição, no controle da qualidade de produtos ou alimentos que possam estar associados com a intoxicação, na avaliação dos níveis do poluente no ambiente e dos níveis biológicos de exposição aos agentes tóxicos. Dada a ausência de laboratório ou dificuldade de realização de exames toxicológicos no local de trabalho do profissional de saúde, uma possibilidade que não pode ser esquecida por estes profissionais é o uso das redes de laboratório existentes. Os laboratórios que fazem parte destas redes são geralmente públicos, e possuem capacidade de analisar toxicologicamente material biológico em caráter de emergência ou ambulatorial, bem como apoiar as atividades de prevenção e controle das intoxicações exógenas por substâncias químicas. É recomendável que seja mantido por esses laboratórios um programa de *controle* e *garantia da qualidade analítica*, o qual é fundamental para que o profissional de saúde possa utilizar o resultado obtido como um respaldo confiável na prática clínica (Maio *et al.*, 2006).

A promoção da saúde, a prevenção e o controle dos efeitos adversos do ambiente

No SUS, a estratégia de promoção da saúde é retomada como uma possibilidade de enfocar os aspectos que determinam o processo saúde-adoecimento em nosso País, como por exemplo: violência, desemprego, subemprego, falta de saneamento básico, habitação inadequada e/ou ausente, dificuldade de acesso à educação, fome, urbanização desordenada, qualidade do ar e da água ameaçada e deteriorada; e potencializam formas mais amplas de intervir em saúde (Brasil, 2007).

Entende-se que a promoção da saúde apresenta-se como um mecanismo de fortalecimento e implantação de uma política transversal, integrada e intersetorial, que faça dialogar as diversas áreas do setor sanitário, os outros setores do Governo, o setor privado e não governamental, e a sociedade, compondo redes de compromisso e corresponsabilidade quanto à qualidade de vida da população em que todos sejam partícipes na proteção e no cuidado com a vida (Brasil, 2007).

A intersetorialidade das ações relacionadas à saúde manifesta-se concretamente nas localidades e nos ambientes institucionais onde vivem as pessoas, condicionando sua qualidade de vida. A busca de ações intersetoriais, que possuem alta complementaridade e sinergia, é focada principalmente nos municípios (municípios saudáveis), nas escolas e nos *ambientes de trabalho* (Brasil, 2008).

Entre os objetivos da Política Nacional de Promoção da Saúde está favorecer a preservação do meio ambiente e a promoção de ambientes mais seguros e saudáveis. Para tanto, o SUS adotou o fortalecimento e ampliação da Rede Nacional de Atenção Integral à Saúde do Trabalhador, incluindo a estratégia dos *ambientes de trabalho saudáveis*, no âmbito maior da política dos municípios saudáveis, em conjunto com o programa do Ministério do Trabalho voltado para as "Empresas Promotoras da Saúde". A ação inicial está voltada para a promoção de *ambientes de trabalho livres de tabaco*: a) realizando ações educativas, normativas e organizacionais que visem estimular mudanças na cultura organizacional, que levem à redução do tabagismo entre trabalhadores; e b) atuando junto a profissionais da área de saúde ocupacional e outros atores-chave das organizações/instituições, para a disseminação contínua de informações sobre os riscos do tabagismo e do tabagismo passivo, a implementação de normas para restringir o fumo nas dependências dos ambientes de trabalho, a sinalização relativa às restrições ao consumo nas mesmas e a capacitação de profissionais de saúde ocupacional para apoiar a cessação de fumar de funcionários (Brasil, 2007, Brasil 2008).

Também, no escopo da promoção da saúde, são consideradas as políticas, convenções e protocolos nacionais e internacionais que minimizam ou eliminam situações e fatores de risco, e potencializam a atuação do setor saúde em prol do bem-estar e qualidade de vida dos trabalhadores e da população geral.

No ambiente de trabalho, as medidas de prevenção primária da exposição a substâncias químicas, ou seja, aquelas em que as ações são aplicadas antes que ocorram os efeitos adversos à saúde, geralmente adotam a seguinte ordem decrescente de locais prioritários de atuação:

- fonte de poluição;
- ambiente interno da empresa;
- proteção individual do trabalhador.

As fontes de poluição no ambiente geral podem ser divididas em *fontes fixas zonais* (indústrias), *fontes fixas pontuais* (depósitos de lixos) e *fontes móveis* (automóveis, caminhões de transporte de substâncias químicas etc.). O fato de as fontes de emissão de poluentes para o ambiente em geral serem extremamente variáveis em suas características básicas, torna a atuação preventiva sobre elas um trabalho difícil de ser realizado.

No ambiente, existem dois fatores a serem considerados: a poluição a partir da produção e a poluição causada pelo uso ou consumo da substância química. Isto faz com que sejam ampliados os locais de fontes de poluição, dificultando o acesso das pessoas interessadas em implantar ações de prevenção. Como exemplo, pode-se citar o caso do uso de aditivos na gasolina: durante sua produção, eles são responsáveis por riscos para as comunidades vizinhas ao local da empresa, e, quando consumidos, representam riscos para toda a população, por serem usados como complemento de combustível para automóveis. Casos como este, evidentemente, só podem ser solucionados no local da fonte de poluição, substituindo-se o poluente por uma substância menos tóxica.

Dada a amplitude geográfica com que os poluentes podem estar dispersos, pode-se deduzir que o controle e a prevenção, nos dois outros locais de atuação (ambiente e proteção individual), ficam enormemente prejudicados. Somente quando a poluição fica restrita a uma pequena área geográfica, ou quando existe um pequeno grupo populacional exposto, ou ainda, grupos isolados de maior risco, estes tipos de atuação podem ser considerados. Este raciocínio também é válido para os outros níveis de prevenção, tanto o nível secundário (limitação do dano), como o terciário (reabilitação) das pessoas expostas.

As *medidas de prevenção e controle* dos efeitos adversos do ambiente podem ser *gerais* e abranger uma ampla gama de poluentes, ou, como na maioria das vezes, *específicas* para um determinado fator relacionado com a poluição e que, por algum critério, torna-se prioritário para atuação.

O tratamento e acompanhamento das pessoas afetadas por um problema ambiental vão depender do tipo de poluente, e devem ser realizados tanto em nível individual como coletivo. O primeiro passo a ser dado consiste na identificação do poluente e, a partir de uma análise toxicológica detalhada, proceder às ações preventivas para eliminar o problema.

O tratamento coletivo refere-se às medidas para eliminar a fonte de emissão do poluente e, no caso de uma emergência química, deve ser realizado o mais rapidamente possível. Este procedimento apresenta também um caráter preventivo, por impedir o aparecimento de novos casos. Além disso, poderá também servir como um auxílio terapêutico, na medida em que pode combater o agravamento dos casos.

As *emergências químicas,* ao contrário das contaminações crônicas, são eventos agudos, de aparecimento rápido, e que geralmente afetam, em um curto espaço de tempo, um grande número de pessoas. Entre as medidas utilizadas para uma rápida intervenção para eliminar o problema, destacam-se:

- a confirmação da existência da emergência;
- a estimativa do tipo de acidente, sua dimensão, localização e distribuição;
- a determinação da população sob risco;
- a avaliação toxicológica do poluente;
- a determinação do impacto à saúde;
- a avaliação da capacidade instalada para a resposta sanitária adequada ao problema;
- a atenção médica dos afetados;
- a eliminação das fontes de poluição.

Os projetos e programas em Saúde Ambiental geralmente são de elevada complexidade, necessitando abordagens interdisciplinares e um amplo exercício de articulações, tanto intra, como intersetoriais. É necessária uma eficiente coordenação interinstitucional, em particular com os estados e municípios. A Tabela 47.8 apresenta alguns dos tipos de articulações inter e extrassetoriais de interesse para o desenvolvimento de atividades em Saúde Ambiental.

▶ Algumas atividades de destaque na prática da Saúde Ambiental

A seguir, são descritas, sumariamente, algumas das atividades da prática da Saúde Ambiental que foram destacadas pela contribuição que podem oferecer para identificar a magnitude e prevenir riscos, além de minimizar os efeitos adversos relacionados com a exposição aos poluentes ambientais. Estas atividades são: a *análise dos processos produtivos, a avaliação de risco e a vigilância em Saúde Ambiental.*

A análise dos processos produtivos

Estabelecer a relação dos processos produtivos com o padrão de morbidade e mortalidade de uma população exige que os profissionais da área de saúde desenvolvam estratégias que possibilitem acesso a informações, no interior das áreas de produção, ou seja, a fonte das situações de risco. Caso contrário, qualquer medida será apenas paliativa. Na prática, este acesso é muito difícil, dependendo, às vezes, de relações não formais e comprometendo, portanto, a estruturação do sistema de vigilância em saúde (ambiental, epidemiológica, sanitária e saúde do trabalhador) do Sistema Único de Saúde.

Quando a empresa possui serviços e ações voltados para a área de saúde do trabalhador, muitas informações podem estar registradas. Caso contrário, não resta outra alternativa, ao interessado, a não ser a busca de dados primários. A Tabela 47.9 apresenta uma proposta de roteiro que lista algumas informações relevantes, não somente para a saúde do trabalhador, como também para a Saúde Ambiental.

Tabela 47.8. Exemplos de tipos de articulações inter e extrassetoriais de interesse para o desenvolvimento de atividades em saúde ambiental

Articulações intrasetoriais no Ministério da Saúde	Articulações intersetoriais (Governo Federal)	Outras articulações
• Departamento de Saúde Ambiental e Saúde do Trabalhador • Conselho Nacional de Saúde • Fundação Nacional da Saúde • Instituto Evandro Chagas • Departamento de Saúde Indígena • Agência Nacional de Vigilância Sanitária • Secretaria de Atenção à Saúde • Secretaria de Ciência e Tecnologia • Departamento de Epidemiologia • Departamento de Análise de Situação em Saúde • Centro de Informações Estratégicas em Vigilância em Saúde • Sistema Nacional de Defesa Civil • Fundação Oswaldo Cruz	• Ministério do Meio Ambiente • Ministério das Cidades • Ministério da Previdência e Assistência Social • Ministério do Trabalho e Emprego • Ministério da Agricultura • Ministério do Planejamento, Orçamento e da Gestão • Secretaria Nacional de Defesa Civil • Ministério das Relações Exteriores • Ministério da Educação • Ministério do Desenvolvimento, Indústria e Comércio • Ministério da Ciência e Tecnologia (CNPq) • Ministério da Justiça • Ministério dos Transportes • Ministério Público • Instituto Brasileiro de Geografia e Estatística – IBGE • Instituto Brasileiro do Meio Ambiente e dos Recursos Naturais Renováveis – Ibama	• Universidades • Sindicatos e outros órgãos, de classe • Organizações não governamentais – ONGs • Movimentos Sociais • Instituições Privadas • Organização Pan-americana da Saúde • Outras instituições internacionais • Embrapa • Associação Nacional dos Serviços Municipais de Saneamento

Tabela 47.9. Roteiro para avaliação de ambientes de trabalho

Dados de Identificação da Empresa
Informações gerais da empresa; ano de fundação; linha de produtos ou serviços; localização e área da empresa; acidentes geográficos e terrenos vizinhos; orientação geográfica dos prédios; mapa da área da empresa, incluindo a circunvizinhança; número de funcionários por áreas; mudanças ocorridas (instalações ou tecnológicas); características meteorológicas.

Levantamento do Processo de Trabalho
Observação detalhada do trabalho exercido pelas pessoas, identificando todos os fatores ou situações de risco à saúde, incluindo: equipamentos existentes (estado de conservação, dispositivos de proteção); matérias-primas (originais, em processo e produtos acabados), segundo origem, quantidade, características físico-químicas, local de armazenagem, e condições ambientais do local; resíduos, segundo fonte, quantidade, características físico-químicas, local de armazenagem, tratamento, despejo e controle; *layout* do local escolhido.

Organização (relações) do Trabalho
Divisão das tarefas, jornada semanal de trabalho; horas-extras; trabalho em turnos e noturno; rotatividade dos trabalhadores; formas de pagamento (salário, produtividade etc); carteira assinada; férias; adicionais de periculosidade e insalubridade. Além disso, considerar a terceirização e/ou cooperativas.

Equipamentos de Proteção Individual e *Coletiva*
Levantamento dos equipamentos existentes: a) hidrantes, *sprinklers*, extintores, com localização, estado de conservação e quantidade; b) sistemas de alarme; c) equipamentos de proteção coletiva (EPC) por seção, localização, estado de conservação e quantidade; d) equipamentos de proteção individual (EPI) por seção, localização, estado de conservação e quantidade.

Serviços Especializados e *Programas para Proteção* ao *Trabalhador*
a. Serviços especializados em Segurança e Medicina do Trabalho (SESMT): composição, esquema de funcionamento, infraestrutura (pessoal, instalações e horários): posição dentro da organização da empresa; projetos desenvolvidos; identificação dos locais de risco para acidentes e doenças; estatísticas de acidentes e de doenças do trabalho.
b. Comissão Interna de Prevenção de Acidentes (CIPA): composição (funcionários/empresa); programas de treinamento, incluindo emergências e combate de incêndios; esquema de funcionamento: instalações, horários, posição dentro da organização da empresa; estatísticas de acidentes e doenças do trabalho.
c. Programa de Controle Médico de Saúde Ocupacional (PCMSO): análise dos dados registrados
d. Programa de Prevenção de Riscos Ambientais (PPRA): análise dos dados registrados

Instalações Sanitárias
Número de lavatórios, vasos sanitários, mictórios e chuveiros; alojamento, se for o caso; vestiários, armários, bebedouros, lava-olhos, roupa para o trabalho.

Assistência à *Saúde*
Existência de assistência médico-ambulatorial, social e odontológica (no local ou outros); análise de dados estatísticos de acidentes e doenças.

Fonte: Adaptado de Roteiro da Área de Engenharia da Produção - COPPE/UFRJ, UFRJ, 2009.

Os dados de identificação da empresa oferecem subsídios para uma primeira caracterização da existência e do alcance dos riscos. Por mais simples que seja a informação, não deve ser descartada. Como exemplo, o tipo de produto fabricado pela empresa pode auxiliar na predição dos riscos representados por alguns poluentes ambientais. Contudo, é o levantamento do processo de trabalho, desde o uso inicial da matéria-prima até a elaboração do produto, que irá fornecer uma avaliação mais detalhada destas situações de risco.

Outras informações relevantes sobre doenças que afetam os trabalhadores podem constituir indícios importantes para caracterizar riscos que podem atingir também a população não trabalhadora. Neste sentido, são fundamentais os dados gerados através da assistência à saúde da empresa, e também aqueles do Programa de Controle Médico de Saúde Ocupacional (PCMSO). Este programa é regulamentado pela legislação brasileira, e deve ter caráter de prevenção, rastreamento e diagnóstico precoce dos agravos à saúde relacionados ao trabalho. Inclui também a determinação periódica de indicadores biológicos.

Todavia, entre os programas e serviços das empresas, a fonte mais específica de dados é o Programa de Prevenção de Riscos Ambientais (PPRA), regulamentado pela legislação e que visa à preservação da saúde e da integridade dos trabalhadores, através da antecipação, reconhecimento, avaliação e consequente controle da ocorrência de riscos ambientais existentes, ou que venham a existir no ambiente de trabalho, tendo em consideração a proteção do meio ambiente e dos recursos naturais. Os riscos ambientais considerados são os físicos, químicos e biológicos e, no seu desenvolvimento, são previstas etapas que abrangem também, entre outras, reconhecimento de riscos, estabelecimento de prioridades para intervenção, monitoramento, registro e divulgação de dados e implantação de medidas de controle incluindo avaliação de sua eficácia.

A avaliação de risco

O ser humano geralmente está exposto, por diferentes vias, a várias substâncias químicas ao mesmo tempo. Algumas vezes, as informações existentes sobre os efeitos que uma substância pode causar para a saúde das populações fazem com que seja necessária uma avaliação de risco, ou seja, uma avaliação da probabilidade ou possibilidade de que a exposição a esta substância possa causar dano para a saúde das populações expostas.

As investigações abrangem, em primeiro lugar, o conhecimento dos resultados de estudos epidemiológicos e toxicológicos sobre efeitos adversos à saúde, causados por exposições a agentes químicos. Consistem na busca de todas as informações disponíveis sobre o tipo de dano ou doença que pode produzir uma substância à população exposta.

Geralmente, os dados existentes sobre a relação entre a dose de exposição aos poluentes ambientais e os efeitos adversos para a saúde são extraídos de estudos em animais, sendo pequeno o número de estudos em humanos. Além disso, estes estudos são baseados em exposições elevadas, por um período curto de tempo, diferentemente do que ocorre no caso da poluição ambiental causada pelos processos produtivos, em que, na maioria das vezes, as pessoas estão expostas por um longo período a concentrações mais baixas da substância química.

É importante também escolher os métodos para a extrapolação de doses altas para baixas, e de efeitos observados em animais para humanos. Uma extrapolação da exposição a altas doses para baixas doses pode ser conseguida por meio da aplicação de modelos matemáticos, dentre os quais se destacam: o modelo de impacto único, o multifásico e o de impactos múltiplos. Quanto à extrapolação das doses absorvidas entre animais e humanos, quando a via de exposição é a mesma, supõe-se que a dose absorvida é também a mesma. Todavia, na prática, o ser humano pode estar exposto ao poluente através de diferentes vias e este fato deve ser levado em consideração nas estimativas de risco.

Para a Academia Nacional de Ciências dos EUA (National Academy of Sciences, 1983), a avaliação de risco é a atividade científica para avaliar as propriedades tóxicas de uma substância e as condições de exposição humana a esta substância, tanto para estimar a possibilidade de que os expostos sofram efeitos adversos, como para caracterizar a natureza destes efeitos.

A Agência de Proteção Ambiental dos EUA (*Environmental Protection Agency*) (EPA, 1991) acrescenta que esta avaliação deve determinar um procedimento racional por parte das instituições responsáveis pela tomada de decisão, no sentido de estabelecer novas regras para conhecer e resolver os problemas, ou regulamentar as atividades geradoras de risco, evitando o surgimento de novos problemas para a saúde das populações. Desta forma, a EPA divide a avaliação de risco em duas partes: a primeira, como uma *avaliação científica do risco*, e a outra, como uma *gerência do risco*.

Entretanto, a metodologia utilizada por vários países da América Latina é a desenvolvida pela *Agency for Toxic Substances and Diseases Registry* (ATSDR, 1992). Trata-se de uma avaliação de saúde que contempla a informação ambiental pertinente, os dados sobre efeitos à saúde e as preocupações das comunidades associadas ao local onde ocorreu liberação de substâncias perigosas. Recomenda ações de saúde pública para as populações, residentes ou trabalhadoras, identificadas como expostas nas áreas contaminadas por resíduos perigosos. Portanto, contribui para o planejamento de saúde; aumenta os registros de dados de exposição; elabora perfis toxicológicos; produz estatísticas de morbidade e mortalidade; apoia atividades de vigilância e programas de educação para a saúde; desenvolve indicadores para monitoramento; fornece subsídios para elaboração de recomendações de saúde; contribui na implementação de políticas sustentáveis, produzindo resultados politicamente relevantes que podem ser comunicados às populações expostas, define prioridades para programas e identifica questões de Saúde Ambiental para serem aprofundadas em investigações posteriores.

A avaliação é baseada em informação tanto quantitativa como qualitativa, uma vez que inclui metodologias de abordagem para avaliar as preocupações da comunidade, ao mesmo tempo em que analisa dados ambientais e de efeitos à saúde. Possui um roteiro que deve ser aplicado por uma equipe multidisciplinar formada por profissionais das áreas de saúde, meio ambiente e ciências humanas, permitindo a troca de informações e maior abrangência de análise da situação em estudo.

Consideram-se como objeto de avaliação, para esta metodologia da ATSDR, os compostos químicos, elementos ou combinações que, por sua quantidade, concentração, características físicas ou características toxicológicas, possam representar um perigo imediato ou potencial para a saúde humana ou ambiente, quando são inadequadamente usadas, tratadas, armazenadas, transportadas ou eliminadas. As etapas para o desenvolvimento da metodologia são (ATSDR, 1992):

a) **Avaliação da informação do local** - Descrição do local, aspectos históricos, avaliação preliminar das preocupações da comunidade, dados registrados sobre efeitos adversos à saúde, informação demográfica, usos do solo e outros recursos naturais, informações preliminares sobre contaminação ambiental e rotas ambientais (água subterrânea ou profunda, água superficial, solo e sedimento, ar e biota).

b) **Resposta às preocupações da comunidade** - Compreende a identificação dos membros da comunidade envolvidos, desenvolvimento de estratégias para envolver a comunidade no processo de avaliação, manutenção da comunicação com a comunidade, através de todo o processo de solicitação e resposta dos comentários da comunidade sobre os resultados da avaliação.

c) **Seleção dos contaminantes de interesse** – Inclui a determinação dos contaminantes no local e fora deste, sua concentração nos meios ambientais, os níveis de concentração basais, a qualidade dos dados, tanto do processo de amostragem quanto das técnicas de análise, o cálculo de valores de comparação (Guias de Avaliação dos Meios Ambientais - EMEG), o inventário das emissões dos compostos tóxicos, a busca de informação toxicológica sobre os poluentes e a determinação dos poluentes de interesse.

d) **Identificação e avaliação de rotas de exposição** – A partir da identificação da fonte de emissão dos contaminantes de interesse, são realizadas identificações dos meios ambientais contaminados, dos mecanismos de transporte, dos pontos de exposição humana, das vias de exposição e das populações receptoras. Estas informações permitem avaliar se as rotas são potenciais ou completas.

e) **Determinação de implicações para a Saúde Pública** – Nesta etapa do processo é realizada a avaliação toxicológica (estimativa da exposição; comparação das estimativas com normas de saúde; determinação dos efeitos à saúde relacionados à exposição; avaliação de fatores que influem nos efeitos adversos para a saúde e determinações das implicações para a saúde por perigos físicos), e dos dados sobre efeitos à saúde (usos e critérios para avaliar estes dados e discussão desta informação em resposta às preocupações da comunidade).

f) **Determinação de conclusões e recomendações** – A determinação de conclusões inclui a seleção de categorias de perigos; conclusões sobre informações consideradas insuficientes; conclusões sobre preocupações da comunidade sobre sua saúde e, por fim, as conclusões sobre rotas de exposição. Na determinação de recomendações, tem-se como objetivo proteger a saúde dos membros da comunidade e recomendar ações de saúde pública.

No Brasil, os procedimentos de avaliação de risco à saúde humana por resíduos perigosos é uma atividade recente e, diferentemente do que ocorre nos países onde esta prática já existe desde a década de 80, ainda não há um arcabouço jurídico-institucional que imponha uma sequência natural aos resultados dos estudos de avaliação de risco.

O Ministério da Saúde definiu a metodologia da ATSDR como a ferramenta para avaliar riscos à saúde causados por resíduos em solos contaminados. Ao longo do período de 2001 a 2007, foram realizados estudos em cinco áreas no território brasileiro, a partir de um projeto do Ministério da Saúde, cujo objetivo era avaliar a aplicabilidade da metodologia da ATSDR para a realidade brasileira. Eram locais onde havia exposição da população em sítios contaminados por resíduos perigosos, e os estudos feitos até aquele momento não permitiam a definição de conclusões e a determinação de recomendações de ações para a saúde (www.saude.gov.br/svs).

As cinco áreas onde se realizaram os estudos estão descritas a seguir: 1) A Cidade dos Meninos é uma área onde, em 1964, uma fábrica de produção de hexaclorociclohexano (HCH) e formulação e armazenamento de outros pesticidas, como o dicloro-difenil-tetraetileno (DDT) encerrou suas atividades, deixando acumulada uma massa de material contaminado de cerca de 29,7 mil toneladas, com uma área 38 mil m^2 (Asmus *et al.*, 2008). 2) Santo Amaro da Purificação é um município no qual uma mineradora operou, de 1960 a 1993, e contaminou, principalmente com chumbo, cádmio, cobre e zinco, toda a área (solo, ruas, casas, plantações) ao seu redor, no raio de 1 km, bem como os sedimentos do Rio adjacente e biota (moluscos). 3) O Condomínio Barão de Mauá é um conjunto de prédios residenciais construído sobre um terreno onde havia um depósito de lixo industrial; ali, em 2001, houve uma explosão em uma das caixas de água subterrâneas, decorrente da presença de gás metano, e constatou-se que os resíduos no subsolo eram constituídos, entre outros, de Compostos Orgânicos Voláteis (VOCs), incluindo clorobenzeno, tolueno e benzeno. 4) Em 2002, o terreno do Condomínio Mansões Santo Antônio, localizado no município de Campinas, Estado de São Paulo, no qual estavam sendo construídos 4 edifícios residenciais, foi identificado como contaminado por resíduos químicos de uma empresa recuperadora de solventes. 5) Na Baixada Santista, foi realizado o estudo de 9 áreas contaminadas por deposição clandestina de resíduos organoclorados, sendo 4 no município de Itanhaém e 5 no município de São Vicente (www.saude.gov.br/svs).

O gerenciamento dos riscos compreende o desenvolvimento de opções para o manejo do risco (regulamentárias, por exemplo) e a avaliação do seu impacto na saúde pública, considerando aspectos legais, políticos, sociais, econômicos e a disponibilidade tecnológica mais atual. Estas avaliações, em conjunto com a caracterização do risco, vão definir as decisões da instituição responsável pela avaliação do risco.

As avaliações de risco, além do conhecimento científico gerado pelos estudos epidemiológicos e toxicológicos, permitem que sejam estimados os valores da exposição da população atingida às concentrações de determinados poluentes, na natureza e no próprio organismo humano, para serem comparados com *limites guia ou de referência*. Ou seja: supõe-se que uma pessoa exposta a estes níveis de concentração do poluente pode estar sob risco de aparecimento dos efeitos adversos estudados, que podem ser de dois tipos: câncer e não câncer.

A definição ou estabelecimento desses limites de referência leva em conta, também, fatores político-administrativos. Estes *fatores políticos,* que interferem na decisão sobre a definição destes índices, referem-se a dados de custo-benefício, número de pessoas expostas e margem de segurança. Dos limites existentes, acredita-se que os determinados pela Organização Mundial da Saúde seriam baseados somente nos fatores científicos, ou seja, sem interferência de critérios político-administrativos.

Estão descritos na literatura diferentes tipos de limites, quer sejam ambientais ou biológicos. Os *limites ambientais* geralmente são referidos a concentrações dos poluentes no ar, poeira, solo, sedimentos, água, biota e alimentos. Os *limites biológicos,* como, por exemplo, o Limite de Tolerância Biológica, são teores do poluente em amostras de sangue, de urina, de cabelo, de unhas e de placenta. Estes dois tipos de limites podem ter diferentes valores, segundo sua aplicação no ambiente geral, ou, mais especificamente, no ambiente de trabalho.

No Brasil, para os ambientes de trabalho é utilizado o *Limite de Tolerância Biológica,* também baseado no limite de tolerância utilizado nos EUA (*Threshold Limit Value*), que é revisado anualmente pela *American Conference of Governmental Industrial Hygienists.* Deve ser considerado que estes limites não levam em conta, necessariamente, o fato de a jornada de trabalho ser maior no Brasil do que nos EUA e em outros países (Frumkim & Câmara, 1991).

Outro ponto que deve ser discutido é a grande diferença que existe entre os limites determinados para os ambientes gerais e os ambientes ocupacionais. Por exemplo, enquanto a concentração máxima de mercúrio no ar definida pela OMS para o ambiente em geral é de 1mg por metro cúbico de ar, para os ambientes de trabalho o limite permissível é de 25mg por metro cúbico de ar. Esta diferença de critérios poderia ser defendida usando como argumento o menor tempo de exposição no ambiente ocupacional. Contudo, este tempo de exposição, geralmente oito horas por dia, pode ser suficientemente longo e oferecer um risco potencial de aparecimento de efeitos adversos à saúde dos trabalhadores.

A rigor, para o ambiente de trabalho deveria haver índices mais próximos aos do ambiente geral. Esta medida poderia trazer como consequência uma melhoria também do ambiente geral. A redução dos níveis de exposição nos locais de trabalho diminuiria, logicamente, os níveis dos poluentes que a partir desses locais de produção atingem o ambiente como um todo.

A vigilância em Saúde Ambiental

A vigilância ambiental em saúde compreende um conjunto de ações que proporcionam o conhecimento, a detecção ou prevenção de qualquer mudança em fatores determinantes e condicionantes do ambiente que interferem com a saúde do ser humano (Ministério da Saúde, 1998). É uma estratégia para identificação de perigos, no ambiente, que causam doenças, incapacidades e mortes, com o objetivo de alcançar a remoção ou redução da exposição aos agentes de risco (Hertz-Piccioto, 1996). A Fig. 47.3 apresenta os principais componentes de um programa de vigilância.

Tendo em vista a grande dimensão do ambiente, como tudo em volta do ser humano, os programas e sistemas de vigilância em Saúde Ambiental devem definir qual a sua área principal de atuação, a partir de prioridades para cada região. Em 2005, foi redefinida a atuação para a União, pelo Subsistema Nacional de Vigilância em Saúde Ambiental no Brasil, que compreende o conjunto de ações e serviços prestados por órgãos e entidades públicas e privadas, relativos à vigilância em saúde ambiental, visando o conhecimento e a detecção ou prevenção de qualquer mudança nos fatores determinantes e condicionantes do meio ambiente que interferem na saúde humana, com a finalidade de recomendar e adotar medidas de promoção da saúde ambiental, prevenção e controle dos fatores de riscos relacionados às doenças e outros agravos à saúde, em especial:

- água para consumo humano;
- ar;
- solo;
- contaminantes ambientais e substâncias químicas;
- desastres naturais;
- acidentes com produtos perigosos;
- fatores físicos e
- ambiente de trabalho.

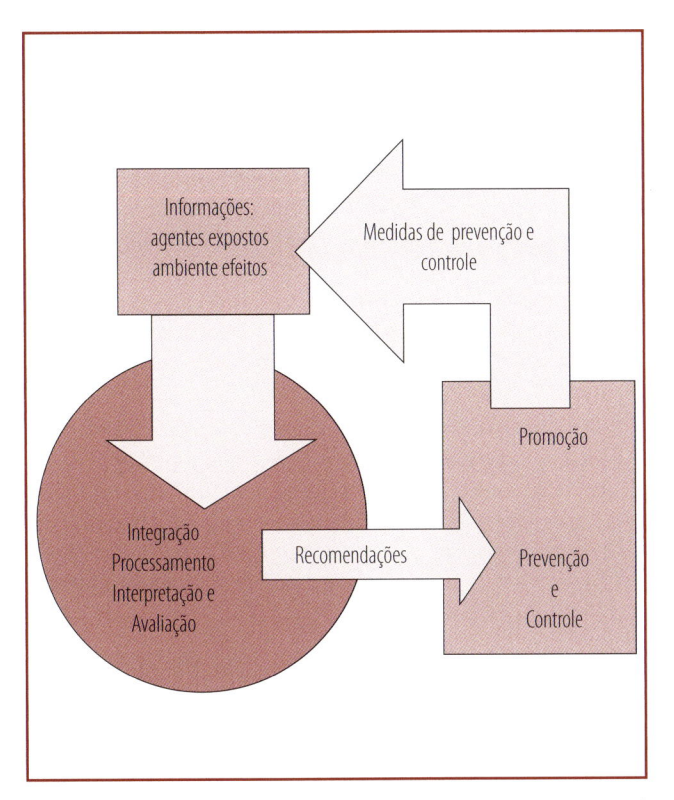

Fig. 47.3. Representação gráfica dos componentes da vigilância em Saúde Ambiental (adaptado de Projeto VIGISUS, Brasília: Ministério da Saúde, 1998).

Além disso, inclui os procedimentos de vigilância epidemiológica das doenças e agravos decorrentes da exposição humana a agrotóxicos, benzeno, chumbo, amianto e mercúrio.

Resultados de estudos epidemiológicos

As pessoas responsáveis pelos programas devem estar atentas aos resultados de estudos epidemiológicos, que geralmente são desenvolvidos por instituições como universidades, centros de pesquisa e grupos internacionais. Estes estudos, quer sejam descritivos ou analíticos, podem oferecer dados da população exposta, intensidade de exposição, nível de efeitos adversos e possíveis associações entre causa e efeito.

Estatísticas de morbimortalidade, quando existentes, podem ser de utilidade para o programa de vigilância. Todavia, devido ao subregistro dos números referentes às estatísticas de morbidade no Brasil, estes dados devem ser analisados com reservas, e podem servir apenas como um sinal de alerta e não como uma estimativa da dimensão do problema ambiental. A principal exceção, e fonte mais confiável de dados sobre morbidade, é a referente às internações hospitalares do DATASUS, que pode ser obtida na Internet.

As dificuldades de registro das doenças que não resultam em internações são originárias de vários fatores, que incluem o hábito do pessoal do setor de saúde de não notificar as doenças, o desconhecimento do médico na realização do diagnóstico da doença causada pelos poluentes ambientais e a ausência de suporte laboratorial para diagnóstico.

Os registros de mortalidade, que, para as outras doenças, são mais confiáveis, no caso das mortes causadas por fatores ambientais devem também ser analisados com cautela, uma vez que sofrem a mesma dificuldade do registro de morbidade, isto é, deficiência de diagnóstico, neste caso, da causa de morte. Além disso, como as afecções por fatores ambientais são geralmente crônicas e de longa duração, possibilitam que a pessoa intoxicada venha a morrer por outra causa.

Resultados de estudos clínicos e toxicológicos

Geralmente, estes estudos trazem informações sobre os principais sinais e sintomas relacionados com as doenças de origem ambiental, e dados de laboratórios que podem ser utilizados para avaliações de níveis de exposição.

Outros estudos

Vários outros estudos podem ser úteis como fontes de informações, incluindo aqueles em que são realizadas atividades de monitoramentos ambiental e biológico.

Registros de dados demográficos e socioeconômicos

Além dos registros existentes no local onde é desenvolvido o programa, o Instituto Brasileiro de Geografia e Estatística (IBGE) publica dados dos censos nacionais e dados de investigações, como a Pesquisa Nacional por Amostra de Domicílios, que é feita anualmente. Entre os dados de interesse publicados pelo IBGE, podem-se citar aqueles referentes a sexo, idade, estado civil, situação de domicílio, renda, ocupação e outros, como níveis de produção por atividade econômica, dos quais podem ser obtidas informações, por exemplo, do nível de produção e consumo de agrotóxicos, que são substâncias de elevado grau de toxicidade.

Registros de outras instituições

Aqui, podem ser incluídos os registros dos diversos ministérios, Ibama, secretarias estaduais e municipais, empresas públicas e privadas, sindicatos etc.

Informações da comunidade exposta aos riscos

Na maioria das vezes, o envolvimento dos líderes comunitários, ONGs, sindicatos e do controle social pode ser útil, tanto como fonte de informações, como para a implantação das atividades de prevenção e controle dos fatores de risco associados ao ambiente.

Para a realização da análise destas informações, é necessário que o programa de vigilância conte com uma infra-estrutura de boa qualidade, incluindo recursos financeiros para realização de suas atividades, que abrangem deslocamentos de equipes e realização de avaliações clínicas e laboratoriais e também recursos humanos capacitados. Após a coleta dos dados, é necessário definir as estratégias para formação do banco de dados e para a análise estatística da informação coletada.

Com o objetivo de melhorar a qualidade da informação que se deseja obter, Corey (1988) cita que deve ser considerada a entrega sistemática, a quem gera, coleta e divulga as informações, de materiais instrutivos e textos a respeito da informação que se quer e de como tramitá-la, especialmente para notificações urgentes, casos suspeitos, coleta de amostras e tipos de análises a serem solicitadas.

Indicadores

Vale destacar a elaboração de indicadores, que poderão servir, entre outros fins, para realimentar os setores locais de informações e planejamento de atividades de educação para a saúde, sendo essenciais para execução das ações preventivas e o monitoramento constante dos níveis de exposição.

Os indicadores de saúde poderão servir de auxílio para a definição ou avaliação, tanto dos programas de vigilância, como para políticas nacionais de saúde. Tendo em vista que a relação entre a saúde humana e o ambiente é complexa e associada a temas de desenvolvimento socioeconômico, a Organização Mundial da Saúde propõe uma matriz de indicadores para a Saúde Ambiental que hierarquiza diferentes níveis de informação para a tomada de decisões, que visam à prevenção ou controle dos fatores de risco presentes no ambiente, e dos seus efeitos adversos para a saúde. Esta matriz tem como componentes: *força motriz, pressão, estado, exposição, efeitos* e *ações*, que facilitam a análise desta complexa relação (ver representação gráfica na Fig. 47.4).

São seis níveis de causa ou efeito utilizados para analisar situações de Saúde Ambiental, apoiar as pessoas encarregadas de tomar decisões e formular as políticas, além de orientar a análise dos aspectos de saúde relacionados com o desenvolvimento sustentável. É utilizada, também, para estabelecer prioridades de ação quanto aos problemas ambientais novos e tradicionais para a saúde humana.

A *força motriz* é o primeiro componente e de mais amplo nível da matriz. Refere-se aos fatores gerais que motivam e impulsionam os processos ambientais, tais como desenvolvimento econômico e crescimento populacional. As forças motrizes existentes geram movimentos de exploração e ocupação do ambiente, tendo como resultado uma *pressão*, que constitui o segundo componente da matriz. Por sua vez, as *pressões* modificam o ambiente, como por exemplo, o equilíbrio dos componentes naturais e o nível dos poluentes no meio. Este *estado* do ambiente que sofreu modificações é o terceiro componente da matriz. As diferentes condições do ambiente e a presença dos poluentes podem representar riscos ambientais para os seres humanos, caso exista uma *exposição* (quarto componente da matriz). Se esta exposição realmente existe, pode ocorrer um *efeito* sobre a saúde, que é o quinto componente da matriz. Os efeitos na saúde demandam ações, porém a solução do problema requer *ações* em todos os componentes da matriz causal.

Monitoramento ambiental e biológico

O monitoramento dos níveis de exposição a uma substância química pode ser realizado no ambiente (monitoramento ambiental) e no indivíduo exposto (monitoramento biológico). O *monitoramento ambiental* é mais fácil de ser realizado, uma vez que independe da aceitação dos indivíduos expostos, é de custo relativamente mais baixo, e, quando contínuo, pode oferecer um mapeamento da concentração do poluente. O monitoramento ambiental pode ser feito próximo da fonte de poluição local de produção e consumo, ou através da persistência do poluente no ambiente em volta do homem, ou seja, água, solo, sedimento, ar, alimento etc.

O *monitoramento biológico* tem como principal vantagem a possibilidade de refletir uma exposição mais próxima do real e se refere à substância que já foi absorvida no organismo por todas as vias de penetração (exposição total). No caso do monitoramento ambiental, considera-se toda exposição potencial no meio, porém somente parte dessa concentração da substância vai penetrar no organismo, uma vez que as pessoas apresentam vários tipos de mecanismos de defesa.

Este segundo tipo de monitoramento pode ser realizado tanto através da dosagem do poluente e seus metabólitos, em amostras biológicas ou órgãos, assim como qualquer alteração bioquímica precoce, cuja detecção, no ar exalado, fluidos ou tecidos, avalie a intensidade da exposição, absorção, a cumulação ou efeito do agente. O efeito é avaliado verificando-se qualquer alteração bioquímica, fisiológica ou comportamental, ou outra alteração quantificável, num organismo que, dependendo da magnitude, pode ser reconhecidamente associada com alteração à saúde (estabelecida ou possível), como também através dos efeitos clínicos que pode causar para a saúde da pessoa afetada (WHO, 1993b). Logo, um cuidado especial que deve ter o profissional encarregado dos programas de vigilância, na escolha do indicador biológico, é com a vida média deste poluente e o efeito clínico. Para isto, devem ser estudadas tanto a toxicocinética, como a toxicodinâmica destes poluentes.

As medidas de prevenção e controle

As principais ações resultantes de um programa de vigilância compreendem as medidas gerais e específicas para prevenir e controlar os efeitos adversos do meio ambiente no local onde é desenvolvido o programa. O planejamento das práticas educativas deve ser considerado numa perspectiva de apoio para todas as atividades.

A avaliação do impacto das medidas de prevenção e controle

A ação antropogênica é a principal fonte de alteração do meio ambiente, logo, num processo de licenciamento ambiental, a visão sistêmica do empreendimento, das atividades e, sobretudo, das interações existentes entre ambos, o meio ambiente e a saúde ambiental, vem ao encontro das necessidades atuais da Vigilância em Saúde Ambiental. Os impactos ambientais que acumulam ou resultam em danos ao longo do tempo são os que apontam para o agravo à saúde a médio e longo prazos, o que acaba por não ser considerado em muitos estudos ambientais, como em alguns Estudos de Impactos Ambientais e Relatórios de Impacto Ambiental – EIA/RIMA, de empreendimentos de grande porte. Costumeiramente, vinculam-se os impactos ambientais somente aos danos porventura causados direta ou indiretamente ao solo, ao ar, à água, a flora e à fauna, mas há a necessidade da análise dos impactos à saúde humana (Machado, 2007).

O licenciamento ambiental é uma exigência legal e uma ferramenta do poder público para o controle ambiental, visando assegurar o direito da sociedade ao meio ambiente ecologicamente equilibrado, essencial à sadia qualidade de vida. Constitui-se num procedimento no qual os órgãos ambientais autorizam e acompanham a implantação e a operação de atividades que utilizam recursos naturais, ou que sejam consideradas, efetiva ou potencialmente, poluidoras. O licenciamento ambiental engloba tanto a autorização para um empreendimento novo, quanto a manutenção da operação do empreendimento existente, assim como o licenciamento da "desengenharia". Portanto, tem um caráter de condicionante, possuindo suas autorizações específicas vinculadas aos planos de ação com relação ao meio ambiente, mas não à saúde ambiental (Machado, 2007).

No Brasil, o órgão de meio ambiente detentor, hoje, dos processos de licenciamento ambiental, seja na escala federal, estadual ou até mesmo municipal, não possui atribuição legal, tampouco estrutura, para aprofundar as questões de saúde conjuntamente com a análise ambiental, deforma que somente o próprio Setor Saúde tem as condições para tal avaliação (Machado, 2007).

Metodologias de avaliação de impacto ambiental (AIA), desenvolvidas para avaliar os impactos que um projeto pode causar ao ambiente, também podem ser aplicadas para avaliar as medidas de prevenção e controle que devem ser consideradas pelas instituições que desenvolvem programas de Saúde Ambiental. Esta avaliação pode servir tanto na tomada de decisão sobre uma atividade de prevenção, como na avaliação do impacto causado por esta atividade.

Canter (1986) cita que não existe uma definição universal de AIA, e que o seu objetivo é predizer e avaliar os efeitos do desenvolvimento em parâmetros do meio que têm significância para a saúde, ou seja, fatores ligados à Saúde Ambiental. Assim, predizendo alterações futuras nos fatores relacionados com o ambiente, seria possível indicar os efeitos potenciais na saúde que podem ser causados por este desenvolvimento.

A metodologia de uma avaliação de impacto na saúde pode ser muito complexa e, portanto, não caberia aqui uma descrição extensa. Contudo, será apresentado, a seguir, um resumo de suas principais etapas, que foram descritas por Weitzenfeld (1992). Estas etapas são:

- A *informação preliminar,* que consiste em analisar se a solução a ser proposta pode levar a impactos sobre a saúde.
- A *descrição do projeto e do ambiente,* que serve para identificar os impactos específicos sobre a saúde que podem ocorrer, e registrar toda informação referente ao projeto e ambiente, que pode ser útil na predição dos impactos identificados na saúde.
- A *identificação dos impactos na saúde,* que consiste em determinar se a exposição aos elementos do projeto e/ou ambiente, identificados como suspeitos de ocasionar algum efeito na saúde, podem ou não alterar o quadro de morbidade.
- A *predição dos impactos na saúde,* que melhoram constantemente à medida que se disponha de novas tecnologias e conhecimentos científicos.
- A *avaliação ou interpretação,* que leva em conta vários fatores, como a regulamentação existente; a informação institucional pertinente; as repercussões dos efeitos sobre a saúde em nível individual e coletivo; o peso da evidência de que o efeito sobre a saúde ocorre em humanos; o nível de confiança na informação empregada para estimar dose-resposta, o nível de confiança nas estimativas de exposição e as percepções relacionadas com os efeitos sobre a saúde entre as pessoas.
- As *medidas de mitigação,* que implicam identificar a medida apropriada e estimar a magnitude na qual se reduzirá o impacto sobre a saúde.
- A *seleção de alternativas,* que podem servir para a pessoa responsável na decisão sobre a alternativa mais adequada.
- O *programa de monitoramento,* que tem como objetivo principal verificar os impactos prognosticados, para permitir que as instituições responsáveis validem, modifiquem e/ou ajustem as técnicas de avaliação empregadas.
- • A *elaboração de documento escrito,* que serve para demonstrar a metodologia empregada.

Considerações finais

Os agravos à saúde relacionados ao trabalho ocorrem de forma vinculada ao processo de desenvolvimento de uma sociedade e podem ser prevenidos ou mitigados quando são elaborados os projetos de implantação dos vários processos produtivos. Também é clara a vinculação que existe entre os

Forças motrizes

- Crescimento populacional
- Globalização da economia
- Comércio globalizado de agrotóxicos
- Desenvolvimento econômico
- Desenvolvimento tecnológico
- Tipo de área geoclimática

Ações

- Política nacional de desenvolvimento sustentável
- Política nacional de controle populacional
- Políticas de saúde, ambiente e agricultura

Pressão

- Demanda de alimentos
- Expansão das áreas dedicadas à agricultura
- Práticas agrícolas com agrotóxicos
- Propaganda, publicidade e promoção comercial dos agrotóxicos
- Resíduos de agrotóxicos

- Uso de tecnologia de produção de alimentos baseada em práticas agrícolas sustentável e sem uso de agrotóxicos
- Legislação e promoção da ética publicitária
- Participação comunitária
- Melhora das barreiras sanitárias
- Fortalecimento dos registros dos agrotóxicos
- Desenvolvimento de alternativas ao uso de agrotóxicos (MIP e agricultura orgânica)

Estado

- Uso inadequado de agrotóxicos
- Contaminação do meio: solo, ar, água e alimentos
- Resistência de pragas e outras mudanças no ecossistema

- Controle de resíduos de agrotóxicos em alimentos e água
- Melhora da saúde ocupacional no uso dos agrotóxicos
- Uso de métodos menos perigosos
- Preservação de fauna e flora silvestre
- Fortalecimento de laboratório
- Educação do agrônomo em práticas menos perigosas

Exposição

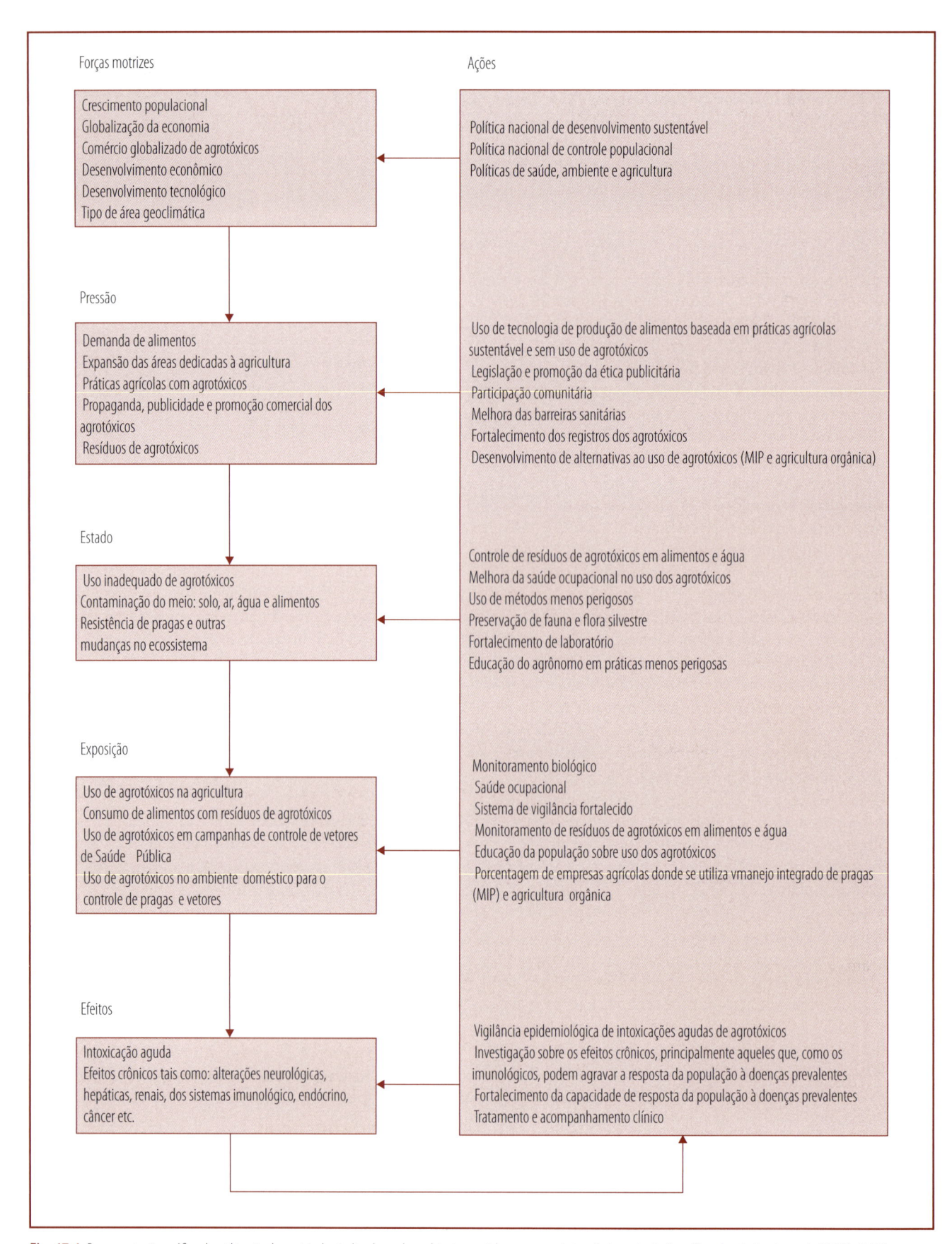

- Uso de agrotóxicos na agricultura
- Consumo de alimentos com resíduos de agrotóxicos
- Uso de agrotóxicos em campanhas de controle de vetores de Saúde Pública
- Uso de agrotóxicos no ambiente doméstico para o controle de pragas e vetores

- Monitoramento biológico
- Saúde ocupacional
- Sistema de vigilância fortalecido
- Monitoramento de resíduos de agrotóxicos em alimentos e água
- Educação da população sobre uso dos agrotóxicos
- Porcentagem de empresas agrícolas donde se utiliza vmanejo integrado de pragas (MIP) e agricultura orgânica

Efeitos

- Intoxicação aguda
- Efeitos crônicos tais como: alterações neurológicas, hepáticas, renais, dos sistemas imunológico, endócrino, câncer etc.

- Vigilância epidemiológica de intoxicações agudas de agrotóxicos
- Investigação sobre os efeitos crônicos, principalmente aqueles que, como os imunológicos, podem agravar a resposta da população à doenças prevalentes
- Fortalecimento da capacidade de resposta da população à doenças prevalentes
- Tratamento e acompanhamento clínico

Fig. 47.4. Representação gráfica da utilização da matriz dos indicadores de ambiente e saúde para agrotóxicos (adaptado da Reunião sobre Indicadores do EPIRIO, 1998).

riscos do trabalho e o perfil de morbimortalidade, que será determinado à população em geral, como uma consequência dos impactos que a atividade produtiva gera ao ambiente, através da poluição causada pela produção ou pelo consumo dos produtos.

Além das medidas clínicas emergenciais que podem ser estabelecidas frente às doenças relacionadas aos processos produtivos, é importante utilizar outras formas de intervenção, que permitam prevenir eventuais danos à saúde, relacionados ou não com o trabalho, às populações que são submetidas à exposição aos agentes e resíduos do processo produtivo.

Quando a ação preventiva ocorre no nível de projeto de desenvolvimento ou de implantação de um processo produtivo, são utilizadas metodologias tais como a *avaliação de risco* e as *avaliações de impacto ambiental*. Contudo, quando isso ocorre frente a um processo já estabelecido, são utilizadas outras metodologias para a prevenção e controle, das quais se destacam a *vigilância em Saúde Ambiental* e a *gerência dos riscos*.

Atualmente, existem muitos problemas práticos e falhas no conhecimento teórico para o desenvolvimento das metodologias citadas no parágrafo anterior, sendo importante a adoção de alguns critérios que sirvam de base para a seleção de áreas prioritárias para a concentração dos poucos recursos disponíveis. Deste modo, devem ser desenvolvidas avaliações preliminares que sirvam para diagnosticar *os piores cenários* de situações sobre as quais se deve atuar. Como exemplos, podem ser selecionados os seguintes critérios:

- *processos tecnológicos* que produzam altos níveis de poluentes e grande número de agravos à saúde;
- regiões em que as *características socioeconômicas* potencializam as agressões dos agentes e resíduos do processo produtivo;
- poluentes que coloquem sob risco um elevado *número de pessoas;*
- *características populacionais* que determinam um mais elevado risco aos indivíduos pertencentes a determinados subgrupos de risco;
- características do *agente patogênico* que determinam uma mais elevada agressividade ao ser humano.

Com base nestes critérios, uma primeira aproximação das áreas de estudos que poderiam ser consideradas como prioritárias compreende:

- processos produtivos de alto risco para trabalhadores e outras populações: mineração; agroindústria e consumo de agrotóxicos; processos que utilizam mercúrio, chumbo e outros metais pesados, como a produção de ouro e a fabricação de baterias; indústria de couro e utilização de produtos químicos, como combustíveis;
- agentes agressivos que podem gerar um agravamento de situações epidêmicas anteriormente existentes, como material particulado e outros poluentes do ar, levando ao aumento das afecções do aparelho respiratório, e processos de desmatamento, aumentando a incidência de casos de malária;
- agentes tóxicos resistentes e cumulativos e que possam determinar alterações dos sistemas endócrino ou imunológico e do material genético, como alguns poluentes químicos no leite materno.

Essas prioridades são sugeridas às áreas de pesquisa e refletem uma estratégia para superar os limites do conhecimento. Os mesmos princípios também poderiam ser aplicados à área de serviços de saúde, para os quais é importante levar em consideração outros fatores, como a legislação existente e o papel do profissional de saúde.

Países como o Brasil apresentam uma capacidade legislativa razoável no que diz respeito ao ambiente. Todavia, no que se refere à execução das políticas de proteção ambiental e das pessoas expostas, faltam decisão política, articulação intersetorial, continuidade administrativa, recursos financeiros, materiais e humanos na ponta do sistema de saúde. Cabe, portanto, ao profissional de saúde da área clínica, uma atenção especial na elaboração do diagnóstico e tratamento das pessoas que apresentem sinais e sintomas que possam estar relacionados com níveis elevados de poluentes, nos diversos compartimentos ambientais. Também, caso seja confirmado o problema ambiental, deve ser feita imediatamente a sua notificação à autoridade local de saúde.

Ao profissional da área de saúde pública ou coletiva cabe, dentro dos recursos existentes, uma imediata aplicação das metodologias de prevenção e controle disponíveis para, ao menos, minimizar o problema. Nesse contexto, é grande a responsabilidade dos profissionais da área de saúde do trabalhador, uma vez que os efeitos dos problemas ambientais podem se manifestar, inicialmente, nos ambientes ocupacionais.

Referências

Alonzo HGA, Cabral AR, Bueno PC, Louvandini P, Silva EL, Santos CM, Leite CMB, Buosi D, Netto GF. O subsistema nacional de vigilância em saúde ambiental (SINVSA) e seus desafios. In: Miranda AC, Alonzo HGA, Castro HA, Augusto LGS. Caderno de texto: 1ª Conferência Nacional de Saúde Ambiental. ABRASCO, ENSP, FIOCRUZ, Rio de Janeiro, 2009. p 97-104.

Agency for Toxic Substances and Diseases Registry. Evaluación de riesgos en salud por la exposición a residuos peligrosos. Servicio Nacional de Información Técnica (SNIT) del Departamento de Comercio de los E.E.U.U. Número: PB92-147164. 1992.

Asmus CIRF, Alonzo HGA, Palácios M, Pessoa AP, Filhote MIF, Buosi D, Câmara VM. Assessment of human health risk from organochlorine pesticide residues in Cidade dos Meninos, Duque de Caxias, Rio de Janeiro, Brazil. Cadernos de Saúde Pública, 24 (4): 755– 66, 2008.

Augusto LGS. Teoria e prática na ação do sanitarista: a questão da saúde e do ambiente. Cadernos de Saúde Coletiva, 3(1):9-26, 2005.

Barbieri AF, Sawyer DO. Heterogeneity of malaria prevalence in alluvial gold mining areas in Northern Mato Grosso State, Brazil. Cadernos de Saúde Pública, 23(12):2878-86, 2007.

Bernard A, Lauwerys R. General principles of biological monitoring of exposure to organic chemicals. In: ACS. Meeting. St. Louis. 1984 (Mimeo).

Brasil. Ministério da Saúde. Secretaria de Vigilância em Saúde. Secretaria de Atenção à Saúde. Política Nacional de Promoção da Saúde / Ministério da Saúde, Secretaria de Vigilância em Saúde, Secretaria de Atenção à Saúde. – 2. ed. – Brasília: Ministério da Saúde, 2007. 56 p.

Brasil. Ministério da Saúde. Secretaria-Executiva. Mais saúde: direito de todos : 2008 – 2011 / Ministério da Saúde, Secretaria-Executiva. – 2. ed. – Brasília: Editora do Ministério da Saúde, 2008. 100 p.

Bueno, PC. Sistema de informação de vigilância em saúde de populações expostas a solo contaminado (SISSOLO): análise dos dados de 2004 a 2008. [Monografia de especialização]. Brasilia, Universidade de Brasilia. 2008.

Câmara VM, Corey G. Epidemiologia e meio ambiente – O caso dos garimpos de ouro no Brasil. Metepec, México: Centro Pan-Americano de Ecologia Humana e Saúde, OPS/OMS, 1992.

Cavenaghi, S. Perfil dos domicílios e das famílias. In: Perfil Nacional de Demografia e Saúde da Criança e da Mulher 2006. Ministério da Saúde, Centro Brasileiro de Análise e Planejamento – Brasília: Ministério da Saúde, 2009. p 31-53.

Cebrian ME, Arboles A, Câmara V, González D, Gotelli C, Rich CH, Kosatsk:y T, Romieu I, Vega F. Heavy Metais. In: Finkelman J; Corey G, Calderon R. (Eds): Environmental epidemiology: A project for Latin America and the Caribbean. Washington: PAHO, EPA e IPCS, pp. 95-145, 1993.

Corey O. Vigilancia en epidemiologia ambiental. Metepec, Mexico: Centro Panamericano de Ecologia Humana y Salud, OPS/OMS, 1988.

Environmental Protection Agency - EPA. Evaluación y manejo de riesgos: sistema para toma de decisiones. [Traducción]. Metepec, Mexico: Centro Panamericano de Ecología Humana y Salud, ECO/OPS, 1992.

Environmental Protection Agency - EPA. Princípios de Evaluación de Riesgos. [Traducción]. Metepec, Edo de México: Centro Panamericano de Ecología Humana y Salud, ECO/OPS, 1991.

Dias EC, Oliveira RP, Machado J, Gómez CM, Perez MAG, Hoefel MGL, Santana VS. Employment conditions and health inequities: a case study of Brazil. Cadernos de Saúde Pública 25: 1-9, 2009.

Freitas CM; Porto MF. Saúde, ambiente e sustentabilidade. Rio de Janeiro: Editora Fiocruz, 2006. 124p.

Freitas CM; Giatti LL. Indicadores de sustentabilidade ambiental e de saúde na Amazônia Legal, Brasil. Environmental sustainability and health indicators in the Legal Amazonia, Brazil. Cadernos de Saúde Pública, 25(6): 1251-66, 2009.

Galvão LAC. Aonde vivemos, aonde trabalhamos e o que consumimos faz mal à saúde? Rio de Janeiro: Escola Nacional de Saúde Pública. [Dissertação de Mestrado], 1988.

IBGE. Sinopse Preliminar do Censo Demográfico 2000. Fundação Instituto Brasileiro de Geografia e Estatística, Rio de Janeiro, v. 7, 2001. 415p

IBGE. Pesquisa Nacional por Amostra de Domicílios – PNAD. Fundação Instituto Brasileiro de Geografia e Estatística, Rio de Janeiro, Comunicação social 18 de setembro de 2009. Disponível em http://www.ibge.gov.br/home/presidencia/noticias/noticia_visualiza.php?id_noticia=1455.

Jay M, Marmot MG. Health and climate change. The Lancet, 374: 961–2, 2009.

Lacerda LD, Malm O. Contaminação por mercúrio em ecossistemas aquáticos: uma análise das áreas críticas. Estudos Avançados, 22(63): 173-90, 2008.

Machado, EA. Cidades saudáveis: relacionando vigilância em saúde e o licenciamento ambiental através da geografia. 132p. Dissertação de Mestrado, Brasília: Instituto de Ciências Humanas Universidade de Brasília, 2007.

Maio FD, Zenebon O, Tiglea P, Okura RIS, Sakuma AM. Avaliação de critérios estatísticos utilizados em programas interlaboratoriais para a pesquisa de chumbo em sangue. Revista do Instituto Adolfo Lutz, 65(2): 89-93, 2006.

McMichael A, Friel S, Nyong A, Corvalan C. Global environmental change and health: impacts, inequalities, and the health sector. British Medical Journal, 336: 191-4, 2008.

Mendes, R. Produção científica brasileira sobre saúde e trabalho, publicada na forma de dissertações de mestrado e teses de doutorado, 1950-2002. Parte 1: Bibliografia em ordem cronológica e alfabética. Revista Brasileira de Medicina do Trabalho, 1: 87-118, 2003.

Ministério da Saúde. Projeto VIGISUS. Brasília, Fundação Nacional da Saúde Ministério da Saúde, 1998.

Ministério da Saúde. Secretaria de Vigilância em Saúde. Departamento de Análise de Situação em Saúde. Saúde Brasil 2004 – uma análise de situação em saúde. Ministério da Saúde. Brasília – DF, 2004.

National Academy of Sciences. Risk assessment in the federal government: managing the process. Washington DC: National Academy Press, 1983.

Organisation Mondiale de la Santé. La situation du paludisme dans le monde en 1989. Relève Epidémiologique Hebdomadaire, 23, 7-22, 1991.

Organización Panamericana de la Salud. Protección ambiental. XXIII Conferencia Sanitaria Panamericana. XLII Reunión del Comité Regional (CPS23/16). Washington, DC: OPS, 1990.

Salgado PET, Fernícola NAGG. Noções gerais de toxicologia ocupacional. Metepec, México: Centro Pan-Americano de Ecologia Humana e Saúde, OPS/OMS, 1989.

Schmidt CW. Focus – Tox21: New dimensions of toxicity testing. Environmental Health Perspectives, 117(8): A349-53, 2009.

Shane BS. Human reproductive hazards: evaluation and chemical etiology. Environmental Science Technology, 23(10): 1187-95, 1989.

Tambellini AT, Câmara VM. A temática saúde e ambiente no processo de desenvolvimento do campo da saúde coletiva: aspectos históricos, conceituais e metodológicos. Ciência e Saúde Coletiva, 3(2): 47-59, 1998.

Tambellini AT, Miranda AC, Santos EC, Carneiro F, Franco Netto G, Castro H, Cancio J. Finkelman J, Escamilla J, Amorim LC,

Moraes LRS, Augusto LG, Gouveia N, Rigotto R, Lieber RR, Blank V, Câmara VM, Waissmann W. Subsídios ao plano diretor de saúde e ambiente no âmbito do Sistema Único de Saúde. Cadernos de Saúde Coletiva,13(1): 295-316, 2005.

UFRJ – Universidade Federal do Rio de Janeiro. Roteiro para avaliação de ambientes de trabalho. Rio de Janeiro: Coordenação dos Programas de Pós-graduação em Engenharia – Área de Engenharia de Produção e Departamento de Medicina Preventiva e Instituto de Estudos em Saúde Coletiva, 2009.

WHO – World Health Organization, Global strategy: health, environment and development: approaches to drafting country-level strategies for human well-being Under Agenda 21. WHO Document WHO/EHE 93.1.Geneva, 1993 a.

WHO - World Health Organization. Biomarkers and risk assessment: concepts and principles. Geneva, 1993 b, 77p. (Environmental Health Criteria, 155)

WHO – World Health Organization. Estabelecendo um diálogo sobre riscos de campos eletromagnéticos. Genebra, 2002. 67p.

Casuística Ilustrativa da Patologia do Trabalho

48

Luiz Carlos Morrone
José Tarcísio Buschinelli
Jefferson Benedito Pires de Freitas

- **Introdução**
- **Como foram selecionados os casos aqui apresentados?**
- **Casos de doenças causadas por agentes químicos**
  Anemia aplástica pelo benzeno em empresa produtora de equipos de soro (1973)
  Intoxicação pelo chumbo em empresa produtora de tubos plásticos (1976)
  Intoxicação pelo chumbo, recorrente, em trabalhador de empresa produtora de acumuladores elétricos (1977)
  Encefalopatia saturnínica em trabalhador de indústria produtora de lonas de freios (1977)
  Tratamento da intoxicação pelo chumbo com EDTA-dissódico de cálcio (2006)
  Intoxicação crônica pelo manganês (1966)
  Metahemoglobinemia por absorção cutânea de óleo de anilina (1975)
  Anemia hemolítica por deficiência de G6PD (Glicose seis fosfato desidrogenase) em trabalhador exposto a óleo de anilina (1975)
  Amaurose causada por exposição a metanol em pintor de automóveis
  Intoxicação por mercúrio metálico em trabalhador de fábrica de lâmpadas
  Amaurose por sulfeto de carbono
- **Doenças causadas por agentes físicos**
  Perda auditiva induzida por ruído em mestre de caldararia (1976)
  Doença descompressiva em trabalhador de empresa especializada na construção de fundações que utilizava tubulão de ar comprimido (1977)
  Osteonecrose asséptica de cabeça de fêmur em trabalhador de tubulão de ar comprimido (1977)
- **Doenças causadas por agentes produtores de pneumoconioses e asma ocupacional**
  Sílico-tuberculose em lixador de piso de quadra poliesportiva (2010)
  Asma ocupacional em supervisora de serviços de limpeza (2012)
  Pneumoconiose por metal duro em amolador de metais (2006)
  Silicose aguda no trabalho em moagem de quartzo (1976)
  Silicose crônica em ceramista (1976)

- **Doenças causadas por movimentos repetitivos ou por esforços exagerados**
  Síndrome do túnel do carpo em merendeira (2006)
  Síndrome do manguito rotador e capsulite adesiva em professora (2007)
  Bursite do ombro direito e lesão de tendão supraespinoso em copeira (2007)
  Condromalácia em vendedora de roupas para mulheres, portadora de Síndrome de Erhlen Damos (2008)
- **Doenças de pele causadas pelo trabalho**
  Dermatite de contato por resina epóxi em artesã autônoma (2008)
- **Exposição a gases e a aerodispersoides**
  Caso fatal de asfixia por nitrogênio em trabalhador de companhia aérea operando selante de tanque de avião (1996)
  Asfixia por gás cianídrico em galvanoplastia de metalúrgica que fabricava fechadura (1993)
  Exposição ocupacional a monóxido de carbono em porteiro apontador de garagem subterrânea (1983)
  Febre dos fumos de polímeros em sinterizador de Teflon® (1990)
- **Hepatopatias profissionais**
  Hepatite tóxica por exposição a clorofórmio (1996)
  Hepatite tóxica em trabalhador da construção civil
- **Cardiopatia isquêmica agravando condição de trabalho**
  Insuficiência Cardíaca Congestiva e a incapacidade para o trabalho de merendeira (2011)
- **Disfonia profissional**
  Cordite à esquerda em professor de educação física (2007)
- **Transtorno depressivo ligado ao trabalho (2005)**
  Transtorno depressivo causado por assédio moral no trabalho
- **Bibliografia e Referências**

Introdução

A presença deste capítulo, nesta obra, está ligada à grande importância que assumem, nos programas de ensino médico – seja para os médicos que irão se formar, seja para aqueles já formados e que decidiram assumir a especialidade da medicina do trabalho, a ilustração e a descrição de casos de doenças relacionadas ao trabalho em que o nexo causal tenha sido bem caracterizado e, por isto mesmo, esteja muito claro. Todavia, também estão incluídos neste capítulo casos de doenças em que, embora o nexo causal não seja suficientemente claro e evidente, são identificáveis evidências claras de que as condições em que o trabalho está organizado e/ou sendo executado estiveram prejudicando a qualidade de vida e de saúde do trabalhador afetado.

Habitualmente, em nosso meio, prevalece como importante prioridade a obrigatoriedade legal de as empresas formalmente constituídas – e que mantêm empregados registrados pela Consolidação das Leis do Trabalho – preencherem a Comunicação de Acidente de Trabalho (CAT), para casos suspeitos ou confirmados de doenças profissionais ou ligadas ao trabalho. Uma grande resistência existe por parte das empresas, em relação a esta notificação, pois isto significa uma confissão de culpa por uma ocorrência que nem sempre fica claramente caracterizada. Também os trabalhadores que mantêm vínculo empregatício com uma empresa não se sentem confortáveis em cobrar esta obrigação dos seus empregadores, pois sabem que esta notificação poderá significar um caminho curto para a sua demissão e perda do emprego.

Esta discussão sobre se a empresa é ou não é a responsável pela ocorrência de uma doença dificulta, sobremaneira, na nossa avaliação, a questão que consideramos essencial: todo trabalho deve ser adequado ao ser humano e não pode prejudicá-lo. Nesta concepção, tem importância menor a discussão se a doença foi causada ou agravada pelo trabalho. Importa é que o médico, especialista ou não em Medicina do Trabalho, possa ter elementos suficientes, em sua formação, para concluir e informar ao empregador seu entendimento sobre as evidências de que a condição de saúde de seus empregados pode estar sendo prejudicada pelas condições ou pela forma como o trabalho está sendo realizado.

Assim, nos casos que serão apresentados neste capítulo, não há a preocupação de se definir se há ou não obrigatoriedade da emissão da CAT. Para alguns casos, isto é evidente; para outros não há evidências claras. O caminho que foi adotado é o que prevalece nas atividades realizadas pelos ambulatórios de doenças ocupacionais de onde os casos procederam. Nestes, a preocupação que prevalece é de duas ordens:

- primeiro, saber se as doenças que estão sendo caracterizadas podem (ou não) interferir com o estado de saúde do paciente/trabalhador, a ponto de ele ter que se afastar das atividades produtivas, de forma temporária ou de forma permanente, ou ainda, se a sua capacidade produtiva será afetada;
- segundo, saber se, apesar de não existir prejuízo na capacidade de trabalho, serão necessárias modificações nas atividades que o trabalhador realiza, de forma a compatibilizar as suas condições de saúde com o trabalho.

Como foram selecionados os casos aqui apresentados?

Procedência - Foram escolhidos casos de trabalhadores ou servidores atendidos no Ambulatório do Serviço de Medicina Industrial do SESI – Serviço Social da Indústria, em São Paulo[1], e nos Ambulatórios de Doenças Ocupacionais da Irmandade da Santa Casa de Misericórdia de São Paulo ou do Hospital do Servidor Público Estadual de São Paulo, onde foi possível estudar-se com maior profundidade a ocorrência. Tais casos, muitas vezes, ensejaram uma vistoria dos locais de trabalho envolvidos, após consentimento do trabalhador afetado e com a concordância da empresa onde ocorreu a exposição profissional.

Cuidados éticos tomados na preparação das informações sobre cada caso - Houve o cuidado de se eliminar qualquer tipo de informação que pudesse, de alguma forma, identificar, quer o trabalhador portador da doença, quer a empresa de onde ele procedeu.

Tipos de informações que se buscou nos casos selecionados – Buscou-se selecionar casos cujas características representariam a possibilidade de aprendizado para os profissionais interessados nesta área, quer do ponto de vista da elucidação diagnóstica por avaliação clínica e exames complementares adequados ao caso, quer por documentação fotográfica ou de outra ordem, realizada em visitas aos locais de trabalho de onde os pacientes eram procedentes. Sempre prevaleceu o sentido da propositura de providências de caráter preventivo, tanto para os pacientes portadores dos problemas de saúde, quanto para as empresas onde os problemas existiam.

Referências – Parte dos casos foi transformada em publicações; outra, não. No primeiro caso, as referências são mencionadas no corpo do texto e listadas ao final do capítulo.

Casos de doenças causadas por agentes químicos

Anemia aplástica pelo benzeno[2] em empresa produtora de equipos de soro (1973). (Morrone e Andrade, 1974)

Identificação: MIC, com 19 anos de idade, branca, solteira, instrução primária, tendo como profissão auxiliar de

---

[1] Para uma história mais completa da importância deste Serviço, ver: SESI – Serviço Social da Indústria. Higiene e segurança industrial. São Paulo: SESI, 1966. (Separata "SESI 18 Anos Divisão de Assistência Social", p.199-452).
[2] Ver Capítulo 30 deste livro.

laboratório, moradora no Parque São Lucas, em São Paulo, procurou o Serviço Médico no dia 26/09/1973.

Queixa e duração: queixava-se de muita fraqueza, tonturas, sonolência e falta de ar aos pequenos esforços, desde o início do mês de setembro, que atribuía a produtos químicos do local de trabalho.

História ocupacional: informava que fora admitida para trabalhar na Indústria Plástica, em 31/05/1973, estabelecida no Bairro da Moóca em São Paulo. Sua função, inicialmente, era a de auxiliar de limpeza. No início do mês de setembro foi transferida para o setor de montagem de equipos de soro. Neste setor, sua atividade era a montagem da estrutura plástica de equipos de soro utilizados para tratamento de pacientes que necessitassem receber soro pela via endovenosa. Era uma das oito trabalhadoras envolvidas na colagem de tubos de borracha (que tinham aproximadamente oito centímetros de extensão e meio centímetro de diâmetro) a duas estruturas. Uma das pontas deste tubo de borracha deveria ser adaptada e colada a um tubo plástico, e a outra ponta deveria ser adaptada e colada a uma ponteira, na qual haveria eventual acoplamento de agulha de injeção endovenosa. Para viabilizar esta operação, os tubos de borracha deveriam ser previamente amolecidos em benzol. O benzol era mantido em uma garrafa sobre a bancada de trabalho, de onde era despejado em uma tigela com volume de aproximadamente 150 mililitros. Com os dedos da mão direita, a trabalhadora deveria mergulhar os tubos de borracha nesta tigela e, portanto, no benzol. Os tubos de borracha permaneciam nesta tigela por alguns minutos;em contato com o benzol, eles "inchavam", e isto favorecia a chamada colagem do tubo de borracha ao tubo plástico e à ponteira. A trabalhadora mergulhava e retirava os tubos de borracha da tigela, com os dedos da mão direita, sem utilizar qualquer proteção para a mão. A cada hora e meia, o conteúdo da garrafa deveria ser completado e o método usado era o da sifonagem. As funcionárias deslocavam-se da seção onde trabalhavam para o almoxarifado da empresa, abriam a tampa rosqueada do tambor de benzol, de 900 litros de capacidade, e introduziam uma das extremidades de um tubo plástico, de aproximadamente um metro de comprimento e 1 cm de diâmetro, no interior deste tambor. Para dar início ao escoamento do benzol, aplicavam, com a boca, uma sucção na outra extremidade do tubo plástico, e no momento em que o escoamento se iniciava, transferiam a extremidade do tubo plástico da própria boca, para a boca da garrafa. Como esta operação provocasse mal estar nas funcionárias, uma sensação de tontura e, às vezes, de quase embriaguez, elas se revezavam na operação de transferir o benzeno do tambor para as garrafas. Foram frequentes as ocasiões em que o benzol aspirado dos tambores chegou à boca das funcionárias que os succionavam.

Contato telefônico feito com a empresa confirmou que, efetivamente, utilizavam benzol, e que o método de transferência de benzol do galão de novecentos litros era exatamente o descrito. Confirmaram, também, que tinham notícia de que uma de suas funcionárias, que trabalhava no setor, havia falecido três meses antes, não sendo conhecida a causa. Também, que outras duas funcionárias do mesmo setor estavam ausentes do trabalho há vários dias, sem que soubessem o que estava acontecendo. Foram orientados a interromper o uso do benzol, que foi substituído por xileno, isento de benzeno. Todas as funcionárias da empresa foram submetidas a hemograma, não tendo sido detectadas outras alterações hematológicas.

Antecedentes ocupacionais: a paciente trabalhou durante oito meses como "auxiliar de montagem" em uma indústria metalúrgica, e durante dois anos e oito meses como "tiradeira" em uma empresa da indústria têxtil.

Antecedentes pessoais importantes: durante o ano que antecedeu sua admissão ao emprego atual, esteve afastada do trabalho para tratamento de tuberculose pulmonar, tendo recebido alta, curada, em 14/04/1973.

Equipamentos de proteção individual que utilizava: máscara e gorro, para garantir a assepsia do produto.

História pregressa da moléstia atual: durante dois dias, no início de setembro, trabalhou exposta ao benzol e, como se sentisse mal, foi transferida para outro setor. Quinze dias após essa exposição, apareceu hemorragia gengival, que foi tratada com antibióticos (*sic*). Simultaneamente apareceram manchas roxas pelo corpo.

Exame físico: peso: 48 kg; altura - 1,54m (IMC = 20,2); mucosas intensamente descoradas. Sangramento gengival. Sopro sistólico pan focal (anêmico?). Sem outras alterações ao exame físico geral.

Exames laboratoriais: em 06/10/1973: Hemograma – hemácias: 2.200.000/mm^3; hemoglobina: 7,1g/100ml (44%); hematócrito: 17%; leucócitos: 1.400/mm^3; plaquetas: 4.000/mm^3.

Evolução:

22/09/1973- veio a menstruação, que se prolongou por nove dias.

5/10/1973 – aparecimento de equimoses espontâneas nas coxas.

6/10/1973 – iniciado tratamento sob regime de internação hospitalar. Desenvolveu quadro febril importante, durante toda a internação, até sua transferência para o Hospital São Paulo.

29/10/1973 – transferida para o Hospital São Paulo, para estudo de possibilidade de transplante de medula óssea.

07/11/1973 – óbito.

Medicação utilizada durante o tratamento:

Inespecífica: *Belacodid*, Carbonato de Cálcio, *Plasil*, *Aldrox*, *Novalgina*, *Amplacilina*, *Garamicina*, *Pen-Ve-Oral*, *Valium*, Complexo B, *Autrim*, *Combirom*, e *Micostatin*.

Para combate da alteração hematológica: sangue total fresco, concentrado de plaquetas, plasma fresco, *Durateston*, *Premarim* e Gama Globulina.

Conclusão do caso:

No exame anatomopatológico, realizado no Instituto Médico Legal de São Paulo, por não haverem sido identificadas outras patologias que justificassem a morte, decidiu-se por retirar parte do manúbrio esternal, para ser realizado exame anatomopatológico. O resultado deste exame, realizado no Serviço de Anatomia Patológica da Irmandade da Santa Casa de Misericórdia de São Paulo, confirmou o diagnóstico de **Anemia Aplástica**. Investigação realizada posteriormente veio a confirmar que as outras três funcionárias da mesma sessão haviam adoecido e evoluído para óbito, com doença hematológica compatível também com anemia aplástica.

Intoxicação pelo chumbo em empresa produtora de tubos plásticos (1976)

Identificação: LM, 24 anos, sexo masculino, negro, solteiro, instrução primária, ajudante, natural de Minas Gerais, reside em Diadema, compareceu a consulta no Ambulatório de Medicina Industrial do SESI-SP, em 25/8/76.

Queixa e duração: cólicas abdominais, náuseas, dores lombares em 19/08/76. Medicado com *Siludrox, Bentil, Plasil, Tensil D* e *Rarical*, e afastado do trabalho. Após melhora relativa, retornou ao trabalho, porém, como os sintomas recidivaram e com maior intensidade, foi novamente afastado e também internado em hospital para tratamento.

Ocupação: foi admitido em 19/06/76 em uma indústria de plásticos sediada no Município de São Bernardo do Campo, que produz tubos e conexões de PVC. A sua função era misturar óxido de chumbo, ácidos sulfúrico e esteárico nos reatores. A massa produzida era acondicionada em moldes que eram secos em estufas. A massa, que adquiria consistência sólida, era levada para a moagem. O produto em pó era acondicionado em sacos plásticos de 25 Kg. Inalava grande quantidade de pó junto ao moinho, apesar da máscara, que era fornecida pela empresa, e que utilizava normalmente para proteção respiratória. Este moinho fora apelidado pelos seus colegas de "Boca da Nega Capeta", pela condição muito ruim de trabalho que se lhes apresentava.

Queixas e sintomas: fraqueza intensa, obstipação intestinal, urina cor escura, dorme bem, nega uso de bebida alcoólica, fuma quatro cigarros por dia. A partir de 06/76, ficou afastado do trabalho por 19 dias, devido a queimadura no braço esquerdo, por ácido sulfúrico.

Antecedentes: sem importância para o caso.

Exame físico: peso: 52,800Kg; altura: 1,58m; temperatura: 36,5ºC, aspecto geral bom, *fáscies* atípica, defeitos físicos ausentes, mucosas descoradas, pulmões livres. Abreugrafia normal em 06/76; Linha azul de Burton[3] presente (Figs. 48.1 e 48.2); bulhas normofonéticas rítmicas, P.A. 12/7; abdômen flácido, fígado e baço não palpáveis. Os exames complementares que realizou mostraram que, em 23/08/76, a coproporfirina urinária estava positiva na urina[4]; coproporfirina urinária: 1.420 mg/L de urina (Valores normais abaixo de 500mg/l; Plumbemia: 191 mg/dl (Valores encontrados em população não exposta abaixo de 40 mg/dl); hemograma: hemácias: 3.800.000/mm³; hemoglobina:10,6g/dL; hematócrito: 35%; leucócitos: 7.100/mm³ (bastonetes: 5; segmentados: 72; eosinófilos: 5; basófilos: 2; linfócitos: 17; monócitos: 1) ponteado basófilo presente nas hemácias (Fig. 48.3); protoparasitológico: ancilostomídeos.

Diagnóstico: intoxicação pelo chumbo, verminose.

Tratamento: foi inicialmente tratado com *Versenato*: uma ampola dissolvida em 500 ml de soro glicofisiológico;

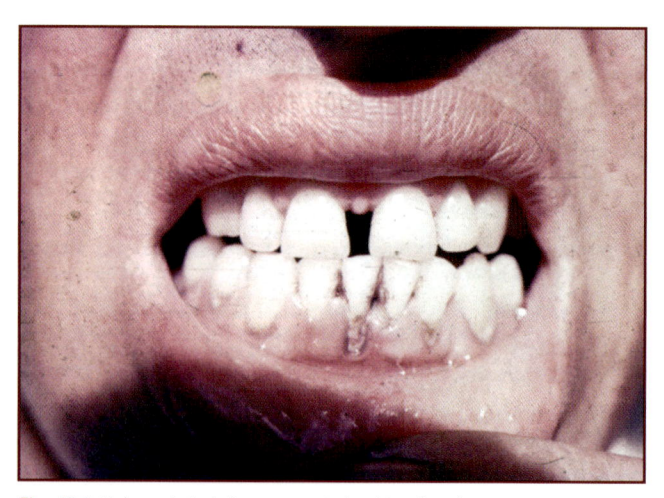

Fig. 48.1. Linha azulada de Burton em raiz dentária infectada.

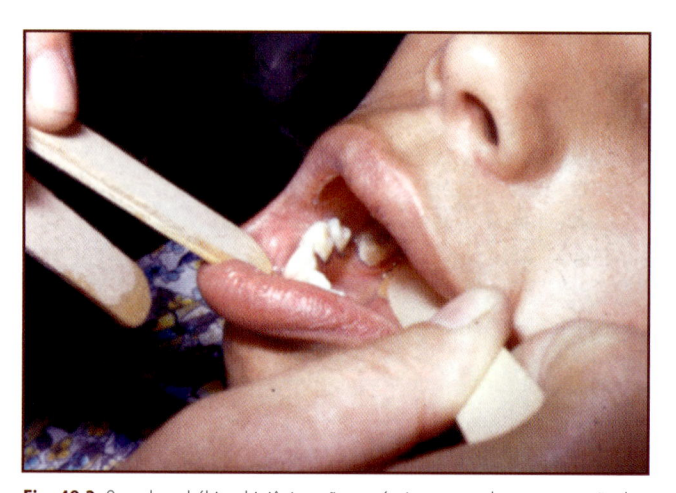

Fig. 48.2. Quando os hábitos higiênicos são razoáveis e ocorre alguma escovação dos dentes, a linha azul de Burton pode ser vista na parte interna da implantação dos dentes nas gengivas.

---

[3] Ver os trabalhos pioneiros no Brasil, realizados no mesmo Serviço de Medicina Industrial do SESI-SP: Sbrissa Netto JM *et al.* Linha de Burton. Estudo clínico e histopatológico. In: Congresso Nacional de Prevenção de Acidentes do Trabalho, 14, Rio de Janeiro, 1975. Anais... São Paulo: Fundacentro, 1975.

[4] Ver o trabalho: Bedrikow B. Coproporfirinas urinárias. Revista Paulista de Medicina, 88: 36-7, 1976. Ver, também, o trabalho pioneiro de Ribeiro BA, Stettiner. HMA. Determinação semi-quantitativa de coproporfirina urinária. Arquivos da Faculdade de Higiene e Saúde Pública, 12: 165-80, 1958.

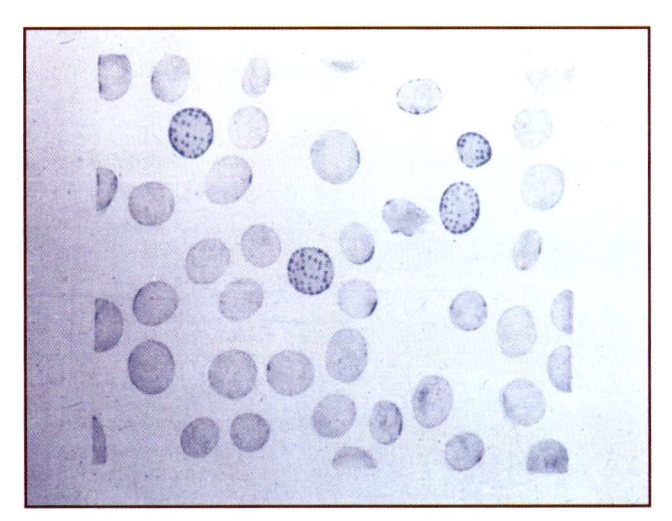

Fig. 48.3. Ponteado basófilo nas hemácias: quando a proporção é maior do que 5% indica anormalidade.

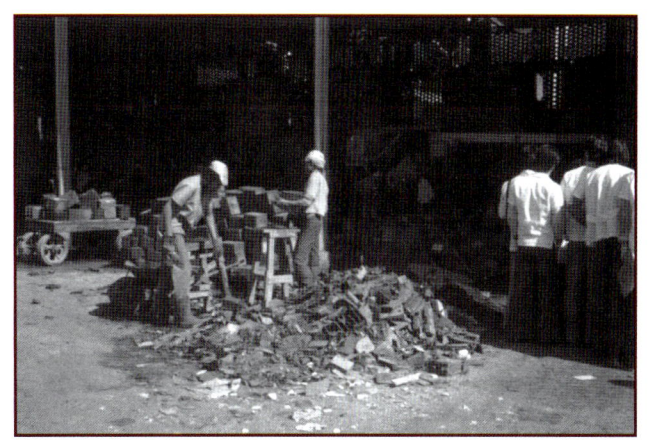

Fig. 48.4. Removendo as placas de baterias dos acumuladores que terminaram sua vida útil para recuperação do chumbo.

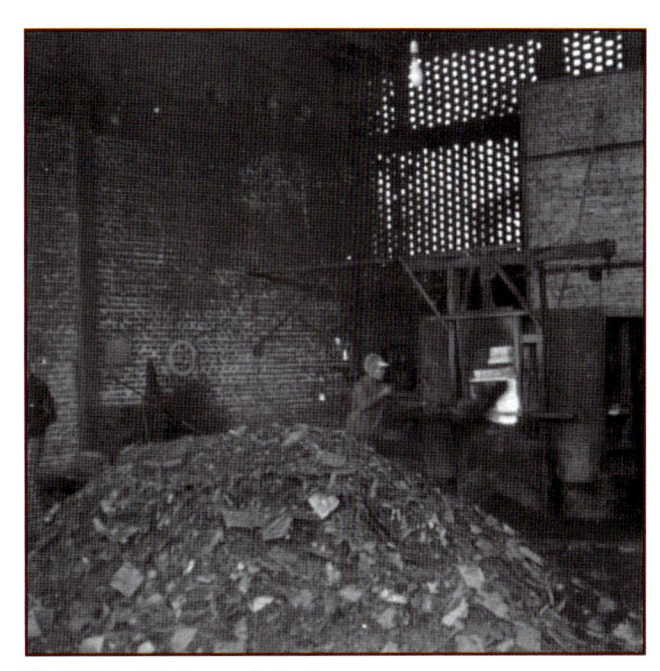

Fig. 48.5. Fundição de sucata de chumbo.

a seguir, foi-lhe prescrito *Versenato* via oral: três séries de 24 comprimidos de 500 mg cada um; *Contrelmim*.

Evolução: recebeu alta em 24/09/76, com coproporfirina urinária: semiquantitativa negativa; coproporfirina urinária: 268 mg/L; ácido delta amino levulínico na urina (ALA-U): 14 mg/L (valores normais abaixo de 20mg/l), e plumbemia (Pb-U): 70 mg/dl.

Conclusão: *Intoxicação pelo chumbo*, causada por óxido de chumbo em indústria de plásticos. Condições de alta: melhorado.

Intoxicação pelo chumbo, recorrente, em trabalhador de empresa produtora de acumuladores elétricos (1977)

Identificação: JBA, 22 anos, masculino, solteiro, instrução primária, nascido em Cananéia-SP, residente na Vila Carrão, São Paulo, foi matriculado no Ambulatório de Medicina Industrial do SESI-SP, em 22/12/1970. Como profissão, é ajudante geral. Foi admitido em uma empresa de indústria e comércio de acumuladores, localizada no bairro do Tatuapé (São Paulo), em 1966, a qual tinha, na ocasião, dois empregados. Comparece nesta data (jul1977) para tratar de novo episódio de saturnismo. Sua atividade era a de ajudante geral na manufatura de acumuladores e, como ajudante de motorista, ajuda a carregar os caminhões com baterias automotivas. (Figs. 48.4, 48.5 e 48.6). Suas queixas eram de cólicas abdominais, anorexia e obstipação intestinal, há três dias. Na anamnese ocupacional informou que trabalhava na indústria de acumuladores, em ocupações variadas, onde se expunha à inalação de fumaça e poeiras contendo chumbo.

Antecedentes pessoais: já teve muitos episódios de intoxicação pelo chumbo e já foi tratado diversas vezes neste Serviço. Como antecedente familiar importante, informou que seu pai havia falecido por *diabetes mellitus*.

Hábitos: dorme bem, etilista social, fuma 20 cigarros por dia.

Exame físico: peso: 71,900Kg; altura: 1,72m; afebril, aspecto geral bom, *fáscies* atípica, mucosas coradas, dentes em mau estado de conservação, linha gengival de Burton ausente. Pulmões livres; bulhas normofonéticas rítmicas, sem sopros; Pulso 72bpm, P.A. 130/80mm Hg. Abdômen doloroso à palpação no mesogástrio.

Em dezembro de 1978, compareceu novamente intoxicado pelo chumbo e foram revistos os dados referentes a internações anteriores, conforme pode se observar na Tabela 48.1. Foi iniciado o tratamento com agente quelante, via oral. Foram fornecidos ao paciente 24 comprimidos de 500 mg cada um, de *Versenato* (Edetato Disódico de Cálcio) para uso via oral, sendo recomendado que ingerisse dois comprimidos, três vezes ao dia, por quatro dias. Apesar de repetido este esquema medicamentoso durante três semanas, com intervalo

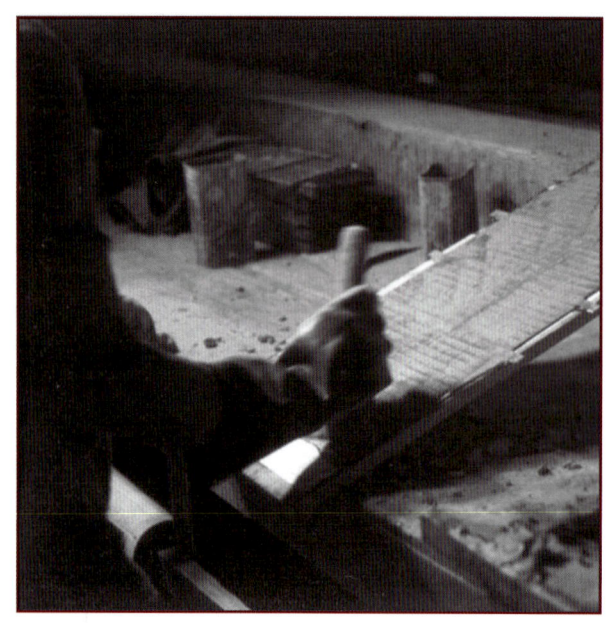

Fig. 48.6. O empastamento manual de grades de chumbo também representa risco elevado de intoxicação.

Tabela 48.1. Evolução dos quadros de intoxicação pelo chumbo do paciente JBA, no decorrer dos anos

Data	Plumbemia na consulta inicial (*)	Plumbemia na alta
Jun-71	103	72
Jul-72	117	55
Dez-72	71	57
Jun-73	138	60
Mar-77	82	68
Jul-77	69	42

(*) Micro gramas de chumbo por decilitro de sangue.

de uma semana entre cada série de 24 comprimidos, os resultados, desta vez, não foram favoráveis. Tendo em vista que em outras ocasiões o tratamento quelante, via oral, havia sido adequado, suspeitou-se falta de aderência do trabalhador ao tratamento via oral, sendo então proposto e aceito por ele o tratamento em regime de internação hospitalar, para administração de medicação quelante via parenteral. O paciente foi medicado com uma ampola contendo 500 mg de *Versenato* (Edetato disódico de Cálcio) dissolvido em 500 ml de soro fisiológico com gotejamento de 20 gotas por minuto, uma vez ao dia, durante quatro dias. Todos os dias a urina de 24 horas foi colhida para dosagem de chumbo urinário (Pb-U) e ácido delta amino levulínico (ALA-U). A Fig. 48.7 mostra que a ação quelante via parenteral foi eficaz, tendo ocorrido boa excreção de chumbo urinário, que se acompanhou de uma redução progressiva da excreção de ALA urinário.

Conclusão: Após a alta hospitalar, foi considerado apto para retorno ao trabalho.

Encefalopatia saturnínica[5] em trabalhador de indústria produtora de lonas de freios (1977)

Identificação: CJC, 57 anos, masculino, branco, casado, servente, natural da Bahia, residente em Diadema, compareceu para consulta no Ambulatório de Medicina Industrial em 23/03/77.

Queixas e duração: sem queixas, encaminhado pela indústria para exame médico periódico. Histórico de como ocorreu este encaminhamento. A empresa estava preocupada com seus empregados que lixavam lonas de freio, e que estavam reclamando por adicional de insalubridade. O perito médico chamado para avaliar os riscos existentes constatou que o sistema de ventilação local exaustora era bastante eficaz e que o adicional de insalubridade não era devido aos trabalhadores. Todavia, ao acompanhar a tubulação do sistema de ventilação local exaustora, notou que ela desembocava em um silo no qual trabalhava um trabalhador terceirizado, o qual penetrava neste silo, com muito pouca proteção, várias vezes ao dia, para amarrar um saco com capacidade de 60kg, para armazenar o pó que era aspirado. Também observou que o trabalhador, quando saía deste silo, estava totalmente impregnado pela poeira de cor escura que era ensacada. Essa constatação obrigou-o a recomendar, de imediato, exame médico do trabalhador.

Histórico ocupacional e ocupação atual: ao ser examinado no Serviço de Medicina Industrial, o trabalhador relatou ter trabalhado em roça de milho, arroz e feijão, no período de 1927 a 1976. Migrou para São Paulo e foi admitido em 07/06/76 em uma empresa limpadora, em que era responsável pelos serviços de limpeza de uma indústria de lonas de freios para automóveis. O trabalhador tinha por função remover o pó coletado pelo sistema de ventilação local exaustora da fábrica. Este pó se originava do processo de lixamento das lonas de freio e continha, entre outras substâncias, o amianto e o litargírio.

Interrogatório: bom apetite, emagrecimento de 4 kg nos últimos meses, que atribui a pneumonia recente. Dormia bem; eventualmente ingeria bebida alcoólica e fumava 10 cigarros por dia.

Antecedentes: em outubro de 1976, teve pneumonia, ficando 17 dias afastado do trabalho.

Exame físico: peso 60kg; altura: 1,68m; temperatura: 36,7ºC; aspecto geral bom, *fáscies* atípica, defeitos físicos ausentes; dentes em péssimo estado, quebrados e de cor preta, eczema no cavo poplíteo do joelho esquerdo. Lesões verrucosas múltiplas que lembravam o aspecto de couve-flor no prepúcio, de que diz ser portador há trinta e cinco anos e que não prejudicaram sua fertilidade, pois era pai de cinco filhos que tinham menos do que esta idade. Foram identificados estertores crepitantes finos na região infra-axilar direita, terço inferior. Bulhas normofonéticas rítmicas, pulso 80, P.A. 14x8, abdômen flácido, fígado e baço não palpáveis.

---

[5] Ver Capítulo 33 deste livro.

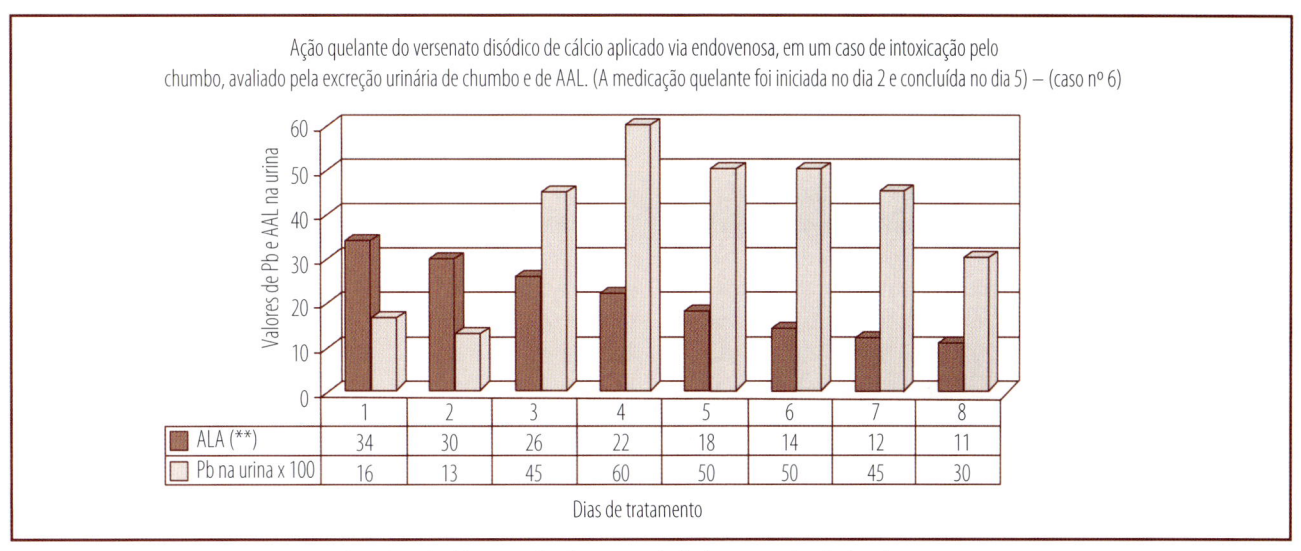

Fig. 48.7. Curva de excreção urinária de chumbo e de ácido delta amino levulínico em trabalhador intoxicado pelo chumbo.

Dias de tratamento	1	2	3	4	5	6	7	8
ALA (**)	34	30	26	22	18	14	12	11
Pb na urina x 100	16	13	45	60	50	50	45	30

Ação quelante do versenato dissódico de cálcio aplicado via endovenosa, em um caso de intoxicação pelo chumbo, avaliado pela excreção urinária de chumbo e de AAL. (A medicação quelante foi iniciada no dia 2 e concluída no dia 5) – (caso nº 6)

Exames subsidiários: em 23/03/77, a radiografia do tórax mostrava discreta acentuação da trama hilar; a coproporfirina urinária semiquantitativa foi positiva; o ácido delta amino levulínico (ALA-U) era de 69 mg/L de urina, e a plumbemia (Pb-U) era 202 µg/d. Face ao elevado nível da plumbemia, foi imediatamente medicado com *Versenato* via oral.

Início do tratamento e intercorrência: em 28/07/77, isto é, dois dias após sua passagem pelo médico, onde recebeu os comprimidos de *Versenato*, houve chamado de urgência do hospital, que pedia comparecimento urgente do médico, informando que o paciente fora internado em estado grave. A história clínica fornecida pela esposa nesta data foi a seguinte: "O paciente sempre foi homem muito forte, com saúde e trabalhador. Quando estava na lavoura, trabalhava de sol a sol sem se queixar. Veio para São Paulo e começou a ficar doente. Há cinco meses teve pneumonia e ficou quase um mês sem trabalhar. Há quinze dias, ela notou que seu marido estava ficando fraco da ideia, esquecido, nervoso com facilidade, não conversava mais com a esposa e os filhos, ficava com as pernas duras e caminhava pela casa se escorando pelas paredes para não cair. Dia 21/05/77 levantou-se pela manhã vomitando, mas foi trabalhar. No dia 22/05 não trabalhou, permanecendo em repouso no leito, queixando-se de "cabeça ruim", dores no corpo, fraqueza e desânimo. Trabalhou nos dias 23 e 24, mas em casa ficava calado, não conversava com ninguém. Continuou trabalhando normalmente até 25/05/77, quando, atendendo pedido do médico, retornou para ser afastado do trabalho e foi iniciado o tratamento domiciliar. Foi-lhe fornecido *Versenato*, para tratamento via oral. No dia 25, procurou o médico, atendendo à convocação, mas voltou para casa sem saber dizer à esposa qual havia sido a recomendação médica. A esposa leu a receita e deu ao paciente dois comprimidos de *Versenato*. À noite o paciente ficou com a "barriga estufada". Procurou assistência médica e lhe foi aplicada injeção na veia. Passou as noites dos dias 26 e 27 com insônia, gemendo, fadigado, levantando e deitando, gritando por diversos santos. Hoje pela manhã procurou assistência médica, não conseguindo deambular sem apoio. Tendo sido medicado com *Kyatrium*, conseguiu, então, dormir, e melhorou dos sintomas. Está com intestino preso há três dias. O exame físico realizado às 22 horas do dia 28/05/83 mostrou P.A. 15x10, P 120, frequência respiratória normal, regular estado geral, desidratado, raciocínio lento, impossibilitado de deambular sem apoio, flacidez muscular, reflexo patelar exaltado bilateralmente, abdômen discretamente distendido. Foi feito então o diagnóstico de **Encefalopatia Saturnínica**.

Tratamento: inicialmente hidratado com soro glicosado a 10% e glicofisiológico. Após início da diurese, foi administrado manitol hipertônico. Após diurese franca, recebeu *Versenato*, via endovenosa.

Evolução: alta a pedido, em 26/06/77, com coproporfirina urinária semiquantitativa negativa; coproporfirina urinária (CP-U): 0,552mg/L de urina; ácido delta amino levulínico na urina (ULA-U): 14 mg/L de urina; plumbemia (Pb-U): 76 mg/dl.

A **conclusão** a que se chegou é que o fornecimento de *Versenato* para tratamento via oral precipitou uma absorção elevada de chumbo, que provavelmente havia ocorrido por absorção oral pelo hábito de fumar e pelo tipo de trabalho que realizava, e precipitou a ocorrência do quadro encefalopático. Após a alta hospitalar, o paciente demitiu-se da empresa onde trabalhava e retornou para as atividades que realizava anteriormente, na região rural.

Tratamento da Intoxicação pelo chumbo com EDTA-dissódico de cálcio (2006) (Almeida *et al.*, 2010).

Identificação: CPM, 28 anos, casado, procedência remota do Piauí, procedência atual de Guarulhos, ensino fundamental incompleto, católico, registrado como ajudante geral.

Na **história ocupacional**, referiu exercer a função de forneiro havia cinco anos, em uma empresa que realizava recuperação e reciclagem de chumbo de sucatas. Sua atividade era a fundição de sucatas, de ligas de chumbo e estanho em forno aquecido por gás liquefeito de petróleo (GLP). Não existia controle da temperatura no forno. Também retirava a borra de solda formada, depois pegava a mistura fundida com uma concha e colocava-a na tarugueira.

Razão do atendimento: em novembro de 2004, foi encaminhado pela Secretaria de Saúde de Guarulhos para o Ambulatório Médico de Doenças Ocupacionais, após ter sido descartada a primeira hipótese diagnóstica, que foi a de tuberculose pulmonar. Relatou início dos sintomas há um ano, sendo estes: inapetência, cansaço, perda de peso (referida como 5Kg neste período), cefaleia occipital latejante durante o trabalho, dor abdominal em "corte", não relacionada à alimentação, vômitos, dor em peso nos membros inferiores e dor em articulações dos dedos das mãos. Negou alterações na vida sexual e queixas do trato gênito-urinário.

Avaliação do caso e conduta: não havia nenhuma alteração no exame físico. Trazia resultado de Pb-S de 66µg/dL. Foi firmado o diagnóstico de *saturnismo*, emitida a Comunicação de Acidente de Trabalho (CAT) e realizado tratamento, somente com o afastamento do trabalho, sem uso de medicação quelante.

Evolução e condutas: foram solicitados novos exames em janeiro de 2005, cujos resultados foram Pb-S 46µg/dL e ALA-U 6,7mg/g de creatinina. No período de janeiro de 2005 a agosto de 2006, o paciente apresentou recidivas do saturnismo, e em todas foi tratado somente com o afastamento do trabalho. Simultaneamente, foram realizadas intervenções no local de trabalho a fim de melhorar as condições de higiene laboral. Apesar disso, o trabalhador foi afastado novamente por saturnismo em janeiro de 2007 e, mesmo assim, a plumbemia permanecia elevada. Assim, com a persistência do nível elevado de chumbo no sangue e dos sintomas, mesmo mais leves, optou-se pelo tratamento quelante com EDTACaNa$_2$.

Vistoria ao local de trabalho: o paciente exercia a atividade de forneiro numa empresa produtora de ligas de chumbo e estanho para soldagem, nas formas de fios, vergas e lingotes. Na visita realizada, verificou-se que o forno não tinha um controle de temperatura. Porém, havia um sistema de ventilação local exaustora, que captava o chumbo liberado na fundição e o levava até um equipamento, composto por filtros de manga em paralelo.

Desta forma, o diagnóstico deste paciente foi firmado pela presença de exposição ocupacional ao chumbo, sintomas compatíveis com o saturnismo (cefaleia, fraqueza, cansaço fácil, cólica abdominal, perda de peso e diminuição do apetite) e marcador biológico presente acima do Índice Biológico Máximo Permitido (IBMP), isto é, Pb-S acima de 60µg/dL.

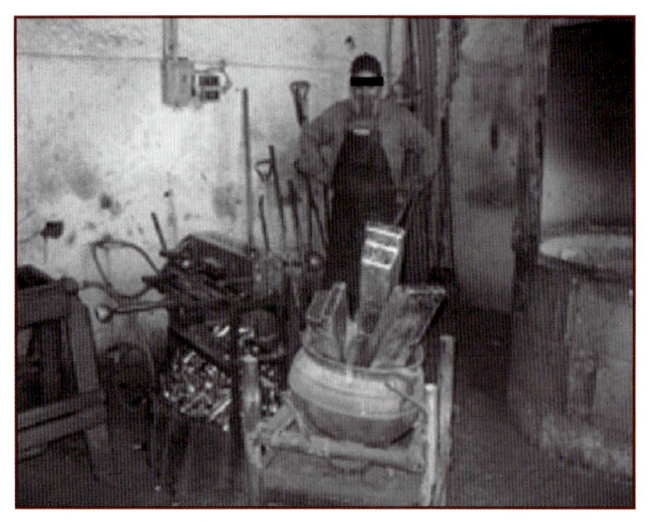

Fig. 48.8. Foto tirada da fundição de ligas de tarugos.

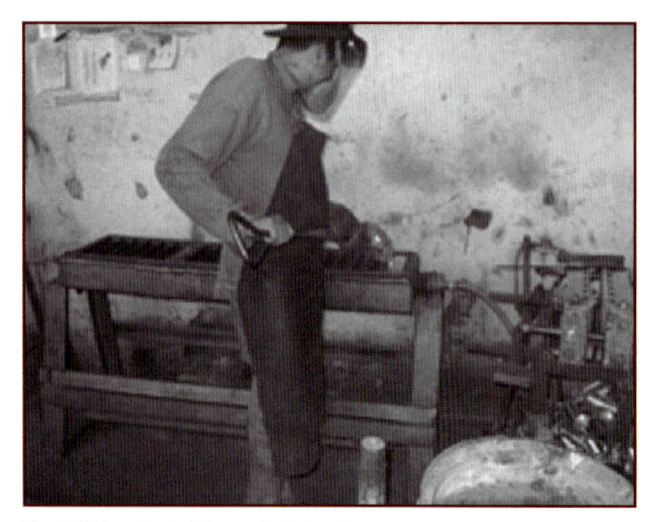

Fig. 48.9. Foto tirada da formação de chumbo.

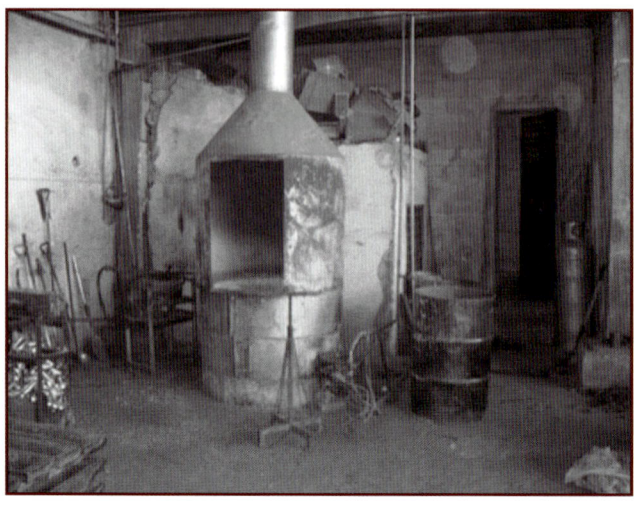

Fig. 48.10. Foto tirada do forno com o sistema de exaustão.

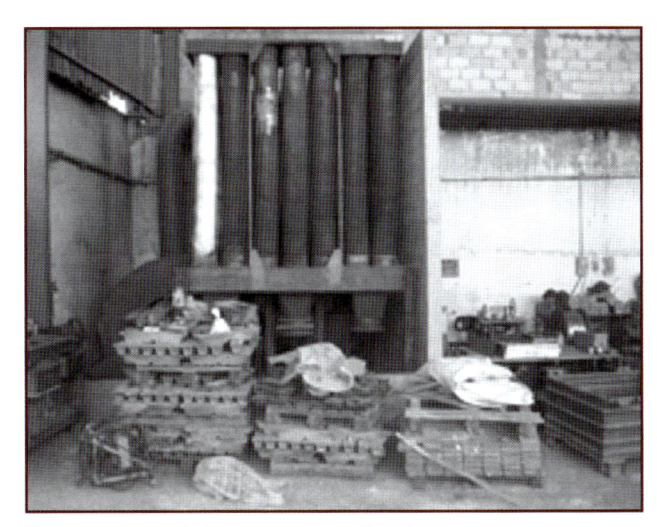

Fig. 48.11. Foto tirada do equipamento com filtros de manga.

Durante a evolução do paciente na internação hospitalar e com o uso da medicação, não foram observadas alterações significativas nos resultados dos parâmetros laboratoriais gerais avaliados, em relação aos valores iniciais. Os valores de hemoglobina, hematócrito, plaquetas e creatinina estavam dentro da normalidade, assim como a análise da urina. O chumbo no sangue do paciente, antes do tratamento, era de 61μg/dL. A terapia com EDTA diminuiu em 26% a concentração de Pb-S após 24 horas da última dose da medicação, ou seja, para um valor absoluto de 45μg/dL. Após 96 horas da última dose da medicação, foi observado um discreto aumento na concentração do Pb-S para um valor de 48μg/dL, porém, ainda com uma diminuição de 21% do nível sanguíneo inicial de chumbo.

A avaliação seriada da excreção de chumbo na urina mostrou um aumento significativo após a primeira dose da medicação, tendo seu pico após 9 horas da administração da medicação. Este aumento persistiu nos dias subsequentes, enquanto se mantinha a medicação, mas em menor proporção. Porém, após 96 horas da última dose da medicação, o seu valor já se encontrou praticamente igual ao nível anterior ao uso do medicamento.

Tabela 48.2. Resultado dos parâmetros laboratoriais gerais avaliados antes e após o uso da medicação EDTACaNa$_2$ via intramuscular

Exame realizado	Antes da quelação 21/08/2007	Após a quelação 24/08/2007
Creatinina (mg/dL)	1,1	1,2
Ureia (mg/100 mL)	33	28
Hemoglobina (g/dL)	15,4	17,2
Hematócrito (%)	44,2	50
Leucócitos (cel/uL)	8.900	13.900
Plaquetas (cel/uL)	219.000	235.000
Urina I	Sem alterações	Sem alterações

Tabela 48.3. Resultado do chumbo no sangue (Pb-S) antes da quelação e após a última dose do quelante EDTACaNa$_2$ via intramuscular, nos tempos: 24h e 96h

Exame realizado	Antes da quelação	Após 24h	Após 96h
Pb-As	61	45	48

[a] Resultado em μg/dL.

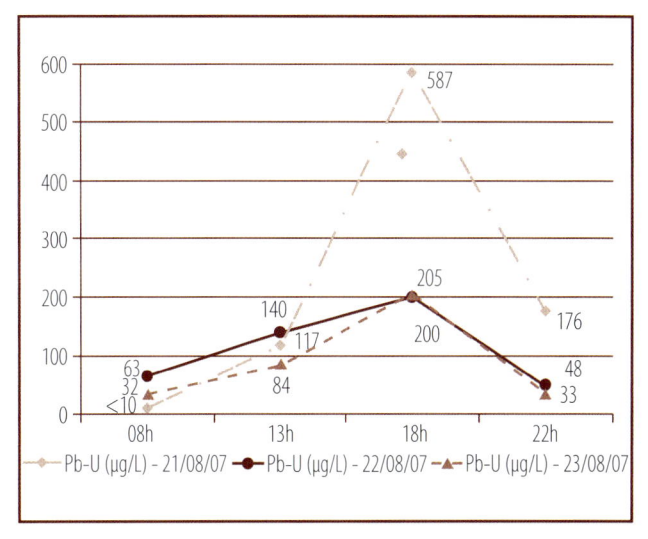

Fig. 48.12. Distribuição da dosagem de chumbo na urina durante a prescrição de agente quelante, nos períodos que se seguiram à administração da droga.

O valor de ALA-U não teve alterações significativas durante o uso da medicação, já que este valor estava dentro da normalidade mesmo antes do uso desta.

Conclui-se que o uso do quelante EDTACaNa$_2$ via intramuscular, mostrou-se eficaz e seguro para o tratamento de saturnismo, neste caso.

Intoxicação crônica pelo manganês[6] (1966) (Buschinelli et al., 1984)

Identificação: JR, 24 anos, sexo masculino, branco, admitido no Ambulatório do Serviço de Medicina Industrial do SESI-SP, em 24 de agosto de 1966. Informava ter a profissão de servente geral e morava na cidade de Mauá-SP.

História ocupacional: trabalhou como lavrador no período de 1948 a 1963. Foi admitido na última empresa em que estava trabalhando no dia 1º de junho de 1963. A empresa fazia fundição de ligas de ferro e manganês e tinha aproximadamente 150 empregados. No período entre junho de 1963 e fevereiro de 1964, trabalhava ajudando a tombar e descarregar caminhões cheios de sucata de ferro, minério de manganês e carvão, de um terreno próximo, e os trazia para próximo do forno de fundição. No período de fevereiro de

---

[6] Ver Capítulo 33 deste livro.

Tabela 48.4. Resultado da dosagem seriada do chumbo na urina (Pb-U) nos dias 1,2 e 3 do uso do quelante EDTACaNa$_2$ via intramuscular, e após sua última dose nos tempos: 24h e 96h.

Horário da coleta do Pb-U[a]	Dia 1 da medicação 21/08/2007	Dia 2 da medicação 22/08/2007	Dia 3 da medicação 23/08/2007	Após 24h 24/08/2007	Após 96h 27/08/2007
08h	<10	63	32	32	14
13h	117	140	84	---	---
18h	587	200	205	---	---
22h	176	48	33	---	---

--- não avaliado - [a] Resultado em μg/L.

Tabela 48.5. Resultado da dosagem do ácido delta aminolevulínico na urina (ALA-U) antes da medicação no dia 1, nos dias 2 e 3 do uso do quelante EDTACaNa$_2$ via intramuscular, e após sua última dose nos tempos: 24h e 96h.

Exame Realizado	Dia 1 da Medicação	Dia 2 da Medicação	Dia 3 da Medicação	Após 24h	Após 96h
ALA-U [a]	2,3	1,7	1,3	1,8	2,4

[a] Resultado em mg/g de creatinina

1964 até dezembro de 1965, trabalhou como balanceiro. Nesta função, tomava nota dos carrinhos carregados de minério de manganês, que eram trazidos para abastecer o forno. Também nesta função, trabalhava junto ao forno, jogando minério no seu interior, condição esta em que inalava importante quantidade de fumaça produzida pelos fornos. Em 30 de janeiro de 1966, foi afastado do trabalho, por doença, em caráter definitivo.

No **exame clínico** realizado em janeiro de 1968, informou que se encontrava na "Caixa", havia seis meses. Ao exame físico, foi caracterizado tremor fino cinético dos membros superiores, marcha espástica, base de sustentação alargada, perda de equilíbrio quando necessitava mudar repentinamente de posição. Fala monótona e arrastada.

Medicado com vitaminas e encaminhado para a reabilitação. A partir de novembro de 1970 foi medicado com L-Dopa.

A história ocupacional, refeita novamente em julho de 1970, registrou as seguintes informações: "Há cinco anos, depois de trabalhar dois anos e meio em contato com manganês, começou a apresentar distúrbios da marcha, sem outra manifestação concomitante". Foi feito o diagnóstico de **marcha espástica tipo piramidal por intoxicação pelo manganês**.

A condição de trabalho determinou a ocorrência de vários casos de intoxicação que, inicialmente, haviam sido caraterizados como estado de embriaguez pelos colegas de trabalho.

A empresa foi fechada em São Paulo e mudou-se para a cidade de Caxambu, em Minas Gerais, onde novos casos foram caracterizados. Esta nova ocorrência foi identificada por docentes da Faculdade de Medicina da Universidade Federal de Minas Gerais, e deu origem a um filme, produzido por uma equipe formada por médicos do trabalho paulistas e mineiros, e também por engenheiro de segurança do trabalho, em que documentaram, no ano de 1974, as condições muito graves de saúde de alguns dos trabalhadores que já haviam adquirido manganismo também. Este filme é utilizado com muita frequência por escolas de medicina, para exemplificar os problemas graves de saúde que podem ser causados pelo ***Manganismo***[7].

Metahemoglobinemia por absorção cutânea de óleo de anilina[8] (1975) (Morrone et al., 1978).

Identificação: AFI, de 32 anos, sexo masculino, casado, nascido em Pernambuco, admitido como funcionário da indústria em 18/08/75. Deu entrada no Ambulatório de Medicina Industrial do SESI-SP, às 9:30h do dia 25/10/75, em mau estado geral, não conseguindo deambular sem apoio, nem se comunicar normalmente. Visivelmente, apresentava desvio de rima bucal; a pele, as mucosas visíveis e a língua intensamente cianóticas, de tonalidade arroxeada; a respiração superficial, taquipneica, e o ritmo cardíaco era taquicárdico.

História clínica: através de informações do paciente e do chefe do Departamento de Pessoal da empresa, foram reconstituídos os eventos que culminaram com a doença do funcionário: "Na madrugada do dia 25/10/75, às 4:00h, quando carregava o reator, ao abrir um tambor de 200 litros de óleo de anilina, o conteúdo extravasou, atingindo o trabalhador. Em consequência, seu uniforme ficou impregnado de anilina na metade inferior do corpo. Não deu importância ao fato e continuou trabalhando normalmente. Duas horas depois, ou seja, às 6:00h (término de sua jornada de trabalho), foi para o vestiário e já não se sentia bem. O encarregado da

---

[7] Ver também o trabalho de Almeida AJ, Gomes JR, Zaia PA. Importância do inquérito epidemiológico em Medicina do Trabalho. Uma epidemia de manganismo. Resumo. In: Congresso Brasileiro de Higiene, 18, 1970, São Paulo. Anais... São Paulo, 1970, p.III.

[8] Ver Capítulo 30 deste livro.

limpeza observou que o paciente vomitou várias vezes, estava pálido e encontrava-se como que embriagado."

A história da ocorrência levou a uma vistoria ao local de trabalho na empresa. Na impossibilidade de tirar fotos, foi reconstituído por um desenhista o que foi descrito pelo médico do trabalho que a visitou.

A dosagem da metahemoglobina, após quatro horas da exposição inicial e com o paciente já melhorado e sem sinais de cianose, foi de 20% (valores normais: até 2%).

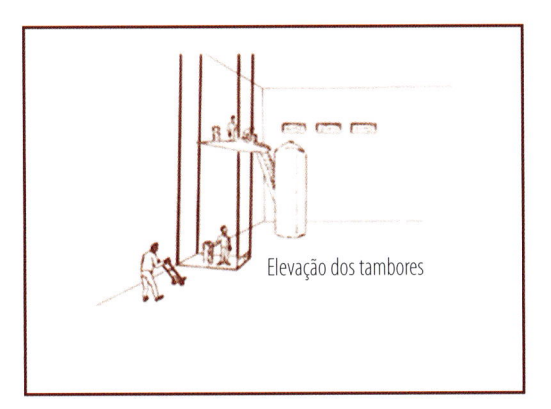

Fig. 48.13. Colocando o tambor de óleo de anilina no elevador montacarga.

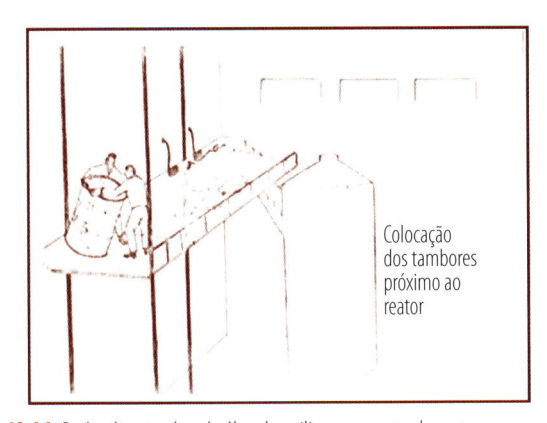

Fig. 48.14. Rodando o tambor de óleo de anilina para perto do reator.

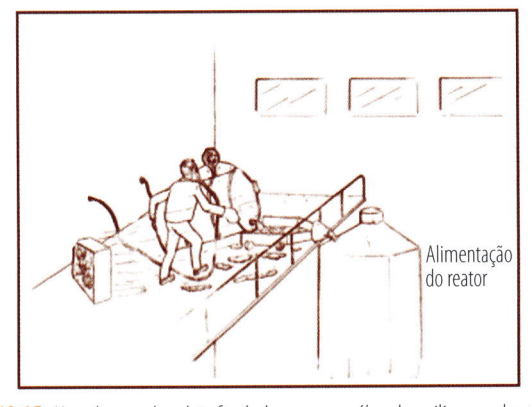

Fig. 48.15. Usando uma bandeja funil, derramam o óleo de anilina na abertura de alimentação do reator.

Anemia hemolítica por deficiência de G6PD (Glicose seis fosfato desidrogenase) em trabalhador exposto a óleo de anilina[9] (1975)

Identificação: em 28/04/1975, compareceu ao Ambulatório de Medicina Industrial do SESI-SP, no ambulatório da Rua Catumbi, o paciente PMS, de 21 anos de idade, sexo masculino, natural de Pernambuco.

Queixava-se de intensa dor de cabeça, fraqueza e eliminação de sangue pela urina há dois dias. Atribuía sua doença ao tipo de trabalho que exercia, pois outros colegas da mesma seção da empresa onde trabalhava já haviam também adoecido, em decorrência das substâncias tóxicas com que tinham contato. Sua função era despejar um óleo de odor forte, a "nitrina", e um pó cujo nome desconhecia, no interior de um reator. Como apresentasse ao exame físico uma síndrome ictérica febril e intensa palidez de mucosas, foi encaminhado ao Hospital do Isolamento Emílio Ribas, com hipótese diagnóstica de doença transmissível.

Ao **exame físico** de entrada naquele hospital, foram observados os seguintes sinais clínicos: estado geral regular, prostrado, mucosas intensamente descoradas, ictérico, febril (37,7°C), sopro sistólico no foco mitral, hepatomegalia discreta e baço percutível.

Os resultados dos **exames laboratoriais** pedidos na admissão ao HIER foram: urina: hematúria (1.400.000 hemácias /ml); urobilinogênio fortemente positivo; hemograma: hemácias 2.300.000/ml; hemoglobina: 4,8 g/100ml; hematócrito: 17%; anisocitose, poiquilocitose, hipocromia, policromasia, algumas hemácias em alvo, raros esferócitos, algumas hemácias com ponteado basófilo, eritroblastos: 3% dos leucócitos; bilirrubinas: total 2,0 mg%, (direta, 0,4%; indireta, 1,6%); TGO: 10 U (VR: 5 a 45); TGP: 9 (VR: 5 a 45). Eletroforese de proteínas plasmáticas: P.T. 7,3; albumina: 3,796; alfa-1: 0,292: alfa 2: 0,584; beta: 0,949 e gama:1,679; eletroforese de hemoglobina: Hb A1: 94,4 % (VR: 95,0 – 97,0); Hb fetal: 0,8%. Prova de solubilização negativa, prova de *falcização* negativa.

Em relação às informações obtidas quanto às **condições de trabalho**, foi possível apurar que o trabalhador manipulava, em seu local de trabalho, um produto químico chamado "óleo de anilina", em condições pouco seguras.

As provas de função hepática realizadas no HIER descartaram a possibilidade de hepatite. O quadro de *anemia hemolítica* ficou caracterizado. Vários exames hematológicos descartaram outras causas de anemia hemolítica, sendo, então, pensada a possibilidade de associação do quadro com a **exposição ocupacional ao óleo de anilina**. Foi então dosada a enzima Glicose 6-fostato desidrogenase (G6PD). A primeira amostra mostrou resultado normal; contudo, este resultado foi relacionado com a provável transfusão de sangue que recebeu na admissão ao HIER. A segunda amostra

---

[9] Ver Capítulo 30 deste livro.

de sangue colhido mostrou teor de G6PD muito baixo, o que confirmou o diagnóstico. A pesada hematúria que o paciente apresentou não ficou bem caracterizada em relação à sua etiologia, não podendo ser descartada a possibilidade de presença da Beta naftilamina (clássico cancerígeno de bexiga) como contaminante do óleo de anilina.

Amaurose[10] causada por exposição a metanol em pintor de automóveis (2010) (Kawakami *et al.*, 2012.)

Identificação: PA, 42 anos, sexo masculino, divorciado, natural de João Pessoa, mas residindo em São Paulo-SP há 20 anos, instrução fundamental. Mora na Vila Brasilândia e trabalha como "autônomo informal", prestando serviços de pedreiro, encanador e pintor de paredes, nas casas da região. Há oito meses montou uma oficina de funilaria (lanternagem), improvisada na garagem de sua residência.

Queixa e Duração: cegueira abrupta há 15 dias.

História Pregressa da Moléstia Atual: Paciente trabalhou pintando um carro, com compressor, por 5 horas, na noite de 17/11/2009. Não há sistema de ventilação no local e, por isso, sempre deixa a porta da garagem aberta quando faz pintura, mas como estava com um serviço atrasado, pois chovia há vários dias, naquela noite fechou a porta e realizou a tarefa. Acabou às 23 horas, e como estava sentindo tonturas e sonolência, foi direto à sala e dormiu imediatamente no sofá. Acordou, na manhã seguinte, sem enxergar nada, e ficou sabendo as horas por causa da televisão, que permanecera ligada. Como mora só, gritou por socorro aos vizinhos, que o levaram a um hospital próximo, o qual o encaminhou para o Pronto Socorro da Santa Casa de São Paulo. Foi internado na enfermaria de Clínica Médica e atendido pela Oftalmologia e Neurologia.

Na admissão ao Hospital, no exame oftalmológico, apresentava queixa de perda de visão em ambos os olhos, e ao exame, enxergava vultos em olho direito e contava dedos a meio metro, em olho esquerdo; apresentava reflexos pupilares presentes, biomicroscopia sem alterações, pupilas anisocóricas com D>E, fundo de olho com edema de papila bilateral e pressão intraocular de 10 mmHg. No exame neurológico, foram constatadas dor à palpação ocular, pupilas midriáticas fixas e não fotorreagentes, Rine presente e Weber assimétrico, e marcha cautelosa. O restante do exame físico geral e o exame neurológico estavam normais. Negava doenças de base, negava traumas, negava uso de medicamentos e alergias. Negava uso de drogas, etilismo e tabagismo.

Os exames laboratoriais foram todos normais, incluindo líquor, hemograma, VHS, parâmetros, bioquímicos, eletrólitos e metabólicos. Também o VDRL, e antígenos para vários vírus (incluindo HIV) eram não reagentes, assim como o FAN e o fator reumatoide. A dosagem de vitamina B-12 também era normal.

Os exames de imagem foram realizados, e a tomografia computadorizada de crânio foi normal, mas a ressonância magnética do crânio mostrou hipersinal do nervo óptico bilateral, e na ressonância de órbita foram encontrados achados compatíveis com alterações inflamatórias no segmento retrobulbar do nervo óptico, fechando-se, então, o diagnóstico de **neurite óptica**.

Durante a internação, foi realizada pulsoterapia com solumedrol 1g, uma vez ao dia, por 3 dias e prednisona 60 mg/dia, via oral, nos dias seguintes, até a alta. Recebeu alta em 12/12/2009, com melhora parcial da acuidade visual.

Com este diagnóstico firmado, e afastadas as principais causas - inflamatórias, infecciosas, isquêmicas, carenciais, compressivas, e traumáticas - e pela história de exposição a solventes, que antecedeu em algumas horas o início do quadro, foi aventada, portanto, a hipótese de origem ocupacional.

Foi feito um pedido de consulta à área de Medicina do Trabalho da Santa Casa, que, após ver o paciente, realizou uma visita ao seu local de trabalho.

O paciente relatou que, na noite anterior ao aparecimento do quadro, realizara a pintura de um carro, já preparado previamente com o *primer*. Para o preparo da tinta, o paciente mistura uma lata (800 mL) de tinta poliuretano, com 225 mL de catalisador para esmalte poliuretano e 225 mL de *thinner*. Nesta ocasião, refere ter utilizado, no total, cerca de 5-6 latas de tinta, com compressor.

Visita ao local de trabalho: para melhor esclarecimento dos fatos ocorridos e das substâncias envolvidas, foi realizada visita pela equipe da Medicina do Trabalho ao seu local de trabalho, em dezembro de 2009, enquanto o paciente estava internado, e outra em fevereiro de 2010, juntamente com o paciente.

Foi observado que a funilaria possui área de aproximadamente 20 m^2, sem exaustão e sem ventilação (Fig. 48.16). O local possui uma única janela, que propositalmente não abre, estando fechada e bloqueada com tapume de madeira (Fig. 48.17), sendo o único local para ventilação uma parte quebrada na parede, entre a porta e o teto (Fig. 48.18). Na área de trabalho cabem dois carros, onde o paciente e o ajudante trabalham.

Ao lado deste local, existe uma sala de aproximadamente 9 m^2, onde ficam armazenados grande quantidade de latas e galões dos produtos utilizados, sobre uma bancada (Fig. 48.19). Nesta sala existe uma janela, mas nos dois dias de visita, esta permaneceu fechada (Fig. 48.20).

Em uma das visitas, choveu, e foi observado que, realmente, é necessário fechar a porta do estabelecimento, pois como o espaço dentro da funilaria é pequeno, os carros ficam logo na entrada, perto da porta, sujeitos à chuva, o que inviabiliza a pintura com a porta aberta (Fig. 48.21). Foi observado, também, que não há circulação de ar.

Nas Figs. 48.22 e 48.23, observa-se a funilaria com a porta fechada, devido à chuva, e a pequena área para ventilação acima da porta.

---

[10] Ver Capítulo 34 deste livro.

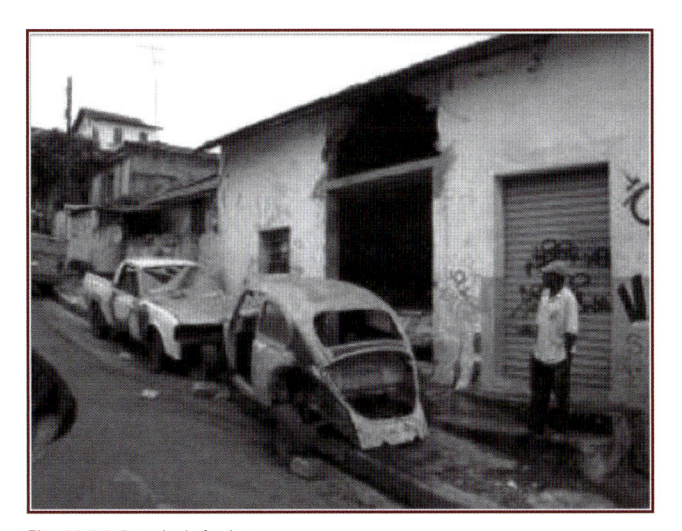

Fig. 48.16. Entrada da funilaria.

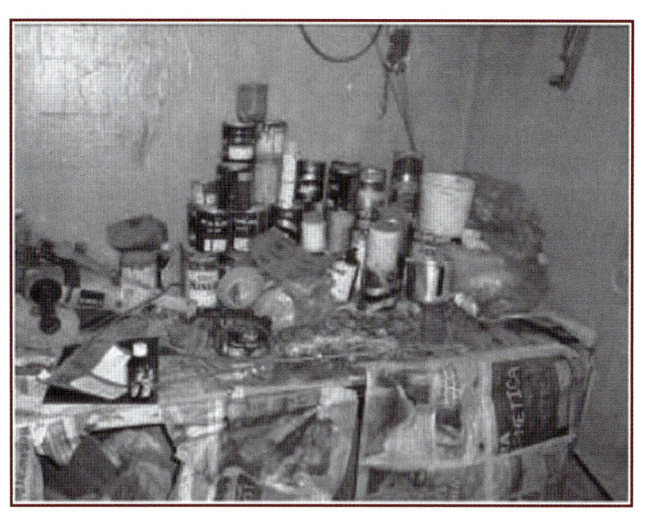

Fig. 48.19. Sala de armazenagem dos produtos utilizados.

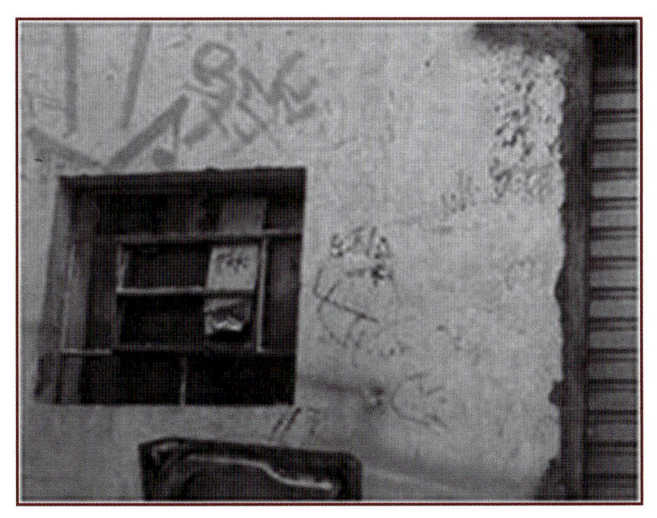

Fig. 48.17. Detalhe da única janela da funilaria, cuja proteção contra a chuva é feita de madeira.

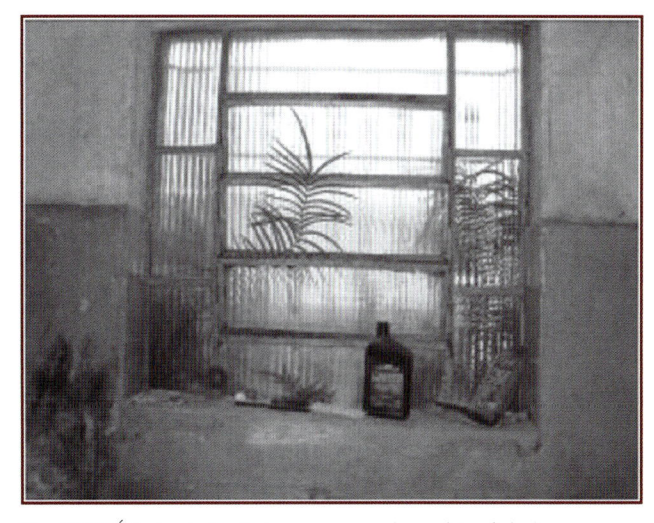

Fig. 48.20. Única janela da sala de armazenagem dos produtos, fechada.

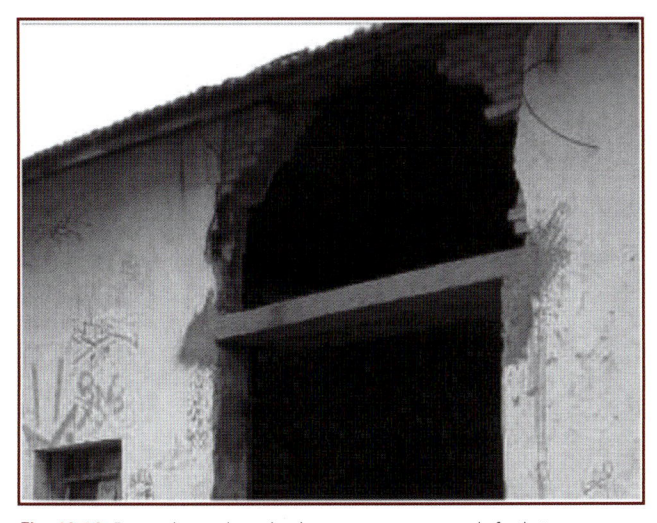

Fig. 48.18. Espaço de parede quebrada entre a porta e o teto da funilaria serve como única abertura de ventilação.

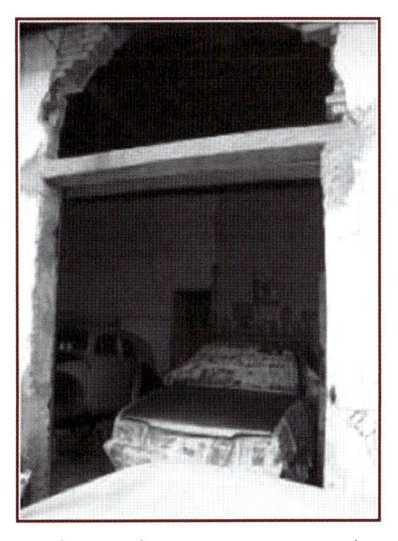

Fig. 48.21. Carro sendo preparado para pintura muito perto da porta e, portanto, sujeito à chuva.

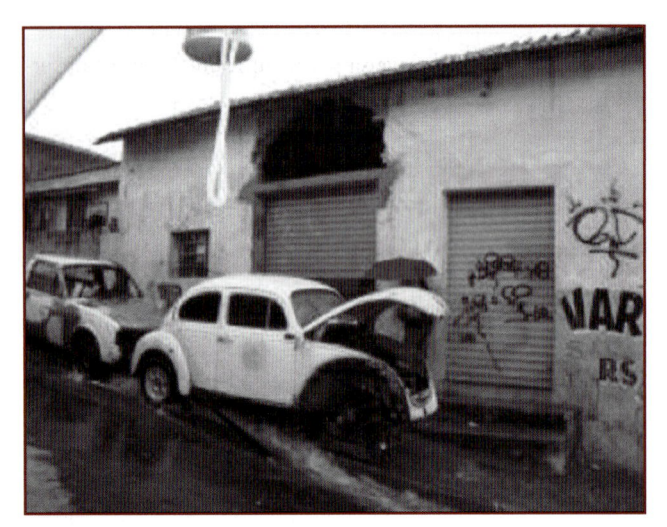

Fig. 48.22. No dia da visita o trabalho estava sendo realizado com a porta da funilaria fechada devido à chuva.

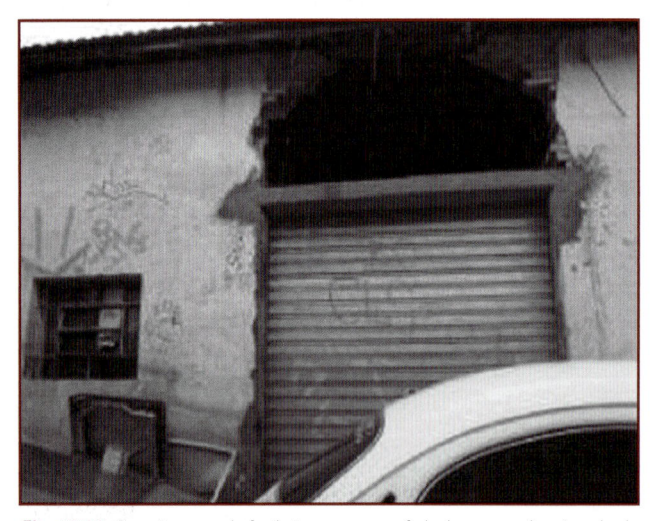

Fig. 48.23. Outra imagem da funilaria com a porta fechada mostrando a área de alvenaria quebrada como o único espaço de ventilação existente.

Revisão da literatura: na literatura técnico-científica, encontraram-se cinco relatos de pacientes que sofreram episódios de amaurose aguda após exposição a concentrações elevadas de solventes orgânicos: Berg (1971); Ogawa et al., (1988); Shinya et al. (2003); Twardowschy et al. (2008). Como no nosso caso, estes pacientes também apresentaram melhora parcial na acuidade visual. Os casos descritos eram resultados tanto de abuso de solventes, quanto de exposições ocupacionais a grandes concentrações de solventes. O metanol foi o solvente mais claramente implicado nos casos, mas há ainda a citação de outros solventes, como o acetato de metila e o cloreto de metileno (Volpe, 2001).

Durante a visita ao local de trabalho do paciente, registraram-se os produtos que o paciente tinha utilizado e foi feito levantamento das Fichas de Informações de Segurança de Produtos Químicos (FISPQ) de cada um. Interrogou-se a possibilidade da *neurite óptica* ser causada por metanol, acetato de metila ou cloreto de metileno, pois são substâncias que poderiam fazer parte da composição, como contaminante, de *thinner* e tintas.

Foi feita a coleta de uma amostra do *thinner* utilizado pelo paciente, na época do surgimento do episódio de amaurose, mas não era mais o mesmo lote de então. Contudo, mesmo assim, foi realizada análise no Instituto de Química da Universidade de São Paulo, mediante técnica de cromatografia gasosa, e encontrou-se etanol, tolueno, butoxietanol e acetato de etila. Não foi confirmada a presença de metanol ou acetato de metila, ou outro solvente tóxico para visão, porém, esta análise não descarta a existência destes solventes, pois foi coletada em outro lote. Acrescente-se a lembrança da inexistência, no país, de obrigatoriedade de registro de formulação para produtos como colas, *thinners* e vernizes, o que pode fazer com que a composição varie, mesmo sendo da mesma marca ou procedência, entre lotes diferentes (Brasil, 1999).

É importante lembrar, por último, as denúncias frequentes de utilização clandestina do metanol, em lugar do etanol, como ocorreu, no segundo semestre de 2012 na região de São Paulo, conforme fiscalização e interdição realizadas pela Agência Nacional do Petróleo (ANP). Do mesmo modo, é bem possível que o lote de *thinner* utilizado na pintura tivesse teores importantes de metanol, o que não se verificou na dosagem da amostragem feita, tempos depois.

Conclusão: tendo em vista as características de seu quadro clínico, a história de exposição ocupacional a altas concentrações de solventes, por várias horas, em um ambiente sem ventilação, e excluídas as principais causas de neurite óptica, conclui-se que o quadro apresentado pelo paciente é consequente de intoxicação por solventes.

Evolução: o paciente manteve acompanhamento ambulatorial com equipes de Neurologia, Neuroftalmologia e Medicina do Trabalho. Em julho/2010, contava dedos a 2 metros, mas não enxergava cores e nem conseguia ler, mas era independente para atividades da vida diária, morando sozinho e vindo ao ambulatório sozinho. Foi encaminhado para entidade de treinamento e colocação de deficientes no mercado de trabalho.

Intoxicação por mercúrio metálico[11] em trabalhador de fábrica de lâmpadas

Identificação: CLS, 51 anos, natural de Itapeva-SP, mas residente em São Paulo desde criança, 1º grau completo, casado, cinco filhos. Profissão: mecânico de manutenção em uma fábrica de lâmpadas fluorescentes, há 22 anos.

Queixas e duração: esquecimento e tremores há vários anos.

---

[11] Como resgate histórico, ver também o trabalho: Xavier OG et al. Exposição ao mercúrio: experiência da subdivisão de Higiene e Segurança Industrial do SESI - São Paulo. In: Assembléia Médica Mundial, XXX, 1976, São Paulo. Trabalhos apresentados. São Paulo. 1976.

História pregressa da moléstia atual: relata que, paulatinamente, vem perdendo a memória, especialmente para fatos recentes. Conta que não se lembra, horas depois, do que fez pela manhã. Quando inquirido sobre como chegou ao consultório, mostrou-se tenso e confuso, pois não sabia mais como tinha se deslocado, mas tinha vindo com a esposa e um filho, já que poderia se perder, se saísse sozinho.

Diz que treme muito, especialmente nas mãos, e isto o tem atrapalhado, em tarefas cotidianas, como abotoar uma camisa e amarrar o sapato.

História ocupacional: trabalhou 22 anos na manutenção da "máquina de bombear", que injeta mercúrio líquido nas lâmpadas fluorescentes. O seu trabalho exigia que frequentemente entrasse nas máquinas, e lá permanecesse durante várias horas. Conta que havia muitas "bolinhas" de mercúrio metálico no chão, e que, muitas vezes, elas caíam nos olhos dele, e de outros companheiros. Isso era tão comum que todos já estavam práticos em retirá-las com papel de filtro. Conta que vários outros trabalhadores da seção também tinham problemas de memória. Conta, inclusive o que ocorria quando entrou na empresa: "eu ria do encarregado que, de manhã cedo, me mandava consertar uma máquina, e que à tarde, ao passar, perguntava quem havia mandado eu mexer aí, mas hoje eu estou igualzinho...". Refere que está afastado do trabalho há 1 ano e que, quando ainda trabalhava, tinha sangramentos gengivais frequentes, tendo perdido vários dentes, mas que melhorou disto nos últimos 6 meses.

Exame físico: bom estado geral, eupneico, acianótico corado, hidratado, P=FC=88 bpm. PA = 150/100 mmHg. Boca: perda dos molares e pré-molares inferiores e superiores. Pulmões livres. Coração: ausculta normal. Abdômen: plano, flácido, indolor à palpação. Exame neurológico: prova de pronosupinação +; prova de index-index e index-nariz+; tremores de mãos e de língua.

Exames complementares: mercúrio urinário: 1,6 mg/L (o valor de referência para a população não exposta vai até 10 mg/L); hemograma e demais parâmetros bioquímicos normais.

Discussão: o quadro clínico com tremores, disdiacocinesia e perda da memória recente, aliada à história de exposição ocupacional, levam ao diagnóstico de **Hidrargirismo**. O que chama a atenção na história ocupacional é o tempo de exposição elevado (22 anos) e as condições de trabalho. A elevada volatilidade do mercúrio metálico e seu baixo limite de exposição ocupacional (0,025 mg/m^3), evaporando livremente nos ambientes de trabalho, normalmente leva a níveis bem acima deste limite. Foi feita uma visita ao local de trabalho, mas o processo produtivo da fábrica estava já muito modificado e não havia mais as condições em que o paciente havia trabalhado no passado. O mercúrio urinário normal explica-se pelo fato de que este indicador é de exposição excessiva, sendo elevado durante uma exposição acima dos limites ocupacionais, mas abaixando em poucas semanas após o afastamento do trabalho. O relato de sangramentos gengivais frequentes é comum durante exposição elevada ao mercúrio metálico, e melhora após o afastamento da exposição. A gengivite pode levar à perda de dentes, como a observada no paciente.

Evolução: não há tratamento para esta fase da doença, devendo ser encarada como sequela. O paciente foi aposentado por invalidez acidentária e recebeu indenização da empresa, por acordo desta com o Ministério Público e o Sindicato dos Trabalhadores.

Amaurose[12] por sulfeto de carbono (1969)

Identificação: BMS, masculino, 35 anos, encarregado de preparação de *viscose*.

Motivo do atendimento: compareceu com queixa de redução progressiva da visão e fraqueza geral há cinco meses. Tendo em vista recente queda de escada, foi enviado ao Serviço de Medicina Industrial do SESI-SP, para avaliação e tratamento. Sempre teve boa saúde, mas pouco tempo após ter iniciado o trabalho na empresa atual, foi internado para tratamento devido a intoxicação.

Breve descrição do quadro: ao exame físico, apresentava-se com estado geral abatido, e visão muito reduzida, sendo necessário vir acompanhado para chegar ao ambulatório. A marcha era dificultada, arrastando os pés. O paciente trazia como resultados de exames complementares: exame de líquor, craniograma, e eletroencefalograma normais. Exame oftalmológico realizado em 1970 mostrou redução de OD de 0,9 e de OE 0,6. O diagnóstico oftalmológico foi de atrofia temporal da papila dos olhos. Foi medicado com iodetos, vitaminas e medicação sintomática sem melhora. Nos retornos, apresentou acentuada hiporreflexia de reflexos osteotendíneos. Durante as consultas de acompanhamento, sofreu crises de irritabilidade e agitação psicomotora que deram origem a três internações em sanatório psiquiátrico.

Condições e ambientes de trabalho: em vistoria realizada no local de trabalho por técnicos ligados à Engenharia Ocupacional do SESI-SP, foram avaliados os níveis de dissulfeto de carbono (CS_2), no período de setembro de 1969 a março de 1970, em pelos menos quatro ocasiões. Foram feitas 32 avaliações atmosféricas do nível de sulfeto de carbono no ar, utilizando-se o detector de gases e tubos colorimétricos. Os resultados variaram entre 16 e 288 partes por milhão (ppm). Destas 32 dosagens, 29 foram consideradas acima do limite de tolerância que, na época, era considerada pela ACGIH como de 20 ppm.[13]

A revisão da literatura médica mostrou-se rica em informações sobre a intoxicação pelo sulfeto de carbono, sendo destacados quadros neurológicos, psiquiátricos e oculares.

---

[12] Ver Capítulo 34 deste livro.
[13] Ver os trabalhos pioneiros de Ribeiro BA *et al*. Exposição ao sulfeto de carbono e sulfeto de hidrogênio na fabricação do raiom pelo processo da viscose, no Estado de São Paulo. Arquivos da Faculdade de Higiene e Saúde Pública, 13(1):219-41, 1959.

Conclui-se, por isto, que o paciente era portador de *intoxicação por sulfeto de carbono*. Continuava, em março de 1972, em controle psiquiátrico. No mesmo ano, foi acometido de infarto do miocárdio.

No ano de 1973, foi-lhe concedia aposentadoria por invalidez acidentária.

Em 1974, queixava-se de impotência *coeundi*, cãibras musculares após caminhar 15 minutos, astenia e dispneia aos esforços físicos médios e grandes. Ao Raio X de tórax apresentava aumento da área cardíaca.

▶ Doenças causadas por agentes físicos

Perda auditiva induzida por ruído[14] em mestre de calderaria (1976)

Identificação: trabalhador do sexo masculino, de 46 anos de idade, foi encaminhado ao Ambulatório de Medicina Industrial do SESI-SP (Rua Catumbi, no Belenzinho, em São Paulo), pelo serviço médico de uma grande metalúrgica estabelecida no município de Guarulhos.

Motivo do atendimento: foi encaminhado em junho de 1976, com a finalidade de realizar exame médico pré-admissional. Tinha a profissão de mestre de calderaria e residia no bairro do Sumarezinho. Na anamnese profissional informou que começou a trabalhar aos 20 anos de idade, tendo trabalhado em diversas empresas, nas seguintes ocupações: 14 anos como serralheiro encarregado, 5 anos como mecânico ajustador, 4 anos como mestre de calderaria e 3 anos como encarregado geral de oficina. Comparecia ao ambulatório para fazer exame pré-admissional, encaminhado pelo Serviço de Medicina do Trabalho de uma importante indústria metalúrgica pesada, onde estava sendo admitido para a função de mestre de calderaria. Informou que sempre esteve exposto a níveis de ruído muito elevados, nas diversas ocupações que exerceu.

História clínica e avaliação de saúde: no momento do exame, não tinha queixas. Como antecedentes pessoais, informou ter tido sarampo e caxumba na infância. Sua mãe faleceu de "colapso" cardíaco. No interrogatório sobre os diferentes aparelhos, queixou-se de diminuição da acuidade visual para perto. O seu sono era normal, negava ingestão de bebida alcoólica, negava hábito do tabagismo e sua alimentação era normal. No exame físico, o seu peso era de 72,5 kg, sua altura 1,68m, afebril e tinha um bom aspecto geral. A otoscopia era normal. A pressão arterial era 12/8, o pulso 66. Tegumento inalterado, pulmões livres, bulhas normofonéticas rítmicas, abdômen flácido, fígado e baço não palpáveis, aparelho osteoarticular sem alterações, força muscular conservada e os reflexos nervosos normais. O exame audiométrico tonal para avaliação audiométrica por condução aérea mostrou, como resultado, o traçado que segue abaixo (Fig. 48.24).

Decibéis	250	500	1000	2K	4K	6K	8K
-10							
-5							
0							
5	x	x					
10	O	O	xO				
15							
20							
25				x			
30							
35				O			
40							
45							
50							
55							
60							
65						x	
70					O	x	
80							O
90							

OD – O; OE – X

Fig. 48.24. Audiograma do paciente.

Com base neste achado, a conduta inicialmente pensada pelo médico do trabalho que atendeu o trabalhador, no Serviço de Medicina Industrial, foi a de considerá-lo *inapto* para a função. Todavia, antes de tomar a decisão definitiva, foi feito contato com o Serviço de Medicina do Trabalho da empresa, que o encaminhou para buscar explicações sobre o motivo pelo qual aquele serviço médico estava encaminhando o caso para esta avaliação, tendo em vista a evidência aparentemente tão clara de inaptidão para a função. Foi explicado pelo Serviço Médico da metalúrgica que a empresa, independentemente do resultado do exame de admissão, pretendia admitir o trabalhador, tendo em vista seu alto grau de especialização para a atividade que pretendia. O Serviço Médico já tinha conhecimento desta situação, mas pretendia uma avaliação externa à empresa, para o caso de, no futuro, ocorrer uma reclamação trabalhista do trabalhador contra a empresa metalúrgica que o estava admitindo naquele momento, caso em que teria como justificar que o trabalhador já havia sido admitido com uma perda importante, não adquirida dentro da empresa que o estava admitindo naquele momento. Em face destas informações, o Serviço de Medicina Industrial do SESI-SP emitiu um laudo de *aptidão* para o trabalho, colocando, todavia, como restrição, a necessidade de uso de equipamentos de proteção coletiva e individual para protegê-lo de um agravamento das perdas auditivas que apresentava naquela data.

---

[14] Ver Capítulo 35 deste livro.

Doença descompressiva[15] em trabalhador de empresa especializada na construção de fundações que utilizava tubulão de ar comprimido (1977)

Identificação: paciente de 22 anos de idade, sexo masculino, branco, solteiro, nascido em Natal, no Rio Grande do Norte, residindo em São Paulo.

Motivo do atendimento: o paciente compareceu ao Ambulatório de Medicina Industrial do SESI-SP, em São Paulo, no dia 28/09/77, com a seguinte história clínica: "Trabalha em tubulão de ar comprimido. Foi comprimido com 2 kg durante 12 horas, em dois períodos de 6 horas, com intervalo para almoço de uma hora. A descompressão foi feita ao término da jornada de trabalho, pelo capataz, em 20 minutos. Após a descompressão, começou a apresentar tosse, dores articulares nos punhos e joelhos". O encarregado da turma informou que outros casos semelhantes têm ocorrido, e que pelo menos um funcionário seu foi encaminhado a um hospital e, quando voltou, continuava com dor e a perna direita engessada, pois o médico que o atendera achou que suas dores eram devidas à condição adquirida em jogo de futebol.

História ocupacional: trabalhou durante 23 dias como servente numa empresa de construção civil; durante 33 dias em uma empresa de engenharia de fundações, também como servente, e durante 13 dias numa empresa de Construção Civil. Admitido em empresa de engenharia e fundações, onde trabalha atualmente (julho de 1977). Em todas as empresas, trabalha dentro de "tubulões" de ar comprimido.

História e avaliação de saúde: tem como antecedente mórbido importante uma internação por *embolia gasosa* (sic), no período de 23 a 26 de agosto de 1977. Exame físico: pulso 80, PA: 15x9. Aspecto geral bom, *fáscies* atípica, bom estado geral. Pulmões livres.

Ambientes e condições de trabalho: foi feita uma visita ao local de trabalho, o canteiro de obras de uma empresa de construção civil que estava instalando fundações para um viaduto a ser construído entre uma Rodovia e um Quartel do Exército. Seguem-se algumas Figs. que ilustram o local onde estavam sendo instaladas as fundações (Figs. 48.25 a 48.30).

A informação que foi dada no local de trabalho é que normalmente os trabalhadores fazem jornadas de seis horas de trabalho no tubulão, como determina a legislação. Todavia, no dia em que ocorreu o problema com o paciente, um colega de trabalho faltou e ele necessitou dobrar a jornada de trabalho. Isto é, precisou trabalhar doze horas seguidas a uma pressão de "2,0 Kg". Quando se revê a Norma Regulamentadora nº 15 – Anexo 6, em seu quadro nº 3, o tempo recomendado de descompressão, para trabalhadores que trabalham entre 4 e 6 horas numa pressão de 2,0 a 2,2 kgf/cm², é de 130 minutos. Assim, o tempo excessivo de trabalho e um tempo de descompressão muito inferior ao que deveria ser praticado desencadearam o quadro, que ficou caracterizado como **doença descompressiva**.

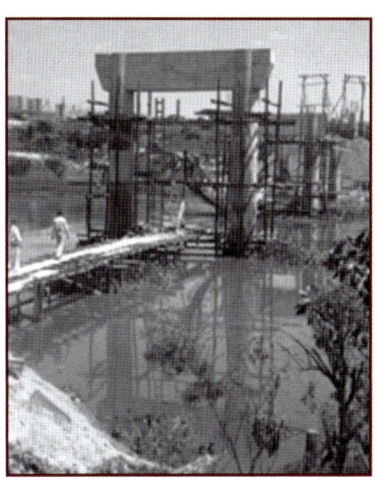

Fig. 48.25. Aspectos do local onde estavam sendo utilizados os tubulões de ar comprimido. O terreno era alagado. Duas fundações já estavam prontas.

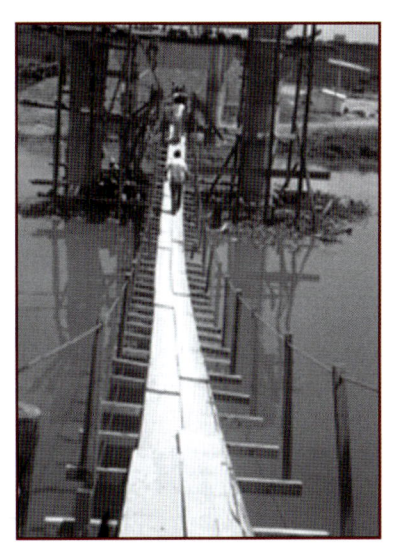

Fig. 48.26. Acesso utilizado para se atingir o tubulão de ar comprimido onde o trabalhador havia se exposto.

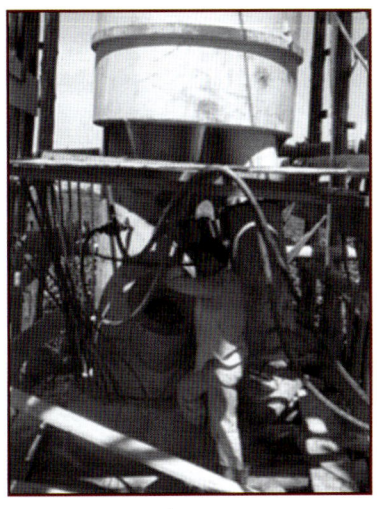

Fig. 48.27. O tubulão de ar comprimido e as mangueiras que mantêm o ar comprimido.

---
15 Ver Capítulo 18 deste livro.

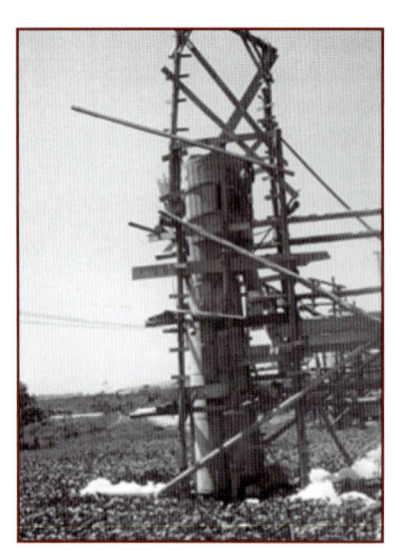

Fig. 48.28. Janela de acesso do tubulão de ar comprimido por onde os trabalhadores acessam o tubulão.

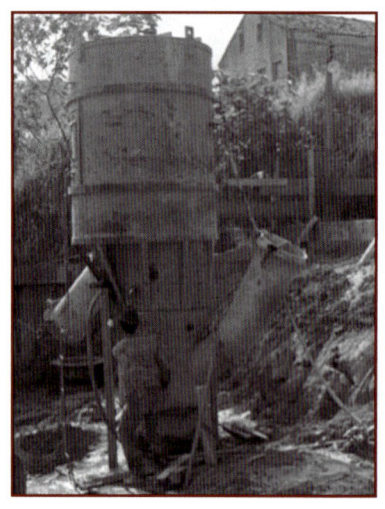

Fig. 48.29. Detalhe mostrando as eclusas de retirada da terra escavada à esquerda e a eclusa de alimentação com concreto à direita.

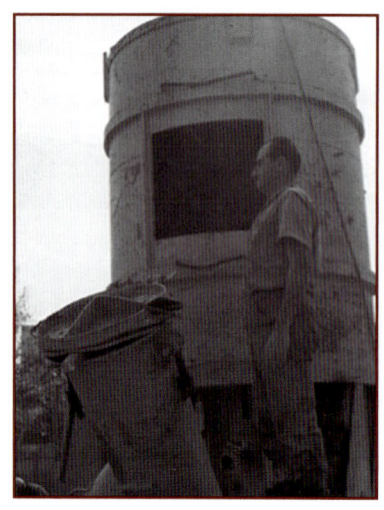

Fig. 48.30. Janela de acesso dos trabalhadores que necessitam trabalhar dentro do tubulão.

Osteonecrose asséptica de cabeça de fêmur em trabalhador de tubulão de ar comprimido (1977)[16]

Identificação: paciente de 35 anos, sexo masculino, cor branca, casado, instrução 3º ano primário, servente, compareceu ao Ambulatório do Serviço de Medicina Industrial do SESI-SP, em 10/12/1976.

Motivo do atendimento: o paciente relatou que, desde 1971, trabalha 8 a 10 horas por dia, em tubulão de ar comprimido. As pressões variaram desde 400g até 2800g. Observou que alguns colegas são calmos, mas outros descomprimem o tubulão muito depressa, tendo aprendido a técnica de descompressão com os colegas mais antigos de profissão.

História e avaliação de saúde: tem como antecedentes mórbidos um afastamento do trabalho por quatro dias, por artralgia no joelho esquerdo pós descompressão em 1974. Queixa atual: dor no joelho esquerdo, que se irradia para a coxa esquerda, há dois anos. Às vezes, a dor é intensa o suficiente para prejudicar a deambulação. Os sintomas tem-se agravado progressivamente. Exame físico: peso 57,80kg; altura 1,62m; pulso: 80bpm; PA: 13/8mm/Hg; afebril, aspecto geral bom. Marcha claudicante à esquerda. Perna esquerda desviada lateralmente em relação ao seu eixo vertical. Pés afastados para a manutenção do equilíbrio. Musculatura glútea hipotrofiada. Foram solicitados radiografia de quadril e escanograma, que mostraram encurtamento do membro inferior esquerdo (Figs. de 48.31 a 48.34).

As queixas clínicas apresentadas pelo paciente eram de um problema crônico, e não, agudo. A anamnese ocupacional mostrou que o paciente já trabalhava na atividade de instalação de fundações, o que significa trabalho em tubulão de ar comprimido, por pelo menos seis anos. Mencionava que as regras para descompressão não eram muito uniformes, isto é, havia colegas que eram mais calmos e descomprimiam mais lentamente e outros que não procediam desta forma.

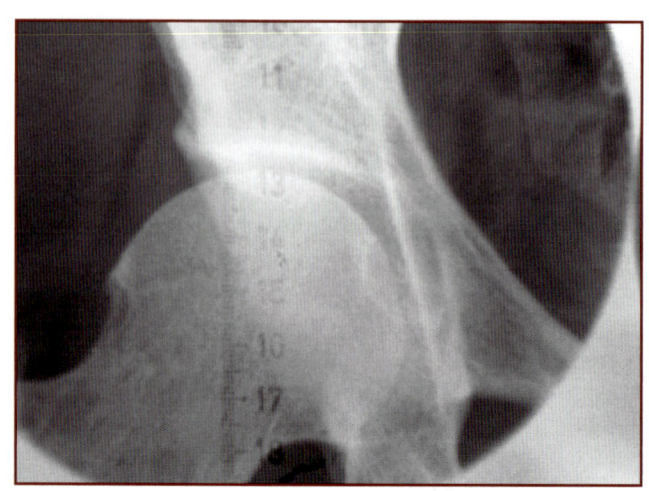

Fig. 48.31. Cabeça de fêmur à direita normal. A técnica do escanograma foi utilizada para medir o tamanho da estrutura óssea de ambos os membros inferiores.

---

[16] Ver Capítulo 18 deste livro.

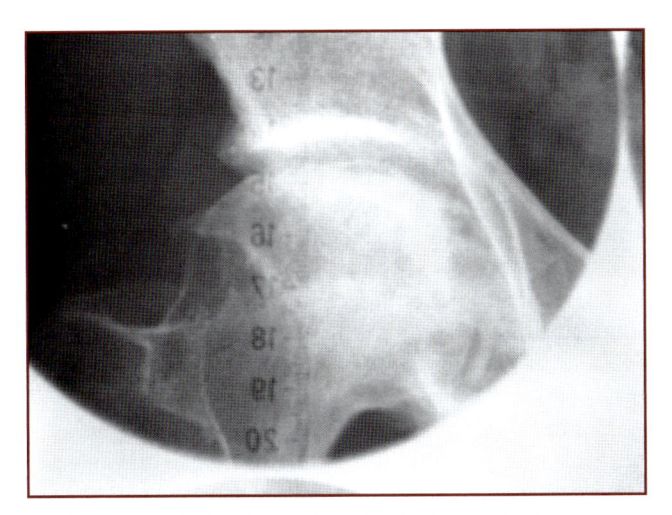

Fig. 48.32. Cabeça de fêmur à esquerda, mostrando estrutura alterada com diagnóstico de osteonecrose de cabeça de fêmur.

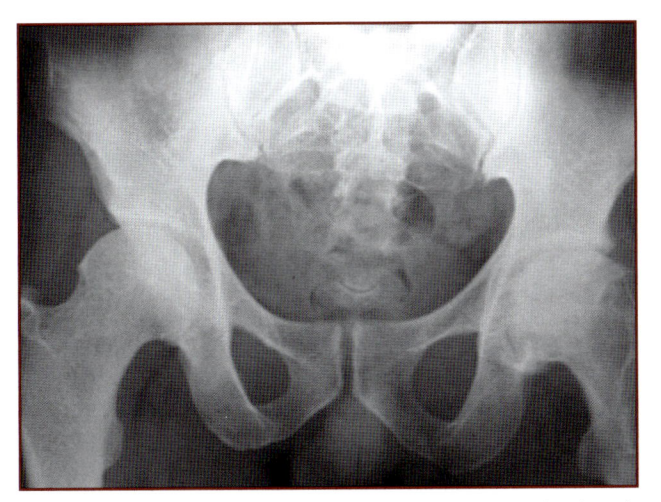

Fig. 48.33. Radiografia da bacia mostrando a diferença de imagem da cabeça do fêmur de ambos os membros inferiores.

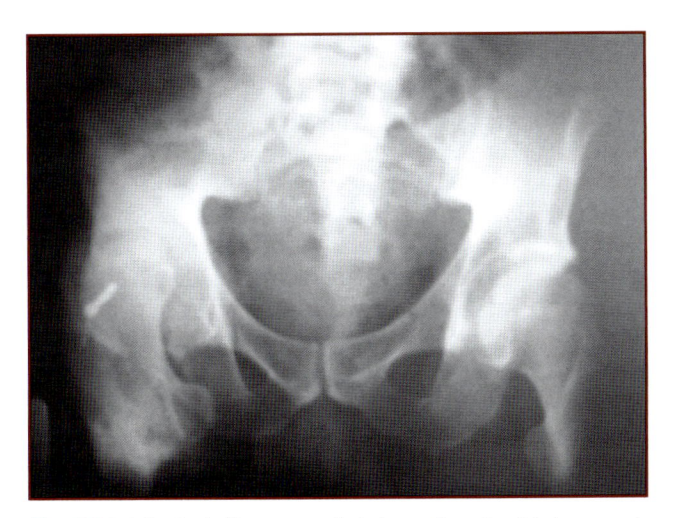

Fig. 48.34. A fixação do fêmur no acetábulo é uma alternativa cirúrgica para este tipo de problema.

Também, que já tinha passado por episódios agudos de doença descompressiva. Este conjunto de informações, associado aos exames de imagem, confirmaram o diagnóstico de *osteonecrose asséptica de cabeça de fêmur*.

▌ Doenças causadas por agentes produtores de pneumoconioses e asma ocupacional

Sílico-tuberculose[17] em lixador piso de quadra poliesportiva (2010)

Identificação: JSSF, 34 anos, masculino, pardo, casado, natural de Poções - BA, procedente de São Paulo - SP, ensino médio incompleto, pedreiro desempregado, evangélico.

Motivo do atendimento: o paciente refere dispneia, acompanhada de escarros com laivos hemoptoicos. No início do quadro, em 2008, apresentou febre baixa vespertina, acompanhada de calafrios e sudorese noturna, além de piora da expectoração. Foi internado em outros serviços de saúde, desde o início do quadro, tendo sido encaminhado ao Serviço de Pneumologia da Santa Casa – SP, em agosto de 2010, após piora da dispneia e da hemoptise. Identificada possível etiologia ocupacional, foi enviado ao Ambulatório de Doenças Ocupacionais para avaliação de possível nexo.

História ocupacional: referiu exposição importante à inalação de poeira de quartzo, em um trabalho que realizou para uma empresa que consertava pisos de quadras poliesportivas, no período de 1994 a meados de 1996. Aplicava lixadeira para alisamento dos pisos, aos quais havia sido aplicada poeira de quartzo. Fazia uso eventual de máscaras fornecidas pela empresa, as quais não eram suficientes para protegê-lo da inalação da poeira enquanto lixava. A empresa abriu falência em 2001, motivo pelo qual não havia a possibilidade de avaliar como o trabalho que era realizado na ocasião. Trabalhou em outras empresas, como pedreiro, mas nega exposição a poeiras fibrogênicas.

Avaliação de saúde: o exame pulmonar do paciente, nas consultas realizadas no Ambulatório de Doenças Ocupacionais, encontrou murmúrio ventricular positivo, bilateral com roncos e sibilos e, às vezes, com roncos grosseiros. Sopro tubário em base esquerda, e frêmito tóraco-vocal abolido na mesma topografia. Foram pedidos e realizados os seguintes exames complementares: Raio-X de tórax; espirometria; tomografia computadorizada (TC) de tórax; broncoscopia; ananatomopatológico.

As **provas de função pulmonar** mostraram os seguintes resultados:

Tipo de teste	Pré-broncodilatador	Pós-broncodilatador
FEV1	1,63 (42%)	1,51 (38%)
CVF	3,28 (71%)	2,91 (63%)
CVF/FEV1	0,50 (59%)	0,52 (61%)

---
17   Ver Capítulo 38 deste livro.

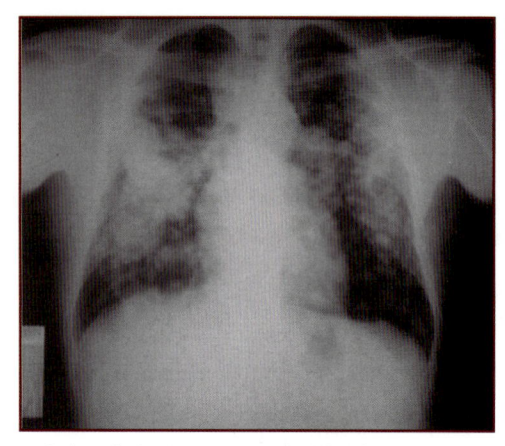

Fig. 48.35. Radiografia de tórax, que segundo a Classificação Internacional de Radiografias de Pneumoconioses, da OIT, foi categorizada como C (grandes opacidades: formações pseudo-tumorais)

Conclusão: "distúrbio ventilatório obstrutivo moderado, com diminuição da capacidade vital forçada, sem resposta ao broncodilatador".

Tomografia computadorizada (TC) de tórax (Figs. 48.36 e 48.37)

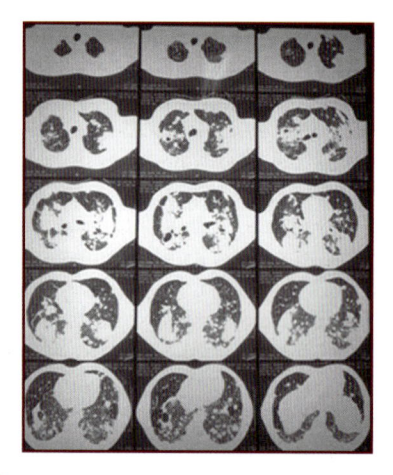

Fig. 48.36.

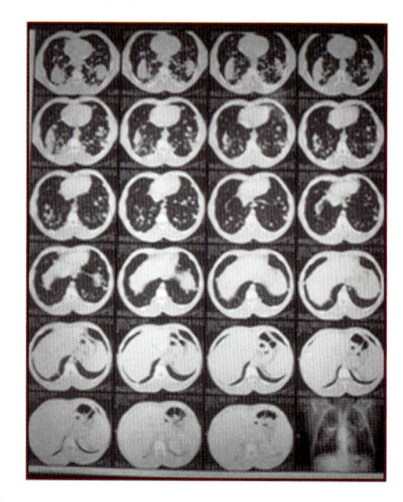

Fig. 48.37.

Laudo: silicose pseudotumoral, provavelmente em concomitância com processo inflamatório infeccioso (tuberculose). Múltiplos nódulos pulmonares difusamente distribuídos, de aspecto inespecífico, não se podendo descartar a possibilidade de lesão de natureza neoplásica associada.

Broncoscopia: exame compatível com a normalidade. Realizada biópsia transbrônquica e lavado broncoalveolar de segmento superior de lobo inferior direito.

Exame anatomopatológico: processo inflamatório granulomatoso crônico, sem necrose em parede brônquica; BAAR e fungos negativos; Pesquisa de partículas de sílica pela luz polarizada: negativa.

Conduta: abertura de CAT; notificação no SINAN; encaminhado ao INSS, com solicitação de benefício previdenciário; Avaliação de colega de trabalho da mesma empresa da mesma época (radiografia de tórax: classificação 0/0 (OIT); resultado da espirometria: não conhecido); acompanhamento na Pneumologia e no Ambulatório de Doenças Ocupacionais da Santa Casa.

Situação atual: Avaliado pelo Serviço de Pneumologia, quanto à possibilidade e oportunidade de ser indicado transplante de pulmão. Conclusão: não estaria indicado, no presente momento, este tipo de intervenção.

Asma ocupacional[18] em supervisora de serviços de limpeza (2012)

Identificação: VSOS, sexo feminino, 40 anos de idade, ocupação: supervisora de limpeza há dois anos. Trabalhando numa empresa que faz limpeza em todos os locais de trabalho de um *call center* localizado na cidade de São Paulo.

Motivo do atendimento: paciente veio encaminhada do Serviço de Pneumologia para o Ambulatório de Medicina Ocupacional do Hospital da Santa Casa de São Paulo.

História e avaliação de saúde: a paciente apresenta, como antecedente, asma desde a infância, com piora do quadro de dispneia, sibilância e tosse seca. Faz uso de *salbutamol*, *brometo de ipatrópio*, *formoterol* e *budesonida*. No momento da consulta, apresentava murmúrio vesicular presente bilateralmente, com sibilos e roncos grosseiros. Traz espirometria de junho de 2012, mostrando distúrbio ventilatório obstrutivo moderado, com diminuição da capacidade vital forçada com resposta ao broncodilatador. Foi realizada curva do *peak flow* (Fig. 48.38), 15 dias trabalhando e 15 dias afastada. No período em que permaneceu afastada, refere melhora dos sintomas. O resultado do *peak flow* foi considerado positivo, ou seja, mostra variação significativa do fluxo expiratório, comparando valores nos períodos de afastamento e de trabalho. Decidiu-se programar uma vistoria aos locais de trabalho para verificar a existência de possível associação entre o quadro clínico respiratório que a funcionária apresentava e o trabalho que a mesma exercia.

Curva de *peak flow* (pico de fluxo expiratório): (Ver Fig. 48.38)

---

[18] Ver Capítulo 38 deste livro.

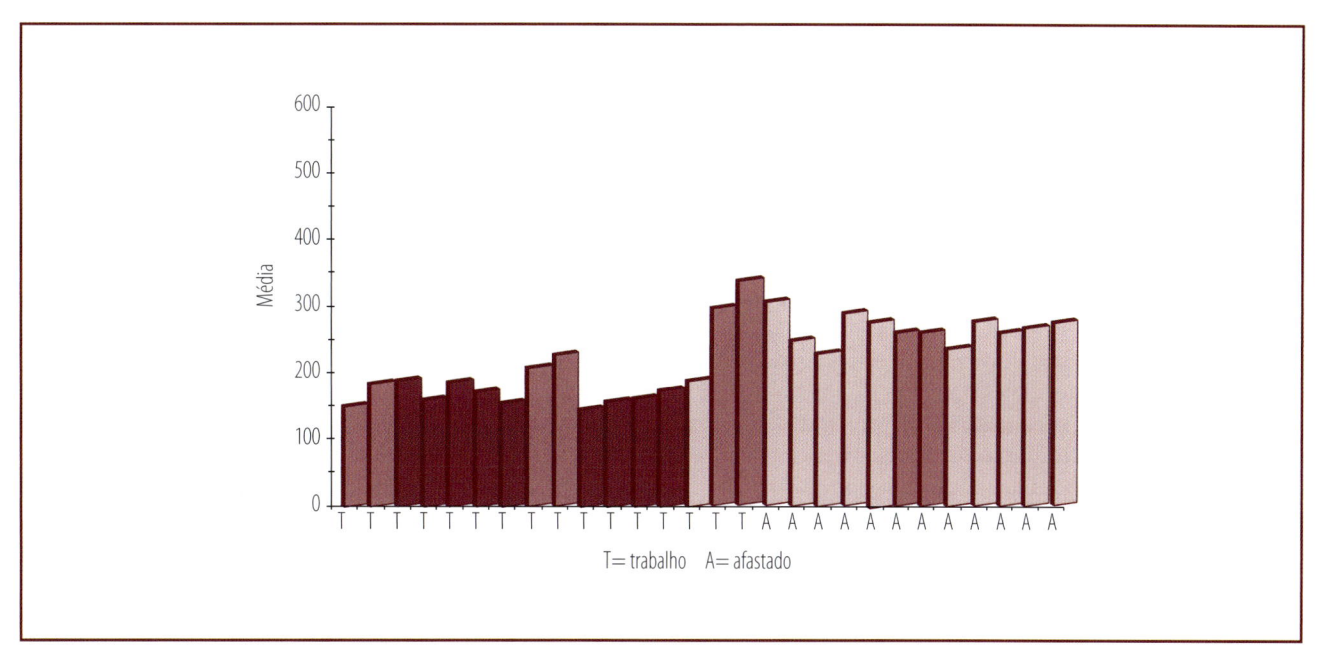

Fig. 48.38. Resultado da curva de *peak flow*: observa-se que nos primeiros quinze dias trabalhando, há sensível piora do fluxo respiratório, quando comparado ao segundo período em que ficou em casa, sem contato com os fatores de risco presentes no ambiente de trabalho.

Ambientes e condições de trabalho: a funcionária exerce a função de supervisora de limpeza. Trabalha de segunda a sexta, das 06:00h às 16:00h, com 1 h de pausa para almoço. Trabalha em diversos ambientes da empresa, realizando a inspeção e demonstração (à sua equipe de supervisionadas), da limpeza em salas com ar condicionado e carpete no chão. Os locais onde a funcionária exerce sua função de supervisora de limpeza são dois edifícios, tendo o primeiro cinco andares e o segundo, quatro andares. Cada andar é composto por salas climatizadas por ar condicionado, locais onde são realizados os atendimentos de *telemarketing*, contendo mobiliário para escritório (mesa, cadeiras, armários) e dois banheiros, um de uso feminino e outro de uso masculino; sala para armazenamento de pequena quantidade de produtos de limpeza (1º andar), e almoxarifado contendo matérias-primas de limpeza e cadeiras (1º andar). O setor de limpeza conta com 32 funcionários, distribuídos em três turnos, ficando sob a responsabilidade da funcionária a supervisão e, eventualmente, a demonstração do método de limpeza utilizado pela empresa. A primeira atividade do dia é a limpeza das salas de atendimento de *telemarketing*, onde são limpos armários, mesas, cadeiras e carpetes. A atividade é realizada diariamente, das 06:00h às 07:45h, utilizando-se removedor e desinfetante (cloro, *Veja*). Os carpetes são higienizados a cada seis meses e aspirados, diariamente, no período noturno, sendo varridos durante o dia, quando necessário. A segunda atividade é a limpeza dos banheiros e dos elevadores. Nos banheiros é utilizado *Max* desinfetante, solução clorada e limpa pedra, sendo a limpeza realizada em torno de cinco vezes ao dia. Nos elevadores, são utilizados *brilho inox* e limpa vidros. Todos os materiais de limpeza são retirados diversas vezes ao dia do almoxarifado ou da sala de produtos. O almoxarifado é uma sala ampla, sem ventilação natural e sem sistema de exaustão, servindo de depósito de cadeiras e de produtos de limpeza, que contribuem com o odor forte do local. Na pequena sala onde ficam armazenados alguns produtos, o sistema de exaustão não funciona e não há janelas para ventilação (Figs. 48.39 a 48.44 são ilustrativas dos locais de trabalho da funcionária). EPIs utilizados: quando vai supervisionar ou orientar alguma auxiliar, a funcionária utiliza máscara de papel, luva de látex e bota de segurança. Produtos utilizados: **1 - Limpa-Pedras** - mistura de substâncias tensoativas e ácidos fortes: ácido clorídrico 30% (1,5%), ácido fluorídrico 70% (1,7%), ácido alquil benzeno sulfonato de sódio 90% (2,8%). "O contato com pele e olhos pode causar irritação ou queimadura. Inalação de vapores pode causar irritação e danos às mucosas do trato respiratório". **2 - *Removit Wax***: detergente decapante. Tensoativos aniônicos. 2-butoxietanol, propan-2-ol, 2-aminoetanol, álcool gordo etoxilado c10 polímero, metassilicato de dissódio, cumenossulfonato de sódio, hidróxido de potássio, etilenodiaminatetraacetato de tetrassódio. Corrosivo e básico. "Pode causar queimaduras graves. Irritante para as vias aéreas. Inflamável"; **3 - *Magic Impermeabilizante***: detergente. Contém tensoativos não iônicos e fosfatos. Dispersão aquosa a cerca de 40%, à base de poliacrilato, oxidipropanol, 2-butoxietanol, fosfato de tris, polipropileno, cera de polietileno, 5-cloro-2-metil-4-isotiazolina-3-ona e 2-metil-4-isotiazolina-3-ona. "Tóxico por inalação, contato com a pele ou ingestão".

Conclusão: segundo informações do empregador, e de acordo com o quadro clínico da paciente, os resultados dos exames complementares e as observações que foram realizadas nos ambientes de trabalho, a paciente apresenta um quadro de **asma** que, no mínimo, é **piorado pelas condições de trabalho.** Fica difícil estabelecer qual é, ou quais são os agentes desencadeadores das exacerbações da doença na paciente, uma vez que muitos dos diversos produtos manuseados por ela são irritantes do trato respiratório, além de possível fonte de fungos nos carpetes da empresa e no depósito de materiais.

Recomendações gerais: abertura de Comunicação de Acidente de Trabalho (CAT) pela empresa; readaptação da funcionária em outro edifício, onde existam condições de trabalho diferentes, particularmente em relação à existência de carpetes; retirar os carpetes das salas e substituí-los por piso vinílico, acrílico, porcelanato ou carpete de madeira, em médio prazo; rever as condições de manutenção da ventilação local, de forma a evitar acúmulo de poeira e odores.

Fotos da vistoria realizada

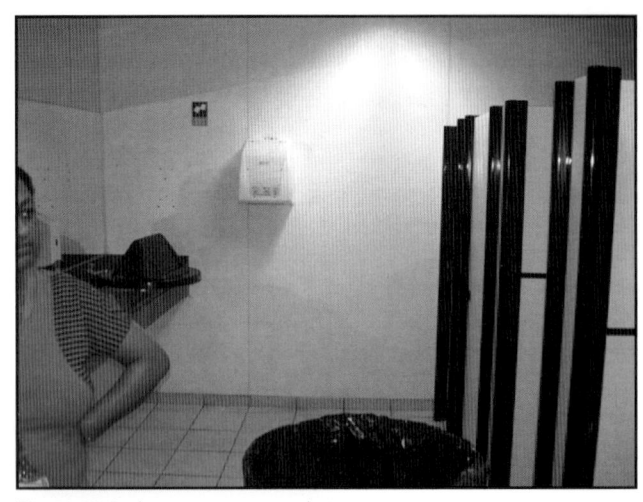

Fig. 48.41. Banheiros com pouca ventilação.

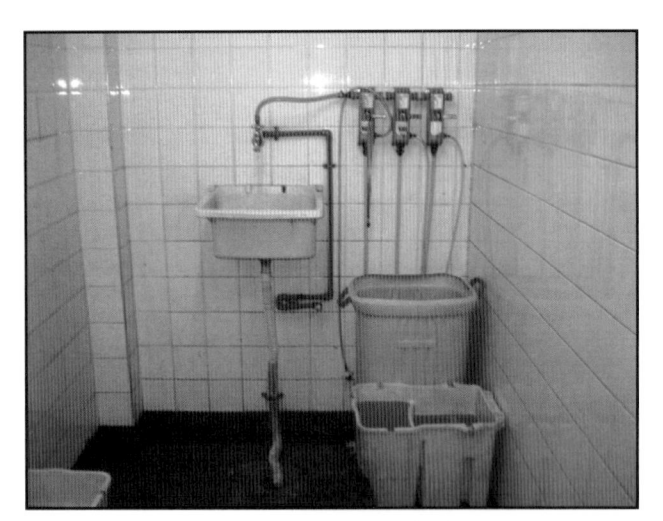

Fig. 48.39. Sala de preparo dos produtos a serem utilizados na limpeza, pouco ventilada.

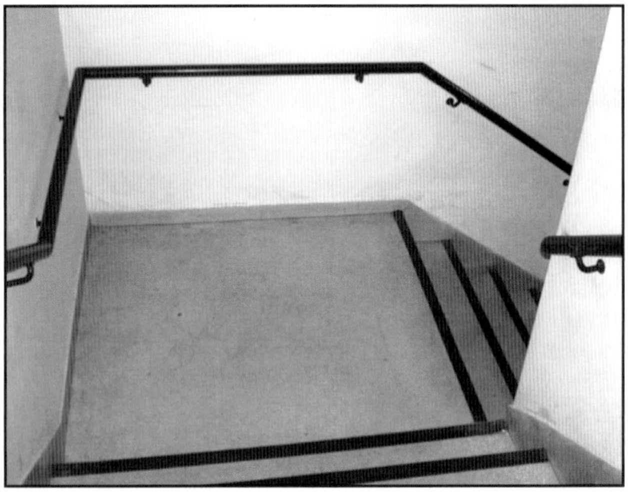

Fig. 48.42. Escadas também com pouca ventilação.

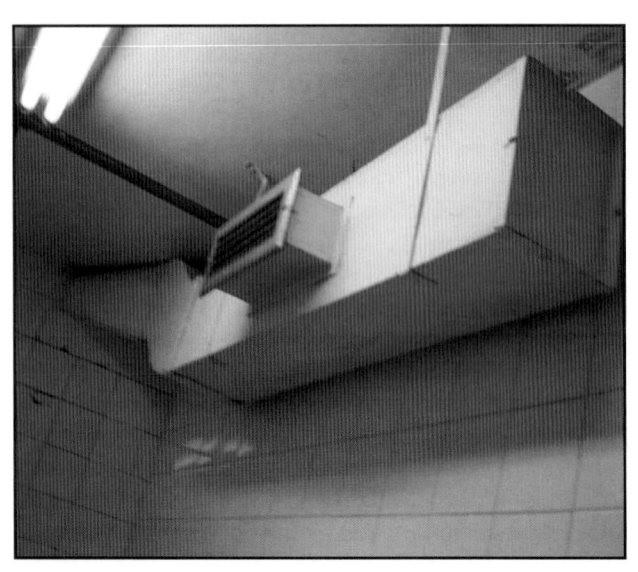

Fig. 48.40. Exaustor quebrado na sala de preparação dos produtos.

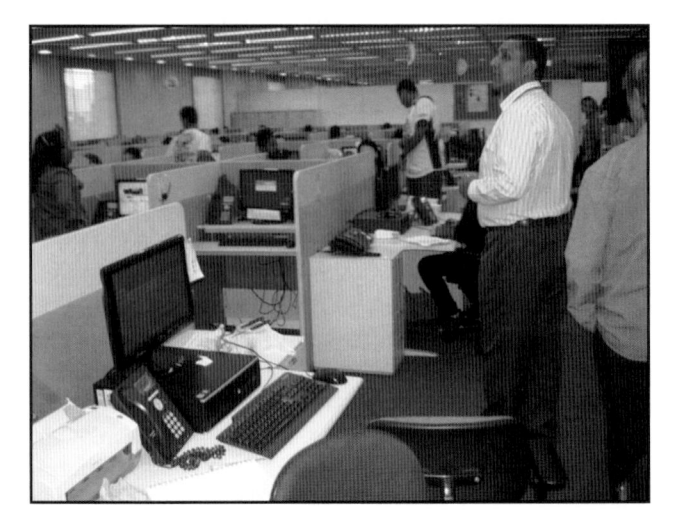

Fig. 48.43. Salas de atendimento dos funcionários da empresa de *call center* com o piso revestido de carpete.

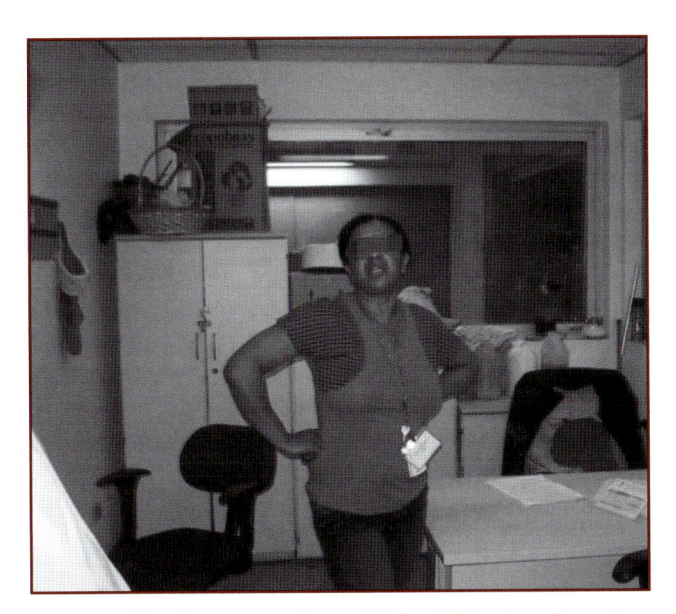

Fig. 48.44. Sala onde a paciente realiza as atividades administrativas referentes à sua função de supervisão.

Pneumoconiose por metal duro[19] em amolador de metais (2006) (Kim *et al.*, 2009)

Identificação: ESS, sexo masculino, 27 anos, branco, natural e procedente de Santo André – SP, profissão "afiador de ferramentas", escolaridade de ensino médio completo.

Queixa e duração: queixava-se de tosse seca havia dois anos.

História pregressa da moléstia atual: como histórico de sua doença, informava que seu problema respiratório iniciou-se com tosse seca, após quadro gripal intenso. Desde então, também apareceu falta de ar, inicialmente associada aos grandes esforços, e também à perda de peso de 2 a 3 kg em um ano. Em relação a hábitos, negou tabagismo. Em uso de *beclometasona* 400mg 12/12hs, por via inalatória.

História ocupacional: em seu histórico ocupacional, consta que iniciou atividade profissional na empresa A, no cargo de "ajustador ferramenteiro", no período de 1º de setembro de 1994 a 7 de maio de 1999. Executava diversas funções para confecção de inúmeros tipos de ferramentas, envolvendo o processo de afiação destas no "rebolo". Não usava máscaras ou quaisquer outros equipamentos de proteção individual (EPI), justificando que a exposição à poeira desprendida do processo de afiação não era tão frequente. A jornada de trabalho era de 8 horas/dia, 1 hora de almoço, por 6 dias na semana. Durante o período de maio de 2000 até março de 2003, trabalhou como assistente de instalação e montagem de equipamentos elétricos e auxiliar de produção, realizando inspeção do vidro do visor de televisores, e como oficial de caldeireiro, onde executava dobras e perfuração de chapas de aço inox e alumínio. Desde abril de 2003, passou a trabalhar no cargo de afiador de ferramentas, com jornada de até 12 horas, com 1 hora para almoço. Durante este último emprego, iniciaram-se os sintomas descritos.

Descrição sobre o ambiente de trabalho da empresa atual: nos primeiros dois anos e oito meses, o paciente trabalhou em um galpão que ficava abaixo do nível da rua, sem janelas e com quatro portas metálicas, das quais uma ficava sempre fechada. A ventilação era muito deficiente. Trabalhava sem máscara, até quando começou a sentir os sintomas respiratórios. O rebolo diamantado utilizado para a afiação tinha vida útil de aproximadamente sete meses. Após este tempo, foi transferido para um galpão maior e mais alto, mas que não possuía sistema de exaustão do pó (Figs. 48.45 a 48.50).

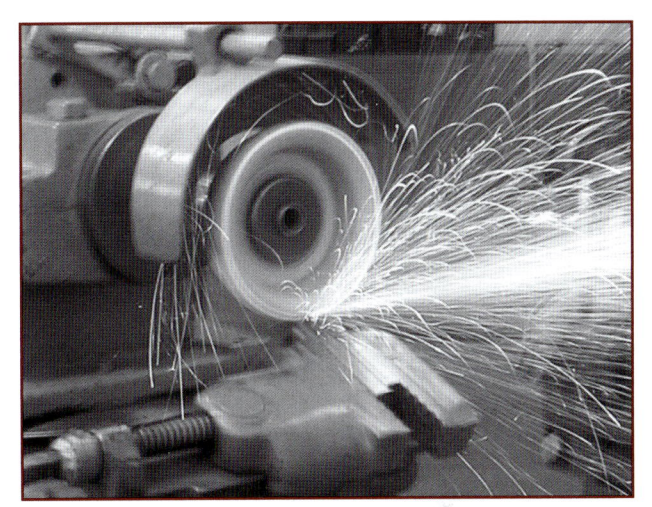

Fig. 48.45. Ferramenta utilizada para amolação de metais.

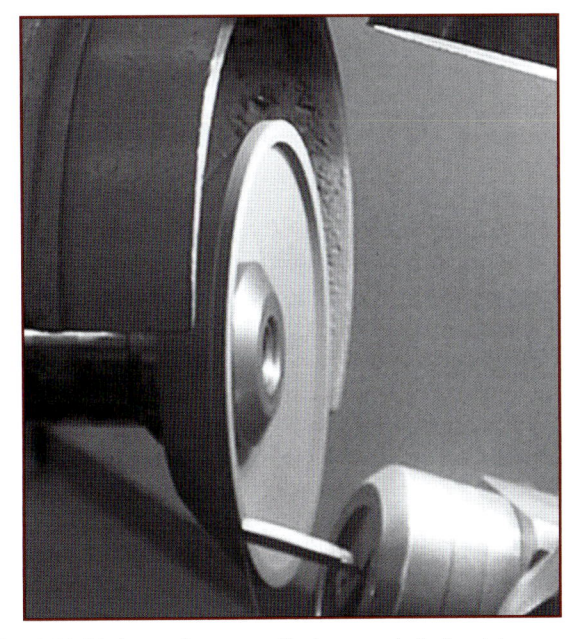

Fig. 48.46. Rebolo: outra ferramenta utilizada para amolação de metais.

---

[19] Ver Capítulo 38 deste livro.

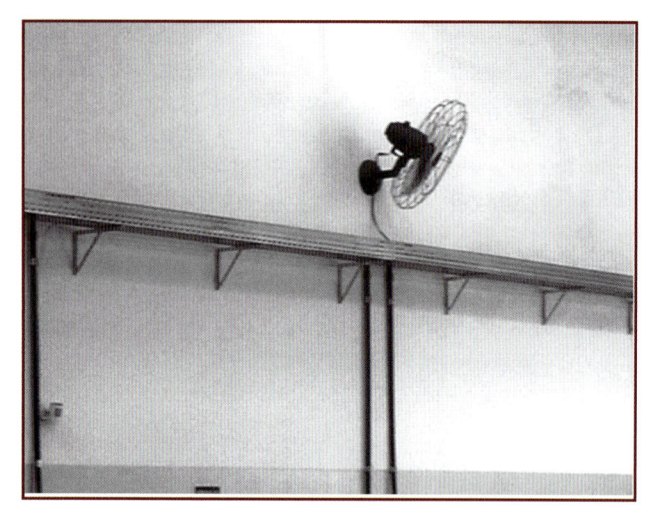

Fig. 48.47. Uso da ventilação geral diluidora ao invés da local exaustora.

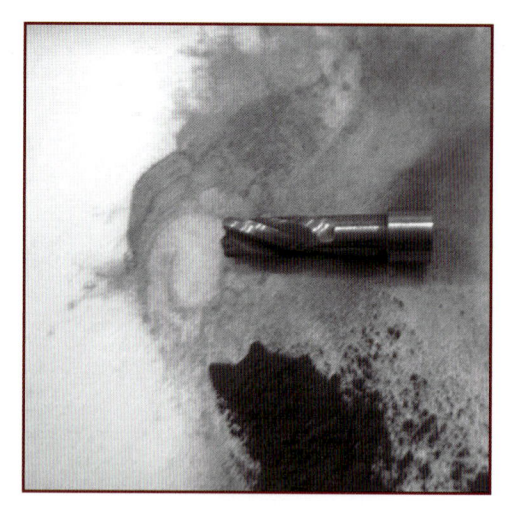

Fig. 48.50. Poeira de metal duro produzida na amolação de uma ferramenta.

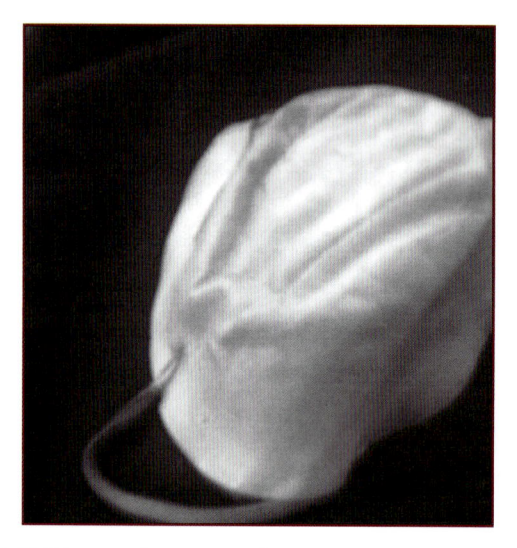

Fig. 48.48. Máscara insuficiente para conferir a proteção necessária aos trabalhadores contra a inalação de poeiras metálicas.

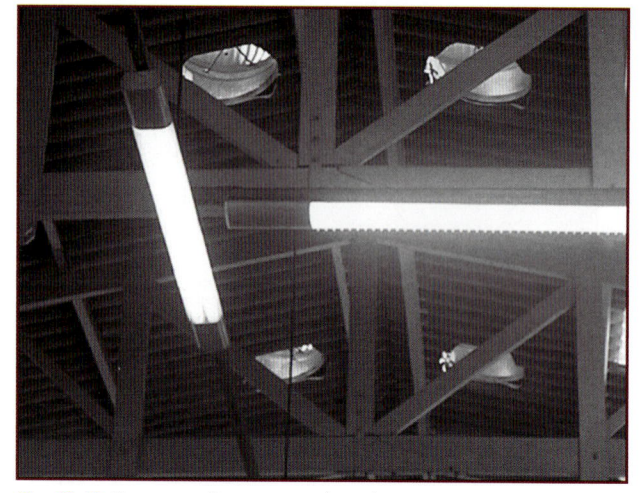

Fig. 48.49. Exaustores eólicos não são adequados para exaustão de poeiras geradas nos locais de trabalho.

Exames complementares realizados: em 13/7/2004: radiografia de tórax (póstero-anterior e perfil): sem alterações; em 10/8/2005: radiografia de tórax (póstero-anterior e perfil): sem alterações; radiografia de tórax (póstero-anterior e perfil): sem alterações; prova de função pulmonar: distúrbio ventilatório restritivo acentuado. Em 20/9/2005: tomografia computadorizada de tórax (TC): sinais de pneumopatia caracterizada por opacidades nodulares intersticiais (micronódulo), associada a discreto enfisema perilesional difuso e a linfonodomegalia calcificada supracarinal e peri-hilar (silicose? lesão de outra etiologia?). (Ver imagens desta TC nas Figs. 48.51 e 48.52). Em 22/11/2005: endoscopia respiratória: normal (colhido lavado brônquico e realizada biópsia transbrônquica). Em 23/11/2005: laudo citopatológico do lavado: ausência de células neoplásicas malignas, mostrando, todavia, mucosa brônquica e parênquima pulmonar com processo inflamatório crônico inespecífico. Em 9/5/2006, foi internado na Santa Casa de São Paulo para investigação diagnóstica. Seu exame físico foi normal, saturando 98% em ar ambiente. RX de tórax (PA/P): discreto infiltrado reticular difuso (Fig. 48.53). Em 10/5/2006: TC de tórax mostrou linfonodos mediastinais menores que 1,0 cm, alguns calcificados; infiltrado micronodular disperso em ambos os pulmões; nódulos de até 1,0 cm e estrias parenquimatosas no segmento medial do lobo médio (Fig. 48.54). Sem elucidação diagnóstica, decidiu-se por biópsia pulmonar a céu aberto, que foi realizada em 12/5/2006. No intraoperatório: pleura sem aderências, não palpando nodulações pulmonares. Foi retirado fragmento de língula (4cm x 5cm) e enviado para estudo anatomopatológico. O resultado da biópsia mostrou pneumonia intersticial de padrão bronco-cêntrico em atividade; folículos linfoides reativos peribrônquicos; antracose peribronquiolar, com material birrefringente nos macrófagos; espessamento septal por infiltrado linfocitário, e macrófagos intra-alveolares.

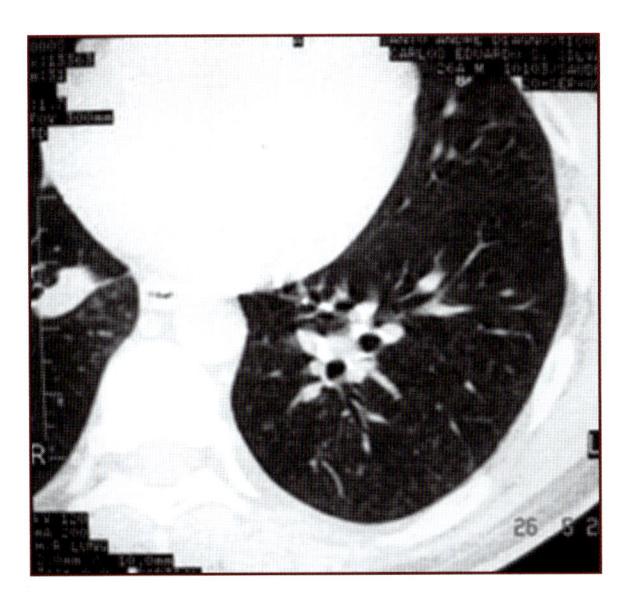

Fig. 48.51. Tomografia computadorizada de tórax (20/9/2005).

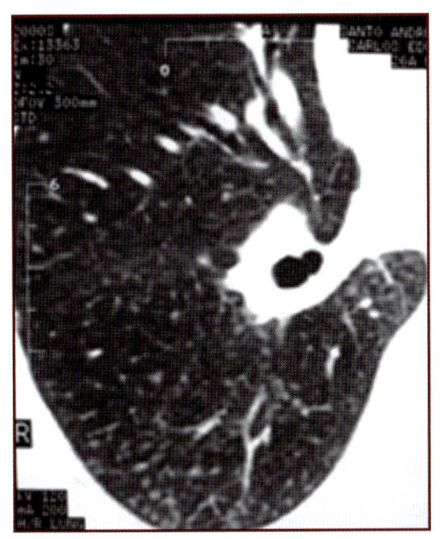

Fig. 48.52. Tomografia computadorizada de tórax (20/9/2006).

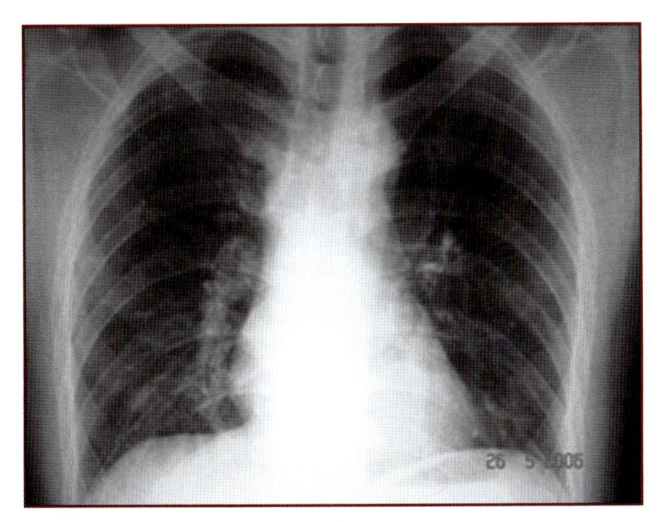

Fig. 48.53. Radiografia de tórax (9/5/2006).

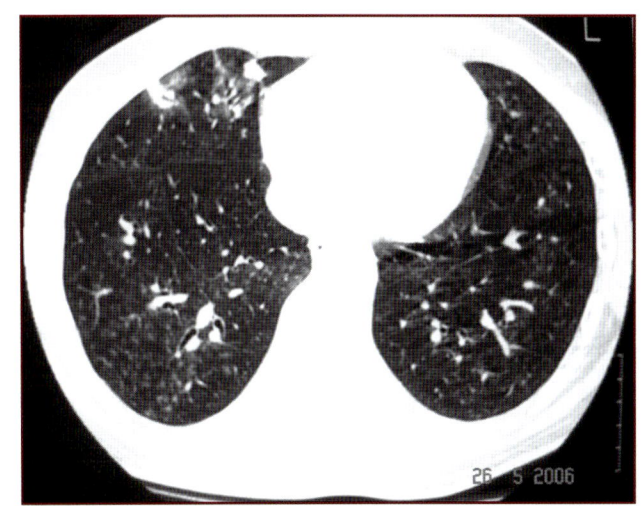

Fig. 48.54. Tomografia Computadorizada de tórax (10/5/2006).

Diagnóstico e conduta: o quadro histológico foi caracterizado por corresponder a uma doença inalatória. Em 19/5/2006, as lâminas da biópsia foram levadas para análise em centro especializado na identificação de metais. Através de espectometria fluorescente de raio-X sequencial, identificou-se a presença dos seguintes metais: silício, cobalto, tungstênio e ferro. Após elucidação diagnóstica, o paciente foi afastado da exposição, e foi introduzida medicação (*budesonida* 400 mg 12/12hs, via inalatória), com acompanhamento periódico pelo Serviço de Pneumologia e pelo Ambulatório de Doenças Ocupacionais da Santa Casa de Misericórdia de São Paulo. Foi, também, proposta a emissão de CAT para o trabalhador, com a orientação de ele não mais voltar a trabalhar na função de afiador de ferramentas, devendo ser readaptado para outra atividade na empresa.

Silicose aguda[20] no trabalho em moagem de quartzo (1976) (Morrone *et al.*, 1980)

Identificação: UCO, sexo masculino, 42 anos, branco, casado, instrução terceiro ano primário, operário, foi admitido, em julho de 1970, em uma indústria que moía quartzo e feldspato, na cidade de Socorro - SP, permanecendo vinculado a ela até julho de 1971.

História ocupacional: seus trabalhos anteriores foram como servente, entre março e abril de 1966; também como servente, entre julho e dezembro de 1966, em uma fábrica de celulose e papel. No período de novembro de 1968 a agosto de 1969, trabalhou como lavador de carros. Informou que na empresa de quartzo e feldspato trabalhava peneirando poeiras. Informou que utilizava máscara para proteção respiratória.

Antecedentes de saúde: estava afastado, no Seguro, por ser portador de silicose pulmonar. Em sua admissão ao servi-

---

[20] Ver Capítulo 38 deste livro.

ço de Doenças Ocupacionais, em julho de 1976, queixava-se de canseira aos esforços moderados, quando andava depressa, e dor nas costas, quando tossia. Os sintomas haviam se iniciado há dois anos. Nessa época, fez radiografias de tórax que revelaram manchas. Posteriormente, foram feitas outras seis radiografias, que foram anexadas ao processo, motivo pelo qual não pode trazê-las ao exame.

Avaliação de saúde, diagnóstico e evolução: ao exame físico, peso: 49,0Kg; altura: 1,62m; FC: 120 bpm e PA: 13/8mm Hg; afebril e de aspecto geral: bom para regular. Seus dentes estavam em mau estado de conservação. A ausculta pulmonar mostrou sopro anfórico na base anterior do hemitórax esquerdo. Sem outras alterações ao exame físico. Como exames complementares, tinha provas de função pulmonar datadas de 12/7/1976, que mostravam insuficiência ventilatória pulmonar mista, de moderada a grave. A radiografia de tórax, em 18/8/1976, mostrava velamento do terço superior de ambos os pulmões e infiltrado parenquimatoso fibro-nodular, heterogêneo, tendo sido feita a hipótese diagnóstica de **Tuberculose**. Comparada com as radiografias padrão da OIT, a radiografia foi classificada na categoria C (grandes opacidades). O paciente evoluiu para óbito, constatado em 2/9/1976. A Fig. 48.55 não mostra uma imagem de radiografia do paciente, mas sim, uma imagem genérica, classificável como "silicose aguda".

Outras considerações em relação ao caso: além deste caso, foram identificados outros seis casos que também evoluíram para óbito, com período de evolução da doença, desde alguns meses até poucos anos. Tratava-se de uma empresa de pequeno porte, com cerca de 10 trabalhadores, conforme as informações recebidas dos pacientes examinados. A empresa foi encerrada judicialmente, devido à ocorrência dos casos graves de silicose, motivo pelo qual não pode ser vistoriada.

Vários outros casos ocorreram na cidade de Pedreira - SP, e foram a base para um estudo que culminou com a dissertação de mestrado de um dos autores deste capítulo sobre o assunto (Morrone, 1979).

Silicose crônica[21] em ceramista (1976) (Morrone *et al.*, 1980)

Identificação: VN, sexo masculino, 34 anos, cor branca, casado, instrução primária, ceramista.

História ocupacional: foi examinado em 07/7/1976. Fora admitido em empresa da cidade de Pedreira – SP, em 1º de agosto de 1956, isto é, aos 14 anos de idade.

Histórico de saúde: as queixas que apresentava ao exame clínico eram de falta de ar aos grandes esforços, e que foram aumentando progressivamente, e que então (1976) já se manifestavam aos pequenos esforços. Após exame abreugráfico, realizado no ano de 1973, foi afastado do trabalho, junto à Previdência Social, com diagnóstico de **Silicose**. Sua mãe havia sido afetada por um acidente vascular cerebral isquêmico. Negou tuberculose em família.

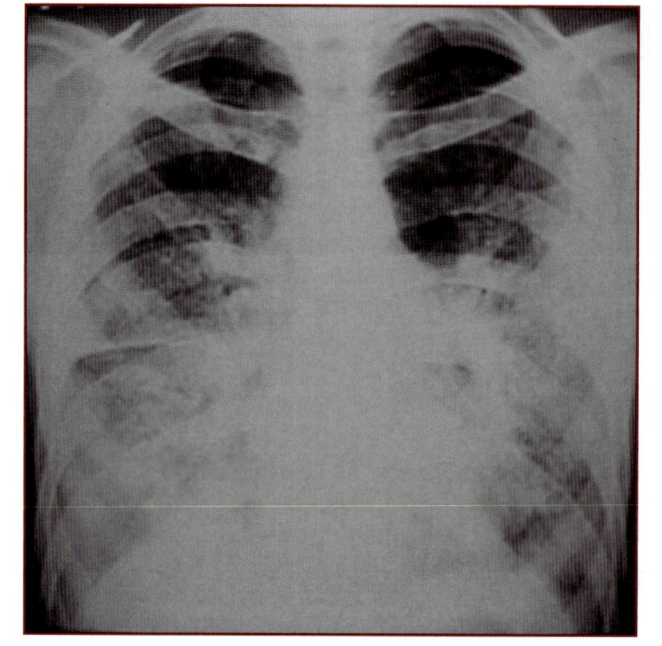

Fig. 48.55. Radiografia classificável como silicose aguda.

Avaliação de saúde: ao exame físico, mostrava *fáscies* incaracterística e mucosas coradas; pulso: 88ppm; pressão arterial: 15/11mmHg. Ao exame da pele, apresentava *ptiríase versicolor*. Entre os exames complementares, trazia como resultado das provas de função pulmonar a conclusão de insuficiência pulmonar ventilatória do tipo restritivo moderado. Em setembro de 1976, a radiografia de tórax foi classificada pelo padrão radiológico da OIT como q 3/3.

A Fig. 48.56 mostra uma imagem radiológica compatível com a classificação radiológica **q 3/3**. Não é exatamente a imagem radiológica do paciente, mas sim, uma classificável como **q 3/3**.

Doenças causadas por movimentos repetitivos ou por esforços exagerados

Síndrome do túnel do carpo em merendeira (2006) (Jolig *et al.*, 2008)

Identificação: CNS, sexo feminino, 45 anos de idade, tem a profissão de merendeira e é portadora de **Síndrome do Túnel do Carpo[22]**.

Breve descrição do caso: a doença foi diagnosticada pelo Serviço de Ortopedia do Hospital do Servidor Público Estadual de São Paulo, em 6/10/2006. Os sintomas predominantes são de dores no punho esquerdo, e está aguardando procedimento cirúrgico. Relata sentir-se satisfeita e realizada em exercer as atividades de merendeira, entretanto, está ciente de que o seu trabalho pode comprometer ainda mais seu estado de saúde. A servidora procurou o Ambulatório de

---

[21] Ver Capítulo 38 deste livro.

[22] Ver Capítulo 42 deste livro.

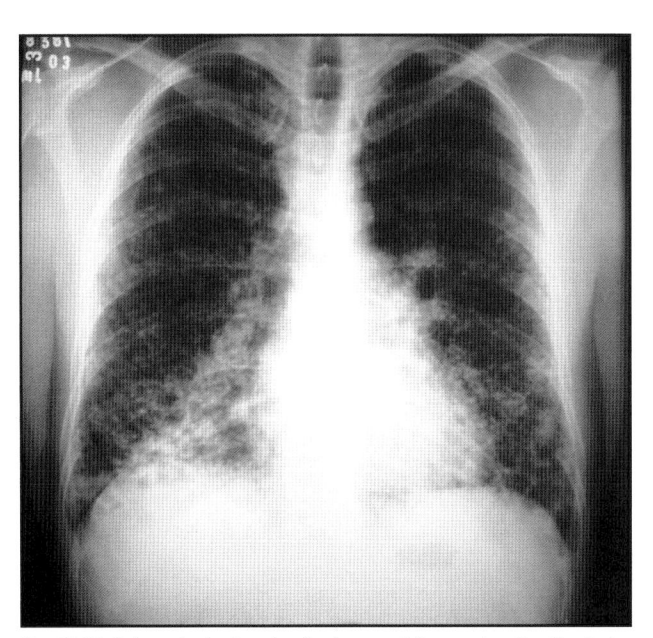

Fig. 48.56. Radiogradia de tórax classificada em qq 3/3, segundo a Classificação Internacional de Radiografias de Pneumoconioses.

Doenças Profissionais para obter ajuda para conseguir readaptação funcional.

Breve relato da vistoria ao local de trabalho: a vistoria, realizada em 6/3/2007, teve como objetivo avaliar as atividades de trabalho de servidora CNS, que exerce a função de merendeira, em Escola Estadual localizada no Itaim Bibi, no município de São Paulo. Durante a merenda, os pratos e canecas plásticos que permanecem no refeitório são recolhidos para lavagem e reutilização, o que é feito por outras duas funcionárias. Sobras de alimentos são descartadas no lixo. A paciente faz sua refeição na própria escola e, em seguida, também auxilia na preparação do lanche da tarde, que são cerca de 10 quilos de mingau. Às 14 horas encerra suas atividades escolares e encaminha-se para outra função, que é de doméstica (em casa de família) e retorna à sua residência às 18 horas. A servidora informa que há pouco mais de um ano, houve aumento no trabalho executado, uma vez que, até 2005, os alunos estudavam em períodos distintos, isto é, divididos em período matutino e vespertino. Estão matriculados nesta escola cerca de 500 alunos, os quais a frequentam em período integral. A paciente exerce esta atividade há 14 anos. Sua jornada de trabalho é de 8 horas, com início às 6 horas da manhã e término às 14 horas. Possui dedicação exclusiva a esta função e, no dia da visita, as atividades eram divididas com mais duas funcionárias e uma voluntária. O dia de trabalho se inicia preparando o café da manhã, constituído por 2 quilos de café, que é servido em aproximadamente 100 canecas, e 14 pacotes de biscoito, às 7 horas. No lanche da manhã, servido entre 8:40h e 9:00h, e entre 9:30h e 9:50h, utiliza seis quilos de "vitamina", diluídos em 60 litros de água, que será servida como bebida, distribuída entre aproximadamente 245 canecas. Também são servidos 40 pacotes de biscoito. O almoço é preparado para ser servido das 11:30h às 12:30h. Para isso, é necessário transportar os alimentos da despensa para a cozinha, sendo que uma das despensas localiza-se ao lado da cozinha e a outra, a cerca de 40 metros de distância. Para o transporte dos alimentos, é utilizado um carrinho de mão ("de pedreiro"). São transportados aproximadamente 50 quilos cada vez, duas a três vezes ao dia. Também carrega para o fogão as panelas que estão vazias, onde os alimentos serão preparados. No almoço, são servidos carne, arroz, feijão, macarrão, legumes e outros. São utilizadas latas de misturas que pesam entre 3.150g a 4.100g, sendo que, para atender a demanda, são utilizadas entre 4 a 5 latas por dia. Já os pacotes de arroz e macarrão pesam cinco quilos. No dia da visita, foram preparados 20 quilos de macarrão e em torno de 6 quilos de pó de fruta artificial, para o suco. O preparo dos alimentos é feito em panelões, num fogão do tipo industrial. No momento de servir, os panelões com os alimentos são transportados até o balcão. São distribuídos, no almoço, pela paciente e outra funcionária, cerca de 480 pratos e 450 canecas (Figs. 48.57 a 48.64).

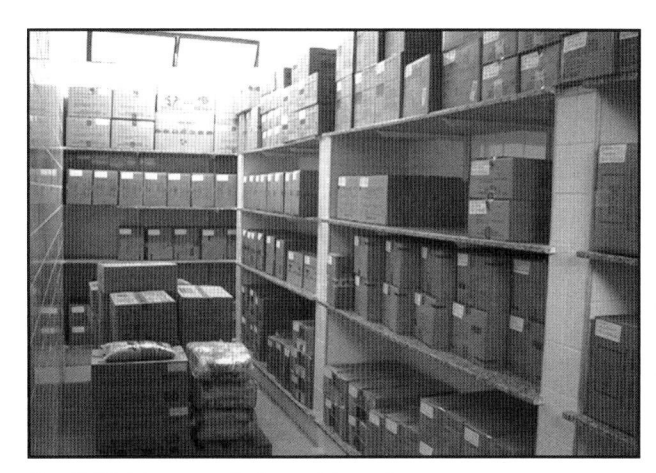

Fig. 48.57. A despensa onde são guardados os alimentos.

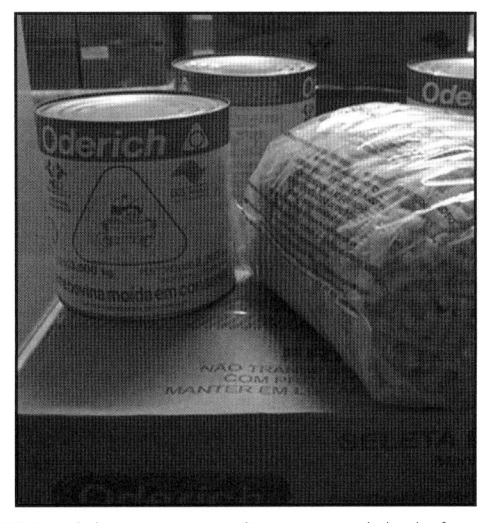

Fig. 48.58. As embalagens nas quais os alimentos são recebidos dos fornecedores.

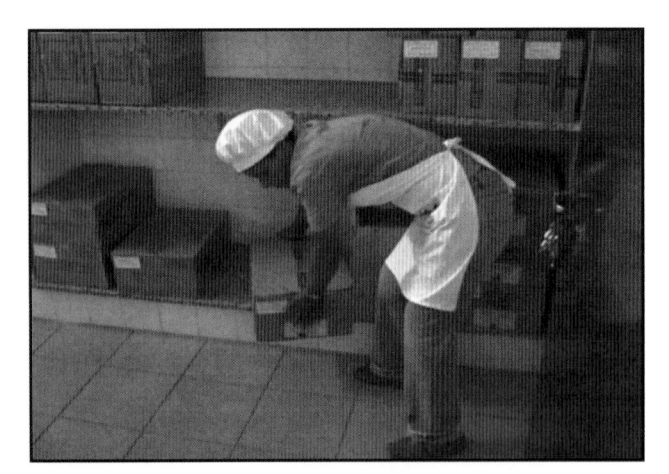

Parte C | Estudo da Patologia do Trabalho, Sistematizado segundo os Grupos da CID-10

Fig. 48.59. Posição para acessar os alimentos na despensa.

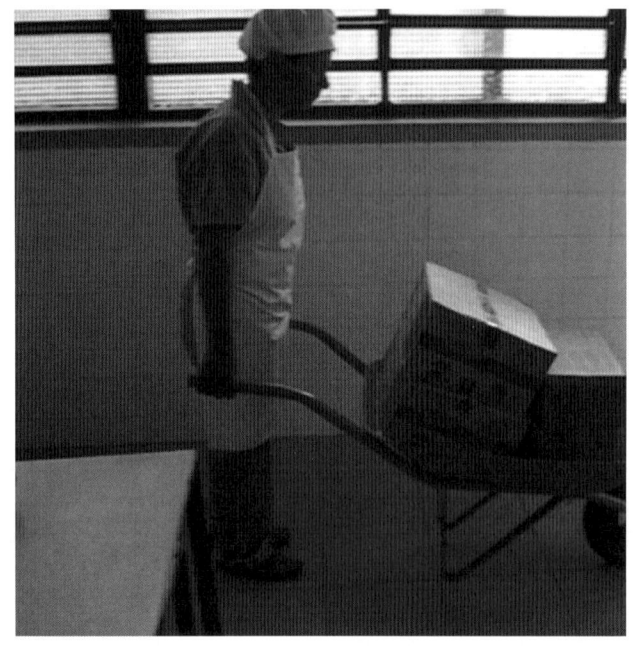

Fig. 48.60. Transportando os alimentos da dispensa para a cozinha.

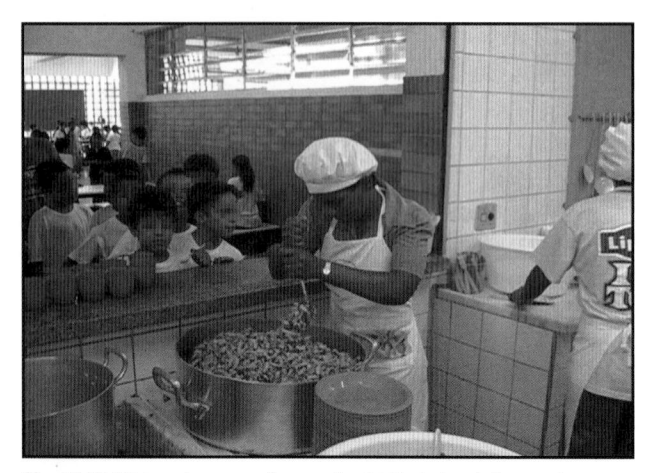

Fig. 48.61. Misturando o macarrão ao molho. Atividade de trabalho pesado.

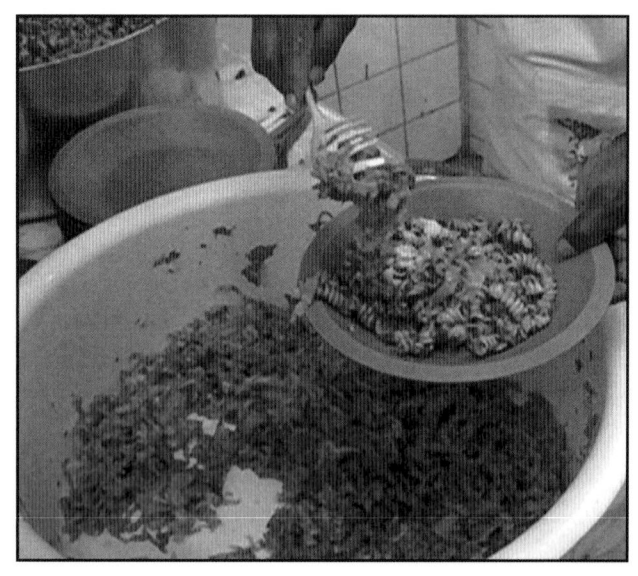

Fig. 48.62. Servindo um prato a um aluno. Não é trabalho pesado, mas repetitivo.

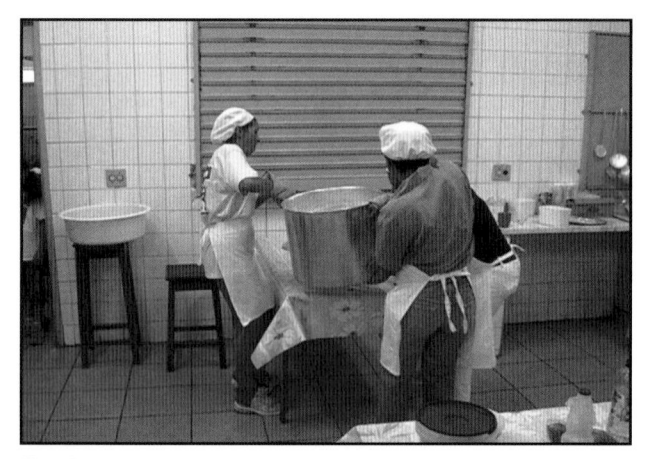

Fig. 48.63. Peso elevado do caldeirão com alimento pronto para ser servido. São necessárias duas pessoas, sendo que nem sempre a segunda está disponível.

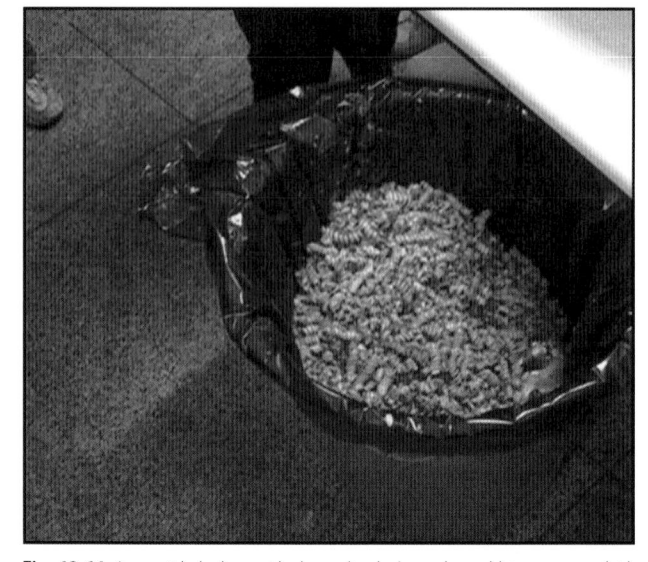

Fig. 48.64. A quantidade de comida desperdiçada é grande, problema a ser resolvido, também.

Conclusões e recomendações: verificou-se que as condições de trabalho, efetivamente, poderiam agravar o estado de saúde da servidora, motivo pelo qual foi recomendada a sua readaptação funcional.

Síndrome do manguito rotador e capsulite adesiva[23] em professora (2007) (Coelho, 2008)

Identificação e breve histórico do caso: a servidora SL refere exercer a função de professora no Serviço Público Estadual, desde 1988, e que desde novembro de 2006, começou a apresentar quadro de dor no ombro, à movimentação do braço direito. O quadro de dor foi piorando, apresentando então (2007) importante limitação dos movimentos de elevação e abdução do braço, o que vinha interferindo com as suas atividades cotidianas e laborais, tais como, pentear o cabelo, abotoar o sutiã e escrever na lousa. A paciente negava qualquer tipo de trauma da região. A paciente referia escrever muito durante as aulas e que as lousas da escola em que trabalhava são muito altas, fazendo com que ela permanecesse com o braço elevado por longos períodos, o que agravava seus sintomas. O exame ultrassonográfico de 19/3/2007 evidenciava ruptura parcial do tendão supra-espinhoso. Foi encaminhada pelo Serviço de Fisiatria ao Ambulatório de Doenças Ocupacionais do Hospital do Servidor Público Estadual de São Paulo, para investigação da possível etiologia ocupacional da doença osteomuscular, cujas hipóteses diagnósticas eram: **Síndrome do Manguito Rotador** (M75.1) e **Capsulite Adesiva do Ombro** (M75.0), à direita.

Breve relato das condições de trabalho: no dia 8/5/2007, foi realizada visita que tinha por objetivo verificar a possível associação das queixas de dor no ombro direito da servidora, com suas condições de trabalho, em escola estadual onde exerce as atividades no magistério, há 19 anos. A escola onde trabalhava era localizada na região de São Matheus, na capital de São Paulo. A servidora trabalha em escola estadual, das 7h às 15h30min e em escola municipal, das 18h às 23h. Refere dar 5 aulas no período das 7h às 12h, com duração de 50 minutos cada. Faz pausa de uma hora para almoçar, e depois dá mais duas aulas, até às 15h30min. Durante as aulas, a professora passa a lição na lousa, deixa um tempo para os alunos resolverem os exercícios, enquanto auxilia alguns alunos, individualmente, e depois resolve os exercícios na lousa. Refere que passa aproximadamente metade da aula escrevendo na lousa. A servidora, então, sai do trabalho, vai para casa, prepara o jantar para sua filha e vai para a outra escola. Na escola da Prefeitura, ocorrem reuniões das 18h às 19h, e as aulas se iniciam às 19h e vão até às 23h. A professora refere que o trabalho na escola municipal é mais leve, pois a mesma só passa lição na lousa, duas vezes por semana. Nos outros dias, ela somente dá orientações orais. A lousa da escola estadual visitada possui uma altura de 1,25m e fica a uma distância de 89cm do chão, ficando a parte superior da lousa a uma altura de 2,13m do chão. A estatura da professora é de 1,65m e, mesmo sendo considerada alta em comparação às outras professoras, ela não alcança a parte superior da lousa, com o braço totalmente erguido (Figs. 48.65 a 48.68).

Conclusões: as atuais condições de trabalho tendem a *agravar* o estado de saúde da servidora SL, com problemas osteomusculares, e poderão vir a *causar* problemas osteomusculares para a outra servidora, que é mais baixa. As condições de trabalho como as identificadas na escola visitada não são adequadas, pois obrigam o uso de giz e quadro negro em condições ergonômicas ruins, que podem ser consideradas, minimamente, desconfortáveis para as pessoas sadias. Foi considerada justificada a readaptação profissional da servidora. Melhor: outros métodos de ensino, tais como uso de retroprojetor e transparências, *data-show* e outros mais modernos, devem substituir o uso de giz e quadro negro, nas escolas estaduais paulistas.

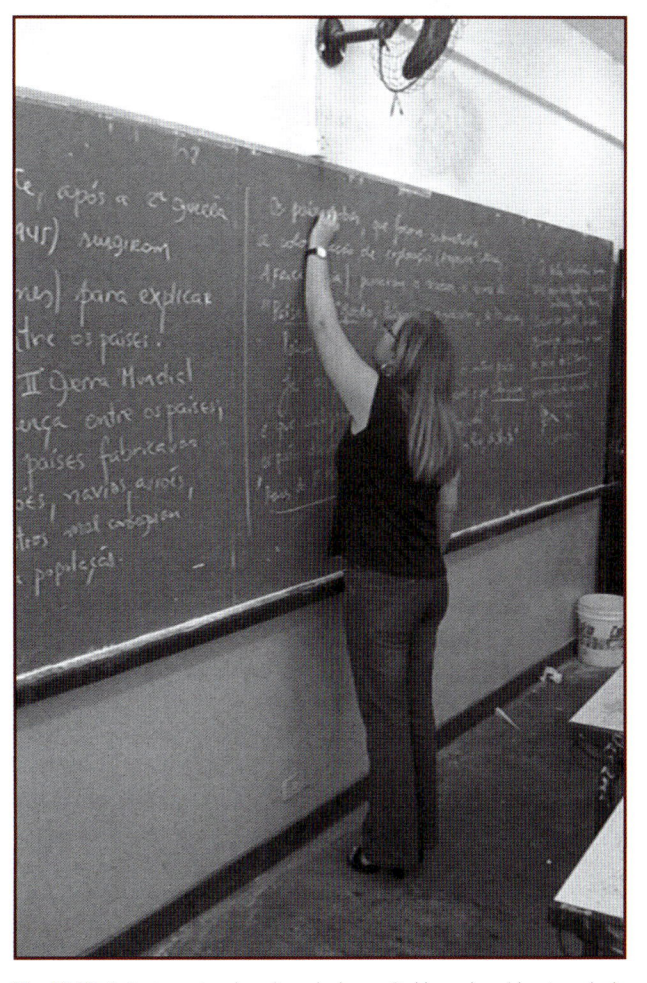

Fig. 48.65. Paciente mostrando a altura das lousas. Problema de saúde a impede de usar as partes mais altas da lousa.

---

[23] Ver Capítulo 42 deste livro.

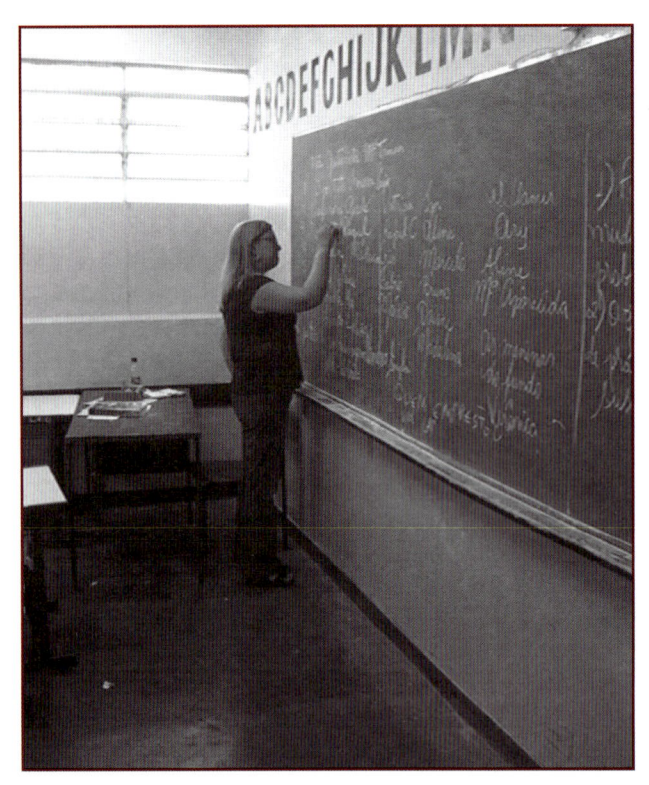

Fig. 48.66. Limitação da paciente para escrever no quadro negro. Se utilizar as partes mais baixas da lousa, alguns alunos não vão enxergar.

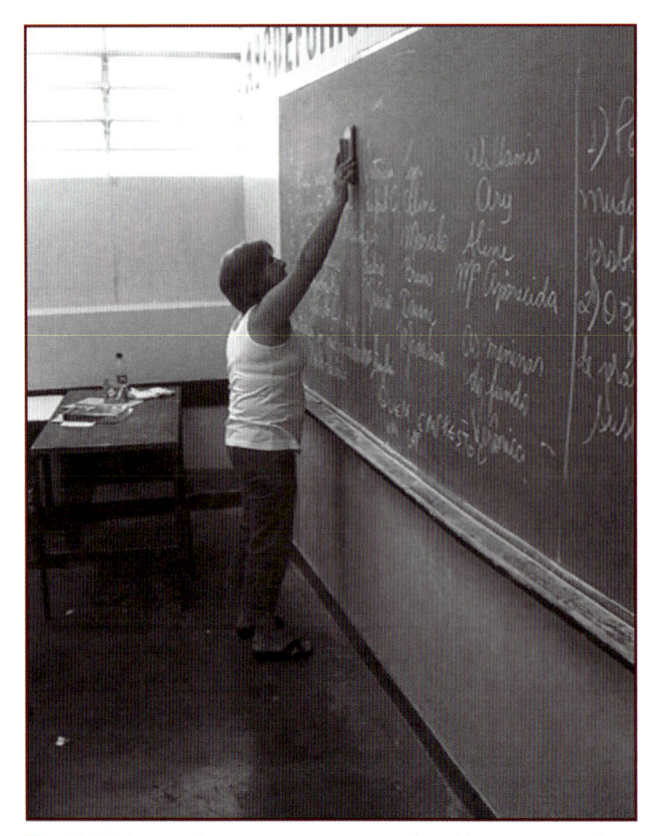

Fig. 48.67. Outra professora, que, mesmo não tendo problemas osteomusculares, por ser de estatura baixa também apresenta dificuldades para o uso desta lousa.

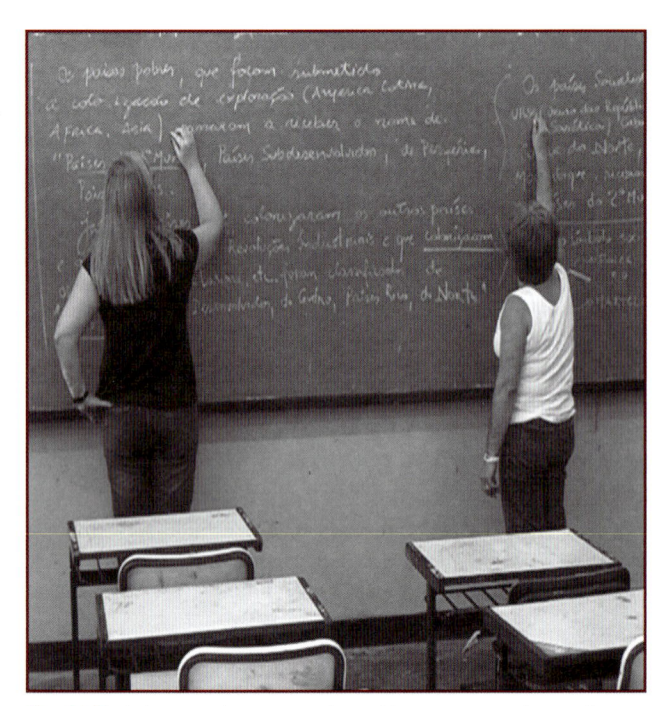

Fig. 48.68. Ambas as professoras, com alturas diferentes, comparadas em relação ao uso da lousa.

Bursite do ombro direito e lesão de tendão supraespinhoso[24] em copeira (2007) (Coelho, 2008)

Identificação e breve histórico do caso: a servidora MSP é copeira no Serviço Público Estadual desde o ano 1980. Queixava-se de dores articulares importantes nos ombros e cotovelos, há sete anos, que estavam se agravando continuamente. Foi diagnosticado ser portadora de **bursite de ombro direito e lesão parcial de tendão do supraespinhoso à direita**. A servidora considerava que suas condições de trabalho tinham agravado suas condições de saúde, motivo pelo qual pretendia uma readaptação funcional. Por este motivo, foi encaminhada para o Ambulatório de Doenças Profissionais.

Breve relato das condições de trabalho: foi programada uma visita ao seu local de trabalho, onde foram colhidas as seguintes informações. Sua atividade é preparar café para servidores que trabalham em um prédio de 23 andares situado na parte central da cidade de São Paulo. É a única copa que serve café para todos os funcionários do prédio. O volume de trabalho realizado envolve dois servidores, que preparam, em média, 10 a 11 kg de pó de café, no período da manhã, e mais 9 a 10 kg, no período da tarde. Não há pausas e informam que as atividades que realizam são feitas de forma contínua, durante praticamente todo o expediente de trabalho. A jornada de trabalho das servidoras da unidade é de 2ª feira a 6ª feira, das 7:00h às 15:00h, sem horário fixo para o almoço. Panelões vazios são colocados sobre um fogão do tipo industrial. A transferência de água é feita por meio de

[24] Ver Capítulo 42 deste livro.

uma mangueira que é conectada à torneira localizada junto à parede lateral da copa. As posturas adotadas pelas servidoras da unidade para a transferência de água para os panelões são inadequadas. Quando a água ferve, ela é transferida para coadores que contêm pó de café. O café coado e pronto é depositado em panelas menores, cujo conteúdo será despejado em um dos panelões maiores, sobre o fogão, para ser reaquecido. Também aquecem água para ser utilizada para preparo de chá. Café e chá, prontos para servir, são transferidos dos panelões para as garrafas térmicas, que serão distribuídas para os funcionários dos diversos setores, que vão buscá-las nesta copa (Fig.s 48.69 a 48.76).

Conclusões: as condições de trabalho de ambas as servidoras da copa vistoriada mostraram problemas ergonômicos importantes, que foram associados a: (i) esforço físico realizado; (ii) posturas de trabalho inadequadas; (iii) posições viciosas de membros superiores. Concluiu-se que esta forma de trabalho é propícia ao desencadeamento e/ou agravamento de problemas osteomusculo-ligamentares, devendo ser modificada. Também, que é recomendável a readaptação da servidora MSP.

Condromalácia em vendedora de roupas para mulheres, portadora de Síndrome de Erhlen Damos (2008) (Moreira, 2008)

Identificação: JSV, do sexo feminino, 23 anos de idade, tendo como ocupação a de vendedora de loja de roupas localizada na região central da cidade de São Paulo, onde foi admitida há dois anos (2006).

Motivo do atendimento: a paciente foi encaminhada ao Ambulatório de Doenças Ocupacionais da Santa Casa de São Paulo, pelo Centro de Referência de Saúde do Trabalhador da Moóca, para investigação de possível etiologia ocupacional do quadro de *osteoartrose femuro-patelar* incipiente em joelho esquerdo e *condromalácia patelar* em joelho direito.

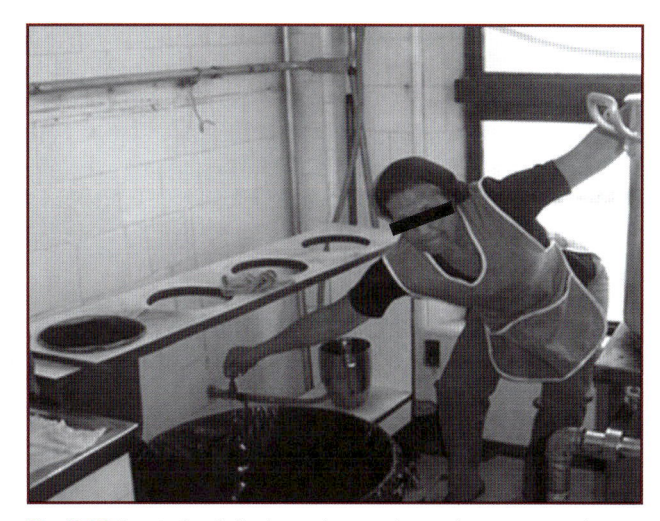

Fig. 48.70. Posição de trabalho da servidora para abertura da torneira que utiliza para encher os panelões de água.

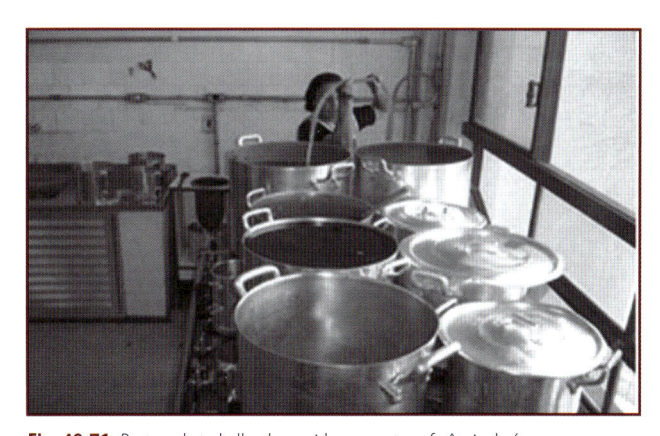

Fig. 48.71. Postura de trabalho da servidora, para transferência de água, com a mangueira, para os panelões localizados mais próximos à torneira.

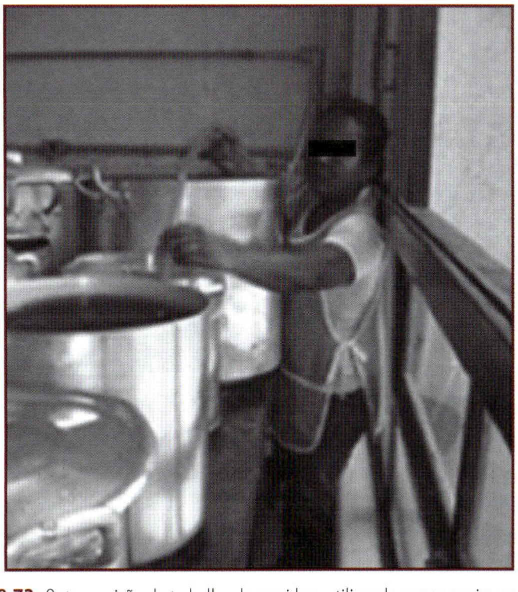

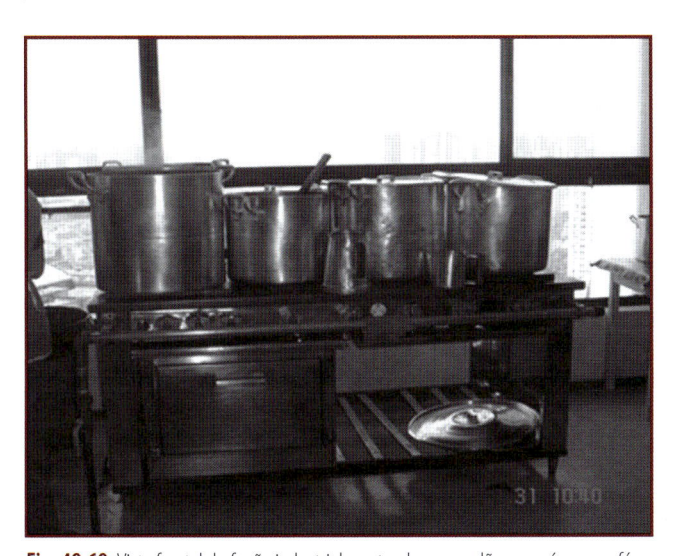

Fig. 48.69. Vista frontal do fogão industrial, contendo os panelões com água e café.

Fig. 48.72. Outra posição de trabalho de servidora utilizando a mangueira para encher os panelões localizados mais distantes da torneira.

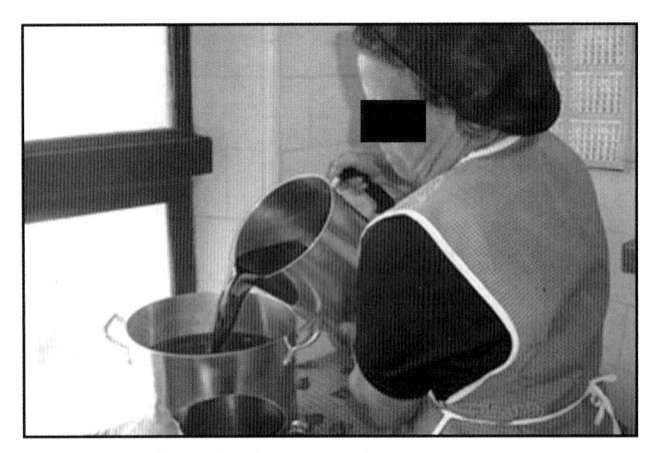

Fig. 48.73. Transferência de café para os panelões.

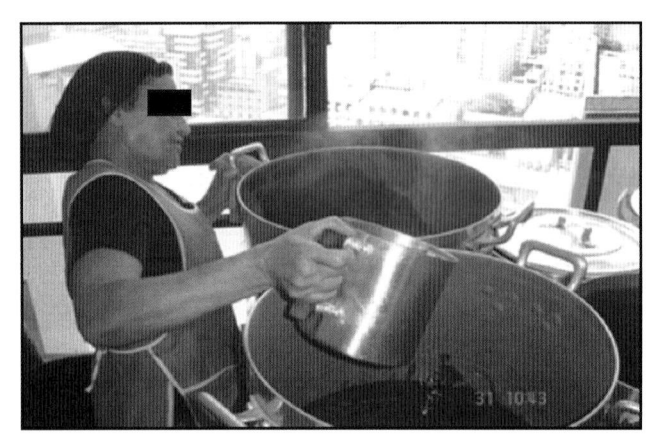

Fig. 48.74. Posição de trabalho da servidora quando transfere água fervendo de uma panela para outra.

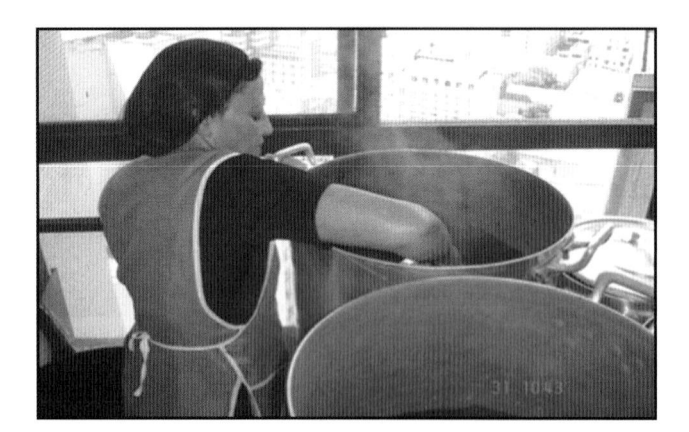

Fig. 48.75. Outra posição de trabalho da servidora, para a transferência da água quente entre panelas.

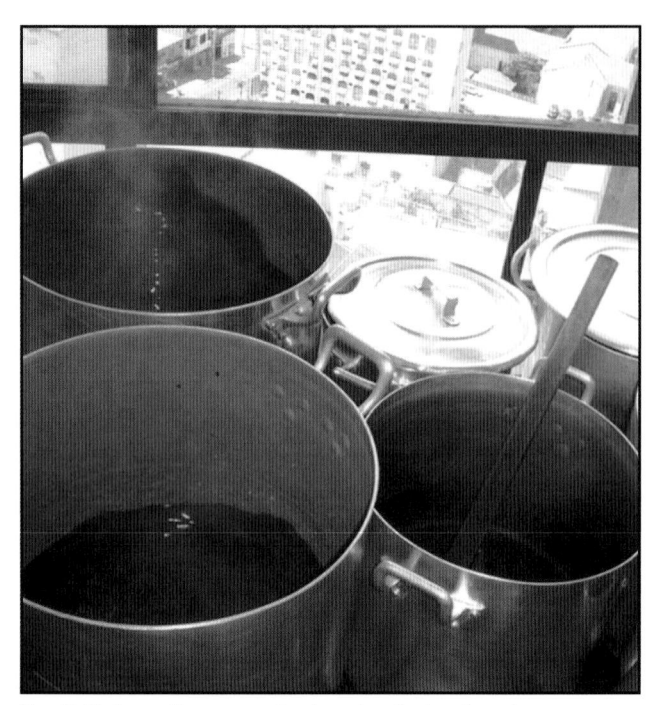

Fig. 48.76. Os panelões com grande volume de café e água fervendo.

Breve histórico do caso: a paciente começou a trabalhar na loja, em 2006. Em fevereiro de 2007, a paciente começou a sentir dor e inchaço em joelho direito, o que a motivou a procurar serviço especializado em Ortopedia. Os achados da avaliação clínica, que foi complementada por exames radiológicos e por uma artroscopia, levaram a concluir ser a mesma portadora de **Condromalácia** do joelho direito e **Osteoartrose Femuro-patelar** incipiente, à esquerda. Ao procurar o Ambulatório de Doenças Ocupacionais da Santa Casa, foi identificado que seus problemas de saúde haviam sido causados por ser portadora de uma doença genética denominada **Síndrome de Ehlen-Danlos**. Esta doença tem como algumas de suas características a hipermotilidade articular; pele hiperelástica; facilidade para lesões traumáticas contusas; luxações e entorses comuns; hipotonia muscular; sinal de Meténier (eversão das pálpebras superiores). O Ambulatório de Genética da Santa Casa de São Paulo confirmou este diagnóstico. Tendo em vista a convicção da paciente de que seu problema teria sido agravado pela sua condição de trabalho, decidiu-se realizar uma avaliação sobre a possibilidade de uma *concausa*. Seguem, nas Figs. 48.77 a 48.84, imagens das atividades realizadas pela paciente, quando estava em atividade.

O que mais a prejudicava era ser obrigada a sempre usar sapatos de salto alto (uniforme obrigatório), trabalhar ajoelhada para rearrumar roupas que eram retiradas para oferecimento aos eventuais compradores, e subir e descer escadas carregando pesos. A sua jornada compreendia trabalho de segunda a sexta-feira, das 14:00h às 21:00h, tendo 1 hora de almoço; e aos sábados, das 10:00h às 21:00h, tendo 1 hora de almoço. De acordo com as observações realizadas, as atividades exigem um esforço importante de seus joelhos e, consequentemente, são de difícil realização por seu problema de saúde. Refere não ter mais condições de realizar este tipo de trabalho, por sentir muita dor em todo o corpo.

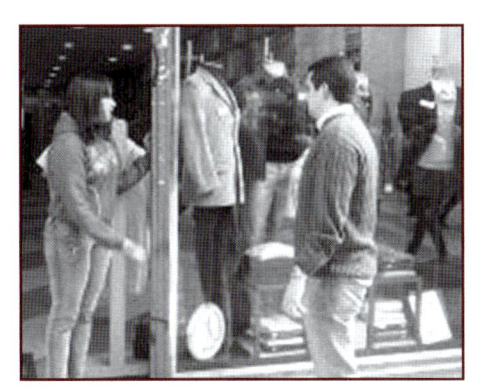

Fig. 48.77. Recepção do cliente que está fora da loja, interessado em alguma peça da vitrine.

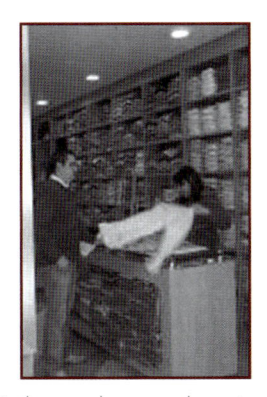

Fig. 48.78. Apresentação das peças de roupas pelas quais o cliente se interessou e de outras semelhantes de que ele gostou.

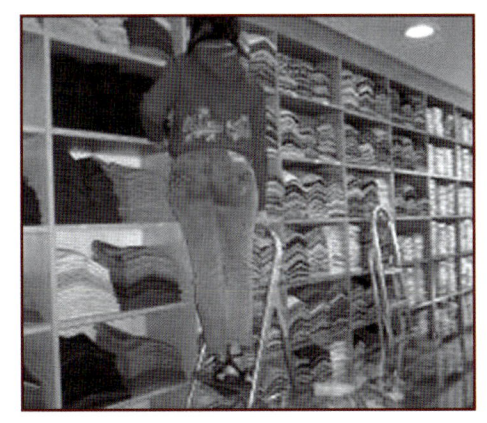

Fig. 48.79. Acesso às peças de difícil alcance, com auxílio de uma escada.

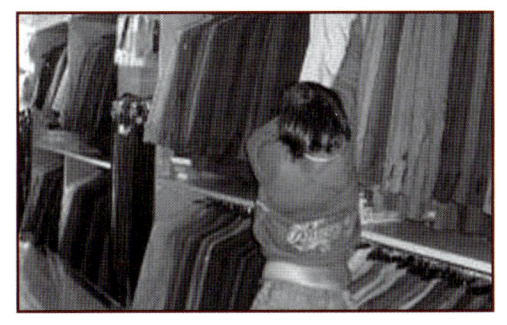

Fig. 48.80. Retirada de peças armazenadas em cabides.

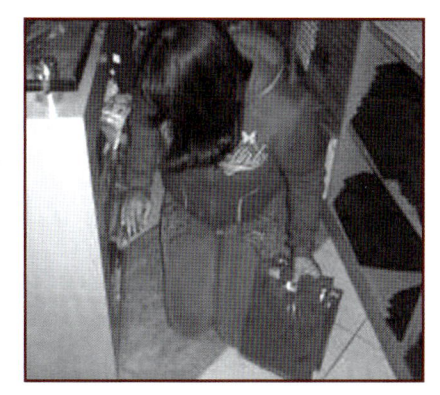

Fig. 48.81. Arrumação de peças, ajoelhada em prateleiras de baixa altura.

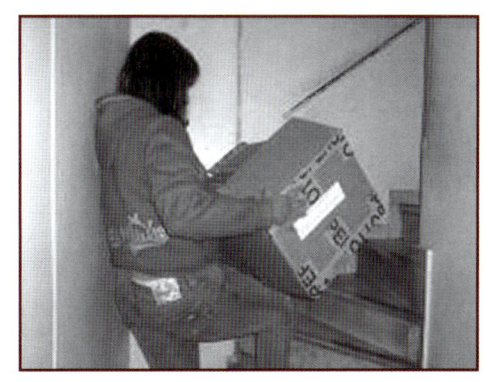

Fig. 48.82. Transporte das caixas contendo roupas, de aproximadamente 15 kg cada, para o andar superior da loja.

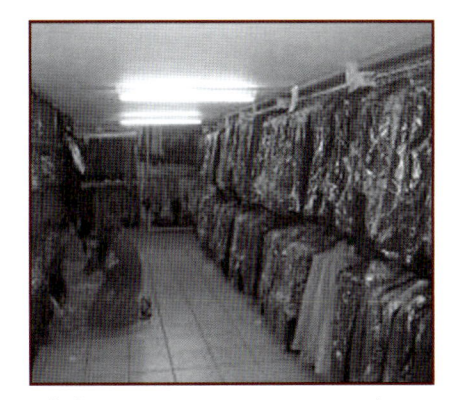

Fig. 48.83. Ajoelhada para arrumar no estoque as peças que chegaram.

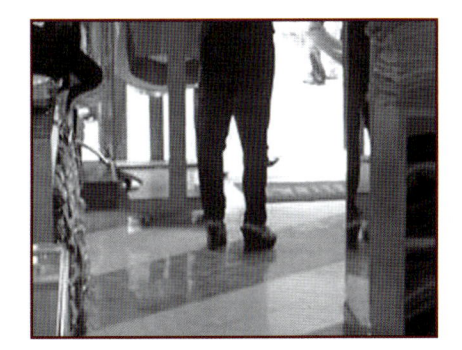

Fig. 48.84. Uso de saltos durante todas as atividades.

Conclusão: tendo em vista que as condições de trabalho, efetivamente, agravaram as consequências de sua doença, sugerimos que se tratava de uma *concausa*, sendo recomendado a ela não realizar mais este tipo de trabalho.

Recomendações: evitar (i) sapatos de salto alto; (ii) subir escadas com frequência; (iii) ajoelhar-se com frequência. Praticar: (i) exercícios que fortaleçam todos os grupos musculares; (ii) atividades físicas, com proteção das articulações. Foi proposta à empresa a abertura de Comunicação de Acidente do Trabalho, que não foi aceita pela Previdência Social.

▶ Doenças de pele causadas pelo trabalho

Dermatite de contato por resina epóxi em artesã autônoma (2008) (Albuquerque *et al.*, 2010)

Identificação e motivo do atendimento: AS, artesã, autônoma, 45 anos, procedente de São Paulo, encaminhada pelo Serviço de Dermatologia da Santa Casa – SP, para investigação de possível dermatose ocupacional (Figs 48.85 e 48.86).

Breve relato do caso: a paciente apresentou, há 10 meses, eczema em mãos, antebraços e abdômen. Trabalhava pintando brasões da Polícia Militar, em oficina de trabalho que tinha instalada dentro de sua própria casa. Pintava os brasões, utilizando-se de tintas que lhe eram fornecidas pelo contratante, e utilizando como pincel, palito de espeto de churrasco. Utilizava pelo menos quatro cores. Necessitava limpar a ponta dos espetos de churrasco sempre que tinha de mudar de cor. Suas queixas eram de intenso prurido no abdômen e nos braços. Como tivesse apresentado teste de contato positivo para resina epóxi e sulfato de níquel, foi encaminhada ao Ambulatório de Doenças Ocupacionais, para avaliação de possível nexo.

Condições e ambientes de trabalho: a paciente trabalha em casa, em uma bancada de trabalho com "forninho", realizando pintura de brasões. Recebe as bases de metal para pintar, mistura as tintas com o endurecedor e intercala a pintura com a secagem em forno na bancada. Realiza limpeza do pincel em um pano, em contato direto com o abdômen (Figs. 48.87 e 48.88).

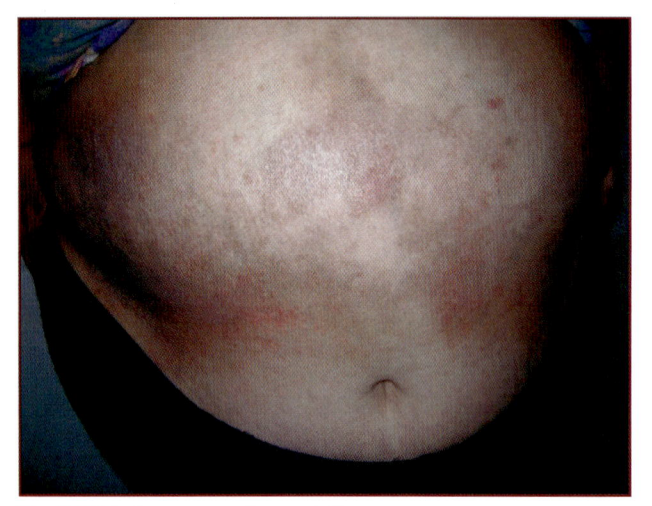

Fig. 48.85. Lesões que apresentava no abdômen.

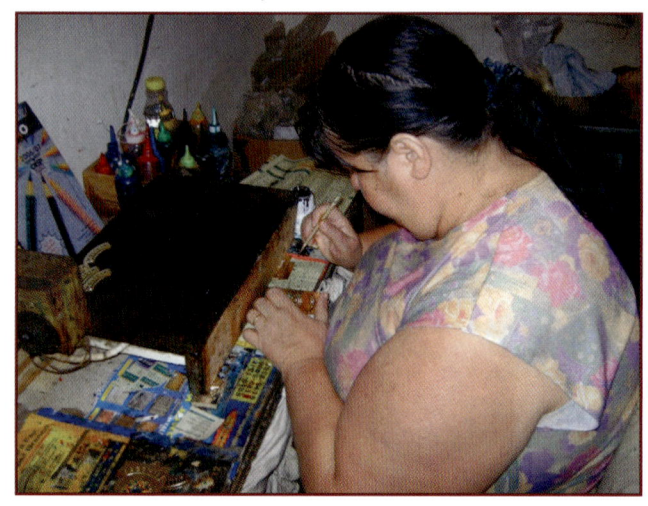

Fig. 48.87. Posto de trabalho em um dos cômodos de sua casa.

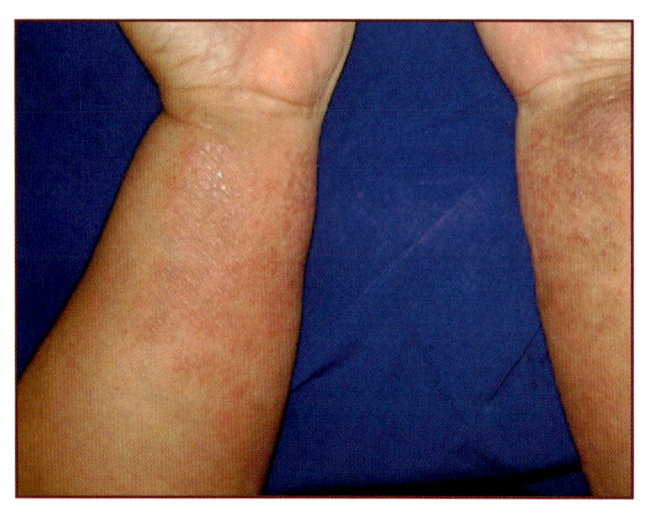

Fig. 48.86. Lesões que apresentava nas mãos.

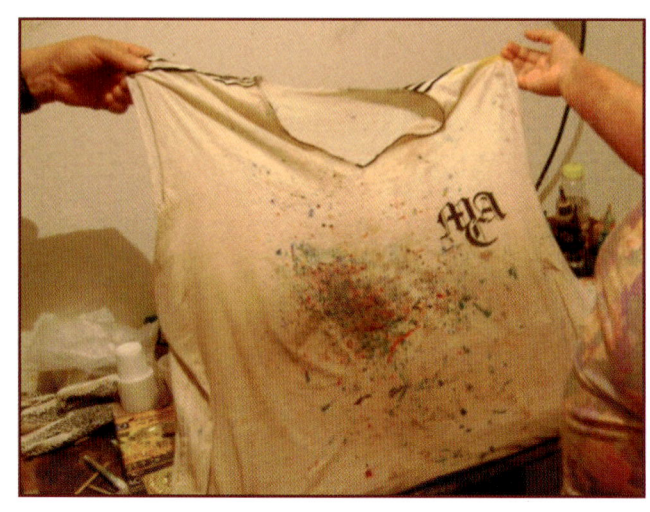

Fig. 48.88. Utilizava sua blusa para limpeza do pincel (palito de churrasco), quando necessitava mudar de cor.

As tentativas de obter contato por telefone e por *e-mail* com a empresa fornecedora do material "endurecedor", não tiveram sucesso. O nexo causal foi estabelecido pela associação entre o quadro clínico, o conhecimento das condições de trabalho, os testes de contato positivos e a análise da literatura médica (a resina epóxi e seus endurecedores são importantes causas de dermatites de contato). Corroborou para o estabelecimento e nexo causal o raciocínio epidemiológico, posto que o atendimento às medidas preventivas recomendadas (evitar o contato com as tintas, resinas e endurecedor) produziu a melhora da paciente.

▶ Exposição a gases e a aerodispersoides

Caso fatal de asfixia por nitrogênio em trabalhador de companhia aérea operando selante de tanque de avião (1996) (Morrone, Buschinelli, Freitas, 2012)

No ano de 1996, foi descrito o seguinte acidente numa reunião de CIPA de uma Companhia Aérea: "Recentemente, um operador enviou dois especialistas em selagem de tanque de combustível, para uma localidade fora da base principal, a fim de eliminar um vazamento de combustível de tanque de asa de uma aeronave. Ambos os mecânicos eram qualificados na tarefa e, de fato, um deles era instrutor nesta especialidade. O pessoal de manutenção teve acesso ao tanque de asa, pela maneira convencional, e purgou o combustível remanescente de acordo com o Manual. Um sensor foi colocado no interior do tanque, para monitorar a qualidade do ar no tanque. A área de vazamento foi identificada e o selante "velho" foi removido. Como a aeronave estava posicionada na pista, fora do hangar, não havia disponível nenhuma fonte pneumática. Historicamente, os mecânicos de manutenção de linha alimentam uma variedade de ferramentas pneumáticas com garrafas de nitrogênio, sendo esta a opção dos mecânicos para alimentar a pistola pneumática de selagem. Um deles entrou no tanque e começou a executar a selagem, de acordo com a ficha de serviço. O segundo mecânico entrou na baia seca e chamou seu companheiro, sem obter resposta. Rapidamente ele saiu da baia seca e entrou no tanque onde estava seu companheiro. Imediatamente começou a sentir tonteira e uma leve dor de cabeça. Teve presença de espírito para sair rapidamente e chamar ajuda. O grupo de salvamento, ao chegar à aeronave, iniciou os primeiros atendimentos ao mecânico, que se encontrava inconsciente dentro do tanque. Minutos depois, o mecânico foi dado como morto. O sensor de qualidade de ar foi encontrado caído no chão da rampa (por alguma razão desconhecida o sensor não estava dentro do tanque) e, ao ser colocado de volta, o alarme tocou, indicando "condição insegura".

Comentários: os manuais de manutenção somente alertam sobre a qualidade do ar como limite de explosão e limite de mistura ar/vapor de combustível. Não existe nenhum alerta sobre o uso de ferramentas pneumáticas dentro dos tanques. As fábricas assumem que serviços internos de tanques de combustível são executados em hangar, com todas as ferramentas e fontes pneumáticas com ar seco, disponíveis. Mecânicos de manutenção de linha não executam esta tarefa. Foi recomendado pela CIPA que "**o nitrogênio seco, assim como qualquer outro ar inerte, não deve ser utilizado como fonte pneumática para ferramentas, quando em trabalho dentro de tanques de combustível ou em ambientes confinados. <u>Somente ar seco pode ser utilizado</u>**".

Asfixia por gás cianídrico[25] em galvanoplastia de metalúrgica que fabricava fechadura (1993)

Um trabalhador metalúrgico de uma fábrica de fechaduras, em São Paulo, morreu devido à ***intoxicação aguda por gás cianídrico***, após ter ficado internado por cinco dias em uma Unidade de Terapia Intensiva.

Trata-se de mais um típico caso de acidente fatal. O acidente ocorreu no setor de galvanoplastia da empresa, quando era realizado um banho de cobre alcalino, empregando uma mistura de produtos químicos, entre os quais, cianetos e soda cáustica. Esse processo requer que, de tempos em tempos, seja adicionada soda cáustica ao banho. O acidente ocorreu quando o trabalhador fazia essa adição. O vasilhame com o rótulo de soda cáustica continha, na verdade, ácido sulfúrico. Qualquer cianeto reage, com qualquer ácido, produzindo um gás que mata rapidamente – o **gás cianídrico**.

Por ter esta propriedade, tem sido utilizado em câmaras de gás em alguns presídios dos Estados Unidos, para prisioneiros condenados à morte. No caso do acidente ocorrido nesta empresa, o trabalhador não morreu imediatamente, pois estava utilizando um equipamento de proteção individual, que, no entanto, não foi suficiente para salvar-lhe a vida. Isoladamente, o cianeto, que parece um inofensivo sal de cozinha, também é fatal, quando ingerido mesmo em pequeníssimas quantidades.

Diferentes tipos de produtos, altamente perigosos, que ficam em uma espécie de quintal a céu aberto, prejudicando a legibilidade dos rótulos, estavam sujeitos ao sol e às chuvas. O Sindicato dos Metalúrgicos de São Paulo já alertara a empresa sobre a precariedade do local onde são armazenados os produtos químicos nessa empresa, e havia proposto o desenvolvimento de um trabalho conjunto, a partir de um levantamento criterioso das condições de trabalho, com posterior definição de um cronograma de mudanças. A empresa negou-se a realizar esse trabalho. No ano anterior, o Sindicato também solicitou à empresa projeto modificando o processo de galvanoplastia. Apesar de a empresa ter se comprometido – em mesa-redonda mediada pela Delegacia Regional do Trabalho (MTE/DRT-SP) – a apresentá-lo, ainda não o havia feito. Fiscalização da mesma DRT apontara uma série de irregularidades na empresa, inclusive em outros setores. A CIPA já havia apontado a necessidade de modificar a forma

---

[25] Ver Capítulo 46 deste livro.

de manipulação do banho realizado na galvanoplastia, pois o processo utilizado até então era rudimentar e perigoso.

Estes dados atestam que a empresa estava ciente dos riscos que suas condições de trabalho ofereciam aos trabalhadores, sem, no entanto, ter tomado providências que pudessem evitar acidentes. Por isso, ela pode ser processada por responsabilidade civil e também por dolo, ou seja, a direção da empresa assumiu o risco de que estas condições pudessem causar acidentes e doenças, caracterizando a responsabilidade criminal.

Exposição ocupacional ao monóxido de carbono[26] em porteiro apontador de garagem subterrânea (1983)

Identificação: JCL, 46 anos, sexo masculino, natural de Araraquara - SP, residente em SP há cerca de 30 anos, casado, quatro filhos.

Motivo do atendimento: procurou o serviço médico com queixas de dores de cabeça, tonturas intensas, náuseas, e perda de consciência, na manhã anterior. Na história da doença atual, o paciente referia que ontem pela manhã, estava trabalhando, quando começou a sentir tonturas intensas, náuseas (nega vômitos), fraqueza, e por fim, a "vista começou escurecer". Passou muito mal e desmaiou (sic). Foi levado por companheiros de trabalho a um hospital próximo, onde tomou soro e uma injeção cujo nome não sabe e melhorou. Ontem à tarde, já estava bem melhor, e hoje acordou muito bem. Diz que desde que mudou o seu local de trabalho tem tido um mal estar, com cefaleias e tonturas, quase todas as manhãs, e que após o episódio de ontem foi encaminhado pelo médico da empresa para investigação.

Atividades ocupacionais: informa que trabalha como "porteiro-apontador" em uma grande seguradora de São Paulo, há cerca de 6 anos. Seu trabalho era realizado na via de entrada e saída de uma enorme garagem subterrânea, onde são guardados os carros da empresa, e consiste em anotar a chapa do veículo, o nome do funcionário e o horário de saída e de retorno destes, principalmente dos carros que são usados pelos corretores de seguros e fiscais de sinistros. Relata que o maior movimento é no início da manhã, quando quase todos saem, à mesma hora. Sempre trabalhou na mesma função e nunca teve nenhum problema, mas, há cerca de um mês, por causa de «problemas de assalto», seu posto de trabalho foi mudado da calçada, na saída da rampa, para o fundo do túnel de acesso à garagem subterrânea. Desde então, tem sofrido com cefaleias, tonturas e náuseas todas as manhãs, e ontem sofreu um episódio mais intenso. Obs.: o paciente trabalha só.

Visita ao local de trabalho: foi observado que a empresa funciona em um prédio no centro velho da cidade de São Paulo. É um prédio antigo, sem recuo em relação à calçada, e a garagem subterrânea, com três níveis, chega à rua através de uma rampa circular que se inicia no último subsolo. O local de trabalho do paciente era uma pequena mesa que ficava na calçada, ao lado do portão de saída da rampa. Uma ocasião foi assaltado e agredido neste posto de trabalho, e a partir daí, foi deslocado para uma parte interna da rampa. Desde então, relata ter começado a sentir tonturas e náuseas, todas as manhãs. Os veículos eram da marca Volkswagen, sedans, a gasolina. Como trabalhava só, não foi possível inquirir outro(s) trabalhador(es) em relação a sintomas semelhantes. Os motoristas dos veículos não eram afetados, pois somente passavam rapidamente pelo local, não havendo tempo para uma absorção significativa do CO.

Discussão: a situação de trabalho e o relato do paciente levam à hipótese diagnóstica de intoxicação por monóxido de carbono. A dosagem de carboxihemoglobina (COHb), que poderia confirmar esta hipótese, não é útil no caso, pois a meia-vida biológica do monóxido de carbono no sangue é de poucas horas.

Consequências: a empresa foi orientada a mudar o local de trabalho do paciente, ou providenciar ventilação adequada na rampa de saída de veículos.

Febre dos fumos de polímeros em sinterizador de Teflon® (1990)

Identificação: ARL, sexo masculino, 27 anos, natural de Diadema - SP, solteiro, ensino fundamental.

Queixa e duração: febre alta, sempre após fumar no local de trabalho.

História pregressa da moléstia atual: paciente refere que sempre que fuma no seu ambiente de trabalho, é acometido de febre alta, com mal estar geral e cefaleia. Estes sintomas aparecem cerca de 1 hora após o uso do cigarro, e cedem, em geral, sem medicação, cerca de 2 a 3 horas depois. Relata que fuma aproximadamente 8 a 10 cigarros por dia, sendo o consumo maior nos fins de semana.

História ocupacional: trabalha há 2 anos em uma empresa que faz tubos especiais para indústria química, e faz a sinterização do *Teflon*. Em quase toda a fábrica, a matéria prima utilizada é este polímero, e a sinterização é feita prensando o *Teflon* em pó em uma espécie de forma, que é colocada em uma estufa. O polímero bruto é um pó branco e fino, e que após o "cozimento" na estufa, fica rígido. Conta que começou a apresentar o problema de febre, somente após começar a trabalhar nesta empresa, e já foi em um sem número de médicos, fez vários exames de sangue, urina, radiografias etc., sem resultados.

Revisão da literatura: foram encontradas algumas referências sobre febre causada por degradação de *Teflon* (Politetrafluoretileno – CAS 9002-84-0), especialmente quando há contaminação do cigarro pelo polímero, e posterior inalação da fumaça do cigarro contaminada pelos fumos da termodegradação do polímero, formados pelo calor da brasa durante o ato de fumar. Um estudo sobre a causa relata que a fração particulada do fumo é a causadora da febre, inclusive é reproduzida em animais por via parenteral (Cavagna, Finulli, Vigliani, 1961).

---

[26] Ver Capítulo 46 deste livro.

Visita ao local de trabalho: a seção em que ARL trabalhava era um galpão industrial, com várias estufas com mesas ao lado. Eram produzidas tubulações, válvulas etc., de *teflon,* para a indústria química. O polímero bruto era um pó branco e fino que chegava em bombonas e era colocado, manualmente, dentro das formas e compactado. A seguir, era colocado nas estufas, cuja temperatura era de 370°C, por cerca de 1 hora. Havia ventilação local exaustora nos fornos. Ao final do tempo, o molde era retirado, resfriado e aberto para retirar a peça produzida. Além do paciente, apenas mais três pessoas trabalhavam no local, e nenhum delas fumava.

Conclusões e recomendações: o quadro febril foi atribuído à *exposição aos fumos do polímero*, e foi recomendado que o paciente deixasse o cigarro no armário, e saísse do ambiente de trabalho para fumar, após uma higiene pessoal cuidadosa. Com estas providências tomadas, o paciente não foi mais acometido dos episódios de febre.

▶ Hepatopatias profissionais

Hepatite tóxica[27] por exposição ao clorofórmio (1996)

Identificação: LMBO, 38 anos, casado, masculino, natural do Chile, mas no Brasil há 13 anos; profissão: bioquímico.

Motivo do atendimento: compareceu ao serviço médico tendo como objetivo saber o motivo de ter transaminases elevadas, detectadas em exame de rotina em banco de sangue havia 2 anos, quando foi doador. Tinha como história pregressa, havia cerca de 2 anos, após doar sangue, ter sido chamado ao banco de sangue e comunicado de que tinha transaminases altas. Foi recomendado que procurasse um médico para uma investigação da causa deste fato. Desde então, tinha feito uma série de exames, sendo encontrados, além das transaminases elevadas, sinais de esteatose hepática na ultrassonografia abdominal, e anticorpo anti-hepatite A, mas com antígeno negativo. Para investigação da causa da moléstia hepática, foi submetido a todo o protocolo da hepatologia de um hospital universitário, o que incluía a investigação, além das hepatites virais, de várias patologias raras, como Doença de Wilson, e hemosiderose, por exemplo. Como não se havia chegado a um diagnóstico etiológico, foi programada uma biópsia hepática, mas antes, o paciente foi encaminhado à Medicina do Trabalho, tendo em vista que, na última consulta, ele relatara estar exposto a produtos químicos em seu trabalho. Como antecedente importante, tinha, no Chile, uma irmã que havia sido acometida de hepatite A, 30 anos antes. Trabalha, há 13 anos, com a técnica de reação de polimerização em cadeia (PCR) de DNA, tanto em pesquisa quanto em banco de sangue. A técnica utiliza fenol para precipitar as proteínas do sangue, e após, faz a extração do DNA por centrifugação com clorofórmio. Conta que o laboratório é pequeno e pouco ventilado e não há capela. Sente forte odor de fenol e de clorofórmio durante o uso destes produtos, sendo que cada fase dura cerca de 30 a 40 minutos. Seu exame físico não apresentou anormalidades.

Exames complementares:

TGP: 159 U/L (normal até 41 U/L para o método)	Hepatites B e C: negativo
TGO: 78 U/L (normal até 37 U/L para o método)	Hepatite A + (IgG) e Antígeno: -
Gama GT: normal	Cerulosplasmina: normal
USG de abdômen com sinais de esteatose	Ferro: normal
Fosfatase ácida: normal	Alfa 1 antitripsina: normal
Bilirrubinas: normais	Fosfatase alcalina: normal

Visita realizada ao local de trabalho: o paciente trabalhava em um pequeno laboratório, com pouca ventilação natural e sem nenhum sistema de ventilação exaustora, como capela ou fluxo laminar. Realizava o processo de PCR em uma bancada aberta, e durante o processo utilizava fenol para precipitação, e depois o clorofórmio para extração. Cada etapa demorava cerca de 20 a 30 minutos e realizava cerca de 3 a 4 procedimentos por dia. Os odores de fenol e de clorofórmio eram muito fortes durante a utilização de cada um.

Pesquisa bibliográfica: estudo dos efeitos dos produtos químicos utilizados: verificando as Fichas de Informação sobre as Substâncias Químicas (CHEMINFO), verifica-se que a exposição a vapores de fenol (CAS 108-95-2) não provoca hepatite tóxica, sendo principalmente um irritante primário, enquanto que o clorofórmio (CAS 67-66-3) é considerado um hepatotóxico potente, especialmente por exposição crônica aos seus vapores. O seu limite de exposição ocupacional, segundo a ACGIH, é de 10 ppm.

Discussão: a exposição ao clorofórmio poderia, a princípio, explicar o quadro, mas para esta hipótese ficar mais robusta, a ponto de se fazer a recomendação da suspensão da biópsia hepática, seria necessário ter mais informações a respeito da concentração a que o paciente está exposto. Não existe indicador biológico de exposição ao clorofórmio e, portanto, somente uma avaliação ambiental quantitativa poderia dar esta informação com mais certeza. Como esta seria uma providência complexa e demorada, foi feita uma inferência a partir do odor do clorofórmio. Como o seu limiar de odor médio é por volta de 192 ppm (a faixa de limiar vai de 133 a 276 ppm), e como há odor evidente no ambiente de trabalho, é quase certeza de que a concentração ambiental fosse pelo menos maior que 133 ppm e, portanto, muito acima do limite de exposição ocupacional de 10 ppm. Assim, o clorofórmio foi considerado como provável causador do quadro de hepatite.

Providências e evolução do quadro: o paciente foi afastado da exposição, e foi emitida uma CAT por hepatite tóxica, e houve uma melhora progressiva nos meses subsequentes. Como não foi possível instalar ventilação exaustora no

---

[27] Ver Capítulo 40 deste livro.

laboratório, o método analítico utilizado para a realização do PCR foi alterado para outro que não utilizava solventes ou qualquer outra substância volátil.

Hepatite tóxica[28] em trabalhador da construção civil

Identificação: JCR, sexo masculino, 34 anos, natural de Santa Luzia – MG, solteiro, 1º grau incompleto; profissão: ajudante de oficina de uma grande empresa de construção civil, há 4 anos.

História ocupacional: como antecedentes ocupacionais, o paciente informava que trabalha em construção civil pesada e mora em alojamentos da empresa, e que já morou/trabalhou em vários locais do país, nos últimos 14 anos, sempre trabalhando na mesma empresa. Entrou como servente de pedreiro depois passou a ajudante geral e, finalmente, foi promovido a ajudante de oficina. Há cerca de 1 ano e meio está trabalhando na obra de asfaltamento de rodovias na Grande São Paulo, e mora e trabalha em um canteiro de obras na beira da estrada, na região de Guararema-SP. Quando inquirido sobre detalhes de suas tarefas na empresa, diz que tem, basicamente, lavado os caminhões que chegam da frente de serviço, e mais nada.

Motivo do atendimento: o paciente não apresentava queixas. Ele fora encaminhado pelo Serviço de Gastrenterologia, para avaliação de possível etiologia ocupacional/ambiental de alteração hepática, antes de realização de biópsia hepática para esclarecimento da etiologia da afecção. Nunca sentiu nada, mas um colega precisou sofrer uma cirurgia na Santa Casa, e ele e outros trabalhadores da obra vieram doar sangue no Banco de Sangue. Como foi constatada uma alteração nos seus exames, foi encaminhado para o Ambulatório de Gastrenterologia, para investigação.

Avaliação de saúde: exame físico: nenhuma anormalidade, exceto sobrepeso (1,53m e 66Kg com IMC = 28,2). Exames complementares: todos os exames do protocolo da hepatologia eram normais, exceto a TGP, com 122 U/L (VR até 41U/L) e a TGO, de 74 U/L (VR de até 37U/L). Não havia sinais de esteatose hepática na ultrassonografia abdominal.

Visita ao local de trabalho: o paciente lavava os caminhões que chegavam das frentes de asfaltamento e, depois da lavagem normal com água e sabão, entrava debaixo do veículo e limpava as manchas de piche aderidas, com forte jato de um solvente nebulizador, através de um compressor. O odor de solvente orgânico era forte, durante a operação. Diz que fazia esta tarefa há cerca de um ano e meio, desde que começara a construção da estrada. O solvente utilizado era um produto comercial específico para tirar manchas de piche. O técnico de segurança da empresa afirmou que o paciente utilizava respirador semifacial, com filtro químico para solventes orgânicos, durante a operação. Foi verificado que a proteção era deficiente, pois: (i) não havia vedação da peça no rosto do paciente, pois ele era de baixa estatura (1,53m)

---

[28] Ver Capítulo 40 deste livro.

e o respirador ficava pendurado na sua face; (ii) o filtro químico para solventes orgânicos estava colocado invertido no respirador; (iii) o filtro estava a mais de um ano sem troca.

Estudo dos produtos químicos utilizados: foi feito contato com o fabricante do produto comercial, para a obtenção da composição do produto. Este era composto de 50% de querosene iluminante e 50% de tricloetileno (CAS 79-01-6).

Consultada a literatura (CHEMINFO: http://ccinfoweb.ccohs.ca/cheminfo/advanced.html), foi constatado que o querosene não é agressivo para o fígado, enquanto que o tricloroetileno é muito hepatotóxico, assim como os solventes clorados.

Discussão: como o tricloroetileno é hepatotóxico e a tarefa do paciente gerava grande quantidade de névoa da substância, o que acarreta uma enorme superfície de evaporação e, como consequência, exposição muito elevada aos seus vapores, e a proteção respiratória era ineficiente, o caso foi considerado como de **Hepatite Tóxica**.

Providências e evolução do quadro: foi emitida CAT e o paciente foi afastado da função. Seu acompanhamento mostrou uma boa evolução nos meses subsequentes. Também o processo de remoção de piche dos veículos foi alterado, abolindo-se o uso de nebulizador e introduzindo-se limpeza com um pano e com um produto comercial sem solventes clorados.

▶ Cardiopatia isquêmica agravando condição de trabalho

Insuficiência Cardíaca Congestiva e a incapacidade para o trabalho de merendeira (2011)

Identificação: SMM, sexo feminino, 53 anos de idade, merendeira escolar, desde 2009 neste emprego, porém trabalha na função desde 1988. Trabalha em uma escola estadual de primeiro grau, localizada no bairro Jardim Varginha, em São Paulo.

Motivo do atendimento: paciente encaminhada pelo Serviço de Cardiologia do Hospital do Servidor Público Estadual de São Paulo ao Ambulatório de Doenças Profissionais do mesmo hospital, para avaliar condições de readaptação a uma nova função. Tem como antecedentes médicos estar em tratamento para hipertensão arterial sistêmica, *diabetes mellitus* tipo 2, insuficiência cardíaca e dislipidemia. Realizou cirurgia de revascularização miocárdica em 2009 (quatro pontes de safena e uma ponte mamária). Após a cirurgia, ficou afastada por sete meses do atual trabalho, em licença médica. Recebeu alta para retorno ao trabalho na mesma função. Relata que, desde então, sente-se cansada e tem falta de ar ao realizar esforços, como erguer pesos, subir escadas e caminhar por mais de dez minutos. Faz acompanhamento regular no Ambulatório de Cardiologia do HSPE. Está em uso de *glibenclamida*: 5 mg, pela manhã; *AAS*: 100 mg, uma vez ao dia; *losartan*: 50 mg, pela manhã; *metformina*: 850 mg, de 8/8 horas; *sinvastatina*: 20 mg, à noite; *carvedilol*: 12,5 mg, de 12/12 horas; *hidroclorotiazida*: 25 mg, pela manhã: *espironolactona*: 25 mg, uma vez ao dia; *monocordil*: 20 mg, de 8/8 horas, e uso subcutâneo de *insulina NPH*, 10 unidades pela manhã.

Resultados de exames complementares recentes: ecodopplercardiograma de 4/3/2011: comprometimento miocárdico segmentar moderado do ventrículo esquerdo, insuficiência mitral discreta, hipertrofia concêntrica moderada do ventrículo esquerdo, fração de ejeção de 42%. Eletrocardiograma de 17/3/2011: alterações difusas de repolarização.

Condições e ambientes de trabalho: foi realizada uma vistoria à escola no dia 28/4/2011, que foi acompanhada pela Diretora. Tinha como objetivo verificar a possibilidade de a paciente continuar a exercer as atividades de trabalho atuais, levando em conta seu estado de saúde. A escola tem 11 salas de aula de ensino fundamental, com turnos matutino e vespertino, tendo 780 alunos matriculados. A funcionária inicia seu trabalho às 7 horas e deixa-o às 18 horas, tendo intervalo de 1 hora para o almoço. O posto de trabalho é a cozinha da escola, um ambiente situado no térreo, com cerca de 24 m², e uma dispensa conjugada, de cerca de 8 m². Trabalha junto com outra funcionária, com a qual divide o trabalho. As atribuições da funcionária são: a) separar todos os ingredientes que serão utilizados no preparo da merenda escolar, os quais ficam localizados na despensa, dentro de caixas de papelão, em cima de estantes com três metros de altura e divididas em cinco prateleiras, caixas estas que pesam entre 6 e 18 quilos; alimentos que necessitam refrigeração são guardados em geladeira e *freezer*, dentro da própria cozinha. b) Os alimentos são levados até uma bancada ao lado da pia da cozinha, a cerca de 5 metros da dispensa; na bancada, as caixas são abertas e os alimentos retirados; alimentos que são acondicionados em latas, como o feijão, são abertos com abridores de latas. 3) Depois de retirados das embalagens, os alimentos são destinados aos vasilhames, nos quais serão levados ao fogão, para, dependendo do alimento, serem cozidos, fritos ou assados no forno. Determinados alimentos, como bolos, necessitam de mistura de diversos ingredientes em formas, às vezes sem auxílio de máquinas elétricas. Algumas formas, por exemplo, contendo massa para torta, chegam a pesar 15 quilos, e precisam ser levadas da bancada de preparação ao forno, percurso com cerca de 3 metros. 4) Quando os alimentos ficam prontos para o consumo, são colocados em cima de uma bancada, a cerca de 1,20 metro de altura, onde são servidos em pratos para os alunos, pelas duas funcionárias. 5) Ao término do período de recreio, as funcionárias recolhem os utensílios utilizados pelos alunos (prato, garfo e faca, às vezes também caneca), lavam-nos e guardam-nos no armário da cozinha. Os utensílios utilizados na preparação dos alimentos são lavados pelas funcionárias e guardados em armários, na cozinha e na dispensa. Quando toda a cozinha e despensa já estão organizadas, é feita a limpeza da área do refeitório. Todo este processo citado é feito duas vezes ao dia, isto é, pela manhã e à tarde. As Figs 48.89 a 48.92 mostram algumas imagens de como as atividades são realizadas. De acordo com as observações feitas durante a visita ao posto de trabalho, levando em conta as atividades realizadas pela funcionária, que envolvem trabalhar em pé quase toda a jornada de trabalho, carregar, em alguns momentos, pesos que podem chegar até 20 kg, ***concluiu-se que a função de merendeira não era adequada a esta servidora.*** Por isto, foi recomendada readaptação funcional, devendo aguardar a possiblidade da nova função, afastada do trabalho.

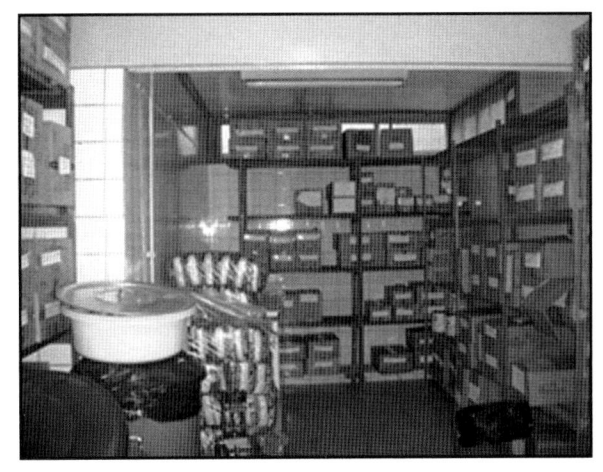

Fig. 48.89. Despensa, com caixas de alimentos armazenados em prateleiras.

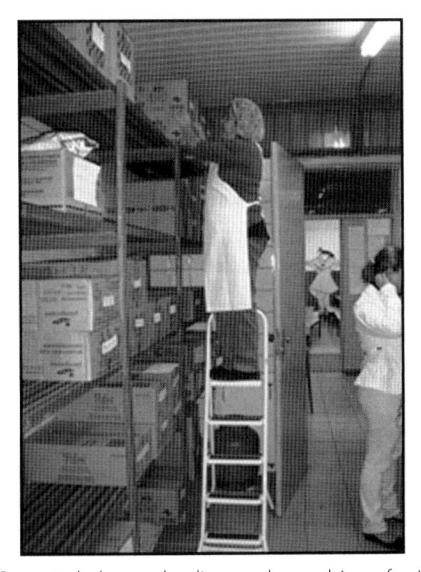

Fig. 48.90. Para retirada de parte dos alimentos das prateleiras, a funcionária necessita uso de escada de degraus.

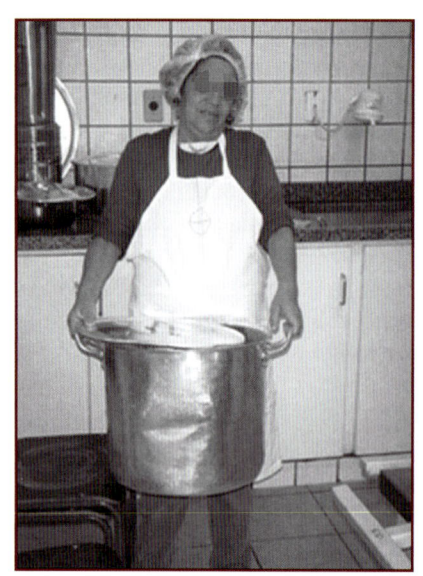

Fig. 48.91. Funcionária transportando caldeirão que, contendo suco ou alimentos, chega a pesar 20 Kg.

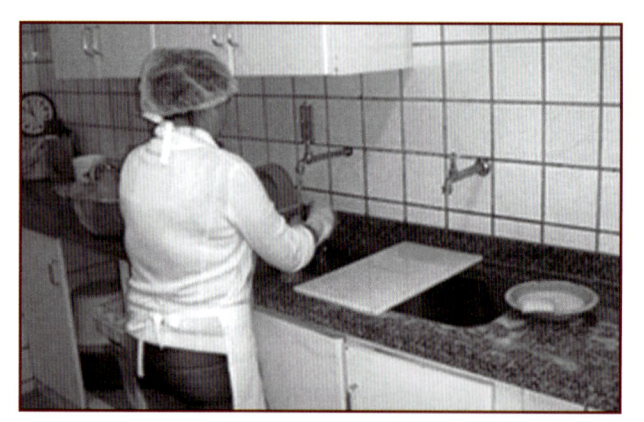

Fig. 48.92. Funcionária trabalha na maior parte do tempo em pé. Por exemplo, lavando louça e outros utensílios.

Cordite à esquerda[29] em professor de educação física (2007) (Borgetti et al., 2009)

Identificação: EJS, sexo masculino, 40 anos, casado, procedente de São Paulo; profissão: professor de educação física há 15 anos; local de trabalho: Itapevi – SP.

Motivo do atendimento: encaminhado pelo Serviço de Otorrinolaringologia. Paciente queixa-se de rouquidão há 9 anos. Videolaringoscopia, realizada em de 2007, evidenciou *cordite à esquerda* e *cordite associada a leucoplasia*, à direita.

Informações sobre as atividades de trabalho: o paciente leciona para cerca de 40 alunos por aula, em pátio amplo, e os alunos ficam dispersos pelo pátio. Tal fato gera necessidade de elevar o tom de sua voz durante as aulas. No dia da visita, como faltou um professor, ficou responsável por duas classes,

---

[29] Ver Capítulo 36 deste livro.

isto é, 80 alunos. Demora cerca de 10 minutos para conseguir manter a ordem na sala e realizar chamada. (Ver Figs. 48.93 a 48.96). Durante a visita, foi medida a dose do ruído emitido pela voz do professor, para controle dos alunos em aula, utilizando-se dosímetro de ruído, e os níveis de intensidade sonora, utilizando-se medidor de intensidade sonora, para quantificar o esforço vocal que o professor é obrigado a realizar para superar o ruído ambiente. Foi constatado que o ruído ambiente está próximo de 79,8 dB (A), com uma medição máxima de 91 dB (A), e que o tom de voz atingido pelo paciente é de 97,46 dB (A) durante as aulas.

Conclusão: desta forma, ficou claro que se a ocupação não foi a responsável pela *cordite*, certamente esta tende a se agravar pela condição de trabalho praticada. Foi proposta **readaptação funcional** para o professor em outra atividade que pudesse lhe poupar a voz, tal como trabalho em biblioteca ou de planejamento. Tendo em vista a grande demora do Estado em providenciar esta readaptação, o professor decidiu demitir-se do serviço público estadual, tendo montado uma academia de ginástica.

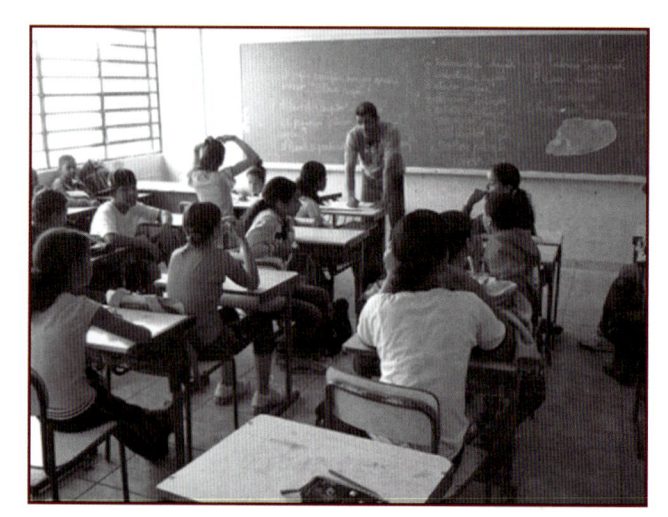

Fig. 48.93. Professor fazendo a chamada.

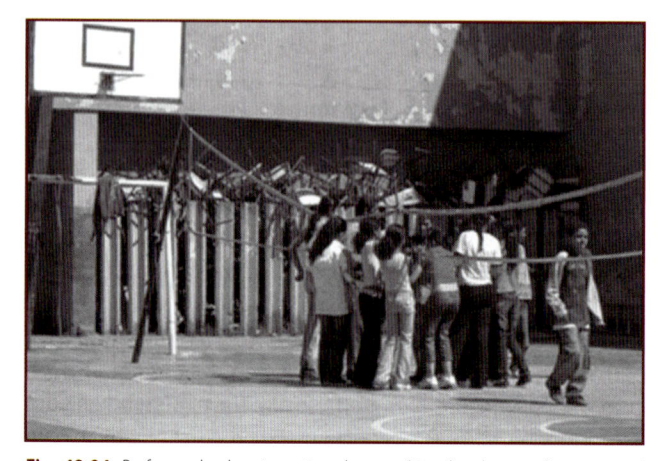

Fig. 48.94. Professor dando orientação sobre a prática de educação física que será dada..

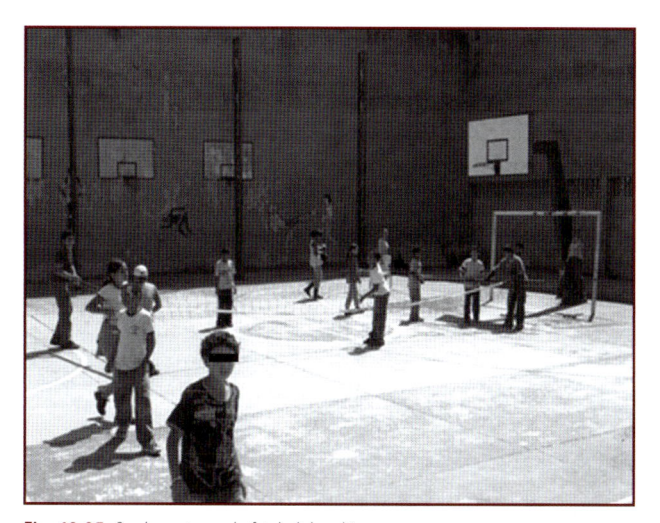

Fig. 48.95. Os alunos jogando futebol de salão

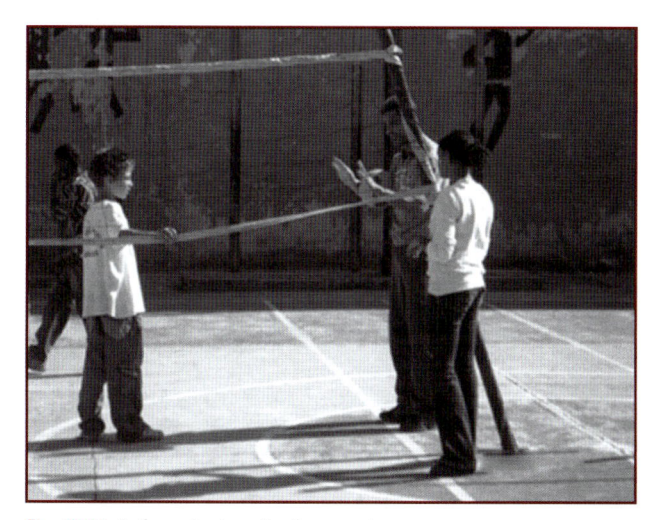

Fig. 48.96. Professor dando explicações a um aluno.

▶ Transtorno depressivo ligado ao trabalho (2005)

Transtorno depressivo causado por assédio moral no trabalho[30] (Suzuki et al., 2006)

Identificação: JCG, 35 anos, casado, sexo masculino, procedente e natural de São Paulo, desempregado, trabalhava como segurança.

Motivo do atendimento: em 18 de novembro de 2005, o paciente procurou o Ambulatório de Doenças Ocupacionais da Santa Casa, encaminhado por Médico Clínico, ex-aluno do Curso de Especialização que é ministrado pela Faculdade de Ciências Médicas da Santa Casa de São Paulo, com a hipótese diagnóstica de "transtorno depressivo causado por assédio moral no trabalho", para confirmação de nexo causal entre a doença identificada e o trabalho que realizara na empresa. Suas queixas eram depressão, angústia, choro fácil, e insônia causada pelo trabalho. Os antecedentes importantes eram que em meados do mês de março de 2004, fora assaltado ao se dirigir ao banco para depositar dinheiro da empresa em que trabalhava. Seu patrão, após responsabilizá-lo pela ocorrência, em maio de 2004, abriu um inquérito policial contra ele, e passou a "colocar outros funcionários contra ele", a "vigiá-lo em sua função de segurança" e a ficar ameaçando que iria prendê-lo, porque tinha certeza de que ele estava envolvido no roubo, com seus "comparsas", e que era para ele "dizer a verdade". Como consequência dessa situação, o paciente começou a apresentar quadro de tristeza, angústia, anorexia, insônia e choro diário. Procurou Médico Psiquiatra do convênio, que diagnosticou transtorno depressivo, síndrome do pânico e o medicou com *amitriptilina*, *sulpan* e *rivotril*. Mesmo com a medicação em uso, o quadro permaneceu inalterado até o momento do atendimento. Em outubro de 2005, o inquérito foi concluído pela Polícia Civil e o paciente foi inocentado. Poucos dias depois de ter sido declarado inocente, a empresa o demitiu, embora estivesse em tratamento pela doença. Procurou o seu Sindicato, mas como não havia médico no local, foi encaminhado ao Ambulatório de Doenças Profissionais da Santa Casa de São Paulo, para possível caracterização de Acidente do Trabalho.

Encaminhamento: o paciente foi encaminhado pelos médicos que o atenderam no Ambulatório de Doenças Profissionais da Santa Casa, para consulta psiquiátrica no CAISM (Centro de Atenção Integrada à Saúde Mental). Correspondência enviada ao CAISM explicava o motivo do encaminhamento e a necessidade de se obter o diagnóstico clínico do caso, a conduta terapêutica mais adequada e o prognóstico. O quadro clínico do paciente foi caracterizado como **transtorno depressivo**, sendo estabelecida como conduta terapêutica o tratamento sob regime de internação durante o dia, retornando para casa no período da noite. Além deste acompanhamento, faz também uso de medicação *fluoxetina* e *rivotril*.

Conclusão e conduta: Conclui-se ser o paciente portador de ***Transtorno Depressivo causado pelas condições de trabalho***. Contato feito com a empresa, no sentido de se buscar mais informações sobre o caso, não foi viável. A empresa não aceitou convite para conversar sobre o assunto. Face a esta constatação, sugerimos ao paciente entrar em contato com a Ordem dos Músicos do Brasil – Conselho Regional do Estado de São Paulo, para uma tentativa de sua readmissão ao trabalho, visto tratar-se de doença desencadeada pelas condições de trabalho. O paciente julgou impossível seu retorno ao trabalho na empresa, em decorrência de todo o sofrimento que lhe fora causado, fato este que poderia piorar sua situação de saúde. Em vista disso, foi decidido encaminhá-lo para a Agência da Previdência Social, sugerindo abertura de CAT *"ex-oficio"* e pagamento de auxílio acidente como benefício.

---

[30] Ver capítulos 22 e 32 deste livro.

Bibliografia e Referências

Albuquerque L, et al. A parceria entre o Ambulatório de Doenças Ocupacionais e o Serviço de Dermatologia, no estabelecimento do nexo ocupacional em dermatoses ocupacionais. [Trabalho apresentado no XVIII Congresso Brasileiro de Pericia Médica e Seminário Brasileiro de Ética em Perícia Médica, Aracaju, Sergipe, 2010].

Almeida FSS, et al. O uso do EDTACaNa2 por via intramuscular no tratamento da intoxicação pelo chumbo a propósito de um caso clínico. Revista Brasileira de Toxicologia, 23: 28-34, 2010.

Berg EF. Retrobulbar neuritis. A case report of presumed solvent toxicity. Annals of Ophthalmology, 3(12): 1351-3, 1971.

Borghetti FC, et al. Doenças ocupacionais entre servidores públicos em São Paulo. [Trabalho apresentado no IX Fórum Presença Anamt e IX Congresso Ibero-Americano de Medicina do Trabalho, Salvador, 2009]. Resumo nos Anais: trabalho 35.

Brasil. Ministério da Saúde. OPAS/OMS. Doenças relacionadas ao trabalho: manual de procedimentos para os serviços de saúde. Brasília, 2001. [Organizado por Elizabeth Costa Dias; colaboradores: Ildeberto Muniz de Almeida et al.] Disponível em: http://dtr2001.saude.gov.br/editora/produtos/livros/pdf/02_0388_M1.pdf

Brasil. Ministério do Trabalho e Emprego. Fundacentro. Norma de Higiene Ocupacional NHO 02: Método de ensaio-análise quantitativa da fração volátil (vapores orgânicos) em colas, tintas e vernizes por cromatografia gasosa. São Paulo: Fundacentro, 1999.

Buschinelli JT, Rigotto RM, Magrini R, Morrone LC. Manganismo: 10 anos depois (filme – vídeo) Produção: Rui de Oliveira Magrini; Coordenação: Raquel Maria Rigotto, Faculdade de Ciências Médicas da Santa Casa de São Paulo e Faculdade de Medicina da Universidade de Minas Gerais, 1984 - DVD – 10 minutos, colorido e sonoro.

Buschinelli JTP, Rocha LE, Rigotto RM (orgs.). Isto é trabalho de gente? Vida, doença e trabalho no Brasil. Petrópolis: Vozes, 1994.

Cavagna G, Finulli M, Vigliani EC. Experimental study on the pathogenesis of Teflon (polytetrafluoroethylene) fume fever. Medicina del Lavoro, 52(4): 251-61, 1961.

Coelho GM. Doenças ocupacionais em servidores públicos no estado de São Paulo. [Trabalho apresentado no XIV Seminário Sul Brasileiro da ANAMT e XXIII Jornada Paranaense de Saúde Ocupacional, Curitiba, 2008]. Resumo nos Anais.

DIESAT - Departamento Intersindical de Estudos e Pesquisas de Saúde e dos Ambientes de Trabalho. Insalubridade: morte lenta no trabalho. São Paulo: Oboré, 1989.

DIESAT - Departamento Intersindical de Estudos e Pesquisa de Saúde e dos Ambientes de Trabalho. Acidente fatal por asfixia por gás cianídrico. Boletim do Diesat, ano II, no. 2, 17/3/1993 a 17/4/1993.

Hayashide JM, Vido RS, Oliveira OAC, Esteban C, Buschinelli JTP, Morrone LC. Optic neuritis induced by occupational exposure to solvents – A case report. [Trabalho apresentado no 30º Congresso da ICOH, Cancún, México, março de 2012]

Jolig D, et al. O ambulatório de doenças ocupacionais do Hospital do Servidor Público do Estado de São Paulo – "Francisco Morato de Oliveira" (HSPE-FMO). [Trabalho apresentado no XIV Seminário Sul Brasileiro da ANAMT e XXIII Jornada Paranaense de Saúde Ocupacional, Curitiba, 2008]. Resumo nos Anais.

Kawakami E, et al. Programas de residência em medicina do trabalho em dois hospitais universitários de São Paulo – Santa Casa e Hospital do Servidor Público Estadual. [Trabalho agraciado com o segundo lugar do prêmio Osvaldo Paulino, conferido aos melhores temas livres apresentados no Congresso Paulista de Medicina do Trabalho, realizado no navio Zenith, durante o Cruzeiro no roteiro Santos/Armação de Búzios, no período de 21 a 25 de janeiro de 2012]. Resumo nos Anais.

Kim KD, et al. Pneumoconiose por metais duros.[Trabalho apresentado no XII Congresso Paulista de Pneumologia e Tisiologia, 2009]. Artigo 40, página 15, disponível em: http://www.sppt.org.br/v3/n_img/191220070940410.pdf

Kohriyama K, Hori H, Murai Y, Ninomiya H, Tsukamoto Y. Optic neuropathy induced by thinner sniffing. Journal of the University of Occupational Health, 11(4): 449-53, 1989.

Moreira ÁG. As doenças ocupacionais atendidas pelo ambulatório especializado da Santa Casa de São Paulo. [Trabalho apresentado no XIV Seminário Sul Brasileiro da ANAMT e XXIII Jornada Paranaense de Saúde Ocupacional, Curitiba, 2008]. Resumo nos Anais.

Morrone LC. Epidemiologia da silicose no estado de São Paulo. São Paulo, 1979. [Dissertação de Mestrado, Faculdade de Saúde Pública da USP]

Morrone LC, et al. Sete casos de intoxicação com borracha. Saúde Ocupacional, Segurança e Meio Ambiente – SOS (São Paulo), 13: 48-53, 1978.

Morrone LC. Epidemiologia da silicose no Estado de São Paulo. Revista Brasileira de Saúde Ocupacional, 8(31): 6-25, 1980.

Morrone L.C. Epidemiologia da silicose no Estado de São Paulo (continuação). Revista Brasileira de Saúde Ocupacional, 8(32): 28-30, 1980.

Morrone LC, Buschinelli JT, Freitas JBP. Apostila de Medicina do Trabalho – Volume II, fornecida aos alunos do terceiro ano de graduação para médicos da FCCM da Santa Casa - SP, 2012, fls. 140 a 153. http://www.fcmscsp.edu.br/posgraduacao/arquivos/File/apostila3ano2012volume2A.pdf

Morrone LC, Andrade M. Anemia aplástica pelo benzeno em uma indústria de equipamentos plásticos - ocorrência de quatro casos fatais. In: Congresso Nacional de Prevenção de Acidentes do Trabalho, 1974, São Paulo. Anais... São Paulo, Fundacentro, 1974. p.741-8.

Ogawa Y, et al. Acute optic neuropathy induced by thinner sniffing: inhalation of mixed organic solvent containing methyl alcohol and methyl acetate. Industrial Health, 26: 239-44, 1988.

Shinya H, Hoshino K, Kiritohshi M, Kiuchi S, Yamagami K, Nakatani T. 2 cases of acute retrobulbar neuritis by thinner inhalation; detected methanol of high concentration in gas phase assay. Chudoku Kenkyu,16(3): 329-33, 2003.

Susuki LC, et al. O ambulatório de doenças ocupacionais da Santa Casa de São Paulo, após um ano de atividades. [Trabalho apresentado no Congresso Paulista de Medicina do Trabalho, São Paulo, Fecomércio, 2006].

Twardowschy CA, Teive HAG, Siquineli F, Fernandes AF, Búrigo IP, Carvalho-Neto A, Werneck LC. Optic neuritis due to solvent abuse. Arquivos de Neuropsiquiatria, 66(1): 108-10, 2008.

Volpe NJ. Optic neuritis: historical aspects. Journal of Neuroophtalmology, 21(4): 302-9, 2001.

PARTE D

A Promoção da Saúde e a Prevenção do Adoecimento Relacionado com o Trabalho

Princípios e Práticas de Promoção da Saúde no Trabalho

49

Guilherme Augusto Carvalho Salgado
Ana Cláudia Camargo Gonçalves Germani
Mário Ferreira Júnior

- Introdução
- Estratégias de promoção da saúde
- Promoção da saúde no trabalho: da saúde ocupacional à integral
- Programas de promoção da saúde no trabalho
- Efetividade dos programas de PS&PD no trabalho
- Referências

Este capítulo tem como objetivo abordar o universo conceitual e de práticas de promoção da saúde direcionado às peculiaridades do ambiente de trabalho. O diagrama abaixo é uma representação preliminar do complexo de interações pertinentes à promoção da saúde, que visa a antecipar a organização do conhecimento a ser detalhado ao longo do texto. Optou-se por utilizar o Mapa Conceitual (MC) na forma descrita por Novak (2010) (Fig. 49.1). É importante destacar que o mapa elaborado pelos autores é apenas uma das representações possíveis, na qual são valorizados os conceitos, bem como a diferenciação e a integração entre eles. Convidamos o leitor a rever esta figura após a leitura do capítulo e, caso queira, propor mudanças ou complementações como forma de apoiar a sua aprendizagem significativa sobre o tema.

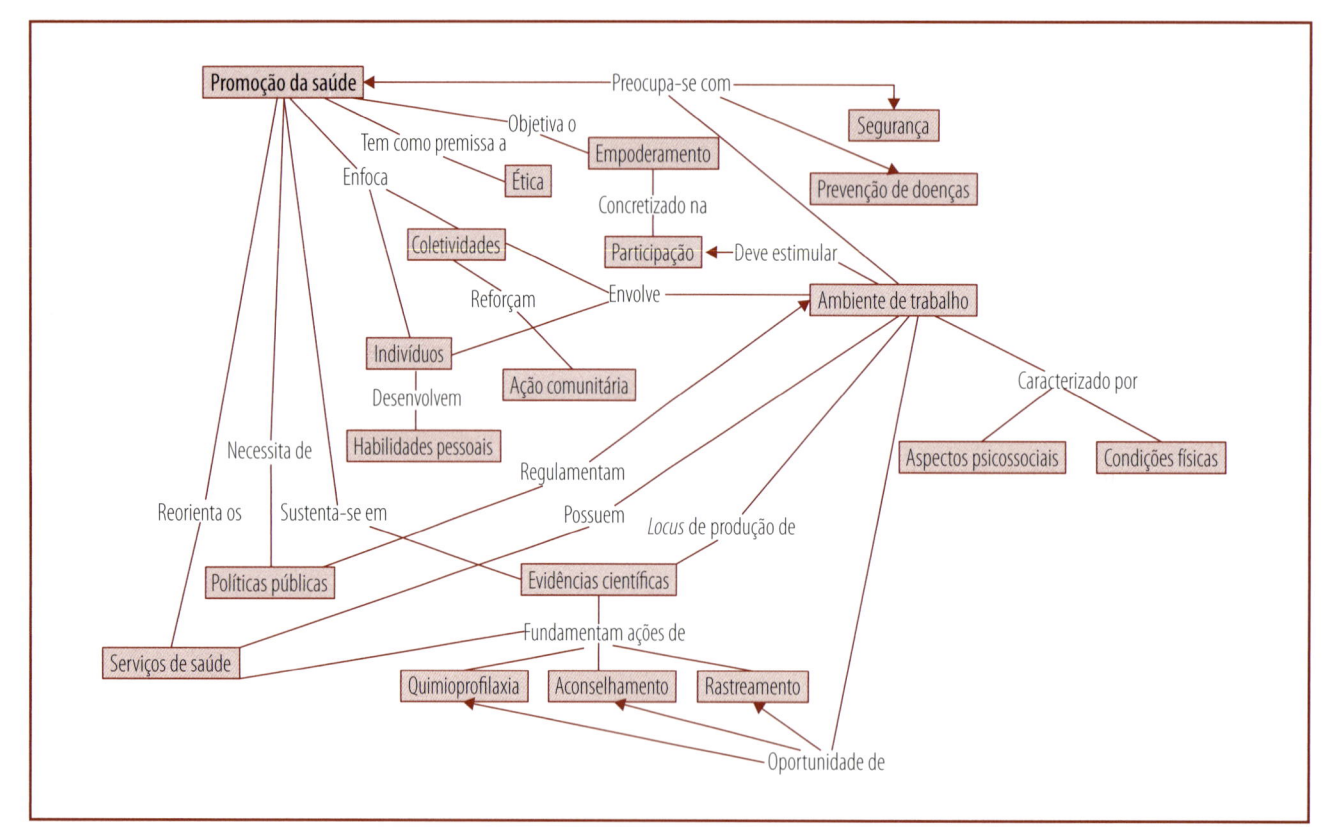

Fig. 49.1. Um mapa conceitual sobre os elementos que contribuem para a promoção da saúde no ambiente de trabalho que são desenvolvidos ao longo do capítulo.

▶ Introdução

A Organização Mundial da Saúde (OMS), em 1986, promoveu na cidade de Ottawa – Canadá, a I Conferência Internacional de Promoção da Saúde. Esse evento representa um marco histórico, pois estabeleceu novos conceitos e diretrizes para a promoção da saúde dos povos, com base numa visão ampliada da saúde e seus determinantes.

Na Carta de Ottawa, divulgada ao final da conferência, a promoção da saúde foi definida como o processo de capacitação das pessoas e da comunidade para atuar na melhoria da sua qualidade de vida e saúde, incluindo uma maior participação no controle desse processo (Brasil, 2002). Na prática, essa definição implica a colocação de recursos materiais e humanos ao alcance das pessoas e comunidades para que elas possam identificar as suas necessidades de saúde e, por meios diversos, inclusive os seus próprios, trabalhar no sentido de protegê-la e promovê-la.

Tomando como referência o conjunto de fatores que determinam o estado individual e coletivo de saúde das pessoas, conforme ilustrado por Dahlgren e Whitehead (Buss e Pellegrini-Filho, 2007) (Fig. 49.2), e também a visão de Labonte sobre as dimensões geradoras do bem-estar e do controle da própria vida (Chiesa et al., 2009) (Fig. 49.3), pode-se entender a complexidade da tarefa de se promover saúde, que passa a não ser apenas prevenir doenças, mas elevar as pessoas a um estágio superior de autonomia, independência e bem-estar, tornando-as mais ativas, participativas e produtivas, capacitando-as a explorar plenamente o seu potencial criativo e preservando, assim, a sua qualidade de vida.

Dentro desse contexto, o trabalho é um determinante de saúde importante, pois pode garantir o acesso aos meios básicos para sobrevivência e, mais que isso, pode permitir o crescimento e a realização pessoal, o bom relacionamento em grupos, o reconhecimento e a promoção social, além

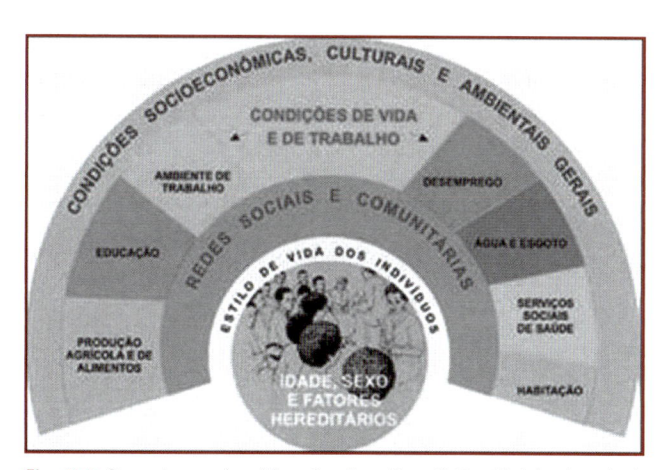

Fig. 49.2. Determinantes de saúde – Carvalho e Buss, 2008 – Modelo adaptado de Dahlgren & Whitehead.

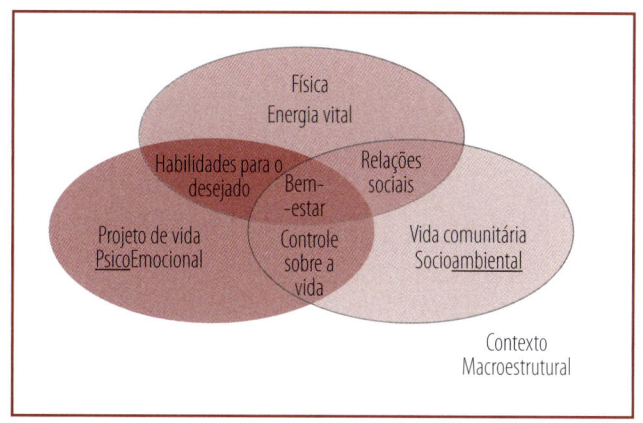

Fig. 49.3. Dimensões de saúde e bem-estar – Labonte (1996) modificado por Chiesa (2005).

ção, produção de alimentos, transportes, educação, segurança pública, saúde e inúmeras outras, voltadas para a melhoria da qualidade de vida das pessoas.

Aprovada em 30 de março de 2006, a Política Nacional de Promoção da Saúde – PNPS priorizou como ações específicas para o biênio 2006-2007 [1]: alimentação saudável, prática corporal/atividade física, prevenção e controle do tabagismo, redução da morbimortalidade em decorrência do uso abusivo de álcool e outras drogas, redução da morbimortalidade por acidentes de trânsito, prevenção da violência e estímulo à cultura de paz, e promoção do desenvolvimento sustentável.

No contexto de empresa, são as políticas institucionais e organizacionais que definem, por exemplo: a missão, visão e papel social da empresa; o cumprimento da legislação trabalhista, tributária e previdenciária; os planos de carreiras, cargos, salários e benefícios; a organização e a administração do trabalho; os investimentos na qualidade de vida dos trabalhadores. Além da legislação específica que regulamenta a saúde e segurança do trabalhador, serão apresentadas, ao longo do capítulo, políticas públicas relacionadas com a promoção da saúde.

2) Criação de ambientes saudáveis

Na comunidade, a criação de ambientes saudáveis pode acontecer nas ruas, praças e parques, na forma de saneamento básico, limpeza, conservação e lazer. E também em escolas, unidades de saúde, centros comunitários, clubes poliesportivos, que são adaptados para receber pessoas, oferecendo-lhes locais e equipamentos adequados à convivência.

Nas empresas, as áreas de trabalho devem, antes de tudo, apresentar condições que respeitem as características psicofisiológicas dos trabalhadores, para que possam executar suas atividades com conforto e sem danos à sua saúde e integridade física. Além disso, os locais de trabalho podem/devem contar com espaços adequados para refeições, atividade física, lazer e descanso, que permitam aos trabalhadores intercalar momentos de relaxamento aos de trabalho.

da transformação sustentável do meio ambiente. Isso tudo, no seu conjunto, pode gerar mais saúde, num círculo virtuoso. Vale frisar que aqui se refere ao trabalho dignificante e que emancipa, e não àquele que, simplesmente, explora ou usurpa.

Estratégias de promoção da saúde

Na mesma Carta de Ottawa (Brasil, 2002), são recomendadas cinco estratégias gerais de ação, que, coexistindo, potencializam a promoção da saúde da comunidade (Fig. 49.4). Em menor escala, as mesmas estratégias são aplicáveis no ambiente de trabalho. São elas:

1) Políticas promotoras de saúde

De modo geral, as políticas promotoras de saúde estão na camada mais externa dentre os determinantes de saúde ilustrados na Fig. 49.2. Na sociedade, elas são representadas pelas macropolíticas de crescimento econômico, proteção ambiental, geração de empregos, divisão de rendas, habita-

3) Participação da comunidade

A participação da comunidade é um dos princípios fundamentais para a prática efetiva da promoção da saúde. Atualmente, são muitos os meios de comunicação abertos, na forma de associações, conselhos, comitês e grupos, que permitem que os cidadãos reivindiquem, conheçam, auxiliem e participem de iniciativas ligadas à sua própria saúde.

Do mesmo modo, o sucesso das ações de promoção da saúde nos locais de trabalho depende da participação dos trabalhadores. A Comissão Interna para Prevenção de Acidentes (CIPA), o comitê de fábrica, o comitê de ergonomia e grêmios de funcionários, dentre outras, são iniciativas que permitem o acesso das pessoas aos projetos institucionais.

---

[1] Trata-se da recomendação ainda vigente.

A integração dos profissionais do Serviço Especializado em Engenharia de Segurança e em Medicina do Trabalho (SESMT) e da área de meio ambiente, com a inclusão de representantes da CIPA e de áreas estratégicas de trabalho (p. ex., tecnologia de informação – TI), tem sido o caminho para desencadear e viabilizar projetos internos de saúde.

4) Redirecionamento dos serviços de saúde

O Brasil, com o incentivo à Atenção Primária à Saúde (APS) e a criação da Estratégia de Saúde da Família (ESF), é um dos países pioneiros na abertura de serviços de saúde à população (princípio da universalidade), com ênfase na atenção à saúde de forma longitudinal, integral e coordenada entre a porta de entrada no sistema e os serviços de apoio diagnósticos, assistência especializada e hospitalar (Paim *et al.*, 2011).

Equipes de profissionais e agentes comunitários de saúde acompanham as condições de vida da comunidade vizinha à Unidade Básica de Saúde (UBS), ajudando a identificar prioridades, direcionando e racionalizando os serviços prestados. Trata-se de um exemplo, em larga escala, de redirecionamento dos serviços de saúde, embora enfrente alguns obstáculos importantes, como a alta rotatividade dos profissionais da saúde e a falta de integração da APS com os outros níveis assistenciais (Paim *et al.*, 2011).

Ambulatórios e serviços próprios de Medicina do Trabalho, bem como de empresas especializadas na prestação de serviços de saúde e segurança do trabalho, têm papel importante no contexto da atenção à saúde do trabalhador, que pode ser maximizado ao passar do enfoque assistencial e de prevenção das doenças relacionadas ao trabalho para a prevenção de doenças em geral, promoção e atenção integral à saúde. A integração de tais serviços pode ter impacto significativo, inclusive, no controle dos custos da assistência aos problemas de saúde.

5) Desenvolvimento de habilidades pessoais

O sistema de saúde está preparado para colaborar em vários aspectos da promoção da saúde, mas a sua participação é particularmente importante no aconselhamento e desenvolvimento de habilidades que propiciem hábitos de vida saudáveis.

Cada vez mais, profissionais de saúde são formados em matérias de promoção da saúde e ações para interrupção de tabagismo, controle de peso, prática física e enfrentamento do estresse, por exemplo, que já fazem parte do seu dia a dia. E o local de trabalho tem sido frequentemente utilizado como espaço de capacitação dos trabalhadores, para que desenvolvam as habilidades necessárias para uma vida mais saudável.

Neste capítulo, serão abordados os tópicos relacionados, principalmente, ao redirecionamento dos serviços de saúde, ou seja, aqueles oferecidos ao trabalhador por profissionais

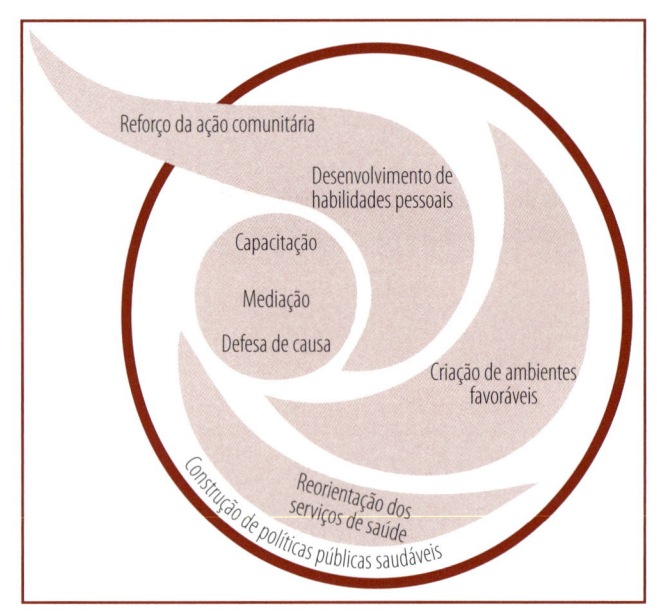

Fig. 49.4. Emblema da Promoção da Saúde (tradução livre).

de saúde, incluindo o médico do trabalho, que podem colaborar para o desenvolvimento de habilidades individuais no sentido da promoção da saúde.

Frente à estreita ligação entre a promoção da saúde e a prevenção de doenças (PS&PD), optou-se por dirigir o conteúdo para os quatro fatores de risco escolhidos pela OMS como forma de controle e prevenção das doenças não transmissíveis (cardiovasculares, diabetes, câncer e doenças respiratórias): o uso do tabaco, a inatividade física, a má alimentação e do uso nocivo do álcool (WHO, 2008).

▶ Promoção da saúde no trabalho: da saúde ocupacional à integral

Historicamente, a discussão da interferência do trabalho na saúde avança. As práticas laborais podem expor o trabalhador a fatores de risco para a saúde, mas, em contrapartida, o ambiente de trabalho, desde que em condições adequadas, é um espaço privilegiado para a prática da promoção da saúde, uma vez que permite tanto a capacitação, quanto a participação dos trabalhadores. Além disso, boa parte das empresas conta com grupos de profissionais da área da saúde, segurança, meio ambiente, serviços sociais e recursos humanos que, trabalhando de forma colaborativa, interprofissionalmente[2], podem desenvolver e implantar estratégias efetivas de promoção da saúde.

---

[2] Prática colaborativa na atenção à saúde ocorre quando profissionais de saúde de diferentes áreas prestam serviços com base na integralidade da saúde, envolvendo os pacientes e suas famílias, cuidadores e comunidades para atenção à saúde da mais alta qualidade em todos os níveis da rede de serviços (definição apresentada no Marco para Ação em Educação Interprofissional e Prática Colaborativa) (WHO, 2010).

No Brasil, a realização de exames médicos periódicos de todos os trabalhadores a cada ano ou biênio é uma prática garantida por lei (Brasil, 1994). Isto coloca o médico do trabalho em posição estratégica para atuar, não apenas na prevenção de doenças relacionadas ao trabalho, mas como promotor da saúde no sentido mais amplo. Seguindo esta linha de raciocínio e ação, o Programa de Controle Médico de Saúde Ocupacional (PCMSO), os exames médicos ocupacionais e outras práticas da Medicina do Trabalho, como, por exemplo, a elaboração de perfil profissiográfico, perícias médicas, análises de acidentes, levantamentos epidemiológicos, podem ser colocados a serviço da melhoria da condição de saúde dos trabalhadores e não somente do cumprimento de dispositivos legais.

Uma abordagem completa do que se pode fazer nas empresas para promover a saúde dos trabalhadores se inicia, necessariamente, pela boa qualidade de ambientes e condições de trabalho, de modo a garantir o conforto, a saúde e a integridade física de todos (OMS, 2010).

A eliminação ou controle dos fatores de risco mecânicos, físicos, químicos, biológicos, ergonômicos, organizacionais e psicossociais é o primeiro passo para a promoção da saúde no trabalho e é a essência do que faz o médico do trabalho, aspectos cujos detalhes estão amplamente apresentados nos vários capítulos deste livro.

Entretanto, partindo-se da premissa de que a saúde ocupacional é apenas uma das facetas da saúde dos trabalhadores, é importante ampliar os horizontes e apreciar o cenário completo, uma vez que, dentre as principais causas de morbimortalidade da população brasileira trabalhadora, há condições que podem ser ou não consideradas como sendo relacionadas ao trabalho.

De acordo com publicação recente da OMS (2010), um ambiente de trabalho saudável:

> *"é aquele em que os trabalhadores e os gestores colaboram para o uso de um processo de melhoria contínua da proteção e promoção da segurança, saúde e bem-estar de todos os trabalhadores e para a sustentabilidade do ambiente de trabalho tendo em conta as seguintes considerações estabelecidas sobre as bases das necessidades previamente determinadas:*
>
> - *Questões de segurança e saúde no ambiente físico de trabalho;*
> - *Questões de segurança, saúde e bem-estar no ambiente psicossocial de trabalho, incluindo a organização do trabalho e cultura da organização;*
> - *Recursos para a saúde pessoal no ambiente de trabalho; e*
> - *Envolvimento da empresa na comunidade, para melhorar a saúde dos trabalhadores, de suas famílias e outros membros da comunidade."*

A Tabela 49.1, construída a partir de dados do DATASUS[3], apresenta o número de óbitos registrados no Brasil, em 2009, devido a algumas das causas mais frequentes de mortalidade em pessoas em faixa de idade laborativa, bem como por acidentes de trabalho (típicos, de trajeto e doença profissional) registrados.

Tabela 49.1. Número absoluto de óbitos registrados no Brasil por causas frequentes e acidentes do trabalho, em 2009, para pessoas em idade economicamente ativa

	Número de óbitos em 2009, Brasil			
	30-39 anos	40-49 anos	50-59 anos	30 a 59 anos
Doença vascular	6941	20066	40594	67601
Causas externas	25446	18533	12319	56298
Doenças transmissíveis	–	–	–	21919
AIDS	3921	3755	1770	9446
Acidentes de trabalho*	809	622	597	2028

* Inclui os óbitos registrados por acidente típico, acidente de trajeto e doença profissional apenas de trabalhadores cobertos pelo Regime Geral da Previdência Social, nas faixas etárias de 25-34 anos, 35-44 anos, 45-59 anos e o total de 25-59 anos.
Fonte: DATASUS, 2012.

Conforme os números exemplificados na Tabela 49.1, não se pode ignorar a importância epidemiológica de abordar as principais causas de mortalidade da população economicamente ativa. Assim como não se pode relevar a prevalência de fatores de risco que contribuem para a piora da qualidade de vida, adoecimento e aumento da mortalidade precoce dos trabalhadores (Tabela 49.2).

Tabela 49.2. Taxa de prevalência de alguns dos principais fatores de risco à saúde, no Brasil, para pessoas em idade economicamente ativa

	Taxa de prevalência (%)		
	35-44 anos	45-54 anos	55-64 anos
Diabetes mellitus	3,4	7,5	15,4
Hipertensão arterial	20,9	34,5	50,4
Sedentarismo	12,6	12,4	13,3
Tabagismo atual	15,1	19,0	16,9
Abuso de álcool	20,6	17,0	10,5
Sobrepeso + Obesidade*	40,3	48,3	53,5

* As taxas de prevalência referem-se, respectivamente, às faixas etárias de 30-39 anos, 40-49 anos e 50-59 anos.
Fonte: DATASUS, 2012.

---

[3] Dados consolidados disponíveis em www.datasus.gov.br, 14 de abril de 2012.

O Instituto Nacional do Seguro Social (INSS), no passado relativamente recente (Decreto Nº 6.042, 2007), introduziu o conceito de "nexo epidemiológico" para a caracterização da relação do trabalho com certas enfermidades. De acordo com os critérios atuais, se uma determinada doença se manifesta em um determinado setor de atividade econômica (identificado pelo Cadastro Nacional de Atividades Econômicas – CNAE), gerando uma frequência de benefícios previdenciários significativamente elevada, quando comparada com valores de referência que levam em conta todos os setores, a mesma passa a ser, automaticamente, considerada como doença relacionada ao trabalho, para fins previdenciários, independentemente de nexos de causalidade individuais.

Esta diretiva sinaliza um futuro no qual a linha divisória entre doença relacionada ao trabalho e doença não relacionada ao trabalho será cada vez mais tênue (Mendes, 2007). E, também, para uma visão cada vez mais integral da saúde do trabalhador e um entendimento mais abrangente dos programas de prevenção a que este terá acesso.

A Norma Regulamentadora Nº 7 (NR-7), que instituiu, em 1994, o Programa de Controle Médico de Saúde Ocupacional (PCMSO), de certo modo antecipou a atuação do médico do trabalho dentro da visão ampliada da saúde do trabalhador, na medida em que incentiva a promoção da saúde e faculta a realização de exames médicos preventivos voltados para problemas que vão além dos estritamente ocupacionais (Brasil, 1994).

Por tudo isso, atualmente se observa um fluxo crescente de projetos de promoção da saúde no trabalho, que favorecem a escolha e adoção de hábitos mais saudáveis para evitar o sedentarismo, a alimentação inadequada, o excesso de peso, o tabagismo, o abuso da bebida alcoólica e o estresse, bem como medidas de prevenção primária ou secundária, por meio de rastreamento, tratamento precoce e vacinação, para condições específicas, como: ansiedade e depressão; diabetes mellitus; hipertensão arterial sistêmica; dislipidemia; alguns cânceres; doenças vasculares, respiratórias e osteomusculares crônicas e doenças sexualmente transmissíveis (DST).

Contudo, nem sempre os programas existentes são baseados em evidências científicas de boa qualidade. A importância deste último aspecto foi salientada no Plano de Ação Global para saúde dos trabalhadores, publicado pela Assembleia Mundial de Saúde da OMS, que elencou o desenvolvimento de recursos humanos efetivos e o fortalecimento das evidências científicas, como alguns dos principais meios para promover saúde no trabalho. Ainda nesta mesma direção, em 2010 a OMS propôs um modelo de ambiente de trabalho promotor da saúde, no qual são destacadas as vias de influência, o processo de construção e os princípios essenciais (Fig. 49.5).

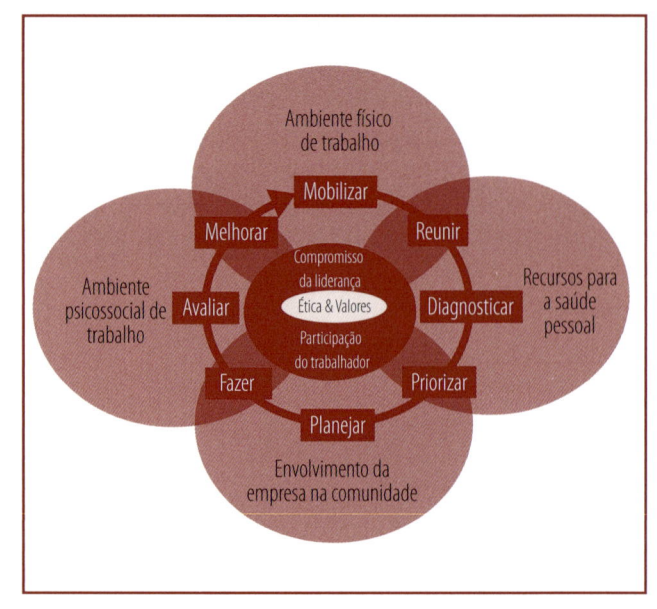

Fig. 49.5. Modelo de ambiente de trabalho saudável (OMS, 2010).

▶ Programas de promoção da saúde no trabalho

O grande desafio que se impõe a médicos do trabalho e gestores de empresas é incorporar, no dia a dia e como parte das necessidades do negócio, ações legítimas de PS&PD, que sejam atraentes para os funcionários, efetivas, economicamente viáveis e tenham bom respaldo científico. Nesse sentido, há dois aspectos que merecem destaque desde o início:

- O primeiro é que práticas de PS&PD têm, necessariamente, uma lógica própria, com foco de atuação na saúde e seus determinantes, ao contrário da lógica da Medicina Assistencial, que é norteada pela doença e seu tratamento, visando a cura ou controle.

  Por exemplo, um programa comunitário ou de empresa, cujo pré-requisito é a realização de exames de imagem de alta tecnologia, tem grande chance de cair no viés da Medicina Assistencial, na medida em que pessoas saudáveis podem ser tomadas por doentes e ser submetidas a procedimentos médicos e tratamentos invasivos desnecessários (Welch, 2011).

  Outra possibilidade de desvio é ignorar a importância dos fatores culturais, ambientais, psicossociais e comportamentais (lógica da promoção da saúde), que estimulam uma pessoa a fumar, e implantar um programa de cessação de tabagismo centrado, exclusivamente, na prescrição de medicamentos (lógica assistencial).

- Outro aspecto é saber identificar as necessidades reais dos trabalhadores em matéria de PS&PD, o grau de prontidão dos mesmos para se engajarem em programas a serem implantados e como desenvolver habilidades nesse sentido.

Segundo O'Donnell (2008), o sucesso das ações para que o trabalhador participe de iniciativas de PS&PD no trabalho e adote hábitos e comportamentos saudáveis, depende de ele ter: 1) conhecimento, ou seja, ter informação suficiente que lhe permita definir as suas necessidades de saúde e dos meios de promovê-la; 2) motivação, isto é, ter vontade de se engajar em programa de PS&PD; 3) habilidade, que significa estar capacitado ou suficientemente orientado sobre as técnicas efetivas de mudanças comportamentais; 4) oportunidade, que se traduz pela situação favorável colocada à disposição pela empresa, para que seu engajamento seja bem sucedido.

Nesse contexto, é útil para o médico do trabalho conhecer o Modelo Transteórico (MT), publicado por Prochaska e Velicer (1997), pelo qual se consegue definir o estágio de prontidão (motivação ou vontade) do trabalhador (ou grupo de trabalhadores) para a mudança de um determinado comportamento (p. ex., sedentarismo, alimentação desequilibrada, tabagismo, abuso de bebida alcoólica, baixa adesão à medicação, não uso de equipamentos de proteção individual), bem como o método de intervenção PANPA (Kouri et al., 2010) (Fig. 49.6).

Tendo esses aspectos como básicos para a prática da PS&PD, várias ações têm espaço em programas voltados à saúde do trabalhador, que podem ser de caráter coletivo ou individual, nessa ordem de preferência.

1) Ações coletivas

No caso de programas comunitários de promoção da saúde, já existe um processo de construção de evidências científicas e recomendações, em andamento, que visa a atestar a sua efetividade (http://www.thecommunityguide.org/index.html). Do mesmo modo, a literatura científica (Carvalho, 2012) aponta inúmeras estratégias coletivas de intervenção em promoção da saúde no trabalho, com benefício para o trabalhador e empregador. São alguns exemplos dessas estratégias:

- Incentivo à atividade física

    Iniciativas que visam ao estímulo à atividade física dos trabalhadores são muito comuns, atualmente. As estratégias adotadas em empresas variam muito, dependendo do porte, das instalações, da disponibilidade de recursos e da política institucional. Estas incluem, por exemplo: i) ginástica laboral; ii) criação de salas de *fitness*; iii) convênio e descontos em academias; iv) aconselhamento em grupo para vencer as

Estágios de prontidão para a mudança comportamental – Modelo transteórico

Estágio	Descrição
Pré-contemplação	Não pensa em mudar
Contemplação	Vislumbra a possibilidade de mudar
Preparação	Já torna iniciativa preliminar no sentido de mudar
Ação	Começou a mudar no dia a dia
Manutenção	Tenta manter a mudança e evitar recaída

Etapas de intervenções para a mudança comportamental – Método PANPA

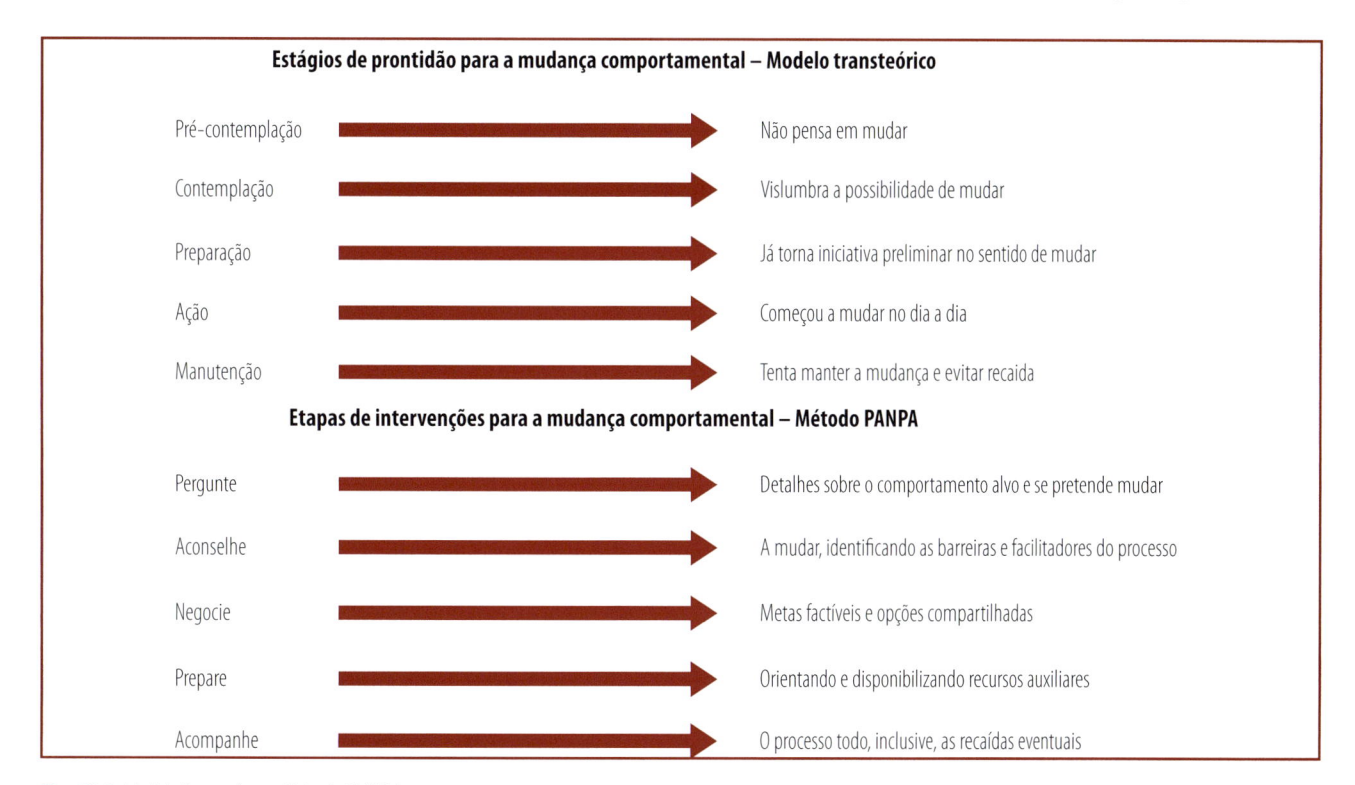

Etapa	Descrição
Pergunte	Detalhes sobre o comportamento alvo e se pretende mudar
Aconselhe	A mudar, identificando as barreiras e facilitadores do processo
Negocie	Metas factíveis e opções compartilhadas
Prepare	Orientando e disponibilizando recursos auxiliares
Acompanhe	O processo todo, inclusive, as recaídas eventuais

Fig. 49.6. Modelo Transteórico e Método PANPA[4].

---

[4] Adaptação dos 5A's (Ask – Advise – Assess – Assist – Arrange) (REF).

barreiras à prática de atividade física; v) implantação de equipes de caminhadas e corridas.

Assim como em tudo que envolve a mudança de hábitos e comportamentos, o dilema desses programas é como vencer a falta de adesão dos funcionários, no longo prazo. E nesse aspecto, um fator importante da pouca adesão pode ser a ausência de uma estrutura organizacional do trabalho, que inclua a atividade física como parte da jornada. Com cargas de trabalho cada vez mais densas e prolongadas, fica difícil encontrar momentos em que o trabalhador possa interromper seu trabalho, com a única finalidade de se exercitar, sem constrangimentos, internos e externos.

Experiência bem consolidada cientificamente, o Programa Agita, uma iniciativa nascida no Centro de Estudos e Laboratório de Atividade Física de São Caetano do Sul (CELAFISCS) e adotada pela própria OMS, é uma referência mundial de modelo de estímulo à atividade física na comunidade, que pode ser reproduzido em empresas (http://www.agitasp.org.br/). O Programa Agita segue as recomendações mais atuais para a prática de atividade física saudável da *American Heart Association* (Artinian *et al.*, 2010), dentre as quais a mais facilmente assimilável pelas pessoas é: "Acumular 30 minutos de atividade física aeróbica de intensidade moderada, pelo menos cinco dias por semana".

A vantagem de uma iniciativa como essa é que pode ser desencadeada na empresa, sem grandes investimentos, e ser reproduzida fora dela, no convívio do lar, com os familiares e amigos, o que tende a aumentar a adesão e manutenção. Nesse sentido, o Ministério da Saúde lançou recentemente (Carvalho, 2012) o projeto Academia da Saúde, que tem por objetivo aumentar o nível de atividade física da população de mais de 80% dos municípios brasileiros até o final de 2014. Esta estratégia, em conjunto com outras no ambiente de trabalho, pode influenciar o nível de atividade física futura no país.

Como mencionado anteriormente, é essencial identificar o grau de prontidão dos trabalhadores. Ribeiro *et al.* (2007) resumem de forma prática as teorias comportamentais e oferecem ferramentas para que médicos possam avaliar e aconselhar os pacientes adequadamente sobre os assuntos relacionados à atividade física.

- Reeducação alimentar

Analisando a situação nutricional atual da população brasileira, observa-se que o nível de obesidade aumenta, progressivamente, e atinge prevalência preocupante (Tabela 49.2) em praticamente todas as faixas etárias, gêneros e regiões do país. Isto ressalta a importância de estratégias de reeducação alimentar que abordem os tipos de alimentos, a quantidade e a forma como são consumidos, e ainda, os comportamentos adquiridos que geram ou modificam o consumo, aumentando o risco para a saúde.

Em nível de programas comunitários, a OMS divulgou a Estratégia Global para alimentação saudável, atividade física e saúde. As recomendações do documento final específicas sobre dieta são: manter o equilíbrio energético e o peso saudável; limitar a ingestão energética procedente de gorduras; substituir as gorduras saturadas por insaturadas e eliminar as gorduras trans (hidrogenadas); limitar a ingestão de sal (sódio) e de açúcar livre, e aumentar o consumo de frutas, legumes e verduras, cereais integrais e leguminosas (feijões).

Como forma de estimular e facilitar a adesão à última recomendação, países como EUA (http://www.cdc.gov/nutrition/everyone/fruitsvegetables/index.html) e Inglaterra (http://www.nhs.uk/LiveWell/5ADAY/Pages/5ADAYhome.aspx) criaram o programa "cinco ao dia", que resume a mensagem principal: Consumir, pelo menos, cinco porções de frutas, verduras e legumes ao dia".

Nas empresas, programas de reeducação alimentar podem incluir: i) contratação de dietas balanceadas para o refeitório; ii) convênio e descontos em restaurantes das redondezas, que sirvam alimentos saudáveis; iii) substituição das máquinas distribuidoras de alimentos industrializados por mesas de frutas, sucos e lanches com produtos naturais; iv) orientação em grupo ou individual com nutricionista; v) convênios com entidades especializadas em controle de peso (p. ex., Vigilantes do Peso, Meta Real).

Para redução e controle de peso, a coexistência de estratégias de estímulo à atividade física e de reeducação alimentar é absolutamente fundamental (WHO, 2004). É conhecida a efetividade relativamente baixa de programas dessa natureza, tanto na comunidade como em empresas, e dentre as causas citadas, a dificuldade de manutenção dos hábitos saudáveis no longo prazo é a mais aparente nas pesquisas. Um acompanhamento periódico do trabalhador, mesmo à distância (p. ex., troca de *e-mails*, telefone), após o período de intervenção mais intensa, pode ser uma forma de minimizar a perda de adesão ao longo do tempo.

Dentro do conceito da utilização do ambiente de trabalho como uma oportunidade para promoção da saúde dos trabalhadores, no que tange a programas de reeducação alimentar, existe o Programa de Alimentação do Trabalhador (PAT).

O Programa de Alimentação do Trabalhador (PAT) (Decreto Nº 5, 1991) tem como objetivo melhorar as condições nutricionais dos trabalhadores, proporcionando maior e mais eficiente energia para o trabalho, gerando incremento na qualidade de vida (http://portal.mte.gov.br/pat/programa-de-alimentacao-do-trabalhador-pat.htm).

À época da sua criação, a principal preocupação era oferecer uma ingestão calórica mínima. Atualmente, porém, não devem ser apenas estes os motivadores de um PAT, que certamente pode ser uma grande oportunidade para promoção da saúde dos trabalhadores.

Do ponto de vista dos empregadores, além do objetivo principal de promover a saúde dos trabalhadores, o PAT proporciona também um incentivo fiscal, na medida em que a empresa inscrita no programa pode obter isenção de encargos sociais sobre o valor da alimentação fornecida, e dedução de até 4% no imposto de renda devido, sendo que a parcela excedente ao limite de 4% poderá ser deduzida do imposto devido em períodos de apuração subsequentes. A implantação do PAT pode ocorrer tanto na forma de serviço de alimentação da própria empresa, quanto através da contratação de prestador de serviço terceirizado. Para tanto, o programa deve priorizar trabalhadores que tenham renda de até cinco salários mínimos mensais, e ter profissional legalmente habilitado em nutrição, indicado pelo empregador, como responsável técnico no caso de serviço próprio.

No entanto, o PAT é apenas mais um instrumento que pode servir como um facilitador dos hábitos alimentares saudáveis, não sendo suficiente para promover uma mudança comportamental. Nesse sentido, mais uma vez, vale pontuar o papel promissor da aplicação do modelo transteórico em relação à melhor compreensão da mudança de comportamento alimentar, almejada nas intervenções nutricionais (Toral e Slater, 2007).

- Cessação do tabagismo

  O tabagismo é o principal fator de risco isolado de mortalidade precoce, conhecido no mundo. Recentemente, observou-se um endurecimento das chamadas "leis antifumo", multiplicadas por vários países, e que no Brasil tem a Lei Federal Nº 12.546 (que altera a Lei Nº 9.294) como ponto de destaque. Tal legislação proíbe o consumo de tabaco e seus derivados em recinto coletivo fechado, privado ou público, ou seja, qualquer local fechado, de acesso público, destinado à permanente utilização simultânea por várias pessoas.

  No Brasil, os esforços para implementação da Convenção-Quadro para o Controle do Tabaco (OMS, 2011) promoveram a elaboração de políticas públicas que inibem o consumo do tabaco. Isto tem se provado altamente efetivo, tendo em vista o declínio acentuado da prevalência do tabagismo nas últimas décadas.

  Resultados do Sistema de Vigilância de Fatores de Risco e Proteção para Doenças Crônicas por Inquérito Telefônico – VIGITEL (2011) mostram que a prevalência de homens fumantes caiu de 20,2% em 2006 para 18,1% em 2011 (Brasil, 2012), transformando-se em mais uma evidência de que medidas coercitivas contra fatores que colocam em risco a saúde e o bem-estar de toda a sociedade também são efetivas.

  O local de trabalho não ficou imune a essa tendência, o que gerou uma reestruturação de ambientes hoje livres de tabaco. Os "fumódromos" passam a ser em locais abertos, em praticamente todas as empresas atingidas pela legislação. Como consequência desse processo de posicionamento social e restrição progressiva ao cigarro, cada vez mais fumantes procuram serviços de saúde e profissionais que os ajudem a cessar o tabagismo.

  Como complemento às medidas legais proibitivas supracitadas, outras de natureza ambiental, psicossocial, comportamental e medicamentosa reforçam o arsenal de dispositivos que podem auxiliar aqueles que querem parar de fumar. Nesse sentido, é extremamente útil o conhecimento do Método Transteórico e PANPA (Fig. 49.6), além de outras estratégias de aconselhamento (Kouri *et al*, 2010), por parte do médico do trabalho e sua equipe. Com essas ferramentas, podem-se formar grupos de aconselhamento e intervenção, para cessação do tabagismo, que levem em conta as peculiaridades dos comportamentos de cada tabagista em relação ao fumo, os ambientes prioritários onde ainda fumam e a possibilidade de encontrarem apoio social nos círculos que frequentam (Carvalho *et al*, 2010).

  O Instituto Nacional do Câncer (INCA) tem um programa de intervenção (INCA, 2003), que pode ser coletiva ou individual, desenvolvido por especialistas no assunto, no qual se abordam todas as estratégias de ajuda ao fumante, inclusive por meio de medicamentos.

  Vale ressaltar que o uso de remédios é uma opção meramente complementar no processo de cessação do hábito de fumar, apesar das crenças e mitos que envolvem as substâncias químicas utilizadas para essa finalidade.

- Consumo equilibrado de bebida alcoólica

  A atuação direta, tanto na comunidade quanto no ambiente de trabalho, vem a reboque das políticas públicas, que restringem a comercialização para menores, incentivam o consumo responsável da bebida alcoólica e punem os infratores da legislação pertinente, principalmente ligada à condução de veículos motorizados (Lei Nº 11.705, de 19 de junho de 2008).

  O consumo de álcool no ambiente de trabalho põe em risco a saúde das pessoas, assim como a própria atividade de negócio. Portanto, a venda ou acesso liberado desse tipo de bebida nas empresas não é recomendável e o consumo fora dela não deve ser estimulado.

A maioria das iniciativas institucionais relacionadas ao consumo abusivo de bebida alcoólica está centrada na identificação do problema. Rastreamento baseado em sinais de alerta (p. ex., queda de rendimento significativo no trabalho, acidentes ou incidentes repetidos, queixas de colegas) e abertura de canais de comunicação, com garantia de sigilo e privacidade, permitem que os trabalhadores interessados recebam orientação, suporte e as intervenções necessárias visando à abstinência.

Marques e Furtado (2004) apontam que o aconselhamento breve dos indivíduos reduz o risco de danos provenientes do uso continuado de substâncias psicoativas, sobretudo os problemas relacionados ao uso de tais substâncias. Em sua revisão, encontraram um corpo sólido de evidências que sustentam a adoção do aconselhamento em diferentes contextos de tratamento, incluindo o ambiente de trabalho.

A inclusão dos familiares no processo, desde que devidamente autorizada pelo trabalhador é de alta relevância. Entidades tradicionais como o AA – Alcoólicos Anônimos (apoia a própria pessoa), o Alanon (apoia os familiares), clínicas de reabilitação e outras equivalentes, podem ajudar na implantação de estratégias que inibam o consumo de álcool pelos trabalhadores com *problem drinking* e mantenham o consumo de todos dentro de níveis aceitáveis.

Vale lembrar que o consumo de bebida alcoólica não é só causa de alcoolismo ou de doenças relacionadas ao álcool. O abuso da bebida, agudo ou crônico, está implicado em acidentes de trabalho, no lazer e no trânsito e no desencadeamento de casos de violência, os chamados problemas relacionados ao álcool (Reichenheim *et al*, 2011), situações que representam a maior parte da morbidade associada à bebida alcoólica.

- Enfrentamento do estresse

O estresse é considerado um dos maiores problemas de saúde pública dos grandes conglomerados urbanos modernos e o estresse laboral é responsável por cerca de 25% dos afastamentos ocupacionais superiores a duas semanas, sendo o segundo mais frequente problema de saúde relacionado ao trabalho na União Europeia (Glina, Rocha, 2010). Infelizmente, faltam dados nacionais confiáveis relacionados ao estresse laboral.

O estresse é o resultado do desequilíbrio entre a ação de "agressores" externos ("estressores") e a capacidade de adaptação do indivíduo. Por esta razão, os estudos sobre estresse e trabalho apontam a necessidade de intervenção tanto na causa quanto no receptor, como forma ideal de enfrentamento.

No caso do trabalho, os principais geradores de estresse atuais são de natureza organizacional e psicossocial. Portanto, como parte do projeto de promoção da saúde da empresa para controle do estresse, as ações iniciais devem ser sempre de adequação das condições e ambientes de trabalho.

Secundariamente, pode-se agir em relação ao trabalhador, como por exemplo: i) promovendo o trabalho colaborativo em contraposição ao competitivo; ii) estimulando atividades lúdicas durante as pausas para descanso e descontração; iii) incentivando o lazer entre colegas, dentro e fora da empresa; iv) treinando técnicas de relaxamento, usadas mesmo durante o trabalho; v) fortalecendo vínculos e participação familiar em atividades da empresa.

A Agência Europeia para Saúde e Segurança no Trabalho (2002) relaciona uma série de boas práticas para o sucesso de iniciativas de prevenção de estresse no trabalho: i) realização de um diagnóstico inicial baseado em análises de risco adequadas; ii) estabelecimento de objetivos claros; iii) identificação de grupos–alvo; iv) definição de tarefas, responsabilidades e alocação de recursos; v) ações combinadas dirigidas ao trabalho e ao trabalhador, priorizando a abordagem coletiva; vi) soluções contextualizadas à realidade da organização; vii) intervenções baseadas em evidências; viii) envolvimento de todos os *stakeholders*, com comprometimento da alta direção e participação efetiva dos trabalhadores (Glina, Rocha, 2010).

2) Ações individuais

Assim como as ações de segurança no trabalho, para a promoção da saúde deve-se atuar no binômio coletivo/individual. Neste sentido, o desenvolvimento de habilidades individuais é uma das estratégias de promoção da saúde, como consta na Carta de Ottawa:

> "A promoção da saúde apoia o desenvolvimento pessoal e social através da divulgação de informação, educação para a saúde e intensificação das habilidades vitais. Com isso, aumentam as opções disponíveis para que as populações possam exercer maior controle sobre sua própria saúde e sobre o meio ambiente, bem como fazer opções que conduzam a uma saúde melhor."

Em nível internacional, a força-tarefa americana (US Preventive Service Task Force – http://www.uspreventiveservicestaskforce.org) e a canadense (Canadian Task Force on Preventive Health Care -http://www.canadiantaskforce.ca/) têm papel destacado no estabelecimento de recomendações baseadas em evidências científicas, para procedimentos de PS&PD, que podem ser usados em consultas médicas.

Em nosso meio, algumas experiências ambulatoriais já indicam alternativas factíveis de reorientação da consulta médica, de modo a abordar de forma estruturada: o aconselhamento para estimular a escolha de hábitos de vida saudáveis; o rastreamento de doenças, cujo diagnóstico precoce pode ser benéfico ao trabalhador; e a quimioprofilaxia de doenças que podem ser prevenidas por meio de medicamentos ou vacinas (Ferreira Jr. *et al.*, 2009).

No contexto do contato individual com trabalhador, o médico do trabalho, aproveitando os dispositivos legais que obrigam à realização de exames médicos ocupacionais periódicos, e atuando em conjunto com a equipe de saúde, segurança e meio ambiente da empresa, tem a possibilidade de agregar mais qualidade às suas ações, visando à PS&PD.

Na Tabela 49.3 resumem-se os procedimentos recomendados pelo Centro de Promoção da Saúde do Serviço de Clínica Geral do Hospital das Clínicas da Faculdade de Medicina da USP (HC-FMUSP). Vale frisar que a tabela contém recomendações que podem mudar, e sua lista pode ser reduzida ou ampliada, dependendo do dinamismo da evolução do conhecimento científico em saúde. Além disso, é importante relembrar que as escolhas individuais têm relação direta com as oportunidades existentes e com outros determinantes de saúde, como apresentado na Fig. 49.2.

De toda forma, espera-se que o médico do trabalho possa usar as informações contidas na Tabela 49.3 no desenvolvimento do PCMSO, adaptando-o às peculiaridades e cultura de cada tipo de empresa, e ainda, sabendo que o mesmo precisa ser revisado periodicamente.

Tabela 49.3. Procedimentos de PS&PD, recomendados na prática clínica, para adultos assintomáticos da população geral

Tema	Conteúdo mínimo da orientação*
Aconselhamento	
1. Atividade física	1. 30 minutos de atividade aeróbica moderada pelo menos cinco dias da semana
2. Alimentação	2. Consumir pelo menos cinco porções de frutas, verduras e legumes ao dia
3. Sono	3. Higiene do sono (cuidados com o quarto de dormir: valorizar o controle de luz, ruídos, temperatura, não utilizar o mesmo ambiente de dormir para trabalhar, estudar ou comer, procurar relaxar o corpo e a mente antes de ir para a cama, manter horários relativamente constantes para dormir e acordar)
4. Estresse	4. Estimular atividades de lazer e relaxamento, repouso e sono
5. Tabagismo	5. Motivar e dar suporte especializado para a cessação
6. Álcool	6. Alertar sobre o limite tênue entre dose segura e o uso abusivo (ingestão de quatro ou mais doses, para mulheres, ou cinco ou mais doses, para homens, de bebidas alcoólicas, em uma mesma ocasião, dentro dos últimos 30 dias).
7. Drogas	7. Evitar drogas
8. Proteção solar	8. Delimitar os horários ideais para exposição solar e proteção da pele
9. Prevenção de acidentes	9. No trabalho, no lazer, em casa e no transporte
10. Prevenção de DST	10. Uso de proteção em todas as relações de risco potencial
Rastreamento	
11. Depressão	11. Duas perguntas que abordem sentimentos depressivos e perda de prazer – todos os trabalhadores
12. Abuso de álcool	12. Questionários CAGE** ou AUDIT – todos os trabalhadores
13. Excesso de peso (IMC >30 kg/m²)	13. Cálculo do Índice de Massa Corpórea (IMC) e medida da circunferência abdominal – todos os trabalhadores
14. Hipertensão arterial	14. Medida periódica – todos os trabalhadores
15. Diabetes mellitus	15. Glicemia de jejum – todos acima de 45 anos, ou menos, se obeso ou hipertenso
16. Dislipidemia	16. Colesterol total, HDL e LDL – todos acima de 45 anos, ou menos, se obeso ou hipertenso
17. Câncer de colo uterino	17. Teste de Papanicolaou-mulher sexualmente ativa até 65 anos
18. Câncer de mama	18. Mamografia – mulher entre 50 e 75 anos; discutir a partir de 40 anos
19. Câncer colorretal	19. Pesquisa de sangue oculto nas fezes – todos entre 50 e 75 anos
20. Osteoporose	20. Densitometria óssea – mulher a partir de 65 anos, ou antes se alto risco
21. Clamídia	21. Teste de recaptação híbrida – mulher até 25 anos, sexualmente ativa
Quimioprofilaxia	
22. Doença cardiovascular	22. Ácido-acetil-salicílico em baixa dose diária para pessoas de alto risco
23. Tétano e difteria	23. Esquema tríplice completo e reforço duplo a cada 10 anos
24. Hepatite B	24. Esquema vacinal completo em qualquer idade
25. Antigripal (influenza)	25. Vacinação anual de idosos acima de 60 anos
26. Infecção pneumocócica	26. Idosos acima de 60 anos com reforço aos 65 anos de idade

* A efetividade do aconselhamento está relacionada ao conteúdo, a fase de motivação para a mudança (MT), as habilidades e oportunidades para a mudança.

** CAGE- acrônimo referente às suas quatro perguntas:

C (cutdown)	Já passou pela sua cabeça, alguma vez, que você precisa parar de beber?
A (annoyed)	As pessoas têm aborrecido você criticando-o por beber?
G (guilty)	Alguma vez você se sentiu aborrecido ou culpado pelo tanto que está bebendo?
E (eye-opener)	Alguma vez você teve que tomar alguma bebida logo cedo de manhã para acalmar os nervos ou espantar a ressaca?

Uma resposta positiva já merece atenção, mas estudos posteriores definiram seu ponto de corte, de acordo com os critérios de sensibilidade e especificidade, em duas respostas positivas (Amaral, Malbergier, 2004).

Fonte: Centro de Promoção da Saúde, 2011.

Efetividade dos programas de PS&PD no trabalho

Vencidas as inúmeras barreiras de implantação de PS&PD no local de trabalho, o médico do trabalho deve estar apto para avaliar os resultados de suas ações e trabalhar no sentido de torná-las cada vez mais custo-efetivas.

Estudos americanos indicam que programas abrangentes (com várias frentes simultâneas de ação) de PS&PD no trabalho podem retornar entre três e oito dólares para cada dólar investido (Aldana, 2001), e atingir reduções de até 25% nos gastos com atendimento à saúde (Goetzel, Ozminkowsi, 2008).

O médico do trabalho, como parte do sistema de saúde da empresa, deve estar atento a alguns pressupostos, que são considerados passos importantes para o sucesso das ações nessa área, pressupostos estes que reforçam a proposta da OMS para a construção de ambientes de trabalho saudáveis (Fig. 49.5):

- Estar familiarizado com as políticas organizacionais e entender a lógica do negócio para suprir as suas necessidades de investimento.
- Conhecer a cultura própria da empresa e todas as peculiaridades do trabalho, incluindo as barreiras e facilitadores à implantação de ações de saúde.
- Após o reconhecimento e a organização de informações sobre as necessidades das pessoas, seus valores e prioridades, mobilizar e reunir os trabalhadores e empregadores.
- Abrir espaço para a participação de trabalhadores das diferentes áreas da instituição, o que pode aumentar a aceitação e adesão aos programas de PS&PD.
- Trabalhar interdisciplinar e interprofissionalmente, ampliando o desenvolvimento do projeto no âmbito da empresa.
- Aprimorar, constantemente, as habilidades da equipe interprofissional de saúde responsável pela execução das ações de PS&PD.
- Priorizar procedimentos cuja efetividade já tenha sido comprovada cientificamente, tornando mais provável uma relação custo-efetividade favorável.
- Planejar, fazer e avaliar as ações propostas, estabelecendo indicadores que permitam acompanhar o impacto das intervenções na população alvo, ao longo do tempo, como parte do projeto.
- Melhorar de forma contínua, ou seja, realizar alterações com base nos resultados da avaliação, sendo essencial certificar-se de que todas as partes interessadas estejam cientes das conquistas e dos próximos passos.
- Otimizar ações obrigatórias por lei, aproveitando-as para incluir procedimentos preventivos efetivos, sem que isso incorra em aumento de custo.
- Integrar a assistência ocupacional à atenção da saúde integral do trabalhador, abrangendo os principais fatores determinantes de morbimortalidade.

São várias as abordagens existentes para a elaboração de um projeto de PS&PD no local de trabalho, assim como são diversas as formas de avaliação destas intervenções. Recomenda-se que o médico do trabalho promotor da saúde, escolha um modelo que seja capaz de dar suporte e orientar os demais gestores do programa, desde a identificação dos problemas motivadores, até a sua implantação, expansão e avaliação. Acredita-se que o planejamento, com atenção especial para a avaliação, seja um item essencial para garantir programas abrangentes, resolutivos e custo-efetivos.

Nesse sentido, apenas como exemplo, um modelo existente propõe, de forma simples e consistente, quatro passos para projetar um programa PS&PD e quatro passos para avaliá-lo. A primeira fase – elaboração do projeto do programa – é caracterizada pelos Quatro Ss (em inglês: *size, scope, scalability, sustainability*), ou seja, inclui: o tamanho, o escopo, a escalabilidade e a sustentabilidade do projeto. A segunda fase lança mão de outro acrônimo para sistematizar a mensuração, PIPE (*penetration, implementation, participation* e *effectiveness*) proposta por Pronk (2003). Em tradução livre para o português:

- Penetração: proporção da população alvo que é alcançada com os convites para engajar-se no programa ou intervenção.
- Implementação: grau em que o programa foi implementado de acordo com as especificações do projeto e os planos de trabalho.
- Participação: proporção de indivíduos convidados que se inscreverem de acordo com o protocolo do programa.
- Efetividade: taxa de participantes bem sucedidos.

Segundo esta proposta, é possível desenvolver uma abordagem sistemática para elaboração e avaliação dos programas, diferenciando e comparando os impactos gerenciais e os impactos para os usuários dos programas. Vale lembrar a necessidade de sempre se conhecer o perfil de saúde da população a que se destinam os programas, antes da mobilização significativa de recursos.

Por fim, espera-se que o presente capítulo ilustre e demonstre como a prática da Medicina do Trabalho é uma oportunidade valiosa de promover saúde. O encontro de pessoas (trabalhadores-empregadores-profissionais da saúde) em um mesmo ambiente é uma combinação promissora, que pode preservar e/ou fortalecer os fatores de proteção da saúde, baseando-se no seu conceito positivo e ampliado, aliado à autonomia, corresponsabilização, participação e cidadania, além de reduzir ou eliminar os riscos de acidentes ou adoecimento.

Referências

Aldana SG. Financial impact of health promotion programs: a comprehensive review of the literature. American Journal of Health Promotion,15: 296–320, 2001.

Artinian NT, Fletcher GF, Mozaffarian D, Kris-Etherton P, Van Horn L, Lichtenstein AH, et al. Interventions to promote physical activity and dietary lifestyle changes for cardiovascular risk factor reduction in adults. A scientific statement from the American Heart Association. Circulation, 122: 406-41, 2010.

Amaral RA. Malbegier A. Avaliação de instrumento de detecção de problemas relacionados ao uso do álcool (CAGE) entre trabalhadores da prefeitura do campus da Universidade de São Paulo (USP) – campus capital. Revista Brasileira de Psiquiatria, 26(3): 156-63, 2004.

Brasil. Ministério da Saúde. Instituto Nacional de Câncer. Convenção – Quadro para o Controle do Tabaco. Rio de Janeiro, 2011. Disponível em http://www1.inca.gov.br/inca/ Arquivos/convencao_quadro_texto_oficial.PDF

Brasil. Ministério da Saúde. Instituto Nacional de Câncer. Programa nacional de controle do tabagismo e outros fatores de risco. Rio de Janeiro: INCA, 2003. Disponível em: http://www.inca.gov.br/tabagismo/frameset.asp?item=programa& link=programa_de_tabagismo.pdf

Brasil. Ministério da Saúde. Política Nacional de Promoção da Saúde. Portaria nº 687 MS/GM, de 30 de março de 2006. Disponível em: http://bvsms.saude.gov.br/bvs/ publicacoes/politica_nacional_promocao_saude_3ed.pdf

Brasil. Ministério da Saúde. Secretaria de Políticas de Saúde. Projeto Promoção da Saúde. As cartas da promoção da saúde / Ministério da Saúde, Secretaria de Políticas de Saúde, Projeto Promoção da Saúde. Brasília, 2002.

Brasil. Ministério da Saúde. Secretaria de Vigilância em Saúde. Vigitel Brasil 2011: Vigilância de fatores de risco e proteção para doenças crônicas por inquérito telefônico. Brasília, 2012.

Brasil. Ministério do Trabalho. Portaria n.º 24/GM, de 29 de dezembro de 1994. NR 7, Norma Regulamentadora -7 (1994) Programa de controle médico de saúde ocupacional. Diário Oficial da União, Poder Executivo, Brasília, DF, 30 dez. 1994.

Brasil. PDR Código de Trânsito Brasileiro – Lei 11.705 de 19 de junho de 2008. Diário Oficial da República Federativa do Brasil, 2008.

Brasil. Presidência da República. Decreto Número 5, 14 de janeiro de 1991. Regulamenta a Lei nº 6.321, de 14 de abril de 1976, que trata do Programa de Alimentação do Trabalhador, revoga o Decreto nº 78.676, de 08 de novembro de 1976, e dá outras providências. Alterado pelo Decreto 349/91.

Brasil. Presidência da República. Decreto Número 6.042, 12 de fevereiro de 2007. Altera o Regulamento da Previdência Social, aprovado pelo Decreto no 3.048, de 6 de maio de 1999, disciplina a aplicação, acompanhamento e avaliação do Fator Acidentário de Prevenção – FAP e do Nexo Técnico Epidemiológico, e dá outras providências.

Buss P, Pellegrini Filho A. A saúde e seus determinantes sociais. Physis: Revista de Saúde Coletiva, 17(1): 77-93, 2007.

Carvalho AFS, Dias EC. Promoção da saúde no local de trabalho: revisão sistemática da literatura. Revista Brasileira de Promoção da Saúde, 25(1): 116-26, 2012.

Carvalho AFS, Ferreira Junior M, Silva ACCG, Oliveira AAP, Dias EC. Oportunidades de atuação do médico do trabalho no combate ao tabagismo. Revista Brasileira de Medicina do Trabalho, 8(1): 16-22, 2010.

Centro de Promoção da Saúde Hospital das Clínicas da Faculdade de Medicina da USP. Apostila, 2011. Disponível em: http://medicina.fm.usp.br/gdc/docs/cgp_42_CPS%20-%20APOSTILA%202011.pdf

Chiesa AM, Fracolli LA, Veríssimo MLR, Zoboli ELCP, Ávila LK, Oliveira AAP. A construção de tecnologias de atenção em saúde com base na promoção da saúde. Revista da Escola de Enfermagem da USP, 43(Esp2): 1352-7, 2009.

Ferreira Junior M, Silva ACCG. Avaliação periódica de saúde. In: Martins MA, Carrilho JC, Alves VAF, Castilho EA, Cerri GG, Wen C. (orgs.). Clínica médica. 1ª.ed. Barueri: Manole, 2009. v. 1, p. 179-93.

Glina DMR, Rocha LE. Saúde mental no trabalho. São Paulo. Editora Roca, 2010.

Goetzel RZ, Ozminkowski RJ. The health and cost benefits of work site health-promotion programs. Annual Review of Public Health, 29: 303–23, 2008.

Kouri DG, Santos CD, Tunala RG, Pina-Oliveira AA, Silva ACCG, Ferreira Junior M. Aconselhamento em promoção da saúde. In: Nunes MPT et al. (orgs.). Clínica médica: grandes temas na prática. 1ª ed. São Paulo: Atheneu. p. 43-52, 2010.

Malta DC, Silva JB. Policies to promote physical activity in Brazil. The Lancet, 380 (9838): 195-6, 2012.

Marques ACPR, Furtado EF. Intervenções breves para problemas relacionados ao álcool. Revista Brasileira de Psiquiatria, 26 (Supl I): 28-32, 2004.

Mendes R. Epidemiologia para todos: nexo técnico deve melhorar gerenciamento das informações de saúde pelas empresas. Proteção, Novo Hamburgo, 20(182): 101, 2007.

Novak JD, Cañas AJ. A teoria subjacente aos mapas conceituais e como elaborá-los e usá-los. Práxis Educativa, Ponta Grossa, 5(1): 9-29, 2010.

O'Donnel M. The face of wellness: aspirational vision of health, renewing health behavior change process and balanced portfolio approach to planning change strategies American Journal of Health Promotion, 23(2): TAHP-1-TAHP-12, 2008.

OMS – Organização Mundial de Saúde. Ambientes de trabalho saudáveis: um modelo para ação: para empregadores, trabalhadores, formuladores de política e profissionais. /OMS; tradução do Serviço Social da Indústria. – Brasília: SESI/DN, 2010. Disponível em http://www.who.int/occupational_health/ambientes_de_trabalho.pdf

Paim J, Travassos C, Almeida C, Bahia L, Macinko J. O sistema de saúde brasileiro: história, avanços e desafios. The Lancet, [online] 9 May, 2011. Disponível em: http://bvsms.saude.gov.br/bvs/artigos/artigo_saude_brasil_1.pdf

Prochaska JO, Velicer WF. The transtheoretical model of health behavior change. American Journal of Health Promotion,12(1): 38–48, 1997.

Pronk NP. Elaborando e avaliando programas de promoção da saúde: regras simples para uma questão complexa. Disease Management and Health Outcomes,11(3): 149-52, 2003.

Reichenheim ME, Souza ER, Moraes CL, Jorge MHPM, Silva CMFP, Mina YOMCS. Violence and injuries in Brazil: the effect, progress made, and challenges ahead. The Lancet, 377 (9781): 1962-75, 2011.

Ribeiro MA, Arruda MM, Carvalho CRF. The role of physician counseling in improving adherence to physical activity among the general population. São Paulo Medical Journal, 125(2): 115-21, 2007.

Toral N, Slater B. Abordagem do modelo transteórico no comportamento alimentar. Ciência & Saúde Coletiva, 12(6): 1641-50, 2007.

Welch G, Schwartz L, Woloshin S. Overdiagnosed: making people sick in pursuit of health. Beacon Press, 2011.

WHO – World Health Organization. WHO 2008-2013 action plan for the global strategy for the prevention and control of noncommunicable diseases: prevent and control cardiovascular diseases, cancers, chronic respiratory diseases and diabetes. 2008.

WHO – World Health Organization. WHO Global strategy on diet, physical activity and health: fifty-seventh World Health Assembly WHA 57.17. 22 May 2004. Disponível em: http://www.who.int/dietphysicalactivity/strategy/eb11344/strategy_english_web.pdf

WHO – World Health Organization. WHO Workers' health: global plan of action. 2007. Disponível em: http://apps.who.int/gb/ebwha/pdf_files/WHA60/A60_R26-en.pdf

Contribuição da Psicodinâmica do Trabalho para a Transformação e Melhoria da Organização e do Conteúdo do Trabalho

50

Seiji Uchida
Selma Lancman
Laerte Idal Sznelwar

- Introdução – contribuições para o campo da Saúde do Trabalhador
- Breve histórico – da Ergonomia para a Psicopatologia e para a Psicodinâmica do Trabalho
- Aspectos epistemológicos e a racionalidade prática
- A ação em Psicodinâmica do Trabalho
- Enfatizando alguns conceitos em Psicodinâmica do Trabalho
- Novos desafios e discussão
- Referências e Bibliografia consultada

Introdução – contribuições para o campo da Saúde do Trabalhador

A Psicodinâmica do Trabalho busca dar relevo a aspectos menos visíveis do trabalhar, como: os mecanismos de cooperação, seus entraves e possibilidades, os esforços empreendidos pelos trabalhadores para zelar pelo bom andamento da produção, os processos de reconhecimento, a relação prazer e sofrimento no trabalho, a mobilização subjetiva e da inteligência, e os processos de identificação e de realização de si com o trabalho.

A importância do campo tem crescido, devido a um aumento substancial das demandas ligadas a problemas relacionados ao campo da saúde e do sofrimento mental. Os afastamentos do trabalho devidos a distúrbios psíquicos cresceram de forma significativa nesses últimos anos, e os aspectos psíquicos relacionados ao trabalho vêm deixando de ser considerados como problemas individuais, e sim, um problema de saúde pública considerável, que deve ser analisado também nos seus aspectos coletivos, pelo impacto social que acarretam.

Como explicar esse aumento? Há várias questões ligadas às maneiras de se organizar a produção e o trabalho que podem estar relacionadas com esta nova "epidemia". Entre eles, destacamos o combate sistemático aos aspectos coletivos do trabalho, numa busca incessante de individualizar tudo que se refere à produção, através de estratégias de competição, de avaliação por desempenho individual, entre outros. Esse individualismo reforça um fato já bastante presente, e muito antigo, no mundo do trabalho, que é o silêncio, a invisibilidade de tudo aquilo que os sujeitos fazem para produzir, que não é prescrito pelas organizações, mas que faz parte das estratégias que os indivíduos desenvolvem para dar conta das metas. Essa invisibilidade implica o não reconhecimento daquilo que, de fato, os sujeitos fazem para atingir os objetivos da produção e, sobretudo, da inteligência que desenvolvem para fazer o trabalho acontecer.

O não prescrito, que faz parte do real do trabalho, o zelo, as ações de prudência, os esforços de superação, tudo que os indivíduos fazem para dar conta daquilo que não foi projetado, previsto, fica, em muitas situações de trabalho, escondido, guardado, invisível, não valorizado e não reconhecido como trabalho.

Destacam-se, ainda, metas inatingíveis, perseguições de naturezas diversas, e um controle constante das ações dos sujeitos; criam-se e mantêm-se situações de trabalho propícias para o aparecimento e o desenvolvimento do sofrimento patogênico.

Um dos pressupostos fundamentais desse campo é que o trabalho é um elemento central na construção da saúde e da identidade dos indivíduos, e que sua influência transcende a duração do trabalho, estendendo-se para toda a vida familiar e privada (Déjours, 2004a, 2004b; De Bandt *et al.*, 1995).

Muitas disciplinas, com recortes epistemológicos diferenciados, fazem parte do campo da Saúde e Trabalho, com pressupostos teóricos e proposições de ação diferentes. No que diz respeito à Saúde Mental, os pressupostos da Psicodinâmica estão voltados para a compreensão de como o trabalho pode, tanto contribuir na construção da saúde, quanto ser gerador de distúrbios que, infelizmente, são cada vez mais frequentes.

Breve histórico – da Ergonomia para a Psicopatologia e para a Psicodinâmica do Trabalho

Originária de um debate bastante profícuo com a Ergonomia, e sob a denominação de Psicopatologia do Trabalho, a disciplina teve sua origem em uma questão: Déjours (2004b), em suas pesquisas iniciais, se depara com algo enigmático: onde se espera encontrar indivíduos desequilibrados psiquicamente, observa-se um estado de "normalidade". Este seria, segundo o autor, o resultado da dinâmica entre o sofrimento patogênico, produzido pelas forças desestabilizadoras da organização do trabalho, e as defesas individuais e coletivas, desenvolvidas para fazer frente àquela dinâmica. Por exemplo, ele questiona, em "*A Loucura do Trabalho*", a pouca prevalência de distúrbios psíquicos em trabalhadores de distintas categorias, submetidos a formas de organização do trabalho que deveriam ser nefastas para a saúde. Neste momento, trata-se das organizações fordista/tayloristas em suas mais diferentes expressões, mas, sobretudo, ele ressalta o aspecto maciço do trabalho parcelado, no qual o trabalhador desenvolvia ações repetitivas, sob forte controle de outros atores sociais nas organizações, e resultantes de uma profunda fragmentação dos processos de produção.

O mesmo enigma era observado também em situações de trabalho de risco, onde o medo, em princípio, deveria se manifestar. O fato de os trabalhadores desenvolverem "normalmente" suas tarefas era, dentro desta perspectiva, algo incompreensível. Recorrendo a conceitos oriundos da psicanálise, Déjours defende que os sujeitos ativamente lutam contra as injunções e constrangimentos desestabilizadores das tarefas. Nesta perspectiva, foram traçados os primeiros esboços do campo, principalmente no que diz respeito aos mecanismos de defesa e ideologias defensivas (de caráter coletivo), construídos pelos sujeitos envolvidos, em distintas profissões.

Em suma, os temas, em Psicopatologia do trabalho, desde os seus primórdios, estavam voltados para tentar explicar esta aparente "normalidade". Isto foi possível a partir das publicações e dos debates que se seguiram, relativos aos mecanismos de defesa individuais e coletivos, construídos para dar conta da incompatibilidade entre o desejo dos sujeitos e os constrangimentos impostos por modalidades de organização do trabalho.

Por outro lado, em certas situações onde a profissão dos trabalhadores é valorizada, como mostrado por Cru (1987), a existência de comportamentos de prudência, aliados ao saber-fazer das profissões, é uma evidência da importância de haver modos de organização do trabalho favoráveis ao desenvolvimento das profissões, com efeitos positivos na questão da saúde mental.

Assim, em parte inspirado pelo que foi considerado como uma parte da questão da saúde mental no trabalho não tratada até então pela Psicopatologia do trabalho e, numa perspectiva de enriquecimento e transformação do campo, é proposta a inclusão da denominação de Psicodinâmica do Trabalho. Assim ficaria mais evidente a relação e dialética entre a psique e o trabalho, reforçando a importância de que as maneiras de organizar o trabalho não impeçam a possibilidade da transformação do sofrimento em ações que ajudem a constituir o prazer em trabalhar.

Para se compreenderem as origens da Psicopatologia do Trabalho, é fundamental situá-la, historicamente, no interior dos debates que ocorreram na França a respeito das origens da loucura. Este debate se acirrou a partir do Colóquio de Bonneval, organizado em 1946 por Henri Ey, onde se reuniram filósofos, psicanalistas, psiquiatras e pensadores preocupados com esta questão. Três foram as correntes que se confrontaram intensamente, e defenderam diferentes causas em relação à etiologia da doença mental: a organogênese, a psicogênese e a sociogênese. A primeira defendia os distúrbios do corpo (mais especificamente do cérebro) como causadores das perturbações psíquicas. Nesse sentido, criou-se todo um aparato terapêutico (hidroterapia, eletrochoque, lobotomia etc.), para tratar, no corpo, os problemas de ordem psíquica. A segunda corrente dizia que as desordens mentais teriam origem nas experiências pessoais precoces. Pessoas com problemas graves, de ordem psicológica, deveriam ser tratadas psicoterapeuticamente. Finalmente, a terceira corrente falava que o meio produziria comportamentos psicopatológicos.

Dentro deste contexto, a importância do trabalho vai sendo reconhecida, e este passa a ser pensado como meio de tratamento e de readaptação de doentes mentais ao meio social. Paul Sivadon, a partir dos princípios da laborterapia, cria um hospital em que o princípio diretor era a criação de oficinas que reproduzissem situações laborativas as mais próximas possíveis do trabalho, tal como realizado fora do contexto hospitalar. Além do ato de trabalhar, que era entendido como terapêutico, esse processo de convívio com situações e regras de trabalho contribuiriam para que o processo de reinserção dos doentes mentais pudesse ocorrer de maneira gradual. Le Guillant (2006) defendia uma posição mais extrema, propunha que os doentes, além de realizarem trabalhos no hospital, deveriam receber salários.

Os bons resultados obtidos com essa terapêutica ocupacional trouxeram uma questão inédita: se o trabalho pode tratar doentes mentais, ele também pode adoecer as pessoas psiquicamente? Neste primeiro momento, a corrente da sociogênese vai predominar como aquela que melhor explicaria o adoecimento mental no trabalho. Tornaram-se clássicos os trabalhos de pesquisa realizados por Le Guillant, com telefonistas e mecanógrafos. Ele se baseia na abordagem pavloviana para explicar a gênese e a produção da doença mental no trabalho. Molinier (2006) ressalta que a descrição dos dados destas intervenções é de um rigor e precisão notáveis, mas as conclusões são reducionistas e não dão conta da riqueza daqueles. Pesquisas posteriores mostram que o problema foi a escolha teórica feita por Le Guillant e o repúdio à psicanálise. Hoje se percebe que a ausência da noção de sujeito, e do processo de produção da significação, não permitiu a Le Guillant desenvolver uma discussão mais abrangente e fecunda do fenômeno estudado. A Psicopatologia do trabalho terá uma forte influência no campo dos estudos da saúde mental no trabalho, principalmente nas décadas de 60 e 70.

Déjours (1987b), inicialmente inspirado por estas ideias, busca compreender o sofrimento psíquico no trabalho, e todo o seu esforço era dirigido, então, no sentido de estabelecer relações entre as injunções e constrangimentos organizacionais e a desestabilização psicológica dos indivíduos. Não esqueçamos que os postulados da corrente da sociogênese diziam que, dadas certas condições patogênicas ambientais, seria esperado que as pessoas descompensassem psiquicamente.

Entretanto, a partir de sua experiência clínica e de trabalhos de campo, onde estudou situações concretas de trabalho, constatou que, frequentemente, isto não ocorria. Ao contrário, encontra o que denominou "um estranho silêncio". Não encontrou os "ruídos" do adoecimento psíquico no trabalho.

Neste ponto, o seu olhar se desloca para este novo fenômeno. A questão, agora, passa a ser o enigma da normalidade. Aquilo que é natural e óbvio para as pessoas, passa a ser um problema a ser explicado. Esta mudança de objeto de estudo mostra a originalidade e a fecundidade deste autor: transformar o óbvio em algo enigmático exige, dos pesquisadores preocupados com a questão do adoecimento psíquico no trabalho, uma nova postura e um novo olhar. Por exemplo, a partir deste momento não se deve mais confundir estado de normalidade com estado saudável. Se, de um lado, a normalidade pode refletir um equilíbrio saudável entre as pessoas, no interior das organizações do trabalho, pode, de outro, ser entendido no registro do psicopatológico, ou seja, do estabelecimento de um precário equilíbrio entre as forças desestabilizadoras externas e o esforço dos trabalhadores, individual e coletivamente, no sentido de se manterem produtivos e atuantes, à custa de muito sofrimento.

O estranho silêncio que Déjours (2004b) constatou constitui-se, como ele vai teorizar, graças às estratégias de defesas mobilizadas para fazer face ao sofrimento. Uma possível patologia surge quando se rompe o equilíbrio possibilitado pelas defesas, e o sofrimento não é mais contornável. Em outros termos, quando um certo trabalhador utilizou todos os seus recursos intelectuais e psicoafetivos para dar conta das tarefas, percebe que nada pode fazer para enfrentar os constrangimentos, ou ainda, para transformar o trabalho.

A partir do confronto de ideias com outros campos do conhecimento – no caso, com a Ergonomia –, Déjours (1987b) entra em contato com aspectos concretos relacionados às condições de trabalho, e com a discrepância entre o prescrito e o real. A abordagem sobre o trabalho, advinda da Ergonomia, também evidencia os efeitos da organização do trabalho – sobretudo aquela que segue os preceitos tayloristas e fordistas na organização dos processos de trabalho –, sobre a saúde das pessoas. Um frutífero diálogo e um enriquecimento mútuo dos dois campos, se inicia.

Mas, se esse diálogo trouxe para a PDT importantes conceitos sobre o trabalho, faltava ainda uma teoria do sujeito que explicasse a ação das pessoas frente aos constrangimentos impostos pelo trabalho.

A inspiração e a interlocução privilegiada com a psicanálise[1] merecem ser destacadas, pois, a partir de seus pressupostos, foi possível construir uma compreensão nova da realidade organizacional. Para ficarmos somente em um exemplo, a definição de comportamento psicopatológico – fruto de formações do inconsciente — é de que ele é sobredeterminado, ou seja, sua compreensão "remete para uma pluralidade de fatores determinantes"[2]. Da mesma forma que uma palavra não pode ser reduzida a um sinal, pois pode encerrar múltiplos sentidos, o comportamento deve ser visto como sintoma, constituído de deslizamentos e sobreposições de sentido.

A forma como Déjours entende estado de normalidade, então, só é de fato compreensível quando temos em mente que este fenômeno é constituído de múltiplas determinações, subjetivas e objetivas. Assim, não se trata de um fenômeno somente individual, mas, ao mesmo tempo, de um fenômeno coletivo e que está articulado ao mundo do trabalho.

A questão que se coloca agora é se perguntar pela lógica desta racionalidade pessoal. Déjours afirma que o sofrimento é, antes de tudo, um sofrimento do corpo: não pode haver sofrimento sem carne. O sofrimento é também individual, da ordem do singular. Mas, esta racionalidade deve ser compreendida em sua relação com outras racionalidades, citadas por Daniellou (1996), quando se refere a domínios da ação: o da racionalidade instrumental, o da racionalidade axiológica; o da racionalidade prática e o da racionalidade comunicacional.

Mas, até agora, a ênfase recai na compreensão do patológico. Isto mostra as ressonâncias e as marcas da origem da Psicopatologia do trabalho. Só que as ações clínicas realizadas pelos autores do campo, aos poucos trazem uma nova dimensão da realidade do *trabalhar* das pessoas, e novos conceitos passam a ser construídos para dar conta de algo novo: a possibilidade do prazer no trabalho e, consequentemente, da saúde mental.

Se o trabalho vinha sendo valorizado, tanto no sentido do adoecimento, quanto como meio de readaptação, Déjours vai passar a defender a centralidade do trabalho em um mundo que passa a negá-lo. Sua fórmula para defender esta tese é: o trabalho é uma das principais mediações entre o inconsciente e o campo social. Compreender, então, o trabalhar das pessoas, enquanto realização de si e, ao mesmo tempo, enquanto possibilidade de desenvolvimento de sua subjetividade no campo social, vai ser uma das principais metas da Psicodinâmica do Trabalho. Esta formulação vai ter um novo impacto em suas investigações.

Pode-se agregar um fato interessante a esta análise. Este universo de sofrimento ocorre em locais de trabalho onde as condições materiais para a realização das tarefas são bem condizentes com o que se preconiza, em matéria de higiene do trabalho. Apesar de ambientes limpos, existe um sofrimento significativo, sofrimento expresso por pessoas jovens, contrariamente às clássicas doenças do mundo do trabalho, onde a expressão destas aparece após muitos anos, resultantes da exposição a algum tipo de agente nocivo. Estamos agora frente a um sofrimento resultante de causas mais sutis, invisíveis a um primeiro olhar. O constrangimento imposto aos trabalhadores é resultante da maneira como o trabalho é concebido, ao seu conteúdo, à forma como é organizado.

Nesta perspectiva, Déjours (1996b) distingue sofrimento criativo de sofrimento patogênico, uma vez que, para ele, não é o trabalho que produz o sofrimento, mas, sim, o sofrimento que constitui o trabalho, pois haveria um confronto que o trabalho sempre provoca, expresso, por exemplo, no embate entre as dificuldades de realizar os desejos dos sujeitos e a realidade. Neste sentido, fica reforçada a ideia de que há sempre uma relação dialética entre o sofrimento e o prazer, entre a realização dos desejos e os esforços empreendidos para realizar um trabalho, principalmente quando se trata do belo e do útil. Todavia, uma nova questão se apresentou ao longo da trajetória da Psicodinâmica do Trabalho, oriunda das vivências clínicas e das pesquisas nesse campo: o trabalho como construtor da saúde mental. Baseado no princípio de que o trabalho é central na constituição psíquica dos sujeitos, a discussão enveredou para uma relação mais dialética entre as relações entre o sofrimento e o prazer no trabalho (Déjours, 2004b).

▶ Aspectos epistemológicos e a racionalidade prática

Retomando a evolução histórica da Psicopatologia à do Trabalho, observamos que Le Guillant defendia uma visão funcionalista e empirista. Suas bases pavlovianas o colocam numa perspectiva positivista da ciência, que busca uma objetividade que exclui o sujeito. A sociogênese, tal como é defendida historicamente, elimina necessariamente um dos termos

---

[1] A Psicodinâmica do Trabalho vem se desenvolvendo estabelecendo um debate contínuo com pesquisadores e cientistas de outras áreas: ergonomistas, filósofos, sociólogos do trabalho, psicólogos clínicos e do trabalho, linguistas, psicanalistas etc.

[2] Para Laplanche e Pontalis, em seu Vocabulário da Psicanálise, esta definição de sobredeterminação pode ter dois sentidos bastante diferentes: "a) A formação considerada é resultante de diversas causas, pois que uma só não basta para a explicar; b) A formação remete para elementos inconscientes múltiplos, que podem organizar-se em sequências significativas diferentes, cada uma das quais, a um certo nível de interpretação, possui sua coerência própria. Este segundo sentido é o mais admitido" (p.641).

em favor de outro, ou seja, o social em detrimento do subjetivo.

Déjours, neste sentido, inicialmente, apesar de introduzir o sujeito, o faz com ênfase em um sujeito do sofrimento e, mais particularmente, do sofrimento patogênico. Nesta fase, entende a luta deste sujeito como uma luta contra sua desestabilização. Todo o seu esforço é o de se adaptar às condições do trabalho, o que não significa, necessariamente, ser saudável, dada a visão de que o equilíbrio alcançado tende a ser sempre precário. Pensar, nesta fase, em mecanismos de defesas e estratégias defensivas, faz sentido quando o horizonte teórico é o do sujeito patogênico, ou que busca não sê-lo.

Introduzir, neste momento, a antropologia freudiana, para dar sustentação a uma visão que valoriza a subjetividade, não foi suficiente para que, em última instância, epistemologicamente falando, o meio deixasse de ser o determinante na produção do sofrimento patogênico. Percebe-se que Déjours, mesmo que de maneira muito mais nuançada, mantém ainda uma visão sociogênica.

Vai ser com a introdução de uma visão do trabalho enquanto mediação entre o sujeito e a sociedade, que ele irá, no nosso entender, romper definitivamente com uma tradição que privilegia o social em detrimento do sujeito. Pensar em um sujeito que não é somente um sujeito que se defende, mas que ativamente se coloca e intervém na *polis*, através do seu trabalho, muda radicalmente a compreensão sobre a relação das pessoas com a organização do trabalho. Somente tendo em vista uma perspectiva dialética, a partir de uma lógica de conservação, de ultrapassagem e de transformação, poderemos entender a centralidade do trabalho e o surgimento de um novo sujeito. Um sujeito não só do sofrimento, mas, ao mesmo tempo, um sujeito ativo e produtor do prazer. Não só um sujeito individual, mas um sujeito inserido no interior de um coletivo, que o determina e ao mesmo tempo é determinado por ele.

Esta nova forma de refletir e pensar faz com que novos conceitos sejam gestados, e antigos, repensados no interior de uma nova perspectiva, tais como: prazer, trabalho prescrito, trabalho real, inteligência astuciosa, saber prático, identidade, julgamento e reconhecimento de pares e chefia, cooperação, engenhosidade, criatividade e sofrimento criativo. A própria Psicopatologia será ressignificada, permitindo refletir sobre novos problemas postos pelo trabalho.

O agir expressivo, segundo Déjours, seria o modo como o corpo se mobiliza a serviço da significação, a serviço do ato de significar, para outrem, o que vive o "eu". O corpo é mobilizado como um todo. As funções fisiológicas são mobilizadas, em proveito da encenação do sentido. O agir expressivo constitui a recapitulação, em uma única noção, do enunciado e da sua dramaturgia. Negligenciar a exigência da dramaturgia é construir um discurso monocórdio, achatado, inexpressivo, que pode levar a uma incompreensão, por outrem, e se tornar fonte de sofrimento patogênico.

◗ A ação em Psicodinâmica do Trabalho

A Psicodinâmica do Trabalho busca compreender os aspectos psíquicos e subjetivos que são mobilizados a partir das relações e da organização do trabalho. Busca estimular e promover uma maior visibilidade do trabalho, criando condições propícias para a discussão de temas anteriormente citados. Procura-se, ao romper círculos viciosos, possibilitar uma apropriação, pelos sujeitos, do sentido do fazer e dos processos psíquicos a ele relacionados, facilitando os processos de transformação do trabalho e das relações interpessoais. Trata-se, portanto, de uma proposta de ação, não se restringindo a uma constatação de possíveis efeitos do trabalho na psique dos trabalhadores.

Cabe ressaltar que os objetivos da ação não estão diretamente ligados a transformações concretas de situações de trabalho. Visam, sobretudo, criar um espaço livre de circulação da palavra, de reflexão, que facilite uma ação coletiva de reapropriação do sentido do trabalhar, pelos participantes. Isto teria como resultado uma transformação na relação dos trabalhadores com o seu trabalho, principalmente no que diz respeito às vivências da relação sofrimento/prazer. Um espaço onde ocorra uma fala e uma escuta autênticas. A Psicodinâmica do Trabalho, nesse sentido, "não busca transformar o trabalho, mas modificar as relações subjetivas no trabalho. Ou, para dizer de outra forma: o que uma ação modifica, não é o trabalho, mas o trabalhar. Modifica não o trabalho, mas o trabalhador".

A escuta proposta pela Psicodinâmica do Trabalho é realizada de forma coletiva, e desenvolvida a partir de um processo de reflexão. Este é realizado, pelos pesquisadores, com o conjunto de trabalhadores, visando favorecer processos de reflexão e de elaboração, que criem uma mobilização entre os trabalhadores, de forma que eles possam trazer mudanças no trabalho ou em suas relações laborais (Lancman, Heloani, 2004). É a partir desse processo reflexivo que o indivíduo se torna capaz de se apropriar do sentido, e o que pode permitir a mobilização dos trabalhadores que vai impulsionar as mudanças necessárias para tornar o trabalho mais saudável. Essa escuta se dá em grupos, entendidos como uma ampliação do espaço público de discussão, de modo a possibilitar a transformação de compreensões individuais em reflexões coletivas.

Ainda é importante salientar que, na grande maioria dos casos, o sofrimento trazido pelas maneiras como o trabalho é organizado, como as pessoas são avaliadas, são vivenciados individualmente, e assim, o que a pessoa sente fica mais no registro da sua fraqueza, de sua incompetência, de sua inadequação. Os insucessos seriam creditados ao indivíduo, unicamente, e não a problemas do próprio sistema de produção. Por isso, a ação em psicodinâmica é baseada na criação de grupos de expressão, nos quais se discutem as experiências vivenciadas no trabalho e, ao mesmo tempo, nos quais a própria dinâmica dos grupos resulte numa experiência de mudança e transformação, isto é, em um movimento que vise ações transformadoras sobre a maneira de trabalhar. Logo, o espaço público é considerado como um ponto de partida para que possa haver mudanças mais profundas. Tais mudanças envolveriam não só a relação de cada sujeito com o seu trabalhar, mas, sobretudo, uma transformação conduzida pelo grupo que participa deste coletivo, e também, por outros colegas, que participariam de um processo de validação ampliada dos resultados obtidos no grupo que originou a ação e podem partilhar novas formas de relação com o trabalho.

O método preconizado em Psicodinâmica do Trabalho é construído a partir de uma série de etapas, que servem de norteadoras para o trabalho de campo (Déjours, 1987a, 2004a). Apesar de fundamentais para o alcance dos objetivos propostos, entende-se que cada ação, em determinada situação, tem peculiaridades; envolve algumas adaptações que, no entanto, não chegam a comprometer a integridade do método.

Busca-se apontar as dificuldades — bloqueios afetivos, conflitos, dificuldades de comunicação – que impedem os trabalhadores de lidar de forma criativa com os sofrimentos que vivenciam. Esta construção coletiva propicia *insights* para que possam estabelecer novas relações, ou seja, que possam se constituir enquanto sujeitos da transformação de sua realidade. Permite, também, trazer a público aspectos da vivência pessoal e coletiva, por vezes dolorosos e invisíveis. Portanto, o espaço de circulação da palavra contribui para que possam emergir as situações de sofrimento, constrangimentos, estratégias defensivas, compreensão dos mecanismos de cooperação e reconhecimento, ligados à maneira como o trabalho é organizado e gerenciado.

A discussão sobre as possibilidades de ação em Psicodinâmica do Trabalho, em nosso meio, é muito recente, uma vez que a prática ainda é incipiente e as representações que existem, quanto ao que de fato significa uma intervenção neste campo, podem variar substancialmente. Destaca-se, ainda, que a PDT, no Brasil, tem sua grande difusão no meio universitário, e que a maior parte da sua utilização se deu em pesquisas de natureza acadêmica. A questão principal seria: o que se espera deste tipo de intervenção?

A criação de um espaço público, no sentido de Arendt (1981), dentro do ambiente de uma empresa, ou entre profissionais de uma determinada categoria, abre a perspectiva de trocas e de questionamentos que não se realizavam antes. A perspectiva de se colocar "em público" o ponto de vista subjetivo de um determinado coletivo, exibe problemas e contradições existentes nas organizações, que podem ser inclusive geradores de sofrimento. Estas questões devem ser situadas. Discutir a prática, em Psicodinâmica do Trabalho, em uma determinada situação, deve considerar a história e a cultura locais. A prática de uma certa possibilidade de diálogo entre trabalhadores e gestores dentro das empresas, no Brasil, é pouco difundida, e ainda há poucos exemplos de trabalhadores que se organizam no interior daquelas, buscando mudanças no seu processo de trabalho. Há poucos comitês de empresa onde haja representação sindical; os próprios sindicatos não têm representação formal nas empresas, e se organizam fora delas. Desta forma, podemos considerar que a proposição de uma ação em Psicodinâmica do Trabalho, com a criação de grupos de trabalhadores para se expressarem dentro das empresas, pode ser considerada como uma situação nova, na qual, muito provavelmente, pela primeira vez será possível expressar-se efetivamente dentro do coletivo de trabalho.

Agir, em Psicodinâmica do Trabalho, tem a ver com necessidades sociais que incluem diferentes atores e autores. Afirmar a importância do agir no espaço público, na *polis*, significa reconhecer que a sua proposta política está centrada na possibilidade de emancipação daqueles que trabalham. Não é por acaso que as intervenções no campo se denominam *ação*.

Não se trata de uma ação unilateral, direcionada do pesquisador para o trabalhador, mas uma ação multilateral, partilhada, na qual o pesquisador tem um papel de facilitador, que sabe trabalhar as defesas psíquicas, tanto dos indivíduos, quanto do coletivo. Agir, neste caso, significa permitir que se construa um discurso sobre o trabalhar, que seja fruto de uma demanda, muitas vezes escondida, que seja resultado da construção de um discurso comum, e que seja validado pelo grupo, na forma de um relatório. Passada esta etapa, parte-se para um processo de validação ampliada e de divulgação dos resultados, seja através de ações dos próprios sujeitos ou de publicações.

Cada sujeito, em uma ação deste tipo, posiciona-se, participa, através de suas falas, de seus silêncios, de suas expressões. Na relação com os outros sujeitos e com os pesquisadores/especialistas, constrói-se uma palavra, um discurso coletivo. A palavra construída neste espaço coletivo visa ganhar espaço externo, sensibilizar outros atores sociais, aprofundar conhecimento e aumentar as possibilidades de transformação. É, portanto, a coluna de sustentação de uma ação em PDT e, ao final das contas, o principal instrumento para dar continuidade àquilo que se passou durante as sessões e foi validado pelos participantes.

Construir processos de validação ampliada, onde outros colegas possam também se apropriar do conteúdo já trabalhado, acrescentar novas coisas e facilitar a circulação desta palavra em outros espaços, é uma parte do processo bastante significativa, pois é a partir destas etapas de ação que a palavra construída por um grupo circula e é transformada por um coletivo mais amplo.

Ressalte-se, também, que mediar um processo grupal em PDT não significa falar sobre questões não autorizadas no coletivo. A ética, para quem trabalha com a psicodinâmica, passa também pelo calar-se, pela não divulgação, no domínio público, de coisas ditas durante o processo, mas que não foram autorizadas a ganhar outros espaços.

Respeitar os desejos e as defesas dos sujeitos significa ser menos diretivo que um pesquisador tradicional. Trata-se de uma clínica do trabalho, onde se busca fazer emergirem questões e aprofundá-las. Neste processo, também é importante evitar temas que o grupo não queira debater. Portanto, é respeitar as limitações que os sujeitos definem, e que moldarão tanto os processos como os resultados de uma ação.

Agir, em Psicodinâmica do Trabalho, significa também agir com risco. Este risco é tanto para aqueles sujeitos que estão participando, como para os pesquisadores / especialistas. A palavra dos sujeitos mobiliza quem se propõe a trabalhar na área, logo, ser pesquisador/especialista significa não apenas trabalhar com as técnicas propostas, mas também, não perder a compaixão e a possibilidade de viver intensamente os momentos que se passam naquele coletivo; e, sobretudo, durante todo esse processo de ação, estar aberto para vivenciar os riscos que uma escuta interessada e atenta traz.

Ainda, para o especialista/pesquisador, trabalhar sozinho sempre traz mais risco, uma vez que isto pode induzir uma escuta mais idiossincrática. É importante compartilhar com um coletivo de pesquisa, durante o processo de intervenção/ação. Apontar temas, apontar silêncios, apontar mudanças bruscas de rumo, de tom, durante as sessões, faz parte desta clínica, e isto fica mais rico quando não se trabalha isoladamente. Recuperar estes momentos permite um refinamento significativo dos processos. Desta maneira, uma sessão continua para muito além do seu término e, sobretudo, ela inspirará as que se seguem, seja a partir de uma releitura das falas; de um retrabalho de certos temas que os sujeitos escolheram como significativos; pela compreensão do que mobiliza os sujeitos, seja pela discussão do material do grupo com um coletivo de pesquisadores.

Essa supervisão horizontal, para o grupo de profissionais/pesquisadores, é muito importante, pois permite que se constitua uma visão, externa ao coletivo, daquela ação específica e, sobretudo, trazer à tona questões sobre a sua própria ação. A reflexão fora dos momentos das sessões é fundamental para que se possa avançar no próprio encaminhamento das sessões subsequentes, e também para a redação dos documentos de apoio para o coletivo da ação. O retorno e a retroalimentação são fundamentais.

Uma ação em Psicodinâmica do Trabalho poderia ser avaliada pela sua inscrição no tempo e no espaço. Transformar significa também permitir que os sujeitos se reapropriem da capacidade de refletir sobre as questões que lhes fazem, sobretudo, sofrer. Readquirir a capacidade de refletir, seria abrir a possibilidade de transformar o trabalhar em profundidade, questionando práticas que, por serem consideradas banais, são aceitas no mundo do trabalho, mas que podem engendrar sofrimento patogênico para os sujeitos.

Nenhuma ação no mundo do trabalho deve ser considerada como banal. O mesmo vale para uma ação em Psicodinâmica do Trabalho, pois trabalha-se com material sensível, diretamente relacionado com a vivência dos sujeitos, e que só pode ser tornado público mediante a sua aquiescência, seu desejo. Esta ação requer sensibilidade, delicadeza e, sobretudo, uma vigilância constante, para não negligenciar falas, expressões, silêncios, que sempre são significativos.

▶ Enfatizando alguns conceitos em Psicodinâmica do Trabalho

A **centralidade do trabalho** no mundo social, sua importância nas relações indivíduo-sociedade, e na constituição do próprio indivíduo, é um pressuposto compartilhado por diversos autores (Antunes, 1999; Déjours, 2003; Castel, 1998). Apesar de partirem de concepções teóricas diferentes, e atribuírem esta centralidade a elementos diversos, todos eles concordam sobre a importância do trabalho na constituição do indivíduo. O trabalho é mais do que o ato de trabalhar ou de vender sua força de trabalho em busca de remuneração: "tem-se, portanto, por meio do trabalho, um processo que, simultaneamente, altera a natureza e autotransforma o próprio ser que trabalha" (Antunes, 1999).

Déjours afirma que o trabalho deve ser entendido como um *continuum* que se estende para além de seu espaço restrito e influencia outras esferas da vida. O indivíduo é um só, e se não encontra sentido, se não exerce sua criatividade, se é obrigado a anestesiar sua inteligência no cotidiano de seu trabalho, precisará manter esse estado de alienação fora do trabalho, para suportar retornar a ele no dia seguinte. Ou seja, o sofrimento psíquico do indivíduo, vivenciado em relação ao seu trabalho, se estenderá para todas as esferas de sua vida privada (Déjours, 2004a).

Por outro lado, as relações que se constroem a partir do trabalho são fundamentais para o **processo de identificação e socialização** dos indivíduos, pois elas permitem, quando há espaço na organização, a transformação do sofrimento em prazer, através do olhar do outro, e pela valorização decorrente desse olhar. Quando o reconhecimento do trabalho não existe, a desvalorização consequente atinge outros espaços da vida cotidiana dos trabalhadores, contaminando o tempo do não trabalho.

O trabalho permite, também, o confronto entre mundo externo e mundo interno do trabalhador. O mundo "objetivo", com suas racionalidades, seus desafios, suas regras e seus valores, vai entrar em conflito com a singularidade de cada trabalhador, fazendo com que o confronto entre, de um lado, as relações de trabalho, seu conteúdo e a maneira como é organizado e, de outro, o mundo interno e subjetivo do trabalhador, seja gerador de sofrimento psíquico. Há um desacordo entre a racionalidade impessoal prevalente nas empresas, onde se busca o resultado do trabalho fornecido pelas pessoas, e a racionalidade dos sujeitos, que buscam a realização de seus desejos, numa busca constante para se desenvolver em meio a relações contraditórias, senão ambivalentes.

O custo dos afastamentos e absenteísmos ligados aos transtornos psíquicos, ou ao sofrimento em demasia, denominados genericamente de "estresse" tem aumentado significativamente e tem sido foco de atenção em diversas empresas prestadoras de serviço. Estas constatações vêm ao encontro de estudos realizados no Canadá e na União Europeia, onde os transtornos psíquicos são hoje uma das principais causas de absenteísmo e afastamento no trabalho (Vézina et al., 2001). Da mesma forma, dados previdenciários brasileiros constatam que os transtornos psíquicos já são a terceira causa de afastamentos do trabalho (Brasil, Ministério da Previdência Social, 2008).

Outro aspecto importante é que os transtornos psíquicos são alvo de preconceito e discriminação. Apresentar algum tipo de sintoma ou sinal de transtorno psíquico, mesmo que transitório, coloca em questão a credibilidade do trabalhador, e pode ser um impeditivo para promoções futuras e para a ascensão na carreira. Isto porque este tipo de problemática é entendida como fraqueza individual e incapacidade para assumir responsabilidades.

Note-se, por outro lado, que em muitas situações de trabalho, vários sinais de sofrimento serão considerados como "normais" pelos próprios indivíduos: cefaleias, insônias, alergias, queda de cabelos, irritação contínua etc. No máximo, dirão que vivem "estressados" e que isto se deve às pressões naturais da situação do trabalho.

Outro aspecto importante deste processo de desenvolvimento teórico-conceitual foi o encontro com a Ergonomia francesa. A distinção realizada entre **trabalho *prescrito*** e **trabalho *real*** (Guérin, 2001), foi uma contribuição importante para se questionar a dimensão monolítica da organização do trabalho. Os trabalhadores seguem, dentro do possível, prescrições e normas de procedimentos para executar as suas tarefas. Frequentemente, uma parte da realidade se destaca na forma de *resistência* às prescrições, ou seja, trata-se sempre de uma situação desconhecida, imprevista, imprevisível, que as coloca em cheque. O trabalhador, neste momento, encontra-se diante de um dilema: de um lado, a organização "espera" que ele cumpra o previsto e, de outro, se seguir a prescrição, não dará conta da nova situação. A saída é lançar mão da *fraude*[3], ou seja, "**trapacear as regras**" para desenvolver o trabalho. Neste contexto, incluímos o zelo dos sujeitos para que o trabalho saia a contento, implicando o bem fazer e a qualidade do seu resultado.

Abre-se, assim, o campo para se pensar a possibilidade de o indivíduo agir (**poder de agir**) sobre o trabalho. Ele não é um sujeito que deve se adaptar à organização e às condições do trabalho, mas deve recriar a tarefa, que implica a possibilidade da transformação do trabalho, dentro de determinados limites. O resultado deste processo, onde são buscadas novas soluções, a despeito das prescrições, é nomeado de trabalho real. Só que isto não ocorre sem riscos. O fato de transgredir as regras – e o sujeito o faz conscientemente –, suscita necessariamente preocupação e angústia: ele não tem certeza da justeza da solução. Em psicodinâmica, o termo "real do trabalho" representaria melhor esta confrontação do sujeito com a realidade, e que implica na construção da sua atividade e da dinâmica dos processos subjetivos e intersubjetivos que se desenvolvem.

Sempre que se cria uma solução, que se age em desconformidade com o prescrito, é necessário submeter a ação ao julgamento dos pares, à solução dada. Segundo Déjours, é o mais temível julgamento a que se submete, pois são os que verdadeiramente têm condições, experiências, conhecimentos, habilidades e competências para julgar o que foi feito: este seria o **julgamento estético** da solução, isto é, como ela contribui para o desenvolvimento das regras do ofício. Esta contribuição faz parte do que Clot (1995, 1999) considera como o desenvolvimento do gênero profissional. Do contrário, o indivíduo que não recebe um julgamento favorável irá sofrer, pela transgressão e a não solução do problema. Pode ser levado, no limite, a viver intensamente um sofrimento que pode se tornar patogênico, com consequências graves para a sua saúde mental.

Esta mesma solução pode também ser reconhecida pela chefia e, quando estiverem envolvidos, pelos clientes. Neste caso, trata-se do reconhecimento da **utilidade**. Entretanto, na maioria das vezes, as mudanças nas regras do trabalhar se passam sob silêncio, ficam invisíveis. Em certas situações, podem ser estabelecidos acordos tácitos. A hierarquia imediata sabe que é impossível cumprir o prescrito, mas também não tem como modificá-lo. Estes acordos são frágeis, e podem ser rompidos pelos mais variados motivos.

Ressalte-se que, em muitos destes processos de trabalho, pode ser evidenciada o que Déjours (2004c) chama **inteligência astuciosa**. É uma inteligência prática "essencialmente engajada nas atividades técnicas, em particular nas atividades de fabricação (*poïèsis*)". Caracteriza-se por certo número de traços: é mobilizada frente a situações inéditas, ao imprevisto, frente a situações móveis e cambiantes; ilustra-se particularmente na atividade do caçador, na arte do navegador ou do médico; sua competência é a astúcia; ela está fundamentalmente enraizada no engajamento do corpo, poupa esforços e privilegia a habilidade em detrimento do emprego da força; é inventiva e criativa.

Outro aspecto importante está ligado à questão do corpo, a psique existe **corporificada**. Ela não existe como uma entidade abstrata, baseada no que poderíamos definir como domínio do afetivo e de inteligência. A psique, assim como a cognição, está enraizada no corpo: esta dimensão corporal da inteligência prática é importante a ser considerada, pois implica um funcionamento que se distingue fundamentalmente de um raciocínio lógico. É a desestabilização do corpo em sua relação à situação que mobiliza, inicia e acompanha o jogo desta inteligência prática. Através da detecção e tratamento dos dados relativos à operação que um trabalhador irá esboçar rapidamente um diagnóstico ou uma medida corretiva.

Podemos observar, através do que foi exposto até o presente momento, como os novos elementos sobre o trabalho e a saúde mental são articulados, e como novos temas vão surgindo. Por exemplo, para a prática da *fraude com relação ao*

---

[3] Déjours usa o termo *tricherie* no original em francês. Gostaríamos de alertar que ele o utiliza num sentido positivo, não há um uso com uma conotação pejorativa, e assim deve ser entendido pelo leitor.

prescrito, são necessárias criatividade e inteligência, mas não basta ser criativo e inteligente, é necessário que a solução seja eficaz. Ora, como desenvolvemos anteriormente, da mesma forma como a *fraude* é julgada pelos pares, a criatividade, inteligência e a eficácia da solução também estão sendo julgadas ao mesmo tempo. Isto permite transformar o **sofrimento potencialmente patogênico em sofrimento criativo**. Isto pode produzir satisfação no trabalho, ou seja, há vivência de um intenso prazer, quanto maior for o desafio enfrentado. O processo criativo, e seu reconhecimento, levam-nos a discutir também um outro conceito fundamental para a promoção da saúde do trabalhador: a identidade.

Identidade é o conceito que permite entender a nossa necessidade de sermos únicos, singulares, diferentes do outro. É distinto do conceito de personalidade. Como recorda Déjours,

> *"uma parte importante da tradição psicanalítica confere um lugar essencial à análise da personalidade ou do caráter, isto é, às invariantes que resultam da sedimentação do drama da infância e conferem à pessoa uma estabilidade que tem frequentemente sido considerado como uma estrutura. Portanto, a personalidade, o caráter ou a estrutura não afastam os riscos da crise psíquica e da descompensação. O recurso à noção de identidade permite precisamente problematizar esta tensão entre o que vem do passado que confere a estabilidade e o que na atualidade, cria o risco de desestabilizar o sujeito ou de provocar as crises de mudança. A identidade nesta perspectiva conserva sempre uma certa precariedade e jamais é definitivamente adquirida"* (Déjours, 2004d).

Como dito anteriormente, Déjours (1987a, 2004b) afirma que o trabalho deve ser entendido como um *continuum*, que se estende para além de seu espaço restrito e influencia outras esferas da vida. O indivíduo é um só e, se não encontra sentido, se não exerce sua criatividade, se é obrigado a anestesiar sua inteligência no cotidiano de seu trabalho e a subutilizar suas capacidades, ele precisará desenvolver mecanismos de defesa, uma espécie de clivagem, uma espécie de alienação que permita suportar o trabalho e continuar no dia seguinte, contaminando sua vida familiar e social. Quando o reconhecimento do trabalho não existe, a desvalorização consequente atinge outros espaços da vida cotidiana dos trabalhadores, contaminando o tempo do não trabalho (Déjours, 2004b; 2004c; De Bandt *et al.*, 1995).

Pode-se entender, então porque a precarização do trabalho expõe os sujeitos a riscos para sua saúde mental, pois o intenso sofrimento seria gerado pela perda da continuidade da narrativa pessoal e profissional (Sennett, 1999) – que daria aos trabalhadores sentido e coerência ao seu trabalho e que os protege social e psiquicamente (Lancman, Uchida, 2003).

Por outro lado, as relações que ocorrem a partir do trabalho possibilitam o desenvolvimento da identidade e a transformação do sofrimento em prazer, pelo olhar do outro e pela valorização decorrente desse olhar (Lancman, Ghirardi, 2002). Assim, fica evidente que o trabalho e as relações que nele se originam nunca podem ser tomados como um espaço de neutralidade subjetiva ou social.

A identidade é algo que se constrói na relação com o outro (Vézina, 2000), ou seja, passa pelo julgamento e reconhecimento do outro. Isto significa que, na situação do trabalho, passa inicialmente pelo *fazer*. É a ação que irá primeiramente ser julgada. Mas esta é fruto da experiência, desenvolvimento das habilidades, competências e saberes práticos e teóricos. A ação atual é fruto de um longo percurso de vida do sujeito, logo, quando o seu *fazer* é julgado, o seu ser indiretamente também o é. Por isso, o reconhecimento (estético e de utilidade) terá uma grande repercussão no processo de identificação com o trabalho e, consequentemente, do fortalecimento da singularidade do sujeito, da sua identidade.

Para Déjours, a identidade é uma armadura psíquica que protege a saúde mental do indivíduo. Resulta do trabalho de unificação psíquica que produz um sentimento de continuidade, estabilidade e coerência. Trata-se de um processo que depende do olhar e da confirmação do outro, e é realizado no interior de uma história pessoal, socialmente modulada.

Mas o fazer requer *visibilidade*, e esta pressupõe risco subjetivo. Submeter-se ao julgamento do outro significa correr este risco, e este só pode ser assumido quando existe uma relação interpessoal de *confiança*. Esta só ocorre quando se constrói um clima de respeito e justiça com relação às ações das pessoas. Se existe transparência no julgamento do fazer, e que não seja distorcido por ambições outras que contaminem este julgamento, tais como, desejo de poder e dominação, pode-se criar um clima de cooperação. Por outro lado, a *invisibilidade* impossibilita o reconhecimento. O sujeito corre outro tipo de risco, o do anonimato e perda de identidade, que, no limite, ameaça sua saúde psíquica.

Esta construção da confiança, essencial para a saúde mental individual, depende também da criação de um coletivo de trabalho que, segundo Déjours, não é apenas um grupo, mas o resultado da construção comum de regras e do ofício. Faz parte deste processo a **atividade deôntica**, a atividade de construir acordos, normas e valores que se estabilizam sob a forma de regras. Logo, a construção de um espaço para a livre circulação da palavra coletiva é essencial para a saúde mental, e esta saúde passa pela construção de uma identidade sólida, que requer relações de confiança que só poderão ser produzidas se houver normas e valores éticos que norteiem as relações dentro de uma determinada organização.

O trabalho, a depender da forma como é organizado, leva os trabalhadores a diversos tipos de desgaste, à perda da expectativa de realizá-lo com qualidade e à desmotivação para desenvolvê-lo. Pode levar, ainda, à destruição de mecanismos de cooperação na equipe, queda de produção, absenteísmo e níveis elevados de sofrimento psíquico. Alguns estudos têm demonstrado que a perda da esperança de ter seu trabalho reconhecido, e de poder contribuir com sua experiência acumulada no avanço dos serviços, é um forte fator de sofrimento e desgaste psíquico. Afinal, o que mobiliza e motiva as pessoas para o trabalho não é somente a remuneração, mas a retribuição simbólica pela contribuição que elas trazem ao trabalho.

Autores como Vézina e Derriennic (2000) e Déjours (2004b) chamam a atenção para o fato de que, embora descompensações psíquicas graves, ligadas ao trabalho, possam eventualmente ocorrer, o que vem se observando mais frequentemente são fenômenos que se caracterizam por situações de elevado sofrimento psíquico. Esse sofrimento é atribuído a situações vividas pelos trabalhadores devido à organização do trabalho, ou de transformações dessa organização, e não configuram necessariamente transtornos mentais clássicos. Essas formas de sofrimento, segundo Rhéaume et al. (2000), podem se constituir como sentimento de impotência, falta de confiança em si e sentimento de perda do controle ou da capacidade de fazer frente aos constrangimentos impostos pelo trabalho. A exposição prolongada a estas condições pode gerar situações duradouras de perda de iniciativa e de passividade, por vezes patogênicas e prejudiciais, tanto para o trabalhador, quanto para as instituições, principalmente quando a eficácia do trabalho requer um engajamento ativo daquele.

Estudos de Vézina et al. (2001) têm mostrado que ocorre uma diminuição estatisticamente significativa da frequência de fadiga psíquica, desânimo e desgaste relacionados ao "envelhecimento no trabalho", quando se oferece ao trabalhador a possibilidade de desenvolver sua inteligência no trabalho, ter meios para fazer um trabalho de boa qualidade, poder escolher a maneira de realizar seu trabalho, opinar sobre a escolha organizacional, e ter margem de manobra e poder de governança sobre seu trabalho.

Assim, trata-se de estabelecer compromissos para a concepção do trabalho, que aliem as necessidades da produção dos serviços, dos programas, dos modelos laborais e a organização das ações em termos de qualidade e produtividade, com a promoção da saúde dos trabalhadores (Sznelwar, 2007).

Neste momento, é fundamental distinguir a experiência coletiva da experiência compartilhada. Não existe uma experiência coletiva vivida por todos igualmente. O sofrimento, por exemplo, não é coletivo, ele é individual. A experiência que os trabalhadores têm da mesma situação que produz sofrimento não é a mesma para cada um deles, não é comum a eles. O que é comum é o fato de muitos, dentre eles, sofrerem. Podemos compartilhar, então, como cada um sofre, ou seja, sua inteligibilidade, o seu sentido. No coletivo, o que se constrói é o sentido comum dos sofrimentos vividos. É através dos atos de linguagem ou, como diria Habermas (1987), das ações comunicativas, que podemos compartilhar o sofrimento.

As **regras do ofício** (Cru, 1987) são um elo intermediário nesta construção. É uma condição necessária, mas não suficiente, entre o reconhecimento de pares e a negociação da organização real do trabalho. As regras são atravessadas pelas relações sociais do trabalho, fundamentais para a criação do espaço de cooperação, pois este repousa sobre a construção e transformação das regras de trabalho. E isto somente irá ocorrer com um espaço que respeite as diferentes manifestações e discussões entre os agentes, e que permitam, através dos atos de linguagem, a criação das normas que vão reger as relações interpessoais. Outra questão fundamental, na construção do campo da Psicodinâmica do Trabalho, estaria ligada ao reconhecimento da questão de **gênero**. Neste caso, estaríamos, como mostra Molinier (2000a), no registro da invisibilidade do trabalho da mulher. O teatro do trabalhar não se apresenta claramente, ainda mais no caso do trabalho em serviços, onde não há uma produção de objetos, de uma ação voltada para algo técnico, e o que é feito não é diretamente objetivável. Estas questões ficam bem evidentes em relação ao trabalho de enfermeiras, um trabalhar orientado para a preocupação com o outro, onde frequentemente até isso é impedido, pois a impessoalidade é, nos casos por nós estudados, muitas vezes, uma regra. A compaixão é fundamental para que se possa desenvolver um bom trabalho do cuidado.

Segundo Molinier (1995, 2000b), o trabalho feminino, predominante nas situações estudadas, torna-se insuportável se as mulheres não forem sustentadas pela qualidade das relações intersubjetivas, no seio do coletivo feminino. Sem estas, as pessoas estariam relegadas à sua própria sorte, sob o risco de adoecer, tanto física como afetivamente. Para ela, "através do dizer, trata-se do sentir e do fazer sentir, de constituir uma comunidade de sensibilidade para cercar, domesticar a violência". Para ela, a violência começa com a indiferença, com a negação do outro e de si, através da maneira como é organizado o trabalho, onde se impede o trabalho de encontro com o outro, sem o qual não há encontro consigo mesmo, possíveis quando há espaço para se criarem relações subjetivas com qualidade.

▶ Novos desafios e discussão

Com o desenvolvimento de novas maneiras de organizar os trabalhos, conhecidos como modelos pós-fordistas, surgem formas de sofrimento diversas. Em nome da flexibilização, o que se observa é uma violenta precarização das relações de trabalho. Esta tem aumentado a prevalência de patologias, como as de sobrecarga, as desencadeadas pelos assédios moral e sexual, e as patologias da solidão. Estas são fruto do desmantelamento dos coletivos e do excesso de competição entre as pessoas, que induziriam, inclusive, a condutas desleais e à busca constante de se sobrepujar e de ser melhor e mais do que os outros.

Hoje, um dos mais graves efeitos desta deterioração são os suicídios ligados ao trabalho. Em 2005, eclodem na França, mais especificamente na Renault francesa, seis casos de suicídio. Rompendo-se o pacto de silêncio de até então, os casos são amplamente divulgados na mídia, e o mundo passa a ter consciência dos efeitos devastadores desses novos modelos de organização. Em 2008, explode a seguir um novo escândalo, agora com vinte e oito suicídios, entre 2008 e 2009, na France Telecom. Estes fatos, extremamente preocupantes, colocam em cena os perigos a que estamos todos sujeitos, quando somos submetidos a novas formas de avaliação individual do desempenho, a uma competição desmesurada e a uma deterioração das formas de cooperação e da solidariedade no trabalho. É importante salientar que esses casos de suicídio não se limitam a um país especificamente; há casos de suicídio em muitas situações de trabalho em nosso país e, mais recentemente, apareceram na mídia casos semelhantes na China.

Desvelar o espesso véu de silêncio, com relação ao sofrimento patogênico, é um desafio fundamental para a Psicodinâmica do Trabalho e para o futuro do trabalho em si. O desenvolvimento do campo ainda está em aberto: há várias questões que não são tratadas e, ainda, há um paradoxo muito grave. Segundo Déjours, a Psicodinâmica do Trabalho tem se desenvolvido bastante nos últimos anos, mas não se enxerga uma redução substantiva dos problemas ligados à saúde mental. Infelizmente, como dito anteriormente, o que se constata é um aumento significativo da incidência de distúrbios dessa ordem (Déjours, Bègue, 2010).

▶ Referências e Bibliografia consultada

Agency Facts. Violência no trabalho. FACTS 24 – Agência Europeia para a Segurança e a Saúde no Trabalho, 2002. Disponível em: http://agency.osha.eu.int/publications/factsheets/24/factsheetsn24-pt.pdf.

Antunes R. Os sentidos do trabalho: ensaio sobre a afirmação e a negação do trabalho. São Paulo: Boitempo Editorial, 1999.

Arendt H. A condição humana (tradução de The human condition – 1958), São Paulo: EDUSP, 1981.

Billiard I. Les conditions historiques et sociales d'apparition de la psychopathologie du travail em France (1920-1952). In Les Histoires de la Psychologie du Travail, 2a.ed. Toulouse: Octarès Éditions, 1999.

Billiard I. Santé mentale et travail. L´émergence de la psychopathologie du travail. Paris : La dispute, 2001.

Brasil. Ministério da Previdência Social. Boletim Estatístico da Previdência Social. Vol13, nº 04, abril 2008. Disponível em: http://www.previdenciasocial.gov.br/arquivos/office/3_081014-103855-916.pdf. Acessado em 18/05/2009

Castel R. As metamorfoses da questão social: uma crônica do salário. Rio de Janeiro. Vozes, 1998.

Clot Y. Le travail sans L'homme? Pour une psychologie des milieux de travail et de vie. Paris: Edition La Découverte, 1995.

Clot Y. La fonction psychologique du travail. Le travail human. Paris : PUF, 1999.

Cru D. Les règles du métier. In plaisir et souffrance dans le travail. Séminaire interdisciplinaire du travail. Paris : Centre National de la Recherche Scientifique, 1987.

Daniellou F. L'ergonomie enquête de ses principes. Toulouse: Octarès Éditions, 1996.

De Bandt J, Déjours C, Dubar C. La France malade du travail. Paris: Bayard, 1995.

Déjours C. A loucura do trabalho: estudo de psicopatologia do trabalho. São Paulo: Cortez/Oboré, 1987a.

Déjours C. Plaisir et souffrance dans le travail: l'approche par la psychopathologie du travail. In: Plaisir et souffrance dans le travail. Séminaire interdisciplinaire de psychopathologie du travail. Paris : Centre National de la Recherche Scientifique, 1987b.

Déjours C, Abdoucheli E, Christian J. Psicodinâmica do trabalho: contribuição da escola Dejouriana à análise da relação prazer, sofrimento e trabalho. São Paulo : Editora Atlas, 1994.

Déjours C. Évatulation ou validation en psychologie du travail? Pratiques psychologiques, de l'intuition à l'évaluation. L'Esprit du Temp (Paris), 1: 51-61, 1995.

Déjours C. Psychologie clinique du travail et tradition compréhensive. Sous direction de Clot, Y, Les histoires de la psychologie du travail. Approche pluri-disciplinaire. Toulouse: Octarès Éditions, 1996a.

Déjours C. Uma nova visão do sofrimento humano nas organizações. In: Chanlat JF (coord.). O indivíduo na organização. Dimensões esquecidas. São Paulo: Editora Atlas, 1996b.

Déjours C. Souffrance em France – La banalisation de l'injustice sociale. Paris: Èditions du Seul, 1998.

Déjours C. L'évalutaion du travail à l'épreuve du reel. Paris: INRA Éditions, 2003.

Déjours C. A metodologia em psicopatologia do trabalho. In: Lancman S, Sznelwar LI (orgs.). Christophe Déjours: da psicopatologia à psicodinâmica do trabalho. Brasília, Rio de Janeiro: Paralelo 15/Fiocruz, 2004a. p.105-126.

Déjours C. Addendum, da Psicopatologia à psicodinâmica do trabalho. In: Lancman S, Sznelwar LI (orgs). Christophe Déjours: da psicopatologia à psicodinâmica do trabalho. Brasília, Rio de Janeiro: Paralelo 15/Fiocruz, 2004b. p. 47-104.

Déjours C. Inteligência prática e sabedoria prática: duas dimensões desconhecidas do trabalho. In: Lancman S, Sznelwar L (orgs) Christophe Déjours: da psicopatologia à psicodinâmica do trabalho. Brasília: Paralelo 15/Fiocruz, 2004c.

Déjours C. Análise psicodinâmica das situações de trabalho e sociologia da linguagem In: Lancman S, Sznelwar LI (orgs.). Christophe Déjours: da psicopatologia à psicodinâmica do trabalho. Rio de Janeiro: Paralelo 15/Fiocruz, 2004d. p.197-241.

Déjours C. Conjurer la violence: travail, violence et santé. Paris: Payot, 2007.

Déjours C. Les dissidences du corps. Paris: Petite Bibliothèque Payot, 2009.

Déjours C, Bègue F. Suicídio e trabalho. Brasilia: Paralelo 15, 2010.

Dessors D. De l´ergonomie à la psychodynamique du travail. Methodologie de l´action. Toulouse: Éditions Érès, 2009.

Gomez CM, Thedim-Costa SMF. Precarização do trabalho e desproteção social: desafios para a saúde coletiva. Ciência & Saúde Coletiva, 4(2): 411-22, 1999.

Guérin F et al. Compreender o trabalho para transformá-lo: a prática da ergonomia. São Paulo: Edgard Blücher, 2001.

Guillant LL. Le drame humain du travail. Ramonville Saint-Agne : Éditions Érès, 2006.

Habermas J. Théorie de l'agir communicationnel. Rationalité de l'agir et rationalisation de la société. 2 vols. Paris: Edition Fayard, 1987.

ILO – International Labour Organization. Introduction to violence at work. SafeWork-Violence at work, 2002. Disponível em: http://

www.ilo.org/public/english/protection/safework/violence/index.htm

Lancman S, Ghirardi MIG. Pensando novas práticas em terapia ocupacional, saúde e trabalho. Revista de Terapia Ocupacional da Universidade de São Paulo, 13(2): 44-85, 2002.

Lancman S, Heloani R. Psicodinâmica do trabalho: o método clinico de intervenção e investigação no trabalho. Produção (São Paulo), 14(3): 77-86, 2004.

Lancman S, Uchida S. Trabalho e subjetividade: o olhar da psicodinâmica do trabalho. Cadernos de Psicologia Social do Trabalho, 6: 79-90, 2003.

Lancman S, Uchida S, Sznelwar LI. Subjetividad y trabajo. Revista Subjetividad y Cultura, México, 23: 7-58, 2005a.

Lancman S et al. Sofrimento psíquico e envelhecimento no trabalho: um estudo com agentes de trânsito na Companhia de Engenharia de Tráfego na cidade de São Paulo. Relatório Científico (CNPq processo nº 473880/2003), 2005b.

Maggi B. Do agir organizacional: um ponto de vista sobre o trabalho, o bem-estar, a aprendizagem. São Paulo: Editora Edgard Blücher, 2006.

Molinier P. Psychodynamique du travail et identité sexuelle. Thése de doctorat en Psychologie, Conservatoire National des Arts et Metiers, Paris, 1995.

Molinier P. Prévenir la violence: l'invisibilité du travail des femmes. Travailler, 3: 73-86, 2000a.

Molinier P. Travail et compassion dans le monde hospitalier. In: Relation de service: regards croisés. Les Cahiers du Genre, 28: 49-70, 2000b.

Molinier P. Gestion hospitalière et souffrance éthique des personnels hospitaliers. Palestra proferida na Escola Politécnica da USP, 2003. [mimeo]

Molinier P. Les enjeux psychiques du travail. Paris: Éditions Payot & Rivages, 2006.

Molinier P, Laugier S, Paperman, P. Qu'est-ce que le care? Souci des autres, sensibilité, responsabilité. Paris: Petite Bibliothèque Payot, 2009.

Renault M. Á propos de la violence en situation de sous-emploi. Récit et tentative d'analyse. Travailler. Revue Internationale de Psychopathologie et de Psychodynamique du Travail, 14: 120, 2005.

Rhéaume J, Maranda MF, Saint-Jean M, Trudel L. Réorganisation du travail et action syndicale: defies et paradoxes. In: Roy C, Vézina M. (eds.) Le travail et ses malentendus, enquêtes en psychodynamiques du travail au Québec. Québec: Les Presses de l'Université Laval & Octarès, 2000. p.53-79.

Sennett R. A corrosão do caráter. Rio de Janeiro: Record, 1999.

Sznelwar LI, Lancman S, Uchida S. Working at streets as public agents – how to learn and create a profession. In: Pikaar RN, Koningsveld EAP. (eds). Meeting diversity in ergonomics. Proceedings of the IEA 2006 Congress, 2006, Maastricht, Netherlands.

Sznelwar LI, Uchida S, Mascia F. De l'impossible évaluation de ce qui n'a pas de limite, et des conséquences pour ceux qui ont quand même à y faire face. In Hubault F (ccord.) Évaluation du travail, travail d'évaluation. [Seminaire Paris 1, 4-5-6- juin 2007]. Toulouse: Octarès Éditions, 2008.

Vézina M. Les fondements théoriques de la psychodynamique du travail. In: Le travail et ses malentendus: psychodynamique du travail et gestion. Toulouse: Les Presses de l'Université Laval et Octarès Éditions, 2000.

Vézina M, Derriennic C, Monfort C. Tension au travail et atteintes à la santé mentale: l'éclairage de l'ênquete ESTEV. In: Travail, santé, viellissement, relations et évolution: Collection Colloques. Paris: Octarès Editions, 2001.

Contribuição da Ergonomia para a Transformação e Melhoria da Organização e do Conteúdo do Trabalho

51

Júlia Issy Abrahão
Fausto Leopoldo Mascia
Uiara Bandineli Montedo
Laerte Idal Sznelwar

- Ação ergonômica e saúde
- Diferentes abordagens e os pressupostos sobre o ser humano em atividade
- O diagnóstico do trabalho e sua contribuição às diferentes abordagens
- O trabalho enquanto processo na construção da saúde
- Entre a tarefa e a atividade: o trabalhar
- A atividade de trabalho
- O significado da variabilidade em Ergonomia
- As características da população e sua importância na ação ergonômica
- Características de produção e sua importância para uma ação ergonômica
- O trabalho em seus diferentes aspectos
  O trabalho em seus aspectos físicos
  O trabalho em seus aspectos cognitivos
  O trabalho em seus aspectos subjetivos
- A importância e os limites das normas em Ergonomia
- A análise ergonômica como instrumento de diagnóstico do trabalho
- A Ergonomia para o projeto e para a transformação do trabalho
- Referências

Ação ergonômica e saúde

Poucas são as disciplinas que, ao estudarem as questões do trabalho, se preocupam com o seu conteúdo, as suas consequências para a saúde e para a vida da população trabalhadora, bem como com seus efeitos na produção. Nos últimos 50 anos, inúmeros trabalhos em Ergonomia têm revelado, ao meio científico e à sociedade, aspectos até então desconhecidos sobre o ato de trabalhar, antes relegados aos bastidores da produção.

As questões tratadas em Ergonomia têm como ponto de partida dimensões que podem ser explicadas por pesquisas que privilegiam aspectos antropométricos, biomecânicos, o consumo de energia, órgãos sensoriais, neurofisiologia, dentre outros. Aliam-se a estes estudos mais clássicos o desenvolvimento de conhecimentos oriundos da Psicologia Cognitiva e de sua aplicação em diversas situações de trabalho, contribuindo para uma transformação significativa no campo da Ergonomia.

Apesar de não ter havido, por muito tempo, em Ergonomia, um debate conceitual sobre a saúde, podemos considerar que a questão da saúde, como um processo dinâmico, esteve presente nas discussões da área desde os seus primórdios. Não havia uma formulação explícita, entretanto, a adoção da Fisiologia e da Psicologia como disciplinas fundadoras faz supor que a busca pela adaptação do trabalho ao ser humano considera vários aspectos da dinâmica da vida. Apesar disso, é importante frisar que, tanto a Fisiologia como a Psicologia, que serviram de base para a constituição da Ergonomia, eram fortemente impregnadas por conceitos mecanicistas, que propunham visões distantes do ponto de vista que defendemos como dinâmica da vida. Assim, o fato de integrarem a variabilidade, tanto interindividual, como intraindividual, como um dos seus pressupostos, insere a questão da evolução dos trabalhadores ao longo do tempo, na qual está incluído o tema do envelhecimento. Portanto, mesmo sem se preocupar, inicialmente, com a adoção de uma definição explícita sobre saúde, a Ergonomia trilhou seu caminho desafiando as disciplinas que a constituíram a pensar os sujeitos de maneira distinta, pois os seres humanos trabalhando não são exatamente os mesmos que se dispõem a participar de estudos experimentais em laboratório. São, de fato, sujeitos que agem, que refletem, e que sofrem.

Ainda no final do século XX, outros desafios com relação à saúde do trabalhador foram colocados, com novos matizes. Mais uma vez, buscou-se a Ergonomia e suas possíveis contribuições, com vistas a compreender e encontrar soluções para melhorar o trabalho. O setor de serviços tornou-se foco de atenções, não apenas pelo seu estrondoso desenvolvimento em muitos países, mas também em razão do aparecimento de doenças, ou melhor, de epidemias, que atingiram e atingem muitos trabalhadores em serviços.

As conhecidas "Lesões por Esforços Repetitivos" (LER), hoje também denominadas, no Brasil, de "Distúrbios Osteomusculares Relacionados ao Trabalho" (DORT), começaram a ganhar mais relevância na década de 1980, em trabalhadores que desenvolviam atividades repetitivas sob forte constrangimento de tempo, sendo ícone o caso dos digitadores. Apesar de conhecidas há muito, tendo sido descritas por Ramazzini (1999) como a "Doença dos Escribas", estas afecções ficaram quase esquecidas por muito tempo. Vieram à tona com o aumento significativo da atividade de digitação, principalmente no setor bancário-financeiro, e também graças à introdução de tecnologias informatizadas, seja como ferramentas para medir o desempenho das atividades, seja como meio de controle dos trabalhadores.

Os paradigmas que nortearam esses projetos de trabalho em serviço trouxeram grandes desafios para a Ergonomia. Longe de ser um problema ligado apenas às inadequações dos postos de trabalho, pequenos e não ajustáveis, e dos ambientes de trabalho, que, ao contrário do ambiente fabril, sempre pareceram ser mais adequados, estava em questão uma discussão fundamental: como colocar em debate, junto às empresas, a questão estratégica das escolhas relativas ao tipo de produção e de trabalho impostos aos trabalhadores? E, além disso, como propor uma abordagem, em Ergonomia, que integrasse estes aspectos, visando soluções mais adaptadas? Mesmo quando foram introduzidas melhorias em postos de trabalho, sem que fossem revistos os conceitos norteadores da produção, os problemas de saúde logo reapareceram. De fato, o que estava em jogo era muito mais o trabalho intenso, e muitas vezes desprovido de conteúdo, ao qual milhares de pessoas estavam submetidas.

Apesar do progresso do conhecimento e das mudanças havidas no conteúdo e na organização do trabalho, os ergonomistas ainda são confrontados com questões tradicionais, como o risco de doenças físicas, de acidentes de trabalho, ao lado de questões mais atuais, como os problemas de confiabilidade dos sistemas. Logo, o critério de construção da saúde é fundamental, pois, infelizmente, ainda há riscos significativos para a saúde dos trabalhadores em muitas situações de trabalho.

Discutir a questão da saúde implica explicitar qual ponto de vista adotamos. Os conceitos que norteiam este debate podem ser divididos em pelos menos dois grandes grupos. Um deles refere-se ao "estar", isto é, aquele que define a saúde como um estado de bem-estar físico, psíquico e social e que, muitas vezes, se baseia na ausência de problemas como indicador de saúde. A segunda vertente apoia-se em conceitos que interpretam a questão como um processo, uma dinâmica que inclui diversos aspectos, inclusive considerando o trabalho como um importante modulador. Como propõe Déjours (1985, 1993, 1995), a saúde seria, então, um objetivo, algo que todos almejamos, e estaria ligada a um conceito de potencial de vida, de possibilidades. Portanto, um conceito relativo, mas calcado em um aspecto positivo, do poder agir e do poder ser.

Estes princípios comportam também as possibilidades ligadas ao desenvolvimento profissional, o aspecto das competências. Nesta discussão, foi integrada a influência dos aspectos cognitivos na saúde no que diz respeito às possibilidades que o trabalho traz para que as pessoas possam adquirir novos conhecimentos, novos "saber-fazer", e finalmente, se tornarem mais competentes. Nesta perspectiva, o trabalho é, também, um processo para a realização de si (Déjours *et al.*, 1994), e constitui uma dimensão significativa para a construção da saúde. Parafraseando Maggi (2005), talvez possamos dizer que a discussão da saúde é uma discussão sobre o "bem-estando", retomando o conceito de saúde como um processo, e não de um estado.

A proposta deste capítulo é discutir maneiras de se aliar a construção da saúde com os objetivos e as condições de produção, transformando-os e adequando-os às características humanas. Na tentativa de buscar uma síntese entre os diversos aspectos humanos com relação ao trabalhar, pretende-se discutir como se aborda, em Ergonomia, o ser humano em situação de trabalho, suas metodologias, e suas teorias, voltadas para a compreensão da ação, do fazer.

A ação ergonômica é construída a partir do ponto de vista da relação entre as exigências do trabalho e as consequências sobre a saúde, o que caracteriza um ponto de vista clínico. Portanto, pretende-se discutir como se constrói um diagnóstico da situação, uma vez que seu objetivo é propor transformações nas condições concretas de trabalho, por meio da melhoria dos instrumentos para produzir, do conteúdo das tarefas e da maneira como é dividido o trabalho e são organizados os tempos de produção.

A partir desta pequena explanação, acreditamos que é importante considerar que a questão da saúde, em Ergonomia, está colocada pelas possibilidades que o trabalho propicia para as pessoas desenvolverem as suas atividades. Assim, a questão da saúde se situa no campo da Engenharia, em um sentido bem amplo. Este pressuposto se justifica apoiado no princípio de que, de fato, precisamos de projetos de produção e de maneiras de gestão do trabalho que incluam as pessoas como sujeitos, e não como extensões de máquinas, ou ainda, como a parte do sistema que pode se adaptar, se adequar aos dispositivos técnicos. Nesta perspectiva, o desafio é possibilitar o desenvolvimento, e não impedir as ações (Clot, Fernandez, 2005; Sznelwar, 2003; Sznelwar, Mascia, Bouyer, 2006).

▶ Diferentes abordagens e os pressupostos sobre o ser humano em atividade

Em Ergonomia, o debate com outras disciplinas sempre esteve presente e trouxe enriquecimentos mútuos. Considerando os objetivos desta obra, entendemos que iniciar o debate com as abordagens da Medicina do Trabalho, da Higiene e Segurança e da Toxicologia permitem, de certa forma, situar a ação ergonômica.

O ferramental terapêutico do médico do trabalho, quando se trata dos riscos ligados ao trabalho, é restrito. Ousaríamos afirmar que a principal arma terapêutica é o diagnóstico precoce e o afastamento do risco, uma vez que as patologias, em sua grande maioria, são irreversíveis. De pouco adianta diagnosticar uma surdez profissional ou uma tenossinovite, se não o fizermos o mais rápido possível para evitar sua progressão, se é que isto é possível. Muitas vezes, restam apenas soluções médicas paliativas, e estas fogem do campo de ação da Medicina do Trabalho. Assim emerge a primeira distinção entre a Ergonomia e a Medicina do Trabalho, ou seja, tratar o trabalho e não os trabalhadores.

No diálogo com a Higiene e a Segurança, também se colocam questões muito intrigantes como por exemplo, quando discutimos a quantidade de ruído, estamos falando de limites de tolerância ou de conforto? A diferença é significativa, em termos de energia vibratória, se adotamos patamares de 80 ou 60 decibéis. Ao prescrevermos, sob a égide das normas, estamos tratando da questão da inteligibilidade da fala, para permitir que as pessoas se comuniquem no trabalho, inclusive para permitir maior proteção contra outros riscos, como os de acidentes?

Trata-se de um debate interessante, que distingue o risco à saúde, do conforto. Busca-se o conforto para trabalhar, na perspectiva da construção da saúde e de um desempenho para produzir, condizente tanto com as exigências de confiabilidade, produtividade e qualidade, quanto da construção da saúde que, sob certos ângulos, abrange todos estes aspectos. Isto é, produzir bem segundo o ponto de vista também de quem o faz é um pressuposto para a saúde, e as condições propiciadas pelo ambiente de trabalho são fundamentais.

O diálogo com a Segurança do Trabalho, a partir da análise ergonômica da atividade, propiciou outros debates. Muitas vezes, ao nos depararmos com situações nas quais os trabalhadores não obedeciam às regras prescritas de segurança, emergia sempre o ponto de vista de quem projetou o trabalho, segundo o qual as pessoas não estavam cumprindo as suas obrigações, pois eram inconscientes ou ignoravam as normas. Entretanto, ao se adotar um ponto de vista em que emergia o real do trabalho, ficava evidente que muitas medidas de proteção eram inconvenientes, pois atrapalhavam ou inviabilizavam o curso da ação.

Vale salientar, ainda, que certos tipos de produção só acontecem porque as pessoas se arriscam e transgridem normas baseadas em uma condição de produção teórica. Por exemplo, como é trabalhar sentindo medo? Segundo estudos em Psicopatologia e Psicodinâmica do Trabalho, é muito difícil, quiçá impossível, razão pela qual se observam comportamentos inusitados frente ao risco, verdadeiros mecanismos de defesa que ajudam a reduzir o nível de consciência sobre o risco (Déjours, 2000). A compreensão dos fatos, quando realizamos uma ação ergonômica, não significa que compactuamos com tal situação e, sim, que nas situações nas quais não se consiga eliminar os riscos – o que nem sempre é possível –, permitir que as pessoas ajam com prudência durante o desenrolar de suas atividades.

Na Toxicologia, os debates ganharam forma no fim do século passado, quando foi proposto um diálogo batizado de Ergotoxicologia (Villate, 1985; Sznelwar, 1992; Sznelwar, 2007). Nos trabalhos de Sznelwar (1992, 2007), ficou evidente que, apesar dos conhecimentos oriundos dos estudos experimentais e clínicos da Toxicologia, muitas lacunas foram identificadas devido ao desconhecimento do que se passava na realidade de trabalho. Nas situações de exposição a biocidas utilizados como praguicidas na agricultura, os trabalhadores estavam expostos a misturas muito distintas de princípios ativos. As condições ambientais nas quais eram empregados estes produtos variavam significativamente, assim como a exposição e os riscos com relação aos equipamentos e ao modo de organização do trabalho.

Essas questões, com as quais somos confrontados quando estamos analisando o real do trabalho, podem ser muito úteis para o diálogo entre disciplinas afins. A mútua contaminação, no que diz respeito ao conhecimento, aos métodos e às propostas, é importante para que se avance em efetivas mudanças no trabalho.

Entretanto, também é importante, para que se construa um debate efetivo, que se explicitem os pontos de vista. No caso da Ergonomia da Atividade, trata-se de um ponto de vista compreensivo, no qual, o que está em jogo é construir um diagnóstico que possa congregar diferentes aspectos que, de alguma maneira, contribuam para que a atividade do trabalho se desenvolva a partir da perspectiva do trabalhar. Assim, torna-se possível construir soluções conjuntas que permitam melhorar as condições para a construção da saúde.

▶ O diagnóstico do trabalho e sua contribuição às diferentes abordagens

Ao mesmo tempo em que se busca, em Ergonomia, conhecimentos de outras áreas, podemos contribuir para o enriquecimento das disciplinas preocupadas com a relação saúde-trabalho. Acreditamos que a inclusão da atividade desenvolvida pelos sujeitos, para produzir um produto ou um serviço, pode ajudar a desvelar muitos aspectos ignorados.

No caso do projeto de produção, em que se incluem os processos, a divisão do trabalho e a organização do tempo, o fato de os projetistas terem um desconhecimento sobre diferentes eventos que ocorrem na realidade, pode causar inúmeros transtornos. Por exemplo, ao se definir um tempo para produzir um determinado produto, deixar uma margem de manobra apenas como uma medida de prudência pode não ser suficiente. Qualquer alteração que reduza os tempos, os intervalos para atender a um aumento de pedidos, pode levar a situações de impasse, pois, para quem está desenvolvendo a operação, resta decidir entre a qualidade, a segurança e a extenuação.

Projetar em conjunto com quem faz, repensar paradigmas, é fundamental para que se propiciem melhores condições de trabalho. Se tal pressuposto é válido para operações industriais, o mesmo se pode afirmar com relação a outros setores da economia. No caso de atividades de serviço, desconsiderar os aspectos relacionais da triangulação entre o papel do cliente – que espera um produto do serviço e interfere no próprio processo de produção –, a perspectiva técnica da empresa, e a perspectiva da atividade de quem está desenvolvendo a operação, traz riscos significativos, tanto para a produção do serviço em si, quanto para a saúde do trabalhador.

▶ O trabalho enquanto processo na construção da saúde

Construir a saúde pode parecer um contrassenso, se adotarmos o ponto de vista do trabalho como apenas mais um risco. Considerar a perspectiva patológica do trabalho foi e será importante para que possamos entender os problemas e definir prioridades no processo de mudança, com o intuito de impedir ou, ao menos, diminuir a ocorrência de agravos à saúde.

Como salientado anteriormente, agir sobre a doença é muito importante, em termos de minorar o sofrimento. Entretanto, como, na maioria das vezes, as patologias são irreversíveis e deixam sequelas, não apenas no âmbito físico como também psíquico, é importante se antepor ao processo de adoecimento. Este desafio só se torna factível se invertermos a perspectiva: trabalhar seria, sim, uma fonte de construção da saúde, uma vez que se tornaria o cenário privilegiado para os sujeitos desenvolverem suas habilidades, sentirem-se úteis fazendo coisas belas e bem feitas, e favorecer a socialização, permitindo a construção de espaços de convívio. Isto é, o trabalho se tornaria um lócus privilegiado para o processo da realização de si, como preconiza a Psicodinâmica do Trabalho (Déjours, 2004).

Nesta perspectiva, situam-se a ação em Ergonomia, a construção de situações de trabalho, de tarefas e de maneiras de organizar o trabalho propícias para tal. Assim, trabalhar é poder fazer algo interessante, é poder ter condições de se construir enquanto sujeito da ação, é poder realizar, é poder se constituir como equipe que possa cooperar e agir em coletivo, é desenvolver ações numa perspectiva de contribuição para o desenvolvimento de produtos e serviços condizentes, inclusive com uma perspectiva sustentável mais ampla, para que as pessoas possam envelhecer trabalhando e, também, obter bons resultados em termos econômicos, sociais e ambientais.

▶ Entre a tarefa e a atividade: o trabalhar

Os dados sobre as características físicas, antropométricas, fisiológicas, sociais, culturais e psicológicas da população de trabalhadores, bem como as informações sobre a organização do trabalho, a tarefa prescrita, a divisão das pessoas, a hierarquia funcional, os tempos de trabalho, os objetivos e instrumentos de produção compõem os aspectos que distinguem e singularizam a situação de trabalho.

As condições materiais e físicas para a execução do trabalho constituem fatores que limitam ou dinamizam as inter-relações do sistema, reforçando a interdependência de cada um dos elementos do sistema de trabalho (Abrahão et al., 2009). Conhecê-los permite, portanto, identificar a natureza das inter-relações existentes e intermediadas pela atividade de trabalho, princípio norteador das ações de transformação e concepção do trabalho. A identificação da atividade de trabalho, para a ação ergonômica, passa, inexoravelmente, pela distinção conceitual do trabalho prescrito e seus possíveis desdobramentos.

O conceito de trabalho resulta de uma dialética entre o conjunto de prescrições e a ação efetiva dos diferentes atores, pressupondo um investimento individual ou coletivo nessa gestão. Entretanto, mesmo que haja uma diferença significativa entre o previsto (prescrito) e o real, os pressupostos adotados definem o modo de pensar em uma determinada situação. A hierarquia controla, avalia e comanda a partir deles. Muitos problemas e conflitos são oriundos desta distância.

A compreensão da situação de trabalho implica o conhecimento dos seus elementos e das inter-relações nela existentes. Explícitas no contrato de trabalho, ou contidas, implicitamente, entre o que é determinado e o que é esperado pela organização, as instruções e prescrições sobre "o que fazer", "como fazer" e "quem fará para quem" constituem a tarefa. Ao mesmo tempo em que delimitam, elas autorizam a realização do trabalho. Seus termos abrangem os objetivos quantitativo e qualitativo do produto final desejado, e as condições de trabalho, o ambiente físico, os procedimentos, os horários e prazos, os instrumentos e ferramentas, a remuneração e demais meios disponibilizados, que possibilitam a realização do trabalho (Abrahão et al., 2009; Falzon, 2007b). Sua importância, no sistema de trabalho, reside, principalmente, no seu papel indispensável na determinação e na autorização das ações destinadas à realização do trabalho (Abrahão et al., 2009).

A tarefa prescrita está relacionada aos objetivos, expectativas e exigências organizacionais dentro do processo de produção. Ao realizar sua tarefa, o trabalhador tem a sua própria representação do que é prescrito, elaborando a chamada tarefa efetiva ou tarefa real, "constituída pelos objetivos e restrições que o sujeito coloca para si mesmo" (Falzon, 2007a). A tarefa real também agrega a compreensão do trabalhador a respeito do que foi prescrito pela organização, e a tarefa resultante do julgamento do próprio trabalhador, chamada por Veyrac (1998, apud Falzon, 2007b), de tarefa apropriada.

Em uma breve reflexão sobre a necessidade do conhecimento das diferentes fontes de prescrição da tarefa, Daniellou e Béguin (2007) enfatizam que "as prescrições são tão 'reais' quanto a atividade implementada pelos trabalhadores", e que, distinguir as diversas fontes, permite a identificação das suas contradições e das limitações para a realização.

No seu sentido clássico, a tarefa é entendida como um conjunto de prescrições com relação ao que o trabalhador **deve fazer** segundo determinadas normas e padrões de quantidade/qualidade e por meio de equipamentos e ferramentas específicas. A tarefa, da mesma forma, abrange as condições de trabalho, pois elas influenciam as possibilidades de ação.

Atualmente, existem outras formas de organizar o trabalho, em que a tarefa não pode mais ser definida de maneira tão rígida, como nos modelos clássicos de organização. Nestes casos, consideramos que o conceito de variabilidade já está incorporado na prescrição do trabalho. Não há uma tentativa de prescrever tudo para poder tudo controlar, a fim de se tentar produzir conforme o previsto. Nesta concepção mais moderna da tarefa, observa-se um espaço significativo para o imprevisto, para o aleatório, para o evento indeterminado. O espaço do prescrito fica mais reduzido, mas ele continua existindo, uma vez que não se pode pensar em produção sem um projeto inicial para a tarefa, mesmo que este possa ser modificado, evoluir, ser fruto de negociações.

Outra evolução do conceito de tarefa está associada à certeza de que não há estabilidade nos sistemas de produção. Tal pressuposto é defendido pelos ergonomistas da atividade desde os seus primórdios, nos anos 1950, quando foi introduzida a noção de variabilidade na produção. Ao se adotarem conceitos como os da dinâmica dos sistemas e da teoria da complexidade (Morin, 1998; Montedo, 2001), torna-se mais evidente que as tarefas evoluem ao longo do tempo e que esta evolução é constante. O que não significa que essa evolução traga menos constrangimentos para os trabalhadores.

Muitas vezes, tarefas mais enriquecidas ou com maior margem para decisão compõem, também, um cenário problemático, tanto para a saúde quanto para os resultados das ações dos trabalhadores, mesmo que sob outros formatos. Convém analisar as tarefas naquilo que elas têm de pré-definido, e no que evolui ao longo dos processos. Essa evolução precisa ser avaliada no curto, médio e longo prazos.

É importante salientar que a tarefa, independentemente da escola de organização do trabalho sob a qual ela é concebida – por exemplo, a Organização Científica do Trabalho –, não resulta apenas em constrangimentos. É a tarefa que permite a atividade. Para toda atividade, há uma tarefa mais ou menos pré-definida. Talvez seja interessante fazer evoluir esta discussão, assumindo a tarefa e a atividade como aspectos distintos, mas complementares com relação ao fenômeno do trabalhar. A dinâmica própria das ações dos trabalhadores modifica as tarefas, mas estas também são modificadas pelos fenômenos mais diversos. Considerar os dois pontos de vista pode ser útil para entender não somente os problemas, mas também, as soluções já encontradas pelas pessoas, e favorecer a sua construção (Abrahão et al., 2009).

A atividade de trabalho

A atividade de trabalho é uma das principais bases para a compreensão dos objetivos dos trabalhadores, no seu compromisso de produção dentro do sistema de trabalho. Assim, podemos considerá-la como sendo o elo integrador das características técnicas, organizacionais, e daquelas inerentes aos trabalhadores. No entanto, os conceitos de "atividade" esbarram na amplitude e na diversidade de aplicação do termo em inúmeras áreas do conhecimento.

Ao considerar a atividade como a síntese dos diferentes aspectos que a modulam no sistema de trabalho, ela assume uma função estruturadora (Abrahão et al., 2009), integradora e articuladora (Béguin, 2007a) das inter-relações existentes na produção. A atividade de trabalho está inserida em um dado contexto sociotécnico, que tanto oferece os recursos necessários para o seu desenvolvimento como os limites. É nesta perspectiva que se define o trabalhador como um "agente inteligente" (Béguin, 2007b), cujas experiências vividas nas interações do contexto da situação real de trabalho (Wilson, 2000) são fonte de revisões e de novos investimentos no seu papel dentro do sistema (Béguin, 2007b).

Hubault (2004) discute a atividade e distingue duas dimensões: ela é simultaneamente percebida por impressão, pela vivência própria do trabalhador, e também é submetida à verificação científica, uma vez que "explica" os fatos observados. Assim, interessa, em Ergonomia, tanto a atividade observável como a atividade não observável, constituída das experiências e representações dos trabalhadores.

Devido à riqueza inerente a esse processo, analisar a atividade de trabalho somente por meio dos gestos e dos movimentos é um procedimento limitado, pois a subjetividade envolvida na ação fica excluída. Na verdade, ela é uma das maneiras de qualificarmos os gestos e os movimentos.

Ainda podemos considerar que, para desenvolver uma determinada ação, é preciso deixar de fazer outras. Além disso, certas maneiras de organizar o trabalho podem se transformar em verdadeiros impedimentos para o trabalhador (Abrahão et al., 2009; Daniellou, Béguin, 2007). Essa visão ampliada é uma fonte que permite interpretar a atividade como favorecedora e renovadora da tarefa prescrita para novos projetos (Hubault, 2004).

A atividade não é neutra, ela engaja e transforma aquele ou aquela que a executa (Teiger, 1993). O conhecimento adquirido constitui uma base sobre a qual se construirão novas estratégias para criar soluções efetivas. O desempenho da atividade, na situação de trabalho, acarreta transformações, no indivíduo, que se podem refletir em diferentes esferas de sua vida: na saúde, na relação com os outros e na própria relação com o trabalho. Estas transformações se devem, dentre outros fatores, à modulação do corpo provocada pelo trabalho, assim como às competências construídas a partir das experiências adquiridas.

Assim, a atividade reflete algo fundamental na situação de trabalho, pois, a partir da realização das tarefas, os sujeitos integram as prescrições e os constrangimentos às características de seus conhecimentos. A partir de sua atividade e dentro de limites, os sujeitos modificam o sistema. Desta forma, a atividade é uma síntese dos mais diferentes aspectos que a modulam.

O significado da variabilidade em Ergonomia

Um dos pressupostos importantes em Ergonomia é o da variabilidade, tanto a referente aos seres humanos quanto ao processo produtivo. Por mais homogênea que seja a equipe de trabalho, há características que conferem variabilidade aos indivíduos, ao ambiente, aos insumos e, consequentemente, ao produto.

O organismo humano possui características de funcionamento e limitações que influenciam a forma pela qual compreendemos o mundo e agimos sobre ele. Não somos capazes de trabalhar da mesma forma depois de uma noite mal dormida, ou após experimentar uma situação ansiogênica. Nossas experiências, dentro e fora do ambiente de trabalho, modificam as estratégias adotadas e as ações futuras. Podemos dizer que existe, portanto, uma variabilidade intraindividual. Esta variabilidade é influenciada pelas alterações fisiológicas do ser humano: envelhecimento, adoecimento, ciclos circadianos e, no caso das mulheres, o ciclo menstrual. As pessoas, na situação de trabalho, muitas vezes não estão sozinhas, e o ambiente é compartilhado com outros indivíduos. Existe uma variabilidade nas características, nas experiências e nos fazeres de cada trabalhador.

Além da variabilidade intra e interindividual, sabemos que as situações de trabalho não se mantêm uniformes no decorrer do tempo, seja em razão de uma variabilidade prevista, como os efeitos sazonais, seja de uma variabilidade imprevisível, proveniente de eventos inesperados e flutuações nas demandas. O mau funcionamento de um equipamento, por exemplo, pode modificar todo o fluxo de uma tarefa, exigindo do trabalhador a elaboração de estratégias operatórias que possibilitem a resolução do problema.

Considerando o exposto, podemos afirmar que a noção de "ser humano médio" não é confiável para representar a diversidade das pessoas que ocupam os postos de trabalho no contexto real. Adotar a média como parâmetro para a definição dos postos de trabalho e dos procedimentos operacionais pode impor prejuízos ao bem-estar dos trabalhadores. O que se propõe, em Ergonomia, é analisar as características reais dos trabalhadores, os contextos nos quais eles desempenharão as suas atividades, e elaborar um planejamento que considere a variabilidade dos indivíduos e do processo de produção.

Planejar uma situação de trabalho considerando que o trabalhador se comporte sempre da mesma maneira pode ter, como consequência, a imposição de uma organização de trabalho que, no longo prazo, acarretará prejuízos à empresa/instituição e problemas de saúde ao trabalhador.

▶ As características da população e sua importância na ação ergonômica

O estudo das características da população de trabalhadores fornece informações valiosas em um processo de ação ergonômica. Ao desenvolvermos estudos demográficos da população de um país, de um estado ou de uma cidade, salta aos olhos a variabilidade nela existente. Encontramos pessoas com características muito diversas: idade, sexo, escolaridade, profissão, uso de meios de transporte, dados de saúde e doença, dimensões (antropometria), nutrição, recursos econômicos, condições de moradia, entre outros.

Quando se trata da população de trabalhadores que atuam em uma determinada empresa/instituição, a análise de suas características fornece uma série de pistas para entendermos as políticas adotadas, as consequências do trabalho, a evolução das condições de trabalho, da tecnologia e do tipo de produção. Com relação a fatores como o sexo, em princípio, não deveria haver distinção. O trabalho deve ser possível e adequado para pessoas de todos os sexos.

É evidente que, na maioria das situações, o que se encontra não é um retrato da população economicamente ativa, no que se refere às características demográficas. Há sempre um processo de seleção, mais ou menos justificável, para alguém ser contratado. Esta seleção pode se dar por questões diversas como a escolaridade, a profissão, a experiência profissional. No entanto, existem situações de trabalho nas quais se encontram apenas mulheres ou homens, ou pessoas muito jovens ou, ainda, próximas da aposentadoria. Para quem trabalha com Ergonomia, sempre fica a questão de entender porque há tantas discrepâncias entre as características da população que trabalha na empresa e as da população economicamente ativa. Portanto, a uniformidade deve ser questionada, pois é um sinal de exclusão importante.

Segundo os pressupostos adotados em Ergonomia, o trabalho deve ser possível e adequado para a grande maioria da população. Tal princípio pode parecer um sonho, mas estão ocorrendo mudanças significativas no bojo das instituições e das empresas. Encontramos situações nas quais ocorreram mudanças radicais nas características da população, devido a algum fenômeno – mudanças na legislação, na tecnologia, crises, arrochos salariais, entre outros.

No desenvolvimento de uma ação ergonômica, não se busca um julgamento sobre as estratégias das empresas/instituições, mas sim, entender o que se passa e compreender as razões. Se o objetivo é adaptar o trabalho à maioria da população, é importante conhecer os entraves e sobrepujá-los. Assim como há uma seleção formal no momento de admissão, também há uma seleção durante a permanência. Muitos não suportam os constrangimentos do trabalho e largam o emprego, adoecem ou se acidentam.

É por essa razão que, ao analisar as características demográficas de uma determinada população, é importante recuperar uma série histórica que permita entender o impacto de determinados fenômenos (crescimento e mudanças da produção, mudança na legislação, introdução de novas tecnologias, sazonalidade, entre outros). Nesta análise histórica, convém buscar dados específicos sobre os problemas de saúde, tanto os mais clássicos, como acidentes e doenças relacionadas ao trabalho, quanto os dados ligados ao uso dos serviços de saúde, utilização de medicamentos. Uma análise demográfica aprofundada permite construir hipóteses que ajudam a entender melhor um determinado trabalho e seus condicionantes.

Podemos dizer que, em Ergonomia, o ser humano é considerado um ator intencional, cujas ações são finalizadas na situação de trabalho. Então, procuramos compreender os seres humanos na sua diversidade (diferenças interindividuais), na sua variabilidade (variações intraindividuais resultantes, por exemplo, da fadiga, dos ciclos e dos ritmos...) e na sua evolução a médio e longo prazos (desenvolvimento de competências, envelhecimento...). Essas características nos ajudam a entender melhor o efeito das condições de trabalho sobre uma determinada população de trabalhadores.

▶ Características de produção e sua importância para uma ação ergonômica

Uma ação ergonômica ocorre em um determinado contexto de produção. As tarefas que os trabalhadores realizam precisam ser conhecidas por quem desenvolve uma ação ergonômica, não apenas como uma lista de regras e procedimentos, de aspectos ambientais, de características dos postos de trabalho e das ferramentas de trabalho, mas, também, no que diz respeito aos aspectos que modulam aquelas tarefas. Esta modulação depende de aspectos fundamentais da produção, que vão desde escolhas estratégicas com relação ao que produzir, como produzir, quais volumes estão previstos, qual o *mix* de produtos e serviços definidos, os tempos e os prazos de atravessamento até a sazonalidade.

Entender o lugar que a empresa ocupa na rede de produção (preferimos o conceito de rede ao mais conhecido, que define a relação entre as empresas como cadeia produtiva) também faz parte da ação. Não compete ao ergonomista tudo saber e ser especialista em todos estes aspectos da produção, todavia, ele precisa situar-se no contexto, visto que este entendimento é a base para que uma ação ergonômica tenha sucesso.

A partir de uma demanda mais ou menos explícita se constrói uma ação em que, dependendo das variáveis citadas, o diagnóstico com relação às inadequações do trabalho se torna mais rico e, sobretudo, as possibilidades de transformação se tornam mais conhecidas e podem ser mais bem trabalhadas pelo ergonomista e pelos outros atores sociais que estão pilotando a ação.

▶ O trabalho em seus diferentes aspectos

Trabalhar significa mobilizar-se para atingir um determinado objetivo determinado socialmente; isto significa que a ação de trabalhar inclui todos os aspectos do ser humano. Se nos ativermos aos aspectos físicos, cognitivos e psíquicos do trabalho, temos três pilares fundamentais da atividade que podem ser trabalhados em Ergonomia e na Psicodinâmica do Trabalho, assim como por outras disciplinas que se ocupam diretamente do trabalhar no que diz respeito ao seu conteúdo.

Em se tratando de um ato de síntese, o trabalhar congrega sempre essas diferentes dimensões; não é possível se trabalhar sem corpo, qualquer atividade é incorporada. Qualquer distinção entre o físico, o cognitivo e o psíquico só faz sentido para fins de análise, para certo tipo de tratamento didático e, em certas situações, para fins pragmáticos no âmbito dos projetos. Neste sentido, qualquer alusão ao trabalho físico sem cognição, à cognição sem corpo, a qualquer trabalho físico sem subjetividade, à cognição sem subjetividade e a qualquer subjetividade sem corpo ou sem cognição, exceto para os fins descritos, seriam resultado de pontos de vista reducionistas e, quiçá, preconceituosos.

O trabalho em seus aspectos físicos

Com relação à questão física do trabalho, reiteramos que não há trabalho, ou ainda, não há atividade humana sem corpo. Colocamo-nos em ação com o nosso corpo em um determinado ambiente, interagindo com outras pessoas, utilizando determinadas ferramentas, máquinas e insumos. Neste sentido, todos os estudos que se desenvolvem em Ergonomia terão sempre questões antropométricas, biomecânicas, de utilização de energia, de circulação, de respiração, de percepção (ver mais adiante em "cognição"), enfim, aquilo que nos ensina a fisiologia do trabalho.

Nesta perspectiva, a questão do esforço físico foi e estará sempre presente em Ergonomia. Se o esforço mais geral diminuiu com a introdução de mecanismos de facilitação, ele se torna muitas vezes mais localizado, mais restrito a algumas partes do corpo. Infelizmente, ainda há muitas tarefas que exigem das pessoas muito mais do que seus corpos estariam em condições de oferecer. Não é à toa que existe uma prevalência, muito além do aceitável, de problemas de ordem ósteo-músculo-articular.

Todavia, não há trabalho sem esforço; aliás, não há atividade humana sem esforço; não há vida sem esforço. Compete, então, à Ergonomia e aos que estão imbuídos em transformar o trabalho, desenvolver condições, por meio de mecanismos, de organização do espaço e dos tempos de produção, de redução de volumes, de adequação do formato dos objetos, com a finalidade de reduzir o esforço, principalmente aquele sabidamente prejudicial e, sobretudo, para propiciar condições para que as próprias pessoas possam fazer os ajustes necessários, considerando sua própria dinâmica relativa ao esforço, à fadiga e à recuperação.

A atividade física ocorre em um determinado ambiente. Assim, considerar os aspectos físicos do ambiente é de suma importância e integra aspectos arquitetônicos no que diz respeito ao arranjo físico da planta de produção e aos postos de trabalho. Vale salientar que a organização dos espaços e a sua relação com os fluxos de produção muitas vezes são projetados sem se considerar a atividade futura dos trabalhadores.

No ambiente físico de trabalho, são distintos os fatores que têm uma relação direta com a atividade (som, iluminação, temperatura, vibrações). Eles são importantes em Ergonomia, uma vez que fazem parte do contexto da atividade de trabalho. Podem gerar incômodos ou desconfortos, causar sofrimentos ou doenças ou, ao contrário, dar a sensação de conforto e facilitar a realização do trabalho, constituindo-se em um dos meios de garantir eficácia.

No que diz respeito à análise da atividade, consideramos duas perspectivas com relação aos fatores do ambiente: a relação conforto/risco, no que diz respeito ao espectro de se trabalhar em uma situação considerada confortável e propícia para o desenvolvimento das atividades de trabalho, até a exposição que traz riscos para a saúde. É evidente que alguns fatores físicos só devem ser analisados na perspectiva do risco, pois em nenhuma circunstância trariam conforto, como a exposição a radiações ionizantes e a uma miríade de substâncias tóxicas. Em outra perspectiva, é importante considerar os fatores do ambiente como parte integrante da atividade no sentido de que podem propiciar informações úteis para que os trabalhadores desenvolvam suas estratégias operacionais.

Quanto ao ruído, devemos considerá-lo como um risco, principalmente quando, de maneira insidiosa ou abrupta, pode causar dano à audição, ou ainda, trazer prejuízos sistêmicos. Portanto, deve ser reduzido para que não seja um problema, e também, para que não dificulte a discriminação de outros sinais sonoros, úteis para o desenvolvimento da atividade, como um aviso ou quando mascara a fala dos colegas. Assim, uma onda sonora pode ser considerada como ruído quando atrapalha ou põe em risco a saúde, ou como um som, quando é útil e ajuda no curso da ação.

Deve-se considerar, ainda, que a audição humana sofre um processo de envelhecimento natural, ao longo do tempo, que afeta, inicialmente, a percepção dos sons agudos. Desta forma, os projetos de equipamentos e dos meios de produção devem considerar a possibilidade de as pessoas ajustarem os sinais às suas necessidades.

O ambiente térmico

Sentir-se confortável em relação aos aspectos climáticos depende de muitas variáveis. Este fato torna a análise destas questões, e também, a busca por melhorias, ainda mais complicadas do que as questões do ambiente sonoro. Questões metabólicas relacionadas com a idade, o sexo, a constituição e a situação presente do sujeito, aliadas a características da própria atividade em desenvolvimento, definem necessidades de perda de calor para o ambiente que é diferenciada individualmente. As condições do ambiente favorecem ou dificultam esta troca de calor com o meio. Assim, a temperatura, a umidade relativa, a velocidade do ar e a existência ou não de calor irradiado são variáveis que modulam a questão do ambiente. Além disso, as características da vestimenta influem de maneira substancial na sensação de conforto.

Ao considerar a atividade de trabalho, é muito significativo dar relevância às modificações que ocorrem ao longo do tempo. A dinâmica da atividade redunda em produção diferenciada de calor pelo corpo, em conformidade com o esforço do sujeito, e ainda, modula a exposição a fontes de calor ou de frio. Neste sentido, qualquer transformação que vise reduzir o desconforto, ou ainda, os riscos à saúde, pode ter mais sucesso se considerar esta perspectiva dinâmica e a possibilidade que os próprios sujeitos teriam de mudar o seu modo operatório ou, ainda, de controlar os fatores do ambiente.

A iluminação

Dentre os fatores ambientais, aquele que mais influencia a possibilidade de se obterem informações é o da iluminação e suas características. Quando não adequada, a iluminação pode ter implicações não apenas em termos de exigências da visão, mas também, consequências indiretas, como a adoção de posturas desconfortáveis e rígidas, além de perda de informações relevantes para a ação.

A questão do projeto de iluminação também deve considerar as necessidades que as pessoas têm para que consigam facilmente detectar e discriminar as informações no meio. Assim, além da quantidade de luz, outras questões fundamentais devem ser trabalhadas, como os contrastes de cor, reflexos e ofuscamentos, a própria organização das cores, a estabilidade das fontes de luz e a relação entre luz natural e artificial.

Definir parâmetros gerais e locais com relação ao ambiente luminoso faz parte de qualquer projeto. Entretanto, deixar margem para que os próprios trabalhadores ajustem esses parâmetros às suas necessidades é importante e deve sempre ser parte do projeto. É preciso também levar em conta que a situação do projeto, no que se refere ao arranjo físico previsto, raramente subsiste durante longos períodos – este pode mudar facilmente, porém o projeto de iluminação concebido inicialmente não apresenta a mesma flexibilidade.

Além dos já citados, outros fatores do ambiente devem ser considerados nesta discussão sobre conforto e riscos. Em outros capítulos deste livro há todo um aprofundamento de questões como estas. Citamos, por exemplo, as vibrações, que podem atrapalhar o desenvolvimento da ação de uma pessoa.

Cabe, ainda, lembrar que praticamente toda atividade humana, de alguma maneira, requer contato com substâncias químicas. É preciso, portanto, considerar a toxicidade e os riscos do contato, assim como aquilo que é previsto para proteger os trabalhadores. Há muito que se trabalhar no sentido de proteger os trabalhadores do contato com substâncias perigosas, pois nada justifica que pessoas sejam obrigadas a manipular substâncias que lhes possam prejudicar a saúde. Aqui também somos confrontados com um paradoxo: muitas vezes, ao tentar proteger a pessoa, adotam-se medidas que dificultam ou tornam a atividade muito custosa. Pensar em alternativas, sempre é resultado de uma ação ergonômica. Questões tais como enclausurar, substituir, evitar a exposição ou o contato são fundamentais neste processo, e precisamos evoluir, nesta discussão e nas propostas, para muito além dos equipamentos de proteção individual.

Uma das contribuições da análise ergonômica da atividade, com relação aos ditos agentes de risco, reside no fato de que é possível, por meio de uma análise sistemática da atividade, conhecer com maior profundidade os momentos em que o contato ocorre e o modo como ele é realizado. A análise do curso da ação, da atividade de trabalho, consegue mostrar precisamente os momentos de maior exposição (e consequente contaminação), levando-nos a repensar os processos de produção e as proteções prescritas aos trabalhadores (Garrigou, 2008). Pode-se, inclusive, adotar novas estratégias de mensuração, para que se possa melhor avaliar tanto os riscos quanto elaborar soluções.

O trabalho em seus aspectos cognitivos

Qualquer trabalho humano envolve cognição – daqueles considerados classicamente mecânicos e repetitivos, até os dinâmicos e "imprevisíveis". O que esses trabalhos têm em comum? Qual a importância de entender como funciona o processamento cognitivo em situação de trabalho? É possível planejar as tarefas e projetar os objetos, artefatos e ambientes de forma a torná-los compatíveis com a cognição humana? Um dos pontos importantes para a análise do trabalho é a compreensão de como as pessoas percebem as informações que captam no ambiente à sua volta e agem a partir delas.

Entender como o trabalhador organiza suas tarefas; antecipa afazeres; reagenda prazos; modifica a forma de realizar suas ações (acelerando ou reduzindo o ritmo), ou mesmo, reorganiza suas condições de trabalho leva os ergonomistas a buscarem compreender como os processos mentais se expressam nas situações em que estão envolvidas decisões que levam a ações. É a partir desta compreensão que muitas das tarefas, ao serem transformadas, podem melhorar o conteúdo e as condições de trabalho. Tais processos têm sua base na cognição humana.

É importante diferenciarmos dois processos que atuam de forma articulada no trabalho: como as pessoas captam as informações – processos perceptivos – e como elas as entendem e as organizam – processos cognitivos.

Um artefato ou um ambiente de trabalho que mascara ou confunde as informações de que necessitamos pode induzir a acidentes ou a incidentes. Este tipo de ambiente tende a sobrecarregar as pessoas, já que dificulta a compreensão da informação, levando, como consequência, à necessidade de corrigir frequentemente os dados percebidos.

A partir dos estímulos obtidos pela via sensorial, os processos de tratamento da informação são ativados, buscando compreender e construir soluções para os problemas encontrados, armazenar informações e, até mesmo, procurar mais dados no ambiente, para permitir uma melhor compreensão da situação. Agir significa, também, interpretar e reinterpretar as informações que obtemos no ambiente, em relação às experiências anteriores, em um processo retroalimentado e iterativo.

A Ergonomia Cognitiva não tem como propósito compreender como funciona a cognição humana, mas sim, a expressão da cognição no trabalho, quando um trabalhador específico realiza uma determinada tarefa. Nessa perspectiva, a Ergonomia estuda a cognição de forma situada e finalística, articulando-a a um referencial teórico e às características do trabalhar. Ao proceder desta maneira, o ergonomista visa apreender e explicar o tratamento de informações construído pelos sujeitos em um dado contexto, mediado pelos objetivos e pelas exigências da tarefa.

Os conhecimentos mobilizados para utilizar (individual ou coletivamente) os instrumentos de trabalho e para lidar com a variabilidade de cada situação, em decorrência das exigências da tarefa, constituem uma das fontes de que se nutre a Ergonomia. O pressuposto é que existe uma interseção entre as competências, a qual permite coordenar ações conjuntas, por meio de um ou mais elementos que favoreçam a comunicação, no sentido de transmitir informações, antecipar ações e disfunções, resolver problemas e tomar decisões.

Em Ergonomia, busca-se compreender como o indivíduo gerencia a situação de trabalho e as informações que recebe. É importante lembrar que qualquer tentativa neste sentido deve considerar as limitações do sistema cognitivo humano; não somos capazes de captar todas as informações provenientes do meio, nem de analisar todas as alternativas possíveis de ação. Um dos objetivos desta área de conhecimento é compreender como o indivíduo age em situação, com o intuito de elaborar recomendações que favoreçam a captação, o tratamento e, principalmente, a utilização das informações mais relevantes. Como consequência, seria reduzido o número de tratamentos de informação desnecessários, ambíguos ou conflitantes, e minimizar-se-ia o impacto da inserção tecnológica no contexto de trabalho.

A cada dia que passa, é possível observar mudanças nos contextos de trabalho: atividades em que outrora predominavam aspectos físicos e visíveis transformam-se em atividades mais "simbólicas", solicitando do trabalhador abstração do concreto, interpretação e tratamento das informações.

Um exemplo ilustrativo é o trabalho do torneiro mecânico. Para executar suas tarefas, ele manipulava diretamente o metal a ser moldado. Cada parte da peça era medida, desenhada e torneada de acordo com as especificações. Para torneá-la, ele manuseava diferentes ferramentas que demandavam um conjunto de competências específicas à atividade. A todo o momento, ele podia visualizar o produto do seu trabalho e, com isso, redefinir suas ações.

Com a evolução tecnológica, o torneiro mecânico executa o seu trabalho de maneira indireta, mediada por um computador. Agora é a máquina que deve moldar o metal de acordo com os parâmetros fornecidos. Tal processo dificulta o contato com o objeto durante a confecção, substituindo o caráter concreto do produto por uma abstração. Em alguns casos, o trabalhador sequer toma ciência do produto final.

Com a evolução e a inserção de novas tecnologias em diversos campos do trabalho, é necessário compreendermos a influência dessas tecnologias sobre o fazer dos indivíduos a elas submetidos. Diferentes estudos têm demonstrado que cada novo elemento do trabalho altera a natureza da tarefa a ser realizada e solicita dos usuários competências diferenciadas. Nesse sentido, compreender as competências dos trabalhadores constitui uma ferramenta preciosa em Ergonomia, pois é a partir da mobilização destas competências que podemos explicar as ações e a finalidade delas.

As competências se referem à potencialidade de uma pessoa para realizar uma ação em determinado momento de uma situação. São elas que operacionalizam os conhecimentos e as habilidades do trabalhador que se concretizam na forma de ações.

Ao estudar as competências que o trabalhador mobiliza para agir, podemos identificar as representações que ele tem do seu trabalho. A identificação das competências ajuda a compreender a ação humana. Ela pode também explicar como o trabalhador evita o erro, antecipa disfunções e as corrige, quais são as etapas da tarefa que ele considera mais importantes, como ele dá conta de eventos inesperados, detecta e diagnostica um problema, como organiza suas ações em situações normais e em situações críticas.

Em Ergonomia, a noção de erro humano é, no limite, falaciosa. O erro deve ser considerado como o insucesso de uma ação que é influenciada diretamente pelo ambiente. Para alguns autores, como Norman (1993), se há um insucesso em uma ação, ele deve ser atribuído à configuração ambiental ou ao contexto, que não está adaptado às características humanas (em situações normais ou degradadas), e não aos trabalhadores. Esse "erro", influenciado pelo contexto, pode se dar tanto em tarefas controladas (enganos), quanto em tarefas automáticas (lapsos). Tal distinção permite propor pistas para um novo projeto de ambiente, de ferramentas ou de uma organização do trabalho que considere esses fatos, visando reduzir a probabilidade de uma decisão pouco adequada. Desta forma, a ação do trabalhador é um fator fundamental de confiabilidade nos sistemas de produção.

Segundo Maggi (2005), a competência não é uma resposta a uma tarefa ou papel, ela concerne aos sujeitos agentes do processo da ação; ela é a tradução, no decorrer de uma aprendizagem contínua, de conhecimentos e experiências em ação; é um saber interpretar, um saber avaliar, um saber intervir. Nesse sentido, é na ação de trabalho que se constitui e evolui a competência.

Entender as competências do trabalhador é fundamental para que o ergonomista possa sugerir alterações na organização do trabalho e mesmo na concepção de interfaces informatizadas mais adaptadas. As competências estão relacionadas invariavelmente a uma tarefa a ser cumprida. Elas são estruturadas com o objetivo de atingir um propósito, de realizar uma ação específica. Ao contrário do significado comum da palavra, a competência, em Ergonomia, não está relacionada à excelência de desempenho; não é competente somente aquele que executa sua tarefa com perfeição. A competência é inerente a todos os indivíduos e está mais ou menos "ajustada" ao trabalho a ser feito, dependendo das condições oferecidas ao sujeito para executá-lo. Todos podem ser competentes se o ambiente fornecer as condições necessárias.

Como dito anteriormente, as competências são constituídas pelos conhecimentos e pelas estratégias que o indivíduo adota. Para melhor compreender este conceito, é interessante aprofundar a discussão sobre como os conhecimentos são armazenados e como se elaboram as estratégias que possibilitam a ação.

A representação é uma estrutura cognitiva, que pode ser um modelo mental, um mapa mental, uma imagem ou mesmo um esquema cuja função é permitir que a pessoa possa compreender a situação na qual se encontra e recuperar seus conhecimentos para agir.

O modelo mental (ou as representações para a ação) constitui um conjunto de traços de informação recuperados da memória de longo prazo e ativados na memória de trabalho. O modelo de memória de trabalho, apoiado por uma organização em forma de redes, permite agregar os conceitos de flexibilidade, plasticidade e unicidade das representações para a ação, associado ao princípio de economia cognitiva.

O ergonomista, ao identificar as representações para a ação dos trabalhadores, passa a dispor de elementos que lhe permitem propor alterações nos meios e/ou no ambiente de trabalho, de modo a facilitar a recuperação dos conhecimentos mais relevantes à ação. Da mesma forma, ele pode propor maneiras de facilitar a apreensão das informações ou mesmo de não sobrecarregar a memória de trabalho com informações que o ambiente pode fornecer.

No entanto, não basta, para o ergonomista, compreender como as informações são armazenadas em forma de representações que determinam a ação mais adequada ao contexto. Para se ter clareza da competência dos indivíduos, é fundamental estudar como o processo mental se manifesta na ação. Em outras palavras, é preciso entender como o conhecimento que está na memória é utilizado para decidir e, em última instância, para agir. Esta compreensão permite agregar, aos artefatos e à organização do trabalho, suportes que auxiliem tanto na evocação de informações quanto na construção de uma representação compatível com as exigências da tarefa.

De um lado, as representações permitem ao trabalhador resgatar os conhecimentos necessários para entender a situação; de outro lado, as estratégias operatórias resultam de planejamentos que as pessoas fazem e reelaboram para o processo de regulação do trabalho, incorporando o aleatório, a variabilidade, o imprevisto – dialogando com a complexidade da situação de trabalho, que se sobrepõe ao prescrito, e que desafia o sujeito a elaborar novas estratégias, com base na sua experiência e em analogias relacionadas ao seu repertório de situações vivenciadas ou apreendidas.

Quando o ergonomista analisa as estratégias operatórias dos trabalhadores, ele pode compreender quais são os artifícios que este adota para atingir os objetivos e as metas determinadas pela tarefa. É possível, então, identificar as situações mais propensas a "erros", insucessos ou a incidentes críticos, e os fatores a eles relacionados.

Para que o trabalhador possa criar estratégias e efetivar essa gestão, ele necessita de diferentes tipos de informações. Vale lembrar que elas são organizadas na forma de representações, que, por sua vez, dependem do processo de memória. Além disso, outros processos estão em ação nas estratégias operatórias, auxiliando a definir o quanto um procedimento pode ser mais adequado do que outro em uma situação específica.

Ao nos tornamos mais experientes, ocorre uma tendência de automatizarmos algumas partes das tarefas. Automatizar significa sair de uma situação de controle, na qual depositamos muita atenção no que estamos fazendo, para uma situação em que agimos aparentemente sem precisar controlar, com pouca solicitação de atenção e esforço, uma questão de economia do processamento cognitivo. A automatização permite, então, que possamos agir, cada vez mais, com menos esforço. Logo, podemos, também, realizar diferentes tarefas, simultaneamente, desde que não seja durante um tempo longo.

Algumas vezes, as tarefas que realizamos simultaneamente concorrem pelos mesmos sentidos perceptivos e pelo mesmo tipo de raciocínio, comprometendo a nossa capacidade de processamento. Alguns estudos buscam compreender o efeito das tarefas concorrentes no desempenho dos indivíduos (o conhecido "fazer duas coisas ao mesmo tempo"), visando identificar o limite da capacidade de processamento humano. A similaridade dos elementos constituintes das tarefas concorrentes, por exemplo, é um fator que afeta o desempenho geral.

O processo atencional não ocorre sob nosso controle total: muitas vezes prestamos atenção a estímulos que não gostaríamos, independentemente da nossa vontade. Mesmo assim, é possível, até certo ponto, controlar o foco de nossa atenção para estímulos ou contextos específicos, "filtrando" as informações relevantes para a execução de determinada tarefa. É importante considerar, no entanto, que a natureza dos estímulos do contexto pode facilitar ou interferir no controle consciente da ação. Estímulos discrepantes, para o contexto de trabalho, por exemplo, podem desviar o foco de atenção.

Nesse sentido, é também possível compreender a situação de trabalho como um contexto de diagnóstico e resolução de problemas. Os problemas podem ser definidos por meio das informações disponibilizadas às pessoas que tentarão resolvê-los. Os problemas bem estruturados são aqueles que apresentam claramente o estado inicial, o estado final desejado e os procedimentos e obstáculos para sua solução. Os problemas mal estruturados, por sua vez, não disponibilizam informações suficientemente estruturadas que permitam a construção do espaço do problema. Nestas situações, o indivíduo não é capaz de interpretar, com precisão, como resolver o problema (Anderson, 1983; Quesada, Cañas, Antolí, 2000; Quesada, Kintsch, Gomez, 2002; Sternberg, 2000). A representação do espaço do problema, que é construída pelo indivíduo no momento da resolução, está relacionada à clareza das informações disponibilizadas e à experiência anterior do sujeito, e quanto mais correta for essa representação, maiores serão as chances de resolução (Keren, 1984).

Todos estes processos fazem parte da competência do trabalhador em utilizar seus conhecimentos e representações, gerando estratégias operatórias que culminem na ação mais adequada para a realização do trabalho. Os processos de atenção e de categorização auxiliam o indivíduo a determinar o que analisar na situação de trabalho e quais representações e conhecimentos buscar na memória de longo prazo para solucionar o problema encontrado.

O trabalho em seus aspectos subjetivos

A questão psíquica do trabalho não é tratada com frequência em Ergonomia, uma vez que este campo de atuação é coberto pela Psicodinâmica do Trabalho (Lancman, Sznelwar, 2008). Entretanto, além da demanda crescente devida aos problemas de saúde mental, cada vez mais prevalentes no mundo do trabalho, a perspectiva de evolução das discussões que incluem a subjetividade no trabalho está mais presente não apenas por causa das contribuições da Psicodinâmica do Trabalho ou da Clínica do Trabalho (Lancman, Sznelwar, 2008), mas também em razão de contribuições de outras disciplinas, como a Ergologia (Schwartz, 2004).

▶ A importância e os limites das normas em Ergonomia

As normas, em Ergonomia, assumem um papel balizador para que condições mínimas sejam respeitadas pelas empresas, no sentido de que se propicie uma melhor adequação do trabalho ao ser humano. Dentre o conhecimento já acumulado sobre o ser humano em atividade de trabalho, há parâmetros que podem e devem ser utilizados por todas as empresas para que se reduzam os problemas de saúde ligados ao trabalho. Nesta perspectiva, a Norma Regulamentadora No. 17 – NR-17 exerce um papel fundamental para suscitar medidas que aperfeiçoem a qualidade das análises e que induzam as transformações necessárias. A sua aplicação, muitas vezes feita por meio de processos de negociação mais amplos, envolve um setor da economia, favorecendo acordos específicos entre as partes envolvidas. Isto tem propiciado melhorias significativas.

Todavia, há distorções que podem e devem ser coibidas. O fato de se usarem normas de Ergonomia para desenvolver laudos que não consideram a realidade do trabalho e que servem simplesmente para demonstrar o cumprimento da legislação é condenável. Reduzir a análise do trabalho a uma atividade de perícia resulta, no final, em um ponto de vista empobrecido sobre os problemas do trabalho, assim como reduz as possibilidades reais de transformação, o que não reflete o espírito da legislação.

Ações ergonômicas são construídas objetivando melhorias efetivas e condições para que se possam estabelecer novos parâmetros para o trabalho. Normas que ajudem neste sentido devem ser utilizadas e aprimoradas constantemente. No entanto, deve-se evitar que estas sirvam para encobrir graves problemas para os trabalhadores e para a produção.

▶ A análise ergonômica como instrumento de diagnóstico do trabalho

Os procedimentos e técnicas sistematizados na Análise Ergonômica do Trabalho (AET) são fundamentados nos pressupostos da interdisciplinaridade, da análise da situação real e da participação efetiva dos atores do sistema de trabalho (Guérin *et al.* 2001).

A abordagem aqui proposta para a Ergonomia tem como elemento estruturador a atividade de trabalho que integra, dentro de um determinado contexto, as ações humanas que refletem o compromisso firmado, entre o trabalhador e a organização, para alcançar um objetivo comum (Daniellou, Béguin, 2007). O produto final, no entanto, não é a simples somatória da análise das atividades. É também o resultado da dinâmica do sistema de trabalho, contemplando as regulações, as restrições e os limites implícitos ou explícitos impostos por terceiros, pelo próprio trabalhador ou pelo contexto, e que são deliberadamente aceitos para a realização da tarefa. Para a compreensão da articulação e da coerência das diferentes lógicas participantes da dinâmica das inter-relações do sistema (Hubault, 2004), inclusive das limitações encontradas pelos trabalhadores, em suas atividades, diante da situação real de trabalho (Béguin, 2007b), o ergonomista conta com o método e as técnicas da AET.

A AET distingue-se de outras abordagens pela construção de hipóteses a partir da análise da situação real de trabalho. É um processo indutivo, em que os dados dos elementos do sistema analisado contribuem para a elaboração das hipóteses (Abrahão et al., 2009). Sob essa perspectiva, o aumento das fontes de informação ratifica e consolida as inter-relações existentes para a realização do trabalho, muitas vezes implícitas ou mesmo encobertas por outros elementos do sistema.

Caso o profissional que atua em Ergonomia não esteja aberto aos diferentes modos de ver o trabalho, dados potencialmente indispensáveis correm o risco de ficar em segundo plano. Na busca da visão global do sistema, os diferentes pontos de vista são essenciais para a AET, e permeiam todas as fases do método. Por esta visão particular da situação ou sistema de trabalho, o ergonomista, profissional que desenvolve a AET, é levado a construir uma visão complexa da realidade, fazendo comunicarem-se os atores suas representações e seus mundos, de forma a compreender fenômenos do mundo real, dentre eles, o trabalho (Morin, 1998; Montedo, 2001).

Nos métodos tradicionais, as hipóteses são formuladas anteriormente e têm sua validação ou refutação como resultado do processo de investigação. Diversamente, as hipóteses na AET são construídas e legitimadas ou não no decorrer da ação ergonômica. Tal característica permite que ajustes no método possam ser realizados a qualquer momento pelo investigador, sem a rigidez de uma sequência a ser cumprida (Abrahão, 1993).

Procedimentos e instrumentos usuais

Construir uma ação ergonômica baseada nos preceitos propostos pela análise ergonômica do trabalho exige, por parte de quem conduz a ação, e dos outros atores sociais com quem ele interage, um trabalho que visa ao entendimento dos problemas que se expressam na demanda formulada ao ergonomista. Compete a esse reenviar as questões para os interlocutores da empresa e construir, conjuntamente, um ponto de vista que permita compreender e, sobretudo, criar condições para as transformações no trabalho.

Nesta perspectiva, uma ação ergonômica não se resume a uma visita e a uma checagem por meio de uma lista de verificação, para que se comparem condições de trabalho com uma planilha contendo parâmetros anteriormente determinados. A partir de uma demanda, que pode estar associada a problemas de saúde e/ou de produção ou, ainda, a uma perspectiva de projeto, inicia-se um processo iterativo que envolverá diferentes atores, suscitará a necessidade de coletar dados de diferentes origens e, sobretudo, mostrará a necessidade da participação efetiva de quem projeta, gerencia e desenvolve as operações que são a fonte do problema e o alvo das futuras soluções.

Trata-se, portanto, de uma construção social (Daniellou, 1995) que envolve aspectos técnicos, econômicos e relacionais. A ideia central é construir, em conjunto, condições para que critérios ergonômicos que advenham de uma análise em situação real, possam também servir de base para este projeto de transformação. Dentre as técnicas e as ferramentas mais usuais, destacam-se o diálogo constante com os interlocutores, a utilização de dados sobre a produção e as condições de saúde, dados demográficos, a observação das atividades e a restituição dos resultados aos trabalhadores envolvidos no estudo, entre outros.

Em cada momento, mas, sobretudo, com relação a certas escolhas feitas junto ao grupo que está conduzindo o processo, são elaboradas hipóteses que auxiliam na elucidação dos problemas. Este processo é iterativo, não linear, pleno de retroalimentações. No final, após o diagnóstico e a validação, inicialmente com os trabalhadores e posteriormente com os demais atores, em uma hierarquia ascendente, parte-se para a construção das soluções.

▶ A Ergonomia para o projeto e para a transformação do trabalho

O objetivo de transformar o trabalho, partindo do pressuposto de que há uma necessidade de melhoria e de adequação desse às características da população de trabalhadores, impõe uma visão pragmática a quem trabalha com Ergonomia. Neste sentido, o objetivo de uma ação ergonômica é criar condições para que haja, de fato, melhorias que possam ir ao encontro da necessidade das pessoas, considerando-se a construção da saúde e as necessidades de produção. Transformar efetivamente o trabalho passa pelo enriquecimento da representação dos atores de uma organização a respeito do trabalho real, por acordos, compromissos, novas formas de projetar, gerenciar, comprar, avaliar, considerando a atividade de trabalho como fonte de informações e como objetivo.

Transformar significa correr o risco de mudar aquilo que para alguns pode ser confortável, mas que pode ser a causa de problemas de natureza diversa para outros, algo que nem chega a ser percebido como problema por quem não vivencia a situação diariamente. Muitas vezes, os problemas de saúde são externalizados pelas empresas, isto é, o custo recai para a sociedade como um todo. Em outras, os problemas de produção também o são, se considerarmos certas práticas de terceirização, em que o objetivo não é a excelência, mas, exclusivamente, o corte de custos.

Para assegurar que as possibilidades de sucesso sejam maiores, propõe-se que a atuação de quem trabalha com Ergonomia seja a mais precoce possível em situações de projeto. Aliás, consideramos projeto qualquer tipo de processo de mudança, pois este pressupõe um levantamento de necessidades (iniciando-se com a demanda e sua instrução), um diagnóstico de problemas, propostas de soluções e sua concretização. Quanto mais precocemente a Ergonomia atuar, em conjunto com outras abordagens, na definição dos pressupostos de um projeto, maior será a chance de que, de fato, o projeto tenha como resultado situações que possam, futuramente, propiciar um trabalho melhor para as pessoas.

Nessa perspectiva convém destacar um ponto importante em termos de contribuições da Ergonomia para os projetos de concepção. As bases dessa modalidade de ação foram iniciadas nos anos 1980 por Daniellou (1987, 1988). A sua evolução, que não detalharemos aqui, pode ser acompanhada com Garrigou et al. (1995), Jackson et al. (1997), Béguin (2007a), Martin (2007), dentre outros.

Essencialmente, essa abordagem defende o princípio de que, ao participar de projetos, o ergonomista pode contribuir esclarecendo as prováveis consequências das decisões técnicas e organizacionais sobre o trabalho no futuro sistema. Mas, o principal desafio reside no fato de que a atividade não pode ser analisada, uma vez que ela ainda não existe. Assim, a abordagem da atividade futura é uma previsão das margens de manobra que a concepção abre aos modos operatórios futuros, e um prognóstico quanto às diferentes formas de custo que estes podem comportar (Daniellou, 2004).

Nessa abordagem, o ergonomista conduz a ação ergonômica com as bases conceituais descritas anteriormente neste capítulo, de tal forma a reunir os ingredientes da atividade futura. Ele pode procurar situações existentes, cuja análise permitirá esclarecer os objetivos e condições da atividade futura – são as chamadas situações de referência. Estas análises constituirão a base para o recenseamento das formas de variabilidade que podem surgir no futuro sistema e permitirão gerar uma lista de situações de ação característica futura provável. Isso é essencial para que o ergonomista possa estabelecer um elo entre as atividades efetivamente analisadas e a abordagem da atividade futura.

As análises resultantes serão formalizadas sob a forma de referências (descritivas, prescritivas, de procedimento) que são validadas antes da elaboração dos memoriais descritivos. A partir daí, é possível implementar simulações com o objetivo de identificar as possíveis dificuldades das atividades no futuro sistema. Os resultados das simulações, sob a forma de um prognóstico do trabalho futuro, poderão apontar os aspectos que deverão ser corrigidos, seja por meio de pequenas modificações no projeto, seja por uma retomada dos estudos. Essas simulações também têm o importante papel de contribuir para a formação dos trabalhadores que delas participarem e de identificar as necessidades de capacitação para os futuros trabalhadores.

A participação do ergonomista não se encerra com o término do projeto. Ela pode e deve prosseguir na sua execução e na partida do sistema. Ao longo desse processo, é possível identificar os ajustes finos necessários para que este entre em funcionamento nominal.

A perspectiva de projeto, considerando-se os pressupostos aqui apresentados, transforma também o papel dos participantes de grupos de projeto. Em nossa perspectiva, o projetista não é o único detentor do conhecimento necessário para projetar, e também não é o único responsável pelo processo de projeto e por seus resultados.

O ato de projetar é coletivo, envolve outros atores e, sobretudo, transforma os trabalhadores – considerados até o presente como meros executores daquilo que foi prescrito – em atores e autores dos projetos. Este envolvimento se torna estratégico, uma vez que os trabalhadores são detentores de conhecimentos específicos sobre o que já existe (problemas, imprevistos, disfunções, desvios, incidentes, quase acidentes e até mesmo acidentes) e são, também, muito importantes na construção e na avaliação de soluções. Acordos também fazem parte do processo, principalmente porque não há uma única e ótima solução pré-determinada pela Engenharia de Métodos ou de Processos, mas, sim, várias soluções que podem ser relacionadas a diferentes aspectos da produção e do trabalhar.

Muito daquilo que se busca em projetos de transformação baseados em Ergonomia está na discussão e na avaliação de alterações que podem se referir a um largo espectro de questões. Nesta perspectiva, incluímos dimensões que englobam os postos de trabalho, as ferramentas, a organização do tempo, a divisão do trabalho, as estratégias de cooperação, os procedimentos, a maneira como são redigidos os manuais de operação, as formas de capacitação, as possibilidades de trocas de informação, a quantidade de trabalhadores que atuarão em um determinado setor, o arranjo físico, os insumos, entre outros.

Enfim, transformar reside, também, em uma perspectiva de aumentar as possibilidades de ação para os diferentes trabalhadores que atuam nos processos de produção, em diferentes níveis da hierarquia. Neste sentido, está em jogo, e de maneira muito significativa, o próprio conteúdo do trabalho. Os pontos de vista clássicos presentes nos projetos revelam-se redutores do significado do trabalho, considerando-o um aspecto meramente operacional da produção. Em contrapartida, grande parte dos trabalhos baseados nos pressupostos da Ergonomia da Atividade mostra que isto não corresponde à realidade – grande parte do trabalho é invisível, não conhecido e, por isso, não reconhecido.

A Ergonomia, ao contrário, busca não somente que se reconheça o real do trabalho, mas também, que se propiciem condições para que o trabalho seja interessante e para que se favoreça a existência de margens de manobra para que os trabalhadores possam adequar a sua atividade às suas necessidades e à dinâmica das suas condições para agir.

Referências

Abrahão JI, Sznelwar LI, Silvino AMD, Sarmet MM, Pinho DLM. Introdução à ergonomia: da prática à teoria. São Paulo: Blücher, 2009.

Abrahão JI. Ergonomia: modelo, métodos e técnicas. 2º Congresso Latino-Americano de Ergonomia e 6º Seminário Brasileiro de Ergonomia. Florianópolis. Anais... Florianópolis: Abergo/Fundacentro, 1993.

Anderson JR. Problem solving and learning. American Psychologist, 48(1): 35-44, 1983.

Béguin P. O ergonomista, ator da concepção. In: Falzon P. (ed.). Ergonomia. São Paulo: Blücher, 2007a. p.318-30.

Béguin P. Taking activity into account during the design process. @ctivités, 4(2): 115-21, 2007b.

Clot Y, Fernandez G. Analyse psychologique du mouvement: apport à la compréhension des TMS. @ctivités, 2(2): 68-78, 2005.

Daniellou F, Béguin P. Metodologia da ação ergonômica: abordagens do trabalho real. In: Falzon P. (ed.). Ergonomia. São Paulo: Blücher, 2007. p.281-301.

Daniellou F. La construction sociale de et par l'analyse du travail. In: Seminaire DESUP/DESS Universite Paris I. Performances Humaines et Techniques, septembre 1995. p.25-29.

Daniellou F. Questões epistemológicas levantadas pela ergonomia de projeto. In: Daniellou F. (Coord.). A ergonomia em busca de seus princípios. São Paulo: Blücher, 2004. p.181-98.

Daniellou F. Ergonomie et démarche de conception dans les industries de processus continus, quelques étapes clefs. Le Travail Humain, 2(51): 184-94, 1988.

Daniellou F. Les modalités d'une ergonomie de conception: introduction dans la conduite de projets industriels. Note documentaire. ND 1647-129-87. Paris: INRS, 1987.

Déjours C, Abdoucheli E, Jayet C. Psicodinâmica do trabalho: contribuições da escola Dejouriana à análise da relação prazer, sofrimento e trabalho. São Paulo: Atlas, 1994.

Déjours C. Comment formuler une problématique de la santé en ergonomie et en médecine du travail? Le Travail Humain, 58(1): 1-16, 1995.

Déjours C. Construire sa santé. In: Cassou B, Huez D, Mousel ML, Spitzer C, Touranchet A. (orgs.). Les risques du travail. Pour ne pas perdre sa vie à la gagner. Paris: Éditions La Découverte, 1985. p.18-21.

Déjours C. Ergonomie et santé. In: Congres de la Self, XXVIII, septembre 1993, Genève. Actes... Genève: Ed. UMTE/ECOTRA, 1993. p.43-5.

Déjours C. Travail, usure mentale. Paris: Bayard Éditions, 2000.

Déjours C. Addendum, da psicopatologia à psicodinâmica do trabalho. In: Lancman S, Sznelwar LI. (orgs.). Christophe Déjours: da psicopatologia à psicodinâmica do trabalho. Brasília: Paralelo 15/Fiocruz, 2004. p.47-104.

Falzon P. (ed.). Ergonomia. São Paulo: Blücher, 2007a.

Falzon P. Natureza, objetivos e conhecimento da ergonomia. In: Falzon P. (ed.). Ergonomia. São Paulo: Blücher, 2007b. p. 3-19.

Garrigou A. From the ineffectiveness of protective clothing to phytosanitary risk to technical and organizational prevention failures. In: Sznelwar LI, Mascia FL, Montedo UB. (orgs.). Human factors in organizational design and management – IX. São Paulo/Santa Monica: Blücher/IEA Press, 2008. p.427-32.

Garrigou A et al. Activity analysis in participatory design and analysis of participatory design activity. International Journal of Industrial Ergonomics, 15(5): 311-27, 1995.

Guérin F, Laville A, Daniellou F, Duraffourg J, Kerguelen A. Compreender o trabalho para transformá-lo: a prática da Ergonomia. São Paulo: Blücher, 2001.

Hubault F. Do que a ergonomia pode fazer a análise? In: Daniellou F. (coord.). A ergonomia em busca de seus princípios: debates epistemológicos. São Paulo: Blücher, 2004. p.105-40.

Jackson M et al. Helping managers to find a better compromise between coherence and relevance: an intervention in an industrial project. In: Triennial Congress of the International Ergonomics Association, 13th., 1997. Proceedings... Helsinki: Finnish Institute of Occupational Health, 1997. p.70-2. V.1.

Keren G. On the importance of identifying the correct "problem space". Cognition, 241(16): 121-28, 1984.

Lancman S, Sznelwar LI. (orgs.). Christophe Déjours: da psicopatologia à psicodinâmica do trabalho. 2a ed. Brasília/Rio de Janeiro: Paralelo 15/Fiocruz, 2008.

Maggi B. Do agir organizacional. São Paulo: Blücher, 2005.

Martin C. O ergonomista nos projetos arquitetônicos. In: Falzon P (ed.). Ergonomia. São Paulo: Blücher, 2007. p.357-69.

Montedo UB. O trabalho agrícola familiar segundo a teoria da complexidade. Tese de Doutorado – Programa de Pós-graduação em Engenharia de Produção, Universidade Federal de Santa Catarina, Florianópolis, 2001.

Morin E. Ciência com consciência. 2a. ed. Rio de Janeiro: Bertrand Brasil, 1998.

Norman D. Things that make us smart: defending human attributes in the age of the machine. Cambridge: Perseus Books, 1993.

Quesada JF, Cañas JJ, Antolí A. In: Wright P, Dekker S, Warren CP. (eds.). ECCE-10: Confronting reality. Sweden: EACE, 2000.

Quesada JF, Kintsch W, Gomez E. A theory of complex problem solving using latent semantic analysis. In: Gray WD, Schunn CD. (eds.). In: Annual Conference on the Cognitive Science Society, 24th., 2002, Mahwah. Proceedings... Mahwah: Fairfax, VA Lawrence Earbaum Associates, 2002. p.750-55.

Ramazzini B. As doenças dos trabalhadores. São Paulo: Fundacentro, 1999. [Tradução de Raimundo Estrela].

Schwartz Y. Ergonomia, filosofia e exterritorialidade. In: Daniellou F. (coord.). A Ergonomia em busca de seus princípios. São Paulo: Blücher, 2004. p.141-80.

Sternberg RJ. Psicologia cognitiva. Porto Alegre: Artmed, 2000.

Sznelwar LI, Mascia FL, Bouyer G. L'empechement au travail: une source majeure de TMS? @ctivités, 3(2): 28-45, 2006.

Sznelwar LI. A ergonomia e os riscos de intoxicação. In: Falzon P (ed.). Ergonomia. São Paulo: Edgard Blücher, 2007. p.627-40.

Sznelwar LI. Analyse ergonomique de l'exposition de travailleurs agricoles aux pesticides: essai d'ergotoxicologie. Paris: CNAM, 1992. Tese de Doutorado.

Sznelwar LI. Working and impediment: the causes and consequences of inadequate task content and work organization. In: Triennial Congress of the International Ergonomics Association, 15th.; Joint Conference of Ergonomics Society of Korea/Japan Ergonomics Society, 7th., 2003, Seoul. Proceedings... Seoul: IEA Press, 2003.

Teiger C. Représentation du travail, travail de la représentation. In: Weill-Fassina A, Rabardel P, Dubois D (eds.). Représentation pour l'action. Toulouse: Octarés Éditions, 1993. p.311-44.

Villate R. Ergonomie et toxicologie. In: Cassou B, Huez D, Mousel ML, Spitzer C, Touranchet A (orgs.). Les risques du travail. Pour ne pas perdre sa vie à la gagner. Paris: Éditions La Découverte, 1985. p.301-03.

Wilson JR. Fundamentals of ergonomics in theory and practice. Applied Ergonomics, 31(6): 557-67, 2000.

A Importância da Higiene Ocupacional para a Melhoria das Condições e Ambientes de Trabalho

Berenice Isabel Ferrari Goelzer

- **Higiene Ocupacional: conceito e evolução**
- **Importância da prevenção e controle de riscos ocupacionais**
- **Princípios de prevenção e controle de riscos**
  Prevenção de risco na fonte
  Controle da propagação dos agentes de risco
  Outras medidas relativas ao ambiente de trabalho
  Medidas relativas ao trabalhador
  Programas de prevenção e controle de riscos
- **Algumas fontes de informação úteis para a prevenção e controle de riscos ocupacionais**
- **Referências e Bibliografia consultada**

Higiene Ocupacional: conceito e evolução

"Higiene Ocupacional é a ciência que trata da antecipação, reconhecimento, avaliação, prevenção e controle dos riscos originados nos locais de trabalho e que podem prejudicar a saúde e o bem-estar dos trabalhadores, também levando em consideração o possível impacto nas comunidades vizinhas e no meio ambiente em geral[1]".

É importante esclarecer a diferença entre os termos "perigo" e "risco". Perigo é o potencial intrínseco de causar dano que possui, por exemplo, um produto químico, ao passo que risco tem a ver com a probabilidade de que este perigo se concretize, o que depende de vários fatores, como as condições de exposição.

Os fatores ocupacionais de risco podem ser agentes químicos, físicos e biológicos, bem como fatores ergonômicos e psicossociais. Agentes químicos incluem líquidos, gases e vapores, poeiras, fumos metálicos, nanopartículas, neblinas e névoas. Agentes físicos incluem ruído, vibrações, calor, radiações ionizantes e não ionizantes, pressões atmosféricas anormais. Agentes biológicos incluem vírus, bactérias, rickettsias, parasitas, fungos (e seus esporos). Fatores ergonômicos incluem posições e posturas incorretas, velocidade excessiva de trabalho ou monotonia, movimentos e esforços repetitivos, pesos excessivos e mal carregados. Fatores psicossociais, que levam ao grave problema de estresse ocupacional, incluem más relações no trabalho; assédio e "*mobbing*"; muita ou muito pouca responsabilidade; pressão social, dupla jornada de trabalho (problema que afeta muitas mulheres trabalhadoras, que são as que geralmente trabalham também em casa).

Os diferentes fatores ocupacionais de risco e seu impacto na saúde são amplamente discutidos neste livro; o foco deste capítulo é sua prevenção e controle.

Alguns aspectos históricos são brevemente recapitulados, para facilitar uma melhor apreciação da higiene ocupacional no contexto da saúde dos trabalhadores.

A relação entre trabalho e saúde tem sido observada desde a Antiguidade; por exemplo, Hipócrates mencionou o saturnismo já no século IV A.C. No século I de nossa era, Plínio, o Velho, descreveu problemas de saúde em mineiros expostos a chumbo, mercúrio e poeiras minerais, e já prescreveu algumas medidas preventivas como, por exemplo, uso de máscaras feitas de bexiga de animais.

No século XVI, Paracelsus (1493-1541), talvez o primeiro a lançar as bases do que hoje conhecemos como "limites de exposição ocupacional", afirmou: "*Todas as substâncias são venenosas; não existe nenhuma que não seja um veneno. A dose certa diferencia um veneno de um remédio*". Em 1556, foi publicado o tratado de Agricola (1494-1555) intitulado *De Re Metallica*, no qual o autor descreveu problemas de saúde dos trabalhadores em minas de metal, e recomendou algumas medidas preventivas (por exemplo, ventilação) a fim de melhorar a situação nas minas.

Em 1700, Ramazzini (1633-1714) publicou seu livro *De Morbis Artificum Diatriba* (Tratado sobre as Doenças dos Trabalhadores), no qual descreveu perfis de adoecimento em 40 profissões (a edição aumentada de 1713 descreve 52), assim reforçando o nexo entre trabalho e saúde. Ramazzini recomendou a seus colegas médicos que incluíssem na anamnese a seguinte pergunta: "Qual é sua profissão?" Porém, ainda hoje, esta importante pergunta é frequentemente ignorada. As recomendações de Ramazzini de que os locais de trabalho deveriam ser visitados e melhorados, e de que os trabalhadores deveriam ser informados sobre os riscos, somente foram postas em prática muito depois e, mesmo assim, ainda não universalmente.

No século XIX, a Revolução Industrial introduziu novos fatores de riscos para a saúde nos locais de trabalho, e também acentuou aqueles já existentes. Entretanto, mudanças políticas, o despertar da consciência social e reivindicações dos próprios trabalhadores, que começaram a se organizar, levaram a uma maior preocupação com sua saúde. Profissionais da saúde, sociólogos e escritores estudaram e escreveram sobre o assunto. O médico Charles Turner Thackrah (1795-1833) estudou muitas doenças ocupacionais e fez muitas recomendações preventivas, inclusive foi dos primeiros a recomendar a substituição do óxido de chumbo na indústria cerâmica. Charles Dickens (1812-1870) sensibilizou o público com obras nas quais descreveu condições inaceitáveis de trabalho, inclusive infantil. A grande e visionária enfermeira Florence Nightingale (1820 — 1910) escreveu, em 1859: "*Quanta doença, morte e miséria são resultantes do estado atual de muitas fábricas e outros locais de trabalho!... Os trabalhadores devem lembrar que sua saúde é seu único capital e deveriam chegar a um acordo entre si para garantir ar puro em seus locais de trabalho, o que é um dos principais determinantes de saúde*".

Porém, nesta época, as principais preocupações eram relacionadas com os aspectos sociais, como permissão para deixar o trabalho em caso de doença, cuidados médicos e reabilitação, benefícios e auxílio às famílias em caso de morte do trabalhador. Em vez de buscar soluções através de ações preventivas para evitar a exposição a agentes e fatores de risco, o objetivo era tratar das consequências da exposição. Observações médicas quanto a problemas de saúde ocupacional raramente resultavam em intervenções destinadas a prevenir riscos nos locais de trabalho, o que infelizmente ainda ocorre em muitas partes do mundo.

Inicialmente, mesmo quando as preocupações com a saúde dos trabalhadores levavam a intervenções no local de trabalho, estas eram feitas a partir da constatação de "trabalhadores doentes" e não a partir da constatação de "locais de trabalho insalubres".

Foi somente no século XX, sob a liderança de pioneiros como Alice Hamilton (1869-1970), que tomou impulso o en-

---

[1] De acordo com a Enciclopédia de Saúde e Segurança Ocupacional da OIT.

foque de estudar e modificar locais, processos e práticas de trabalho, com o objetivo de evitar riscos antes de haver dano para a saúde. O conceito de higiene ocupacional foi gradualmente se formando e reforçando em alguns países; infelizmente, ainda hoje em dia, sua aplicação não é universal.

Assim como o paciente do médico do trabalho é o trabalhador, "o paciente" do higienista ocupacional é o local de trabalho. Foram desenvolvidas metodologias e técnicas para diagnosticar e tratar dos problemas, ou seja, para reconhecer os riscos, para avaliar sua magnitude (instrumentação para quantificar exposições, normas para exposição, métodos analíticos) e, o mais importante, para "tratar" o ambiente insalubre, prevenindo e/ou controlando fatores ocupacionais de risco através de medidas relativas aos processos e ambientes de trabalho, bem como medidas administrativas e pessoais. As etapas de reconhecimento e avaliação estabelecem se há ou não risco, e qual sua magnitude, sendo, porém, etapas preparatórias que servem de base para a verdadeira razão de ser de toda a prática da higiene ocupacional, ou seja, a prevenção e o controle de riscos.

A higiene ocupacional iniciou atuando quanto a situações existentes, porém, mais tarde houve consciência dos benefícios que poderiam resultar de ações preventivas antecipadas, assim evitando o sofrimento humano, bem como as dificuldades e os custos envolvidos em modificar locais de trabalho para controlar riscos *a posteriori*, quando inclusive se deve parar o processo produtivo. O conceito de ação preventiva antecipada foi introduzido e a palavra "antecipação" foi adicionada à definição de higiene ocupacional.

Preocupações quanto ao meio ambiente foram tomando importância, à medida que se tornaram evidentes os danos, às vezes irreparáveis, resultantes da poluição do ar, água e solos, do destino inadequado de resíduos tóxicos e do uso abusivo dos recursos naturais. Tem havido uma conscientização crescente quanto a problemas como a formação de buracos na camada de ozônio e aquecimento global. A percepção de que os recursos naturais não são inesgotáveis levou a preocupações com o "desenvolvimento sustentável". Surgiu o conceito de "produção limpa", que ao mesmo tempo protege os trabalhadores e o meio ambiente. Tem havido também uma sensibilização geral quanto ao transporte internacional ilegal de lixo tóxico.

O alcance das intervenções de higiene ocupacional ultrapassa o ambiente de trabalho, pois muitas das medidas que previnem/controlam riscos provenientes de atividades e processos, além de protegerem a saúde dos trabalhadores, também protegem as comunidades vizinhas e o meio ambiente em geral, assim contribuindo para um desenvolvimento econômico, social e sustentável. Esta diversidade de abrangência reforça cada vez mais a necessidade de um enfoque multidisciplinar na prática da higiene ocupacional.

O desenvolvimento da Higiene Ocupacional não tem acompanhado a necessidade crescente por esta especialidade, devido a muitos obstáculos que os profissionais dedicados à proteção da saúde dos trabalhadores devem procurar vencer. Muitos destes obstáculos, bem como a problemática envolvida, são apresentados e discutidos na obra do Prof. Guillemin (Suíça) que, entre outros aspectos, demonstra como é errôneo o conceito de que há um conflito entre proteção da saúde dos trabalhadores e desempenho econômico das empresas, pois sabemos que uma contribui para assegurar o outro (Guillemin, 2011). Infelizmente, em muitos países, a higiene ocupacional ainda não é oficialmente reconhecida, fato que também trava seu desenvolvimento adequado. Em 2008, pela primeira vez, a ISCO-08 ("*International Standard Classification of Occupations*" da OIT) mencionou explicitamente a higiene ocupacional como uma profissão (ILO/OIT, 2008).

▌ Importância da prevenção e controle de riscos ocupacionais

O nexo causal entre condições de trabalho e prejuízos para a saúde nem sempre é devidamente estabelecido. Ainda há muito subdiagnóstico e subnotificação das doenças ocupacionais, que constituem uma das grandes "epidemias silenciosas"; por consequência, a importância capital de sua prevenção é frequentemente subestimada. Mesmo quando existe inquietação pela saúde dos trabalhadores, o foco maior é a prevenção de acidentes, pois estes são imediatos e visíveis, ao passo que as doenças ocupacionais podem ter grande latência e/ou confundir-se com patologias não ocupacionais.

Atividades necessárias, como a agricultura, a extração de minerais, a manufatura de diferentes produtos, a produção de energia ou a provisão de transporte e outros serviços, estão frequentemente associadas com a ocorrência de agentes ou fatores prejudiciais para a saúde, sejam químicos, físicos, biológicos, ergonômicos ou psicossociais. No entanto, a importância fundamental do ambiente e das condições de trabalho, como determinantes da saúde, nem sempre é devidamente considerada.

É inaceitável que os trabalhadores tenham a saúde prejudicada pela execução de seu indispensável trabalho, portanto, deve ser encontrada uma fórmula que permita o pleno aproveitamento dos aspectos positivos da industrialização e do desenvolvimento, ao mesmo tempo eliminando os efeitos indesejáveis, através de ação preventiva adequada e aplicada a tempo.

Uma pessoa saudável, trabalhando em ambiente insalubre, correrá o risco de ter uma doença ocupacional. Mesmo se puder ser tratada e curada, esta pessoa ficará outra vez doente se retornar ao mesmo ambiente. Este círculo vicioso "ambiente insalubre-doença" somente pode ser interrompido se houver "diagnóstico e tratamento" do local de trabalho insalubre, ou seja, identificação, avaliação e prevenção/controle dos riscos existentes. Assim como um médico não cogitaria fazer o diagnóstico de uma doença sem prescrever o tratamento necessário, o higienista ocupacional, ao constatar a presença de riscos para a saúde no ambiente de trabalho, não pode deixar de recomendar as medidas preventivas que se impõem.

Enquanto os agentes e fatores prejudiciais para a saúde nos ambientes de trabalho não forem evitados ou controlados, os esforços em termos de proteção à saúde dos trabalhadores serão muito limitados. Alice Hamilton, médica e higienista ocupacional, pioneira no desenvolvimento deste campo, nos Estados Unidos, escreveu, em relação à silicose: *"... obviamente, a maneira de combater a silicose é evitar a formação e a disseminação da poeira"*.

A prática da higiene ocupacional ainda está muito aquém dos conhecimentos teóricos existentes; poderia e deveria haver uma maior aplicação dos mesmos em soluções preventivas eficazes, a fim de transpor esta distância que separa "conhecimentos" e "aplicação". Citando Goethe: "Conhecer não é suficiente; devemos aplicar. Querer não é suficiente; devemos fazer". Ter conhecimentos e não aplicá-los é o mesmo que não tê-los.

É também importante que haja uma maior divulgação das soluções preventivas bem sucedidas, pois compartilhar conhecimentos e experiências evita duplicação de esforços e desperdício de recursos.

Magnitude do problema

Segundo estimativas recentes da OIT, o número global de mortes relacionadas com o trabalho (acidentes e doenças) é da ordem de 2,3 milhões por ano. Quanto às doenças ocupacionais, a estimativa anual é de cerca de 160 milhões de casos, e deve ser lembrado que estas são extremamente subdiagnosticadas e subnotificadas.

Impacto econômico

Além do sofrimento para os trabalhadores e suas famílias, o que não tem preço, deve também ser considerado o impacto econômico negativo dos riscos ocupacionais. Doenças e acidentes ocupacionais consomem imensos recursos dos sistemas nacionais de previdência social e de saúde, devido a, por exemplo, licenças de saúde, indenizações, benefícios, alocações familiares etc., e a custos médicos relativos a exames clínicos e de laboratório, medicamentos, tratamentos, hospitalização, reabilitação, entre outros. Em muitos países, os sistemas nacionais de saúde estão à beira do colapso, em vista do número de pacientes muito maior do que podem possivelmente atender.

O custo associado a infortúnios ocupacionais, para a indústria e outros ramos de atividade, é muito maior do que se pensa, em termos de produtividade, qualidade, absenteísmo (de trabalhadores e familiares), imagem das companhias, indenizações, processos jurídicos, para não falar dos gastos ambientais frequentemente associados.

Não há dúvida de que a falta de prevenção causa prejuízos enormes para a economia dos países. A OIT, baseando-se em estudos nos países nórdicos, estimou que o custo resultante dos acidentes e doenças ocupacionais em países industrializados pode chegar a 4% do PIB; valor que deve ser ainda mais elevado para países em desenvolvimento. A fim de demonstrar que, além do valor humano e social, a prevenção dos riscos ocupacionais leva também a ganhos econômicos, são importantes os estudos de custo-benefício, comparando gastos em prevenção de riscos com os custos diretos e indiretos de doenças e acidentes do trabalho relacionados. A questão do "custo-benefício positivo" de intervenções preventivas é tratada numa publicação da OMS (WHO/OMS, 2004).

▶ Princípios de prevenção e controle de riscos

Prevenção primária de riscos ocupacionais

A prevenção primária em saúde ocupacional compreende uma série de medidas e técnicas que visam eliminar ou reduzir a exposição a fatores de risco para a saúde no ambiente de trabalho; os princípios básicos são os seguintes:

- evitar ou reduzir a utilização de materiais, processos ou equipamentos que possam oferecer riscos para a saúde;
- prevenir ou reduzir a formação ou ocorrência de agentes ou fatores de risco;
- evitar ou controlar a liberação de agentes de risco e sua disseminação ou propagação no ambiente de trabalho;
- evitar que os trabalhadores sejam atingidos/afetados por agentes de risco; por exemplo, no caso de contaminantes atmosféricos, bloquear as vias de entrada no organismo (por exemplo: respiratória, pele) para impedir que o agente nocivo alcance o órgão crítico.

A prevenção primária é realizada por meio de medidas que podem ser relativas à fonte de risco, ao ambiente de trabalho, à organização do trabalho e ao trabalhador. Exemplos de tais medidas incluem: substituição de materiais, modificações em processos, sistemas fechados, isolamento, ventilação local exaustora, práticas adequadas de trabalho e equipamentos de proteção individual. Algumas medidas são apresentadas e brevemente discutidas neste capítulo; maiores informações estão disponíveis na literatura especializada (ver Fontes de Informação e Publicações ao final do capítulo).

Ação preventiva antecipada

O ideal é a antecipação dos riscos e sua prevenção, antes que realmente ocorram, ou seja, pensar em saúde e segurança desde o planejamento de processos, equipamentos, máquinas e locais de trabalho.

A ação preventiva antecipada inclui:

- avaliações do impacto ocupacional e ambiental de novos processos de trabalho;

- escolha de tecnologias, processos, máquinas e equipamentos que produzam o menor risco possível tanto para a saúde como para a segurança, que sejam menos poluentes e de acesso fácil e seguro para limpeza e manutenção;
- localização adequada dos locais de trabalho, em relação às comunidades adjacentes, recursos naturais e meteorologia;
- inclusão dos sistemas de prevenção e controle necessários, inclusive tratamento de efluentes e resíduos tóxicos, no projeto de locais de trabalho;
- treinamento prévio dos trabalhadores na operação e manutenção de equipamentos e máquinas, e dos sistemas de controle, bem como em práticas seguras de trabalho;
- treinamento prévio de todo o pessoal para atuar nas situações de emergência.

Um conceito importante é o de "produção mais limpa" que, ao mesmo tempo, protege a saúde dos trabalhadores e o meio ambiente. Um exemplo (já bastante adotado) é a substituição do processo com célula de mercúrio por processo com membrana, na produção eletrolítica de cloro e soda (indústria cloro-álcali), o que elimina o sério risco, ocupacional e ambiental, devido ao mercúrio. Esse conceito tem sido desenvolvido pelo PNUMA/UNEP e tem sido apresentado na literatura especializada (ver Fontes de Informação e Publicações). Outro conceito importante é o de "*Life Cycle Assessment* (LCA)" – Avaliação de Ciclo de Vida, desenvolvido pela UNEP/PNUMA (UNEP – LCA *online*).

A ação preventiva antecipada poderá levar a um custo inicial aparentemente elevado, porém é a melhor solução. Economias em curto prazo muitas vezes significam gastos importantes em longo prazo. Uma decisão acertada, antes da instalação do local de trabalho, evitará muitos problemas posteriores. Educação e treinamento prévios quanto a medidas de emergência são imprescindíveis para evitar riscos, inclusive os grandes desastres industriais (ILO/OIT, 1998).

Tanto ao nível governamental como empresarial, os responsáveis pela aprovação de projetos e instalação de novos processos, equipamentos e locais de trabalho, devem ter consciência da importância dos aspectos de saúde, segurança e meio ambiente, e ser assessorados por profissionais com competência para antecipar e prevenir possíveis riscos. É importante conhecer o programa "Prevenção através do Projeto" (NIOSH – PtD).

Cabe aqui menção ao deplorável problema da exportação/importação de risco, ou seja, a transferência de certas tecnologias obsoletas e perigosas, de países onde não são mais permitidas, devido a normas estritas para proteção dos trabalhadores e do meio ambiente, para outros países onde há menos controle.

Hierarquia das medidas preventivas

O ideal é a eliminação de qualquer agente ou fator que possa afetar a saúde nos ambientes de trabalho. Quando isto não for possível, o objetivo deverá ser a redução máxima do risco. A "cadeia de risco" – geração do fator de risco na fonte, sua transmissão (ou propagação) através do ambiente de trabalho e as condições de exposição do trabalhador – deve ser interrompida, de alguma forma.

Quanto mais perto da fonte, mais eficaz será a intervenção preventiva; quanto mais longe, maior a possibilidade de falhas, portanto, sua hierarquia deve ser:
- na fonte do fator de risco;
- na transmissão (entre a fonte e o receptor);
- no receptor (trabalhador).

A melhor estratégia de prevenção é a que focaliza nas medidas que modificam processos e/ou ambientes de trabalho, de modo a prevenir ou controlar situações de risco, através de tecnologias adequadas, pois modificar o comportamento humano nem sempre é fácil e requer reforço constante. Entretanto, deve ser lembrado que o processo de trabalho não se resume ao ambiente físico, mas envolve pessoas (trabalhadores, supervisores, gerentes) cuja atitude e colaboração são essenciais e requerem comunicação de risco e educação.

Projeto de medidas preventivas

Ao se constatar que um determinado processo de trabalho oferece risco, deve ser elaborada uma estratégia preventiva, que muitas vezes envolve uma combinação de medidas. É importante explorar diferentes possibilidades de controle, evitando restringir a busca de soluções às medidas mais clássicas, como ventilação local exaustora e proteção individual, sem pensar em mudar de alguma forma o processo.

Ventilação local exaustora, se bem projetada e implementada, rotineiramente verificada e adequadamente mantida, pode ser uma ótima solução preventiva, porém não é aplicável em todas as situações, por exemplo, numa pequena empresa de "fundo de quintal".

O uso rotineiro de certos equipamentos de proteção individual, como protetores respiratórios, é muito difícil, portanto estes somente devem ser recomendados quando não for possível ou justificável controlar o risco no ambiente de trabalho, e por tempo limitado.

O resultado de recomendações impraticáveis é desastroso, porque leva a crer que a prevenção de riscos é algo impossível e conduz à desistência de fazer intervenções preventivas, o que ocorre frequentemente em pequenas empresas.

Perguntas úteis ao se planejar uma estratégia de controle incluem as seguintes:
- Quais são os riscos potenciais, suas fontes e sua localização?
- Por que ocorrem os riscos?

- Que se deveria fazer? O que se pode fazer no contexto em questão?
- Há uma maneira menos perigosa de executar certa operação (diferentes materiais, equipamentos ou práticas de trabalho)?
- É possível organizar o trabalho de tal maneira que o contato do agente de risco com o ar ou com o trabalhador seja menos frequente ou durante menos tempo?
- É possível prevenir ou reduzir a possibilidade de que o agente entre em contato com os trabalhadores (enclausuramento, ventilação, isolamento?) ou evitar que os trabalhadores entrem em contato com o agente (cabines, proteção individual)?
- É possível minimizar a duração da exposição (práticas de trabalho, controles administrativos)?

Para que sejam apropriadas e eficientes, as medidas de prevenção e controle devem ser projetadas por profissionais especializados e competentes, levando-se em consideração a viabilidade técnica e econômica de sua implementação, operação e manutenção. Medidas mal projetadas não protegem os trabalhadores e eventualmente resultam em despesas inesperadas. Se não forem feitas previsões para operação e manutenção adequadas, os sistemas terminam se deteriorando e perdendo sua eficiência.

Prevenção de risco na fonte

A intervenção preventiva diretamente sobre a fonte de risco apresenta muitas vantagens, que incluem melhor proteção para a saúde dos trabalhadores, menor possibilidade de falhas, menor preocupação com medidas para evitar a disseminação dos agentes e, muitas vezes, também economias futuras. Quanto ao meio ambiente, a vantagem do controle na fonte é muito grande; por exemplo, equipamentos de proteção individual (EPIs) não evitam, de forma alguma, a poluição ambiental. Mesmo a ventilação local exaustora, que em princípio deve conter os contaminantes atmosféricos, pode falhar se os coletores de poluentes não funcionarem adequadamente.

Quando em presença de uma situação de risco, seja de que natureza for, a pergunta-chave é: Por quê? Por que tal tarefa é executada? Por que tal tarefa é executada desta maneira? Por que tal material ou produto é utilizado? Por que é utilizado sob esta forma? Por que o trabalhador fica nesta posição? Por que a cadeira é tão alta? Por que é tão difícil entrar no trator? Por que as pessoas não se entendem? Algo pode ser mudado para diminuir o risco, seja por atuação no próprio fator de risco, seja por atuação em algum fator que influencie a condição de exposição? Muitas vezes a atitude de "por que mudar quando sempre se fez desta maneira?" bloqueia a consideração de medidas inovadoras.

É muito útil dividir o processo de trabalho nos menores componentes possíveis, analisando cada um detalhadamente, a fim de estabelecer onde e por que aparece o fator de risco, e como poderia ser evitado/reduzido.

Os princípios de controle na fonte são os seguintes:
- Eliminação de material ou processo.
- Substituição de materiais.
- Substituição/modificação de processos e equipamentos.
- Métodos úmidos.
- Manutenção de processos e equipamentos.
- Práticas de trabalho adequadas.

Apesar de muitos exemplos apresentados se referirem a agentes químicos como contaminantes atmosféricos, os princípios fundamentais podem ser aplicados para a maioria dos fatores ocupacionais de risco. Por exemplo, um processo pode ser modificado para produzir menos vapores ou menos poeiras, menos ruído, ou menos calor, ou evitar problemas osteomusculares. Muita informação sobre outros agentes é encontrada na literatura especializada, por exemplo, sobre ruído (Gerges, 2000; OMS/WHO, 2001). Uma discussão detalhada sobre todos os fatores ocupacionais de risco e as medidas preventivas específicas está fora do alcance deste capítulo, cujo objetivo é apresentar, de um modo geral, os princípios e estratégias para prevenção e controle nos locais de trabalho.

Eliminação de material ou processo

Consiste na eliminação do processo ou do material que oferece risco apreciável. Obviamente é o ideal, mas difícil na prática. Entretanto, é importante considerar se uma operação que oferece risco é mesmo necessária, particularmente levando em consideração que o risco deverá, de alguma forma, ser controlado. Geralmente, um produto químico eliminado é substituído por outro, sendo, neste caso, uma substituição. A etapa ideal para considerar a eliminação de fatores de risco é a do planejamento e projeto de processos, equipamentos, métodos de trabalho e locais de trabalho.

Exemplos de substâncias banidas ou de uso altamente restrito

Exemplos "históricos" de substâncias altamente tóxicas ou cancerígenas, que já foram completamente banidas, incluem: compostos de berílio e fósforo, das lâmpadas fluorescentes; benzidina e β-naftilamina, da produção de pigmentos e da borracha, respectivamente; fósforo branco, da produção de fósforos, e compostos mercuriais, da fabricação de feltros para chapéus.

Várias substâncias têm sido banidas em muitos países, por exemplo: o amianto; produtos com bifenilas policloradas (PCB), em transformadores elétricos; pesticidas contendo arsênico; benzeno como solvente ou em tintas, vernizes, colas, adesivos; pigmentos à base de chumbo, entre outras.

O jateamento abrasivo com areia já foi banido em vários países (por exemplo, Alemanha, Bélgica, Canadá, Inglaterra, Noruega, Suécia, Suíça), inclusive no Brasil. Nos Estados Unidos, tanto o NIOSH como a MSHA recomendam seu banimento.

Estes são apenas alguns exemplos. Informações sobre produtos farmacêuticos, agrotóxicos, substâncias químicas industriais e produtos de consumo que foram banidos, retirados de circulação ou têm seu uso altamente restrito, em diversos países, podem ser obtidas através do "UNEP *Chemicals*" (UNEP Chemicals, 2010).

Substituição de materiais

Em muitas situações, é possível encontrar bons substitutos para materiais tóxicos, que às vezes são utilizados simplesmente por hábito; nem sempre a escolha inicial foi a melhor solução, mesmo do ponto de vista técnico. A substituição requer conhecimentos, motivação e persistência. Esta é uma área que merece mais pesquisa aplicada e maior atenção, portanto, é discutida em maior detalhe dentro deste capítulo.

Por exemplo, no caso de produtos químicos, sempre se deve considerar a possibilidade de utilizar um:
- menos tóxico;
- menos volátil ou menos pulverulento;
- que se disperse menos;
- que não penetre através da pele;
- que cause menos poluição ambiental; menos persistente no meio ambiente;
- sem risco para a segurança;
- que se possa utilizar em menores quantidades e com menos desperdício;
- que se possa utilizar com menor consumo de energia.

Existem diferentes tipos e modalidades de substituição, sendo possível substituir o agente de risco:
- mantendo o mesmo processo de trabalho e mesmos equipamentos (melhor aceitação);
- mantendo o mesmo processo de trabalho, porém mudando os equipamentos;
- mudando o processo de trabalho e os equipamentos (aceitação mais difícil).

Este assunto é discutido na literatura especializada (Debia *et al.*, 2009; Debia *et al.*, 2011; Filskov *et al.*, 1996; Goelzer, 2001; Goldschmidt, 1993; HSE, 1994; Okopol, 2003). É importante ver o portal de apoio da União Europeia (da EU) para substituição de produtos químicos perigosos: SUBSPORT ("EU-SUBSPORT Substitution portal": http://www.subsport.eu/), onde inclusive são apresentados estudos de casos específicos (em inglês, francês, espanhol e alemão).

Exemplos de substituição de materiais

Cada situação deve ser estudada levando-se em consideração as características particulares; porém, a título de exemplo, algumas possibilidades de substituição são apresentadas a seguir:
- solventes, por outros menos tóxicos ou com menor volatilidade (menor pressão de vapor – PVS);
- tintas à base de solventes, por tintas à base de água;
- solventes, por água e sabão, em certos tipos de limpeza;
- adesivos e agentes secantes à base de solventes, por outros à base de água;
- areia de quartzo, por agregados sem sílica, nas fundições;
- vitrificado com produto à base de chumbo, por vitrificado sem chumbo nas cerâmicas;
- pigmentos de tintas com chumbo, por pigmentos de dióxido de titânio ou óxido de zinco;
- tijolos refratários contendo sílica, por tijolos refratários de magnesita ou de óxido de alumínio, para recobrimento de fornos e cadinhos em usinas de ferro e aço;
- pesticidas químicos, por naturais, tipo à base de piretro.

Muitos exemplos de substituição encontram-se na Internet, por exemplo, no link: http://www.istas.net/risctox/index.asp?idpagina=576 (em espanhol).

Exemplos na Dinamarca (Filskov et al., 1996)

✓ *Caso 1*

Função desejada: limpar rolos de impressoras *offset*, o que era feito com tolueno.

Problema: exposição a tolueno.

Solução: substituição do tolueno por outro agente de limpeza. Foram testados muitos produtos, até que foi encontrado o melhor substituto: uma mistura de óleo de soja com um óleo de coco modificado, que funcionou muito bem. Aliás, esta mistura é mais parecida com a tinta do *offset* do que o solvente previamente utilizado, de modo que a escolha inicial foi mais por hábito do que com base científica, simplesmente partindo do princípio de que "solvente é bom para limpar tinta". Este foi um caso histórico na Dinamarca, amplamente divulgado pela imprensa, e que despertou um grande interesse pela substituição, que tem sido muito pesquisada naquele país.

✓ *Caso 2*

Função desejada: preparar tecidos para biópsias num hospital.

Problema: numa certa etapa do procedimento, utilizavam uma mistura de xileno/tolueno, o que exigia ventilação exaustora, sempre com um risco potencial para a saúde, o que não agradava o pessoal do laboratório.

Solução: depois de muitos estudos, surgiu a possibilidade de utilizar azeite de oliva em vez dos solventes, o que funcionou muito bem. Os médicos inicialmente não aceitaram a substituição proposta, pois temiam erros de diagnóstico. Em certo ponto do processo, o tecido deve ficar transparente para ser examinado no microscópio, sendo a clareza obviamente crítica. Como os médicos tiveram dúvidas, o pessoal do laboratório se dispôs a preparar lâminas em duplicata (com a mistura de solventes, e com o azeite de oliva) durante seis meses. Como nunca conseguiram notar diferença entre os dois métodos, passaram a utilizar o azeite de oliva, evitando assim o problema de controlar o risco de exposição a solventes.

Exemplo na Inglaterra

Função desejada: eliminar arestas numa cera especial, ao fazer moldes para fabricação de perfis metálicos utilizados na indústria aeroespacial, utilizando solventes clorados.

Problema: vapores tóxicos, que somente poderiam ser utilizados com ventilação local exaustora.

Solução: substituição por um óleo cítrico numa base de água, que cumpre a mesma função do solvente, mas com a vantagem de não ser tóxico. Apesar de mais caro do que o solvente, seu uso vem a ser mais econômico e vantajoso, pois elimina a necessidade de ventilação local exaustora (com seus gastos de energia e manutenção) e não oferece o risco de exposição por falha do sistema de controle.

Cuidados na substituição

A substituição por um material não tóxico ou muito menos tóxico deve obedecer às seguintes regras:

- a toxicologia do material substituto deve ser muito bem conhecida;
- o substituto não deve ser incompatível com o resto do processo;
- viabilidade técnica e econômica;
- disponibilidade do substituto (e eventualmente de novos equipamentos necessários) no mercado;
- devem ser alcançados resultados semelhantes;
- o substituto não deve introduzir um novo risco, por exemplo, de segurança, ou um risco mais difícil de controlar.

O conjunto de agentes ou fatores que podem prejudicar os trabalhadores deve ser considerado; por exemplo: não se deve mudar para um material menos tóxico, porém com maior risco de inflamabilidade; não se deve mudar um processo ruidoso por outro mais silencioso, mas que produza mais poeira.

É importante estudar bem e, se necessário, analisar os substitutos para certificar-se de que não existem impurezas tóxicas. Por exemplo, certos substitutos para areia (no jato abrasivo), como a olivina, o óxido de alumínio e o vidro moído contêm <1% de quartzo, porém outros, como a granada, podem ter teor de quartzo de até 8%. A escória de cobre geralmente contém impurezas, como arsênico e berílio. A granalha de aço pode conter impurezas como o arsênico, aliás, a granalha de aço pode ser reutilizada até 500 vezes e, se não for adequadamente limpa, pode terminar contendo o material que está sendo retirado com o jateamento abrasivo (por exemplo, resíduos de sílica ou tinta com chumbo). Mesmo os substitutos "naturais", como cascas de noz e bagaço de milho, podem ser fornecidos sob a forma de misturas e conter impurezas.

A eliminação do agente tóxico não resolve necessariamente todos os problemas. Mesmo que a substituição/modificação em si tenha êxito, outros riscos ainda podem continuar presentes. Por exemplo, a substituição de areia por granalha de aço ou abrasivos sintéticos, na operação de jateamento, resolve o problema da sílica no abrasivo, porém poderá ainda haver risco de silicose, se as superfícies jateadas contiverem areia (que será então pulverizada); por exemplo, perfis metálicos com resíduos de moldes areia, ou concreto.

Além disto, a substituição nem sempre elimina a necessidade de outras medidas; mesmo um produto químico menos tóxico deve ser controlado, por exemplo, por ventilação geral ou uso de equipamentos de proteção individual usados somente parte do tempo.

A atualização contínua quanto a informações toxicológicas é essencial, pois novas pesquisas podem desvendar problemas com substâncias até então consideradas como não tóxicas, ou pouco tóxicas. Portanto, o mais prudente é evitar ou reduzir o máximo possível a exposição a qualquer agente químico. Além deste livro, outras fontes de informação neste campo são exemplificadas ao final deste capítulo.

Forma

O potencial que tem um agente tóxico de causar dano ao organismo humano somente se realiza quando as condições em que ocorre a exposição forem tais que permitam seu acesso ao órgão crítico (isto é, aquele sensível à sua ação). Por exemplo, o granito contém sílica livre e cristalina, portanto tem o perigo intrínseco de causar silicose; porém um bloco de granito somente oferecerá risco de silicose se houver a possibilidade de que seja subdividido em partículas suficientemente pequenas para penetrar nos alvéolos pulmonares e que possam ser inaladas.

A forma em que se encontra certo agente não altera suas propriedades toxicológicas, mas pode influenciar a possibilidade de que alcance o órgão crítico. Portanto, a utilização de certos materiais sob outra forma pode ser uma maneira de eliminar ou diminuir o risco. Exemplos seriam:

- uso de materiais tóxicos sólidos sob a forma de grânulos, escamas ou flocos, ao invés de pós finos (reduz, mas normalmente não elimina completamente o risco de poeira);
- utilização de pastilhas de produto químico, que se dissolvem em água para formar líquido de limpeza, já no local de uso, assim evitando risco durante o transporte.

Mudanças nas especificações de compra de certos materiais podem também diminuir os riscos associados, por exemplo:

- compra de produtos químicos (como pigmentos e aditivos) já misturados, nas quantidades certas, dentro de sacos plásticos fechados (inclusive já existem sacos que podem ser jogados fechados no processo); esta é uma solução excelente, particularmente para pequenas empresas, onde a instalação de cabines com ventilação local exaustora para a mistura de pós tóxicos é praticamente impossível;
- compra de materiais (como pedras ornamentais e tijolos refratários) já no tamanho certo, para não ter de serrar em locais de trabalho, onde a instalação de medidas como enclausuramento e ventilação exaustora é difícil, por exemplo, em obras de construção civil.

Substituição/Modificação de processos e equipamentos

É possível eliminar ou reduzir um risco utilizando outro processo de trabalho e/ou outros equipamentos, ou através de modificações em processos e equipamentos já existentes. Reduções apreciáveis de risco podem ser obtidas com modificações, algumas radicais, outras extremamente simples, como por exemplo:

- redução na temperatura de um processo, por exemplo: utilização de solventes a temperaturas mais baixas, reduzindo a evaporação;
- redução da área exposta de um líquido para diminuir a possibilidade de evaporação, por exemplo, utilização de bolas de plástico sobre a superfície de tanques com produtos químicos (galvanoplastia, desengraxamento, tingimento de couros);
- redução na quantidade de produto utilizado, por exemplo, para limpeza de peças;
- motores elétricos em vez de motores de combustão interna;
- utilização de supressores químicos para controlar a formação de dióxido de nitrogênio em operações como decapagem de metais ou outros tipos de banhos ácidos com ácido nítrico;
- corte a frio de plásticos para embrulhar alimentos, em vez de corte com fio quente (o que dá origem a contaminantes atmosféricos);
- utilização de tampas em recipientes para armazenar ou transportar materiais que podem se dispersar no ambiente ou evaporar;
- modificações em postos de trabalho, para evitar posições forçadas ou esforços excessivos, por exemplo, utilizando dispositivos mecânicos como roldanas e suportes, automatizando operações, ajustando a altura de assentos, colocando suportes para braços, ajustando posição e distância de telas de computador etc.;
- redução da altura de queda de peças metálicas, para diminuir a energia de impacto e, consequentemente, o ruído causado;
- recobrimento com material elástico (p. ex., borracha) de superfícies sujeitas a choques e fricções, por exemplo, rodas metálicas em carrinhos de transporte de material, tubos de queda e tambores de polimento, a fim de reduzir o ruído resultante do impacto;
- enrijecimento de superfícies vibrantes (e.g., serras circulares), para reduzir o ruído resultante;
- reposicionamento de uma máquina ruidosa para que não se encoste a uma parede, assim evitando que transmita vibrações e ruído através da estrutura do prédio;
- diminuição da emissividade de raios infravermelhos de uma superfície quente para reduzir o calor radiante emitido, recobrindo-a com uma lâmina de alumínio (por exemplo, se a superfície fosse de ferro, a emissão de raios infravermelhos, inicialmente de 80-90%, seria assim reduzida para cerca de 10%).

Exemplo na Dinamarca (Filskov et al., 1996)

Função desejada: unir canalizações subterrâneas hermeticamente. O processo inicial consistia em derramar um monômero acrílico num pequeno molde colocado ao redor das juntas; o endurecimento do produto vedava a junta.

Problema: exposição a produto químico associada com problemas de alergia.

Solução: utilização de um tubo de borracha especial, muito distendido por uma mola espiral (colocada em seu interior), que é retirada depois de posicioná-lo sobre a junta, assim causando sua retração violenta, o que veda hermeticamente a junta, ou seja, um processo mecânico em vez de químico.

Etapas na substituição/modificação

Como qualquer estratégia preventiva, a substituição/modificação deve ser estudada e implementada de maneira sistemática, desde a identificação do problema e busca de soluções até sua implementação, levando em consideração uma série de fatores técnicos, econômicos, sociais e culturais. O enfoque multidisciplinar, incluindo a colaboração dos trabalhadores e outros profissionais da produção, é indispensável. As etapas do processo de substituição estão descritas a seguir (HSE, 1994):

- Identificação do problema.
- Identificação das possíveis alternativas.
- Identificação das consequências das alternativas.
- Comparação das alternativas.
- Decisão.
- Implementação.
- Avaliação dos resultados.

Identificação do problema (fator de risco)

✓ Perguntas

Qual é realmente o problema? Por que é um problema? É devido à toxicidade de um agente, à sua capacidade de disseminação? A ambos? É um problema para a saúde (curto/longo prazo)? Para a segurança? Para o meio ambiente (poluição, recursos naturais)? É um problema durante uso ou armazenamento de materiais, no destino de resíduos? É um problema para o consumidor e o destino final do produto?

Identificação das alternativas possíveis

✓ Perguntas

Por que a tarefa é executada desta maneira? Por que a tarefa é executada? A função inicial do processo é realmente necessária?

As possibilidades de substituição devem ser discutidas com fornecedores e clientes, a fim de estabelecer até que ponto algumas alterações no produto podem ser aceitas, em vista de vantagens para a saúde e o meio ambiente.

Estudo das consequências de Cada Alternativa

✓ Perguntas

O que acontece se mudar? O que sucede adotando cada alternativa? As propriedades físico-químicas e toxicológicas do substituto são bem conhecidas? Há evidência sólida de sua segurança? Onde foram conduzidos os estudos?

Os fatores a considerar incluem:
- eficiência;
- custo (investimento inicial, amortização);
- custo-benefício;
- disponibilidade;
- necessidade de parar operações (por quanto tempo?);
- necessidade de treinamento adicional dos trabalhadores.

É essencial analisar a priori as consequências de substituições ou mudanças, pesando vantagens e desvantagens, do ponto de vista:
- dos trabalhadores: aceitação, aspectos psicológicos e sociais, desemprego;
- da produção: qualidade do produto, produtividade, economias;
- do meio ambiente: danos, resíduos, persistência.

Estudos de casos de substituição, com análise de custos e benefícios, bem como o intercâmbio de experiências, devem ser incentivados; exemplos podem ser encontrados na literatura especializada.

Comparação entre as alternativas

✓ Perguntas

Qual a melhor alternativa do ponto de vista do produto? Qual a alternativa mais econômica? Qual agrada mais aos trabalhadores? Qual se adapta melhor ao contexto sociocultural?

Decisão de substituir

Uma série de fatores deve ser analisada, inclusive problemas como gastos, impacto na produtividade (parar temporariamente as operações) e necessidade de treinamento adicional para os trabalhadores.

Implementação

A introdução do substituto ou do processo alternativo é uma etapa que deve ser muito bem planejada e requer: motivação, aceitação; preparação, formação, treinamento; trabalho de equipe; boa vontade, e abertura para mudanças.

É inevitável que haja uma reação natural a qualquer mudança. Um fator importante para a aceitação da mudança pelas pessoas envolvidas, inclusive os trabalhadores, é assegurar sua participação desde o início no processo.

Avaliação dos resultados

A implementação de qualquer medida preventiva deve ser avaliada periodicamente e reconsiderada, se necessário.

Métodos úmidos

Este grupo de medidas visa limitar a dispersão de poeiras e, portanto, seu acesso ao organismo, através da utilização de água ou outros líquidos. Agentes umectantes podem ser utilizados para aumentar a eficiência do método. Exemplos incluem:

- areia molhada em vez de seca;
- perfuração de rochas com injeção de água;
- moagem, britagem, etc., a úmido;
- jatos abrasivos com água;
- polimento a úmido;
- uso de óleo de canola em palha seca em estábulos;
- operações de limpeza com água.

A fim de que se utilizem métodos úmidos, algumas condições devem ser satisfeitas, por exemplo: viabilidade técnica (a água não deve interferir com o processo); a poeira em questão deve ser "umidificável"; a introdução de água, com o consequente aumento na umidade do ar, não deve criar problemas de conforto térmico.

Deve haver cuidado com o destino da água com poeira, a fim de que não se transforme, ao secar, em fonte secundária de risco. Devem ser evitados pisos molhados, que oferecem risco de acidente por queda.

Métodos úmidos podem ser muito eficientes se a água for introduzida no ponto e no momento de formação das poeiras, de modo que elas sejam umidificadas antes de poderem se dispersar no ambiente, o que pode ser difícil se a poeira for produzida em velocidade muito alta. Perfuratrizes com injeção de água sob pressão têm sido utilizadas em minas e pedreiras, com ótimos resultados quanto à redução do risco de pneumoconioses.

Um exemplo de controle por método úmido (Thorpe et al., 1999) refere-se a uma operação de corte de concreto (com teor de sílica livre e cristalina de 12-40%), onde a concentração média de poeira respirável, que era de 21,2 mg/m^3 (executada sem controle), foi reduzida a 1,3 mg/m^3 com a utilização de método úmido, no caso, injeção de água sob pressão, no ponto de corte.

Outra modalidade são os *sprays* de água, que causam aglomeração das poeiras em partículas mais grossas que se depositam, e que são utilizados, por exemplo, sobre rochas e minérios em correias transportadoras, e como "cortinas" para prevenir a propagação de poeira de um ambiente para outro.

Em princípio, não são eficientes para captar poeiras na fração respirável porque, a fim de assegurar um bom contato, as gotículas de água não deveriam ter mais do que 100 vezes o tamanho das partículas de poeira, o que é difícil.

Aliás, as pequeníssimas partículas na fração respirável, geralmente as que oferecem maior risco para a saúde, são as mais difíceis de controlar com método úmido, sendo que a impressão visual simples não serve para avaliar se houve controle eficiente, pois estas são normalmente invisíveis a olho nu. A eficiência do controle com este tipo de medidas deve ser verificada periodicamente, através de monitorização ambiental, por avaliações quantitativas ou métodos de visualização. Um exemplo deste último método é a "lâmpada de poeira" (HSE, 1997) que, devido a uma técnica especial de iluminação (feixe de Tyndall), pode tornar visíveis as "poeiras respiráveis", se posicionada adequadamente em relação à fonte de poeira e ao observador.

Manutenção

A manutenção adequada de processos e equipamentos pode contribuir apreciavelmente para a redução de riscos, por exemplo:

- boa regulagem de motores para assegurar uma melhor combustão, a fim de eliminar ou reduzir a formação de monóxido de carbono;
- fixação de partes soltas e lubrificação de máquinas, balanceamento de rotores etc., a fim de reduzir ruído.

Como exemplo, pode ser mencionada uma redução de 16 dB(A) no ruído proveniente de uma prensa, através da utilização de bases absorventes de vibração, e também por boa manutenção, incluindo bom ajustamento dos elementos de apoio e lubrificação.

A manutenção de sistemas de controle é também de grande importância.

Controle da propagação dos agentes de risco

Isolamento

Este grupo de medidas visa isolar, total ou parcialmente, processos que oferecem risco, para evitar que agentes nocivos sejam dispersos, se transmitam pelo ambiente de trabalho, ou alcancem os trabalhadores. O isolamento visa colocar uma barreira entre a fonte de risco e o trabalhador, o que pode ser feito em diferentes pontos. O princípio do isolamento pode ser utilizado de várias maneiras:

- na fonte (enclausuramento, sistemas fechados);
- além da fonte (barreiras; tempo e espaço);
- no trabalhador (cabines).

É sempre melhor isolar a fonte do que isolar os trabalhadores, pois assim as possibilidades de falhas diminuem, ao mesmo tempo, também, protegendo outras pessoas não diretamente envolvidas com o processo, e o meio ambiente em geral, o que é particularmente importante quando se trata de contaminantes atmosféricos.

Enclausuramento da fonte

Operações que oferecem riscos devidos a agentes químicos, físicos ou biológicos podem ser enclausuradas, por exemplo, correias transportadoras, pontos de transferência de pós ou de minérios, centrifugadoras de sangue, geradores de eletricidade, misturadores de pesticidas. A operação é então automatizada ou controlada à distância. Em certas aplicações, por exemplo, cabines para pintura a pistola, o operador pode ficar dentro da área isolada, devendo então utilizar equipamentos de proteção individual adequados para todos os riscos associados com a operação executada e de comprovada eficiência.

Quando o objetivo for conter contaminantes atmosféricos, o enclausuramento deve ser mantido sob pressão negativa, a fim de que aqueles não passem ao ambiente de trabalho. Nestes casos, o enclausuramento é geralmente associado a um sistema de ventilação exaustora. É sempre importante haver uma rotina de verificação para eventuais vazamentos. Áreas maiores também podem ser isoladas, por exemplo, operações de remoção de amianto de prédios, o que requer medidas extremamente eficientes para os trabalhadores diretamente envolvidos. É indispensável que qualquer pessoa entrando na área isolada esteja adequadamente protegida contra os riscos existentes.

Enclausuramentos para controlar fontes de ruído têm sido utilizados com excelentes resultados, porém, o problema de aquecimento em seu interior deve ser considerado e resolvido, por exemplo, com ventilação.

Sistemas fechados

Muitos materiais tóxicos podem ser utilizados com segurança em sistemas completamente fechados, como ocorre nas indústrias química e petroquímica. Sempre que possível devem ser preferidos sistemas fechados, por exemplo, transporte de materiais em dutos ou recipientes fechados, em vez de esteiras ou recipientes abertos.

Outro exemplo seria a extração de ouro com mercúrio dentro de retortas, o que, além de reduzir o risco ocupacional e ambiental, permite a recuperação do mercúrio. Aliás, em muitos casos, as economias resultantes da recuperação de produtos utilizados em sistemas fechados são apreciáveis.

Porém, mesmo se o isolamento for teoricamente total, os trabalhadores podem ser expostos a emissões fugitivas devidas a vazamentos em válvulas e juntas, falhas nos sistemas de selos e outras ocorrências acidentais. Pontos críticos devem ser identificados e mantidos sob vigilância. Programas de rotina para inspeção e manutenção são indispensáveis e devem ser planejados com antecedência; o treinamento dos trabalhadores é essencial, inclusive em intervenções de emergência. Exposições indevidas podem também ocorrer durante operações de manutenção e consertos, quando o sistema deve, de alguma forma, ser aberto, o que requer cuidados especiais e proteção individual eficiente para os trabalhadores.

Barreiras

Barreiras podem ser muito eficientes para proteger contra agentes físicos, tais como calor radiante, radiação ultravioleta, radiações ionizantes e, em alguns casos, ruído.

A propagação de calor radiante pode ser bloqueada por barreiras refletoras, sendo o alumínio polido um dos melhores materiais para esta finalidade. Materiais que perdem o brilho, como o galvanizado, perdem a eficiência com o tempo. A espessura do material refletor não influencia sua refletividade, porém afeta sua durabilidade. A manutenção e a limpeza são muito importantes, pois a acumulação de sujeira diminui a refletividade de uma barreira inicialmente brilhante, portanto, boa refletora de radiação infravermelha. Existem barreiras de materiais que absorvem o calor, mas estas devem ser resfriadas, o que nem sempre é fácil. Existem também vidros e filmes transparentes especiais que barram ou diminuem o calor radiante, e que podem ser utilizados quando a visibilidade for necessária (por exemplo: janelas de inspeção).

Operações de solda elétrica devem ser isoladas por meio de barreiras, a fim de proteger outros trabalhadores que, contrariamente ao soldador, não utilizam normalmente proteção individual contra os raios ultravioletas. Quando as operações não são estacionárias, podem ser utilizadas barreiras móveis.

Barreiras de chumbo ou de concreto são utilizadas para proteger contra radiações ionizantes.

Tempo e espaço

O tempo e o espaço também podem constituir barreiras, e um risco pode ser eventualmente controlado pela realização de operações em locais afastados ou fora dos horários normais de trabalho. Evidentemente, os trabalhadores expostos devem ter proteção individual adequada e eficiente.

Estes métodos têm validade limitada para contaminantes atmosféricos, pois não protegem o meio ambiente. Além disto, contaminantes, como gases, vapores e poeiras extremamente finas que ficam em suspensão e que se movimentam com o ar, podem voltar com o vento (no caso da distância) ou permanecer no ar (no caso do tempo) e atingir os próprios trabalhadores.

Isolamento do trabalhador

O trabalhador pode ser colocado em cabines, controladas e ventiladas, que o isolem do local de trabalho com risco (seja de que natureza for), por exemplo, cabines de pontes rolantes e salas de comando. As operações são executadas através de controle remoto, porém, por diferentes razões, como para manutenção e verificações periódicas, trabalhadores podem passar pelo local com risco, devendo então estar adequadamente protegidos. Esta medida tem valor limitado para contaminantes atmosféricos, pelas mesmas razões indicadas no tópico anterior.

O trabalho em isolamento, mesmo em local bem controlado do ponto de vista ambiental, pode levar a problemas de natureza psicossocial, o que deve ser levado em consideração, pois a saúde é um bem-estar físico, mental e social.

Ventilação industrial

O objetivo desta seção é apresentar os princípios básicos de ventilação industrial, alertando para a complexidade do assunto e para os problemas que podem surgir se o projeto, a instalação, a operação e a manutenção dos sistemas não forem devidamente realizados. Sistemas de ventilação industrial devem ser projetados por profissionais especializados e competentes; o controle necessário para proteger a saúde deve ser assegurado, ao mesmo tempo minimizando os gastos e consumo de energia. Um sistema mal dimensionado não protege os trabalhadores, ou leva a gastos excessivos e desnecessários, ou a ambos. O custo de instalação e operação de um sistema mal projetado pode ser até superior ao custo de um sistema bem projetado; além disso, correções *a posteriori* são difíceis e dispendiosas.

A ventilação industrial tem sido amplamente discutida na literatura especializada (ver Referências e Publicações, por exemplo: ACGIH, 2010; Burton, 2003 e 2010). Existem programas de computador para o cálculo de tais sistemas que, porém, devem ser utilizados por pessoas com os conhecimentos necessários.

Existem dois tipos de ventilação industrial: ventilação geral e ventilação local exaustora.

Ventilação geral

Este é o termo aplicado para o processo de remover e introduzir grandes quantidades de ar no ambiente de trabalho, com o objetivo de assegurar conforto térmico e/ou reduzir concentrações de contaminantes atmosféricos, ou por diluição ou por deslocamento do ar contaminado. Serve, também, como complemento da ventilação local exaustora.

A ventilação geral pode ser muito útil, porém não serve para controlar agentes cuja produção é muito rápida e em grandes quantidades, e para controlar poeiras ou agentes muito tóxicos. Pode ser natural ou forçada. A ventilação natural usa o gradiente de temperatura do ar: o ar quente sobe, formando-se assim uma movimentação ascendente do ar por convecção. A ventilação forçada requer exaustores que produzem a movimentação de ar desejada.

A localização de entradas e saídas de ar é extremamente importante. Deve-se evitar que as correntes de ar levem os contaminantes para a zona de respiração dos trabalhadores, ou que se forme "curto-circuito" de ar.

É importante alertar para o posicionamento do trabalhador em relação à tarefa e à movimentação do ar. Contrariamente ao que se pensou por algum tempo, o fluxo de ar não deve incidir nas costas do trabalhador, mesmo que o sentido seja de afastar os contaminantes de sua zona de respiração, pois isto causa certas turbulências na região frontal do corpo, carregando os contaminantes exatamente para a zona de respiração, fenômeno que é agravado pela formação de correntes ascendentes de convecção, devidas ao calor do próprio corpo. O trabalhador deve se posicionar "paralelamente" à corrente de ar, de modo que o fluxo de ar realmente leve os contaminantes para fora de sua zona de respiração.

Ventilação local exaustora

A ventilação local exaustora visa captar e remover os contaminantes atmosféricos, à medida que são produzidos, antes que se espalhem pelo ambiente de trabalho e alcancem a zona de respiração dos trabalhadores, ao mesmo tempo assegurando um destino adequado para o efluente poluído. Além de proteger a saúde dos trabalhadores, também contribui para a qualidade dos produtos e para boa limpeza dos locais, bem como para a proteção ambiental.

A ventilação local exaustora baseia-se numa movimentação de ar controlada e direcional, através do ponto de formação/emissão do contaminante atmosférico, para dentro de um sistema que consiste em captores e dutos, por onde se movimenta o ar, por ação de um ventilador. Ventilação local exaustora pode ser um excelente método preventivo de engenharia, se bem projetado, instalado, operado e mantido.

Os componentes básicos de um sistema de ventilação local exaustora são: captores, dutos, equipamento de controlar poluentes (coletores) e ventilador.

O *captor* é o ponto de entrada dos contaminantes atmosféricos no sistema, sendo que sua forma, localização e fluxo de ar que o atravessa, são aspectos de importância fundamental. O projeto adequado do captor é essencial, e indicações precisas de captores eficientes para uma série de aplicações práticas são encontradas na literatura especializada. Os captores podem envolver a fonte completamente (enclausuramento) ou parcialmente, ou podem ser exteriores, localizados acima, abaixo, ao lado ou ao redor da fonte (como nos tanques de cromagem). Um captor externo pode ser um "captor-receptor", se o processo for tal que ejete poluentes na sua direção, como seria o caso de uma operação de esmerilhamento.

Um sistema será tão mais eficiente quanto mais o captor envolver a fonte. Porém, não deve haver interferência com o trabalho a ser executado. À medida que um captor envolve mais a fonte, a vazão requerida para um controle adequado diminui. Por exemplo, a vazão requerida pode ser reduzida de mais de 60% entre um captor externo simples (uma abertura simples, plana, sem saia) e um que quase envolva a fonte. A diferença básica entre estes dois tipos de captores é que, no primeiro caso, o contaminante é liberado no ambiente de trabalho e deve ser capturado pelo sistema, sendo mais sujeito a distúrbios e necessitando, obviamente, um maior fluxo de ar; no segundo, o contaminante é gerado já dentro do sistema e, apesar de requerer controle para não "escapar", o fluxo de ar necessário é bem menor.

A velocidade do ar no ponto em que os contaminantes devem ser captados, denominada *velocidade de captação*, é um dado importante para captores externos, pois deve vencer tanto a inércia dos contaminantes como qualquer movimentação de ar devida ao processo e eventuais correntes de ar. Se a velocidade de captação não for suficiente, não haverá controle adequado e o contaminante se dispersará pelo ambiente. A *velocidade de captação* necessária depende do tipo de contaminante atmosférico e da maneira como é gerado, bem como das características do ambiente de trabalho. Por exemplo, poeira gerada rapidamente numa operação de esmerilhamento requer uma velocidade de captação da ordem de 10m/s, ao passo que um solvente evaporando lentamente de um tanque requer uma velocidade de captação de 0,5m/s. Em cabines e enclausuramentos parciais, o parâmetro importante é a *velocidade de face*, que deve ser tal que não permita a saída do contaminante gerado em seu interior.

Em certos casos, dispositivos simples num captor podem aumentar sua eficiência, por exemplo, o uso de "saias" (abertura flangeada) ajuda a direcionar o fluxo de ar (para dentro do captor), evitando que o sistema "puxe" ar de todas as direções ao redor da entrada, o que diminui a captação dos contaminantes no ponto desejado; isto também reduz a turbulência na entrada do captor. Barreiras ou abas laterais (*baffles*), além de contribuírem para direcionar o fluxo de ar, protegem a entrada do sistema contra distúrbios causados por eventuais correntes de ar no ambiente, que podem causar a dispersão do contaminante antes de ser captado pelo sistema.

Quanto maior for a distância entre o ponto de emissão do contaminante atmosférico e a entrada no sistema de ventilação, maior será a vazão necessária para assegurar captação adequada, sendo que, além de certa distância, a vazão requerida seria tão elevada a ponto de ser impraticável. A vazão requerida varia com o quadrado da distância entre o captor e o ponto de emissão. Se esta distância for dobrada, será necessária uma vazão quatro vezes maior para controlar da mesma forma o contaminante, ou seja, para manter uma mesma velocidade de captação. O objetivo do bom projeto é manter controle adequado sempre procurando diminuir a vazão, o que diminui o tamanho do ventilador necessário, o dispêndio de energia e também o ruído resultante. Existem fórmulas e gráficos para estes cálculos.

A velocidade através de uma área, tanto na face de entrada do captor (denominada velocidade de face) ou como dentro dos dutos, depende de suas dimensões e da vazão, de acordo com a equação básica de escoamento de fluidos: $Q = V \times A$, onde

Q = vazão (em m^3/s)
V = velocidade em m/s
A = área (em m^2)

Portanto, para uma dada vazão, quanto menor a área transversal, maior será a velocidade através da mesma. Muitas vezes são utilizados captores com pequenas áreas de face ou com várias fendas, pois a diminuição da área leva a um aumento da velocidade, o que assegura uma melhor captação dos contaminantes. Porém, a vantagem deste aumento de velocidade tem um limite; se a velocidade na entrada do captor for muito elevada, pode haver turbulências que atrapalham a captação do contaminante, ou ainda pode ocorrer que material do processo seja arrastado para dentro do sistema, o que não deve acontecer. A velocidade ótima é tal que assegura o controle necessário sem causar estas perturbações.

O sistema deve ser dimensionado de maneira a assegurar uma velocidade suficiente para captar o ar com os contaminantes atmosféricos e transportá-los através dos dutos, com uma velocidade (velocidade de transporte) adequada, o que é particularmente importante no caso de poeiras; se a velocidade de transporte for muito baixa, as poeiras se depositam nos dutos, criando problemas, inclusive risco de incêndio (conforme a poeira). Por exemplo, ao passo que uma velocidade de transporte de 10-15m/s é suficiente para vapores, gases e partículas muito leves (como fumos de óxido de alumínio), uma velocidade de 20-25m/s seria necessária para transportar poeiras de chumbo.

Os dutos devem ser construídos com material adequado (tipo e espessura) para o contaminante atmosférico em questão. A escolha dos materiais é particularmente importante quando o sistema transporta contaminantes que podem danificá-lo, por exemplo, neblinas corrosivas ou poeiras abrasivas. A fixação dos dutos é importante; deve ser sólida e feita de tal maneira que impeça ou reduza ao máximo a transmissão de vibrações para as estruturas, o que causa ruído. O acesso a todo o sistema deve ser previsto, a fim de possibilitar operações de verificação e manutenção.

Um sistema de ventilação local exaustora geralmente consiste de vários pontos de captação, sendo que cada um é conectado a um duto (ramo) secundário, que, por sua vez, é conectado a um duto principal que leva à saída do exaustor.

Os contaminantes atmosféricos não podem ser transferidos de um compartimento ambiental para outro. Portanto, a fim de evitar ou minimizar a poluição do ar fora dos locais de trabalho, é indispensável que os sistemas de ventilação local exaustora sejam equipados com *coletores*, ou equipamentos de controle de poluentes, que devem ser adequados para os poluentes manejados pelo sistema, e colocados antes do ventilador. Exemplos de coletores para poluentes em forma de partículas incluem precipitadores eletrostáticos, ciclones, filtros de manga. Exemplos de coletores para poluentes em forma gasosa incluem coletores úmidos (lavadores de gases), pós-queimadores de chama direta ou catalíticos.

No sistema de ventilação existem resistências ao fluxo do ar. As diferentes perdas de carga que ocorrem no sistema incluem as seguintes: na entrada (conforme a forma dos captores), nos dutos (por metro, dependendo de características tais como forma e dimensões), em eventuais alargamentos, em cada mudança de direção (cotovelos) e em cada entrada de duto secundário (ramo), e também nos coletores (equipamento de coleta de poluentes).

Todos os detalhes do sistema, tais como dimensões e forma dos dutos, ângulos dos cotovelos e de entradas dos ramos no duto principal, devem ser projetados de modo a minimizar as perdas de carga. Quanto mais fechadas e abruptas as curvas dos cotovelos, maior a perda de carga;

além disso, quando o sistema transporta partículas, existe o problema de acúmulo devido à separação das mesmas da corrente de ar por impacto, o que ocorre com mudanças bruscas de direção. As mudanças de direção devem ser minimizadas. O ângulo de entrada de um duto secundário no duto principal é também importante; por exemplo, se este ângulo for de 90°, a perda de carga resultante será cerca de dez vezes maior do que se fosse um ângulo de 20°. Nos alargamentos, quanto mais abrupta a expansão, maior a perda de carga. Quanto à resistência ao fluxo oferecida pelos coletores com filtros para poeiras, deve ser lembrado que a resistência vai aumentando à medida que os filtros vão se colmatando, portanto estes devem ser limpos periodicamente e eventualmente substituídos.

As perdas de carga se adicionam em todo o sistema, influindo no dimensionamento do ventilador. Obviamente, o espaço disponível pode ser uma limitação na escolha dos melhores ângulos.

O ar é movido pelo *ventilador*, que deve ser capaz de fornecer a vazão necessária para movimentar o ar através do sistema, mantendo as velocidades de captação e de transporte necessárias para garantir controle eficiente, e capaz de produzir uma pressão estática suficiente para vencer as perdas de carga do sistema.

Os ventiladores, geralmente centrífugos ou axiais, devem ser bem selecionados, levando em consideração fatores que incluem os seguintes: vazão requerida, pressão estática, características do fluido a ser movimentado (inclusive temperatura) e eficiência, bem como aspectos práticos como tamanho e peso, espaço disponível, tipo de transmissão, gasto de energia e ruído produzido, que pode ser apreciável e nem sempre fácil de controlar. Os ventiladores devem ser instalados sobre bases absorventes de vibração para que o ruído não se propague pela estrutura do prédio; em alguns casos, devem também ser isolados acusticamente para evitar problemas de ruído. O ventilador deve sempre ser acessível para limpeza e manutenção periódicas (lubrificação de mancais, sistema elétrico, correias de transmissão etc.), o que é indispensável.

Quantidades apreciáveis de ar retiradas de um ambiente devem ser repostas, o que pode levar a gastos elevados de energia em climas frios, quando o ar de reposição deve ser aquecido; esta é mais uma razão pela qual se deve procurar minimizar a vazão total requerida (para uma mesma eficiência de controle).

A exaustão de processos quentes requer cálculos especiais, levando-se em consideração a movimentação ascendente natural do ar quente.

Um problema que deve ser mencionado é o de *adições* a um sistema de ventilação já existente, o que é desaconselhado, pois pode levar ao colapso do sistema, particularmente se isto for feito por pessoas sem a devida competência. O aumento de pontos de captação, sem cálculo adequado e sem as modificações necessárias, certamente sobrecarregará o ventilador, que, consequentemente, não conseguirá mais manter a vazão necessária, nem vencer as perdas de carga adicionais.

Existem também unidades portáteis de ventilação exaustora, para operações móveis, que podem ser autônomas ou ligadas a um sistema estacionário, através de dutos flexíveis. Em unidades autônomas, o ar exaurido com o contaminante deve passar por um filtro de alta eficiência, que requer o mesmo cuidado que se deve ter com os filtros de máscaras de proteção individual, tanto quanto à eficiência como quanto à reposição periódica. Aliás, este tipo de solução seria como colocar uma "máscara" no processo, em vez de colocá-la no trabalhador. Como exemplo (Thorpe *et al.*, 1999), pode ser mencionada uma redução na concentração média de poeira respirável, de 13,3 mg/m^3 para 0,2mg/m^3, obtida utilizando um sistema de ventilação portátil, para controlar uma operação de corte de concreto com lâmina de resina.

Verificação e manutenção

Uma verificação inicial logo após a instalação do sistema, ou seja, "controle de qualidade na entrega", é essencial para avaliar sua eficiência e bom funcionamento; um sistema não deve ser aceito antes de ser feita esta verificação. Além disso, mesmo sistemas de ventilação bem projetados e eficientes, ao serem instalados, podem se deteriorar e perder sua eficiência se não forem adequadamente mantidos, o que pode levar a uma ideia de "falsa segurança", deixando os trabalhadores desprotegidos.

Somente a verificação periódica e sistemática (HSE, 2011a) pode assegurar que um sistema esteja sempre funcionando com a eficiência necessária. Isto requer exames visuais por pessoas treinadas para observar a condição do sistema e detectar anomalias aparentes, bem como testes específicos. As técnicas para testar sistemas de ventilação incluem: medições de velocidade, com anemômetros, nos pontos de captação e/ou na face dos captores; medições nos próprios dutos utilizando, por exemplo, um tubo de Pitot, e verificação da pressão estática em diferentes pontos dentro do sistema. A pressão é negativa entre o captor e o ventilador, e positiva depois do ventilador, no duto de descarga para o exterior. Comparando valores de pressão em diferentes pontos do sistema (por exemplo, entre os captores e o coletor, entre o coletor e o ventilador, e após o ventilador) é possível determinar se o sistema está operando normalmente ou não, e neste caso, qual é o tipo de problema.

Uma verificação muito simples do funcionamento do sistema pode ser feita por meio de um manômetro instalado no duto, imediatamente atrás do captor, e com uma marca bem visível indicando onde deve estar o nível do líquido (de preferência em cor), se a pressão negativa neste ponto do sistema estiver como deve ser. O próprio trabalhador pode fazer esta simples verificação e alertar para qualquer alteração no nível do manômetro.

A monitorização ambiental também atesta da eficiência ou não do sistema de ventilação.

Nunca é demais enfatizar a importância da manutenção. Os sistemas se deterioram com o uso. Por exemplo, no caso de contaminantes em forma de partículas ou corrosivos, formam-se perfurações nos dutos, o que diminui a eficiência do sistema, por diminuir o volume de ar que entra pelos captores, visto que a vazão total é dividida por todas as entradas de ar, inclusive as perfurações. O ventilador também pode ter sua eficiência diminuída devido a desgastes em pás, correias de transmissão etc.

Outros distúrbios podem ocorrer num sistema, por exemplo, se, após a manutenção, as conexões elétricas do motor de um ventilador centrífugo forem acidentalmente invertidas, este perderá grande parte de sua eficiência; apesar de continuar exaurindo ar no mesmo sentido, a vazão pode ter caído a 50%, e mesmo a 20% da normal. Nestes casos, o clássico "teste do papelzinho" que se inclina para dentro do sistema pode ser enganoso.

É importante identificar as pessoas responsáveis, planejar a frequência e manter registros escritos sobre as verificações periódicas do sistema e sua manutenção. Em muitos países, existem requisitos legais quanto à frequência na verificação de sistemas de ventilação local exaustora; por exemplo, na Inglaterra, tais sistemas devem ser testados no mínimo a cada 14 meses, porém, para certos processos, a frequência é bem maior, sendo que existem tabelas que indicam a frequência de acordo com o tipo de processo.

Outras medidas relativas ao ambiente de trabalho

Layout e organização do trabalho

Um *layout* adequado e seguro já deve ser previsto no planejamento do local de trabalho, com atenção à localização de equipamentos e máquinas, passagens, corredores, acessos para manutenção etc. O projeto dos postos de trabalho é muito importante do ponto de vista dos fatores ergonômicos e deve ter por objetivo facilitar a execução das tarefas, evitar sobrecargas e posições forçadas, bem como movimentos desnecessários e esforços excessivos.

Um aspecto do *layout* é minimizar o tempo durante o qual um agente fica poluindo o ambiente, por exemplo, encurtando o percurso de um cadinho com metal em fusão (que emana fumos metálicos e raios infravermelhos) ou de uma carga de tecidos embebidos em solvente, em serviço de limpeza a seco do vestuário. Outro exemplo da influência do *layout* é a amplificação de ruído, devida à localização de fontes ruidosas em cantos, o que deve ser evitado.

A organização do trabalho é também muito importante e deve ser planejada antecipadamente.

Limpeza

A limpeza dos locais de trabalho é muito importante, pois evita fontes secundárias de contaminantes e riscos para a segurança, e também tem um efeito positivo no bem-estar e no moral dos trabalhadores.

Poeiras acumuladas em superfícies expostas oferecem risco de dermatoses e podem se tornar fontes secundárias, voltando ao ar e sendo inaladas; produtos químicos derramados, ou trapos embebidos em solventes, além do risco de incêndio, são fontes de vapores tóxicos; pavimentos sujos de graxa são escorregadios; ambientes sujos e escuros são deprimentes.

A limpeza deve fazer parte das práticas de trabalho e requer planejamento, organização, regras, treinamento, equipamentos e materiais adequados (inclusive para absorver produtos químicos derramados), ao alcance e à disposição dos trabalhadores. Deve haver pessoas responsáveis e esquemas para limpezas de rotina, bem como instruções para casos excepcionais; por exemplo, se um produto químico for acidentalmente derramado, deverá ser imediatamente removido.

Não se deve limpar poeira varrendo a seco ou com jato de ar, mas sim, com métodos úmidos ou aspirador de pó especial (existem modelos industriais com filtros altamente eficientes).

Armazenamento e rotulagem adequados

O armazenamento inadequado de produtos químicos (matérias primas, aditivos, materiais de limpeza etc.) pode ser perigoso. Os locais e recipientes devem ser adequados. Muitas vezes, locais de armazenamento não são visitados devido à concepção errônea de que não são áreas de risco. Produtos químicos podem se acumular em concentrações perigosas devido a vazamentos em recipientes e reações químicas. Aliás, produtos químicos reativos (como, por exemplo, cianetos e ácidos) não devem ser armazenados no mesmo local.

A menos que o local seja bem ventilado, devem ser tomadas precauções ao entrar, particularmente se os agentes em questão são tóxicos ou podem deslocar o oxigênio. Uma solução pode ser uma ventilação intermitente, a ser acionada durante certo tempo antes que alguém entre no local; outra, o uso de EPIs, visto ser uma operação de curta duração.

A fim de que seu conteúdo seja devidamente identificado, os recipientes contendo produtos químicos devem ser devidamente rotulados, com indicação da toxicidade e outras propriedades perigosas (como inflamabilidade, reatividade etc.), numa linguagem clara para os trabalhadores, com sinais pictóricos. Neste aspecto é muito importante conhecer o Sistema Globalmente Harmonizado de Classificação e Rotulagem de Produtos Químicos ("*Globally Harmonized System of Classification and Labelling of Chemicals*" – GHS) que está sendo também adotado no Brasil (GHS 2005a e 2005b, 2011). A Norma Regulamentadora Nº 26 do Ministério do Trabalho e Emprego (Portaria nº 229, de 24 de maio de 2011) determina que "O produto químico utilizado no local de trabalho deve ser classificado quanto aos perigos para a segurança e a saúde dos trabalhadores de acordo com os critérios estabelecidos pelo Sistema Globalmente Harmonizado de Classificação e Rotulagem de Produtos Químicos (GHS), da Organização das Nações Unidas" e também que "A rotulagem preventiva do produto químico classificado como perigoso à segurança e saúde dos trabalhadores deve utilizar procedimentos definidos pelo Sistema Globalmente Harmonizado de Classificação e Rotulagem de Produtos Químicos (GHS), da Organização das Nações Unidas."

Produtos químicos devem ser mantidos em recipientes de materiais adequados e bem fechados; por exemplo, um material corrosivo não deve ser colocado em recipiente de metal, mas sim de vidro, cerâmica ou certos polímeros sintéticos.

Sinais e avisos; áreas restritas

Zonas com restrição de acesso, por exemplo, onde se trabalha com materiais radioativos, altamente tóxicos ou carcinogênicos, devem ser bem indicadas e sinalizadas; os trabalhadores autorizados devem usar proteção individual eficiente e estar sob vigilância médica. As indicações de perigo devem ser feitas através de sinais e avisos bem localizados e visíveis, compreensíveis e claros.

Vigilância ambiental e sistemas de alarme

A vigilância ambiental tem por finalidade detectar eventuais alterações nas condições do ambiente de trabalho, que podem ocorrer por falhas e deficiências nos sistemas de controle implementados, eventuais mudanças em processos e materiais, ou ocorrências acidentais.

Quando se trata de contaminantes atmosféricos, a monitorização pode ser feita através de amostragem (ativa ou passiva) e análise do ar, ou, de maneira mais rápida e geralmente eficiente para esta finalidade, através de instrumentos de leitura direta. Estes últimos são muito úteis para detecção imediata da presença de contaminantes que aparecem como resultado, por exemplo, de vazamentos e fugas. Dosímetros, que existem para uma série de agentes químicos e físicos (ruído, radiações), são também muito úteis para vigilância.

Entretanto, deve haver extrema cautela quanto à possibilidade de "falsos negativos", particularmente quando se tratar de exposição potencial a agentes muito perigosos, como os altamente tóxicos, cancerígenos ou teratogênicos, para os quais mesmo concentrações muito baixas são significativas. Nestes casos, o limite mínimo de detecção é crítico; instrumentos pouco sensíveis poderão não registrar concentrações muito baixas, levando a uma suposição errônea de "exposição zero" em vez de "detecção zero", o que pode ter consequências muito graves. Além disso, deve haver cuidado com possíveis interferências que podem mascarar os resultados.

Instrumentos de leitura direta e contínua, integrados com um sistema de alarme, podem ser muito úteis, e mesmo necessários em certos tipos de ambientes, tais como ao redor de fornos na indústria siderúrgica (alarme para monóxido de carbono) e locais onde há a possibilidade de decomposição de matéria orgânica, como estações de tratamento de esgotos (alarme para gás sulfídrico).

Instrumentos com sinal de alarme são também muito úteis para avaliar as possibilidades de entrada em locais onde pode haver perigo de vida imediato, por exemplo: locais confinados, onde pode haver deficiência de oxigênio ou contaminantes tóxicos (Kulcsar e Possebon, 2009); tanques que contiveram materiais tóxicos, ou galerias de esgoto, onde podem ocorrer concentrações fatais de gás sulfídrico. A entrada em tais locais requer ventilação, proteção individual adequada, incluindo proteção respiratória com suprimento externo de ar, e, conforme a situação, equipamento de resgate imediato.

Além da monitorização, que nem sempre é possível, existem outras formas de vigilância no local de trabalho, como a observação de fatores que podem indicar falhas nos sistemas de controle, por exemplo: um aumento anormal no consumo de solventes e outros produtos químicos, o que indica perdas que devem ser investigadas; odores inusitados; irritação nos olhos ou no sistema respiratório. Os trabalhadores habituados com os processos podem fornecer informações valiosas quanto a estes tipos de alteração.

A comunicação contínua entre os responsáveis pelo local de trabalho e pela vigilância da saúde (quando não são os mesmos) é essencial; o fluxo de informações nos dois sentidos é extremamente útil.

Medidas relativas ao trabalhador

As principais medidas preventivas relativas ao trabalhador são: comunicação de risco, educação e treinamento, práticas adequadas de trabalho, equipamentos de proteção individual, higiene pessoal e das roupas de trabalho, limitação no tempo de exposição e vigilância da saúde.

Comunicação de riscos, educação e treinamento

Comunicação de riscos é essencial para todas as pessoas de alguma forma relacionadas com o ambiente de trabalho. Os trabalhadores têm o direito de conhecer os perigos e riscos que podem encontrar em seu trabalho e devem receber treinamento adequado no que se refere à sua prevenção. Aliás, a participação dos trabalhadores já no planejamento das medidas preventivas é importante, particularmente no que se refere às práticas de trabalho e proteção individual.

Os engenheiros, arquitetos e outros profissionais que projetam processos, máquinas e locais de trabalho, bem como os responsáveis pela produção, devem conhecer os possíveis fatores ocupacionais de risco a fim de evitá-los antecipadamente.

Prevenção requer decisão administrativa, de modo que os dirigentes das empresas devem conhecer os riscos ocupacionais, suas consequências desastrosas e as possibilidades que existem para evitá-los ou reduzi-los, bem como os benefícios resultantes.

Deve ser lembrado que existe uma grande diferença entre dar informação e educar, bem como entre ensinar e aprender, portanto, esta é uma área que requer profissionais especializados.

É também imprescindível treinar todas as pessoas no local de trabalho quanto à sua atuação nas situações de emergência, inclusive a reconhecer situações de pré-emergência. Todos devem estar conscientes e preparados para desempenhar seu papel caso ocorra uma situação que possa levar a um grande desastre.

Práticas de trabalho adequadas

A maneira de executar, bem como de se posicionar em relação a uma tarefa, pode reduzir ou até eliminar uma série de riscos ocupacionais, visto que pode influenciar apreciavelmente a formação e/ou a dispersão de agentes e fatores de risco, ou as condições de exposição aos mesmos. É um aspecto de grande importância quanto a agentes químicos, físicos e biológicos, bem como fatores ergonômicos.

Práticas adequadas de trabalho constituem um complemento importante de todas as medidas preventivas, podendo, inclusive, contribuir para eliminar ou reduzir um risco na própria fonte. São modificações geralmente de pequeno custo econômico direto e que podem mudar completamente uma situação de risco. Porém, os aspectos psicológicos e de motivação, bem como o treinamento dos trabalhadores, são a diferença entre o sucesso e o fracasso. É importante estudar e planejar cuidadosamente como a maneira de executar uma tarefa pode ser alterada, de modo a evitar ou reduzir a exposição a fatores de risco, sempre em colaboração com os trabalhadores, que podem contribuir com sugestões valiosas, devido a seu conhecimento e familiaridade com suas tarefas, equipamentos e máquinas. São essenciais a comunicação de riscos, a educação e o treinamento.

Exemplos de boas práticas de trabalho incluem:

- minimizar o tempo durante o qual um agente químico tem a possibilidade de evaporar para o ambiente de trabalho, por exemplo, diminuindo a abertura de recipientes com produtos voláteis, reatores de polimerização, fornos de secagem etc.;
- ter muito cuidado em fechar recipientes com materiais voláteis (usar as tampas!) e verificar válvulas periodicamente;
- manuseio cuidadoso de produtos químicos, por exemplo, na transferência de um recipiente para outro, em pesagens, dosagens etc.;
- manuseio adequado de recipientes e sacos usados (que contiveram materiais tóxicos);
- evitar a possibilidade de reações que podem levar à formação acidental de agentes tóxicos, ou seja, evitar contato entre certos materiais, tais como: agentes de limpeza contendo amônia e produtos contendo cloro; ácido nítrico com matéria orgânica (e.g., madeira); materiais contendo arsênico com ácidos fortes (hidrogênio nascente), a não ser sob enclausuramento e ventilação exaustora;
- limpar sucatas (removendo óleos e pintura) antes do processo de fundição;
- manter limpo o local de trabalho;
- remoção imediata de materiais acidentalmente derramados e resíduos de limpezas (por exemplo, crostas de PVC retiradas na limpeza dos reatores de polimerização), para que não fiquem poluindo o ambiente de trabalho;
- esperar o tempo adequado antes de abrir um forno de secagem ou um reator de polimerização;
- evitar que a zona de respiração se encontre em áreas contaminadas, por exemplo, evitar colocar a cabeça dentro de uma cabine de secagem, ou entre uma fonte de agente químico e um captor para exaustão;
- utilizar e manter os equipamentos de proteção individual requeridos pela tarefa;
- evitar ou minimizar qualquer contato com produtos químicos; havendo contato acidental, limpar a parte afetada e remover imediatamente as roupas contaminadas;
- manter sempre boa higiene pessoal;
- evitar contato de produtos químicos com a pele (particularmente os que podem atacar a pele ou ser absorvidos através da pele);
- evitar possibilidade de ingestão de produtos químicos (não comer nos locais de trabalho);
- não usar materiais contidos em recipientes que não estejam devidamente rotulados;
- manter uma velocidade adequada para a execução das tarefas;
- evitar cargas excessivas;
- levantar pesos de maneira adequada;
- controlar esforços repetitivos, inclusive através de pausas adequadas;
- posicionar-se adequadamente em relação às tarefas/máquinas, evitando posições de trabalho forçadas e inadequadas.

Exemplo na Inglaterra

Função desejada: lubrificação com óleo de corte, na fabricação de engrenagens.

Problema: muita neblina de óleo; ventilação local exaustora impraticável (pequeno porte das operações e dificuldades devidas à natureza do poluente).

Solução: simplesmente uma modificação nas práticas de trabalho. Após muitas tentativas, conseguiu-se estabelecer uma maneira muito cuidadosa de aplicar o óleo, e em menores quantidades, assim reduzindo a concentração atmosférica da neblina a cerca de 1% do que era anteriormente.

As práticas de trabalho devem ser observadas e analisadas com o objetivo de estabelecer se podem ser melhoradas. É muito útil a utilização de filmagem em vídeo, que pode ser estudado posteriormente em detalhe. Uma técnica de visualização extremamente útil é o método PIMEX ("*Picture Mix Exposure*"), através do qual uma escala, mostrando a concentração do contaminante atmosférico em questão, é superposta a uma imagem de vídeo, mostrando o trabalhador executando suas tarefas. A concentração é medida continuamente na zona de respiração do trabalhador com um instrumento de leitura direta (em tempo real), cujo sinal é transmitido por telemetria a um monitor que a combina com a imagem do vídeo. Isto possibilita a visualização das variações do agente ambiental, em função de diferentes fatores, inclusive das práticas de trabalho (Rosén, 2002; Rosén e Andersson, 2002; Rosén *et al.*, 2005; McGlothlin, 2005). Este método também pode ser aplicado para ruído e esforços musculares. Metodologias deste tipo também foram desenvolvidas nos EUA (NIOSH) e na França. Na Holanda este método tem sido muito utilizado para comunicação de risco e formação/treinamento, e muitos exemplos em vídeo estão disponíveis online (www.ects.nl). Ver exemplos no site NEPSI: http://www.nepsi.eu/projects/pimex-videos/introduction.aspx

Equipamentos de Proteção Individual (EPI)

Uma discussão detalhada sobre equipamentos de proteção individual está fora do alcance deste capítulo, mesmo porque esta é uma área sobre a qual existe muita informação. A seguir são brevemente apresentados alguns princípios a considerar quanto a seu uso e os principais cuidados necessários.

Existem duas categorias de equipamentos de proteção individual: aqueles que protegem contra riscos de segurança inerentes a um trabalho e quase impossíveis de prevenir sistematicamente, através de intervenções no ambiente de trabalho (por exemplo, capacetes de segurança, cintos de segurança, proteção ocular, luvas, aventais, sapatos de segurança, proteção contra radiações e fagulhas na solda) e aqueles que protegem contra riscos que poderiam ser evitados/controlados (por exemplo, proteção respiratória e proteção auditiva).

O uso permanente de equipamentos de proteção individual nesta segunda categoria deve ser considerado como último recurso; antes de recomendá-lo, todas as possibilidades de prevenir o risco através de medidas relativas ao local de trabalho (métodos de proteção coletiva) devem ser exploradas. Infelizmente, o uso de EPI é considerado por muitos como a única solução para prevenir qualquer risco, o que está longe de ser correto, principalmente em se tratando de contaminantes atmosféricos e de máscaras.

Obviamente, mesmo a proteção respiratória é muitas vezes indispensável, por exemplo, em operações esporádicas, trabalhos de manutenção, trabalhos em espaços confinados, e ainda, quando outros métodos de controle são realmente impraticáveis, quando um ou muito poucos trabalhadores são expostos, e como uma solução temporária ou de emergência. Da mesma forma, muitas vezes é necessário recorrer à proteção auditiva. Por exemplo, não existe outra solução a não ser proteção respiratória para pintura a pistola numa ponte, ou proteção auditiva para certos trabalhadores em aeroportos.

A escolha de EPIs deve ser feita por profissionais competentes, que conheçam bem todas as possibilidades oferecidas; cada situação deve ser cuidadosamente estudada para que seja feita a melhor escolha. Por exemplo, existem muitos tipos de proteção respiratória (Torloni, 2002; Torloni e Vieira, 2003), desde elmos com circulação de ar (muito confortáveis) até meias-máscaras de borracha, muito penosas (para não dizer impossíveis) de utilizar por muito tempo, principalmente em ambientes quentes. A variedade de protetores auditivos é também muito grande (Gerges, 2003). Este assunto é amplamente discutido na literatura especializada. O material informativo preparado pelos próprios fabricantes deve também ser consultado.

Quando o uso de equipamentos de proteção individual for necessário e justificado, é essencial que estes sejam:

- de qualidade e eficiência comprovadas;
- adequados ao risco, por exemplo: uma máscara para poeira não protege quando também existem poluentes no estado gasoso; uma máscara de filtro não serve para atmosferas imediatamente perigosas à vida ou com falta de oxigênio (que requerem proteção com suprimento externo de ar);
- adaptados ao usuário e confortáveis;
- de material resistente aos agentes presentes (produto químico, calor), por exemplo: máscaras, luvas ou roupas de borracha podem ser atacadas por vapores de solventes orgânicos do que resultam fissuras e, portanto, vazamentos;
- utilizados corretamente e bem adaptados ao trabalhador; por exemplo, luvas devem ser de tamanho adequado, testes de vedação são indispensáveis para máscaras, tampões auditivos e luvas;
- cuidadosa e rotineiramente mantidos, o que inclui: limpeza e, em certos casos, desinfecção; reposição de partes, cartuchos e filtros; consertos.

Os EPI devem ser trocados quando necessário. Por exemplo, usar luvas de proteção velhas e perfuradas para manuseio de materiais agressivos é pior do que não usar nada. A troca periódica dos elementos de purificação do ar num protetor respiratório é extremamente importante; por exemplo: cartuchos que servem como filtros químicos têm vida limitada; filtros de carvão ativado têm um ponto de saturação, além do qual não há mais adsorção (havendo então passagem do vapor); filtros mecânicos para poeiras ficam eventualmente colmatados. Outro aspecto importante é a verificação periódica de eventuais vazamentos. No caso de utilização de cremes para proteger a pele, devem ser feitos testes para verificar se não existem problemas alérgicos.

No Brasil, o uso de EPI é regulamentado pela Norma "NR 6 – Equipamento de Proteção Individual – EPI" (atualizada por diversas portarias, sendo a mais recente de 2011); ver: http://portal.mte.gov.br/legislacao/normas-regulamentadoras-1.htm. Os Equipamentos de Proteção Individual devem ter um Certificado de Aprovação (marcação CA) de Equipamento de Proteção Individual (EPI), fornecido pelo Ministério do Trabalho e Emprego (Secretaria de Inspeção do Trabalho – SIT), que também inclui prazo de validade.

Um programa de proteção individual deve ter vários componentes, incluindo comunicação de riscos, educação, motivação e treinamento quanto ao uso e à limpeza dos equipamentos, bem como cronogramas para manutenção, reposição de partes e renovação (conforme a necessidade). Devem ser previstos recursos humanos e financeiros adequados para garantir que o programa seja eficiente e sustentável.

Higiene pessoal e das roupas de trabalho

É muito importante evitar a permanência de produtos químicos na pele, o que agrava os efeitos, principalmente quando se trata de agentes causadores de dermatoses, alergia, ou câncer, ou ainda aqueles que podem penetrar através da pele intacta.

A higiene das roupas é tão importante quanto a higiene corporal, pois roupas contaminadas criam uma condição de contato contínuo e eventualmente absorção.

Poeiras acumuladas nas roupas podem constituir fontes secundárias de exposição, adicionando-se às fontes no ambiente de trabalho. Roupas contaminadas com agentes tóxicos devem ser lavadas em lavanderias especiais e jamais levadas para as casas dos trabalhadores, onde colocarão em risco as famílias, inclusive crianças.

Para que haja uma boa higiene pessoal e das roupas é necessário educação e motivação, bem como a existência de instalações sanitárias adequadas, incluindo chuveiros e, quando necessário, lavanderia para roupas de trabalho.

Limitação no tempo de exposição; rotação

A limitação no tempo de exposição pode ser bastante útil para controlar a exposição a agentes físicos, como calor e ruído, e a fatores ergonômicos, porém, é uma medida questionável quando se trata de exposição a agentes químicos tóxicos. Nestes casos, pequenas exposições já podem ser perigosas, dependendo do produto químico. A limitação da exposição não deve nem ser cogitada como medida preventiva no caso de agentes altamente tóxicos, cancerígenos, disruptores endócrinos, ou que afetam a reprodução humana.

Vigilância da saúde

A vigilância da saúde, amplamente discutida em outros capítulos deste livro, é muito importante e inclui:

- exames médicos periódicos;
- monitorização biológica, ou seja, determinação, em amostras biológicas (por exemplo, sangue, urina, ar exalado) do agente em questão, de metabolito ou de efeito metabólico que o agente pode produzir, a fim de verificar se houve exposição;
- detecção precoce de alterações na saúde devidas à exposição ocupacional, através de, por exemplo, testes de função pulmonar ou radiografias do pulmão para trabalhadores potencialmente expostos a poeira, e audiometria para trabalhadores em locais ruidosos.

É importante lembrar que a vigilância da saúde complementa, mas não substitui, a prevenção primária de riscos ocupacionais. Muitas doenças, como a perda auditiva e a silicose, são irreversíveis e algumas, como a silicose, progridem, mesmo havendo afastamento da exposição.

Programas de prevenção e controle de riscos

Considerações gerais

Programas de Prevenção e Controle devem ser: abrangentes; bem planejados e eficientes: multidisciplinares, com participação dos trabalhadores; sustentáveis e integrados em sistemas de gestão.

Enquanto saúde, segurança e meio ambiente não forem considerados aspectos tão importantes como a produtividade e a qualidade e, portanto, incluídos nas prioridades da empresa, será muito difícil implementar e manter programas preventivos eficientes. Deve haver aceitação de que existem riscos, e conhecimento sobre as possibilidades e alternativas para sua prevenção e controle, bem como consciência dos benefícios humanos, sociais e econômicos resultantes. Deve haver:

- vontade política, motivação e decisão;
- compromisso da direção da empresa;
- recursos humanos e financeiros adequados;
- conhecimentos técnicos e experiência;
- gestão competente, com participação dos trabalhadores.

As etapas a seguir, para resolver uma situação de risco, incluem:

- aceitação de que existe um problema;

- identificação dos recursos humanos e competências necessárias;
- análise do problema; identificação da(s) causa(s);
- definição da condição atual e da condição desejada (com base em normas, legislação, políticas, conhecimentos científicos);
- decisão de controlar;
- elaboração ou seleção de soluções possíveis;
- escolha da solução mais adequada para a situação;
- projeto das medidas preventivas necessárias e previsões para sua implementação, operação e manutenção, levando em conta aspectos de viabilidade técnica e econômica;
- preparação de cronogramas para execução;
- implementação;
- verificação inicial, o que pode indicar necessidade de reajustes ou modificações;
- planejamento da avaliação periódica da eficiência de cada medida.

Um programa de prevenção e controle não se resume a identificar e controlar uma situação de risco, e não termina ao se resolverem os problemas presentes. O local de trabalho não é estático: novos riscos podem ser introduzidos, novos problemas podem surgir, a legislação é eventualmente revisada. Mesmo sistemas de controle inicialmente eficientes, podem se deteriorar com o tempo se não forem periodicamente verificados e bem mantidos. Além disto, as tecnologias preventivas avançam e os sistemas se tornam eventualmente obsoletos, devendo ser melhorados ou substituídos. A motivação das pessoas deve ser reforçada, as competências devem ser mantidas e melhoradas, e o treinamento dos trabalhadores continuamente atualizado. Portanto, a fim de assegurar uma proteção contínua da saúde dos trabalhadores e do meio ambiente, os programas de prevenção e controle devem ser sustentáveis e dinâmicos.

Os recursos humanos e financeiros disponíveis, bem como as infraestruturas existentes, devem ser consideradas. É importante que conhecimentos técnico-científicos sejam adaptados à realidade econômica, cultural e social, a fim de que as soluções adotadas funcionem.

O trabalho multidisciplinar é essencial. Além dos profissionais de saúde e segurança no trabalho, incluindo médicos e enfermeiros do trabalho, higienistas ocupacionais, ergonomistas, engenheiros e técnicos de segurança, psicólogos do trabalho, deve haver, em diferentes etapas, envolvimento e cooperação dos dirigentes e administradores das empresas, trabalhadores, supervisores, engenheiros de produção e projetistas de processos de trabalho, máquinas e equipamentos. Para que haja uma verdadeira complementação de competências entre os diversos profissionais envolvidos, é necessário um clima de colaboração, intercâmbio democrático de informações e experiências, e compromisso com o ideal comum de proteger a saúde dos trabalhadores e o meio ambiente.

Princípios importantes para o sucesso de programas, e que devem ser considerados no seu planejamento, incluem os seguintes:

- estabelecimento e divulgação da política da empresa para prevenção e controle de riscos, com objetivos e metas claras e precisas;
- estabelecimento de prioridades para ação;
- organização, planejamento e alocação de recursos financeiros;
- identificação dos recursos humanos necessários;
- formação e promoção das equipes multidisciplinares;
- delegação de responsabilidades;
- gestão eficiente, ou seja, decisões certas para atingir os objetivos fixados, com participação de toda a equipe, bem como capacidade para reconhecer e solucionar os problemas que possam surgir;
- mecanismos de comunicação eficientes e ao alcance de todos;
- acesso à informação e outras possibilidades para a atualização contínua de conhecimentos e manutenção de competência;
- programas de comunicação de risco, educação e treinamento para trabalhadores e supervisores;
- monitorização e avaliação periódica do programa, introduzindo modificações, quando necessário, sempre visando o aperfeiçoamento contínuo.

As etapas preliminares na prática da higiene ocupacional, que são o *reconhecimento* e a *avaliação*, têm por objetivo identificar os fatores de risco existentes, estabelecer sua magnitude e as condições de exposição, o que permite definir claramente os problemas e determinar prioridades para as ações a seguir.

É também necessário considerar o impacto ambiental dos processos de trabalho e incluir, nos programas, elementos de prevenção de poluição do ar, água e solos, bem como sistemas adequados para o destino de resíduos industriais. Outro aspecto importante é o planejamento para emergências, inclusive para evitar os grandes desastres industriais.

A prevenção e o controle de riscos ocupacionais visam à proteção da saúde dos trabalhadores nos locais de trabalho, porém, deve ser lembrado que existem outros determinantes da saúde. Não teria sentido, por exemplo, gastar somas elevadas para instalar um sistema de ventilação industrial e não pensar em água potável para os trabalhadores, ou vacinação contra o tétano, ou campanhas antitabagismo. O local de trabalho também pode e deve ser utilizado para a promoção da saúde dos trabalhadores, incluindo educação quanto a estilo de vida saudável.

Normas

As normas e regulamentos vigentes no país devem ser observados. Entretanto, como existe uma decalagem entre conhecimentos científicos e atualização de legislação e normas, é importante que os profissionais de saúde ocupacional tenham competência para saber quando devem "fazer melhor" do que os próprios requisitos legais, a fim de proteger eficazmente a saúde e a vida dos trabalhadores.

No Brasil, as Normas Regulamentadoras (NR) do Ministério do Trabalho e Emprego (MTE) relativas à Segurança e Saúde no Trabalho estão disponíveis na íntegra no portal do MTE (MTE/Normas). Por exemplo, a norma que regulamenta programas de prevenção e controle nos locais de trabalho é a NR-9, que estabelece *a obrigatoriedade da elaboração e implementação, por parte de todos os empregadores e instituições que admitam trabalhadores como empregados, do Programa de Prevenção de Riscos Ambientais – PPRA, visando a preservação da saúde e da integridade dos trabalhadores, através da antecipação, reconhecimento, avaliação e consequente controle da ocorrência de riscos ambientais existentes ou que venham a existir no ambiente de trabalho, tendo em consideração a proteção do meio ambiente e dos recursos naturais."* (Saad e Giampaoli, 2005).

Reconhecimento

Para reconhecer riscos é necessário investigar as possibilidades de uso, formação e dispersão de agentes ou fatores potencialmente nocivos associados aos diferentes processos de trabalho, entender seus possíveis efeitos sobre a saúde, e conhecer as condições reais de exposição. Isto requer conhecimentos, experiência e acesso a fontes atualizadas de informação (ver exemplos no final do capítulo).

A metodologia para o reconhecimento de riscos deve incluir:

- estudo prévio;
- visita ao local de trabalho para observações detalhadas; e
- análise dos dados obtidos.

O estudo prévio é indispensável para que nenhum risco seja negligenciado durante a visita ao local de trabalho. A tecnologia de produção e o processo em questão devem ser estudados; operações, equipamentos e máquinas, matérias-primas, substâncias químicas utilizadas, produtos, eventuais subprodutos e resíduos, bem como a possibilidade de ocorrência acidental de agentes químicos, devem ser conhecidos ou identificados. Uma lista dos materiais e produtos químicos utilizados deve ser obtida, de preferência, antes da visita ao local de trabalho.

Os efeitos nocivos que os diferentes fatores ocupacionais de risco podem ter sobre a saúde devem ser revisados; este assunto é amplamente discutido neste livro.

Particularmente, tendo em vista que este é um campo muito dinâmico, devem ser constantemente consultadas fontes de informação fidedignas, tais como agências e organizações internacionais, intergovernamentais e nacionais, instituições especializadas, associações profissionais, bem como bases de dados e a literatura especializada, tanto em publicações como na *Internet* (ver Fontes de Informação e Referências no final do capítulo). Além disso, muita informação pode também ser encontrada em relatórios de levantamentos e estudos prévios, realizados no mesmo local ou em locais semelhantes.

Quanto a agentes químicos, as Fichas de Informações de Segurança de Produtos Químicos (FISPQ), cujo formato é normalizado no Brasil pela Associação Brasileira de Normas Técnicas (ABNT, 2012), são em princípio úteis, porém deve haver cuidado, pois nem sempre seu conteúdo traduz os melhores conhecimentos científicos. Fontes de informação importantes para produtos químicos são indicadas no final do capítulo, por exemplo: o GHS (GHS, 2005a); o NIOSH *Pocket Guide* (NIOSH-NPG); o regulamento REACH da União Europeia, disponível em português (REACH, 2007), entre outros. É importante anotar os agentes químicos que podem penetrar através da pele intacta, se possível previamente, a fim de ter atenção especial à possibilidade de contato com a pele durante a visita.

Os fatores de risco de natureza física são fáceis de reconhecer (com exceção das radiações ionizantes); já os químicos e biológicos podem passar despercebidos. Os fatores ergonômicos são mais fáceis de identificar do que os psicossociais.

Em certos casos, é simples associar um agente químico com determinadas operações, por exemplo: vapores de solventes com fornos de secagem ou com limpeza a seco de vestuário; neblinas de ácido crômico com galvanoplastia, ou poeira de sílica com corte de granito. Já não é tão fácil identificar agentes químicos que não são utilizados, mas que ocorrem como subprodutos, resíduos, ou "acidentalmente", como resultado de reações químicas, de combustão ou pirólise, da decomposição de certos materiais, ou, que aparecem como impurezas em outros produtos (Tabela 52.1).

Tabela 52.1 Alguns exemplos de formação acidental de agentes químicos

- **óxidos de nitrogênio e ozônio**, quando solda elétrica é executada particularmente em local confinado;
- **óxidos de nitrogênio**, quando há contato de ácido nítrico com matéria orgânica (como madeira); decapagem de metais com ácido nítrico;
- **ácido sulfídrico, amônia, metano**, quando há decomposição de matéria orgânica, como pode ocorrer em condutos de esgotos, cisternas abandonadas;
- **arsina (ou hidrogênio arseniacal)**, quando há contato de hidrogênio nascente com minérios ou metais contendo arsênico;
- **fosfina**, na usinagem do ferro nodular;
- **fosgênio e ácido clorídrico**, como resultado da decomposição de hidrocarbonetos clorados (como tetracloreto de carbono, tricloroetileno, percloroetileno) por ação de chama, calor ou radiação ultravioleta;
- **monóxido de carbono**, como resultado de combustão incompleta, podendo ocorrer em qualquer local onde haja motores de combustão interna, fornos e fornalhas, queima de gás em local fechado.

O problema das impurezas deve ser cuidadosamente examinado, visto que certos produtos químicos podem conter contaminantes muito mais tóxicos do que eles próprios, e que podem oferecer riscos graves para a saúde. Por exemplo, o benzeno – altamente tóxico e cancerígeno – pode se encontrar na gasolina e em outros solventes geralmente menos tóxicos (como o tolueno e o xileno); o asbesto, que é cancerígeno, em certos talcos; a arsina e a fosfina, gases muito tóxicos, no acetileno, muito menos tóxico.

Deve ser lembrado que, dependendo das propriedades físicas, a proporção dos componentes de um vapor pode diferir muito de sua proporção na mistura líquida que lhe deu origem. Líquidos contendo impurezas muito tóxicas, mesmo em pequenas proporções, porém com alta pressão de vapor, podem dar origem a um vapor que oferece apreciável risco por inalação. Por exemplo, uma mistura contendo 10% de benzeno e 90% de xileno na fase líquida, conterá 65% de benzeno e 35% de xileno na fase de vapor, portanto, uma proporção muito maior justamente do componente muito mais tóxico.

A composição de poeiras também pode diferir apreciavelmente da composição da rocha que lhes deu origem, devido a diferenças na friabilidade dos componentes. Outro problema ligado às poeiras é que seu aspecto visual pode enganar. Nuvens de poeira visíveis podem ser menos prejudiciais que nuvens praticamente invisíveis. A fração respirável das poeiras, muitas vezes a mais nociva, geralmente não pode ser vista a olho nu. Além disso, devido a seu pequeno tamanho e extrema leveza, poeiras nesta classe podem ficar em suspensão no ar por muito tempo e ir longe, afetando trabalhadores que aparentemente não estão expostos.

Informação detalhada quanto à composição química de produtos vendidos sob nomes comerciais pode e deve ser exigida dos fabricantes e fornecedores.

Um risco sério, por vezes esquecido, é a falta de oxigênio, que pode levar rapidamente à morte, e que ocorre quando certos contaminantes atmosféricos (não necessariamente muito tóxicos em si) deslocam o oxigênio, como é o caso de recintos fechados onde há fermentação (CO_2 desloca oxigênio), entre muitos outros.

Informações quanto a taxas de consumo de produtos químicos (semanal, mensal), e de como e onde são utilizados, podem auxiliar a estabelecer o provável risco e localizar fontes que poderiam escapar à observação *in loco*. Áreas de recebimento de materiais e de armazenamento não devem ser esquecidas. É importante questionar sobre a possibilidade de processos esporádicos que podem não estar sendo executados por ocasião da visita. Todos os ciclos dos processos devem ser investigados e, de preferência, observados.

Conhecimentos sobre os riscos potenciais que podem ocorrer em determinado local de trabalho e seus efeitos potenciais para a saúde devem ser aliados a uma observação cuidadosa das condições reais de exposição dos trabalhadores.

Aspectos a serem observados durante a visita ao local de trabalho incluem os seguintes: processos e seu encadeamento, detalhes sobre os equipamentos e máquinas, tipo e sequência das tarefas executadas por cada trabalhador (ou grupos de trabalhadores), possibilidade e localização de fontes de fatores de risco e circunstâncias que podem influenciar sua dispersão/propagação, direções prováveis de propagação de agentes no ambiente de trabalho, localização dos trabalhadores, nível de atividade física, tempo de exposição e número de trabalhadores expostos, medidas preventivas eventualmente já implementadas. No caso de agentes químicos (gases, vapores, fumos, poeiras), é importante estabelecer as possíveis vias de entrada no organismo (respiratória, absorção através da pele, ingestão). É muito importante que haja comunicação contínua e coordenação com o serviço médico da empresa (ou que preste este serviço à empresa), para averiguar a ocorrência de eventuais problemas de saúde e queixas entre os trabalhadores.

Pontos críticos devem ser identificados, por exemplo: válvulas em processos fechados, onde pode haver a possibilidade de emissões fugitivas; estações de transferência ou pesagem de produtos químicos. Sistemas de controle existentes devem ser cuidadosamente examinados para evitar conclusões enganosas de "falsa segurança". Por exemplo, o fato de haver um sistema de ventilação exaustora não quer dizer que haja controle efetivo, pois o sistema pode não estar funcionando adequadamente. O uso de equipamentos de proteção individual não quer dizer que haja proteção, pois estes podem não ser eficientes ou ser mal utilizados.

As características gerais do local de trabalho e a possível influência de ambientes adjacentes devem também ser observadas. Por exemplo, têm ocorrido intoxicações graves e até casos fatais, quando contaminantes tóxicos ocorreram nas proximidades de pontos de entrada de ar em sistemas de ventilação ou ar-condicionado.

Instrumentos de leitura direta podem ser úteis no reconhecimento de riscos, por exemplo, tubos detectores, explosímetros, medidores de falta de oxigênio, entre outros. As técnicas de visualização anteriormente citadas podem também ser usadas.

As informações obtidas no estudo prévio e durante a visita ao local de trabalho devem ser anotadas de maneira clara e precisa. A fase seguinte é a análise das informações obtidas, com o objetivo de definir as ações posteriores e estabelecer prioridades. A nocividade dos diferentes fatores de risco, aos quais os trabalhadores estão expostos, deve ser cuidadosamente considerada, em vista das condições de exposição constatadas.

A etapa do reconhecimento pode levar, em princípio, às seguintes conclusões:

- É evidente que não há risco, portanto não há necessidade de avaliação posterior da exposição (porém, devem ser anotadas quaisquer possibilidades de mudanças futuras que possam alterar a situação de risco).

- A situação de risco não é muito clara e requer uma avaliação semiquantitativa.
- A situação de risco não é clara, ou existem litígios, portanto, há necessidade de uma avaliação quantitativa (informações para a estratégia de amostragem são obtidas durante o reconhecimento).
- É evidente que há risco, com potencial de causar dano grave para a saúde, portanto, o seu reconhecimento deve ser suficiente para a recomendação de medidas preventivas, o que deve ser feito imediatamente, sem esperar pelo processo de avaliação (demorado e dispendioso, se for quantitativo); em certos casos de risco iminente de vida, a operação deve ser suspensa.

Deve ser mencionado que é previsto na NR-9 que situações de risco óbvio requerem intervenções preventivas, independentemente de avaliações quantitativas. A Norma indica que devem ser adotadas medidas para "a eliminação, a minimização ou o controle dos riscos ambientais" sempre que houver (entre outras situações) "constatação, na fase de reconhecimento de risco evidente à saúde".

Avaliação de riscos

A avaliação não pode ser considerada como um fim em si, mas como uma etapa de um processo muito mais amplo, que começa com a percepção de que certo(s) fator(es) de risco, capaz(es) de causar prejuízo à saúde, pode(m) estar presente(s) num certo ambiente de trabalho, e que termina com o estabelecimento de um programa de prevenção ou controle que evitará exposição indevida dos trabalhadores ao(s) mesmo(s). Quando se trata de riscos evidentes, o paradigma da higiene ocupacional, em vez de "reconhecimento-avaliação-controle", deve ser "reconhecimento-controle-avaliação". Muitas vezes, avaliações quantitativas são mais úteis após a implementação de medidas preventivas para verificar sua eficiência (o que nem sempre é garantido) do que antes, para determinar uma necessidade óbvia de controle.

Um tratamento detalhado dos princípios e metodologias de avaliação de riscos no ambiente de trabalho está fora do alcance deste capítulo; porém, a fim de colocar esta etapa em perspectiva dentro de programas preventivos, algumas considerações são apresentadas. A avaliação de riscos no ambiente de trabalho tem sido amplamente discutida na literatura especializada (ver publicações da ABHO, Fundacentro, ACGIH, AIHA, HSE, INRS, NIOSH, entre outras).

Deve ser lembrado que, em se tratando de contaminantes atmosféricos, a avaliação ambiental do agente se limita à exposição por inalação, sendo que a exposição total dos trabalhadores só pode ser avaliada através de monitorização biológica. Isto não quer dizer que todos os programas de prevenção necessitam avaliar a exposição total, pois o mais simples é evitar o contato com a pele, quando há ocorrência de agentes químicos que penetrem através da pele, e estabelecer práticas que evitem a possibilidade de ingestão. A prevenção, muitas vezes, elimina a necessidade de avaliações dispendiosas.

Quando o objetivo da avaliação for obter dados para pesquisas e investigações, por exemplo, estudos epidemiológicos para estabelecer nexos entre danos para a saúde/doenças ocupacionais e condições ambientais, as avaliações quantitativas devem ser planejadas e conduzidas de modo a garantir grande exatidão e precisão nos resultados.

Por outro lado, se o objetivo for determinar se existe ou não um risco para a saúde dos trabalhadores, portanto, se há necessidade de recomendar intervenções preventivas, a avaliação quantitativa pode nem ser necessária, pois certos casos são óbvios. Por exemplo, as operações seguintes oferecem risco grave, se realizadas sem as devidas medidas preventivas: solda elétrica, galvanoplastia, quebra de moldes em fundições, limpeza de metais com ácidos, pintura a pistola, jateamento com areia (já proibido por lei no Brasil), formulação e aplicação de pesticidas, manuseio de pós tóxicos, trabalho em espaços confinados. Em alguns países, em se tratando destes casos, a legislação nem permite que sejam feitas avaliações quantitativas antes da implementação das devidas medidas de controle, porém exige que sejam feitas depois, a fim de avaliar sua eficiência.

Mesmo em situações de risco evidente, pode haver algum requisito legal para avaliações quantitativas, porém, nestes casos, pode ser aceita uma confiabilidade menor nos resultados; em alguns países, a legislação considera este aspecto. A exatidão e precisão requeridas dependem da influência dos resultados obtidos na decisão a ser tomada. Por exemplo, quando já se estabelece, através da avaliação qualitativa da situação, que a magnitude do risco é muito elevada, a decisão será de controlar a exposição, independentemente do "grau de confiança" que temos na avaliação quantitativa.

Avaliações qualitativas e semiquantitativas

Avaliações qualitativas e semiquantitativas, como base para tomar decisões quanto à necessidade de intervenções preventivas, têm recebido atenção crescente, devido ao fato de que avaliações quantitativas bem feitas são muito caras, e nem sempre se justificam. Além disto, existe o perigo de desperdiçar recursos em avaliações quantitativas mal feitas, com resultados inexatos, que levam a uma ideia errônea da situação. Aliás, um reconhecimento bem feito já pode constituir uma avaliação qualitativa e pode também ser facilmente combinado com uma avaliação semiquantitativa.

Existem algumas abordagens pragmáticas, seguindo metodologias semiquantitativas testadas, que permitem "tomadas de decisão" quanto à exposição e sua prevenção/controle, mesmo em situações não tão óbvias. Tais métodos foram desenvolvidos a fim de facilitar, nos casos em que isto é possível, a recomendação de ações preventivas, sem esperar por avaliações quantitativas complicadas e dispendiosas. Exemplos incluem:

"*Control Banding* (CB)", Inglaterra (www.coshh-essentials.org.uk);

"*SOBANE*", Bélgica (http://www.md.ucl.ac.be/hytr/new/en/) e;

"*Stoffenmanager*", Holanda (http://stoffenmanager.codeplex.com/).

Estas metodologias têm sido muito discutidas na literatura especializada (HSE, 2003; HSE, COSHH *online*; Malchaire, 2004; Marquart e Heussen, 2008; NIOSH, 2009; Zalk, 2010).

A OIT e a OMS reconheceram o potencial da abordagem pragmática do HSE e iniciaram um processo para adaptá-la e promovê-la internacionalmente, a fim de contribuir para o alcance de seus objetivos preventivos em saúde ocupacional. Um passo inicial foi adaptar o "*COSHH Essentials*" para uso internacional como "*International Chemical Control Toolkit*" (ver: http://www.ilo.org/legacy/english/protection/safework/ctrl_banding/toolkit/icct/index.htm).

Nesta versão internacional, a classificação toxicológica dos produtos químicos é feita de acordo com o GHS. No Brasil, existe programa nesta área na Fundacentro, São Paulo (Ribeiro *et al.*, 2007).

Pode ser feito um paralelo entre estas abordagens pragmáticas e o princípio da Atenção Primária (Básica) de Saúde (ATS) da OMS, que é treinar pessoas a reconhecer problemas óbvios, resolver os mais simples e saber quando pedir auxílio especializado ou referir pacientes para um serviço formal de saúde (como uma clínica ou um hospital). É importante lembrar que recursos humanos especializados são indispensáveis, tanto para treinar inicialmente as pessoas que irão atuar ao nível da comunidade (ou de local de trabalho), como para fornecer o apoio técnico-científico quando este for necessário.

Deve ser enfatizado que a utilização de abordagens pragmáticas para resolver certos problemas de saúde ocupacional não quer dizer que avaliações quantitativas não sejam importantes. Não só existem muitos casos em que avaliações quantitativas são necessárias, inclusive para testar a eficiência de certas medidas de controle, como também são indispensáveis para a própria validação de abordagens pragmáticas, o que deve ser feito por uma instituição central, pois requer recursos normalmente fora do alcance particularmente das pequenas empresas.

Avaliações quantitativas

A fim de garantir resultados confiáveis, as avaliações quantitativas devem ser corretamente planejadas, de acordo com estratégias de amostragem (ou de medições) bem elaboradas, e executadas por profissionais competentes, utilizando instrumentos de boa qualidade e devidamente calibrados. No caso de contaminantes atmosféricos requerendo subsequente análise, a mesma qualidade deve ser mantida nos laboratórios analíticos. Os resultados devem ser devidamente interpretados. Falhas em qualquer parte do processo de avaliação levam a conclusões errôneas, pois "nenhuma corrente é mais forte do que seu elo mais fraco".

As considerações clássicas para o planejamento de uma estratégia de amostragem são as seguintes:

– Onde coletar as amostras (ou medir)?
– Quando coletar as amostras (ou medir)?
– Por quanto tempo conduzir a amostragem?
– Quantas amostras (ou medições) para cada ponto de avaliação?

No caso de contaminantes atmosféricos: *onde*, depende do objetivo da avaliação (por exemplo, uma amostra para avaliar a exposição por inalação deve ser colhida na zona de respiração do trabalhador); *quando*, depende da natureza das tarefas e do esquema de trabalho; a *duração da amostragem*, do tipo de efeito na saúde e do método de coleta de amostras; o *número de amostras*, da confiabilidade que se quer ter nos resultados e da variabilidade das concentrações (flutuações). A fim de compensar as flutuações ambientais nas concentrações (que sempre existem) e as imprecisões inerentes aos métodos de amostragem e análise do ar, um determinado número de amostras deve ser colhido para que a avaliação seja estatisticamente válida. Se estes aspectos da estratégia não forem cuidadosamente definidos e seguidos, os resultados não serão representativos da exposição dos trabalhadores e não serão confiáveis. O tipo de sistema de medição deve ser escolhido em função da confiabilidade necessária, e da estratégia de amostragem adotada.

As avaliações quantitativas, mesmo bem feitas, fornecem apenas estimativas, mais ou menos confiáveis, das concentrações ou intensidades dos agentes de risco. A interpretação dos resultados é muito importante e tem dois aspectos:

- determinar sua confiabilidade, com base no tratamento estatístico e;
- estabelecer seu significado para a saúde, o que é geralmente feito por comparação com "limites de exposição ocupacional", que são valores apresentados, em diferentes países, sob denominações e formatos diversos, por associações profissionais ou outras instituições (ACGIH, publicação anual; ABHO, publicação periódica; Vincent, 1998), ou regulamentados por normas governamentais.

É importante lembrar que os "limites de exposição ocupacional" são valores que representam o que é considerado relativamente seguro com base nos conhecimentos atuais, e que podem mudar em vista de novos conhecimentos científicos, portanto, devem ser continuamente atualizados.

Além disto, estes valores não constituem linhas precisas de demarcação entre o seguro e o perigoso; o bom senso profissional deve sempre ser utilizado na apreciação dos dados obtidos através da avaliação dos riscos. Existem sempre incertezas quanto ao estabelecimento de tais limites, e também quanto às avaliações ambientais realizadas, portanto, nesta área não existe uma verdade absoluta, mas estimativas que têm valor, se apreciadas por profissionais competentes.

Os valores apresentados em normas governamentais, infelizmente, nem sempre estão atualizados, portanto, nem sempre refletem conhecimentos científicos recentes quanto aos efeitos nocivos dos fatores ocupacionais de risco. Por isso, os profissionais de saúde ocupacional devem estar sempre bem atualizados (através de congressos, reuniões, fontes de informação fiáveis e publicações de reconhecido valor) para que, quando necessário, possam utilizar critérios mais rigorosos do que os oficialmente estabelecidos, a fim de realmente proteger a saúde dos trabalhadores. Aliás, mesmo em se tratando das listas anualmente revisadas, pode acontecer que estudos revelando novas propriedades toxicológicas de um agente sejam divulgados antes da nova publicação, portanto, é sempre importante que o profissional de saúde ocupacional acompanhe o melhor possível o trabalho científico nesta área.

A maioria das normas recomenda que a intervenção preventiva seja iniciada quando se verifica uma concentração ou intensidade (do agente em questão) correspondente ao "nível de ação", que é um valor inferior ao limite de exposição ocupacional adotado, o que varia de país para país. Por exemplo, no Brasil, para agentes químicos na forma de contaminantes atmosféricos, é aceito um "nível de ação" igual à metade do limite de exposição ocupacional.

Controle de qualidade nas avaliações quantitativas

A qualidade de uma avaliação engloba todas as etapas, desde a identificação dos riscos e o planejamento da estratégia de amostragem (ou medições), a seleção de metodologias e instrumentos para medições ou amostragem de ar, sua utilização adequada (inclusive calibração), até a interpretação correta dos resultados. No caso de amostragem para contaminantes atmosféricos, são também importantes o transporte e o armazenamento adequados das amostras e as análises de laboratório. Todos os detalhes podem ter uma influência apreciável nos resultados. Relatórios bem feitos são também de grande importância.

São necessários esquemas de controle de qualidade, tanto internamente nos laboratórios, como externamente, através de comparação interlaboratórios. Existem recomendações internacionais com o objetivo de harmonizar o controle de qualidade, como os protocolos da ISO e IUPAC (IUPAC, 1995).

Implementação de medidas preventivas

A implementação de medidas preventivas requer um cronograma, considerando de maneira realista o tempo necessário para a instalação de medidas no ambiente de trabalho e para o treinamento dos trabalhadores (particularmente importante no caso de novas práticas de trabalho). Um aspecto importante a considerar é a inevitável interrupção temporária de certas operações. O planejamento deve ser feito em colaboração com o pessoal administrativo e de produção, para que soluções realistas e aceitáveis sejam apresentadas à direção da empresa. Não é possível controlar todos os riscos de uma vez, portanto, as intervenções devem ser planejadas de acordo com prioridades pré-estabelecidas.

Em caso de risco iminente para a vida, medidas imediatas são necessárias, por exemplo, parar a operação. Em caso de risco óbvio para a saúde, enquanto uma estratégia de controle mais definitiva é planejada e implementada (o que requer mais tempo), também devem ser adotadas medidas imediatas, mesmo que paliativas, tais como o uso de proteção individual. Além do uso de proteção individual, uma ação que pode e deve ser rapidamente tomada é a melhoria nas práticas de trabalho.

A implementação de medidas preventivas no ambiente de trabalho requer tempo, porém, algumas intervenções simples podem ser feitas em prazo relativamente curto, por exemplo:

- melhorar o enclausuramento de uma operação;
- colocar barreiras refletoras entre uma fonte de calor radiante e os trabalhadores;
- corrigir posições inadequadas de pontos de entrada e saída de ar, em sistemas móveis de ventilação.

As soluções em médio e longo prazo incluem o projeto e a implementação de medidas preventivas de engenharia como, por exemplo, instalação de enclausuramentos e sistemas de ventilação local exaustora, mudanças de materiais ou de equipamentos, isolamentos e tratamentos acústicos. Se o trabalho continuar no mesmo ambiente enquanto as medidas estão sendo instaladas, os trabalhadores deverão ser adequadamente protegidos com equipamentos individuais.

Avaliação de programas

Os programas devem ser avaliados periodicamente para verificar se os resultados esperados estão sendo alcançados e para rever os objetivos, em vista de novos conhecimentos e novas situações de risco, sempre visando melhorar. É importante sempre fazer uma análise construtiva dos erros e falhas ocorridos, a fim de evitá-los, bem como reconhecer e apreciar os sucessos obtidos. A vigilância ambiental e a vigilância da saúde dos trabalhadores são importantes, como já visto.

Um assunto muito complexo é a escolha de indicadores que forneçam informações sobre a eficiência de programas de prevenção e controle nos locais de trabalho. Exemplos de indicadores relacionados com as consequências da exposição a fatores ocupacionais de risco podem ser: redução na incidência de doenças ocupacionais (o que se relaciona bem com o risco, pois independe da duração da doença), número de queixas dos trabalhadores (mesmo sem doença clinicamente manifestada, pode haver, por exemplo, desconforto, dor de cabeça, irritação nos olhos), resultados de monitorização biológica de exposição e de exames para detectar alterações precoces na saúde. Entretanto, sempre que possível, deve ser dada preferência aos indicadores proativos, ou seja, aqueles que alertam para alterações no ambiente antes de haver ocorrido dano, ou mesmo absorção (no caso de agente químico), contrariamente aos que dependem de uma ocorrência já consumada, como uma alteração na saúde.

Entre outras características, os indicadores devem ser:
- baseados em nexos bem conhecidos entre agentes ou fatores de risco e efeitos na saúde;
- diretamente relacionados com aspectos que requerem ação (por exemplo, concentração no ar de um agente químico, ou nível sonoro);
- capazes de detectar mudanças em condições do ambiente de trabalho ou em parâmetros de saúde.

Além disto, é também necessário que sejam: imparciais, confiáveis e válidos; baseados em dados de qualidade comprovada; comparáveis ao longo do tempo; claros e aceitáveis para todos os atores envolvidos, e baseados em dados disponíveis ou que podem ser realisticamente coletados (do ponto de vista metodológico e de recursos humanos e financeiros).

Sistemas de gestão em programas de prevenção e controle de riscos

Uma discussão detalhada sobre sistemas de gestão está fora do alcance deste capítulo, portanto, apenas alguns comentários são apresentados.

É importante uma gestão adequada dos programas de saúde e segurança no trabalho, que permita avaliar sua eficiência e que inclua mecanismos para aperfeiçoamento contínuo. Aspectos importantes, que seguidamente faltavam nos programas de SST e que foram introduzidos ou reforçados pelos sistemas de gestão, incluem:
- abordagem sistemática dos problemas;
- estabelecimento de metas e prioridades (com mecanismos para reavaliação/ adaptação);
- participação de todos os atores (inclusive trabalhadores) e;
- auditoria, visando aperfeiçoamento contínuo.

Sistemas de Gestão em Saúde e Segurança no Trabalho (SG-SST) são diferentes de sistemas de gestão para assegurar qualidade na manufatura de objetos ou em determinado serviço (série ISO 9000). Por quê? Por exemplo, uma fábrica de sapatos quer produzir certa quantidade de sapatos de determinada qualidade em certo tempo, porém o que um SG-SST quer atingir, ou seja, *"o que se quer gerenciar"* tem de ser estabelecido para cada caso, o que requer conhecimentos especializados e complexos. Infelizmente este ponto é frequentemente esquecido. Respeitar cronogramas para atingir objetivos e metas que não são relevantes para os riscos em questão, não protege a saúde dos trabalhadores. Competência em gestão que não tiver apoio em conhecimentos sólidos quanto à possível ocorrência de fatores ocupacionais de risco, sua origem, seus efeitos potenciais para a saúde e meio ambiente, e sua prevenção e controle, não resolve; competência em Saúde e Segurança é essencial.

Os objetivos e metas devem ser pertinentes à situação ocupacional específica e os erros que podem ocorrer quanto a seu estabelecimento são geralmente relativos aos seguintes pontos:
- identificação dos riscos (por exemplo, não perceber a possibilidade de riscos "invisíveis");
- determinação de prioridades para ação (por exemplo, não entender exatamente todas as implicações para a saúde da exposição aos diferentes riscos; iniciar pelo mais fácil e não o mais urgente) e;
- escolha das estratégias e métodos para avaliação, prevenção e controle.

A falta de competência especializada em Saúde e Segurança, quando do estabelecimento de objetivos, metas e prioridades é desastrosa e pode anular os esforços das competências existentes para realizar tarefas específicas.

Não se pode confundir gerenciamento de riscos ("*risk management*") com gestão de programas. As intervenções e etapas do "*risk management*" devem ser integradas num programa de prevenção e controle multidisciplinar, eficiente e sustentável. Este programa, por sua vez, deve ser bem gerenciado, incluindo auditoria e ações para aperfeiçoamento contínuo (só aqui entram os sistemas de gestão SG-SST). "*Risk management*" ("gerenciamento de riscos") consiste na identificação, avaliação e priorização de riscos, seguida por uma aplicação coordenada e econômica de recursos para evitar, minimizar, monitorizar e controlar a probabilidade e/ou o impacto de eventos indesejáveis (no caso, efeitos prejudiciais sobre a saúde).

Em vista da particularidade dos SG-SST, a ISO resolveu não preparar uma norma internacional nesta área, delegando esta responsabilidade para a OIT, que preparou e publicou a ILO-OSH 2001 ("Diretrizes sobre Sistemas de Gestão da Segurança e Saúde no Trabalho"), cuja leitura é recomendada, sendo que existem as versões da OIT em inglês, francês e espanhol (ILO-OSH, 2001) e uma tradução para o português pela Fundacentro (OIT, 2005). Existem vários sistemas em diferentes países (ANSI/AIHA, 2012; HSE, 2011b), ou grupos de países (Série OHSAS 18000).

▶ Algumas fontes de informação úteis para a prevenção e controle de riscos ocupacionais

Estão listados abaixo exemplos de associações profissionais, agências e organizações internacionais e nacionais, e institutos nacionais onde podem ser encontradas informações sobre fatores ocupacionais de risco, seu reconhecimento nos locais de trabalho, sua avaliação, prevenção e controle. Muitos dos sites indicados disponibilizam gratuitamente, *online*, bases de dados, documentos e publicações importantes, inclusive muitas em português.

- ABHO – Associação Brasileira de Higienistas Ocupacionais: http://www.abho.com.br/
- ABNT – Associação Brasileira de Normas Técnicas: http://www.abntcatalogo.com.br/
- ABIQUIM – Associação Brasileira da Indústria Química: http://www.abiquim.org.br/ Algumas normas da ABNT são disponibilizadas gratuitamente na Internet através de Convênio ABNT-ABIQUIM.
- ACGIH – American Conference of Governmental Industrial Hygienists, USA: http://www.acgih.org
- AIHA – American Industrial Hygiene Association, USA: http://www.aiha.org
- ATSDR – Agency for Toxic Substances and Disease Registry: http://www.atsdr.cdc.gov/
- BOHS – British Occupational Hygiene Society: http://www.bohs.org/
- CE – Comunidade Europeia – Agência Europeia para a Segurança e a Saúde no Trabalho (European Agency for Safety and Health at Work- EU-OSHA), Bilbao, Espanha: http://osha.europa.eu/ (escolher o idioma na janelinha ao lado direito).
- A Agência Europeia para a Segurança e a Saúde no Trabalho acompanha, recolhe e analisa resultados científicos, informação estatística e as medidas de prevenção aplicadas em toda a Europa – ver site em português: http://osha.europa.eu/good_practice/ Procurar publicações em: http://osha.europa.eu/en/publications (disponíveis gratuitamente online; algumas também em português).
- NEPSI – European Network for Silica (Rede Europeia para Sílica). Constituída de trabalhadores e empregadores, desde 2006, para prevenir problemas resultantes da exposição à sílica. Site: http://www.nepsi.eu/ (algumas partes já existem em português). Importante: *NEPSI Good Practice Guide Illustrated With Pimex Videos*: http://www.nepsi.eu/projects/pimex-videos/introduction.aspx
- ECHA – Agência Europeia dos Produtos Químicos: http://echa.europa.eu/pt/home (parcialmente em português); regulamentos da CE (REACH e CRE): http://echa.europa.eu/pt/regulations
- FUNDACENTRO – Fundação Jorge Duprat Figueiredo de Segurança e Medicina do Trabalho, São Paulo, Brasil: http://www.fundacentro.gov.br/
- No Portal da FUNDACENTRO estão disponíveis muitas publicações importantes; alguns exemplos:
  - Manual para interpretação de informações sobre substâncias químicas. 2012. http://www.fundacentro.gov.br/dominios/CTN/anexos/Publicacao/Manual_Subst_Quim.pdf
  - Manual de controle da poeira no setor de revestimentos cerâmicos: http://www.fundacentro.gov.br/dominios/SES/anexos/Manual/manual.pdf
  - Garcia E, Prado Alves Filho J. Aspectos de prevenção e controle de acidentes no trabalho com agrotóxicos. 2005. http://www.fundacentro.gov.br/ARQUIVOS/PUBLICACAO/l/Agrotoxicos.pdf
  - Kulcsar F, Possebon J. Espaços confinados – Livreto do trabalhador: 2009.
  - http://www.fundacentro.gov.br/dominios/CTN/anexos/Publicacao/Espa%C3%A7os%20Confinados%20.pdf
  - Kulcsar F et al. Sílica: manual do trabalhador- 2ª edição. 2010. http://www.fundacentro.gov.br/dominios/CTN/anexos/Publicacao/S%C3%ADlica_portal.pdf
  - Teixeira Moreira Lima M. Características da poeira do processo de fabricação de materiais cerâmicos para revestimento: estudo no polo de Santa Gertrudes (em acervo digital/dissertações): http://www.fundacentro.gov.br/dominios/CTN/indexAcervoDigital.asp?D=CTN&Local=D&?D=CTN&C=1845&menuAberto=1842
  - Torloni M (Coord.). "Programa de proteção respiratória – recomendações, seleção e uso de respiradores": 2002. http://www.fundacentro.gov.br/conteudo.asp?D=SES&C=932&menuAberto=651
  - Santos AMA et al. Marmorarias: manual de referência: recomendações de segurança e saúde no trabalho. 2008.
  - http://www.fundacentro.gov.br/dominios/CTN/anexos/Publicacao/Manual_Marmorarias.pdf
  - Vieira Sobrinho F. Ventilação local exaustora em galvanoplastia. 2002.
  - http://www.fundacentro.gov.br/dominios/CTN/anexos/Publicacao/ventilacaolocalexaustoraemgalvanoplastia.pdf
- GHS – Globally Harmonized System of Classification and Labelling of Chemicals (Sistema Global Harmonizado de Classificação e Rotulagem de Produtos Químicos); em português: www.mte.gov.br/rel_internacionais/sitemaGlobalGHS.pdf
- HSE – Health and Safety Executive, UK (Reino Unido): http://www.hse.gov.uk/
- O HSE oferece muito material online, por exemplo:
  - HSE – Guidance on working with dangerous pathogens in a variety of workplaces, including laboratories and healthcare premises: www.hse.gov.uk/aboutus/meetings/acdp/index.htm
  - HSE – Infection at work – Information sources: http://www.hse.gov.uk/biosafety/information.htm

- HSE – LEV: General principles of system design: http://www.hse.gov.uk/pubns/wis23.htm
- Silica Exposure Web Community (inscrição gratuita, em inglês): http://webcommunities.hse.gov.uk/inovem/inovem.ti/silica/groupHome
- IARC – International Agency for Research on Cancer (Agência Internacional de Pesquisa sobre o Câncer, da OMS), Lyon, França: http://www.iarc.fr/.
- As monografias sobre avaliação de risco de câncer por exposição a diversos agentes ambientais estão disponíveis no site do IARC, bem como outros documentos relevantes. Exemplificamos com o importante manifesto "Declaração de Astúrias", preparado durante a "Conferência Internacional da OMS sobre Determinantes Ambientais e Ocupacionais de Câncer: Intervenções para Prevenção Primária", 2011; link direto: http://www.iarc.fr/en/media-centre/iarcnews/2011/asturiasdeclaration.php)
- INCHEM – Chemical Safety Information from Intergovernmental Organizations http://www.inchem.org/ O INCHEM contém bases de dados sobre Toxicologia e oferece gratuitamente acesso às publicações do IPCS e do IARC, entre outras.
- INRS – Institut National de Recherche et de Sécurité; 30, rue Olivier-Noyer, 75680 Paris Cedex 14, França: http://www.inrs.fr/accueil
- IPCS – International Programme on Chemical Safety (Programa Internacional de Segurança Química – OMS, OIT, PNUMA): http://www.who.int/pcs/ Publicações principais do IPCS (algumas já traduzidas para o português): Critérios de Saúde Ambiental (Environmental Health Criteria), Manuais de Saúde e Segurança (Health and Safety Guides), Cartões Internacionais de Segurança Química (International Chemical Safety Cards).
- ISTAS – Instituto Sindical de Trabajo, Ambiente y Salud, Espanha: http://www.istas.net/
- Ministério da Saúde (MS), Brasil: http://portalsaude.saude.gov.br/portalsaude/
  - "Lista de doenças relacionadas ao trabalho": http://portal.saude.gov.br/portal/arquivos/pdf/lista_doencas_relacionadas_trabalho.pdf; "Doenças relacionadas ao trabalho: manual de procedimentos para os serviços de saúde": http://bvsms.saude.gov.br/bvs/publicacoes/doencas_relacionadas_trabalho1.pdf
  - Ministério do Trabalho e Emprego (MTE), Brasil: http://portal.mte.gov.br/portal-mte/ Publicações do MTE (como as Normas Regulamentadoras = NR sobre SST) e as Convenções da OIT: http://portal.mte.gov.br/geral/publicacoes/
  - NIOSH – National Institute for Occupational Safety and Health (EUA): http://www.cdc.gov/niosh/ Exemplos de publicações importantes do NIOSH (em inglês e algumas em espanhol): a coleção de estudos de casos sobre métodos de prevenção e controle; o programa Prevention through design (link direto: http://www.cdc.gov/niosh/topics/ptd/; o NIOSH Pocket guide to chemical hazards (http://www.cdc.gov/niosh/npg/); Prevention of occupational ssthma; (http://www.cdc.gov/niosh/topics/asthma/occasthmaprevention.html); Stress at Work (http://www.cdc.gov/niosh/docs/99-101/) e a lista de publicações em Nanotecnologia (http://www.cdc.gov/niosh/topics/nanotech/pubs.html).
  - OIT/ILO – Organização Internacional do Trabalho/International Labour Organisation: http://www.ilo.org
  - OIT SafeWork: http://www.ilo.org/safework/lang-en/index.htm
  - OIT- CIS: http://www.ilo.org/safework/cis/lang-en/index.htm
  - OIT- Encyclopaedia of Occupational Health and Safety (grátis na Bookshelf da OIT): http://www.ilo.org/safework/WCMS_113329/lang--en/index.htm
- OMS – WHO Organização Mundial da Saúde/World Health Organization, Genebra, Suíça: http://www.who.int (idiomas: inglês, francês, espanhol, chinês, russo e árabe).
- OPAS/OMS (PAHO/WHO), Washington, DC, USA: http://www.paho.org
- PNUMA/UNEP – United Nations Environment Programme/Programa das Nações Unidas para o Meio Ambiente: http://www.unep.org/ e http://www.pnuma.org.br/ Especificamente para "Produção Mais Limpa": http://www.unep.fr/scp/cp/network/pdf/portuguese.pdf e http://www.unep.fr/scp/cp/
- PNUMA/UNEP *Chemicals* (antes IRPTC – Registro Internacional de Substâncias Químicas Potencialmente Tóxicas): http://www.chem.unep.ch/
  Importante: UNEP *Chemicals: Consolidated list of products whose consumption and/ or sale have been banned, withdrawn, severely restricted or not approved by governments*, Maio 2010, disponível online (PDF): www.chem.unep.ch/ Link direto: http://www.chem.unep.ch/Legal/ECOSOC/UNEP%20Consolidated%20List%2010%20May%202010.pdf
- SAICM – *Strategic Approach to International Chemicals Management, United Nations Environment Programme* (UNEP/PNUMA): http://www.saicm.org/

◗ Referências e Bibliografia consultada

Além das referências bibliográficas citadas no texto, algumas publicações úteis também foram listadas nesta seção.

ABHO – Associação Brasileira de Higienistas Ocupacionais/
ACGIH. American Conference of Governmental Industrial

Hygienists. TLV's® e BEI's® [Traduzido para o português pela ABHO do original: ACGIH TLVs and BEIs. Threshold Limit Values for Chemical Substances and Physical Agents; Biological Exposure Indices]. São Paulo, 2010.

ABNT – Associação Brasileira de Normas Técnicas. Norma ABNT NBR 14725-4: 2012: Produtos químicos — Informações sobre segurança, saúde e meio ambiente, Parte 4: Ficha de informações de segurança de produtos químicos (FISPQ). 2012. Disponível em: http://www.scribd.com/doc/102176193/NBR-14725-4-2012-pdf

ACGIH – American Conference of Governmental Industrial Hygienists. TLVs and BEIs. Threshold Limit Values for Chemical Substances and Physical Agents; Biological Exposure Indices. Cincinnati: ACGIH. (publicação anual)

ACGIH – American Conference of Governmental Industrial Hygienists. Bioaerosols: assessment and control. (Macher J. ed.). Cincinnati: ACGIH, 1999.

ACGIH. American Conference of Governmental Industrial Hygienists. Air sampling technologies: principles and applications[2]. Cincinnati: ACGHI, 2008. Disponível em: http://www.acgih.org/products/ASI10_TOC.pdf

ACGIH. American Conference of Governmental Industrial Hygienists. Industrial ventilation: a manual of recommended practice for design. 27th ed. Cincinnati: ACGIH, 2010.

AIHA – American Industrial Hygiene Association. A strategy for assessing and managing occupational exposures. 3rd ed. (Ignacio JS, Bullock WH. eds.), Falls Church (VA): AIHA Press, 2006.

AIHA – American Industrial Hygiene Association. The occupational environment: its evaluation, control, and management. 3rd ed. (Vol. 1 & 2) (Anna, DH, ed.). Falls Church (VA): AIHA Press, 2011.

ANSI – American National Standards Institute/AIHA. American Industrial Hygiene Association. Z10-2012 Occupational Health and Safety Management Systems, Sponsored by the ANSI Z10 Committee. 2012. Disponível em: http://www.aiha.org/insideaiha/standards/Pages/Z10.aspx

Burgess WA. Identificação de possíveis riscos à saúde do trabalhador nos diversos processos industriais. [Tradução]. Belo Horizonte: Ergo Editora, 1995.

Burton JD. Industrial ventilation workbook 6th ed. Cincinnati: ACGIH, 2003.

Burton JD. Companion study guide to industrial ventilation: a manual of recommended practice for design. 27 th ed. Cincinnati: ACGIH, 2010.

Cheremisinoff NP, Rosenfeld PE. Handbook of pollution prevention and cleaner production. Vols. 1, 2 e 3. Oxford: Elsevier, 2009-2010.

Cheremisinoff NP. Handbook of pollution prevention & cleaner production. Vol. 4. Oxford: Elsevier, 2012.

Debia M, Bégin DM, Gérin M. Comparative evaluation of overexposure potential indices used in solvent substitution. Annals of Occupational Hygiene, 53(4): 391-401, 2009. Disponível em: http://annhyg.oxfordjournals.org/content/53/4/391.full

Debia M, Bégin D, Gérin M. Solvent substitution: an analysis of comprehensive hazard screening indices. Journal of Occupational and Environmental Hygiene (6): 387–399, 2011.

EU-OSHA. Economic incentives to improve occupational safety and health: a review from the European perspective. 2010. Disponível em: http://osha.europa.eu/en/publications/reports/economic_incentives_TE3109255ENC

Filskov P, Goldschmidt G, Hansen MK, Hoglund L, Johansen T, Pedersen CL, Wobroe L. Substitutes for hazardous chemicals in the workplace. Copenhagen: Danish Occupational Health Services, 1996.

Gerges SNY. Ruído: fundamentos e controle. 2ª ed. Florianópolis: NR Editora, 2000.

Gerges SNY. Protetores auditivos. Florianópolis: NR Editora, 2003.

GHS. O que é o GHS? Sistema Global Harmonizado de Classificação e Rotulagem de Produtos Químicos. São Paulo: ABIQUI/DETEC. Associação Brasileira da Indústria Química. Departamento de Assuntos Técnicos. 2005a. Disponível em: www.anvisa.gov.br/reblas/reblas_public_manual_ghs.pdf" e http://www.abiquim.org.br/geral.asp?pag=/publicacoes_migra/info&str_ID=27

GHS – Globally Harmonized System for the Classification and Labelling of Chemicals – Rev. 1. UN ECOSOC (Economic and Social Council) Subcommittee GHS. 2005b. Disponível em: http://www.unece.org/trans/danger/publi/ghs/ghs_rev01/01files_e.html)

GHS – Globally Harmonized System of Classification and Labeling of Chemicals – Rev.4 – June 2011. Disponível em: http://live.unece.org/index.php?id=24056

Goelzer BIF. Substituição como medida de prevenção e controle de riscos ocupacionais. São Paulo: ABHO, 2001.

Goelzer B, Hansen CH, Sehrndt GA. (eds.). Occupational exposure to noise: evaluation, prevention and control. Dortmund (Germany), Federal Institute for Occupational Safety and Health, 2001. [Publicado para a OMS].

Goldschmidt G. An analytical approach for reducing workplace health hazards through substitution. American Industrial Hygiene Association Journal, 54 (1): 36-43, 1993.

Guillemin M. Les dimensions insoupçonnées de la santé au travail. Paris: Editions L'Harmattan, 2011.

HSE – Health and Safety Executive (UK). Seven steps to successful substitution of hazardous substances. Derby: Health and Safety Executive, 1994.

HSE – Health and Safety Executive (UK). The dust lamp: a simple tool for observing the presence of airborne particles. Derby: Health and Safety Executive, 1997.

HSE – Health and Safety Executive (UK). COSHH essentials: easy steps to control chemicals. Control of substances hazardous to health regulations HSG193. 2nd ed. HSE Books, 2003. Disponível em: http://www.hse.gov.uk/coshh/essentials/index.htm

HSE – Health and Safety Executive (UK). Control of substances hazardous to health. The control of substances hazardous to health regulations. 2002. Disponível em: http://www.hse.gov.uk/coshh/

HSE – Health and Safety Executive (UK). Controlling airborne contaminants at work (HSG258). 2011a. Disponível em: http://books.hse.gov.uk/hse/public/saleproduct.jsf?catalogueCode=9780717664153

HSE – Health and Safety Executive (UK). Successful health and safety management. 2011b. Disponível em: http://www.hseni.gov.uk/hsg65_successful_h_s_management.pdf

---

[2] A maioria dos capítulos está disponível online, como por exemplo: "Air sampling and program development for occupational hygiene interventions in developing countries", de Berenice I. F. Goelzer.

ILO/OIT – International Labour Organization/Organização International do Trabalho. Prevention of major industrial accidents: an ILO code of practice. 1998. [Ver ILO Safework]

ILO/OIT – International Labour Organization/Organização International do Trabalho. Encyclopaedia of occupational health and safety. 4th ed. Geneva: ILO, 1998. Disponível em: http://www.ilo.org/safework_bookshelf/english?d&nd=170000102&nh=0)

ILO/OIT – International Labour Organization/Organização Internacional do Trabalho. Guidelines on occupational safety and health management systems. Geneva: ILO, 2001. Disponível em: http://www.ilo.org/global/publications/ilo-bookstore/order-online/books/WCMS_PUBL_9221116344_EN/lang--en/index.htm

ILO/OIT – International Labour Organization/Organização Internacional do Trabalho. International Standard Classification of Occupations (ISCO-08). Geneva: ILO, 2008. Disponível em: http://www.ilo.org/public/english/bureau/stat/isco/isco08/index.htm

IUPAC – International Union of Pure and Applied Chemistry. Harmonized guidelines for internal quality control in analytical chemistry laboratories. Technical report. Pure & Applied Chemistry, 67(4): 649-66, 1995, Disponível em: http://iagrored.marm.es/DocsPublicos/Guidelines%20QC%20IUPAC.pdf

Malchaire JB. The SOBANE Risk Management Strategy". IOHA Newsletter, 12(2), September 2004 e Diagnóstico PArticipativo dos RIScos (em português), disponível em: www.deparisnet.be/sobane/pt/malchaire_articulo_deparis_port.pdf

Marquart H, Heussen H, et al. "Stoffenmanager", a web-based control banding tool using an exposure process model. Annals of Occupational Hygiene, 52(6): 429-41, 2008. Disponível em: http://annhyg.oxfordjournals.org/content/52/6/429.full.pdf+html)

McGlothlin JD. Occupational exposure visualization comes of age. Annals of Occupational Hygiene, 49(3): 197-9, 2005.

MTE – Ministério do Trabalho e Emprego. Normas Regulamentadoras (NR) do Ministério do Trabalho e Emprego, relativas à Segurança e Saúde no Trabalho. Disponível em: http://www.mte.gov.br/seg_sau/leg_normas_regulamentadoras.asp

NIOSH – National Institute for Occupational Safety and Health (USA). NIOSH pocket guide to chemical hazards. Disponível em: http://www.cdc.gov/niosh/npg/

NIOSH – National Institute for Occupational Safety and Health (USA). Prevention through design. Disponível em: http://www.cdc.gov/niosh/topics/ptd/)

NIOSH – National Institute for Occupational Safety and Health (USA). Qualitative risk characterization and management of occupational hazards: Control Banding (CB) – a literature review and critical analysis. Publication No. 2009–152, 2009. Disponível em: http://www.cdc.gov/niosh/docs/2009-152/pdfs/2009-152.pdf

OIT/ILO – Organização Internacional do Trabalho/International Labour Organization. Diretrizes sobre sistemas de gestão da segurança e saúde no trabalho. [Tradução para o português, por Gilmar Trivelato de "Guidelines on Occupational Safety and Health Management Systems (ILO-OSH, 2001)". São Paulo: Fundacentro, 2005. Disponível em: http://www.oitbrasil.org.br/sites/default/files/topic/safework/pub/diretrizes_sobre_gestao_364.pdf

ÖKOPOL – Institute for Environmental Strategies (Germany). Substitution of hazardous chemicals in products and processes: final report. Hamburg (Germany), March 2003. Disponível em: http://ec.europa.eu/environment/chemicals/pdf/substitution_chemicals.pdf

OMS/WHO – Organização Mundial da Saúde/World Health Organization. Prevenção e controle de riscos no ambiente de trabalho: poeiras suspensas no ar. [Tradução para o português, feita pelo Senac-SP, do documento da WHO: "PACE – Hazard prevention and control in the work environment – airborne dust". Geneva: WHO, 1999]. Disponível em: http://www3.sp.senac.br/hotsites/gd4/oms/documentos/pace.pdf

Ramazzini B. As doenças dos trabalhadores. Rio de Janeiro: Liga Brasileira Contra os Acidentes do Trabalho, 1971. 180p. [Tradução brasileira de De Morbis Artificum Diatriba pelo Dr. Raimundo Estrela]

REACH – Registration, Evaluation and Authorisation of Chemicals (European Union). 2007. Disponível em português: http://www.abiquim.org.br/conteudo.asp?princ=rea e http://osha.europa.eu/pt/topics/ds/reach; em inglês: http://ec.europa.eu/environment/chemicals/reach/reach_intro.htm

Ribeiro MG, Pedreira Filho WR, Riederer EE. Avaliação qualitativa de riscos químicos: princípios básicos para o controle das substâncias nocivas à saúde em fundições. Revista Brasileira de Saúde Ocupacional, 32(116): 69-71, 2007. Publicação eletrônica disponível em: http://www.fundacentro.gov.br/CTN/ManualRiscosQuimicos_FundiçãoWeb.pdf. Também disponíveis: http://www.fundacentro.gov.br/dominios/CTN/anexos/Publicacao/RQ-Graficas.pdf)

Rosén G. Seeing is believing. Annals of Occupational Hygiene, 46: 3-4, 2002.

Rosén G, Andersson I-M. Work practice measurements – the PIMEX method. In Proceedings of IOHA 5th International Scientific Conference, Bergen, Norway, 2002.

Rosén G, Andersson I-M, Walsh PT, Clark RDR, Säämänen A, Heinonen K, Riipinen H, Pääkkönen R. A review of video exposure monitoring as an occupational hygiene tool. Annals of Occupational Hygiene, 49(3): 201-17, 2005.

Saad IFSD, Giampaoli E. PPRA – Programa de Prevenção de Riscos Ambientais – NR-9 comentada. 6ª ed. São Paulo: ABHO, 2005.

Thorpe A, Ritchie AS, Gibson MJ, Brown RC. Measurements of the effectiveness of dust control on cut-off saws used in the construction industry. Annals of Occupational Hygiene; 43(7): 443-56, 1999.

Torloni M. Programa de proteção respiratória – recomendações, seleção e uso de respiradores. São Paulo: Fundacentro, 2002. Disponívelem: http://www.fundacentro.gov.br/conteudo.asp?D=SES&C=932&menuAberto=651

Torloni M, Vieira AV. Manual de proteção respiratória. São Paulo: ABHO, 2003,

UNEP Chemicals. Consolidated list of products whose consumption and/or sale have been banned, withdrawn, severely restricted or not approved by governments. 13a ed., Maio 2010. Disponível em: www.chem.unep.ch/ ou http://www.chem.unep.ch/Legal/ECOSOC/UNEP%20Consolidated%20List%2010%20May%202010.pdf

UNEP. United Nations Environment Programme. Life Cycle Assessment (LCA). Disponível em: http://www.unep.fr/scp/lifecycle/assessment.htm

Vincent JH. International occupational exposure standards: a review and commentary. American Industrial Hygiene Association Journal, 59(10): 729-42, 1998.

WHO/OMS – World Health Organization/Organização Mundial da Saúde. Understanding and performing economic assessments at the company level. 2004. Disponível em: http://www.bvsde.paho.org/bvsast/i/fulltext/protecting/protecting.pdf

Zalk DM. Control banding: a simplified, qualitative strategy for the assessment of occupational risks and selection of solutions. Delf (Netherlands): TU Delf Publishers, 2010.

53

Contribuição da Segurança do Trabalho para a Melhoria das Condições e Ambientes de Trabalho

Armando Augusto Martins Campos

- **Introdução**
- **Legislação e documentação de SST**
  Manutenção de paradigmas nas Normas Regulamentadoras
  Mudanças de paradigmas nas Normas Regulamentadoras
  Implicações pelo não atendimento à legislação de SST
  Outras legislações
  Uso de referências nacionais
  Uso de referências estrangeiras e internacionais
  Uso de "modelos" e "esquemas" estrangeiros e internacionais
- **Ferramentas de gerenciamento de riscos**
  Histórico
  Passos para a avaliação de perigos e riscos
  Mudanças na abordagem de avaliação de riscos
  Gestão do Risco
- **Tecnologia de equipamentos de proteção**
  Equipamentos de Proteção Coletiva – EPC
  Equipamentos de Proteção Individual - EPI
- **Tecnologia de proteção contra incêndio**
  Importância
  Breve histórico da legislação de SST relativa à proteção contra incêndio
  Gestão de proteção contra incêndios
- **Segurança nos trabalhos com eletricidade**
- **Tecnologia de proteção de máquinas e equipamentos**
- **Engenharia de resiliência**
- **Gestão de segurança do produto**
- **Gestão de segurança e saúde no trabalho – SST**
  Referenciais de gestão de SST
  Empresas certificadas em OHSAS 18001 no Brasil
  Contribuições para a gestão de SST
- **Segurança de processo**
  Histórico
  Gestão de segurança de processo
  Disseminação da segurança de processo
- **Comentários finais**
- **Referências e Bibliografia consultada**

Introdução

No Brasil, os primeiros relatos sobre estudos de doenças nos trabalhadores surgem no século XIX, na cidade de São Paulo, e referem-se a ferimento no transporte em cocheiros e relatos de ocorrência de doenças respiratórias em fiações de algodão (Proteção, 2004). Em 1852, o médico Godoy Júnior, em sua tese de doutorado em Medicina apresentada à Faculdade de Medicina do Rio de Janeiro, enfocava os efeitos adversos sobre a saúde, produzidos pelas fábricas de velas de sebo e de sabões do Rio de Janeiro, que atingiam tanto trabalhadores daquelas empresas, quanto moradores do entorno. No documento, mencionava a alta prevalência de tísica pulmonar entre os empregados do ramo, possivelmente devido às mudanças bruscas de temperatura nos ambientes das fábricas.

No início do século XX, registra-se a ocorrência de problemas de saúde em trabalhadores da indústria de sabão e de fósforo, devido à exposição a produtos químicos, fato que levou o Código Sanitário do Estado de São Paulo, em 1918, a fazer referência à saúde do trabalhador. No entanto, nossa primeira legislação de SST data de 1919. Trata-se do Decreto Legislativo Nº. 3724, de 15 de janeiro. Depois daquela época, outras iniciativas foram desenvolvidas pelo poder público, com destaque para as que ocorreram na década de 1930, já no Estado Novo. Datam daquela década, também, as iniciativas para o ensino da Higiene Industrial, com o Prof. Benjamin Alves Ribeiro, em São Paulo, e o Prof. João de Barros Barreto, no Rio de Janeiro. No capítulo 1 deste livro encontra-se detalhado histórico dos primórdios da Higiene do Trabalho, da Medicina do Trabalho e da Segurança do Trabalho no Brasil.

Em 1977, a Lei Nº 6514, de 22/12/1977, alterou o Capítulo V da CLT – Consolidação das Leis do Trabalho, dando origem à Portaria Nº 3214, de 8/6/1978, com o subsequente desenvolvimento rápido de um elenco robusto de Normas Regulamentadoras (NR) dos artigos do Capítulo V da CLT.

Ao longo dos anos, a Segurança e Saúde do Trabalho – SST foi sendo desenvolvida para melhorar os ambientes de trabalho, não somente movida pela dor causada por acidentes do trabalho e doenças profissionais, mas também por um conjunto de fatores que vão desde a pressão popular e zelo pela imagem (Brasil já ocupou o 1º lugar nas estatísticas mundiais de acidentes de trabalho, no mundo, na década de 1970), passando pelo aprimoramento da legislação brasileira (exemplificado pelo aumento no número e das revisões das Normas Regulamentadoras – NR); pelo diálogo social (governo – empregadores – trabalhadores – aposentados), que, aliás, constitui princípio da atual Política Nacional de Segurança e Saúde no Trabalho – PNSST (Decreto nº 7602, de 07/11/2011). A construção de uma *cultura* em Saúde e Segurança do Trabalho no Brasil pôs juntos governo, empregadores, trabalhadores e aposentados, também no âmbito do Ministério da Previdência Social. Mobilizou, igualmente, o Ministério da Saúde e todas as instâncias do Sistema Único de Saúde (SUS), em suas múltiplas atribuições no campo da Saúde do Trabalhador, como estabelecido na Lei Nº 8.080/90. Mobilizou, também, o Tribunal Superior do Trabalho – TST e o Ministério Público do Trabalho – MPT. A Previdência Social passou a ser mais atuante, mobilizando seu braço operacional, o Instituto Nacional do Seguro Social (INSS). Empregadores e trabalhadores, através de suas representações sindicais, introduziram agendas de SST nas negociações coletivas e nos acordos coletivos. Empresas, por força da lei e da NR 4, desenvolveram seus Serviços Especializados em Segurança do Trabalho e em Medicina do Trabalho (SESMT). Mais tarde, a execução do Programa de Prevenção de Riscos Ambientais (PPRA), objeto da NR 9, e a execução do Programa de Controle Médico de Saúde Ocupacional (PCMSO), segundo determina a NR7 vieram a fortalecer os mecanismos de ação preventiva e corretiva no campo da SST.

No nosso modo de ver, desenvolveu-se em nosso país o conceito e a prática da ação multidisciplinar de distintos atores deste processo, tais como, engenheiros, que se transformaram em responsáveis técnicos por determinadas NR, como, por exemplo, os civis pela NR 18; os mecânicos pelas NR 12 e NR 13; os elétricos pelas NR 10 e NR 12; fisioterapeutas, fonoaudiólogos, profissionais de Recursos Humanos, psicólogos, psiquiatras, dentre outros e, principalmente, pelo compromisso dos trabalhadores em fazer com que a Segurança e a Saúde no Trabalho fossem divulgadas, aplicadas e mantidas.

Uma ajuda importante para a ampliação do reconhecimento da SST nas relações de trabalho está associada à divulgação, em 1992, de uma metodologia de medição e gestão de desempenho, desenvolvida pelos professores da *Harvard Business School*, Robert Kaplan e David Norton, apresentada com o nome de "*Balanced Scorecard*". Trata-se de um grande salto na visão empresarial nas questões relativas à SST – entre outras -, que passam a ter indicadores capazes de revelar tendências. Os autores, ao criarem o BSC, verificaram que a elaboração dos indicadores não era tão difícil, mas a implementação deles, sim. Desenvolveram, então, estratégias para equacionar isto, época em que surgem os "Mapas Estratégicos" (2004) para as organizações, com foco em quatro perspectivas: financeira, clientes, processos internos, aprendizado e crescimento. A Segurança e a Saúde no Trabalho estão inseridas no contexto dos processos internos. Toda empresa deve ter seu Mapa Estratégico, pois ele é a base para que se identifiquem necessidades de mudança. Mudar, aprender com as mudanças e continuar mudando, é algo dinâmico que vai se refletir na sua perenidade no mercado.

É necessário dizer que essas relações são dinâmicas e fluem de forma planejada, sistêmica, ou de forma pontual, e que estas melhorias prosperam até os nossos dias, mesmo que alguns ramos de atividade se encontrem em estágios menos avançados e não acompanhem o momento devido, principalmente por questão de liderança e falta de estratégia. Hoje em dia não se justifica que uma empresa não desenvolva, em suas competências básicas, itens como: capacidade para trabalhar sob pressão; *coaching*; competição; conflitos; dar e obter *feedback*; desenvolvimento da equipe; eficácia pessoal; ética; gerenciamento de mudança; lidar com situações difíceis; liderança; manifestação de compromisso; maturidade; negociação; planejamento de desempenho; política; produtividade; receptividade ao futuro; relações de poder; relações sindicais; responsabilidade pessoal; sociabilidade; tolerância; trabalho em equipe, entre outras competências requeridas. Isto pode nos parecer distante; para alguns, até irreal, mas todas as competências listadas neste parágrafo já estavam presentes no Relatório de Gestão que a Petroflex- Unidade de Triunfo enviou ao PNQ – Prêmio Nacional da Qualidade (prêmio de valor que reconhece a excelência da gestão das organizações), em 2006, ano em que aquela empresa ganhou o referido Prêmio.

Elencar as contribuições da Segurança do Trabalho é tarefa árdua, extensa e complexa. Isto também é feito em muitos livros, inclusive neste. Os critérios adotados para a seleção dos nove itens listados para serem comentados neste capítulo foram pautados em estratégia, significância, importância, inovação, criatividade, tecnologia, transformação e um mirar no futuro. Estão apresentados sob a forma de um leque, conforme Fig. 53.1, que pode ser aberto e receber outro(s) tópico(s), ampliando seu tamanho.

A Ergonomia não faz parte deste leque, de forma proposital, pois ela surge indiretamente, ao permear todos os itens listados. Neste livro, porém, ela se constitui em capítulo próprio. No nosso entendimento, de todas as áreas de SST, uma das que mais tem como crescer é a Ergonomia, não somente pelo seu vasto conteúdo, mas porque identifica as relações de trabalho e as transforma. Atualmente os esforços estão concentrados na busca da identificação, dos impactos, do tratamento e das formas de resiliência para os riscos psicossociais, de como, nos últimos anos, eles surgiram (foram reconhecidos), apesar de sempre existirem no mundo do trabalho. Tanto assim, que a Agência Europeia para a Segurança e Saúde no Trabalho, lançou, em 2012, uma campanha com o objetivo de dar especial atenção aos riscos psicossociais no trabalho, através da inspeção.

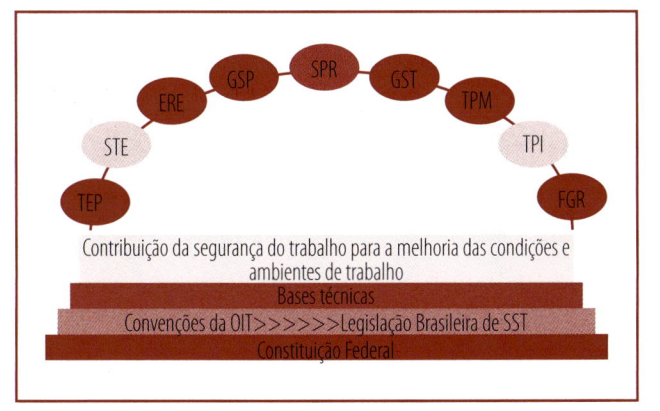

Fig. 53.1. Contribuição da Segurança do Trabalho para a melhoria das condições e ambientes de trabalho.

No Brasil, dados da Previdência Social já mostram a importância dos adoecimentos mentais no *ranking* dos benefícios por incapacidade temporária, tanto da espécie B 31 (previdenciários), como da espécie B 91 (acidentários).

Na Fig. 53.1, caracterizada por um leque onde estão os tópicos que serão abordados neste capítulo, a base apresenta a Constituição Federal, porque é nela que está o alicerce de todo este processo. Na camada acima estão as Convenções da OIT – Organização Internacional do Trabalho, que, com as ratificações feitas pelo Governo Brasileiro, originaram várias Normas Regulamentadoras, as quais, por seus requisitos, acabaram gerando mudanças, criando a cultura existente no Brasil sobre o tema. Na camada seguinte estão as bases técnicas, sejam nacionais (Normas da ABNT – Associação Brasileira de Normas Técnicas) ou estrangeiras e internacionais (Ex: ACGIH, ASTM, IEC, ISO, NFPA, NIOSH, OSHA etc.). São os referenciais técnicos mais utilizados em nosso país. Por fim, o "leque" propriamente dito, onde estão os nove tópicos escolhidos para apresentar estas contribuições, que são: ferramentas de gerenciamento de riscos; tecnologia de equipamentos de proteção; tecnologia de proteção contra incêndio; segurança nos trabalhos com eletricidade; tecnologia de proteção de máquinas e equipamentos; engenharia de resiliência; segurança do produto; gestão de segurança e saúde no trabalho – SST e segurança de processo.

Na Figura do "leque", poderia ser encaixado, em cima das bases técnicas, mais um patamar – a sustentabilidade – posto que a empresa precisa considerar o impacto de suas atividades no contexto local, regional, nacional e global, para sua perenidade, mantendo ética, transparência e uma relação responsável com as suas partes interessadas ("*stakeholders*").

◗ **Legislação e documentação em SST**

A primeira Lei de Acidente do Trabalho no Brasil foi o Decreto Legislativo 3274, de 15 de janeiro de 1919, mas o marco regulatório sobre SST se consolida com a publicação da Lei nº 6514, de 22 de dezembro de 1977, que alterou o Capítulo V do Título II, da Consolidação das Leis de Trabalho, relativo à Segurança e Medicina do Trabalho. No seu artigo nº 157, inciso I, ele estabelece que: "as empresas devem cumprir e fazer cumprir as normas de Segurança e Medicina do Trabalho". A Portaria nº. 3214, de 8 de junho de 1978, trouxe suas 28 (vinte e oito) Normas Regulamentadoras. Isto ajudou a organizar a diversidade das aplicações e do conhecimento na área de SST, com respaldo das Convenções da OIT – Organização Internacional do Trabalho, ratificadas pelo Brasil. A Constituição Federativa do Brasil, de 1988, viria destacar esta importância no artigo 7º, inciso XXII, que preconiza a "redução dos riscos inerentes ao trabalho, por meio de normas de saúde, higiene e segurança".

A elaboração das Normas Regulamentadoras, no Brasil, foi sendo consolidada ao longo dos anos, como mostra o esquema da Fig. 53.2.

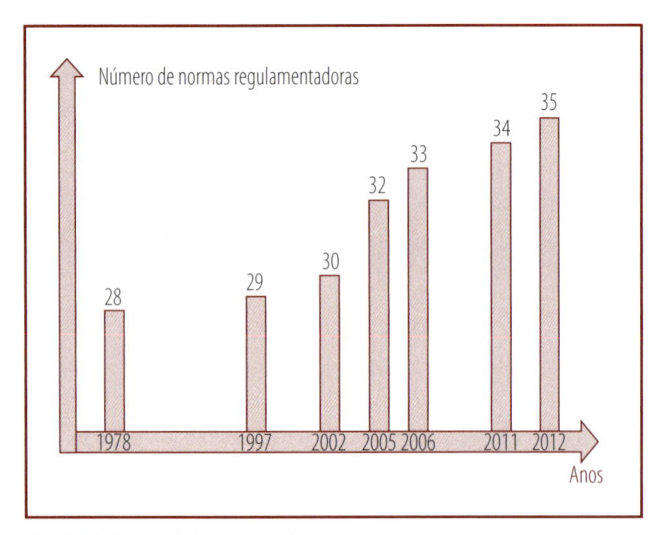

Fig. 53.2. Número de Normas Regulamentadoras/Anos.

Pela observação da Fig. 53.2, percebe-se que houve um tempo para se estabilizar a mudança: 1978 a 1997 foram poucas as mudanças. Depois temos um novo intervalo bem menor até 2002. Efetivamente, a partir de 2005, tem ocorrido uma maior necessidade de se atenderem inúmeras variáveis, dentre elas as demandas de ramos de atividade; de riscos emergentes; demandas geradas pela globalização etc. São tópicos de SST que precisam de regras claras para a manutenção da integridade física e/ou prevenção de doenças dos trabalhadores, dentre outros. Não há um modelo único a ser seguido na elaboração das NR, pois algumas são "guarda–chuva", como a NR 33 Segurança e Saúde nos trabalhos em Espaços Confinados, onde se estabelece "o que deve ser feito"; outras são muito prescritivas, como a NR 12β- Segurança no Trabalho em Máquinas e Equipamentos, que estabelece: "como deve ser feito", por exemplo, detalhando as dimensões para o acesso às máquinas e equipamentos. Outro ponto que merece destaque é a forma como o país se estruturou para que a SST pudesse ser disseminada, contando com profissionais que não "existem" em outros países como, por exemplo, o Engenheiro de Segurança do Trabalho e o Técnico em Segurança do Trabalho, entre outros.

Manutenção de paradigmas nas Normas Regulamentadoras

Na elaboração das Normas Regulamentadoras – NR, os Grupos Tripartites têm mantido boa integração com outras NR, de forma que se mantenha uma harmonização e consistência entre o que já existe e a mudança que está por vir. Alguns exemplos disto são:

- O trabalhador brasileiro tem "direito de recusa" sempre que suspeitar da existência de risco grave e iminente para sua segurança e saúde ou a de terceiros, e isto está garantido pela NR 9, desde 1994, e vem sendo reproduzido nas NR 10, NR 20, NR 33, NR 35. No entanto, empregadores e trabalhadores ainda têm muito que aprender ao lidar com esta questão.
- A figura do "responsável técnico" está presente em diversas NRs, por exemplo, na NR 12, NR 20, NR 33, NR 34, dentre outras. Isto tem ajudado na operacionalização dos SESMT – Serviços Especializados em Engenharia de Segurança e em Medicina do Trabalho.
- O fato de se publicar uma NR não prejudica a observância do disposto nas demais. Elas estão integradas, como, por exemplo, quando se procura informação sobre "silos" vai-se consultar a NR 31 (Rural e Agroindústria). Outro exemplo: se o assunto é "pintura", a referência é a NR 34 (Indústria Naval); se o assunto é "câmaras frigoríficas", a NR é a nº. 29 (Trabalho Portuário).
- Tem sido mantida a hierarquia das medidas de proteção de outras NR. A prioridade é para medidas de proteção coletiva; depois, medidas administrativas ou de organização do trabalho; e por último, medidas de proteção individual.
- A obrigação de as empresas estabelecerem, implementarem e manterem um Programa de Controle de Energia (LOTO – *Lock Out & Tag Out*) está prevista nas NR 10, NR 12 e NR 33.
- Outro exemplo da consistência entre as NR: em escada "marinheiro" é obrigatório o uso de guarda-corpo (gaiola), estando previsto na NR 12 e na NR 18.
- Os critérios de trabalhadores: qualificados/habilitados, ou qualificados, ou capacitados, estão previstos tanto na NR 10 como na NR 12.
- O estabelecimento de autorização formal para quem faz manutenção em instalações elétricas e em máquinas e equipamentos está preconizado na NR 10 e na NR 12.
- Equipamentos suscetíveis a interferências eletromagnéticas acidentais devem estar com proteção, o que é preconizado tanto na NR 12 como na NR 33.
- Locais de trabalho devem atender às iluminâncias em lux da NBR 5413, preconizadas na NR 10, na NR 12 e na NR 17.
- Circuitos elétricos devem estar identificados: está previsto na NR 10 e na NR 12.
- A Ergonomia, além da NR 17, está presente em outras NRs, dentre elas a NR 12, a NR 31 e a NR 33.
- A obrigatoriedade de se fazer análise de risco é presença constante no texto das NRs como, por exemplo, a NR 9, a NR 10, a NR 12, a NR 18, a NR 20, a NR 33, a NR 34, e a NR 35.
- A "ordem de serviço" está consagrada e é exigência para realização de serviços, presente na NR 10 e na NR 12.

- A "permissão de trabalho" é um controle operacional disseminado em diversas normas, tais como a NR 10, a NR 12, a NR 20, a NR 33 e a NR 34.
- A "inspeção de segurança", prevista na NR 5 – CIPA voltou a estar na ordem do dia, com a revisão da NR 20, de 2012.
- Os "riscos psicossociais", presentes na NR 33 (Espaço Confinado/2006), estão mantidos na revisão da NR 20 (Inflamáveis e Combustíveis/2012) e na nova NR 35 (Trabalho em Altura/2012).

Mudanças de paradigmas nas Normas Regulamentadoras

Na elaboração das Normas Regulamentadoras – NR, os Grupos Tripartites têm alterado alguns paradigmas, cujo impacto ainda não foi suficientemente avaliado. Alguns exemplos disto são:

- Através da Portaria nº 84, de 4 de março de 2009, o termo "ato inseguro" foi retirado da letra "b", do item 1.7, da NR 1 – Disposições Gerais. Esta mudança ocorre devido ao entendimento de que, da forma como estava, o trabalhador tornava-se "réu" e sumariamente era culpado pelo acidente, dificultando a correta análise do acidente, e deixando que a ocorrência que motivou o evento adverso pudesse voltar a ocorrer.
- Em máquinas e equipamentos devem estar presentes os princípios de Sistemas de Segurança: falha segura, redundância e monitoramento.
- A NR 12 não permite o acionamento do ciclo de trabalho por acionamento de dispositivos ópticos. Isto deve ser observado na importação de máquinas e equipamentos, pois em alguns países esta condição é permitida.
- Áreas classificadas passam a ter tratamento específico, como previsto nas NR 10, NR 12 e NR 33.
- A NR 12 deixa de ser a "Norma do *Layout*" e a instalação de máquinas e equipamentos somente deve ser implementada após análise de risco, seleção de sistemas de segurança e definição de áreas: para matérias primas, produto acabado ou semiacabado, circulação de materiais, circulação de pessoas, manutenção da máquina.
- Proibição de venda de máquinas e equipamentos que não atendam à NR 12, inclusive em leilão.
- É introduzido o conceito de "trabalhador qualificado", "profissional legalmente habilitado" e "trabalhador capacitado", na NR 10 (2004), conceitos que são também utilizados na NR 12 (2010).
- Condutores de alimentação elétrica devem ser constituídos de materiais que não propaguem o fogo, ou seja, autoextinguíveis, e não podem emitir substâncias tóxicas, em caso de aquecimento.
- Pela NR 20, os líquidos inflamáveis são líquidos que possuem ponto de fulgor ≤ 60º C. Pela Norma antiga este valor era de 70º C.
- Pela NR 20, os líquidos combustíveis são líquidos com ponto de fulgor > 60º C e ≤ 93º C. Pela Norma antiga o valor do início da faixa era de 70ºC.
- A NR 20 obriga que seja elaborada a "análise de risco" e o "plano de resposta a emergências", seguindo a lógica da ferramenta de análise de risco "*bow tie*" (gravata borboleta), que inclui barreiras com medidas preventivas (prevenção) e barreiras com medidas mitigadoras (proteção).
- Em 2010, o Ministério do Trabalho e Emprego (2010) introduziu o conceito de "eventos adversos", que incluem acidente de trabalho, incidente e circunstância indesejada. Neste guia também consta uma importante mudança de paradigma, que é a inclusão de se determinar um nível apropriado de investigação do evento adverso, através do cruzamento da probabilidade X consequência.
- A NR 33 (Espaços Confinados) estabelece que o número de trabalhadores na atividade deve ser determinado na análise de risco.
- Na revisão da NR 20/2012, foi incluído no texto o termo "emissões fugitivas", que no Glossário da Norma está definido como: "liberações de gás ou vapor inflamável que ocorrem de maneira contínua ou intermitente durante as operações normais dos equipamentos. Incluem liberações em selos ou gaxetas de bombas, engaxetamento de válvulas, vedações de flanges, selos de compressores, drenos de processos". Isto reforça o refinamento das inspeções e insere a disciplina operacional na ordem do dia.

Implicações pelo não atendimento à legislação de SST

No Brasil, o não atendimento à legislação sobre SST gera implicações que podem repercutir em perdas financeiras consideráveis para as empresas. Na Fig. 53.3 estão indicadas as cinco implicações deste processo.

Dos tópicos da Fig. 53.3 pode-se comentar o seguinte:

- Infrações das Normas Regulamentadoras – NR: os Auditores Fiscais do MTE aplicam as infrações baseadas nos requisitos das NR, que estão elencadas na NR 28 – Multas e Penalidades. Elas variam de "1" a "4", sendo a "1" a mais leve, e a "4" a mais grave. A multa é aplicada cruzando-se a infração *versus* número de empregados da empresa.
- Ações Regressivas: as "ações regressivas" estão previstas na Lei nº 8213, no artigo 120, que estabelece: "nos casos de negligência quanto às normas padrão de segurança e higiene do trabalho indicados para a proteção individual e coletiva, a Previdência Social proporá ação regressiva contra os responsáveis".

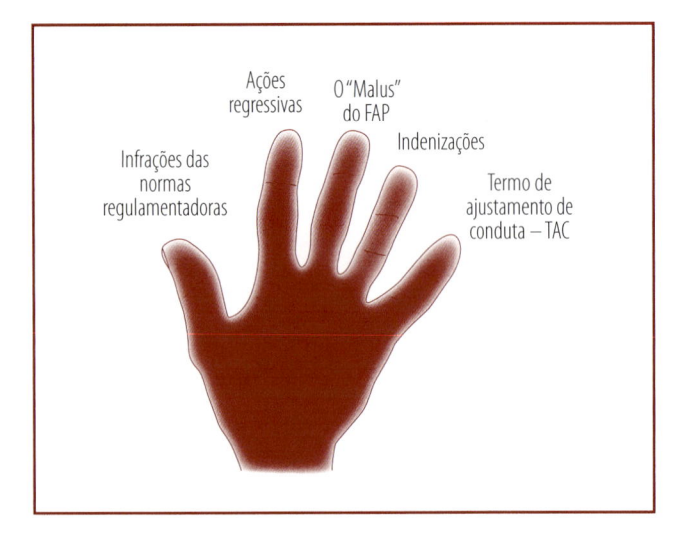

Fig. 53.3. Implicações do não atendimento à Legislação Brasileira de SST.

Este processo se inicia com a emissão da CAT – Comunicação de Acidentes de Trabalho; depois a Previdência encaminha as CAT com acidentes fatais e graves para o Ministério do Trabalho e Emprego, que faz a investigação desses acidentes e, se chegar à conclusão de que houve negligência do empregador, encaminha cópia do relatório ao Ministério Público do Trabalho e à Previdência. O passo seguinte é a AGU – Advocacia Geral da União entrar com ação regressiva para que a Previdência venha a ser ressarcida pelos gastos com os benefícios concedidos.

- O "malus" do FAP: a Lei nº 10.666, no seu artigo 10º, estabelece que "a alíquota de contribuição de um, dois ou três por cento, destinada ao financiamento do benefício de aposentadoria especial ou daqueles concedidos em razão do grau de incidência de incapacidade laborativa decorrente dos riscos ambientais do trabalho, poderá ser reduzida, em até cinquenta por cento, ou aumentada, em até cem por cento, conforme dispuser o regulamento, em razão do desempenho da empresa em relação à respectiva atividade econômica, apurado em conformidade com os resultados obtidos a partir dos índices de frequência, gravidade e custo, calculados segundo metodologia aprovada pelo Conselho Nacional de Previdência Social". Em resumo: as empresas são obrigadas a recolher o RAT – Riscos Ambientais do Trabalho (Ajustado), que é o resultado da multiplicação RAT (Alíquota do Grau de Risco – 1% a 3%) *versus* o FAP (multiplicador variável num intervalo contínuo de 0,50 a 2,00). Assim, por exemplo, uma empresa pode pagar o dobro (*malus*) de sua alíquota ou a metade (*bonus*) deste, se investir na gestão de Segurança e Saúde no Trabalho.
- Indenizações: o trabalhador acidentado pode propor uma ação indenizatória contra a empresa em que tem/tinha vínculo de trabalho à época do acidente, para reparação de dano sofrido. Esta ação de reparação pode ser embasada no Código Civil, em seu artigo 927, que estabelece: "aquele que, por ato ilícito causar dano a outrem, fica obrigado a repará-lo".
- Termo de Ajustamento de Conduta – TAC: a empresa pode sofrer uma Ação Civil Pública, que é um instrumento de atuação conferido pela lei ao Ministério Público do Trabalho para que possa desempenhar suas atribuições, por exemplo, pelo descumprimento de Normas Regulamentadoras. Caso seja constatado o descumprimento de uma recomendação (por exemplo, não realizar análise de riscos prévia, antes da execução da atividade, conforme previsto na NR 10), e por causa disto ocorrerem acidentes, tal fato poderá gerar a instauração de inquérito civil para apuração dos fatos e posterior celebração de um termo de compromisso ou ajuizamento de ação judicial. Se a empresa descumpriu um termo de compromisso já firmado com o MPT, será cobrada a multa prevista, sem prejuízo do cumprimento da obrigação assumida.

Além desses cinco pontos, doenças e lesões à integridade física dos trabalhadores, podem implicar pagamentos de:

- Ações de Insalubridade e Periculosidade: os trabalhadores podem mover ações de insalubridade ou periculosidade, sendo a primeira embasada na NR 15 – Atividades e Operações de Insalubridade, e a segunda, de três formas: pela NR 16 – Atividades e Operações de Periculosidade (líquidos e gases inflamáveis); pelo Decreto (eletricidade) e pelo Decreto (Radiação Ionizante).
  - Ações de Insalubridade: a NR 15 possui 14 (catorze) anexos; alguns são avaliados quantitativamente (Anexos: 1, 2, 3, 5, 8, 11, 12) e outros qualitativamente (Anexos: 6, 7, 9, 10, 13, 13 A e 14). No caso de o perito enquadrar como atividade insalubre, é devido ao trabalhador o adicional de insalubridade, que pode variar de 10%, 20% e 40% (dependendo do agente) do salário mínimo.
  - Ações de Periculosidade: em caso de o perito enquadrar como atividade perigosa, é devido ao trabalhador o adicional de periculosidade, que é de 30% do salário base.
- Auxílio – Acidente: benefício pago ao trabalhador que sofre um acidente e fica com sequelas que reduzem sua capacidade de trabalho. É concedido para segurados que recebiam auxílio-doença. Têm direito ao auxílio-acidente o trabalhador empregado, o trabalhador avulso e o segurado especial.

Outras legislações

Ministério da Previdência Social

Inicialmente, cabe lembrar que as responsabilidades do Ministério da Previdência Social, no âmbito da Política Nacional de Segurança e Saúde no Trabalho, foram definidas no Decreto no. 7602, de 7 de novembro de 2011, e estão assim enunciadas:

> RESPONSABILIDADES DO MINISTÉRIO DA PREVIDÊNCIA SOCIAL NO CAMPO DA SEGURANÇA E SAÚDE NO TRABALHO:
>
> - "Subsidiar a formulação e a proposição de diretrizes e normas relativas à interseção entre as ações de segurança e saúde no trabalho e as ações de fiscalização e reconhecimento dos benefícios previdenciários decorrentes dos riscos ambientais do trabalho.
> - Coordenar, acompanhar, avaliar e supervisionar as ações do Regime Geral de Previdência Social, bem como a política direcionada aos Regimes Próprios de Previdência Social, nas áreas que guardem inter-relação com a segurança e saúde dos trabalhadores.
> - Coordenar, acompanhar e supervisionar a atualização e a revisão dos Planos de Custeio e de Benefícios, relativamente a temas de sua área de competência.
> - Realizar estudos, pesquisas e propor ações formativas visando ao aprimoramento da legislação e das ações do Regime Geral de Previdência Social e dos Regimes Próprios de Previdência Social, no âmbito de sua competência, e por intermédio do Instituto Nacional do Seguro Social – INSS:
>   – realizar ações de reabilitação profissional; e
>   – avaliar a incapacidade laborativa para fins de concessão de benefícios previdenciários."

Fonte: Brasil, 2011.

O Ministério da Previdência Social tem sistematizado toda a questão que envolve a "acidentabilidade" no Brasil, produzindo uma legislação cada vez mais detalhada e restritiva, que objetiva mudar o quadro da estatística dos acidentes do trabalho no Brasil, que está presente na Tabela 53.1.

Na Tabela 53.1 pode-se visualizar a diferença existente entre AT "registrados" e AT "liquidados", os desdobramentos dos AT registrados. Este acidente pode estar na parte de "acidentes liquidados" em várias colunas, por exemplo: um corte no dedo que levou pontos, pode aparecer algumas vezes na coluna de "menos de 15 dias", outras vezes na coluna "mais de 15 dias", podendo até chegar às colunas "incapacidade permanente" ou "óbito". Se somarmos os números da coluna "incapacidade permanente" e "óbito" e dividirmos por 365 dias, teremos a média dos trabalhadores que não mais retornaram ao trabalho por dia em cada ano.

Nela também é possível observar o impacto do NTEP – Nexo Técnico Epidemiológico Previdenciário, no chamado "efeito abril de 2007", uma vez que para ser "acidente do trabalho" havia a necessidade de registro em uma CAT – Comunicação de Acidente do Trabalho, e atualmente a obrigação de emitir a CAT permanece, mas o trabalhador pode passar a receber um "benefício acidentário", se passar por uma Perícia Médica do INSS, independente da emissão da CAT.

Tabela 53.1. Acidentes do Trabalho Registrados x Liquidados

	REGISTROS DIRETOS E INDIRETOS – ACIDENTES E DOENÇAS DO TRABALHO						ACIDENTES E DOENÇAS DO TRABALHO LIQUIDADOS					
Ano	Total	Comunicação de Acidente do Trabalho – CAT (Registros diretos)				Nexo Técnico Previdenciário – NTP sem CAT vinculada (Registros indiretos)	Ano	Simples Assistência Médica	Consequência			
									Incapacidade Temporária			Incapacidade Permanente	Óbito
		Total	Típico	Trajeto	Doença do trabalho				Total	Menos de 15 Dias	Mais de 15 Dias		
2006	512.232	512.232	407.426	74.636	30.170	–	2006	87.483	459.625	309.681	149.944	9.203	2.798
2007	659.523	518.415	417.036	79.005	22.374	141.108	2007	97.301	572.437	302.685	269.752	9.389	2.845
2008	755.980	551.023	441.925	88.742	20.356	204.957	2008	105.249	653.311	317.702	335.609	13.096	2.817
2009	733.365	534.248	424.498	90.180	19.570	199.117	2009	103.029	631.927	306.900	325.027	14.605	2.560
2010	709.474	529.793	417.295	95.321	17.177	179.681	2010	97.698	613.020	303.193	309.827	15.942	2.753
2011	711.164	538.480	423.167	100.230	15.083	172.684	2011	101.314	611.576	309.631	301.945	14.811	2.884

Fonte: MPS, Anuário Estatístico da Previdência Social – AEPS, 2011.

Ministério da Saúde

Cabe lembrar, também, que as responsabilidades do Ministério da Saúde, no âmbito da Política Nacional de Segurança e Saúde no Trabalho, foram definidas no Decreto nº 7602, de 7 de novembro de 2011, e estão assim enunciadas:

> **RESPONSABILIDADES DO MINISTÉRIO DA SAÚDE NO CAMPO DA SEGURANÇA E SAÚDE NO TRABALHO:**
>
> - "Fomentar a estruturação da atenção integral à saúde dos trabalhadores, envolvendo a promoção de ambientes e processos de trabalho saudáveis, o fortalecimento da vigilância de ambientes, processos e agravos relacionados ao trabalho, a assistência integral à saúde dos trabalhadores, reabilitação física e psicossocial e a adequação e ampliação da capacidade institucional.
> - Definir, em conjunto com as secretarias de saúde de Estados e Municípios, normas, parâmetros e indicadores para o acompanhamento das ações de saúde do trabalhador a serem desenvolvidas no Sistema Único de Saúde, segundo os respectivos níveis de complexidade destas ações.
> - Promover a revisão periódica da listagem oficial de doenças relacionadas ao trabalho.
> - Contribuir para a estruturação e operacionalização da rede integrada de informações em saúde do trabalhador.
> - Apoiar o desenvolvimento de estudos e pesquisas em saúde do trabalhador.
> - Estimular o desenvolvimento de processos de capacitação de recursos humanos em saúde do trabalhador.
> - Promover a participação da comunidade na gestão das ações em saúde do trabalhador."
>
> Fonte: Brasil, 2011

Com efeito, a partir da atribuição constitucional de 1988, regulamentada pela Lei Orgânica da Saúde em 1990, o Ministério da Saúde vem desenvolvendo, nas três esferas de gestão do SUS, ações de saúde dirigidas aos trabalhadores que consideram sua inserção no processo produtivo e que estão explicitadas na Política Nacional de Saúde do Trabalhador para o SUS, aprovada em 2012 (Brasil, 2012). A capilaridade da rede de serviços do SUS, presente em todos os municípios brasileiros, permite alcançar os trabalhadores, o mais próximo de onde moram e trabalham, por meio dos serviços da Atenção Primária à Saúde (APS) (Dias *et al.*, 2011)

Uso de referências nacionais

Na elaboração de Normas Regulamentadoras, os grupos de trabalho têm utilizado várias normas brasileiras da Associação Brasileira de Normas Técnicas – ABNT, que é o órgão responsável pela normalização técnica no Brasil. Trata-se de uma entidade privada, sem fins lucrativos, que atua como Foro Nacional de Normalização através da Resolução n.º 07 do CONMETRO, de 24.08.1992. É, também, a representante oficial no Brasil das seguintes entidades internacionais: ISO (*International Organization for Standardization*), IEC (*International Electrotechnical Commission*); e das entidades de normalização regional COPANT (Comissão Pan-Americana de Normas Técnicas) e a AMN (Associação Mercosul de Normalização). A utilização destas referências nacionais harmoniza-se e complementa o que está sendo reproduzido no país como referencial técnico, servindo de orientação para empresas que queiram se instalar ou comercializar produtos no Brasil.

As NBR – Normas Brasileiras são um referencial técnico e são voluntárias; no entanto, quando são citadas em uma NR, deixam de ser voluntárias e passam a ser "compulsórias", gerando, inclusive, penalidades pelo seu não cumprimento.

Algumas das NBR mais importantes estão listadas a seguir:

- NBR 5413 – Iluminância de interiores (NR 17).
- NBR 6177 – Transportadores contínuos – Transportadores de correia – Terminologia (NR 22).
- NBR 6.327 – Cabo de Aço para Usos Gerais – Especificações (NR 18 – NR 22).
- NBR 10152 – Níveis de ruído para conforto acústico – Procedimento (NR 17).
- NBR 13543 – Movimentação de Carga – laço de cabo de aço – Utilização e Inspeção.
- NBR 13742 – Transportadores contínuos – Transportadores de correia – Procedimentos de segurança (NR 22).
- NBR 13862 – Transportadores contínuos – Transportadores de correia – Requisitos de segurança para projeto (NR 22).
- NBR 14606 – Postos de Serviço – Entrada em Espaço Confinado (NR 33).
- NBR 14787 – Espaço Confinado – Prevenção de Acidentes, Procedimentos e Medidas de Proteção (NR 33).

Nota: Também são utilizados outros referenciais nacionais. Por exemplo, para cremes protetores (EPI) a norma técnica aplicável é o "Guia de orientação para avaliação de segurança de produtos cosméticos – 2003", da ANVISA – (Portaria nº121, de 30 de setembro de 2009).

Uso de referências estrangeiras e internacionais

Na elaboração de Normas Regulamentadoras, os grupos de trabalho têm utilizado múltiplos marcos normativos internacionais, principalmente como estratégia para conhecimento do "estado da arte", destacando-se:

- A ANSI – *American National Standards Institute*, por exemplo, como Norma Técnica aplicável para EPI – Equipamento de Proteção Individual.
- A ASTM – *American Society for Testing and Materials*, por exemplo, para a determinação da ATPV (*Arc Thermal Performance Value*) para Vestimentas FR – *Fire Retardant*.

- A IEC – *International Electrotechnical Commission*, por exemplo, para multímetros, para vestimentas para arco elétrico.
- A ISO – *International Organization for Standardization*, por exemplo, como norma técnica aplicável para EPI.
- A NFPA – *National Fire Protection Association*, por exemplo, com a NFPA 70E – Segurança em eletricidade no local de trabalho.
- A OIT – Organização Internacional do Trabalho, por meio de suas Convenções e Recomendações, com destaque para as convenções 148, 155, 161 e 174, que trata de Prevenção de Acidentes Industriais Ampliados.
- A OSHA – *Occupational Safety & Health Administration*, com destaque para a Norma 29 CFR 1910.147, que trata do controle de energia perigosa (*lockout/tagout*).
- O COMAH – *Control of Major Accident Hazards*, da União Europeia, com destaque para a Diretiva de Seveso.
- O HSE – *Health Safety Executive*, do Reino Unido.
- O *Process Safety Management* – PSM, dos Estados Unidos.
- O Sistema Globalmente Harmonizado de Classificação e Rotulagem de Produtos Químicos – GHS, da Organização das Nações Unidas.

Uso de "modelos" e "esquemas" estrangeiros e internacionais

Modelo da "Pirâmide de Acidentes"

Na formação dos profissionais do SESMT no Brasil, em termos de prevenção de acidentes, é importante destacar uma figura, a chamada "pirâmide de acidentes", que se tornou referência quando da abordagem do quê investigar antes do acidente com lesão incapacitante. Dentre estas referências estão Heinrich, Frank Bird, entre outros.

✓ *"Pirâmide de Heinrich"*

Com efeito, em 1931, H. W. Heinrich publica, no livro "*Industrial Accident Prevention – A Scientific Approach*" – um marco nas publicações de SST no mundo –, os princípios da prevenção de acidentes, a definição de acidente, a sequência do acidente, as causas e subcausas dos acidentes, o conceito de "ato inseguro", lesões *versus* acidentes, custos de acidentes, o homem e a máquina, papéis e reponsabilidades, e outras informações, que foram a base da formação de várias gerações de prevencionistas no mundo e no Brasil. Neste livro, ele apresenta, também, sua pesquisa sobre a proporcionalidade dos acidentes, que foi exaustivamente repetida e divulgada, e que ficou como um dos referenciais teóricos mais importantes para a SST.

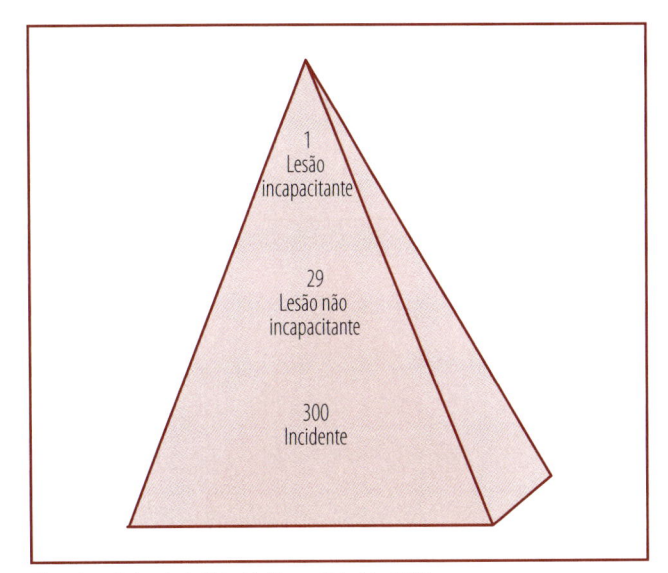

Fig. 53.4. Pirâmide de Heinrich (Fonte: Heinrich, 1931).

A Fig. 53.4 apresenta a proporção 1 – 29 – 300, onde na base da pirâmide estão as situações potenciais (os incidentes); no meio, as lesões não incapacitantes, e no topo a lesão incapacitante. Heinrich permanece até hoje como referência, inclusive foi feito um filme com o título de "*No injury, No Accident*" (Nenhum Ferimento, Nenhum Acidente), em 1978, pela *Allied Chemical Corporation*. Neste filme, ao final são colocados num pote 330 (trezentas pílulas de mesma aparência), sendo que uma pílula era de arsênio, 29 de laxantes e 300 pílulas de açúcar. No final do mesmo, o pote, com todas as 330 pílulas misturadas, era passado para todos os personagens, que enfiavam a mão no pote e pegavam uma, e um locutor "em *off*" dizia: "pare de passar o pote".

✓ *"Pirâmide de Bird"*

Outra referência muito importante para a questão da prevenção de acidentes foi o Engenheiro americano Frank Bird Jr. Ele atuou como Presidente do Instituto Internacional de Fiscalização das Perdas e como Professor Adjunto da Universidade Estatal da Geórgia. Além disto, exerceu a Diretoria de Serviços de Engenharia para a Companhia de Seguros de América do Norte, no período de 1968-1973. Bird foi um dos pioneiros na expansão dos conceitos de segurança do trabalho, principalmente porque realizou amplos estudos sobre o controle de danos à propriedade, durante as décadas de 1950 e 1960.

A Fig. 53.5 apresenta uma situação específica de proporção de acidentes (1 – 100- 500), que é baseada na análise de 90.000 acidentes em uma empresa metalúrgica americana chamada "*Lukens Steel Company*", durante um período de mais de 7 anos.

A Fig. 53.6 apresenta a proporção de acidentes (1 – 10 – 30 – 600) mais conhecida como "pirâmide de Bird", fundamentada em um estudo realizado para a *Insurance Company of North America*. O estudo abrangeu 297 empresas, envolvendo 1.750.000 trabalhadores, 1.753.498 casos de acidentes do trabalho e 3.000.000.000 horas/homem trabalhadas.

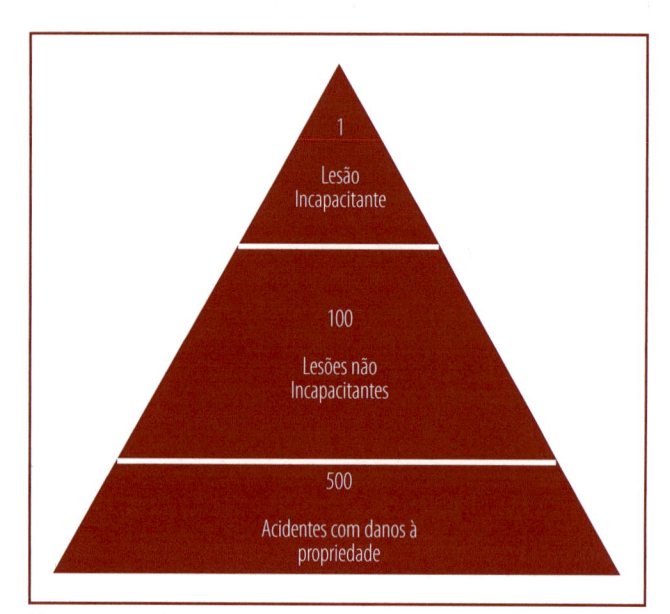

Fig. 53.5. Pirâmide de Bird – 1966 (Fonte: De Cicco e Fantazzini,1979).

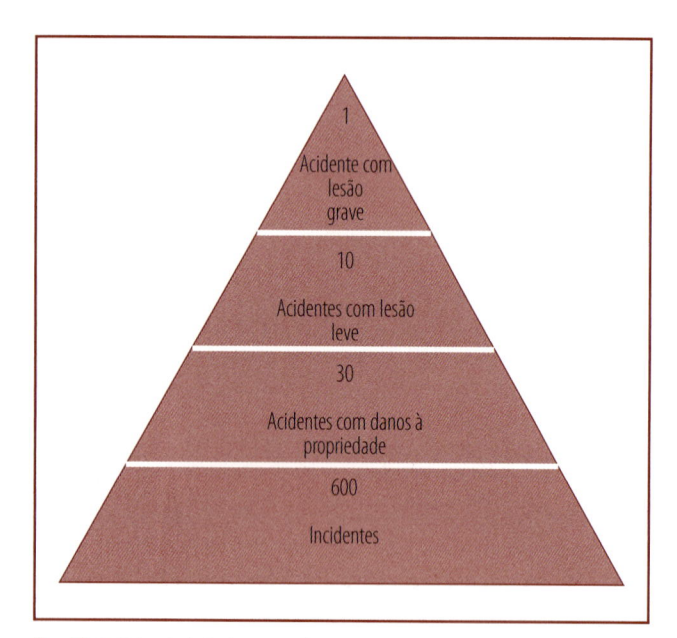

Fig. 53.6. Pirâmide de Bird – 1969 (Fonte: De Cicco e Fantazzini,1979).

Em 1970, Fletcher, ao analisar os estudos de Bird, propôs a implantação de programas de "Controle Total de Perdas", ou seja, a partir da aplicação dos princípios do "Controle de Danos de Bird", a todos os acidentes.

✓ *"Pirâmide da Conoco Phillips Marine"*

Em abril de 2003, a *Conoco Phillips Marine* divulgava seus estudos sobre acidentes do trabalho, utilizando, também uma "Pirâmide de Segurança". Na Fig. 53.7 está representada a mais recente proporção de acidentes conhecida.

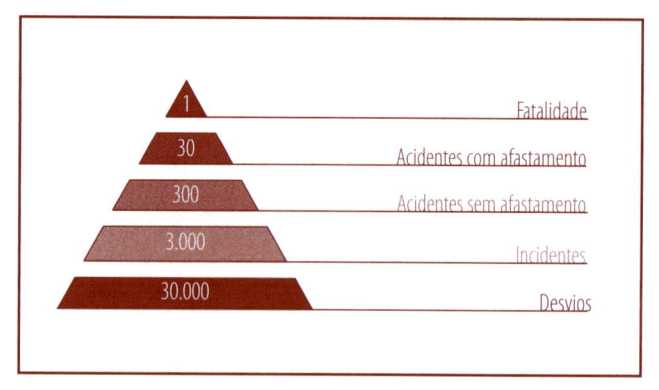

Fig. 53.7. Modelo de proporção de acidentes ocupacionais proposto pela Conoco Phillips Marine em 2003 (Fonte: Oliveira, 2012).

Na Fig. 53.7 observa-se o "modelo de proporção de acidentes" (1 – 30 – 300 – 3000 – 30.000). Em relação a todas as "pirâmides" apresentadas, esta introduz um termo novo, que é o "desvio", que pode ser definido como todo ato ou condição que não atende às normas, aos procedimentos e aos padrões pré-estabelecidos. Por exemplo, um eletricista, antes de ir para a área de trabalho, tem sua caixa de ferramenta inspecionada e ao ser aberta, uma chave de fenda está com fita isolante, o que configuraria um desvio. Esses comportamentos não estão na ordem do dia, não são rotineiramente observados.

Ferramentas de gerenciamento de riscos

Histórico

- No final da década de 1940, por volta de 1949 (não há precisão na data), a ferramenta de análise de risco denominada FMEA – *Failure Mode, Effects and Analysis* começou a ser utilizada como um padrão para as operações militares.
- No ano de 1963, no Grupo Industrial Britânico ICI – *Imperial Chemical Industries*, começaram as primeiras aplicações para o estudo da ferramenta de análise de risco HazOp – *Hazards and Operability Studies*. O primeiro guia de aplicação da técnica HazOp, foi intitulado: "*A Guide to Hazard and Operability Studies*", tendo sido publicado no Reino Unido, em 1977, pela *Chemical Industries Association*.
- No início da década de 1980, houve uma alteração na ferramenta de análise de risco FMEA, que pas-

sou a ser usada como FMECA – *Failure Mode, Effects and Criticality Analysis*.
- No ano de 1999, é publicada pela *Australian/New Zealand Standard*, a "AS/NZS 4360: Gestão de Riscos", a primeira norma sobre Gestão de Riscos.
- Em 2009, é publicada pela ABNT, a "NBR ISO 31.000: Gestão de Riscos Princípios e Diretrizes".
- Em 2009, é publicada pela ISO, a "IEC ISO 31.010: *Risk management – Risk assessment techniques*".

Passos para a avaliação de perigos e riscos

A SST começa com o empregador tendo que identificar os perigos, avaliar os riscos e, se necessário, especificar as medidas de controle necessárias. Este registro é o ponto de partida de todo o processo, pois a partir dele é que será estruturada a gestão de SST. O aprendizado para a avaliação de perigos e riscos é dinâmico; as ferramentas com metodologia definida já têm mais de sessenta anos; a FMEA – Análise de Modos de Falhas e Efeitos é do final da década de 1940, no entanto, a estrutura do processo de Avaliação de Risco precisava ser observada em uma imagem que conduzisse o avaliador de risco aos passos para que isto aconteça, e isto foi apresentado em 1997, com a publicação da norma espanhola UNE 81905. No entanto, em 2001, a AS/NZS 4804, apresenta em seus requisitos esses passos para a avaliação de perigo/risco de forma sistêmica, indicando que o ciclo se fecha em algum momento, mas que é necessário monitoramento e revisões. Eles estão apresentados na Fig. 53.8.

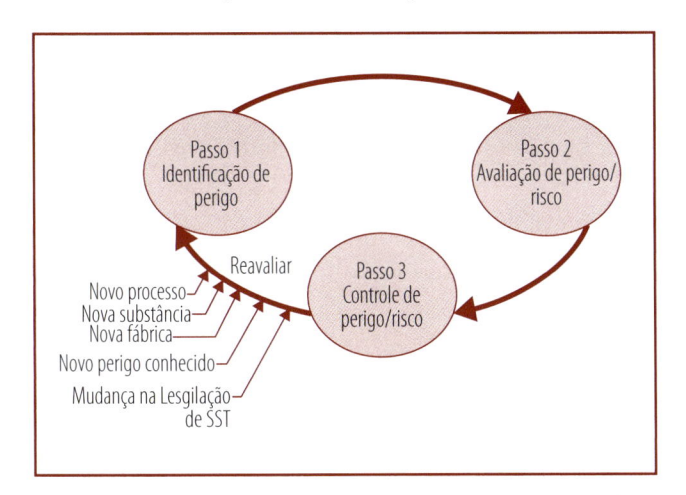

Fig. 53.8. Passos para Gestão de Avaliação de Riscos (Fonte: AS/NZS 4804:2001).

Na Fig. 53.8 já está contemplada a reavaliação, que inclui alterações da legislação vigente. Este modelo veio a facilitar o processo de Avaliação de Risco, introduzindo uma ordem dos passos a serem seguidos, com indicações do que deve ser observado. É óbvio que outros itens podem ser acrescentados nesta reavaliação, tais como, locais com intensidades/concentrações abaixo do nível de ação (metade do Limite de Tolerância – NR 9), riscos psicossociais, novas tecnologias, dentre outros.

Algumas melhorias observadas nos ambientes de trabalho devido à aplicação de Análise de Risco podem ser exemplificadas pelas seguintes evidências:

- Nos últimos anos, as novas Normas Regulamentadoras ou as revisões das existentes têm exigido a Análise de Risco antes da execução da atividade.
- A Análise de Risco e a de Cenários de Emergência têm sido convergentes, ou seja, um bom cenário sai de uma boa Análise de Risco.
- As NR 20 e NR 35 têm reforçado que as análises de riscos devem ser elaboradas por equipe multidisciplinar, com conhecimento na aplicação das ferramentas de análise de riscos, por pessoas que conheçam o objeto de estudo, e que tenham fronteiras de estudo bem definidas.

Está amadurecendo o entendimento de que dois grupos de estudo de análise de risco, que recebam as mesmas informações, podem reproduzir recomendações que nem sempre serão iguais.

A análise de risco é importante, sim, mas ela não é vacina, nem remédio! Alguns eventos adversos podem ficar de fora, não por descuido ou falta de refinamento. Em geral, isto acontece quando não se faz uso dos chamados "analistas temporários", aqueles que não fazem parte do Grupo de Análise, que vai do início ao fim do processo, mas que contribuem com informações valiosas sobre itens específicos, devendo, portanto ser convocados para falarem destes últimos.

Alguns Grupos de Análise de Risco têm sido formados mesclando experiência dos profissionais com mais proficiência, com a voluntariedade dos que querem aprender e já detêm uma pequena experiência, que é válida, colocando o receio de que algo pode dar errado.

Por último, há que reconhecer que algumas ferramentas contêm muita subjetividade, e as pessoas da área de ciências exatas, que fazem parte de grupos de análise de risco, são muito cartesianas, o que dificulta entender certos aspectos e restrições. Neste caso, os mais experientes devem tentar contornar, para que os objetivos propostos sejam conseguidos.

Tipos de riscos

Quando tratamos de risco (probabilidade x consequência) de uma forma mais abrangente, estamos falando de: risco individual, risco social, riscos ambientais, riscos ocupacionais etc. No caso da SST, às vezes ficamos restritos aos ocupacionais, esquecendo-nos de que do lado da empresa vive uma comunidade, passa um rio, as instalações são antigas.

De alguma forma temos de criar o conceito de risco tolerável, só que, neste caso, temos um problema, pois este critério no Brasil está atrelado aos órgãos ambientais, tais como, CETESB em São Paulo ou FEPAM no Rio Grande do Sul, entre outras agências estaduais. Cabe, assim, a cada empresa definir o que vai tolerar. Se não for o que o órgão ambiental de seu estudo indica, deve ser algo mais restritivo. Em termos ocupacionais, o risco tolerável é o que está na nossa legislação; por exemplo, na NR 9 (PPRA) temos o conceito de Nível de Ação, para agentes químicos, que é a metade dos limites de exposição ocupacional, e, para o ruído, a dose de 0,5 (dose superior a 50%); ou seja, abaixo destes valores, o risco seria tolerável. O problema de se usar este critério é que os agentes químicos permanecem sem ser atualizados há mais de 33 anos. O importante é que se conheçam os alvos, e que eles sejam considerados: pessoas, instalações, meio ambiente e presença de comunidades na periferia do empreendimento, bem como os tipos de risco que se pode encontrar, como na Fig. 53.9.

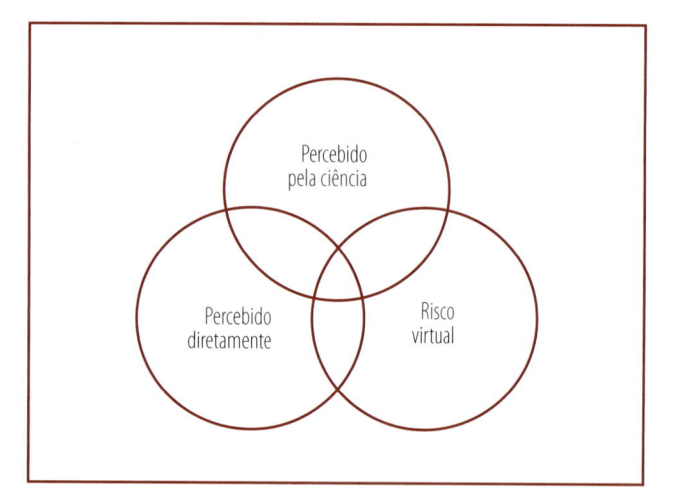

Fig. 53.9. Tipos de Risco (Fonte: Adams, John, 2009).

A Fig. 53.9 apresenta os três tipos de riscos listados por Adams: o "risco percebido pela ciência" está restrito aos livros, aos artigos, às dissertações e teses, em síntese: estão publicados, bastando pesquisar; o "risco percebido diretamente" é aquele que as pessoas (público em geral, trabalhadores) percebem, em função de seu conhecimento e experiência. Nas empresas responsáveis, para que isto fique claro ou mais à vista, são realizados *workshops* e cursos sobre "Percepção de Risco". Um dos problemas com que se pode deparar é com os chamados "riscos invisíveis" e nesta lista se podem inserir vários, que vão desde radiações, monóxido de carbono, deficiência de oxigênio, poeiras explosivas, agentes biológicos, riscos psicossociais etc. Para serem identificados, eles precisam da proficiência do avaliador. O "risco virtual" é o mais difícil, por que ele pode existir ou não, como por exemplo: radiação em níveis extremamente baixos pode ser prejudicial ou não, e assim são feitas várias hipóteses para certos riscos, mas não há estudo científico que confirme isto. É óbvio que esta leitura não é tão simples assim e a interpretação de cada um é que vai dar o direcionamento, se nos afastamos ou nos aproximamos da verdade.

Mudanças na abordagem de avaliação de riscos

A principal mudança na Avaliação de Risco aconteceu com a publicação da NBR ISO 31000, que traz uma convergência de várias formas de se administrar o risco e passa a ser o referencial principal sobre o tema. Além disto, a publicação da IEC ISO 31010, que trata das ferramentas de Avaliação de Riscos, trouxe uma contribuição significativa ao focar cada ferramenta sob o olhar do que ela pode propiciar como entrada e saída, seu uso e seus pontos fortes e limitações. Com esta publicação, minimiza-se um pouco o critério da experiência, da proficiência, do conhecimento do avaliador.

Apesar de uso comum e de estarem contidas na disciplina Gerência de Risco, as ferramentas de Análise de Risco não estavam nominadas nas NRs. Este paradigma é alterado pela Portaria SIT nº 308, de 29 de fevereiro de 2012, com a publicação da revisão da NR 20 – Segurança e Saúde no Trabalho com Inflamáveis e Combustíveis, que cita como exemplos algumas ferramentas. Dentre elas, estão citadas a Análise Preliminar de Perigos/Riscos (APP/APR); o "*What-if* (E se)"; a Análise de Riscos e Operabilidade (HAZOP); a Análise de Modos e Efeitos de Falhas (FMEA/FMECA); a Análise por Árvore de Falhas (AAF); a Análise por Árvore de Eventos (AAE) e a Análise Quantitativa de Riscos (AQR).

Gestão do risco

A publicação da ISO 31000: Gestão de riscos (NBR ISO 31000) define risco como, "a incerteza em atingir objetivos", sendo que seus objetivos podem ser: financeiros, de segurança, de saúde, de meio ambiente etc. (Fig. 53.10).

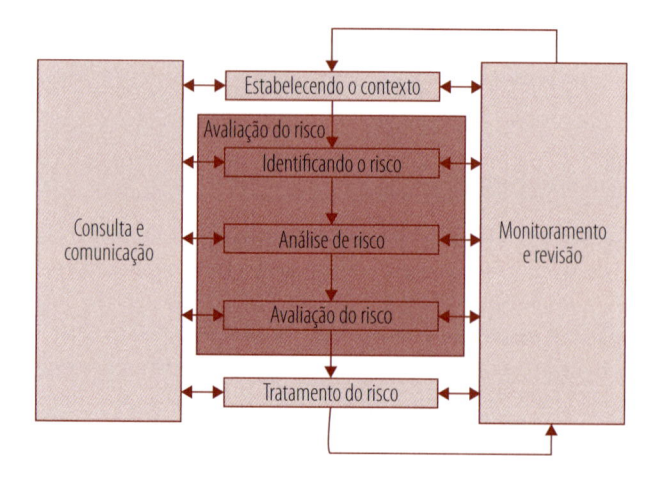

Fig. 53.10. Processo da avaliação de riscos para a gestão de risco (Fonte: IEC ISO 31.010).

A Fig. 53.10 define o processo de avaliação de riscos para a Gestão do risco. Tal lógica representa a forma como deve ser estruturada esta Gestão: tudo começa com a definição do contexto – no nosso caso pode ser segurança ou saúde; depois vem a identificação dos riscos, depois uma estimativa (análise) dos riscos, onde são consideradas a probabilidade e a consequência e define-se o nível de risco, bem como os controles necessários (se a instalação já existe), depois o passo seguinte é avaliar o risco, ou seja, a tomada de decisão. Diante deste alinhamento, decide-se se é ou não para tratar o risco. Se a resposta for "não", passa-se a fazer o monitoramento e a revisão. Se a resposta for "sim", tratam-se os riscos que precisam ser tratados e segue-se para o monitoramento e a revisão. Note-se que a coluna central da Fig. 53.10 está devidamente alinhada com setas nas duas direções, para as duas colunas laterais, uma delas a do monitoramento e revisão, e a outra a que trata de "consulta e comunicação". Assim, a qualquer tempo, em qualquer etapa, pode-se interagir, identificando-se as situações integradas ou se existem desvios, que podem deixar vulnerável esta Gestão de SST.

ISO IEC 31010

A partir de janeiro de 2010, a forma de se tratar o Gerenciamento de Risco foi alterada em função da publicação da ISO – IEC 31.010/2009. Anteriormente, a experiência, o conhecimento e as habilidades dos profissionais que participam de análise de risco eram fundamentais para que se definisse a ferramenta. Com a publicação da ISO IEC 31010, em 2009, isto muda um pouco, conforme está apresentado na Tabela 53.2.

Tabela 53.2. Técnicas e Ferramentas X Processo de Avaliação de Risco (adaptada da ISO IEC 31010)

Ferramentas e Técnicas	Processo de Avaliação de Risco				
	Identificação de Risco	Análise de Risco			Avaliação de Risco
		Consequência	Probabilidade	Nível de Risco	
Brainstorming	FA	NA	NA	NA	NA
Análise Árvore de Causas	A	NA	FA	A	A
Análise Árvore de Eventos	A	FA	A	A	NA
Análise de Modos de Falhas e Efeitos – FMEA	FA	FA	FA	FA	FA
Análise Preliminar de Risco (Perigo)	FA	NA	NA	NA	NA
Check List	FA	NA	NA	NA	NA
Hazard and Operability – HAZOP	FA	FA	A	A	A

A: Aplicável; FA: Fortemente aplicável; NA: Não aplicável.

A Tabela 53.2 apresenta as melhores opções e as limitações de cada ferramenta de risco. Por exemplo, a Árvore de Falhas é "não aplicável" para identificação de perigo, porque ela já parte de um evento topo (conhecido). Nesta Norma, há mais de 100 (cem) Ferramentas de Análise de Risco, distribuídas com as correlações de Avaliação de Risco, apontando onde é "fortemente aplicável", "aplicável" e "não aplicável". Assim, hoje existe base técnica para se avaliar, e para orientar a escolha da ferramenta aplicável para a situação de estudo, de modo a evitar que a ferramenta escolhida não seja a indicada para refletir os objetivos do estudo. Pela Tabela não há mais desculpa para a correta realização da identificação de risco. Para tanto, basta um *brainstorming* (tempestade de ideias) para que se tenha uma boa identificação de risco.

▶ Tecnologia de equipamentos de proteção

A determinação de controles é fundamental para que a exposição de trabalhadores a riscos ocupacionais seja segura, idealmente eliminando, segregando ou transferindo o risco. Isto favorece para que não se tenha que intervir nos locais de trabalho, principalmente para reduzir o impacto das intensidades/concentrações que têm como origem os agentes ambientais.

Na impossibilidade de usar esses expedientes para o controle, o encaminhamento é buscar para controle tecnologia de proteção em duas vertentes: uma dos EPC – Equipamentos de Proteção Coletiva, que, como o nome diz, beneficia um conjunto de trabalhadores; a outra, dos EPI – Equipamento de Proteção Individual. Segundo a NR 6, os EPI são indicados em três situações: quando as medidas de ordem geral não oferecem completa proteção; enquanto os EPC estiverem sendo implantados, e para situações de emergência.

Equipamentos de Proteção Coletiva – EPC

Os EPC têm elevada importância na melhoria das condições de trabalho, principalmente em relação à sua abrangência, por proteger um coletivo de trabalhadores. Além disto, a legislação, tanto Previdenciária como a Trabalhista, tem hierarquicamente o EPC como primeira opção a ser adotada. Sua indicação consta, por exemplo, nas NR 6, NR 9, NR 12. Apesar de ter várias aplicações, o uso de EPC no Brasil precisa de maiores estímulos, para que ele se apresente como melhor alternativa, tendo como base o benefício e não apenas o custo, uma vez que é necessário um investimento inicial bem maior do que o que se investe num EPI. Uma forma de otimizar esta priorização seria o financiamento pelo BNDES – Banco Nacional de Desenvolvimento Econômico e Social, para que as empresas implantassem novos EPC, no processo de melhoria contínua dos ambientes e condições de trabalho.

A Previdência Social, desde 2008, através da IN nº 27, de 30 de abril, determina que a adoção de Equipamento de Proteção Coletiva – EPC para eliminar ou neutralizar a nocividade, somente estará assegurada se as condições de funcionamento do EPC forem mantidas ao longo do tempo. Assim, deve haver um formulário que registre os monitoramentos e manutenções realizadas, e estas devem estar em conformidade com a especificação técnica do fabricante e respectivo plano de manutenção. Esta exigência é uma garantia para que ele seja eficaz o tempo inteiro em que o trabalhador estiver exposto ao agente ambiental.

Algumas melhorias observadas nos ambientes de trabalho devido ao uso de EPC podem ser exemplificadas aqui:
- Uso de sistemas de umidificação em Indústrias têxteis.
- Uso de cortina d´água em processos de pintura.
- Uso de sistema de ventilação geral diluidora e/ou local exaustora para processos químicos.
- Uso de coifas com sistema de exaustão em fogões industriais.
- Em laboratórios, uso de capelas com sistema de exaustão.
- Uso de capelas de segurança biológica, classes I, II e III, para riscos associados ao manuseio de material infeccioso e outros materiais biológicos perigosos.

Equipamentos de Proteção Individual – EPI

No Brasil, as empresas fabricantes e/ou importadoras de EPI têm uma atuação agressiva, constante, municiando os clientes de informações técnicas e principalmente tratando de "resolver" os problemas deles. Têm estratégia definida e estão focadas no que fazem. Dentre as ações, os fabricantes de EPI estão investindo em mídia, patrocinando eventos e propondo alternativas para situações mais complicadas de emprego. Além disto, participam da elaboração de Normas Técnicas no CB – Comitê Brasileiro 32: EPI, da ABNT, e adquirem novas tecnologias para a fabricação dos mesmos. Devido a esta atuação, o EPI tornou-se uma opção viável, sendo de larga utilização, inclusive por questões econômicas. Como nossa legislação (NR 6) recomenda que o EPI seja o último controle a ser adotado em termos de hierarquia e, na prática, ele está bem disseminado nas empresas, surgem, de vez em quando, algumas resistências, mas é impensável, por exemplo, que um trabalhador adentre um espaço confinado sem estar usando um capacete adequado.

Na Fig. 53.11 estão representados os grupos de EPI mais utilizados no Brasil, de acordo com o Anexo I da NR 6.

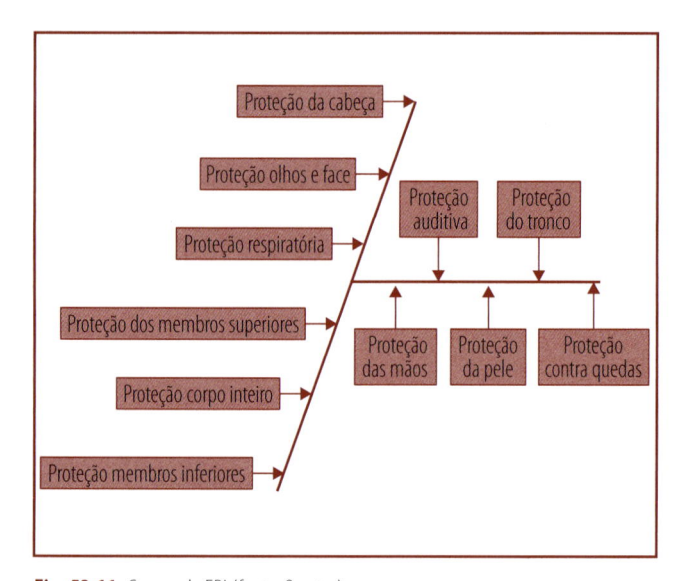

Fig. 53.11. Grupos de EPI (fonte: O autor).

A Fig. 53.11 apresenta os grupos de EPI. Existem muitas opções, e sua seleção deve estar pautada por critérios técnicos. É incontestável que melhoramos muito a qualidade dos mesmos. Já há algum tempo os fabricantes nacionais têm buscado a Certificação pela ISO 9001 – Gestão da Qualidade, no sentido de demonstrar que têm condições de fornecer produtos que atendam à Portaria n.º 121, de 30 de setembro de 2009, e suas alterações, que estabelecem as normas técnicas de ensaios (nacionais ou internacionais) e os requisitos obrigatórios aplicáveis aos Equipamentos de Proteção Individual – EPI enquadrados no Anexo I da NR6. Assim, os compradores de EPI já têm um SAC – Sistema de Atendimento ao Cliente, para fazer suas reclamações e/ou sugestões.

O Sistema Brasileiro de Avaliação da Conformidade, aprovado pela Resolução Conmetro n.º 04, de 2 de dezembro de 2002, atribuiu ao INMETRO a competência para estabelecer as diretrizes e critérios para a atividade de avaliação da conformidade. Em 2007, foi publicado um Acordo de Cooperação Técnica firmado entre o INMETRO e o

Ministério do Trabalho e Emprego, que tem como objetivo a integração institucional mútua de conhecimento nas áreas de Avaliação da Conformidade, Metrologia Legal e Científica e do Trabalho.

Assim, o EPI fabricado ou importado, comercializado no Brasil, está passando por algumas mudanças, a principal das quais é que ele tenha sua Avaliação da Conformidade no âmbito do SINMETRO, quando for o caso, pois ainda nem todos eles têm os requisitos mínimos de saúde e segurança para o usuário. Esta alteração tem vários objetivos, entre eles, o de criar instrumentos legais que permitam a fiscalização dos EPIs disponíveis no comércio. Além disto, permanece a obrigação de que o EPI de fabricação nacional ou importado somente poderá ser colocado à venda, ou utilizado, com a indicação do número do Certificado de Aprovação – CA, expedido pelo órgão nacional competente em matéria de segurança e saúde no trabalho do Ministério do Trabalho e Emprego. Conforme o caso, também deverá ser providenciada a avaliação da conformidade do EPI no âmbito do SINMETRO.

Exemplos de algumas melhorias observadas na fabricação, seleção e uso de EPI:

- A elaboração de Normas Brasileiras para os EPI no CB 32 ajudou a melhorar a fabricação (adequando à nossa realidade) e a sua qualidade. Aqueles grupos que estão mais normalizados são: calçado de segurança, proteção respiratória e trabalho em altura.
- Atualmente existe a opção de se adquirirem capacetes de segurança para trabalhos em espaços confinados e para trabalhos em altura, que têm cinta dupla amortecedora, formada por fitas de poliéster posicionadas em forma de cruz, com 4 pontos de apoio, de forma que eles não saem da cabeça do trabalhador no caso de queda, o que pode acontecer quando eles têm apenas "jugular".
- Para situações em que o uso de luva não é recomendado, já existem disponíveis no mercado cremes protetores, que passaram a ser considerados EPI e têm larga utilização no Brasil. Eles têm como norma técnica aplicável o Guia de Orientação para avaliação de segurança de produtos cosméticos.
- A vida dos soldadores nos processos de soldagem (ex: MIG, TIG, MAG etc.) foi relativamente facilitada, pois eles já não precisam trocar as lentes filtrantes ao mudarem a amperagem da máquina. Já existem no mercado máscaras de escurecimento automático, que protegem melhor o trabalhador, sem que ele tenha de ficar trocando lentes.
- Luvas para produtos químicos passam a ser selecionadas pelo critério de permeação e degradação e não somente pelo segundo.
- Existe a opção de se adquirirem sistemas autônomos com a indicação de quanto têm de ar respirável na máscara facial inteira, para as situações em que se tenha ruído significativo, em que não se consegue ouvir o alarme, e muita poeira, que não permite visualizar o manômetro, para saber de antemão, quando o ar respirável estará terminando.
- Os EPI que já estão no SINMETRO devem ter um certificado expedido por um OCP – Organismo Certificador de Produto.
- A obrigatoriedade de se realizarem Exames Médicos para candidatos a usuários de proteção respiratória. Assim, quem define se um trabalhador pode usar ou não proteção respiratória é o médico do trabalho.
- A obrigatoriedade de se fazerem ensaios de vedação para uso de respiradores, de forma que exista selagem, e que o respirador se adeque ao rosto do usuário.

Tecnologia de proteção contra incêndio

Importância

No Brasil, ocorreram, ao longo dos anos, vários eventos que resultaram em incêndios de grandes proporções. Como consequência, foram feitas melhorias na legislação sobre o tema. Trata-se de um duro aprendizado, que infelizmente está só no começo.

Dentre os eventos que resultaram em grandes incêndios no Brasil, destacam-se (Tabela 53.3):

Tabela 53.3. Eventos significativos de incêndio no Brasil

Ano	Local	Cidade	Estado	Óbitos	Feridos
1961	Gran Circus Norte-Americano	Niterói	Rio de Janeiro	500	+ 1500
1969	Edifício Grande Avenida	São Paulo	São Paulo	17	53
1972	Edifício Andraus	São Paulo	São Paulo	16	330
1974	Edifício Joelma	São Paulo	São Paulo	187	300
1976	Edifício das Lojas Renner	Porto Alegre	Rio Grande do Sul	41	60
1984	Dutovia TEDEP – Alemoa – Vila Socó	Cubatão	São Paulo	93	+ 100
1986	Edifício Andorinha	Rio de Janeiro	Rio de Janeiro	21	50
1987	Edifícios da CESP – Companhia Energética de São Paulo (Sede 1 e Sede 2)	São Paulo	São Paulo	1	0
2011	Cidade do Samba	Rio de Janeiro	Rio de Janeiro	0	1

Breve histórico da legislação de SST relativa à proteção contra incêndio

Cronologicamente, as seguintes contribuições da legislação para a proteção a incêndio merecem ser destacadas:

- No ano de 1978, é publicada, pelo Ministério do Trabalho, a Portaria nº 3214, de 8 de junho com o texto da NR 20: Líquidos combustíveis e inflamáveis.
- Na mesma Portaria é publicado o texto da NR 23: Proteção contra Incêndio.
- Em 1991, é publicada, pelo Ministério do Trabalho, a Portaria nº 06, de 29 de outubro, que altera o texto da NR 23, no tocante à exigência dos extintores de incêndio que atendam às Normas Brasileiras ou regulamentos técnicos do INMETRO.
- Em 2001, é publicada, pelo Ministério do Trabalho, a Portaria nº 24, de 9 de outubro, que altera o texto da NR 23, no que se refere a chuveiros automáticos (*sprinklers*), regulamentando, também, de onde a água não pode ser empregada.
- Em 2011, é publicada, pelo Ministério do Trabalho e Emprego, a Portaria nº 221, de 6 de maio de 2011, que revisa o texto da NR 23, estabelecendo o requisito de que todos os empregadores devem adotar medidas de prevenção de incêndios, em conformidade com a legislação estadual e as normas técnicas aplicáveis. Assim, a legislação estadual do Corpo de Bombeiros estadual passa a ser a principal base técnica para as instalações.
- Em 2012, é publicada pelo Ministério do Trabalho e Emprego a Portaria nº 308, de 29 de fevereiro, de revisão do texto da NR 20, agora com o título de "Segurança e Saúde no trabalho com inflamáveis e combustíveis", a qual, entre outros requisitos, introduz na legislação o Plano de Resposta a Emergências da Instalação.

O caso das Explosões de Poeira Combustível

Uma contribuição significativa, que merece destaque, é a questão do tratamento de poeiras combustíveis, uma vez que a tratativa tradicional para incêndio com pó ocorre pelo triângulo do fogo clássico, quando o combustível (poeira) é exposto a uma fonte de ignição (ex: faísca, centelha, eletricidade estática etc.) na presença do oxigênio do ar. No entanto, o acidente (explosões) ocorrido na Planta da *Imperial Sugar Port Wentworth*, na Georgia – USA, no dia 7 de fevereiro de 2008, que provocou a morte de 14 trabalhadores e 36 feridos, além dos danos patrimoniais, trouxe à tona o fato de que, para explosões de poeiras combustíveis, o entendimento precisa ser melhorado e isto foi conseguido com o "Pentágono do Fogo", que está na Fig. 53.12.

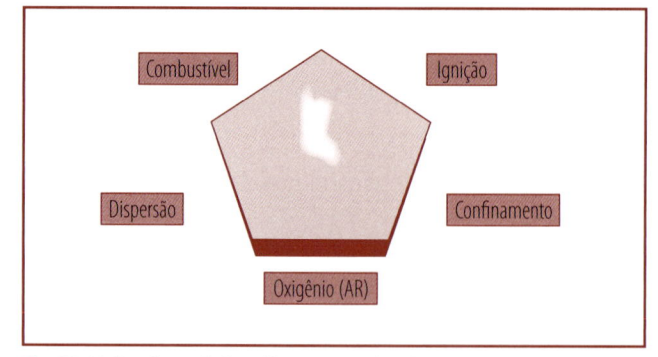

Fig. 53.12. Pentágono do Fogo (Fonte: www.csb.org)

A Fig. 53.12, esquematizando o "Pentágono do Fogo", mostra que a ocorrência de uma explosão de poeira combustível requer a presença simultânea de mais dois elementos, além dos que estão no triângulo do fogo: a dispersão (suspensão da poeira) e o confinamento (recintos fechados). Isto ocorre porque a poeira combustível em suspensão queima mais rapidamente, e o confinamento permite o acúmulo do pó. Removendo-se a suspensão ou os elementos de confinamento, impede-se uma explosão, embora um incêndio ainda possa ocorrer.

Gestão de proteção contra incêndios

Independentemente dos eventos de incêndio que ainda hoje ocorrem, muito tem sido feito nesta área. Tais mudanças podem ser percebidas, não só pela ampliação de bases técnicas, mas também pela fiscalização, pela atuação das seguradoras e, principalmente, pela adoção de critérios mais restritivos, na liberação para funcionamento, emitida pelo Corpo de Bombeiros de cada estado.

As principais contribuições estão resumidas na Fig. 53.13, que contém os tópicos para a Gestão de Proteção contra Incêndio.

A Fig. 53.13 apresenta os quatro tópicos que devem ser considerados numa instalação, para atender a resposta de combate a incêndio. Cada uma destas contribuições será discutida nos tópicos seguintes.

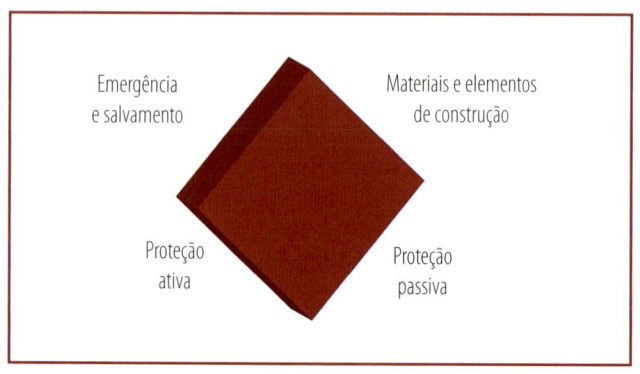

Fig. 53.13. Tópicos para a Gestão de Proteção contra Incêndio (Fonte: o autor).

Emergência e salvamento

No Brasil, em cada empresa que for classificada por "atividade" ou por "armazenamento" (critérios estão na NR 20), deve-se ter uma noção exata do "tamanho do inventário", que contenha, de forma detalhada, o risco de incêndio e da toxicidade da fumaça produzida por substância (ver propriedades físico-químicas das FISPQ). Deve-se, ainda, elaborar um plano de resposta a emergências das instalações, sejam elas classe I, II e III. Neste plano devem estar apresentadas as características e a complexidade da mesma, além da frequência das operações que podem resultar nos cenários de emergência produzidos nas análises de risco e a distância para outras instalações perigosas.

Dentre os protagonistas do plano é necessário haver um ou mais responsável (is) técnico (s), que, na verdade, sejam responsáveis pela elaboração e revisão do plano. Além disto, deve haver um responsável pelo gerenciamento, coordenação e implementação do plano, bem como os integrantes da equipe de emergência, responsáveis pela execução de cada ação e seus respectivos substitutos.

Tendo como base a análise de risco, devem ser estabelecidos os possíveis cenários de emergências. Um cenário é uma combinação entre perigo, causa e efeito, dentre eles alguns exemplos são: bolas de fogo (*fire ball*); *boilover*, *slopover*, *frothover*, as caracterizadas como ebulição turbilhonar e transbordamentos; dispersão atmosférica de gases neutros, pesados, contínua (pluma) e instantânea (*puff*); incêndio em poça (*pool fire*); incêndio instantâneo (*flash fire*); jato de fogo (*jet fire*); explosões de nuvens de vapor confinadas (VCE – *vapour cloud explosion*); explosões de nuvens de vapor não confinadas (UVCE – *unconfined vapour cloud explosion*); explosão de vapor de líquido em ebulição (BLEVE – *boiling liquid expanded vapour explosion*).

Outros itens que a NR 20/2012 requer, incluem: descrição dos recursos (ex: mangueiras, canhões de espuma etc.) necessários para resposta a cada cenário contemplado; definir os meios de comunicação, bem como os procedimentos de resposta à emergência para cada cenário contemplado; formas de comunicação e acionamento das autoridades públicas e ajuda externa (Defesa Civil, PAM – Plano de Auxílio Mútuo etc.), desde que isto seja possível.

Os simulados dos cenários de emergência em geral estão definidos em cronograma, metodologia e registros fotográficos e de análise dos mesmos. Nos simulados é importante que sejam avaliados, ainda, o acesso disponível para combate ao fogo, a capacidade de combate a incêndio (na hipótese de ele demorar mais que o previsto) e o tempo de resposta gasto pela brigada do Corpo de Bombeiros mais próximo.

Materiais e elementos de construção

Na Gestão de Proteção contra Incêndio um dos critérios que devem ser empregados é se os materiais utilizados na instalação são ou não combustíveis. Se a resposta for "sim", recomendações específicas devem ser adotadas.

As melhorias observadas nos materiais e elementos de construção são:

- Os materiais, elementos estruturais de construção em tamanho real, já podem ser testados, sob carregamento, uma vez que já existem no Brasil fornos para simular situações de incêndio, um dos quais encontra-se na Faculdade de Engenharia Civil, Arquitetura e Urbanismo (FEC) da Unicamp.
- O uso de bases técnicas internacionais, por exemplo, como a norma inglesa do *British Standards Institute*, a BS 476, que trata de testes de incêndio em materiais de construção e estruturas.
- O uso frequente dos Códigos e Normas da NFPA – *National Fire Protection Association*.
- No caso de linhas elétricas em condutos fechados, eles devem ser resistentes ao fogo (ET – *elevated temperature*); devem ser livres de halogênio (HF – *halogen free*); devem provocar baixo teor de fumaça (LS – *low smoke*); devem ter baixa inflamabilidade (FL – *low flammability*) e baixa toxicidade (LT – *low toxicity*).
- No caso de linhas elétricas constituídas por cabos fixados em paredes ou em tetos, ou constituídas por condutos abertos, os cabos devem ser resistentes ao fogo (ET – *elevated temperature*); livres de halogênio (HF – *halogen free*); baixo teor de fumaça (LS – *low smoke*), baixa inflamabilidade (FL – *low flammability*) e baixa toxicidade (LT – *low toxicity*).

Proteção ativa de incêndio

Os sistemas de proteção ativa de incêndio, tais como hidrantes, *splinkers*, sitemas fixos, extintores tipo carreta, extintores portáteis, são amplamente utilizados nas empresas. A legislação estadual do Corpo de Bombeiros estabelece critérios para a proteção ativa, para vários tipos de empreendimento, que vão desde depósitos, fábricas, instalações de processo de carga, armazéns, a prédios administrativos. O sistema de proteção contra incêndio pode ser para apagar o fogo, para controlar o fogo, ou para proteção da exposição, a fim de prevenir o efeito dominó. Para alguns casos, existem aplicações específicas que devem estar registradas no projeto da instalação de incêndio. Outros sistemas, mais especializados, utilizando gases inertes, devem ter sistemas de exaustão previstos no Projeto.

As melhorias observadas na proteção ativa de incêndio são:

- A capacidade extintora de alguns extintores portáteis melhorou muito.
- Os sistemas ativos de proteção contra incêndios têm tido uma inspeção e manutenção sistemática (definidas em cronograma), sendo, portanto, bem cuidados para garantir a sua confiabilidade.

- Farto material técnico tem sido produzido para orientação de quem lida com este tema. Por exemplo, a publicação do "*NFPA Fire Protection Handbook*", contém informações e estudos de casos que ilustram a importância de proteção contra incêndio, tanto a ativa como a passiva.
- Melhoraram a tração, o acoplamento a vários terminais e o range das faixas de temperatura de trabalho das mangueiras de incêndio.
- O desenvolvimento de "sistema de detecção linear de calor", para locais em que há presença de sujeira, poeira, temperaturas ambientais altas e espaços que tenham certa complexidade em função de sua configuração.
- O desenvolvimento de detectores de fumaça que utilizam *laser* e um fotodiodo ultrassensível, com sensibilidade 100 (cem) vezes mais alta que a dos detectores de fumaça convencionais, para detectar partículas de combustão com densidades baixas.

Proteção passiva de incêndio

Segundo a NBR 14432, proteção passiva é um conjunto de medidas incorporadas ao sistema construtivo do edifício, sendo funcional durante o uso normal da edificação, e que reage passivamente ao desenvolvimento do incêndio, não estabelecendo condições propícias ao seu crescimento e propagação, garantindo a resistência ao fogo, facilitando a fuga dos usuários, a aproximação e o ingresso no edifício para o desenvolvimento de ações de combate.

A proteção passiva contra o fogo é a principal medida mitigadora na construção de uma edificação, por fornecer um tempo maior para que chegue ajuda externa para o combate ao incêndio. Ela oferece proteção, respondendo contra calor, chama e fumaça, para manter os requisitos fundamentais da compartimentação da edificação, mantendo a estabilidade estrutural, e proporcionando meios seguros de fuga.

Os sistemas de proteção passiva de incêndio são constituídos por um revestimento resistente ao fogo como, por exemplo, fibras cerâmicas, cuja matéria prima é sílica aluminosa de alta pureza. É uma alternativa para locais em que existem equipamentos que precisam ser preservados, não só pelo seu valor econômico, mas também pela sua importância estratégica, em termos de controle. São recomendados para locais onde a água ou outros meios materiais de proteção ativa são inadequados, tais como em locais remotos ou onde há dificuldades para o uso da água.

Dependendo do projeto, algumas variáveis precisam ser levadas em conta, dentre elas o tipo e a importância do empreendimento. Um critério importante para decidir qual sistema é mais adequado para a proteção passiva é a duração provável da exposição ao fogo, de acordo com um cenário específico, por exemplo, jato de fogo.

As melhorias observadas na proteção passiva de incêndio são:
- Para a proteção dos vasos de pressão, que possam ficar em exposição ao fogo, há vários tipos de proteção passiva, que incluem o revestimento de argamassa base, revestimento intumescente, revestimento de fibra mineral, dentre outros.
- Estão atualmente disponíveis no mercado "sistemas flexíveis" que oferecem até 180 minutos de proteção, contra condições de incêndio em poça de hidrocarboneto (UL 1709) e jato de fogo (ISO 22899-1). Podem ser aplicados em: válvulas, tanques de processo, tubulações, bandejas de cabos e painéis de controle.
- Os produtos para proteção passiva têm grande variedade de formas, o que facilita a aplicação.
- Vários ramos de atividade têm utilizado em suas instalações a proteção passiva, dentre eles o setor financeiro (bancos); indústrias (vidro, fabricação de lâmpadas, telecomunicações etc.); exploração de petróleo (plataformas), *shoppings*, dentre outros.
- O uso de proteção minimiza os custos de reconstrução, e facilita à empresa voltar mais rapidamente ao seu funcionamento pleno.

▶ Segurança nos trabalhos com eletricidade

Acidentes do trabalho envolvendo eletricidade estão sempre na mídia. Em geral são notícias curtas e às vezes com fotos, para causar impacto. Informações secas, sem que se revele o contexto que está por trás disto tudo. Esta realidade tem sido ao longo dos anos combatida, seja por legislações mais duras, seja pela capacitação das pessoas, seja por critérios mais restritivos na contratação de trabalhadores autorizados para serviços em eletricidade. Em geral, a mídia trabalha muito com o que acontece nas ruas e não divulga que, nos ambientes intramuros das empresas, tem diminuído a ocorrência destes eventos adversos, fruto de medidas de conscientização, de aprendizado e, principalmente, da melhoria na organização do trabalho. É claro que estas situações vão continuar ocorrendo, mas de forma cada vez mais reduzida.

Cabe lembrar que o tema está presente na legislação brasileira de SST, desde 1978, quando foi publicado pelo Ministério do Trabalho, na Portaria nº 3214, de 8 de junho, o texto da NR 10 – Segurança em Instalações e Serviços em Eletricidade. Em 2004, a Portaria nº 484, de 7 de dezembro, publicou texto de revisão da NR 10, que trata da Segurança em Instalações e Serviços em Eletricidade.

Prosseguindo nosso estudo sobre o tema, apresentamos a Fig. 53.14, que esquematiza a estruturação atual da gestão da Segurança em instalações e serviços de eletricidade no Brasil. A Figura divide-se em "estratégia" e em "campo", e nela se pode observar que estão contemplados os principais tópicos que podem dar margem para que ocorram acidentes. Quando se lida com o tema eletricidade, nem sempre se observa de forma clara e sucinta o contexto, como está apresentado na Fig. 53.14. Isto porque a leitura da NR 10 é pontual e não propriamente de gestão. Este conjunto de ações, da forma como foi estruturada, melhorou muito as condições de trabalho no que se refere à operação e manutenção de trabalhos com eletricidade.

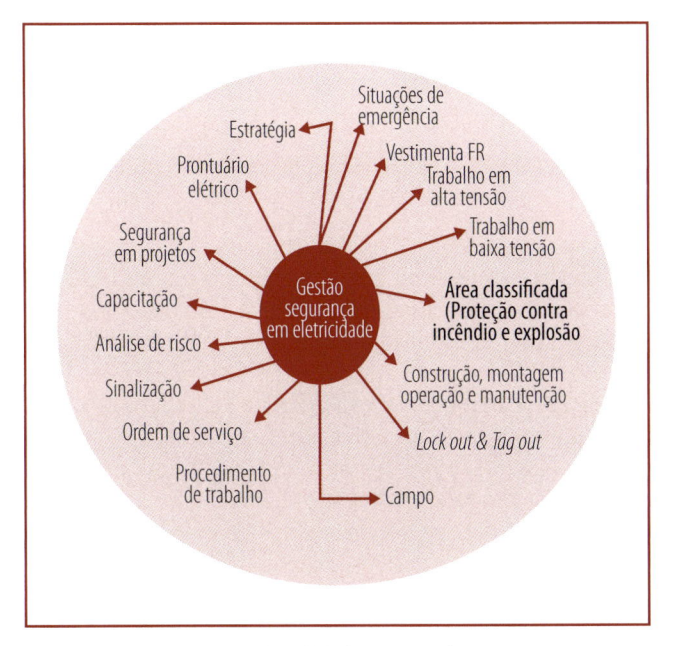

Fig. 53.14. Gestão de SST em Eletricidade (Fonte: o autor).

Identificamos, a seguir, alguns progressos recentes, que vieram a melhorar a qualidade da Segurança em instalações e serviços de eletricidade, a saber:

- A proibição de trabalho individual no SEP – Sistema Elétrico de Potência e em atividades com alta tensão.
- Várias subestações no país, que trabalham 24 horas por dia, foram redimensionadas, por não poderem ser realizados trabalhos de forma individual (subitem 10.7.3, da NR 10).
- As competências e responsabilidades dos "trabalhadores autorizados" para serviços em instalações e serviços em eletricidade foram redefinidas.
- Várias empresas readequaram as condições físicas das instalações elétricas, atendendo às normas técnicas e, na ausência ou omissão destas, as normas internacionais.
- Ordens de serviço, procedimentos de trabalho, inclusive os específicos para trabalho em alta tensão foram revisados para atender a NR 10.
- A elaboração do "prontuário elétrico" que ajudou em muito na gestão de Segurança com eletricidade.
- O uso de vestimentas FR, quando a análise de risco apontar possibilidade de abertura de arco elétrico.

- Obrigatoriedade de ter diagrama unifilar, testes de isolação elétrica e relatórios de inspeção, com o devido tratamento aos desvios constatados.
- Para operação, manutenção e inspeção de instalações elétricas precisa haver uma autorização formal.
- Os trabalhadores (os não autorizados) com atividades não relacionadas às instalações elétricas desenvolvidas em zona livre e na vizinhança da zona controlada passaram a ser instruídos formalmente com conhecimentos que permitam identificar e avaliar seus possíveis riscos e adotar as precauções cabíveis.
- A análise de risco para trabalhos com eletricidade foi ampliada. Assim, não basta só identificar choque elétrico, abertura de arco elétrico; devem ser identificados os riscos adicionais, especialmente quanto à altura, confinamento, campos elétricos e magnéticos, explosividade, umidade, poeira, fauna e flora e outros agravantes, adotando-se a sinalização de segurança.
- Trabalhos envolvendo serviços com eletricidade em "áreas classificadas", somente com emissão de "permissão de trabalho" e capacitação específica sobre o tema, para os trabalhadores autorizados.
- Uso de normas internacionais de várias Instituições, dentre elas: ASTM, IEC, IEEE, NEC, NFPA, inclusive para atualizar as Normas Brasileiras (NBR) da ABNT.

▶ Tecnologia de proteção de máquinas e equipamentos

Acidentes em máquinas e equipamentos trazem, em geral, como consequências mais graves para os trabalhadores, o óbito, a amputação ou o esmagamento ou o prensamento de partes de seu corpo. Ao longo de muitos anos, estas ocorrências diárias constituíam um grave problema de SST, sem que alguma ação efetiva conseguisse abraçar todos os tipos de máquinas. As conquistas foram acontecendo de forma gradual, até que, muito recentemente, a NR 12 evoluiu de restritas seis páginas para 75 páginas, recriando todo um cenário para que a proteção dos trabalhadores que operam e mantém essas máquinas e equipamentos, seja constituído de requisitos rastreáveis, de modo que, quando ocorrerem eventos adversos, se chegue às causas que os geraram. Trata-se de um enfoque correto para a gestão eficaz de SST, no tocante a esta matéria, de modo a aumentar a garantia de que trabalhadores e trabalhadoras não mais se acidentem, se incapacitem ou morram em decorrência de seu trabalho com máquinas e equipamentos.

Histórico

Cronologicamente, a evolução da melhoria da proteção de máquinas e equipamentos no Brasil foi construída a partir dos seguintes marcos legais e normativos:

- No ano de 1978, é publicada pelo Ministério do Trabalho, a Portaria 3214, de 8 de junho, que aprova a NR 12 – Máquinas e Equipamentos, na sua versão original.
- Em 1994, é publicada pelo Ministério do Trabalho, a Portaria Nº. 13, de 24 de outubro, que introduz na NR 12, o Anexo I – Motosserras.
- Em 1996, é publicada pelo Ministério do Trabalho, a Portaria Nº25, de 13 de dezembro, que introduz na NR 12, o Anexo II – Cilindros de Massa.
- Em 2001, é publicado o estudo e livro "Máquinas e Acidentes do Trabalho", que teve a coordenação do Prof. René Mendes e colaboradores, contratados pelo Ministério da Previdência Social. Esta obra traçava um perfil da realidade de então, isto é, das máquinas e equipamentos no final da década de 1990.
- Em 2003, a Convenção Coletiva de melhoria das condições de trabalho em prensas e equipamentos similares, injetoras de plástico e tratamento galvânico de superfícies nas indústrias metalúrgicas no estado de São Paulo – Metalúrgicos/SP, introduz a necessidade da elaboração do Programa de Prevenção de Riscos em Prensas e Similares – PPRPS. Esta Convenção envolveu 61 sindicatos de trabalhadores metalúrgicos e 11 Sindicatos patronais, com a participação e apoio da Delegacia Regional do Trabalho no estado de São Paulo, do SINDIPLAST e das três centrais sindicais de trabalhadores: CUT – Central Única dos Trabalhadores, Força Sindical e SDS – Social Democracia Sindical.
- Em 2004, é publicada pelo Ministério do Trabalho a Nota Técnica 37 – Prensas e Similares.
- Em 2005, é publicada pelo Ministério do Trabalho a Nota Técnica 16: Prensas e Similares.
- Em 2006, é publicado o "Manual básico de Segurança em prensas e similares", em parceria com o Ministério do Trabalho e Emprego, através da Delegacia Regional do Trabalho do Estado do Rio Grande do Sul – DRT/RS e Sindicato dos Trabalhadores nas Indústrias Metalúrgicas, Mecânicas e de Material Elétrico de Caxias do Sul – STIMMME, sob a coordenação, orientação e supervisão do Grupo de Gestão do Ambiente do Trabalho e Previdência Social – CONTRAB e da Federação das Indústrias do Estado do Rio Grande do Sul – FIERGS.
- Em 2009, é publicada pelo Ministério do Trabalho e Emprego, a Nota Técnica 94: Máquinas de Panificação, Mercearia e Açougue.
- Em 2010, é publicada pelo Ministério do Trabalho e Emprego, Portaria nº. 197, que alterou a NR 12, que passa a se chamar "Segurança no trabalho em máquinas e equipamentos".
- No ano de 2011, é publicada pelo Ministério do Trabalho e Emprego, a Portaria nº 293, que incluiu o Anexo XII – Equipamentos de guindar para elevação de pessoas e realização de trabalho em altura, na NR 12.
- No ano de 2012, é publicado o "Manual de segurança em dobradeiras, prensas e similares", pela ABIMAQ, na verdade, uma versão atualizada pelos requisitos da NR 12, Portaria 197/2010 do "Manual básico de segurança em prensas e similares", publicado em 2006.

Principais contribuições trazidas pela nova NR 12 (2010)

A NR 12, Portaria 197/2010, veio para mudar paradigmas. No seu texto estão as referências técnicas, os princípios fundamentais e as medidas de proteção para garantir a saúde e a integridade física dos trabalhadores. São estabelecidos os requisitos mínimos para a prevenção de acidentes e doenças do trabalho, nas fases de projeto e de utilização de máquinas e equipamentos de todos os tipos, e ainda os aplicáveis à sua fabricação, importação, comercialização, exposição e cessão a qualquer título, em todas as atividades econômicas, sem prejuízo da observância do disposto nas demais Normas Regulamentadoras. Ela se integra ao conjunto das NR, fazendo interface direta com várias delas.

A Fig. 53.15 apresenta os três princípios contidos na revisão da NR 12, Portaria nº. 197/2010.

Os princípios esquematizados na Fig. 53.15 são: "falha segura", "monitoramento" e "redundância".

Segundo glossário da norma, a "falha segura" tem função intrínseca de projeto do componente ou é realizada por interface de segurança que garante a funcionalidade de um sistema de segurança quando um componente ou um dispo-

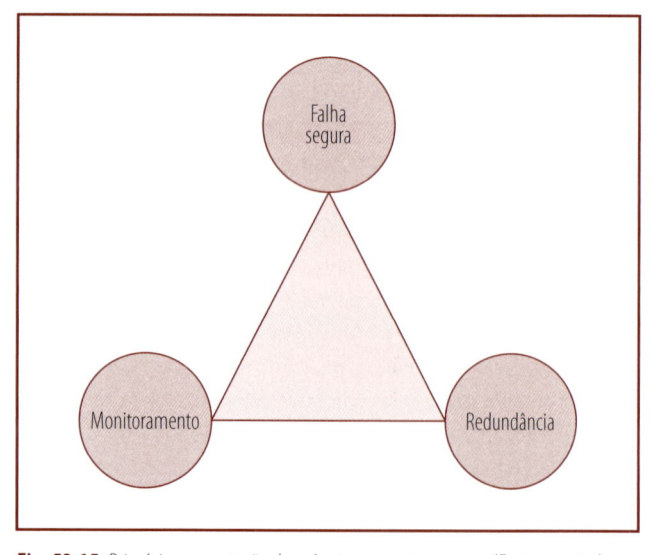

Fig. 53.15. Princípios na proteção de máquinas e equipamentos (Fonte: o autor).

sitivo tiver sua função reduzida ou limitada, ou quando houver situações de perigo devidas a alterações nas condições do processo. "Redundância", segundo glossário da norma, é a aplicação de mais de um componente, dispositivo ou sistema, a fim de assegurar que, havendo uma falha em um deles, na execução de sua função, o outro estará disponível para executar esta função.

A Fig. 53.16 mostra como deve ser um esquema de ligação do sistema de segurança da máquina, que consiste de um sensor, de uma interface de segurança (CLP – Controlador Lógico Programável de Segurança, ou Relé de Segurança) e um atuador. Nele estão todos os princípios contidos na revisão da NR12 (item 12.42), Portaria 197/2010. Nas máquinas novas, ele já deve ser concebido na fase de Projeto; e, nas máquinas usadas, através de Laudos Técnicos de Análise de Riscos em Máquinas.

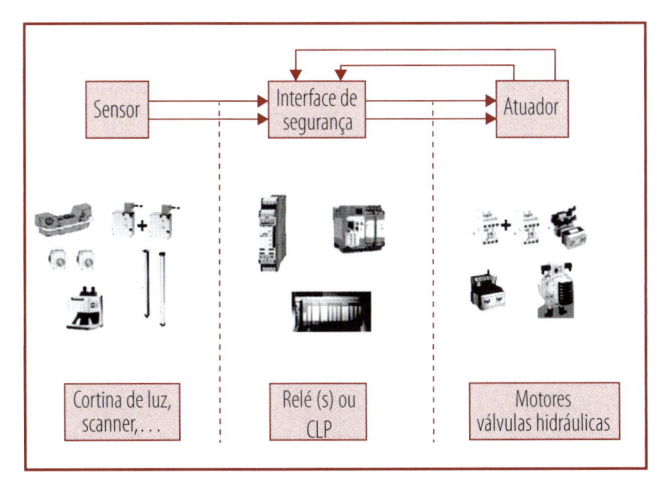

Fig. 53.16. Esquema de ligação de sistema de segurança (Fonte: o Autor).

Merecem destaque algumas novidades trazidas pela nova Norma, a saber:
- O empregador é obrigado a fazer um Inventário atualizado de máquinas e equipamentos.
- Nenhuma máquina ou equipamento pode ser fabricado, importado, comercializado, vendido em leilão, cedido sob a forma de aluguel ou cessão a qualquer título, se não atenderem aos requisitos da NR 12.
- Os sistemas de segurança devem ser selecionados e instalados de modo que seja especificada a categoria de segurança, conforme prévia análise de riscos prevista nas normas técnicas oficiais vigentes.
- Para manutenção e inspeção de máquinas e equipamentos precisa haver uma autorização formal.
- É obrigatório fazer, ao início de cada turno de trabalho ou após nova preparação da máquina ou equipamento, a inspeção rotineira das condições de operacionalidade e segurança e, se constatadas anormalidades que afetem a segurança, as atividades devem ser interrompidas, com a comunicação ao superior hierárquico.
- A obrigatoriedade de se fazer inspeção e manutenção de máquinas, em estado de energia zero. Assim, as empresas foram obrigadas a ampliar o seu Programa de Controle de Energia, que antes de 2010 era muito restrito à energia elétrica, deixando fora de controle as outras formas de energia, tais como, hidráulica, pneumática, potencial, radiação, térmica, dentre outras.
- A máquina ou equipamento "não pode ficar fora de controle". Tem de parar, ou seja, deve atender ao princípio da falha segura.
- O conceito de que máquinas e equipamentos geram tão-somente acidentes do trabalho foi ampliado, havendo sido incluído, na nova norma, também o conceito de proteção para garantir a saúde, com relação aos riscos adicionais, tais como: substâncias perigosas, radiações ionizantes, radiações não ionizantes, vibrações, ruído, calor, bem como os combustíveis, inflamáveis, explosivos e substâncias que reagem perigosamente, assim como as superfícies aquecidas.

SIL – Safety Integrate Level

Em máquinas e equipamentos é importante que este sistema permaneça funcionando conforme foi projetado. Em outras palavras: que ele seja confiável. Quando se trata de confiabilidade, a ISA-TR84.00.02-2002 – *Part* 1, define-a como a probabilidade de que um sistema possa realizar uma função definida, sob condições estabelecidas, para um determinado período de tempo.

O SIL – *Safety Integrate Level* corresponde às medidas de segurança de um dado processo. Sua base técnica são as normas ISO 13849-1, IEC 61508 e IEC 61511. O SIL é um nível (de um a quatro) (conforme a Tabela 53.4) para especificar os requisitos de segurança relativos à integridade das funções de segurança dos instrumentos a serem alocados para os sistemas de segurança de um determinado ambiente.

A Tabela 53.4 apresenta os *ranges* do PFD, onde o SIL 4 é o nível que tem a maior integridade de segurança e, consequentemente, o SIL 1, o menor, como pode ser visto na referida Tabela.

Tabela 53.4. *Safety Integrity Level (SIL) target ranges*

Safety Integrity Level (SIL)	Target range Probabilidade de falha em média de Demanda (PFDavg)
1	10^{-1} a 10^{-2}
2	10^{-2} a 10^{-3}
3	10^{-3} a 10^{-4}
4	10^{-4} a 10^{-5}

Um avanço que merece destaque é o fato de a NR12 exigir, no seu item 12.112, que a manutenção tenha que ser conclusiva em relação à segurança da máquina. Assim, estamos, na verdade, num processo de mudança de paradigmas, e quando isto estiver internalizado, será possível propiciar uma melhor rastreabilidade, o que irá ajudar muito nos processos de investigação de incidentes/acidentes, mostrando, também, quão seguro e confiável está o sistema.

Os termos "confiabilidade", "SIL" e "taxa de falhas" não fazem parte do texto da NR 12, Portaria 197/2010. Somente no Glossário da NR 12, ao definir o termo "Categoria", ela cita o termo "confiabilidade", quando diz: "... classificação das partes de um sistema de comando relacionadas à segurança, com respeito à sua resistência a defeitos e seu subsequente comportamento na condição de defeito, que é alcançada pela combinação e interligação das partes e/ou por sua confiabilidade. Além disto, cita o SIL da seguinte forma: ".... Para seleção do nível denominado *perfomance level* – PL, é necessária a aplicação de complexa fórmula matemática, em função da probabilidade de falha dos componentes de segurança selecionados, *Safety Integrity Level* – SIL, informados pelo fabricante do componente. Pode-se dizer que um determinado componente de segurança com característica SIL 3 atende aos requisitos da categoria 4". Assim, o conceito de "SIL – *Safety Integrate Level*" ainda irá demorar um pouco para ser plenamente utilizado. Por sua vez, a "taxa de falha" é conceituada como o número de falhas dividido pelo tempo. Com isto, pode-se montar um banco de dados.

▶ Engenharia de resiliência

Algumas ideias de melhoria na SST tardam a ser implementadas, mas elas estão sempre surgindo, brotando de todos os cantos. Dentre elas, a "engenharia de resiliência". O termo "resiliência" é entendido como a capacidade intrínseca de um sistema para ajustar seu funcionamento, para manter ou recuperar um estado estável, permitindo assim a continuidade das operações, após um acidente grave, ou na presença de estresse contínuo (Hollnagel, 2006). Diante do conceito, pode-se ir para as seguintes questões: "Como estar preparado para ser surpreendido?", "É criar segurança sob pressão?", "O futuro parece implausível, o passado incrível?".

Resiliência pode ser aplicada em várias situações, mas pode ser feito um direcionamento onde ela seria uma opção viável, isto é, aquelas situações em que existem operações perigosas (exemplo: trabalho em plataformas); ambientes de trabalhos hostis; trabalhos com elevada carga mental; trabalho fatigante; pressões por produção, e redução de custos, dentre outros. Assim, a partir de 2004, a "engenharia de resiliência" começou a despertar o interesse de vários ramos de atividade e empresas, dentre eles a NASA, companhias de petróleo (*exploração offshore*), empresas de aviação, gestão do tráfego aéreo – entre outras – que foram as pioneiras na aplicação dos conceitos e definições de resiliência, em seus projetos e processos. Este tema começa a ser inserido e discutido no Brasil a partir de dezembro de 2005.

Os pesquisadores da "engenharia de resiliência" começam a estudar as empresas, os grandes acidentes, e a razão pela qual os erros acontecem, e também porque a Segurança em algumas empresas pesa tão pouco, apesar de necessitar de um aporte de investimento considerável. Em alguns momentos a Segurança é tratada quase como mercadoria. Ou então, acredita-se na *casualidade*, ou não se sabe realmente o que acontece. O que está prescrito não coincide com o real, e o que acaba acontecendo são relatórios de investigação e análise de acidentes de pouca consistência, e que não levam à construção de defesas bem alicerçadas. No entanto, os acidentes acontecem e vão continuar acontecendo. Algumas lacunas existem e são assumidas, mas não se muda este paradigma. Deste modo, pode-se ser surpreendido de novo, por algo que já aconteceu no passado, ou que é "novo", mas com os mesmos problemas de sempre. Neste processo reside um grande desafio, que é o de pensar no futuro, pois isto tem um elevado grau de incerteza e a engenharia de resiliência precisa de uma "imaginação requerida", que é a de prever as coisas de forma realista.

Este foi um longo caminho, que inclui os estudos e teorias de Heinrich e do "efeito dominó" – como já visto -, passando pela ênfase enviesada da importância dos "fatores humanos" e inclui uma série de metodologias de análise, com suas múltiplas siglas, ora enfatizando a questão da "confiabilidade", ora a questão do "erro humano", entre outras.

Paralelo a isto foram também objetos de estudo vários acidentes graves, dentre eles, o acidente nuclear em Three Mile Island (1979); o acidente na plataforma de petróleo Piper Alfa (1988); o acidente na nave Challenger (1986); o ônibus espacial Columbia (2003) e, mais recentemente, o acidente nuclear de Fukushima (2011).

Os modelos lineares analisados nos estudos de resiliência incluem uma série de "modelos" e esquemas, alguns dos quais serão aqui resumidos, a título de ilustração.

"Efeito Dominó"

O asim chamado "efeito dominó", desenvolvido por Heinrich, está representado na Fig. 53.17.

A Fig. 53.17 mostra uma sequência de dominós e o estudo de Heinrich (1931) tentava demonstrar que o acidente acontece por uma *falha humana*, traduzida em atos e condições inseguras, que desencadeiam o *acidente* e a *lesão*. O ser humano seria propenso a causar acidente. Este modelo é considerado como um "modelo linear simples", e ajudou a formar a construção do conhecimento de um grande número de prevencionistas brasileiros, nas décadas de 1960, 1970 e anos seguintes.

"Modelo do Queijo Suiço"

Este modelo está representado na Fig. 53.18.

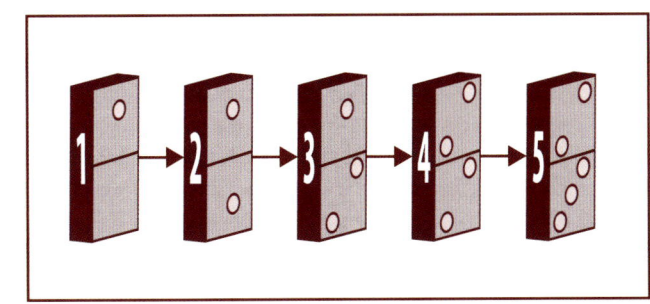

Fig. 53.17. Efeito dominó.

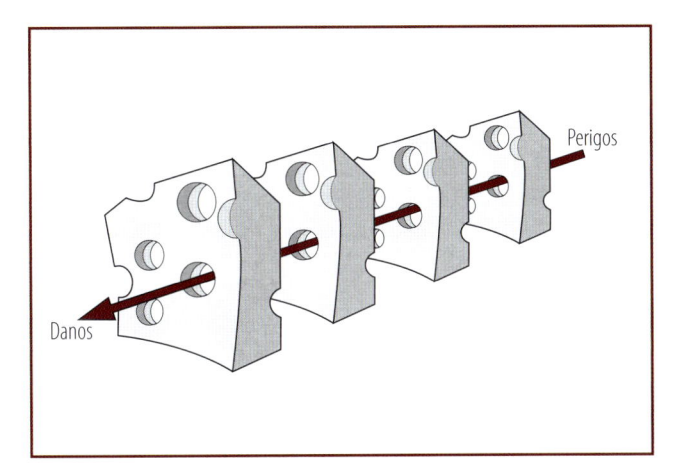

Fig. 53.18. O modelo do queijo suíço (in Reason, 2000, p. 769).

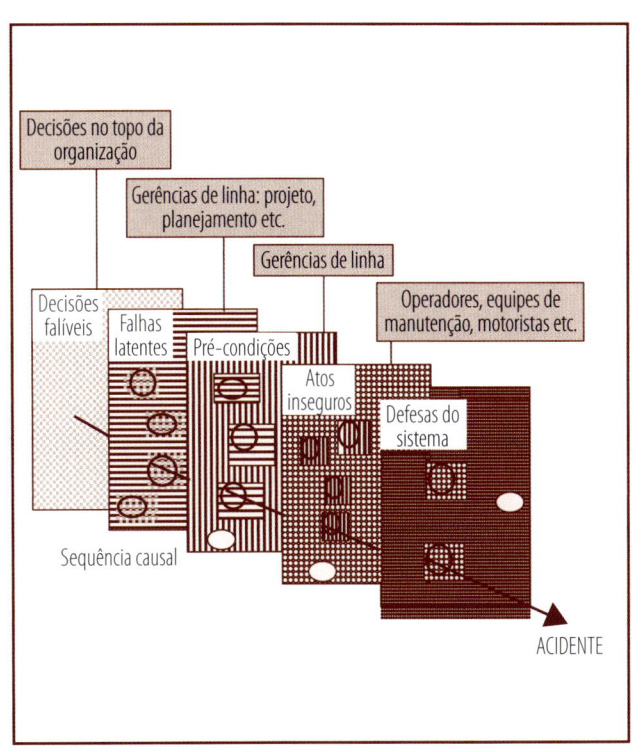

Fig. 53.19. Modelo TRIPOD (Fonte: Reason, 1997)

A Fig. 53.18 mostra o esquema de um "queijo suíço" fatiado, em que os buracos, ainda que de tamanho e localização desigual e aleatória, reptentinamente estão alinhados e coincidentes, caracterizando a vulnerabilidade para o acidente. Cada fatia representa barreiras entre o perigo e o risco, subitamente insuficientes. Este modelo é denominado como um "modelo linear complexo", e foi proposto em 1990, por James Reason. Repetimos: os furos representam insuficiências ou falhas de defesas, barreiras, e salvaguardas. Alguns furos representam falhas ativas, outros falhas latentes.

"Modelo TRIPOD"

O "modelo TRIPOD" está esquematizado pela Fig. 53.19.

A Fig. 53.19 mostra como está configurada a metodologia TRIPOD. Ela foi elaborada para a empresa *Shell International*, por pesquisadores das universidades de Leiden e Manchester, no Reino Unido. Atribui-se a autoria a James Reason e Wagenaar. Esta proposta de análise acabou se transformando em uma teoria sobre acidentes e como eles acontecem. Neste caso, os riscos estão associados com falhas individuais de "componentes"; os "atos inseguros" passam a ser uma das origens do acidente, dentre outras, combinados de forma linear. A estruturação do TRIPOD é a de uma "árvore de falhas" simplificada.

O Futuro

O desenvolvimento da engenharia de resiliência tem se concentrado em quatro habilidades, consideradas essenciais, a saber: a capacidade de a) responder ao que está acontecendo, b) para acompanhar o desenvolvimento das situações críticas, c) para antecipar futuras ameaças e oportunidades, e d) para aprender com a experiência do passado – sucessos e fracassos. Trabalhando com as quatro habilidades, a engenharia de resiliência fornece uma forma estruturada de análise de problemas e questões, bem como para propor soluções práticas (conceitos, ferramentas e métodos) (Hollnagel, 2010).

Diante do exposto até aqui sobre o tema, que é só um panorama bem sucinto dos caminhos desta vertente de estudos, chega-se ao momento de testar algumas hipóteses, que não seriam com base no que já existe, e sim na busca de novas alternativas. Com efeito, alguns estudos desenvolveram propostas de modelagem (não lineares) para a resiliência, e estão atualmente disponíveis na forma de livro. Um deles é o de Erik Hollnagel, quando apresenta o *"FRAM – Functional Resonance Analysis Method"*; outro é o da americana Nancy Leveson, que publicou o livro *"Engineering a Safer World"*. O método que ela propõe é o *"STAMP – System's Theoretic Accident Model and Processes"*.

A semente está lançada. Grandes reflexões e a revisão em nossos conceitos precisam acontecer. Profissionais com esta visão serão cada vez mais solicitados, para levarem adiante os processos de tornar as empresas mais resilientes. Não há receita pronta.

Gestão de segurança do produto

Em relação à Segurança de Produtos, alguns segmentos têm se esforçado em manter uma condição de segurança para o consumidor, ao utilizar um determinado produto. Dentre eles destacam-se o setor de brinquedos, o setor automobilístico, o setor de eletrodomésticos (com carta de avarias bem detalhada), o setor de embalagem, o setor de máquinas e equipamentos, dentre outros. É claro que independente da estratégia para que seu produto chegue para o cliente e possa ser utilizado de forma segura, está o "Código de Defesa do Consumidor", aliado às ações do PROCON – Grupo Executivo de Proteção ao Consumidor, que se mobiliza através de denúncias de consumidores.

Neste tópico, esta abordagem não irá comentar a questão voltada para máquinas e equipamentos, já abordada em outro item, dentro deste capítulo. Ela estará mais direcionada a produtos químicos, porque esses envolvem uma cadeia com vários atores, tais como, fabricantes, importadores, consumidores industriais e usuários domésticos e de empresas. Estima-se que existam cerca de 40 milhões de produtos registrados no CAS – *Chemical Abstract Service*, da *American Chemical Society*, e as suas consequências nem sempre provocam danos leves, podendo provocar desde pequenas irritações, até consequências mais graves. Com efeito, é a indústria química a que tem um aprendizado e uma contribuição mais relevante, até em função dos acidentes ocorridos (e as lições que eles geraram), decorrendo desta experiência a percepção sobre a necessidade e a importância da produção e disseminação da informação, direcionada a todos os elos da cadeia de suprimento, com ênfase no consumidor final.

Histórico

Listamos, a seguir, eventos, documentos, normas e outras referências que devem ser conhecidos na reconstituição de como se construíram o conceito e a prática do que estamos aqui denominando "segurança do produto":

- No ano de 1956, é publicada a Recomendação das Nações Unidas, sobre Transporte de Produtos Perigosos (TDG).
- Em 1967, é publicada a Diretiva 67/548, da União Europeia, que preconiza as disposições legislativas, regulamentares e administrativas de classificação, embalagem e rotulagem de substâncias perigosas.
- No ano de 1980, são disponibilizados os dados do Programa Internacional de Segurança Química (IPCS) no site do INCHEM (www.inchem.org).
- Em 1985, é publicado o Código de Conduta sobre Agrotóxicos.
- Em 1990, é publicada a Convenção 170 da OIT, sobre "Segurança na Utilização de Produtos Químicos".
- Em julho de 1992, é realizada no Brasil, na cidade do Rio de Janeiro, a "Rio – 92", ou seja, a "2ª. Conferência das Nações Unidas sobre Meio Ambiente e Desenvolvimento Humano", de onde emana a "Declaração do Rio sobre Ambiente e Desenvolvimento" e a "Agenda 21".
- Em 2001, o CB-10 – Comitê Brasileiro de Química, da ABNT, publica a primeira versão da NBR 14725: Ficha de Informações de Segurança de Produtos Químicos – FISPQ
- Em 2002, as Nações Unidas lançam a publicação "*The Purple Book*", que apresenta o GHS.
- Em 2003, o ECOSOC – *Economic and Social Council*, das Nações Unidas, adota o Sistema Globalmente Harmonizado – GHS (o processo de harmonização começou na 2ª metade da década de 1990).
- Em 2005, o CB-10 – Comitê Brasileiro de Química, da ABNT, publica a segunda versão da NBR 14725.
- Em 2009, o CB-10 – Comitê Brasileiro de Química, da ABNT publica a NBR 14725, dividida em quatro partes: terminologia; classificação de perigos; rotulagem e FISPQ.
- Em 2011, o Ministério do Trabalho e Emprego publica a revisão da NR 26 – Sinalização de Segurança, pela Portaria nº 229, de maio. O item 26.2.1 estabelece que "o produto químico utilizado no local de trabalho deve ser classificado quanto aos perigos para a segurança e a saúde dos trabalhadores, de acordo com os critérios estabelecidos pelo Sistema Globalmente Harmonizado de Classificação e Rotulagem de Produtos Químicos (GHS), da Organização das Nações Unidas".

A Fig. 53.20 apresenta os pictogramas do GHS (2011), que devem estar na rotulagem das substâncias químicas e na FISPQ – Ficha de Informação de Segurança de Produtos Químicos.

Na verdade, todos os trabalhadores brasileiros que têm contato com esses produtos devem conhecer o que representa cada pictograma desses.

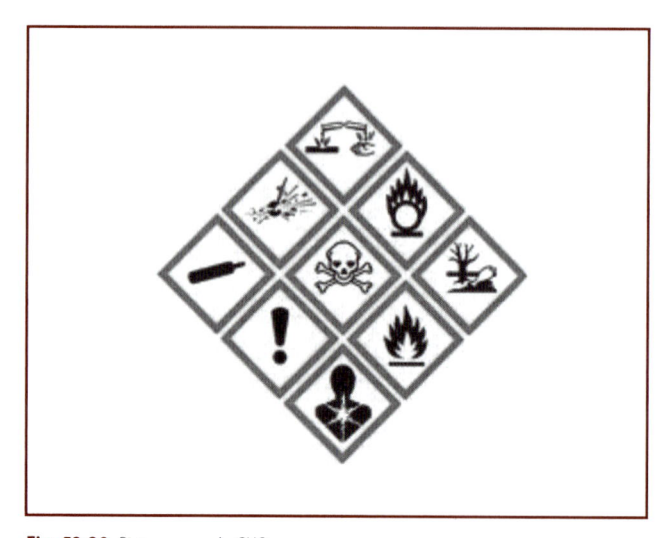

Fig. 53.20. Pictogramas do GHS.

Contribuições recentes de SST que melhoraram o trabalho com uso de substâncias químicas tóxicas ou perigosas:

- O empregador passou a ser obrigado a fazer um inventário atualizado de todos os produtos químicos que são utilizados em sua empresa, e caso não seja fabricante e/ou importador, deve solicitar todas as FISPQ desses produtos.
- O fabricante ou, no caso de importação, o fornecedor no mercado nacional, deve elaborar e tornar disponível ficha com dados de segurança do produto químico para todo produto químico classificado como perigoso.
- No caso de substâncias inflamáveis os empregadores devem fazer o inventário e colocar as características de cada uma delas (Fonte: NR 20).
- O trabalhador deve receber treinamento, para reconhecer as "palavras de advertência" (perigo e atenção) que estão nos rótulos dos produtos e nas FISPQ.
- O trabalhador deve receber treinamento, para reconhecer as "frases H" (*Hazard* – Perigo) e as "frases P" (*Precaution* – Precaução), relativas às substâncias que ele manuseia.
- O trabalhador deve receber treinamento, para atuar em situações de emergência com o produto químico.

Gestão de segurança e saúde no trabalho – SST

A gestão de segurança e saúde no trabalho nas empresas tem dois caminhos: ou se tem uma gestão própria, ou se apoia num referencial ou em referenciais. Neste último caso, com um sistema híbrido (o melhor de cada norma). Um ponto comum é que os gestores em geral não recebem informações suficientes sobre SST. Muitos deles desconhecem que o risco de acidentes e doenças pode inviabilizar sua organização. A falta de um "mapa estratégico" não deixa ver a SST nos processos internos, como algo que deve ser estimulado, monitorado e ter bom desempenho. Paralelo a isto, a grande maioria não tem um profissional do SESMT para alertar para a importância da SST e quando tem um SESMT, em geral está hierarquicamente distante da cúpula e apagando "incêndios", devido ao número reduzido de membros. Em suma, a grande maioria das organizações fala de SST quando acontece um óbito, um acidente grave, ou casos de doenças relacionadas ao trabalho, ou quando o FAP é "*malus*". Os gestores do Sistema da Qualidade e/ou Sistema Ambiental (quando houver) poderiam fazer este papel, isto é, o de chamar a atenção para SST, mas eles em geral não estão com a visão do todo.

Outra vertente nefasta, que merece ser analisada, é a reação de algumas empresas e alguns gestores em resposta aos aumentos de FAP (Fator Acidentário Previdenciário). Ao invés de investirem na correção dos ambientes e condições de trabalho, escolhem o caminho equivocado, de pretender contratar "super-homens" e "supermulheres", que supostamente seriam mais resistentes aos efeitos adversos das más condições e dos maus ambientes de trabalho. Mais lamentável ainda, é quando médicos do trabalho se prestam para este serviço de "seleção", desconhecendo ou afrontando os princípios da boa Medicina do Trabalho.

Referenciais de gestão de SST

Na busca de referenciais para a boa gestão de SST, várias empresas apropriaram-se de esquemas, modelos, ferramentas, diretrizes, "*guidelines*" e orientações que foram desenvolvidos por organizações públicas ou privadas, estrangeiras ou internacionais, de representatividade frequentemente setorial e/ou patronal; algumas outras pertencem ao segmento normalizador, isto é, de normas técnicas. Por sua importância e pelo papel que desempenharam em nosso país, no processo histórico de desenvolvimento e amadurecimento de práticas de gestão de SST, listamos, a seguir, algumas destas referências, com destaque para as seguintes:

- Em 1986, é publicado pelo ILCI – *International Loss Control Institute*, o "Controle Administrativo de Perdas", que contém vinte elementos administrativos para se alcançar sucesso no "controle de perdas", sendo que o último deles é a "Segurança fora do trabalho".
- Em 1990, é publicada pelo API – *American Petroleum Institute*, a "*Management of Process Hazards – API Recommended Practice*", voltada para o gerenciamento de riscos de processo, com onze elementos de gestão.
- Em 1994, é publicada pela ABIQUIM – Associação Brasileira da Indústria Química, o "Guia de implantação sobre Segurança e Saúde do Trabalhador". Este guia estabelece 19 (dezenove) práticas gerenciais, que fazem parte do Programa "Atuação Responsável" ("*Responsible Care*"). Isto muda significativamente a gestão de SST nas indústrias químicas instaladas no Brasil, associadas da ABIQUIM.
- Em 1996, é publicada pela *British Standards Institution* – BSI, a "BS 8800: Sistema de Gestão de Segurança e Saúde no Trabalho – Guia". Esta referência serviu de base para elaboração da Gestão de SST, em várias empresas no Brasil.
- Em 1996, é publicada pela AENOR – *Asociación Española de Normalización y Certificación*, a UNE 81900 EX – "*Prevención de riesgos laborales – Reglas generales para la implantación de un sistema de gestión para la prevención de riesgos laborales*" (S.G.P.R.L.)
- Em 1996, é também publicada pela AENOR a UNE 81901 EX – "*Prevención de riesgos laborales. Reglas generales para la evaluación de los sistemas de gestión*

de prevención de riesgos laborales (S.G.P.R.L). Proceso de Auditoría".

- No ano de 1996, é publicada pela AENOR a UNE 81 902 EX – *"Prevención de riesgos laborales. Vocabulario".*
- Em 1997, é publicada pela AENOR a UNE 81 903 – *"Prevención de riesgos laborales. Reglas generales para la evaluación de los sistemas de gestión de prevención de riesgos laborales. Criterios para la cualificación de los auditores de prevención".*
- No ano de 1997, é publicada pela AENOR a UNE 81 904 – *"Prevención de riesgos laborales. Reglas generales para la evaluación de los sistemas de gestión de la prevención de riesgos laborales. Gestión de los programas de auditoría".*
- Em 1997, é publicada pela AENOR a UNE 81 905 EX – *"Prevención de riesgos laborales. Guía para la implantación de un sistema de gestión de la prevención de riesgos laborales (S.G.P.R.L.)."*
- No ano de 1999, é publicada pelo Grupo de Projeto OHSAS, sob administração do BSI, a OHSAS 18001: "Sistemas de Gestão de Segurança e Saúde Ocupacional – Especificação". É o primeiro Sistema de Gestão em SST certificável. Seu foco é em lesão ou doença, dano à propriedade, dano ao meio ambiente de trabalho, ou uma combinação destes.
- Em 2000, é publicada pelo Grupo de Projeto OHSAS, sob administração do BSI, a OHSAS 18002: "Sistemas de Gestão de Segurança e Saúde Ocupacional – Diretrizes para a implementação da OHSAS 18001".
- No ano de 2001, são publicadas pela OIT – Organização Internacional do Trabalho, as "Diretrizes sobre sistemas de gestão de Segurança e a Saúde no Trabalho (ILO – OSH: 2001)".
- Neste mesmo ano, é publicado pela *Australian/New Zealand Standard*, o documento *"AS/NZS 4801: Occupational health and safety management systems—Specification with guidance for use".*
- Ainda em 2001, é publicado pela *Australian/New Zealand Standard*, o documento *"AS/NZS 4804: Occupational health and safety management systems—General guidelines on principles, systems and supporting techniques".*
- No ano de 2007, é publicada pelo Grupo de Projeto OHSAS, sob administração do BSI, a OHSAS 18001: "Sistemas de gestão da Segurança e Saúde no trabalho – Requisitos", que passa a ser "norma", voltada especificamente para incidentes e doenças do trabalho, mantendo o *status* de "certificável".
- No ano de 2008, é publicada pelo Grupo de Projeto OHSAS, sob administração do BSI, a OHSAS 18002: "Sistema de Gestão da Segurança e Saúde no Trabalho. Diretrizes para a implementação da OHSAS 18001:2007".
- No ano de 2010, é publicada pela Associação Brasileira de Normas Técnicas – ABNT, a NBR 18801: "Sistema de Gestão da Segurança e Saúde no Trabalho — Requisitos". Esta NBR vai aguardar um pouco,

pois o Ministério do Trabalho e Emprego está em articulação com a ABNT para a adequação da NBR 18801 a uma Norma Regulamentadora de gestão em SST, que está sendo elaborada, sob a Coordenação do MTE.

Notas:

1) Existem outros referenciais de Gestão de SST, que não estão contemplados aqui, além do que, na OHSAS 18001, nos seus Anexos A e B, existem tabelas de correspondência para integração com os requisitos da ISO 9001, ISO 14001 e a ILO – OSH: 2001.
2) O Ministério do Trabalho e Emprego, através da Portaria nº 280, de 1º de outubro de 2011, constituiu Grupo de Estudos Tripartite para elaboração de uma NR sobre Gestão da Segurança e Saúde no Trabalho.

Empresas certificadas em OHSAS 18001 no Brasil

Os referenciais de Sistemas de Gestão de SST podem e devem ser utilizados de duas formas: uma "pura" (seguindo um deles), outra "híbrida" (usar os melhores requisitos deles).

Sobre a "certificação OHSAS", a Revista Proteção costuma publicar em seu Anuário a evolução da Certificação de OHSAS 18001 no Brasil. Neste sentido, a Tabela 53.5 apresenta estas estatísticas para o período de 2004 a 2011, ano a ano.

A Tabela 53.5 mostra uma franca evolução da certificação de OHSAS 18001 no Brasil, principalmente nos dois últimos anos. Esta certificação é realizada por uma organização externa. Em geral se trata de um organismo acreditado pelo INMETRO – Instituto Nacional de Metrologia, Normalização e Qualidade Industrial, podendo ser um OCA – Organismos de Certificação Ambiental e/ou OCS – Organismos e Certificação de Sistemas, até porque muitas destas empresas têm uma Certificação Integrada (ISO 9001 – ISO 14001 – OHSAS 18001). Isto revela que a empresa procura caminhos para identificar os perigos em seus locais de trabalho, para que eles sejam tratados, de forma que: sejam eliminados, ou minimizados os riscos para seus empregados e de outras partes interessadas ("*stakeholders*").

Tabela 53.5. Evolução da Certificação de OHSAS 18001 no Brasil								
Ano	2004	2005	2006	2007	2008	2009	2010	2011
Empresas	217	350	392	476	478	434	740	748
Certificadora	6	10	11	11	10	10	10	10
Unidade da Federação	16	16	20	20	21	19	21	19

Contribuições para a gestão de SST

Documentos técnicos e normativos oficiais

É importante destacar que, em nível nacional, uma série de documentos normativos ou técnicos, emitidos por órgãos públicos federais, tais como Ministério do Trabalho e Emprego, Ministério da Saúde, Ministério da Previdência Social e Instituto Nacional do Seguro Social, FUNDACENTRO, Fiocruz, ANVISA – entre outros – não somente tornam compulsórias determinadas práticas relacionadas com a gestão de SST, como servem como guia técnico e orientação, compondo, em seu conjunto, um arsenal de ferramentas, guias e diretrizes de real valor para a referida gestão.

Esta longa e rica lista de instituições e de guias normativos e/ou técnicos emitidos por órgãos públicos pode ser exemplificada pelos documentos desenvolvidos e publicados pelo Ministério da Saúde, isto é, desde o seu excelente livro, publicado em 2001, sob o título "Doenças Relacionadas ao Trabalho: Manual de Procedimentos para os Serviços de Saúde" (Brasil, Ministério a Saúde, 2001), até um amplo elenco de "protocolos" da Série A – Normas e Manuais Técnicos, cuja lista aparece na Tabela 53.6.

Além disto, a ANVISA publicou uma "Cartilha de Proteção Respiratória contra Agentes Biológicos para Trabalhadores de Saúde", que se tornou referência para os profissionais da área de saúde. O Ministério da Saúde também disponibiliza para download várias publicações sobre "Saúde Mental", que incluem Guias sobre Saúde Mental, Memória da Loucura, Psiquiatria, Política de Saúde Mental, dentre outros valiosos documentos.

Tabela 53.6. Protocolos do Ministério da Saúde

Número	Título
01	Anamnese Ocupacional
02	Notificação de Acidentes do Trabalho
03	Exposição a materiais biológicos
04	Atenção à saúde dos trabalhadores expostos a Chumbo Metálico
05	Perda Auditiva Induzida por Ruído (PAIR)
06	Pneumoconioses
07	Risco Químico – Atenção à Saúde dos Trabalhadores Expostos ao Benzeno
08	Câncer Relacionado ao Trabalho – Leucemia Mieloide Aguda/Síndrome Mielodisplásica decorrente da Exposição ao Benzeno
09	Dermatoses Ocupacionais
10	Dor relacionada ao trabalho – Lesões por esforços repetitivos (LER) Distúrbios osteomusculares relacionados ao trabalho (DORT) – 2012

Informatização e uso da Epidemiologia na gestão de SST

Ainda que de forma muito escassa e rara, há que se registrar neste capítulo os avanços alcançados por algumas organizações em nosso país, no tocante ao uso inteligente das informações de saúde e de qualidade dos ambientes e condições de trabalho, no sentido de orientar a gestão das prioridades de ação em SST segundo indicadores analisados com o "olhar epidemiológico". Neste sentido, a informatização das informações de SST é um pré-requisito, e a integração das informações obtidas na correta elaboração de PPRA, cruzadas com informações obtidas na correta elaboração do PCMSO, abre perspectivas mais elaboradas de gestão inteligente de SST.

Assim, por exemplo, um bom PPRA deve preocupar-se com a "*obtenção de dados existentes na empresa, indicativos de possível comprometimento da saúde decorrente do trabalho*" (item 9.3.3.f) e com "*possíveis danos à saúde relacionados aos riscos identificados, disponíveis na literatura técnica*" (item 9.3.3.g), cumprindo, deste modo, papéis de correta "vigilância da saúde", eventualmente complementares ao que deveria ser feito no PCMSO e/ou pelo SESMT, quando não, até de forma vicariante e indutora. Mais do que servir como um instrumento de "diagnóstico" das condições e ambientes de trabalho, corretamente o PPRA deve também definir as "medidas de controle" (item 9.3.5).

Por outro lado, cabe salientar que o PCMSO:

- "*é parte integrante do conjunto mais amplo de iniciativas da empresa no <u>campo da saúde dos trabalhadores</u>, devendo estar articulado com o disposto nas demais NR*" (item 7.2.1, grifo introduzido).
- "*deverá considerar as questões incidentes sobre o <u>indivíduo</u> e a <u>coletividade</u> de trabalhadores, privilegiando o <u>instrumental clínico-epidemiológico</u> na abordagem da relação entre sua saúde e o trabalho*" (item 7.2.2, grifo introduzido).
- "*deverá ter caráter de <u>prevenção</u>, <u>rastreamento</u> e <u>diagnóstico precoce</u> dos agravos à saúde relacionados ao trabalho, inclusive de <u>natureza subclínica</u>, além da constatação da existência de casos de doenças profissionais ou danos irreversíveis à saúde dos trabalhadores*" (item 7.2.3).
- "*deverá ser <u>planejado e implantado com base nos riscos à saúde</u> dos trabalhadores, especialmente os identificados nas avaliações previstas nas demais NR*" (item 7.2.4).

Entende-se, assim, que o PCMSO deve ser concebido, planejado e implementado como estratégia e ferramenta aferidora ou verificadora da eficiência e eficácia das ações de proteção da saúde e prevenção dos agravos à saúde relacionados com o trabalho, dentro da lógica de PDCA, visando à melhoria contínua.

Com efeito, o "P" de "*plan*", Planejar, refere-se a todas as atividades relacionadas como, por exemplo, o Programa de Prevenção de Riscos Ambientais – PPRA ou o Programa de Gerenciamento de Riscos – PGR; o Programa de Conservação Auditiva – PCA; o Programa de Proteção Respiratória, PPR; o Programa de Qualidade de Vida – PQV; e assim por diante, englobando todas as ações que têm o mesmo objetivo e metas definidas.

O "D" de "*do*" corresponde à Execução (Fazer) destes programas ou ações, e ainda abrange a capacitação dos profissionais envolvidos, o treinamento dos trabalhadores, a implantação de medidas de proteção coletivas (EPC), o uso de equipamentos de proteção individual (EPI), a modificação da organização do trabalho (Ergonomia), as medidas de engenharia de processo e estruturais, como a substituição de produtos perigosos e sistemas de ventilação, etc.

O "C" de "*check*" é a Verificação dos resultados obtidos com os esperados, e no caso do objetivo – "Proteção da Saúde do Trabalhador Bancário", tem-se um processo completo para avaliar os esforços empreendidos, que é o Programa de Controle Médico de Saúde Ocupacional – PCMSO. Com efeito, na compreensão da Associação Nacional de Medicina do Trabalho (ANAMT), "*os exames médicos ocupacionais (...) no contexto da prevenção constituem as etapas de verificação das condições de saúde para o trabalho e da preservação da saúde pelo desenvolvimento do trabalho no dia-a-dia*".

O "A", do Ajuste do planejamento e da execução, significa a etapa quando são analisados todos os fatos que contribuíram para o sucesso ou falha das ações programadas (Execução) e que vão fechar o ciclo, levando a um novo planejamento.

<u>O PCMSO é o momento maior da verificação de todos os esforços empenhados e o único que traduz com fidelidade a eficácia, ou não, de todo o processo.</u>

Analisar coletivamente e individualmente os resultados obtidos em um cuidadoso e específico PCMSO permite, de forma inequívoca, avaliar cada ação tomada e, a partir destas, definir quais serão as próximas metas para continuar a aprimorar o processo e sistematicamente alcançar o objetivo.

Assim, fica claro que o <u>PCMSO é um meio e não um fim</u>, e que está a serviço do objetivo – "Proteção da Saúde do Trabalhador", e sua execução adequada é primordial para aferir e ajustar as múltiplas frentes que se apresentam como necessárias à proteção da saúde.

Com efeito, como bem enuncia importante documento da OIT, "*os exames e as consultas médicas, seja formando parte de um programa de detecção, ou perseguindo outros objetivos, cumprem cinco propósitos principais:*

a) *avaliação da eficácia das medidas de controle no lugar de trabalho;*

b) *detecção de anomalias pré-clínicas e clínicas, em um momento em que uma intervenção pode ser benéfica para a saúde de um indivíduo;*

c) *prevenção de uma maior deterioração da saúde do trabalhador;*

d) *fortalecimento de métodos de trabalho seguro e da manutenção da saúde;*

e) *avaliação da aptidão do trabalhador para ocupar um posto de trabalho determinado, com a preocupação constante de adaptar o referido posto ao trabalhador.*"
(OIT, 1998; ILO, 1998)

Assim, "*o mínimo que se requer do PCMSO é um estudo* in loco *para reconhecimento prévio dos riscos ocupacionais existentes. O reconhecimento de riscos deve ser feito através de visitas aos locais de trabalho para análise do(s) procedimento(s) produtivo(s), postos de trabalho, informações sobre ocorrências de acidentes de trabalho e doenças ocupacionais, atas de CIPA, mapas de risco, estudos bibliográficos, etc. Através deste reconhecimento, deve ser estabelecido um conjunto de exames clínicos e complementares específicos para a prevenção ou detecção precoce dos agravos à saúde dos trabalhadores, para cada grupo de trabalhadores da empresa, deixando claro, ainda, os critérios que deverão ser seguidos na interpretação dos resultados dos exames e as condutas que deverão ser tomadas no caso da constatação de alterações.*" (Brasil, Ministério do Trabalho, 1996)

Neste sentido, "*é essencial, portanto, que o médico conheça a fundo o posto e o meio ambiente de trabalho e seja consciente de que as descrições padronizadas dos postos de trabalho podem ser excessivamente superficiais e ainda equivocadas. Nesse sentido, e levando em consideração o contido na NR7, quanto à elaboração de um programa de controle da saúde do(a) trabalhador(a), não é permitida a realização de exames avulsos, ou seja, exames desconectados ou não-prescritos em um PCMSO da empresa, pois ferem os princípios da prática ética da medicina do trabalho.*" (Sesi, 2007).

Salientem-se, ainda, as duas dimensões do PCMSO, como bem destacado pela Nota Técnica do Ministério do Trabalho: "*o* <u>*instrumental clínico epidemiológico*</u>, *citado no item 7.2.2, refere-se à boa prática da Medicina do Trabalho, pois além da* <u>*abordagem clínica individual do trabalhador-paciente*</u>, *as informações geradas devem ser tratadas no* <u>*coletivo*</u>, *ou seja, com uma abordagem dos grupos homogêneos em relação aos riscos detectados na análise do ambiente de trabalho,* <u>*usando-se os instrumentos da epidemiologia*</u>, *como cálculo de taxas ou coeficientes para verificar se há locais de trabalho, setores, atividades, funções, horários, ou grupos de trabalhadores, com mais agravos à saúde do que outros. Caso algo seja detectado, através desse* <u>*"olhar" coletivo*</u>, *deve-se proceder a investigações específicas, procurando-se a causa do fenômeno com vistas à prevenção do agravo*" (Brasil, Ministério do Trabalho, 1996).

Somente assim, o PCMSO "verificador" ("*check*") na lógica do PDCA será também um instrumento ou estratégia de vigilância da saúde, esta entendida como sendo "*um conjunto de ações que proporcionam o conhecimento, a detecção ou prevenção de qualquer mudança nos fatores determinantes e con-*

dicionantes de saúde individual ou coletiva, com a finalidade de recomendar e adotar as medidas de prevenção e controle das doenças ou agravos" (Lei Orgânica da Saúde 8080/90).

Para a Organização Internacional do Trabalho (OIT), "*a vigilância da saúde dos trabalhadores é um termo genérico que compreende procedimentos e investigações para avaliar a saúde dos trabalhadores, com vistas a detectar e identificar alguma anormalidade. Os resultados desta vigilância deveriam ser utilizados para a proteção e promoção individual e coletiva da saúde nos locais de trabalho, assim como a saúde da população trabalhadora exposta a riscos. Os procedimentos de avaliação da saúde podem incluir – sem estar limitados a eles – exames médicos, monitoramento biológico, exames radiológicos, questionários, ou a revisão dos registros de saúde*" (OIT, 1998; ILO, 1998).

Para tanto, um bom PCMSO deveria, necessariamente, incluir a dimensão epidemiológica, não apenas esporádica, periódica, ou cíclica, mas contínua ou permanente, pela adoção plena de ferramentas de gestão integrada das informações de saúde. São implícitas nesta orientação: (i) a necessidade da informatização das informações de saúde e de qualidade das condições e ambientes de trabalho; (ii) a adoção de um Sistema de Gestão da Informação, adequado e "amigável" para os fins de análise epidemiológica permanente. Somente assim poderão ser alcançados e objetivamente monitorados progressos na melhoria do desempenho na gestão da saúde dos trabalhadores e de sua segurança no trabalho. O modelo de Gestão da Informação de Segurança e Saúde do Trabalhador requer ações integradas de caráter multidisciplinar por parte das empresas, e deve envolver médicos, enfermeiros, engenheiros, higienistas, ergonomistas, toxicologistas, administradores, advogados, entre outros. Cabe o registro óbvio acerca do sigilo médico das informações individuais. Felizmente, já há no Brasil bons exemplos de empresas ou organizações que praticam estes princípios!

Investigação de acidentes/incidentes

Em 2009, uma importante mudança de paradigma aconteceu na "NR 01 – Disposições Gerais", que foi alterada pela Portaria nº 84, de 4 de março. Nesta revisão, foi eliminada da letra "b", do item 1.7, o termo "ato inseguro", que ficou distorcido no Brasil, pois aqui ficou conhecido como sinônimo de réu. Assim o trabalhador "errou" e provocou o acidente, e isto foi tendo um significado que, mesmo em situações em que foram utilizadas metodologias mais sofisticadas, esta causa "principal" aflorava, de forma que a "concausalidade" e as "causas das causas" não eram identificadas, ficando assim uma interpretação equivocada e tendenciosa.

Está claro que não se acaba com "ato inseguro" por Portaria. Ele continua por aí, mas não está mais solitário como era antes, posto que existem outras causas que precisam ser investigadas, identificadas e corrigidas. O termo que alguns utilizam para o "ato inseguro" tem sido o termo "falha ativa".

Alguns podem dizer que a retirada do termo "ato inseguro" não foi uma contribuição significativa, mas esta análise precisa de mais elementos, pois com a publicação da IN nº 88, de 30 de novembro de 2010, que contém um modelo abrangente de Relatório de Investigação e Análise de Acidentes, para os Auditores Fiscais do Ministério do Trabalho e Emprego, esta questão ficou muito mais clara. Tem-se, agora, um embasamento sólido para que a gestão de SST, a partir de uma visão holística sobre o evento (acidente do trabalho), deixando de lado a velha forma pontual de verificação do mesmo.

Saliente-se, por exemplo, a criação do termo "evento adverso", que é definido no "Guia de Análise de Acidentes do Trabalho" como, "qualquer ocorrência de natureza indesejável relacionada direta ou indiretamente ao trabalho". Isto inclui: acidente, incidente e circunstância indesejada.

Outra dimensão diz respeito à postura de, necessariamente, se introduzir no debate questões como: "tá bom, aconteceu; vai acontecer de novo?"

Neste sentido, a Fig. 53.21 ajuda a identificar o conceito de "risco", advindo do cruzamento da *probabilidade* x *consequência*, e que coloca em xeque a análise de acidente, posto que obriga a tomada de decisão, em função da eficácia das barreiras preventivas e/ou corretivas que serão implementadas. A *frequência* de um determinado tipo de acidente poderá mostrar que a análise foi equivocada e que a situação precisa ser repensada. Cabe salientar um detalhe importante: até a combinação *possível* x *grave*, o nível é "alto", e isto implica um número de barreiras considerável.

A terceira implicação importante é inserir no debate a questão do "se acontecer, quais as barreiras que você previu para o evento adverso?". Para tanto, introduzimos a Fig. 53.22.

A Fig. 53.22 utiliza a ferramenta de análise de risco "*Bow Tie*" (gravata borboleta), que se pode dizer que é uma combinação entre as ferramentas "árvore de falhas" com "arvore de eventos". Do lado esquerdo estão os perigos (série de possíveis causas); a seguir, estão as *barreiras preventivas*; no meio, o *evento indesejável*; depois, as *barreiras mitigadoras* e

Probabilidade de ocorrer novamente	PIOR CONSEQUÊNCIA POTENCIAL DO EVENTO ADVERSO			
	LEVE	MODERADA	GRAVE	FATAL
Rara	Mínimo	Mínimo	Médio	Alto
Improvável	Mínimo	Mínimo	Médio	Alto
Possível	Mínimo	Médio	Alto	Alto
Provável	Médio	Médio	Alto	Alto
Certa	Médio	Médio	Alto	Alto

Fig. 53.21. Tabela de Nível de Análise de Eventos Adversos (MTE, 2010).

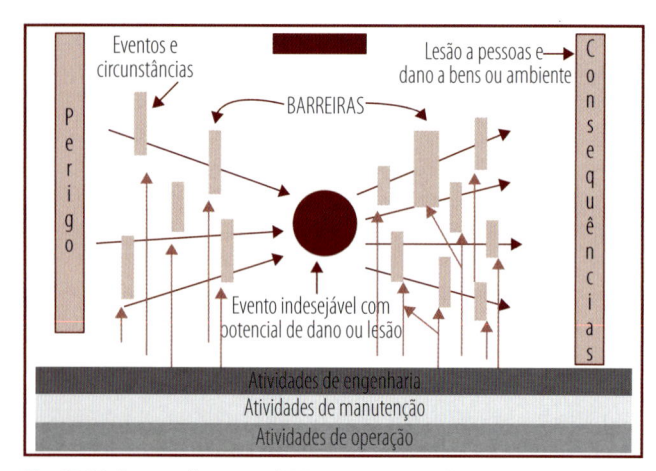

Fig. 53.22. Barreiras de proteção (MTE, 2010 – Fonte: Hollnagel, 2004).

do lado direito, as *consequências* (série de possíveis consequências). Dentre as limitações deste modelo de "barreiras de proteção" destaca-se sua não aplicabilidade em eventos complexos. O interessante nesta ferramenta é que ela estimula a pensar não somente em prevenir o acidente, mas também em como minimizar suas consequências, se ele realmente ocorrer, e esta contribuição poderá ajudar a melhorar muito os locais de trabalho, favorecendo, também, o retorno para a operação normal.

Segurança de processo

Apesar de haver sido colocada a Segurança de Processo no topo do "leque" da Fig. 53.1, ela não é tão atual assim. É até difícil precisar quando, exatamente, isto começou, mas os *acidentes ampliados* foram uma dura forma de aprendizado. No entanto, há uma data em que este processo começa realmente a ser deflagrado de forma objetiva, que é o dia 3 de dezembro de 1984, dia em que ocorreu a contaminação da água de um tanque de isocianato de metila numa planta, na cidade de Bhopal, na Índia, o que desencadeou uma série de eventos que levaram a uma liberação catastrófica e altamente tóxica, que matou mais de 3 mil pessoas que residiam no entorno da planta química, e ferindo mais de 100.000 mil pessoas.

Histórico

A partir de então, várias iniciativas foram sendo tomadas. Por exemplo, na *Canadian Chemical Producers Association* são acelerados os estudos para a criação, em 1985, do Responsible Care Global Charter, que foi, em seguida, introduzido nos EUA, em 1988 e na Inglaterra e Austrália, em 1990. No Brasil ele foi adotado em abril de 1992, sendo conhecido pelo nome de "Atuação Responsável".

Por sua vez, o AIChE – *American Institute of Chemical Engineers*, atendendo à Indústria Química americana, cria em março de 1985, o CCPS – Center for Chemical Process Safety, para, em primeiro lugar, elaborar diretrizes para Segurança de Processo e, mais tarde, estabelecer um conjunto de ações que levem a uma assim chamada "cultura global de segurança de processo". Hoje o CCPS possui mais de 100 publicações e atua como uma referência internacional, com atuação global nesta área. Para isto mantém eventos em vários lugares no mundo. Na América do Sul, mantém o *"CCPS Latin America Conference on Process Safety"*, que, alternadamente realiza anualmente eventos em Buenos Aires e no Rio de Janeiro. O evento de 2012 foi realizado na cidade do Rio de Janeiro.

Gestão de segurança de processo

Quando se fala em Segurança de Processo os focos principais são: Instalações, Pessoas e Tecnologia. A Fig. 53.23 tenta esquematizar esta abrangência e organização.

A Fig. 53.23, proposta pelo CCPS, tem no seu aspecto uma mistura de *mapa estratégico* (Norton & Kaplan), com os 20 elementos do Sistema de Classificação Internacional, elaborado originalmente por Frank Bird, para o ILCI – *International Loss Control Institute*. O que realça na Figura é uma grande concentração de ações no "gerenciamento de riscos".

As empresas, ao adquirirem maturidade em SST, começam a perceber outros caminhos para alicerçar melhor a estrutura de Gerenciamento de Risco estabelecida para suportar seus processos. Dentre elas, destaca-se a Segurança de Processo, onde todos participam de forma ativa das operações. Esta ilação encontra fundamento, por exemplo, a partir de nossa observação da procura de grandes empresas brasileiras por listar no seu quadro de capacitação, trabalhadores para fazerem cursos de especialização neste segmento, a partir do ano de 2012. Esta condição não ficará represada por muito tempo, até porque a *melhoria contínua* vai alcançar esta capacitação, em conjunto com outros fatores, tais como, confiabilidade de sistemas, novas tecnologias, saúde mental etc.

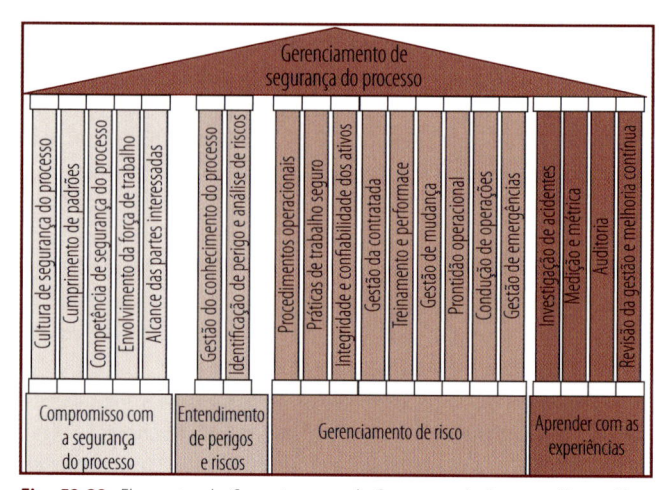

Fig. 53.23. Elementos do Gerenciamento de Segurança de Processo (Fonte: Oliveira, 2012).

Disseminação da segurança de processo

As grandes empresas brasileiras, principalmente do ramo químico e petroquímico, vêm, ao longo dos anos, amadurecendo os conceitos e diretrizes para Segurança de Processo, percebendo que é estratégico ter profissionais qualificados neste tema, tendo como consequência uma melhor qualidade nos estudos de seus processos. Em 2012, começa a ganhar este movimento, com o desencadeamento de ações efetivas para a disseminação da Segurança de Processo no Brasil. Para ampliar o conhecimento nesta área, a principal referência bibliográfica é a publicação *"Guidelines for Risk based Process Safety"* (2007), disponível em inglês, e que está para ser traduzida para o português e publicada com o nome de "Diretrizes para a Segurança de Processo baseada em Risco". Paralelo a isto, pelo menos uma empresa começou a investir pesado neste movimento, utilizando a Lei nº 9478, de 5 de agosto de 1997, de fomento à pesquisa e desenvolvimento, bem como projetos/programas com universidades e institutos de pesquisa. Assim, a Segurança de Processo não somente estará presente como disciplina nos cursos de graduação, mas se traduzirá pelo número de pesquisas na forma de dissertações de mestrado e teses de doutorado, nos programas de pós-graduação. Este é apenas uma breve análise de um dos elementos da Fig. 53.23, a qual, como se viu, é bem mais ampla e complexa, e envolve muitos outros elementos.

No futuro, para realizar sua atividade, o trabalhador deverá ter internalizado os conceitos de SST e, mais que isto, deverá ter uma visão holística da realidade do processo em que está inserido. É óbvio que isto não é um sonho: é uma constatação de um desafio que terá muitas barreiras que precisam ser analisadas, atacadas e vencidas. Isto vai exigir um aprendizado integrado em todas as suas interfaces, para que o trabalhador compreenda que tudo está efetivamente contextualizado, com elos firmes e não "esquartejado" como foi até hoje. Esta visão de *integralidade* irá permitir que todos entendam e assumam seu papel, assegurando, ao mesmo tempo, uma disciplina operacional, sem perder outras dimensões que fazem sentido, tal como crenças, valores, vontades e bloqueios (cultural, ou psicológico, ou de percepção). Onde se preserve o individual e ao mesmo tempo o coletivo, células e tecido que se protegem e ajudam mutuamente, assegurando vida, desenvolvimento e crescimento, em todas as dimensões da vida.

▶ Comentários finais

Neste capítulo, procurou-se retratar as evidências de que, ao longo dos anos, as contribuições da Segurança do Trabalho para a melhoria das condições e ambientes de trabalho foram significativas, quer as impulsionadas pela legislação, quer as impulsionadas pela tecnologia, por bases técnicas, pelo esforço de convencimento dos profissionais do SESMT e pelos empregadores e dos trabalhadores, por diferentes motivações, mas com resultados convergentes. É o registro de um longo caminho, mas só existe ele, não há outro. Mesmo que nem todos pensem assim, a História não retrocede. Esta trajetória certamente foi válida, tanto por sua natural irreversibilidade, quanto pelas lições aprendidas e, principalmente, por seus frutos, na medida em que for possível reunir evidências de resultados, quer os mensuráveis por indicadores, quer os percebidos pelos sujeitos e atores principais: os trabalhadores.

Olhando para trás, percebe-se que fazer sempre foi melhor que não fazer e, por certo, os sucessos foram maiores que os fracassos.

Certos tabus vão persistir por um bom tempo ainda, tais como, "produção é mais importante que segurança"; "é ato inseguro do trabalhador"; "esta pessoa tinha que prestar mais atenção"; "manda embora que tem dez lá fora esperando vaga" etc. Comportamentos que, infelizmente, resultaram de sementes e heranças ultrapassadas, que geraram frutos não sadios, e que precisam ser eliminados.

Ao finalizar, queremos dar destaque a duas ou três questões fundamentais, essenciais para o futuro da SST.

A essencialidade do compromisso da alta direção das organizações

Considerada condição *sine qua non* para a implantação e sucesso dos sistemas de gestão, o **compromisso da alta direção** de cada empresa ou organização é também imprescindível para a boa gestão da SST, posto que este campo é apenas assessorado pelos profissionais especializados, mas eles não são os responsáveis pelo acontecer, e nem pelo não acontecer.

Com efeito, a NBR 18801 (2010), sobre o "Sistema de Gestão da Segurança e Saúde no Trabalho – Requisitos", preconiza claramente que "*o <u>compromisso da alta direção</u> em SST é um valor que deve estar associado à própria sobrevivência da organização, envolvendo aspectos financeiros, éticos, imagem institucional e social.*" (item 3.4.2, grifo introduzido). Em seguida, ela estabelece as expectativas mínimas (talvez obrigações) da alta direção, no referente ao campo da Saúde e Segurança no Trabalho, a saber:

– "<u>*definir e autorizar*</u> *a Política de SST*"; e
– "<u>*determinar como será cumprida.*</u>" (item 3.3.e, grifo introduzido)

Do mesmo modo, a norma OHSAS 18001:2007, sobre "Sistemas de Gestão da Segurança e Saúde no Trabalho", estabelece que "*a alta direção deve definir e autorizar a política de SST da organização e <u>assegurar</u> que, dentro do escopo definido de seu sistema de gestão de SST...*" (item 4.2, grifo introduzido)

Mais adiante, a mesma norma OHSAS 18001:2007 estabelece que "a alta direção deve demonstrar seu comprometimento:

a) *garantindo a disponibilidade de recursos essenciais para estabelecer, implementar, manter e melhorar o sistema de gestão da SST. (Nota: Recursos incluem: recursos humanos e habilidades especializadas, infraestrutura organizacional, tecnologia e recursos financeiros);*

b) *definindo funções, alocando responsabilidades e prestações de contas e delegando autoridades, a fim de facilitar a gestão eficaz da SST."* (item 4.4.1, grifo introduzido).

Nesta mesma direção, o documento OHSAS 18002:2008 – "Diretrizes para a Implementação da OHSAS 18001:2007" especifica, a título de exemplo, as seguintes dimensões do compromisso da alta direção:

- *"os <u>recursos financeiros</u>, <u>humanos</u> e <u>outros recursos</u> específicos para as suas operações;"*
- *"as <u>tecnologias</u> específicas para as suas operações;"*
- *"a <u>infraestrutura</u> e os <u>equipamentos</u>;"*
- *"os <u>sistemas de informação</u>"* e
- *"a necessidade de <u>conhecimento especializado</u> e <u>treinamento</u>."* (item 4.4.1, grifo introduzido).

Mais do que isto: *"é recomendado que os recursos e sua alocação sejam periodicamente analisados, criticamente, através da análise crítica pela alta direção, a fim de garantir que são <u>suficientes para o desenvolvimento dos programas e atividades de SST</u>, incluindo a medição e o monitoramento do desempenho."* (item 4.4.1, grifo introduzido).

Consistente com a norma OHSAS 18001:2007 – "Sistemas de Gestão da Segurança e Saúde no Trabalho", o documento OHSAS 18002:2008, que trata das "Diretrizes para a Implementação da OHSAS 18001:2007", orienta que *"é recomendado que a alta direção <u>demonstre a liderança e o comprometimento necessários</u> para que o sistema de gestão da SST tenha sucesso e alcance a melhoria do desempenho da SST."* Prossegue o documento, reiterando que *"é responsabilidade da alta direção da organização <u>definir</u> e <u>formalizar</u> a política de SST. O <u>envolvimento contínuo e proativo</u> da alta direção no desenvolvimento e na <u>implementação</u> de uma política de SST é <u>crucial</u>."* (grifos introduzidos)

As Diretrizes da OHSAS, no referente à Saúde e Segurança no Trabalho nas organizações estão plenamente alinhadas às "Diretrizes sobre Sistemas de Gestão da Segurança e Saúde no Trabalho", da Organização Internacional do Trabalho (OIT, 2001), quando estas estabelecem que *"o empregador e a alta administração devem <u>definir a responsabilidade</u>, a <u>obrigação de prestar contas</u> e a <u>autoridade</u> para o desenvolvimento, a implementação e a operação do sistema de gestão da SST e para o alcance dos objetivos pertinentes."* (item 3.3.2, grifos introduzidos). Aliás, as Diretrizes da OIT listam, em seguida, 11 expressões destas obrigações, sob o conceito de "estruturas e processos".

Nesta mesma linha, a Norma SA 8000 (2001), sobre "Responsabilidade Social", é enfática ao preconizar que *"a alta administração deve <u>definir a política</u> da empresa quanto à responsabilidade social e as condições para assegurar que ela (...)."* (item 9.1, grifo introduzido).

Cabe recordar que todos os documentos referentes aos Sistemas de Gestão, em geral, e aos Sistemas de Gestão de Saúde e Segurança no Trabalho, em especial, enfatizam – dentro da lógica do PDCA – a importância da "<u>análise crítica da alta administração</u>" da empresa ou organização, como uma <u>obrigação sistemática e periódica</u> da "alta administração" ou "alta direção", segundo a natureza do documento ou entidade que o emitiu.

Na perspectiva da OIT, por exemplo, as "Diretrizes sobre Sistemas de Gestão da Segurança e Saúde no Trabalho" estabelecem, claramente, que *"as análises críticas pela alta administração devem:*

(a) avaliar a estratégia global do sistema de gestão da SST a fim de determinar se ele satisfaz aos objetivos de desempenho planejados;

(b) avaliar a capacidade do sistema de gestão da SST para responder às necessidades globais da organização e das partes interessadas, incluindo os trabalhadores e as autoridades regulamentares;

(c) avaliar a necessidade de modificar o sistema de gestão da SST, incluindo a política de SST e seus objetivos;

(d) identificar que ação é necessária para remediar, tempestivamente, quaisquer deficiências, incluindo o ajuste de outros aspectos da estrutura de administração da organização e da medição dos resultados;

(e) fornecer orientação de feedback, incluindo a determinação de prioridades para um planejamento significativo e uma melhoria contínua;

(f) avaliar os progressos alcançados em relação aos objetivos de SST da organização e às atividades de ação corretiva; e

(g) avaliar a eficácia das ações de acompanhamento a partir das análises críticas precedentes." (item 3.14.1).

As "Diretrizes sobre Sistemas de Gestão da Segurança e Saúde no Trabalho" da OIT agregam que as análises críticas pela alta administração deveriam considerar:

"(a) os resultados das investigações sobre os casos de lesões, degradações da saúde, doenças e incidentes relacionados ao trabalho, do monitoramento e da medição de desempenho, e das atividades de auditoria; e

(b) as contribuições internas e externas adicionais assim como as mudanças, incluindo as mudanças organizacionais que possam afetar o sistema de gestão da SST." (item 3.14.3).

Não menos importante, as "Diretrizes sobre Sistemas de Gestão da Segurança e Saúde no Trabalho" da OIT recomendam que *"as conclusões da análise crítica realizada pela administração devem ser registradas e formalmente comunicadas:*

a) *às pessoas responsáveis pelo(s) elemento(s) pertinente(s) do sistema de gestão da SST para que elas possam tomar as medidas que se fizerem necessárias;* e

(b) ao comitê de segurança e saúde, assim como aos trabalhadores e a seus representantes." (item 3.14.4).

Cabe assinalar, ainda, a recomendação da Organização Mundial da Saúde (OMS), expressa em seu documento "Good Practice in Occupational Health Services: A Contribution to Workplace Health" (WHO, 2002), a saber: *"é importante reconhecer que para a efetividade das atividades de Saúde Ocupacional, o total comprometimento da alta administração da empresa é pré-requisito necessário."* (grifo introduzido)

Por último, mas extremamente importante e atual, o documento da Organização Mundial da Saúde (OMS), intitulado "Ambientes de Trabalho Saudável – Um Modelo para Ação: Para Empregadores, Trabalhadores, Formuladores de Políticas e Profissionais" (2010), na seção "Princípios Fundamentais: A Chave para o Sucesso" dedica um foco especial à obrigação do *"compromisso da liderança com base em valores fundamentais."* (grifo introduzido).

Com esta visão, o documento da OMS enfatiza: *"Isso depende de três fatores: o primeiro refere-se a mobilizar e conquistar o compromisso das principais partes interessadas, pois um programa para um ambiente saudável deve estar integrado aos objetivos, metas e valores das empresas. Outro aspecto importante é receber permissões, recurso e apoio necessários dos proprietários, da alta direção, lideranças sindicais ou líderes informais. É fundamental obter esse compromisso e incorporá-lo antes de dar prosseguimento ao processo. O terceiro fator é a manifestação concreta desse compromisso por meio do desenvolvimento e adoção de uma política integral firmada pela autoridade máxima da empresa e comunicada a todos os trabalhadores. Isso indica, de forma clara, que as iniciativas voltadas a um ambiente de trabalho saudável são parte da estratégia de negócios da empresa."* (OMS, 2010, com grifos introduzidos).

Os desafios para estabelecer objetivos e escopos de SST cada vez mais amplos

Para a OIT, há mais de dez anos passados, *"a política de SST deve incluir, no mínimo, os seguintes princípios e objetivos fundamentais com os quais a organização deve estar comprometida com: (a) a proteção da segurança e saúde de todos os membros da organização através da prevenção de lesões, degradações da saúde, doenças e incidentes relacionados ao trabalho (...)."* (item 3.1.2 das "Diretrizes sobre Sistemas de Gestão da Segurança e Saúde no Trabalho"). Isto é pouco.

O entendimento do documento OHSAS 18002:2008 – "Diretrizes para a Implementação da OHSAS 18001:2007" é ainda mais lacônico e reducionista, posto que vincula a definição de uma política de SST tão-somente à *"prevenção de lesões e doenças"*.

Lamentavelmente, ainda mais limitada é a visão dos idealizadores e autores da primeira versão da NBR 18801 – "Sistema de Gestão da Segurança e Saúde no Trabalho – Requisitos" (2010), quando – na contramão das tendências captadas na elaboração deste capítulo – assim se pronunciaram: *"esta Norma pretende dirigir-se à SST, e não a outras áreas, tais como programas de promoção à saúde e bem-estar do trabalhador, segurança do produto, danos do patrimônio ou impactos ambientais."* (item 1 – Escopo).

Contudo, se tomarmos como referência os enunciados da Norma SA 8000, sobre "Responsabilidade Social", percebe-se um escopo de política um pouco mais ampliado: *"a empresa (...) deve proporcionar um ambiente de trabalho seguro e saudável e deve tomar as medidas adequadas para prevenir acidentes e danos à saúde que surjam do, estejam associados com ou que ocorram no curso do trabalho, minimizando, tanto quanto seja razoavelmente praticável, as causas de perigos inerentes ao ambiente de trabalho."* (item 3.1).

Por sua vez, o documento ISO 26000 – "Diretrizes sobre Responsabilidade Social" (2010) enuncia o escopo da política de Saúde e Segurança no Trabalho – enquanto componente de "responsabilidade social"- enfatizando que *"a implementação de boas normas de saúde, segurança e ambientais não devem ser comprometidas em troca de um bom desempenho: os dois se reforçam mutuamente."* (item 6.4.6.2. – ações e expectativas relacionadas).

Afortunadamente, a própria OIT passou a adotar, mais recentemente, um escopo mais ampliado de sua visão de "Saúde", a partir de sua tradicional vocação no campo da assim rotulada "Saúde e Segurança no Trabalho" (SST), quando, em recente documento elaborado para o "Dia Mundial de Prevenção dos Acidentes do Trabalho e Doenças Profissionais", celebrado em 28 de abril de 2011, reconheceu que *"a Segurança e Saúde no Trabalho (SST) é uma disciplina que trata da prevenção de acidentes e de doenças profissionais bem como da proteção e promoção da saúde dos trabalhadores. Tem como objetivo melhorar as condições e o ambiente de trabalho. A saúde no trabalho abrange a promoção e a manutenção do mais alto grau de saúde física e mental e de bem-estar dos trabalhadores em todas as profissões."* (OIT, 2011 – grifos introduzidos).

Com efeito, como já apontado em outras seções deste capítulo, são inúmeros e crescentes os indicativos atuais que apontam para a necessidade de se trabalhar com uma política mais ousada, mais avançada e mais alinhada a outras políticas incluídas no conceito ampliado de "responsabilidade social empresarial" (ou corporativa), algumas das quais já incluídas no escopo, por exemplo, a ISO 26000 – "Diretrizes Sobre Responsabilidade Social" (2010), onde a "Saúde a Segurança no Trabalho", inserida dentro de "práticas trabalhistas", junta-se a um elenco de temas tão atuais e complexos como "governança corporativa", "direitos humanos", "meio ambiente", "práticas leais de operação", "questões relativas ao consumidor" e "envolvimento com a comunidade e seu desenvolvimento".

Como já mencionado, a tradicional e quase centenária Organização Internacional do Trabalho (OIT) – de índole e prática tripartite – vem, nos últimos anos, revisando e ampliando o escopo das políticas e práticas de "Segurança e Saúde no Trabalho" (SST), trazendo-os para o bojo de uma proposta mais ousada e ampliada, por eles denominada de "Trabalho Decente". (OIT, 2012).

Para a OIT, "*trabalho decente é um trabalho produtivo e adequadamente remunerado, exercido em condições de liberdade, equidade e segurança, sem quaisquer formas de discriminação, e capaz de garantir uma vida digna a todas as pessoas quem vivem de seu trabalho.*" Os quatro eixos centrais do "Trabalho Decente" são:

– *Criação de emprego de qualidade para homens e mulheres;*
– *Extensão da proteção social;*
– *Promoção e fortalecimento do diálogo social;*
– *Respeito aos princípios e direitos fundamentais no trabalho.*" (OIT).

Na visão da OIT, sistematizada no recente conceito e esforço operacional do "trabalho decente", a "SST", embora mais situada no pilar da "proteção social" do trabalhador, perpassa e corta transversalmente os outros pilares, do assim chamado "emprego com qualidade", "diálogo social" e "respeito aos princípios e direitos fundamentais do trabalho".

Saliente-se o posicionamento da OIT, expresso no documento "Trabalho Decente nas Américas: Uma Agenda Hemisférica, 2006-2015" (2006), quando, em relação à "proteção social dos trabalhadores", assim preconiza:

"*A rigor, as metas devem ter algum grau de especificidade em relação ao conjunto da população a que se dirigem, ao tipo de risco coberto e ao instrumento de proteção utilizado. Usando um esquema baseado no ciclo de vida dos indivíduos e nos riscos que aparecem em cada etapa desse ciclo, podem ser propostas metas mais específicas, que necessariamente teriam que ser definidas de maneira operativa em cada país em particular: em relação à saúde, a meta deveria consistir em uma determinada porcentagem da população coberta pela garantia de um pacote de benefícios mínimos para certo número de riscos e enfermidades.*" (OIT, 2006, grifos introduzidos)

Como bem salienta o documento da OIT, "*a política de segurança e saúde no trabalho deve definir as prioridades, a orientação e as ações a serem implementadas, garantindo assim ambientes de trabalho saudáveis e seguros e condições de trabalho adequadas. Essa política (...), revisada a partir dos avanços tecnológicos mais recentes, deveria identificar os principais problemas, definir métodos eficazes para abordá-los, formular e estabelecer prioridades para a ação com base nos problemas identificados nacionalmente e por setor, e avaliar os resultados obtidos*" (OIT, 2006). Em todo esse processo é necessário o diálogo social e a consulta entre as partes envolvidas – prossegue o posicionamento da OIT. Isso é crucial não apenas para a formulação da política (...), mas também para colocá-la em prática e revisá-la. A execução das medidas no âmbito da empresa também requer uma ação tripartite. A proteção social contra acidentes de trabalho também deve ser vista como um primeiro nível – ou nível básico – nos mecanismos de proteção social para os trabalhadores – complementa a OIT (OIT, 2012).

Para além dos direcionamentos de política adotados e recomendados pelos documentos da ISO 26000, intitulada "Diretrizes sobre Responsabilidade Social" e do documento da OIT, sobre "Trabalho Decente nas Américas: Uma Agenda Hemisférica, 2006-2015" (2006), há que se fazer – uma vez mais – referência às diretrizes de política e ação da Organização Mundial da Saúde – OMS (já mencionadas na Diretriz 1), resumidas no recente documento "Ambientes de Trabalho Saudável – Um Modelo para Ação: Para Empregadores, Trabalhadores, Formuladores de Políticas e Profissionais" (2010).

Com efeito, "ambiente de trabalho saudável" "*é aquele em que os trabalhadores e os gestores da organização colaboram na aplicação de um processo de melhoria contínua para proteger e promover a saúde, a segurança e o bem-estar de todos os trabalhadores e a sustentabilidade do local (lugar) de trabalho, tendo em conta as seguintes considerações estabelecidas de acordo com necessidades previamente determinadas:*

– *Preocupações [olhares, interesses, valores] de saúde e segurança no ambiente físico de trabalho.*
– *Preocupações [olhares, interesses, valores] de saúde e segurança e bem-estar no ambiente psicossocial do trabalho, incluindo a organização do trabalho e a cultura do laboral.*
– *Recursos de saúde pessoal no lugar de trabalho.*
– *Maneiras de participar na comunidade, para melhorar a saúde dos trabalhadores, suas famílias e outros membros da comunidade.*" (OMS, 2010, grifos introduzidos).

Na verdade, em nível internacional, o conceito de "ambiente de trabalho saudável" (também denominado "lugar de trabalho saudável", isto é, favorecedor, promotor de saúde), advém do conceito de "promoção de saúde", cunhado em 1986, e entendido como "*o processo mediante o qual os indivíduos e as comunidades estão em condições de exercer um maior controle sobre os determinantes da saúde e, deste modo, melhorar seu estado de saúde*" (Carta de Ottawa, 1986).

Ambos os conceitos partem do entendimento de "**saúde**", enquanto "*condição em que um indivíduo, ou grupo de indivíduos é capaz de realizar suas aspirações, satisfazer suas necessidades e mudar ou enfrentar o ambiente.*" (OMS, 1984, citado por ICOH, 2002).

A apreensão plena destes conceitos – como se faz atualmente – leva a que "saúde", "promoção da saúde", "ambientes de trabalho saudáveis" (ou "seguros e saudáveis", como propõe a OIT) direcionem a revisão dos conceitos mais limitados de "Segurança e Saúde no Trabalho" (SST), ainda em voga, sobretudo quando atrelados a políticas e normativas legais oriundas do Setor Trabalho, ancoradas na CLT e ainda, às vezes, referenciadas apenas às "Normas Regulamentadoras" de SST.

O desafio da (re)construção de uma "cultura de SST"

Por último, mas não menos importante, vale recuperar o posicionamento do "Comitê Misto de Saúde no Trabalho da Organização Internacional do Trabalho (OIT) e Organização Mundial da Saúde (OMS)", sobre os "Objetivos da Saúde e Segurança no Trabalho – SST", enunciado nos seguintes termos: "*A SST deveria objetivar: a promoção e manutenção do mais alto grau de bem-estar físico, mental e social dos trabalhadores em todas as profissões; a prevenção, entre os trabalhadores, dos desvios de saúde causados pelas condições de trabalho; a proteção dos trabalhadores, em seus empregos, dos riscos resultantes de fatores adversos à saúde; a colocação e a manutenção do trabalhador adaptadas às aptidões fisiológicas e psicológicas, em suma: a adaptação do trabalho ao homem e de cada homem a sua atividade. O principal foco da Saúde no Trabalho deve estar direcionado para três objetivos: a manutenção e promoção da saúde dos trabalhadores e de sua capacidade de trabalho; o melhoramento das condições de trabalho, para que elas sejam compatíveis com a saúde e a segurança; o desenvolvimento de culturas empresariais e de organizações de trabalho que contribuam com a saúde e segurança e promovam um clima social positivo, favorecendo a melhoria da produtividade das empresas. O conceito de cultura empresarial, neste contexto, refere-se a sistemas de valores adotados por uma empresa específica. Na prática, ele se reflete nos sistemas e métodos de gestão, nas políticas de pessoal, nas políticas de participação, nas políticas de capacitação e treinamento e na gestão da qualidade.*" (Comitê Misto OIT/OMS, 1995, citado em ICOH, 2002, grifo introduzido)

Saliente-se, mais uma vez, portanto, que a questão da SST não é um problema ou uma tarefa do "SESMT"; tampouco dos esquemas de "assistência médica suplementar" ("Plano de Saúde", "Seguro Saúde", "Autogestão", ou qualquer outra denominação ou opção)!

Ao contrário: como apropriadamente se pronuncia o Comitê Misto OIT-OMS sobre SST, trata-se de uma "cultura empresarial", ou "cultura organizacional", impregnada (ou não!) na gestão dos negócios, na gestão das pessoas, nos "valores", e como eles são traduzidos na prática do dia a dia. Uma expressão do pleno exercício da "responsabilidade social empresarial", começando "por dentro" da organização, como tem sido bem salientado por vários autores.

Neste contexto, está sendo adotado o conceito de "cultura organizacional", como sendo "*o conjunto de valores e normas compartilhados que controlam as interações entre os membros da organização e seus fornecedores, clientes e outras pessoas de fora dela. (...) A cultura organizacional controla a forma como os membros tomam decisões, a maneira como interpretam e administram o ambiente organizacional, o que fazem com a informação e como e comportam. A cultura, assim, afeta o desempenho e o posicionamento competitivo de uma organização*". (Jones, 2010).

Ainda neste contexto, está sendo adotado o conceito de "valor" ou "valor organizacional", como sendo "*critérios gerais, padrões ou princípios direcionais que as pessoas utilizam para determinar que tipos de comportamentos, eventos, situações e resultados são desejáveis ou indesejáveis. Um valor terminal é um estado final desejado ou resultado que as pessoas procuram alcançar. As organizações talvez adotem alguns destes valores terminais, isto é, destes princípios direcionais: excelência, responsabilidade, confiabilidade, lucro, inovação, economia, moralidade, qualidade. (...) Um valor instrumental é um modo de comportamento desejado. Os modos de comportamento que as organizações defendem incluem trabalho duro, respeito às tradições e autoridade, ser conservador e cauteloso, ser simples, criativo e corajoso, ser honesto, assumir riscos e manter padrões altos. A cultura de uma organização, portanto, consiste no estado final que ela procura alcançar (seus valores terminais) e modos de comportamento que encoraja (seus valores instrumentais).*" (Jones, 2010)

Este capítulo tinha por objetivo ajudar a construir esta "cultura", e Segurança do Trabalho, sem sombra de dúvida, pode contribuir muito!

O leitor e estudioso deste capítulo poderá ser um protagonista desta (re)construção! Bem vindo!

▶ Referências e Bibliografia consultada

ABIMAQ. Manual de segurança em dobradeiras, prensas e similares. 1ª ed. Porto Alegre:. Associação Brasileira da Indústria de Máquinas e Equipamentos, 2012.

ABIQUIM. Programa atuação responsável – Requisitos do sistema de gestão. Disponível em http://www.abiquim.org.br/atuacaoresponsavel/pdf/Programa-AR-2012-manual-de-requisitos-de-gestao.pdf.

ABNT. NBR 5410: Instalações elétricas de baixa tensão. Rio de Janeiro: Associação Brasileira de Normas Técnicas, 2008.

ABNT. NBR ISO 9001: Sistemas de gestão da qualidade – Requisitos. Rio de Janeiro: Associação Brasileira de Normas Técnicas, 2008.

ABNT. NBR 14039: Instalações elétricas de média tensão de 1,0 kV a 36,2 kV. Rio de Janeiro: Associação Brasileira de Normas Técnicas, 2005.

ABNT NBR 14432: Exigências de resistência ao fogo de elementos construtivos de edificações – Procedimento. Rio de Janeiro: Associação Brasileira de Normas Técnicas, 2001.

ABNT. NBR ISO 31000: Gestão de riscos princípios e diretrizes. Rio de Janeiro: Associação Brasileira de Normas Técnicas, 2009.

Adams J. Risco. São Paulo: Editora SENAC São Paulo, 2009.

AENOR. OHSAS 18002:2008 Sistemas de gestión de la seguridad y salud en el trabajo. Directrices para la implementación de OHSAS 18001:2007. Madrid: Asociación Española de Normalización y Certificación, 2009.

Alves CAS. Erro de terapêutica em pediatria: percepção dos enfermeiros. Instituto de Ciências Biomédicas Abel Salazar. Universidade do Porto. Porto, 2009.

API. API 17N – Recommended practice for subsea production system reliability and technical risk management – Recommended practice – First Edition. Washington – DC: American Petroleum Institute, 2009

API. API 770 – A Manager's guide to reducing human errors improving human performance in the process industries. Washington – DC: American Petroleum Institute, 2001.

Bird Jr., FE, Germain GL. Liderazgo practico en el control de perdidas. s/l: Instituto de Seguridad del Trabajo. 1991.

Brasil. Decreto No. 93.413, de 15 de Outubro de 1986. Promulga a Convenção no. 148 da Organização Internacional do Trabalho – OIT, sobre a Proteção dos Trabalhadores Contra os Riscos Profissionais Devidos à Contaminação do Ar, ao Ruído, às Vibrações no Local de Trabalho, assinada em Genebra, em 1º. de junho de 1977.Disponível em: http://www.areaseg.com/normas/leis/d_93413.html

Brasil. Lei nº 8.080 de 19 de setembro de 1990. Dispõe sobre as condições para a promoção, proteção e recuperação da saúde, a organização e o funcionamento dos serviços correspondentes e dá outras providências. Disponível em http://portal.saude.gov.br/portal/arquivos/pdf/LEI8080.pdf

BRASIL. Decreto No. 127, de 22 de Maio de 1991. Promulga a Convenção no. 161 da Organização Internacional do Trabalho – OIT, relativa aos Serviços de Saúde no Trabalho. Disponível em http://www.lei.adv.br/127-91.htm

Brasil. Decreto No. 1.254, de 29 de Setembro de 1994. Promulga a Convenção no. 155 da Organização Internacional do Trabalho – OIT, sobre Segurança e Saúde dos Trabalhadores e o Meio Ambiente de Trabalho, concluída em Genebra, em 22 de junho de 1981. Disponível em http://www.jusbrasil.com.br/legislacao/112849/decreto-1254-94

Brasil. Ministério do Trabalho. Nota Técnica MTb/SSST, 1996. Disponível em: http://portal.mte.gov.br/data/files/FF8080812BE914E6012BEF19C09E2799/nr_07_ssst.pdf

Brasil. Decreto No. 2.657, de 3 de Julho de 1998. Promulga a Convenção no. 170 da OIT, relativa à Segurança na Utilização de Produtos Químicos no Trabalho, assinada em Genebra, em 25 de junho de 1990. Disponível em http://www.lei.adv.br/2657-98.htm

Brasil. Ministério da Saúde. Doenças Relacionadas ao Trabalho: Manual de Procedimentos para os Serviços de Saúde. Ministério da Saúde do Brasil, Organização Pan-Americana da Saúde no Brasil; organizado por Elizabeth Costa Dias; colaboradores Idelberto Muniz Almeida et al. – Brasília: Ministério da Saúde do Brasil, 2001. Disponível em: http://dtr2001.saude.gov.br/editora/produtos/livros/pdf/02_0388_M1.pdf

Brasil. Decreto No. 4.085, de 15 de Janeiro de 2002. Promulga a Convenção no. 174 da OIT e a Recomendação no. 181 sobre Prevenção de Acidentes Industriais Maiores. http://www.planalto.gov.br/ccivil_03/decreto/2002/D4085.htm

Brasil. Decreto No. 6.270, de 22 de Novembro de 2007. Promulga a Convenção no. 176 e a Recomendação no. 183 da Organização Internacional do Trabalho (OIT) sobre Segurança e Saúde nas Minas, adotadas em Genebra, em 22 de junho de 1995, pela 85ª. Sessão da Conferência Internacional do Trabalho. Disponível em http://www.planalto.gov.br/ccivil_03/_Ato2007-2010/2007/Decreto/D6270.htm

Brasil. Decreto nº 7.602, de 07 de novembro de 2011. Dispõe sobre a Política Nacional de Segurança e Saúde no Trabalho – PNSST. Brasília: Casa Civil, 2011.

Brasil. Portaria No. 1.823 de 23 de Agosto de 2012. Que institui a Política Nacional de Saúde do Trabalhador. Brasília: Ministério da Saúde, DOU no 165 24/08/12 seção 1 p. 46. 2012.

Brasil. Plano Nacional de Segurança e Saúde no Trabalho. Disponível em: http://portal.mte.gov.br/data/files/8A7C816A38CF493C0138E890073A4B99/PLANSAT_2012.pdf.

Campos AAM. CIPA – Uma nova abordagem. 20ª ed. São Paulo: Editora SENAC São Paulo, 2012.

Campos AAM, Lima V, Tavares JC. Prevenção e controle de risco. 6ª ed. São Paulo: Editora SENAC São Paulo, 2012.

CCPS. Guidelines for risk based process safety. Center for Chemical Process Safety. New Jersey: John Wiley & Sons, 2007.

CCPS. Guidelines for chemical process quantitative risk analysis. 2nd ed. New York: AIChE – Center for Chemical Process Safety, 2000.

CCPS. Guidelines for evaluation process plant building for external explosions and fires. New York: AIChE – Center for Chemical Process Safety, 1996.

CSB. Imperial sugar report: final. Chemical Safety Board. Disponível em http://www.csb.gov/assets/document/Imperial_Sugar_Report_Final_updated.pdf.

Costella MF. Método de avaliação de sistemas de gestão de segurança e saúde no trabalho (MASST) com enfoque na engenharia de resiliência. Universidade Federal do Rio Grande do Sul. Porto Alegre, 2008.

CUT. Acidentes químicos ampliados: a visão dos trabalhadores. São Paulo: Fundacentro, 2000.

De Cicco F, Fantazzini ML. Introdução à engenharia de segurança de sistemas. São Paulo: Fundacentro, 1979.

Delboni CP. Análise experimental da degradação térmica da liga de alumínio 6351 – T6 para uso estrutural. Instituto de Pesquisa Tecnológicas do Estado de São Paulo. São Paulo, 2007.

Dias EC, Lacerda e Silva T, Almeida MHC. Desafios para construção cotidiana da vigilância em saúde do trabalhador e ambiental na atenção primária à saúde. Cadernos de Saúde Coletiva, 20(1): 15-24, 2012.

Duarte M. Riscos industriais: etapas para a Investigação e a prevenção de acidentes. Rio de Janeiro: FUNENSEG, 2002.

Esteves AL. Gerência de riscos de processo em plantas de petroquímicos básicos: uma proposta de metodologia estruturada. Universidade Federal Fluminense. Niterói, 2004.

FUNDACENTRO. Acidentes químicos ampliados: a visão dos trabalhadores. Anais do seminário nacional sobre os riscos de acidentes maiores. Atibaia, SP, 29.11 a 01.12.1995. São Paulo: FUNDACENTRO, 2000.

Fischer D. Modelo sistêmico de Segurança do Trabalho. Universidade Federal do Rio Grande do Sul. Porto Alegre, 2005.

Forte VJ. Análise de acidentes fatais investigados pelo MTE de acordo com o porte da empresa. Estado de São Paulo, 2001 a 2006. Universidade Estadual Paulista – UNESP – Faculdade de Medicina de Botucatu. Botucatu, 2009.

Fundación Mapfre. Manual de higiene industrial. Madrid: Editorial Mapfre, 1996.

Haddad NA, Cabral SD, Miranda VA. TRIPOD: uma ferramenta de identificação e análise de riscos baseada nos acidentes. Ação Ergonômica, 1(3): 9-20, 2002.

Heinrich HW. Industrial accident prevention :a scientific approach. 2nd.ed. New York: McGraw-Hill, 1941.

Hollnagel E. Barriers and accident prevention. Aldershot: Ashgate Publishing, 2004.

Hollnagel E. The functional resonance analysis method for modelling complex socio-technical systems. London: MGP Books Group, 2012.

Hollnagel E, Woods DD, Pariès J, Wreathall J. Resilience engineering in practice: a guidebook. Aldershot: Ashgate Publishing, 2010.

HSE. Management of health and safety at work regulations". London: Health Safety Executive, 2000. Disponível em <http://www.hse.gov.uk/pubns/priced/l21.pdf>

ICOH. International Commission on Occupational Health (ICOH). Código Internacional de Ética para os Profissionais de Saúde no Trabalho, 2002. Disponível no site http://www.icohweb.org/site_new/multimedia/core_documents/pdf/code_ethics_por.pdf

ILO. International Labor Office. Encyclopaedia of occupational health and safety. Vols 1 e 2. Geneva: International Labour Organization, Geneva, 1986.

ILO. International Labor Office. Technical and ethical guidelines for workers´ health surveillance. Geneva: ILO, 1998. [Occupational Safety and Health Series No. 72] .Disponível em http://www.opas.org.br/gentequefazsaude/bvsde/bvsacd/cd27/osh72.pdf

ISA-TR84.00.02-2002 – Part 1: Safety instrumented functions (SIF) – Safety integrity level (SIL) Evaluation Techniques, Part 1: Introduction. Technical Report.

ISO. ISO 20815 – Petroleum, petrochemical and natural gas industries — Production assurance and reliability management. Geneva: International Organization for Standardization. 2008.

ISO. ISO – IEC 31.010 Risk management – Risk assessment techniques – Edition 1.0. Geneva: IEC. International Organization for Standardization. 2009.

ISO. ISO 13849-1: Safety of machinery — Safety-related parts of control systems — Part 1:General principles for design. International Organization for Standardization. Geneva – Switzerland, 2006

Jones G. Teoria das Organizações. 6a. ed. São Paulo: Pearson/Prentice Hall. 2010.

Kletz T. Learning from accidents, 2nd ed. Oxford: Butterworth-Heinemann, 1994.

Kletz T. What went wrong? 4th ed. s/l. Gulf Publishing Company, 1999.

Lees FP. Loss prevention in the process industries. 2nd. ed. London: Butterworth Heinemann, 1996.

Leveson N. Engineering a safer world: systems thinking applied to safety. Massachusetts Institute of Technology, 2012.

Lima GBA, Theobald R. A excelência em gestão de SMS: uma abordagem orientada para os fatores humanos. Universidade Federal Fluminense (UFF). Niterói – RJ, 2007.

Llory M. Acidentes industriais: o custo do silêncio. 2ª ed. Rio de Janeiro: Multi Ação Editorial, 2001.

MTE. Convenção coletiva de melhoria das condições de trabalho em prensas e equipamentos similares, injetoras de plástico e tratamento galvânico de superfícies nas indústrias metalúrgicas no estado de São Paulo. São Paulo: Ministério do Trabalho e Emprego. 2003.

MTE. Guia de Análise Acidentes de Trabalho. Ministério do Trabalho e Emprego. Disponível em http://portal.mte.gov.br/data/files/FF8080812D8C0D42012D94E6D33776D7/Guia%20AT%20pdf%20para%20internet.pdf

Norton D, Kaplan RS. A estratégia em ação: balanced scorecard. 10ª. ed. São Paulo: Editora Campus, 1998.

Norton D, Kaplan RS. Mapas estratégicos. Balanced scorecard: convertendo ativos intangíveis em resultados tangíveis. Rio de Janeiro: Editora Campus, 2004.

OIT. Oficina Internacional del Trabajo. Principios directivos técnicos y éticos relativos a la vigilancia de la salud de los trabajadores. Ginebra: OIT, 1998. [Serie Salud y Seguridad en el Trabajo, 72]. Disponível em: http://www.bvsde.paho.org/bvsast/e/fulltext/vigila.pdf

OIT. Organização Internacional do Trabalho. OIT aprova nova lista de doenças profissionais (2010). Disponível em: http://www.trabalhodecente.org/2010/03/oit-aprova-nova-lista-de-doencas.html

OIT. Organização Internacional do Trabalho. Sistema de Gestão de Segurança e Saúde no Trabalho. Disponível em: www.ilo.org/public/portugue/region/eurpro/.../28abril_11_pt.pdf

OIT. Organização Internacional do Trabalho. O que é trabalho decente? (2012) Disponível em: http://www.trabalhodecente.org/p/o-que-e-trabalho-decente.html

Oliveira HLS. Técnicas qualitativas de análise de risco. Seminário Análise de Risco – Revista Proteção. Belo Horizonte, junho de 2012.

Proteção. Anuário brasileiro de proteção – Edição especial. Revista Proteção, 2012.

Rasmussen J, Svedung I. Proactive risk management in a dynamic society. 1st. ed. Karlstad: Risk & Environmental Department, Swedish Rescue Services Agency, 2000.

Reason J. L' erreur humaine. Paris: Presses Universitaires de France, 1993. (Edição original, 1990)

Reason J. Human error: models and management. BMJ, 320: 768-770, 2000.

Reason J. Managing the risks of organizational accidents. Burlington – VT: Ashgate Publishing, 1997.

Roughton J. The accident pyramid. 2008. Disponível em http://emeetingplace.com/safetyblog/2008/07/22/the-accident-pyramid/.

Santos V. Confiabilidade humana e projeto ergonômico de centros de controle de processos de alto risco. Rio de Janeiro: Synergia Editora – Instituto Brasileiro de Petróleo, Gás e Biocombustíveis (IBP), 2009.

SESI. Serviço Social da Indústria. Divisão de Saúde e Segurança no Trabalho. São Paulo. Referência Técnica: Exames Médicos Previstos no Programa de Controle Médico de Saúde Ocupacional. São Paulo: SESI-SP e ABRESST. 2007. 28 p.

Shell. TRIPOD – Visão gerencial global. Shell: vol. I, 1995 a.

Shell. TRIPOD – Guia do usuário. Shell: vol. II, 1995 b.

STANDARDS AUSTRALIA. AS/NZS 4360: Risk management. Sydney: Standards Australia, 1999.

STANDARDS AUSTRALIA. AS/NZS 4804: Occupational health and safety management systems -General guidelines on principles, systems and supporting techniques. Sydney: Standards Australia, 2001.

United Nations. Globally Harmonized System of Classification and Labelling of Chemicals (GHS). 4th ed. New York and Geneva, 2011.

WHO. World Health Organization. Good practice in occupational health services: a contribution to workplace health. Copenhagen: WHO, 2002. [Publication EUR/02/5041181]. Disponível em: http://www.euro.who.int/document/e77650.pdf

Woods D, Leveson N. Resilience engineering: concepts and precepts. Edited by Erik Hollnagel. Burlington – VT: Ashgate Publishing, 2006.

◗ Sites para consulta sobre SST

ABIQUIM. Associação Brasileira da Indústria Química. Disponível em http://www.abiquim.org.br

ABNT. Associação Brasileira de Normas Técnicas. Disponível em http://www.abnt.org.br

ACS. American Chemical Society. Disponível em <http:www.acs.org>

AENOR. Asociación Española de Normalización y Certificación. Disponível em http://www.aenor.es

AIChE. American Institute of Chemical Engineers. Disponível em <http://www.aiche.org>

ANAMT. Associação Nacional de Medicina do Trabalho. Disponível em http://www.anamt.org.br

ANVISA. Agência Nacional de Vigilância Sanitária. Disponível em www.anvisa.gov.br

ASTM International. Disponível em www.astm.org

CSB. Chemical Safety Board. Disponível em http://www.csb.gov

FUNDACENTRO. Fundação Jorge Duprat Figueiredo de Segurança e Medicina do Trabalho. Disponível em http://www.fudacentro.gov.br

HSE. Health Safety Executive. Disponível em http://www.hse.gov.uk

ICOH. International Commission on Occupational Health. Disponível em www.icohnet.org

IEC. International Electrotechnical Commission. Disponível em http://www.iec.ch

IEEE. Institute of Electrical and Electronic Engineers. Disponível em http://www.ieee.org

INRS. Institut National de Recherche et de Sécurite. Disponível em http://www.inrs.fr

INSHT. Instituto Nacional de Seguridad e Higiene en el Trabajo. Disponível em http://www.insht.es

M PS. Ministério da Previdência Social. Disponível em http://www.previdencia.gov.br

MS. Ministério da Saúde. Disponível em http://www.saude.gov.br

MTE. Ministério do Trabalho e Emprego. Disponível em http://www.mte.gov.br

NFPA. National Fire Protection Association. Disponível em <http:www.nfpa.org>

NIOSH. National Institute for Occupational Safety and Health. Disponível em http://www.cdc.gov/niosh

OIT. Organização Internacional do Trabalho. Disponível em http://www.oitbrasil.org.br

OSHA. Occupational Safety and Health Administration. Disponível em http://www.osha.gov

PFPF. Passive Fire Protection Federation. Disponível em <http:www.pfpf.org>

Contribuição da Gestão da Informação em Saúde para a Promoção da Saúde e Prevenção das Doenças

54

Paulo Reis
Eduardo Ferreira Arantes

▶ **Introdução**
▶ **Programas de Gestão de Segurança e Saúde no Trabalho**
▶ **Gestão de Informação de Segurança e Saúde no Trabalho. Proposta de modelo de organização dos dados, sua transformação em informação e uso do conhecimento. O Espectro de Resposta Biológica (ERB) e seus segmentos**
Organizando os dados da população trabalhadora na perspectiva de usar a informação. Principais distribuições
Organizando os dados de estilo de vida, condições e ambiente de trabalho, incluindo os dados de exposição a riscos ocupacionais (físicos, químicos e biológicos) e de condições ergonômicas, na perspectiva de transformar em informação e usar o conhecimento
Organizando os dados de exames laboratoriais e provas funcionais na perspectiva de transformar em informação e usar o conhecimento
Organizando os dados de morbidade sem absenteísmo (representado por sinais e sintomas) na perspectiva de transformar em informação e usar o conhecimento
Organizando os dados de morbidade causadora de incapacidade total temporária (absenteísmo) de até 15 dias, na perspectiva de transformar em informação e usar o conhecimento
Organizando os dados de morbidade causadora de incapacidade total temporária (absenteísmo) superior a 15 dias na perspectiva de transformar em informação e usar o conhecimento
Organizando os dados de morbidade causadora de incapacidade total permanente (aposentadoria por invalidez) na perspectiva de transformar em informação e usar o conhecimento
Organizando os dados de mortalidade na perspectiva de transformar em informação e usar o conhecimento
Indicadores em Segurança e Saúde no Trabalho
▶ **Comentários finais**
▶ **Referências e Bibliografia consultada**

Introdução

Uma organização necessita conhecer, com exatidão, as ameaças e oportunidades presentes no ambiente, o que é possível através de um monitoramento das informações dos ambientes, interno e externo. Como a organização não pode observar todos os eventos, ela deve selecionar áreas de prioridade, filtrar os dados de entrada de acordo com seus interesses e impactos. Os dados coletados devem se transformar em conhecimento que possibilite perceber ameaças e oportunidades e desencadear as ações decorrentes.

É crescente, no Governo, o uso da informação de Saúde e Segurança do Trabalho (SST) como instrumento tributário, que, aliado à também crescente complexidade da legislação de SST, obriga as empresas a considerarem, de forma efetiva, a gestão interna da informação SST como única alternativa idônea e correta para lidar com "ameaças" do ambiente externo. No entanto, são notórias as dificuldades de muitas empresas para se organizarem, de maneira a acompanharem essa complexidade e atenderem ao preconizado pela Norma Regulamentadora Nº 7, da Portaria 3.214/1978, do Ministério do Trabalho e Emprego – MTE, referente ao uso de instrumentos epidemiológicos na abordagem da relação entre saúde e trabalho.

O conhecimento e a priorização das ameaças e oportunidades para a Segurança e Saúde do Trabalhador têm uma importância significativa na definição das estratégias de intervenção que visam minimizar ou prevenir os danos à saúde do trabalhador. O uso desse conhecimento para traçar estratégias de ação pode ser denominado de <u>decisão com enfoque de risco</u> e, quando aplicado na administração de serviços de saúde do trabalhador, mostra-se como instrumento de gestão, flexível e racional, que permite a mensuração dos riscos individuais e coletivos, definir e distribuir recursos de forma priorizada, preparar estratégias de intervenção em nível local e determinar as ações de saúde que devem ser implementadas.

Essa ação de gestão da informação de Segurança e Saúde dos Trabalhadores pelas empresas repercutirá em impacto positivo para os programas de Promoção de Saúde do Trabalhador promovidos pelos Ministérios da Saúde e do Trabalho. Essas informações ampliam a visão das grandes causas de morbidade, incapacidade e morte, direta ou indiretamente relacionadas com o trabalho, e mesmo em relação às aparentemente não relacionadas. Isso insere as empresas no contexto da Responsabilidade Social e aponta na direção do "Trabalho Saudável", como alternativa viável de médio e longo prazo para as empresas.

A **Gestão da Informação** deve viabilizar os meios para organizar os **dados**, transformá-los em **informação** (dados com significação) e, com a devida análise, gerar o conhecimento necessário para permitir o uso desse **conhecimento** com **inteligência**, para definir estratégias com competência em um processo de decisão.

Os dados de saúde dos trabalhadores que estão no **ambiente interno da empresa** podem ser organizados, e a sua análise deve contemplar a identificação de **informação relevante ou informação para ação**, que requer ação, seja de curto, médio ou longo prazo, facilitando a adoção de intervenções na forma de implantação de medidas preventivas, incluindo o estilo de vida, as condições e o ambiente de trabalho, ações que poderão minimizar os fatores de risco determinantes e condicionantes da saúde dos trabalhadores, com óbvios ganhos para todos.

O caminho é um só. As atuais políticas de saúde nos direcionam a uma mudança de conceito: de medicina curativa para preventiva, por meio da atenção primária à saúde e a realização de diagnósticos precoces, sugerindo hábitos e condutas saudáveis, tratamentos mais baratos que preservem a saúde, limitem os danos e o impacto da doença na população e na produção.

A saúde, em particular, passará a ser vista como elemento diferenciador nas políticas empresariais, adquirindo ênfase estratégica, e poderá ser identificada como a última fronteira em que se podem explorar novas vantagens competitivas. Para os profissionais de saúde, não bastará somente o conhecimento técnico, também serão necessários conhecimentos em gestão e grande capacidade de relacionamento interpessoal.

As informações de Segurança e Saúde no Trabalho, referentes ao capital intelectual representado pelas pessoas que "fazem a organização", são estratégicas para a manutenção da competitividade da organização. Os trabalhadores são o principal ativo da organização, sendo assim, o cuidado com a saúde deles representa uma ação estratégica, ainda muito pouco considerada pelas organizações de maneira geral.

Este capítulo tem o propósito de conduzir os profissionais que lidam com Segurança e Saúde no Trabalho para uma efetiva organização de dados, segundo uma reconhecida e lógica metodologia, na perspectiva de transformar esses dados em informação, gerando conhecimento suficiente para seu uso inteligente.

Programas de Gestão de Segurança e Saúde no Trabalho

Este capítulo descreve as contribuições do exercício da Medicina do Trabalho nos locais de trabalho visando à promoção da saúde e prevenção das doenças dos trabalhadores, e não pretende esgotar o assunto.

Utiliza-se o enfoque de Gestão de Informação, como um conjunto de seis processos distintos, mas inter-relacionados: identificação das necessidades informacionais; aquisição de informação; organização e armazenagem da informação; desenvolvimento de produtos informacionais e serviços; distribuição da informação; e uso da informação. Esse processo é cíclico e deve ser realimentado constantemente.

Para esse exercício de Gestão de Informação foram elencados cinco programas básicos de Segurança e Saúde no Trabalho:

1) Programas de Prevenção de Comportamentos Inseguros e Acidentes do Trabalho.
2) Programas de Vigilância de Estilo de Vida de Determinantes de Risco à Saúde.
3) Programas de Vigilância da Exposição a Riscos Ocupacionais.
4) Programas de Vigilância de Condições Ergonômicas.
5) Programas de Vigilância dos Efeitos sobre a Saúde.

Os **Programas de Prevenção de Comportamentos Inseguros e Acidentes do Trabalho** representam a grande área de Segurança do Trabalho, que está alicerçada pela gestão de comportamento seguro no trabalho; gestão de incidentes; gestão de acidentes sem afastamento; gestão de acidentes com afastamento com gravidade progressiva, começando pelos acidentes com afastamentos de curto prazo de até 15 dias, acidentes com afastamentos de longo prazo ou superiores a 15 dias, acidentes que acarretam aposentadoria por invalidez e acidentes fatais. Esses programas não serão considerados neste capítulo[1].

Os **Programas de Vigilância de Estilo de Vida de Determinantes de Risco à Saúde** têm sido denominados de Programas de Promoção de Saúde, ou mesmo, de "Programas de Qualidade de Vida" e estão descritos adiante.

Os **Programas de Vigilância da Exposição a Riscos Ocupacionais**, contemplando os agentes físicos, químicos e biológicos, estão representados hoje pelo PPRA (Programa de Prevenção de Riscos Ambientais) previsto na NR-9; PCMAT (Programa de Condições e Meio Ambiente de Trabalho na Indústria da Construção) previsto na NR-18 e PGR (Programa de Gestão de Riscos) previsto na NR-22.

Os **Programas de Vigilância de Condições Ergonômicas** têm seus critérios descritos na NR-17, com seis questões diversas sobre levantamento, transporte e descarga individual de materiais; onze questões diversas sobre mobiliário dos postos de trabalho e seis sobre equipamentos; seis questões diversas sobre condições ambientais de trabalho (conforto térmico; acústico e iluminamento); nove questões diversas sobre organização do trabalho, sem contar os critérios definidos para trabalho em teleatendimento/*telemarketing* e trabalho dos operadores de *checkout*.

Os **Programas de Vigilância dos Efeitos sobre a Saúde** têm na NR-7, que descreve os critérios do Programa de Controle Médico de Saúde Ocupacional (PCMSO), o seu maior representante. A vigilância dos efeitos deve estar vinculada diretamente aos programas preventivos implantados.

A publicação da Organização Internacional do Trabalho (OIT), intitulada "**Sistema de Gestão da Segurança e Saúde no Trabalho: Um Instrumento para a Melhoria Contínua**" descreve que a aplicação de Sistemas de Gestão da Segurança e Saúde no Trabalho (SGSST) baseia-se em critérios relevantes de SST, em normas e em comportamentos. Tem como objetivo proporcionar um método de avaliar e de melhorar comportamentos relativamente à prevenção de incidentes e de acidentes no local de trabalho, através da gestão efetiva de riscos no local de trabalho. Trata-se de um método lógico e gradual de decidir o que é necessário fazer, como fazer melhor, de acompanhar os progressos no sentido dos objetivos estabelecidos, de avaliar a forma como é feito e de identificar áreas a aperfeiçoar. E deve ser suscetível de ser adaptado a mudanças na operacionalidade da organização e a exigências legislativas.

Este conceito de procedimento baseia-se no princípio do Ciclo Deming "Planejar – Desenvolver (fazer) – Verificar – Ajustar" (PDCA), concebido nos anos 1950 para verificar o desempenho de empresas, numa base de continuidade. Quando aplicado à SST, "Planejar" envolve o estabelecimento de uma política de SST, o planeamento incluindo a alocação de recursos, a aquisição de competências e a organização do sistema, a identificação de perigos e a avaliação de riscos. A etapa "Desenvolver" refere-se à implementação e à operacionalidade do programa de SST. A etapa "Verificar" destina-se a medir a eficácia anterior e posterior ao programa. Finalmente, a etapa "Ajustar" fecha o ciclo, com uma análise do sistema no contexto de uma melhoria contínua e do aperfeiçoamento do sistema para o ciclo seguinte.

A Fig. 54.1 descreve o ciclo do PDCA aplicado à Gestão de Segurança e Saúde no Trabalho.

Na primeira fase do ciclo do PDCA, referente ao **planejamento (*Plan*)** da proteção da saúde e prevenção dos agravos, devem ser definidas as metas gerenciais, cujo cumprimento será embasado por indicadores.

A segunda fase do ciclo do PDCA referente à **execução (*Do*)** está representada pela implantação de programas preventivos descritos aqui como Programa de Promoção

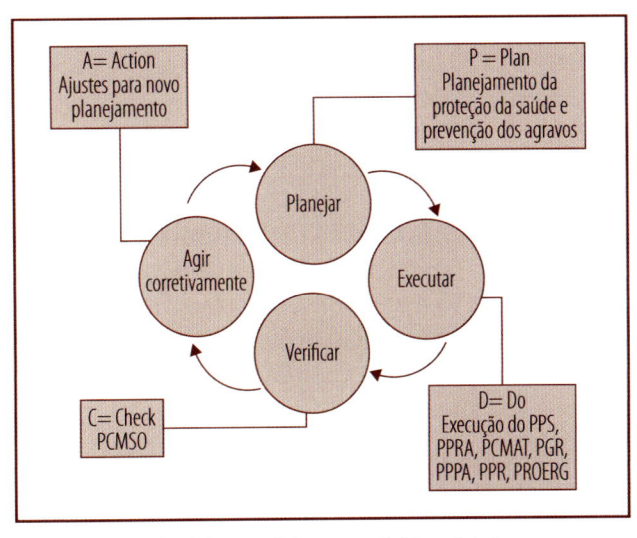

Fig. 54.1. PDCA aplicado à gestão de Segurança e Saúde no Trabalho.

---

[1] Ver Capítulo 53 deste livro.

de Saúde (PPS), Programa de Prevenção de Riscos Ambientais (PPRA), Programa de Condições e Meio Ambiente de Trabalho na Indústria da Construção (PCMAT), Programa de Gestão de Riscos (PGR), Programa de Prevenção de Perdas Auditivas (PPPA), Programa de Proteção Respiratória (PPR) e Programa de Ergonomia (PROERG). A execução desses programas tem o propósito de cumprir as metas estabelecidas.

A terceira fase do ciclo do PDCA referente à **verificação** (*Check*) está representada pela implantação de **Programas de Vigilância dos Efeitos sobre a Saúde** e tem na NR-7 a descrição dos critérios do Programa de Controle Médico de Saúde Ocupacional (PCMSO). Assim, o PCMSO deve ser concebido, planejado e implementado como estratégia e ferramenta aferidora ou verificadora da eficiência e eficácia das ações de proteção da saúde e prevenção dos agravos à saúde relacionados com o trabalho, dentro da lógica de PDCA, visando à melhoria contínua.

Somente assim, o PCMSO "verificador" ("*check*"), na lógica do PDCA, será também um instrumento ou estratégia de vigilância da saúde, esta entendida como sendo "um conjunto de ações que proporcionam o conhecimento, a detecção ou prevenção de qualquer mudança nos fatores determinantes e condicionantes de saúde individual ou coletiva, com a finalidade de recomendar e adotar as medidas de prevenção e controle das doenças ou agravos" (Lei Orgânica da Saúde 8080/90). Ou, como define o CDC – *Centers for Disease Control and Prevention*, dos EUA: "A coleta, a análise e a interpretação de dados de saúde são essenciais para o planejamento, a implementação e a avaliação da prática da Saúde Pública, intimamente integrados com a disseminação oportuna destes dados, para aqueles que necessitam conhecê-los. O elo final da cadeia de vigilância é a aplicação destes dados para a prevenção e o controle. O Sistema de Vigilância inclui a capacidade funcional para a coleta de dados, a análise e a disseminação, vinculados a programas de Saúde Pública" (Halperin, Baker Jr., Monson, 1992).

A quarta fase do ciclo do PDCA referente ao **Ajuste** (*Action*) do planejamento e da execução, significa a etapa em que são analisados todos os fatos que contribuíram para o sucesso ou falha das ações programadas (execução) e que vão fechar o ciclo, levando a um novo planejamento.

▶ Gestão de informação de Segurança e Saúde no Trabalho. Proposta de modelo de organização dos dados, sua transformação em informação e uso do conhecimento. O Espectro de Resposta Biológica (ERB) e seus segmentos

O novo cenário, com a introdução de novos atores e renovação dos existentes, tornou mais nítida a necessidade de melhorar o desempenho dos serviços de Segurança e Saúde no Trabalho. Para isto, é necessário um melhor conhecimento das informações geradas pelas diversas atividades realizadas, para que se possam estabelecer ações de controle para a redução das doenças e, consequentemente, dos custos. A competitividade crescente é o desafio imposto pela globalização às empresas brasileiras. Este cenário nos obriga a buscar respostas criativas e flexíveis, e os serviços de Segurança e Saúde no Trabalho das empresas possuem características específicas, que tornam este cenário ainda mais complexo: o político e o social. Os serviços de Segurança e Saúde no Trabalho nas organizações empresariais brasileiras, à exceção dos anos mais recentes e em alguns casos específicos, sempre foram vistos como um simples conjunto de atividades operacionais de menor relevância, um mal necessário, cujos resultados, quando mensurados, não se refletiam no desempenho do negócio. As atividades de saúde desenvolvidas nas empresas eram e são vistas como essencialmente técnicas, em alguns casos até meramente administrativas, cuja abordagem principal é o cumprimento de requisitos legais, quando muito, sem maiores considerações em relação aos impactos no resultado da empresa.

O conhecimento dos agravos à saúde e dos determinantes de risco tem uma importância significativa na definição de estratégias de intervenção, com vistas a diminuir ou prevenir os danos à saúde. O uso desse conhecimento para traçar estratégias de ação, quando aplicado na administração de serviços de saúde ocupacional, mostra-se como um instrumento de gestão que permite:

- Preparar estratégias de intervenção em nível local;
- Determinar as ações de saúde que devem ser implantadas;
- Definir e distribuir os recursos.

O conhecimento do perfil de saúde dos trabalhadores empregados, através da análise da distribuição das ocorrências de agravos à saúde, constitui-se em uma ferramenta de vigilância da saúde. A análise dos dados coletados é centrada na identificação das principais causas de efeitos adversos à saúde dos trabalhadores, gerando conhecimento suficiente para priorizar recursos para a implantação de medidas preventivas e corretivas que têm como meta a modificação do perfil de saúde.

A tendência é sair da gestão administrativa simples, quando existente, e evoluir para um modelo de gestão da saúde. Isso significa buscar informações mais detalhadas sobre a utilização dos benefícios oferecidos pela empresa, especialmente o plano de saúde; investimento em comunicação, aqui talvez um dos pontos mais importantes, pois a boa comunicação evita interpretações tendenciosas; avaliação permanente do perfil dos trabalhadores empregados e identificação dos portadores de doenças crônicas; integração dos diversos programas de saúde; transformação dos trabalhadores empregados em parceiros e, finalmente, controle, por meio de indicadores, metas e, o mais importante, o cálculo do retorno financeiro para as empresas. A boa gestão da saúde acaba se transformando em benefício para todos. Trabalhadores empregados mais bem assistidos se sentem melhor física, mental e emocionalmente, e o trabalhador empregado motivado produz mais e falta menos.

A prevenção primária, a ser desenvolvida no período de pré-patogênese, ou seja, enquanto não houver manifestação objetiva da doença, consiste de medidas destinadas a desenvolver uma saúde geral melhor, pela proteção específica do homem contra agentes patológicos, ou pelo estabelecimento de barreiras contra os agentes do meio ambiente. Aqui se situam os principais programas de promoção da saúde e qualidade de vida. Podemos garantir que aqui está o elemento diferenciador para a promoção da saúde e a competitividade das empresas. Acreditamos que a melhor oportunidade está nos serviços de saúde das empresas e o PCMSO é a principal ferramenta de promoção da saúde e qualidade de vida.

Tanto a realização do perfil de saúde quanto a metodologia de análise das informações de saúde devem obedecer à lógica do **Espectro de Resposta Biológica**, apresentado na Fig. 54.2.

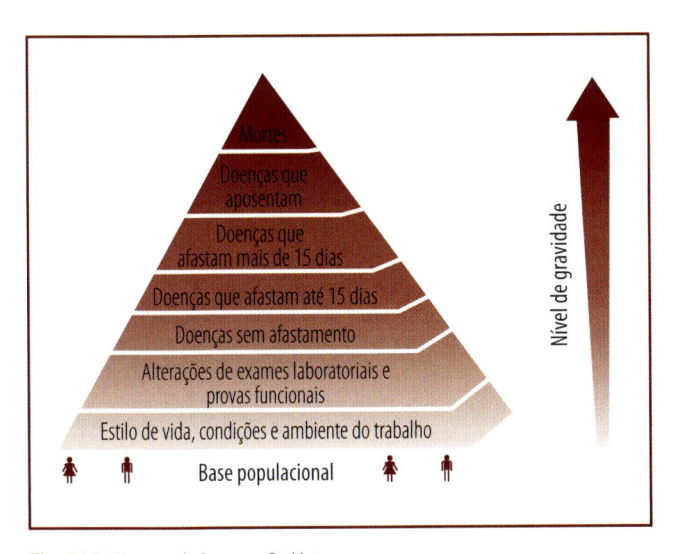

Fig. 54.2. Espectro de Resposta Biológica.

A análise dos dados deve contemplar a identificação de **informação para ação**, informação que requer ação, seja de curto, médio ou longo prazo, facilitando a adoção de intervenções na forma de implantação de medidas preventivas, inclusive de higiene industrial, proporcionando uma atuação na base do espectro de resposta biológica, determinando a minimização dos efeitos adversos sobre a saúde dos trabalhadores.

Os Segmentos do Espectro de Resposta Biológica

O **Espectro de Resposta Biológica** pode ser segmentado, de acordo com o tipo de informação, da seguinte forma:

Base populacional

A **caracterização básica da população de trabalhadores** é o ponto de partida para qualquer sistema de informação de saúde e é realizada com o propósito de permitir um melhor conhecimento de sua distribuição. Os dados que permitem o conhecimento da estrutura da população de trabalhadores têm como fonte principal o cadastro de trabalhadores, que deve estar permanentemente atualizado. Distribuições por faixa etária, tempo de serviço (faixas de 5 anos, por exemplo) e sexo são as mais utilizadas. Outras distribuições por cargo, lotação ou área de trabalho e local de trabalho também podem ser realizadas.

Primeiro nível. Estilo de vida, condições e ambiente de trabalho

O **1º nível do espectro** está representado pela presença de fatores de risco referentes a:

- **Estilo de vida.** Falta de atividade física, lazer, cuidados preventivos ou a presença de etilismo, tabagismo, estresse, fatores hereditários, hábitos alimentares inadequados, obesidade, entre outros. Ainda não podemos afirmar, mas é provável que as questões relacionadas ao estilo de vida dos trabalhadores brasileiros possam contribuir muito para o adoecimento em geral. Se somadas à má gestão ocupacional, o resultado será catastrófico para as empresas.
- **Condições e ambiente do trabalho.** Condições e processos de trabalho inadequados (condições ergonômicas); qualidade dos ambientes de trabalho (riscos físicos, químicos e biológicos).

A falta de controle desses riscos poderá determinar impactos sobre a saúde dos trabalhadores, acarretando o aparecimento, em maior ou menor grau, de alterações descritas nos níveis superiores do **espectro de resposta biológica**.

No primeiro nível do ERB estão alocados os programas preventivos, que representam o "D" do ciclo do PDCA.

Nos níveis seguintes do ERB estão alocados os programas de vigilância dos efeitos, que representam o "C" do ciclo do PDCA.

Segundo nível. Alteração de exames laboratoriais e provas funcionais

No **2º nível do espectro**, podem estar presentes alterações de:

- **Exames laboratoriais**. Hemograma, colesterol total e frações (LDL, HDL etc.), triglicérides, glicemia, provas de função hepática, chumbo sanguíneo, sumário de urina, parasitológico de fezes, entre outros.

1729

- **Provas funcionais**. Teste ergométrico, audiometria, espirometria, tomadas de pressão arterial entre outros.

Terceiro nível. Morbidade sem absenteísmo

No **3º nível do espectro** está presente a **morbidade sem absenteísmo**, representada pelos **sinais e sintomas** registrados em atendimentos de enfermagem e médicos por ocasião dos exames ocupacionais, consultas clínicas e atendimentos ambulatoriais. Os atendimentos de enfermagem também podem se constituir em fonte de informação. A partir deste nível, a codificação adotada pela Classificação Internacional de Doença (CID) deve ser utilizada, para se obter o perfil de saúde desse segmento do espectro. Estes dado, na maioria das vezes, não são controlados pelas equipes de saúde ocupacional. Cada consulta realizada nos serviços de saúde das empresas, ocupacionais ou não, deverá ser registrada e finalizada com seu respectivo CID.

Quarto nível. Morbidade causadora de absenteísmo de curto prazo

No **4º nível do espectro** está presente a **Morbidade Causadora de Incapacidade Total Temporária de até 15 dias**, registrada em atestados médicos referentes aos 15 primeiros dias. É conhecido como **absenteísmo de curto prazo**. Independentemente do número de dias, todos os afastamentos deverão ser registrados e controlados. Em alguns casos (por que não em todos?) o trabalhador empregado deverá comparecer ao serviço de saúde para ser avaliado.

Quinto nível. Morbidade causadora de absenteísmo de longo prazo

No **5º nível do espectro** está presente a **Morbidade Causadora de Incapacidade Total Temporária Superior a 15 dias**, referente a afastamentos para auxílio previdenciário (auxílio-doença e auxílio-doença acidentário), contados a partir do 16º dia de afastamento. É também denominado de **absenteísmo de longo prazo**.

Sexto nível. Aposentadoria por invalidez

No **6º nível do espectro** está presente a **Morbidade Causadora de Incapacidade Total Permanente**, referente a registros de aposentadorias por invalidez reconhecidas pelo INSS através de documento legal.

Sétimo nível. Mortes

No **7º nível do espectro** estão presentes as referentes a registros de óbitos confirmados através da certidão de óbito ou outro documento legal.

O **Espectro de Resposta Biológica** apresentado permite clareza para o armazenamento dos dados de saúde e sua análise.

A análise do cenário nacional, com o crescente avanço das tecnologias de informação (TI), vem proporcionando uma crescente preocupação de administradores com o **uso gerencial da informação de saúde**.

Analisados sob esta ótica, os atuais custos com exames e procedimentos médicos, inclusive os exigidos por lei, passam para outro nível de visão, o de investimento, na medida em que ações gerenciais efetivas possam ser avaliadas na sua eficiência e eficácia, proporcionando o conhecimento de uma **situação atual** e a projeção de uma **situação futura desejada**.

Organizando os dados da população trabalhadora na perspectiva de usar a informação. Principais distribuições

Vários aspectos do planejamento de um sistema de vigilância da saúde dos trabalhadores exigem que se conheçam os dados populacionais de uma comunidade de trabalhadores. Assim, a **caracterização básica da população de trabalhadores** é realizada com o propósito de permitir um melhor conhecimento da estrutura de distribuição por faixa etária, tempo de serviço, sexo e local de trabalho. Outros indicadores poderão ser utilizados para a caracterização da população, tais como raça; estado civil; renda e escolaridade.

Para a faixa etária e o tempo de serviço podem ser calculadas a **média** e a **mediana**. A média, que se representa por $\bar{X}$, é uma medida de localização do centro da amostra, enquanto a **mediana** é uma medida de localização do centro da distribuição dos dados, definida do seguinte modo: *ordenados os elementos da amostra, a **mediana** é o valor (pertencente ou não à amostra) que a divide ao meio, isto é, 50% dos elementos da amostra são menores ou iguais à **mediana** e os outros 50% são maiores ou iguais à **mediana***. Como medida de localização, a **mediana** é mais robusta do que a média, pois não é tão sensível aos dados.

Os Gráficos 54.1, 54.2 e 54.3 mostram exemplos de distribuição de uma hipotética população por faixa etária, tempo de serviço e sexo, respectivamente.

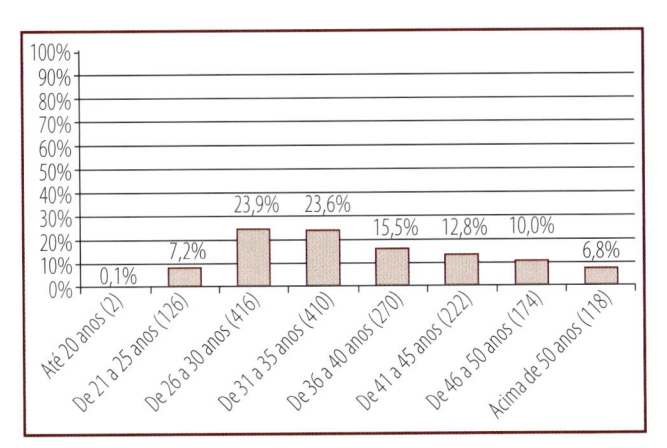

Gráfico 54.1. Distribuição da população por faixa etária.

Em uma população de 1741 trabalhadores empregados, a mediana foi de 33 anos.

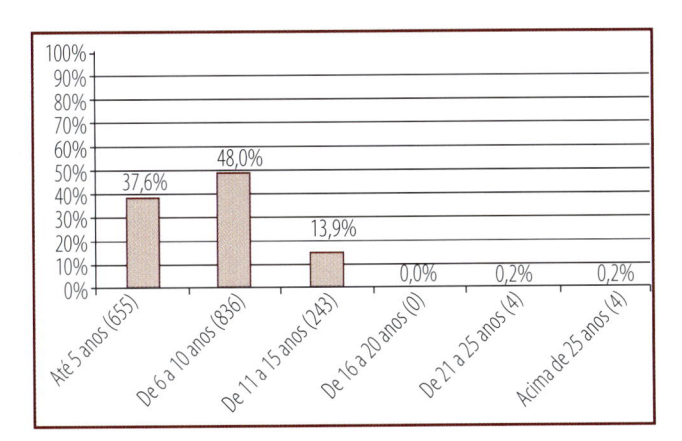

Gráfico 54.2. Distribuição da população por tempo de serviço

Em uma população de 1741 trabalhadores empregados, a mediana foi de 5 anos.

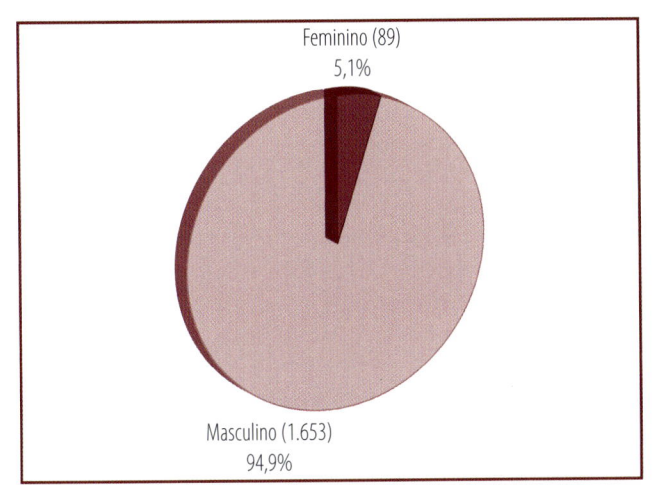

Gráfico 54.3. Distribuição da população por sexo.

Um dos conceitos mais importantes em Epidemiologia é o da **população sob risco** de adoecer ou morrer, também chamado de **denominador populacional**.

A vigilância da saúde de trabalhadores apresenta uma dificuldade referente ao denominador, uma vez que, ao longo de um determinado período de tempo, pode haver mudança da população utilizada como denominador, com a admissão e demissão de trabalhadores. Como resultado, o denominador estará diferente, de acordo com o período de tempo considerado. Esta situação dificulta o cálculo de índices, especialmente o **coeficiente de incidência**, definido como a razão entre o número de casos novos de uma doença que ocorre em um intervalo de tempo determinado, em uma população delimitada exposta ao risco de adquirir a referida doença no mesmo período.

Tal dificuldade pode ser superada com a adoção do número de pessoas-tempo no denominador. Este valor é obtido multiplicando-se o número de trabalhadores pelos respectivos tempos de serviço, somando-se os resultados parciais. Por exemplo, 5 pessoas durante um ano de seguimento perfazem 5 pessoas-ano (5 pessoas x 1 ano = 5 pessoas-ano); 20 pessoas durante 6 meses fazem 10 pessoas-ano (Almeida Filho e Rouquayrol, 1992).

Organizando os dados de estilo de vida, condições e ambiente de trabalho, incluindo os dados de exposição a riscos ocupacionais (físicos, químicos e biológicos) e de condições ergonômicas, na perspectiva de transformar em informação e usar o conhecimento

No **1º nível do espectro** estão presentes os fatores de risco referentes a **estilo de vida e outros determinantes de risco à saúde**, representados por falta de atividade física, lazer, cuidados preventivos ou a presença de etilismo, tabagismo, estresse, fatores hereditários, hábitos alimentares inadequados, obesidade, entre outros, e **segurança e higiene ocupacional**, representado por condições e processos de trabalho inadequados (riscos ergonômicos); qualidade dos ambientes de trabalho (riscos físicos – ruído, calor, radiações etc; riscos químicos – substâncias químicas e riscos biológicos – vírus, bactérias, fungos etc.).

Aspectos conceituais

A expressão **qualidade de vida** foi empregada pela primeira vez pelo presidente dos Estados Unidos, Lyndon Johnson, em 1964, ao declarar que "*os objetivos não podem ser medidos através do balanço dos bancos. Eles só podem ser medidos através da qualidade de vida que proporcionam às pessoas*".

O interesse em conceitos como **padrão de vida** e **qualidade de vida** foi inicialmente partilhado por cientistas sociais, filósofos e políticos. O crescente desenvolvimento tecnológico da Medicina e de ciências afins trouxe como uma consequência negativa a sua progressiva desumanização. A preocupação com o conceito de **qualidade de vida** refere-se a um movimento dentro das ciências humanas e biológicas no sentido de valorizar parâmetros mais amplos que o controle de sintomas, a diminuição da mortalidade ou o aumento da expectativa de vida.

A avaliação da **qualidade de vida** foi acrescentada nos ensaios clínicos randomizados como a terceira dimensão a ser avaliada, além da eficácia (modificação da doença pelo efeito da droga) e da segurança (reação adversa a drogas) (Bech, 1995). A Oncologia foi a especialidade que, por excelência, se viu confrontada com a necessidade de avaliar as condições de vida dos pacientes que tinham sua sobrevida aumentada com os tratamentos propostos, já que, muitas vezes, na busca de acrescentar *anos à vida*, era deixada de lado a necessidade de acrescentar *vida aos anos*.

O termo **qualidade de vida**, como vem sendo aplicado na literatura médica, não parece ter um único significado. "Condições de saúde", "promoção de saúde", "funcionamento social" e "qualidade de vida" têm sido usados como sinônimos e a própria definição de **qualidade de vida** não consta na maioria dos artigos que utilizam ou propõem instrumentos para sua avaliação.

A expressão **qualidade de vida**, na figura do discurso, é conhecida como polissemia, isto é, quando uma única palavra ou um conjunto de vocábulos implica muitos sentidos. Assim, ao dizer **qualidade de vida**, pode-se estar querendo indicar bem-estar pessoal, posse de bens materiais, participação em decisões coletivas e muito mais. De fato, são tão numerosos os sentidos possíveis, que já se afirmou que **qualidade de vida** é daquelas palavras que, querendo dizer muito, acabam por pouco significar (Minayo *et al.*, 2000).

O Grupo de Qualidade de Vida da divisão de Saúde Mental da OMS definiu **qualidade de vida** como "**a percepção do indivíduo de sua posição na vida no contexto da cultura e sistema de valores nos quais ele vive e em relação aos seus objetivos, expectativas, padrões e preocupações**" (WHO, 1998). Assim, são consideradas opiniões e concepções individuais, baseadas nas próprias crenças, experiências, sensações e expectativas de evolução. O mérito da definição da OMS está na validação do inquestionável aspecto subjetivo da questão, isto é, a perspectiva do indivíduo é o que está em questão. No aspecto da multidimensionalidade, a **qualidade de vida** é composta por várias dimensões, que podem ser positivas e negativas (Fleck *et al.*, 2008).

Calman (1984) fez contribuições importantes para tornar o conceito de **qualidade de vida** mais claro. Ele considera que uma "**boa qualidade de vida**" está presente quando as esperanças e as expectativas são satisfeitas pela experiência. Essas expectativas são modificadas pela idade e pela experiência. Para esse autor, a definição de **qualidade de vida** tem algumas implicações:

- Só pode ser descrita pelo indivíduo e aqui está o grande ponto a ser avaliado;
- Precisam levar em conta vários aspectos da vida;
- Está relacionada aos objetivos e às metas de cada indivíduo;
- A melhoria está relacionada à capacidade de identificar e atingir esses objetivos.
- A doença e seus respectivos tratamentos podem modificar esses objetivos. Muitas vezes a **qualidade de vida** só será levada a sério pelo indivíduo após o doloroso processo de uma doença.
- Os objetivos precisam necessariamente ser realistas, já que o indivíduo precisa manter a esperança de poder atingi-los.
- A ação é necessária para diminuir o hiato entre a realização dos objetivos e as expectativas, quer para a realização dos objetivos, quer pela redução das expectativas. Esta ação pode se dar pelo crescimento pessoal ou pela ajuda dos outros. O hiato entre as expectativas e a realidade pode ser justamente a força motora de alguns indivíduos.

Qualidade de vida relacionada com a saúde (*Health-related quality of life*) e **estado subjetivo de saúde** (*Subjective health status*) são conceitos afins centrados na avaliação subjetiva do indivíduo, mas necessariamente ligados ao impacto do estado de saúde sobre a capacidade de o indivíduo viver plenamente. O termo **qualidade de vida** é mais geral e inclui uma variedade potencial maior de condições que podem afetar a percepção do indivíduo, seus sentimentos e comportamentos relacionados com o seu funcionamento diário, incluindo, mas não se limitando a isso, a sua condição de saúde e as intervenções médicas.

E a Qualidade de Vida no Trabalho? Ramazzini, o "pai da Medicina do Trabalho", disse, séculos atrás: "A natureza impõe ao gênero humano a necessidade de prover a vida diária por meio do trabalho. Dessa necessidade, surgiram todas as artes, como as mecânicas e as liberais, que não são desprovidas de perigos, como, aliás, todas as coisas humanas. É forçoso confessar que ocasionam não poucos danos aos artesãos certos ofícios que eles desempenham. Pelos quais esperavam obter recursos para sua própria manutenção e da família, encontram graves doenças e passam a amaldiçoar a arte à qual se haviam dedicado". Pode-se dizer que o trabalho pode ser um elo importante para que as pessoas consigam melhorar suas condições de vida. No livro "A Saúde Persecutória", os autores acreditam que as discussões sobre promoção da saúde tendem a ser inconclusivas, pois suas atividades transitam sobre terrenos de difícil compatibilização: paternalismo *versus* "participacionismo" e individual *versus* coletivo. Existiriam os seguintes enfoques ao longo desses dois eixos: conservador (técnicas persuasivas em saúde); reformista (ação legislativa para a saúde), muito comum em nosso país, e radical pluralista (educação popular em saúde).

Segundo Walton (1975), um programa de qualidade de vida no trabalho, quando adequadamente proposto, tem como meta: "gerar uma organização mais humanizada, na qual o trabalho envolva, simultaneamente, relativo grau de responsabilidade e de autonomia em nível do cargo, recebimento de recurso de "*feedback*" sobre o desempenho, com tarefas adequadas, variedade, enriquecimento do trabalho com ênfase no desenvolvimento pessoal do indivíduo". Michael Porter, coautor do livro "Repensando a Saúde", diz que os empregadores deveriam estar preocupados em gerenciar a saúde e a qualidade de vida no trabalho, em vez de gerenciar os custos. Sugere novos papéis para os empregadores, entre eles, apoiar e motivar os trabalhadores empregados para que façam boas escolhas e gerenciem sua própria saúde:

- Oferecendo estímulos, incentivos e apoio aos trabalhadores empregados no gerenciamento de saúde.
- Fornecendo informações e serviço de aconselhamento imparcial aos trabalhadores empregados, em complementação a outras fontes.
- Oferecendo estruturas de planos de saúde que forneçam um bom valor e encorajem economias para necessidades de saúde de longo prazo.
- Mensurar e responsabilizar a equipe de benefícios pelo valor da saúde e ser responsável pelos resultados.

A **promoção de saúde no trabalho** pode ser caracterizada como uma estratégia nova e integrada para pessoas saudáveis em empresas saudáveis. Tem o propósito de prevenir a doença e desenvolver o potencial de saúde e bem-estar dos trabalhadores no local de trabalho, contribuindo para a motivação e a participação ativa e generalizada de empregadores, trabalhadores e sociedade em geral (Declaração do Luxemburgo, 1997), num esforço conjunto de melhoria e correção das condições ambientais de trabalho, eliminação de fatores de risco e promoção do trabalho seguro e saudável, assim como o desenvolvimento de programas preventivos, devendo abranger:

- A prevenção da *morbidade geral* da população trabalhadora ativa.
- A incidência de *outros riscos não diretamente relacionados com o trabalho* (por ex., condições de vida, hábitos, comportamentos de saúde e outras características individuais).
- Os *fatores de risco de natureza psicossocial e os problemas de saúde mental e de bem-estar* da população trabalhadora.
- Os custos econômicos e sociais da incapacidade para o trabalho (temporária, de longa duração e permanente).
- A questão da *empregabilidade* e da *manutenção da capacidade de trabalho* ao longo da vida ativa.

A 49ª Assembleia Mundial de Saúde (1996) aprovou a *Estratégia Global da OMS sobre a Saúde no Trabalho para Todos*, ao mesmo tempo em que a OMS, Região da Europa, recomendou a "reorientação dos serviços de saúde no trabalho".

A partir desses eventos, começou a surgir na Europa (Finlândia, Alemanha, Holanda, Reino Unido etc.) um movimento denominado de *nova saúde ocupacional*, com crescente manifestação de interesse pelo conceito, princípios e metodologia da Promoção da Saúde no Local de Trabalho.

Conceitualmente, o Espectro de Resposta Biológica apresentado neste capítulo trata das questões referentes à promoção da saúde no local de trabalho, contemplando os efeitos adversos e agravos à saúde dos trabalhadores que possam interferir em sua produtividade e qualidade de trabalho.

Estilo de vida

O estilo de vida e seus determinantes de risco à saúde constituem um capítulo à parte dentro de um programa de vigilância da saúde dos trabalhadores e, sem qualquer dúvida, um importante e decisivo capítulo.

Entende-se por estilo de vida a existência de fatores mensuráveis ligados à vida das pessoas, determinados e gerenciados por sua razão, com repetição frequente no seu dia a dia.

A mensuração da ocorrência desses fatores entre os trabalhadores permite obter dados consistentes para o planejamento e a programação das estratégias e ações dos programas que se mostrem necessários para a mudança dos mesmos, com o objetivo de se obter melhor qualidade de saúde.

É crescente, na literatura científica internacional consolidada, a associação entre os fatores de estilo de vida e os agravos de saúde e, consequentemente, o impacto sobre a produtividade no trabalho e custos crescentes com a assistência médica.

O estado de saúde integral é constituído pelo equilíbrio dinâmico de quatro grupos de determinantes:

- ***Biologia***. O ser humano é, primariamente, um ser biológico. A biologia humana compreende os caracteres genéticos e hereditários, os caracteres antropológicos, o sexo, a idade, a raça, enfim, tudo aquilo que constitui o ser biológico.
- ***Meio Ambiente***. Este macro determinante de saúde é constituído por, no mínimo, três dimensões:
  – O meio ambiente físico, com o qual se interage diariamente, capaz de determinar respostas no ser humano.
  – O meio ambiente biológico, pois em qualquer situação com que se convive, além de outros seres humanos com os quais se partilha o universo, existem vários organismos e micro-organismos vivos que estão a todo tempo interagindo.
  – O meio ambiente socioeconômico no qual cada ser humano está inserido, o qual envolve cultura, educação (medida por escolaridade), posição social (medida por renda, escolaridade, tipo de ocupação), crenças, valores, formas de organização social, entre outros.

- **Serviços de saúde ou serviços de atenção à saúde (de atenção à doença, no mais das vezes).** Esses serviços de saúde fazem ou deveriam fazer prevenção e promoção da saúde, tratamento e reabilitação.
- **Estilo de vida.** Na dimensão pessoal ou individual, e na dimensão coletiva ou populacional. Esse "estilo de vida" é, na verdade, o dia a dia constituído por todos os hábitos, o uso ou abuso de drogas, sejam drogas legais (produtos farmacêuticos, álcool, fumo) ou ainda as "ilegais". Faz parte deste estilo de vida, também, o lazer ou a falta de lazer, a recreação, o tempo para si ou a sua acepção holística, em que o ser é o todo que ele é, não apenas o ser biológico, social, mental ou emocional.

Pesquisas realizadas pelo *Centers for Disease Control and Prevention*, instituição do governo norte-americano, vinculada ao *U.S. Department of Health and Human Services*, identificaram como os quatro fatores analisados podem influenciar na probabilidade de ocorrência das principais causas de doença e morte. A Tabela 54.1 apresenta a distribuição do impacto estimado pelos quatro fatores descritos.

Sabidamente, em uma população produtiva adulta, as condições de trabalho estão direta ou indiretamente associadas com a ocorrência de doenças ou acidentes, evitáveis na sua grande maioria.

A identificação e a correção dos fatores predisponentes a essa condição de morbidade têm sido motivo de ações específicas e dirigidas dos serviços de Segurança e Saúde no Trabalho da empresa, tornando diretriz inquestionável a adoção do Programa de Promoção de Saúde no Trabalho.

Esse programa, considerado fundamental para o estabelecimento de melhores padrões de saúde, favorece e gera estímulos para a consolidação de vínculos ainda mais fortes entre a empresa e os seus trabalhadores.

Como consequência das melhores condições de saúde assim alcançadas, ocorre a redução na procura por serviços assistenciais e curativos, trazendo uma significativa redução nos custos desses serviços, hoje fator de constante preocupação para a empresa e os trabalhadores empregados.

A conscientização da importância de todos esses fatores tem mobilizado cada vez mais as empresas a realizarem investimentos nessa área.

A Tabela 54.2 descreve uma relação de determinantes de saúde cuja classificação permite a elaboração do perfil de estilo de vida e saúde dos trabalhadores empregados, inclusive com instrumentos de aferição da percepção de cada um sobre o seu estado de saúde e outras percepções relacionadas. Os determinantes descritos procuram estar em consonância com os indicadores sociais de trabalho e de vida.

Tabela 54.1. Impacto estimado de quatro fatores sobre as 10 principais causas de morte de pessoas com menos de 75 anos

Causas de morte	Fatores (%)			
	Estilo de vida	Ambiente	Biologia	Serviços de saúde
Doenças do coração	54,0	9,0	25,0	12,0
Câncer	37,0	24,0	29,0	10,0
Acidentes com veículos a motor	69,0	18,0	1,0	12,0
Outros acidentes	51,0	31,0	4,0	14,0
AVC	50,0	22,0	21,0	7,0
Homicídios	63,0	35,0	2,0	0,0
Suicídio	60,0	35,0	2,0	3,0
Cirrose hepática	70,0	9,0	18,0	3,0
Gripe/pneumonia	23,0	20,0	39,0	18,0
Diabetes	34,0	0,0	60,0	6,0
Todas as 10 causas juntas	51,5	20,1	19,8	10,0

Fonte: CDC, 1984.

A análise da Tabela 54.1 mostra que serviços de saúde influenciam em 10%; o fator biologia influencia em 19%; o ambiente em 20%, e o fator **Estilo de Vida** se mostra capaz de influenciar em **51%** a probabilidade de essas doenças ocorrerem, representando o fator mais importante, sendo considerado capaz de diminuir a ocorrência dos agravos à saúde em mais da metade dos casos.

Tabela 54.2. Determinantes de estilo de vida e saúde

Categoria	Indicadores
Estilo de vida	Comportamento e lazer Atividade física Massa corporal Circunferência abdominal Estresse Tabagismo Etilismo Hábitos alimentares Cuidados preventivos
Saúde ocupacional (avaliação de percepção)	Exposição a agentes agressores Condições e ambiente de trabalho
Condições de saúde	Saúde do homem Saúde da mulher História médica Saúde bucal

O levantamento de dados é realizado através da aplicação de questionários, adaptados às características da população trabalhadora da qual se pretende levantar dados, contendo questões que abrangem todos os aspectos relacionados com a saúde e o estilo de vida, a serem respondidos por todos os trabalhadores, devendo, o sigilo das informações, estar assegurado pelo restrito manuseio dos questionários.

O questionário a ser aplicado pode utilizar o sistema de autorresposta e, para evitar que a interpretação da questão possa levar a alguma dúvida, devem ser treinadas pessoas no âmbito da empresa para elucidarem as questões e atuarem como facilitadores, aumentando, com isso, a fidedignidade das respostas.

Podem ser encontrados, notadamente na Internet, muitos questionários sugeridos para essa finalidade, contudo, deve-se fazer a opção por instrumentos previamente validados.

Uma referência de excelente qualidade está disponibilizada no site do Centro de Controle de Doenças do governo norte-americano [*Centers for Disease Control and Prevention* (CDC), USA] em um programa denominado *Behavioral Risk Factor Surveillance System* – BRFSS (Sistema de Vigilância do Comportamento de Fatores de Risco) hospedado no endereço http://www.cdc.gov/brfss/, onde podem ser encontradas todas as informações referentes ao programa de vigilância. O programa foi desenvolvido e é mantido pelo *National Center for Chronic Disease Prevention and Health Promotion*, instituição vinculada ao CDC.

Outra excelente referência pode ser encontrada no endereço http://www.ufrgs.br/psiq/whoqol.html onde estão descritos os instrumentos de avaliação de qualidade de vida da OMS, versão em português (WHOQOL) 1998.

O perfil de estilo de vida e saúde, elaborado após a coleta e análise das informações, permite priorizar ações preventivas em função de seus resultados.

Se tomarmos como exemplo a avaliação do sedentarismo, entre as dezenas de referências, critérios e escalas utilizadas para definir com mais objetividade a natureza destes fatores de risco ("baixo nível de atividade física" e "sedentarismo"), pode ser destacado no Brasil e no mundo o questionário sobre atividade física – *International Physical Activity Questionnaire* (IPAQ), desenvolvido por um grupo de pesquisadores estrangeiros e validado para o idioma português, e que tem sido recomendado pela Organização Mundial da Saúde (OMS) e pelo Centro de Controle e Prevenção de Doenças (CDC-EUA), para investigação de inatividade física, em estudos epidemiológicos (Matsudo *et al.*, 2001; SESI, 2007). Entre as diferentes versões do IPAQ, pode-se utilizar a versão reduzida, com perguntas sobre atividades físicas vigorosas, moderadas e caminhadas praticadas em uma semana rotineira, formuladas mediante entrevista. O cálculo do escore pode ser feito com base na duração e frequência com que são realizadas as respectivas atividades.

O protocolo de análise do IPAQ permite categorizar os indivíduos em três níveis de atividade física: baixo, médio e alto. *Alto nível* de atividade física está associado a maiores benefícios à saúde e se caracteriza pela prática diária de pelo menos uma hora de atividade física moderada, ou de 30 minutos de atividades físicas vigorosas acima do nível basal. Atividade física em nível basal, por exemplo, equivaleria a caminhar 5.000 passos por dia, e alto nível de atividade física seria caminhar 12.500 passos por dia, ou o equivalente em atividades moderadas ou vigorosas. *Nível moderado* é obtido com 30 minutos de atividades físicas moderadas, na maior parte dos dias. Esta recomendação era feita anteriormente para atividades de lazer, com o objetivo de promoção da saúde em populações. *Nível baixo* de atividade física é aquele que não preenche os critérios para os níveis alto ou moderado (SESI, 2007).

Os escores também podem ser convertidos em *calorias*, e há evidências de que a prática de atividade física que promova o dispêndio de menos de 1.000 quilocalorias por semana é insuficiente para a prevenção de doenças cardiovasculares e permite caracterizar os indivíduos *sedentários* (SESI, 2007).

Em um cenário cada vez mais competitivo, manter ou aumentar a *performance* de um profissional exige uma tarefa intrínseca de cada um; porém, o papel das organizações passa a ser relevante e estratégico para a manutenção do clima organizacional. Cabe às empresas entender as necessidades individuais e alinhá-las às organizacionais, respeitando o papel e as demandas de cada um. O difícil equilíbrio entre a vida profissional e pessoal faz parte da trajetória de vida, e cobrar das empresas iniciativas que promovam a saúde e a qualidade de vida é uma causa justa. Mas os dois atores deverão crescer juntos, um melhorando sua saúde, o outro, atingindo os resultados empresariais esperados.

Fernandes (1996) afirma que "a tecnologia de qualidade de vida no trabalho" pode ser utilizada para que as organizações renovem suas formas de organização no trabalho, de modo a elevarem a produtividade, como resultado de maior participação dos empregados nos processos relacionados ao seu trabalho. Critica abordagens simplistas e míopes, caracterizadas por modismos das áreas de recursos humanos.

Fatores de Risco Ocupacionais (físicos, químicos e biológicos)

Os higienistas ocupacionais empenham-se em reconhecer, avaliar e controlar perigos (fatores de risco) nos locais de trabalho, de modo a reduzir, controlar ou eliminar os riscos à saúde e ao bem-estar (conforto) dos trabalhadores, proporcionando um ambiente ocupacional seguro e saudável durante toda a sua vida laborativa[2]. Hoje, os locais de trabalho tornam-se cada vez mais complexos, criando novos desafios para os higienistas industriais. A avaliação dessas situações complexas exige uma estratégia de avaliação da exposição no local de trabalho bem fundamentada e lógica, de modo a focalizar os recursos de higiene industrial e de Medicina do Trabalho naquelas situações de trabalho com o maior potencial de efeitos adversos à saúde. Deverá ser avaliada a exposição do trabalhador a agentes químicos, físicos e biológicos, além das condições ergonômicas e dos efeitos em potencial desses agentes sobre a saúde, de modo a iden-

---

[2] Ver capítulo 52 deste livro.

tificar devidamente os riscos associados ao trabalho em um ambiente ocupacional. A finalidade do desenvolvimento de uma sólida estratégia de avaliação da exposição é cumprir, pelo menos, as seguintes metas:

- Avaliar os riscos potenciais à saúde dos trabalhadores, o que significa avaliar e diferenciar as exposições aceitáveis e inaceitáveis e controlar aquelas exposições determinadas como inaceitáveis.
- Estabelecer e manter um registro histórico de níveis de exposição para todos os trabalhadores. Este registro poderá enfocar exposições de trabalhadores individualmente ou exposições de grupos representativos de trabalhadores. Os resultados do monitoramento da exposição deverão ser comunicados a todos os trabalhadores em grupos homogêneos, como parte da estratégia de avaliação da exposição.
- Assegurar e demonstrar o cumprimento de dispositivos legais.
- Cumprir as três metas acima com eficiente e eficaz distribuição de tempo e de recursos.

A exposição do trabalhador resulta da convergência de vários fenômenos, todos sujeitos a variações de tempo e espaço. As concentrações de contaminantes no local de trabalho são causadas por fontes múltiplas, cujos índices de emissão são dependentes do tempo. Essas concentrações são afetadas pelos níveis de ventilação que, por sua vez, também dependem do tempo e do espaço. A modelagem de concentrações no local de trabalho é difícil por suas próprias características e a avaliação da exposição também exige um entendimento do comportamento do trabalhador. Por exemplo, trabalhadores podem estar expostos a concentrações variáveis, no local de trabalho, com frequência variável, e também executam tarefas que podem alterar as concentrações no local de trabalho, através de modificações no desempenho da ventilação e índices de emissão na fonte.

A avaliação de exposições complexas exige a utilização de um modelo de avaliação de exposição. Trabalhadores poderão estar expostos a agentes ambientais (químicos, físicos e biológicos) e condições ergonômicas inadequadas através da execução de tarefas que envolvem diretamente esses agentes, ou mediante contato acidental, por contaminação não relacionada diretamente com as tarefas executadas.

A Associação Americana de Higiene Industrial (http://www.aiha.org/) publicou, em 1991, a metodologia para a formação de Grupos Homogêneos de Exposição (GHE). Essa metodologia foi revista em 1998, passando a utilizar a denominação de Grupos Similares de Exposição (GSE), tendo sido revista mais uma vez, em 2006, mantendo a mesma denominação (AIHA, 1991; AIHA, 1998; AIHA, 2006).

Felizmente, o desenvolvimento de uma estratégia de avaliação de exposição que dá prioridade ao monitoramento com base no risco é possível, desde que seja baseada na avaliação dos dois componentes de risco à saúde:

1. o potencial de exposição a um agente dentro de um grupo similar de exposição (GSE), e
2. os efeitos potenciais do agente à saúde.

A Fig. 54.3, apresentada a seguir, ilustra complexa interação utilizada na formação de GSEs.

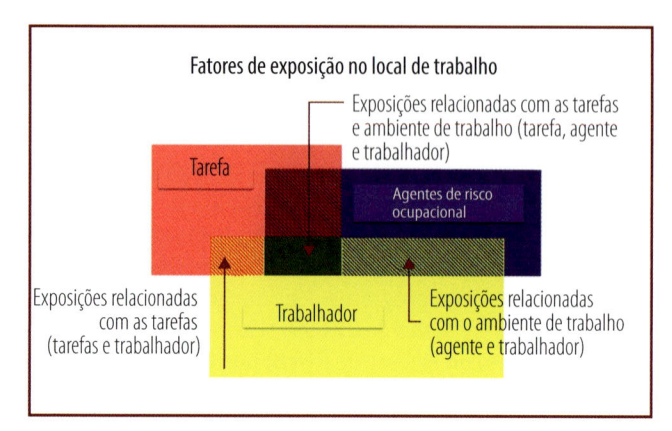

Fig. 54.3. Fatores de exposição no local de trabalho.

Avaliações qualitativas de exposição e efeitos potenciais à saúde permitem analisar subjetivamente os riscos à saúde apresentados pelos agentes ambientais no local de trabalho, antes do início de uma campanha de monitoramento. Essa análise qualitativa é a pedra fundamental da estratégia de uma avaliação de exposição e permite a classificação de grupos de trabalhadores baseada nos riscos em potencial, de modo que recursos de higiene industrial possam ser eficiente e eficazmente distribuídos. Uma vez coletados os dados quantitativos, estes dados poderão ser utilizados para verificar ou modificar a classificação qualitativa de risco dos GSEs.

Um aspecto universal da estratégia de avaliação de exposição é a exigência de sólida capacidade de julgamento profissional. A flexibilidade da estratégia de avaliação de exposição apresentada permite e exige decisões e julgamentos subjetivos que têm um impacto direto sobre a saúde dos trabalhadores.

A estratégia de avaliação da exposição ocupacional publicada pela AIHA apresenta uma consolidação dos enfoques que higienistas industriais experientes utilizam em suas estratégias de avaliação de exposição. As deliberações da Comissão para Estratégias de Avaliação de Exposição da AIHA revelaram a disponibilidade de uma ampla gama de práticas e opções, e a publicação da AIHA representa um consenso, entre os membros da comissão, relativo a uma sólida estratégia de avaliação de exposição.

A Fig. 54.4 descreve um fluxograma da visão geral da estratégia de avaliação de exposição. Esta estratégia simples, mas poderosa, é apropriada para avaliar muitos ambientes, forças de trabalho e agentes de risco ocupacional.

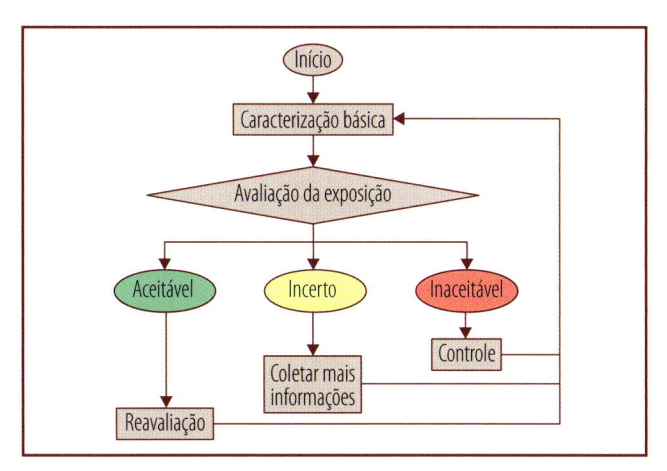

Fig. 54.4. Estratégia de avaliação da exposição ocupacional.
[Grupos Similares de Exposição (AIHA, 1998/2006)]

O Grupo Similar de Exposição é definido pela AIHA como sendo um "**grupo dos trabalhadores que têm o mesmo perfil geral de exposição para o(s) agente(s) que está(ão) sendo estudado(s) por causa da similaridade e a frequência das tarefas executadas, os materiais e os processos com que trabalham e a similaridade da maneira como executam as tarefas**".

Um perfil de exposição é definido como a caracterização da variabilidade dos níveis de exposição para um GSE. O perfil de exposição pode ser estimado quantitativamente, complementado por médias de exposição, desvios padrão e limites de confiança, ou qualitativamente, baseado no conhecimento, experiência e julgamento profissional (AIHA, 2006).

Não é propósito deste capítulo detalhar as questões referentes à metodologia de avaliação de exposição a riscos ocupacionais, sejam eles agentes físicos, químicos ou biológicos, mas viabilizar os meios para proporcionar uma integração entre a vigilância da exposição e a vigilância dos efeitos.

A metodologia da AIHA permite a classificação do potencial de risco de GSEs através de uma matriz que considera o cruzamento do grau de exposição a um determinado agente de risco com o grau de efeitos que esse agente pode acarretar.

A Fig. 54.5 descreve a matriz de potencial de risco.

A matriz de riscos é construída com a qualificação da exposição e dos efeitos sobre a saúde, utilizando as classificações descritas nas Tabelas 54.3 e 54.4.

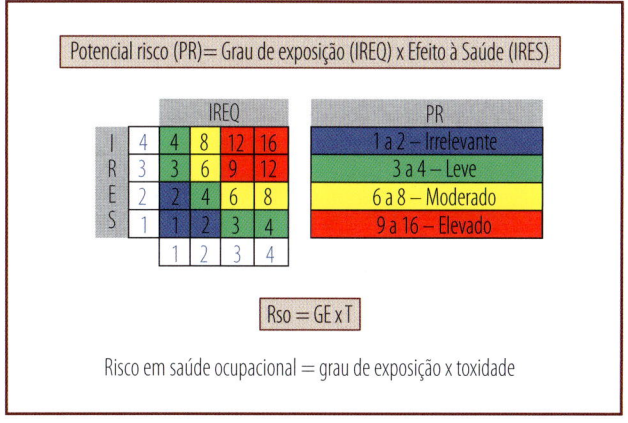

Fig. 54.5. Matriz de potencial de risco.

Tabela 54.3. Índice de risco de exposição qualitativa

Grau Exposição (IREQ)	Matriz de Aceitabilidade	Conceito
1	Remota	**Exposição Desprezível** – em condições normais de trabalho, o contato dos trabalhadores com o agente durante a execução das atividades é praticamente inexistente ou ocorre em níveis irrelevantes
2	Ocasional	**Exposição Pequena** – em condições normais de trabalho, o contato dos trabalhadores com o agente é esporádico, por curto espaço de tempo e em níveis baixos
3	Provável	**Exposição Moderada** – em condições normais de trabalho, o contato dos trabalhadores com o agente é frequente e em níveis médios, ou esporádicos e em níveis altos
4	Frequente	**Exposição Significativa** – em condições normais de trabalho, o contato dos trabalhadores com o agente é frequente e em níveis altos. O trabalhador permanece a maioria de sua jornada perto das fontes de emissão

Tabela 54.4. Índice de risco de efeitos sobre a saúde

Efeito Saúde (IRES)	Matriz de Aceitabilidade	Conceito
1	Desprezível	Efeitos nocivos (adversos) subclínicos ou leves, reversíveis. Incluem-se substâncias químicas de toxicidade muito baixa
2	Leve	Efeitos adversos reversíveis de moderados a severos que não deixam sequelas, ou efeitos irreversíveis que não conduzem à incapacidade de exercer as atividades pertinentes à função. Incluem-se substâncias químicas de baixa a moderada toxicidade
3	Moderada	Efeitos adversos irreversíveis, que conduzem à incapacidade de exercer atividades na função, mas não impedem a continuidade de vida, embora possa ocorrer diminuição de sua qualidade. Incluem-se substâncias químicas de toxicidade alta, ruído excessivo, vibração excessiva
4	Elevada	Efeitos que causam risco de vida. Incluem-se substâncias químicas de toxicidade muito alta, como os asfixiantes químicos, calor excessivo, agentes carcinogênicos, teratogênicos e efeitos sobre a reprodução e desenvolvimento

Todos os riscos com potencial de risco igual ou superior a 6 (amarelo) serão alvo de vigilância da exposição e dos efeitos. Não se consideram aqui todos os riscos descritos no Anexo 13 e 13-A da NR-15.

A quantificação da exposição é caracterizada utilizando a referência da AIHA, descrita na Fig. 54.6.

Categoria	Critérios
1. Desprezível	≤ 10% limite de exposição
2. Leve	> 10% ≤ 50% limite de exposição
3. Moderado	> 50% ≤ 100% limite de exposição
4. Elevado	> 100% limite de exposição

Fig. 54.6. Classificação da exposição quantitativa (AIHA, 2006).

Esses critérios metodológicos permitem uma adequada vigilância da exposição, utilizando os preceitos da NR-9, com a caracterização dos riscos com resultados maiores ou iguais ao nível de ação.

Diz a NR-9:

"9.3.6. Do nível de ação.

9.3.6.1. Para os fins desta NR, considera-se nível de ação o valor acima do qual devem ser iniciadas ações preventivas de forma a minimizar a probabilidade de que as exposições a agentes ambientais ultrapassem os limites de exposição. As ações devem incluir o monitoramento periódico da exposição, a informação aos trabalhadores e o controle médico.

9.3.6.2. Deverão ser objeto de controle sistemático as situações que apresentem exposição ocupacional acima dos níveis de ação, conforme indicado nas alíneas que seguem:

a) para agentes químicos, a metade dos limites de exposição ocupacional considerados de acordo com a alínea "c" do subitem 9.3.5.1;
b) para o ruído, a dose de 0,5 (dose superior a 50%), conforme critério estabelecido na NR 15, Anexo I, item 6."

Assim, todos os riscos classificados qualitativamente com potencial de risco maior ou igual a 6 (amarelo) e os classificados quantitativamente com nível de ação superior 50%, nos termos da NR-9, serão alvo de vigilância da exposição e dos efeitos.

Definidos os GSEs e caracterizada a vigilância da exposição ocupacional, a integração para viabilizar a realização da vigilância dos efeitos deve ser realizada com o cumprimento dos seguintes passos:

1) FORMAÇÃO DOS GSEs (avaliação qualitativa). Os GSEs são formados através da matriz exposição x efeito.
2) PRIORIZAÇÃO. São priorizados os agentes de riscos ocupacionais classificados como moderado ou superior.
3) DEFINIÇÃO DE EXAMES (Vigilância dos Efeitos). Define-se a bateria de exames em função dos riscos priorizados para a vigilância dos efeitos sobre a saúde.
4) AVALIAÇÃO QUANTITATIVA. São realizadas avaliações quantitativas dos GSEs priorizados.
5) AVALIAÇÃO DOS INDICADORES DE EFEITOS. São realizadas as avaliações de alterações de indicadores biológicos de efeitos em cada GSE.
6) REVISÃO DOS GSEs. Revisados em função dos resultados quantitativos, como visto, visando refinar os GSEs e as proporções de alterações de indicadores biológicos de efeitos encontradas nos GSEs.

Condições ergonômicas

Os Distúrbios Osteomusculares Relacionados ao Trabalho (DORT) são problemas frequentes de saúde em todo o mundo industrializado e constituem a maior causa de incapacidade para o trabalho. DORTs são condições que afetam os nervos, tendões, músculos e estruturas de suporte do sistema musculoesquelético, que podem resultar em fadiga, desconforto, dor, edema local, perda de sensação e formigamento.

DORTs usualmente decorrem de traumas cumulativos como resultado de meses, ou anos, de exposição a níveis excessivos de estressores físicos e psicossociais no trabalho. Evidências científicas têm mostrado que fatores físicos e psicossociais são críticos no desenvolvimento de DORT.

Os maiores fatores de riscos de DORT no local de trabalho incluem:

- Trabalho manual pesado.
- Força e repetitividade.
- Vibração.
- Posturas estáticas inadequadas decorrentes de postos de trabalho, ferramentas, equipamentos mal desenhados e métodos de trabalho inadequados.
- Organização do trabalho precária.

Exposição a cada fator de risco produz efeitos internos no corpo do trabalhador (redução do fluxo sanguíneo ou fadiga muscular local). Se não ocorrer uma recuperação adequada, pode evoluir para um caso de DORT.

Embora não limitada a ela, a fundamentação legal básica das ações e programas no campo da Ergonomia e da Organização do Trabalho encontra-se na NR-17, que tem o título de "Ergonomia" e que visa ao estabelecimento de parâmetros que permitam a adaptação das condições de trabalho às características psicofisiológicas dos trabalhadores, de modo a proporcionar um máximo de conforto, segurança e desempenho eficiente.

No entendimento formal da NR-17, como já visto, as condições de trabalho incluem aspectos relacionados ao levantamento, transporte e descarga de materiais, ao mobiliário, aos equipamentos e às condições ambientais do posto de trabalho e à própria organização do trabalho. Para avaliar a adaptação das condições de trabalho às características psicofisiológicas dos trabalhadores, cabe ao empregador realizar a análise ergonômica do trabalho. Por certo, a "análise ergonômica do trabalho" é necessária, mas haverá que se considerar com muita cautela e rigor questões como a metodologia e o conteúdo da referida "análise", bem como a necessidade de sua permanente atualização e uso real, transformando a "análise ergonômica" – estática, pontual e às vezes limitada apenas à emissão e guarda de um "laudo ergonômico" – num verdadeiro processo contínuo, se possível, objeto e tema de um verdadeiro "sistema de gestão de ergonomia e organização do trabalho".

Do recente livro "Como Instituir a Ergonomia na Empresa", publicado pelo Professor Hudson de Araújo Couto, deve ser aproveitado o claro entendimento: "Nosso propósito é que a Ergonomia seja instituída não como um programa, mas sim como um processo, ou seja, vindo para ficar, sendo realista na sua capacidade de dar respostas aos problemas existentes, mas permanecendo incorporada ao dia a dia da empresa, permanentemente. (...) A noção de processo nos remete ao conceito de melhoria contínua, em que a realidade de uma determinada área sempre estará melhorando, com redução gradativa e eficaz das situações de risco ergonômico" (Couto, 2011).

Como dito, é propósito desse capítulo viabilizar os meios que permitam uma integração entre a vigilância dos efeitos e vigilância das condições de trabalho, como um efetivo "sistema de gestão de ergonomia e organização do trabalho" contínuo e permanente.

Assim, apenas a título de ilustração, o Comitê de Ergonomia da AIHA apresentou uma publicação descrevendo, de forma detalhada, 21 ferramentas ergonômicas (http://www.aiha.org/insideaiha/volunteergroups/Ergonomics/Pages/Topics.aspx).

As ferramentas disponibilizadas estão listadas a seguir:

1. ACGIH® *TLV® for Hand Activity Level*
2. ACGIH® *TLV® for Hand Arm Segmental Vibration*
3. ACGIH® *TLV® for Screening for Lifting*
4. CTD *Risk Assessment Model*
5. *Estimation of Metabolic Rate*
6. GM-UAW *Ergonomic Checklist*
7. *Liberty Mutual (Snook)*
8. *Psychophysical Tables*
9. NIOSH *Lifting Guide* (1981)
10. NIOSH *Lifting Index* (1991)
11. *Occupational Repetitive Action Index*
12. OSHA *Screening Tool*
13. OSHA *Video Display Terminal Checklist*
14. PLIBEL
15. *Quick Ergonomic Checklist* (QEC)
16. *Rodger's Muscle Fatigue Assessment*
17. *Strain Index*
18. *Utah Back Compressive Force*
19. *Washington State's Caution Zone*
20. *Washington State Hazard Zone*
21. *Washington State Lifting Calculator*

A integração entre a vigilância da exposição a condições ergonômicas e a vigilância dos efeitos pode ser realizada através do sistemático registro das queixas osteoneuromusculoarticulares, designando as partes do corpo atingidas.

Existe uma correlação direta entre várias codificações da CID10 com partes do corpo e pode ser exemplificada com a codificação M 71.4 (síndrome de colisão do ombro) ou ainda G 56.0 (síndrome do túnel do carpo), correlacionando ombro e punho.

O mesmo não se pode dizer em relação a várias outras codificações exemplificadas com M 65.8 (outras sinovites e tenossinovites), ou ainda, M 25.5 (dor articular) e mais M 54.1 (radiculopatia) e M 54.9 (dorsalgia não especificada).

Nesses casos, será necessário que todo atendimento de enfermagem e médico utilize o recurso de descrição da parte do corpo atingida. Tal procedimento deve ser adotado para todos os afastamentos médicos, sejam eles de curto ou de longo prazos.

A padronização dessas partes do corpo pode ser realizada utilizando a referência descrita no manual da *Manitoba Labour – Workplace Safety and Health Division* denominado "*Ergonomics, A Guide to Program Development and Implementation*" publicado em maio de 2009.

A Fig. 54.7 descreve as partes do corpo dispostas no manual referido, com tradução livre dos autores.

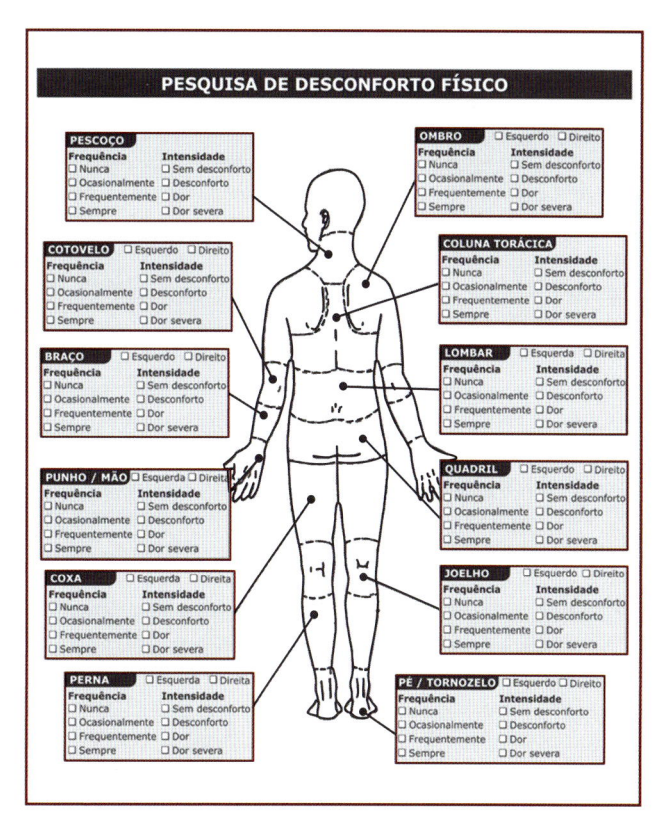

Fig. 54.7. Louis René Villermé (1782 – 1863).

Dados de partes do corpo atingidas, disponibilizadas em bases de dados, permitem a organização das informações e sua distribuição em proporções de partes do corpo atingidas por áreas, por cargos, por atividades entre outros.

O conhecimento gerado permite não só o delineamento das avaliações ergonômicas que devem ser realizadas, mas a implementação de controles e a avaliação da eficiência e eficácia das medidas adotadas.

Organizando os dados de exames laboratoriais e provas funcionais na perspectiva de transformar em informação e usar o conhecimento

A vigilância da saúde dos trabalhadores empregados encontra, neste segmento do espectro de resposta biológica, diversos indicadores que, se bem utilizados, poderão proporcionar a detecção de alterações precoces.

As fontes de informação são constituídas por exames laboratoriais e provas funcionais realizadas por ocasião dos exames ocupacionais (admissionais, periódicos, mudança de função ou posto de trabalho, retorno ao trabalho e demissionais). Destes, especial atenção devem receber o exame admissional e o periódico, na concepção de um sistema de vigilância da saúde, quando é estabelecido um seguimento da saúde dos trabalhadores. Os exames admissionais seriam definidos como o *baseline*, e o periódico, como o *screening* ou rastreamento.

Um teste de *screening* não é considerado diagnóstico. Os trabalhadores com resultados de exames positivos ou suspeitos deverão ser encaminhados para confirmação de diagnóstico e tratamento.

O exame periódico de saúde dos trabalhadores deve pretender, minimamente, detectar alterações na saúde induzidas por agentes de risco presentes no ambiente de trabalho na fase precoce e reversível. Este conceito clássico, ainda que pouco utilizado, vai se ampliando até o conhecimento das exposições a fatores de risco ainda quando não tenham uma expressão na saúde, nem mesmo subclínica.

Deve ser ressaltado que um exame periódico, na busca de um diagnóstico precoce, é um procedimento de prevenção secundária. A prevenção primária no ambiente de trabalho consiste na eliminação ou no controle de fatores de risco ou condições inadequadas de trabalho. Além disso, resultados fora dos limites previamente definidos e que não tenham associação com particularidades individuais, ainda quando os controles de higiene indiquem normalidade, devem reconduzir a exercer a prevenção primária saneando o ambiente.

Para que o exame periódico de saúde de um trabalhador tenha utilidade, será necessária a adoção de instrumentos sensíveis e específicos-sensíveis, que possam detectar pequenas variações em relação ao estabelecido como referência e específicos, na medida em que tenham a capacidade de responder positivamente ante a presença de um determinado fator de risco e não de outros.

Não existem procedimentos universais para todos os trabalhadores independentemente de sua ocupação. Dentro de uma mesma empresa ou uma mesma área de trabalho, os instrumentos de *screening* a serem utilizados dependerão dos riscos a que estão expostos os trabalhadores.

Os *screenings* esporádicos ou isolados têm pouco ou nenhum valor. O conceito de *screening* deve progredir para o de *Vigilância da Saúde dos Trabalhadores*.

Um programa de *screening* pode ser determinado através da realização de exames laboratoriais e provas funcionais, organizados de acordo com o órgão alvo, facilitando a sua posterior análise, tanto individual como coletivamente.

A Tabela 54.5 descreve alguns perfis e os indicadores mais comumente utilizados em exames periódicos de saúde de trabalhadores.

Tabela 54.5. Perfil de exames laboratoriais e provas funcionais	
PERFIL	INDICADORES
Toxicológico	Veja tabela 54.6
Hematimétrico	Hemograma, plaquetas, reticulócitos
Lipídico	Colesterol total e frações (LDL, HDL)
Metabólico	Glicose, ácido úrico
Hepático	TGO (AST), TGP (ALT), GGT
Renal	Ureia, creatinina, sumário de urina
Parasitoses intestinais	Parasitológico de fezes
Audiométrico	Audiometria
Pulmonar	Espirometria
Cardíaco	Teste ergométrico
Saúde do homem	PSA, exame urológico
Saúde da mulher	Colpocitologia oncótica, mamografia, exame ginecológico

Perfil toxicológico e órgãos alvos

A Epidemiologia é uma ciência da população, baseada na enumeração correta e na análise de padrões que são aparentes em populações de indivíduos[3]. A Toxicologia ocupa-se em grande parte, mas não exclusivamente, das causas e dos padrões das respostas a exposições tóxicas nos indivíduos[4]. Assim, a investigação epidemiológica de riscos químicos repousa numa base científica da Toxicologia.

Muitos dos conceitos básicos de análise em Epidemiologia Ocupacional são obtidos pela analogia, ou construídos sobre os conceitos da Toxicologia, tal como a **relação dose/resposta**. Há uma diferença sutil na **relação dose/resposta**

---

[3] Ver Capítulo 6 deste livro.
[4] Ver Capítulo 3 deste livro.

em que estamos acostumados a pensar na Medicina. Evidentemente, há várias dimensões neste conceito, que parece simples e direto.

Dose geralmente é entendida como a quantidade total de substância tóxica administrada; ela é expressa em termos de massa. Mais relevante para a maioria das situações ocupacionais é o conceito de **exposição**. A exposição é geralmente considerada como sendo o nível de concentração apresentado ao indivíduo, uma densidade que descreve apenas indiretamente a massa do xenobiótico disponível para absorção por qualquer ou todas as vias, na hora, ou durante um dado período de tempo. Consequentemente, dose é exposição cumulativa. Se a dose é dada de uma só vez, a ideia de uma **relação dose/resposta** é mais significativa. Se a exposição ocorre ao longo de um período de tempo, a dose interna, num determinado momento, tende a variar e é mais útil se pensar em uma **relação exposição/resposta**.

Há duas variedades de **relação exposição/resposta** que devem ser conceitualmente diferenciadas. São elas a **relação toxicológica dose/resposta** e a **relação epidemiológica exposição/resposta** (existe também uma relação clínica exposição/resposta, da maior importância para a interpretação dos dados de um único paciente). A pedra fundamental da Toxicologia está refletida na **relação dose/resposta** demonstrável em laboratório, frequentemente chamada de **relação "toxicológica" dose ou exposição/resposta**. Ela descreve a magnitude da resposta em um órgão ou tecido isolado, proporcional à dose do xenobiótico ministrado.

Aplicada à Epidemiologia Ocupacional, esta relação fundamental descreve a magnitude da resposta no sistema do órgão, ou um resultado de grande interesse em um indivíduo que pertence à população, que consiste de todos esses indivíduos coletivamente. Existem **relações exposição/resposta** semelhantes para outras respostas fisiológicas ou outros agentes tóxicos ou farmacológicos, com frequência, sobre o mesmo órgão. O princípio fundamental é que a resposta fisiológica depende da quantidade do agente posto em contato com o tecido. Há muitas **relações dose/resposta**, em um dado momento, descrevendo a resposta à exposição a uma substância tóxica, desenvolvendo-se simultaneamente no organismo intacto. Costumamos nos concentrar apenas nas relações mais profundas, que tipicamente definem as respostas tóxicas mais sérias ou letais. Estas respostas são as selecionadas como os pontos para os estudos epidemiológicos. Isto significa que a **relação toxicológica exposição/resposta**, em Epidemiologia Ocupacional, é uma pedra fundamental, porque descreve se o indivíduo já sofreu um nível de exposição que possa resultar numa resposta mensurável.

Quando as pessoas, sadias ou não, estão expostas a substâncias tóxicas, há muitas **relações toxicológicas dose ou exposição/resposta** ocorrendo simultaneamente em diferentes órgãos e tecidos. A maioria não tem significado clínico, porque não apresenta uma resposta clínica dentro da gama de exposição, apesar de algumas serem úteis, pois poderão ser utilizadas como indicadores na monitorização biológica. Algumas poucas são críticas para a saúde e a sobrevivência do organismo e tipicamente os sistemas de órgãos mais frágeis ou vulneráveis mostrarão primeiro o efeito tóxico que poderá ser observado clinicamente. A detecção da resposta clínica esperada depende da sensibilidade do exame clínico e dos exames de laboratório. Os exames clínicos frequentemente são inadequados para detecção precoce de casos dúbios, porque foram planejados para fazer diagnósticos específicos em pessoas reconhecidamente enfermas, de modo a sugerir um tipo específico de doença. Em tais casos, a fase pré-clínica da doença, no fundo da **relação exposição/resposta**, será invisível e não mensurável, a não ser que haja um biomarcador adequado para a exposição.

Devido a esse estágio pré-clínico, ou precoce, na **relação exposição/resposta**, quando as primeiras respostas não podem ser detectadas, a literatura da Toxicologia Clínica refere-se, frequentemente, ao limiar da resposta, ou seja, ao nível de exposição no qual o efeito é observado pela primeira vez. Implícita no conceito da **relação exposição/resposta** está a noção de que poderá haver níveis "seguros" de exposição, mesmo a substâncias mais tóxicas, uma afirmação muito mais controvertida, mas que enfatiza a atual política contida nos dispositivos legais para a maioria das substâncias químicas. A existência de limites para certos tipos de resposta (particularmente carcinogenicidade) é controvertida, e há muitas razões pelas quais o limite é mais aparente do que real. Epidemiologistas estão mais familiarizados com o segundo tipo de **relação exposição/resposta**, o qual relaciona os níveis de exposição à frequência da resposta na população. Se o interesse é a frequência com que a resposta se associa a um determinado nível de exposição em uma população, pode-se fazer uma contagem direta das respostas observadas entre os indivíduos expostos.

Este é o método básico da Epidemiologia, que resulta na assim chamada **relação exposição/resposta epidemiológica**. Para ser significativa, porém, o resultado deve ser experimental ou clinicamente detectável. Em níveis mais altos de exposição, a forma exata dessa **relação exposição/resposta** não é crítica, e a relação, em geral, é usualmente óbvia. Em níveis mais baixos de exposição, porém, a interpretação da resposta da população é muito dependente de uma interpretação do mecanismo geral do efeito tóxico e a extrapolação a níveis mais baixos de exposição é mais sensível ao modelo biológico aplicado.

A Tabela 54.6 descreve os principais indicadores biológicos de exposição a agentes químicos utilizados dentro do programa de vigilância da saúde dos trabalhadores. Os indicadores biológicos descritos são preconizados pela NR-7 da Portaria 3214/78, da Secretaria de Segurança e Saúde no Trabalho, do Ministério do Trabalho e Emprego, pela ACGIH (*American Conference of Governmental Industrial Hygienists*, USA) e pelo NIOSH (*National Institute for Occupational Safety and Health*, USA).

Tabela 54.6. Indicadores biológicos

Agentes	Indicadores	Agentes	Indicadores
Acetona	Acetona (urina) ACGIH	Furfural	Ácido furoico total (urina) ACGIH
Anilina	p-aminofenol (urina) e/ou meta-hemoglobina (sangue)	Hormônios sexuais femininos (em homens)	Testosterona total ou plasmática livre, LH e FSH
Arsênio	Arsênio (urina)	Mercúrio inorgânico	Mercúrio (urina)
Benzeno	Ácido s-fenil-mercaptúrico (urina) ACGIH / Ácido trans-trans mucônico (urina) NIOSH	Metanol	Metanol (urina)
Cádmio	Cádmio (urina)	Metil etilcetona	Metil etilcetona (urina)
Chumbo inorgânico	Chumbo (sangue) e Ácido delta amino levulínico (urina)	Metil isobutilcetona	Metil isobutilcetona (urina) ACGIH
Chumbo tetraetila	Chumbo (urina)	4,4'-metileno bis	MBOCA total (urina) ACGIH
Clorobenzeno	4-clorocatecol total ou p-clorofenol total (urina) ACGIH	2-Metoxietanol (EGME)	Ácido 2-metoxiacético (urina) ACGIH
Cobalto	Cobalto (urina ou sangue) ACGIH	Acetato de 2-metoxietila	Ácido 2-metoxiacético (urina) ACGIH
Cromo hexavalente	Cromo (urina)	Monóxido de carbono	Carboxihemoglobina (sangue)
N,N-dimetilacetamida	N-metilacetamida (urina) ACGIH	N-hexano	2,5 hexanodiona (urina)
Diclorometano	Carboxihemoglobina (sangue)	Nitrobenzeno	Metahemoglobina (sangue)
Dimetilformamida	N-metilformamida (urina)	Parathion	p-ntrofenol total (urina) ou Acetil-colinesterase eritrocitária (sangue) ACGIH
Dissulfeto de carbono	Ácido 2-tio-tiazolidina (urina)	Pentaclorofenol	Pentaclorofenol (urina)
Ésteres organofosforados e carbamatos	Acetil-colinesterase eritrocit. ou colinesterase plasm. (sangue)	Pentóxido de vanádio	Vanádio (urina) ACGIH
Estireno	Ácido mandélico e/ou ácido fenil-glioxilico (urina)	Percloroetileno	Percloroetileno no ar exalado final ACGIH / Percloroetileno (sangue) ACGIH / Ácido tricloroacético (urina) ACGIH
Etil-benzeno	Ácido mandélico (urina)	Tetracloroetileno	Ácido tricloroacético (urina)
2-etoxietanol	Ácido 2-etoxiacético (urina) ACGIH	Tetrahidrofurano	Tetrahidrofurano (urina) ACGIH
2-etoxietilacetato	Ácido 2-etoxiacético (urina) ACGIH	Tolueno	Ácido hipúrico (urina)
Fenol	Fenol (urina)	Tricloroetano	Triclorocompostos totais (urina)
Flúor ou fluoretos	Fluoreto (urina)	Tricloroetileno	Triclorocompostos totais (urina)
		Xileno	Ácido metil-hipúrico (urina)

Órgãos-alvos

O conhecimento dos órgãos alvos viabiliza a identificação de biomarcadores para a vigilância da saúde dos trabalhadores. Duas fontes de informação podem ser citadas como referência.

A primeira delas é uma publicação da *American Conference of Governmental Industrial Hygienists* (ACGIH), denominada TLVs e BEIs, correspondendo, respectivamente, aos Limites de Exposição para Substâncias Químicas e Agentes Físicos e aos Índices Biológicos de Exposição. Esta publicação, a partir de 1998, passou a descrever os efeitos críticos, passando a se constituir em fonte de informação de órgão alvo e efeitos críticos para centenas de substâncias químicas. A publicação vem sendo traduzida para a língua portuguesa pela Associação Brasileira de Higienistas Ocupacionais (ABHO, 2012).

A segunda fonte de informação é elaborada pela Divisão de Toxicologia da Agência para Substâncias Tóxicas e Registro de Doenças dos EUA (ATSDR), que desenvolve uma extensa pesquisa sobre substâncias perigosas e os níveis mínimos de risco (*Minimal Risk Levels* – MRLs) para cada substância e níveis de diretrizes de saúde específicos para os limites não neoplásicos.

Um MRL é uma estimativa da exposição humana diária a uma substância perigosa que, provavelmente, não apresente nenhum risco apreciável de efeitos não cancerígenos sobre a saúde durante uma exposição com duração específica. Estas estimativas, específicas para cada substância e que devem ser utilizadas como níveis de triagem, são utilizadas pelos avaliadores de saúde da ATSDR e outros profissionais, para identificar contaminantes e efeitos potenciais sobre a saúde que possam ser motivos de preocupação em locais de depósito dessas substâncias perigosas.

Os perfis toxicológicos incluem um exame e a interpretação da informação toxicológica disponível, além de avaliações epidemiológicas de determinada substância perigosa. Os MRLs são determinados durante o desenvolvimento desses perfis toxicológicos, quando a ATSDR conclui que há dados confiáveis e suficientes para identificar o(s) órgão(s) de choque ou o(s) efeito(s) mais sensíveis sobre a saúde, durante um intervalo específico de tempo de exposição à substância. Estes MRLs baseiam-se apenas nos efeitos não cancerígenos sobre a saúde.

Os MRLs de inalação são concentrações de exposição expressas em unidades de partes por milhão (ppm) para gases ou substâncias voláteis, ou miligramas por metro cúbico (mg/m^3) para partículas. Os MRLs orais são expressos como doses humanas diárias em unidades de miligramas por quilogramas por dia (mg/kg/dia).

A ATSDR utiliza a abordagem do fator de incerteza/nenhum-efeito-adverso-observado na determinação dos MRLs para substâncias perigosas. Estes são estabelecidos abaixo de níveis que, através de informações atualizadas, possam causar efeitos adversos na saúde das pessoas mais suscetíveis aos efeitos induzidos por determinadas substâncias. Há MRLs para várias durações de exposição, tais como: aguda (1-14 dias), intermediária ou subaguda (15-364 dias) e crônica (365 dias ou mais), bem como para as vias de intoxicação dessas substâncias.

Atualmente, não há MRLs para a pele, porque a ATSDR ainda não identificou um método apropriado para este tipo de exposição. Os MRLs geralmente se baseiam no limite de maior sensibilidade de reação a substâncias considerado relevante para seres humanos. A ATSDR não utiliza efeitos sérios sobre a saúde (tais como danos irreparáveis ao fígado ou aos rins, ou defeitos congênitos) como base para a determinação de MRLs. Uma exposição a um nível acima do MRL não significa que efeitos adversos irão ocorrer.

O objetivo dos MRLs é servir como um instrumento de triagem, mostrando aos profissionais da saúde onde e o que devem examinar com mais cuidado. Eles também podem ser vistos como um mecanismo de identificação dos locais de depósito de substâncias perigosas que não devem ser causa de preocupação, no sentido de que não se espera que causem danos à saúde. A maioria dos MRLs contém algum grau de incerteza, em virtude de falta de informação toxicológica precisa sobre as pessoas que talvez sejam mais suscetíveis (como, por exemplo: crianças, idosos, pessoas com seu sistema imunológico comprometido ou nutricionalmente deficientes), a substâncias perigosas. A ATSDR utiliza uma abordagem conservadora (ou seja, protetora) para tratar destes aspectos incertos, coerente com o princípio de saúde pública, que é o de prevenção.

Apesar de haver uma preferência por dados em seres humanos, os MRLs, com frequência, baseiam-se em estudos com animais, porque ainda não há estudos relevantes sobre seres humanos. Como não há evidência do contrário, a ATSDR presume que os seres humanos são mais sensíveis do que os animais aos efeitos de substâncias perigosas, e que certas pessoas são mais suscetíveis do que outras. Assim, o MRL resultante pode estar até cem vezes abaixo dos níveis não tóxicos demonstrados nos estudos laboratoriais com animais.

Os MRLs propostos passam por um rigoroso processo de revisão. Estes são examinados e revisados pelo Grupo de Trabalho sobre Efeitos na Saúde/MRL, da Divisão de Toxicologia; por um painel de especialistas externos; pelo Grupo de Trabalho Geral da Agência, que conta com a participação de outras agências federais, incluindo a EPA; e ainda são submetidos à apreciação pública, em períodos determinados, em que o público é convidado a fazer comentários sobre os perfis toxicológicos. Cada MRL está sempre sujeito a mudanças à medida que novas informações tornam-se disponíveis, o que acarreta uma atualização concomitante do perfil toxicológico da substância. Os MRLs dos perfis toxicológicos mais recentes substituem os níveis anteriormente publicados.

Atualmente, a lista de MRLs contém centenas de agentes químicos. A relação completa pode ser encontrada no endereço http://www.atsdr.cdc.gov/mrls/index.asp

Perfil hematimétrico[5]

Considerando a **sensibilidade** relativamente boa do hemograma (das três séries: vermelha, branca e plaquetária), sua realização sistemática está plenamente indicada na vigilância dos efeitos da exposição ocupacional a agentes químicos hematotóxicos, não servindo para diagnóstico de intoxicação ou para avaliação de incapacidade laboral (Mendes, 1993).

Esta compreensão encontra respaldo no posicionamento da Administração de Saúde e Segurança Ocupacional dos Estados Unidos (OSHA), quando, frente à possibilidade de exames "falsos positivos" na vigilância médica, assim se expressa:

> *"Sabe-se que, como um resultado da vigilância médica, alguns indivíduos podem ser afastados da atividade, devido a discrasias sanguíneas tais como citopenias e aplasias não devidas à exposição; mas, como eles têm sua função medular comprometida, seu afastamento da exposição pode prevenir a progressão de tal doença"* (OSHA, 1987).

A respeito da utilização do hemograma como instrumento de vigilância de citopenias e aplasia, continua a agência:

> *"A OSHA reconhece que não existem valores normais absolutos para os vários parâmetros. Contudo alguma escolha de faixas de normalidade de parâmetros sanguíneos e de valores de acionamento (trigger values) para desencadear encaminhamentos terão que ser, de certa forma, arbitrários, e com limitações."*

---

[5] Ver Capítulo 30 deste livro.

Além disto,

> "...a comparação do número de células sanguíneas com os valores basais do indivíduo, em contagens anteriores, pode ser útil para detectar a existência ou não de anormalidades."

Face ao exposto, conclui-se que a realização do hemograma tem a sua indicação precípua para fins de **Vigilância** de alguns efeitos hematotóxicos, indicação determinada por sua razoável sensibilidade. Em outras palavras, o hemograma serviria para detectar precocemente alguns dos efeitos de agentes hematotóxicos sobre o organismo e valores alterados obrigariam ao afastamento imediato da exposição (que não necessariamente significa afastamento do trabalho e, muito menos, incapacidade laborativa permanente), até que se elucide o verdadeiro diagnóstico. "Falsos positivos" são plenamente aceitos dentro da preocupação da Vigilância da Saúde, porém, para finalidades diagnósticas e de avaliação de eventual incapacidade, são necessários recursos propedêuticos de maior especificidade, se se quer diminuir a "falsa positividade".

A identificação de alteração dos exames referentes ao levantamento do perfil hematimétrico (hemograma, plaquetas e reticulócitos) condiciona a inclusão do empregado em um programa específico, denominado de Programa de Vigilância de Hemopatias Tóxicas, devendo seguir as seguintes etapas:

a) Se os exames forem normais, deve-se orientar o trabalhador e manter a vigilância através do exame periódico de saúde;
b) Se os exames não forem normais, deve-se realizar uma análise da série histórica, sendo requerido um mínimo de 6 (seis) exames;
c) Se a série for normal, deve-se orientar o trabalhador e manter a vigilância através do exame periódico de saúde;
d) Se a série não for normal, repete-se em 3 (três) séries com um intervalo de 30 (trinta) dias;
e) Se os resultados forem normais, deve-se orientar o empregado e manter a vigilância através do exame periódico de saúde;
f) Se os resultados forem alterados, convoca-se o trabalhador para entrevista e obtém-se o histórico de exposição ocupacional junto à Higiene Industrial;
g) Se o histórico de exposição for negativo, deve-se orientar o trabalhador e manter a vigilância através do exame periódico de saúde;
h) Se o histórico de exposição for positivo, deve-se elaborar um relatório técnico para encaminhamento ao especialista em hematologia;
i) Se o relatório do especialista apontar para a normalidade, deve-se orientar o trabalhador e manter a vigilância através do exame periódico de saúde;
j) Se o relatório do especialista identificar potencial doença, uma comissão de saúde ocupacional analisa-o, visando determinar a natureza ocupacional ou não do problema;
k) Não se confirmando a natureza ocupacional do problema, deve-se orientar o trabalhador e manter a vigilância através do exame periódico de saúde;
l) Confirmando-se a natureza ocupacional do problema, deve-se orientar o trabalhador e determinar medidas gerenciais cabíveis.

Perfil hepático

A hepatopatia tóxica ocupacional é um capítulo complexo da toxicologia industrial, face aos inúmeros fatores não ocupacionais que podem provocar lesões ao fígado[6]. Além dos acima citados, incluem-se os vírus da hepatite, *Schistosoma*, estilo de vida (ingesta frequente e em quantidade de álcool, uso de drogas), obesidade, elevação de gorduras sanguíneas (colesterol, triglicérides) etc.

As enzimas aspartato aminotransferase (AST ou TGO) e alanina aminotransferase (ALT ou TGP) foram apontadas como os mais úteis indicadores de lesão hepática celular. A primeira está presente no citosol e mitocôndrias de muitos tecidos, tais como coração, rins, músculos esqueléticos, cérebro e fígado. A segunda é encontrada principalmente nos hepatócitos, exclusivamente no citosol. Embora essas duas enzimas estejam aumentadas em quase todas as doenças hepáticas, elevações séricas das mesmas podem ser observadas em uma variedade de doenças não hepáticas, como por exemplo, do músculo esquelético e do infarto do miocárdio. No caso da doença hepática, uma inversão na relação AST/ALT é muito sugestiva de etiologia alcoólica. Esta inversão, com maior elevação da AST, justifica-se devido ao fato de o álcool ser uma toxina mitocondrial e também porque para a biossíntese da ALT existe uma necessidade maior do cofator piridoxina-5-fosfato (vitamina B_6). Em alcoolistas, essa enzima apresenta-se frequentemente em deficiência.

A gama-glutamil-transpeptidase (GGT) é uma enzima que está presente na membrana das células de muitos tecidos, como fígado, rins, coração, cérebro e baço. A elevação isolada dessa enzima tem pouco significado clínico, pois, apesar de ser uma enzima altamente sensível, apresenta pouca especificidade para hepatopatias. Entretanto, nas fases iniciais da doença hepática alcoólica, é mais sensível que as aminotransferases e a fosfatase alcalina (ALP). Os níveis séricos de atividade da GGT são especialmente úteis na detecção e no monitoramento do excesso de consumo de álcool em diferentes indivíduos, tendo sensibilidade que se situa entre 33 e 95% e especificidade entre 85 e 94%.

A ALP também está presente em vários tecidos, incluindo fígado, ossos, rins e placenta, sendo que suas funções exatas não são bem conhecidas. Diferentemente da GGT, essa

---

[6] Ver Capítulo 40 deste livro.

enzima não se modifica com o uso do álcool ou de medicamentos, como antibióticos e barbitúricos. Entretanto, é o teste laboratorial mais utilizado para avaliar a permeabilidade da via biliar, principalmente quando a enzima GGT apresenta-se elevada. A atividade sérica da ALP está aumentada em aproximadamente 80% dos casos de hepatite alcoólica, que pode ser considerada uma doença hepática colestática. Elevações isoladas dessa enzima podem ser ocasionalmente encontradas em adultos, sem nenhuma doença evidente.

A GGT é um dos mais importantes marcadores bioquímicos no soro, sendo bastante útil para monitorar a abstenção da ingestão de álcool nos alcoólatras em recuperação, independentemente das hepatopatias.

Entre as causas metabólicas, são comuns a dislipidemia (elevação de colesterol e triglicérides), a obesidade e o diabetes.

A Tabela 54.7 descreve os exames e provas funcionais utilizados para a avaliação de hepatopatias tóxicas, os tipos de lesão e comentários, conforme descrito nos Protocolos de Procedimentos Médico-Periciais em Doenças Profissionais e do Trabalho: Subsídios para a Implementação do Anexo II do Decreto 3.048/99 pelo INSS, disponível no endereço http://www.mpas.gov.br/02_05_05.htm.

Considerando e os critérios de *screening* adotados para a vigilância da saúde dos trabalhadores e para a busca e detecção de alterações precoces, será suficiente a realização periódica de avaliação das enzimas hepáticas alanina-aminotransferase (ALT), aspartato-aminotransferase (AST) e Gama-glutamil transpeptidase (GGT).

A Tabela 54.8 descreve os tipos de hepatite e os marcadores utilizados para a vigilância da saúde, especialmente dos trabalhadores da área de saúde, onde há importante exposição a riscos biológicos.

A Tabela 54.9 descreve os principais marcadores virais de hepatites pesquisados no soro de pessoas infectadas por estes vírus.

A estimativa da atividade sérica da GGT fornece um índice muito sensível da hepatotoxicidade por drogas e álcool, de lesões infiltrativas do fígado e da obstrução do trato biliar. A GGT é o indicador mais sensível do alcoolismo, desde que a elevação exceda aquelas de outras enzimas hepáticas geralmente pesquisadas. A obesidade excessiva acarreta um leve aumento dessa enzima. Embora mais sensível que outros testes, ele é inespecífico como todos os outros. Por esta razão, a precisão de sua contribuição permanece in-

Tabela 54.7. Avaliação laboratorial e exames de imagem na doença tóxica do fígado

Exames	Tipos de lesão	Comentários
Marcadores séricos e provas de função hepática		
Alanina-aminotransferase (ALT) Aspartato-aminotransferase (AST)	Hepatite aguda e subaguda	Melhor exame para avaliar a lesão hepática aguda/subaguda
Fosfatase alcalina	Colestase	Alta sensibilidade para colestase, não muito específica
Gama-glutamil transpeptidase (GGT)	Hepatite aguda, subaguda e crônica, colestase	Está elevada nos consumidores de bebida alcoólica e doenças hepáticas e biliares
Bilirrubinas	Colestase	Menos sensível que AST/ALT para lesão hepatocelular, baixa especificidade
Ácidos biliares	Hepatite aguda, subaguda e crônica	Eficácia semelhante a AST/ALT. Sugerido como marcador precoce de lesão hepática em trabalhadores expostos ao cloreto de vinila
Testes de síntese hepática		
Albumina, tempo de protrombina	Cirrose	Baixa sensibilidade em quadros iniciais
Provas anatômicas		
Ultrassom	Esteatose	Não tem especificidade para doenças do parênquima hepático
Tomografia computadorizada	Esteatose	Especificidade semelhante ao ultrassom
Biópsia hepática	Hepatite subaguda e crônica, esteatose	Padrão-ouro para o diagnóstico das doenças do parênquima hepático
Outros		
Sorologia viral	Hepatites virais	Diagnóstico diferencial das hepatites e cirrose
Glicose e triglicérides	*Diabetes mellitus* e hipertrigliceridemia	Diagnóstico diferencial da esteatose
Dosagem de substâncias tóxicas em líquidos corporais	Hepatite aguda e subaguda	Somente é possível para algumas hepatotoxinas

Tabela 54.8. Tipos de hepatite e marcadores		
Hepatite	Transmissão	Marcadores
A	Fecal-oral	A infecção aguda pelo vírus tipo A confirma-se pela presença do marcador anti-HAV IgM, a partir do início do quadro clínico, podendo persistir por cerca de 6 meses, sendo mais frequente sua permanência por 60 a 90 dias. O marcador sorológico é utilizado para investigar infecção passada ou imunidade contra o vírus da hepatite A é Anti-HAV, detectado uma semana após o início dos sintomas dos casos agudos
B	Sexual, parenteral, sangue e hemoderivados, procedimento cirúrgico/odontológico, solução de continuidade (pele e mucosas), mãe-filho	A infecção aguda pelo vírus tipo B confirma-se quando está presente o anti-HBc IgM, com ou sem o HBsAg. O HBsAg pode ser detectado 2 a 3 meses após a infecção, antes mesmo de os sintomas clínicos aparecerem e pode persistir por 1 a 2 meses. Quando este persiste por mais de 6 meses, indica a evolução da doença crônica. O anti-HBc IgM é encontrado nos primeiros 6 meses de pós-infecção, definindo a infecção como recente
C	Parenteral, sangue, hemoderivados e sexual	A definição do agente infeccioso responsável pela hepatite C (diagnóstico etiológico) é dada através da investigação do marcador sorológico Anti-HCV e o RNA-HCV. Em relação ao vírus tipo C, o marcador anti-HCV, atualmente disponível no mercado, detecta anticorpos que surgem, em média, de 3 a 4 meses após a elevação das transaminases com os testes de primeira geração e de 18 dias com testes de segunda geração, o que indica apenas infecção, sem diferenciar se é recente ou não
D	Sexual, parenteral, sangue e hemoderivados, procedimento cirúrgico/odontológico, solução de continuidade (pele e mucosas), mãe-filho	A definição do agente infeccioso responsável pela hepatite pelo vírus D é dada através da investigação dos marcadores sorológicos: HBsAg, Anti-HDV IgM e RNA-HDV. A infecção aguda pelo vírus tipo D (Delta) diagnostica-se pela presença dos marcadores HBsAg e Anti-Delta IgM. É importante ressaltar que, com base nas informações soroepidemiológicas disponíveis, a pesquisa de infecção pelo vírus tipo D está restrita à região da Amazônia Legal
E	Fecal-oral	A definição do agente infeccioso responsável pela hepatite E é dada através da investigação dos marcadores sorológicos Anti-HEV ou RNA-HEV. O vírus tipo E é detectado na fase aguda, através da presença do anti-HEV IgM, que geralmente aparece após 3 ou 4 semanas de ter surgido a icterícia. Apenas 50% dos indivíduos mantêm-se detectáveis após 6 a 12 meses Quanto ao Anti-HEV IgG, pode ser detectado depois da fase aguda e pode ser encontrado depois de vários anos
G	Receptores de sangue e hemoderivados, usuários de drogas endovenosas e hemodialisados	Ainda não existem marcadores

Tabela 54.9. Principais marcadores virais de hepatites		
Tipo viral	Marcadores sorológicos	Sigla do marcador sorológico
A	Anticorpo contra o vírus A	Anti-HAV
B	Antígeno de superfície Antígeno e Anticorpo anti-HBs Anticorpo anticore Anticorpo anti-e DNA viral (genoma) DNA-polimerase	HBs Ag Hbe Ag Anti-HBs Anti-HBc Anti-Hbe HBV-DNA DNA-p
C	Anticorpo contra o vírus C	Anti-HCV
D	Anticorpo contra o vírus D	Anti-HDV
E	Anticorpo contra o vírus E	Anti-HEV

definida. As alterações nas dosagens de AST (TGO) e ALT (TGP) representam algum grau de dano ao hepatócito (célula hepática), constituindo também testes sensíveis, porém sem especificidade.

No plano individual, em virtude da falta de especificidade da GGT, AST e ALT, a associação das alterações destas substâncias com exposições a substâncias químicas no ambiente do trabalho somente poderá ser consistentemente realizada com a análise conjunta da exposição ocupacional individual a compostos hepatotóxicos com o controle das "variáveis de confundimento" (como o etilismo, infecção viral etc).

A identificação de alteração dos exames referentes ao levantamento do perfil hepático (GGT, AST e ALT) condiciona a inclusão do trabalhador no Programa de Vigilância de Hepatopatias Tóxicas, devendo seguir as seguintes etapas:

a) Se a alteração de qualquer uma das enzimas for menor ou igual a 1,5 vezes o valor de referência, deve-se orientar o trabalhador e manter a vigilância;
b) Se a alteração for superior a 1,5 vezes o valor de referência, deve-se repetir os exames;
c) Se os exames forem normais, deve-se orientar o trabalhador e manter a vigilância;
d) Se apenas uma enzima estiver alterada, repetem-se os exames após uma abstinência alcoólica de 10 dias;
e) Se os resultados forem normais, deve-se orientar o trabalhador e manter a vigilância;
f) Se os resultados forem alterados, repetem-se os exames em 2 séries com intervalo de 30 dias e após abstinência de 10 dias antes da primeira série;
g) Se os resultados forem normais, deve-se orientar o trabalhador e manter a vigilância;
h) Se os resultados forem alterados, segue-se o protocolo, conforme fluxograma, para encaminhamento ao especialista, visando determinar a existência ou não de doença;
i) Se mais que uma enzima estiver alterada, repetem-se os exames em 3 séries, com intervalo de 30 dias, e após abstinência de 10 dias antes da primeira série;
j) Se os resultados forem normais, deve-se orientar o trabalhador e manter a vigilância;
k) Se os resultados forem alterados, segue-se o protocolo, conforme fluxograma, para encaminhamento ao especialista, visando determinação da existência ou não de doença;
l) Se não existir doença, deve-se orientar o trabalhador e manter a vigilância;
m) Se existir doença, a comissão de saúde ocupacional analisa a natureza ocupacional ou não da doença;
n) Se não for confirmada a natureza ocupacional da doença, o trabalhador é orientado;
o) Se for confirmada a natureza ocupacional da doença, o trabalhador é orientado e medidas gerenciais são adotadas.

Perfil lipídico (Consenso Brasileiro sobre Dislipidemias, 1994)[7]

O colesterol é um tipo de substância gordurosa que provém de duas fontes: do próprio organismo e dos alimentos ingeridos. O corpo precisa dele para funcionar adequadamente, pois cumpre funções como: produção de hormônios, fabricação de vitamina D e transporte de gorduras do intestino para o fígado, músculos e tecido adiposo. Mas, geralmente, o organismo não requer além das quantidades que o fígado produz.

As duas principais formas de colesterol são:

HDL (*High Density Lipoproteins* ou lipoproteína de alta densidade). Conhecido popularmente como "colesterol bom", tem a função de conduzir o excesso de colesterol para fora das artérias, impedindo o seu depósito.

LDL (*Low Density Lipoproteins* ou lipoproteína de baixa densidade). Conhecido popularmente como "colesterol ruim", é responsável pelo transporte e depósito de colesterol nas paredes das artérias, dando início e acelerando o processo de arterosclerose (o acúmulo de colesterol nas artérias), bloqueando o fluxo sanguíneo e obstruindo as artérias. O perigo do colesterol está no excesso de LDL.

O Perfil Lipídico é definido pelas determinações do colesterol total (CT), triglicérides (TG), HDL-c (colesterol contido nas HDL) e LDL-c (colesterol contido nas LDL).

A apresentação laboratorial das dislipidemias compreende quatro situações bem definidas:
1) Hipercolesterolemia isolada (valores aumentados do CT);
2) Hipertrigliceridemia isolada (valores aumentados dos TG);
3) Hiperlipidemia mista (valores aumentados do CT e dos TG);
4) Diminuição isolada do HDL-c ou em associação com aumento do LDL-c e/ou dos TG.

Esta classificação é válida para indivíduos em dieta livre e sem medicação hipolipemiante há pelo menos três semanas.

A Tabela 54.10 apresenta a classificação fenotípica das dislipidemias.

A Tabela 54.11 apresenta a classificação etiológica das dislipidemias.

Determinações laboratoriais

Não há indicação para a solicitação dos lípides totais. A eletroforese das lipoproteínas só se justifica quando houver suspeita de formas raras de dislipidemias tipos I, III e V.

Para a obtenção da amostra sanguínea, recomenda-se coleta após jejum de 12 a 14 horas. Para a determinação de CT e HDL-c não é necessário jejum. Em virtude da interferência de elevados níveis de TG na metodologia, sugere-se evitar a

Tabela 54.10. Classificação fenotípica das hiperlipidemias			
Fenótipo	CT	TG	Soro
I	160 – 400	1500 – 5000	sobrenadante cremoso
IIa	> 240	< 200	transparente
IIb	240 – 500	200 – 500	turvo
III	300 – 600	300 – 600	turvo
IV	< 240	300 – 1000	turvo
V	160 – 400	1500 – 5000	sobrenadante cremoso

---
[7] Ver Capítulo 37 deste livro.

Tabela 54.11. Classificação etiológica das dislipidemias

Tipo	Descrição	Classificação e características
Primárias Consequente a causas genéticas	Hipercolesterolemia comum Hipercolesterolemia familiar Hipertrigliceridemia comum Hipertrigliceridemia familiar Hiperlipidemia familiar Disbetalipoproteinemia Hipolipidemias (Diminuição das LDL-c e Diminuição das HDL-c)	IIa IIa, IIb IV IV, V IIa, IIb, IV III
Secundárias Consequente a doenças, medicamentos e hábitos	Doenças Hipotiroidismo Síndrome nefrótica Insuficiência renal *Diabetes mellitus* Icterícia obstrutiva Medicamentos Diuréticos Betabloqueadores Anticoncepcionais Corticosteroides Anabolizantes Estrógenos Hábitos Obesidade Etilismo	 > CT, > TG e < HDL-c > CT, > TG e < HDL-c > CT, > TG e < HDL-c > TG > CT > TG e < HDL-c > TG e < HDL-c > TG > CT e > TG > CT e < HDL-c < CT e > HDL-c > TG e < HDL-c > TG e > HDL-c

coleta no período pós-prandial, manter a alimentação habitual, evitar a ingestão de bebidas alcoólicas na véspera, não praticar exercício físico imediatamente antes da coleta, permanecer sentado ou deitado por 5 minutos antes da punção venosa e evitar estase venosa prolongada (manter torniquete por menos de 2 minutos).

A interpretação dos resultados do perfil lipídico deve levar em conta fatores como:

a) Condições que diminuem seus valores, como a fase aguda do infarto agudo do miocárdio (IAM), enfermidades agudas ou crônicas debilitantes (por exemplo, câncer) e pós-operatório de cirurgias de grande porte. Em condições clínicas reversíveis, o retorno aos valores habituais pode ser lento, até cerca de três meses;

b) Variações metodológicas e/ou biológicas, admitindo-se em até 5% a variação entre determinações simultâneas do CT, sendo a ideal <3%. Para os TG, essa variação pode chegar a 20% e para o HDL-c, até 10%.

Resultados anormais do perfil lipídico inicial ou discordantes na sequência de acompanhamento clínico recomendam a repetição da determinação dentro de 8 a 15 dias, tendo-se o cuidado de manter os mesmos hábitos de vida. Caso esta segunda determinação difira das porcentagens citadas, deve-se realizar uma terceira dosagem, com intervalo idêntico. O valor a ser considerado será representado pela média dos dois valores mais próximos.

Recomenda-se, sempre que possível, que as determinações iniciais e as subsequentes sejam feitas no mesmo laboratório, evitando-se assim variações interlaboratoriais.

A obtenção de valores confiáveis depende do controle de qualidade praticado pelo laboratório, atestado pelos Programas de Excelência para Laboratórios Clínicos conduzidos por entidades nacionais credenciadas.

A Tabela 54.12 descreve os valores de referência para CT, LDL-c e HDL-c no adulto (homens e mulheres com idade > 20 anos), atualmente aceitos. São os recomendados pela Sociedade Brasileira de Cardiologia (Departamento de Arterosclerose) e pela Sociedade Brasileira de Patologia Clínica e de Análises Clínicas e baseados no último Consenso do Programa Nacional de Colesterol dos Estados Unidos – 1993 (NCEP – *National Cholesterol Education Program*). Os valores para os TG são os recomendados pela Sociedade Europeia de Arterosclerose.

A presença de Doença Arterial Coronariana (DAC) ou de outras manifestações de doença arterial (cerebrovascular, carotídea e da aorta abdominal e/ou seus ramos terminais)

Tabela 54.12. Valores de referência do colesterol total, LDL-c, HDL-c e triglicérides em adultos

Lípides	Valores (em mg/dL)		
	Desejáveis	Limítrofes	Aumentados
CT	< 200	200 – 239	≥ 240
LDL-c	< 130	130 – 159	≥ 160
HDL-c	≥ 35	-	-
TG	< 200	-	≥ 200

torna obrigatória a determinação do perfil lipídico, independentemente de idade e sexo.

O Consenso recomenda que todos os adultos com idade > 20 anos tenham seu perfil lipídico determinado (CT, TG, HDL-c e LDL-c). Nos indivíduos com perfil lipídico desejável e sem outros fatores de risco, as determinações laboratoriais devem ser repetidas a cada cinco anos, desde que as condições clínicas e os hábitos de vida permaneçam estáveis. Este intervalo poderá ser reduzido a critério médico.

O risco de DAC aumenta significativa e progressivamente acima dos valores desejáveis de CT e LDL-c. Para o HDL-c, a relação de risco é inversa: quanto mais elevado seu valor, menor o risco de DAC. HDL-c > 60mg/dL seria um fator protetor de DAC.

As evidências atuais indicam que a hipertrigliceridemia (> 200mg/dL) aumenta o risco de DAC quando associada a HDL-c diminuído e/ou LDL-c aumentado.

O risco individual de DAC sofre influência do número, do grau de anormalidade, do potencial de morbidade e mortalidade e da possibilidade do controle efetivo dos fatores de risco presentes [(idade e sexo: homem > 45 anos e mulher após menopausa; história familiar de doença arterial coronariana ou de outros territórios em homens < 55 anos e mulheres < 65 anos; hipertensão arterial; tabagismo; *diabetes mellitus*; obesidade (IMC > 30 kg/m^2) e sedentarismo)]. A presença de manifestação de DAC ou de doença arterial em outro território seleciona, por si só, uma população de alto risco, mesmo que haja aparente ausência dos outros fatores de risco conhecidos.

Até o momento, os mais importantes fatores de risco são: hipercolesterolemia por aumento do LDL-c, HA, tabagismo, *diabetes mellitus* e hereditariedade (doença arterial prematura).

Para fins de *screening*, será suficiente a realização periódica de CT e TG na população de trabalhadores.

A identificação de alteração dos exames referentes ao levantamento do perfil lipídico (CT e TG) condiciona a inclusão do trabalhador no Programa de Vigilância de Dislipidemias, devendo seguir as seguintes etapas:

a) Se os exames forem normais, deve-se orientar o trabalhador e manter a vigilância;
b) Se a alteração de CT for ≥ 200 e ≤ 239 mg/dL, deve-se orientar o trabalhador sobre fatores de risco, especialmente os relacionados a estilo de vida, e manter a vigilância;
c) Se a alteração de CT for ≥ 240 mg/dL e/ou TG > 200 mg/dL, deve-se repetir o exame com intervalo de 8 a 15 dias no mesmo laboratório visando evitar variações interlaboratoriais;
d) Se os exames forem normais, deve-se orientar o trabalhador e manter a vigilância;
e) Se for confirmada a alteração de CT e/ou TG, deve-se verificar a presença de fatores de risco modificáveis e referentes ao estilo de vida e orientar o trabalhador;
f) Se os fatores de risco estiverem presentes, deve-se repetir os exames após 6 meses da adoção de mudanças do estilo de vida;
g) Se os fatores de risco estiverem ausentes ou se confirmar a alteração de CT e/ou TG mesmo após a adoção de mudanças do estilo de vida, deve-se encaminhar ao especialista visando caracterizar melhor a dislipidemia e determinar tratamento.

Perfil metabólico (Consenso Brasileiro sobre Diabetes, 2000)

Tem sido observada a realização de dosagens de glicose e ácido úrico em populações de trabalhadores, aqui agrupados dentro do perfil metabólico. Pretendemos discutir a validade deste tipo de exame como *screening* populacional.

Glicose sérica em jejum

A evolução para a hiperglicemia mantida ocorrerá ao longo de um período de tempo variável, passando por estágios intermediários que recebem as denominações de "glicemia de jejum alterada" e "tolerância à glicose diminuída", cujos critérios diagnósticos estão na Tabela 54.13. Quaisquer dos estágios, pré-clínicos ou clínicos, podem caminhar em ambas as direções, progredindo para o estado diabético ou revertendo para a normalidade da tolerância à glicose.

Os procedimentos diagnósticos empregados são a medida da glicose no soro ou plasma após jejum de 8 a 12 horas e o teste padronizado de tolerância à glicose (TTG) após administração de 75 gramas de glicose anidra (ou dose equivalente, por exemplo, 82,5 g de Dextrosol) por via oral, com medidas de glicose no soro ou plasma nos tempos 0 e 120 minutos após a ingestão.

A determinação da glicose é feita preferencialmente no plasma, sendo o sangue coletado em tubo com fluoreto de sódio. Isso não sendo possível, a glicose deverá ser determinada logo após a coleta ou o tubo deverá ser mantido a 4°C por, no máximo, duas horas. A hemoglobina glicosada e o uso de tiras reagentes de glicemia não são adequados para o diagnóstico do *diabetes mellitus*.

Os critérios diagnósticos contidos na Tabela 54.13 estão baseados nas novas recomendações e incluem valores de glicemia de jejum medidos no soro ou plasma. Pela sua praticidade, a medida da glicose plasmática em jejum é o procedimento básico empregado para fazer o diagnóstico de *diabetes mellitus*. A realização do teste de sobrecarga de 75 gramas está indicada quando:

- Glicose plasmática de jejum ≥ 100 mg/dl e < 126 mg/dL;
- Glicose plasmática < 100 mg/dl e na presença de dois ou mais fatores de risco para *diabetes mellitus* nos indivíduos com idade ≥ 45 anos.

Diagnóstico precoce e rastreamento

Não é recomendado rastreamento em massa, ou seja, na população em geral. Rastreamento seletivo é recomendado para:

- Indivíduos com 45 anos de idade ou mais a cada três a cinco anos, utilizando a glicose plasmática de jejum.
- Sugere-se rastreamento mais frequente (um a três anos) ou mais precoce (antes dos 45 anos), ou então realizar o rastreamento com TTG com 75 g de glicose quando:
  a) Há evidência de dois ou mais componentes da síndrome plurimetabólica (excesso de peso, HDL-c baixo, triglicérides elevados, HA e doença cardiovascular);
  b) Além da idade ≥ 45 anos, há presença adicional de dois ou mais fatores de risco (Tabela 54.14);
  c) *Diabetes mellitus* gestacional prévio.
- Sugere-se rastreamento anual ou mais frequente nas seguintes condições:
  a) Glicemia de jejum alterada ou tolerância à glicose diminuída (anual na suspeita de *diabetes mellitus* tipo 2 e mais frequentemente na suspeita do *diabetes mellitus* tipo 1);
  b) Presença de complicações compatíveis com *diabetes mellitus*;
  c) Hipertensão arterial;
  d) Doença coronariana.

Considerando que a natureza das ações de vigilância da saúde está voltada para a detecção de alterações precoces, no presente caso, a detecção de hiperglicemia aliada ao excesso de casos identificados em estudos realizados, justifica a implantação de *screening* em população de trabalhadores,

Tabela 54.13. Valores de glicose plasmática (em mg/dL) para diagnóstico de *diabetes mellitus* e seus estágios pré-clínicos			
Categorias	Jejum*	2 h após 75g glicose	Casual**
Glicemia de jejum alterada	> 110 e < 126	< 140 (se realizada)	
Tolerância à glicose diminuída	< 126 e	≥ 140 e < 200	
Diabetes mellitus	≥ 126 ou	> 200 ou	≥ 200 (com sintomas clássicos)***

* O jejum é definido como a falta de ingestão calórica no período mínimo 8 horas.
** Glicemia plasmática casual é definida como aquela realizada a qualquer hora do dia, sem observar o intervalo da última refeição.
*** Os sintomas clássicos de *diabetes mellitus* incluem poliúria, polidipsia e perda, sem explicação, de peso.

Tabela 54.14. Fatores de risco para *diabetes mellitus*	
Item	Fatores de risco
1	Idade ≥ 45 anos
2	História familiar de DM (pais, filhos e irmãos)
3	Excesso de peso (IMC ≥ 25 kg/m²)
4	Sedentarismo
5	HDL-c baixo ou triglicérides elevados
6	Hipertensão arterial
7	Doença coronariana
8	*Diabetes mellitus* gestacional prévio
9	Macrossomia ou história de abortos de repetição ou mortalidade perinatal
10	Uso de medicação hiperglicemiante (por exemplo, corticosteroides, tiazídicos, betabloqueadores)

sendo suficiente a realização de dosagem sérica de glicose em jejum.

A identificação de alteração dos exames referentes ao levantamento do perfil metabólico (glicose em jejum) condiciona a inclusão do trabalhador no Programa de Vigilância de Hiperglicemia, devendo seguir as seguintes etapas:

a) Se os exames forem normais, deve-se orientar o trabalhador e manter a vigilância;
b) Se a alteração de glicose for ≥ 126 mg/dL, deve-se repetir o exame dentro de um período de 8 a 15 dias;
c) Se os exames forem normais, deve-se orientar o trabalhador e manter a vigilância;
d) Se a alteração persistir, deve-se pesquisar a presença de fatores de risco, especialmente os relacionados a estilo de vida;
e) Se os fatores de risco estiverem presentes, deve-se orientar o trabalhador e repetir o exame após 6 meses;
f) Se os fatores de risco estiverem ausentes, deve-se encaminhar o trabalhador ao especialista;
g) Se a alteração for confirmada, mesmo após seis meses e com o suposto cumprimento das orientações preventivas, deve-se encaminhar o trabalhador ao especialista.

Ácido úrico

No homem, o ácido úrico representa o principal produto final do metabolismo das purinas, sendo excretado na urina. Depois da hidrólise dos ácidos nucleicos, as bases púricas livres são convertidas principalmente ao nível do fígado, em uratos.

No organismo, podemos considerar a formação de duas frações distintas do ácido úrico: endógena e exógena. A primeira resulta dos ácidos nucleicos que são desintegrados normalmente por destruição celular permanente e inevitável. A segunda, ou seja, a exógena aumenta com a riqueza (em purinas) da alimentação, havendo proporcionalmente um aumento na produção e na excreção do ácido úrico.

Portanto, a quantidade de ácido úrico excretado na urina é dependente da alimentação (ingestão de carnes, fígado, rim, certos vinhos etc.), ocorrendo taxas elevadas de ácido úrico no soro e na urina, nos processos em que há excessiva destruição celular e aumento do catabolismo de ácidos nucleicos.

O ácido úrico é pouco solúvel, pelo que, quando os seus valores sobem acima do normal, poderá haver precipitação dessa substância no organismo, o que determina o aparecimento de fenômenos dolorosos nas articulações (há deposição de ácido úrico nas articulações), isto principalmente quando há variações rápidas.

Causas de uma hiperuricemia:
1. Hiperalimentação
2. Alterações da função renal
3. Psoríase
4. Síndromes linfoproliferativos
5. Determinada medicação (aspirina em baixas doses)

Os valores podem aumentar proporcionalmente ao tamanho do corpo, exercício e estresse.

Normalmente se mostra elevado na Gota, mas não é patognomônico da mesma. Apenas 10-15% dos casos de aumento de **ácido úrico** são explicados por Gota somente. Traduzindo – é um exame de *alta sensibilidade* para Gota, mas de *baixa especificidade*.

A hiperuricemia pode ser causada por várias anormalidades no metabolismo das purinas, seja genético ou adquirido, dificultando sobremodo uma análise de natureza coletiva.

A vigilância médica individual será suficiente para avaliação e controle dos casos suspeitos, sendo desnecessário como exame de *screening*.

Perfil audiométrico[8]

A **P**erda **A**uditiva **I**nduzida pelo **R**uído **O**cupacional (PAIRO) é uma doença de diagnóstico relativamente fácil, por ter suas características muito bem definidas: acomete mais intensamente um segmento da orelha[9] interna (setor do órgão de Corti localizado na espira basal da cóclea) e tem uma representação típica no audiograma, com um entalhe nas altas frequências (Costa, Kitamura, 1995). Em certas situações, em que a intensidade da perda não corresponde à real exposição, ou quando existem outras doenças auditivas associadas, o seu diagnóstico diferencial traz algumas dificuldades.

A ocorrência frequente de divergências de caracterização fez com que as sociedades científicas americanas, envolvidas com os problemas de PAIRO, constituíssem um comitê, composto por altas expressões do meio acadêmico, que gerou um documento, endossado pelas respectivas sociedades, caracterizando detalhadamente este tipo de perda auditiva (ACOM, 1989).

Motivadas por problemas semelhantes, as sociedades científicas brasileiras geraram um documento semelhante, embasado no documento americano, publicado em muitos periódicos de circulação nacional (Comitê Nacional de Ruído e Conservação Auditiva, 1994):

---

[8] Ver Capítulo 35 deste livro.
[9] Denominação que os especialistas em otorrinolaringologia determinam para o ouvido.

> **COMITÊ NACIONAL DE RUÍDO E CONSERVAÇÃO AUDITIVA**
> (São Paulo, 29 de junho de 1994)
>
> **PERDA AUDITIVA INDUZIDA POR RUÍDO RELACIONADA AO TRABALHO**
>
> **INTRODUÇÃO**
>
> COMITÊ NACIONAL DE RUÍDO E CONSERVAÇÃO AUDITIVA, órgão interdisciplinar composto por membros indicados pela Associação Nacional de Medicina do Trabalho (ANAMT) e pelas Sociedades Brasileiras de Acústica (SOBRAC), de Fonoaudiologia (SBF) e de Otorrinolaringologia (SBORL), definiu e caracterizou a PERDA AUDITIVA INDUZIDA POR RUÍDO (PAIR) RELACIONADA AO TRABALHO, com o objetivo de apresentar o posicionamento oficial da comunidade científica brasileira sobre o assunto.
>
> **DEFINIÇÃO**
>
> A PERDA AUDITIVA INDUZIDA POR RUÍDO RELACIONADA AO TRABALHO, diferentemente do TRAUMA ACÚSTICO, é uma diminuição gradual da acuidade auditiva, decorrente da exposição continuada a níveis elevados de ruído.
>
> **CARACTERÍSTICAS PRINCIPAIS**
>
> 1. A PAIR é sempre neurossensorial, em razão do dano causado às células do órgão de Corti;
> 2. Uma vez instalada, a PAIR é irreversível e quase sempre similar bilateralmente;
> 3. Raramente leva à perda auditiva profunda, pois, geralmente, não ultrapassa os 40 dBNA nas baixas freqüências e os 75 dBNA nas freqüências altas;
> 4. Manifesta-se, primeira e predominantemente, nas freqüências de 6, 4 ou 3 KHz e, com o agravamento da lesão, estende-se às freqüências de 8, 2, 1, 0,5 e 0,25 KHz, as quais levam mais tempo para serem comprometidas;
> 5. Tratando-se de uma patologia coclear, o portador da PAIR pode apresentar intolerância a sons intensos e zumbidos, além de ter comprometida a inteligibilidade da fala, em prejuízo do processo de comunicação;
> 6. Não deverá haver progressão da PAIR uma vez cessada a exposição ao ruído intenso;
> 7. A instalação da PAIR é, principalmente, influenciada pelos seguintes fatores: características físicas do ruído (tipo, espectro e nível de pressão sonora), tempo de exposição e susceptibilidade individual;
> 8. A PAIR não torna a orelha mais sensível a futuras exposições a ruídos intensos. À medida que os limiares auditivos aumentam, a progressão da perda torna-se mais lenta;
> 9. A PAIR geralmente atinge o seu nível máximo para as freqüências de 3, 4 e 6 KHz nos primeiros 10 a 15 anos de exposição sob condições estáveis de ruído.

O diagnóstico nosológico da PAIRO só pode ser estabelecido através de um conjunto de procedimentos que envolvam anamnese clínica, história ocupacional, exame físico, avaliação audiológica e, se necessário, testes complementares.

Pesquisas sugerem que a PAIRO pode ser agravada através da exposição simultânea do trabalhador a ruídos intensos e outros agentes, tais como produtos químicos e vibrações. Da mesma forma, o trabalhador que ingere medicamentos ototóxicos ou é portador de algumas doenças pode ter sua suscetibilidade ao ruído aumentada.

A PAIRO é um comprometimento auditivo passível de prevenção e pode acarretar ao trabalhador alterações importantes que interferem na sua qualidade de vida. São elas: a incapacidade auditiva (*hearing disability*) e a desvantagem (*handicap*). A incapacidade auditiva refere-se aos problemas auditivos experimentados pelo indivíduo com relação à percepção da fala em ambientes ruidosos, televisão, rádio, cinema, teatro, sinais sonoros de alerta, música e sons ambientais. A desvantagem, por sua vez, relaciona-se às conseqüências não auditivas da perda, influenciadas por fatores psicossociais e ambientais. Dentre eles destacam-se estresse, ansiedade, isolamento e autoimagem pobre, os quais comprometem as relações do indivíduo na família, no trabalho e na sociedade, prejudicando o desempenho de suas atividades de vida diária.

Considerando a natureza médico-legal que envolve as questões referentes à PAIRO, deve-se ter clareza na distinção dos critérios utilizados para a **vigilância da saúde**, que é o conjunto de ações e procedimentos que visam à detecção, **o mais precocemente possível**, de efeitos nocivos induzidos pelo ruído à saúde dos trabalhadores, daqueles utilizados para fins de **avaliação da incapacidade e definição de benefício previdenciário** (critérios legais estabelecidos pelo poder legislativo).

Assim, a utilização de classificações preventivas e não previstas na lei tem a sua indicação precípua para fins de **Vigilância da Saúde**, indicação determinada pela possibilidade de estratificação das perdas auditivas em graus de comprometimento, permitindo a vigilância de sua evolução. Em outras palavras, o uso dessas classificações serviria para detectar precocemente as perdas auditivas, e valores alterados obrigam a adoção de medidas de higiene industrial para a neutralização da exposição, que não significa afastar as pessoas do trabalho e, muito menos, representa incapacidade laborativa permanente.

Em 9 de abril de 1998, a Secretaria de Segurança e Saúde no Trabalho expediu a Portaria 19, como anexo à Norma Regulamentadora nº 7, contendo norma técnica estabelecendo diretrizes e parâmetros mínimos para avaliação e acompanhamento da audição em trabalhadores expostos a níveis de pressão sonora elevados, através da realização de exames audiológicos de referência e sequenciais, visando fornecer subsídios para a adoção de programas de prevenção de perdas auditivas (PPPA).

O texto apresentado na norma técnica representa um avanço da legislação no estabelecimento de diretrizes e procedimentos voltados para a vigilância da saúde dos trabalhadores. Assim, essa norma técnica deve ser entendida como definição de critérios de vigilância e de caráter preventivo, o que difere fundamentalmente dos critérios médico-legais.

O método contempla a caracterização de exames audiométricos referenciais ou basais e exames sequenciais. Os exames audiométricos serão realizados sempre pela via aérea nas frequências de 500, 1.000, 2.000, 3.000, 4.000, 6.000 e 8.000 Hz, atendendo às premissas definidas pela norma técnica.

São considerados dentro dos limites aceitáveis, para efeito dessa norma técnica de caráter preventivo, os casos cujos audiogramas mostram limiares auditivos menores ou iguais a 25 dB(NA), em todas as frequências examinadas.

A interpretação dos resultados do **exame audiométrico de referência** deve seguir os seguintes parâmetros:

- São considerados sugestivos de perda auditiva induzida por níveis de pressão sonora elevados os casos cujos audiogramas, nas frequências de 3.000 e/ou 4.000 e/ou 6.000 Hz, apresentam limiares auditivos acima de 25 dB(NA) e mais elevados do que nas outras frequências testadas, estando estas comprometidas ou não, tanto no teste da via aérea quanto no da via óssea, em um ou em ambos os lados;
- São considerados não sugestivos de perda auditiva induzida por níveis de pressão sonora elevados os casos cujos audiogramas mostram limiares auditivos menores ou iguais a 25 dB(NA), em todas as frequências examinadas.

A interpretação dos resultados do **exame audiométrico sequencial** deve seguir os seguintes parâmetros:

- São considerados sugestivos de **desencadeamento** de perda auditiva induzida por níveis de pressão sonora elevados os casos em que os limiares auditivos em todas as **frequências testadas no exame audiométrico de referência e no sequencial** permanecem menores ou iguais a 25 dB(NA), mas a comparação do audiograma sequencial com o de referência mostra uma evolução dos limiares de perda auditiva e preenche um dos critérios abaixo:
    1. A diferença entre as médias aritméticas dos limiares auditivos no grupo de frequências de 3.000, 4.000 e 6.000 Hz iguala ou ultrapassa 10 dB(NA);
    2. A piora em pelo menos uma das frequências de 3.000, 4.000 ou 6.000 Hz iguala ou ultrapassa 15 dB(NA).
- São considerados também sugestivos de desencadeamento de perda auditiva induzida por níveis de pressão sonora elevados os casos em que **apenas o exame audiométrico de referência** apresenta limiares auditivos em todas as frequências testadas menores ou iguais a 25 dB(NA), e a comparação do audiograma sequencial com o de referência mostra uma evolução dos limiares de perda auditiva, e preenche um dos critérios abaixo:
    1. A diferença entre as médias aritméticas dos limiares auditivos no grupo de frequência de 3.000, 4.000 e 6.000 Hz iguala ou ultrapassa 10 dB(NA).
    2. A piora em pelo menos uma das frequências de 3.000, 4.000 ou 6.000 Hz iguala ou ultrapassa 15 dB(NA).
- São considerados sugestivos de **agravamento** da perda auditiva induzida por níveis de pressão sonora elevados os casos já confirmados em exame audiométrico de referência nos quais a comparação de exame audiométrico sequencial com o de referência mostra uma evolução dos limiares de perda auditiva e preenche um dos critérios abaixo:
    1. A diferença entre as médias aritméticas dos limiares auditivos no grupo de frequências de 500, 1.000 e 2.000 Hz ou no grupo de frequências de 3.000, 4.000 e 6.000 Hz iguala ou ultrapassa 10 dB(NA);
    2. A piora em uma frequência isolada iguala ou ultrapassa 15 dB(NA).

Em junho de 1998, o Instituto Nacional de Segurança e Saúde Ocupacional dos EUA (NIOSH) disponibilizou na Internet a sua norma padrão de vigilância da perda auditiva de trabalhadores expostos a ruído (NIOSH, 1998). Esta norma apresenta, entre outros, uma avaliação de inúmeros critérios de vigilância, descrevendo vantagens e desvantagens de cada método. Esta pesquisa, realizada pela Dra. Julia D. Royster, Ph.D., testou vários critérios em 15 bases de dados (N=2.903). Os critérios testados foram os seguintes:

1. STS da OSHA (*Occupational Safety and Health Administration*) (apenas neste critério em particular, a sigla STS significa mudança do padrão de limiar): uma mudança de 10 dB ou mais na média de limiares em 2000, 3000 ou 4000 Hz;
2. MUDANÇA AAO-HNA (*American Academy of Otolaryngology Head and Neck Surgery*): uma mudança de 10 dB ou mais na média de limiares, em 500, 1000 e 2000 Hz, ou em 3000, 4000 e 6000 Hz;
3. MUDANÇA do NIOSH: uma mudança de 10 dB ou mais em 500, 1000, 2000 ou 3000 Hz, ou de 15 dB ou mais em 4000 ou 6000 Hz;
4. MUDANÇA de 15 dB: uma mudança de 15 dB ou mais em qualquer frequência de teste de 500 até 6000 Hz;
5. DUAS VEZES 15 dB: uma mudança de 15 dB ou mais em qualquer frequência de teste de 500 até 6000 Hz que esteja presente em um audiograma anual e que seja persistente na mesma frequência, no mesmo ouvido, no audiograma seguinte;
6. MÉDIA de 10 dB 3-4 kHz: uma mudança de 10 dB ou mais na média de limiares em 3000 e 4000 Hz.

Esses critérios são utilizados para fins de vigilância do desempenho de Programas de Prevenção de Perdas Auditivas (PPPA) implantados por empresas.

A metodologia do estudo, as características do banco de dados e os resultados são descritos, em detalhe, no relatório da Dra. Julia Royster (Royster, 1992).

Nenhum dos critérios de mudança foi considerado o melhor em todos os aspectos. Tanto os aspectos favoráveis quanto os desfavoráveis de cada critério encontram-se na Tabela 54.15. Um critério aceitável deve ser capaz de identificar, prontamente, um trabalhador com qualquer quantidade mensurável de mudança de limiar nas frequências audiométricas mais sensíveis ao ruído, e deve, também, ter a capacidade de selecionar um número razoavelmente grande de trabalhadores que incluem um alto percentual de positivos verdadeiros.

Tabela 54.15. Vantagens e desvantagens de cada critério para mudança significativa de limiar						
Considerações	Critérios					
	STS da OSHA	Duas vezes 15 dB	Média de 10 dB 3-4 KHz	Mudança AAO-HNA	Mudança de 15 dB	Mudança do NIOSH
Vantagens						
Seleciona um percentual moderado de trabalhadores		X	X	X		
Fornece o maior número de positivos verdadeiros		X				
Possibilita a identificação mais precoce						X
É capaz de demonstrar o maior grau de diferença entre as bases de dados de controle e de não-controle		X		X		
Não necessita de cálculos de médias das frequências		X			X	X
Obtém uma média separada de frequências suscetíveis de ruído ou examina cada frequência separadamente		X	X	X	X	X
Desvantagens						
Seleciona o menor percentual de trabalhadores	X					
Seleciona um percentual tão grande que inviabiliza o follow-up					X	X
Seleciona precocemente um número menor de casos			X			
Requer cálculos de médias de frequências	X		X	X		
Obtém médias de baixas frequências que provavelmente não serão afetadas por exposição a ruídos				X		
Agrupa médias de frequências que variam em seu grau de suscetibilidade ao ruído	X					
Utiliza uma magnitude de mudança que se encontra dentro da gama normal da variabilidade audiométrica nos Programas de Prevenção de Perda Auditiva						X

Adaptado de Royster, 1992

Os critérios cujos limiares médios não se encontram em duas ou mais frequências audiométricas (ou seja, STS da OSHA, MUDANÇA AAO-HNS, e MÉDIA de 10 dB 3-4 kHz), resultam em um menor número de trabalhadores assinalados com percentuais mais baixos de positivos verdadeiros, quando comparado com o critério que utiliza qualquer frequência (Royster, 1992).

O critério de DUAS VEZES 15 dB exige que uma mudança de limiar persista durante dois testes, antes de o trabalhador ser identificado ou "selecionado" como alguém que preenche este critério. Deste modo, o resultado é um percentual maior de positivos verdadeiros. Este critério seria usado incorretamente, entretanto, se o segundo teste fosse realizado após um ano de intervalo. O segundo teste deve ser realizado logo que for razoavelmente possível (dentro de 30 dias). Se a mudança de 15 dB aparecer outra vez no mesmo ouvido, na mesma frequência, o trabalhador é selecionado como tendo preenchido o critério de DUAS VEZES 15 dB.

O critério de MUDANÇA do NIOSH que, como o critério acima, tem a vantagem de não necessitar de qualquer cálculo de média, utiliza um valor tão pequeno de mudança em 500-3000 Hz (apenas 10 dB), que seleciona mais trabalhadores do que devia, apenas em virtude da variabilidade normal. Os técnicos envolvidos com o Programa de Prevenção de Perdas Auditivas têm de passar mais tempo com os trabalhadores que mais precisam de atenção no follow-up, contudo, este critério seleciona tantos indivíduos, que perde sua utilidade como identificador de problemas. Essa desvantagem do critério de MUDANÇA do NIOSH pode ser parcialmente superada, bastando aumentar o valor da mudança para 15 dB em todas as frequências (MUDANÇA de 15 dB); entretanto este critério modificado ainda selecionará um número excessivo de trabalhadores, não permitindo um *follow-up* significativo.

O critério de mudança significativa de limiar deveria selecionar trabalhadores com mudança temporária de limiar (TTS – *Temporary Threshold Shift*) antes do desenvolvimento de uma mudança permanente do limiar induzida por ruído (NIPTS – *Noise Induced Permanent Threshold Shift*). Com base na análise de dados apresentada por Royster (1992), o NIOSH recomendou o uso do critério DUAS VEZES 15 dB, que requer um teste seguido imediatamente de um outro teste para ser utilizado no Programa de Prevenção de Perdas Auditivas.

O valor de dois testes seguidos foi observado por Rink (1989), que relatou que a realização desses dois testes – um imediatamente após o outro – reduzia em mais de 70% a proporção de trabalhadores que se enquadravam no critério STS da OSHA. Se houver indicação de mudança de 15 dB, ou mais, em cada ouvido, em qualquer das frequências de teste (500, 1000, 2000, 3000, 4000 ou 6000 Hz), o trabalhador deve ser treinado novamente, seus protetores devem ser reajustados e um outro teste deve ser realizado. Se este novo teste demonstrar os mesmos resultados (ou seja, uma mudança de 15 dB no mesmo ouvido e na mesma frequência), o critério de DUAS VEZES 15 dB deve ser levado em consideração e o trabalhador deve ser submetido a um teste de confirmação dentro de 30 dias.

Deve ser observado que os dois critérios de interpretação previstos na norma técnica do MTE foram testados pela Dra. Royster e equivalem ao 2º (MUDANÇA AAO-HNA) e 4º (MUDANÇA de 15 dB). Os resultados encontrados na pesquisa revelaram que o 4º método (MUDANÇA de 15 dB) mostrou-se inadequado para uso porque selecionava tantos trabalhadores que inviabilizava o *follow up*.

A norma técnica determina que o exame audiométrico de referência permaneça o mesmo até o momento em que algum dos exames audiométricos sequenciais for classificado dentro dos critérios de agravamento apresentados. Uma vez preenchidos alguns desses critérios, deve-se realizar um novo exame audiométrico dentro dos moldes previstos na norma técnica, que será, a partir de então, o novo exame audiométrico de referência. Os exames anteriores passam a constituir o histórico evolutivo da audição do trabalhador.

Estudos realizados por estes autores com a utilização desse método têm mostrado a ocorrência de evolução crescente de agravamentos, mesmo em empresas que admitiam a eficácia de seu Programa de Prevenção de Perdas Auditivas.

Pertencer a GSE com exposição acima do limite de ação de 80 dB(A) e a identificação de alteração de exames audiométricos referentes ao levantamento do perfil audiométrico condiciona a inclusão do trabalhador empregado no Programa de Prevenção de Perdas Auditivas (PPPA).

Perfil cardiovascular[10]

O perfil de mortalidade, como será visto adiante, tem mostrado que mortes por doenças do coração vêm ocupando o primeiro lugar em muitos países, inclusive no Brasil.

Tal ocorrência reforça e direciona as ações para a prevenção primária voltada para o gerenciamento dos fatores de risco de doença cardiovascular, apontados consistentemente pela literatura científica. Por exemplo, no Reino Unido, foram gastos cerca de 7,1 bilhões de libras esterlinas, no ano de 1999, com custos relacionados às doenças coronarianas (Liu *et al.*, 2002). O impacto econômico das doenças crônicas atinge também países em desenvolvimento, como o Brasil, onde, em 2004, estima-se que foram gastos R$ 30,8 bilhões com custos diretos e indiretos das doenças cardiovasculares (Azambuja *et al.*, 2008). O impacto econômico das doenças cardiovasculares nos países desenvolvidos é extremamente elevado. Estudo conduzido no Canadá encontrou o gasto de U$ 1,9 bilhão somente com doença coronariana, em 1999. Além disso, foram gastos cerca de U$ 1,5 bilhão com acidente vascular cerebral e outros U$ 332,3 milhões com hipertensão, no mesmo ano (Katzmarzyk, Gledhill, Shephard, 2003).

A avaliação do risco cardíaco pode ser realizada com a utilização de Tabelas de risco como a preconizada pela Técnica de Framingham destinada à detecção de doença coronariana nos próximos 10 anos.

Para a avaliação do perfil cardiovascular, também são realizados testes ergométricos. O teste ergométrico ou teste de esforço, ou ainda, cicloergometria, é um exame de grande importância na prática clínica e de fácil execução. Através de exercício físico de intensidade progressiva, realizado em esteira ou em bicicleta, são obtidos dados relacionados às condições gerais, tais como:

a) sinais e sintomas sugestivos de doenças cardiovasculares e/ou respiratórias;
b) capacidade física;
c) comportamento da pressão arterial;
d) alterações eletrocardiográficas, como distúrbios do ritmo cardíaco e aquelas relacionadas à isquemia miocárdica.

Cabe ressaltar que se trata de um exame de vital importância no diagnóstico de isquemia silenciosa, ou seja, pessoas portadoras de obstrução nas artérias coronárias sem sintomatologia característica.

Em linhas gerais, recomenda-se a realização do teste ergométrico pelo menos anualmente, para homens e mulheres com idade superior a 40 anos. No entanto, isto pode ser modificado de acordo com a indicação do médico assistente e a

---

[10] Ver Capítulo 37 deste livro

presença de fatores de risco para doenças cardiovasculares, sendo que as indicações devem ser individualizadas.

A empresa deve realizar essa prova funcional para todos os seus trabalhadores com 40 anos ou mais, visando detectar precocemente alterações preveníveis. O exame é classificado em cinco graus, de acordo com o seu resultado:

- Grau 0: Normal (boa ou excelente capacidade cardiorrespiratória e sem alterações cardíacas)
- Grau I: Moderada capacidade cardiorrespiratória
- Grau II: Baixa capacidade cardiorrespiratória
- Grau III: Resposta hipertensiva ao esforço
- Grau IV: Presença de alterações cardíacas

O Programa de Vigilância de Riscos Cardiovasculares contempla a seleção de trabalhadores que, em função dos resultados de exames laboratoriais (glicemia, colesterol total e frações, triglicérides) e provas funcionais (teste ergométrico), determine a inclusão do trabalhador no programa.

Perfil renal[11]

Tem sido observada a realização de dosagens de ureia, creatinina e sumário de urina em populações de trabalhadores, aqui agrupados dentro do perfil renal. Discutiremos a validade deste tipo de exame como *screening* populacional.

Ureia

Valores elevados estão associados a doença renal, insuficiência cardíaca, desidratação, coma diabético, hemorragias internas, catabolismo elevado e colapso circulatório. Valores diminuídos aparecem na doença hepática grave, na redução do catabolismo proteico e no aumento da diurese.

A experiência destes autores em vários levantamentos deste exame realizado em exames periódicos de saúde não mostrou qualquer utilidade como indicador de avaliação populacional do perfil renal.

Não existe indicação para uso desse tipo de exame como *screening* populacional.

Creatinina

A constância na formação e excreção da creatinina faz dela um marcador muito útil da função renal, principalmente da filtração glomerular, em virtude da sua relativa independência de fatores como dieta, grau de hidratação e metabolismo proteico. A determinação da creatinina plasmática é um teste de função renal mais seguro do que a ureia. Nas doenças renais, a creatinina se eleva mais vagarosamente do que a ureia e se reduz mais vagarosamente com a hemodiálise. A medida do nível de creatinina sérica é usada para avaliar a função renal.

---

[11] Ver Capítulo 44 deste livro.

A creatinina é um produto da quebra da creatina, importante constituinte do músculo e que pode ser convertida em molécula de ATP (fonte de energia). A produção diária de creatina e, subsequentemente, de creatinina, depende da massa muscular, com pequenas variações.

A creatinina é excretada do organismo pelos rins. Uma função de excreção normal proporciona um nível sérico de creatinina constante e normal.

Este indicador pode ser utilizado como marcador para detecção de alterações precoces em populações de trabalhadores com potencial exposição a agentes nefrotóxicos. Estes autores, em estudo realizado, registra o achado de alteração dos níveis de creatinina em população exposta a intoxicação aguda por BTX (benzeno, tolueno e xileno).

Sumário de urina

A urina é um dos mais complexos fluidos do corpo humano, contendo mais de 60 elementos. O conteúdo é dramaticamente afetado por fisiologia e técnicas de coleta/estocagem. É necessário fazer a diferenciação entre artefatos e elementos significativos.

Dois tipos de análise são realizados na urina:

- **Química** = mede o estado homeostático global. É um espelho da química do soro;
- **Elementos do sedimento** = mede o estado fisiológico do trato urinário, representando um incremento à análise química.

A Tabela 54.16 descreve os elementos "normais" do sedimento urinário.

Tabela 54.16. Elementos "normais" do sedimento urinário	
Elemento	Fonte
Hemácias	Sistema vascular do trato urinário
Leucócitos	Sistema vascular do trato urinário
Células epiteliais	Tecido vaginal ou uretral ou células de túbulos renais
Muco	Túbulos renais ou epitélio vaginal
Cristais	Solutos na urina
Cilindros hialinos	Túbulos renais
Micro-organismos	Contaminação da amostra
Espermatozoides	Vagina ou uretra
(elementos "normais" podem ser anormais quando elevados)	

A Tabela 54.17 descreve as causas que promovem o aparecimento de cilindros na urina.

Tabela 54.17. Causas de cilindros no sedimento urinário

Tipo de cilindro	Causas
Hialino	Exercício (alta elevação, normal depois de 24-48 h); desidratação ou febre; glomerulonefrite aguda; pielonefrite aguda; hipertensão maligna; doença renal crônica
Céreo	Doença renal crônica e severa; rejeição de transplante renal; glomerulonefrite aguda; síndrome nefrótica; amiloidose renal; hipertensão maligna; doença renal-diabética
Red Blood Cells ou Células sanguíneas vermelhas	Exercício excessivo ("pseudonefrite atlética"); glomerulonefrite aguda; nefrite por lúpus eritematoso sistêmico; doenças do colágeno; infarto renal; hipertensão maligna
White Blood Cells ou Células sanguíneas brancas	Glomerulonefrite aguda; pielonefrite aguda; doença renal crônica; infecção renal não-bacteriana
Granuloso	Exercício excessivo (raro); proteinúria pesada (síndrome nefrótica); proteinúria ortostática; doença renal aguda ou crônica; insuficiência cardíaca congestiva com proteinúria
Epitelial	Glomerulonefrite (lesão tubular severa); doença vascular; inflamação viral; toxicidade renal
Gorduroso	Síndrome nefrótica (com proteinúria elevada); trauma com lesão por esmagamento; diabetes; episódios tóxicos
Largo	Necrose tubular aguda (prognóstico reservado); doença renal crônica e severa

Cristais no sedimento urinário

A Tabela 54.18 descreve os cristais (normais) no sedimento urinário e a significância patológica.

Tabela 54.18. Tipos de cristais normais e significância patológica

Tipo	Significância patológica
Uratos amorfos	Nenhuma
Ácido úrico	Usualmente não – grandes números podem ser associados com gota ou drogas tóxicas
Oxalato de cálcio	Usualmente não – ingestão de alimentos com alto teor de oxalatos, doença renal, cálculos ou intoxicação por etilenoglicol
Fosfato amorfo	Nenhuma
Fosfato triplo	Usualmente não – formação de cálculos e doença crônica do trato urinário inferior
Bi-urato de amônia	Usualmente não
Fosfato de cálcio	Usualmente não – pode estar associado com doença crônica do trato urinário inferior
Carbonato de cálcio	Usualmente não – pode estar associado com cálculos

A Tabela 54.19 descreve os cristais (anormais) no sedimento urinário e a significância patológica.

Tabela 54.19. Tipos de cristais anormais e significância patológica

Tipo	Significância patológica
Tirosina	Agulhas não esterilizadas, fios ou doença hepática
Leucina	Distúrbios metabólicos ou doença hepática
Bilirrubina	Bilirrubinúria – associado com altas taxas de bilirrubina no sangue
Colesterol	Quilúria, doença crônica do trato urinário inferior ou síndrome nefrótica
Cistina	Cistinúria ou cistinose congênita
Sulfonamida	Ingestão de drogas à base de sulfa
Ampicilina	Altas doses de ampicilina
Aspirina	Ingestão de salicilatos
Material de contraste radiográfico	Radiografias recentes (desaparece da urina em 4 h)

Perfil de parasitoses intestinais

A parasitologia conceitua o parasitismo como "toda planta ou animal que vive dentro de, sobre ou com outro ser vivente do qual obtém alimento, proteção ou outra vantagem", acrescendo-se o fato de que nem sempre são verificadas situações de benefício ou dano patológico para o hospedador.

No campo da parasitologia médica, por comodidade, enfocam-se apenas os parasitos que produzem doenças. Em especial, em nosso caso, enfocamos tão somente os parasitos diagnosticáveis pelo exame das fezes (coproparasitologia).

As parasitoses intestinais continuam importantes em determinadas regiões do país e particularmente importantes entre os trabalhadores da área de alimentos e saúde, onde a prevenção é absolutamente prioritária.

Perfil da função pulmonar (SBPT, 1996)[12]

A espirometria constitui-se no principal exame das propriedades pulmonares mecânicas dinâmicas, sendo fundamental para a quantificação da anormalidade funcional. Deve ser solicitada para todos os pacientes com diagnóstico de pneumoconiose.

Os equipamentos, procedimentos técnicos, critérios de análise e valores de referência deverão seguir as orientações da Sociedade Brasileira de Pneumologia e Tisiologia – I Consenso Brasileiro sobre Espirometria. Os parâmetros espirométricos a serem obtidos são: capacidade vital forçada (CVF), volume expiratório forçado no 1º segundo da curva

---

[12] Ver Capítulo 38 deste livro.

da CVF (VEF1) e a relação percentual do VEF1 sobre o CVF (VEF1/CVF%). É desejável que os resultados da espirometria venham acompanhados de gráficos.

A Norma Regulamentadora nº 7, da Secretaria de Segurança e Saúde no Trabalho, do Ministério do Trabalho e Emprego, determina que os trabalhadores de qualquer empresa, com qualquer número de trabalhadores empregados, que tenham exposição a poeiras, façam radiografia de tórax e espirometria na admissão, na mudança de função e em diversos intervalos determinados. Esta periodicidade dependerá da natureza dos aerodispersoides, se fibrogênicos ou não, e do tempo de exposição (no caso dos não fibrogênicos).

A adesão estrita ao controle de qualidade nos laboratórios de função responsáveis pelos testes é essencial para a valorização adequada dos resultados e a confiança nos estudos longitudinais.

A espirometria é fácil de administrar, barata e segura, e razoavelmente sensível para a detecção de doença pulmonar. A espirometria periódica de trabalhadores expostos é melhor do que a avaliação isolada, transversal na identificação de lesão pulmonar precoce. Múltiplos exames comparados no tempo um com o outro podem ser mais sensíveis do que exame único comparado a valores esperados de uma população de referência. Quando o indivíduo serve como seu próprio controle, outros fatores usados para reduzir a variabilidade transversal dos testes (idade, altura, sexo, raça) podem não ser relevantes. Desde que os trabalhadores sejam, na média, mais saudáveis do que a população geral, a espirometria longitudinal pode permitir a identificação mais precoce de um trabalhador experimentando uma perda de capacidade pulmonar excessiva antes que a perda seja aparente em estudos transversais. Isto pode ser particularmente verdadeiro para trabalhadores com VEF1 acima da média (100% do previsto).

Para muitas aplicações, os resultados dos testes de função pulmonar são interpretados com base em medidas seriadas, nas quais os valores iniciais ou finais constituem os valores de referência. Alterações que excedem facilmente o erro de medida são encontradas diariamente e constituem uma das bases da Medicina clínica; já mudanças nos testes de função ao longo de meses ou anos em exposições ocupacionais, ou para avaliar o efeito do tabagismo, podem ser pequenas e, para que uma tendência significativa seja estabelecida, um longo tempo de observação com repetidas medidas pode ser necessário.

Indivíduos de mesmo sexo, idade e estatura têm diferentes valores de função pulmonar. Estes valores poderão ser analisados por:
1. Medidas de tendência central, como média e mediana;
2. Medidas de dispersão como o desvio padrão;
3. Simetria de distribuição através de algum índice matemático.

Para estudo de grupos, considerando-se o VEF1, um tamanho de amostra de 100 indivíduos e um acompanhamento de pelo menos 5 anos são necessários para se estabelecerem tendências. Os indivíduos devem ser avaliados na ausência de infecção respiratória recente e preferencialmente pelos mesmos técnicos, no mesmo horário e época do ano e no mesmo equipamento, comprovada sua reprodutibilidade.

A utilização da espirometria como instrumento de detecção de doença para vigilância implica num rígido programa de controle de qualidade.

Com base em estudos longitudinais, a redução anual esperada do VEF1 é pequena, 20 a 30 ml em não fumantes e 40 a 50 ml ao ano para os fumantes.

A redução do VEF1 anual difere, se estimada por estudos longitudinais ou transversais. A maioria dos estudos transversais presume um declínio constante no VEF1 com idade crescente. Em contraste, o declínio longitudinal do VEF1 aumenta com o tamanho corporal e com a idade após os 36 anos.

Mesmo com os melhores programas de controle de qualidade, o espirômetro em si pode ser uma fonte significativa de variabilidade associada com espirometria longitudinal. A exatidão do equipamento deve ser de ± 3% da leitura. Assim, se um indivíduo tem um VEF1 estável de 4 L em duas ocasiões separadas, o instrumento poderia ler + 3% (4,12 L) em uma ocasião e – 3% (3,88 L) em outra ocasião. Esta diferença entre estes dois testes hipotéticos, inteiramente devida ao espirômetro, representa uma mudança de 240 ml no VEF1, ou em torno de 10 vezes o declínio esperado para não fumantes.

Para valorizar mudanças longitudinais, apenas o VEF1 e a CVF devem ser considerados; os fluxos sofrem grande influência do volume onde são medidos e podem mudar em direções imprevisíveis, se ocorrerem mudanças simultâneas na resistência das vias aéreas e na elasticidade pulmonar. Mesmo se o VEF1 e a CVF são os únicos usados, uma segurança maior de variabilidade anormal longitudinal é dada se as mudanças demonstram uma tendência consistente.

Pode-se, em geral, afirmar que a CVF e o VEF1 variam em relação ao basal 5% ao longo de um dia, 10% ao longo de semanas e até 15% ao longo de um ano. Estes limites podem ser valorizados em casos individuais. Um método prático para interpretação longitudinal é estabelecer um valor basal para o VEF1, preferencialmente por alguns testes. O limite inferior longitudinal do VEF1 é calculado tomando-se 85% deste valor basal menos o declínio esperado no período de tempo baseado na idade do indivíduo. Como exemplo, um indivíduo de 40 anos de idade tem VEF1 de 3,0 L e nova medida repetida 5 anos após revela VEF1 de 2,40 L. Considerando-se uma queda do VEF1 de 25 ml/ano e uma possível variabilidade da espirometria ao longo de anos de até 15%, a queda máxima esperada poderia ser calculada:

Queda máxima (ml) = anos de seguimento x 25 + VEF1 inicial x 0,15

Portanto, para o exemplo acima, a queda esperada poderia ser de até 0,525 L. Sendo a queda encontrada de 0,60 L, conclui-se por declínio funcional acelerado. Antes de qualquer decisão final, os dados devem ser analisados para a estabilidade.

Para doentes com obstrução ao fluxo aéreo, mudanças de pelo menos **10% em relação ao valor previsto do VEF1, excedido 0,20 L, são requeridas ao longo de semanas**, para valorização de mudança por alguma intervenção ou piora. Para doentes com doenças intersticiais, mudança funcional é considerada significativa quando a **CVF muda igualmente 10%, ou mais, em relação ao valor inicial, excedido o valor mínimo de 0,20 L**.

Testes longitudinais têm grande importância clínica, mas sua valorização deve ser individualizada. Num paciente portador de doença frequentemente progressiva e fatal como a fibrose pulmonar idiopática, o achado de estabilidade funcional é bastante reconfortante e é considerado, atualmente, resposta ao tratamento. Já tal achado num portador de sarcoidose em tratamento indicaria não resposta e seria desanimador.

Hipertensão arterial[13]

A hipertensão arterial sistêmica atualmente não pode mais ser vista apenas como uma condição clínica em que as cifras tensionais estão acima de um determinado valor. Na verdade, a hipertensão arterial existe num contexto sindrômico, com alterações hemodinâmicas, tróficas e metabólicas, entre as quais a própria elevação dos níveis tensionais, as dislipidemias, a resistência insulínica, a obesidade centrípeta, a microalbuminúrica, a atividade aumentada dos fatores de coagulação, a redução da complacência arterial e a hipertrofia com alteração da função diastólica do VE.

Os componentes da síndrome hipertensiva são, muitas vezes, fatores de risco cardiovasculares independentes. Os esquemas terapêuticos antigos, propostos com a intenção única de baixar os níveis tensionais, não obtiveram uma redução da morbidade e mortalidade como o esperado a despeito de uma redução eficaz dos níveis pressóricos.

Ao tratar a hipertensão, deve-se ter em mente os fatores de risco associados e o impacto do tratamento nestes fatores. Uma droga por vezes benéfica para a redução da PA é maléfica em relação a outro componente da síndrome, como por exemplo, uma droga pode induzir hiperglicemia ou dislipidemia. Assim, apesar de um controle satisfatório da PA, outros fatores de risco potencialmente maiores podem sobrepor-se, não melhorando a situação clínica do paciente.

Assim, o tratamento atual da hipertensão arterial sistêmica não deve se resumir simplesmente à redução dos níveis pressóricos.

Considerado um dos principais fatores de risco de morbidade e mortalidade cardiovasculares, seu alto custo social é responsável por cerca de 40% dos casos de aposentadoria precoce e de absenteísmo no trabalho em nosso meio. Devido à magnitude do problema, tem sido constante a preocupação mundial em ampliar e aperfeiçoar os métodos para diagnóstico e tratamento da hipertensão arterial.

---

[13] Ver Capítulo 37 deste livro.

A hipertensão arterial pode ser classificada de acordo com as recomendações da Sociedade Americana de Cardiologia, descrita na Tabela 54.20 abaixo.

Tabela 54.20. Classificação de hipertensão arterial*

Pressão		Classe
Sistólica	Diastólica	
< 130	< 85	Normal
≥ 130 e ≤ 139	≥ 85 e ≤ 89	Normal alta
≥ 140 e ≤ 159	≥ 90 e ≤ 99	Hipertensão leve
≥ 160 e ≤ 179	≥ 100 e ≤ 109	Hipertensão moderada
≥ 170 e ≤ 209	≥ 110 e ≤ 119	Hipertensão grave
≥ 210	≥ 120	Hipertensão muito grave

* Segundo a Sociedade Americana de Cardiologia

A prevalência de medidas anormais de pressão arterial entre trabalhadores em populações de adultos pode revelar uma inadequação dos programas de Medicina do Trabalho/Saúde Ocupacional, revelada não apenas por este indicador (elevada prevalência em população supostamente controlada), mas também pela presença concorrente e simultânea de outros fatores de risco, cuja interação multifatorial vem se refletindo na elevada mortalidade por doenças cardiovasculares e na elevada prevalência de doenças cardiovasculares como causa de aposentadoria por invalidez e morte.

Como afirmam Duncan et al. (1993), *"apesar de haver muito ainda por ser esclarecido sobre os determinantes das doenças não-transmissíveis, vários fatores de risco suscetíveis a ações preventivas já estão bem definidos – entre eles o fumo, hipertensão, obesidade, sedentarismo e ingestão de álcool. Dada a alta fração etiológica atribuível a esses fatores de risco (...) estão em andamento ou em fase de montagem programas nacionais de prevenção, visando à redução de suas prevalências e consequentemente, do risco de doenças não transmissíveis."*

Obviamente, o local de trabalho sempre será um lugar privilegiado para a implementação destes programas, pondo em prática os conceitos mais atualizados de Promoção de Saúde no Trabalho (Karasek, Theorell, 1995; Mendes, 1996; WHO, 1997).

Se alguma predisposição racial existir para a hipertensão arterial, uma alta frequência de trabalhadores empregados com traço racial negro ou mestiço aumenta a necessidade de que os fatores de risco que são suscetíveis à redução ou eliminação sejam bem conhecidos e bem controlados pela Empresa, até que a prevalência de "empregados hipertensos" – como ainda se vê atualmente – venha a ser substituída pela prevalência de "empregados predispostos que não adoeceram" (graças à intervenção) e por empregados ex-hipertensos (graças ao tratamento bem feito). Somente assim a questão estará bem manejada, tanto na perspectiva da Promoção da Saúde no Trabalho como da boa Medicina do Trabalho.

Os trabalhadores portadores de hipertensão arterial devem ser incluídos em um Programa de Prevenção de Hipertensão Arterial ou em um Programa mais amplo de Prevenção de Risco Cardiovascular.

Alguns cuidados devem ser tomados, e são negligenciados, quando se verifica a pressão arterial:

- Repouso de 15 minutos em ambiente calmo e agradável. Não se mede a pressão arterial nas ruas das grandes cidades.
- A bexiga deve estar vazia.
- Após exercícios, álcool, fumo ou café, aguardar 30 minutos para medir. Exercício recente reduz a pressão.
- O manguito do aparelho de pressão deve estar firme e bem ajustado e deve ser mantido na altura do coração.
- Não falar durante a medida da pressão. Nem você, nem o médico ou a equipe de enfermagem. Falar pode aumentar a pressão.
- Esperar de 1 a 2 minutos entre as medidas.
- A posição sentada ou deitada é recomendada na rotina das medidas e vale a medida de menor valor para controle.
- Os aparelhos devem ser calibrados regularmente.
- No inverno, a pressão pode subir e, no verão, diminuir.

Muito se falou até aqui sobre "*screening*" populacional. A melhor referência pode ser encontrada no endereço http://www.ahrq.gov/clinic/pocketgd.htm e baixado o *Guide to Clinical Preventive Services*, 2010-2011 – *Recommendations of the U.S. Preventive Services Task Force*.

Organizando os dados de morbidade sem absenteísmo (representado por sinais e sintomas) na perspectiva de transformar em informação e usar o conhecimento

No 3º nível do espectro está presente a Morbidade sem Absenteísmo, representada pelos sinais e sintomas registrados na Ficha Clínica de Avaliação Ocupacional do trabalhador empregado, por ocasião dos exames ocupacionais e consultas clínicas. Os atendimentos de enfermagem também podem se constituir em fonte de informação. A partir deste nível, a codificação adotada pela Classificação Internacional de Doenças (CID) deve ser utilizada para se obter o perfil de saúde desse segmento do espectro.

A metodologia utilizada para a análise desse tipo de informação contempla os seguintes passos:

Etapa 1. Distribuir os códigos de doença (CID) por grandes grupos de causas utilizando o método de Pareto, permitindo tornar evidentes e visuais as principais ocorrências, visando nortear a priorização."... Os estudos que seguiram o inquérito, os contatos com as empresas, as solicitações dirigidas ao Serviço trouxeram aos profissionais que nele militavam uma informação crescente sobre a ocorrência de casos de doenças profissionais em São Paulo. A mudança, em 1960, do Serviço para instalações mais adequadas, num conjunto assistencial que o SESI construiu próximo à Vila Maria, na zona leste da capital, permitiu criar um ambulatório específico para o atendimento dos pacientes.

I.	Algumas doenças infecciosas e parasitárias	A00-B99
II.	Neoplasias [tumores]	C00-D48
III.	Doenças do sangue e dos órgãos hematopoiéticos e alguns transtornos imunitários	D50-D89
IV.	Doenças endócrinas, nutricionais e metabólicas	E00-E90
V.	Transtornos mentais e comportamentais	F00-F99
VI.	Doenças do sistema nervoso	G00-G99
VII.	Doenças do olho e anexos	H00-H59
VIII.	Doenças do ouvido e da apófise mastoide	H60-H95
IX.	Doenças do aparelho circulatório	I00-I99
X.	Doenças do aparelho respiratório	J00-J99
XI.	Doenças do aparelho digestivo	K00-K93
XII.	Doenças da pele e do tecido subcutâneo	L00-L99
XIII.	Doenças do sistema osteomuscular e do tecido conjuntivo	M00-M99
XIV.	Doenças do aparelho geniturinário	N00-N99
XV.	Gravidez, parto e puerpério	O00-O99
XVI.	Algumas afecções originadas no período perinatal	P00-P96
XVII.	Malformações congênitas, deformidades e anomalias cromossômicas	Q00-Q99
XVIII.	Sintomas, sinais e achados anormais de exames clínicos e de laboratório, não classificados em outra parte	R00-R99
XIX.	Lesões, envenenamento e algumas outras consequências de causas externas	S00-T98
XX.	Causas externas de morbidade e de mortalidade	V01-Y98
XXI.	Fatores que influenciam o estado de saúde e o contato com os serviços de saúde	Z00-Z99

Alguns cuidados devem ser tomados para a entrada de dados e podem ser citados:
1. Buscar estabelecer o efetivo diagnóstico evitando-se o uso desnecessário de classificações do grande grupo Z, especialmente Z10, que significa "exame geral de rotina ('*check up*') de uma subpopulação definida" e outras classificações similares. Se não houver correção na entrada de dados, forçosamente deverá haver na saída, sob pena de distorcer os resultados.
2. Utilizar a prática de codificar as patologias com a classificação de quatro dígitos. Sugere-se utilizar M54.2 (cervicalgia) ou M54.5 (dor lombar baixa) no lugar de M54 (dorsalgia), já que na classificação de quatro dígitos podemos lidar com a efetiva doença.
3. Implantar o uso de classificação do grupo XVIII referente a sintomas, sinais e achados anormais de exames clínicos e de laboratório, não classificados em outra parte (R00-R99), após a devida revisão, para os técnicos e auxiliares de enfermagem que realizam atendimentos ambulatoriais.

Etapa 2. Sugere-se realizar um corte de 5% em todos os grandes grupos e selecionar aqueles que ultrapassarem este indicador. Na experiência dos autores, cerca de cinco a sete grupos são selecionados por essa metodologia. Deve ser ressaltado que casos graves não selecionados por essa metodologia, tais como, neoplasias, não constituem preocupação epidemiológica e o tratamento individual adequado será realizado.

Etapa 3. Os grupos selecionados devem ser abertos, visando conhecerem-se as entidades nosológicas de cada grupo. Aqui também se utiliza o método de Pareto, com vistas a conhecerem-se as principais patologias, podendo ser adotada a mesma metodologia de corte de 5%.

Os Gráficos 54.4 e 54.5 descrevem a distribuição de morbidade sem absenteísmo por grande grupo da Classificação Internacional de Doenças (CID) e por subcategoria do grupo "sintomas, sinais e achados anormais de exames clínicos e de laboratório, não classificados em outra parte (R00-R99)".

	Grupos de CID's	Frequência	%
1	Sinais e sintomas	1610	33.35%
2	Doenças do sistema osteomuscular	878	18.19%
3	Lesões e traumatismos	516	10.69%
4	Doenças do aparelho respiratório	480	9.94%
5	Causas externas	430	8.91%
6	Doenças do aparelho digestivo	324	6.71%
7	Doenças da pele	105	2.17%
8	Doenças do olho	104	2.15%
9	Algumas doenças infecciosas	73	1.51%
10	Doenças do aparelho geniturinário	70	1.45%

Gráfico 54.4. Distribuição de morbidade sem absenteísmo por grande grupo da Classificação Internacional de Doenças (CID).

Se adotarmos aqui a metodologia de corte sugerida, serão selecionados seis grupos para análise de subcategoria:

1. Sinais e sintomas, com 33,35%
2. Doenças do sistema osteomuscular, com 18,19%
3. Lesões e traumatismos, com 10,69%
4. Doenças do aparelho respiratório, com 9,94%
5. Causas externas, com 8,91%
6. Doenças do aparelho digestivo, com 6,71%

	CID's	Frequência	%
1	R51 - Cefaléia	410	25.83%
2	R07 - Dor de garganta e no peito	293	18.46%
3	R12 - Pirose	145	9.14%
4	R10 - Dor abdominal e pélvica	141	8.88%
5	R53 - Mal estar, fadiga	101	6.36%
6	R14 - Flatulência e afecções correlatas	81	5.1%
7	R11 - Náusea e vômitos	67	4.22%
8	R42 - Tontura e instabilidade	53	3.34%
9	R06 - Anormalidades da respiração	48	3.02%
10	R50 - Febre de origem desconhecida	47	2.96%

Gráfico 54.5. Distribuição de morbidade sem absenteísmo por subcategoria do Grupo "Sintomas, sinais e achados anormais de exames clínicos e de laboratório, não classificados em outra parte" (R00-R99).

Usando a mesma metodologia de corte sugerida, foram selecionadas seis entidades nosológicas:

1. Cefaleia, com 25,83%
2. Dor de garganta e no peito, com 18,46%
3. Pirose, com 9,14%
4. Dor abdominal e pélvica, com 8,88%
5. Mal estar, fadiga com 6,36%
6. Flatulência e afecções correlatas, com 5,1%.

Pode-se perceber que este tipo de análise contribui para o processo de priorização de programas de Saúde no Trabalho, mesmo que sua produção não seja exclusivamente provocada pelas condições de trabalho.

Presenteísmo

Reconhecendo as dificuldades da conceituação exata de presenteísmo, e admitindo suas múltiplas e complexas causas, adotaremos, neste capítulo a conceituação enunciada por Alyssa *et al.* (2009), como sendo a redução da produtividade (e criatividade) do trabalhador, devido a problemas de saúde. Presenteísmo é um problema comum. Muitos trabalhadores comparecem ao trabalho, "pela metade", sem se sentir bem e procuram exercer suas atividades, mesmo com condições de saúde que podem afetar o seu conforto e desempenho.

Ocorre que, enquanto os custos associados com o absenteísmo têm sido muito estudados, os custos do presenteísmo só mais recentemente vêm recebendo atenção de pesquisadores.

O custo do absenteísmo é óbvio, porque 100% da produtividade é perdido a cada dia de falta ao trabalho; o custo do presenteísmo é um custo "camuflado", porque o trabalhador empregado está no trabalho, contudo, sem produzir o esperado.

Na Alemanha, a Iniciativa de Saúde e Trabalho (IGA) regularmente realiza inquéritos sobre as atitudes dos empregados no trabalho – o chamado Termômetro IGA. Visando avaliar a magnitude das perdas de produtividade devidas a problemas de saúde, um estudo de Boedeker e Kramer (2008) e Boedeker e Huesing (2008) revelou que uma amostra representativa da população alemã – 27% dos entrevistados – sofria de um problema de saúde no momento da entrevista. Outros 14% deles relataram ausência do trabalho durante os sete dias anteriores à entrevista e 59%, consideraram a sua produtividade reduzida, devido a esses problemas de saúde. O estudo revelou que as pequenas empresas sofrem menos por absenteísmo, sendo mais afetadas pelo presenteísmo.

Em um estudo realizado no *Bank One*, calcularam-se os custos do presenteísmo em US$ 311,8 milhões, para um custo de absenteísmo de US$ 27 milhões (Hemp, 2004).

O presenteísmo pode ser medido. Os instrumentos de medição estão descritos no estudo de revisão de literatura (Alyssa et al., 2009) e listados a seguir:

1) *Angina-Related Limitations at Work Questionnaire* (ALWQ) (Lerner, Amick, Malspeis et al., 1998)
2) *Endicott Work Productivity Scale* (EWPS) (Endicott, Nee, 1997)
3) *Health and Labor Questionnaire* (HLQ) (van Roijen, Essink-Bot, Koopmanschap et al., 1996)
4) *Health and Work Performance Questionnaire* (HPQ) (Kessler, Barber, Beck et al., 2003)
5) *Health and Work Questionnaire* (HWQ) (Halpern, Shikiar, Rentz et al., 2001)
6) *Health Assessment Questionnaire II* (HAQ-II) (Wolfe, Michaud, Pincus, 2004)
7) *Health-Related Productivity Questionnaire Diary* (Kumar, Hass, Li et al., 2003)
8) *Migraine Disability Assessment Questionnaire* (MIDAS) (Stewart WF, Lipton RB, Kolodner K, et al. 2000)
9) *Migraine Work and Productivity Loss Questionnaire* (MWPLQ) (Lerner, Amick III, Malspeis et al., 1999)
10) *Stanford Presenteeism Scale* (SPS-6) (Koopman, Pelletier, Murray et al., 2002)
11) *Work and Health Interview* (WHI) (Stewart, Ricci, Chee et al., 2003; Stewart, Ricci, Laotta et al., 2004)
12) *Work Limitations Questionnaire* (WLQ) (Lerner, Amick, Rogers et al., 2001)
13) *Work Productivity and Activity Impairment Questionnaire* (WPAI) (Reilly, Zbrozek, Dukes et al., 1993)
14) *Work Productivity Short Inventory* (WPSI) (Goetzel, Ozminkowski, Long, 2003; Ozminkowski, Goetzel, Long, 2003)

Um estudo envolvendo trabalhadores empregados da Dow Chemical Company avaliou os custos totais (incluindo custos médicos, custos de absenteísmo, custos de farmácia e custos de presenteísmo) para 10 condições crônicas de saúde (Collins, Baase, Sharda et al., 2005).

Foi utilizada a escala de presenteísmo de Stanford para avaliar o presenteísmo, e autorrelato de absenteísmo, como parte de um inquérito de saúde on-line, que foi associado com os dados de custos de cuidados de saúde, dados de custos de farmácia, características de trabalho, folha de pagamento e registros de ausência.

Foram calculados os custos anuais de pessoas com e sem cada um dos 10 estados de saúde (alergias, artrite, asma, dorsalgias, distúrbios respiratórios, depressão, diabetes, problemas cardíacos ou circulatórios, enxaquecas e distúrbios do estômago ou intestino). Os achados estão dispostos na Tabela 54.21.

Tabela 54.21. Percentual do total de custos (médico, farmácia, absenteísmo e presenteísmo) de condições de saúde atribuídos ao presenteísmo

Condições de saúde	Goetzel et al. (*) 'average' estimate	Goetzel et al. (*) 'low' estimate	Collins et al. (**)	Loeppke et al. (***)	Average of available estimates
Alergias	82	55	74		70
Osteoartrites	77	35	67	44	56
Asma	73	35	72		60
Distúrbios da coluna vertebral			69	50	60
Distúrbios respiratórios			56		56
Câncer	53	6			30
Depressão/ansiedade	71	27	81	70	62
Diabetes mellitus	62	16	56		45
Fadiga				73	73
Distúrbios circulatórios e do coração	19	0	66		28
Colesterol alto				43	43
Hipertensão	63	9		33	35
Cefaleia	89	49	72		70
Obesidade				56	56
Outras dores crônicas				33	33
Infecção respiratória	25	3			14
Distúrbios do sono				66	66
Distúrbios do estômago e intestino			67		67

(*) Goetzel RZ, Long SR, Ozminkowski RJ, et al. Health, absence, disability, and presenteeism cost estimates of certain physical and mental health conditions affecting US employers. Journal of Occupational and Environmental Medicine, 46: 398-412, 2004.

(**) Collins JJ, Baase CM, Sharda CE, et al. The assessment of chronic health conditions on work performance, absence and total economic impact for employers. Journal of Occupational and Environmental Medicine, 47: 547-57, 2005.

(***) Loeppke R, Taitel M, Richling D, et al. Health and productivity as a business strategy. Journal of Occupational and Environmental Medicine, 49: 712-21, 2007.

Foi possível verificar que, para cada condição de saúde, os custos de presenteísmo eram o componente principal do custo, ultrapassando os cuidados médicos, os custos de farmácia e os custos de ausência.

Organizando os dados de morbidade causadora de incapacidade total temporária (absenteísmo) de até 15 dias na perspectiva de transformar em informação e usar o conhecimento

No 4º nível do espectro está presente a Morbidade Causadora de Incapacidade Total Temporária de até 15 dias, registrada em atestados médicos referentes aos 15 primeiros dias. É conhecida como absenteísmo de curto prazo.

Índices de absenteísmo

Tanto a antiga Recomendação nº 112, como a atual Recomendação nº 117 e a Convenção nº 161, todas da Organização Internacional do Trabalho, enfatizam a importância de se registrarem as causas de absenteísmo, desde que os dados obtidos sejam utilizados exclusivamente para objetivos epidemiológicos. Isto quer dizer que não cabe ao médico do trabalho justificar a falta ou "abonar a falta", tarefa esta exclusivamente de cunho gerencial, que cabe ao chefe ou líder do trabalhador empregado nesse tipo de atividade.

Vários índices são descritos e podem ser utilizados como indicadores. A ICOH (*International Commission on Occupational Health*) criou, na década de 1960, uma série de "índices de absenteísmo por doença", simplificados em 1978, prevalecendo até os dias de hoje. Estes índices estão descritos na Tabela 54.22.

Tabela 54.22. Índices de absenteísmo sugeridos pela ICOH

Índices	Forma de calcular
Índice de frequência (licenças médicas) IFL	Número de inícios de licença por ano dividido pela população sob risco
Índice de duração (dias) IDD	Número de dias de ausência por ano dividido pela população sob risco
Índice de prevalência momentânea IPM	Número de trabalhadores ausentes em determinado dia dividido pela população trabalhadora referente ao mesmo dia
Índice de frequência (trabalhadores) IFT	Número de trabalhadores com uma ou mais licenças por ano dividido pela população sob risco
Proporção de tempo perdido PTP	Número de dias de trabalho perdido em determinado período de tempo dividido pelo número programado de dias de trabalho no mesmo período multiplicado por 100

Além dos índices sugeridos pela ICOH, podem ser encontrados outros, comumente utilizados, e descritos na Tabela 54.23.

Tabela 54.23. Outros índices de absenteísmo

Índices	Forma de calcular
Média de dias perdidos por pessoa MDPP	Número total de dias perdidos no período dividido pelo número de pessoas tendo uma ou mais licenças no mesmo período
Duração média da licença DML	Número de dias perdidos no período dividido pelo número total de licenças
Média de licença por pessoa MLP	Número total de licenças no período dividido pelo número de pessoas tendo uma ou mais licenças no mesmo período

Destes índices, a proporção de tempo perdido tem sido o mais utilizado, dividindo o número de dias ou de horas de trabalho perdidos em determinado período de tempo pelo número programado de dias ou de horas de trabalho, no mesmo período, multiplicado por 100.

Índices dessa natureza carregam uma dificuldade implícita, porque não descrevem as causas médicas (motivos de saúde/doença) dos afastamentos, inviabilizando o estabelecimento de medidas para redução por meio de intervenção na efetiva causa médica dos afastamentos. Na ausência das causas médicas, resta buscar o estabelecimento de comparação com índices de outras empresas, visando a identificar os menores índices obtidos.

Para o gerenciamento das informações desse segmento do espectro, utilizando as causas médicas como base, será necessário utilizar apenas dois índices:

- Distribuição da proporção de absenteísmo de curto prazo, aqui definida como análise da morbidade proporcional, e
- Distribuição do custo de absenteísmo de curto prazo, definida como análise do número de dias perdidos e do custo da morbidade.

Distribuição da proporção de absenteísmo de curto prazo, aqui definida como análise da morbidade proporcional

A metodologia utilizada para a análise desse tipo de informação é semelhante à adotada para morbidade sem absenteísmo, e contempla os seguintes passos:

Etapa 1. Distribuir os códigos de doença (CID) por grandes grupos de causas, utilizando o método de Pareto, permitindo tornar evidentes e visuais as principais ocorrências, com vistas a nortear a priorização.

I.	Algumas doenças infecciosas e parasitárias	A00-B99
II.	Neoplasias [tumores]	C00-D48
III.	Doenças do sangue e dos órgãos hematopoiéticos e alguns transtornos imunitários	D50-D89
IV.	Doenças endócrinas, nutricionais e metabólicas	E00-E90
V.	Transtornos mentais e comportamentais	F00-F99
VI.	Doenças do sistema nervoso	G00-G99
VII.	Doenças do olho e anexos	H00-H59
VIII.	Doenças do ouvido e da apófise mastoide	H60-H95
IX.	Doenças do aparelho circulatório	I00-I99
X.	Doenças do aparelho respiratório	J00-J99
XI.	Doenças do aparelho digestivo	K00-K93
XII.	Doenças da pele e do tecido subcutâneo	L00-L99
XIII.	Doenças do sistema osteomuscular e do tecido conjuntivo	M00-M99
XIV.	Doenças do aparelho geniturinário	N00-N99
XV.	Gravidez, parto e puerpério	O00-O99
XVI.	Algumas afecções originadas no período perinatal	P00-P96
XVII.	Malformações congênitas, deformidades e anomalias cromossômicas	Q00-Q99
XVIII.	Sintomas, sinais e achados anormais de exames clínicos e de laboratório, não classificados em outra parte	R00-R99
XIX.	Lesões, envenenamento e algumas outras consequências de causas externas	S00-T98
XX.	Causas externas de morbidade e de mortalidade	V01-Y98
XXI.	Fatores que influenciam o estado de saúde e o contato com os serviços de saúde	Z00-Z99

Alguns cuidados devem ser tomados para a entrada de dados, e podem ser citados:
1. Licenças médicas sem CID devem ser investigadas através de entrevista com o trabalhador empregado, visando identificar a causa do afastamento.
2. Licenças médicas descrevendo CID do grande grupo Z, especialmente Z10, que significa "exame geral de rotina ('*check up*') de uma subpopulação definida" e outras classificações similares devem ser investigadas, visando identificar a efetiva causa do afastamento. Se não houver correção na entrada de dados, forçosamente deverá haver na saída, sob pena de distorcer os resultados.
3. Licenças médicas descrevendo CID de três dígitos devem ser investigadas, visando adotar a prática de codificar as patologias com a classificação de quatro dígitos. Por exemplo, o código M54 (dorsalgia) deve ser investigado, visando identificar a efetiva doença, M54.2 (cervicalgia) ou M54.5 (dor lombar baixa), por exemplo.

Etapa 2. Sugere-se realizar um corte de 5% em todos os grandes grupos e selecionar aqueles que ultrapassarem este indicador. Na experiência dos autores, cerca de cinco a sete grupos são selecionados por essa metodologia. Deve ser ressaltado que casos graves não selecionados por essa metodologia, tais como, neoplasias, não se constituem preocupação epidemiológica e o tratamento individual adequado será realizado.

Etapa 3. Os grupos selecionados devem ser abertos, visando conhecerem-se as entidades nosológicas de cada grupo. Aqui também se utiliza o método de Pareto, visando conhecer as principais patologias, podendo ser adotada a mesma metodologia de corte de 5%.

Os Gráficos 54.6, 54.7 e 54.8 descrevem a distribuição de morbidade com absenteísmo de curto prazo por grandes grupos da Classificação Internacional de Doenças (CID) e por subcategorias do grupo de "doenças do sistema osteomuscular".

	Grupos de CID's	Frequência	%
1	Doenças do sistema osteomuscular	674	19.38%
2	Doenças do aparelho respiratório	533	15.33%
3	Algumas doenças infecciosas	375	10.79%
4	Sinais e sintomas	356	10.24%
5	Lesões e traumatismos	350	10.07%
6	Doenças do aparelho digestivo	333	9.58%
7	Doenças do olho	235	6.76%
8	Doenças do aparelho circulatório	122	3.51%
9	Doenças do aparelho geniturinário	121	3.48%
10	Doenças da pele	120	3.45%

Gráfico 54.6. Distribuição do absenteísmo de curto prazo por grandes grupos.

	CID's	Frequência	%
1	M54 - Dorsalgia	158	29.1%
2	M65 - Sinovite e tenossinovite	77	14.18%
3	M25 - Outros transtornos articulares não classificados em outra parte	58	10.68%
4	M75 - Lesões do ombro	36	6.63%
5	M79 - Outros transtornos dos tecidos moles, não classificados em outra parte	27	4.97%
6	M23 - Transtornos internos dos joelhos	27	4.97%
7	M77 - Outras entesopatias	24	4.42%
8	M51 - Outros transtornos de discos intervertebrais	23	4.24%
9	M53 - Outras dorsopatias não classificadas em outra parte	16	2.95%
10	M43 - Outras dorsopatias deformantes	14	2.58%

Gráfico 54.7. Distribuição do absenteísmo de curto prazo por subcategoria de três dígitos.

	CID's	Frequência	%
1	M54.5 - Dor lombar baixa	104	43.7%
2	M54.2 - Cervicalgia	45	18.91%
3	M54.4 - Lumbago com ciática	43	18.07%
4	M54.9 - Dorsalgia não especificada	13	5.46%

Gráfico 54.8. Distribuição do absenteísmo de curto prazo por subcategoria de quatro dígitos.

Distribuição do custo de absenteísmo de curto prazo, definida como análise do número de dias perdidos e do custo da morbidade

Contempla a mesma análise em três etapas:

Etapa 1. Distribuir os códigos de doença (CID) por grandes grupos de causas, utilizando o método de Pareto, permitindo tornar evidentes e visuais as principais ocorrências, com vistas a nortear a priorização.

Etapa 2. Sugere-se realizar um corte de 5% em todos os grandes grupos e selecionar aqueles que ultrapassarem este indicador. Na experiência dos autores, cerca de cinco a sete grupos são selecionados por essa metodologia. Deve ser ressaltado que casos graves não selecionados por essa metodologia, tais como neoplasias, não constituem preocupação epidemiológica e o tratamento individual adequado será realizado.

Etapa 3. Os grupos selecionados devem ser abertos, visando conhecerem-se as entidades nosológicas de cada grupo. Aqui também se utiliza o método de Pareto, visando conhecer as principais patologias, podendo ser adotada a mesma metodologia de corte de 5%.

Os Gráficos 54.9, 54.10 e 54.11 descrevem a distribuição do custo de absenteísmo de curto prazo por grandes grupos da Classificação Internacional de Doenças (CID) e por subcategorias do grupo de "doenças do aparelho digestivo".

	Variável	Ocorrências	% Ocorrências	N.º Pessoas	% Pessoas
1	Doenças do aparelho digestivo	R$ 9.992,63	28.53%	22	15.17%
2	Doenças do aparelho respiratório	R$ 3.848,92	10.99%	16	11.03%
3	Doenças do aparelho geniturinário	R$ 3.843,43	10.97%	8	5.52%
4	Algumas doenças infecciosas	R$ 3.777,07	10.78%	32	22.07%
5	Doenças do sistema osteomuscular	R$ 2.636,72	7.53%	16	11.03%
6	Lesões e traumatismos	R$ 1.629,47	4.65%	8	5.52%
7	Transtornos mentais	R$ 1.469,34	4.2%	3	2.07%
8	Sinais e sintomas	R$ 1.461,26	4.17%	17	11.72%
9	Doenças da pele	R$ 915,17	2.61%	6	4.14%
10	Doenças do olho	R$ 668,84	1.91%	5	3.45%

Gráfico 54.9. Distribuição do custo do absenteísmo de curto prazo por grandes grupos

	Grupo de CID	Ocorrências	% Ocorrências	N.º pessoas	% Pessoas
1	K80-Colelitíase	R$ 2.609,82	27.62%	2	9.52%
2	K40-Hérnia inguinal	R$ 2.583,99	27.35%	1	4.76%
3	K42-Hérnia umbilical	R$ 1.584,66	16.77%	2	9.52%
4	K35-Apendicite aguda	R$ 1.006,89	10.65%	1	4.76%
5	K08-Outros transtornos dos dentes	R$ 491,21	5.19%	4	19.04%
6	K52-Outras gastroenterites e	R$ 389,06	4.11%	2	9.52%

Gráfico 54.10. Distribuição do custo do absenteísmo de curto prazo por subcategoria de três dígitos.

	CID	Ocorrências	% Ocorrências	N.º pessoas	% Pessoas
1	K80-Colelitíase	R$ 2.609,82	50%	2	50%
2	K80.2-Calculose da vesícula biliar sem colecistite	R$ 2.454,78	47.02%	1	25%
3	K80.1-Calculose da vesícula biliar com outras formas	R$ 155,04	2.97%	1	25%

Gráfico 54.11. Distribuição do absenteísmo de curto prazo por subcategoria de quatro dígitos.

Cálculo do custo

O custo do absenteísmo constitui-se em excelente indicador de apoio à decisão gerencial de investimentos destinados a programas preventivos.

A maioria das empresas já possui o indicador **custo médio do empregado** previamente calculado. Caso contrário, o cálculo a ser realizado é extremamente simples. Devem ser seguidos os seguintes passos:

1. Toma-se o valor da folha de pagamento do mês acrescido de encargos trabalhistas e sociais e que representam o CUSTO DIRETO da empresa;
2. Divide-se o total da folha pelo número de empregados participantes daquela folha de pagamento, naquele determinado mês;
3. O produto obtido será o de CUSTO MEDIO MÊS do empregado;
4. Divide-se o CUSTO MÉDIO por 30 dias, padronizado como o número de dias do mês;
5. O produto obtido será o CUSTO MÉDIO DIA do empregado;
6. Sabendo-se o custo do dia do empregado, basta multiplicar pelo número de dias de ausência por determinada doença, de acordo com a Classificação Internacional de Doenças (CID).

Nos estudos retrospectivos, sugere-se converter os dados para o dólar médio, ao deparar-se com a diversidade de moedas,

Organizando os dados de morbidade causadora de incapacidade total temporária (absenteísmo) superior a 15 dias na perspectiva de transformar em informação e usar o conhecimento

Distribuição da proporção de absenteísmo de longo prazo (análise da morbidade proporcional)

No 5º nível do espectro está presente a Morbidade Causadora de Incapacidade Total Temporária Superior a 15 dias, referente a afastamentos para auxílio previdenciário (auxílio-doença e auxílio-doença acidentário) contados a partir do 16º dia de afastamento. É também denominado de absenteísmo de longo prazo.

Auxílio-doença previdenciário (espécie 31) e auxílio-doença acidentário (espécie 91) são benefícios a que tem direito o trabalhador segurado que, após cumprir a carência, quando for o caso, ficar incapaz para o trabalho (mesmo que temporariamente), por doença, por mais de 15 dias consecutivos. A incapacidade para o trabalho deve ser comprovada através de exame realizado pela perícia médica do INSS.

Não é concedido auxílio-doença ao segurado que, ao filiar-se no Regime Geral de Previdência Social, já era portador da doença ou da lesão que geraria o benefício, salvo quando a incapacidade decorreu de progressão ou agravamento dessa doença ou lesão.

O Gráfico 54.12 descreve a distribuição de auxílio doença previdenciário (espécie 31) por grandes grupos da CID durante o período de janeiro a dezembro de 2011.

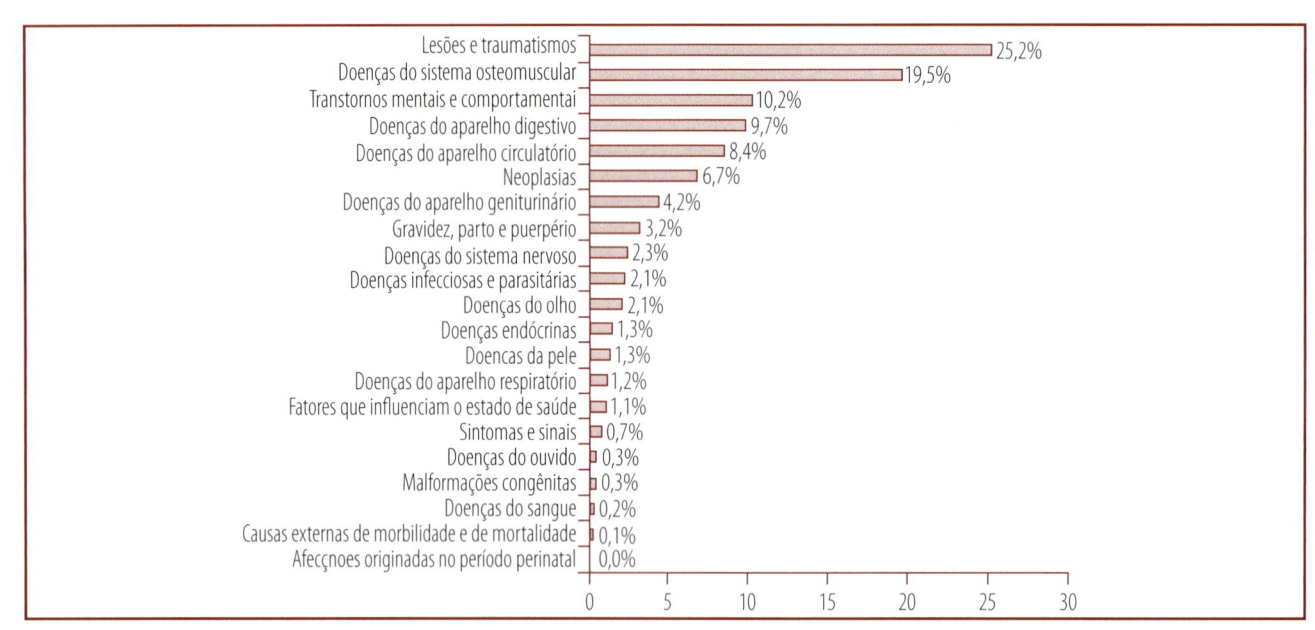

Grupo CID	%
Lesões e traumatismos	25,2%
Doenças do sistema osteomuscular	19,5%
Transtornos mentais e comportamental	10,2%
Doenças do aparelho digestivo	9,7%
Doenças do aparelho circulatório	8,4%
Neoplasias	6,7%
Doenças do aparelho geniturinário	4,2%
Gravidez, parto e puerpério	3,2%
Doenças do sistema nervoso	2,3%
Doenças infecciosas e parasitárias	2,1%
Doenças do olho	2,1%
Doenças endócrinas	1,3%
Doencas da pele	1,3%
Doenças do aparelho respiratório	1,2%
Fatores que influenciam o estado de saúde	1,1%
Sintomas e sinais	0,7%
Doenças do ouvido	0,3%
Malformações congênitas	0,3%
Doenças do sangue	0,2%
Causas externas de morbilidade e de mortalidade	0,1%
Afecçnoes originadas no período perinatal	0,0%

Gráfico 54.12. Distribuição de auxílio doença previdenciário (Espécie 31) por grandes grupos da CID – benefícios concedidos pelo INSS, janeiro a dezembro de 2011.

O INSS não disponibiliza informações nosológicas, impossibilitando a definição de ações com base na causa dos afastamentos. Os dados disponibilizados pelo INSS, com 1.956.215 auxílios doenças previdenciários (espécie 31) concedidos em 2011, apontaram o grande grupo de lesões e traumatismos como de maior ocorrência, com 25,2%, seguido de doenças do sistema osteomuscular, com 19,5%, e transtornos mentais e comportamentais, com 10,2%. Esses afastamentos não foram associados ao trabalho pela perícia médica do INSS.

No grande grupo de lesões e traumatismos, responsável por 492.034 casos (25,15% de 1.956.215), foram identificadas como principais ocorrências as lesões de joelho e de perna, com 117.298 casos, equivalentes a 23,8%, seguidas de lesões de punho e mão, com 91.749 casos, equivalentes a 18,6%, e lesões de tornozelo e pé, com 74.253 casos, equivalentes a 15,1%.

No grande grupo representado pelas patologias do sistema osteomuscular, responsável por 381.810 casos (19,52% de 1.956.215), foram identificadas como principais ocorrências: outras dorsopatias, com 158.319 casos, equivalentes a 41,5%, seguidas de transtornos dos tecidos moles, com 96.709 casos, equivalentes a 25,3%, e outros transtornos articulares, com 62.886 casos, equivalentes a 16,5%.

No grande grupo representado por transtornos mentais e comportamentais, responsável por 198.743 casos (10,16 % de 1.956.215), foram identificadas como principais ocorrências: transtornos do humor (episódios depressivos), com 96.251 casos, equivalentes a 48,4%, seguidos de transtornos mentais e comportamentais devidos ao uso de substância psicoativa (transtornos mentais e comportamentais devidos ao uso de álcool), com 41.534 casos, equivalentes a 20,9%, e transtornos neuróticos, transtornos relacionados com o "*stress*" e transtornos somatoformes (reações ao "*stress*" grave e transtornos de adaptação), com 36.582 casos, equivalentes a 18,4%.

O Gráfico 54.13 descreve a distribuição de auxílio doença acidentário (espécie 91) por grandes grupos da CID durante o período de janeiro a dezembro de 2011.

Categoria	%
Lesões e traumatismos	25,2%
Doenças do sistema osteomuscular	19,5%
Transtornos mentais e comportamentai	10,2%
Doenças do aparelho digestivo	9,7%
Doenças do aparelho circulatório	8,4%
Neoplasias	6,7%
Doenças do aparelho geniturinário	4,2%
Gravidez, parto e puerpério	3,2%
Doenças do sistema nervoso	2,3%
Doenças infecciosas e parasitárias	2,1%
Doenças do olho	2,1%
Doenças endócrinas	1,3%
Doenças da pele	1,3%
Doenças do aparelho respiratório	1,2%
Fatores que influenciam o estado de saúde	1,1%
Sintomas e sinais	0,7%
Doenças do ouvido	0,3%
Malformações congênitas	0,3%
Doenças do sangue	0,2%
Causas externas de morbilidade e de mortalidade	0,1%
Afecçnoes originadas no período perinatal	0,0%

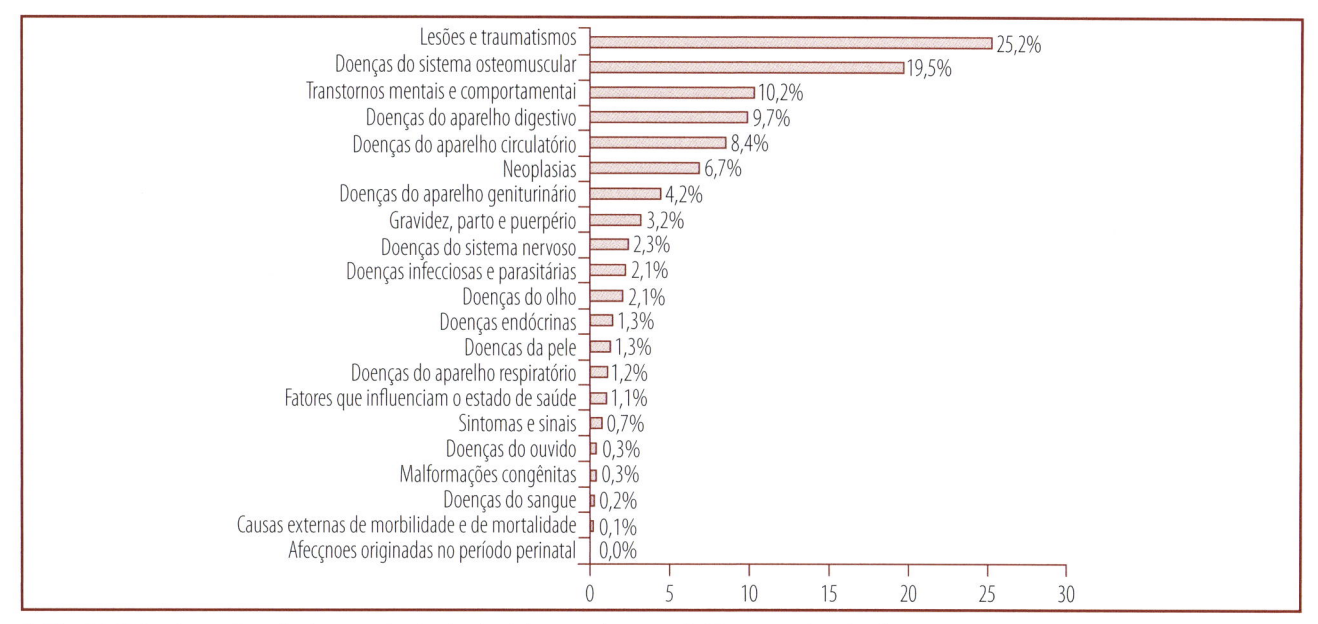

Gráfico 54.13. Distribuição de auxílio doença acidentário (espécie 91) por grandes grupos da CID, janeiro a dezembro de 2011.

Os dados disponibilizados pelo INSS, com 318.260 auxílios doenças acidentários (espécie 91) concedidos em 2011, apontaram o grande grupo de lesões e traumatismos como de maior ocorrência, com 62,3%, seguido de doenças do sistema osteomuscular, com 26,4%, e transtornos mentais e comportamentais, com 3,9%. Esses afastamentos foram associados ao trabalho pela perícia médica do INSS.

No grande grupo de lesões e traumatismos, responsável por 198.362 casos (62,34% de 318.260), foram identificadas como principais ocorrências as lesões de punho e mão, com 66.109 casos, equivalentes a 33,3%, seguidas de lesões de joelho e perna, com 34.054 casos, equivalentes a 17,2%, e lesões de tornozelo e pé, com 30.167 casos, equivalentes a 15,2%.

No grande grupo representado pelas patologias do sistema osteomuscular, responsável por 83.837 casos (26,35% de 318.260), foram identificadas como principais ocorrências: transtornos dos tecidos moles, com 37.445 casos, equivalentes a 44,7%, seguidos de outras dorsopatias, com 35.613 casos, equivalentes a 42,5%, e outros transtornos dos tecidos moles, com 24.016 casos, equivalentes a 28,7%.

No grande grupo representado por transtornos mentais e comportamentais, responsável por 12.337 casos (3,88 % de 318.260), foram identificadas como principais ocorrências: transtornos neuróticos, transtornos relacionados com o "*stress*" e transtornos somatoformes (reações ao "*stress*" grave e transtornos de adaptação), com 5.837 casos, equivalentes a 47,3%, seguidos de transtornos do humor (episódios depressivos), com 5.555 casos, equivalentes a 45,0%, e transtornos mentais e comportamentais devidos ao uso de substância psicoativa (transtornos mentais e comportamentais devidos ao uso de álcool), com 495 casos, equivalentes a 4,0%.

A metodologia utilizada para a análise desse tipo de informação é semelhante à adotada para morbidade sem absenteísmo e morbidade com absenteísmo de curto prazo e contempla os seguintes passos:

Etapa 1. Distribuir os códigos de doença (CID) por grandes grupos de causas utilizando o método de Pareto, de forma a tornar evidentes e visuais as principais ocorrências, com vistas a nortear a priorização.

I.	Algumas doenças infecciosas e parasitárias	A00-B99
II.	Neoplasias [tumores]	C00-D48
III.	Doenças do sangue e dos órgãos hematopoiéticos e alguns transtornos imunitários	D50-D89
IV.	Doenças endócrinas, nutricionais e metabólicas	E00-E90
V.	Transtornos mentais e comportamentais	F00-F99
VI.	Doenças do sistema nervoso	G00-G99
VII.	Doenças do olho e anexos	H00-H59
VIII.	Doenças do ouvido e da apófise mastoide	H60-H95
IX.	Doenças do aparelho circulatório	I00-I99
X.	Doenças do aparelho respiratório	J00-J99
XI.	Doenças do aparelho digestivo	K00-K93
XII.	Doenças da pele e do tecido subcutâneo	L00-L99
XIII.	Doenças do sistema osteomuscular e do tecido conjuntivo	M00-M99
XIV.	Doenças do aparelho geniturinário	N00-N99
XV.	Gravidez, parto e puerpério	O00-O99

Continua

XVI. Algumas afecções originadas no período perinatal	P00-P96
XVII. Malformações congênitas, deformidades e anomalias cromossômicas	Q00-Q99
XVIII. Sintomas, sinais e achados anormais de exames clínicos e de laboratório, não classificados em outra parte	R00-R99
XIX. Lesões, envenenamento e algumas outras consequências de causas externas	S00-T98
XX. Causas externas de morbidade e de mortalidade	V01-Y98
XXI. Fatores que influenciam o estado de saúde e o contato com os serviços de saúde	Z00-Z99

Etapa 2. Sugere-se aqui, também, realizar um corte de 5% em todos os grandes grupos e selecionar aqueles que ultrapassarem este indicador. Na experiência dos autores, cerca de 5 a 7 grupos são selecionados por essa metodologia.

Etapa 3. Os grupos selecionados devem ser abertos visando conhecerem-se as entidades nosológicas de cada grupo. Aqui também se utiliza o método de Pareto, visando conhecer as principais patologias, podendo ser adotada a mesma metodologia de corte de 5%.

Nexos previdenciários

Etapa 1. Distribuir os códigos de doença (CID) por grandes grupos de causas.

Etapa 2. Realizar um corte de 5% em todos os grandes grupos e selecionar aqueles que ultrapassarem este indicador.

Etapa 3. Partindo-se destes achados, são selecionados os grupos da CID responsáveis por faltas superiores a 15 dias, cuja proporção seja maior que 5%, e selecionam-se as doenças cuja proporção também seja superior a 5%.

Os nexos previdenciários são definidos e descritos pela Lei 8.213/1991 e pelo Decreto 3.048/1999.

No plano operacional, a Instrução Normativa INSS/PRES Nº 31/2008 descreve os nexos previdenciários da seguinte forma:

Nexo Técnico Profissional (NTP) (LISTA A) ou do Trabalho (LISTA B) (NTT) – nexo técnico profissional ou do trabalho, fundamentado nas associações entre patologias e exposições constantes das listas A e B do anexo II do Decreto nº 3.048/1999;

Nexo Técnico por Doença Equiparada a Acidente de Trabalho ou Nexo Técnico Individual (NTDEAT) – nexo técnico por doença equiparada a acidente de trabalho ou nexo técnico individual, decorrente de acidentes de trabalho típicos ou de trajeto, bem como de condições especiais em que o trabalho é realizado e com ele relacionado diretamente, nos termos do § 2º do art. 20 da Lei nº 8.213/1991;

Nexo Técnico Epidemiológico Previdenciário (LISTA C) (NTEP) – nexo técnico epidemiológico previdenciário, aplicável quando houver significância estatística da associação entre o código da Classificação Internacional de Doenças – CID, e o da Classificação Nacional de Atividade Econômica – CNAE, inserida pelo Decreto nº 6.042/2007 no anexo II do Decreto nº 3.048/1999.

As listas A e B estão presentes na legislação previdenciária desde 1999 e a lista C aparece mais recentemente, especificamente a partir de 2007.

O nexo técnico epidemiológico previdenciário (NTEP) faz uma associação probabilística entre as atividades econômicas (CNAE) e os agravos à saúde (CID – Classificação Internacional de Doenças). Assim, não existe descrição na metodologia de associação de patologias a fatores de riscos nos ambientes de trabalho e muito menos com exposição ocupacional a esses fatores.

No exemplo apresentado, houve uma grande dificuldade na obtenção de informações fidedignas, isto é, dificuldades de natureza quantitativa (cobertura e representatividade dos dados) e dificuldades de natureza qualitativa (qualidade da informação). Assim, com as devidas ressalvas de natureza metodológica, os dados acima apresentados parecem indicar uma importância extraordinária às "lesões e traumatismos" como causas de absenteísmo de longo prazo, superior a 15 dias (37,6%), seguidas de um grupo semelhante: "doenças do sistema osteomuscular" (15,2%). Juntos, os dois grupos respondem por mais da metade de todos os eventos produtores de incapacidade total temporária superior a 15 dias de duração.

A análise mais detalhada (Etapa 3) mostrou que esta família de eventos englobava tanto as dorsopatias (com produção de lombalgia) relacionadas com o trabalho, quanto os traumatismos de membros inferiores (pé, tornozelo, perna, joelho etc.), não diretamente relacionados com o trabalho, e sim, com atividades esportivas e outras atividades fora do trabalho principal na empresa.

Outro ponto importante foi a entrada em vigor do FAP e do NTEP, o que, literalmente, acendeu a luz amarela entre a comunidade empresarial. Era óbvio que um modelo de redução ou aumento no valor do seguro seria implementado, mais cedo ou mais tarde. O NTEP faz uma relação de causalidade (nexo) entre as atividades econômicas (CNAE) e os agravos à saúde descritos na CID-10. O mecanismo criado pelo Ministério da Previdência Social permitirá o aumento ou a redução das alíquotas de contribuição das empresas ao seguro acidente de trabalho, de acordo com fatores como frequência, gravidade e custo dos acidentes ocorridos no período, bem como os afastamentos superiores a 15 dias. Os valores poderão ser reduzidos pela metade ou, até mesmo, dobrados. Dá para imaginar o grande impacto que estes números poderão provocar nas finanças da empresa. Em alguns casos, poderemos comprometer futuros investimentos e até mesmo inviabilizar alguns negócios. Sem entrar no mérito da legislação e dos efeitos produzidos por ela, o investimento em promoção da saúde e Qualidade de Vida passará a ser vital para as empresas. O NTEP poderá provocar um efeito excepcional nas áreas de saúde e segurança no trabalho: sua consolidação. Serviços organizados e "antenados" serão muito valorizados pelas empresas. O que chamamos de "antenado", neste caso, é o controle total do perfil de morbidade causadora de absenteísmo superior a 15 dias. A metodologia estabelece o uso de agrupamentos da CID para formar a matriz atual, utilizando uma base de dados de benefícios previdenciários das espécies 31 (auxílio doença previdenciário), 32 (aposentadoria por invalidez previdenciária), 91 (auxílio doença acidentário), 92 (aposentadoria por invalidez acidentária), 93 (pensão por morte acidentária) e 94 (auxílio acidente), apuradas no período de 01/01/2000 a 31/12/2004.

Essa matriz é disponibilizada para o Perito Médico do INSS através do sistema informatizado e os agrupamentos da CID trazem os diagnósticos de seu grupo, muitos deles com duvidosa ou mesmo inexistente sustentação que permita a associação aos fatores de risco do ambiente de trabalho pelo Médico Perito do INSS, por ocasião da realização da perícia médica.

Continua

> Deve ser ressaltado que o NTEP parte de uma presunção de que determinados agravos são comuns em determinadas atividades econômicas. Porém, essa presunção relativa pode ser afastada, mediante opinião fundamentada pela literatura científica consolidada e à disposição do médico.
>
> A literatura científica estabelece consistentemente os critérios necessários para o estabelecimento de uma associação de causalidade, por meio de métodos consagrados de inferência causal e que são utilizados como base para a sustentação técnico-científica.
>
> Assim, a gestão de nexos previdenciários assume uma fundamental importância, em função de seu relacionamento direto com a estrutura tributária de Segurança e Saúde no Trabalho, com a implantação do Fator Acidentário de Prevenção (FAP) e Grau de Incidência de Incapacidade Laborativa decorrente de Riscos ambientais do Trabalho (GIIL-RAT).
>
> A ocorrência de nexos previdenciários, em maior ou menor grau, determinarão o maior ou menor custo da empresa em uma verdadeira relação de "bônus e malus".

Organizando os dados de morbidade causadora de incapacidade total permanente (aposentadoria por invalidez) na perspectiva de transformar em informação e usar o conhecimento

No 6º nível do espectro está presente a Morbidade Causadora de Incapacidade Total Permanente, referente a registros de aposentadorias por invalidez reconhecidas pelo INSS através de documento legal.

A aposentadoria por invalidez é o benefício a que tem direito o segurado empregado que, após cumprir a carência exigida, esteja ou não recebendo auxílio-doença, for considerado incapaz para o trabalho e não sujeito à reabilitação para o exercício de atividade que lhe garanta a subsistência.

Não é concedida aposentadoria por invalidez ao segurado que, ao filiar-se ao Regime Geral de Previdência Social, já era portador da doença ou da lesão que geraria o benefício, salvo quando a incapacidade decorreu de progressão ou agravamento dessa doença ou lesão.

A aposentadoria por invalidez cessa quando o segurado recupera a capacidade para o trabalho, ou quando o segurado volta voluntariamente ao trabalho, ou ainda, quando o segurado solicita e tem a concordância da perícia médica do INSS.

A Tabela 54.24 descreve a quantidade de benefícios concedidos pelo INSS segundo os grupos de espécies de aposentadoria, durante o período de 2008 a 2010.

O INSS não disponibiliza informações nosológicas, impossibilitando a definição de ações com base nas causas das aposentadorias.

Tabela 54.24. Aposentadorias concedidas pelo INSS, 2008 a 2010

Tipo	Ano		
	2008	2009	2010
Aposentadoria por invalidez previdenciária	195.451	179.021	183.678
Aposentadoria por invalidez acidentária	7.839	8.940	10.261

Fonte: INSS, 2010

A metodologia utilizada para a análise desse tipo de informação é semelhante à adotada para morbidade sem absenteísmo e morbidade com absenteísmo de curto/longo prazo, e contempla os seguintes passos:

Etapa 1. Distribuir os códigos de doença (CID) por grandes grupos de causas utilizando o método de Pareto, de forma a tornar evidentes e visuais as principais ocorrências, com vistas a nortear a priorização.

I.	Algumas doenças infecciosas e parasitárias	A00-B99
II.	Neoplasias [tumores]	C00-D48
III.	Doenças do sangue e dos órgãos hematopoiéticos e alguns transtornos imunitários	D50-D89
IV.	Doenças endócrinas, nutricionais e metabólicas	E00-E90
V.	Transtornos mentais e comportamentais	F00-F99
VI.	Doenças do sistema nervoso	G00-G99
VII.	Doenças do olho e anexos	H00-H59
VIII.	Doenças do ouvido e da apófise mastoide	H60-H95
IX.	Doenças do aparelho circulatório	I00-I99
X.	Doenças do aparelho respiratório	J00-J99
XI.	Doenças do aparelho digestivo	K00-K93
XII.	Doenças da pele e do tecido subcutâneo	L00-L99
XIII.	Doenças do sistema osteomuscular e do tecido conjuntivo	M00-M99
XIV.	Doenças do aparelho geniturinário	N00-N99
XV.	Gravidez, parto e puerpério	O00-O99
XVI.	Algumas afecções originadas no período perinatal	P00-P96
XVII.	Malformações congênitas, deformidades e anomalias cromossômicas	Q00-Q99
XVIII.	Sintomas, sinais e achados anormais de exames clínicos e de laboratório, não classificados em outra parte	R00-R99

Continua

XIX. Lesões, envenenamento e algumas outras consequências de causas externas	S00-T98
XX. Causas externas de morbidade e de mortalidade	V01-Y98
XXI. Fatores que influenciam o estado de saúde e o contato com os serviços de saúde	Z00-Z99

Etapa 2. Sugere-se aqui, também, realizar um corte de 5% em todos os grandes grupos e selecionar aqueles que ultrapassarem este indicador. Na experiência do autor, cerca de 5 a 7 grupos são selecionados por essa metodologia.

Etapa 3. Os grupos selecionados devem ser abertos visando conhecerem-se as entidades nosológicas de cada grupo. Aqui também se utiliza o método de Pareto, visando a conhecer as principais patologias, podendo ser adotada a mesma metodologia de corte de 5%.

Os Gráficos 54.14 e 54.15 descrevem a distribuição de aposentadorias por invalidez por grandes grupos da Classificação Internacional de Doenças (CID) e por subcategorias do grupo de "doenças do aparelho circulatório".

	Grupos de CID's	Frequência	%
1	Doenças do aparelho circulatório	4	30,77%
2	Doenças do sistema osteomuscular	2	15,38%
3	Neoplasias	2	15,38%
4	Doenças da pele	2	15,38%
5	Doenças endócrinas	1	7,69%
6	Doenças do sistema nervoso	1	7,69%
7	Transtornos mentais	1	7,69%

Gráfico 54.14. Distribuição de aposentadorias por invalidez por grandes grupos.

As aposentadorias por invalidez devidas a doenças do aparelho circulatório aparecem em primeiro lugar, seguidas de doenças do sistema osteomuscular.

	CID's	Frequência	%
1	I12 - Doença renal hipertensiva	1	25%
2	I01 - Febre reumática com comprometimento do coração	1	25%
3	I70 - Aterosclerose	1	25%
4	I11 - Doença cardíaca hipertensiva	1	25%

Gráfico 54.15. Distribuição do absenteísmo de curto prazo por subcategoria de três dígitos.

O Gráfico apresenta a distribuição de aposentadorias por invalidez devidas a doenças do aparelho circulatório.

Organizando os dados de mortalidade na perspectiva de transformá-los em informação e usar o conhecimento

No 7º nível do espectro estão presentes as mortes referentes a registros de óbitos confirmados através da certidão de óbito ou outro documento legal.

Determina a legislação brasileira (Lei Nº 015, de 31/12/73, com as alterações introduzidas pela Lei Nº 6.216, de 30/06/75) que, em todo o território nacional, nenhum sepultamento seja feito sem a certidão de registro de óbito correspondente. Este registro deve ser feito à vista de atestado médico ou, na falta de um médico na localidade, de duas pessoas qualificadas, que tenham presenciado ou verificado a morte.

Isto significa, do ponto de vista jurídico, que todas as mortes devem ter um registro, que se constituirá na prova do desaparecimento do indivíduo para todos os efeitos legais daí decorrentes.

As estatísticas de mortalidade, que constituem elementos indispensáveis para a elaboração e análise dos principais indicadores de saúde, baseiam-se na coleta de dados constantes do registro civil, cuja finalidade é assim ampliada através da inter-relação da legislação vigente com as estatísticas de saúde.

Os dados fornecidos quanto à idade, sexo, estado civil, profissão, naturalidade e local de residência, se, por um lado, servem para a cabal identificação do falecido, constituem-se, por outro, em elementos preciosos para os estudos epidemiológicos. A causa da morte representa um aspecto importantíssimo do atestado, no sentido de que são geradas, a partir dela, estatísticas para a elaboração e análise de vários indicadores de saúde.

Determina, igualmente, a legislação, que o registro do óbito seja sempre feito "no lugar do falecimento", isto é, no local da ocorrência do evento. Sabe-se, entretanto, que o dado que mais interessa ao campo da saúde é o dos óbitos distribuídos segundo o local de residência. Cabe, assim, ao Ministério da Saúde a elaboração de estatísticas segundo essa característica, mostrando, por exemplo, que, dos óbitos ocorridos em 1992 em Goiânia, 67,66% eram de residentes nesse município e o restante em outros municípios.

Do ponto de vista do número de registros efetuados, é fato conhecido por todos que trabalham no setor, a ocorrência de inúmeros sepultamentos sem o competente registro, determinando uma redução do número de óbitos conhecidos (sub-registro), com as consequentes repercussões em todos os indicadores de saúde.

Dessa forma, é necessário, cada vez mais, aprimorar o sistema de registro vigente, para que se possa dispor sempre de estatísticas completas e corretas.

Algumas publicações têm sido feitas no sentido de esclarecer e auxiliar os médicos quanto ao correto preenchimento do atestado de óbito, devendo ser citado o Manual de Instruções para o Preenchimento da Declaração de Óbito, da série de Normas e Manuais Técnicos da Secretaria de Vigilância em Saúde do Ministério da Saúde, publicado em 2011.

Estatísticas de mortalidade

A Tabela 54.25 descreve as causas de morte no Brasil em 2010, para todas as idades, masculino e feminino, segundo fonte do Ministério da Saúde.

Tabela 54.25. Distribuição da ocorrência de mortes por grandes grupos em 2010 (todas as idades, ambos os sexos)

Grandes grupos	Número	%
Doenças do aparelho circulatório	326.371	28,706%
Neoplasias (tumores)	178.990	15,743%
Causas externas de morbidade e mortalidade	143.256	12,600%
Doenças do aparelho respiratório	119.114	10,477%
Sintomas, sinais e achados anormais de exames clínicos e de laboratório	79.622	7,003%
Doenças endócrinas nutricionais e metabólicas	70.276	6,181%
Doenças do aparelho digestivo	58.061	5,107%
Algumas doenças infecciosas e parasitárias	48.823	4,294%
Doenças do sistema nervoso	25.303	2,226%
Doenças do aparelho geniturinário	24.519	2,157%
Algumas afecções originadas no período perinatal	23.723	2,087%
Transtornos mentais e comportamentais	12.759	1,122%
Malformações congênitas deformidades e anomalias cromossômicas	10.196	0,897%
Doenças dos sangue, órgãos hematopoiéticos e transtornos imunitários	6.284	0,553%
Doenças do sistema osteomuscular e tecido conjuntivo	4.541	0,399%
Doenças da pele e do tecido subcutâneo	3.225	0,284%
Gravidez, parto e puerpério	1.728	0,152%
Doenças do ouvido e da apófise mastoide	125	0,011%
Doenças do olho e anexos	31	0,003%
TOTAL	1.136.947	100,0%

Fonte: MS/SVS/DASIS – Sistema de Informações sobre Mortalidade – SIM

Os dados mostram que as **Doenças do Aparelho Circulatório** são as principais causas de óbito, representando cerca de 1/3 de todos os óbitos por causas definidas ocorridos em 2010. As **doenças cerebrovasculares** e as **isquêmicas do coração**, juntas, são responsáveis por quase 70% dos óbitos incluídos neste capítulo.

Ainda que se levem em conta as mudanças no perfil etário da população, esses dados tornam evidente a magnitude deste problema no quadro geral das patologias, principalmente quando se verifica que 33% dessas mortes ocorreram em menores de 65 anos.

Cerca de 2/3 dos óbitos deste grupo estão relacionados com a hipertensão arterial, associada a outros fatores de risco (fumo, taxa de colesterol etc.), aos quais está exposta a população. A incorporação, na rotina da atenção primária à saúde, de medidas de promoção da saúde, pode, junto com o diagnóstico precoce e pronto tratamento, colaborar na redução da morbimortalidade por doenças do aparelho circulatório, priorizando áreas onde o problema assume maior importância.

A Tabela 54.26 descreve as 10 principais causas de morte nos EUA em 2010.

Tabela 54.26. Distribuição das principais ocorrências de morte por grandes grupos em 2010 nos USA

Causas	Número	%
Doenças do coração	595.444	24,15%
Neoplasias malignas	573.855	23,27%
Doenças respiratórias crônicas	137.789	5,59%
Doenças cerebrovasculares	129.180	5,24%
Acidentes	118.043	4,79%
Doença de Alzheimer	83.308	3,38%
Diabetes mellitus	68.905	2,79%
Nefrites e síndrome nefrótica	50.472	2,05%
Influenza e pneumonia	50.003	2,03%
Suicídio	37.793	1,53%
Septicemia	34.843	1,41%
Doença crônica do fígado e cirrose	31.802	1,29%
Hipertensão essencial e doença renal hipertensiva	26.577	1,08%
Doença de Parkinson	21.963	0,89%
Pneumonites	17.001	0,69%
Outras causas	488.954	19,83%
Total	2.465.932	100,00%

Fonte: Centers for Disease Control and Prevention, USA

Pode ser constatado que os perfis de mortalidade encontrados no Brasil e nos EUA são muito similares.

Perfil de mortalidade

Para a elaboração do **Perfil de Mortalidade**, os seguintes métodos podem ser utilizados:

- **Coeficiente de Mortalidade Geral (CMG)**: calcula-se o CMG dividindo-se o número de óbitos concernentes a todas as causas, em um determinado ano, pela população daquele ano, multiplicando-se por 1.000, base referencial para a população exposta.
- **Coeficiente de Mortalidade por Causas (CMC)**: calcula-se o CMC fazendo-se a divisão do número de óbitos ocorridos por determinada causa pela população exposta ao risco de morrer e, a seguir, multiplica-se o resultado por 100.000, base referencial da população.
- **Coeficiente de Mortalidade Proporcional por Causas (CMPC)**: calcula-se dividindo o número de óbitos concernentes a determinada causa pelo número total de óbitos por todas as causas, no mesmo período de tempo e na mesma faixa etária (que pode ser composta por todas as idades juntas ou por estratos específicos), multiplicando-se por 100, ou seja, expressando este coeficiente em porcentagem (%).
- **Razão de Mortalidade Proporcional (RMP)**: é definida como a proporção de mortes observadas de determinadas causas numa população definida, dividida pela proporção de mortes esperadas pela mesma causa numa população padrão, expressa por faixa etária específica, ou após ajuste de idade (diferentemente da Razão de Mortalidade Padronizada (RMP) ou *Standardized Mortality Ratio* (SMR), a Razão de Mortalidade Proporcional não requer dados sobre a composição etária da população, mas unicamente sobre a idade dos mortos).

Indicadores em Segurança e Saúde no Trabalho

Há uma série de indicadores que podem ser construídos visando a medir o risco no trabalho e a saúde dos trabalhadores, permitindo comparações entre diferentes momentos de tempo e servindo de instrumento para ações gerenciais. Os indicadores de Segurança e Saúde no Trabalho podem ser classificados em dois grandes grupos:
- Indicadores pré-perda
- Indicadores pós-perda

Tradicionalmente, indicadores pós-perda são mais utilizados, notadamente para vigilância de acidentes do trabalho.

A Organização Internacional do Trabalho (OIT) utiliza três indicadores para medir e comparar a ocorrência de acidentes do trabalho entre diferentes setores de atividade econômica de um país (ILO, 1971):
- Índice de frequência;
- Índice de gravidade;
- Taxa de incidência.

A NBR 14280 (2001) propõe a construção dos seguintes indicadores:

- Taxa de frequência (total, com perda de tempo e sem perda de tempo) e
- Taxa de gravidade e medidas de avaliação da gravidade (número médio de dias perdidos em consequência de incapacidade temporária total, número médio de dias perdidos em consequência de incapacidade permanente e tempo médio computado).

Vários estudos elaborados por especialistas sugerem, ainda, a adoção de um indicador que permita avaliar o custo social dos acidentes de trabalho.

É importante ressaltar que a recomendação internacional é que, no cálculo dos indicadores, devem ser incluídos os acidentados cuja ausência da atividade laborativa tenha sido igual ou superior a uma jornada normal, além daqueles que exercem algum tipo de trabalho temporário ou informal, situação em que o acidentado não se ausenta formalmente do trabalho, porém, fica impedido de executar sua atividade habitual.

Os indicadores de Segurança e Saúde no Trabalho, além de fornecerem indícios para a determinação de níveis de segurança e saúde por área profissional, são de grande importância para a avaliação das doenças profissionais, e absolutamente indispensáveis para a correta determinação de programas de prevenção e consequente melhoria das condições de trabalho; contudo, novos indicadores pré-perda precisam ser definidos e utilizados na prática da vigilância de saúde dos trabalhadores, com enfoque na Promoção da Saúde no Trabalho.

A Tabela 54.27 sugere uma lista de indicadores pré-perda de eficiência/eficácia organizacional de Segurança e Saúde no Trabalho.

Tabela 54.27. Indicadores pré-perda de eficiência/eficácia organizacional de Segurança e Saúde no Trabalho

Indicador	Forma de calcular
Proporção de exames admissionais realizados por ano	Nº de exames admissionais realizados divididos pelo nº de empregados admitidos x 100 (expresso em %)
Proporção de exames periódicos realizados por ano	Nº de exames periódicos realizados divididos pelo nº de empregados x 100 (expresso em %)
Proporção de exames de mudança de função ou posto de trabalho realizados por ano	Nº de exames de mudança de função/posto de trabalho realizados divididos pelo nº de empregados que mudaram de função ou posto de trabalho x 100 (expresso em %)
Proporção de exames de retorno ao trabalho realizados por ano	Nº de exames de retorno ao trabalho realizados divididos pelo nº de empregados que se afastaram mais que 30 dias por doença ou acidente x 100 (expresso em %)

Continua

Indicador	Forma de calcular
Proporção de exames demissionais realizados por ano	Nº de exames demissionais realizados divididos pelo nº de empregados demitidos x 100 (expresso em %)
Proporção de procedimentos e instruções de SST elaborados/revisados por ano	Nº de procedimentos e instruções elaborados/revisados divididos pelo nº de procedimentos e instruções existentes x 100 (expresso em %)
Proporção de cobertura de vigilância da saúde da população trabalhadora	Nº de CID registrado em atendimento médico assistencial dividido pelo nº de atendimentos médicos assistenciais x 100 (expresso em %)

A Tabela 54.28 sugere uma lista de indicadores pós-perda de eficiência/eficácia organizacional de Segurança e Saúde no Trabalho.

Tabela 54.28. Indicadores pós-perda de eficiência/eficácia organizacional de Segurança e Saúde no Trabalho

Indicador	Forma de calcular
Proporção de notificações de SST expedidas pela DTR/MTE	Nº de notificações dividido pelo nº de empregados x 100 (expresso em %)
Proporção de processos judiciais de SST por mês	Nº de processos dividido pelo nº de empregados demitidos x 100 (expresso em %)

A Tabela 54.29 sugere uma lista de indicadores pré-perda de Segurança e Saúde no Trabalho, referentes a treinamento e avaliação de riscos ocupacionais.

Tabela 54.29. Indicadores pré-perda de Segurança e Saúde no Trabalho, referentes a treinamento e avaliação de riscos ocupacionais

Indicador	Forma de calcular
Proporção de avaliações de riscos físicos, químicos e biológicos realizados por ano	Nº de avaliações realizadas dividido pelo nº de cargos x 100 (expresso em %)
Proporção de avaliações de ergonomia de postos de trabalho realizadas por ano	Nº de avaliações realizadas dividido pelo nº de postos de trabalho x 100 (expresso em %)
Proporção de recomendações de SST atendidas por ano	Nº de recomendações de SST realizadas dividido pelo nº de recomendações de SST atendidas x 100 (expresso em %)
Proporção de treinamento de SST realizados por ano	Nº de empregados treinados dividido pelo nº de empregados x 100 (expresso em %)

A Tabela 54.30 sugere uma lista de indicadores pós-perda de Segurança e Saúde no Trabalho, referentes ao estilo de vida.

Tabela 54.30. Indicadores pós-perda referentes ao estilo de vida

Indicador	Forma de calcular
Proporção de sedentários identificados por ano	Nº de sedentários identificados dividido pelo nº exames clínicos ocupacionais x 100 (expresso em %)
Proporção de tabagistas identificados por ano	Nº de tabagistas identificados dividido pelo nº exames clínicos ocupacionais x 100 (expresso em %)
Proporção de etilistas de consumo elevado identificados por ano	Nº de etilistas de consumo elevado identificados dividido pelo nº exames clínicos ocupacionais realizados x 100 (expresso em %)
Proporção de empregados com IMC ≥ 28 identificados por ano	Nº de empregados com IMC ≥ 28 identificados dividido pelo nº exames clínicos ocupacionais realizados x 100 (expresso em %)

A Tabela 54.31 sugere uma lista de indicadores pós-perda de Segurança e Saúde no Trabalho, referentes a exames laboratoriais e provas funcionais.

Tabela 54.31. Indicadores pós-perda referentes a exames laboratoriais e provas funcionais

Indicador	Forma de calcular
Proporção de empregados com perfil hematimétrico (hemograma – leucócitos) alterado por ano	Nº de empregados com perfil hematimétrico (hemograma – leucócitos) alterado dividido pelo nº de hemogramas realizados x 100 (expresso em %)
Proporção de empregados com perfil lipídico (colesterol total) alterado por ano	Nº de empregados com perfil lipídico (colesterol total) alterado dividido pelo nº de dosagens de colesterol realizados x 100 (expresso em %)
Proporção de empregados com perfil metabólico (glicose sanguínea) alterado por ano	Nº de empregados com perfil metabólico (glicose sanguínea) alterado dividido pelo nº de dosagens de glicose realizados x 100 (expresso em %)
Proporção de empregados com perfil audiométrico (audiometria) alterado por ano	Nº de empregados com perfil audiométrico (audiometria) alterado dividido pelo nº de exames audiométricos realizados x 100 (expresso em %)
Proporção de empregados com perfil cardíaco (teste ergométrico) alterado por ano	Nº de empregados com perfil cardíaco (teste ergométrico) alterado dividido pelo nº de testes ergométricos realizados x 100 (expresso em %)
Proporção de empregadas com perfil de saúde da mulher (colpocitologia oncótica) alterada por ano	Nº de empregadas com perfil de saúde da mulher (colpocitologia oncótica) alterada dividido pelo nº de colpocitologia oncótica realizados x 100 (expresso em %)
Proporção de empregados com perfil de saúde do homem (PSA) alterado por ano	Nº de empregados com perfil de saúde do homem (PSA) alterado dividido pelo nº de exames de PSA realizados x 100 (expresso em %)
Proporção de hipertensos identificados por ano	Nº de hipertensos identificados dividido pelo nº de tomadas de pressão arterial x 100 (expresso em %)

A Tabela 54.32 sugere uma lista de indicadores pós-perda de Segurança e Saúde no Trabalho, referentes à morbidade sem absenteísmo, representado por sinais e sintomas.

Tabela 54.32. Indicadores pós-perda referentes à morbidade sem absenteísmo

Indicador	Forma de calcular
Proporção de doenças de cada grande grupo da 10ª Revisão da Classificação Internacional de Doenças (CID) por ano	Nº de doenças de cada grande grupo da 10ª Revisão da Classificação Internacional de Doenças (CID) registradas no atendimento médico assistencial dividido pelo nº de registros de CID x 100 (expresso em %)

A Tabela 54.33 sugere uma lista de indicadores pós-perda de Segurança e Saúde no Trabalho, referentes à morbidade com absenteísmo de curto prazo, representado pelas licenças médicas de curto prazo (até 15 dias).

Tabela 54.33. Indicadores pós-perda referentes à morbidade com absenteísmo de curto prazo

Indicador	Forma de calcular
Índice de absenteísmo de curto prazo por motivo de doença por mês	Nº de dias de falta dividido pelo nº de dias de trabalho no mês x 100 (expresso em %)
Índice de absenteísmo de curto prazo por motivo de acidente do trabalho por mês	Nº de dias de falta dividido pelo nº de dias de trabalho no mês x 100 (expresso em %)
Proporção de absenteísmo de curto prazo devido a doenças de cada grande grupo da 10ª Revisão da Classificação Internacional de Doenças (CID) por ano	Nº de dias de falta por doenças de cada grande grupo da 10ª Revisão da Classificação Internacional de Doenças (CID) dividido pelo nº total de dias de falta x 100 (expresso em %)
Custo de absenteísmo de curto prazo por motivo de doença por mês	Nº de dias de falta x Custo médio do empregado (custo da folha de pagamento acrescido de encargos dividido pelo nº de empregados) dividido por 30 dias
Custo de absenteísmo de curto prazo devido a doenças de cada grande grupo da 10ª Revisão da Classificação Internacional de Doenças (CID) por ano	Nº de dias de falta por doenças de cada grande grupo da 10ª Revisão da Classificação Internacional de Doenças (CID) x Custo médio do empregado (custo da folha de pagamento acrescido de encargos dividido pelo nº de empregados) dividido por 30 dias

A Tabela 54.34 sugere uma lista de indicadores pós-perda de Segurança e Saúde no Trabalho, referentes à morbidade com absenteísmo de longo prazo, representado pelas licenças médicas de longo prazo (superiores a 15 dias).

Tabela 54.34. Indicadores pós-perda referentes à morbidade com absenteísmo de longo prazo

Indicador	Forma de calcular
Proporção de afastamentos para benefício previdenciário por doenças de cada grande grupo da 10ª Revisão da Classificação Internacional de Doenças (CID) por mês por espécie de benefício	Nº de afastamentos por doenças de cada grande grupo da 10ª Revisão da Classificação Internacional de Doenças (CID) por espécie dividido pelo nº de empregados no mês x 100 (expresso em %)

A Tabela 54.35 sugere uma lista de indicadores pós-perda de Segurança e Saúde no Trabalho, referentes à aposentadoria por invalidez.

Tabela 54.35. Indicadores pós-perda referentes a aposentadorias por invalidez

Indicador	Forma de calcular
Proporção de aposentadorias por invalidez por doenças de cada grande grupo da 10ª Revisão da Classificação Internacional de Doenças (CID) por ano por espécie	Nº de aposentadorias por invalidez por doenças de cada grande grupo da 10ª Revisão da Classificação Internacional de Doenças (CID) por espécie dividido pelo nº médio de empregados no ano x 100 (expresso em %)

A Tabela 54.36 sugere uma lista de indicadores pós-perda de Segurança e Saúde no Trabalho, referentes à mortalidade.

Tabela 54.36. Indicadores pós-perda referentes à mortalidade

Indicador	Forma de calcular
Coeficiente de mortalidade geral por ano	Nº total de mortes dividido pelo nº de empregados no ano x 1.000
Coeficiente de mortalidade por causas [doenças de cada grande grupo da 10ª Revisão da Classificação Internacional de Doenças (CID)] por ano	Nº de mortes por causas [doenças de cada grande grupo da 10ª Revisão da Classificação Internacional de Doenças (CID)] dividido pelo nº de empregados no ano x 100.000

A Tabela 54.37 sugere uma lista de indicadores pós-perda de Segurança e Saúde no Trabalho, referentes a acidentes do trabalho.

Tabela 54.37. Indicadores pós-perda referentes a acidentes do trabalho

Indicador	Forma de calcular
Índice de gravidade de acidentes do trabalho	Nº total de horas perdidas com acidentes do trabalho ocorridos no mês dividido pelo nº total de homens-hora trabalhadas x 1.000
Índice de frequência de doenças do trabalho	Nº total de horas perdidas com doenças do trabalho ocorridas no mês dividido pelo nº total de homens-hora trabalhadas x 1.000

Podem ser utilizadas métricas que mostram apenas o processo, indicadores que mostram os resultados e por fim, os KPI (*Key Performance Indicators*) que demonstram os indicadores-chave para o desempenho das empresas (Arantes, 2012).

Indicadores de desempenho ou KPI são parâmetros criteriosamente selecionados, capazes de avaliar a gestão e o desempenho organizacional, visando a busca pela excelência da atividade e o acompanhamento pelos públicos interno e externo da empresa. Devem ser gerados de forma a assegurar a disponibilidade dos dados com simplicidade e clareza; abrangência; rastreabilidade e acessibilidade; comparabilidade, estabilidade e rapidez na obtenção. Devem refletir as metas da organização e estar fortemente vinculados às diretrizes de longo prazo.

Podem ser citados como exemplos de KPI o ROI (*Return On Investmens*), que mostra o retorno econômico e, consequentemente, a redução de custos, e o FAP (Fator Acidentário de Prevenção), publicado anualmente pela Previdência Social.

A utilização de métricas, indicadores ou KPI, mostra o grau de maturidade na gestão de saúde na empresa.

A introdução da tributação em Segurança e Saúde no Trabalho, vinculada diretamente à sinistralidade, ou seja, à ocorrência de acidentes e doenças do trabalho, viabiliza o uso dos seguintes indicadores chaves:

DA EMPRESA
1) ÍNDICE DE FREQUÊNCIA
2) ÍNDICE DE GRAVIDADE
3) ÍNDICE DE CUSTO
4) FAP
5) RAT ajustado
6) Custo do RAT ajustado

DO SETOR (CNAE)
1) PERCENTIL DE FREQUÊNCIA
2) PERCENTIL DE GRAVIDADE
3) PERCENTIL DE CUSTO
4) RAT.

Outros indicadores podem ser encontrados na publicação "*Occupational Health Indicators: A Guide for Tracking Occupational Health Conditions and Their Determinants*" atualizada em agosto de 2012 e disponível no endereço http://www.cste.org/dnn/ProgramsandActivities/OccupationalHealth/OccupationalHealthIndicators/tabid/85/Default.aspx.

▶ Comentários finais

Porter e Teisberg (2007), quando propõem abordar questões relativas a estratégias para melhorar a qualidade e reduzir os custos em saúde, definem este campo como imenso, multifacetado e hermético. Continuam, dizendo que a complexidade no sistema de saúde é assustadora. Acrescentam que a prática da Medicina é complicada e misteriosa, e os médicos são sabidamente céticos em relação à contribuição dos leigos. "A questão da saúde é diferente" ou "você não entende", são frases muito repetidas nesse campo. Cabe aos profissionais que atuam nas áreas de Saúde do Trabalhador (Medicina do Trabalho e outras denominações equivalentes), principalmente em empresas, aproveitar a *expertise* dos diversos elos envolvidos nessa cadeia, para a busca dos resultados e, se possível, bons resultados. Ainda, segundo os autores citados, existe na área médica uma conotação pejorativa associada à "gerência". E "negócio" é praticamente um palavrão. Na prática médica, vemos que os profissionais que se destacam por estudar e trabalhar com gestão de saúde são mal vistos pelos colegas.

A boa gestão da saúde e os investimentos em promoção da saúde acabam se transformando em benefício para todos. Trabalhadores mais bem assistidos se sentem melhor física, mental e emocionalmente e o trabalhador motivado produz mais e falta menos.

No entanto, os programas ainda não estão implantados na maioria das organizações. As empresas têm dificuldade em identificar as medidas de promoção da saúde que estejam em consonância com recomendações científicas e, ao mesmo tempo, que se encaixem em sua cultura empresarial. Mesmo assim, ou ainda assim, existe um grande interesse na determinação da economia e do impacto, na saúde, dos programas.

O mundo do trabalho vem passando por profundas transformações. Temáticas como globalização, flexibilização, competitividade e novas formas de organização do trabalho têm sido destacadas nas análises daqueles que atuam nas organizações ou as estudam. Nesta fase da dita terceira revolução industrial, as pessoas que atuam nas organizações passam a ser fonte de interesse: conforme assinalam alguns autores, são os trabalhadores, empregados, funcionários ou "colaboradores" (termo não adotado neste livro), que possibilitam a vantagem competitiva nas organizações e faz-se necessária a implementação de ações que propiciem a promoção da saúde no trabalho.

Mais empresas estão oferecendo clínicas de assistência primária, no local de trabalho, para os trabalhadores e, em alguns casos, suas famílias. O modelo de prestação de serviços no local de trabalho permite acesso conveniente ao atendimento primário, o que reduz o tempo de trabalho perdido. Além disso, o acesso fácil e imediato à assistência preventiva, ao aconselhamento em saúde e ao gerenciamento de doenças melhora o índice de obediência aos tratamentos (Porter e Teisberg, 2007).

Um elo extremamente importante em todo este processo de promoção da saúde com foco em resultados, além de uma estratégia clara nas empresas, são os médicos. Porter também cita as principais implicações para este profissional, no processo de mudanças na estrutura do setor de saúde:

- A prática médica tem que ser projetada em torno do valor para os pacientes, e não na conveniência para os médicos.
- Os médicos têm que compreender os diferentes negócios envolvidos.
- O valor da assistência à saúde é maximizado por uma equipe integrada, e não por indivíduos atuando e pensando como agente livre.
- Todo médico tem que prestar contas dos resultados. Intuição e experiência pessoal não são mais suficientes;
- Todo médico deve ser responsável por melhorar o seu próprio processo de prestação de serviço de saúde, usando métodos sistemáticos, baseados na mensuração de resultados, experiência, métodos e atributos dos pacientes.

A reorientação dos serviços de saúde das empresas na direção da concepção da promoção da saúde, do provimento de serviços assistenciais, além da busca por resultados está entre as medidas preconizadas para o novo gestor.

Fica claramente proposta a superação do modelo médico, centrado na doença como fenômeno individual e na assistência médica curativa desenvolvida nos estabelecimentos médico-assistenciais, como foco essencial da intervenção.

Os resultados são transformações profundas na organização e no financiamento dos sistemas e serviços de saúde, assim como nas práticas e na formação dos profissionais. Os serviços de saúde das empresas têm plenas condições de conduzir todo este processo. As políticas de saúde nas empresas envolvem um duplo compromisso: o compromisso político dos empresários de situar a saúde no topo da agenda de negócios, promovendo-a em todos os setores organizacionais, e o compromisso técnico dos gestores de saúde de enfatizar, como foco de intervenção, os fatores determinantes do processo saúde-doença.

Além disso, a análise do processo saúde-doença evidenciou que a saúde é resultado dos modos de organização da produção, do trabalho e da sociedade, em determinado contexto histórico, e os serviços de saúde não conseguem modificar os condicionantes nem os determinantes mais amplos desse processo, se continuarem operando um modelo de atenção e cuidado marcado, na maior parte das vezes, pela centralidade do foco na doença já instalada.

Nesse sentido, só podemos propor programas de promoção da saúde que sejam transversais, que operem articulando e integrando as várias áreas técnicas da empresa, os vários níveis gerenciais e as várias políticas específicas de saúde. Contudo, os desafios são grandes: a violência, as doenças crônicas não transmissíveis, as doenças infectocontagiosas e o envelhecimento da população enfatizam a necessidade de pensar modos de gestão e construção das políticas públicas que envolvam outros atores.

São observados, em alguns casos, programas de promoção da saúde demasiados, programas de menos e, no extremo, programas errados. Há, quase sempre, um desalinho entre os programas e as metas das empresas.

Em resumo:
- Definir política interna de financiamento para a efetiva gestão da saúde;
- Focar nas metas, nos resultados e na medição do retorno financeiro;
- Envolver a alta direção, e esta, criar um ambiente favorável, principalmente pelo exemplo;
- Construir programas por equipes bem dimensionadas e transdisciplinares;
- Capacitar as equipes;
- Garantir a "desprecarização" dos vínculos empregatícios das equipes, bem como o plano de cargos e salários;
- Disponibilizar sistemas informatizados específicos para gestão de informações de saúde;
- Associar os programas aos objetivos empresariais;
- Uma comunicação eficaz.

Referências e Bibliografia consultada

ABHO – Associação Brasileira de Higienistas Ocupacionais/ACGIH – American Conference of Governmental Industrial Hygienists. TLVs® e BEIs® – Limites de Exposição Ocupacional (TLVs®) para substâncias químicas e agentes físicos & Índices Biológicos de Exposição BEIs®). 2012. [Tradução da ABHO]. São Paulo: ABHO, 2012.

ABNT – Associação Brasileira de Normas Técnicas. NBR 14280 – Cadastro de acidentes do trabalho – Procedimento e classificação. ABNT, 2001.

ACOM Committee Report – American College of Occupational Medicine Noise and Hearing Conservation Committee Occupational noise-induced hearing loss. Journal of Occupational Medicine, 31: 996, 1989.

AIHA – American Industrial Hygiene Association. A strategy for occupational exposure assessment. (Hawkins NC, Norwood SK, J.C. Rock JC. eds.). Fairfax (VA): AIHA, 1991.

AIHA – American Industrial Hygiene Association. A strategy for assessing and managing occupational exposures. 2rd ed. (Mulhausen JR, J. Damiano J. eds), Falls Church (VA): AIHA Press, 1998.

AIHA – American Industrial Hygiene Association. A strategy for assessing and managing occupational exposures. 3rd ed. (Ignacio JS, Bullock WH. eds.), Falls Church (VA): AIHA Press, 2006.

Alyssa B, Schultz, Chen C-Y, Dee W. the cost and impact of health conditions on presenteeism to employers. A review of the literature. Pharmacoeconomics, 27(5): 365-78, 2009.

Almeida Filho N, Rouquayrol MZ. Introdução à epidemiologia moderna, 2ª ed Belo Horizonte: Coopmed Editora, 1992.

Arantes EF. O retorno financeiro de programas de promoção da saúde e qualidade de vida nas empresas: proposta de um modelo para cálculo do ROI (Return On Investments) em empresas brasileiras. São Paulo: Arte Brasil Editora, 2012.

Azambuja MI, Foppa M, Maranhão MF, AchuttI AC. Economic burden of severe cardiovascular diseases in Brazil: an estimate based on secondary data. Arquivos Brasileiros de Cardiologia, 91(3): 148-55, 163-71, 2008.

Bech P. Quality-of-life measurements for patients taking which drugs? The clinical PCASEE perspective. Pharmacoeconomics, 7(2): 141-51, 1995.

Boedeker, W, Kramer I. Beneficial return on investment in Workplace Health Promotion – setting the evidence base for a sound allocation of activities. Abstract of the EfH Conference Publication. Disponível em: http://www.enterprise-for-health.org/management-conference/london-october-2008/conference-publication-2008/abstract-beneficial-return-on-investment-in-workplace-health-promotion-setting-the-evidence-base-for-a-sound-allocation-of-activitiesr-copy-1.html

Boedeker W, Huesing T. IGA-Barometer 2. Welle. Einschätzungen der Erwerbsbevölkerung zum Stellenwert der Arbeit, zur Verbreitung und Akzeptanz von betrieblicher Prävention und zur krankheitsbedingten Beeinträchtigung der Arbeit. IGA-Report 12. 2008. www.iga-info.de

Calman KC. Quality of life of cancer patients: a hypothesis. Journal of Medical Ethics, 10(3): 124-77, 1984.

CDC – Centers for Disease Control and Prevention. Ten leading causes of death in the United States, 1984. Disponível em: http://www.cdc.gov/nchs/data/nvsr/nvsr56/nvsr56_10.pdf

Comitê Nacional de Ruído e Conservação Auditiva Perda auditiva induzida pelo ruído relacionada ao trabalho Bol. nº 1 São Paulo, 29/06/1994.

Consenso Brasileiro Sobre Diabetes. Diagnóstico e classificação do diabetes mellitus e tratamento do diabetes mellitus Tipo 2. Versão final e definitiva. Recomendações da Sociedade Brasileira de Diabetes, maio, 2000.

Consenso Brasileiro Sobre Dislipidemias: Detecção, avaliação e tratamento. Arquivos Brasileiros de Cardiologia, 63 (supl): 1-13, 1994.

Costa EA, Kitamura S. Órgãos dos sentidos: Audição. In: Mendes R. (org.) Patologia do trabalho. São Paulo: Atheneu, 1995. p.365-87.

Couto HA. Como instituir a ergonomia na empresa. Belo Horizonte: Ergo Editora, 2011. 312p.

Duncan BD et al. – Fatores de risco para doenças não-transmissíveis em área metropolitana na região sul do Brasil. Prevalência e simultaneidade. Revista de Saúde Pública, 27(1): 43-8, 1993.

Endicott J, Nee J. Endicott Work Productivity Scale (EWPS): a new measure to assess treatment effects. Psychopharmacology Bulletin, 33(1): 13-6, 1997.

Fernandes EC. Qualidade de vida no trabalho: como medir para melhorar. Salvador: Casa da Qualidade, 1996.

Fleck MPA et al. A avaliação da qualidade de vida: guia para profissionais da saúde. Porto Alegre: Artmed, 2008.

Goetzel RZ, Ozminkowski RJ, Long SR. Development and reliability analysis of the Work Productivity Short Inventory (WPSI) instrument measuring employee health and productivity. Journal of Occupational and Environmental Medicine, 45: 743-62, 2003.

Halperin W, Baker Jr EL, Monson RR. Public health surveillance. New York: Van Nostrand Reinhold, 1992. 238p.

Halpern MT, Shikiar R, Rentz AM, et al. Impact of smoking status on workplace absenteeism and productivity. Tobacco Control, 10(3): 233-8, 2001.

Hemp P. Presenteeism: At Work—But Out of It. Harvard Business Review, Outubro de 2004. Disponível em: http://hbr.org/2004/10/presenteeism-at-work-but-out-of-it/ar/1

Karasek R, Theorell T. Healthy work: stress, productivity and the reconstruction of working life. New York: Basic Books, 1990.

Katzmarzyk PT, Gledhill N, Shephard RJ. The economic burden of physical inactivity in Canada. Canadian Medical Association Journal, 163(11): 1435-40, 2000.

Kessler R, Barber C, Beck A, et al. The World Health Organization Health and Work Performance Questionnaire (HPQ). Journal of Occupational and Environmental Medicine, 45: 156-74, 2003.

Koopman C, Pelletier KR, Murray JF, et al. Stanford Presenteeism Scale: health status and employee productivity. Journal of Occupational and Environmental Medicine, 44: 14-20, 2002.

Kumar RN, Hass SL, Li JZ, et al. Validation of the Health Related Productivity Questionnaire Diary (HRPQ-D) on a sample of patients with infectious mononucleosis: results from a phase 1 multicenter clinical trial. Journal of Occupational and Environmental Medicine, 45: 899-907, 2003.

Lerner D, Amick B, Malspeis S, et al. The Angina-Related Limitations at Work Questionnaire. Quality of Life Research, 7(1): 23-32, 1998.

Lerner DJ, Amick III BC, Malspeis S, et al. The Migraine Work and Productivity Loss Questionnaire: concepts and design. Quality of Life Research, 8(8): 699-710, 1999.

Lerner D, Amick BC, Rogers WH, et al. The Work Limitations Questionnaire. Medical Care, 39(1): 72-85, 2001.

Liu JL, Maniadakis N, Gray A, Rayner M. The economic burden of coronary heart disease in the UK. Heart, 88(6): 597-603, 2002.

Matsudo S. et al. Questionário internacional de atividade física (IPAQ): estudo de validade e reprodutibilidade no Brasil. Revista Brasileira de Atividade Física e Saúde; 6: 5-18, 2001. Disponível em: http://www.sbafs.org.br/_artigos/213.pdf

Mendes R. Exposição ocupacional ao benzeno e seus efeitos sobre a saúde dos trabalhadores: estado atual do problema e questões não resolvidas. Revista da Associação Médica Brasileira, 39(4): 249-56, 1993.

Mendes R. A promoção da saúde nas empresas: o futuro da Medicina do Trabalho já presente. Práticas Bem Sucedidas (Campinas), 1(1): 23-6, 1996.

Minayo CS, et al. Qualidade de vida e saúde: um debate necessário. Ciência e Saúde Coletiva, 5(1): 7-18, 2000.

Newell S. The healthy organization: fairness, ethics and effective management. London: Routledge, 1995, 208 p.

NIOSH – National Institute for Occupational Safety and Health. Criteria for a Recommended Standard. Occupational Noise Exposure. Revised Criteria 1998. Cincinnati: NIOSH, 1998. Disponível em: http://www.cdc.gov/niosh/docs/98-126/pdfs/98-126.pdf

OSHA – Occupational Safety and Health Administration – Occupational exposure to benzene; Final Rule. Federal Register, Part II, September 11, 1987, p.34460-578.

Ozminkowski RJ, Goetzel RZ, Long SR. A validity analysis of the Work Productivity Short Inventory (WPSI) instrument measuring employee health and productivity. Journal of Occupational and Environmental Medicine, 45: 1183-95, 2003.

Porter ME, Teisberg EO. Repensando a saúde: estratégias para melhorar a qualidade e reduzir os custos. Porto Alegre: Bookman, 2007.

Reilly MC, Zbrozek AS, Dukes EM. The validity and reproducibility of a work productivity and activity impairment instrument. Pharamacoeconomics, 4: 353-65, 1993.

Rink, T. Clinical review of patterns from 300,000 industrial audiograms. Paper presented at the 1989 Industrial Hearing Conservation Conference, Lexington, KY, 1989.

Royster JD. Evaluation of different criteria for significant threshold shift in occupational hearing conservation programs. Raleigh, NC: Environmental Noise Consultants Inc., 1992.

SESI – Serviço Social da Indústria. Departamento Nacional. Estudo SESI: Perfil epidemiológico de fatores de risco para doenças não-transmissíveis em trabalhadores da indústria do Brasil. Brasília: SESI/DN, 2007.

Sociedade Brasileira de Pneumologia e Tisiologia. I Consenso Brasileiro Sobre Espirometria. Recomendações da Sociedade Brasileira de Pneumologia e Tisiologia, maio, 1996.

Stewart WF, Lipton RB, Kolodner K, et al. Validity of the Migraine Disability Assessment (MIDAS) score in comparison to a diary-based measure in a population sample of migraine sufferers. Pain, 88 (1): 41-52, 2000.

Stewart WF, Ricci JA, Chee E, et al. Lost productive work time costs from health conditions in the United States: results from the American Productivity Audit. Journal of Occupational and Environmental Medicine, 45: 1234-46, 2003.

Stewart WF, Ricci JA, Laotta C, et al. Validation of the work and health interview. Pharmacoeconomics, 22: 1127-40, 2004.

Van Roijen L, Essink-Bot ML, Koopmanschap MA, et al. Labor and health status in economic evaluation of health care: the Health and Labor Questionnaire. International Journal of Technology Assessment in Health Care, 12: 405-15, 1996.

Walton RE. Quality of working life: what is this? Sloan Management Review (Cambridge, Massachusetts), 15(1): 11-21, 1975.

WHO – World Health Organization. Quality of Life Assessment (WHOQOL). The WHOQOL Group, WHO, Geneva, 1998.

WHO – WHO's Global Healthy Work Approach: a strategy for the development of a comprehensive approach towards the promotion of health of all working populations. Geneva: WHO, 1997. 28 p. [Document HPR/HEP/97.2].

Wolfe F, Michaud K, Pincus T. Development and validation of the Health Assessment Questionnaire II. Arthritis and Rheumatism, 50: 3296-305, 2004.

Imunização e Vacinação na Prevenção das Doenças Infecciosas: Perspectiva da Medicina do Trabalho

Arlindo Gomes
Paulo Soares de Azevedo
Isabella Ballalai

- **Introdução**
- **Conceitos básicos em imunização e vacinação**
  Imunização ativa e passiva
  Respostas imunológicas: primária e secundária
  Fatores que interferem na imunização
  Classificação e composição das vacinas
  Segurança, precauções, contraindicações e eventos adversos
  Conservação, transporte e manipulação de imunobiológicos
  Técnicas de aplicação
  Administração da resposta imunológica
  Condutas na prescrição de vacinas
  Avaliação da resposta imunológica
- **Imunoglobulinas disponíveis - indicações**
- **Vacinas em situações especiais**
  Vacinação em imunodeprimidos
  Vacinação do paciente portador de doenças de base
  Vacinação da gestante
  Vacinação do profissional que viaja
- **Estratégia para vacinação dos trabalhadores, vantagens e benefícios**
- **Vacinação dos trabalhadores de acordo com as situações de risco**
  Vacinação dos trabalhadores em serviços de saúde
  Vacinação dos trabalhadores em educação
  Vacinação dos profissionais lotados em empresas de alimentos e bebidas
  Vacinação dos profissionais que lidam com dejetos e/ou águas potencialmente contaminadas
  Vacinação dos profissionais que trabalham com animais
  Vacinação de profissionais administrativos
  Vacinação de profissionais do sexo
  Vacinação de coletores de lixo
- **Condutas em casos de surtos na empresa, epidemias e pandemias**
- **Imunização no futuro**
- **Aspectos éticos e legais das imunizações**
- **Calendários de vacinação**
- **Bibliografia consultada**

Introdução

A vacinação dos trabalhadores vem ganhando destaque, no século XXI, como importante fator para o bem-estar e a qualidade de vida dos trabalhadores, por atuar na prevenção e controle das doenças infecciosas.

Os avanços no conhecimento científico, a partir das descobertas microbiológicas de Robert Koch, Louis Pasteur e outros cientistas, no final do século XIX e início do século XX, e da tecnologia de fabricação das vacinas, no século XX, permitem que se classifiquem as vacinas entre as dez maiores descobertas médicas no século passado.

As tentativas de tornar obrigatória a vacinação no Brasil começaram na época do Império (1822-1889). Em 1804, ainda no Brasil Colônia, foi introduzida no país, a vacina antivariólica, quando comerciantes da Bahia custearam a viagem de sete escravos à Europa para, inoculados com o pus vacínico, trazerem a vacina jenneriana para o Brasil. No ano seguinte, os capitães-mores de algumas províncias tornaram a vacinação obrigatória.

Com a chegada de D. João ao Brasil (1808), a vacinação contra a varíola ganhou maior impulso, pois o Príncipe Regente havia perdido dois irmãos e um filho vítimas da varíola. Em 1811, criou a Junta Vacínica da Corte. Desde essa época, e mesmo após a lei imperial decretada em 1832, o cumprimento da obrigatoriedade da vacinação sempre foi um grande problema, uma grande preocupação para as autoridades. As soluções para a aplicação de tal lei sempre apontavam para a necessidade do uso da força.

O problema continuou no início da República, quando o Presidente Rodrigues Alves nomeou o médico sanitarista Oswaldo Cruz para combater as inúmeras doenças transmissíveis existentes no Brasil, em especial no Rio de Janeiro, capital da República. Entre essas doenças encontrávamos a varíola. Entre os dias 10 e 18 de novembro de 1904, a cidade do Rio de Janeiro viveu o que a imprensa chamou de a mais terrível das revoltas populares da República, a chamada Revolta da Vacina. A causa foi a lei que tornava obrigatória a vacina contra a varíola, mas existiam interesses secundários, segundo nos revela a história. A lei foi revogada, mas permaneceu válida a exigência do atestado de vacinação para o trabalho, viagem, casamento, alistamento militar, matrícula em escolas públicas, hospedagem em hotéis. Hoje a varíola encontra-se erradicada no mundo, e isto se deu graças à vacinação coletiva.

As vacinas, juntamente com o tratamento correto da água para consumo humano (água potável), tratamento dos dejetos humanos e a descoberta dos antibióticos, foram responsáveis pela significativa redução do adoecimento e morte por doenças infecciosas. O controle das doenças infecciosas endêmicas e de epidemias – muito comuns antes das descobertas efetuadas no final do século XIX e ao longo do século XX –, fez com que elas deixassem de ser a principal causa de adoecimento e morte nos países desenvolvidos. Os "miasmas" e as crenças religiosas de que as doenças eram sinais das impurezas pelas quais as pessoas estavam sendo castigadas por Deus são relatos dos livros de história.

A vacinação dos adultos e, em particular, dos trabalhadores, virou rotina no Brasil e no mundo. O Ministério da Saúde, através do Programa Nacional de Imunização, estabeleceu o Calendário Básico de Vacinação para as diferentes faixas etárias e, no ano de 2005, o Ministério do Trabalho publicou a Norma Regulamentadora Nº 32 (NR-32), que estabelece o esquema de vacinação dos trabalhadores da área de saúde.

De modo geral, os objetivos básicos da imunização dos trabalhadores são:

1 – Prevenção de doenças diretamente relacionadas com as condições e os ambientes de trabalho.
2 – Prevenção de doenças frequentemente encontradas na comunidade, que podem afetar a saúde do trabalhador e comprometer seu desempenho profissional.
3 – Evitar que profissionais de saúde e cuidadores de pessoas com imunidade comprometida sejam transmissores involuntários de doenças.

Portanto, a vacinação dos trabalhadores visa não só protegê-los, como também as pessoas por eles assistidas.

Conceitos básicos em imunização e vacinação

Imunização ativa e passiva

A **imunidade** é o conjunto de fatores humorais, celulares, do sistema de complemento, entre outros, que protege o organismo de agressões por agentes infecciosos.

Os mecanismos de proteção contra as doenças infecciosas podem ser inespecíficos ou específicos.

Inespecíficos são aqueles de natureza mecânica ou fisiológica, ou correspondem a mecanismos imunológicos de natureza geral, como fagocitose, ativação de complemento e remoção de microrganismos da corrente sanguínea pelo baço.

A **imunidade específica** é também chamada de adquirida ou adaptativa, e se dá através da imunidade humoral (anticorpos) e celular (células com especificidade para determinados antígenos).

Anticorpos são imunoglobulinas, sendo IgA, IgG e IgM as mais importantes. As imunoglobulinas das secreções são essencialmente IgA, que é denominada, neste caso, IgA secretória. IgG e IgM encontram-se principalmente no sangue. A IgA do sangue denomina-se IgA sérica. Os anticorpos são produzidos pelos plasmócitos, originários de linfócitos B produzidos na medula óssea. Eles são dirigidos contra antígenos, ou melhor, contra epítopos, que são sítios desses antígenos reconhecidos pelos anticorpos.

A imunidade específica pode ser adquirida de duas formas: ativa e passiva, sendo que ambas podem ser classificadas como natural e artificial (Tabela 55.1).

Imunidade passiva ocorre quando há transferência de anticorpos prontos e pode ocorrer de forma natural (transferência da mãe para o feto via transplacentária), ou artificial (imunoglobulinas animais ou humanas, plasma hiperimune ou concentrado de anticorpos) e confere imunidade temporária. Classificamos a imunidade passiva artificial em heteróloga – a partir de anticorpos obtidos do plasma de animais previamente vacinados, geralmente equinos (**soros**); e homóloga – a partir de anticorpos obtidos do plasma de seres humanos – imunoglobulina humana (menos reatogênica do que os soros obtidos de equinos).

A imunoglobulina humana normal (padrão ou *standard*), obtida de doadores não selecionados, tem espectro de proteção maior, pois inclui anticorpos contra mais de uma doença; porém, poucas doenças infecciosas podem ser evitadas através de seu uso: apenas hepatite A e sarampo.

As imunoglobulinas humanas específicas são direcionadas especialmente para a proteção contra determinados patógenos ou toxinas, tais como tétano, hepatite B, raiva, varicela etc. São obtidas de doadores humanos selecionados, que apresentam alto título sérico de anticorpos contra a doença específica. As imunoglobulinas de uso médico são constituídas basicamente por IgG. Quando se utilizam soros, o receptor produz anticorpos contra essas proteínas estranhas, determinando risco elevado de reações alérgicas (anafilaxia) ou de hipersensibilidade, com depósito de complexos imunes (doença do soro). As imunoglobulinas humanas só raramente provocam reações de hipersensibilidade (Tabela 55.2).

Imunidade ativa ocorre quando há estímulo do sistema imunológico de forma que este produza sua própria imunidade específica. Essa imunidade geralmente é eficaz e duradoura, e é o que se pretende com o uso de vacinas.

Tabela 55.1. Imunidade ativa e passiva

	Imunização	
Ativa	Natural	Após infecção
	Artificial	Após vacinação
Passiva	Natural	Via transplacentária
	Artificial	Aplicação de gamaglobulinas/antissoros animais

A imunização passiva está indicada quando o indivíduo não adequadamente vacinado se expõe a um agente infeccioso e, portanto, existe alto risco para a infecção; ou ainda, quando o paciente imunodeprimido, mesmo que vacinado, pode não estar protegido e se expõe ao risco.

É importante dizer que a imunização passiva pode prejudicar a eficácia da imunização ativa, às vezes por muitos meses. Por esse motivo, o uso de imunoglobulinas ou soros pode indicar o adiamento da vacinação, principalmente quando através de vacinas atenuadas, que podem ter seus antígenos inativados pelos anticorpos circulantes.

Entretanto, em certas situações de alto risco, indica-se a imunização ativa (com vacinas inativadas) e passiva, simultaneamente. Por exemplo, após ferimentos (tétano) ou acidentes por instrumentos perfurocortantes em hospitais (hepatite B) em pacientes sem comprovação sorológica de proteção.

Tabela 55.2. Comparação entre vacinas e imunoglobulinas

Propriedades	Vacinas	Imunoglobulinas
Duração da proteção	Longa	Transitória
Proteção após aplicação	Em geral após algumas semanas	Imediata
Eliminação de portadores sãos	Possível	Impossível
Custo	Variável, em geral, baixo	Geralmente alto
Erradicação de doenças	Possível	Impossível
Risco em imunodeprimidos	Sim, no caso das vacinas vivas	Não
Eficácia em imunodeprimidos graves	Não	Sim

Fonte: CRIEs – Centros de Referência de Imunobiológicos Especiais.

A vacinação é, indubitavelmente, o procedimento médico que possibilita maior impacto na redução da morbimortalidade, o que nos ajuda a perceber o relevante papel do profissional de saúde na vigilância e prevenção das doenças infecciosas. Vacinar é a melhor maneira de prevenir doenças infectocontagiosas.

Respostas imunológicas: primária e secundária

Resposta imunológica primária ocorre no primeiro contato do sistema imunológico com o antígeno, sendo uma resposta mediada por IgM, com pico de concentração sorológica entre 5 e 14 dias. Se o antígeno for suficientemente imunogênico para estimular a imunidade tímica (estimulação de linfócitos T CD4+), há uma troca de classe de imunoglobulina, de IgM para IgG e/ou IgA, com pico entre 2 e 8 semanas, e a instituição de memória imunológica, fundamental para a resposta secundária e a proteção duradoura. Antígenos pouco imunogênicos, como os agentes encapsulados (pneumococos, meningococos, entre outros) não são capazes de estimular a resposta tímica e, portanto, não conferem imunidade duradoura. Por ocasião de novo contato com o antígeno, uma vez instalada a memória imunológica, indivíduos imunocompetentes são capazes de elevar o nível sorológico de anticorpos específicos a níveis protetores. Isso porque os linfócitos são rapidamente reativados e ocorre a resposta secundária, mediada por IgG e/ou IgA, que aparecem 3 a 7 dias após o contato com o antígeno e em títulos mais elevados do que na resposta primária. Isso permite diminuir o tempo de latência da resposta imune, ou seja, diminuindo o tempo para o aparecimento dos anticorpos específicos e a manutenção da proteção de forma duradoura.

Fatores que interferem na imunização

Fatores próprios das vacinas

Os mecanismos de ação das vacinas são diferentes, variando segundo seus componentes antigênicos, seus adjuvantes, entre outros fatores. O uso do adjuvante AS04, por exemplo, torna a vacina contra a hepatite B mais imunogênica do que aquela que usa apenas o alumínio; vacina tríplice viral que contém gelatina é contraindicada em paciente com história de anafilaxia por essa substância; determinadas cepas utilizadas em vacinas atenuadas podem ser mais reatogênicas do que outras; vacinas acelulares contra a coqueluche são muito menos reatogênicas do que aquelas de células inteiras; vacinas de antígenos polissacarídeos não são capazes de induzir memória imunológica, já aquelas onde o polissacarídeo é conjugado a uma proteína conferem imunidade duradoura.

Fatores inerentes ao organismo que recebe a vacina

Vários fatores inerentes ao indivíduo podem interferir no processo de imunização, isto é, na capacidade desse organismo de responder adequadamente à vacina que se administra:
- Idade – geralmente, quanto mais velho o paciente, menor a resposta imunológica à vacina;
- Doença de base ou intercorrente, ou tratamento imunossupressor – pacientes imunodeprimidos ou doentes crônicos podem não responder bem ao estímulo imunológico das vacinas.

Classificação e composição das vacinas

As vacinas são classificadas em **atenuadas** e **inativadas** (Tabela 55.3).

As **vacinas inativadas** são compostas de antígenos inativados, portanto, sem capacidade de causar doença. São elas: influenza, hepatite A e hepatite B, tétano, difteria, pólio inativada, *Haemophilus influenzae* do tipo b, meningocócica conjugada, meningocócica A e C, pneumocócica 23 valente e a febre tifoide injetável. Seus antígenos, por serem inativados, são menos imunogênicos e, portanto, para que possam conferir memória imunológica. Geralmente se incluem na composição dessas vacinas adjuvantes com a capacidade de induzir a resposta T dependente. As vacinas proteicas ou glicoconjugadas estimulam basicamente a imunidade humoral específica, com indução de memória imunológica; já as vacinas polissacarídicas não são capazes de induzir a memória imunológica.

As **vacinas atenuadas**, por sua vez, são compostas de antígenos virais vivos atenuados e, portanto, contraindicadas para gestantes e imunodeprimidos, já que são capazes de causar, mesmo que raramente, sintomas da doença, que podem surgir tardiamente (5-10 dias) após a aplicação. Os antígenos atenuados geram a resposta imunológica completa (humoral e celular), inclusive induzindo a memória imunológica.

Tabela 55.3. Classificação das vacinas		
Classificação das vacinas		
	Bacterianas	Virais
Atenuadas	Febre tifoide (oral) BCG	Caxumba Febre Amarela Pólio oral – OPV Rotavírus Rubéola Sarampo Varicela
Inativadas	Cólera (oral) Coqueluche Difteria Febre tifoide Vi (injetável) Haemophilos influenzae b Meningocócica Pneumocócica Tétano	Hepatite A Hepatite B Gripe (influenza) Pólio Injetável – IPV Raiva Papilomavírus (HPV)

Vacinas inativadas

a. **Proteção conferida** – as vacinas proteicas e as glicoconjugadas (polissacarídeo conjugado à proteína) não-vivas, como as contra o vírus da influenza, hepatite A e hepatite B, tétano, difteria, pólio inativada, *Haemophilus influenzae* do tipo b, pneumocócica conjugada, meningocócica conjugada, estimulam basicamente a **imunidade humoral, específica, com memória imunológica**.

As **vacinas polissacarídicas** (não conjugadas), como a meningocócica A e C, a pneumocócica 23 valente e a febre tifoide, **não conferem memória imunológica** e, portanto, protegem por período limitado (de 3 a 5 anos). Além disso, a repetição de sua aplicação pode levar ao fenômeno da tolerância imunológica e a consequente baixa progressiva de sua eficácia.

b. **Presença de adjuvante** – são vacinas que, geralmente, apresentam um adjuvante (alumínio, por exemplo) em sua composição, para que se obtenha uma melhor resposta imunológica. A vacina contra o vírus da Influenza (gripe) não contém alumínio, pois tem o objetivo de proteger a curto prazo (um ano), haja vista a variação nas cepas anuais que farão parte dessa vacina e, portanto, a necessidade da revacinação anual.
c. **Esquema de doses** – requerem, geralmente, esquemas de mais doses para uma proteção de longa duração e podem requerer reforços repetidos, quando necessária a manutenção de altos níveis séricos de anticorpos (por exemplo, o tétano e a coqueluche).
d. **Conservantes** – os mais utilizados nas vacinas inativadas são o 2-fenoxietanol e o tiomersal. O uso de tiomersal vem sendo abandonado e substituído pelo 2-fenoxietanol nas vacinas mais novas (DTPa, Hepatites A+B, por exemplo).
e. **Eventos adversos** – as vacinas inativadas, principalmente as que contêm alumínio em sua formulação, costumam causar eventos adversos locais, como calor, rubor e edema, nas 72 horas que se seguem a aplicação.
f. **Interferência de imunoglobulinas** – vacinas inativadas, em geral, não sofrem interferência de imunoglobulinas, pois são antígenos inativados. Exceção a essa regra é a vacina contra hepatite A, que pode sofrer interferência de anticorpos maternos presentes no soro do lactente até cerca de 1 ano de idade.
g. **Vacinação de gestantes e imunodeprimidos** – não há riscos teóricos para a vacinação desses grupos com vacinas inativadas, portanto, em geral, não são contraindicadas para esses grupos.
h. **Intervalos mínimos entre as vacinas** – não há necessidade de intervalos mínimos entre as vacinas inativadas ou entre elas e as vacinas atenuadas.
i. **Descarte dos frascos** de vacinas inativadas pode ser feito em lixo hospitalar.
j. **Termoestabilidade** – são vacinas mais termoestáveis, resistem melhor a elevações de temperatura, mas não suportam o congelamento.
k. **Via de administração** – devem ser administradas obrigatoriamente por via intramuscular (IM), pois, se aplicadas por via subcutânea (SC), causarão forte reação inflamatória, aumentando os eventos adversos locais e desencadeando uma resposta imunológica pior.

Vacinas atenuadas

a. **Proteção conferida** – as vacinas elaboradas com antígenos virais vivos atenuados são ainda mais potentes que as inativadas, pois induzem resposta imunológica humoral e celular, com produção de linfócitos T CD8+, o braço mais forte da resposta imune. As **atenuadas injetáveis** são: sarampo, caxumba, rubéola, febre amarela, varicela e as **orais**: rotavírus e poliomielite.
b. **Presença de adjuvante** – são vacinas que **não precisam de um adjuvante** em sua composição, pois seu antígeno vivo já é suficientemente imunogênico.
c. **Esquema de doses** – em geral, as vacinas atenuadas conferem imunidade com a aplicação de uma **única dose**; no entanto, a ocorrência de **possíveis falhas primárias** (pacientes vacinados e que não foram imunizados) indica a necessidade de uma segunda dose para algumas dessas vacinas (tríplice viral e varicela, por exemplo).
d. **Conservantes** – os mais utilizados nas vacinas atenuadas são os antibióticos.
e. **Eventos adversos** – os antígenos vivos atenuados precisam se replicar e provocar viremias, o que demanda certo tempo que, em geral, é superior a uma semana. Assim, a febre e outros eventos adversos associados às vacinas atenuadas, quando ocorrem, são bem mais tardios do que os observados com as vacinas inativadas. Vale ressaltar que os eventos adversos observados com as vacinas vivas atenuadas podem mimetizar a doença que se pretende evitar, com apresentação clínica mais branda.
f. **Interferência de imunoglobulinas** – vacinas atenuadas injetáveis sofrem interferência de imunoglobulinas, pois são antígenos vivos que, portanto, seriam neutralizados pelos anticorpos (imunoglobulinas).
g. **Vacinação de gestantes e imunodeprimidos** – em geral, as vacinas atenuadas são contraindicadas nesses grupos. No caso da vacina da febre amarela, quando o risco da doença supera o risco da vacina, em pacientes gestantes, a vacinação está autorizada.
h. **Intervalos mínimos entre as vacinas** – há necessidade de intervalo mínimo de 30 dias entre as vacinas atenuadas injetáveis não aplicadas no mesmo dia.
i. **Descarte dos frascos** – vacinas atenuadas devem ser inativadas em autoclave, antes do descarte.
j. **Termoestabilidade** – são vacinas mais termoinstáveis, que não suportam o calor e que, em geral, resistem ao congelamento.
k. **Via de administração** – podem ser administradas por via intramuscular (IM) ou subcutânea (SC).

A Tabela 55.4 mostra, esquematicamente, algumas das principais diferenças entre os vários tipos de vacinas.

Tabela 55.4. Diferenças entre tipos de vacinas (CRIE)

Característica	Tipos de vacinas		
	Vacina elaborada com polissacarídeo não conjugado	Vacinas elaborada com antígenos não vivos, proteicos ou glicoconjugados	Vacinas elaboradas com vírus vivo atenuado
Tipo de imunidade	Timo-independente	Estimula a imunidade tímica, com produção de linfócitos CD4+	Estimula a imunidade tímica, com produção de linfócitos CD4+ e CD8+
Memória imunológica	Nenhuma, ou mínima	Sim, mas necessita de reforços	Sim, imunidade por toda a vida
Número de doses	Em geral, aplicam-se em dose única, pois a resposta imunológica não aumenta com a repetição	Várias doses e reforços	Em princípio, dose única, mas a possibilidade de falhas primárias pode indicar a repetição
Riscos para imunodeprimidos	Não	Não	Sim
Possibilidade de reversão à virulência	Não	Não	Sim
Termoestabilidade	Mais estáveis	Mais estáveis	Menos estáveis
Resistência ao congelamento	Não	Não	Sim

Fonte: CRIE

Segurança, precauções, contraindicações e eventos adversos

As vacinas são consideradas imunobiológicos seguros e eficazes, desde que respeitadas suas contraindicações, precauções na aplicação e conhecimento de seus efeitos adversos. Riscos teóricos para gestantes e imunodeprimidos estão relacionados às vacinas atenuadas.

No entanto, algumas vezes, eventos adversos não previstos podem ocorrer em relação temporal com a aplicação de uma vacina, o que não prova que a vacina provocou os sinais ou sintomas referidos. Uma vez que a associação de um evento adverso com o momento da administração de uma vacina específica comumente ocorre ao acaso, a verdadeira associação causal requer que o evento ocorra numa taxa significativamente maior em receptores da vacina, do que em grupos não vacinados de idade e local de residência semelhante. Acúmulo fora do habitual, em associação temporal, de um determinado evento adverso com vacinação anterior, reforça a hipótese de associação causal. Nesses casos, torna-se indispensável avaliação clínica e laboratorial criteriosas para busca rigorosa do diagnóstico etiológico.

Portanto, é preciso fazer o monitoramento desses eventos, de forma a permitir que os benefícios alcançados com a utilização das vacinas sejam sempre superiores aos seus possíveis riscos. Para isso, os serviços de vacinação (sejam privados ou públicos) devem notificar eventos adversos relacionados de forma temporal com a aplicação de um imunobiológico, sejam moderados (com necessidade de avaliação médica e exames complementares e/ou tratamento médico, não se incluindo na categoria grave), ou graves (tais como: hospitalização por pelo menos 24 horas; disfunção ou incapacidade significativa e/ou persistente (sequela); evento que resulte em anomalia congênita; risco de morte (necessidade de intervenção imediata para evitar o óbito).

Os dados relativos à investigação de manifestações relacionadas à vacinação são registrados na Ficha de Investigação dos Eventos Adversos Pós-Vacinação. A ficha é o instrumento básico do Sistema Nacional de Vigilância Epidemiológica dos Eventos Adversos Pós-Vacinação. É preenchida para cada caso de manifestação relacionada, temporariamente, à administração de um imunobiológico, com exceção dos eventos leves e comuns, como febre baixa, dor ou rubor local.

A ficha é preenchida pelo profissional do serviço de saúde onde a pessoa que apresenta as manifestações recebeu o imunobiológico. Após o preenchimento, a ficha é encaminhada às demais instâncias do sistema, desde a instância local até a nacional, conforme orientado em manual de normas específico (www.pni.datasus.gov.br).

Fluxograma de Informação de evento adverso

Suspeita de evento adverso pós-vacinação
↓
Nível local (clínica de vacinação ou posto de saúde)
↓
Nível municipal
↓
Nível estadual
↓
Nível nacional

Fluxo Normal – Ficha de Notificação e Investigação de Eventos Adversos/SI-EAPV

Fluxo Imediato – Telefone.

Precauções na vacinação

Há situações que exigem cuidados adicionais na administração de determinadas vacinas, sem contraindicar sua utilização. São condições em que o indivíduo se encontra sob risco aumentado para a ocorrência de evento adverso, ou que, por algum motivo, pode ter sua habilidade de desenvolvimento da imunidade adequada comprometida naquele momento. Nesses casos, considera-se, então, o adiamento da administração. Entretanto, a vacinação ainda pode ser indicada nestas situações, caso o benefício da vacinação se sobreponha aos riscos, sendo necessária cuidadosa avaliação médica.

Pessoas que convivem com pacientes imunodeprimidos não devem receber vacina oral contra a poliomielite.

Deve ser adiada a aplicação de qualquer tipo de vacina em pessoas com doenças agudas febris graves, sobretudo para que os sinais e sintomas, assim como eventuais complicações, não sejam atribuídos à vacina administrada.

Contraindicações gerais

As vacinas atenuadas não devem ser administradas, em princípio, a pessoas:
- Com imunodeficiência congênita ou adquirida;
- Acometidas por neoplasia maligna;
- Em tratamento com corticosteroides em esquemas imunossupressores, ou submetidas a outras terapêuticas imunodepressoras (quimioterapia antineoplásica, radioterapia), transfusão de sangue ou plasma há menos de três meses;
- Grávidas: devido ao risco teórico de danos ao feto, salvo situações de alto risco de exposição a algumas doenças virais imunopreveníveis, como febre amarela.

Contraindicações específicas

- Vacina oral contra a poliomielite – apenas as estabelecidas nas contraindicações gerais para vacinas de vírus vivos atenuados. Na rotina, recomenda-se adiar a sua aplicação em presença de diarreia grave e/ou vômitos intensos.
- Vacina contra tuberculose (BCG) – imunodeficiência congênita ou adquirida, incluindo crianças infectadas pelo vírus da imunodeficiência humana (VIH) que apresentam sintomas da doença. Embora não constituam contraindicações absolutas, recomenda-se adiar a vacinação com BCG em recém-nascidos com peso inferior a 2 quilos e com afecções dermatológicas extensas em atividade.
- Vacinas anti-influenza, antissarampo (e suas combinações) e a antiamarílica: antecedente de reação anafilática após ingestão de proteína do ovo de galinha.
- Vacina contra difteria, coqueluche e tétano de células inteiras (DTP) – é contraindicada para crianças com doença neurológica em atividade e sem controle e crianças que tenham apresentado, após a aplicação de dose anterior, algum dos seguintes eventos: convulsão nas primeiras 72 horas; encefalopatia nos primeiros sete dias; episódio hipotônico-hiporresponsivo nas primeiras 48 horas; reação anafilática que ocorre nos primeiros 30 minutos até duas horas pós-vacinação.
- Vacina contra difteria, coqueluche e tétano acelular (DTPa) – é contraindicada para crianças que tenham apresentado encefalopatia nos primeiros sete dias após a aplicação de dose anterior.

Em geral, não impedem a vacinação

- Resfriados
- Diarreias
- Doença aguda leve, com febre baixa
- Exposição recente a uma doença infecciosa
- Convalescença de enfermidade
- Uso de antibióticos
- Reação local imediata ou febre após dose anterior de vacina
- Uso de corticoesteroides (desde que em doses não imunossupressoras)
- Asma
- Convulsões ou doenças neurológicas (ou história na família)
- História de morte súbita do lactente na família
- Estar amamentando
- Prematuridade (exceto especificações para a vacinação do prematuro)
- Ter contato com grávidas
- Alergia a componentes das vacinas (exceto se há história de anafilaxia)
- História familiar de evento adverso após imunização
- História de alergias inespecíficas ou familiares com alergia
- Alergia a antibióticos, exceto reações anafiláticas à neomicina ou estreptomicina
- Desnutrição
- Cardiopatias, pneumopatias e nefropatias
- História e/ou diagnóstico clínico pregresso de qualquer doença imunoprevenível.

Conservação, transporte e manipulação de imunobiológicos

Vacinas são imunobiológicos termossensíveis, de modo que a temperatura a que são expostos é, sem dúvida, o principal fator que interfere na qualidade do produto após seu envasamento pelo produtor. Portanto, respeito à cadeia de frio (processo que compreende o armazenamento, conservação, distribuição, transporte dos imunobiológicos, em condições adequadas de temperatura, desde o laboratório produtor até a sua administração) é fundamental.

No Brasil, a Portaria Conjunta ANVISA/FUNASA Nº 01, de 02 de agosto de 2000, é clara ao definir que, além de unidades de Saúde Pública vinculadas ao Programa Nacional de Imunizações do Ministério da Saúde, somente serviços privados devidamente licenciados junto à ANVISA para a atividade de vacinação podem aplicar vacinas no País. Portanto, as empresas situadas nos mais remotos pontos do Brasil deverão se adequar aos regulamentos da ANVISA.

Esses estabelecimentos devem seguir normas específicas de funcionamento que passam pelo controle da cadeia de Frio, técnicas de aplicação e conhecimento aprofundado sobre indicações e possíveis eventos adversos.

Vacinação não se limita ao ato de aplicar vacina. Para que todo o procedimento seja adequado e seguro, são necessárias rotinas que normatizam o ato vacinal, antes, durante e após sua execução. Erros na conservação e no manuseio das vacinas levam ao fracasso da vacinação. Vacinas armazenadas e transportadas fora dos padrões recomendados perdem seu poder imunizante e podem trazer eventos adversos indesejáveis.

O processo de armazenamento, conservação, manipulação, distribuição e transporte dos imunobiológicos chama-se **Rede ou Cadeia de Frio**.

A Rede ou Cadeia de Frio deve ter as condições adequadas de refrigeração, desde o laboratório produtor até o momento em que a vacina é administrada.

É necessário, para manter os imunobiológicos (vacinas – soros – imunoglobulinas) constantemente refrigerados, utilizar instalações e equipamentos adequados em todas as instâncias: produtor – distribuidor – clínica de vacinação. Um manuseio inadequado, um equipamento com defeito, ou falta de energia elétrica, podem interromper o processo de refrigeração, comprometendo a potência e eficácia dos imunobiológicos.

Fluxograma da Rede de Frio

Laboratório fabricante
↓
Laboratório receptor – manipulação – armazenamento – transporte
↓
Distribuidor – armazenamento – transporte
↓
Clínica de vacinação – recepção – armazenamento – transporte – aplicação

Para a manutenção da Rede de Frio é necessário:

a) **Equipe Técnica Treinada**

Toda a equipe deve conhecer os cuidados específicos e gerais para conservação – armazenamento e manipulação das vacinas, mas um membro da equipe será designado como responsável pelas vacinas e a manutenção da rede de frio e deverá:

- Fazer o controle da temperatura da geladeira e preenchimento do gráfico
- Fazer o controle da validade das vacinas
- Receber as vacinas dos fornecedores.

Na sua ausência, outro membro da equipe deverá ser designado para assumir aquelas funções temporariamente.

b) **Manutenção dos Equipamentos**

A manutenção dos equipamentos deve ser realizada por pessoal habilitado, cuja função é vistoriar mensalmente todos os equipamentos, elaborando relatório e dando assistência quando algum equipamento apresenta defeito. Deve, ainda, orientar a equipe de enfermagem para melhor conservação dos equipamentos.

c) **Equipamentos Mínimos**

Geladeiras próprias ou domésticas adaptadas (devem ter capacidade de no mínimo 280 litros, com congelador interno, equipadas com termostato externo e alarme); o uso de frigobar, geladeira com congelador externo ou *frost free* são inadequadas para a conservação de imunobiológicos.

- Termômetros de mínima e máxima;
- Termostatos externos, que são responsáveis pela manutenção da temperatura específica, e devem ser regulados entre 4º e 5º C;
- Alarme com discadora.

d) **Cuidados no transporte de vacinas**

A rede de frio deve ser assegurada também no transporte. Para isso, devem-se utilizar caixas térmicas em boas condições (observar a presença de rachaduras, furos, o que traria prejuízos na manutenção da temperatura desses imunológicos).

Essa caixa deve ser capaz de manter a temperatura entre +2º C e +8º C durante o período desejado, seja no transporte ou durante uma campanha de vacinação.

Para a conservação dos imunobiológicos nas caixas térmicas, recomenda-se a utilização de bobinas de gelo reutilizável. São constituídas por um frasco plástico (geralmente polietileno), contendo hidroxietil celulose em concentração comestível, conservante e água (gelo reciclável de gel), encontradas no mercado em várias dimensões.

A **ambientação do gelo** reutilizável deverá ser feita sempre que se for acondicionar as vacinas na temperatura de + 2º C a +8º C. A ambientação é feita retirando-se as bobinas do *freezer* ou congelador 30 minutos antes de utilizá-las para armazenamento ou transporte.

Essas bobinas deverão ficar expostas à temperatura ambiente até que seja observado o desaparecimento da "névoa" que normalmente recobre a superfície externa da bobina congelada.

Quando elas estiverem "suando", indica que já estão em temperatura positiva, evitando o congelamento das vacinas durante seu armazenamento na caixa térmica.

É recomendável que, durante essa ambientação da bobina, seja colocado o bulbo de um termômetro de cabo extensor embaixo de uma das bobinas que estão descongelando, para confirmar que a temperatura alcançou 0º C.

É importante também observar a validade dessas bobinas, pois, quando fora do prazo, elas se transformam em meio de cultura.

e) **Verificação e registro de temperaturas**

É importante a verificação da temperatura dos equipamentos da Rede de Frio, pelo menos duas vezes ao dia: no início de cada jornada de trabalho (manhã) e ao final da jornada de trabalho (à tarde). Para isso, é preferível utilizar-se o termômetro de máxima e mínima digital.

Outro cuidado importante com o termômetro é a troca de sua pilha. Ao comprar um termômetro, deve-se colocar uma pilha alcalina nova e anotar a data em que ela foi colocada. Após seis meses, essa pilha deverá ser trocada, independentemente de o funcionamento do termômetro parecer normal.

Armazenamento das vacinas – Considerações gerais

- As geladeiras e *freezer* deverão ser de uso exclusivo para imunobiológicos. Nunca colocar alimentos ou qualquer tipo de material em seu interior.
- As bobinas de gelo deverão ser armazenadas em *freezer* exclusivo para isso.
- As vacinas não podem ser armazenadas na porta da geladeira.
- Vacinas na apresentação multidose: ao receber vacinas, verificar a validade e organizá-las, na geladeira, de forma que as com prazo de validade mais longo fiquem atrás, ou embaixo, e as com prazo de validade mais próximo do vencimento fiquem mais acessíveis ao vacinador. Isso possibilita que as vacinas com prazo de validade menor sejam utilizadas primeiro (sistema PEPS – primeira que expira é a primeira que sai). Etiquetar com a data e hora da abertura do frasco.
- Arrumar as vacinas de forma que haja espaço entre elas.
- Não encostar as vacinas nas paredes da geladeira ou no fundo. A manutenção da distância entre as caixas permite a livre circulação do ar frio no interior do equipamento;.
- Retirar a gaveta plástica, caso exista, e em seu lugar colocar de 2 a 3 garrafas contendo água com corante;
- Nunca colocar vacinas no "piso" da geladeira.
- Quando a geladeira tiver um estoque mínimo necessário para seu funcionamento normal e não houver espaço entre as caixas para a circulação do ar, é hora de ter mais uma geladeira. A unidade que trabalha com duas geladeiras deve ter uma com as vacinas de uso diário, ou seja, deve-se fazer uma avaliação do que sai, em média, por dia, e abastecer essa geladeira diariamente antes de iniciar a jornada de trabalho. E a segunda geladeira é utilizada como estoque. A geladeira de estoque é aquela que mais armazenará vacinas e a que menos irá ser aberta durante o dia, de forma a evitar expor grande quantidade de vacinas à temperatura ambiente.

Distribuição das vacinas nas prateleiras da geladeira doméstica adaptada

Cada fabricante dá suas recomendações específicas. Dessa forma, vacinas contra uma mesma doença podem precisar de cuidados diferentes. É preciso conhecer cada marca registrada e as recomendações de cada fabricante.

Algumas vacinas resistem mais ao frio, outras a temperaturas mais altas. A temperatura da geladeira deve variar entre 2º e 8ºC, mas sabemos que a temperatura não é homogênea em todas as prateleiras: as de cima são mais frias que as de baixo. No caso de aquecimento da geladeira por falta de energia, as prateleiras de cima serão aquelas que terão a temperatura aumentada por último, por isso, ao organizarmos a geladeira, devemos conhecer as vacinas e sua relação com a temperatura, e distribuí-las de forma que as que gostam de frio fiquem nas prateleiras de cima e as demais fiquem nas de baixo.

- Vacinas mais termoinstáveis – que resistem mais ao frio. Os vírus e bactérias podem ser mantidos vivos por séculos, se congelados em laboratórios e até mesmo na natureza. Assim, vacinas de vírus/bactérias vivos (atenuadas) resistem melhor ao frio.
- Vacinas mais termoestáveis – que resistem mais ao calor, mas não resistem ao congelamento. O alumínio, quando congelado, forma grumos na vacina, o que predispõe a eventos adversos locais importantes e à diminuição da capacidade de proteger da vacina. Dessa forma, *vacinas que contêm alumínio ou suplementos inativados não podem ser congeladas (inativadas).*

Para mais detalhes, consultar o Manual de Vacinação do Ministério da Saúde, disponível em: http://bvsms.saude.gov.br/bvs/publicacoes/funasa/manu_normas_vac.pdf

Técnicas de aplicação

São considerados pré-requisitos para uma vacinação de qualidade:

1. Profissional de saúde devidamente qualificado e treinado no que se refere às técnicas de conservação, manipulação e administração de vacinas.
2. O profissional de saúde que for vacinar deve tomar todas as precauções necessárias para evitar riscos de transmissão ou aquisição de infecções, bem como acidentes evitáveis no ato da vacinação. É obrigatório higienizar as mãos antes e depois de vacinar.
3. O conhecimento dos fatores relacionados à vacina, aos vacinados e à administração de imunobiológicos é de suma importância.
4. Vacinar consiste em observar as rotinas antes da vacinação, no momento da vacinação, e após a vacinação: é preciso estabelecer uma série de procedimentos que nos protejam de erros.
5. Para realizar uma aplicação correta, devem-se observar vários aspectos, tais como: a composição, a apresentação da vacina, a via e o local de administração recomendados, além do material adequado a cada tipo de imunobiológico.
6. Não é necessário o uso de luvas (o que não significa "proibição"), exceto se houver lesões abertas nas mãos ou diante da possibilidade de contato com sangue ou fluidos corporais potencialmente infectados procedentes das pessoas a serem vacinadas.
7. É importante indagar sobre situações que possam contraindicar a vacinação.

Fase preparatória da vacinação: normas gerais

a. Lavar as mãos antes e depois de vacinar;
b. Preparar o material necessário;
c. Ter no local da vacinação medicamentos para atendimento a choque anafilático;
d. Verificar as características do produto a ser administrado;
e. Definir adequadamente a via de administração;
f. Verificar a data de vencimento da vacina;
g. Verificar, contra a luz, o aspecto físico da vacina: caso esteja turva, haja mudanças de cor ou floculação, a vacina não deverá ser utilizada;
h. Nas vacinas que se apresentam liofilizadas, sempre se faz necessário misturar o princípio ativo (liofilizado) com solvente. Agitar levemente, com movimentos circulares, para a completa homogeneização do produto reconstituído;
i. Escolher agulha adequada segundo a via de administração, a idade do paciente, o sítio anatômico e o tipo de vacina.
j. Utilizar seringas e agulhas estéreis descartáveis, descartando-as (sem reencapá-las após a utilização) em recipientes rígidos, específicos para tal, para evitar acidentes;
k. Não misturar várias vacinas na mesma seringa;
l. Para a limpeza da pele, aplicar álcool a 70% (especificamente), esperar 15 segundos, ou até secar, para fazer a aplicação.

Via Oral – é a via utilizada para administrar algumas vacinas: OPV, antiofídica Ty21a (não disponível no Brasil), diarreia do viajante e rotavírus. Após a vacinação, observar o surgimento de efeitos secundários, durante 15 a 30 minutos, anotando-os na carteira de vacinação da criança.

Via Intramuscular – esta via é utilizada para a administração de um produto biológico (imunoglobulina ou vacinas) na massa muscular profunda. Esta via é contraindicada para pacientes com diátese hemorrágica. Nesses pacientes, observar ordem médica. Segundo as recomendações do *Royal College of Nursing* (Reino Unido), o local indicado para injeção IM em crianças pequenas é o vasto lateral da coxa, e nas maiores de 2 anos e nos adultos, o deltoide.

Via Subcutânea ou Hipodérmica – é a introdução de um produto biológico no interior do tecido conjuntivo, debaixo da pele. Costuma-se fazer desta forma a administração de certas vacinas e medicamentos (por exemplo, adrenalina). Esta via é utilizada, geralmente, para vacinas de vírus atenuado. Devem ser evitados locais em que as estruturas ósseas estejam mais próximas da camada subcutânea. A coxa costuma ser mais dolorida. Tradicionalmente, por padronização e facilidade de aplicação, as vacinas de uso subcutâneo são aplicadas na região posterior do braço.

Via Intradérmica – é a introdução, dentro da derme, de uma quantidade mínima (0,01ml a 0,1ml) de um produto biológico que será absorvido de forma lenta. Por ser extremamente delicado, o maior número de acidentes perfurocortantes, durante a vacinação, ocorre neste procedimento. Esta via é utilizada para administração de certas vacinas (BCG), fazer teste diagnóstico (PPD) e para verificar a sensibilidade do cliente diante de determinados antígenos. Recentemente, vem-se utilizando este procedimento para vacinação contra o vírus da hepatite B em pessoas que não soroconverteram mesmo após o esquema vacinal reforçado.

Administração simultânea de vacinas e intervalo de administração

Muitas vezes, a aplicação simultânea se faz necessária. É preciso observar se existe harmonia entre as vacinas, para que não haja interferência entre uma vacina e outra, e respeitar que as aplicações devem ocorrer em locais diferentes. A opção pelas vacinas combinadas possibilita maior praticidade; menor número de injeções e maior comodidade para o paciente, além de maior adesão ao calendário e menor custo. Além disso, o uso de vacinas combinadas à tríplice bacteriana acelular permite o uso da vacina inativada contra a poliomielite.

Vacinas de vírus vivos atenuados podem ser aplicadas, em princípio, no mesmo dia que outras vacinas (atenuadas ou inativadas). Entretanto, quando a aplicação de duas vacinas atenuadas injetáveis não ocorrer simultaneamente, deve-se aguardar um intervalo mínimo 30 dias entre elas.

- Como regra geral, vacinas combinadas com antígenos diferentes são seguras e eficazes quando administradas simultaneamente. O que pode limitar a aplicação é o número de injeções que podem ser requeridas, o que nos obriga a determinar intervalo entre as aplicações, de modo a respeitar os locais anatômicos disponíveis.
- Vacinas inativadas não interferem com a resposta imunológica a outras vacinas inativadas ou atenuadas e, por isso, podem ser aplicadas sem intervalo de tempo entre elas.
- A resposta imunológica a uma vacina atenuada injetável pode ser prejudicada pela administração de outra vacina atenuada, quando administrada com intervalo inferior a 30 dias.
- As vacinas atenuadas orais (pólio, rotavírus e febre tifoide) não interferem na resposta a vacinas atenuadas injetáveis. Assim, não há inconveniente em aplicá-las a qualquer momento, com qualquer intervalo.

Tabela 55.5. Intervalos recomendados entre diferentes vacinas

Tipos de antígenos	Intervalo mínimo entre doses
Duas ou mais vacinas inativadas	Podem ser administradas simultaneamente ou com qualquer intervalo entre elas
Vacinas inativadas e atenuadas (injetáveis ou orais)	Podem ser administradas simultaneamente ou com qualquer intervalo entre elas
Duas ou mais vacinas atenuadas injetáveis	Podem ser administradas simultaneamente ou com intervalo mínimo de 30 dias entre elas
Vacinas atenuadas injetáveis e atenuadas orais	Podem ser administradas simultaneamente ou com qualquer intervalo entre elas

É importante também observar a segurança e eficácia da intercambiabilidade de vacinas de diferentes marcas, que está autorizada desde que estudos clínicos comprovem a não interferência na imunização do paciente. A maioria das vacinas é intercambiável: hepatite A, hepatite B, tríplices virais, tríplices bacterianas, rotavírus, poliomilite, *haemophilus influenzae* do tipo b, influenza (gripe), meningocócicas.

Condutas na prescrição de vacinas

A prescrição segura de vacinas requer conhecimento das peculiaridades de cada imunobiológico, das possibilidades ou não de combinações, e da observação de critérios, conforme descrito abaixo.

Faixas etárias e idades mínimas – deve ser respeitada a faixa etária definida pelo fabricante.

Número mínimo de doses – o número de doses para cada faixa etária é definido a partir de estudos clínicos e deve ser respeitado. Número de doses inferior ao preconizado pelo fabricante pode causar dano à imunização do paciente e não está respaldado na literatura médica.

Intervalos mínimos entre as doses – já comentado anteriormente.

Atraso das doses subsequentes – deve ser evitado, mas, quando ocorrer, a continuidade do esquema de doses deve incluir apenas as doses que faltam, não sendo necessário recomeçar o esquema de vacinação, quando a vacina é capaz de conferir memória imunológica.

Vacinas são diferentes – o fato de duas vacinas protegerem de uma mesma doença, não significa que tenham os mesmos esquemas de aplicação, mesma imunogenicidade, reatogenicidade ou contraindicações. É preciso ler a bula.

Adiamento da vacinação – deve-se adiar a vacinação nos casos de doenças agudas febris, sobretudo para que os sinais e sintomas, assim como eventuais complicações, não sejam atribuídos à vacina administrada. Adia-se, também, quando o estado de imunodepressão do paciente possa prejudicar sua resposta à vacina.

Necessidade de reforços – a grande maioria das vacinas é capaz de induzir memória imunológica. Graças a isso, a reexposição ao antígeno é capaz de elevar o nível de anticorpos (IgG e IgA) no soro em 3-7 dias, e assim, proteger o indivíduo (resposta secundária). Essa resposta será eficaz quando o antígeno for bastante imunogênico e o período de incubação da doença for menor que sete dias.

Isso implica no conceito de resposta imune secundária que, por definição, ocorre dessa forma, para pacientes previamente imunizados, mesmo que com níveis baixos de anticorpos; não se indicam reforços para a proteção contra doenças com período de incubação longo e causadas por antígenos imunogênicos (como as hepatites A e B).

No entanto, quando o antígeno é pouco imunogênico (HPV); ou o tempo de incubação é mal definido (raiva); ou o período de incubação é curto (tétano, coqueluche e difteria), reforços das vacinas podem ser necessários.

Vacinação pós-exposição

A vacinação de bloqueio será possível quando houver tempo para a imunização do indivíduo antes do final do período de incubação da doença. Para isso, é preciso conhecer o período de transmissibilidade e incubação da doença e entender a resposta imune primária.

Resposta primária, por definição, é quando o organismo entra em contato, pela primeira vez, com um determinado antígeno. Nesse padrão de resposta, transcorridos alguns dias (em média, cinco a 14 dias), há predomínio inicial de anticorpos da classe IgM e, posteriormente, os anticorpos da classe IgG, IgE e IgA começam a ser detectados.

Portanto, infecções com período de incubação longo podem ser bloqueadas com vacinas, desde que conhecido o período de transmissibilidade, a data de contato com o agente e que haja tempo para a resposta primária antes do término do período de incubação. São infecções que podem ser bloqueadas pela vacinação: hepatite B, hepatite A, sarampo, varicela e tétano.

- **Sarampo**: nas primeiras 72 horas após exposição, a vacina confere proteção em alguns casos. Nos primeiros seis dias após exposição, a imunoglobulina padrão também pode prevenir ou modificar a doença, sendo então indicada para lactentes, imunocomprometidos e gestantes.
- **Varicela**: a vacina deve ser administrada nos primeiros três dias após o aparecimento do exantema no caso fonte, ou até três dias do contato com doente em franco exantema. Imunocomprometidos não devem receber a vacina, mas a imunoglobulina específica, o mais cedo possível após contato.
- **Hepatite B**: a vacinação pós-exposição é muito eficaz em combinação com a administração de imunoglobulina específica, que não inibe a imunização ativa.
- **Hepatite A**: a vacina pode ser administrada até cerca de 20 dias após exposição ao risco. Crianças menores de 12 meses e imunocomprometidos devem receber imunoglobulina padrão, além da vacina.
- **Tétano**: pessoas não imunizadas ou incompletamente imunizadas devem receber a vacina imediatamente, além de soro antitetânico ou imunoglobulina específica, dependendo da natureza da ferida e da história vacinal.
- **Raiva**: utiliza-se vacina ou imunoglobulina específica, dependendo do local do ferimento e da suspeita de doença do animal envolvido, o mais rapidamente possível.

Como atualizar calendário de imunização?

- O adulto deve ter recebido todas as vacinas indicadas para sua faixa etária, e/ou sua condição clínica para os casos de indicações especiais diante de determinadas doenças crônicas;
- O número de doses que deverá receber corresponderá sempre ao esquema indicado para a sua idade.

Avaliação da resposta imunológica

De rotina, não se indica a verificação sorológica da resposta imunológica pós-vacinal. A vacina contra hepatite A, por exemplo, com eficácia perto de 100% contra a doença, nem sempre confere níveis sorológicos de anticorpos detectáveis pelos *kits* rotineiramente utilizados para diagnóstico.

Essa verificação, entretanto, pode estar indicada para a hepatite B. As vacinas contra a hepatite B têm como imunizante o HBsAg (produzido por técnica do DNA recombinante), induzindo a formação do anti-HBs, isoladamente, e são bastante eficazes (soroconversão de 95% na população em geral e de 72-95% em imunodeprimidos e outros doentes crônicos).

Diante da possibilidade de serem não respondedoras à vacina contra hepatite B, pessoas de alto risco para essa infecção e/ou imunodeprimidos, (renais crônicos em hemodiálise, imunodeprimidos ou profissionais da saúde) devem, obrigatoriamente, realizar a sorologia após 30-60 dias da aplicação da terceira dose da vacina.

Considera-se imunizado o indivíduo que apresentar título anti-HBs maior do que 10 UI/L. Não raro, pessoas vacinadas e que medem os marcadores virais da hepatite B muito tempo depois da vacinação, deparam-se com título de anti-HBs não detectável ou menor do que 10 UI/L. Tal fato não implica, obrigatoriamente, em falta de proteção, mas pode dever-se a uma queda natural dos anticorpos que, graças à memória imunológica conferida pela vacina, serão reativados frente à exposição ao vírus, em tempo de conferir proteção. No entanto, ainda são limitados os estudos da duração de memória imunológica pós-vacina anti-VHB em pacientes imunodeprimidos e renais crônicos e, portanto, nesses casos, a monitorização sorológica anual é obrigatória e a dose de reforço deve ser considerada quando a concentração de anti-HBs não se mantiver em, no mínimo, 10 mUI/mL.

Como proceder quando o paciente adequadamente vacinado contra hepatite B não soroconverteu?

Diante de um paciente com esquema completo (três doses) de vacinação contra hepatite B com última dose há mais de 60 dias, e dosagem de anti-HBs não detectável ou menor do que 10 UI/L – aplicar uma dose a mais da vacina contra hepatite B e repetir o marcador viral um mês após a mesma.

Caso positivo – considerar o indivíduo imunizado;

Não positivando – aplicar mais duas doses da vacina contra hepatite B e repetir o marcador viral 30-60 dias após a terceira dose.

- Positivando o marcador – considerar imunizado.
- Não positivando – cerca de 5% da população não responde à vacina e esses pacientes devem ser informados que não estão protegidos da infecção.

O uso de imunoglobulina específica para hepatite B, além do início imediato da vacinação, está indicado para pessoas não vacinadas, ou não respondedoras à vacina, que tenham contato com sangue contaminado ou parceira sexual de paciente infectante.

Imunoglobulinas disponíveis – indicações

Imunoglobulinas estão indicadas em situações em que o paciente tem contraindicação para a vacinação e encontra-se sob risco; ou quando, mesmo vacinado, sua imunização não é certa, ou em casos de imunodepressão em que a resposta secundária não seja confiável.

No Brasil, só estão disponíveis na rede pública, nos Centros de Referência para Imunobiológicos Especiais – CRIEs, nas situações apresentadas a seguir (http://portal.saude.gov.br/portal/arquivos/pdf/indicacoes_cries.pdf):

Imunoglobulina humana anti-hepatite B

- prevenção da infecção perinatal pelo vírus da hepatite B (mães HBs ag +);
- vítimas de acidentes com material biológico positivo, ou fortemente suspeitas de infecção por VHB;
- comunicantes sexuais de casos agudos de hepatite B;
- vítimas de abuso sexual;
- imunodeprimidos após exposição de risco, mesmo que previamente vacinados.

Imunoglobulina humana antivaricela-zoster (IGHVZ)

Na pós-exposição, quando uma de cada das três condições abaixo acontecerem:

1. Que o comunicante seja suscetível, isto é:
   - pessoas imunocompetentes e imunodeprimidos sem história bem definida da doença e/ou de vacinação anterior;
   - pessoas com imunossupressão celular grave, independentemente de história anterior.

2. Que tenha havido contato significativo com o vírus varicela zoster, isto é:
   - contato domiciliar contínuo: permanência junto com o doente durante pelo menos uma hora em ambiente fechado;
   - contato hospitalar: pessoas internadas no mesmo quarto do doente ou que tenham mantido com ele contato direto prolongado, de pelo menos uma hora.

3. Que o suscetível seja pessoa com risco especial de varicela grave, isto é:
   - crianças ou adultos imunodeprimidos;
   - grávidas;
   - recém-nascidos de mães nas quais a varicela apareceu nos cinco últimos dias de gestação ou até 48 horas depois do parto;
   - recém-nascidos prematuros, com 28 ou mais semanas de gestação, cuja mãe nunca teve varicela;
   - recém-nascidos prematuros, com menos de 28 semanas de gestação (ou com menos de 1000 g ao nascimento), independentemente de história materna de varicela.

Imunoglobulina humana anti-rábica (IGHR)

- Indivíduos que apresentaram algum tipo de hipersensibilidade quando da utilização de soro heterólogo (antitetânico, antirrábico, antidiftérico etc.).
- Indivíduos que não completaram esquema antirrábico por eventos adversos da vacina.
- Indivíduos imunodeprimidos – na situação de pós-exposição, sempre que houver indicação de vacinação antirrábica.

Imunoglobulina humana antitetânica (IGHAT)

- Indivíduos que apresentaram algum tipo de hipersensibilidade quando da utilização de qualquer soro heterólogo (antitetânico, antirrábico, antidiftérico, antiofídico etc.);
- Indivíduos imunodeprimidos, nas indicações de imunoprofilaxia contra o tétano, mesmo que vacinado. Os imunodeprimidos deverão receber sempre a IGHAT no lugar do SAT, devido à meia vida maior dos anticorpos;
- Recém-nascidos em situações de risco para tétano cujas mães sejam desconhecidas ou não tenham sido adequadamente vacinadas;
- Recém-nascidos prematuros com lesões potencialmente tetanogênicas, independentemente da história vacinal da mãe.

Vacinas em situações especiais

O Médico do Trabalho, nas situações especiais, deverá consultar um especialista em imunização na rede pública ou nas clínicas privadas. No entanto, deve conhecer as indicações e contraindicações, pois os trabalhadores procuram o SESMT (Serviço Especializado em Engenharia de Segurança e Medicina do Trabalho) para dirimir eventuais dúvidas.

As indicações e contraindicações especiais de imunizações devem ser observadas em pacientes em situações clínicas que potencialmente aumentam o risco:

1. doenças infecciosas e suas complicações – pacientes com comorbidades e/ou imunodeprimidos;
2. uso de imunobiológicos – pacientes com contraindicações específicas
3. não resposta ao imunobiológico – pacientes imunodeprimidos.

Para essas situações, levamos em consideração:

- O risco de doenças infecciosas e suas complicações:
  - Quando o risco de exposição é alto.
  - Quando o risco de complicações é alto, como para pacientes com comorbidades.
- O risco do uso de imunobiológicos:
  - Contraindicações específicas – eventos adversos graves da dose anterior, anafilaxia e síndromes hemorrágicas.
  - Risco para imunodeprimidos:
  - Teóricos para as vacinas atenuadas – avaliar risco X benefício.
  - Sem evidências para as vacinas inativadas.
  - O uso de imunoglobulinas pode ser necessário.
- O risco da não resposta ao imunobiológico:
  - Fatores pessoais: idade e doenças crônicas.
  - Imunodeprimidos – avaliar situação imunológica.

É importante lembrar que: pessoas que convivem com pacientes considerados de risco para as complicações das doenças infecciosas; pessoas que não possam ser vacinadas (com contraindicações específicas), ou pessoas doadoras de medula ou órgãos sólidos, também são consideradas de atenção especial para as imunizações.

São consideradas pessoas basicamente imunocompetentes (resposta adequada ao imunobiológico) expostas a risco especial:

- pessoas sadias que estão especialmente expostas devido a suas profissões;
- pessoas sadias que vão viajar;
- pessoas sadias em exposição especial:
  - Acidente biológico
  - Ambiental
  - Surtos
  - Contato com doentes.

São consideradas pessoas basicamente imunocompetentes, mas com riscos de resposta não adequada aos imunobiológicos, expostas a risco especial:

- Pacientes com comorbidades cuja doença de base aumente o risco para infecções específicas. Para esses, esquemas de doses especiais podem ser necessários, como também o uso de imunoglobulinas.

São consideradas pessoas imunocomprometidas, com riscos de resposta não adequada aos imunobiológicos, expostas a risco especial:

- Pacientes com imunodeficiência congênita, câncer, infecção pelo HIV, terapia imunossupressora de etiologia variada, transplantados. Nesse grupo, as vacinas atenuadas estão contraindicadas (exceto quando o risco da exposição é maior do que o risco da vacina) e esquemas de doses especiais podem ser necessários, assim como o uso de imunoglobulinas.

São também consideradas pessoas com indicações especiais para imunobiológicos, as que convivem com pacientes especiais: familiares e profissionais da saúde.

No Brasil, os Centros de Referência para Imunobiológicos Especiais (CRIE) disponibilizam vacinas para os grupos especiais.

Vacinação do imunodeprimido

As imunodeficiências primárias são geralmente hereditárias e incluem distúrbios da imunidade humoral (linfócitos B), celular (mediadas pelos linfócitos T), complemento e fagocitose. As secundárias são adquiridas e ocorrem em casos de infecção pelo HIV, síndrome da imunodeficiência adquirida ou neoplasias malignas, transplantes e terapia imunossupressora ou radioterapia.

Em geral, vacinas atenuadas não devem ser administradas em qualquer paciente com distúrbio da função imune, primário ou secundário, pelo risco de desenvolvimento da doença pelas cepas vacinais, exceto com indicação médica precisa.

Vacinas inativadas e imunoglobulinas devem ser usadas quando apropriado, pois o risco de complicações por estas vacinas não é maior nos imunocomprometidos. Entretanto, a resposta imune varia e pode ser inadequada nestas crianças.

Pessoas de qualquer idade com disfunção esplênica, asplênicas e com deficiências do complemento devem receber vacina antipneumocócicas, anti-*haemophilus influenza* do tipo b e antimeningocócicas, pelo risco aumentado de infecção por germes encapsulados. É também indicada vacinação anti-influenza a partir dos seis meses de idade, para prevenir a gripe e, também, para reduzir o risco de infecções bacterianas secundárias.

Em casos de imunodeficiência secundária, diversos fatores devem ser considerados, incluindo a doença subjacente, o esquema imunossupressor, a doença infecciosa e a história vacinal, sendo comumente contraindicadas as vacinas atenuadas.

As vacinas atenuadas devem ser omitidas por, no mínimo, três meses após suspensão de terapia imunossupressora. Da mesma forma, a administração das demais vacinas deve ser adiada, a fim de que se obtenha uma capacidade de resposta imune adequada, que ocorre geralmente entre três meses e um ano após a suspensão.

Em virtude da possibilidade de falha na resposta imunológica às vacinas, os títulos de anticorpos séricos de imunocomprometidos devem ser monitorados após as imunizações, como avaliação da resposta imune e para orientação de imunização adicional e tratamento de exposições futuras.

Irmãos e contatos domiciliares imunocompetentes de pacientes imunodeprimidos não devem receber OPV (Vacina Poliomielítica Oral) pelo risco de transmissão do vírus vacinal, mas devem receber a vacina SCR (Vacina Tríplice Viral) quando indicada, porque não há transmissão do vírus vacinal.

Vacinação do paciente portador de doenças de base

Algumas doenças crônicas tornam as pessoas mais suscetíveis às doenças e, por isso, além das vacinas preconizadas no calendário de vacinação do adulto, da Sociedade Brasileira de Imunizações, podem precisar de outros imunobiológicos.

Pacientes com doença respiratória, hematológica, metabólica, fibrose cística e diabetes mellitus correm maior risco de complicações pelo pneumococo e vírus influenza, devendo receber as vacinas correspondentes. Da mesma forma, hepatopatas crônicos correm maiores riscos de manifestações graves pelo vírus da hepatite A e/ou B e devem ser imunizados.

Vacinação da gestante

As entidades médicas das áreas da Ginecologia e Obstetrícia, da Fertilização e da Pediatria ressaltam a importância da imunização de mulheres através da aplicação de vacinas antes, durante e depois da gravidez, e afirmam que essa medida é capaz de proteger a mulher de doenças potencialmente graves; conferir resistência a infecções intrauterinas; imunizar passivamente o feto (através da transferência de anticorpos da mãe vacinada para ele); e proteger o bebê de infecções que a mãe possa contrair e transmitir a ele, em uma fase da vida em que ele ainda é muito frágil.

Vacinando a mulher antes da gestação, além de protegê-la, protegemos também o feto de doenças graves, como a síndrome da rubéola congênita e a varicela congênita ou neonatal, que podem trazer sérias consequências, causar malformações e até a morte fetal.

Além disso, a mulher vacinada na gestação transfere seus anticorpos para o feto, o que ocorre ao longo de toda a gestação, atingindo seu ápice nas quatro a seis semanas finais. Esses anticorpos serão fundamentais para o bebê em seu primeiro ano de vida, quando ainda não produziu seus próprios anticorpos e não completou ainda a sua própria vacinação.

Após o parto, a mãe pode ser fonte de transmissão de doenças para o bebê. Algumas doenças contra as quais ele ainda não está protegido, como a coqueluche, podem ser graves nessa fase da vida, e frequentemente são transmitidas pelo adulto, inadvertidamente.

É importante frisar que a vacinação deve ocorrer preferencialmente antes da concepção, porque algumas vacinas, principalmente as que contêm vírus vivos atenuados, como a tríplice viral (sarampo, caxumba e rubéola) e contra varicela e febre amarela são contraindicadas para gestantes.

A imunização durante a gestação impõe riscos teóricos para o feto. Embora não haja evidências de que as vacinas atuais prejudiquem o feto, as gestantes só devem ser imunizadas com vacinas sem nenhuma probabilidade de causar danos.

Sendo assim, é contraindicada a imunização de gestantes com todas as vacinas de vírus vivos atenuados, a não ser que a doença a ser evitada constitua ameaça maior, para a mãe ou para o feto, do que a própria vacina. Quando há necessidade de alguma vacinação, o adiamento até o segundo ou terceiro trimestre da gestação é uma precaução razoável em relação à teratogenicidade.

As vacinas recomendadas rotineiramente na gestação são:
- A tríplice bacteriana do tipo adulto (dTpa – contra difteria, tétano e coqueluche) – prevenção do tétano neonatal e da coqueluche do lactente;
- Diante da impossibilidade de acesso à dTpa, recomenda-se fazer a dupla do tipo adulto (dT – contra tétano e difteria) – prevenção do tétano neonatal;
- Hepatite B – em mulheres não vacinadas anteriormente;
- Influenza – pelo alto risco para as complicações dessa infecção na gestante.

A imunização pneumocócica pode ser dada à gestante em alto risco de doença grave, ou complicada por infecção por pneumococos.

A vacina meningocócica conjugada está indicada na gravidez em situações de surtos.

A vacina contra hepatite A não é contraindicada e deve, se possível, ser indicada para as mulheres suscetíveis.

Gestantes suscetíveis expostas à varicela, ou com contato físico com herpes zoster, deverão receber imunoglobulina antivaricela-zoster, em qualquer tempo da gravidez (Tabela 55.6).

Tabela 55.6. Vacinas para a gestante			
VACINA	Consideradas/Recomendadas	Contraindicadas	Indicadas em situações especiais
Hepatite A	**A ser considerada**		
Hepatite B	Recomendada		
HPV		x	
Influenza	Recomendada		
Tríplice viral		x	
Pneumocócica 23 v			**Comorbidades**
Polio inativada			**Viajantes**
Dupla	Recomendada		
dTpa	**Recomendada**		x
BCG		x	
Varicela		x	
Meningocócica C conjugada			**Em caso de surtos**
Raiva		X	
Febre amarela			**Quando risco da doença > risco da vacina**

Vacinação do profissional que viaja

O profissional que viaja a trabalho requer uma atenção especial por parte do serviço médico da empresa. A viagem profissional engloba certos aspectos específicos, como: importância econômica; responsabilidade da empresa para com a saúde do empregado e importância do trabalhador como vetor e propagador de uma doença infecciosa.

Portanto, o médico do trabalho deve avaliar as condições físicas desse funcionário antes da viagem; dar as orientações gerais e específicas e, no retorno, fazer a vigilância de sua saúde, com o objetivo de detectar possíveis infecções adquiridas durante a viagem.

É fundamental saber quem é esse trabalhador e considerar que ele viaja por necessidade; não escolhe o destino nem o tempo de permanência; tem responsabilidades e obrigações profissionais e dele são cobradas eficiência e eficácia.

Vale destacar também que trabalhadores que têm contato frequente com turistas, como funcionários de aeroportos, agências de viagem, taxistas, profissionais de hotelaria, de restaurantes e do sexo, entre outros, além dos riscos de serem infectados por patógenos trazidos de fora, também podem transmitir doenças, como a hepatite A e o sarampo, para os turistas. Logo, igualmente requerem atenção.

Existem diferentes categorias de trabalhadores viajantes, assim classificados:

- Segundo a duração da viagem:
  - Encarregado de uma missão (viaja sem a família);
  - Expatriado (muda-se com família, o que requer atenção especial ao calendário vacinal de todos);
- Segundo a natureza da viagem:
  - Executivo em reuniões;
  - No campo de trabalho (obras etc.);
  - "Navegante";
  - Exposto a catástrofes ambientais ou guerras;
  - Isolado em uma plataforma de petróleo, entre outras situações.

"Encaixar" o trabalhador em uma das situações classificadas acima permitirá definir os riscos implicados na viagem, sejam eles inerentes à atividade ou ao meio ambiente (surtos, epidemias, endemias; clima, altitude, fuso horário; estrutura de saúde local etc.).

A seguir, apresentamos as principais doenças infecciosas imunopreveníveis de importância para o viajante.

Febre amarela

A principal medida profilática para a febre amarela é a vacinação, que confere proteção próxima de 97%, formando anticorpos protetores após sete a 10 dias da aplicação. Para manter a febre amarela urbana erradicada e manter sob controle a febre amarela silvestre, e considerando o risco de transmissão do vírus amarílico pelo *Aedes aegypti*, no Brasil é recomendada a vacinação de toda a população brasileira, com exceção da residente em região indene, que deve ser vacinada apenas precedendo deslocamento de seus habitantes para as demais áreas.

A vacinação contra a febre amarela é obrigatória para determinados países de destino e também de origem e, nesses casos, será exigido do viajante o Certificado Internacional de

Vacinação, previsto pelo Regulamento Sanitário Internacional, como condição para a concessão de vistos de entrada.

Este certificado é emitido pela ANVISA, através dos postos de portos, aeroportos e fronteiras, para pessoas vacinadas em postos públicos ou clínicas privadas cadastradas por aquele órgão. Tem validade de 10 anos, a contar do décimo dia da primeira aplicação da vacina. Nas vacinações seguintes (feitas a cada 10 anos), o certificado é válido no mesmo dia da aplicação, se apresentado junto com o anterior.

Quanto às viagens nacionais, a vacinação é indicada para quem se desloca para regiões endêmicas, mas não é necessário o certificado internacional de vacinação.

Sarampo

Hoje, o Brasil não mais apresenta casos autóctones de sarampo, porém sofre intensa pressão epidemiológica, com casos importados de países europeus e asiáticos. Nos últimos anos, a alta transmissibilidade da doença levou à ocorrência de casos secundários aos importados nas aeronaves e residências dos casos importados. Não houve disseminação, graças à pronta ação das autoridades de vigilância epidemiológica e em decorrência das boas coberturas vacinais existentes no País. Esses fatos realçam a importância da verificação da situação vacinal de todos aqueles que se dirigem ao exterior. Todos os viajantes que não comprovem o recebimento de, pelo menos, duas doses de vacina após um ano de idade, devem receber a vacina tríplice viral.

Poliomielite

O viajante que vai para países onde ainda ocorre pólio deve estar completamente imunizado. A maioria da população mundial reside hoje em áreas consideradas livres da pólio, que, porém, permanece endêmica no Afeganistão, Índia, Paquistão, Nigéria, Níger e Egito. Epidemias ainda ocorrem em vários países do sub Saara africano: Benin, Burkina Faso, Cote d'Ivoire, Gana, Guiné, Mali, Togo, Camarões, República Centroaficana, Sudão e Botswana.

O indivíduo é considerado adequadamente imunizado se recebeu ao menos três doses de qualquer uma das vacinas contra a pólio (oral ou inativada) ou quatro doses de qualquer combinação oral-inativada. A vacina contra a pólio oral não deve ser aplicada em pessoas com imunodeficiência e nem em contactantes desses indivíduos, pelo risco potencial de excreção prolongada do vírus por esses indivíduos e futura reversão para a forma selvagem, traduzindo a paralisia associada à vacina.

Adultos que nunca foram vacinados, quando viajam para as áreas de risco, devem receber, preferencialmente, três doses da vacina inativada, com intervalo mínimo de quatro semanas entre elas, sendo ao menos duas doses antes do início da viagem. Quem está com o esquema vacinal incompleto deverá completá-lo.

Hepatites virais

Hepatite B – trata-se de um dos maiores problemas de saúde no Brasil e no mundo. São dois bilhões de pessoas infectadas. Mais de 350 milhões de pessoas com infecção crônica – doentes de alto risco para o óbito por cirrose e câncer hepático, doenças que matam, anualmente, um milhão de pessoas no mundo. A Hepatite B é 100 vezes mais infecciosa do que a AIDS e de risco médio a alto na maioria dos pontos do Planeta. Portanto, vacinar as crianças e adolescentes é prioridade, mas a vacinação do adulto, quando possível, deve ser recomendada.

Hepatite A – transmitida principalmente por via fecal-oral, pelo contato íntimo (domiciliar, relação sexual, creches, por exemplo), através de água e comida contaminadas e, mais raramente, pela exposição ao sangue, como no caso dos usuários de drogas e das transfusões. Em todo o mundo são registrados, anualmente, 1,5 milhão de casos de hepatite A, doença que está entre as principais causas de falência hepática.

Na grande maioria das vezes, o quadro clínico é clássico em adolescentes e adultos, quando costuma ser mais grave. A duração da doença é de, em média, 30 a 40 dias. Além das desvantagens para a saúde, implica em impacto socioeconômico importante, relacionado ao absenteísmo, gastos com médicos, internações etc.

A OMS define prioridades para a vacinação em regiões de baixa, intermediária ou alta endemicidade. O Brasil está classificado como de endemicidade intermediária, em que a vacinação deve ser rotineira. No entanto, ainda não ocorre de maneira geral. Portanto, o brasileiro não vacinado corre riscos, mesmo estando em sua cidade. Contudo, dependendo do local para onda vá se deslocar, esse risco pode ser aumentado.

Influenza

Viajar representa um risco aumentado de adquirir a influenza, que está entre as doenças de mais rápida disseminação, não tanto pela sua contagiosidade, mas pelo tempo de incubação reduzido, geralmente de dois a três dias. É isto o que faz com que, em pequeno espaço de tempo, o número de pessoas infectadas a partir de um único caso índice cresça em progressão quase geométrica.

É fato que o período de maior contagiosidade da influenza antecede a instalação do quadro clínico, e que a doença não impede o deslocamento das pessoas infectadas. Além disso, crianças transmitem a doença por até 10 dias, e adultos, por cerca de sete dias do início dos sintomas.

Viajantes estão mais sujeitos a contrair a doença, em razão da exposição a vários ambientes num espaço de tempo relativamente curto, sobretudo os locais fechados com grande concentração de pessoas, como, por exemplo, salas de espera de aeroportos, filas de controle de imigração, filas para efetuar o "*check-in*", aeronaves com ar frio e seco devido à climatização, além do estresse causado pela mudança de fuso horário.

A vacinação contra a influenza é, portanto, recomendada para o viajante quando este, desde que maior de 6 meses, se desloca durante o período usual de circulação do vírus da Influenza.

Doença meningocócica

A Doença Meningocócica ocorre em todos os pontos do Globo. No entanto, a prevalência de cada sorogrupo varia de região para região e, dessa forma, interfere na recomendação da vacina. No Brasil prevalece o tipo C, exceto na Região Sul, onde ainda prevalece o tipo B, sendo que, nos últimos anos, tem-se observado um aumento da incidência dos tipos W135 e Y. O grupo A não é identificado no Brasil desde os anos 70.

Febre tifoide

De distribuição mundial, a febre tifoide é mais frequente em países onde as condições de saneamento básico são precárias e há ingestão de água e alimentos contaminados – forma pela qual a doença é mais frequentemente transmitida.

A doença é exclusivamente humana, e sua patogênese se dá pela invasão da parede intestinal com disseminação sanguínea. A bacteremia inicia os sintomas. O período de incubação é extremamente variável, podendo variar de três a 60 dias, na média, sete a 14 dias. Uma pequena porcentagem de indivíduos infectados (2% a 5%) tornam-se portadores crônicos, sendo importantes e prolongados excretores do vírus.

Estima-se que ocorram ao redor de 12 a 33 milhões de casos por ano no mundo, com aproximadamente 600 mil óbitos. A grande maioria dos casos em países onde o saneamento básico é deficiente, especialmente na Ásia (60%) e África (35%). No Brasil, são registrados casos em todas as regiões.

As medidas de higiene, como o consumo de água tratada e de alimentos de preparo adequado são a melhor forma de prevenção. O uso de antibiótico profilático não se mostrou eficiente na prevenção da doença, além de colaborar para o aumento da resistência bacteriana. Quanto à vacina, devido a sua baixa eficácia não há indicação para seu uso indiscriminado, exceto quando o risco de adoecer é elevado, porém, sempre como medida complementar de prevenção.

Raiva

A raiva é encontrada em qualquer continente exceto a Antártica. É endêmica em locais do Afeganistão, Brasil, Bolívia, China, Colômbia, Equador, El Salvador, Filipinas, Guatemala, Haiti, Índia, Indonésia, México, Burma, Nepal, Paquistão, Peru, Sri Lanka, Tailândia, Vietnã e Yêmen. Embora a vacinação não seja requisito para a entrada em nenhum país, o viajante que se dirige para áreas endêmicas deve ser alertado sobre os riscos da doença.

A vacinação pré-exposição pode ser indicada para viajantes internacionais com destino às áreas de maior endemicidade, em função de sua atividade e o tempo de permanência (veterinários, biólogos de campo, trabalhadores de laboratórios, missionários etc.).

Os viajantes devem ser orientados para, em caso de mordeduras, realizarem a lavagem do local com água e sabão e soluções iodadas, procedimento que reduz muito o risco de aquisição da raiva. Devem, também, procurar imediatamente as autoridades de saúde locais a fim de receber a profilaxia pós-exposição.

As vacinas hoje utilizadas são as de cultivo celular, mais seguras e bem toleradas que a Fuenzalida & Palácios, que costumam apresentar eventos adversos importantes (encefalomielite, mielite transversa, síndrome de Guillain-Barré etc.).

Encefalite japonesa

Trata-se de doença infecciosa aguda, viral, causada por um flavivírus. Transmitida por mosquitos, tem sua ocorrência especialmente na Ásia, sendo a principal causa de encefalite viral em crianças – por ano, são registrados de 30 a 50 mil casos da doença.

Os reservatórios dos vírus são principalmente porcos e pássaros selvagens. A transmissão se dá pela picada do mosquito (do gênero Culex) infectado – não há transmissão entre humanos. De hábitos noturnos, esse mosquito se prolifera em coleções de água. A convivência de seres humanos com porcos favorece a endemicidade.

A doença é endêmica em Bangladesh, Brunei, Coreia, Filipinas, Malásia, Paquistão, Rússia, Taiwan e Timor Leste, podendo atingir níveis epidêmicos em alguns países como: Camboja, China, Índia, Indonésia, Laos, Niamar, Nepal, Sri Lanka, Tailândia e Vietnã. Casos esporádicos são descritos no Japão, Cingapura, Ilhas do Estreito de Torres (Austrália) e Papua Nova Guiné.

O risco para o viajante é maior quando o tempo de permanência na área é superior a 30 dias, em zonas rurais e especialmente na sazonalidade local: de maio a setembro nas regiões temperadas e após a estação das chuvas (monções), nas regiões tropicais.

A vacina de vírus vivo inativado contra a encefalite japonesa não está disponível no Brasil. É aplicada via subcutânea em três doses na primovacinação nos dias 0/7/30. A proteção ocorre após 10 dias da vacinação, com eficácia perto de 100%, e duração da proteção de dois a quatro anos.

Pode gerar eventos adversos importantes, locais e sistêmicos, com reação anafilática em 0,6% dos pacientes. Por esse motivo, recomenda-se aplicá-la em ambiente hospitalar, com observação do paciente por no mínimo 30 minutos.

Está indicada para viajantes que passarão pelo menos 30 dias em zonas rurais e semirrurais de áreas endêmicas, sendo, portanto, restrita a situações de maior risco. No entanto, essa vacina não está disponível no Brasil.

Diarreia do Viajante

As doenças diarreicas continuam a ser um dos principais problemas de saúde global e resultam em milhões de mortes por ano, principalmente em países em desenvolvimento, com maior incidência e gravidade em crianças com menos de cinco anos de idade. De um terço a metade dessas diarreias são causadas por bactérias que produzem uma ou mais enterotoxinas. A cólera, resultante da infecção com a bactéria Vibrio cholerae, é a mais grave dessas enteropatias enterotóxicas, embora a infecção com Escherichia coli enterotoxigênica (ETEC) seja a mais frequente.

A ETEC também é a causa mais comum da diarreia do viajante entre os turistas. A vacina disponível no Brasil é composta de quatro cepas inativadas do Vibrio cholerae, uma subunidade recombinante da toxina da cólera. Produz proteção satisfatória cerca de uma semana após a conclusão do esquema de imunização primária e a via de aplicação é a oral.

Devem ser vacinadas as crianças a partir de dois anos e adultos que visitarão áreas com epidemia instalada ou prevista de cólera, ou que permanecerão em áreas com risco para infecção por cólera ou diarreia causada por Escherichia coli enterotoxigênica (ETEC). Não foram realizados estudos bem controlados com idosos, contudo, não é provável que ocorram eventos adversos que contraindiquem o emprego da vacina nesta faixa etária.

A imunização primária contra a cólera é constituída por duas doses para adultos e crianças acima de seis anos de idade. Crianças de dois a seis anos devem receber três doses, e estas devem ser administradas a intervalos de pelo menos uma semana. Se ocorrer um intervalo superior a seis semanas entre as doses, a imunização primária deverá ser reiniciada. Para uma proteção ideal no longo prazo, recomenda-se uma dose de reforço para adultos após dois anos e para crianças de dois a seis anos de idade, após seis meses.

A imunização primária contra ETEC para adultos e crianças a partir de dois anos é constituída de duas doses, administradas com intervalo de pelo menos uma semana. Se ocorrer um intervalo superior a seis semanas, a imunização primária também deverá ser reiniciada.

Em geral, os eventos adversos são de intensidade leve e tendem a desaparecer após 48 horas: sintomas gastrintestinais, como dor abdominal, diarreia, febre, náuseas, vômito e hipersensibilidade, principalmente relacionados ao bicarbonato de sódio.

Os resultados clínicos revelaram uma eficácia protetora, contra a cólera, de 80-85% para os primeiros seis meses em todas as faixas etárias. Em adultos e crianças acima de seis anos de idade, a eficácia protetora média durante um período de três anos foi de aproximadamente 63% (sem a dose de reforço). Crianças de menos de dois anos de idade não foram estudadas, mas a eficácia protetora, na faixa de dois a seis anos de idade, foi satisfatória nos primeiros seis meses.

A eficácia protetora contra a diarreia causada por ETEC é de 60%. É comparativamente de curta duração, abrangendo um período de cerca de três meses.

◗ Estratégia para vacinação dos trabalhadores, vantagens e benefícios

Em 1700, o Pai da Medicina do Trabalho, Bernadino Ramazzini, já alertava para os riscos a que estavam expostos os farmacêuticos ao prepararem láudano opiáceo ou pulverizando cantárida para vesicatórios. Bacon já alertava para o risco de inflamações em consequência de destamparem-se substâncias aromáticas, mesmo que os aromas fossem de infusões de rosas para xaropes. Até chegarmos às vitoriosas vacinas, o profissional de saúde, por vezes, adoecia em razão de sua grande dedicação. Hoje, com a Norma Regulamentadora Nº 32 do Ministério do Trabalho e Emprego e a prevenção dos riscos biológicos, pelo Gesto Vacinal, por iniciativa do Coordenador do Programa de Controle Médico de Saúde Ocupacional – PCMSO, a situação é outra e só faz aumentar o orgulho desta classe de trabalhadores pioneiros da Saúde.

Segundo a história das vacinações, o primeiro programa sistemático de vacinação em nível internacional começa com a vacinação antivariólica, no final do século XVIII, com a descoberta da vacina por Edward Jenner (em 1790-1792) na Inglaterra.

Em que pese sabermos que as vacinas ocupam hoje o 4º lugar entre as dez maiores descobertas da Medicina no século, tendo à frente apenas os Antibióticos, a Anatomia e a Cardiologia, é chegado o momento de a Medicina do Trabalho valer-se de tão especial ferramenta para provocar o salto qualitativo tão enfatizado nos cursos de pós-graduação de Gestão em Saúde. Após o homem decifrar seu próprio código genético e suas interações com o meio ambiente, a Medicina ruma para uma prática em que 50% representa a medicina curativa e 50% a medicina preventiva. Nesta altura da caminhada, temos que referenciar os pioneiros cientistas vacinólogos brasileiros, os grandes médicos Oswaldo Cruz, Vital Brasil e Carlos Chagas, que acreditaram, trabalharam e mostraram as primeiras evidências nacionais do sucesso que pode ser uma Campanha de Vacinação. Maior exemplo de sucesso foi a ideia de se promover um dia especial, um dia "D", uma hora "H", para que, em todo o Brasil, se organizasse e praticasse um determinado Gesto Vacinal, otimizando, dessa forma, os recursos planejados e disponibilizados. Nos anos 50, o Brasil foi um dos países que mais contribuíram para a erradicação mundial da varíola, desenvolvendo significativamente sua capacidade de produção de vacinas. Eliminada nos anos 70, tal doença ameaçava 60% da população mundial e provocava uma morte em cada quatro vítimas.

Tanto a boa evolução, cheia de vantagens, das campanhas de vacinação, quanto a construção de uma ampla rede de vigilância sanitária e a organização administrativa dos programas, tudo isto teve como fio condutor o empenho de grandes médicos brasileiros, grandes sanitaristas.

Corria o ano de 1973 quando se lançava o programa de imunização para erradicação da poliomielite, através do Programa Ampliado de Imunização (PAI) e, em 1977, o Programa Nacional de Imunização. Afinal, para efeito de erradicação, um caso é um surto. Em 29 de setembro de 1994, o Brasil recebeu da Organização Pan-Americana de Saúde (OPAS) o certificado de interrupção da transmissão dos vírus selvagens da poliomielite no Brasil, confirmando a conclusão da comissão nacional que havia anteriormente declarado o país livre desses vírus. Esse feito foi a conclusão de uma longa luta contra a doença, que se estendeu por várias décadas, mobilizou mais de uma geração de profissionais da área da saúde em todo país e, por fim, a própria sociedade brasileira, por meio das grandes campanhas nacionais de vacinação que ainda hoje ocorrem a cada ano. Hoje temos vacinas para a prevenção de mais de 26 doenças, e algumas estão listadas a seguir: Difteria, Tétano, Pertussis, Influenza, Poliomielite, Hepatite A, Hepatite B, Varicela, Coqueluche, Encefalite, Doença Pneumocócica, Doença Meningocócica, Sarampo, Caxumba, Rubéola, Raiva, Cólera, Febre Amarela, Febre Tifoide, Tuberculose, Escherichia coli enterotoxigênica, Vírus do Papiloma Humano – HPV, Rotavírus humano, entre outras.

A Doença Pneumocócica Invasiva (DPI) é campeã da etiologia das Pneumonias e Meningites, nos EUA, pelos Strepcococcus, levando a 175.000 internações hospitalares e 12.500 mortes ao ano. Acrescentem-se a isso os casos de morbidade das otites, sinusites, as Infecções de Vias Aéreas Superiores – IVAS. A população envolvida são as crianças pequenas, os maiores de 50 anos, os fumantes e os imunodeprimidos. O famoso médico *Sir* William Osler (1849-1919) considerava a velhice o principal fator de risco para as pneumonias. Eis uma de suas frases a ele atribuídas: "*a Pneumonia é o final natural das pessoas idosas...*".[1]

Estima-se que, em 2050, a população idosa irá triplicar, tornando o pneumococo ainda mais "famoso". Nesse sentido, há que se considerar, por um lado, o contingente dos maiores de 50 anos – os provedores de família e os aposentados que retornam à vida laboral – como uma população ativa; e, por outro lado, a presença, nessa faixa etária, das doenças crônicas instaladas, como o diabetes e a obesidade, por exemplo. Este avançar da idade, aliado a uma exposição a riscos também maior, torna a vacinação antipneumocócica a partir dos 50 anos uma prioridade de Saúde Pública e Privada, em especial na Medicina do Trabalho Empresarial, com periodicidade de 5/5 anos. Segundo os trabalhos de Shapiro, a proteção contra a DIP nos pacientes maiores de 50 anos corresponde a 85% após cinco anos, e a 58% na faixa até 74 anos. A metanálise realizada por Sarah Moberly e sua equipe oferece suporte para a recomendação de prevenção de Doenças Pneumocócicas Invasivas (DPI) em adultos, com o objetivo de reduzir os índices de mortalidade e de morbidade por pneumonia.

O modo mais simples de evidenciar a Vacinação como Benefício, de explicar didaticamente sua farmacoeconomia, consiste em comparar a vacina a uma caderneta de poupança: em termos de assistência médica preventiva, as vacinas são um dos investimentos mais econômicos disponíveis, enquanto seus resultados de longo prazo constituem um retorno exponencial. Uma análise de custo benefício realizada nos Estados Unidos revela que, para cada dólar investido em uma dose de vacina, evitam-se gastos em saúde de até 27 dólares. Na Universidade de Lyon, França, como resultado dos avanços da Farmacoeconomia, área da Farmacologia em pesquisa e desenvolvimento, criou-se um *software*, chamado Vaxincorp, que permite inserir dados macroeconômicos empresariais confidenciais, equacionar com informações do balanço social publicado de uma determinada empresa e calcular a economia proporcionada pela Campanha de Vacinação. Reduzem-se os gastos com antibióticos, a perda de produtividade e o presenteísmo (quando o trabalhador está no local de trabalho, mas com redução de até 70% de produtividade). Tais fatos realçam a presença de valores concretos, na comunidade, no que tange à sua Sustentabilidade. Análise de dados disponíveis na Bolsa de Valores de Nova York, envolvendo uma série histórica de 10 anos, mostrou que empresas que mantêm programas de saúde têm suas ações mais valorizadas, porque constroem Sustentabilidade, quando comparadas às que não os desenvolvem.

No mundo globalizado, decisões mais ágeis significam resultados melhores. Para isso, é fundamental reter talentos e estes só funcionam em um corpo sadio. Sadio, aqui, representa ter um colaborador saudável com alinhamento e equilíbrio no eixo de seu corpo físico, mental e espiritual. Preservar esta saúde é fundamental para agregar valor ao negócio. Uma das maneiras mais efetivas é através de Preven-

---

[1] Segundo Elvio Tuoto, em seu livro "História da Medicina", mencionado no blog: http://historyofmedicine.blogspot.com.br/

ção com Campanhas de Vacinação para Qualidade de Vida. Algumas anuais, outras, permanentes, pois as viagens, sejam nacionais ou internacionais, não se limitam aos executivos ou diretores das empresas. Atualmente, a média gerência, profissionais e consultores deslocam-se por mar, terra e ar, construindo um mundo sem fronteiras. Têm que estar saudáveis, ou o ciclo virtuoso em espiral sofre uma forte freada, uma parada, dá solavancos e sustos na contabilidade. Assim, nasceu a necessidade de elaborarem-se calendários de vacinação de adultos classificados pela ocupação ou pelo país de destino. É necessário, portanto, que a Gestão de Saúde considere vital para os negócios da empresa a prevenção de Doenças através de Vacinação.

A publicação da Norma Regulamentadora 32 (NR-32) trouxe avanços significativos no que se refere à prevenção de doenças infecciosas. Tem por finalidade *"estabelecer as diretrizes básicas para a implementação de medidas de proteção à segurança e à saúde dos trabalhadores em estabelecimentos de assistência à saúde, bem como daqueles que exercem atividades de promoção e assistência à saúde em geral"*, e oficializa a vacinação no elenco de ações para a gestão em saúde do trabalho do PCMSO.

Poucas empresas adotam a vacinação rotineira de seus colaboradores como forma de prevenir os inconvenientes e gastos gerados pelas doenças infecciosas, e a maioria limita-se a oferecer campanhas de vacinação contra a influenza, com o intuito de prevenir os surtos anuais da doença.

O sucesso de uma empresa/instituição relaciona-se com o grau de preocupação dispensado ao bem-estar e à saúde de seu quadro de colaboradores, refletindo-se no aumento da produção e produtividade, na diminuição do absenteísmo por problemas de saúde, além de gerar maior grau de satisfação no meio ambiente de trabalho, o que, por sua vez, se reflete na melhoria do ambiente familiar de cada trabalhador.

O Programa de Controle Médico de Saúde Ocupacional (NR-7) constitui uma diretriz do Governo Federal e tem como propósitos prevenir as doenças profissionais, preservar a saúde do trabalhador, diminuir a incidência de acidentes e, em consequência, baixar os custos operacionais, aumentando a eficiência e a qualidade do trabalho.

Aos dados de morbidade, letalidade e farmacoeconomia das doenças infecciosas que podem atingir o trabalhador, somam-se os prejuízos decorrentes das faltas ao trabalho – seja pelo adoecimento do trabalhador ou de um filho dependente, bem como as perdas de produtividade ocasionadas pelo presenteísmo, descrito adiante. A NR-32, ao indicar a vacinação para o trabalhador da área de saúde, oficializa a indicação de vacinas na prevenção de "doenças ocupacionais". Mas não são apenas os profissionais da área da saúde que necessitam de vacinação. Em muitas outras atividades existe risco aumentado de aquisição e de transmissão de doenças infecciosas no ambiente de trabalho, onde se pode adquirir a doença ou ser o veículo da mesma em sua transmissão. É preciso, portanto, de acordo com a atividade e as características do ambiente de trabalho, definir o grau de risco para doenças infecciosas.

Em nosso país, a pouca informação e cultura relativamente à vacinação do adulto tornam as oportunidades viabilizadas pelo PCMSO ainda mais importantes para a complementação e atualização dos calendários vacinais.

Ao longo das últimas duas décadas, inúmeros estudos têm sido realizados, com o objetivo de aferir as vantagens da vacinação em empresas, tanto do ponto de vista social como econômico. Tais estudos consideram os custos de um programa de vacinação, bem como o prejuízo decorrente do absenteísmo e, mais recentemente, do presenteísmo – conceito relativamente novo e que caracteriza a situação em que um empregado vai para o trabalho sentindo-se mal, em condições que comprometem seu desempenho e produtividade, e cria o risco de infecção dos companheiros, nos casos em que o mal-estar decorre de uma doença contagiosa (Tabela 55.7).

Por ser um dos problemas de saúde que mais geram ônus decorrentes do afastamento do trabalho e da redução da produtividade, bem como pela facilidade de disseminação do vírus causador, a prevenção da Influenza (gripe) e suas complicações tem sido alvo de diversas pesquisas. No entanto, neste espectro também se encontram outras doenças infecciosas, como as pneumonias, a rubéola, as hepatites, entre outras de risco para o trabalhador.

Para facilitar e uniformizar a definição das vacinas indicadas para as diferentes categorias ocupacionais, a Associação Brasileira de Imunizações (SBIm) estabeleceu seu Calendário de Vacinação Ocupacional, que considera os riscos ocupacionais para as diferentes doenças imunopreveníveis em relação a várias áreas de atuação profissional.

Na definição do programa de vacinação da empresa, levar-se-á em consideração:

- risco biológico da função;
- riscos individuais (doenças crônicas, idade, entre outras);
- riscos do ambiente (situação epidemiológica local);
- presença de surto; riscos para a clientela – já que o trabalhador pode ser o veículo de transmissão; e
- as vacinas do Programa Nacional de Imunizações.

É importante lembrar que as vacinas devem ser aplicadas por serviços reconhecidos pelo Ministério da Saúde/ANVISA, para que o trabalhador receba atestado de vacinação reconhecido em todo o território nacional e seu histórico vacinal possa constar em seu prontuário médico. O funcionário que não concordar em ser vacinado deve assinar documento em que se diz ciente da indicação.

É responsabilidade do médico do trabalho orientar para as imunizações necessárias e previstas no PCMSO da empresa, e os exames clínicos ocupacionais são excelentes oportunidades para isso:

a) **Durante o exame admissional:**
- definir riscos individuais, levando em consideração idade, sexo e doenças crônicas;
- avaliar o passado vacinal – caso não haja histórico comprovado de vacinação, aplicar todas as vacinas indicadas, considerando o indivíduo não vacinado.

b) **Durante os exames periódico e de retorno ao trabalho:**
- indicar reforços (se houver);
- indicar novas vacinas do programa (se houver);
- reavaliar riscos individuais, levando em consideração idade, sexo e doenças crônicas; reavaliar histórico vacinal e indicar vacinas não recebidas anteriormente.

c) **Durante o exame de mudança de função:** avaliar as indicações de vacinas para a nova função.

d) **Durante o exame demissional:** orientar quanto à necessidade de dar prosseguimento aos esquemas vacinais iniciados e de reforços (se houver).

Tabela 55.7. Questões mais frequentes para planejar a vacinação corporativa

Reduzir custos com doenças	Pessoas em risco
Controlar surtos	Pessoas expostas
Reduzir absenteísmo	Atividades com maior probabilidade de doenças
Obter o bem-estar	Inclusão de cobertura vacinal aos familiares
Ser um dos melhores benefícios para a saúde	Efeito coletivo no efetivo e comunidades do entorno
Melhorar a imagem junto aos funcionários, fornecedores e clientes	Campanhas por local de trabalho, incluindo colaboradores diretos e indiretos

A organização dos programas de vacinação nas empresas deve responder a uma ordem de prioridades e a uma logística que permitam o melhor rendimento do investimento na prevenção das doenças imunopreveníveis, que ofereçam risco aos trabalhadores. Os programas de prevenção com vacinas devem funcionar em longo prazo, caso contrário não terão impacto real na população alvo.

Dados da Organização Mundial de Saúde indicam que, nos Estados Unidos, após a introdução da vacina 7 valente no programa nacional de imunizações, houve redução de 100% nos casos de doença pneumocócica invasiva, causada por sorotipos de pneumococos, entre crianças com menos de um ano de idade. Este é o Efeito Coletivo da vacina. Quanto maior for a adesão ao Gesto Vacinal de uma campanha, maior será seu Efeito Coletivo naquela população alvo, seja esta população o efetivo de uma empresa, a população de um município ou de um país. Então, ao aderir a uma Campanha de Vacinação, a pessoa está contribuindo para a erradicação de uma determinada doença, e seus dependentes e descendentes terão maior qualidade de vida – e não estamos falando de estilo de vida, e sim, de construir uma maior longevidade, uma maior expectativa de vida, pois, como sabemos, os subtipos da Doença Pneumocócica Invasiva têm predileção pelas crianças e adultos com mais de 50 anos. Outro exemplo de sucesso consolidado em campanha de vacinação empresarial é o planejamento estratégico de vacinação anual contra a Gripe (Influenza): quando a adesão é superior a 90%, seguidamente colhemos redução de absenteísmo de até 43%; trocando em números: fazemos um investimento de R$ 70.000,00 e deixamos de gastar mais de R$ 400.000,00 em absenteísmo, obtemos redução de benefício-farmácia (pois menos antibióticos são comprados) e do número de consultas decorrentes das complicações da gripe, como as sinusites, faringites, pneumonias e as infecções das vias aéreas superiores – IVAS.

Como organizar a estratégia de vacinação nas empresas?
- Criar um programa de longo prazo;
- Incorporar à Campanha de Vacinação já estabelecida novos produtos;
- Consulta anual através de Exames Periódicos de Saúde para avaliação clínico-epidemiológica;
- Comunicação Empresarial envolvendo a Presidência e os demais níveis hierárquicos com Gesto Vacinal "*in loco*", aproveitando os recursos de mídia televisiva, impressa e eletrônica para divulgação periódica de assuntos relacionados ao tema proposto;
- Inserir a Campanha dentro do Programa maior de Qualidade de Vida;
- Palestra de sensibilização por ocasião das Semanas Internas de Prevenção – SIPATs;
- Convênio com Clínicas de Vacinação para cobertura vacinal da Família;
- Construir diagrama das atividades: perfil de risco, população-alvo, comunicação, vacinação, relatórios e estatísticas de farmacoeconomia;
- Sistemas de convocação e lembrança devem ser usados para aumentar a cobertura vacinal;
- As informações sobre as imunizações devem todas ser registradas (Tabela 55.8);
- Ordens permanentes para imunização devem ser padronizadas para os viajantes, em ambiente qualificado pelas normas de segurança e saúde vigentes.

Tabela 55.8 Modelo de Formulário de Controle de Campanha

Vacinação Antigripal: Situação Vacinal

Nome: _____ Matrícula: _____

Telefone: _____ Sexo: _____ Idade: _____

Local de Trabalho: _____ Data de Vacinação: _____

☐ Empregado ☐ Aposentado ☐ Contratado ☐ Estagiário ☐ Dependente ☐ Pensionista

Dados Clínicos

1) Você é alérgico a algum medicamento ?	☐ sim	☐ não
1.1) Em caso positivo, quais ?		
2) Você é alérgico a clara de ovo ?	☐ sim	☐ não
3) Faz atualmente uso de algum medicamento ?	☐ sim	☐ não
4) Se for mulher, informe se está grávida	☐ sim	☐ não
5) Está, no momento, com alguma infecção e febre (>37,5º)	☐ sim	☐ não

Dados Técnicos

Vacina contra Influenza – Primeira vez ?	☐ sim	☐ não

Reação pós-vacinal: ☐ febre ☐ eritema ☐ enduração ☐ mialgia ☐ mal-estar

☐ outras – especificar: _____

Afastamento por doença respiratória no último ano ?	☐ sim	☐ não

Em caso positivo, quantos ?

Responsável:

Vacinações do trabalhador de acordo com as situações de risco

Todo trabalhador deve estar imunizado com as vacinas previstas em dois documentos básicos: o calendário de vacinação dos adultos previsto no PNI do Ministério da Saúde e, no caso dos profissionais de saúde, de acordo com a NR-32 do Ministério do Trabalho e Emprego. No entanto, a Associação Brasileira de Imunização – SBIm, e a Associação Nacional de Medicina do Trabalho – ANAMT, recomendam outras vacinas que não constam destes documentos legais, mas que a experiência dos profissionais dessas associações científicas indica, dada a necessidade de ampliar a proteção dos trabalhadores de determinadas atividades profissionais, ou que se dirijam ou trabalhem em determinadas localidades. Esta vacinação especial deve constar do PCMSO, principalmente em se tratando dos seguintes grupos de trabalhadores: profissionais de saúde; educadores; manipuladores de alimentos e bebidas; coletores de lixo e outros resíduos (esgoto sanitário, lixo hospitalar); cuidadores de crianças, idosos e pacientes especiais; pessoal de escritório, bancários e de atendimento direto ao público; militares e policiais; trabalhadores de empresas de limpeza e conservação; veterinários e cuidadores de animais; manicures e pedicures; aeronautas e trabalhadores que viajam muito.

Do ponto de vista da Medicina do Trabalho, as preocupações com a prevenção das doenças imunopreveníveis dizem respeito a dois aspectos: o profissional como indivíduo com maior potencial de risco de adoecer, em razão de sua maior exposição aos agentes infecciosos, e o profissional como fonte potencial destes agentes, colocando em risco sua clientela, involuntariamente atuando como vetor transmissor de doenças.

Cabe ressaltar que as vacinas com indicação ocupacional são de responsabilidade do empregador, que pode optar por: 1) atualizar a condição de imunização de todos os seus funcionários díade acordo com o calendário do adulto, promovendo qualidade de vida, economia nos gastos com planos de saúde e prevenindo absenteísmo e aposentadorias precoces, incluindo a vacinação como requisito para a admissão no emprego; ou 2) limitar-se a fornecer as vacinas que protegem os colaboradores de infecções a que potencialmente estão sujeitos em suas atividades, de acordo com as recomendações do Calendário Ocupacional da Associação Brasileira de Imunizações.

Dessa forma, classificamos as vacinas com indicações ocupacionais da seguinte forma: *Vacinas gerais* – aquelas básicas, indicadas para todo adulto (Calendário de Vacinação do Adulto do Programa Nacional de Imunizações (PNI) e/ou da SBIm (mais amplo); *vacinas específicas* – relacionadas aos fatores de risco específicos de cada profissão (para o próprio trabalhador e/ou seu cliente), levando em consideração os riscos de exposição da atividade; os riscos de transmissão para sua clientela; suas necessidades individuais, a situação epidemiológica do local; a ocorrência de surtos na comunidade e a necessidade de viajar.

A Associação Brasileira de Imunizações (SBIm) estabelece, em seu Calendário de Vacinação Ocupacional, as recomendações para as imunizações dos trabalhadores das diversas áreas de atuação profissional, levando em consideração os riscos especiais para as diferentes doenças imunopreveníveis.

Vacinação dos trabalhadores em serviços de saúde

A NR-32, Norma Regulamentadora do Ministério do Trabalho e Emprego, fixa claramente a obrigatoriedade de o empregador disponibilizar todas as vacinas registradas no país que possam, segundo critérios de exposição a riscos, estar indicadas para o trabalhador e estabelecidas no Programa de Controle de Saúde Ocupacional – PCMSO. Em seu item 32.4.22.6, diz a Norma que *"sempre que houver vacinas eficazes contra os agentes biológicos a que os trabalhadores estão, ou poderão estar expostos, o empregador deve disponibilizá-las gratuitamente aos trabalhadores não imunizados."*

É oportuno lembrar que essa recomendação, segundo a NR-32, deve ser extensiva aos servidores públicos civis e militares, autônomos, trabalhadores avulsos, cooperados, celetistas e informais. Abaixo, ressaltamos e comentamos os principais itens da NR-32 que tratam especificamente da vacinação dos trabalhadores dos Serviços de Saúde.

A vacinação deve ser gratuita (NR-32 item 32.2.4.17.1) a todo trabalhador dos serviços de saúde através da aplicação de vacinas registradas no país, independentemente de estarem ou não inseridas no Programa Nacional de Imunizações. Caberá ao médico do trabalho (em conjunto com a CCIH – Comissão de Controle de Infecção Hospitalar, onde houver) definir no PCMSO aquelas vacinas indicadas para cada trabalhador, levando em consideração os riscos biológicos a que está exposto.

Esta gratuidade segue a mesma lógica da aplicada no exame clínico e nos exames complementares obrigatórios, segundo a Norma Regulamentadora N° 7 (NR-7). O mesmo ocorre com a gratuidade dos equipamentos de proteção individual – EPI. A presença dos agentes biológicos transmissores de doenças no ambiente de trabalho obriga o empregador a prover os meios de proteção para que o trabalhador não se acidente ou, caso se acidente, não sofra as consequências de uma possível contaminação por microrganismos que provoquem doenças perfeitamente evitáveis por vacinas.

Parte das vacinas a serem aplicadas nos trabalhadores dos serviços de saúde estão disponíveis gratuitamente nos postos de vacinação das unidades de saúde do SUS, outras apenas na rede privada. O empregador deverá implementar a vacinação através da parceria com clínicas especializadas em vacinação devidamente licenciadas pela ANVISA. A Portaria 1602, de 17 de julho de 2006, define os serviços aptos a aplicar vacinas e reconhecidos pelo Ministério da Saúde – MS, e vacinas aplicadas por serviço não registrado pela ANVISA não serão consideradas.

> *Art. 4° O cumprimento das vacinações será comprovado por meio de atestado de vacinação emitido pelos serviços públicos de saúde ou por médicos em exercício de atividades privadas, devidamente credenciadas para tal fim pela autoridade de saúde competente, conforme o disposto no art. 5° da Lei n° 6.529/75.*

Portanto, a empresa e o médico do trabalho devem exigir o atestado de vacinação validado pelo MS.

Vacinas a serem estabelecidas no PCMSO (32.2.4.17.2)

O item 32.2.4.17.2 da NR-32 deixa bem claro que outras vacinas, além das citadas na própria NR (hepatite B, tétano e difteria), devem ser disponibilizadas gratuitamente pelo empregador. O calendário de vacinação do adulto e do idoso do Programa Nacional de Imunização – PNI prevê que todo adulto deverá ser imunizado contra tétano e difteria (dT), sarampo, caxumba e rubéola (tríplice viral), febre amarela (quando viajar ou residir em área endêmica) e os maiores de 60 anos, além dessas vacinas, devem receber a vacina contra a gripe. A SBIm recomenda que, no lugar da dT, seja usada a dTPa (vacina tríplice bacteriana acelular do tipo adulto).

Para os profissionais da saúde, o Ministério da Saúde, por meio dos Centros de Referência em Imunobiológicos Especiais – CRIEs, oferece as seguintes vacinas: hepatite B, varicela e influenza (gripe).

O médico coordenador do PCMSO deve complementar o programa de vacinação do trabalhador com base na avaliação dos riscos de contaminação apurados no Programa de Prevenção dos Riscos Ambientais – PPRA. Para tal, de acordo com a atividade e as características do ambiente de trabalho, será definido o grau de risco para as doenças infecciosas eficazmente preveníveis por vacinas. O profissional poderá se expor às doenças em suas atividades diárias ou em situações específicas de viagem, exposições ocasionais ou situações de surto, e esses fatos devem também ser levados em consideração no PCMSO. Além disso, o trabalhador, de acordo com sua atividade e a forma de transmissão das doenças, pode ser o veículo de transmissão dos agentes infecciosos. Proteger os comunicantes também deve ser objetivo do PCMSO.

Informação aos trabalhadores (32.2.4.17.6)

A NR-32 valoriza o "direito de saber" (*know right*), muito praticado nos países desenvolvidos: "O empregador deve assegurar que os trabalhadores sejam informados das vantagens e dos efeitos adversos, assim como dos riscos a que estarão expostos por falta ou recusa de vacinação, devendo, nestes casos, guardar documento comprobatório e mantê-lo disponível à inspeção do trabalho".

O texto da NR-32 é autoexplicativo e inova ao solicitar do trabalhador que ateste ter sido informado e esclarecido das vantagens e dos efeitos colaterais das vacinas, bem como da falta ou recusa da vacinação. Portanto, não basta participar de uma palestra rotineira. O trabalhador de saúde, como formador de opinião, deve estar sensibilizado, informado, conscientizado e convencido de que é um bom negócio ficar protegido contra doenças evitáveis com vacina. O documento citado salvaguardará o empregador de possíveis questionamentos judiciais em caso de contaminação acidental. Deverá ficar à disposição da inspeção do Ministério do Trabalho e o trabalhador deverá receber uma cópia do mesmo.

Registro e Comprovante da vacinação (NR-32 itens 32.2.4.17.6 e 32.2.4.17.7)

"A vacinação deve ser registrada no prontuário clínico individual do trabalhador, previsto na NR-7" e "deve ser fornecido ao trabalhador comprovante das vacinas recebidas (cartão de vacinação)".

Como já citado anteriormente, de acordo com a Portaria 1602, de 17 de julho de 2006, apenas atestados emitidos por serviços (públicos ou privados) credenciados junto ao PNI serão legalmente reconhecidos, e neles deve constar o número do lote da vacina aplicada.

De acordo com o calendário de vacinação ocupacional da Sociedade Brasileira de Imunizações, são recomendações para a vacinação dos trabalhadores em serviços de saúde:

Vacinas para todos os profissionais da área da saúde: hepatite B; tríplice viral (sarampo, caxumba e rubéola); dupla do tipo adulto (difteria e tétano); gripe; febre amarela (em regiões endêmicas).

Vacinas indicadas para grupos específicos: hepatite A; varicela; pertussis (ver Tabela 55.9).

Vacina contra hepatite B em serviços da saúde

A transmissão do vírus da hepatite B (VHB), após exposição a sangue ou líquidos corporais em hospitais, representa um risco importante para o profissional de saúde, variando de 6% a 30%, na dependência da natureza dessas exposições.

Tabela 55.9. Vacinas indicadas para grupos específicos de profissionais da saúde – sugestões da SBim

Vacina contra hepatite A: indicada para profissionais das unidades de nutrição, e unidades pediátricas ou trabalhadores incluídos no grupo de risco individual. Duas doses (0,6m)
Vacina contra varicela: todos os profissionais da saúde que prestam assistência a pacientes imunodeprimidos
Vacina contra Pertussis (incluída na vacina tríplice bacteriana do tipo adulto): indicada para todos os profissionais que prestam assistência nas unidades de neonatologia, pediatria, e pacientes com doenças respiratórias crônicas

Estes profissionais podem ser vacinados contra a Hepatite B sem fazer teste sorológico prévio. Recomenda-se a sorologia um a dois meses após a última dose do esquema vacinal, para verificar se houve resposta satisfatória à vacina (Anti-HBs > 10UI/L) para todos esses profissionais.

Vacina contra influenza em serviços da saúde

Estudos demonstram maior risco de morte entre pacientes atendidos por profissionais não vacinados contra o vírus da influenza. A vacinação contra o vírus influenza para profissionais da saúde tem como objetivo principal proteger o cliente (paciente) dessa infecção. O adulto saudável transmite o vírus influenza um dia antes dos sintomas e até sete dias após, e, portanto, o profissional com gripe representa um risco para pessoas consideradas de alto risco para as complicações da gripe. A vacinação desses profissionais é tão importante quanto vacinar o próprio grupo de risco.

Vacina contra hepatite A em serviços da saúde

A vacinação contra hepatite A é hoje prioritariamente recomendada para os profissionais envolvidos com as atividades de serviços de saúde ligadas a alimentos e lavandaria.

Os profissionais envolvidos com o preparo, manipulação e distribuição das refeições, estão em posição que permite a fácil disseminação do VHA a pessoas vulneráveis, tais como pacientes em hospitais ou outras instituições.

Estudo conduzido no Hospital na Ilha de Malta, no Mediterrâneo, concluiu que trabalhadores envolvidos na lavandaria poderiam ser beneficiados com a vacinação anti-hepatite A. Nessa localidade, onde a incidência da hepatite A é baixa (cinco casos por 100 mil habitantes), a soroprevalência para o VHA foi quatro vezes maior em trabalhadores envolvidos na lavandaria (54,5%) do que em enfermeiras (13,5%) com até 40 anos de idade.

É importante levar em consideração os levantamentos de soroprevalência na população brasileira em geral e estudos que demonstram que entre os acadêmicos de Medicina se encontram os mais altos níveis de suscetibilidade à hepatite A em adultos brasileiros, variando de 62 a 80%. Migowisk (2002) relata 86% de suscetibilidade entre acadêmicos de Medicina da UFRJ. Em estudo realizado na Faculdade de Ciências Médicas de Minas Gerais, os resultados foram semelhantes aos da literatura, observando-se 84% de suscetíveis entre os alunos do segundo ano médico.

A soroprevalência brasileira para hepatite A nos leva a considerar importante a vacinação contra a doença em acadêmicos de Medicina brasileiros (e de outras áreas da saúde), já que estes são, em sua maioria, suscetíveis à infecção e vão trabalhar em municípios onde ela é endêmica.

Vacina contra varicela em serviços da saúde

Recente trabalho sobre a soroepidemiologia da varicela, realizado em quatro capitais brasileiras, demonstrou que cerca de 8% dos adultos de 21 a 30 anos de idade são soronegativos. Esse achado, aliado ao conhecimento de que essa doença é mais grave no adulto, torna a aplicação da vacina contra a varicela uma das prioridades atuais no que se refere ao profissional de saúde.

Vacinação dos trabalhadores da educação

As vacinas especialmente indicadas para esse grupo de trabalhadores são:

Vacinas gerais: tríplice viral (sarampo, caxumba e rubéola); dupla do tipo adulto (difteria e tétano); febre amarela (em regiões endêmicas); Pneumocócica (maiores de 60 anos).

Vacinas específicas: hepatite A; varicela; pertussis (para aqueles que trabalham com lactentes).

Vacina contra Hepatite A para educadores: a atual soroprevalência para hepatite A no Brasil demonstra uma situação heterogênea e intermediária do ponto de vista epidemiológico. Estima-se que 30-40% dos brasileiros adultos são suscetíveis a essa infecção. Levando em consideração que a hepatite A em nosso país cursa em surtos e que a maioria deles ocorre em escolas, entendemos o risco de contrair hepatite A para esse grupo de trabalhadores.

Vacina contra varicela para educadores: como já citado anteriormente, estudos demonstram que cerca de 8% da população adulta é suscetível à varicela. Os surtos anuais de varicela ocorrem nas escolas, principalmente na educação infantil. Adultos suscetíveis, se infectados, geralmente desenvolvem quadro clínico mais grave e maior incidência de complicações. Além disso, a varicela durante a gestação coloca em risco a gestante e o feto. Portanto, vacinar profissionais da educação (que trabalham em ambientes onde a transmissão do vírus varicela-zoster é frequente) suscetíveis à varicela deve ser recomendado pelo médico do trabalho.

Vacina contra coqueluche para educadores: a decisão de recomendar a vacina tríplice contra tétano, difteria e pertussis acelular do tipo adulto (dTpa) para profissionais "cuidadores" de bebês baseia-se nas evidências de que a doença causa grande impacto entre eles; que são uma importante fonte de transmissão da coqueluche e que as crianças vacinadas, quando adquirem essa doença, apresentam menor transmissibilidade.

Vacina contra influenza para educadores: crianças disseminam o vírus da influenza por mais tempo e, portanto, são importantes na deflagração dos surtos anuais da doença. Os profissionais da educação devem ser protegidos através da vacinação.

Vacinação dos profissionais lotados em empresas de alimentos e bebidas

Cozinheiros, garçons, atendentes, pessoal de apoio manutenção e limpeza, entre outros.

Vacinas gerais: tríplice viral (sarampo, caxumba e rubéola); dupla do tipo adulto (difteria e tétano); febre amarela (em regiões endêmicas); Pneumocócica (maiores de 60 anos).

Vacinas específicas: hepatite A e influenza.

Vacina contra Hepatite A para empresas de alimentos e bebidas: os profissionais envolvidos na produção, manipulação e distribuição de alimentos, em fábricas, restaurantes e outros, quando infectados, podem ser fonte de transmissão para sua clientela. Logo, devem ser vacinados contra a hepatite A.

Surtos em restaurantes e pós-eventos, nos EUA, são a maior causa de surtos de hepatite A.

Vacina contra influenza para empresas de alimentos e bebidas: a influenza, além de ser a maior causa de absenteísmo, é de fácil transmissão.

Vacinação de profissionais que lidam com dejetos e/ou águas potencialmente contaminadas

Mergulhadores, salvavidas, guardiões de piscinas, manipuladores de lixo e/ou esgotos / águas fluviais, profissionais da construção civil.

Vacinas gerais: tríplice viral (sarampo, caxumba e rubéola); dupla do tipo adulto (difteria e tétano); febre amarela (em regiões endêmicas); Pneumocócica (maiores de 60 anos).

Vacinas específicas: hepatite A e B; febre tifoide (na dependência epidemiologia da localidade), influenza.

Vacinação de profissionais que lidam com animais

Veterinários e outros profissionais que lidam com animais, e também os frequentadores e visitantes de cavernas.

Vacinas gerais: tríplice viral (sarampo, caxumba e rubéola); dupla do tipo adulto (difteria e tétano); febre amarela (em regiões endêmicas); Pneumocócica (maiores de 60 anos).

Vacinas específicas: raiva.

A imunização antirrábica pré-exposição é imperativa para grupos profissionais cuja atividade os obrigue à permanência em áreas de alto risco. Entre esses indivíduos expostos estão os pesquisadores que manuseiam o vírus rábico em laboratórios, veterinários, laçadores de animais, naturalistas, entre outros.

A prevenção da raiva na pré-exposição é indicada para grupos de risco e se justifica pelas seguintes razões: protege contra exposição inaparente; protege quando a terapia pós-exposição é retardada; simplifica a terapia pós-exposição, eliminando a necessidade de imunização passiva, diminuindo o número de doses da vacina e, consequentemente, o custo.

O esquema recomendado é de três doses: a segunda, sete dias depois da primeira, e a terceira, 14 a 21 dias depois da segunda. De acordo com a Comissão de Peritos em Raiva da OMS, uma vez verificada a resposta imunitária ao esquema inicial, os pacientes deverão receber reforços de vacina a intervalos de um a três anos, enquanto permanecerem sob risco.

Vacinação de profissionais administrativos

Que trabalham em escritórios, fábricas e outros ambientes geralmente fechados.

Vacinas gerais: tríplice viral (sarampo, caxumba e rubéola); dupla do tipo adulto (difteria e tétano); febre amarela (em regiões endêmicas); Pneumocócica (maiores de 60 anos).

Vacinas específicas: influenza.

Vacinação de profissionais do sexo

Esses profissionais são considerados de risco para as DSTs (Doenças Sexualmente Transmissíveis) e doenças infecciosas ainda não controladas em outros países do mundo (risco de introdução de doenças).

Vacinas gerais: tríplice viral (sarampo, caxumba e rubéola); dupla do tipo adulto (difteria e tétano); febre amarela (em regiões endêmicas); Pneumocócica (maiores de 60 anos).

Vacinas específicas: HPV; influenza.

Vacinação de coletores de lixo

O lixo é definido, em geral, como o resíduo sólido descartado pela população. Os profissionais encarregados de sua coleta e destino final são chamados genericamente "Coletores de Lixo, Lixeiros ou Garis".

Os "Coletores de Lixo, Lixeiros ou Garis", profissionais envolvidos na coleta e transporte do lixo, diariamente se expõem a diversas situações de riscos, como: mordidas de cães; acidentes com materiais perfurocortantes, principalmente em mãos ou pés, ocasionados pelo inadequado acondicionamento do lixo; exposição a odores e contato com restos e sobras mal embaladas; acidentes de trânsito; exposição a doenças infecciosas devido ao risco biológico presente em tal atividade.

Os riscos a que se expõem esses trabalhadores estão relacionados, entre outros, ao tipo de lixo que manipulam, o que leva às seguintes recomendações no tocante às vacinas:
Vacinas gerais: tríplice viral (sarampo, caxumba e rubéola); dupla do tipo adulto (difteria e tétano); febre amarela (em regiões endêmicas); Pneumocócica (maiores de 60 anos); influenza.

Vacinas específicas: hepatite A, hepatite B, raiva, febre tifoide, influenza.

Vacina contra hepatite A para coletores de lixo: considerando-se a prevalência da hepatite A no Brasil; o número de suscetíveis adultos no país, que apresenta endemicidade intermediária para a doença; a forma de transmissão e os riscos de exposição a água, alimentos e outros produtos contaminados, é recomendada a vacinação dos profissionais da coleta de lixo contra hepatite A.

Vacina contra influenza para coletores de lixo: a infecção pelo vírus da influenza pode ser prevenida por vacina e deve ser recomendada para o coletor de lixo, com a finalidade de prevenir o absenteísmo e o presenteísmo: como já dito, quando o trabalhador comparece ao trabalho, mas sem condições físicas de exercer plenamente suas atividades, o que, além de intervir em sua produção, também pode representar um maior risco de acidentes de trânsito, entre outros.

Vacina contra febre amarela para coletores de lixo: a vacina contra a febre amarela está indicada pelo PNI e incluída no calendário de vacinação do adulto, para todos os que vivem em municípios brasileiros onde a doença é endêmica.

Vacina contra a raiva para coletores de lixo: a vacinação pré-exposição rotineira contra a raiva não é consenso em todo o país, mas deve ser considerada para o coletor de lixo, que trabalha em áreas de risco aumentado para a doença e de exposição a animais silvestres.

Vacina contra febre tifoide para coletores de lixo: no Estado de São Paulo, a vacina contra a febre tifoide vem sendo usada sistematicamente em trabalhadores de companhias de saneamento que entram em contato com esgoto. Entendemos que essa vacina deva também ser considerada para coletores de lixo que se enquadrem no risco de contato com esgoto.

Condutas em caso de surtos na empresa, epidemias e pandemias

Nem sempre é preciso haver um surto de doença infectocontagiosa – DIP para que os trabalhadores fiquem preocupados ou até mesmo entrem em pânico. Casos isolados, por exemplo, de rubéola em locais de trabalho com a presença de gestantes ganham grande repercussão. Essa situação se agrava em ambientes fechados de escritórios, com sistema de ar condicionado central.

Em 2009, com a pandemia da nova Influenza A, muita desinformação e especulação circulou pelas empresas e alguns governantes afastaram compulsoriamente gestantes das repartições públicas. Paradoxalmente, tal decisão não foi extensiva aos trabalhadores que manifestavam sinais e sintomas da Influenza e alguns formadores de opinião classificaram a pandemia de 2009 como a pandemia da desinformação.

O caminho a ser seguido pelo médico do trabalho é imediatamente inteirar-se do diagnóstico etiológico do caso fonte, e logo a seguir reunir a equipe em que trabalha o doente e informar sobre a natureza da doença, sua evolução e sobre as medidas de controle a serem adotadas por aqueles que efetivamente mantiveram contato com o paciente.

Tivemos a oportunidade de acompanhar vários casos isolados, suspeitos ou confirmados de meningite viral, Rubéola, Varicela, Influenza e outras DIP em várias empresas, ocasiões em que a simples explicação sobre as várias formas das meningites e seus agentes causadores foi suficiente para tranquilizar os trabalhadores.

A informação bem esclarecida, muitas vezes, é mais poderosa do que muitos remédios. O esclarecimento aos trabalhadores de que somente em poucos casos estava indicada a profilaxia com medicamento foi suficiente para que eles mudassem de atitude e se mostrassem agradecidos. Em caso de surto epidêmico na empresa, o médico do trabalho deverá notificar imediatamente, por telefone, a autoridade sanitária da região, em geral a equipe de Vigilância Epidemiológica da Secretaria Municipal de Saúde ou da Secretaria Estadual de Saúde.

Ainda por telefone esses técnicos iniciarão a orientação e a seguir se dirigirão para o local do surto. Para cada doença há uma rotina a ser seguida e no Guia de Vigilância Epidemiológica do Ministério da Saúde (www.saude.gov.br) são apresentados os passos iniciais a serem dados pelo médico até a chegada dos técnicos. No endereço eletrônico da Internet, antes citado, será possível também ter acesso ao Manual de Procedimentos do Profissional de Saúde e do Programa Nacional de Imunizações, o calendário de vacinas inclusive. As novas vacinas quase sempre demoram para ser inseridas no calendário, razão pela qual é necessário, além de consultar o calendário do PNI, verificar o calendário da Sociedade Brasileira de Imunizações e da Sociedade Brasileira de Pediatria.

Em caso de surtos de sarampo, hepatite A, hepatite B, e varicela, a vacinação pós-exposição deve ser instituída o mais rapidamente possível e essa conduta tem demonstrado resultados comprovados de controle de surto (ver vacinação pós- exposição).

Já a vacinação focada está indicada como forma de diminuir o número de suscetíveis nos casos de surtos de influenza, rubéola e doença meningocócica C.

Imunização no futuro

Quando analisamos os adoecimentos dentro de uma população homogênea, fechada, da qual fazemos o seguimento, por vezes descobrimos fatos que surpreendem. As doenças infecciosas são a segunda causa de internações de alta complexidade, gerando custos elevados para o SUS e para os planos de saúde. Entre as causas de mortalidade da população, de acordo com o Ministério da Saúde, as doenças infecciosas aparecem em quarto lugar, sendo antecedidas pelas causas cardiovasculares, as neoplasias e as causas externas. Comum a todas elas, porém, está o fato de que, para que ocorra o óbito há que haver falência de órgãos, e esta complicação, na maioria das vezes, decorre da ação dos microrganismos da Sepse, que provocam a cascata de eventos da morte clínica. Assim, as vacinas, seja pelo Gesto Vacinal Individual ou pelo Efeito Coletivo, são nossas grandes aliadas na tarefa de reduzir a mortalidade do trabalhador brasileiro, aumentando sua longevidade e qualidade de vida.

Tendências

As tendências apontam para um aumento no desenvolvimento de vacinas combinadas e valências múltiplas, ou seja, vários antígenos em uma mesma vacina, reduzindo a quantidade de injeções, os custos, e oferecendo mais conforto ao trabalhador. Assistiremos ao desenvolvimento da vacina terapêutica contra as neoplasias e de combate às doenças sexualmente transmissíveis – DST, que conferirão maior proteção aos adolescentes na fase escolar. Está prevista também uma vacina de adulto que prevenirá a ocorrência de doenças respiratórias, aumentando assim a eficácia das vacinas de hoje, como a vacina contra o vírus Influenza.

A genética vai possibilitar a produção de vacinas a partir do DNA recombinante, e novos produtos serão desenvolvidos através de seu rearranjo (*ressortment*), inclusive trazendo à vacinologia clássica, uma vacinologia reversa. E são esperadas mais inovações. Quanto às vias de administração das vacinas, a principal via hoje utilizada, a intramuscular, cederá cada vez mais espaço ao uso subcutâneo e cutâneo, por meio do uso de *patchs* transdérmicos, equipados com microagulhas, ou até nanoagulhas nas quais a carga de antígenos será imperceptível ao olhar desarmado. A própria agulha tende a desaparecer, em favor do uso mais frequente da via sublingual, intranasal, em aerossóis, e via oral.

Os alvos para novas vacinas já temos. O desejo é erradicar a Malária e a Tuberculose. Esta última continuará sendo produzida a partir do bacilo de Calmette-Guérin (BCG) aperfeiçoada pela genética. Quanto à Malária, há notícias de que já se consegue proteção por curto prazo: segundo divulgado pelo Dr. Plotkin S. no *e-journal USA Global Questions*, já se consegue a junção de vários antígenos, mas ainda é necessário repetir as doses frequentemente. A vacina da Dengue deverá ser tetravalente e está na fase II de Desenvolvimento. De grande efeito, para nós médicos, ainda adeptos do estetoscópio à beira do leito, será presenciar a vacina recombinante (quimérica), oferecida em cápsulas, do vírus de Febre Amarela, e o conteúdo do vírus da Dengue expressando sua genética e com nível de proteção em até 80%.

A vacina contra o HIV constitui outra esperança para humanidade, ainda difícil, pois o vírus é muito mutante. Mais provável será o desenvolvimento de uma vacina terapêutica, que diminuirá a agressão das lesões, aumentando a sobrevida. Atualmente se consegue uma eficácia de 37%, muito longe ainda do que se pretende, mas já é um começo. Há, na Tailândia, um estudo em andamento, na fase II, com 16.000 voluntários. As expectativas para a vacina contra o vírus Influenza concentram-se na forma de produção, que deve passar para o cultivo celular, em vez da utilização de ovos. E, com as novas vias de administração, como a microintradérmica, haverá maior aceitação e efetividade.

▶ Aspectos éticos e legais das imunizações

O desenvolvimento de vacinas eficazes e sua aplicação universal constituem um dos principais progressos da Medicina no último século. Como se sabe, a varíola foi erradicada em todo o mundo e a poliomielite encontra-se em processo de erradicação. Outras doenças infectocontagiosas, apesar de não terem sido erradicadas, estão controladas e apresentam incidência cada vez menor. Vários fatores têm determinado essa redução dentre os quais se destaca a imunização dos adultos.

Os benefícios dos programas nacionais de vacinação, intensificados a partir do início dos anos 1970, não se limitam à pessoa vacinada. A vacinação de todas as pessoas suscetíveis e daquelas que não estejam impedidas de ser vacinadas é um importante fator para o bloqueio da disseminação de vírus e bactérias. O fato de aumentar o número de pessoas protegidas contra determinados microrganismos reduz a possibilidade de transmissão das doenças.

Esse fato se aplica à população em geral, bem como a grupos específicos de pessoas, como os trabalhadores. Estes permanecem pelo menos oito horas por dia em contato com diversos colegas de trabalho, nos mais variados ambientes de trabalho e, muitas vezes, em contato direto com pessoas adoentadas.

Não é difícil compreender que os empregadores necessitam proteger seus colaboradores contra as doenças que poderão adquirir no local de trabalho. Essa obrigação consta da Norma Regulamentadora 32, do Ministério do Trabalho e Emprego, que, no item 32.4.22.6, estabelece: "*sempre que houver vacinas eficazes contra os agentes biológicos a que os trabalhadores estão, ou poderão estar expostos, o empregador deve disponibilizá-las gratuitamente aos trabalhadores não imunizados*".

Desse modo, o trabalhador deverá comprovar seu estado vacinal ao empregador, para que este providencie a devida proteção, de acordo com os fatores de risco existentes na empresa e na comunidade. É importante lembrar que devem ser solicitados dos trabalhadores os comprovantes da imunização com as vacinas estabelecidas no Programa Nacional de Imunização do adulto. Tal solicitação deve ser efetuada por ocasião dos exames admissionais e periodicamente, na medida em que haja necessidade de revacinação. Em caso de recusa do trabalhador em se vacinar, o mesmo deverá ser informado dos riscos adicionais a que estará exposto pela recusa da vacinação e deverá assinar um Termo de Conhecimento Esclarecido. Caberá ao empregador avaliar a conveniência de admitir o profissional de saúde ou mantê-lo afastado do local de trabalho com potencial de risco aumentado para a transmissão de doenças que seriam evitadas com a vacinação.

A vacinação é um procedimento médico realizado em pessoa sadia, assintomática e sensível (suscetível) a doenças que, muito provavelmente, não a afetaria. No entanto, contempla um importante benefício social, muitas vezes mais relevante do que o benefício individual, especialmente quando a cobertura vacinal atinge grande parte da população, em particular as pessoas mais expostas e suscetíveis aos riscos inerentes às doenças infecciosas.

Observamos que, quando a incidência de determinada doença é elevada ou há ameaça de surtos epidêmicos, os meios de comunicação divulgam amplamente o fato e as pessoas correm em massa aos postos de vacinação. Passada a "onda", reduz-se a procura das vacinas e as pessoas começam a supervalorizar os efeitos adversos delas, em detrimento das vantagens que representa uma elevada cobertura vacinal da população.

Um dos princípios básicos da saúde pública (coletiva) é a necessidade de se ter ampla cobertura vacinal para vacinas previstas no PNI e para aquelas que os trabalhadores dos riscos aos quais estarão expostos, para que se evitem surtos epidêmicos nas empresas.

Evidentemente, para se alcançarem as metas de cobertura vacinal, é preciso que inúmeras medidas de prevenção sejam adotadas, como por exemplo: cuidados extremos antes de se usar uma nova vacina; controle estrito dos sistemas de produção e garantia da qualidade da vacina, desde a fabricação, transporte, armazenamento e aplicação. É necessária a previsão até mesmo de mecanismo de indenização às pessoas que comprovadamente apresentem alguma sequela decorrente da utilização de vacinas.

Ao contrário das crianças, os trabalhadores estão plenamente capacitados a dar o seu consentimento quanto à aplicação das vacinas e, para tanto, devem ser adequadamente informados e suficientemente esclarecidos sobre as vantagens da vacinação, contraindicações, possíveis efeitos adversos e sobre como se conduzir nesses casos.

Os riscos e benefícios diretos e indiretos devem ser bem explicados, para que sejam compreendidos, o que inclui a necessidade de assegurar-se a maior cobertura vacinal possível na comunidade, a fim de que, conforme citamos anteriormente, seja bloqueada a transmissão da infecção na população. O trabalhador, ao proteger-se e compreender que também está protegendo outras pessoas, estará cumprindo o seu papel de cidadão responsável e as empresas que disponibilizam as vacinas ou facilitem sua aplicação em seus colaboradores também estarão exercendo seu papel social.

O breve relato histórico oferecido no início deste capítulo demonstra que não será com ações coercitivas e autoritárias que se conseguirá proteger a saúde dos trabalhadores. Atualmente, apenas a vacinação contra a febre amarela é exigida, internacionalmente, de pessoas procedentes de países onde a doença é endêmica e que pretendem se dirigir para os países que exigem tal vacinação. No entanto, apesar de nem sempre as vacinas serem obrigatórias, são inegáveis os seus benefícios, e a informação esclarecida acerca das inúmeras vacinas atualmente disponíveis constitui uma ferramenta indispensável à implementação de um adequado Programa de Vacinação nas empresas.

Calendários de vacinação (PNI e SBIm)

A Tabela 55.10 apresenta o calendário do PNI. Informações adicionais e futuras atualizações poderão ser encontradas no endereço: www.saude.gov/svs.

A Sociedade Brasileira de Imunização – SBIm recomenda que os trabalhadores, além das vacinas previstas no PNI, sejam vacinados contra as possíveis infecções que possam adquiridas no exercício das atividades laborais. A Tabela 55.11 apresenta essas recomendações. Informações adicionais e novas atualizações poderão ser obtidas no endereço: www.sbim.org.br.

Tabela 55.10. Calendário de Vacinação do Adulto e do Idoso – MS/PNI			
Idade	Vacinas	Dose	Doenças Evitadas
A partir de 20 anos	dT (dupla tipo adulto)	1ª dose	Difteria e tétano
	Febre Amarela (áreas endêmicas)	Inicial	Febre amarela
	Tríplice viral (SCR)	Única	Sarampo, caxumba e rubéola
Dois meses após a 1ª dose da dT	dT (dupla tipo adulto)		
Quatro meses após a 1ª dose da dT	dT (dupla tipo adulto)		
A cada 10 anos	dT(tipo adulto) e Febre Amarela	Reforço	Difteria, tétano e febre amarela
60 anos ou mais	Influenza	Anual	Gripe (influenza)
	Pneumococo	Única	Pneumonia pneumocócica

Tabela 55.11 Calendário Ocupacional da Sociedade Brasileira de Imunizações – SBIm

VACINAS ESPECIALMENTE INDICADAS	ESQUEMAS	Saúde	Alimentos e bebidas	Militares, policiais e bombeiros	Dejetos e águas contaminadas	Crianças	Animais	Profissionais do sexo	Profissionais administrativos	Profissionais da aviação	Profissionais que viajam muito	Manicures e podólogos	Coletores de lixo
Tríplice viral (sarampo, caxumba e rubéola) [1, 2]	Uma ou duas doses (com intervalo mínimo de 30 dias) para homens e mulheres nascidos após 1962, de acordo com histórico vacinal, de forma que todos recebam no mínimo duas doses na vida. Dose única para homens e mulheres nascidos até 1962	SIM	SIM	SIM	SIM	SIM	SIM	SIM	SIM	SIM	SIM	SIM	SIM
Hepatites A, B ou A e B [3,4,5,6]	**Hepatite A:** duas doses, com intervalo de seis meses (esquema 0-6 meses)	SIM[9]	SIM	SIM	SIM	SIM	–	SIM	–	SIM	SIM	–	SIM
	Hepatite B: três doses, no esquema 0-1-6 meses	SIM[9]	–	SIM	SIM	–	–	SIM	–	SIM	SIM	SIM	SIM
	Hepatite A e B: três doses, no esquema 0-1-6 meses	SIM[9]	–	SIM	SIM	–	–	SIM	–	SIM	SIM	–	SIM
HPV	A vacina HPV deve ser indicada para homens e mulheres para a prevenção de infecções por papilomavírus humano. Duas vacinas estão disponíveis no Brasil: uma vacina contendo os tipos 6, 11, 16, 18 de HPV com esquemas de intervalos de 0-2-6 meses, indicada para mulheres e homens até 26 anos de idade, e outra vacina contendo os tipos 16 e 18 de HPV com esquemas de intervalos de 0-1-6 meses em mulheres de até 25 anos de idade	–	–	–	–	–	–	SIM	–	–	–	–	–
Vacinas contra difteria, tétano e coqueluche	**Com esquema de vacinação básico completo:** reforço com dTpa (tríplice bacteriana acelular do tipo adulto) ou dT (dupla do tipo adulto), a cada dez anos. **Com esquema de vacinação básico incompleto** (que tenha recebido menos de três doses do componente tetânico durante a vida): uma dose de dTpa (tríplice bacteriana acelular do tipo adulto) e, em seguida, uma ou duas doses de dT (dupla bacteriana do tipo adulto). Reforço com dT ou dTpa a cada dez anos	dTpa[9]	dT	dT	dT	dTpa[10]	dT	–	–	dT	dT	dT	dT
Varicela (catapora) [1]	Duas doses com intervalo de um a três meses entre elas	SIM	–	SIM	–	SIM	–	–	–	SIM	–	–	–
Influenza (gripe)	Dose única anual	SIM	SIM	SIM	SIM	SIM	SIM	SIM	SIM	SIM	SIM	SIM	SIM
Meningocócica conjugada [7]	Uma dose, mesmo para aqueles vacinados na infância ou há mais de cinco anos	SIM[9]	–	SIM	–	–	–	–	–	SIM	SIM	–	–
Febre amarela [1]	Uma dose (repetida a cada dez anos), para quem vive ou vai se deslocar para áreas endêmicas.	–	–	SIM	–	–	–	–	–	SIM	SIM	–	SIM
Raiva (vacina obtida em cultura de células) [8]	Para pré-exposição: três doses, a segunda sete dias depois da primeira e a terceira 14 a 21 dias depois da segunda.	–	–	–	–	–	SIM	–	–	–	–	–	SIM[1]
Febre tifoide	Dose única da vacina polissacarídica capsular Vi, por via intramuscular ou subcutânea, para adultos e crianças a partir de dois anos de idade	–	–	–	SIM	–	–	–	–	–	–	–	SIM
Poliomielite inativada [12]	Pessoas nunca vacinadas: três doses de VIP (esquema 0-1-2 meses, 6-12 meses). Pessoas já vacinadas com esquema completo: uma dose entre um e 12 meses antes da viagem. Pode ser feita combinada à dTpa	–	–	–	–	–	–	–	–	SIM	SIM	–	–

As recomendações deste calendário levam em consideração os riscos ocupacionais específicos de cada atividade e as vacinas, que, por este motivo, são especialmente indicadas.

Continua

Profissionais da área da saúde: médicos, enfermeiros, técnicos e auxiliares de enfermagem, patologistas e técnicos de patologia, dentistas, fonoaudiólogos, fisioterapeutas, pessoal de apoio, manutenção e limpeza de ambientes hospitalares, maqueiros, motoristas de ambulância, técnicos de RX e outros profissionais lotados ou que frequentam assiduamente os serviços de saúde, tais como representantes da indústria farmacêutica e outros. **Profissionais que lidam com alimentos e bebidas**: profissionais que trabalham em empresas de alimentos e bebidas, cozinheiros, garçons, atendentes, pessoal de apoio, manutenção e limpeza, entre outros. **Profissionais que lidam com dejetos e/ou águas potencialmente contaminadas**: mergulhadores, salva-vidas, guardiões de piscinas, manipuladores de lixo e/ou esgotos e/ou águas pluviais, e profissionais da construção civil. **Profissionais que trabalham com crianças**: professores e outros profissionais que trabalham em escolas, creches e orfanatos. **Profissionais que entram em contato frequente ou ocasional com determinados animais**: veterinários e outros profissionais que lidam com animais, e também os frequentadores e visitantes de cavernas. **Profissionais do sexo**: pessoas consideradas de risco para as doenças sexualmente transmissíveis (DSTs) e outras doenças infecciosas. **Profissionais administrativos**: que trabalham em escritórios, fábricas e outros ambientes geralmente fechados. **Profissionais que viajam muito**: aqueles que por viajarem muito dentro e fora do país expõem-se ao risco de adquirir doenças infecciosas endêmicas nesses destinos. **Profissionais da aviação**: pilotos e comissários de bordo. Manicures e podólogos. Coletores de lixo.

COMENTÁRIOS

1. Vacinas vivas atenuadas são contraindicadas para imunodeprimidos e gestantes: elas poderão, a critério médico, ser indicadas nesses pacientes após avaliação do estado imunológico *versus* risco de adoecimento ou risco da infecção *versus* risco de eventos graves decorrentes da vacina.
2. Profissionais femininas grávidas com indicação da vacina SCR devem receber a primeira dose da SCR na maternidade antes da alta hospitalar ou na sua primeira visita ao serviço de saúde.
3. A vacinação combinada contra as hepatites A e B é uma opção e pode substituir a vacinação isolada contra as hepatites A e B.
4. Esquema especial de vacinação contra a hepatite B: Imunocomprometidos e renais crônicos – dobro da dose usual, ou seja, 2 mL = 40 mcg, em quatro aplicações por via intramuscular (esquema 0-1-2-7 meses).
5. Sorologia 30-60 dias após a terceira dose da vacina é recomendada para: profissionais da saúde, imunodeprimidos e renais crônicos. Considera-se imunizado o indivíduo que apresentar título anti-HBs >10 UI/mL.
6. Para pacientes de alto risco (imunodeprimidos e renais crônicos) recomenda-se a monitorização sorológica anual e considerar dose de reforço quando anti-HBs < 10mIU/mL.
7. Sempre que possível dar preferência à vacina quadrivalente ACWY para uma proteção mais ampla.
8. A partir do 14º dia após a última dose é preciso verificar títulos de anticorpos para a raiva com o objetivo de avaliar a eventual necessidade de dose adicional. Profissionais que permanecem em risco devem fazer acompanhamento sorológico a cada seis meses ou um ano e receber dose de reforço quando estes forem menores que 0,5 UI/mL.
9. Em relação à vacinação de profissionais lotados em serviços de saúde considerar: a vacina de coqueluche, especialmente indicada para profissionais da neonatologia, pediatria, geriatria. A vacina de hepatite A está especialmente indicada para profissionais da lavanderia, da cozinha e manipuladores de alimentos. A vacina meningocócica conjugada ACWY está indicada para profissionais da bacteriologia.
10. Para profissionais que trabalham com crianças menores de 12 meses (professores, cuidadores e outros), a vacina de coqueluche está especialmente indicada.
11. Não há consenso, no Brasil, sobre a indicação rotineira da vacina contra a raiva a pessoas que moram em áreas com risco aumentado para adquirir essa doença, ou que viajam para essas regiões.
12. Profissionais com destino a países onde a poliomielite seja ainda endêmica devem receber a vacina inativada contra a pólio. Essa vacina está disponibilizada no Brasil, combinada à dTpa

▶ Bibliografia consultada

Abbas AK. Cellular and molecular immunology. Updated Edition E-Book, 6th Edition- Saunders. 1994.

Ballalai I. Vacinação em profissionais das diversas áreas. In: Cunha, J (ed.) Vacinas e imunoglobulinas – Consulta Rápida.1ª ed. Porto Alegre: Artmed, 2009.

Ballalai I. Calendário de vacinação ocupacional comentado. Calendários Comentados SbIm, 2010. Vacinação Ocupacional

Ballalai I. Imunização e prevenção nas empresas. Um guia de orientação para a saúde dos negócios e do trabalhador. Coleção Temas de Vacinação. Sociedade Brasileira de Imunizações – SBIm, 2012.

Ballalai I. Vacinação para exposição ocupacional. In: Amato Neto V. (ed). Imunizações. 1ª ed. Segmento Farma, 2011.

Ballalai I. Informe gripe 2012 – prevenção nas empresas. Sociedade Brasileira de Imunizações – SBIm, 2012.

Ballalai I. Vacinação de coletores de lixo. In: Amato Neto, V. (ed.). Imunizações. 1ª edição. Segmento Farma. 2011.

Ballalai I. Manual prático de imunizações. São Paulo: AC. Farmacêutica, 2013.

Ballalai I, Kfouri R, Migowsk E. Temas em vacinação. Bases em vacinação. Sociedade Brasileira de Imunizações – SBIm. Rio de Janeiro. 2006.

Calendário de vacinação ocupacional da Sociedade Brasileira de Imunizações – SBIm 2012/13. Disponível em http://www81.dataprev.gov.br/sislex/paginas/05/mtb/7.htm

Gomes A, Ballalai I, Moura M, Azevedo P, Kfouri R, Angerami R. Guia Prático – Atualização em vacina ocupacional. Associação Nacional de Medicina do Trabalho – ANAMT e Sociedade Brasileira de Imunizações – SBIn 2007.

Migowski E. Estudo da soroprevalência de anticorpos anti-varicela zoster em estudantes de Medicina e Enfermagem da Universidade do Brasil. Rio de Janeiro, 2002. [Tese de Doutorado. Centro de Ciências da Saúde da Universidade Federal do Rio de Janeiro]

Migowski, E. et al. Guia prático de vacinação em empresas: abordagem para médicos do trabalho. Sociedade Brasileira de Imunizações. SBIm, 2005.

Ministério da Saúde. Manual dos centros de referência para imunobiológicos especiais. 3ª. edição. Brasília – DF. 2006.

Ministério do Trabalho. NR7. Programa de Controle Médico de Saúde Ocupacional (107.000-2) – PCMSO. Disponível em http://www81.dataprev.gov.br/sislex/paginas/05/mtb/7.htm

Ministério do Trabalho. Segurança e Saúde no Trabalho em Serviços de Saúde. NR32. Disponível em http://portal.mte.gov.br/data/files/8A7C812D3226A41101323B5152AF4497/nr_32.pdf

Organização Internacional do Trabalho (OIT). Disponível em http://www.ilo.org/public/portugue/region/eurpro/lisbon/html/portugal_dia_seguranca_04_pt.htm.

Siegrist, C-A. Vaccine immunology. In: Plotkin, S, Orenstein W, Offit PA (eds.). Vaccines. 5th ed. Philadelphia: Saunders, 2008. p.17-36.

A Promoção da Saúde e a Prevenção de Doenças Focadas nos Trabalhadores Viajantes e Expatriados

Márcia Bandini
Jessé Reis Alves

▶ **Introdução**
▶ **Riscos relacionados a viagens de trabalho**
  Diarreia do viajante
  Doenças relacionadas à altitude
  "Jet lag"
  "Motion sickness"
  Doenças respiratórias
  Doenças dermatológicas
  Doenças infectocontagiosas mais comuns
  Trombose venosa profunda e tromboembolismo pulmonar
  Doenças relacionadas ao clima
  Acidentes e violência
▶ **Consulta para o trabalhador viajante e vacinação**
▶ **Aspectos psicossociais do trabalhador viajante**
  Introdução e epidemiologia focada em saúde mental
  Efeitos sobre a saúde mental
  Avaliação pré e pós viagem com foco em saúde mental

▶ **Aconselhamento e orientações para o viajante**
▶ **O trabalhador expatriado**
  Cultura, choque cultural e aculturação
  Efeitos sobre a saúde
  Medidas de Controle
▶ **Referências e Bibliografia consultada**

Introdução

Em todo o mundo, o número de viagens aumenta sem parar. A globalização; a abertura de mercados entre países; novas tecnologias aproximando regiões que eram distantes, no passado; maior oferta de voos internacionais ou domésticos e preços mais acessíveis estão entre os fatores que contribuem para este aumento. Segundo a Organização Mundial de Saúde (OMS), foram 880 milhões de viagens internacionais no mundo, apenas em 2009. Destas, cerca de 15% foram viagens a trabalho ou negócios, ou seja, mais de 130 milhões de viagens. Estima-se que, em 2020, serão 1,6 bilhões de viagens no mundo.

Em muitos destes casos, os viajantes a trabalho estão vinculados a organizações que possuem programas de saúde e segurança. Isso traz o tema cada vez mais perto dos profissionais da área, em especial dos médicos do trabalho, que são desafiados a mudar sua abordagem preventiva. Ao invés de uma função ou atividade definida, com riscos específicos e protocolos claros de avaliação médica, cada viagem traz uma nova situação de risco que precisa ser considerada pelo médico. Desta maneira, os exames ocupacionais não podem mais se limitar aos protocolos dos Programas de Controle Médico de Saúde Ocupacional. É preciso se adaptar a esta situação dinâmica, sabendo diferenciar um protocolo mínimo de avaliação de saúde de outro customizado, caso a caso, e combinar ambos de maneira a proteger o trabalhador de forma mais efetiva.

Comparadas à possibilidade de permanecer em casa, mortalidade e morbidade são aumentadas naqueles que viajam, especialmente quando seu destino são países – assim chamados – em desenvolvimento. Os riscos para a saúde durante viagens podem variar de acordo com as características tanto da viagem em si, quanto do próprio indivíduo. Algumas questões fundamentais devem ser avaliadas durante a orientação pré-viagem e influir na tomada de decisão sobre medidas preventivas:

Onde?

Se a viagem é feita para "países industrializados" ou "países em desenvolvimento", cidade ou resorts altamente desenvolvidos e bem estruturados, ou se viagem é feita para locais remotos, zonas rurais ou cidades desprovidas de infraestrutura de saneamento e locais aceitáveis de atendimento médico.

Quando?

A época da viagem, por exemplo, se ocorre na estação chuvosa ou na estação seca, em que a sazonalidade das doenças poderá ser determinante na priorização de medidas e orientações. Nesse contexto, incluímos o tempo de estadia. Para viajantes ocasionais, o risco será muito menor do que para expatriados ou viajantes frequentes.

O quê? Para quê? (finalidade da viagem)

O turismo de negócios, ou viagens a trabalho ocasionais, para cidades preparadas com hotéis e serviços médicos, é muito distinto de viagens em que predominam visitas a campo ou estadias prolongadas em áreas rurais e remotas. Visitar amigos e parentes (VFR – *visiting family e relatives*) está muito mais associado à aquisição de doenças. Da mesma forma, esportes de aventura, longas caminhadas, turismo ecológico etc., estão mais relacionados à exposição a grande número de enfermidades.

Como? (características viagem)

É preciso levar em conta, também, que o padrão de higiene esperado numa viagem de negócios em que a estadia, em hotéis selecionados, é bastante diferente do padrão esperado para aqueles que viajam com mochilas e têm baixo orçamento, também definindo medidas específicas em cada situação. Atividades como *trekking* em altitude, mergulho, caça, *camping*, estão sempre relacionadas à exposição a agentes infecciosos ou ambientais de maior risco.

Quem? (características do hospedeiro)

É fundamental que se avalie se os viajantes têm condições saudáveis ou têm doenças pré-existentes; se são imunes ou não imunes a determinadas doenças; se usam medicações contínuas; se têm antecedentes de doenças psiquiátricas ou riscos para doenças cardiovasculares; se têm condições especiais, tais como extremos de idade, gestantes etc.

Os dados sobre causas de mortes em viajantes parecem, às vezes, contraditórios. Alguns estudos afirmam que os acidentes são a principal causa de morte, enquanto outros demonstraram predominância de eventos cardiovasculares (Hargarten, Baker, Guptill, 1991; Liese *et al.*, 1997). Estas diferenças devem-se, principalmente, às várias populações examinadas e seus diferentes destinos. Muitos desses estudos foram feitos em viajantes europeus ou norte-americanos, tornando os dados, muitas vezes, difíceis de ser extrapolados para a realidade brasileira. Entretanto, fica patente que, a despeito de todos os riscos infecciosos, são as causas não infecciosas as responsáveis pela maioria das mortes que ocorrem durante viagens internacionais.

Dentre as doenças infecciosas, a malária é a causa mais frequente de morte entre os viajantes. Quando se avalia a espécie, observa-se que quase a totalidade das mortes foram devidas a infecção por *P. falciparum* e as taxas de letalidade variam de 0 a 3,6%, em diferentes países (Muentener, Schlagenhauf, Steffen, 1999). Entre os óbitos por doenças infecciosas, o HIV teve um lugar de destaque, apesar de não aparecer nas estatísticas, pois, sendo uma consequência tardia da infecção, pode não ser reconhecido como tendo sido adquirido durante viagem anterior. Na Suíça, estima-se que 10% das infecções por HIV são adquiridas no exterior. No Reino

Unido, o risco de adquirir o HIV chega a ser 300 vezes maior durante viagens ao exterior (Thomson, Najera, 2001). Muitas outras infecções podem causar morte em viajantes, variando da chamada "diarreia dos viajantes", geralmente inofensiva, até a raiva que, se não tratada, tem taxa de letalidade de quase 100%. No geral, porém, as infecções potencialmente fatais podem ser muito eficazmente prevenidas.

Os objetivos deste capítulo são: (1) apresentar os fundamentos da Medicina de Viagem/do Viajante para os médicos do trabalho; (2) destacar os principais riscos e controles a serem considerados em viagens a trabalho, incluindo casos específicos e recomendações especiais; e (3) oferecer referências de leitura e atualização úteis para os médicos do trabalho e profissionais de saúde e segurança.

Riscos relacionados a viagens de trabalho

Diarreia do viajante

A "diarreia dos viajantes" é o problema que mais frequentemente afeta os viajantes, especialmente aqueles que se deslocam de países ou regiões ditas desenvolvidas para áreas rotuladas como "em desenvolvimento" (Steffen *et al.*, 1987). Estima-se que aproximadamente metade dos viajantes provenientes de países industrializados em visita às áreas tropicais do globo tende a desenvolver esta doença (NIH, 1985), em que à diarreia podem associar-se febre baixa, cólicas abdominais e vômitos. A infecção é normalmente adquirida através da ingestão de microrganismos contaminantes de alimentos ou da água, ou por contato com as mãos contaminadas de uma pessoa infectada. A "diarreia dos viajantes" é causada por uma grande variedade de organismos que incluem bactérias, vírus e parasitas. Esclarecer a epidemiologia e etiologia da diarreia pode reduzir o risco de aquisição de doença e facilitar seu diagnóstico naqueles indivíduos afetados. Os agentes podem ser identificados, em 50 a 75 por cento de viajantes com diarreia que tenham duração menor que duas semanas; mas à medida que a duração da diarreia aumenta, a probabilidade de identificar um agente infeccioso específico diminui, embora a probabilidade de diagnóstico de uma infecção parasitária aumente (Okhuysen, 2001).

A doença é causada predominantemente por enteropatógenos bacterianos: *Escherichia coli* enterotoxigênica (ETEC), *E. coli* enteroagregativa, espécies de Salmonella, espécies de *Campylobacter* e *Shigella*. A ETEC – que é o patógeno mais comum, representando até um terço de etiologias – e a *E. coli* enteroagregativa, têm sido cada vez mais reconhecidas. Espécies de vibrios não-*cholerae*, de *Aeromonas* e *Plesiomonas* são menos frequentes. As causas virais incluem norovírus e rotavírus. Os norovírus têm sido um problema particular em navios associados a surtos entéricos. Parasitas são as causas menos comuns e são geralmente vistos em diarreias prolongadas. Protozoários, como *Giardia lamblia*, *Cryptosporidium*, *Cyclospora cayetanensis*, e *Entamoeba histolytica* são descritos, sendo a *G. lamblia* o mais comum (Hill *et al.*, 2006).

A prevenção da diarreia dos viajantes passa por uma série de medidas comportamentais, nem sempre fáceis de serem seguidas, especialmente para aquele viajante de longa permanência. A ingestão de alimentos contaminados parece ser o modo mais comum de aquisição desses quadros. A análise da literatura sugere que práticas inadequadas de higiene, em locais de manipulação de alimentos, e o consumo de bebidas, podem ser um risco mais importante do que a contaminação de elementos específicos (DuPont, Khan, 1994; DuPont, Steffen, 2003).

Por estes motivos, torna-se difícil para o viajante exercer o controle total sobre seu ambiente e ter sucesso na prevenção da diarreia. Além disso, educar os viajantes sobre escolhas de alimentos seguros muitas vezes não é suficiente para alterar o comportamento do viajante (Hill, von Sonnenberg, 2003), pois provar da culinária local muitas vezes é parte integrante da viagem. No entanto, embora as medidas de prevenção possam não ser totalmente eficazes, continua a ser importante aconselhar o viajante sobre como evitar a diarreia. Medidas de bom senso podem ajudar, inclusive, a diminuir a chance de o viajante ser afetado por outros patógenos de aquisição fecal-oral, como a febre tifoide, infecções por cestódeos (por exemplo, cisticercose), e helmintos intestinais. Os viajantes devem procurar restaurantes e outros locais de consumo de alimentos que tenham boa reputação em relação à segurança. Alimentos bem cozidos, alimentos secos, e as frutas e legumes descascadas pelo viajante são geralmente seguros. Cubos de gelo produzidos com água não tratada, sucos de frutas, saladas frescas, produtos lácteos não pasteurizados, molhos frios, *buffets* abertos, e quaisquer alimentos mal cozidos, ou mantidos reaquecidos por horas, devem ser evitados.

Doenças relacionadas à altitude

As viagens para destinos muito acima do nível do mar podem apresentar riscos adicionais, como a exposição a ambientes mais frios e de baixa umidade, o aumento da radiação ultravioleta e redução da pressão atmosférica. A pressão parcial de oxigênio, a 2500m de altitude (como no Vale do Colorado, por exemplo), é 26% menor do que ao nível do mar. A 4000m, esta pressão é 41% menor, como ocorre, por exemplo, em La Paz, na Bolívia. Com esta redução, o principal risco para o trabalhador viajante é a hipóxia (Pollard, Murdoch, 2003).

O organismo pode ajustar-se bem a variações da pressão do oxigênio, mas isso demanda tempo. Em geral, o processo de adaptação leva alguns dias, dependendo da altitude do local de destino. Durante este período, pode haver redução da capacidade física aeróbica, distúrbios do sono, cefaleia e tontura. Em altitudes acima de 2100 m estes sintomas já podem ser percebidos, mas são mais exuberantes a partir de 2750 m (Aerospace Medical Association, 2003; Hackett, Roach, 2001).

Dicas para uma melhor adaptação incluem (Hackett, 2001):
- Alcançar altitudes de forma gradual, sempre que possível, evitando variações maiores de 2750m em um único dia. Considerar o uso de acetazolamida se a viagem precisar ser feita de uma única vez.
- Evitar o uso de bebidas alcoólicas nas primeiras 48 horas.
- Evitar exercícios físicos intensos, e mesmo, moderados, nas primeiras 48 horas.

Quando há problemas de adaptação, as doenças relacionadas à altitude podem se apresentar de três maneiras: "doença das montanhas", edema cerebral e edema pulmonar.

A "doença das montanhas" é a mais comum das três e tende a ser autolimitada, desaparecendo em 24-72 horas. Os sintomas incluem cefaleia, que pode ser acompanhada de fadiga, perda de apetite, náuseas e, ocasionalmente, vômitos. Em geral, a cefaleia se inicia 2-12 horas após a chegada.

Edema cerebral é uma evolução rara da "doença das montanhas", que pode cursar com o edema pulmonar. Além dos sintomas já descritos, o viajante evolui com letargia, tonturas, confusão mental e ataxia. É uma condição de emergência médica, que pode evoluir para a morte em 24 horas.

O tratamento de ambas as condições inclui descer o viajante para, no mínimo, 300 m, a fim de aumentar a pressão parcial de oxigênio. Alternativamente, pode-se administrar oxigênio suplementar (2 L/min). A acetazolamida pode ser usada, mas a dexametasona tem se mostrado mais eficiente para tratar dos sintomas agudos (Hackett, Roach, 2004).

O edema pulmonar pode ocorrer concomitantemente com a "doença das montanhas" e o edema cerebral, ou cursar de forma isolada. Os sintomas são mais frequentes em altitudes elevadas e incluem dispneia, fraqueza e tosse. Pode evoluir rapidamente para a morte. O tratamento inclui, obrigatoriamente, descer, o viajante, para aumentar a pressão parcial de oxigênio. Na impossibilidade de conduzi-lo para altitudes mais baixas, pode ser necessário administrar oxigênio suplementar hiperbárico. O uso de nifedipina pode ser indicado durante o período de viagem para menores altitudes. Inibidores da fosfodiesterase podem ser usados, caso a nifedipina não esteja disponível.

A Tabela 56.1 resume as doses dos medicamentos que podem ser necessários, bem como suas aplicações.

Outras condições de saúde devem ser consideradas, devido ao seu potencial de agravar o risco de o viajante desenvolver doenças relacionadas à altitude. Trabalhadores com doenças cardíacas congestivas, com histórico de angina, doenças pulmonares ou com histórico familiar de doenças relacionadas à altitude devem ser avaliados pelo médico antes de suas viagens. Não há contraindicação para que pacientes diabéticos viajem para destinos muito altos, mas devem estar com a glicemia controlada, porque a cetoacidose diabética pode ser fator desencadeante para as doenças relacionadas à altitude. Pacientes com cirurgia oftalmológica recente, como ceratotomia, podem apresentar alterações visuais.

Tabela 56.1. Medicamentos que podem ser indicados no tratamento de doenças relacionadas à altitude (Hackett, Roach, 2007)			
Medicamento	Indicação	Via de Administração	Dose
Acetazolamida	Prevenção de Doença das Montanhas e Edema Cerebral	Oral	125 mg – 2 vezes/dia
	Tratamento de Doença das Montanhas	Oral	250 mg – 2 vezes/dia
Dexametasona	Prevenção de Doença das Montanhas e Edema Cerebral	Oral	2 mg – 6/6 h ou 4 mg – 12/12 h
	Tratamento de Doença das Montanhas (DM) e Edema Cerebral (EC)	Oral, endovenosa ou intramuscular	4 mg – 6/6 h (DM) 8 mg – dose única, seguido de 4 mg – 6/6 h (EC)
Nifedipina	Prevenção de Edema Pulmonar	Oral	30 mg – 12/12 h ou 20 mg – 8/8 h
	Tratamento de Edema Pulmonar	Oral	30 mg – 12/12 h ou 20 mg – 8/8 h

"Jet lag"

Jet lag é um transtorno temporário que afeta os indivíduos que realizam viagens aéreas e que se deslocam rapidamente por três ou mais fusos horários. É o resultado do ajuste lento do "relógio biológico" para o tempo do local de destino, de forma que o ciclo circadiano e a regulação do sono e da vigília ficam fora de sincronização com o novo ambiente (AASM, 2007).

Essa regulação é exercida pelo núcleo supraquiasmático, na base do hipotálamo, que contém receptores de melatonina. A melatonina é fabricada na glândula pineal a partir do triptofano. Sua síntese e liberação são estimuladas pela escuridão e suprimidas pela luz. Consequentemente, a secreção da melatonina é responsável pela definição do nosso ciclo sono-vigília.

As viagens que ocorrem no sentido leste estão associadas com maior dificuldade em adormecer no horário habitual e maior sonolência matinal. Viagens para o oeste estão associadas com sonolência no início da noite e o despertar precoce na madrugada. Os viajantes que voam dentro do mesmo fuso horário, tipicamente, experimentam o menor número de problemas, tais como cansaço inespecífico da viagem. Ao cruzarem-se mais fusos horários, ou ao viajar-se para o leste, geralmente é maior o tempo necessário para a adaptação. As respostas à mudança de fusos horários variam de indivíduo para indivíduo. A intensidade e a duração do *jet lag* estão relacionados com o número de zonas de tempo ultrapassadas, a direção do deslocamento, a capacidade de dormir durante a viagem, a disponibilidade e intensidade de sinalizadores do ciclo circadiano no local de destino (exposição à luz solar, horários de refeições, horários de trabalho etc.) (Waterhouse, Reilly, Atkinson, 1997).

Os sintomas mais observados incluem dificuldade em pegar no sono, incluindo o início tardio do sono (após deslocamentos para o leste); o despertar precoce (após deslocamentos para o oeste) e sono fracionado (após deslocamentos em qualquer direção); fraco desempenho em tarefas físicas e mentais durante o dia; aumento da fadiga, cefaleias, irritabilidade, e diminuição da capacidade de concentração; distúrbios gastrointestinais e diminuição do apetite.

Algumas medidas preventivas podem evitar ou minimizar o *jet lag*. A prática de exercício e dieta saudável são hábitos importantes para melhor adaptação. Tentar redefinir o "relógio biológico", deslocando o tempo de sono para 1-2 horas mais tarde, por alguns dias, antes de viajar para o oeste, e 1-2 horas mais cedo, antes de viajar para o leste. Também se deve procurar exposição à luz branca, à noite, se a viagem ocorrer para o oeste, e expor-se à luz solar, na parte da manhã, se viajar para o leste. Tentar, se possível, fazer uma pausa (uma parada) de um ou dois dias, durante uma longa viagem. Se a viagem for de curta duração (dois dias ou menos), convém que o trabalhador tente permanecer nos horários habituais de seu local de residência.

Durante a viagem, é importante evitar refeições copiosas, álcool e cafeína em excesso. Procurar beber muita água para se manter hidratado(a), usar sapatos e roupas confortáveis e, durante voos longos, tentar dormir.

Ao chegar ao local de destino, o viajante deve evitar situações que exijam tomadas de decisão críticas, como reuniões importantes. No primeiro dia após a chegada, convém tentar adaptar-se o mais rapidamente possível à programação local, otimizar a exposição à luz do sol, fazer as refeições apropriadas para o horário local, beber bastante água e evitar excesso de cafeína ou álcool. Tirar sonecas curtas (20-30 minutos) pode aumentar a disposição, mas é importante não ultrapassar esse tempo, para não prejudicar o sono noturno (Sack *et al.*, 2007).

O uso da melatonina é ainda controverso para prevenir o *jet lag*. Alguns médicos defendem o uso de 0,5-5,0 mg durante os primeiros dias de viagem, e há dados que sugerem sua eficácia. No entanto, a sua produção não é regulamentada em muitos países e não é um produto disponível no Brasil (Brzezinski, 1997).

Alguns hipnóticos não benzodiazepínicos, tais como *zolpidem*, têm demonstrado eficácia para promover o prolongamento dos períodos de sono de alta qualidade. Caso o viajante prefira um benzodiazepínico, é melhor optar pelos de curta ação, tais como *temazepam*, o que irá minimizar a sedação excessiva no dia seguinte. Como a ingestão de álcool pode ser frequente durante viagens internacionais, no momento da orientação convém enfatizar o risco de interação do álcool com os hipnóticos. O viajante pode, também, estimular o estado vígil durante o dia, com substâncias à base de cafeína, evitando seu uso no período da tarde (Jamieson *et al.*, 2001).

"Motion Sickness" (Cinetose)

A cinetose é a náusea desencadeada pelo resultado da exposição ao movimento, ou sugestão visual de movimento (Priesol, 2008). Todas as pessoas, dado estímulo suficiente, poderão desenvolver cinetose, embora alguns grupos estejam em maior risco. A frequência e a gravidade variam individualmente. Para alguns indivíduos, o impacto é tão significativo que os sintomas podem arruinar uma viagem. O médico do trabalho deve reunir informações suficientes sobre a saúde geral do indivíduo, sua suscetibilidade ao movimento e o itinerário de viagem, para identificar situações em que a cinetose seja um risco potencial. Assim, é possível ter uma compreensão clara da doença do movimento e como ela pode ser prevenida e/ou tratada.

Viajar através da água, em terra e no ar pode desencadear uma série de sintomas, embora a náusea seja a forma mais comum e notória dessa condição. Ambientes capazes de produzir cinetose incluem uma variedade de veículos mecânicos, tais como navios, aviões, carros, ônibus e trens (Neimer *et al.*, 2001). Uma exposição prolongada a movimento constante, ao longo de 3-4 dias, costuma resultar em adaptação, na maioria dos indivíduos (Wood *et al.*, 1994). Acredita-se que essa adaptação seja o resultado de compensação do sistema nervoso central, mas o mecanismo exato ainda não foi elucidado. Infelizmente, essa tolerância ao movimento se perde, dentro de um período de tempo semelhante, e os sintomas podem retornar. As mulheres, especialmente durante a gravidez; durante o período menstrual, ou em uso de hormônios, são mais propensas a desenvolver sintomas. As pessoas que já têm cefaleias enxaquecosas são propensas à cinetose ou então, podem ter mais crises de enxaqueca durante episódios de cinetose. As pessoas que já preveem que terão sintomas têm maior chance de apresentar cinetose, quando estimuladas.

Para tratamento, os anti-histamínicos são os medicamentos mais comumente utilizados e disponíveis, embora os não sedativos pareçam ser menos eficazes. A sedação é o efeito colateral principal de todos os medicamentos usados para o tratamento da cinetose. Outros medicamentos comumente utilizados para tratar a doença do movimento são escopolamina (oral e transdérmica), meclizina, ciclizina, drogas antidopaminérgicos (como prometazina), metoclopramida, simpaticomiméticos, benzodiazepínicos, procloroperazina, e ondansetron. Ao recomendar qualquer um destes medicamentos, o médico do trabalho deve certificar-se de que os pacientes compreendam bem os riscos e benefícios, o perfil de efeitos adversos das drogas, as interações medicamentosas potenciais, uma vez que, muitas vezes estes medicamentos têm efeitos colaterais indesejáveis.

Existem muitos estudos que comparam diferentes agentes anticinetose com placebo. Alguns têm mostrado maior eficácia de certas drogas sobre outras, mas um estudo sobre sete produtos diferentes, em condições reais, não encontrou diferenças significativas nos sintomas relatados durante uma viagem marítima (Schmid et al., 1994). Geralmente, a prometazina e a escopolamina são consideradas mais eficazes, em condições extremas, do que os anti-histamínicos.

É importante salientar que, embora a redução dos sintomas de cinetose seja o objetivo, estes medicamentos podem interferir com a resposta à adaptação das vias vestíbulo-visuais. Como resultado, a adaptação passa a ser mais lenta.

Doenças respiratórias

As infecções respiratórias são uma das principais causas de agravos à saúde no retorno de viagens e podem acometer até 20% dos viajantes. Assim, essas infecções respiratórias podem ser quase tão comuns quanto a "diarreia dos viajantes". A infecção das vias respiratórias superiores é mais comum do que as infecções respiratórias baixas.

Patógenos virais são a causa mais comum de infecção respiratória em viajantes e os agentes causais incluem adenovírus, coronavírus, rinovírus, vírus da influenza, vírus da parainfluenza, metapneumovírus humano, e o vírus sincicial respiratório. Os patógenos bacterianos são menos comuns, mas incluem *Streptococcus pneumoniae*, *Mycoplasma pneumoniae*, *Haemophilus influenzae*, *Chlamydophila pneumoniae*, e espécies de *Legionella*. Patógenos virais podem ser responsáveis pela infecção de base, que irá posteriormente evoluir para sinusites bacterianas ou traqueobronquites (Freedman et al., 2006).

Os surtos geralmente estão associados com a aglomeração de pessoas em locais fechados, como hotéis, meios de transporte e outros. São poucos os patógenos que têm sido associados com surtos em viajantes, incluindo vírus da gripe, *L. pneumophila*, a síndrome respiratória aguda grave (SARS), coronavírus e *Histoplasma capsulatum*. A temporada de gripe no hemisfério norte temperado é de dezembro a fevereiro. No hemisfério sul, também de clima temperado, a temporada de gripe é de junho a agosto. Viajantes para zonas tropicais estão em risco todo o ano. A exposição a uma pessoa infectada com cepas de vírus não circulantes, ou não contidos nas vacinas de cada hemisfério, pode levar à rápida disseminação em pessoas suscetíveis e que se encontram confinadas (Leder et al., 2003).

As variações de pressão do ar, durante a decolagem e descida de aeronaves, podem facilitar o desenvolvimento de sinusites e otites médias. A circulação de um grande número de pessoas em aeroportos, veículos de transporte, navios e hotéis, também pode facilitar a transmissão. A transmissão aérea direta, a bordo de aeronave, é incomum, por causa da recirculação do ar e filtragem frequente, embora haja relatos de casos esporádicos de SARS, gripe, tuberculose e outras doenças que ocorreram em aeronaves modernas. A transmissão da infecção pode ocorrer entre os passageiros que ocupam assentos próximos, geralmente através de contato direto ou de perdigotos (Zitter et al., 2002).

A qualidade do ar, em muitos destinos de viagem, pode não ser das melhores, e a exposição aos poluentes e partículas está associada a riscos para a saúde, incluindo as rinites, as exacerbações da asma e a doença pulmonar obstrutiva. Certos viajantes têm um maior risco de infecção do trato respiratório, com destaque para os idosos e pessoas com comorbidades pulmonares, como asma e doença pulmonar obstrutiva crônica (DPOC) (Leder, Newman, 2005; Schwela, 2000).

O risco de tuberculose entre os viajantes é baixo, mas deve ser lembrado, quando se tratar de viajantes que retornam sintomáticos, de países com alta prevalência da doença (Lobato, Hopewell, 1998).

Os viajantes sintomáticos devem ser avaliados como em qualquer outro caso de doença respiratória, embora naqueles com doença progressiva ou grave devam-se sempre discutir causas específicas, em seus destinos de viagem, bem como o histórico de exposição. A maioria das infecções respiratórias em viajantes é viral, com manifestações leves, e não requer tratamento específico, nem antibióticos. O autotratamento com antibióticos, durante a viagem, pode ser considerado, para infecções respiratórias que pioram após sete dias de sintomas, especialmente se os sintomas específicos de sinusite ou bronquite estiverem presentes. As fluoroquinolonas de amplo espectro para agentes respiratórios, como levofloxacina, ou um macrolídeo, como azitromicina, podem ser prescritos para este fim.

A taxa de influenza entre pessoas que viajam não é conhecida, embora a gripe seja um exemplo típico de doença disseminada por viajantes. A dificuldade de autodiagnosticar a gripe torna difícil a decisão de proporcionar aos viajantes autotratamentos com inibidores da neuraminidase. Esta prática deve ser limitada para os viajantes cujas condições específicas possam predispor a um quadro de influenza grave (Luna *et al.*, 2007).

Algumas vacinas estão disponíveis para prevenir certo número de doenças respiratórias, incluindo influenza, *S. pneumoniae*, *H. influenzae* tipo B infecção (em crianças), coqueluche, difteria, varicela e sarampo. A menos que contraindicado pelo médico, os viajantes devem ser estimulados a se vacinar contra a gripe.

Embora nem sempre efetivas, algumas medidas preventivas devem ser enfatizadas como, por exemplo: minimizar o contato próximo com as pessoas que estão com tosse e espirros; lavagem frequente das mãos com produtos como sabão e água ou à base de álcool (contendo pelo menos 60% de álcool).

Doenças dermatológicas

As manifestações dermatológicas são um problema médico frequente em viajantes. De acordo com a rede de vigilância *GeoSentinel*, responsável pela detecção de problemas relacionados a viajantes que retornam doentes de seus destinos, a *larva migrans* cutânea, picadas de insetos e infecções bacterianas foram os problemas de pele mais frequentes em viajantes que retornaram, tornando-se 30% dos 4.742 diagnósticos (Freedman *et al.*, 2006). Em outra revisão de 165 viajantes que retornaram à França com problemas de pele, as principais doenças apresentadas foram celulite, escabiose e pioderma. Estes dados são parciais, na medida em que não incluem os problemas de pele que foram diagnosticados durante a viagem, e que foram autolimitados, ou foram tratados antes do retorno (Ansart *et al.*, 2007).

Os problemas de pele geralmente pertencem a uma das seguintes categorias: 1) os que estão associados com febre, geralmente uma erupção cutânea ou infecção bacteriana secundária (celulite, linfangite, bacteremia, mediados por toxina), e 2) não associadas à febre, que constituem a maioria dos casos. O diagnóstico de problemas de pele em viajantes retornados é baseado nos seguintes critérios:

1) Reconhecimento de padrões das lesões, se papulares, maculares, nodulares, lineares, ou ulceradas.
2) Localização das lesões: em áreas de pele expostas ou não expostas
3) História de exposição: água doce, mar, insetos, animais, ou contato humano.
4) Sintomas: febre, dor ou prurido.

É importante lembrar que as condições da pele em viajantes podem ter uma causa não relacionada com viagens.

A Tabela 56.2 sintetiza os principais diagnósticos, de acordo com os critérios de reconhecimento acima.

Tabela 56.2. Lesões dermatológicas comuns em viajantes		
		Tipo de lesão
Papulares	Picadas de insetos	Causa mais frequente de lesão dermatológica. Pode ser causada por mosquitos, moscas, pulgas, triatomíneos; escabiose etc
	Oncocercose	Causada pela *Onchocerca volvulus*, uma filária transmitida por picada de mosca. Alta incidência em alguns países da África Subsaariana
Nodulares	Infecções bacterianas	Celulites, piodermas e erisepelas podem ser causados por *Streptococcus pyogenes* ou *Staphylococcus aureus*. Impetigo é outra causa frequente de manifestações dermatológicas causadas por essas bactérias
	Miíase	Causada pelos estágios larvares das moscas *Cordylobia anthropophaga* ou *Dermatobia hominis*. Pode ser frequente tanto na África quanto América Latina
	Tunguíase	Causada pela mosca de areia *Tunga penetrans*, produz lesões geralmente em pés
	Loa Loa	Um gênero de filariose que raramente ocorre em viajantes de longa permanência para a África subsaariana. Podem ser detectados nódulos subcutâneos migratórios, dolorosos em com sinais inflamatórios, mas o diagnóstico definitivo é feito com o achado da microfilária em circulação sanguínea
	Gnatostomíase	Nematódeo encontrado em algumas regiões da Ásia, África e América do Sul; causada pela ingestão de peixes do mar crus ou mal cozidos. Podem ocorrer nódulos subcutâneos migratórios e as larvas podem atingir até o sistema nervoso central. Em geral, eosinofilia é um achado frequente
Maculares	*Tinea versicolor*	Lesão produzida pelo fungo *Pityrosporum ovale*. Produz áreas hiper ou hipopigmentas, numulares, especialmente em tronco em membros superiores
	Tinea corporis	Lesões produzidas por diferentes agentes fúngicos, tem característica de se apresentar como grandes lesões eritemato-maculares, descamativas e com aspecto circinado
	Doença de Lyme	Causada pela infecção após picada de carrapatos pela *Borrelia burgdorferi*. Doença comum em áreas da América do Norte e Europa

Continua

	Tipo de lesão	
Lineares	Larva migrans cutânea	Geralmente causada pelo parasita de cão ou gato *Ancylostoma braziliense*, mas também pode ser causada pelo *Strongyloides stercoralis*
	Fitofotodermatoses	Resultado do contato com substâncias como suco de limão ou outras substâncias vegetais, e subsequente exposição à luz solar
	Linfangites	Agentes variados podem se disseminar por via linfática, e alguns exemplos são esprorotricose, *Mycobacterium marinum*, leishmaniose, bartonelose, tularemia, e blastomicose
Lesões ulceradas		Desde infecções bacterianas, picadas de insetos, aranhas, infecções fúngicas, micobactérias, mas, principalmente, infecções por espécies de *Leishmania*
Lesões cutâneas associadas à febre	Dengue	Causada por quatro tipos do vírus, é geralmente associada a artralgia, mialgia e *rash* petequial. Transmitida em várias regiões do mundo pelo mosquito do gênero Aedes
	Chikungunya	Também transmitida por mosquitos do gênero Aedes, tem sintomas semelhantes aos da dengue, mas distingue-se dessa por apresentar frequentemente artrite, e não somente artralgia
	Tifo Sul Africano	Infecção produzida pela *Rickettsia africae*, transmitida por picada de carrapato
	Febre maculosa das Montanhas Rochosas	Também transmitida por picada de carrapatos, é causa de febre e *rash* cutâneo em muitas áreas da América do Norte, Central e do Sul
	Outras causas de *rash*	Enterovírus, como Echovírus e Coxsackie; hepatite B; rubéola; Epstein-Barr; CMV; leptospirose e HIV

Fonte: Keystone *et al.* (2008).

Doenças infectocontagiosas mais comuns

Viajantes podem estar expostos a muitas doenças infectocontagiosas, dependendo do local de destino e suas condições sanitárias e de higiene, das atividades de trabalho que serão desenvolvidas, do tipo de acomodação e, também, do comportamento do trabalhador viajante. Considerando que nem todas as doenças infectocontagiosas podem ser prevenidas por vacinas, é fundamental que o trabalhador seja devidamente orientado sobre os cuidados preventivos a tomar durante a viagem.

Existem basicamente sete formas de transmissão que devem ser consideradas na prevenção de doenças infectocontagiosas:

1. **Doenças transmitidas pela água ou por alimentos contaminados**, como, por exemplo, diarreia do viajante, hepatite A, febre tifoide e cólera.
2. **Doenças transmitidas por vetores** como, por exemplo, febre amarela, dengue, encefalite japonesa, malária, febres hemorrágicas.
3. **Zoonoses**, que são transmitidas a humanos através de contatos com animais, ou seus fluidos e fezes, e também por alguns alimentos de origem animal que estejam contaminados, como carne e derivados do leite. Exemplos de zoonoses incluem raiva, tularemia, brucelose, leptospirose e algumas febres hemorrágicas.
4. **Doenças sexualmente transmissíveis** podem ser adquiridas como resultado de contatos sexuais e incluem, por exemplo, hepatite B, HIV/AIDS e sífilis, dentre outras.
5. **Doenças transmitidas por sangue** e derivados podem ser evitadas reduzindo-se o contato direto com fluidos corporais contaminados, bem como com seringa e agulhas contaminadas. Exemplos incluem hepatite B e C, HIV/AIDS e malária.
6. **Doenças transmitidas pelo ar** podem ocorrer quando disseminadas diretamente por partículas suspensas menores que 5 µm, ou quando há contato com superfícies contaminadas. Exemplos: tuberculose, sarampo, varicela, pneumonias, gripes, coqueluche, difteria, meningite, SARS.
7. **Doenças transmitidas pelo solo** contaminado, incluindo esporos e parasitoses. Alguns exemplos de doenças infecciosas incluem antrax, tétano. Parasitoses podem incluir ascaridíase, tricuríase, dentre outras. Infecções fúngicas podem ser adquiridas tanto em contato com o solo, quanto pela inalação de partículas contaminadas.

Neste capítulo trata-se apenas das doenças infectocontagiosas de maior relevância para os viajantes, que são a febre amarela e a malária. Informações detalhadas sobre outras doenças infectocontagiosas podem ser obtidas no Capítulo 28.

a) Febre amarela

A febre amarela é considerada o protótipo das febres hemorrágicas virais e produz um quadro de sepse viral pansistêmica com viremia, febre, prostração, lesão hepática, renal e miocárdica, além de hemorragia e choque. Possui alta letalidade. Pacientes com febre amarela podem sofrer quadro de elevada morbiletalidade e a doença é responsável por mais de 1000 vezes o número de casos de mortes produzidas pelo vírus Ebola (Monath, 2001).

O Vírus da febre amarela é do gênero Flavivirus (família *Flaviviridae*), que compreende cerca de 70 vírus, a maioria dos quais, transmitidos por artrópodes. Os Flavivírus são vírus de cadeia simples de RNA e são considerados patógenos intracelulares obrigatórios, que se replicam no citoplasma das células infectadas (Chambers et al., 1990).

A febre amarela ocorre em regiões tropicais da África e América do Sul, conforme pode ser observado nas Figs. 56.1 e 56.2, respectivamente.

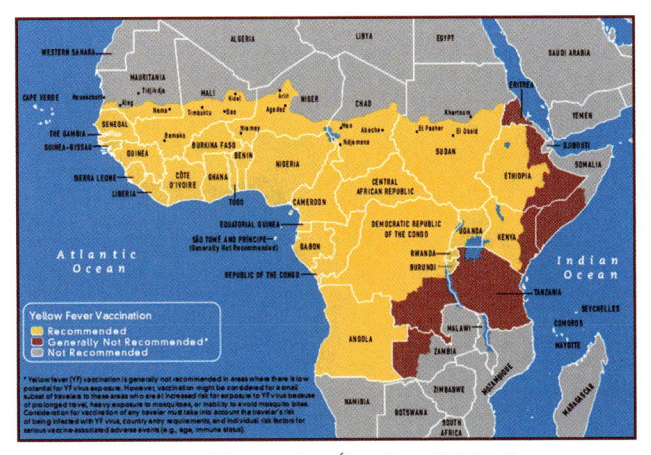

Fig. 56.1. Distribuição da febre amarela na África. Fonte: CDC (2012).

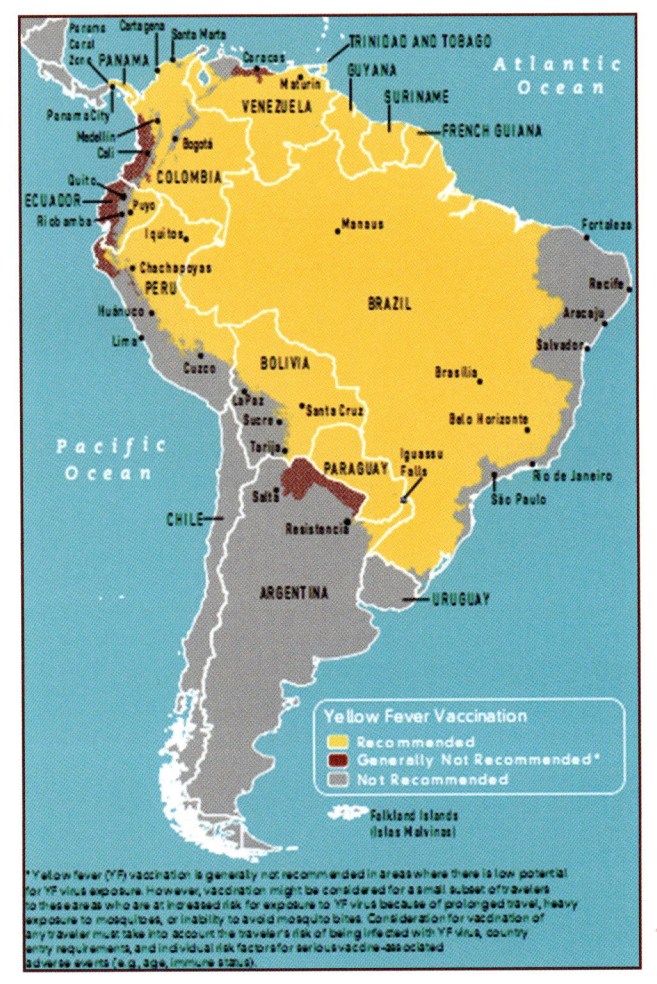

Fig. 56.2. Distribuição da febre amarela na América do Sul. Fonte: CDC (2012).

Embora a doença nunca tenha surgido na Ásia, esse continente é considerado vulnerável para uma futura introdução do vírus, devido à presença de uma grande população humana suscetível e presença do vetor urbano, o Aedes aegypti. A cobertura vacinal em cada país é um bom parâmetro para se entenderem os surtos e epidemias periódicos descritos em muitas localidades. Na América do Sul, Peru e Bolívia têm tido, historicamente, as maiores incidências, refletindo baixa cobertura vacinal. Na África, a incidência é maior onde a população humana é sazonalmente exposta, geralmente em áreas urbanas ou de transição urbano-rural, em torno de pequenas aldeias.

O risco de febre amarela em viajantes para áreas endêmicas é muitas vezes difícil de avaliar, já que é influenciado por vários fatores: o estado de imunização, atividades ocupacionais durante a viagem, duração da viagem e da exposição, localização geográfica, estação do ano, e taxa local de transmissão do vírus. Estima-se que 200.000 casos ocorrem anualmente: 90% na África e 10% nas regiões tropicais do sul da América (Chaves et al., 2009).

Entre 1990 a 2010 ocorreram, no Brasil, 587 casos de febre amarela, com 259 óbitos, e maior registro observado no ano de 2000 (n=85). Os casos ocorreram nos Estados do Acre, Amazonas, Pará, Roraima, Rondônia, Mato Grosso, Mato Grosso do Sul, Maranhão, Tocantins, Goiás, Distrito Federal, Minas Gerais, São Paulo, Bahia, Paraná e Rio Grande do Sul. Mais frequente em pessoas acima de 15 anos, sexo masculino, em geral agricultores, madeireiros, pescadores e ecoturistas.

No ano de 2009, no Estado de São Paulo, foram confirmados 28 casos de febre amarela em áreas onde previamente não se considerava risco para a transmissão da doença. Esses dados mostram que uma vigilância constante de vetores e casos em primatas deve ser realizada, com a finalidade de nortear estratégias de vacinação em seres humanos (São Paulo, 2009).

Quadro clínico e diagnóstico

A doença clínica varia desde quadros totalmente assintomáticos até uma doença hemorrágica fatal. O período de incubação varia de três a seis dias. A doença, uma vez manifesta, é geralmente abrupta, com febre, calafrios, mal-estar, dor de cabeça, dores lombares, mialgia generalizada, náuseas e tonturas. O exame físico do paciente mostra-o febril, com congestão da conjuntiva e face, e uma bradicardia relativa. A febre média é de 39°C, com duração de 3,3 dias. As alterações laboratoriais incluem leucopenia, com uma neutropenia relativa. Entre 48 e 72 h após o início e antes do aparecimento de icterícia, as transaminases séricas podem se elevar. Este é o chamado "período de infecção": ele dura vários dias e pode ser seguido por um "período de remissão", com o desaparecimento da febre e sintomas com a duração de 24 horas. Durante o período de remissão, o vírus é eliminado através de resposta humoral e celular imune. Pacientes podem se recuperar nesta fase, sem outros sinais ou sintomas. Em cerca de 15-25% das pessoas afetadas, a doença reaparece de uma forma mais grave (o assim chamado "período de intoxicação"), com febre, vômito, dor epigástrica, icterícia, insuficiência renal, e diáteses hemorrágicas. Observa-se elevação das transaminases e há piora da icterícia. Curiosamente, os níveis de aspartato aminotransferase (AST) são maiores que os níveis de alanina aminotransferase (ALT), presumivelmente devido a lesão viral miocárdio e músculo esquelético (Monath, 1987).

Profilaxia

Considerando-se os casos de febre amarela ocorridos na década de 1950, os casos confirmados em 2000, casos humanos e epizootias em 2008, e a confirmação de nova área de transmissão do vírus de FA em 2009, o estado de São Paulo mantém uma extensa área geográfica com recomendação de vacinação contra a FA, predominantemente as regiões Noroeste e Sudoeste. No Brasil, há também uma extensa área de recomendação para vacinação contra febre amarela, para o Distrito Federal e vários Estados (Acre, Amapá, Amazonas, Pará, Rondônia, Roraima, Goiás, Tocantins, Mato Grosso do Sul, Mato Grosso, Maranhão e Minas Gerais), bem como parte da Bahia, Piauí, Paraná, Santa Catarina e Rio Grande do Sul. Nessas localidades, a vacina contra a febre amarela está indicada para os residentes e os viajantes. Nessas regiões, também deve ser intensificadas as ações de vigilância de humanos, epizootias e entomológica, como sinal de alerta para a ocorrência da doença (Brasil, s/d). A vacina deve ser reforçada a cada 10 anos.

b) Malária

A malária é causada por um protozoário intracelular eritrocitário e é transmitida na natureza, de pessoa para pessoa, através da picada de mosquitos vetores do gênero Anopheles. Quatro espécies de plasmódios podem causar infecção em seres humanos: *Plasmodium falciparum* (que é potencialmente fatal em viajantes não imunes), *P. vivax*, *P. ovale*, e *P. malariae*. Além disso, *P. knowlesi*, um parasita do Velho Mundo (hemisfério oriental), de macacos, tem sido descrito como causa de infecções humanas e responsável por algumas mortes no Sudeste Asiático. Dos casos de malária observados na América do Norte e Europa, a grande maioria das mortes teve como causa o *P. falciparum* e ocorreu, quase que exclusivamente, em pessoas que não receberam quimioprofilaxia ou o fizeram de forma inadequada (Bacaner *et al.*, 2004; Behrens, Barnett, 2008; Genton, D'Acremont, 2008; Mali *et al.*, 2008).

A transmissão contínua de malária ocorre em mais de 100 países, incluindo países tropicais, ao longo de todo o ano, e alguns países de clima temperado onde a transmissão ocorre apenas durante os meses mais quentes. A Fig. 56.3 mostra o Índice Parasitário Anual (IPA) no Brasil.

O grau de transmissão varia amplamente e pode ser focal, mesmo dentro de países endêmicos. A malária em viajantes normalmente é caracterizada por febre e outros sintomas, como cefaleias, vômitos, dores musculares, diarreia, cólicas abdominais, que podem ser confundidos com queixas associadas a infecções comuns. Alguns profissionais de saúde esperam que a febre na malária ocorra em episódios paroxísticos que duram algumas horas a cada 2 a 3 dias, no entanto, em viajantes, ou qualquer indivíduo não previamente exposto à doença, a febre geralmente tem um padrão irregular ao longo do dia. A doença causada por *P. falciparum* geralmente se manifesta após dias depois de uma picada infectante, mas pode ocorrer até meses mais tarde, especialmente em pacientes que receberam quimioprofilaxia. Aproximadamente 95% dos casos de malária ocorrem dentro de 30 dias após o retorno da viagem. Sem o diagnóstico adequado e tratamento, as hemácias parasitadas pelo *P. falciparum* podem permanecer sequestradas em órgãos profundos e capilares, levando à malária cerebral ou outras complicações com alto risco de morte. Os sintomas causados pelas outras quatro espécies de malária podem aparecer a partir de 12 dias até muitos meses após a infecção, mas estas infecções são raramente fatais (Wilder-Smith, 2008).

A avaliação de risco deve ser individualizada, com base no roteiro de viagem completo que é trazido à consulta e que, idealmente, deveria ocorrer um mês antes da partida. Algumas informações sobre a transmissão de malária são regularmente atualizados, nos sites do Centro de Controle e Prevenção de Doenças (CDC) (wwwn.cdc.gov/travel/yellowBookCh5-MalariaYellowFeverTable. aspx) e no site da Organização Mundial de Saúde (OMS) (www.who.int/ith/países/en/index.html). No entanto, mesmo com o uso desses recursos, confiáveis e atualizados, dados quantitati-

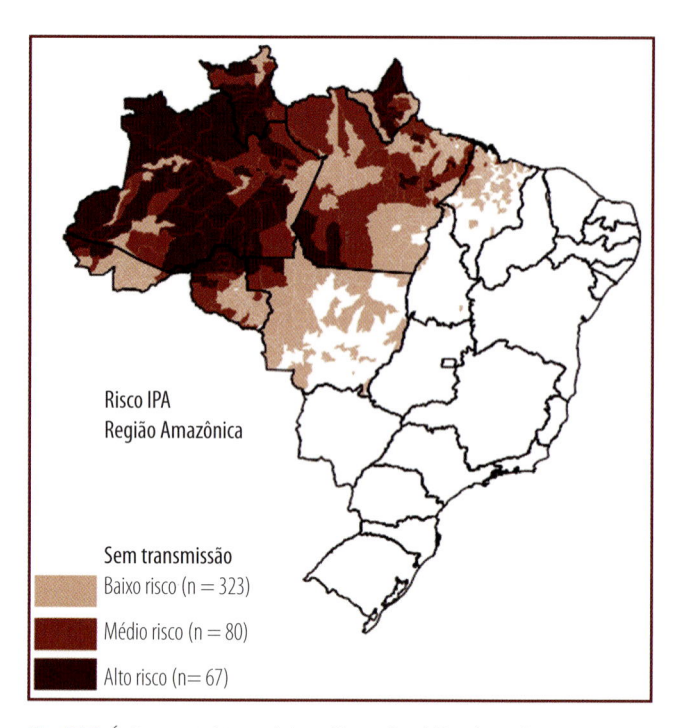

Fig. 56.3. Índice parasitário anual de malária no Brasil (Brasil, 2010).

vos em área de riscos específicos, dentro dos muitos países, são incompletos. Embora a consideração das taxas relatadas da incidência de malária entre as populações locais seja parte integrante da avaliação de risco, comportamentos e condições de vida dos viajantes podem resultar em riscos mais baixos do que aqueles entre as populações nativas. Uma exceção é a África subsaariana, onde ocorre a maioria dos casos de malária no mundo e o risco é sempre muito elevado, não importa qual comportamento o viajante tenha. Em outros lugares a transmissão em alta intensidade é mais focal, mesmo dentro das áreas consideradas endêmicas (Freedman, 2008).

Dados de vigilância de viajantes obtidos em 32 locais em todo o mundo mostram que o risco de um viajante adquirir malária na América Sul é mínimo (Tabela 56.3), o que é explicado pelo número desproporcional de viajantes que visitam áreas costeiras e urbanas onde a malária não é endêmica, em comparação com o número de viajantes que visitam o interior rural, onde a malária é endêmica. Estudos em viajantes europeus que foram para a Índia indicam uma baixa incidência global da doença, provavelmente devido ao alto volume de viagens de negócios, geralmente urbanas e, também, viagens turísticas de baixo risco (Brasil, s/d; Behrens *et al.*, 2006). Além do itinerário preciso, o risco de malária pode ser influenciado pela duração da viagem, a estação do ano e se o viajante adere aos cuidados relacionados a evitar picadas de mosquitos.

Com exceção da África Subsaariana e algumas cidades na Índia, viagens restritas às capitais e outras áreas urbanas (como é típico no curso de viagens de negócios), estão associadas a um risco insignificante de malária, a despeito do risco em áreas próximas. A decisão sobre se prescrever ou não a quimioprofilaxia deve também levar em conta a possibilidade de desvio do itinerário inicialmente proposto na consulta pré-viagem, bem como características pessoais do viajante em relação a correr riscos.

A prevenção da malária envolve cuidados pessoais e quimioprofilaxia, quando aplicável.

Proteção pessoal se refere a todas as medidas que podem ser tomadas para reduzir as picadas do anofelino. Uma vez que o mosquito do gênero Anophleles se alimenta predominantemente à noite, a proteção é relativamente mais fácil quando em comparação, por exemplo, com a proteção necessária para os mosquitos transmissores da dengue, que se alimentam durante o dia. Outras estratégias incluem vestir roupas que cubram a pele exposta, tanto quanto possível, e a utilização de repelentes contendo formulações com pelo menos 35% N, N-dietil-3-metilbenzamida (DEET) ou outras substâncias equivalentes. A utilização de inseticidas nas roupas também pode ser útil, além de dormir em quartos com ar condicionado e utilizar mosquiteiros impregnados (Steffen *et al.*, 2003). Para expatriados que vivem em áreas endêmicas, a erradicação dos criadouros de mosquitos ao redor da casa é importante.

A quimioprofilaxia da malária em viajantes para áreas endêmicas é um dos aspectos mais complicados e difíceis na área médica e coloca vários problemas que devem ser considerados antes da prescrição, como:

A. **Risco-benefício:** o risco de infecção de malária e consequências graves da doença devem ser pesados contra o risco de o viajante sofrer efeitos adversos da droga. Vários medicamentos causam eventos adversos significativos e até mesmo a interrupção das viagens devido a estes eventos. Este lado da equação deve ser sempre analisado.

B. **Custo-benefício:** o desenvolvimento de espécies de Plasmodio resistentes a novas drogas disponíveis, geralmente eleva os custos da quimioprofilaxia. Assim, especialmente em viagens de longo prazo, o uso destas drogas se torna uma questão econômica. Quando o risco de malária é mínimo, o benefício de tal despesa é frequentemente injustificado.

C. **Inadequação da quimioprofilaxia atual:** Apesar de usar o termo "profilaxia da malária", estamos, na realidade, referindo-nos à profilaxia do *P. falciparum*. Os viajantes que levam os medicamentos profiláticos recomendados podem ainda apresentar infecção pelo *P. vivax* de início tardio (Schwartz, 2012). Embora a malária por *P. vivax*, na maioria dos casos, não tenha desfecho grave, permanece uma importante doença que o viajante gostaria de evitar.

Antes de se optar pelo uso de alguma droga profilática, é necessário discutir efeitos colaterais de cada uma das opções, as áreas em que as espécies de malária podem ter se tornado resistentes às drogas comumente usadas, contraindicações individuais, faixas etárias, condições como gestação e possibilidade de interações medicamentosas. A Tabela 56.4 contém as principais drogas usadas mundialmente na quimioprofilaxia da malária.

Tabela 56.3. Risco relativo de aquisição de malária em viajantes entre 2000 a 2002, de acordo com Geosentinel	
Região visitada	Risco Relativo (95%) IC
Áreas de muito baixo risco	1,0
Caribe	3,8
África do Norte	6,9
América do Sul	8,3
Sudeste asiático	11,5
América Central	37,8
Sul da Ásia	53,8
Oceania	76,7
África Subsaariana	207,6

Tabela 56.4 – Regime de drogas usadas na profilaxia da malária

Droga	Dosagem	Uso em crianças	Uso na gravidez	Início antes da viagem	Tempo para interrupção após saída da área endêmica	Vantagens	Desvantagens
Atovaquone-proguanil	250/100 1 vez ao dia	Aprovado pelo FDA em crianças com mais de 11 kg e recomendado *off label* pelo CDC em crianças com mais de 5 kg	Não	1 a 2 dias	7 dias	Boa escolha para viagens de curta duração, droga bem tolerada	Custo elevado, contraindicada em casos redução da função renal (não disponível no Brasil atualmente)
Mefoquina	250 mg 1 vez por semana	Aprovado pelo FDA para uso em crianças com mais de 5 kg. Uso *off label* em crianças com menos de 5 kg pelo CDC	Sim	Preferentemente iniciar 3 semanas antes da viagem	4 semanas	Conveniente para viagens de longa duração	Áreas de resistência à mefloquina em alguns países da África. Contraindicação em casos de distúrbios neuropsiquiátricos prévios. Efeitos adversos como insônia, pesadelos, depressão, ideias paranoides, arritmias cardíacas (não disponível no Brasil atualmente)
Doxiciclina	100 mg 1 vez ao dia	Não aprovada para uso em crianças com menos de 8 anos	Não	1 a 2 dias	4 semanas	Baixo custo. Disponível em vários países do mundo e no Brasil	Efeitos adversos gastrointestinais, fotossensibilização da pele, risco de indução de candidíase vaginal
Cloroquina	500 mg 1 vez por semana	Sim	Sim	1 a 2 semanas	4 semanas	Longos registros de segurança	Útil somente em áreas geográficas muito limitadas (Caribe e América Central) onde ainda haja *P. falciparum* sensível
Primaquina (uso ainda *off label*)	30 mg 1 vez ao dia	Sim	Não	1 a 2 dias	7 dias	Boa escolha para viagens de curta duração, droga bem tolerada	Mandatória a necessidade de realização de testes para G6PD devido alto risco de hemólise em pessoas com deficiência da enzima. Não disponível para uso no Brasil

Fonte: Schwartz, 2012.

Trombose venosa profunda e tromboembolismo pulmonar

O tromboembolismo venoso pode se manifestar através de duas formas: a trombose venosa profunda (TVP) e o tromboembolismo pulmonar (TEP). Na primeira condição, ocorre um bloqueio total ou parcial da luz venosa, devido à formação de um coágulo, frequentemente em membros inferiores. Este coágulo pode deslocar-se total ou parcialmente, atingindo os pulmões, ocasionando um risco de morte iminente.

Estudos têm mostrado um risco de duas a quatro vezes de desenvolver TVP em viagens aéreas, especialmente as de maior duração (maior que quatro horas) (Mendis, Yach, Alwan, 2002). A Organização Mundial de Saúde publicou, em 2007, a primeira fase de um projeto que pesquisa a relação da TVP com viagens, denominado WRIGHT (acrômio em inglês para *World Health Organization Research into Global Hazards of Travel*). Segundo o estudo, a chance de um viajante apresentar algum grau de TVP é de 1:6000 após um voo de longa duração (WHO, 2007).

Na maioria dos casos, os coágulos são pequenos e não causam sintomas significativos, porque o organismo se encarrega de dissolvê-los. Coágulos maiores podem ocasionar sintomas como edema, sensibilidade e dor. Eventualmente, o coágulo se desprende, total ou parcialmente, podendo se alojar nos pulmões. Este quadro é conhecido como tromboembolismo pulmonar (TEP) e é caracterizado por dor torácica, respiração curta e, em casos graves, morte súbita. A TEP pode ocorrer horas ou dias após a viagem.

Sabe-se que a imobilidade e a contração muscular são fatores que colaboram com o desenvolvimento de TVP, especialmente nos membros inferiores. Muito se discute sobre a importância do meio de transporte na fisiopatogênese de TVP. Alguns estudos apontam para um maior risco quando o transporte é aéreo, principalmente com duração maior do que quatro horas ou com a combinação de múltiplos voos (Chandra, Parisini, Mozaffarian, 2009). Outros estudos equiparam o risco ao apresentado em meios de transporte, defendendo a hipótese de que a imobilidade é o fator mais importante a ser considerado. O risco aumenta ainda mais quando outros fatores estiverem associados como, por exemplo:

- História prévia de TVP e/ou TEP
- História familiar de TVP e/ou TEP
- Uso de estrógenos (anticoncepcionais orais, reposição hormonal etc.)
- Gravidez
- Cirurgia recente ou trauma, em especial da região pélvica, do abdome ou membros inferiores.
- Presença de câncer
- Obesidade
- Doenças hematológicas que cursam com a alteração da coagulação (ex: mutação do fator V de Leiden)
- Tabagismo.

Viajantes que apresentam algum dos riscos descritos acima devem ser devidamente avaliados pré e pós-viagem, além de receberem aconselhamento específico para minimizar o risco de TVP/TEP. O diagnóstico é clínico e pode ser confirmado através de exames de imagem como *doppler*-ultrassonografia, tomografia computadorizada ou ressonância magnética.

Há controvérsias sobre a quimioprofilaxia da TVP/TEP. Estudo clínico randomizado comparou os efeitos da administração de ácido acetilsalicílico (AAS) e de heparina de baixo peso na prevenção de TVP entre 300 pacientes de alto risco. O uso de AAS (400 mg/dia por 3 dias, iniciando 12 horas antes da viagem aérea) não reduziu a frequência de TVP, quando comparada ao grupo controle (Cesarone et al., 2002).

O *American College of Chest Physicians* (ACCP) publicou orientação a respeito, em 2008. Basicamente, as orientações para prevenção de TVP em viagens de longa duração são as seguintes (Geerts et al., 2008):

- Para viajantes de voos com mais de 8 horas de duração: evitar roupas apertadas que restrinjam a circulação, manter hidratação adequada e fazer contrações musculares frequentes.
- Para viajantes em situação semelhante, com fatores de risco adicionais para TVP: as mesmas orientações anteriores, acrescidas do uso de meias de compressão gradual (15-30 mmHg), abaixo do joelho, ou uso de heparina de baixo peso molecular, antes da viagem.
- Para qualquer situação, o uso preventivo de AAS não é recomendado.

Outras orientações gerais que podem ser úteis aos viajantes incluem:

- Movimentar-se na cabine sempre que possível, especialmente em voos de longa duração, a cada 2-3 horas.
- Praticar exercícios de alongamento e estimulação muscular, mesmo quando sentado (Obs: algumas companhias aéreas oferecem orientações sobre sequências de exercícios a bordo).
- Evitar restringir os movimentos ao usar o compartimento abaixo do assento para acomodar bagagem de mão.

Doenças relacionadas ao clima

Pessoas que percorrem longas distâncias para viagens a trabalho podem se deparar com mudanças bruscas de temperatura e umidade, que provocam efeitos à saúde. Exposições ao calor, sem a devida reposição hídrica, podem causar desidratação e outras doenças associadas a temperaturas elevadas. Exposição à radiação ultravioleta (UVA/UVB) pode provocar lesões na pele e nos olhos. Temperaturas muito baixas podem contribuir para o aparecimento de doenças respiratórias e, em condições extremas, podem levar à hipotermia.

a) Efeitos à saúde relacionados ao calor

A tolerância ao calor depende de fatores fisiológicos na busca da manutenção da homeostase do organismo, através da troca de calor com o ambiente, que se faz, principalmente, através do suor. O suor é um fluido hipotônico que, na adaptação do organismo ao calor, pode levar a perda significativa de água e sódio. Efeitos à saúde associados ao calor podem ser de mais baixa ou mais elevada gravidade. Efeitos considerados de menor gravidade incluem câimbras, síncope, edema de extremidades e obstruções dos canais sudoríparos, com consequente inflamação, quadro conhecido como miliária. Efeitos mais graves ocorrem quando há elevação da temperatura corporal e distúrbios metabólicos, principalmente hiponatremia, que podem se manifestar através de fadiga, exaustão e intermação. Esta última é considerada uma situação grave e deve ser tratada como emergência médica.

A aclimatização é um processo fisiológico de adaptação a altas temperaturas que pode levar dias, para residentes ou visitantes. Em geral, após 10 dias a adaptação é completa, mas pode regredir se houver períodos maiores do que duas semanas em temperaturas mais amenas. Para amenizar os efeitos do calor, recomendam-se roupas leves, que facilitem a evaporação da transpiração e o uso de chapéus/bonés. A ingestão frequente de líquidos, principalmente água, é recomendada. Bebidas isotônicas são recomendadas apenas se houver atividade física de moderada a intensa por longos períodos de tempo. O monitoramento da coloração da urina é a maneira mais prática e segura de identificar se o estado de hidratação está adequado.

b) Efeitos à saúde relacionados ao frio

Não é preciso estar exposto a temperaturas extremas para sentir os efeitos à saúde produzidos pelo frio. Temperaturas a partir de 10ºC já podem desencadear alguns efeitos referidos por viajantes. Ressecamento da pele, sensibilidade das vias aéreas superiores, incluindo eventuais rinorragias, aumento da ocorrência de infecção das vias aéreas superiores, sensibilidade de extremidades, com formigamento e dor provocada pelo frio, podem ser algumas das referências de viajantes não habituados ao frio e que viajam para destinos com temperaturas mais baixas.

O trabalho em ambientes extremamente frios, com dificuldades para manter a temperatura corporal estável, pode levar a quadros mais extremos como a hipotermia, que ocorre quando a temperatura central está abaixo de 35ºC. A hipotermia é uma condição médica que pode ser grave, principalmente quando sintomas neurológicos começam a surgir, variando de confusão mental a coma, nos casos mais extremos, indicando queda ainda maior da temperatura corporal. Pode haver risco de vida quando esta temperatura atinge níveis inferiores a 30ºC.

Frosbite ocorre quando há exposição a temperaturas muito baixas, sem a devida proteção. Em contato direto com a pele, o frio pode danificar tecidos em diferentes níveis. A classificação de *frosbite* é semelhante à das queimaduras. Nas lesões de primeiro grau, a pele apresenta vermelhidão e não há lesões mais profundas. A remissão é de 100%. Nas lesões de segundo grau, aparecem bolhas (*blisters*) com conteúdo aquoso e o prognóstico ainda é positivo. Em lesões de terceiro grau, as lesões acometem tecidos mais profundos, sem a formação de bolhas. A pele adquire um aspecto escuro, podendo ser enegrecido quando houver comprometimento importante da vascularização. Amputações podem ser necessárias.

O tratamento de casos de hipotermia e *frosbite* envolvem a imersão do corpo, ou da região afetada, em água morna para que a temperatura normal do organismo seja restabelecida. Bolhas devem ser preservadas e não puncionadas. Em caso de rompimento espontâneo de lesões bolhosas, a área deve ser lavada com soluções desinfetantes como *povidine*. Antibioticoterapia não é indicada.

Acidentes e violência

Estimativas recentes da Organização Mundial de Saúde indicam que quase seis milhões de pessoas perdem suas vidas, todos os anos, vítimas de acidentes ou violência. Estima-se que 1,3 milhão de pessoas perdem suas vidas em acidentes de trânsito, a cada ano, e mais de 50 milhões sofrem algum tipo de lesão. Cerca de 400.000 morrem afogadas, por ano, em atividades recreacionais. Aproximadamente 600.000 pessoas são assassinadas por ano, em todo o mundo. Para cada morte violenta, há centenas de relatos de lesões provocadas por violência ou abuso, que requerem atenção médica e/ou deixam sequelas comportamentais ou sociais (Crofford, 2007).

Os dados da Organização Mundial de Saúde aplicam-se à população geral, mas estima-se que viajantes estão mais sujeitos a situações de violência e acidentes por não estarem familiarizados com os riscos dos locais de destino. O risco de um viajante ser vítima de um acidente é maior do que de contrair uma doença infectocontagiosa. Em seu tempo livre, o trabalhador viajante busca ocupar-se com outras atividades disponíveis nos locais de destino. Não são raros os relatos de trabalhadores viajantes que se envolveram em acidentes fora de sua jornada regular de trabalho.

Outras situações de risco em viagens incluem acidentes com animais, acidentes terrestres ou aquáticos e desastres naturais como, por exemplo, furacões, enchentes, terremotos.

Viajantes podem reduzir o risco de se envolver em acidentes e situações de violência tomando algumas medidas preventivas, que devem fazer parte do aconselhamento pré-viagem. Alguns cuidados que devem ser considerados estão listados a seguir.

- Quando disponíveis, preferir meios de transporte previamente autorizados pelo empregador ou pela empresa do local de destino. Sempre que possível, evitar tomar táxis na rua ou transportes não claramente licenciados (ex: motoristas autônomos, vans etc).
- Antes de alugar um carro, verificar as condições gerais do veículo, incluindo cintos de segurança, pneus, luzes, freios etc. Preferir veículos que dispõem de dispositivos de localização, como GPS.
- Informar-se sobre a regulamentação de trânsito do local de destino, principalmente em viagens internacionais, e seguir as regras locais rigorosamente. Cuidado adicional deve ser tomado ao dirigir em países que utilizam a chamada "mão inglesa".
- Jamais dirigir após beber, mesmo em quantidades moderadas.
- Mesmo que o viajante não dirija, recomenda-se não consumir álcool ou, se o fizer, que o consumo seja moderado. Drogas não devem ser consumidas, mesmo que permitidas em alguns locais de destino.
- Em casos de atividades recreativas, adotar medidas de segurança como coletes salva-vidas.

- Evitar mergulhar em locais desconhecidos, principalmente em rios, lagos e em praias, onde correntes podem levar a afogamentos.
- Cuidado com a exposição desnecessária a animais, tanto em terra como na água. Evite contato – animais costumam se afastar dos seres humanos, mas podem atacar se houver percepção de ameaça.
- Em caso de acidente com mordedura, com qualquer tipo de animal, mesmo animais domésticos como cães, buscar assistência médica imediatamente.
- Evitar envolver-se em discussões, principalmente com pessoas estranhas. Caso haja qualquer risco de ameaça, deixar o local, mesmo que seja um ambiente público, como um restaurante.
- Evitar áreas remotas como praias desertas, ruas desconhecidas, parques pouco frequentados. Manter-se alerta.
- Cuidado especial deve ser tomado com a segurança nos hotéis. Manter portas trancadas, evitando atender pessoas estranhas. Não aceitar que pessoas desconhecidas entrem no quarto.
- Não reagir em caso de tentativa de roubo ou assalto.
- Informar-se sobre as condições climáticas do local de destino.

Consulta para o trabalhador viajante e vacinação

A consulta para o trabalhador viajante deve seguir um roteiro semelhante ao do viajante em geral. Trata-se de uma avaliação abrangente sobre a saúde do trabalhador, e o médico deve reservar tempo de consulta necessário para que se cumpram as etapas seguintes.

1) Avaliação de risco – baseada nas informações previamente obtidas em sites especializados, principalmente aqueles de fontes governamentais e oficiais. Abaixo, seguem algumas sugestões para consultas:
   - Organização Mundial da Saúde – OMS – http://www.who.int/ith/en/index.html
   - Centers for Disease Control and Prevention – CDC – http://wwwnc.cdc.gov/travel/
   - Ministério da Saúde – http://portal.saude.gov.br/portal/saude/area.cfm?id_area=1695
   - Centro de Informação em Saúde para Viajantes – Cives – http://www.cives.ufrj.br/
2) Comunicação de risco – é importante que os riscos sejam comunicados de maneira clara, sem alarmes, mas com dados recentes e precisos, dando ao viajante confiança nas informações. Materiais impressos são essenciais para aumentar a adesão do viajante às medidas preventivas e podem economizar tempo na consulta. Alguns informativos disponíveis em sites especializados podem ser impressos e disponibilizados na hora da consulta.
3) Gestão de risco – o plano de atendimento deve ser individualizado ao máximo, embora medidas gerais de atualização vacinal possam ser estimuladas nos grupos mais sujeitos a realizar viagens.
4) Seleção das vacinas e administração – o calendário vacinal deverá ser cuidadosamente revisado e as vacinas recomendadas deverão ser feitas, preferentemente com antecedência de algumas semanas (10 dias para a vacina da febre amarela e, pelo menos, duas semanas para as demais vacinas antes da viagem).
5) Prescrição de medicamentos quando indicado – a quimioprofilaxia contra malária, autotratamento para a diarreia dos viajantes e outras recomendações devem ser feitas durante a consulta.

A Tabela 56.5 mostra o modelo de atendimento pré-viagem.

A decisão quanto à indicação de vacinas depende do destino, do risco de adquirir a doença, das condições de saúde, incluindo presença de alergias, gestação e imunossupressão, e dos antecedentes vacinais do viajante.

As vacinas para viajantes podem ser divididas em três categorias: de rotina, recomendadas e obrigatórias (Hill *et al*, 2006). As vacinas podem ser administradas simultaneamente. Vacinas de vírus vivos atenuados, quando não administradas simultaneamente, devem ser realizadas com intervalo de quatro semanas entre as mesmas. A Tabela 56.6 resume as recomendações vacinais.

Tabela 56.5. Modelo de atendimento pré-viagem	
Avaliação de risco	
Variáveis do itinerário	• Data de partida, países, regiões e cidades a serem visitadas e período de tempo em cada área • Atividades e finalidade da viagem (por exemplo, negócios) • Acomodações durante a viagem e meios de transporte (por exemplo, navios, terrestres, hotéis de luxo ou pousadas)
Variáveis de saúde e histórico médico	• Idade/sexo • A história de vacinação (incluir reações adversas / desmaios anteriores) • Alergias, uso de medicamentos, condições de saúde – atual ou recorrentes, estado de gravidez
Variáveis psicossociais	• Tipo de viajante, se tem experiência de viagem anterior, se é um indivíduo que se expõe a riscos, se é mais precavido etc. • Avaliação do histórico de saúde mental, uso de drogas e bebidas alcoólicas etc.

Continua

Gestão do risco	
Recomendação e administração de vacinas	• Comente as recomendações padrão e individualizadas de vacinas, ajude nas tomadas de decisões considerando outras preocupações (custos, ansiedade sobre a aplicação de vacinas etc.) • Interaja com outros profissionais médicos principal/especialistas, conforme apropriado (Viajante grávida, por exemplo; viajante diabético). Analise e discuta os benefícios/riscos de todas as vacinas recomendadas
Recomendações sobre prevenção de malária	• Utilizar ferramentas didáticas, se disponíveis, incluindo mapas, impressos sobre precauções contra insetos etc. • Discutir as opções de medicação antimalária, considerando nível de conforto do viajante e de outras possíveis barreiras à aderência, como custo e percepção de risco etc. • A profilaxia antimalária apropriada com instruções verbal e escrita. Fornecer aconselhamento para redução de risco em outras importantes doenças transmitidas por insetos (dengue, a tripanossomíase etc) e informações sobre as medidas de redução de risco (repelentes mosquiteiros impregnados etc.)
Recomendações sobre prevenção de doenças transmitidas por água e alimentos	• Rever as questões básicas de prevenção para todos os viajantes e personalizar os conselhos específicos (Exemplo: uso de bebidas engarrafadas, filtros, tratamentos químicos ou por agentes físicos etc.) • Fornecer aconselhamento sobre como agir no caso de diarreia, com instruções verbais e escritas, e considerar a possibilidade de autoterapia, juntamente com prescrição de medicamentos
Outras recomendações	• Proporcionar, a todos os viajantes, informações sobre segurança pessoal, prevenção de acidentes, prevenção da raiva, discutir doenças transmissíveis pelo contato com água doce (esquistossomose, leptospirose etc.) • Proporcionar orientações específicas aos viajantes com "necessidades especiais" (por exemplo, diabéticos, grávidas, pediátricas etc.). • Incentivar o viajante a discutir questões específicas de gestão com o médico principal (por exemplo, ajuste de insulina, uso de anticoagulantes etc.) • Coordenar/consultar com o médico principal, se necessário • Proporcionar a todos os viajantes informações básicas sobre o plano de urgência em casos de atendimento fora do país, evacuações aéreas etc. • Reforçar a todos os viajantes informações sobre os sinais/sintomas que exigem cuidados médicos durante ou após a viagem (por exemplo febre, diarreia persistente/problemas gastrointestinais; erupções incomuns etc.)

Fonte: Keystone et al. (2008).

Tabela 56.6. Recomendações vacinais (Marfin et al., 2005; Hill et al., 2006; Chinwa et al., 2008; Keystone et al., 2008; Brunette et al., 2012)

Categoria	Vacina	Indicação	Considerações
Rotina	Difteria e Tétano (dT) ou dTpa	• Universal • Seguir calendário vacinal (atualização a cada 10 anos)	• Atualmente, devido aos surtos de coqueluche em vários países, a vacina dTpa é recomendada como atualização vacinal do adulto
	Sarampo, Caxumba e Rubéola (SCR)	• Seguir calendário vacinal (atualização da vacinação do adulto)	• Em alguns países desenvolvidos da Europa assim como na Ásia e na África • Confere proteção individual e evita que os vírus sejam reintroduzidos em regiões livres da doença
	Influenza	• Conforme critérios definidos por idade e comorbidade • Viagem para regiões no período de circulação do vírus	• Não está disponível no Hemisfério Sul a vacina com as cepas do hemisfério Norte ou vice-versa
	Antipneumocócica 23 valente	• Pessoas acima de 65 anos ou que apresentem comorbidades. Em alguns países da América do Norte, a vacina conjugada 13 valente está sendo recomendada para adultos acima de 50 anos e para pacientes com comorbidades	Seguir calendário vacinal
	Poliomielite	• Universal • Seguir calendário vacinal • Dose de reforço se viagem para países onde não foi erradicado o vírus da Poliomielite, para viajantes com esquema completo com mais de 10 anos da última dose. Se esquema incompleto, completar	• Doença ainda é importante problema de saúde pública em países como Paquistão, Afeganistão e Nigéria • Viajantes brasileiros que se destinam a áreas endêmicas devem estar protegidos, pois os indivíduos infectados são potenciais transmissores, tornando possível a reintrodução do vírus em regiões livres da doença Pode-se optar por fazer a vacina atenuada oral (OPV) cujo risco de complicações vacinais não pode ser esquecido. Existe a opção de combinação da vacina dTpa+IPV (poliomielite inativada) com perfil de segurança mais adequado para os adultos nunca expostos à OPV

Continua

Categoria	Vacina	Indicação	Considerações
Recomendada	Hepatite A	• Indicada a viajantes que se destinam a regiões onde a doença é endêmica e onde há baixa cobertura de saneamento básico	• 94% formam anticorpos protetores duas semanas após a primeira dose • Das doenças preveníveis por vacinas, a hepatite é a mais comum entre viajantes que se deslocam para as áreas de risco
	Hepatite B	• Viagem para regiões endêmicas, devido ao risco de contágio sexual	• Esquema habitual de 3 doses nos tempos 0, 1 e 6 meses • Esquema acelerado de vacinação pode ser utilizado. Existem vários esquemas. 0, 7 e 21 dias, 4ª dose seis meses após • Em pacientes com comorbidades o esquema vacinal poderá variar com aumento no número de doses e aumento do inóculo
	Vacina antimeningocócica	• Deslocamento para regiões endêmicas (África Subssaariana, onde há predomínio dos subtipos A e W135)	A vacina quadrivalente (A, C, Y e W135) para o meningococo é obrigatória para aqueles que viajam a Meca e Medina (Arábia Saudita) durante o período de peregrinações (Rajj e Umrah)
	Raiva	• Vacina pré-exposição: viajantes para áreas endêmicas, com possível contato com animal de risco, com dificuldade de acesso a imunoprofilaxia imediata	• Esta vacina deve ser considerada para pessoas que farão longas caminhadas ou permanecerão período prolongado em países ou regiões de alto risco para raiva. O esquema vacinal pré-exposição é feito com 3 doses, nos intervalos 0,7 e 21 a 28 dias.
	Cólera	• Viajantes para áreas de risco, especialmente pessoas com acloridria ou hipocloridria	• Eficácia de 80-85% nos primeiros seis meses e de 63% em três anos • A vacina produz proteção cruzada contra cepas de *E. coli* enterotoxigênica e pode ser usada como mais uma opção na prevenção da diarreia do viajante • Atualmente não é disponível no Brasil
	Febre Tifoide	• Viagem para áreas de risco, por período > 1 mês ou onde a taxa de resistência antimicrobiana seja elevada (na Ásia, especialmente a Índia).	• Proteção a partir do 7º dia • Eficácia: 62-77%, não duradoura
	Encefalite Japonesa	• Viajantes que se deslocam para regiões endêmicas da Ásia, principalmente em áreas rurais (cultivo de arroz), por período > 30 dias, de maio a setembro nas regiões temperadas e após as chuvas nas regiões tropicais	• Nova vacina: de vírus inativado cultivada em células vero. Eficácia: 98% • Aprovada nos Estados Unidos em 2009 a partir de 17 anos • Esquema: duas doses com intervalo de 30 dias • Não é disponível no Brasil
Obrigatória	Febre Amarela	• Viajantes que se deslocam para regiões com risco de transmissão (América do Sul e África Central) • Viajantes para países que exigem o Certificado Internacional de Vacinação contra a Febre Amarela (emitido em portos, aeroportos e fronteiras)	• Em casos de contraindicação, deve-se emitir certificado de isenção de vacinação • A vacina deve ser aplicada 10 dias antes da viagem. Devido a relatos recentes de efeitos adversos graves, deve-se fazer uma triagem cuidadosa com relação a uso de drogas imunossupressoras ou antecedentes de saúde que estejam relacionados a resposta inadequada do sistema imunológico. Pessoas que tenham mais que 60 anos devem ser advertidas do risco aumentado de complicações vacinais e o risco-benefício da vacinação deve ser discutido

◗ Aspectos psicossociais do trabalhador viajante

Introdução e epidemiologia focada em saúde mental

Viajar a trabalho pode ser uma experiência descrita como estressante para muitos viajantes frequentes, especialmente em viagens internacionais e de longa duração, para destinos de maior risco. Alterações da rotina, percepção de abandono da família, ausência de suporte social no local de destino, perda da rotina, quebra dos hábitos, falta de controle no planejamento da viagem, diferenças culturais e dificuldades de adaptação são alguns dos fatores estressores referidos por viajantes frequentes (Lei, Liang, Krieger, 2004).

Lidar com os fatores estressantes desta modalidade de trabalho pode resultar em efeitos físicos, mentais e psicológicos. Distúrbios mentais ou de comportamento pré-existentes também podem ser exacerbados nestas situações. Fobia de voar, distúrbio de ansiedade, depressão, ataques de pânico, abuso de álcool ou outras substâncias psicoativas são alguns exemplos de manifestações mentais e psicológicas que podem se manifestar, inclusive, sob formas mais graves, como distúrbios psicóticos (ILO, 1996).

Estudo conduzido entre 2.500 viajantes de longa permanência no Sudeste Asiático encontrou 11% de sintomas neurológicos ou psicológicos durante a viagem. Os mais comuns foram distúrbios de sono, fadiga e tontura (Potasman, Beny, Seligmann, 2000). A maior parte dos sintomas foi de curta duração, mas 3% dos viajantes referiram sintomas mais graves. Entre diplomatas britânicos que foram repatriados em situação de urgência, 41% dos casos foram devidos a distúrbios depressivos (Patel et al., 2000).

Outros estudos corroboram com a hipótese de associação entre viagens, em especial por longos períodos de tempo, e distúrbios mentais e psicológicos. Estudo conduzido entre 498 bancários americanos mostrou que 1/3 deles referiam sintomas compatíveis com alto nível de estresse, relatando preocupação com o impacto sobre a família e o sentimento de isolamento (Striker et al., 1999).

Os efeitos sobre a família também são percebidos. Entre cônjuges de viajantes frequentes pesquisados, a utilização de serviços médicos e consultas foi 16% maior, quando comparada ao uso de cônjuges de trabalhadores não viajantes. A taxa de tratamento psicológico também foi maior no grupo de cônjuges de viajantes. Segundo um estudo conduzido por Espino et al. (2002), os sintomas apresentados pelos cônjuges estão relacionados aos seguintes fatores (1) percepção de estresse no parceiro, (2) sentimento de estresse do próprio cônjuge, (3) pensamentos de que a viagem ameaça a saúde e a segurança do parceiro e (4) mudanças no comportamento das crianças, durante a ausência do parceiro.

Os dados mostram, portanto, que os impactos mentais e/ou psicológicos atingem o trabalhador viajante e, por conseguinte, sua família, amigos, seu núcleo social. Por isso, é fundamental que o serviço médico ocupacional esteja capacitado para identificar situações de risco, gerenciando-as de forma a preservar a saúde mental e social destes trabalhadores, incluindo aconselhamento e preparação para lidar com os fatores estressantes relacionados às viagens (*coping*), ou terapias complementares e medicação, quando aplicáveis. Por vezes, suporte familiar é também necessário (Dimberg et al., 2002).

Efeitos sobre a saúde mental

Segundo Matsumoto e Goebert (2001), cerca de 3,5% dos atendimentos de emergência a bordo realizados nos Estados Unidos são devidos a distúrbios mentais, sendo 90% destes diagnosticados como ansiedade. O medo exacerbado de voar pode se manifestar como fobia, levando o trabalhador a evitar viagens, comprometendo sua capacidade para aquela determinada atividade. Ataques de pânico estão relacionados a ansiedade intensa, associada a sintomas de hiperatividade do sistema nervoso autônomo. Neste caso, podem surgir sintomas como taquipneia, dispneia, precordialgia, náuseas e medo da morte iminente. Os ataques começam com sintomas progressivos, que atingem seu pico em torno de 10 minutos e, geralmente, desaparecem em 30 minutos (Valk, 2004).

Fatores estressores relacionados a viagens, sentimento de isolamento social, incluindo familiar, dificuldade de adaptação a culturas e a idiomas diferentes podem contribuir para o desenvolvimento de transtorno depressivo, em indivíduos suscetíveis. A maior parte dos casos tende a ser de formas brandas, com remissão espontânea, mas há relatos de tentativas de suicídio entre trabalhadores viajantes deprimidos (Stavroula, Aditya, 2010).

A depressão é caracterizada por humor depressivo ou falta de interesse, persistentes por várias semanas. O indivíduo tende a mostrar-se inativo, sem energia e desmotivado. Sintomas associados podem incluir distúrbios do sono e do apetite, alteração de peso, sentimentos de pessimismo e desesperança, dificuldade de concentração e comprometimento de memória. Ideação suicida e pensamentos mórbidos são sinais de alerta. Alternância de humor depressivo com ansiedade pode caracterizar distúrbios bipolares.

Eventos psicóticos são raros, mas podem ocorrer na vigência de uso de profiláticos contra a malária, em indivíduos predispostos e submetidos a fatores estressores intensos, ou associados ao uso de substâncias psicoativas.

O uso e abuso de álcool e drogas têm sido encontrados entre viajantes frequentes, em especial quando o viajante se encontra em ambiente estranho à sua cultura, como, por exemplo, em viagens internacionais. O consumo de álcool parece estar aumentado entre estes trabalhadores. Estudo conduzido na Austrália encontrou uma prevalência duas vezes maior de consumo de álcool cinco ou mais vezes por semana entre viajantes (40,3%), quando comparados com não viajantes (20,7%) (Bellis et al., 2007).

No entanto, é preciso tomar estes dados com cuidado, porque o uso abusivo de álcool e outras substâncias psicoativas, incluindo drogas, é comum em todas as sociedades. Apesar de vários relatos, não há evidências que validem a relação entre o uso abusivo de álcool e drogas e viagens a trabalho.

De qualquer maneira, o uso abusivo de qualquer substância psicoativa deve fazer parte da avaliação de saúde para trabalhadores viajantes, sendo incluído na anamnese dos exames periódicos e das consultas pré-viagem. Escalas podem ser usadas para identificar o uso abusivo, em especial de álcool. Uma das escalas mais usadas é o AUDIT (*Alcohol Use Disorders Identification Test*), mostrado na Fig. 56.4, e outra é o CAGE (*Cut/Annoyed/Guilty/Eye-Opener*), na Fig. 56.5.

No AUDIT, quando a soma atinge 8 pontos, de um total de 41 possíveis, já é um indicativo de suspeita de abuso e merece investigação mais detalhada. Soma de 10 pontos ou

AUDIT – Alcohol Use Disorders Identification Test (OMS)					
Questão	Escore				
	0	1	2	3	4
Com que frequência você consome bebidas alcoólicas?	Nunca	1 vez por mês ou menos	2 a 4 vezes por mês	2 a 3 vezes por semana	4 ou mais vezes por semana
Quantas doses alcoólicas você costuma beber num típico dia em que você está bebendo?	Nenhum	1 ou 2	3 ou 4	5 ou 6	7 a 9*
Com que frequência você toma 6 ou mais copos de bebida em uma única ocasião?	Nunca	Não chega a ser mensal	Mensal	Semanal	Diária ou quase
Com que frequência, durante o último ano, você se achou incapaz de parar de beber uma vez que tinha começado?	Nunca	Não chega a ser mensal	Mensal	Semanal	Diária ou quase
Com que frequência, durante o último ano, você falhou em suas atividades normais esperadas por causa da bebida?	Nunca	Não chega a ser mensal	Mensal	Semanal	Diária ou quase
Com que frequência, durante o último ano, você precisou de uma primeira bebida logo cedo pela manhã, para se manter ativo após ter bebido muito no dia anterior?	Nunca	Não chega a ser mensal	Mensal	Semanal	Diária ou quase
Com que frequência, durante o último ano, você se sentiu culpado ou com remorso após ter bebido?	Nunca	Não chega a ser mensal	Mensal	Semanal	Diária ou quase
Com que frequência, durante o último ano, você foi incapaz de lembrar o que aconteceu na noite anterior por ter bebido?	Nunca	Não chega a ser mensal	Mensal	Semanal	Diária ou quase
Você ou outra pessoa já sofreu algum tipo de acidente como resultado de você ter bebido?	Nunca		Sim, mas não durante o último ano (2 pontos)		Sim, durante o último ano (4 pontos)
Algum parente, médico ou outro profissional de saúde já se interessou pelo fato de você beber ou já sugeriu que você parasse?	Nunca		Sim, mas não durante o último ano (2 pontos)		Sim, durante o último ano (4 pontos)

* 5 pontos se a resposta for "10 ou mais copos num dia típico".

Fig. 56.4. Questionário AUDIT para identificação de uso abusivo de álcool (WHO, 2001).

C (Cut)	Já passou pela seu cabeça, alguma vez, que você precisa parar de beber?
A (annoyed)	As pessoas têm aborrecido você criticando-o por beber?
G (guilty)	Alguma vez você se sentiu aborrecido ou culpado pelo tanto que você está bebendo?
E (eye-opener)	Alguma vez você teve que tomar alguma bebida logo cedo de manhã para acalmar os nervos ou espantar a ressaca?

Fig. 56.5. Questionário CAGE para identificação de uso abusivo de álcool.

mais, em geral, indica abuso. A interpretação do CAGE é feita caso a caso e o questionário é considerado um bom indicativo do abuso de álcool, sendo bastante específico.

Algumas organizações adotam políticas sobre o assunto, incluindo testes de detecção de álcool e drogas em exames aleatórios. Este é um tema polêmico, que não tem embasamento jurídico claro no Brasil, mas que a jurisprudência tem validado. O que se recomenda, a despeito dos debates sobre o assunto, é que nenhuma abordagem seja feita apenas com testes de detecção. É fundamental entender os fatores de risco que levam a comportamentos adictos e, caso os testes sejam uma opção, que eles façam parte de uma política ou programa mais amplo.

Recomenda-se que qualquer programa seja baseado, no mínimo, em três pilares principais:

1. Prevenção do uso abusivo de substâncias psicoativas, através do controle dos fatores de risco, da educação e das intervenções preventivas organizacionais.
2. Regras claras e transparentes, incluindo a comunicação adequada dos programas, o consentimento dos participantes e a anuência dos representantes dos trabalhadores, em especial dos sindicatos.
3. Reabilitação e tratamento, incluindo acesso a suporte psicológico e/ou médico de acordo com a necessidade de cada caso.

Finalmente, é preciso estar atento a mudanças comportamentais que o trabalhador pode apresentar durante a viagem. Longos períodos longe do lar, sensação de solidão, percepção de anonimato – principalmente em viagens distantes, falta de alternativas de lazer nas horas vagas, contato com culturas diferentes e, por vezes, mais permissivas, são alguns dos fatores que podem levar trabalhadores viajantes a adotarem comportamentos não usuais. Isso pode incluir o abuso de substâncias, como já mencionado, e também a adoção de comportamentos de maior risco, incluindo o sexual. Não é incomum a contaminação de viajantes durante a prática de sexo inseguro, sem proteção, em especial de HIV e hepatite. Por isso, recomenda-se que o médico do trabalho avalie os riscos caso a caso, sem julgamento de valor, e avalie a necessidade de uma orientação preventiva focada em doenças sexualmente transmissíveis, o que pode incluir preservativos no *kit* viagem. Para doenças que podem ser prevenidas por vacinas, como a hepatite B, a imunização é recomendada.

Avaliação pré e pós-viagem com foco em saúde mental

Condições preexistentes, como histórico de distúrbios mentais, fobias e sintomas neurológicos devem ser considerados como sinais de alerta. Alguns medicamentos aumentam o risco de reações psiquiátricas. Aproximadamente um em cada 10.000 viajantes em uso de *mefloquina*, para profilaxia de malária, apresentam distúrbios neuropsiquiátricos, que podem incluir convulsões, distúrbios psicóticos e encefalopatia (Nothdurft *et al.*, 2001; Tran, Browning, Dell, 2006). Profiláticos alternativos devem ser considerados para trabalhadores com histórico de distúrbios mentais, incluindo depressão, distúrbio de ansiedade, psicose e convulsões.

Apesar de não ser recomendada uma avaliação mental para todos os viajantes, algumas informações devem ser consideradas durante a anamnese feita nas consultas periódicas ou na consulta pré-viagem, como:

- Histórico de distúrbios psiquiátricos, incluindo distúrbios depressivos e de ansiedade;
- Histórico pessoal de transtornos psicóticos, ou em familiar próximo;
- Tentativas de suicídio pregressas;
- Alterações de humor, com tendência à depressão;
- Exposição prévia a situações traumáticas (ex: desastres naturais, acidentes graves, situações de violência);
- Evento estressor maior na vida pessoal, como a perda de uma pessoa próxima ou doença grave na família;
- Uso de medicamentos que possam ter efeitos mentais adversos, incluindo substâncias psicoativas diversas;
- Fobias.

Existem relatos de sintomas mentais que se manifestam após a viagem (Beny, Paz, Potasman, 2001). Alguns viajantes que passam longos períodos fora do domicílio podem experimentar um tipo de "síndrome de adaptação reversa", em seu retorno. As manifestações mais comuns incluem sentimentos de desorientação, falta de familiaridade com o local de retorno e perda de confiança. Aproximadamente 36% dos profissionais de saúde que passam longos períodos em expedições de trabalho apresentam sintomas depressivos quando voltam para casa; e 60% referem sentimentos negativos em relação ao seu retorno.

Por isso, recomenda-se que haja uma avaliação pós-viagem focada em saúde mental e que considere os seguintes sinais e sintomas:

- Alterações de humor e de comportamento, incluindo estresse, ansiedade e isolamento;
- Sono excessivo ou fadiga não usual;
- Uso abusivo de álcool e/ou substâncias psicoativas;
- Dificuldades de relacionamento familiar, social ou no ambiente de trabalho;
- Sintomas sem causa aparente como cefaleia, lombalgia, dor abdominal, *rash* cutâneo, dermatoses, atopias, que podem estar associadas a situações de estresse pós-viagem.

Aconselhamento e orientações para o viajante

O CDC (*Centers for Disease Control and Prevention*) publicou um manual direcionado aos viajantes em geral, seja em viagens de negócio ou de lazer (CDC, s/d). As orientações são bastante úteis e podem ajudar o médico do trabalho em seu aconselhamento. As recomendações podem ser divididas em três fases, proatividade, preparação e proteção.

a) Proatividade

É preciso antecipar-se aos riscos relacionados à viagem. Para isso, o viajante deve (1) procurar saber mais sobre seu destino, (2) consultar um médico antes da viagem e (3) avaliar seu estado de saúde atual.

É possível estar atualizado visitando *sites* úteis, como o do próprio CDC ou da Organização Mundial de Saúde, que mantêm notícias recentes sobre diferentes destinos no mundo, em inglês. Para pesquisas em português, é possível acessar as informações do Ministério da Saúde. Abaixo, estão alguns *sites* úteis em pesquisas sobre viagens:

- Organização Mundial da Saúde – OMS – http://www.who.int/ith/en/index.html
- Centers for Disease Control and Prevention – CDC – http://wwwnc.cdc.gov/travel/
- Ministério da Saúde – http://portal.saude.gov.br/portal/saude/area.cfm?id_area=1695
- Centro de Informação em Saúde para Viajantes – Cives – http://www.cives.ufrj.br/

Idealmente, o trabalhador viajante deve procurar o médico quatro a seis semanas antes da viagem. Caso isso não seja possível, a consulta ainda trará benefícios e deve ser realizada. No caso de viagens de trabalho que possam ser planejadas, recomenda-se que as avaliações de saúde sejam feitas considerando-se múltiplos destinos possíveis.

O estado de saúde do trabalhador viajante pode variar devido a diversos fatores, inclusive fatores pessoais. Por isso, o trabalhador deve ser orientado a fazer uma autoavaliação de saúde e buscar ajuda médica sempre que possível. Alguns sinais de alerta que merecem atenção incluem cirurgias ou traumas recentes, gravidez, problemas cardíacos, dor no peito, suspeita ou presença de doenças infectocontagiosas, infecções de vias aéreas superiores, principalmente sinusite, otite ou obstrução nasal importante, doenças respiratórias em geral, distúrbios mentais ou de comportamento, dentre outros. A existência de sinais ou sintomas desta natureza deve levar o trabalhador viajante a buscar ajuda médica antes da viagem.

b) Preparação

Recomenda-se que o viajante saiba (1) preparar sua bagagem adequadamente, (2) ter um planejamento do que fazer em caso de doença durante a viagem, (3) saber o que fazer em caso de doença ou lesão/acidente durante a viagem e (4) saber e compartilhar informações importantes sobre a viagem.

Em viagens de trabalho, os viajantes costumam estar bem preparados, com a documentação necessária para diferentes destinos, mas algumas orientações podem fazer diferença. Por exemplo, no caso de uso contínuo de medicamentos, é preciso levar prescrições no idioma local, em caso de viagens internacionais. Recomenda-se que o viajante leve uma cópia consigo e outra na bagagem a ser despachada. De preferência, a prescrição médica deve incluir o nome genérico ou do princípio ativo da medicação em uso, caso seja necessário adquiri-la em outros países. Em caso de medicamentos injetáveis como, por exemplo, insulina, pode ser necessário portar uma carta explicativa sobre seringas, agulhas e os medicamentos em si.

Há muita controvérsia sobre os *kits* de viagens recomendados para viajantes. Tanto a Organização Mundial de Saúde quanto o CDC têm recomendações a respeito, sem que haja consenso sobre o assunto. Em linhas gerais, recomenda-se que os kits sejam fornecidos ou orientados para os trabalhadores viajantes, de acordo com seu risco individual de saúde e de acordo com os riscos do destino e do itinerário.

Um *kit* básico de viagem pode incluir materiais de primeiros socorros, colírios emolientes, repelente de insetos, medicamentos contra picada de insetos (principalmente para indivíduos alérgicos), anti-histamínicos, descongestionante nasal, sais de reidratação oral, analgésicos, termômetro, protetor solar, medicamentos adequados para o destino, as atividades que serão exercidas durante a viagem e de acordo com o estado de saúde do trabalhador viajante.

É importante que haja um plano de emergência disponível para que o viajante possa acionar em caso de necessidade, incluindo alternativas de assistência médica no local de destino e possibilidades de remoção para o local de origem, caso isso seja necessário. Durante o aconselhamento pré-viagem, o trabalhador deve ser orientado sobre sinais de alerta para buscar ajuda como febre, *rash* cutâneo, diarreia hemorrágica ou qualquer tipo de hemorragia, acidentes, dentre outros. Ainda, o trabalhador deve ser aconselhado a evitar riscos desnecessários, em especial quanto à alimentação no local de destino e atividades de risco nas horas de lazer.

c) Proteção

Cuidados com a segurança alimentar, proteção contra picadas de insetos, consumo moderado ou não consumo de álcool, uso de cintos de segurança, principalmente em táxis, respeito às leis e normas do local de destino, devem fazer parte das ações preventivas que o trabalhador viajante deve tomar.

Durante a viagem, de acordo com o local de destino, o viajante deve estar atento ao uso de repelentes e protetores solares, evitar dormir em quartos com a janela aberta, preferindo ambientes com ar condicionado, para evitar contato com vetores locais.

Em relação à segurança alimentar, estar sempre atento à higiene das mãos e evitar alimentos de origem suspeita, em especial, alimentos crus ou mal cozidos. Deve-se evitar gelo e suco feito com água de procedência desconhecida. No Brasil, a transmissão oral da doença de Chagas (Brasil, 2007), através de alimentos contaminados, tornou-se um problema de saúde pública. Em 2007, foram divulgadas quatro Notas Técnicas relatando casos de surtos ocorridos na região amazônica pela Secretaria de Vigilância em Saúde, tendo sido notificados 100 casos de Doença de Chagas Aguda (DCA), com quatro óbitos (letalidade de 4,0%), relacionados a surtos ocorridos em 11 municípios da Região Norte, sendo um Município do Estado do Amazonas, um município do Estado do Amapá e nove Municípios do Estado do Pará; o alimento mais frequentemente envolvido foi o açaí, mas há relatos de contaminação através do caldo de cana.

Finalmente, é preciso que o trabalhador esteja atento ao seu estado de saúde no retorno da viagem, em especial se o destino for considerado de alto risco para doenças infectocontagiosas, principalmente para malária. Febre, dores no corpo, lesões de pele, sintomas respiratórios, devem ser imediatamente comunicados ao médico do trabalho, para que uma adequada avaliação de saúde, pós-viagem, seja conduzida.

◗ O trabalhador expatriado

A globalização e a expansão das organizações para novos mercados trouxe o aumento do número de trabalhadores que passam longos períodos de tempo fora de seus lares. Este período pode variar de meses a anos, trazendo impactos físicos e psicossociais não apenas para estes trabalhadores, como também para suas famílias.

Vários são os fatores relacionados à necessidade crescente de trabalho expatriado ou em longos períodos de viagem, como mudanças no sistema de competição global, formação de alianças estratégicas globais, integração global *versus* resposta local, urgência na construção de redes organizacionais globais, crescente diversidade da força de trabalho local/global, crescente convergência de competências mínimas requeridas para níveis gerenciais e aumento das transferências para outros países, para progressões de carreira.

Isso faz com que este tema seja cada vez mais presente na atuação profissional do médico do trabalho.

Cultura, choque cultural e aculturação

Segundo Sinangil e Ones (1997), trabalhadores expatriados são indivíduos que deixam seus países para cumprir uma meta relacionada ao trabalho e, por isso, são expostos a fatores estressores e situações conhecidas como "choque cultural". Estes profissionais precisam adquirir adequado conhecimento, informação e habilidades para desempenhar adequadamente sua nova função. Vale lembrar que condições relacionadas ao trabalho expatriado podem também ser aplicadas a outros grupos, como mudanças regionais dentro do mesmo país, imigrantes, refugiados, populações submetidas a mudanças sociais radicais, estudante e transferências internacionais de curto ou longo prazo. Cultura é a somatória de crenças, valores e comportamentos de uma determinada sociedade. Pode ser definida como o software da mente, segundo Hofstede (1998). O choque cultural é definido como a ocorrência de estresse e ansiedade produzidos pelo contato com uma nova cultura, com subsequentes sentimentos de perda e confusão. Segundo Oberg (1960), o choque cultural envolve seis aspectos:

1. Esforço extra para se adequar a situações não familiares
2. Sentimento de perda/privação de pessoas, *status*, coisas etc
3. Rejeição bilateral, relacionada às culturas de origem e destino
4. Conflitos de identidade, valores, sentimentos e papéis
5. Reação negativa após se dar conta da diferença entre culturas
6. Sensação de impotência para lidar com a nova cultura

Estes aspectos compreendem o processo de adaptação pelo qual o trabalhador expatriado passa, com o objetivo de obtenção de conforto e familiaridade com o trabalho, incluindo valores, expectativas e padrões no novo ambiente. Para isso, este trabalhador precisa aprender novos papéis, compreender novos padrões de desempenho, identificar expectativas da liderança e estabelecer relações com novos subordinados, considerando que, frequentemente, o trabalhador expatriado migra com a missão de liderar uma determinada equipe e/ou implantar um projeto.

Os fatores estressores presentes no processo de adaptação encontram-se distribuídos em três dimensões, o ***microambiente*** que envolve aspectos individuais, incluindo fatores biológicos, história psicoafetiva e experiências de vida; o ***macroambiente*** que envolve os aspectos mais próximos, como família, amigos, sociedade local, vizinhança, escola; e o ***mega-ambiente***, que envolve aspectos relacionados a cultura do país/região (Wang, Takeuchi, 2007).

Ao enfrentar os fatores estressores, o trabalhador expatriado experimenta diferentes sensações e sentimentos, em um movimento em forma de uma curva "U", descrito por Oberg (1960) como ***processo de aculturação***, conforme a Fig. 56.6. A primeira fase é a da ***excitação***, quando o expatriado se encontra empolgado com as mudanças, com suas novas metas e entende que o processo de adaptação será relativamente fácil. Após o confronto com as primeiras dificuldades, em período que pode variar de indivíduo para indivíduo, segue-se a fase de ***incubação***, quando o trabalhador se torna mais introspectivo e ciente dos obstáculos a vencer nas três dimensões ambientais. Nesta fase, alguns sintomas já podem se delinear de maneira discreta. A chegada à parte mais baixa da curva "U" é conhecida como ***crise***, na qual o trabalhador questiona sua decisão, sua situação no novo ambiente e os reais impactos da expatriação em sua vida profissional e pessoal. Esta é a fase na qual os sintomas se manifestam de forma mais exacerbada e, não raro, o trabalhador desiste de sua posição. Aqueles que conseguem vencer esta fase entram nas fases seguintes, conhecidas como ***recuperação*** e ***recuperação plena***, quando o trabalhador efetivamente finaliza seu processo de aculturação e adaptação à nova realidade.

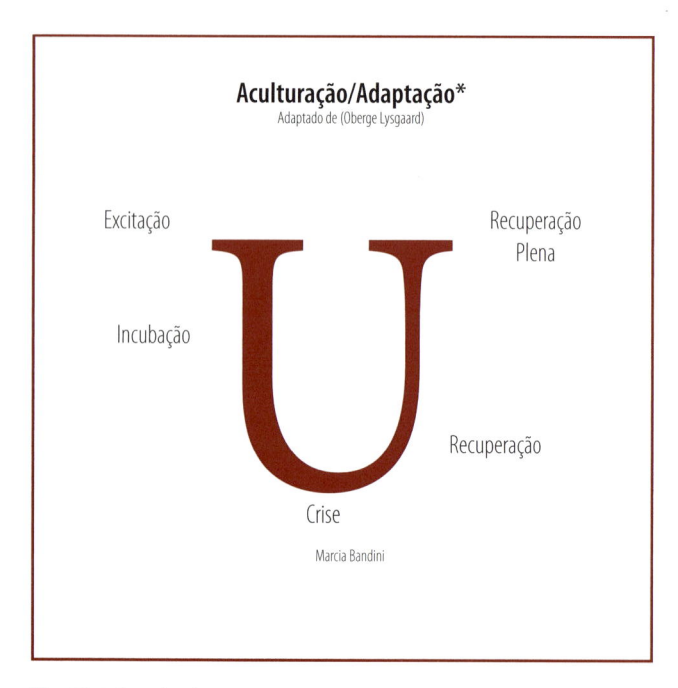

Fig. 56.6. Curva de adaptação.

Efeitos sobre a saúde

Durante o processo de aculturação e adaptação, o trabalhador pode experimentar diversos efeitos – *efeitos psicológicos*, como ansiedade, agressividade, apatia, tédio, depressão, fadiga, solidão e frustração; *efeitos físicos*, como asma, precordialgia, lombalgia, doenças cardiovasculares e gastrointestinais, dentre outras; *efeitos comportamentais*, como o aumento da ocorrência de acidentes, alterações de apetite, humor explosivo e, talvez, um aumento no abuso de álcool e drogas, assunto que será tratado adiante; e *efeitos organizacionais*, como aumento do absenteísmo, redução da capacidade de trabalho/produtividade, comprometimento das relações de trabalho, aumento da taxa de acidentes, aumento do turnover (Stahl, Caligiuri, 2005).

Há, ainda, muito questionamento sobre o impacto das viagens e do trabalho expatriado sobre o uso abusivo de álcool e drogas entre estes trabalhadores. Existem relatos isolados, mas não há evidência epidemiológica que sustente esta hipótese. Sabe-se que o uso abusivo de álcool e drogas é comum em todas as sociedades, dependendo de diversos fatores, sejam individuais, comportamentais ou ambientais, para se manifestar. De maneira conservadora, recomenda-se que os expatriados tenham acesso a programas de assistência ao empregado, incluindo a possibilidade de tratamento para dependências químicas, quando elas existam.

A questão da testagem para detecção de álcool no ar expirado ou de drogas na urina, no sangue ou no cabelo de trabalhadores é controversa e alvo de polêmicas. No Brasil, a legislação não é clara a respeito, abrindo precedentes para que muitos empregadores instituam a prática dos testes aleatórios, pré-admissionais ou pós-acidentes. Seja para trabalhadores expatriados ou para outros trabalhadores, recomenda-se que os testes sejam apenas um indicador de um programa ou uma política mais ampla para a prevenção do uso abusivo de álcool e drogas, que, necessariamente, deve incluir ações de educação para todos os trabalhadores, bem como de tratamento e recuperação dos dependentes.

De volta aos aspectos relacionados ao processo de adaptação do trabalhador expatriado, vale ressaltar que alguns fatores podem impactar positivamente a eficiência deste processo, como características pessoais (idade, nível socioeconômico, conhecimento e tolerância com outras culturas, *background* político e cultural), ou experiências anteriores que aumentem a capacidade do indivíduo para manejar mudanças, ser flexível e criativo, ter fortes habilidades de negociação, estabelecer relacionamentos interpessoais e ter sensibilidade e habilidade de cooperação.

Medidas de controle

É imprescindível discutir medidas de controle que possam mitigar os riscos psicossociais envolvidos no trabalho expatriado. Cada situação tem suas particularidades, dependendo do tempo de expatriação do indivíduo, da estrutura familiar, das experiências anteriores, do local de destino, dos riscos do projeto envolvido. De maneira geral, no entanto, pode-se dizer que algumas ações devem fazer parte do preparo para o trabalhador expatriado enfrentar este desafio:

- Desenvolvimento de habilidades de idioma, incluindo linguagem não verbal.
- Desenvolvimento de habilidades sensitivas, incluindo padrões de comportamento, valores, atitudes, interação com a sociedade local – expatriados que interagem com pessoas locais apresentam menor dificuldade e frustração do que aqueles que vivem em comunidades especiais para expatriados.
- Desenvolvimento das habilidades de *coping* – conhecer a curva-U de adaptação, reconhecer sinais precoces de estresse, em especial no primeiro ano.
- Oferta de suporte social no trabalho, como programas de assistência ao empregado, com atendimento multiprofissional, treinamentos frequentes, suporte a familiares, dentre outros.

Em suma, é preciso conhecer e compreender, para agir e intervir, a fim de minimizar os impactos à saúde física/mental destes trabalhadores.

▶ Referências e Bibliografia consultada

AASM – American Academy of Sleep Medicine. American Academy of Sleep Medicine review. Sleep, 30(11): 1460–83, 2007.

Aerospace Medical Association. Medical Guidelines Task Force. Medical guidelines for airline travel. 2nd ed. Alexandria, VA, 2003. Disponível em: http://www.asma.org/pdf/publications/medguid.pdf

Ansart S, Perez L, Jaureguiberry S, Danis M, Bricaire F, Caumes E. Spectrum of dermatoses in 165 travelers returning from the tropics with skin diseases. American Journal of Tropical Medicine and Hygiene, 76(1): 184-6, 2007.

Bacaner N, Stauffer B, Boulware DR, Walker PF, Keystone JS. Travel medicine considerations for North American immigrants visiting friends and relatives. JAMA; 291: 2856-64, 2004.

Behrens RH, Barnett ED. Visiting friends and relatives. In: Keystone JS, Kozarsky PE, Freedman DO, Nothdurft HD, Connor BA, eds. Travel medicine. 2nd ed. St. Louis: Mosby Elsevier, 2008. p.291-8.

Behrens RH, Bisoffi Z, Björkman A et al. Malaria prophylaxis policy for travelers from Europe to the Indian subcontinent. Malaria Journal, 5:7, 2006. [serial online]

Bellis MA et al. Effects of backpacking holidays in Australia on alcohol, tobacco and drug use of UK residents. BMC Public Health, 7: 1, 2007.

Beny A, Paz A, Potasman I. Psychiatric problems in returning travelers: features and associations. Journal of Travel Medicine, 8(5): 243-6, 2001.

Brasil. Ministério da Saúde. Portal da Saúde. Disponível em: http://portal.saude.gov.br/portal/saude/profissional/visualizar_texto.cfm?idtxt=31620

Brasil. Ministério da Saúde. Secretaria de Vigilância em Saúde. Departamento de Vigilância Epidemiológica. Guia prático de tratamento da malária no Brasil. Brasília: Ministério da Saúde, Saúde, 2010. Disponível em: http://portal.saude.gov.br/portal/arquivos/pdf/guia_pratico_tratamento_malaria_brasil_2602.pdf

Brasil. Ministério da Saúde. Secretaria de Vigilância em Saúde. Departamento de Vigilância Epidemiológica. Nota técnica doença de Chagas aguda por transmissão oral. 2007. Disponível em http://portal.saude.gov.br/portal/saude/visualizar_texto.cfm?idtxt=27898.

Brunette GW, Kozarsky PE, Magill AJ, Shlim DR (eds.). CDC health information for international travel 2010 – 'Yellow Book'. Atlanta, GA: Elsevier-Mosby, 2009.

Brzezinski A. Mechanisms of disease: melatonin in humans. New England Journal of Medicine, 336: 186-195, 1997.

CDC – Centers for Disease Control and Prevention. Your survival guide to safe and healthy travel. Atlanta: CDC. Disponível em: http://wwwnc.cdc.gov/travel/page/survival-guide.htm

CDC – Centers for Disease Control and Prevention. CDC Health information for international travel 2012. New York: Oxford University Press; 2012.

Center for Emerging and Zoonotic Infectious Diseases. Division of Global Migration and Quarantine. Atlanta, GA, 2012.

Centro de Informação em Saúde para Viajantes – Cives – http://www.cives.ufrj.br/

Cesarone MR, Belcaro G, Nicolaides AN, Incandela L, De S, Geroulakos G, et al. Venous thrombosis from air travel: the LONFLIT3 study—prevention with aspirin vs low-molecular-weight heparin (LMWH) in high-risk subjects: a randomized trial. Angiology, 53(1): 1–6, 2002.

Chambers TJ, Hahn CS, Galler R, Rice CM. Flavivirus genome organization, expression, and replication. Annual Review of Microbiology, 44: 649–60, 1990.

Chandra D, Parisini E, Mozaffarian D. Meta-analysis: travel and risk for venous thromboembolism. Annals of Internal Medicine, 151(3): 180-90, 2009.

Chaves, TSS, Vasconcelos MJ, Filho NO, Alves JR. Yellow fever in a Brazilian family returning from vacation in an endemic area: relevant clinical features and epidemiological issues. Journal of Travel Medicine, 16: 433–5, 2009.

Chinwa Lo S, Mascheretti M, Chaves T do SS, Lopes MH. Travelers' vaccinations: experience from the Travelers' Clinic of Hospital das Clínicas, University of São Paulo School of Medicine. Revista da Sociedade Brasileira de Medicina Tropical, 41(5): 474-8, 2008.

Crofford LJ. Violence, stress, and somatic syndromes. Trauma Violence Abuse, 8(3): 299–313, 2007.

Dimberg LA, Striker J, Nordanlycke-Yoo C, Nagy L, Mundt KA, Sulsky SI. Mental health insurance claims among spouses of frequent business travelers. Occupational and Environmental Medicine, 59(3): 175– 81, 2002.

DuPont HL, Khan FM. Travelers' diarrhea: epidemiology, microbiology, prevention, and therapy. Journal of Travel Medicine, 1:84–93, 1994.

DuPont HL, Steffen R (eds.). Travelers' diarrhea. Hamilton, Ontario: BC Decker, 2003. p.148–59.

Espino CM, Sundstrom SM, Frick HL, Jacobs M, Peters M. International business travel: impact on families and travelers. Occupational and Environmental Medicine; 59(5): 309–22, 2002.

Freedman DO. Malaria prevention in short-term travelers. New England Journal of Medicine, 359: 603-12, 2008.

Freedman DO, Weld LH, Kozarsky PE, Fisk T, Robins R, von Sonnenburg F, et al. Spectrum of disease and relation to place of exposure among ill returned travelers. New England Journal of Medicine, 354(2): 119–30, 2006.

Geerts WH, Bergqvist D, Pineo GF, Heit JA, Samama CM, Lassen MR, et al. Prevention of venous thromboembolism: American College of Chest Physicians evidence-based clinical practice guidelines (8th edition). Chest, 133(6 Suppl): 381S–453S, 2008.

Genton B, D'Acremont V. In: Schlagenhauf-Lawlor P, ed. Clinical features of malaria in travelers and migrants. Travelers' malaria. 2nd ed. Hamilton, Ontario: BC Decker, 2008. p. 269-83.

Hackett P. High altitude and common medical conditions. In: Hornbein TF, Schoene RB (eds). High altitude: an exploration of human adaptation. New York: Marcel Dekker; 2001. p.839–85.

Hackett PH, Roach RC. High-altitude illness. New England Journal of Medicine, 345(2): 107–14, 2001.

Hackett PH, Roach RC. High altitude cerebral edema. High Altitude Medical Biology, Summer; 5(2): 136–46, 2004.

Hackett P, Roach R. High-altitude medicine. In: Auerbach PS (ed.). Wilderness medicine. 5th ed. Philadelphia: Mosby Elsevier, 2007. p. 2–36.

Hargarten SW, Baker TD, Guptill K:Overseas fatalities of United States citizen travelers: an analysis of deaths related to international travel. Annals of Emergency Medicine, 20: 622-6, 1991.

Hill DR, Ericsson CD, Pearson RD, Keystone JS, Freedman DO, Kozarsky PE et al. The practice of travel medicine: guidelines by the Infectious Diseases Society of America. Clinical Infectious Diseases, 43(12): 1499-539, 2006.

Hill DR, von Sonnenberg F. Diet and education about risks. In: Ericsson CD, DuPont HL, Steffen R, (eds.). Traveler's Diarrhea. Hamilton, Ontario: BC Decker, 2003. p.148-59.

Hofstede G. Culture and organizations: software of the mind. New York: McGraw-Hill; 1998.

ILO – International Labor Office. Stress prevention in the offshore oil and gas exploration and production industry. Geneva: ILO, 1996.

Jamieson AO, Zammit GK, Rosenberg RS, Davis JR, Walsh JK. Zolpidem reduces the sleep disturbance of jet lag. Sleep Medicine, 2(5): 423–30, 2001.

Keystone JS, Kozarsky PE, Freedman DO, Nothdurft HD, Connor BA, eds. Travel medicine. 2nd ed. St. Louis: Mosby Elsevier, 2008.

Leder K, Sundararajan V, Weld L, Pandey P, Brown G, Torresi J. Respiratory tract infections in travelers: a review of the GeoSentinel surveillance network. Clinical Infectious Diseases, 36(4): 399–406, 2003.

Leder K, Newman D. Infections during air travel. Internal Medicine Journal, 35(1): 50–5, 2005.

Lei L, Liang YX, Krieger GR. Stress in expatriates. Clinics in Occupational and Environmental Medicine, 4: 221-9, 2004.

Liese B, Mundt KA., Dell LD et al: Medical insurance claims associated with international business travel. Occupational and Environmental Medicine, 54: 499-503, 1997.

Lobato MN, Hopewell PC. Mycobacterium tuberculosis infection after travel to or contact with visitors from countries with a high prevalence of tuberculosis. American Journal of Respiratory Critical Care Medicine, 158:1871-5, 1998.

Luna LK, Panning M, Grywna K, Pfefferle S, Drosten C. Spectrum of viruses and atypical bacteria in intercontinental air travelers with symptoms of acute respiratory infection. Journal of Infectious Diseases, 195(5): 675–9, 2007.

Mali S, Steele S, Slutsker L, Arguin PM. Malaria surveillance — United States, 2006. MMWR Surveillance Summer, 57(SS-5): 24-39, 2008.

Marfin AA, Eidex RS, Kozarsky PE, Cetron MS. Yellow fever and Japanese encephalitis vaccines: indications and complications. Infectious Disease Clinics of North America, 19(1): 151-68, 2005.

Matsumoto K, Goebert D. In-flight psychiatric emergencies. Aviation Space and Environmental Medicine, 2001, 72: 919–923.

Mendis S, Yach D, Alwan Al. Air travel and venous thromboembolism. Bulletin of the World Health Organization, 80(5): 403–6, 2002.

Monath TP. Yellow fever: a medically neglected disease. Report on a seminar. Reviews of Infectious Diseases, 9: 165–75, 1987.

Monath, TP. Yellow fever: an update. Lancet Infectious Diseases, 1: 11-20, 2001.

Muentener P, Schlagenhauf P, Steffen R. Imported malaria (1985–1995): trends and perspectives. Bulletin of the World Health Organization, 77(7): 560-566, 1999.

Neimer J., Eskiizmirliler S., Ventre-Dominy J. et al. Trains with a view to sickness. Current Biology, 11:R549-50, 2001.

NHI. Travelers' diarrhea. National Institutes of Health Consensus Conference. JAMA, 253: 2700-4, 1985.

Nothdurft HD, Bialek R, Burchard GD, et al. Consensus recommendations for malaria prophylaxis. Deutsch Medizinische Wochenschrift, 130: 1392-6, 2005. (In German)

Oberg K. Culture shock: adjustment to new cultural environments. Practical Anthropology, 7: 177– 82, 1960.

Okhuysen PC. Traveler's diarrhea due to intestinal protozoa. Clinical Infectious Diseases, 33: 110-4, 2001.

Patel D, Easmon CJ, Dow C, Snashall DC, Seed PT. Medical repatriation of British diplomats resident overseas. Journal of Travel Medicine, 7(2): 64–9, 2000.

Pollard A, Murdoch D. The high altitude medicine handbook. 3rd ed. Abingdon, UK: Radcliffe Medical Press; 2003.

Potasman I, Beny A, Seligmann H. Neuropsychiatric problems in 2,500 long-term young travelers to the tropics. Journal of Travel Medicine, 7(1): 5–9, 2000.

Priesol AJ. Motion sickness. Rose BD (ed.). Waltham MA: UpToDate; 2008

Schwartz E. Prophylaxis of malaria. Mediterranean Journal of Hematology and Infectious Diseases, 4(1): 2012.

Sack RL, Auckley D, Auger RR, Carskadon MA, Wright KP Jr, Vitiello MV, et al. Circadian rhythm sleep disorders: part I, basic principles, shift work and jet lag disorders. Sleep, 30(11): 1460-83, 2007.

São Paulo. Secretaria de Estado da Saúde. Centro de Vigilância Epidemiológica. Febre Amarela Silvestre, Estado de São Paulo, Boletim final, dezembro de 2009. Disponível em: ftp://ftp.cve.saude.sp.gov.br/doc_tec/ZOO/Boletim_FASP171209.pdf

Schmid R, Schick T, Steffen R et a.l Comparison of seven commonly used agents for prophylaxis of seasickness. Journal of Travel Medicine, 1: 203-6, 1994.

Schwela D. Air pollution and health in urban areas. Reviews on Environmental Health, 15(1–2): 13–42, 2000.

Sinangil HK, Ones DS. Empirical investigations of the host country perspective in expatriate management. In: Aycan Z (ed.). Expatriate management: theory and research. Greenwich, CT: JAI Press, 1997. p. 173-205.

Stahl GK, Caligiuri P. The effectiveness of expatriate coping strategies: the moderating role of cultural distance, position level, and time on the international assignment. Journal of Applied Psychology, 90(4): 603–15, 2005.

Stavroula L, Aditya J. Health impact of psychosocial hazards at work: an overview. Geneva: World Health Organization, 2010.

Steffen R. Malaria prophylaxis: setting the scene. Journal of Travel Medicine, Suppl 1:S3-7P, 2003.

Steffen R., Rickenbach M, Wilhelm U et al: Health problems after travel to developing countries. Journal of Infectious Diseases, 156: 84-91, 1987.

Stewart L, Leggat PA. Culture shock and travelers. Journal of Travel Medicine, 5: 84–8, 1998.

Striker J, Luippold RS, Nagy L, Liese B, Bigelow C, Mundt KA. Risk factors for psychological stress among international business travellers. Occupational and Environmental Medicine, 56: 245– 52, 1999.

Thomson MM, Najera R. Travel and the introduction of human immunodeficiency virus type 1 non-B subtype genetic forms into Western countries. Clinical Infectious Diseases, 32: 1732-1737, 2001.

Tran TM, Browning J, Dell ML. Psychosis with paranoid delusions after a therapeutic dose of mefloquine: a case report. Malaria Journal, 5: 74, 2006.

Valk TH. Psychiatric disorders and psychiatric emergencies overseas. In: Keystone JS et al.(eds). Travel medicine. Edinburgh: Mosby, 2004. p.367–377.

Wang M, Takeuchi R. The role of goal orientation during expatriation: a cross-sectional and longitudinal investigation. Journal of Applied Psychology, 92(5): 1437–1445, 2007.

Waterhouse J, Reilly T, Atkinson G. Jet lag. Lancet, 350: 1611-17, 1997.

WHO – World Health Organization. Research into global hazards of travel (WRIGHT) project: final report of phase I. Geneva: WHO, 2007. Disponível em: http://www.who.int/cardiovascular_diseases/wright_project/phase1_report/en/index.html

WHO – World Health Organization. Department of Mental Health and Substance Dependence. The alcohol use disorders identification test: guidelines for use in primary care. 2nd ed. 2001. Disponível em: http://whqlibdoc.who.int/hq/2001/who_msd_msb_01.6a.pdf

WHO – World Health Organization. International travel and health 2011. Disponível em: http://who.int

Wilder-Smith A (ed). International travel and health 2008. Geneva: World Health Organization, 2008.

Wood CD, Stewart JJ, Wood MJ et al. Habituation and motion sickness. Journal of Clinical Pharmacology, 34: 628-34, 1994.

Zitter JN, Mazonson PD, Miller DP, Hulley SB, Balmes JR. Aircraft cabin air recirculation and symptoms of the common cold. JAMA, 288(4): 483–6, 2002.

A Prevenção e o Manejo do Problema de Álcool e outras Drogas em Trabalhadores

Dante Lago

- **Introdução**
- **Conceitos iniciais**
- **Implementando um Programa de Prevenção na empresa**
  Programa de Prevenção: criando uma política interna
  Treinamento da equipe técnica ou gestora do programa
  Abordagem
  Rede de apoio ou de referência
- **Tratamento eficaz: princípios**
  Testagem
  Reintegração – reinserção social
- **Avaliação dos programas**
- **Considerações finais e conclusões**
- **Referências e Bibliografia consultada**

Introdução

O uso de drogas pelo ser humano não apresenta uma cronologia inicial precisa. Sua utilização advém dos princípios da humanidade, e relatos históricos o associam a dois tipos mais comuns de propósitos. O primeiro, ligado a rituais religiosos e que tinham como objetivo promover um maior acesso e contato fluente com as divindades; e o segundo, tendo como foco o reforço das condições físicas e psíquicas dos gladiadores, dos guerreiros e dos caçadores.

Há mais de 5500 anos, por volta de 3500 a 3000 a.C., os sumérios, que são considerados a primeira civilização humana e que habitavam a região entre os rios Tigre e Eufrates, já se utilizavam de infusões obtidas da papoula para o alívio de alguns agravos à saúde.

O uso do álcool aparece também muito claramente relatado na cultura greco-romana, onde a sua utilização está atrelada às festas, aos casamentos, às vitórias de batalhas, às bodas. Tinha como finalidade a descontração e a liberação das dificuldades de contato, atuando como um lubrificante social.

Desta forma, podemos ver nitidamente que estes propósitos de utilização variam conforme a cultura, e não deixam de estar presentes em muitas das questões atuais que envolvem esta problemática.

O álcool e outras drogas permeiam as rotinas do nosso dia a dia, ultrapassam os limites de nossas comunidades, das nossas famílias e do nosso trabalho. Infelizmente, projetam-se quase como uma epidemia e adentram, muitas vezes, o campo das infrações e da criminalidade.

Todas as profissões estão naturalmente expostas, em função da natureza humana de seus profissionais; entretanto, alguns estudos significativos demonstram que, quando a pressão no trabalho aumenta, o consumo e o abuso também aumentam, o mesmo acontecendo, consequentemente, com a dependência.

Na área da saúde, para se ter um exemplo, pesquisa realizada pelo Conselho Regional de Medicina do Estado de São Paulo – CREMESP, em 2007, envolvendo 200 médicos internados em 17 Estados do Brasil, para tratamento, detectou, naquele momento, que 66% eram reincidentes na hospitalização, 53% buscaram ajuda por pressão da família e apenas 15% por orientação de colegas médicos.

As cinco drogas de mais elevada utilização no grupo de médicos avaliados eram o álcool, a cocaína, os benzodiazepínicos, a maconha e os opiáceos. Deste grupo, 37% consumiam outras drogas associadas ao álcool.

Apesar da quase inexistência de dados estatísticos concretos em nosso país, está claro que os trabalhadores que fazem uso de álcool e outras drogas acidentam-se e afastam-se do trabalho com mais frequência. As despesas hospitalares e previdenciárias dos dependentes químicos são maiores do que as da população em geral. Muitos dos acidentes de trânsito com vítimas têm no álcool sua problemática.

A partir destes dados, não temos dúvida de que o local de trabalho é um dos melhores espaços para se abordar a situação. Cabe, portanto, à Medicina do Trabalho, a responsabilidade de difundir conceitos, gerir e conscientizar a organização de que um ambiente livre de álcool e outras drogas significa aumento de produtividade, maior segurança e mais saúde aos trabalhadores, além de consequências sociais extremamente enormes.

Sabemos que, na evolução dos problemas relacionados à utilização abusiva, ou mesmo, na dependência química, o ser humano terá, de início, afetadas suas relações sociais, posteriormente, sua família, e só por fim, seu trabalho. Este processo evolutivo se dá em função de que no trabalho está, muitas vezes, a sustentação financeira da sua doença.

Estudos norte-americanos realizados pelo *National Institute on Drug Abuse* – NIDA, demonstram que:

- um em cada cinco dependentes químicos em atividade profissional teria confessado já ter furtado a empresa para sustentar sua doença;
- um em cada três já teria comercializado a droga no interior da organização onde trabalha;
- 75% dos dependentes químicos já usaram drogas no interior da empresa.

Pela complexidade das questões atreladas ao tema, pelas consequências legais, trabalhistas e sociais, muitas organizações preferem minimizar o problema, alegando que em seus ambientes ele não existe ou encontra-se sob controle.

A manifestação da doença, a recaída e a dificuldade de se trabalharem as interfaces afetadas pela dependência química, muitas vezes de forma indireta, acabam levando o empregado à demissão atrelada a outros motivos, como as faltas repetitivas e a baixa produtividade.

Conceitos iniciais

Pela definição da Organização Mundial de Saúde, entende-se por droga toda e qualquer substância não produzida pelo organismo e que tem a propriedade de atuar sobre um ou mais de seus sistemas, causando alterações em seu funcionamento. Desta forma, é obvio que não podemos afirmar que toda droga tenha um caráter puramente maléfico sobre o ser humano, pois sabemos que esta definição atinge também as drogas de grupos terapêuticos, como antibióticos, antineoplásicos e outros. Para fins de delimitação do campo de atuação, está claro que estamos falando de drogas que possuem ação sobre a atividade mental, podendo, desta forma, perturbá-la, estimulá-la ou deprimi-la.

Classificação das Drogas segundo seus efeitos:
Drogas Estimulantes da Atividade Mental
Drogas Depressoras da Atividade Mental
Drogas Perturbadoras da Atividade Mental

As drogas estimulantes da atividade mental desencadeiam um estado de alerta exacerbado, insônia, excitação e aceleração dos processos psíquicos. A perda da concentração, do ânimo e a depressão podem seguir-se à interrupção do uso. A droga de mais elevada utilização neste grupo são as anfetaminas e a cocaína.

Dentre as drogas que perturbam a atividade mental encontramos, entre outros, a maconha, o LSD (dietilamida do ácido lisérgico) e o ecstasy. As drogas deste grupo promovem várias alterações no funcionamento cerebral, gerando, entre outros distúrbios, alucinações e delírios. Por estes distúrbios, são denominadas de drogas alucinógenas.

No grupo das drogas que são depressoras da atividade mental, a mais comum no nosso dia a dia é o álcool, seguido pelos inalantes, benzodiazepínicos, barbitúricos e opioides. O seu uso normalmente leva a uma diminuição da atividade motora, da sensibilidade térmica e dolorosa. Muitas vezes, inicialmente temos um aumento da atividade psíquica, seguida de um aumento da sonolência.

É muito importante que a áreas de saúde e segurança do trabalhador tenham conhecimento sobre a atuação das drogas no organismo do trabalhador, suas especificidades e sua interface com os riscos presentes no ambiente de trabalho, pois é a partir deste entendimento, e baseado no cruzamento destes dados, que as ações preventivas deverão e poderão ser embasadas, desenvolvidas e solidificadas.

Classificação das Drogas segundo aspectos legais
Lícitas
Ilícitas

Esta polarização em lícitas ou ilícitas leva em consideração aspectos legais do uso, do transporte e da comercialização. Além do álcool e do tabaco, inserido no grupo das drogas lícitas, temos, dentro deste grupo, também, as drogas que são disponibilizadas através do receituário médico e que podem causar dependência, entre eles, os benzodiazepínicos, hipnóticos e outros.

Esta classificação permite que as organizações que pretendem implantar um programa de prevenção ao uso de drogas, e que ainda estão desenvolvendo uma cultura organizacional neste sentido, comecem, através das drogas lícitas –preferentemente pelo tabagismo – um processo de amadurecimento e de preparação para o desafio seguinte, que será trabalhar com as chamadas drogas ilícitas. Lembrando que mesmo as denominadas drogas lícitas têm alguns limitadores legais, entre eles a idade mínima para aquisição, no caso do álcool, e a obrigatoriedade da prescrição médica para os benzodiazepínicos, como exemplo.

Encontramos, ainda, classificações que se baseiam no potencial ou não de abuso, nas consequências sobre o organismo (leves ou pesadas) e outras.

De acordo com a Classificação Internacional das Doenças, em sua 10ª revisão (CID 10), no capítulo que trata dos Transtornos Mentais e Comportamentais, as substâncias que podem causar dependência são as seguintes: álcool, opioides (morfina, heroína, codeína, outros sintéticos), canabinoides (maconha), sedativos ou hipnóticos (benzodiazepínicos, barbitúricos), cocaína, alucinógenos, tabaco, solventes e outros estimulantes, como as anfetaminas e até mesmo substâncias relacionadas à cafeína. Independentemente da classificação utilizada e do grupo ao qual pertencem, a prevenção ao uso destas drogas, a abordagem, o diagnóstico precoce, as formas de tratar ou encaminhar ao tratamento, e ainda, a reabilitação dos doentes nas empresas, são o foco deste capítulo.

Conceitualmente, precisamos ainda definir o que denominamos de uso, abuso (ou uso nocivo) e dependência às drogas. Cada uma destas etapas ou formas de relação com as drogas nos encaminham para ações diferentes.

Entendemos como uso, todo e qualquer contato com uma substância psicoativa através da autoutilização. Segundo a CID 10, o uso nocivo resultaria em dano físico ou mental, enquanto que, no Manual Diagnóstico e Estatístico de Transtornos Mentais (DSM-IV) da Associação Psiquiátrica Americana, o abuso englobaria ainda as consequências sociais.

No caso do uso nocivo ou abuso, não há o preenchimento de critérios para dependência. Normalmente, não se aplica esta definição para o tabaco e para a cafeína. Tanto o DSM-IV quanto a CID 10 apresentam critérios para o estabelecimento da dependência. Entre estes critérios, alguns são de entendimento fundamental, entre eles o da tolerância e o da abstinência.

A tolerância é definida pelo DSM-IV como a necessidade de quantidades cada vez maiores de drogas para produzir os efeitos desejados, ou/e a acentuada redução do efeito esperado com o uso continuado da mesma quantidade.

A síndrome de abstinência varia conforme as características físico-químicas da droga utilizada. Suas manifestações podem ser aliviadas pela utilização da mesma ou de substância bastante similar. Outros critérios seriam os fracassos ao tentar cessar a utilização, o abandono de atividades sociais e recreativas, os esforços exagerados e descabidos realizados na tentativa de alcançar a droga. Importante salientar, então, que a dependência química estará diagnosticada quando três ou mais critérios acima se mostrarem presentes. Desta forma, a dependência de substâncias psicoativas independe da substância e da quantidade utilizada.

Segundo a Organização Mundial de Saúde, estarão mais vulneráveis a usar drogas os indivíduos que não têm acesso a informações adequadas sobre as drogas, aqueles cuja qualidade de vida esteja desequilibrada, os que são pouco integrados à família e à sociedade, e ainda, os que têm fácil contato com elas.

Desta forma, entendemos que o programa a ser desenvolvido nas empresas deverá considerar:

1) Drogas diferentes necessitam abordagens diferentes;
2) Estar inserido em um programa maior de qualidade de vida;
3) Intervenções distintas para os diversos níveis de envolvimento;
4) Personalização e individualização de cada caso (o que deu certo para um, pode não dar certo para outro);
5) Planejamento amplo e preliminar.

O desenvolvimento das ações de prevenção nos ambientes de trabalho apresenta grandes vantagens para a própria organização, pois, comprovadamente, gera um aumento da produtividade, a partir da redução da rotatividade e do absenteísmo, além da queda do número de acidentes do trabalho. Para o trabalhador, além do acesso a informações, há todo o suporte para a mudança do estilo de vida, um aumento no nível de saúde e, com certeza, sua valorização como ser humano.

Implementando um Programa de Prevenção na empresa

Como já citado, o álcool e outras drogas causam grande impacto do ponto de vista biopsicossocial, e ainda, o comprometimento das atividades laborativas do dependente. Estudos mostram que há comprometimento da produtividade quando da dependência; maiores possibilidades de ocorrência de acidente de trabalho, aumento de absenteísmo, sendo esta a terceira causa de afastamento do trabalho e a oitava causa de auxílio doença em nosso país. As queixas clínicas em consequência da utilização destas substâncias representam 40% das consultas, 32% dos leitos e 70% das consultas psiquiátricas.

São vários os objetivos de se implantar um programa nas empresas, entre eles: prevenir e controlar o alcoolismo e dependência química no âmbito da empresa, mantendo um ambiente isento de álcool e outras drogas; assegurar a preservação da saúde e da segurança dos empregados, garantir a integridade do patrimônio e da imagem da empresa.

Nossos objetivos específicos, entre outros, são: identificar a doença precocemente, através de avaliação da vida funcional do empregado baseada na avaliação e acompanhamento de seu desempenho; facilitar a recuperação dos pacientes, implementando e propiciando recursos adequados ao tratamento; diminuir perdas, na empresa, relacionadas à baixa produtividade, ao absenteísmo e às despesas decorrentes de acidentes do trabalho e consequente tratamento.

Todo e qualquer programa a ser implementado na empresa será desenvolvido dentro do que se estabelece e define tecnicamente como níveis de prevenção primária, secundária ou terciária. O grande objetivo dos programas prevencionistas será o de evitar o uso experimental ou abusivo, reduzir o uso esporádico ou regular, focar o tratamento no abuso ou na dependência química e, com isto, reduzir os prejuízos decorrentes deste padrão de consumo, onde a reabilitação não pode ser esquecida.

Ao se criar um programa de prevenção, ou mesmo, para se desenvolverem ações isoladas preventivas na empresa, é necessário que conheçamos os fatores que tornam os trabalhadores vulneráveis às drogas ou os coloca em risco, e os fatores que os protegem. Desta forma, poderemos reforçar os últimos e atenuar os primeiros. Nem todo fator de risco ou de proteção comporta-se desta maneira para todos os trabalhadores. O que é de proteção para um funcionário pode ser de risco para outro.

Entre os fatores de risco, temos a autoestima rebaixada, a disponibilidade da droga, o estímulo à utilização, violência familiar, vínculos sociais negativos ou prejudiciais, pouca informação, assédio.

Entre os fatores de proteção, temos a oportunidade de trabalho e de crescimento profissional, de lazer, relacionamentos saudáveis, práticas desportivas e culturais, incentivo à qualidade de vida, imagem positiva da vida e de si mesmo, valores e princípios alinhados e consistentes e, por fim, a espiritualidade.

Não podemos esquecer que estudos demonstram que a utilização de álcool e outras drogas é mais frequente nas organizações que são extremamente controladoras ou opressoras, ou ainda, o oposto, naquelas onde não há acompanhamento algum dos trabalhadores. A carga de trabalho adequada, a valorização do trabalhador como ser humano, o clima interno de respeito, amizade e companheirismo funcionam como mecanismos institucionais de proteção.

O reconhecimento, pela empresa, de que a dependência química é uma doença crônica e progressiva, bem como o descarte de tabus e preconceitos, são condições básicas e fundamentais para a implantação, sucesso e resultados do programa.

Independentemente da droga desencadeadora, a dependência química não escolhe cargo ou função para se manifestar. De presidentes, diretores gerentes, até auxiliares, todos podem ter problemas. Normalmente, os níveis hierárquicos superiores ou gerenciais tendem a se esconder mais, a quererem ficar distantes dos programas oferecidos. Para alguns, haveria a preocupação quanto à perda do poder ou do respeito por parte dos outros trabalhadores, subordinados ou não.

Precisamos entender a dependência química, também, como um problema de saúde e de segurança do trabalho, que requer um posicionamento claro e realista da empresa, e que precisa estar bem delineado, através da criação de uma política interna sobre o assunto. Desta forma, precisamos contar com uma área de saúde e segurança do trabalho atuante. Para aquelas empresas que não possuem um serviço próprio, o prestador de serviço da área de saúde necessita ser um referencial bastante diferenciado, interativo e próximo, em seus propósitos.

O médico do trabalho, funcionário ou não da empresa, tem a responsabilidade de ser um agente de desenvolvimento, de suporte e de exemplo, nas mais diversas questões que afetam a saúde do trabalhador.

Programa de prevenção: criando uma política interna

Segundo a nossa experiência, a implantação da política interna de prevenção do uso de drogas na empresa passa por cinco etapas, que são: o planejamento, a avaliação, a criação de uma versão preliminar, a implantação propriamente dita e o monitoramento e revisão.

Fases de implantação da política interna de prevenção do uso de drogas
1. Planejamento
2. Avaliação Interna
3. Versão Preliminar
4. Implementação
5. Revisão sistemática da política. Aprendizado.

A primeira fase (planejamento) será fundamental para o sucesso de todo o trabalho que será desenvolvido na empresa. Desta forma, deveremos, inicialmente, definir os níveis de atuação do nosso programa – primário, secundário ou terciário.

No nível primário, onde o foco se volta para a promoção da saúde, temos como objetivo evitar o uso experimental e diminuir o uso esporádico. Nosso foco é o educacional.

No desenvolvimento das campanhas internas de divulgação, necessitamos lembrar que a grande maioria das pessoas, na empresa, não será acometida pela doença e que, portanto, terá pouco interesse no assunto. Desta maneira, cabe à própria campanha propiciar este atrativo. A campanha jamais poderá gerar mais dúvidas sobre o problema do álcool e das drogas, de forma que seu conteúdo deve ser claro, adequadamente dosado e objetivo. Ao final, estas campanhas devem provocar reflexões sobre o álcool e outras drogas, levantar indagações sobre o relacionamento de cada trabalhador com estas substâncias, apontar consequências e, acima de tudo, despertar o interesse em buscar ajuda.

Se definirmos que iremos atuar em nível secundário, nosso objetivo será o de reduzir o uso regular e evitar o uso abusivo ou nocivo.

Se optarmos por desenvolver ações que abordarão também o tratamento e a reintegração ao trabalho, já estaremos trabalhando no terceiro nível de prevenção.

A definição do nível de atuação apresenta uma interface enorme com a segunda fase do planejamento, que é o levantamento de dados da empresa.

Que tipo de problemas temos tido?
Quais são nossos indicadores?
Quem é nossa população?
Qual é o nosso nível de absenteísmo, de acidentes típicos ou de trajeto?
Temos problemas comportamentais, internos ou externos, que poderiam estar associados ao uso, abuso ou à dependência?

Desta forma, cada empresa deverá desenvolver um programa que tenha o seu jeito, que observe sua cultura organizacional e, acima de tudo, que seja implantado de forma gradativa e sólida. O retorno às etapas anteriores ou níveis iniciais, e/ou a recriação do programa, na maioria das vezes será frustrante. Nesta fase de planejamento, é necessário que tenhamos uma visão clara das partes interessadas neste processo: lideranças, trabalhadores, CIPA (Comissão Interna de Prevenção de Acidentes), Comissão de Fábrica, Sindicatos, Entidades patronais etc. A união de propósitos e a disseminação do programa a estes parceiros com certeza serão fundamentais para o sucesso e perenidade do mesmo.

Na segunda etapa de elaboração da política, definida como avaliação interna, temos dois grandes objetivos: o primeiro, a auditoria da força de trabalho, e o segundo, o levantamento do nível de entendimento que os trabalhadores e lideranças têm sobre a problemática das drogas no ambiente de trabalho, na família e na sociedade. Quando falamos em auditoria da força de trabalho, estamos nos referindo aos fatores de vulnerabilidade e aos fatores de proteção. Como é o nível de pressão na organização? Como é o clima interno? Como os trabalhadores se relacionam entre si, dentro e fora da empresa? Qual a disponibilidade da droga em suas vidas. Ainda, dentro desta fase, além de definirmos partes interessadas, precisaremos levantar nossos recursos internos e externos para execução dos trabalhos. Quem são os profissionais que trabalham com o tema em nossa comunidade? Quais são os equipamentos sociais ou estabelecimentos de saúde existentes e que trabalham o tema? Quais são as ferramentas comunitárias disponibilizadas? Grupos de ajuda ou comunidades terapêuticas? Comunicação interna e externa envolvidas? É através desta avaliação que começaremos a desenhar nosso plano de trabalho, e que poderemos definir nossa população alvo (se as ações devem ser extensivas aos familiares ou não), os níveis de atuação e os passos seguintes.

Depois de ultrapassadas as duas etapas iniciais, é chegado o momento de elaborar uma versão preliminar desta política. Precisaremos envolver o maior número de partes interessadas nesta discussão. Quanto mais participantes mais sólido e abrangente será o programa como um todo. Após delineado este esboço, precisaremos do apoio e aprovação da alta direção da empresa. Sem o envolvimento destes líderes da organização, o programa não terá êxito e estará propenso ao fracasso e desaparecimento.

Para a fase de implementação da política, deveremos ter muito bem estruturado um programa de comunicação aos empregados e lideranças. Não podemos permitir que uma sensação de punidade ou de "caça" aos dependentes químicos será iniciada na empresa. Recomendamos que a política seja assinada pela alta direção, e a sua divulgação, concomitante ao início dos programas de treinamento, que deverão envolver toda a força de trabalho. Murais, quadros de aviso, boletins internos, mensagens nos comprovantes de pagamento, e outros, têm sido ferramentas utilizadas por empresas para acentuar a divulgação interna.

Transcorrida a implementação da política e o desenvolvimento gradativo do programa, precisamos entender que será necessária a revisão sistemática dessa política. O aprendizado e o refinamento das práticas serão incessantes. Novos parceiros e novos recursos comunitários, ou internos à organização, precisam ser considerados. A observação continuada da aplicabilidade da política tem que ser mantida. Não poderemos nos esquecer de rever e adaptar outras políticas internas da empresa relacionadas ao tema, ou que têm interface, relação direta ou indireta com o programa, tendo como exemplos, as festas corporativas, os prêmios de desempenho, os demais programas de qualidade de vida. Todos eles necessitam estar alinhados à cultura de prevenção.

De forma objetiva, esta política deverá envolver, no mínimo, as seguintes premissas:

- o reconhecimento da dependência química como doença, não permitindo o julgamento moral dos afetados por ela;
- o reconhecimento de que o absenteísmo e a baixa da produtividade não são gerados unicamente pelas dependências químicas, pelo uso nocivo de álcool e de outras drogas;
- o comprometimento do funcionário com o seu tratamento é fundamental para o sucesso do programa;
- assegurar a ajuda, o suporte e o sigilo;
- estimular que todos os níveis da organização procurem ajuda, se necessário;
- demonstrar claramente a possibilidade ou não de recursos internos e externos e suas formas de acesso;
- estabelecer claramente a abrangência do programa, de acordo com a realidade de cada organização e definido nas etapas anteriores, de levantamento e elaboração da política.

Abaixo encontramos um quadro resumo com as principais características que deverão ser contempladas pela política de prevenção ao uso de drogas da empresa.

Deve ser única e aplicável a todos os trabalhadores
Ser de fácil entendimento
Reconhecer outras causas para o baixo desempenho e absenteísmo
Coerente com os demais programas desenvolvidos na empresa
Firmada pela alta direção
Livre adesão dos interessados e acometidos
Definir recursos internos e externos de apoio ou de referência
Definir responsabilidades claras de todos os envolvidos
Garantir os preceitos éticos que envolvem a doença, o doente, a empresa e os profissionais envolvidos

Conforme afirmamos anteriormente, o lançamento da política deveria estar atrelado aos treinamentos internos. Iremos iniciar abordando o treinamento das lideranças, que será fundamental para o sucesso do programa. Entendemos aqui por liderança todo e qualquer trabalhador, independentemente da titulação, que tenha empregados/funcionários sob sua responsabilidade, supervisão ou acompanhamento.

As lideranças exercem um papel facilitador das ações de saúde na empresa, em busca da disseminação de informações e da valorização do ambiente isento de álcool e outras drogas. São estas lideranças que detectam os problemas de desempenho e relacionamento, itens comprometidos pela doença.

Em função destas características, o treinamento das lideranças deverá contemplar basicamente cinco questões. São elas:

- a disseminação e esclarecimento da política;
- noções básicas da doença e as características da mesma que afetam o ambiente de trabalho;
- as relações humanas e a produtividade;
- o fluxo de atendimento na empresa ou nas estruturas de suporte;
- e, por fim, a avaliação de desempenho funcional.

Como parte do conteúdo programático do treinamento que será efetuado para as lideranças deverão estar contemplados, ainda, os seguintes itens: o papel da liderança perante o trabalhador, doente ou não; a abordagem e o confronto, quando houver; o acompanhamento e envolvimento, ou não, na fase de tratamento; a reintegração do funcionário no trabalho e na equipe e, por fim, as medidas e condutas administrativas estabelecidas numa política clara de consequências que já devem ter sido estabelecidas pelo programa.

É fundamental, nestes treinamentos, esclarecer que não cabe às lideranças a realização de qualquer diagnóstico clínico. Cabe a elas a realização de avaliação de desempenho. Na suspeita de que o desempenho de seu funcionário possa estar sendo afetado por algum transtorno clínico, cabe a esta liderança o encaminhamento do colaborador aos serviços de saúde internos ou aos serviços e estruturas de apoio externos. Sucintamente, os desvios mais frequentes de responsabilidades das lideranças são sintetizados abaixo:

Não é papel da liderança, num programa de prevenção do uso de drogas:
Diagnosticar pacientes
Ter todas as respostas para as dúvidas de seus trabalhadores sobre o tema
Prover acordos, conselhos ou terapias
Discutir uso, abuso ou dependência
Encobrir situações encontradas
Agir como um investigador ou repressor perante o grupo

Resumidamente: não cabe à liderança da empresa o diagnóstico da doença, e sim, perceber que a mesma pode provocar quebra nos relacionamentos ou no desempenho de seu funcionário. Desta forma, para a recuperação deste ambiente ou das relações interpessoais de seu grupo, um dos papéis de maior importância das lideranças está relacionado à volta do empregado ao trabalho, após período de afastamento para tratamento, se for o caso.

Treinamento da equipe técnica ou gestora do programa

Dentre os itens de maior importância do programa de prevenção do uso de drogas está o que se relaciona às habilidades e competências da equipe técnica ou gestora do programa da empresa. O embasamento teórico-prático desta equipe, dentro dos níveis de atuação do programa implementado, será imprescindível, e é uma das competências básicas requeridas. De nada adiantará optarmos por trabalhar ou focar nossas atividades no primeiro nível, por exempo, onde a conscientização das pessoas é a base das atividades, se não tivermos conhecimentos sobre andragogia, ou seja, sobre a educação de adultos.

A andragogia tem como principal característica o diálogo. Como o adulto já traz experiências de vida sobre o tema, é importante que a educação seja efetuada através do compartilhamento, do respeito, da confiança, de vivências trocadas. Desta forma, o trabalhador, quando estiver participando dos treinamentos, sentir-se-á seguro e confiante, e o aprendizado será efetivo.

Já quando nos referimos às habilidades requeridas, de suma e fundamental importância será o relacionamento interpessoal desta equipe, entre seus membros e com os trabalhadores da empresa. Livre de ideias pré-concebidas ou de conceitos morais equivocados, tem o serviço de saúde papel crucial neste programa.

Se o comportamento ético da equipe não propiciar segurança aos trabalhadores, de que sua individualidade e seus problemas gozam de total confidencialidade, muito provavelmente este programa não irá decolar, ou sucumbirá na primeira curva. Não poderemos, enquanto equipe técnica, formatar acordos ou aceitar que colegas, familiares e outros apontem doentes, sem que estejam envolvidos ou participem da abordagem.

Quando recebermos a informação de que um determinado empregado tem bebido de modo exagerado, ou que vem fazendo uso de outras substâncias psicoativas, é importante que o colega denunciante informe ao paciente de que gostaria de levá-lo ao serviço médico da empresa, ou que compareça com ele ao serviço de referência interno ou externo. Não se aceitam mais as fantasiosas histórias do "alguém nos ligou contando..." ou "viram você"... "Quem viu, quem ligou" precisa ser definido e demonstrado. Não podemos compartilhar situações imaginárias ou fantasiosas, pois isto levará à perda da confiança no serviço de referência.

A equipe técnica como um todo, e seus profissionais, individualmente, necessitam ter muito claramente definidos seus papéis dentro do programa. É importante que todos saibam o fluxo de atendimento, de orientação e encaminhamentos. Que todos conheçam os serviços de apoio e a rede de sustentação ao programa.

Quando um trabalhador pede ajuda em virtude da dificuldade com o álcool e/ ou outras drogas, as ações devem ser iniciadas naquele exato momento. Marcar data e hora para retorno a fim de que o encaminhamento seja efetuado é um erro normalmente irrecuperável, pois, na maioria das vezes, o funcionário adoentado desiste. Esperar que os próximos passos sejam definidos pelo responsável ou pelo gestor do programa, só contribuirá para o insucesso do mesmo.

Hoje encontramos em nosso país diversos treinamentos e cursos na área de dependências químicas, direcionados para equipes multiprofissionais que atuam em empresas, organizações governamentais ou não, e outras instituições. Dentro destes treinamentos, além dos aspectos inerentes à doença, temos dois outros pontos muito importantes: a abordagem do paciente e a formação e estruturação da rede de apoio.

Abordagem

Quanto maior a maturidade de um programa de prevenção do uso de drogas na empresa, maior é a procura direta dos acometidos pela impactante doença. A abordagem do trabalhador é a primeira etapa para o fechamento de um diagnóstico situacional. O diagnóstico de quem é ou está doente é apenas o início de um trabalho muito mais amplo, que requer, acima de tudo, uma visão aprofundada do ser humano e de todas as áreas que compõem a sua vida. Significa enxergá-lo muito além do componente puramente laboral.

Precisamos lembrar muito consistentemente de que nem todo uso ou uso abusivo irá evoluir para a doença ou para a dependência.

A abordagem de um empregado na empresa poderá ocorrer sob duas vertentes: a primeira, inserida num programa maior de prevenção do uso de drogas, inserido dentro de ações voltadas à qualidade de vida, onde todos os trabalhadores são arguidos. Normalmente, temos visto que isto quase sempre ocorre dentro dos exames periódicos de saúde alinhados no PCMSO- Programa de Controle Médico de Saúde Ocupacional, como uma atividade além dos requisitos básicos. A segunda vertente da abordagem ocorre direcionada aos trabalhadores que apresentam alguns sinais que podem direcionar o raciocínio médico à dependência química ou ao uso abusivo. Muitas vezes esta abordagem também está incorporada num programa maior, mas também pode ocorrer como ação isolada da Medicina do Trabalho, ou mesmo, da área assistencial.

Resumidamente, podemos afirmar que, nos programas estruturados de prevenção ao uso de drogas, a abordagem irá ocorrer tanto na ausência da suspeita diagnóstica, quanto na presença da mesma. Quanto mais cedo identificarmos o problema, maior é a chance de alcançarmos resultados positivos significativos. Quanto mais precocemente encontrarmos os usuários com problemas, mais conseguiremos trabalhar na inversão ou na estabilização da evolução natural da doença.

Quando executamos uma abordagem isoladamente, sem atrelá-la a um programa interno, normalmente nosso papel enquanto profissional será focado na orientação e encaminhamento à rede referenciada. Esta referência pode ser formatada a partir da rede credenciada do plano de saúde complementar oferecido pela empresa aos seus trabalhadores, ou através dos recursos públicos ou sociais existentes na comunidade. A formatação desta rede de referência é fundamental no desenvolvimento de ações desenvolvidas na empresa, porque, com certeza, precisaremos dela para poder sustentar fases importantíssimas do programa, como o tratamento propriamente dito e na fase de abstinência ou controle da doença.

Quando abordamos um funcionário como parte integrante de um programa existente na empresa, é muito importante que as demais diretrizes deste sejam observadas. Se percebermos que nosso programa, em função de novos casos e novas variáveis, tem se mostrado vulnerável, é muito importante que rediscutamos nossos procedimentos, nossas ações e nossa política, dentro de um processo de aprendizado contínuo, conforme citado anteriormente.

A abordagem deve ser reforçada quando da presença de algumas alterações orgânicas e comportamentais repetitivas, como por exemplo: queixas gastrintestinais de repetição, angústia sem motivo aparente, depressão, perda da concentração nas atividades, ansiedade, irritação nasal, hálito cetônico, enzimas hepáticas alteradas, alterações da higiene bucal, irritação conjuntival, entre outros.

Nas questões relacionadas ao trabalho, deveremos estar atentos para faltas frequentes ao trabalho, acidentes repetitivos, saídas fortuitas da empresa, mudanças de comportamento no decorrer do período trabalhado, atrasos frequentes, conflitos repetitivos.

Comumente, encontramos empresas que desenvolvem a abordagem dos trabalhadores de forma indireta, ou seja, quando, a partir da utilização de questionários aplicados à força de trabalho, busca-se a detecção do problema.

O teste mais comumente utilizado nas empresas, com foco basicamente no álcool, é o teste de Cage, que foi validado por Masur e Monteiro (1983) e que é um questionário de aplicação muito rápida (quatro perguntas). Está muito frequentemente inserido e disperso em outros questionários de qualidade de vida, que normalmente abordam a atividade física, as condições do sono etc. O teste recebe esta denominação em função das iniciais das palavras em inglês: *Cut down, Annoyed, Guilty, Eye opener* e que resumem o núcleo das questões, conforme sintetizado abaixo:

Questionário Cage
Você já pensou que deveria beber menos?
Já se aborreceu por alguém criticar seu modo de beber?
Já sentiu-se mal ou culpado pelo seu modo de beber?
Já sentiu necessidade de beber pela manhã, ao acordar, para aliviar tremores ou ressaca?

Se observarmos duas ou mais respostas positivas, definimos que o resultado é clinicamente significativo e que precisamos avançar no processo.

Quando queremos abordar outras drogas, temos várias opções de utilização. Uma delas é a é a DUSI–R (*Drug Use Screanning Inventory* – Revisada) (Tabela 57.1). Esta escala de avaliação é dividida em duas partes e foi criada por Tarter em 1990, tendo sido adaptada, traduzida e validada em 2000, por Micheli e Formigoni.

A parte 1, que se encontra abaixo, aborda o padrão de utilização de diferentes drogas nos últimos 30 dias. Já a parte dois, que aborda vários aspectos, leva em conta os últimos 12 meses. As áreas abordadas na parte 2 da DUSI-R são divididas em blocos que avaliam o padrão de uso e consequências, comportamento pessoal, nível de saúde, ações infratoras, família, amizades, estudos etc. A escala é bastante completa, porém, de uma aplicação demorada.

Tabela 57.1. DUSI-R Drug Use Screening Inventory – Levar em consideração o último mês

	Não usei	Usei de 1 a 2 vezes	Usei de 3 a 9 vezes	Usei de 10 a 20 vezes	Usei mais de 20 vezes	Tenho problemas pelo uso desta droga	Esta é minha droga predileta
Álcool							
Anfetaminas e estimulantes (sem prescrição médica)							
Êxtase							
Cocaína e *Crack*							
Maconha							
Alucinógenos (LSD, mescalina)							
Tranquilizantes (diazepam, barbitúricos) sem prescrição médica							
Analgésicos sem prescrição médica							
Opiáceos (morfina, heroína etc.)							
Finilciclidina (pó de anjo)							
Anabolizantes							
Inalantes, solventes, (cola, lança perfumes)							
Tabaco							
Outras							

Na abordagem, quando da suspeita diagnóstica, podemos usar outras escalas como a SADD (*Short Alcohol Dependence Data*) apresentada abaixo ou a AUDIT (*Alcohol Use Disorders Identification Test*), o IDS (*Inventory of Drinking Situations*). Temos, também, algumas escalas de aplicação restrita ou exclusiva de alguns serviços, e outras direcionadas para a família, para o seguimento de idosos, de mulheres etc.

A SADD foi criada por Raistrick e Davidson em 1983 e traduzida por Jorge em 1986. As perguntas, em número de 15, são relacionadas ao consumo de bebidas álcoolicas durante os últimos meses. Seguem abaixo as perguntas e alternativas de respostas:

1. Você acha difícil tirar o pensamento de beber da cabeça?
2. Acontece de você deixar de comer por causa da bebida?
3. Você planeja seu dia em função da bebida?
4. Você bebe em qualquer horário?
5. Na ausência da bebida favorita você bebe qualquer outra?
6. Acontece de beber sem levar em conta compromissos posteriores?
7. Você acha que o quanto bebe chega a lhe prejudicar?
8. Você tenta deixar de beber?
9. No momento que começa a beber é difícil parar?

Continua

10. Na manhã seguinte a uma noite em que tenha bebido muito, você precisa beber para se sentir melhor?
11. Você acorda com tremores nas mãos na manhã seguinte a uma noite em que tenha bebido muito?
12. Depois de ter bebido muito você se levanta com náusea e vômito?
13. Na manhã seguinte a uma noite em que você tenha bebido muito, você se levanta não querendo ver ninguém na sua frente?
14. Depois de ter bebido muito, você vê coisas que mais tarde percebe que era imaginação sua?
15. Você se esquece do que aconteceu quando estava bebendo?

As alternativas, para cada uma das 15 perguntas, que devem ser consideradas são: nunca, poucas vezes, muitas vezes e sempre.

No processo de abordagem do paciente, precisamos entender as fases da própria patologia. A primeira fase, denominada de negação, muitas vezes acompanhada de desentendimentos e tensão, é a mais difícil de ser quebrada e transposta. O paciente dependente químico tende a resistir em aceitar que tem problemas com álcool e/ou outras drogas. Outra fase também bastante árdua é na qual, mesmo reconhecendo a problemática que o envolve, ele acredita que possa atravessá-la, pois ainda não consegue perceber seu grau de dependência. Existe um momento no qual ocorre uma desorganização total de atos, responsabilidades e papéis. Por último, temos a exaustão emocional, quando o afastamento e distúrbios de comportamento se evidenciam. Todas estas etapas se manifestam tanto no ambiente de trabalho quanto no seio da própria família, o que faz com que todos os programas desenvolvidos acabem por envolver os familiares diretamente afetados pela doença. A dependência química, com isto, deixa de ser algo individualizado, e passa a ser considerada uma doença de todo o núcleo familiar.

No processo de abordagem da família, concentra-se também um dos pontos cruciais do programa de prevenção ao uso de drogas da empresa. Muitas organizações, por características de sua estrutura interna, preferem não executar, ou não têm condições de executar esta atividade. Torna-se fundamental, nestes casos, a rede de referência do programa. De qualquer forma, para o sucesso do trabalho, não há a mínima possibilidade de acordos familiares que não envolvam o trabalhador doente. Acertos, pactos ou combinações obscuras tendem a destruir qualquer tentativa de recuperação e apoio. Independentemente do profissional que o faça, não temos dúvidas em afirmar que isto ferirá os respectivos códigos de conduta da sua profissão.

A abordagem adequada desta família nos permitirá entender e comprovar o padrão de utilização do álcool ou das outras drogas por parte do dependente químico. Também conseguiremos entender os fatores contributivos para o consumo, dentro da dinâmica familiar.

No processo de abordagem familiar, iremos, muito provavelmente, nos deparar com uma família que também se encontra afetada, carregada de culpa, vergonha e desarmonia. Para muitos autores, este acometimento familiar é denominado de codependência ou Síndrome do Eco, cuja única diferença está relacionada à não ingestão do álcool ou das outras drogas. Na grande maioria das vezes, o codependente atua como um facilitador, ou seja, de forma indireta favorece que o dependente químico continue com seu comportamento inaceitável, causando danos à família e às pessoas com quem se relaciona.

O apoio e o engajamento dos familiares serão fundamentais no caminho para a abstinência ou redução das quantidades de utilização. Segundo alguns autores, a eficácia do tratamento aumenta em quatro a cinco vezes quando a família é envolvida e abordada. A partir deste contato familiar, e com o envolvimento direto do próprio paciente, é que poderemos traçar o plano de tratamento adequado ao nosso funcionário. Precisamos resgatar a autoestima desta família, pois ela será de vital importância no retorno e no acolhimento de nosso paciente. Esta família necessita de suporte técnico, muitas vezes psicoterapêutico. Há também a necessidade de se falar, buscar experiências, reforçar as conquistas. Neste sentido, identificamos o grande papel dos grupos de ajuda mútua, como os Alanon, Alateen, Amor Exigente e outros. Todas estas estruturas deverão estar elencadas na nossa rede de apoio.

Rede de apoio ou de referência

A formatação de uma rede de apoio será importantíssima, pois sabemos que na grande maioria das empresas não teremos como contemplar internamente todas as diferentes necessidades de tratamento. Independentemente do tipo de abordagem instituída, a rede de suporte ao dependente químico, e de referência técnica aos serviços internos da empresa, deverá estar referendada desde o momento do lançamento da política.

Desta forma, caberá ao serviço de saúde da empresa, através de seus profissionais, definir quais os critérios e requisitos técnicos para esta parceria. O levantamento dos recursos existentes na comunidade, quer sejam públicos ou privados, além daqueles que compõem o terceiro setor, é o primeiro passo. Além das instituições, temos também os profissionais que atuam de forma autônoma e que também necessitam ser mapeados. Mais importante do que volume de alternativas, porém, é a qualidade das mesmas. Processos terapêuticos sem evidenciação científica deveriam ser abolidos e evitados.

Para muitos dependentes químicos, os chamados grupos de apoio ou de mútua ajuda, como Alcoólicos Anônimos-AA, Neuróticos Anônimos-NA e outros, são e foram de extrema valia no processo de abstinência. No Brasil, a estimativa é da existência de algo em torno de 8.000 grupos de apoio, mas não há uma unanimidade de entendimento e reconhecimento com o meio científico, e vice-versa. Por outro lado, estes grupos já existem há mais de 70 anos, e com certeza, para vários dependentes químicos, foram uma excelente e eficaz modalidade de tratamento.

Vale lembrar, ainda, que muitos dependentes químicos contam com apoio e suporte das comunidades terapêuticas, espalhadas pelo nosso país. Muitas destas comunidades possuem vínculos com igrejas ou apresentam um posicionamento religioso. Encontram-se, frequentemente, inseridas em locais de difícil acesso, e sua metodologia terapêutica baseia-se no afastamento total do dependente químico do seu convívio habitual.

Muitas vezes a empresa não dispõe de recursos técnicos para estruturação da rede, e um dos caminhos acabará sendo através de seu convênio médico. Será muito importante que os Médicos do Trabalho contratados para a execução do respectivo PCMSO desta empresa, contatem e auxiliem a área de Recursos Humanos, ou a própria Comissão Interna de Prevenção de Acidentes – CIPA, na identificação destes parceiros.

▶ Tratamento eficaz: princípios

Pela alta complexidade das dependências químicas e o grande número de variáveis biopsicossociais envolvidas nesta patologia, não encontramos uma única e consensada forma de tratamento. Resumidamente, eles se dariam de duas formas: ambulatorial ou hospitalar. Experiências vividas e experimentadas por alguns com grande sucesso nem sempre se repetirão em outros pacientes.

Baseado nisto, o *National Institute on Drug Abuse* – NIDA, órgão vinculado ao Ministério da Saúde do governo norte-americano, estabeleceu alguns princípios que são fundamentais e norteadores para aqueles que pretendem implementar programas de tratamento. São eles:

Princípio 1: Um único tipo de tratamento não será eficaz para todos os nossos pacientes. Precisamos ter várias alternativas, combiná-las, em algumas situações, redirecioná-las, em outras. A personalização de cada paciente e de seu tratamento é indispensável para o sucesso e para o reenquadramento social, laboral e familiar.

Princípio 2: A disponibilidade de tratamento deve ser imediata. Não podemos postergar a inclusão do paciente no programa de recuperação.

Princípio 3: Maior será a eficácia do tratamento se conseguirmos atender, através do programa, todas as necessidades do paciente, e não apenas o consumo das drogas. Precisamos trabalhar os outros problemas que normalmente estão associados: médico, social, familiar, legal, espiritual e outros, se houver.

Princípio 4: O tratamento de um paciente necessita ser constantemente avaliado e mudanças de serviços ou formas terapêuticas podem ser inseridas, revistas, associadas, retiradas ou alternadas. Reabilitação profissional, psicoterapia, medicação, instrução aos familiares e amigos, terapia familiar, são alguns exemplos de ações para atender as características alternantes das pessoas. A abordagem tem que ser apropriada à idade, ao gênero, à cultura, à crença etc.

Princípio 5: A duração adequada de tratamento é variável. Em média, o que se percebe é que mudanças significativas ocorrem a partir de três meses de tratamento. Porém, mais importante do que definir um tempo exato, é a garantia da continuidade do tratamento adicional após a alta hospitalar, caso o paciente tenha sido internado.

Princípio 6: O aconselhamento individual e/ou em grupo, além de outras terapias comportamentais, são essenciais para um tratamento eficaz. Além de facilitar o relacionamento interpessoal, muitas vezes os pacientes compartilham formas de superar e resistir ao uso de drogas, formas de resolver problemas, de se relacionar na família e na comunidade.

Princípio 7: O uso de medicação é um elemento importante e que deve ser considerado, principalmente combinado com outras formas de terapia comportamentais.

Princípio 8: Pacientes que apresentam distúrbios mentais e que sejam dependentes de drogas devem ser tratados, de maneira integrada, de ambos os problemas.

Princípio 9: A desintoxicação médica é apenas a primeira etapa do tratamento e, por si só, contribui muito pouco para a mudança definitiva no uso de drogas. A desintoxicação tem como maior objetivo o manuseio das síndromes de abstinência.

Princípio 10: Nem sempre a adesão voluntária ao tratamento ocorre. Muitas vezes, o internamento necessita ser compulsório, pois situações de risco iminente de morte, ou outras a indicam. Não é por isto que o tratamento será ineficaz.

Princípio 11: A possibilidade da recaída durante o tratamento deve ser monitorada continuadamente. A testagem durante o tratamento pode ser fator de estímulo para que o paciente resista ao uso de drogas, ou forma de demonstrar a necessidade de alteração do tratamento ou indicação terapêutica.

Princípio 12: Programas de tratamento devem considerar as doenças infecciosas de maior incidência neste grupo de pacientes (AIDS, Hepatites B e C, Tuberculose).

Princípio 13: O tratamento da dependência química pode ser um processo de longo prazo e que requeira várias tentativas. A participação em programas de apoio, de autoajuda, durante o tratamento, é de extrema valia.

Baseado nos itens anteriores, de forma sucinta podemos dizer que o internamento hospitalar estaria indicado apenas nos seguintes casos: paciente com risco iminente de morte, ameaça à integridade de outrem, sintomas psiquiátricos graves associados, dependência a diversas drogas, ausência de suporte social, recaídas frequentes em tratamento ambulatorial.

Quando falamos em recaídas, deparamo-nos com um dos itens de maior polêmica e de grande motivo de discussão quando o assunto é tratamento de dependência química.

Testagem

Este é, sem dúvida, um dos itens de maior polêmica, quando falamos em programas de prevenção do uso de álcool e outras drogas. Aspectos éticos, legais, técnicos, sociais e outros estão envolvidos. A matriz biológica pode ser a urina, o sangue, a saliva e o cabelo. Cada uma delas tem suas características, tempo para detecção das drogas, vantagens e desvantagens.

A testagem de drogas teve um crescimento bastante acentuado nos últimos 30 anos nos Estados Unidos. O acidente ambiental ocorrido no Alaska em 1989, decorrente do extravasamento de petróleo pelo naufrágio de um navio, cujo comandante havia delegado suas atividades a um imediato em função da sua embriaguez, é um marco importante na trajetória da testagem nas empresas.

Durante o período do governo Reagan, em decorrência de um número crescente de acidentes de trabalho que vinha ocorrendo, o processo de testagem passou a ser intensamente incentivado, gerando uma verdadeira cruzada contra as drogas.

Atualmente, calcula-se que em torno de 50% das empresas norte-americanas realizam testagem de drogas em seus trabalhadores, tanto no exame admissional quanto nos exames periódicos. Já na Europa não há uma uniformidade de práticas neste sentido, mas percebe-se que a testagem estava de início muito mais focada na promoção da saúde e na qualidade de vida.

Quando falamos em Comunidade Europeia por exemplo, na Inglaterra isto vem crescendo lentamente e faz parte, basicamente, do processo de recrutamento das empresas. A prática é mais intensamente aplicada em alguns grupos profissionais, como os da área da saúde, nos serviços de transporte e nas forças armadas. Estima-se que aproximadamente 450.000 testes sejam realizados todos os anos, dos quais 25% são aplicados a trabalhadores de empresas cujas vidas estão expostas a riscos significativos no ambiente de trabalho. O custo anual, em perda de produtividade, decorrente apenas do abuso de drogas em indústrias britânicas ultrapassa os U$ 2,2 bilhões.

No Brasil, algumas empresas cujas políticas de recursos humanos e de saúde e segurança seguem diretrizes de suas matrizes situadas no exterior, traçam alguns passos iniciais neste sentido. Normalmente, como em outros países, o processo tem-se iniciado pelo setor químico, transporte, polícias. Todas as iniciativas têm sido justificadas no alto risco de acidentes ambientais, pessoais e à sociedade.

Para os que são favoráveis à implantação dos testes, este alto risco tem sido o principal argumento de defesa. Para os que se posicionam contrários à prática, uma das justificativas estaria no impacto que os testes teriam sobre a violação da privacidade do funcionário, uma vez que, tecnicamente, se recomenda a coleta assistida. Adicionem-se, ainda, os falsos positivos e negativos, principalmente nos exames urinários; o custo dos exames sanguíneos ou em cabelo; os direitos individuais garantidos pela legislação em vigor, e ainda, a questão da cadeia de custódia, ou seja, as contraprovas, tão bem conhecidas nas competições esportivas.

A principal indicação dos testes, que deu origem, inclusive, ao desenvolvimento dos mesmos, está atrelada, como ferramenta de seguimento, ao tratamento e ao controle da abstinência. Outras vezes, eles têm sido usados como forma de conclusão nos confrontos da possível recaída.

As empresas que insistem em realizar os exames precisariam estar atentas para o fato de que, na fase de antecipação de riscos do seu Programa de Prevenção de Riscos no Trabalho – PPRA, isto deveria estar identificado. Por outro lado, no Programa de Controle Médico de Saúde Ocupacional – PCMSO, deveria estar registrada a realização dos testes, em cruzamento com os riscos apontados no PPRA. Algumas empresas têm homologado a prática junto ao Sindicato da categoria profissional e à própria Delegacia Regional do Trabalho – DRT. É muito importante ressaltar que a maioria das empresas que normalmente fazem estas testagens possui um programa estruturado de prevenção, acompanhamento, tratamento e reabilitação.

Todas as empresas que aplicam a testagem têm declarações instituídas e assinadas pelos trabalhadores, nas quais consta que eles têm ciência dos testes e autorizam a sua realização. O teor destas declarações ou autorizações consta dos contratos de trabalho e é parte integrante dos Programas de Prevenção ao Uso de Álcool e outras drogas da empresa. Na maioria das vezes, faz parte dos regulamentos internos, ou ainda, está bastante fundamentado no código de ética ou de conduta na organização.

Recentemente, o Conselho Federal de Medicina emitiu parecer recomendando aos médicos que não se utilizem destes mecanismos, na empresa, para avaliação, identificação e seleção de trabalhadores, e que, busquemos outras formas de fazê-lo. Entre essas outras formas estaria uma boa anamnese, base de todo e qualquer ato médico.

Reintegração – reinserção social

Nesta etapa denominada reabilitação, precisamos entender a necessidade de formalização de alguns acordos ou contratos. Além, é obvio, das questões relativas ao uso de drogas na empresa, precisamos deixar muito clara qual será a conduta da empresa em caso de recaídas. Precisamos definir com este funcionário como será seu processo de recuperação de produtividade e quais serão suas metas a curto, médio e longo prazos. Precisamos ter em mente que, ao retornar ao trabalho, sua produtividade aumentará gradativamente. Estabelecer metas exageradamente desafiadoras, num primeiro momento, poderá se tornar mecanismo de pressão e facilitador da recaída.

A grande maioria dos trabalhadores que são encaminhados a tratamento clínico psiquiátrico em regime de internamento, acaba desenvolvendo um medo exacerbado de perder o emprego, o que faz com que, muitas vezes, durante o processo terapêutico, tenhamos que dismistificar esta demissão. Frequentemente, é neste momento que a liderança acaba sendo envolvida, em comum acordo com o paciente, para acompanhar e apoiar o empregado afastado em tratamento. Neste aspecto, é fundamental que a equipe gestora do programa da empresa esteja adequadamente treinada. A reinserção do trabalhador na empresa é apenas uma das áreas que necessita ser resgatada dentro de uma rede social inexistente ou comprometida, e que, sem dúvida, é um dos maiores desafios para todo e qualquer profissional que atue nesta área. Novos projetos de vida, desenhados a partir de suas características pessoais e observando-se recomendações do seu tratamento necessitam estar alinhados. Uma discussão aberta com seus pontos de apoio, sua rede de suporte será fundamental.

Segundo Paulina Duarte, são premissas do novo projeto de vida: 1) continuidade do tratamento; 2) mudança do estilo de vida; 3) metas atingíveis; 4) estabelecimento e/ou resgate da rede social.

O resgate da rede social se solidificará em vários aspectos: familiar, profissional, econômico-financeiros, comunitários, espirituais, médicos, psicológicos e outros. Não existe um aspecto mais ou menos importante.

No resgate familiar, é muito importante o papel que esta família tem nesta nova etapa. Diálogo, acolhimento, reconhecimento e disponibilidade são fundamentais.

No tocante ao aspecto profissional, será fundamental o denominado contrato de retorno ao trabalho, que deve levar em consideração e contemplar as seguintes questões:

1) como lidar com problemas de relacionamento na equipe;
2) como lidar com frustrações e emoções negativas no ambiente de trabalho;
3) como atingir as metas a médio e longo prazos.

Não podemos simplesmente receber este trabalhador, reinseri-lo, sem reintegrá-lo. Será muito importante o papel do médico do trabalho, do serviço social, da área de recursos humanos e das lideranças neste processo. O diálogo franco e aberto, o estímulo e o reconhecimento aos pequenos objetivos alcançados são de fundamental valia. Metas intangíveis ou superestimadas, no momento do retorno ao trabalho se transformam em fatores negativos ou de vulnerabilidade.

Nos aspectos comunitários, surge um dos maiores pilares de reestruturação do novo projeto de vida, e que facilmente pode se tornar instável. Todos nós necessitamos do reconhecimento social e somos influenciados e influenciamos o grupo ao qual pertencemos. Desta forma, sentimentos de rejeição, de insegurança, de depreciação, podem afastá-lo. Participar de eventos na comunidade pode ajudar a reescrever esta história, porém, se não houver uma mudança de objetivos, ou se a reaproximação com grupos de risco ocorrer, o dependente estará numa situação bastante vulnerável. Este é um dos aspectos que tem relação direta com o estilo de vida.

No que tange aos aspectos espirituais, percebe-se que, independentemente da crença ou da orientação religiosa, é muito importante para este paciente o reencontro com os valores éticos e morais, normalmente atrelados a estas questões.

As questões socioeconômicas que deverão ser revistas ou que necessitarão de um novo alinhamento estão dentro das consequências mais palpáveis desta patologia. O endividamento é fator comum a todo dependente químico durante as fases da doença. Rediscutir sua dívidas, readequar o orçamento, será processo gradativo e que precisará, muitas vezes, de suporte e do apoio dos diferentes profissionais que o acompanham.

▶ Avaliação dos programas

Dentro da realidade atual, um dos aspectos de mais difícil mensuração são os resultados ou indicadores de sucesso dos programas de prevenção e tratamento do uso de drogas. Basicamente, os programas podem ser ou são avaliados sob dois aspectos: financeiros e de maturidade de desenvolvimento.

Os dados financeiros podem ser avaliados sob o ponto de vista do trabalhador ou da empresa -- desde os fatores que colaboram para o absenteísmo, como os atrasos, as faltas injustificadas, ao presenteísmo. Todas estas repercussões afetam diretamente a produtividade da organização, mas indiretamente garantem a empregabilidade dos trabalhadores. Para os trabalhadores, participar num programa de prevenção e tratamento do uso de drogas na empresa significa um aumento da qualidade de vida, que economicamente se traduz por diminuição do índice de endividamento, aumento do poder de compra e outros. Os indicadores financeiros que podem ser desdobrados nestas duas vertentes são extremamente complexos, pois ainda impactam indiretamente nos ganhos de produção e/ou na ociosidade do processo produtivo. Esta é a grande dificuldade de se obterem indicadores financeiros precisos.

Quando falamos em avaliação da maturidade de desenvolvimento do programa, um dos bons modelos existentes é o desenvolvido pelo Dr. Brian Rush do *Centre for Addiction and Mental Health* – CAMH, de Toronto, no Canadá. Ele compara os programas existentes a um termômetro e os classifica em quatro níveis, a saber: pré-contemplação (frio), contemplação (tépido), ação (morno), e manutenção (quente).

Na fase de pré-contemplação, os programas têm os seguintes comportamentos:

- não veem a necessidade de usar indicadores ou informar resultados;
- sabem que estão fazendo um bom trabalho e que os recursos estão sendo bem aplicados;
- a avaliação está boa, mas é basicamente para ser divulgada;
- compartilham-se com outras partes interessadas apenas os bons resultados.

Na fase de contemplação, os programas apresentam um nível de maturidade maior, porém algumas questões ainda chamam a atenção:

- existe a intenção de se mensurarem resultados, mas não se sabe por onde iniciar;
- indicadores parecem necessários, mas impactam em tempo e recursos;
- necessidade de treinamento das lideranças e outras ferramentas parecem ser úteis;
- frequentemente pensa-se que dividir experiências positivas ou negativas poderia auxiliar no crescimento do programa;
- início de pequenos apontamentos que podem levar ao desenvolvimento de pesquisas na área.

Quando os programas se encontram na fase de ação, o que os diferencia são as seguintes práticas:

- compartilhamento, com outros interessados, sobre aspectos do programa que necessitam de aperfeiçoamento;
- decisões compartilhadas por um comitê responsável pela saúde do programa;
- corpo gerencial treinado sobre dependências químicas e suas características;
- desenvolvimento claro de planos de ação corretivos, com a clara definição de um responsável por conduzir o processo.

Nos programas que se encontram na fase de manutenção das práticas, algumas questões se destacam, entre elas:
- realização de encontros para discutir pontos fortes e fracos, corrigir erros e reforçar os acertos;
- os procedimentos e instruções de trabalho estão claros e disseminados;
- os objetivos são mensurados e reavaliados constantemente;
- normalmente compartilhamos com outros nossas melhores práticas;
- avaliação constante de duas ou mais atividades do programa;
- aprendizado constante, ou seja, a evolução com a implantação de novas práticas, correções e ajustes.

Considerações finais e conclusões

O reconhecimento do alcoolismo e outras dependências químicas como doenças e a consequente tratativa adequada das mesmas é ponto básico e fundamental.

O sucesso de um tratamento depende do estágio da doença em que este se inicia, portanto, faz-se obrigatório seu diagnóstico precoce, para aumentar as probabilidades de êxito.

É imperativo o reconhecimento da importância da educação e conscientização permanentes como ferramenta principal de prevenção.

Tratamento específico da doença, sempre que possível, deve ser através dos profissionais referenciados pela área de saúde da empresa.

Recaídas fazem parte do perfil da própria doença e, portanto, precisam ser entendidas como oportunidades de melhorias.

Necessidade da manutenção em caráter permanente de:
- treinamento das lideranças;
- campanhas internas de esclarecimento;
- distribuição de material informativo;
- palestras com especialistas;
- orientação e assistência visando à saúde global do funcionário;
- acompanhamento dos trabalhadores e dependentes em tratamento;
- atualização técnica da equipe coordenadora.

Quem abordará o paciente e verificará seus resultados é o profissional da área de saúde, que possui maior vínculo com o mesmo, ou seja, não há um "dono" para o programa.

A equipe de saúde coordenadora do programa deverá reunir-se periodicamente para avaliação dos casos em andamento, atualização técnica e outros assuntos pertinentes.

O custo da demissão, adicionado ao custo da contratação de um novo profissional, é maior do que o custo do tratamento, sem considerar, ainda, a possibilidade de termos outro dependente químico sendo contratado ainda sem diagnóstico (10 a 14%).

Ao implantar um programa de prevenção do uso e de tratamento às dependências químicas na empresa, é preciso lembrar-se dos fatores de risco e de proteção. Para as empresas que possuem produtos químicos em seu interior, atenção para determinadas substâncias como solventes, tintas etc.

A participação conjunta das famílias, das escolas, dos trabalhadores, das empresas e da sociedade como um todo na prevenção e combate ao uso de drogas é essencial. Esta seria a melhor e maior forma de gerar mudanças efetivas nesta área.

Referências e Bibliografia consultada

American Psychiatric Association (APA). Diagnostic and Statistical Manual of Mental Disorders (DSM-IV). Washington: American Psychiatric Association, 2000.

Bertolote JM. Glossário de termos de psiquiatria e saúde mental da CID-10 e seus derivados. Porto Alegre: Artmed, 1997.

Duarte PCAV. Abordagem, atendimento e reinserção social. Prevenção ao uso de álcool e outras drogas no ambiente de trabalho – Conhecer para ajudar. Curso a distância. Brasília: SENAD. SESI 2008.

Edwards G, Marshall EJ, Cook CCH. O tratamento do alcoolismo. Um guia para os profissionais de saúde. Porto Alegre: Artes Médicas, 1999.

Gorenstein C, Andrade LHSG, Zuardi AW. Escalas de avaliação clínica em Psiquiatria e Psicofarmacologia. São Paulo: Lemos Editorial, 2000.

ICOH/ANAMT. Código Internacional de ética para os profissionais de saúde no trabalho. ICOH/ANAMT. 2002. Disponível em: http://www.anamt.org.br/documentos/code_ethics_ptbr.pdf

Johnson VE. Guia prático para o tratamento do alcoolismo. Petrópolis: Editora Vozes, 1992.

Laranjeira R, Bordin S, Figlie NB. Aconselhamento em dependência química. São Paulo: Editora Roca, 2004.

Longenecker GL. Drogas – ações e reações. São Paulo: Market Books, 2002.

Marlatt GA, Gordon JR. Prevenção da recaída. Porto Alegre: Artmed, 1993.

Masur J, Monteiro MG. Validation of the "CAGE" alcoholism screening test in a Brazilian psychiatric inpatient hospital setting. Brazilian Journal of Medical and Biological Research, 16(3): 215-18, 1983.

Oliveira LAC. Drogas no ambiente de trabalho. São Paulo: Comuda, 2008.

Rehfeldt KHG. Álcool e trabalho. Prevenção e administração do alcoolismo na empresa. São Paulo: EPU, 1989.

Sielsk, F. Filhos que usam drogas. Curitiba: Editora Adrenalina, 1999.

Silveira DX, Silveira EDX. Um guia para a família. Brasilia: SENAD, 2001.

Smith A, Wadsworth E, Moss S, Simpson S. The scale and impact of illegal drug use by workers. Cardiff: HSE Books, 2004.

Sites recomendados

Secretaria Nacional de Políticas sobre Drogas: SENAD. www.senad.gov.br

Observatório Brasileiro de Informações sobre Drogas: OBID. www.obid.senad.gov

Centro Brasileiro de Informações sobre drogas Psicotrópicas da Universidade de São Paulo: CEBRID. www.cebrid.epm.br

Unidade de Pesquisas em Álcool e Drogas da Universidade Federal de São Paulo: UNIAD. www.uniad.org.

Programa do Grupo Interdisciplinar de Estudos de Álcool e Drogas do Instituto de Psiquiatria do Hospital das Clínicas da Faculdade de Medicina da USP: GREA. www.grea.org.br

Associação Brasileira de Estudos de Álcool e outras drogas: ABEAD. www.abead.com.br

Centro de Informações sobre Saúde e Álcool: CISA. www.cisa.org.br

European Alcohol Policy Alliance: Eurocare. www.eurocare.org

National Institute on Drug Abuse: NIDA. www.nida.nih.gov

American Society of Addiction Medicine: ASAM. www.asam.org

Centre for addiction and Mental Health: CAMH. www.camh.ca

58

Contribuições da Medicina do Trabalho no Planejamento e Gestão das Atividades de Preparação para Situações de Emergência e Catástrofes

Angelo Raimundo de Souza Filho
Edmar Villar de Queiroz Neto
Newton Miguel Moraes Richa

- **Introdução**
- **Glossário de conceitos e definições**
- **Panorama internacional e legislação brasileira**
- **Aspectos técnicos e gerenciais**
- **Plano de Emergências Médicas – PEM**
- **Participação da equipe de saúde nos Planos de Contingência**
  Classificação dos desastres, das vítimas e das zonas do desastre
  Emergências envolvendo produtos químicos
  Emergências radiológicas
  Emergências com agentes biológicos
- **Conclusões**
- **Referências e Bibliografia consultada**

Introdução

"A prevenção não é só mais humana do que a cura, é também muito mais barata. Acima de tudo não nos esqueçamos de que a prevenção de desastres é um imperativo moral, não menos do que reduzir os riscos de guerra".

*Secretário Geral das Nações Unidas
Kofi Annan, julho de 1999.*

A Organização Mundial de Saúde (OMS) reconheceu, no documento WHA 48.2, que a redução de desastres constitui parte integral do desenvolvimento sustentável e que cada país tem a responsabilidade primária de fortalecer sua capacidade. Esta resolução diferenciou, de forma clara, o papel da OMS relativamente à preparação para o enfrentamento de emergências e redução de desastres, daquele relacionado às respostas às emergências e à ação humanitária. O desafio imposto ao Médico do Trabalho, nas organizações, reside em integrar a gestão das emergências médicas na gestão das emergências, desastres e catástrofes.

As organizações responsáveis pelo gerenciamento de emergências reconhecem que um grau adequado de preparação prévia aumenta consideravelmente a probabilidade de sucesso da resposta às emergências. Outro ponto importante é a natureza interdisciplinar e interinstitucional dessa resposta, que exige a ação conjunta e contínua de várias organizações públicas e privadas, nos níveis municipal, estadual e federal.

Glossário de conceitos e definições

Crise: É um evento ou uma série de eventos que representam uma séria ameaça para a saúde, segurança ou bem-estar de uma comunidade, geralmente abrangendo uma área ampla. Conflitos armados, epidemias, fome, desastres naturais, emergências ambientais e outros grandes eventos nocivos podem envolver ou levar a uma crise humanitária.

Desastre: Uma interrupção grave no funcionamento de uma comunidade ou de uma sociedade, causando perdas humanas, materiais, econômicas ou ambientais generalizadas, que excedem a capacidade da comunidade, ou da sociedade afetada, de com elas lidar a partir de seus próprios recursos. Um desastre é uma função do processo de risco. É o resultado da combinação de perigos, condições de vulnerabilidade e capacidade ou medidas insuficientes para reduzir as potenciais consequências negativas do risco (1). Qualquer ocorrência que causa danos, destruição ecológica, a perda de vidas humanas ou a deterioração da saúde e dos serviços de saúde, em escala suficiente para justificar uma resposta extraordinária de fora da comunidade ou área afetada.

Ciclo do Desastre: O ciclo do desastre tem quatro fases. Geralmente, ele ocorre na fase de *Preparação*, quando estão sendo estruturadas as respostas para as diversas possibilidades de ocorrência. Neste momento, inicia-se a Resposta, que será condicionada pelo grau de preparação estruturado. A seguir inicia-se a *Reconstrução*, que se refere aos esforços para recompor o que foi destruído. Simultaneamente, começa a *Prevenção* de um novo desastre, pela adoção de possíveis medidas preventivas, complementadas por medidas de remediação, com reinício do ciclo.

Classificação de Desastres: De acordo com o Sistema Nacional de Defesa Civil (SINDEC), os desastres são classificados em:

- **Desastres de Pequeno Porte**: Os acidentes são assim caracterizados quando os danos e prejuízos consequentes são de pouca importância para a coletividade como um todo.
- **Desastres de Médio Porte**: quando os danos e prejuízos, embora importantes, podem ser recuperados com os recursos disponíveis na própria área sinistrada.
- **Desastres de Grande Porte**: exigem o reforço dos recursos disponíveis na área sinistrada, através do aporte de recursos de outras unidades componentes da divisão geopolítica do país, que não a sinistrada (regionais, estaduais e, até mesmo, federais).
- **Desastres de Muito Grande Porte**: para sua cabal solução e atendimento, exigem a intervenção coordenada dos níveis municipal, estadual e federal do SINDEC e, algumas vezes, de ajuda internacional.

Emergência: Uma ocorrência súbita exigindo ação imediata resultante de epidemias, desastres naturais, catástrofes tecnológicas, conflitos ou outras causas antropogênicas.

Medicina de Desastre: é a área do conhecimento médico que se ocupa da prevenção de patologias e do atendimento imediato, recuperação e reabilitação de pacientes com patologias adquiridas em circunstâncias de desastre.

Perigo: Qualquer fenômeno que tem o potencial de causar perturbações ou danos a pessoas e seu meio ambiente.

Plano de contingência: é um tipo de plano preventivo, preditivo e reativo. Apresenta uma estrutura estratégica e operativa destinada a controlar uma situação de emergência e a minimizar as suas consequências negativas. Abrange procedimentos alternativos ao funcionamento normal das atividades humanas, sempre que alguma das suas funções usuais se vê prejudicada por uma contingência interna ou externa. Tem por objetivo garantir a continuidade operacional, face a eventualidades materiais ou pessoais.

Preparação ou Prontidão para Emergência: a OMS engloba em "Preparação para Emergências e Redução de Risco" as atividades que visam à prevenção, mitigação e preparação para emergências, catástrofes e outras crises. Constitui um programa de atividades de longo prazo, cujos objetivos são fortalecer a capacidade global de um país ou de uma comunidade para gerir, eficazmente, todos os tipos de emergências e promover uma transição ordenada de recuperação e volta para o desenvolvimento sustentado. Abrange o desenvolvimento de planos de emergência, o treinamento do pessoal em todos os níveis e em todos os setores, e a educação das comunidades em risco, bem como o monitoramento e a avaliação regulares.

Risco: A probabilidade de consequências prejudiciais ou perdas esperadas (mortes, lesões, danos à propriedade, aos meios de subsistência ou ao ambiente, interrupção da atividade econômica) resultantes de interações entre perigos naturais ou induzidos pelo homem e vulnerabilidades. É uma função dos perigos aos quais uma comunidade está exposta e das vulnerabilidades daquela comunidade. O risco é modificado pelo nível de preparação local da comunidade ameaçada e pode ser expresso da seguinte maneira: o Risco é proporcional ao produto de Perigo x Vulnerabilidade / Nível de Preparação.

Redução de riscos: envolve medidas destinadas a evitar os perigos ou diminuir sua distribuição, intensidade ou gravidade. Estas medidas incluem obras para mitigação de inundações e o planejamento para uso apropriado da terra. Incluem, também, medidas para a redução da vulnerabilidade, tais como maior conscientização, melhoria da saúde e da segurança da comunidade, e relocação ou proteção de populações ou estruturas vulneráveis.

Resiliência: de acordo com a Estratégia Internacional para Redução de Desastres da ONU (ISDR), é a capacidade de um sistema, comunidade ou sociedade potencialmente exposto(a) a perigos, de adaptar-se, resistindo ou mudando, de forma a atingir e manter um nível aceitável de funcionamento e estrutura. É determinada pela capacidade de auto-organização do sistema e aumento de sua capacidade de aprender com a experiência, melhorar sua proteção futura e suas medidas de prevenção.

Vulnerabilidade: Depende de condições determinadas por fatores ou processos físicos, sociais, econômicos e ambientais, que aumentam a suscetibilidade de uma comunidade ao impacto dos perigos. Corresponde ao grau em que uma população é incapaz de antecipar, lidar, resistir e recuperar-se do impacto de um desastre.

▶ Panorama internacional e legislação brasileira

A Estratégia Internacional para a Redução de Desastres (EIRD) foi adotada pela Organização das Nações Unidas em 2000. A EIRD coordena os esforços de uma ampla gama de parceiros para redução substancial das perdas causadas por desastres. A estratégia pretende construir nações e comunidades resilientes, como condição essencial para o desenvolvimento sustentável.

O Brasil, por meio do Decreto nº 1.254/1994, adotou a Convenção Nº 155 da OIT, sobre "Segurança e Saúde dos Trabalhadores e o Meio Ambiente de Trabalho" (1981).

Desse modo, tornou compulsórias todas suas prescrições, entre as quais o que determina o Artigo 18, a saber: "Os empregadores deverão prever, quando for necessário, medidas para fazer frente a situações de urgência e a acidentes, incluídos meios adequados para a administração de primeiros socorros".

No mesmo contexto, o Brasil, por meio do Decreto no 4.085/2002, adotou a Convenção Nº 174 da OIT, sobre "Prevenção de Acidentes Industriais Ampliados" (1993). Assim, a ratificação pelo Brasil tornou compulsórias todas as prescrições da Convenção, como as especificadas no artigo 9º, a saber:

> "Com relação a cada instalação sujeita a risco maior, os empregadores deverão criar e manter um sistema documentado de controle de risco que preveja:
>
> a) identificação e estudo dos perigos e avaliação dos riscos, considerando, inclusive, possíveis interações entre substâncias;
> b) medidas técnicas que compreendam projeto, sistemas de segurança, construção, seleção de substâncias químicas, operação, manutenção e inspeção sistemática da instalação;
> c) medidas organizacionais que incluam formação e instrução do pessoal, fornecimento de equipamentos de segurança, níveis do pessoal, horas de trabalho, definição de responsabilidades e controle de empresas externas e de trabalhadores temporários no local da instalação;
> d) planos e procedimentos de emergência que compreendam:
> 1) preparação de planos e procedimentos eficazes de emergência local, inclusive atendimento médico emergencial, a serem aplicados no caso de acidentes maiores ou de ameaça de acidente, com testes e avaliação periódicos de sua eficiência, eficácia e efetividade, bem como revisão, quando necessário;
> 2) fornecimento de informações sobre possíveis acidentes e planos internos de emergência a autoridades e órgãos responsáveis pela preparação de planos e procedimentos de emergência para proteção do público e do meio ambiente fora do local da instalação;
> 3) toda consulta necessária com essas autoridades e esses órgãos;
> e) medidas para reduzir as consequências de um acidente maior;
> f) consulta com os trabalhadores e seus representantes;
> g) a melhoria do sistema, incluindo medidas para a coleta de informações e análise de acidentes ou "quase acidentes". As experiências assim adquiridas deverão ser debatidas com trabalhadores e seus representantes e registradas de conformidade com a legislação e a prática nacionais".

Por outro lado, o Artigo 20 da Convenção Nº 174 da OIT estabelece:

"Numa instalação de risco de acidente maior, os trabalhadores e seus representantes serão consultados, por meio de apropriados mecanismos de cooperação, para assegurar um sistema seguro de trabalho. Os trabalhadores e seus representantes deverão, sobretudo:

a) estar suficiente e adequadamente informados dos riscos ligados a essa instalação e suas possíveis consequências;
b) ser informados sobre quaisquer ordens, instruções ou recomendações feitas pela autoridade competente;
c) ser consultados na elaboração dos seguintes documentos e a eles ter acesso:
  1) relatório de segurança;
  2) planos e procedimentos de emergência;
  3) relatórios de acidente.
d) ser regularmente instruídos e treinados nas práticas e procedimentos para prevenção de acidentes maiores, e no controle de eventos suscetíveis de resultar em acidente maior e nos procedimentos de emergência a serem seguidos na eventualidade de um acidente maior;
e) nos limites de suas funções e sem correr o risco de serem, de alguma forma, prejudicados, tomar medidas corretivas e, se necessário, interromper a atividade onde, com base em seu treinamento e experiência, considerem ter razoável justificativa para crer que haja risco iminente de acidente maior; informar seu supervisor antes, ou imediatamente depois, de tomar essa medida ou, se for o caso, soar o alarme;
f) discutir com o empregador qualquer risco potencial que considerem capaz de gerar um acidente maior e ter direito de informar à autoridade competente sobre esses perigos."

A publicação "*Good Practice in Occupational Health Services: A Contribution to Workplace Health*", editada pelo Escritório Regional da OMS para a Europa, aborda a questão dos primeiros socorros e gestão de acidentes. Segundo este documento, um programa de primeiros socorros e preparação para situações de emergências e acidentes deve demonstrar a existência de uma política eficaz, atribuição de responsabilidades, procedimentos, treinamento, disponibilidade de pessoal, comunicação com os empregados e evidência de sua efetividade.

O empregador deve informar aos trabalhadores sobre os recursos de primeiros socorros, incluindo a localização de equipamentos, instalações e identificação de pessoal treinado. Isto é válido especialmente para novos empregados em treinamento ou em início de trabalho em uma nova área. Treinamento, documentação, materiais e equipamentos de primeiros socorros devem ser permanentemente atualizados.

Segundo a mesma publicação, o empregador deve assegurar o treinamento de um número suficiente de trabalhadores qualificados para administrar primeiros socorros nas situações de emergência. Atenção especial deve ser dada aos empreendimentos em locais de difícil acesso, distantes dos recursos médico-hospitalares e à flutuação do pessoal treinado disponível, em função de aspectos operacionais e administrativos, como férias e licenças. Organizações ou operações com elevado potencial de dano devem ter um plano de gestão documentado, e o pessoal, treinado em suas responsabilidades. Incidentes e acidentes ocorridos devem ser revistos, de forma a verificar-se se os procedimentos e disposições vigentes são satisfatórios; a efetividade de todo o sistema deve ser revista periodicamente e quando surja alguma necessidade de revisão, seja após exercícios simulados, seja após a ocorrência de acidentes, que apontem oportunidades de melhoria.

A Constituição Federal de 1988 estabelece, em seu Artigo 196: "*A saúde é direito de todos e dever do Estado, garantido mediante políticas sociais e econômicas que visem à redução do risco de doença e de outros agravos e ao acesso universal e igualitário às ações e serviços para sua promoção, proteção e recuperação*".

No que diz respeito ao tema Primeiros Socorros, o item 7.5.1 da Norma Regulamentadora Nº 7 – NR-7 estabelece como diretriz técnica que "*Todo estabelecimento deverá estar equipado com material necessário à prestação dos primeiros socorros, considerando-se as características da atividade desenvolvida; manter esse material guardado em local adequado e aos cuidados de pessoa treinada para esse fim*".

Por sua vez, a Norma Regulamentadora Nº 4 – NR 4, sobre Serviços Especializados em Engenharia de Segurança e em Medicina do Trabalho determina que "*as atividades dos profissionais integrantes dos Serviços Especializados em Engenharia de Segurança e em Medicina do Trabalho são essencialmente prevencionistas, embora não seja vedado o atendimento de emergência, quando se torna necessário. Entretanto, a elaboração de planos de controle de efeitos de catástrofes, de disponibilidade de meios que visem ao combate a incêndios e ao salvamento e de imediata atenção à vítima deste ou de qualquer outro tipo de acidente estão incluídos em suas atividades.*"

Segundo as "Diretrizes Gerais para o Exercício da Medicina do Trabalho" (CREMERJ, 2005), devem-se adotar e manter estritas recomendações para prevenir e preparar as ações em resposta a situações de emergência e seguir as orientações do Conselho Federal de Medicina. Estas recomendações deverão esclarecer cuidadosamente quais os acidentes e situações de emergência que podem ocorrer. Deverão mencionar, também, a prevenção dos riscos para a saúde que derivam dessas ocorrências. Tais recomendações deverão adequar-se ao tamanho e à natureza das atividades da empresa e:

a) garantir, perante a comunidade de trabalho, que existe um planejamento voltado para o enfrentamento de emergências nas áreas de trabalho da empresa; tal planejamento contempla a participação de todos os empregados, que a ele já tiveram acesso, por meio de treinamento específico, e deve ser periodicamente relembrado pelo sistema de informação interno da empresa;

b) o órgão médico deverá integrar a comissão de coordenação a ser criada para estabelecer as medidas necessárias para enfrentar tal situação nos diversos locais de trabalho;

c) disponibilizar e manter permanente atualização com serviços de primeiros socorros e assistência médica externa, principalmente sobre o rápido transporte de acidentados;

d) oferecer informações e dar treinamento adequado a todos os membros da empresa, em todos os níveis hierárquicos, juntamente com a Segurança do Trabalho, incluindo exercícios periódicos voltados para a adoção de comportamentos eficazes em situações de emergência. Deverão ser estabelecidos meios de comunicação com outras empresas para uso em situações de emergência, preparação do atendimento em colaboração com serviços externos de emergência e, se possível, com outras organizações com experiência nesse assunto.

▶ Aspectos técnicos e gerenciais

Um sistema de gestão é uma estrutura para gerenciar e melhorar, continuamente, as políticas, procedimentos e processos de uma organização. As melhores organizações trabalham como unidades completas que compartilham a mesma visão. Um sistema de gestão ajuda a organização a atingir seus objetivos por meio de estratégias, como a otimização de processos e o pensamento disciplinado de gestão.

A integração de sistemas de gestão busca a combinação de processos, procedimentos e práticas adotadas por uma organização para implementar seu planejamento estratégico, concretizar sua visão, cumprir sua missão, disseminar políticas e diretrizes e atender os requisitos aplicáveis, visando atingir seus objetivos de curto, médio e longo prazos, com eficiência, eficácia e efetividade, por meio de modelos e normas de sistemas de gestão. Tais normas correspondem à NBR ISO 9001:2000 – Sistemas de Gestão da Qualidade; NBR ISO 14001:2004 – Sistemas de Gestão Ambiental e BSI OHSAS 18001:2007 – Sistemas de Gestão de Segurança e Saúde Ocupacional.

Entre os benefícios dos sistemas de gestão integrada, podem ser citados:

a) Redução de falhas, perdas, emergências, acidentes, incidentes, doenças, desvios, não conformidades, poluição do ar, água, solo e subsolo, danos à flora e à fauna, desperdícios, reclamações, multas, processos judiciais, custos operacionais e administrativos e consumo de recursos naturais.

b) Aumento da produção, do faturamento e do lucro, maior satisfação das partes interessadas, atendimento adequado aos requisitos legais, implantação das melhores práticas, maior confiabilidade operacional e maior competitividade.

c) Maior satisfação e confiança dos acionistas, clientes, empregados, fornecedores, comunidade vizinha, governo e de outras partes interessadas.

d) Valorização da imagem institucional da organização nos níveis nacional e internacional, resultando em premiações e novos contratos.

Para que tais resultados sejam obtidos, é essencial que os sistemas de gestão integrada de Qualidade, Meio Ambiente, Segurança e Saúde no Trabalho estejam efetivamente incorporados no Sistema de Gestão do Negócio, conforme a Fig. 58.1, a seguir.

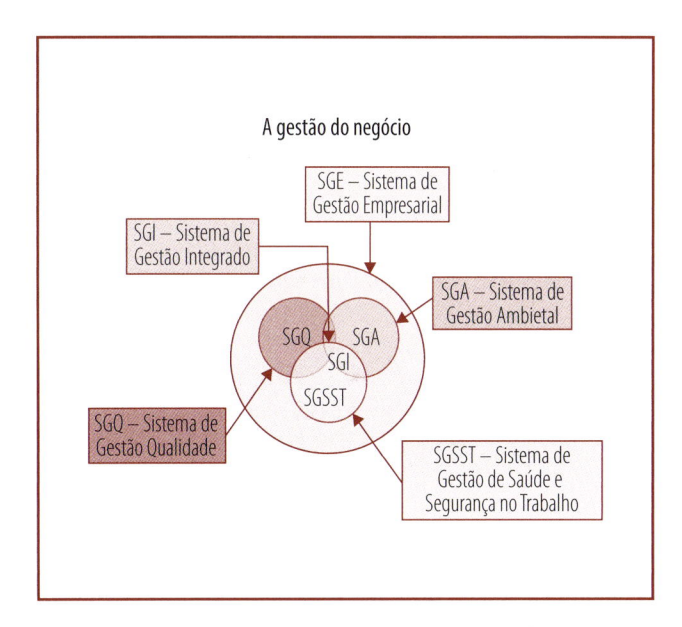

Fig. 58.1. A Integração da Gestão de Saúde e Segurança na Gestão do Negócio.

A extensão e as fronteiras do Sistema de Gestão de Saúde e Segurança no Trabalho são definidas pelos estudos de Análise de Riscos. Assim, se os estudos de análise de risco à saúde identificarem exposição ao benzeno, ao ácido fluorídrico e ao vetor infectado da malária, tais perigos e suas possíveis consequências para a Organização devem ser contemplados pelo Sistema de Gestão de Saúde. Os estudos de análise de risco à saúde, em seu início, devem descrever, para cada agente físico, químico, biológico e ergonômico, os possíveis efeitos adversos imediatos (agudos) e tardios (crônicos), como exemplificado a seguir (Tabela 58.1).

Tabela 58.1 Quadro exemplificativo dos efeitos adversos à saúde dos agentes químicos, físicos, biológicos e ergonômicos

	Efeitos adversos à saúde	
Agentes químicos	Efeitos agudos	Efeitos crônicos
Benzeno	Ação irritativa sobre pele e mucosas externas Depressão aguda do SNC	Alterações do sangue Leucemia
Ácido fluorídrico	Irritação da pele e mucosas externas Queimadura penetrante	Osteosclerose Ossificação de ligamentos
Agentes físicos	Efeitos agudos	Efeitos crônicos
Ruído	Ruptura do tímpano (Ruído de impacto)	Surdez neurossensorial Hipertensão arterial
Radiação Ultravioleta	Queimadura ocular e da pele	Câncer de pele
Eletricidade	Parada cardiorrespiratória. Queimadura elétrica	Leucemia (Campos eletromagnéticos)
Agentes biológicos	Efeitos agudos	Efeitos crônicos
Vírus da Dengue	Hemorragias	Segundo evolução clínica
Staphylococcus aureus (Bactéria)	Surtos de diarreia coletiva	Segundo evolução clínica
Agentes Ergonômicos	Efeitos agudos	Efeitos crônicos
Esforço postural no levantamento manual de cargas	Lombalgia de esforço	Alterações degenerativas do sistema osteoarticular

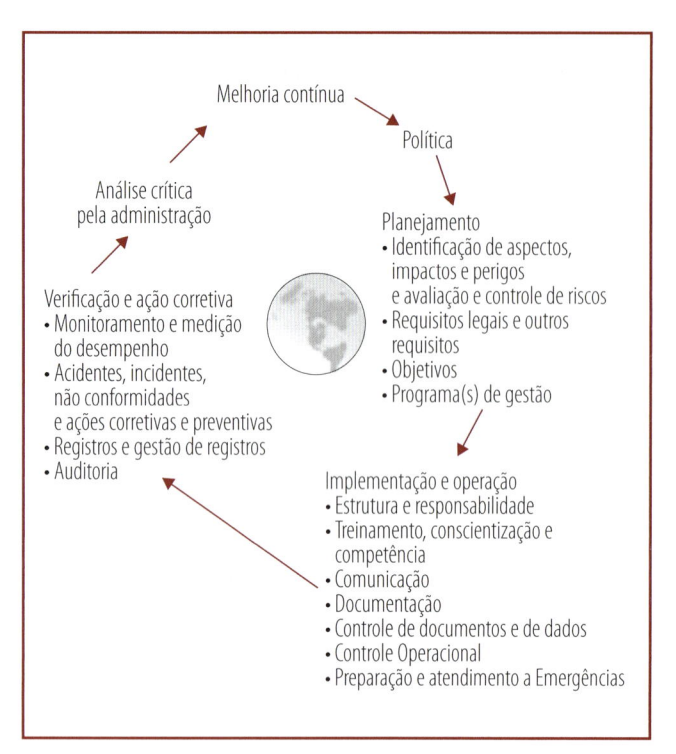

Fig. 58.2. Estrutura básica dos sistemas de gestão.

Os acidentes resultam de liberações abruptas de grandes quantidades de materiais e energias e podem causar traumatismos de vários tipos, nas diversas partes do corpo humano. Desse modo, em função dos riscos, deve haver a previsão para o atendimento de casos de fraturas, luxações, queimaduras térmicas, químicas, elétricas e por radiação, em um número variável de vítimas.

As informações sobre os efeitos adversos agudos à saúde, que devem fazer parte do Programa de Prevenção de Riscos Ambientais, exigido pela Norma Regulamentadora No 9 – NR-9, devem subsidiar a estruturação do Plano de Emergências Médicas – PEM.

Em função dos efeitos adversos agudos à saúde dos trabalhadores, o atendimento às emergências médicas das empresas pode exigir instalações, equipamentos, materiais, medicamentos e equipes especialmente treinadas.

A preparação e o atendimento a emergências estão integrados à implementação e operação do Sistema de Gestão de Segurança e Saúde no Trabalho, conforme a Fig. 58.2.

A norma OHSAS 18001 estabelece, em seu item **4.4.7 Preparação e resposta a emergências**, que "a organização deve estabelecer, implantar e manter procedimentos para: a) identificar o potencial das situações de emergência (cenários); b) responder a tais situações de emergência." O mesmo item prevê que, no planejamento de resposta a emergências, a organização deve levar em conta as necessidades de partes interessadas relevantes, como os serviços de emergência e os vizinhos (Planos de Assistência Mútua – PAM), e testar periodicamente seus procedimentos, envolvendo tais parceiros. Além disso, a organização deve analisar periodicamente e, quando necessário, revisar seus procedimentos de preparação e resposta a emergências, em especial depois dos testes periódicos e da ocorrência de situações de emergência.

A ocorrência de situações de emergência remete ao que está previsto pela mesma norma no item **4.5.3 Investigação de acidentes, não conformidades e ação corretiva e ação preventiva**. Nesse contexto, os efeitos adversos agudos relacionados aos novos perigos (agentes físicos, químicos, biológicos e ergonômicos) identificados nas investigações de incidentes e no tratamento de não conformidades devem ser incorporados ao Plano de Emergências Médicas – PEM. Analogamente, as ações corretivas e preventivas podem introduzir novos perigos, que devem ser abordados de forma idêntica.

Em relação ao conhecimento, habilidades e atitudes para o enfrentamento de emergências, o documento Competências Requeridas para o Exercício da Medicina do Trabalho (ANAMT, 2003) prevê duas competências relacionadas ao presente capítulo:

a) O Médico do Trabalho deverá ter (ou desenvolver) a competência específica para participar da elaboração e implementação dos Planos de Contingência diante de catástrofes e acidentes ampliados; e

b) O Médico do Trabalho deverá ter (ou desenvolver) a competência específica para desenvolver ações de assistência à saúde do trabalhador, incluindo o atendimento de emergência, intercorrências no local de trabalho e ações de cuidado primário, registrando, cuidadosamente, as observações e condutas no prontuário médico, orientando o trabalhador sobre sua doença e a relação desta com o trabalho atual ou pregresso; fornecendo atestados e pareceres médicos para o afastamento do trabalho e encaminhamentos junto ao Seguro de Acidente do Trabalho.

Plano de Emergências Médicas – PEM

Em toda organização deve haver um compromisso de sua linha gerencial que norteie, com diretrizes específicas, as ações de resposta a emergências, abrangendo a prevenção, a preparação, a identificação dos cenários, a resposta específica para cada cenário identificado e a recuperação.

A equipe de Saúde deve participar, juntamente com a equipe de Segurança, da elaboração do Plano de Emergência Operacional ou Plano de Contingência, sob a liderança da Diretoria da Organização. Nesse contexto, cabe à equipe de Saúde elaborar o Plano de Emergências Médicas e articulá-lo ao Plano de Emergência Operacional ou Plano de Contingência, abrangendo as comunidades do entorno e considerando cenários de incêndio, explosão, vazamentos, quedas, surtos epidêmicos, intoxicações coletivas, entre outros possíveis.

A equipe de Saúde deve promover a articulação com órgãos apoiadores externos, incluindo outras organizações situadas na mesma região, constituindo o Plano de Auxílio Mútuo (PAM).

Uma ferramenta de grande utilidade é o *Incident Command System* – ICS (Sistema de Comando de Operações – SCO), que facilita a organização de todo o sistema de resposta. Sendo modular, e de complexidade crescente, pode ser utilizado em qualquer emergência, adaptando-se, também, a qualquer estrutura organizacional.

Para uma resposta adequada diante de grandes emergências, capazes de extrapolar a capacidade de resposta da Organização, devem ser elaborados *Planos Regionais de Contingência*.

Diante de acidentes que podem exigir mais de 24 horas de resposta e combate, é de responsabilidade da equipe de saúde prever a substituição das equipes de resposta, bem como da equipe de comando, por conta da exaustão física e da tensão emocional. Devem ser previstos, também, alimentação com valor calórico adequado ao ritmo de trabalho, bem como líquido isotônico e hidratante.

1. Caracterização da organização
Razão Social:
Endereço:
Bairro:
Cidade:
CEP:
Telefone:
CNPJ:
Grau de Risco: CNAE:
Ramo de Atividade:
Jornadas Semanais:
Turnos:
Empregados próprios:
Empregados contratados:
Gerente da Organização
Engenheiro(s) de Segurança do Trabalho:
Engenheiro(s) de Meio Ambiente:
Médico(s) do Trabalho:
2. Objetivo do Plano
O Plano de Emergências Médicas (PEM) tem como objetivo salvar vidas e reduzir os danos à saúde e à integridade física dos trabalhadores, assegurando prontidão frente às situações de emergência médica, por intermédio da capacitação de recursos humanos, do estabelecimento de protocolos médicos e da alocação de recursos humanos e materiais adequados.
3. Aplicação
O PEM envolve toda a estrutura organizacional e aplica-se a todos os trabalhadores próprios, subcontratados, comunidade vizinha e visitantes.

Continua

4. Aspectos positivos do preparo para emergências

A experiência internacional mostra que manter a empresa preparada para responder a emergências resulta em diversas vantagens:
- Ampliação da responsabilidade social e legal das empresas de proteger os empregados, as comunidades vizinhas e o meio ambiente face às suas atividades, protegendo-as de futuras ações judiciais nas áreas de responsabilidade civil e criminal nos casos de acidente;
- Conformidade com os requisitos legais federais, estaduais e municipais;
- Aumento da capacidade da empresa de recuperar-se de perdas financeiras, danos a equipamentos e interrupção das operações;
- Fortalecimento da imagem institucional e da credibilidade da Organização junto aos trabalhadores, aos clientes, aos fornecedores e à sociedade.

5. Diretrizes

Tendo em vista os riscos inerentes às suas atividades, a Organização empreenderá todos os esforços necessários para evitar danos às pessoas, instalações, equipamentos e meio ambiente resultantes de suas atividades. Além disso, a organização está comprometida com o pronto atendimento de emergências médicas envolvendo seus empregados e pessoas das comunidades vizinhas.
Nesse contexto, o PEM deve fundamentar-se nas seguintes diretrizes:
- Participação de todos os gerentes e empregados da organização e subcontratadas na implementação do PEM;
- Estabelecimento de relações institucionais e pessoais com as organizações externas de suporte às emergências médicas;
- Discussão periódica com as organizações externas de suporte ao PEM;
- Verificação periódica da capacidade das organizações externas de atenderem emergências reais;
- Atualização mensal da relação de pessoas de contato e respectivos telefones e outros meios de comunicação, e anual de todo o PEM;
- Identificação de todos os recursos locais de atendimento a emergências médicas e de apoio aéreo;
- Participação nos planos de Defesa Civil do município onde se localiza a Organização.
- Divulgação interna e externa do PEM para que todos saibam o que fazer nas situações de emergência médica;
- Realização de treinamentos objetivando todos os cenários identificados e simulados com as organizações externas, incluindo acidentes operacionais, incêndios, vazamentos de produtos químicos, quedas, acidentes de trânsito, surtos de doenças e desastres naturais;
- Valorização das sugestões dos trabalhadores da Organização e das empresas contratadas, bem como de profissionais de organizações externas.

6. Responsabilidades

A alta liderança da Organização deverá prover os recursos humanos, equipamentos e infraestrutura necessários para a implantação e o desenvolvimento do PEM. O cumprimento das recomendações e procedimentos descritos neste programa é de responsabilidade de todos os gerentes, supervisores, encarregados e trabalhadores envolvidos com o empreendimento que devem, também, apresentar sugestões de melhorias dos ambientes e das condições de trabalho, com o objetivo de prevenir acidentes e doenças.
Uma empresa especializada na execução das ações de atendimento pré-hospitalar e remoções previstas no PEM deverá ser contratada.
A mobilização de ambulâncias e pessoal de resgate será comandada pela equipe de Saúde da Organização.

7. Definições: equipamentos

- Ambulância: veículo terrestre, aéreo ou hidroviário destinado exclusivamente para o transporte de enfermos.
- Ambulância de transporte (Tipo A): veículo destinado ao transporte em decúbito horizontal de pacientes que não apresentam risco de vida, para remoções simples e de caráter eletivo.
- Ambulância de suporte básico (Tipo B): veículo destinado ao transporte pré-hospitalar de pacientes com risco de vida desconhecido e transporte inter-hospitalar, contendo apenas os equipamentos mínimos à manutenção da vida.
- Ambulância de resgate (Tipo C): veículo de atendimento de emergências pré-hospitalares de pacientes com risco de vida desconhecido, contendo os equipamentos necessários à manutenção da vida.
- Ambulância de suporte avançado (ASA) ou ambulância UTI móvel (Tipo D): veículo destinado ao transporte de pacientes de alto risco de emergências pré-hospitalares e transporte inter-hospitalar. Deve contar com os equipamentos médicos necessários para esta função.
- Aeronave de transporte médico (Tipo E): aeronave de asa fixa ou rotativa utilizada para transporte de pacientes por via aérea, dotada de equipamentos médicos homologados pelos órgãos competentes.
- Nave de transporte médico (Tipo F): veículo motorizado hidroviário destinado ao transporte de pacientes por via marítima ou fluvial. Deve possuir os equipamentos médicos necessários ao atendimento dos mesmos conforme sua gravidade.
- Outros veículos:
  - a) Veículos habituais adaptados para transporte de pacientes de baixo risco sentados (ex. pacientes crônicos etc.). Este transporte só pode ser realizado com anuência médica;
  - b) Veículos de intervenção rápida (veículos leves) para transporte de médicos e/ou equipamentos especiais para ajuda no atendimento de campo.

Os veículos devem ser adaptados às condições locais e ter como referência os padronizados na Portaria 2048 GM Ministério da Saúde.

Continua

7. Definições: conceitos técnicos

- **Emergência:** é qualquer evento não planejado que pode causar mortes ou lesões significativas em empregados, clientes e público, prejudicar os negócios, interromper as operações, causar dano físico ou ambiental, ameaçar a estabilidade financeira e a imagem pública de uma organização.
- **Emergência médica:** lesão aguda resultante de acidente ou condição clínica aguda que exige assistência médica hospitalar especializada imediata em função do risco de perda de função ou morte.
- **Urgência médica:** lesão aguda resultante de acidente ou condição clínica aguda que, embora exija assistência médica hospitalar especializada, não representa risco imediato de perda de função ou morte.
- **Desvio:** é qualquer ação ou condição em desacordo com as normas, procedimentos, regulamentos, requisitos do sistema de gestão e boas práticas, capaz de levar, direta ou indiretamente, à morte, lesão ou doença, dano à propriedade, dano ao meio ambiente ou a uma combinação destes.
- **Acidente:** evento indesejável e não planejado que ocorre em uma linha de produção, capaz de causar perda ou dano em pessoas, equipamentos, materiais ou meio ambiente.
- **Acidente de Trabalho:** é aquele que ocorre pelo exercício do trabalho, onde há lesão corporal ou perturbação funcional que cause perda ou redução permanente ou temporária da capacidade para o trabalho.
- **Incidente:** é o evento não desejado e não planejado que, por razões fortuitas, não causou dano.
- **Contusão:** lesão aguda provocada por pancada que atinge os tecidos corporais sem que ocorra ruptura da pele.
- **Escoriação ou arranhão:** lesão aguda leve da camada superficial da pele, que pode acompanhar-se de sangramento discreto.
- **Entorse ou distorção:** lesão aguda articular com distensão leve ou moderada dos ligamentos e manutenção da integridade da articulação.
- **Luxação:** lesão aguda articular com distensão exagerada dos ligamentos, com perda de contato dos ossos e, consequente, desestruturação da articulação.
- **Fratura:** lesão aguda caracterizada pela perda da integridade de um osso. Pode acompanhar-se de deformação anatômica. Quando há ruptura da pele e de outros tecidos moles, com exposição dos fragmentos ósseos, denomina-se fratura exposta.
- **Amputação:** lesão aguda caracterizada pela separação de um membro ou parte do corpo. Pode ser causada por objetos cortantes, esmagamento ou forças de tração.
- **Lesão aguda:** dano à integridade física do organismo resultante de acidente.
- **Lesão aguda de baixa gravidade:** alteração da saúde resultante de acidente, que não gera risco de perda funcional ou morte e pode não exigir afastamento do trabalho.
- **Lesão aguda de média gravidade:** alteração da saúde resultante de acidente que, embora não gere risco de perda funcional ou morte, exige atendimento hospitalar e afastamento do trabalho.
- **Lesão aguda de alta gravidade:** alteração da saúde resultante de acidente, que gera risco de perda funcional ou morte.
- **Condição clínica aguda:** agravamento de doença crônica pré-existente.
- **Condição clínica aguda de baixa gravidade:** alteração da saúde resultante do agravamento de doença crônica pré-existente, que não gera risco de perda funcional ou morte e pode não exigir afastamento do trabalho.
- **Condição clínica aguda de média gravidade:** alteração da saúde resultante do agravamento de doença crônica pré-existente que, embora não gere risco de perda funcional ou morte, exige atendimento hospitalar e afastamento do trabalho.
- **Condição clínica aguda de alta gravidade:** alteração da saúde resultante do agravamento de doença crônica pré-existente, que gera risco de perda funcional ou morte.
- **Perda funcional:** dano ao organismo que compromete alguma de suas funções, como a visão, a audição, a locomoção, o equilíbrio etc.
- **Toxicidade ou toxidez:** é a capacidade de uma substância produzir danos à saúde imediatos (agudos) e tardios (crônicos) em seres humanos, outros animais e vegetais.
- **Primeiros Socorros:** são os atendimentos imediatos prestados por pessoas próximas à vítima no local do evento. Aplicados corretamente, podem significar a diferença entre a vida e a morte, ou entre a plena recuperação da capacidade física e mental ou uma perda funcional permanente.
- **Socorrista:** é a pessoa que se encontra próxima à vítima no momento da emergência/urgência médica e que deverá prestar os primeiros socorros.
- **Surto:** é o aumento pouco comum no número de casos relacionados epidemiologicamente, de aparecimento súbito e disseminação localizada num espaço específico.
- **Epidemia:** é a ocorrência de casos de doença ou outros eventos de saúde com uma incidência maior que a esperada para uma área geográfica e períodos determinados. O número de casos que indicam a presença de uma epidemia varia conforme o agente, o tamanho e o tipo de população exposta, sua experiência prévia ou ausência de exposição à doença, e o lugar e tempo de ocorrência.

7. Definições: gestão

- **Gestão de Emergência:** é o processo de preparo, mitigação, resposta e recuperação de emergências. É um processo dinâmico que abrange as funções de planejamento, treinamento, realização de simulados, testes de equipamentos e coordenação de atividades com a comunidade.
- **Coordenador Geral de Emergência:** é função do Gerente de Construção e Montagem gerenciar as ações corporativas preventivas e corretivas das situações de emergência operacional, capazes de gerar emergências e urgências médicas.
- **Coordenador Local de Emergência:** é função do encarregado empreender as ações locais preventivas e corretivas das situações de emergência operacional, incluindo as emergências e urgências médicas.
- **Equipe Local de Emergência:** equipe liderada pelo Coordenador Local de Emergência e responsável pelas ações locais preventivas e corretivas das situações de emergência operacional, incluindo as emergências e urgências médicas.

Continua

8. Análise de vulnerabilidade

A metodologia de análise de vulnerabilidades deve considerar aspectos históricos, geográficos, tecnológicos, de planejamento e erro humano das operações da organização:

a) Emergências que podem ocorrer nas áreas de operação:
- Incêndio;
- Explosão;
- Vazamento de produtos combustíveis e inflamáveis;
- Acidente de trânsito;
- Acidente com equipamentos pesados;
- Acidente com equipamentos elétricos;
- Acidente com ferramentas inadequadas;
- Acidente por quedas de níveis;
- Acidente por posturas inadequadas;
- Acidente causado por animais peçonhentos e selvagens;
- Acidente causado por vegetais tóxicos;
- Acidente causado pela natureza (soterramento por deslizamento de terra, afogamento por inundação, choque elétrico, queimadura por raios etc.);
- Desabamento;
- Escorregamento de talude;
- Acidente causado por produto químico;
- Acidente causado por tóxico social (drogas);
- Interrupção do fornecimento de energia elétrica;
- Falha no sistema de comunicação;
- Interrupção do fornecimento de gás;
- Contaminação de alimentos;
- Contaminação da água;
- Contaminação do ar;
- Contaminação do solo;
- Violência;
- Derramamento de produtos químicos;
- Surto de doenças e epidemia.

b) Emergências que podem ocorrer no transporte de pessoas, equipamentos e materiais:
- Acidente de trânsito interno e externo.

c) Emergências que podem ocorrer nas comunidades do entorno:
- Deslizamento de terra;
- Inundação;
- Acidente de trânsito;
- Acidente doméstico;
- Violência;
- Emergência clínica.
- Acidente industrial ampliado.

9. Dimensionamento de recursos

Nesta etapa de estruturação do Plano de Emergências Médicas, devem ser levados em consideração, entre outros aspectos, o número de trabalhadores e demais pessoas expostas, os riscos inerentes às atividades, a dispersão de trabalhadores e equipamentos em terra e mar, a localização geográfica do empreendimento, os recursos comunitários existentes, as distâncias e os meios de transporte disponíveis.

a) Recursos de pessoal:
A equipe de saúde da organização é constituída por:
- médico do trabalho
- enfermeiro do trabalho
- técnico de enfermagem do trabalho
- assistente técnico de documentação.

Equipes constituídas por médico, técnico de enfermagem e motorista da empresa de remoções contratada darão cobertura às atividades operacionais de segunda a sábado e, eventualmente, aos domingos e feriados.

Continua

b) Equipamentos, materiais e medicamentos:
- Serviço de Saúde (Ambulatório que dá apoio a frentes de trabalho distantes)
- *ambu* siliconizado
- aparelho de pressão
- armário para lençol e travesseiro
- armário para medicamentos "tipo prateleira"
- arquivo grande com quatro gavetas
- aspirador
- atadura crepom 5cm, 10cm, 15cm e 20cm
- bacia de inox
- balança antropométrica
- biombo com duas dobras
- bolsa de água quente; bolsa de gelo
- cadeira administrativa; cadeira de ferro; cadeira de rodas
- camas hospitalares simples
- carrinho de curativos
- cilindro de O_2 com manômetro e fluxômetro
- cuba retangular de inox com tampa
- cuba rim
- desfibrilador automático manual
- ebulidor de água
- escada com dois degraus
- elástico de látex nº 204
- esparadrapo 10 x 4.5cm
- estetoscópio
- estufa pequena
- foco de luz
- fronha
- gase 7.5 x 7.5 estéril;
- geladeira
- lanterna clínica
- lençóis
- lixeira com tampa e pedal de inox
- lupa pequena
- luva de procedimento "m" com certificado de aprovação
- luva estéril 7.5 e 8
- maca para exame em acolchoado em *courvin* e cabeceira móvel
- material de enfermaria
- mesa auxiliar
- mesas para consulta
- material de entubação, com jogo de lâminas retas e curvas
- nebulizador
- pinça anatômica; pinça dente de rato; pinça Kelly curva; pinça Kelly reta; pinça para retirar corpo estranho pequena
- porta braço
- porta copo de água e café
- porta papel toalha
- pranchão de madeira c/3 cintos e imobilizador de cabeça
- antisséticos, como *mertiolate* ou *povidine* tópico
- *scalp* nº 21; *scalp* nº 23; *scalp* nº 25
- suporte para soro
- termômetro clínico
- tesoura cirúrgica sem ponta
- toalha de banho; toalha de rosto
- travesseiros
- colar cervical
- cilindro de oxigênio portátil

Esta lista é uma base e deve ser adaptada às necessidades específicas do ambulatório.

Continua

Caixa de primeiros socorros das frentes de trabalho
- água boricada um frasco de 100 ml;
- *Reparil* Gel – uma unidade
- algodão hidrófilo um pacote;
- ataduras de crepe de 10, 15 e 20 cm – três unidades de cada;
- um conjunto de quatro talas de imobilização
- *Band-Aid* – uma caixa com 35 unidades;
- esparadrapo três rolos: um grande; um pequeno; e um antialérgico;
- papel alumínio – um rolo;
- látex – quatro pedaços com 30 cm
- compressas de gaze esterilizada de 7,5 X 7,5 cm – 30 unidades;
- soro fisiológico – um frasco de 500 ml ;
- um termômetro;
- uma tesoura;
- luvas de procedimento Nº 8 – 20 pares;
- um frasco plástico para lavar olhos;
- abaixador de língua de madeira – 50 unidades;
- uma máscara para respiração boca a boca;
- *Descartex* uma caixa;
- *Povidine* solução tópica frasco de 100 ml;
- *Merthiolate Spray* – um frasco de 100 ml
- informações sobre os componentes do kit;
- manual de primeiros socorros;
- colar cervical
- prancha longa com imobilizador de cabeça
- KED (*Kendrick Extrication Device*)
- cilindro de oxigênio portátil.

c) Recursos de remoção:
A relação de materiais e equipamentos exigidos para os diversos tipos de ambulância deve atender, no mínimo, à Resolução CFM nº 1.671/03, mas deve ser adaptada aos avanços tecnológicos, incluindo novos medicamentos e equipamentos mais modernos.
Os seguintes tipos de ambulâncias são previstos na Resolução CFM nº 1.671/03:
- ambulância de transporte (tipo A):
- ambulância de suporte básico (tipo B):
- ambulância de resgate (tipo C);
- ambulância de suporte avançado (tipo D), também denominada ambulância UTI móvel:
- aeronave de transporte médico (tipo E): com os mesmos equipamentos descritos para as ambulâncias de suporte avançado, tanto adulto como infantil.

Medicamentos obrigatórios que deverão constar em toda ambulância de suporte avançado e aeronaves de transporte médico:
- *Lidocaína* sem vasoconstritor; adrenalina, atropina; dopamina; aminofilina; *Dobutamina*; hidrocortisona; glicose 50%;
- soros: glicosado 5%; fisiológico 0,9%;
- psicotrópicos: *hidantoína*; *meperidina*; *diazepan*; *midazolan*;
- Outros: água destilada; metoclopramida; dipirona; hioscina; nifedipina; dinitrato de isossorbitol; furosemide; amiodarona; lanatosideo C.
- Oxigênio

Observações: A manutenção dos instrumentos e equipamentos e a respectiva calibração, quando necessária, bem como os prazos de validade dos medicamentos, devem ser controlados por profissionais competentes.

Requisitos gerais:
1. Todos os veículos deverão ser mantidos em bom estado de conservação e em condições de operação.
2. O uso de sinalizador sonoro e luminoso somente será permitido durante a resposta aos chamados de emergência e durante o transporte de pacientes, de acordo com a legislação em vigor.
3. A maca deverá ter um sistema de fixação no veículo e cintos de segurança em condições de uso. Os cintos de segurança são também obrigatórios para todos os passageiros.
4. É obrigatória a desinfecção do veículo após o transporte de pacientes portadores de doença infectocontagiosa.

Continua

10. Treinamento

O treinamento deve assegurar que todos os envolvidos saibam o que fazer em uma situação de emergência.

a) Treinamento da equipe de saúde:

Com base nos estudos de análise de risco à saúde da organização, os membros da equipe de Saúde devem ser treinados e periodicamente reciclados nos seguintes tópicos:
- abordagem inicial do paciente
- parada cardiorrespiratória e corrente da sobrevivência
- imobilização e transporte do paciente
- emergências cardiovasculares
- emergências pulmonares
- emergências gastrointestinais e hepáticas
- emergências neurológicas
- emergências oftalmológicas
- emergências cirúrgicas
- outros tipos de emergência
- queimaduras químicas, térmicas, elétricas e por radiação
- espaço confinado
- materiais perigosos
- toxicologia ocupacional, toxicologia ambiental e emergências químicas
- traumatismos: feridas, entorse, luxação, fratura, hemorragia, politraumatismos
- gestão do atendimento de múltiplas vítimas
- inovações no tratamento de emergências médicas.

b) Treinamento em primeiros socorros

O treinamento em primeiros socorros deve abranger dois níveis: Básico – para todos os empregados; e Avançado – para equipes de resgate, brigadas de combate a incêndio, encarregados, outros grupos especiais e empregados que se destacaram no treinamento básico.

A capacitação de socorristas no nível avançado deve ser precedida de seleção dos empregados que se destacaram nos cursos básicos e envolver os gerentes e supervisores das frentes de trabalho ou setores da organização.

Devem ser fornecidos certificado e insígnia de identificação aos trabalhadores treinados em primeiros socorros.

Os exercícios simulados são necessários para que as equipes estejam familiarizadas com os procedimentos e aptas a executá-los a qualquer momento.

Para isto, os simulados devem ser feitos após os treinamentos necessários, em uma sequência de complexidade crescente:
- Simulados de Comunicação: simulado com os participantes do sistema de resposta, onde se testam as comunicações e se elas estão funcionando, sem, no entanto haver movimentação dos recursos.
- Simulados de Mesa: em um único ambiente, reúnem-se representantes de todos os envolvidos na Resposta, com o objetivo de conhecer os recursos disponíveis e, principalmente, verificar o desenvolvimento e o funcionamento do Plano.
- Simulados Avisados: É como se fosse a Emergência ou o Desastre acontecendo, mas com todos os envolvidos conhecendo o cenário e o que vai ocorrer. Os imprevistos são as falhas do sistema, que serão discutidas entre "pontos fortes e oportunidades de melhorias", e conduzirão à revisão e concertação dos planos de respostas. Pode ser semelhante aos anteriores, só que, agora, com a mobilização dos recursos de resposta.
- Simulados não Avisados: Para se testarem as ações de resposta e saber se serão eficientes e se tudo vai funcionar conforme previsto. Se todos envolvidos e se todas as pessoas e meios farão e responderão conforme o programado. Toma-se o sistema de surpresa, e só no momento é que cada um fica sabendo que não é, de fato, o desastre ou a emergência ocorrendo.

A sequência de treinamentos deve ser sempre nesta ordem, aumentando o nível de complexidade, após o anterior ter sido testado com resposta eficaz.

Todos os treinamentos realizados devem ser avaliados e documentados.

Continua

11. Procedimentos para o tratamento pré-hospitalar de emergências médicas

Qualquer tipo de lesão aguda ou condição clínica aguda deve ser avaliado para a adoção das medidas necessárias. Nesse sentido, os profissionais de Segurança e Saúde devem ser imediatamente comunicados, por meio de rádio e/ou telefone, para que orientem as providências adequadas.

- Somente poderão dirigir-se ao local da emergência os trabalhadores integrantes da equipe de emergência.
- Os gerentes e supervisores deverão permanecer nos seus locais de trabalho e orientar os demais.
- O primeiro cuidado do socorrista é avaliar o cenário, para não se tornar uma nova vítima. O atendimento deve ser feito com todo o cuidado. O socorrista só deve utilizar métodos de primeiros socorros que conheça bem. Uma manobra imprópria pode agravar a situação da vítima, levando a lesões irreversíveis.
- Vítimas de queda, atropelamento ou outro acidente com possibilidade de lesão na coluna vertebral só devem ser mobilizadas por profissionais treinados nesse tipo de emergência.
- Para comunicar a ocorrência por telefone ou rádio, deve-se falar de forma calma e objetiva, informando o grau de gravidade para que as providências adequadas sejam agilizadas.
- As emergências médicas devem ter prioridade nas comunicações, para se obter o socorro adequado de forma rápida. Todos os trabalhadores deverão suspender as ligações telefônicas, para que as linhas fiquem à disposição da Coordenação de Emergência: Equipe de Gestão de Emergências e Equipe Operacional de Emergências.
- A equipe de saúde deve orientar os cuidados na remoção da vítima.
- Todo trabalhador que estiver acompanhando um visitante deverá conduzi-lo para fora da área de risco.
- Ocorrendo acidente com pessoa da comunidade, o supervisor da área envolvida, ou qualquer socorrista treinado, deverá prestar os primeiros socorros. Em todos os casos, a ambulância mais próxima do local do acidente será imediatamente avisada pelo rádio. O profissional de Saúde se deslocará de ambulância até o local do ocorrido, fará o atendimento e tomará as providências necessárias.
- É obrigatória a emissão da Comunicação de Acidentes do Trabalho (CAT) para todos os acidentes de trabalho ocorridos, com ou sem afastamento. Sua emissão deverá ocorrer num prazo inferior a 24 horas, em seis vias, conforme a legislação vigente, de preferência via Internet, pelo site da Previdência Social (www.mpas.gov.br). A CAT será preenchida pelo Departamento de Saúde, utilizando a codificação do diagnóstico conforme a CID-10.

O atendimento pré-hospitalar de vítimas deve fundamentar-se nas orientações descritas no Fluxograma de Comunicação e Atendimento de Emergências Médicas apresentado no **Modelo 1**.

12. Acompanhamento dos trabalhadores internados para o tratamento

A equipe de Saúde fará o acompanhamento dos empregados internados em hospitais e clínicas para o tratamento de emergências médicas, conforme especificado no **Modelo 4**.

A seguir, é apresentado um **modelo de Plano de Emergências Médicas (PEM)** que pode ser ajustado às características e necessidades específicas de qualquer organização.

Modelos e Orientações para a operacionalização do PEM:

Modelos:

Modelo 1 – Fluxograma de comunicação e atendimento de emergências médicas.

Modelo 2 – Relação de hospitais e clínicas para o atendimento de emergências.

Modelo 3 – Comunicação – relação de telefones.

Modelo 4 – Acompanhamento dos empregados internados para tratamento.

Orientações:

Orientação 1 – Primeiros socorros nos acidentes com animais peçonhentos.

Orientação 2 – Sistema Nacional de Informações Tóxico-farmacológicas (SINITOX).

Orientação 3 – Treinamento em primeiros socorros: básico e avançado.

Orientação 4 – Procedimento para a desinfecção de ambulância.

MODELO 1

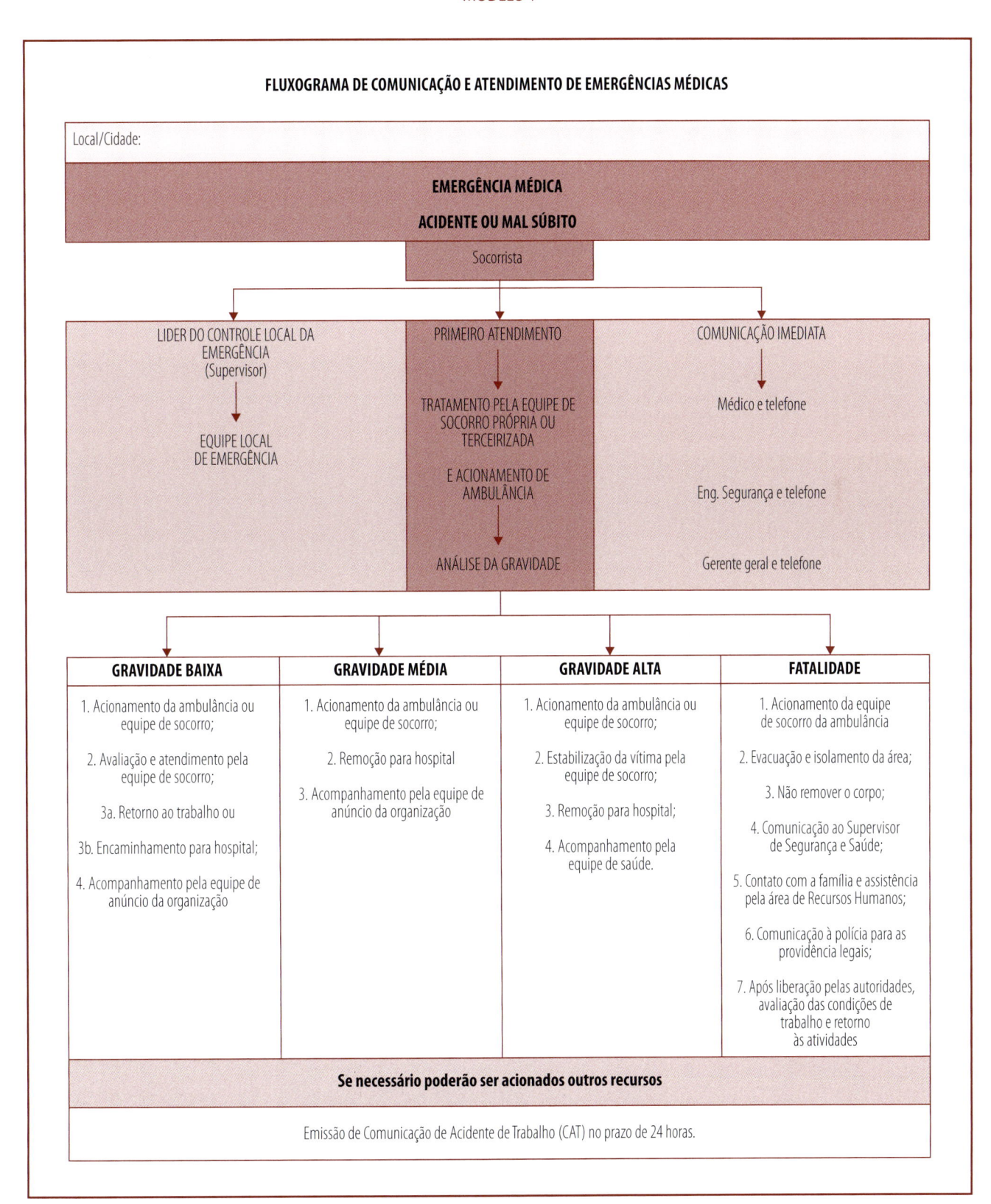

FLUXOGRAMA DE COMUNICAÇÃO E ATENDIMENTO DE EMERGÊNCIAS MÉDICAS

Local/Cidade:

EMERGÊNCIA MÉDICA
ACIDENTE OU MAL SÚBITO

Socorrista

- **LIDER DO CONTROLE LOCAL DA EMERGÊNCIA (Supervisor)**
  → EQUIPE LOCAL DE EMERGÊNCIA

- **PRIMEIRO ATENDIMENTO**
  → TRATAMENTO PELA EQUIPE DE SOCORRO PRÓPRIA OU TERCEIRIZADA
  → E ACIONAMENTO DE AMBULÂNCIA
  → ANÁLISE DA GRAVIDADE

- **COMUNICAÇÃO IMEDIATA**
  → Médico e telefone
  → Eng. Segurança e telefone
  → Gerente geral e telefone

GRAVIDADE BAIXA	GRAVIDADE MÉDIA	GRAVIDADE ALTA	FATALIDADE
1. Acionamento da ambulância ou equipe de socorro;	1. Acionamento da ambulância ou equipe de socorro;	1. Acionamento da ambulância ou equipe de socorro;	1. Acionamento da equipe de socorro da ambulância
2. Avaliação e atendimento pela equipe de socorro;	2. Remoção para hospital	2. Estabilização da vítima pela equipe de socorro;	2. Evacuação e isolamento da área;
3a. Retorno ao trabalho ou	3. Acompanhamento pela equipe de anúncio da organização	3. Remoção para hospital;	3. Não remover o corpo;
3b. Encaminhamento para hospital;		4. Acompanhamento pela equipe de saúde.	4. Comunicação ao Supervisor de Segurança e Saúde;
4. Acompanhamento pela equipe de anúncio da organização			5. Contato com a família e assistência pela área de Recursos Humanos;
			6. Comunicação à polícia para as providência legais;
			7. Após liberação pelas autoridades, avaliação das condições de trabalho e retorno às atividades

Se necessário poderão ser acionados outros recursos

Emissão de Comunicação de Acidente de Trabalho (CAT) no prazo de 24 horas.

MODELO 2

RELAÇÃO DE HOSPITAIS E CLÍNICAS PARA O ATENDIMENTO DE EMERGÊNCIAS

Local:	
Nome da Instituição:	
Especialidades médicas:	
Endereço:	Telefone(s):
Contato(s):	

Nome da Instituição:	
Especialidades médicas:	
Endereço:	Telefone(s):
Contato(s):	

Nome da Instituição:	
Especialidades médicas:	
Endereço:	Telefone(s):
Contato(s):	

Nome da Instituição:	
Especialidades médicas:	
Endereço:	Telefone(s):
Contato(s):	

MODELO 3

RELAÇÃO DE TELEFONES

Autoridades e Responsáveis por Serviços Básicos	
Polícia Militar	
Polícia Rodoviária Federal	
Pronto Socorro Municipal	
Corpo de Bombeiros	
Cia de Abastecimento de Água	
Cia de Energia Elétrica	
Defesa Civil Municipal	

Atendimento Móvel		
Gerente de Operações Nome e Telefone	**TEL CENTRAL**	Diretor Médico Nome e Telefone
Supervisão local 1 Nome e Telefone		Supervisão local 2 Nome e Telefone
Ambulância A	Ambulância B	Ambulância C

Gerentes e Coordenadores		
Nome	Número do celular	Função

Supervisores		
Nome	Número do celular	Função

Continua

Equipe de Saúde		
Nome	Número do celular	Função

Equipe de Segurança		
Nome	Número do celular	Função

Equipe de Comunicação Social		
Nome	Número do celular	Função

Equipe de Transportes		
Nome	Número do celular	Função

Continua

| Motoristas ||
Nome	Número do celular

MODELO 4

ACOMPANHAMENTO DE TRABALHADORES INTERNADOS PARA TRATAMENTO

Nome	Cargo	CID 10
Hospital		Telefone
Endereço		
Médico responsável		Telefone

Data da internação	Data provável de alta

Evolução e observações:

Evolução: (Informar diariamente com registro de data e hora)

ORIENTAÇÃO 1

ACIDENTES COM ANIMAIS PEÇONHENTOS[1]

PRIMEIROS SOCORROS

Apesar de ainda bastante difundida, a aplicação de torniquete ou garrote não é indicada nos acidentes ofídicos. Além de não impedir a absorção do veneno em muitos casos, como os acidentes botrópicos, seu uso está fortemente associado à ocorrência de complicações locais. Outras medidas, como incisão e sucção, são contraindicadas, por aumentarem a probabilidade de necrose e infecções locais. Recomenda-se a lavagem simples com água e sabão no local da picada. Manter a vítima calma e imobilizada. Deve-se remover qualquer objeto que possa causar constrição (anéis, pulseiras) e manter o membro afetado em posição discretamente elevada e estendida. O transporte do paciente para um local onde o soro antiofídico seja administrado de maneira adequada constitui a mais importante medida após os primeiros socorros.

Como a distribuição dos soros no país é feita segundo critérios regionalizados, recomenda-se identificar, nas áreas de exposição, os serviços de saúde mais próximos que dispõem dos diversos tipos de soro antiofídico.

Nome	
Endereço	Telefone
Contato(s):	
Nome	
Endereço	Telefone
Contato(s):	

Referências para o atendimento de acidentes com animais peçonhentos:
http://www.butantan.gov.br/home
http://www.ivb.rj.gov.br/primeiros_socorros.html
http://portal.fiocruz.br/

---

[1] Ver Capítulo 21 deste livro.

ORIENTAÇÃO 2[2]
SISTEMA NACIONAL DE INFORMAÇÕES TÓXICO-FARMACOLÓGICAS – SINITOX

O SINITOX foi constituído em 1980, pelo Ministério da Saúde, a partir da constatação, entre as prioridades do governo, da necessidade de se criar um sistema abrangente de informação e documentação em Toxicologia e Farmacologia. De alcance nacional, o sistema é capaz de fornecer informações às autoridades de saúde pública, aos profissionais de saúde e áreas afins e à população.

O SINITOX é responsável pela coleta, compilação, análise e divulgação dos casos de intoxicação e envenenamento registrados pela Rede Nacional de Centros de Informação e Assistência Toxicológica – RENACIAT, atualmente composta de 36 unidades localizadas em 19 Estados e no Distrito Federal e que possuem a função de fornecer informação e orientação sobre o diagnóstico, prognóstico, tratamento e prevenção das intoxicações, assim como sobre a toxicidade das substâncias químicas e biológicas e os riscos que elas ocasionam à saúde.

Coordenação do SINITOX: sinitox@icict.fiocruz.br

Instituto de Comunicação e Informação Científica e Tecnológica em Saúde

Av. Brasil, 4365 – Prédio Biblioteca de Manguinhos 2ºandar – Manguinhos. CEP 21.045-900 – Rio de Janeiro, RJ – Brasil.
Tel.: (21) 3865-3247
Fax: (21) 2290-1696 / 2260-9944

Centros de Informação e Assistência Toxicológica locais:

Relação de Centros de Informação e Assistência Toxicológica locais	
Nome	
Endereço	Telefone(s):
Site:	e-mail:
Contato(s):	
Nome	
Endereço	Telefone(s):
Site:	e-mail:
Contato(s):	

---

[2] Ver Capítulo 46 deste livro.

ORIENTAÇÃO 3
TREINAMENTO BÁSICO E AVANÇADO EM PRIMEIROS SOCORROS

Curso	Básico	Avançado
I – Finalidade	• Treinamento em Primeiros Socorros	• Formação de Socorristas
II – Clientela	• Todos os empregados	• Fiscais, Encarregados, Técnicos de Segurança
III – Carga horária	• 08 h (mínimo)	• 16 (mínimo) a 32 h
IV – Características	• Treinamento voltado ao reconhecimento e providências iniciais frente a uma emergência médica. • não necessita de conhecimento prévio • enfoque predominantemente prático	• Treinamento para os cuidados iniciais ao acidentado e medidas específicas na ocorrência de riscos especiais. • necessita de conhecimentos prévios com base na vivência • enfoque teórico – prático
V – Reciclagem	• Anual	• Anual
VI – Programa – Objetivo – Conteúdo programático	• Conduzir o treinando a assegurar-se da capacidade de aplicar as medidas de Primeiros Socorros. • Noções elementares de Anatomia • Introdução aos Primeiros Socorros: • Como avaliar a situação e a necessidade de ajuda especializada. • Observar e interpretar as condições gerais da vítima: inconsciência; • parada cardiorrespiratória, choque etc. • Uso e manutenção dos materiais de primeiros socorros: • Estratégia para acesso aos cuidados adicionais; • Providências após a prestação dos primeiros socorros; **Temas de interesse:** • feridas externas • hemorragias • fraturas e esmagamentos • traumatismo no tórax e abdôme • inconsciência • parada cardiorrespiratória • lesão nos olhos • queimaduras, choques, • higiene pessoal • prevenção de acidentes • transporte de acidentados	• Capacitar o treinando em algumas técnicas avançadas de Primeiros Socorros para apoiar a equipe de saúde • Conteúdo programático do curso básico, acrescido de: – ressuscitação cardiorrespiratória; – envenenamento, acidentes com animais peçonhentos; – choque elétrico; – corpo estranho nos olhos; – transporte de acidentados; – papel do socorrista no **PEM**; – higiene e saúde; – segurança e prevenção de acidentes. GESTÃO DE ATENDIMENTO A MÚLTIPLAS VÍTIMAS

ORIENTAÇÃO 4
PROCEDIMENTO PARA A DESINFECÇÃO DE AMBULÂNCIA

Os sistemas de ambulâncias urbanas que emergiram, na segunda metade do século XIX, como um desenvolvimento de experiências militares na Europa e América, foram incorporados com sucesso na vida civil, permitindo que o atendimento médico chegasse aos locais de trabalho e às residências. No entanto, fazem parte do que chamamos de pré-hospitalar móvel e são necessárias medidas de higiene como parte integrante do sistema de saúde.

As publicações a respeito de ambulâncias são mais frequentemente relacionadas aos tipos de atendimento. Os trabalhos relacionados à transmissão de infecções e estes veículos são escassos. A mobilidade de seus equipamentos é grande e dificulta seu controle, que, por tudo isso, deve ser rigoroso e realizado logo após cada atendimento.

Uma listagem com os itens indispensáveis pode ser de utilidade e verificada a cada preparação da ambulância. A preparação geral toma aproximadamente 20 minutos. Se ela for feita cuidadosamente e os materiais usados ou estragados forem inspecionados uma ou duas vezes por dia, dificilmente haverá dificuldades em uma chamada de emergência, quando o trabalho de inspeção não tiver sido completado.

Pacientes infectados por microrganismos de alta infectividade ou epidemiologicamente importantes, como multirresistentes, que requerem precauções de contato especiais, devem ser transportados apenas se for extremamente necessário. O local para onde o paciente será transportado deverá ser avisado antecipadamente.

A desinfecção da ambulância poderá ser feita segundo o Manual de Desinfecção e Biossegurança do SAMU, acessível em:

http://samu.saude.sc.gov.br/arquivos/manual_de_desinfeccao_e_biosseguranca.pdf

Participação da equipe de saúde nos Planos de Contingência

Os Planos de Contingência são de natureza multidisciplinar e exigem a interação de diversas especialidades, de modo coordenado.

A *Medicina de Desastre* é de natureza interdisciplinar, relacionada ao saneamento básico, à Medicina Social, à Medicina de Urgência, aos traumas (a terceira causa de morte no mundo desenvolvido), à Medicina Preventiva, à Medicina do Trabalho e seu ramo militar, ao atendimento pré-hospitalar, ao planejamento hospitalar e dos serviços de saúde, à Infectologia, à Nutrologia, à Pediatria, à Saúde Mental; à Epidemiologia, à Vigilância Epidemiológica, à Vigilância Sanitária e à Ecologia Humana.

Classificação dos desastres, das vítimas e das zonas do desastre

Classificação dos desastres

O Corpo de Bombeiros do Rio de Janeiro adota a seguinte classificação para desastres:
- Nível 1: se há de cinco a 10 vítimas;
- Nível 2: se há de 11 a 20 vítimas; e
- Nível 3: acima de 21 vítimas.

Classificação das vítimas do desastre

Durante o atendimento de emergência, as vítimas devem ser classificadas e identificadas com cartelas coloridas:

Vermelho: pessoa lesionada com risco de vida
Emergência Absoluta = Estabilização e Transporte Imediato

Amarelo: pessoa com lesão grave ou moderada
Emergência Relativa = Tratamento e Transporte

Verde: pessoa com lesão leve ou sem lesão ou sintoma
Não necessita tratamento = Possibilidade de Locomoção

Preto: pessoa com lesão grave irreversível ou morta
Tratamento Paliativo = sedação, se necessária.

As cartelas são numeradas e nelas devem ser registrados os seguintes dados: nome, sexo, endereço, telefone, horário e local em que foi encontrada a vítima, para onde será removida (hospital de referência), lesões aparentes e suspeitas, sinais vitais, saturação de O_2, respiração e escala de gravidade destacável.

A cartela Metatag, adotada pelo Corpo de Bombeiros do Estado do Rio de Janeiro, é exposta a seguir:

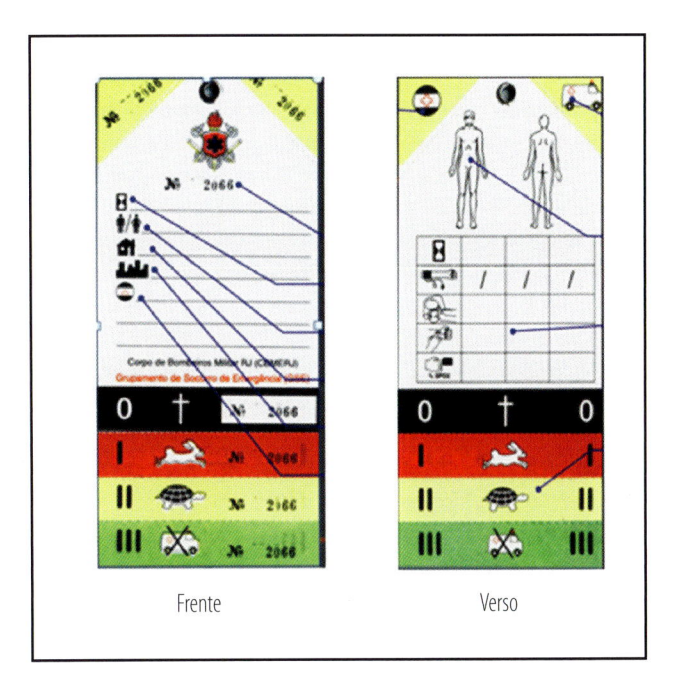

Frente   Verso

Se a vítima é classificada como Verde, não se destaca nenhuma tarja. Se receber a classificação Amarela, a tarja verde é destacada. No caso de Vermelho, são destacadas as tarjas verde e amarela.

Zonas do desastre

A partir da descrição de um desastre químico, podem-se entender os demais. As zonas do desastre podem ser divididas, em função da extensão e do tipo de contaminante, em Zona Quente e Zona Fria. A Zona Morna é a de transição e nela, em geral, fica o posto de descontaminação. Há que se ter especial atenção com a direção do vento, porque ele pode levar ar quente, fagulhas e contaminantes por longas distâncias.

Na Zona Quente, quem sai não deve voltar e as ambulâncias não entram. Está dividida em Zona Líquida, onde há um contaminante e Zona de Perigo de Vapor, para onde a nuvem migra, conforme a direção do vento. Maior cuidado é necessário nas situações em que os contaminantes químicos são invisíveis. A Zona Quente é isolada por quem está apto a entrar nela com os equipamentos adequados.

A Zona Morna é isolada da Zona Fria pela Polícia e é nesta interface que deve ficar o ponto de reunião das vítimas. Os recursos dos hospitais de referência, os postos de triagem e as ambulâncias devem ficar na Zona Fria. Todas estas providências devem ser planejadas na fase de preparação.

Em função das características físicas, químicas e toxicológicas do contaminante, devem ser adotados cuidados específicos, utilizados equipamentos de proteção individual apropriados, e efetuados procedimentos imediatos, como a remoção imediata de substância corrosiva da pele e mucosas externas.

O sistema de logística deve assegurar disponibilidade de materiais, medicamentos, alimentos, água, vestimentas, veículos e locais de repouso para as vítimas e para o pessoal que trabalha, em fluxo contínuo e organizado, até acabar a Fase de Resposta e iniciar a de Reconstrução.

Nos grandes desastres, um dos riscos mais sérios e complexos é o risco químico. No caso de incêndio, além da liberação de dióxido de carbono, monóxido de carbono e outros óxidos, pode ocorrer a produção de substâncias muito tóxicas, como o fosgênio, derivado da combustão incompleta de produtos químicos clorados.

Nos grandes vazamentos de substâncias tóxicas, se a parte gasosa (pluma) for menos densa que o ar, como nos incêndios, ela sobe para lugares altos. Se for mais densa que o ar, desce e se acumula em áreas baixas ou ambientes confinados, como um poço. Em um incêndio, a fumaça e o calor radiante são fatores de grande agressividade. As plumas químicas são, com frequência, invisíveis e, por causa disto, são importantes as birutas, para mostrar a direção do vento.

Emergências envolvendo produtos químicos[3]

A produção química mundial movimenta trilhões de dólares anualmente, gerando milhões de postos de trabalho. Existem, atualmente, mais de 65 milhões de substâncias químicas registradas no *Chemical Abstract Service*, (*American Chemical Society*), das quais mais de 100 mil de uso difundido. O grande desafio à sustentabilidade da vida no planeta é que somente algumas centenas de substâncias químicas foram avaliadas plenamente quanto aos seus riscos à saúde. A importância dos produtos químicos e a dimensão dos riscos decorrentes do seu uso exigem ações integradas, que promovam a Segurança Química nos planos nacional e internacional.

O Plano de Emergências Médicas deve fundamentar-se nas normas ABNT NBR 14725:2009 (disponibilizada na internet gratuitamente) – Produtos químicos – Informações sobre segurança, saúde e meio ambiente. Parte 1- Terminologia; Parte 2- Sistema de classificação de perigo; Parte 3- Rotulagem; Parte 4- Ficha de Informações de Segurança de Produtos Químicos (FISPQ), e NBR 16725:2011: Resíduo químico – Informações sobre segurança, saúde e meio ambiente – Ficha com dados de segurança de resíduos químicos (FDSR) e rotulagem.

O GHS – *The Globally Harmonized System of Classification and Labelling of Chemicals* (Sistema Harmonizado Globalmente para a Classificação e Rotulagem de Produtos Químicos) constitui uma abordagem lógica e abrangente para a definição dos perigos dos produtos químicos; a criação de processos de classificação que usem os dados disponíveis sobre os produtos químicos, que são comparados a critérios de perigo já definidos, e a comunicação da informação de perigo em rótulos e FISPQ (Fichas de Informação de Segurança para Produtos Químicos). O documento do GHS, também conhecido como *Purple Book*, ou Livro Púrpura, está disponível na internet.

Os agentes químicos podem ser liberados, no local da emergência, sob a forma de gases, vapores, líquidos e aerodispersoides, todos dotados de expansibilidade no ar e, em consequência, acesso à zona respiratória das pessoas. Em todas essas formas, os agentes químicos tendem à expansão no ar.

Os gases e vapores tendem a expandir-se indefinidamente, ocupando todo o espaço disponível. Os líquidos evaporam, em contato com o ar, e tendem a sofrer projeções e derramamentos, bem como a fluir para níveis mais baixos. Ao aumentar sua superfície de contato com o ar, os líquidos passam a evaporar mais. As névoas e neblinas têm também grande expansibilidade no ar. Os sólidos, na forma microfragmentada, como poeiras ou fumos, tendem a expandir-se no ambiente, principalmente na presença de correntes de ar. As altas temperaturas e altas pressões aumentam a tendência expansiva dos agentes químicos no ar. Por intermédio da dispersão aérea, os agentes químicos atingem, passivamente, a zona respiratória das pessoas, conforme mostra a Fig. 58.3.

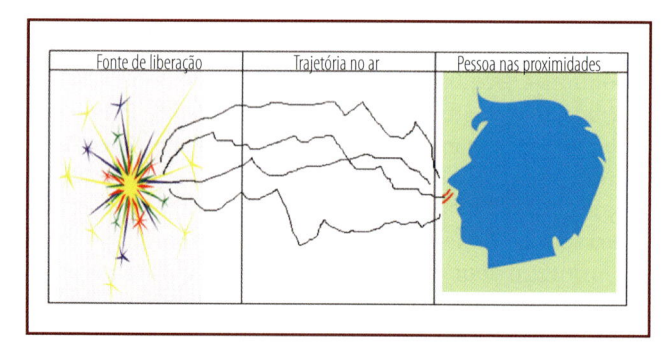

Fig. 58.3. Dispersão de produtos químicos no ar decorrente de emergência, levando à inalação de poluentes.

Além da expansibilidade aérea das substâncias, outros fatores contribuem para tornar os pulmões a principal porta de entrada no organismo de substâncias tóxicas liberadas no ar, nas situações de emergência: 1) a respiração é um processo contínuo, ou seja, o homem trabalha e ao mesmo tempo inala o ar ao seu redor; 2) a área de absorção dos alvéolos pulmonares é imensa, estimada em 140 m^2, em contato direto com o ar ambiente; 3) inexistência de qualquer barreira entre a zona respiratória e os alvéolos pulmonares; e 4) a espessura da membrana que separa o ar ambiente do sangue, nos pulmões, é muito delgada, facilitando a absorção pulmonar.

---
[3] Ver Capítulo 46 deste livro.

Desse modo, a tendência expansiva das substâncias no ar, associada às características anatômicas e fisiológicas, são responsáveis pela alta vulnerabilidade humana, nas emergências acompanhadas de liberação de produtos químicos no ambiente.

A pele lesionada facilita o ingresso de produtos químicos no organismo. A pele íntegra pode ser porta de entrada de substâncias constituídas por moléculas pequenas e solúveis em gordura, no estado líquido, que estabeleçam contato direto com ela, ou pelo uso de roupas impregnadas por resíduos químicos.

O aparelho digestivo pode funcionar como via de entrada de agentes químicos presentes nas mãos e unhas sujas, bem como em decorrência da ingestão de alimentos no local da emergência ou da ingestão acidental.

Após a absorção por qualquer dessas vias, os agentes químicos entram na circulação sanguínea e podem exercer ação tóxica direta sobre o sangue, bem como sofrer distribuição pelas diversas partes do organismo, atravessando barreiras formadas por células de diferentes tecidos do organismo.

Torna-se evidente a importância de incluir, no Plano de Emergências Médicas, um item sobre Proteção Respiratória nas Emergências com Produtos Químicos, fundamentado no Programa de Proteção Respiratória preconizado pela Instrução Normativa SSST/MTb Nº 1, de 11 de abril de 1994.

Nos incêndios, deve-se ter especial atenção para rouquidão, edema dos lábios, queimaduras nos pelos do nariz ou queimaduras faciais extensas, pois elas são sinal precoce de queimaduras de vias aéreas altas e o edema, nesta região, impede a passagem do ar, levando à insuficiência respiratória aguda.

Nos espaços confinados, é necessário especial cuidado com os gases e vapores tóxicos e com a deficiência de oxigênio.

Emergências radiológicas[4]

A grande maioria das situações de emergência radiológica consiste em problemas em para-raios, detectores de fumaça radioativos e equipamentos de raios X, os quais não oferecem riscos potenciais quando estão fora de uso. No entanto, temos que lembrar que o segundo maior acidente radiológico do mundo ocorreu no Brasil, que foi o acidente de Goiânia, em função de um equipamento hospitalar com Césio Radioativo.

Cerca de 10% dos eventos registrados envolveram fontes radioativas utilizadas na indústria e na Medicina, onde as quantidades de materiais radioativos são significativas.

O objetivo geral da Preparação para Resposta a Emergências Radiológicas é assegurar que mecanismos sejam previamente estabelecidos para que a resposta a uma situação de emergência radiológica ou nuclear seja pronta, efetiva e coordenada, nos níveis local e nacional.

Abrange os seguintes objetivos específicos: retomar o controle da situação; prevenir ou mitigar as consequências do acidente na sua origem; prevenir a ocorrência de efeitos determinísticos; providenciar tratamento médico a acidentados; prevenir a ocorrência efeitos estocásticos; prevenir a ocorrência de efeitos não radiológicos; proteger o meio ambiente e as propriedades; e preparar o retorno às atividades sociais e econômicas.

Nesse sentido, são essenciais as seguintes ações: estabelecer o gerenciamento da *Resposta* e as operações prioritárias; identificar, notificar e ativar; implementar ações de mitigação; implementar ações protetoras urgentes; prover informações e emitir instruções e alerta; proteger os trabalhadores de emergência; avaliar a fase inicial; gerenciar a resposta médica especializada; manter o público informado; implementar ações protetoras de longo prazo; mitigar as consequências não radiológicas; e conduzir as operações de recuperação.

A resposta a uma emergência radiológica deve ser interdisciplinar e interinstitucional, exigindo a ação conjunta e continuada de várias organizações, públicas e privadas, nos níveis municipal, estadual e federal.

Emergências com agentes biológicos

Em função das características epidemiológicas regionais e da possibilidade de comprometimento dos recursos de saneamento básico no local do desastre, podem surgir surtos de doenças infecciosas e parasitárias que devem ser incluídos na *Preparação e Resposta a Emergências*. No entanto, uma epidemia pode ser a própria causa do desastre, pessoas vindas de áreas com doenças pouco conhecidas passam despercebidas e podem começar uma epidemia.

▶ Conclusões

A Medicina do Trabalho, em virtude de seu compromisso com a proteção da vida e a promoção da saúde, tem importantes contribuições para as organizações nas quatro etapas do ciclo do desastre: preparação, resposta, reconstrução e prevenção. A todo momento, a mídia mostra graves acidentes que poderiam ter sido evitados, bem como mortes e lesões irreversíveis que poderiam não ter ocorrido, caso a sociedade brasileira fosse mais bem capacitada em prevenção de acidentes e prestação de primeiros socorros.

Com base em estudos de análise de risco à saúde, a equipe de Saúde deve participar da organização do treinamento em emergências médicas e primeiros socorros de toda a força de trabalho da organização e de outras partes envolvidas. Uma importante área para a contribuição da Medicina do Trabalho, promovendo uma cultura de prevenção de

---

[4] Ver Capítulo 13 deste livro.

acidentes e de prontidão para as emergências, em primeira instância nas organizações e, a seguir, irradiando para as comunidades vizinhas às suas instalações, conforme preconiza a publicação "Ambientes de Trabalho Saudáveis", editada pela OMS em 2010.

A falta de planejamento para resposta a emergências, que ocorre em grande parte dos municípios brasileiros, leva à interdição das escolas públicas para o acolhimento de desabrigados, com interrupção das aulas e danos físicos às instalações e equipamentos escolares. Nesse contexto, o Médico do Trabalho pode contribuir localmente, atuando junto aos dirigentes empresariais e lideranças políticas, para a estruturação de Planos Locais de Redução de Desastres, com a previsão de áreas, instalações provisórias e logística para evitar maiores prejuízos sociais e econômicos às cidades atingidas.

No âmbito institucional, em função das convenções internacionais, da legislação nacional e de aspectos éticos, as organizações devem assegurar condições adequadas para o atendimento de emergências médicas e primeiros socorros nos locais de trabalho. Cabe, aqui, ao Médico do Trabalho, desenvolver competência em emergências médicas e liderar o planejamento do atendimento de tais emergências e primeiros socorros articulado aos Planos de Contingência e Emergência Operacional.

Conforme preconizado pela OIT e pela OMS, a equipe de Saúde deve consultar os trabalhadores e seus representantes, com vistas à utilização do saber dos trabalhadores na melhoria contínua do Plano de Emergências Médicas.

Merece destaque, também, a divulgação das melhores práticas e de novos recursos aplicáveis ao atendimento de emergências médicas.

A inovação tecnológica avança de modo acelerado, criando riscos emergentes. Em consequência, o planejamento para situações de emergência deve ter um foco no futuro. No estudo *Expert forecast on emerging chemical risks related to occupational safety and health*, publicado pela *European Agency for Safety and Health at Work*, em 2009, a nanotecnologia é apontada como principal risco químico emergente[5], ao lado das resinas epóxi, das substâncias perigosas no tratamento de resíduos, dos isocianatos, das fibras minerais sintéticas e dos produtos químicos em uso crescente na indústria de construção. Em contrapartida, surge o *Chemical Leasing*, como um novo modelo de negócios para a gestão sustentável de produtos químicos.

Em estudo semelhante sobre riscos biológicos emergentes, publicado em 2007, a *European Agency for Safety and Health at Work*, assinala que a globalização está aumentando o risco de epidemias causadas por antigos e novos agentes patogênicos, tais como a Síndrome Respiratória Aguda Grave (*Severe Acute Respiratory Syndrome* – SARS), a gripe aviária, a febre viral hemorrágica, a tuberculose, infecção por HIV, hepatite C e hepatite B. A alta densidade de animais confinados em espaços limitados, em contato com pessoas, pode aumentar o risco de zoonoses, doenças transmitidas pelos animais. Maior densidade populacional e aumento no número de viagens a negócios, turismo e imigração contribuem para a disseminação de zoonoses e outras doenças infecciosas e parasitárias. O estudo alerta, também, para os trabalhadores expostos na produção, processamento e transporte de produtos de origem animal.

◗ Sites relevantes

https://osha.europa.eu
www.osha.gov
www.epa.gov
www.wcdm.org
www.opas.org.br
www.cetesb.org.br
www.bvsde.paho.org
www.disaster-info.net
www.fema.gov
www.disasterium.com
www.eird.org
www.ceped.ufsc.br
www. sfmc.eu
www.ipieca.org/library
www.defesacivil.org.br
www.defesacivil.rj.gov.br
www.corpodebombeiros.sp.gov.br
www.nfpa.org
http://www.cetesb.sp.gov.br/userfiles/file/emergencias-quimicas/g_tecnico.pdf
http://www.cetesb.sp.gov.br/gerenciamento-de-riscos/emergencias-quimicas/258-manual-de-produtos-quimicos
http://www.bvsde.paho.org/cursode/p/bienvenida.php
http://www.epa.gov/oem/content/lawsregs/ncpover.htm
http://www.qasportugal.com/shared_files.php?search=0&fill=ok&pag=4

◗ Referências e Bibliografia consultada

ABNT – Associação Brasileira de Normas Técnicas. NBR 14725-1: Produtos químicos – Informações sobre segurança, saúde e meio ambiente Parte 1: Terminologia. Rio de Janeiro, 2009. Disponível em: http://www.abntcatalogo.com.br/abiquim/

ABNT – Associação Brasileira de Normas Técnicas. NBR 14725-2: Produtos químicos – Informações sobre segurança, saúde e meio ambiente Parte 2: Sistema de classificação de perigo. Rio de Janeiro, 2009. Disponível em: http://www.abntcatalogo.com.br/abiquim/.

ABNT – Associação Brasileira de Normas Técnicas. NBR 14725-3: Produtos químicos – Informações sobre segurança, saúde e meio ambiente Parte 3: Rotulagem. Rio de Janeiro, 2009. Disponível em: http://www.abntcatalogo.com.br/abiquim/.

---

[5] Ver Capítulo 27 deste livro.

ABNT – Associação Brasileira de Normas Técnicas. NBR 14725-4:- Produtos químicos – Informações sobre segurança, saúde e meio ambiente Parte 4: Ficha de informações de segurança de produtos químicos (FISPQ). Rio de Janeiro, 2009. Disponível em: http://www.abntcatalogo.com.br/abiquim/.

ANAMT – Associação Nacional de Medicina do Trabalho. Competências requeridas para o exercício da medicina do trabalho: uma contribuição ao processo de formação e educação continuada. Belo Horizonte: Centro de Estudos Avançados sobre Práticas da Medicina do Trabalho e a Preparação dos Médicos do Trabalho (CEAMT) – Associação Nacional de Medicina do Trabalho (ANAMT), 2003. [Coordenação: Elizabeth Costa Dias].

Brasil. Constituição Federal. Capítulo II Dos Direitos Sociais, Brasília,1988. http://www.planalto.gov.br/ccivil_03/constituicao/constituicao.htm

Brasil. Lei No 8.080, de 19 de Setembro de 1990. Dispõe sobre as condições para a promoção, proteção e recuperação da saúde, a organização e o funcionamento dos serviços correspondentes e dá outras providências. http://portal.saude.gov.br/portal/arquivos/pdf/LEI8080.pdf

Brasil. Decreto Nº 127, de 22 de Maio de 1991. Promulga a Convenção nº 161 da Organização Internacional do Trabalho – OIT, relativa aos Serviços de Saúde no Trabalho. http://www.lei.adv.br/127-91.htm

Brasil. Decreto No. 2.657, de 3 de Julho de 1998. Promulga a Convenção nº 170 da Organização Internacional do Trabalho – OIT, relativa à Segurança na Utilização de Produtos Químicos no Trabalho, assinada em Genebra, em 25 de junho de 1990. http://www.lei.adv.br/2657-98.htm

Brasil. Decreto No 4.085, de 15 de Janeiro de 2002. Promulga a Convenção nº 174 da Organização Internacional do Trabalho – OIT e a Recomendação nº 181 sobre Prevenção de Acidentes Industriais Maiores. http://www.planalto.gov.br/ccivil_03/decreto/2002/D4085.htm

Brasil. Ministério da Saúde. Portaria MS/GM nº 2048/2002 – Aprova o Regulamento Técnico dos Sistemas Estaduais de Urgências e Emergências. http://dtr2001.saude.gov.br/sas/PORTARIAS/Port2002/Gm/GM-2048.htm

Brasil. Ministério do Trabalho. Portaria GM Nº 3.214, de 8 de Junho de 1978. Norma Regulamentadora Nº 4 – Serviços Especializados em Engenharia de Segurança e em Medina do Trabalho – SESMT. http://www.mte.gov.br/legislacao/normas_regulamentadoras/nr_04.asp

Brasil. Ministério do Trabalho. Portaria GM Nº 3.214, de 8 de Junho de 1978. Norma Regulamentadora Nº 5 – Comissão Interna de Prevenção de Acidentes – CIPA. http://www.mte.gov.br/legislacao/normas_regulamentadoras/nr_05.asp

Brasil. Ministério do Trabalho. Portaria GM Nº 3.214, de 8 de Junho de 1978. Norma Regulamentadora Nº 7 – Programa de Controle Médico de Saúde Ocupacional – PCMSO. http://portal.mte.gov.br/data/files/8A7C812D308E21660130E0819FC102ED/nr_07.pdf

Brasil. Ministério do Trabalho. Portaria GM Nº 3.214, de 8 de Junho de 1978. Norma Regulamentadora Nº 9 – Programa de Prevenção de Riscos Ambientais- PPRA. http://portal.mte.gov.br/data/files/FF8080812BE914E6012BEF1CA0393B27/nr_09_at.pdf

Brasil. Ministério do Trabalho. Portaria GM No 3.214, de 8 de Junho de 1978. Norma Regulamentadora Nº 5 – Comissão Interna de Prevenção de Acidentes – CIPA http://www.mte.gov.br/legislacao/normas_regulamentadoras/nr_05.asp

Brasil. Ministério da Saúde. Doenças infecciosas e parasitárias: guia de bolso. 7ª ed. Brasília: Secretaria de Vigilância em Saúde. 2008. 374 p. Disponível em: http://portal.saude.gov.br/portal/arquivos/pdf/guia_bolso_7_edicao_web.pdf.

Brasil. Ministério do Trabalho e Emprego. Instrução Normativa SSST/MTB Nº 1, de 11 de abril de 1994, Estabelece o Regulamento Técnico sobre o uso de equipamentos para proteção respiratória.

Castro ALC, Calheiros LB. Manual de medicina de desastres. Vol. I. Brasília: Ministério da Integração Nacional Secretaria Nacional de Defesa Civil, 2007. http://www.esdec.defesacivil.rj.gov.br/documentos/publicacoes_da_secretaria_nacional/5_medicina_de_desastres.pdf

CFM – Conselho Federal de Medicina. Resolução CFM nº 1.671/03 Dispõe sobre a regulamentação do atendimento pré-hospitalar e dá outras providências.

CFM – Conselho Federal de Medicina. Resolução CFM nº 1.672/03 – Dispõe sobre o transporte inter-hospitalar de pacientes e dá outras providências.

CREMERJ- Conselho Regional de Medicina do Estado do Rio De Janeiro. Diretrizes Gerais para o Exercício da Medicina do Trabalho. Rio de Janeiro: CREMERJ, 2005. 133 p. http://www.cremerj.org.br/publicacoes/102.pdf

Fawcett HH, Wood WS. Safety and accident prevention in chemical operations. New York: John Wiley & Sons; 1982. 910 p.

Federal Emergency Management Agency. preparedness planning for your business. USA, 19 jun 2012. http://www.ready.gov/business

IAEA – International Atomic Energy Agency. Preparedness and response for a nuclear or radiological emergency, requirements, Nº GS-R-2, Viena, 2002.

ICOH – International Commission on Occupational Health. Código internacional de ética para os profissionais de saúde no trabalho, 2002. http://www.icohweb.org/site_new/multimedia/core_documents/pdf/code_ethics_por.pdf

Klaassen CD (ed.). Casarett & Doul's toxicology: the basic science of poisons. 7thed. New York: McGraw-Hill, 2008.

Martins HS, et al. Emergências clínicas baseadas em evidências. São Paulo: Editora Atheneu, 2006.

OMS – Organização Mundial da Saúde. Ambientes de trabalho saudáveis: um modelo para ação: para empregadores, trabalhadores, formuladores de política e profissionais. Serviço Social da Indústria. Brasília: 2010.

PISSQ – Programa Internacional de Seguridad sobre Sustancias Químicas. PNUMA-OIT-OMS – Accidentes químicos: aspectos relativos a la salud – Guía para la preparación y respuesta. Washington:- Organización Mundial de – la Salud, 1998. Disponível em: http://www.paho.org/spanish/ped/ac-haca.pdf

Richa NMM, et al. Projeto corporativo de qualificação em segurança, meio ambiente e saúde para empregados de empresas prestadoras de serviços. Rio de Janeiro: Universidade Petrobras, 2004.

United Kingdom. BSI OHSAS 18001 – Especificação para Sistema de Gestão de Segurança e Saúde Ocupacional, 2007.

Posfácio

A Utopia do Trabalho que Também Produz Saúde: as Pedras no Caminho e o Caminho das Pedras

Elizabeth Costa Dias

O convite para escrever o Posfácio do livro "Patologia do Trabalho", em sua terceira edição, é, simultaneamente, grande honra e grande desafio. A complexidade da tarefa aumenta pela encomenda do Professor René Mendes, de que o texto deveria sinalizar possibilidades, ou o devir, e contribuir para responder às perguntas que ficam, ao término da leitura de suas quase 2000 páginas, que tive o privilégio de fazer em primeira mão:

É preciso ser assim?
É possível pensar no trabalho que também produz ou promove saúde?

Nos quatro blocos que compõem o livro, chama atenção a preponderância do enfoque sobre os danos à saúde ou o adoecimento dos trabalhadores, relacionados ao trabalho. Também, não poderia ser diferente: trata-se de um livro sobre Patologia do Trabalho!

O primeiro bloco é dedicado ao resgate da história e de conceitos básicos sobre a patogênese, e à descrição da situação atual e limites do conhecimento sobre o tema. O segundo bloco aborda os principais fatores de risco ou perigos para a saúde, gerados ou presentes no trabalho e os instrumentos e ferramentas disponíveis, que auxiliam seu reconhecimento, e as intervenções, nos níveis individual e coletivo. O terceiro bloco, principal componente do livro, enfoca as doenças relacionadas ao trabalho, a partir da experiência de especialistas renomados, que sistematizam o conhecimento disponível sobre essas entidades. No quarto bloco, são apresentadas contribuições da Segurança e da Higiene do Trabalho; da Toxicologia Ocupacional; da Ergonomia, da Psicodinâmica do Trabalho e da Saúde Ambiental, que, articuladas às práticas da Medicina do Trabalho, podem contribuir para minimizar ou eliminar os riscos, e promover, proteger e recuperar a saúde dos trabalhadores. Também são descritas situações especiais nas quais o trabalho é realizado, e suas repercussões sobre o processo saúde-doença dos trabalhadores.

Entretanto, pouco ou quase nada é dito sobre as dimensões positivas do trabalho, intrínseco à vida em sociedade, produtor, além da renda do trabalhador e do lucro do empreendedor, de significados, de subjetividade e da inclusão social. Revela-se, assim, o estranhamento que o tema "a utopia do trabalho que também promove saúde" causa em um livro dedicado à patologia do trabalho.

Mais prudente seria desistir da empreitada! Porém, apesar da realidade cruel revelada pelas descrições das condições e ambientes de trabalho e pelos registros sobre os acidentes e doenças relacionados ao trabalho, é preciso indagar: - o que mais acontece na intimidade dos processos de trabalho, ou seja, o que é produzido, além de doença e morte? Por que o trabalho é tão importante na vida das pessoas? Qual a contribuição do trabalho na construção da saúde?

A tentativa de buscar respostas – ainda que parciais, fragmentadas e sujeitas a críticas – ou de formular novas perguntas, é o fio condutor deste texto. Ela se baseia em pressupostos e ideias enunciados a seguir, com vistas a facilitar a compreensão dos leitores decididos a acompanhar este exercício.

A palavra utopia, que aparece no título, é intencionalmente provocativa. No senso comum, ela carrega o significado de algo inatingível, ingênuo, fantasioso, da esfera do ideal e do sonho inalcançável. Porém, neste texto assumimos que utopia designa algo desafiante, difícil, porém, possível, construído no cotidiano da vida.

A palavra utopia foi utilizada pelo humanista inglês Thomas More, como título de seu livro, publicado em 1516, para denominar uma cidade ideal, na qual vivia uma sociedade igualitária e fraterna.

Ao descrever a vida dos habitantes dessa ilha imaginária, o autor denuncia as condições de vida na Inglaterra, no século XVI, comparando os modos de exploração dos recursos naturais e a organização nas duas sociedades. Ao estabelecer as bases da organização social, ele define critérios para a distribuição dos bens; a composição das famílias; o sistema de governo; a participação das mulheres; os serviços de saúde, e dedica um capítulo ao tema dos ofícios e ocupações. Recomenda que o trabalho seja desenvolvido de *modo diligente, sem ociosidade e garantido o tempo para descanso,* mesclando trabalho e recreação. O trabalho é indissociável da vida!

Em um dia de 24 horas, More prevê que *apenas seis sejam dedicadas ao trabalho,* considerando-as suficientes para garantir a subsistência e o bem estar, e para produzir a abundância. Prescreve, para cada cidadão, oito horas de sono e tempo livre para o desenvolvimento de atividades artísticas e das ciências, envolvendo a música, conversas ou jogos, de acordo com os interesses e aptidões, visando ao cultivo do espírito enquanto fonte da felicidade. Para os estudiosos do trabalho em turnos, é boa fonte de inspiração!

Criticando a situação de pobreza e a degradação das condições de trabalho na Europa, More propõe que as tarefas sejam distribuídas de forma equitativa entre os cidadãos, e que o trabalho seja organizado de tal forma que permita a produção necessária, com repartição justa dos seus frutos e dos bens sociais. Esta prática, na visão do autor, resolveria os problemas relacionados à criminalidade, conflitos familiares e religiosos, consideradas graves questões enfrentadas no século XVI. Além disto, o autor reflete sobre o consumismo e recomenda a simplicidade, temas atuais, defendidos na proposta do desenvolvimento humano sustentável.

É possível dizer que Bernardino Ramazzini, ao seu modo e em seu tempo, no século XVIII, foi um utópico. Ao se indignar e sair a observar e ouvir os trabalhadores, registrar as condições de trabalho e associá-las ao adoecimento, criticar e sugerir mudanças, exortando os médicos a considerarem a ocupação na determinação da doença, ele propõe uma utopia, pois não era esperado desses profissionais que cuidassem de trabalhadores. Passados mais de 300 anos, os médicos do trabalho se inspiram nas lições transformadoras de Ramazzini e seguem seus passos, continuando a construção de utopias!

As ideias de Thomas More inspiraram os iluministas, os socialistas utópicos e os primeiros socialistas modernos, como Saint-Simon, Fourier, Owen, chamados de utopistas por Marx e Engels. No século XX, Walter Benjamin converteu a palavra utopia na expressão *"paisagens do desejo"* para designar a luta pela emancipação dos oprimidos. O sociólogo Karl Mannheim define utopia como sistema de ideias e aspirações que subvertem a situação vigente: uma possibilidade que pode se efetivar, pela ação transformadora de homens e mulheres.

Nos dias atuais, o movimento *altermundialista*, orientado pelo mote *outro mundo é possível!*, defende a correção dos excessos e dos problemas decorrentes do modo de produção capitalista/industrial e das políticas neoliberais, e propõe a luta por outro modelo de civilização, orientado pelo paradigma da simplicidade e da solidariedade. Assim, parafraseando o mote, pode-se dizer: *um outro trabalho é possível!* Por que não?

Neste início do século XXI, Rodrigues (2008)[1] retoma a ideia de utopia para contrapor ao que denomina de *tempos sombrios e de desencanto, onde o sonho e a imaginação criadora parecem não ter mais lugar*. O autor se baseia no pensamento de Bachelard, o filósofo–sonhador, para criticar a situação atual, de perda do encanto e da capacidade de maravilhamento com a vida.

Para Bachelard, razão e sonho andam sempre juntos. No livro *La terre et les rêveries du repos*[2], falando sobre os críticos literários, o filósofo afirma: *"Em suma, o crítico literário explica as ideias pelas ideias, o que é legítimo; explica os sonhos pelas ideias, o que pode ser útil. Todavia, ele se esquece, o que é indispensável: de explicar os sonhos pelos sonhos".*

Desse modo, Rodrigues recomenda que não se desvalorize o sonho nem que este seja considerado improdutivo ou "perda de tempo", pois o homem da ciência deve se abrir para o sonho, que nutre e dá sentido ao que ele cria. A capacidade de sonhar ajuda a reencantar o cotidiano, permitindo que deixemos de ser espectadores passivos de nós mesmos, para começarmos a agir e recriar o mundo.

Os pensadores franceses contemporâneos Gilles Deleuze e Félix Guattari[3] aportam outra contribuição importante para o enfoque pretendido neste ensaio: acreditar nas possibilidades de construir um trabalho que também promova saúde. Suas proposições sobre *territorializar-desterritorializar; diagramar-rediagramar;* construir-desiludir–recomeçar e reconstruir; e a sugestão de que é preciso *"captar a miríade de forças em jogo na sociedade, para fazer do pensamento uma força do Cosmos, distinguindo as utopias imanentes, libertárias e revolucionárias, daquelas ameaçadas pela restauração da transcendência, totalitárias, religiosas, estatais"* são instigantes e inspiradoras.

Assim, na perspectiva de Deleuze e Guattari, a utopia jamais remete a um tempo futuro e uma forma ideal, mas designa o encontro entre o conceito e o meio presente, o movimento infinito que constrói o real, aqui e agora, e os impedimentos para que venham à tona. A esta capacidade de gerar *"novos campos de possível"* eles chamam de micropolíticas, utopias em devir, concretamente produzidas no cotidiano do tempo presente.

Por mais estranho e contraditório que pareça, outro conceito utilizado para se pensar *"um outro trabalho é possível"* é o de melhoria contínua, emprestado dos Programas de Gestão da Qualidade. Este conceito aparece nas Normas ISO (*International Organization for Standardization)*; nos *British Standards* (BS), Sistema de Gestão de Segurança no Trabalho, e na OHSAS (*Occupational Health and Safety Management Systems)*, ou "Série de Avaliação da Segurança e Saúde no Trabalho"*, nos esquemas* que orientam a implantação e avaliação de procedimentos de saúde e segurança do trabalho.

Apesar das críticas, e mesmo da não concordância com alguns dos pressupostos dessas abordagens, o conceito de melhoria contínua ajuda a pensar e propor mudanças nos processos de trabalho, possíveis e realistas, no contexto socioeconômico brasileiro. Estas mudanças não lineares, sujeitas a avanços e retrocessos, são direcionadas a minimizar ou eliminar os fatores de risco e perigos presentes no trabalho, cujas consequências se traduzem em morte, mutilação e incapacidade, doença, desconforto, mal estar e sofrimento. Assim, elas buscam eliminar ou minimizar a insalubridade das condições de trabalho para torná-las, se possível, saudáveis e, idealmente, promotoras de saúde.

Entre os indutores das transformações do trabalho, para que ele se torne facilitador da saúde, destaca-se a importância da ação dos movimentos sociais e dos trabalhadores. Movimento, entendido no sentido sociológico, de *"ação coletiva de um grupo organizado que objetiva alcançar mudanças sociais por meio do embate político, conforme seus valores e ideologias, dentro de uma determinada sociedade e de um contexto específicos, permeados por tensões sociais"* (Pasquino, 2004)[4].

O aforismo: "ninguém conhece mais sobre o trabalho e seus efeitos sobre a saúde, do que os próprios trabalhadores", expressa a importância da participação deles e a necessidade de ouvi-los, saber o que fazem e como fazem; a percepção que têm do próprio trabalho e dos impactos sobre suas vidas. Assim, poder-se-ia agregar um corolário: as mudanças e melhorias nos processos e condições de trabalho, de modo a torná-lo menos agressivo e potencialmente protetor, ou pro-

---

[1] Rodrigues V. Filosofia onírica de Gaston Bachelard. In: Em mundos desencantados e tempos sombrios. Ambiente7. Educação, 13: 67-82. 2008.

[2] Citado por Japiassu HO. Para ler Bachelard. Rio de Janeiro: Livraria Francisco Alves Editora S.A., 1976. (p. 49)

[3] Deleuze G, Guattari F. As três ecologias. Papirus: Campinas.1992. (p. 30)

[4] Pasquino G. Movimentos Sociais. In: Bobbio N, Matteucci N. Dicionário de Política. Brasília: Editora UnB, 2000. Vol. 2.

motor da saúde, sempre estão associadas às lutas dos trabalhadores.

Sem dúvida, a contribuição dos técnicos é essencial para a produção e socialização do conhecimento sobre os problemas e para a geração de soluções, porém, a História ensina que mudanças consistentes e duradouras somente ocorrem a partir da pressão e das lutas do movimento social organizado, por trabalhadores *empoderados*.

Este pressuposto se expressa de múltiplas formas na história da Medicina do Trabalho, da Saúde Ocupacional e, particularmente, na Saúde do Trabalhador e na Saúde Ambiental. No livro, esta ideia aparece registrada em vários capítulos, com destaque, no capítulo 1, que descreve a história da construção do conhecimento na área das relações trabalho-saúde-doença.

O conceito de saúde também deve ser explicitado ao se pensar e discutir o trabalho potencialmente promotor de saúde. Adota-se, aqui, não a definição clássica, idealizada e bem conhecida, proposta pela Organização Mundial de Saúde (OMS): "... *um estado de completo bem estar...*", porém, o conceito dinâmico adotado no documento que sintetiza os marcos da Promoção da Saúde, em particular, a Carta de Ottawa, que resultou da Primeira Conferência Internacional sobre o tema, realizada em 1986: saúde é a *condição em que um indivíduo ou grupo de indivíduos é capaz de realizar suas aspirações, satisfazer suas necessidades e mudar ou enfrentar o ambiente* (OMS, 2009:1)[5].

No Capítulo 2, que trata da Patogênese do Trabalho, os autores destacam que a saúde é um recurso para a vida diária, e resulta da capacidade de mobilizar recursos pessoais e sociais para o cuidado de si e para lidar com as tensões físicas, biológicas, psicológicas ou sociais, na esfera familiar, profissional e social, e de adaptar-se às situações novas e às mudanças próprias da vida para fazer prevalecer o bem estar. Nosso desafio civilizatório é responder à pergunta: como promover esta saúde?

Estes são os referenciais básicos que autorizam o sonho e permitem falar sobre um trabalho entranhado na vida do trabalhador e componente importante da saúde. Ainda que as pedras, os percalços e os obstáculos impostos pelo modelo de organização da produção vigente no mundo ocidental, cada vez mais globalizado, sejam preponderantes, é essencial sonhar e construir novas possibilidades. Para isto, o caminho deve ser traçado pelos próprios caminhantes, como bem traduzem os versos do poeta sevilhano Antonio Machado – "*caminhante, não existe caminho. O caminho se faz no caminhar*".

Os guias neste caminho, que, utilizando a expressão popular, denominamos de "caminho das pedras" são valores, crenças e as competências morais, articulados ao conhecimento e instrumentos técnico-científicos e à criatividade, enquanto expressão da arte. Quando compartilhados, eles ganham força e concretizam possibilidades. Esta é a explicação para o subtítulo deste texto: *as pedras no caminho e o caminho das pedras*.

A escolha do formato de ensaio, para este posfácio, confere a liberdade para ousar, mesmo em um livro técnico dedicado a temas médicos e de saúde. Atribui-se a Michel de Montaigne, nobre, viticultor e funcionário público que viveu em Périgord, no sudoeste da França, entre 1533 e 1592, a escrita dos primeiros *Ensaios*. Eles não foram escritos em ordem clara, do início ao fim, mas *crescem*, segundo a metáfora proposta por Sarah Bakewell (2012: 12)[6], por lenta incrustação, como um recife de corais. A morte de Montaigne interrompeu a escrita, mas suas ideias continuam a ser recriadas, uma vez que novos textos são gerados a partir do aporte de cada leitor, de sua perspectiva pessoal, da sua própria experiência de vida, que transformam o original. Assim, os *Ensaios* se tornaram uma conversa multicentenária entre o autor e aqueles que o leem.

Sem pretender a genialidade de Montaigne, mas no mesmo espírito, espera-se que este texto propicie um encontro transformador sobre o tema das relações Trabalho-Saúde-Doença. Que provoque e facilite o diálogo, sinalize e abra caminhos, suscite dúvidas e novas perguntas, alimentando a esperança de que, apesar das adversidades – as pedras no caminho – seja possível construir outro mundo, no qual o trabalho também produza saúde e bem estar. Acreditamos que micro partículas deste mundo já se encontram presentes e em construção, na atualidade!

Voltando ao livro Patologia do Trabalho, é provável que o leitor, ao chegar ao último capítulo, e começar a ler este *Posfácio,* o que é pouco usual, tenha formado ou reforçada a opinião de que os agravos e as doenças relacionadas ao trabalho são cada vez mais frequentes e complexos. Particularmente o Capítulo 48, de autoria de Luiz Carlos Morrone; José Tarcísio Buschinelli e Jefferson Benedito Pires de Freitas traz esta questão de modo dramático.

Assim, permanece a pergunta: - como e por que, cultivar a esperança, sem ingenuidade ou falso otimismo, ancorada nos pressupostos anunciados anteriormente?

Para a elaboração deste Posfácio, buscamos identificar, nos 58 capítulos do livro, expressões ou micro sinais de possibilidade dessas utopias. De certa forma é um exercício prospectivo e, segundo Michel Godet (1993)[7], um dos propositores das abordagens prospectivas, estas situações ou eventos poderiam ser interpretados como "fatos portadores de futuro". Mesmo que insignificantes na atualidade, eles si-

---

[5] World Health Organization. Milestones in health promotion: statements from global conferences. Geneva: WHO Press, 2009. 35 p.

[6] Bakewell, S. Como viver ou uma biografia de Montaigne. Rio de Janeiro: Objetiva, 2012.

[7] Godet, M. Manual de prospectiva estratégica: da antecipação à ação. Lisboa: Publicações Dom Quixote, 1993. 405 p.

nalizam a possibilidade de mudanças de grandes consequências.

A leitura flutuante das quase 2000 páginas que compõem o livro fez emergir categorias que, apesar do reducionismo inerente a qualquer classificação, ajudam a sistematizar as ideias para socializá-las com os leitores. Entre as categorias identificadas, selecionamos três: a) a contribuição do Trabalho, no modelo explicativo do processo saúde-doença, baseado nos Determinantes Sociais da Saúde (DSS), e seu avesso: o desemprego; b) o refinamento do espectro e das formas de expressão da morte, da doença, do sofrimento e mal estar relacionados ao trabalho, e seu reverso: a saúde e o bem estar, considerando a complexidade envolvida no estabelecimento do nexo ou relação causal, enquanto processo técnico e social; c) os conceitos e as práticas sobre o trabalho que também produz saúde e as possibilidades da promoção da saúde no trabalho.

O Trabalho, no modelo explicativo do processo saúde-doença, baseado nos Determinantes Sociais da Saúde (DSS) e seu avesso: o desemprego.

A ideia de que a saúde e a doença são produções sociais fundamenta o modelo explicativo da determinação social da saúde (DSS). As condições em que as pessoas vivem e trabalham, considerando as dimensões econômicas, culturais, étnicas e raciais, psicológicas e comportamentais produzem a saúde e a doença (CNDSS, 2008)[8]. Assim, o modelo ajuda a entender a produção da saúde e da doença, nos níveis individual e coletivo, a formular políticas públicas e propor intervenções, visando à melhoria das condições de trabalho e a atenção integral à saúde dos trabalhadores. Ele deve ser incorporado nas práticas cotidianas dos profissionais envolvidos com o tema, pois fornece pistas importantes sobre o trabalho que, também, produz saúde. No livro, o modelo explicativo do processo saúde–doença baseado nos DSS é apresentado no Capítulo 49 - Princípios e Práticas de Promoção da Saúde no Trabalho, escrito por Guilherme Salgado; Ana Cláudia Camargo Gonçalves Germani e Mário Ferreira Júnior. Os autores reproduzem a representação construída por Dahlgren e Whitehead (1991)[9] na qual os DSS aparecem dispostos em camadas. Na base estão representadas as características individuais: idade, sexo e fatores genéticos, que influenciam o potencial e as condições de saúde. Na segunda camada aparecem os fatores ligados ao comportamento e ao estilo de vida individual. No nível superior, são representados os fatores relacionados às condições gerais de vida e de trabalho, à disponibilidade e acesso a alimentos em quantidade e qualidade adequadas, habitação, lazer e a serviços essenciais, de saúde, educação e segurança pública. No mais externo, estão representados os macro determinantes sociais, relacionados às condições econômicas, culturais e ambientais.

Apesar das limitações intrínsecas a qualquer modelo, chama atenção a importância atribuída ao trabalho ou ocupação, na produção do processo saúde-doença, no individuo e no coletivo. A situação de desemprego, as condições de trabalho e a qualidade dos ambientes de trabalho ocupam posição central na representação dos determinantes sociais da saúde.

Entretanto, é importante considerar que o Trabalho não se restringe à interação entre os seres humanos e a natureza, com o objetivo de transformá-la em bens necessários à sua sobrevivência e outros serviços, mas é indissociável do processo de humanização. A representação fragmentada da situação de desemprego; das condições de trabalho e da qualidade dos ambientes de trabalho não expressa esta complexidade, indicando que o modelo necessita ser redesenhado, de modo a articular melhor estas e incluir outras dimensões da questão.

Na mesma linha, o estilo de vida não pode ser considerado, unicamente, como opção ou responsabilidade do indivíduo, uma vez que ele sofre forte influência da propaganda, da pressão social, e do acesso a possibilidades concretas traduzidas, por exemplo, aos alimentos saudáveis, em quantidade e qualidade, a disponibilidade de tempo e espaços para o lazer e às atividades físicas, entre outros fatores. Esta compreensão é essencial para que se adote uma postura crítica diante de programas de promoção da saúde no trabalho focados apenas nas mudanças de hábitos e comportamentos dos trabalhadores.

No capítulo 1, a História do conhecimento sobre a Patologia do Trabalho é narrada por René Mendes e William Waissmann que, entre outras contribuições, recuperam os ensinamentos de Juan Cesar Garcia sobre a produção social da saúde e da doença, que considera a desigualdade social a principal responsável pelo adoecimento e morte relacionados ao trabalho. Segundo Whitehead (1992)[10], a desigualdade na situação de saúde de grupos populacionais, denominada de *iniquidade em saúde*, expressa o modo pelo qual a estratificação econômico-social "entra" no corpo humano.

No Capítulo 5, os autores, Andréa Maria Silveira e Sérgio Roberto de Lucca, destacam o papel do trabalho como fator de integração social, de viabilização da satisfação das necessidades materiais e subjetivas de realização pessoal, propiciando o sentimento de pertencimento à coletividade. No avesso desta ideia, enfatizam a importância do desemprego e da ameaça de perda do emprego para a geração da doença e do sofrimento psíquico, traduzido em sentimentos de angústia, insegurança, desânimo e desespero e em qua-

---

[8] CNDSS. As causas sociais das iniquidades em saúde no Brasil. Rio de Janeiro: Editora Fiocruz, 2008. 220 p.
[9] Dahlgren, G. Whitehead, M. Policies and strategies to promote social equity in health. Stockholm Institute for Future Studies,1991.
[10] Whitehead, M. The concepts and principles of equity and health. International Journal of Health Services, 22(3): 429-45, 1992.

dros ansiosos e depressivos. Os autores, também, chamam a atenção para a ameaça à integridade física e psíquica dos trabalhadores, representada pelo trabalho desprovido de significado e sem reconhecimento.

A mesma ideia é reproduzida no enfoque do coletivo de trabalhadores, no Capítulo 6, escrito por René Mendes e Victor Wünsch Filho, que destacam a situação de emprego e desemprego e as condições de trabalho como importantes determinantes da situação de saúde e a doença dos trabalhadores.

A professora Edith Seligmann-Silva retoma o tema, de forma magistral, no Capítulo 32, intitulado Psicopatologia e Saúde Mental no Trabalho. Ela assinala que a psicopatologia relacionada ao trabalho é, crescentemente, indissociável da *psicopatologia relacionada ao desemprego e às intermitências entre trabalho e não trabalho*. Apesar de o fenômeno não ser novo, na atualidade, ele atinge categorias profissionais para as quais condições dignas de trabalho pareciam definitivamente bem estabelecidas. A autora chama a atenção para a precarização da proteção social, geralmente associada aos contratos de trabalho, que reforça as vivências de mal-estar e insegurança. Além disto, a exclusão social decorrente do desemprego e da precarização dos vínculos, e a fragmentação do trabalho, eufemisticamente denominada de "flexibilização", rompem as redes de solidariedade entre os trabalhadores, cuja importância para a proteção da saúde foi bem demonstrada por Karasek[11] já nos anos 1970.

Segundo a Profa. Edith, o uso do medo do desemprego como instrumento de gerenciamento, por meio da intimidação, da ameaça explícita ou velada de demissão, predispõe o trabalhador a aceitar condições penosas e perigosas de trabalho, que produzem adoecimento e sofrimento. A ansiedade e a incerteza vivenciadas no trabalho contaminam outros espaços da vida e a família, e podem se expressar em atos de violência, em conflitos, ofensas e desrespeito, dentro e fora dos ambientes de trabalho.

O tema da violência no trabalho, na forma do assédio moral e da violência psicológica expressa pela agressão física e verbal perpetrada por colegas de trabalho, estranhos ou clientes e consumidores, e aquela embutida na organização do trabalho, é abordado no Capítulo 23, pela Professora Andréa Maria Silveira. Entre as causas complexas e multifatoriais da violência, a autora aponta a pobreza, o desemprego e, principalmente, a desigualdade social; o enfraquecimento de agentes tradicionais de controle social, como a família, a igreja e a escola; o estilo de vida individualista e consumista; o tráfico de drogas; o uso abusivo de drogas lícitas e ilícitas; a ineficiência das políticas de segurança pública; o acesso fácil às armas de fogo; a urbanização desordenada e a tolerância para com as formas violentas de resolução de conflitos, dentre outros fatores.

No Capítulo 22, Margarida Barreto e Roberto Heloani destacam a importância crescente do assédio moral e da violência nos ambientes de trabalho e suas consequências para a saúde e a integridade física e mental dos trabalhadores, considerando as mulheres mais vulneráveis.

É possível que o leitor, após a leitura destes parágrafos, esteja se perguntando: - o que tudo isto "tem a ver" com o trabalho promotor de saúde, uma vez que os aspectos aqui ressaltados se referem essencialmente a danos e adoecimento?

Compartilhamos a mesma inquietação, porém, ao enfatizar estes aspectos, tendo como referencial o modelo explicativo dos DSS, insistimos na ideia-força de contribuir para fixar o conceito de que o trabalho não está "separado" da vida dos trabalhadores. Trabalho e Vida são indissociáveis! Não é possível que os profissionais que se dedicam às questões de Saúde e Segurança no Trabalho orientem suas práticas, por mais competentes que sejam, tecnicamente, de modo fragmentado e esquizofrênico, sem considerar a complexidade destas relações. Esta compreensão, em si, pode significar uma mudança alvissareira.

Finalizando esta breve abordagem sobre a contribuição do trabalho para o processo saúde-doença dos trabalhadores, à luz do modelo dos DSS, cabe reforçar o enfoque das inter-relações entre os campos da Saúde do Trabalhador e da Saúde Ambiental. O tema é desenvolvido no Capítulo 47, por Volney de Magalhães Câmara; Luiz Augusto Cassanha Galvão e Herling Gregorio Aguilar Alonzo, que introduzem o conceito de *sustentabilidade* e associam os agravos à saúde relacionados ao trabalho ao modelo de desenvolvimento adotado pelo e para o País, forte produtor de desigualdades.

Ainda sobre as inter-relações entre os campos da Saúde Ambiental e da Saúde do Trabalhador, no Capítulo 6, os autores reafirmam a importância de se considerar a dimensão espacial - de espaço, lugar, território - para compreender as complexas relações trabalho-ambiente-saúde-doença, lembrando os ensinamentos do grande geógrafo brasileiro Milton Santos. Entre os exemplos que expressam essas inter-relações no mundo concreto, eles destacam a disseminação do "perigo crisotila" presente na mina em Goiás, no Brasil, que se transforma em "risco" espalhado pelo mundo, na cadeia de produção-consumo que começa a partir da extração, beneficiamento, transporte, exportação, industrialização, comercialização e consumo do amianto e termina nos rejeitos.

O refinamento do espectro e das formas de expressão da morte, da doença, do sofrimento e do mal estar relacionados ao trabalho e seu reverso: a saúde e o bem estar, considerando a complexidade envolvida no estabelecimento do nexo ou relação causal, enquanto processo técnico e social.

Sobre as contribuições que o refinamento do conceito de doença relacionada ao trabalho aporta à construção do que se poderia chamar de *trabalho que também produz saúde*, é possível identificar aspectos interessantes ao longo do livro.

---

[11] Karasek R.A. Job demands, job decision latitude, and mental strain: implications for job redesign. Administrative Science Quarterly, 24: 285-308, 1979.

A ampliação da visibilidade social, da compreensão e do conhecimento sobre o espectro e as formas de expressão dos danos à saúde decorrentes ou relacionados ao trabalho aumentam as chances de mudança neste quadro.

Assim, saber mais sobre a morte; a produção de incapacidade, sobre aspectos da prevalência, incidência, frequência, precocidade ou tempo de latência, gravidade e dificuldades para o manejo desses fenômenos; os limites do conhecimento disponível, bem como sobre as "novas" expressões do sofrimento e do mal estar relacionados ao trabalho, ainda não reconhecidos ou codificados pela CID, enseja tanto a mobilização social em torno dessas questões, quanto o desenvolvimento de formas mais adequadas de manejo das situações, e de tecnologias capazes de eliminar ou minimizar as ocorrências e garantir a vida.

Certamente, não serão mudanças imediatas, produzidas por "um passe de mágica". A história humana ensina que transformações consideradas impossíveis começam por pequenas ações: são as potencialidades das micropolíticas no cotidiano, propostas por Deleuze e Guattari, que alimentam esta compreensão. Assim, é essencial desvelar os problemas de saúde relacionados ao trabalho, para que eles possam ocupar espaço prioritário nas agendas técnicas e políticas no setor público, dos empresários e dos movimentos sociais.

No livro Patologia do Trabalho, conceitos explícitos e implícitos sobre o adoecimento relacionado ao trabalho aparecem em todos os capítulos. No Capítulo 2, que trata da patogênese do adoecimento relacionado ao trabalho, René Mendes e Deilson Elgui de Oliveira descrevem *por que* e *como* acontece o adoecimento, em suas múltiplas formas de expressão, e enfatizam a superposição das formas novas e velhas, que caracteriza o duplo e/ou triplo perfil epidemiológico observado na atualidade.

No Capítulo 4, *René Mendes* conceitua o adoecimento relacionado ao trabalho, entrelaçando dimensões subjetivas e objetivas, o individual e o coletivo, expressões físicas e mentais do sofrimento, agravo e ou dano à saúde causado, desencadeado, ou agravado pelo trabalho. O autor realça as manifestações ainda pouco conhecidas e valorizadas pela Medicina, e de difícil manejo no cotidiano, relacionadas ao *incômodo* ou desconforto desencadeado pela exposição a estímulos físicos, como o ruído excessivo; ao frio ou ao calor desconfortáveis; a condições estéticas desagradáveis, ou seja, o "feio", o "repugnante", traduzido, por exemplo, na presença de odores desagradáveis, ainda que não necessariamente "tóxicos", ou que ofereçam "risco para a saúde". Vale lembrar que estas questões foram registradas por Ramazzini, em 1700, ao descrever o trabalho dos cloaqueiros, que, em suas palavras, "forneceu a primeira ideia e a ocasião para escrever o Tratado sobre as Doenças dos Trabalhadores", que viria a ser um marco na instituição da Medicina Social e da Medicina do Trabalho.

A ampliação do conceito do que é grave, incapacita e mata, incluindo o que incomoda e traz desconforto pode ser percebido como sinal indicativo de mudança positiva, na perspectiva tratada neste texto. Ou seja, as relações entre o trabalho e o processo saúde-doença dos trabalhadores são muito mais complexas do que tradicionalmente percebidas.

Muito lentamente, e de modo fragmentado, a ideia de risco e doença inerente ao trabalho, de "ossos do ofício", é substituída pela não conformidade e des-naturalização de situações arriscadas e insalubres. Esta mudança repercute sobre as práticas dos técnicos e dos responsáveis pela formulação e implementação das políticas públicas, no sistema judiciário, entre os empregadores e nos movimentos e organizações de trabalhadores.

Reiterando a importância do processo social envolvido no estabelecimento da relação de causalidade entre a exposição a um fator de risco presente na situação de trabalho e a doença do trabalhador, René Mendes recupera, no Capítulo 4, a história da elaboração das "listas de doenças relacionadas ao trabalho", ressaltando a complexidade da questão.

Em breve síntese, o autor narra que, em 1919, a OIT declarou que o *carbúnculo* (antraz) deveria ser considerado como uma "doença profissional". Em 1925, na primeira lista internacional de "doenças profissionais" apareciam três doenças: além do *carbúnculo*, a intoxicação por *chumbo* e seus compostos, e a intoxicação por *mercúrio* e seus compostos. Em 1934, a lista da OIT foi acrescida da *silicose*, desde que associada à incapacidade ou a morte; intoxicação pelo *fósforo* e seus compostos; intoxicação pelo *arsênio* e seus compostos; intoxicação pelo *benzeno* e seus homólogos; manifestações patológicas devidas ao *radium* e outras substâncias radioativas e aos raios-X; e o *câncer de pele* (epitelioma) associado a exposições ocupacionais ao alcatrão, hulha, óleo mineral, parafina, seus compostos ou resíduos. Em 1964, a lista da OIT foi ampliada, contemplando 15 doenças, posteriormente expandida para 29 em 1980, e revisada em 1992. Em março de 2010, o Conselho de Administração da OIT aprovou uma nova lista de "doenças profissionais", que inclui além das doenças profissionais reconhecidas internacionalmente, causadas por agentes químicos, físicos e biológicos, as afecções musculoesqueléticas, o câncer ocupacional e os transtornos mentais e comportamentais. Também, foi aberta a possibilidade de inclusão de doenças não especificadas, desde que estabelecido um nexo entre a exposição a fatores de risco decorrentes das atividades de trabalho e o agravo.

No Brasil, o Ministério da Saúde, por meio da Coordenação de Saúde do Trabalhador (COSAT), cumprindo atribuição definida pela Lei Orgânica da Saúde 8080, de 1990, referendado pelo Conselho Nacional de Saúde, coordenou o processo de elaboração da Lista de Doenças Relacionadas ao Trabalho, publicada pela Portaria do Ministro da Saúde Nº. 1339/GM/99, destinada a orientar o Sistema Único de Saúde (SUS) sobre o diagnóstico e as ações de promoção, prevenção e vigilância da saúde dos trabalhadores. A mesma lista foi reconhecida e adotada pela Previdência Social como subsídio para a caracterização da natureza "acidentária" do benefício por incapacidade, a trabalhadores segurados.

No Capítulo 8, Éber Assis dos Santos Júnior e Alfredo Jorge Cherem discutem o estabelecimento de nexo causal entre adoecimento e trabalho na perspectiva da perícia médica previdenciária e destacam, além da importância da Lista, a novidade trazida, em 2006, pela adoção de critérios epidemiológicos na construção do Fator Acidentário de Prevenção (FAP) e do Nexo Técnico Epidemiológico (NTEP).

A decisão de "coletivizar" o entendimento e a abordagem da questão pode ser considerada um avanço na concepção e modo de lidar com as relações entre o adoecimento do trabalhador e o trabalho, e sobre os direitos do(a) cidadão(ã) trabalhador(a), apesar de algumas distorções a serem corrigidas. Segundo os autores, os impactos da mudança nos critérios de concessão dos benefícios acidentários são percebidos a partir de 2007, pelo aumento em mais de 28% no número de "acidentes e doenças do trabalho", registrados pela Previdência Social.

Outra mudança positiva assinalada pelos autores refere-se ao modelo de reabilitação profissional adotado pela Previdência Social, a partir da avaliação do potencial de trabalho do segurado, abrangendo aspectos físicos, as perdas e restrições funcionais; estabilização do quadro clínico; as possibilidades, contraindicações e prognóstico para retorno ao trabalho e a análise dos postos de trabalho, por equipe multiprofissional.

A reabilitação e a reinserção profissional efetiva e duradoura, além de Direito do trabalhador, pode ser vista, também, enquanto possibilidade de produção de saúde. Nesse sentido, os trabalhadores do setor informal, que não são cobertos pelo Seguro do Acidente de Trabalho (SAT) e outras modalidades de proteção conferidas pela Previdência Social ficam em desvantagem. Para superá-la, alguns Centros de Referência em Saúde do Trabalhador (CEREST), vinculados à rede de atenção do SUS começam a desenvolver ações nesse sentido.

Sobre a avaliação da capacidade/incapacidade para o trabalho e os processos de reabilitação, no Capítulo 9, Miguel Abud Marcelino e Heloisa Brunow Ventura Di Nubila destacam a contribuição trazida pela Classificação Internacional de Funcionalidade, Incapacidade e Saúde (CIF). O tema é ainda pouco conhecido e a sua adoção sistemática também pode ser interpretada como sinal de novas possibilidades para a saúde dos trabalhadores.

O modelo biopsicossocial que inspira a CIF baseia-se na concepção de que a saúde resulta da interação de vários componentes, entre eles, a presença ou ausência de alterações na estrutura e funções do corpo, fatores pessoais, fatores ambientais, assim como barreiras e/ou facilitadores que interferem na execução de atividades e participação social dos indivíduos. Nessa perspectiva, reconhece que cada ser humano pode apresentar, a qualquer tempo, um decréscimo em sua saúde e algum grau de "*disability*", deficiência ou incapacidade, dependendo da tradução, ou seja, esta é uma experiência humana universal, e não algo que só acontece a uma minoria da população.

A CIF proporciona base científica para a compreensão, estudo e comparabilidade das condições relacionadas à saúde e seus determinantes, facilitando a avaliação da funcionalidade humana e a comunicação, por estabelecer uma linguagem comum entre profissionais, gestores, pesquisadores, serviços, políticos e pessoas com deficiência, além de permitir uma codificação compatível com sistemas informatizados. Entre os desdobramentos de sua adoção, estão a formulação e desenvolvimento de políticas, legislações, regulamentos e diretrizes que contribuam para a elevação da funcionalidade dos indivíduos; a implementação de políticas de proteção social, pelo suporte à definição de critérios de elegibilidade para acesso a benefícios de amparo social, pensões, compensações laborais, seguros e outros, como emprego, educação, habitação, transporte comum ou adaptado, acesso a tecnologias de apoio, o planejamento e avaliação da eficácia de tratamentos e intervenções em saúde mais adequados, bem como de atividades educativas e de formação.

A perspectiva médico-legal e judicial sobre a questão do nexo causal é descrita pelo Dr. Casimiro Pereira Júnior, no Capítulo 7. Entre outros aspectos presentes nos marcos legais, o autor destaca os ganhos trazidos pela Emenda Constitucional nº 45/2004, que conferiu à Justiça do Trabalho a competência para processar e julgar ações, quando decorrentes da relação de trabalho, incluindo as questões relativas às reparações de danos causados aos trabalhadores, resultantes das condições em que é realizado o trabalho, orientada pela ritualística do Direito Civil.

Ainda sobre o tema do nexo causal entre adoecimento e trabalho, no Capítulo 5, mencionado anteriormente, Andréa Maria Silveira e Sérgio Roberto de Lucca chamam atenção para o papel estratégico atribuído aos médicos que, ao firmar um diagnóstico de doença relacionada ao trabalho e notificar o "caso", desencadeiam múltiplas ações, desde o tratamento adequado e a orientação do trabalhador, o afastamento e ou remanejamento do posto de trabalho, a reabilitação profissional, a vigilância dos ambientes e condições de trabalho, ações judiciais e sindicais, entre outras.

Para apoiar e orientar os médicos que cuidam de trabalhadores, independente da especialidade que exercem, e do ponto de atenção em que se encontram, o Conselho Federal de Medicina definiu procedimentos para o estabelecimento de nexo causal entre o trabalho e a doença, recomendando que, além do exame clínico e dos exames complementares, sejam considerados: informações sobre a História Ocupacional; o estudo do local de trabalho visando a identificação de riscos físicos, químicos, biológicos, mecânicos, aspectos estressores, e da organização do trabalho, entre outros; dados epidemiológicos da empresa e de grupos ocupacionais similares; a consulta à literatura atualizada e o depoimento e a experiência dos trabalhadores. Esta intervenção do CFM, também sinaliza mudança no tratamento da questão.

Considerando que o estabelecimento de relação causal entre o trabalho atual ou pregresso do trabalhador e o dano ou agravo à saúde que este apresenta é fortemente influenciado por valores culturais, pessoais e pelo conhecimento técnico-científico e as informações disponíveis, Dembe[12] afirma que o nexo doença-trabalho é um processo social. Muitas vezes, este conhecimento elucida para esconder, porém, geralmente, quanto mais bem informados e conscientes de seus direitos os trabalhadores, mais exigentes eles se tornam quanto às condições de trabalho e à exposição a riscos para saúde.

Esta afirmação parece contraditória com as ideias expostas anteriormente, sobre a submissão dos trabalhadores às condições precárias de trabalho pelo medo do desemprego. Na verdade, ela expressa os conflitos que permeiam as relações trabalho-saúde, e dessas contradições podem surgir espaços e oportunidades de mudança.

A partir do Capítulo 11, os textos descrevem os agentes ou fatores de risco para a saúde: começando pelo ruído, ultrassom e infrassom; as vibrações localizadas e de corpo inteiro; as radiações ionizantes; os campos elétricos, magnéticos e eletromagnéticos: campos estáticos, frequências extremamente baixas, as radiofrequências e micro-ondas; radiações eletromagnéticas não ionizantes no espectro da radiação óptica: infravermelho, luz visível, ultravioleta e *lasers*; as tensões por trocas térmicas: calor e frio e os riscos biológicos advindos de acidentes pela utilização de objetos perfuro cortantes.

A leitura destes textos, que consolidam conceitos e a experiência dos ilustres autores e são essencialmente focados nos aspectos negativos, também permite identificar, como denominador comum, possibilidades concretas de desenvolvimento de competências na direção de medidas de proteção ajustadas à viabilidade técnica, organizacional e política, na perspectiva do trabalho que também produz saúde. Se não isto, pelo menos reconhecer os limites do conhecimento, ou a ignorância, e evitar posturas arrogantes e ou excessivamente confiantes que podem trazer graves prejuízos aos trabalhadores.

Conceitos e práticas sobre o trabalho que também produz saúde e as possibilidades da promoção da saúde no trabalho.

Finalizando a procura de sinais positivos de que o trabalho possa, também, vir a ser oportunidade de saúde, em um livro sobre a Patologia do Trabalho, tentaremos identificá-los nas abordagens sobre a promoção da saúde e sobre as novas exigências do trabalho sobre o aparelho psíquico dos trabalhadores.

No Capítulo 2 os autores destacam aspectos positivos do trabalho, retomando os ensinamentos do Professor Oscar Betancourt (1999)[13] de que o *trabalho humano permitiu o desenvolvimento e a transformação da humanidade, ainda que em condições precárias, pela mobilização de capacidades físicas, intelectuais e emotivas e favorecimento de relações interpessoais, de solidariedade e companheirismo*. Estas são dimensões essenciais da saúde, traduzidas na sensação de bem-estar, realização plena, alegria, próprios do humano.

Os autores reiteram a afirmação de Déjours e Abdoucheli (1994)[14], de que: "*o trabalho revela-se como um mediador privilegiado, senão único, entre inconsciente e campo social e entre ordem singular e ordem coletiva*, como (...) *espaço de construção do sentido e, portanto, de conquista da identidade, de continuidade e historização do sujeito*". Assim, pelo trabalho, o trabalhador participa, sente-se incluído no grupo social, atendendo necessidade básica dos humanos.

Esta questão também é abordada pela professora Edith Seligmann-Silva no Capítulo 32, quando aponta a *complexidade da interface entre a vida psíquica e o mundo do trabalho, mobilizada por fenômenos de diferente ordem e com profundas implicações para a saúde mental*, e denomina o novo campo de estudo: Saúde Mental Relacionada ao Trabalho (SMRT). Nesse sentido, a autora muda a lente ou o enfoque, para falar da saúde e não da doença e considerar os processos sociais, biológicos, psicológicos e psicoafetivos envolvidos na *vida mental*, tanto no individuo, quanto no coletivo, presentes no trabalho.

Sobre os aspectos que podem ser considerados como "positivos" do trabalho, no capítulo 50, Seiji Uchida; Selma Lancman e Laerte Idal Sznelwar descrevem a contribuição da Psicodinâmica do Trabalho para a transformação e melhoria da organização e do conteúdo do trabalho. Os autores destacam aspectos menos visíveis do trabalhar, entre eles, os mecanismos de cooperação, seus entraves e possibilidades; os esforços empreendidos pelos trabalhadores para zelar pelo bom andamento da produção, por meio da mobilização subjetiva e da inteligência; produzindo a relação prazer e sofrimento no trabalho.

Estas questões ganham visibilidade pelo aumento das demandas sobre os serviços de saúde e sobre os gestores de pessoas nas empresas, decorrentes das queixas e do absenteísmo relacionados ao sofrimento mental. Assim, os aspectos psíquicos relacionados ao trabalho deixam de ser considerados como problemas individuais e passam a ser vistos como problema de saúde coletiva.

Os autores atribuem o fenômeno à organização da produção, que individualiza e incentiva a competição e a avaliação por desempenho individual, entre outros fatores. O indi-

---

[12] Dembe, A.E. Occupation and disease: how social factors affect the conception of work–related discords. New Haven: Yale University, 1996.

[13] Betancourt O. Salud y seguridad en el trabajo. Quito: OPS/OMS-FUNSAD, 1999. p.44-5.

[14] Dejours C, Abdoucheli E. Itinerário teórico em psicopatologia do trabalho. In: Dejours C, Abdoucheli E, Jayet C (Eds.). Psicodinâmica do trabalho: contribuições da escola dejouriana à análise da relação prazer, sofrimento e trabalho. São Paulo: Atlas, 1994. p.119-45.

vidualismo reforça o silêncio e a *invisibilidade* das estratégias que os indivíduos desenvolvem para dar conta das metas, ou seja, o trabalho não prescrito pelas organizações.

É interessante o resgate que os autores fazem do diálogo entre a Ergonomia e a Psicopatologia do Trabalho, a partir do *enigma* nomeado por Déjours (2004)[15] ao se deparar, em suas pesquisas iniciais, um estado de "normalidade", onde esperava encontrar indivíduos-trabalhadores desequilibrados psiquicamente, e a aparente ausência do medo na vivência de situações de risco. Para respondê-lo, ele buscou compreender as relações dialéticas entre o aparelho psíquico e o trabalho, formatando o campo da Psicodinâmica do Trabalho, e propôs a possibilidade da transformação do sofrimento em prazer em trabalhar.

Ao perceber a dinâmica estabelecida entre o sofrimento produzido pelas forças desestabilizadoras da organização do trabalho e as defesas individuais e coletivas, desenvolvidas pelos trabalhadores, para enfrentar estes constrangimentos, Déjours traçou os primeiros esboços sobre os mecanismos de defesa e as ideologias defensivas, de caráter coletivo, construídos pelos sujeitos, em distintas profissões, para fazer face às adversidades.

No resgate que os autores fazem do conhecimento sobre as origens do adoecimento e do sofrimento mental relacionado ao trabalho, eles destacam a proposta da laborterapia, feita por Paul Sivadon, que utilizou o trabalho como tratamento e meio de readaptação de doentes mentais ao meio social. Em sequência, Le Guillant defendeu posição mais extrema, ao propor que os doentes, além de realizarem trabalhos no hospital, deveriam receber salários. Estas experiências corroboram a questão que serve de fio condutor deste posfácio: como o trabalho pode contribuir para a saúde do trabalhador?

Outra questão destacada pelos autores no Capítulo 50 é a de que o sofrimento relacionado ao trabalho, de modo diferente das doenças profissionais clássicas, pode ocorrer em situações nas quais as condições materiais para a realização das tarefas são adequadas, na ótica da higiene e da segurança do trabalho, e acomete pessoas jovens. Assim, é possível supor que o sofrimento resulte de causas mais sutis, invisíveis a um primeiro olhar, sendo determinado pelo conteúdo e pela forma na qual o trabalho é concebido e organizado.

Aos poucos, estes diálogos abrem perspectivas sobre a possibilidade do prazer no trabalho, particularmente quando os *esforços empreendidos resultam em um produto considerado belo e útil* pelo trabalhador e por seus pares, o que contribui para a saúde mental, apesar das adversidades presentes na produção. Nas palavras dos autores: *o sujeito não apenas se defende, mas intervém ativamente na polis, através do seu trabalho. Um sujeito não só do sofrimento, mas, que é, ao mesmo tempo, um sujeito ativo e produtor do prazer. Não somente um sujeito individual, mas um sujeito inserido no interior de um coletivo, que o determina e ao mesmo tempo é determinado por ele.*

Assim, pode-se dizer que desvelar o espesso véu de silêncio, que encobre o sofrimento patogênico, é um desafio para a Psicodinâmica do Trabalho e para o futuro do trabalho em si. São muitas as questões não tratadas e os paradoxos a serem resolvidos, porém, as possibilidades parecem interessantes.

No Capítulo 51, os autores, Júlia Issy Abrahão, Fausto Leopoldo Mascia, Uiara Bandineli Montedo e Laerte Idal Sznelwar, abordam a contribuição da Ergonomia para a transformação e melhoria da organização e do conteúdo do trabalho. Eles contam um pouco da história deste campo e destacam que, na origem, foram privilegiados aspectos antropométricos, biomecânicos, o consumo de energia e aspectos da neurofisiologia, dentre outros. A articulação com conhecimentos e técnicas da Psicologia Cognitiva, aplicados a situações de trabalho, contribuíram para transformações significativas e o reforço de alguns pressupostos, entre eles, o da variabilidade, que ajuda a conhecer mais sobre como sujeitos-trabalhadores pensam e agem, refletem e sofrem nas situações de trabalho. No final do século XX, as transformações nos processos produtivos, pela incorporação tecnológica e estratégias de gestão sofisticadas, trouxeram novos desafios e demandas relacionados à saúde dos trabalhadores para a Ergonomia. O setor de serviços tornou-se foco das atenções, não apenas pela importância econômica, mas em razão do aparecimento de doenças – por vezes de caráter epidêmico – que acometem os trabalhadores, entre elas, as "Lesões por Esforços Repetitivos" (LER), também denominadas, no Brasil, de "Distúrbios Osteomusculares Relacionados ao Trabalho" (DORT), além dos transtornos psíquicos e de humor.

Para dar conta destas demandas, a Ergonomia necessita superar os enfoques tradicionais, centrados nas inadequações dos postos de trabalho e dos ambientes de trabalho, para tocar em questões nevrálgicas, relativas à organização do trabalho e abordar o ser humano na situação de trabalho. Nesse sentido, a abordagem da Ergologia estuda o trabalho enquanto uma realidade enigmática, com dimensões invisíveis e complexas, que necessitam ser elucidadas. De acordo com Yves Schwartz (2011)[16] *uma atividade de trabalho é sempre o lugar, infinitesimal, de reapreciação, de julgamentos sobre os procedimentos, sobre os quadros e os objetos de trabalho em um vaivém entre o micro do trabalho e o macro da vida social.* Conhecer as configurações atuais do trabalho humano transforma a compreensão sobre *o que gera a crise hoje e urde a próxima a vir*, contribuindo para o entendimento da produção do processo-saúde-doença nos trabalhadores.

---

[15] Déjours, C.A. Da Psicopatologia à psicodinâmica do trabalho. In: Lancman S, Sznelwar LI (orgs). Christophe Déjours: da psicopatologia à psicodinâmica do trabalho. Brasília, Rio de Janeiro: Paralelo 15/Fiocruz, 2004. p. 47-104.

[16] Schwartz,Y. Conceituando o trabalho, o visível e o invisível. Trab.Educ.Saúde, Rio de Janeiro,v.9,supl.1,p.19-45,2011

Finalizando este exercício, retomaremos os princípios, conceitos e estratégias da Promoção da Saúde no Trabalho, abordados no Capítulo 49, mencionado anteriormente, no qual os autores se referenciam na Carta de Ottawa, documento histórico e fundador da proposta, para refletir sobre sua aplicação a situações concretas de trabalho, na atualidade.

No Brasil, a Política Nacional de Promoção da Saúde – PNPS (Brasil, 2010)[17] define como objetivo: "*promover a qualidade de vida e reduzir a vulnerabilidade e os riscos à saúde relacionados aos seus determinantes e condicionantes: modos de viver, condições de trabalho, habitação, ambiente, educação, lazer, cultura, acesso a bens e serviços essenciais*". Entre as diretrizes de ação definidas para que se alcance este objetivo estão: a) reconhecer na promoção da saúde uma estratégia de busca da equidade, da melhoria da qualidade de vida e de saúde; b) estimular as ações intersetoriais, buscando parcerias que propiciem o desenvolvimento integral das ações de promoção da saúde; c) fortalecer a participação social como fundamental para a equidade e o *empoderamento* individual e comunitário; d) promover mudanças na cultura organizacional, com vistas à adoção de práticas horizontais de gestão e estabelecimento de redes de cooperação intersetoriais; e) incentivar a pesquisa em promoção da saúde, avaliando eficiência, eficácia, efetividade e segurança das ações prestadas; e f) divulgar as iniciativas voltadas para a promoção da saúde para profissionais de saúde, gestores e usuários do SUS, considerando metodologias participativas e o saber popular e tradicional.

É interessante observar que todas estas prescrições se aplicam ao "mundo do trabalho", porém, no texto da PNPS, a menção explícita às estratégias de promoção da saúde no trabalho se reduz ao incentivo à promoção de ambientes de trabalho saudáveis, com ênfase na redução dos riscos de acidentes de trabalho.

Os registros sobre as ações de promoção da saúde no trabalho, na literatura técnico-científica são, no mínimo, desconcertantes, uma vez que cerca de 90% das ações assim nomeadas restringem-se a atividades e programas orientados para a mudança de comportamento dos trabalhadores, de hábitos relacionados ao tabagismo; ao estímulo de atividades físicas e combate ao sedentarismo; de controle da ingestão de álcool e outras drogas; de sexo seguro; atividades físicas nos locais de trabalho, entre outras, que, sem dúvida, podem ter algum impacto sobre a saúde, mas são muito pobres para enfeixarem a complexidade da "promoção da saúde no trabalho" (Carvalho; Dias, 2012)[18].

De acordo com o documento publicado pela OMS (2010)[19], sobre o tema, um ambiente de trabalho saudável é *aquele em que os trabalhadores e os gestores colaboram para a melhoria contínua da proteção e promoção da segurança, saúde e bem-estar de todos os trabalhadores e para a sustentabilidade do ambiente de trabalho, considerando as necessidades relativas ao ambiente físico e psicossocial de trabalho, incluindo a organização do trabalho e cultura da organização; recursos para a saúde pessoal e o envolvimento da empresa na comunidade, para melhorar a saúde dos trabalhadores, de suas famílias e outros membros da comunidade.*

Sem dúvida, a situação de trabalho pode vir a ser espaço privilegiado para a promoção da saúde. No Brasil, por exemplo, o cumprimento adequado das prescrições da Norma Regulamentadora Nº. 7 – Programa de Controle Médico de Saúde Ocupacional (PCMSO) e da Norma Regulamentadora Nº. 9 – Programa de Prevenção de Riscos Ambientais (PPRA) poderia contribuir para, efetivamente, melhorar a saúde dos trabalhadores. Entretanto, a realidade aponta que ainda estamos muito longe de concretizar esta possibilidade.

De modo resumido, pode-se dizer que o grande desafio para a promoção da saúde no trabalho é, sem dúvida, o empoderamento dos trabalhadores e a garantia de espaços e instâncias democráticas de participação, em todas as decisões que afetam a saúde, em particular aquelas que envolvem a organização e gestão do trabalho e a possibilidade real para o acompanhamento das decisões tomadas.

A história ensina que o conhecimento técnico-científico, as necessidades da produção e a resistência e mobilização dos trabalhadores expressam poderes que interagem no jogo de forças, marcado pela desigualdade social, para formatar as normas e marcos legais que regulamentam as práticas sociais sobre as relações trabalho-saúde-doença, e o seu efetivo cumprimento.

No âmbito dos organismos internacionais, a OIT vem, desde 1999, difundindo o conceito de trabalho decente, como: *um trabalho produtivo e adequadamente remunerado, exercido em condições de liberdade, equidade, e segurança, sem quaisquer formas de discriminação, e capaz de garantir uma vida digna a todas as pessoas que vivem de seu trabalho* (OIT, 2009)[20].

As estratégias recomendadas para incentivar a adoção do conceito de trabalho decente incluem: promover e cumprir as normas, os princípios e os direitos fundamentais no tra-

---

17 Brasil, Política Nacional de Promoção da Saúde. Ministério da Saúde, Secretaria de Vigilância em Saúde. Secretaria de Atenção à Saúde, 3a ed. Série B. Textos Básicos de Saúde Série Pactos pela Saúde 2006, v. 7 Brasília – DF, 2010.

18 Carvalho, A.F.S.; Dias, E.C. Promoção da Saúde no Local de Trabalho: revisão sistemática da literatura. Revista Brasileira de Promoção da Saúde, Fortaleza, 25(1): 116-26, 2012.

19 OMS - Organização Mundial de Saúde. Ambientes de trabalho saudáveis: um modelo para ação: para empregadores, trabalhadores, formuladores de política e profissionais. OMS; tradução do Serviço Social da Indústria. – Brasília: SESI/DN, 2010. Disponível em: http://www.who.int/occupational_health/ambientes_de_trabalho.pdf.

20 OIT. **Oficina de consulta tripartite sobre indicadores de trabalho decente para o Brasil, 2009.** Disponível em: http://www.ilo.org/wcmsp5/groups/public/dgreports/integration/documents/publication/wcm_041775.pdf

balho; criar maiores oportunidades para mulheres e homens, para que disponham de remuneração e empregos decentes; realçar a abrangência e a eficácia da proteção social para todos; e fortalecer o *tripartismo* e o diálogo social. A proposta soa utópica, mas não deixa de sinalizar novos rumos.

Da mesma forma, a *Diretiva da Comunidade Europeia* estabelece, entre outras obrigações das entidades patronais: *evitar os riscos para a saúde gerados e ou presentes no trabalho; avaliar os riscos que não podem ser evitados, de modo a combater e controlá-los na origem; adaptar o trabalho ao homem, especialmente no que se refere à concepção dos postos de trabalho, bem como à escolha dos equipamentos de trabalho e dos métodos de trabalho e de produção. Especial atenção deve ser dada à atenuação do trabalho monótono e ao trabalho cadenciado para reduzir os efeitos destes sobre a saúde. Para tanto, devem ser adotadas medidas de controle dos riscos na fonte, para substituir o que é perigoso pelo que é isento de perigo ou menos perigoso, priorizando as medidas de proteção coletiva, em relação às medidas de proteção individual; e garantindo a informação e instruções adequadas aos trabalhadores* (Conselho das Comunidades Europeias, 1989)[21].

No Brasil, a publicação da Política Nacional de Segurança e Saúde no Trabalho (PNSST), pelo Decreto Presidencial Nº. 7.602, de 7 de novembro de 2011 (Brasil, 2011)[22], é um marco histórico na abordagem das relações trabalho-saúde e doença, por explicitar uma política e atribuir responsabilidades aos organismos de governo.

Apesar de algumas deficiências e fragilidades, a PNSST busca superar a fragmentação e superposição das ações desenvolvidas pelos setores Trabalho, Previdência Social, Saúde e Meio Ambiente, por meio da articulação continuada das ações de governo no campo das relações de trabalho, produção, consumo, ambiente e saúde, com a participação voluntária das organizações representativas de trabalhadores e empregadores.

A PNSST está construída sobre os princípios da universalidade, integralidade, o diálogo social e a precedência das ações de promoção, proteção e prevenção, sobre as de assistência e reabilitação. Ela tem como objetivos a promoção da saúde e a melhoria da qualidade de vida do trabalhador, e a prevenção de acidentes e danos à saúde relacionados ao trabalho ou que ocorram no curso dele. A diretriz de incluir todos os trabalhadores brasileiros: civis e militares, da União, dos Estados e dos Municípios, além dos autônomos, domésticos e "informais" no sistema nacional de promoção e proteção da saúde no trabalho é um grande desafio, particularmente no contexto de transformações observadas no mundo no trabalho e do modelo prevalente de desenvolvimento, que reforçam a exclusão e a desigualdade social. Porém, o desafio e o compromisso estão lançados e explicitados.

Retomando o "fio da meada" desta reflexão em torno das possibilidades de um trabalho que seja também produtor de saúde, para concluir este Posfácio, começamos pela constatação, à primeira vista desanimadora, de que somente temos à mão poucos palitos de fósforo para gerar luz e iluminar nosso caminho, no meio de uma noite escura e ventos, que ameaçam a manutenção da chama acesa. Porém, o desejo de chegar a um local aconchegante e confortável impele a continuar a jornada, na certeza de que ele existe, é possível e pode estar próximo... basta um pouco mais de esforço...

Assim, concordando com o pensador Edgar Morin[23], que aos 90 anos continua a buscar o diálogo com o novo, diante dos impasses do nosso tempo, temos poucas opções: *o abismo ou a metamorfose*. Neste cenário, ele reafirma a necessidade de buscar caminhos e estabelecer um plano de ação política que transforme nossa maneira de compreender o mundo, para organizar as mudanças necessárias. Como método, ele propõe a expressão latina – *sparsa colligo* -, que significa "reúno o disperso", na busca de reformas políticas, econômicas, educativas e da vida cotidiana, que são, simultaneamente, *correlativas, interativas e interdependentes* Quando uma delas avança, permite que a outra tome fôlego!

Reunir o disperso no "mundo do trabalho" pode ser um bom exercício para os profissionais que se dedicam à saúde e segurança dos trabalhadores. Considerando que o trabalho é indissociável da vida, somos desafiados, no cotidiano, a desentranhar os aspectos positivos do trabalho e favorecedores da saúde, para trazê-los à luz, dar-lhes visibilidade, compartilhá-los e, desse modo, possibilitar que promovam mudanças.

Enfim, temos mais pedras no caminho do que sinalizadores do caminho das pedras, mas insistimos em trilhá-lo. Em boa companhia, a empreitada torna-se mais leve, divertida, segura e prazerosa.

Fica o convite!

Belo Horizonte, abril de 2013.

Elizabeth Costa Dias

---

[21] Conselho das Comunidades Europeias. Diretiva 89/391/CEE do Conselho, de 12 de Junho de 1989, relativa à aplicação de medidas destinadas a promover a melhoria da segurança e da saúde dos trabalhadores no trabalho. Disponível em: http://eur-lex.europa.eu/LexUriServ/LexUriServ.do?uri=CELEX:31989L0391:pt:HTML

[22] Brasil. Presidência da República. Casa Civil. Decreto nº 7.602, de 07 de novembro de 2011. Dispõe sobre a Política Nacional de Segurança e Saúde no Trabalho – PNSST. Diário Oficial [da] República Federativa do Brasil, Poder Executivo, Seção 1, Brasília, DF, 8 nov. 2011.

[23] Morin, E. A via para o futuro da humanidade. [Tradução Edgard de Assis Carvalho, Mariza Perassi Bosco]. Rio de Janeiro: Bertrand Brasil 2012.

Índice Remissivo

▶ A

Abelhas, 655-657
Aberrações cromossômicas, 99, 438, 439, 457, 458, 935, 1006
Abortamento "espontâneo", 772, 1486, 1488, 1491-1494
Abrasão dentária relacionada ao trabalho (estigmas profissionais), 1294
 Chanfraduras ou sulcos dentários em tapeceiros, sapateiros, costureiras, cabelereiros, 1294
 Dentes em "meia lua" em artesãos vidreiros, 1294
 Desgastes nas bordas incisais dos dentes anteriores em artesãos de charutos e cigarrilhas, 1294, 1302
Abrasivos e seus efeitos respiratórios, 1269, 1270
Absenteísmo no trabalho
 Estudo das causas de saúde, como atividade típica da Medicina do Trabalho, 1763-1768
 Estudo de custo do absenteísmo por causas de saúde, 1765
 Índices e indicadores sugeridos, 1763
 No trabalho noturno e em turnos, 766
Acetona
 Efeitos sobre a reprodução, 1493
 Intoxicação aguda, 1533, 1534
Acidentes ampliados (acidentes de grandes proporções ou "maiores"), v. Preparação para situações de emergência e catástrofes, 1853-1880
Acidentes do trabalho, 701-751
 Análise de acidentes do trabalho, 720-737, 1715, 1716
  Alguns enfoques e métodos, 722-737, 1715, 1716
  Tipologias de acidentes do trabalho, 720, 721
 Aspectos epidemiológicos, 703-714
  Indicadores epidemiológicos, 703-705, 707-714
  Perfil epidemiológico dos acidentes do trabalho no Brasil, 705, 706
 Aspectos históricos, 36, 702, 703, 1688, 1689
 Aspectos jurídicos, 741-744, 1689-1694
 Comunicações de acidente do trabalho (CAT), 706, 707, 1693
 Conceito legal de acidentes do trabalho, 742, 743
 Múltiplos olhares sobre os acidentes do trabalho, 714-720
 Prevenção de acidentes do trabalho, 737-740
 Responsabilidade dos médicos, 744-746
 Trabalho noturno e em turnos, 763-765
Acidentes do trabalho com material biológico (objetos perfurocortantes), 613-629
 Acompanhamento do trabalhador acidentado, 625-628
  Acompanhamento após exposição ocupacional ao HBV, 626, 627
  Acompanhamento após exposição ocupacional ao HCV, 627, 628
  Acompanhamento após exposição ocupacional ao HIV, 626
  Organização do pronto atendimento ao acidentado, 625, 626
 Aspectos epidemiológicos, 614-618
  Epidemiologia das exposições percutâneas e muco-cutâneas, 615
  Fatores de risco e soroconversões, 615-618
  Situação mundial, 614, 615
  Situação no Brasil, 615
 Comunicação ao INSS e vigilância epidemiológica, 628
 Investigação da(s) causa(s) do(s) acidente(s), 628
 Medidas de prevenção, 618-625

Prevenção após exposição a material biológico, 621
Prevenção da transmissão ocupacional do HIV, 621-623
Prevenção da transmissão ocupacional do vírus da hepatite B, 623-625
Prevenção da transmissão ocupacional do vírus da hepatite C, 625
Prevenção primária, 618-620
Principais agentes infecciosos, 614
Acidentes de trânsito como expressão da violência que atinge trabalhadores, 686-688
Acidentes provocados por animais peçonhentos, 631-660
Acidentes ofídicos, 632-645
Acidente botrópico, 633-640
Acidente crotálico, 641
Acidente elapídico, 642, 643
Acidente laquético, 640, 641
Aspectos relacionados a acidentes do trabalho e medidas de prevenção, 644, 645
Tratamento hospitalar nos acidentes ofídicos, 644
Acidentes por aracnídeos, 645-652
Acidentes por aranhas ("araneísmo"), 648-652
Acidentes por escorpiões ("escorpionismo"), 645-648
Acidentes por himenópteros, 655-657
Acidentes por lepidópteros, 652-655
Soroterapia, 657, 658
Aclimatização (aclimação)
Conceito geral aplicado à Patogênese do Trabalho, 83
Trabalho em ambientes frios, 83, 546, 1344, 1345, 1824
Trabalho em ambientes quentes, 83, 538, 1024
Trabalho em grandes altitudes (montanhas), 83, 84, 1813, 1814
Acrilamida
Efeitos sobre o sistema endócrino, 1029-1038
Efeitos neurocomportamentais, 1107-1112
Acrilatos
Asma, 173
Conjuntivite, 169, 1125
Fibrose pulmonar crônica, enfisema crônico difuso, bronquiolite obliterante crônica, 174, 1231, 1237-1240, 1245, 1268, 1269, 1272, 1273, 1535
Rinite alérgica, 172
Acrilonitrila
Câncer dos brônquios e dos pulmões, 166, 932
Efeitos neurotóxicos, 1107-1112
Acrocianose e acroparestesia
Cloreto de vinila, 1215, 1379, 1380
Doença relacionada ao trabalho, especificada na lista brasileira em vigor, 162, 171
Frio (trabalho em baixas temperaturas), 75, 83, 546, 1215, 1344, 1345, 1824
Vibrações localizadas, 382-397, 1215
Actinomicetos termófilos
Pneumonia por hipersensibilidade, 173, 1273, 1274
Sistemas de ar condicionado e umidificação de ar, 794-796
Acúmulos de glicogênio, 101
Acúmulos de lipídeos, 100
Acúmulos de proteínas, 101

Adaptação: conceito aplicado à Patogênese do Trabalho, 81-87, 455
Adaptações celulares, 93
Aflatoxinas
    Câncer do fígado, 933, 1318
    Efeitos hepatotóxicos, 1318, 1319
Agentes biológicos
    Acidentes: preparação para emergências e catástrofes, 1877
    Dermatoses, 1343
    Doenças relacionadas ao trabalho, especificadas na lista brasileira em vigor, 163
    Efeitos sobre a reprodução, 1496, 1497
    Pneumonia por hipersensibilidade, 173, 1273, 1274
    Poluentes do ar de ambientes de interiores, 794-796
    Precauções universais, 619, 620
    Vacinação e imunização, 621-625, 1795, 1801-1805
Agentes físicos
    Calor, 531-539, 1343
    Frio, 541-551, 1344, 1345, 1824
    Pressões atmosféricas anormais, 553-575
    Radiações ionizantes, 423-460
    Radiações não ionizantes, 462-498, 1346
    Radiações ópticas, 499-529
    Ruído, 350-378
    Vibrações, 380-475
Agranulocitose (neutropenia tóxica)
    Benzeno, 1005-1008, 1531, 1532
    Radiações ionizantes, 436, 438, 451, 1008-1010
    Reconhecimento e menção específica na Lista B em vigor, 166
Agricola, v. Georgius Agricola
Agrotóxicos carbamatos
    Efeitos cardiovasculares, 1198, 1206
    Efeitos nefrotóxicos, 1464-1474
    Efeitos neurotóxicos, 1107-1112
Agrotóxicos (geral)
    Populações expostas segundo etapas do processo produtivo, 1549
Agrotóxicos organoclorados
    Intoxicação aguda, 1528, 1529
    Efeitos crônicos ou tardios
        Doença renal crônica, 1464-1474
        Efeitos hepatotóxicos, 1318-1326
        Efeitos neurotóxicos, 1107-1112
        Efeitos sobre o sistema endócrino, 1022, 1023, 1029-1038
        Impactos sobre a saúde da comunidade, 73, 74, 1558, 1560
        Leucemias e linfomas, 952, 956, 957, 1010
        Outros tumores malignos, 958
    Exposições ambientais ampliadas, 73, 74, 1559, 1560
Agrotóxicos organofosforados
    Discussão de caso clínico, 207
    Efeitos crônicos ou tardios
        Doença renal crônica, 1464-1474

Efeitos cardiovasculares, 1198, 1206
Efeitos na cavidade oral, 1299
Efeitos sobre o sistema endócrino, 1023, 1029-1038
Polineuropatias periféricas, 1112
Efeitos neurotóxicos, 1107-1112
Intoxicação aguda, 1512-1514
Exposição potencial segundo etapas do processo produtivo, 1549
AIDS, v. Síndrome da imunodeficiência adquirida
Álcalis
Dermatoses, 1344, 1348, 1374
Efeitos sobre o olho, 1122-1125
Alcatrão, breu, betume, coque, hulha mineral, parafina e resíduos
Câncer de bexiga, 932, 947, 950
Câncer de pele, 932, 1382-1384
Câncer dos brônquios e dos pulmões, 932, 944, 1276, 1277
Doenças relacionadas ao trabalho, especificadas na lista brasileira em vigor, 162
Melanodermia, 1382, 1383
Álcool, Alcoolismo e outras drogas
Alcoolismo relacionado ao trabalho, 1080-1082
Fator de risco cardiovascular, 1189-1191
Fator de risco para câncer, 929, 938, 939, 941, 942, 950, 955
Fator de risco para doença hepática, 1318-1326
Prevenção e manejo do problema de álcool e outras drogas em trabalhadores, 1191, 1621, 1622, 1837-1851
Avaliação dos programas, 1849, 1850
Conceitos, 1838-1840
Implementação de programas de prevenção na empresa, 1840-1846
Abordagem, 1843-1846
Criando uma política interna, 1841-1843
Rede de apoio ou de referência, 1846
Treinamento da equipe técnica ou gestora do programa, 1843
Tratamento eficaz e princípios, 1846-1849
Reintegração – reinserção social, 1848, 1849
Testagem, 1847, 1848
Psicopatologia e saúde mental no trabalho, 1080-1082
Reconhecimento e menção específica na Lista B em vigor, 168
Aldrin, v. Agrotóxicos organoclorados
Alice Hamilton, 32, 44, 1656
Algodão (poeira)
Asma, 1250-1253
Aspectos históricos e importância em Epidemiologia, 217, 1253
Bissinose, 1253, 1254
Doenças relacionadas ao trabalho, especificadas na lista brasileira em vigor, 164
Doença pulmonar obstrutiva crônica, 1255
Rinites alérgicas, 1249, 1250
Alteração temporária do limiar auditivo (por ruído excessivo), 1146, 1147
Alterações pós-eruptivas da cor dos tecidos duros dos dentes, 1294, 1295
Névoas de cobre ou níquel (manchas esverdeadas ou negras), 1537, 1539
Névoas de cádmio (manchas amarelas ouro), 1295
Outras exposições: prata, ferro, mercúrio, níquel, bismuto, berílio, fenol, 1537

Reconhecimento e menção específica na Lista B em vigor, 174
Alumina (poeira)
    Pneumoconiose por material abrasivo ("Doença de Shaver"), 1269, 1270
        Reconhecimento e menção específica na Lista B em vigor, 173
Alumínio
    Efeitos sobre o sistema endócrino, 1029-1038
    Efeitos neurotóxicos e neurocomportamentais, 1107-1112
Alumínio (produção primária pelo método de Sodeberg)
    Câncer de bexiga, 933, 950
    Câncer de pulmão, 933
Alveolite alérgica extrínseca, v. Pneumonia por hipersensibilidade
Ambientes interiores, v. Qualidade do ar dos ambientes de interiores
Amianto, v. Asbesto
Aminas aromáticas
    Câncer de bexiga, 221, 222, 932, 933, 934, 950, 1475
    Meta-hemoglobinemia, 1002, 1003, 1578, 1579
4-Aminobifenila
    Câncer de bexiga, 932, 933, 934
Amônia
    Fibrose pulmonar crônica, enfisema crônico difuso, bronquiolite obliterante crônica (efeitos tardios), 174, 1231, 1237-1240, 1245, 1268, 1269, 1272, 1273, 1535
    Intoxicação aguda por amônia, 1237, 1238, 1251
    Rinite aguda por irritantes, 172, 1249, 1250
    Rinite crônica, 172, 1249, 1250
    Síndrome de disfunção reativa das vias aéreas (SDVA/RADS), 1251
Amosita, v. Asbesto
Anamnese ocupacional (história ocupacional), 190-192, 1240, 1241
Ancilostomose
    Aspectos de sua história em relação ao trabalho, 20, 21
Anemia aplástica (aplasia medular)
    Benzeno, 1005-1008, 1531, 1532
        Discussão de caso clínico em empresa produtora de equipos de soro, 1570-1572
    Radiações ionizantes, 436, 438, 451, 1008-1010
    Reconhecimento e menção específica na Lista B em vigor, 166
Anemia hemolítica
    Discussão e caso clínico de anemia hemolítica por deficiência de G6PD em trabalhador expostos a óleo de anilina, 1579
    Reconhecimento e menção específica na Lista B em vigor, 166
Anestésicos
    Efeitos hepatotóxicos, 1319, 1324
    Efeitos sobre a reprodução, 1494
Angina *pectoris*, 1201
    Monóxido de carbono, 1204
    Nitroglicerina e outros ésteres do ácido nítrico, 1204
    Reconhecimento e menção específica na Lista B em vigor, 171
    Sulfeto de carbono (CS_2), dissulfeto de carbono, 1204, 1530, 1531
Angiossarcoma hepático
    Cloreto de vinila, 964, 1320, 1326
    Doença relacionada ao trabalho, especificada na lista brasileira em vigor, 165

Anidrido ftálico
    Asma, 173, 1241, 1250, 1252
    Irritação aguda das vias respiratórias, 1238
    Rinite alérgica, 172
Anilina e anilinas, 221, 222, 1002, 1579
Animais peçonhentos, v. Acidentes provocados por animais peçonhentos
Anosmia (transtorno do nervo olfatório)
    Cádmio, 169, 1109, 1535, 1536
    Sulfeto de hidrogênio (H_2S), 169
    Reconhecimento e menção específica na Lista B em vigor/ 169
Anóxia, 89
Antimônio, 1207, 1269
Antofilita, v. Asbesto
Antracosilicose, 1270
Antraz, v. Carbúnculo
Aplasia, 95
Aplasia medular, v. Anemia aplástica
Apneia obstrutiva do sono, v. Síndrome da apneia obstrutiva do sono
Apoptose celular, 92
Aposentadoria por invalidez
    Estudo das causas, como função da Medicina do Trabalho, 1769, 1770
Ar comprimido, v. Pressões atmosféricas anormais
Aranhas e araneísmo, 648-652
Áreas contaminadas
    Baixada Santista: deposição clandestina de resíduos organoclorados, 1559, 1560
    Cidade dos Meninos: HCH e DDT, 73, 74, 1559, 1560
    Condomínio Barão de Mauá: gás metano e outros compostos orgânicos voláteis, 1559, 1560
    Condomínio Mansões Santo Antonio (Campinas): resíduos químicos de empresa recuperadora de solventes, 1559, 1560
    Santo Amaro da Purificação: Pb, Cd, Cu, Zn, 1559
Aranhas (araneísmo), v. Acidentes provocados por animais peçonhentos
Argiria (conceito), 102
Arritmias cardíacas, 171, 1205-1207
    Agrotóxicos organofosforados e carbamatos, 1206
    Arsina, 1206
    Derivados halogenados dos hidrocarbonetos alifáticos, 1206
    Monóxido de carbono, 1206, 1604
    Nitroglicerina e outros ésteres do ácido nítrico (nitratos), 1206
    Reconhecimento e menção específica na Lista B em vigor, 171
    Solventes e propelentes, 1206
Arsênio e seus compostos
    Angiossarcoma hepático, 1320, 1326
        Reconhecimento e menção específica na Lista B em vigor, 165
    Arritmias, 158
    Blefarite, , 169, 1125-1129
    Câncer de pele, 947, 1383, 1546
        Reconhecimento e menção específica na Lista B em vigor, 166
    Câncer do pulmão, 932, 942, 945, 1276, 1277
    Reconhecimento e menção específica na Lista B em vigor

Ceratose plantar e palmar, 177
Conjuntivite, 169, 1127
Dermatite de contato por irritantes, 158
Doenças da reprodução e malformações congênitas, 1491
Doenças relacionadas ao trabalho, especificadas na lista brasileira em vigor, 158
Efeitos cardiovasculares, 1210
Efeitos hematotóxicos, 1004
Efeitos hepatotóxicos, 1318-1326
Estomatite ulcerativa crônica, 1300, 1301
Fibrose pulmonar crônica, enfisema crônico difuso, bronquiolite obliterante crônica (efeitos tardios), 174, 1231, 1237-1240, 1245, 1268, 1269, 1272, 1273, 1535
Gastroenterite e colite tóxicas 174, 1509
    Reconhecimento e menção específica na Lista B em vigor, 174
Hipertensão portal, 1324
    Reconhecimento e menção específica na Lista B em vigor, 175
Intoxicação aguda, 1509, 1510
Leucodermia, 158
Melanodermia, 158
Polineuropatia periférica, 158
Queratite e Queratoconjuntivite, 158
Rinite crônica, 158

Arsina
    Efeitos cardiovasculares, 1206
    Efeitos hematotóxicos, 1000
    Efeitos nefrotóxicos, 1464-1474
    Intoxicação aguda, 1509, 1510

Artralgia hiperbárica, v. Pressões atmosféricas anormais

Artrite reumatoide associada a pneumoconiose dos trabalhadores do carvão (Síndrome de Caplan) e à silicose, 174, 177, 198, 1261, 1268
    Discussão de caso clínico, 198
    Reconhecimento e menção específica na Lista B em vigor, 177

Asbesto (amianto)
    Alterações pleurais não malignas, 1264, 1265
        Calcificações pleurais, 103, 1264, 1265
        Derrame pleural benigno, 1264, 1265
        Espessamento pleural difuso, 1264, 1265
        Reconhecimento e menção específica na Lista B em vigor, 174
    Asbestose, 26, 173, 1262-1265
        Discussão de caso clínico, 201
    Aspectos históricos e importância em Epidemiologia, 56, 63, 231, 232, 967, 968
    Câncer de pulmão, 63, 944, 945, 1265
    Câncer da laringe, 941
    Câncer de ovário, 1265
    Doenças relacionadas ao trabalho, especificadas na lista brasileira em vigor, 158, 173, 174
    Exposições em ambientes internos, 790
    Exposições paraocupacionais, 71, 225
    Mesoteliomas malignos, 942, 946, 1265, 1266
        Reconhecimento e menção específica na Lista B em vigor, 166
    Placas epicárdicas ou pericárdicas, 1209

Vigilância e controle, 967, 968
Asbestose, v. Asbesto
Asfixiantes químicos
    Cianeto: intoxicação aguda, 1510-1512
    Discussão de caso clínico fatal de asfixia por nitrogênio em trabalhador de companhia aérea operando selante de tanque de avião, 1603
    Discussão clínica de asfixia por gás cianídrico em galvanoplastia de metalúrgica que fabricava fechadura, 1603, 1604
    Doenças relacionadas ao trabalho, especificadas na lista brasileira em vigor, 162
    Exposição ocupacional a monóxido de carbono em porteiro apontador de garagem subterrânea, 1604
    Monóxido de carbono: intoxicação aguda, 1515, 1516
    Sulfeto de hidrogênio (gás sulfídrico): intoxicação aguda, 1517
Asma relacionada ao trabalho, 1250-1253
    Acrilatos, 173
    Anidrido ftálico, 173, 1241, 1252
    Cromo e seus compostos, 1252, 1536
    Discussão de caso clínico, 1588-1590
    Enzimas de origem animal, vegetal ou bacteriana, 173, 1251
    Furfural e álcool furfurílico, 173
    Isocianatos orgânicos, 173, 1241, 1251
    Medicamentos: macrólidos,, ranetidina, penicilina e seus sais; cefalosporinas, 1252
    Níquel e seus compostos, 173, 1252, 1537
    Pentóxido de vanádio, 173, 1252
    Poeiras de algodão, linho, cânhamo e sisal, 14, 15, 1253, 1254
    Produtos da pirólise de plásticos, cloreto de vinila, teflon, 173
    Proteínas animais em aerossóis, 1252
    Reconhecimento e menção específica na Lista B em vigor, 173
    Substâncias de origem vegetal (cereais, farinhas, serragem etc.), 1252
    Sulfitos, bissulfitos e persulfatos, 173, 1252
Assédio moral e insegurança no emprego, 661-676
    Causas do assédio moral no local de trabalho, 667
    Conceitos de violência e assédio moral no trabalho, 665-667
    Consequências do assédio moral sobre a saúde, 672, 673
    Critérios para caracterizar o assédio moral, 671, 672
    Dinâmica e características dos riscos psicossociais, 670, 671
        Discussão de caso clínico de transtorno depressivo causado por assédio moral no trabalho, 1608-1610
    Fatores psicossociais na organização: os novos riscos não visíveis, 668, 667
    Indicadores organizacionais, 669, 670
        Avaliação individualizada, 670
        Intensificação do trabalho, 669
    Medidas de prevenção, 673, 674
    Panorama do problema, 662-665
Ataxia cerebelosa, 1107-1112
    Mercúrio e seus compostos tóxicos, 1107-1112
    Reconhecimento e menção específica na Lista B em vigor, 161, 168
Aterosclerose
    Monóxido de carbono, 1204
    Reconhecimento e menção específica na Lista B em vigor, 171
    Sulfeto de carbono (CS_2), 1215, 1530, 1531
Atrofias, 93, 94

ATSDR (Agency for Toxic Substances and Disease Registry)
	Consulta a base de dados, 335
	Metodologia de avaliação (análise) de risco, 1558, 1559
Audição, v. Ouvido (orelha)
Audiometria, v. Ouvido (orelha)
Auramina (produção)
	Câncer de bexiga, 221, 222, 932, 933, 949, 950
Avaliação de ambientes de trabalho
	Roteiros, 193, 194
Avaliação de risco (em Saúde Ambiental), 1558-1560
Avaliação do impacto das medidas de prevenção e controle (em Saúde Ambiental), 1563-1565
Avaliação neuropsicológica, v. Doenças do sistema nervoso relacionadas com o trabalho
Aves, efeitos respiratórios nos tratadores, 173, 1238, 1273, 1274

▶ B

Bactérias, v. Agentes biológicos
Bagaço de cana e Bagaçose, 173, 1238, 1273, 1274
Barita (poeira)
	Baritose, 1270
Barotrauma, v. Pressões atmosféricas anormais
Barulho, v. Ruído
Benzenismo, v. Benzeno
Benzeno
	Anemia aplástica (aplasia medular), 997, 1005-1008
		Discussão de caso clínico, 1570-1572
	Aspectos históricos e importância em Epidemiologia, 34, 35, 966, 967
	Doenças relacionadas ao trabalho, especificadas na lista brasileira em vigor, 158
	Hipoplasia medular, 1005-1008
	Intoxicação aguda, 1531, 1532
	Leucemias 932, 933, 955, 966, 967, 1005-1010, 1531, 1532
	Leucopenia
		Discussão de caso clínico, 205-207
	Neutropenia, 1005-1008
	Púrpura e outras manifestações hemorrágicas, 1004
	Síndrome mielodisplásica, 1005-1008
	Vigilância, 966, 967
Benzidina
	Câncer de bexiga, 222, 932, 933, 950
Benzopireno (benzo-alfa-pireno), v. Hidrocarbonetos policíclicos aromáticos
Berílio e compostos
	Beriliose, 1271, 1272
	Bronquite e pneumonite química aguda, 1237, 1238, 1271, 1272
	Câncer dos brônquios e dos pulmões, 945, 1276
	Reconhecimento e menção específica na Lista B em vigor, 166
	Conjuntivite, 169, 1127
	Efeitos hepatotóxicos, 1318-1326
	Doença pulmonar pelo berílio, 1238, 1271, 1272
	Doenças relacionadas ao trabalho, especificadas na lista brasileira em vigor, 158, 173

Doença renal crônica, 1464-1474
Edema pulmonar agudo, 173, 1238, 1272
Bernardino Ramazzini
Biografia e obra, 9-13, 1656
Contribuições para a Epidemiologia, 216, 217, 218, 224
Contribuições para a Medicina do Trabalho, 53, 54, 143, 144, 754, 1640, 1656, 1732, 1797
Bernardo Bedrikow, 10, 27, 28, 30, 31
Beta-naftilamina
Câncer de bexiga, 221, 222, 932, 933, 950, 1475
Betume, v. Alcatrão
Bexiga
Câncer
Alcatrão, breu, betume, hulha mineral, parafina e seus resíduos, 932, 950
Aminas aromáticas e seus derivados (4-aminofibenila; beta-naftilamina; 2-cloroanilina; benzidina; orto-toluidina; 4-cloro-orto-toluidina), 221, 222, 932, 933, 950, 1475
Aspectos históricos e importância em Epidemiologia, 221, 222, 950
Emissões de fornos de coque, 933
Produção de alumínio (método Soderberg), 933, 950
Reconhecimento e menção específica na Lista B em vigor, 166
Cistite aguda
Aminas aromáticas: reconhecimento e menção específica na Lista B em vigor, 179
BHC: v. HCH
Bifenilas policloradas, v. PCBs
Bipiridilo, v. Paraquat
Bissinose, 173, 1253, 1254
Reconhecimento e menção específica na Lista B em vigor, 173
Blefarite, 1125-1129
Cimento (poeira), 169, 1125-1129
Radiações ionizantes, 169, 437, 1125-1129
Reconhecimento e menção específica na Lista B em vigor, 169
Boca, v. Doenças da cavidade oral relacionadas com o trabalho
Borracha
Dermatoses ocupacionais, 1358-1362
Indústria da borracha: tumores malignos relacionadas com o trabalho, 931, 932, 934, 939, 944, 949, 952, 953, 955, 956, 958, 962, 982
Breu, v. Alcatrão

Brometo de metila
Distúrbios visuais subjetivos, 1131, 1132
Intoxicação aguda, 1528
Neurite do nervo óptico (neurite óptica), 1131
Transtornos mentais (*Delirium* e outros), 167
Tremor, 168
Brometo de vinila
Leucemia, 932
Bromo
Bronquite e pneumonite química aguda, 1237, 1238
Dermatite de contato por irritantes, 1344, 1348
Doenças relacionadas ao trabalho, especificadas na lista brasileira em vigor, 159

Edema pulmonar agudo, 1237, 1238
Estomatite ulcerativa crônica, 1300, 1301
Faringite aguda, 1249, 1250
Fibrose pulmonar crônica, enfisema crônico difuso, bronquiolite obliterante crônica (efeitos tardios), 174, 1231, 1237-1240, 1245, 1268, 1269, 1272, 1273, 1535
Laringotraqueíte aguda, 1249, 1250
Síndrome de disfunção reativa das vias aéreas (SDVA/RADS), 1251
Sinusite crônica, 1250

Brônquios e pulmões, v. Doenças respiratórias relacionadas ao trabalho
Brucelose relacionada ao trabalho
- Clínica e epidemiologia, 851-853
- Doença relacionada ao trabalho, especificada na lista brasileira em vigor, 164

Bullying, v. Assédio moral, psicopatologia e saúde mental, violência
Burnout, v. Síndrome de *burnout*
Busca de informações sobre produtos químicos na Internet, 327-349
- Alguns conceitos e definições básicos, 328-330
  - Bases de dados, 335-340
    - ATSDR: Portal de Informações de Substâncias Tóxicas, 335
    - CHEMINFO®, 340
    - HAZ-MAP, 339
    - IPCS INCHEM, 338
    - NIOSH *Pocket Guide to Chemical Hazards* (NPG), 335
    - Projeto *eChemPortal, 336*
    - RTECS, 340
    - Right to Know Hazardous Substance Fact Sheets, 339
    - TOXNET®: *Toxicology Data Network*, 337
  - Como buscar a informação e o que é importante, 341-348
  - Fontes de informações, 330-335

1,3-Butadieno
- Leucemias, 932, 933, 955, 956, 1010

C

Cádmio e seus compostos
- Alterações pós-eruptivas da cor os tecidos duros dos dentes, 1294, 1295
- Bronquiolite e pneumonite química, 1237, 1238, 1536
- Câncer dos brônquios e dos pulmões, 932, 1373
- Câncer dos rins, 1475
- Dermatoses, 1373
- Efeitos cardiovasculares, 1199
- Efeitos hepatotóxicos, 1318-1326
- Doenças da reprodução e malformações congênitas, 1490
- Doenças relacionadas ao trabalho, especificadas na lista brasileira em vigor, 159
- Efeitos neurotóxicos, 1107-1112
- Efeitos sobre o sistema endócrino, 1022, 1025, 1029-1038
- Enfisema intersticial, 1254
- Reconhecimento e menção específica na Lista B em vigor, 174
- Fibrose pulmonar crônica, bronquiolite obliterante crônica (efeitos tardios), 174, 1231, 1237-1240, 1245, 1268, 1269, 1272, 1273, 1535

        Gastroenterite e colite tóxicas: reconhecimento e menção específica na Lista B em vigor, 174, 1536
        Intoxicação aguda, 1535, 1536
        Nefropatia túbulo-intersticial induzida por metais pesados, 1465, 1471, 1472, 1536
            Reconhecimento e menção específica na Lista B em vigor, 179
        Osteomalácia do adulto (*itai itai*)
            Reconhecimento e menção específica na Lista B em vigor, 178
        Síndrome de disfunção reativa das vias aéreas (SDVA/RADS), 1251, 1536
        Transtorno do nervo olfatório (inclui "anosmia"), 169, 1109
        Tumores malignos relacionados com o trabalho, 918, 932, 942, 944, 960

Calçados, fabricação, v. Benzeno

Calcificação patológica, 102, 103

Calor (temperaturas extremas), 531-539
        Avaliação da exposição ocupacional ao calor, 532-534
        Avaliação da sobrecarga fisiológica por calor, 535, 536
        Conforto térmico em ambientes exteriores, 1823, 1824
        Conforto térmico em ambientes interiores, 787
        Doenças causadas pela exposição ao calor, 537, 1344
            Urticária devida ao calor e ao frio, como doença relacionada ao trabalho, especificada na Lista B, 176, 1344
        Doenças da reprodução e malformações congênitas, 537, 1494, 1495
        Limites de tolerância para a exposição ao calor, 534
        Medidas de controle do calor, 537-538
        Respostas fisiológicas ao calor, 535,1024, 1823, 1824

Câmaras frigoríficas, 542-551

Campos elétricos, v. Radiações não ionizantes

Campos eletromagnéticos, v. Radiações não ionizantes

Campos magnéticos, v. Radiações não ionizantes

Cana de açúcar
        Impacto ambientais e de saúde por queimadas, 72, 966
        Mortes atribuídas ao excesso de trabalho, 70

Câncer e cancerígenos, v. Tumores malignos relacionados ao trabalho

Candidíase relacionada ao trabalho
        Candidíase oral, 1305
        Clínica e epidemiologia, 886, 887
        Doença relacionada ao trabalho, especificada na lista brasileira em vigor, 165

Cânhamo (poeira)
        Asma, 164, 173
        Bissinose, 164, 173
            Doenças relacionadas ao trabalho, especificadas na lista brasileira em vigor, 164
        Outros efeitos respiratórios crônicos, 164
        Rinites alérgicas, 164, 172

Capacidade e incapacidade para o trabalho, 314-316, 1211, 1212

Carbamatos, V. Agrotóxicos carbamatos

Carbetos (carbonetos) de metais duros (cobalto e titânio)
        Asma, 1237, 1252, 1268, 1271, 1272, 1537
        Fibrose pulmonar crônica, enfisema crônico difuso, bronquiolite obliterante crônica (efeitos tardios), 174, 1231, 1237-1240, 1245, 1268, 1269, 1272, 1273
        Pneumoconiose, 1237, 1252, 1268, 1271, 1272, 1591-1593
        Rinite alérgica, 1537

Carbonetos metálicos de tungstênio
    Asma, 173, 1237, 1252, 1268, 1271, 1272
    Doenças relacionadas ao trabalho, especificadas na lista brasileira em vigor, 159, 173
    Pneumoconiose, 173, 1237, 1252, 1268, 1271, 1272
Carboxiemoglobina, 1003, 1004
Carbúnculo (Antraz) relacionado ao trabalho
    Clínica e epidemiologia, 849-851
    Doença relacionada ao trabalho, especificada na lista brasileira em vigor, 164
Carcinogênse
    Carcinógenos de origem ocupacional, 929-936
    Mecanismos biológicos, 918-926
    Biomarcadores moleculares em câncer, 920-926
Carga de trabalho, 63, 64
Carvão mineral (ver também hulha mineral)
    Câncer dos brônquios e dos pulmões, 57
    Doença pulmonar obstrutiva crônica, 57, 1266-1268
    Emissões de fornos de coque, 933
    Pneumoconiose dos trabalhadores do carvão, 57, 1266-1268
    Reconhecimento e menção específica na Lista B em vigor, 173
    Síndrome de Caplan, 174, 177, 198, 1261, 1268
CAT (Comunicação de Acidente do Trabalho), 706-712, 1693
Catarata, 1129, 1130
    Campos eletromagnéticos, 1129, 1130
    Doenças do olho relacionadas com o trabalho, 1129, 1130
    Radiação infravermelha, 170, 510, 1129
    Radiações ionizantes, 170, 1130
    Reconhecimento e menção específica na Lista B em vigor, 170
Catástrofes, v. Preparação para situações de emergência e catástrofes
Caulino, v. Pneumoconiose pelo caulino
Causa, causas
    Conceito ampliado, originado da Filosofia, 238
    Conceito médico-legal, 237-247
    Conceito no campo da Epidemiologia, 227, 228
Cavidade nasal e seios paranasais
    Câncer
        Cromo hexavalente, 940, 1368, 1369, 1370, 1372, 1374, 1383, 1536
        Formaldeído, 940, 1527, 1528
        Indústria do petróleo, 938
        Níquel (refino e galvanoplastias), 221, 940, 1371, 1537
        Poeiras de madeira, 932, 939, 940, 944, 1384
        Poeiras orgânicas (indústria têxtil e padarias), 940
        Reconhecimento e menção específica na Lista B em vigor, 165
        Trabalhadores em oficinas mecânicas, 939
    Sinusite relacionada ao trabalho, 563-565, 1249, 1250
        Reconhecimento e menção específica na Lista B em vigor, 172
Ceratite e ceratoconjuntivite, v. Queratite e queratoconjuntivite
Ceratose palmar ou plantar, v. Dermatoses relacionadas ao trabalho
Cervicalgia, 1405, 1406
Cesarino Júnior, Antonio Ferreira, 24, 25, 77, 145

Choque (em Medicina), 108
Chumbo e seus compostos tóxicos
    Anemias e outras manifestações hematológicas, 1000, 1001, 1519
    Aspectos históricos e importância em Epidemiologia, 14, 29, 30, 35, 57, 62, 1108
    Carcinoma renal, 1474
    Discussão de casos clínicos
        Caso clínico de encefalopatia de saturnínica em trabalhador de indústria produtora de lonas de freios, 1574, 1575
        Caso clínico de intoxicação pelo chumbo em empresa produtora de plásticos, 1572-1574
        Caso clínico de intoxicação, recorrente, pelo chumbo em fábrica de acumuladores elétricos, 1573-1575
        Caso clínico em trabalhador de fábrica de baterias, 204
        Tratamento da intoxicação pelo chumbo com EDTA-dissódico de cálcio, 1575-1577
    Doenças da reprodução e malformações congênitas, 1488, 1489
    Doenças relacionadas ao trabalho, especificadas na lista brasileira em vigor, 159, 177
    Efeitos hepatotóxicos, 1318-1326
    Efeitos neurotóxicos, 62, 1107-1112, 1488, 1489
    Efeitos sobre o sistema endócrino, 1022, 1029-1038
    Exposições ambientais ampliadas, 29, 71, 72, 1559
    Exposições ambientes internas (ar dos ambientes interiores), 791
    Gota induzida pelo chumbo: reconhecimento e menção específica na Lista B em vigor, 177
    Hipertensão arterial, 1199, 1472
    Hipotireoidismo relacionado ao trabalho, 1025, 1026
    Infertilidade masculina, 179, 1480, 1487, 1488, 1489
    Insuficiência renal crônica, 1461, 1463-1474
        Reconhecimento e menção específica na Lista B em vigor, 179
    Intoxicação aguda, 1518, 1519
    Linha de Burton, 30, 1298, 1572
    Nefropatia túbulo-intersticial induzida por metais pesados, 1464-1474
        Reconhecimento e menção específica na Lista B em vigor, 179
    Porfiria, 1001, 1002, 1023, 1326
    Queixas gastrintestinais, 174, 1519
    Transtorno cognitivo leve, 62, 1488, 1489
Cianetos e seus sais tóxicos
    Discussão de caso clínico de asfixia por gás cianídrico em galvanoplastia de metalúrgica que fabricava fechadura, 1603, 1604
    Doenças relacionadas ao trabalho, especificadas na lista brasileira em vigor, 162
    Intoxicação aguda, 1510-1512
    Efeitos neurocomportamentais, 1107-1112
    Efeitos sobre o sistema endócrino, 1023, 1029-1038
Ciclohexano, 1029
Ciclohexanona, 1534
CID: Classificação Internacional de Doenças e Problemas Relacionados à Saúde, 295-296
CIF: Classificação Internacional de Funcionalidade, Incapacidade e Saúde, 293-324
    Aplicações da CIF na Saúde do Trabalhador, 314-316
    Aplicações da CIF no envelhecimento, 318, 319
    Checklist, core sets e outros protocolos elaborados com base na CIF, 312, 313
    Codificação da CIF, 299-310
    Conceito e modelo biopsicossocial, 296, 297
    Estrutura da CIF, 297, 298

Principais aplicações da CIF, 313, 314
Principais benefícios e ações afirmativas voltadas para pessoas com deficiência, 316-318
Cilindros e calandras, 590-592
Cimento (poeira)
- Blefarite, 169, 1125-1129
- Conjuntivite, 169, 1125-1129
- Dermatoses ocupacionais, 1354-1358
- Rinite crônica, 1250
- Rinolitíase, 1250

Cinetose ("*motion sickness*"), 1815, 1816
Cirrose hepática, v. Doença Hepática Ocupacional e Ambiental
Classificação de Schilling das doenças relacionadas ao trabalho, 38, 51, 144, 190, 231, 232, 238, 276, 1194, 1480
Cloracne
- 2,3,7,8-Tetraclorodibenzo-p-dioxina (TCDD), 176
- Reconhecimento e menção específica na Lista B em vigor, 176

2-Cloroanilina
- Câncer de bexiga, 221, 222, 947

Clordano
- Efeitos sobre o sistema endócrino, 1029-1038

Clordecone ou clordecona (Kepone)
- Doenças da reprodução e malformações congênitas, 179, 1487
- Efeitos hepatotóxicos, 1318-1326
- Efeitos sobre o sistema endócrino, 1029-1038

Cloreto de etila
- Conjuntivite, 169, 1127

Cloreto de metila
- Efeitos neurotóxicos, 1107-1112
- Porfiria cutânea tardia, 1326

Cloreto de metileno (diclorometano)
- Distúrbios visuais subjetivos, 170, 1132
- Neurite do nervo óptico (neurite óptica), 1131
- Transtorno extrapiramidal do movimento, 168

Cloreto de vinila
- Acrocianose, 1215, 1216, 384, 1380
  - Reconhecimento e menção específica na Lista B em vigor, 171
- Angiossarcoma hepático, 932, 964, 1326
  - Reconhecimento e menção específica na Lista B em vigor, 165
- Câncer dos brônquios e dos pulmões, 932, 942
  - Reconhecimento e menção específica na Lista B em vigor, 166
- Câncer do sistema nervoso central, 959
- Efeitos hepatotóxicos, 1319, 1323, 1324, 1326
- Efeitos sobre o sistema endócrino, 1029-1038
- Hipertensão portal, 1324
  - Reconhecimento e menção específica na Lista B em vigor, 175
- Osteólise de falanges distais de quirodáctilos, 1379, 1380
  - Reconhecimento e menção específica na Lista B em vigor, 178
- Porfiria cutânea tardia, 1326
- Síndrome de Raynaud, 1215, 1380
  - Reconhecimento e menção específica na Lista B em vigor, 171

Cloro gasoso (gás cloro)
- Bronquite e pneumonite química aguda, 1237, 1238, 1249, 1250
- Dermatite de contato por irritantes, 1344, 1348
- Doenças relacionadas ao trabalho, especificadas na lista brasileira em vigor, 159
- Edema pulmonar agudo, 1237, 1238
- Estomatite ulcerativa crônica, 1300, 1301
- Fibrose pulmonar crônica, enfisema crônico difuso, bronquiolite obliterante crônica (efeitos tardios), 174, 1231, 1237-1240, 1245, 1268, 1269, 1272, 1273
- Faringite aguda, 1249, 1250
- Laringotraqueíte aguda, 1249, 1250
- Rinite crônica, 1250
- Síndrome de disfunção reativa das vias aéreas (SDVA/RADS), 1251
- Sinusite crônica, 1249, 1250

2-Cloroanilina
- Câncer de bexiga, 222, 932, 933, 950

Clorobenzeno
- Efeitos hepatotóxicos, 1318-1326

Clorofenóis, clorofenoxiácidos
- Efeitos sobre o sistema endócrino, 1029-1038

Clorofórmio
- Discussão de caso clínico de hepatite tóxica, 1605, 1606
- Efeitos hepatotóxicos, 1318-1326, 1605
- Intoxicação aguda, 1530

Clorometil éteres
- Câncer dos brônquios e dos pulmões, 945
  - Reconhecimento e menção específica na Lista B em vigor, 166

Cloronaftalenos
- Efeitos hepatotóxicos, 1318-1326

4-Cloro-orto-toluidina
- Câncer de bexiga, 222, 950

Cobalto e seus compostos
- Dermatoses, 1537
- Doença pulmonar por exposição a metais duros, 173, 1237, 1252, 1268, 1272, 1537
  - Reconhecimento e menção específica na Lista B em vigor, 173
- Efeitos cardiovasculares, 1210, 1537
- Efeitos sobre o sistema endócrino, 1029-1038, 1537
- Intoxicação aguda, 1537

Cobras e serpentes, v. Acidentes provocados por animais peçonhentos

Cobre e seus compostos
- Alterações pós-eruptivas da cor dos tecidos duros dos dentes, 1294, 1295, 1539
- Dermatoses, 141, 1539
- Efeitos hematotóxicos, 1539
- Efeitos hepatotóxicos, 1318-1326, 1539
- Efeitos sobre o sistema endócrino, 1022, 1029-1038
- Febre dos fumos metálicos, 1238
- Intoxicação aguda, 1539

Coluna vertebral, v. Distúrbios osteomusculares relacionados ao trabalho: coluna vertebral

Compostos orgânicos (voláteis e semivoláteis) no ar de ambientes de interiores, 792

Comprometimento da discriminação auditiva e hiperacusia, 1147

Comunidades, impactos do trabalho sobre, 72-74, 1543-1568
Condromalácia
    Discussão clínica sobre caso de condromalácia em vendedora de roupas para mulheres, 1600-1602
Conflito trabalho-casa, 771
Conjuntivite, 1125-1129
    Acrilatos, 169, 1127
    Arsênio e seus compostos, 169, 1127
    Berílio, 169, 1127
    Cimento, 169, 1127
    Cloreto de etila, 169, 1127
    Enzimas de origem animal ou vegetal, 169, 1127
    Flúor, 169, 1535, 1127
    Furfural e álcool furfurílico, 169, 1127
    Iodo, 169, 1127
    Isocianatos orgânicos, 169, 1127
    Radiações ultravioletas, 169, 1127
    Radiações ionizantes, 169, 1127
    Reconhecimento e menção específica na Lista B em vigor, 169
    Selênio e seus compostos, 169, 1127, 1535
    Sulfeto de hidrogênio (H_2S), ácido sulfídrico, 169
    Tetracloreto de carbono, 1127, 533, 1530
Construção civil
    Discussão de caso clínico de hepatite tóxica, 1606
    Dermatoses pelo cimento, 1354-1358
    "Sarna dos pedreiros", 1354-1358
    Trabalho em ambientes hiperbáricos, 557
Contratura de Dupuytren (Doença de Dupuytren, Moléstia de Dupuytren), 1409, 1410
    Vibrações localizadas, 391-395
Coping, 85, 86, 87
Coque, v. Alcatrão
Cor pulmonale (doença cardio-pulmonar crônica)
    Efeitos cardiovasculares, 1210, 1211
    Reconhecimento e menção específica na Lista B em vigor, 171
    Sílica (complicação evolutiva da silicose), 1258
Coração, v. Doenças cardiovasculares relacionadas com o trabalho
Cortiça, v. Suberose
Creosoto
    Carcinoma renal, 1475
Crisotila, v. Asbesto
Cristobalita, v. Sílica-livre cristalina
Critérios de Bradford Hill, 229, 1482, 1483
Crocidolita, v. Asbesto
Cromo e seus compostos
    Asma, 1252, 1536
    Câncer dos seios paranasais e cavidade nasal, 940, 1370, 1384, 1536
    Câncer de brônquios e pulmões, 932, 942, 944, 945, 1370, 1536
    Reconhecimento e menção específica na Lista B em vigor, 161, 165
    Dermatoses, 30, 1355, 1356, 1368-1370
    Doenças relacionadas ao trabalho, especificadas na lista brasileira em vigor, 160

Doença renal crônica, 1464-1474
Efeitos sobre o sistema endócrino, 1022, 1029-1038
Intoxicação aguda, 1536
Rinite alérgica, 1252, 1370, 1536
Rinite crônica, 1252, 1370, 1536
Úlcera crônica da pele, 30, 1355, 1356
Úlcera (perfuração) do septo nasal, 1250, 1370, 1536
Vigilância, 967

Cronobiologia, v. Trabalho noturno e em turnos

D

2,4-D (ácido 2,4-diclorofenóxiacético)
    Cancerígeno, 1052, 1053
    Efeitos sobre a reprodução, 1482
    Efeitos sobre o sistema endócrino, 1027, 1037
DBCP, v. Dibromocloropropano
DDT (Diclorodifeniltricloroetano) e seus metabólitos
    Como disruptor (interferente) endócrino, 1017, 1029-1038
    Efeitos hematotóxicos, 1004
    Efeitos hepatotóxicos, 1323
    Efeitos neurotóxicos, 1107-1112
    Intoxicação aguda, 1528
Defesas: conceito aplicado à Patogênese do Trabalho, 78, 79, 80, 81
Defesas psicológicas, 81
Déficit e deficiência, 294-299
Degeneração gordurosa, 100
Delirium relacionado ao trabalho
    Brometo de metila, 167, 1112, 1131, 1132, 1528
    Sulfeto de carbono, 167, 1530, 1531
    Reconhecimento e menção específica na Lista B em vigor, 167
Demência relacionada ao trabalho, 1107-1112
    Manganês, 1107-1112, 1536
    Reconhecimento e menção específica na Lista B em vigor, 167
    Sequela da ação de asfixiantes (CO, H_2S etc.), 1107-1112
    Sulfeto de carbono, 1107-1112, 1530, 1531
Dengue relacionada ao trabalho
    Clínica e epidemiologia, 859-861
    Doença relacionada ao trabalho, especificada na lista brasileira em vigor, 165
Dentistas
    Exposição a agentes biológicos, 869, 878-880
    Vacinação e imunização, 874-876
Dependência química, v. Prevenção e manejo do álcool e outras drogas
Dermatites de contato alérgicas, v. Dermatoses relacionadas ao trabalho
Dermatites de contato por irritantes, v. Dermatoses relacionadas ao trabalho
Dermatofitose e outras micoses superficiais
    Clínica e epidemiologia, 884-886
    Doenças relacionadas com o trabalho, legalmente reconhecidas, 165
Depressão, v. Psicopatologia e saúde mental no trabalho

Dermatoses relacionadas ao trabalho, 1341-1390
  Aspectos históricos, 14, 28, 30, 221, 918, 947
  Causas mais comuns de dermatoses ocupacionais, 1354-1382
    Borracha, 1358-1362
    Cimento, 1354-1358
      Discussão de caso clínico, 203
    Derivados do petróleo, 1362-1364
      Discussão de caso clínico, 202
    Indústria de eletrodeposição de metais (galvanoplastia), 1369-1374
    Indústria metalúrgica, 1364-1368
    Madeiras, 1374, 1375
    Resinas, 1375-1382
      Discussão e caso clínico de dermatite de contato por resina epóxi em artesã autônoma, 1602
  Diagnóstico, 1348-1354
  Doenças relacionadas ao trabalho, especificadas na lista brasileira em vigor, 164, 175
  Tumores malignos relacionados ao trabalho, 1382-1385
    Alcatrão, breu, betume, hulha mineral, parafina, piche e seus resíduos, 14, 221, 918, 947, 1383
    Arsênio e seus compostos, 932, 945, 1383
    Aspectos históricos e importância em Epidemiologia, 14, 221, 918, 947
    Fuligem, 932, 1383
    Hidrocarbonetos policíclicos aromáticos, 14, 221, 918, 947, 1382-1384
    Óleos minerais derivados do petróleo, 1383
    Radiações ionizantes, 947
    Radiação ultravioleta, 947, 1384
    Reconhecimento e menção específica na Lista B em vigor, 166
Derrame pleural, v. Asbesto
Desempenadeira (máquinas e equipamentos), 588
Desemprego ou ameaça de perda de emprego, 662, 665, 668, 673, 679, 685, 688, 689, 1055-1057, 1061, 1062, 1064, 1066, 1074, 1083, 1087, 1088.
Deslocamento, luxação, artrose das articulações têmporo-mandibulares, 1310, 1311
  Boxeadores profissionais, 1310, 1311
  Estresse, 1310, 1311
  Mergulho profissional, 571, 6261368, 1311
  Músicos profissionais, 1310, 1311
Determinante
  Conceito em Saúde e Epidemiologia, 77, 227, 228
Diabetes
  Fator de risco cardiovascular, 1184, 1185
  Importância em Medicina do Trabalho, 1750
Diarreia dos viajantes, v. Trabalhadores viajantes e expatriados
Dibromocloropropano (DBCP)
  Efeitos sobre a reprodução, 179, 1487
  Efeitos sobre o sistema endócrino, 1029-1038
  Infertilidade masculina, 179
1,1-Dicloroetano
  Efeitos nefrotóxicos, 1464-1474
1,2-Dicloroetileno
  Efeitos nefrotóxicos, 1464-1474

Diclorometano (cloreto de metileno)
  Transtorno extrapiramidal do movimento, 168
Dieldrin, v. Agrotóxicos organoclorados
Diesel, v. Óleo diesel
Dimetilaminopropionitrila
  Efeitos neurotóxicos, 1107-1112
Dimetilformamida
  Efeitos hepatotóxicos, 1319, 1336
Dimetilsulfato
  Câncer de pulmão, 932
Dinitrobenzeno (todos os isômeros)
  Efeitos hepatotóxicos, 1319
Dinitro-o-cresol
  Efeitos nefrotóxicos, 1464-1474
Dióxido de carbono
  Intoxicação aguda, 1531
  Nas atividades hiperbáricas, 569
  No ar de ambientes de interiores, 789
Dióxido de enxofre (SO_2)
  Intoxicação aguda, 1533
Dióxido de nitrogênio
  Efeitos sobre a voz, 1171
  Pneumonite tóxica, 1237, 1238, 1249
Dioxinas (PCDDs) e furanos (PCDFs)
  Cancerígenos, 933
  Efeitos hepatotóxicos, 1318-1326
  Efeitos sobre a reprodução e malformações congênitas, 1492, 1493
  Efeitos sobre o sistema endócrino, 1022, 1026, 1029-1038
  Ver também 2,4-D, 2,4,5-T e 2,3,7,8,-T
Discromias, 1366
Disfonia, v. Voz: distúrbios relacionados com o trabalho
Disfunção e sua importância na Saúde do Trabalhador, 294-299
Disgenesias (malformações), 97, 98
Dislipidemias
  Fator de risco cardiovascular, 1182-1184
  Programas de promoção da saúde no trabalho, 1747-1749
Displasias, 96
Dissulfeto de carbono (CS_2), v. Sulfeto de carbono
Distúrbios da imunidade, 109-114
  Doenças autoimunitárias, 111
  Imunodeficiências, 111-112
  Reações de hipersensibilidade, 109-111
Distúrbios genéticos, 108, 109, 438, 439, 457, 458, 935, 1006
  Mutação cromossômica, 108
  Mutação genômica, 108
  Mutação gênica por alteração no ponto final de transcrição, 108
  Mutação gênica por deleção, 108
  Mutação gênica por erro na matriz de leitura, 108
  Mutação gênica por inserção, 108

　　　　　Mutação gênica por substituição, 108
Distúrbios visuais subjetivos, 1131, 1132
　　　　　Brometo de metila, 167, 1112, 1131, 1132, 1528
　　　　　Cloreto de metileno, 1131, 1132
　　　　　Reconhecimento e menção específica na Lista B em vigor, 170
Doença: conceito, 140
Doença da descompressão, v. Pressões atmosféricas anormais
Doença de De Quervain, 1419
　　　　　Reconhecimento e menção específica na Lista B em vigor, 178
Doença de Hodgkin, v. Hematopatias relacionadas ao trabalho; v. Tumores malignos relacionados ao trabalho
Doença de *itai itai*, v. Cádmio
Doença de Kienböck do adulto (ósteo-condrose do adulto do semilunar do carpo)
　　　　　Reconhecimento e menção específica na Lista B em vigor, 178
　　　　　Vibrações localizadas, 162, 178
Doença de Lutz, v. Paracoccidiodomicose
Doença de Shaver, v. Pneumoconiose por material abrasivo (alumina)
Doença descompressiva, v. Pressões atmosféricas anormais
Doença dos tratadores de aves
　　　　　Clínica e epidemiologia, 857-859
　　　　　Doença relacionada ao trabalho, especificada na lista brasileira em vigor, 165
　　　　　Ver pneumonias por hipersensibilidade, 1273
Doença glomerular crônica
　　　　　Mercúrio, 1464-1474
　　　　　　　　　Reconhecimento e menção específica na Lista B em vigor, 179
Doença hepática ocupacional e ambiental (DHOA), 1315-1339
　　　　　Conceito e classificação das toxinas hepáticas, 1316-1320
　　　　　Doença hepática gordurosa não alcoólica (DHGNA) e esteatohepatite não alcoólica (ENA) e Síndrome metabólica, 1326-1328
　　　　　Exames complementares: avaliação laboratorial, exames por imagem, exames histológicos, 1329-1333, 1744-1747
　　　　　Mecanismos de ação, 1321, 1322
　　　　　Principais formas de lesão hepática, 1322-1326
　　　　　　　　　Cirrose hepática, 1324
　　　　　　　　　Colestase, 1324
　　　　　　　　　Esteatose, 1324
　　　　　　　　　Esteatohepatite não alcoólica, 1324,
　　　　　　　　　Hepatite aguda, 1323, 1324
　　　　　　　　　Lesões hepáticas malignas, 1326
　　　　　　　　　Lesões vasculares, 1324
　　　　　　　　　Outras formas de lesão hepática, 1326
　　　　　Principais toxinas hepáticas de natureza ocupacional ou ambiental, 1318-1326
　　　　　　　　　Discussão de caso clínico de hepatite tóxica em trabalhador da construção civil, 1606
　　　　　Reconhecimento e menção específica na Lista B em vigor, 175
　　　　　Tumores malignos relacionados ao trabalho: carcinoma hepatocelular e angiossarcoma, 964, 1320, 1326
　　　　　Arsênio e seus compostos, 165, 932
　　　　　Cloreto de vinila, 165, 932, 964, 1326
　　　　　Reconhecimento e menção específica na Lista B em vigor, 165
　　　　　Vigilância da saúde do trabalhador quanto ao risco hepatotóxico, 1334
Doença isquêmica do coração, v. Doenças cardiovasculares

Doença pelo Vírus da Imunodeficiência Humana (HIV)
    Acidentes do trabalho com material biológico, 614-629
    Doença relacionada com o trabalho, legalmente reconhecida, 165
    Infecção pelo HIV e a doença, 876-884
        Aspectos clínicos e epidemiológicos, 876
        Prevenção, 882-884
        Tratamento, 881
Doença profissional, v. Doenças relacionadas com o trabalho
Doença pulmonar obstrutiva crônica, 1255
    Carvão mineral, 1255
    Sílica-livre, 1260, 1261
Doença relacionada ao prédio, v. Qualidade do ar dos ambientes de interiores
Doenças cardiovasculares relacionadas com o trabalho, 1177-1285
    Arritmias cardíacas, 1205-1207
    Avaliação da capacidade laborativa, 1211, 1212
        Discussão de caso clínico de insuficiência cardíaca congestiva e incapacidade para o trabalho de merendeira, 1607, 1608
    Cor pulmonale, 1210, 1211
    Doença isquêmica do coração, 1201-1205
    Doenças das artérias e veias periféricas, 1214-1220
        Acrocianose e acroparestesia, 1216, 1379
        Aterosclerose e outros acontecimentos arteriais, 1214, 1215
        Doença venosa, 1216, 1217
        Síndrome de Raynaud, 1215, 1345, 1379, 1380
        Trombose venosa profunda e tromboembolismo pulmonar, 1217, 1220, 1802, 1803
    Doenças do miocárdio, 1209, 1210
    Doenças do pericárdio, 1209
    Estresse e trabalho: impactos cardiovasculares, 1191-1194
    Fatores de risco e doença cardiovascular, 1179-1191
        Avaliação do risco cardiovascular, 1180, 1181, 1747-1751, 1755, 1756
        Fatores de risco cardiovascular, 1181-1191
    Hipertensão arterial, 1195-1201
        Diagnóstico e classificação, 1196-1201
        Hipertensão arterial relacionada ao trabalho, 1198-1201
        Investigação laboratorial e decisão terapêutica, 1196
        Prevenção primária e tratamento da hipertensão arterial, 1197
        Vigilância da saúde: observações da Medicina do Trabalho, 1759, 1760
    Parada cardiorrespiratória, 1207-1209
    Promoção da saúde no trabalho, 1212-1214, 1614-1624
    Reconhecimento e menção específica na Lista B em vigor, 171
    Trabalho em turnos, 767, 768, 1195
    Trombose venosa profunda e tromboembolismo pulmonar, 1217, 1220, 1802, 1803
Doenças da cavidade oral relacionadas com o trabalho, 1291-1314
    Conceituação, 1292
    O campo da Odontologia ocupacional ou do trabalho, 1292
    Principais alterações e doenças da cavidade oral que podem estar relacionadas com o trabalho
    Alterações dos tecidos mineralizados, 1292-1297
        Abrasão dentária, 1293, 1294
            Alterações pós-eruptivas da cor dos tecidos duros dos dentes, 1294, 1295

Erosão dentária, 1292, 1293
Osteomielites e necrose dos maxilares, 1296, 1297
    Reconhecimento e menção específica na Lista B em vigor, 174
Alterações dos tecidos moles: estomatites, 1300-1310
    Lesões brancas da cavidade oral, 1301-1307
        Candidíase oral, 1305
        Eritroplasias e eritroleucoplasias, 1305, 1306
        Hiperceratose (friccional) focal, 1302, 1303
        Leucoplasias, 1302, 1303
        Leucoplasia pilosa, 1303, 1304
        Líquen plano, 1304, 1305
        Queilite actínica, 1306, 1307
    Lesões erosivas e ulcerativas da cavidade oral, 1300, 1301
        Estomatite aftoide recorrente, 1300
        Estomatite ulcerativa crônica, 1300, 1301
Alterações dos tecidos periodontais, 1297-1300
    Gengivite crônica, 1297, 1298
    Periodontite, 1298-1300
    Reconhecimento e menção específica na Lista B em vigor, 174
Doenças autoimunes que se manifestam na cavidade oral, 1307-
    Eritema multiforme, 1308-1310
    Lúpus eritematoso, 1307, 1308
    Pênfigo vulgar, 1308
    Penfigoides, 1308
Dor orofacial e odontalgia atípicas, 1311
Patologia das articulações temporomandibulares, 1310, 1311
    Deslocamento, luxação e artrose, 1310, 1311
Doenças da reprodução e malformações congênitas relacionadas com o trabalho, 1479-1504
    Nexo causal e evidência de associação em estudos epidemiológicos, 1481-1483
    Duração e vulnerabilidade do ciclo reprodutivo a agravos, 1483-1485
    Exposição ocupacional e fertilidade masculina e feminina, 1485
        Exposição ocupacional dos pais e desenvolvimento dos filhos, 1485-1487, 1553
        Efeitos da exposição paterna, 1486
        Efeitos da exposição materna durante a gravidez, 1486
        Efeitos da exposição durante a amamentação, 1486, 1487
    Exposições ocupacionais relacionadas a distúrbios da reprodução, 1487-1497
        Agentes biológicos, 1496, 1497
        Agrotóxicos, 1487, 1488
            Clordecone (Kepone), 179, 1487
            Dibromopropano (DBCP), 179, 1487
            Outros agrotóxicos, 1487, 1488
        Calor extremo, 537, 1494
        Dibenzo-*p*-dioxinas (PCDD), dibenzofuranos policlorados (PCDF) e bifenilas policloradas (PCB), TCDD, 1492, 1493
        Estresse psicológico, 1497
        Hidrocarbonetos aromáticos policíclicos (HPA ou HAP), 1492
        Medicamentos, 1491, 1492
        Metais e metaloides, 1488-1491
            Arsênio, 1491

Cádmio, 1490
Chumbo, 1488, 1489
Mercúrio, 1489, 1490
Molibdênio, 1491
Radiações ionizantes e não ionizantes, 179, 1495, 1496
Solventes e vapores, 1493
Trabalho em turnos e noturno, 772
Doenças do olho relacionadas com o trabalho, 1115-1135
Avaliação da incapacidade para o trabalho, 1132
Bases anatômicas e anatomopatológicas das doenças do olho, 1119-1122
Medidas de prevenção de danos e de promoção da saúde ocular dos trabalhadores, 1133, 1134
Principais fatores de risco para o aparelho visual, 1116-1118
Agentes biológicos, 1118
Agentes físicos, 1116, 1117
Agentes químicos, 1117, 1118
Fatores ergo-oftalmológicos, 1118
Principais problemas e doenças dos olhos relacionadas com o trabalho, 1122-1132
Blefarite relacionada com o trabalho, 1125
Catarata relacionada com o trabalho, 1129, 1130
Ceratite e ceratoconjuntivite relacionadas com o trabalho, 1128, 1129
Conjuntivite relacionada com o trabalho, 1126-1128
Inflamação coriorretiniana relacionada com o trabalho, 1130, 1131
Neurite óptica relacionada com o trabalho, 1131
Discussão de caso clínico de perda visão por metanol, 1580-1582
Discussão de caso clínico de perda visão por sulfeto de carbono, 1583, 1584
Perdas oculares e distúrbios visuais subjetivos relacionados com o trabalho, 1131, 1132
Trauma ocular, 1122-1125
Reconhecimento e menção específica na Lista B em vigor, 169-170
Doenças do sistema nervoso relacionadas com o trabalho, 1097-1114
Aspectos históricos, 13, 30
Exame neurológico, 1098-1103
Exame neuropsicológico, 1103-1105
Intoxicações de origem ocupacional ou ambiental, 1107-1112
Acrilonitrila, 1110
Agrotóxicos organofosforados, 1111, 1112
Alumínio, 1109
Arsênio, 1109
Chumbo inorgânico, 1108
Chumbo orgânico, 1108
Cádmio, 1109, 1535, 1536
Dimetilaminopropionitrila, 1110
n-Hexano, 1110
Manganês, 1107, 1108, 1536
Mercúrio, 1108
Metanol, 1110, 1524, 1525
Selênio, 1109, 1535
Solventes orgânicos, 1110, 1111
Tetraclorodibenzodioxina (TCDD), 1110
Tetracloroetileno, 1110, 1539

Tri-orto-cresil-fosfotato, 30
Reconhecimento e menção específica na Lista B em vigor, 168-169
Síndromes neurológicas e suas relações com possíveis intoxicantes
- Convulsões
  - Acrilonitrila, 1112
  - Hexaclorobenzeno (HCB), 1112
  - Diclorodifeniltricloroetano (DDT), 1112, 1528
- Encefalopatia aguda, 1112
  - Acetona, 1112, 1533, 1534
  - Alumínio, 1112
  - Brometo de metila, 167, 1112, 1131, 1132, 1528
  - Cádmio, 1112, 1535, 1536
  - Chumbo, 1112
  - Cloreto de metila, 1112
  - Dimetilsulfato, 1112
  - Etanol, 1112
  - Monóxido de carbono, 1112, 1604
  - Selênio, 1112, 1535
  - Solventes orgânicos, 1112
  - Tetracloreto de carbono, 1112, 1529, 1530
  - Tricloroetileno, 1112
- Encefalopatia crônica
  - Agrotóxicos organofosforados, 1112
  - Alumínio, 1112
  - Cádmio, 1112, 1535, 1536
  - Etanol, 1112
  - Mercúrio, 1112
  - Solventes orgânicos, 1112
  - Sulfeto de carbono, 1112, 1530, 1531
  - Tetraclodibenzodioxina (TCDD), 1112
  - Tetracloretileno, 1112
- Neuropatia periférica
  - Agrotóxicos derivados do ácido carbâmico (carbamatos), 1112
  - Agrotóxicos organofosforados, 1112
  - Arilamida, 1112
  - Chumbo, 1112
  - Hexaclorobenzeno, 1112
  - n-Hexano, 1112
  - Mercúrio, 1112
  - Monóxido de carbono, 1112
  - Solventes orgânicos, 1112
  - Tetracloreto de carbono, 1112, 1529, 1530
  - Sulfeto de carbono, 1112, 1530, 1531
- Síndrome cerebelar
  - Chumbo, 1112
  - Cloreto de metila, 1112
  - Mercúrio, 1112
- Síndrome extrapiramidal
  - Hexaclorobenzeno, 1112
  - n-Hexano, 1112

Traumatismos cranioencefálicos, 1105, 1106
Doenças do trabalho, v. Doenças relacionadas com o trabalho
Doenças endócrinas relacionadas com o trabalho, 1015-1052
- Alguns princípios básicos da toxicologia endócrina, 1018-1021
- Distúrbios do metabolismo intermediário, lipídico, glicídico, protídico e nutricionais, 1021-1024
- Agentes químicos, 1022-1024
- Interferência endócrina por fatores não primariamente químicos, 1024
- Efeitos tóxicos diretos hipotalâmicos, hipofisários e da pineal, relacionados ao GH, hormônio antidiurético e melatonina, 1024, 1025
- Agentes químicos, 1024, 1025
- Interferência endócrina por fatores não primariamente químicos
- Eixo hipotálamo-hipótese-gonadal, 1029-1038
    - Algumas substâncias e condições associadas a efeitos pró e anti-androgênicos, 1030-1034
    - Algumas substâncias e condições associadas a efeitos pró e anti-estrogênicos, 1035-1038
    - Interferência endócrina por fatores não primariamente químicos
- Paratireoides e hormônios relacionados, 1027, 1028
- Agentes químicos, 1027, 1028
- Interferência endócrina por fatores não primariamente químicos, 1034
- Suprarrenais (adrenais) e hormônios relacionados, 1028, 1029
- Agentes químicos, 1028, 1029
- Interferência endócrina por fatores não primariamente químicos, 1029
- Tireoide e hormônios relacionados 1025-1027
- Substâncias químicas, 1025-1027, 1537

Doenças genéticas (conceito e classificação), 108, 109
Doenças infecciosas e parasitárias relacionadas ao trabalho, 833-915
- Introdução e princípios gerais, 834-838
- Reconhecimento e menção específica na Lista B em vigor, 164, 165
    - Brucelose relacionada com o trabalho, 851-853
    - Candidíase relacionada com o trabalho, 886, 887
    - Carbúnculo (Antraz) relacionado com o trabalho, 849-851
    - Dengue [Dengue Clássico], relacionado com o trabalho, 859-861
    - Dermatofitose e outras micoses superficiais, relacionadas com o trabalho, 884-886
    - Doença pelo vírus da imunodeficiência humana (HIV), relacionada com o trabalho, 876-884
    - Febre amarela relacionada com o trabalho, 16, 20, 862, 863, 1794, 1795, 1818-1820
    - Hepatites virais relacionadas com o trabalho, 863-876, 1795
    - Leishmaniose cutânea ou leishmaniose cutaneomucosa relacionada com o trabalho, 891-893
    - Leptospirose relacionada com o trabalho, 853-856
    - Malária relacionada com o trabalho, 889-891, 1820, 1821
    - Paracoccidioidomicose relacionada com o trabalho, 887-889
    - Psitacose, ornitose, doença dos tratadores de aves relacionadas com o trabalho, 857-859, 1273
    - Tétano relacionado com o trabalho, 856, 857
    - Tuberculose relacionada com o trabalho, 899-849
- Relação entre as doenças infecciosas e o trabalho, 838-842
- Sumário de outras doenças infecciosas relacionadas ao trabalho (não estabelecidas nas listas brasileiras, mas relevantes), 893-904
- Citomegalovirose, 903
- Coqueluche, 904
- Gripe e resfriado comum, 894-896
- Herpes simples, 903

        Histoplasmose, 904
        Sarampo, rubéola e caxumba, 893, 894
        Síndrome respiratória aguda grave, 896-902
        Varicela-Zoster, 903
Doenças osteomusculares relacionadas ao trabalho: coluna vertebral, 1423-1457
    Avaliação do risco ocupacional para as lombalgias e dorsalgias, 1441-1445
        Avaliação pelo trabalhador, 1443
        Avaliação quantitativa da vibração de corpo inteiro, 1445
        Equação do NIOSH – Limite de peso recomendado e índice de levantamento, 1443, 1444
        Modelos biomecânicos, 1443
    Causas das lombalgias e dos transtornos dos discos intervertebrais, 1429-1432
    Causas do envelhecimento precoce dos discos, 408-413, 1427-1429
    Conceitos básicos relacionados à anatomia e cinesiologia da coluna vertebral, 1424-1429
    Doenças da coluna vertebral relacionadas com o trabalho, 1432-1435
        Hérnia de disco intervertebral, 1424, 1428-1430,1434, 1435
        Lombalgia/dorsalgia por fadiga da musculatura paravertebral, 1432, 1433
        Lombalgia por distensão músculo-ligamentar, 1433, 1434
        Lombalgia por instabilidade articular na coluna vertebral, 1434
        Lombalgia por protrusão intradiscal do núcleo pulposo, 1434
        Lombalgia por torção da coluna ou por ritmo lombopélvico incorreto, 1433
    Pontos fundamentais da avaliação clínica e do tratamento de pessoas com lombalgias, 1435-1441
        Considerações sobre cirurgias e outros procedimentos invasivos, 1439, 1440
        Considerações sobre diversos meios físicos de tratamento, 1440, 1441
        Considerações sobre métodos complementares de diagnóstico, 1436
        Diagnóstico, 1436
        Tratamento, 1436-1438
        Tratamento dos distúrbios dolorosos da região lombar, baseado em evidências (segundo *Guideline* da ACOEM, 2004), 1438
        Visão geral sobre a eficácia de tratamentos, 1438, 1439
        Visão geral sobre a questão da incapacidade laboral e os litígios trabalhistas, 1456
    Prevenção, 1445-1456
        A importância das medidas de melhoria dos postos de trabalho visando à Ergonomia, 1445-1450
        A reabilitação precoce de trabalhadores que sofreram hérnia de disco, 1450-1452
        Programas de condicionamento físico, 1454
        Seleção de pessoas para o trabalho com alta exigência de coluna, 1453, 1454
        Técnicas de manuseio e cargas, 1454-1456
    Reconhecimento e menção específica na Lista B em vigor, 169, 177, 178
Doenças osteomusculares relacionadas ao trabalho: membro superior e pescoço, 1391-1421
    A Ergonomia e suas relações com os DORT, 1392-1394
    Discussão de casos clínicos
        Caso clínico de bursite do ombro direito e lesão de tendão supra-espinoso em copeira, 1598, 1599
        Caso clínico de síndrome do manguito rotatório e capsulite adesiva em professora, 1597, 1598
        Caso clínico de síndrome do túnel do carpo, 197
        Caso clínico de síndrome do túnel do carpo em merendeira, 1595, 1596
        Caso clínico de tendinite do supraespinhoso e da porção longa da cabeça do bíceps, 196
    Noções de semiologia ortopédica, 1394-1405
        Exame da coluna cervical, 1394-1396
        Exame da mão e do punho, 1401-1405
        Exame do cotovelo, 1400-, 1401

                Exame do ombro, 1396-1400
        Patologias da coluna cervical e membros superiores, 1405-1420
                Cervicalgia, 177, 1405, 1406
                Tendinites e tenossinovites, 1406
                        Doença de De Quervain, 178, 1419, 1420
                        Epicondilite lateral, 178, 1414-1416
                        Epicondilite medial, 178, 1417, 1418
                        Fibromatose da fáscia palmar: contratura ou moléstia de Dupuytren, 178, 1409, 1410
                        Síndrome do manguito rotatório, 1410-1413, 1597, 1598
                        Tendinite bicipital, 1413, 1414
                        Tenossinovite estenosante do estiloide radial de De Quervain, 1407, 1408, 1419, 1420
        Reconhecimento e menção específica na Lista B em vigor, 169, 177-178
Doenças profissionais, v. Doenças relacionadas com o trabalho
Doenças relacionadas com o trabalho
        Aspectos legais, 37, 38, 145
        Classificações, 38, 143, 144, 189, 190
        Conceito de adoecimento relacionado ao trabalho, 35, 138, 139, 140, 141
        Conceito de doença e outros agravos à saúde, 140
        Critérios de inclusão, 142, 143
        Listas
                Aspectos históricos, 19, 37, 143, 147
                Listas brasileiras: Lista A, Lista B, Lista C, 37, 145, 147-150, 158-183
                Lista da OIT, 19, 145, 146, 153-155
                Listas da Comunidade Europeia, 146, 155-157
Doenças respiratórias relacionadas com o trabalho, 1229-1290
        Aspectos da metodologia diagnóstica em doenças ocupacionais respiratórias, 1240-1249
                Avaliação clínica, 1241
                Broncofibroscopia e lavado broncoalveolar, 1249
                História ocupacional, 1240, 1241
                Imagem: radiologia convencional e digital e tomografia computadorizada, 1242-1244
                Indicações de biopsia, 1249
                Provas de função pulmonar, 1244-1249, 1757-1759
        Aspectos da resposta pulmonar a agentes agressores, 1231-1240
        Doenças pulmonares ocupacionais por hipersensibilidade, 1237
                        Doença granulomatosa intersticial difusa por exposição ao berílio, 1238
                Febre por inalação de fumos metálicos e de polímeros, 1238
                Pneumonia por hipersensibilidade, 1237
                Pneumonite tóxica ou edema pulmonar, 1238
                Exemplos representativos da resposta pulmonar a partículas inaladas, 1237
        Princípios gerais da histologia brônquica e alveolar, 1231-1234
        Resposta pulmonar frente a agentes inaláveis, 1234-1240
        Câncer ocupacional do trato respiratório (Ver também Tumores malignos relacionados com o trabalho), 942-947, 1275-1277
                Adenocarcinoma dos seios da face, 937-940
                Carcinoma broncogênico, 942-946
                Mesotelioma, 942, 946, 1265, 1266
        Doenças das vias aéreas, 1250-1255
                Asma relacionada ao trabalho, 1250-1253
                        Discussão de caso clínico em supervisora de serviços de limpeza, 1588-1590

Discussão de caso clínico e trabalhador que manipula agrotóxicos, 202
Bronquite crônica (BC), enfisema pulmonar e doença pulmonar obstrutiva crônica (DPOC), 1254, 1255
Exposição a poeiras orgânicas e vias aéreas, 1253, 312
Doenças do parênquima pulmonar e pleura, 1255-
Doenças associadas ao asbesto (amianto), 26, 1261-1266
Doenças relacionadas à sílica (ver também Sílica livre), 1255-1261
Outras doenças ocupacionais respiratórias, incluindo pneumoconioses menos frequentes, 1268-1275
Baritose, 1270
Bronquiolite associada a aromatizantes de alimentos "Pulmão da pipoca", 1274
Doença intersticial por inalação de compostos de *Indium*, 1274, 1275
Doença por exposição a metais duros: cobalto, nióbio, tântalo, titânio, tungstênio, vanádio, 1262, 1537
Discussão de caso clínico em amolador de metais, 1591-1593
Doença pulmonar pelo berílio, 1238, 1271
Exposição por flocados de polímeros sintéticos ("Flock lung"), 1275
Discussão de caso clínico de febre dos fumos de polímeros em sinterizador de *Teflon®*, 1604, 1605
Estanose, 1271, 1373, 1538
Manganês, 1271, 1536
Pneumoconiose pelo caulino, 1270
Pneumoconiose por exposição a rocha fosfática, 1271
Pneumoconiose por material abrasivo, 1270
Pneumoconiose por poeira mista, 1269, 1270
Pneumonia por hipersensibilidade, 165, 857-859, 1273, 1274
Siderose, 1271
Síndrome de Ardystil, 1274
Pneumoconiose dos trabalhadores do carvão, 26, 57, 1266-1268
Doenças do trato respiratório alto, 1249, 1250
Carcinoma de cavidade nasal, 937-940, 1250
Rinites irritativas e ou alérgicas, 1250
Rinolitíase, 1250
Ulcerações e perfurações do septo nasal, 1250
Prevenção e controle, 1277, 1278
Reconhecimento e menção específica na Lista B em vigor, 172-173
Vigilância da saúde: uso de exames em Medicina do trabalho
Domicílio (residência, moradia)
Impactos do trabalho sobre o domicílio, 71, 72
Trabalho doméstico, 82
Dorsalgia
Reconhecimento e menção específica na Lista B em vigor, 177
Drogas
Prevenção e manejo, 1837-1851

▶ E

Edema, 106
Edema pulmonar agudo relacionado ao trabalho ("edema pulmonar químico"), v. Doenças respiratórias relacionadas com o trabalho
Elaioconiose (erupção acneiforme)
Dermatoses, 1366, 1370

    Reconhecimento e menção específica na Lista B em vigor, 176
Embolia
    Doença descompressiva, 107, 1585
    Embolia gasosa, 107
    Embolia gordurosa, 107
Embolia traumática, v. Pressões atmosféricas anormais
Emergências, v. Preparação para situações de emergência e catástrofes, 1853-1880
Emissões de diesel
    Câncer dos brônquios e do pulmão, 944, 1277, 1384
Emissões de fornos de coque (v. Hidrocarbonetos policíclicos aromáticos)
    Câncer dos brônquios e pulmões, 933, 942-947
Encefalopatia tóxica aguda, 1107-1112
    Arsênio e seus compostos, 1107-1112
    Chumbo e seus compostos, 159, 1107-1112
    Mercúrio e seus compostos, 1107-1112
    Tolueno e Xileno, 1107-1112, 1532
Encefalopatia tóxica crônica, 1107-1112
    Chumbo e seus compostos, 1107-1112
    Mercúrio e seus compostos, 161, 1107-1112
    Substâncias asfixiantes (sequelas): CO e H_2S, 1107-1112
    Sulfeto de carbono, 1107-1112, 1530, 1531
    Tolueno e Xileno, 1107-1112, 1532
Endocrinologia, v. Doenças endócrinas relacionadas com o trabalho
Endrin, v. Agrotóxicos organoclorados
Enfermeiros, v. Trabalhadores da Saúde
Enfisema intersticial, 1254, 1255
    Cádmio e seus compostos, 1255, 1475, 1476, 1535, 1536
    Reconhecimento e menção específica na Lista B em vigor, 174
Envelhecimento
    Aplicações da CIF, 318, 319
    Envelhecimento celular, 103
    Envelhecimento precoce, 514
    Fotoenvelhecimento (radiações ultravioletas), 514
    Trabalho em turnos e noturno, 770, 771
    Vantagens do envelhecimento e senioridade, 80, 81, 82
Enzimas de origem animal, vegetal ou bacteriana
    Asma, 173, 1251
    Conjuntivite, 169, 1125-1129
    Pneumonia por hipersensibilidade, 1273
    Rinite alérgica, 172, 1250
Epicondilite lateral, 1414-1416
Epicondilite medial, 1416-1418
Epidemiologia, 211-236
    Aspectos históricos, 212-222
    Conceito, 212
    Conceito de "causa", "fator de risco", "determinante", "associação causal", 227, 228
    Critérios de Bradford Hill, 229, 1688, 1713
    Etapa analítica da Epidemiologia, 230-233, 1740
        Estudos de corte transversal ou de prevalência, 230

Estudos longitudinais de coortes, 221, 230, 232
Estudos longitudinais do tipo "casos x controles", 221
Etapa descritiva da Epidemiologia, 222-230
Formulação de hipóteses (sobre associações causais), 226, 227
Outros usos da Epidemiologia, 233-234
Episódios depressivos, v. Psicopatologia e saúde mental no trabalho
Equipamentos de proteção coletiva (EPC)
    Perspectiva da Higiene Ocupacional, 1656-1683
    Perspectiva da Segurança do Trabalho, 1700
Equipamentos de proteção individual (EPI)
    Perspectiva da Higiene Ocupacional, 1673, 1674
    Perspectiva da Segurança do Trabalho, 1700, 1701
Ergonomia, 1639-1654
    Ação ergonômica e saúde, 1640, 1641
    Análise ergonômica como instrumento de diagnóstico do trabalho, 1650
    Atividade de trabalho e sua importância na ação ergonômica, 1644
    Características da população, 1645
    Características de produção e sua importância para uma ação ergonômica, 1645
    Diagnóstico do trabalho e sua contribuição às diferentes abordagens, 1642
    Diferentes abordagens e os pressupostos sobre o ser humano em atividade, 1641
    Entre a tarefa e a atividade: o trabalhar, 1642, 1643
    Ergonomia para o projeto e para a transformação do trabalho, 1651, 1652, 1738, 1739
        Discussões sobre a importância da Ergonomia na prevenção dos distúrbios osteomusculares relacionados com o trabalho, 1392-1394, 1445-1450
    Importância e limites nas normas em Ergonomia, 1650
    Significado da variabilidade em Ergonomia, 1644
    Trabalho em seus diferentes aspectos, 1646-1650
        Trabalho em seus aspectos cognitivos, 1647
        Trabalho em seus aspectos físicos, 1646
        Trabalho em seus aspectos subjetivos, 1650
    Trabalho enquanto processo na construção da saúde, 1642
Ergolfaltomologia, v. Doenças do olho relacionadas com o trabalho
Eritema ab-igne (dermatoses), 1344, 1345
Eritema pérnio (frio), 1344, 1345
Erosão dentária, 1292, 1293
    Flúor (névoas de fluoretos), 1293, 1535
    Outras névoas ácidas, 1293
    Reconhecimento e menção específica na Lista B em vigor, 174
Escorpiões (escorpionismo), v. Acidentes provocados por animais peçonhentos
Espécies reativas de oxigênio, 103, 104
Espectro de resposta biológica, 1729
Estanho e seus compostos
    Dermatoses, 1373, 1538
    Estanose (estanhose), 1271, 1373, 1538
    Reconhecimento e menção específica na Lista B em vigor, 173
    Intoxicação aguda, 1538
Esteatose, 100
Esteatose hepática, 1323, 1324
Estilo de vida
    Perspectiva da Promoção da Saúde no Trabalho, 1614-1626

Perspectiva da Promoção de saúde cardiovascular, 1213, 1214
Uma perspectiva em Medicina do Trabalho, 1733-1735

Estibina
- Efeitos hematotóxicos, 1000

Estireno (monômero)
- Efeitos hepatotóxicos, 1318-1326
- Efeitos hematotóxicos: leucemia, 932, 955, 956, 1010
- Efeitos neurocomportamentais, 1107-1112
- Efeitos sobre a reprodução, 1493
- Efeitos sobre o sistema endócrino, 1029-1038

Estireno-butadieno (indústria da borracha), 955, 956

Estômago
- Alterações gástricas no trabalho em turnos, 768, 769
- Alterações gástricas na exposição a vibrações de corpo inteiro, 416
- Câncer relacionado ao trabalho, especificado na Lista B
    - Asbesto, 165

Estomatite ulcerativa crônica, 1300, 1301
- Arsênio e seus compostos, 1300, 1301
- Bromo, 1300, 1301
- Mercúrio e seus compostos, 1300, 1301
- Reconhecimento e menção específica na Lista B em vigor, 174

Estresse
- Efeitos cardiovasculares, 1191-1195, 1200
- Doenças da reprodução e malformações congênitas, 1497
- Enfrentamento do estresse, na perspectiva da Promoção da Saúde no Trabalho, 1622
- Mecanismos e modelos explicativos, 59, 60
- Patologia das articulações têmporo-mandibulares, 1310

Estresse Pós-Traumático
- Acidentes graves, 1077
- Assédio moral, 673
- Fator de risco cardiovascular, 1194
- Psicopatologia e saúde mental no trabalho, 1077-1079
- Reconhecimento e menção específica na Lista B em vigor, 168

Estricnina
- Intoxicação aguda, 1519, 1520

Estrógenos, 1015-1052

Etanol, v. Álcool, alcoolismo e outras drogas

Etilenoglicol
- Efeitos nefrotóxicos, 1464-1474
- Efeitos neurocomportamentais, 1107-1112
- Intoxicação aguda, 1525-1527

Etil mercúrio (mercúrio orgânico)
- Malformações congênitas, 1489, 1490, 1551, 1553, 1554

Excretas de animais
- Poeiras orgânicas e pneumopatias profissionais, 1273, 1274

F

Fadiga

Mecanismos e expressões, 64, 65
Psicopatologia e saúde mental no trabalho, 1069, 1070
Faringe
Câncer de faringe relacionado ao trabalho, 937-942
Faringite relacionada ao trabalho, 172, 1249, 1250
Reconhecimento e menção específica na Lista B em vigor, 172
Farinha de trigo
Pneumopatias ocupacionais, 1251-1254
Fator de risco
Conceito em epidemiologia, 227, 228
Fatores de risco cardiovascular, 1179-1191
Fatores de risco para câncer, v. Tumores malignos relacionados ao trabalho
Fatores de risco ocupacionais e sua importância, 1731, 1735-1740
Fatores psicossociais
Na situação de trabalhador viajante ou expatriado, 1827-1830
Os novos riscos não visíveis (assédio moral), 668, 669
Perspectiva da ergonomia e organização do trabalho, 1640-1654
Perspectiva da psicopatologia e saúde mental, 1054-1070
Febre amarela relacionada ao trabalho
Aspectos clínicos e epidemiológicos, 862, 863
Aspectos históricos, 16, 20
Doença relacionada ao trabalho, especificada na lista brasileira em vigor, 165
Imunização e vacinação, 1794, 1795, 1818-1820
Trabalhadores viajantes e expatriados, 1818-1820
Febre por inalação de fumos metálicos e de polímeros, 1238
Fenol e homólogos do fenol
Efeitos nefrotóxicos, 1464-1474
Intoxicação aguda, 1517, 1518
Ferro (poeiras)
Efeitos sobre o sistema endócrino, 1029-1038
Efeitos sobre o sistema respiratório, 1271
Fertilidade e infertilidade, v. Doenças da reprodução e malformações congênitas relacionadas com o trabalho
Fibras de lã de vidro ou fibras de vidro, 1239, 1381, 1382
Fibras sintéticas, 1239
Fibras têxteis
Doenças respiratórias relacionadas com o trabalho, 1253-1255
Fibromatose da fascia palmar ("Contratura ou Moléstia de Dupuytren")
Vibrações localizadas, 391-397, 1409, 1410
Fibrose pulmonar crônica, enfisema crônico difuso, bronquiolite obliterante crônica
Acrilatos, 174, 1231, 1237-1240, 1245, 1268, 1269, 1272, 1273
Amônia, 174, 1231, 1237-1240, 1245, 1268, 1269, 1272, 1273
Arsênio e seus compostos, 174, 1231, 1237-1240, 1245, 1268, 1269, 1272, 1273
Berílio, 174, 1231, 1237-1240, 1245, 1268, 1269, 1272, 1273
Bromo, 174, 1231, 1237-1240, 1245, 1268, 1269, 1272, 1273
Cádmio, 174, 1231, 1237-1240, 1245, 1268, 1269, 1272, 1273, 1535, 1536
Carbetos de metais duros, 174, 1231, 1237-1240, 1245, 1268, 1269, 1272, 1273, 1591-1593
Cloro (gás cloro), 174, 1231, 1237-1240, 1245, 1268, 1269, 1272, 1273
Flúor, 174, 1231, 1237-1240, 1245, 1268, 1269, 1272, 1273, 1535
Iodo, 174, 1231, 1237-1240, 1245, 1268, 1269, 1272, 1273

　　　　　Manganês e seus compostos, 174, 1231, 1237-1240, 1245, 1268, 1269, 1272, 1273, 1536
　　　　　Paraquat, 174, 1231, 1237-1240, 1245, 1268, 1269, 1272, 1273, 1520-1523
　　　　　Reconhecimento e menção específica na Lista B em vigor, 174
　　　　　Selênio e seus compostos, 174, 1231, 1237-1240, 1245, 1268, 1269, 1272, 1273, 1535
Fígado, v. Doença hepática ocupacional e ambiental
Flúor (flúor gasoso, gás flúor, fluoreto de hidrogênio)
　　　　　Bronquite e pneumonite química aguda, 174, 1231, 1237, 1535
　　　　　Conjuntivite, 160, 169, 1125-1129
　　　　　Dermatite de contato por irritantes, 160, 1348
　　　　　Doenças relacionadas ao trabalho, especificadas na lista brasileira em vigor, 160, 178
　　　　　Edema pulmonar agudo, 1237,1535
　　　　　Efeitos hematotóxicos, 1005
　　　　　Efeitos sobre o sistema endócrino, 1029-1038
　　　　　Erosão dentária, 160, 1293
　　　　　Fibrose pulmonar crônica, enfisema crônico difuso, bronquiolite obliterante crônica (efeitos tardios), 160, 174, 1231, 1237-1240, 1245, 1268, 1269, 1272, 1273, 1535
　　　　　Gengivite, 1298
　　　　　Fluorose do esqueleto, 103, 160, 178
　　　　　Intoxicação aguda, 1535
　　　　　Rinite crônica, 160, 1249, 1250
Fluorose do esqueleto, 103, 160, 178
Formaldeído
　　　　　Asma brônquica, 173, 1252
　　　　　Câncer de nasofaringe, 932, 940
　　　　　Câncer de pulmão, 942, 942
　　　　　Efeitos neurocomportamentais, 1107-1112
　　　　　Intoxicação aguda, 1527, 1528
　　　　　Rinite alérgica, 172, 1249, 1250
Fosfato de triortocresila
　　　　　Efeitos neurocomportamentais, 30, 1107-1112
Fosfina
　　　　　Intoxicação aguda, 1529
Fósforo e seus compostos tóxicos
　　　　　Doenças relacionadas ao trabalho, especificadas na lista brasileira em vigor, 160
　　　　　Efeitos cardiotóxicos, 1210
　　　　　Efeitos hepatotóxicos, 1318-1326
　　　　　Osteonecrose dos maxilares, 1295, 1296
　　　　　　　　Reconhecimento e menção específica na Lista B em vigor, 178
　　　　　Polineuropatia crônica, 1107-1112
　　　　　Rocha fosfática (inalação de poeiras), 1271
　　　　　Ver também agrotóxicos organofosforados
Frio (temperaturas extremas), 541-551
　　　　　Aclimatização, 83, 546, 1824
　　　　　Avaliação da exposição ocupacional ao frio, 548
　　　　　Conforto térmico em ambientes externos, 1824
　　　　　Conforto térmico em ambientes internos, 787
　　　　　Doenças relacionadas ao trabalho com o frio, 543-547, 1344, 1345, 1824
　　　　　Geladura (*frostbite*), como doença especificada na Lista B, 177, 1344, 1345
　　　　　Efeitos adversos do trabalho em ambientes frios, 543-547, 1215, 1216, 1824

Legislação brasileira atual sobre exposição, limites e pausas, 550, 551
Limites de tolerância para a exposição ao frio, 550, 1205
Medidas de controle nos ambientes frios, 548, 1824
Respostas fisiológicas ao frio, 542, 1205, 1215, 1216
Trabalho em ambientes frios e sua categorização, 542, 543

Fuligens (hidrocarbonetos policíclicos aromáticos)
Câncer de pele, 14, 221, 918, 947, 1383, 1482
Câncer de pulmão, 932, 933, 1276

Fumo, v. Tabaco e tabagismo

Fumos metálicos e de polímeros, 1238

Furanos, 1022, 1026

Furfural e ácido furfúrico
Asma, 173
Conjuntivite, 1125-1129
Rinite alérgica, 172

G

Galvanoplastia
Dermatoses ocupacionais, 1368-1374
Ulceração, perfuração, necrose de septo nasal, 1249, 1250, 1370

Garimpo e garimpeiros
Exposição a mercúrio, 1553, 1554
Exposição a poeiras de sílica; silicose, 1256, 1257
Perigos e riscos do trabalho, 1554

Gás amônia, v. Amônia

Gás arsina
Intoxicação aguda, 1509

Gás carbônico, v. Dióxido de carbono

Gás cianídrico
Discussão de caso clínico de asfixia por gás cianídrico em galvanoplastia de metalúrgica que fabricava fechadura, 1603, 1604
Intoxicação aguda, 1510, 1511

Gás sulfídrico, v. Sulfeto de hidrogênio

Gases anestésicos
Efeitos hepatotóxicos, 1318-1326
Efeitos sobre a reprodução, 1494

Gasolina
Dermatoses, 1362, 1363
Efeitos hematotóxicos, 1010
Efeitos nefrotóxicos, 1464-1474

Gastroenterite e colite tóxicas
Arsênio e seus compostos, 174, 1509
Cádmio e seus compostos, 174, 1535, 1536
Radiações ionizantes, 436
Reconhecimento e menção específica na Lista B em vigor, 174

Geladura (*frostbite*)
Reconhecimento e menção específica na Lista B em vigor, 177
Trabalho em temperaturas extremas: frio, 541-551

Gengivite crônica, 1297, 1298
    Chumbo (ver também Linha de Burton), 30, 1298, 1572
    Fluoretos (névoas), 1298
    Mercúrio e seus compostos tóxicos, 1298
    Reconhecimento e menção específica na Lista B em vigor, 174
Georgius (Georg) Agrícola (Bauer), 7, 8, 215, 754, 1656
Gestão de riscos
    Em Higiene Ocupacional, 1681
    Em Saúde Ambiental, 1546-1550, 1556-1563
    Em Segurança do Trabalho, 1696-1699
Gestão de segurança e saúde no trabalho – SST, 1711-1721
    Perspectiva da Higiene Ocupacional, 1681
    Perspectiva da Medicina do Trabalho
        Gestão da informação, 1713-1715, 1728-182
    Perspectiva da Segurança do Trabalho, 1711-1721
Glóbulos brancos, v. Hematopatologia relacionada ao trabalho
Glóbulos vermelhos, v. Hematopatologia relacionada ao trabalho
Gestante
    Exposições ocupacionais potencialmente tóxicas, 1486
    Imunização e vacinação, 1793
Gota induzida pelo chumbo: reconhecimento e menção específica na Lista B em vigor, 177
Gravidez, v. Doenças da reprodução e malformações congênitas relacionadas com o trabalho
Guilhotinas, 585, 586

▶ H

Halotano
    Efeitos hepatotóxicos, 1318-1326
    Efeitos sobre a reprodução, 1494
    Porfiria cutânea tardia, 1326
HCB, v. Hexaclorobenzeno
Hemácias, v. Hematopatologia relacionada ao trabalho
Hematopatologia relacionada ao trabalho, 989-1013
    Avaliação do sistema sanguíneo, 997, 1743, 1744
    Hematopoese, 990-997
    Hemopatias relacionadas com o trabalho, 997-1010
        Alterações das plaquetas
            Por diminuição numérica, 1004, 1005
        Alterações dos glóbulos brancos
            Por diminuição dos granulócitos (neutropenia), 1004
        Alterações dos glóbulos vermelhos, 998-1004
            Por diminuição: hemólise e hipoprodução, 998-1001, 1579
            Por alteração no metabolismo do heme: porfiria, 1001, 1023, 1326
            Por alteração no transporte de oxigênio: meta-hemoglobinemia, sulfo-hemoglobinemia e carboxi-hemoglobinemia, 1002-1004
        Alterações dos órgãos hematopoéticos, 1005
            Por alteração qualitativa das células da medula óssea: displasias, pré-leucemias, leucemias mieloides agudas e crônicas, mielofibrose, 954-957
            Por diminuição numérica das células da medula óssea (aplasia), 1005-1010

Proliferação linfoide: leucemias linfoides agudas e crônicas, linfomas, mieloma múltiplo, 951-953, 1010
Reconhecimento e menção específica na Lista B em vigor, 166-167
Hemorragia, 106, 1004
Hemostasia, 106, 1004
Hepatites relacionadas ao trabalho
    Tóxicas, 1318-1320, 1323, 1324
    Virais
    Acidentes do trabalho com material biológico, 613-629
    Clínica e epidemiologia, 863-876
        Hepatite A, 864, 867, 870
        Hepatite B, 864, 868, 869, 871
        Hepatite C, 864-866, 869, 872
        Hepatite D, 866, 870, 873
        Hepatite E, 867, 873
        Hepatite G, 867
    Reconhecimento legal no Brasil, 165
    Vacinação e imunização, 613-629, 874-876, 1795
Hepatopatias, v. Doença hepática ocupacional e ambiental
Heptaclor, v. Agrotóxicos organoclorados
Herbicidas
    Câncer, 952, 953, 957-959
    Efeitos hematotóxicos, 1002, 1003
    Efeitos hepatotóxicos, 1318-1326
    Efeitos nefrotóxicos, 1464-1474
    Efeitos neurocomportamentais, 1107-1112
    Efeitos sobre o sistema respiratório, 174, 1231, 1237-1240, 1245, 1268, 1269, 1272, 1273, 1520-1523
    Intoxicação aguda, 1520-1523
Hérnia de disco intervertebral, 1424, 1428-1430, 1434
Hexaclorobenzeno (HCB)
    Câncer de tiroide, 1023
    Efeitos hematotóxicos, 1004
    Efeitos hepatotóxicos, 1318-1326
    Efeitos sobre o sistema endócrino, 1022, 1029-1038
        Hipotireoidismo, 1026
        Porfiria, 1023, 1326
    Efeitos neurotóxicos, 1107-1112
    Exposições ambientais ampliadas, 73, 74, 1560
Hexaclorociclohexano (HCH) (v. Agrotóxicos organoclorados)
    Efeitos sobre o sistema endócrino, 1022
    Efeitos hematotóxicos, 1004
n-Hexano
    Cancerígeno, 953
    Efeitos neurocomportamentais, 1107-1112
Hidrargirismo, v. Mercúrio
Hidrocarbonetos alifáticos ou aromáticos
    Doenças relacionadas ao trabalho, especificadas na lista brasileira em vigor, 160, 161
Hidrocarbonetos halogenados
    Doenças relacionadas ao trabalho, especificadas na lista brasileira em vigor, 160, 161

    Efeitos cardiovasculares (arritmias), 1206
    Efeitos hepatotóxicos, 1319, 1320, 1323, 1333
    Efeitos nefrotóxicos, 1464-1474
        Reconhecimento e menção específica na Lista B em vigor, 179
    Efeitos neurotóxicos, 1107-1112
Hidrocarbonetos policíclicos aromáticos (HPA ou HAP)
    Câncer de bexiga, 932, 933, 950
        Reconhecimento e menção específica na Lista B em vigor, 166
    Câncer de pele, 918, 947, 1366
        Reconhecimento e menção específica na Lista B em vigor, 166
    Câncer do pulmão, 932, 933, 942-945
        Reconhecimento e menção específica na Lista B em vigor, 166
    Doenças da reprodução e malformações congênitas, 1492
Higiene do trabalho, v. Higiene ocupacional
Higiene ocupacional, 1655-1686
    Conceito e evolução, 1656, 1657
    Importância da prevenção e controle dos riscos ocupacionais, 1657, 1658
    Princípios de prevenção e controle de riscos, 1658-1681
        Controle da propagação dos agentes de risco, 1655-1670
            Barreiras, 1656
            Enclausuramento da fonte, 1655
            Isolamento, 1665
            Sistemas fechados, 1666
            Tempo e espaço, 1656
            Ventilação industrial, 1666-1670
        Medidas relativas ao trabalhador, 1671-1674
            Comunicação de riscos, educação e treinamento, 1671
            Equipamentos de proteção individual (EPI), 1673, 1674
            Higiene pessoal e das roupas de trabalho, 1674
            Limitação no tempo de exposição; rotação, 1674
            Políticas de trabalho adequadas, 1672
            Vigilância da saúde, 1674
        Outras medidas relativas ao ambiente de trabalho, 1670, 1671
            Armazenamento e rotulagem adequados, 1670
            Layout e organização do trabalho, 1670
            Limpeza, 1670
            Sinais e avisos; áreas restritas, 1671
            Vigilância ambiental e sistemas de alarme, 1671
        Prevenção primária de risco na fonte, 1660-1665
            Eliminação de material ou processo, 1660, 1661
            Manutenção, 1665
            Métodos úmidos, 1664, 1665
            Substituição de materiais, 1661
            Substituição/modificação de processos e equipamentos, 1663, 1664
        Programas de prevenção e controle de riscos, 1674-1681
            Avaliação de programas, 1680
            Avaliação de riscos, 1678, 1736-1738
            Considerações gerais, 1674, 1675
            Implementação de medidas preventivas, 1680

            Normas, 1675
            Reconhecimento, 1676-1678
            Sistemas de gestão em programas de prevenção e controle de riscos, 1681
      Sugestão de algumas fontes de informação úteis para a prevenção e controle de riscos ocupacionais, 1681-1683

Himenópteros, 655, 656
Hiperbarismo, v. Pressões atmosféricas anormais
Hiperceratose (friccional) focal
    Boquilhas de instrumentos de sopro, 1302
    Dispositivos para mergulho autônomo, 1302
    Pipetas, 1302
    Varas ou canas para soprar vidro, 1302
Hipertensão arterial, 1195-1201
    Diagnóstico e classificação, 1252, 1759, 1760
    Fatores de risco relacionados ao trabalho, 1198
        Agrotóxicos organofosforados e carbamatos, 1198
        Cádmio, 1199, 1471, 1535, 1536
        Chumbo, 1199, 1472
        Estresse, 1200, 1201
        Organização do trabalho, 1200, 1201
        Ruído excessivo, 1200
        Sulfeto de carbono, 1198
        Trabalho noturno e em turnos, 767, 768, 1195, 1200
    Investigação laboratorial e decisão terapêutica, 1196
    Prevenção primária e tratamento, 1197
    Reconhecimento e menção específica na Lista B em vigor, 171
Hipertensão portal
    Arsênio e seus compostos, 1324
    Cloreto de vinila, 1324
    Reconhecimento e menção específica na Lista B em vigor, 175
    Tório, 1324
Hiperplasias, 94
Hipertrofias, 94, 95
Hipoacusia ototóxica
    Reconhecimento e menção específica na Lista B em vigor, 170
    Tetracloroetileno, 1149, 1150, 1539
    Tolueno, 1149, 1150, 1532
    Tricloroetileno, 1149, 1150
    Xileno, 1149, 1150, 1533
Hipoplasia medular
    Benzeno, 1531, 1532
    Radiações ionizantes, 450, 451, 1005-1008
Hipóxia, 89
HIV
    Acidentes do trabalho com material biológico, 614-629
    Doença relacionada com o trabalho, legalmente reconhecida, 165
    Infecção pelo HIV e a doença, 876-884
        Aspectos clínicos e epidemiológicos, 876-881
        Prevenção, 882-884
        Tratamento, 881-884

I

IARC (International Agency for Research on Cancer), v. Tumores malignos relacionados com o trabalho, 917-988
Impactos das nanotecnologias, 809-885
Imunização e vacinação, 1779-1810
    Aspectos éticos e legais das imunizações, 1807, 1808
    Calendários de vacinação, 1808-1810
    Conceitos básicos, 1780-1791
        Administração simultânea de vacinas e intervalo de administração, 1788, 1789
        Avaliação da resposta imunológica, 1790
        Classificação e composição das vacinas, 1782-1784
        Condutas na prescrição de vacinas, 1789, 1790
        Conservação, transporte e manipulação de imunobiológicos, 1785-1788
        Fatores que interferem na imunização, 1782
        Imunização ativa e passiva, 1780, 1781
        Respostas imunológicas: primária e secundária, 1781, 1782
        Segurança, precauções, contraindicações e eventos adversos, 1784, 1785
        Técnicas de aplicação, 1788
    Condutas em casos de surtos na empresa, epidemias e pandemias, 1806
    Estratégia para vacinação dos trabalhadores: vantagens e benefícios, 1797-1800
    Imunização no futuro, 1806, 1807
    Imunoglobulinas disponíveis: indicações, 1791, 1792
    Vacinação dos trabalhadores de acordo com as situações de risco, 1801-1805
        Vacinação de coletores de lixo, 1805, 1806
        Vacinação dos profissionais administrativos, 1805
        Vacinação dos profissionais do sexo, 1805
        Vacinação dos profissionais lotados em empresas de alimentos e bebidas, 1804
        Vacinação dos profissionais que lidam com dejetos e/ou águas potencialmente contaminadas, 1804
        Vacinação dos profissionais que trabalham com animais, 1804, 1805
        Vacinação dos trabalhadores em educação, 1804
        Vacinação dos trabalhadores em serviços de saúde, 1802-1804
    Vacinas em situações especiais, 1792-1797
        Vacinação da gestante, 1793
        Vacinação de imunodeprimidos, 1792, 1793
        Vacinação do paciente portador de doenças de base, 1793
        Vacinação do profissional que viaja, 1794-1797
            Diarreia do viajante, 1797, 1813
            Doença meningogócica, 1796
            Encefalite japonesa, 1796
            Febre amarela, 16, 20, 862, 863, 1794, 1795, 1818-1820
            Febre tifoide, 1796
            Influenza, 1795, 1796
            Hepatites virais, 863-876, 1795
            Poliomielite, 1795
            Raiva, 1796
            Sarampo, 1795
Incapacidade laboral ou laborativa
    Avaliação pela Perícia Médica, 252-266
    Auxílio acidente, 271

Auxílio-doença, 260, 261
CIF: Classificação Internacional de Funcionalidade, Incapacidade e Saúde, 293-324
Conceito de capacidade e incapacidade, 261, 262, 314-316, 1211, 1212
Estudo das causas, como atribuição da Medicina do Trabalho, 1763-1768
Graus, duração e abrangência da incapacidade laboral, 262, 314-316
Invalidez, 264, 265
Profissiografia, 263
Reabilitação profissional, 267-270
Visão geral da questão no caso dos DORT de coluna vertebra, 1456

Incêndio, v. Segurança do trabalho
Indicadores de saúde e segurança no trabalho
Perspectiva da Medicina do Trabalho, 1772-1775
Perspectiva da Segurança do Trabalho, 1688, 1713
Infarto, 107
Infarto agudo do miocárdio
Monóxido de carbono (CO), 1204
Nitroglicerina e outros ésteres do ácido nítrico, 1204
Problemas relacionados com o emprego e desemprego, 1205
Reconhecimento e menção específica na Lista B em vigor, 171
Sulfeto de carbono (CS_2), 1204, 1205
Infertilidade masculina
Calor (trabalho em temperaturas elevadas), 179, 1034
Chumbo, 179, 1035
Clordecone, 179, 1029-1038
Diclorobromopropano, 179, 1029-1038
Radiações ionizantes, 179, 1034
Reconhecimento e menção específica na Lista B em vigor, 179
Inflamação coriorretiniana, 1130, 1131
Manganês e seus compostos, 1130, 1131, 1536
Reconhecimento e menção específica na Lista B em vigor, 170
Inflamações, 104
Infrassom, 375
Infravermelho, v. Radiação infravermelha
Insegurança no emprego, v. Assédio moral e insegurança no emprego
Insuficiência renal aguda
Hidrocarbonetos alifáticos halogenados nefrotóxicos, 1464-1474
Reconhecimento e menção específica na Lista B em vigor, 179
Insuficiência renal crônica
Chumbo, 1464-1474
Reconhecimento e menção específica na Lista B em vigor, 179
Intoxicações agudas (ver também pelo agente intoxicante), 1505-1542
Iodo
Bronquite e pneumonite química aguda, 1237, 1238, 1249, 1250
Dermatite de contato por irritantes, 1344, 1348
Doenças relacionadas ao trabalho, especificadas na lista brasileira em vigor, 161
Edema pulmonar agudo, 161, 1249
Estomatite ulcerativa crônica, 1300, 1301
Faringite aguda, 161, 1249
Fibrose pulmonar crônica, enfisema crônico difuso, bronquiolite obliterante crônica (efeitos tardios), 174, 1231, 1237-

    1240, 1245, 1268, 1269, 1272, 1273
    Laringotraqueíte aguda, 1249
    Síndrome de disfunção reativa das vias aéreas (SDVA/RADS), 1251
    Sinusite crônica, 1250
Irritantes
    Olhos, 1122-1129
    Pele, 1344, 1348
    Sistema respiratório, 1249, 1250
Isocianatos orgânicos
    Dermatoses, 1380
    Efeitos sobre o sistema respiratório, 1238, 1250-1253, 1273
    Efeitos sobre as mucosas oculares, 169, 1127
Isquemia e lesão isquêmica, 89, 90

▶ J

Jateamento de areia, 1257, 1258, 1259, 1277
Jet lag, 1814, 1815
Joalheiros, 1272
Juta (poeiras orgânicas), 173, 1254, 1286

▶ K

Karasek: modelo de demanda- controle-desgaste, 58, 59, 84, 85, 1024, 1191-1195
Karojisatsu (suicídio pelo excesso de trabalho), 70
Karoshi (morte por trabalho excessivo), 70, 1205
Kepone, v. Clordecona ou clordecone

▶ L

Lã de vidro (efeitos respiratórios), 1239
Labirintite
    Brometo de metila, 167, 1112, 1131, 1132, 1528
    Pressões atmosféricas anormais, 564
    Reconhecimento e menção específica na Lista B em vigor, 170
Lâmpadas de sódio e mercúrio
    Fonte de radiação, 504-506
Lâmpadas fluorescentes
    Fonte de radiação, 504-506, 1384
    Mercúrio, 1582, 1583
Laringe
    Câncer
        Asbesto, 165, 941
        Misturas de ácidos inorgânicos fortes, 941
    Laringite relacionada ao trabalho, 1249, 1250
        Reconhecimento e menção específica na Lista B em vigor, 172
Laringotraqueíte aguda, 1249, 1250
    Reconhecimento e menção específica na Lista B em vigor, 172
Laser, v. Radiação *laser*
Lavanderias (lavagem a seco), v. Hidrocarbonetos halogenados

Legionella pneumophila, v. Qualidade do ar de ambientes interiores
Leishmaniose cutânea e Leishmaniose cutaneomucosa
    Clínica e epidemiologia, 891-893
    Doença relacionada ao trabalho, especificada na lista brasileira em vigor, 165
Lepidópteros, 652-655
Leptospirose relacionada ao trabalho
    Clínica e epidemiologia, 853-856
    Doença relacionada ao trabalho, especificada na lista brasileira em vigor, 164
LER/DORT, v. Distúrbios osteomusculares relacionados ao trabalho: membro superior e coluna
Leucemias relacionadas ao trabalho
    Agrotóxicos organoclorados 956, 957, 1010
    Benzeno, 932, 933, 955, 966, 967, 1005-1010, 1531, 1532
    Brometo de vinila, 932
    1,3-Butadieno, 932, 933, 955, 956, 1010
    Campos eletromagnéticos, 955, 1010
    Estireno, 932, 955, 956, 1010
    Óxido de etileno, 932, 956, 1010
    Poeira da indústria do couro, 934
    Radiações ionizantes, 955, 1008, 1009
    Reconhecimento e menção específica na Lista B em vigor, 166
Leucócitos, v. Hematopatologia relacionada ao trabalho
Leucodermia
    Conceito e exemplos, 1366, 1367
    Arsênio, 158
    Reconhecimento e menção específica na Lista B em vigor, 177
Leucopenia, v. Hematopatologia relacionada ao trabalho
Lindano, v. Hexaclorociclohexano (Isômero gama)
Linfócitos, v. Hematopatologia relacionada ao trabalho
Linha de Burton
    Chumbo, 30, 1298, 1572
    Gengivite crônica, 1298
Linho (poeira)
    Asma, 1254, 1286
    Aspectos históricos e importância em Epidemiologia, 14
    Bissinose, 1254, 1286
    Doença pulmonar obstrutiva crônica, 1254
    Doenças relacionadas ao trabalho, especificadas na lista brasileira em vigor, 164
    Rinites alérgicas, 1254, 1286
Lombalgia/dorsalgia por fadiga da musculatura paravertebral, 1432, 1433
Lombalgia por distensão músculo-ligamentar, 1433, 1434
Lombalgia por instabilidade articular, 1434
Lombalgia por protusão intradiscal do núcleo pulposo, 1434
Lombalgia por torção da coluna lombar (ou por ritmo lombopélvico inadequado)
Louis René Villermé, 14, 217, 220, 221
Luminosidade de interiores, 787
Luz visível, v. Radiação da luz visível, ou radiação óptica visível

M

Macrófagos, 105

Madeiras, v. Poeiras de madeiras
    Cancerígeno, 932, 939, 940, 944, 1384
    Dermatoses, 1374-1376
Magenta (produção)
    Câncer de bexiga, 35, 221, 222, 932, 933, 950
Malária relacionada ao trabalho
    Aspectos clínicos e epidemiológicos, 889-891
    Aspectos históricos, 20
    Doença relacionada ao trabalho, especificada na lista brasileira em vigor, 165
    Prevenção em geral, 890, 891
    Prevenção em trabalhadores viajantes e expatriados, 891, 1820, 1821
Malformações congênitas, 97, 98, 99, 1479-1504
Malathion, v. Agrotóxicos organofosforados
Manganês e seus compostos inorgânicos
    Aspectos históricos e importância em Epidemiologia, 30
    Discussão de caso clínico de intoxicação crônica pelo manganês, 1577, 1578
    Doenças relacionadas ao trabalho, especificadas na lista brasileira em vigor, 161
    Intoxicação aguda, 1536
        Bronquiolite obliterante, 1237, 1238, 1536
        Bronquite e pneumonite química aguda, 1237, 1238, 1536
        Inflamação coriorretiniana, 1130, 1131
    Intoxicação crônica, 1536
        Efeitos neurotóxicos, 1107-1112, 1536
        Efeitos sobre o sistema endócrino, 1035
        Enfisema crônico, 1271
        Fibrose pulmonar crônica, enfisema crônico difuso, bronquiolite obliterante crônica (efeitos tardios), 160, 174, 1231, 1237-1240, 1245, 1268, 1269, 1271, 1272, 1273
        Parkinsonismo secundário, 1107-1112, 1536
        Transtorno mental orgânico, 1107-1112, 1536
Máquinas e equipamentos
    Riscos de natureza mecânica, 57, 577-612
    Segurança do trabalho, 1705-1708
Máquinas injetoras, 592, 594
Máquinas para trabalhar madeira, 587-590
Marinheiros, 7, 58, 219
Medicina do Trabalho
    Aspectos históricos da formação de uma especialidade médica, 3-48
    Seu papel na gestão de informações de saúde, 1728-1772
    Seu papel na promoção da saúde e prevenção de doenças, 1613-1626
    Seu papel na vigilância da saúde
        Utilização de exames laboratoriais, de imagem e de função, 1726-1775
Medicina Legal como uma das matrizes de formação da Medicina do Trabalho, 18, 19, 23, 24
Medula óssea, v. Hematopatias relacionadas com o trabalho
Meio ambiente
    Ambientes interiores, 783-807
    Meio ambiente em geral e enfoques da Saúde Ambiental, 1543-1567
Melanodermia (melanose)
    Arsênio, 158
    Conceito, 102

Reconhecimento e menção específica na Lista B em vigor, 177
Melanoma maligno, 514, 515, 947, 949, 1383, 1384
Mercúrio e seus compostos tóxicos
    Aspectos históricos e importância em Epidemiologia, 1108, 1490
    Ataxia cerebelosa, 1112
    Contaminação ambiental, 72, 1553, 1554
    Discussão de caso clínico de intoxicação por mercúrio metálico em trabalhador de fábrica de lâmpadas, 1582, 1583
    Doenças relacionadas ao trabalho, especificadas na lista brasileira em vigor, 161
    Efeitos cardiovasculares (hipertensão arterial), 1199, 1200
    Efeitos hematotóxicos, 999
    Efeitos nefrotóxicos, 179, 1464-1474
    Efeitos neurocomportamentais, 1107-1112
    Efeitos sobre a cavidade oral, 1298
    Efeitos sobre a reprodução e malformações congênitas, 1489, 1490, 1551
    Efeitos sobre o sistema endócrino, 1022, 1029-1038
    Intoxicação aguda, 1515-1517
    Mineração do ouro (garimpo), 1550, 1553, 1554
Mergulhadores, v. Trabalho em pressões atmosféricas anormais
Mesotelioma maligno de pleura (peritônio, pericárdio), v. Asbesto
Meta-hemoglobina e meta-hemoglobinemia, 1002, 1003
    Agentes causadores, 999, 1002, 1578
    Aminas aromáticas, 1002, 1578
    Discussão de caso clínico por absorção cutânea de óleo de amina, 1578, 1579
    Reconhecimento e menção específica na Lista B em vigor, 167
Metais duros, v. Doença por exposição a metais duros, 1272
Metais pesados, v. cada metal em particular
Metanol
    Intoxicação aguda, 1524, 1525
    Neurite do nervo óptico (neurite óptica), 1131
    Neurite do nervo óptico: discussão de caso clínico de amaurose por metanol em pintor de automóveis, 1580-1582
Metil butil cetona (MBK)
    Intoxicação aguda, 1534
Metil etil cetona (MEK)
    Intoxicação aguda, 1534
Metil isobutil cetona (MIBK)
    Intoxicação aguda, 1534
Metil mercúrio (mercúrio orgânico)
    Malformações congênitas, 1489, 1490, 1551, 1553, 1554
Metileno dianilina
    Efeitos hepatotóxicos, 1320, 1323, 1324
Metoxiclor
    Efeitos sobre o sistema endócrino, 1029-1038
Metoxiflurano
    Efeitos hepatotóxicos, 1318-1326
Micro-ondas e radiofrequências, v. Radiações não ionizantes
Miocárdio e doenças do miocárdio, v. Efeitos cardiovasculares
Mirex, v. Agrotóxicos organoclorados
Mobbing, v. Violência e trabalho; Assédio moral
Modelo de demanda- controle-desgaste (Karasek)

       Aspectos conceituais e gerais, 84, 85, 1191-1195
       Risco cardiovascular, 1191-1195
       Saúde mental no trabalho, 85, 1061, 1085
       Sistema endócrino, 1024
Modelo de demanda- controle-desgaste-apoio social (suporte social) (Karasek, Johnson e Hall)
       Risco cardiovascular, 1191-1195
       Saúde mental no trabalho, 85, 1061, 1085
Moléstia de Dupuytren
       Vibrações localizadas, 1409, 1410
Molibdênio
       Doenças da reprodução e malformações congênitas, 1491
Monóxido de carbono (CO)
       Doenças relacionadas ao trabalho, especificadas na lista brasileira em vigor, 162
       Dose e resposta, 61
       Efeitos cardiovasculares, 1204, 1215, 1604
       Efeitos hematotóxicos (como asfixiante químico), 1003, 1004, 1604
       Efeitos neurotóxicos agudos e tardios, 1107-1112
       Efeitos sobre o sistema endócrino, 1023, 1029-1038
       Intoxicação aguda, 61, 1514-, 1515, 1604
       Exposição e intoxicação no trabalho em ambientes hiperbáricos, 569, 570
       Exposição em ambientes de interiores, 789
Morte e mortalidade
       Aspectos gerais e epidemiológicos, 15, 215, 216
       Estudo das causas de morte como função da Medicina do Trabalho, 1770, 1771
       Mortes por excesso de trabalho, 70, 1205
Motion sickness, v. Trabalhadores viajantes e expatriados
Motoristas
       Hipertensão arterial, 1179, 1222
       Motoristas profissionais de caminhão, 763, 764
       Motoristas profissionais de ônibus, 70, 1061
       Efeitos das vibrações de corpo inteiro, 409-415, 1427-1429
Mulheres trabalhadoras, 83, 772
Multicausalidade e incerteza, 188, 189, 1480
Mutações, mutagênse e mutagenicidade, 108, 918, 919-922

N

Naftaleno
       Intoxicação aguda, 1523, 1524
       Efeitos hematotóxicos (meta-hemoglobinemia), 1002, 1003
2-Naftilamina (ver também beta-naftilamina)
       Câncer de bexiga, 221, 222, 932,933, 950
Nanotecnologias: impactos sobre a saúde e segurança dos trabalhadores, 809-885
       Definições e termos comumente utilizados, 810, 811
       Fontes de exposição a nanomateriais, 811
       Propriedades físicas e químicas que podem mudar na nanoescala, 811, 812
       Questões relacionadas ao controle de ambientes de trabalho e modelos de investigação, 820-823
       Regulação em nanotecnologias em saúde, 823, 824
       Riscos potenciais de exposição a nanopartículas e nanomateriais, 812

As vias aéreas como sistema de passagem, 813-820
    Distribuição, 814-84
        Efeitos cardiovasculares, 816, 817
        Efeitos e absorção cutânea, 817
        Efeitos e absorção digestivos, 818, 819
        Efeitos neurológicos, endócrinos, hepáticos e em outros órgãos, 819, 820
        Efeitos pulmonares, 815
        Translocação no sistema circulatório, 814
    Efeitos em nível celular, 812, 813
Nariz, v. Cavidade nasal e seios paranasais
Necrose celular, 91, 92
Nefropatias relacionadas ao trabalho, 1459-1478
    Classificação segundo o sítio primário lesado, 1462
        Doença glomerular imunologicamente induzida, 1462
        Nefrite túbulo-intersticial, 1462
        Toxicidade glomerular direta, 1462
        Toxicidade tubular direta, 1462
    Disfunções da bexiga, 1474-
        Irritação química, 1474
        Neuropatia sacral, 1474
    Doenças renais agudas, 1464-1470
        Agrotóxicos: organofosforados, carbamatos e derivados do bipiridilo (Paraquat), pentaclorofenol, dinitrofenol, dinitro-o-cresol, 1469, 1470, 1520-1523
        Arsina (hemólise), 1470
        Cádmio, 1465, 1535, 1536
        Chumbo, 1465, 1466
        Cromo hexavalente, 1465, 1536
        Fenóis, 1469
        Glicóis, 1468
        Hidrocarbonetos alifáticos halogenados, 1467
        Hidrocarbonetos aromáticos, 1468
        Mercúrio e compostos mercuriais, 1465
        Monóxido de carbono, 1470
        Solventes, 1466
    Doenças renais crônicas, 1470-1474
        Berílio, 1472
        Cádmio, 1471, 1472, 1535, 1536
        Chumbo, 1472
        Cromo hexavalente, 1471, 1536
        Mercúrio e compostos mercuriais, 1471
        Sílica-livre, 1473
        Solventes, 1473
        Sulfeto de carbono, 1474
        Urânio, 500
    Metodologia diagnóstica das nefropatias, 1462-1464
        Anamnese clínico-ocupacional, 1462
        Exame clínico, 1463
        Exames complementares, 1463, 1464, 1756, 1757
    Reconhecimento e menção específica na Lista B em vigor, 179

　　　　Tumores malignos, 1474-1476
　　　　　　Carcinoma renal: cádmio, chumbo, creosoto, 1474, 1475
　　　　　　Carcinoma da bexiga: alcatrão, breu, betume, hulha mineral, parafina e seus resíduos; aminas aromáticas e seus derivados (beta-naftilamina, 2-cloroanilina, benzidina, orto-toluidina, 4-cloro-orto-toluidina), 222, 223, 950, 1475
　　　　　　Emissões de fornos de coque, 932, 933
Neoplasias: conceito, 96, 97
Neoplasias malignas, v. Tumores malignos relacionados ao trabalho
Neurite do nervo olfatório (inclui "anosmia")
　　　　Cádmio e seus compostos tóxicos, 1535, 1536
　　　　Sulfeto de hidrogênio (H_2S), 169
Neurite do nervo óptico (neurite óptica), 1131
　　　　Brometo de metila, 167, 1112, 1131, 1132, 1528
　　　　Cloreto de metileno, 1131
　　　　Metanol, 1131, 1524, 1525, 1580-1582
　　　　Reconhecimento e menção específica na Lista B em vigor, 170
　　　　Sulfeto de carbono, 1131, 1583, 1584
　　　　Tetracloreto de carbono, 1131, 1529, 1530
Neurite do nervo trigêmeo
　　　　Tricloroetileno, 169
Neurose, v. Psicopatologia e saúde mental no trabalho
Neutrófilos, v. Hematopatologia relacionada ao trabalho
Névoas ácidas produtoras de erosão dentária e estomatites, 1293, 1300-1310
　　　　Ácido crômico, 1293
　　　　Ácido fluorídrico, 1293
　　　　Ácido nítrico, 1293
　　　　Ácido sulfúrico, 1293
　　　　Ácido tartárico, 1293
　　　　Fluoretos, 1293
Névoas ácidas (galvanoplastia)
　　　　Câncer de pulmão, 1276
Névoas e neblinas de óleo mineral
　　　　Câncer, 932, 944
　　　　Pneumonia por hipersensibilidade (contaminação por toxinas de micobactérias), 1273, 1274
Nexo causal
　　　　Conceito, 140, 141, 227, 228, 229
　　　　Critérios de inclusão, 142, 142
　　　　Multicausalidade e incerteza, 188, 189, 1480
　　　　Nexo estabelecido em bases clínicas, 141, 142, 185-209
　　　　　　Anamnese ocupacional, 192-195
　　　　　　Casos clínicos (exemplos), 196-208
　　　　　　Investigação das condições de trabalho, 193
　　　　Nexo estabelecido em bases epidemiológicas, 142, 226-229. 1482, 1483
　　　　　　Critérios de Bradford Hill, 229, 1482, 1483
　　　　Nexo estabelecido em bases previdenciárias, 249-291
　　　　　　Nexo individual (acidente do trabalho e doença profissional), 272, 273, 274
　　　　Nexo profissional (Anexo II do Decreto 3.048/99), 277
　　　　　　Nexo técnico epidemiológico previdenciário (NTEP), 150, 151, 278-287, 1693
　　　　　　Lista C, 180-183

Perspectiva médico-legal e judicial, 237-247
    Perspectiva do Direito Civil, 242-245
    Perspectiva do Direito do Trabalho, 245-246
    Perspectiva do Direito Penal, 238-242
    Perspectiva do Direito Previdenciário, 246
Nióbio
    Doença pulmonar por exposição a metais duros, 1272
Níquel e seus compostos
    Alterações pós-eruptivas da cor dos tecidos duros dos dentes, 1294, 1295
    Asma, 173, 1252, 1537
    Aspectos históricos e importância em Epidemiologia, 221, 967
    Câncer dos brônquios e dos pulmões, 221, 932, 942-945, 1372, 1537
        Reconhecimento e menção específica na Lista B em vigor, 166
    Câncer dos seios paranasais e da cavidade nasal, 221, 932, 937-940, 1372, 1537
        Reconhecimento e menção específica na Lista B em vigor, 166
    Dermatoses relacionadas ao trabalho, 1371, 1372, 1537
    Efeitos sobre o sistema endócrino, 1022, 1029-1038
    Intoxicação aguda, 1537
    Rinite alérgica, 1372, 1537
    Rinite crônica, 1372, 1537
Niquel-carbonila, 1537
Nitratos orgânicos
    Efeitos cardiovasculares, 1204, 1206
    Efeitos hematotóxicos (meta-hemoglobinemia, 999, 1002
Nitritos,
    Efeitos hematotóxicos (meta-hemoglobinemia, 999, 1002
Nitrobenzeno
    Efeitos hematotóxicos, 1002, 1003
    Efeitos hepatotóxicos, 1323
Nitroglicerina e outros ésteres do ácido nítrico
    Angina *pectoris*, 171, 1204, 1215
    Arritmias cardíacas, 171, 1204, 1215
    Infarto agudo do miocárdio, 171, 1204, 1215
Nitropropano
    Efeitos hepatotóxicos, 1318-1326
Nitrosaminas
    Efeitos sobre o sistema endócrino, 1023, 1029-1038
    Tumores malignos relacionados ao trabalho, 921, 931, 944, 959
N,N-dimetilformamida
    Efeitos hepatotóxicos, 1318-1326
Normas regulamentadoras, v. Segurança do trabalho
NTEP: Nexo técnico epidemiológico previdenciário, 150, 151, 278-287,
    Lista C, 180-183

O

Obesidade
    Fator de risco cardiovascular, 1187, 1188
    Programas de promoção de saúde no trabalho, 1620, 1621

Objetos perfurocortantes, v. Acidentes do trabalho com material biológico
Odontopatologia ocupacional, v. Doenças da cavidade oral relacionadas com o trabalho
Oftalmologia. V. Doenças do olho relacionadas com o trabalho
Óleo diesel (emissões de produtos de combustão)
    Câncer de pulmão, 1078, 1277, 1384
Óleos de corte (dermatoses), 1364-1366
Óleos minerais, v. Hidrocarbonetos policíclicos aromáticos
Olhos, v. Doenças do olho relacionadas com o trabalho
Organização do trabalho
    Assédio moral no trabalho, 669, 670
    Efeitos cardiovasculares, 58
    Efeitos sobre o ciclo vigília-sono, 1071
    Efeitos sobre o sistema endócrino, 1024, 1029-1038
    Lesões por esforços repetitivos (LER), 65
    Mecanismos de patogênese do trabalho, 58
    Observações de Bernardino Ramazzini, 13
    Psicopatologia e saúde mental no trabalho, 58, 65, 66, 1058-1062
    Síndrome de *burnout*, 65, 66, 67, 1071-1076
    Trabalho em turnos e noturno, 753-782
    Violência e trabalho, 677-699
Organoclorados, v. Agrotóxicos organoclorados
Organofosforados, v. Agrotóxicos organofosforados
Ornitose
    Clínica e epidemiologia, 857-859
    Doença relacionada ao trabalho, especificada na lista brasileira em vigor, 165
    Ver pneumonias por hipersensibilidade, 1273
Orto-toluidina
    Câncer de bexiga, 221, 222, 932, 933, 950
Ossos
    Câncer dos ossos e das cartilagens articulares (inclui "Sarcoma ósseo")
        Reconhecimento e menção específica na Lista B em vigor, 166
        Radiações ionizantes, 166
    Osteo-condrose do adulto do semilunar do carpo ("Doença de Kienböck do adulto")
        Vibrações localizadas, 162, 178
    Osteólise de falanges distais de quirodáctilos
        Cloreto de vinila, 1379, 1380
        Reconhecimento e menção específica na Lista B em vigor, 178
    Osteomalácia do adulto
        Cádmio (*itai itai*), 178
        Fósforo e seus compostos, 178, 1295, 1296
        Reconhecimento e menção específica na Lista B em vigor, 178
    Osteonecrose
        Fósforo e seus compostos tóxicos, 178, 1295, 1296
        Reconhecimento e menção específica na Lista B em vigor, 178
    Osteonecrose asséptica
        Pressões atmosféricas anormais, 1586
        Reconhecimento e menção específica na Lista B em vigor, 178
Otites, v. Ouvido (orelha)
Ototoxicidade, v. Hipoacusia ototóxica

Ouvido (orelha): doenças relacionadas ao trabalho, 1137-1166
    Perda auditiva induzida pelo ruído (PAIR)
        Bases fisiopatológicas de tipos de resposta do sistema, 1145-1148
        Diagnóstico, 1150-1156
            Audiometria tonal, 1152
            Anamnese clínica e história ocupacional, 1150, 1151
            Critérios de avaliação das perdas auditivas, 1152-1155
            Diagnóstico diferencial, 1155, 1156
            Exame físico, 1151
            Testes audiométricos, 1151, 1751-1755
        Discussão de caso clínico de PAIR em mestre de calderaria, 1584
        Efeitos da exposição intensa
            Acúfenos ou zumbidos, 1147
            Deterioração do reconhecimento da fala, 1147, 1148
            Hiperacusia, 1147
            Otalgia, 1148
            Perda auditiva permanente, 1147
            Perda auditiva temporária, 1146
            Trauma acústico, 1146
        Elementos essenciais de anatomia e fisiologia do ouvido humano, 1140-1145
        Evolução e prognóstico, 1156
        Fatores que influenciam a perda auditiva induzida pelo ruído, 1148-1149
        Interação com outros agentes nocivos, 1148-1150
            Substâncias químicas ototóxicas no trabalho: gases asfixiantes, solventes orgânicos, 1139, 1149, 1150
        Medidas e providências decorrentes do diagnóstico, 1156-1159
            Aconselhamento de risco, 1159
            Estabelecimento de nexo causal, 1157
            Incapacidade, 1157
            Notificação e encaminhamento, 1158
            Reabilitação social, 1159
        Programas de prevenção de perdas auditivas no trabalho, 373, 1159-1162, 1751-1755
            Perspectiva de Medicina do trabalho, 1751-1755
    Perdas auditivas e outros problemas do ouvido relacionados com o trabalho
        Labirintite
            Brometo de metila, 167, 1112, 1131, 1132, 1528
            Pressões atmosféricas anormais, 563, 564
        Otalgia e secreção auditiva
            Pressões atmosféricas anormais, 563, 564
        Otite barotraumática
            Pressões atmosféricas anormais, 563, 564
        Otite média não supurativa
            Pressões atmosféricas anormais, 563, 564
        Otorreia ou Otorragia
            Pressões atmosféricas anormais, 563, 564
        Reconhecimento e menção específica na Lista B em vigor, 170
        Sinusite barotraumática
            Pressões atmosféricas normais, 563, 564
        Vertigem alternobárica, 565

Reconhecimento e menção específica na Lista B em vigor, 170
Ovário
    Câncer relacionado ao trabalho, 1265
Óxido de etileno
    Cancerígeno (leucemias), 932, 956
    Efeitos neurocomportamentais, 1107-1112, 1539
    Intoxicação aguda, 1539
Óxido de ferro (poeira)
    Siderose, 1271
Óxido nitroso
    Efeitos hematotóxicos, 999, 1001
Ozônio
    Efeitos sobre o sistema endócrino, 1028
    Impactos ambientais, 1544

P

PAIR (perda auditiva induzida pelo ruído), v. Ouvido (orelha)
Pâncreas, 165, 957
Paracoccidiodomicose
    Clínica e epidemiologia, 887-889
    Doença relacionada ao trabalho, especificada na lista brasileira em vigor, 165
Parada cardiorrespiratória, 1207-1209
    Reconhecimento e menção específica na Lista B em vigor, 171
Paradiclorobenzeno
    Efeitos hematotóxicos (meta-hemoglobinemia, 1002, 1003, 1523, 1524
Parafenileno-diamina
    Efeitos hematotóxicos, 1005
Paraquat
    Efeitos hematotóxicos, 1002, 1003
    Efeitos hepatotóxicos, 1318-1326
    Efeitos nefrotóxicos, 1464-1474
    Efeitos neurocomportamentais, 1107-1112
        Efeitos sobre o sistema respiratório, 174, 1231, 1237-1240, 1245, 1268, 1269, 1272, 1273, 1520-1523
    Intoxicação aguda, 1520-1523
Pararama, paramose, 655
Parkinsonismo secundário
    Manganês e seus compostos tóxicos, 1107, 1108, 1536
    Reconhecimento e menção específica na Lista B em vigor, 168
Parto prematuro e baixo peso ao nascer, 1481, 1486, 1489, 1492, 1493, 1498
Patch test, v. Testes de contato, 1351-1354
PCBs (bifenilas policloradas)
    Efeitos hepatotóxicos, 1318-1326
    Efeitos sobre a reprodução e malformações congênitas, 1486, 1487, 1492, 1493
    Efeitos sobre o sistema endócrino, 1022, 1029-1038
PCDD (dibenzo-*p*-dioxinas)
    Efeitos sobre a reprodução e malformações congênitas, 1492, 1493
PCDF (dibenzofuranos policlorados)
    Efeitos sobre a reprodução e malformações congênitas, 1492, 1493

Pedra-sabão, v. Silicatos: talco
Pedreiros
    Blefarite, 169, 1125-1129
    Conjuntivite, 169, 1125-1129
    Dermatoses ocupacionais, 1354-1358
    Rinite crônica, 1250
    Rinolitíase, 1250
Pele, v. Dermatoses relacionadas ao trabalho
Pentaclorofenol
    Efeitos nefrotóxicos, 1464-1474
    Efeitos sobre o sistema endócrino, 1022, 1029-1038
Pentóxido de vanádio
    Asma, 173, 1252, 1537
    Rinite alérgica, 172, 1252
Percival Pott, 14, 221, 918, 947, 1482
Percloroetileno, v. Tetracloroetileno
Perfuração da membrana do tímpano
    Pressões atmosféricas anormais, 563, 564
    Ruído excessivo, 1146
    Reconhecimento e menção específica na Lista B em vigor, 170
Perfuração do septo nasal
    Cromo (galvanoplastia), 1249, 1250, 1368-1374, 1536
    Reconhecimento e menção específica na Lista B em vigor, 172
Pericárdio
    Mesotelioma maligno (asbesto), 942, 946, 1265, 1266
    Pericardite relacionada ao trabalho, 1209
    Placas pericárdicas (asbesto), 1209
Perícia médica previdenciária
    Atribuições, 254
    Avaliação da incapacidade laboral, 260
    Estabelecimento de nexo causal entre adoecimento e trabalho, 272-282
    Preceitos básicos, 253, 254
    Sigilo profissional e ética médica, 255-260
Perigos e riscos de natureza mecânica, 577-612
    Aspectos históricos: evolução e tendências, 578, 579, 594-600, 1705-1708
    Normalização, 599, 600, 609, 610, 1705-1708
    Principais agrupamentos de máquinas operatrizes ou máquinas-ferramenta, 606-609
    Principais fontes de risco (estudo específico)
        Cilindros e calandras, 590-592
        Guilhotinas, 585, 586
        Máquinas injetoras, 592, 594
        Máquinas para trabalhar madeira, 587-590
        Prensas, 579-585
        Prensas dobradeiras, 586, 587
    Trabalho seguro
        Fundamentos, 600, 601
        Medidas de proteção coletiva (EPC) e outras medidas técnicas, 601-606, 610
Periodontite, 1298, 1299
    Agrotóxicos organofosforados, 1298, 1299

Chumbo, 1298, 1299
Fluoretos (névoas), 1299
Peritônio
Mesotelioma maligno (asbesto), 942, 946, 1265, 1266
Pessoas com deficiência
Principais benefícios e ações afirmativas voltadas para pessoas com deficiência no Brasil, 316-319
Pesticidas, v. Agrotóxicos
Piche (hidrocarbonetos policíclicos aromáticos)
Câncer de pele, 933, 1383
Câncer de pulmão, 933, 1276
Pigmentação patológica, 101, 102
Placas epicárdicas ou pericárdicas, v. Asbesto
Placas pleurais, v. Asbesto
Plaquetas, v. Hematopatologia relacionada ao trabalho
Pneumoconioses
Asbestose, 1261-1265
Baritose, 1270
Caulino, 1270
Estanose, 1271, 1538
Exposição a rocha fosfática, 1271
Material abrasivo: alumina ou corindo (Al_2O_3), carborundo (carbeto de silício), 1270
Poeira mista, 1269, 1270
Siderose, 1271
Silicose, 1256-1261
Trabalhadores do carvão, 1266-1268
Pneumoconiose dos trabalhadores do carvão, 1266-1268
Pneumonia por hipersensibilidade (PH), 1273, 1274
Poeiras orgânicas, 1273
Bagaçose (cana mofada), 1273, 1274
Doença pulmonar devido a sistemas de ar condicionado e umidificação do ar, 1273, 1274
Névoas de óleo mineral contaminado (endotoxinas de micobactérias), 1273,1274
"Pulmão do agricultor" ("pulmão do fazendeiro"), 1273, 1274
"Pulmão dos criadores de aves", 1273,1274
"Pulmão dos manipuladores de animais e peixes", 1273, 1274
"Pulmão dos que trabalham com cogumelos", 1273, 1274
"Pulmão dos trabalhadores de malte, cogumelos, boldo", 1273, 1274
Reconhecimento e menção específica na Lista B em vigor, 173
Sequoiose (poeira mofada), 1273, 1274
Suberose (cortiça), 1273, 1274
Poeiras inorgânicas, 1273, 1274
Exposição a isocianatos, 1273, 1274
Reconhecimento e menção específica na Lista B em vigor, 173
Pneumonite por hipersensibilidade, v. Pneumonia por hipersensibilidade
Pneumopatias ocupacionais, v. Doenças respiratórias relacionadas ao trabalho
Poeiras da indústria do couro
Câncer da cavidade nasal e dos seios paranasais, 934
Leucemia, 934
Poeiras de madeira e outras poeiras da indústria do mobiliário
Asma, 1252

    Câncer da cavidade nasal e dos seios paranasais, 932, 939, 940, 944, 1384
    Dermatoses, 1374, 1375
Poeiras de origem vegetal (cereais, farinhas, serragem etc.)
    Asma, 1252, 1253
    Rinite alérgica, 172, 1250
Poeiras orgânicas (indústria têxtil e padarias)
    Câncer da cavidade nasal e dos seios paranasais, 940
Polineuropatias periféricas, 1107-1112
    Agrotóxicos fosforados, 1112
    Arsênio e seus compostos, 1112
    Chumbo, 1112
    n-Hexano, 1112
    Metil-n-Butil Cetona (MBK), 1112, 1534
    Radiações ionizantes, 163, 169
Porfirias e Porfiria cutânea tardia
    Chumbo, 1001, 1002, 1023, 1326
    Doença relacionada ao trabalho, especificada na lista brasileira em vigor, 166
    Hematopatologia relacionada ao trabalho, 1001, 1002
    Hexaclorobenzeno (HCB), 1023, 1326
    Reconhecimento e menção específica na Lista B em vigor, 159, 167, 177
    TCDD, 1023, 1326
Praguicidas, v. Agrotóxicos
Precarização social, do trabalho, da saúde, 1063-1066
Prensas, 579-585
Prensas dobradeiras, 586, 587
Preparação para situações de emergência e catástrofes, 1853-1880
    Aspectos técnicos e gerenciais, 1857, 1858
    Glossário de conceitos e definições, 1854, 1855
    Panorama internacional e legislação brasileira, 1855-1857
    Participação da equipe de saúde nos planos de contingência, 1875-1877
        Classificação de desastres, das vítimas e das zonas do desastre, 1875, 1876
        Emergências com agentes biológicos, 1877
        Emergências envolvendo produtos químicos, 1876, 1877
        Emergências radiológicas, 434-441, 451-455, 1877
    Plano de emergências médicas – PEM, 1859-1874
Presenteímo no trabalho
    Comentários na perspectiva da Medicina do Trabalho, 1761, 1762
    Comentários na perspectiva da Psicopatologia do trabalho e saúde mental, 1089
Pressões atmosféricas anormais, 553-575
    Descrição das atividades hiperbáricas, 554
    Doenças e acidentes relacionados com o trabalho, 562-571
        Artralgia hiperbárica, 566, 567
        Barotrauma, 563-566
            Reconhecimento e menção específica na Lista B em vigor, 170
        Controle médico, 574
        Doença descompressiva, 566, 567
            Reconhecimento e menção específica na Lista B em vigor, 170
        Doença descompressiva: discussão de caso clínico em trabalhador de empresa especializada na construção de fundações que utilizava "tubulão" de ar comprimido, 1585-1586

Embolia traumática, 566
Intoxicação pelo nitrogênio, 569
Intoxicação pelo oxigênio, 568
Intoxicação por outros gases, 569
Osteonecrose asséptica, 570, 571
    Reconhecimento e menção específica na Lista B em vigor, 178
Osteonecrose asséptica de cabeça de fêmur: discussão de caso clínico de trabalhador em "tubulão" de ar comprimido, 1586, 1587
Otite barotraumática
    Reconhecimento e menção específica na Lista B em vigor, 170
Síndrome neurológica das altas pressões, 567, 568
Doenças relacionadas ao trabalho, especificadas na lista brasileira em vigor, 163
Prevenção e controle, 572
Princípios de Física aplicada, 559-562
Problemas especiais do mergulho de saturação, 571, 572, 1302, 1310
Trabalho em ambientes hipobáricos, 75

Previdência Social no Brasil
    Breve histórico, 250, 251
    Perícia médica previdenciária, 252-259
    Quadro atual legal e institucional, 252, 253

Processo de trabalho, 54, 55
Programa de conservação auditiva (PCA), 373, 1159-1162, 1751-1755
Programas de gestão de segurança e saúde no trabalho, 1726-1728
Promoção da saúde na perspectiva ambiental, 1555
Promoção da saúde no trabalho, 1614-1626
    Conceito e prática gerais, 1614, 1615
    Conceito e prática aplicados às doenças cardiovasculares, 1212-1215
    Da saúde ocupacional à saúde integral, 1666-1858
    Efetividade dos programas de promoção da saúde e prevenção de doenças, 1624
    Estratégias de promoção da saúde, 1615, 1666
    Programas de promoção da saúde no trabalho, 1858-1623
        Ações coletivas, 1619-1622
            Cessação do tabagismo, 1621
            Consumo equilibrado de bebida alcoólica, 1621, 1622
            Enfrentamento do estresse, 1622
            Incentivo à atividade física, 1619
            Reeducação alimentar, 1620
        Ações individuais, 1622, 1623

Protrusão intradiscal do núcleo pulposo, 1434
Provas de função pulmonar, 1244-1249
Psicodinâmica do trabalho, 1627-1638
    A ação em Psicodinâmica do Trabalho, 1631-1633
    Aspectos epistemológicos e a racionalidade prática, 1630, 1631
    Breve histórico: da Ergonomia para a Psicopatologia e para a Psicodinâmica do Trabalho, 1628, 1630
    Enfatizando alguns conceitos em Psicodinâmica do Trabalho, 1633-1636
    Novos desafios, 1636, 1637

Psicopatologia e saúde mental no trabalho, 1053-1095
    Anamnese: sugestões para a formação profissional, 1088
    Conceito de psicopatologia no trabalho, 1055-1058

Flexibilidade: o princípio que se tornou dominante, 1058-1066
Parâmetros clínicos para diagnóstico dos distúrbios psíquicos relacionados à situação de trabalho e ao contexto social, 1068-1088
- Alcoolismo crônico relacionado ao trabalho, 1080-1082
- Estresse pós-traumático secundário, 1079
- Psicopatologias da violência, 1076, 1077
- Síndrome da fadiga crônica (fadiga patológica, fadiga industrial), 1070
- Síndrome do esgotamento profissional (*Burnout*), 1071-1076
- Síndromes depressivas, 1082-1087
  - Discussão de caso clínico de transtorno depressivo causado por assédio moral no trabalho, 1608-1669
- Suicídios no trabalho, 16, 70, 673, 688, 689, 1078, 1087-1088
- Transtorno de estresse pós-traumático, 168, 673, 1077-1079
- Transtorno do ciclo vigília-sono devido a fatores não orgânicos, 168, 766-772, 1071

Situação de trabalho e psicopatologia, 1058-1062
- Condições de trabalho, 1058
- Organização do trabalho e o gerenciamento, 1058-1062

Psitacose (ornitose, doença dos tratadores de aves)
- Clínica e epidemiologia, 857-859
- Doença relacionada ao trabalho, especificada na lista brasileira em vigor, 165
- Ver pneumonias por hipersensibilidade, 1273

Pulmão, v. Doenças respiratórias relacionadas ao trabalho

Púrpura e outras manifestações hemorrágicas, 1004
- Arsênio, 1004
- Benzeno, 1004, 1531, 1532
- Hexaclorociclohexano (HCH), 1004
- Reconhecimento e menção específica na Lista B em vigor, 167

▶ Q

Qualidade de vida
- Conceituação tentativa em Medicina do Trabalho, 1731-1733

Qualidade do ar dos ambientes de interiores, 783-807
- Avaliação da qualidade do ar de interiores, 800
- Introdução, 784
- Legislação brasileira, 800, 801
- Síndrome do edifício doente, 797-799
  - Ambientes ocupacionais não industriais, 798-800
  - Doença relacionada ao prédio, 797, 798
  - Sensibilidade química múltipla e sinergismo, 798
- Tipos de poluentes, fontes e efeitos na saúde humana, 785-797
  - Fatores biológicos, 848851
  - Fatores físicos, 786-788
  - Poluentes químicos, 788-794

Quartzo, ver Sílica
Queilite actínica, 1306, 1307
- Luz visível e radiação ultravioleta B

Queimaduras (pele), 1344
Quelantes, v. Intoxicações agudas relacionadas com o trabalho

Queratite (ceratite) e Queratoconjuntivite, 1125-1129
    Arsênio e seus compostos, 1125-1129
    Doenças do olho relacionadas com o trabalho, 1125-1129
    Radiações infravermelhas, 1125-1129
    Radiações ionizantes, 1125-1129
    Radiações ultravioletas, 1125-1129
    Reconhecimento e menção específica na Lista B em vigor, 170
    Sulfeto de hidrogênio H_2S (ácido sulfídrico), 1125-1129

Querosene
    Efeitos hematotóxicos, 1005

Quinonas
    Efeitos hematotóxicos, 1002

R

Radiação *laser*, 502, 503
    Avaliação da exposição, 516, 518
    Efeitos adversos sobre a saúde, 515
        Efeitos sobre a pele, 516, 1347
        Efeitos sobre o olho, 516
        Outros riscos potenciais, 516
    Fontes de exposição e usos, 506-508
    Mecanismos de ação, 509
    Medidas de proteção, 525-82
    Normalização
        Diretiva 2006/25/CE, 517, 519
        OIT: Código de prática, 500, 529

Radiações da luz visível, 502, 505
    Avaliação da exposição, 517, 519, 520
    Catarata, 511, 1129, 1130
    Lesão térmica da córnea e conjuntiva, 512, 1129, 1130
    Lesão térmica da pele, 512, 1346, 1347
    Mecanismos de ação, 508
    Queilite actínica, 512, 1306, 1307
    Prevenção e controle, 522-524
    Reconhecimento e menção específica na Lista B em vigor, 176

Radiações infravermelhas, 500-502
    Avaliação da exposição, 517, 519
    Efeitos adversos sobre a saúde, 510, 511
        Catarata, 170, 510, 1129, 1130
        Efeitos sobre a pele, 511, 1346, 1347
        Queratite e Queratoconjuntivite, 511, 1125-1129
    Fontes de exposição, 504, 505
    Mecanismos de ação, 508
    Normalização
        Diretiva 2006/25/CE, 519, 522
        Limites de exposição ocupacional da ACGIH (TLVs®), 520
    Prevenção e controle, 522-525
    Reconhecimento e menção específica na Lista B em vigor, 176

Radiações ionizantes, 423-460
- Acidentes com radiação, 434-441
  - *Cases* recentes: Chernobyl, Goiânia e Fukushima, 453-456, 1877
  - Contaminação radiológica externa, 449, 450
  - Contaminação radiológica interna, 445-449
  - Irradiação acidental, 435
  - Síndrome aguda da radiação, 435-441
  - Síndrome cutânea da radiação, 441-445
  - Síndrome da lesão combinada e lesões associadas, 445
- Anemia aplástica (aplasia medular), 436, 1008-1010
  - Reconhecimento e menção específica na Lista B em vigor, 163, 166
- Aspectos históricos e relacionados com Epidemiologia, 424, 430, 455, 456, 947
- Blefarite, 169, 437, 1125-1129
  - Reconhecimento e menção específica na Lista B em vigor, 163, 169
- Catarata, 170, 1125-1129
  - Reconhecimento e menção específica na Lista B em vigor, 163, 170
- Conjuntivite, 163, 169, 1125-1129
  - Reconhecimento e menção específica na Lista B em vigor, 163, 169
- Contaminação radiológica externa, 449, 450
- Contaminação radiológica interna, 445-449
- Controle médicos-ocupacional de trabalhadores expostos, 450, 451
- Doenças da reprodução e malformações congênitas, 179, 1495, 1496
  - Reconhecimento e menção específica na Lista B em vigor, 163
- Doenças relacionadas ao trabalho, especificadas na lista brasileira em vigor, 163, 174, 176
- Efeitos de baixas doses de radiação, 455-458
  - Alterações genéticas, 457
  - Cancerização, 221, 455, 456, 947, 955
  - Conceito, 455
  - Resposta adaptativa, 455
- Efeitos nefrotóxicos (do urânio), 500
- Emergências radiológicas (planejamento e gestão das atividades de preparação para situações de emergência e catástrofes), 451-455, 1877
- Física nuclear básica, 426-431
- Gastroenterite e colite tóxicas, 436
  - Reconhecimento e menção específica na Lista B em vigor, 163, 174
- Irradiação e contaminação: diferenças, 431
- Leucemias, 932, 955
  - Reconhecimento e menção específica na Lista B em vigor, 163, 174
- Osteonecrose
  - Reconhecimento e menção específica na Lista B em vigor, 163, 178
- Pneumonite por radiação
  - Reconhecimento e menção específica na Lista B em vigor, 163, 174
- Polineuropatia induzida pela radiação
  - Reconhecimento e menção específica na Lista B em vigor, 163, 169
- Queratite e Queratoconjuntivite
  - Reconhecimento e menção específica na Lista B em vigor, 163, 170
- Radiodermatite aguda ou crônica, 1346
  - Reconhecimento e menção específica na Lista B em vigor, 163, 176
  - Ver Síndrome cutânea da radiação, 441-445

Radiopatologia, 433, 434
Radiosensibilidade, 433
Síndrome aguda da radiação, 435-441
Síndrome cutânea da radiação, 441-445, 1346
Síndrome mielodisplásica, 1005-1008
    Reconhecimento e menção específica na Lista B em vigor, 163, 166
Terrorismo radionuclear, 458
Tumores malignos relacionados à exposição a radiações ionizantes
    Brônquios e pulmão (radônio), 500, 456, 944, 945, 1277, 1384
        Reconhecimento e menção específica na Lista B em vigor, 163, 166
    Pele, 947
        Reconhecimento e menção específica na Lista B em vigor, 163, 166
    Leucemias, 456
        Reconhecimento e menção específica na Lista B em vigor, 163, 166
    Ossos e cartilagens articulares (inclui "Sarcoma ósseo"), 455
        Reconhecimento e menção específica na Lista B em vigor, 163, 166
    Seios paranasais e cavidade nasal, 939
        Reconhecimento e menção específica na Lista B em vigor, 163, 165
    Tireoide, 456
Radiações não ionizantes: campos elétricos, magnéticos e eletromagnéticos, campos estáticos, frequências extremamente baixas, radiofrequências e micro-ondas, 462-498
    Avaliação da exposição, 480-496
    Campos eletrostáticos, 463-465
    Campos estáticos, 463-465
    Campos magnéticos, 463-465
    Campos magnéticos e elétricos de frequência extremamente baixa (ELF), 463-465
    Conceitos básicos e unidades de medida, 464, 465
    Efeitos adversos sobre a saúde, 473-480
        Câncer, 476-480, 959
        Catarata, 478, 1125-1129
        Doenças neurodegenerativas, 475, 476
        Efeitos cardiovasculares, 476
        Efeitos neurocomportamentais, 474, 475
        Efeitos sobre a reprodução e desenvolvimento humano, 476
        Sistema neuroendócrino, 475
    Exposições não ocupacionais e ocupacionais, 465-470
    Mecanismos de ação (fisiopatologia), 470-473
    Micro-ondas e radiofrequências, 469, 472, 478-480, 1347
    Normalização
        Diretiva 2004/40/CE da Comunidade Europeia, 491, 492
        Diretrizes da ICNIRP, 489
        Lei federal no. 11.878/2009, 488
        Limites de exposição ocupacional da ACGIH (TLVs®), 492
        Norma Brasileira ABNT NBR 1487:2006, 487
        Resolução ANATEL no. 303/2002, 485, 486
        Resolução Normativa da ANEEL no. 346/2010, 488
    Radiofrequências e micro-ondas, 469, 470, 472, 478-480, 959
Radiações ópticas, v. Radiações da luz visível, radiações infravermelhas, radiações ultravioletas
Radiações ultravioletas UVA, UVB, UVC, 500-529

    Avaliação da exposição, 518, 520, 521
    Efeitos adversos sobre a saúde, 513
        Carcinoma basocelular, 514, 515, 947, 949, 1346, 1382-1384
        Catarata, 514, 1125-1129
        Eritema ou queimadura solar, 513, 1347
        Fotocarcinogênese: carcinoma basocelular, queratose actínica, carcinoma espinocelular, melanoma, 514, 515, 947, 949, 1347, 1382-1384
        Fotoconjuntivite, 169, 513, 1125-1129
        Fotoenvelhecimento da pele, 514, 1346
        Fotoqueratite, 513, 1125-1129
        Lesão retiniana, 513, 1125-1129
        Pterígio, 514, 1118-1129
        Quelite actínica, 1346
        Queratite e Queratoconjuntivite, 513, 1125-1129
    Fontes de exposição, 505
    Mecanismos de ação, 508, 509
    Normalização
        Diretiva 2006/25/CE, 519
        Limites de exposição ocupacional da ACGIH (TLVs®), 520, 521
    Prevenção e controle, 522-525, 1384
Radicais livres, 90
Rádio (Ra), 221
Radiodermatite ou radiodermite, v. Radiações ionizantes
Radiofrequências e micro-ondas, v. Radiações não ionizantes
Radônio (gás)
    Câncer dos brônquios e pulmões, 500, 456, 944, 945, 1277, 1384
    Poluente do ar de ambientes interiores, 791
Reabilitação profissional (Previdência Social), 267-271
Reprodução humana, v. Doenças da reprodução e malformações congênitas relacionadas com o trabalho
Resiliência
    Perspectiva global, aplicada ao campo dos desastres e catástrofes, 1855
    Perspectiva da Segurança do trabalho, 1708, 1709
Resinas
    Dermatoses ocupacionais, 1375-1382, 1602
Rim e trato urinário, v. Nefropatias relacionadas ao trabalho
Rinite alérgica, 1250
    Acrilatos, 172
    Anidrido ftálico, 172, 1252
    Azodicarbonamida, 172
    Carbetos (carbonetos) de metais duros: colbalto, titânio e tungstênio, 172
    Cromo e seus compostos, 172, 1252, 1536
    Enzimas de origem animal, vegetal ou bacteriana, 172, 1250, 1251
    Furfural e álcool furfurílico, 172,
    Isocianatos orgânicos, 172, 1252
    Medicamentos: macrólidos, ranetidina, penicilina e seus sais; cefalosporinas, 172, 1252
    Níquel e seus compostos, 172, 1252, 1537
    Pentóxido de vanádio, 172, 1252
    Poeiras de algodão, linho, cânhamo e sisal, 172
    Produtos da pirólise de plásticos, cloreto de vinila, teflon, 172

Proteínas animais em aerossóis, 172, 1252
Reconhecimento e menção específica na Lista B em vigor, 172
Substâncias de origem vegetal (cereais, farinhas, serragem etc.), 172, 1252
Sulfitos, bissulfitos e persulfatos, 172, 1252

Rinite crônica, 1250
Amônia, 172
Anidrido sulfuroso, 172
Arsênio e seus compostos, 172
Cimento (poeira), 172
Cloro gasoso, 172
Cromo e seus compostos tóxicos, 172, 1252, 1536
Fenol e homólogos, 172
Gás de flúor e fluoreto de hidrogênio, 172, 1535
Névoas de ácidos minerais, 172
Níquel e seus compostos, 172, 1252, 1537
Reconhecimento e menção específica na Lista B em vigor, 172
Selênio e seus compostos, 172, 1535

Risco, risco relativo, risco atribuível (em Epidemiologia), 214, 231, 232
Riscos mecânicos, v. Perigos e riscos mecânicos
Riscos psicossociais, v. Fatores psicossociais
Rocha fosfática (poeiras)
Pneumoconiose, 1271
Reconhecimento e menção específica na Lista B em vigor, 173

Ruído, ultrassom e infrassom, 350-378
Alteração temporária do limiar auditivo, 1146, 1147
Avaliação de ruído de impacto, 363, 364
Avaliação de ruído para conforto acústico, 369-373
Comprometimento da discriminação auditiva e hiperacusia, 1147
Doenças relacionadas ao trabalho, especificadas na lista brasileira em vigor, 162
Equipamentos de proteção individual (EPI), 373
Fontes de informação, 376
Formas de controle de ruído
Hipertensão arterial, 1200
Reconhecimento e menção específica na Lista B em vigor, 162, 171
Indicação de metodologia para avaliação de ruído, 364-369
Infrassom, 375
Instrumentos de medida, 354-358
Normas e critérios de risco internacionais, 358-363
Perda auditiva induzida pelo ruído (PAIR), 1137-1166
Programa de conservação auditiva (PCA), 373, 1159-1162, 1751-1755
Ruptura traumática do tímpano (perfuração da membrana do tímpano), 563, 564, 1146, 1148
Ultrassom, 374, 375

S

Sais de cianeto, 1510, 1511
Sangue, v. Hematopatias relacionadas ao trabalho
Saturnismo, v. Chumbo e seus compostos
Saúde: conceito (OMS), 78, 79, 138

Saúde Ambiental, 1543-1567
	Aspectos conceituais e históricos, 1544-1546
	Atividades de destaque na prática da Saúde Ambiental, 1556-1563
		Análise dos processos produtivos, 1556-1558
		Avaliação de risco, 1558-1560
		Vigilância em Saúde Ambiental, 1560-1562
	Avaliação do impacto das medidas de prevenção e controle, 1563-1565
	Princípios de toxicologia, 1550-1554
	Processos produtivos e saúde, 1546-1550
	Promoção da saúde, prevenção e controle dos efeitos adversos do ambiente, 1555, 1556
Saúde do Trabalhador
	Aspectos históricos, caracterização da área e aspectos institucionais, 3-48, 186-188
Saúde mental, v. Psicopatologia e saúde mental no trabalho
Saúde Ocupacional: conceito e evolução, 27, 138, 139
Saúde Pública (Saúde Coletiva) como matriz de origem da área de Saúde do Trabalhador, 13-18, 21-23, 26-31
Schilling, v. Classificação de Schilling das doenças relacionadas com o trabalho
Sedentarismo
	Fator de risco cardiovascular, 1188, 1189
	Programas de promoção da saúde no trabalho, 1619, 1620
Segurança do Trabalho, 1687-1724
	Engenharia da resiliência, 1708, 1709
	Ferramentas de gerenciamento de riscos, 1696-1699
		Gestão do risco, 1698, 1699
		Histórico, 1696
		Mudanças na abordagem de avaliação de riscos, 1698
		Passos para a avaliação de perigos e riscos, 1697, 1698
	Gestão de segurança e saúde no trabalho (SST), 1711-1721
		Contribuições para a gestão de SST, 1713
		Empresas certificadas em OHSAS 18001 no Brasil, 1712
		Essencialidade do compromisso da alta direção das organizações, 1717-1719
		Informatização e uso da Epidemiologia na gestão de SST, 1713-1715
		Investigação de acidentes/incidentes, 720-737, 721, 1716
		O desafio da (re)construção de uma "cultura de SST", 1721
		Os desafios para estabelecer objetivos e escopos de SST cada vez mais amplos, 1719-1721
		Referenciais de gestão de SST, 1711
	Gestão de segurança do produto, 1710, 1711
	Legislação e documentação de SST, 1689-1696
		Implicações pelo não atendimento à legislação de SST, 1691, 1692
		Manutenção de paradigmas nas Normas Regulamentadoras, 1690, 1691
		Mudanças de paradigmas nas Normas Regulamentadoras, 1691
		Outras legislações, 1693
		Uso de "modelos" e "esquemas" estrangeiros e internacionais, 1695
		Uso de referências estrangeiras e internacionais, 1694, 1695
		Uso de referências nacionais, 1694
	Segurança de processo, 1716
		Histórico, 1716
		Disseminação da segurança de processo, 1717
		Gestão de segurança de processo, 1716
	Segurança nos trabalhos com eletricidade, 1704, 1705

Tecnologia de equipamentos de proteção, 1699
    Equipamentos de proteção coletiva – EPC, 1700
    Equipamentos de proteção individual – EPI, 1700, 1701
Tecnologia de proteção contra incêndio, 1701-1704
    Breve histórico da legislação de SST, relativa a proteção a incêndio, 1702
    Gestão de proteção contra incêndio, 1702
    Importância, 1701
Tecnologia de proteção de máquinas e equipamentos, 577-612, 1705-1708

Seios paranasais
    Câncer, v. cavidade nasal e seios paranasais, 934, 937-940, 1250, 1370, 1372, 1374
    Sinusite relacionada ao trabalho, 1249, 1250

Selênio e seus compostos
    Efeitos sobre o sistema endócrino, 1026, 1035
    Efeitos sobre o sistema respiratório, 174, 1231, 1237-1240, 1245, 1268, 1269, 1272, 1273, 1535
    Efeitos neurotóxicos, 1107-1112
    Intoxicação aguda, 1535

Senioridade no trabalho e cooperação, 80

Sensibilidade e hipersensibilidade (Distúrbios da imunidade), 109-114, 798

Serpentes e cobras, v. Acidentes provocados por animais peçonhentos

Seveso, 1017

Siderose (pneumoconiose), 1271
    Reconhecimento e menção específica na Lista B em vigor, 173

Sílica-livre cristalina
    Aspectos históricos e importância em Epidemiologia, 25, 28, 29, 35, 56
    Câncer de pulmão, 945, 968, 1261
        Reconhecimento e menção específica na Lista B em vigor, 166
    Cor pulmonale, 1210, 1211
    Doença pulmonar obstrutiva crônica, 1260
    Doenças autoimunes, 1261
    Doença renal crônica, 1261, 1473
    Doenças relacionadas ao trabalho, especificadas na lista brasileira em vigor, 162, 173
    Mecanismos de patogênese, 105, 1239
    Silicose, 1256-1261
        Discussão de caso clínico de silicose em cavador e poços, 201
        Discussão de caso clínico de silicose em ceramista, 1594
    Silicose aguda, 1258
        Discussão de caso clínico no trabalho em moagem de quartzo, 1594
    Sílico-tuberculose, 1260
        Aspectos históricos, 26
        Discussão de caso clínico em lixador de piso de quadra poliesportiva, 1587, 1588
    Síndrome de Caplan, 174, 177, 1261
        Discussão de caso clínico, 198

Silicose, v. Sílica-livre cristalina

Silicotuberculose, 1260
    Reconhecimento e menção específica na Lista B em vigor, 173
    Ver também Tuberculose, 899-849

Síndrome aguda da radiação, 435-441

Síndrome cervicobraquial
    Reconhecimento e menção específica na Lista B em vigor, 177

Vibrações localizadas, 391-397, 1405-1420
Síndrome cutânea da radiação, v. Radiações ionizantes
Síndrome da apneia obstrutiva do sono, 766, 1189
Síndrome da fadiga ("neurastenia"), 1070
    Reconhecimento e menção específica na Lista B em vigor, 168
Síndrome da hipersensibilidade a substâncias químicas múltiplas, 112-114, 798
Síndrome de Ardystil, 1274
Síndrome de *burnout*
    Conceito, 65, 1071-1073
    Fatores de risco no trabalho, 1071-1073
    Profissões ou atividades mais elevada incidência, 65, 66, 1074-1076
    Reconhecimento e menção específica na Lista B em vigor, 168
Síndrome de Caplan
    Discussão de caso clínico, 198
    Pneumoconiose dos trabalhadores do carvão e ou silicose, 174, 177, 1261, 1268
    Reconhecimento e menção específica na Lista B em vigor, 174, 177
Síndrome de disfunção reativa das vias aéreas (SDVA/RADS), 1251
    Reconhecimento e menção específica na Lista B em vigor, 174
Síndrome de esgotamento profissional, v. Síndrome de *burnout*
Síndrome de Raynaud
    Conceituação e clínica, 1215
    Fatores de risco de natureza ocupacional, 1215
        Cloreto de vinila, 1215, 1380
        Frio (trabalho em baixas temperaturas), 1215, 1345, 1824
        Vibrações localizadas, 1215
    Reconhecimento e menção específica na Lista B em vigor, 171
Síndrome do estresse pós-traumático, v. Estresse pós-traumático
Síndrome do manguito rotatório (rotador), 1410-1413
    Reconhecimento e menção específica na Lista B em vigor, 169
    Discussão de caso clínico em professora, 1597, 1598
Síndrome do túnel do carpo, 1739
    Discussão de caso clínico, 197
    Reconhecimento e menção específica na Lista B em vigor, 169
Síndrome do túnel do carpo em merendeira: discussão de caso clínico, 1595-1597
Síndrome dos edifícios doentes, 76, 797, 798
Síndrome metabólica
    Doença hepática ocupacional e ambiental, 1328
    Fator de risco cardiovascular, 1181, 1184
Síndrome mielodisplásica
    Benzeno, 932, 955, 966, 967, 1005-1010, 1531, 1532
    Radiações ionizantes, 436, 932
    Reconhecimento e menção específica na Lista B em vigor, 166
Síndrome nefrítica aguda,
    Reconhecimento e menção específica na Lista B em vigor, 179
Síndrome neurológica das altas pressões, 567, 568
Síndrome respiratória aguda grave (SRAG), 896-902
Sinovites e tenossinovites, 1406-1420
    Reconhecimento e menção específica na Lista B em vigor, 178
Sinusite, v. Cavidade nasal e seis paranasais

Sisal (poeira)
  Asma, 164, 173
  Bissinose, 164, 173
    Doenças relacionadas ao trabalho, especificadas na lista brasileira em vigor, 164
  Outros efeitos respiratórios crônicos, 164
  Rinites alérgicas, 164, 172
Sistema endócrino, v. Doenças endócrinas relacionadas com o trabalho
Sistema nervoso, v. Doenças do sistema nervoso relacionadas com o trabalho
Sistemas de gestão de segurança e saúde no trabalho
  Perspectiva da Higiene Ocupacional, 1681
  Perspectiva da Medicina do Trabalho, 1726-1776
  Perspectiva da Segurança do Trabalho, 1711-1721
Sistemas de umidificação do ar (interiores), 787, 794, 795
Sobrecarga térmica, v. Calor (trabalho em temperaturas extremas)
Solventes orgânicos
  Carcinogênse, 931, 932, 940, 944, 952, 953, 959, 960
  Dermatoses, 1362-1364
  Efeitos cardiovasculares, 1200
  Efeitos hepatotóxicos, 1318-1326
  Efeitos nefrotóxicos, 1464-1474
  Efeitos neurocomportamentais, 1107-1112
  Efeitos sobre a reprodução e malformações congênitas, 1493
  Efeitos sobre o sistema endócrino, 1029-1038
Sono, v. Trabalho em turnos e noturno
Stress, v. Estresse
Suberose, v. Pneumonia por hipersensibilidade, 173, 1273, 1274
Suicídio relacionado ao trabalho
  Aspectos históricos e relacionados com Epidemiologia, 16, 70
  Sulfeto de carbono (CS_2), 16, 1530, 1531
  Como consequência de assédio moral no local de trabalho, 673, 688, 689
  Como consequência e expressão de violência no trabalho, 688, 689
  Como consequência do excesso de trabalho (*karojisatsu*), 70
  Psicopatologia e saúde mental no trabalho, 1078, 1079, 1087
Sulfeto de carbono (CS_2), dissulfeto de carbono
  Angina *pectoris*, 1204, 1205
  Aspectos históricos e relacionados com Epidemiologia. 16, 34
  Aterosclerose, 100, 101, 1198, 1204, 1205
  Doença aterosclerótica do coração, 1198, 1204, 1205
  Doenças relacionadas ao trabalho, especificadas na lista brasileira em vigor, 162
  Doença renal crônica, 1464-1474
  Efeitos sobre o sistema endócrino, 1023, 1029-1038
  Efeitos neurotóxicos, 1107-1112
  Infarto agudo do miocárdio, 1204, 1205
  Intoxicação aguda, 1530, 1531
  Neurite do nervo óptico (neurite óptica), 1131
  Neurite do nervo óptico: discussão e caso clínico de amaurose por sulfeto de carbono, 1583, 1584
  Suicídio relacionado ao trabalho, 16
  Transtornos mentais (*Delirium* e outros), 1107-1112
Sulfeto de hidrogênio (H_2S), gás sulfídrico, ácido sulfídrico

Demência (sequela), 167
Doenças relacionadas ao trabalho, especificadas na lista brasileira em vigor, 162
Intoxicação aguda, 1517
Queratite e Queratoconjuntivite, 1125-1129
Sulfitos, bissulfitos e persulfatos
Asma, 173
Rinite alérgica, 172
Sulfo-hemoglobinemia, 1003

▶ T

2,4,5-T (2,4,5-triclorofenóxiacético)
Cancerígeno, 1052, 1053
Efeitos sobre a reprodução, 1482
Efeitos sobre o sistema endócrino, 1027, 1037
Tabaco e tabagismo
Fator de risco de doenças cardiovasculares, 1185-1187
Fator de risco em doenças respiratórias, 1241, 1254, 1255, 1260, 1262, 1263, 1265, 1267, 1271, 1275, 1277
Fator de risco em neoplasias malignas, 918, 921, 922, 925, 938, 940, 942, 943, 944, 950, 956
Programas de cessação do tabagismo, 1621
Tabagismo passivo, 944, 968, 969
Talco, talcose, 173, 1667
Talco contendo fibras asbestiformes (cancerígeno), 932, 1276
Tântalo
Doença pulmonar por exposição a metais duros, 1272
TCDD, v. 2,3,7,8-tetraclorodibenzo-p-dioxina
Tendinite bicipital, 1413, 1414
Reconhecimento e menção específica na Lista B em vigor, 178
Tendinite do supraespinhoso, 1410, 1411
Discussão de caso clínico, 196
Tendinites e tenossinovites, 1406-1420
Reconhecimento e menção específica na Lista B em vigor, 178
Tenossinovite estenosante do estiloide radial, 1407-1409
Reconhecimento e menção específica na Lista B em vigor, 178
Teratogenicidade, 98, 99
Tétano relacionado ao trabalho
Clínica e epidemiologia, 856, 857
Doença relacionada ao trabalho, especificada na lista brasileira em vigor, 164
Prevenção e imunização, 857, 1782, 1785, 1789, 1790, 1804, 1805, 1808
Tetracloreto de carbono
Cancerígeno, 953
Efeitos hepatotóxicos, 1318-1326
Efeitos nefrotóxicos, 1464-1474
Efeitos neurotóxicos, 1107-1112
Efeitos sobre o olho, 1131
Intoxicação aguda, 1529, 1530
2,3,7,8-Tetraclorodibenzo-p-dioxina (TCDD)
Dermatoses (porfiria cutânea, hipertricose, hiperpigmentação da pele, cloracne), 176
Efeitos carcinogênicos, 1010, 1023

        Efeitos endócrinos e sobre a reprodução, 1017, 1022, 1029-1038, 1492, 1493
        Efeitos hepatotóxicos, 1318-1326
        Efeitos neurotóxicos, 1107-1112
        Porfíria cutânea tardia, 1023, 1326

1,1,2,2-Tetracloroetano
        Intoxicação aguda, 1539, 1540
        Intoxicação crônica, 1539, 1540
                Dermatite de contato por irritantes, 1344, 1348
                Efeitos hepatotóxicos, 1539, 1540
                Hipoacusia ototóxica, 1139, 1149, 1150
                Transtorno cognitivo leve, 1107-1112
                Transtornos depressivos, 1107-1112

Tetracloroetileno (Percloroetileno)
        Dermatoses, 1344, 1348, 1539
        Efeitos nefrotóxicos, 1539
        Efeitos hepatotóxicos, 1318-1326, 1539
        Efeitos neurocomportamentais, 1107-1112
        Efeitos ototóxicos, 1139, 1149, 1150
        Efeitos sobre a reprodução, 1493, 1494
        Intoxicação aguda, 1539

Tiocianato
        Efeitos sobre o sistema endócrino, 1027

Tioureia
        Efeitos sobre o sistema endócrino, 1027

Tireoide
        Câncer
                Hexaclorobenzeno (HCB), 1023
                Radiações ionizantes, 456
        Outras alterações funcionais (hipertireoidismo ou hipotireoidismo), 1025, 1026, 1027, 1537
        Reconhecimento e menção específica na Lista B em vigor 167

Titânio
        Doença pulmonar por exposição a metais duros, 1272
                Reconhecimento e menção específica na Lista B em vigor, 173

Tolueno
        Efeitos cardiovasculares, 1206
        Efeitos hepatotóxicos, 1318-1326
        Efeitos nefrotóxicos, 1464-1474
        Efeitos neurocomportamentais, 1107-1112
        Efeitos sobre a reprodução, 1493, 1494
        Efeitos sobre o sistema endócrino, 1029-1038
        Intoxicação aguda, 1532

Tolueno 2,4-diisocianato
        Efeitos hematotóxicos, 1004
        Efeitos respiratórios, 1249, 1250, 1251, 1273

Toluidinas (meta, orto, para)
        Câncer de bexiga, 222, 223, 932, 933, 934, 950, 1475
        Efeitos nefrotóxicos, 1464-1474

Tório
        Hipertensão portal, 1324

Reconhecimento e menção específica na Lista B em vigor, 175
Câncer de fígado em pessoas que foram submetidas a exames contrastados com *Thorotrast*, à base de Tório, 456, 1323
Toxafeno, v. Agrotóxicos organoclorados
Toxicidade, 61
Toxicologia ocupacional e ambiental, 121-135, 328-330, 1550-1554, 1740
    Exposição, 1550, 1551
    Toxicocinética, 122-130, 1551, 1552
        Absorção, 122
        Distribuição, 125
        Biotransformação, 126
        Eliminação, 130
    Toxicodinâmica, 130-135, 1552
        Mecanismos de ação tóxica, 131-135
        Sinais e sintomas (fase clínica), 1552
Trabalhadores coletores da limpeza pública
    Vacinação e imunização, 1805
Trabalhadores da Educação
    Problemas ergonômicos, 1597, 1598
    Problemas de voz, 1168-1176
    Síndrome de *burnout*, 1074, 1075
    Vacinação e imunização, 1804
    Violência no trabalho, 686
Trabalhadores da Saúde
    Agentes neoplásicos, 956
    Perigos e riscos biológicos, 868, 869, 878-880, 896-902, 903
    Perigos e riscos químicos, 956, 959
    Síndrome de *burnout*, 1075, 1076
    Suicídio, 688
    Trabalho noturno e em turnos, 70
    Vacinação e imunização, 874-876, 1802-1804
    Violência no trabalho, 685, 686
Trabalhadores de empresas de alimentos e bebidas
    Vacinação e imunização, 1804
Trabalhadores profissionais do sexo
    Vacinação e imunização, 1805
Trabalhadores que lidam com animais
    Vacinação e imunização, 1804
Trabalhadores que lidam com dejetos e/ou águas potencialmente contaminadas
    Vacinação e imunização, 1804
Trabalhadores viajantes e expatriados, 1812-1836
    Aconselhamento e orientações para o viajante, 1831, 1832
        Preparação, 1831
        Proatividade, 1830
        Proteção, 1831
    Aspectos psicossociais do trabalhador viajante, 1827-1830
        Avaliação pré e pós viagem, com foco em saúde mental, 1830
        Efeitos sobre a saúde mental, 1828-1830
    Conceito e importância, 1812, 1813

Consulta para o trabalhador viajante e vacinação, 1794-1797, 1825, 1826
Riscos relacionados a viagens de trabalho, 1813-1825
	Acidentes e violência, 1824
	Diarreia do viajante, 1797, 1813
	Doenças dermatológicas, 1817
	Doenças infectocontagiosas mais comuns, 1818-1821
		Febre amarela, 16, 20, 862, 863, 1794, 1795, 1818-1820
		Malária, 889-891, 1820, 1821
	Doenças relacionadas à altitude, 1813, 1814
	Doenças relacionadas ao clima, 1823, 1824
		Efeitos à saúde relacionados ao calor, 535, 1024, 1027, 1823, 1824
		Efeitos à saúde relacionados ao frio, 75, 83, 546, 1824
	Doenças respiratórias, 1816, 1817
	"Jet lag", 1814, 1815
	"Motion sickness" (Cinetose), 1815, 1816
	Trombose venosa profunda, 1217, 1220, 1802
Trabalhador expatriado, 1831
	Cultura, choque cultural e aculturação, 1832
	Efeitos sobre a saúde, 1833
	Medidas de controle, 1833
Trabalho como determinante e/ou promotor de saúde, 52, 1881-1892
Trabalho confinado, 75
Trabalho em grandes altitudes (montanhas), 74, 75, 1813, 1814
Trabalho em posição sentada, por tempo prolongado, 1216-1220
Trabalho em temperaturas elevadas (calor), 531-539
Trabalho em temperaturas baixas (frio), 75, 83, 1344, 1345, 1824
Trabalho em turnos e trabalho noturno, 753-782
	Aspectos históricos e razões da existência, 754, 755
	Atividades e profissões de mais elevada ocorrência, 69, 70, 755, 759, 760
	Conceituação: definições e escalas de trabalho, 755
	Legislação brasileira e internacional, 760, 761
	Organização do trabalho e a dimensão temporal, 761-766
	Programas de promoção da saúde e prevenção dos efeitos adversos, 773-776
	Trabalho em turnos e a saúde, 766-772
		Aspectos relacionados ao sono, 766, 767, 1071
		Aspectos ligados à vida reprodutiva, 772
		Dificuldades na vida sócio-familiar, 771, 772
		Doenças relacionadas ao trabalho, especificadas nas listas oficiais brasileiras (Lista B), 168, 760, 761, 1071
		Efeitos adversos cardiovasculares, 767, 768, 1195
		Efeitos adversos gastrintestinais e metabólicos, 768, 769, 1328
		Efeitos adversos sobre o sistema endócrino, 1024
		Envelhecimento, 770
		Questões específicas sobre as mulheres trabalhadoras, 772
		Registros sobre relações com o câncer, 769, 770
Trabalho feminino, 772
Trabalho hiperbárico, v. Pressões atmosféricas anormais
Trabalho infantil, do adolescente ou trabalho precoce, 67, 68
Trabalho nocivo: conceito e mecanismos de nocividade, 52-76
Trabalho noturno, v. Trabalho em turnos e trabalho noturno

Trabalho *offshore*, 75
Trabalho precoce
    Aspectos históricos, 67-69
    Estudos brasileiros, 67-69
Transtorno cognitivo leve, 1098-1112
    Brometo de metila, 167, 1112, 1131, 1132, 1528
    Chumbo e seus compostos tóxicos, 1107-1112
    Manganês e seus compostos tóxicos, 1107-1112, 1536
    Mercúrio, 1107-1112
        Reconhecimento e menção específica na Lista B em vigor, 161
    Reconhecimento e menção específica na Lista B em vigor, 167
    Sulfeto de carbono, 1107-1112, 1530, 1531
    Tolueno, 1107-1112, 1532
Transtorno do ciclo vigília-sono, 1071
    Reconhecimento e menção específica na Lista B em vigor, 168
Transtorno extrapiramidal do movimento, 1098-1112
    Cloreto de metileno (diclorometano)
    Mercúrio, 1107-1112
    Reconhecimento e menção específica na Lista B em vigor, 168
Transtorno mental orgânico ou sintomático, 1098-1112
    Manganês e seus compostos tóxicos, 1107-1112, 1536
    Mercúrio, 1107-1112
    Reconhecimento e menção específica na Lista B em vigor, 168
    Tolueno, 1107-1112, 1532
Transtornos do nervo olfatório, 1109, 1535, 1536
    Reconhecimento e menção específica na Lista B em vigor, 169
Transtornos do nervo trigêmeo
    Reconhecimento e menção específica na Lista B em vigor, 169
Trauma acústico, 1146
Trauma ocular
    Doenças do olho relacionadas com o trabalho, 1122-1125
Traumatismo crânio-encefálico, 1105, 1106
Tremor, 1107-1112
    Brometo de metila, 167, 1112, 1131, 1132, 1528
    Mercúrio, 1107-1112
    Reconhecimento e menção específica na Lista B em vigor, 168
Triazina
    Efeitos sobre o sistema endócrino, 1029-1038
1,2,4-Triclorobenzeno
    Efeitos sobre o sistema endócrino, 1029-1038
1,1,2-Tricloroetano
    Efeitos hepatotóxicos, 1323, 1324
Tricloroetileno
    Efeitos agudos
        Efeitos neurocomportamentais, 1107-1112
    Efeitos crônicos
        Dermatoses, 1344, 1348
        Efeitos hepatotóxicos, 1318-1326
            Discussão de caso clínico de hepatite tóxica em trabalhador da construção civil, 1606

        Efeitos nefrotóxicos, 1464-1474
        Efeitos neurocomportamentais, 1107-1112
        Efeitos ototóxicos, 1139, 1149, 1150

Trifluorotricloroetano, 1206

2,4,6-Trinitrotolueno
    Efeitos hematotóxicos, 1002, 1003, 1005
    Efeitos hepatotóxicos, 1318-1326

Trombose, 107

Trombose venosa profunda e tromboembolismo pulmonar, 1217, 1220, 1802, 1803

Tuberculose
    Sílico-tuberculose, 173, 1260, 1587, 1588
    Tuberculose relacionada ao trabalho, 899-849
        Clínica e epidemiologia, 899-849
        Doença relacionada ao trabalho, especificada na lista brasileira em vigor, 164

Tumores malignos relacionados ao trabalho, 917-988
    Aspectos históricos, 221, 918
    Carcinogênese, 918-926, 1382, 1383
    Carcinógenos de origem ocupacional, 929-936, 1382-1384
    Controle, prevenção e vigilância, 962, 965, 966, 967
    Doenças relacionadas ao trabalho, especificadas na lista brasileira em vigor, 165-166
    Epidemiologia das neoplasias malignas relacionadas com o trabalho, 926-929
    Estudo das neoplasias com mais elevado significado epidemiológico na sua relação com o trabalho, segundo localização
        Bexiga, 949-951
            Alcatrão, breu, betume, hulha mineral, parafina e seus resíduos, 932, 950
            Aminas aromáticas e seus derivados (4-aminobifenila; beta-naftilamina; 2-cloroanilina, benzidina; orto-toluidina; 4-cloro-orto-toluidina), 222, 223, 932, 933,934, 950, 1475
            Aspectos históricos e relacionados com Epidemiologia, 221, 222
            Hidrocarbonetos policíclicos aromáticos (HPA), 932, 933, 950
            Produção de alumínio (método Soderberg), 933, 950
        Boca, septo nasal e seios paranasais, 937-940, 1250
            Cromo hexavalente, 940, 1370, 1384, 1536
            Formaldeído, 940, 1527, 1528
            Indústria do petróleo, 938
            Níquel (refino e galvanoplastias), 221, 940, 1371, 1537
            Poeira da indústria do couro, 934
            Poeiras de madeira, 932, 939, 940, 944, 1384
            Poeiras orgânicas (indústria têxtil e padarias), 940
            Trabalhadores em oficinas mecânicas, 939
        Brônquios, pulmões e pleura, 942-947
            Acrilonitrila, 942
            Alcatrão, breu, betume, hulha mineral, parafina, piche, emissões de fornos de coque, fuligens, 932, 933, 944
            Arsênio e seus compostos, 932, 942, 945, 1277
            Asbesto (amianto), 63, 942, 944, 945, 1265, 1266
            Aspectos históricos e relacionados com Epidemiologia
            Berílio e seus compostos, 932, 942, 945
            Cádmio e seus compostos, 918, 932, 942, 944, 960
            Cloreto de vinila, 932, 942

Clorometil éteres, 932, 933
Cromo hexavalente seus compostos, 932, 942, 944, 945, 1370, 1536
Diesel (produtos de combustão), 944, 1277, 1384
Emissões de fornos de coque, 933
Formaldeído, 942, 1527, 1528
Fuligem, 932, 1383
Gás mostarda, 932
Hidrocarbonetos policíclicos aromáticos (HPA), 942, 944, 945, 1277, 1383
Indústria do alumínio (fundições)
Indústria da borracha, 944
Neblinas de óleos minerais, 932, 944
Névoas ácidas (galvanoplastias), 1276
Níquel (Refino e galvanoplastias), 221, 944, 945, 1372, 1537
Produção de alumínio (método Soderberg), 933, 950
Radiações ionizantes (Radônio), 500, 456, 942, 944, 945, 1277, 1384
Sílica-livre, 942, 944, 945, 1261
Talco contendo fibras asbestiformes, 932, 1276

Estômago
Asbesto, 165

Fígado, 1326
Aflatoxinas, 933
Arsênio e seus compostos, 932, 1326
Cloreto de vinila, 932, 1326

Laringe, 940-942
Asbesto, 941
Misturas de ácidos inorgânicos fortes, 941

Leucemias, 954-957, 1010
Agrotóxicos organoclorados 956, 957, 1010
Benzeno, 932, 933, 955, 966, 967, 1005-1010, 1531, 1532
Brometo de vinila, 932
1,3-Butadieno, 932, 933, 955, 956, 1010
Campos eletromagnéticos, 955, 1010
Estireno, 932, 955, 956, 1010
Óxido de etileno, 932, 956, 1010
Poeira da indústria do couro
Radiações ionizantes, 955, 1008, 1009

Linfomas (Linfoma Não Hodgkin), 951-1053
Agrotóxicos organoclorados (herbicidas), 952, 953, 1010
Óxido de etileno, 956, 1010

Ovário, 1265
Asbesto (amianto), 1265

Pâncreas, 957

Pele, 947-949, 1382-1384
Alcatrão, breu, betume, hulha mineral, parafina e seus resíduos, 14, 221, 918, 948, 1383
Arsênio e seus compostos, 948, 1383
Aspectos históricos e relacionados com Epidemiologia, 14, 221, 918, 947
Hidrocarbonetos policíclicos aromáticos (HPA), 14, 221, 918, 933, 947, 1366, 1383
Fuligens, 14, 221, 918, 933, 947, 1383, 1482
Radiações ionizantes, 456, 947

Radiações ultravioleta, 514, 515, 947, 949, 1383, 1384
Rim
Cádmio, 1474
Chumbo, 1474
Creosoto, 1475
Sistema nervoso central, 957-960
Agrotóxicos organoclorados, 958
Campos eletromagnéticos de baixa tensão, 959
Cloreto de vinila, 959
Radiofrequências e micro-ondas, 959
Trabalhadores da indústria da borracha, 958
Trabalhadores em refinarias de petróleo, 959
Tiroide
Hexaclorobenzeno (HCB), 1023
Radiações ionizantes, 456
Exposição ocupacional dos pais e câncer na infância, 960-962
Tungstênio, 173, 1237, 1252, 1268, 1271, 1272

U

Ulceração, perfuração ou necrose do septo nasal, 1250
Cromo e outros, 1250, 1368, 1369, 1370, 1536
Reconhecimento e menção específica na Lista B em vigor, 172
Ultrassom, 374, 375
Umidade de interiores, 787
Urânio
Efeitos nefrotóxicos, 500
Minas de urânio (radônio), 500, 456, 944, 945, 1277, 1384
Radiações ionizantes, 456

V

Vacina e Vacinação, v. Imunização e vacinação
Vanádio
Doença pulmonar por exposição a metais duros, 173, 1252, 1272, 1537
Varicela e varicela-zoster, 839, 903, 1781, 1782, 1783, 1790, 1791, 1793, 1794, 1798, 1802, 1804, 1806, 1817, 1818
Varíola
Aspectos históricos, 1780
Varizes dos membros inferiores, 1216-1219
Ventilação em ambientes interiores, 786
Vertigem alternobárica, 565
Vibrações de corpo inteiro, 397-475
Avaliação da vibração de corpo inteiro, 399, 1445
Efeitos da exposição
Lombalgia e distúrbios da coluna, 408-413, 1427-1429
Outros efeitos adversos, 413
Exposições combinadas, 414-416
Estudos brasileiros, 416
Normalização nacional e internacional, 399-406
Princípios de prevenção, 406-408

Vibrações localizadas ou transmitidas pelas mãos, 382-397
    Acrocianose e acroparestesia e Síndrome de Raynaud, 391-395, 1215, 1216
        Reconhecimento e menção específica na Lista B em vigor, 162, 171
    Afecções auditivas, 395, 396
    Afecções dos nervos periféricos, 391-395, 1347
    Afecções dos vasos sanguíneos periféricos, 391-395, 1215, 1347
    Distúrbios osteomusculares relacionados, 396, 397
        Doença de Kienböck do adulto
            Reconhecimento e menção específica na Lista B em vigor, 162, 178
        Fibromatose da fascia palmar ("Contratura ou Moléstia de Dupuytren")
            Reconhecimento e menção específica na Lista B em vigor, 162, 178
        Síndrome cervicobraquial
            Reconhecimento e menção específica na Lista B em vigor, 162, 178
    Doenças relacionadas ao trabalho, especificadas na lista brasileira em vigor, 162
    Exposição, 383
    Medição, 382
    Normalização, 384, 386-389
    Prevenção, 389, 390
Vigilância da saúde
    Conceito e perspectiva epidemiológica, 234, 1728
    Em Higiene Ocupacional, 1671
    Em Saúde Ambiental, 1560-1562, 1728
    Em Saúde do Trabalhador (geral), 1674, 1728
    Em Medicina do Trabalho
        Conceito e sua relação com o PCMSO, 1727, 1728
        Utilização máxima das informações de saúde, 1728-1730
Violência e trabalho, 677-699
    Acidente do trânsito como expressão de violência que atinge trabalhadores, 686
    Características do trabalho que expõe os trabalhadores a mais elevado risco de violência, 690, 691
    Conceituação e formas de violência no trabalho, 678-682
    Estatísticas de violência no trabalho, 683-685
    Prevenção, 691-694
    Psicopatologia e saúde mental no trabalho, 1076, 1077
    Resposta aos incidentes, 694
    Situação de trabalho dos trabalhadores viajantes e expatriados, 1824
    Suicídio e trabalho, 688, 689
    Violência do trabalho no setor educação, 686
    Violência no trabalho no setor saúde, 685, 686
Visão (ver também Olhos)
    Catarata, 1129, 1130
        Radiações infravermelhas, 170, 510, 1129, 1130
        Radiações ionizantes, 170, 1125-1129
        Radiações ultravioletas, 514, 1125, 1129
    Distúrbios visuais subjetivos, 1131, 1132
        Brometo de metila, 167, 1112, 1131, 1132, 1528
        Cloreto de metileno, 1131, 1132
    Doenças do olho relacionadas com o trabalho, 1122-1134
    Neurite do nervo óptico (neurite óptica), 1131
        Brometo de metila, 167, 1112, 1131, 1132, 1528

Cloreto de metileno, 1131
Metanol, 1131, 1524, 1525, 1580-1582
Metanol: discussão de caso clínico de amaurose, 1580-1582
Sulfeto de carbono, 1131, 1530, 1531, 1583, 1584
Sulfeto de carbono: discussão de caso clínico de amaurose, 1583, 1584
Tetracloreto de carbono, 1131, 1529, 1530

Vitiligo, v. Dermatoses relacionadas ao trabalho
Voláteis de alcatrão, v. Hidrocarbonetos policíclicos aromáticos
Voláteis de coque (emissões de fornos de coque), v. Hidrocarbonetos policíclicos aromáticos
Voz: distúrbios relacionados com o trabalho, 1168-1176
- Avaliação da disfunção vocal, 1168-1170
- Diagnóstico e conduta, 1174-1176
- Discussão de caso clínico de cordite à esquerda em professor de educação física, 1608
- Problemas relativos ao contato com substâncias irritativas da mucosa respiratória, 1168, 1171, 1172
  - Laringite inespecífica, 1168
    - Aguda (alérgica e hiperreacional), 1168
    - Irritativa, 1168
  - Laringite crônica, 1168
    - Imunológica, 1168
    - Irritativa, 1168
- Problemas relativos à condição individual frente ao ambiente de trabalho, 1168, 1172, 1173
  - Alterações estruturais mínimas, 1168
- Problemas relativos ao uso da voz no ambiente de trabalho, 1168, 1173
  - Laringite crônica, 1168, 1173, 1174
    - Circunscrita, 1168, 1173, 1174
    - Difusa, 1168, 1173, 1174
  - Mialgia funcional, 1168, 1173, 1174
    - Cervical, 1168, 1173, 1174
    - Faríngea, 1168, 1173, 1174

Vulnerabilidade
- Conceito global, aplicado à preparação para manejo e desastres e catástrofes, 1854, 1855
- Perspectiva de saúde e epidemiologia, 225
- Perspectiva da Patogênese do Trabalho, 76, 77, 78

▶ W

William Farr, 15, 215

▶ X

Xileno (todos os isômeros)
- Efeitos hepatotóxicos, 1318-1326
- Efeitos neurocomportamentais, 1107-1112
- Efeitos sobre o sistema endócrino, 1029-1038
- Intoxicação aguda, 1533

Xisto betuminoso, 932, 933, 934, 948, 1266-1268

▶ Z

Zinco e seus compostos

Dermatoses, 1372, 141
Efeitos sobre o sistema endócrino, 1022, 1029-1038
Febre por inalação de fumos metálicos, 1538
Pneumonite tóxica, 1538
Intoxicação aguda, 1538

Impressão e Acabamento:
Geográfica editora